英汉医学辞典

第 2 版

AN ENGLISH–CHINESE MEDICAL DICTIONARY

2nd Edition

主　编　陈维益

编写者　解皋鸣　黄润生　王重稼　曹瑞瑾
林谋济　朱宏月　叶莲莉　王姝芳
吴德雯　陆惠勤　殷建国　赵世澄
陈社胜　李定钧

上海科学技术出版社

目　　录

前　言

《英汉医学辞典》自 1984 年问世以来，已经过 10 次印刷，发行 30 余万册，在国内有一定的影响。但是该辞典出书时间至今已有 10 余年了，在这期间出现的大量新词亟需补充，第 1 版中原有的错误也亟待改正。上海科学技术出版社有鉴于此，委托我们对本书作重大修订和补充，以满足广大读者的需要。现仍由陈维益教授主持编写，医学部分主要参考 1994 年第 28 版《Dorland's Illustrated Medical Dictionary》，并补充 7000 余词条。本书特点:收集的词汇较新并有详解，医学、药学、解剖学、生理学、生物化学等学科的译名规范，对普通词汇作些删减，并增补与医学有关的含义和词组，对同一个词有不同读音的，均分别用国际音标注明，并采用法定计量单位。

在编写过程中，我室吴惠英和汪仕清协助整理和打字。承蒙上海科学技术出版社聘请陈国治编审为本书特邀加工编辑，在此特致谢意。

本书第 1 版出版后，一些读者热心地提出意见，我们接受并表示感谢，尤其是同济医科大学张强华教授对第 1 版中的一些译名提出不少宝贵意见，我们在此一并致谢。

上海医科大学外文教研室

1996 年 4 月

体 例 说 明

(一) 词　条

一个单词立为一个词条，附有国际音标、词性及释义。有的词条还收有医学词组(以名词为主)、常用词组(包括动词词组、前置词词组等)、派生词和同义词

有些词组如药名、化学名、冠名名词(如 Addison's disease) 等立为词条，按首词字母编排。

缩写词、字母、符号等立为词条，注明来源及释义。

构词成分、前缀、后缀立为词条，不注音标，但注明释义。

(二) 本　词

一个词有不同拼法时，若相隔很近，排在同一词条内，用圆括号表明;若相隔较远，则分立词条。

每个单词的音标后注明词性，词性用英语缩写形式注出，如名词(*n*)，代词(*pron*)，形容词(*a*)，数词(*num*)，副词(*ad*)，及物动词(*vt*)，不及物动词(*vi*)，助动词(*v aux*)，前置词(*prep*)，连接词(*conj*)，冠词(*art*)。

名词的复数形式，或只用单数，或单数复数同形的，则在方括号内加以注明，如[复]、[只用单]、[单复同]。

列为词条的词组，一般全部注明读音，但部分药名词组(如 benzhydramine hydrochloride)，化学名词组(如 salicylic acid)，只对第一个词注音，冠名名词的音标，只对其原姓加以注音(如 Addison's disease，只对Addison注音)。

冠名名词的音标后，在圆括号内注明其全名，如系日本姓氏，则英汉译名并列。

本词如源自希腊文、拉丁文、德文、法文、俄文、葡萄牙文、西班牙文、意大利文、日文等，则分别注以【希】、【拉】、【德】、【法】、【俄】、【葡】、【西】、【意】、【日】。

（三）释　义

不同释义时，用分号分开;如词义较近的，则用逗号分开。

可省略的字和说明部分均放在圆括号内。

释义时，先列基本词义，然后列专业词义。

部分单词、词组，除释义外，有时也用参见形式。如:

anatoxireaction 类毒素反应(见 Moloney's test)

Oestreicher's reaction 伊斯特赖歇尔反应，黄嘌呤醇反应(xanthydrol reaction, 见 reaction 项下相应术语)

(四) 词组与派生词

列在词条内的词组，其本词以代字号(~)表示之。各词组之间均以斜线号(/)分隔。在本词、医学词组、常用词组、派生词之间以直线号(|)分隔。

以-ly, -ness 结尾的派生词，一般不作释义，但如有另外含义时，则分立词条(如 bitterness 苦味药)。

A

A, a [ei] ([复] **A's, a's** [eiz]) *n* 英语的第1个字母

A 腺嘌呤(adenine)、腺苷(adenosine)、安培(ampere)、调节幅度(amplitude of accommodation) (指眼的总调节力)的符号;肺泡气(alveolar gas)的符号(用作下角标)

A annum【拉】年

A 吸收率(absorbance)、放射性(activity)、心影区(area)或(原子)质量数(mass number)的符号

A_2 aortic second sound 主动脉第二音

Å 埃(angstrom)的符号(长度单位$=10^{-10}$ m)

a 阿(托)(atto-)(10^{-18})、动脉血(arterial blood)的符号

a. annum【拉】年; aqua【拉】水,水剂; arteria【拉】动脉

a 加速度(acceleration)、(化学物质热力)效能(activity)、比吸收率(specific absorptivity)的符号

a- [前缀]【希】不,无,缺(在元音或h前则用an-);【拉】离

α ['ælfə] *n* 希腊语的第1个字母(见alpha); 本生(Bunsen)系数; IgA重链和血红蛋白*α*链的符号

A Ⅰ first auditory area 第一听区

A Ⅱ second auditory area 第二听区

AA achievement age 智力成就年龄; Alcoholic Anonymous 嗜酒者互诫协会,戒酒者协会; amino acid 氨基酸

$\overline{\text{AA}}$, **$\overline{\text{aa}}$** ana【希】各,各个(处方上用)

aa. arteriae【拉】动脉

AAA American Association of Anatomists 美国解剖学家协会

AAAS American Association for the Advancement of Science 美国科学发展协会

AABB American Association of Blood Banks 美国血库协会

AACP American Academy of Child Psychiatry 美国儿童精神病学会

AAD American Academy of Dermatology 美国皮肤病学会

AADP American Academy of Denture Prosthetics 美国义齿修复学会

AADR American Academy of Dental Radiology 美国牙科放射学会

AADS American Association of Dental Schools 美国牙科学校协会

AAE American Association of Endodontists 美国牙髓病学家协会

AAFP American Academy of Family Physicians 美国家庭医师学会

AAI American Association of Immunologists 美国免疫学家协会

AAID American Academy of Implant Dentistry 美国植牙学会

AAIN American Association of Industrial Nurses 美国工业护士协会

AAMA American Association of Medical Assistants 美国助理医师协会

AAMC American Association of Medical Colleges 美国医学院校协会

AAMD American Association of Mental Deficiency 美国心理缺陷协会

AAMT American Association for Medical Transcription 美国医学转录协会

AAN American Academy of Neurology 美国神经病学学会

AAO American Academy of Ophthalmology 美国眼科学会; American Association of Orthodontists 美国正牙学家协会; American Academy of Otolaryngology 美国耳鼻喉科学会

AAOP American Academy of Oral Pathology 美国口腔病理学会

AAOS American Academy of Orthopedic Surgeons 美国矫形外科医师学会

AAP American Academy of Pediatrics 美国儿科学会; American Academy of Pedodontics美国儿童牙科学会;American Academy of Periodontology 美国牙周病学会; American Association of Pathologists 美国病理学家协会

AAPA American Academy of Physician Assistants 美国内科助理医师学会

AAPB American Association of Pathologists and Bacteriologists 美国病理学家及细菌学家协会

AAPMR American Academy of Physical Medicine and Rehabilitation 美国物理医学与康复学会

Aarane ['ɛərein] *n* 色甘酸钠(cromolyn sodium)制剂的商品名

AARC American Association for Respiratory Care 美国呼吸病监护协会

Aaron's sign ['ɛərən] (Charles D. Aaron) 艾伦征(阑尾炎时压麦氏〈McBurney〉点,在腹上部或心前区有痛觉)

Aarskog-Scott syndrome ['ɑ:skɔg skɔt] (D. C. Aarskog; C. I. Scott, Jr.) 阿-斯综合征(见 Aarskog syndrome)

Aarskog syndrome ['ɑ:skɔg] (D. C. Aarskog) 阿斯柯克综合征(一种X连锁综合征,特征为两眼距离过远,鼻孔前倾,上唇宽,特有的阴囊"围巾"包在阴茎上方,手小。亦称面-指〈趾〉-生殖器综合征)

Aase syndrome [eiz] (J. M. Aase) 艾氏综合征(一种家族性综合征,特征为轻度发育迟缓,再生不良性贫血,程度不等的白细胞减少,三指骨拇指,肩狭窄,前囟闭合延迟,有时有唇裂、腭裂、视网膜病及蹼颈)

AAV adeno-associated virus 腺病毒相关病毒

AB Artium Baccalaureus【拉】文学士

Ab antibody 抗体

ab [æb] *prep*【拉】从

ab- [前缀]【拉】从

abacteremic [ˌeibæktə'ri:mik] *a* 非菌血症的

abacterial [ˌeibæk'tiəriəl] *a* 非细菌性的;无菌的

abacus ['æbəkəs] ([复] **abaci** ['æbəsai] 或 **abacuses**) *n* 算盘

Abadie's sign [əbə'di:] (Charles Abadie) 阿巴迪征(上睑提肌痉挛,突眼性甲状腺肿的一种体征); (Jean Abadie) 阿巴迪征(跟腱受压无感觉,见于脊髓痨时)

abaissement [əbeis'mɔŋ] *n*【法】降下;针拨术,内障摘出术

abandon [ə'bændən] *vt* 放弃,抛弃;放纵 | ~ oneself to sth 沉湎于某事 | ~**ment** *n*

abaptiston [əbæp'tistən] ([复] **abaptista** [əbæp'tistə]) *n* 安全开颅圆锯

abarognosis [ˌeibærəg'nəusis] *n* 压觉缺失,辨重不能

abarthrosis [ˌæbɑ:'θrəusis] *n* 动关节

abarticular [ˌæbɑ:'tikjulə] *a* 不影响关节的;关节外的

abarticulation [ˌæbɑ:ˌtikju'leiʃən] *n* 关节脱位;滑膜关节,动关节

abasia [ə'beiziə] *n* 步行不能 | ~ astasia 立行不能 / paroxysmal trepidant ~, spastic ~ 阵发性震颤性步行不能,痉挛性步行不能 / trembling ~ 震颤性步行不能 | **abasic** [ə'beisik], **abatic** [ə'bætik] *a*

abatardissement [əˌbɑ:tɑ:di:s'mɔŋ] *n*【法】(种族或种类)衰退

abate [ə'beit] *vt, vi* 减少,减轻(痛或症状等) | ~**ment** *n*

abaxial [æb'æksiəl] *a* 远轴的，离轴的，轴外的

abbau ['æbau] *n*【德】分解代谢产物

Abbe's condenser [ə'be] (Ernst K. Abbe) 阿贝聚光器(放在显微镜载物台下有两个透镜构成的聚光器结合装置)

Abbe's flap ['æbi] (Robert Abbe) 阿贝瓣(取自下唇正中部的三角形全层瓣，用以填补上唇的缺损) | ~ operation 阿贝手术(用肠线环做肠侧面吻合术；用线割法治食管狭窄)

Abbe-Zeiss counting cell, counting chamber [ə'be'tsais] (E. K. Abbe; Carl Zeiss) 阿贝-蔡斯计数池(血细胞计数器)

Abbott-Miller tube ['æbət 'milə] (William O. Abbott; T. Grier Miller) 艾波特-米勒管(见Miller-Abbott tube)

Abbott-Rawson tube ['æbət 'rɔ:sn] (William O. Abbott; Arthur J. Rawson) 艾波特-罗森管(一种注入及抽出两用的双筒管，可用于洗胃或使胃减压)

Abbott's method ['æbət] (Edville G. Abbott) 艾波特法(用石膏绷带及石膏短上衣矫治脊柱侧凸)

ABC aspiration biopsy cytology 针吸活组织检查细胞学

ABCD Adriamycin, bleomycin, CCNU, and dacarbazine 阿霉素-博来霉素-环己亚硝脲-达卡巴嗪(联合化疗治癌方案)

Abderhalden's reaction (dialysis, test) ['ɑ:bdəˌhɑ:ldən] (Emil Abderhalden) 阿布德尔哈尔顿反应(透析法、试验)(根据一个废弃的假说而进行的血清反应，当异种蛋白进入血液时，机体产生一种能分解该蛋白的酶，称为保护性酶或防御酶，该酶对促使其形成的蛋白质有特异性)

abdomen ['æbdəmen, æb'dəumen] *n* 腹(部) | acute ~, surgical ~ 急腹症 / scaphoid ~, boat-shaped ~, carinate ~, navicular ~ 舟形腹(见于患脑病的儿童) / pendulous ~ 悬垂腹 | **abdominal** [æb'dɔminl] *a*

abdomino- [构词成分] 腹

abdominocentesis [æbˌdɔminəusen'ti:sis] *n* 腹腔穿刺术

abdominocystic [æbˌdɔminəu'sistik] *a* 腹胆囊的

abdominogenital [æbˌdɔminəu'dʒenitl] *a* 腹生殖器的

abdominohysterectomy [æbˌdɔminəuˌhistə'rektəmi] *n* 剖腹子宫切除术，腹式子宫切除术

abdominohysterotomy [æbˌdɔminəuˌhistə'rɔtəmi], **abdominouterotomy** [æbˌdɔminəuˌju:tə'rɔtəmi] *n* 剖腹子宫切开术，腹式子宫切开术

abdominoscopy [æbˌdɔmi'nɔskəpi] *n* 腹腔镜检查

abdominoscrotal [æbˌdɔminəu'skrəutl] *a* 腹阴囊的

abdominothoracic [æbˌdɔminəuθɔ:'ræsik] *a* 腹胸的，腹部胸廓的

abdominovaginal [æbˌdɔminəu'vædʒinəl] *a* 腹阴道的

abdominovesical [æbˌdɔminəu'vesikəl] *a* 腹膀胱的

abducent [æb'dju:snt] *a* 外展的，展的(如展神经)

abduct [æb'dʌkt] *vt* 外展，展 | **~ion** [æb'dʌkʃən] *n* | **~or** *n* 外展肌

ABE acute bacterial endocarditis 急性细菌性心内膜炎

abed [ə'bed] *ad* 在床上

Abelin's reaction (test) ['æbilin] (Isaak Abelin) 阿贝林反应(试验)(检尿中胂凡纳明)

abembryonic [ˌæbembri'ɔnik] *a* 胚外的

abepithymia [ˌæbəpi'θaimiə] *n* 太阳神经丛麻痹

abequose ['æbikwəus] *n* 马流产菌糖(一种沙门菌菌体多糖抗原)

Abercrombie's degeneration (syndrome) ['æbəˌkrʌmbi] (John Abercrombie) 淀粉样变性

Abernethy's fascia [ˌæbə'neθi] (John Abernethy) 髂筋膜 | ～ sarcoma 艾伯内西肉瘤(主要在躯干上的一种变性的脂肪瘤)

aberrant [æ'berənt] *a* 脱离常轨的;迷乱的,迷行的;畸变的;异常的,失常的 | **aberrance, aberrancy** *n*

aberration [ˌæbə'reiʃən] *n* 脱离常轨;(精神)迷乱,迷行;畸变,变型;象差 | chromatic ～, newtonian ～ 色(象)差,牛顿象差 / chromosome ～ 染色体畸变 / distantial ～ 距离象差 / heterosomal ～ 异源染色体畸变 / mental ～ 精神错乱 / meridional ～ 子午圈象差 / penta-X chromosomal ～ 5-X染色体畸变 / tetra-X chromosomal ～ 4-X染色体畸变 / triple-X chromosomal ～ 3-X染色体畸变

aberrometer [ˌæbə'rɔmitə] *n* 象差计

abesterase [æ'bestəreis] *n* 脂族酯酶

abetalipoproteinemia [eiˌbeitəˌlipəuˌprəuti:'ni:miə] *n* 血(内)β-脂蛋白缺乏(症)

abeyance [ə'beiəns] *n* (功能或作用的)中止,停顿 | in (或into) ～ 搁置,失效

ABG arterial blood gases 动脉血气

abhor [əb'hɔ:] (-rr-) *vt* 憎恶,厌恶

abhorrence [əb'hɔrəns] *n* 憎恶

abhorrent [əb'hɔrənt] *a* 令人憎恶的,讨厌的(to); 相反的(to)

abiatrophy [ˌæbai'ætrəfi] *n* 生活力缺损

abide [ə'baid] (abode 或abided) *vi* 遵守;坚持(by); 持续

abient ['æbiənt] *a* 避开的(指对刺激的反应)

abietate ['æbiəteit] *n* 松香酸盐

abietic acid [ˌæbi'etik] 松香酸

abietinic acid [ˌæbiə'tinik] 松香酸

ability [ə'biləti] *n* 能力;才能,专长

abiogenesis [ˌeibaiəu'dʒenisis] *n* 自然发生;无生源说 | **abiogenetic** [ˌeiˌbaiəudʒi'netik], **abiogenous** [ˌeibai'ɔdʒinəs] *a* / **abiogenist** [ˌeibai'ɔdʒinist] *n* 自然发生论者

abiophysiology [ˌeibaiəuˌfizi'ɔlədʒi] *n* 无机生理学

abiosis [ˌeibai'əusis] *n* 无生命;生活力缺损 | **abiotic** [ˌeibai'ɔtik] *a*

abiotrophy [ˌeibai'ɔtrəfi] *n* 生活力缺损 | retinal ～ 视网膜生活力缺损(如色素性视网膜炎、家族黑朦性白痴) | **abiotrophia** [ˌeibaiəu'trəufiə], **abionergy** [ˌeibai'ɔnədʒi] *n* / **abiotrophic** [ˌeibaiəu'trɔfik] *a*

abirritant [æb'iritənt] *a* 减轻刺激的,缓和的 *n* 缓和药

abirritation [ˌæbiri'teiʃən] *n* 应激性减弱;张力缺乏,弛缓

abirritative [æb'iriˌteitiv] *a* 减弱应激性的,和缓的

abiuret [ə'baijuəret], **abiuretic** [əˌbaijuə'retik] *a* 双缩脲反应阴性的,无双缩脲反应的

ablactation [ˌæblæk'teiʃən] *n* 断乳;泌乳停止

ablastemic [eiblæs'temik] *a* 非芽生的

ablastin [əb'læstin] *n* 抑殖素,抗殖素(防止入侵微生物繁殖的一种抗体)

ablate [æb'leit] *vt, vi* 切除;摘除 | **ablation** [æb'leiʃən] *n* 分离,脱离;摘除;部分切除(术)

ablatio [æb'leiʃiəu] *n*【拉】脱离;部分切除术 | ～ placentae 胎盘(早期)脱离

ablaze [ə'bleiz] *a, ad* 激动(的),极度兴奋(的)

able ['eibl] *a* 有能力的 | be ～ to 能(够),会

able-bodied ['eiblˌbɔdid] *a* 体格健全的,强壮的

ablepharia [ˌæble'fɛəriə], **ablepharon** [ə'blefərɔn], **ablephary** [ə'blefəri] *n* 无睑(畸形) | **ablepharous** [ə'blefərəs] *a*

ablepsia [ə'blepsiə], **ablepsy** [ə'blepsi] *n* 视觉缺失,盲

abluent ['æbluənt] *a* 清洗的,洗净的 *n*

清洗剂，洗净剂，去污剂
abluminal [æb'ljuminæl] *a* 来自管腔的
ablution [ə'blu:ʃən] *n* [常用复] 沐浴；清洗法
ablutomania [æbˌlu:təu'meinjə] *n* 清洗癖，沐浴癖
ably ['eibli] *ad* 能干地，灵巧地
abmortal [æb'mɔ:tl] *a* 来自死的或损伤部位的(尤指电流)
abnegate ['æbnigeit] *vt* 放弃；拒绝；克制 | **abnegation** [ˌæbni'geiʃən] *n*
abnerval [æb'nə:vəl] *a* 来自神经的(指电流)
abnormal [æb'nɔ:məl] *a* 反常的，异常的；变态的 | ~**ly** *ad*
abnormality [ˌæbnɔ:'mæləti] *n* 异常 | potential ~ of glucose tolerance (pot AGT) 葡糖耐量潜在异常 / previous ~ of glucose tolerance (prev AGT) 葡糖耐量既往异常
abnormity [æb'nɔ:məti] *n* 反常，异常；畸形
aboard [ə'bɔ:d] *ad, prep* 在船(或飞机、车)上
abode [ə'bəud] abide 的过去式和过去分词
abolish [ə'bɔliʃ] *vt* 废除，取消 | **abolition** [ˌæbə'liʃən] *n*
A-bomb ['eibɔm] *n* 原子弹(=atomic bomb)；大麻和海洛因混制香烟
abominable [ə'bɔminəbl] *a* 可恶的，讨厌的 | **abominably** *ad*
abominate [ə'bɔmineit] *vt* 厌恶，憎恨 | **abomination** [əˌbɔmi'neiʃən] *n*
aborad [æ'bɔ:ræd] *ad* 离口
aboral [æ'bɔ:rəl] *a* 离口的，远口的；对口的
aboriginal [ˌæbə'ridʒənl] *a* 土著的 *n* 土著居民；土生动植物
aborigine [ˌæbə'ridʒəˌni:z] *n* 土著居民；[复] 土生动植物群
abort [ə'bɔ:t] *vi* 流产，小产；(计划等)失败，夭折；(动植物器官)发育不全，退化 *vt* 使流产；顿挫(抑制病的发展)
aborticide [ə'bɔ:tisaid] *n* 堕胎；堕胎药
abortifacient [əˌbɔ:ti'feiʃənt], **abortient** [ə'bɔ:ʃənt] *a* 堕胎的 *n* 堕胎药
abortin [ə'bɔ:tin] *n* 流产菌素(流产杆菌的甘油浸出物，用途与结核菌素同，但用于诊断人的布鲁杆菌病)
abortion [ə'bɔ:ʃən] *n* 流产，小产；(计划等)夭折，失败；流产的胎儿；发育不全，(病势的)顿挫 | accidental ~ 意外流产 / afebrile ~ 无热流产 / ampullar ~ 输卵管壶腹部流产 / artificial ~ 人工流产 / cervical ~ 子宫颈流产 / complete ~ 完全流产 / criminal ~ 违法流产，堕胎 / habitual ~, recurrent ~ 习惯性流产 / imminent ~ 紧迫流产 / incomplete ~ 不完全流产 / induced ~ 人工流产，治病流产 / missed ~ 过期流产，稽留流产 / ~ in progress, inevitable ~ 进行性流产，不可免流产 / septic ~ 脓毒性流产 / spontaneous ~ 自发流产，自然流产 / therapeutic ~, justifiable ~ 治病流产，合法流产 / threatened ~ 先兆流产 / tubal ~ 输卵管流产
abortionist [ə'bɔ:ʃənist] *n* 堕胎者
abortive [ə'bɔ:tiv] *a* (计划等)失败的，夭折的；发育不全的；流产的；顿挫性(指病程)
abortus [ə'bɔ:təs] *n* 【拉】流产胎(体重少于500g)
abouchement [əbu:ʃ'mɔŋ] *n* 【法】注入，汇入(指血管在一个较大的血管内终止)
ab-oukine *n* 阿布奥开病，雅司病(即yaws, 加蓬土名)
aboulia [ə'bju:liə] *n* 意志缺失
aboulomania [əˌbu:ləu'meinjə] *n* 意志缺失狂
abound [ə'baund] *vi* 富于，充满
about [ə'baut] *ad* 在周围；附近；到处；大约；活动；流行；转向相反方向 *prep* 在…周围，在…附近；关于；近于；从事于 | be ~ to 即将，准备

above [ə'bʌv] *ad* 在上面,以上 *prep* 在…上面;在…以上;高于;超出 *a* 上面的;上述的 | ~ all 尤其是,最重要的

aboveboard [ə'bʌv,bɔ:d] *a, ad* 公开的(地),光明正大(的)

above-cited [ə'bʌv,saitid] *a* 上面所引(用)的

above-mentioned [ə'bʌv'menʃənd] *a* 上述的

ABP arterial blood pressure 动脉(血)压

abrachia [ə'breikiə], **abrachiatism** [ə'breikiə,tizəm] *n* 无臂(畸形)

abrachiocephalia [ə,breikiəusi'feiliə] *n* 无头无臂(畸形)

abrachiocephalus [ə,breikiəu'sefələs] *n* 无头无臂畸胎

abrachius [ə'breikiəs] *n* 无臂畸胎

abradant [ə'breidənt] *a* 擦除的,擦伤的;磨损的 *n* 研磨料,磨擦剂

abrade [ə'breid] *vt* 擦除,擦伤;磨损

Abrahams' sign ['eibrəhæm] (Robert Abrahams) 亚伯拉罕(①早期肺尖结核时,叩诊肩峰突可听到浊音和实音之间的音;②膀胱结石时,在脐和第九右肋软骨之间中部施加压力即引起剧痛)

Abrami's disease [ə'brɑ:mi] (Pierre Abrami) 溶血性贫血

Abrams' heart reflex ['eibrəmz] (Albert Abrams) 阿布勒姆斯心反射(刺激心前区皮肤引起心肌收缩,心浊音区减小)

abrasio [ə'breisiəu] *n*【拉】擦除,擦破;磨损,磨耗 | ~ corneae 角膜上皮擦伤

abrasion [ə'breiʃən] *n* 擦除,擦破;磨损,磨耗 | dental ~ 牙质磨损

abrasive [ə'breisiv] *a* 引起擦伤的;引起磨损的 *n* 研磨料;磨擦剂

abrasor [ə'breizə] *n* 擦除器,刮除器;磨(除)器

abreaction [,æbri(:)'ækʃən] *n* 疏泄,精神发泄 | motor ~ 运动(表达)性精神疏泄

abreast [ə'brest] *ad* 并列,并肩 | keep (或be) ~ of (或with) …保持与…并列

abridge [ə'bridʒ] *vt* 节略;缩短 | **abridg(e)ment** *n* 节略;节本,摘要

Abrikosov's (Abrikosoff's) tumor [,æbri'kɔsɔf] (Aleksei I. Abrikosov) 粒细胞瘤

abrin ['eibrin] *n* 相思豆毒素;红豆毒素

abrism ['eibrizəm] *n* 相思豆中毒

abroad [ə'brɔ:d] *ad* 在国外,到国外;户外,在外;广泛四散

abrogate ['æbrəugeit] *vt* 取消;废除 | **abrogation** [,æbrəu'geiʃən] *n*

abrosia [ə'brəuziə] *n* 断食,禁食

abrupt [ə'brʌpt] *a* 突然的,意外的 | ~**ly** *ad* / ~**ness** *n*

abruptio [ə'brʌpʃiəu] *n*【拉】分离,分开 | ~ placentae 胎盘早期脱离

abruption [ə'brʌpʃən] *n* 突然分离;分裂,断裂

Abrus precatorius L. (Leguminosae) ['eibrəs prikə'tɔ:riəs] 相思子,相思树

abs- [前缀]离,从

abscess ['æbsis] *n* 脓肿 | alveolar ~, acute dentoalveolar ~ 牙槽脓肿,急性牙槽脓肿 / arthrifluent ~ 蚀关节性脓肿 / bartholinian ~ 前庭大腺脓肿 / bicameral ~ 双腔脓肿 / bilharziasis ~ 裂体吸虫性脓肿 / bone ~ 骨髓炎,化脓性骨膜炎 / canalicular ~ 乳小管脓肿 / cholangitic ~, bile duct ~ 胆管脓肿 / cold ~, chronic ~ 无热脓肿,寒性脓肿,慢性脓肿 / circumscribed ~ 局限性脓肿 / encysted ~ 包囊性脓肿 / extradural ~, epidural ~ 硬膜外脓肿 / epiploic ~ 网膜脓肿 / frontal ~ 额叶脓肿 / gastric ~ 胃脓肿,蜂窝织炎性胃炎 / glandular ~ 淋巴结脓肿 / gravitation ~, gravity ~ 流注(性)脓肿,引力性脓肿 / ischiorectal ~ 坐骨直肠窝脓肿 / lateral ~, lateral alveolar ~, parietal ~, peridental ~, periodontal ~

(根)侧脓肿,牙周脓肿 / lymphatic ～ 淋巴结脓肿 / milk ～ 哺乳期(乳腺)脓肿 / mother ～ 原(发)脓肿 / mural ～ 腹壁脓肿 / nocardinal ～ 诺卡菌性脓肿 / ossifluent ～ 蚀骨性脓肿 / pelvic ～ 盆腔脓肿 / periapical ～ (急性牙根)尖周脓肿 / peritonsillar ～, circumtonsillar ～ 扁桃体周脓肿 / serous ～ 浆膜脓肿,蛋白性骨膜炎 / shirt-stud ～, collar-button ～ 哑铃形脓肿 / sudoriparous ～ 汗腺脓肿 / tuberculous ～, scrofulous ～, strumous ～ 结核性脓肿 / tympanitic ～, emphysematous ～, gas ～ 气脓肿 / urinary ～ 尿(外渗性)脓肿 / wandering ～, hypostatic ～, migrating ～ 游走性脓肿,坠积性脓肿

abscessus [æb'sesəs] *n* 【拉】脓肿 | ～ siccus corneae 盘状角膜炎

abscissa [æb'sisə] *n* 横坐标

abscis(s)in [æb'sisin] *n* 脱落素

abscission [æb'siʒən] *n* 切除 | corneal ～ 角膜切除术

absconsio [æb'skɔnsiəu] ([复] **absconsiones** [æbskɔnsi'əuni:z]) *n* 【拉】骨窝

abscopal [æb'skɔpəl] *a* 伴随远隔的(指对未经照射组织所产生的效应)

absence ['æbsəns] *n* 不在,缺席;缺乏;失神(如癫痫时发生的暂时性意识丧失) | ～ of mind 心不在焉

absent ['æbsənt] *a* 不在的,缺席的;缺乏的;失神的 | ～**ly** *ad* 心不在焉地

absentia [æb'senʃiə] *n* 【拉】失神 | ～ epileptica 癫痫(小发作)性失神

absent-minded ['æbsənt 'maindid] *a* 心不在焉的 | ～**ly** *ad* / ～**ness** *n*

abs. feb. absente febre 【拉】无(发)热时

Absidia [æb'sidiə] *n* 犁头霉属

absinth(e) ['æbsinθ] *n* 苦艾;苦艾酒

absinthin [æb'sinθin] *n* 苦艾苷,苦艾素

absinthium [æb'sinθiəm] *n* 苦艾

absolute ['æbsəlju:t] *a* 绝对的;纯粹的;确实的 | ～**ly** *ad*

absorb [əb'sɔ:b] *vt* 吸收;吸引(注意)

absorbable [əb'sɔ:bəbl] *a* 可吸收的 | **absorbability** [əbˌsɔ:bə'biləti] *n*

absorbance [əb'sɔ:bəns], **absorbency** [əb'sɔ:bənsi] *n* 吸收率,吸光率(放射学中指一种介质吸收放射能力的量度)

absorbefacient [əbˌsɔ:bi'feiʃənt] *a* 吸收性的,促吸收的 *n* 吸收剂

absorbency [əb'sɔ:bən] *n* 吸收抗原(用以从抗血清中吸收同种抗体)

absorbent [əb'sɔ:bənt] *a* 能吸收的 *n* 吸收剂

absorptiometer [əbˌsɔ:pʃi'ɔmitə] *n* 液体吸气计;吸收比色计(用作血分光镜)

absorptiometry [əbˌsɔ:pʃi'ɔmitri] *n* 吸收测量学 | dual photon ～ 双光子吸收测定法(测定中轴骨骼〈尤其是腰椎〉内骨矿物质含量)

absorption [əb'sɔ:pʃən] *n* 吸收(作用);全神贯注 | agglutinin ～ 凝集素吸收(从免疫血清中除去抗体,即以与该抗体同种的颗粒性抗原〈一般是细菌〉处理之,然后离心和分离抗原抗体复合物) / cutaneous ～ 皮肤吸收 / internal ～, enteral ～ 内吸收,肠吸收 / external ～ 外吸收 / interstitial ～ 组织间吸收 / intestinal ～ 肠吸收 / parenteral ～ 肠胃外吸收,非肠胃吸收 / pathologic(al) ～, excrementitial ～ 病理吸收,排泄物吸收 | **absorptive** *a* 吸收的,有吸收力的

absorptivity [ˌæbsɔ:p'tivəti] *n* 吸收率 | molar ～ 摩尔吸收率 / specific ～ 比吸收率

abst., abstr. abstract 摘要,提要

abstain [əb'stein] *vi* 戒除(from) | ～**er** *n* 戒…的人

abstemious [æb'sti:mjəs] *a* 饮食有度的;有节制的

abstention [əb'stenʃən] *n* 戒除

absterge [əb'stə:dʒ] *vt* 清洗;使净化 | ～**nt** *a* 洗涤的 *n* 洗涤剂

abstinence ['æbstinəns] *n* 节制,禁

戒(如禁酒,节欲) | alimentary ～ 饮食节制,断食 | **abstinent** *a*

abstract ['æbstrækt] *a* 抽象的;理论上的 *n* 摘要,提要(指书、论文、病史的);提出物,萃取物(化学) [æb'strækt] *vt* 提取 | in the ～ 抽象地;理论上

abstraction [æb'strækʃən] *n* 抽象(化);提取,抽出

abstruse [æb'stru:s] *a* 难解的;深奥的 | ～**ly** *ad* / ～**ness** *n*

absurd [əb'sə:d] *a* 不合理的,背理的,荒谬的 | ～**ity** *n* / ～**ly** *ad*

abterminal [æb'tə:minl] *a* 离末端的,从末端向中心的(指肌肉本体中的电流)

abtorsion [æb'tɔ:ʃən] *n* 眼外转

abtropfung ['ɑ:btrɔpfuŋ] *n*【德】痣细胞团下移(从表皮到真皮中)

abulia [ə'bju:liə] *n* 意志缺失 | cyclic ～ 周期性意志缺失 | **abulic** *a*

abulomania [əˌbju:ləu'meinjə] *n* 意志缺乏性精神障碍

abundance [ə'bʌndəns] *n* 丰富;充裕

abundant [ə'bʌndənt] *a* 丰富的;充分的 | ～**ly** *ad*

abuse [ə'bju:z] *vt* 滥用[ə'bju:s] *n* 滥用;虐待,伤害 | child ～ 虐待儿童(见 syndrome 项下battered-child syndrome) / drug ～ 药物滥用 / psychoactive substance ～ 精神作用物质滥用(见 dependence 项下相应术语) / substance ～ (精神作用)物质滥用

abusive [ə'bju:siv] *a* 滥用的;恶习的 | ～**ly** *ad*

abut [ə'bʌt] (-tt-) *vi, vt* 毗连;接界;支托 (on, upon, against)

abutment [ə'bʌtmənt] *n* 桥基,基牙

ABVD Adriamycin, bleomycin, vinblastine, and dacarbazine 阿霉素-博来霉素-长春碱-达卡巴嗪(联合化疗治癌方案)

abwehrfermente [ɑ:b'vɛəfəˌmentə] *n*【德】防护(性)酶

Abyssinia [ˌæbi'sinjə] *n* 阿比西尼亚(现称 Ethiopia 埃塞俄比亚)[非洲]

AC air conduction 空气传导; alternating current 交流电; aortic closure 主动脉闭合; anodal closure 阳极通电; axiocervical 轴颈的; acromioclavicular 肩(峰)锁(骨)的; Adriamycin (doxorubicin) and cyclophosphamide 阿霉素-环磷酰胺(联合化疗治癌方案)

Ac 元素锕(actinium)的符号

a. c. ante cibum【拉】饭前(服)

ACA American College of Angiology 美国血管学会; American College of Apothecaries 美国药剂师学会

Acacia [ə'keiʃə] *n*【拉】阿拉伯胶属,金合欢胶属

acacia [ə'keiʃə] *n* 阿拉伯胶,金合欢胶

academic(al) [ˌækə'demik(ə)l] *a* 学院的;学术的 | ～**ly** *ad*

academician [əˌkædə'miʃən] *n* 院士;学会会员

academy [ə'kædəmi] *n* (高等)专科院校;中等学校;研究院;学会

acalcerosis [əˌkælsə'rəusis] *n* 缺钙

acalcicosis [əˌkælsai'kəusis] *n* 缺钙症

acalculia [əkæl'kju:liə] *n* 计算不能,失算症

acampsia [ə'kæmpsiə] *n* 屈挠不能(指身体某一部位或关节)

acantha [ə'kænθə] *n* 棘;棘突

acanthaceous [ˌækən'θeiʃəs] *a* 有棘的

acanthamebiasis [əˌkænθəmi'baiəsis] *n* 棘阿米巴病

Acanthamoeba [əˌkænθə'mi:bə] *n* 棘阿米巴属

Acantharea [ˌækən'θɛəriə] *n* 等幅骨虫纲

acantharian [ˌækən'θɛəriən] *a* 等幅骨虫的

acanthesthesia [əˌkænθis'θi:zjə] *n* 针刺感

Acanthia lectularia [ə'kænθiə ˌlektju'lɛəriə] 温带臭虫(即 Cimex lectularius)

acanthion [ə'kænθi:ən] *n* 鼻前棘点
acantho- [构词成分] 棘
Acanthobdellidea [əˌkænθəde'lidiə] *n* 棘蛭目
Acanthocephala [əˌkænθə'sefələ] *n* 棘头(虫)门
acanthocephalan [əˌkænθə'sefələn] *n* 棘头虫
acanthocephaliasis [əˌkænθəˌsefə'laiəsis] *n* 棘头虫病
acanthocephalous [əˌkænθə'sefələs] *a* 棘头虫的
Acanthocephalus [əˌkænθə'sefələs] *n* 棘头虫属
Acanthocheilonema [əˌkænθəˌkailə'ni:mə] *n* 棘唇线虫属 | ~ perstans 常现棘唇线虫，常现丝虫 (即 Mansonella perstans) / ~ streptocerca 链尾棘唇线虫(即 Mansonella streptocerca)
acanthocheilonemiasis [əˌkænθəˌkailəni'maiəsis] *n* 棘唇虫病
acanthocyte [ə'kænθəsait] *n* 棘红细胞
acanthocytosis [əˌkænθəsai'təusis] *n* 棘红细胞(增多)症
acanthoid [ə'kænθɔid] *a* 棘样的
acantholysis [ˌækən'θɔlisis] *n* 皮肤棘层松解 | **acantholytic** [əˌkænθə'litik] *a*
acanthoma [ˌækæn'θəumə] ([复] **acanthomas** 或 **acanthomata** [ˌækæn'θəumətə]) *n* 棘皮瘤 | ~ adenoides cysticum 囊性腺样棘皮瘤，多发性毛发上皮瘤
acanthopelvis [əˌkænθə'pelvis], **acanthopelyx** [əˌkænθə'peliks] *n* 棘状骨盆
Acanthophacetus [əˌkænθəufə'sitəs] *n* 食孑孓鱼属 | ~ reticulatus 网状食孑孓鱼(即 Lebistes reticulatus)
Acanthophis [ə'kænθəfis] *n* 棘蛇属 | ~ antarctica 澳洲蝮
Acanthopodina [əˌkænθəpəu'dainə] *n* 棘足亚目
Acanthopterygii [əˌkænθəti'ridʒii:] *n* 棘鳍超目
acanthorrhexis [əˌkænθə'reksis] *n* 皮肤棘层破裂
acanthosis [ˌækən'θəusis] *n* 棘层增厚，棘皮症 | ~ nigricans 黑棘皮症 | **acanthotic** [ˌækən'θɔtik] *a*
acanthrocyte [ə'kænθrəsait] *n* 棘红细胞
acanthrocytosis [əˌkænθrəsai'təusis] *n* 棘红细胞(增多)症
acapnia [ə'kæpniə] *n* 缺碳酸血(症)，血液二氧化碳缺乏 | **acapnic** [ei'kæpnik], **acapnial** [ə'kæpniəl] *a*
Acarapis [ə'kɑ:rəpis] *n* 螨属 | ~ woodi 伍(德)氏螨
acarbia [ə'kɑ:biə] *n* 血液碳酸盐缺乏，缺碳酸盐血(症)
acardia [ei'kɑ:diə] *n* 无心(畸形)
acardiac [ei'kɑ:diæk] *a* 无心的 *n* 无心畸胎
acardius [ə'kɑ:diəs], **acardiacus** [əkɑ:'daiəkəs] *n* 无心畸胎
acari ['ækərai] acarus 的复数
acarian [ə'kɛəriən] *a* 螨的，粉螨的
acariasis [ˌækə'raiəsis] *n* 螨病 | chorioptic ~ 皮螨病 / demodectic ~ 毛囊螨病 / psoroptic ~ 痒螨病 / sarcoptic ~ 疥螨病
acaricide [ə'kærisaid] *a* 杀螨的 *n* 杀螨剂
acarid ['ækərid], **acaridan** [ə'kæridən] *n* 螨，粉螨
Acaridae [ə'kæraidi:] *n* 粉螨科
acaridiasis [əˌkæri'daiəsis] *n* 粉螨病
Acarina [ˌækə'rainə] *n* 螨目，蜱螨目
acarine ['ækərain] *n* 螨类，蜱螨类
acarinosis [əˌkæri'nəusis], **acariosis** [əˌkæri'əusis] *n* 螨病
acar(o)- [构词成分] 螨
acarodermatitis [ˌækərəudə:mə'taitis] *n* 螨性皮炎 | ~ urticarioides 荨麻疹样螨性皮炎，谷痒病

acaroid ['ækərɔid] *a* 螨样的

acarology [ˌækə'rɔlədʒi] *n* 螨类学,蜱螨学 | **acarologist** *n* 螨类学家,蜱螨学家

acarophobia [ˌækərə'fəubjə] *n* 螨恐怖;细小物恐怖

acarotoxic [ˌækərə'tɔksik] *a* 灭螨的,毒螨的

Acarpomyxea [əˌkɑ:pə'miksiə] *n* 微胶丝纲

Acartomyia [əˌkɑ:tə'maijə] *n* 茸蚊属(库蚊亚科)

Acarus ['ækərəs] *n*【拉】粉螨属 | ~ folliculorum毛囊蠕螨(即 Demodex folliculorum) / ~ gallinae 鸡皮刺螨(即 Dermanyssus gallinae) / ~ hordei 麦螨 / ~ rhyzoglypticus hyacinthi 洋葱螨 / ~ scabiei 疥螨(即 Sarcoptes scabiei) / ~ siro 粗足粉螨

acarus ['ækərəs] ([复] **acari** ['ækərai]) *n* 螨

acaryote [ə'kɛəriəut] *a* 无核的 *n* 无核细胞

ACAT acyl CoA: cholesterol acyltransferase 酰基辅酶A:胆固醇酰基转移酶

acatalasemia [ˌeikætəlei'si:miə] *n* 缺过氧化氢酶血症,过氧化氢酶缺乏症

acatalasia [ˌeikætə'leiziə] *n* 过氧化氢酶缺乏症

acataleptic [əˌkætə'leptik] *a* 智能缺陷的;不明的

acatamathesia [eiˌkætəmə'θi:ziə] *n* 理解不能(理解言语的能力丧失);领悟不能(由于中枢神经系统损害所致)

acataphasia [eiˌkætə'feiziə] *n* 连贯表意不能(中枢神经系统损害所致)

acatastasia [ˌækətæs'teiziə] *n* 反常,失规 | **acatastatic** [ˌækətæs'tætik] *a*

acathexia [ˌækə'θeksiə] *n* 排泄失禁 | **acathectic** *a*

acathexis [ˌækə'θeksis] *n* 无贯注,心力贯注缺乏,感情贯注缺乏

acathisia [ˌækə'θiziə] *n* 静坐不能

acaudate [ei'kɔ:deit], **acaudal** [ei'kɔ:dl] *a* 无尾的

acaulinosis [eiˌkɔ:li'nəusis] *n* 无茎真菌病

ACC accommodation 调节(眼);适应

Acc American College of Cardiology 美国心脏病学会

accelerant [ək'selərənt] *a* 加速的,促进的 *n* 促进剂,催化剂

accelerate [ək'seləreit] *vt* 加速,促进;使过早发生 *vi* 增加速度

acceleration [əkˌselə'reiʃən] *n* 加速(作用);促进;加速度 | negative ~ 负加速度,减速

accelerative [ək'selərətiv] *a* 加速的,促进的

accelerator [ək'seləreitə] *n* 加速器;加速神经,加速肌,加速剂 | C3b inactivator ~ C3b灭活加速剂(即H因子) / linear ~ 直线加速器(加速逊原子微粒) / serum prothrombin conversion ~ (SPCA) 血清凝血酶原转变加速因子(因子Ⅶ)/ ~ urinae 球海绵体肌

accelerin [ək'selərin] *n* 加速因子,加速球蛋白(因子Ⅵ)

accelerometer [əkˌselə'rɔmitə] *n* 加速计

accent ['æksənt] *n* 重音;口音 [æk'sent] *vt* 重读

accentuate [æk'sentjueit] *vt* 重读;强调;使严重,使恶化 | **accentuation** [ækˌsentju'eiʃən] *n* 增强,亢进

accept [ək'sept] *vt* 接受;承认 | ~**ed** *a* 公认的

acceptable [ək'septəbl] *a* 可接受的;合格的;合意的

acceptance [ək'septəns] *n* 接受;承认;合格;验收;认可

acceptant [ək'septənt] *a* 愿接受的

acceptor [ək'septə] *n* (接)受体,受器 | hydrogen ~ 受氢体 / oxygen ~ 受氧体

access ['ækses] *n* 接近;进入;入口;发病,发作 | easy (或difficult) of ~ 易于(或

难以)进入(接近)

accessible [æk'sesəbl] *a* 易接近的(to);易受影响的 (to); 可以理解的 (to) | **accessibility** [æk,sesi'biləti] *n* 可及性;可及度;可达性;易接近性

accessiflexor [æk'sesi,fleksə] *n* 副屈肌

accession [æk'seʃən] *n* 就职;同意;增加;增加物;发病,发作

accessorius [,ækse'sɔ:riəs] *a* 【拉】副的

accessory, accessary [æk'sesəri] *a* 附属的,副的,辅助的 *n* 附件;从犯 | **accessorial** [æksə'sɔ:riəl] *a* 附属的

accident ['æksidənt] *n* 意外,事故,意外伤害 | cerebrovascular ~ 脑血管意外,中风综合征 | by ~ 偶然 / without ~ 安全地

accidental [,æksi'dentl] *a* 偶然的,意外的 | ~**ly** *ad*

accidentalism [,æksi'dəntəlizəm] *n* 唯症象论(这派医学说,只看病的症状,不顾病因和病理)

accident-prone ['æksidənt ,prəun] *a* (因心理因素)易致事故的

accipiter [æk'sipitə] *n* 鹰爪带(一种面部绷带)

ACCl anodal closure clonus 阳极通电阵挛

acclaim [ə'kleim] *vt* 向…欢呼;以欢呼声宣布(或承认) *n* 欢呼

acclimate [ə'klaimit], **acclimatize** [ə'klaimətaiz] *vt, vi* (使)服水土,(使)适应水土,(使)适应气候 | **acclimation** [,æklai'meiʃən], **acclimatation** [ə,klaimə'teiʃən], **acclimatization** [ə,klaimətai'zeiʃən] *n* 服水土,水土适应,气候适应

accommodate [ə'kɔmədeit] *vt* 容纳;供应,使适应;调节 *vi* 适应

accommodation [ə,kɔmə'deiʃən] *n* 适应;调节(尤指眼对不同距离的调节作用);(争论的)和解;用具;[复](膳宿)供应 | absolute ~ 绝对调节,单眼调节 / binocular ~ 双眼调节 / excessive ~ 调节过度 / negative ~ 负调节(视远调节) / nerve ~ 神经适应(直流电持续通电时,阈值的上升) / positive ~ 正调节(视近调节) / subnormal ~ 低常调节

accommodative [ə'kɔmə,deitiv] *a* 适应的;调节的

accommodometer [ə,kɔmə'dɔmitə] *n* 眼调节(力)计

accompaniment [ə'kʌmpənimənt] *n* 伴随;伴随物

accompany [ə'kʌmpəni] *vt* 伴随 | be accompanied by 伴有,带有

accomplice [əkɔm'pli:s] *n*【法】协同菌(混合感染时伴随主要传染物并影响其毒性的一种细菌)

accomplish [ə'kɔmpliʃ] *vt* 完成(任务等) | ~**ment** *n* 完成;成就;[常用复]技能

accord [ə'kɔ:d] *vt* 使一致;给予(欢迎等) *vi* 符合;一致(with) *n* 一致;符合 | in ~ with 同…一致 / of one's own ~ 自愿地,主动地 / out of ~ with 同…不一致 / with one ~ 一致地

accordance [ə'kɔ:dəns] *n* 一致;给予 | in ~ with 与…一致;按照,依据

accordant [ə'kɔ:dənt] *a* 一致的,调和的 (with)

according [ə'kɔ:diŋ] *ad* [只用于下列两个习语中] | ~ as [后接从句]根据…而…,按照…而… / ~ to 按照;根据…所说

accordingly [ə'kɔ:diŋli] *ad* 相应地;从而,因此

accouchement [əku:ʃ'mɔŋ] *n*【法】分娩,生产 | ~ forcé 强促分娩,强迫分娩

accoucheur [,æku:'ʃə:] *n*【法】助产士(男);产科医师(男)

accoucheuse [,æku:,ʃez] *n* 助产士(女);产科女医师

account [ə'kaunt] *vt* 认为 *vi* 说明(原因等);占(for) *n* 计算;[常用复]帐;叙述;原因;价值,重要性 | call (或bring) to ~ 责问;对…进行清算 / give a good ~

of oneself 为自己辩护 / of great(或no) ~ (不) 很重要 / on (sb's) ~ 为(某人的)缘故 / on ~ of 因为 / on no ~ 决不 / on all ~ s (或on every ~) 无论如何 / take (no) ~ of (不)考虑,(不)重视 / take into ~ 考虑,重视 / turn to ~ 利用

accountable [ə'kauntəbl] *a* 负有责任的;可说明的

ACCP American College of Chest Physicians 美国胸内科医师学会

accredit [ə'kredit] *vt* 相信;认可;委任;把…归结于 (to)

accrementition [ˌækrimen'tiʃən] *n* 增生

accrete [æ'kri:t] *vt, vi* (使)增加;(使)增积;(使)粘连;(使)合生 *a* 合生的

accretio [æ'kri:ʃiəu] *n* 【拉】粘连 | ~ cordis, ~ pericardii 心包粘连

accretion [æ'kri:ʃən] *n* 增积,增加;粘连;增积物

accumbent [ə'kʌmbənt] *a* 横卧的

accumulate [ə'ku:mjuleit] *vt, vi* 蓄积,累积 | **accumulation** [əˌku:mju'leiʃən] *n* / **accumulator** *n* 蓄电池;累加器,存储器

accumulative [ə'kju:mju:lətiv] *a* 积累的,聚集的

Accupril ['ækjuˌpril] *n* 盐酸喹那普利(quinapril hydrochloride)制剂的商品名

accuracy ['ækjurəsi] *n* 准确(度),精确

accurate ['ækjurit] *a* 精确的,准确的 | ~**ly** *ad*

accusation [ˌækju(:)'zeiʃən] *n* 谴责,控诉

accuse [ə'kju:z] *vt* 谴责,控诉

accustom [ə'kʌstəm] *vt* 使习惯于(to) | ~**ed** *a* 惯常的

Accutane ['ækjuˌtein] *n* 异维A酸(isotretinoin)制剂的商品名

ACD acid citrate dextrose (枸橼)酸-枸橼酸盐-葡萄糖(见 solution)

ACE adrenocortical extract 肾上腺皮质浸膏; angiotension converting enzyme 血管紧张肽转化酶

acebutolol [ˌæsi'bjutələul] *n* 醋丁洛尔,醋丁酰心胺(心脏选择性β_1-肾上腺素能受体阻滞药)

acecainide hydrochloride [ˌæsi'keinaid] 盐酸乙酰卡尼,盐酸胺酰醋苯胺(抗心律失常性心脏抑制药)

aceclidine [æ'seklidi:n] *n* 醋克利定,喹核醇乙酸酯(合成胆碱能促效药,青光眼时用于降低眼内压)

acedapsone [æsi'dæpsəun] *n* 醋氨苯砜,二乙酰氨苯砜(抗疟及治麻风药)

acedia [ə'si:diə] *n* 淡漠性忧郁症

ACEL-IMUNE ['eisil i'mju:n] 白喉破伤风类毒素-无细胞百日咳菌苗(diphtheria and tetanus toxoids and acellular pertusis vaccine)制剂的商品名

acellular [ei'seljulə] *a* 无细胞的,非细胞的

acelomate [ei'si:ləmeit] *n* 无体腔的

acelous [ei'si:ləs] *a* 无凹(面)的(指某些动物的脊椎)

acenesthesia [əˌsenis'θi:zjə] *n* 存在感觉缺失;自身感觉不良(见于忧郁症及疑病症)

acenocoumarol [əˌsi:nə*u*'ku:mərɔl], **acenocoumarin** [əˌsi:nə*u*'ku:mərin] *n* 醋硝香豆素,新抗凝(抗凝药)

acentric [ei'sentrik] *a* 偏心的,非正中的;无着丝点的,无着丝粒的(染色体)

ACEP American College of Emergency Physicians 美国急救医师学会

acephalia [ˌeisi'feiliə], **acephalism** [ə'sefəlizəm] *n* 无头(畸形)

Acephalina [əˌsefə'lainə] *n* 无头亚目

acephalobrachia [əˌsefələ*u*'breikiə] *n* 无头无臂(畸形)

acephalobrachius [əˌsefələ*u*'breikiəs] *n* 无头无臂畸胎

acephalocardia [əˌsefələ*u*'kɑ:diə] *n* 无头无心(畸形)

acephalocardius [əˌsefələ*u*'kɑ:diəs] *n*

无头无心畸胎
acephalochiria [əˌsefələu'kaiəriə] *n* 无头无手(畸形)
acephalochirus [əˌsefələu'kaiərəs] *n* 无头无手畸胎
acephalocyst [ə'sefələusist] *n* 无头囊
acephalogaster [əˌsefələu'gæstə] *n* 无头胸上腹畸胎
acephalogastria [əˌsefələu'gæstriə] *n* 无头胸上腹(畸形)
acephalopodia [əˌsefələu'pəudiə] *n* 无头无足(畸形)
acephalopodius [əˌsefələu'pəudiəs] *n* 无头无足畸胎
acephalorhachia [əˌsefələu'reikiə] *n* 无头无脊柱(畸形)
acephalostomia [əˌsefələu'stəumiə] *n* 无头无口(畸形)
acephalostomus [əˌsefə'lɔstəməs] *n* 无头无口畸胎
acephalothoracia [əˌsefələuθɔː'reisiə] *n* 无头无胸(畸形)
acephalothorus [əˌsefələu'θɔːrəs] *n* 无头无胸畸胎
acephalous [ə'sefələs] *a* 无头的
acephalus [ə'sefələs] ([复] **acephali** [ə'sefəlai]) *n* 无头畸胎
acephaly [ə'sefəli] *n* 无头(畸形)
acepromazine maleate [ˌæsi'prəuməziːn] 马来酸乙酰丙嗪(安定药,在兽医中用作大动物的止动剂)
Aceraria [ˌæsə'rɛəriə] *n* 无角线虫属 | ～ spiralis 螺旋无角线虫
acerbic [ə'səːbik], **acerb** [ə'səːb] *a* 酸(味)的,涩的
acerbity [ə'səːbiti] *n* 酸涩
acerin ['æsərin] *n* 槭素(有抗菌作用)
acerola [ˌæsə'rəulə] *n* 金虎尾(西印度群岛的樱桃果)
acervuline [ə'səːvjulain] *a* 堆集的,集合的(指腺)
acervulus [ə'səːvjuləs] ([复] **acervuli** [ə'səːvjulai]) *n* 脑沙,松果体石
acescent [ə'sesnt] *a* 变酸的;微酸的 | **acescence** [ə'sesns] *n* 酸度;变酸
acesodyne [ə'sesədain] *n* 止痛药 *a* 止痛的
Acetabularia [ˌæsəˌtæbju'lɛəriə] *n* 伞藻属
acetabulectomy [ˌæsəˌtæbju'lektəmi] *n* 髋臼切除术
acetabuloplasty [ˌæsə'tæbjuləuˌplæsti] *n* 髋臼成形术
acetabulum [ˌæsə'tæbjuləm] ([复] **acetabula** [ˌæsə'tæbjulə]) *n* 髋臼;腹吸盘 | sunken ～ (髋)关节内陷 | **acetabular** *a*
acetal ['æsitæl] *n* 乙缩醛;缩醛(类),醛缩醇(类)
acetaldehydase [ˌæsi'tældiːˌhaideis] *n* 乙醛(氧化)酶
acetaldehyde [ˌæsi'tældihaid] *n* 乙醛
acetaldehyde dehydrogenase [ˌæsi'tældihaid diː'haidrədʒəneis] 乙醛脱氢酶,醛脱氢酶(NAD^+)
acetaldehyde reductase [ˌæsi'tældiːhaid ri'dʌkteis] 乙醛还原酶,醇脱氢酶(NAD^+)
acetamide [ˌæsi'tæmaid] *n* 乙酰胺
acetamidine [ˌæsi'tæmidain] *n* 乙脒
***p*-acetamidobenzene sulfonamide** [ˌæsiˌtæmidəu'benziːn] 对乙酰氨基苯磺酰胺
acetaminophen [ˌæsi'tæminəufen] *n* 对乙酰氨基酚,扑热息痛(解热镇痛药)
acetanilid [ˌæsi'tænilid], **acetanilide** [ˌæsi'tænilaid] *n* 乙酰苯胺,退热冰(镇痛、解热药,治神经痛及风湿病)
acetannin [ˌæsi'tænin] *n* 乙酰丹宁,乙酰鞣酸
acetarsone [ˌæsi'tɑːsəun], **acetarsol** [ˌæsi'tɑːsɔl] *n* 阿西塔胂,乙酰胂胺(治阿米巴病及阴道滴虫病)
acetas [ə'siːtəs] *n* 乙酸盐,醋酸盐
acetate ['æsiteit] *n* 乙酸盐,醋酸盐
acetate-CoA ligase ['æsiteit kəu'ei 'laigeis] 乙酸辅酶A连接酶(亦称乙酰辅酶A合成酶)

acetazolamide [ˌæsitəˈzɔləmaid] *n* 乙酰唑胺，醋唑磺胺(利尿药，为碳酸酐酶抑制剂，可导致眼内压降低，用于治青光眼)

acetenyl [əˈsi:tənil] *n* 乙炔基

Acetest [ˈæsitest] *n* 丙酮检出试纸(商品名，含硝普钠、氨基乙酸、磷酸二钠和乳糖)

aceteugenol [ˌæsiˈtju:dʒinɔl] *n* 乙酰丁香酚

acetic [əˈsi:tik, əˈsetik] *a* 醋的，醋酸的 | ~ aldehyde 乙醛

acetic acid [əˈsi:tik] 醋酸，乙酸 | glacial ~ 冰醋酸

aceticoceptor [əˌsi:tikəuˈseptə] *n* 乙酸受体，乙酸基团

acetify [əˈsetifai] *vt, vi* (使)醋化，醋酸化 | **acetification** [əˌsetifiˈkeiʃən] *n*

acetimeter [ˌæsiˈtimitə] *n* 醋酸(比重)计

acetin [ˈæsitin] *n* 乙酸甘油酯

Acetivibrio [əˌsi:tiˈvibriəu] *n* 醋酸弧菌属

acetoacetic acid [əˌsi:təuəˈsi:tik, ˌæsətəuəˈsi:tik] 乙酰乙酸

acetoacetyl-CoA [ˌæsətəuˈæsitil, əˈsi:təæsiˌtil, kəuˈei] 乙酰乙酰辅酶 A

acetoacetyl-CoA reductase [ˌæsətəuˈæsitil kəuˈei riˈdʌkteis] 乙酰乙酰辅酶 A 还原酶

acetoacetyl-CoA thiolase [ˌæsətəuˈæsitil, əˈsi:təæsiˌtil kəuˈei ˈθaiəleis] 乙酰乙酰辅酶 A 硫解酶

acetoacetyl coenzyme A [ˌæsətəuˈæsitil, əˈsi:təæsiˌtil kəuˈenzaim] 乙酰乙酰辅酶 A

Acetobacter [əˌsi:təuˈbæktə] *n* 醋酸杆菌属

Acetobacteraceae [əˌsi:təuˌbæktəˈreisii:] *n* 醋酸杆菌科

acetoform [əˈsi:təfɔ:m] *n* 环六亚甲基四胺，乌洛托品

acetohexamide [ˌæsitəuˈheksəmaid] *n* 醋磺己脲(降血糖药)

acetohydroxamic acid [ˌæsitəuˌhaidrɔkˈsæmik] 醋羟胺酸，乙酰氧肟酸(细菌酶阻断剂，用于治疗鸟粪石性肾结石)

acetoin [əˈsetəuin] *n* 3-羟基丁酮

acetokinase [ˌæsitəuˈkaineis] *n* 乙酸激酶

acetolase [əˈsetəleis] *n* 醋酸(生成)酶

acetolysis [ˌæsiˈtɔlisis] *n* 乙酰解(作用)

acetomeroctol [ˌæsitəuməˈrɔktɔl] *n* 醋辛酚汞(消毒防腐药)

acetometer [ˌæsiˈtɔmitə] *n* 醋酸(比重)计

acetomorphine [ˌæsitəuˈmɔ:fi:n] *n* 二乙酰吗啡，海洛因

acetonaphthone [ˌæsitəuˈnæfθəun] *n* 萘乙酮

acetonation [ˌæsitəuˈneiʃən] *n* 丙酮化合(作用)

acetone [ˈæsitəun] *n* 丙酮 | ~ diethyl-sulfone 丙酮缩二乙砜，二乙眠砜 | **acetonic** [ˌæsiˈtɔnik] *a*

acetonemia [ˌæsitəuˈni:miə] *n* 丙酮血(症) | **acetonemic** [ˌæsitəuˈni:mik] *a*

acetonglycosuria [ˌæsitəunˌglaikəuˈsjuəriə] *n* 丙酮糖尿(丙酮中毒所致)

acetonitrile [ˌæsitəuˈnaitril-trail] *n* 乙腈，氰化甲烷

acetonum [ˌæsiˈtəunəm] *n*【拉】丙酮

acetonumerator [ˌæsitəuˈnju:məˌreitə] *n* 尿丙酮定量器

acetonuria [ˌæsitəuˈnjuəriə] *n* 丙酮尿

aceto-orcein [ˈæsitəˈɔ:si:n] *n* 乙酸地衣红(地衣红溶于乙酸中，用于制作多线染色体压剂标本)

acetophenazine maleate [ˌæsitəuˈfenəzi:n] 马来酸醋奋乃静(强安定药)

acetophenetidin [ˌæsitəufiˈnetidin], **acetphenetidin** [ˌæsitfiˈnetidin] *n* 乙酰对氨苯乙醚，非那西丁(解热镇痛药)

acetosal [əˈsi:təsæl] *n* 乙酰水杨酸，阿司匹林(解热镇痛药)

acetosoluble [ˌæsitəuˈsɔljubl] *a* 醋酸溶性的

acetosulfone sodium [ˌæsitəu'sʌl-fəun] 磺胺苯砜钠，醋胺磺胺苯砜钠(抗麻风药)

acetous ['æsitəs], **acetose** ['æsitəus] *a* 醋的;醋酸的

acetphenarsine [ˌæsitfe'nɑːsiːn] *n* 乙酰胂胺(抗滴虫药)

acetpyrogall [ˌæsit'paiərəgæl] *n* 乙酰没食子酚(表面腐蚀剂和角质层分离剂)

acetrizoate [ˌæsi'trizəeit] *n* 醋碘苯酸盐，乙酰胺三碘苯甲酸盐(水溶性造影剂，其钠盐用于子宫输卵管造影)

acetrizoic acid [ˌæsitri'zəuik] 醋碘苯酸

acetum [ə'siːtəm] ([复] **aceta** [ə'siːtə]) *n*【拉】醋;醋剂

aceturate [ə'setjuːreit] *n* *N*-乙酰甘氨酸盐(*N*-acetylglycinate 的USAN 缩约词)

acetyl ['æsitil] *n* 乙酰(基) | ~ chloride 乙酰氯，氯化乙酰 / ~ peroxide 过氧化乙酰 / ~ sulfisoxazole 乙酰磺胺异噁唑(抗菌药)

acetylaminobenzene [ˌæsitilˌæminəu'benziːn] *n* 乙酰苯胺(解热镇痛药)

acetylaminobenzene sulfonate [ˌæsitilˌæminəu'benziːn 'sʌlfəneit] 磺酸乙酰苯胺

acetylaminobenzoic acid [ˌæsitilˌæminəuben'zəuik] 乙酰氨基苯甲酸

acetylaminofluorene [ˌæsitilˌæminəu'fluəriːn] *n* 乙酰氨基芴

acetylaniline [ˌæsitil'æniliːn] *n* 乙酰苯胺(解热镇痛药)

acetylase [ə'setileis] *n* 乙酰基转移酶，转乙酰基酶

acetylate [ə'setileit] *vt* 乙酰化 | **acetylation** [əˌseti'leiʃən] *n* 乙酰化(作用)

acetylator [əˌseti'leitə] *n* 乙酰化者，乙酰化个体(在人类，乙酰化者状态〈快速或慢速〉是由磺胺二甲嘧啶的乙酰化速度决定的)

acetylcholine [ˌæsitil'kəuliːn] *n* 乙酰胆碱(副交感神经阻滞药) | ~ chloride 氯乙酰胆碱(缩瞳药)

acetylcholinesterase [ˌæsitilˌkəuli'nestəreis] *n* 乙酰胆碱酯酶

acetyl-CoA acetyltransferase ['æsitil, æsi'til, kəu'ei ˌæsitil-, æsiˌtil-'trænsfəreis] 乙酰辅酶 A 乙酰基转移酶(亦称乙酰乙酰辅酶 A 硫解酶，乙酰乙酰硫解酶)

acetyl-CoA *C*-acetyltransferase ['æsitil kəu'ei ˌæsitil'trænsfəreis] 乙酰辅酶A *C*-乙酰转移酶

acetyl-CoA acyltransferase ['æsitil, æsi'til, kəu'ei ˌæsil'trænsfəreis] 乙酰辅酶 A 酰基转移酶

acetyl-CoA *C*-acyltransferase ['æsitil kəu'ei ˌæsil'trænsfəreis] 乙酰辅酶A *C*-酰基转移酶(亦称*β*-酮硫解酶)

acetyl-CoA carboxylase ['æsitil, æsi'til, kəu'ei kɑː'bɔksileis] 乙酰辅酶 A 羧化酶

acetyl-CoA: *α*-glucosaminide-*N*-acetyltransferase ['æsitil, æsi'til, kəu'ei ˌgluːkəu'sæminaid ˌæsitil-, æsiˌtil-'trænsfəreis] 乙酰辅酶 A: *α*-氨基葡糖苷-*N*-乙酰基转移酶，乙酰肝素-*α*-氨基葡糖苷乙酰基转移酶

acetyl-CoA: heparan-*α*-D-glucosaminide *N*-acetyltransferase ['æsitil, æsi'til, kəu'ei 'hepəræn ˌgluːkəu'sæminaid ˌæsitil-, æsiˌtil-'trænsfəreis] 乙酰辅酶 A: 乙酰肝素-*α*-D-氨基葡糖苷-*N*-乙酰基转移酶(亦称乙酰肝素-*α*-氨基葡糖苷乙酰基转移酶)

acetyl CoA synthetase ['æsitil kəu'ei 'sinθiteis] 乙酰辅酶A合成酶，乙酰辅酶A连接酶

acetylcoenzyme A [ˌæsitilkəu'enzaim], **acetyl-CoA** 乙酰辅酶 A

acetylcysteine [ˌæsitil'sistiin] *n* 乙酰半胱氨酸(粘液溶解药)

acetyldigitoxin [ˌæsitilˌdidʒi'tɔksin] *n* 醋洋地黄毒甙(强心药)

acetyldihydrolipoamide [ˌæsitildai-

ˌhaidrəʊlipəʊ'æmaid] *n* 乙酰二氢硫辛酰胺

acetylene [ə'setiliːn] *n* 乙炔

acetylenic acid [əˌseti'liːnik] 乙炔酸，炔酸

***N*-acetylgalactosamine** [ˌæsitilgə-læk'təusəmiːn] *n* *N*-乙酰半乳糖胺

***N*-acetylgalactosamine-4-sulfatase** [ˌæsitil-, æsiˌtilgəlæk'təusəmiːn 'sʌlfəteis] *N*-乙酰半乳糖胺-4-硫酸酯酶(此酶的遗传性缺乏为一种常染色体隐性性状，可致粘多糖病Ⅵ型)

***N*-acetylgalactosamine-6-sulfatase** [ˌæsitil-, æsiˌtilgəlæk'təusəmiːn 'sʌlfəteis] *N*-乙酰半乳糖胺-6-硫酸酯酶(此酶缺乏为一种常染色体隐性性状，可致莫基奥尔〈Morquio〉综合征A型，即粘多糖病ⅣA型，亦称软骨素硫酸酯酶)

***N*-acetylgalactosamine-4-sulfatase deficiency** *N*-乙酰半乳糖胺-4-硫酸酯酶缺乏症，马-拉(Maroteaux-Lamy)综合征

***α*-*N*-acetylgalactosaminidase** [ˌæsi-til-, æsiˌtilgəˌlæktəʊsə'minideis] *α*-*N*-乙酰氨基半乳糖苷酶(亦称*α*-D-半乳糖苷酶B)

***β*-*N*-acetylgalactosaminidase** [ˌæsi-til-, æsiˌtilgəˌlæktəʊsə'minideis] *β*-*N*-乙酰氨基半乳糖苷酶(此酶有两种同工酶:A〈$\alpha\beta_2$〉和B〈β_4〉〈氨基己糖苷酶A和B〉。同工酶A〈*α*-链〉的常染色体隐性遗传缺陷可致泰-萨〈Tay-Sachs〉病。同工酶A和B〈*β*-链〉的遗传缺陷亦为一种常染体隐性性状，可致桑霍夫〈Sandhoff〉病，亦称*N*-乙酰-*β*-氨基己糖苷酶A)

***N*-acetylglucosamine-6-sulfatase** [ˌæsitil-, æsiˌtilgluː'kəusəmiːn 'sʌlfə-teis] *N*-乙酰氨基葡糖-6-硫酸酯酶(此酶的缺陷为一种常染色体隐性性状，可致桑菲利波〈Sanfilippo〉综合征D型，亦称*N*-乙酰-*α*-D-氨基葡糖苷-6-硫酸酯酶)

***α*-*N*-acetylglucosaminidase** [ˌæsi-til-, æsiˌtilgluːˌkəusə'minideis] *α*-*N*-乙酰氨基葡糖苷酶(此酶的遗传性缺陷为一种常染色体隐性性状，可致桑菲利波〈Sanfilippo〉综合征B型)

***β*-D-acetylglucosaminidase** [ˌæsitil-gluːˌkəusə'minideis] *n* *β*-D-乙酰氨基葡糖苷酶

***N*-acetyl-*α*-D-glucosaminide-6-sulfatase** [ˌæsitil-, æsiˌtilgluː'kəusəmi-ˌnaid 'sʌfəteis] *N*-乙酰-*α*-D-氨基葡糖苷-6-硫酸酯酶，*N*-乙酰氨基葡糖-6-硫酸酯酶

***N*⁴-*β*-*N*-acetylglucosaminyl-L-asparaginase** [ˌæsitilgluːˌkəusə'minil ˌæspə'rædʒineis] N^4-*β*-*N*-乙酰氨基葡糖基-L-天冬酰氨酶(aspartylglucosaminidase的EC名称)

***β*-*N*-acetylglucosaminylglycopeptide *β*-1,4-galactosyltransferase** [ˌæsitilgluːkəˌsæminilˌglaikəʊ-'peptaid gəˌlæktəsil'trænsfəreis] *β*-*N*-乙酰氨基葡糖基糖肽*β*-1,4-半乳糖基转移酶(glycoprotein 4-*β*-galactosyltransferase的EC名称)

***N*-acetylglucosaminylphosphotransferase** [ˌæsitil-, æsiˌtilgluːkə-ˌsæminilˌfɔsfə'trænsfəreis] *N*-乙酰氨基葡糖基磷酸转移酶，尿苷二磷酸-*N*-乙酰葡糖胺溶酶体酶，*N*-乙酰葡糖胺磷酸转移酶

***N*-acetylglutamate** [ˌæsitil'gluːtə-meit] *n* *N*-乙酰谷氨酸

***N*-acetylglutamate synthetase** [ˌæsitil'gluːtəmeit 'sinθiteis] *N*-乙酰谷氨酸合成酶，氨基酸*N*-乙酰转移酶

***N*-acetylglutamic acid** [ˌæsitilgluː-'tæmik] *N*-乙酰谷氨酸

***N*-acetylhexosamine** [ˌæsitilhek'sɔsə-miːn] *n* *N*-乙酰己糖胺

***β*-*N*-acetylhexosaminidase** [ˌæsitil-hekˌsɔsə'minideis] *n* *β*-*N*-乙酰氨基己糖苷酶

***N*-acetyl-*β*-hexosaminidase A** [ˌæsitil-, æsiˌtilˌheksɔsə'minideis] *N*-乙酰-*β*-氨基己糖苷酶A, *β*-*N*-乙酰-D-氨基半乳糖苷酶的同工酶A

acetylization [əˌsetilai'zeiʃən] *n* 乙酰化作用

***N*-acetylmanosamine** [ˌæsitilmə'nəusəmrn] *n* *N*-乙酰甘露糖胺

acetylmethadol [ˌæsitil'meθədəul] *n* 醋美沙朵, 乙酰美沙醇(镇痛药)

***N*-acetylmuramate** [ˌæsitil'mjuərəmeit] *n* *N*-乙酰胞壁酸盐(酯或阴离子型)

***N*-acetylmuramic acid** [ˌæsitilmjuə'ræmik] *N*-乙酰胞壁酸

***N*-acetylneuraminate** [ˌæsitilmjuə'ræmineit] *n* *N*-乙酰神经氨(糖)酸盐(酯或阴离子型)

***N*-acetylneuraminate lyase** [ˌæsitil-, æsiˌtilnjuə'ræmineit 'laieis] *N*-乙酰神经氨(糖)酸裂解酶

***N*-acetylneuraminic acid** [ˌæsitilˌnjuərə'minik] *N*-乙酰神经氨酸

acetylphenylhydrazine [ˌæsitilˌfenilhai'dreizi:n] *n* 乙酰苯肼(红细胞抑制药, 治真性红细胞增多)

acetylphosphatase [ˌæsitil'fɔsfəteis] *n* 乙酰磷酸酶

acetylpropionic acid [ˌæsitilˌprəupi'ɔnik] 乙酰丙酸, 块茎糖酸

acetylsalicylic acid [ˌæsitilsæli'silik] 乙酰水杨酸, 阿司匹林(解热镇痛药)

acetylstrophanthidin [ˌæsitilstrə'fænθidin] *n* 醋毒毛花甙元(强心药)

acetylsulfadiazine [ˌæsitilˌsʌlfə'daiəzi:n] *n* 乙酰磺胺嘧啶

acetylsulfaguanidine [ˌæsitilˌsʌlfə'gwænidi:n] *n* 乙酰磺胺胍

acetylsulfanilamide [ˌæsitilˌsʌlfə'niləmaid] *n* 乙酰氨苯磺胺

acetylsulfathiazole [ˌæsitilˌsʌlfə'θaiəzəul] *n* 乙酰磺胺噻唑

acetyltannic acid [ˌæsitil'tænik] 乙酰鞣酸

acetyltannin [ˌæsitil'tænin] *n* 乙酰鞣酸

acetyltransferase [ˌæsitil'trænsfəreis] *n* 转乙酰酶, 乙酰基转移酶 | phosphate ~ 磷酸乙酰基转移酶

ACG American College of Gastroenterology 美国胃肠病学会; angiocardiography 心血管造影(术)

AcG accelerator globulin 凝血因子V(促凝血球蛋白)

ACh acetylcholine 乙酰胆碱

ACHA American College of Hospital Administrators 美国医院管理人员学会

achalasia [ˌækə'leiziə] *n* 弛缓不能, 失弛缓性(亦称贲门痉挛) | pelvirectal ~ 直肠弛缓不能, 先天性巨结肠 / sphincteral ~ 括约肌弛缓不能

Achard-Castaigne method, test [ə'ʃɑ:kəs'tein] (Emile C. Achard; Joseph Castaigne) 亚甲蓝试验(检肾渗透性)

Achard-Thiers syndrome [ə'ʃɑ:'tiəz] (Emile C. Achard; Joseph Thiers) 阿夏-蒂斯综合征(绝经后妇女糖尿病、多毛症及其他男性化特征的综合征, 系由肾上腺皮质雄激素分泌过多所致)

Achatina [ˌækə'tainə] *n* 玛瑙螺属

AChE acetylcholinesterase 乙酰胆碱酯酶

ache [eik] *vi* 痛 *n* 疼痛

acheilia [ə'kailiə] *n* 无唇(畸形) | **acheilous** *a*

acheiria [ə'kaiəriə] *n* 无手(畸形)

acheiropodia [əˌkaiərəu'pəudiə] *n* 无手足(畸形)

acheirus [ə'kaiərəs] *n* 无手畸胎

achieve [ə'tʃi:v] *vt* 完成;达到(目的), 得到(胜利) | **achievable** *a* 能达到的

achievement [ə'tʃi:vmənt] *n* 完成;达到;成就, 成绩

Achillea [ˌæki'liə] *n*【拉】蓍属

Achilles [ə'kili:z] (Achilleus) 阿基里斯(希腊神话中的英雄, 其母握其踝将他

在冥河水中浸过) | ~ bursa 跟腱囊 / ~ jerk, ~ tendon reflex 跟腱反射, 踝反射 / ~ tendon 跟腱

achilloburitis [əˌkiləubəːˈsaitis] *n* 跟腱(粘液)囊炎

achillodynia [ˌækiləuˈdiniə] *n* 跟腱痛

achillorrhaphy [ˌækiˈlɔrəfi] *n* 跟腱缝术

achillotenotomy [əˌkiləutiˈnɔtəmi], **achillotomy** [ˌækiˈlɔtəmi] *n* 跟腱切断术 | plastic ~ 成形跟腱切断术

aching [ˈeikiŋ] *a* 疼痛的;使人痛苦的

achiria [əˈkairiə] *n* 无手(畸形)

achirus [əˈkairəs] *n* 无手畸胎

achlorhydria [ˌeiklɔːˈhaidriə] *n* 胃酸缺乏 | **achlorhydric** *a*

achloropsia [ˌeiklɔːˈrɔpsiə], **achloroblepsia** [əˌklɔːrəˈblepsiə] *n* 绿色盲

Achlya [ˈækliə] *n* 绵霉属

Acholeplasma [əˌkəuliˈplæzmə] *n* 无胆甾原体属 | ~ granularum 粒(状)无胆甾原体 / ~ laidlawii 莱德劳无胆甾原体

Acholeplasmataceae [əˌkəuliˌplæzməˈteisiiː] *n* 无胆甾原体科

acholia [əˈkəuliə] *n* 无胆汁(症)

acholic [əˈkɔlik] *a* 无胆汁的

acholuria [əkəuˈljuəriə] *n* 无胆色素尿 | **acholuric** *a*

achondrogenesis [əˌkɔndrəuˈdʒenisis] *n* 软骨成长不全

achondroplasia [əˌkɔndrəuˈpleiziə], **achondroplasty** [əˈkɔndrəuˌplæsti] *n* 软骨发育不全 | **achondroplastic** [əˌkɔndrəuˈplæstik] *a*

achordate [eiˈkɔːdeit], **achordal** [eiˈkɔːdəl] *a* 无脊索的

Achorion [əˈkɔːriən] *n* 毛(癣)菌属, 发癣菌属

achrestic [əˈkrestik] *a* 失利用性的, 利用不能的(如失利用性贫血时, 身体不能利用抗贫血素)

achroacytosis [əˌkrəuəsaiˈtəusis] *n* 淋巴细胞增多

achromasia [ˌækrəuˈmeiziə] *n* 色素缺乏(指皮肤缺乏正常色素的现象);染色性缺乏(指某一组织或细胞对染色不能发生正常的染色反应)

achromat [ˈækrɔmæt] *n* 消色差物镜;全色盲者

achromate [əˈkrəumeit] *n* 全色盲者

Achromatiaceae [ˌækrəuˈmeiʃiˈeisiiː] *n* 无色(杆)菌科

achromatic [ˌækrəuˈmætik] *a* 无色的;不易染色的;非染色质的;消色差的;全色盲的

achromatin [əˈkrəumətin] *n* 非染色质 | ~**ic** [əˌkrəuməˈtinik] *a*

achromatism [əˈkrəumətizəm] *n* 消色差(性);全色盲

Achromatium [ˌækrəuˈmeiʃiəm] *n* 无色(杆)菌属

achromatize [əˈkrəumətaiz] *vt* 使无色;消…色差

achromatolysis [əˌkrəuməˈtɔlisis] *n* 非染(色)质溶解

achromatophil [ˌeikrəuˈmætəfil] *a* 不染色的 *n* 不染体

achromatophilia [əˌkrəumətəuˈfiliə] *n* 不染色性, 拒染性

achromatopia [ˌeikrəuməˈtəupiə], **achromatopsia** [əˌkrəuməˈtɔpsiə] *n* 全色盲 | **achromatopic** [əˌkrəuməˈtɔpik] *a*

achromatosis [əˌkrəuməˈtəusis] *n* 色素缺乏(如皮肤和虹膜内);染色性缺乏

achromatous [əˈkrəumətəs] *a* 无色的

achromaturia [əˌkrəuməˈtjuəriə] *n* 无色尿

achromia [əˈkrəumiə] *n* 色素缺乏, 无色性 | congenital ~ 先天性色素缺乏, 白化病 / cortical ~ 皮质色素缺乏(大脑皮质的无节细胞区) / ~ parasitica 寄生性色素缺乏, 白糠疹 | **achromic** *a*

achromin [əˈkrəumin] *n* 非染色质

Achromobacter [əˌkrəuməˈbæktə] *n* 无色(杆)菌属

Achromobacteraceae [əˌkrəumə-

ˌbæktə'reisii:] *n* 无色(杆)菌科
achromocyte [ə'krəuməsait] *n* 无色红细胞,新月形小体
achromophil [ə'krəuməfil] *a* 不染色的 *n* 不染体
achromophilous [ˌækrə*u*'mɔfiləs] *a* 非嗜色的,不染色的
Achromycin ['ækrə*u*ˌmaisin, eikrə-'maisin] *n* 四环素(tetracycline)制剂的商品名
achrooamyloid [eiˌkrəuə'æmilɔid] *n* 无色淀粉样蛋白
achroocytosis [əˌkrəuəsai'təusis] *n* 淋巴细胞增多
achroodextrin [əˌkrəuə'dekstrin] *n* 消色糊精,无色糊精(一种低分子量糊精,遇碘不呈色)
Achroonema [ˌækrə*u*ə'ni:mə] *n* 无色线菌属
Achucárro's stain [ˌætʃu'kɑ:rəu] (Nicolás Achucárro) 阿丘卡罗染剂(银鞣酸染剂,用以浸染结缔组织)
achylia [ə'kailiə] *n* 胃液缺乏
achymia [ə'kaimiə], **achymosis** [ˌækai'məusis] *n* 食糜缺乏
acicular [ə'sikjulə] *a* 针形的
aciculum [ə'sikjuləm] *n* 针毛(鞭毛虫的)
acid ['æsid] *a* 酸的,酸性的 *n* 酸(对个别特殊的酸,见各有关条目) | bile ～s 胆汁酸 / ～ citrate dextrose (ACD) (枸橼)酸-枸橼酸盐-葡萄糖 / conjugate ～ 共轭酸 / noncarbonic ～s 非碳酸类 / oxo ～ 氧代酸;酮酸
acidalbumin [ˌæsid'ælbjumin] *n* 酸清蛋白,酸白蛋白
Acidaminococcus [ˌæsidəˌmi:nə*u*'kɔkəs] *n* 氨基酸球菌属
acidaminuria [ˌæsidˌæmi'njuəriə] *n* 氨基酸尿
acid-CoA ligase (GDP-forming) ['æsis kəu'ei 'laigeis] 酸性辅酶A连接酶(GDP形成的)
acidemia [ˌæsi'di:miə] *n* 酸血(症) | argininosuccinic ～ 精氨基琥珀酸血(症) / glutaric ～ 戊二酸血(症) / methylmalonic ～ 甲基丙二酸血(症) / propionic ～ 丙酸血(症)
acid-fast ['æsidfɑ:st] *a* 耐酸的
acidic [ə'sidik] *a* 酸的,酸性的
acidifier [ə'sidiˌfaiə] *n* 酸化器;酸化剂,致酸剂
acidify [ə'sidifai] *vt, vi* 变酸,酸化 | **acidifiable** [ə'sidiˌfaiəbl] *a* 可酸化的 / **acidification** [əˌsidifi'keiʃən] *n*
acidimeter [ˌæsi'dimitə] *n* 酸定量器 | **acidimetric** [əˌsidi'metrik] *a* 酸定量的,酸量滴定的 / **acidimetry** *n* 酸定量法,酸量滴定法
acidism ['æsidizəm], **acidismus** [ˌæsi'dizməs] *n* 酸(类)中毒
acidity [ə'siditi] *n* 酸度,酸性
acid lipase ['æsid 'laipeis] 酸性脂(肪)酶(①甾醇酯酶;②酸性pH最适的脂〈肪〉酶)
acid lipase deficiency 酸性脂〈肪〉酶缺乏症(①渥尔曼病,见Wolman's disease;②胆固醇酯贮积病)
acid maltase ['æsid 'mɔ:lteis] 酸性麦芽糖酶,葡聚糖1,4-α-葡糖苷酶
acid-maltase deficiency ['æsid'mɔlteis] 酸性麦芽糖酶缺乏症,糖原贮积病Ⅱ型
acidogenic [ˌæsidə*u*'dʒenik] *a* 生酸的,成酸的(尤指尿酸度)
Acidol ['æsidɔl] *n* 盐酸甜菜碱(betaine hydrochloride)制剂的商品名
acidology [ˌæsi'dɔlədʒi] *n* 外科器械学
acidophil [ə'sidəfil], **acidophile** [ə'sidəfail] *a* 嗜酸的 *n* 嗜酸细胞(尤指垂体前叶);嗜酸菌 | **acidophilic** [əˌsidə'filik] *a* 嗜酸的
acidophilism [ˌæsi'dɔfilizəm] *n* (垂体)嗜酸性腺瘤病(导致肢端肥大症)
acidosis [ˌæsi'dəusis] *n* 酸中毒 | diabetic ～ 糖尿病性酸中毒 / hypercapnic ～ respiratory ～ 血碳酸过多性酸中毒,呼吸性酸中毒 / renal hyper-

chloremia ～, renal tubular ～ 肾性高氯血症性酸中毒，肾小管性酸中毒 / uremic ～ 尿毒症性酸中毒 | **acidosic, acidotic** [ˌæsi'dɔtik] *a*

acidosteophyte [ˌæsi'dɔstiəfait] *n* 针状骨赘

acid phosphatase ['æsid 'fɔsfəteis] 酸性磷酸酶(测定血清酸性磷酸酶为一重要诊断试验，前列腺癌已转移者，此酶显著增高，佩吉特〈Paget〉病、甲状旁腺功能亢进、骨癌和其他病理病变时中度增高，亦称酸性磷酸单酯酶)

acidulate [ə'sidjuleit] *vt* 酸化 | **～d** *a* / **acidulation** [əˌsidju'leiʃən] *n*

Acidulin [ə'sidjulin] *n* 盐酸谷氨酸(glutamic acid hydrochloride) 制剂的商品名

acidulous [ə'sidjuləs], **acidulent** [ə'sidjulənt] *a* 微酸的，带酸味的

acidum ['æsidəm] *n*【拉】酸

aciduria [ˌæsi'djuəriə] *n* 酸尿 | acetoacetic ～ 乙酰乙酸尿 / argininosuccinic ～ 精氨基琥珀酸尿，精氨基琥珀酸裂解酶缺乏症 / beta-aminoisobutyric ～ β-氨基异丁酸尿 / ethylmalonic-adipic ～ 乙基丙二酸己二酸尿 / glutaric ～ (GA) 戊二酸尿 / methylmalonic ～ 甲基丙二酸尿 / orotic ～ 乳清酸尿 / pyroglutamic ～ 焦谷氨酸尿，5-羟脯氨酸尿

aciduric [ˌæsi'djuərik] *a* 耐酸的

acidyl ['æsidil] *n* 酸基，酰基

acidylation [əˌsidi'leiʃən] *n* 酰化(作用)

acinesia [ˌæsi'ni:ziə] *n* 运动不能，失运动能 | **acinetic** [ˌæsi'netik] *a*

Acinetobacter [ˌæsiˌnetə*u*'bæktə] *n* 不动杆菌属 | ～ anitratus 硝酸盐阴性不动杆菌 / ～ calcoaceticus 醋酸钙不动杆菌(亦称阴道赫尔菌 Herellea vaginicola, 多形模仿菌 Mima polymorpha) / ～ lwoffi 鲁氏不动杆菌

aciniform [ə'sinifɔ:m] *a* 腺泡状的，葡萄状的

acinitis [ˌæsi'naitis] *n* 腺泡炎

acinitrazole [ˌæsi'naitrəzəul] *n* 醋胺硝唑，胺硝噻唑(抗滴虫药)

acinotubular [ˌæsinə*u*'tju:bjulə] *a* 管状腺泡的

acinus ['æsinəs] *n* 腺泡 | **acinar** ['æsinə], **acinic** [ə'sinik] *a* 腺泡的 / **acinous** ['æsinəs], **acinose** ['æsinəus] *a* 腺泡状的，葡萄状的；腺泡的

acipenserin [ˌæsi'pensərin] *n* 鳣鱼毒(素)

acivicin [ˌæsi'vaisin] *n* 阿西维辛(谷酰胺拮抗剂，用于治疗各种实体性肿瘤，静注给药)

ackee ['æki:] *n* 阿开木果实，西非荔枝果(见 akee)

acknowledge [ək'nɔlidʒ] *vt* 承认；对…表示感谢

acknowledg(e)ment [ək'nɔlidʒmənt] *n* 承认；致谢

acladiosis [ˌæklædi'əusis] *n* 皮疡真菌病，皮疡霉菌病

Acladium [ə'kleidiəm] *n* 皮疡真菌属

aclasis ['ækləsis] *n* 续连症，骨软骨划分不清(如软骨营养不良时) | diaphyseal ～ 骨干性续连症，软骨发育障碍 / tarsoepiphyseal ～ 半肢畸形骨骺发育不良 | **aclasia** [ə'kleiziə] *n* / **aclastic** [ei'klæstik] *a* 续连症的；不折射的

acleistocardia [əˌklaistə*u*'kɑ:diə] *n* (心)卵圆孔未闭

Aclovate ['eikləveit] *n* 二丙酸阿氯米松(alclometasone dipropionate)制剂的商品名

aclusion [ə'klu:ʒən] *n* 无殆

acme ['ækmi] *n* (病的)极期

acmesthesia [ˌækmis'θi:zjə] *n* (皮肤)尖端触觉感，针刺感

acne ['ækni] *n* 痤疮，粉刺 | beatle ～ 皮脂溢性皮炎 / chlorine ～, halowax ～ 氯痤疮 / ～ excoriée des jeunes filles 少女人工痤疮 / ～ keloid 疤痕疙瘩性痤疮，头部乳头状皮炎 / ～ neonatorum 新生儿痤疮 / ～ rosacea 红

色痤疮，酒渣鼻 / ～ varioliformis, ～ frontalis 痘疮样痤疮，额面痤疮 / ～ vulgaris, common ～ 普通粉刺，寻常痤疮

acnegen ['æknidʒən] *n* 致痤疮物质

acnegenic [ˌækni'dʒenik] *a* 致痤疮的

acneiform [æk'ni:ifɔ:m], **acneform** ['æknifɔ:m] *a* 痤疮样的

acnemia [æk'ni:miə] *n* 腓肠部萎缩

acnitis [æk'naitis] *n* 痤疮炎，丘疹坏死性结核疹

acnitrazole [æk'naitrəzəul] *n* 醋胺硝唑，胺硝噻唑(抗滴虫药)

ACNM American College of Nurse-Midwives 美国助产护士学会

acoasma [ˌeikəu'æsmə] *n* 幻听，听幻觉

Acocanthera, Acokanthera [ˌækəu-kæn'θiərə] *n* 箭毒木属(夹竹桃科)

acocantherin [ˌækəu'kænθərin] *n* 乌本(箭毒)苷，毒毛旋花苷 G

Acoela [ə'si:lə] *n* 无腔目

acoelomate [ə'si:ləmeit] *a* 无体腔的 *n* 无体腔动物(如扁蠕虫)

acoenesthesia [əˌsenis'θi:zjə] *n* 存在感觉缺失;自身感觉不良

ACOG American College of Obstetricians and Gynecologists 美国妇产科医师学会

acognosia [ˌækɔg'nəusiə], **acognosy** [ə'kɔgnəsi] *n* 治疗论

acology [ə'kɔlədʒi] *n* 治疗学

acolumellate [ˌeikɔlju'meleit] *a* 无囊轴的(指某些原虫和真菌)

Acon ['eikən] *n* 维生素 A(vitamin A) 制剂的商品名

aconative [ə'kɔnətiv] *a* 意向缺失的，非意志的，无意念的

Aconchulinida [əˌkɔntʃu'linidə] *n* 无壳目

aconine ['ækənin] *n* 乌头原碱

aconitase [ə'kɔniteis] *n* 乌头酸酶

***cis*-aconitate** [ə'kɔniteit] *n* 顺乌头酸

aconitate hydratase [ə'kɔniteit 'haidrəteis] 乌头酸水合酶(亦称乌头酸酶)

aconite ['ækənait] *n* 乌头

aconitine [ə'kɔnitin] *n* 乌头碱

Aconitum [ækə'naitəm] *n*【拉】乌头属

aconuresis [ˌækɔnjuə'ri:sis] *n* 小便失禁

acoprosis [ˌækə'prəusis] *n* 肠内空虚(肠内粪便缺乏) | **acoprous** [ə'kɔprəs] *a*

acor ['eikɔ:] *n*【拉】酸涩;辛辣

acorea [ˌækə'riə] *n* 无瞳孔(畸形)

acoria [ə'kɔ:riə] *n* 贪食，不饱(症)

acorin ['ækərin] *n* 菖蒲苦苷

acortan [ei'kɔ:tən] *n* 促皮质素，促肾上腺皮质激素

Acorus ['ækərəs] *n*【拉】菖蒲属

ACOS American College of Osteopathic Surgeons 美国整骨疗法外科医师学会

Acosta's disease [ə'kɔstə] (José d'Acosta) 急性高山病

acou- [构词成分] 听，听觉

acouesthesia [əˌku:is'θi:zjə] *n* 听觉

acoumeter [ə'ku:mitə], **acouometer** [ˌæku:'ɔmitə] *n* 听力计，听力测验器 | **acoumetry** *n* 听力测验法

acouophone ['æku:əfəun] *n* 助听器

acousma [ə'ku:smə], **acouasm** [ə-'ku:æzəm] *n* 幻听，听幻觉

acousmatamnesia [əˌku:smætæm-'ni:zjə] *n* 听觉性健忘(症)

acoustic(al) [ə'ku:stik(əl)] *a* 听的;声学的 | ～**ly** *ad*

acoustician [ˌæku:s'tiʃən] *n* 声学家，声学工作者

acousticophobia [əˌku:stikəu'fəubjə] *n* 听声恐怖，恐声症

acoustics [ə'ku:stiks] *n* 声学

acoustogram [ə'ku:stəgræm], **acoustigram** [ə'ku:stigræm] *n* 关节音图(一种记录关节运动所发声音的频率曲线图)

acoutometer [ˌæku:'tɔmitə] *n* 听力计，听力测验器

ACP American College of Pathologists 美国病理学家学会; American College of Physicians 美国内科医师学会
acquaint [ə'kweint] *vt* 使了解,使熟悉; 告知,通知 | ～ oneself with (或 of) 开始知道 / ～ sb with (或 of, that…) 把…通知某人 / get ～ ed with 开始认识; 开始了解 / make sb ～ ed with 把…告知某人; 使某人认识
acquaintance [ə'kweintəns] *n* 熟悉;认识;熟人 | make the ～ of, make sb's ～ 结识某人
acquiesce [ˌækwi'es] *vi* 默认,默许 (in)
acquiescent [ˌækwi'esnt] *a* 默认的;默许的
acquire [ə'kwaiə] *vt* 取得,获得;学到(知识) | ～**d** *a* 获得的,后天的 / ～**ment** *n* 获得,得到;学识
acquisition [ˌækwi'ziʃən] *n* 获得;掌握
acquisitive [ə'kwizitiv] *a* 可取得的,渴望得到的
acquisitus [ə'kwisitəs] *a*【拉】获得的,后天的
ACR American College of Radiology 美国放射学会
acragnosis [ˌækræg'nəusis] *n* 肢体感觉缺失
acral ['ækrəl] *a* 肢的,肢端的
acrania [ə'kreiniə] *n* 无颅(畸形)
acranial [ə'kreiniəl] *a* 无颅的
Acraniata [əˌkreini'eitə] *n* 无头亚门
acranius [ə'kreiniəs] *n* 无颅畸胎
Acrasia [ə'kreisiə] *n* 混胶丝纲
Acrasida [ə'kreisidə] *n* 混胶丝目
Acrasis [ə'kreisis] *n* 混胶丝虫属
acraturesis [əˌkrætjuə'ri:sis] *n* 排尿无力
Acrel's ganglion ['ækrəl] (Olof或Olaf Acrel) 阿克雷尔腱鞘囊肿(腕伸肌腱鞘囊肿)
Acremoniella [ˌækriməuni'elə] *n* 小支顶孢属
acremoniosis [ˌækriməuni'əusis] *n* 支顶孢病
Acremonium [ˌækri'məuniəm] *n* 支顶孢属
acribometer [ˌækri'bɔmitə] *n* 精微测量器
acrid ['ækrid] *a* 辛辣的;腐蚀性的
acridine ['ækridin] *n* 吖啶,一氮蒽 | ～ orange 吖啶橙
acriflavine [ˌækri'fleivin] *n* 吖啶黄(消毒灭菌剂) | ～ hydrochloride 盐酸吖啶黄 / neutral ～ 中性吖啶黄,吖啶黄
acrimony ['ækriməni] *n* 刻毒;辛辣
acrinyl sulfocyanate [æ'krainil] 羟苄基硫氰酸酯,硫氰酸对羟基苯甲酯
acrisorcin [əkri'sɔ:sin] *n* 吖啶琐辛(抗感染药,外用治疗花斑癣)
acritical [ə'kritikəl] *a* 无极期的,无危象的(尤指热病消退)
acritochromacy [ˌəkritəu'krəuməsi] *n* 色盲
ACRM American Congress of Rehabilitation Medicine 美国康复医学协会
acroagnosis [ˌækrəuæg'nəusis] *n* 肢体感觉缺失
acroanesthesia [ˌækrəuˌænis'θi:zjə] *n* (四)肢麻木,肢端麻木
acroarthritis [ˌækrəuɑ:'θraitis] *n* 肢关节炎
acroblast ['ækrəblæst] *n* 原顶体(精细胞的高尔基〈Golgi〉物质,由此长出顶体)
acrobrachycephaly [ˌækrəuˌbræki'sefəli] *n* 扁头(畸形)
acrobystiolith [ˌækrəu'bistiəliθ] *n* 包皮结石
acrobystitis [ˌækrəubis'taitis] *n* 包皮炎
acrocentric [ˌækrə'sentrik] *a* 近端着丝粒的
acrocephalia [ˌækrəusi'feiliə] *n* 尖头(畸形) | **acrocephalic** [ˌækrəusi'fælik], **acrocephalous** [ˌækrə'sefələs] *a*
acrocephalopolysyndactyly (ACPS)

[ˌækrəuˌsefələu,pɔlisin'dæktili] *n* 尖头多指(趾)并指(趾)(畸形)

acrocephalosyndactyly [ˌækrəuˌsefələusin'dæktili], **acrocephalosyndactylia** [ˌækrəuˌsefələuˌsindæk'tiliə], **acrocephalosyndactylism** [ˌækrəuˌsefələusin'dæktilizəm] *n* 尖头并指(趾)(畸形)

acrocephaly [ˌækrə'sefəli] *n* 尖头(畸形) | ~-syndactyly 尖头并指(趾)(畸形)

acrochordon [ˌækrə'kɔ:dən] *n* 软垂疣(一般发生在颈或眼睑的有带新生物)

acrocinesis [ˌækrəusai'ni:sis] *n* 运动过多 | **acrocinetic** [ˌækrəusai'netik] *a*

acrocontracture [ˌækrəukən'træktʃə] *n* (四)肢挛缩

acrocyanosis [ˌækrəuˌsaiə'nəusis] *n* 手足发绀

acrodermatitis [ˌækrəuˌdə:mə'taitis] *n* 肢端皮炎

acrodermatosis [ˌækrəuˌdə:mə'təusis] ([复] **acrodermatoses** [ˌækrəuˌdə:mə'təusi:z]) *n* 肢皮病

acrodolichomelia [ˌækrəuˌdɔlikəu'miliə] *n* 手足过长

acrodont ['ækrədɔnt] *a* 颌缘牙的,端生牙的

acrodynia [ˌækrəu'diniə] *n* 肢痛症(一种婴儿病,特征为指和趾痛、肿及红色,有急躁、不安、怕光、出汗等症状,亦称红皮水肿性多发性神经病)

acrodysplasia [ˌækrəudis'pleisiə] *n* 尖头并指(趾)(畸形)

acroesthesia [ˌækrəuis'θi:zjə] *n* 感觉过敏;肢痛

acrognosis [ˌækrɔg'nəusis] *n* 肢体感

acrohypothermy [ˌækrəuˌhaipəu'θə:mi] *n* 手足温度过低

acrohysterosalpingectomy [ˌækrəuˌhistərəuˌsælpin'dʒektəmi] *n* 子宫底输卵管切除术

acrokeratosis [ˌækrəuˌkerə'təusis] *n* 肢端角化症

acrokinesia [ˌækrəukai'ni:ziə] *n* 运动过多

acrolein [ə'krəuli:n] *n* 丙烯醛

acromacria [ˌækrəu'mækriə] *n* 细长指(趾),蜘蛛脚样指(趾)

acromania [ˌækrəu'meinjə] *n* 重躁狂

acromastitis [ˌækrəumæs'taitis] *n* 乳头炎

acromegalogigantism [ˌækrəuˌmegələu'dʒaigæntizəm] *n* 肢端肥大性巨大畸形

acromegaloidism [ˌækrəu'megəlɔidizəm] *n* 类肢端肥大症

acromegaly [ˌækrəu'megəli], **acromegalia** [ˌækrəumi'geiliə] *n* 肢端肥大症 | **acromegalic** [ˌækrəumi'gælik] *a*

acromelalgia [ˌækrəumi'lældʒiə] *n* 红斑性肢痛病

acromelic [ˌækrəu'mi:lik] *a* 肢端的

acrometagenesis [ˌækrəuˌmetə'dʒenisis] *n* 四肢发育过度

acromial [ə'krəumiəl] *a* 肩峰的

acromicria, acromikria [ˌækrəu'mikriə] *n* 肢端过小症

acromi(o)- [构词成分] 肩峰

acromioclavicular [əˌkrəumiəuklə'vikjulə] *a* 肩峰锁骨的

acromiocoracoid [əˌkrəumiəu'kɔ:rəkɔid] *a* 肩峰喙突的

acromiohumeral [əˌkrəumiəu'hju:mərəl] *a* 肩峰肱骨的

acromion [ə'krəumiɔn] *n* 肩峰

acromionectomy [əˌkrəumiəu'nektəmi] *n* 肩峰切除术

acromioscapular [əˌkrəumiəu'skæpjulə] *a* 肩峰肩胛的

acromiothoracic [əˌkrəumiəuθɔ(:)'ræsik] *a* 肩峰胸廓的

acromphalus [ə'krɔmfələs] *n* 脐膨出;脐心

acromyotonia [ˌækrəumaiə'təuniə], **acromyotonus** [ˌækrəumai'ɔtənəs]

n 肢肌强直
acronarcotic [ˌækrəunɑːˈkɔtik] *a* 辛辣麻醉的
acroneurosis [ˌækrəunjuəˈrəusis] *n* 肢体神经(功能)病,肢体神经官能症
acronine [ˈeikrənin] *n* 阿克罗宁,山油柑碱(抗肿瘤药)
acronym [ˈækrənim] *n* 首字母缩略词,头字语(如 laser, 由 *l*ight *a*mplication by *s*timulated *e*mission of *r*adiation 中各主要词的第一个字母缩合而成)
acro-osteolysis [ˌækrəuˌɔstiˈɔlisis] *n* 肢端骨质溶解
acropachia [ˌækrəuˈpækiə] *n* 杵变病(指犬)
acropachy [ˈækrəuˌpæki] *n* 杵状指,肥大性肺性骨关节病
acropachyderma [ˌækrəuˌpækiˈdəːmə] *n* 肢端厚皮病
acroparalysis [ˌækrəupəˈrælisis] *n* 肢麻痹,肢瘫痪
acroparesthesia [ˌækrəuˌpærisˈθiːzjə] *n* 肢端感觉异常
acropathology [ˌækrəupəˈθɔlədʒi] *n* (四)肢病理学
acropathy [əˈkrɔpəθi] *n* (四)肢病
acropeptide [ˌækrəuˈpeptaid] *n* 无色肽(蛋白质在非水溶剂中加热至140℃以上所得到的部分)
acropetal [əˈkrɔpitl] *a* 趋向顶端的 | ~**ly** *ad*
acrophobia [ˌækrəˈfəubjə] *n* 高处恐怖,恐高症
acroposthitis [ˌækrəupɔsˈθaitis] *n* 包皮炎
acropurpura [ˌækrəuˈpəːpjurə] *n* 肢端紫癜(尤指指、趾)
acrosclerosis [ˌækrəuskliəˈrəusis], **acroscleroderma** [ˌækrəuˌskliərəuˈdəːmə] *n* 肢端硬化病
acrosome [ˈækrəusəum] *n* 顶体(精子)
acrosphenosyndactylia [ˌækrəuˌsfiːnəuˌsindækˈtiliə] *n* 尖头并指(趾)(畸形)
acrospiroma [ˌækrəuspiˈrəumə] *n* 顶端螺旋瘤 | eccrine ~ 小汗腺顶端螺旋瘤,透明细胞汗腺瘤
across [əˈkrɔs] *ad* 横过,穿过;交叉 *prep* 横过,穿过;在…的另一边;与…相交叉
across-the-board [əˈkrɔsðəˈbɔːd] *a* 包括一切的,全面的 *ad* 包括一切地,全面地
acrostealgia [æˌkrɔstiˈældʒiə] *n* 肢骨痛
acrosyndactyly [ˌækrəusinˈdæktili] *n* 有隙并指(趾),末端并指(趾)
acroteric [ˌækrəuˈterik] *a* 末梢的,周围的
Acrotheca pedrosoi [ˌækrəˈθiːkə pəˈdrəusɔi] 佩(德罗索)氏产色芽生菌
Acrothesium floccosum [ˌækrəˈθiːsiəm flɔˈkəusəm] 絮状表皮癣菌
acrotic [əˈkrɔtik] *a* 表面性的;无脉的
acrotism [ˈækrətizəm] *n* 无脉,脉搏微茫
acrotrophodynia [ˌækrəuˌtrɔfəuˈdiniə] *n* 营养性肢痛症
acrotrophoneurosis [ˌækrəuˌtrɔfəunjuəˈrəusis] *n* (四)肢营养神经病
acrylaldehyde [ˌækrilˈældihaid] *n* 丙烯醛
acrylamide [əˈkriləmaid] *n* 丙烯酰胺
acrylate [ˈækrileit] *n* 丙烯酸盐(或酯)
acrylic [əˈkrilik] *a* 丙烯酸的 | ~ acid 丙烯酸
acrylonitrile [ˌækriləuˈnaitril, -trail] *n* 丙烯腈
ACS American Cancer Society 美国癌症学会; American Chemical Society 美国化学学会; American College of Surgeons 美国外科医师学会
ACSM American College of Sports Medicine 美国运动医学会
act [ækt] *n* 行为,动作;法令,条例 *vt* 表现出…的样子;装作 *vi* 行动;做事;充任,担任 (as);起作用 | compulsive ~, imperious ~ 强迫动作 / impulsive ~ 冲动性动作 / reflex ~ 反射动作 |

～ on (或 upon) 对…起作用;按照… / ～ up to 遵照…办事 / in the (very) ～ (of) 正在…时

Actaea [æk'tiːə] *n* 类叶升麻属

actaplanin [ˌæktə'pleinin] *n* 阿克他宁,阿克他菌素(抗生素类药)

ACTe anodal closure tetanus 阳极通电强直

ACTH adrenocorticotropic hormone 促肾上腺皮质激素,促皮质素

Acthar ['ækθə] *n* 促皮质素,促肾上腺皮质激素(corticotropin)制剂的商品名

Actidil ['æktidil] *n* 盐酸曲普利啶(triprolidine hydrochloride)制剂的商品名

Acti-Dione [ˌækti'daiəun] *n* 环己米特,放线菌酮(cycloheximide)制剂的商品名

Actigall ['æktigɔːl] *n* 熊去氧胆酸(ursodiol)制剂的商品名

Actimmune ['æktimjuːn] *n* 干扰素γ-1b(interferon gamma-1b)制剂的商品名

actin ['æktin] *n* 肌动蛋白

Actineliida [ˌæktini'laiidə] *n* 辐射虫目

acting ['æktiŋ] *a* 代理的 *n* 表演,演技

acting out ['æktiŋ aut] 潜意识显露

actinic [æk'tinik] *a* 光化(性)的 | ～**ity** [ˌækti'nisəti] *n* 光化力

actiniform [æk'tinifɔːm] *a* 放射形的,放线状的

actinin ['æktinin] *n* 辅肌动蛋白

actinine ['æktinin] *n* 海葵素

actinism ['æktinizəm] *n* 光化力;射线化学

actinium [æk'tiniəm] *n* 锕(化学元素)

actinobacillosis [ˌæktinəuˌbæsi'ləusis] *n* 放线杆菌病

Actinobacillus [ˌæktinəubə'siləs] *n* 放线杆菌属 | ～ actinoides 类放线杆菌 / ～ actinomycetemcomitans 放线共生放线杆菌,伴放线放线杆菌 / ～ lignieresii 利尼耶尔放线杆菌 / ～ mallei 鼻疽放线杆菌

Actinobifida [ˌæktinəu'bifidə] *n* 双岐放线菌属

actinobolin [ˌækti'nɔbəlin] *n* 放线菌光素

Actinocephalus [ˌæktinəu'sefələs] *n* 辐头属

actinochemistry [ˌæktinəu'kemistri] *n* 光化学

actinochitin [ˌæktinəu'kaitin] *n* 放线菌壳多糖

actinocongestin [ˌæktinəukən'dʒestin] *n* 海葵(毒)素

actinocutitis [ˌæktinəukjuː'taitis], **actinodermatitis** [ˌæktinəuˌdəːmə'taitis] *n* X线皮炎,射线皮炎

actinodaphnine [ˌæktinəu'dæfnin] *n* 樟碱,黄肉楠碱

actinodiastase [ˌæktinəu'daiəsteis] *n* 腔肠淀粉酶

actinoerythrin [ˌæktinəu'eriθrin] *n* 赤海葵红素,海葵赤素

actinogen [æk'tinədʒən] *n* 射线质

actinogenesis [ˌæktinəu'dʒenisis] *n* 射线发生 | **actinogenic** [ˌæktinəu'dʒenik] *a*

actinogenics [ˌæktinəu'dʒeniks] *n* 射线发生学

actinograph [æk'tinəgrɑːf] *n* 光力计,(日光)光化力测定器,光化线强度记录器

actinohematin [ˌæktinəu'hemətin] *n* 海葵正铁血红素

actinoid ['æktinɔid] *a* 放射线状的

actinolite, actinolyte [æk'tinəlait] *n* 光化(学产)物;阳起石

actinology [ˌækti'nɔlədʒi] *n* 光化学;射线学

Actinomadura [ˌæktinəu'mædjurə] *n* 马杜拉放线菌属 | ～ madurae 足肿马杜拉放线菌 / ～ pelletierii 白乐杰马杜拉放线菌

actinometer [ˌækti'nɔmitə] *n* 感光计;光化线强度计 | **actinometric** [ˌæk-

tinə*u*'metrik] *a* / **actinometry** *n* 感光测定;光化线强度测定
actinomorphous [ˌæktinə*u*'mɔfəs] *a* 放射型的,放射状的
actinomycelial [ˌæktinə*u*mai'si:liəl] *a* 放线菌丝体的;放线菌的
Actinomyces [ˌæktinə*u*'maisi:z] *n* 放线菌属 | ～ actinoides 类放线菌 / ～ bovis 牛放线菌 / ～ israelii 伊氏放线菌(不耐酸的厌氧放线菌)
actinomyces [ˌæktinə*u*'maisi:z] ([复] **actinomycetes**[ˌæktinə*u*mai'si:ti:z]) *n* 放线菌 | **actinomycetic** [ˌæktinə*u*mai'setik] *a*
Actinomycetaceae [ˌæktinə*u*ˌmaisi'teisii:] *n* 放线菌科
Actinomycetales [ˌæktinə*u*ˌmaisi'teili:z] *n* 放线菌目
actinomycete [ˌæktinə*u*'maisi:t] *n* 放线菌 | **actinomycetous** [ˌæktinə*u*mai'si:təs] *a*
actinomycetin [ˌæktinə*u*mai'si:tin] *n* 白放线菌素
actinomycetoma [ˌæktinə*u*ˌmaisi'təumə] *n* 放线菌性足分支菌病
actinomycin [ˌæktinə*u*'maisin] *n* 放线菌素
actinomycoma [ˌæktinə*u*mai'kəumə] *n* 放线菌肿
actinomycosis [ˌæktinə*u*mai'kəusis] *n* 放线菌病 | **actinomycotic** [ˌæktinə*u*mai'kɔtik] *a*
actinomycotin [ˌæktinə*u*'maikətin] *n* 放线菌体素
Actinomyxia [ˌæktinə*u*'miksiə] *n* 放射孢子亚纲
Actinomyxida [ˌæktinə*u*'miksidə] *n* 放射孢子目
actinon ['æktinɔn] *n* 锕射气(氡219)
actinoneuritis [ˌæktinə*u*njuə'raitis] *n* 放射性神经炎
actinophage [æk'tinəfeidʒ] *n* 放线菌噬菌体
Actinophryida [ˌæktinə*u*'fri:idə] *n* 太阳虫目
actinophytosis [ˌæktinə*u*fai'təusis] *n* 放线菌病,诺卡菌病
Actinoplanaceae [ˌæktinə*u*plə'neisii:] *n* 游动放线菌科
Actinoplanes [ˌæktinə*u*'pleini:z] *n* 游动放线菌属
Actinopoda [ˌækti'nɔpədə] *n* 辐足亚纲(原生动物)
actinoquinol sodium [æk'tinəkwinəul] 阿克汀喹钠,乙氧喹啉磺酸钠(紫外线遮蔽剂)
Actinosporea [ˌæktinə*u*'spɔ:riə] *n* 放线孢子纲
actinotherapy [ˌæktinə*u*'θerəpi], **actinotherapeutics** [ˌæktinə*u*ˌθerə'pju:tiks] *n* 射线疗法(用紫外线或光化射线治病)
actinotoxemia [ˌæktinə*u*tɔk'si:miə] *n* 放射性毒血症
actinotoxin [ˌæktinə*u*'tɔksin] *n* 海葵触须毒(素)
actinouranium [ˌæktinə*u*juə'reinjəm] *n* 锕铀(铀的同位素)
action ['ækʃən] *n* 行动,行为,活动;作用 | ball-valve ～ 球瓣作用(异物所致的间歇性阻塞) / buffer ～, tampon ～ 缓冲作用 / calorigenic ～ 生热作用 / capillary ～ 毛细(管)吸引 / contact ～ 接触催化(作用) / cumulative ～ 蓄积作用(突然增加强度的作用,如服用某一药物数剂后其生物效应比服用第一剂后为大) / diastasic ～, diastatic ～ 淀粉糖化作用 / opsonic ～ 调理素作用(调理素对细菌和其他细胞所起的作用,使其增加对吞噬作用的易感性) / reflex ～ 反射动作 / specific dynamic ～ 特殊动力作用(食物消化和同化作用促使新陈代谢超过基础代谢率,脂肪和碳水化合物增加4%～6%,蛋白质增加30%) / thermogenic ～ 升温作用,产热作用 / trigger ～ 激发作用(一种释放能量的作用,其性质与其释放能量的过程无关) | bring(或call) into ～ 使行

动起来,使开始工作 / go into ～ 投入战斗 / in ～ 在活动;在运转 / put(或 set) in ～ 使行动起来,使开始工作 / put out of ～ 使失去效用 / take ～ 采取行动

activable ['æktivəbl] *a* 能被活化的

Activase ['æktiveis] *n* 组织纤维蛋白溶酶原激活剂(alteplase)制剂的商品名

activate ['æktiveit] *vt* 使活动;活化,激活 | **activation** [ˌækti'veiʃən] *n*

activator ['æktiˌveitə] *n* 活化剂,激活剂 | functional ～, monoblock ～ 功能性矫正器 / plasminogen ～ 纤维蛋白溶酶原活化剂,纤溶酶原活化因子 / polyclonal ～ 多克隆活化剂 / tissue ～ 纤维蛋白激活酶

active ['æktiv] *a* 活动的;积极的;有效的,活性的;自动的,主动的 | optically ～ 有旋光力的 | ～**ly** *ad* / ～**ness** *n*

activin ['æktivin] *n* 激活素(一种非类固醇调节素,促卵泡激素分泌,其作用与抑制素<inhibin>相反)

activity [æk'tivəti] *n* 活动;活性 | displacement ～ 替换活动(生物体内两个相冲突的内驱力,其中过多的一个所产生的无关系活动) / enzyme ～ 酶活性 / leukemia-associated inhibitory ～ (LIA) 白血病相关抑制活性 / nonsuppressible insulin-like ～ (NSILA) 非抑制性胰岛素样活性 / optical ～ 旋光性,旋光度 / specific ～ 比活性,比放射性

activize,activise ['æktivaiz] *vt* 使活动;活化,激活

actodigin [ˌæktəu'didʒin] *n* 阿托地近(强心药)

actometer [æk'tɔmitə] *n* 活动度测量计(如运动过度时,测量水平面运动所反映出的活动度)

actomyosin [ˌæktəu'maiəsin] *n* 肌动球蛋白

Actonia [æk'təuniə] *n* 假膜形成酵母菌属

actor ['æktə] *n* 男演员;作用物,反应物

ACTP adrenocorticotropic polypeptide 促肾上腺皮质多肽(一种促肾上腺皮质激素的水解产物)

Actrapid [æk'træpid] *n* (正规)胰岛素(regular insulin)注射液制剂的商品名

actress ['æktris] *n* 女演员

actual ['æktjuəl,'æktʃuəl] *a* 实际的,现实的 | ～**ity** [ˌæktju'æləti, ˌæktʃu'æləti] *n* 现实(性);[复]现状, | ～**ly** *ad* 实际上,竟然

actualize ['æktjuəlaiz] *vt* 实行,使现实化 | **actualization** [ˌæktjuəlai'zeiʃən] *n*

actuary ['æktjuəri] *n* 保险统计员

actuate ['æktjueit] *vt* 使活动,开动;激励 | **actuation** [ˌæktju'eiʃən] *n*

acu- [构词成分] 针,尖锐

Acuaria spiralis [ˌækju'εəriə spaiə'reilis] 旋锐形线虫

acuclosure [ˌækju'kləuʒə] *n* 针止血法

acuesthesia [ˌækjuis'θi:zjə] *n* 听觉

acufilopressure [ˌækju'failəpreʃə] *n* 针线压迫法(针压与结扎并用以止血)

acuity [ə'kju(:)iti] *n* 尖锐;剧烈;敏度(尤指视力) | visual ～ 视敏度

aculeate [ə'kju:liit] *a* 有刺的,尖的

acumen [ə'kju:men] *n* 敏锐,聪明

acumeter [ə'ku:mitə] *n* 听力计,听力测验器

acuminate [ə'kju:minit] *a* 尖的,尖锐的 [ə'kju:mineit] *vt* 使尖,使尖锐 | **acumination** [əˌkju:mi'neiʃən] *n*

acupressure ['ækjuˌpreʃə], **acupression** [ˌækju'preʃən] *n* 针压法(插针于相邻组织压迫血管止血)

acupuncture ['ækjupʌŋktʃə] *n* 针刺疗法,针术,针刺 [ˌækju'pʌŋktʃə] *vt* 对…施行针疗

acupuncturist [ˌækju'pʌŋktʃərist] *n* 针灸医师,针疗医师

acus ['eikəs] *n* 【拉】外科针

acusection ['ækjuˌsekʃən] *n* 电针切开术

acusector ['ækjuˌsektə] *n* 电针刀(分离

组织用)
acute [ə'kju:t] *a* 尖锐的;急性的 | ~**ly** *ad* / ~**ness** *n*
acutorsion [ˌækju'tɔ:ʃən] *n* 针扭转法(控制出血)
acyanoblepsia [əˌsaiənəu'blepsiə]
acyanopsia [əˌsaiə'nɔpsiə] *n* 蓝色盲
acyanotic [əˌsaiə'nɔtik] *a* 不发绀的
acyclia [ə'saikliə] *n* 体液循环停止
acyclic [ei'saiklik] *a* 无环族的,开链式的;无周期性的(如月经周期)
acyclovir [ei'saikləvi(r)] *n* 阿昔洛韦,无环鸟苷(抗病毒药)
acyesis [ˌæsai'i:sis] *n* 不孕,不育;无妊娠
acyl- ['æsil] *n* 酰(基)
Acylanid [ˌæsi'lænid] *n* 醋洋地黄毒甙,乙酰洋地黄毒甙(acetyldigitoxin) 制剂的商品名
acylase ['æsileis] *n* 酰基酶
acylation [ˌæsi'leiʃən] *n* 酰化作用
acylcholine acylhydrolase [ˌæsil-'kəulin ˌæsil'haidrəleis] 酰基胆碱酰基水解酶,胆碱酯酶
acyl-CoA [ˌæsil'kəuei] *n* 酰基辅酶A
acyl CoA: cholesterol acyltransferase [ˌæsil kəu'ei kə'lestərɔl ˌæsil-'trænsfəreis] 酰基辅酶A:胆固醇酰基转移酶,固醇*O*-酰基转移酶
acyl-CoA dehydrogenase ['æsil kəu-'ei di:'haidrədʒəneis] 酰基辅酶A脱氢酶 | long-chain ~ ~ (LACD) deficiency 长链酰基辅酶A脱氢酶缺乏症(临床上类似MCAD缺乏症,尿排泄长链二羧酸,可能有骨骼肌软弱无力和心脏扩大) / medium-chain ~ ~ (MCAD) deficiency 中链酰基辅酶A脱氢酶缺乏症(特征为低血糖、呕吐和嗜眠反复发作,伴有尿排泄中链二羧酸、最小酮体生成及血浆和组织肉碱浓度低) / short-chain ~ ~ (SCAD) deficiency 短链酰基辅酶A脱氢酶缺乏症(临床显示不定,但常存在肌病和肉碱累积与排泄异常)
acyl-CoA desaturase ['æsil 'kəuei di:'sætʃəreis] 酰基辅酶A去饱和酶(亦称硬脂酰基辅酶A去饱和酶)
acyl CoA synthetase ['æsil kəu'ei 'sinθiteis] 酰基辅酶A合成酶
acyl CoA synthetase (GDP-forming) ['æsil kəu'ei 'sinθiteis] 酰基辅酶A(GDP形成的),酸性辅酶A连接酶(GDP形成的)
acyl coenzyme A [ˌæsil, ˌeisil, kəu-'enzaim] 酰基辅酶A
acylglycerol [ˌæsil'glisərɔl] *n* 酰基甘油,甘油酯
2-acylglycerol *O*-acyltransferase [ˌæsil'glisərɔl ˌæsil'trænsfəreis] 2-酰基甘油*O*-酰基转移酶(此反应发生于肠粘膜,亦称酰基甘油棕榈酰转移酶和单酸甘油酯酰基转移酶)
acylglycerol lipase [ˌæsil'glisərɔl 'lai-peis] 酰基甘油脂(肪)酶
acylglycerol palmitoyltransferase [ˌæsil'glisərɔl ˌpælmiˌtɔil'trænsfəreis] 酰基甘油棕榈酰转移酶,2-酰基甘油*O*-酰基转移酶
acylmutase [ˌæsil'mjuteis] *n* 酰基变位酶
***N*-acylneuraminate cytidylyltransferase** [ˌæsilnjuə'ræmineit ˌsaitidi-lil'trænsfəreis] *N*-酰基神经氨(糖)酸胞苷酰(基)转移酶
***N*-acylneuraminic acid** [ˌæsilˌnjuərə-'minik] *N*-酰基神经氨(糖)酸,唾液酸
acylphosphatase [ˌæsil'fɔsfəteis] *n* 酰基磷酸酯酶
***N*-acylsphingosine** [ˌæsil'sfiŋgəsi:n] *N*-酰基(神经)鞘氨醇,神经酰胺
acylsphingosine deacylase [ˌæsil-, ˌeisil-'sfiŋgəusi(:)n di:'æsileis, di:-'eisileis] 酰基(神经)鞘氨醇脱酰(基)酶(此酶的遗传性缺乏为一种常染色体隐性性状,可致神经酰胺与神经节苷脂的贮积,亦称神经酰胺酶)
acyltransferase [ˌæsil'trænsfəreis] *n* 转酰酶,酰基转移酶

acystia [ə'sistiə] *n* 无膀胱(畸形)

acystinervia [əˌsisti'nə:viə], **acystineuria** [əˌsisti'njuəriə] *n* 膀胱神经无力

Acystosporidia [əˌsistəuspə'ridiə] *n* 无囊孢子虫目

AD diphenylchlorarsine 二苯氯(化)胂(一种毒瓦斯); anodal duration 阳极期间

A. D. auris dextra【拉】右耳; Anno Domini【拉】公元

ad [æd] *prep*【拉】加, 加到, 至 | ~ nauseam 至恶心为度 / ~ libitum 任意

ad- [前缀] 至, 向, 近

-ad [后缀] 向

ADA American Dental Association 美国牙科协会; American Diabetes Association 美国糖尿病协会; American Dietetic Association 美国饮食学协会; adenosine deaminase 腺苷脱氨酶

adactyly [ei'dæktili], **adactylia** [ˌædæk'tiliə], **adactylism** [ei'dæktilizəm] *n* 无指(趾)(畸形) | **adactylous** [ei'dæktiləs] *a*

adage ['ædidʒ] *n* 谚语, 格言

Adalat ['ædəlæt] *n* 硝苯地平, 硝苯啶(nifedipine)制剂的商品名

adamantine [ˌædə'mæntin] *a* 釉质的

adamantinoma [ˌædəˌmænti'nəumə] *n* 釉质上皮瘤, 成釉细胞瘤 | pituitary ~ 垂体釉质上皮瘤, 颅咽管瘤 | **adamantoblastoma** [ˌædəˌmæntəublæs'təumə], **adamantoma** [ˌædəmæn'təumə] *n*

adamantoblast [ˌædə'mæntəblæst] *n* 成釉细胞

ADAMHA Alcohol, Drug Abuse, and Mental Health Administration 乙醇、药物滥用与精神卫生管理局(属美国公共卫生署)

Adami's theory [æ'dæmi] (John G. Adami) 阿达米学说(一种解释遗传的假说, 类似埃利希〈Ehrlich〉免疫侧锁学说)

Adamkiewicz's demilunes [ədæm'ki:vikts] (Albert Adamkiewicz) 阿达姆基维支新月形细胞(在有髓神经纤维的神经膜底下) | ~ test (reaction) 阿达姆基维支试验(反应)(检蛋白质)

adamsite ['ædəmzait] *n* 氯化二苯胺胂(喷嚏性毒气)

Adams' operation ['ædəmz] (William Adams) 亚当斯手术(股骨颈皮下囊内切断术, 治髋关节强硬; 掌腱膜皮下切断术, 治掌挛缩病; 矫正睑外翻的眼睑边缘楔形切除术) | ~ saw 亚当斯长柄小锯(切骨用)

Adams-Stokes disease (syncope, syndrome) ['ædəmz 'stəuks] (Robert Adams; William Stokes) (晕厥、综合征), 心源性脑缺氧综合征(一种心脏传导阻滞引起的病, 其特征为突然神志丧失, 有或无抽搐)

Adansonia [ˌædən'səuniə] (Michel Adanson) *n* 猴饼树属, 猴面包属

Adapin ['ædəpin] *n* 盐酸多塞平(doxepin hydrochloride)制剂的商品名

adapt [ə'dæpt] *vt* 使适应, 使适合(to) *vi* 适应(to)

adaptable [ə'dæptəbl] *a* 能适应的 | **adaptability** [əˌdæptə'biləti] *n* 适应性, 适合度

adaptation [ˌædæp'teiʃən] *n* 适应(作用) | dark ~, scotopic ~ 暗适应(指眼) / genetic ~ 遗传适应(突变种后代的自然选择更能适应新环境) / phenotypic ~ 表现型适应(环境改变时, 生物体表现型起变化, 遗传型不起变化) / retinal ~ 视网膜适应

adapter, adaptor [ə'dæptə] *n* 接合器; 接合体

adaptive [ə'dæptiv] *a* 适应的, 适合的

adaptometer [ˌædæp'tɔmitə] *n* 适应计(用于检夜盲、维生素A缺乏及色素性视网膜炎)

adaxial [æd'æksiəl] *a* 近轴的, 向轴的

ADC anodal duration contraction 阳

极期间收缩; axiodistocervical 轴远中颈的

ADCC antibody-dependent cell-mediated cytotoxicity 抗体依赖性细胞介导的细胞毒性

add [æd] *vt* 加,加上(to) *vi* 增加,增进(to) | ～ up 讲得通,有意义,似乎可能;加算,合计 / ～ up to 合计达;意味着 | **～able, ～ible** *a* 可添加的

add. adde或addetur 【拉】 加,加到,至(写处方用)

Ad def. an ad defectionem animi【拉】至昏厥时

Ad deliq. ad deliquium【拉】至昏厥时

addendum [ə'dendəm] ([复] **addenda** [ə'dendə]) *n* 补遗;附录

adder[1] ['ædə] *n* 添加者;加法器

adder[2] ['ædə] *n* 蝰蛇(一种小毒蛇) | death ～ 致死毒蛇 / puff ～ 吹气蝰

addict [ə'dikt] *vt* 使沉溺;使醉心(to); 使吸毒成瘾 ['ædikt] *n* 癖嗜者,成瘾者(尤指吸毒或饮酒成瘾的人)

addiction [ə'dikʃən] *n* 沉溺;瘾,癖嗜(尤指吸毒成瘾) | drug ～ 药瘾 / poly-surgical ～ (寻求)外科治疗癖

Addis count (method, test) ['ædis] (Thomas Addis) 艾迪斯计数(法、试验)(测红细胞、白细胞、上皮细胞、管型及蛋白含量的数目,诊断和处理肾病)

addisin ['ædisin] *n* 胃液抗贫血素(胃液中促骨髓形成的物质,如从猪胃液中的浸出物,用于治恶性贫血)

addisonian [ˌædi'səuniən] (Thomas Addison) *a* 艾迪生的(如～ anemia 恶性贫血, ～ disease 艾迪生病)

addisonism ['ædisnizəm] (Thomas Addison) 类艾迪生病,艾迪生病型,类青铜色皮病(此病与结核有关,有色素沉着和虚弱等症状,类似艾迪生病的症状)

Addison's anemia ['ædisn] (Thomas Addison) 恶性贫血,慢性肾上腺皮质功能不全性恶性贫血 | ～ disease 艾迪生病(肾上腺皮质功能减退,慢性肾上腺皮质功能不全) / ～ keloid 局限性皮硬化,硬斑病

Addison's planes ['ædisn] (Christopher Addison) 艾迪生平面(一系列平面用作胸和腹局部解剖学的界标) | ～ point 艾迪生点(腹上区的中点)

additament [ə'ditəmənt] *n* 附加物

addition [ə'diʃən] *n* 加,添加;加法 | in ～ 另外 / in ～ to… 除… 之外

additional [ə'diʃənl] *a* 附加的,另外的 | **～ly** *ad*

additive ['æditiv] a 加的,添加的,加性的(如加性效应) *n* 添加物,添加剂(一物质如调味剂、防腐剂或维生素加在另一物质上以改进它的外形,增加它的营养价值等)

addle ['ædl] *a* 腐坏的;(思想等)混乱的 *vt, vi* (使)腐坏;(使)混乱

addlebrained ['ædlbreind], **addle-headed** ['ædlhedid], **addlepated** ['ædlpeitid] *a* 思想糊涂的

address [ə'dres] *vt* 向…讲话,向…演说;写信给… *n* 演说,讲话;地址 | ～ one-self to …向…讲话;论述;致力于

adduce [ə'dju:s] *vt* 引证;说明(理由)

adducent [ə'dju:snt] *a* 收的,内收的

adduct [ə'dʌkt] *vt* 使收,使内收 *n* 加合物 | **～ive** *a* / **～or** *n* 收肌,内收肌

adduction [ə'dʌkʃən] *n* 引证;内收(作用)

Adelea [ə'deliə] *n* 匿虫属

Adeleina [ˌædi'li:inə] *n* 匿虫亚目

Adelmann's method ['ɑ:dəlmən] (Georg F. B. Adelmann) 阿德尔曼法(急救时用力弯屈肢体控制动脉出血) | ～ operation 阿德尔曼手术(掌指关节断离术)

adelomorphous [əˌdeləu'mɔ:fəs], **adelomorphic** [əˌdeləu'mɔ:fik] *a* 隐形的,不显形的

aden- 见 adeno-

adenalgia [ˌædi'nældʒiə] *n* 腺痛

adenase ['ædineis] *n* 腺嘌呤(脱氨)酶

adenasthenia [ˌædənæs'θi:niə] *n* 腺功能衰弱

adendritic [ˌædən'dritik], **adendric** [ə'dendrik] *a* 无树突的

adenectomy [ˌædi'nektəmi] *n* 腺切除术

adenectopia [ˌædinek'təupiə] *n* 腺异位

adenia [ə'di:niə] *n* 淋巴腺增生病;假白血病

adenic [ə'di:nik] *a* 腺的;腺样的

adeniform [ə'denifɔ:m] *a* 腺样的

adenine ['ædəni:n] *n* 腺嘌呤,维生素B_4 | ～ arabinoside 阿糖腺苷,腺嘌呤阿糖苷(抗病毒药) / ～ hypoxanthine 腺嘌呤次黄嘌呤 / ～ nucleotide 腺嘌呤核苷酸

adenine deaminase ['ædəni:n, 'ædi-ni:n di:'æmineis] 腺嘌呤脱氨酶

adenine phosphoribosyl transferase['ædəni:n ˌfɔsfəu'raibəsil 'trænsfəreis] 腺嘌呤磷酸核糖基转移酶(此酶缺乏为一种常染色体隐性性状,可致婴儿绞痛、血尿及2,8-二羟腺嘌呤性尿石)

adenine phosphoribosyl transferase (APRT) deficiency 腺嘌呤磷酸核糖基转移酶缺乏症

adenitis [ˌædi'naitis] *n* 腺炎,淋巴结炎 | cervical ～ 颈腺炎,颈淋巴结炎 / mesenteric ～ 肠系膜淋巴结炎 / phlegmonous ～ 蜂窝织炎性腺炎 / ～ tropicalis 性病性淋巴肉芽肿

Adenium [ə'di:niəm] *n* 箭毒胶属(夹竹桃科)

adenization [ˌædinai'zeiʃən] *n* 腺样变性,腺样化

aden(o)- [构词成分] 腺

adenoacanthoma [ˌædinəuˌækən'θəumə], **adenocancroid** [ˌædinəu'kæŋkrɔid] *n* 腺棘皮癌,腺角化癌

adenoameloblastoma [ˌædinəuəˌmeləublæs'təumə] *n* 腺性成釉细胞瘤

adenoblast ['ædinəuˌblæst] *n* 成腺细胞

adenocarcinoma [ˌædinəuˌkɑ:si'nəumə] *n* 腺癌 | mucinous ～ 粘蛋白性腺癌 / papillary ～ , polypoid ～ 乳头状腺癌,息肉状腺癌

adenocele ['ædinəˌsi:l] *n* 腺囊肿

adenocellulitis [ˌædinəuˌselju'laitis] *n* 腺蜂窝织炎

adenochondroma [ˌædinəukən'drəumə] *n* 腺软骨瘤

adenocystoma [ˌædinəusis'təumə], **adenocyst** ['ædinəsist] *n* 腺囊瘤

adenocyte ['ædinəsait] *n* 腺细胞

adenodynia [ˌædinəu'diniə] *n* 腺痛

adenoepithelioma [ˌædinəuˌepiˌθi:li'əumə] *n* 腺上皮瘤

adenofibroma [ˌædinəufai'brəumə] *n* 腺纤维瘤 | ～ edematodes 水肿性腺纤维瘤(如鼻息肉)

adenofibrosis [ˌædinəufai'brəusis] *n* 腺纤维变性,腺纤维化

adenogenous [ˌædi'nɔdʒinəs] *a* 腺源的,腺性的

adenography [ˌædi'nɔgrəfi] *n* 腺造影(术) | **adenographic** [ˌædinəu'græfik] *a*

adenohypophysectomy [ˌædinəuhaiˌpɔfi'sektəmi] *n* 腺垂体切除术

adenohypophysis [ˌædinəuhai'pɔfisis] *n* 腺垂体(前叶) | **adenohypophyseal, adenohypophysial** [ˌædinəuˌhaipəu'fiziəl] *a*

adenoid ['ædinɔid] *a* 腺样的,腺样体的 *n* [复] 腺样体(指小儿的咽扁桃体)

adenoidal [ædi'nɔidl] *a* 腺样的,腺样体的

adenoidectomy [ˌædinɔi'dektəmi] *n* 腺样体切除术

adenoidism ['ædinɔidizəm] *n* 腺样体病

adenoiditis [ˌædinɔi'daitis] *n* 腺样体炎

adenoleiomyofibroma [ˌædinəuˌlaiəˌmaiəufai'brəumə] *n* 腺平滑肌纤维瘤

adenolipoma [ˌædinəuli'pəumə] *n* 腺脂瘤

adenolipomatosis [ˌædinəuˌlipəumə-

'təusis] *n* 腺脂瘤病

adenologaditis [ˌædinəuˌlɔgə'daitis] *n* 新生儿眼炎;眼腺结膜炎

adenology [ˌædi'nɔlədʒi] *n* 腺学

adenolymphitis [ˌædinəulim'faitis] *n* 淋巴结炎(旧名淋巴腺炎)

adenolymphocele [ˌædinəu'limfəsi:l] *n* 淋巴结囊肿

adenolymphoma [ˌædinəulim'fəumə] *n* 腺淋巴瘤

adenoma [ˌædi'nəumə], ([复] **adenomata** [ˌædi'nəumətə] 或 **adenomas**) *n* 腺瘤 | acidophilic ~ 嗜酸性腺瘤(一般见于垂体前叶) / basophil ~, basophilic ~ 嗜碱性腺瘤(垂体前叶) / chromophobe ~, chromophobic ~ 拒染(色)性腺瘤,不染色细胞瘤(垂体前叶) / islet ~, langerhansian ~ 胰岛(腺)瘤 / malignant ~ 恶性腺瘤,腺癌 / racemose ~ 葡萄状腺瘤 / sebaceous ~ 皮脂腺腺瘤 | **~tous** [ˌædi'nɔmətəs] *a*

adenomalacia [ˌædinəumə'leiʃiə] *n* 腺软化

adenomatoid [ˌædi'nəumətɔid] *a* 腺瘤样的

adenomatosis [ˌædinəumə'təusis] *n* 腺瘤病

adenomegaly [ˌædinəu'megəli] *n* 腺(肿)大

adenomere ['ædinəumiə] *n* 腺节(胚)

adenomyoepithelioma [ˌædinəuˌmaiəuˌepiˌθi:li'əumə] *n* 腺肌上皮瘤

adenomyofibroma [ˌædinəuˌmaiəfai'brəumə] *n* 腺肌纤维瘤

adenomyoma [ˌædinəumai'əumə] *n* 腺肌瘤 | ~ psammopapillare 沙粒乳头状腺肌瘤 | **~tous** [ˌædinəuˌmai'əumətəs] *a*

adenomyometritis [ˌædinəuˌmaiəumi'traitis] *n* 宫腺肌炎

adenomyosarcoma [ˌædinəuˌmaiəusɑ:'kəumə] *n* 腺肌肉瘤 | embryonal ~ 胚性腺肌肉瘤,胚性癌肉瘤(肾)

adenomyosis [ˌædinəumai'əusis] *n* 子宫内膜异位 | ~ externa 子宫外子宫内膜异位 / stromal ~ 基质性子宫内膜异位

adenoncus [ˌædi'nɔŋkəs] *n* 腺(肿)大

adenoneural [ˌædinəu'njuərəl] *a* 腺(与)神经的

adenopathy [ˌædi'nɔpəθi] *n* 腺病(腺肿大,尤指淋巴结肿大)

adenopharyngitis [ˌædinəuˌfærin'dʒaitis] *n* 咽扁桃体炎

adenophlegmon [ˌædinəu'flegmən] *n* 蜂窝织炎性腺炎

adenophthalmia [ˌædinɔf'θælmiə] *n* 睑板腺炎

adenopituicyte [ˌædinəupi'tjuisait] *n* 腺垂体细胞

adenosarcoma [ˌædinəusɑ:'kəumə] *n* 腺肉瘤 | embryonal ~ 胚性腺肉瘤,胚性癌肉瘤(肾)

adenosclerosis [ˌædinəuskliə'rəusis] *n* 腺硬化

adenosinase [ædi'nəusineis] *n* 腺苷酶

adenosine [ə'denəsi(:)n] *n* 腺(嘌呤核)苷 | cyclic ~ monophosphate (cAMP) 环腺苷酸 / ~ diphosphate (ADP) 腺苷二磷酸,二磷酸腺苷 / ~ monophosphate (AMP) 腺苷一磷酸,腺苷酸 / ~ phosphate 腺苷磷酸 / ~ triphosphate (ATP) 腺苷三磷酸,三磷酸腺苷

adenosine deaminase [ə'denəsi(:)n di'æmineis] 腺苷脱氨酶(此酶缺乏为一种常染色体隐性性状,已从很多有严重联合免疫缺陷综合征患者中发现)

adenosine kinase [ə'denəsi(:)n 'kaineis] 腺苷激酶(亦称腺苷酸激酶)

adenosinetriphosphatase[əˌdenəsi:ntrai'fɔsfəteis] *n* 腺苷三磷酸酶,三磷酸腺苷酶

adenosis [ˌædi'nəusis] *n* 腺病 | blunt duct ~ 闭塞性乳腺导管增生症 / ~ vaginae 阴道腺病

adenosyl [ə'denəˌsil] *n* 腺苷基

adenosylcobalamin [əˌdenəsilkəu'bæləmin] *n* 腺苷钴胺
***S*-adenosylhomocysteine** [əˌdenəsilˌhəumə'sistii:n] *n* *S*-腺苷高半胱氨酸
***S*-adenosylmethionine** [əˌdenəsilme'θaiəni:n] *n* *S*-腺苷甲硫氨酸
adenotome ['ædinətəum] *n* 腺样体刀
adenotomy [ˌædi'nɔtəmi] *n* 腺解剖术,腺切除术;腺样体切除术
adenotonsillectomy [ˌædinəuˌtɔnsi'lektəmi] *n* 腺样体扁桃体切除术
adenous ['ædinəs] *a* 腺的
adenoviral [ˌædinəu'vaiərəl] *a* 腺病毒的
adenovirus [ˌædinəu'vaiərəs] *n* 腺病毒
adenyl ['ædənil] *n* 腺嘌呤(基)
adenylate [ə'denileit] *n* 腺(嘌呤核)苷酸
adenylate cyclase [ə'denileit 'saikleis] 腺苷酸环化酶
adenylate deaminase [ə'denileit di:'æmineis] 腺苷酸脱氨酶
adenylate kinase [ə'denileit 'kaineis] 腺苷酸激酶
adenyl cyclase ['ædənil 'saikleis] 腺苷酸环化酶
adenylic acid [ˌædə'nilik] 腺(嘌呤核)苷酸,腺苷一磷酸
adenylic acid deaminase [ˌædə'nilik'æsid di:'æmineis] 腺苷酸脱氨酶
adenylosuccinase [ˌædiniləu'sʌksineis] *n* 腺苷酸(基)琥珀酸(裂解)酶
adenylosuccinate [ˌædiniləu'sʌksineit] *n* 腺苷酸(基)琥珀酸 | ~ lyase 腺苷酸(基)琥珀酸裂解酶
adenylosuccinate synthase [ˌædəniləu'sʌksineit 'sinθeis] 腺苷酸(基)琥珀酸合酶
adenylpyrophosphatase [ˌædənilˌpaiərəu'fɔsfəteis] *n* 腺苷酰焦磷酸酶
adenylpyrophosphate [ˌædinilˌpaiərəu'fɔsfeit] *n* 腺苷三磷酸,三磷酸腺苷
adenylyl ['ædənilil] *n* 腺(嘌呤核)苷酰(基)
adenylyl cyclase ['ædənilil 'saikleis] 腺苷酰环化酶,腺苷酸环化酶
adenylyltransferase [ˌædənilil'trænsfəreis] *n* 腺苷酰(基)转移酶
adeps ['ædeps] *n*【拉】豚脂,动物脂(软膏制剂用) | ~ anserinus 鹅脂 / ~ benzoinatus 安息香豚脂,苯甲酸豚脂 / ~ lanae 无水羊毛脂 / ~ lanae hydrosus 含水羊毛脂 / ~ ovillus 羊脂 / ~ porci 豚脂 / ~ renis 肾脂肪囊 / ~ suillus 豚脂
adept ['ædept] *a* 熟练的,内行的(at, in) *n* 专家,能手(at, in) | ~**ly** *ad*
adequacy ['ædikwəsi] *n* 适当;足够,充足
adequate ['ædikwit] *a* 适当的;足够的,充足的;可以胜任的(to) | ~**ly** *ad*
adermia [ə'də:miə] *n* 无皮(畸形)
adermine [ə'də:mi:n] *n* 吡哆醇,维生素 B_6
adermogenesis [əˌdə:məu'dʒenisis] *n* 皮肤发育不全
Ad grat. acid. ad gratum aciditatem【拉】至适宜酸度
ADH antidiuretic hormone 抗利尿激素
Adhatoda [æd'hætədə] *n* 鸭嘴花属
adhere [əd'hiə] *vi* 粘附;粘连(to);依附(to);坚持(to)
adherence [əd'hiərəns] *n* 依附;粘连;坚持 | **immune** ~ 免疫粘连(一种补体依赖性现象)
adherent [əd'hiərənt] *a* 粘连的;附着的 *n* 跟随者;拥护者
adhesin [əd'hi:sin] *n* 外源凝集素,植物血凝素
adhesio [əd'hi:ziəu] ([复] **adhesiones** [ədhi:zi'əuni:z]) *n*【拉】连接带,连接体 | ~ interthalamica 丘脑间粘合
adhesion [əd'hi:ʒən] *n* 粘连;粘着物 | primary ~ 原发性粘连(第一期愈合) / secondary ~ 继发性粘连(第二期愈合) / serological ~ 血清学粘连(抗体和补体存在时,非特异性颗粒物质粘

连到颗粒性抗原的现象) / traumatic uterine ～s 创伤性子宫粘连
adhesiotomy [ædˌhi:zi'ɔtəmi] *n* 粘连(物)切离术
adhesive [əd'hi:siv] *a* 粘着的;粘连性的 *n* 粘结剂 | dental ～ 牙科粘胶 / denture ～ 义齿粘结剂
adhesiveness [əd'hi:sivnis] *n* 粘连性 | platelet ～ 血小板粘连
Adhib. adhibendus【拉】给服药
adhibit [æd'hibit] *vt* 引进;贴,粘;用(药等)
adiabatic [ˌædaiə'bætik] *a* 绝热的
adiactinic [əˌdaiæk'tinik] *a* 绝射的(不容光化线透过的)
adiadochokinesia, adiadokokinesia [əˌdaiəˌdəukəukai'ni:siə], **adiadochocinesia** [əˌdaiəˌdəukəusai'ni:siə], **adiadochocinesis** [ˌədaiəˌdəukəusai'ni:sis], **adiadochokinesis, adiadokokinesis** [əˌdaiəˌdəukəukai'ni:sis] *n* 轮替运动不能
Adiantum [ˌædi'æntəm] *n* 铁线蕨属
adiaphoria [əˌdaiə'fɔ:riə] *n* 无反应,无活动
adiaspiromycosis [ˌeidaiəˌspaiərəumai'kəusis] *n* 不育大孢子菌病
adiaspore ['ædiəspɔ:] *n* 不育大孢子
adiathermancy [əˌdaiə'θə:mənsi], **adiathermance** [əˌdaiə'θə:məns] *n* 不透热,绝热
adicillin [ˌædi'silin] *n* 阿地西林,青霉素N,头孢菌素N,氨羧丁青霉素(抗生素类药,治疗伤寒和淋病)
adiemorrhysis [əˌdaiə'mɔrisis] *n* 血液循环停止
adient ['ædiənt] *a* 趋近的,趋向的
Adie's pupil ['eidi] (William J. Adie) 艾迪瞳孔,紧张性瞳孔 | ～ syndrome 艾迪综合征(病理性瞳孔反应综合征,表现在患侧瞳孔对近距目标的辐辏性收缩反应较对侧瞳孔迟缓,复原时,瞳孔开大也较迟缓)
Adinida [ə'dinidə] *n* 无凹鞭毛虫目
adipectomy [ˌædi'pektəmi] *n* 脂肪切除术
adiphenine hydrochloride [ˌædi'feni:n] 盐酸阿地芬宁,盐酸解痉素(抗胆碱能药,解痉药)
adipic [ə'dipik] *a* 脂肪的 | ～ acid 己二酸
adip(o)- [构词成分] 脂
adipocele ['ædipəuˌsi:l] *n* 脂肪突出
adipocellular [ˌædipəu'seljulə] *a* 脂肪结缔组织的
adipocellulose [ˌædipəu'seljuləus] *n* 脂纤维素
adipocere ['ædipəu'siə] *n* 尸蜡 | **adipoceratous** [ˌædipəu'serətəs] *a* 尸蜡(样)的
adipocyte ['ædipəˌsait] *n* 脂肪细胞
adipofibroma [ˌædipəufai'brəumə] *n* 脂肪纤维瘤
adipogenesis [ˌædipəu'dʒenisis] *n* 脂肪形成
adipogenic [ˌædipəu'dʒenik], **adipogenous** [ˌædi'pɔdʒinəs] *a* 脂肪形成的,生脂的
adipohepatic [ˌædipəuhi'pætik] *a* 肝脂肪变性的
adipoid ['ædipɔid] *a* 脂样的,类脂的
adipokinesis [ˌædipəukai'ni:sis] *n* (体内)脂肪移动(释出游离脂肪酸至血浆内) | **adipokinetic** [ˌædipəukai'netik] *a* (体内)脂肪移动的,促脂肪移动的
adipokinin [ˌædipəu'kainin] *n* 脂肪动用激素(从垂体前叶分离出来的一种脂肪氧化激素)
adipolysis [ˌædi'pɔlisis] *n* 脂肪水解(作用) | **adipolytic** [ˌædipəu'litik] *a*
adipometer [ˌædi'pɔmitə] *n* 皮厚度计(测定肥胖)
adiponecrosis [ˌædipəune'krəusis] *n* 脂肪坏死
adipopexis [ˌædipəu'peksis], **adipopexia** [ˌædipəu'peksiə] *n* 积脂 | **adipopectic** [ˌædipəu'pektik], **adipopexic** [ˌædipəu'peksik] *a*

adiposalgia [ˌædipəu'sældʒiə] *n* 脂肪痛

adipose ['ædipəus] *a* 脂肪的,脂的;脂肪多的,肥胖的 *n* (脂肪组织细胞内存在的)脂肪

adiposis [ˌædi'pəusis] *n* 肥胖症 | ～ cerebralis (大)脑性肥胖症 / ～ dolorosa 痛性肥胖症 / ～ universalis 全身性肥胖症

adipositas [ˌædi'pɔsitəs] *n*【拉】肥胖(症) | ～ cordis 心脏脂肪症,脂肪心 / ～ ex vacuo 肥胖性萎缩,脂性萎缩

adipositis [ˌædipə*u*'saitis] *n* 脂肪织炎,脂膜炎

adiposity [ˌædi'pɔsəti] *n* 肥胖(症) | cerebral ～ (大)脑性肥胖症 / pituitary ～ 垂体性肥胖症

adiposuria [ˌædipə*u*'sjuəriə] *n* 脂肪尿

adipsa [ə'dipsə] *n* 止渴剂

adipsia [ə'dipsiə], **adipsy** [ə'dipsi] *n* 渴感缺乏,不渴症

adipsous [ə'dipsəs] *a* 止渴的(如某些水果)

adit ['ædit] *n* 入口,进口

aditus ['æditəs] *n*【拉】入口,口

adjacency [ə'dʒeisənsi] *n* 毗邻,接近;[复] 邻接物

adjacent [ə'dʒeisənt] *a* 邻近的,毗连的(to)

adjection [ə'dʒekʃən] *n* 附加作用(尤指对体内活的微生物添加许多微生物,并与之结合而构成适当剂量使病人免疫的原理)

adjective ['ædʒiktiv] *n* 形容词 *a* 形容词的;辅助的;从属的

adjoin [ə'dʒɔin] *vt* 贴近,毗连 *vi* 靠近

adjourn [ə'dʒə:n] *vt* 使中止;休(会) *vi* 休会,闭会 | ～**ment** *n*

adjunct ['ædʒʌŋ*k*t] *n* 附件,附属品,附属物;辅助物 *a* 附属的;辅助的;附加的

adjunctive [ə'dʒʌŋ*k*tiv] *a* 附属的;辅助的

adjust [ə'dʒʌst] *vt* 调整,调节;校准 | ～ oneself to …使…自己适应于… | ～**able** *a* 可调整的

adjustment [ə'dʒʌstmənt] *n* 调整,调节;适应 | occlusal ～ 调𬌗,咬合调整

adjuvant ['ædʒuvənt] *a* 辅助的 *n* 助手;辅药,佐药,佐剂(在免疫学中指与抗原混合增加抗原性,并产生较大免疫应答的物质) | mycobacterial ～ 分支杆菌佐剂(弗氏佐剂,见Freund's adjuvant)

adjuvanticity [ˌædʒuvən'tisəti] *n* 辅佐性(改变免疫应答的能力)

ADL activities of daily living 日常生活活动

Adler's test ['ɑ:dlə] (Oscar Adler)联苯胺试验(检血)

Adler's theory ['ɑ:dlə] (Alfred Adler) 阿德勒学说(认为神经官能症的发病是因社会或身体代偿力低劣而产生)

ad lib. ad libitum【拉】任意,随意

adlumidine [æd'lu:midi:n] *n* 紫罂粟次碱

adlumine [æd'lu:min] *n* 紫罂粟碱

admeasure [æd'meʒə] *vt* 分配 | ～**ment** *n* 分配;尺寸,大小

admedial [æd'mi:diəl] *a* 近正中(面)的

admedian [æd'mi:diən] *a* 向正中(面)的

adminicle [æd'minikl] *n* 辅助;辅助物 | **adminicular** [ˌædmi'nikjulə] *a*

adminiculum [ˌædmi'nikjuləm] ([复] **adminicula** [ˌædmi'nikjulə]) *n*【拉】支座

administer [əd'ministə] *vt* 管理,支配;执行;给与,用(药等) *vi* 管理(upon);帮助(to)

administration [ədˌminis'treiʃən] *n* 管理;行政(机关);施行;(药的)服法,用法;给予

administrative [əd'ministrətiv] *a* 行政的;管理的

administrator [əd'ministreitə] *n* 管理人;行政官员

admirable ['ædmərəbl] *a* 令人钦佩的;极好的 | **admirably** *ad*

admiration [ˌædmə'reiʃən] *n* 钦佩,赞美 | do sth to ～ 把某事做得极好

admire [əd'maiə] *vt* 钦佩,赞美(for);高兴地看,以赞赏的目光看

admissible [əd'misəbl] *a* 可采纳的,可接受的 | **admissibility** [əd,misə'biləti] *n*

admission [əd'miʃən] *n* 允许进入;承认;(病人)入院 | by (或on) sb's own ~ 自己承认 | **admissive** *a* 容许有的(of)

admit [əd'mit] (-tt-) *vt* 让…进入;容许;接纳;可容纳;承认 *vi* 通向;容许有(of)

admittance [əd'mitəns] *n* 导纳(导纳的单位是西门子〈Siemens〉);允许进入

admittedly [əd'mitidli] *ad* 无可否认地,公认地

admix [əd'miks] *vt, vi* 搀和,混合 | ~**ture** [əd'mikstʃə] *n* 混合,搀和;混合物,搀和剂

admonish [əd'mɔniʃ] *vt* 告诫,劝告

admonition [,ædməu'niʃən] *n* 告诫,劝告

admonitory [əd'mɔnitəri] *a* 告诫的,劝告的

admov. admove, admoveatur【拉】加,加入

adnerval [æd'nə:vəl], **adneural** [æd'njuərəl] *a* 近神经的;向神经的(指经肌肉通向神经进入点通过的电流)

adnexa [æd'neksə] *n* 附件,附器 | ~**l** *a* 附件的(尤指子宫附件)

adnexectomy [,ædnek'sektəmi] *n* (子宫)附件切除术

adnexitis [,ædnek'saitis] *n* 子宫附件炎

adnexogenesis [æd,neksəu'dʒenisis] *n* 附件发生

adnexorganogenic [æd,neksɔ:gənəu'dʒenik] *a* 子宫附件原的

ado [ə'du:] *n* 忙乱;烦恼

AdoCbl adenosylcobalamin 腺苷钴胺

adolescence [,ædəu'lesns] *n* 青春期,青春(11～19岁)

adolescent [,ædəu'lesnt] *a* 青春期的 *n* 青少年

adonidin [ə'dɔnidin] *n* 阿多尼丁(春福寿草混合苷)

adonin [ə'dəunin] *n* 福寿草苷,侧金盏花苷

Adonis [ə'dəunis] *n* 福寿草属,侧金盏花属

adonitol [ə'dɔnitɔl], **adonite** ['ædənit] *n* 福寿草醇,侧金盏花醇,核糖醇

adopt [ə'dɔpt] *vt* 采用,采纳;选定 | ~**ion** [ə'dɔpʃən] *n*

adoptive [ə'dɔptiv] *a* 采用的;继承性的 | ~**ly** *ad*

adoral [æd'ɔ:rəl] *a* 向口的;近口的

ADP adenosine diphosphate 腺苷二磷酸

Ad pond. om. ad pondus omnium【拉】至全部的重量

adrenal [ə'dri:nl] *a* 肾上腺的;肾旁的 *n* 肾上腺

adrenalectomize [ə,dri:nə'lektəmaiz] *vt* 切除肾上腺

adrenalectomy [ə,dri:nə'lektəmi] *n* 肾上腺切除术

Adrenalin [ə'drenəlin] *n* 肾上腺素(epinephrine) 制剂的商品名

adrenaline [ə'drenəlin] *n* 肾上腺素 | ~ acid tartrate 重酒石酸肾上腺素

adrenalinemia [ə,drenəli'ni:miə] *n* 肾上腺素血症

adrenalinogenesis [ə,drenəlinəu'dʒenisis] *n* 肾上腺素生成

adrenalinuria [ə,drenəli'njuəriə] *n* 肾上腺素尿

adrenalism [ə'drenəlizəm] *n* 肾上腺功能病

adrenalitis [ə,drenə'laitis] *n* 肾上腺炎

adrenalone [ə'drenələun] *n* 肾上腺酮(肾上腺素能药,具有收缩血管作用)

adrenalopathy [ə,drenə'lɔpəθi] *n* 肾上腺病

adrenalotropic [ə,drenələu'trɔpik] *a* 促肾上腺的

adrenarche [,ædren'ɑ:ki] *n* 肾上腺功能初现(尤指雄激素增进,大约8岁时发

生的一种生理变化)

adrenergic [ˌædre'nə:dʒik] *a* 肾上腺素能的 *n* 肾上腺素能药(亦称拟交感神经药)

adrenic [ə'drenik] *a* 肾上腺的

adrenin(e) [ə'dri:nin] *n* 肾上腺素

adrenitis [ˌædri:'naitis] *n* 肾上腺炎

adren(o)- [构词成分] 肾上腺

adrenoceptive [əˌdri:nəu'septiv] *a* 肾上腺素能受体的

adrenoceptor [əˌdri:nəu'septə] *n* 肾上腺素能受体

adrenochrome [ə'dri:nəuˌkrəum] *n* 肾上腺色素,肾上腺素红(用于试验性控制毛细管出血,产生心理效应,并可用以局部止血)

adrenocortical [əˌdri:nəu'kɔ:tikəl] *a* 肾上腺皮质的

adrenocorticohyperplasia [əˌdri:nəuˌkɔ:tikəuˌhaipə'pleiziə] *n* 肾上腺皮质增生

adrenocorticoid [əˌdri:nəu'kɔ:tikɔid] *n* 肾上腺类皮质激素

adrenocorticomimetic [æˌdri:nəuˌkɔ:tikəumai'metik] *a* 类肾上腺皮质激素的

adrenocorticotrophic [æˌdri:nəuˌkɔ:tikəu'trɔfik], **adrenocorticotropic** [æˌdri:nəuˌkɔ:tikəu'trɔpik] *a* 促肾上腺皮质的

adrenocorticotrophin [æˌdri:nəuˌkɔ:tikəu'trɔfin], **adrenocorticotropin** [æˌdri:nəuˌkɔ:tikəu'trɔpin] *n* 促肾上腺皮质激素,促皮质素

adrenodontia [æˌdrenəu'dɔnʃiə] *n* 肾上腺牙式(犬牙大而尖,殆面变棕色)

adrenodoxin [əˌdri:nəu'dɔksin] *n* (肾上腺)皮质铁氧还蛋白

adrenogenic [əˌdri:nəu'dʒenik] *a* 肾上腺原的

adrenogenous [ˌædre'nɔdʒinəs] *a* 肾上腺原的,肾上腺性的

adrenoglomerulotropin [əˌdri:nəugləuˌmerjuləu'trəupin] *n* 促醛甾酮激素(促肾上腺皮质分泌醛甾酮)

adrenogram [æ'drenəgræm] *n* 肾上腺X线(照)片

adrenokinetic [æˌdri:nəukai'netik] *a* 刺激肾上腺的

adrenoleukodystrophy [əˌdri:nəuˌlju:kəu'distrəfi] *n* 肾上腺脑白质营养不良

adrenolutin [əˌdri:nəu'lju:tin] *n* 肾上腺黄素,1-甲基-3, 5, 6-茚三醇(肾上腺素的降解产物)

adrenolytic [ˌædrenəu'litik,] *a* 抗肾上腺素(作用)的,抑肾上腺素(作用)的

adrenomedullotropic [əˌdri:nəuˌmedʌləu'trɔpik] *a* 促肾上腺髓质的(对肾上腺髓质产生激素影响的)

adrenomegaly [æˌdrenəu'megəli] *n* 肾上腺(肿)大

adrenomimetic [ˌədri:nəumai'metik] *a* 类肾上腺素能作用的 *n* 拟肾上腺素药

adrenopathy [ˌædre'nɔpəθi] *n* 肾上腺病

adrenopause [æ'drenəpɔ:z] *n* 肾上腺功能停滞

adrenoprival [æ'drenəuˌpraivəl] *a* 肾上腺缺乏的,肾上腺切除的

adrenoreceptor [əˌdri:nəuri'septə] *n* 肾上腺素能受体

Adrenosem [ə'drenəsem] *n* 卡络柳钠,安络血(carbazochrome salicylate) 制剂的商品名

adrenostatic [æˌdri:nəu'stætik] *a* 抑制肾上腺(作用)的 *n* 肾上腺抑制药

adrenosterone [ˌædri:'nəustəˌrəun] *n* 肾上腺雄(甾)酮

adrenotoxin [æˌdrenəu'tɔksin] *n* 肾上腺毒素

adrenotrophin [æˌdrenəu'trɔfin], **adrenotropin** [æˌdrenəu'trɔpin] *n* 促肾上腺皮质激素,促皮质素

adrenotropic [æˌdrenəu'trɔpik], **adrenotrophic** [æˌdrenəu'trɔfik] *a* 促肾上腺的,亲肾上腺的

adrenoxidase [ˌædre'nɔksideis] *n* 肾

上腺氧化酶
Adriamycin [ˌeidriə'maisin] *n* 阿霉素，盐酸阿霉素(doxorubicin hydrochloride)制剂的商品名
adromia [ə'drəumiə] *n* 肌神经传导缺失
Adroyd ['ædrɔid] *n* 羟甲烯龙(oxymetholone)制剂的商品名
Adrucil ['ædrusil] *n* 氟尿嘧啶注射剂(fluorouracil for injection)的商品名
adrue [ə'dru:ei] *n* 有节莎草(西印度群岛的草样植物，其根有强壮、止吐、驱虫作用)
ADS antidiuretic substance 抗利尿物质
adscititious [ˌædsi'tiʃəs] *a* 外加的，附加的
adsorb [æd'sɔ:b] *vt* 吸附
adsorbate [æd'sɔ:bit] *n* 吸附物
adsorbent [æd'sɔ:bənt] *a* 吸附的 *n* 吸附剂
adsorption [æd'sɔ:pʃən] *n* 吸附(作用) | agglutinin ～ 凝集素吸附(反应) / immune ～ 免疫吸附
adsternal [æd'stə:nəl] *a* 向胸骨的，近胸骨的
adst. feb. adstante febre【拉】发热时
ADTe 强直性收缩(tetanic contraction)的符号
adterminal [æd'tə:minl] *a* 向(肌肉)末端的(指电流)
adtorsion [æd'tɔ:ʃən] *n* 两眼内旋
adult ['ædʌlt] *a* 成年人的，成熟的 *n* 成人，成年;成虫 | ～**hood** *n* 成年期，成熟期
adulterant [ə'dʌltərənt] *n* 假药，掺杂物 *a* 掺杂用的
adulterate [ə'dʌltəreit] *vt* 掺杂，掺假 *a* 掺假的 | **adulteration** [əˌdʌltə'reiʃən] *n*
adumbrate ['ædʌmbreit] *vt* 勾画出…的轮廓;约略显示;隐约预示;在…上投下阴影 | **adumbration** [ˌædʌm'breiʃən] *n* 轮廓，略示;双像形成，阴影产生
Adv. **adversum**【拉】抗，对
advance [əd'vɑ:ns] *vt* 推进;促进;提出;提前;做徙前术 *vi* 前进，进展;提高 *n* 前进，进展;增高 *a* 前进的;预先的 | in ～ 在前面;预先 / in ～ of … 在…的前面;超过
advanced [əd'vɑ:nst] *a* 高级的;年老的;先进的;晚期的 | ～ in years 年迈
advancement [əd'vɑ:nsmənt] *n* 改进，促进;徙前术(主要用于斜视手术，有时将子宫圆韧带前移，以纠正子宫后移位) | capsular ～ (眼球)囊徙前术 / tendon ～ 腱徙前术
advantage [əd'vɑ:ntidʒ] *n* 有利条件，优点;利益，好处 *vt* 使有利，有助于 | gain(或 have, win) an ～ over 胜过，优于 / have the ～ of 胜过，占优势 / take ～ of 利用(事物);欺骗(人) / to ～ 有利，效果好
advantageous [ˌædvən'teidʒəs] *a* 有利的，有助的(to)
advent ['ædvənt] *n* (事件、时期等的)出现，到来
adventitia [ˌædvən'tiʃiə] *n* 外膜 | ～l *a*
adventitious [ˌædven'tiʃəs] *a* 外来的;偶生的，偶发的;异位的;附加的
adventure [əd'ventʃə] *n* 冒险 *vt* 冒…的危险;大胆进行 *vi* 冒险
adventurous [əd'ventʃərəs] *a* 喜欢冒险的，有危险的，冒险的
adverb ['ædvə:b] *n* 副词
adverse ['ædvə:s] *a* 逆的，相反的(to);不利的 | ～**ly** *ad*
adversity [əd'və:səti] *n* 逆境，灾难
advert [əd'və:t] *vi* 注意到(to);提及，谈到(to) | ～**ent** *a* 注意的，留心的
advertise, advertize ['ædvətaiz;ˌædvə'taiz] *vt* 为…做广告;大肆宣扬 *vi* 做广告 | ～**ment** [əd'və:tismənt, ˌædvə:'taizmənt] *n* 做广告;广告
Ad 2 vic. ad duas vices【拉】两次，两剂
advice [əd'vais] *n* 劝告;意见(如医嘱)

advisable [əd'vaizəbl] *a* 可取的,适当的 | **advisability** [əd,vaizə'biləti] *n*
advise [əd'vaiz] *vt* 劝告;建议 *vi* 商量;提出意见(on或about) | ~**ment** *n* 深思熟虑;劝告;建议
advisory [əd'vaizəri] *a* 提出劝告的;顾问的
advocacy ['ædvəkəsi] *n* 支持,拥护;提倡
advocate ['ædvəkit] *n* 拥护者;提倡者['ædvəkeit] *vt* 拥护,支持
adynamia [,ædai'neimiə] *n* 动力缺失;无力,虚弱 | ~ episodica hereditaria 遗传性周期性麻痹症,周期性麻痹Ⅱ型 | **adynamic** [,ædai'næmik] *a*
ae- 以ae-起始的词,同样见以e-起始的词
Aeby's muscle ['eibi] (Christopher T. Aeby) 降下唇肌,下唇方肌 | ~ plane 埃比平面(即通过鼻点和颅底点,与颅正中平面垂直的平面)
aec- 以aec-起始的词,同样见以ec-起始的词
aeciospore ['i:siə,spɔ:] *n* 锈孢子
aecium ['i:siəm] ([复] **aecia** ['i:siə]) *n* 春孢器,锈孢子器
Aedes [ei'i:di:z] *n* 伊蚊属 | ~ aegypti 埃及伊蚊 / ~ africanus 非洲伊蚊 / ~ albopictus 白纹伊蚊 / ~ chemulpoensis 仁川伊蚊 / ~ cinereus 灰色伊蚊 / ~ dorsalis 背点伊蚊 / ~ flavescens 黄色伊蚊 / ~ ingrami 英氏伊蚊 / ~ leucocelaenus 白星伊蚊 / ~ polynesiensis 波利尼西亚伊蚊 / ~ pseudoscutellaris 假鳞斑伊蚊 / ~ scapularis 肩胛伊蚊 / ~ scutellaris 鳞斑伊蚊 / ~ simpsoni 辛(普森)氏伊蚊 / ~ sollicitans 烦扰伊蚊 / ~ spencerii 斯(潘塞)氏伊蚊 / ~ taeniorhynchus 带喙伊蚊 / ~ togoi 海滨伊蚊,东乡伊蚊 / ~ varipalpus 变须伊蚊 / ~ vexans 刺扰伊蚊
aedoeocephalus [,ediə'sefələs] *n* 生殖器状头畸胎(无嘴,鼻似阴茎,单眼眶)
Aeg. aeger, aegra【拉】病人
aegis ['i:dʒis] *n* 保护;赞助,主办 | under the ~ of 在…庇护(或支持)下;由…主办
Aegyptianella [i:,dʒipʃiə'nelə] *n* 埃及小体属 | ~ pullorum 雏埃及小体
aelurophobia [i:,lu:rəu'fəubjə] *n* 猫恐怖,恐猫症
aeluropsis [,i:lu:'rɔpsis] *n* 猫眼样细睑裂
AEP auditory evoked potential 听(觉)诱发电位
aequator [i'kweitə] *n* 中纬线(即**equator**)
aequorin [i:'kwɔ:rin] *n* 水母发光蛋白(注入活细胞检钙离子存在)
aequum ['i:kwəm] *n*【拉】维持量,平衡量(营养)
aer ['eiə] *n* 气压单位(见atmos)
aer- [构词成分] 见aero-
aerase ['eiəreis] *n* 需氧菌呼吸酶
aerasthenia [,eiəræs'θi:niə] *n* 飞行员精神衰弱,飞行员神经功能病
aerate ['eiəreit] *vt* 使暴露于空气中;通过呼吸供氧给(血液);使充气,充(碳酸)气于 | ~**ed** *a* 曝气的;充(二氧化碳)气的;充氧的 / **aeration** [,eiə'reiʃən] *n* 换气(肺内血液二氧化碳换氧);充气,曝气 / **aerator** *n* 曝气池;充气器,灌气器
aeremia [,eiə'ri:miə] *n* 气泡栓塞,气栓;减压病
aerial ['ɛəriəl] *a* 空气的,似空气的;空中的;航空的
aeriferous [,ɛə'rifərəs] *a* 带空气的,传气的(如支气管)
aeriform ['ɛərifɔ:m] *a* 气样的
aerify ['ɛərifai] *vt* 使气体化;充气于 | **aerification** [,ɛərifi'keiʃən] *n* 气体化;充满气体(状态)
aero ['ɛərəu] *a* 航空的;飞机的
aero-, aer- [构词成分] 气,空气
aeroasthenia [,eiərəuæs'θi:niə] *n* 飞行员精神衰弱,飞行员神经功能病
Aerobacter [,ɛərəu'bæktə] *n* 气杆菌属 | ~ aerogenes 产气气杆菌(即产气肠

杆菌Enterobacter aerogenes) / ～ cloacae 阴沟气杆菌(即阴沟肠杆菌Enterobacter cloacae)

aerobe ['ɛərəub] *n* 需氧菌 | facultative ～s 兼性需氧菌(在需氧或厌氧的情况下均能生长的) / obligate ～s 专性需氧菌(需氧生长的)

aerobic [ɛə'rəubik] *a* 有氧的;需氧的 | ～**ally** *ad*

Aerobid ['ɛərə,bid] *n* 氟尼缩松(flunisolide)制剂的商品名

aerobiology [,ɛərəubai'ɔlədʒi] *n* 大气生物学,空气微生物学 | **aerobiological** [,ɛərəubaiə'lɔdʒikəl] *a*

aerobiosis [,ɛərəubai'əusis] *n* 需氧生活 | **aerobiotic** [,ɛərəubai'ɔtik] *a*

aerobullosis [,ɛərəubju'ləusis] *n* 减压病

aerocele ['ɛərəusi:l] *n* 气肿(如喉囊肿和气管粘膜疝样突出)

Aerococcus [,ɛərəu'kɔkəs] *n* 气球菌属 | ～ viridans 绿色气球菌

aerocolpos [,ɛərəu'kɔlpəs] *n* 阴道积气

aerocystography [,ɛərəusis'tɔgrəfi] *n* 膀胱充气造影(术)

aerocystoscope [,ɛərəu'sistəskəup] *n* 充气膀胱镜

aerocystoscopy [,ɛərəusis'tɔskəpi] *n* 充气膀胱镜检查

aerodermectasia [,ɛərəu,də:mek'teiziə] *n* 皮下气肿

aerodontalgia [,ɛərəudɔn'tældʒiə] *n* 航空牙痛

aerodontics [,ɛərəu'dɔntiks], **aerodontia** [,ɛərəu'dɔnʃiə] *n* 航空牙科学

aerodrome ['ɛərədrəum] *n* 飞机场

aerodynamics [,ɛərəudai'næmiks] *n* 气体动力学 | **aerodynamic** *a* / **aerodynamically** *ad*

aeroembolism [,ɛərəu'embəlizəm] *n* 气栓(可能在头、颈和心脏手术、人工流产以及严重减压病时发生)

aeroemphysema [,ɛərəu,emfi'si:mə] *n* 肺气肿(由于大气迅速减压,肺组织内氮气泡聚集所致的肺气肿和肺水肿)

aerogastria [,ɛərəu'gæstriə] *n* 胃积气 | blocked ～ 阻滞性胃积气

aerogel ['ɛərədʒel] *n* 气凝胶(体)

aerogen ['ɛərədʒən] *n* 产气菌

aerogenesis [,ɛərəu'dʒenisis] *n* 产气

aerogenic [,ɛərəu'dʒenik], **aerogenous** [ɛə'rɔdʒinəs] *a* 产气的(指细菌)

aerogram ['ɛərə,græm] *n* (器官)充气造影(照)片

aeroionotherapy [,ɛərəu,aiənəu'θerəpi] *n* 空气离子化疗法

aeromedicine [,ɛərəu'medsin] *n* 航空医学 | **aeromedical** *a*

aerometer [ɛə'rɔmitə] *n* 气体比重计,量气计 | **aerometric** [,ɛərəu'metrik] *a* 气体比重计的,量气计的;量气学的 / **aerometry** *n* 量气学

Aeromonas [,ɛərəu'məunəs] *n* 气单胞菌属 | ～ hydrophila 嗜水气单胞菌 / ～ punctata 斑点气单胞菌 / ～ salmonicida 杀鲑气单胞菌

aeronautic(al) [,ɛərə'nɔ:tik(əl)] *a* 航空的;航空学的

aeronautics [,ɛərə'nɔ:tiks] *n* 航空学;飞行术

aero-odontalgia [,ɛərəu,ɔdɔn'tældʒiə], **aero-odontodynia** [,ɛərəuɔ,dɔntə'diniə] *n* 航空牙痛

aero-otitis [,ɛərəuəu'taitis] *n* 气压损伤性中耳炎,航空性中耳炎

aeropathy [,ɛə'rɔpəθi] *n* 航空病(大气压所致的疾病,如减压病、晕机病)

aeropause ['ɛərəupɔ:z] *n* 乏气(压)层(同温层和外层空间之间的地区,实际上无大气存在)

aeroperitoneum [,ɛərəu,peritəu'ni:əm], **aeroperitonia** [,ɛərəu,peri'təuniə] *n* 腹膜腔积气,气腹

aerophagia [,ɛərəu'feidʒiə], **aerophagy** [,ɛə'rɔfədʒi] *n* 吞气症(功能性胃肠失调时常见之)

aerophil ['ɛərəu,fil] *n* 嗜气菌

aerophilic [,ɛərəu'filik], **aerophilous**

[ˌεə'rɔfiləs] *a* 嗜气的,需气的
aerophobia [ˌεərəu'fəubjə] *n* 气流恐怖
aerophyte ['εərəufait] *n* 气生植物(亦指从空气中得到营养的任何微生物或其他植物菌)
aeropiesotherapy [ˌεərəupaiˌi:səu'θerəpi] *n* 压缩气疗法(将空气压缩或使之稀薄以治病)
aeroplane ['εərəplein] *n* 飞机
aeroplankton [ˌεərəu'plæŋktɔn] *n* 气中生物,空浮生物(指空气中的生物体,如细菌、花粉等)
Aeroplast ['εərəuˌplæst] *n* 维必塞(vibesate) 制剂的商品名
aeroplethysmograph [ˌεərəuplə'θizməgrɑ:f] *n* 呼吸气量描记器
aeroporotomy [ˌεərəupə'rɔtəmi] *n* 呼吸道通气术(如用插管法或气管切开术)
Aeroseb-Dex ['εərəusəb-deks] *n* 地塞米松 (dexamethasone) 制剂的商品名
Aeroseb HC ['εərəˌseb] 氢化可的松(hydrocortisone)制剂的商品名
aerosialophagy [ˌεərəuˌsaiə'lɔfədʒi] *n* 咽气涎癖
aerosinusitis [ˌεərəuˌsainə'saitis] *n* 气压损伤性鼻窦炎,航空性鼻窦炎,飞行员鼻窦炎
aerosis [εə'rəusis] *n* 产气(组织或器官内)
aerosol ['εərəusɔl] *n* 气溶胶;烟雾剂,气雾剂(用于空气消毒或吸入疗法)
aerosolization [ˌεərəuˌsɔli'zeiʃən] *n* 烟雾化(作用)
aerosolology [ˌεərəusɔ'lɔlədʒi] *n* 气溶胶(治疗)学
aerospace ['εərəuspeis] *n* 宇宙航空
aerosphere ['εərəsfiə] *n* 大气
Aerosporin [ˌεərəu'spɔ:rin] *n* 硫酸多粘菌素B(polymyxin B sulfate)制剂的商品名
aerostatics [ˌεərəu'stætiks] *n* 气体静力学 | **aerostatic** *a*
aerotaxis [ˌεərəu'tæksis] *n* 向氧性,向气性(指细菌)
aerotitis [ˌεərəu'taitis] *n* 气压损伤性中耳炎,航空性中耳炎
aerotolerant [ˌεərəu'tɔlərənt] *a* 耐氧的
aerotonometer [ˌεərəutə'nɔmitə] *n* (血内)气体张力计
aerotropism [ˌεə'rɔtrəpizəm] *n* 向氧性
aerotympanal [ˌεərəu'timpənl] *a* (空)气鼓室的
aerourethroscope [ˌεərəujuə'ri:θrəskəup] *n* 充气尿道镜,充气膀胱镜
aerourethroscopy [ˌεərəuˌjuəri'θrɔskəpi] *n* 充气尿道镜检查
aeruginous [iə'ru:dʒinəs] *a* 蓝绿色的,铜锈色的
aes-, aet- 以aes-, aet-起始的词,同样见以es-, et-起始的词
Æsculapius [ˌi:skju'leipjəs] *n* 艾斯库累普(希腊罗马神话中的医神) | **aesculapian** *a* 艾斯库累普的;医学的 *n* 医生
aesculin ['eskjulin] *n* 见esculin
Aesculus ['eskjuləs] *n* 七叶树属
aesthesi(o)- 以aesthesi(o)-起始的词,同样见以esthesi(o)-起始的词
aesthetic [i:s'θetik] *a* 见esthetic
aesthetics [i:s'θetiks] *n* 见esthetics
aestival [i:s'taivəl] *a* 见estival
aestivation [ˌi:sti'veiʃən] *n* 见estivation
aet. aetas【拉】年龄
aether ['i:θə] *n* 见ether
Aethusa [i:'θu:sə] *n* 犬毒芹属
aethylenum [ˌeθi'li:nəm] *n*【拉】乙烯;次乙基,乙撑 | ~ pro narcosi 麻醉用乙烯
aetiology [i:ti'ɔlədʒi] *n* 见etiology
AF albumose-free 脱际(结核菌素); atrial fibrillation 心房纤维性颤动,房颤
AFCR American Federation for Clinical Research 美国临床研究联合会
afebrile [ei'fi:brail] *a* 无热(度)的
afetal [ə'fi:tl] *a* 无胎的
affair [ə'fεə] *n* 事情;事务
affect [ə'fekt] *vt* 影响;(疾病)侵

袭['æfekt] *n* 感情,情感 | blunted ~ 情感迟钝 / flat ~ 情感淡漠

affected [ə'fektid] *a* 受(疾病等)侵袭的;受影响的;感染的

affection[1] [ə'fekʃən] *n* 疾患,病,病变;影响 | celiac ~ 粥状泻,乳糜泻,婴儿型非热带口炎性腹泻

affection[2] [ə'fekʃən] *n* 感情 | **~al** *a*

affective [ə'fektiv] *a* 感情的,情感的 | **~ly** *ad* / **affectivity** [ˌæfek'tivəti] *n* 感触性,易感性,情感性

affectomotor [əˌfektə'məutə] *a* 情感运动(亢进)的

affektepilepsie [əˌfektˌepi'lepsi] *n* 情感性痉挛(见于精神衰弱和强迫观念状态)

affenspalte ['ɑ:fənˌspɑ:ltə] *n*【德】月状沟(大脑枕叶)

afferent ['æfərənt] *a* 传入的,输入的(如传入神经)

afferentia [ˌæfə'renʃiə] *n*【拉】传入管,输入管(血管或淋巴管);淋巴管(统称)

affinin ['æfinin] *n* 阿菲宁,假向日葵酰胺(有杀虫和局部麻醉作用)

affinity [ə'finəti] *n* 姻亲关系;(语言等的)类同,似近;亲合势,亲和力(对特殊元素、器官或结构的一种特殊吸引力,在热力学上是一种推动力) | chemical ~ 化学亲和力(将原子结合成分子);化学亲合势(物质有相互起反应的倾向) / elective ~ 选择性亲和力(指一物质选择另一物质结合,而不与其他物质结合) / residual ~ 剩余亲和力(使分子结合成较大的聚集体)

affirm [ə'fə:m] *vt* 断言,肯定;证实;确认 | **~ation** [ˌæfə'meiʃən] *n*

affirmative [ə'fə:mətiv] *a* 肯定的 | in the ~ 同意;作肯定回答 / the ~ (争论中对提议的)赞成的方面 | **~ly** *ad*

affix [ə'fiks] *vt* 使固定;贴上;附加 ['æfiks] *n* 附加物;添加剂;附标 | **~ation** [ˌæfik'seiʃən] *n* 附加 / **~ture** [ə'fikstʃə] *n* 固定;贴上;附加,添加;添加产物,加成物

afflict [ə'flikt] *vt* 使苦恼,折磨 | **~ion** [ə'flikʃən] *n* / **~ive** *a*

affluence ['æfluəns] *n* 流入;丰富 | **affluent** *a*

afflux ['æflʌks], **affluxion** [ə'flʌkʃən] *n* (血液或液体的)流向,流入,汇流

afford [ə'fɔ:d] *vt* 担负得起;提供,给予

affusion [ə'fju:ʒən] *n* 注水;泼水疗法(使发烧减退,此法现在很少用)

Afghan ['æfgæn] *n* 阿富汗人;阿富汗语 *a* 阿富汗的;阿富汗人的;阿富汗语的

Afghanistan [æf'gænistæn] *n* 阿富汗[亚洲]

AFib atrial fibrillation 心房纤维性颤动,房颤

afibrinogenemia [əˌfaibrinədʒə'ni:miə] *n* 纤维蛋白原缺乏血症 | congenital ~ 先天性纤维蛋白原缺乏血症(一种不常见的出血性凝血疾病,可能由常染色体隐性基因遗传,特征为血液完全不能凝固)

AFl atrial flutter 心房扑动

aflatoxicosis [ˌæfləˌtɔksi'kəusis] *n* 黄曲霉(毒素)中毒(流传很广的流行病,死亡率高,亦称X病)

aflatoxin [ˌæflə'tɔksin] *n* 黄曲霉毒素

AFO ankle-foot orthosis 踝-足矫形器,踝-足支具

aforementioned [ə'fɔ:ˌmenʃənd] *a* 前面提到的

aforesaid [ə'fɔ:sed] *a* 上述的

AFP alpha-fetoprotein 甲胎蛋白

afraid [ə'freid] *a* [常作表语] 怕,害怕(of);恐怕

afresh [ə'freʃ] *ad* 重新

Africa ['æfrikə] *n* 非洲

African ['æfrikən] *a* 非洲的,非洲人的 *n* 非洲人

Afrin ['æfrin] *n* 盐酸羟甲唑啉(oxymetazoline hydrochloride) 制剂的商品名

after ['ɑ:ftə] *ad* 以后;后来 *prep* (时间)在…以后;(位置)在…后面 *conj* 在…以后 *a* 以后的

afteraction [ˈɑ:ftəˌækʃən] *n* 后作用(可引起反应的刺激停止后所产生的效应)
afterbirth [ˈɑ:ftəˌbə:θ] *n* 胞衣,胎盘胎膜
afterbrain [ˈɑ:ftəˌbrein] *n* 后脑
aftercare [ˈɑ:ftəkεə] *n* 术后疗法(恢复期病人,尤指手术后病人的治疗与护理)
aftercurrent [ˌɑ:ftəˈkʌrənt] *n* 后电流(肌肉和神经在通电停止尚有电流)
afterdepolarization [ˌɑ:ftədi:ˌpəuləraiˈzeiʃən, -riˈz-] *n* 后去极化
afterdischarge [ˌɑ:ftədisˈtʃɑ:dʒ] *n* 后释放(刺激物停止后,对感觉神经有兴奋作用的反应部分仍存在)
aftereffect [ˈɑ:ftəriˌfekt] *n* 后效应,后作用
aftergilding [ˌɑ:ftəˈgildiŋ] *n* 硬后镀金(在组织学中指神经组织在固定和硬化后,用金盐即氯金酸钠镀于其上)
afterhearing [ˌɑ:ftəˈhiəriŋ] *n* 余听觉,余音觉(产生听觉的刺激停止后,余音犹在)
afterimage [ˈɑ:ftəˌimidʒ] *n* 后象,余象(引起原象的刺激停止后,视觉余象仍短暂存在)
afterload [ˈɑ:ftəˌləud] *n* 后负荷(心脏生理学中指抗心肌收缩之力)
aftermovement [ˌɑ:ftəˈmu:vmənt] *n* 后继性运动(手臂用力压刚硬物体使之麻木后,由于肌自身收缩,手臂自行上举)
afternoon [ˈɑ:ftəˈnu:n] *n* 下午;后半期 *a* 下午的
afterpains [ˈɑ:ftəˌpeinz] [复] *n* 产后宫缩痛(子宫收缩所致)
afterperception [ˌɑ:ftəpəˈsepʃən] *n* 后知觉(产生知觉的刺激停止后,知觉仍存在)
afterpotential [ˌɑ:ftəpəuˈtenʃəl] *n* 后电位
aftersensation [ˌɑ:ftəsenˈseiʃən], **afterimpression** [ˌɑ:ftərimˈpreʃən] *n* 后感觉(产生感觉的刺激已经消除后,感觉仍存在)
aftersound [ˈɑ:ftəˌsaund] *n* 余音,余声,后音觉(振动停止后,余音犹在)
aftertaste [ˈɑ:ftəˌteist] *n* 后味觉,余味(产生味觉的物质去除后,味觉感仍存在)
aftertreatment [ˌɑ:ftəˈtri:tmənt] *n* 术后疗法(见aftercare)
aftervision [ˌɑ:ftəˈviʒən] *n* 后视觉(产生视觉的刺激停止后,视觉暂留)
afterward(s) [ˈɑ:ftəwəd(z)] *ad* 后来;以后
aftosa [æfˈtəusə] *n*【西】口蹄疫
afunction [eiˈfʌnkʃən] *n* 功能缺失
AFX atypical fibroxanthoma 非典型性纤维黄瘤
AG atrial gallop 心房性奔马律
A/G albumin / globulin (ratio) 白蛋白球蛋白(比率)
Ag 元素银(silver, argentum【拉】)的符号; antigen 抗原
AGA American Gastroenterological Association 美国胃肠病学协会; American Geriatrics Association 美国老年病学协会
again [əˈgein] *ad* 再,再次;又,重新;倍;而且;另一方面 | ~ and ~ 再三地,反复地 / as many (或much) ~ (as) (比…)多一倍 / ever and ~ 时时,不时地 / now and ~ 常常,不时地 / time and ~ 一次又一次地,反复地
against [əˈgeinst] *prep* 对(着),逆;反对;碰撞;与…对照;以…为背景;紧靠;防备,以防
agalactia [ˌeigəˈlækʃiə] *n* 乳泌缺乏,无乳 | contagious ~ 接触传染性无乳(指山羊有时为绵羊的一种接触传染性疾病) | **agalactosis** [əˌgælækˈtəusis] *n*
agalactosuria [əˌgælæktəuˈsjuəriə] *n* 无半乳糖尿
agalactous [ˌeigəˈlæktəs] *a* (制)止乳(腺)分泌的;不用母乳的,人工喂养的
agalorrhea [əˌgæləˈriə] *n* 乳泌停止,无乳
agamete [ˈægəmi:t] *n* 无性生殖体

agametic [ˌeigəˈmetik] *a* 无生殖细胞的，无配子的

agammaglobulinemia [eiˌgæməˌglɔbjuliˈniːmiə] *n* 丙球蛋白缺乏血症 | acquired ～ 获得性丙球蛋白缺乏血症 / common variable ～ 常见的可变型丙球蛋白缺乏血症 / congenital ～ 先天性丙球蛋白缺乏血症 / lymphopenic ～ 淋巴细胞减少性丙球蛋白缺乏血症(即严重联合免疫缺陷) / Swiss type ～ 瑞士型丙球蛋白缺乏血症(一种致死的混合免疫缺乏综合征，伴有胸腺发育不全、无淋巴细胞症、迟发性免疫或细胞介导免疫形成能力缺乏等) / X-linked ～, X-linked infantile ～ X连锁丙球蛋白缺乏血症，X连锁婴儿丙球蛋白缺乏血症

agam(o)- [构词成分] 无性的

Agamococcidiida [əˌgæməuˌkɔksiˈdiːidə] *n* 无性球孢子目

Agamodistomum [ˌægəməuˈdistəuməm] *n* 缺母吸虫属 | ～ ophthalmobium 眼缺母吸虫

Agamofilaria [əˌgæməufaiˈlɛəriə] *n* 缺母丝虫属

agamogenesis [ˌægəməuˈdʒenisis] *n* 无性生殖(期)，裂殖生殖(期) | **agamogenetic** [ˌægəməudʒəˈnetik] *a* 裂殖生殖的 | **agamocytogeny** [əˌgæməusaiˈtɔdʒini]，**agamogony** [ˌægəˈmɔgəni] *n*

Agamomermis culicis [ˌægəməuˈməːmis ˈkjuːlisis] 库蚊缺母线虫

Agamonema [ˌægəməuˈniːmə] *n* 缺母线虫属

Agamonematodum migrans [ˌægəməuˌniːməˈtəudəm ˈmaigrəns] 游走缺母小线虫

agamont [ˈægəmɔnt, eiˈgæmɔnt] *n* 裂殖体

agamous [ˈægəməs] *a* 无性的；无性器官的；隐花的

aganglionic [eiˌgæŋgliˈɔnik] *a* 无神经节细胞的

aganglionosis [əˌgæŋgliəˈnəusis] *n* 神经节细胞缺乏(症)(副交感神经节细胞先天性缺乏，如先天性巨结肠)

agar(-agar) [ˈɑːgɑːr(ˈɑːgɑː), ˈeigɑːr(ˈeigɑː)] *n* 琼脂(用作细菌固体培养基中的支持物以及用作免疫扩散和免疫电泳的支持物等)

Agarbacterium [ˌægɑːbækˈtiəriəm] *n* 琼脂菌属

agaric [ˈægərik, əˈgærik] *n* 伞菌，落叶松蕈；火绒(由干蕈类制成的引火物) | fly ～ 毒蝇蕈 / larch ～, purging ～, white ～ 落叶松蕈 / surgeons' ～ 外科用落叶松蕈，干落叶松蕈(止血药)

Agaricaceae [əˌgɑːriˈkeisiiː] *n* 伞菌科

agaric acid [əˈgærik,ˈægərik] 松蕈(三)酸

Agaricales [əˌgæriˈkeiliːz] *n* 伞菌目

agaricic acid [ˌægəˈrisik] 松蕈(三)酸，落叶松蕈酸

Agaricus [əˈgærikəs] *n* 伞菌属，落叶松蕈属 | ～ campestris 洋蘑(菇) / ～ muscarius 捕蝇蕈

agastria [əˈgæstriə] *n* 无胃(畸形)

agastric [əˈgæstrik] *a* 无胃的；无消化道的

Agave [əˈgeivi] *n*【拉】龙舌兰属

AGCT Army General Classification Test 陆军通用分类测验(美国安置军队人员的一种智力测验)

age [eidʒ] *n* 年龄；时期；老年 *vi, vt* (ag⟨e⟩ing) (使)变老，老化；(使)成熟 | achievement ～ (儿童)智力成就年龄 / bone ～ 骨龄 / chronological ～ 实足年龄 / emotional ～ 情感发育龄 / gestation ～ 孕龄 / menstrual ～ 月经龄 / mental ～ 智力年龄 | ～ of consent (婚姻等)法定年龄 / be of ～ 成年 / come of ～ 到达法定年龄 / over ～ 超龄 / under ～ 未到法定年龄

aged *a* [ˈeidʒid] 年老的；[ˈeidʒd] …岁的

age-grade [ˈeidʒgreid] *n* 同一年龄的

人们,年龄相仿的人们

ageing ['eidʒiŋ] *n* = **aging**

ageless ['eidʒlis] *a* 不会老的,永恒的

agelong ['eidʒlɔŋ] *a* 长久的,久远的

agency ['eidʒənsi] n 力量;(能动)作用;代理处;机构

agenesis [ei'dʒenisis], **agenesia** [ˌeidʒə'ni:ziə] *n* 发育不全;无生殖力

agenitalism [ə'dʒenitəlizəm] *n* 生殖腺功能缺失

agenized ['eidʒinaizd] *a* 用三氯化氮处理的(用于漂白)

agenosomia [əˌdʒenə'səumiə] *n* 无生殖器(畸形),生殖器发育不全

agenosomus [əˌdʒenə'səuməs] *n* 无生殖器畸胎

agent ['eidʒənt] *n* 剂,物;动因,因素,因子 | adrenergic blocking ~ 肾上腺素能阻滞剂 / alkylating ~ 烷化剂;烃化剂 / Bittner ~ 比特纳因子,小鼠乳腺瘤病毒 / blocking ~ 阻滞剂,抑制剂 / causative ~ 病原体 / chimpanzee coryza ~ 黑猩猩鼻炎病原因子,呼吸道合胞体病毒 / chelating ~ 螯合剂 / cholinergic blocking ~ 胆碱能阻断剂 / fixing ~s 固定剂;定象剂 / Marcy ~ 马尔西因子(可致人类无热性腹泻的一种病毒) / mouse mammary tumor ~ 小鼠乳腺瘤病毒 / Norwalk ~ 诺沃尔克因子(为急性感染性胃肠炎的病原体,可能是一种病毒) / Agent Orange 橙剂(除莠剂) / Pittsburgh pneumonia ~ 匹兹堡肺炎病原体 / progestational ~s 促孕剂 / reducing ~ 还原剂 / transforming ~ 转化因素 / vacuolating ~ 空泡因子 / virus inactivating ~ 病毒灭活素,病毒灭活因子 / wetting ~s 润湿剂

age-old ['eidʒəuld] *a* 古老的,久远的

ageotropic [əˌdʒi:*əu*'trɔpik] *a* 非向地性的(指某些植物的根)

AGEPC acetyl glyceryl ether phosphoryl choline 乙酰甘油醚磷酸胆碱

agerasia [ˌædʒə'reiziə] *n* 容颜不老,驻颜

ageusia [ə'gju:ziə], **ageustia** [ə'gu:stiə] *n* 味觉丧失,失味症 | **ageusic** [ə'gju:sik] *a*

agger ['ædʒə] ([复] **aggeres** ['ædʒəri:z]) *n*【拉】堤,丘

agglomerate [ə'glɔməreit] *vt, vi* (使)凝聚;(使)结块 [ə'glɔmərit] *a* 凝聚的;结块的 [ə'glɔmərit] *n* 大块;聚集;附聚物 | **~d** *a* 团集的,聚结的 / **agglomeration** [əˌglɔmə'reiʃən] *n* 成团;凝聚(反应);附聚(作用)

agglutinable [ə'glu:tinəbl] *a* 可凝集的

agglutinant [ə'glu:tinənt] *n* 促凝物质;凝集素

agglutinate [ə'glu:tinit] *a* 胶着的;凝集的 [ə'glu:tineit] *vt, vi* (使)粘结;(使)凝集

agglutination [ə'glu:ti'neiʃən] *n* 凝集作用;(创伤治愈时)愈合(过程);凝集反应 | acid ~ 酸凝集(反应)(细菌在氢离子浓度较低时的非特异性凝集) / bacteriogenic ~ 细菌促成性凝集(反应)(由于细菌作用促成细胞凝集) / chief ~ 主(要)凝集(反应) / cold ~ 冷凝集(反应)(只在低温时发生) / cross ~ 交叉凝集(反应)(颗粒性抗原的凝集反应,在抗体碰到不同的、但相关的抗原而出现) / group ~ 类属凝集(反应),组(族)凝集(反应)(如伤寒杆菌的特异性凝集素可以凝集结肠伤寒属中的大肠杆菌等) / H ~ H凝集,鞭毛凝集(抗体存在时游动细菌对不耐热鞭毛抗原的凝集) / intravascular ~ 血管内凝集(颗粒性成分在血管内聚集,常用于表示红细胞聚集) / macroscopic ~ 肉眼凝集(反应)(用肉眼可看到反应产物——凝集物) / microscopic ~ 显微镜凝集(反应) / minor ~, part ~ 副凝集(反应) / O ~ O凝集,菌体凝集(抗体存在时,细菌向耐热菌体抗原凝集) / passive ~ 被动凝集(反应)(抗血清中颗粒的凝集,颗粒上已吸附着特异性可溶性抗原) / platelet ~ 血小板凝集(反

应)(有时与凝聚反应交替使用) / spontaneous ~ 自发凝集(反应)(细菌或其他细胞在生理盐水溶液中的凝集) / Vi ~ Vi凝集反应(含有Vi抗原的细菌如有特异性凝集素即在其表面上凝集)

agglutinative [ə'glu:tinətiv] *a* 粘结的;凝集的

agglutinator [ə'glu:tiˌneitə] *n* 凝集物,凝集素

agglutinin [ə'glu:tinin] *n* 凝集素 | anti-Rh ~ 抗Rh凝集素(一种正常不存在于人类血浆中的凝集素,但Rh阴性妇女怀有Rh阳性胎儿后或Rh阴性者接受Rh阳性输血后方可产生) / chief ~, haupt ~, major ~ 主(要)凝集素(动物经传染原免疫后,血液中的特异性免疫凝集素,在血清较高稀释度时,仍具有活性) / cold ~ 冷凝集素(只有在相当低的温度〈0~20℃〉时起反应) / complete ~s 完全凝集素(此种凝集素如IgM血凝素,可由简单直接试验说明之) / cross ~ 交叉凝集素(在对颗粒性抗原应答时所产生的凝集素,同时对不同的但有关的抗原同样发生特异性反应) / expected ~s 预期凝集素(针对血型A和〈或〉血型B红细胞抗原的正常人凝集素) / flagellar ~ 鞭毛凝集素 / group ~ 类属凝集素,组(族)凝集素(对某些细菌或细胞有特异作用,但同样也凝集其他密切相关的物种) / H ~ H凝集素,鞭毛凝集素(能动型菌株的鞭毛抗原所特有的凝集素) / immune ~ 免疫凝集素(血中特异性凝集素,由于病痊愈或注射了引起疾病的微生物而产生) / incomplete ~ 不完全凝集素(在合适浓度时不能与同种抗原凝集,只有当悬浮于高分子量介质中或用血清抗球蛋白反应方能证实) / leukocyte ~ 白细胞凝集素(针对中性粒细胞和其他白细胞的一种凝集素,见于多种疾病) / MG ~ MG(链球菌)凝集素 / normal ~ 正常凝集素(人或动物血中的特异性凝集素) / O ~ O凝集素,菌体凝集素(微生物菌体抗原特有的凝集素) / partial ~, minor ~,副凝集素(凝集血清中的凝集素,与特异性抗原密切有关的细菌和细胞起反应,但在较低的稀释度时反应) / platelet ~ 血小板凝集素(可在若干疾病中见到,或许与已证实的血小板减少症并不总是相关的,它在血小板分类法中很重要) / somatic ~ 菌体凝集素(微生物体特有的凝集素) / unexpected ~ 非预期凝集素(针对红细胞抗原,而不是针对血型A和血型B抗原的正常凝集素或免疫凝集素) / warm ~ 温(型)凝集素(在37℃反应最强)

agglutinogen [ˌæglu:'tinədʒən] *n* 凝集原(指任何引起产生凝集素的抗原,也指做凝集试验用的颗粒性抗原) | **~ic** [əˌglu:tinə'dʒenic], **agglutogenic** [əˌglu:tə'dʒenik] *a* 产生凝集素的

agglutinophilic [əˌglu:tinə'filik] *a* 易凝集的

agglutinoscope [ə'glu:tinəˌskəup] *n* 凝集反应镜

agglutometer [ˌæglu:'tɔmitə] *n* 凝集反应器(伤寒凝集试验用,不用显微镜)

aggrandize [ə'grændaiz] *vt* 增大;提高 | **~ment** [ə'grændizmənt] *n*

aggravate ['ægrəveit] *vt* 加重;使恶化 | **aggravation** [ˌægrə'veiʃən] *n*

aggred. feb. aggrediente febre【拉】热续升时

Aggregata [ˌægri'geitə] *n* 丛集球虫属

aggregate ['ægrigit] *a* 聚集的,集合的;凝聚的;合计的 *n* 聚集,集合;聚集体;凝聚物;总量 | in the ~ 总计 ['ægrigeit] *vt, vi* (使)聚集;(使)凝聚 | **aggregation** [ˌægri'geiʃən] *n* 聚集,集合;集合物;凝聚反应 / **aggregative** ['ægrigeitiv] *a* 聚集的

aggregen ['ægrədʒin] *n* (细胞)集合体

aggregometer [ægri'gɔmitə] *n* 集合度计(检测由血小板〈或微粒〉群引起血浆〈或溶液〉旋光密度的变化)

aggressin [ə'gresin] *n* 攻击素,侵袭素(曾认为由病原菌产生的物质,较易侵入宿主组织并在体内扩散传染因子)

aggression [ə'greʃən] *n* 侵略;攻击行为(一种行为型)

aggressive [ə'gresiv] *a* 侵略的;攻击性的;有进取心的;(行为)过分的

aging ['eidʒiŋ] *n* 变旧,老熟,老化,衰老,衰化

agitate ['ædʒiteit] *vt* 搅动,振荡;焦急不安,激越,激动 | ～**d** *a* 焦虑不安的;激越的/ **agitation** [ˌædʒi'teiʃən] *n* / **agitator** ['ædʒiteitə] *n* 搅拌器,振荡器

agitographia [ˌædʒitəu'græfiə] *n* 急躁性错写

agitophasia [ˌædʒitəu'feiziə], **agitolalia** [ˌædʒitəu'leiliə] *n* 急躁性错语

Agit. vas. agitato vase【拉】振摇容器

Agkistrodon [æg'kistrədɔn] *n* 蝮蛇属

aglaucopsia, aglaukopsia [ˌæglɔ:'kɔpsiə] *n* 绿色盲

aglomerular [ˌægləu'merjulə] *a* 肾小球缺乏的

aglossia [ə'glɔsiə] *n* 无舌(畸形)

aglossostomia [ə'glɔsəu'stəumiə] *n* 无舌锁口(畸形)

aglucon [ə'glu:kɔn], **aglucone** [ə'glu:kəun] *n* 配基,葡糖苷配基

aglutition [æglu:'tiʃən] *n* 吞咽不能

aglycemia [ˌæglai'si:miə] *n* 血糖缺乏

aglycon [ə'glaikɔn], **aglycone** [ə'glaikəun] *n* 配基,糖苷配基

aglycosuric [əˌglaikəu'sjuərik] *a* 无糖尿的

agmatology [ˌægmə'tɔlədʒi] *n* 骨折学

agminated ['ægmiˌneitid] *a* 簇状的,成簇的;集合的,聚集的

agnail ['ægneil] *n* 逆剥,甲刺(甲上的逆刺皮)

agnate ['ægneit] *n* 男方亲属,父系亲属(按苏格兰法律,指判为精神病的一方的父系亲属,并任命为同一方的监护人) *a* 男方的,父系的 | **agnatic** [æg'nætik] *a* 男方的,父系的

Agnatha ['ægneiθə] *n* 无颌纲

agnathia [æg'neiθiə] *n* 无(下)颌(畸形) | **agnathous** [æg'neiθəs] *a*

agnathus [æg'neiθəs] *n* 无(下)颌畸胎

agnea [æg'niə] *n* (对物体)认识不能,失认

Agnew's splint ['ægnju:] (David H. Agnew) 阿格纽夹(髌骨掌骨骨折用)

agnogenic [ˌægnəu'dʒenik] *a* 起因不明的,病因不明的

agnosia [æg'nəuziə] *n* (对感觉刺激的传入)认识不能,失认 | acoustic ～, auditory ～ 听觉性认识不能 / body-image ～ 体象失认,体象认识不能

agnosterol [æg'nɔstərɔl] *n* 羊毛脂甾醇

agnostic [æg'nɔstik] *n* 不可知论者 *a* 不可知论的 | **agnosticism** *n* 不可知论

agnus castus ['ægnəs 'kæstəs]【拉】羊荆,荆子

ago [ə'gəu] *ad* 以前

agofollin [ə'gɔfəlin] *n* 雌二醇

-agogue [构词成分] 催,利

agomphiasis [ˌægəm'faiəsis], **agomphosis** [ˌægɔm'fəusis] *n* 无牙,缺牙;牙动,松动牙 | **agomphious** [ə'gɔmfiəs] *a*

agonad [ə'gɔnæd] *n, a* 无生殖腺者(的)

agonadal [ə'gɔnədl] *a* 无生殖腺的,无性腺的

agonadism [ə'gəunədizəm] *n* 无性腺症,无生殖腺(状态)

agonal ['ægənl] *a* 濒死痛苦的;末期传染的

agoniadin [ˌægə'naiədin] *n* 鸡蛋花甙(解热药)

agonist ['ægənist] *n* 主动肌,主缩肌(与拮抗肌对立);兴奋剂,激动剂

agonistic(al) [ˌægə'nistik(əl)] *a* 紧张的,不自然的;动机争胜性的

agonize ['ægənaiz] *vt* 使极度痛苦,折磨 *vi* 感到极度痛苦;拚命挣扎

agony ['ægəni] *n* 剧痛,极度痛苦;濒死挣扎

agoraphilia [ˌægərə'filiə] *n* 嗜广场癖,恋旷野癖

agoraphobia [ˌæɡərə'fəubjə] *n* 广场恐怖,旷野恐怖,恐旷症

Agostini's test (reaction) [ˌæɡəs'tiːni] (C. Agostini) 阿戈斯蒂尼试验(反应)(检葡萄糖)

agouti [ə'ɡuːti] *n* 刺鼠,南美豚鼠;野鼠色

-agra [构词成分] 急性疼痛发作

agraffe [ə'ɡræf] *n*【法】对合钳(使伤口对合)

agrammatism [ei'ɡræmətizəm], **agrammatica** [ˌæɡrə'mætikə], **agrammatologia** [əˌɡræmətəu'ləudʒiə] *n* 语法缺失(说话不能合乎语法,由于脑损伤或脑病所致)

agranulocyte [ə'ɡrænjuləuˌsait] *n* 粒细胞缺乏

agranulocytosis [əˌɡrænjuləusai'təusis], **agranulosis** [əˌɡrænju'ləusis] *n* 粒细胞缺乏(症) | infantile genetic ～ 婴儿遗传性粒细胞缺乏(症)(亦称科斯曼〈Kostmann〉综合征) / infectious feline ～ 猫传染性粒细胞缺乏(症),猫瘟

agranuloplastic [əˌɡrænjuləu'plæstik] *a* 只形成无粒细胞的;不形成粒细胞的

agraphia [ə'ɡræfiə] *n* 书写不能,失写(大脑皮质损害所致) | literal ～ 字母书写不能 / mental ～, cerebral ～ 精神性书写不能,大脑性书写不能 / optic ～ 视觉性书写不能 | **agraphic** *a*

agree [ə'ɡriː] *vi* 同意 (to, with);一致 (with);适合 (with) *vt* 同意 | ～-**ment** *n*

agreeable [ə'ɡriəbl] *a* 舒适的;令人愉快的;同意的 (to) | **agreeably** *ad*

agria ['æɡriə] *n*【拉】脓疱,疱疹

agriculture ['æɡrikʌltʃə] *n* 农业;农艺;农学 | **agricultural** [ˌæɡri'kʌltʃərəl] *a*

Agriolimax [ˌæɡriə'laimæks] *n* 野蛞蝓属 | ～ laevis 光润蛞蝓

agrius ['eiɡriəs] *a*【拉】剧烈的(指皮肤发疹)

Agrobacterium [ˌæɡrəubæk'tiəriəm] *n* 土壤杆菌属 | ～ radiobacter 放射形土壤杆菌

agromania [ˌæɡrəu'meinjə] *n* 隐居癖,野居癖

Agropyron [ˌæɡrəu'paiərɔn] *n* 冰草属

Agropyrum [ˌæɡrəu'paiərəm] *n* 冰草属

Agrostemma githago [ˌæɡrə'stemə ɡi'θeiɡəu] 麦仙翁(其籽可引起中毒)

agrypnia [ə'ɡripniə] *n* 失眠

agrypnocoma [əˌɡripnəu'kəumə] *n* 醒态昏迷,睁眼昏迷

agrypnotic [ˌæɡrip'nɔtik], **agrypnode** [ə'ɡripnəud] *a* 醒态的 *n* 阻睡药

AGTH adrenoglomerulotropin 促醛甾酮激素

aguamiel [ˌæɡwəmi'el] *n* 龙舌兰汁

ague ['eiɡjuː] *n* 疟(疾),疟状发热;寒战 | brass-founders' ～ 黄铜铸工热病(吸入锌尘所致) / dumb ～ 哑疟(无寒战疟疾) / quartan ～ 三日疟 / quintan ～ 四日疟 / quotidian ～ 日发疟 / shaking ～ 寒战疟 / tertian ～ 间日疟 | **aguish** ['eiɡju(ː)iʃ] *a*

AGV aniline gentian violet 苯胺龙胆紫(染色剂)

agyria [ə'dʒaiəriə] *n* 无脑回(畸形) | **agyric** *a*

ah 远视散光 (hyperopic astigmatism) 的符号

AHA American Heart Association 美国心脏协会; American Hospital Association 美国医院协会

ahaptoglobinemia [eiˌhæptəuˌɡləubi'niːmiə] *n* 结合珠蛋白缺乏血症,触珠蛋白缺乏血症

AHCPR Agency for Health Care Policy and Research 卫生保健政策与研究处(属美国公共卫生署)

ahead [ə'hed] *a, ad* 在前;向前,提前

AHF antihemophilic factor 抗血友病因子(凝血因子Ⅷ)

AHG antihemophilic globulin 抗血友

病球蛋白(凝血因子Ⅷ)

ahistidasia [əˌhisti'deiziə] *n* 组氨酸酶缺乏

AHP Assistant House Physician 内科助理住院医师

AHS Assistant House Surgeon 外科助理住院医师

Ahumada-del Castillo syndrome [ɑ:u:'mɑ:θæ deil kɑ:s'ti:jəu] (Juan C. Ahumada; E. B. del Castillo) 阿-卡综合征(乳溢闭经综合征伴促性腺激素分泌过少)

A-hydroCort [ei'haidrəkɔ:t] 氢化可的松琥珀酸钠(hydrocortisone sodium succinate)制剂的商品名

AI anaphylatoxin inhibitor 过敏毒素抑制剂; aortic incompetence 主动脉瓣闭锁不全; aortic insufficiency 主动脉瓣闭锁不全; apical impulse 心尖搏动; artificial insemination 人工授精

AIC Association des Infirmières Canadiennes 加拿大医务所协会

Aicardi syndrome [i'kɑ:di] (J. Aicardi) 伊卡第综合征(累及女婴的一种综合征,特征为胼胝体发育不全、不连续的大面积脉络膜视网膜病、痉挛与强直发作以及智力迟钝)

AICD automatic implantable cardioverter-defibrillator 埋藏式自动心复律-除颤器

aichmophobia [ˌeikməu'fəubjə] *n* 锋刃恐怖,尖端恐怖

AID donor insemination 供者人工授精

aid [eid] *vt* 援助,帮助 *n* 帮助;救护;辅助器 | first ～ 急救 / hearing ～ 助听器 / pharmaceutic ～, pharmaceutical ～ 调剂辅佐剂 / prosthetic speech ～ 助语假腭托 / speech ～ 助话器;助话疗法

AIDS acquired immunodeficiency syndrome 获得性免疫缺陷综合征,艾滋病

AIH American Institute of Homeopathy 美国顺势疗法学会; homologous (artificial) insemination 同配(人工)授精

AIHA American Industrial Hygiene Association 美国工业卫生协会; autoimmune hemolytic anemia 自身免疫性溶血性贫血

ail [eil] *vt* 使受病痛,使苦恼 *vi* 有病痛,生病

Ailanthus [ei'lænθəs], **Ailantus** [ei'læntəs] *n* 臭椿属,樗属

ailantic acid [ei'læntik] 高樗酸,樗酸

AILD angioimmunoblastic lymphadenopathy with dysproteinemia 血内蛋白异常性血管免疫母细胞性淋巴结病

ailment ['eilmənt] *n* 疾病,失调(一般指轻微疾病)

ailurophilia [aiˌljuərə'filiə] *n* 嗜猫癖

ailurophobia [aiˌljuərə'fəubjə] *n* 猫恐怖,恐猫症

aim [eim] *vi, vt* 瞄准,针对 (at);目的在于 *n* 对准;目标,目的

aimless ['eimlis] *a* 无目标的,无目的的 | ～**ly** *ad*

ainhum ['einhəm] *n* 阿洪病(自发性断趾病,主要见于热带国家)

AIP acute intermittent porphyria 急性间歇性卟啉症

air [εə] *n* 气,空气 *vt* 晾,烘干;使通风 | alveolar ～ 肺泡气 / factitious ～ 一氧化二氮,氧化亚氮 / liquid ～ 液态空气 / reserve ～ 储气(补呼气) / residual ～ 余气 / tidal ～ 潮(流)气 / venous alveolar ～ 静脉血平衡性肺泡气 | by ～ 坐飞机;通过航空途径 / clear the ～ 使空气流通;澄清真相 / give ～ to 发表 / hang in the ～ 未完成;未证实 / in the ～ 在空中;未定,悬而未决 / leave in the ～ 使悬而不决 / live on ～ 不吃东西 / take ～ 传开 / take the ～ 到户外(如呼吸新鲜空气) / up in the ～ 未完,悬而未决

airborne ['εəbɔ:n] *a* 空气传播的

Airbrasive ['εəbreisiv] *n* 气磨器(商品名,牙科用)

air-condition ['ɛəkənˌdiʃən] *vt* 调节空气

air-cooled ['ɛəku:ld] *a* 空气冷却的

airdent ['ɛədənt] *n* 气磨洞形器(牙科用)

air-dry ['ɛəˌdrai] *vt* 晾干,风干 *a* 晾干的,风干的

airflow ['ɛəˌfləu] *n, a* 气流(的)

airless ['ɛəlis] *a* 缺少空气的;不通风的

airplane ['ɛəˌplein] *n* 飞机

airsacculitis [ˌɛəsækju:'laitis] *n* 肺泡炎(指鸟类)

airsick ['ɛəˌsik] *a* 晕机的 | ~**ness** *n* 航空晕,晕机病

airstream ['ɛəˌstri:m] *n* 气流

airtight ['ɛətait] *a* 不漏气的,密封的

airway ['ɛəˌwei] *n* 气道;导气管(全身麻醉时保证空气毫无阻碍地进出肺部) | esophageal obturator ~ 食管充填器导气管 / nasopharyngeal ~ 鼻咽导气管 / oropharyngeal ~ 口咽导气管

airy ['ɛəri] *a* 空气的;通风的

AIUM American Institute of Ultrasound in Medicine 美国医用超声学会

Ajellomyces [əˌdʒeləu'maisi:z] *n* 阿杰罗菌属,组织胞浆菌属

ak- 以 ak-起始的词,同样见以ac-起始的词

akaryocyte [ə'kæriəˌsait], **akaryota** [əˌkæri'əutə], **akaryote** [ə'kæriəut] *n* 无核细胞(如红细胞)

akaryomastigont [eiˌkæriəu'mæstigɔnt] *n* 无核鞭毛

akatama [ˌækə'tæmə] *n* 慢性周围神经炎(曾见于西非洲)

akatamathesia [əˌkætəmə'θi:ziə] *n* (言语)理解不能

akatanoesis [əˌkætə'nəuəsis] *n* 自我理解不能

akathisia [ˌækə'θi:ziə] *n* 静坐不能(见于酚噻嗪的毒性反应,亦称静坐恐怖)

AK-Dex ['ækdeks] 地塞米松磷酸钠 (dexamethasone sodium phosphate) 制剂的商品名

akee ['æki:] *n* 阿开木果实,西非荔枝果(儿童食其生果子会引起致命性中毒)

akembe [ə'kembi:] *n* 阿肯病,血小板减少性紫癜症(非洲病名)

Åkerlund deformity ['ekəlund] (Åke O. Åkerlund)阿克隆德变形(十二指肠溃疡时,十二指肠冠在X线照片中的变形,除龛影以外还有切迹)

akidogalvanocautery [ˌækaidəˌgælvənəu'kɔ:təri] *n* 电针烙术

akin [ə'kin] *a* 同族的,有亲缘关系的;同类的,相近似的(to)

akinesia [ˌeikai'ni:ziə], **akinesis** [ˌeikai'ni:sis] *n* 运动不能,失运动能

akinesthesia [əˌkinis'θi:zjə] *n* 运动感觉缺失

akinetic [ˌeikai'netik] *a* 运动不能的;无丝分裂的,无着丝粒的

Akineton [ə'kinətən] *n* 比哌立登 (biperiden) 制剂的商品名

akiyami [ˌɑ:ki'jɑ:mi] *n* 七日热(钩端螺旋体病)

aklomide ['ækləmaid] *n* 阿克洛胺,2-氯-4-硝苯酰胺(家禽抑球虫药)

aknephascopia [ˌæknefə'skəupiə] *n* 黄昏盲,雀盲症

Akokanthera [ˌækəkæn'θiərə] *n* 箭毒木属(夹竹桃科)

akoria [ə'kɔriə] *n* 贪食,不饱(症)

AK-Pred ['ækpred] 泼尼松龙磷酸钠 (prednisolone sodium phosphate)制剂的商品名

Akrinol ['ækrinɔl] *n* 吖啶琐辛 (acrisorcin) 制剂的商品名

AK-Tate ['ækteit] 泼尼松龙(prednisolone)制剂的商品名

Akureyri disease [ə'kjuəreiri] 良性肌痛性脑脊髓炎(Akureyri为冰岛一地名)

Al 元素铝 (aluminium) 的符号

-al [后缀] 表示醛属化合物,如choral;同样用于构成形容词(usual)和名词(trial)

ALA α-aminolevulinic acid α-氨基乙酰丙酸,α-氨基-γ-酮戊酸

Ala alanine 丙氨酸

ala ['eilə] ([复] **alae** ['eili:]) *n* 【拉】翼,翼膜

alacrima [ei'lækrimə] *n* 无泪,泪缺乏

alactasia [əlæk'teiziə] *n* 乳糖酶缺乏

Alagille syndrome [ɑ:lɑ:'ʒi:l] (Daniel Alagille) 阿拉惹综合征(一种常染色体显性遗传综合征:新生儿黄疸胆汁淤积伴周围肺动脉瓣狭窄,有时为中隔缺损或动脉导管未闭,系由肝内胆管缺少或缺如所致,特征为异常面容和眼、脊椎及神经系统异常)

Alajouanine's syndrome [ˌæləʒuə'ni:n] (T. Alajouanine) 阿拉让宁综合征(第六、七对脑神经对称性损伤,双侧面瘫及双侧外直肌麻痹,伴双侧畸形足)

alalia [ə'leiliə] *n* 哑;失语(症) | ~ cophica 聋哑症 | **alalic** [ə'lælik] *a*

alamecin [ælə'mi:sin] *n* 阿来霉素(抗生素类药)

Åland eye disease ['ɑ:lənd] (Åland Islands为芬兰在波罗的海的群岛,20世纪60年代首次在此发现此病) 阿兰群岛眼病(见Forsius-Eriksson syndrome)

alangine [ə'lændʒin] *n* 八角枫碱

Alangium lamarckii [ə'lændʒiəm lə'mɑ:kii] 印度八角枫(东印度植物,其根催吐、解热、利尿及通便)

alanine ['æləni:n] *n* 丙氨酸

β-**alanine** ['æləni:n] *n* *β*-丙氨酸

alanine aminotransferase ['æləni:n əˌmi:nə*u*'trænsfəreis] 丙氨酸转氨酶(亦称谷〈氨酸〉-丙〈酮酸〉转氨酶)

alanine-glyoxylate aminotransferase ['æləni:n glai'ɔksileit əˌminə*u*'trænsfəreis] 丙氨酸乙醛酸转氨酶(见alanine-glyoxylate transaminase)

alanine-glyoxylate transaminase ['æləni:n glai'ɔksileit træns'æmineis] 丙氨酸乙醛酸转氨酶(肝性过氧物酶体酶缺乏为一种常染色体隐性性状,可致原发性草酸盐过多症Ⅰ型)

β-**alanine-*α*-ketoglutarate transaminase** ['æləni:n ˌki:təu'glu:təreit træns'æmineis] *β*-丙氨酸-*α*-酮戊二酸转氨酶(此酶活性缺乏可致高*β*-丙氨酸血症)

β-**alaninemia** [ˌæləni'ni:miə] *n* *β*-丙氨酸血症,高*β*-丙氨酸血症

β-**alanine-pyruvate aminotransferase** ['æləni:n 'paiəru:veit əˌmi:nə*u*'trænsfəreis] *β*-丙氨酸丙酮酸转氨酶(即*β*-alanine-pyruvate transaminase)

β-**alanine-pyruvate transaminase** ['æləni:n 'paiəru:veit træns'æmineis] *β*-丙氨酸丙酮酸转氨酶

β-**alanine transaminase** ['æləni:n træns'æmineis] *β*-丙氨酸转氨酶,氨基丁酸转氨酶

Alanson's amputation ['ælənsn] (Edward Alanson) 阿兰森切断术(环形切断术,残肢呈空心圆锥状)

alantin [ə'læntin] *n* 菊粉,土木香粉

alanyl ['ælənil] *n* 丙氨酰(基)

alanyl-leucine [ˌælənil-'lju:sin] *n* 丙氨酰亮氨酸

alar ['eilə] *a* 翼的,翅的;腋的

alarm [ə'lɑ:m] *n* 警报;惊恐 *vt* 向…报警;使惊恐 | ~**ing** *a* 使人惊恐的

ALAS 5-aminolevulinate synthase 5-氨基-*γ*-酮戊酸合酶

alastrim [ə'læstrim] *n* 乳白痘,类天花 | ~**ic** [ˌæləs'trimik], **alastrinic** [ˌæləs'trinik] *a*

alate ['eileit] *a* 有翼的

alba ['ælbə] *a* 【拉】白的(用于解剖学名词,如substantia ~ 白质;用于某些疾病,如pityriasis ~ 白糠疹)

Albalon ['ælbəlɔn] *n* 盐酸萘甲唑啉(naphazoline hydrochloride)制剂的商品名

Albamycin ['ælbəˌmaisin] *n* 新生霉素(novobiocin)制剂的商品名

Albania [æl'beinjə] *n* 阿尔巴尼亚[欧洲] | ~**n** *a* 阿尔巴尼亚的;阿尔巴尼亚人的;阿尔巴尼亚语的 *n* 阿尔巴尼亚人;

阿尔巴尼亚语

Albarrán's disease [ˌælbɑːˈræn] (Joaquin Albarrán y Dominguez) 大肠杆菌尿 | ～ gland 阿尔巴兰腺(膀胱悬雍垂下前列腺中叶部) / ～ test 多尿试验(检肾功能不全) / ～ tubules 前列腺小管

albedo [ælˈbiːdəu] *n* 【拉】 白色 | ～ retinae 视网膜水肿

Albee's operation [ˈɔːlbiː] (Fred. H. Albee) 阿尔比手术(股骨头髋臼融合术,治髋关节强硬)

Albers-Schönberg disease [ˈɑːlbəz ˈʃiːnbəːg] (Heinrich E. Albers-Schönberg) 骨硬化病

Albertini's treatment [ælbəˈtini] (Ippolito F. Albertini) 阿尔贝蒂尼疗法(主动脉动脉瘤时绝对休息和节制饮食)

Albert's diphtheria stain [ˈælbət] (Henry Albert) 艾伯特白喉染色(含有苯甲胺蓝和甲基绿或孔雀绿的染色)

Albert's operation [ˈælbət] (Eduard Albert) 阿尔贝特手术(膝关节强直术,作为连枷关节的疗法) | ～ suture 阿尔贝特缝术(一种肠缝术,第一排缝线穿过肠管全层厚度)

albescent [ælˈbesənt] *a* 正在变白的,微白的

albicans [ˈælbikənz] ([复] **albicantia** [ˌælbiˈkænʃiə]) *a*【拉】白色的 *n* 白体;乳头状体

albiduria [ˌælbiˈdjuəriə] *n* 白尿;乳糜尿

albidus [ˈælbidəs] *a*【拉】带白的

albinism [ˈælbinizəm] *n* 白化病(皮肤、毛发、眼睛先天性色素缺乏) | autosomal recessive ocular ～ (AROA) 常染色体隐性遗传眼白化病 / ocular ～ (OA) 眼白化病 / oculocutaneous ～ (OCA) 眼皮肤白化病 / partial ～, localized ～ 局部白化病 / total ～ 全身白化病 / tyrosinase-negative (ty-neg) oculocutaneous ～ 酪氨酸酶阴性眼皮肤白化病 / tyrosinase-positive (ty-pos) oculocutaneous ～ 酪氨酸酶阳性眼皮肤白化病 / X-linked ocular ～ (Nettleship) (XOAN) X连锁眼白化病(Nettleship型) | **albinotic** [ˌælbiˈnɔtik] *a*

albinismus [ˌælbiˈnizməs] *n*【拉】白化病

Albini's nodules [ælˈbini] (Giuseppe Albini) 阿尔比尼小结(灰色小结,谷粒状大小,有时见于幼儿房室瓣游离缘,为胎儿结构的残留)

albino [ælˈbiːnəu] *n* 白化病患者,白化体

albinoidism [ælbiˈnɔidizəm] *n* 不完全白化病,类白化病(毛发、皮肤、眼睛内色素缺乏,但还未到白化病所见的程度) | oculocutaneous ～ 眼皮肤类白化病 / punctate oculocutaneous ～ 点状眼皮肤类白化病

albinuria [ˌælbiˈnjuəriə] *n* 白尿;乳糜尿

Albinus, muscle [ælˈbiːnəs] (Bernard S. Albinus) 笑肌;中斜角肌

Albrecht's bone [ˈɑːlbreʃt] (Karl MP. Albrecht) 耳底骨

Albright's syndrome [ˈɔːlbrait](Fuller Albright) 奥尔布赖特综合征(多发性骨纤维发育不良,皮肤呈斑片状色素沉着及内分泌功能障碍)

albuginea [ˌælbjuˈdʒiniə] *n*【拉】白膜 | ～ oculi 巩膜

albugineotomy [ˌælbjuˌdʒiniˈɔtəmi] *n* (睾丸)白膜切开术

albugineous [ˌælbjuˈdʒiniəs] *a* 白膜的

albuginitis [ˌælbjudʒiˈnaitis] *n* 白膜炎

albugo [ælˈbjuːgəu] *n*【拉】角膜白斑

albumen [ˈælbjumin] *n*【拉】蛋白;清蛋白

albumin [ˈælbjumin] *n* 清蛋白,白蛋白 | ～ A 清蛋白A(血清的一种成分,癌患者清蛋白A数量减少,但在癌细胞中大量聚集) / circulating ～ 体液清蛋白 / derived ～ 衍生清蛋白 / egg ～ 卵清蛋白 / hematin ～ 高铁血红素清蛋白

/ iodinated ^{125}I serum ～, radioiodinated (^{125}I) serum ～ (human) 放射碘(碘^{125})人血清清蛋白(诊断用以测定血容量和心排出量) / normal human serum ～ 正常人血清清蛋白(用于防治休克及治疗低蛋白血症) / soap ～ 皂合清蛋白,蛋白脂 / serum ～, blood ～ 血清清蛋白,血清蛋白(人血清中主要蛋白成分) / ～ tannate 鞣酸蛋白(用于腹泻)

Albuminar [æl'bju:minə] *n* 人清蛋白(albumin human) 制剂的商品名

albuminate [æl'bju:mineit] *n* 腨,变性蛋白,衍生蛋白

albuminaturia [æl,bju:minə'tjuəriə] *n* 变性蛋白尿,腨尿

albuminemia [æl,bju:mi'ni:miə] *n* 清蛋白血症

albuminimeter [æl,bju:mi'nimitə], **albumimeter** [æl,bju'mimitə], **albuminometer** [æl,bju:mi'nɔmitə] *n* 清蛋白定量器 | **albuminimetry** [æl,bju:mi'nimitri] *n* 清蛋白定量法

albuminocholia [æl,bju:minəu'kəuliə] *n* 蛋白胆汁症

albuminocytological [æl,bju:minəu,saitə'lɔdʒikəl] *a* 清蛋白细胞学的

albuminoid [æl'bju:minɔid] *a* 蛋白样的 *n* 类蛋白;纤维状蛋白;硬蛋白

albuminolysin [,ælbjumi'nɔlisin] *n* 清蛋白溶素;过敏素

albuminolysis [æl,bju:mi'nɔlisis] *n* 清蛋白分解

albuminoptysis [,ælbjumi'nɔptisis] *n* 清蛋白痰

albuminoreaction [æl,bju:minəuri(:)'ækʃən] *n* 清蛋白反应(检痰清蛋白试验,痰内有清蛋白〈阳性反应〉是肺炎的指征)

albuminorrhea [æl,bju:minə'riə] *n* 清蛋白溢

albuminous [æl'bju:minəs] *a* 清蛋白的

albuminuretic [æl,bju:minjuə'retik] *a* 蛋白尿的,促蛋白尿的 *n* 促蛋白尿剂

albuminuria [æl,bju:mi'njuəriə] *n* 蛋白尿 | **albuminuric** [,ælbjumi'njuərik] *a*

albuminurophobia [æl,bju:mi,njuərə'fəubjə] *n* 蛋白尿恐怖

Albumisol [æl'bju:misɔl] *n* 人清蛋白(albumin human)制剂的商品名

albumoscope [æl'bju:mə,skəup] *n* (尿)清蛋白测定器

albumose ['ælbjuməus] *n* (蛋白)𬟽

Albuspan ['ælbju:spæn] *n* 人清蛋白(albumin human)制剂的商品名

Albutein ['ælbju:ti:n] *n* 人清蛋白 (albumin human) 制剂的商品名

albuterol [æl'bju:tərəul] *n* 沙丁胺醇,舒喘灵(亦称 salbutamol,支气管扩张药) | ～ sulfate 硫酸沙丁胺醇,硫酸舒喘灵

Alcaine ['ælkein] *n* 盐酸丙美卡因,盐酸丙对卡因(proparacaine hydrochloride) 制剂的商品名

Alcaligenes [,ælkə'lidʒini:z] *n* 产碱(杆)菌属 | ～ dentrificans 反硝化产碱菌 / ～ faecalis 粪产碱菌 / ～ odorans 臭味产碱菌

alcapton [æl'kæptɔn] *n* 尿黑酸

alcaptonuria [æl,kæptəu'njuəriə] *n* 尿黑酸尿 | **alcaptonuric** *a*

alchemy ['ælkimi] *n* 炼丹术

alclofenac [æl'kləufenæk] *n* 阿氯芬酸,烯氯苯乙酸(镇痛、解热、抗炎药,用于治疗类风湿性关节炎)

alclometasone dipropionate [,ælkləu'metəsəun] 二丙酸阿氯米松(合成皮质类固醇,皮质类固醇反应性皮病时局部用于缓解炎症和瘙痒症)

Alcock's canal ['ælkɔk] (Benjamin Alcock) 阴部管

alcogel ['ælkədʒel] *n* 醇凝胶

alcohol ['ælkəhɔl] *n* 醇,乙醇,酒精 | amyl ～ 戊醇 / anisyl ～ 茴香醇,对甲氧基苄醇,对甲氧基苯甲醇 / batyl ～ 鲨肝醇 / benzyl ～ 苄醇,苯甲醇 /

bornyl ～, camphyl ～ 冰片 / butyl ～ 丁醇 / carnaubyl ～ 二十四(烷)醇, 巴西棕榈醇 / ceryl ～ 蜡醇, 二十六(烷)醇 / cetyl ～ 鲸蜡醇, 十六(烷)醇 / cinnamyl ～ 肉桂醇 / dehydrated ～, absolute ～ 无水醇 / denatured ～ 变性醇 / deodorized ～ 去味乙醇 / dihydric ～ 二羟醇, 二元醇 / diluted ～ 稀醇 / ethyl ～ 乙醇 / fatty ～ 脂肪醇 / glyceryl ～, glycyl ～ 甘油 / isoamyl ～ 异戊醇 / isobutyl ～ 异丁醇 / isopropyl ～ 异丙醇 / ketone ～ 酮醇 / methyl ～ 甲醇 / monohydric ～ 一元醇 / palmityl ～ 棕榈醇 / primary ～ 伯醇 / *n*-propyl ～ 正丙醇 / secondary ～ 仲醇 / stearyl ～ 十八(烷)醇 / tertiary ～ 叔醇 / tertiary amyl ～ 叔戊醇, 水合戊烯 / tribromoethyl ～ 三溴乙醇 / trihydric ～ 三元醇 / wood ～ 甲醇, 木醇

alcoholase [ˈælkəhɔˌleis] *n* 醇酶

alcohol dehydrogenase [ˈælkəhɔl diːˈhaidrədʒəneis] 醇脱氢酶(亦称乙醛还原酶)

alcohol dehydrogenase (NADP⁺) [ˈælkəhɔl diːˈhaidrədʒəneis] 醇脱氢酶(NADP⁺)

alcohol dehydrogenase〔NAD(P)⁺〕 醇脱氢酶〔NAD(P)⁺〕

alcoholemia [ˌælkəhɔˈliːmiə] *n* 醇血症

alcoholic [ˌælkəˈhɔlik] *a* 醇的, 乙醇的, 酒精的 *n* 酗酒者, 嗜酒者

alcoholism [ˈælkəhɔlizəm] *n* 醇中毒, 酒精中毒, 酒中毒 | acute ～ 急性醇中毒 / chronic ～ 慢性醇中毒

alcoholize [ˈælkəhɔlaiz] *vt* 用乙醇处理, 用乙醇治疗;(使)醇化 | **alcoholization** [ˌælkəˌhɔlaiˈzeiʃən] *n* 乙醇疗法; 醇化(作用)

alcoholometer [ˌælkəhɔˈlɔmitə] *n* 酒精比重计, 醇定量计

alcoholuria [ˌælkəhɔˈljuəriə] *n* 醇尿

alcoholysis [ˌælkəˈhɔlisis] *n* 醇解

alcosol [ˈælkəsɔl] *n* 醇溶胶

alcuronium chloride [ælkjuˈrɔniəm] 阿库氯铵, 氯化双烯丙毒马钱碱(骨骼肌松弛药)

Aldactazide [ælˈdæktəzaid] *n* 螺内酯-氢氯噻嗪 (spironolactone with hydrochlorothiazide) 制剂的商品名

Aldactone [ælˈdæktəun] *n* 螺内酯, 螺旋内酯 (spironolactone) 制剂的商品名

aldaric acid [ælˈdærik] 醛糖二羧酸

aldehydase [ˌældiˈhaideis] *n* 醛酶

aldehyde [ˈældihaid] *n* 醛 | acetic ～ 乙醛 / acrylic ～ 丙烯醛 / amylic ～ (正)戊醛 / anisic ～ 茴香醛(甲氧基苯甲醛) / benzoic ～ 苯(甲)醛 / cinnamic ～ 肉桂醛, 桂皮醛 / cumic ～ 枯醛, 对异丙基苯甲醛 / glyceric ～, glycerin ～ 甘油醛 / trichloracetic ～ 三氯乙醛, 氯醛 / valeric ～ 戊醛

aldehyde dehydrogenase (NAD⁺) [ˈældihaid diːˈhaidrədʒəneis] 醛脱氢酶 (NAD⁺) (亦称乙醛脱氢酶)

aldehyde-lyase [ˈældihaidˈlaieis] *n* 醛裂解酶

aldehyde oxidase [ˈældihaid ˈɔksideis] 醛氧化酶

aldehyde reductase [ˈældihaid riˈdʌkteis] 醛还原酶(半乳糖激酶缺乏所致的半乳糖血症时, 晶状体内醛还原酶催化半乳糖还原成半乳糖醇, 可致白内障形成。亦称醛糖还原酶)

aldesleukin [ˌældəsˈljuːkin] *n* 阿德斯白细胞素(一种重组体白细胞介素2产物, 用作抗肿瘤药及生物反应调节剂, 治疗转移性肾细胞癌, 静注给药)

aldin [ˈældin] *n* 醛碱

Aldinamide [ælˈdinəmaid] *n* 吡嗪酰胺 (pyrazinamide) 制剂的商品名

alditol [ˈælditɔl] *n* 非环多羟醇, 甘露糖醇

aldobionic acid [ˌældəubaiˈɔnik] 醛糖二糖酸

Aldochlor [ˈældəklɔː] *n* 甲基多巴-氯噻嗪(methyldopa and chlorothia-

zide)制剂的商品名
aldohexose [ˌældəu'heksəus] *n* 己醛糖
aldolase ['ældəleis] *n* 醛缩酶
Aldomet ['ældəmet] *n* 甲基多巴(methyldopa)制剂的商品名
aldonic acid [æl'dɔnik] 醛糖酸
aldopentose [ˌældə'pentəus] *n* 戊醛糖
Aldoril ['ældəril] *n* 甲基多巴-氢氯噻嗪(methyldopa and hydrochlorothiazide)制剂的商品名
aldose ['ældəus] *n* 醛糖
aldose 1-epimerase ['ældəus i'piməreis] 醛糖1-表异构酶(常称变旋酶)
aldose reductase ['ældəus ri'dʌkteis] 醛糖还原酶,醛还原酶
aldoside ['ældəsaid] *n* 醛糖苷
aldosterone [æl'dɔstərəun] *n* 醛固酮,醛甾酮
aldosteronism [æl'dɔstərəunizəm] *n* 醛固酮过多症
aldosteronogenesis [æl'dɔstərəunəu'dʒenisis] *n* 醛固酮生成
aldosteronoma [æl'dɔstərəu'nəumə] *n* 醛固酮瘤
aldosteronopenia [æl'dɔstərəunəu'pi:niə] *n* 醛固酮过少症
aldosteronuria [æl'dɔstərəu'njuəriə] *n* 醛固酮尿
aldotetrose [ˌældəu'tetrəus] *n* 丁醛糖
aldotriose [ˌældəu'traiəus] *n* 丙醛糖
aldoxime [æl'dɔksaim] *n* 醛肟
Aldrich-McClure test ['ɔ:ldritʃ me'kluə] (Charles A Aldrich; William B. McClure) 奥尔德里奇-麦克卢尔试验(见McClure-Aldrich test)
Aldrich-Mees lines ['ældritʃ mi:z] (C. J. Aldrich; R. A. Mees) 阿-米线(见Mees' lines)
Aldrich mixture ['ɔ:ldritʃ] (Robert H. Aldrich) 奥尔德里奇合剂(1%甲紫水溶液,治烧伤)
Aldrich syndrome ['ɔ:ldritʃ] (Robert A Aldrich) 奥尔德里奇综合征(一种X连锁遗传的免疫缺陷综合征,其特征为湿疹、血小板减少以及反复化脓性感染)
aldrin ['ældrin] *n* 艾氏剂,氯甲桥萘(有机杀虫药)
alecithal [ə'lesiθəl] *a* 无卵黄的
Alectorobius [ˌæliktə'rəubiəs] *n* 钩缘蜱属 | ~ talaje 臭虫阿蜱,臭虫钩缘蜱,麦虱
alembic [ə'lembik] *n* 蒸馏器,蒸馏瓶
alembroth [ə'lembrɔθ] *n* 氯化汞铵(曾用作防腐敷料)
alepric acid [ə'leprik] 环戊烯壬酸
aleprylic acid [ə'leprilik] 环戊烯庚酸
alert [ə'lə:t] *a* 留心的;警觉的 *n* 警戒 *vt* 使警觉 | on the ~ 警惕着,警觉着
aletocyte [ə'li:təˌsait] *n* 游走细胞
Aletris farinosa L. (Liliaceae) ['ælitris fəri'nəusə] 北美肺筋草,美粉条儿菜(干根用作利尿及子宫收缩药,冷水泡制叶浸剂治急腹痛和胃病)
aleukemia [ˌeilju:'ki:miə] *n* 白细胞缺乏症 | **aleukemic** *a*
aleukia [ə'lju:kiə] *n* 白细胞缺乏症,白细胞减少 | alimentary toxic ~ 饮食中毒性白细胞缺乏症(一种霉菌毒素中毒,与摄食田里过冬的谷物有关)
aleukocytic [ə'lju:kə'sitik] *a* 无白细胞的,白细胞缺乏的
aleukocytosis [əˌlju:kəsai'təusis] *n* 白细胞减少
aleuriospore [ə'ljuəriəspɔ:] *n* 粉状孢子
Aleurisma [ˌæljuə'rizmə] *n* 糊蕈属
Aleurobius farinae [əljuə'rəubiəs fə'raini:] 粗足粉螨
Aleuronat [ə'ljuərənæt] *n* 麦蛋白(商品名,糖尿病患者用)
aleurone ['æljuərəun] *n* 麦粉蛋白粒,糊粉 | **aleuronic** [ˌæljuə'rɔnik] *a*
aleuronoid [ə'ljuərənɔid] *n* 麦粉样的
Alexander-Adams operation [ˌælig'zɑ:ndə 'ædəmz] (William Alexander; James A. Adams) 亚历山大-亚当斯手术(缩短圆韧带,矫正子宫移位)
Alexander's disease [ˌælig'zɑ:ndə]

(W. Stewart Alexander)亚历山大病(一种婴儿型脑白质营养不良,组织学特征为脑表面及其血管周围有嗜酸性物质,导致脑膨大)

Alexander's operation [ˌælig'zɑ:ndə] (Samuel Alexander)亚历山大手术(前列腺切除术,耻骨上正中及会阴正中做切口);(William Alexander)亚历山大手术(缩短圆韧带,矫正子宫移位)

alexeteric [ə'leksi'terik] *a* 解(外)毒的

alexia [ə'leksiə] *n* 读字不能,失读(症) | cortical ~ 皮质性失读 / musical ~ 读乐谱不能 / optical ~ 视觉性失读,文字盲 / subcortical ~ 皮质下失读

alexic [ə'leksik] *a* 补体性的;失读的

alexidine [ə'leksidi:n] *n* 阿来西定,双胍啶(抗菌药)

alexin [ə'leksin] *n* 防御素,补体(存在于血清中的不耐热物质,有别于感染或免疫作用产生的致敏物质〈抗体〉,在这层意义上,与 complement 同义) | leukocytic ~ 白细胞防御素 | **~ic** [ˌælek'sinik] *a*

alexipharmac [əˌleksi'fɑ:mæk] *a* 解毒的 *n* 解毒药

alexithymia [əˌleksi'θaimiə] *n* 情感表达不能

alexocyte [ə'leksəsait] *n* 产补体白细胞

aleydigism [ə'laidigizəm] *n* 睾丸间介细胞(即Leydig细胞)功能缺失

Alezzandrini's syndrome [ˌælizæn'dri:ni] (A. S. Alezzandrini) 阿历山德里尼综合征(单侧毯层视网膜变性,随后在同侧出现面部白斑及白发,有时伴耳聋)

Alfenta [æl'fentə] *n* 盐酸阿芬他尼(alfentanil hydrochloride)制剂的商品名

alfentanil hydrochloride [æl'fentənil] 盐酸阿芬他尼(一种得自芬太尼〈fentanyl〉的快速短效麻醉性镇痛药,用作诱导全身麻醉的主要药物,也用作维持全身麻醉的辅助药物,静脉内给药)

Alferon N ['ælfiərɔn] 干扰素α-n3(interferon alfa-n3)制剂的商品名

Alflorone ['ælflərəun] *n* 氟氢可的松(fludrocortisone)制剂的商品名

alfresco [æl'freskəu] *ad, a* 在户外(的)

ALG antilymphocyte globulin 抗淋巴细胞球蛋白

alga ['ælgə] ([复] **algae** ['ældʒi:]) *n* [常用复] 藻 | **~l** ['ælgəl] *a*

alganesthesia [ælˌgænis'θi:zjə] *n* 痛觉缺失

algaroba [ˌælgə'rəubə] *n* 长角豆;智利豆胶树;蜜豆树;短叶云实

alge- 见algesi(o)-

algebra ['ældʒibrə] *n* 代数学

algedonic [ˌældʒi'dɔnik] *a* 欣快痛感的,痛觉快感的,苦乐的

algefacient [ˌældʒi'feiʃənt] *a* 清凉的 *n* 清凉剂

algeldrate [æl'dʒeldreit] *n* 水合氢氧化铝(抗酸药)

algeoscopy [ˌældʒi'ɔskəpi] *n* 压痛测定法(作加压体检,以确定压力是否产生疼痛,常用于神经病学检查及用于确定昏迷的深度)

Algeria [æl'dʒiəriə] *n* 阿尔及利亚[非洲] | **~n** *a* 阿尔及利亚的;阿尔及利亚人的;阿尔及利亚语的 *n* 阿尔及利亚人;阿尔及利亚语

algesia [æl'dʒi:ziə] *n* 痛觉;感觉过敏

algesic [æl'dʒi:zik] *a* 疼痛的

algesichronometer [ælˌdʒi:zikrə'nɔmitə] *n* 痛觉时间计

algesimeter [ˌældʒi'simitə], **algesiometer** [ælˌdʒizi'ɔmitə] *n* 痛觉计 | **algesimetry** [ˌældʒi'simitri] *n* 痛觉测定法

algesi(o)-, alge-, algi(o)-, alg(o)- [构词成分] 痛

algesiogenic [ælˌdʒiziə'dʒenik] *a* 产生疼痛的

algesthesia [ˌældʒis'θi:zjə], **alges-**

thesis [ˌældʒis'θi:sis] *n* 痛觉
algestone acetophenide [æl'dʒestəun] 醋苯阿尔孕酮,苯乙酮缩二羟孕酮(孕激素)
algetic [æl'dʒetik] *a* 疼痛的
-algia [构词成分] 痛
algicide ['ældʒisaid] *n* 灭藻剂
algid ['ældʒid] *a* 寒冷的 | ~**ity** [æl'dʒidəti] *n*
algin ['ældʒin] *n* 藻胶,藻酸钠
alginate ['ældʒineit] *n* 藻酸盐
alginic acid [æl'dʒinik] 藻酸
Alginobacter [ˌældʒinəu'bæktə] *n* 藻杆菌属
Alginomonas [ˌældʒinəu'məunəs] *n* 藻单孢菌属
alginuresis [ˌældʒinjuə'ri:sis] *n* 痛性排尿
algi(o)- 见algesi(o)-
algioglandular [ˌældʒiəu'glændjulə] *a* 痛性腺活动的
algiometabolic [ˌældʒiəuˌmetə'bɔlik] *a* 痛性代谢改变的
algiomotor [ˌældʒiəu'məutə] *a* 痛性运动的(如痉挛或蠕动障碍)
algiomuscular [ˌældʒiəu'mʌskjulə] *a* 痛性肌活动的
algiovascular [ˌældʒiəu'væskjulə] *a* 痛性血管活动的
alg(o)- 见algesi(o)-
algodystrophy [ˌælgəu'distrəfi] *n* 痛性营养障碍
algogenesia [ˌælgəudʒi'ni:ziə], **algogenesis** [ˌælgəu'dʒenisis] *n* 疼痛产生
algogenic [ælgəu'dʒenik] *a* 产生疼痛的;产生寒冷的
algolagnia [ˌælgəu'lægniə] *n* 虐淫,痛淫
algology [æl'gɔlədʒi] *n* 藻类学 | **algological** [ælgə'lɔdʒikəl] *a* / **algologist** *n* 藻类学家
algometer [æl'gɔmitə] *n* 痛觉计 | pressure ~ 压痛计 | **algometry** *n* 痛觉测验法
algophobia [ˌælgəu'fəubjə] *n* 疼痛恐怖,恐痛症
algorithm ['ælgəriðəm] *n* 算法,规则系统(解决某些类型数学问题的一种机械操作法);运算法,推导(逐步解决某一问题的方法,如作诊断时即用此法)
algosis [æl'gəusis] *n* 海藻病,藻害
algospasm ['ælgəspæzəm] *n* 痛性痉挛
algovascular [ˌælgəu'væskjulə] *a* 痛性血管活动的
Alibert's disease [ɑ:li'bə:] (Jean L. M. Alibert) 蕈样真菌病
alible ['ælibl] *a* 可食的,有营养的
alices ['ælisi:z] [复] *n* 天花红斑
alicyclic [ˌæli'saiklik] *a* 脂环族的
Alidase ['ælideis] *n* 透明质酸酶(hyaluronidase)制剂的商品名(注射用)
alien ['eiljən] *a* 外国的;相异的 (to);不合的,相反的 (from) *n* 外国人;被疏远者
alienate ['eiljəneit] *vt* 使… 疏远 (from);让渡,转让(事业、权利等)
alienation [ˌeiljə'neiʃən] *n* (情感上的)疏远,疏隔感;精神错乱(旧名);让渡,转让
alienia [ˌælai'i:niə] *n* 无脾(畸形)
alienism ['eiljənizəm] *n* 精神错乱;精神病学(旧名)
alienist ['eiljənist] *n* 精神病学家,精神科医生(旧名);精神科法医
ali-esterase [ˌæli'estəreis] *n* 脂族酯酶,羧酸酯酶
aliflurane [ˌæli'flu:rein] *n* 阿列氟烷,四氟环丙醚(吸入麻醉药)
aliform ['ælifɔ:m] *a* 翼状的
alight[1] [ə'lait] (alighted或alit) *vi* 下(车、飞机等);偶然发现(on或upon)
alight[2] [ə'lait] *a* 点燃的;发亮的
align [ə'lain] *vt, vi* 排列,成(直)线
alignment [ə'lainmənt] *n* 排列,成线法
alike [ə'laik] *a* 相同的,相似的 *ad* 同样
aliment ['ælimənt] *n* 食物,养料;营养品 *vt* 给…以食物 | ~**al** [æli'mentl] *a* 有营养的
alimentary [ˌæli'mentəri] *a* 营养的,饮

食的;消化器官的

alimentation [ˌælimen'teiʃən] *n* 营养法,饮食法 | parenteral ～ 胃肠外营养 / total parenteral ～ 全胃肠外营养,全静脉营养(亦称胃肠外高营养,静脉高营养)

alimentology [ˌæliment'ɔlədʒi] *n* 营养学

alimentotherapy [ˌæliˌmentəu'θerəpi] *n* 营养疗法,饮食疗法

alinasal [ˌæli'neizəl] *a* 鼻翼的

alinement [ə'lainmənt] *n* 排列,成线法

alipamide [ə'lipəmaid] *n* 阿利帕胺,氨磺苯酰肼(利尿、降压药)

aliphatic [ˌæli'fætik] *a* 脂(肪)族的 | ～ acid 脂肪族酸

alipogenic [eiˌlipəu'dʒenik] *a* 不生脂肪的

alipoidic [ˌeili'pɔidik] *a* 无脂的

alipotropic [ˌælipəu'trɔpik] *a* 不亲脂肪的(对脂肪代谢无影响的)

aliquorrhea [əˌlikwɔ'ri:ə] *n* 脑脊液缺乏,脑脊液不足

aliquot ['ælikwɔt] *n* 整除数;可分量,(整分)部分

alismin [ə'lismin] *n* 泽泻浸出物

alisphenoid [æli'sfi:nɔid] *a* 蝶骨大翼的 *n* 翼蝶骨

alive [ə'laiv] *a* 活着的,存在的;有活力的 | be ～ to 感觉到,注意到 / be ～ with 充满着

alizarin [ə'lizərin] *n* 茜素 | ～ monosulfonate, ～ red 磺酸茜素,茜素红 / ～ yellow 茜素黄

alizarinopurpurin [ˌæliˌzærinəu'pə:pjuərin] *n* 紫色素,红紫素,1,2,4-三羟蒽醌

alkalemia [ˌælkə'li:miə] *n* 碱血(症)(血液pH增加或氢离子浓度减少)

alkalescence [ˌælkə'lesns] *n* 微碱性,弱碱性 | **alkalescent** *a*

alkali ['ælkəlai] ([复] **alkali⟨e⟩s**) *n* 碱,强碱 | caustic ～ 苛性碱

alkalify ['ælkəlifai, æl'kælifai] *vt, vi* (使)碱化;加碱

Alkaligenes [ˌælkə'lidʒini:z] *n* 产碱杆菌属

alkaligenous [ˌælkə'lidʒinəs] *a* 产碱的,生碱的

alkalimeter [ˌælkə'limitə] *n* 碱定量器,碳酸定量器 | **alkalimetry** *n* 碱定量法

alkaline ['ælkəlain] *a* (强)碱的,碱性的 *n* 碱性 | **alkalinity** [ˌælkə'linəti] *n* 碱度,碱性

alkaline phosphatase ['ælkəlain,-lin 'fɔsfəteis] 碱性磷酸酶(骨型碱性磷酸酶遗传性缺乏为一种常染色体隐性性状,可致低磷酸酶血症,亦称磷酸单酯酶) | leucocyte ～ ～ (LAP) 白细胞碱性磷酸酶(慢性髓性白血病及其他病变时,此酶的活性降低)

alkalinuria [ˌælkəli'njuəriə] *n* 碱尿

alkalitherapy [ˌælkəlai'θerəpi] *n* 碱疗法

alkalize ['ælkəlaiz], **alkalinize** ['ælkəlinaiz] *vt* 碱化 | **alkalization** [ˌælkəlai'zeiʃən], **alkalinization** [ˌælkəˌlini'zeiʃən] *n* 碱化(作用)

alkalizer [ˌælkə'laizə] *n* 碱化剂

alkalogenic [ˌælkələu'dʒenik] *a* 生碱性的

alkaloid ['ælkəlɔid] *n* 生物碱 | animal ～ 动物性生物碱(尸碱;蛋白碱) / artificial ～ 人工(合成)生物碱 / vinca ～s 长春花碱

alkalometry [ˌælkə'lɔmitri] *n* 生物碱剂量规定

alkalosis [ˌælkə'ləusis] *n* 碱中毒 | altitude ～ 高空碱中毒 / compensated ～ 代偿性碱中毒(代偿性机制已使pH趋于正常) / metabolic ～ 代谢性碱中毒 / respiratory ～ 呼吸性碱中毒 | **alkalotic** [ˌælkə'lɔtik] *a*

alkalotherapy [ˌælkələu'θerəpi] *n* 碱疗法

alkaluria [ˌælkə'ljuəriə] *n* 碱尿

alkamine [ˌælkəmin] *n* 氨基醇

alkane ['ælkein] *n* 链烷
alkanet ['ælkənit] *n* 紫朱草(根)
alkannin ['ælkənin] *n* 紫草素，紫草红
alkapton [æl'kæptɔn] *n* 尿黑酸
alkaptonuria [æl,kæptəu'njuəriə] *n* 尿黑酸尿 | spontaneous ～ 自发性尿黑酸尿(一种遗传性先天性酪氨酸代谢失常，患者尿内排出尿黑酸) | **alkaptonuric** [æl,kæptə'njuərik] *a* 尿黑酸尿的 *n* 尿黑酸尿患者
alkatriene [,ælkə'traii:n] *n* 三烯烃
alkavervir [,ælkə'və:və] *n* 绿藜芦碱(抗高血压药)
alkene ['ælki:n] *n* 链烯
alkyl ['ælkil] *n* 烷基
alkylamine [,ælkilə'mi:n] *n* 烷基胺
alkylation [,ælki'leiʃən] *n* 烷基取代，烷基化 | **alkylate** ['ælkilit] *n* 烷基化物 ['ælkileit] *vt* 烷基化，用烷化剂处理
alkylogen [æl'kilədʒən] *n* 烷基卤，卤代烷
alkyne ['ælkain] *n* 炔
ALL acute lymphoblastic leukemia 急性成淋巴细胞白血病
all [ɔ:l] *a* 整个的，一切的，全部的；极度的 *pron* 一切，大家，全部 *n* 所有的一切 *ad* 完全地，十分 | above ～ 首先，首要 / after ～ 毕竟，终究 / ～ alone 独个儿；独立地 / ～ along 始终，一贯 / ～ and singular 皆，全体，一律 / ～ around (在…)周围，各处 / ～ at once 突然；同时 / ～ but 几乎，差一点 / ～ for naught 徒然，无用 / ～ in ～ 总的说来 / ～ of 实足 / ～ one to 对…说来都一样 / ～ out 竭尽全力 / ～ over 全部结束；浑身，到处 / ～ right 行，好；(健康状况)良好；顺利 / ～ the more 更加，益发 / ～ through 一直，从来就 / ～ together 一道，同时；总共 / ～ told 总共，合计 / ～ up 无望 / and ～ 连同其他一切 / at ～ [常用于否定句和条件从句以加强语气] 根本 / for ～ 尽管 / in ～总共 / not at ～ 根本不，一点也不
allachesthesia [,æləkis'θi:zjə] *n* 异位感觉 | optical ～ 视觉异位(感)，错位幻觉
allanic acid [ə'lænik], **allanturic acid** [,ælən'tjuərik] 脲乙醛酸
allantiasis [,ælən'taiəsis] *n* 腊肠中毒
allanto- [构词成分] 腊肠；尿囊
allantochorion [ə,læntəu'kɔ:riɔn] *n* 尿囊绒(毛)膜
allantogenesis [ə,læntəu'dʒenisis] *n* 尿囊生成
allantoic [,ælən'təuik] *a* 尿囊的 | ～ acid 尿囊酸
allantoicase [,ælən'təuikeis] *n* 尿囊酸酶
allantoid [ə'læntɔid] *a* 尿囊样的；腊肠样的
allantoidean [,ælən'tɔidiən] *a* 尿囊的 *n* 尿囊动物
allantoidoangiopagus [,ælən,tɔidəu,ændʒi'ɔpəgəs] *n* 脐血管联胎 | **allantoidoangiopagous** *a*
allantoin [ə'læntəuin] *n* 尿囊素
allantoinase [,ælən'təuineis] *n* 尿囊素酶
allantoinuria [ə,læntəuin'juəriə] *n* 尿囊素尿
allantois [ə'læntəuis] *n* 尿囊
allantotoxicon [ə,læntəu'tɔksikɔn] *n* 尿囊毒
allassotherapy [ə,læsəu'θerəpi] *n* 变质疗法(基于促使生物体的一般性生物环境发生变化的一种疗法)
allaxis [ə'læksis] *n* 【希】变形，变态；变化，转化
allay [ə'lei] *vt* 减轻(痛苦、疼痛等)
all-day ['ɔ:l'dei] *a* 全天的
allegation [,æli'geiʃən] *n* 断言，主张，辩解
allege [ə'ledʒ] *vt* 断言，主张；提出
alleged [ə'ledʒd] *a* 被说成的；证实的 | ～**ly** *ad* 根据(人们)宣称
allele [ə'li:l] *n* 等位基因(遗传学中指能占据一个特定染色体座位的基因的交替

型) | multiple ~s 复等位基因(可能在任何一个位点上的两个以上的等位基因) / silent ~ 不活动等位基因(无法测到任何效应的等位基因) | **allel** [ə'lel], **allelomorph** [ə'li:ləmɔ:f] *n* **allelic** [ə'li:lik], **allelomorphic** [əˌli:lə'mɔ:fik] *a* 等位的,等位基因的

allelism['ælilizəm], **allelomorphism** [əˌli:lə'mɔ:fizəm] *n* 等位基因性(指等位基因的存在或指等位基因间的相互关系)

allel(o)- [构词成分] 对偶

allelocatalysis [əˌli:ləukə'tælisis] *n* 交互催化(细菌培养物中增加其他同一型的细胞,促使细胞生长) | **allelocatalytic** [əˌli:ləukætə'litik] *a*

allelochemics [əˌli:lə'kemiks] *n* 种间交互化学

allelotaxis [əˌli:lə'tæksis], **allelotaxy** [ə'li:ləˌtæksi] *n* 异源发生(一个器官由数种胚胎的构造发育而成)

Allemann's syndrome ['ælmən] (Richard Allemann) 阿尔曼综合征(重复肾和杵状指同时并存,有时伴有面部不对称和各种运动神经变性)

Allen-Doisy test ['ælin 'dɔisi] (Edgar V. Allen; Edward A Doisy)艾伦-多伊西试验(检实验动物的雌激素)

Allen's fossa ['ælin] (Harrison Allen) 艾伦窝(股骨颈窝)

Allen's paradoxic law ['ælin] (Frederick M. Allen) 艾伦反常定律(对正常人供糖愈多,其利用量也愈多,而糖尿病患者则相反) | ~ treatment 艾伦疗法,禁食疗法(治糖尿病)

Allen's test ['ælin] (Alfred H Allen) 艾伦试验(检尿葡萄糖、检酚);(Edgar V. Allen)艾伦试验(检尺动脉或桡动脉闭塞)

allergen ['ælədʒen] *n* 过敏原,变(态反)应原(能引起变态反应性或过敏性的物质;亦指某种食物、细菌或花粉的提纯蛋白,用以检查病人对某种物质是否有超敏反应) | pollen ~ 花粉变应原(亦称花粉抗原) | ~**ic** [ˌælə'dʒenik] *a*

allergic [ə'lə:dʒik] *a* 变应性的,过敏性的

allergid ['ælədʒid] *n* 变应疹(一种丘疹或结节性变应性皮肤反应)

allergie ['ælədʒi] *n* 变应性

allergin ['ælədʒin] *n* 变应素(可致过敏性的抗体;一种结核菌素无菌标定溶液,1%~5%溶液用于眼试验,25%用于皮肤试验)

allergist [ə'lə:dʒist] *n* 变态反应学家

allergization [ˌælədʒi'zeiʃən] *n* 变应化(作用),致敏作用(自动致敏或将变应原引入体内)

allergize ['ælədʒaiz] *vt* 变态反应化,致敏

allergoid ['æləgɔid] *n* 类变应原

allergology [ˌælə'gɔlədʒi] *n* 变态反应学 | **allergological** [ˌæləgəu'lɔdʒikəl] *a* / **allergologist** *n* 变态反应学家

allergosis [ˌælə'gəusis] ([复] **allergoses** [ˌælə'gəusi:z]) *n* 变态反应病

allergy ['ælədʒi] *n* 变(态反)应性;变态反应,过敏反应 | atopic ~, hereditary ~, spontaneous ~ 特应性变态反应,遗传性变态反应,自发性变态反应 / bacterial ~ 细菌性变态反应(对一个特指的细菌抗原,如结核分支杆菌,有特异的超敏反应) / contact ~ 接触性变态反应 / delayed ~ 迟发型变态反应(使用或吸收变应原后数小时或几天后出现的变应性反应,包括接触性皮炎和细菌性变态反应) / drug ~ 药物变态反应,药物变应性,药物过敏 / immediate ~ 速发型变态反应(使用和吸收变应原后在一个短时期内,即从几分钟到一小时出现的变应性反应) / induced ~, normal ~, physiologic ~ 诱发性变态反应,普通变态反应,生理性变态反应 / latent ~ 潜伏(性)变态反应(不表现症状的变态反应,能通过试验测出) / nonatopic ~ 非特应性变态反应(包括接触性皮炎及某种食物和药物

变态反应) / pollen ～ 花粉变态反应,枯草热,花草气喘,花粉病 / polyvalent ～ 多价变态反应(对多种抗原均呈现变态反应)

Allescheria [ˌæləs'kiəriə] *n* 霉样真菌属 | ～ boydii 波伊德霉样真菌

allesthesia [ˌælis'θi:zjə] *n* 异位感觉

allethrin ['æliθrin] *n* 丙烯除虫菊酯(杀虫药)

alleviate [ə'li:vieit] *vt* 减轻(痛苦等),缓和 | **alleviation** [əˌli:vi'eiʃən] *n* / **alleviator** *n* 缓和剂 / **alleviative, alleviatory** [ə'li:viətəri] *a*

alliaceous [ˌæli'eiʃəs] *a* 蒜的,蒜样的

alliance [ə'laiəns] *n* 同盟;联合,联结 | therapeutic ～ 联合治疗,治疗配合 / working ～ 联合工作

allied [ə'laid,'ælaid] *a* 联合的;同类的

alligation [ˌæli'geiʃən] *n* 合剂求值

alligator ['æligeitə] *n* 短吻鳄 | ～ boy 干皮病儿(患严重鳞癣的孩子)

all-important ['ɔ:l im'pɔ:tənt] *a* 十分重要的

Allingham's operation[1] ['æliŋəm] (Herbert W. Allingham) 阿林厄姆手术(一种腹股沟结肠切开术,在与腹股沟韧带上方1.4cm处平行切开)

Allingham's operation[2] ['æliŋəm] (William Allingham) 阿林厄姆手术(一种直肠切除术,绕直肠切入坐骨直肠窝,向后延伸至尾骨)

Allis's inhaler ['ælis] (Oscar H. Allis) 艾利斯吸入器(用点滴法吸入醚、氯仿等一类麻醉剂) | ～ sign 艾利斯征(股骨颈折断时,髂嵴和大转子之间的筋膜松弛)

alliteration [əˌlitə'reiʃən] *n* 同音韵错语症,同音韵言语障碍

allithiamine [ˌæli'θaiəmin] *n* 蒜硫胺,大蒜硫胺素

Allium ['æliəm] *n* 【拉】葱属

all(o)- [构词成分] 别,异常,障碍,倒错,错

alloalbumin [ˌæləuæl'bju:min] *n* 异清蛋白

alloantibody [ˌæləu'æntiˌbɔdi] *n* 同种抗体

alloantigen [ˌæləu'æntidʒən] *n* 同种抗原

alloantiserum [ˌæləuˌænti'siərəm] *n* 同种抗血清

allobar ['æləbɑ:] *n* 异组分体,同素异重体(化学元素的一种形式,它具有的原子量不同于天然存在的原子量)

allobarbital [ˌæləu'bɑ:bitæl] *n* 阿洛巴比妥,二丙烯巴比妥(催眠镇静药)

allobiosis [ˌæləubai'əusis] *n* 反应特性改变(指生物体)

allocate ['æləukeit] *vt* 分配,配给

allocentric [ˌæləu'sentrik] *a* 非自我中心的,他人中心的

allochesthesia [ˌæləukis'θi:zjə] *n* 异位感觉

allochiria, allocheiria [ˌæləu'kaiəriə] *n* 感觉易侧,异侧感觉 | **allochiral** *a*

allochroism [ˌæləu'krəuizəm] *n* 变色,色变化 | **allochroic** [ˌæləu'krəuik] *a*

allochromacy [ˌæləu'krəuməsi] *n* 异色形成,异染色性

allochromasia [ˌæləukrəu'meiziə] *n* 变色(皮肤,毛发)

allochthonous [ə'lɔkθənəs] *a* 引入的,外生的,外来的

allocinesia [ˌæləusai'ni:ziə] *n* 对侧运动,异侧运动

allocolloid [ˌæləu'kɔlɔid] *n* 同素异形胶体

allocortex [ˌæləu'kɔ:teks] *n* 异形皮质

allocrine ['æləkrin] *a* 多种分泌的

allocytophilic [ˌæləusaitə'filik] *a* 嗜同种细胞的

Allodermanyssus [ˌæləudə:mə'nisəs] *n* 异刺皮螨属 | ～ sanguineus 血异刺皮螨

allodesmism [ˌæləu'desmizəm] *n* 异质同晶异物(现象)

allodiploid [ˌæləu'diplɔid] *a* 异源二倍体的 *n* 异源二倍体(指某一个体或细胞

具有来自异种来源的两组染色体) | ～-y *n* 异源二倍性

allodynia [ˌæləu'diniə] *n* 异常性疼痛(正常皮肤受无害性刺激所致的疼痛)

alloeroticism [ˌæləue'rɔtisizəm], **alloerotism** [ˌælə'erətizəm] *n* 异体恋

alloesthesia [ˌæləuis'θi:zjə] *n* 异位感觉

allogamy [ə'lɔgəmi] *n* 异花受粉;异体受精 | **allogamous** [ə'lɔgəməs] *a*

allogeneic [ˌæləudʒi'neiik], **allogenic** [ˌæləu'dʒenik] *a* 同种(异体)的;同种基因的

allogotrophia [ˌæləugə'trəufiə] *n* 自耗营养

allograft ['æləgrɑ:ft] *n* 同种移植物;同种移植

Allogromiina [ˌæləugrə'maiinə] *n* 异网足虫亚目

allogroup ['æləuˌgrəup] *n* 同种异群

alloimmune [ˌæləui'mju:n] *a* 同种免疫的

alloimmunization [ˌæləuˌimju(:)nai'zeiʃən] *n* 同源免疫,同种异体免疫

alloisomerism [ˌæləuai'sɔmərizəm] *n* 立体异构(现象)

allokeratoplasty [ˌæləu'kerətəuplæsti] *n* 异质角膜成形术

allokinesis [ˌæləukai'ni:sis] *n* 被动运动;反射运动 | **allokinetic** [ˌæləukai'netik] *a*

allolactose [ˌæləu'læktəus] *n* 异乳糖

allolalia [ˌæləu'leiliə] *n* (中枢性)言语障碍

allomerism [ə'lɔmərizəm] *n* 异质同形,异质同晶 | **allomerous** *a*

allometric [ˌæləu'metrik] *a* 体形变异的;异速生长的;异率测定的

allometron [ˌæləu'metrɔn] *n* 体形变异

allometry [ə'lɔmitri] *n* (生物体)体形变异测定法

Allomonas [ˌæləu'məunəs] *n* 异单孢菌属

allomorphism [ˌælə'mɔ:fizəm] *n* 同质异晶(现象)

allongement [əlɔnʒ'mɔŋ] *n*【法】(尤指子宫瘤的)伸长术

allonomous [ə'lɔnəməs] *a* 受外部(刺激)节制的

allopath ['æləpæθ], **allopathist** [ə'lɔpəθist] *n* 对抗疗法派,顺治派

allopathy [ə'lɔpəθi] *n* 对抗疗法 | **allopathic** [ˌælə'pæθik] *a*

allophanamide [ælə'fænəmaid] *n* 双脲,双缩脲

allophanate [ə'lɔfəneit] *n* 脲基甲酸盐

allophanic acid [ˌælə'fænik] 脲基甲酸

allophasis [ə'lɔfəsis] *n* 语无伦次,谵妄

allophenic [ˌæləu'fi:nik] *a* 异表型的,嵌合体的

allophore ['æləfɔ:] *n* 红色素细胞

allophthalmia [ˌælɔf'θælmiə] *n* 两眼轴向不等,斜眼;两眼异色

alloplasia [ˌæləu'pleiziə] *n* 发育异常

alloplasmatic [ˌæləuplæz'mætik] *a* 异质的(以细胞质的分化而形成的)

alloplast ['æləplæst] *n* 异质,异源体(用以移植至组织)

alloplastic [ˌælə'plæstik] *a* 兴趣外向的,变更环境性适应的;异质成形的,异源体的

alloplasty ['æləplæsti] *n* 兴趣外向,变更环境性适应

alloploid [ælə'plɔid] *a* 异源倍体的 *n* 异源倍体(指某一个体或细胞具有来自异种来源的任何数目〈二组或多组〉的染色体) | ～y *n* 异源倍性

allopolyploid [ˌæləu'pɔliˌplɔid] *a* 异源多倍的 *n* 异源多倍体(指某一个体或细胞具有来自异种来源的两组以上的染色体) | ～y *n* 异源多倍性

allopregnandiol [ˌæləupreg'nændiɔl] *n* 别孕二醇

allopregnane [æləu'pregnein] *n* 别孕(甾)烷

allopregnanediol [ˌæləuˌpregnein'daiɔl] *n* 别孕二醇

allopregnenolone [ˌæləupreg'nenələun] *n* 别孕烯醇酮

allopsychic [ˌælə*u*'saikik] *a* 对外心理的(指对周围环境的心理过程)

allopsychosis [ˌælə*u*sai'kəusis] *n* 外界感知障碍性精神病(有错觉、幻觉,但言语、动作正常)

allopurinol [ˌælə*u*'pjuərinɔl] *n* 别嘌醇(治痛风药)

allorhythmia [ˌælə*u*'riθmiə] *n* 节律异常 | **allorhythmic** [ˌælə'riθmik] *a*

all or none 全或无(心肌受刺激,将收缩至极限,或不全收缩,亦称全或无定律)

allorphine ['æləfi:n] *n* 烯丙吗啡(吗啡拮抗药)

allose ['æləus] *n* 阿洛糖

allosensitization [ˌælə*u*ˌsensitai'zeiʃ*ə*n] *n* 同种致敏作用(亦称同族致敏作用)

allosome ['æləsəum] *n* 异染色体;异体(进入细胞胞浆的外来成分) | paired ~ 双心体 / unpaired ~ 单体

allosteric [ˌælə*u*'sterik] *a* 变构(象)的

allosterism ['æləˌsteriz*ə*m] *n* 立体异构,变构效应

allostery [ˌælə'stiəri] *n* 变构状态,变构效应

allot [ə'lɔt] (-tt-) *vt* 分配,配给;规定

allotetraploid [ˌælə*u*'tetrəplɔid] *n* 异源四倍体(指某一个体具有异种来源的两组染色体)

allotherm ['æləθə:m] *n* 变温动物;异温动物

allotope ['ælətəup] *n* 同种异型位(抗体分子恒定区上能被其他抗体结合簇识别的位置)

allotopia [ˌælə'təupiə] *n* 异位,错位 | **allotopic** [ˌælə'tɔpik] *a*

allotoxin [ˌælə*u*'tɔksin] *n* 防异毒素(体内组织变化时形成的物质,使毒素的毒性中和,从而对毒素起到防护的作用)

allotransplantation [ˌælə*u*ˌtrænsplɑn:'teiʃ*ə*n] *n* 同种异体移植(术)(即将某一个体的组织移植到同一种内但与供体的基因型不同的异体之中)

allotri(o)- [构词成分] 异

allotriodontia [əˌlɔtriə'dɔnʃiə] *n* 牙移植术;异位牙(如生长在皮样瘤中的牙)

allotriogeustia [əˌlɔtriə'gju:stiə] *n* 味觉异常,味觉倒错

allotriolith [ˌælə'traiəliθ] *n* 异位结石;异质结石

allotriophagy [əˌlɔtri'ɔfədʒi], **allotriophagia** [əˌlɔtriə'feidʒiə] *n* 异食癖,异嗜癖,食欲倒错

allotriosmia [ˌælə*u*trai'ɔsmiə] *n* 嗅觉异常,嗅觉倒错

allotriuria [əˌlɔtri'juəriə] *n* 异尿症,尿液异常

allotrope ['ælətrəup] *n* 同素异形体

allotrophic [ˌælə'trɔfik] *a* 营养异常的

allotropic [ˌælə'trɔpik] *a* 同素异形的;异向的,外向的(指精神病学中愿受他人意想为主的一种人格型,即非自我中心的)

allotropism [ə'lɔtrəpiz*ə*m], **allotropy** [ə'lɔtrəpi] *n* 同素异形

allotrylic [ˌælə'trilik] *a* 异物侵入的

allotype ['ælətaip] *n* (同种)异型 | **allotypic** [ˌælə'tipik] *a*

allotypy [ˌælə'taipi] *n* (同种)异型性

all-out ['ɔ:l'aut] *a* 全力的,无保留的

allow [ə'lau] *vt* 允许,准许 *vi* 考虑到,体谅 (for); 容许 (of)

allowable [ə'lauəbl] *a* 可容许的

allowance [ə'lauəns] *n* 允许,膳食许可量 | make ~(s) 留出余地 / make ~(s) for 扣除,为…留出余地;考虑到

alloxan [ə'lɔksən] *n* 阿脲,四氧嘧啶,2-氧代丙二酰脲(用于营养实验,并用作抗肿瘤药)

alloxanic acid [ˌælɔk'sænik] 阿脲酸

alloxantin [ə'lɔksəntin] *n* 双阿脲,双四氧嘧啶

alloxazine [ə'lɔksəzi:n] *n* 咯嗪

alloxuremia [ˌælɔksju*ə*'ri:miə] *n* 嘌呤碱血(血内有嘌呤碱即引起中毒)

alloxuria [ˌælɔk'sjuəriə] *n* 嘌呤碱尿 | **alloxuric** *a*

alloxyproteic acid [ə͵lɔksi'prəutiik] 氧化蛋白酸
alloy ['ælɔi] *n* 合金 *vt* 合铸 | amalgam ～ 汞合金
alloyage [ə'lɔiidʒ] *n* 合金法
all-purpose ['ɔ:l͵pə:pəs] *a* 适于各种用途的，通用的
all-round ['ɔ:l'raund] *a* 全面的;适于各种用途的;综合性的，万能的
all-sided ['ɔ:l'saidid] *a* 全面的 | ～**ly** *ad* / ～**ness** *n*
allspice ['ɔ:lspais] *n* 药椒，牙买加胡椒
all-time ['ɔ:ltaim] *a* 空前的;全部时间的
allude [ə'ljud] *vi* 暗指，(间接)提到 (to)
alluranic acid [͵æljuə'rænik] 脲合四氧嘧啶酸
allure [ə'ljuə] *vt* 诱惑，吸引 *n* 诱惑力
allusion [ə'lju:ʒən] *n* 暗指，(间接)提到 (to)
all-weather ['ɔ:l'weðə] *a* 适应各种气候的，全天候的
allyl ['ælil] *n* 烯丙基，丙烯基 | ～ aldehyde 丙烯醛 / ～ isothiocyanate 异硫氰酸丙烯酯 / ～ sulfide 硫化丙烯，二烯丙硫，丙烯硫醚 / ～ sulfocarbamide, ～ thiocarbamide, ～ thiourea 丙烯硫脲
allylamine [͵æli'læmin] *n* 烯丙胺，丙烯胺
allylguaiacol [͵ælil'gwaiəkɔl] *n* 丁香酚，丙烯愈创木酚
allylnormorphine hydrochloride [͵ælilnə'mɔ:fi:n] 盐酸烯丙吗啡(吗啡拮抗药)
allysine [ei'laisi:n] *n* ε-醛(基)赖氨酸
almadrate sulfate ['ælmədreit] 铝硫酸镁，水合硫酸镁铝(抗酸药)
Almeida's disease [ælmei'i:də] (Floriano P. de Almeida) 巴西芽生菌病，类球孢子菌病
Almén's reagent [æl'mein] (August T. Almén) 阿尔门试剂(240ml内含0.325g鞣酸的50％乙醇中加10ml 25％的乙酸) | ～ test 阿尔门试验(检尿白蛋白、血或血色素、葡萄糖)
almond ['ɑ:mənd] *n* 杏仁，扁桃，巴旦杏
almoner ['ælmənə,'ɑ:mənə] *n* 救济(品)分发人员 | hospital ～ (英国的)医院社会服务基金分发人员，医院社会服务员
almost ['ɔ:lməust,'ɔ:lməst] *ad* 几乎，差不多
alochia [ə'ləukiə] *n* 无恶露
Aloe ['æləu] *n*【希】芦荟属
aloe ['æləu] *n* 芦荟 | ～**tic** [͵æləu'etik] *a* 芦荟制的;(含)芦荟的
aloe-emodin ['æləu-'emədin] *n* 芦荟泻素
alogia [ə'ləudʒiə] *n* 精神性失语症(中枢损害所致)
aloin ['æləuin] *n* 芦荟素，芦荟总苷
alone [ə'ləun] *ad* 单独(地);独自 | let (或leave) ～ 听任;别管 / stand ～ in 在…方面独一无二 | ～**ness** *n* 单独，孤独
along [ə'lɔŋ] *prep,ad* 沿着 | all ～ 始终，一贯 / be ～ 来到 / right ～ 继续地，不断地 / ～ with 一道，一起
alongside [ə'lɔŋ'said] *ad* 并排地 *prep* 在…旁边 | ～ of 在…旁边，与…并肩
alonimid [ə'lɔnimid] *n* 阿洛米酮，螺旋萘哌酮(催眠镇静药)
alopecia [͵æləu'pi:ʃiə] *n* 脱发，秃(发) | **alopecic** [æləu'pi:sik] *a*
aloud [ə'laud] *ad* 出声地;大声地
aloxanthin [͵ælɔk'sænθin] *n* 芦荟黄质
aloxiprin [æ'lɔksiprin] *n* 阿洛普令，氧化铝缩乙酰水杨酸(镇痛药)
ALP alkaline phosphatase 碱性磷酸(酯)酶
alpenstich ['ɑ:lpənstiʃ] *n*【德】阿尔卑斯山肺炎
Alpers' disease ['ælpəz] (Bernard J. Alpers) 阿尔珀病(幼儿的一种罕见病，特征为大脑皮质和其他部位的神经元退变，伴进行性精神衰退、运动障碍、癫痫发作和早期死亡。亦称脑灰质营养不良症，进行性脑灰质营养不良症或婴儿灰

质营养不良症)

alpertine [æl'pə:ti:n] *n* 阿尔哌汀,苯哌吲乙酯(安定药)

alpha ['ælfə] *n* 希腊语的第1个字母(A, α); 最初;开始 *a* 第一位的 | the ~ and omega 始终,全部

alpha-amylose [ˌælfə 'æmiləus] *n* α-直链淀粉

alpha$_1$-antitrypsin [ˌælfə- ˌænti'tripsin] *n* $α_1$-抗胰蛋白酶(此蛋白缺乏与肺气肿的发生有关)

Alpha Chymar ['ælfə'kaimə] 糜蛋白酶(chymotrypsin)制剂的商品名

alpha-dinitrophenol [ˌælfə daiˌnaitrəu'fi:nɔl] *n* α-二硝基酚, 2,4-二硝基苯酚

alphadione [ˌælfə'daiəun] *n* 阿尔法双酮(甾类麻醉剂)

Alphadrol ['ælfədrɔl] *n* 氟泼尼龙,氟强的松龙(fluprednisolone)制剂的商品名

alpha-endorphin ['ælfə en'dɔ:fin] *n* α-内啡肽

alpha-estradiol [ˌælfə ˌestrə'daiɔl] *n* α-雌二醇

alpha-fetoprotein [ˌælfə ˌfi:təu'prəuti:n] *n* 甲胎蛋白

alpha-galactosidase [ˌælfə gəˌlæktə'saideis] *n* α-半乳糖苷酶

alpha-1,4-glucosidase deficiency ['ælfə glu:'kəusideis] α-1,4-葡糖苷酶缺乏症,糖原贮积病Ⅱ型

Alphaherpesvirinae [ˌælfəˌhə:pizvi'raini:] *n* α-疱疹病毒亚科

alpha-hypophamine [ˌælfə hai'pɔfəmin] *n* (垂体后叶)催产素

alpha-lipoprotein [ˌælfə lipə'prəuti:n] *n* α-脂蛋白,甲脂蛋白,高密度脂蛋白

alpha-lobeline [ˌælfə 'lɔbilin] *n* α-北美山梗菜碱,洛贝林(呼吸中枢兴奋药)

alphalytic [ˌælfə'litik] *a* 抗α-肾上腺素能的 *n* 抗α-肾上腺素能药

alpha$_2$-macroglobulin [ˌælfəˌmækrəu'glɔbjulin] *n* $α_2$-巨球蛋白

alphamimetic [ˌælfəmai'metik] *a* 拟α-肾上腺素能的,类α-肾上腺素能的 *n* 拟α-肾上腺素能药

alphanaphthol [ˌælfə'næfθɔl] *n* α-萘酚

alphaprodine hydrochloride [ˌælfə'prəudi:n] 盐酸阿法罗定,盐酸安侬痛(麻醉镇痛药)

alpharsonic acid [ˌælfɑ:'sɔnik] α-胂酸

alpha-tocopherol [ˌælfə tə'kɔfərɔl] *n* α-生育酚

alphatoluic acid [ˌælfətə'lu:ik] 苯乙酸

Alphatrex [ˌælfə'treks] *n* 马来酸倍他米松(betamethasone maleate)制剂的商品名

alpha-tropeine [ˌælfə'trəupi:in] *n* α-托品因

Alphavirus ['ælfəˌvaiərəs] *n* α-病毒属

alphavirus ['ælfəˌvaiərəs] *n* α-病毒

alphitomorphous [ˌælfitə'mɔ:fəs] *a* 麦粉形的(指植物某些真菌寄生物)

alphonsin [æl'fɔnsin] (Alphonse Ferri) *n* 三爪取弹钳

alphos ['ælfɔs] *n*【拉;希】牛皮癣

alprazolam [æl'preizələm] *n* 阿普唑仑,三唑安定(安定药)

alprenolol hydrochloride [æl'prenələl] 盐酸阿普洛尔,盐酸心得舒(β肾上腺素能阻滞药)

alprostadil [æl'prɔstədil] *n* 前列地尔,前列腺素E_1(治疗先天性心脏病时,用作动脉导管的暂时性维持药)

already [ɔ:l'redi] *ad* 已经 | **~in** 早在…时候

alrestatin sodium ['ælriˌstætin] 阿司他丁钠,苯喹乙酸钠(醛糖还原酶抑制药)

ALROS American Laryngological, Rhinological, and Otological Society 美国耳鼻咽喉科学会

ALS antilymphocyte serum 抗淋巴细胞血清

alseroxylon [ˌælsə'rɔksilɔn] *n* 阿舍西隆,萝芙西隆,蛇根混合碱(降压镇静药)
also ['ɔːlsəu] *ad* 也,同样;而且 | not only ... but ~ 不但…而且…
alstonine ['ɔːlstəniːn] *n* 鸡骨常山碱,解热树碱
Altace ['ælteis] *n* 雷米普利(ramipril)制剂的商品名
alt. dieb. alternis diebus【拉】隔日
alteplase ['æltəpleis] *n* 组织纤维蛋白溶酶原激活剂(由重组DNA技术产生,用于纤维蛋白溶解疗法,治疗急性心肌梗死)
alter ['ɔːltə] *vi* 改变;阉,阉割(如家畜) *vi* 变样 | **alterable** ['ɔːltərəbl] *a* 可改变的,可改动的
alteration [ˌɔːltə'reiʃən] *n* 改变,变更
alteregoism [ˌɔːltə'riːgəizəm] *n* 同病相怜症
alternans [ɔːl'təːnənz]【拉】*a* 交替的 *n* 交替脉 | electrical ~ 心电交替 / ~ of the heart 心脏交替(现象) / pulsus ~ 心音交替(提示左心室衰竭)
Alternaria [ˌɔːltə'nɛəriə] *n* 链格孢属(可致数种植物病及发现于人类肺病与皮肤感染,也是人类支气管哮喘常见的变应原)
alternariatoxicosis [ˌɔːltəˌnæriətɔksi'kəusis] *n* 链格孢中毒
alternate [ɔːl'təːnit] *a* 交替的,轮流的;互生的(植物) ['ɔːtəneit] *vt, vi* (使) 交替,(使)轮流 | ~**ly** *ad*
alternating [ˌɔːltəneitiŋ] *a* 更迭的;交替的
alternation [ˌɔːltə'neiʃən] *n* 交替,更迭;互生(植物) | cardiac ~ 心脏性交替 / ~ of generations 世代交替
alternative [ɔːl'təːnətiv] *a* 可选择的;替代的 *n* (可供选择的)两者之一;选择对象;替代办法 | have no ~ but … 除…外别无选择 | ~**ly** *ad*
Alteromonas [ˌɔːltərə'məunəs] *n* 互生单胞菌属 | ~ putrefaciens 腐败互生单胞菌,腐败假单胞菌
Althaea [æl'θiːə] *n*【拉】蜀葵属
Althausen test ['ɔːlthauzən] (Theodore L. Althausen) 阿尔陶森试验(口服糖后,间隔时间抽血测定半乳糖浓度以检肠吸收速度)
althea [æl'θiːə] *n* 药蜀葵(根)
althiazide [æl'θaiəzaid] *n* 阿尔噻嗪,烯硫噻二嗪(利尿、降压药)
Alt. hor. alternis horis【拉】每2小时,每隔1小时
although [ɔːl'ðəu] *conj* 尽管,虽然
altitude ['æltitjuːd] *n* 高,高度(尤指海拔);[常用复]高处
Altmann-Gersh method ['ɑːltmən gəːʃ] (Richard Altmann; Isidore Gersh) 阿尔特曼-格什法(用冰冻干燥法制备组织,供组织学研究用)
Altmann's fluid ['ɑːltmən] (Richard Altmann) 阿尔特曼液(组织固定液,由等量的2%锇酸溶液和5%重铬酸钾溶液组成) | ~ granule 线粒体 / ~ theory 阿尔特曼学说(认为细胞原浆由微细的小粒所组成,这种小粒为生活物质的单位,称为原生粒)
altofrequent [ˌæltəu'friːkwənt] *a* 高频率的
altogether [ˌɔːltə'geðə] *ad* 完全;总共;总而言之 *n* 总共 | in the ~ 裸体
Altracin [æl'treisin] *n* 杆菌肽锌(bacitracin zinc)制剂的商品名
altretamine [æl'retəmiːn] *n* 六甲蜜胺(抗肿瘤药)
altricious [æl'triʃəs] *a* 长期护理的
altronic acid [æl'trɔnik] 阿卓糖酸
altrose ['æltrəus] *n* 阿卓糖
Alu-Cap ['æljukæp] *n* 干燥氢氧化铝凝胶(dried aluminum hydroxide gel)制剂的商品名
Aludrine [ə'ljuːdrin] *n* 异丙肾上腺素(isoproterenol)制剂的商品名
Aludrox [æ'ljuːdrɔks] *n* 氧化铝和氧化镁(alumina and magnesia)制剂的商品名
alum ['æləm] *n* 明矾 | exsiccated ~,

burnt ～, dried ～ 煅明矾，干燥明矾
alumina [ə'lju:minə] *n* 矾土；氧化铝 | ～ and magnesia 铝镁片，氧化铝和氧化镁(抗酸药)
aluminate [ə'lju:mineit] *n* 铝酸盐
aluminated [ə'lju:mi,neitid] *a* 含明矾的
Aluminoid [ə'lju:minɔid] *n* 氢氧化铝凝胶 (aluminum hydroxide gel) 制剂的商品名
aluminosis [ə,lju:mi'nəusis] *n* 铝质沉着病，铝尘肺，肺矾土沉着病，矾土肺
aluminous [ə'lju:minəs] *a* 铝土的；矾的
aluminum [ə'lju:minəm] *n* 铝 | ～ acetate 醋酸铝(收敛、防腐药) / ～ ammonium sulfate 硫酸铝铵；铵矾 / ～ hydroxide 氢氧化铝(外用作干燥粉，内用作抗酸药和吸收药) | **aluminium** [,ælju:'minjəm] *n*
alundum [ə'lʌndəm] *n* 钢铝石
Alupent ['ælju:pent] *n* 硫酸异丙喘宁，硫酸羟喘，硫酸间羟异丙肾上腺素(metaproterenol sulfate)制剂的商品名
Alurate ['æljuəreit] *n* 阿普比妥(aprobarbital)制剂的商品名
Alu-Tab ['æljutæb] 干燥氢氧化铝凝胶(dried aluminum hydroxide gel)制剂的商品名
Alv. adst. alvo adstricta【拉】便秘
Alv. deject. alvi dejectiones【拉】便通
alvei ['ælviai] alveus 的复数
alveobronchiolitis [,ælviəubrɔŋkiə'laitis] *n* 支气管肺炎
alveolalgia [,ælviəu'lældʒiə] *n* (术后)牙槽窝痛
alveolar [æl'viələ] *a* 牙槽的；小泡的
alveolate [æl'viəlit] *a* 蜂窝状的，槽形的 | **alveolation** [æl,viə'leiʃən] *n*
alveolectomy [,ælviə'lektəmi] *n* 牙槽切除术，齿槽修整术
alveoli [æl'viəlai] alveolus 的复数
alveolitis [,ælviə'laitis] *n* 牙槽炎；小泡炎，肺泡炎 | fibrosing ～ 纤维化肺泡炎 / ～ sicca dolorosa 干槽症(牙槽窝骨髓炎)
alveol(o)- [构词成分] 牙槽；小泡
alveolocapillary [æl,viələukə'piləri] *a* 肺泡(与)毛细管的
alveoloclasia [æl,viələu'kleiziə] *n* 牙槽崩解，牙槽溃坏
alveolodental [æl,viələu'dentl] *a* 牙槽牙的
alveololabial [æl,viələu'leibiəl] *a* 牙槽唇的
alveololabialis [æl,viələuleibi'eilis] *n* 颊肌
alveololingual [æl,viələu'liŋgwəl] *a* 牙槽舌的
alveolomerotomy [æl,viələumi'rɔtəmi] *n* 牙槽突部分切除术
alveolonasal [æl,viələu'neizəl] *a* 牙槽鼻的
alveolopalatal [æl,viələu'pælətl] *a* 牙槽腭的
alveoloplasty [æl'viələ,plæsti] **alveoplasty** [æl,viə'plæsti] *n* 牙槽成形术
alveolotomy [,ælviəu'lɔtəmi] *n* 牙槽切开术
alveolus [æl'viələs] ([复] **alveoli** [æl'viəlai]) *n* 牙槽；小泡，小窝；肺泡 | dental alveoli 牙槽 / alveoli pulmonis, alveoli pulmonum 肺泡
alverine citrate ['ælvəri:n] 枸橼酸阿尔维林，枸橼酸乙双苯丙胺(抗胆碱能药，胃肠道和生殖泌尿道疾病时用作平滑肌松弛药)
alveus ['ælviəs] ([复] **alvei** ['ælviai]) *n*【拉】槽；海马槽，海马白质
Alvodine ['ælvədin] *n* 乙磺酸匹米诺定(piminodine esylate) 制剂的商品名
alvus ['ælvəs] *n*【拉】腹，腹脏
always ['ɔ:lwəz, 'ɔ:lweiz] *ad* 总是；永远
alymphia [ə'limfiə] *n* 淋巴液缺乏
alymphocytosis [ə,limfəusai'təusis] *n* 淋巴细胞缺乏(血内)
alymphoplasia [ə,limfəu'pleiziə] *n* 淋巴(组织)发育不全 | thymic ～ 胸腺淋巴(组织)发育不全(严重联合免疫缺陷)

alymphopotent [əˌlimfəu'pəutənt] *a* 淋巴细胞再生不能的
Alzheimer's cells ['æltshaimə] (Alois Alzheimer) 阿尔茨海默细胞(①巨大星形胶质细胞,见于肝豆状变性与肝昏迷时的脑内;②变性星形胶质细胞) | ~ dementia (disease, sclerosis) 早老性痴呆 / ~ stain 阿尔茨海默染剂(一种亚甲蓝与曙红的多色染剂,染内格里〈Negri〉小体)
AM artium magister【拉】文科硕士
Am 元素镅 (americium) 的符号
A. M., a. m., AM ante meridiem【拉】午前,上午
am 近视散光(myopic astigmatism)、米角(meterangle)、屈光不正(ametropia)的符号
AMA Aerospace Medical Association 航空航天医学会; American Medical Association 美国医学会; Australian Medical Association 澳大利亚医学会
ama ['eimə] ([复] **amae** ['eimi:]) *n* (内耳)半规管膨隆(在壶腹对侧)
amaas ['ɑ:məs] *n* 乳白痘,类天花
amacratic [ˌæmə'krætik] *a* 焦聚的,聚光的(透镜)
amacrinal [ˌæmə'krainl] *a* 无长突的
amacrine, amakrine ['æməkrin] *a* 无长突的(神经细胞) *n* 无长突细胞
Amadil ['æmədil] *n* 扑热息痛 (acetaminophen) 制剂的商品名
amadinone acetate [ə'mædinəun] 醋酸阿马地酮,氯地诺孕酮醋酯(孕激素类药)
amadou ['æmədu:] *n*【法】火绒(从前用于裹伤和止血)
AMAL Aero-Medical Acceleration Laboratory 航空医学加速实验室
amalgam [ə'mælgəm] *n* 汞合金,汞齐 | dental ~ 银汞合金(一种银、锡和汞的合金,充填牙用)
amalgamable [ə'mælgəməbl] *a* 可合汞的,可成合金的
amalgamate [ə'mælgəmeit] *vt* 调制汞合金,混合 *vi* (金属)汞齐化 | **amalgamation** [əˌmælgə'meiʃən] *n* 汞齐化法,汞合金调制;研制(法) / **amalgamator** [ə'mælgəmeitə] *n* 混汞(合金)器,汞合金调制器;研制器
amandin ['æməndin] *n* 苦扁桃仁球蛋白,苦杏仁球蛋白
Amanita [ˌæmə'naitə] *n* 捕蝇蕈属
Amanitaceae [ˌæmənai'teisii:] *n* 捕蝇蕈科
amanitine [ə'mæniti:n] *n* 蝇蕈素,鹅膏蕈碱
amanitotoxin [əˌmænitəu'tɔksin] *n* 蝇蕈毒素
amantadine hydrochloride [ə'mæntədi:n] 盐酸金刚烷胺(抗病毒药,抗震颤麻痹药)
amaranth ['æməræn θ] *n* 苋紫,蓝光酸性红(用作食品、化妆品和药物的着色剂)
Amaranthus [ˌæmə'rænθəs] *n* 苋属
amaril ['æməril] *n* 黄热病毒质(一种过去认为致黄热病的假设性毒质) | virus ~ 黄热病 | ~**lic** [ˌæmə'rilik] *a*
amarine ['æmərin] *n* 苦杏素,苦木精,苦杏精
amaroid ['æmərɔid] *n* 苦味质
amaroidal [æmə'rɔidl] *a* 苦味质的
amarthritis [ˌæmɑ:'θraitis] *n* 多(数)关节炎
amasesis [ˌæmə'si:sis] *n* 咀嚼不能
amass [ə'mæs] *vt* 积聚 | ~**ment** *n*
amasthenic [ˌæmæs'θenik] *a* 焦聚的,聚光的(透镜)
amastia [ə'mæstiə] *n* 无乳房(畸形)
amastigote [ə'mæstigəut] *n* 无鞭毛体
amathophobia [əˌmæθə'fəubjə] *n* 飞尘恐怖,尘埃恐怖
amativeness ['æməˌtivnis] *n* 恋爱嗜好,好色
amatol ['æmətɔl] *n* 阿马托炸药(由硝酸铵和三硝基甲苯组成)
amatoxin [ˌæmə'tɔksin] *n* 蝇蕈毒素
amaurosis [ˌæmɔ:'rəusis] *n* 全盲,黑矇

| albuminuric ～ 蛋白尿性黑矇 / central ～ 中枢性黑矇 / cerebral ～ 脑性黑矇 / ～ fugax 一时性黑矇 / saburral ～ 胃炎性黑矇 | **amaurotic** [ˌæmɔːˈrɔtik] *a*

amaze [əˈmeiz] *vt* 使惊奇 | **amazing** [əˈmeiziŋ] *a* 令人惊异的

amazement [əˈmeizmənt] *n* 惊奇

amazia [əˈmeiziə] *n* 无乳腺(畸形)

amb- 见ambi-

Ambard's formula (coefficient, constant, equation) (Leon Ambard) [əmˈbɑː] 昂巴公式(系数、常数、方程式) (肾病时找出脲指数⟨*K*⟩, 其公式为:

$$\frac{Ur}{\sqrt{D \times \frac{70}{P} \times \sqrt{\frac{C}{25}}}} = K,$$

其中*Ur*表示血内脲的比例, *D*表示24h总脲量⟨g⟩,*P*表示患者的体重⟨kg⟩,*C*表示尿中脲的比例)

ambenonium chloride [ˌæmbiˈnəuniəm] 安贝氯铵, 氯化阿伯农, 酶抑宁(胆碱酯酶抑制药, 用于重症肌无力)

amber [ˈæmbə] *n, a* 琥珀(的), 琥珀色(的)

ambergris [ˈæmbəgri(ː)s] *n* 龙涎香

Amberg's line [ˈæmbəːg] (Emil Amberg) 安伯格线(为乳突前缘和颞线所成之角的中分线, 本线最靠近侧窦, 亦称侧窦线)

ambi-, amb- [前缀] 两, 复, 双, 两侧

ambidexterity [ˌæmbideksˈterəti], **ambidextrality** [ˌæmbideksˈtræləti], **ambidextrism** [ˌæmbiˈdekstrizəm] *n* 双利手, 两手同利 | **ambidextrous** [æmbiˈdekstrəs] *a*

ambiguous [æmˈbigjuəs] *a* 歧义的, 模棱两可的, 意义含糊的; 双关的 | ～**ly** *ad*

ambilateral [ˌæmbiˈlætərəl] *a* 两侧的

ambilevosity [ˌæmbiliˈvɔsəti] *n* 两手不利 | **ambilevous** [ˌæmbiˈliːvəs] *a*

Ambilhar [ˈæmbilə] *n* 尼立达唑(niridazole) 制剂的商品名

ambiopia [ˌæmbiˈəupiə] *n* 复视

ambisexual [ˌæmbiˈseksjuəl] *a* 两性的(指两性共有的性特征, 如阴毛)

ambisinister [ˌæmbisiˈnistə] *a* 两手不利的 *n* 两手不利者

ambisinistrous [ˌæmbisiˈnistrəs] *a* 两手不利的

ambition [æmˈbiʃən] *n* 志气, 雄心

ambitious [æmˈbiʃəs] *a* 有雄心的 | ～**ly** *ad*

ambivalence [ˌæmbiˈveiləns, æmˈbivələns] *n* 矛盾情绪(对同一事物既爱又恨) | **ambivalent** [æmˈbivələnt] *a* 矛盾情绪的; 矛盾的

ambiversion [ˌæmbiˈvəːʒən] *n* 中向人格(介于内向和外向人格之间)

ambivert [ˈæmbivəːt] *n* 中向人格者

ambly- [构词成分] 钝, 弱

amblyacousia [ˌæmbliəˈkuːsiə], **amblykusis** [ˌæmbliˈkjuːsis] *n* 听觉迟钝

amblyaphia [æmbliˈeifiə] *n* 触觉迟钝

amblychromasia [ˌæmblikrəuˈmeiziə] *n* 弱染性

amblychromatic [ˌæmblikrəuˈmætik] *a* 弱染性的

amblygeustia [ˌæmbliˈgjuːstiə] *n* 味觉迟钝

Amblyomma [ˌæmbliˈɔmə] *n* 钝眼蜱属 | ～ americanum 美洲钝眼蜱 / ～ cajennense 卡延钝眼蜱 / ～ hebraeum 希伯来钝眼蜱 / ～ maculatum 斑点钝眼蜱 / ～ ovale 卵圆钝眼蜱 / ～ tuberculatum 结节钝眼蜱 / ～ variegatum 彩饰钝眼蜱

amblyope [ˈæmbliəup] *n* 弱视者

amblyopia [ˌæmbliˈəupiə] *n* 弱视 | color ～ 色弱视 / crossed ～ 交叉性弱视 / postmarital ～ 婚后弱视 / quinine ～ 奎宁毒性弱视 | **amblyopic** [ˌæmbliˈəupik] *a*

amblyopiatrics [ˌæmbliˌəupiˈætriks] *n* 弱视矫正法

amblyoscope [ˈæmbliəˌskəup] *n* 弱视

镜

Amblyospora [ˌæmbliˈɔspɔrə] *n* 钝孢子属

Amblystoma [æmˈblistəumə] *n* 美西螈属

ambo [ˈæmbəu] *n* 关节盂缘

ambo- [构词成分] 两,复,双,两侧

amboceptor [ˌæmbəuˈseptə] *n* 介体 | bacteriolytic ～ 溶菌介体 / hemolytic ～ 溶血性介体

amboceptorgen [ˌæmbəuˈseptədʒən] *n* 介体原(产生介体的抗原)

Ambodryl [ˈæmbədril] *n* 盐酸溴马秦,盐酸溴苯醇胺,盐酸溴苯海拉明(bromodiphenhydramine hydrochloride)制剂的商品名

ambomalleal [ˌæmbəuˈmæliəl] *a* 砧骨锤骨的

ambomycin [ˌæmbəˈmaisin] *n* 安波霉素,二霉素(抗生素类药)

ambon [ˈæmbɔn] *n* 关节盂缘

ambosexual [ˌæmbəuˈseksjuəl] *a* 两性的(见ambisexual)

ambrin [ˈæmbrin], **ambrain** [æmˈbreiin], **ambrein** [æmˈbri:in] *n* 龙涎香脂,龙涎精

Ambrosia [æmˈbrəuzjə] *n* 豕草属(一年生草本,产生大量风播花粉,引致枯草热)

ambrosterol [æmˈbrɔstərɔl] *n* 豕草甾醇,豕草固醇

ambruticin [ˌæmbru:ˈtaisin] *n* 安布替星,三烯吡喃霉素(抗真菌药)

ambulance [ˈæmbjuləns] *n* 救护车

ambulant [ˈæmbjulənt], **ambulatory** [ˈæmbjulətəri] *a* 能走动的,不卧床的

ambulate [ˈæmbjuleit] *vi* 行走,移动 | **ambulation** [ˌæmbjuˈleiʃən] *n*

ambuphylline [æmˈbju:fili:n] *n* 安布茶碱,氨异丁醇茶碱(利尿药,平滑肌松弛药)

ambustion [æmˈbʌstʃən] *n* 灼伤,烫伤

ambutoxate hydrochloride [ˌæmbjuˈtɔkseit] 盐酸氨布卡因,盐酸氨丁卡因(脊髓麻醉药)

Ambystoma [æmˈbistəmə] *n* 美西螈属

amcinafal [æmˈsinəfæl] *n* 安西法尔,戊酮缩去炎松(抗炎药)

amcinafide [æmˈsinəfaid] *n* 安西非特,苯乙酮缩去炎松(抗炎药)

amcinonide [æmˈsinənaid] *n* 安西奈德,醋酸环戊酮缩去炎松(氟化皮质激素)

amdinocillin [æmˈdi:nəsilin] *n* 甲亚胺青霉素(用于治疗尿路感染,亦称美西林 mecillinam)

ameba [əˈmi:bə] ([复] **amebae** [əˈmi:bi:] 或 **amebas**) *n* 阿米巴,变形虫 | artificial ～ 人工阿米巴 / coprozoic ～ 粪生变形虫 | **amebic** [əˈmi:bik] *a*

amebacidal [əˌmi:bəˈsaidl] *a* 杀阿米巴的

amebacide [əˈmi:bəsaid] *a* 杀阿米巴的 *n* 杀阿米巴药

amebadiastase [əˌmi:bəˈdaiəsteis] *n* 阿米巴淀粉酶

amebaism [əˈmi:bəizəm] *n* 阿米巴样运动力

ameban [əˈmi:bən] *n* 卡巴胂(即 carbarsone, 抗阿米巴药)

amebevan [əˈmi:bəvən] *n* 卡巴胂(即 carbarsone, 抗阿米巴药)

amebiasis [ˌæmiˈbaiəsis] *n* 阿米巴病 | ～ cutis 皮肤阿米巴病 / hepatic ～ 肝阿米巴病,阿米巴(性)肝炎 / intestinal ～ 肠阿米巴病,阿米巴(性)痢疾

amebicidal [əˌmi:biˈsaidl] *a* 杀阿米巴的

amebicide [əˈmi:bisaid] *a* 杀阿米巴的 *n* 杀阿米巴药

amebiform [əˈmi:bifɔ:m] *a* 阿米巴样的,变形虫样的

ameb(i)(o)- [构词成分] 阿米巴的(同样见以 amoeb(i)(o)- 起始的词)

amebiosis [ˌæmibaiˈəusis] *n* 阿米巴病

amebism [ˈæmibizəm] *n* 阿米巴样运动;阿米巴病

amebocyte [əˈmi:bəsait] *n* 阿米巴样细

胞,变形(虫样)细胞

amebodiastase [ə,mi:bəu'daiəsteis] *n* 阿米巴淀粉酶

ameboid [ə'mi:bɔid] *a* 阿米巴样的,变形虫样的

ameboidism [ə'mi:bɔidizəm] *n* 阿米巴样运动

ameboma [,æmi'bəumə] *n* 阿米巴瘤

amebosis [,æmi'bəusis] *n* 阿米巴病

amebula [ə'mi:bjulə] *n* 变形虫样孢子,假孢子虫

ameburia [,æmi'bjuəriə] *n* 阿米巴尿,变形虫尿

amedalin hydrochloride [ə'mi:dəlin] 盐酸氨甲达林,盐酸苯吲酮丙胺(抗抑郁药)

ameiosis [,eimai'əusis] *n* 不减数分裂(如单性生殖中所发生的)

AMEL Aero-Medical Equipment Laboratory 航空医学设备实验室

amelanosis [ə,melə'nəusis] *n* 无黑素病,黑素缺失症

amelanotic [,æmelə'nɔtik] *a* 无黑素的

amelia [ə'mi:liə] *n* 无肢(畸形),缺肢(畸形)

amelification [ə,melifi'keiʃən] *n* 成釉(作用),釉质化

ameliorate [ə'mi:ljəreit] *vt, vi* 改善,改进;转佳 | **amelioration** [ə,mi:ljə'reiʃən] *n*

ameliorative [ə'mi:ljərətiv] *a* 改善的,改进的;转佳的

ameloblast [ə'meləublæst] *n* 成釉细胞

ameloblastoma [ə,meləublæs'təumə] *n* 成釉细胞瘤,釉质(上皮)瘤 | melanotic ~, pigmented ~ 黑素沉着性釉质瘤,色素沉着性釉质瘤;黑素沉着性神经外胚层瘤 / pituitary ~ 垂体性釉质瘤,颅咽管瘤

amelodentinal [,æmiləu'dentinl] *a* 釉牙(本)质的

amelogenesis [,æmiləu'dʒenisis] *n* 釉质发生 | ~ imperfecta 釉质生长不全

amelogenic [,æmiləu'dʒenik] *a* 釉质发生的,釉原性的

amelogenin [,æmiləu'dʒenin] *n* 成釉原素,牙釉蛋白

amelus ['æmiləs] *n* 无肢畸胎,缺肢畸胎

amenable [ə'mi:nəbl] *a* 有义务(或责任)的;顺从的,服理的;经得起检验的

amend [ə'mend] *vt* 改正,修正

amendment [ə'mendmənt] *n* 改正,修正;修正案

amenia [ə'mi:niə] *n* 闭经

amenity [ə'mi:nəti] *n* (环境、气候的)舒适,宜人;[复]乐趣;(社交)礼节

amenorrhea [ei,menə'riə] *n* 闭经,无月经 | dysponderal ~ 体重失常性闭经,代谢性闭经 / hypothalamic ~ 下丘脑性闭经 / ovarian ~ 卵巢性闭经 / physiologic ~ 生理闭经,妊娠期闭经 / relative ~ 月经减少 | ~l [ei,menə'riəl] *a*

amensalism [ei'mensəlizəm] *n* 无害寄生,受损无损共生(一群体或个体受到损害,而另一群体或个体则不受影响的共生)

ament ['eimənt] *n* 白痴,低能者,精神发育不全者

amentia [ə'menʃiə] *n* 白痴,低能,精神发育不全;精神错乱 | nevoid ~ 痣性低能,痣性精神障碍 / phenylpyruvic ~ 苯丙酮酸性白痴 | ~l *a*

America [ə'merikə] *n* 美洲

Americaine [ə'meri,kein] *n* 苯佐卡因(benzocaine) 制剂的商品名

American [ə'merikən] *a* 美洲的;美国的 *n* 美洲人;美国人;美国英语

American Type Culture Collection (ATCC) 美国典型菌种收藏所,美国标准菌库

americium [,æmə'risiəm] *n* 镅(化学元素)

amerism ['æmərizəm] *n* 分(音)节不能 | **ameristic** [,æmə'ristik] *a*

Ames test [eimz] (Bruce Ames) 艾姆斯试验(检致癌作用)

ametabolon [,æme'tæbəlɔn] *n* 不变态

类(指动物)

ametabolous [ˌeime'tæbələs] *a* 不变态的

ametachromophil [ˌeimetə'krəuməfil], **ametaneutrophil** [ˌeimetə'nju:trəfil] *a* 非偏染的,正染色的

amethocaine hydrochloride [ə'meθəkein] 盐酸阿美索卡因,盐酸丁卡因(局部或表面麻醉药)

amethopterin [əme'θɔptərin] *n* 甲氨蝶呤(抗肿瘤药,免疫抑制剂)

ametria [ə'mi:triə] *n* 无子宫(畸形)

ametrometer [ˌæmi'trɔmitə] *n* 屈光不正测量器

ametropia [ˌæmi'trəupiə] *n* 屈光不正 | axial ～ 轴性屈光不正 / curvature ～ 曲度性屈光不正 | **ametropic** [ˌæmi'trɔpik] *a*

amfenac sodium ['æmfənæk] 氨芬酸钠,苯酰高灭酸钠(抗炎药)

amfonelic acid [ˌæmfə'ni:lik] 安福萘酸,苯萘啶酸(中枢神经系统兴奋药)

Amh mixed astigmatism with myopia predominating 近视为主混合散光

AMI acute myocardial infarction 急性心肌梗死

amianthoid [ˌæmi'ænθɔid] *a* 石棉样的(指肋软骨和喉软骨坏变时所见的某些纤维)

amibiarson [ˌæmibi'ɑ:səun] *n* 卡巴胂(即carbarsone, 抗阿米巴药)

Amicar ['æmikɑ:] *n* 氨基己酸(aminocaproic acid)制剂的商品名

amichloral [ˌæmi'klɔ:rəl] *n* 阿米氯醛(兽用食物添加剂)

amicine ['æmisin] *n* (垂体后叶)生长抑制素

Amici's disk, line, striae [ə'mitʃi] (Giovanni B. Amici) 阿米契盘、线、纹(Z盘,克劳泽〈Krause〉膜,横纹肌间线)

amicrobic [ˌeimai'krəubik] *a* 无菌的,非微生物性的

amicron [ei'maikrɔn], **amicrone** [ei'maikrəun] *n* 超视粒,绝微子(直径约10^{-7}cm的一种胶粒,只有用超显微镜方可看到)

amicroscopic [əˌmaikrə'skɔpik] *a* 超显微镜的

amiculum [ə'mikjuləm] ([复] **amicula** [ə'mikjlə]) *n* (小脑齿状核)包膜;橄榄核套

amid [ə'mid] *prep* 在…中

amidapsone [ˌeimi'dæpsəun] *n* 阿米氨苯砜,氨苯磺苯脲(家禽抗病毒药)

amidase ['æmideis] *n* 酰胺酶,脱酰胺酶

amide ['æmaid] *n* 酰胺 | niacin ～, nicotinic acid ～ 烟酰胺,尼克酰胺

amide synthetase ['æmaid 'sinθiteis] 酰胺合成酶

amidin ['æmidin] *n* 淀粉溶素

amidine ['æmidi:n] *n* 脒 | insoluble ～, tegumentary ～ 支链淀粉

amidine-lyase ['æmidi:n-'laieis] *n* 脒裂解酶

amidino [æmi'di:nəu] *n* 脒基

amidinohydrolase [æmiˌdi:nəu'haidrəleis] *n* 脒基水解酶

amidinotransferase [ˌæmiˌdinə'trænsfəreis] *n* 转脒酶,脒基转移酶

amido- [前缀] (酰)氨基

amidoazotoluene [ˌæmidəuˌeizə'tɔljui:n] *n* 氨基偶氮甲苯

amidobenzene [ˌæmidəu'benzi:n] *n* 苯胺,阿尼林(aniline)

amidogen ['æmidəuˌdʒen, ə'midədʒən] *n* 氨基

amidohexose [ˌæmidəu'heksəus] *n* 氨基己糖

amidohydrolase [ˌæmidəu'haidrəleis] *n* 氨基水解酶

amido-ligase [ˌæmidəu'laigeis] *n* 酰氨基连接酶

amidophosphoribosyltransferase [əˌmi:dəuˌfɔsfəˌraibəusil'trænsfəreis] *n* 酰胺磷酸核糖基转移酶

amidopyrine [ˌæmidəu'paiərin] *n* 氨

基比林(解热镇痛药)

Amidostomum [ˌæmi'dɔstəməm] *n* 裂口线虫属 | ~ anseris 鹅裂口线虫

amidoxime [æmi'dɔksaim] *n* 氨肟

amidst [ə'midst] *prep* 在…中

amidulin [ə'midjulin] *n* 可溶性淀粉

Amigen ['æmidʒən] *n* 阿米根(商品名,一种蛋白质水解物针剂,静脉注射用)

amikacin sulfate [ˌæmi'keisin] 硫酸阿米卡星(抗生素类药)

Amikin ['æmikin] *n* 硫酸阿米卡星(amikacin sulfate)制剂的商品名

amilocellulose [ˌæmiləu'seljuləus] *n* 直链淀粉

amiloride [ə'miləraid] *n* 阿米洛利,氨氯吡咪(利尿药)

amimia [ə'mimiə] *n* 表情不能,无表情,拟态缺失,摹仿不能 | amnesic ~ 遗忘性表情不能

aminacrine hydrochloride [æmi'nækrin] 盐酸氨吖啶(表面抗感染药,主要治感染性创伤)

aminarsone [æmi'nɑ:səun] *n* 卡巴胂(即carbarsone, 抗阿米巴药)

amination [ˌæmi'neiʃən] *n* 胺化作用

amine [əmi:n, 'æmi:n] *n* 胺 | catechol ~ 儿茶酚胺

amine-lyase [əˌmi:n'laieis] *n* 胺裂解酶

amine oxidase (copper-containing) [ə'mi:n 'ɔksideis] 胺氧化酶(含铜)(亦称二胺氧化酶)

amine oxidase (flavin-containing) [ə'mi:n 'ɔksideis] 胺氧化酶(含黄素)(亦称单胺氧化酶)

aminergic [ˌæmi'nə:dʒik] *a* 胺能的

aminitrozole [ˌæmi'naitrəzəul] *n* 醋胺硝唑(抗滴虫药)

aminoacetic acid [ˌæminəuə'si:tik] 甘氨酸,氨基乙酸

amino acid ['æminəu, ə'mi:nəu] 氨基酸 | essential ~ ~s 必需氨基酸 / nonessential ~ ~s 非必需氨基酸

amino-acid *N*-acetyltransferase [əˌmi:nəu'æsid ˌæsitil'trænsfəreis] 氨基酸*N*-乙酰转移酶(此酶缺乏可致高氨血症,而无乳清酸尿,类似氨甲酰基磷酸合成酶缺乏症所见。亦称*N*-乙酰谷氨酸合成酶)

aminoacidemia [ˌæminəuˌæsi'di:miə] *n* 氨基酸血

aminoacidopathy [ˌæminəuˌæsi'dɔpəθi] *n* 氨基酸(缺陷)病

D-amino-acid oxidase [ə'mi:nəu 'æsid 'ɔksideis] D-氨基酸氧化酶

L-amino-acid oxidase [ə'mi:nəu 'æsid 'ɔksideis] L-氨基酸氧化酶

aminoaciduria [ˌæminəuˌæsi'djuəriə] *n* 氨基酸尿

aminoacridine hydrochloride [ˌæminəu'ækridi:n] 盐酸氨吖啶

aminoacyl [əˌmi:nəu'æsil] *n* 氨酰基 | ~-tRNA 氨酰(基)转移核糖核酸,氨酰(基)-tRNA

aminoacylase [ˌæminəu'æsileis] *n* 酰化氨基酸水解酶

aminoacyl-histidine dipeptidase [əˌmi:nəu'æsil 'histidi:n dai'peptideise] 氨酰基组氨酸二肽酶(即X-His dipeptidase)

aminoacyltransferase [əˌmi:nəuˌæsil'trænsfəreis] *n* 氨酰基转移酶

aminoacyl-tRNA synthetase [əˌmi:nəu'æsil 'sinθiteis] 氨酰(基)转移核糖核酸合成酶,氨酰(基)-tRNA合成酶

***α*-aminoadipate** [əˌmi:nəuə'dipeit] *α*-氨基己二酸(*α*-aminoadipic acid的阴离子型)

2-aminoadipate transaminase [əˌmi:nəuə'dipeit træns'æmineis] 2-氨基己二酸转氨酶(亦称2-aminoadipate aminotransferase)

***α*-aminoadipic acid** [əˌminəuə'dipik] *α*-氨基己二酸(亦可写成2-aminoadipic acid)

***α*-aminoadipicaciduria** [əˌminəuəˌdipikˌæsi'djuəriə] *α*-氨基己二酸尿(尿内排泄*α*-氨基己二酸)

α-aminoadipic semialdehyde synthase [əˌminəuə'dipik ˌsemi'ældihaid 'sinθeis] α-氨基己二酸半醛合酶(此酶缺乏,为一种常染色体隐性性状,可致高赖氨酸血症)

***p*-aminoazobenzene** [əˌmi:nəuˌeizə'benzi:n] *n* 对氨基偶氮苯(一种黄色偶氮染料,致癌)

***O*-aminoazotoluene** [əˌmi:nəu-, ˌæminəuˌæzə'tɔljui:n] *n* *O*-氨基偶氮甲苯(有力的致癌物质)

aminobenzene [əˌmi:nəu-, ˌæminəu-'benzi:n] *n* 氨基苯,苯胺

aminobenzoate [əˌmi:nəu'benzəueit] *n* 对氨苯甲酸(盐或酯) | ~ potassium 对氨苯甲酸钾(口服用作抗纤维变性药,治疗以纤维变性或非化脓性炎症为特点的皮肤疾病,与水杨酸钾结合,用于镇痛药制剂) / ~ sodium 对氨苯甲酸钠(与水杨酸钠结合,用于镇痛药制剂)

***p*-aminobenzoic acid (PABA)** [əˌmi:nəuben'zəuik] 对氨(基)苯甲酸(防晒药)

***p*-aminobiphenyl** [əˌmi:nəubai'fenil] *n* 对氨基联苯(从前用于制作染料,由于本品具有毒性和致癌性,现主要用于诱发实验动物癌症。本词也可写成4-aminobiphenyl)

γ-aminobutyrate [əˌmi:nəu'bju:tireit] *n* γ-氨基丁酸盐

aminobutyrate aminotransferase [əˌmi:nəu'bju:tireit əˌmi:nəu'trænsfəreis] 氨基丁酸转氨酶(此酶的先天性缺乏为一种常染色体隐性性状,可致高β-丙氨酸血症,亦称β-丙氨酸α-酮戊二酸转氨酶,β-丙氨酸转氨酶)

4-aminobutyrate transaminase [əˌminəu'bju:tireit træns'æmineis] 4-氨基丁酸转氨酶(此酶缺乏,为一种常染色体隐性性状,可致精神运动性阻抑、张力减低、反射亢进和加速直线性生长,脑脊液中有高浓度GABA、高肌肽和β-丙氨酸)

γ-aminobutyric acid, GABA [əˌmi:nəubju'tirik] γ-氨基丁酸(用作脑内主要抑制性神经递质)

ε-aminocaproic acid [əˌmi:nəukə'prəuik] ε-氨基己酸(用于治疗大量纤维蛋白溶解所致的急性出血综合征)

7-aminocephalosporanic acid [əˌmi:nəuˌsefələuspɔ:'rænik] 7-氨基头孢烷酸

aminodinitrophenol [ˌæminəudaiˌnaitrəu'fi:nɔl] *n* 氨基二硝基酚

***p*-aminodiphenyl** [əˌmi:nəudai'fenil] *n* 对氨基联苯(即*p*-aminobiphenyl)

2-aminoethanol [ˌæminəu'eθənɔl] *n* 2-氨基乙醇

aminofluorene [ˌæminəu'fluəri:n] *n* 氨基芴

aminoform [ə'minəfɔ:m] *n* 乌洛托品,环六亚甲基四胺(尿路消毒药)

aminoglutaric acid [ˌæminəuglu:'tærik] 谷氨酸,氨基戊二酸

aminoglutethimide [əˌminəu-, ˌæminəuglu'teθimaid] *n* 氨鲁米特,氨基苯乙哌啶酮(抗惊厥药,治癫痫)

aminoglycoside [ˌæminəu'glaikəusaid] *n* 氨基糖苷

aminogram ['æminəgræm] *n* 氨基酸谱

aminoheterocyclic [əˌmi:nəuˌhetərəu'siklik] *a* 氨基杂环的

aminohippurate [ˌæminəu'hipjureit] *n* 氨基马尿酸盐

***p*-aminohippurate** [əˌmi:nəu-, ˌæminəu'hipjureit] *n* 对氨基马尿酸盐 | ~ sodium 对氨基马尿酸钠

***p*-aminohippuric acid (PAH)** [əˌmi:nəu-, ˌæminəuhi'pjuərik] 对氨基马尿酸(肾功能测定药)

aminohydrolase [əˌmi:nəu'haidrəleis] *n* 氨基水解酶,脱氨(基)酶

aminoisobutyrate [əˌmi:nəuˌaisəu'bju:tireit] *n* 氨基异丁酸(aminoisobutyric acid的阴离子型)

β-aminoisobutyrate-pyruvate transaminase [əˌmi:nəuˌaisəu'bju:tireit 'paiəruveit træns'æmineis] β-

氨基异丁酸丙酮酸转氨酶(此酶缺乏,为一种常染色体隐性性状,可致β-氨基异丁酸尿症)

aminoisobutyric acid [əˌmi:nəu-ˌaisəubju:'tirik] 氨基异丁酸

β-aminoisobutyricaciduria [əˌmi:nəuˌaisəubju:ˌtirikæsi'djuəriə] *n* β-氨基异丁酸尿(亦称高β-氨基异丁酸尿)

aminolevulinate [əˌmi:nəuˌlevju'lineit] *n* 氨基乙酰丙酸

aminolevulinate dehydratase [əˌmi:nəuˌlevju'lineit di:'haidrəteis] 氨基乙酰丙酸脱水酶,胆色素原合酶

5-aminolevulinate synthase [əˌmi:nəuˌlevju'lineit 'sinθeis] 5-氨基乙酰丙酸合酶

δ-aminolevulinic acid (ALA) [əˌmi:nəuˌlevju'linik] δ-氨基乙酰丙酸

aminolipid [əˌmi:nəu-, ˌæminəu'lipid], **aminolipin** [əˌmi:nəu-, ˌæminəu'laipin] *n* 氨基脂

aminolysis [ˌæmi'nɔlisis] *n* 氨解(作用)

aminomethane [əˌmi:nəu'meθein] *n* 甲胺(即methylamine)

aminomethyl [əˌmi:nəu'meθil] *n* 氨甲基

(*R*)-3-amino-2-methylpropionate-pyruvate transaminase [əˌmi:nəuˌmeθil'prəupiəneit 'paiəruveit træns'æmineis] (*R*)-3-氨基-2-丙酸甲酯丙酮酸转氨酶

aminometradine [əˌmi:nəu-, ˌæminəu'metrədi:n], **aminometramide** [əˌmi:nəu-, ˌæminəu'metrəmaid] *n* 氨美啶,氨尿嘧啶(利尿药)

aminonitrogen [əˌmi:nəu-, ˌæminəu'naitrədʒən] *n* 氨基氮

aminonitrothiazole [ˌæminəuˌnaitrəu'θaiəzəul] *n* 氨硝噻唑(用于防治火鸡的黑头病,即组织滴虫病)

6-aminopenicillanic acid [əˌmi:nəuˌpenisi'lænik] 6-氨基青霉烷酸

aminopentamide sulfate [əˌmi:nəu, ˌæminəu'pentəmid] 胃安,硫酸氨戊酰胺(抗胆碱能药,胃肠解痉药)

aminopeptidase [əˌmi:nəu, ˌæminəu'peptideis] *n* 氨(基)肽酶

aminophenazone [ˌæminəu'fenəzəun] *n* 氨基比林(解热镇痛药)

p-aminophenol [əˌmi:nəu'fi:nɔl] *n* 对氨基酚

aminopherase [ˌæmi'nɔfəreis] *n* 转氨酶,氨基转移酶

aminophylline [ˌæminəu'filin] *n* 氨茶碱(平滑肌松弛药,利尿药)

aminopolypeptidase [əˌmi:nəu, ˌæminəupɔli'peptideis] *n* 氨基多肽酶

2-aminopropionic acid [ˌæminəuprəupi'ɔnik] 2-氨基丙酸

aminopterin [ˌæmi'nɔptərin] *n* 氨蝶呤,白血宁(抗肿瘤药) | ~ sodium 氨蝶呤钠盐(治儿童急性白血病)

aminopteroylglutamic acid [ˌæminɔpterəuilglu'tæmik] 氨基叶酸,氨蝶呤(抗肿瘤药)

aminopurine [əˌmi:nəu, ˌæminəu'pjuərin] *n* 氨基嘌呤

aminopyrine [əˌmi:nəu, ˌæminəu'paiərin] *n* 氨基比林(解热镇痛药)

aminoquin ['æminəkwin] *n* 氨基喹(扑疟喹啉的一种)

aminoquinoline [əˌmi:nəu'kwinəli:n] *n* 氨基喹啉 | 4-~s 4-氨基喹啉(一组抗疟化合物,对红细胞型疟原虫有效,其中包括阿莫地喹、氯喹和羟氯喹) / 8-~s 8-氨基喹啉(一组抗疟化合物,对红细胞外型疟原虫有效,其中只有伯氨喹〈primaquine〉被广泛使用)

aminorex [ə'minəreks] *n* 阿米雷司,氨苯噁唑啉(拟交感性食欲抑制药)

aminosaccharide [əˌmi:nəu, ˌæminəu'sækəraid] *n* 氨基糖

aminosalicylate [ˌæminəusæ'lisileit] *n* 氨基水杨酸盐 | calcium ~ 氨基水杨酸钙(抗菌药,治结核病)

p-aminosalicylate [əˌmi:nəusə'lisəleit] *n* 对氨(基)水杨酸盐

p-aminosalicylic acid [əˌmi:nəuˌsæli-

'silik] 对氨(基)水杨酸(抗结核药)

5-aminosalicylic acid (5-ASA) [əˌmi:nəusæli'silik] 5-氨基水杨酸(见mesalamine)

aminosidine sulfate [əˌminəu'saidin] 硫酸氨基杀菌素，硫酸巴龙霉素(即paromomycin sulfate)(抗阿米巴药)

aminosis [ˌæmi'nəusis] *n* 氨基酸过多(症)

Aminosol [ə'mi:nəsɔl] *n* 水解蛋白注射液，氨基酸(amino acid)制剂的商品名(供静脉注射)

aminostiburea [əˌmi:nəu-, ˌæminəu-stai'bjuəriə] *n* 脲锑胺苷(治黑热病)

aminosuccinic acid [ˌæminəusək-'sinik] 氨基丁二酸

aminosuria [əˌmi:nəu-, ˌæminəu-'sjuəriə] *n* 胺尿

Aminosyn [ə'mi:nəsin] *n* 结晶氨基酸溶液(crystalline amino acid solution)制剂的商品名(供静脉注射)

aminothiazole [əˌmi:nəu-, ˌæminəu-'θaiəzəul] *n* 氨(基)噻唑(治甲状腺功能亢进)

aminotoluene [əˌmi:nəu'tɔljui:n] *n* 氨基甲苯，甲苯胺

aminotransferase [əˌmi:nəu-, ˌæmi-nəu'trænsfəreis] *n* 转氨酶，氨基转移酶

aminotrate ['æminətreit] *n* 三硝酸三乙醇胺(酯) | ～ phosphate 磷酸三硝乙醇胺

aminotriazole [əˌmi:nəu'traiəzəul] *n* 氨基三唑

3-aminotriazole [əˌmi:nəu'traiəzəul] *n* 3-氨基三唑(见amitrole)

aminoxyacetic acid [ˌæmiˌnɔksiæ-'si:tik] 氨氧醋酸

aminuria [ˌæmi'njuəriə] *n* 胺尿

amiodarone [ə'mi:ədəˌrəun] *n* 胺碘酮，乙胺碘呋酮(心血管扩张药，抗心律失常药)

Amipaque ['æmipeik] *n* 甲泛葡胺，甲泛影酰胺(metrizamide)制剂的商品名

amiphenazole hydrochloride [ˌæmi'fenəzəul] *n* 盐酸阿米苯唑，盐酸氨苯唑(呼吸兴奋药)

amiquinsin hydrochloride [ˌæmi-'kwinsin] 盐酸氨喹新，盐酸二甲氧喹胺(抗高血压药)

amisometradine [æmˌaisəu'metrədi:n] *n* 阿米美啶，氨甲丁尿嘧啶(利尿药)

amiss [ə'mis] *ad* 偏歪;错误地 *a* 有错差的;不恰当的 | come ～ 不称心 / go ～ 出岔子 / take sth ～ 因误解而见怪

amithiozone [ˌæmi'θaiəzəun] *n* 缩氨硫脲

amitosis [ˌæmi'təusis] *n* 无丝分裂 | **amitotic** [ˌæmi'tɔtik] *a*

amitriptyline hydrochloride [ˌæmi-'triptili:n] 盐酸阿米替林(抗抑郁药)

amitrole ['æmitrəul] *n* 氨基三唑，杀草强(一种除草剂，因是基因外致癌物故限制使用。亦称3-aminotriazole)

amlodipine besylate [æm'ləudiˌpi:n] 苯磺酸氨氯地平(钙通道阻滞剂，用以治疗高血压和慢性稳定性及血管痉挛性心绞痛，口服给药)

ammeter ['æmitə] *n* 安培计

Ammi ['æmi] *n* 阿密属 | ～ visnaga 阿密茴(治尿道痉挛及肾绞痛)

ammoaciduria [ˌæməuˌæsi'djuəriə] *n* 氨氨基酸尿

ammonemia [ˌæmə'ni:miə] *n* 氨血症

ammonia [ə'məuniə] *n* 氨 | ～ hemate 苏木红质氨

ammoniac [ə'məuniæk] *n* 阿摩匿，阿摩尼亚脂，氨草胶(兴奋药和祛痰药)

ammoniacal [ˌæmə'naiəkəl] *a* 氨的，含氨的

ammonia-lyase [ə'məuniə-'laieis] *n* 氨裂解酶，解氨酶

ammoniate [ə'məunieit] *vt* 氨合(与氨化合) *n* 氨合物 | **ammoniation** [əˌməuni'eiʃən] *n* 氨合作用

ammoniemia [əˌməuni'i:miə] *n* 氨血症

ammonification [əˌməunifi'keiʃən] *n* 氨化，氨形成(细菌作用于蛋白质而形成氨)

ammonirrhea [ˌæməni'riə] *n* 氨排泄

ammonium [ə'məunjəm] *n* 铵 | ~ acetate 醋酸铵(利尿、发汗、解热药，并用作赋形剂) / ~ benzoate 苯甲酸铵(兴奋药和利尿药) / ~ chloride, ~ muriate 氯化铵(用作全身性酸化剂) / ~ ichthyolate 鱼石脂铵 / ~ ichthyosulfonate, ~ sulfoichthyolate 鱼石脂磺酸铵，鱼石脂(局部皮肤消毒防腐药) / ~ mandelate 杏仁酸铵(泌尿系统消毒剂) / ~ oxalate 草酸铵(用作试验溶液) / ~ purpurate 紫尿酸铵 / ~ valerate 戊酸铵，缬草酸铵(镇静药)

ammoniuria [əˌməuni'juəriə] *n* 氨尿症

ammonolysis [ˌæmə'nɔlisis] *n* 氨解(作用)

ammonotelic [əˌməunəu'telik] *a* 排氨的(以氨作为氮代谢的主要排泄产物，如淡水鱼)

Ammon's fissure ['æmən] (Friedrich A. von Ammon) 阿蒙裂(胎儿时，巩膜下部的梨状小裂) | ~ operation 阿蒙手术(①睑成形术;②泪囊切开术;③用于内眦赘皮)

Ammon's horn ['æmən] 阿蒙角，海马

Ammospermophilus [ˌæməspə'mɔfiləs] *n* 羚松鼠属 | ~ leucurus 白尾羚松鼠

amnalgesia [ˌæmnæl'dʒi:ziə] *n* 遗忘止痛(法)(使用药物或催眠术)

amnesia [æm'ni:zjə] *n* 记忆缺失，遗忘(症) | anterograde ~ 远事遗忘，顺行性遗忘(远事指创伤后发生的事) / auditory ~ 听语遗忘，辨语聋 / immunologic ~ 免疫遗忘(对抗原不发生回忆免疫应答) / lacunar ~, patchy ~ 空隙性遗忘 / olfactory ~ 嗅觉丧失 / retroactive ~,retrograde ~ 近事遗忘，逆行性遗忘(近事指创伤前发生的事) / tactile ~ 实体觉缺失 / verbal ~ 遗忘性失语症 / visual ~ 文字盲，视性失语 | ~c [æm'ni:ziæk] *a* 遗忘的 *n* 遗忘者 / **amnesic** [æm'ni:zik] *a* 遗忘的

amnestic [æm'nestik] *a* 遗忘的;引起遗忘的

Amnestrogen [æm'nestrədʒən] *n* 酯化雌激素(esterified estrogens) 制剂的商品名

amni(o)- [构词成分] 羊膜

amniocele ['æmniəusi:l] *n* 脐突出

amniocentesis [ˌæmniəusen'ti:sis] *n* (经腹壁)羊膜穿刺术

amniochorial [ˌæmniəu'kɔ:riəl] *a* 羊膜绒(毛)膜的

Amniocolidae [ˌæmniəu'kɔlidi:] *n* 觿螺科

amniocyte ['æmniəsait] *n* 羊水细胞

amniogenesis [ˌæmniəu'dʒenisis] *n* 羊膜形成

amniography [ˌæmni'ɔgrəfi] *n* 羊水造影(术)

amnion ['æmniən] *n* 羊膜 | ~ nodosum 结节性羊膜(羊膜多灶性损害) | ~ic [ˌæmni'ɔnik] *a*

amnionitis [ˌæmniəu'naitis] *n* 羊膜炎

Amnioplastin [ˌæmniəu'plæstin] *n* 干羊膜(商品名，用于颅骨切开术后防止粘连)

amniorrhea [ˌæmniə'riə] *n* 羊水溢

amniorrhexis [ˌæmniə'reksis] *n* 羊膜破裂

amnioscope ['æmniəskəup] *n* 羊膜镜 | **amnioscopy** [ˌæmni'ɔskəpi] *n* 羊膜镜检查(经子宫颈直接观察胎儿及羊水的颜色和数量)

Amniota [æmni'əutə] *n* 羊膜动物类

amniote ['æmniəut] *n* 羊膜动物

amniotic [ˌæmni'ɔtik] *a* 羊膜的

Amniotin [æm'naiətin] *n* 安尼奥廷(孕马尿中提取的雌激素，商品名)

amniotome ['æmniətəum] *n* 羊膜穿刺器，羊膜刀

amniotomy [ˌæmni'ɔtəmi] *n* 羊膜穿刺

术(引产)

amobarbital [ˌæmə*u*'bɑ:bitæl] *n* 异戊巴比妥(镇静催眠药) | ~ sodium 异戊巴比妥钠(镇静催眠药)

amodiaquine hydrochloride [ˌæmə'daiəkwin] 盐酸阿莫地喹,盐酸氨酚喹(抗疟药)

amoeb-, amoebi-, amoebo- [构词成分] 阿米巴的;同样见以ameb(i)(o)-起始的词

Amoeba [ə'mi:bə] *n* 阿米巴属,变形虫属 | ~ buccalis 颊阿米巴,龈内阿米巴(即Entamoeba gingivalis) / ~ coli 结肠阿米巴(即Entamoeba coli) / ~ dentalis 牙阿米巴,龈内阿米巴(即Entamoeba gingivalis) / ~ limax 微小内蜒阿米巴(即Endolimax nana) / ~ proteus 变形阿米巴 / ~ urinae granulata 尿粒形阿米巴 / ~ verrucosa 疣状核阿米巴

amoeba [ə'mi:bə] ([复] **amoebas**或**amoebae** [ə'mi:bi:]) *n* 阿米巴,变形虫(即ameba)

Amoebida [ə'mi:bidə] *n* 阿米巴目,变形目

Amoebobacter [əˌmi:bə*u*'bæktə] *n* 阿米巴细菌属

amoebocyte [ə'mi:bəsait] *n* =**amebocyte**

Amoebotaenia [əˌmi:bə*u*'ti:niə] *n* 变形带(绦虫)属

amoebula [ə'mi:bjulə] *n* 小阿米巴

amok [ə'mɔk] *n* (抑郁后暴发)杀人狂

Amomum [ə'məuməm] *n*【拉】豆蔻属

among [ə'mʌŋ], **amongst** [ə'mʌŋst] *prep* 在…中间,在…之中

amopyroquin hydrochloride [ˌæmə*u*'paiərəkwin] 盐酸阿莫吡喹,盐酸氨吡喹(抗疟药)

amorph [ə'mɔ:f] *n* 无效等位基因(一种不表现其效应的突变等位基因)

amorpha [ə'mɔ:fə] *n* 无定形病(无一定结构上改变的疾病)

amorphia [ə'mɔ:fiə], **amorphism** [ə'mɔ:fizəm] *n* 无定形(现象);非晶形(现象)

amorphic [ə'mɔ:fik] *a* 无定形的;非晶形的;无效的(遗传学中指几乎完全不活跃的,如无效等位基因)

amorphinism [ə'mɔ:finizəm] *n* 吗啡断瘾状态

Amorphosporangium [əˌmɔ:fəspɔ'rændʒiəm] *n* 无定形孢囊菌属

amorphosynthesis [əˌmɔ:fə'sinθəsis] *n* 无定形合成

amorphous [ə'mɔ:fəs] *a* 无定形的;非晶形的

amorphus [ə'mɔ:fəs] *n* 无定形畸胎

Amoss' sign ['eimɔs] (Harold L. Amoss)阿莫斯征(脊柱痛性弯曲时,患者双手扶在背后床边支撑身体,方能起坐)

amotio [ə'məuʃiəu] *n*【拉】脱落,剥落 | ~ retinae 视网膜脱离

amount [ə'maunt] *vi* 合计,总共达;等于(to) *n* 总数;数量;价值 | any ~ (of) 任何数量(的…);大量(的…)

amoxapine [ə'mɔksəpin] *n* 阿莫沙平,氯哌氧䓬(抗抑郁药)

Amoxil [ə'mɔksil] *n* 阿莫西林,羟氨苄青霉素(amoxicillin)制剂的商品名

AMP adenosine monophosphate 腺苷一磷酸; cyclic AMP 环腺苷酸

amp ampere 安培

AMP deaminase [di:'æmineis] AMP 脱氨酶,腺苷酸脱氨酶

ampelotherapy [ˌæmpilə*u*'θerəpi] *n* 葡萄疗法

amperage ['æmpəridʒ] *n* 安培度

ampere ['æmpɛə] *n* 安培(电流单位,符号为A, *α*)

amphamphoterodiplopia [ˌæmfæmˌfəutərə*u*di'pləupiə] *n* 两眼复视;单眼复视

ampheclexis [ˌæmfi'kleksis] *n* 两性选择

amphetamine [æm'fetəmi:n] *n* 苯丙胺(中枢兴奋药) | dextro ~ sulfate 硫酸

右(旋)苯丙胺，右苯丙胺 / ～ phosphate 磷酸苯丙胺 / ～ sulfate 硫酸苯丙胺

amph(i)- [前缀] 两，两侧，两端，周围

amphiarkyochrome [ˌæmfiˈɑːkiəkrəum] *n* (双)网染细胞

amphiarthrosis [ˌæmfiɑːˈθrəusis] *n* 微动关节 | **amphiarthrodial** [ˌæmfiɑːˈθrəudiəl] *a*

amphiaster [ˈæmfiˌæstə] *n* 双星(体)

Amphibia [æmˈfibiə] *n* 两栖类

amphibious [æmˈfibiəs] *a* 两栖的

amphiblastula [ˌæmfiˈblæstjulə] *n* 两极囊胚 | **amphiblastic** *a*

amphiblestritis [ˌæmfiblesˈtraitis] *n* 视网膜炎

amphibolia [ˌæmfiˈbəuliə] *n* 动摇期，不稳定期

amphibolic [ˌæmfiˈbɔlik], **amphibolous** [ˌæmˈfibələs] *a* 模棱两可的；动摇的，不稳定的；预后未定的；双重代谢的(具有分解和合成代谢两种作用)

amphicarcinogenic [ˌæmfiˌkɑːsinəuˈdʒenik] *a* 两向性生癌的(指增加或减少致癌活性)

amphicelous [ˌæmfiˈsiːləs] *a* 两(边)凹的(指某些冷血动物脊椎体)

amphicentric [ˌæmfiˈsentrik] *a* 起止同源的(指在同一血管中起始与终止的)

amphichroic [ˌæmfiˈkrəuik], **amphichromatic** [ˌæmfikrəuˈmætik] *a* 双变色的，两性反应的(对红色和蓝色石蕊试纸均呈反应)

amphicreatine [ˌæmfiˈkriːətin] *n* 两性肌酸

amphicreatinine [ˌæmfikriːˈætinin] *n* 两性肌酸酐

amphicyte [ˈæmfisait] *n* 套细胞

amphicytula [ˌæmfiˈsitjulə] *n* 受精卵，受精端黄卵

amphidiarthrosis [ˌæmfiˈdaiɑːˈθrəusis] *n* 屈戌动关节(如下颌关节既有屈戌动关节，又有摩动关节)

amphidiploid [ˌæmfiˈdiplɔid] *n* 双二倍体(见allotetraploid)

amphigastrula [ˌæmfiˈgæstrulə] *n* 两极原肠胚

amphigenetic [ˌæmfidʒiˈnetik] *a* 两性生殖的

amphigonadism [ˌæmfiˈgɔnədizəm] *n* 两性(生殖)腺共存(真两性畸形)

amphigony [æmˈfigəni] *n* 有性生殖

amphikaryon [ˌæmfiˈkæriɔn] *n* 倍数核

Amphileptus branchiarum [ˌæmfiˈleptəs brənˈkiərəm] 住腮纤毛虫

amphileukemic [ˌæmfiljuːˈkiːmik] *a* 两向性白血病的(显示白血病的病变，随着器官的病变而轻重有所不同)

Amphimerus [æmˈfimərəs] *n* 对体(吸虫)属

amphimorula [ˌæmfiˈmɔrələ] *n* 两歧桑葚胚

amphinucleus [ˌæmfiˈnjuːkliəs] *n* 双质核，中心核，中央核(原虫核的一般型)

Amphioxus [ˌæmfiˈɔksəs] *n* 文昌鱼，蛞蝓鱼

amphipath [ˈæmfipɑːθ] *n* 两歧性分子(指一个分子中含有不同性质的基，如亲水性和疏水性的基) | **～ic** [ˌæmfiˈpæθik] *a*

amphipyrenin [ˌæmfiˈpairinin] *n* (细胞)核模质

amphiregulin [ˌæmfiˈregjulin] *n* 安非调节素，安非调节蛋白

Amphistoma [æmˈfistəmə], **Amphistomum** [æmˈfistəməm] *n* 端盘(吸虫)属，双口吸虫属 | ～ conicum 圆锥端盘吸虫(即paramphistomum cervi) / ～ hominis人似端盘吸虫(即Gastrodiscoides hominis) / ～ watsoni 互(生)氏端盘吸虫(即Watsonius Watsoni)

amphistome [æmˈfistəum] *n* 端盘吸虫

amphistomiasis [ˌæmfistəuˈmaiəsis] *n* 端盘吸虫病，双口吸虫病

amphitene [ˈæmfitiːn] *n* 偶线期(见zygotene)

amphitheater [ˌæmfiˈθiətə] *n* 手术示

教室,看台式教室(内有梯形座位,供学生或参观者就座)

amphitrichous [æm'fitrikəs] *a* 两端有鞭毛的(指菌细胞)

amphitypy [æm'fitipi] *n* 两型(状态)

ampho- [前缀] 两

amphochromatophil [ˌæmfəukrəu'mætəfil], **amphochromophil** [ˌæmfə'krəuməfil] *n* 两染细胞 *a* 两染性的

amphocyte ['æmfəsait] *n* 两染细胞

amphodiplopia [ˌæmfəudi'pləupiə] *n* 两眼复视

amphogenic [ˌæmfə'dʒenik] *a* 两性生殖的

Amphojel ['æmfədʒel] *n* 氢氧化铝凝胶(aluminum hydroxide gel)制剂的商品名

ampholyte ['æmfəlait] *n* 两性电解质

amphomycin [ˌæmfə'maisin] *n* 安福霉素,双霉素(抗生素类药)

amphophil ['æmfəfil], **amphophile** ['æmfəfail] *n* 两染细胞(易染酸性或碱性染剂) *a* 两染性的

amphophilic [æmfə'filik] *a* 两染性的 | ~-basophil 嗜碱性两染的 / gram-~ 革兰两染性的 / ~-oxyphil 嗜酸性两染的 | **amphophilous** [æm'fɔfiləs] *a*

amphoric [æm'fɔrik] *a* 空瓮性的 | ~**ity** [ˌæmfə'risəti] *n* 空瓮性

amphoriloquy [ˌæmfə'riləkwi] *n* 空瓮性语音

amphorophony [ˌæmfə'rɔfəni] *n* 空瓮性语音

amphoteric [ˌæmfə'terik] *a* 两性的,酸碱兼性的

amphotericin [ˌæmfə'terisin] *n* 两性霉素 | ~ B 两性霉素B(抗真菌抗生素,治隐球菌所致的脑膜炎及全身性真菌感染)

amphoterism [ˌæm'fəutərizəm], **amphotericity** [ˌæmfətə'risəti] *n* 两性,酸碱兼性

amphoterodiplopia [æmˌfɔtərəudi'pləupiə] *n* 两眼复视

amphoterous [æm'fɔtərəs] *a* 两性的,酸碱兼性的

amphotony [æm'fɔtəni] *n* 交感迷走神经过敏;交感神经系紧张

ampicillin [ˌæmpi'silin] *n* 氨苄西林,氨苄青霉素(对多种革兰阴性和革兰阳性菌有效)

AMP kinase ['kaineis] AMP激酶,腺苷酸激酶

ample ['æmpl] *a* 充分的,足够的

amplexation [ˌæmplek'seiʃən] *n* (锁骨骨折)围合疗术

amplexus [æm'pleksəs] *n* 【拉】(雄雌蛙性交时)抱合

amplification [ˌæmplifi'keiʃən] *n* 放大,扩大,扩充;详述

amplifier ['æmplifaiə] *n* 放大器,扩大器

amplify ['æmplifai] *vt* 放大,增强;详述

amplitude ['æmplitju:d] *n* 广大;充足;振幅,幅度;范围 | ~ of accommodation 调节幅度 / ~ of convergence 会聚幅度

Amprol ['æmprɔl] *n* 安普罗铵(amprolium)制剂的商品名

amprolium [æm'prəuliəm] *n* 安普罗铵,氨丙嘧吡啶(兽医用于预防和治疗球虫病)

amprotropine phosphate [ˌæmprə'trəupi:n] 磷酸安普洛托品(抗胆碱能药)

Amprovine ['æmprəvi:n] *n* 安普罗铵(amprolium)制剂的商品名

ampule, ampoule, ampul ['æmpu:l] *n* 安瓿(密封的小玻璃筒内含灭菌的溶液,主要供皮下注射)

ampulla [æm'pulə] ([复] **ampullae** [æm'puli:]) *n* 【拉】壶腹 | ~ chyli 乳糜池 / ~ ductus deferentis 输精管壶腹 / hepatopancreatic ~肝胰管壶腹 / ampullae lactiferae 输乳管壶腹,输乳管窦 | ~**r**, ~**ry** *a*

Ampullariella [ˌæmpuˌlɛəri'elə] *n* 小

瓶菌属
ampullate [æm'pulit] *a* 壶腹状的
ampullitis [ˌæmpu'laitis] *n* 壶腹炎(尤指输精管壶腹)
ampullula [æm'puljulə] *n*【拉】小壶腹
amputate ['æmpjuteit] *vt* 切断;截(肢)
amputation [ˌæmpju'teiʃən] *n* 切断术,切除术 | aperiosteal ~ 除骨膜性切断术 / chop ~ 无瓣切断术 / cinematic ~, cineplastic ~, kineplastic ~ 运动成形性切断术 / closed ~, flap ~ 瓣状切断术 / coat-sleeve ~ 袖形切断术 / ~ in contiguity 关节切断术,关节断离术 / ~ in continuity 关节外切断术 / diaclastic ~ 穿骨切断术 / eccentric ~ 偏心切断术 / guillotine ~, flapless ~, open ~ 斩断术,无瓣切断术 / galvanocaustic ~ 电烙切断术 / interilioabdominal ~, interinnominoabdominal ~, hindquarter ~ 髂腹间切断术(下肢切断术,包括全部或部分髋骨) / intermediary ~, intermediate ~, intrapyretic ~, mediate ~ 间期切断术,热期内切断术(反应期及化脓前) / interscapulothoracic ~, forequarter ~ 肩胸间切断术,上肢切断术(包括肩胛骨和锁骨) / multiple ~ 多处切断术 / phalango phalangeal ~ 指(趾)节间切断术 / primary ~ 早期切断术(在休克期后及炎症形成前施行) / quadruple ~ 四肢切断术 / racket ~ 球拍形切断术 / secondary ~ 二期切断术(在肉芽面愈合期间施行) / tertiary ~ 三期切断术(在炎症反应第二阶段消退后施行) / triple ~ 三肢切断术
amputator ['æmpjuteitə] *n* 施行切断手术者,施行截肢手术者
amputee [ˌæmpju'ti:] *n* 被截肢者
AMRA American Medical Record Association 美国医学档案协会
amrinone ['æmrinəun] *n* 氨力农,氨吡酮,氨联吡啶酮,强心隆(口服强心药)
AMRL Aerospace Medical Research Laboratories 航空航天医学研究所
AMS American Meteorological Society 美国气象学会
ams amount of a substance 物质量
amsacrine ['æmsəkri:n] *n* 安吖啶,胺苯吖啶(抑制DNA合成的抗肿瘤药,用于治疗几种白血病,静脉内给药)
amu atomic mass unit 原子质量单位
amuck [ə'mʌk] *a, n* 杀人狂(的)
amuse [ə'mju:z] *vt* 给…娱乐,以…自娱(by或with)
amusement [ə'mju:zmənt] *n* 娱乐,消遣
amusia [ə'mju:ziə] *n* 乐歌不能,失歌症 | instrumental ~ 奏乐器不能 / vocal motor ~ 歌唱不能
Amussat's operation [ˌæmu'sɑ:] (Jean Z. Amussat) 阿谬萨手术(作长的横切口以暴露结肠) | ~ probe 阿谬萨探子(用于碎石术)
amyasthenia [əˌmaiæs'θi:niə] *n* 肌无力 | **amyasthenic** [əˌmaiæs'θenik] *a*
amychophobia [əˌmaikəu'fəubje] *n* 抓伤恐怖(如怕给猫抓伤)
amyctic [ə'miktik] *a* 腐蚀性的,刺激性的
amydricaine hydrochloride [ə'maidrikein] 盐酸阿米德里卡因,盐酸戊胺卡因(局部麻醉药,现在罕用)
amyelencephalia [əˌmaiələnsə'feiliə] *n* 无脑脊髓(畸形)
amyelencephalus [əˌmaiəlen'sefələs] *n* 无脑脊髓畸胎
amyelia [ˌæmai'i:liə] *n* 无脊髓(畸形)
amyelic [ˌæmai'elik] *a* 无脊髓的
amyelinic [əmaiə'linik] *a* 无髓鞘的
amyelonic [əˌmaiə'lɔnik] *a* 无脊髓的;无骨髓的
amyelotrophy [əˌmaiə'lɔtrəfi] *n* 脊髓萎缩
amyelus [ə'maiələs] *n* 无脊髓畸胎
amygdala [ə'migdələ] *n* 苦扁桃,苦巴旦杏;扁桃体;杏仁核 | accessory ~ 舌

扁桃体 / ～ amara 苦扁桃(仁),苦巴旦杏 / ～ of cerebellum 小脑扁桃体 / ～ dulcis 甜扁桃(仁),甜巴旦杏仁

amygdalase [ə'migdəleis] *n* 苦杏仁苷酶

amygdalectomy [əˌmigdə'lektəmi] *n* 扁桃体切除术

amygdalic acid [ə'migdəlik] 杏仁酸

amygdalin [ə'migdəlin] *n* 苦杏仁苷

amygdaline [ə'migdəli:n] *a* 杏形的,扁桃形的;扁桃体的

amygdalitis [əˌmigdə'laitis] *n* 扁桃体炎

amygdal(o)- [构词成分] 扁桃,杏

amygdaloid [ə'migdəlɔid], **amygdaloidal** [əˌmigdə'lɔidl] *a* 扁桃样的,杏仁样的

amygdalolith [ə'migdələliθ] *n* 扁桃体石

amygdalopathy [əˌmigdə'lɔpəθi] *n* 扁桃体病

amygdalophenin [əˌmigdə'lɔfinin] *n* 杏仁酰对乙氧基苯胺

amygdalose [ə'migdələus] *n* 苦杏仁糖

amygdalothrypsis [əˌmigdələ'θripsis] *n* 扁桃体压碎术

amygdalotome [ə'migdələtəum] *n* 扁桃体刀

amygdalotomy [əˌmigdə'lɔtəmi] *n* 扁桃体切开术,扁桃体部分切除术

amyl ['æmil] *n* 戊基 | ～ acetate 醋酸戊酯 / ～ chloride 戊基氯 / ～ nitrite 亚硝酸(异)戊酯(治心绞痛及解氰化物中毒药)

amylaceous [ˌæmi'leiʃəs] *a* 淀粉的

amylase ['æmileis] *n* 淀粉酶 | α-～ α-淀粉酶(亦称淀粉糖化酶,内淀粉酶,糖原酶,唾液淀粉酶) / β-～ β-淀粉酶(亦称淀粉糖化酶,外淀粉酶) / γ-～ γ-淀粉酶(即葡聚糖1,4-α-葡糖苷酶) / endo-～ 内淀粉酶 / exo-～ 外淀粉酶 / pancreatic ～ 胰淀粉酶(即胰α-淀粉酶) / salivary ～ 唾液淀粉酶,涎液素

amylasuria [ˌæmilei'sjuəriə] *n* 淀粉酶尿(为胰腺炎病征)

amylatic [æmi'lætik] *a* 水解淀粉的(淀粉转化为糖)

Amylcaine Hydrochloride ['æmilkein ˌhaidrəu'klɔ:raid] 盐酸戊卡因,纳帕因(naepaine)制剂的商品名

amylemia [ˌæmi'li:miə] *n* 淀粉血症

amylene ['æmili:n] *n* 戊烯 | ～ chloral(水合)戊烯氯醛(曾用作安眠药) / ～ hydrate 水合戊烯(用作溶剂、安眠药等)

amylenization [ˌæmilinai'zeiʃən] *n* 戊烯麻醉

amylic [ə'milik] *a* 戊基的

amylin ['æmilin] *n* 支链淀粉(亦称淀粉不溶素,淀粉粒纤维素)

amylism ['æmilizəm] *n* 戊醇中毒

amyl(o)- [构词成分] 淀粉

amylobarbitone [ˌæmiləu'bɑ:bitəun] *n* 异戊巴比妥(催眠镇静药)

amyloclast ['æmiləklæst] *n* 淀粉分解酶 | ～**ic** [ˌæmilə'klæstik] *a* 分解淀粉的,消化淀粉的

amylocoagulase [ˌæmiləukəu'ægjuleis] *n* 淀粉凝固酶

amylodextrin [ˌæmiləu'dekstrin] *n* 淀粉糊精

amylodyspepsia [ˌæmiləudis'pepsiə] *n* 淀粉消化不良

amylogen [ə'milədʒən] *n* 淀粉溶质

amylogenesis [ˌæmiləu'dʒenisis] *n* 淀粉生成

amylogenic [ˌæmiləu'dʒenik] *a* 生成淀粉的

amylo-1,6-glucosidase [ˌæmiləu-glu'kəusideis] *n* 淀粉-1,6-葡糖苷酶(此酶的遗传性缺乏,为一种常染色体隐性性状,可致糖原贮积病Ⅲ型)

amylo-1,6-glucosidase deficiency 淀粉-1,6-葡糖苷酶缺乏症,糖原贮积病Ⅲ型

amylohemicellulose [ˌæmiləuˌhemi'seljuləus] *n* 类直链淀粉

amylohydrolysis [ˌæmiləuhai'drɔlisis] *n* 淀粉水解,淀粉分解

amyloid ['æmilɔid] *a* 淀粉样的 *n* 淀粉样蛋白(很可能是一种糖蛋白);(硫酸)胶化纤维素(借硫酸作用于纤维素而成,用碘处理呈蓝色)

amyloidemia [ˌæmilɔi'di:miə] *n* 淀粉样蛋白血(症)

amyloidosis [ˌæmilɔi'dəusis] *n* 淀粉样变 | cutaneous ～ 皮肤淀粉样变 / hereditary ～, heredofamilial ～, familial ～ 遗传性淀粉样变,家族遗传性淀粉样变,家族性淀粉样变 / immunocyte-derived ～, AL ～, light-chain-related ～, primary ～ 免疫细胞衍生性淀粉样变,AL型淀粉样变,原发性淀粉样变 / immunocytic ～ 免疫细胞淀粉样变 / lichen ～ 苔藓样淀粉样变性,淀粉变性苔藓 / macular ～ 斑疹性淀粉样变 / nodular ～ 结节性淀粉样变 / reactive systemic ～, AA ～ 反应性系统性淀粉样变,AA型淀粉样变 / secondary ～ 继发性淀粉样变 / senile ～, ～ of aging 老年淀粉样变

amylolysis [ˌæmi'lɔlisis] *n* 淀粉分解 | **amylolytic** [ˌæmilə'litik] *a*

amylopectin [ˌæmiləu'pektin] *n* 支链淀粉(亦称淀粉不溶素、淀粉粒纤维素)

amylopectinosis [ˌæmiləuˌpekti'nəusis] *n* 支链淀粉病(糖原贮积病IV型)

amylophagia [ˌæmiləu'feidʒiə] *n* 食淀粉癖

amyloplast [ə'miləuˌplæst] *n* 淀粉形成体,造粉体

amyloplastic [ˌæmiləu'plæstik] *a* 造成淀粉的

amylopsin [ˌæmi'lɔpsin] *n* 胰淀粉酶

amylorrhea [ˌæmilə'riə] *n* 淀粉溢(粪便中)

amylorrhexis [ˌæmilə'reksis] *n* 淀粉酶解(作用)

amylose ['æmiləus] *n* 淀粉糖;直链淀粉 | alpha-～ 支链淀粉

amylosis [ˌæmi'ləusis] *n* 淀粉样变

amylosuria [ˌæmiləu'sjuəriə], *n* 淀粉尿

amylosynthesis [ˌæmiləu'sinθisis] *n* 淀粉合成作用

amylo-1:4,1:6-transglucosidase [ˌæmiləuˌtrænsglu:'kəusideis] 淀粉-1:4,1:6-转葡糖苷酶,1,4-α-葡聚糖分支酶

amylo-1:4,1:6-transglucosidase deficiency 淀粉-1:4,1:6-转葡糖苷酶缺乏症,糖原贮积病IV型

Amylsine Hydrochloride ['æmilsin] 盐酸阿米耳辛,纳帕因(naepaine)制剂的商品名

amylum ['æmiləm] *n* 【拉】淀粉 | ～ iodatum 碘化淀粉

amyluria [ˌæmi'ljuəriə] *n* 淀粉尿

amyoesthesis [əˌmaiəes'θi:sis] *n* 肌觉缺失

amyoplasia [əˌmaiə'pleiziə] *n* 肌发育不全

amyostasia [əˌmaiə'steiziə] *n* 肌静止不能,肌震颤(见于运动性共济失调) | **amyostatic** [əˌmaiə'stætik] *a*

amyosthenia [əˌmaiə'sθi:niə] *n* 肌无力(常见于癔病) | **amyosthenic** [əˌmaiə'sθenik] *a*

amyotaxia [əˌmaiə'tæksiə], **amyotaxy** [ə'maiəˌtæksi] *n* 肌运动失调,肌共济失调

amyotonia [ˌeimaiə'təuniə] *n* 肌弛缓

amyotrophy [əˌmai'ɔtrəfi], **amyotrophia** [əˌmaiə'trəufiə] *n* 肌萎缩 | **amyotrophic** [əˌmaiə'trɔfik] *a*

amyous ['æmiəs] *a* 无肌的

amyrol ['æmirɔl] *n* 白檀油醇

Amytal ['æmitæl] *n* 异戊巴比妥(amobarbital)制剂的商品名

amyxia [ə'miksiə] *n* 粘液缺乏

amyxorrhea [əˌmiksə'riə] *n* 粘液分泌缺乏 | ～ gastrica 胃粘液分泌缺乏

An anode 阳极,正极; anodal 阳极的,正极的

an- [前缀] 缺乏,无(用于元音或h前,见a-);向上;向后;过度;再(用于元音或h前,见ana-)

ANA American Nurses' Association 美国护士协会; American Neurological Association 美国神经病学协会; antinuclear antibodies 抗核抗体

ana ['ænə] *ad*【拉】各(通常写成āā)

ana-, an- [前缀] 向上;向后;过度;再

anabasine [ə'næbəsin] 新烟碱(杀虫药)

anabasis [ə'næbəsis] ([复] **anabases** [ə'næbəsi:z]) *n* 【希】(疾)病加重期 | **anabatic** [ˌænə'bætik] *a* 加剧的,加重的;(疾)病加重期的

Anabena [ə'næbinə] *n* 太湖念珠藻属(一种蓝绿藻属,使水污臭)

anabiosis [ˌænəbai'əusis] *n*【希】复苏,回生 | **anabiotic** [ˌænəbai'ɔtik] *a*

anabolergy [ˌænə'bɔlədʒi] *n* 组成代谢力,同化力

anabolism [ə'næbəˌlizəm] *n* 组成代谢,合成代谢 | **anabolic** [ˌænə'bɔlik], **anabolistic** [əˌnæbə'listik] *a*

anabolite [ə'næbəˌlait], **anabolin** [ə'næbəlin] *n* 组成代谢产物,同化产物

anacamptic [ˌænə'kæmptik] *a* 折射的(如声或光)

anacamptometer [ˌænəkæmp'tɔmitə] *n* 反射计

anacardic acid [ˌænə'kɑ:dik] 漆树酸

Anacardium [ˌænə'kɑ:diəm] *n* 槚如树属

anacardol [ˌænə'kɑ:dɔl] *n* 槚如酚(3-十五二烯基苯酚)

anacatadidymus [ˌænəˌkætə'didiməs] *n* 中腰联胎

anacatesthesia [ˌænəˌkætis'θi:zjə] *n* 徬徨(不安)感

anachoresis [ˌænəkə'ri:sis] *n* 摄引作用,引菌作用,摄菌作用 | **anachoretic** [ˌænəkə'retik], **anachoric** [ˌænə'kɔrik] *a*

anachronobiology [ˌænəˌkrɔnə*u*bai'ɔlədʒi] *n* 生物成长学

anacidity [ˌænə'sidəti] *n* 酸缺乏 | gastric ~ 胃酸缺乏

anaclasimeter [ˌænəklə'simitə] *n* 屈光检查计

anaclasis [ə'nækləsis] *n* 光折射;反射作用;骨复折法;肢强屈法

anaclitic [ˌænə'klitik] *a* 斜倚的;情感依附的 | **anaclisis** [ˌænə'klaisis] *n* 斜卧位;情感依附

anacmesis [æ'nækmisis] *n* 成熟受阻(见anakmesis)

anacobra [ˌænə'kəubrə] *n* 灭活眼镜蛇毒(用甲醛及加热法处理后的眼镜蛇毒)

anacousia [ˌænə'ku:ziə], **anacusis** [ˌænə'ku:sis] *n* 听觉缺失,全聋

anacrotism [ə'nækrətizəm] *n* 升线一波脉 | **anacrotic** [ˌænə'krɔtik] *a*

anadidymus [ˌænə'didiməs] *n* 双下身联胎,上身联胎

anadipsia [ˌænə'dipsiə] *n* 剧渴

anadrenalism [ˌænə'dri:nəlizəm], **anadrenia** [ˌænə'dri:niə] *n* 肾上腺功能缺失

Anadrol ['ænədrɔl] *n* 羟甲烯龙(oxymetholone)制剂的商品名

anaerase [ə'ne*i*əˌreis] *n* 厌氧酶

anaerobe[ə'ne*i*ərəub] *n* 厌氧菌 | facultative ~s 兼性厌氧菌 / obligate ~s 专性厌氧菌 / spore-forming ~ 梭状芽胞杆菌

anaerobiase [əˌne*i*ərə*u*'baieis] *n* 厌氧(蛋白分解)酶

anaerobic [əˌne*i*'rɔbik] *a* 厌氧的 | ~**ally** *ad*

anaerobiosis [əˌne*i*ərə*u*bai'əusis] *n* 厌氧生活,绝氧生活

Anaerobiospirillum [ˌeinəˌrə*u*biə*u*spaiə'riləm] *n* 厌氧螺菌属

anaerogenic [əˌne*i*ərə*u*'dʒenik] *a* 不产气的,非产气的

Anaeroplasma [əˌne*i*ərə*u*'plæzmə] *n* 厌氧支原体属

anaeroplasty [ə'ne*i*ərəˌplæsti] *n* 排气疗法(如用水排出伤口内的空气)

anaerosis [ˌæne*i*ə'rəusis] *n* 呼吸间断(尤指新生儿)

Anaerovibrio [ˌeinərə*u*'vibriəu] *n* 厌

氧弧菌属

Anafranil [ə'næfrənil] *n* 盐酸氯米帕明(clomipramine hydrochloride)制剂的商品名

anagen ['ænədʒən] *n* 毛发生长初期

Anagnostakis' operation [əˌnægnɔs'teikis] (Andreas Anagnostakis) 阿纳诺斯塔基斯手术(①睑内翻手术;②倒睫手术)

anagocytic [æˌnægə'sitik] *a* 抑制细胞再生的

anagogy, anagoge [ˌænə'gəudʒi] *n* 理想精神(内容) | **anagogic(al)** [ˌæne'gɔdʒik(əl)] *a* 理想精神的;神秘的

anagotoxic [æˌnægə'tɔksik] *a* 抗毒的

anahormone [ˌænə'hɔ:məun] *n* 类激素

anakatadidymus [ˌænəˌkætə'didiməs] *n* 中腰联胎

anakatesthesia [ˌænəˌkætis'θi:zjə] *n* 徬徨(不安)感

anakhre [æ'nækə] *n* 根度病(见goundou)

anakmesis [æ'nækmisis] *n* 成熟受阻(特指骨髓内早期粒细胞〈干细胞〉增多,缺乏进一步成熟,如粒性白细胞缺乏症时骨髓中所见者)

anakusis [ˌænə'ku:sis] *n* 全聋

anal ['einl] *a* 肛门的

analbuminemia [ˌænælˌbju:mi'ni:miə] *n* 清蛋白缺乏血症(血清内清蛋白缺乏)

analeptic [ˌænə'leptik] *a* 提神的,强身的 *n* 回苏剂,兴奋剂(如咖啡因、苯丙胺等)

analgesia [ˌænæl'dʒi:zjə] *n* 痛觉缺失;无痛法,止痛法 | ~ algera, ~ dolorosa 痛区感觉缺失 / audio ~ 听音止痛(法) / surface ~, permeation ~ 表面无痛法

analgesic [ˌænæl'dʒesik, ˌænæl'dʒi:sik], **analgetic** [ˌænæl'dʒetik] *a* 止痛的;痛觉缺失的 *n* 止痛药

Analgesine [ˌænəl'dʒi:sin] *n* 安替比林(antipyrine)制剂的商品名

analgia [æ'nældʒiə] *n* 痛觉缺失 | **analgic** [æ'nældʒik] *a*

analgin [ə'nældʒin] *n* 安乃近(解热镇痛药)

anality [ei'næləti] *n* 肛恋,肛恋色情固结

anallergic [ˌænə'lə:dʒik] *a* 非变应性的,非过敏性的

analog ['ænəlɔg] *a* 模拟计算机的,模拟数据的 *n* 类似物

analogic(al) [ænə'lɔdʒik(əl)] *a* 相似的,类似的

analogize [ə'nælədʒaiz] *vi* 作类似说明 *vt* 用类似法说明

analogous [ə'næləgəs] *a* 类似的,类同的(to) | ~**ly** *ad*

analogue ['ænəlɔg] *n* 类似器官;类似物 | base ~ 碱基类似物 / homologous ~ 同系类似物 | **analog** ['ænəlɔg] *n*

analogy [ə'nælədʒi] *n* 类似(to或with);同功(器官) | by ~ 用类推的方法 / on the ~ of 根据…类推

analphalipoproteinemia [æˌnælfəˌlipəuˌprəuti:'ni:miə] *n* α-脂蛋白缺乏血(症);丹吉尔(Tangier)病

analysand [ə'nælisænd] *n* 精神分析对象

analyse,analyze ['ænəlaiz] *vt* 分析,分解

analysis [ə'næləsis] ([复] **analyses** [ə'næləsi:z]) *n* 分析,分解;精神分析 | activation ~ 活化分析 / antigenic ~ 抗原分析(测定菌种抗原嵌合体的成分) / bradycinetic ~ 活动照相分析(对运动状态) / character ~ 性格分析 / densimetric ~ 比重分析 / end-group ~ 末端分析 / organic ~ 有机分析 / qualitative ~, qualitive ~ 定性分析 / quantitative ~, quantitive ~ 定量分析 / ultimate ~ 元素分析 / ~ of variance (ANOVA)变异数分析,方差分析 | in the final(或last) ~ 归根到底

analysor ['ænəlaizə] *n* 分析器

analyst ['ænəlist] *n* 分析者;化验员

analyte ['ænəlait] *n* 分析物

analytic(al) [ˌænə'litik(əl)] *a* 分析的;分解的

analyzer ['ænəˌlaizə] *n* 分析器;检偏振器,大脑皮质分析器 | amino acid sequence ～ 氨基酸顺序分析器 / voice ～ 语声分析器

Aname ['ænəmi] *n* 安纳米蜘蛛属

Anamirta [ˌænə'mə:tə] *n* 印防己属 | ～ cocculus 印防己,毒鱼防己

anamirtin [ˌænə'mə:tin] *n* 印防己苷

anamnesis [ˌænæm'ni:sis] *n* 记忆力;既往症,既往病历;回忆性(在免疫学中指免疫回忆的能力) | **anamnestic** [ˌænəm'nestik] *a*

Anamniota [ˌænæmni'əutə] *n* 无羊膜动物类

anamniote [æ'næmniəut] *n* 无羊膜动物

anamniotic [ˌænæmni'ɔtik] *a* 无羊膜的

anamorph ['ænəmɔ:f] *n* 无性态(真菌的无性〈不完全〉状态)

anamorphosis [ˌænəmɔ:'fəusis] *n* (动植物)渐进形态

ananabolic [ˌænænə'bɔlik] *a* 组成代谢缺乏的

ananaphylaxis [ænˌænəfi'læksis] *n* 抗过敏(性),脱过敏

Ananase ['ænəneis] *n* 菠萝蛋白酶(bromelains)制剂的商品名

ananastasia [ænˌænəs'teisiə] *n* 起立不能

anancastic [ˌænən'kæstik] *a* 强迫观念与行为的

anandia [æ'nændiə] *n* 运动性失语,运动性言语不能

anangioid [æ'nændʒiɔid] *a* 似无血管的

anapepsia [ˌænə'pepsiə] *n* 胃蛋白酶缺乏

anaphalantiasis [ænˌæfəlæn'taiəsis] *n*【希】眉毛脱落

anaphase ['ænəfeiz] *n* 后期(细胞分裂的一个时期) | flabby ～ 呆滞后期(在细胞分裂的后期中,由于细胞中毒,干扰了纺锤体的形成,两条子染色体不能分开)

anaphia [æ'neifiə] *n* 触觉缺失

anaphoresis [ˌænəfə'ri:sis] *n* 阴离子电泳

anaphoria [ˌænə'fəuriə] *n* 上隐斜眼

anaphrodisiac [ˌænəfrə'diziæk] *a* 制欲的 *n* 制欲药

anaphylactin [ˌænəfi'læktin] *n* 过敏素

anaphylactogen [ˌænəfi'læktədʒən] *n* 过敏原

anaphylactogenesis [ˌænəfiˌlæktəu'dʒenisis] *n* 过敏性发生,过敏反应发生

anaphylactogenic [ˌænəˌfilæktəu'dʒenik] *a* 发生过敏性的

anaphylactoid [ˌænəfi'læktɔid] *a* 过敏性样的

anaphylatoxin [ˌænəˌfailə'tɔksin], **anaphylactotoxin** [ˌænəfiˌlæktəu'tɔksin], **anaphylotoxin** [ˌænəˌfailə'tɔksin] *n* 过敏毒素(补体结合时血清中产生的一种物质)

anaphylaxin [ˌænəfi'læksin] *n* 过敏素

anaphylaxis [ˌænəfi'læksis] *n* 过敏性,过敏反应,过敏症 | acquired ～ 获得性过敏性,获得性过敏反应 / active ～ 自动过敏性,自动过敏反应(个体注射异免疫原时产生) / active cutaneous ～ 自动皮肤过敏反应(用于花粉变态反应试验) / aggregate ～ 凝聚物过敏反应(药理介质所致) / cytotoxic ～ 细胞毒性过敏反应 / cytotropic ～ 亲细胞性过敏反应 / generalized ～ 全身性过敏反应 / inverse ～ 反转过敏反应(休克剂是抗体〈过敏素〉,而不是抗原〈过敏原〉;过敏性休克由一次静脉注射福斯曼〈Forssman〉抗体于豚鼠体内产生) / local ～ 局部过敏性,局部过敏反应 / passive ～, antiserum ～ 被动过敏反应,抗血清过敏反应 / passive cutaneous ～ (PCA) 被动皮肤过敏反应(用

于研究引起速发型超敏感性反应的抗体) / reverse ～ 逆转过敏反应(先注射抗血清再注射抗原后发生的过敏反应;同样是由血循环中的抗体与组织细胞所固定的抗原相结合的局部反应) / systemic ～ 全身性过敏反应 | **anaphylactic** [ˌænəfi'læktik] *a*

anaphylodiagnosis [ˌænəˌfiləuˌdaiəg'nəusis] *n* 过敏性诊断法

anaplasia [ˌænə'pleiziə] *n* 退行发育,间变 | monophasic ～ 单形退行发育 / polyphasic ～ 多形退行发育 | **anaplastia** [ˌænə'plæstiə] *n*

Anaplasma [ˌænə'plæzmə] *n* 无形体属

Anaplasmataceae [ˌænəˌplæzmə'teisii:] *n* 无形体科

anaplasmodastat [ˌænəplæz'məudəˌstæt] *n* 抗无形体药

anaplasmosis [ˌænəplæz'məusis] *n* 无形体病

anaplastic [ˌænə'plæstik] *a* 还原成形术的,整形术的;退行发育的(指细胞)

anaplerosis [ˌænəpli'rəusis] *n* (组织)补缺术;(糖)回补 | **anaplerotic** [ˌænəpli'rɔtik] *a*

anapnotherapy [ˌænæpnəu'θerəpi] *n* (气体)吸入疗法(如复苏术时)

anapophysis [ˌænə'pɔfisis] *n* 副突(尤指胸椎或腰椎的副突)

Anaprox ['ænəprɔks] *n* 萘普生钠(naproxen sodium)制剂的商品名

anaptic [æ'næptik] *a* 触觉缺失的

anarchic [ə'nɑ:kik] *a* 反常的

anaric [ə'nɛərik] *a* 无鼻的

anarithmia [ˌænə'riθmiə] *n* 计算不能(由于中枢损害)

anarrhexis [ˌænə'reksis] *n* 骨复折术

anarthria [æ'nɑ:θriə] *n* 言语讷吃,口吃,音节不清

anasarca [ˌænə'sɑ:kə] *n* 全身水肿,普通性水肿 | **anasarcous** [ˌænə'sɑ:kəs] *a*

anascitic [ˌænə'sitik] *a* 无腹水的

anastalsis [ˌænə'stælsis] *n* 逆蠕动

anastaltic [ˌænə'stæltik] *a* 收敛的;止血的 *n* 收敛药;止血药

anastate ['ænəˌsteit] *n* 组成代谢产物,同化产物

anastigmatic [ˌænəstig'mætik] *a* 无散光的;矫正散光的

anastole [ə'næstəli] *n* 退缩,收缩(如伤口边缘)

anastomose [ə'næstəməuz] *vt, vi* (使)吻合

anastomosis [əˌnæstə'məusis] ([复] **anastomoses** [əˌnæstə'məusi:z]) *n* 吻合;吻合术 | antiperistaltic ～ 逆蠕动吻合术 / arteriovenous ～ 动静脉吻合;动静脉吻合术 / crucial ～ 十字形吻合(一种动脉吻合) / heterocladic ～ 异支吻合术 / homocladic ～ 同支吻合术 / intestinal ～ 肠吻合术 / isoperistaltic ～ 同向蠕动吻合术 / postcostal ～ 肋后吻合 / precapillary ～ 前毛细管吻合 / stirrup ～ 镫形吻合 / terminoterminal ～ 端端吻合术 / transureteroureteral ～ 经输尿管两段吻合术 / ureterotubal ～ 输尿管输卵管吻合术 / ureteroureteral ～ 输尿管两段吻合术 | **anastomotic** [əˌnæstə'mɔtik] *a* 吻合的

anastral [æ'næstrəl] *a* 无星的,无星状体的(指有丝分裂)

anastrophic [ˌænə'strɔfik] *a* 反向的,可钝化又再活化的(指某些蛋白酶)

anatherapeusis [ˌænəˌθerə'pju:sis] *n* 增剂疗法

anatomic(al) [ˌænə'tɔmik(əl)] *a* 解剖的;解剖学的

anatomicomedical [ænəˌtɔmikəu'medikəl] *a* 医用解剖学的

anatomicopathological [ˌænəˌtɔmikəuˌpæθə'lɔdʒikəl] *a* 病理解剖学的

anatomicophysiological [ˌænəˌtɔmikəuˌfiziə'lɔdʒikəl] *a* 解剖生理学的

anatomicosurgical [ˌænəˌtɔmikəu'sə:dʒikəl] *a* 解剖学与外科学的,外科解剖学的

anatomist [ə'nætəmist] *n* 解剖学家

anatomize, anatomise [ə'nætəmaiz] *vt, vi* 解剖;剖析 | **anatomization** [əˌnætəmai'zeiʃən, -mi'z-] *n*

anatomopathology [ˌænətəməupə'θɔlədʒi] *n* 病理解剖学

anatomy [ə'nætəmi] *n* 解剖学;解剖 | applied ~ 应用解剖学 / clastic ~ 分层(模型)解剖学 / comparative ~ 比较解剖学 / corrosion ~ 腐蚀解剖 / descriptive ~, systematic ~ 记载解剖学,系统解剖学 / developmental ~ 发育解剖学, 胚胎学 / general ~ 解剖学总论 / gross ~, macroscopic ~ 大体解剖学 / histologic ~ 组织解剖学,组织学 / homologic ~ 相关部位解剖学 / medical ~ 医用解剖学 / microscopic ~ , minute ~ 显微解剖学,组织学 / morbid ~, pathological ~ 病理解剖学 / physiognomonic ~ 表征解剖学,相法解剖学(尤指面部的) / physiological ~ 功能解剖学 / plastic ~ 模型解剖学 / practical ~ 实地解剖学,解剖学实习 / special ~ 解剖学各论 / topographic ~ 局部解剖学 / transcendental ~ 直观解剖学

anatoxin [ˌænə'tɔksin] *n* 类毒素,变性毒素 | diphtheria ~, ~-Ramon 白喉类毒素 | **anatoxic** [ˌænə'tɔksik] *a*

anatoxireaction [ˌænəˌtɔksiri(:)'ækʃən] *n* 类毒素反应(见Moloney's test)

anatriptic [ˌænə'triptik] *a* 揉擦的 *n* 揉擦药

anatrophic [ˌænə'trɔfik] *a* 防衰的 *n* 防衰药

anatropia [ˌænə'trəupiə] *n* 上隐斜眼 | **anatropic** [ˌænə'trɔpik] *a*

anavenin [ˌænə'venin] *n* 去活毒液,去毒(动物)毒液(加甲醛后变成无毒的一种动物毒液,但仍保持其抗原特性)

anaxon [æ'næksɔn] *n* 无轴索(神经)细胞

anazolene sodium [æ'næzəli:n] 阿那佐林钠,考马斯蓝(Coomassie blue, 测血容量指示剂)

Ancalomicrobium [ænˌkeiləumai'krəubiəm] *n* 臂微菌属

Ancef ['ænsef] *n* 头孢唑啉钠(cefazolin sodium)制剂的商品名

ancestor ['ænsistə] *n* 祖宗,祖先

anchor ['æŋkə] *n* 锚;锚状物;倒凹,锚凹;抗基 *vt, vi* 抛锚;固定 | endosteal implant ~ 骨内膜植入物抗基(种植义齿下部结构的一部分,深植于骨内,牙修复术时作固定之用)

anchorage ['æŋkəridʒ] *n* 抛锚,抛锚地;脏腑固定术;镶牙固定法;抗基,安抗,支抗;增殖细胞固定 | cervical ~ 颈抗基 / extraoral ~ 口外抗基 / occipital ~ 枕抗基 / stationary ~ 固定抗基

anchyl(o)- [构词成分] 弯曲;粘连

ancient ['einʃənt] *a* 古代的,古老的 *n* 古时的人,老年人

ancillary [æn'siləri, 'ænsiˌlɛəri] *a* 辅助的,附属的 (to) *n* 助手

ancipital [æn'sipitl] *a* 二头的,二边的

Ancistrodon [æn'sistrədɔn] *n* 蝮蛇属

ancistroid [æn'sistrɔid] *a* 钩样的

Ancobon ['ænkəbɔn] *n* 氟胞嘧啶(flucytosine)制剂的商品名

anconad ['æŋkənæd] *ad* 向肘,向鹰嘴

anconagra [ˌæŋkɔ'nægrə] *n* 肘痛风症

anconeal [æŋ'kəuniəl], **anconal** ['æŋkənəl] *a* 肘的

anconitis [ˌæŋkə'naitis] *n* 肘关节炎

anconoid ['æŋkənɔid] *a* 肘样的

ancrod ['ænkrɔd] *n* 安克洛酶,蛇毒蛋白酶(抗凝药)

ancyl(o)- [构词成分] 弯曲;粘连

Ancylostoma [ˌænsi'lɔstəmə] *n* 钩口(线虫)属 | ~ americanum 美洲钩虫(即Necator americanus) / ~ braziliense, ~ ceylonicum 巴西钩(口线)虫,猫钩虫 / ~ caninum 犬钩口线虫,犬钩虫 / ~ duodenale 十二指肠钩口线虫,,十二指肠钩虫 | **Ancylostomum** [ˌænsilɔs'təuməm] *n*

ancylostomatic [ˌænsiləustəu'mætik] *a* 钩虫性的

ancylostome [æn'siləstəum] *n* 钩虫,钩口线虫

ancylostomiasis [ˌænsiˌlɔstə'maiəsis] *n* 钩(口线)虫病 | ~ braziliensis 巴西钩虫病,游走性幼虫病

Ancylostomidae [ˌænsileu'stəumidi:] *n* 钩口(线虫)科

ancyroid ['ænsirɔid] *a* 锚样的,钩样的

and [强ænd; 弱ənd, ən] *conj* 和,与,并 | ~ all that 诸如此类 / ~ others 以及其他等等 / ~ so on (或~ so forth, ~ so on, ~ the like)等等 / ~ that 而且 / ~ then 于是,然后 / ~ what not 诸如此类,等等 / ~ yet 可是,但

Anda ['ændə] *n*【巴西】安达树属

Andernach's ossicles ['ɑ:ndənɑ:h] (Johann W von Andernach)缝间骨

Andersch's ganglion ['ændəʃ] (Carolus S. Andersch)岩神经节 | ~ nerve 鼓室神经

Anders' disease ['ændəz] (James M. Anders)单纯结节性肥胖症

Andersen's disease ['ændəsn] (Dorothy H. Andersen)安德森病(糖原贮积病Ⅳ型) | ~ syndrome (triad)安德森综合征(三征)(支气管扩张、胰腺囊性纤维化、维生素A缺乏)

Anderson splint ['ændəsn] (Roger Anderson)安德森夹(内外固定骨折用)

Andira [æn'daiərə] *n* 柯桠树属

andirine [æn'daiərin] *n* 柯桠树碱,甲基酪氨酸

Andrade's indicator [æn'dreid] (Eduardo P. Andrade)安德雷德指示剂(酸性品红水溶液,可被氢氧化钠溶液脱色成黄色,加到葡糖肉汤培养基内,此肉汤培养的一种产酸菌使培养基变为品红色)

Andrade type familial amyloid polyneuropathy (syndrome) [æn'drɑ:dei] (Corino M. Andrade) 安德拉德型家族性淀粉样蛋白多神经病(综合征),葡萄牙型家族性淀粉样蛋白多神经病

Andral's decubitus (sign) [æn'drɑ:l] (Gabriel Andral)昂德腊尔卧位(征)(卧于健侧,为胸膜炎早期卧位)

andreioma [ændri:'əumə], **andreoblastoma** [ˌændriəblæs'təumə] *n* 男性细胞瘤(卵巢)

Andresen appliance ['ændrisən] (V. Andresen)安德森矫正器,功能矫正器

André Thomas sign [ɑ:n'drei təu'mɑ:s] (André A. H. Thomas) 安德烈·托马斯征(①若在指鼻试验时,令患者将一臂高举过头,然后令其将臂落在头上,患者手臂即出现反跳,见于小脑疾病。②捏斜方肌可在脊髓损害水平上方引起鸡皮疙瘩)

Andrewes' test ['ændru:z] (Christopher H. Andrewes)安德鲁斯试验(检尿毒症)

Andrews' disease ['ændru:z] (George C. Andrews)脓疱性细菌疹

andrin ['ændrin] *n* 睾丸雄激素(统称,即睾酮、雄甾酮和脱氢雄酮)

andr(o)- [构词成分] 男,雄

androblastoma [ˌændrəublæs'təumə] *n* 塞尔托利(Sertoli)细胞瘤,足细胞瘤(睾丸);男性细胞瘤(卵巢)

androcyte ['ændrəsait] *n* 精子细胞(尤指未成熟期)

androdedotoxin [ˌændrəuˌdi:də'tɔksin] *n* 杜鹃花毒素

androecium [æn'dri:ʃiəm, ˌændrəu'i:ʃiəm] *n* 雄蕊

androgalactozemia [ˌændrəugəˌlæktə'zi:miə] *n* 男子泌乳

androgamone [ˌændrəu'gæməun] *n* 雄(性交)配素

androgen ['ændrədʒən] *n* 雄激素 | ~**ic** [ˌændrəu'dʒenik] *a* 雄激素的;生男性征的,产生雄性征的

androgenesis [ˌændrəu'dʒenisis] *n* 雄核发育;单雌生殖

androgenicity [ˌændrəudʒi'nisəti] *n*

生男性征性能，产生雄性征性能

androgenization [ˌændrəudʒeni'zeiʃən] *n* 雄激素化(作用)(女子产生过多雄激素;男子正常的男性化)

androgenized [æn'drɔdʒinaizd] *a* 雄激素化的(女子产生或存在过多雄激素;男子正常男性化)

androgenous [æn'drɔdʒinəs] *a* 生男性征的，产生雄性征的

androglossia [ˌændrəu'glɔsiə] *n* 女性男声，男性型声

androgone ['ændrəgəun] *n* 精原细胞，生精细胞

androgyne ['ændrədʒain] *n* 两性体，雌雄同体;女性假两性体

androgyneity [ˌændrəudʒi'ni:iti], **androgynism** [æn'drɔdʒinizəm], **androgyny** [æn'drɔdʒini] *n* 两性畸形，雌雄同体性;女性假两性畸形 | **androgynous** [æn'drɔdʒinəs] *a*

androgynoid [æn'drɔdʒinɔid] *n* 假两性体 *a* 女性假两性畸形的

android ['ændrɔid], **androidal** [æn'drɔidəl] *a* 男性样的

andrology [æn'drɔlədʒi] *n* 男科学，男性生殖器病学

androma [æn'drəumə] *n* 男性细胞瘤(卵巢)

Andromeda [æn'drɔmidə] *n* 梫木属(其中数种含麻醉性毒质)

andromedotoxin [ænˌdrɔmidə'tɔksin] *n* 梫木毒素(抑制呼吸中枢及催眠)

andromerogon [ˌændrə'merəgɔn] *n* 雄核卵片 | **andromerogone** [ˌændrə'merəgəun] *n*

andromerogony [ˌændrəumə'rɔgəni] *n* 雄核卵片发育

andromimetic [ˌændrəumi'metik] *a* 男子样的，生男性征的

andromorphous [ˌændrəu'mɔ:fəs] *a* 男性形态的，男形的

andropathy [æn'drɔpəθi] *n* 男性病

androphile ['ændrəfail], **androphilous** [æn'drɔfiləs] *a* 嗜人血的(指蚊)

androphobia [ˌændrəu'fəubjə] *n* 男性恐怖，恐男症

Andropogon [ˌændrəu'pəugɔn] *n* 须芒草属

androstane ['ændrəstein] *n* 雄(甾)烷

androstanediol [ˌændrə'steindiɔl] *n* 雄(甾)烷二醇

androstanedione [ˌændrəu'steindiəun] *n* 雄(甾)烷二酮

androstanolone [ˌændrəu'steinələun] *n* 雄诺龙，雄(甾)烷醇酮

androstene ['ændrəsti:n] *n* 雄(甾)烯

androstenediol [ˌændrəu'sti:ndiɔl] *n* 雄(甾)烯二醇

androstenedione [ˌændrəu'sti:ndiəun] *n* 雄(甾)烯二酮

androsterone [æn'drɔstərəun] *n* 雄(甾)酮

-ane [词尾] 饱和烃;烷(烃)

anecdotal [ˌænik'dəutəl] *a* 无对照的(不是根据对照临床试验的)

anecdysis [æ'nekdisis] *n* 不蜕皮期，蜕皮间期(指节肢动物)

anechoic [ˌæni'kəuik] *a* 无回声的，无反响的，消声的(指消声室)

anectasin [æ'nektəsin] *n* 缩脉管性菌毒素

anectasis [æ'nektəsis] *n* 先天性扩张不全，原发性肺不张

Anectine [æ'nektin] *n* 氯琥珀胆碱(succinylcholine chloride)制剂的商品名

anelectrotonus [ˌænilek'trɔtənəs] *n* 阳极(电)紧张 | **anelectrotonic** [ˌænilektrəu'tɔnik] *a*

Anel's operation [ɑ:'nel] (Dominique Anel)阿内尔手术(用探子扩张泪管，然后注射收敛剂) | ～ probe 阿内尔探子(用于泪点及泪管) / ～ syringe 泪道注射器

anemia [ə'ni:miə] *n* 贫血 | achylic ～ 胃液缺乏性贫血 / anhematopoietic ～, anhemopoietic ～ 造血功能不良性贫血 / aplastic ～, aregenerative ～

再生障碍性贫血 / autoimmune hemolytic ～ (AIHA)自身免疫性溶血性贫血(获得性溶血性贫血,其血清抗体一般为IgG类,与红细胞起反应,血清抗球蛋白试验为阳性) / cameloid～, elliptocytary ～, elliptocytotic ～ 椭圆形红细胞性贫血 / congenital ～ of newborn 新生儿先天性贫血 / cow's milk ～ 牛乳性贫血,食乳性贫血 / deficiency ～, nutritional ～ 营养(缺乏)性贫血 / drug-induced immune hemolytic ～ 药物诱发免疫性溶血性贫血 / familial megaloblastic ～ 家族性巨成红细胞性贫血 / glucose-6-phosphate dehydrogenase deficiency ～ 葡糖-6-磷酸脱氢酶缺乏性贫血 / ground itch ～ 钩虫性贫血,钩虫病 / hemolytic ～ 溶血性贫血 / hemorrhagic ～ 出血性贫血 / hypochromic ～ 低色(指数)性贫血 / hypochromic microcytic ～ 低色小红细胞性贫血 / iron deficiency ～ 缺铁性贫血 / leukoerythroblastic ～, myelopathic ～, myelophthisic ～ 成白红细胞性贫血,骨髓病性贫血 / macrocytic ～, megalocytic ～ 大红细胞性贫血,巨红细胞性贫血 / Mediterranean ～ 珠蛋白生成障碍性贫血,地中海贫血 / microcytic ～ 小红细胞性贫血 / miners' ～ 矿工贫血,钩(口线)虫病 / normocytic ～ 正常红细胞性贫血 / pernicious ～ 恶性贫血 / phenylhydrazine ～ 苯肼中毒性贫血 / polar ～ 极地贫血 / primary ～ 原发性贫血 / pure red cell ～ 纯红细胞性贫血 / refractory ～ 顽固性贫血 / refractory sideroblastic ～ 顽固性铁粒幼红细胞性贫血 / scorbutic ～ 坏血病性贫血 / secondary ～ 继发性贫血 / sickle cell ～ 镰状细胞性贫血 / sideroblastic ～, sideroachrestic ～ 铁粒幼红细胞性贫血,铁失利用性贫血 / slaty ～ 石板样贫血 / splenic ～ 脾性贫血(先天性脾肿大) | **anemic** [ə'ni:mik] *a*

anem(o)- [构词成分] 风

anemometer [ˌæni'mɔmitə] *n* 风速计

Anemone [ə'neməni] *n* 银莲花属(毛茛科)

anemonin [ə'nemənin] *n* 白头翁素

anemonism [ə'nemənizəm] *n* 白头翁中毒

anemonol [ə'nemənɔl] *n* 白头翁脑

anemophilous [ˌæni'mɔfiləs] *n* 风媒的

anemophobia [ˌæniməu'fəubjə] *n* 通风恐怖,畏风,恐风症

anemotaxis [ˌæniməu'tæksis] *n* 向风性,趋风性

anemotrophy [ˌæni'mɔtrəfi] *n* 血液滋养不足

anemotropism [ˌæni'mɔtrəpizəm] *n* 趋风性,向风性

anencephalus [ˌænen'sefələs] *n* 无脑畸胎

anencephaly [ˌænen'sefəli], **anencephalia** [ˌænensi'feiliə] *n* 无脑(畸形) | **anencephalic** [ˌænensi'fælik], **anencephalous** [ˌænen'sefələs] *a*

anenterous [æ'nentərəs] *a* 无肠的

anenzymia [ˌænen'zaimiə] *n* 无酶症 | ～ catalasea 触酶缺乏症,过氧化氢酶缺乏症

anephric [ei'nefrik] *a* 无肾脏的

anephrogenesis [ˌeinefrəu'dʒenisis] *n* 无肾(畸形)

anepiploic [æˌnepi'pləuik] *a* 无网膜的

anepithymia [æˌnepi'θimiə] *n* 食欲不振,食欲缺乏

anerethisia [æˌneri'θiziə] *n* 兴奋缺乏

aneretic [ˌæni'retik] *a* 破坏的(对动物组织)

anergasia [ˌænə'geiziə] *n* 活动力缺失(指功能活动缺失,亦指与中枢神经系统结构损害有关的一种精神病)

anergastic [ˌænə'gæstik] *a* 器质性精神病的

anergy ['ænədʒi] *n* 无反应性 | absolute ～ 绝对无反应性(对抗原〈或变应

原〉的一时性无反应性或完全无反应性) / cachectic ～ 恶病质无反应性(致敏个体由于虚弱，对变应原的反应性一时的减低) / negative ～ 负无反应性(致敏个体由于恶病质，对变应原的反应性一时性的减低) / positive ～ 正无反应性(致敏个体由于疾病〈如结核〉过程中免疫反应的改变，对变应原反应性减低) | **anergia** [æ'nə:dʒiə] *n* / **anergic** [æ'nə:dʒik] *a*

aneroid ['ænərɔid] *a* 无液的，不湿的

anerythroplasia [ˌæniˌriθrəu'pleiziə] *n* 红细胞发生不能 | **anerythroplastic** [ˌæniˌriθrəu'plæstik] *a*

anerythropoiesis [ˌæniˌriθrəupɔi'i:sis] *n* 红细胞生成不足

anerythropsia[ˌæneri'θrɔpsiə], **anerythroblepsia** [ˌæniˌriθrəu'blepsiə] *n* 红色盲

anerythroregenerative [ˌæniˌriθrəuri'dʒenəreitiv] *a* 红细胞再生不能的

anesthecinesia [æˌnisθi:si'ni:ziə], **anesthekinesia** [æˌnisθi:ki'ni:ziə] *n* 感觉(与)运动能力缺失

anesthesia [ˌænis'θi:zjə] *n* 感觉缺失，麻木;麻醉(法) | acupuncture ～ 针刺麻醉，针麻 / angiospastic ～ 血管痉挛性感觉缺失 / balanced ～ 平衡麻醉 / basal ～ 基础麻醉 / block ～ 阻滞麻醉 / bulbar ～ 延髓性感觉缺失 / caudal ～ 脊尾麻醉，骶管麻醉 / central ～ 中枢性感觉缺失 / cerebral ～ 大脑性感觉缺失 / closed ～ 紧闭式麻醉 / colonic ～ 结肠麻醉 / compression ～ 压迫性感觉缺失 / conduction ～ 传导阻滞麻醉 / crossed ～ 交叉性感觉缺失 / dissociated ～, dissociation ～ 分离性感觉缺失(触觉存在，痛觉、温度觉丧失) / doll's head ～ 木偶式感觉缺失(影响头、颈和胸上部) / electric ～ 电麻醉 / epidural ～ 硬膜外麻醉 / facial ～ 面(神经)麻木 / gauntlet ～, glove ～ 手套式感觉缺失 / general ～ 全身麻醉 / girdle ～ 束带状感觉缺失 / gustatory ～ 味觉丧失 / high pressure ～ 压力麻醉 / hypothermic ～ 低温麻醉 / infiltration ～ 浸润麻醉 / inhalation ～ 吸入麻醉 / insufflation ～ 吹入麻醉 / intracostal ～ 肋间神经阻滞麻醉 / intranasal ～ 鼻内麻醉 / intraoral ～ 口内麻醉 / intraosseous ～ 骨内麻醉 / intravenous ～ 静脉麻醉 / local ～ 局部麻醉 / mental ～ 精神性感觉缺失 / mixed ～ 混合麻醉 / muscular ～ 肌觉缺失 / olfactory ～ 嗅觉丧失 / parasacral ～ 骶旁麻醉 / partial ～ 部分感觉缺失 / peridural ～ 硬脊膜外麻醉 / peripheral ～ 末梢性感觉缺失 / permeation ～ 渗入麻醉 / refrigeration ～ 冷冻麻醉 / regional ～ 区域麻醉 / sacral ～ 骶(管)麻醉 / saddle block ～ 鞍状阻滞麻醉 / segmental ～ 分节性感觉缺失 / semiopen ～ 半开放式麻醉 / sexual ～ 性欲缺失 / spinal ～ 脊髓麻醉，脊椎麻醉;脊髓性感觉缺失 / splanchnic ～ 内脏神经麻醉 / surface ～ 表面麻醉 / surgical ～ 外科麻醉 / thalamic hyperesthetic ～ 丘脑感觉过敏性感觉缺失，丘脑综合征 / thermal ～, thermic ～ 温度觉缺失 / topical ～ 表面麻醉 / total ～ 全(部)感觉缺失 / transsacral ～ 经骶麻醉 / traumatic ～ 外伤性感觉缺失 / twilight ～ 朦胧麻醉，朦胧睡眠，半麻醉 / unilateral ～ 偏身麻木 / vein ～ 静脉麻醉 / visceral ～ 内脏感觉缺失

anesthesimeter [ˌænisθi'zimitə] *n* 麻醉度计，麻醉剂量调节计;感觉缺失测量器

Anesthesin [ə'nesθisin] *n* 苯佐卡因(benzocaine)制剂的商品名

anesthesiology [ˌænisθi:zi'ɔlədʒi] *n* 麻醉学 | **anesthesiologist** *n* 麻醉学家

anesthesiophore [ˌænis'θi:ziəˌfɔ:] *a* 有麻醉作用的 *n* 麻醉基

anesthetic [ˌænis'θetik] *a* 感觉缺失的;麻醉的 *n* 麻醉药 | general ～ 全身麻醉药 / local ～ 局部麻醉药 / topical ～ 表面麻醉药 | ～**ally** *ad*

anesthetist [æ'ni:sθətist, -ə'nes-] *n* 麻醉师

anesthetize [æ'ni:sθətaiz, -ə'nes-] *vt* 使麻醉;使麻木 | **anesthetization** [æˌni:sθətai'zeiʃən, -ti'z-] *n* 麻醉法

anesthetometer [æˌni:sθə'tɔmitə] *n* 麻醉气计量器

anesthetospasm [ˌænis'θetəspæzəm] *n* 麻醉期痉挛

anestrus [æ'ni:strəs, -ə'nes-], **anestrum** [æ'ni:strəm, ə'nes-] *n* 动情间期

anethene ['æniθi:n] *n* 莳萝烃,莳萝烯

anethole ['ænəθəul] *n* 茴香脑(升白细胞药)

Anethum [ə'ni:θəm] *n*【拉】莳萝属

anetic [ə'netik] *a* 弛缓的,缓和的

anetiological [æˌni:tiə'lɔdʒikəl] *a* 非病原学的,病原不明的

anetoderma [ˌænitə'də:mə] *n* 皮肤松垂 | perifollicular ～ 毛囊周围皮肤松垂 / postinflammatory ～ 炎症后皮肤松垂

aneugamy [æ'nju:gəmi] *n* 非整倍配合

aneuploid [ˌænju'plɔid] *a* 非整倍的 *n* 非整倍体(指一个体或细胞具有多于或少于正常二倍体数的染色体数) | ～**y** *n* 非整倍体性

aneurin(e) ['ænjuərin] *n* 硫胺,维生素B_1 | ～ hydrochloride 盐酸硫胺,盐酸维生素B_1

aneurogenic [ˌeinjuərə*u*'dʒenik] *a* 无神经源(性)的

aneurysm ['ænjuərizəm] *n* 动脉瘤 | abdominal ～ 腹主动脉瘤 / arteriovenous ～ 动静脉瘤 / arteriovenous pulmonary ～ 肺动静脉瘤,动静脉瘘 / berry ～, brain ～, cerebral ～ 颅内小动脉瘤,脑动脉瘤 / dissecting ～ 壁间动脉瘤 / mycotic ～, bacterial ～ 细菌性动脉瘤 / venous ～ 静脉瘤 | **aneurysmal** [ˌænju*ə*'rizməl], **aneurysmatic** [ˌænjuəriz'mætik] *a*

aneurysmectomy [ˌænjuəriz'mektəmi] *n* 动脉瘤切除术

aneurysmoplasty [ˌænju*ə*'rizməˌplæsti] *n* 动脉瘤成形术

aneurysmorrhaphy [ˌænjuəriz'mɔrəfi] *n* 动脉瘤缝术

aneurysmotomy [ˌænjuəriz'mɔtəmi] *n* 动脉瘤切开术

anew [ə'nju:] *ad* 再,重新

ANF antinuclear factor 抗核因子

anfractuosity [ænˌfræktju'ɔsəti] *n* 纡曲,弯曲;曲折,错综;脑沟

anfractuous [æn'fræktjuəs] *a* 纡曲的,弯曲的

angei- 见angi-

Angelica [æn'dʒelikə] *n*【拉】当归属(白芷属)

angelic acid [æn'dʒelik] 当归酸,欧白芷酸

angeline ['ændʒəlin] *n* *N*-甲基酪氨酸

Angelman's syndrome ['eindʒəlmən] (Harry Angelman) 安吉尔曼综合征,快乐木偶综合征(见syndrome项下happy puppet syndrome)

Angelucci's syndrome [ˌændʒi'lutʃi] (Arnaldo Angelucci) 昂杰路契综合征(春季结膜炎综合征:激动、心悸及血管运动障碍)

anger ['æŋgə] *n* 愤怒 *vt* 使发怒,激怒 *vi* 发怒

Anger camera ['æŋgə] (Hal O. Anger) 安格照相机(用以在病人身上形成一种发射放射性核素γ线分布的影象。亦称γ照相机,闪烁照相机)

Anghelescu's sign [ɑ:ndʒə'lesku:] (Constantin Anghelescu)安杰利斯库征(脊椎结核患者仰卧时只能靠头和足跟移动,脊椎不能前弯)

angi- 见angio-

angialgia [ˌændʒi'ældʒiə] *n* 血管痛

angiasthenia [ˌændʒiæs'θi:niə] *n* 血管

无力

angiectasis [ˌændʒi'ektəsis] *n* 血管扩张 | **angiectatic** [ˌændʒiek'tætik] *a*

angiectomy [ˌændʒi'ektəmi] *n* 血管切除术

angiectopia [ˌændʒiek'təupiə] *n* 血管异位

angiitis [ˌændʒi'aitis] ([复] **angiitides** [ˌændʒi'aitidi:z]) *n* 血管炎，脉管炎 | allergic granulomatous ～ 变应性肉芽肿性血管炎 / leukocytoclastic ～ 白细胞破碎性血管炎，过敏性血管炎 / necrotizing ～ 坏死性血管炎

angina [æn'dʒainə,'ændʒinə] *n* 咽峡炎，咽痛；绞痛(现在几乎专指心绞痛) | abdominal ～ 腹绞痛 / agranulocytic ～ 粒细胞缺乏性咽峡炎 / benign croupous ～ 疱疹性咽峡炎 / ～ cordis 心绞痛 / exudative ～ 渗出性咽峡炎，格鲁布(croup) / hippocratic ～ 咽后脓肿 / hysteric ～ 癔病性心绞痛 / intestinal ～ 肠绞痛 / lacunar ～ 扁桃体炎 / malignant ～ 恶性咽峡炎 / neutropenic ～ 粒细胞缺乏性咽峡炎 / ～ pectoris 心绞痛 / ～ phlegmonosa 扁桃体周脓肿 / ～ sine dolore 无痛性心绞痛 / vasomotor ～ 血管舒缩性心绞痛 | ～l [æn'dʒainəl,'ændʒinəl], **anginose** ['ændʒinəus], **anginous** ['ændʒinəs] *a*

anginiform [æn'dʒinifɔ:m], **anginoid** ['ændʒinɔid] *a* 咽峡炎样的；绞痛样的

anginophobia [ˌændʒinəu'fəubjə] *n* 心绞痛恐怖

anginosis [ˌændʒi'nəusis] *n* 咽峡炎病，咽痛病；绞痛病

angi(o)- [构词成分]血管

angioaccess [ˌændʒiəu'ækses] *n* 血管入口

angioasthenia [ˌændʒiəuæs'θi:niə] *n* 血管无力

angioataxia [ˌændʒiəuə'tæksiə] *n* 血管紧张失调

angioblast ['ændʒiəuˌblæst] *n* 成血管细胞 | ～ic [ˌændʒiəu'blæstik] *a*

angioblastoma [ˌændʒiəublæs'təumə] *n* 成血管细胞瘤

angiocardiogram [ˌændʒiəu'kɑ:diəgræm] *n* 心血管照片，心血管造影(照)片

angiocardiography [ˌændʒiəuˌkɑ:di'ɔgrəfi] *n* 心血管造影(术)

angiocardiokinetic [ˌændʒiəuˌkɑ:diəukai'netik] *a* 心血管运动的

angiocardiopathy [ˌændʒiəuˌkɑ:di'ɔpəθi] *n* 心血管病

angiocarditis [ˌændʒiəukɑ:'daitis] *n* 血管心脏炎

angiocavernous [ˌændʒiəu'kævənəs] *a* 海绵状血管瘤的

angiocentric [ˌændʒiəu'sentrik] *a* 血管中心的

angioceratoma [ˌændʒiəuˌserə'təumə] *n* 血管角质瘤，血管角化瘤

angiocheiloscope [ˌændʒiəu'kailəˌskəup] *n* 唇血管镜

angiochondroma [ˌændʒiəukən'drəumə] *n* 血管软骨瘤

angioclast ['ændʒiəuˌklæst] *n* 血管压轧钳

Angiococcus [ˌændʒiəu'kɔkəs] *n* 管球菌属

Angio-CONRAY [ˌændʒiəu'kɔnrei] *n* 碘拉酸钠(sodium iothalamate)制剂的商品名

angiocrine ['ændʒiəukrain] *a* 内分泌性血管(舒缩)障碍的

angiocrinosis [ˌændʒiəukrai'nəusis] *n* 内分泌性血管(舒缩)障碍

angiocyst ['ændʒiəuˌsist] *n* 成血管囊

angioderm ['ændʒiəudə:m] *n* 血管胚层(成血管细胞)

angiodermatitis [ˌændʒiəudə:mə'taitis] *n* 血管皮炎 | disseminated pruritic ～ 播散性瘙痒性血管皮炎，痒性紫癜

angiodiascopy [ˌændʒiəudai'æskəpi] *n* 肢血管透视法

angiodiathermy [ˌændʒiəu'daiəˌθə:mi] *n* 血管透热凝固术

angiodynia [ˌændʒiəu'diniə] *n* 血管痛

angiodysplasia [ˌændʒiəudis'pleiziə] *n* 血管发育异常

angiodystrophia [ˌændʒiəudis'trəufiə], **angiodystrophy** [ˌændʒiəu'distrəfi] *n* 血管营养障碍

angioectatic [ˌændʒiəuek'tætik] *a* 血管扩张的

angioedema [ˌændʒiəui(:)'di:mə] *n* 血管(神经)性水肿 | hereditary ~ 遗传性血管性水肿 / vibratory ~ 振动性血管性水肿 | ~**tous** *a*

angioelephantiasis [ˌændʒiəuˌelifən'taiəsis] *n* 血管象皮病

angioendothelioma [ˌændʒiəuˌendəuˌθi:li'əumə] *n* 血管内皮瘤

angioendotheliomatosis [ˌændʒiəuˌendəu'θi:liəuməˈtəusis] *n* 血管内皮瘤病 | systemic proliferating ~ 系统性增生性血管内皮瘤病

angiofibroma [ˌændʒiəufai'brəumə] *n* 血管纤维瘤 | nasopharyngeal ~, juvenile ~ 鼻咽血管纤维瘤,幼年血管纤维瘤

angiofollicular [ˌændʒiəufə'likjulə] *a* 血管滤泡的

angiogenesis [ˌændʒiəu'dʒenisis] *n* 血管生成,血管发生 | tumor ~ 肿瘤血管发生

angiogenic [ˌændʒiəu'dʒenik] *a* 血管源(性)的,生成血管的

angioglioma [ˌændʒiəuglaiˌəumə] *n* 血管神经胶质瘤

angiogliomatosis [ˌændʒiəuˌglaiəmə'təusis] *n* 血管神经胶质瘤病

angiogram ['ændʒiəuˌgræm], **angiograph** ['ændʒiəuˌgrɑ:f] *n* 血管造影(照)片

angiogranuloma [ˌændʒiəuˌgrænju'ləumə] *n* 血管肉芽肿

angiography [ˌændʒi'ɔgrəfi] *n* 血管造影(术);血管学 | cerebral ~ 脑血管造影(术) / coronary ~ 冠状血管造影(术) / intravenous digital subtraction ~ 经静脉数字减影血管造影(术)

angiohemophilia [ˌændʒiəuˌhi:mə'filiə] *n* 血管性血友病

angiohyalinosis [ˌændʒiəuˌhaiəli'nəusis] *n* 血管(肌层)透明变性

angioid ['ændʒiɔid] *a* 血管样的

angioinvasive [ˌændʒiəuin'veisiv] *a* 侵入血管(壁)的

angiokeratoma [ˌændʒiəuˌkerə'təumə] *n* 血管角化瘤,血管角质瘤(亦称血管角化病,血管扩张性疣) | ~ circumscriptum 局限性血管角化瘤 / corporis diffusum, diffuse ~ 弥漫性躯体血管角化瘤 / ~ of scrotum 阴囊血管角化瘤 / solitary ~ 孤立性血管角化瘤

angiokeratosis [ˌændʒiəuˌkerə'təusis] *n* 血管角化病,血管角质瘤

angiokinesis [ˌændʒiəuki'ni:sis] *n* 血管舒缩 | **angiokinetic** [ˌændʒiəuki'netik] *a*

angioleiomyoma [ˌændʒiəuˌlaiəumai'əumə] *n* 血管平滑肌瘤

angioleucitis [ˌændʒiəulju:'saitis], **angioleukitis** [ˌændʒiəulju:'kaitis] *n* 淋巴管炎

angiolipoleiomyoma [ˌændʒiəuˌlipəulaiəmai'əumə] *n* 血管脂肪平滑肌瘤

angiolipoma [ˌændʒiəuli'pəumə] *n* 血管脂(肪)瘤

angiology [ˌændʒi'ɔlədʒi], **angiologia** [ˌændʒiəu'ləudʒiə] *n* 血管学,脉管学,血管淋巴管学

angiolupoid [ˌændʒiəu'lju:pɔid] *n* 毛细管扩张性狼疮疹(主要生在鼻两侧)

angiolymphangioma [ˌændʒiəulimˌfændʒi'əumə] *n* 血管淋巴管瘤

angiolymphitis [ˌændʒiəulim'faitis] *n* 淋巴管炎

angiolysis [ˌændʒi'ɔlisis] *n* 血管破坏(指血管退化或闭塞,例如发生在胚胎发育期间)

angioma [ˌændʒi'əumə] *n* 血管瘤 | carvernous ~ 海绵状血管瘤 / fissural ~ 胚裂血管瘤 / hypertrophic ~ 肥大性血管瘤 / spider ~ 蜘蛛状血管瘤,蛛状痣 / telangiectatic ~ 毛细管扩张性血管瘤 | **~tous** [ˌændʒi'ɔmətəs] *a*

angiomatosis [ˌændʒiəuməˈtəusis] *n* 血管瘤病,多发性血管瘤

angiomegaly [ˌændʒiəu'megəli] *n* 血管增大(尤指眼睑)

angiometer [ˌændʒi'ɔmitə] *n* 血管口径张力计

angiomyolipoma [ˌændʒiəuˌmaiəuli'pəumə] *n* 血管肌脂瘤

angiomyoma [ˌændʒiəumai'əumə] *n* 血管肌瘤

angiomyoneuroma [ˌændʒiəuˌmaiəunjuə'rəumə] *n* 血管肌神经瘤,血管球瘤

angiomyosarcoma [ˌændʒiəuˌmaiəusɑː'kəumə] *n* 血管肌肉瘤

angiomyxoma [ˌændʒiəumik'səumə] *n* 血管粘液瘤

angionecrosis [ˌændʒiəune'krəusis] *n* 血管壁坏死

angioneoplasm [ˌændʒiəu'ni(:)əuplæzəm] *n* 血管瘤

angioneuralgia [ˌændʒiəunjuə'rældʒiə] *n* 血管神经痛

angioneurectomy [ˌændʒiəunjuə'rektəmi] *n* 血管神经切除术

angioneuroma [ˌændʒiəunjuə'rəumə], **angioneuromyoma** [ˌændʒiəuˌnjuərəumai'əumə] *n* 血管神经瘤,血管神经肌瘤(亦称血管球瘤)

angioneuropathy [ˌændʒiəunjuə'rɔpəθi] *n* 血管神经病 | **angioneuropathic** [ˌændʒiəuˌnjuərə'pæθik] *a*

angioneurotic [ˌændʒiəunjuə'rɔtik] *a* 血管神经病的

angioneurotomy [ˌændʒiəunjuə'rɔtəmi] *n* 血管神经切断术

angionoma [ˌændʒiəu'nəumə] *n* 血管溃疡

angioparalysis [ˌændʒiəupə'rælisis] *n* 血管麻痹

angioparesis [ˌændʒiəu'pærisis] *n* 血管不全麻痹,血管轻麻痹

angiopathology [ˌændʒiəupə'θɔlədʒi] *n* 血管病理学

angiopathy [ændʒi'ɔpəθi] *n* 血管病

angiophakomatosis [ˌændʒiəuˌfækəumə'təusis] *n* 囊肿性视网膜血管瘤病(小脑及视网膜内血管瘤样囊肿形成)

angioplasty ['ændʒiəuˌplæsti] *n* 血管成形术 | percutaneous transluminal ~ 经皮经腔血管成形术

angiopoiesis [ˌændʒiəupɔi'iːsis] *n* 血管形成 | **angiopoietic** [ˌændʒiəupɔi'etik] *a*

angiopressure ['ændʒiəuˌpreʃə] *n* 血管压迫法(控制出血)

angiopsathyrosis [ˌændʒiəuˌsæθi'rəusis] *n* 血管脆弱

angioreticuloendothelioma [ˌændʒiəuriˌtikjuləuˌendəuθili'əumə] *n* 血管网状内皮瘤

angioreticuloma [ˌændʒiəuriˌtikju'ləumə] *n* 血管网状内皮瘤(尤指脑血管网状内皮瘤)

angiorrhaphy [ˌændʒi'ɔrəfi] *n* 血管缝术 | arteriovenous ~ 动静脉缝术

angiosarcoma [ˌændʒiəusɑː'kəumə] *n* 血管肉瘤

angiosclerosis [ˌændʒiəuskliə'rəusis] *n* 血管硬化 | **angiosclerotic** [ˌændʒiəuskliə'rɔtik] *a*

angioscope ['ændʒiəuˌskəup] *n* 毛细血管显微镜

angioscotoma [ˌændʒiəuskə'təumə] *n* 血管暗点(视网膜血管暗影所致)

angioscotometry [ˌændʒiəuskə'tɔmitri] *n* 血管暗点测量法(特别用于诊断青光眼)

angiospasm ['ændʒiəuˌspæzəm] *n* 血管痉挛 | **angiospastic** [ˌændʒiəu'spæstik] *a*

angiosperm ['ændʒiəu,spəːm] *n* 被子植物

angiospermin [,ændʒiəu'spəːmin] *n* 被子植物素(据说具有类似激素的性质)

angiostenosis [,ændʒiəusti'nəusis] *n* 血管狭窄

angiosteosis [,ændʒi,ɔsti'əusis] *n* 血管骨化,血管钙化

angiosthenia [,ændʒiɔs'θiːniə] *n* 动脉张力,动脉压

angiostomy [,ændʒi'ɔstəmi] *n* 血管造口术

angiostrongyliasis [,ændʒiəu,strɔndʒi'laiəsis] *n* 血管圆线虫病

Angiostrongylus [,ændʒiəu'strɔndʒiləs] *n* 血管圆线虫属 | ~ cantonensis 广州管圆线虫 / ~ vasorum 脉管圆线虫

angiostrophe, angiostrophy [,ændʒi'ɔstrəfi] *n* 血管扭转术(止血法)

angiotelectasis [,ændʒiəuti'lektəsis] *n* 毛细血管扩张

angiotensin [,ændʒiəu'tensin] *n* 血管紧张素,血管紧张肽 | ~ amide 血管紧张素胺,增压素(升压药)

angiotensinase [,ændʒiə'tensineis] *n* 血管紧张肽酶

angiotensin-converting enzyme [,ændʒiəu'tensin] 血管紧张肽-转化酶,肽基二肽酶A

angiotensinogen [,ændʒiə'tensinədʒən] *n* 血管紧张素原,血管紧张肽原

angiotitis [,ændʒiəu'taitis] *n* 耳血管炎

angiotome ['ændʒiəu,təum] *n* 血管节

angiotomy [,ændʒi'ɔtəmi] *n* 血管切开(血管或淋巴管切开或切断)

angiotonase [,ændʒiəu'təuneis] *n* 血管紧张肽酶

angiotonia [,ændʒiəu'təuniə] *n* 血管紧张

angiotonic [,ændʒiəu'tɔnik] *a* 血管紧张的

angiotonin [,ændʒiəu'təunin] *n* 血管紧张素,血管紧张肽

angiotribe ['ændʒiəu,traib] *n* 血管压轧钳,血管压轧器

angiotripsy ['ændʒiəu,tripsi] *n* 血管压轧术

angiotrophic [,ændʒiəu'trɔfik] *a* 血管营养的

angitis [æn'dʒaitis] *n* 血管炎,脉管炎

angle ['æŋgl] *n* 角;角度 *vt, vi* (使)转变角度 | ~ of aberration 象差角,偏向角 / alpha ~ α角(视线与视轴在节点交叉所形成的角) / beta ~ β角(枕外粗隆点与囟枕线间的角) / biorbital ~ 眶间角 / cardiohepatic ~ 心肝角 / carrying ~ 臂外偏角 / ~ of convergence 会聚角,集合角 / critical ~, limiting ~ 临界角,极限角 / ~ of declination 偏角,倾斜角 / ~ of deviation 偏向角 / ~ of direction 注视角 / facial ~ 颜面角 / filtration ~ 滤角,虹膜(角膜)角 / gamma ~ γ角(固定线与视轴在眼旋转中心连接所形成的角) / gonial ~ 下颌角 / ~ of incidence 入射角 / ~ of inclination 倾斜角,骨盆倾斜度 / kappa ~ κ角,瞳孔轴间角 / lambda ~ λ角(瞳孔轴与视线间角) / mesial ~s 近中角(牙近中面与其他面形成的角) / metafacial ~ 面后角(颅底与翼突间角) / nu ~ ν字角(固定半径与蝶枕点及鼻根点连线之间的角) / parietal ~ 顶角(通过两颧间横径两端及最大额横径两端的两线接合所形成的角) / refracting ~, principal ~ 折射棱角,主角 / rolandic ~ 中央沟角(正中平面与中央沟汇合形成) / sigma ~ σ形角(固定半径与后鼻棘点至蝶枕点线之间的角) / Y ~ Y形角(固定半径与人字缝尖及枕外隆凸尖连线之间的角)

Angle's classification ['æŋgl] (Edward H. Angle)安格尔牙(错𬌗)分类法(共分四类,第一类中性𬌗,第二类远中𬌗,第三类近中𬌗,第四类不用) | ~ splint 安格尔夹板(下颌骨骨折用)

Anglesey leg ['æŋglsi] 安格尔西假腿(一种有关节的假腿,因Anglesey侯爵而得名)
anglicus sudor ['æŋglikəs'sju:də] 英国黑汗热
Angola [æn'gəulə] *n* 安哥拉[非洲]
angophrasia [ˌæŋgə'freiziə] *n* 言语涩滞(痴呆时发生)
angor ['æŋgɔ:] *n*【拉】绞痛;极度痛苦
angry ['æŋgri] *a* 发怒的;(患处)肿痛发炎的 | **angrily** *ad*
angstrom ['æŋstrəm] *n* 埃(Å)(长度单位=10^{-10}m)
Angström's law ['æŋstrəm] (Anders J Angström)埃(格斯特勒姆)氏定律(物质吸收光的波长与物质发光时释放的波长相同) | ～ unit 埃单位,埃(见angstrom)
Anguillula [æŋ'gwiljulə] *n* 鳗形线虫属 | ～ aceti 醋鳗形线虫,醋线虫(即Turbatrix aceti) / ～ intestinalis, ～ stercoralis 粪鳗形线虫,粪类圆线虫(即Strongyloides stercoralis)
Anguillulina putrefaciens [æŋˌgwilju'lainə ˌpjutrə'feiʃiənz] 腐败小鳗线虫
anguish ['æŋgwiʃ] *n* 极度的痛苦;苦恼
angular ['æŋgjulə] *a* 角的;角形的;骨瘦如柴的;生硬的
angulate ['æŋgjuleit] *a* 有角的;角状的 *vt, vi* 使(具)棱角
angulation [ˌæŋgju'leiʃən] *n* 角度形成(如肠、输尿管内形成的阻塞性尖角);歪曲(如接骨不好,偏离直线)
angulus ['æŋgjuləs] ([复] **anguli** ['æŋgjulai] *n*【拉】角
anhalamine [æn'hæləmin] *n* 无盐掌胺
anhalonine [ˌænhə'ləunin] *n* 无盐掌宁
Anhalonium lewinii [ˌænhə'ləuniəm lju'winii] 威廉斯仙人球
anhaphia [æn'heifiə] *n* 触觉缺失
anhedonia [ˌænhi:'dəuniə] *n* 快感缺乏
anhidrosis [ˌænhi'drəusis] *n* 无汗(症) | thermogenic ～ 生热无汗症,热带性汗闭性衰弱
anhidrotic [ˌænhi'drɔtik] *a* 止汗的,无汗的 *n* 止汗药
anhydrase [æn'haidreis] *n* 脱水酶,去水酶 | carbonic ～ 碳酸酐酶
anhydration [ˌænhai'dreiʃən] *n* 脱水(作用),去水(作用)
anhydremia [ˌænhai'dri:miə] *n* 缺水血(症)
anhydride [æn'haidraid] *n* 酐,脱水物 | arsenous ～ 亚砷酸酐,三氧化二砷 / carbonic ～ 碳酸酐,二氧化碳 / chromic ～ 铬(酸)酐,三氧化铬 / perosmic ～ 锇酐,四氧化锇 / silicic ～ 硅酐,硅石,二氧化硅 / sulfurous ～ 亚硫(酸)酐,二氧化硫
anhydrochloric [ˌænhaidrə*u*'klɔ:rik] *a* 无盐酸的
anhydrohydroxyprogesterone [ænˌhaidrə*u*haiˌdrɔksiprə*u*'dʒestərəun] *n* 脱水羟基孕酮,孕烯炔醇酮,乙炔基睾丸酮
anhydromuscarine [ˌænhaidrə*u*'mʌskərin] *n* 脱水毒蕈碱(用于实验医学)
Anhydron [æn'haidrɔn] *n* 环噻嗪(cyclothiazide)制剂的商品名
anhydrosugar [ˌænhaidrə*u*'ʃugə] *n* 脱水糖,去水糖
anhydrous [æn'haidrəs] *a* 脱水的,无水的
aniacinamidosis [əˌnaiəsiˌnæmai'dəusis] *n* 烟酰胺缺乏症
aniacinosis [əˌnaiəsi'nəusis] *n* 烟酸缺乏症
anianthinopsy [ˌæni'ænθiˌnɔpsi] *n* 紫色盲
Anichkov's (Anitschkow's) myocyte (cell) [ə'nitʃkɔf] (Nikolai N Anichkov)阿尼奇科夫肌细胞(风湿热小体中的肌细胞,核内有锯齿棒状染色质,亦称心肌组织细胞)
anicteric [ˌænik'terik] *n* 无黄疸的
anideus [ə'nidiəs] *n* 无体形畸胎,不成

形寄生胎畸胎 | embryonic ～ 无体形畸胚 | **anidean** [ə'nidiən] *a*

anidoxime [ˌæni'dɔksi:m] *n* 阿尼多昔,胺苯肟胺(镇痛药)

anidrosis [æni'drəusis] *n* 无汗(症)

anidrotic [ˌæni'drɔtik] *a* 止汗的,无汗的 *n* 止汗药

anile ['einail] *a* 老妪样的;痴愚的

anileridine [ˌæni'lə:ridi:n] *n* 阿尼利定,氨苄哌替啶,氨苄度冷丁(麻醉性镇痛药)

anilid(e) ['ænilid] *n* 酰基苯胺

anilinction [ˌeini'liŋkʃən] *n* 舔肛,舐肛色情 | **anilinctus** [ˌeini'liŋktəs] *n*

aniline ['ænili:n] *n* 苯胺,阿尼林 | ～ sulfate 硫酸苯胺

anilingus [ˌeini'liŋgəs] *n* 舔肛者,舐肛色情者

anilinism ['ænilinizəm], **anilism** ['ænilizəm] *n* 苯胺中毒

anilinparasulfonic acid [ˌænilinˌpærəsʌl'fɔnik] 对氨基苯磺酸

anility [ə'niləti] *n* 老妪样状态;衰老

anilopam hydrochloride ['ænilə-ˌpæm] 盐酸阿尼洛泮,盐酸氨苯氢氮䓬(镇痛药)

anil-quinoline [ˌænil 'kwinəlin] *n* 缩苯胺喹啉

anima ['ænimə] *n*【拉】灵气,灵;精,精华(药品的有效成分);精神;阿妮玛,女性意象(精神分析用词)

animal ['æniməl] *n* 动物 | control ～ 对照动物 / decerebrate ～ 去大脑动物,大脑切除动物 / experimental ～ 实验动物 / nuclein ～ 核素(注射)动物 / slime ～ 粘液动物

animalcule [ˌæni'mælkju:l] *n* 微小动物

animalculist [ˌæni'mælkjulist] *n* 精源论者(认为未发育的胚胎已预先形成而存于精子内)

animality [ˌæni'mæləti] *n* 动物性

animate ['ænimeit] *vt* 使有生命;使活泼['ænimit] *a* 有生命的;有生气的

animation [ˌæni'meiʃən] *n* 生存;生活;生气;活泼 | suspended ～ 生活暂停,假死

animism ['ænimizəm] *n* 泛灵论,万物有灵论

animus ['æniməs] *n* 女性的男性意向

anion ['ænaiən] *n* 阴离子,阳向离子 | **anionic** [ˌænai'ɔnik] *a*

anionotropy [ˌæniə'nɔtrəpi] *n* 阴离子移变(现象)

aniridia [ˌæni'ridiə] *n* 无虹膜

anisakiasis [ˌænisei'kaiəsis] *n* 异尖线虫病,鲱鱼虫病

Anisakis [ˌæni'seikis] *n* 异尖线虫属 | ～ marina 海生异尖线虫

anisate ['æniseit] *n* 茴香酸盐

anise ['ænis] *n* 茴香(驱风、祛痰药) | Chinese ～, Indian ～, star ～ 八角茴香,大茴香

aniseikonia [ˌænaisai'kəuniə] *n* 物象不等(指一眼所见物象的大小和形状与另一眼所见不同) | **aniseikonic** [ˌænaisai'kɔnik] *a*

anisic acid [ə'nisik] 茴香酸,对甲氧基苯甲酸

***o*-anisidine** [ə'nisidi:n] *n* *o*-茴香胺

anisindione [ˌænisin'daiəun] *n* 茴茚二酮(抗凝药)

anisine ['ænisin] *n* 茴香碱

anisoaccommodation [æˌnaisəəˌkɔmə'deiʃən] *n* 两眼调节参差

anisochromasia [æˌnaisəkrəu'meiziə] *n* 色素不均(仅红细胞周围区着色)

anisochromatic [æˌnaisəkrəu'mætik] *a* 色素不均的(将正常眼和色盲眼均能辨别的两种色素溶液混合,供测色盲用,亦称假等色的)

anisochromia [ˌænisə'krəumiə] *n* 色素不均(由于血红蛋白容量不同所致的红细胞颜色不一)

anisocoria [ˌænisə'kɔ:riə] *n* 瞳孔(直径)不均,瞳孔(直径)不等

anisocytosis [æˌnaisəsai'təusis] *n* 红细胞(大小)不均

anisodactyly [æˌnaisəˈdæktili] *n* 指(趾)长短不均 | **anisodactylous** [æˌnaisəˈdæktiləs] *a*

anisodiametric [æˌnaisədaiəˈmetrik] *a* 不等直径的

anisodont [æˈnaisədɔnt] *n* 牙长短不齐者;大小不等牙

anisogamete [ˌænisəˈgæmi:t] *n* 异形配子 | **anisogametic** [ˌænisəgəˈmetik] *a*

anisogamy [ˌæniˈsɔgəmi] *n* 异配生殖 | **anisogamous** [ˌæniˈsɔgəməs] *a*

anisoic [ˌæniˈsəuik] *a* 茴香的

anisoiconia [æˌnaisəaiˈkəuniə] *n* 物象不等(见aniseikonia)

anisokaryosis [æˌnaisəˌkæriˈəusis] *n* 核(大小)不均

Anisolobis [ænˌaisəuˈləubis] *n* 肥螋属

anisomastia [æˌnaisəˈmæstiə] *n* 乳房大小不等

anisomelia [æˌnaisəˈmi:liə] *n* 对称肢体大小不等

anisomeric [æˌnaisəˈmerik] *a* 非异物性的,非同质异构的

anisometrope [æˌnaisəˈmetrəup] *n* 屈光参差者

anisometropia [æˌnaisəmiˈtrəupiə] *n* 屈光参差 (两眼屈光不等) | **anisometropic** [æˌnaisəmiˈtrɔpik] *a*

Anisomorpha [æˌnaisəˈmɔ:fə] *n* 竹节虫(蝽)属 | ～ buprestoides 二纹竹节虫(蝽)

anisophoria [ˌænaisəˈfɔ:riə] *n* 垂直向隐斜视

anisopia [ˌænaiˈsəupiə] *n* 两眼视力不等

anisopiesis [æˌnaisəpaiˈi:sis] *n* 各部血压不等

anisopoikilocytosis [æˌnaisəˌpɔikiləusaiˈtəusis] *n* (大小)不均性红细胞异形(症)

anisosmotic [ˌænisɔsˈmɔtik] *a* 渗透压不等的

anisospore [æˌnaisəˈspɔ:] *n* 异形孢子;有性孢子 | **anisosporous** [æˌnaiˈsɔspərəs] *a*

anisosthenic [æˌnaisəˈsθenik] *a* 力量不等的(指配对肌肉)

anisotonic [æˌnaisəˈtɔnik] *a* 张力不等的;不等渗的

anisotropic [æˌnaisəˈtrɔpik], **anisotropal** [ˌænaiˈsɔtrəpəl] *a* 各向异性的;双折射的 | **anisotropy** [ˌænaiˈsɔtrəpi], **anisotropism**[ˌænaiˈsɔtrəpizəm] *n* 各向异性;双折射性

anisotropine methylbromide [ænˌaisəuˈtrəupi:n] 甲溴辛托品,溴甲辛托品(抗胆碱能药,解痉药)

anistreplase [æniˈstrepleis] *n* 阿尼链菌酶

anisum [æˈnaisəm] *n* 【拉】茴香

anisuria [ˌænaiˈsjuəriə] *n* 尿量不等

anisuric acid [ˌæniˈsjuərik] 茴香酰甘氨酸

anitrogenous [ˌænaiˈtrɔdʒinəs] *a* 非氮性的

Anitschkow ＝**Anichkow**

ankle [ˈæŋkl] *n* 踝;踝关节 | deck ～s 船员踝肿 / tailors' ～ 裁缝踝(外踝滑囊炎)

ankyl(o)- [构词成分] 弯曲;粘连

ankyloblepharon [ˌæŋkiləuˈblefərɔn] *n* 睑缘粘连 | ～ filiforme adnatum 丝状睑缘粘连(畸形) / ～ totale 隐眼(畸形)

ankylocheilia [ˌæŋkiləuˈkailiə] *n* 唇粘连

ankylocolpos [ˌæŋkiləuˈkɔlpəs] *n* 阴道闭锁

ankylodactyly [ˌæŋkiləuˈdæktili] *n* 并指(趾)

ankyloglossia [ˌæŋkiləuˈglɔsiə] *n* 舌系带短缩,结舌

ankylophobia [ˌæŋkiləuˈfəubjə] *n* 关节强硬恐怖

ankylopoietic [ˌæŋkiləupɔiˈetik] *a* 关节强硬的

Ankyloproglypha [ˌæŋkiləuprəuˈglifə] *n* 前牙类,沟牙类

ankylose [ˌæŋkiləuz] *vt, vi* (关节)变强硬 | **~d** *a* 关节强硬的

ankylosis [ˌæŋki'ləusis] ([复] **ankyloses** [ˌæŋki'ləusi:z]) *n* 关节强硬 | artificial ~ 关节固定术,人工关节强硬术 / bony ~, true ~ 骨质性关节强硬,真性关节强硬 / dental ~ 牙与牙槽骨粘连 / extracapsular ~ 关节囊外强硬 / fibrous ~, false ~, spurious ~ 纤维性关节强硬,假性关节强硬 / intracapsular ~ 关节囊内强硬 | **ankylotic** [ˌæŋki'lɔtik] *a*

Ankylostoma [ˌæŋki'lɔstəmə] = Ancylostoma

ankylostomiasis [ˌæŋkiˌlɔstə'maiəsis] *n* 钩(口线)虫病

ankylotia [ˌæŋki'ləuʃiə] *n* 外耳道闭锁

ankylotomy [ˌæŋki'lɔtəmi] *n* 舌系带切开术

ankylurethria [ˌæŋkiljuə'ri:θriə] *n* 尿道(粘连性)狭窄

ankyroid ['æŋkirɔid] *a* 钩样的

anlage ['ɑ:nlɑ:gə, 'ænleid] ([复] **anlagen** ['ɑ:nlɑ:gən] 或 **anlages**) *n* 【德】原基,始基

ANLL acute nonlymphocytic leukemia 急性非淋巴细胞白血病

annals ['ænəlz] [复] *n* 编年史;学会(或学科等)的年刊,年鉴

Annandale's operation ['ænəndeil] (Thomas Annandale) 安南代尔手术(股骨髁切除术,治膝外翻;膝软骨固定术,用缝线固定膝关节内移位的软骨)

anneal [ə'ni:l] *vt* 退火,炼韧(使金属等物控制加热和冷却以使回韧)

annectent [ə'nektənt] *a* 连接的,接合的

annelid ['ænəlid] *n* 环节动物

Annelida [ə'nelidə] *n* 环节动物门

annex [ə'neks] *vt* 附加;添加 ['æneks] *n* 附加物;附件,附录 | **~ation** [ˌænek'seiʃən] *n*

annihilate [əˌnaiəleit] *vt* 消灭;消除,湮没 | **annihilation** [əˌnaiə'leiʃən] *n*

anniversary [ˌæni'və:səri] *n* 周年纪念(日) *a* 周年的,周年纪念的

Annona [ə'nəunə] *n* 番荔枝属

annotate ['ænəuteit] *vt, vi* 注解,注释 | **annotator** *n* 注解者,注释者

annotation [ˌænəu'teiʃən] *n* 注解,注释

annotto [ə'nɔtəu] *n* 胭脂树红,果红(用作干酪、乳酪等食品的着色剂)

announce [ə'nauns] *vt* 宣布,宣告,发表 | **~ment** *n*

annoy [ə'nɔi] *vt* 使烦恼,使(人)生气

annoyance [ə'nɔiəns] *n* 烦恼,烦扰;噪声

annoyer [ə'nɔiə] *n* 厌恶物,不快感刺激

annual ['æŋjuəl] *a* 每年的,年度的 *n* 年生植物;年刊 | **~ly** *ad* 一年一度

annuity [ə'nju(:)iti] *n* 年金;养老金

annul [ə'nʌl] (-ll-) *vt* 取消,废除,宣告…无效

annular ['ænjulə] *a* 环状的,环形的

annulate(d) ['ænjuleit(id)] *a* 有环的,有环纹的

annulation [ˌænju'leiʃən] *n* 环的形成;环;环形物

annulet ['ænjulit] *n* 小环

annulment [ə'nʌlmənt] *n* 取消,消除

annuloaortic [ˌænjuləuei'ɔ:tik] *a* 环主动脉的(主动脉与主动脉环的)

annuloid ['ænjulɔid], **annulose** ['ænjuləus] *a* 环状的;有环的

annuloplasty [ˌænjuləu'plæsti] *n* 瓣膜成形术

annulorrhaphy [ˌænju'lɔrəfi] *n* (疝)环(形)缝术

annulus ['ænjuləs] ([复] **annuli** ['ænjulai]) *n* 【拉】环 | ~ abdominalis 腹股沟管环 / ~ migrans 地图样舌

Anocentor [ˌeinə'sentə] *n* 暗眼蜱属 | ~ nitans 明暗眼蜱

anochromasia [ˌænəkrəu'meisiə] *n* 不染色性(指组织或细胞对普通染色无反应);色素不均(指血红蛋白在红细胞周围

集积,而中心呈淡白色)

anociassociation [əˌnəusiəˌsəusi'eiʃən], **anociation** [əˌnəusi'eiʃən], **anocithesia** [əˌnəusi'θi:zjə] *n* 创伤性休克防止法(一种旨在减少外科休克作用的麻醉法)

anociated [ə'nəusiˌeitid] *a* 创伤性休克防止的

anococcygeal [ˌeinəukɔk'sidʒiəl] *a* 肛尾的

anode ['ænəud] *n* 阳极,正极 | hooded ～ 有罩阳极 | **anodal** [æ'nəudl], **anodic** [ə'nɔdik] *a*

anoderm ['einədə:m] *n* 肛膜

anodmia [æ'nɔdmiə] *n* 嗅觉丧失,失嗅

anodontia [ˌænəu'dɔnʃiə], **anodontism** [ˌænəu'dɔntizəm] *n* 无牙(畸形),先天性无牙症

anodyne ['ænəudain] *a* 止痛的 *n* 止痛药 | **anodynic** [ænə'dinik] *a*

anodynia [ˌænəu'diniə] *n* 无痛,痛觉缺失

anodynin [ˌænə'dainin] *n* 镇痛素(吗啡样物质)

anoia [ə'nɔiə] *n* 精神错乱;白痴

anol ['einɔl] *n* 对丙烯基苯酚

anomalad [ə'nɔməlæd] *n* 形态缺陷

anomalistic(al) [ə'nɔmə'listik(əl)] *a* 不规则的,异常的

anomal(o)- [构词成分] 不规则,异常,反常

anomalopia [əˌnɔmə'ləupiə] *n* 视觉异常

anomaloscope [ə'nɔmələˌskəup] *n* 色觉检查镜,色觉镜别器

anomalotrophy [əˌnɔmə'lɔtrəfi] *n* 营养异常

anomalous [ə'nɔmələs] *a* 不规则的,异常的,反常的

anomaly [ə'nɔməli] *n* 异常,反常 | chromosomal ～, chromosome ～ 染色体异常 / developmental ～ 发育异常,发育反常

anomer ['ænəmə] *n* 异头物(糖类的α或β异构体) | ～**ic** [ˌænə'merik] *a*

anomia [ə'nəumiə] *n* 称名不能,忘名症

anonacein [ˌænə'neisiin] *n* 阿诺纳辛,胡椒番荔枝碱

anonychia [ˌænə'nikiə] *n* 无甲(畸形)

anonymous [ə'nɔniməs] *a* 无名的

anoopsia [ˌænəu'ɔpsiə] *n* 上斜视

anoperineal [ˌeinəuperi'ni:əl] *a* 肛门会阴的

Anopheles [ə'nɔfili:z] *n* 按蚊属 | ～ aconitus 乌头按蚊 / ～ albimanus 白魔按蚊 / ～ albitarsis 白跗按蚊 / ～ amictus 具饰按蚊 / ～ annularis 环斑按蚊 / ～ annulipes annulipes 环须按蚊 / ～ aquasalis 咸水按蚊 / ～ atroparvus 黑小按蚊 / ～ bancroftii 斑(克罗夫特)氏按蚊 / ～ barbirostris barbirostris 须喙按蚊 / ～ bellator 挑战按蚊 / ～ claviger 带棒按蚊 / ～ culicifacies 库态按蚊 / ～ darlingi 达(林)氏按蚊 / ～ farauti 法老按蚊 / ～ fluviatilis 溪流按蚊 / ～ funestus 催命按蚊 / ～ gambiae 冈比亚按蚊 / ～ hyrcanus nigerrimus 最黑按蚊,赫坎按蚊最黑亚种 / ～ hyrcanus sinensis 中华按蚊,赫坎按蚊中华亚种 / ～ jeyporiensis candidiensis 日月潭按蚊,杰普按蚊日月潭亚种 / ～ jeyporiensis jeyporiensis 杰普按蚊 / ～ kochi 可赫按蚊,腹簇按蚊 / ～ labranchiae atroparvus 羽斑按蚊黑小亚种 / ～ labranchiae labranchiae 羽斑按蚊唇边亚种 / ～ leucosphyrus leucosphyrus 白踝按蚊 / ～ maculatus maculatus 多斑按蚊 / ～ maculipennis 五斑按蚊 / ～ messeae 麦赛按蚊,米赛按蚊 / ～ minimus 微小按蚊 / ～ minimus flavirostris 微小按蚊黄喙亚种 / ～ moucheti moucheti 毛捷蒂按蚊 / ～ multicolor 多色按蚊 / ～ nili 乌有按蚊 / ～ pattoni 伯(顿)氏按蚊 / ～ pharoensis 法氏按蚊 / ～ philippinensis 菲律宾按蚊 / ～ pseudopunctipennis pseudopunctipennis 伪点翅

按蚊 / ～ punctimacula 点斑按蚊 / ～ punctulatus punctulatus 点体按蚊 / ～ quadrimaculatus 四斑按蚊 / ～ sacharovi 萨(卡洛)氏按蚊，黑背按蚊 / ～ sergentii 萨(京特)氏按蚊 / ～ stephensi stephensi 史(蒂芬斯)氏按蚊，斑须按蚊 / ～ subpictus subpictus 浅色按蚊 / ～ sundaicus 圣代克按蚊 / ～ superpictus 深色按蚊 / ～ umbrosus 荫影按蚊 / ～ varuna 瓦容按蚊，印神按蚊

anophelicide [ə'nɔfilisaid] *a* 杀蚊的 *n* 杀蚊药

anophelifuge [ə'nɔfilifju:dʒ] *a* 驱蚊的，防蚊的 *n* 驱蚊药，防蚊药

anopheline [ə'nɔfilain] *a* 按蚊的

Anophelini [əˌnɔfi'laini] *n* 按蚊族

anophelism [ə'nɔfilizəm] *n* 蚊害，蚊病

anophoria [ˌænəu'fɔ:riə] *n* 上隐斜视

anophthalmia [ˌænɔf'θælmiə], **anophthalmos** [ˌænɔf'θælmɔs] *n* 无眼(畸形)

anophthalmus [ˌænɔf'θælməs] *n* 无眼畸胎

anopia [æ'nəupiə] *n* 无眼(畸形)；废用性弱视；上斜视

anoplasty ['einəuˌplæsti] *n* 肛门成形术

Anoplocephala [ˌænəpləu'sefələ] *n* 裸头绦虫属

Anoplocephalidae [ˌænəpləusi'fælidi:] *n* 裸头(绦虫)科

Anoplura [ˌænə'pluərə] *n* 虱目，吸虱目

anopsia [æ'nɔpsiə] *n* 废用性弱视；上斜视

anorchid [æ'nɔ:kid], **anorchis** [æ'nɔ:kis] *n* 无睾者

anorchism [æ'nɔ:kizəm], **anorchia** [æ'nɔ:kiə], **anorchidism** [æ'nɔ:kidizəm] *n* 无睾(畸形) | **anorchidic** [ˌænɔ:'kidik] *a*

anorectal [ˌeinəu'rektəl] *a* 肛门直肠的

anorectitis [ˌeinəurek'taitis] *n* 肛门直肠炎

anorectocolonic [ˌeinəuˌrektəukə'lɔnik] *a* 肛门直肠结肠的

anorectum [ˌeinəu'rektəm] *n* 肛门直肠

anorexia [ˌænəu'reksiə] *n* 食欲缺乏，厌食 | **anorectic** [ˌænəu'rektik], **anoretic** [ˌænəu'retik], **anorexic** [ˌænəu'reksik] *a* 食欲缺乏的，厌食的；*n* 减食欲物质，减食欲剂

anorexigenic [ˌænəureksi'dʒenik], **anorexiant** [ˌænəu'reksiənt] *a* 使食欲不振的 *n* 减食欲剂

anorganic [ˌænɔ:'gænik] *a* 除(去)有机质的(如骨)

anorgasmy [ˌænɔ:'gæzmi] *n* 性快感缺失

anorthography [ˌænɔ:'θɔgrəfi] *n* 正规书写不能

anorthopia [ˌænɔ:'θəupiə] *n* 偏视；斜视

anorthoscope [æ'nɔ:θəskəup] *n* 弱视镜(将两个分离象连在一起成为一个完整的视象)

anorthosis [ˌænɔ:'θəusis] *n* (阴茎)挺直不能，无勃起功能(一种阳萎型)

anoscope ['einəskəup] *n* 肛门镜 | **anoscopy** [ə'nɔskəpi] *n* 肛门镜检查

anosigmoidoscopy [ˌeinəuˌsigmɔi'dɔskəpi] *n* 直肠乙状结肠镜检查 | **anosigmoidoscopic** [ˌeinəusigˌmɔidə'skɔpik] *a*

anosmatic [ˌænɔz'mætik] *a* 嗅觉缺失的，嗅觉迟钝的

anosmia [æ'nɔzmiə], **anosphrasia** [ˌænɔs'freiziə] *n* 嗅觉丧失 | **anosmic** [æ'nɔzmik] *a* 嗅觉丧失的；无臭的

anosognosia [æˌnəusə'nəuziə, æˌnəusɔg'nəuziə] *n* 疾病感缺失，疾病失认

anospinal [ˌeinəu'spainl] *a* 肛门脊髓的

anosteoplasia [æˌnɔstiəu'pleiziə] *n* 骨成形不全

anostosis [ˌænɔs'təusis] *n* 骨发育不全

another [ə'nʌðə] *a* 另一，别的；另一类似

的 *pron* 另一个 | taken(或taking) one with ～ 总的看来

anotia [æ'nəuʃiə] *n* 无耳(畸形)

anotropia [ˌænə'trəupiə] *n* 上显斜视(上斜视)

anotus [æ'nəutəs] *n* 无耳畸胎

ANOVA analysis of variance 变异数分析,方差分析

anovaginal [ˌeinəuvæ'dʒinl] *a* 肛门阴道的

anovarism [æ'nəuvərizəm], **anovaria** [ˌænəu'vɛəriə], **anovarianism** [ˌænəu'vɛəriənizəm] *n* 无卵巢(畸形)

anovesical [ˌeinəu'vesikəl] *a* 肛门膀胱的

anovular [æ'nɔvjulə], **anovulatory** [æ'nɔvjuləˌtəri] *a* 不排卵的,无排卵性的

anovulation [ˌænɔvju'leiʃən] *n* 排卵停止

anovulomenorrhea [æˌnɔvjuləuˌmenə'ri:ə] *n* 不排卵性月经,无卵月经

anoxemia [ˌænɔk'si:miə] *n* 缺氧血(症),血缺氧 | **anoxemic** [ˌænɔk'si:mik] *a*

anoxia [æ'nɔksiə] *n* 缺氧(症) | altitude ～ 高空缺氧 / anemic ～ 贫血性缺氧 / anoxic ～ 缺氧性缺氧 / ～ neonatorum 新生儿缺氧 / stagnant ～ 郁滞性缺氧,循环障碍性缺氧 | **anoxic** [æ'nɔksik] *a*

anoxiate [ə'nɔksieit] *vt* 使缺氧

Anoxyphotobacteria [əˌnɔksiˌfəutəubæk'tiəriə] *n* 厌氧发光杆菌纲

ANS anterior nasal spine 前鼻棘; autonomic nervous system 自主神经系统

ansa ['ænsə] ([复] **ansae** ['ænsi:]) *n* 【拉】襻

Ansaid ['ænseid] *n* 氟比洛芬(flurbiprofen)制剂的商品名

ansate ['ænseit] *a* 有柄的,襻状的

Ansbacher unit ['ɑ:nsbɑ:hə] (Stefan Ansbacher)安施巴赫尔单位(一种维生素K剂量单位)

anseriform ['ænseriˌfɔ:m] *a* 雁形目的

Anseriformes [ˌænseri'fɔ:mi:z] *n* 雁形目

anserine ['ænsərain] *a* 鹅的;鹅状的 *n* 鹅肌肽

ansiform ['ænsifɔ:m] *a* 襻状的

Ansolysen [ˌænsə'laisən] *n* 喷托铵酒石酸盐(pentolinium tartrate)制剂的商品名

Anspor ['ænspɔ:] *n* 头孢拉定(cephradine)制剂的商品名

Anstie's limit(rule) ['ænsti] (Francis E. Anstie)安斯提极限(人寿保险检查规则:成人能饮用纯乙醇而无损害的最大限量为每日42.5g) | ～ reagent 安斯提试剂(重铬酸钾3.33g, 浓硫酸250ml, 加水配成500ml) / ～ test 安斯提试验(检尿醇)

answer ['ɑ:nsə] *n* 回答,答复,应答;解答,答案 *vi* 回答;保证;成功;符合 *vt* 回答,响应;适用,适合 | ～ for 对…负责;保证 / ～ up 应对迅速 / in ～ to 回答,应答,响应

answerable ['ɑ:nsərəbl] *a* 可答复的;应负责任的

ant [ænt] *n* 蚁

ant- 见anti

ant. anterior 前的

Antabuse ['æntəbju:s] *n* 双硫仑(disulfirem)制剂的商品名

antacid [ænt'æsid] *a* 解酸的,抗酸的 *n* 解酸药,抗酸药

antagonism [æn'tægənizəm] *n* 对抗作用;拮抗作用

antagonist [æn'tægənist] *n* 对抗肌,拮抗肌;拮抗物,拮抗药,对抗剂;对殆牙 | aldosterone ～ 醛固酮拮抗剂 / associated ～s 协同对抗肌 / competitive ～ 竞争性拮抗物,抗代谢(产)物 / direct ～s 直接对抗肌,直接拮抗肌 / enzyme ～ 酶拮抗物,抗代谢(产)物 / metabolic ～ 抗代谢(产)物 / narcotic ～ 麻醉药拮抗药 / sulfonamide ～ 磺

胺对抗药
antagonistic [ænˌtægə'nistik] *a* 对抗(性)的;有反作用的
antagonize, antagonise [æn'tægənaiz] *vt* 对…起反作用,中和,抵销,对抗
antalgesic [æntæl'dʒi:zik], **antalgic** [æn'tældʒik] *a* 止痛的 *n* 镇痛药
antalkaline [æn'tælkəˌlain] *a* 解碱的 *n* 解碱药
antaphrodisiac [ˌæntæfrəu'diziæk] *a* 抗性欲的,抑制性欲的 *n* 制欲药
antapoplectic [ˌæntæpə'plektik] *a* 防止中风的 *n* (防止)中风药
antarctic [æn'tɑ:ktik] *a* 南极的
Antarctica [æn'tɑ:ktikə] *n* 南极洲
antarthritic [ˌæntɑ:'θritik] *a* 抗关节炎的 *n* 抗关节炎药
antasthenic [ˌæntæs'θenik] *a* 恢复体力的 *n* 恢复体力药
antasthmatic [ˌæntæs'mætik] *a* 止喘的,镇喘的 *n* 止喘药,镇喘药
antatrophic [ˌæntə'trɔfik] *a* 防萎缩的
antazoline [æn'tæzəli:n] *n* 安他唑啉(抗心律失常药,抗组胺药) | ~ hydrochloride 盐酸安他唑啉 / ~ phosphate 磷酸安他唑啉
ante- [前缀] (在)前
antebrachium [ˌænti'breikiəm] *n* 前臂
antecardium [ænti'kɑ:diəm] *n* 腹上部
antecede [ænti'si:d] *vt, vi* 在…之前,居…之先
antecedence [ˌænti'si:dəns] *n* 先例;在前,占先
antecedent [ˌænti'si:dənt] *a* 先行的,前驱的,在…之前的(to) *n* 前例;经历;前体,先质 | plasma thromboplastin ~ (PTA) 血浆凝血致活酶前体(凝血因子XI)
ante cibum ['ænti 'saibəm] 【拉】饭前(服)
antecubital [ˌænti'kjubitl] *a* 肘前的
antecurvature [ˌænti'kə:vətʃə] *n* 前弯,轻度前屈
antedate ['æntideit] *vt* 倒填…日期;先于,前于
antefebrile [ˌænti'fi:brail] *a* 发热前的
anteflect ['æntiflekt] *vi* 前屈
anteflexed [ˌænti'flekst] *a* 前屈的
anteflexio [ˌænti'fleksiəu] *n* 【拉】前屈 | ~ uteri 子宫前屈
anteflexion [ˌænti'flekʃən] *n* 前屈;子宫前屈
antegrade ['æntigreid] *a* 前进的,顺行的
antelocation [ˌæntiləu'keiʃən] *n* 前移(指器官)
antemeridian [ˌæntimə'ridiən] *a* 午前的
ante meridiem [ˌænti mə'ridiəm] 【拉】午前,上午
antemetic [ˌænti'metik] *a,* 止吐的 *n* 止吐药
ante mortem ['ænti 'mɔ:təm] 【拉】死前
antenatal [ˌænti'neitl] *a* 出生前的,产前的
antenna [ˌæn'tenə] ([复] **antennae** [æn'teni:] 或 **antennas**) *n* 触角;天线 | ~**ry** [æn'tenəri] *a*
Antepar ['æntipɑ:] *n* 枸橼酸哌嗪(piperazine citrate)和磷酸哌嗪(piperazine phosphate)制剂的商品名
antepartal [ˌænti'pɑ:tl] *a* 分娩前的,产前的
antepartum [ˌænti'pɑ:təm] *a* 【拉】分娩前的,产前的
ante partum ['ænti 'pɑ:təm] 【拉】分娩前,产前
antephase ['æntifeiz] *n* (核分裂)前期
antephialtic [ˌæntefi'æltik] *a* 抗梦魇的,抗夜惊的
anteposition [ˌæntipə'ziʃən] *n* 前位(如子宫)
anteprostate [ˌænti'prɔsteit] *n* 尿道球腺
anteprostatitis [ˌæntiprɔstə'taitis] *n*

尿道球腺炎
antepyretic [ˌæntipai'retik] *a* 发热前的
Antergan ['æntəgæn] *n* 芬苯扎胺(phenbenzamine)制剂的商品名
antergia [æn'təːdʒiə], **antergy** ['æntədʒi] *n* 对抗作用,拮抗作用
antergic [æn'təːdʒik] *a* 对抗的,拮抗的(用于拮抗肌)
anteriad [æn'tiəriæd] *ad* 向前
anterior [æn'tiəriə] *a* 前的;先前的,在…之前的(to)
antero- [前缀] 前
anteroclusion [ˌæntərɔ'kluːʒən] *n* 前咬合,下颌前突样𬌗(亦称近中𬌗)
anteroexternal [ˌæntərəueks'təːnl] *a* 前外的,前外侧的 (最好用anterolateral)
anterograde ['æntərəugreid] *a* 前进的,顺行的
anteroinferior [ˌæntərəuin'fiəriə] *a* 前下的
anterointernal [ˌæntərəuin'təːnl] *a* 前内的,前内侧的(最好用anteromedial)
anterolateral [ˌæntərəu'lætərəl] *a* 前外侧的
anteromedial [ˌæntərəu'miːdiəl] *a* 前内侧的
anteromedian [ˌæntərəu'miːdiən] *a* 前正中的
anteroposterior [ˌæntərəupɔs'tiəriə] *a* 前后(位)的(X线学中指光束的方向)
anteroseptal [ˌæntərəu'septl] *a* (房室)隔前的
anterosuperior [ˌæntərəusju(ː)'piəriə] *a* 前上的
anterotic [ˌænti'rɔtik] *a* 制欲的 *n* 制欲药
anteroventral [ˌæntərəu'ventrəl] *a* 前腹侧的
antetype ['æntitaip] *n* 先型,原型
anteversion [ˌænti'vəːʃən] *n* 前倾
antevert ['æntivəːt] *vt* (使)前倾
antexed [æn'tekst] *a* 前屈的
antexion [æn'tekʃən] *n* 前屈(如脊柱前凸)
anthelix ['ænthiːliks] *n* 对耳轮
anthelmintic [ˌænthel'mintik], **anthelminthic** [ˌænthel'minθik] *a* 抗蠕虫的,驱肠虫的 *n* 抗蠕虫药,驱肠虫药
anthelmycin [ænθel'maisin] *n* 安太霉素,抗蠕虫霉素
anthelone [ænt'hiːləun] *n* 尿抑胃素;抗溃疡素
anthelotic [ˌænthiː'lɔtik] *a* 除胼胝的 *n* 除胼胝药,鸡眼药
Anthemis ['ænθimis] *n* 春黄菊属;罗马甘菊
anthemorrhagic [ˌænthemə'rædʒik] *a* 止血的 *n* 止血药
anther ['ænθə] *n* 花粉囊,花药
antheridium [ˌænθə'ridiəm] ([复] **antheridia** [ˌænθə'ridiə]) *n* 精子囊,雄器
antherozoid ['ænθərəˌzɔid] *n* 游动精子
antherpetic [ˌænthəː'petik] *a* 防治疱疹的
anthiolimine [ˌænθai'əulimiːn] *n* 安锑锂明,硫代苹果酸锑锂(抗血吸虫药)
Anthiomaline [ˌænθaiə'mælin] *n* 硫代苹果酸锑锂(antimony lithium thiomalate)的商品名
anthocyanidin [ˌænθəusai'ænidin] *n* 花色素
anthocyanin [ˌænθəu'saiənin] *n* 花色素苷
anthocyaninemia [ˌænθəusaiəni'niːmiə] *n* 花色素苷血症
anthocyaninuria [ˌænθəusaiəni'njuəriə] *n* 花色素苷尿
anthology [æn'θɔlədʒi] *n* 文集,选集
Anthomyia [ˌænθə'maijə] *n* 花蝇属
Anthomyiidae [ˌænθəumai'aiidiː] *n* 花蝇科
anthophobia [ˌænθə'fəubiə] *n* 花恐怖,恐花症
Anthozoa [ˌænθə'zəuə] *n* 珊瑚动物纲

anthracene ['ænθrəsi:n] *n* 蒽
anthracenedione [ˌænθrəsi:n'daiən] *n* 蒽二酮(任何一类蒽醌衍生物,有些具有抗肿瘤性质)
anthracic [æn'θræsik] *a* 炭疽的;炭疽样的
anthrac(o)- [构词成分] 煤,炭;痈
anthracoid ['ænθrəkɔid] *a* 炭疽样的;痈样的
anthracometer [ˌænθrə'kɔmitə] *n* 二氧化碳测量器
anthracomucin [ˌænθrəkəu'mju:sin] *n* 炭疽菌粘液素
anthraconecrosis [ˌænθrekəune'krəusis] *n* 黑色干性坏死
anthracosilicosis [ˌænθrəkəusili'kəusis] *n* 炭末石末沉着病
anthracosis [ænθrə'kəusis] *n* 炭末沉着病,炭肺 | ~ linguae 黑舌(病) | **anthracotic** [ˌænθrə'kɔtik] *a*
anthracotherapy [ˌænθrəkəu'θerəpi] *n* 炭疗法
anthracycline [ˌænθrə'saikli:n] *n* 蒽环类抗生素
Anthra-Derm ['ænθrə-də:m] *n* 地蒽酚(anthralin)制剂的商品名
anthragallol [ˌænθrə'gælɔl] *n* 三羟基蒽醌
anthralin ['ænθrəlin] *n* 地蒽酚,蒽林(外用治疗皮肤真菌病、慢性湿疹及其他皮肤病)
anthramycin [ˌænθrə'maisin] *n* 安曲霉素,氨茴霉素(抗肿瘤抗生素)
anthranilate [æn'θrænileit] *n* 邻氨基苯甲酸
anthranilic acid [ˌænθrə'nilik] 邻氨基苯甲酸,氨茴酸
anthraquinone [ˌænθrə'kwinəun] *n* 蒽醌
anthrarobin [ˌænθrə'rəubin] *n* 1,2,10-蒽三酚(10%~20%软膏剂,用于治牛皮癣及各种皮肤病,亦用作杀寄生虫药)
anthrax ['ænθræks] *n* 炭疽 | cutaneous ~ 皮肤炭疽 / inhalational ~ 吸人性炭疽 / meningeal ~, cerebral ~ 脑膜炭疽,脑炭疽 / pulmonary ~ 肺炭疽 / symptomatic ~ 气肿性炭疽,黑腿病
anthrop(o)- [构词成分] 人类,人
anthropobiology [ˌænθrəpəubai'ɔlədʒi] *n* 人类生物学
anthropocentric [ˌænθrəpəu'sentrik] *a* 人类中心的
anthropodesoxycholic acid [ˌænθrəpəudiˌzɔksi'kəulik] 12-脱氧胆酸,鹅(脱氧)胆酸
anthropogeny [ˌænθrə'pɔdʒini] *n* 人类发生,人类起源
anthropography [ˌænθrə'pɔgrəfi] *n* 人类分布学,人种志
anthropoid ['ænθrəpɔid] *a* 似人的,类人的 *n* 类人猿
Anthropoidea [ˌænθrə'pɔidiə] *n* 类人猿亚目
anthropokinetics [ˌænθrəpəukai'netiks] *n* 人类活动学(从生物和自然科学、心理学以及社会学的特殊领域中,研究整体人类的活动)
anthropology [ˌænθrə'pɔlədʒi] *n* 人类学 | criminal ~ 人类犯罪学 / cultural ~ 文化人类学 / physical ~ 人类体格学 | **anthropologic(al)** [ˌænθrəpə'lɔdʒik(əl)] *a* / **anthropologist** *n* 人类学者,人类学家
anthropometer [ˌænθrə'pɔmitə] *n* 人体测量器
anthropometry [ˌænθrə'pɔmitri] *n* 人体测量(学) | **anthropometric(al)** [ˌænθrəpɔ'metrik(əl)] *a* / **anthropometrist** *n* 人体测量学家
anthropomorphic [ˌænθrəpəu'mɔ:fik] *a* 有人形的,拟人的
anthropomorphism [ˌænθrəpəu'mɔ:fizəm] *n* 拟人说(用人类的形象或性格来解释非人类的对象,如各种动物、无生物等)
anthropomorphous [ˌænθrəpəu'mɔ:fəs] *a* 有人形的,似人的

anthroponomy [ˌænθrəˈpɔnəmi] *n* 人体进化论,人类进化学;人类行为学
anthroponosis [ˌænθrəpəˈnəusis] *n* 人类传染病
anthropopathy [ˌænθrəˈpɔpəθi] *n* 情感拟人说(用人类的情感来解释非人类的对象)
anthropophagy [ˌænθrəˈpɔfədʒi] *n* 嗜食人肉;食人肉色情倒错
anthropophilic [ˌænθrəpəuˈfilik] *a* 嗜人类的,嗜人血的(指蚊)
anthroposcopy [ˌænθrəˈpɔskəpi] *n* 人类体型审定(根据目观而不用测量方法)
anthroposophy [ˌænθrəˈpɔsəfi] *n* 人智学
anthropozoonosis [ˌænθrəpəuˌzəuəˈnəusis] ([复] **anthropozoonoses** [ˌænθrəpəuˌzəuəˈnəusi:z]) *n* 人兽病,人与动物病
anthropozoophilic [ˌænθrəpəuˌzəuəˈfilik] *a* 嗜人兽血的(指纹)
anthysteric [ˌænthisˈterik] *a* 抗癔病的 *n* 抗癔病药
anti-, ant- [前缀] 对抗,解,抑制,取消
antiabortifacient [ˌæntiəˌbɔ:tiˈfeiʃənt] *a* 防流产的,安胎的,促受孕的 *n* 防流产药,安胎药,促受孕药
antiabortionist [ˌæntiəˈbɔ:ʃənist] *n* 反对堕胎者
antiaditis [ˌæntiəˈdaitis] *n* 扁桃体炎
antiadrenergic [ˌæntiədreˈnə:dʒik] *a* 抗肾上腺素能的 *n* 抗肾上腺素能药
antiagglutinating [ˌæntiəˈglu:tineitiŋ] *a* 抗凝集(作用)的
antiagglutinin [ˌæntiəˈglu:tinin] *n* 抗凝集素
antiaggressin [ˌæntiəˈgresin] *n* 抗攻击素(重复注射攻击素在体内形成的一种物质,以对抗攻击素的作用)
antiaircraft [ˌæntiˈεəkrɑ:ft] *a* 防空的
antialbumin [ˌæntiˈælbjumin] *n* 抗清蛋白
antialexin [ˌæntiəˈleksin] *n* 抗补体 | **antialexic** *a*
antiamboceptor [ˌæntiˈæmbəˌseptə] *n* 抗介体,抗抗体(对抗介体作用的物质,亦称抗免疫体)
antiamebic [ˌæntiəˈmi:bik] *a* 抗阿米巴的 *n* 抗阿米巴药
antiamylase [ˌæntiˈæmileis] *n* 抗淀粉酶
antianaphylactin [ˌæntiænəfiˈlæktin] *n* 抗过敏素
antianaphylaxis [ˌæntiænəfiˈlæksis] *n* 抗过敏,脱(过)敏
antiandrogen [ˌæntiˈændrədʒən] *n* 抗雄激素(物质)
antianemic [ˌæntiəˈni:mik] *a* 抗贫血的,补血的 *n* 补血药
antianginal [ˌæntiænˈdʒainəl] *a* 抗心绞痛的 *n* 抗心绞痛药
antianopheline [ˌæntiəˈnɔfilain] *a* 抗按蚊的
antiantibody [ˌæntiˈæntiˌbɔdi] *n* 抗抗体(旨在对抗其他抗体〈免疫球蛋白〉分子上的抗原决定簇的一种抗体)
antiantidote [ˌæntiˈæntiˌdəut] *n* 抗解毒药
antiantitoxin [ˌæntiˌæntiˈtɔksin] *n* 抗抗毒素(用抗毒素免疫时所形成的一种抗体,以对抗抗毒素的作用)
antianxiety [ˌæntiæŋˈzaiəti] *a* 抗焦虑的 *n* 抗焦虑药
antiapoplectic [ˌæntiˌæpəˈplektik] *a* 防止中风的
antiarachnolysin [ˌæntiˌærəkˈnɔlisin] *n* 抗蛛毒溶血素
antiarin [ænˈtiərin] *n* 见血封喉苷,弩箭子苷(从前用作心脏抑制药)
Antiaris [ˌæntiˈεəris] *n* 见血封喉属 | ~ toxicaria 见血封喉(用作箭毒)
antiarrhythmic [ˌæntiəˈriθmik] *a* 抗心律失常的 *n* 抗心律失常药
antiarsenin [ˌæntiˈɑ:sinin] *n* 抗砷素(由于亚砷酸免疫剂量而在体内产生的非砷性物质)
antiarthritic [ˌæntiɑ:ˈθritik] *a* 抗关节炎的 *n* 抗关节炎药

antiasthmatic [ˌæntiæs'mætik] *a* 止喘的,镇喘的 *n* 止喘药,镇喘药

antiatherogenic [ˌæntiˌæθərəu'dʒenik] *a* 抗动脉粥样化的

antiautolysin [ˌæntiɔː'tɔlisin] *n* 抗自(身)溶素

antiauxin [ænti'ɔːksin] *n* 抗促长素,抗植物生长素

antibacterial [ˌæntibæk'tiəriəl] *a* 抗细菌的 *n* 抗菌药,抗菌物

antibechic [ˌænti'bekik] *a* 镇咳的 *n* 镇咳药

antibiosis [ˌæntibai'əusis] *n* 抗生

antibiotic [ˌæntibai'ɔtik] *a* 抗生的 *n* 抗生素 | bactericidal ~ 杀菌性抗生素 / bacteriostatic ~ 抑菌性抗生素 / broad-spectrum ~ 广谱抗生素 / oral ~ 口服抗生素

antibiotin [ˌænti'baiətin] *n* 抗生物素

antiblastic [ˌænti'blæstik] *a* 抑制细菌发育的,制菌的

antiblennorrhagic [ˌæntiblenə'rædʒik] *a* 抗淋病的,防治淋病的 *n* 抗淋病药,防治淋病药

antibody ['æntiˌbɔdi] *n* 抗体 | acetylcholine receptor antibodies 乙酰胆碱受体抗体 / anaphylactic ~ 过敏抗体 / anti-acetylcholine receptor (anti-A ChR) antibodies 抗乙酰胆碱受体抗体 / anti-cardiolipin ~ 抗心脂抗体 / anti-centromere ~ 抗着丝点抗体 / anti-D ~ 抗D抗体 / anti-DNA ~ 抗DNA抗体 / anti-ENA ~ 抗ENA抗体 / anti-glomerular basement membrane (anti-GBM) antibodies 抗肾小球基(底)膜抗体 / anti-histone ~ 抗组蛋白抗体 / anti-idiotype ~ 抗个体基因型抗体 / anti-microsomal antibodies 抗微粒体抗体 / antimitochondrial antibodies 抗线粒体抗体(亦称线粒体抗体) / antinuclear antibodies (ANA) 抗核抗体 / anti-nucleolar ~ 抗核仁抗体 / anti-RNA ~ 抗RNA抗肝炎相关抗体 / antireceptor antibodies 抗受体抗体 / antithyroglobulin antibodies 抗甲状腺球蛋白抗体 / antithyroid antibodies 抗甲状腺抗体 / auto-anti-idiotypic antibodies 自身抗个体基因型抗体 / autologous ~ 自身抗体 / bispecific ~ 双重特异性抗体(亦称杂交抗体) / blocking ~, inhibiting ~ 封闭性抗体,抑制性抗体 / cold ~, cold reactive ~ 冷(型)抗体,冷反应性抗体 / complement-fixing ~ 补体结合性抗体 / complete ~ 完全抗体(一种Rh抗体,能在盐水中直接凝集Rh阳性红细胞) / cross-reacting ~ 交叉反应(性)抗体 / cytotropic ~, cytophilic ~ 亲细胞抗体,嗜细胞抗体 / despeciated ~ 去种特异性抗体 / duck virus hepatitis yolk ~ 鸭病毒性肝炎卵黄抗体 / heterocytotropic ~ 亲异种细胞抗体 / heterogenetic ~ 异种抗体 / heterophile ~ 嗜异性抗体 / homocytotropic ~ 亲同种细胞抗体 / hybrid ~ 杂交抗体,双重特异性抗体 / incomplete ~ 不完全抗体(指能与抗原结合但不出现可见反应的抗体,亦指单价抗体的一种丙种球蛋白) / lipoidotropic ~ 亲类脂抗体 / maternal ~ 母体抗体(在母体内产生并传至胎循环的抗体,例如IgG类抗体) / mitochondrial antibodies 线粒体抗体,抗线粒体抗体 / monoclonal antibodies 单克隆抗体 / natural antibodies 天然抗体 / neutralizing ~ 中和抗体 / polyclonal ~ 多克隆抗体 / protective ~ 保护(性)抗体(对传染性因子具有免疫性的抗体,见于被动免疫) / reaginic ~ 反应素 / Rh ~ Rh抗体(Rh抗原的对应抗体) / TSH-displacing ~ (TDA) 促甲状腺激素置换性抗体,促甲状腺激素结合抑制性免疫球蛋白 / warm ~, warm-reactive ~ 温(型)抗体,温反应性抗体(在37°C时反应较强) / xenocytophilic ~ 嗜异种细胞抗体 / 7S ~ 7S抗体(具有沉降系数7S的抗体,包括所

有免疫球蛋白类IgG和IgD以及某些IgA类)

antibrachium [ˌænti'breikiəm] *n* 前臂

antibromic [ˌænti'brəumik] *a* 除臭的，抗臭的 *n* 除臭剂

antibubonic [ˌæntibju(:)'bɔnik] *a* 抗腺鼠疫的

anticachectic [ˌæntikə'kektik] *a* 抗恶病质的 *n* 抗恶病质药

anticalculous [ˌænti'kælkjuləs] *a* 抗石的;防牙垢的

anticancer [ˌænti'kænsə] *n* 抗癌 **anticancerous** [ˌænti'kænsərəs] *a* 抗癌的

anticarcinogen [ˌæntikɑ:'sinədʒən] *n* 抗癌药

anticarcinogenic [ˌæntikɑ:ˌsinə'dʒenik] *a* 防癌的，抗癌的

anticardium [ˌænti'kɑ:diəm] *n* 腹上部

anticariogenic [ˌæntiˌkɛəriəu'dʒenik], **anticarious** [ˌænti'kɛəriəs] *a* 防龋的，抗龋的

anticatalyst [ˌænti'kætəlist], **anticatalyzer** [ˌænti'kætəlaizə] *n* 反催化剂，抗催化剂

anticataphylaxis [ˌæntiˌkætəfi'læksis] *n* 抗防卫力毁灭 | **anticataphylactic** [ˌæntiˌkætəfi'læktik] *a* 抗防卫力毁灭的 *n* 抗防卫力毁灭药

anticathexis [ˌæntikə'θeksis] *n* 相反贯注，相反注情

anticathode [ˌænti'kæθəud] *n* 对阴极(真空管与阴极对面的部分);靶

anticephalalgic [ˌæntisefə'lældʒik] *a* 抗头痛的

anticheirotonus [ˌæntikai'rɔtənəs] *n* 拇指痉曲

antichlorotic [ˌæntiklə'rɔtik] *a* 抗萎黄病的

anticholelithogenic [ˌæntiˌkəuliˌliθə'dʒenik] *a* 消胆石的 *n* 消胆石药

anticholerin [ˌænti'kɔlərin] *n* 抗霍乱菌素

anticholesteremic [ˌæntikəˌlestə'ri:mik], **anticholesterolemic** [ˌæntikeˌlestərəu'li:mik] *a* 抗胆固醇血的 *n* 抗胆固醇血药

anticholinergic [ˌæntiˌkəuli'nə:dʒik] *a* 抗胆碱能的 *n* 抗胆碱能药(亦称副交感神经阻滞药)

anticholinesterase [ˌæntikəuli'nestəreis] *n* 抗胆碱酯酶

antichymosin [ˌænti'kaiməsin] *n* 抗凝乳酶

anticipant [æn'tisipənt] *a* 预期的，期望的(of) *n* 预期者，期望者

anticipate [æn'tisipeit] *vt* 预期;提前出现，先期发生(指病或症状)

anticipation [ænˌtisi'peiʃən] *n* 预测;期待;提前出现;早现遗传(指某种遗传病的发病时间一代比一代早，现在认为是一种赝象，这可能与检查方法有关)

anticipative [æn'tisipeitiv] *a* 有所期待的;提早发生的

anticlinal [ˌænti'klainl] *a* 对向倾斜的，倾向对侧的

anticnemion [ˌæntik'ni:miɔn] *n* 胫

anticoagulant [ˌæntikəu'ægjulənt] *a* 抗凝(血)的 *n* 抗凝(血)药

anticoagulation [ˌæntikəuˌægju'leiʃən] *n* 防止凝血;抗凝疗法

anticoagulative [ˌæntikəu'ægjuˌleitiv] *a* 防止凝血的

anticoagulin [ˌæntikəu'ægjulin] *n* 抗凝血素

anticodon [ˌænti'kəudən] *n* 反密码子(转移RNA上的核苷酸三联体与信使RNA内的密码子成互补关系)

anticollagenase [ˌæntikɔ'lædʒineis] *n* 抗胶原酶

anticomplement [ˌænti'kɔmplimənt] *n* 抗补体 | **anticomplementary** [ˌæntiˌkɔmpli'mentəri] *a*

anticonceptive [ˌæntikən'septiv] *a* 避孕的 *n* 避孕药

anticoncipiens [ˌæntikən'sipiənz] *n* 避孕药

anticonvulsant [ˌæntikən'vʌlsənt], **anticonvulsive** [ˌæntikən'vʌlsiv] *a* 抗惊厥的 *n* 抗惊厥药

anticrotin [ˌænti'krəutin] *n* 抗巴豆毒素

anticurare [ˌæntikju'rɑːri] *n* 抗箭毒药(抗箭毒对骨骼肌的作用)

anticus [æn'taikəs] *a* 【拉】前的

anticutin [ænti'kjuːtin] *n* 中和结核菌素(皮肤反应)抗体(某些结核病人血内的一种抗体，加入结核菌素使之中和，因此不会产生皮肤反应)

anticyclic acid [ˌænti'saiklik] 抗环酸

anticytolysin [ˌæntisai'tɔlisin] *n* 抗溶细胞素

anticytotoxin [ˌæntiˌsaitəu'tɔksin] *n* 抗细胞毒素

anti-D 抗D抗体

antidepressant [ˌæntidi'presənt] *a* 抗抑郁的 *n* 抗抑郁药 | tricyclic ～s 三环抗抑郁药

antidiabetic [ˌæntiˌdaiə'betik] *a* 抗糖尿病的 *n* 抗糖尿病药

antidiabetogenic [ˌæntidaiəˌbiːtəu'dʒenik] *a* 抗糖尿病发生的 *n* 抗糖尿病发生药

antidiarrheal [ˌæntiˌdaiə'riəl], **antidiarrheic** [ˌæntiˌdaiə'riːik] *a* 止泻的 *n* 止泻药

antidiastase [ˌænti'daiəsteis] *n* 抗淀粉(水解)酶

antidinic [ˌænti'dinik] *a* 防止眩晕的

antidipsetic [ˌæntidip'setik] *a* 止渴的

antidipticum [ˌænti'diptikəm] *n* 止渴药

antidiuresis [ˌæntiˌdaijuə'riːsis] *n* 制尿(抑制尿分泌)

antidiuretic [ˌæntiˌdaijuə'retik] *a* 制尿的 *n* 制尿药

antidiuretin [ˌæntidaijuə'riːtin] *n* (后叶)加压素，抗利尿素

antidote ['æntidəut] *n* 解毒药;矫正方法 | ～ against arsenic 解砷毒药 / "universal" ～ "万能"解毒药 | **antidotal** [ˌænti'dəutl], **antidotic** [ˌænti'dɔtik] *a* 解毒的

antidromic [ˌænti'drɔmik] *a* 逆向的，逆行的(指脊髓后根的神经元)

antidysenteric [ˌæntiˌdisən'terik] *a* 抗痢疾的 *n* 抗痢药

antidysentericum [ˌæntiˌdisən'terikəm] *n* 抗痢药

antieczematic [ˌæntiekzi'mætik] *a* 抗湿疹的 *n* 抗湿疹药 | **antieczematous** [ˌæntiek'zemətəs] *a*

antiedemic [ˌæntii(ː)'demik] *a* 消水肿的 *n* 消水肿药 | **antiedematous** [ˌæntii(ː)'demətəs] *a*

antiemetic [ˌæntii'metik] *a* 止吐的 *n* 止吐药

antiemulsin [ˌæntii'mʌlsin] *n* 抗苦杏仁酶，抗氰糖酶

antiendotoxin [ˌæntiˌendəu'tɔksin] *n* 抗内毒素 | **antiendotoxic** [ˌæntiˌendəu'tɔksik] *a*

antienzyme [ˌænti'enzaim] *n* 抗酶

antiepileptic [ˌæntiˌepi'leptik] *a* 抗癫痫的 *n* 镇癫痫药

antiepithelial [ˌæntiˌepi'θiːliəl] *a* 抗上皮的

antierotica [ˌæntii'rɔtikə] *n* 制欲药

antiesterase [ˌænti'estəreis] *n* 抗酯酶

antiestrogen [ˌænti'estrədʒən] *a* 抗雌激素的 *n* 抗雌激素

antiestrogenic [ˌæntiˌestrə'dʒenik] *a* 抗雌激素的

antifebrile [ˌænti'fiːbrail, -'febril] *a* 退热的 *n* 退热药

antifebrin [ˌænti'febrin] *n* 退热冰，乙酰苯胺

antifertilizin [ˌænti'fəːtiˌlaizin] *n* 抗受精素

antifibrillatory [ˌænti'faibriləˌtəri] *a* 抗心脏纤维性颤动的 *n* 抗心脏纤维性颤动药

antifibrinolysin [ˌæntiˌfaibri'nɔlisin] *n* 抗纤维蛋白溶素，抗纤维蛋白溶酶

antifibrinolytic [ˌæntiˌfaibrinə'litik]

a 抗纤维蛋白溶解的

antifilarial [ˌæntifiˈlɛəriəl] *a* 抗丝虫的 *n* 抗丝虫药

antiflatulent [ˌæntiˈflætjulənt] *a* 抗(肠胃)气胀的 *n* 抗(肠胃)气胀药，排气药

antiflux [ˈæntiflʌks] *n* 抗焊媒

antifol [ˈæntifəul] *n* 抗叶酸剂，叶酸拮抗剂

antifolate [ˌæntiˈfəuleit] *n* 抗叶酸剂，叶酸拮抗剂

antifungal [ˌæntiˈfʌŋgəl] *a* 抗真菌的 *n* 抗真菌药

antigalactic [ˌæntigəˈlæktik] *a* 制乳的 *n* 制乳药

antigametocyte [ˌæntigəˈmi:təsait] *n* 抗配子体

antigen [ˈæntidʒən] *n* 抗原 | acetone-insoluble ～ 丙酮不溶性抗原 / allergic ～ 变应性抗原，变应原 / allogeneic ～ 同种异体抗原 / Am ～s Am抗原 / Au ～, Australia ～ 澳大利亚抗原，乙型肝炎表面抗原 / B ～ B(血型)抗原(K抗原复合物的抗原成分) / beef heart ～ 牛心抗原 / blood-group ～s 血型抗原 / capsular ～ 荚膜抗原 / carbohydrate ～s 糖抗原 / carcinoembryonic ～ (CEA) 癌胚抗原 / chick embryo ～ 鸡胚抗原 / cholesterinized ～ 胆固醇抗原 / class Ⅰ ～s Ⅰ类抗原(主要组织相容性抗原，几乎见于所有细胞，人类红细胞为唯一明显例外) / class Ⅱ ～s Ⅱ类抗原(主要组织相容性抗原，仅见于免疫活性细胞，主要为B淋巴细胞和巨噬细胞) / class Ⅲ ～s Ⅲ类抗原(指定位在组织相容性复合物，如补体成分C2, C4和B因子的非组织相容性抗原) / common ～ 共同抗原(两种或两种以上不同抗原分子中的抗原决定簇常导致抗原分子之间的交叉反应) / common acute lymphoblastic leukemia ～ (CALLA) 常见急性淋巴母细胞白血病抗原 / common leukocyte ～s 白细胞共同抗原 / complete ～ 完全抗原(能刺激免疫应答，并能与该应答的产物〈如抗体〉发生反应的抗原) / conjugated ～ 结合抗原 / cross-reacting ～ 交叉反应(性)抗原 / D ～ D(血型)抗原(Rh血型系的红细胞抗原) / delta ～ δ抗原(包有一层乙型表面抗原的一种32～37nm的RNA颗粒) / E ～ E(血型)抗原(Rh血型系的红细胞抗原) / envelope ～s 包膜抗原(即K抗原) / extratable nuclear ～s (ENA) 可提取的核抗原 / F ～ F抗原(见Forssman antigen) / febrile ～s 热病抗原(用于进行凝集反应试验，检肠道传染病) / fetal ～s 胎儿抗原 / flagellar ～ 鞭毛抗原(即H抗原) / Gm group ～ Gm组抗原(在人的γ重链上20多种异型标记之一，一般位于γ链的Fc或Fd片段) / H ～ H抗原(有动力细菌的鞭毛抗原，亦称鞭毛抗原；H物质，见H substance) / H-2 ～s H-2抗原，小鼠组织相容性抗原2(小鼠的主要组织相容性抗原) / hepatitis B core ～ (HBcAg) 乙型肝炎核心抗原 / hepatitis B e ～ (HBeAg) 乙型肝炎e抗原 / hepatitis B surface ～ (HBsAg) 乙型肝炎表面抗原(原称澳大利亚抗原，因首次在澳大利亚土著居民中发现，故名。以前称肝炎相关抗原，血清肝炎抗原) / heterogenetic ～, heterologous ～, heterophile ～ 异种抗原，嗜异性抗原 / Hikojima ～ 彦岛抗原(霍乱弧菌三种血清型之一) / histocompatibility ～s 组织相容性抗原 / HLA ～ HLA抗原(有核细胞表面的组织相容性抗原) / homologous ～ 同种抗原 / H-Y ～ H-Y抗原(由Y染色体基因决定的一种组织相容性抗原) / Ia ～ (I region-associated) Ⅰ区相关抗原(见于小鼠B细胞、巨噬细胞、辅助细胞表面的Ⅱ类组织相容性抗原) / Inaba ～ 稻叶抗原(霍乱弧菌三种血清型之一) / Inv group ～ Inv组抗原(三种同种抗原之一，在人免疫球蛋白*k*型轻链的恒定区) / isogeneic ～ 同基因抗原，同源抗

原 / isophile ～ 同种抗原 / K ～ K抗原(一种细菌荚膜抗原) / Kveim ～ 克温抗原(用人肉样组织,一般用淋巴结或脾脏制备的一种抗原) / LD ～s, lymphocyte-defined ～s 淋巴细胞限定抗原 / lens ～s 晶状体抗原(眼晶状体在发育过程中形成的一系列蛋白质) / lymphogranuloma venereum ～ 性病淋巴肉芽肿抗原 / M ～ M抗原(一种型特异性抗原) / major histocompatibility ～s 主要组织相容性抗原 / minor histocompatibility ～s 次要组织相容性抗原 / mouse brain ～ 鼠脑抗原 / Nègre ～ 内格雷抗原,结核杆菌抗原(用于血清试验,检结核病) / NP ～ NP抗原(痘病毒的核蛋白抗原) / O ～, somatic ～ O抗原,菌体抗原 / Ogawa ～ 小川抗原(霍乱弧菌三种血清型之一) / oncofetal ～ 瘤胎抗原 / organ-specific ～ 器官特异性抗原 / Oz ～ Oz抗原(人类免疫球蛋白λ链上的抗原性标记) / pancreatic oncofetal ～ (POA) 胰腺瘤胎抗原 / partial ～ 部分抗原,半抗原 / P-K ～s, Prausnitz-Küstner ～s P-K抗原,被动转移皮肤反应抗原 / pollen ～ 花粉抗原 / private ～s 稀有抗原(低频率血型抗原,仅在个别宗族的成员中测出,故名) / public ～s 常见抗原,共同抗原 / R ～ R抗原(一种型特异性抗原,与M抗原相似,但不受胰蛋白酶消化作用) / residue ～s 残余抗原(经自溶或经制备提纯抗原的方法从抗原复合物中分裂出的天然半抗原) / S ～ S抗原(一种耐热的可溶性病毒抗原) / SD ～s, sero-defined (SD) ～s, serologically defined (SD) ～s SD抗原,血清学鉴定抗原 / sequestered ～s 隐蔽抗原 / shock ～ 休克抗原 / species-specific ～s 种特异性抗原 / Stein's ～ 斯坦抗原,回归热螺旋体抗原 / T ～ T抗原(一种非结构性补体结合病毒抗原) / Tac ～ Tac抗原(白细胞介素2受体) / T-dependent ～ T依赖性抗原 / T-independent ～ T非依赖性抗原 / tissue-specific ～组织特异性抗原,器官特异性抗原 / transplantation ～s 移植抗原,组织相容性抗原 / tumor-associated ～ 肿瘤相关抗原 / tumor-specific ～ 肿瘤特异性抗原 / tumor-specific transplantation ～ (TSTA) 肿瘤特异性移植抗原 / V ～, Vi ～, virulence ～ 病毒抗原,毒力抗原 / VDRL ～ (美国)性病研究所梅毒检查试验抗原(含心脂0.03%、胆固醇0.99%和足量的卵磷酯〈以产生标准反应性〉的一种乙醇溶液) / W ～ W抗原(与鼠疫杆菌毒力有关的抗原) / yolk sac ～ 卵黄囊抗原

antigenemia [ˌæntidʒi'ni:miə] *n* 抗原血症

antigenemic [ˌæntidʒi'ni:mik] *a* 抗原血症的

antigenic [ænti'dʒenik] *n* 抗原的 | ～**ity** [ˌæntidʒi'nisəti] *n* 抗原性

antigenotherapy [ˌæntiˌdʒenəu'θerəpi], **antigentotherapy** [ˌæntiˌdʒentəu'θerəpi] *n* 抗原疗法

antigentophil [ˌænti'dʒentəfil], **antigenophil** [ˌænti'dʒenəfil] *a* 嗜抗原的

antiglobulin [ˌænti'glɔbjulin] *n* 抗球蛋白

antiglyoxalase [ˌæntiˌglai'ɔksəleis] *n* 抗乙二醛酶

antigoitrogenic [ˌæntiˌgɔitrəu'dʒenik] *a* 抗甲状腺肿发生的

antigonadotropic [ˌæntigɔnədəu'trɔpik] *a* 抗促性腺激素的

antigonorrheic [ˌæntiˌgɔnə'ri:ik] *a* 抗淋病的

antigravity [ˌænti'grævəti] *a, n* 反重力(的),反引力(的)

antigrowth ['æntigrəuθ] *a* 抗生长的

anti-HAA antibody hepatitisassociated antigen 抗肝炎相关抗原

antihallucinatory [ˌæntihə'lu:sinəˌtəri] *a* 抗幻觉的

anti-HBc antibody to hepatitis B core antigen (HBcAg) 抗乙型肝炎核

心抗原的抗体
anti-HBs antibody to hepatitis B surface antigen (HBsAg) 抗乙型肝炎表面抗原的抗体
antihelix [ˌænti'hi:liks] *n* 对耳轮
antihelmintic [ˌætihel'mintik] *a* 抗蠕虫的，驱蠕虫的 *n* 抗蠕虫药，驱蠕虫药
antihemagglutinin [ˌæntihemə'glu:tinin] *a* 抗血凝素
antihemolysin [ˌæntihi:'mɔlisin] *n* 抗溶血素
antihemolytic [ˌæntiˌhi:mə'litik] *a* 抗溶血(性)的
antihemophilic [ˌæntiˌhi:mə'filik] *a* 抗血友病的 *n* 抗血友病药
antihemorrhagic [æntiˌhemə'rædʒik] *a* 抗出血的 *n* 抗出血药
antiheterolysin [ˌæntiˌhetə'rɔlisin] *n* 抗异种溶素
antihidrotic [ˌæntihi'drɔtik] *a* 止汗的 *n* 止汗药
antihistamine [ˌænti'histəmi(:)n] *n* 抗组胺药 | **antihistaminic** [ˌæntihistə'minik] *a* 抗组胺的 *n* 抗组胺药
antihormone [ˌænti'hɔ:məun] *n* 抗激素
antihyaluronidase [ˌæntihaiəlju:'rɔnideis] *n* 抗透明质酸酶
antihydrophobic [ˌæntihaidrə'fəubik] *a* 抗狂犬病的
antihypercholesterolemic [ˌæntiˌhaipə(:)kɔˌlestərə'li:mik] *a* 抗高胆固醇血的 *n* 抗高胆固醇血药
antihyperglycemic [ˌæntiˌhaipə(:)glai'si:mik] *a* 抗高血糖的 *n* 抗高血糖药
antihyperlipoproteinemic [ˌæntiˌhaipə(:)ˌlipə*u*prəuti:'ni:mik] *a* 抗高脂蛋白血的 *n* 抗高脂蛋白血药
antihypertensive [ˌæntiˌhaipə(:)'tensiv] *a* 抗高血压的 *n* 抗高血压药
antihypnotic [ˌæntihip'nɔtik] *a* 抗眠的 *n* 抗眠药
antihypotensive [ˌæntiˌhaipə*u*'tensiv] *a* 抗低血压的 *n* 抗低血压药
antihysteric [ˌænti his'terik] *a* 治癔病的 *n* 抗癔病药
anti-icteric [ˌænti ik'terik] *a* 治黄疸的
anti-idiotype [ˌænti 'idiətaip] *n* 抗个体基因型，抗个体遗传型
anti-immune [ˌænti i'mju:n] *a* 抗免疫的
anti-infectious [ˌænti in'fekʃəs] *a* 抗感染的
anti-infective [ˌænti in'fektiv] *a* 抗感染的 *n* 抗感染药
anti-inflammatory [ˌænti in'flæməˌtəri] *a* 抗炎的，消炎的 *n* 消炎药
anti-insulin [ˌænti 'insjulin] *n* 抗胰岛素
anti-invasin [ˌænti in'veisin] *n* 抗侵袭素(能对抗透明质酸酶的一种酶) | ～ I 抗侵袭素 I (正常血浆中一种对抗透明质酸酶的酶) / ～ II 抗侵袭素 II (正常血浆中一种对抗透明质酸酶前体的酶)
anti-isolysin [ˌænti ai'sɔlisin] *n* 抗同种溶素
antikataphylactic [ˌæntiˌkætəfi'læktik] *a* 抗(防)卫力毁灭的
antikenotoxin [ˌæntiˌki:nə'tɔksin] *n* 抗疲倦毒素
antiketogen [ˌænti'ki:tədʒən] *n* 抗生酮物质
antiketogenesis [ˌæntiˌki:tə*u*'dʒenisis] *n* 抗生酮(作用) | **antiketogenic** [ˌæntiˌki:tə*u*'dʒenik], **antiketogenetic** [ˌæntiˌki:tə*u*dʒi'netik], **antiketoplastic** [ˌæntiˌki:tə*u*'plæstik] *a*
antikinase [ˌænti'kaineis] *n* 抗激酶
antikinesis [ˌæntikai'ni:sis] *n* 逆向运行(指生物体)
antilactase [ˌænti'lækteis] *n* 抗乳糖酶
antilactoserum [ˌæntiˌlæktə*u*'siərəm] *n* 抗乳血清
antileishmanial [ˌæntileʃ'meiniəl] *a*

抗利什曼虫的 *n* 抗利什曼虫药
antileprotic [ˌæntile'prɔtik] *a* 抗麻风的 *n* 抗麻风药
antilethargic [ˌæntile'θɑ:dʒik] *a* 抗嗜眠的 *n* 抗嗜眠药
antileukocidin [ˌæntiˌlju:kə'saidin, –'kəusai–], **antileukotoxin** [ˌæntiˌlju:kə'tɔksin] *n* 抗杀白细胞素,抗白细胞毒素
antileukocytic [ˌæntiˌlju:kə'sitik] *a* 破坏白细胞的,抗白细胞的
antileukoprotease [ˌæntiˌlju:kə'prəutieis] *n* 抗白细胞蛋白酶
antilewisite [ˌænti'lju(:)isait] *n* 二巯基丙醇,英国抗路易斯毒气剂
antilipase [ˌænti'lipeis] *n* 抗脂酶
antilipemic [ˌæntili'pi:mik] *a* 抗血脂的 *n* 抗血脂药
antilipoid [ˌænti'lipɔid] *n* 抗类脂(物质)(有能力能同类脂质起作用的一种抗体)
antilipotropism [ˌæntili'pɔtrəpizəm] *n* 抗亲脂性 | **antilipotropic** [ˌæntiˌlipəu'trɔpik] *a* 抗亲脂的
Antilirium [ˌænti'liriəm] *n* 水杨酸毒扁豆碱(physostigmine salicylate)制剂的商品名
antilithic [ˌænti'liθik] *a* 防结石的 *n* 防结石药
antiluetic [ˌæntilju(:)'etik] *a* 抗梅毒的 *n* 抗梅毒药
antilysin [ˌænti'laisin] *n* 抗溶素
antilysis [ˌænti'laisis] *n* 抗溶素作用 | **antilytic** [ˌænti'litik] *a*
antilyssic [ˌænti'lisik] *a* 抗狂犬病的,防治狂犬病的
antimalarial [ˌæntimə'lɛəriəl] *a* 抗疟的 *n* 抗疟药
antimaniacal [ˌæntimə'naiəkəl] *a* 抗躁狂的 *n* 抗躁狂药
antimephitic [ˌæntimə'fitik] *a* 抗臭的
antimere ['æntimiə] *n* 对称部
antimeristem [ˌæntimi'ristəm] *n* 抗分生霉素(制剂名)
antimesenteric [ˌæntimesən'terik] *a* 系膜小肠对向部的,系膜小肠游离部的
antimetabolite [ˌæntime'tæbəlait] *n* 抗代谢物
antimethemoglobinemic [ˌæntimetˌhi:məuˌgləubi'ni:mik] *a* 抗正铁血红蛋白血的 *n* 抗正铁血红蛋白血药
antimetropia [ˌæntime'trəupiə] *n* 屈光参差(例如一眼远视,他眼近视)
antimiasmatic [ˌæntiˌmaiəz'mætik] *a* 抗瘴毒的
antimicrobial [ˌæntimai'krəubiəl] *a* 抗微生物的,抗菌的 *n* 抗微生物药,抗菌药
antimineralocorticoid [ˌæntiˌminərələu'kɔ:tikɔid] *n* 抗盐皮质激素药,抗矿质皮质素物质
Antiminth ['æntiminθ] *n* 双羟萘酸噻嘧啶,(pyrantel pamoate)制剂的商品名
antimitotic [ˌæntimai'tɔtik] *a* 抗有丝分裂的
antimongolism [ˌænti'mɔŋgəlizəm] *n* 反(相)先天愚型,反(相)先天性痴呆症
antimongoloid [ˌænti'mɔŋgəlɔid] *a* 反(相)先天愚型样的
antimonial [ˌænti'məunjəl] *a* 锑的,含锑的
antimonic [ˌænti'mɔnik] *a* 五价锑的 | ～ acid 锑酸
antimonid [ˌænti'məunid] *n* 锑化物
antimonious [ˌænti'məuniəs], **antimonous** [ˌænti'məunəs] *a* 亚锑的,三价锑的;含锑的
antimonium [ˌænti'məuniəm] *n*【拉】锑
antimony ['æntiməni] *n* 锑(化学元素) | ～ lithium thiomalate 硫代苹果酸锑锂(治淋巴肉芽肿、锥虫病、丝虫病和血吸虫病) / ～ pentoxide 五氧化二锑 / ～ potassium tartrate 酒石酸锑钾(治寄生虫感染,如血吸虫病或利什曼病) / ～ sodium tartrate 酒石酸锑钠(治锥虫病及其他热带病) / ～ sodi-

um thioglycollate 巯基乙酸锑钠 / ～ thioglycollamide 巯基乙酰胺锑(治腹股沟肉芽肿、黑热病及丝虫病) / ～ trioxide 三氧化锑(用于吐酒石制剂)

antimonyl [æn'timəˌnil] *n* 锑氧基(一价)

antimorph ['æntimɔ:f] *n* 反效等位基因(指一突变基因阻抑相对等位基因的活动,或使之失效) | ～**ic** [ˌænti'mɔ:fik] *a*

antimuscarinic [ˌænti'mʌskəˌrinik] *a* 抗毒蕈碱的

antimutagen [ˌænti'mju:tədʒən] *n* 抗变剂,抗变物质(能抑制其他物质致突变作用的一种物质)

antimyasthenic [ˌæntiˌmaiæs'θenik] *a* 抗(重症)肌无力的 *n* 抗(重症)肌无力药

antimycobacterial [ˌæntiˌmaikəubæk'tiəriəl] *a* 抗分支杆菌的

antimycotic [ˌæntimai'kɔtik] *a* 抗真菌的

antinarcotic [ˌæntinɑ:'kɔtik] *a* 抗麻醉的

antinatriuresis [ˌæntiˌneitrijuə'ri:sis] *n* 抗钠尿排泄,抑制钠尿排泄

antinauseant [ˌænti'nɔ:ziənt] *a* 止恶心的 *n* 止恶心药,防晕药

antineoplastic [ˌæntiˌni(:)əu'plæstik] *a* 抗肿瘤的 *n* 抗肿瘤药

antineoplaston [ˌæntiˌni:əu'plæstɔn] *n* 抗癌肽类

antinephritic [ˌæntine'fritik] *a* 抗肾炎的

antineuralgic [ˌæntinjuə'rældʒik] *a* 止神经痛的

antineuritic [ˌæntinjuə'ritik] *a* 抗神经炎的

antineurotoxin [ˌæntiˌnjuərə'tɔksin] *n* 抗神经毒素

antineutrino [ˌæntinju:'tri:nəu] *n* 反中微子

antineutron [ˌænti'nju:trɔn] *n* 反中子

antiniad [æn'tiniæd] *ad* 向额极,向对枕尖

antinion [æn'tiniɔn] *n* 额极,对枕尖 | **antinial** [æn'tiniəl] *a*

antinociceptive [ˌæntiˌnəusi'septiv] *a* 防感受伤害的(具有镇痛作用的,减少疼痛刺激的感受性)

antinuclear [ˌænti'nju:kliə] *a* 抗(细胞)核的

antiodontalgic [ˌæntiˌɔdɔn'tældʒik] *a* 止牙痛的

antioncotic [ˌæntiɔŋ'kɔtik] *a* 消肿的 *n* 消肿药

antiophidica [ˌæntiɔ'fidikə] *n* 解蛇毒药,治蛇咬药

antiophthalmic [ˌæntiɔf'θælmik] *a* 抗眼炎的

antiopsonin [ˌænti'ɔpsənin] *n* 抗调理素

antiotomy [ˌænti'ɔtəmi] *n* 扁桃体切除术

antiovotransferrin [ˌæntiˌəuvətræns'ferin] *n* 抗卵转铁蛋白

antiovulatory [ˌænti'əuvjuləˌtəri] *a* 抗排卵的,抑制排卵的

antioxidant [ˌænti'ɔksidənt], **antioxygen** [ˌænti'ɔksidʒən] *n* 抗氧化剂,阻氧化剂

antioxidase [ˌænti'ɔksideis] *n* 抗氧化酶

antioxidation [ˌæntiɔksi'deiʃən] *n* 抗氧化(作用),氧化抑制(作用)

antipaludian [ˌæntipə'lju:diən] *a* 抗疟的 *n* 抗疟药

antiparallel [ˌænti'pærərel] *a* 反(向)平行的,逆平行的

antiparalytic [ˌæntiˌpærə'litik] *a* 抗麻痹的

antiparasitic [ˌæntiˌpærə'sitik] *a* 抗寄生物的 *n* 抗寄生物药

antiparastata [ˌæntipə'ræstətə] *n* 尿道球腺

antiparastatitis [ˌæntiˌpærəstə'taitis] *n* 尿道球腺炎

antiparasympathomimetic [ˌænti-

ˌpærəˌsimpəθəumi'metik] *a* 抗拟副交感(神经)的

antiparkinsonian [ˌæntiˌpɑ:kin'səuniən] *a* 抗帕金森病的,抗震颤麻痹的 *n* 抗帕金森病药,抗震颤麻痹药

antiparticle [ˌænti'pɑ:tikl] *n* 反粒子

antipathogen [ˌænti'pæθədʒin] *n* 抗病原物质

antipathy [æn'tipəθi] *n* 反感,厌恶;相克疗法 | **antipathic** [ˌænti'pæθik] *a* 反感的,厌恶的;相克症状的

antipedicular [ˌæntipi'dikjulə] *a* 抗虱的,灭虱的 *n* 抗虱药,灭虱药

antipediculotic [ˌæntipiˌdikju'lɔtik] *a* 抗虱的,灭虱的 *n* 抗虱药,灭虱药

antipepsin [ˌænti'pepsin] *n* 抗胃蛋白酶

antiperiodic [ˌæntiˌpiəri'ɔdik] *a* 抗疟的(如疟疾时防止症状定期复发)

antiperistalsis [ˌæntiˌperi'stælsis] *n* 逆蠕动 | **antiperistaltic** [ˌæntiˌperi'stæltik] *a* 逆蠕动的;减少蠕动的 *n* 减少蠕动药

antiperspirant [ˌænti'pə:spiˌrənt] *a* 止汗的 *n* 止汗药

antiphagin [ˌænti'feidʒin] *n* 抗吞噬素(一种假想的物质,曾被认为是毒性菌的特异成分,并能使毒性菌对抗吞噬作用)

antiphagocytic [ˌæntifægə'sitik] *a* 抗吞噬作用的

antiphlogistic [ˌæntifləu'dʒistik] *a* 抗炎的,消炎的 *n* 消炎药

Antiphlogistine [ˌæntifləu'dʒistin] *n* 安福消肿膏(商品名,甘油、白陶土及芳香剂的泥罨)

antiphone ['æntifəun] *n* 防声器

antiphrynolysin [ˌæntifri'nɔlisin] *n* 抗蟾蜍溶血素

antiphthiriac [ˌænti'θə:riæk] *a* 灭虱的

antiphthisic [ˌænti'tizik] *a* 抗痨的,抗结核的

antiplasmin [ˌænti'plæzmin] *n* 抗血浆素,抗纤维蛋白溶酶

antiplasmodial [ˌæntiplæz'məudiəl] *a* 杀疟原虫的

antiplastic [ˌænti'plæstik] *a* 阻止成形的,妨碍愈合的 *n* 抑(制血液或其他细胞)成形药

antiplatelet [ˌænti'pleitlit] *a* 抗血小板的

antipneumococcal [ˌæntiˌnju:məu'kɔkəl], **antipneumococcic** [ˌæntiˌnju:mə'kɔk(s)ik] *a* 抗肺炎球菌的

antipodagric [ˌæntipə'dægrik] *a* 治痛风的

antipode ['æntipəud] *n* 恰恰相反的事物(of, to);对映体 | **antipodal** [æn'tipədl] *a* 对跖的,对掌的;恰恰相反的 (to)

antipolycythemic [ˌæntiˌpɔlisai'θi:mik] *a* 抗红细胞增多症的 *n* 抗红细胞增多症药

antiport ['æntipɔ:t] *n* 反向转移,对向转运

antiposia [ˌænti'pəusiə] *n* 厌饮

antiprecipitin [ˌæntipri'sipitin] *n* 抗沉淀素

antiprostate [ˌænti'prɔsteit] *n* 尿道球腺

antiprostatitis [ˌæntiˌprɔstə'taitis] *n* 尿道球腺炎

antiprotease [ˌænti'prəutieis] *n* 抗蛋白酶

antiprothrombin [ˌæntiprə'θrɔmbin] *n* 抗凝血酶原

antiprotozoal [ˌæntiˌprəutəu'zəuəl], **antiprotozoan** [ˌæntiˌprəutəu'zəuən] *a* 抗原生动物的 *n* 抗原生动物药

antipruritic [ˌæntipruə'ritik] *a* 止痒的 *n* 止痒药

antipsoriatic [ˌæntiˌsɔri'ætik] *a* 治牛皮癣的 *n* 治牛皮癣药

antipsychomotor [ˌæntiˌsaikəu'məutə] *a* 抑制精神运动的

antipsychotic [ˌæntisai'kɔtik] *a* 抑制精神的,抗精神活动的 *n* 精神抑制药(如安定药)

antiputrefactive [ˌæntiˌpju:tri'fæktiv] *a* 防腐的

antipyogenic [ˌæntiˌpaiəˈdʒenik] *a* 防止化脓的

antipyresis [ˌæntipaiˈri:sis] *n* 退热(疗)法

antipyretic [ˌæntipaiˈretik] *a* 退热的,解热的 *n* 退热药,解热药

antipyrine [ˌæntiˈpaiərin] *n* 安替比林(解热镇痛药) | ~ camphorate 樟脑酸安替比林(曾用于盗汗) / ~ mandelate 杏仁酸安替比林

antipyrotic [ˌæntipaiˈrɔtik] *a* 治灼伤的 *n* 治灼伤剂

antiquity [ænˈtikwiti] *n* 古代

antirabic [ˌæntiˈræbik] *a* 防治狂犬病的,防狂犬病的

antirachitic [ˌæntirəˈkitik] *a* 抗佝偻病的

antiradiation [ˌæntiˌreidiˈeiʃən] *a* 抗辐射的,抗辐射性损伤的

antirennin [ˌæntiˈrenin] *n* 抗凝乳酶

antiretroviral [ˌæntiˌretrəuˈvaiərəl] *a* 抗逆转录病毒的 *n* 抗逆转录病毒剂

antirheumatic [ˌæntiru(:)ˈmætik] *a* 抗风湿(病)的 *n* 抗风湿药

antiricin [ˌæntiˈraisin] *n* 抗蓖麻毒蛋白(动物体内注射蓖麻毒素后产生的抗毒素)

antirickettsial [ˌæntiriˈketsiəl] *a* 抗立克次体的 *n* 抗立克次体药

antirobin [ˌæntiˈrəubin] *n* 抗刺槐毒素

antisaluresis [ˌæntiˌsæljuˈri:sis] *n* 抗钠尿排泄,抑制钠尿排泄

antiscabietic [ˌæntiˌskeibiˈetik], **antiscabious** [ˌæntiˈskeibjəs] *a* 抗疥的 *n* 抗疥药

antiscarlatinal [ˌæntiskɑ:ləˈti:nl] *a* 抗猩红热的

antischistosomal [ˌæntiˌskistəˈsəuməl] *a* 抗血吸虫的 *n* 抗血吸虫药

antiscorbutic [ˌæntiskɔ:ˈbju:tik] *a* 抗坏血病的 *n* 抗坏血病药

antiseborrheic [ˌæntiˌsebəˈri:ik] *a* 抗皮脂溢的 *n* 抗皮脂溢药

antisense [ˈæntisens] *a* 反义的(分子遗传学中指双链DNA中互补有义链的那一条链)

antisensibilisin [ˌæntisensiˈbilizin] *n* 抗致敏素,抗过敏素

antisensitizer [ˌæntiˈsensitaizə] *n* 抗致敏物质(如抗抗体或抗介体)

antisepsis [ˌæntiˈsepsis] *n* 防腐(法),抗菌(法) | physiologic ~ 生理性抗菌

antiseptic [ˌæntiˈseptik] *a* 防腐的,抗菌的 *n* 防腐剂,抗菌剂 | **~ally** *ad*

antisepticism [ˌæntiˈseptisizəm] *n* 防腐法,抗菌法

antisepticize [ˌæntiˈseptisaiz] *vt* 防腐,抗菌

antiserum [ˌæntiˈsiərəm] *n* 抗血清 | Erysipelothrix rhusiopathiae ~ 猪红斑丹毒丝菌抗血清,猪丹毒丹毒抗血清 / Reenstierna ~ 里恩施坦纳抗血清,麻风抗血清 / Rh ~ Rh抗血清(此血清含有部分人和全部恒河猴所共有的与抗原决定簇相对应的抗体)

antisialagogue [ˌæntisaiˈæləgɔg] *a* 止涎的 *n* 止涎剂

antisialic [ˌæntisaiˈælik] *a* 止涎的 *n* 止涎剂

antisideric [ˌæntisiˈderik] *a* 抗铁的,忌铁的

antisocial [ˌæntiˈsəuʃəl] *a* 反社会的(变态人格);厌恶社交的

antisocialism [ˌæntiˈsəuʃəlizəm] *n* 反社会性(变态人格);厌恶社交

antispasmodic [ˌæntispæzˈmɔdik] *a* 镇痉的(一般指缓解平滑肌、随意肌的痉挛) *n* 镇痉药,解痉药 | biliary ~ 胆道解痉药 / bronchial ~ 支气管解痉药

antispastic [ˌæntiˈspæstik] *a* 镇痉的(特指骨骼肌的痉挛) *n* 镇痉药

antispermotoxin [ˌæntiˌspə:məuˈtɔksin] *n* 抗精子毒素

antistaphylococcic [ˌæntiˌstæfiləuˈkɔk(s)ik] *a* 抗葡萄球菌的

antistaphylolysin [ˌæntiˌstæfiˈlɔlisin], **antistaphylohemolysin** [ˌæn-

ti,stæfiləuhi:'məlisin] *n* 抗葡萄球菌(溶血)素
antisteapsin [,æntisti'æpsin] *n* 抗胰(脂)酶
antisterility [,æntiste'riləti] *a* 抗不育的
Antistine [æn'tistin] *n* 安他唑啉(antazoline)制剂的商品名
antistreptococcic [,ænti,streptəu'kɔk(s)ik] *a* 抗链球菌的 *n* 抗链球菌药
antistreptokinase [,ænti,streptəu'kaineis] *n* 抗链(球菌)激酶
antistreptolysin [,æntistrep'tɔlisin] *n* 抗链(球菌)溶(血)素
antisubstance [,ænti'sʌbstəns] *n* 抗体
antisudorific [,ænti,sju:də'rifik], **antisudoral** [,ænti'sju:dərəl] *a* 止汗的 *n* 止汗药
antisympathetic [,ænti,simpə'θetik] *a* 抗交感神经的 *n* 抗交感神经药
antisyphilitic [,ænti,sifi'litik] *a* 抗梅毒的 *n* 抗梅毒药
antitemplate [,ænti'templeit] *n* 抗丝裂质(一种设想的能抑制正常细胞有丝分裂的物质)
antitetanic [,æntiti'tænik] *a* 抗破伤风的
antitetanolysin [,æntitetə'nɔlisin] *n* 抗破伤风溶血(毒)素
antithenar [,ænti'θi:nə] *n* 小鱼际
antithermic [,ænti'θə:mik] *a* 退热的,解热的 *n* 退热药,解热药
antithrombin [,ænti'θrɔmbin] *n* 抗凝血酶,抗纤维蛋白酶
antithromboplastin [,ænti,θrɔmbəu'plæstin] *n* 抗凝血酶致活酶,抗凝血激酶
antithrombotic [,æntiθrɔm'bɔtik] *a* 抗血栓形成的 *n* 抗血栓形成药
antithyroid [,ænti'θairɔid] *a* 抗甲状腺的
antithyrotoxic [,ænti,θairəu'tɔksik] *a* 抗甲状腺毒性的
antithyrotropic [,ænti,θairəu'trɔpik] *a* 抗促甲状腺(激素)的
antitonic [,ænti'tɔnik] *a* 抗紧张的
antitoxic [,ænti'tɔksik] *a* 抗毒的;抗毒素的
antitoxigen [,ænti'tɔksidʒən], **antitoxinogen** [,æntitɔk'sinədʒən] *n* 抗毒素原
antitoxin [,ænti'tɔksin] *n* 抗毒素 | botulism ~, botulinum ~, botulinus ~ 肉毒抗毒素(用于被动免疫) / bovine ~ 牛抗毒素(用于对马血清过敏者) / diphtheria ~ 白喉抗毒素(用于被动免疫) / gas gangrene ~ 气性坏疽抗毒素 / normal ~ 标准抗毒素 / scarlet fever streptococcus ~ 猩红热链球菌抗毒素 / tetanus ~ 破伤风抗毒素(用于被动免疫)
antitoxinum [æntitɔk'sainəm] *n*【拉】抗毒素
antitragicus [,ænti'trædʒikəs] *n* 对耳屏肌
antitragus [,ænti'treigəs] *n* 对耳屏
antitreponemal [,ænti,trepə'ni:məl] *a* 抗密螺旋体的 *n* 抗密螺旋体药
antitrichomonal [,æntitrikə'məunəl] *a* 抗毛滴虫的 *n* 抗毛滴虫药
antitrismus [,ænti'trizməs] *n* 张口痉挛(不能合口)
antitrope ['æntitrəup] *n* 对称体(指器官);抗体
antitropic [,ænti'trɔpik] *a* 相似对称的
antitropin [,ænti'trəupin] *n* 抗调理素
antitrypanosomal [,æntitri,pænə'səuməl] *a* 抗锥体虫的 *n* 抗锥体虫药
α_1-antitrypsin [,ænti'tripsin] *n* α_1-抗胰蛋白酶
antitryptase [,ænti'tripteis] *n* 抗胰蛋白酶
antitryptic [,ænti'triptik], **antitrypsic** [,ænti'tripsik] *a* 抗胰蛋白酶的
antituberculin [,æntitju(:)'bə:kjulin] *n* 抗结核菌素
antituberculotic [,æntitju(:),bə:kju'lɔtik] *a* 抗结核的 *n* 抗结核药

antituberculous [ˌæntitju(:)'bə:kjuləs] *a* 抗结核的
antitubulin [ˌænti'tju:bjulin] *n* 抗微管蛋白剂
antitumorigenic [ˌæntiˌtju:məri'dʒenik] *a* 抗肿瘤发生的
antitussive [ˌænti'tʌsiv] *a* 镇咳的 *n* 镇咳药
antityphoid [ˌænti'taifɔid] *a* 抗伤寒的,防治伤寒的
antityrosinase [ˌæntitai'rəusineis] *n* 抗酪氨酸酶
antiulcerative [ˌænti'ʌlsərətiv] *a* 抗溃疡的 *n* 抗溃疡药
antiuratic [ˌæntijuə'rætik] *a* 抗尿酸盐的
antiurease [ˌænti'juərieis] *n* 抗尿素酶,抗脲酶
antiurokinase [ˌæntiˌjuərə'kaineis] *n* 抗尿激酶
antivaccinationist [ˌæntiˌvæksi'neiʃənist] *n* 反对种痘者,反对接种者
antivenereal [ˌæntivi'niəriəl] *a* 抗性病的
antivenin [ˌænti'venin] *n* 抗蛇毒血清,抗蛇毒素 | ~ (Crotalidae) polyvalent, polyvalent crotaline ~ 多价抗响尾蛇抗毒血清 / ~ *Latrodectus mactan*, black widow spider ~ 黑寡妇蜘蛛毒抗毒血清 / ~ (*Micrurus fluvius*) 抗斑色蛇抗毒血清 | **antivenene** [ˌæntivi'ni:n], **antivenom** [ˌænti'venəm] *n*
antivenomous [ˌænti'venəməs] *a* 抗蛇毒的
Antivert ['æntiˌvə:t] *n* 盐酸美克洛嗪 (meclizine hydrochloride)制剂的商品名
antiviral [ˌænti'vaiərəl] *a* 抗病毒的 *n* 抗病毒药
antivirotic [ˌæntivaiə'rɔtik] *a* 抗病毒的 *n* 抗病毒药
antivirulin [ˌænti'virjulin] *n* 抗狂犬病毒质
antivirus [ˌænti'vaiərəs] *n* 细菌(培养)滤液
antivitamer [ˌænti'vaitəmə] *n* 抗同效维生素
antivitamin [ˌænti'vaitəmin] *n* 抗维生素
antivivisection [ˌæntiˌvivi'sekʃən] *n* 反对活体解剖,反对动物实验手术 | ~**ist** *n* 反对活体解剖者,反对动物实验手术者
antixenic [ˌænti'zi:nik] *a* 异物反应的
antixerophthalmic [ˌæntiˌziərɔf'θælmik] *a* 抗干眼病的
antixerotic [ˌæntiziə'rɔtik] *a* 抗干燥症的
antizyme ['æntizaim] *n* 抗酶蛋白
antizymohexase [ˌæntiˌzaiməu'hekseis] *n* 抗醛缩酶
antizymotic [ˌæntizai'mɔtik] *a* 抗发酵的
antodontalgic [ˌæntɔdɔn'tældʒik] *a* 止牙痛的
Anton's symptom (syndrome) ['æntən] (Gabriel Anton) 安通症状(综合征)(盲症状,患者否认自己失明,平常并不觉得,如见于双侧枕叶梗死所致的皮质性盲)
antophthalmic [ˌæntɔf'θælmik] *a* 抗眼炎的
antorphine [æn'tɔ:fi:n] *n* 烯丙吗啡(吗啡拮抗药)
antra ['æntrə] antrum 的复数
antracele ['æntrəsi:l] *n* 上颌窦囊肿
antral ['æntrəl] *a* 窦的
antrectomy [æn'trektəmi] *n* 窦切除术(如胃幽门窦切除术)
Antrenyl ['æntrinil] *n* 奥芬溴铵,安胃灵(oxyphenonium bromide)制剂的商品名(抗胆碱能药)
Antricola [æn'trikələ] *n* 蝠蜱属
antritis [æn'traitis] *n* 窦炎(主要指上颌窦炎)
antr(o)- [构词成分] 窦
antroatticotomy [ˌæntrəuˌæti'kɔ-

təmi] *n* 鼓窦隐窝切开术,上鼓室鼓窦切开术

antrobuccal ['æntrəu'bʌkəl] *a* 窦颊的(上颌窦与口腔前庭相通的)

antrocele ['æntrəsi:l] *n* 上颌窦囊肿

antroduodenectomy [ˌæntrəuˌdju(:)əudi'nektəmi] *n* 胃窦十二指肠(溃疡)切除术

antrodynia [ˌæntrəu'diniə] *n* 窦痛

antronalgia [ˌæntrəu'nældʒiə] *n* 上颌窦痛

antronasal [ˌæntrəu'neizəl] *a* 上颌窦鼻的,鼻上颌窦的

antroneurolysis [ˌæntrəunjuə'rɔlisis] *n* 幽门窦除神经支配(法)

antrophore ['æntrəfɔ:] *n* 安特罗弗尔(一种可溶性含药栓剂)

antrophose ['æntrəfəuz] *n* (眼)中枢性光幻觉

antropyloric [ˌæntrəupai'lɔ:rik] *a* 窦(与)幽门的

antroscope ['æntrəˌskəup] *n* 窦透照器,上颌窦镜 | **antroscopy** [æn'trɔskəpi] *n* 窦透照术,上颌窦镜检查

antrostomy [æn'trɔstəmi] *n* 窦造口术,窦开窗术

antrotome ['æntrətəum] *n* 窦刀

antrotomy [æn'trɔtəmi] *n* 窦切开术

antrotympanic [ˌæntrəutim'pænik] *a* 鼓窦鼓室的

antrotympanitis [ˌæntrəuˌtimpə'naitis] *n* 鼓窦鼓室炎

antrum ['æntrəm] ([复] **antrums**或 **antra** ['æntrə]) *n* 窦,房 | cardiac ~ 贲门窦 / gastric ~, pyloric ~ 幽门窦 / mastoid ~, tympanic ~ 鼓窦,鼓房 / maxillary ~ 上颌窦

Antrypol ['æntripɔl] *n* 舒拉明钠(suramin sodium)制剂的商品名

ANTU alpha-naphthylthiourea 安妥,α-萘硫脲,安毒鼠(一种强力灭鼠药)

Anturane ['æntjurein] *n* 磺吡酮(sulfinpyrazone)制剂的商品名

anuclear [ə'nju:kliə] *a* 无核的(指细胞,如失去核的红细胞)

anucleated [ei'nju:klieitid] *a* 除核的,失核的

ANUG acute necrotizing ulcerative gingivitis 急性坏死性溃疡性龈炎

anulus ['ænjuləs] ([复] **anuli** ['ænjulai]) *n*【拉】环

Anura [ə'nju:rə] *n* 无尾目(两栖动物)

anuran [ə'nju:rən] *n* 无尾动物

anuresis [ˌænjuə'ri:sis] *n* 尿闭;无尿 | **anuretic** [ˌænjuə'retik] *a*

anuria [ə'njuəriə] *n* 无尿(症) | angioneurotic ~ 血管神经性无尿 / calculous ~ 结石性无尿 / obstructive ~ 阻塞性无尿 / postrenal ~ 肾后性无尿,输尿管闭塞性无尿 / prerenal ~ 肾前性无尿 / renal ~ 肾性无尿 / suppressive ~ 抑制性无尿 | **anuric** [ə'njuərik] *a*

anurous [ə'njuərəs] *a* 无尾的

anus ['einəs] [单复同] *n*【拉】肛门 | artificial ~ 人工肛门 / imperforate ~, ectopic ~ 肛门闭锁 / preternatural ~ 异位肛门 / vulvovaginal ~, ~ vestibularis 外阴阴道肛门(畸形),前庭肛门(畸形)

anusitis [einə'saitis] *n* 肛门炎

anvil ['ænvil] *n* 砧骨;铁砧 | on the ~ 在准备中;在讨论中

anxietas [æŋg'zaiətəs] *n*【拉】焦虑,(心神)不宁 | ~ presenilis 更年期焦虑 / ~ tibiarum 腿动不宁性焦虑,下肢不宁综合征

anxiety [æŋg'zaiəti] *n* 焦虑,不安 | castration ~ 去势焦虑 / free-floating ~ 游离性焦虑 / situation ~ 境遇性焦虑

anxiolytic [ˌæŋgzaiə'litik] *a* 抗焦虑的 *n* 抗焦虑药

anxious ['æŋkʃəs] *a* 忧虑的,不安的;渴望的 | ~**ly** *ad*

any ['eni] *a* (无论)什么的;任何(的) *pron* 无论那个(或那些) *ad* 稍微,丝毫 | if ~ 若有的话 / (not) ~ longer (不)再 /

(not) ～ more (不)再;(并不)较…多些 (than) / of ～ 在所有的…当中

anybody [ˈeniˌbɔdi] *pro* 无论谁,任何人 | ～'s guess 确不定的事情

anydremia [ˌæniˈdriːmiə] *n* 缺水血(症)

anyhow [ˈenihau] *ad* 无论如何,不管怎样

anyone [ˈeniwʌn] *pro* 无论谁,任何人

anything [ˈeniθiŋ] *pro* 任何事(物),无论什么 | ～ but 除…以外任何事(物),根本不 / ～ like 像…那样的事(物),全然(不)… / ～ of 一点儿;一点…的味儿 / as...as ～ 非常 / for ～ 无论如何 / for ～ I know 据我所知 / if ～ 如果(稍)有区别的话 / not make(或 think) ～ of (sth) 认为(某事)不重要

anywhere [ˈeni*h*wɛə] *ad* 无论何处

AO anodal opening 阳极断电; opening of the atrioventricular valves 房室瓣开张

AOA American Optometric Association 美国视力测定协会; American Orthopaedic Association 美国矫形外科协会; American Orthopsychiatric Association 美国行为精神病学协会; American Osteopathic Association 美国整骨疗法协会

AOC anodal opening contraction 阳极断电收缩

AOCl anodal opening clonus 阳极断电阵挛

AOMA American Occupational Medical Association 美国职业医学协会

AOO anodal opening odor 阳极断电气味

AOP anodal opening picture 阳极断电图

aorta [eiˈɔːtə] ([复] **aortae** [eiˈɔːtiː] 或**aortas**) *n* 主动脉 | abdominal ～ 腹主动脉 / ascending ～ 升主动脉 / descending ～ 降主动脉 / palpable ～ 易扪主动脉 / primitive ～ 原(始)主动脉 / thoracic ～ 胸主动脉 / ventral ～ 腹侧主动脉(鱼类、两栖动物中以及高等脊椎动物胚胎时,心脏与主动脉弓之间相连的短管) | **aortic** [eiˈɔːtik], ～l [eiˈɔːtl] *a*

aortalgia [ˌeiɔːˈtældʒiə] *n* 主动脉痛

aortectomy [ˌeiɔːˈtektəmi] *n* 主动脉部分切除术

aorticomediastinal [eiˌɔːtik*əu*miːdiəˈstainəl] *a* 主动脉(与)纵隔的

aorticopulmonary [eiˌɔːtikəˈpʌlmənəri] *a* 主动脉(与)肺动脉间的

aorticorenal [eiˌɔːtikəˈriːnl] *a* 主动脉(与)肾的

aortitis [ˌeiɔːˈtaitis] *n* 主动脉炎 | nummular ～ 钱币状主动脉炎 / syphilitic ～, luetic ～ 梅毒性主动脉炎

aortobifemoral [eiˌɔːt*əu* baiˈfemərəl] *a* 主动脉(与)双股动脉的

aortocaval [eiˌɔːt*əu*ˈkeivəl] *a* 主动脉(与)腔静脉的

aortocoronary [eiˌɔːt*əu*ˈkɔrənəri] *a* 主动脉冠状动脉的

aortoduodenal [eiˌɔːt*əu*ˌdjuːəuˈdiːnəl] *a* 主动脉(与)十二指肠的

aortoenteric [eiˌɔːt*əu*enˈterik] *a* 主动脉(与)胃肠道的

aortoesophageal [eiˌɔːt*əu*iːˌsɔfəˈdʒiːəl] *a* 主动脉(与)食管的

aortofemoral [eiˌɔːt*əu*ˈfemərəl] *a* 主动脉(与)股动脉的

aortogastric [eiˌɔːt*əu*ˈgæstrik] *a* 主动脉(与)胃的

aortogram [eiˈɔːtəgræm] *n* 主动脉造影(照)片

aortography [ˌeiɔːˈtɔgrəfi] *n* 主动脉造影(术) | retrograde ～ 逆行性主动脉造影(术) / translumbar ～ 经腰部主动脉造影(术)

aortoiliac [eiˌɔːt*əu*ˈiliæk] *a* 主动脉(与)髂动脉的

aortopathy [ˌeiɔːˈtɔpəθi] *n* 主动脉病

aortoplasty [ˌeiɔːt*əu*ˈplæsti] *n* 主动脉成形术

aortopulmonary [eiˌɔːt*əu*ˈpʌlmənəri]

a 主动脉(与)肺动脉的，主动脉(与)肺动脉间的

aortorrhaphy [ˌeiɔː'tɔrəfi] *n* 主动脉缝术

aortosclerosis [eiˌɔːtəusklia'rəusis] *n* 主动脉硬化

aortotomy [ˌeiɔ́ː'tɔtəmi] *n* 主动脉切开术

AOS anodal opening sound 阳极断电音

aosmic [ei'ɔzmik] *a* 无气味的

AOTA American Occupational Therapy Association 美国职业疗法协会

AOTe anodal opening tetanus 阳极断电强直

AP anterior pituitary (gland) 垂体前叶; angina pectoris 心绞痛; anteroposterior 前后的; arterial pressure 动脉压

ap- 见apo-

APA American Pharmaceutical Association 美国药学协会; American Physiotherapy Association 美国理疗协会; American Podiatric Association 美国手足医术协会; American Psychiatric Association 美国精神病学协会; American Psychoanalytic Association 美国精神分析协会; American Psychological Association 美国心理学协会; American Psychopathological Association 美国精神病理学协会

apace [ə'peis] *ad* 飞快地，迅速地

apaconitine [ˌæpə'kɔnitin] *n* 阿扑乌头碱

apallesthesia [əˌpælis'θiːzjə] *n* 振动觉缺失

Apamide ['æpəmaid] *n* 对乙酰氨基酚，扑热息痛(acetaminophen)制剂的商品名

apancrea [ə'pæŋkriə] *n* 无胰，胰(腺)缺失

apancreatic [əˌpæŋkri'ætik] *a* 无胰的；非胰性的

Apansporoblastina [ˌeipæŋˌspɔːrəˌblæs'tainə] *n* 无膜泛成孢子虫亚目

aparalytic [əˌpærə'litik] *a* 无麻痹的

aparathyrosis [əˌpærəθai'rəusis], **aparathyreosis** [əˌpærəθairi'əusis], **aparathyroidism** [əˌpærə'θairɔidizəm] *n* 甲状旁腺功能缺失

apareunia [eipə'ruːniə] *n* 性交不能

apart [ə'pɑːt] *ad* 分离，相隔 | ～ from 撇开…(不谈)；除…之外 / fall ～ 崩溃，土崩瓦解 / set(或put) ～ 留开，拨出 / tell(或know) ～ 能分辨

aparthrosis [ˌæpɑː'θrəusis] *n* 动关节，滑膜关节

apartment [ə'pɑːtmənt] *n* (一套)房间，公寓

apastia [ə'pæstiə] *n* 拒食，绝食 | **apastic** [ə'pæstik] *a*

apathetic [ˌæpə'θetik] *a* 无情感的，情感淡漠的 | **～ally** *ad*

apathic [ə'pæθik] *a* 无情感的

apathism ['æpəθizəm] *n* 兴奋迟钝，兴奋性缺失

apathy ['æpəθi] *n* 无情感，情感淡漠

apatite ['æpətait] *n* 磷灰石

apazone ['æpəzəun] *n* 炎爽痛(具有抗炎、镇痛、解热、促尿酸排泄作用，用于治疗类风湿性关节炎和骨关节炎，亦称阿扎丙宗〈azapropazone〉)

APB atrial premature beat 心房过早搏动，房性早搏

APC atrial premature complex 心房过早复合波

APD atrial premature depolarization 心房过早去极化

APE anterior pituitary extract 垂体前叶提取物

ape [eip] *n* (无尾)猿，类人猿 *vt* 仿效

apeidosis [ˌæpai'dəusis] *n* 形态渐失

apellous [ei'peləs] *a* 无皮的；无包皮的

aperient [ə'piəriənt] *a* 轻泻的 *n* 轻泻药

aperiodic [ˌeipiəri'ɔdik] *a* 不定期的，无定期的，非周期的 | **～ity** [eiˌpiəriə-

'disəti] *n* 不定期性，非周期性

aperistalsis [ˌeiperi'stælsis] *n* 蠕动停止

aperitive [ə'peritiv] *a* 开胃的 *n* 润肠药

Apert-Crouzon disease [ə'pεə kru'zɔn] (Eugène Apert; Octava Crouzon) 阿佩尔-克鲁宗病(一种常染色体显性遗传病，包括手足畸形，伴阿佩尔综合征〈尖头并指(趾)畸形〉和克鲁宗病〈颅骨面发育不全〉的面部特征，亦称尖头并指〈趾〉畸形 I 型)

apertognathia [əˌpəːtɔg'neiθiə] *n* 无殆，开殆

apertometer [ˌæpə'tɔmitə] *n* 数值口径计，物镜口径计(测显微镜物镜口径的角度)

Apert's disease (syndrome) [ə'pεə] (Eugène Apert) 阿佩尔病(综合征)，尖头并指(趾)畸形

apertura ['æpə'tjuərə] ([复] **aperturae** [ˌæpə'tjuəriː]) *n*【拉】口，孔

aperture ['æpətjuə] *n* 口，孔 | angle of ～, angular ～, ～ of lens 角孔径(显微镜) / numerical ～ 数值孔径，数值口径(显微镜) / orbital ～ 眶口 / periform ～ 梨状孔 / spinal ～ 椎孔

apex ['eipeks] ([复] **apexes**或**apices** ['eipisiːz]) *n*【拉】顶，顶点；尖，尖端 | darwinian ～ 耳郭尖 / ～ of lung 肺尖 / ～ of tongue 舌尖

apexcardiogram [ˌeipeks'kɑːdiəgræm] *n* 心尖心动图

apexcardiography [ˌeipeksˌkɑːdi'ɔgrəfi] *n* 心尖心动描记法

APF animal protein factor 动物蛋白因子；anabolism-promoting factor 促合成代谢因子

Apgar score (scale) ['æpgə] (Virginia Apgar)阿普伽新生儿评分(评定新生儿在产后60s时的心率、呼吸力、肌张力、反射应激性和肤色所获得的得分总数)

APH anterior pituitary hormone 垂体前叶激素

APH antepartum hemorrhage 产前出血

APHA American Protestant Hospital Association 美国耶稣教医院协会；American Public Health Association 美国公共卫生协会

APhA American Pharmaceutical Association 美国药学协会

aphagia [ə'feidʒiə], **aphagopraxia** [əˌfeigə'præksiə] *n* 吞咽不能

aphakia [ə'feikiə], **aphacia** [ə'feisiə] *n* 无晶状体(畸形) | **aphakic** [ə'feikik], **aphacic** [ə'feisik] *a*

aphalangia [ˌæfə'lændʒiə] *n* 无指趾(畸形)

Aphanozoa [ˌæfənə'zəuə] *n* 超视生物类(即超显微生物，病毒)

aphasia [æ'feizjə] *n* 语言失能，失语(症) | ageusic ～ 味觉性失语 / amnemonic ～, amnesic ～, amnestic ～ 遗忘性失语 / anomic ～ 命名性失语 / associative ～ 联络性失语 / ataxic ～, motor ～ 运动失调性失语 / auditory ～, acoustic ～ 听觉性失语，听言不能 / central ～ 中枢性失语 / cortical ～, expressive-receptive ～, global ～ 皮质性失语，感觉表达性失语，完全失语 / gibberish ～ 呓语性失语 / graphomotor ～ 失写性失语 / receptive ～, impressive ～, sensory ～, temporoparietal ～ 感觉性失语，记言不能，颞顶性失语 / semantic ～ 语义性失语 / true ～, intellectual ～ 真性失语 / syntactical ～ 语法性失语 / verbal ～ 词汇性失语 / visual ～ 视觉性失语，文字盲 | **aphasic** [ə'feizik] *a* 语言失能的，失语的 *n* 语言失能者，失语者 /～**c** [ə'feiziæk] *n* 语言失能者，失语者

aphasiology [æˌfeizi'ɔlədʒi] *n* 失语症学(研究失语症及产生失语症的特定的神经病学损害) | **aphasiologist** *n* 失语症学家(如神经病学家或心理学家)

aphasmid [ei'fæzmid] *n* 无尾觉器线虫

Aphasmidia [eifæz'midiə] *n* 无尾觉器亚纲

apheliotropism [əˌfi:li'ɔtrəpizəm] *n* 背日性，远日性，远阳性 | **apheliotropic** [əˌfi:liəu'trɔpik] *a*

aphemesthesia [ˌæfi:mis'θi:zjə] *n* 听读不能

aphemia [ə'fi:miə] *n* 运动性失语，运动性语言失能症 | **aphemic** [ə'femik] *a*

apheresis [eifə'ri:sis] *n* 单采血液成分术(从供者抽取血液，一部分〈血浆、白细胞、血小板等〉分离并保留，剩下的再输回给供者的方法。此法包括白细胞提取法〈leukapheresis〉，血小板提取法〈thrombocytapheresis〉等，亦称提取法〈pheresis〉)

apheter ['æfitə] *n* 肌肉收缩质促解物

Aphiochaeta ferruginea [ɑ:fiəu'ki:tə feru'giniə] 锈色蚤蝇

aphonia [æ'fəunjə] *n* 失声(症)，发声不能 | ～ clericorum 过用性失声，慢性咽喉炎性发声困难 / spastic ～ 痉挛性失声 | **aphonic** [ə'fɔnik] *a* 失声(症)的；无声的

aphonogelia [ˌæfəunə'dʒi:liə] *n* 大笑不能(症)

aphose [ə'fəuz] *n* 影幻视

aphosphagenic [əˌfɔsfə'dʒenik] *a* 缺磷的

aphosphorosis [əˌfɔsfə'rəusis] *n* 缺磷症

aphotesthesia [ˌeifɔtis'θi:zjə] *n* 视网膜光感减退

aphotic [ə'fɔtik] *a* 无光的

aphrasia [ə'freiziə] *n* 组句不能

aphrenia [ə'fri:niə] *n* 痴呆

aphrodisia [ˌæfrəu'diziə] *n* 性欲炽盛；交合，交媾

aphrodisiac [ˌæfrəu'diziæk] *a* 催欲的 *n* 催欲药

aphtha ['æfθə] ([复] **aphthae** ['æfθi:]) *n* 【拉；希】口疮；小溃疡 | chronic intermittent recurrent ～e, ～e resistentiae 慢性间歇性复发性口疮 / contagious ～e, epizootic ～e (接)触(传)染性口疮，兽疫性口疮(即牛的口蹄疫) / recurring scarring ～e 复发性疤痕性口疮 | **aphthous** ['æfθəs] *a*

aphthoid ['æfθɔid] *a* 口疮样的，*n* 口疮样疹

aphthongia [æf'θɔndʒiə] *n* 痉挛性失语

aphthosis [æf'θəusis] *n* 口疮病

Aphthovirus [ˌæfθəu'vaiərəs] *n* 口疮病毒，口蹄疫病毒；口疮病毒属(可致口蹄疫)

aphylaxis [ˌeifi'læksis] *n* 无防御力，防御力缺失 | **aphylactic** [ˌeifi'læktik] *a*

apical ['æpikəl] *a* 顶的；尖的，尖端的

apicectomy [ˌeipi'sektəmi] *n* 岩尖切除术(颞骨岩部顶切除术)

apices ['eipisi:z] apex 的复数

apicitis [ˌeipi'saitis] *n* 根尖炎(如牙尖、肺尖或颞骨岩部顶发炎)

apic(o)- [前缀] 尖，顶

Apicocomplexa [ˌeipikəkɔm'pleksə] *n* 顶复(原虫)亚门

apicocomplexan [ˌeipikəkɔm'pleksən] *n, a* 顶复虫(的)

apicoectomy [ˌeipikə'ektəmi] *n* (牙)根尖切除术

apicolysis [ˌeipi'kɔlisis] *n* 肺尖萎陷术

apicostomy [ˌeipi'kɔstəmi] *n* (牙)根尖造口术

apicotomy [ˌeipi'kɔtəmi] *a* 岩尖切开术(颞骨岩部顶穿刺术)

apiece [ə'pi:s] *ad* 每人，每个，各

apii fructus ['eipiai 'frʌktəs] 芹(菜)实

APIM Association Professionnelle Internationale des Médecins 国际医师职业协会(一种从经济观点处理开业医师业务问题的国际团体)

apinealism [ə'piniəlizəm] *n* 松果体功能缺失

apinoid ['æpinɔid] *a* 清洁的，洁净的

apiotherapy [ˌeipiəu'θerəpi] *n* 蜂毒疗法

apish ['eipiʃ] *a* 猿一样的

apisination [ˌeipisi'neiʃən] *n* 蜂螫中毒

apitoxin [ˌeipi'tɔksin] *n* 蜂毒素

apituitarism [ˌeipi'tju(:)itəˌrizəm] *n* 垂体功能缺失;先天性无垂体(如无脑畸形)

Apium ['eipiəm] *n*【拉】芹属

APL 人绒(毛)膜促性腺激素(human chorionic gonadotropin)制剂的商品名

aplacental [ˌeiplə'sentl] *a* 无胎盘的

aplanatic [ˌæplə'nætik] *a* 消球(面)差的,等光程的

aplanatism [ə'plænətizəm] *n* 消球(面)差

aplasia [ə'pleizjə] *n* 发育不全,成形不全;先天萎缩 | ~ axialis extracorticalis congenita 家族性脑中叶硬化 / ~ cutis congenita 先天性皮肤发育不全 / dental ~ 牙发育不全 / gonadal ~, germinal ~ 性腺发育不全 / hereditary retinal ~ 遗传性视网膜发育不全,先天性黑矇 / nuclear ~ 神经核发育不全 / ~ of ovary 卵巢发育不全 / pure red cell ~ 纯红细胞再生不良 / retinal ~ 视网膜发育不全 / thymic ~ 胸腺发育不全 / thymic-parathyroid ~ 胸腺-甲状旁腺发育不全

aplasmic [ə'plæzmik] *a* 无原生质的,无原浆的

aplastic [ə'plæstik] *a* 发育不全的,成形不全的;再生障碍的

Aplectana [ə'plektənə] *n* 双刺蛲虫属

apleuria [ə'pluəriə] *n* 无肋

APM Academy of Physical Medicine 物理医学学会,理疗学学会; Academy of Psychosomatic Medicine 心身医学学会

apnea [æp'ni:ə] *n* 呼吸暂停,窒息 | deglutition ~ 吞咽(时)呼吸暂停 / ~ neonatorum 新生儿呼吸暂停 / traumatic ~ 外伤性窒息 | **apneic** [æp'ni:ik] *a*

apneumatic [ˌæpnju(:)'mætik] *a* 无气的

apneumatosis [ˌæpnju(:)mə'təusis] *n* 肺无气,先天性肺膨胀不全

apneumia [æp'nju:miə] *n* 无肺(畸形)

apneusis [æp'nju:sis] *n* 长吸呼吸 | **apneustic** [æp'nju:stik] *a*

apo-, ap- [前缀] 远,离,分离;脱,去

apoatropine [ˌæpəu'ætrəpin] *n* 阿扑阿托品(一种镇痉生物碱)

apocamnosis [ˌæpəukæm'nəusis] *n* 疲劳症

apocenosis [ˌæpəusi'nəusis] *n* 排液,排脓

apochromat [ˌæpəkrəu'mæt] *n* 复消色差物镜

apochromatic [ˌæpəkrəu'mætik] *a* 复消色差的

apocope [ə'pɔkəpi] *n* 切断术

apocoptic [ˌæpə'kɔptik] *a* 切断的

apocrine ['æpəkrin] *a* 顶(浆分)泌的,泌离的

apocrinitis [ˌæpəkri'naitis] *n* 顶(浆分)泌腺炎

apocrustic [ˌæpə'krʌstik] *a* 收敛的 *n* 收敛剂

apocynin [ə'pɔsinin] *n* 夹竹桃麻素,乙酰香草酮(强心药)

Apocynum [ə'pɔsinəm] *n* 茶叶花属

apodal ['æpədəl] *a* 无足的

Apodemus [ˌæpəu'di:məs] *n* 姬鼠属 | ~ agarius 黑线姬鼠 / ~ sylvaticus 小林姬鼠

apodia [ə'pəudiə] *n* 无足(畸形)

apoenzyme [ˌæpəu'enzaim], **apoferment** [ˌæpə'fə:mənt] *n* 脱辅基酶蛋白

apoferritin [ˌæpə'feritin] *n* 阿扑铁蛋白,脱铁铁蛋白

apogamia [ˌæpə'gæmiə], **apogamy** [ə'pɔgəmi] *n* 孤雌生殖,单性生殖,无配子生殖

apogee ['æpədʒi:] *n* 病危期 | **apogean** [ˌæpə'dʒi:ən], **apogeal** [ˌæpə'dʒi:l] *a*

apokamnosis [ˌæpəukæm'nəusis] *n* 疲

劳症,病态疲劳
apolar [ə'pəulə] *a* 无极的,非极的;无突的
apolegamy [ˌæpə'legəmi] *n* 性选择,选配 | **apolegamic** [ˌæpəli'gæmik] *a*
apolepsis [ˌæpə'lepsis] *n* 分泌停止
apolipoprotein [ˌæpəulipə'prəuti:n] *n* 载脂蛋白
apolipoprotein C-Ⅱ (apo C-Ⅱ) deficiency, familial [ˌæpəulipə'prəuti:n] 家族性载脂蛋白C-Ⅱ缺乏症(即家族性高脂蛋白血症Ⅰ和Ⅴ型,由于缺损的载脂蛋白C-Ⅱ所致)
apomixia [ˌæpə'miksiə], **apomixis** [ˌæpə'miksis] *n* 孤雌生殖,单性生殖,无配子生殖
apomorphine [ˌæpəu'mɔ:fi:n] *n* 阿扑吗啡 | ~ hydrochloride 盐酸阿扑吗啡(催吐药)
aponeurectomy [ˌæpənjuə'rektəmi] *n* 腱膜切除术
aponeurology [ˌæpənjuə'rɔlədʒi] *n* 腱膜学
aponeurorrhaphy [ˌæpənjuə'rɔrəfi] *n* 腱膜缝术,腱膜修补术
aponeurosis [ˌæpənjuə'rəusis] ([复] **aponeuroses** [ˌæpənjuə'rəusi:z]) *n* 腱膜 | abdominal ~ 腹肌腱膜 / bicipital ~ 肱二头肌腱膜 / crural ~ 小腿筋膜 / epicranial ~, ~ of occipitofrontal muscle 帽状腱膜,枕额肌腱膜 / ~ of insertion 止腱,止端腱膜 / perineal ~ 会阴腱膜,尿生殖膈下筋膜 / pharyngeal ~, pharyngobasilar ~ 咽腱膜,咽颅底筋膜 / plantar ~ 跖腱膜 / subscapular ~ 肩胛下肌筋膜 / superficial perineal ~ 会阴浅腱膜,盆膈下筋膜 / superior perineal ~ 会阴上腱膜,盆膈上筋膜 / supraspinous ~ 冈上筋膜 / temporal ~ 颞筋膜 / vertebral ~ 腰背筋膜 | **aponeurotic** [ˌæpənjuə'rɔtik] *a*
aponeurositis [ˌæpənjuərə'saitis] *n* 腱膜炎
aponeurotome [ˌæpə'njuərətəum] *n* 腱膜刀
aponeurotomy [ˌæpənjuə'rɔtəmi] *n* 腱膜切开术
aponic [ə'pəunik] *a* 止痛的;减疲劳的
Aponomma [ˌæpə'nɔmə] *n* 盲花蜱属
apophlegmatic [ˌæpəufleg'mætik] *a* 化痰的,祛痰的 *n* 祛痰药
apophylaxis [ˌæpəufi'læksis] *n* 防御力减退 | **apophylactic** [ˌæpəufi'læktik] *a*
apophyseopathy [ˌæpəfizi'ɔpəθi] *n* 骨突病
apophysis [ə'pɔfisis] ([复] **apophyses** [ə'pɔfisi:z]) *n*【希】骨突 | basilar ~ (枕骨)底部 / cerebral ~ 松果体 / genial ~ 颏棘 / ~ of Ingrassia 蝶骨小翼 | **apophyseal, apophysial** [ˌæpə'fiziəl], **apophysary** [ə'pɔfizəri], **apophysiary** [ˌæpə'fiziəri] *a*
apophysitis [əˌpɔfi'zaitis] *n* 骨突炎
apoplasmatic [ˌæpəuplæz'mætik] *a* 原地胞质(产生)的(指由细胞产生的物质,此物质是组织的一个组成部分,如结缔组织的纤维,或骨和软骨的基质)
apoplectiform [ˌæpə'plektifɔ:m], **apoplectoid** [æpə'plektɔid] *a* 卒中样的,类中风性的
apoplexia [ˌæpə'pleksiə] *n*【拉】卒中,中风
apoplexy ['æpəˌpleksi] *n* 卒中,中风 | abdominal ~ 腹部卒中,腹腔内猝出血 / cerebral ~ 大脑卒中,大脑出血 / heat ~ 中暑,热射病 / renal ~ 肾卒中,肾猝出血 | **apoplectic(al)** [ˌæpə'plektik(əl)] *a*
apoprotein [ˌæpəu'prəuti:n] *n* 脱辅基蛋白
apoptosis [ˌæpə'təusis] *n* (细胞)凋亡(细胞的自然死亡)
aporepressor [ˌæpəri'presə] *n* 阻抑物原,阻遏蛋白(阻抑基因的产物,结构不明,它与低分子量的辅阻抑物结合形成完全的阻抑物质,专门阻抑某一特定结

构基因的活动)
aposome ['æpəsəum] *n* 胞质小体(由细胞活动而产生的包涵物)
aposorbic acid [ˌæpə'sɔ:bik] 从山梨糖酸
apostasis [ə'pɔstəsis] *n* 脓肿;病情骤变
aposthia [ə'pɔsθiə] *n* 无包皮(畸形)
Apostomatida [ˌæpəstə'mætidə] *n* 后口目
Apostomatidea [ˌæpəstəmə'ti:di:] *n* 后口总目
Apostomatina [ˌæpəstə'mætinə] *n* 后口亚目
apothanasia [ˌæpəuθə'neiziə] *n* 延命术
apothecary [ə'pɔθikəri] *n* 药剂师;药商 | surgeon ～ 外科医师兼药剂师(英国)
apothecium [ˌæpə'θi:siəm] *n* 子囊盘
apothem ['æpəθəm], **apotheme** ['æpəθi:m] *n* 浸剂沉淀物
apotoxin [ˌæpə'tɔksin] *n* 过敏毒素(可引起过敏反应的症状)
apotransferrin [ˌæpətræns'ferin] *n* 脱辅基转铁蛋白
apotripsis [ˌæpə'tripsis] *n* 角膜翳擦除法
apotropaic [ˌæpətrə'peiik] *a* 预防的(古希腊医学中指避邪去病之意)
apoxemena [ˌæpɔk'seminə] *n* 牙周刮出物
apoxesis [ˌæpɔk'si:sis] *n* 刮除术(牙周袋腐质刮除)
apozem ['æpəzem], **apozema** [ə'pɔzəmə], **apozeme** ['æpəzi:m] *n* 煎剂
apozymase [ˌæpə'zaimeis] *n* 发酵酶蛋白
appal(l) [ə'pɔ:l] *vt* 使惊吓
apparatus [ˌæpə'reitəs] ([复] **apparatus**或**apparatuses**) *n* 仪器,器(械);装置;器官 | absorption ～ 吸收器(气体分析用) / auditory ～, acoustic ～ 听器,听感受器 / biliary ～ 胆器(官) / central ～ 中心器 / chromidial ～ 核外染色质 / ciliary ～ 睫状体 / cytopharyngeal ～ (细)胞咽器 / digestive ～ 消化器 / juxtaglomerular ～ 近血管球体,近肾小球细胞 / lacrimal ～ 泪器 / masticatory ～ 咀嚼器 / mental ～ 精神结构(即自我保存,自我,超我) / parabasal ～ 副基器 / pilosebaceous ～ 毛囊皮脂腺器 / respiratory ～ 呼吸器 / sound-conducting ～ 传声器 / sound-perceiving ～ 感声器,觉声器 / spindle ～ 纺锤体 / steadiness ～ 运动失调描记器 / sucker ～ 吸器,吸盘,吸足 / urogenital ～, genitourinary ～ 尿生殖器 / vocal ～ 发声器官
apparent [ə'pærənt] *a* 明显的;表面上的;拟似的,显似的 | ～**ly** *ad* 显然;表面上
appeal [ə'pi:l] *vi* 呼吁;要求(to);有吸引力 *n* 呼吁,要求
appear [ə'piə] *vi* 出现,呈现;来到,露面;看来(好像);出版,发表
appearance [ə'piərəns] *n* 出现,呈现;发表;外貌;表象,形,状 | at first ～ 初看起来 / in ～ 在外表上 / keep up ～s 装门面 / put in (或make) an ～ (at) 露(一下)面,到场一会儿 / to (或by 或from) all ～s 就外表看来
appease [ə'pi:z] *vt* 平息,抚慰,对…让步;满足 *a* 可平息的;可满足的
append [ə'pend] *vt* 附加(to)
appendage [ə'pendidʒ] *n* 附属物;附件,附器 | atrial ～, auricular ～ 心耳 / cecal ～ 阑尾 / epiploic ～s 肠脂垂 / ～s of the eye 眼附属器(睑、眉、泪器及结膜) / ～s of the fetus 胎儿附件(脐带、胎盘及胎膜) / ovarian ～ 卵巢冠 / ～s of the skin 皮肤附件(毛、爪、皮脂腺、汗腺及乳腺) / testcular ～, ～ of the testis 睾丸附件 / uterine ～s 子宫附件(子宫韧带、输卵管及卵巢) / vermicular ～ 阑尾
appendagitis [əˌpendə'dʒaitis] *n* 附件炎(尤指肠脂垂炎) | epiploic ～ 肠脂垂炎
appendant, appendent [ə'pendənt] *a*

附加的 *n* 附属物

appendectomy [ˌæpən'dektəmi] *n* 阑尾切除术 | auricular ～ 心耳切除术 | **appendicectomy** [əˌpendi'sektəmi] *n*

appendiceal [æpən'disiəl], **appendical** [ə'pendikəl] *a* 阑尾的

appendices [ə'pendisi:z] appendix 的复数

appendicitis [əˌpendi'saitis] *n* 阑尾炎 | acute ～ 急性阑尾炎 / amebic ～ 阿米巴性阑尾炎 / chronic ～ 慢性阑尾炎 / ～ by contiguity 接触性阑尾炎 / foreign-body ～ 异物性阑尾炎 / left-sided ～ 左位阑尾炎 / lumber ～ 腰位阑尾炎 / obstructive ～ 阻塞性阑尾炎 / perforating ～, perforative ～ 穿孔性阑尾炎 / protective ～, ～ obliterans 闭塞性阑尾炎 / recurrent ～, relapsing ～ 复发性阑尾炎 / skip ～ 分隔局限性阑尾炎 / stercoral ～ 粪石性阑尾炎 / subperitoneal ～ 腹膜下阑尾炎 / suppurative ～ 化脓性阑尾炎 / verminous ～, helminthic ～ 肠虫性阑尾炎

appendic(o)- [构词成分]附件(尤指阑尾)

appendicocecostomy [əˌpendikəusi'kɔstəmi] *n* 阑尾盲肠吻合术

appendicocele [ə'pendikəˌsi:l] *n* 阑尾疝

appendicoenterostomy [əˌpendikəuentə'rɔstəmi] *n* 阑尾小肠吻合术; 阑尾造口术

appendicolithiasis [əˌpendikəuli'θaiəsis] *n* 阑尾石病

appendicolysis [əˌpendikəu'laisis] *n* 阑尾粘连分离术

appendicopathy [əˌpendi'kɔpəθi], **appendicopathia** [əˌpendikəu'pæθiə] *n* 阑尾病

appendicostomy [əˌpendi'kɔstəmi] *n* 阑尾造口术

appendicular [ˌæpən'dikjulə] *a* 阑尾的;附件的

appendix [ə'pendiks] ([复] **appendixes**或**appendices** [ə'pendisi:z]) *n* 附录;附件;阑尾 | auricular ～ 心耳 / cecal ～, vermiform ～ 阑尾 / ensiform ～, xiphoid ～ 剑突 / epiploic appendices, omental appendices 肠脂垂 / ～ of ventricle of larynx 喉室附部,喉室

appendolithiasis [əˌpendəuli'θaiəsis] *n* 阑尾石病

apperception [ˌæpə(:)'sepʃən] *n* 统觉,明觉,感知 | **apperceptive** [ˌæpə(:)'septiv] *a*

appersonation [ˌæpə:sə'neiʃən] *n* 自我(人格)变换(妄想),易身妄想

appersonification [ˌæpəˌsɔnifi'keiʃən] *n* 自我(人格)变换(妄想)

appertain [ˌæpə(:)'tein] *vi* 属于,关于(to);适合于(to)

appestat ['æpistæt] *n* 食欲中枢

appet ['æpit] *n* 欲望,渴望

appetite ['æpitait] *n* 食欲 | excessive ～ 贪食,食欲过盛 / perverted ～ 异食癖,食欲倒错 | **appetitive** [ə'petitiv] *a*

appetition [ˌæpi'tiʃən] *n* 欲望,渴望

appetizer ['æpitaizə] *n* 开胃剂(正餐前的开胃食品或饮料)

appetizing ['æpitaiziŋ] *a* 促进食欲的,开胃的

applanation [ˌæplə'neiʃən] *n* 扁平(如角膜扁平)

applanometer [ˌæplə'nɔmitə] *n* 眼压计(检青光眼时测眼内压)

apple ['æpl] *n* 苹果 | Adam's ～ 喉结 / bitter ～ 药西瓜瓤 / Indian ～, May ～ 鬼臼(根) / thorn ～ 曼陀罗

appliance [ə'plaiəns] *n* 器具,用具;设备;器械;矫正器,装置 | craniofacial ～ 颅面(制动)器 / extraoral ～ 口外(制动)器,口外装置 / fixed ～ (牙)固定器,固定装置 / orthodontic ～ 正牙矫正器 / prosthetic ～ 修复器 / universal

～ 通用(矫正)器

applicable ['æplikəbl] *a* 能应用的,适用的(to)

application [ˌæpli'keiʃən] *n* 申请;申请书;应用,用法;敷用 | for external ～ (药)供外用

applicator ['æpliˌkeitə] *n* 声极;敷料器,涂药器 | sonic ～ 声头(超声治疗用)

applied [ə'plaid] *a* 应用的,实用的

appliqué [ˌæpli'kei] *a*【法】(见form)

apply [ə'plai] *vt* 使用,应用于(to);敷,涂 *vi* 适用 (to);提出申请或要求(for) | ～ oneself to 致力于 / ～ one's mind to 专心于

appoint [ə'pɔint] *vt* 约定,指定,予约;委任

appointment [ə'pɔintmənt] *n* 约定,指定;委任

apportion [ə'pɔ:ʃən] *vt* (按比例)分配

apposite ['æpəzit] *a* 适当的,合适的 (to, for) | ～ **ly** *ad*

apposition [ˌæpə'ziʃən] *n* 并置,并列;对合;添附

appraisal [ə'preizəl] *n* 鉴定;评价;估计

appraise [ə'preiz] *vt* 估价,评价;鉴定

appreciable [ə'pri:ʃiəbl] *a* 可估计的;可以看到(或感到)的 | **appreciably** *ad* 可观地,相当地,明显地

appreciate [ə'pri:ʃieit] *vt* 欣赏;正确评价;感谢;意识到 *vi* 涨价,增值

appreciation [əˌpri:ʃi'eiʃən] *n* 欣赏;正确评价;感谢;涨价,增值

appreciative [ə'pri:ʃjətiv] *a* 能评价的,有眼力的;感激的

apprehend [ˌæpri'hend] *vt, vi* 理解,认识;忧虑,恐惧

apprehensible [ˌæpri'hensəbl] *a* 可理解的

apprehension [ˌæpri'henʃən] *n* 理解,领会;恐惧,忧虑 | irresistible ～ 强迫性恐怖症

apprehensive [ˌæpri'hensiv] *a* 有理解力的;忧虑的,担心的 | ～**ness** *n* 理解力,领悟力

approach [ə'prəutʃ] *vi* 接近,临近 *vt* 向…靠近,接近;探讨,处理 *n* 接近;进路,入门;探讨,方法

approachable [ə'prəutʃəbl] *a* 可接近的

approbation [ˌæprəu'beiʃən] *n* 认可,批准

appropriate [ə'prəupriit] *a* 适当的,相称的(to或for) | ～**ly** *ad*

approval [ə'pru:vəl] *n* 认可,批准;同意 | social ～ 社会认可,社会同意

approve [ə'pru:v] *vt* 认可,批准;同意 *vi* 赞成(of)

approximal [ə'prɔksiməl] *a* 邻接的

approximate [ə'prɔksimit] *a* 近似的,大约的 [ə'prɔksimeit] *vt* 近似,(使)接近 (to) *vi* 近于(to) | ～**ly** *ad*

approximation [əˌprɔksi'meiʃən] *n* 接近,近似;近似值 | successive ～ 逐步渐近,渐次趋近(见shaping)

appurtenance [ə'pə:tinəns] *n* [常用复] 附属物;[复]装置,配件

appurtenant [ə'pə:tinənt] *a* 附属的(to);恰当的(to) *n* 附属物

Apr. April 四月

apractagnosia [əˌpræktæg'nəuziə] *n* (立体)空间关系失认(症)

apramycin [ˌæprə'maisin] *n* 安普霉素,阿泊拉霉素(抗菌抗生素)

apraxia [ə'præksiə] *n* (精神性)运用不能,失用(症) | amnestic ～ 遗忘性失用 / cortical ～ 皮质性运用不能 / ideokinetic ～ 意想运动性运用不能 / ideomotor ～ 观念-运动性失用 / limb-kinetic ～ 肢体运动性运用不能 / motor ～, innervation ～ 运动性运用不能,运动性失用 | **apraxic** [ə'præksik], **apractic** [ə'præktik] *a*

Apresazide [ə'presəzaid] *n* 盐酸肼苯哒嗪-氢氯噻嗪 (hydralazine hydrochloride with hydrochlorothiazide) 制剂的商品名

Apresoline [ə'presəli:n] *n* 肼屈嗪,肼

酞嗪(hydralazine)制剂的商品名

April ['eiprəl] *n* 四月

aprindine [ə'prindin] *n* 安搏律定(心脏抑制药,用作抗心律失常药) | ～ hydrochloride 盐酸安搏律定

apriority [ˌei-prai'ɔrəti] *n* 先验法;先验性

aprobarbital [ˌæprəu'bɑ:bitæl] *n* 阿普比妥,烯丙异丙巴比妥(催眠镇静药)

Aprocta [ə'prɔktə] *n* 无疣丝虫属

aproctia [ə'prɔkʃiə] *n* 锁肛,无肛

apron ['eiprən] *n* 围裙 | Hottentot ～, pudendal ～ 小阴唇展长,阴门帘

apropos ['æprəpəu] *ad* 恰当地,中肯地 *a* 恰当的,中肯的 | ～ of 关于,就…而言

aprosody [ei'prɔsədi] *n* 言语韵律缺失

aprosopia [ˌæprə'səupiə] *n* 无面(畸形)

aprosopus [ə'prəusəpəs] *n* 无面畸胎

aprotic [ei'prəutik] *a* 质子惰性的

aprotinin [əprə'tainin] *n* 抑肽酶,抑胰肽酶(抑制蛋白酶及激肽释放酶,用于治疗胰腺炎)

APS American Pediatric Society 美国儿科学会; American Physiological Society 美国生理学会; American Proctologic Society 美国直肠病学会; American Psychological Society 美国心理学会; American Psychosomatic Society 美国心身医学会

Apterygiformes [ˌæptəˌridʒi'fɔ:mi:z] *n* 无翼鸟目

aptitude ['æptitju:d] *n* 能力;倾向;资质,才能;敏悟,颖悟

APTT, aPTT activated partial thromboplastin time 活化部分促凝血酶原激酶时间

aptyalia [ˌæptai'eiliə], **aptyalism** [æp'taiəlizəm] *n* 唾液缺乏

APUD amine precursor uptake (and) decarboxylation 胺前体摄取(与)脱羧(细胞)

apudoma [ˌeipju:'dəumə] *n* 胺前体摄取脱羧细胞瘤

apulmonism [ə'pʌlmənizəm] *n* 无肺(畸形)

apurinic acid [ə'pjuəri(:)nik] 无嘌呤核酸

apus ['eipəs] *n* 无足畸胎

apyetous [ə'paiitəs] *a* 无脓的,不化脓的

apyknomorphous [əˌpiknə'mɔ:fəs] *a* 非密形的,非固缩状的(指某些神经细胞)

apyogenous [ˌeipai'ɔdʒinəs] *a* 非化脓性的

apyous [ə'paiəs] *a* 无脓的

apyrase ['æpireis] *n* 腺苷三磷酸双磷酸酶

apyrene ['æpaiəri:n] *a* 无核的

apyretic [æpai'retik] *a* 无热的,不发热的

apyrexia [ˌæpai'reksiə] *n* 无热;无热期,热歇期 | ～l *a*

apyrogenic [əˌpaiərəu'dʒenik] *a* 不致热的

AQ achievement quotient 成就商数,成绩商数

Aq. aqua【拉】水,水剂 | ～ dest. aqua destillata【拉】蒸馏水 / ～ pur. aqua pura【拉】纯水 / ～ tep. aqua tepida【拉】温水

aqua ['ækwə] ([复] **aquae** ['ækwi:]) *n*【拉】水,水剂 | ～ amnii 羊(膜)水 / ～ anisi 洋茴香水 / ～ astricta 冰水 / ～ bulliens 沸水 / ～ communis 普通水,常水 / ～ destillata 蒸馏水 / ～ destillata sterilis 无菌蒸馏水 / ～ fervens 热水 / ～ foeniculi 茴香水 / ～ fortis 硝水 / ～ oculi 前房液 / ～ pericardii 心包液 / ～ pro injection 注射用水 / ～ regia 王水 / ～ rosae 玫瑰水 / ～ sterilisata 无菌水 / ～ tepida 温水 / ～ vitae 白兰地

Aquacare ['ækwəkεə] *n* 尿素(urea)制剂的商品名

AquaMEPHYTON [ˌækwə'mefitɔn] *n* 维生素K_1(phytonadione)制剂的商品

名

aquaphobia [ˌækwəˈfəubjə] *n* 溺水恐怖,恐水症

aquapuncture [ˈækwəˌpʌŋktʃə] *n* 皮下注水法

Aquaspirillum [ˌækwəspaiəˈriləm] *n* 水螺菌属

Aquatag [ˈækwətæg] *n* 苄噻嗪(benzthiazide)制剂的商品名

Aquatensen [ˌækwəˈtensin] *n* 甲氯噻嗪(methyclothiazide)制剂的商品名

aquatic [əˈkwætik] *a* 水生的,水栖的 *n* 水生动植物

aqueduct [ˈækwidʌkt] *n* 水管 | cerebral ~, ventricular ~, ~ of midbrain 大脑水管,脑室水管,中脑水管 / ~ of cochlea 蜗小管 / fallopian ~ 面神经管 / ~ of the vestibule 前庭小管;内淋巴管

aqueductus, aquaeductus [ˌækwiˈdʌktəs] *n*【拉】水管

aqueous [ˈeikwiəs] *a* 水的,用水制备的;眼房水的

Aquex [ˈækweks] *n* 氯帕胺(clopamide)制剂的商品名

aquiparous [æˈkwipərəs] *a* 生水的

aquocapsulitis [ˌeikwəuˌkæpsjuˈlaitis] *n* 浆液性虹膜炎

aquula [ˈækwulə] *n*【拉】耳迷路淋巴液

AR alarm reaction 警戒反应,惊恐反应; aortic regurgitation 主动脉回流; artificial respiration人工呼吸

Ar 元素氩(argon)的符号

ARA American Rheumatism Association 美国风湿病协会

ara-A adenine arabinoside 阿糖腺苷(抗病毒药)

Arab [ˈærəb] *n* 阿拉伯人 *a* 阿拉伯的;阿拉伯人的

araban [ˈærəbæn] *n* 阿拉伯聚糖,阿拉伯糖胶

arabanase [əˈræbineis] *n* 阿拉伯聚糖酶,阿拉伯糖胶酶

arabate [ˈærəbeit] *n* 阿拉伯酸盐

Arabia [əˈreibjə] *n* 阿拉伯半岛[亚洲]

Arabian [əˈreibjən] *a* 阿拉伯的;阿拉伯人的 *n* 阿拉伯人

Arabic [ˈærəbik] *a* 阿拉伯的;阿拉伯人的;阿拉伯语的 *n* 阿拉伯语

arabic acid [ˈærəbik] 阿拉伯酸

arabin [ˈærəbin] *n* 阿拉伯胶素(亦称阿拉伯酸)

arabinose [əˈræbinəus] *n* 阿拉伯糖,阿戊糖

arabinoside [əˈræbinəusaid] *n* 阿拉伯糖苷

arabinosis [əˌræbiˈnəusis] *n* 阿拉伯糖中毒(可致肾病变)

arabinosuria [əˌræbinəuˈsjuəriə] *n* 阿拉伯糖尿

arabinosylcytosine [əˌræbinəusilˈsaitəsi:n] *n* 阿糖胞苷(抗病毒、抗肿瘤药)

arabinulose [ˌærəˈbinjuləus] *n* 阿(拉伯)酮糖

arabitol [əˈræbitɔl], **arabite** [ˈærəbait] *n* 阿(拉伯)糖醇

arabonic acid [ˌærəˈbɔnik] 阿(拉伯)糖酸

arabopyranose [ˌærəbəuˈpairənəus] *n* 阿(拉伯)吡喃糖

ara-C cytosine arabinoside 阿糖胞苷(抗肿瘤药,抗病毒药)

arachic acid [əˈrækik] 花生酸,二十(烷)酸

arachidate [əˈrækideit] *n* 二十(烷)酸

arachidic [ˌærəˈkidik] *a* (落)花生的(花生仁所致的,如花生仁吸入性支气管炎) | ~ acid 花生酸,二十(烷)酸

arachidonate 5-lipoxygenase [əˈrækiˌdɔneit liˈpɔksidʒəneis] 花生四烯酸5-脂(肪)氧合酶(亦称脂〈肪〉氧合酶)

arachidonate 12-lipoxygenase [əˈrækiˌdɔneit liˈpɔksidʒəneis] 花生四烯酸12-脂(肪)氧合酶(亦称脂〈肪〉氧合酶)

arachidonate 15-lipoxygenase [əˈrækiˌdɔneit liˈpɔksidʒeneis] 花生四烯酸

15-脂(肪)氧合酶

arachidonic acid [ˌærəki'dɔnik] 花生四烯酸,二十碳四烯酸

arachnephobia [əˌrækni'fəubjə] *n* 蜘蛛恐怖,恐蛛症

Arachnia [ə'ræknia] *n* 蛛网菌属 | ~ propionica 丙酸蛛网菌

arachnid [ə'ræknid] *n* 蜘蛛(蛛形纲动物) | ~**an** [ə'ræknidən] *a, n*

Arachnida [ə'ræknidə] *n* 蛛形纲

arachnidism [ə'ræknidizəm] *n* 蛛毒中毒

arachnitis [ˌæræk'naitis] *n* 蛛网膜炎

arachn(o)- [构词成分] 蛛网膜,蜘蛛

arachnodactyly [əˌræknəu'dæktili], **arachnodactylia** [əˌræknəudæk'tiliə] *n* 细长指(趾),蜘蛛脚样指(趾)

arachnogastria [əˌræknəu'gæstriə] *n* 蛛状腹(腹水所致,尤见于肝硬化时)

arachnoid [ə'ræknɔid] *a* 蛛网样的 *n* 蛛网膜 | ~ of brain, cranial ~ 脑蛛网膜 / spinal ~, ~ of spinal cord 脊髓蛛网膜 | ~**al** [ˌæræk'nɔidl] *a* 蛛网膜的

arachnoidea [ˌæræk'nɔidiə] ([复] **arachnoideae** [ˌæræk'nɔidii:]) *n* 【拉】蛛网膜

arachnoidism [ə'ræknɔiˌdizəm] *n* 蛛毒中毒

arachnoiditis [əˌræknɔi'daitis] *n* 蛛网膜炎

arachnolysin [ˌæræk'nɔlisin] *n* 蛛毒溶血素

arachnophobia [əˌræknəu'fəubjə] *n* 蜘蛛恐怖,恐蛛症

arachnorhinitis [əˌræknəurai'naitis] *n* 蜘蛛性鼻炎

arack [ə'ræk] *n* 粕酒

Aradidae [ə'rædidi:] *a* 扁蝽科

Aralen ['ɛərələn] *n* 氯喹(chloroquine)制剂的商品名

Aralia [ə'reiliə] *n* 【拉】楤木属

aralia [ə'reiliə] *n* 美楤木

aralkyl [ə'rælkil] *n* 芳烷基

Aramine ['ɛərəmin] *n* 阿拉明,间羟胺(metaraminol)制剂的商品名

Aran-Duchenne muscular atrophy (disease) [ə'rɑ:n du'ʃen] (François A. Aran; Guillaume B. A. Duchenne)脊髓性肌萎缩

Araneae [ə'reinii:], **Araneida** [ˌærə'niidə] *n* 蜘蛛目

araneid [ə'reiniid] *n* 蜘蛛 | ~**an** [ˌærə'niidən] *a*

araneism [ə'reiniizəm] *n* 蛛毒中毒

araneous [ə'reiniəs] *a* 蛛网状的

Aran's law [ə'rɑ:n] (François A. Aran)阿朗定律(由颅顶受伤所致的颅底骨折〈除反冲伤外〉,其折线沿最短的圆周线作放射状延伸)

Arantius' bodies [ə'rænʃiəs] (Julius C. Arantius或Aranzi) 阿朗希乌斯体(主动脉瓣小结,半月瓣结) | ~ canal, ~ duct 静脉导管 / ~ ligament 静脉导管索 / ~ nodules 半月瓣结 / ~ ventricle 阿朗希乌斯室(第四脑室终凹)

Aranzi 见Arantius

araphia [ə'reifiə] *n* 神经管闭合不全

araroba [ˌærə'rəubə] *n* 柯桠木;柯桠粉

arbaprostil [ˌɑ:bə'prɔstil] *n* 阿巴前列素,甲基前列腺素 E_2(胃酸分泌抑制药,终止妊娠药)

arbor ['ɑ:bə] ([复] **arbores** [ɑ:'bɔ:ri:z]) *n* 【拉】树(树状结构) | ~ vitae 侧柏(其叶的油用作祛痰药、抗风湿药和通经药,外用作抗刺激药及治疗皮肤病) | ~ vitae cerebelli 小脑活树 / ~ vitae uteri 棕榈襞(子宫)

arboreal [ɑ:'bɔ:riəl] *a* 树的;树状的;树上生活的

arborescent [ˌɑ:bə'resnt] *a* 树状的

arborization [ˌɑ:berai'zeiʃən, ri'z-] *n* (树枝)分枝

arborize ['ɑ:bəraiz] *vt, vi* 成树枝分枝

arboroid ['ɑ:bərɔid] *a* 树样分枝的

arbovirology [ˌɑ:bəvai'rɔlədʒi] *n* 虫媒病毒学

arbovirus [ˌɑ:bə'vaiərəs], **arborvirus** [ɑ:bɔ:'vaiərəs] *n* 虫媒病毒,节肢介体(包括黄热病、病毒性脑炎等的病原体) | **arboviral** [ˌɑ:bə'vaiərəl] *a*

arbutin ['ɑ:bjutin] *n* 熊果苷,对苯二酚葡糖苷

Arbutus ['ɑ:bjutəs] *n* 树莓属(含熊果苷,一种氢醌糖苷,用作利尿及尿路抗菌) | ~ uva-ursi 熊果(树)

ARC American Red Cross 美国红十字会; AIDS-related complex 艾滋病相关复征; anomalous retinal correspondence 异常视网膜对应

arc [ɑ:k] *n* 弧,弓 | auricular ~, binauricular ~ 耳弧(耳道间距) / bregmatolambdoid ~ 冠矢弓,顶弓 / mercury ~ 汞弧(通过汞蒸气的放电) / nasobregmatic ~ 鼻前囟弓 / neural ~, sensorimotor ~ 神经弧,感觉运动弧 / nuclear ~ 晶状体涡 / reflex ~ 反射弧

arcade [ɑ:'keid] *n* 弓形组织,连拱 | arterial ~s 动脉连拱

Arcanobacterium [ɑ:ˌkeinəubæk'tiəriəm] *n* 秘菌属 | ~ haemolyticus 溶血性秘菌

arcanum [ɑ:'keinəm] ([复] **arcana** [ɑ:'keinə]) *n*【拉】秘密,奥秘;秘方药

arcate ['ɑ:keit] *a* 弓形的

Arcella [ɑ:'selə] *a* 表壳虫属

Arcellinida [ˌɑ:si'linidə] *n* 表壳虫目

arch [ɑ:tʃ] *n* 弓;拱门;弓形;半圆形 | alveolar ~ 牙槽弓 / anterior ~ of atlas 寰椎前弓 / anterior carpal ~ 腕掌侧网 / aortic ~es 主动脉弓 / branchial ~es, pharyngeal ~es, visceral ~es 鳃弓,咽弓 / costal ~, ~ of ribs 肋弓 / dorsal carpal ~, posterior carpal ~ 腕背侧网 / epiphyseal ~ 脑上体弓(胚) / glossopalatine ~, palatoglossal ~ 舌腭弓 / hemal ~ 椎体椎突肋胸弓 / malar ~, zygomatic ~ 颧弓 / palatal ~, maxillary ~, oral ~, palatomaxillary ~ 腭弓,上颌弓,口弓,腭上颌弓 / paraphyseal ~ (脑上)旁突体弓(胚) / pharyngopalatine ~, palatopharyngeal ~ 咽腭弓 / superficial femoral ~ 股浅弓,腹股沟韧带

arch- 见archi-

archae(o)- 见archi-

Archaeobacteria [ˌɑ:kiəbæk'tiəriə], **Archaebacteria** [ˌɑ:kibæk'tiəriə] *n* 原始细菌属

archaeocerebellum [ˌɑ:kiəˌseri'beləm] *n* 原小脑

archaeocortex [ˌɑ:kiə'kɔ:teks] *n* 原皮质,古皮质

archaeus [ɑ:'ki:əs] *n* 元气,活力

archaic [ɑ:'keiik] *a* 古代的;陈旧的;原始的(早期进化阶段的)

archamphiaster [ɑ:'kæmfiˌæstə] *n* 原双星体

Archangelica [ˌɑ:kæn'dʒelikə] *n*【拉】独活属(植物)

Archangiaceae [ɑ:ˌkændʒi'eisii:] *n* 原囊粘菌科

Archangium [ɑ:'kændʒiəm] *n* 原囊粘菌属

arche- 见archi-

archebiosis [ˌɑ:kibai'əusis], **archegenesis** [ˌɑ:ki'dʒenisis], **archegony** [ɑ:'kegəni] *n* 生物自生,自然发生

archecentric [ˌɑ:ki'sentrik] *a* 原始中心的

arched [ɑ:tʃt] *a* 弓形(结构)的

archegonium [ˌɑ:ki'gəuniəm] *n* 雌器,藏卵器(植物) | **archegonial** [ˌɑ:ki'gəuniəl] *a*

archencephalon [ˌɑ:ken'sefəlɔn] *n* 原脑

archenteron [ɑ:'kentərɔn] *n* 原肠

arche(o)- 见archi-

archeocerebellum [ɑ:kiəˌseri'beləm] *n* 原小脑

archeocortex [ɑ:kiə'kɔ:teks] *n* 原皮质,古皮质

archeocyte [ˈɑːkiəsait] *n* 原细胞(游走变形细胞)

archeokinetic [ˌɑːkiəkaiˈnetik], **archeocinetic** [ˌɑːkiəsaiˈnetik] *a* 原始运动的(指原始型运动神经机制,如见于外周神经系统与神经节神经系统)

archesporium [ˌɑːkiˈspɔːriəm], **archespore** [ˈɑːkispɔː] *n* 孢原组织,原孢子

archetype [ˈɑːkitaip] *n* 原(始)型 | **archetypal, archetypical** [ɑːkiˈtipikəl] *a*

archi-, arch-, archae(o)-, arche(o)- [构词成分] 第一,初,原始

archiblast [ˈɑːkiblæst] *n* 卵质,卵浆;主胚层 | **~ic** [ˌɑːkiˈblæstik] *a*

archicarp [ˈɑːkikɑːp] *n* 育胚器(子囊菌的雌性生殖器)

archicenter [ɑːkiˈsentə] *n* 原始中心 | **archicentric** [ɑːkiˈsentrik] *a*

archicerebellum [ˌɑːkiˌseriˈbeləm] *n* 原小脑

archicortex [ˌɑːkiˈkɔːteks] *n* 原皮质,古皮质(见archipallium)

archicyte [ˈɑːkisait] *n* 原卵细胞

archicytula [ˌɑːkiˈsitjulə] *n* 原始受精卵

archigaster [ˈɑːkiˌgæstə] *n* 原肠

archigastrula [ˌɑːkiˈgæstrulə] *n* 初原肠胚

archigenesis [ɑːkiˈdʒenisis] *n* 自然发生,生物自生

Archigregarinida [ˌɑːkiˌgregəˈrainidə] *n* 原簇虫目

archikaryon [ˌɑːkiˈkæriɔn] *n* 原始核,初核

archil [ˈɑːkil] *n* 海石蕊紫

archimorula [ɑːkiˈmɔːrjulə] *n* 原始桑葚体

archinephron [ˌɑːkiˈnefrɔn] *n* 原肾

archineuron [ˌɑːkiˈnjuərɔn] *n* 原始神经元

archipallium [ˌɑːkiˈpæliəm] *n* 原皮质,古皮质(指嗅脑、海马结构等区域皮质) | **archipallial** [ˌɑːkiˈpæliəl] *a*

archispore [ˈɑːkispɔː] *n* 孢原组织,原孢子

Archistomatina [ˌɑːkiˌstəuməˈtainə] *n* 原口纤毛亚目

archistome [ˈɑːkistəum] *n* 胚孔

archistriatum [ˌɑːkistraiˈeitəm] *n* 原纹状体

architectonic [ˌɑːkitekˈtɔnik] *a* 构造的,构型的 *n* 构造(如脑)

architecture [ˈɑːkitektʃə] *n* 建筑;建筑学;结构

archive [ˈɑːkaiv] *n* [常用复] 档案室;档案

arch(o)- [构词成分] 直肠,肛门

archocystosyrinx [ˌɑːkəˌsistəˈsiriŋks] *n* 肛门膀胱瘘

archusia [ɑːˈkjuːsiə] *n* 细胞生长素(一种假想物质)

arciform [ˈɑːsifɔːm] *a* 弓状的,弓形的

arclamp [ˈɑːklæmp], **arclight** [ˈɑːklait] *n* 弧光灯

arc-quadrant [ɑːkˈkwɔdrənt] *n* 90°弧弧导系统

arctation [ɑːkˈteiʃən] *n* 孔道狭窄

arctic [ˈɑːktik] *a* 北极的 *n* 北极,北极区

Arctostaphylos uva-ursi [ˌɑːktəˈstæfilɔs ˈjuvə-ˈəːsai] 熊果(其叶可用作收敛剂和利尿茶)

arcual [ˈɑːkjuəl] *a* 弓的

arcualia [ˌɑːkjuˈeiliə] *n* 弧片,弓片

arcuate [ˈɑːkjuit] *a* 弓形的

arcuation [ɑːkjuˈeiʃən] *n* 弯曲

arcus [ˈɑːkəs] *n*【拉】弓

ARD acute respiratory disease 急性呼吸道疾病

ardanesthesia [ˌɑːdænisˈθiːzjə] *n* 温觉缺失

ardent [ˈɑːdənt] *a* 灼热的;热心的,热情的 | **~ly** *ad*

ardo(u)r [ˈɑːdə] *n* 灼热;热心,热情 | ~ urinae 小便灼痛

arduous [ˈɑːdjuəs] *a* 艰巨的,努力的 |

~ly *ad*

area ['ɛəriə] ([复] **areae** ['ɛərii:] 或 **areas**) *n* 面积;区域,区 | acoustic ~, auditory ~, vestibular ~ 前庭区,听觉区 / apical ~ (牙)根尖区 / association ~s 联合区(大脑皮质区) / basal seat ~ 基托区,底座区 / B-dependent~B细胞依赖区,胸腺依赖区/cribriform ~ of renal papilla 肾乳头筛状区 / ~ of critical definition 影象清晰区 / denture-bearing ~, denture foundation ~, denture-supporting ~ 义齿承托区 / dermatomic ~ 皮区 / embryonic ~ 胚区,胚盘 / eye ~ 侦视中枢(在额叶) / genital ~s 经区(月经时鼻部充血之区) / germinal ~ 胚区,胚盘 / glove ~ 手套区(手套可遮盖的部分〈手指、手及腕〉,有时与多神经病病例感觉缺失的分布相符) / impression ~ 印模区(口腔构造表面,可供取模) / mirror ~ 镜面区(裂隙灯透视时,角膜与晶状体的反射面) / motor ~, excitable ~, excitomotor ~, precentral ~, psychomotor ~, rolandic ~ 运动区,兴奋区,兴奋运动区,中央前区,心理运动区,皮质运动分析区 / piriform ~, pyriform ~ 梨状区,梨状叶 / postcentral ~, postrolandic ~ 中央后区 / silent ~ 静区(有病理情况,但不产生症状的大脑区) / stress-bearing ~ 应力承受区 / subcallosal ~ 旁嗅区 / thymus-dependent ~, T-dependent ~ 胸腺依赖区,T细胞依赖区 / thymus-independent ~, T-independent ~ 非胸腺依赖区,非T细胞依赖区 / trigger ~ 引发区,扳机区(刺激此一区域会引起另一区域生理或病理变化) / visuopsychic ~ 视觉心理区 / vocal ~ 声门区 | ~l *a*

areata [ˌæri'eitə], **artaeus** [ˌæri'eitəs] *a* 簇状的

Areca ['ærikə] *n*【拉;东印度】槟榔属

areca ['ærikə] *n* 槟榔

arecoline [ə'rekəlin] *n* 槟榔碱 | ~ hydrobromide 氢溴酸槟榔碱

areflexia [ˌeiri'fleksiə] *n* 无反射,反射消失

aregenerative [ˌeiri'dʒenərətiv] *a* 再生障碍(性)的

arenaceous [ˌæri'neiʃəs] *a* 沙状的

Arenavirus [ə'ri:nəˌvaiərəs] *n* 沙粒病毒属

arenavirus [ˌærinə'vaiərəs] *n* 沙粒病毒

arenoid ['ærinɔid] *a* 沙状的

areola [ə'riələ] ([复] **areolae** [ə'riəli:]或**areolas**) *n* 晕;细隙,小区 | ~ of mammary gland, ~ of nipple 乳(房)晕 / second ~ 第二乳晕,妊娠乳(房)晕 / vaccinal ~ 接种红晕 | ~r *a*

areolitis [ˌæriə'laitis] *n* 乳晕炎

areometer [ˌæri'ɔmitə] *n* 液体比重计

areometry [ˌæri'ɔmitri] *n* 液体比重测定法 | **areometric** [ˌæriə'metrik] *a*

Arey's rule ['ɛəri] (Leslie B. Arey) 艾里规律(妊娠前5个月胎儿身长度(以英寸计)等于妊娠起以前的月数的数字之和;妊娠后5个月的身长等于月数乘以2所得之积)

Arfonad ['ɑ:fɔnæd] *n* 樟磺咪芬 (trimethaphan camsylate)制剂的商品名

Arg arginine 精氨酸

arg. argentum【拉】银

argamblyopia [ˌɑ:gæmbli'əupiə] *n* 废用性弱视

Argas ['ɑ:gəs] *n* 锐缘蜱属,隐喙属 | ~ brumpti 布氏锐缘蜱 / ~ persicus, ~ americanus, ~ miniatus 波斯锐缘蜱,美洲锐缘蜱,微小锐缘蜱 / ~ reflexus 鸽锐缘蜱

Argasidae [ɑ:'gæsidi:] *n* 软蜱科,隐喙蜱科

argasis ['ɑ:gəsid] *a, n* 锐缘蜱(的)

argema ['ɑ:dʒimə] *n* 角膜缘溃疡

Argemona mexicana [ɑ:'dʒemɔnə ˌmeksi'kænə] 蓟罂粟

argentaffin [ɑ:'dʒentəfin] *a* 嗜银的,亲银的(指组织)

argentaffinoma [ˌɑːdʒənˌtæfiˈnəumə] *n* 嗜银细胞瘤

argentation [ɑːdʒənˈteiʃən] *n* 银染法，镀银

argentic [ɑːˈdʒentik] *a* 高价银的

Argentina [ˌɑːdʒənˈtiːnə] *n* 阿根廷[拉丁美洲]

Argentine [ˈɑːdʒəntain], **Argentinean** [ɑːdʒənˈtiniən] *a* 阿根廷的;阿根廷人的 *n* 阿根廷人

argentine [ˈɑːdʒəntain] *a* 银的;似银的;银色的 *n* 银;银器

argentoproteinum [ɑːˌdʒentəuˌprəutiˈainəm] *n* 蛋白银

argentum [ɑːˈdʒentəm] *n*【拉】银

argilia [ɑːˈdʒilə] *n* 粘土，陶土

argillaceous [ˌɑːdʒiˈleiʃəs] *a* 粘土的，陶土的

arginase [ˈɑːdʒineis] *n* 精氨酸酶

arginase deficiency [ˈɑːdʒineis] 精氨酸酶缺乏症(亦称精氨酸血症，高精氨酸血症)

arginine [ˈɑːdʒini(ː)n] *n* 精氨酸 | ～ glutamate 谷氨酸精氨酸 / ～ hydrochloride 盐酸精氨酸 / suberyl ～ 辛二酰精氨酸

arginine carboxypeptidase [ˈɑːdʒini(ː)n kɑːˌbɔksiˈpeptideis] 精氨酸羧肽酶

argininemia [ˌɑːdʒiniˈniːmiə] *n* 精氨酸血症，精氨酸酶缺乏症

argininosuccinase [ˌɑːdʒininəuˈsʌksineis] *n* 精氨(基)琥珀酸酶，精氨(基)琥珀酸裂解酶

argininosuccinase deficiency 精氨(基)琥珀酸酶缺乏症，精氨(基)琥珀酸尿

'argininosuccinate [ˌɑːdʒininəuˈsʌksineit] *n* 精氨基琥珀酸

argininosuccinate lyase (ASAL, ASL) deficiency 精氨(基)琥珀酸裂解酶缺乏症(亦称精氨〈基〉琥珀酸酶缺乏症，精氨〈基〉琥珀酸尿)

argininosuccinate synthase [ɑːdʒininəuˈsʌksineit ˈsinθeis] 精氨(基)琥珀酸合酶(亦可写成argininosuccinate synthetase)

argininosuccinate synthase deficiency 精氨(基)琥珀酸合酶缺乏症(一种常染色体隐性遗传氨基酸病，特征为瓜氨酸血浆和尿浓度明显升高，伴高氨血症，有时伴继发性乳清酸尿症。新生儿及晚发型均存在，临床所见严重程度各异，其中包括精神发育迟缓和神经系统异常。亦称瓜氨酸血症和瓜氨酸尿症)

argininosuccinate synthetase [ˌɑːdʒininəuˈsʌksineit ˈsinθiteis] 精氨(基)琥珀酸合成酶(此酶的遗传性缺陷可致瓜氨酸血症)

argininosuccinate (ASA) synthetase (ASAS, ASS) deficiency 精氨(基)琥珀酸合成酶缺乏症(亦称瓜氨酸血症，瓜氨酸尿)

argininosuccinic acid [ˌɑːdʒiˌninəusʌkˈsinik] 精氨(基)琥珀酸

argininosuccinicacidemia [ˌɑːdʒiˌninəusʌkˌsinikˌæsiˈdiːmiə] *n* 精氨(基)琥珀酸血(症)

argininosuccinicaciduria [ˌɑːdʒininəusʌkˌsinikˌæsiˈdjuəriə] *n* 精氨(基)琥珀酸尿(症)，精氨(基)琥珀酸裂解酶缺乏症

arginyl [ˈædʒinil] *n* 精氨酰(基)

argipressin [ˌɑːdʒiˈpresin] *n* 精氨加压素

argon [ˈɑːgɔn] *n* 氩(化学元素)

arguable [ˈɑːgjuəbl] *a* 可争辩的，可论证的

argue [ˈɑːgjuː] *vi* 争辩，争论(against或for) *vt* 辩论，说服;(用辩论)证明，表明

argument [ˈɑːgjumənt] *n* 争论，辩论;论据，理由

argumentation [ˌɑːgjumenˈteiʃən] *n* 推论，论证;辩论

Argyll Robertson pupil (sign) [ɑːˈdʒail ˈrɔbətsən] (Douglas M. C. L. Argyll Robertson) 阿盖尔・罗伯逊瞳孔(征)(瞳孔缩小，对调节尚有反应，对光则无反应)

argyremia [ˌɑːdʒi'riːmiə] *n* 银血(病)

argyria [ɑː'dʒiriə], **argyriasis** [ˌɑːdʒi'raiəsis], **argyrism** ['ɑːdʒirizəm], **argyrosis** [ˌɑːdʒi'rəusis] *n* 银质沉着病

argyric [ɑː'dʒirik] *a* 银的

Argyrol ['ɑːdʒirɔl] *n* 弱蛋白银(mild silver protein)的商品名

argyrophil ['ɑːdʒirəufil] *a* 嗜银的(指组织)

arhigosis [ˌeiri'gəusis] *n* 冷觉缺失

arhinencephalia [ˌeirinˌensi'feiliə] *n* 无嗅脑(畸形)

arhinia [ə'riniə] *n* 无鼻(畸形)

arhythmia [ə'riθmiə] *n* 心律不齐

Arias-Stella reaction ['æriəs-'stelə] (Javier Arias-Stella) 阿利厄斯·斯特拉反应(子宫内膜上皮细胞中产生的变化,主要包括细胞核深染、增大和奇形怪状,细胞极性消失,细胞浆偶有空泡形成。这些变化据认为与子宫内或子宫外存在绒毛组织有关,可见于某些异位妊娠病例)

ariboflavinosis [eiˌraibəuˌfleivi'nəusis] *n* 核黄素缺乏病

arid ['ærid] *a* 干旱的(指土地);干燥无味的

aright [əˌrait] *ad* 正确地

aril ['æril] *n* 假种皮

arildone ['ærildəun] *n* 阿立酮,苯己庚二酮(抗病毒药)

arillode ['ærilәud] *n* 类假种皮

arise [ə'raiz] (arose, arisen) *vi* 升起;呈现;由…而引起,由…而产生(from)

arisen [ə'rizn] arise 的过去分词

aristin [ə'ristin] *n* 马兜铃素

Aristocort [ə'ristəkɔt] *n* 曲安西龙(triamcinolone)及其衍生物制剂的商品名

Aristogel [ə'ristədʒel] *n* 曲安奈德(triamcinolone acetonide)制剂的商品名

aristogenesis [əˌristəu'dʒenisis] *n* 优生

aristogenics [əˌristəu'dʒeniks] *n* 优生学

Aristolochia [ˌæristə'ləukiə] *n* 马兜铃属

aristolochic acid [ˌæristə'ləukik] 马兜铃酸

aristolochine [ˌæris'tɔlətʃin] *n* 马兜铃酸

Aristospan [ə'ristəspæn] *n* 己曲安奈德(triamcinolone hexacetonide)制剂的商品名

Aristotle's anomaly ['æristɔtl] (Aristotle为古希腊哲学家)亚历士多德异常,双笔错觉(拇食两指交叉握笔时,有两支笔的错觉)

arithmetic [ə'riθmətik] *n* 算术;计算 | **arithmetic(al)** [ˌæriθ'metik(əl)] *a*

arithmomania [əˌriθmə'meiniə] *n* 计算狂,计算癖

Arizona [ˌæri'zəunə] *n* 亚利桑那菌属

arkyochrome ['ɑːkiəkrəum] *n* 网染细胞

arkyostichochrome [ˌɑːkiə'stikəkrəum] *n* 网纹染细胞

Arlacel A ['ɑːləsel] *n* 山梨醇单油酯(商品名,乳化剂)

Arlidin ['ɑːlidin] *n* 盐酸布酚宁(nylidrin hydrochloride) 制剂的商品名

Arloing-Courmont test [ɑː'ljɑːŋ-'kuəmɔnt] (Saturnin Arloing) 阿尔里安-库亚蒙特试验,结核凝集试验(结核病的肥达〈Widal〉试验)

Arlt's operation [ɑːlt] (Carl F. R. von Arlt) 阿尔特手术(眼和眼睑手术) | ~ recess 阿尔特隐窝(有时在泪囊下部的小窦) / ~ sinus 阿尔特窦,泪囊隐窝 / ~ trachoma 沙眼,粒性结膜炎

ARM artificial rupture of membranes 人工破膜

arm[1] [ɑːm] *n* 臂 | bird ~ 鸟状臂(肌肉萎缩使前臂细小) / chromosome ~ 染色体臂 / golf ~ 高尔夫臂(高尔夫球手过度运动后的一种神经功能症) / lawn tennis ~ 网球员肘病 | in ~s (婴孩)

怀抱着的 / with folded ～s 抱着胳膊

arm² [ɑ:m] *n* 武器 *vt* 武装;装备 *vi* 武装起来

armadillo [ˌɑ:mə'diləu] *n* 犰狳

armament ['ɑ:məmənt] *n* 军备;军队;(动植物的)防护器官

armamentarium [ˌɑ:məmən'tɛəriəm], **armarium** [ɑ:'mɛəriəm] *n*【拉】医疗设备

Armanni-Ebstein cells [ɑ:'mɑ:ni-'ebstain] (Luciano Armanni; Wilhelm Ebstein) 阿尔曼尼-埃布斯泰因细胞(近端肾曲小管末端的上皮细胞,含有糖原沉积,为糖尿病的特征性损害)

armature ['ɑ:mətjuə] *n* 衔铁;甲胄

armed [ɑ:md] *a* 武装的;(动植物)有防护器官的

Armigeres [ɑ:'midʒəri:z] *n* 阿蚊属 | ～ obturbans 骚扰阿蚊

Armillifer [ɑ:'milifə] *n* 蛇舌状虫属,洞头虫属 | ～ armillatus 腕带蛇舌状虫 / ～ moniliformis 串珠蛇舌状虫

Armophorina [ˌɑ:məufə'rainə, ˌɑ:mɔfə'rainə] *n* 甲鞘亚目

armo(u)r ['ɑ:mə] *n* 盔甲;(动植物的)防护器官

armpit ['ɑ:mpit] *n* 腋,腋窝

army ['ɑ:mi] *n* 军队;大群

Arndt's law, Arndt-Schulz law [ɑ:nt ʃults] (Rudolf Arndt; Hugo Schulz) 阿恩特定律,阿恩特-舒尔茨定律(弱刺激增强生理活动,强刺激抑制生理活动)

Arneth's formula (classification, count, index) [ɑ:'neit] (Joseph Arneth) 阿尔内特公式(分类法、计数、指数)(不同类型多形核白细胞正常比例的表示法,依核显示的叶数〈1到5〉而定: 1叶5%, 2叶35%, 3叶41%, 4叶17%, 5叶2%)

Arnica ['ɑ:nikə] *n*【拉】山金车属

arnica ['ɑ:nikə] *n* 山金车花

ARNMD Association for Research in Nervous and Mental Disease 神经病与精神病研究协会

Arnold-Chiari deformity (malformation, syndrome) ['ɑ:nɔld ʃi'æri] (Julius Arnold; Hans Chiari) 阿诺尔德-希阿利变形(畸形,综合征)(一种脑各部先天畸形,小脑及延髓变得细长、扁平,经枕骨大孔突出于脊髓管中,可能有许多其他缺损,其中包括隐性脊柱裂、脊髓脊膜突出)

Arnold's bodies ['ɑ:nɔld] (Julius Arnold) 阿诺尔德体(血中红细胞碎片或红细胞影)

Arnold's canal ['ɑ:nɔld] (Philipp F. Arnold) 阿诺尔德管(颞骨岩骨中的小管,为迷走神经耳支的通道) | ～ ganglion 耳神经节;颈动脉球 / ～ ligament 砧骨上韧带 / ～ nerve 迷走神经耳支 / ～ nerve reflex cough syndrome 阿诺尔德神经反射性咳嗽综合征(由于刺激迷走神经耳支分布区所致,此区是外耳道的后下部及鼓膜的后半部)

Arnold's test ['ɑ:nɔld] (Vincenz Arnold) 阿诺尔德试验(检尿乙酰乙酸;生物碱试验)

arnotto [ɑ:'nɔtəu] *n* 胭脂树红,果红(见 annotto)

Arnott's bed ['ɑ:nɔt] (Neil Arnott) 阿诺特水褥(防止褥疮)

ARO Association for Research in Ophthalmology 眼科学研究协会

AROA autosomal recessive ocular albinism 常染色体隐性遗传眼白化病

aroma [ə'rəumə] *n* 芳香,香味

aromatase [ə'rəuməteis] *n* 芳香酶

aromatic [ˌærəu'mætik] *a* 芳香的,有香味的;芳族的 *n* 芳香剂 | ～ acid 芳香族酸

aromatic-L-amino-acid decarboxylase [ˌærəu'mætik ə'mi:nəu 'æsid ˌdi:kɑ:'bɔksileis] 芳香-L-氨基酸脱羧酶

aromatization [əˌrəumətai'zeiʃən, -ti'z-] *n* 芳香化

aromine [ə'rəumin] *n* 尿芳香碱

Aron's test ['ɑ:rɔn] (Hans Aron) 阿龙试验(检癌)

arose [ə'rəuz] arise的过去式

around [ə'raund] *prep* 在…周围,环绕;绕过;在…附近 *ad* 在周围;各处;迂回 | the other way ~ 从相反方向;用相反的方式 / up and ~ 病后起床走动

arousal [ə'rauzəl] *n* 唤醒,觉醒(对感觉刺激的反应状态);激发,引发 | drive ~ 欲动唤起

arouse [ə'rauz] *vt* 唤醒,激起,引起 *vi* 醒来;发奋;激动

arprinocid [ɑ:'prainəsid] *n* 阿普西特,氯氟苄腺嘌呤(抗球虫药)

arrachement [ɑ:rəʃ'mɔŋ] *n*【法】拔除术(拔除膜性内障)

arrack ['ærək] *n* 粕酒

arrange [ə'reindʒ] *vt* 整理,分类,排列 *vi* 安排,准备;商定

arrangement [ə'reindʒmənt] *n* 整理,布置;排列;[常用复]安排,准备;商定 | gene ~ 基因排列

array [ə'rei] *n* 陈列,展示;列,排列;数列,数阵;一批 | ~ of means 平均数数列

arrector [ə'rektə] ([复] **arrectores** [,ærek'tɔ:ri:z]) *n*【拉】立肌 | ~ pili, arrectores pilorum 立毛肌

arrest [ə'rest] *vt, n* 逮捕;阻止,停止,妨碍;吸引 | cardiac ~, heart ~ 心动停止,心搏停止 | developmental ~ 发育停止 | under ~ 被逮捕

arrested [ə'restid] *a* 阻住的;停止的(在产科学中,指胎头在骨盆中阻住而不是阻塞时,胎头内旋转停止)

arrhaphia [ə'reifiə] *n* 神经管闭合不全

Arrhenius' equation [ə'ri:niəs] (Svante A. Arrhenius) 阿里纽斯方程式(温度与反应速率常数有关, $k = Ae^{-\Delta Ea/RT}$, k表示速率常数, ΔEa是活化能, R是气体常数, T是绝对温度, A是应为频率因子的常数) / ~ formula 阿里纽斯公式($\log x = \theta c$, x是溶液的粘度, c是悬浮粒子所占容积的百分比, θ是常数) / ~ theory (doctrine) 阿里纽斯学理论(学说)(电解质离解学说)

arrheno- [构词成分] 男,雄

arrhenoblastoma [ə,ri:nəublæs'təumə], **arrhenoma** [,æri'nəumə] *n* 卵巢男胚瘤

arrhenogenic [,ærinəu'dʒenik] *a* 产雄的,生男的

arrhenokaryon [,ærinəu'kæriɔn] *n* 雄核生殖体

arrhenoplasm [ə'ri:nəplæzəm] *n* 雄质,雄胚浆

arrhenotoky [,æri'nɔtəki], **arrhenotocia** [,ærinə'təusiə] *n* 产雄单性生殖

arrhigosis [,æri'gəusis] *n* 冷觉缺失

arrhinencephalia [,ærin,ensi'feiliə] *n* 无嗅脑(畸形)

arrhinia [ə'riniə] *n* 无鼻(畸形)

arrhythmia [ə'riðmiə] *n* 心律失常,心律不齐,无节律 | continuous ~, perpetual ~ 持续性心律失常,永久性心律失常,/ sinus ~, phasic ~, respiratory ~ 窦性心律失常,呼吸性心律失常 | **arrhythmic(al)** *a*

arrhythmogenesis [ə,riðməu'dʒenisis] *n* 心律失常形成

arrhythmogenic [ə,riðmə'dʒenik] *a* 致心律不齐的

arrhythmokinesis [ə,riðməukai'ni:sis] *n* 节律运动障碍

arrival [ə'raivəl] *n* 到来,到达;到达者 | a new ~ 新生儿

arrive [ə'raiv] *vi* 来到,到达;得出(at)

arrow ['ærəu] *n* 箭;箭状物;箭头,箭号(即→) | caustic ~ 腐蚀箭(箭状的硝酸银或其他腐蚀剂)

arrowroot ['ærəuru:t] *n* 竹芋,竹芋淀粉(为婴儿饮食、老年病学饮食以及恢复期饮食重要成分)

arrowy ['ærəui] *a* 箭的;像箭的

Arroyo's sign [ə'rɔiəu] (Carlos F. Arroyo) 瞳孔反应迟钝

ARRS American Roentgen Ray Society 美国X射线学会

ARS American Radium Society 美国镭学会

arsambide [ɑ:'sæmbaid] *n* 卡巴胂(见carbarsone)

arsanilic acid [ˌɑ:sə'nilik] 氨苯胂酸，对氨苯胂酸

arsenate ['ɑ:sinit] *n* 砷酸盐 | ferric ～ 砷酸铁(治贫血) / ferrous ～ 砷酸亚铁(杀虫药)

arseniasis [ˌɑ:si'naiəsis] *n* (慢性)砷中毒

arsenic[1] [ɑ:'senik] *n* 砷;三氧化二砷 | ～ disulfide 二硫化二砷，雄黄 / ～ trichloride, ～ chloride 三氯化砷 / ～ trioxide, white ～ 三氧化二砷，白砷，砒霜 / ～ trisulfide, ～ yellow 三硫化二砷，雌黄

arsenic[2] [ɑ:'senik] *a* 砷的;含砷的(五价的) | ～ acid 砷酸

arsenical [ɑ:'senikəl] *a* 砷的 *n* 砷剂

arsenicalism [ɑ:'senikəlizəm] *n* 慢性砷中毒

arsenicophagy [ˌɑ:sini'kɔfədʒi] *n* 吞砷癖

arsenicum [ɑ:'senikəm] *n*【拉】砷

arsenide ['ɑ:sinaid] *n* 砷化物

arsenious [ɑ:'si:njəs] *a* 亚砷的，三价砷的

arsenism ['ɑ:sinizəm] *n* 慢性砷中毒

arsenite ['ɑ:sinait] *n* 亚砷酸盐

arsenium [ɑ:'si:niəm] *n*【拉】砷

arsenization [ˌɑ:sini'zeiʃən] *n* 砷疗法

arseno- [前缀] 砷;偶砷基

arsenoactivation [ˌɑ:sinəuˌækti'veiʃən] *n* 砷剂促动作用(砷剂治疗梅毒时，梅毒症状增多)

arsenoautohemotherapy [ˌɑ:sinəuˌɔ:təuˌhi:məu'θerəpi] *n* 砷剂自血疗法(治梅毒)

arsenobenzene [ˌɑ:sinəu'benzi:n] *n* 偶砷苯(治螺旋体病)

arsenoblast [ɑ:'senəblæst] *n* 雄胚质，雄性原核

arsenoceptor [ɑ:'senəˌseptə] *n* 砷受体，嗜砷体(指细胞)

arsenolysis [ˌɑ:si'nɔlisis] *n* 砷分解

arsenophagy [ˌɑ:si'nɔfədʒi] *n*.吞砷癖

arsenorelapsing [ɑ:ˌsenəuri'læpsiŋ] *a* 砷疗后复发的(指一些梅毒患者)

arsenoresistant [ɑ:ˌsenəuri'zistənt] *a* 抗砷的(如抗砷凡纳明，指某些梅毒病例)

arsenotherapy [ˌɑ:sinəu'θerəpi] *n* 砷疗法

arsenous ['ɑ:sinəs] *a* 亚砷的(低价或三价的) | ～ acid 亚砷酸

arsenoxide [ˌɑ:si'nɔksaid] *n* 盐酸氧芬胂

arsenum [ɑ:'si:nəm] *n*【拉】砷

arsine ['ɑ:sin] *n* 胂，三氢化砷

arsinic acid [ɑ:'sinik] 次胂酸

arsinosalicylic acid [ˌɑ:sinəuˌsæli'silik] 胂基水杨酸

arsonic acid [ɑ:'sɔnik] 胂酸

arsonium [ɑ:'səuniəm] *n* 砷(基)，氢化砷基

arsonvalization [ˌɑ:sənvæli'zeiʃən] *n* 高频电疗法

arsphenamine [ɑ:s'fenəmin] *n* 胂凡纳明，六〇六(曾用于治梅毒、雅司及其他螺菌感染，先后由盐酸氧芬胂及青霉素所取代，亦称salvarsan〈德〉，arsenobenzol〈法〉，diarsenol〈加拿大〉，arsaminol〈日〉，606，Ehrlich-Hata或Hata's preparation 以及magic bullet) | ～ sulfoxylate 新胂凡纳明，九一四

arsthinol ['ɑ:sθinɔl] *n* 胂噻醇，胂硫醇(抗原虫药)

ART Accredited Record Technicians 合格的记录技术员; automated reagin test 自动反应素试验

art [ɑ:t] *n* 艺术;美术;技术;方法;[复]文科

Artane ['ɑ:tein] *n* 苯海索(trihexyphenidyl)制剂的商品名

artarine ['ɑ:tərin] *n* 椒根碱
artefact ['ɑ:tifækt] *n* 人为现象,人工产物(见artifact)
Artemisia [ɑ:ti'misiə] *n* 蒿属,苦艾属
arteralgia [ˌɑ:tə'rældʒiə] *n* 动脉(散射)痛(如头痛,由颞动脉炎散射所致)
arterectomy [ˌɑ:tə'rektəmi] *n* 动脉切除术
arterenol [ˌɑ:tə'ri:nɔl] *n* 去甲肾上腺素(升压药)
arteria [ɑ:'tiəriə] ([复] **arteriae** [ɑ:'tiərii:]) *n*【拉,希】动脉(详见附录)
arterial [ɑ:'tiəriəl] *a* 动脉的
arteriectasis [ˌɑ:təri'ektəsis], **arteriectasia** [ˌɑ:təriek'teiziə] *n* 动脉扩张
arteriectomy [ˌɑ:təri'ektəmi] *n* 动脉切除术
arteriectopia [ˌɑ:təriek'təupiə] *n* 动脉异位
arteri(o)- [构词成分] 动脉
arteriocapillary [ɑ:ˌtiəriəu'kæpiləri] *a* 动脉毛细管的
arteriodilating [ɑ:ˌtiəriəudai'leitiŋ] *a* 动脉扩张的(尤指小动脉)
arteriogenesis [ɑ:ˌtiəriəu'dʒenisis] *n* 动脉生成
arteriogram [ɑ:'tiəriəgræm] *n* 动脉造影(照)片
arteriograph [ɑ:'tiəriəgrɑ:f] *n* 动脉造影(照)片 | ~**y** [ˌɑ:təri'ɔgrəfi] *n* 动脉造影(术)
arteriole [ɑ:'tiəriəul] *n* 小动脉 | afferent glomerular ~ 输入小动脉(肾小球) / efferent glomerular ~ 输出小动脉(肾小球) / ellipsoid ~s 有鞘动脉 / inferior macular ~ 黄斑下小动脉 / inferior nasal ~ of retina 视网膜鼻侧下小动脉 / inferior temporal ~ of retina 视网膜颞侧下小动脉 / superior macular ~ 黄斑上小动脉 / superior nasal ~ of retina 视网膜鼻侧上小动脉 / superior temporal ~ of retina 视网膜颞侧上小动脉 | **arteriolar** [ɑ:ˌtiəri'əulə] *a*
arteriolith [ɑ:'tiəriəˌliθ] *n* 动脉石
arteriolitis [ɑ:ˌtiəriəu'laitis] *n* 小动脉炎
arteriology [ɑ:ˌtiəri'ɔlədʒi] *n* 动脉学
arteriolonecrosis [ɑ:ˌtiəriˌəuləune'krəusis] *n* 小动脉坏死(见于肾硬化)
arteriolopathy [ɑ:ˌtiəriə'lɔpəθi] *n* 小动脉病
arteriolosclerosis [ɑ:ˌtiəriˌəuləusklia'rəusis] *n* 小动脉硬化 | **arteriolosclerotic** [ɑ:ˌtiəriˌəuləuskli'rɔtik] *a*
arteriomotor [ɑ:ˌtiəriəu'məutə] *a* 动脉运动的,动脉舒缩的
arteriomyomatosis [ɑ:ˌtiəriəuˌmaiəumə'təusis] *n* 动脉肌瘤病
arterionecrosis [ɑ:ˌtiəriəune'krəusis] *n* 动脉坏死
arteriopathy [ˌɑ:tiəri'ɔpəθi] *n* 动脉病 | hypertensive ~ 高血压性动脉病
arterioplasty [ɑ:ˌtiəriəu'plæsti] *n* 动脉成形术
arteriopressor [ɑ:ˌtiəriəu'presə] *a* 增进动脉血压的
arteriorenal [ɑ:ˌtiəriəu'ri:nl] *a* 肾动脉的
arteriorhexis [ɑ:ˌtiəriəu'reksis] *n* 动脉破裂
arteriorrhaphy [ɑ:ˌtiəri'ɔrəfi] *n* 动脉缝术
arteriosclerosis [ɑ:ˌtiəriəusklia'rəusis] *n* 动脉硬化 | cerebral ~ 脑动脉硬化 / coronary ~ 冠状动脉硬化 / intimal ~ 动脉内膜硬化 / medial ~ 动脉中层硬化 / ~ obliterans 闭塞性动脉硬化 | **arteriosclerotic** [ɑ:ˌtiəriəusklia'rɔtik] *a*
arteriosity [ɑ:ˌtiəri'ɔsəti] *n* 动脉性
arteriospasm [ɑ:'tiəriəˌspæzəm] *n* 动脉痉挛 | **arteriospastic** [ɑ:ˌtiəriə'spæstik] *a*
arteriostenosis [ɑ:ˌtiəriəsti'nəusis] *n* 动脉狭窄
arteriosteogenesis [ɑ:ˌtiəriˌɔstiəu-

'dʒenisis] *n* 动脉钙化

arteriostosis [ɑːˌtiəriɔs'təusis] *n* 动脉骨化

arteriostrepsis [ɑːˌtiəriəu'strepsis], **arteriotrepsis** [ɑːˌtiəriə'trepsis] *n* 动脉扭转术(止血)

arteriosympathectomy [ɑːˌtiəriəuˌsimpə'θektəmi] *n* 动脉交感神经切除术

arteriotomy [ɑːˌtiəri'ɔtəmi] *n* 动脉切开术

arteriotony [ɑːˌtiəri'ɔtəni] *n* 动脉(内)张力;(动脉)血压

arterious [ɑː'tiəriəs] *a* 动脉的

arterio-venous [ɑːˌtiəriəu'viːnəs] *a* 动静脉的

arteritis [ˌɑːtə'raitis] ([复] **arteritides** [ˌɑːtə'ritidiːz]) *n* 动脉炎 | brachiocephalic ～ 无脉病 / coronary ～ 冠状动脉炎 / localized visceral ～ 变应性血管炎 / temporal ～, cranial ～, giant cell ～ 颞动脉炎 / tuberculous ～ 结核性动脉炎

Arterivirus [ɑːˌtiəri'vaiərəs] *n* 马动脉炎病毒;动脉炎病毒属(披膜病毒科一属病毒,含马病毒性动脉炎的病原体)

artery ['ɑːtəri] *n* 动脉(详见附录) | common carotid ～ 颈总动脉 / common iliac ～ 髂总动脉 / conducting arteries 传导动脉,大动脉 / copper-wire arteries 铜线样动脉(见于视网膜动脉硬化) / cork-screw arteries 黄斑螺旋状小动脉 / deep facial ～ 面深动脉,上颌动脉 / end ～ 终动脉 / external maxillary ～ 颌外动脉,面动脉 / external spermatic ～ 精索外动脉,睾提肌动脉 / facial ～ 面动脉;颈外动脉 / fallopian ～ 输卵管动脉,子宫动脉 / frontal ～ 额动脉,滑车上动脉 / funicular ～ 精索动脉,睾丸动脉 / inferior capsular ～ 肾上腺下动脉 / internal auditory ～ 迷路动脉 / middle capsular ～ 肾上腺中动脉 / nasopalatine ～ 鼻腭动脉,蝶腭动脉 / nutrient ～, medullary ～ 滋养动脉 / posterior pelvic ～ 骨盆后动脉,髂内动脉 / ～ of the pulp 髓动脉(脾) / pyloric ～ 幽门动脉,胃右动脉 / quadriceps ～ of femur 股四头肌动脉,旋股外侧动脉降支 / radicular arteries 根动脉(与脊神经及前后根伴行) / ranine ～ 舌深动脉 / revehent ～ 输出小动脉(肾小球) / right auricular ～ 右冠状动脉 / small iliac ～ 髂腰动脉 / transverse scapular ～ 肩胛横动脉,肩胛上动脉 / sciatic ～ 坐骨神经伴行动脉 / sheathed arteries 有鞘动脉 / sylvian ～ 大脑中动脉 / venous arteries 肺静脉

arthr- 见arthro-

Arthracanthida [ˌɑːθrə'kænθidə] *n* 节棘虫目

arthragra [ɑː'θrægrə] *n* 关节痛风(发作)

arthral ['ɑːθrəl] *a* 关节的

arthralgia [ɑː'θrældʒiə] *n* 关节痛 | ～ saturnina 铅(中)毒性关节痛 | **arthralgic** [ɑː'θrældʒik] *a*

arthrectomy [ɑː'θrektəmi] *n* 关节切除术

arthrempyesis [ˌɑːθrempai'iːsis] *n* 关节化脓

arthresthesia ['ɑːθris'θiːziə] *n* 关节感觉

arthrifuge ['ɑːθrifjuːdʒ] *n* 治痛风药

arthritide ['ɑːθritaid] *n* 关节炎(性皮)疹

arthritis [ɑː'θraitis] ([复] **arthritides** [ɑː'θritidiːz]) *n* 关节炎 | acute rheumatic ～ 急性风湿性关节炎,风湿(性)热 / chronic inflammatory ～ 慢性炎症性关节炎 / degenerative ～, hypertrophic ～ 变性关节炎,增殖性关节炎(即骨关节炎) / gouty ～, uratic ～ 痛风性关节炎,尿酸性关节炎 / menopausal ～, climactic ～ 绝经期关节炎,更年期关节炎 / proliferative ～ 增生性关节炎 / rheumatoid ～ 类风湿性

关节炎 | **arthritic** [ɑ:'θritik] *a* 关节炎的 *n* 关节炎患者

arthritism ['ɑ:θritizəm] *n* 关节病体质,痛风素质

arthr(o)- [构词成分]关节

Arthrobacter [ˌɑ:θrə*u*'bæktə] *n* 节杆菌属

arthrobacterium [ˌɑ:θrə*u*bæk'tiəriəm] *n* 节孢子杆菌

Arthrobotrys [ˌɑ:θrə'bəutris] *n* 线虫捕捉菌属

arthrocace [ɑ:'θrɔkəsi] *n* 关节疡

arthrocele ['ɑ:θrəsi:l] *n* 关节肿大

arthrocentesis [ˌɑ:θrə*u*sen'ti:sis] *n* 关节穿刺术

arthrochalasis [ˌɑ:θrə*u*'kæləsis] *n* 关节松弛 | ~ multiplex congenita 先天性多发性关节松弛

arthrochondritis [ˌɑ:θrə*u*kɔn'draitis] *n* 关节软骨炎

arthroclasia [ˌɑ:θrə*u*'kleiziə] *n* (强硬)关节活动术

arthroclisis [ˌɑ:θrə*u*'klaisis] *n* 关节强直

Arthroderma [ˌɑ:θrə*u*'də:mə] *n* 节皮真菌属

arthrodesis [ˌɑ:θrə*u*'di:sis], **arthrodesia** [ˌɑ:θrə*u*'di:siə] *n* 关节固定术,人为关节强硬术

arthrodia [ɑ:'θrəudiə] *n* 摩动关节 | ~l *a*

arthrodynia [ˌɑ:θrə*u*'diniə] *n* 关节痛

arthrodysplasia [ˌɑ:θrə*u*dis'pleiziə] *n* 关节发育不良

arthroempyesis [ˌɑ:θrə*u*ˌempai'i:sis] *n* 关节化脓

arthroendoscopy [ˌɑ:θrə*u*en'dɔskəpi] *n* 关节内腔镜检查,关节(内窥)镜检查

arthroereisis [ˌɑ:θrə*u*i'raisis] *n* 关节制动术

arthrogenous [ɑ:'θrɔdʒinəs] *a* 分节的(如分节孢子);关节(源)性的

arthrogram ['ɑ:θrəgræm] *n* 关节X线(照)片,关节造影(照)片

Arthrographis [ɑ:'θrɔgrəfis] *n* 爪甲白癣菌属 | ~ langeroni 爪甲白癣菌

arthrography [ɑ:'θrɔgrəfi] *n* 关节X线摄影(术),关节造影(术) | air ~ 关节气造影(术)

arthrogryposis [ˌɑ:θrə*u*gri'pəusis] *n* 关节弯曲 | congenital multiple ~, ~ multiplex congenita 先天性多发性关节弯曲

arthrokatadysis [ˌɑ:θrə*u*kə'tædisis] *n* (髋)关节内陷

arthrokleisis [ˌɑ:θrə*u*'klaisis] *n* 关节强直

arthrolith ['ɑ:θrəliθ] *n* 关节石

arthrolithiasis [ˌɑ:θrə*u*li'θaiəsis] *n* 关节石病,痛风

arthrologia [ˌɑ:θrə*u*'ləudʒiə] *n* 关节学(以前称韧带学 syndesmologia)

arthrology [ɑ:'θrɔlədʒi] *n* 关节学

arthrolysis [ɑ:'θrɔlisis] *n* 关节松解术

arthromeningitis [ˌɑ:θrə*u*ˌmenin'dʒaitis] *n* 滑膜炎

arthrometer [ɑ:'θrɔmitə] *n* 关节动度计(测关节活动角度) | **arthrometry** *n* 关节动度测量法

Arthromitaceae [ˌɑ:θrə*u*mai'teisii:] *n* 节线菌科

Arthromitus [ɑ:'θrɔmitəs] *n* 节线菌属

arthroncus [ɑ:'θrɔŋkəs] *n* 关节肿大

arthroneuralgia [ˌɑ:θrə*u*nju*ə*'rældʒiə] *n* 关节神经痛

arthronosos [ˌɑ:θrə*u*'nəusɔs] *n* 关节病 | ~ deformans 变形性关节病

arthro-onychodysplasia [ˌɑ:θrə*u*ˌɔnikə*u*dis'pleiziə] *n* 关节指甲发育不良(一种遗传性综合征)

arthro-ophthalmopathy [ˌɑ:θrə*u*ɔfθæl'mɔpəθi] *n* 关节眼病 | hereditary progressive ~ 遗传性进行性关节眼病

Arthropan ['ɑ:θrə*u*pæn] *n* 胆碱水杨酸盐(choline salicylate)制剂的商品名

arthropathia [ˌɑ:θrə*u*'pæθiə] *n* 【拉】关节病 | ~ ovaripriva 绝经期关节炎 / ~ psoriatica 牛皮癣性关节病

arthropathology [ˌɑːθrəupə'θɔlədʒi] *n* 关节病理学

arthropathy [ɑː'θrɔpəθi] *n* 关节病 | inflammatory ～ 炎性关节病,关节炎 / neuropathic ～, neurogenic ～ 神经病性关节病,神经源性关节病 / osteopulmonary ～ 肺性骨关节病 / static ～ 平衡不良性关节病 | **arthropathic** [ˌɑːθrəu'pæθik] *a*

arthrophyma [ˌɑːθrəu'faimə] *n* 关节肿大

arthrophyte ['ɑːθrəfait] *n* 关节赘疣

arthroplasty ['ɑːθrəuˌplæsti] *n* 关节成形术 | gap ～ 裂隙关节成形术 / interposition ～ 插入关节成形术 / intracapsular temporomandibular joint ～ 囊内颞下颌关节成形术 | **arthroplastic** [ˌɑːθrəu'plæstik] *a*

arthropneumoroentgenography [ˌɑːθrəuˌnjuːməuˌrɔntge'nɔgrəfi], **arthropneumography** [ˌɑːθrəunju(ː)'mɔgrəfi] *n* 关节充气造影(术)

arthropod ['ɑːθrəpɔd] *n* 节肢动物 | ～**an** ['ɑːθrəˌpəudən], ～**ic** [ˌɑːθrəu'pəudik], ～**ous** [ɑː'θrɔpədəs] *a*

Arthropoda [ɑː'θrɔpədə] *n* 节肢动物门

arthropyosis [ˌɑːθrəupai'əusis] *n* 关节化脓

arthrorheumatism [ˌɑːθrəu'ruːmətizəm] *n* 关节风湿病

arthrorisis [ˌɑːθrəu'raisis] *n* 关节制动术

arthroscintigram [ˌɑːθrəu'sintigræm] *n* 关节闪烁(扫描)图

arthroscintigraphy [ˌɑːθrəusin'tigrəfi] *n* 关节闪烁(扫描)术

arthrosclerosis [ˌɑːθrəuskliə'rəusis] *n* 关节硬化

arthroscope ['ɑːθrəskəup] *n* 关节(内窥)镜

arthroscopy [ɑː'θrɔskəpi] *n* 关节(内窥)镜检查

arthrosis [ɑː'θrəusis] *n* 【希】关节;关节病 | ～ deformans 变形性关节病

arthrospore ['ɑːθrəspɔː] *n* 分节孢子

arthrosteitis [ˌɑːθrɔsti'aitis] *n* 关节骨炎

arthrostomy [ɑː'θrɔstəmi] *n* 关节造口术

arthrosynovitis [ˌɑːθrəuˌsinə'vaitis] *n* 关节滑膜炎

arthrotome ['ɑːθrətəum] *n* 关节刀

arthrotomy [ɑː'θrɔtəmi] *n* 关节切开术

arthrotropic [ˌɑːθrəu'trɔpik] *a* 亲关节的,向关节的

arthrotyphoid [ˌɑːθrəu'taifɔid] *n* 风湿型伤寒

arthroxerosis [ˌɑːθrəuziə'rəusis] *n* 关节干燥症,慢性骨关节炎

arthroxesis [ɑː'θrɔksəsis] *n* 关节(面)刮(除)术

Arthus's phenomenon (reaction) [ɑː'tus] (Nicolas-Maurice Arthus) 阿图斯现象(反应),局部过敏坏死反应(以水肿、出血和坏死为特征的炎症反应,对已有沉淀抗体的动物皮内注射对应抗原可引起此反应)

article ['ɑːtikl] *n* 文章,论文;物品;项目,条款;关节,节

articular [ɑː'tikjulə] *a* 关节的

articulare [ɑːˌtikju'lɛəri] *n* (下颌)关节突点

articulate [ɑː'tikjulit] *a* 假牙整列的;关节联接的;分节发音的 [ɑː'tikjuleit] *vt* 连接,联接(成关节);接合(成殆架);清晰发音

articulated [ɑː'tikjuˌleitid] *a* 联接的;关节联接的;排牙的,接触殆面的

articulatio [ɑːˌtikju'leiʃiəu]([复] **articulationes** [ɑːˌtikjuˌleiʃi'əuniːz]) *n* 【拉】关节

articulation [ɑːˌtikju'leiʃən] *n* 连接,接合;关节(联接);分节发音;排牙,接触殆面 | ambomalleolar ～ 砧槌关节 / atlantooccipital ～, craniovertebral ～, occipital ～, occipitoatiantal ～ 寰枕关节 / ball-and-socket ～ 球窝关节,杵臼关节 / brachiocarpal ～ 桡腕

关节 / brachioradial ～ 肱桡关节 / capitular ～ 肋头关节 / carpal ～s 腕关节 / composite ～, compound ～ 复关节 / confluent ～ 混合发声 / distal radioulnar ～, inferior radioulnar ～ 桡尺远侧关节 / femoral ～, ～ of hip 髋关节 / ～ of humerus 肩关节 / mandibular ～, temporomandibular ～ 下颌关节 / pisocuneiform ～ 豌豆(骨)关节 / pivot ～ 车轴关节 / talocalcaneonavicular ～ 距跟舟关节 / talocrural ～ 踝关节,距骨小腿关节 / ～ of tubercle of rib 肋横突关节

articulator [ɑːˈtikjuleitə] *n* 联接器;殆架,咬合架 | adjustable ～ 可调式殆架 / dental ～ 殆架,咬合架 / hinge ～, plain-line ～ 铰链殆架,平线殆架 / semiadjustable ～ 半调整性殆架,可半调整式殆架

articulatory [ɑːˈtikjulətəri] *a* 发言的,言语的,分节发音的

articulo [ɑːˈtikjuləu] *n*【拉】时刻;危象 | ～ mortis 濒死

articulus [ɑːˈtikjuləs] ([复] **articuli** [ɑːˈtikjulai]) *n*【拉】关节

artifact [ˈɑːtifækt] *n* 人为现象,人工产物(在组织学及显微镜检查指切片过程中所产生的任何结构)

artifactitious [ˌɑːtifækˈtiʃəs] *a* 人为现象的,人工产物的

artifice [ˈɑːtifis] *n* 技巧 | **～r** [ɑːˈtifisə] *n* 技工;牙技工

artificial [ˌɑːtiˈfiʃəl] *a* 人工的,人造的,假的 | **～ity** [ˌɑːtifiʃiˈæləti] *n* 人造性,人造物 | **～ly** *ad*

artificialize [ˌɑːtiˈfiʃəlaiz] *vt* 使人工化

artiodactyl [ˌɑːtiəuˈdæktil] *n* 偶蹄动物 | **～ous** [ˌɑːtiəuˈdæktiləs] *a* 偶趾(指)的;偶蹄目的

Artiodactyla [ˌɑːtiəuˈdæktilə] *n* 偶蹄目

artist [ˈɑːtist] *n* 艺术家;美术家;(某方面的)能手

Artyfechinostomum [ˌɑːtiˌfekiˈnɔstəmən] *n* 刺口吸虫属 | ～ sufrartyfex 多棘刺口吸虫

Arum [ˈɛərəm] *n* 海芋属

Arvin [ˈɑːvin] *n* 蝮蛇抗栓酶,抗栓酶(马来亚蝮蛇蛇毒的提纯部分,在血栓栓塞性疾病中用作抗凝剂)

ARVO Association for Research in Vision and Ophthalmology 视力与眼科学研究协会

aryepiglottic [ˌæriˌepiˈglɔtik] *a* 杓会厌的

aryepiglotticus [ˌæriˌepiˈglɔtikəs] *n* 杓会厌肌

aryepiglottidean [ˌæriˌepiglɔˈtidiən] *a* 杓会厌的

aryl [ˈæril] *n* 芳(香)基

aryl- [化学前缀] 芳(香)基

arylamine [ˌæriləˈmiːn, ˌæriˈlæmin] *n* 芳基胺

arylaminopeptidase [ˌæriləˌmiːnəuˈpeptideis] *n* 芳(香)基氨肽酶,胞液氨肽酶

arylarsonic acid [ˌærilɑːˈsɔnik] 芳(香族)基胂酸

arylesterase [ˌærilˈestəreis] *n* 芳(香)基酯酶(亦称芳〈香〉基-酯水解酶)

aryl-ester hydrolase [ˈæril ˈestə] 芳(香)基-酯水解酶,芳(香)基酯酶

arylformamidase [ˌærilfɔːˈmæmideis] *n* 芳(香)基甲酰胺酶(亦称甲酰犬尿氨酸水解酶)

aryl 4-hydroxylase [ˈæril haiˈdrɔksileis] 芳(香)基4-羟化酶,非特异性单(加)氧酶

arylsulfatase [ˌærilˈsʌlfəteis] *n* 芳(香)基硫酸酯酶

arylsulfatase A deficiency 芳(香)基硫酸酯酶A缺乏症,异染性脑白质营养不良

arylsulfatase B (ARSB) deficiency 芳(香)基硫酸酯酶B缺乏症

arytenoepiglottic [æˌritinəuˌepiˈglɔtik] *a* 杓会厌的

arytenoid [ˌæri'tiːnɔid] *a* 杓状的
arytenoidectomy [ˌæriˌtiːnɔi'dektəmi] *n* 杓状软骨切除术
arytenoiditis [æˌritinɔi'daitis] *n* 杓状软骨炎;杓肌炎
arytenoidopexy [ˌæriti'nɔidəˌpeksi] *n* 杓状软骨固定术;杓肌固定术
Arzberger's pear ['ɑːzbəːgə] (Friedrich Arzberger) 梨形直肠施冷器
AS aortic stenosis 主动脉狭窄; arteriosclerosis 动脉硬化
As 元素砷(arsenic)的符号; astigmatism 散光(眼)
A. S. auris sinistra【拉】左耳
as [强æz,弱əz] *ad* [表示程度]同样地 *conj* [表示比较]像…一样;[表示方式]按照;如同;[表示时间]当…时;随着;[表示原因]由于,鉴于;[表示结果]以至于;[表示目的]以便;[表示让步]虽然,尽管 *pron* 像…一样的人(或物);这一点 *prep* 作为;像,如同 | as…as 像…一样 / ~ against 与…比较 / ~ for 至于,就…方面说 / ~ from 从…时起 / ~ if(或though) 好像,仿佛 / ~ is 照现在的样子 / ~ it is 事实上 / ~ it were 似乎,可以说是 / ~ of 在…时;到…时为止;从…时起 / as…, so… 像…那样,…也就… / ~ to 至于;关于 / ~ yet 至今,迄今
ASA acetylsalicylic acid 乙酰水杨酸; American Society of Anesthesiologists 美国麻醉学家学会; American Standards Association 美国标准协会; American Stomatological Association 美国口腔学协会; American Surgical Association 美国外科协会; argininosuccinic acid 精氨(基)琥珀酸
asacria [ə'seikriə] *n* 无骶(畸形)
asafetida [ˌæsə'fetidə] *n* 阿魏(用作驱风、祛痰和镇痉)
asaphia [ə'seifiə] *n* 语声不清
asaron ['æsərɔn] *n* 细辛脑
Asarum ['æsərəm] *n* 细辛属
ASAS American Society of Abdominal Surgeons 美国腹部外科医师学会
ASAT aspartate aminotransferase 天冬氨酸转氨酶
ASB American Society of Bacteriologists 美国细菌学家学会
asbestiform [æz'bestifɔːm, æs'bes-] *a* 石棉状的
asbestos [æz'bestɔs, æs'bes-] *n* 石棉
asbestosis [ˌæzbes'təusis, ˌæs-] *n* 石棉肺,石棉沉着病
Asbron G ['æzbrɔn] 茶碱甘氨酸钠-愈创木酚甘油醚(theophylline sodium glycinate and guaifenesin)制剂的商品名
A-scan A型(超声)扫描
ascariasis [ˌæskə'raiəsis] *n* 蛔虫病
ascaricidal [æsˌkæri'saidl] *a* 杀蛔虫的
ascaricide [æs'kærisaid] *a* 杀蛔虫的 *n* 杀蛔虫药
ascarid ['æskərid] *n* 蛔虫
ascarides [æs'kæridiːz] ascaris的复数
Ascaridia [ˌæskə'ridiə] *n* 鸡蛔虫属 | ~ galli 鸡蛔虫 / ~ lineata 线形禽蛔虫
ascaridiasis [ˌæskæri'daiəsis] *n* 蛔虫病
Ascaridoidea [ˌæskəri'dɔidiə] *n* 蛔(虫)总科
ascaridole [əs'kæriˌdəul] *n* 土荆芥油精,驱蛔素
ascaridosis [ˌæskæri'dəusis] *n* 蛔虫病
Ascaris ['æskəris] *n*【拉】蛔虫属 | ~ lumbricoides 人蛔虫,蛔虫
ascaris ['æskəris]([复] **ascarides** [æs'kæridiːz]) *n* 蛔虫
Ascarops ['æskərɔps] *n* 斜环咽线虫属
ascend [ə'send] *vi* 登高,上升,追溯(到某个时间)(to) *vt* 攀登
ascendancy, ascendency [ə'sendənsi] *n* 优势,支配地位
ascendant, ascendent [ə'sendənt] *a* 上升的;向上的;占优势的 *n* 优势 | in the ~ 占优势;蒸蒸日上
ascending [ə'sendiŋ] *a* 上行的,升的

ascension [ə'senʃən] *n* 上升,升高 | ~**al** *a*

ascensive [ə'sensiv] *a* 上升的

ascensus [ə'sensəs] *n* 【拉】上升 | ~ uteri 子宫高位

ascent [ə'sent] *n* 上升,升高;斜度;坡度

ascertain [ˌæsə'tein] *vt* 查明,确定 | ~**able** a 可查明的

ascertainment [ˌæsə'teinmənt] *n* 查明,确定;系谱调查,查证法(在遗传学研究中,研究者选择或发现带有某一特性或疾病者的方法) | complete ~ 完全查证(法) / incomplete ~ 部分查证(法) / multiple ~ 复式查证(法) / single ~ 单个查证(法) / truncate ~ 分段查证(法)

Ascetospora [ˌæski'tɔspɔːrə] *n* 囊孢子门

ASCH American Society of Clinical Hypnosis 美国临床催眠术学会

aschelminth ['æskelminθ] *n* 蛔线虫

Aschelminthes [ˌæskel'minθiːz] *n* 蛔线(虫)纲

Ascherman's syndrome ['æʃəmən] (Joseph G. Asherman) 阿谢曼综合征(由于子宫内粘连和闭锁引起的持续性经闭与继发性不孕,通常为子宫刮除术的结果)

Ascher's glass-rod phenomenon ['æʃə] (Karl W. Ascher) 阿谢尔玻璃棒现象,房水输入现象 | ~ syndrome 阿谢尔综合征(睑皮松垂,同时伴甲状腺肿,上唇粘膜及粘膜下组织过多)

Ascherson's membrane ['ɑːʃəsɔn] (Ferdinand M. Ascherson) 阿歇尔森乳脂球膜(包裹乳球体的酪蛋白膜) | ~ vesicles 阿歇尔森小泡(油与液状白蛋白一起摇荡而成的小泡,油滴外包有一薄层白蛋白)

Aschheim-Zondek hormone ['ɑːʃhaim 'tsɔndek] (Selmar Aschheim; Bernhardt Zondek) 促黄体生成激素 | ~ test 阿希海姆-仓德克试验,妊娠试验(检孕)

aschistodactylia [əˌskistəudæk'tiliə] *n* 并指(趾)畸形

Aschner's phenomenon (test) ['ɑːʃnə] (Bernhard Aschner) 阿希纳现象(试验)(压迫眼球时,引起脉搏缓慢,表示迷走神经的应激性) | ~ reflex (sign) 眼心反射(征)(压迫眼球或压迫颈动脉窦,心律即缓慢)

Aschoff's bodies (nodules) ['ɑːʃɔf] (Karl A. L. Aschoff) 阿孝夫小体(小结)(风湿性心肌炎时心肌间质中的小粟状细胞集团) | ~ cells 阿孝夫细胞(一种巨细胞,见于心肌中风湿小结) / ~ node 阿孝夫结,房室结

Aschoff-Tawara node ['ɑːʃɔf tə'wɑːrə] (Karl A. L. Aschoff; Sunao Tawara 田源淳) 阿孝夫-田原结,房室结

Asch's splint ['æʃ] (Morris J. Asch) 阿希夹板(鼻骨骨折用) | ~ operation 阿希手术(一种鼻中隔偏曲矫正术)

ASCI American Society for Clinical Investigation 美国临床研究学会

asci ['æsai] ascus 的复数

ascia ['æsiə] *n* 回反绷带(一种螺旋形绷带)

ascites [ə'saitiːz] *n* 腹水 | bile ~ 胆汁性腹水,胆汁性腹膜炎 / hemorrhagic ~, bloody ~ 血性腹水 / hydremic ~ 稀血性腹水 / milky ~ 油脂性腹水 | **ascitic** [ə'sitik] *a*

ascitogenous [ˌæsi'tɔdʒinəs] *a* 产生腹水的

Asclepias [æs'kliːpiəs] *n* 【拉】马利筋属

ASCLT American Society of Clinical Laboratory Technicians 美国临床实验室技术员学会

ASCO American Society of Clinical Oncology 美国临床肿瘤学会; American Society of Contemporary Ophthalmology 美国当代眼科学会

Ascobolaceae [ˌæskəubəu'leisiː] *n* 粪盘菌科

Ascobolus [æs'kɔbələs] *n* 粪盘菌属

ascocarp ['æskəkɑ:p] *n* 子囊果
Ascocotyle [ˌæskə'kəutili] *n* 凹管线虫属 | ～ pithecophagicola 猿鹰凹管线虫
ascogonium [ˌæskə'gəuniəm] *n* 育胚器,产囊体(子囊菌的雌性生殖器)
Ascoli's test [æs'kəuli] (Alberto Ascoli)阿斯科利试验,炭疽环状试验(一种热沉淀素试验,用于炭疽的血清学诊断) | ～ treatment 阿斯科利疗法(对疟疾患者注射肾上腺素,使脾收缩,迫使脾内含物包括疟原虫进入循环,以利诊断)
ascomycete [ˌæskəumai'si:t, æs'kəumaisi:t] *n* 子囊菌 | **ascomycetous** [ˌæskəumai'si:təs] *a*
Ascomycetes [ˌæskəumai'si:ti:z], **Ascomycetae** [ˌæskəu'maisiti:] *n* 子囊菌纲
Ascomycotina [ˌæskəuˌmaikəu'tainə] *n* 子囊(真)菌亚门
ascorbate [æs'kɔ:beit] *n* 抗坏血酸盐
ascorbemia [ˌæskɔ'bi:miə] *n* 抗坏血酸血
ascorbic acid [əs'kɔ:bik] 抗坏血酸,维生素C
ascorburia [æskɔ:'bjuəriə] *n* 抗坏血酸尿
ascorbyl palmitate [əs'kɔ:bil 'pælmiteit] 抗坏血酸棕榈酸酯(制药时用作防腐剂)
ascospore ['æskəspɔ:] *n* 子囊孢子
ASCP American Society of Clinical Pathologists 美国临床病理学家协会
ascribe [əs'kraib] *vt* 把…归于(to) | **ascribable** [əs'kraibəbl] *a* 可归于…的,起因于…的(to)
ascription [əs'kripʃən] *n* 归于(to)
ascus ['æskəs] ([复] **asci** ['æsai]) *n* 子囊
ASCVD arteriosclerotic cardiovascular disease 动脉硬化性心血管病
-ase [后缀] 酶
asecretory [əsi'kri:təri, ə'si:krə-] *a* 无分泌的
Aselli's pancreas (glands) [ə'seli] (Gasparo Aselli) 阿塞利胰腺(肠系膜根部淋巴结集合)
asemantic [eisi'mæntik] *a* 无信息的(指一种分子,并非由生物体产生,因此也不受生物体内带信息分子的影响)
asemasia [ˌæsi'meiziə] *n* 示意不能
asemia [ə'si:miə] *n* 说示不能
Asendin [ə'sendin] *n* 阿莫沙平(amoxapine)制剂的商品名
asepsis [ei'sepsis] *n* 无菌;无菌法 | integral ～ 完全无菌
Aseptatina [ˌeiseptə'tainə] *n* 无隔亚目
aseptic [ei'septik] *a* 无(病)菌的 | ～ acid 抗菌酸剂 | ～-antiseptic 无菌防腐的 | ～**ally** *ad*
asepticism [ei'septisizəm] *n* 无菌外科学说
asetake [ˌæsi'tæki]【日】*n* 汗茸,毒茸
asexual [ei'seksjuəl] *a* 无性(别)的 | ～**ity** [eiˌseksju'æləti] *n* 性欲缺乏
asexualization [eiˌseksjuælai'zeiʃən] *n* 绝育,阉割(如睾丸或卵巢切除)
ASF 苯胺硫甲醛合成树脂(一种含有苯胺〈aniline〉、甲醛〈formaldehyde〉和硫〈sulfur〉的合成树脂,用于封固显微镜标本)
ASG American Society for Genetics 美国遗传学会
ASGE American Society for Gastrointestinal Endoscopy 美国胃肠内窥镜检查学会
ASH American Society for Hematology 美国血液学学会; asymmetrical septal hypertrophy 非对称性间隔肥大
As H hypermetropic astigmatism 远视散光
ash¹ [æʃ] *n* 灰;[复]骨灰;[复]废墟
ash² [æʃ] *n* 梣木,桉树
ASHA American School Health Association 美国学校卫生协会; Ameri-

can Speech and Hearing Association 美国言语与听力协会
ashamed [ə'ʃeimd] *a* 羞耻,惭愧,害臊
ASHD arteriosclerotic heart disease 动脉硬化性心脏病
ashen ['æʃn] *a* 灰的,灰白的,苍白的
Asherson's syndrome ['æʃəsn] (N. Asherson) 阿谢逊综合征(咽下困难的一种综合征,因神经肌肉协调不能、环咽括约肌弛缓不能及吞咽第三期环咽肌松弛不足所致,导致液体转向进入气道而促使一阵剧咳)
Ashhurst's splint ['æʃhə:st] (John Ashhurst) 阿希赫斯特夹板(膝关节切除后使用)
ASHI Association for the Study of Human Infertility 人类不育症研究协会
ASHP American Society of Hospital Pharmacists 美国医院药剂师协会
ashy ['æʃi] *a* 灰的,灰色的
Asia ['eiʃə] *n* 亚洲
asialia [ˌeisai'eiliə] *n* 唾液缺乏
asialo [ei'saiələu] *a* 无唾液酸(基)的
Asian ['eiʃən] *a* 亚洲的 *n* 亚洲人
asiaticoside [ˌeiʒi'ætikəsaid] *n* 亚细亚皂甙,积雪草甙(用于各种皮肤病,包括创伤或烧伤)
aside [ə'said] *ad* 在旁边,向一边 | ~ from 除了…以外
asiderosis [ˌæsidə'rəusis] *n* 铁缺乏(症)
ASII American Science Information Institute 美国科学情报研究所
ASIM American Society of Internal Medicine 美国内科学会
Asimina [ə'siminə] *n* 泡泡树属
asiminine [ə'siminin] *n* 泡泡树碱
-asis [后缀] 状态,情况(病的)
asitia [ə'siʃiə] *n* 厌食
asjike [əs'dʒaiki] *n* 脚气(病)
ask [ɑ:sk] *vt,vi* 问,询问;邀请,要求 | ~ after 探问,询问 / ~ for 请求;向…要;通过询问来寻找
askew [əs'kju:] *ad, a* 歪斜(的)
Askin's tumor ['æskin] (Frederic B. Askin) 阿斯金肿瘤(见于儿童胸肺区软组织的恶性小细胞肿瘤,为周围神经外胚层肿瘤之一)
ASL antistreptolysin 抗链球菌溶血素
aslant [ə'slɑ:nt] *ad* 倾斜地 *prep* 倾斜于 *a* 倾斜的
asleep [ə'sli:p] *a* 睡着的;(四肢)发麻的;不活泼的 | fall ~ 入睡;长眠;静止不动 / sound ~ 酣睡 | *ad* 进入睡眠状态,进入静止状态
aslope [ə'sləup] *ad, a* 成斜坡状(的),倾斜(的)
ASM American Society for Microbiology 美国微生物学会
As M myopic astigmatism 近视散光
ASN American Society of Nephrology 美国肾病学会
Asn asparagine 天冬酰胺
ASO antistreptolysin O 抗链球菌溶血素O; arteriosclerosis obliterans 闭塞性动脉硬化
asoma [ei'səumə] ([复] **asomata** [ei'səumətə]) *n* 无躯干畸胎
asomatognosia [əˌsəumətɔg'nəusiə] *n* 身体失认,躯体辨认不能
asomatophyte [ei'səumətəˌfait] *n* 无体植物
asonia [ə'səuniə] *n* 音调聋,音调失认
Asopia [ə'səupiə] *n* 谷粉蛾属
ASP American Society of Parasitologists 美国寄生虫学家协会
Asp aspartic acid 天冬氨酸
aspalasoma [ˌæspælə'səumə] *n* 田鼠体畸胎
asparaginase [ˌæspə'rædʒineis] *n* 天冬酰胺酶,门冬酰胺酶(临床上用于治疗儿童白血病)
asparagine [ə'spærədʒi(:)n] *n* 天冬酰胺
asparaginyl [ə'spærəˌdʒinil] *n* 天冬酰胺酰(基)
Asparagus [ə'spærəgəs] *n* 【拉】天门冬属

aspartame [ə'spɑ:teim] *n* 阿司帕坦,天冬酰苯丙氨酸甲酯(营养性甜味剂,比蔗糖甜200倍)

aspartase ['æspɑ:teis] *n* 天冬氨酸酶

aspartate [əs'pɑ:teit] *n* 天冬氨酸盐;天冬氨酸(解离型)

aspartate aminotransferase [ə-'spɑ:teit əˌmi:nəu'trænsfəreis] 天冬氨酸转氨酶

aspartate carbamoyltransferase [ə-'spɑ:teit kɑ:ˌbæmɔil'trænsfəreis] 天冬氨酸氨甲酰(基)转移酶

aspartate transaminase [ə'spɑ:teit træns'æmineis] 天冬氨酸转氨酶

aspartate transcarbamoylase [ə'spɑ:teit ˌtrænskɑ:'bæmɔileis] 天冬氨酸转氨甲酰酶

asparthione [æs'pɑ:θaiˌəun] *n* 天冬胱甘肽

aspartic acid [æs'pɑ:tik] 天冬氨酸

aspartic endopeptidase [ə'spɑ:tik ˌendəu'peptideis] 天冬氨酸肽链内切酶

aspartic proteinase [ə'spɑ:tik 'prəu-ti:neis] 天冬氨酸蛋白酶

aspartoacylase [əˌspɑ:təu'æsileis] *n* 天冬氨酸酰基转移酶

aspartocin [ə'spɑ:təsin] *n* 门冬托星,天冬菌素

aspartokinase [əsˌpɑ:tə'kaineis] *n* 天冬氨酸激酶

aspartyl [ə'spɑ:til] *n* 天冬氨酰(基)

***β*-aspartyl-*N*-acetylglucosaminidase** [ə'spɑ:til 'æsitilglu:ˌkɔsə 'mini-deis] *β*-天冬氨酰-*N*-乙酰氨基葡糖苷酶(此酶的遗传性缺乏为一种常染色体隐性性状,可致天冬氨酰氨基葡糖尿,亦称天冬氨酰氨基葡糖苷酶)

aspartylglucosamine [əˌspɑ:tilglu:-'kəusəmi:n] *n* 天冬氨酰氨基葡糖

aspartylglycosaminidase [əˌspɑ:til-ˌglaikəu'sæminideis] *n* 天冬氨酰氨基葡糖苷酶,*β*-天冬氨酰-*N*-乙酰氨基葡糖苷酶

aspartylglycosaminuria [əˌspɑ:til-ˌglaikəusæmi'njuəriə] *n* 天冬氨酰氨基葡糖尿,天冬氨酰葡糖胺尿(一种遗传病,为常染色体隐性遗传的粘脂贮积病,是由*β*-天冬氨酰-*N*-乙酰氨基葡糖苷酶缺乏所致。本病主要在芬兰后裔病人中发现,其特征为异常代谢物排出、智力迟钝及粗陋面容,伴有腹泻和频发感染)

aspecific [ˌæspi'sifik] *a* 非特异性的,无特异性的

aspect ['æspekt] *n* 方面,局面;外观 | dorsal ~ 背面 / ventral ~ 腹面

Asperger's syndrome ['æspə:gə] (Hans Asperger) 阿斯珀格综合征(孤独症者其智力或技能过度发育)

aspergillar [ˌæspə'dʒilə] *a* 曲霉的

aspergilli [ˌæspə'dʒilai] aspergillus的复数

aspergillic acid [ˌæspə'dʒilik] 曲霉酸

aspergillin [ˌæspə'dʒilin] *n* 曲霉素

aspergilloma [ˌæspədʒi'ləumə] *n* 曲霉肿

aspergillosis [ˌæspədʒi'ləusis], **asper-gillomycosis** [ˌæspəˌdʒiləumai'kəu-sis] *n* 曲霉病,曲菌病

Aspergillus [ˌæspə'dʒiləs] *n* 曲霉属(旧名箒状菌属) | ~ auricularis 耳曲霉 / ~ barbae 须曲霉 / ~ clavatus 棒曲霉 / ~ concentricus 同心曲霉 / ~ flavus 黄曲霉 / ~ fumigatus 烟曲霉 / ~ giganteus 巨曲霉 / ~ glaucus 灰绿曲霉 / ~ gliocladium 胶性曲霉 / ~ mucoroides 粘液样曲霉 / ~ ni-dulans 构巢曲霉 / ~ niger 黑曲霉 / ~ ochraceus 赭曲霉 / ~ parasiticus 寄生曲霉 / ~ pictor 色斑曲霉 / ~ repens 匍匐曲霉 / ~ terreus 土曲霉

aspergillus [ˌæspə'dʒiləs], ([复] **as-pergilli** [ˌæspə'dʒilai]) *n* 曲霉(旧名箒状菌)

aspergillustoxicosis [ˌæspəˌdʒiləs-ˌtɔksi'kəusis], **aspergillotoxicosis** [ˌæspəˌdʒiləuˌtɔksi'kəusis] *n* 曲霉中毒

asperkinase [əspə'kaineis] *n* 米曲霉酶

aspermatogenesis [əˌspə:mətəu'dʒenisis] *n* 精子生成缺乏,无精子形成

aspermia [ə'spə:miə], **aspermatism** [ə'spə:mətizəm] *n* 无精,精液缺乏

ASPET American Society for Pharmacology and Experimental Therapeutics 美国药理学与实验治疗学会

asphalgesia [ˌæsfæl'dʒi:ziə] *n* 触物感痛症(催眠状态中出现)

asphyctic [æs'fiktik], **asphyctous** [æs'fiktəs] *a* 窒息的,患窒息的

asphygmia [æs'figmiə] *n* 脉搏消失,无脉

asphyxia [æs'fiksiə] *n* 窒息 | ～ livida, blue ～ 青紫窒息 / ～ pallida, white ～ 苍白窒息 / traumatic ～ 外伤性窒息,压迫性郁滞 | **～l** *a* / **～nt** *a* 窒息的 *n* 窒息剂

asphyxiate [æs'fiksieit] *vt, vi* (使)窒息 | **asphyxiation** [æsˌfiksi'eiʃən] *n*

Aspidium [æs'pidiəm] *n* 叉蕨属

aspidium [æs'pidiəm] *n* 绵马

aspidosperma [ˌæspide'spə:mə] *n* 白坚木(治哮喘和呼吸困难)

aspidospermine [ˌæspidə'spə:mi:n] *n* 白坚木碱

aspirate ['æspəreit] *vt* 抽吸 *n* 抽出物,吸出物;送气音

aspiration [ˌæspə'reiʃən] *n* 志气,渴望(after, for);吸入;抽吸;吸(引),吸引术

aspirator ['æspəreitə] *n* 吸气器;吸引器,抽吸器

aspire [əs'paiə] *n* 渴望,追求(to, after, at)

aspirin ['æspərin] *n* 阿司匹林,乙酰水杨酸(解热镇痛药)

asplenia [ei'spli:niə] *n* 无脾 | **asplenic** [ei'splenik] *a*

asporogenic [ˌæspɔ:rə'dʒenik], **asporogenous** [ˌæspə'rɔdʒinəs] *a* 不产生孢子的,非孢子性生殖的

asporous [ə'spɔ:rəs] *a* 无孢子的,无芽胞的

ASRT American Society of Radiologic Technologists 美国放射技术员学会

ASS anterior superior spine (髂)前上棘

assanation [ˌæsə'neiʃən] *n* 环境卫生

assault [ə'sɔ:lt] *n* 暴行;攻击,侵袭

assay [ə'sei] *n* 测定,分析,鉴定 | biological ～ 生物鉴定 / blastogenesis ～ 胚细胞样转变测定(见test项下lymphocyte proliferation test) / cell-mediated lympholysis (CML) ～ 细胞介导淋巴细胞溶解测定 / CH_{50} ～ CH_{50} 测定,50%补体溶血单位测定(补体总活力的功能性测定。亦称溶血补体测定,补体总量测定,补体全量测定) / E rosette ～ E玫瑰花结测定,红细胞玫瑰花结测定 / ECA rosette ～ ECA玫瑰花结测定,红细胞-抗体-补体玫瑰花结测定 / enzyme-linked immunosorbent ～ (ELISA) 酶联免疫吸附测定 / four-point ～ 四点测定(法)(根据待检物和标准物各2份的混合物进行测定的方法) / hemagglutination inhibition (HI, HAI) ～ 血细胞凝集抑制测定 / hemolytic plaque ～ 溶血空斑测定 / immune ～ 免疫测定法 / immune adherence hemagglutination ～ (IAHA) 免疫粘连血凝测定 / immunoradiometric ～ 免疫放射测定 / lymphocyte proliferation ～ 淋巴细胞增生测定(见test项下相应术语) / microbiological ～ 微生物鉴定 / microcytotoxicity ～ 微量细胞毒性测定 / microhemagglutination ～-*Treponema pallidum* (MHA-TP) 梅毒螺旋体微量血凝测定 / mixed lymphocyte culture (MLC) ～ 混合淋巴细胞培养测定 / radioreceptor ～ 放射性配体测定 / *Treponema pallidum* hemagglutination ～ (TPHA) 梅毒螺旋体血凝测定

assemble [ə'sembl] *vt* 集合;装配 *vi* 集合

assembly [ə'sembli] *n* 集合;集会;装配

assent [ə'sent] *vi, n* 同意,赞成(to) | by common ~ 经一致同意 / with one ~ 一致同意

assert [ə'sə:t] *vt* 宣称,断言;维护

assertion [ə'sə:ʃən] *n* 主张,断定

assertive [ə'sə:tiv] *a* 断言的,肯定的 | ~ **ly** *ad*

assess [ə'ses] *vt* 评定;估计,估价

assessment [ə'sesmənt] *n* 评定,评价 | personality ~ 人格鉴定 / ~ of vision 视力评价

Assézat's triangle [əsi'zɑ:] (Jules Assézat) 阿希扎三角,面三角(facial triangle, 见triangle项下相应术语)

assident ['æsidənt] *a* 随伴的,附属的

assign [ə'sain] *vt* 分配;把…分配给(to);委派,指定;把…归因于…(to, for) | ~**able** *a* 可分配的,可指派的;(原因等)可指出的

assignment [ə'sainmənt] *n* 分配,委派;课题;指定的作业 | gene ~ 基因定位,基因配位

assimilate [ə'simileit] *vt* 吸收;同化;使相同;把…比作(to, with) | **assimilable** [ə'similəbl] *a* 可吸收的;可同化的

assimilation [əˌsimi'leiʃən] *n* 吸收(作用);同化(作用)(食物转变为活组织)

assimilative [ə'similətiv] *a* 吸收的;同化的

assist [ə'sist] *vt, vi* 援助,帮助(in) | ~**ed** *a* 帮助的,辅助的

assistance [ə'sistəns] *n* 援助,帮助

assistant [ə'sistənt] *a* 辅助的,助理的 *n* 助手,助教;辅助物;助剂 | physician ~ 助理医师

Assmann's focus (tuberculous infiltrate) ['ɑ:smən] (Herbert Assmann) 阿斯曼病灶(结核浸润)(肺结核早期渗出性损害,最常发生在肺尖下部)

associable [ə'səuʃjəbl] *a* 可以联想的,联想得到的;可联合的

associate [ə'səuʃieit] *vt* 使发生联系,使联合(with) *vi* 交往(with) *n* 同事;(协会等)非正式会员 *a* 有联系的,有关的;副的 | be ~d with … 与…有联系;伴有

association [əˌsəusi'eiʃən] *n* 联合,缔合;联系;联想;协会 | clang ~, klang ~ 声音联想 / controlled ~s 控制联想 / dream ~s 忆梦联想 / free ~ 自由联想

assonance ['æsəunəns] *n* 谐音癖

assort [ə'sɔ:t] *vt* 把…分类;为…配备各种物品 *vi* 属于同类;相称,协调(with)

assortment [ə'sɔ:tmənt] *n* 分类;基因分配(在第一次成熟分裂的中期非同源染色体可以随机地分配给配子) | independent ~ 独立分配(不同染色体上的基因在配子中的任意分布)

assuage [ə'sweidʒ] *vt* 缓和,减轻(苦痛等),使安静

assuasive [ə'sweisiv] *a* 起缓和作用的,使镇静的

assumable [ə'sjuməbl] *a* 可假定的;可采取的 | **assumably** *ad* 可以设想地;大概

assume [ə'sju:m] *vt* 假定,设想;承担;采取;表现为

assumed [ə'sju:md] *a* 假定的,设想的

assumption [ə'sʌmpʃən] *n* 假定,设想;采取,承担 | **assumptive** [ə'sʌmptiv] *a*

assurance [ə'ʃuərəns] *n* 把握,信念;保证,断言

assure [ə'ʃuə] *vt* 使确信(of);向…保证,保障(of)

assured [ə'ʃuəd] *a* 确信的,有保证的 | ~**ly** *ad*

assurin ['æsjuərin] *n* 二氨基双磷脂

AST aspartate transaminase 天冬氨酸转氨酶

Ast. astigmatism 散光

astacin ['æstəsin], **astacene** ['æstəsi:n] *n* 虾红素

astasia [æ'steiziə] *n* 起立不能 | ~-

abasia 立行不能 | **astatic** [æ'stætik] *a*

astatine ['æstəti:n] *n* 砹(放射元素,治甲状腺功能亢进)

astaxanthin [ˌæstə'zænθin] *n* 虾青素

asteatosis [ˌæstiə'təusis], **asteatodes** [ˌæstiə'təudi:z] *n* 皮脂缺乏(症)

astemizole [əˌstemizəul] *n* 阿司咪唑(一种H_1受体拮抗剂,用于治疗慢性荨麻疹和季节性变应性鼻炎〈枯草热〉)

aster ['æstə] *n* 星体 | sperm ～ 精星体,精子星状体

astereognosis [əˌstiəriəg'nəusis], **astereocognosy** [əˌstiəriə'kɔgnəsi] *n* 实体觉缺失,立体感觉丧失

asterion [æs'tiəriɔn] ([复] **asteria** [æs'tiəriə]) *n* 【希】星点(头颅表面上人字缝、顶乳缝和枕乳缝的相交点)

asterixis [ˌæstə'riksis] *n* 姿势保持不能(亦称扑翼样震颤,见于肝昏迷等)

asternal [ei'stə:nl] *a* 不连胸骨的;无胸骨的

asternia [ə'stə:niə] *n* 无胸骨(畸形)

Asterococcus [ˌæstərəu'kɔkəs] *n* 星球菌属 | ～ canis 犬星球菌 | ～ mycoides 放线样星球菌

asteroid ['æstərɔid] *a* 星样的

Asterol ['æstərɔl] *n* 盐酸地马唑,盐酸双胺噻唑(diamthazole dihydrochloride)制剂的商品名

asterubin [ˌæstə'rubin] *n* 海星红素

Asth. asthenopia 眼疲劳,视力疲劳

asthenia [æs'θi:njə] *n* 无力,虚弱,衰弱 | ～ gravis hypophyseogenea 垂体性恶病质 / myalgic ～ 肌痛性衰弱 / neurocirculatory ～ 神经性循环衰弱(亦称奋力综合征,官能性心血管病) / periodic ～ 周期性衰弱 / tropical anhidrotic ～ 热带无汗性衰弱 | **asthenic** [æs'θenik] *a*

asthen(o)- [构词成分] 无力,衰弱

asthenobiosis [æsˌθi:nəubai'əusis] *n* 不活动生活,停滞生活(生物活动能力降低的状态,类似冬眠或夏蛰,与温度和湿度并无直接关系)

asthenocoria [æsˌθi:nəu'kɔ:riə] *n* 瞳孔反应迟钝(见于肾上腺功能减退)

asthenometer [ˌæsθi'nɔmitə] *n* 肌无力测量器

asthenope ['æsθənəup] *n* 眼疲劳患者

asthenopia [ˌæsθi'nəupiə] *n* 眼疲劳,视力疲劳 | accommodative ～ 调节性眼疲劳 / muscular ～ 肌性视力疲劳 / nervous ～ 神经性眼疲劳 / retinal ～ 视网膜性眼疲劳 / tarsal ～ 睑性眼疲劳 | **asthenopic** [ˌæsθi'nɔpik] *a*

asthenospermia [ˌæsθinəu'spə:miə] *n* 精子活力不足

asthenoxia [ˌæsθə'nɔksiə] *n* 氧化力不足

asthma ['æsmə] *n* 气喘,哮喘 | allergic ～, atopic ～ 变应性哮喘,异位性哮喘 / bacterial ～ 细菌性哮喘/ bronchial ～ 支气管哮喘 / cardiac ～ 心病性气喘,心型哮喘/ cotton-dust ～ 棉屑沉着病,棉屑肺 / extrinsic ～ 外源性哮喘 / humid ～ 湿性气喘,痰喘 / intrinsic ～ 内源性哮喘,内因性哮喘 / millers' ～ 研磨工哮喘 / miners' ～ 矿工哮喘,炭末沉着病,炭肺 / pollen ～ 花粉性哮喘,枯草热 / potters' ～ 陶工哮喘,肺尘埃沉着病 / stone ～ 支气管结石性哮喘 | **～tic** [æs'mætik] *a*

asthmatiform [æs'mætifɔ:m] *a* 气喘样的,哮喘样的

asthmogenic [ˌæsmə'dʒenik] *a* 气喘原的,致气喘的 *n* 致喘物质

Astiban ['æstibən] *n* 二巯琥珀酸锑钠(stibocaptate)制剂的商品名

Asticcacaulis [əˌstikə'kɔ:lis] *n* 不粘柄菌属

astigmagraph [ə'stigməgrɑ:f] *n* 散光描记器

astigmatism [æ'stigmətizəm] *n* 散光 | acquired ～ 后天性散光 /～ against the rule, inverse ～ 反规性散光 / hypermetropic ～, hyperopic ～ 远视散光 / lenticular ～ 晶状体性散

光 / myopic ～ 近视散光 / oblique ～ 斜轴散光 / ～ with the rule, direct ～ 循规性散光 | **astigmatic(al)** [ˌæstig'mætik(əl)] *a*

astigmatometer [ˌæstigmə'tɔmitə] *n* 散光计

astigmatoscope [ˌæstig'mætəskəup] *n* 散光镜 | **astigmatoscopy** [əˌstigmə'tɔskəpi] *n* 散光镜检查

astigmia [ə'stigmiə] *n* 散光 | **astigmic** *a*

astigmometer [ˌæstig'mɔmitə] *n* 散光计

astigmometry [ˌæstig'mɔmitri] *n* 散光测量法

astigmoscope [æs'tigməskəup] *n* 散光镜

astigmoscopy [ˌæstig'mɔskəpi] *n* 散光镜检查

Astomatida [ˌeistəmə'taidə] *n* 无口目

astomatous [æs'tɔmətəs] *a* 无口的(如某些纤毛虫)

astomia [ə'stəumiə] *n* 无口(畸形)

astomus [ə'stəuməs] *n* 无口畸胎

astonish [əs'tɔniʃ] *vt* 使惊讶 | ～**ing** *a* 令人惊讶的,惊人的 / ～**ment** *n*

astound [əs'taund] *vt* 使震惊

Astrafer ['æstrəfə] *n* 糊精铁(dextriferron)制剂的商品名

astragalar [æs'trægələ] *a* 距骨的

astragalectomy [ˌæstrægə'lektəmi] *n* 距骨切除术

astragalocalcanean [æsˌtrægələukæl'keiniən] *a* 距跟的

astragalocrural [æsˌtrægələu'kruərəl] *a* 距骨小腿的

astragaloscaphoid [æsˌtrægələu'skæfɔid] *a* 距舟的

astragalotibial [æsˌtrægələu'tibiəl] *a* 距胫的

Astragalus [ə'strægələs] *n* 黄芪属

astragalus [ə'strægələs] *n* 距骨

astral ['æstrəl] *a* 星(状)体的

astraphobia [ˌæstrə'fəubiə], **astrapophobia** [ˌæstrəpə'fəubiə] *n* 闪电恐怖,雷电恐怖

astray [əs'trei] *ad* 迷路;入歧途,犯错误

astriction [ə'strikʃən] *n* 限制;收敛(作用);便秘

astride [ə'straid] *ad* 两脚分开着 *prep* 跨着

astringe [ə'strindʒ] *vt* 扎缚,束紧;收敛

astringency [ə'strindʒənsi] *n* 收敛性

astringent [ə'strindʒənt] *a* 收敛的 *n* 收敛剂

astro- [构词成分] 星,星形

astroblast ['æstrəublæst] *n* 成星形细胞

astroblastoma [ˌæstrəublæs'təumə] *n* 成星形细胞瘤

astrocinetic [ˌæstəusai'netik] *a* 星球移动的

astroc(o)ele ['æstrəusi:l] *n* 中心体腔

astrocyte ['æstrəsait] *n* 星形细胞 | gemistocytic ～ 饲肥星形细胞 | **astrocytic** [ˌæstrəu'sitik] *a*

astrocytin [ˌæstrəu'saitin] *n* 星形细胞膜抗原

astrocytoma [ˌæstrəusai'təumə] *n* 星形细胞瘤 | anaplastic ～ 多形性成胶质细胞瘤 / pilocytic ～ 纤维性星形细胞瘤

astrocytosis [ˌæstrəusai'təusis] *n* 星形细胞增生

astroglia [æs'trɔgliə] *n* 星形神经胶质

astroid ['æstrɔid] *a* 星形的

astrokinetic [ˌæstrəukai'netik] *a* 星球移动的

astronaut ['æstrənɔ:t] *n* 宇宙航行员,航天员

astronautics [ˌæstrəu'nɔ:tiks] *n* 宇宙航行学,航天学 | **astronautic(al)** *a*

astronavigation [ˌæstrəunævi'geiʃən] *n* 宇宙航行,天文导航

astronomy [əs'trɔnəmi] *n* 天文学

astrophorous [æs'trɔfərəs] *a* 具有星形突的

astroplankton [ˌæstrəu'plæŋktən] *n*

天体浮游生物

astropyle ['æstrəpail] *n* 星形门,星口(指原生动物)

astrosphere ['æstrəsfiə] *n* 星心球;星体

astrostatic [ˌæstrəu'stætik] *a* 星球静止的,中心体静止的

Astrovirus ['æstrəuˌvaiərəs] *n* 星形病毒群(一群RNA病毒的非正式名)

astrovirus ['æstrəuˌvaiərəs] *n* 星形病毒

astyclinic [ˌæsti'klinik] *n* 市立医院,市立诊所

asuerotherapy [ˌæsu'ɛərəuˌθerəpi] (Fernando Asuero) *n* 阿苏埃罗疗法(蝶腭神经节烙术,与暗示疗法并用)

asulfurosis [əsʌlfə'rəusis] *n* 硫缺乏症

asunder [ə'sʌndə] *ad* 分开;粉碎

asyllabia [ˌeisi'leibiə] *n* 缀字不能,拼音不能

asylum [ə'sailəm] *n* 【拉】收容所,养育院,救济院

asymbolia [əsim'bəuliə], **asymboly** [ə'simbəli] *n* 说示不能,失示意能

asymmetry [æ'simitri] *n* 不对称,偏位 | chromatic ~ 两眼虹膜异色 / encephalic ~ 脑不对称,偏位脑 | **asymmetric(al)** [ˌæsi'metrik(əl)] *a*

asymphytous [ə'simfitəs] *a* 不并的,分离的

asymptomatic [ˌeisimptə'mætik] *a* 无症状的

asynapsis [əsi'næpsis] *n* 不联会(在减数分裂时,同源染色体不进行配对)

asynchronism [ei'siŋkrənizəm], **asynchrony** [ei'siŋkrəni] *n* 不同时性,异步性;协调障碍 | **asynchronous** [ei'siŋkrənəs] *a*

asynclitism [ə'siŋklitizəm] *n* 头盆倾势不均(产位);(血细胞核及胞质)异期成熟

asyndesis [ə'sindisis] *n* 思想连贯不能(见于精神分裂症及器质性脑综合征)

asynechia [ˌeisi'nekiə] *n* 不连续

asynergy [ei'sinədʒi] *n* 协同不能 | truncal ~ 躯干协同不能 | **asynergia** [ˌeisi'nə:dʒiə] *n* / **asynergic** [ˌeisi'nə:dʒik] *a*

asynodia [ˌeisi'nəudiə] *n* 阳萎

asynovia [ˌeisi'nəuviə] *n* 滑液缺乏,无滑液

asyntaxia [ˌeisin'tæksiə] *n* 胚胎发育不全 | ~ dorsalis 神经沟不闭

asystole [ə'sistəli], **asystolia** [ˌeisis'təuliə] *n* 心搏停止 | **asystolic** [ˌeisis'tɔlik] *a*

AT atrial tachycardia 房性心动过速

At 元素砹(astatine)的符号

at [强æt; 弱ət] *prep* [表示空间]在,在…上;[表示时间]在…时刻;[表示状态]在…中;[表示速度等]在,以;[联系动作的对象、目标]针对,向;[说明动作发生的原因]因为,由于

ATA alimentary toxic aleukia 饮食中毒性白细胞缺乏症

Atabrine ['ætəbri:n] *n* 盐酸阿的平,盐酸米帕林(quinacrine hydrochloride)制剂的商品名

atactic [ə'tæktik] *a* 协调不能的;不规则的;运动失调的,共济失调的

atactiform [ə'tæktifɔ:m] *a* 运动失调样的,共济失调样的

ataractic [ˌætə'ræktik], **ataraxic** [ˌætə'ræksik] *a* 心气和平的 *n* 安定药

ataralgesia [ˌætəræl'dʒi:ziə] *n* 镇静止痛法

Atarax ['ætəræks] *n* 安泰乐,盐酸羟嗪(hydroxyzine hydrochloride)制剂的商品名

ataraxia [ˌætə'ræksiə], **ataraxy** [ˌætə'ræksi] *n* 心气和平,心神安定

atavism ['ætəvizəm] *n* 返祖现象(几代以后再次出现某些祖先的特征的现象) | **atavistic** [ˌætə'vistik], **atavic** ['ætəvik] *a* 返祖性的

ataxaphasia [əˌtæksə'feiziə] *n* 组句不能

ataxia [ə'tæksiə] *n* 运动失调,共济失调 | locomotor ~ 运动性共济失调脊髓

痨 / ～-telangiectasia 共济失调-毛细血管扩张症 | **ataxic** [ə'tæksik] *a* / **ataxy** [ə'tæksi] *n*

ataxiagram [ə'tæksiə,græm] *n* 运动失调描记图

ataxiagraph [ə'tæksiə,grɑ:f] *n* 运动失调描记器

ataxiameter [ə,tæksi'æmitə] *n* 运动失调计

ataxiamnesic [ə,tæksiæm'ni:sik] *a* 运动失调及遗忘(症)的

ataxiaphasia [ə,tæksiə'feiziə] *n* 组句不能

ataxophemia [ə,tæksə'fi:miə], **ataxiophemia** [ə,tæksiə'fi:miə] *n* 言语共济失调

ataxophobia [ə,tæksə'fəubiə], **ataxiophobia** [ə,tæksiə'fəubiə] *n* 失调恐怖

ATCC American Type Culture Collection 美国典型菌种收藏所,美国标准菌库

-ate [后缀]构成名词,表示"物", 如hemolysate;在化学中表示"…酸盐",如glycerate;构成形容词,表示"具有…特征", 如dentate;构成动词,表示"成为…",如decussate

atelectasis [,æti'lektəsis] *n* 肺膨胀不全;肺不张;肺萎缩 | absorption ～, acquired ～ , obstructive ～, resorption ～ 吸收性肺膨胀不全,获得性肺膨胀不全,阻塞性肺膨胀不全 / compression ～ 压迫性肺膨胀不全 / congenital ～ 先天性肺膨胀不全 / lobar ～, segmental ～ 肺叶膨胀不全,节段性肺膨胀不全,肺叶不张 / lobular ～, patchy ～ 肺小叶膨胀不全,片状肺不张 / primary ～, initial ～ 原发性肺膨胀不全,原发性肺不张 / relaxation ～ 松弛性肺膨胀不全 / secondary ～ 继发性肺膨胀不全;吸收性肺膨胀不全 | **atelectatic** [,ætilek'tætik] *a*

ateleiosis [,əti:li'əusis], **ateliosis** [ə,ti:li'əusis] *n* 垂体性幼稚型

atelencephalia [ə,telensi'feiliə] *n* 脑发育不全

atelia [ə'ti:liə] *n* 发育不全 | **ateliotic** [ə,ti:li'ɔtik] *a*

atel(o)- [构词成分]发育不全

atelocardia [,ætiləu'kɑ:diə] *n* 心发育不全

atelocephalous [,ætiləu'sefələs] *a* 头发育不全的

atelocephaly [,ætiləu'sefəli] *n* 头颅发育不全

atelocheilia [,ætiləu'kailiə] *n* 唇发育不全

atelocheiria [,ætiləu'kaiəriə] *n* 手发育不全

ateloencephalia [,ætiləu,ensi'feiliə] *n* 脑发育不全

ateloglossia [,ætiləu'glɔsiə] *n* 舌发育不全

atelognathia [,ætilɔg'neiθiə] *n* 颌发育不全

atelomyelia [,ætiləumai'i:liə] *n* 脊髓发育不全

atelopidtoxin [eite,lɔpid'tɔksin] *n* 斑足蟾毒素

atelopodia [,ætiləu'pəudiə] *n* 足发育不全

ateloprosopia [,ætiləuprə'səupiə] *n* 面发育不全

atelorachidia [,ætiləurə'kidiə] *n* 脊柱发育不全

Atelosaccharomyces [,ætiləu,sækərəu'maisi:z] *n* 不全酵母菌属(隐球菌属Cryptococcus的旧称)

atelostomia [,ætiləu'stəumiə] *n* 口(腔)发育不全

atenolol [ə'tenələul] *n* 阿替洛尔,氨酰心安,苯氧胺(β-受体阻滞药)

ATG antithymocyte globulin 抗胸腺细胞球蛋白

Athalamide [,eiθə'læmidə] *n* 无室目

athalposis [,eiθæl'pəusis] *n* 温觉缺失

athelia [ə'θi:liə] *n* 无乳头(畸形)

atherectomy [,æθə'rektəmi] *n* (动脉)

粥样硬化斑切除术

athermal [ə'θə:məl] *a* 不热的(指泉水的水温在15℃以下)

athermancy [ə'θə:mənsi] *n* 不透(辐射)热性 | **athermanous** [ə'θə:mənəs] *a*

athermic [ə'θə:mik] *a* 无热的,不发热的;不透热的

athermosystaltic [əˌθə:məusis'tæltik] *a* 无温度性收缩的(指骨骼肌)

ather(o)- [构词成分]脂肪变性;粉瘤;动脉粥样化

atheroembolism [ˌæθərəu'embəlizəm] *n* (动脉)粥样硬化栓塞

atheroembolus [ˌæθərəu'embələs] ([复] **atheroemboli** [ˌæθərəu'embəlai]) *n* (动脉)粥样硬化栓子

atherogenesis [ˌæθərəu'dʒenisis] *n* (动脉)粥样化形成

atherogenic [ˌæθərəu'dʒenik] *a* 致动脉粥样化的

atheroma [ˌæθə'rəumə] *n* 粉瘤;动脉粥样化 | ~ cutis 皮肤粉瘤,皮脂囊肿 | ~**tous** *a*

atheromatosis [ˌæθəˌrəumə'təusis] *n* 粉瘤病;动脉粥样化病

atherosclerosis [ˌæθərəuskliə'rəusis] *n* 动脉粥样硬化 | ~ obliterans 闭塞性动脉硬化 | **atherosclerotic** [ˌæθərəuskliə'rɔtik] *a*

athetoid ['æθitɔid] *a* 手足徐动症样的,指痉病样的

athetosis [ˌæθi'təusis] *n* 手足徐动症,指痉病 | double ~, double congenital ~ 先天性两侧手足徐动症 / pupillary ~ 虹膜震颤 | **athetotic** [ˌæθi'tɔtik], **athetosic** [ˌæθi'təusik] *a*

athiaminosis [əˌθaiəmi'nəusis] *n* 硫胺缺乏病,维生素B_1缺乏病

Athiorhodaceae [ˌeiθaiərəu'deisii:] *n* 红色无硫菌科(即红螺菌科Rhodospirillaceae)

athlete ['æθli:t] *n* 运动员

athletic [æθ'letik] *a* 运动的,体育的

athomin ['æθəmin] *n* 辣根素(在印度用作止吐药和治疗霍乱。亦称GL_{54})

athrepsia [ə'θrepsiə], **athrepsy** ['æθrepsi] *n* 消瘦,婴儿萎缩症;营养缺乏(性)免疫(埃利希〈Ehrlich〉术语,用以表示瘤接种所产生的免疫性,认为系由于瘤生长所需的特殊营养物质缺乏所致) | **athreptic** [ə'θreptik] *a*

athrocytosis [ˌæθrəsai'təusis] *n* 细胞摄物作用(肾管细胞自肾小管的腔内吸收巨分子)

athrophagocytosis [ˌæθrəu'fægəusai'təusis] *n* 非营养性吞噬作用(吞噬惰性无关颗粒,如在碳清除试验中,吞噬细胞清除注射至体内的碳粒)

athwart [ə'θwɔ:t] *ad, prep* 横跨着;斜穿过;逆,相反

athymia [ə'θaimiə] *n* 痴愚;人事不省;无胸腺

athymic [ei'θaimik] *a* 无胸腺的

athymism [ə'θaimizəm], **athymismus** [ˌeiθai'misməs] *n* 胸腺功能缺失;无胸腺

athyrea [ə'θairiə] *n* 甲状腺功能缺失;无甲状腺

athyreosis [əˌθairi'əusis] *n* 甲状腺功能缺失;无甲状腺 | **athyreotic** [əˌθairi'ɔtik] *a*

athyria [ə'θairiə] *n* 无甲状腺;甲状腺功能缺失

athyroidemia [əˌθairɔi'di:miə] *n* 无甲状腺性血症

athyroidism [ə'θairɔidizəm], **athyroidation** [əˌθairɔi'deiʃən], **athyroidosis** [əˌθairɔi'dəusis] *n* 甲状腺功能缺失

athyrosis [ˌeiθai'rəusis] *n* 甲状腺功能缺失 | **athyrotic** [ˌeiθai'rɔtik] *a*

Athysanus [ə'θisənəs] *n* 北非吸血蝇

atite ['ætait] *n* 阿泰特(牛乳内一种使硝酸盐还原成亚硝酸盐的物质)

Ativan ['ætivæn] *n* 劳拉西泮(lorazepam)制剂的商品名

atlantad [æt'læntæd] *ad* 向寰椎

atlantal [æt'læntl] *a* 寰椎的

Atlantic [ət'læntik] *a* 大西洋的
atlant(o)- [构词成分]寰椎
atlantoaxial [ætˌlæntəu'æksiəl] *a* 寰枢(椎)的
atlantodidymus [ætˌlæntəu'didiməs] *n* 寰椎联胎
atlantomastoid [ætˌlæntəu'mæstɔid] *a* 寰(椎)乳(突)的
atlanto-odontoid [ætˌlæntəuɔ'dɔntoid] *a* 寰(椎)齿(突)的
atlas ['ætləs] *n* 寰椎(第一颈椎);图谱,图片集
atloaxoid [ˌætləu'æksɔid] *a* 寰枢(椎)的
atlodidymus [ˌætləu'didiməs] *n* 寰椎联胎
atloido-occipital [ætˌlɔidəu-ɔk'sipitl] *a* 寰枕的
atm atmosphere 大气;大气压
atmiatrics [ˌætmi'ætriks], **atmiatry** [æt'maiətri] *n* 蒸气吸入疗法
atm(o)- [构词成分]气,蒸气
atmograph ['ætməgrɑːf] *n* 呼吸描记器
atmolysis [æt'mɔlisis] *n* 微孔分气法(借通过多孔板,以分离混合的气体,易扩散的气体先通过);有机组织分解法(利用挥发性液体,如苯、乙醚、乙醇等的气体使有机组织分解)
atmometer [æt'mɔmitə] *n* 汽化计,蒸发计
atmos ['ætməs] *n* 大气压(大气压单位,每平方厘米面积上受到一个大气压)
atmosphere ['ætməsfiə] *n* 大气;大气压(压力的单位,在海平面上地球大气的压力约为101.3kPa〈=760mmHg〉,符号为atm);气氛,氛围 | group ～ 集体气氛 | **atmospheric(al)** [ˌætməs'ferik(əl)] *a*
atmotherapy [ˌætməu'θerəpi] *n* 蒸气吸入疗法;缩减呼吸气量疗法(循序减少呼吸疗法)
at. no. atomic number 原子序数
atocia [ə'təusiə] *n* 女性不育;未经产
atolide ['ætəlaid] *n* 阿托利特,胺苯酰甲苯胺(抗惊厥药)
atom ['ætəm] *n* 原子 | activated ～, excited ～ 激活原子,受激原子 / nuclear ～ 核型原子 / recoil ～, rest ～ 反冲原子 / stripped ～ 被剥原子 / tagged ～ 标记原子,示踪原子
atomic [ə'tɔmik] *a* 原子的
atomicity [ˌætə'misəti] *n* 原子价;原子性;原子数
atomism ['ætəmizəm] *n* 原子论,原子学说 | **atomist** ['ætəmist] *n* 原子学家
atomistic [ˌætə'mistik] *a* 原子学的,原子学派的
atomize ['ætəmaiz] *vt* 使雾化,喷雾 | **atomization** [ˌætəmai'zeiʃən] *n*
atomizer ['ætəmaizə] *n* 喷雾器,雾化器
atonic [æ'tɔnik] *a* 张力缺乏的,弛缓的 | ～**ity** [ˌætə'nisəti] *n* 张力缺乏性
atony ['ætəni], **atonia** [ə'təuniə] *n* 张力缺乏,弛缓
atop [ə'tɔp] *ad, prep* 在…顶上
atopen ['ætəpən] *n* 特应性变应原
atopic [ə'tɔpik] *a* 异位的;特(异反)应性的
atopognosia [əˌtɔpɔg'nəuziə], **atopognosis** [əˌtɔpɔg'nəusis] *n* 位置觉丧失
atopy ['ætəpi] *n* 特(异反)应性;特异性变态反应
atoxic [ə'tɔksik] *a* 无毒的,非毒性的
atoxigenic [əˌtɔksi'dʒenik] *n* 不产生毒素的
ATP adenosine triphosphate 腺苷三磷酸,三磷酸腺苷
ATPase adenosinetriphosphatase 腺苷三磷酸酶,三磷酸腺苷酶
ATP citrate lyase ['saitreit 'laieis] 腺苷三磷酸柠檬酸裂解酶(亦称柠檬酸裂解酶)
ATP-cobalamin adenosyltransferase [kəu'bæləmin əˌdenəsil'trænsfəreis] 腺苷三磷酸钴胺素腺苷转移酶,钴(I)胺素腺苷基转移酶
ATP synthase ['sinθeis] ATP合酶,腺

苷三磷酸合酶，H^+-转运腺苷三磷酸合酶

atrabiliary [ˌætrə'biljəri] *a* 黑胆质的，忧郁质的

atrabilious [ˌætrə'biljəs]，**atrabiliar** [ˌætrə'biljə] *a* 忧郁的

Atractaspis [ətræk'tæspis] *n* 穴蝰属

atracurium besylate [ˌætrə'kjuəriəm] 阿曲库铵苯磺酸盐(神经肌肉阻断药)

atransferrinemia [eiˌtrænsfəri'ni:miə] *n* 无转铁蛋白血症

atraumatic [ˌeitrɔ:'mætik] *a* 无创伤的

Atrax ['eitræks] *n* 澳毒蜘蛛属

atremia [ə'tri:miə] *n* 无震颤；癔病性步行不能

atrepsy ['ætrepsi] *n* 消瘦，婴儿萎缩(症) | **atreptic** [ə'trəptik] *a*

atresia [ə'tri:ziə] *n* 闭锁(畸形)，无孔，不通 | ～ ani 肛门闭锁，锁肛 / follicle ～ 卵泡闭锁 / tricuspid ～ 右房室瓣闭锁 | **atretic** [ə'tretik]，**atresic** [ə'tri:zik] *a*

atret(o) [构词成分]无孔，闭锁，不通

atretoblepharia [əˌtri:təubli'fɛəriə] *n* 睑球粘连，睑闭锁

atretocephalus [əˌtri:təu'sefələs] *n* 头部孔窍闭锁畸胎

atretocormus [əˌtri:təu'kɔ:məs] *n* 躯干孔窍闭锁畸胎

atretocystia [əˌtri:təu'sistiə] *n* 膀胱闭锁

atretogastria [əˌtri:təu'gæstriə] *n* 胃门闭锁

atretolemia [əˌtri:təu'li:miə] *n* 咽门闭锁(喉或食管闭锁)

atretometria [əˌtri:təu'mi:triə] *n* 子宫闭锁

atretopsia [ˌætri:'tɔpsiə] *n* 瞳孔闭锁

atretorrhinia [əˌtri:təu'riniə] *n* 鼻孔闭锁

atretostomia [əˌtri:təu'stəumiə] *n* 口闭锁

atreturethria [əˌtri:tjuə'ri:θriə] *n* 尿道闭锁

atria ['ɑ:triə,'eitriə] atrium的复数

atrial ['ɑ:triəl,'eitriəl] *a* 房的，前房的

atrichia [ə'trikiə] *n* 毛发缺乏，秃；无鞭毛 | universal congenital ～ 先天性普秃

atrichosis [ˌætri'kəusis] *n* 毛发缺乏，秃

atrichous [ə'trikəs] *a* 无鞭毛的(指细菌)；无毛发的

atri(o)- [构词成分](心)房

atriocommissuropexy [ˌeitriəuˌkɔmi'sjuərəˌpeksi] *n* 左房室瓣固定术

atriomegaly [ˌeitriə'megəli] *n* 心房肥大

atrionector [ˌeitriə'nektə] *n* 窦房结

atriopeptigen [ˌeitriəu'peptidʒən] *n* 心房肽激素原

atriopeptin [ˌeitriəu'peptin] *n* 心房肽激素

atrioseptopexy [ˌeitriəuˌseptə'peksi] *n* 房间隔修补术，房中隔修补术

atrioseptoplasty [ˌeitriəuˌseptə'plæsti] *n* 房间隔成形术，房中隔成形术

atriotomy [ˌeitri'ɔtəmi] *n* 心房切开术

atrioventricular [ˌeitriəuven'trikjulə] *a* 房室的

atrioventricularis communis [ˌeitriəu'ventrikju'lɛəris kɔ'mjunis] 房室间异常沟通(一种先天性心脏畸形，亦称房室总管存留)

atriplicism [ə'triplisizəm] *n* 滨藜中毒

atrium ['ɑ:triəm, 'eitriəm] ([复] **atria** ['ɑ:triə, 'eitriə]) *n*【拉】房，前房 | ～ cordis 心房 / ～ dextrum, right ～ 右心房 / ～ of glottis, ～ of larynx 喉前庭 / pulmonary ～ 左心房 / ～ sinistrum, left ～ 左心房 / ～ vaginae 阴道前庭

Atromid-S ['ætrəmid] *n* 氯贝特，氯贝丁酯(clofibrate)制剂的商品名

Atropa ['ætrəpə] *n* 颠茄属

atrophedema [əˌtrɔfi'di:mə] *n* 萎缩性水肿(血管神经性水肿)

atrophia [ə'trəufiə] *n*【拉;希】萎缩
atrophic [æ'trɔfik] *a* 萎缩(性)的
atrophie [ætrə'fi] *n*【法】萎缩 | ～ blanche [blɔŋʃ]【法】白色萎缩 / ～ noire [nwɑ:]【法】黑色萎缩
atrophied ['ætrəfid] *a* (已)萎缩的
atrophoderma [ˌætrəfə'də:mə] *n* 皮萎缩,萎缩性皮病
atrophodermatosis [æˌtrɔfədə:mə'təusis] *n* 皮萎缩病
atrophodermia [ˌætrəfə'də:miə] *n* 皮肤萎缩,萎缩性皮肤病 | ～ vermiculata 蠕虫样皮萎缩,蠕虫样萎缩性皮病
atrophy ['ætrəfi] *n* 萎缩 *vt, vi* (使)萎缩 | acute yellow ～ 急性黄色萎缩(亦称急性实质性肝炎,恶性黄疸) / arthritic ～ 关节周肌萎缩(由于损伤或体质病所致) / blue ～ 蓝色萎缩(一种蓝色色素沉着,常因有药瘾者自行注射药物所致) / brown ～ 褐色萎缩(主要见于老年人心、肝及脾) / ～ of disuse 废用性萎缩(指身体某一部分缺少正常活动所致) / healed yellow ～ 愈合性黄色萎缩,坏死后肝硬变 / infantile ～ 婴儿萎缩(症),消瘦 / lobar ～ 脑叶萎缩 / macular ～ 斑状萎缩,皮肤松垂 / optic ～ 视神经萎缩 / peroneal ～ 腓肌型肌萎缩,进行性神经病性(腓)肌萎缩 / red ～ 红色萎缩(主要指肝萎缩,由于心脏瓣膜病导致慢性充血所致) / reversionary ～ 退行发育,间变 / white ～ 白色萎缩(一种神经萎缩,仅残存白色结缔组织)
atropine ['ætrəpin] *n* 阿托品,颠茄碱(抗胆碱能药) | ～ methonitrate, ～ methylnitrate 甲硝阿托品,硝酸甲基阿托品 / ～ sulfate 硫酸阿托品
atropinism ['ætrəpinizəm], **atropism** ['ætrəpizəm] *n* 阿托品中毒
atropinization [æˌtrəupinai'zeiʃən] *n* 阿托品化,阿托品处理(法)
Atropisol ['ætrəpisɔl] *n* 硫酸阿托品(atropine sulfate)制剂的商品名
ATS American Thoracic Society 美国胸科学会; antitetanic serum 抗破伤风血清; anxiety tension state 焦虑紧张状态
attach [ə'tætʃ] *vt* 缚,系,贴;附加,隶属;使…依恋;把(重点等)放在… (to) *vi* 系,缚;附,归属 | ～ oneself to 依附,参加 / be ～ed to 附属于;喜爱,爱慕,依恋
attachment [ə'tætʃmənt] *n* 附着,接合;爱慕,依恋;附着体;固位体 | edgewise ～ 边缘矫正器 / epithelial ～ (of Gottlieb) 上皮附着 / extracoronal ～ 牙冠外固位体 / intracoronal ～, frictional ～, internal ～, key-and-keyway ～, parallel ～, precision ～, slotted ～ 牙冠内固位体,磨擦式固位体,内部固位体,键与键槽式固位体,平行固位体,精密固位体,狭槽式固位体
attack [ə'tæk] *n* 发作 | anxiety ～, panic ～ 焦虑发作,恐慌发作 / transient ischemic ～ (TIA) 一过性缺血发作 / vasovagal ～, vagal ～ 血管迷走神经性发作,迷走神经性发作
attain [ə'tein] *vt* 达到;完成;获得;到达 *vi* 到达(to) | ～**able** *a* 可达到的
attainment [ə'teinmənt] *n* 达到,到达;[常用复]成就,造诣
attar ['ætə] *n* 挥发油,精油 | ～ of roses 玫瑰油
attempt [ə'tempt] *vt, n* 尝试,试图
attend [ə'tend] *vt* 出席,参加;照顾,护理;伴随(with) *vi* 专心,注意(to);照顾,护理(to);伴随,侍候(on)
attendance [ə'tendəns] *n* 到场,出席;护理
attendant [ə'tendənt] *n* 服务员;出席者;伴随物 *a* 在场的;护理的;伴随的
attention [ə'tenʃən] *n* 注意,关心;注意力 | attract(或draw) sb's ～ 引起某人的注意 / bring sth to sb's ～ 使某人注意某事 / call sb's ～ to sth 叫某人注意某事 / devote one's ～ to 专心于 / give one's ～ to 注意 / pay ～ to 注意;关心
attentive [ə'tentiv] *a* 注意的;关心的,

殷勤的(to)

attenuant [ə'tenjuənt] *a* 稀释的 *n* 稀释剂

attenuate [ə'tenjueit] *vt, vi* (使)变细;(使)稀释;(使)减毒,减弱;衰减 | **attenuation** [əˌtenju'eiʃən] *n* 变细;稀释;(使病原微生物的毒力)减毒,减弱;弱化,(辐射光的)衰减,衰耗

Attenuvax [ə'tenjuvæks] *n* 麻疹减毒活疫苗(live attenuated measles virus vaccine)制剂的商品名

attest [ə'test] *vt* 证实,表明;作为…证明 *vi* 证实,表明(to)

attestation [ˌætes'teiʃən] *n* 证实,证明

attic ['ætik] *n* 上鼓室,鼓(室上)隐窝

atticitis [ˌæti'kaitis] *n* 上鼓室炎,鼓(室上)隐窝炎

atticoantrotomy [ˌætikə*u*æn'trɔtəmi] *n* 上鼓室鼓窦切开术,鼓窦隐窝切开术

atticomastoid [ˌætikə*u*'mæstɔid] *a* 上鼓室乳突的,鼓(室上)隐窝乳突的

atticotomy [ˌæti'kɔtəmi] *n* 上鼓室切开术,鼓(室上)隐窝切开术 | transmeatal ~ 经耳道上鼓室切开术,经耳道鼓(室上)隐窝切开术

attitude ['ætitju:d] *n* 姿势;态度,看法(to, towards) | ~ of combat 格斗姿势(在战场上焚烧至死的尸体呈僵直防守姿势) / crucifixion ~ 十字架姿势(身体强直,手臂外展成直角,见于癔病性癫痫及紧张症) / deflexion ~ 反屈胎势 / discobolus ~ 掷铁饼姿势(半规管受刺激引起) / forced ~ 强迫姿势(见于脑膜炎患者) / illogical ~s 不自然姿势(见于癔病性癫痫患者) / ~ passionnelle, passionate ~ 戏剧性姿势(见于癔病患者) / stereotyped ~ 刻板姿势(见于精神病者)

atto- [构词成分] 阿(托)(百亿亿分之一,$=10^{-18}$)

attract [ə'trækt] *vt* 吸引,引起(注意,兴趣等) *vi* 有吸引力

attractant [ə'træktənt] *n* 诱引剂,吸引剂(诱捕昆虫或害虫用)

attraction [ə'trækʃən] *n* 吸引,引力;上升(殆平面接近耳平面) | capillary ~ 毛细管吸引,毛细吸引 / chemical ~, ~ of affinity 化学吸引,亲和性吸引

attractive [ə'træktiv] *a* 有吸引力的,引起注意的 | ~**ly** *ad*

attraxin [ə'træksin] *n* 趋向素(存在于溶液中的特异物质,当溶液注入组织内时,即对上皮细胞起着趋化性影响)

attribute [ə'tribju(:)t] *vt* 把…归因于,认为是…的属性(to) ['ætribju:t] *n* 属性,特征 | **attributable** [ə'tribjutəbl] *a* 可归因的,可归属的(to) / **attribution** [ˌætri'bju:ʃən] *n* 归因,归属;属性

attributive [ə'tribjutiv] *a* 归属的;属性的 | ~**ly** *ad*

attrition [ə'triʃən] *n* 摩擦;磨损,磨耗

at vol atomic volume 原子体积

At wt atomic weight 原子量

atypia [ei'tipiə], **atypism** [ei'tipizəm] *n* 非典型,不标准

atypical [ei'tipikəl] *a* 非典型的,不标准的

AU aures unitas或auris uterque 双耳或每耳

Au 元素金(gold, aurum 【拉】)的符号; Australian antigen 澳大利亚抗原

AUA American Urological Association 美国泌尿学会

Au-antigenemia [ˌæntidʒi'ni:miə] *n* 澳大利亚抗原血症

Aub-Dubois table [ɔ:b dju(:)'bɔiz] (Joseph C. Aub; Eugene F. Dubois) 奥布-杜布依表(一种不同年龄均适用的正常基础代谢率表)

Aubert's phenomenon [au'bɛət] (Hermann Aubert) 奥贝尔特现象(一种视错觉,即当头向一侧倾斜时,有一垂直线斜向另一侧)

auburn ['ɔ:bən] *n, a* 茶褐色(的),枣红色(的)

Auchmeromyia [ˌɔ:kmərə'maijə] *n* 燥蝇属 | ~ luteola 黄燥蝇

audible ['ɔ:dəbl] *a* 听得到的,可听的

| **audibility** [ɔːdiˈbiləti] *n* 可听度,可听性 / **audibly** *ad*

audiclave [ˈɔːdikleiv] *n* 助听器

audience [ˈɔːdjəns] *n* 听众,观众 | give ~ to 听,倾听

audile [ˈɔːdail] *a* 听力的,听觉的(尤指听的回忆);听觉型的

audimutitas [ˌɔːdiˈmjuːtitəs] *n* 听哑(不伴耳聋的哑症)

audio [ˈɔːdiəu] *a* 听觉的,声音的;声频的

audi(o)- [构词成分] 听,听觉;声音,音频

audioanalgesia [ˌɔːdiəuˌænælˈdʒiːzjə] *n* 听性止痛,音乐止痛(通过立体声的耳机听录音音乐以止痛)

audiogenic [ˌɔːdiəuˈdʒenik] *a* 听源性的,音源性的

audiogram [ˈɔːdiəˌgræm] *n* 听力图 | cortical ~ 皮质听力图

audiology [ˌɔːdiˈɔlədʒi] *n* 听力学(尤指对听力损伤不能用药物或手术矫治的研究) | **audiological** [ˌɔːdiəˈlɔdʒikəl] *a* / **audiologist** *n* 听力学家

audiometer [ˌɔːdiˈɔmitə] *n* 听力计 | evoked response ~ 诱发反应听力计 | **audiometry** [ˌɔːdiˈɔmitri] *n* 听力测验(法), 测听(法) / **audiometric** [ˌɔːdiəuˈmetrik] *a* 听力测验的 / **audiometrist** [ˌɔːdiˈɔmitrist], **audiometrician** [ˌɔːdiəumiˈtriʃən] *n* 测听专家

audiosurgery [ˌɔːdiəuˈsəːdʒəri] *n* 听力外科,听力手术

audiovisual [ˌɔːdiəuˈvizjuəl] *a* 视听的,声光感觉的

audiphone [ˈɔːdifəun] *n* 助听器

audition [ɔːˈdiʃən] *n* 听,听力 | chromatic ~, ~ colorée 色听觉,闻声觉色 / gustatory ~ 味听觉,闻声觉味

auditive [ˈɔːditiv] *n* 听型学习者(听觉为主要感觉的人)

auditognosis [ˌɔːditəgˈnəusis] *n* 听觉

auditory [ˈɔːditəri] *a* 听的,听觉的

Audouin's microsporon [auduˈæn] (Jean-Victor Audouin) 奥杜安小孢子菌(引起青春前期秃发癣最常见的原因)

Auenbrugger's sign [auenˈbruːgə] (Leopold E. von Auenbrugger) 奥恩布鲁格征(上腹部膨起,由于大量心包渗液所致)

Auerbach's ganglion [ˈauəbɑːh] (Leopold Auerbach) 奥尔巴赫神经节(肠肌丛内的小神经节) | ~ plexus 肠肌丛

Auer's bodies [ˈauə] (John Auer) 奥尔小体(粒状、板状小体,具有酸性磷酸酶活性,见于成髓细胞、髓细胞、成单核细胞及粒状组织细胞的胞浆内,浆细胞内则罕见,成淋巴细胞或淋巴细胞内也无,实质上可确诊为白血病的病征)

Aufrecht's sign [ˈaufreʃt] (Emanual Aufrecht) 奥夫雷希特征(气管狭窄时,在颈静脉窝可听到微弱的呼吸音)

Aug. August 八月

augment [ɔːgˈment] *vt, vi* 增进,增加;加强

augmentation [ˌɔːgmenˈteiʃən] *n* 增进,增加;加强,强化;增加物,增加量

Augmentin [ɔːgˈmentin] *n* 阿莫西林-克拉维酸钾(amoxicillin and clavulanate potassium)制剂的商品名

augmentor [ɔːgˈmentə] *a* 增进的,增加的(指神经或神经细胞体积的增大与心脏收缩力的增强); *n* 促进素

augnathus [ɔːgˈneiθəs] *n* 双下颌

August [ˈɔːgəst] *n* 八月

Aujeszky's disease [ɔːˈjeski] (Aladár Aujeszky) 假狂犬病

aula [ˈɔːlə] *n* 红晕(在接种损害周围形成的红斑状红晕)

aura [ˈɔːrə] ([复] **aurae** [ˈɔːriː] 或 **auras**) *n* 气氛,氛围;气味;先兆,预感 | epileptic ~ 癫痫先兆 / intellectural ~, reminiscent ~ 梦样先兆(癫痫发作前) / ~ procursiva 向前奔走性先兆

Aurafair [ˈɔːrəˌfeə] *n* 安替比林-苯佐卡因滴耳液(antipyrine and benzocaine

otic solution)制剂的商品名
aural[1] [ˈɔːrəl] *a* 气氛的;气味的;先兆的,预感的
aural[2] [ˈɔːrəl] *a* 耳的;听觉的
Auralgan [ɔːˈrælgæn] *n* 安替比林–苯佐卡因滴耳液(antipyrine and benzocaine otic solution)制剂的商品名
auramine O [ˈɔːrəmiːn] 金胺O,碱性槐黄
auranofin [ɔːˈreinəfin] *n* 金诺芬,醋硫葡金(抗风湿病药)
aurantia [ɔːˈrænʃiə] *n* 金橙黄(用于线粒体染色)
aurantiamarin [ɔːˌrænti'æmərin] *n* 橙皮苷
aurantiasis [ˌɔːrænˈtaiəsis] *n* 皮肤橙色病,胡萝卜素血症
Aurelia [ɔːˈreliə] *n* 海月水母属
Aureobasidium [ɔːˌriəbəˈsidiəm] *n* 短柄霉属,金担子菌属 | ～ pullulans 出芽短柄霉,出芽金担子菌
aureolin [ɔːˈriəlin] *n* 钴黄(钴亚硝酸钾)
Aureomycin [ˌɔːriə*u*ˈmaisin] *n* 金霉素,结晶的盐酸金霉素(crystalline chlortetracycline hydrochloride)制剂的商品名
aures [ˈɔːriːz] auris 的复数
auriasis [ɔːˈraiəsis] *n* 金质沉着症
auric [ˈɔːrik] *a* 金的,含金的 | ～ acid 金酸
auricle [ˈɔːrikl] *n* 耳郭;心耳(本词曾用来表示心房) | cervical ～ 颈部耳状附件(偶见于颈侧残存的鳃裂外口处) / left ～ of heart 左心耳 / right ～ of heart 右心耳
auricula [ɔːˈrikjulə,əˈrikjulə] ([复] **auriculae** [ɔːˈrikjuliː] *n*【拉】耳郭;心耳(本词曾用作"心房"的同义词)
auricular [ɔːˈrikjulə] *a* 耳的,耳郭的;心耳的(曾用作"心房的")
auriculare [ɔːˌrikjuˈlɛəri] *n* 耳道点(在外耳道口顶)
auricularis [ˌɔːrikjuˈlɛəris] *a*【拉】耳的;心耳的
auriculate [ɔːˈrikjulit] *a* 耳形的,有耳的
auriculocranial [ɔːˌrikjulə*u*ˈkreinjəl] *a* 耳颅(部)的
auriculotemporal [ɔːˌrikjulə*u*ˈtempərəl] *a* 耳颞(部)的
auriculotherapy [ɔːˌrikjulə*u*ˈθerəpi] *n* 耳疗法
auriculoventricular [ɔːˌrikjulə*u*venˈtrikjulə] *a* 房室的
aurid [ˈɔːrid] *n* 金剂疹(由于用金盐而产生的一种皮疹)
auriferous [ɔːˈrifərəs] *a* 含金的;产金的
auriform [ˈɔːrifɔːm] *a* 耳形的,耳状的
aurilave [ˈɔːrileiv] *n* 洗耳器,耳冲洗器
aurin [ˈɔːrin] *n* 蔷薇色酸,玫红酸
aurinarium [ˌɔːriˈnɛəriəm] *n* 耳杆剂,外耳道栓剂(用以插入外耳道)
aurinasal [ˌɔːriˈneizəl] *a* 耳鼻的
auriphone [ˈɔːrifəun] *n* 助听喇叭,助听筒
auripigment [ˌɔːriˈpigmənt] *n* 雌黄,三硫化二砷
auripuncture [ˈɔːriˌpʌŋktʃə] *n* 鼓膜穿刺术
auris [ˈɔːris] ([复] **aures** [ˈɔːriːz]) *n*【拉】耳
auriscalpium [ˌɔːriˈskælpiəm] *n* 耳匙(用以刮除耳内异物)
auriscope [ˈɔːriskəup] *n* 耳镜
aurist [ˈɔːrist] *n* 耳科医生,耳科学家
auristics [ɔːˈristiks] *n* 耳科学,治耳术
auristilla [ˌɔːrisˈtilə] ([复] **auristillae** [ˌɔːrisˈtiliː]) *n*【拉】滴耳药
aurochromoderma [ˌɔːrəˌkrəuməˈdəːmə] *n* 金剂性皮肤变色
aurogauge [ˈɔːrəgeidʒ] *n* 听力计检定器,助听效应鉴定器
aurometer [ɔːˈrɔmitə] *n* 听力计
aurotherapy [ˌɔːrə*u*ˈθerəpi] *n* 金疗法
aurothioglucose [ˌɔːrə*u*ˌθaiəˈgluːkəus] *n* 金硫葡糖,硫代葡萄糖金(消炎镇痛药,治疗类风湿性关节炎)
aurothioglycanide [ˌɔːrə*u*ˌθaiəˈglai-

kənaid], **aurothioglycolanilide** [ˌɔːrəuˌθaiəˌglaikɔ'lænilaid] *n* 金硫醋苯胺，金硫乙酰苯胺(消炎镇痛药，治疗类风湿性关节炎)

aurothiomalate disodium [ˌɔːrəuˌθaiə'meileit] 金硫丁二钠，硫代苹果酸金钠(消炎镇痛药)

aurum ['ɔːrəm] *n*【拉】金

auscultate ['ɔːskəlteit], **auscult** [ɔːs'kʌlt] *vt, vi* 听诊 | **auscultator** [ˌɔːskəl'teitə] *n* 听诊者;听诊器 / **auscultatory** [ɔːs'kʌltətəri] *a* 听诊的

auscultation [ˌɔːskəl'teiʃən] *n* 听诊(法) | direct ～, immediate ～ 直接听诊 / mediate ～ 间接听诊 / obstetric ～ 产科听诊

auscultoplectrum [ɔːsˌkʌltəu'plektrəm] *n* 叩听诊器

auscultoscope [ɔːs'kʌltəskəup] *n* 扩音听诊器

auspice ['ɔːspis] *n* 预兆，吉兆;[复]主办，赞助 | under the ～s of 由…主办，承…赞助

austere [ɔs'tiə] *a* 严正的，严肃的;简朴的;节制的 | ～**ly** *ad*

austerity [ɔs'terəti] *n* 严正，严肃;简朴;节制

Austin Flint murmur ['ɔstin flint] (Austin Flint) 奥斯汀·弗林特杂音(主动脉回流时心尖部的收缩前期杂音) | ～ respiration 空洞呼吸音

Austin Moore arthroplasty ['ɔstin muə] (Austin T. Moore) 奥斯丁·穆尔关节成形术(使用奥斯丁·穆尔人工髋关节，施行髋关节重建手术) | ～ prosthesis 奥斯丁·穆尔人工髋关节(一种金属植入物，用于髋关节成形术)

Australia [ɔs'treiljə] *n* 澳大利亚[大洋洲] | ～**n** *a* 澳大利亚的;澳大利亚人的 *n* 澳大利亚人

Australorbis [ˌɔːstrə'lɔːbis] *n* 澳卷螺属(即Biomphalaria)

Austria ['ɔstriə] *n* 奥地利[欧洲] | ～**n** *a* 奥地利的;奥地利人的 *n* 奥地利人

aut- 见auto-

autacoid ['ɔːtəkɔid] *n* 自体有效物质(指各种具有生理活性的内源性物质，如组胺、血清素、血管紧张素、前列素等的总称)

autarcesiology [ˌɔːtɑːˌsiːsi'ɔlədʒi] *n* 天然免疫学

autarcesis [ɔː'tɑːsisis] *n* 天然免疫性(有别于抗体型的免疫性) | **autarcetic** [ɔːtɑː'setik] *a*

autechoscope [ɔː'tekəskəup] *n* 自检听诊器

autecic [ɔː'tiːsik] *a* 同种寄生的，终生寄生的

autecology [ˌɔːti'kɔlədʒi] *n* 个体生态学

autemesia [ˌɔːti'miːziə] *n* 功能性呕吐，自(发性呕)吐

authentic [ɔː'θentik] *a* 可靠的，权威性的，有根据的 | ～**ally** *ad*

authenticate [ɔː'θentikeit] *vt* 证实，鉴定 | **authentication** [ɔːˌθenti'keiʃən] *n*

authenticity [ˌɔːθen'tisəti] *n* 可靠性，真实性

author ['ɔːθə] *n* 著者，作家 | ～**ial** [ɔː'θɔːriəl] *a*

authoritative [ɔː'θɔritətiv] *a* 有权威的;可相信的 | ～**ly** *ad*

authority [ɔː'θɔrəti] *n* 权，权力，权威;根据;[复]当局

authorize ['ɔːθəraiz] *vt* 授权，委托;批准，认可 | **authorization** [ˌɔːθərai'zeiʃən] *n*

autism ['ɔːtizəm] *n* 孤独症;孤独性，内向性，自我中心 | akinetic ～ 睁眼昏迷 / infantile ～ 婴儿孤独症

autistic [ɔː'tistik] *a* 孤独的，内向的，我向的

aut(o)- [前缀]自己，自体，自动，自发

autoactivation [ˌɔːtəuˌækti'veiʃən] *n* 自体活动(腺体分泌)

autoagglutination [ˌɔːtəuəˌgluːti'neiʃən] *n* 自体凝集(作用)，自身凝集反应

autoagglutinin [ˌɔːtə*u*əˈgluːtinin] *n* 自体凝集素，自身凝集素

autoallergy [ˌɔːtə*u*ˈælədʒi] *n* 自体变应性，自体变态反应，自身变态反应 | **autoallergic** [ˌɔːtə*u*əˈləːdʒik] *a*

autoamputation [ɔːtə*u*ˌæmpjuˈteiʃən] *n* 自(行)断离(如息肉)

autoanalysis [ˌɔːtə*u*əˈnæləsis] *n* 自我(心理)分析

autoanamnesis [ˌɔːtə*u*ˌænæmˈniːsis] *n* 自诉病史

autoantibody [ˌɔːtə*u*ˈæntiˌbɔdi] *n* 自体抗体，自身抗体

autoanticomplement [ˌɔːtə*u*ˌæntiˈkɔmplimənt] *n* 自体抗补体，自身抗补体

autoantigen [ˌɔːtə*u*ˈæntidʒən] *n* 自体抗原，自身抗原

autoantisepsis [ˌɔːtə*u*ˌæntiˈsepsis] *n* 自体灭菌，生理性抗菌

autoantitoxin [ˌɔːtə*u*ˌæntiˈtɔksin] *n* 自体抗毒素，自身抗毒素

autoaudible [ˌɔːtə*u*ˈɔːdəbl] *a* 可自听的(指心音)

autobacteriophage [ˌɔːtə*u*bækˈtiəriəfeidʒ] *n* 自体噬菌体

autobiography [ˌɔːtə*u*baiˈɔgrəfi] *n* 自传

autobiotic [ˌɔːtə*u*baiˈɔtik] *n* 自生素，自生质(指由细胞产生并控制产生细胞行为的物质)

autoblast [ˈɔːtəblæst] *n* 原生子，微生物

autobody [ˈɔːtə*u*ˌbɔdi] *n* 自体(抗体的一种)

autocatalysis [ˌɔːtə*u*kəˈtælisis] *n* 自身催化(作用) | **autocatalytic** [ˌɔːtə*u*kætəˈlitik] *a*

autocatalyst [ˌɔːtə*u*ˈkætəlist] *n* 自身催化剂

autocatharsis [ˌɔːtə*u*kəˈθɑːsis] *n* 自我疏泄(精神病疗法，鼓励患者写出自己的病情，从而消除他的精神情绪)

autocatheterism [ˌɔːtə*u*ˈkæθitərizəm] *n* 自插导管(法)

autocerebrospinal [ˌɔːtə*u*ˌseribrə*u*ˈspainl] *a* 自体脑脊液的(用于治疗流行性脑膜炎)

autocholecystectomy [ˌɔːtə*u*ˌkəulisisˈtektəmi] *n* 胆囊自切除(胆囊套叠入肠道内，最后分离而排出)

autochthon [ɔːˈtɔkθən] ([复] **autochthons**或**autochthones** [ɔːˈtɔkθəniːz]) *n* 本地人，土著；土生土长的动植物 | ~**ous**, ~**al** *a* 土著的；(动植物)土生的；本处发生的(未转移到新部位的)；自身的(指移至同一个体新部位的组织移植物)

autocinesis [ˌɔːtə*u*saiˈniːsis] *n* 自体动作，随意运动

autoclasia [ˌɔːtə*u*ˈkleiziə] *n* 自体破坏，自身破坏

autoclasis [ɔːˈtɔkləsis] *n* 自破，自裂

autoclave [ˈɔːtəkleiv] *n* 高压灭菌器，压热器，高压釜

Autoclip [ˈɔːtə*u*klip] *n* 自动小夹(商品名，不锈钢手术小夹，可自动提供给一套小夹使手术创口闭合)

autocoid [ˈɔːtəkɔid] *n* 自体有效物质(见autacoid)

autoconduction [ˌɔːtə*u*kənˈdʌkʃən] *n* 自体导电法

autocrine [ˈɔːtəukrin] *a, n* 自分泌(的)，自泌(的)

autocystoplasty [ˌɔːtə*u*ˈsistəˌplæsti] *n* 自体移植膀胱成形术

autocytolysin [ˌɔːtə*u*saiˈtɔlisin] *n* 自身细胞溶素，自(身)溶素

autocytolysis [ˌɔːtə*u*saiˈtɔlisis] *n* 自体溶解，自溶 | **autocytolytic** [ˌɔːtə*u*ˌsaitə*u*ˈlitik] *a*

autocytotoxin [ɔːtə*u*ˌsaitə*u*ˈtɔksin] *n* 自体细胞毒素，自身细胞毒素

autodermic [ˌɔːtə*u*ˈdəːmik] *a* 自皮的，自体皮肤的(指皮移植)

autodestruction [ˌɔːtə*u*disˈtrʌkʃən] *n* 自体破坏(作用)，自身破坏(作用)(尤指某些酶在溶液中所起的变化)

autodigestion [ˌɔːtə*u*diˈdʒestʃən] *n* 自

体消化，自身消化，自身溶解(尤指死后胃壁及附近组织的被消化)

autodiploid [ˌɔːtəu'diplɔid] *a* 同源二倍体的 *n* 同源二倍体(指一个体或细胞具有两套染色体) | ～**y** *n* 同源二倍性

autodrainage [ˌɔːtəu'dreinidʒ] *n* 自体导液法

autodyne ['ɔːtədain] *n* 甘油苯醚(有镇痛作用)

autoecholalia [ˌɔːtəuˌekə'leiliə] *n* 重复自语，自我重复言语

autoecic [ɔː'tiːsik] *a* 同种寄生的，终生寄生的

autoeczematization [ˌɔːtəuekˌzemətai'zeiʃən, -ti'z-] *n* 自体湿疹化

autoeroticism [ˌɔːtəue'rɔtisizəm], **autoerotism** [ˌɔːtəu'erətizəm] *n* 自体性欲 | **autoerotic** [ˌɔːtəui'rɔtik] *a*

autoerythrophagocytosis [ˌɔːtəuiˌriθrəuˌfægəsai'təusis] *n* 自体红细胞吞噬(作用)

autofluorescence [ˌɔːtəufluə'resns] *n* 自体荧光(指组织内的荧光)

autofluoroscope [ˌɔːtəu'fluərəskəup] *n* 自体荧光镜(一种闪烁照相机，其探测器内装有碘化钠晶体，尤其适用于研究大器官的小肿瘤)

autofundoscope [ˌɔːtəu'fʌndəskəup] *n* 自检眼底镜 | **autofundoscopy** [ˌɔːtəufʌn'dɔskəpi] *n* 自检眼底镜检查

autogamy [ɔː'tɔgəmi] *n* 自体受精 | **autogamous** [ɔː'tɔgəməs] *a*

autogenesis [ˌɔːtəu'dʒenisis] *n* 自(然发)生 | **autogenetic** [ˌɔːtəudʒi'netik] *a*

autogenous [ɔː'tɔːdʒinəs], **autogeneic** [ˌɔːtəudʒi'neiik] *a* 自体的，自身的

autognostic [ˌɔːtɔg'nɔstik] *a* 自(己)诊(断)的(用于精神分析方法)

autograft ['ɔːtəgrɑːft] *n* 自体移植物，自身移植物 *vt, vi* 自体移植

autografting ['ɔːtəgrɑːftiŋ] *n* 自体移植(法)，自身移植(法)

autogram ['ɔːtəgræm] *n* 压印(用钝器压迫皮肤形成的痕迹)

autohemagglutination [ˌɔːtəuˌhiːməˌgluːti'neiʃən] *n* 自体血细胞凝集作用，自身血凝反应

autohemagglutinin [ˌɔːtəuhiːmə'gluːtinin] *n* 自体血细胞凝集素，自身血凝素

autohemic [ˌɔːtəu'hiːmik] *a* 自体血液的，自身血液的

autohemolysin [ˌɔːtəuˌhiːmə'laisin, -hiː'mɔli-] *n* 自体溶血素，自溶血素

autohemolysis [ˌɔːtəuhiː'mɔləsis] *n* 自血溶解，自身溶血 | **autohemolytic** [ˌɔːtəuˌhiːmə'litik] *a*

autohemopsonin [ˌɔːtəuˌhemɔp'səunin] *n* 自体血细胞调理素，自身血细胞调理素

autohemotherapy [ˌɔːtəuˌhiːməu'θerəpi] *n* 自血疗法，自体血液疗法

autohemotransfusion [ˌɔːtəuˌhiːməutræns'fjuːʒən] *n* 自体输血

autohistoradiograph [ˌɔːtəuˌhistə'reidiəugrɑːf] *n* 自体(组织)放射(照)片，放射自显影(照)片

autohormonoclasis [ˌɔːtəuˌhɔːməu'nɔkləsis] *n* 自体激素破坏

autohypnosis [ˌɔːtəuhip'nəusis] *n* 自我催眠 | **autohypnotic** [ˌɔːtəuhip'nɔtik] *a*

autoimmune [ˌɔːtəui'mjuːn] *a* 自体免疫的，自身免疫的 | **autoimmunity** [ˌɔːtəui'mjuːnəti] *n*

autoimmunization [ˌɔːtəuˌimju(ː)nai'zeiʃən, ni'z-] *n* 自体免疫(法)，自身免疫作用(亦称自身致敏)

autoinfection [ˌɔːtəuin'fekʃən] *n* 自体感染，自身感染

autoinfusion [ˌɔːtəuin'fjuːʒən] *n* 自体聚血，自血输注

autoinoculable [ˌɔːtəui'nɔkjuləbl] *a* 能自体接种的

autoinoculation [ˌɔːtəuiˌnɔkju'leiʃən] *n* 自体接种，自身接种

autointerference [ˌɔːtəuˌintə'fiərəns]

n 自体干扰，自身干扰(用完整的、减毒的或灭活的病毒对同种病毒的复制进行干扰)

autointoxicant [ˌɔːtəuinˈtɔksikənt] *n* 自体毒物

autointoxication [ˌɔːtəuinˌtɔksiˈkeiʃən] *n* 自体中毒，自身中毒 | intestinal ～ 肠性自体中毒，食物性毒血症

autoisolysin [ˌɔːtəuaiˈsɔlisin] *n* 自体同种溶素，自身同族溶素

autokeratoplasty [ˌɔːtəuˈkerətəuˌplæsti] *n* 自体角膜移植术

autokinesis [ˌɔːtəukaiˈniːsis] *n* 自体动作，随意运动 | visible light ～ 可视光自体动作 | **autokinetic** [ˌɔːtəukaiˈnetik] *a*

autolaryngoscopy [ˌɔːtəuˌlærinˈgɔskəpi] *n* 自检喉镜检查

autolavage [ˌɔːtəuləˈvɑːʒ] *n* 自(己)灌洗胃

autolesion [ˈɔːtəˌliːʒən] *n* 自伤

autoleukoagglutinin [ˌɔːtəuˌljuːkəuəˈgluːtinin] *n* 自体白细胞凝集素，自身白细胞凝集素

autoleukocytotherapy [ˌɔːtəuˌljuːkəˌsaitəuˈθerəpi] *n* 自体白细胞疗法

autologous [ɔːˈtɔləgəs] *a* 自体固有的，正型结构的；自体的，自身的

autology [ɔːˈtɔlədʒi] *n* 自体论，自身论

autolysate [ɔːˈtɔliseit] *n* 自溶产物(癌组织的自溶产物用于皮下注射以治癌)

autolysin [ˌɔːtəˈlaisin, ɔːˈtɔlisin] *n* 自溶素

autolysis [ɔːˈtɔlisis] *n* 自体溶解，自身溶解，自溶 | postmortem ～ 死后自溶 | **autolytic** [ˌɔːtəˈlitik] *a*

autolysosome [ˌɔːtəˈlaisəsəum] *n* 自体溶酶体(细胞溶酶体系统的一种空泡成分，溶酶体融合时水解酶加入其中)

automatic [ˌɔːtəˈmætik] *a* 自动的，机械的 *n* 自动机，自动装置 | ～**ally** *ad*

automatin [ɔːˈtɔmətin] *n* 心自动素(一种牛心肌浸出物，以前用于治疗循环失调)

automation [ˌɔːtəˈmeiʃən] *n* 自动，自动化

automatism [ɔːˈtɔmətizəm] *n* 自动症；自动性，自动(作用) | ambulatory ～ 觉醒游行症，漫游性自动症 / command ～ 从命自动症(催眠后暗示性自动症)

automatograph [ˌɔːtəuˈmætəgrɑːf] *n* 自动性运动描记器(描记不随意运动)

automaton [ɔːˈtɔmətən] ([复] **automata** [ɔːˈtɔmətə] 或**automatons**) *n* 自动装置；自动开关；自动症患者

Automeris io [ɔːˈtɔməris ˈaiəu] 巨斑刺蛾

automixis [ˌɔːtəˈmiksis] *n* 自体受精

automnesia [ˌɔːtəmˈniːziə] *n* 自发回忆(回忆过去自己的生活情况)

automobile [ˈɔːtəməubiːl, ɔːtəməuˈbiːl] *n* 汽车

automysophobia [ˌɔːtəuˌmaisəˈfəubiə] *n* 自体不洁恐怖，自秽恐怖，自臭恐怖

autonarcosis [ˌɔːtəunɑːˈkəusis] *n* 自我麻醉，自我催眠

autonephrectomy [ˌɔːtəuneˈfrektəmi] *n* 输尿管梗阻性肾萎缩，肾自切除(发生于肾结核)

autonephrotoxin [ˌɔːtəuˌnefrəuˈtɔksin] *n* 自体肾毒素

autonomic [ɔːtəuˈnɔmik] *a* 自主的，自律的

autonomotropic [ˌɔːtəunɔməˈtrɔpik] *a* 亲自主神经系统的，亲植物神经系统的

autonomy [ɔːˈtɔnəmi] *n* 自主性，自律性 | **autonomous** [ɔːˈtɔnəməs] *a* 自主的，自律的

auto-ophthalmoscope [ˌɔːtəu ɔfˈθælməskəup] *n* 自检眼镜 | **auto-ophthalmoscopy** [ˌɔːtəu ɔfθælˈmɔskəpi] *n* 自检眼镜检查

auto-oxidation [ˌɔːtəu ˌɔksiˈdeiʃən] *n* 自动氧化(作用)

autooxidizable [ˌɔːtəuˌɔksiˈdaizəbl] *a* 能自身氧化的

autopath [ˈɔːtəpəθ] *n* 自发病者，过敏患

者(由于自主神经系统过敏而有变应性症状的人)

autopathography [ˌɔːtəpəˈθɔgrəfi] *n* 自病记录

autopathy [ɔːˈtɔpəθi] *n* 自发病

autophagia [ˌɔːtəuˈfeidʒiə], *n* 自食己肉;自体消瘦;自吞噬

autophagosome [ˌɔːtəuˈfægəsəum] *n* 自噬体

autophagy [ɔːˈtɔfədʒi] *n* 自吞噬,自食己肉

autopharmacologic [ˌɔːtəuˌfɑːməkəˈlɔdʒik] *a* 自体药理学的

autopharmacology [ˌɔːtəuˌfɑːməˈkɔlədʒi] *n* 自体药理学(利用身体组织的天然成分对身体功能作化学性的调节)

autophil [ˈɔːtəfil] *n* 植物神经过敏者

autophilia [ˌɔːtəuˈfiliə] *n* 利己狂,自尊癖;自恋

autophobia [ˌɔːtəuˈfəubiə] *n* 孤独恐怖,恐独症

autophonometry [ˌɔːtəufəuˈnɔmitri] *n* 音叉振动自感测验法

autophthalmoscope [ˌɔːtɔfˈθælməskəup] *n* 自检眼镜

autophyte [ˈɔːtəfait] *n* 自养植物

autoplasmotherapy [ˌɔːtəuˌplæzməuˈθerəpi] *n* 自体血浆疗法

autoplast [ˈɔːtəplæst] *n* 自体移植物,自身移植物

autoplasty [ˈɔːtəˌplæsti] *n* 自体移植术,自体成形术;自我变更性适应(精神分析名词) | peritoneal ~ 腹膜自体成形术,腹膜被覆术 | **autoplastic** [ˌɔːtəˈplæstik] *a*

autoploid [ˈɔːtəplɔid] *a* 同源体的 *n* 同源体(见autopolyploid) | ~**y** *n* 同源性

autopodium [ˌɔːtəuˈpəudiəm] *n* 端骨(胚胎期的手和足)

autopoisonous [ˌɔːtəuˈpɔiznəs] *a* 自体中毒性的

autopolymer [ˌɔːtəuˈpɔlimə] *n* 自动聚合物,自聚物

autopolymerization [ˌɔːtəuˌpɔliˌməraiˈzeiʃən, -riˈz-] *n* 自动聚合(作用)

autopolyploid [ˌɔːtəuˈpɔliplɔid] *a* 同源多倍体的 *n* 同源多倍体(指一个体或细胞具有两套以上的染色体,由于单倍体倍加而形成) | ~**y** *n* 同源多倍性

autoprecipitin [ˌɔːtəupriˈsipitin] *n* 自体沉淀素,自身沉淀素(具有沉淀素特点的自身抗体)

autoprotection [ˌɔːtəuprəˈtekʃən] *n* 自体防御(作用),自身保护(例如由于自身抗毒素形成,保护身体不易致病)

autoproteolysis [ˌɔːtəuˌprəutiˈɔlisis] *n* 自体溶解,自身溶解,自溶

autoprothrombin [ˌɔːtəuprəˈθrɔmbin] *n* 自体前凝血酶,自体凝血酶原 | ~ Ⅰ,自体凝血酶原Ⅰ,因子Ⅶ / ~Ⅱ 自体凝血酶原Ⅱ,因子Ⅸ / ~ C 自体凝血酶原C,因子X

autoprotolysis [ˌɔːtəuprəˈtɔlisis] *n* 质子自递(作用)

autopsy [ˈɔːtəpsi], **autopsia** [ɔːˈtɔpsiə] *n* 尸体解剖,尸(体剖)检

autopsychic [ˌɔːtəuˈsaikik] *a* 自我意识的,自觉的

autopsychorhythmia [ˌɔːtəusaikəuˈriθmiə] *n* 脑律动(脑的病理性节律性活动)

autopsychotherapy [ˌɔːtəuˌsaikəuˈθerəpi] *n* 自我精神治疗,自我心理治疗

autoradiograph [ˌɔːtəuˈreidiəugrɑːf], **autoradiogram** [ˌɔːtəuˈreidiəugræm] *n* 自体放射(照)片,放射自显影(照)片 | **autoradiographic** [ˌɔːtəuˌreidiəuˈgræfik] *a* 放射自显影的 / **autoradiography** [ˌɔːtəuˌreidiˈɔgrəfi] *n* 自体放射照相术,放射自显影(术)(已广泛应用于研究以氚标记的前体〈如胸腺嘧啶〉在细胞中DNA的合成和定位)

autoreactive [ˌɔːtəuri(ː)ˈæktiv] *a* 自身反应的,自体反应的

autoregulate [ˌɔːtəuˈregjuleit] *vt* 自动调节,自体调节,自身调节 | **autoregu-**

lation [ˌɔːtəuˌregju'leiʃən] *n*

autoreinfusion [ˌɔːtəuˌriːin'fjuːʒən] *n* 自体输血,自体再注入

autosensitization [ˌɔːtəuˌsensitai'zeiʃən, -ti'z-] *n* 自体致敏作用,自体过敏化,自身致敏 | erythrocyte ~ 红细胞自身致敏(作用)

autosensitized [ˌɔːtəu'sensitaizd] *a* 自体致敏的,自身致敏的

autosepticemia [ˌɔːtəuˌsepti'siːmiə] *n* 自体败血病

autoserodiagnosis [ˌɔːtəuˌsiərədaiəg'nəusis] *n* 自体血清诊断法,自身血清诊断

autoserosalvarsan [ˌɔːtəusiərə'sælvɑːsən] *n* 自体血清胂凡纳明(治疗)

autoserum [ˌɔːtəu'siərəm] *n* 自体血清,自身血清 | **autoserous** [ˌɔːtəu'siərəs] *a*

autosexing [ˌɔːtəu'seksiŋ] *n* 性别自体鉴别,性别自动鉴定(鸟类遗传学中,有意识地培育早期出现的伴性表型以鉴别小鸡的性别)

autosite ['ɔːtəsait] *n* 联胎自养体 | **autositic** [ˌɔːtəu'sitik] *a*

autosmia [ɔː'tɔsmiə] *n* 自嗅,自辨体臭

autosomatognosis [ˌɔːtəuˌsəumətɔg'nəusis] *n* 断肢存在幻觉 | **autosomatognostic** [ˌɔːtəuˌsəumətɔg'nɔstik] *a*

autosome ['ɔːtəusəum] *n* 常染色体;自噬体 | **autosomal** [ˌɔːtəu'səuməl] *a*

autospermotoxin [ˌɔːtəuˌspəːmə'tɔksin] *n* 自体精子毒素,自身精子毒素(能使动物自身精子凝集的物质)

autosplenectomy [ˌɔːtəuspli'nektəmi] *n* 脾(脏)自切除(由于进行性纤维化和收缩而使脾脏几乎完全消失,如见于镰状细胞性贫血)

autospray ['ɔːtəsprei] *n* 自用喷雾器,自身喷雾器(患者自用)

autosterilization [ˌɔːtəuˌsterilai'zeiʃən, li'z-] *n* 自体灭菌(设想某些病毒,例如脊髓灰质炎病毒,短时间后有从组织内消失的倾向,已发现这种想法是错误的)

autostimulation [ˌɔːtəuˌstimju'leiʃən] *n* 自体(产物)刺激,自身刺激(动物自身组织产生的抗原性物质所起的刺激)

autosuggestibility [ˌɔːtəusəˌdʒesti'biləti] *n* 自我暗示性

autosuggestion [ˌɔːtəusə'dʒestʃən] *n* 自我暗示

autosynthesis [ˌɔːtəu'sinθisis] *n* 自己生殖

autotemnous [ˌɔːtəu'temnəs] *a* 自切的,自分的

autotherapy [ˌɔːtəu'θerəpi] *n* 自愈;自疗;自体液疗法

autothromboagglutinin [ˌɔːtəuˌθrɔmbəuə'gluːtinin] *n* 自身血栓凝集素(一种血小板自身凝集素)

autotomography [ˌɔːtəutə'mɔgrəfi] *n* 体动X线体层照相术,X线自家体层摄影(术)(病人身体移动,X线管不动) | **autotomographic** [ˌɔːtəuˌtɔmə'græfik] *a*

autotomy [ɔː'tɔtəmi] *n* 自身分裂;自断,自切(如有些无脊椎动物的附器自行脱落) | **autotomic** [ɔːtəu'tɔmik] *a*

autotopagnosia [ˌɔːtəuˌtɔpæg'nəusiə] *n* 自体部位失认

autotoxicosis [ˌɔːtəuˌtɔksi'kəusis], **autotoxemia** [ˌɔːtəutɔk'siːmiə], **autotoxis** [ˌɔːtəu'tɔksis] *n* 自体中毒 | **autotoxic** [ˌɔːtəu'tɔksik] *a*

autotoxin [ˌɔːtəu'tɔksin] *n* 自体毒素,自身毒素

autotransfusion [ˌɔːtəutræns'fuːʒən] *n* 自体输血 | intraoperative ~ (手)术中自体输血 / postoperative ~ (手)术后自体输血

autotransplant [ˌɔːtəutræns'plɑːnt] *n* 自体移植物,自身移植物 *vt* 自身移植

autotransplantation [ˌɔːtəuˌtrænsplɑːn'teiʃən] *n* 自体移植,自身移植

autotrepanation [ˌɔːtəuˌtrepə'neiʃən] *n* 颅侵蚀(脑瘤所致)

autotroph [ˈɔːtətrɔf, -trəuf] *n* 自营生物，自养生物 | facultative ～ 兼性自养菌 / obligate ～ 专性自养菌 | ～**ic** [ˌɔːtəuˈtrɔfik] *a* 自营的，自养的 / ～**y** [ɔːˈtɔtrəfi] *n* 自营，自养

autotuberculin [ˌɔːtəutju(ː)ˈbəːkjulin] *n* 自体结核菌素，自身结核菌素

autotuberculinization [ˌɔːtəutju(ː)-ˌbəːkjulinaiˈzeiʃən, niˈz-] *n* 自体结核菌素反应，自身结核菌素化过程(患者从自身病灶吸收结核菌素或类似产物)

autovaccination [ˌɔːtəuˌvæksiˈneiʃən], **autovaccinotherapy** [ˌɔːtəu-ˌvæksinəuˈθerəpi] *n* 自体疫苗接种疗法，自身疫苗疗法；自体接种

autovaccine [ˌɔːtəuˈvæksiːn] *n* 自体菌苗，自身菌苗，自体疫苗，自身疫苗

autovaccinia [ˌɔːtəuvækˈsiniə] *n* 自体种痘(在种痘最初部位以外的地方出现的一种痘苗反应，系因搔抓致使痘苗病毒转移之故)

autoxemia [ˌɔːtɔkˈsiːmiə] *n* 自体中毒

autoxidation [ˌɔːtɔksiˈdeiʃən] *n* 自动氧化(作用)

autoxidizable [ɔːˌtɔksiˈdaizəbl] *a* 可自动氧化的

autozygous [ˌɔːtəuˈzaigəs] *a* 自系纯合的

autumn [ˈɔːtəm] *n* 秋季

auxanogram [ɔːkˈsænəgræm] *n* 生长谱(生长谱法中的平板培养物)

auxanography [ˌɔːksæˈnɔgrəfi] *n* 生长谱法(微生物营养要求的一种快速测定方法) | **auxanographic** [ˌɔːksænəu-ˈgræfik] *a* 生长谱的

auxesis [ɔːkˈsiːsis] *n* 增大，发育；细胞增大性生长(细胞体积增大，但细胞数量并未增加) | **auxetic** [ɔːkˈsetik] *a* 增大的，发育的 *n* 发育剂，促生长剂

auxiliary [ɔːgˈziljəri, ˌɔːkˈsiliəri] *a* 辅助的；附属的 *n* 辅助物 | torquing ～ 扭转辅助线(正牙治疗用的一种辅助弓镍)

auxiliomotor [ɔːkˌsiliəuˈməutə] *a* 辅助运动的，促进运动的

auxilytic [ɔːksiˈlitik] *a* 促溶解的

auximone [ˈɔːksiməun] *n* 苗长激素(一种假想的物质，类似维生素，促植物生长)

auxin [ˈɔːksin] *n* 植物生长激素 | ～**ic** [ɔːkˈsinik] *a*

auxiometer [ˌɔːksiˈɔmitə] *n* 透镜放大率计；测力计

aux(o)- [构词成分] 发育；促进，增加，加速

auxoaction [ˌɔːksəuˈækʃən] *n* 促进作用

auxoamylase [ˌɔːksəuˈæmileis] *n* 促淀粉酶

auxochrome [ˈɔːksəkrəum] *n* 助色团(一种化学团，如引入一个色原，将使后者变成染料) | **auxochromous** [ˌɔːk-səˈkrəuməs] *a* 助色的

auxocyte [ˈɔːksəsait] *n* 性母细胞(发育初期的卵母细胞、精母细胞或孢子母细胞)

auxodrome [ˈɔːksədrəum] *n* 生长曲线

auxoflore [ˈɔːksəflɔː], **auxoflur** [ˈɔːk-səflə] *n* 助荧光物

auxogluc [ˈɔːksəgluk] *n* 致甜基，助甜团(一种无味原子，生甜团与之结合形成有甜味的化合物)

auxohormone [ˌɔːksəuˈhɔːməun] *n* 生长激素(一种维生素)

auxometer [ɔːkˈsɔmitə] *n* 透镜放大率计

auxoneurotropic [ˌɔːksəuˌnjuərəu-ˈtrɔpik] *n* 促进向神经性的

auxospireme [ˌɔːksəuˈspaiəriːm] *n* 联会染色丝纽(生长周期中性母细胞的染色质纽)

auxotherapy [ˌɔːksəuˈθerəpi] *n* 代替疗法，置换疗法(如用激素疗法或脏器置换)

auxotonic [ˌɔːksəuˈtɔnik] *a* 增加紧张的

auxotox [ˈɔːksətɔks] *n* 成毒基

auxotroph [ˈɔːksətrɔf] *n* 营养缺陷

型 | ~ic [ˌɔːksə'trɔfik] *a* 营养缺陷的
auxotype ['ɔːksətaip] *n* 生长型，营养型
AV, A-V atrioventricular 房室的；arteriovenous 动静脉的
Av average 平均；avoirdupois 常衡
avail [ə'veil] *vi,vt* 有利(于)，有助(于) *n* 效用，帮助，利益 | ~ of 利用 / ~ oneself of 利用 / ~ sb nothing 对某人无用 / to little ~ 没有什么用处 / to no ~ 完全无用 / without ~ 无益，无效，徒劳地
availability [əˌveilə'biləti] *n* 可用性；有效性；有效度，利用度
available [ə'veiləbl] *a* 有用的；可得到的；可达到的；有效的；可取得联系的，有暇的
avalanche ['ævəlɑːntʃ] *n* 崩落，雪崩；大量
avalvular [ə'vælvjulə] *a* 无瓣的
avantin ['æventin] *n* 异丙醇
avariosis [əˌværi'əusis] *n* 梅毒
avascular [ə'væskjulə] *a* 无血管的
avascularization [əˌvæskjulərai'zeiʃən, ri'z-] *n* 驱血法(缚带驱血法)
AVC atrioventricular canal 房室管
Aveling's repositor ['eivliŋ] (James H. Aveling) 艾夫林复位器，子宫复位器
Avellis' syndrome (paralysis) [ə'veliːz] (Georg Avellis) 阿费利斯综合征(麻痹)(同侧声带和软腭麻痹，对侧腿、躯干、臂、颈以及头皮的痛觉和温觉缺失，亦称疑核脊髓丘脑性麻痹)
Avena [ə'viːnə] *n* 燕麦属
avenin [ə'viːnin] *n* 燕麦蛋白
avenolith [ə'viːnəliθ] *n* 燕麦性肠结石
Aventyl [ə'ventil] *n* 盐酸去甲替林 (nortriptyline hydrochloride) 制剂的商品名
average ['ævəridʒ] *n* 平均；平均数；一般水平 *a* 平均的；一般水平的 *vt* 从…得出平均数；平均为 | ~ out 达到平均数；最终得到平衡 / on an(或the) ~ 平均，平均说来
averaging ['ævəridʒiŋ] *n* 平均技术，叠加技术 | signal ~ 信号平均技术(使噪声干扰周期性信号减少到最低程度的方法)
avermectin [ˌævəː'mektin] *n* 阿凡曼菌素(用于抗家畜寄生虫药)
averse [ə'vəːs] *a* 反对的，不愿意的(to或from)
aversion [ə'vəːʃən] *n* 厌恶，反感
aversive [ə'vəːsiv] *a* 厌恶的；有害的，有毒的
avert [ə'vəːt] *vt* 转移；防止，避免
Avertin [ə'vəːtin] *n* 阿佛丁，三溴乙醇 (tribromoethanol) 制剂的商品名
Aviadenovirus [ˌeiviˌædenəu'vaiərəs] *n* 禽腺病毒属
avian ['eiviən] *a* 鸟的；禽的 *n* 鸟
aviation [ˌeivi'eiʃən] *n* 航空
aviator ['eivieitə] *n* 飞行员，飞机驾驶员
avid ['ævid] *a* 渴望的；贪婪的(for,of) | ~**ly** *ad*
avidin ['ævidin] *n* 抗生物素蛋白(卵白蛋白内一种特殊蛋白，与生物素相互作用时，使生物素无法为动物利用，从而产生生物素缺乏综合征)
avidity [ə'vidəti] *n* 渴望；贪婪；亲和力，抗体亲抗原性；贪婪癖
avifauna [ˌeivi'fɔːnə] *n* (某一地区的)鸟类
Avipoxvirus ['eiviˌpɔksvaiərəs] *n* 禽痘病毒属
avipoxvirus ['eiviˌpɔksvaiərəs] *n* 禽痘病毒
avirulence [ei'virjuləns] *n* 无毒力，毒力缺乏，致病力缺乏(不产生病理效应) | **avirulent** *a*
avitaminosis [eiˌvaitəmi'nəusis] *n* 维生素缺乏，营养缺乏(症) | **avitaminotic** [eiˌvaitəmi'nɔtik] *a*
avivement [əviːv'mɔŋ] *n* 【法】再新术(用手术使伤口边缘复新)
Avlosulfon [ævlə'sʌlfɔn] *n* 氨苯砜 (dapsone) 制剂的商品名

AVMA American Veterinary Medical Association 美国兽医协会

AVN atrioventricular node 房室结

Avogadro's constant [ævə'gædrəu] (Amadeo Avogadro) 阿伏伽德罗常数(数值为6.0232×10^{23}) | ~ law 阿伏伽德罗定律(等体积的一切气体,在同温同压下,含有同数的分子) / ~ number 阿伏伽德罗数(数值为6.02246×10^{23})

avogram ['ævəgræm] *n* 皮皮克(10^{-24}g,即picopicogram)

avoid [ə'vɔid] *vt* 避免,回避;使无效 | ~**able** *a* 可避免的;可作为无效的

avoidance [ə'vɔidəns] *n* 避免,回避;无效;回避反应

avoidant [ə'vɔidənt] *a* 回避反应的

avoirdupois [ˌævədə'pɔiz] *n* 常衡(英国常衡制,以16盎司为1磅)

avoparcin [ævə'pɑ:sin] *n* 阿伏帕星,阿伏霉素(抗菌药)

AVP arginine vasopressin 精氨酸加压素

AVRT atrioventricular reciprocating tachycardia 房室交互性心动过速

avulsion [ə'vʌlʃən] *n* 撕脱(法),抽出术 | phrenic ~ 膈神经抽出术

await [ə'weit] *vt* 等候,期待

awake [ə'weik] *vt* 唤醒 *vi* 醒;认识到(to) *a* 醒着的;意识到的 | wide ~ 无睡意

awaken [ə'weikən] *vt* 唤醒 *vi* 醒;认识到(to) | ~**ing** *n* 觉醒

award [ə'wɔ:d] *vt* 授予,给与;判给, *n* 判定;奖品

aware [ə'wεə] *a* 意识到的;知道的,认识的(of) | ~**ness** *n* 觉知,意识

away [ə'wei] *ad* 离,远离;[表示移动]…去,…离开;[表示消失、除去]…去,…掉;[表示继续]不断…下去;立刻

awful ['ɔ:ful] *a* 令人畏惧的,可怕的;非常的 | ~**ly** *ad*

awhile [ə'*h*wail] *ad* 片刻

awkward ['ɔ:kwəd] *a* 笨拙的;不熟练的;使用不便的;难对付的;局促不安的 | ~**ly** *ad* / ~**ness** *n*

awoke [ə'wəuk] awake的过去式和过去分词

awoken [ə'wəukən] awake的过去分词

awu atomic weight unit 原子量单位

ax. axis 轴

axanthopsia [ˌæksən'θɔpsiə] *n* 黄色盲

ax(e) [æks] ([复] **axes** ['æksi:z]) *n* 斧;削减 *vt* 削减

Axenfeld's syndrome (anomaly) ['æksənfelt] (Theodor Axenfeld)阿克森费尔德综合征(异常)(一种明显的遗传性综合征,包括后青年角膜弓,伴虹膜底粘连于后弹性层环、角形结构和蝶小梁区发育缺陷及常伴有青光眼)

Axenfeld's test ['æksənfelt] (David Axenfeld) 阿克森费尔德試验(检尿白蛋白)

axenic [ei'zenik] *a* 无外来污染的,无菌的,未被污染的(指微生物纯净培养或无菌动物)

axes ['æksi:z] ax(e)和axis的复数

axial ['æksiəl] *a* 轴的,中轴的

axiation [ˌæksi'eiʃən] *n* 轴(心)化

Axid ['æksid] *n* 尼扎替丁(nizatidine)制剂的商品名

axifugal [æk'sifju:gəl] *a* 远心的,离心的

axilemma [ˌæksai'lemə] *n* 轴索膜

axilla [æk'silə] ([复] **axillae** [æk'sili:] 或**axillas**) *n* 【拉】腋,腋窝 | ~**ry** *a*

axillobifemoral [ækˌsiləubai'femərəl] *a* 腋动脉(与)双股动脉的

axillofemoral [ækˌsiləu'femərəl] *a* 腋动脉(与)股动脉的

axillopopliteal [ækˌsiləupɔp'litiəl] *a* 腋动脉(与)腘动脉的

axi(o)- [构词成分] 轴

axiobuccal [ˌæksiəu'bʌkəl] *a* 轴颊的

axiobuccocervical [ˌæksiəuˌbʌkəu'sə:vikəl] *a* 轴颊颈的

axiobuccogingival [ˌæksiəuˌbʌkəu'dʒindʒivəl] *a* 轴颊龈的

axiobuccolingual [ˌæksiəuˌbʌkəu'liŋgwəl] *a* 轴颊舌的

axiocervical [ˌæksiəu'sə:vikəl] *a* 轴颈的

axiodistal [ˌæksiəu'distl] *a* 轴远中的

axiodistocervical [ˌæksiəuˌdistəu'sə:vikəl] *a* 轴远中颈的

axiodistogingival [ˌæksiəuˌdistəu'dʒindʒivəl] *a* 轴远(中)龈的

axiodistoincisal [ˌæksiəuˌdistəuin'saizəl] *a* 轴远(中)切缘的

axiodisto-occlusal [ˌæksiəuˌdistəuɔ'klu:zəl] *a* 轴远中䶧的

axiogingival [ˌæksiəu'dʒindʒivəl] *a* 轴龈的

axioincisal [ˌæksiəuin'saizəl] *a* 轴切的

axiolabial [ˌæksiəu'leibjəl] *a* 轴唇的

axiolabiogingival [ˌæksiəuˌleibiəu'dʒindʒivəl] *a* 轴唇龈的

axiolabiolingual [ˌæksiəuˌleibiəu'liŋgwəl] *a* 轴唇舌的

axiolingual [ˌæksiəu'liŋgwəl] *a* 轴舌的

axiolinguocervical [ˌæksiəuˌliŋgwəu'sə:vikəl] *a* 轴舌颈的

axiolinguogingival [ˌæksiəuˌliŋgwəu'dʒindʒivəl] *a* 轴舌龈的

axiolinguo-occlusal [ˌæksiəuˌliŋgwəu ɔ'klu:zəl] *a* 轴舌䶧的

axiom ['æksiəm] *n* 公理,原则

axiomesial [ˌæksiəu'mi:ziəl] *a* 轴近中的

axiomesiocervical [ˌæksiəuˌmi:ziəu'sə:vikəl] *a* 轴近中颈的

axiomesiodistal [ˌæksiəuˌmi:ziəu'distl] *a* 轴近中远侧的

axiomesiogingival [ˌæksiəuˌmi:ziəu'dʒindʒivəl] *a* 轴近中龈的

axiomesioincisal [ˌæksiəuˌmi:ziəuin'saizəl] *a* 轴近中切的

axiomesio-occlusal [ˌæksiəuˌmi:ziəuɔ'klu:zəl] *a* 轴近中䶧的

axio-occlusal [ˌæksiəu ɔ'klu:zəl] *a* 轴䶧的

axiopodium [ˌæksiəu'pəudiəm] *n* 轴伪足

axiopulpal [ˌæksiəu'pʌlpl] *a* 轴髓的

axipetal [æk'sipitl] *a* 求心的,向心的(向轴索或轴的)

axis ['æksis] ([复] **axes** ['æksi:z]) *n* 【拉】轴;枢椎(第二颈椎) | basibregmatic ～ 基底冠矢轴(从颅底点到前囟的垂直线,颅最高点) / basifacial ～, facial ～ 面基轴(连接下颌角点和鼻下点的线) / celiac ～ 腹腔干,腹腔动脉 / cephalocaudal ～ 头尾轴(身体长轴) / costocervical arterial ～ 肋颈干 / hinge ～, condylar ～, mandibular ～ 铰链轴,下颌轴,髁轴 / optic ～ 视轴;光轴 / optical ～, principal ～ 光轴,主轴

axis-cylinder [ˌæksis 'silində] *n* 轴突

axoaxonic [ˌæksəæk'sɔnik] *a* 轴-轴(突触)的

axodendritic [ˌæksəden'dritik] *a* 轴-树(突触)的

axofugal [æk'sɔfju:gəl] *a* 远心的,离心的(指离轴索或轴)

axograph ['æksəgrɑ:f] *n* 图轴描记器(记纹鼓)

axoid ['æksɔid], **axoidean** [æk'sɔidiən] *a* 枢椎的,第二颈椎的

axolemma [æksə'lemə] *n* 轴索膜

axolotl ['æksəlɔtl] *n* 美西螈(实验用动物)

axolysis [æk'sɔlisis] *n* 神经轴分解

axometer [æk'sɔmitə] *n* 轴测器(尤用于调节眼镜)

axon ['æksɔn] *n* 体轴(脊柱);轴突,轴索(指神经细胞) | naked ～, unmyelinated ～ 裸轴索,无鞘轴索 | ～**e** ['æksəun] *n* / ～**al** ['æksənəl] *a*

axonapraxia [ˌæksɔnə'præksiə] *n* 神经失用症,功能性麻痹

axoneme ['æksəni:m] *n* 轴纤丝(染色体的轴丝);轴丝(纤毛或鞭毛的中央轴)

axonometer [ˌæksə'nɔmitə] *n* 镜轴计(快速测透镜的圆柱轴)

axonopathy [ˌæksə'nɔpəθi] *n* 轴突病 | distal ～ 远侧轴突病 / proximal ～ 近侧轴突病

axonotmesis [ˌæksɔnɔt'mi:sis] *n* 轴突断伤

axopetal [æk'sɔpitl] *a* 求心的,向心的(指向轴索或轴)

axophage ['æksəfeidʒ] *n* 噬髓鞘细胞

axoplasm ['æksəplæzəm] *n* 轴浆,轴质 | ～ic [ˌæksə'plæsmik] *a*

axopodium [ˌæksə'pəudiəm] ([复] **axopodia** [ˌæksə'pəudiə]) *n* 轴伪足

axosomatic [ˌæksəsəu'mætik] *a* 轴-体(突触)的

axospongium [ˌæksə'spʌndʒiəm] *n* 轴索海绵质

axostyle ['æksəstail] *n* 轴柱,伪足轴

axotomy [æk'sɔtəmi] *n* 轴突切开术

Ayala's quotient (equation, index) [ə'jɑ:lə] (A. G. Ayala)阿亚拉系数(方程式,指数)(检查脑脊液压的一种系数,即10ml脑脊液排除前的压力除以排除后的压力,并乘以10)

ayapana [ˌɑ:jə'pɑ:nə] *n* 三脉佩兰叶(热带国家生长的植物,用作芳香、健胃、发汗和兴奋药)

Ayer's test [εə] (James B. Ayer) 艾尔试验(检椎管阻滞)

Ayer-Tobey test ['eiə 'təubi] (J. B. Ayer; George L. Tobey, Jr.) 艾尔-托比试验(见Tobey-Ayer test)

Ayerza's disease [ə'jə:zə] (Abel Ayerza) 阿耶萨病(红细胞增多症的一种,主要特征为慢性发绀、慢性呼吸困难、慢性支气管炎、支气管扩张、骨髓增殖和肺动脉硬化) | ～ syndrome 阿耶萨综合征(肺动脉高血压,伴有肺动脉扩张,与肺病有关,以前认为是梅毒所致)

ayurvedism [ˌɑ:jə:'veidizəm] *n* 印度药草治疗法

Az azote【法】氮

azabon ['eizəbɔn] *n* 阿扎苯胺,氮磺苯胺(中枢神经系统兴奋药)

azacitidine [ˌeizə'saitidi:n] *n* 阿扎胞苷(抗肿瘤药)

azaclorzine hydrochloride [ˌeizə'klɔ:zi:n] 盐酸氮氯嗪(冠状动脉扩张药)

azacosterol hydrochloride [ˌæzə'kɔstərəul] 盐酸阿扎胆醇,盐酸二氮胆甾醇(降胆固醇药和鸟类化学不育剂)

Azactam [ə'zæktæm] *n* 氮曲南(aztreonam)制剂的商品名

azacyclonol [ˌeizə'saiklənɔl] *n* 阿扎环醇,氮杂环醇,二苯哌啶甲醇(其盐酸盐用作安定药,治疗精神分裂症)

5-azacytidine [ˌeizə'saitidi:n] *n* 阿扎胞苷,氮胞苷,5-氮杂胞苷(抗肿瘤药,用于治疗急性粒细胞性白血病)

azaguanine [ˌæzə'gwænin] *n* 氮鸟嘌呤

azamethonium bromide [ˌeizəmi'θəuniəm] 阿扎溴铵,氮戊溴铵(神经节阻断药,抗高血压药)

azanator maleate ['eizəˌneitə] 马来酸阿扎那托,马来酸氮氧蒽哌(支气管扩张药)

Azania [ə'zæniə] *n* 阿扎尼亚[非洲]

azanidazole [ˌeizə'nidəzəul] *n* 阿扎硝唑,嘧烯硝唑(抗滴虫药)

azapetine phosphate [ˌeizə'peti:n] 磷酸阿扎培汀,磷酸烯丙双苯氮䓬(α-肾上腺素能阻滞药,周围血管扩张药)

azapropazone [ˌæzə'prəupəzəun] *n* 阿扎丙宗,炎爽痛(即apazone,消炎药)

azaribine [ˌeizə'raibi:n] *n* 阿扎立平,氮尿苷乙酯,三乙酰氮尿苷(治疗银屑病、蕈样肉芽肿及真性红细胞增多症)

azaserine [ˌeizə'seri:n] *n* 偶氮丝氨酸,重氮丝氨酸(抗真菌抗生素)

azastene ['eizəsti:n] *n* 阿扎斯丁,雄烯噁唑(避孕药)

azatadine maleate [ə'zætədi:n] 马来酸阿扎他定,马来酸哌吡庚啶(抗组胺药,用于治疗常年性、季节性变应性鼻炎和慢性荨麻疹)

azathioprine [ˌeizə'θaiəpri:n] *n* 硫唑嘌呤(免疫抑制药)

6-azauridine [ˌeizə'juəridi:n] *n* 氮尿苷,6-氮尿苷(抗肿瘤药,用于治疗急性

白血病)

azedarach [ə'zedəræk] *n* 苦楝皮

azelaic acid [ˌæzə'leiik] 壬二酸

azeotropy [ˌeizi'ɔtrəpi] *n* 恒沸性,共沸性 | **azeotropic** [ˌeiziə'trɔpik] *a* 恒沸的,共沸的

azepindole [ˌeizi'pindəul] *n* 氮草吲哚(抗抑郁药)

azerin ['æzərin] *n* 捕虫草酶

azid ['æzid], **azide** ['æzaid] *n* 叠氮化(合)物

3'-azido-3'-deoxythymidine [ˌæziˌdəudiˌɔksi'θaimidi:n] 3'-叠氮-3'-去氧胸苷(即齐多夫定〈zidovudine〉,抗肿瘤药)

azidothymidine (AZT) [ˌæzidə'θaimidi:n] *n* 叠氮胸苷(能抑制引起获得性免疫缺陷综合征〈即艾滋病〉的人免疫缺陷病毒)

azimuth ['æziməθ] *n* 方位,方位角 | ~**al** [ˌæzi'mʌθəl] *a* 方位的,方位角的;水平的

azipramine [ə'ziprəmi:n] *n* 阿齐帕明,苄胺吲草(抗抑郁药)

aziridine [ə'ziəridi:n] *n* 氮丙啶,氮杂环丙烷

azlocillin [ˌæzləu'silin] *n* 阿洛西林,氧咪苄青霉素(抗生素类药)

Azmacort ['æzməkɔ:t] *n* 曲安奈德(triamcinolone acetonide)制剂的商品名

azo- [前缀] 偶氮基

azoamyly [eizəu'æmili] *n* 糖原缺乏(肝细胞无贮存正常数量糖原的能力)

azobenzene [ˌæzəu'benzi:n] *n* 偶氮苯

azobilirubin [ˌæzəuˌbili'ru:bin] *n* 偶氮胆红素

azocarmine [ˌæzəu'kɑ:min] *n* 偶氮卡红,偶氮胭脂红

azoic [ə'zəuik] *a* 无生物的

azoimide [ˌæzəu'imaid] *n* 偶氮亚胺

azole ['æzəul] *n* 氮二烯五环;吡咯

Azolid ['æzəlid] *n* 保泰松(phenylbutazone)制剂的商品名

azolimine [ə'zəulimi:n] *n* 阿佐利明,苯咪酮胺(利尿药)

azolitmin [ˌæzəu'litmin] *n* 石蕊精,石蕊素(用作pH指示剂,pH4.5时呈红色,pH8.3时呈蓝色)

Azomonas [əˌzəu'məunəs] *n* 氮单胞菌属

azomycin [ˌæzəu'maisin] *n* 氮霉素,2-硝基咪唑

azoospermia [eiˌzəuəu'spə:miə], **azoospermatism** [eiˌzəuəu'spə:mətizəm] *n* 精子缺乏,精子活力缺乏,无精子症

azopigment [ˌeizəu'pigmənt] *n* 偶氮色素

azoprotein [ˌæzəu'prəuti:n] *n* 偶氮蛋白

Azorean disease [ə'zəuriən] (Azores 亚速尔群岛) 亚速尔群岛病(见disease项下相应术语)

Azospirillum [ˌeizəuspaiə'riləm] *n* 固氮螺菌属

azosulfamide [ˌæzəu'sʌlfəmaid] *n* 偶氮磺酰胺,新百浪多息

azote ['æzəut] *n* 氮

azotemia [ˌæzəu'ti:miə] *n* 氮血症 | extrarenal ~ 肾外性氮血症 / postrenal ~ 肾后性氮血症 / prerenal ~ 肾前性氮血症 / renal ~ 肾性氮血症 | **azotemic** *a*

azotenesis [ˌæzəutə'ni:sis] *n* 氮质过多症

azothermia [ˌæzəu'θə:miə] *n* 氮血热

azotification [æˌzəutifi'keiʃən] *n* 定氮(作用),固氮(作用)

azotize ['æzətaiz] *vt* 与氮化合,氮化

Azotobacter [əˌzəutə'bæktə] *n* 固氮菌属

Azotobacteraceae [əˌzəutəˌbæktə'reisii:] *n* 固氮菌科

azotometer [ˌæzə'tɔmitə] *n* 氮定量器,量氮器,定氮仪

Azotomonas [əˌzəutə'məunəs] *n* 固氮单胞菌属(即固氮菌属Azotobacter)

azotomycin [əˌzəutə'maisin] *n* 阿佐霉素,含氮霉素(抗生素类药)
azotorrhea [ˌæzə*u*tə'ri:ə] *n* 氮溢(粪中氮失去过多)
azoturia [ˌæzə'tjuəriə] *n* 氮尿 | **azoturic** [ˌæzə'tjuərik] *a*
azoxybenzene [ˌæzɔksiben'zi:n] *n* 氧化偶氮苯
azoxy compound [æ'zɔksi] 氧化偶氮化合物
AZQ diaziquone 地吖醌
AZT Aschheim-Zondek test 妊娠试验; azidothymidine叠氮胸苷(治艾滋病药)
Aztec idiocy, type ['æztek] 头小性白痴(Aztec为土著墨西哥人部落)
aztreonam ['æztriəˌnæm] *n* 氨曲南(抗生素类药)
azul ['æzul] *n* 阿祖耳,品他病(即pinta)
azulene ['æʒuli:n] *n* 薁,苷菊环烃
Azulfidine [ei'zʌlfidi:n] *n* 柳氮磺胺吡啶(sulfasalazine)制剂的商品名
azure ['æʒə] *n* 天蓝,天青
azuresin ['æʒu'resin] *n* 天青树脂,天蓝树脂
azurophil [æ'ʒuərəfil] *n* 嗜苯胺蓝体,嗜苯胺蓝细胞
azurophile ['æʒurə*u*fail] *n* 嗜苯胺蓝体,嗜苯胺蓝细胞 *a* 嗜苯胺蓝的
azurophilia [ˌæʒurə*u*'filiə] *n* 嗜苯胺蓝性 | **azurophilic** [ˌæʒurə*u*'filik] *a*
azygoesophageal [ˌæzigəui:ˌsɔfə'dʒi:əl] *a* 奇静脉(与)食管的
azygogram ['æzigəgræm] *n* 奇静脉造影(照)片
azygography [ˌæzi'gɔgrəfi] *n* 奇静脉造影(术)
azygomediastinal [ˌæzigə*u*ˌmi:diə'stainəl] *a* 奇静脉(与)纵隔的
azygos ['æzigɔs] *a* 不成对的;奇数的;单的 *n* 奇,单
azygospore [ə'zaigəˌspɔ:], **azygosperm** [ə'zaigəˌspə:m] *n* 非接合子
azygous ['æzigəs] *a* 不成对的;奇数的,单的;无配偶的
azymia [ə'zimiə] *n* 酶缺乏

B

B, b [bi:] ([复] **B's, b's** [bi:z]) *n* 英语的第2个字母

B 贝尔(bel)和元素硼(boron)的符号;β 磁通密度(magnetic flux density)的符号

b 靶(恩)(barn)的符号;碱基(base)的符号

β 希腊语的第2个字母;血红蛋白β链的符号

BA balneum arenae【拉】沙浴; Bachelor of Arts文学士

Ba 元素钡(barium)的符号

Baastrup's disease (syndrome) ['bɑ:strup] (Christian I. Baastrup) 巴斯特罗普病(综合征),吻状棘突,接触棘突

Babbit metal ['bæbit] (Isaac Babbit) 巴比特合金(锡铜锑合金,用于牙科)

Babcock's operation ['bæbkɔk] (William W. Babcock) 巴布科克手术(静脉瘤治疗术)

Babès-Ernst granules (bodies) ['bɑ:beiz ə:nst] (Victor Babès; Paul Ernst) 巴-恩小体,异染粒

Babesia [bə'bi:ziə] *n* 巴贝虫属 | ~ argentina 阿根廷巴贝虫 / ~ bigemina 二联巴贝虫 / ~ bovi 牛巴贝虫 / ~ canis 犬巴贝虫 / ~ divergens 分歧巴贝虫 / ~ equi 马巴贝虫 / ~ hominis 人巴贝虫 / ~ major 主巴贝虫 / ~ microti 田鼠巴贝虫 / ~ ovi 绵羊巴贝虫

babesiasis [bəbi'saiəsis] *n* 巴贝虫病(见babesiosis)

Babesiella [bəˌbi:zi'elə] *n* 巴贝虫属(见Babesia)

Babesiidae [ˌbəbi'zi:idi:] *n* 巴贝虫科

babesiosis [bəˌbi:zi'əusis] *n* 巴贝虫病 | bovine ~ 牛巴贝虫病 / canine ~ 犬巴贝虫病 / equine ~ 马巴贝虫病 / feline ~ 猫巴贝虫病 / ovine ~ 绵羊巴贝虫病 / swine ~, porcine ~ 猪巴贝虫病

Babès' treatment ['bɑ:beiz] (Victor Babès) 巴贝斯疗法(治狂犬病) | ~ tubercles 巴贝斯结节,狂犬病结节

Babinski-Fröhlich syndrome [bə'binski 'freiliʃ] (J. F. F. Babinski; Alfred Fröhlich)肥胖性生殖器退化

Babinski-Nageotte syndrome [bə'binski nɑ:ʒ'jɔt] (J. F. F. Babinski Jean Nageotte)巴彬斯奇-纳热奥特综合征(小脑动脉血栓所致的延髓被盖综合征)

Babinski's law [bə'binski] (Joseph F. F. Babinski)巴彬斯奇定律,电压眩晕定律(正常受检者倾向于阳极一侧,有迷路病者则不能,如迷路损坏,则无反应) | ~ phenomenon 巴彬斯奇现象(皮质脊髓束损害时,刺激足底,不是所有趾向跖侧屈曲,而是踇趾背屈,其余趾伸展) / ~ reflex 巴彬斯奇反射,划跖反射(锥体束损害时,刺激足底,踇指即背屈,为器质性偏瘫之征,而非癔病性偏瘫) / ~ sign 巴彬斯奇征(①坐骨神经痛时跟腱反射缺失或减少,有别于癔病性坐骨神经痛;②巴彬斯奇反射;③偏瘫时,健侧颈阔肌收缩比患侧有力,如张口、吹口哨、吹气时所见;④患者仰卧地板上,两臂交叉胸前,令其用力坐起,偏瘫侧大腿向骨盆屈曲,足跟从地面举起,而健侧肢体不动,见于器质性偏瘫,而非癔病性偏瘫;⑤当偏瘫侧前臂置于旋后位时,即转到旋前位,见于器质性偏瘫患者,亦称旋前征) / ~ **syndrome, Ba-**

binski-Vaquez syndrome [bə'binski væ'kei] (J. F. F. Babinski; Louis H. Vaquez)各型晚期神经梅毒合并心血管病

baby ['beibi] *n* 婴儿 *a* 婴儿的;小型的 | blue ～ 青紫婴儿,发绀婴儿(因先天性心脏损害或先天性肺膨胀不全所致) / "cloud ～" 雾婴(指排出含葡萄球菌传染雾的婴儿,是婴儿室重要传染源之一) / collodion ～ 火棉胶样婴儿(出生时完全被一层火棉胶样或羊皮纸样膜包裹的婴儿) | ～**hood** *n* 婴儿期

bacampicillin hydrochloride [bəˌkæmpi'silin] 盐酸巴氨西林,盐酸氨苄青霉素碳酯(抗生素类药)

bacca ['bækə] ([复] **baccae** ['bæki:]) *n*【拉】浆果

baccate ['bækeit] *a* 浆果状的

Baccelli's mixture [bæk'tʃeli] (Guido Baccelli)巴切利合剂(硫酸奎宁3.0,酒石酸3.0,砷酸钠0.05,水300.0) | ～ sign 巴切利征(低音胸语音)

bacciform ['bæksifɔ:m] *a* 浆果形的

bachelor ['bætʃələ] *n* 单身汉;学士 | Bachelor of Arts (Science, Medicine) 文科(理科、医)学士

Bachman test (reaction) ['bɑ:kmən] (George W. Bachman) 巴克曼试验(反应)(检旋毛虫病的皮内试验)

Baciguent ['bæsigwənt] *n* 杆菌肽(bacitracin)制剂的商品名

Bacillaceae [ˌbæsi'leisii:] *n* 芽胞杆菌科

bacillary [bə'siləri, 'bæsi-] *a* 杆菌的,杆菌性的;杆状的

bacillemia [ˌbæsi'li:miə] *n* 杆菌血症

bacilli [bə'silai] bacillus的复数

bacilli-, bacill(o)- [构词成分] 杆菌

bacilliculture [bə'siliˌkʌltʃə] *n* 杆菌培养

bacilliferous [ˌbæsi'lifərəs] *a* 带杆菌的

bacilliform [bə'silifɔ:m] *a* 杆状的;杆菌状的

bacilligenic [bəˌsili'dʒenik], **bacillogenic** [bəˌsiləu'dʒenik] *a* 杆菌性的,杆菌所致的;产生杆菌的

bacillin [bə'silin] *n* 杆菌素(自枯草杆菌分离出的抗菌物质)

bacilliparous [ˌbæsi'lipərəs] *a* 产生杆菌的

bacill(o)- 见bacilli-

bacillogenous [ˌbæsi'lɔdʒinəs] *a* 杆菌性的,杆菌所致的

bacillosis [ˌbæsi'ləusis] *n* 杆菌病(杆菌感染)

bacillotherapy [bə'siləuˌθerəpi] *n* 细菌疗法

bacilluria [ˌbæsi'ljuəriə] *n* 杆菌尿

Bacillus [bə'siləs] *n*【拉】杆菌属,芽胞杆菌属 | ～ aerogenes capsulatus 产气荚膜芽胞杆菌 / ～ anthracis 炭疽芽胞杆菌 / ～ botulinus 肉毒(芽胞)杆菌 / ～ bronchisepticus 支气管败血性杆菌 / ～ cereus 蜡样芽胞杆菌 / ～ coli 大肠杆菌 / ～ dysenteriae 痢疾杆菌 / ～ enteritidis 肠炎杆菌 / ～ faecalis alcaligenes 粪产碱杆菌 / ～ fragilis 脆弱(微小)杆菌 / ～ fusiformis 梭状杆菌 / ～ larvae 幼虫芽胞杆菌 / ～ leprae 麻风杆菌 / ～ mallei 鼻疽杆菌 / ～ megatherium 巨大芽胞杆菌 / ～ necrophorus 坏死杆菌 / ～ oedematiens, ～ oedematis maligni No. Ⅱ 水肿杆菌,恶性水肿杆菌二号 / ～ pneumoniae 肺炎杆菌,肺炎克雷白杆菌 / ～ polymyxa 多粘芽胞杆菌 / ～ pyocyaneus 绿脓杆菌,绿脓假单胞菌 / ～ subtilis 枯草杆菌 / ～ tetani 破伤风杆菌 / ～ typhi, ～ typhosus 伤寒杆菌 / ～ welchii 魏氏芽胞杆菌,产气荚膜杆菌 / ～ whitmori 惠氏杆菌,假鼻疽杆菌

bacillus [bə'siləs] ([复] **bacilli** [bə'silai]) *n* (芽胞)杆菌 | Calmette-Guérin ～ 卡介菌 / diphtheria ～ 白喉杆菌,白喉棒状杆菌 / hay ～ 枯草杆菌 / tubercle ～ 结核杆菌

bacilysin [ˌbæsi'laisin] *n* 枯草杆菌溶素

bacitracin [ˌbæsi'treisin] *n* 杆菌肽

back [bæk] *n* 背;背部,背脊;反面;后面 *ad* 向后;在后;回原处,复原状 *vt* 使后退;支持 *vi* 后退 | flat ~ 板样背 / functional ~ 功能性腰背痛 / hollow ~, saddle ~ 脊柱前凸 / hump ~, hunch ~ 脊柱后凸,驼背 / poker ~ 类风湿性脊椎炎 | at the ~ (of), in ~ (of) 在…后面 / at one's ~ 支持,赞成 / ~ and forth 来来往往地;前后来回地 / ~ down, ~ off 让步 / ~ of 在…的后面;在…以前 / ~ out 违约 / ~ to ~ 背对背 / ~ up 支持;阻塞;积滞 / be on one's ~ 病着;仰卧着 / break sb's ~ (工作等)把某人压得喘不过气来 / break the ~ of 完成(某事中的)最大量(或最困难)的工作 / cast sth behind one's ~ 把某事置之脑后 / have (或with) one's ~ to the wall 处于困境 / put one's ~ into 努力做 / put sb's ~ up 使某人烦恼,打搅 / turn one's ~ on 背弃,抛弃;回避,不理 / know sth like the ~ of one's hand 对某事(尤指地点)了若指掌

backache ['bækeik] *n* 背痛

backalgia [bæk'ældʒiə] *n* 损伤性背痛

backbone ['bækbəun] *n.* 脊柱;支柱;骨干;勇气 | to the ~ 彻底地

back-breaking ['bækˌbreikiŋ] *a* 劳累至极的

backcross ['bækkrɔs] *vt, vi*; *n* 回交(在实验遗传学中,杂合子与纯合子之间的交配) | double ~ 双回交(双杂合子与纯合子之间的交配)

backdate ['bækdeit] *vt* 追溯

backer ['bækə] *n* 支持者

backflow ['bækfləu] *n* 回流,反流 | pyelovenous ~ 肾盂静脉回流

background ['bækgraund] *n* 背景;幕后;经历;底数;本底

backing ['bækiŋ] *n* 支持;衬垫物;牙(面)背 | alloy ~ 前牙桥体金属背

backknee ['bækni:] *n* 膝反屈

back-raking [bæk 'reikiŋ] *n* 肛掏粪(由动物的直肠掏出压紧的粪便)

backscatter ['bækskætə] *n* 反向散射

backset ['bækset] *n* 挫折;(疾病等的)复发;倒退

backside ['bæk'said] *n* 后部;臀部

backtrack ['bæktræk] *vi* 后退;放弃(或改变过去的立场、态度或意见等)

backward ['bækwəd] *ad* 向后地,倒退,反向 *a* 向后的;相反的;落后的 | ~**ly** *ad* / ~**ness** *n* 落后;迟疑;智力迟钝

backwards ['bækwədz] *ad* 向后,倒退,反向 | ~ and forwards 来回地,忽前忽后 / bend (或lean) over ~ (to do sth) 拼命(做某事) / know sth ~ 十分了解

backwash ['bækwɔʃ] *n* 回流,倒流;反响

baclofen ['bækləfən] *n* 巴氯芬,氯苯氨丁酸(肌肉松弛药)

BACON bleomycin, Adriamycin, CCNU, Oncovin and nitrogen mustard 博来霉素-阿霉素-环己亚硝脲-长春新碱-氮芥(联合化疗治癌方案)

bacon ['beikən] *n* 咸猪肉,熏猪肉(背部或肋部的肉) | save one's ~ 使自己免遭损失(或损害、责备)

BACOP bleomycin, Adriamycin, cyclophosphamide, Oncovin and prednisone 博来霉素-阿霉素-环磷酰胺-长春新碱-泼尼松(联合化疗治癌方案)

Bact. Bacterium(无芽胞)杆菌属

-bacter [构词成分] 细菌

bacteremia [ˌbæktə'ri:miə] *n* 菌血症 | **bacteremic** *a*

bacteria [bæk'tiəriə] bacterium的复数 | ~**l** *a* 细菌的

bacteria-carrier [bækˌtiəriə 'kæriə] *n* 带菌者

bacteria-free [bækˌtiəriə 'fri:] *a* 无菌的

bactericide [bæk'tiərisaid] *n* 杀菌剂 | specific ~ 溶菌素 | **bactericidal** [bækˌtiəri'saidl] *a* 杀菌的

bactericidin [ˌbæktəri'saidin] *n* 杀菌素

bacterid ['bæktərid] *n* 细菌疹 | pustular ~ 脓疱性细菌疹

bacteriemia [bækˌtiəri'i:miə] *n* 菌血症

bacteriform [bæk'tiərifɔ:m] *a* 细菌状的

bacterin ['bæktərin] *n* (死)菌苗 | Bordetella bronchiseptica ~ 支气管败血性博德特菌菌苗(用于预防该菌所致的猪萎缩性鼻炎) / Clostridium chauvoei-septicum ~ 肖氏梭菌-败血梭菌菌苗(见bacterintoxoid项下相应术语) / Clostridium haemolyticum ~ 溶血梭菌菌苗(用于预防牛、绵羊、山羊中的杆菌性血红蛋白尿，即红尿病) / Erysipelothrix rhusiopathiae ~ 猪红斑丹毒丝菌菌苗(用于猪的免疫接种，预防丹毒) / Hemophilus gallinarum ~ 鸡嗜血菌菌苗(用于鸡的免疫接种，预防传染性鼻卡他) / Leptospira canicola-grippotyphosa-harjo-icterohaemorrhagiae-pomona ~ 五联钩端螺旋体菌菌苗，犬钩端螺旋体-流感伤寒钩端螺旋体-哈德焦钩端螺旋体-黄疸出血钩端螺旋体-波摩那钩端螺旋体菌苗(用于牛的免疫接种，预防钩端螺旋体病) / P. multocide ~ 多杀巴斯德菌菌苗(①用以预防猪、绵羊、山羊、牛的巴斯德菌病;②用以预防鸡和火鸡的鸡霍乱) / Pasturella haemolytica-multocida ~ 二联巴斯德菌菌苗，溶血巴斯德菌-多杀巴斯德菌菌苗(用以预防牛和绵羊的巴斯德菌病) / Salmonella dublin-typhimurium ~ 二联沙门菌菌苗，都伯林沙门菌-鼠伤寒沙门菌菌苗(用以预防牛的沙门菌病) / Staphylococcus aureus ~ 金黄色葡萄球菌菌苗(用以预防牛的金黄色葡萄球菌感染) / Streptococcus equi ~ 马链球菌菌苗(用以预防马的传染性卡他) / Vibrio fetus ~ 胎儿弧菌菌苗(用以小母牛和母羊的免疫接种，预防胎儿弯曲杆菌感染所致的不育和流产)

bacterination [ˌbæktəri'neiʃən] *n* 菌苗接种;菌苗治疗

bacterinia [bæktə'riniə] *n* 菌苗病，菌苗反应(菌苗接种后有时引起的全身性反应)

bacterin-toxoid ['bæktərin 'tɔksɔid] *n* 菌苗类毒素 | Clostridium botulium type C ~ C型肉毒梭菌菌苗类毒素(用以预防貂的C型肉毒中毒) / Clostridium chauvoei-septicum ~ 肖氏梭菌-败血梭菌菌苗类毒素(用以预防牛、马、绵羊以及山羊的黑腿病和恶性水肿) / Clostridium novyi-sordelli ~ 诺氏梭菌-索氏梭菌菌苗类毒素(用于牛和绵羊的免疫接种，预防这些梭菌引起的疾病，如黑病，大头病) / Clostridium perfringes ~ 产气荚膜梭菌菌苗类毒素(用以预防绵羊和牛的肠毒素血症)

bacteri(o)- [构词成分] 细菌，菌

bacterioagglutinin [bækˌtiəriəuə'glu:tinin] *n* 细菌凝集素，凝菌素

bacteriochlorophyll [bækˌtiəriə'klɔ(:)rəfil] *n* 细菌叶绿素

bacteriocidin [bækˌtiəriə'saidin] *n* 杀菌素

bacteriocin [bæk'tiəriəsin] *n* 细菌素(如大肠杆菌素等)

bacteriocinogen [bækˌtiəriə'sinədʒən] *n* 细菌素原(控制细菌素合成的一种细菌的质粒)

bacteriocinogenic [bækˌtiəriəˌsinəu'dʒenik] *a* 产细菌素的，细菌素形成的

bacterioclasis [bækˌtiəri'ɔkləsis] *n* 裂菌作用，溶菌作用

bacterioerythrin [bækˌtiəriəu'eriθrin] *n* 菌红素

bacteriofluorescein [bækˌtiəriəufluə'resiin] *n* 细菌荧光素

bacteriogenic [bækˌtiəriə'dʒenik], **bacteriogenous** [bækˌtiəri'ɔdʒinəs] *a* 细菌性的

bacteriohemagglutinin [bækˌtiəriəu-

ˌhemə'glu:tinin] *n* 细菌血凝素

bacteriohemolysin [bækˌtiəriə*u*hi:mə'laisin] *n* 细菌溶血素

bacterioid [bæk'tiəriɔid] *a* 细菌样的 *n* 类细菌

bacteriology [bækˌtiəri'ɔlədʒi] *n* 细菌学 | **bacteriologic(al)** [bækˌtiəriə'lɔdʒik(əl)] *a* / **bacteriologist** *n* 细菌学家

bacteriolysant [bækˌtiəri'ɔlisənt] *n* 溶菌剂

bacteriolysin [bækˌtiəri'ɔlisin] *n* 溶菌素

bacteriolysis [bækˌtiəri'ɔlisis] *n* 溶菌(作用) | **bacteriolytic** [bækˌtiəriə'litik] *a*

bacteriolyze [bæk'tiəriəlaiz] *vt* 溶菌

Bacterionema [bækˌtiəriə*u*'ni:mə] *n* 丝杆菌属 | ～ matruchotii 马氏丝杆菌

bacterio-opsonin [bækˌtiəriə*u*'ɔpsənin] *n* 细菌调理素

bacteriopexy [bækˌtiəriə*u*'peksi], **bacteriopexia** [bækˌtiəriə*u*'peksiə] *n* 定菌(作用)(由组织细胞或其他吞噬细胞使细菌固定)

bacteriophage [bæk'tiəriəˌfeidʒ] *n* 噬菌体 | temperate ～ 温和噬菌体

bacteriophagia [bækˌtiəriə*u*'feidʒiə], **bacteriophagy** [bækˌtiəri'ɔfədʒi] *n* 噬菌现象 | **bacteriophagic** [bækˌtiəriə*u*'fædʒik] *a* 噬菌的

bacteriophagology [bækˌtiəriə*u*fə'gɔlədʒi] *n* 噬菌体学

bacteriophytoma [bækˌtiəriə*u*fai'təumə] *n* 细菌性瘤(细菌所致的瘤样反应性损害)

bacterioplasmin [bækˌtiəriə*u*'plæzmin] *n* 细菌胞浆素

bacterioprecipitin [bækˌtiəriə*u*pri'sipitin] *n* 细菌沉淀素

bacterioprotein [bækˌtiəriə*u*'prəuti:n] *n* 细菌蛋白

bacteriopsonin [bækˌtiəri'ɔpsənin] *n* 细菌调理素 | **bacteriopsonic** [bækˌtiəriɔp'sɔnik] *a* 调理细菌(作用)的

bacteriopurpurin [bækˌtiəriə*u*'pə:pjurin] *n* 菌紫素

bacteriorhodopsin [bækˌtiəriərə*u*'dɔpsin] *n* 菌视紫质

bacterioscopy [bækˌtiəri'ɔskəpi] *n* 细菌(显微)镜检(查)

bacteriosis [bækˌtiəri'əusis] *n* 细菌性疾病

bacteriospermia [bækˌtiəriə*u*'spə:miə] *n* 含菌精液，菌精症(精液中存在细菌)

bacteriostasis [bækˌtiəri'ɔstəsis] *n* 抑菌作用，制菌作用 | **bacteriostat** [bæk'tiəriə*u*ˌstæt] *n* 抑菌剂，制菌剂 / **bacteriostatic** [bækˌtiəriə*u*'stætik] *a* 抑菌的，制菌的 *n* 抑菌剂，制菌剂

bacteriotherapy [bækˌtiəriə*u*'θerəpi] *n* 细菌疗法

bacteriotoxemia [bækˌtiəriə*u*tɔk'si:miə] *n* 细菌毒血症

bacteriotoxic [bækˌtiəriə*u*'tɔksik] *a* 毒害细菌的;细菌毒素所致的

bacteriotoxin [bækˌtiəriə*u*'tɔksin] *n* 细菌毒素

bacteriotropic [bækˌtiəriə*u*'trɔpik] *a* 亲菌的;调理的

bacteriotropin [bækˌtiəri'ɔtrəpin] *n* 亲菌素，细菌调理素

bacteriotrypsin [bækˌtiəriə*u*'tripsin] *n* 细菌胰蛋白酶

bacteritic [ˌbæktə'ritik] *a* 细菌性的

Bacterium [bæk'tiəriəm] *n*【拉】(无芽胞)杆菌属 | ～ aerogenes 产气杆菌 / ～ aeruginosum 绿脓杆菌，绿脓假单胞菌 / ～ cholerae suis 猪霍乱杆菌 / ～ cloacae 阴沟气杆菌 / ～ coli, ～ coli commune 大肠杆菌 / ～ dysenteriae 痢疾杆菌 / ～ faecalis alcaligenes 粪产碱杆菌 / ～ pestis 鼠疫杆菌 / ～ sonnei 宋内志贺菌 / ～ tularense 土拉热杆菌，土拉热弗朗西丝菌 / ～ typhosum 伤寒杆菌，伤寒沙门菌

bacterium [bæk'tiəriəm] ([复] **bacteria** [bæk'tiəriə]) *n*【拉】细菌;(无芽胞)杆菌 | acid-fast ～ 耐酸菌 / autotrophic ～ 自营菌,自养菌 / beaded ～ 异染菌 / chemoautotrophic ～ 化学自营菌,化学自养菌 / chemoheterotrophic ～ 化学异营菌,化学异养菌 / chromo ～, chromogenic ～ 产色菌 / coliform bacteria 大肠杆菌群 / coryneform bacteria 棒状杆菌 / denitrifying ～ 反硝化菌 / gram-negative ～ G⁻细菌,革兰阴性细菌 / gram-positive ～ G⁺细菌,革兰阳性细菌 / heterotrophic ～ 异营菌,异养菌 / higher bacteria 高等菌 / mantle ～ 衣原体 / pathogenic ～ 病原菌,致病菌 / pyogenic ～ 化脓菌

bacteriuria [bækˌtiəri'juəriə] *n* 细菌尿

bacteroid ['bæktərɔid] *a* 似杆菌的 *n* 拟杆菌,类杆菌

Bacteroidaceae [ˌbæktərɔi'deisii:] *n* 拟杆菌科,类杆菌科

Bacteroideae [ˌbæktə'rɔidii:] *n* 拟杆菌族,类杆菌族

Bacteroides [ˌbæktə'rɔidi:z] *n* 拟杆菌属,类杆菌属 | ～ fragilis 脆弱拟杆菌 / ～ funduliformis 香肠形拟杆菌 / ～ fusiformis 梭状拟杆菌 / ～ melaninogenicus 产黑素拟杆菌 / ～ pneumosintes 侵肺拟杆菌 / ～ ramosus 分支拟杆菌

bacteroides [ˌbæktə'rɔidi:z] *n* 多形杆状菌;类杆菌

bacteroidosis [ˌbæktərɔi'dəusis] *n* 拟杆菌病,类杆菌病

bacteruria [ˌbæktiə'rjuəriə] *n* 细菌尿

Bactocill ['bæktəsil] *n* 苯唑西林钠,苯唑青霉素钠(oxacillin sodium)制剂的商品名

Bactoscilla [ˌbæktəs'silə] *n* 颤杆菌属

Bactroban ['bæktrəˌbæn] *n* 莫匹罗星(mupirocin)制剂的商品名

Baculoviridae [ˌbækjuləu'vaiəridi:] *n* 杆状病毒科

baculovirus [ˌbækjuləu'vaiərəs] *n* 杆状病毒

baculum ['bækjuləm] *n* 阴茎骨(人类以外的某些哺乳动物均有)

bad [bæd] (worse, worst) *a* 坏的;恶的;不愉快的;劣的;不利的;有害的;病的;痛的;腐败的;错误的 *ad* = badly *n* 坏;劣;邪恶 | feel ～ 感到不愉快;有病 / go ～ 变坏;腐败 / go from ～ to worse 越来越坏,每况愈下 / go to the ～ 变坏,堕落;得病 / in a ～ way 病情严重;处于困境 / in a ～ temper 发怒 / not ～, not so ～, not half ～ 不坏,不错 / take the ～ with the good 幸与不幸都得忍受 / with (a) ～ grace 不愿意地,勉强地

Badal's operation [bə'dɑ:l] (Antoine J. Badal)巴达尔手术(将滑车下神经挫碎,治青光眼)

bade [beid] bid的过去式

badge [bædʒ] *n* 徽章;象征 | film ～ (防护衣上的)照射剂量测定软片

badly ['bædli] (worse. worst) *ad* 坏;恶劣地;严重地;非常地 | ～ off 穷的;缺少的(for)

Baelz's disease ['beilts] (Erwin von Baelz)贝尔茨病,腺性唇炎

BAEP brainstem auditory evoked potential 脑干听(觉)诱发电位

Baerensprung's erythrasma ['beirənspru:n] (Friedrich W. F. von Baerensprung)贝伦斯普龙红癣(股红癣)

Baer's cavity ['beiə] (Karl E. von Baer)贝尔胚,囊胚下分裂腔 | ～ vesicle 贝尔囊(囊状卵泡及其中的原卵)

Baer's method ['beiə] (William S. Baer)贝尔法(用无菌油注入已强硬的关节内,预防再发生粘连)

Baeyer's test ['beijə] (Adolf von Baeyer) 贝耶尔试验(检葡萄糖、吲哚)

baffle ['bæfl] *vt* 使困惑;阻碍;使挫折 *n* 挡板 | **～ment**, **～r** *n* / **baffling** *a* 令

人迷惑的;起阻碍作用的

Bäfverstedt's syndrome ['beifəʃtet] (Bo Erik Bäfverstedt)贝氏综合征,皮肤淋巴细胞瘤

bag [bæg] *n* 袋;囊 (-gg-) *vt* 使鼓胀;把…装进袋里 | colostomy ~ 结肠(造)瘘袋 / ice ~ 冰袋 / micturition ~ 排尿袋 / nuclear ~ 核袋(肌梭内肌纤维中央段的中心部分) / testicular ~ 阴囊 / ~ of waters 羊膜囊,羊水囊 | a ~ of bones 骨瘦如柴的人(或动物) / in the ~ 十拿九稳 / the whole ~ of tricks 一切,全部 | ~**ful** *n* 满袋

bagasse [bə'gæs] *n* 蔗渣

bagassosis [ˌbægəs'əusis], **bagasscosis** [ˌbægəs'kəusis] *n* 蔗尘沉着病,蔗尘肺

baggage ['bægidʒ] *n* 行李;过时的观点

baggy ['bægi] *a* 膨胀如袋的;宽松下垂的 | **baggily** *ad* / **bagginess** *n*

Baillarger's lines (bands, layer, striae, striation, stripes) [baijɑː'ʒei] (Jules G. F. Baillarger) 贝亚尔惹线(带、层、纹)(大脑皮质锥体细胞层内的白色带) | ~ sign 贝亚尔惹征(麻痹性痴呆时瞳孔左右不等)

Bainbridge reflex ['beinbridʒ] (Francis A. Bainbridge) 班布里奇反射(大的体静脉或右心房的压力或膨胀度随着心搏加速而增加)

bake [beik] *vt* 烤,烘,焙

baker ['beikə] *n* 面包师傅;小烘箱 | a ~'s dozen 十三

Baker's cyst ['beikə] (William M. Baker) 贝克囊肿(滑膜液溢出造成膝后肿胀;腘窝粘液囊炎;腘窝滑液囊肿)

Baker's velum ['beikə] (Henry Baker) 贝克帆(腭裂充填器)

bakkola ['bækəulə] *n* 治癌桦蕈

BAL British anti-lewisite 英国抗路易斯毒气剂,二巯基丙醇(砷、汞等中毒解毒剂)

balance ['bæləns] *n* 天平,秤;平衡;情绪稳定;余额 *vt* 用天平等秤;比较;平衡 *vi* 平衡 | acid-base ~ 酸碱平衡 / analytical ~ 分析天平 / fluid ~, water ~ 液体平衡,水平衡 / genic ~ 基因平衡 / microchemical ~ 微量化学天平 / nitrogen ~ 氮平衡 / occlusal ~ 殆平衡 / semimicro ~ 半微量天平 / torsion ~ 扭转天平,扭秤 | be(或hang) in (the) ~ 安危(或成败)未定 / keep one's ~ 保持(身体)平衡;保持镇静 / lose one's ~ 失去平衡;心慌意乱 / off ~ 不稳 / on ~ 总的说来 / strike a ~ 作出公正的处理(或安排) / tip(或tilt, turn) the ~ 起决定性作用

balanic [bə'lænik] *a* 阴茎头的,龟头的;阴蒂头的

balanitis [ˌbælə'naitis] *n* 龟头炎 | gangrenous ~, phagedenic ~ 坏疽性龟头炎

balan(o)- [构词成分] 阴茎头,龟头

balanoblennorrhea [ˌbælənəuˌblenə'riːə] *n* 淋病性龟头炎

balanocele ['bælənəˌsiːl] *n* 龟头膨出(自包皮裂口膨出)

balanoplasty ['bælənəˌplæsti] *n* 龟头成形术

balanoposthitis [ˌbælənəupɔs'θaitis] *n* 龟头包皮炎

balanoposthomycosis [ˌbælənəuˌpɔsθəmai'kəusis] *n* 坏疽性龟头炎

balanopreputial [ˌbælənəupri'pjuːʃəl] *a* 龟头包皮的

balanorrhagia [ˌbælənəu'reidʒiə] *n* 龟头脓溢

Balanosporida [ˌbælənəu'spɔːridə] *n* 孔盖孢子目

balantidiasis [ˌbælənti'daiəsis], **balantidiosis** [ˌbæləntidi'əusis], **balantidosis** [ˌbælənti'dəusis] *n* 小袋(纤毛)虫病

balantidicidal [bəˌlæntidi'saidl] *a* 杀小袋(纤毛)虫的

Balantidium [ˌbælən'tidiəm] *n* 小袋(纤毛)虫属 | ~ coli 结肠小袋(纤毛)虫

/ ~ suis 猪小袋(纤毛)虫
balanus [ˈbælənəs] *n* 阴茎头，龟头
balata [ˈbælətə] *n* 巴拉塔树胶，猿脸树胶
Balbiani's body, nucleus [bɑːlbiˈɑːni] (Edouard G. Balbiani) 卵黄核
balcony [ˈbælkəni] *n* 阳台
bald [bɔːld] *a* 秃的;无毛的
balderdash [ˈbɔːldədæʃ] *n* 胡言乱语;废话
baldness [ˈbɔːldnis] *n* 秃头，秃发 | common male ~ 普通男性秃发
Baldwin's operation [ˈbɔːldwin] (James F. Baldwin) 鲍德温手术(人工阴道形成术，即在膀胱与直肠间移植一段回肠)
Baldy's operation [ˈbɔːldi] (John M. Baldy), **Baldy-Webster operation** [ˈbɔːldi ˈwebstə] (John M. Baldy; John C. Webster) 鲍尔迪手术、鲍尔迪-韦伯斯特手术(见Webster's operation)
bale [beil] *n* 灾祸;痛苦;不幸 | **~ful** *a* 有害的;致命的
baleri [bəˈliəri] *n* 贝娄病(锥虫病的一种)
Balint syndrome [bɑːˈlint] (Rezsoe Balint) 巴林特综合征(表现为注视皮质性麻痹、视性共济失调及视注意力障碍，但自发的和反射性眼运动尚存。双侧顶-枕区损伤可见，常发生在心脏病起始之后)
balk [bɔːk] *n* 阻碍;挫折 *vt, vi* 使受挫折
Balkan [ˈbɔːlkən] *a* 巴尔干半岛的 | the ~s 巴尔干半岛各国 | **~ite** [ˈbɔːlkəˌnait] *n* 巴尔干人
Balkan frame, splint [ˈbɔːlkən] 巴尔干式架、夹板(用于骨折及脱骱，作伸展之用)
ball [bɔːl] *n* 球;球状物;弹丸;眼球;丸剂 | chondrin ~ 软骨胶球 / fatty ~ of Bichat 吸垫，颊脂体 / food ~ 植物粪石 / fungus ~ 曲霉肿 / hair ~ 毛团，毛粪石(骨肠内) / ~ of the thumb 鱼际 / pleural fibrin ~s 胸膜纤维素球 / wool ~ 羊毛团
Ballance's sign [ˈbæləns] (Charles A. Ballance) 巴兰斯征(患者左侧卧时右胁腹有叩响，提示脾破裂)
Baller-Gerold syndrome [ˈbælə ˈdʒerəld] (F. Baller; M. Gerold) 巴-杰综合征(一种常染色体隐性遗传综合征，特征为颅骨早闭和桡骨发育不良，亦称颅骨早闭-桡骨发育不良综合征)
Ballet's sign [bæˈlei] (Gilbert Ballet) 巴累征(眼外肌麻痹，所有眼球随意运动消失，瞳孔运动及眼反射性运动仍存在，见于突眼性甲状腺肿及癔症患者征)
Ballingall's disease [ˈbæliŋgɔːl] (George Ballingall) 足分支菌病
ballismus [bəˈlizməs], **ballism** [ˈbælizəm] *n* 颤搐;投掷(症)，挥舞(症)
ballistic [bəˈlistik] *a* 弹道(学)的，发射的;冲击的;颤搐的;投掷样的，挥舞样的
ballistics [bəˈlistiks] *n* 弹道学，发射学 | wound ~ 创伤弹道学(研究发射物的射向及速度对其所产生的创伤的关系)
ballistocardiogram [bəˌlistəuˈkɑːdiəgræm] *n* 心冲击描记图
ballistocardiograph [bəˌlistəuˈkɑːdiəgrɑːf] *n* 心冲击描记器 | **~y** [bəˌlistəuˌkɑːdiˈɔgrəfi] *n* 心冲击描记术
balloon [bəˈluːn] *n* 气球;气囊;球形玻璃容器 *vi* 加气膨胀 | sinus ~ 窦囊(用以支持上颌窦壁凹陷骨折)
ballooning [bəˈluːniŋ] *n* 气胀术(体腔充气，治疗用)
ballotable [bəˈlɔtəbl] *a* 可冲击触诊的，用冲击触诊可触到的
ballottement [bəˈlɔtmənt] *n* 冲击触诊(法);浮球感 | abdominal ~. indirect ~ 腹部冲击触诊(法)，间接冲击触诊(法) / renal ~ 肾脏冲击触诊(法)
Ball's valve [bɔːl] (Charles B. Ball) 肛瓣，直肠瓣
balm [bɑːm] *n* 香膏，镇痛膏;香蜂草，密里萨;香脂，香胶 | blue ~, lemon ~, sweet ~ 香蜂叶，密里萨香叶 / ~ of

Gilead 几来香脂,麦加香脂

Balme's cough [bɑːlm] (Paul J. Balme) 巴尔姆咳(躺下时咳嗽,见于鼻咽堵塞)

balmony ['bælməni] *n* 窄叶蛇头草

balmy ['bɑːmi] *a* 有香气的;止痛的,镇静的

balneology [ˌbælni'ɔlədʒi] *n* 浴疗学

balneotherapy [ˌbælniəu'θerəpi], **balneotherapeutics** [ˌbælniəuθerə'pjuːtiks] *n* 浴疗法

balneum ['bælniəm] ([复] **balnea** ['bælniə] *n*【拉】浴,沐浴 | ~ arenae 沙浴 / ~ pneumaticum 空气浴

Balopticon [bæ'lɔptikɔn] *n* 投影(放大)器(商品名)

balsam ['bɔːlsəm] *n* 香脂,香胶 | Canada ~ 加拿大香脂, 加拿大松脂 / friars' ~ 复方安息香酊 / gurjun ~ 古云香脂 / Holland ~, silver ~ 荷兰香胶,银香胶,杜松焦油 / Mecca ~, ~ of Gilead 麦加香脂,几来香脂 / peruvian ~ 秘鲁香脂 / tolu ~ 妥鲁香脂,妥鲁香胶 | **~ic** [bɔːl'sæmik] *a*

balsamo ['bælsəməu] *n*【西】香脂,香胶 | ~ de tolu 妥鲁香脂,妥鲁香胶 / ~ del Peru 秘鲁香脂

Balsamodendron [ˌbælsəməu'dendrɔn] *n*【拉,希】没药属

balsamum ['bælsəməm] *n*【拉】香脂,香胶 | ~ peruvianum 秘鲁香脂

Balser's fatty necrosis ['bɑːlzə] (Wilhelm A. Balser) 巴尔泽脂肪性坏死(坏疽性胰腺炎,伴网膜粘液囊炎及脂肪组织的散发性片状坏死;胰腺炎伴脂肪坏死)

balteum ['bæltiəm] *n*【拉】托带,腰带,束带 | ~ venereum 性病腰带,汞剂膏药

Bamberger-Marie disease ['bɑːmbəgə mə'riː] (Eugen Bamberger; Pierre Marie) 肥大性肺性骨关节病

Bamberger's hematogenic albuminuria ['bɑːmbəgəː] (Heinrich von Bamberger) 班伯格血原性蛋白尿(发生在严重贫血后期) | ~ disease 班伯格病(①跳跃性痉挛或下肢抽搐;②进行性恶性多发性浆膜炎) / ~ sign 班伯格征(①异侧感觉;②肩胛骨角部呈现实变体征,身体前倾则消失,为心包积液的体征)

bambermycins [ˌbæmbə'maisinz] [复] *n* 班贝霉素(一种抗菌抗生素复合物,主要含默诺霉素〈moenomycin〉A和C,用作饲料添加剂和兽用补品)

bamboo [bæm'buː] *n* 竹

bamboo brier [bæm'buː 'braiə] 菝葜(印第安人用作食物)

bamnidazole [bæm'nidəzəul] *n* 班硝唑,氨酰硝唑(抗毛滴虫有效的抗原虫药)

BAN British Approved Name 英国采用的名称(英国药典委员会批准的非专利药品名称)

ban [bæn] (-nn-) *vt* 禁止 *n* 禁止;禁令

banana [bə'nɑːnə] *n* 芭蕉属植物;香蕉

Bancroft's filariasis ['bæŋkrɔft] (Joseph Bancroft), **bancroftosis** [ˌbæŋkrɔf'təusis] *n* 班(克罗夫特)氏丝虫病

band [bænd] *n* 带;带形物;环;索;光谱带 *vt* 用带绑扎;用带标记 | A ~ A带(肌原纤维节染成黑色之区,亦称A盘,Q盘,横盘,暗板) / absorption ~s 吸收光带 / amniotic ~ 羊膜索 / anchor ~ 抗基圈(牙) / atrioventricular ~, auriculoventricular ~ 房室束 / axis ~ 原条(胚) / clamp ~ 夹圈 / coronary ~ 冠状带,冠状垫 / dentate ~ 牙用带环 / free ~ of colon 结肠独立带 / H ~ H带(横纹肌盘,有时见于穿过横纹肌原纤维A带中央的淡色区) / I ~ I带(在横纹肌原纤维内,光显微镜下出现明区,偏振光下出现暗区,亦称J盘,明板) / M ~ M带(肌原纤维节H带中央的狭窄暗带) / Q ~ Q盘,横盘,暗板 / Z ~ Z带(一种薄膜,用以分隔横纹肌的肌原纤维节)

bandage ['bændidʒ] *n* 绷带 *vt* 用绷带

包扎 | figure-of-8 ～ 8字绷带 / many-tailed ～ 多头绷带 / spica ～ 人字形绷带 / spiral reverse ～ 螺旋反折绷带

bandaletta [ˌbændəˈletə] *n* 绷带;小带 | ～ diagonalis (Broca) 布罗卡斜角小带,布罗卡斜纹

bandicoot [ˈbændiku:t] *n* 袋狸(印度硕鼠,鼠咬热病原体小螺菌的贮主)

banding [ˈbændiŋ] *n* 绑扎;显带,分带(染色体染色的各种技术,由此一种特征图式的横暗带和亮带明显可见) | C ～, C-～, centromeric ～ C带显带,着丝粒显带(显示染色体带的染色体鉴别染色) / chromosome ～ 染色体显带,染色体分带(使用各种不同的物理的和细胞化学的制片进行的鉴别染色技术) / G ～, G-～, Giemsa ～ G带显带,吉姆萨显带(显示染色体带〈B带〉的染色体鉴别染色) / high-resolution ～, prophase ～ 高分辨率显带技术,前期显带技术(一种显带技术) / pulmonary artery(PA) ～ 肺动脉绑扎法(对患某些先天性心脏病的儿童所做的手术,以控制肺动脉血流) / Q ～, Q-～, quinacrine ～ Q带显带,阿的平显带(显示染色体带〈Q带〉的染色体鉴别染色) / R ～, R-～, reverse ～ R带显带,反带显带(显示染色体带〈R带〉的染色体鉴别染色)

Bandl's ring [ˈbændl] (Ludwig Bandl) 班都环(病理缩复环,子宫收缩环)

bandpass [ˈbændpɑ:s, -pæs] *n* 带通(滤波器)

bandwidth [ˈbænwidθ] *n* (频)带宽(度)

bandy [ˈbændi] *a* 膝向外曲的 | ～-legged *a* 两腿向外弯曲的

bane [bein] *n* 毒,毒物;毒药 | leopard's ～, wolf's ～ 山金车(花、根)

banewort [ˈbeinwə:t] *n* 颠茄叶

bang [bæŋ] *n* = bhang

Bangladesh [ˌbɑ:ŋgləˈdeʃ] *n* 孟加拉国[亚洲]

Bang's bacillus [bæŋ] (Bernhard L. F. Bang) 班氏杆菌,流产布鲁菌 | ～ test 班氏试验(检牛布鲁菌病的凝集试验)

Bang's method [bæŋ] (Ivar C. Bang) 班氏法(微量血生化检查;检尿糖)

banian [ˈbænjən] *n* 孟加拉榕树(籽和皮可以健身、退热、利尿)

banish [ˈbæniʃ] *vt* 消除 | ～**ment** *n*

banisterine [bæˈnistərin] *n* 南美卡皮根碱,骆驼蓬碱

bank[1] [bæŋk] *n* 银行;库(如血库、骨库、眼库等) | blood ～ 血库

bank[2] [bæŋk] *n* 堤岸;斜坡;边 *vt, vi* 堆积

bankrupt [ˈbæŋkrəpt] *n* 破产者 *a* 破产的

bankruptcy [ˈbæŋkrəptsi] *n* 破产;失败,毁灭

banner [ˈbænə] *n* 旗帜 *a* 杰出的

Bannister's disease [ˈbænistə] (Henry M. Bannister) 班尼斯特病,血管(神经)性水肿

Bannwarth's syndrome [bɑ:nˈvɑ:rt] (Alfred Bannwarth) 班伐尔特综合征(脑膜多神经炎〈meningopolyneuritis〉的欧洲名称,可能出现在莱姆〈Lyme〉病中)

Banthine [ˈbænθain] *n* 溴甲胺太林,溴苯辛(methantheline bromide)制剂的商品名

Banting's treatment (cure, diet) [ˈbæntiŋ] (William Banting), **bantingism** [ˈbæntiŋizəm] *n* 班廷疗法,忌食减瘦疗法(以高蛋白低碳水化合物饮食治肥胖症)

Banti's disease, syndrome [ˈbænti] (Guido Banti) 班替病(综合征)(原来被描述为脾脏的一种原发病,伴有脾肿大和各类血细胞减少,但以后认为是继发于门静脉高血压,亦称充血性脾大和脾性贫血)

Baptisia [bæpˈtiziə] *n*【拉】灰叶属,野靛属 | ～ tinctoria 靛灰叶,野靛草

baptisin [ˈbæptizin] *n* 灰叶苦甙,野靛苦甙

baptitoxine [bæpti'tɔksin] *n* 灰叶毒碱,野靛毒碱,金雀花碱

bar[1] [bɑ:] *n* 棒;杆,连接杆;障碍物;线(光,色等) (-rr-) *vt* 闩上;拦住,阻挡;禁止,不准(from) *prep* 除…以外 | arch ～ 弓形连接杆(牙) / ～ of bladder 输尿管间嵴,输尿管间襞(膀胱) / hyoid ～s 舌骨板(第二鳃弓,舌骨弓) / lingual ～ 舌连接杆 / median ～ 正中嵴(前列腺) / palatal ～ 腭连接杆 / sternal ～ 胸骨板(胚胎期) / terminal ～s 上皮栏 | ～ none 无例外

bar[2] [bɑ:] *n* 巴(压力单位,$=10^6$dyn/cm^2)

baragnosis [ˌbæræg'nəusis] *n* 压觉缺失,失辨重能

Baralyme ['bærəˌlaim] *n* 氢氧化钡石灰(barium hydroxide lime)的商品名

Bárány's symptom (sign, test) ['bɑ:rəni](Robert Bárány) 巴拉尼症状(征、试验)(①耳前庭器官障碍时,身体倾倒的方向与头的位置改变有关;②冷热水试验,亦称〈迷路〉变温试验) | ～ pointing test 巴拉尼指向试验(检脑损害)

Barbados [bɑ:'beidəuz] *n* 巴巴多斯[拉丁美洲]

barbaloin ['bɑ:bəlɔin] *n* 芦荟苷

barbaralalia [ˌbɑ:bɑ:rə'leiliə] *n* 异国语言涩滞

barbaric [bɑ:'bærik] *a* 原始的;粗野的

barbarism ['bɑ:bərizəm] *n* 粗暴行为;原始状态;不规范

barbarity [bɑ:'bærəti] *n* 残暴;暴行,粗俗

barbarous ['bɑ:bərəs] *a* 野蛮的;粗俗的;不规范的 | ～**ly** *ad* / ～**ness** *n*

barbasco [bɑ:'bæskəu] *n* 巴巴可鱼毒草

Barbased ['bɑ:bəˌsed] *n* 仲丁比妥钠(butabarbital sodium)制剂的商品名

barbeiro [bɑ:'beirəu] *n*【葡】六锥蝽

barber ['bɑ:bə] *n* 理发师 *vt* 理发剃须

barberry ['bɑ:bəri] *n* 刺檗(实)

Barber's psoriasis ['bɑ:bə] (Harold W. Barber)巴伯银屑病,局限性脓疱性银屑病

barbital ['bɑ:bitæl], **barbitone** ['bɑ:bitəun] *n* 巴比妥(催眠镇静药)

barbiturate [bɑ:'bitjurit] *n* 巴比土酸盐(催眠镇静药)

barbituric acid [ˌbɑ:bi'tjuərik] 巴比土酸

barbotage [ˌbɑ:bəu'tɑ:ʒ] *n* 抽液加药注射法(多用于脊髓麻醉时,分次小量抽出脑脊液,将空针内药液稀释,再行注射,直到注射完毕)

Barcoo disease, rot [bɑ:'ku:] 巴尔库病,沙漠疮(巴尔库为澳洲南部河名)

Barcroft's apparatus ['bɑ:krɔft] (Joseph Barcroft) 巴克罗夫特仪器(一种测压差计,用以研究血液或其他组织标本)

Bardach's test ['bɑ:dəh] (Bruno Bardach) 巴尔达赫试验(检蛋白)

Bardenheuer's extension ['bɑ:dənhɔiə] (Bernhard Bardenheuer) 巴登霍伊厄牵伸术(肢骨折牵伸术)

Bardet-Biedl syndrome [bɑ:'dei-'bi:dl] (Georges Bardet; Arthur Biedl) 巴戴-比德尔综合征(见Laurence-Biedl syndrome)

Bard-Pic syndrome [bɑ:d pik] (Louis Bard; Adrien Pic)巴-皮综合征(慢性进行性黄疸)

Bard's sign [bɑ:d] (Louis Bard) 巴尔征,眼球震颤征(器质性眼球震颤时,患者眼球随手指左右移动方向震颤增强,先天性眼球震颤时则无此现象)

bare [bɛə] *a* 赤裸的;几乎空的;无修饰的;直率的;稀少的 *vt* 露出,暴露 | ～**ness** *n* 暴露,揭发;摊开

barefaced ['bɛəfeist] *a* 不戴面具的;无胡须的;露骨的 | ～**ly** *ad*

barefoot ['bɛəfut] *a, ad* 赤脚的 | ～**ed** *a*

barehanded ['bɛəhændid] *a, ad* 不戴手套的;赤手空拳的

barely ['bɛəli] *ad* 赤裸裸地;仅仅,勉强;几乎没有

baresthesia [ˌbæris'θi:zjə] *n* 压觉，重觉

baresthesiometer [ˌbærisˌθi:zi'ɔmitə] *n* 压觉计，压力计

Baréty's method [ˌbærei'ti] (Jean P. Baréty)巴雷蒂法(一种治髋病及股骨骨折的牵伸法)

Barfoed's reagent, test ['bɑ:fed] (Christen T. Barfoed) 巴费德试剂、试验(检单糖)

bargain ['bɑ:gin] *n* 合同；交易 *vi* 讨价还价；商定 | ～ for 指望；预期 / in the ～, into the ～ 此外还，再者 / It's(或 That's) a ～ 我同意 / make the best of a bad ～ 尽力把损失减到最小，在困难情况下尽量做好

Bargen's serum ['bɑ:gən] (J. A. Bargen) 巴根血清，抗溃疡性结肠炎血清(用慢性溃疡性结肠炎病灶中分离的病原菌制备的血清) | ～ streptococcus 巴根链球菌，牛链球菌，抗链球菌血清

bariatrics [ˌbæri'ætriks] *n* 超体重学，肥胖病学(研究体重过度或肥胖的原因、预防和治疗)

baric ['bærik] *a* 气压的；钡的

barite ['bɛərait] *n* 重晶石

baritosis [bæri'təusis] *n* 钡尘沉着病，钡尘肺

barium ['bɛəriəm] *n* 钡 | ～ cyanoplatinate, ～ platinocyanide 氰亚铂酸钡，四氰铬亚铂酸钡(用于荧光屏面的涂料) / ～ sulfate 硫酸钡(消化道X线造影剂)

barium-filled ['bɛəriəmˌfild] *a* 充盈钡剂的

bark [bɑ:k] *n* 树皮 | bearberry ～, chittem ～, Persian ～ 波希鼠李皮 / calisaya ～, cinchona ～ 金鸡纳皮 / casca ～ 非洲围涎树皮 / cramp ～ 雪球荚蒾树皮 / Peruvian ～ 秘鲁皮，金鸡纳皮

Barkan's operation ['bɑ:kən] (Otto Barkan)巴尔坎手术，前房角切开术

barley ['bɑ:li] *n* 大麦 | pearl ～ 去皮大麦粒，大麦米

Barlow's disease ['bɑ:ləu] (Thomas Barlow) 巴洛病，婴儿坏血病

Barlow syndrome ['bɑ:ləu] (John B. Barlow)巴洛综合征(左房室瓣脱垂综合征)

barn [bɑ:n] *n* 谷仓；车棚；靶(恩)(核截面单位，$=10^{-24}/cm^2$)

Barnes's bag (dilator) ['bɑ:nz] (Robert Barnes)巴恩斯袋(扩张袋)，子宫颈扩张袋 | ～ curve 巴恩斯曲线(以骶岬为中心的曲线，其凹面朝向背侧)

bar(o)- [构词成分] 重量，压力

baroagnosis [ˌbærə*u*æg'nəusis] *n* 压觉缺失，失辨重能

baroceptor [ˌbærə*u*'septə] *n* 压力感受器

barodontalgia [ˌbærə*u*dɔn'tældʒiə] *n* 气压牙痛，航空牙痛

baroelectroesthesiometer [ˌbærə*u*-iˌlektrə*u*isˌθi:zi'ɔmitə] *n* 压觉电测计

barognosis [ˌbærɔg'nəusis] *n* 压觉，辨重能

barogram ['bærə*u*græm] *n* 气压图

barograph ['bærə*u*grɑ:f] *n* 气压描记器，气压自记器

baromacrometer [ˌbærə*u*mə'krɔmitə] *n* (新生儿)体重身长测量器

barometer [bə'rɔmitə] *n* 气压计，气压表；晴雨计；(反映变化的)标记 | **barometric(al)** [ˌbærə*u*'metrik(əl)] *a* 气压(计)的，测定气压的 / **barometry** *n* 气压测定法

baro-otitis [ˌbærə*u* ə*u*'taitis] *n* 气压耳炎 | ～ media 气压中耳炎，航空性中耳炎

baropacer [ˌbærə*u*'peisə] *n* 血压调节器(一种电子装置埋藏入犬颈，用以不断刺激颈动脉窦)

barophilic [ˌbærə*u*'filik] *a* 嗜压的(指菌细胞)

baroreceptor [ˌbærə*u*ri'septə] *n* 压力感受器

baroreflex [ˌbærə*u*'ri:fleks] *n* 压力感

受器反射

baroscope [ˈbærəuskəup] *n* 验压器;脲定量器 | **baroscopic** [ˌbærəˈskɔpik] *a*

barosinusitis [ˌbærəuˌsainəˈsaitis] *n* 气压性鼻窦炎,航空性鼻窦炎

barospirator [ˌbærəuˈspaiəreitə] *n* 变压呼吸器(一种人工呼吸器)

barotaxis [ˌbærəuˈtæksis] *n* 向压性(生物对压力变化的反应)

barothermograph [ˌbærəuˈθəːməgrɑːf] *n* 气压温度计,气压温度记录器

barotitis [ˌbærəuˈtaitis] *n* 气压损伤性中耳炎 | ~ media 气压中耳炎,航空性中耳炎

barotrauma [ˌbærəuˈtrɔːmə] *n* 耳气压伤(耳鼓及咽鼓管) | odontalgia ~ 航空性牙痛 / otitic ~ 航空性中耳炎 / sinus ~ 鼻窦气压损伤,航空性鼻窦炎

barotropism [bəˈrɔtrəpizəm] *n* 向压性(生物对于压力刺激所引起的一种相对固定的反应,经常为一种运动)

Barraquer's disease [bɑːrəˈkəː] (Roviralta J. A. Barraquer) 进行性脂肪营养不良

Barraquer-Simons syndrome [bɑːrɑːˈkei ˈsimənz] (J. A. R. Barraquer; Arthur Simons) 巴-西综合征,部分脂肪营养不良

Barraquer's method, operation [bɑːrəˈkəː] (Ignacio Barraquer) 晶状体吸出法(治内障眼)

Barr body [bɑː] (Murray L. Barr) 巴尔小体,性染色质

barred [bɑːd] *a* 有线条的;上了闩的;被禁止或排除的

Barré-Guillain syndrome [bɑːˈrei giˈjæn] (Jean A. Barré; Georges Guillain) 急性热病性多神经炎

barrel [ˈbærəl] *n* 桶;一桶(一种容量单位);管;筒;牙管(金属)环 | over a ~ 处境困难

Barré-Lieou syndrome [bɑːˈrei ljuː] (J. A. Barré; Y. C. Lieou) 巴-吕综合征(后颈交感神经综合征)

barren [ˈbærən] *a* 贫瘠的;无效的;不妊的 | ~**ness** *n*

Barrett's syndrome [ˈbærət] (N. R. Barrett) 巴特雷综合征(慢性消化性溃疡及食管炎综合征)

barrier [ˈbæriə] *n* 屏障,障壁;屏蔽 | blood-air ~, blood-gas ~ 血气屏障 / blood-brain ~, blood-cerebral ~ 血脑屏障,血脑障壁 / blood-thymus ~ 血胸腺屏障 / filtration ~ 滤过屏障 / gastric mucosal ~ 胃粘膜屏障 / placental ~ 胎盘屏障 / primary protective ~s 初级防护屏蔽 / protective ~, radiation ~ 防护屏蔽,辐射屏蔽 / secondary protective ~s 次级防护屏蔽

barring [ˈbɑːriŋ] *prep* 除…外

barrow [ˈbærəu] *n* 手推车;担架

barsati [bɑːsæˈtiː] *n* 马皮疽(即皮肤丽线虫蚴疮,夏疮 cutaneous habronemiasis)

Bar's incision [bɑː] (Paul Bar) 巴尔切口(剖宫产)

Barthélemy's disease [bɑːˈteilimi] (P. T. Barthélemy) 丘疹坏死性皮结核

bartholinitis [ˌbɑːtəuliˈnaitis] *n* 前庭大腺炎

Bartholin's anus [ˈbɑːtəulin] (Thomas Bartholin)中脑水管口

Bartholin's duct [ˈbɑːtəulin] (Caspar T. Bartholin) 舌下腺大管 | ~ gland 前庭大腺

Barth's hernia [bɑːt] (Jean B. P. Barth) 巴尔特疝(位于腹壁与残存的卵黄管之间)

Barton bandage [ˈbɑːtn] (John R. Barton) 巴尔通绷带(下颌双8字形绷带) | ~ fracture 巴尔通骨折(桡骨下端骨折) / ~ operation 巴尔通手术(关节强硬手术)

Bartonella [ˌbɑːtəˈnelə] (A. L. Barton) *n* 巴尔通体属 | ~ bacilliformis

杆菌状巴尔通体

Bartonellaceae [ˌbɑːtəne'leisiiː] *n* 巴尔通体科

bartonellemia [ˌbɑːtənə'liːmiə] *n* 巴尔通菌血(症)

bartonelliasis [ˌbɑːtəne'laiəsis], **bartonellosis** [ˌbɑːtəne'ləusis] *n* 巴尔通体病(秘鲁疣)

Bart's syndrome [bɑːt] (B. J. Bart) 巴特综合征(营养不良性大疱性表皮松解的一型,为常染色体显性遗传,特征为先天性局限性皮肤缺陷,伴大疱形成,系由机械性外伤和指甲营养不良所致)

Bartter's syndrome ['bɑːtə] (Frederic Crosby Bartter) 巴特综合征(近肾小球细胞肥大和增生,造成低血钾性碱中毒和醛固酮过多症,其特征为血浆肾素浓度明显增加,但不出现高血压,对血管紧张素的增压作用也不敏感。儿童常患此征,可能是遗传性的,可伴发其他异常,如智力迟钝和身材矮小,亦称近肾小球细胞增生)

Baruch's law ['bɑːruk] (Simon Baruch) 巴鲁克定律(水疗时,当水温高于或低于皮肤温度,则起兴奋作用;当水温与皮肤温度相同时,则起镇静作用) | ～ sign 巴鲁克征(患者进行15min, 24℃水浴后,肛表测得的温度不变,提示伤寒)

baruria [bə'rjuəriə] *n* 高比重尿

Barwell's operation ['bɑːwel] (Richard Barwell) 巴韦尔手术(矫正膝外翻的切骨术)

bary- [构词成分] 笨重,困难,迟钝

barye ['bæri] *n* 巴列,微巴(压力单位, $=10^{-7}$kg · m^2)

baryencephalia [ˌbæriensi'feiliə] *n* 智力迟钝

baryesthesia [ˌbæris'θiːzjə] *n* 压觉,重觉

baryglossia [ˌbæri'glɔsiə] *n* 言语拙笨(言语重浊迟钝)

barylalia [ˌbæri'leiliə] *n* 言语不清(由于发音缺陷,形成说话重浊不清)

baryon ['bæriɔn] *n* 重子

baryphonia [ˌbæri'fəuniə] *n* 语音粗重

baryta [bə'raitə] *n* 钡氧,重土(包括氧化钡、氢氧化钡) | synthetic ～ 硫酸钡

barytosis [ˌbæri'təusis] *n* 钡尘沉着病,钡尘肺

barytron ['bæritrɔn] *n* 介子(亦称重电子)

basad ['beisæd] *ad* 向基底

basal ['beisl] *a* 基底的;基础的,基本的

Basaljel ['beisældʒel] *n* 碱式碳酸铝凝胶(basic aluminum carbonate gel)制剂的商品名

basaloid ['beisəlɔid] *a* 基底细胞样的

basaloma [ˌbeisə'ləumə] *n* 基底细胞癌

base [beis] *n* 基础;底部;基地;基,基质;基底;基板;基托;主剂(药);碱;固色剂 *a* 构成基础等的 *vt* 把…基于,以…为根据(upon, on),据… | animal ～ 动物碱(一种尸碱) / ～ of heart 心脏基底 / hexone ～s, histone ～s 组蛋白碱,二氨基酸 / ～ of lung 肺底 / purine ～s xanthine ～s 嘌呤碱, 黄嘌呤碱 / record ～, temporary ～, trial ～ 记录基板, 临时基板, 试基板 (即基板baseplate) | off ～ 大错特错,完全错;冷不防地 | ～**less** *a* 无根据的

basedoid ['bæzədɔid] *n* 类巴塞多病(类突眼性甲状腺肿,但无毒性症状)

basedowian [ˌbæzə'dəuiən] *n* 巴塞多病者(突眼性甲状腺肿患者)

basedowiform [ˌbæzə'dəuifɔːm] *a* 类似巴塞多病的(类似突眼性甲状腺肿的)

Basedow's disease ['bɑːzədəu] (Carl A. von Basedow)巴塞多病(突眼性甲状腺肿) | ～ triad 巴塞多三征(甲状腺肿、突眼、心动过速) | ～ syndrome 巴塞多综合症(甲状腺功能亢进、甲状腺毒症、突眼性甲状腺肿、中毒性甲状腺肿综合征)

baseline ['beislain] *n* 基线;基准

basement ['beismənt] *n* 地下室;基,底

baseplate ['beispleit] *n* 基板(亦称记录基板,临时基板,试基板)

bases[1] ['beisiz] base的复数

bases² ['beisi:z] basis的复数
bas-fond [bə'fɔn] *n*【法】底部(尤指膀胱底)
Basham's mixture ['bæʃəm] (William R. Basham)巴沙姆合剂(醋酸铁铵溶液)
bashful ['bæʃful] *a* 害羞的 | ~**ly** *ad*
basi-, basio- [构词成分] 底,基底
basial ['beisiəl] *a* 底的;颅底点的
basialis [ˌbeisi'eilis] *a*【拉】底的,基底的
basialveolar [ˌbeisiæl'viələ] *a* 颅底牙槽的(即颅底点到牙槽点)
basiarachnitis [ˌbeisiˌærək'naitis], **basiarachnoiditis** [ˌbeisiəˌræknɔi'daitis] *n* 颅底蛛网膜炎
basic ['beisik] *a* 基础的;基本的;首要的;碱的,盐基的 *n* [常用复]基本因素 | ~**ally** *ad*
basicaryoplastin [ˌbeisiˌkæriəu'plæstin] *n* 嗜碱胞核副网素
basichromatin [ˌbeisi'krəumətin] *n* 嗜碱染色质
basichromiole [ˌbeisi'krəumiəul] *n* 嗜碱性染色微粒
basicity [bə'sisəti] *n* 碱度;碱性
basicranial [ˌbeisi'kreinjəl] *a* 颅底的
basicytoparaplastin [ˌbeisiˌsaitəupærə'plæstin] *n* 嗜碱性胞质副网素
Basidiobolaceae [bəˌsidiəubə'leisii:] *n* 蛙粪霉科
Basidiobolus [bəˌsidi'ɔbələs] *n* 蛙粪霉属 | ~ haptosporus, ~ meristosporus 固孢蛙粪霉,裂孢蛙粪霉
basidiocarp [bə'sidiəuˌkɑ:p] *n* 担子果
basidiomycete [bəˌsidiəu'maisi:t] *n* 担子菌
Basidiomycetes [bəˌsidiəumai'si:ti:z] *n* 担子菌纲
basidiomycetous [bəˌsidiəumai'si:təs] *a* 担子菌的
Basidiomycotina [bəˌsidiəuˌmaikəu'tainə] *n* 担子(真)菌亚门
basidiospore [bə'sidiəspɔ:] *n* 担子孢子 | **basidiosporous** [bəˌsidiə'spɔ:rəs] *a*
basidium [bə'sidjəm] ([复] **basidia** [bə'sidiə]) *n* 担子
basifacial [beisi'feiʃəl] *a* 面基的,面下部的
basification [ˌbeisifi'keiʃən] *n* 碱化
basify ['beisifai] *vt* 碱化
basigenous [bə'sidʒinəs] *a* 成碱的,生盐基的
basihyoid [ˌbeisi'haiɔid], **basihyal** [ˌbeisi'haiəl] *n* 舌骨体;舌底骨
basil ['bæzl] *n* 罗勒,矮糠
basilad ['beisilæd] *ad* 向基底;向底面
basilar ['bæsilə] *a* 基础的;基底的
basilaris [ˌbæsi'lɛəris] *a*【拉】基底的
basilateral [ˌbeisi'lætərəl] *a* 基侧的
basilemma [ˌbeisi'lemə] *n* 基膜
basilic [bə'silik] *a* 极其重要的;显要的;贵要的(静脉)
basiloma [bæsi'ləumə] *n* 基底细胞癌
basin ['beisn] *n* 盆;一盆的容量;盆地;骨盆
basinasial [ˌbeisi'neiziəl] *a* 颅底鼻根的(指颅骨测量线:示颅底长度,即枕骨大孔前缘点到鼻根点的距离)
basi(o)-, bas(o)- [构词成分] 基底;颅底;碱基
basioccipital [ˌbeisiɔk'sipitl] *a* 枕骨底部的
basioglossus [ˌbeisiəu'glɔsəs] *n* 舌骨舌肌舌骨部
basion ['beisiɔn] *n* 颅底点(枕骨大孔前缘中点)
basiotic [ˌbeisi'ɔtik] *n* 耳底骨(胎)
basiparachromatin [ˌbeisiˌpærə'krəumətin] *n* 嗜碱副染色质
basiparaplastin [ˌbeisiˌpærə'plæstin] *n* 嗜碱副网素
basipetal [bei'sipətl] *a* 向基的(如孢子)
basiphilic [ˌbeisi'filik] *a* 嗜碱的
basirhinal [ˌbeisi'rainl] *a* 脑底鼻的
basis ['beisis] ([复] **bases** ['beisi:z]) *n* 主要成分;基础;根据;基底,底

basisphenoid [ˌbeisi'sfi:nɔid] *n* 蝶底骨

basitemporal [ˌbeisi'tempərəl] *a* 颞骨底部的

basivertebral [ˌbeisi'və:tibrəl] *a* 椎骨体的

basket ['bɑ:skit] *n* 篮,筐;篮状细胞; | cytopharyngeal ~ 胞咽篮(见cyrtos) / fiber ~s 纤维篮(视网膜)

Basle Nomina Anatomica ['bɑ:zl 'nɔminə ænə'tɔmikə] 巴塞尔解剖学名词(1895年在瑞士巴塞尔会议决定的,现已为Nomina Anatomica所代替)

bas(o)- 见basi(o)-

basocyte ['beisəusait] *n* 嗜碱粒细胞

basocytopenia [ˌbeisəuˌsaitəu'pi:niə] *n* 嗜碱粒细胞减少(症)

basocytosis [ˌbeisəusai'təusis] *n* 嗜碱粒细胞增多(症)

basoerythrocyte [ˌbeisəui'riθrəsait] *n* 含嗜碱点彩红细胞

basoerythrocytosis [ˌbeisəuiˌriθrəsai'təusis] *n* 含嗜碱点彩红细胞增多(症)

basograph ['beisəugrɑ:f] *n* 异常步态描记器

basolateral [ˌbeisəu'lætərəl] *a* 基(底外)侧的

basometachromophil [ˌbeisəuˌmetə'krəuməfil] *a, n* 嗜碱性异染性(染色)

Basommatophora [beiˌsɔmə'tɔfɔrə] *n* 基眼亚目

basopenia [ˌbeisəu'pi:niə] *n* 嗜碱粒细胞减少(症)

basophil ['beisəufil] *a* 嗜碱的 *n* 嗜碱粒细胞

basophilia [ˌbeisəu'filiə] *n* 嗜碱性;嗜碱粒细胞增多(症)

basophilic [beisəu'filik], **basophile** ['beisəufail], **basophilous** [bei'sɔfiləs] *a* 嗜碱(染色)的

basophilism [bei'sɔfilizəm] *n* 嗜碱粒细胞增多(症)

basoplasm ['beisəuˌplæzəm] *n* 嗜碱胞质

Bassen-Kornzweig syndrome ['bæsən 'kɔ:nzwig] (Frank A. Bassen; Abraham L. Kornzweig) 巴-康综合征,β-脂蛋白缺乏血症

Basset's operation [bə'sei] (Antoine Basset) 巴塞手术(腹股沟淋巴结清除术,治女外阴癌)

Bassini's operation [bə'sini] (Edoardo Bassini) 巴西尼手术(腹股沟疝根治手术)

bassorin ['bæsərin] *n* 巴索林,黄蓍胶素(用作佐药)

basswood ['bæswud] *n* 美椴木(美民间药材,治胆、肝疾病)

bast [bæst] *n* 韧皮,内皮

bastard ['bæstəd] *n* 私生子,非法(身分)者;品质低劣(者) *a* 私生的;劣质的,假的

bastardize ['bæstədaiz] *vt* 证明…为假(或谬误)的

Bastedo's rule [bæs'ti:dəu] (Walter A. Bastedo)巴斯特窦小儿药量计算规则(将成人剂量乘以儿童年龄再加3,然后除以30,即为小儿用量)

Bastian-Bruns law (sign) ['bæstʃən brunz] (Henry C. Bastian; Ludwig Bruns)巴斯钦-布伦斯定律(征)(如从头部到腰膨大部的脊髓有完全横截损害,下肢腱反射就消失)

basylous ['bæsiləs] *a* 碱性的,碱式的

bat [bæt] *n* 蝙蝠

batch [bætʃ] *n* 份,分批;程序组 | in ~es 分批地;成批地

bate [beit] *vt* 抑制 | with ~d breath 屏息

Bateman's disease ['beitmən] (Thomas Bateman)贝特曼病,触染性软疣

bath [bɑ:θ] ([复] **baths**) *n* 浴;浴水;浴器;浴室 *vt, vi* 洗澡 | cold ~ 冷水浴(19℃以下) / contrast ~ 冷热交替浴 / douche ~ 冲浴 / earth ~ 沙土浴 / graduated ~ 温度递变浴 / hot ~ 热水浴(37~40℃) / hot-air ~ 热气浴,热汽浴(38~55℃) / hyperthermal ~ 高温浴(40℃以上) / immersion ~ 浸

浴 / lukewarm ～ 温水浴(34～36℃) / medicated ～ 药浴 / sheet ～ 湿单浴 / shower ～ 淋浴;淋浴装置;淋浴室 / sitz ～ 坐浴 / sponge ～ 擦浴 / sweat ～ 发汗浴 / tepid ～ 微温浴(24～33℃) / warm ～ 温浴(33～36℃)

bathe [beið] *vt* 洗;把…浸在液体中;给…洗澡 *vi* 洗澡;游泳 *n* 海水浴;游泳

bathesthesia [ˌbæθis'θi:zjə] *n* 深部感觉

bathmotropic [ˌbæθməu'trɔpik] *a* 变阈性的 | negatively ～ 负变阈性的 / positively ～ 正变阈性的

bathmotropism [bæθ'mɔtrəpizəm] *n* 变阈性,变阈作用

bath(o)- 见bathy-

bathochrome ['bæθəkrəum] *n* 向红团(一原子或基团,它导入一个化合物时会将化合物的吸收峰移向一个较长的波长)

bathochromy [ˌbæθə*u*'krəumi] *n* 向红团作用,向红

bathoflore ['bæθəflɔ:] *n* 减荧光物

bathometer [bə'θɔmitə] *n* 水深测量器

bathomorphic [ˌbæθə*u*'mɔ:fik] *a* 凹眼的;近视眼的

bathrocephaly [ˌbæθrə'sefəli] *n* 梯(形)头(颅骨后部梯状突出的发育异常)

bathroom ['bɑ:θrum] *n* 浴室,盥洗室

bathy-, bath(o)- [构词成分] 深,底

bathyanesthesia [ˌbæθiˌænis'θi:zjə] *n* 深部感觉缺失

bathycardia [ˌbæθi'kɑ:diə] *n* 低位心(由于解剖原因而并非由疾病引起)

bathyesthesia [ˌbæθiis'θi:zjə] *n* 深部感觉

bathyhyperesthesia [ˌbæθiˌhaipəris'θi:zjə] *n* 深部感觉过敏

bathyhypesthesia [ˌbæθiˌhipis'θi:zjə] *n* 深部感觉迟钝

bathypnea [ˌbæθi'*p*ni:ə] *n* 深呼吸

BATO a boronic acid adduct of technetium complexed to 8-hydroxyquinoline (oxine) 锝配合8-羟基喹啉的硼酸加合物

batonet [beitə'net] *n* 假染色体

batrachoplasty ['bætrəkə*u*ˌplæsti] *n* 舌下囊肿修治术

batrachotoxin [ˌbætrəkə*u*'tɔksin] *n* 南美蟾毒(一种极其强烈的类固醇毒液,自南美的一种蛙皮中提炼而得)

Batson's plexus ['bætsn] (Oscar V. Batson) 巴森丛,脊椎丛

battarism ['bætərizəm], **battarismus** ['bætərizməs] *n* 口吃,结舌

batten ['bætn] *vi* 长肥;养肥自己

batter[1] ['bætə] *vt* 用旧;磨损

batter[2] ['bætə] *vt, vi* (使)内倾;(使)上倾 *n* 内倾度;上倾度

battery ['bætəri] *n* 电池(组);(仪器等的)一套;(试验)组合 | solar ～ 太阳电池

Battey bacilli ['bæti] 巴蒂杆菌(一种未分类的分支杆菌,使人产生类似结核的疾病)

batteyin ['bætiin] *n* 巴蒂杆菌素,细胞内分支杆菌素(一种巴蒂杆菌产物,类似结核菌素,用作皮肤过敏性试验)

battle ['bætl] *n* 战斗;斗争 *vi* 战斗,搏斗

battlefield ['bætlfi:ld] *n* 战场

Battle's operation ['bætl] (William H. Battle)巴特尔手术(使腹直肌暂时移位的一种阑尾切除术) | ～ sign 巴特尔征(颅底骨折时,耳后动脉沿线变色及近乳突端首先出现淤斑)

Battley's sedative ['bætli] (Richard Battley) 巴特利镇静剂(由阿片浸膏、沸水、乙醇及凉水制成的一种液剂)

batty ['bæti] *a* 发疯的;反常的

Baudelocque's diameter (line) [bəud'lɔk] (Jean L. Baudelocque) 鲍德洛克径(线)(骨盆外直径)

Bauhin's gland ['bəuæn] (Gaspard 〈Caspard〉 Bauhin) 舌尖腺 | ～ valve 回盲瓣,结肠瓣

Baumès' law [bɔ'me] (Pieere P. F Baumès) 博梅定律(见Colles' law)

Baumé's scale [bɔ'mei] (Antoine

Baumé) 博梅比重标(测液体的密度)

Baumès' symptom [bɔ'me] (Jean B. T. Baumès) 博梅症状(心绞痛征)

bauxite ['bɔ:ksait] *n* 铝土矿,矾土

bay [bei] *n* 海湾;凹入处;隐窝 | lacrimal ~ 泪湖 / sick ~ 军舰卫生所,船上诊所

bayberry ['beibəri] *n* 月桂(树)果;蜡果杨梅;玉桂(果)

Bayer 205 ['beiə] 拜耳二〇五,舒拉明钠(治锥虫病与丝虫病药)

Bayes theorem [beiz] (Thomas Bayes)贝斯定理〔用以互换条件参数的定理:

$$P(B \mid A)=\frac{P(A \mid B)\ P(B)}{P(A \mid B)\ P(B)+P(A非B)\ P(非B)}$$

式中P(A)和P(B)是两项事件的概率,A和B以及P(A | B)和P(B | A)是A已知B和B已知A的条件概率。举例说,如A表示阳性化验结果,B表示受试病人实际存在的疾病,那末P(A | B)即为该试验的"诊断敏感性"(真实阳性率),P(B)则为该病的患病率(P(A)为阳性试验的结果)。P(B | A)为阳性试验的预测值,即出现阳性反应的患者实际患有该病的概率〕

Bayle's disease [beil] (Antoine L. J. Bayle)贝尔病(精神错乱者的进行性全身性麻痹)

Bayle's granulations [beil] (Gaspard L. Bayle) 贝尔肉芽(肺内已有纤维样变性的灰色结核性结节)

Baynton's bandage ['beintn] (Thomas Baynton) 贝恩顿绷带(用绊创膏敷于腿部治疗无痛性溃疡)

Bazex's syndrome [bɑ:'zeks] (J. Bazex) 巴赞克斯综合征(上呼吸道或消化道癌症患者,在耳、鼻、颊、手、足和膝部出现湿疹性和银屑病样损害。亦称副肿瘤性肢端角化病)

Bazillenemulsion [bəˌziləni'mʌlʃən] *n* 【德】杆菌性乳剂

Bazin's disease [bə'zæn] (Antoine P. E. Bazin) 巴赞病,硬结性红斑,硬红斑

BBB blood-brain barrier 血脑屏障; bundle branch block 束支传导阻滞

BBBB bilateral bundle branch block 双侧束支传导阻滞

BBT basal body temperature 基础体温

B C before Christ 公元前

β1C, β_1C C_3,补体第三成分

BCAA branched chain amino acid 分支氨基酸

B-CAVe bleomycin, CCNU, and vinblastine 博来霉素-环己亚硝脲-长春碱(联合化疗治癌方案)

BCDF B cell differentiation factors B细胞分化因子

BCF basophil chemotactic factor 嗜碱粒细胞趋化因子

BCG bacille Calmette Guérin 卡介菌(BCG vaccine卡介苗); ballistocardiogram 心冲击(描记)图; bicolor guaiac test 双色愈创木脂试验(检脑脊液)

BCGF B cell growth factors B细胞生长因子

BCNU carmustine 卡莫司汀(抗肿瘤药)

b.d. bis die【拉】每日2次

BDA British Dental Association 英国牙科协会

Bdella ['delə] *n*【希】吸螨属

bdellepithecium [ˌdelipi'θi:siəm] *n* 人工吸血管

bdellium ['deliəm] *n* 伪没药,非洲香胶

bdellometer [de'lɔmitə] *n* 吸血器

bdellotomy [de'lɔtəmi] *n* 切蛭吸血法

Bdellovibrio [ˌdeləu'vibriəu] *n* 蛭弧菌属

bdellovibrio [ˌdeləu'vibriəu] *n* 蛭弧菌

B-DNA B-脱氧核糖核酸

B-DOPA bleomycin, dacarbazine, Oncovin, prednisone, and Adriamycin 博来霉素-达卡巴嗪-长春新碱-泼尼松-阿霉素(联合化疗治癌方案)

BDS Bachelor of Dental Surgery 牙外科学士

BDSc Bachelor of Dental Science 牙

科学士

Be 元素铍(beryllium)的符号

be ［强bi:,弱bi］ (was或were, been; being) *vi* 是;在;存在;发生;逗留;成为;来到 *v aux* ［构成被动语态、各种进行时态及虚拟语气等］ | ～ it that... 即使 / ～ it true or not 不管是否如此 / ～ that as it may 即使如此,尽管这样

β1E, $β_1$E C_4,补体第四成分

beach ［bi:tʃ］ *n* 海滩 | on the ～ 失业的

bead ［bi:d］ *n* 珠;水珠 *vt* 使形成珠状,使形成串珠状 | rachitic ～s 佝偻病性串珠(肋) | draw a ～ (on) 瞄准

beaded ［'bi:did］ *a* 串珠状的

beaker ［'bi:kə］ *n* 烧杯

Beale's ganglion cells ［bi:l］ (Lionel S. Beale)比尔神经节细胞(双极细胞)

Beals' syndrome ［bi:lz］ (Rodney K. Beals) 比尔斯综合征,先天性挛缩性细长指(趾)

beam ［bi:m］ *n* 梁;道,束,柱(光学用);梁架(牙);射束,射线 *vi* 发光;发热 *vt* 发射;探测 | cantilever ～ 悬臂梁 / continuous ～ 连续架 / simple ～ 简单支架 / useful ～ 有用光束

beamtherapy ［bi:m'θerəpi］ *n* 光束疗法(光谱疗法;远距镭疗法)

beamy ［'bi:mi］ *a* 放光的;辐射的

bean ［bi:n］ *n* 豆;豆形果实 | soya ～ 大豆

bear[1] ［bεə］ *n* 熊 | like a ～ with a sore head 脾气暴躁

bear[2] ［bεə］ (bore, borne或born) *vt* 带有,具有;生育;产生;负担;承受;忍受;举止;提供 *vi* 结果实;指向;转向;忍受 | ～ down 压倒;尽最大的力量;分娩(第二产程) / ～ down on(或upon) 逼近;加重压力;严惩 / ～ on(或upon) 有关,有影响 / ～ out 证实;证明 / ～ up 支持;拥护;不气馁 / ～ with 耐心等待;忍受

bearable ［'bεərəbl］ *a* 支持得住的;可忍受的

beard ［biəd］ *n* (胡)须 *vt* 使长(胡)须 | ～**ed** *a* 有(胡)须的 / ～**less** *a* 无(胡)须的

Beard's disease ［biəd］ (George M. Beard)比尔德病,神经衰弱

bearer ［'bεərə］ *n* 带信人;负荷者;运载工具;托架;支座

bearing ［'bεəriŋ］ *n* 支撑;忍受;关系;生育;结果实;举止;［复］方位,方向;轴承 | ～ down 下坠感(盆腔内);分娩屏气 / central ～ 中心支承(颌间)

Bearn-Kunkel-Slater syndrome ［bə:n-'kuŋkel-'sleitə］ (Alexander Gordon Bearn; Henry George Kunkel; Robert James Slater) 伯-孔-斯综合征,狼疮样肝炎

bearwood ［'bεəwud］ *n* 波希鼠李皮(轻泻药)

beast ［bi:st］ *n* 兽;牲畜

beastly ［'bi:stli］ *a* 残忍的;讨厌的

beat ［bi:t］ (beat, beaten) *vt* (接连地)打,敲;冲击;战胜;开辟;搅拌;搜索(for);打败 *vi* (接连地)打;(心脏、脉搏等)跳动 *n* (心脏)搏动;敲击(声) | apex ～ 心尖搏动 / dropped ～ 脱漏搏动;脉搏短绌,间隙脉 / ectopic ～ 异位搏动 / premature ～ 过早搏动,期外收缩,额外收缩

beaten ［'bi:tn］ beat的过去分词 *a* (接连地)被打击的;锤薄的;被击败的;筋疲力尽的;精神沮丧的

beater ［'bi:tə］ *n* 搅拌器

beating ［'bi:tiŋ］ *n* 打;搅拌;搏动

Beau's disease ［bəu］ (Joseph H. S. Beau) 博氏病,心功能不全 | ～ lines 博氏线(指甲在全身病时所显横线或横沟,但也由外伤、冠状动脉闭塞、血钙过多、皮肤病等所致) / ～ syndrome 博氏综合征,心搏停止

beautiful ［'bju:təful］ *a* 美的 | ～**ly** *ad*

beautify ［'bju:tifai］ *vt* 美化

beauty ［'bju:ti］ *n* 美;美好的事物;妙处,优点

Beauveria ［bəu'viəriə］ *n* 白僵菌属 | ～ bassiana 巴西安白僵菌 / ～ tenella 纤细白僵菌

bebeerine [bi'biri:n] *n* 比比林,甘蜜树皮碱(疟疾时用的补药)

bebeeru [bi'biru] *n* 比比路,甘蜜树皮(疟疾时用的补药)

becalm [bi'kɑ:m] *vt* 使平静;使安静

became [bi'keim] become的过去式

becanthone hydrochloride [bi'kænθəun] 盐酸贝恩酮,盐酸胺甲噻吨酮(抗血吸虫药)

because [bi'kɔz] *conj* 因为 | ~ of 因为

Beccari process [be'kɑ:ri] (Giuseppe Beccari) 贝卡里垃圾处理法(利用封闭池内通过细菌发酵处理垃圾)

bechic ['bekik] *a* 咳嗽的 *n* 镇咳药

Bechterew [bek'tə:jev] 见Bekhterev

Becker's nevus ['bekə] (Samuel William Becker) 贝克痣(此痣多见于20~30岁男子,含有表皮黑变病,呈现节段性、均匀、浅色色素沉着,数年后从患部长出黑色长毛,亦称迟发性斑痣、色素性多毛性表皮痣)

Becker's phenomenon (sign) ['bekə] (Otto H. E. Becker) 贝克尔现象(征)(突眼性甲状腺肿时视网膜动脉搏动增加)| ~ test 贝克尔试验(检散光)

Beckmann's apparatus ['bekmən] (Ernst O. Beckmann) 贝克曼仪器(借溶液的冰点的下降,或沸点的上升,以测定分子量)

beckon ['bekən] *vt, vi* 示意,召唤 *n* 召唤的表示

Beck's disease [bek] (E. V. Beck〈或Bek〉)贝克病(即Kashin-Bek disease)

Beck's gastrostomy [bek] (Carl Beck) 贝克胃造口术(从胃大弯到腹壁表面构成管道造胃瘘)

Beck's triad [bek] (Claude S. Beck) 贝克三征(静脉压上升、动脉压下降、心脏小而收缩减弱,为心脏压塞三特征)

Beckwith-Wiedemann syndrome ['bekwið'wi:dəmən] (John Bruce Beckwith; Hans Rudolf Wiedemann) 伯-韦综合征(表现程度不等的先天性常染色体显性遗传综合征,特征为脐疝、巨舌和巨大发育,常伴有内脏肥大、肾上腺皮质细胞肥大和肾髓发育不良,亦称脐疝-巨舌-巨大发育综合征)

Béclard's amputation [bei'klɑ:] (Pierre A. Béclard) 贝克拉尔切断术(髋关节处截断时先切割后瓣) | ~ hernia 贝克拉尔疝(穿过大隐静脉孔的股疝) / ~ triangle 贝克拉尔三角(介于舌骨舌肌后缘、二腹肌后腹与舌骨大角之间)

beclomethasone dipropionate [ˌbekləˈmeθəsəun] 二丙酸倍氯米松,倍氯美松双丙酸酯(糖皮质激素)

Beclovent ['bekləˌvent] *n* 二丙酸倍氯米松(beclomethasone dipropionate)制剂的商品名

become [bi'kʌm] (became, become) *vi* 成为;变得 *vt* 适合,同…相称 | ~ of 发生(用于人或事的情况或结果)

Beconase ['bekəˌneiz] *n* 二丙酸倍氯米松(beclomethasone dipropionate)制剂的商品名

becquerel [bekə'rel] *n* 贝可(勒尔)(放射性强度单位)

Becquerel's rays [bek'rel] (Antoine H. Becquerel) 铀射线

bed [bed] *n* 床;褥;底座;床位;层 (-dd-) *vt* 使睡;安装,固定 *vi* 上床;休息;分层 | air ~ 气褥 / capillary ~ 毛细血管床 / hydrostatic ~, water ~ 水褥(防止褥疮用) / metabolic ~ 代谢测定床 / nail ~ 甲床 | be brought to ~ of 分娩,生… / die in one's ~ (因年老、病)自然死亡 / go to ~ 上床,去睡 / keep the ~ (因病)卧床 / keep to one's ~ 卧病在床 / make the ~(s) 铺床 / take to one's ~ 因病上床

bedbug ['bedbʌg] *n* 臭虫

bedclothes ['bedkləuðz] *n* 床上用品(指被、褥等)

bedding ['bediŋ] *n* 被褥,床上用品

bedfast ['bedfəst] *a* (因病)卧床不起的

bedim [bi'dim] (-mm-) *vt* 使(视力、思想等)模糊不清

bedlam ['bedləm] *n* 精神病院;疯狂状态;精神病;喧闹

bedlamism ['bedləmizəm] *n* 疯狂状态,精神病

bedlamite ['bedləmait] *n* 精神病患者;疯子

bed-lift ['bedlift] *n* 床靠(使伤、病员能坐起的病床活动装置)

Bednar's aphtha ['bednə] (Alois Bednar) 贝德纳口疮,硬腭口疮(婴儿硬腭后部感染性创伤性溃疡)

bedpan ['bedpæn] *n* (尤指病人在床上用的)便盆

bedrid ['bedrid], **bedridden** ['bedˌridn] *a* (因病或衰老等而长期)卧床不起的

bedroom ['bedru(:)m] *n* 卧室

bedside ['bedsaid] *n* (尤指病人的)床侧 | ~ teaching 临床教学 / ~ manner 医生对病人的态度

Bedsonia [bed'səuniə] *n* 衣原体属

bedsore ['bedsɔ:] *n* 褥疮

bedtime ['bedtaim] *n* 就寝时间

bed-wetting ['bedˌwetiŋ] *n* 溺褥,遗尿

bee [bi:] *n* 蜜蜂 | have a ~ in one's bonnet 胡思乱想,神经有些失常

beef [bi:f] ([复] **beeves或beefs**) *n* 牛肉;人的肌肉;体力 | ~, iron, and wine 牛肉铁酒(以牛肉膏、枸橼酸铁铵和雪利酒制成,以前用作补血药)

beefy ['bi:fi] *a* 结实的;肌肉发达的

been [bi:n] be的过去分词

beer [biə] *n* 啤酒

Beer's collyrium ['beiə] (Georg J. Beer) 贝尔洗眼液(含醋酸铅、玫瑰水、迷迭香酯) | ~ knife 贝尔刀(内障刀) / ~ operation 贝尔手术(带结膜瓣的白内障摘出术)

beerwort ['biəwə:t] *n* 麦芽汁(啤酒原料)

beeswax ['bi:zwæks] *n* 蜂蜡 | bleached ~ 白(蜂)蜡 / unbleached ~ 黄(蜂)蜡

beet [bi:t] *n* 甜菜

beetle[1] ['bi:tl] *n* 甲虫;近视眼的人 | blind as a ~ 十分近视的

beetle[2] ['bi:tl] *vi* 突出,凸出;伸出 *a* 突出的;外伸的

Beevor's sign ['bi:və] (Charles E. Beevor) 比佛征(①功能性麻痹时,患者不能抑制对抗肌;②患者抬头时脐向上偏移,为下腹肌无力之征)

befall [bi'fɔ:l] (befell, befallen) *vt, vi* 发生(于);降临(到)

befit [bi'fit] (-tt-) *vt* 适合,适宜

befog [bi'fɔg] (-gg-) *vt* 把…笼罩在雾中;使混淆;使模糊

before [bi'fɔ:] *ad* 以前;在前面 *prep* 在…以前;在…前面;先于;与其…(宁愿…) *conj* 在…前;与其…(宁愿…) | ~ long 不久

beforehand [bi'fɔ:hænd] *ad, a* 预先(的),事先(的)

before-mentioned [bi'fɔ:ˌmenʃənd] *a* 上述的

befriend [bi'frend] *vt* 亲近;照顾

beg [beg] (-gg-) *vt, vi* 乞讨;请求

began [bi'gæn] begin的过去式

Begbie's disease ['begbi] (James Begbie) 贝格比病(见Graves' disease)

beget [bi'get] (begot, begotten或begot; -tt-) *vt* (男子)生(子女);产生,招致

beggar ['begə] *n* 乞丐 | emotional ~ 乞怜者,同情乞求者

beggarly ['begəli] *a* 非常贫困的;少得可怜的

Beggiatoa [ˌbedʒiə'təuə] (F. S. Beggiato) *n* 贝氏硫菌属

Beggiatoaceae [ˌbedʒiətəu'eisii:] *n* 贝氏硫菌科

Beggiatoales [ˌbedʒiətəu'eili:z] *n* 贝氏硫菌目

Begg's appliance [beg] (Peter R. Begg) 贝格矫正器 | ~ technique 贝格正牙术

begin [bi'gin] (began, begun; -nn-) *vt, vi* 开始;着手 | to ~ with 首先,第一

beginner [bi'ginə] *n* 创始人;初学者

beginning [bi'giniŋ] *n* 开始,开端;起源;[常用复]早期阶段 | from ~ to end 从头到尾,自始至终 / the ~ of the end 预示结果的先兆

begma ['begmə] *n*【希】咳嗽;咳出物(痰)

begot [bi'gɔt] beget 的过去式和过去分词

begotten [bi'gɔtn] beget的过去分词

Bégues César disease [bei'geis 'seisɑː] (Antonio Bégues César) 贝盖·赛萨病(即Chédiak-Higashi syndrome)

beguile [bi'gail] *vt* 欺骗;消磨(时间等);使高兴

begun [bi'gʌn] begin的过去分词

behalf [bi'hɑːf] *n* 支持;利益 | on ~ of 代表…;为了… / on one's ~ 代表某人,为了某人

behave [bi'heiv] *vi* 举动,举止;为人;(机器等)运转,开动 *vt* ~ oneself 为人

behavio(u)r [bi'heivjə] *n* 行为;举止,态度 | automatic ~ 自动症,自动行为 / invariable ~ 固定性活动 / operant ~ 操作性行为 / respondent ~ 应答行为 / variable ~ 可变性活动 | **~al** [bi'heivjərəl] *a* 关于行为的

behavio(u)rism [bi'heivjərizəm] *n* 行为主义 | **behavio(u)rist** *n* 行为主义者

Behçet's syndrome (disease) ['beiset] (Hulusi Behçet) 贝赫切特综合征(病),眼、口、生殖器三联综合征(眼色素层炎、视网膜脉管炎、视神经萎缩、口疮和生殖器溃疡)

beheld [bi'held] behold 的过去式和过去分词

behenic acid [bi'henik] 山萮酸,二十二(烷)酸

Béhier-Hardy sign (syndrome) ['beihiə 'hɑːdi] (Louis J. Béhier; Louis P. A. Hardy) 贝希厄-哈迪征(综合征)(早期肺坏疽的失声症)

behind [bi'haind] *prep* 在…后面;落后于;迟于;作…的后盾 *ad* 在后;落后;不如

behindhand [bi'haindhænd] *ad, a* 过期(的);迟(的);落后(的)

Behla's bodies ['beilə] (Robert F. Behla) 贝拉体(见Plimmer's bodies)

behold [bi'həuld] (beheld) *vt* 见到;注视 | **~er** *n* 观看者

Behring's law ['beiriŋ] (Emil A. von Behring) 贝林定律,免疫转移定律(免疫者的血或血清转输给另一个体时能使后者获得免疫) | ~ tuberculin 贝林结核菌素(结核菌浸剂;结核菌蜡)

BEI butanol-extractable iodine 丁醇提取碘

Beigel's disease ['baigəl] (Hermann Beigel) 拜格尔病,毛孢子菌病

beikost ['baikəust] *n*【德】固体和半固体婴儿食物

being ['biːiŋ] be的现在分词 *n* 存在,实在;特质,本性;人;生物;生命 | human ~ 人 / living ~ 生物 | bring (或call) into ~ 使形成;使产生 / come into ~ 出现,形成;产生;成立 / for the time ~ 暂时;目前 / in ~ 现有的

bejel ['bedʒəl] *n* 非性病性梅毒

Békésy audiometry ['beikeʃi] (Georg von Békésy) 贝凯西测听法(患者按一信号按钮,描记他的单耳低音音阈,音强在揿按钮时减少,放开时则增强,连续低音和中断钝音两者均可测听)

Bekhterev's (Bechterew's) arthritis (disease) [bek'təːjev] (Vladimir M. Bekhterev) 别赫捷列夫关节炎(病),类风湿性脊椎炎 | ~ layer 别赫捷列夫层(大脑皮质外粒层的纤维层) / ~ nucleus 前庭神经上核 / ~ reaction 别赫捷列夫反应(肌强直时,引起肌肉收缩所需电流最小量,在电流每次中断或密度变化时,应加以减少,以防止强直性收缩) / ~ reflex 别赫捷列夫反射(深层反射;下腹部反射;瞳孔反射;鼻反射) / ~ symptom 面肌麻痹 / ~ test 别赫捷列夫试验(检坐骨神经痛)

Bekhterev-Mendel reflex [bek'təːjev 'mendəl] (V. M. Bekhterev; Kurt

Mendel) 别赫捷列夫-孟德尔反射(见Mendel-Bekhterev reflex)

bel [bel] *n* 贝,贝尔(电平单位或声的响度单位)

Belascaris [bə'læskəris] *n* 弓蛔虫属

belated [bi'leitid] *a* 迟的;延误的

belch [beltʃ] *vt, vi* 打嗝;嗳气;呕吐;猛烈喷射 *n* 打嗝;嗳气;呕吐物

belching ['beltʃiŋ] *n* 嗳气

belemnoid [bi'lemnɔid] *a* 刺状的 *n* (尺骨或颞骨的)茎突

Belfield's operation ['belfi:ld] (William T. Belfield) 输精管切断术

Belgian ['beldʒən] *n* 比利时人 *a* 比利时的;比利时人的

Belgium ['beldʒəm] *n* 比利时[欧洲]

belie [bi'lai] (belying) *vt* 给人以…的假象;与…不符;使(希望等)落空

belief [bi'li:f] *n* 相信;信心;信仰 | beyond ~ 难以置信 / to the best of my ~ 在我看来

believe [bi'li:v] *vt* 相信;认为 *vi* 相信;信任 | make ~ 假装 | **believable** *a* 可相信的

belittle [bi'litl] *vt* 贬低,轻视

bell [bel] *n* 钟;铃;钟声;钟状物 | as sound as a ~ (指人)无病;(指物)情况良好

belladonna [ˌbelə'dɔnə] *n* 颠茄;颠茄叶

bellaradine [be'lɑ:rədin] *n* 红古豆碱

bell-crowned [bel'kraund] *a* 钟形冠的(牙科)

bellied ['belid] *a* 大肚皮的;鼓起的;凸出的

Bellini's ducts (tubules) [be'li:ni] (Lorenzo Bellini) 肾直小管 | ~ ligament 髂转子韧带

Bell-Magendie law ['bel məʒɑ:n'di:, mə'dʒendi] (Charles Bell; François Magendie) 贝尔-马让迪定律(见Bell's law)

Bellocq's cannula (sound, tube) [be'lɔk] (Jean J. Bellocq) 贝洛克套管(塞后鼻孔套管,控制鼻出血)

bellow ['beləu] *vi, vt* 呼喊;吼叫

bellows ['beləuz] [单复同] *n* 风箱;肺

Bell's law [bel] (Charles Bell) 贝尔定律(脊髓神经前根为运动根,后根为感觉根) | ~ nerve 胸长神经 / ~ palsy (paralysis) 贝尔麻痹(面神经麻痹) / ~ phenomenon 贝尔现象(面瘫患者闭眼时,患侧眼珠向外、上方转动)

Bell's mania (disease) [bel] (Luther V. Bell) 急性谵妄

Bell's muscle [bel] (John Bell) 贝尔肌(输尿管口和膀胱悬雍垂之间的肌性索带,形成膀胱三角区的周界)

Bell's treatment [bel] (William B. Bell) 贝尔疗法(注射胶态铅制剂,治癌用)

belly ['beli] *n* 肚;腹部;腹腔;胃;子宫;食欲 *vt, vi* (使)张满;(使)鼓起 | drum ~ 气臌,臌胀 / swollen ~ 膨胀腹(动物的鼓胀) / wooden ~ 板样腹

bellyache ['belieik] *n* 腹痛

belly-bound ['beli baund] *a* 便秘的

bellybutton ['beliˌbʌtn] *n* 脐

bellyful ['beliful] *n* 饱,过饱

belong [bi'lɔŋ] *vi* 属,附属(to);应归入(in, with, under)

belonging [bi'lɔŋiŋ] *n* [常用复] 所有物;附属物

belonoid ['belənɔid] *a* 针形的;柱状的

belonoskiascopy [ˌbelənəuskai'æskəpi] *n* 针形检影法(一种他觉视网膜镜检法)

beloved [bi'lʌvd] *a* 所钟爱的;被热爱的 *n* 心爱的人

below [bi'ləu] *ad, a* 在下面(的);在下端(的);在下文(的) *prep* 在…下面;低于;不值得

beloxamide [bi'lɔksəmaid] *n* 贝洛酰胺,苄氧苯丙醋胺(抗胆固醇血症药)

belt [belt] *n* 带,腰带,束带;地带,区 | hit below the ~ 用不正当的手段(或方法)打击(或攻击)

belying [bi'laiiŋ] belie的现在分词

bemegride ['bemigraid] *n* 贝美格,美

解眠(中枢兴奋药,用于治疗巴比土酸盐中毒)

bemidone [ˈbemidəun] *n* 羟基哌替啶,羟基度冷丁(曾用作麻醉药和镇痛药)

bemoan [biˈməun] *vt* 悲叹;哀泣

bemuse [biˈmju:z] *vt* 使麻木;使出神

benactyzine hydrochloride [beˈnæktizi:n] 盐酸贝那替嗪,盐酸苯纳嗪,胃康复(抗胆碱能药,用作安定药)

Benadryl [ˈbenədril] *n* 盐酸苯海拉明(diphenhydramine hydrochloride)制剂的商品名

benapryzine hydrochloride [benəˈpraizi:n] 盐酸贝那利嗪,盐酸苯醇酸胺乙酯(抗胆碱能药,抗震颤麻痹药)

benazepril hydrochloride [beˈneizəpril] 盐酸贝那普利(血管紧张素转化酶抑制剂,口服治疗高血压)

Bence Jones albumosuria [benz dʒəunz] (Henry Bence Jones) 本斯·琼斯脲尿(多发性骨髓瘤) | ～ cylinders 本斯·琼斯圆柱体(精囊内圆柱形胶状物) | ～ protein 本斯·琼斯蛋白(多发性骨髓瘤患者尿中含轻链二聚体蛋白,在45～55℃凝聚,沸点时部分或全部溶解) | ～ proteinuria 本斯·琼斯蛋白尿(尿中出现本斯·琼斯蛋白) | ～ reaction 本斯·琼斯反应(检蛋白)

bench [bentʃ] *n* 长凳

bend [bend] (bent) *vt* 使弯曲;使屈从;把(目光、精力等)集中于 *vi* 弯曲;屈身;屈从;集中全力 *n* 弯,曲;弯曲处 | first order ～s 第一步弯曲(水平面曲) / second order ～s 第二步弯曲(垂直曲面) / third order ～s 第三步弯曲(维持或扭转牙的弓) / V ～s V形弯曲 | the ～s 潜函病;高空病(亦称减压病,因空气栓塞所致的四肢关节、肌肉和腹腔的剧痛) | ～**able** *a* 可弯曲的 / ～**er** *n* 弯曲物;弯曲者;弯曲器

bendazac [ˈbendəzæk] *n* 苄达酸,苄吲酸(抗炎药)

Bender Visual-Motor Gestalt test [ˈbendə] (Lauretta Bender) 宾德尔视觉-运动完形测验(一种心理学测验,用于评估知觉-运动协调,评定人格动力学〈如器质性脑损伤试验〉以及检测神经系统发育程度。令受试者徒手照画分见于卡片上的9个简单的几何图形,或有时令其凭记忆复绘)

bendroflumethiazide [ˌbendrəuˌfluːmiˈθaiəzaid], **bendrofluazide** [ˌbendrəuˈfluəzaid] *n* 苄氟噻嗪(利尿降压药)

Bendylate [ˈbendileit] *n* 盐酸苯海拉明(diphenhydramine hydrochloride)制剂的商品名

bene [ˈbini]【拉】佳适,无恙

beneath [biˈni:θ] *ad* 在下方 *prep* 在…下方;低于;在…底下;连…也不值得

beneceptor [ˈbeniseptə] *n* 良性感受器

Beneckea [biˈnekiə] *n* 贝内克菌属

Benedict's test [ˈbenidikt] (Stanley R. Benedict) 本尼迪克特试验(检葡萄糖、脲)

Benedikt's syndrome [ˈbenidikt] (Moritz Benedikt) 本尼迪克特综合征(一侧动眼神经麻痹,对侧运动过度,对侧肢体震颤和轻瘫,一侧运动失调)

beneficial [ˌbeniˈfiʃəl] *a* 有利的;有益的

benefit [ˈbenifit] *n* 利益;好处;[常作复]保险赔偿费,救济金 *vt* 有益于 *vi* 受益 | for the ～ of 为…,为…的利益

Benemid [ˈbenimid] *n* 丙磺舒(probenecid)制剂的商品名

Bengalese [ˌbeŋgəˈli:z] *a* 孟加拉的;孟加拉人的;孟加拉语的 *n* 孟加拉人

Bengali [beŋˈgɔ:li] *n* 孟加拉人;孟加拉语 *a* 孟加拉的;孟加拉人的;孟加拉语的

benign [biˈnain] *a* 慈祥的;温和的;有利的;良性的

benignant [biˈnignənt] *a* 慈祥的;温和的;有利的;良性的 | **benignancy** *n*

benignity [biˈnigniti] *n* 温和;良性

Béniqué's sound [beiniˈkei] (Pierre J. Béniqué) 贝尼凯探子(扩尿道)

Benisone [ˈbenisəun] *n* 苯甲酸倍他米

松(betamethasone benzoate)制剂的商品名

benjamin ['bendʒəmin] *n* 安息香

Bennet's corpuscles ['benit] (James H. Bennet) 贝内特体(大体,即卵巢囊内经历高度脂肪变性的上皮细胞,小体,即卵巢囊液中所见的透明微小细胞)

Bennett's disease ['benit] (John H. Bennett) 贝内特病,白血病

Bennett's fracture ['benit] (Edward H. Bennett) 贝内特骨折(第一掌骨基底部骨折进入腕关节内及并发半脱位) | ~ operation 贝内特手术(精索静脉曲张手术)

benny ['beni] *n* 安非他明药片(一种兴奋药)

Benoquin ['benəkwin] *n* 莫诺苯宗(monobenzone)制剂的商品名

benorterone [bi'nɔ:tərəun] *n* 贝诺睾酮,甲次睾酮(雄激素拮抗药)

benoxaprofen [beˌnɔksə'prəufən] *n* 苯噁洛芬,苯噁丙酸(消炎镇痛药)

benoxinate hydrochloride [be'nɔksineit] 盐酸奥布卡因,盐酸丁氧普鲁卡因(局部麻醉药)

Benoxyl [be'nɔksil] *n* 过氧苯甲酰(benzoyl peroxide)制剂的商品名

benserazide [ben'siərəzaid] *n* 苄丝肼,羟苄丝肼(脱羧酶抑制药)

Benson's disease ['bensn] (Alfred H. Benson) 星形玻璃(状)体炎

bent [bent] bend 的过去式和过去分词 *a* 弯的;决心的 *n* 爱好;癖好 | follow one's ~ 凭兴趣办事,凭爱好办事

bentazepam [ben'tæzipæm] *n* 苯他西泮,苯噻氮䓬(安定药)

benthos ['benθɔs] *n* 海底生物 | **benthic** ['benθik], **benthonic** [ben'θɔnik] *a* 海底的;海底生物的

bentiromide [ben'tirəmaid] *n* 苯替酪胺,苯酪肽,胺桂苯酸(用于对胰外分泌功能不全的非介入性筛选试验及对胰腺替代疗法的监护)

bentonite ['bentənait] *n* 皂土(用作充量轻泻剂及皮肤制剂的基质)

Bentyl ['bentil] *n* 盐酸双环维林(dicyclomine hydrochloride)制剂的商品名

benumb [bi'nʌm] *vt* 使麻木;使僵化,使瘫痪

benzaldehyde [ben'zældihaid] *n* 苯甲醛(用作口服药的调味剂)

benzalin ['benzəlin] *n* 苯胺黑

benzalkonium chloride [ˌbenzəl'kəuniəm] 苯扎氯铵,氯苄烷铵(局部防腐杀菌药)

benzamidase [ben'zæmideis] *n* 苯甲酰胺酶

benzamine ['benzəmi:n] *n* 苯沙明,优卡因(局部麻醉药)

benzanthracene [ben'zænθrəsi:n] *n* 苯并蒽(碳氢化合物之一,其中一些具有致癌性)

benzazoline hydrochloride [ben'zæzəli:n] 盐酸苄唑啉,盐酸妥拉唑啉(见tolazoline hydrochloride)

benzbromarone [benz'brəumərəun] *n* 苯溴马隆,苯溴香豆酮(促尿酸排泄药,用于治疗痛风患者的高尿酸血症)

benzcurine iodide ['benzkjuəri:n] 三碘季铵酚,加拉碘铵(见gallamine triethiodide)

Benzedrex ['benzidreks] *n* 丙己君(propylhexedrine)吸入剂的商品名

Benzedrine ['benzədri:n] *n* 硫酸苯丙胺(amphetamine sulfate)制剂的商品名

benzene ['benzi:n] *n* 苯 | ~ hexachloride 六六六,六氯化苯,六氯环己烷(杀虫药) / methyl ~ 甲苯

1,2-benzenedicarboxylic acid [ˌbenzi:ndaiˌkɑ:bɔk'silik] 1,2-苯二羧酸

benzenemethanol [ˌbenzi:n'meθənɔl] *n* 苄醇,苯甲醇

benzenesulfonic acid [ˌbenzi:nsʌl'fɔnik] 苯磺酸

benzenoid ['benzinɔid] *a* 苯环型的

benzestrofol [ben'zestrəfɔl] *n* 苯甲酸

雌二醇

benzestrol [ben'zestrɔl] *n* 苯雌酚

benzethonium chloride [ˌbenzə'θəuniəm] 苄索氯铵,氯化苄乙氧铵(局部防腐杀菌药)

benzhexol hydrochloride [benz'heksɔl] 盐酸苯海索(抗胆碱能药,口服治疗震颤麻痹)

benzhydramine hydrochloride [benz'haidrəmi:n] 盐酸苯海拉明(抗组胺药)

benzidine ['benzidi:n] *n* 联苯胺(用于检血)

benzilonium bromide [ˌbenzi'ləuniəm] 苯咯溴铵,溴苯醇咯啉(抗胆碱能药,用于治疗消化性溃疡和功能性胃肠紊乱)

benzimidazole [ˌbenzimi'deizəul] *n* 苯并咪唑,间二氮杂茚

benzin ['benzin], **benzine** ['benzi:n] *n* 汽油,石油精,苯精 | petroleum ～, purified ～ 石油精,纯石油精

benzoate ['benzəeit] *n* 苯甲酸盐(或酯) | ～**d** *a* 含苯甲酸的

benzocaine ['benzəukein] *n* 苯佐卡因,对氨苯甲酸乙酯(局部麻醉药)

benzodepa [ˌbenzəu'depə] *n* 苯佐替派,苄替派(抗肿瘤药)

benzodiazepine [ˌbenzəudai'æzipi:n] *n* 苯(并)二氮䓬类(任何一类弱安定药,其中包括氯氮䓬〈chlordiazepoxide〉,地西泮〈diazepam〉,氟西泮〈flurazepam〉,奥沙西泮〈oxazepam〉,均具有共同的分子结构和相似的药理作用,如抗忧虑、肌肉松弛、镇静和安眠作用)

benzodioxan [ˌbenzəudai'ɔksən] *n* 苯并二噁烷(α-肾上腺素能阻滞药)

benzofuran [ˌbenzəu'fjurən] *n* 苯并呋喃,氧茚,香豆酮

benzogynestryl [ˌbenzəugai'nestril] *n* 苯甲酸雌二醇

benzoic [ben'zəuik] *a* 苯甲酸的,安息香的 | ～ acid 苯甲酸,安息香酸

benzoic aldehyde [ben'zəuik] *n* 苯甲醛

benzoin ['benzɔin] *n* 安息香;苯甲酰苯基甲醇

benzol ['benzɔl] *n* 苯

benzoline ['benzəli:n] *n* 汽油

benzolism ['benzəlizəm] *n* 苯中毒

benzonatate [ben'zəunəteit], **benzononatine** [benˌzəunə'neiti:n] *n* 苯佐那酯,退嗽(镇咳药)

Benzopropyl [ˌbenzəu'prəupil] *n* 戊胺卡因(amydricaine)制剂的商品名

benzopurpurine [ˌbenzəu'pə:pjuərin] *n* 苯并红紫 | ～ B 苯并红紫B(pH指示剂)

1,2-benzopyran [ˌbenzəu'pirən] *n* 1,2-苯并吡喃

benzo[a]pyrene [ˌbenzəu'pairi:n] *n* 苯并吡

benzopyrronium bromide [ˌbenzəupi'rəuniəm] 溴苯吡洛宁(抗胆碱能药)

benzoquinone [ˌbenzəu'kwinəun] *n* 苯醌

benzosulfimide [ˌbenzəu'sʌlfimaid] *n* 糖精,邻磺酰苯酰亚胺

benzotherapy [ˌbenzəu'θerəpi] *n* 苯疗法(用苯甲酸盐类药物治疗,尤指静脉注射苯甲酸钠以治疗肺脓肿)

benzothiadiazide [ˌbenzəuˌθaiə'daiəzaid], **benzothiadiazine** [ˌbenzəuˌθaiə'daiəzi:n] *n* 苯(并)噻二嗪

benzoxiquine [ben'zɔksikwin] *n* 苯甲酰喹,8-苯酰氧喹啉

benzoyl ['benzəuil] *n* 苯甲酰(基) | hydrous ～ peroxide, ～ peroxide 过氧苯甲酰,过氧化苯酰(治痤疮药,消毒防腐药)

benzoylaminoacetic acid ['benzəuiˌlæminəuə'si:tik] 马尿酸

benzoylecgonine [ˌbenzəuil'ekgɔni:n] *n* 苯甲酰芽子碱

benzoylglucuronic acid [ˌbenzəuilˌglukjuə'rɔnik] 苯甲酰葡糖醛酸

benzoylglycine [ˌbenzəuil'glaisin] *n* 苯甲酰甘氨酸,马尿酸

benzoylpas calcium [ˌbenzəuˈilpæz] 苯沙酸钙，苯酰胺水杨酸钙(抗菌药，口服抗结核药)

benzoylphenylcarbinol [ˌbenzəuilˌfenilˈkɑːbinɔl] *n* 苯甲酰苯基甲醇

benzphetamine hydrochloride [benzˈfetəmiːn] 盐酸苄非他明，盐酸苄甲苯丙胺(口服食欲抑制药)

benzpiperylon [ˌbenzpiˈperiləum] *n* 苄哌立隆，苄哌吡酮(治结缔组织病药)

3,4-benzpyrene [benzˈpaiəriːn] *n* 3,4-苯并吡

benzpyrinium bromide [ˌbenzpaiəˈrinjəm] 苄吡溴铵(胆碱能药，有抗胆碱酯酶作用)

benzpyrrole [benzˈpirɔl] *n* 吲哚

benzquinamide [benzˈkwinəmaid] *n* 苯喹胺(止吐药)

benzthiazide [benzˈθaiəzaid] *n* 苄噻嗪(口服利尿、降压药)

benztropine mesylate [ˈbenztrəpiːn] 甲磺酸苯扎托品(具有抗胆碱能、抗组胺和局部麻醉作用，抗震颤麻痹药)

benzurestat [benˈzjuəristæt] *n* 4-氯-*N*-〔2-(羟氨基)-2-氧乙基〕苯酰胺(尿素酶抑制剂)

benzydamine hydrochloride [benˈzidəmiːn] 苄达明，炎痛静，消炎灵(镇痛、退热、消炎药)

benzydroflumethiazide [benˌzidrəflumiˈθaiəzaid] *n* 苄氟噻嗪(利尿降压药)

benzyl [ˈbenzil] *n* 苄基，苯甲基 | ～ benzoate 苯甲酸苄酯(灭疥、灭虱药) / ～ bromide 溴化苄(一种军用毒气) / ～ carbinol 苄甲醇，苯乙醇(具有麻醉作用) / ～ succinate 琥珀酸苄酯(解痉药)

benzylidene [benˈzilidiːn] *n* 苄叉，苯亚甲基

***p*-benzyloxyphenol** [ˌbenziˌlɔksiˈfiːnɔl] *n* 对苄氧酚

benzylpenicillin [ˌbenzilpeniˈsilin] *n* 青霉素，苄青霉素 | ～ potassium 青霉素钾 / ～ procaine 普鲁卡因青霉素

benzylpenicilloyl polylysine [ˌbenzilˌpeniːˈsilɔil ˌpɔliˈlaisiːn] 青霉噻唑酰多聚赖氨酸(一种皮肤试验抗原，用于通过抓痕试验和皮内试验评定青霉素过敏反应)

bephenium [biˈfeniəm] *n* 苄芬宁，酚乙铵，灭虫宁(抗蠕虫药)

bephenium hydroxynaphthoate [bəˈfiːniəm haiˌdrɔksiˈnæfθəeit] 苄芬宁羟萘酸盐(抗蠕虫药)

bequeath [biˈkwiːð] *vt* 把…传下

bequest [biˈkwest] *n* 遗产；遗物

Béraneck's tuberculin [beirəˈnek] (Edmund Béraneck) 巴兰内克结核菌素，正磷酸提取结核菌素(结核杆菌在无蛋白胨的、5%甘油肉汤培养后，过滤，然后将细菌用1%正磷酸长期连续振荡法提取，此提取物与等量滤液混合后备用)

Bérard's aneurysm [beiˈrɑː] (Anguste Bérard) 贝拉动脉瘤(静脉损伤后发生的动静脉瘤) | ～ ligament 贝拉韧带(心包的悬韧带，延伸至第三、四胸椎)

Béraud's valve [beiˈrəu] (Bruno J. J. Béraud) 贝罗瓣(泪囊襞)

berberine [ˈbəːbəriːn] *n* 小檗碱，黄连素

Berberis[ˈbəːbəris] *n*【拉】小檗属

bereave [biˈriːv] (bereaved或bereft [biˈreft]) *vt* 使失去；使丧失(of) | ～**d** *a* 死了…的；丧失…的

bereavement [biˈriːvmənt] *n* (亲人等的)丧失，居丧，配偶丧亡

bergamot [ˈbəːgəmɔt] *n* 佛手柑，香柑；香柠檬油，薄荷

Bergenhem's operation [ˈbəːgənhem] (Bengt Bergenhem) 伯根海姆手术(将输尿管移植于直肠)

Bergeron's chorea (disease) [ˈbəːʒrɔn] (Étienne J. Bergeron) 贝尔热隆病(电击样舞蹈病，其特征为激烈而有规律的痉挛，但为良性病程)

Berger rhythm [ˈbəːgə] (Hans Berger) α-节律(正常脑电图)

Berger's disease [be'ʒei] (Jean Berger) 贝惹病,免疫球蛋白A肾小球肾炎

Berger's method [bɛə'ʒei] (Paul Berger) 贝尔惹法(髌骨横骨折缝法) | ～ operation 贝尔惹手术(肩胸间切断术)

Berger's paresthesia ['bə:gə] (Oskar Berger) 贝格尔感觉异常(青少年的一侧或两侧下肢感觉异常、无力,但无他觉症状)

Berger's sign (symptom) ['bə:gə] (Emile Berger) 贝格尔征(症状)(不规则或椭圆形瞳孔,见于早期脊髓痨、麻痹性痴呆等)

Bergmann's cells ['bə:gmən] (Gottlieb H. Bergmann) 贝格曼细胞(小脑皮质分子层内的特殊神经胶质细胞,其树突通过该层向外延伸) | ～ cords 第四脑室髓纹,听髓纹 / ～ fibers 贝格曼纤维(从小脑分子层放射并进入软脑膜的突)

Bergmann's incision ['bə:gmən] (Ernst von Bergmann) 贝格曼切口(暴露肾脏的切口)

Bergonié treatment (method) [bɛəgɔ'njei] (Jean A. Bergonié) 贝果尼埃疗法,感应电减肥疗法

Bergonié-Tribondeau law [bɛəgɔ'njei tribɔn'dəu] (J. A. Bergonié; Louis Tribondeau) 贝果尼埃-特立邦多定律(细胞对放射线的敏感性与细胞的繁殖力成正比,与细胞分化程度成反比)

beriberi [ˌberi'beri] *n* 脚气病 | cerebral ～ 大脑性脚气病(见Wernicke-Korsakoff syndrome) / dry ～, atrophic ～, paralytic ～ 干性脚气病,萎缩性脚气病,麻痹性脚气病 / ship ～ 航行脚气病 / wet ～ 湿性脚气病 | ～**c** *a*

Berkefeld filter ['bə:kifeld] (Wilhelm Berkefeld) 贝克费尔德滤菌器

berkelium ['bə:kliəm] *n* 锫(化学元素)

Berke operation [bə:k] (Raynold N. Berke) 伯克手术(一种用于上睑下垂的手术)

Berlin's disease, edema ['bə:lin] (Rudolf Berlin) 视网膜震荡

berlock, berloque [bə'lɔk] *n* 伯洛克皮炎,香料皮炎

Bernard-Horner syndrome [bə'na:-'hɔ:nə] (Claude Bernard; Johann F. Horner) 伯纳-霍纳综合征(见Horner's syndrome)

Bernard's canal (duct) [bə'nɑ:] (Claude Bernard) 伯纳管,胰副管 | ～ glandular layer 胰腺腺泡层 / ～ puncture 伯纳穿刺术(实验医学时,在第四脑室特定点穿刺引起糖尿,亦称糖尿穿刺) / ～ syndrome 伯纳综合征(见Horner's syndrome)

Bernard-Soulier disease (syndrome) [bə:'nɑ: su:li'ei] (Jean Bernard; Jean-Pierre Soulier) 伯-苏病(综合征)(一种常染色体隐性遗传病,其特征为血小板的大小与形态的范围很大。血小板膜缺乏糖蛋白Ib,而糖蛋白Ib可能是血浆冯维勒布兰德因子von Willebrand Factor〈vWF〉的受体;这种缺乏使血小板不能结合vWF,因而不能粘附血管内皮下面。临床征象包括粘膜皮肤和内脏出血、紫癜和出血时间延长,亦称巨血小板病或巨血小板综合征)

Bernays' sponge ['bə:neiz] (Augustus C. Bernays) 伯奈斯海绵(止鼻衄吸收绵)

Bernhardt's disease, paresthesia, Bernhardt-Rot disease, syndrome ['bə:nhɑ:t rɔt] (Martin Bernhard; Vladimir K. Rot) 感觉异常性股痛

Bernheimer's fibers ['bə:nhaimə] (Stefan Bernheimer) 伯恩海默纤维(自视神经束至柳氏〈Luy〉体的一种脑神经纤维束)

Bernoulli distribution [bə'nu:li, bənu:'i:] (Jakob Bernoulli) 伯努利分布(计算任何一组父母生男生女的理论分布的数学方程式) | ～ trial 伯努利试

验(统计学中,一系列独立试验里,每一试验只有两种互相排斥的结果,常称之为"成功"和"失败",因此成功的概率在整个试验中都是相同的)

berry ['beri] *n* 浆果 | bear ～ 熊果(叶) / buckthorn ～ 泻鼠李(果) / elder ～ 接骨木果 / fish ～, Indian ～ 印防己(实) / horse nettle ～ 美洲野茄果 / juniper ～ 杜松(实) / saw palmetto ～ 蓝棕果,锯叶棕果 / spice ～ 美楤木(白松糖浆成分之一) | **berried** *a* 结浆果的

Berry's ligament ['beri] (James Berry) 甲状腺外侧韧带

berth [bə:θ] *n* 停泊地;(船、车、飞机等的)座(或铺)位

Bertiella [ˌbə:ti'elə] *n* 伯特(绦虫)属

bertielliasis [ˌbə:tie'laiəsis] *n* 伯特绦虫病

Bertin's bones (ossicles) ['bə:tin] (Exupère J. Bertin) 贝坦骨(小骨),蝶骨甲 | ～ column 肾柱 / ～ ligament 髂股韧带

Bertrand's method, test [bɛə'trɑ:n] (Gabriel Bertrand) 贝特朗法、试验(检葡萄糖) | ～ reagent 贝特朗试剂(铜溶液、碱溶液、铁溶液、高锰酸盐溶液等)

Berubigen [bi'ru:bidʒən] *n* 氰钴胺,维生素B_{12}(cyanocobalamin)制剂的商品名

berylliosis [ˌberili'əusis] *n* 铍中毒(尤指铍尘肺)

beryllium [bə'riljəm] *n* 铍(化学元素)

berythromycin [bəˌriθrəu'maisin] *n* 红霉素B,去氧红霉素(抗阿米巴、抗菌药)

Berzelius' test [bɛə'zeiliəs] (Jöns J. Berzelius) 贝泽利乌斯试验(检尿中白蛋白)

beset [bi'set] (beset; -tt-) *vt* 困扰;侵袭;包围住 | ～**ment** *n*

besetting [bi'setiŋ] *a* 不断侵袭的;老是缠着人的

besiclometer [ˌbesi'klɔmitə] *n* (眼)镜架宽度计

beside [bi'said] *prep* 在…旁边;与…相比; 在…之外; 与…无关 | ～ oneself (with) 若狂,神态失常 / ～ the point 离题,不中肯

besides [bi'saidz] *ad* 而且;还有 *prep* 除…之外

besiege [bi'si:dʒ] *vt* 包围

besmear [bi'smiə] *vt* 涂抹

Besnier-Boeck disease [be'niə 'bek] (Ernest Besnier; Caesar P. M. Boeck) 结节病,肉样瘤病

Besnier's prurigo [bə'niə] (Ernest Besnier) 贝尼埃痒疹(一种皮炎,儿科医师对婴儿和幼儿得此痒疹称为婴儿湿疹,皮肤科医师对婴儿、青少年和成人得此痒疹称为特应性皮炎)

Besnoitia [bes'nɔitiə] *n* 贝西诺原虫属(以前亦称球虫属Globidium)

besnoitiosis [besˌnɔiti'əusis] *n* 贝西诺原虫病(以前称球虫病globidiosis)

besot [bi'sɔt] (-tt-) *vt* 使沉醉,使痴迷;使糊涂;使酒醉,(毒品)麻醉

bespeak [bi'spi:k] (bespoke, bespoken或bespoke) *vt* 预定;证明;表示,预示

bespectacled [bi'spektəkld] *a* 带眼镜的;带护目镜的

bespoke [bi'spəuk] bespeak的过去式和过去分词 *a* 定做的

bespoken [bi'spəukən] bespeak的过去分词

besprinkle [bi'spriŋkl] *vt* 洒;撒布

Besredka's antivirus [bes'redkə] (Alexandre Besredka) 贝斯雷德卡细菌滤液(肉汤中细菌经过加热过滤的培养物,用以产生局部免疫性) | ～ reaction 贝斯雷特卡反应(一种对结核病补体转向反应)

best [best] *a* [good, well 的最高级] 最好的;最适合的;最大的 *ad* [well的最高级]最好地;最 *n* 最好者;极限;优势 | all for the ～ (完全)出于好意;最好不过 / as ～ one can 尽最大努力 / at ～ 充

其量;至多 / at one's ～ 处在最好状态 / ～ of all 最 / do one's ～ 尽力 / get (或have) the ～ of 胜过…/ had ～ 应当,最好 / make the ～ of 充分利用 / the ～ part of 大部分,大多数 / to the ～ of my belief 在我看来 / to the ～ of one's ability (或power)就自己能力所及,尽全力 / to the ～ of one's knowledge (recollection) 就自己所知道(记起)的 / try one's ～ 尽力 / with the ～ 跟任何人一样好,不比任何人差

bestial [ˈbestjəl] *a* 野兽的;兽性的;残忍的

bestiality [ˌbestiˈæləti] *n* 兽性;兽行;兽欲,兽奸

bestir [biˈstəː] (-rr-) *vt* 激励;使(自己)发奋

bestow [biˈstəu] *vt* 赠给,授予

bestrew [biˈstruː] (bestrewed, bestrewed或bestrewn) *vt* 撒满,撒在…上

besylate [ˈbesileit] *n* 苯磺酸盐(或酯)(benzenesulfonate的USAN缩约词)

bet [bet] *n* 打赌 (bet或-tt-) *vt, vi* 打赌;敢断定

Beta [ˈbiːtə] *n*【拉】莙荙菜属,甜菜属 | ～ vulgaris L. 莙荙菜,甜菜

beta [ˈbiːtə, ˈbeitə] *n* 希腊语的第二个字母(B, β); 乙种;第二位的东西 *a* 第二位的,β位的(用以区分两个或两个以上的异构体之一,或表示取代某些化合物中原子或基团的位置)

beta-adrenergic [ˈbeitə-, ˈbiːtə ˌædrəˈnəːdʒik] *a* β-肾上腺素能的

beta-aminobutyric acid [ˌbiːtə ˌæminə*u*bjuˈtirik] β-氨基丁酸

Betabacterium [ˌbeitəbækˈtiəriəm] *n* 异型乳杆菌亚属

beta-blocker [ˌbiːtəˈblɔkə] *n* β-受体阻滞药

beta-blocking [ˌbiːtə ˈblɔkiŋ] *a* (药物)阻滞β-受体的

Beta-Chlor [ˈbeitə klɔː] *n* 氯醛甜菜碱(chloral betaine)制剂的商品名

beta-cholestanol [ˌbeitə kəˈlestənɔl] *n* β-胆甾烷醇,二氢胆固醇

betacism [ˈbeitəsizəm] *n* (说话中) b音过多

betacyanin [ˌbiːtəˈsaiənin] *n* β-花青苷

betacytotropic [ˌbeitəˌsaitə*u*ˈtrɔpik] *a* 亲β细胞的

Betadine [ˈbeitədiːn] *n* 聚维酮碘(povidone-iodine) 制剂的商品名

beta-endorphin [ˌbiːtə enˈdɔːfin] *n* β-内啡肽

beta-estradiol [ˌbeitə ˌestrəˈdaiɔl] *n* β-雌二醇

beta globulin [ˌbeitəˈglɔbjulin] β-球蛋白 | pregnancy-specific ～ 妊娠特异性β-球蛋白(由胎盘分泌,其功能不明)

betahemolytic [ˌbeitəˌhiːməˈlitik] *a* 乙种溶血的

betahistine hydrochloride [ˌbeitəˈhistiːn] 盐酸倍他司丁,盐酸甲氨乙吡啶,盐酸陪他组啶(口服用作血管扩张药,以减少某些梅尼埃病〈耳性眩晕病〉患者眩晕发作的次数)

beta-hydroxybutyric acid [ˌbiːtə haiˌdrɔksibjuˈtirik] β-羟丁酸

beta-hypophamine [ˌbeitə haiˈpɔfəmiːn] *n* (后叶)加压素(亦称抗利尿激素)

betaine [ˈbiːtəiːn, ˈbei-] *n* 甜菜碱,甘氨酸三甲内盐 | ～ hydrochloride 盐酸甜菜碱

betake [biˈteik] (betook, betaken) *vt* 致力于(to);到…去,前往

beta-ketobutyric acid [ˌbiːtə ˌkiːtə*u*-bjuˈtirik] β-丁酮酸,乙酰乙酸

beta-ketopalmitic acid [ˌbiːtə ˌkiːtə*u*pælˈmitik] β-酮软脂酸

beta-lactose [ˌbeitə ˈlæktəus] *n* β-乳糖

Betalin [ˈbeitəlin] *n* 复合维生素B (vitamin B complex)制剂的商品名

beta-lipoprotein [ˌbeitə ˌlipəˈprəutiːn] *n* β-脂蛋白,低密度脂蛋白

betalipotropin [ˌbi:təˌlipə'trəupin] *n* β-脂肪酸释放激素

betalysin [bei'tælisin] *n* β-溶(菌)素,乙型溶(菌)素

betamethasone [ˌbeitə'meθəsəun] *n* 倍他米松(糖皮质激素) | ~ acetate 醋酸倍他米松 / ~ benzoate 苯甲酸倍他米松 / ~ dipropionate 二丙酸倍他米松 / ~ sodium phosphate 倍他米松磷酸酯钠 / ~ valerate 戊酸倍他米松

betamicin sulfate [ˌbeitə'maisin] 硫酸倍他米星,硫酸倍他霉素(抗生素类药)

beta$_2$-microglobulin [ˌbeitətu:ˌmai-krəu'glɔbjulin] *n* $β_2$-微球蛋白

betanaphthol [ˌbeitə'næfθɔl] *n* β-萘酚(抗菌药) | ~ benzylamine 苯甲胺萘酚 / ~ bismuth β-萘酚铋(肠内收敛药)

betanaphtholsulfonic acid [ˌbeitə-ˌnæfθɔlsʌl'fɔnik] β-萘酚磺酸

betanaphthyl [ˌbeitə'næfθil] *n* β-萘基 | ~ benzoate 苯甲酸β-萘酯

betanin ['bi:tənin] *n* 甜菜苷

betaoxidation [ˌbi:təˌɔksi'deiʃən] *n* β-氧化作用

beta-oxybutyria [ˌbeitəˌɔksibju'tiriə] *n* β-羟酪酸尿

beta-oxybutyric acid [ˌbi:təˌɔksibju-'tirik] β-羟丁酸

Betapace ['betəˌpeis] *n* 盐酸索他洛尔(sotalol hydrochloride)制剂的商品名

Betapar ['beitəpɑ:] *n* 甲泼尼松(meprednisone)制剂的商品名

Betapen-VK ['beitəpen] 青霉素V钾(penicillin V potassium)制剂的商品名

beta-phenylpropionic acid [ˌbeitə-ˌfenilˌprəupi'ɔnik] β-苯丙酸

Betaprone ['beitəprəun] *n* 丙内酯(propiolactone)制剂的商品名(消毒药)

betapropiolactone [ˌbeitəˌprəupiə-'læktəun] *n* β-丙内酯,丙内酯

betaquinine [ˌbeitə'kwinin] *n* β-奎宁(即奎尼丁)

beta-receptor [ˌbeitəri'septə] *n* β-(肾上腺素)受体

Betatrex ['beitəˌtreks] *n* 戊酸倍他米松(betamethasone valerate)制剂的商品名

betatron ['bi:tətrɔn] *n* 电子回旋加速器

Beta-Val ['beitəˌvæl] *n* 戊酸倍他米松(betamethasone valerate)制剂的商品名

Betaxin [bi:'tæksin] *n* 盐酸硫胺(thiamine hydrochloride)制剂的商品名

betaxolol hydrochloride [bei'tæksəlɔl] 盐酸倍他洛尔,盐酸环丙甲氧心安(β-受体阻滞药)

betazole hydrochloride ['beitəzəul] 盐酸倍他唑,盐酸氨乙吡唑(促胃液分泌药,胃功能试验用)

betel ['bi:təl] *n* 蒌叶(用蒌叶卷一些槟榔子碎片及石灰作为咀嚼剂,有收敛、强壮及兴奋作用) | ~ leaf 蒌叶 / ~ nut 槟榔子

bête rouge [bet'ru:ʒ]【法】红恙螨

bethanechol chloride [bi'θeinikɔl] 氯贝胆碱(拟胆碱药)

bethanidine sulfate [bi'θænidi:n] 硫酸倍他尼定,硫酸苄二甲胍(肾上腺素能神经元阻滞药,用以治疗原发性高血压,尤其在恶性期)

Bethea's sign (method) [bi'θeiə] (Oscar W. Bethea) 比塞征(法)(当检查者站在患者背后,将指尖置于两侧腋窝上部的肋骨上缘时,患侧肋骨呼吸运动减少则表示一侧胸廓吸气扩张受损)

betoken [bi'təukən] *vt* 预示;表记,暗示

Betonica [bi'tɔnikə] *n*【拉】水苏属

betook [bi'tuk] betake的过去式

betray [bi'trei] *vt* 背叛;泄漏;暴露,显示 | ~al *n*

Bettendorff's test ['beitəndɔ:f] (Anton J. H. M. Bettendorff) 贝顿道夫试验(检砷)

better ['betə] *a* [good, well的比较级]

较好的;大半的;有所好转的 *ad* (well的比较级) 更好地;更;更多 *n* 较好的事物;优势 *vt* 超过;改善 *vi* 改善 | all the ~ 更加好 / ~ off 境况较好 / be the ~ for it 因此反而更好 / for ~ for worse (或for ~ or worse) 不论好坏;不管怎么样 / for the ~ 好转 / get the ~ of 胜过;打败 / had ~ 应该,还是…好 / no ~ than 几乎等于,实际上和…一样 / none the ~ for it 不因此而好些 / not ~ than 并不比…好,顶多不过是 / the ~ part of 一半以上

betterment ['betəmənt] *n* 改善,改良,改进

between [bi'twi:n] *prep* 在…(两者)之间;在…中间;联系着…;由于…共同作用的结果;为… 所共有 *ad* 当中,中间 | (few and) far ~ 稀少 / in ~ 在中间;每间隔;介乎两者之间

betweenbrain [bi'twi:nbrein] *n* 间脑

betweenness [bi'twi:nnis] *n* 中间性

betweentimes [bi'twi:n-taimz], **betweenwhiles** [bi'twi:n-*h*wailz] *ad* 有时,间或

betwixt [bi'twikst] *prep, ad* 在两者之间 | ~ and between 两可之间的

Betz's cells ['bets] (Vladimir A. Betz) 贝茨细胞(巨锥体细胞) | ~ cell area 贝茨细胞区,心理运动区,运动区

BeV billion electron volts 10亿电子伏,千兆电子伏,10^9电子伏(现用giga electron volt, GeV)

Bevan Lewis cells ['bevən 'lju(:)is] (William Bevan Lewis) 贝文·刘易斯细胞(大脑皮质运动区中的某种锥体细胞)

Bevan's incision ['bevən] (Arthur D. Bevan) 贝文切口(右侧腹直肌外缘纵行切口,以暴露胆囊) | ~ operation 贝文手术(纠正未降睾丸术,使之回到阴囊)

bevel ['bevəl] *n* 斜角;斜面 *a* 倾斜的 (-ll-) *vt* 使成斜角,使成斜面

beverage ['bevəridʒ] *n* 饮料

Bevidox ['bevidɔks] *n* 维生素B_{12}溶液(商品名)

bewail [bi'weil] *vt* 悲叹,哀悼

beware [bi'wεə] *vi, vt* 谨防,当心(of)

bewilder [bi'wildə] *vt* 迷惑;使为难 | ~**ment** *n* 迷惑状态,恍惚迷离状态

bewitch [bi'witʃ] *vt* 蛊惑;使着迷 | ~**ing** *a* / ~**ment** *n* 中魔;被蛊惑

beyond [bi'jɔnd] *prep* 在…的那边;迟于;超出;除…以外 *ad* 在远处;向远处;另外 *n* 远处

bezoar ['bi:zɔ:] *n* 【波斯】粪石(发生在人或其他动物的胃肠内);牛黄(中药)

Bezold's abscess ['beizɔlt] (Friedrich Bezold) 贝佐尔德脓肿(颞骨骨膜下脓肿) | ~ perforation 贝佐尔德穿孔(颞骨乳突内面穿孔) / ~ sign 贝佐尔德征(乳突尖下部炎性肿胀,为乳突炎之征) / ~ triad 贝佐尔德三征(骨传导延长、低音听力减退、林尼〈Rinne〉音叉试验阴性,三者为耳硬化之征)

Bezold's ganglion ['beizɔlt] (Albert von Bezold) 贝佐尔德神经节(房中隔一群神经节细胞)

BF blastogenic factor 母细胞生成因子,生殖因子

β1F, β_1F C_5,补体第五成分

BFP biologic false positive 生物学假阳性(反应)

BFU-E burst-forming unit erythroid 红系爆式集落形成单位

β1H, β_1H H因子

BHA butylated hydroxyanisole 丁羟茴醚

bhang [bæŋ] *n*【印度】大麻

BHCDA Bureau of Health Care Delivery and Assistance 卫生保健设施与辅助设备处(属美国公共卫生署卫生资源与卫生事业管理局)

BHPR Bureau of Health Professions 卫生专业处(属美国公共卫生署卫生资源与卫生事业管理局)

BHRD Bureau of Health Resources Development 卫生资源发展处(属美国公共卫生署卫生资源与卫生事业管理

局)

BHT butylated hydroxytoluene 丁羟甲苯

Bhutan [buː'tɑːn] *n* 不丹[亚洲] | ~**ese** [buːtə'niːz] *n* 不丹人;不丹语 *a* 不丹的;不丹人的;不丹语的

Bi 元素铋(bismuth)的符号

bi- [前缀] 二,二倍,双(元音字母前用bin-);[构词成分]生,生命(见bio-)

biacromial [baiə'krəumiəl] *a* 双肩峰间的

bialamicol hydrochloride [baiə'læmikəul] 盐酸比拉米可,盐酸卡马风(抗阿米巴药)

Bial's reagent ['biːəl] (Manfred Bial) 比阿尔试剂(1.5g 5-苔黑酚、500g发烟盐酸、20～30滴10%氯化铁制成的试剂) | ~ test 比阿尔试验(检尿戊糖)

Bianchi's nodules [bi'æŋki] (Giovanni B. Bianchi) 比昂基小结,主动脉瓣小结,半月瓣小结 | ~ valve 比昂基瓣(鼻泪管襞)

Bianchi's syndrome [bi'æŋki] (Leonardo Bianchi) 比昂基综合征(为感觉性失语症,伴失用症及失读症,见于左顶叶损伤)

biangular [bai'æŋgjulə] *a* 有两角的

biannual [bai'ænjuəl] *a* 一年两次的;半年一次的 | ~**ly** *ad*

biarticular [ˌbaiɑː'tikjulə] *a* 两关节的

biarticulate [ˌbaiɑː'tikjulit] *a* 有两关节的

bias ['baiəs] *n* 偏见;倾向性;偏性;系统误差,偏倚(统计) *a* 斜的 *ad* 斜 (-s⟨s⟩-) *vt* 使有偏见;使有倾向性 | **bias(s)ed** *a* 有偏见的;有偏性的

biasteric [ˌbaiəs'terik] *a* 双星体的

biatrial [ˌbai'eitriəl] *a* 两心房的

biauricular [ˌbaiɔː'rikjulə] *a* 两耳的,双耳的

Bib. bibe【拉】饮

bib [bib] *n* 红细胞碎片(恶性疟原虫新月状配子体在生长中出现)

bibasic [bai'beisik] *a* 二元的;二碱价的(指酸);二代的(指盐)

bibeveled ['baibevəld] *a* 有双斜面的

Bible ['baibl] *n* 圣经

biblical ['biblikəl] *a* 《圣经》的;出于(或符合)《圣经》的

Bibliofilm ['bibliəufilm] *n* (图书)微缩胶卷(美国科学服务部注册的商标名)

bibliography [ˌbibli'ɔgrəfi] *n* 书目提要;文献目录

bibliomania [ˌbibliəu'meinjə] *n* 集书癖,藏书癖 | ~**c** *a, n* 有藏书癖的(人)

bibliotherapy [ˌbibliəu'θerəpi] *n* 读书疗法,阅读疗法(治疗精神障碍或促进心理卫生)

Bibron's antidote ['bibrɔn] (Gabriel Bibron) 比布隆解毒剂(解蛇毒药,含碘化钾0.24,二氯化汞0.12,溴20)

bibulous ['bibjuləs] *a* 吸水的,吸收性的;喜欢喝酒的

bicameral [bai'kæmərəl] *a* 二室的,两室的

bicapsular [bai'kæpsjulə] *a* 二囊的,两囊的

bicarbonate [bai'kɑːbənit] *n* 碳酸氢盐,重碳酸盐 | blood ~, plasma ~ 血液重碳酸盐,血浆重碳酸盐 / ~ of soda 碳酸氢钠,重碳酸钠,小苏打

bicarbonatemia [baiˌkɑːbənei'tiːmiə] *n* 重碳酸盐血

bicaudal [bai'kɔːdl], **bicaudate** [bai'kɔːdeit] *a* 双尾的

bicellular [bai'seljulə] *a* 两细胞的

bicephalus [bai'sefələs] *n* 双头畸胎

biceps ['baiseps] *n* 二头肌 | ~ brachii, ~ femoris 肱二头肌,股二头肌

Bichat's canal [biː'ʃɑː] (Marie F. X. Bichat) 比沙管,蛛网膜管,大脑大静脉池 | ~ fissure 大脑横裂 / ~ foramen 蛛网膜孔 / ~ ligament 骶髂后韧带下束 / ~ membrane 内弹性膜(动脉内膜中) / ~ tunic 血管内膜

bichloracetic acid [ˌbaiklɔːrə'sitik] 二氯乙酸

bichloride [bai'klɔːraid] *n* 二氯化物;

升汞

bichromate [bai'krəumit] *n* 重铬酸盐

bichrome ['baikrəum] *a* 两色的

bicipital [bai'sipitəl] *a* 二头的;二头肌的

Bickerstaff's migraine ['bikəstæf] (Edwin R. Bickerstaff) 比克斯塔夫偏头痛,基底(动脉)偏头痛

BiCNU 卡莫司汀(carmustine)制剂的商品名

bicolor ['baikʌlə], **bicolored** ['baikʌləd] *a* 双色的

bicomponent [ˌbaikəm'pəunənt] *n, a* 双组分(的)

biconcave [bai'kɔnkeiv] *a* 双凹(形)的

biconvex [bai'kɔnveks] *a* 双凸(形)的

bicornuate [bai'kɔ:njueit], **bicornate** [bai'kɔ:neit] *a* 双角的

bicoronial [ˌbaikə'rəuniəl] *a* 双冠的

bicorporate [bai'kɔ:pəreit] *a* 双体的,双身的

bicuspid [bai'kʌspid] *a* 二尖的 *n* 左房室瓣,二尖瓣;双尖牙,前磨牙

bicuspidal [bai'kʌspidl] *a* 双尖牙的;二尖的

bicuspidate [bai'kʌspideit] *a* 二尖的

bicuspoid [bai'kʌspɔid] *n* 双尖型

bicycle ['baisikl] *n* 自行车

bid [bid] (bade或bid, bidden或bid; -dd-) *vt* [过去式一般用bade]祝;表示 *n* 企图

b. i. d. bis in die【拉】每日两次

Bidder's ganglia ['bidə] (Heinrich F. Bidder) 比德尔神经节(心神经的神经节,位于房中隔的下端) | ～ organ 比德尔器(雄蟾蜍性腺的前部,性质似卵巢)

bidental [bai'dentl], **bidentate** [bai'denteit] *a* 双牙的

bidermoma [ˌbaidə'məumə] *n* 双胚叶畸胎瘤(由两个胚层的细胞和组织所组成的一种畸胎瘤)

biduotertian [ˌbaidju(:)əu'tə:ʃən] *n* 持续型间日疟

biduous ['bidjuəs] *a* 持续两天的(如发热)

Biederman's sign ['bi:dəmən] (Joseph B. Biederman) 比德曼征(喉前壁呈暗红色〈而非正常的淡红色〉,见于梅毒患者)

Biedert's cream mixture ['bi:dət] (Philipp Biedert) 比德特奶油合剂(由奶油、温水及乳糖混成的婴儿食品)

Biedl's disease, syndrome ['bi:dl] (Artur Biedl) 比德尔病、综合征(肥胖、生殖功能减退、色素性视网膜炎、智能缺陷等综合征)

Bielschowsky-Jansky disease [ˌbi:l'ʃɔvski 'jænski] (Max Bielschowsky; Jan Jansky) 比-杨病,幼儿型大脑神经鞘脂沉积病

Bielschowsky's head tilting test [ˌbi:l'ʃɔvski] (Alfred Bielschowsky) 比尔肖夫斯基头倾斜试验(令患者头倾斜至右肩和左肩,注视远方固定装置,有可能区别上直肌轻瘫与对侧上斜肌轻瘫)

Bielschowsky's method [ˌbi:l'ʃɔvski] (Max Bielschowsky) 比尔肖夫斯基法(一种论证神经轴突及网状纤维的氨银染法)

Biemond syndrome, II [bi:'mɔ:n] (A. Biemond) 比蒙综合征Ⅱ型(一种常染色体隐性遗传病,特征为虹膜缺损、肥胖、精神发育迟缓、性腺功能减退和轴后多指〈趾〉畸形)

biennial [bai'eniəl] *a* 两年一次的;两年生的 *n* 两年发生一次的事物;两年生植物 | ～ly *ad*

bier [biə] *n* 棺材架;尸体架

Biermer's anemia (disease) ['biəmə] (Anton Biemer)恶性贫血 | ～ sign 比尔默征(水气胸时的金属性叩响,其音调随患者体位的变换而改变,见于气胸)

Biernacki's sign [bjiə'nɑ:tski] (Edmund Biernacki) 别尔纳茨基征(脊髓痨及麻痹性痴呆时的尺神经痛觉缺失)

Bier's amputation [biə] (August K. G. Bier) 比尔切断术(腿骨成形性切断术) | ~ anesthesia 静脉局部麻醉法 / ~ passive hyperemia, ~ treatment 比尔被动性充血疗法,收窄性充血法(用薄橡皮带导致静脉充血治关节病)

Biesiadecki's fossa [bjeisiə'detski] (Alfred von Biesiadecki) 髂筋膜下窝

Biett's disease [bi'et] (Laurent T. Biett) 盘状红斑狼疮

bifid ['baifid] *a* 对裂的,两叉的 | ~**ity** *n* / ~**ly** *ad*

Bifidobacterium [ˌbaifidəubæk'tiəriəm] *n* 双歧杆菌属 | ~ adolescentis 青春双歧杆菌 / ~ bifidum 两歧双歧杆菌 / ~ cornutum 角状双歧杆菌 / ~ eriksonii 埃氏双歧杆菌 / ~ infantis 婴儿双歧杆菌

bifidobacterium [ˌbaifidəubæk'tiəriəm] ([复] **bifidobacteria** [ˌbaifidəubæk'tiəriə]) *n* 双歧杆菌

bifidus ['bifidəs] *a*【拉】对裂的,两叉的

bifilar [bai'failə] *a* 双丝的

biflagellate [bai'flædʒeleit] *a* 有两个鞭毛的,双鞭毛的

bifocal [bai'fəukəl] *a* 双焦点的;双焦点镜的 *n* [复]双光眼镜;双焦点镜

biforate [bai'fɔ:reit] *a* 双孔的

biform ['baifɔ:m] *a* 有两形的;两体的;两形结合的

biformyl [bai'fɔ:mil] *n* 二乙醛

bifunctional [bai:'fʌŋkʃənəl] *a* 双功能的

bifurcate ['baifə:keit, bai'f-] *a* 叉状的;两枝的;两个尖端的,分叉的 *vt, vi* (使)成两枝;(使)分叉 | ~**ly** *ad*

bifurcatio [ˌbaifə:'keiʃiəu] ([复] **bifurcationes** [ˌbaifə:keiʃi'əunis]) *n*【拉】杈

bifurcation [ˌbaifə:'keiʃən] *n* 分枝;叉;分支点;分叉点 | ~ of trachea 气管杈

big [big] (-gg-) *a* 大(的),巨大(的);怀着…的;充满着…的;重要的

big-bellied ['big 'belid] *a* 大肚皮的;怀孕的

Bigelow's ligament ['bigiləu] (Henry J. Bigelow) 髂股韧带 | ~ operation 碎石洗出术,迅速碎石术 / ~ septum 比吉洛隔(股骨颈的一层硬骨组织)

bigemina [bai'dʒeminə] *n* bigeminum 的复数;二联脉

bigeminum [bai'dʒeminəm] ([复] **bigemina** [bai'dʒeminə]) *n*【拉】二迭体(指胎儿或鸟类的二迭体中的一个)

bigeminy [bai'dʒemini] *n* 二联,成对出现;二联律 | nodal ~ (房室)结性二联律 | **bigeminal** *a* 二联的,成对的

bigerminal [bai'dʒə:minl] *a* 双胚的,双卵的

bighead ['bighed] *n* 大头病(动物头颅骨膨胀,由于骨质软化病所致;幼小公羊的急性传染病;白面绵羊的光敏感;水貂的脑积水)

bigjaw ['bi'dʒɔ:] *n* 大颌病(牛放线菌病)

bigleg ['bigleg] *n* 巨腿病(马腿部淋巴管炎)

bigonial [bai'gəuniəl] *a* 联颌角的(连结两下颌角点的)

bigot ['bigət] *n* 抱偏见的人 | ~**ed** *a* 偏执的;顽固的 / ~**ry** *n* 偏执;顽固

bilabe ['baileib] *n* 尿道异物钳

bilaminar [bai'læminə] *a* 二层的,两板的

Bilarcil [bi'læsil] *n* 美曲膦酯,敌百虫(metrifonate)制剂的商品名

bilateral [bai'lætərəl] *a* 两侧的,双边的;对向的,双向的 | ~**ly** *ad*

bilateralism [bai'lætərəlizəm] *n* 两侧对称

bilayer ['baileiə] *n* 双分子层

bile [bail] *n* 胆汁;暴躁 | A ~ 总胆管胆汁 / B ~ 胆囊胆汁 / C ~ 肝胆汁 / cystic ~, gallbladder ~ 胆囊胆汁 / limy ~, milk of calcium ~ 钙乳胆汁

bilestone ['bailstəun] *n* 胆石

Bilharzia [bil'hɑ:ziə] *n* 裂体吸虫属,血吸虫属

bilharzial [bil'hɑ:ziəl], **bilharzic** [bil-'hɑ:zik] *a* 裂体吸虫的,血吸虫的
bilharziasis [ˌbilhɑ:'zaiesis], **bilharziosis** [bilˌhɑ:zi'əusis] *n* 裂体吸虫病,血吸虫病
bilharzioma [bilˌhɑ:zi'əumə] *n* 裂体吸虫瘤,血吸虫瘤
bili- [构词成分] 胆汁
biliary ['biljəri] *a* 胆汁的,胆的;胆管的;胆囊的
biliation [ˌbili'eiʃən] *n* 胆汁分泌
bilicyanin [ˌbili'saiənin] *n* 胆青素,胆蓝素
bilidigestive [ˌbilidi'dʒestiv] *a* 胆囊消化道的
biliflavin [ˌbili'fleivin] *n* 胆黄素
bilifulvin [ˌbili'fʌlvin] *n* 胆黄褐素
bilifuscin [ˌbili'fʌsin] *n* 胆褐素
biligenesis [ˌbili'dʒenisis] *n* 胆汁生成 | **biligenetic** [ˌbilidʒi'netik] *a* 胆汁生成的;生胆汁的
biligenic [ˌbili'dʒenik] *a* 生胆汁的
biligrafin [ˌbili'græfin] *n* 胆影葡胺(胆道造影剂)
biligulate [bai'ligjuleit] *a* 双舌状的
bilihumin [ˌbili'hju:min] *n* 胆土素(胆石中的一种不溶性成分)
bilin ['bailin] *n* 后胆色素
bilious ['biljəs] *a* 胆汁的,胆汁质的;患胆病的;暴躁的;易怒的 | ~**ness** *n* 胆汁质,胆症
biliprasin [ˌbili'preisin] *n* 胆翠素
biliprotein [ˌbili'prəuti:n] *n* 胆蛋白质
bilipurpurin [ˌbili'pə:pjuərin] *n* 胆紫素
bilirachia, bilirhachia [ˌbili'reikiə] *n* 胆汁脊液
bilirubin [ˌbili'ru:bin] *n* 胆红素 | direct ~, conjugated ~ 直接胆红素,结合胆红素 / indirect ~, unconjugated ~ 间接胆红素,非结合胆红素
bilirubinate [ˌbili'ru:bineit] *n* 胆红素盐
bilirubinemia [ˌbiliru:bi'ni:miə] *n* 胆红素血(症)
bilirubinic [ˌbiliru:'binik] *a* 胆红素的 | ~ acid 胆红酸,胆红素
bilirubin UDP-glucuronyltransferase [ˌbili'ru:bin glu:ˌkjuərɔnil'trænsfəreis] 胆红素UDP-葡糖醛酸基转移酶,胆红素尿苷二磷酸葡糖醛酸基转移酶,葡糖苷酸(基)转移酶
bilirubinuria [ˌbiliru:bi'njuəriə] *n* 胆红素尿
bilis ['bailis] *n*【拉】胆汁 | ~ bovina, ~ bubata 牛胆汁
biliuria [ˌbili'juəriə] *n* 胆汁尿
biliverdin [ˌbili'və:din] *n* 胆绿素
biliverdinate [ˌbili'və:dineit] *n* 胆绿素盐
biliverdin reductase [ˌbili'və:din ri-'dʌkteis] 胆绿素还原酶
bilixanthin [ˌbili'zænθin], **bilixanthine** [ˌbili'zænθi:n] *n* 胆黄素
bill [bil] *n* 帐单;发票;单子;招贴;议案;法案;票据;证明书 *vt* 给…开帐单;用招贴、传单等通告,宣布;把…列成表 | ~ of health (车、船、飞机等的)检疫证书,健康证书 / clean ~ of health (船只经检疫后的)无疫证书
billboard ['bilbɔ:d] *n* 揭示牌,广告牌(张贴广告、传单、通知等的木板)
billion ['biljən] *n, a* (美)10亿(的),10^9(的);(英)万亿(的),10^{12}(的)(近年来英国日趋把billion当作"10亿"用);大量(的),无数(的)
Billroth's cords ['bilrɔt] (Christian A. T. Billroth) 红髓索(脾) | ~ disease 比罗特病(假性脑〈脊〉膜突出;淋巴瘤) / ~ operation 比罗特手术(胃部分切除术;胃幽门切除术;舌切除术) / ~ strands 脾小梁
bilobate [bai'ləubeit], **bilobated** [bai-'ləubeitid], **bilobed** ['bailəubd] *a* 二叶的
bilobular [bai'lɔbjulə], **bilobulate** [bai'lɔbjuleit] *a* 二小叶的
bilocular ['bai'lɔkjulə], **biloculate**

[bai'lɔkjuleit] *a* 双房的,二格的

biloma ['bailəmə] *n* 胆汁瘤(腹腔包裹性积胆)

Bilopaque ['biləpeik] *n* 酪泮酸钠,丁碘苄丁酸钠(tyropanoate sodium)制剂的商品名

bilophodont [bai'lɔfədɔnt] *a* 两脊形牙的(如袋鼠)

Biltricide ['biltrisaid] *n* 吡喹酮(praziquantel)制剂的商品名

Bimana ['bimənə] *n* 二手目(动物)

bimanous ['bimənəs, bai'meinəs] *a* (有)双手的

bimanual [bai'mænjuəl] *a* 用双手的 | **~ly** *ad*

bimastoid [bai'mæstɔid] *a* 两乳突的

bimaxillary [bai'mæksiləri] *a* 两颌的,双颌的

bimestrial [bai'mestriəl] *a* 持续两月的;两月一次的

bimeter ['baimitə] *n* 双侧,双度(指双侧颌力计,见gnathodynamometer)

bimethoxycaine lactate [ˌbaime'θɔksikein] 乳酸二甲氧卡因(局部麻醉药)

Bimler's appliance ['bimlə] (H. P. Bimler) 比姆勒矫正器(一种可摘正牙矫正器)

bimodal [bai'məudl] *a* 双峰的(指图示的曲线) | **~ity** [ˌbaiməu'dæləti] *n*

bimolecular [ˌbaiməu'lekjulə] *a* 双分子的

bimonthly ['bai'mʌnθli] *a, ad* 两月一次;一月两次 *n* 双月刊

bin [bin] *n* 贮藏器;精神病收容所,疯人院

bin- 见bi-

binal ['bainl] *a* 两倍的

binangle ['bainæŋgl] *a* 有双角的 *n* 双角器(牙科用)

binary ['bainəri] *a* 二,双;二元的;二进制的*n* 双(体);复(体) | ~ acid 二元素酸

binate ['baineit] *a* 成对的

binaural [bai'nɔːrəl] *a* 两耳的

binauricular [ˌbainɔː'rikjule] *a* 两耳廓的;两心耳的

bind [baind] (bound) *vt* 捆;约束;束缚;用绷带包扎(伤口);使凝固;使便秘 *vi* 捆扎;变紧;限制;凝固;具有约束力 *n* 捆绑物;困境 | double ~ 矛盾性支配,对立性牵制 | ~ oneself to do sth 保证做某事 / ~ sb over to (do) sth 使某人具结保证(做)某事 / in a ~ 处于困境 / ~ the bowels 引起便秘

binder ['baində] *n* 包扎者;包扎工具(绳索,带子);粘合剂;结合剂;腹带;绷带

binding ['baindiŋ] *n* 捆绑;绷带;粘合剂 *a* 捆绑的;有约束力的;粘合的;引起便秘的

bindweb ['baindweb] *n* 神经胶质;结缔组织或基质

binegative [bai'negətiv] *a* 二阴电荷的

Binet's test, Binet-Simon test [bi'nei 'saimən] (Alfred Binet; Théodore Simon) 比奈测验、比奈-西蒙测验(测儿童和青年智力,询问-连串问题,由被测人答复,按其所答而评定其智力年龄)

Bing-Neel syndrome [biŋ neil] (Jens Bing; Axel V. Neel) 宾-内综合征(瓦尔登斯特伦〈Waldenström〉巨球蛋白血症的中枢神经系统的表现,症状中包括脑病、出血、中风、惊厥、谵妄和昏迷)

Bing's entotic test [biŋ] (Albert Bing) 宾恩耳内试验(检砧骨或锤骨有无损害)

biniramycin [biˌniərə'maisin] *n* 比尼霉素(获自比基尼链霉菌Streptomyces bikiniensis的一种抗菌物质)

binocular [bi'nɔkjulə, bai'nɔkjulə] *a* 双目的;双筒的 *n* 双目镜;[复]双筒望远镜

binoculus [bi'nɔkjuləs] *n* 双眼(看作一个器官)

binomial [bai'nəumjəl] *n* 双名法;二项式 *a* 双名的;二项式的 | **~ly** *ad*

binophthalmoscope [ˌbinɔf'θælməskəup] *n* 双目检眼镜(同时可检查患者

的两侧眼底)
binoscope [ˈbinəskəup] *n* 双目单视镜
binotic [biˈnɔtik] *a* 两耳的
binovular [biˈnɔvjulə] *a* 双卵性的
Binswanger's dementia (encephalitis) [ˈbinsvɑːŋə] (Otto Binswanger) 宾斯万格痴呆(脑炎)(早老性痴呆的一型,由大脑皮质下白质脱髓鞘作用所致,亦称慢性皮质下脑炎)
binucleate [baiˈnjuːkliit], **binuclear** [baiˈnjuːkliə] *a* 双核的
binucleation [ˌbainjuːkliˈeiʃən] *n* 双核形成
binucleolate [bainjuːˈkliːəleit] *a* 双核仁的
Binz's test [ˈbints] (Karl Binz) 宾茨试验(检尿中奎宁)
bio- [构词成分]生,生命
bioaccumulation [ˌbaiəuəˌkjuːmjuˈleiʃən] *n* 生物累积(生物体内累积有毒化学物质)
bioacoustics [ˌbaiəuəˈkuːstiks] *n* 生物声学
bioactive [ˌbaiəˈæktiv] *a* 生物活性的
bioactivity [ˌbaiəuækˈtivəti] *a* 生物活性,生物活度
bioaeration [ˌbaiəuˌeiəˈreiʃən] *n* 生物曝气法,生物通气
bioamine [ˌbaiəuˈæmiːn] *n* 生物胺
bioaminergic [ˌbaiəuˌæmiˈnəːdʒik] *a* 生物胺能的
bioassay [ˌbaiəuəˈsei] *n* 生物鉴定,生物测定,活体检定
bioastronautics [ˌbaiəuˌæstrəˈnɔːtiks] *n* 生物宇宙航行学(研究宇宙航行对生物体的影响)
bioautograph [ˌbaiəuˈɔːtəgrɑːf] *n* 生物自显影(照)片 | **~ic** [ˌbaiəuˌɔːtəˈgræfik] *a* 生物自显影的 / **~y** [ˌbaiəuɔːˈtɔgrəfi] *n* 生物自显影
bioavailability [ˌbaiəuəˌveiləˈbiləti] *n* 生物药效率,生物利用度(药物或其他物质使用后对靶组织有效的程度)
bioblast [ˈbaiəublæst] *n* 线粒体;原生粒
biocatalyst [ˌbaiəuˈkætəlist] *n* 生物催化剂,酶
biocenosis, biocoenosis [ˌbaiəusiˈnəusis], **biocenose** [ˌbaiəuˈsiːnəus] *n* 生物群落 | **biocenotic** [ˌbaiəusiˈnɔtik] *a*
biochemical [ˌbaiəuˈkemikəl] *a* 生物化学的 | **~ly** *ad*
biochemistry [ˌbaiəuˈkemistri] *n* 生物化学 | **biochemist** *n* 生物化学家
biochemorphology [ˌbaiəukimɔːˈfɔlədʒi] *n* 形态生物化学(研究化学结构及生物活动之间的关系) | **biochemorphic** [ˌbaiəukiˈmɔːfik] *a*
biochore [ˈbaiəutʃɔː] *n* 生态域,生命圈区域界线
biociation [ˌbaiəusiˈeiʃən] *n* 亚生物群落
biocide [ˈbaiəsaid] *n* 杀生物的有毒化学物;杀虫剂 | **biocidal** [ˌbaiəuˈsaidl] *a* 杀生物的
bioclean [ˈbaiəukliːn] *a* 无菌的,无病原体的
bioclimatograph [ˌbaiəuklaiˈmætəgrɑːf] *n* 生物气候图
bioclimatology [ˌbaiəuˌklaiməˈtɔlədʒi], **bioclimatics** [ˌbaiəuklaiˈmætiks] *n* 生物气象学 | **bioclimatologist** *n* 生物气象学家 / **bioclimatic** *a*
biocoenosis [ˌbaiəusiˈnəusis] *n* 生物群落
biocolloid [ˌbaiəuˈkɔlɔid] *n* 生物胶体
biocompatible [ˌbaiəukəmˈpætəbl] *a* 生物相容的 | **biocompatibility** [ˌbaiəukəmˌpætəˈbiləti] *n* 生物相容性
bioconversion [ˌbaiəukənˈvəːʃən] *n* 生物转化
biocybernetics [ˌbaiəuˌsaibəːˈnetiks] *n* 生物控制论
biocycle [ˌbaiəuˈsaikl] *n* 生活周期(生物体循环现象)
biocytin [ˌbaiəuˈsaitin] *n* 生物胞素
biocytinase [ˌbaiəuˈsaitineis] *n* 生物

胞素酶

biodegradation [ˌbaiəuˌdegrə'deiʃən] *n* 生物递解,生物降解 | **biodegradable** [ˌbaiəudi'greidəbl] *a* 生物可降解的

Bio-des ['baiədes] *n* 己烯雌酚(diethylstilbestrol)制剂的商品名

biodetritus [ˌbaiəudi'traitəs] *n* 生物碎屑,生物腐质

biodynamics [ˌbaiəudai'næmiks] *n* 生物动力学

bioecology [ˌbaiəui(:)'kɔlədʒi] *n* 生物生态学

bioelectricity [ˌbaiəuˌilek'trisəti] *n* 生物电

bioelectrogenesis ['baiəuiˌlektrəu'dʒenisis] *n* 生物电发生

bioelectronics [ˌbaiəuˌilek'trɔniks] *n* 生物电子学

bioelement [ˌbaiəu'elimənt] *n* 生物元素(活组织成分中的化学元素)

bioenergetics [ˌbaiəuˌenə'dʒetiks] *n* 生物能学,生物能量学(研究生物体内能量的转换)

bioengineering (biomedical engineering) [ˌbaiəuˌendʒi'niəriŋ] *n* 生物工程学(生物医学工程学)(工程技术原理在生物学及医学上的应用)

bioenvironment [ˌbaiəuin'vaiərənˌmənt] *n* 生物环境

bioenvironmental [ˌbaiəuinˌvaiərən'mentəl] *a* 与生物环境有关的

bioequivalence [ˌbaiəui'kwivələns] *n* 生物等值,生物当量

bioequivalent [ˌbaiəui'kwivələnt] *a* 生物等值的

bioethics [ˌbaiəu'eθiks] *n* 生物伦理学(研究器官移植等医学活动所涉及的人伦道德问题)

biofeedback [ˌbaiəu'fi:dbæk] *n* 生物反馈 | alpha ~ α生物反馈(亦称α反馈)

bioflavonoid [ˌbaiəu'fleivənɔid] *n* 生物类黄酮

biogen ['baiədʒən] *n* 生原体

biogenesis [ˌbaiəu'dʒenisis] *n* 生物起源,生物发生;生源说(认为一切生物均自生物发生);重演(即recapitulation, 见theory项下相应术语) | **biogenetic(al)** [ˌbaiəudʒi'netik(əl)] *a* / **biogenetically** *ad*

biogenic [ˌbaiəu'dʒenik] *a* 起源于生物的(如生物胺biogenic amine)

biogenous [bai'ɔdʒinəs] *a* 生命产生的,产生生命的

biogeochemistry [ˌbaiəuˌdʒi(:)əu'kemistri] *n* 生物地球化学

biogeocoenology [ˌbaiəuˌdʒi:əusi'nɔlədʒi] *n* 生物地理群落学

biogeography [ˌbaiəudʒi'ɔgrəfi] *n* 生物地理学

bioglass ['baiəuglɑ:s] *n* 生物玻璃

biograph ['baiəugrɑ:f] *n* 生物运动描记器(用作诊断某些神经病);呼吸描记器

biographer [bai'ɔgrəfə] *n* 传记作者

biographic(al) [baiəu'græfik(əl)] *a* 传记(体)的 | **biographically** *ad*

biography [bai'ɔgrəfi] *n* 传记;生物运动摄影术

biohazard ['baiəuˌhæzəd] *n* 生物危害

biohydraulic [ˌbaiəuhai'drɔ:lik] *a* 生物水力学的

bioimplant [ˌbaiəu'implænt] *n* 生物植入物,生物植入片

bioinstrumentation [ˌbaiəuˌinstrumen'teiʃən] *n* 生物测试设备

biokinetics [ˌbaiəukai'netiks] *n* 生物运动学

biologic(al) [ˌbaiə'lɔdʒik(əl)] *a* 生物学(上)的 | **biologically** *ad*

biologicals [ˌbaiə'lɔdʒikəlz] [复] *n* 生物制品,生物制剂(包括血清、菌苗、抗原、抗毒素等)

biologos [bai'ɔləgəs] *n* 生物智力

biology [bai'ɔlədʒi] *n* 生物学 | molecular ~ 分子生物学 / radiation ~ 放射生物学 | **biologist** *n* 生物学家

bioluminescence [ˌbaiəuˌlju:mi'nesns] *n* 生物发光 | **bioluminescent**

a

biolysis [bai'ɔlisis] *n* 生物分解 | **biolytic** [ˌbaiə*u*'litik] *a* 生物分解的;破坏生命的

biomacromolecule [ˌbaiə*u*ˌmækrə*u*'mɔlikju:l] *n* 生物大分子

biomass ['baiə*u*mæs] *n* 生物量

biomaterial [ˌbaiə*u*mə'tiəriəl] *n* 生物材料(修复活组织用)

biomathematics [ˌbaiə*u*ˌmæθi'mætiks] *n* 生物数学(把数学应用于生物学和医学)

biome ['baiəum] *n* 生物群落区

biomechanics [ˌbaiə*u*mi'kæniks] *n* 生物力学 | **biomechanical** *a*

biomedicine [ˌbaiə*u*'meds*i*n] *n* 生物医学(自然科学如生物学、生物化学及生物物理学在临床医学上的应用) | **biomedical** *a*

biomembrane [ˌbaiə*u*'membrein] *n* 生物膜(如细胞膜) | **biomembranous** [ˌbaiə*u*'membreinəs] *a*

biometeorology [ˌbaiə*u*ˌmi:tjə'rɔlədʒi] *n* 生物气象学 | **biometeorologist** *n* 生物气象学家

biometer [bai'ɔmitə] *n* 生物计(一种活组织微量二氧化碳测定仪)

biometrician [ˌbaiə*u*mi'triʃ*ə*n] *n* 生物统计学家

biometrics [ˌbaiə*u*'metriks] *n* 生物统计学

biometry [bai'ɔmitri] *n* 生物统计学;寿命预测(人寿保险)

biomicroscope [ˌbaiə*u*'maikrəskəup] *n* 活组织显微镜 | slit-lamp ～ 裂隙灯活组织显微镜(见Gullstrand's slit lamp)

biomicroscopy [ˌbaiə*u*mai'krɔskəpi] *n* 活组织显微镜检查(亦指用裂隙灯和角膜显微镜作角膜或晶体检查)

biomodulation [ˌbaiə*u*ˌmɔdju'leiʃ*ə*n] *n* 生物调节,生物调制

biomodulator [ˌbaiə*u*'mɔdjuˌleitə] *n* 生物调节剂,生物调质,生物反应调节剂

biomolecule [ˌbaiə*u*'mɔlikju:l] *n* 生物分子(由活细胞产生的分子,如蛋白质、糖类或脂类)

biomotor [ˌbaiə*u*'məutə] *n* 人工呼吸器

Biomphalaria [baiˌɔmfə'lɛəriə] *n* 扁卷螺属(亦称澳卷螺属Australorbis)

bion ['baiən] *n* 生物个体

bionecrosis [ˌbaiə*u*ne'krəusis] *n* 渐进性坏死

bionergy [bai'ɔnədʒi] *n* 生命力

bionic acid [bai'ɔnik] 生物酸

bionics [bai'ɔniks] *n* 仿生物体机械学;仿生学

bionomics [ˌbaiə*u*'nɔmiks] *n* 生态学

bionomy [bai'ɔnəmi] *n* 生命规律学

bionosis [baiə*u*'nəusis] *n* 生物原病

bionucleonics [ˌbaiə*u*ˌnju:kli'ɔniks] *n* 生物核子学(研究放射性及稀有稳定同位素在生物学上的应用)

bio-osmotic [ˌbaiə*u*ɔz'mɔtik] *a* 生物渗透的

bioparent [ˌbaiəu'pɛər*ə*nt] *n* 生身父,生身母

biophagism [bai'ɔfədʒizəm] **biophagy** [bai'ɔfədʒi] *n* 食生物作用

biophagous [bai'ɔfəgəs] *a* 食生物的

biopharmaceutical [ˌbaiə*u*ˌfɑ:mə'sjutik*ə*l] *a* 生物药剂学的

biopharmaceutics [ˌbaiə*u*ˌfɑ:mə'sjutiks] *n* 生物药剂学

biophore ['baiəfɔ:] *n* 生原体 | **biophoric** [ˌbaiə*u*'fɔrik] *a*

biophotometer [ˌbaiə*u*fə*u*'tɔmitə] *n* 光度适应计(用以测眼睛的暗光适应力,检查维生素A缺乏的指征)

biophysics [ˌbaiə*u*'fiziks] *n* 生物物理学 | dental ～ 牙科生物物理学 | **biophysical** *a* / **biophysicist** *n* 生物物理学家

biophysiography [ˌbaiə*u*fizi'ɔgrəfi] *n* 记载生物学

biophysiology [ˌbaiə*u*fizi'ɔlədʒi] *n* 生物生理学

bioplasia [baiə*u*'pleiziə] *n* 储能生长(以生长的形式储存食物能量)

bioplasm ['baiə*u*plæzəm] *n* 原生质,活质;主浆质 | ~**ic** [baiə*u*'plæzmik] *a*

bioplast ['baiə*u*plæst] *n* 原生质体;细胞(一种阿米巴样细胞)

biopoiesis [ˌbaiə*u*pɔi'i:sis] *n* 生命自生(生命起源于无机物)

biopolymer [ˌbaiə*u*'pɔlimə] *n* 生物高聚合物(如多肽)

bioprosthesis [ˌbaiə*u*prɔs'θi:sis] *n* 生物假体(由生物材料制成的假体)

biopsy ['baiɔpsi] *n, vt* 活组织检查,活检 | aspiration ~, needle ~ 针吸活组织检查 / brush ~ 刷活检 / cone ~ 锥形活检 / cytological ~ 细胞学活检 / endoscopic ~ 内镜活检 / punch ~ 钻取活组织检查 / sternal ~ 胸骨活组织检查 / surgical ~ 手术活组织检查 / total ~ 完整活组织检查(整个肿瘤活组织检查,此法具有治疗和诊断价值) | take a ~ 做一个活检 | **bioptic** [bai'ɔptik] *a*

biopsychic(al) [ˌbaiə*u*'saikik(*ə*l)] *a* 生物心理的

biopsychology [ˌbaiə*u*sai'kɔlədʒi] *n* 生物心理学;精神生物学

biopterin [bai'ɔptərin] *n* 生物蝶呤

bioptome ['baiɔpˌtəum] *n* 活组织检查刀

biopyoculture [ˌbaiə*u*'paiəˌkʌltʃə] *n* 脓细胞培养

bioradiography [ˌbaiə*u*ˌreidi'ɔgrəfi] *n* 生物X线摄影(术)

biorational [ˌbaiə*u*'ræʃənl] *a* 生物合理的(通过天然方法产生效果的,指以病毒、细菌、原生动物、真菌或天然存在的生化物质之类的杀虫剂)

biorbital [bai'ɔ:bitl] *a* 二眶的

bioresearch [ˌbaiə*u*ri'sə:tʃ] *n* 生物学研究

bioreversible [ˌbaiə*u*ri'və:səbl] *a* 生物可逆(性)的(指药物)

biorgan ['baiɔ:gən] *n* 生理器官(指与形态器官不同而言)

biorheology [ˌbaiə*u*ri'ɔlədʒi] *n* 生物流变学

biorhythm ['baiə*u*riðəm] *n* 生物节律

bioroentgenography [ˌbaiə*u*rɔntge'nɔgrəfi] *n* 生物体电影X线摄影(术)

bios ['baiɔs] *n* 生物活素(促单细胞生物如酵母生长的因素) | ~ Ⅰ 肌醇,环己六醇 / ~ Ⅱ 生物素

biosatellite [ˌbaiə*u*'sætəlait] *n* 生物卫星(一种宇宙飞船研究宇宙辐射、失重等对地球生物的生理影响)

bioscience [ˌbaiə*u*'saiəns] *n* 生物科学(用一切能应用的科学,如物理学、化学等研究生物学)

bioscopy [bai'ɔskəpi] *n* 生死检定法

biose ['baiəus] *n* 二碳糖;二糖

biosis [bai'əusis] *n* 生活力;生命现象

biosmosis [ˌbaiɔz'məusis] *n* 生物渗透

biospectrometry [ˌbaiə*u*spek'trɔmitri] *n* 活组织分光度测量术

biospectroscopy [ˌbaiə*u*spek'trɔskəpi] *n* 活组织分光镜检查

biosphere ['baiəsfiə] *n* 生物圈,生物层,生命层

biostatics [ˌbaiə*u*'stætiks] *n* 生物静力学,生物功能结构学

biostatistics [ˌbaiə*u*stə'tistiks] *n* 生物统计学;生命统计 | **biostatistical** *a* / **biostatistician** *n* 生物统计学家

biosynthesis [ˌbaiə*u*'sinθisis] *n* 生物合成 | **biosynthetic** [ˌbaiə*u*sin'θetik] *a* / **biosynthetically** *ad*

biota [bai'əutə] *n* 生物区(系)

biotaxis [ˌbaiə*u*'tæksis] *n* 活细胞趋性(活细胞选择和排列的能力)

biotaxy [ˌbaiə*u*'tæksi] *n* 活细胞趋性;生物分类学

biotelemetry [ˌbaiə*u*ti'lemitri] *n* 生物遥测术(远距离记载和测定生物体某些生命现象)

biotherapy [ˌbaiə*u*'θerəpi] *n* 生物制剂疗法

biothesiometer [ˌbaiə*u*ˌθi:si'ɔmitə] *n*

生物震感阈测量器

biotic [bai'ɔtik] *a* 生命的;生物的;生物区系的 | ~ acid 生物酸

biotics [bai'ɔtiks] *n* 生命学(研究生物体特有的功能和性质)

biotin ['baiətin] *n* 生物素(维生素H,辅酶R)

biotinidase [ˌbaiə'tinideis] *n* 生物素酶(此酶缺乏,为一种常染色体隐性性状,可致多羧化酶缺乏症)

biotinyl [ˌbaiə'tinil] *n* 生物素(酰)基

biotinylation [ˌbaiəˌtini'leiʃən] *n* 生物素(酰)基化

biotomy [bai'ɔtəmi] *n* 生物解剖学;活体解剖法

biotoxication [ˌbaiəuˌtɔksi'keiʃən] *n* 生体毒素中毒

biotoxicology [ˌbaiəuˌtɔksi'kɔlədʒi] *n* 生物毒理学

biotoxin [ˌbaiəu'tɔksin] *n* 生体毒素

biotransformation [ˌbaiəuˌtrænsfə'meiʃən] *n* 生物转化(化合物如药物在生物体内由于酶的作用所发生的一系列化学转化)

biotrepy [bai'ɔtrəpi] *n* 生体化学反应学

biotron ['baiətrɔn] *n* 生物气候室

Biot's respiration (breathing, sign) [bi'ɔ:] (Camille Biot) 比奥呼吸(征)(其特征为无规律的呼吸暂停期,与四至五次相等深度呼吸交替出现,见于颅内压增高的患者)

biotype ['baiətaip] *n* 同型小种生物属型,生物类型 | **biotypic** [baiəu'tipik] *a*

biotypology [ˌbaiəutai'pɔlədʒi] *n* 生物属型学,生物类型学

biovular [bai'ɔvjulə] *a* 双卵性的

biparasitic [ˌbaipærə'sitik] *a* 重寄生的(在寄生物上寄生的)

biparental [ˌbaipə'rentl] *a* (来自)双亲的

biparietal [ˌbaipə'raiitl] *a* 二顶骨的,双顶的

biparous ['bipərəs] *a* 双胎的,两胎的(经产两次的)

bipartite [bai'pa:tait] *a* 两部分的;两分的(如哺乳动物的双子宫);双枝的 / ~ **ly** *ad*

bipartition [ˌbaipa:'tiʃən] *n* 分成两部分;两分,对分

biped ['baiped] *a* 两足的 *n* 两足动物

bipedal ['baiˌpedl] *a* 两足的

bipenniform [bai'penifɔ:m] *a* 二回羽状的;有双翅的

biperforate [bai'pə:fəreit] *a* 二(穿)孔的

biperiden [bai'peridin] *n* 比哌立登,双环哌丙醇,安克痉(抗胆碱能药,抗震颤麻痹药)

biphenamine hydrochloride [bai'fenəmi:n] 盐酸珍尼柳酯,盐酸苯柳胺酯(抗菌、抗真菌、局部麻醉药)

biphenyl [bai'fi:nil] *n* 联苯 | polybrominated ~s (PBB_s)多溴化联苯 / polychlorinated ~s (PCB_s)多氯化联苯

***p*-biphenylamine** [baiˌfi:nil'æmi:n] *n* 对苯基苯胺,对氨基联苯

bipolar [bai'pəulə] *a* 有两极的;双极的,两极的(指双极神经元、双极细菌染色法,以及既有躁狂又有抑郁发作的双极情感性精神病) | **bipolarity** [ˌbaipəu'lærəti] *n* 双极性,两极性

Bipolarina [ˌbaipəulə'rainə] *n* 双极虫亚目

bipositive [bai'pɔzətiv] *a* 二正价的(带有两个正电荷的)

bipotential [ˌbaipəu'tenʃəl] *a* 双潜能的

bipotentiality [ˌbaipəuˌtenʃi'æləti] *n* 双潜能 | ~ of the gonad 生殖腺两性潜能(可发育成卵巢或睾丸)

bipus ['baipəs] *a* 两足的

biracial [bai'reiʃəl] *a* 两个种族的(尤指黑人和白人)

biramous [bai'reiməs] *a* 二支的

bird [bə:d] *n* 鸟;禽

bird-arm ['bə:dɑ:m] *n* 鸟状臂(前臂肌萎缩所致)

bird-face ['bə:dfeis] *n* 鸟状脸(颅骨小而面骨大)

bird-leg ['bə:dleg] *n* 鸟状腿(下肢肌萎缩所致)

bird-lime ['bə:dlaim] *n* 粘鸟胶(捕小鸟用;旧时敷伤口及溃疡用)

bird's-eye ['bə:dzai] *a* 鸟瞰的;概略的 | a ~ view 鸟瞰图;概观

Bird's formula [bə:d] (Golding Bird) 伯德公式(尿比重最后两个数目相近于每英两所含固体的格令〈grain〉数) | ~ treatment 伯德疗法(应用小量直流电治疗褥疮)

Bird's sign [bə:d] (Samuel D. Bird) 伯德征(肺棘球蚴病时呼吸音消失而呈现局限性浊音区)

birefractive [ˌbairi'fræktiv] *a* 双折射的

birefringence [ˌbairi'frindʒəns] *n* 双折射 | crystalline ~, intrinsic ~ 晶体双折射,特性双折射 / flow ~, streaming ~ 流动双折射 / form ~ 形状双折射 / strain ~ 应变双折射 | **birefringent** *a*

birhinia [bai'rainiə] *n* 双鼻

Birkett's hernia ['bə:ket] (John Birkett) 伯基特疝,滑膜突出

Birkhaug's test ['bə:khɔ:g] (Konrad E. Birkhaug) 伯克豪格试验(风湿病皮肤试验)

Birnaviridae ['bə:nəˌviridi:] *n* 双节段RNA病毒科

Birnavirus ['bə:nəˌvaiərəs] *n* 双节段RNA病毒属

birnavirus ['bə:nəˌvaiərəs] *n* 双节段RNA病毒

Birnberg bow ['bə:nbə:g] (Charles H. Birnberg) 伯恩伯格弓(一种宫内节育器)

birth [bə:θ] *n* 分娩;出生;起源;出身;血统 | complete ~ 完全产 / cross ~ 横产 / dead ~ 死产 / head ~ 头位产 / multiple ~ 多胎产 / post-term ~ 过期产 / premature ~ 早产 / still ~ 死产 | a second ~ 再生,重生,新生 / by ~ 在血统上;生来,天生地 / give ~ to 生;产生

birthday ['bə:θdei] *n* 生日;诞生的日期;开始日

birthmark ['bə:θmɑ:k] *n* 痣;胎记,胎痣;某人的特征 | physiologic ~ 生理胎痣

birthplace ['bə:θpleis] *n* 出生地,故乡;发源地

birthrate ['bə:θreit] *n* 出生率

bis- [前缀] 二,两个,双;两次

bisacodyl [bis'ækədil, ˌbisə'kəudil] *n* 比沙可啶,双醋苯啶(泻药) | ~ tannex 鞣酸比沙可啶,鞣酸双醋苯啶(泻药)

bisacromial [ˌbisə'krəumiəl] *n* 二肩峰的

bisalbuminemia [ˌbisælˌbju:mi'ni:miə] *n* 双白蛋白血(症)

bisaxillary [bi'sæksiləri] *a* 两腋的

bis(chloromethyl)ether [bisˌklɔ:rəu'meθil'i:θə] *n* 双(氯甲基)醚(一种烷化剂,在工业上用作化学中间体,对眼睛与粘膜具有刺激性,并致癌。亦称对称二氯甲基醚)

Bischoff's crown (corona) ['biʃɔf] (Theodor L. W. von Bischoff) 比绍夫冠(卵巢周围粒层细胞的放射冠)

Bischoff's myelotomy ['biʃɔf] (W. Bischoff) 比绍夫脊髓切开术(通过腰区纵向手术切开脊髓,以缓解痉挛状态)

Bischoff's test ['biʃɔf] (Carl A. Bischoff) 比绍夫试验(检胆汁酸)

biscuit ['biskit] *n* 饼干;软饼;淡褐色;瓷饼,瓷面(牙科) | hard ~ 硬烤瓷饼,硬瓷面 / medium ~ 适中瓷饼,适中瓷面 / soft ~ 软烤瓷饼,软瓷面

biscuiting ['biskitiŋ] *n* 瓷饼形成,瓷面形成

bisect [bai'sekt] *vt* 把…分为二,把…二等分;对切 *vi* 分开;交叉 | ~**ion** [bai'sekʃən] *n* 二等分;对切;平分点;平分线;

平分的两部分之一 / ~ional [bai'sekʃənəl] *a* 对切的,平分的

bisector [bai'sektə] *n* 二等分物;平分线

biseptate [bai'septeit] *a* 二分隔的,分隔为二的

biserial [bai'siəriəl] *a* 二列的

bisexual [bai'seksjuəl] *a* 两性的 *n* 两性体

bisexuality [baiˌseksju'æləti] *n* 两性现象(两性具有;雌雄同体)

bisferious [bis'fiəriəs] *a* 重搏的,两次搏动的

Bishop's sphygmoscope ['biʃəp] (Louis F. Bishop) 毕晓普脉搏检视器(测血压,尤指舒张压)

bishydroxycoumarin [ˌbishaiˌdrɔksi'ku:mərin] *n* 双香豆素(抗凝血药)

bisiliac [bai'siliæk] *a* 二髂嵴的

bis in die [bis in 'di:ei]【拉】每日两次(缩写为b. d.或b. i. d.)

bismuth ['bizməθ] *n* 铋 | ~ albuminate 白蛋白铋(用于治疗胃肠痉挛) / ~ and ammonium citrate 柠檬酸铋铵(肠收敛剂) / ~ magma 铋乳 / ~ subcarbonate 碱式碳酸铋,次碳酸铋(止泻药) / ~ subnitrate, ~ white 次硝酸铋,铋白(解酸药) / ~ tannate 鞣酸铋 | ~**al** *a* 含铋的

bismuthia [biz'mʌθiə] *n* 铋线,铋剂性变色(由于服用铋剂皮肤和粘膜呈蓝变色)

bismuthic acid ['bizməθik] 铋酸

bismuthosis [ˌbizmə'θəusis], **bismuthism** ['bizməθizəm] *n* 铋中毒

bisobrin lactate ['bisəbrin] 乳酸比索布啉,甲氧丁喹乳酸盐(纤维蛋白溶解药)

1,3-bisphosphoglycerate [ˌbisfɔsfəu'glisəreit] *n* 1,3-二磷酸甘油酸

2,3-bisphosphoglycerate [bisˌfɔsfəu'glisəreit] *n* 2,3-双磷酸甘油酸

bisphosphoglycerate mutase [bisˌfɔsfəu'glisəreit 'mju:teis] 双磷酸甘油酸变位酶(此酶缺乏为一种常染色体隐性性状,可致溶血性贫血)

bisphosphoglycerate phosphatase [bisˌfɔsfəu'glisəreit 'fɔsfəteis] 双磷酸甘油酸磷酸酶

bisphosphoglyceric acid [ˌbisfɔsfəu'glisərik] 二磷酸甘油酸

bisphosphoglyceromutase [bisˌfɔsfəuˌglisərə'mju:teis] *n* 双磷酸甘油酸变位酶

bispore ['baispɔ:] *n* 双孢子

bisque [bisk] *n*【法】瓷饼,瓷面;淡褐色 | hard ~ 硬烤瓷饼,硬瓷面 / medium ~ 适中瓷饼,适中瓷面 / soft ~ 软烤瓷饼,软瓷面

bistephanic [ˌbaisti'fænik] *a* 二冠状点的

Biston betularia ['bistn bitju'lɛəriə] 桦尺蛾(用在研究工业黑化现象)

bistort ['bistɔ:t] *n* 拳参(其根含有鞣酸,具有收敛和强壮作用)

bistoury ['bisturi] *n* 细长小刀(用以切开脓肿及扩大窦道、瘘管等)

bistratal [bai'streitl] *a* 双层的

bisulfate, bisulphate [bai'sʌlfeit] *n* 硫酸氢盐,酸式硫酸盐

bisulfide, bisulphide [bai'sʌlfaid] *n* 二硫化物

bisulfite, bisulphite [bai'sʌlfait] *n* 亚硫酸氢盐,酸式亚硫酸盐

bit[1] [bit] *n* 刀片;刀头;钻头

bit[2] [bit] *n* 一点,一些;一会儿 *a* 很小的 | a (little) ~ 少许; / ~ by ~ 一点一点地;渐渐 / do one's ~ 尽自己的一分力量 / every ~ 每一点;完全;全部 / not a ~ (of it) 毫不 / quite a ~ 相当多 / to ~s 成碎片

bit[3] [bit] bite的过去式或过去分词

bit[4] [bit] *n* 二进制位,二进制数字(即binary digit);比特(二进制信息单位)

bitartrate [bai'tɑ:treit] *n* 酒石酸氢盐,酸式酒石酸盐

bite [bait] (bit, bitten或bit) *vt,vi* 咬,叮;刺穿,刺痛;辣(舌、鼻等);腐蚀 *n* 咬,叮;一口(少量)食物;秴,咬合;咬痕;伤

痛;咬伤;腐蚀 | balanced ～ 平衡咬合,平衡𬌗 / check ～ 正𬌗法,𬌗校正法 / cross ～ 反𬌗,错𬌗 / edge-to-edge ～, end-to-end ～ 对切𬌗,对刃𬌗 / open ～ 开𬌗,无𬌗 / over ～ 覆𬌗 / stork ～s 毛细血管扩张斑;焰色痣 / underhung ～ 下超𬌗 / wax ～ 蜡𬌗法 / X- ～ 反𬌗 | ～ in 侵入 / ～ off more than one can chew 承担力所不及的事 / ～ one's lips 咬唇以掩饰愤怒(或不愉快)

bite-block ['baitblɔk] *n* 𬌗堤,𬌗缘

bitegage ['baitgeidʒ] *n* 𬌗尺,咬合计

bitelock ['baitlɔk] *n* 𬌗锁,咬合锁

bitemporal [bai'tempərəl] *a* 双颞的,两颞颥的

biteplane ['baitplein] *n* 𬌗平面,咬合平面

biteplate ['baitpleit] *n* 𬌗板,咬合板

biterminal [bai'tə:minl] *a* 双端钮的

bite-wing ['baitwiŋ] *n* 𬌗翼片(牙科用的一种X线片)

bithionol [bai'θaiənɔl] *n* 硫氯酚,硫双二氯酚(制菌剂)

bithionolate sodium [bai'θaiənəleit] 硫双二氯酚钠

Bithynia [bi'θiniə] *n* 豆螺属 | ～ longicornus 长角豆螺

biting ['baitiŋ] *a* 尖利刺人的;刺痛的;辛辣的,腐蚀性的 | **～ly** *ad*

Bitis ['baitis] *n* 蝰属(一种毒蛇属)

bitolterol [bai'təultərəul] *n* 比托特罗,双甲苯苄醇(*β*-肾上腺素能支气管扩张药)

Bitot's spots (patches) ['bi:təu] (Pierre A. Bitot) 比托斑点(斑),结膜干燥(营养不良维生素A缺乏时,结膜上的斑点)

bitrochanteric [ˌbaitrəukən'terik] *a* 二转子的

bitten ['bitn] bite的过去分词

bitter ['bitə] *a* 苦味的;痛苦的;厉害的 *ad* 苦苦地;悲痛地;厉害地 *n* 苦味(物) *vt,vi* (使)变苦 | to the ～ end 拼到底 | **～ly** *ad* / **～ness** *n* 苦味;辛酸;苦难

bitterish ['bitəriʃ] *a* 带苦味的

bitterling ['bitəliŋ] *n* 苦鳑鲏,苦鱼(检孕试验用)

bitters ['bitəz] *n* 苦味药酒 | aromatic ～ 芳香苦味药 / styptic ～ 收敛性苦味药 / Swedish ～ 瑞典苦味药,复方芦荟酊

Bittner virus ['bitnə] (John J. Bittner) 比特纳病毒,小鼠乳腺瘤病毒

Bittorf's reaction ['bitɔf] (Alexander Bittorf) 比托夫反应(肾绞痛发作时,压卵巢或睾丸引起的疼痛放射至肾脏)

bitumen ['bitjumin, bi'tju:-] *n* 【拉】沥青 | sulfonated ～ 磺化沥青,鱼石脂

bituminize [bi'tju:minaiz] *vt* 使成沥青;与沥青混合 | **bituminization** [biˌtju:minai'zeiʃən, -ni'z-] *n*

bituminosis [ˌbitjumi'nəusis] *n* 沥青末沉着病,沥青末肺

bituminous [bi'tju:minəs] *n* 沥青的,含沥青的

biurate ['baijuəreit] *n* 酸性尿酸盐,重尿酸盐

biuret ['baijuəret] *n* 双缩脲,缩二脲

bivalence [bai'veiləns, 'bivə-] *n* 二价

bivalent [bai'veilənt, 'bivə-] *a* 二价的;二价染色体的 *n* 二价染色体

bivalve ['baivælv] *a* 双瓣的,两片的;双壳的 *n* 双壳类;牡蛎

Bivalvia [bai'vælviə] *n* 双壳纲(即斧足类Pelecypoda)

Bivalvulida [ˌbaivæl'vju:lidə] *n* 双壳目

biventer [bai'ventə] *n* 二腹肌

biventral [bai'ventrəl] *a* 二腹的 *n* 二腹肌

biventricular [ˌbaiven'trikjulə] *a* 两心室的

bivitelline [ˌbaivai'telin] *a* 双卵黄的

biweekly ['bai'wi:kli] *ad, a* 两周一次(的);一周两次(的) *n* 双周刊

bixin ['biksin] *n* 红木素,胭脂树橙

biyearly ['bai'jə:li] *a* 两年一次的;一年两次的

bizarre [bi'zɑ:] *a* 希奇古怪的,异乎寻常的,奇异的,奇特的

bizygomatic [ˌbaizaigə'mætik] *a* 两颧的

Bizzozero's cells, corpuscles, platelets [bi'tsɔtserəu] (Giulio Bizzozero) 比佐泽罗细胞、小体、小板;血小板

Bjerrum's scotoma (sign) ['bjerum] (Jannik P. Bjerrum) 布耶鲁姆盲点(征)(早期青光眼盲点,镰刀状暗点的进一步发展)

Bjerrum's screen ['bjerum] (J. Bjerrum)布耶鲁姆屏,正切暗点计屏(正面视野计屏)

Björnstad's syndrome [bi'ɔnstæd] (R. Björnstad) 比翁施塔德综合征(一种常染色体隐性遗传性疾病,特征为先天性感音神经性聋和扭发)

Bk 元素锫(berkelium)的符号

BKV BK virus BK病毒(一种人多瘤病毒)

blab [blæb] (-bb-) *vt, vi* 喋喋不休;泄漏;瞎说

black [blæk] *a* 黑的;黑肤色的;黑人的;阴郁的; *n* 黑色;黑斑;污点;黑人 *vt, vi* 弄(变)黑 | animal ~, bone-~, ivory ~, Paris ~ 动物炭,骨炭,象牙炭,巴黎骨炭 / indulin ~ 苯胺黑 / lamp ~ 油烟,煤烟;灯黑 | ~ and blue 遍体鳞伤 / ~ and white 白纸黑字 | ~**ish** *a* 微黑的 / ~**ness** *n*

Blackberg and Wanger's test ['blækbə:g, 'wæŋgə] (Solon N. Blackberg; J. O. Wanger) 布莱克伯格-旺格试验(检尿中黑素)

blackdamp ['blækdæmp] *n* 乌烟,窒息性气体(主要为一氧化碳,矿内空气缺氧)

blacken ['blækən] *vt, vi* (使)变黑;(使)变暗

black haw [blæk hɔ:] 樱叶荚蒾,(北美)荚蒾

blackhead ['blækhed] *n* 黑头粉刺;(火鸡的)黑头病,组织滴虫病,传染性盲肠肝炎(鸡冠变黑)

blackleg ['blækleg], **blackquarter** [blæk'kwɔ:tə] *n* 黑腿病,气肿性炭疽

blackout ['blækaut] *n* 一时性黑矇

Black's formula [blæk] (J. A. Black) 布莱克公式(F=⟨W+C⟩-H, W 表示体重磅数,C为深吸气胸围英寸数,H为身高英寸数,当F大于120,此人为非常强壮,110～120时为强壮,100～110时为良好,90～100时为尚可,80～90时为衰弱,80以下时为非常衰弱)

blacksnake ['blæksneik] *n* 黑蛇,黑脊游蛇,响导黑锦蛇

Black's test [blæk] (Otis F. Black)布莱克试验(检尿中β-羟丁酸)

blacktongue [blæk'tʌŋ] *n* 黑舌病(犬糙皮病)

bladder ['blædə] *n* 囊;膀胱;气泡;囊状物 | allantoic ~ 尿囊 / atonic ~ 弛缓性膀胱,无张力性膀胱 / autonomous ~, autonomic ~ 自主性膀胱 / brain ~ 脑泡 / chyle ~ 乳糜池 / gall ~ 胆囊 / irritable ~ 膀胱过敏,刺激性膀胱 / urinary ~ 膀胱

bladdery ['blædəri] *a* 囊状的;有囊的

blade [bleid] *n* 叶片;扁骨;刀片;刀口 | shoulder ~ 肩胛骨

blain [blein] *n* 水疱,脓疱;炭疽;肉刺

Blainville's ear [blæn'vi:l] (Henri M. D. de Blainville) 布兰维尔耳(两耳不对称)

Blake's disks [bleik] (Clarence J. Blake) 布莱克盘(修补鼓膜纸片,粘贴鼓膜穿孔用)

Blalock-Hanlon operation ['bleilɔk 'hænlən] (Alfred Blalock; C. Rollins Hanlon) 布-汉手术(造成心房间隔缺损的大血管移位姑息性手术)

Blalock-Taussig operation ['bleilɔk 'tɔ:sig] (Alfred Blalock; Helen B. Taussig) 布莱洛克-陶西格手术(锁骨下

动脉肺动脉吻合术)

blame [bleim] *vt* 责备 *n* (错误过失等的)责任;责备 | be to ～ for 该受责备,应负责 / lay the ～ on the right (wrong) shoulders 责备应(不应)受责备的人,使应(不应)负责的人负责 / shift the ～ to other shoulders 把责任推到别人身上 | ～**less** *a* 无可责难的

blameworthy ['bleimwə:ði] *a* 该受责备的 | **blameworthiness** *n*

blanc [blɔŋ] *a* 【法】白(色)的 | ～ fixe 硫酸钡(造影剂)

blanch [blɑ:ntʃ] *vt, vi* (使)变白;(使变)苍白;漂白

Blanchard's method, treatment ['blæntʃɑ:d] (Wallace Blanchard) 布兰查德法、疗法(用白蜡、矿脂混合物填入结核骨腔中)

Blancophor ['blæŋkəfɔ:] *n* 荧光增白剂(blankophores)的商品名

bland [blænd] *a* 和蔼的;刺激性少的;温和的;无味的 | ～**ly** *ad* / ～**ness** *n*

Blandin and Nuhn's glands [blən-'dæn nu:n] (P. F. Blandin; Anton Nuhn) 布-努腺,舌尖腺

Blandin's ganglion [blən'dæn] (Philippe F. Blandin) 下颌下神经节 | ～ glands 舌尖腺

Blandlube ['blændlju:b] *n* 矿物油(mineral oil)制剂的商品名

blank [blæŋk] *a* 空白的;空虚的;无表情的;茫然的 *n* 空白;空白表格 | draw a ～ 未成功 / ～**ly** *ad*

blanket ['blæŋkit] *n* 毯,毡 *a* 总括的 *vt* 盖,掩盖;妨碍 | electric ～ 电(热)毯

blankophore ['blæŋkəfɔ:] *n* 荧光增白剂

Blasius' duct ['blɑ:siuz] (Gerhard Blasius) 腮腺管

blast [blɑ:st] *n* 一阵(风);枯萎病;爆炸;冲击波,气浪;胚细胞,原始细胞,未成熟细胞;分裂球丝(分裂球间的丝状纺锤体) *vi* 发尖锐声;攻击;枯萎 *vt* 摧毁 | ～ form of red cells 有核红细胞 / immersion ～ 水下爆炸性震伤(深水炸弹爆炸造成水下工作人员的内伤)

blastation [blæs'teiʃən] *n* 种质变异

blastema [blæs'ti:mə] *n* 原生质;胚基,芽基 | **blastemic** [blæs'temik] *a*

blastid ['blæstid], **blastide** ['blæstaid] *n* 胚痕

blastin ['blæstin] *n* 胚素,促细胞增生素

blast(o)- [构词成分] 胚,芽

Blastobacter [ˌblæstəu'bæktə] *n* 芽生杆菌属

Blastocaulis [blæstəu'kɔ:lis] *n* 芽柄菌属

blastochyle ['blæstəukail] *n* 囊胚腔液

blastoc(o)ele ['blæstəusi:l] *n* 囊胚腔,分裂腔 | **blastoc(o)elic** [ˌblæstəu'si:lik] *a*

Blastocrithidia [ˌblæstəukri'θidiə] *n* 芽生短膜虫属

blastocyst ['blæstəusist] *n* 胚泡,囊胚

Blastocystis [ˌblæstəu'sistis] *n* 酵母菌属 | ～ hominis 人酵母菌

blastocyte ['blæstəusait] *n* 胚细胞

blastocytoma [ˌblastəusai'təumə] *n* 胚细胞瘤

blastodendriosis [ˌblæstəuˌdendri'əusis] *n* 芽枝酵母病

blastoderm ['blæstəudə:m] *n* 胚盘,胚层 | bilaminar ～ 二层胚盘 / embryonic ～ 胎部胚盘 / extraembryonic ～ 膜部胚盘 / trilaminar ～ 三层胚盘 | ～**al** [ˌblæstəu'də:məl], ～**ic** [ˌblæstəu'də:mik] *a*

blastodisc ['blæstəudisk] *n* 胚盘

blastogenesis [ˌblæstəu'dʒenisis] *n* 芽生;种质遗传(通过生殖细胞将遗传性状传给后代);胚细胞样转变,母细胞化(小淋巴细胞接触植物血凝素后或接触用于免疫宿主的抗原后,变为较大的、相似于胚细胞样的过程) | **blastogenic** [ˌblæstəu'dʒenik], **blastogenetic** [ˌblæstəudʒi'netik] *a*

blastogeny [blæs'tɔdʒini] *n* 种质演变

Blastogregarinina [ˌblæstəuˌgregə'raininə] *n* 芽生簇虫亚目

blastokinin [ˌblæstəu'kainin] *n* 胚泡激肽(亦称子宫球蛋白)

blastolysis [ˌblæs'tɔlisis] *n* 种质破坏 | **blastolytic** [ˌblæstəu'litik] *a*

blastoma [blæs'təumə] ([复] **blastomas**或**blastomata** [blæs'təumətə]) *n* 胚细胞瘤 | pleuricentric ～ 多中心胚细胞瘤 / unicentric ～ 单中心胚细胞瘤 | **～tous** *a*

blastomatoid [blæs'təumətɔid] *a* 胚细胞瘤样的

blastomatosis [ˌblæstəumə'təusis] *n* 胚细胞瘤形成

blastomere ['blæstəumiə] *n* (分)裂球

blastomerotomy [ˌblæstəumiə'rɔtəmi] *n* (分)裂球分离

blastomogenic [ˌblæstəuməu'dʒenik], **blastomogenous** [ˌblæstə'mɔdʒinəs] *a* 生肿瘤的

Blastomyces [ˌblæstəu'maisi:z] *n* 芽生菌属 | ～ brasiliensis 巴西芽生菌 / ～ coccidioides 粗球类芽生菌(粗球孢子菌〈Coccidioides immitis〉的旧称) / ～ dermatitidis 皮炎芽生菌 / ～ farciminosus 马淋巴管炎芽生菌(马淋巴管炎组织胞浆菌〈Histoplasma farciminosus〉的旧称)

blastomyces [ˌblæstəu'maisi:z] ([复] **blastomycetes** [ˌblæstəumai'si:ti:z]) *n* 芽生菌

blastomycete [ˌblæstəu'maisi:t] *n* 芽生菌;酵母样微生物

blastomycin [ˌblæstəu'maisin] *n* 芽生菌素

Blastomycoides immitis [ˌblæstəumai'kɔidi:z i'maitis] 粗球类芽生菌(粗球孢子菌〈Coccidioides immitis〉的旧称)

blastomycosis [ˌblæstəumai'kəusis] *n* 芽生菌病;酵母菌病 | Brazilian ～, South American ～ 巴西芽生菌病,南美芽生菌病,类球孢子菌病 / European ～ 欧洲芽生菌病 / keloidal ～ 疤痕疙瘩性芽生菌病 / North American ～, systemic ～ 北美芽生菌病,全身性芽生菌病

blastoneuropore [ˌblæstəu'njuərəpɔ:] *n* 胚神经孔

blastophthoria [ˌblæstəf'θɔ:riə] *n* 胚细胞变性 | **blastophthoric** *a*

blastophyllum [ˌblæstəu'filəm] *n* 胚层

blastophyly [blæs'tɔfili] *n* (生物体)种族史

blastopore ['blæstəupɔ:] *n* 胚孔

blastosphere ['blæstəusfiə] *n* 囊胚,囊胚泡

blastospore ['blæstəuspɔ:] *n* 芽生孢子

blastostroma [ˌblæstəu'strəumə] *n* 囊胚基质

blastotomy [blæs'tɔtəmi] *n* (分)裂球分离

blastula ['blæstjulə] ([复] **blastulae** ['blæstjuli:]) *n* 【拉】囊胚,囊胚泡 | **～r** *a*

blastulation [ˌblæstju'leiʃən] *n* 囊胚形成

Blatin's sign, syndrome [blɑ:'tæn] (Marc Blatin) 布拉坦征、综合征(棘球蚴震颤)

Blatta ['blætə] *n* 【拉】蠊属 | ～ (Blattela) germanica 德国(小)蠊 / ～ orientalis 东方蠊,蟑螂

Blattabacterium [ˌblætəbæk'tiəriəm] *n* 蟑螂杆状体属

blattic acid ['blætik] 蟑螂酸

Blaud's pills [blu] (Pierre Blaud) 布洛丸(碳酸亚铁丸,补血药)

blaze[1] [bleiz] *n* 火;火焰;强光;爆发;光辉 *vi* 燃烧;发光;激发

blaze[2] [bleiz] *vt* 传播;宣布

blaze[3] [bleiz] *n* 头发白纹

blazing ['bleiziŋ] *a* 烧得旺的;光辉的;强烈的

bleach [bli:tʃ] *vt* 漂白 *vi* 变白 *n* 漂白;漂白剂 | **～er** *n* 漂白工人;漂白器;漂白剂

bleaching ['bli:tʃiŋ] *n, a* 漂白(的) | coronal ~ 牙冠漂白

blear ['bliə] *a* 眼花的;视线模糊的

blear-eye ['bliərai] *n* 睑缘炎

blear-eyed ['bliər'aid], **bleary-eyed** ['bliəri'aid] *a* 视线模糊的

bleary ['bliəri] *a* 视线模糊的;轮廓模糊的

bleb [bleb] *n* 疱疹,大疱(直径至少一厘米);气泡 | ~**by** *a*

bled [bled] bleed的过去式和过去分词

bleed [bli:d] (bled) *vi* 出血;渗出 *vt* 给…放血;放(气、液等)

bleeder ['bli:də] *n* 易出血者;手术时切开的大血管;放血者,静脉切开者

bleeding ['bli:diŋ] *n* 出血;放血,静脉切开术 | functional ~ 功能性出血(子宫) / implantation ~ 卵植入期出血 / occult ~ 潜出血 / placentation ~ 胎盘形成期出血 / summer ~ 夏季出血,寄生性皮出血

blemish ['blemiʃ] *vt* 弄糟 *n* 瑕疵;污点

blench[1] [blentʃ] *vt* 使(面部)苍白 *vi* 漂白

blench[2] [blentʃ] *vi* 退缩;畏缩

blend [blend] (blended或blent) *vt, vi* (使)混和;(使)混合 *n* 混和;混合物 | ~**er** *n* 掺和者;搅拌器(搅拌或液化食物的电器)

blennadenitis [ˌblenædi'naitis] *n* 粘液腺炎

blennaphrosin [ble'næfrəsin] *n* 椒钾盐制剂(曾用于治疗淋病和膀胱炎)

blennemesis [blen'emisis] *n* 粘液呕吐

blenn(o)- [构词成分] 粘液

blennogenic [ˌblenəu'dʒenik], **blennogenous** [ble'nɔdʒinəs] *a* 生粘液的

blennoid ['blenɔid] *a* 粘液样的

blennorrhagia [ˌblenə'reidʒiə] *n* 粘液溢出,脓溢;淋病(gonorrhea的旧称) | **blennorrhagic** [ˌblenə'rædʒik] *a*

blennorrhea [ˌblenə'ri:ə] *n* 脓性卡他,脓溢;淋病(gonorrhea的旧称) | ~ adultorum 成人淋病性眼炎 / inclusion ~ 包涵体脓溢,包涵体结膜炎 / ~ neonatorum 新生儿眼炎 | ~**l** *a*

blennostasis [ble'nɔstəsis] *n* 粘液制止法 | **blennostatic** [ˌblenəu'stætik] *a* 粘液制止的

blennothorax [ˌblenəu'θɔ:ræks] *n* 胸粘液蓄积,粘液胸

blennuria [ble'njuəriə] *n* 粘液尿

Blenoxane [ble'nɔksein] *n* 硫酸博来霉素(bleomycin sulfate)制剂的商品名

blent [blent] blend 的过去式和过去分词

bleomycin [bliə'maisin] *n* 博来霉素,争光霉素(抗肿瘤药) | ~ sulfate 硫酸博来霉素(抗生素类药)

Bleph [blef] *n* 磺胺醋酰钠(sulfacetamide sodium)制剂的商品名

blepharadenitis [ˌblefəˌrædi'naitis] *n* 睑板腺炎

blepharal ['blefərəl] *a* 眼睑的

blepharectomy [ˌblefə'rektəmi] *n* 睑切除术

blepharelosis [ˌblefərə'ləusis] *n* 睑内翻

blepharism ['blefərizəm] *n* 睑痉挛;连续瞬目

blepharitis [ˌblefə'raitis] *n* 睑炎 | ~ angularis 睑角炎 / ~ ciliaris, ~ marginalis 睑缘炎 / nonulcerative ~, seborrheic ~, squamous seborrheic ~ 非溃疡性睑炎,脂溢性睑炎,鳞屑脂溢性睑炎 / ~ squamosa 鳞屑性睑炎 / ~ ulcerosa 溃疡性睑炎

blephar(o)- [构词成分] 眼睑,睫

blepharoadenitis [ˌblefərəuˌædi'naitis] *n* 睑板腺炎

blepharoadenoma [ˌblefərəuˌædi'nəumə] *n* 睑腺瘤

blepharoatheroma [ˌblefərəuˌæθə'rəumə] *n* 睑粉瘤

blepharochalasis [ˌblefərəu'kæləsis] *n* 睑皮松垂(症),眼睑松垂

blepharochromidrosis [ˌblefərəukrəumi'drəusis] *n* 睑色汗症(常带浅蓝色)

blepharoclonus [ˌblefə'rɔklənəs] *n* 睑阵挛

blepharoconjunctivitis [ˌblefərəu-kənˌdʒʌŋkti'vaitis] *n* 睑结膜炎

blepharodiastasis [ˌblefərəudai'æ-stəsis] *n* 睑裂扩大

blepharoncus [ˌblefə'rɔŋkəs] *n* 睑瘤

blepharopachynsis [ˌblefərəupæ'kin-sis] *n* 睑肥厚

blepharophimosis [ˌblefərəufi'məu-sis] *n* 睑裂狭小

blepharoplast ['blefərəuˌplæst] *n* 生毛体,毛基体

blepharoplasty ['blefərəuˌplæsti] *n* 睑成形术

blepharoplegia [ˌblefərəu'pli:dʒiə] *n* 睑瘫痪,睑(肌)麻痹

blepharoptosis [ˌblefərəp'təusis] *n* (上)睑下垂

blepharopyorrhea [ˌblefərəupaiə'ri:ə] *n* 睑脓溢,化脓性眼炎

blepharorrhaphy [ˌblefə'rɔrəfi] *n* 睑缝术

blepharospasm ['blefərəuˌspæzəm] *n* 睑痉挛 | essential ~ 自发性睑痉挛 / symptomatic ~ 症状性睑痉挛

blepharosphincterectomy [ˌblefərəu-ˌsfiŋktə'rektəmi] *n* 睑括约肌切除术(以缓解睑痉挛时眼睑对角膜的压力)

blepharostat ['blefərəuˌstæt] *n* 开睑器;睑牵开器

blepharostenosis [ˌblefərəusti'nəusis] *n* 睑裂狭窄

blepharosynechia [ˌblefərəusi'ni:kiə] *n* 睑粘连

blepharotomy [ˌblefə'rɔtəmi] *n* 睑切开术,睑板切开术

blepharoxysis [ˌblefərəu'zaisis] *n* 睑摩擦法(治沙眼)

bless [bles] (blessed或blest) *vt* 为…祈神赐福;使幸福;使具有

blessed ['blesid] *a* 神圣的;有幸的

Blessig's cysts (spaces, lacunae) ['blesiʃ] (Robert Blessig) 布勒锡希囊肿(间隙、陷窝)(常见于近锯齿缘视网膜外周的囊性间隙,不影响视觉,亦称囊洋变性) | ~ groove 布勒锡希沟(胚胎发育时眼内的痕迹,与将来的视网膜锯齿缘部位相当)

blessing ['blesiŋ] *n* 祈神赐福;幸事

blest [blest] bless 的过去分词

blew [blu:] blow 的过去式

blight [blait] *n* 枯萎病(植物) *vt* 使失望;毁损 | cast a ~ on 毁损

blind [blaind] *a* 盲的;盲人的;无识别能力的;轻率的;盲目的;隐蔽的;不透光的;一端不通的 *vt* 使失明;使暂时失明;使眼花缭乱;使失去判断力;遮暗 *n* 遮光物;窗帘;障眼物 *ad* 盲目地;不顾一切地 | the ~ 盲人 | ~**ly** *ad*

blinder ['blaində] *n* 障眼物

blindfold ['blaindfəuld] *vt* 以布或带蒙住眼睛;遮住视线;使不理解; *n* 蒙眼的布或带;障眼物;蒙蔽人的事物(或言行等) *a* 被蒙住眼的;盲目的 *ad* 盲目地;不留心地

blindgut ['blaindgət] *n* 盲肠

blindness ['blaindnis] *n* 盲,视觉缺失 | color ~ 色盲 / day ~ 昼盲(症)(夜视) / flight ~ 飞行盲 / green ~ 绿色盲,第二型色盲 / letter ~ 字盲 / night ~ 夜盲(症)(昼视) / snow ~ 雪盲 / taste ~ 味觉丧失 / twilight ~ 黄昏盲,雀盲症 / word ~, text ~ 文字盲,视觉性失读

blink [bliŋk] *vi* 瞬目,眨眼;闪烁 *vt* 闭眼不顾;不睬 *n* 眨眼;闪光;一瞥

blip [blip] *n* (显示器屏幕上的)光点;尖锐、急促的声音 (-pp-) *vi* 发出尖锐、急促的声音

bliss [blis] *n* 极大的幸福;福;天堂 | ~**ful** *a* / ~**fully** *ad*

blister ['blistə] *n* 水疱,疱;发疱药 *vt* 发疱,起疱 | blood ~ 血疱 / fever ~ 发热性疱疹,单纯疱疹 / water ~ 水疱 | ~**y** *a*

Blocadren [ˈbləukədrən] *n* 马来酸噻吗洛尔(timolol maleate)制剂的商品名

Bloch's scale [blɔh] (Marcel Bloch) 布洛赫标(测蛋白混浊度)

Bloch-Sulzberger syndrome [blɔh-sulzˈbəːgə] (Bruno Bloch; Marion B. Sulzberger) 布洛克-苏兹贝格综合征,色素失禁,色素失调症

block [blɔk] *n* 大块;块料;街(坊)区;(一)批,(一)组;障碍物;阻滞,阻塞;封闭,阻断;传导阻滞;区组 *vt* 阻塞,阻滞 | adrenergic ~ 肾上腺素能阻滞 / arborization ~ 树状分支性传导阻滞 / bundle-branch ~ 束支性传导阻滞 / caudal ~ 骶管阻滞 / comparator ~ 比色架 / dynamic ~ 脊髓蛛网膜下(腔)阻滞 / ear ~, tubal ~ 咽鼓管阻塞 / field ~ 区域阻滞 / heart ~ 心传导阻滞 / nerve ~ 神经传导阻滞 / parasacral ~ 骶旁阻滞 / sinoatrial ~, sinoauricular ~ 窦房性传导阻滞 | ~ in (或 out) 草拟(大纲等);画出…的略图 / ~ up 堵塞;阻碍

blockade [blɔˈkeid] *n* 封锁;阻塞,阻滞,阻断 | adrenergic ~ 肾上腺素能阻滞 / adrenergic neuron ~ 肾上腺素能神经元阻滞 / alpha-adrenergic ~, alpha-~ α-肾上腺素能阻滞 / beta-adrenergic ~, beta-~ β-肾上腺素能阻滞 / cholinergic ~ 胆碱能阻滞 / narcotic ~ 麻醉药阻滞 / renal ~ 肾阻塞(肾性无尿) / virus ~ 病毒干扰

blockage [ˈblɔkidʒ] *n* 阻滞,阻塞,阻断;封锁 | tendon ~ 腱固定(术)

Blockain [ˈblɔkein] *n* 盐酸丙氧卡因(propoxycaine hydrochloride)制剂的商品名

blocker [ˈblɔkə] *n* 阻滞物,阻滞剂 | α-~ α-受体阻滞剂 / β-~ β-受体阻滞剂 / calcium channel ~ 钙通道阻滞剂

blocking [ˈblɔkiŋ] *n* 阻滞,阻断;传道阻滞;思维中断;标本封块 *a* 阻滞的 | adrenergic ~ 肾上腺能阻滞 / ~ of thought 思维中断

Blocq's disease [blɔk] (Paul O. Blocq) 布劳克病,立行不能

Blondlot rays [blɔndˈlɔ] (Prosper R. Blondlot) 布朗德罗射线,n射线(见n rays)

blood [blʌd] *n* 血,血液;元气;活力;气质;血统;家族 | cord ~ 脐带血 / defibrinated ~ 去纤维蛋白血 / laky ~ 已溶血 / occult ~ 隐血 / oxalated ~ 草酸盐血 / sludged ~ 凝血块 / venous ~ 静脉血 / whole ~ 全血 | draw ~ 抽血 / in cold ~ 残忍地,蓄意地 / let ~ 放血 / make sb's ~ boil 使某人愤怒 / make sb's ~ run cold 使某人不寒而栗 / run(或be) in the ~ 遗传下来的,生来就有的 / shed ~ 流血(指受伤或死亡)

blood flow [blʌd fləu] 血流量

Bloodgood's disease [ˈblʌdgud] (Joseph C. Bloodgood) 布拉德古德病,乳腺囊性病

blood group [ˈblʌd gruːp] 血型 | ABO ~ ~ ABO血型(人类主要血型系) / high frequency ~ ~ 高频率血型(99%以上个体中发现的红细胞抗原,故亦称常见抗原) / I ~ ~ I血型(包括最冷反应血凝素的受血者) / low frequency ~ ~ 低频率血型(1%以下个体中发现的红细胞抗原,亦称稀有抗原) / MN ~ ~ MNSs血型(一种复杂的血型系,主要包括两对抗原,并为紧密的连锁基因决定的) / P ~ ~ P 血型(一种血型系,原来只包括P〈现为P1〉,但发现包括一种高频率抗原P2〈Pj^a〉及一种低频率抗原P3〈P^K〉,P1在黑人中最常见〈90%〉,白人次之〈75%〉,东方人最少见〈30%〉) / Rh ~ ~ Rh血型(人类血型系中最为复杂,主要抗原Rh1〈Rh_0 D〉具有高度免疫性,在被动免疫预防形成之前,是新生儿严重溶血病的原因)

bloodless [ˈblʌdlis] *a* 失血的,贫血的,无血的;无失血的(操作时几乎或完全不

失血的)

bloodroot ['blʌdru:t] *n* 血根

blood serum [blʌd 'siərəm] 血清 | glycerin ~ ~ 甘油血清

bloodshot ['blʌdʃɔt] *a* (眼)充血的

bloodstained ['blʌdsteind] *a* 有血迹的,沾染着血的

bloodstream ['blʌdstri:m] *n* 血流

bloody ['blʌdi] *a* 血的;有血的;血一样的;出血的;血污的;血色的;残忍的 *vt* 血污

bloom [blu:m] *n* 花;开花;青春时期;脸色红润 *vi* 开花;进入青春时期;焕发青春菌绒 | in (full) ~ 盛开着花;正在(充分)发挥中

bloomer ['blu:mə] *n* 开花植物;壮年人

Bloom's syndrome [blu:m] (David Bloom) 布卢姆综合征,蝴蝶状红斑综合征(为常染色体隐性遗传综合征,在婴儿期开始形成,包括面部红斑和毛细血管扩张呈蝴蝶状分布、对光敏感及出生前发生的侏儒症。染色体结构〈姊妹染色单体交换〉及免疫球蛋白有异常,而且恶性肿瘤发生率高,尤其是白血病。约有一半病人为犹太人血统)

Bloor's method [blɔ:] (Walter R. Bloor)布卢尔法(检磷脂;检胆固醇) | ~ test 布卢尔试验(检脂肪及血中胆固醇)

blossom ['blɔsəm] *n* 花;开花期;兴旺时期 *vi* 开花;繁盛;发展 | nip in the ~ 把…消灭于萌芽状态

blot [blɔt] *n* 污渍;污点 (-tt-) *vt* 涂污;弄模糊; *vi* 弄上污渍;吸收 | ~ out 弄模糊;遮暗;消灭

blotch [blɔtʃ] *n* 斑点;污点 | ~**y** *a* 斑点的,有污斑似的

blotting ['blɔtiŋ] *n* 印迹法

Blount's disease [blʌnt] (W. P. Blount) 布伦特病,胫骨内翻

blow[1] [bləu] (blew, blown) *vi* 吹;喘气;呼吸急促;爆炸;产卵 *vt* 吹;通气;充气;发怒;产卵于 | ~ hot and cold 摇摆不定 / ~ off 放出(热水、蒸气等) / ~ one's nose 擤鼻涕 / ~ out 吹熄;突然爆裂;突然冒出 / ~ up 使充气;爆炸;放大

blow[2] [bləu] *n* 打;打击;冲撞;灾祸 | at a (或one) ~ 一下子 / without striking a ~ 毫不费力

blown [bləun] blow 的过去分词 *a* 吹胀的;上气不接下气的;(食物等)有蝇卵(或蝇蛆)附着的

blowpipe ['bləupaip] *n* 吹管

BLROA British Laryngological, Rhinological, and Otological Association 英国耳鼻喉科协会

blubber ['blʌbə] *n* 鲸脂;赘肉;啜泣 *vi* 哭闹 *vt* 哭诉 *a* 肿胀的

blue [blu:] *a* 蓝色的;忧郁的 *n* 蓝色;蓝颜料;[~s]忧郁,沮丧 *vt* 染蓝色,上蓝于 *vi* 变蓝 | alcian ~ 阿尔新蓝 / alizarin ~, anthracene ~ 茜素蓝,蒽蓝 / alkali ~, isamine ~ 碱性蓝,衣胺蓝 / aniline ~, China ~, marine ~, soluble ~ (3M. or 2R.), water ~ 苯胺蓝,中国蓝,海军蓝,可溶性蓝(3M.或2R.) / brilliant cresyl ~, C. brilliant ~ 煌焦油蓝,煌蓝 / bromchlorphenol ~ 溴氯酚蓝 / bromophenol ~ 溴酚蓝 / bromothymol ~ 麝香草酚蓝 / Coomassie ~ 库马西蓝(商品名,测血容量的指示剂) / Evans ~ 伊文思蓝,偶氮蓝(静脉注射测血容量) / indigo ~ 靛蓝 / methyl ~ 甲基蓝 / methylene ~ 亚甲蓝,美蓝(用于染料及指示剂等) / Nile ~ sulfate 尼罗蓝(染脂肪酸) / trypan ~ 锥虫蓝,台盼蓝(用作活体染色和杀原虫剂) / ~ vitriol 蓝矾,硫酸铜 | out of the ~ 出乎意外地,突然

blu(e)ing ['blu(:)iŋ] *n* 上蓝剂

blu(e)ish ['blu(:)iʃ] *a* 带蓝色的,淡蓝色的

bluensomycin [ˌbluənsəu'maisin] *n* 布鲁霉素(抗生素类药)

bluestone ['blu:stəun] *n* 胆矾,硫酸铜

bluetongue ['blu:tʌŋ] *n* 蓝舌病(绵羊、牛、山羊等的一种病毒性疾病)

Blumberg's sign ['blumbə:g] (Jacob

M. Blumberg) 布卢姆伯格征,反跳痛(腹膜炎时,手压迫腹壁突然放手则有剧痛)

Blumenau's nucleus ['blumənau] (Leonid W. Blumenau) 布路门奥核(楔核外侧部)

Blumenbach's clivus ['blumənbɑ:h] (Johann F. Blumenbach) 布卢门巴赫斜坡(与枕骨底突相连的蝶骨斜坡) | ~ plane 布卢门巴赫平面(除去下颌的颅底平面) / ~ process 筛骨钩突

Blumenthal's disease ['bluməntɑ:l] (Ferdinand Blumenthal) 红白血病

Blum's reagent, test [blum] (Léon Blum) 布卢姆试剂、试验(检尿白蛋白)

Blum's syndrome [blum] (Paul Blum) 缺氯性氮血(症)

blunder ['blʌndə] *vi* 跌跌撞撞;犯错误 *n* 愚蠢的错误,大错

blunt [blʌnt] *a* 钝的;迟钝的;直率的 *vt* 使钝;使迟钝;减弱 | **~ly** *ad* / **~ness** *n*

blunthook ['blʌnthuk] *n* 钝钩(主要用于碎胎术)

blur [blə:] (-rr-) *vt, vi* 涂污;涂片(检验);弄模糊;变模糊 *n* 模糊;污迹 | ~ring of vision 视力模糊 / **~ry** *a* / **~riness** *n*

blurt [blə:t] *vt* 脱口而出

blush [blʌʃ] *vi* 脸红;羞愧;呈现红色 *vt* 把…弄成红色 *n* 脸红;红色 | spare sb's ~ 不让别人受窘 | **~ful** *a* 脸红的;红色的

Blutene ['blu:ti:n] *n* 托洛氯铵,氯胺甲吩嗪(tolonium chloride)制剂的商品名

Blyth's test [blaiθ] (Alexander W. Blyth) 布莱思试验(检饮水中铅)

BM balneum maris【拉】海水浴; Bachelor of Medicine 医学士; bowel movement 通便,排便

BMA British Medical Association 英国医学会

BMR basal metabolic rate 基础代谢率

BMS Bachelor of Medical Science 医学士

BNA Basle Nomina Anatomica 巴塞尔解剖学名词(BNA现已为NA〈Nomina Anatomica〉所取代)

BOA British Orthopaedic Association 英国矫形外科协会

board [bɔ:d] *n* 板;纸板;船舷;餐桌;伙食;部门;委员会 *vt* 用板铺(或堵);上(船、车、飞机) | angle ~ 投射角板 | on ~ 在(船、车、飞机)上 / sweep the ~ 几乎全胜

boardlike ['bɔ:dlaik] *a* 板样的

boardroom ['bɔ:drum] *n* 会议室

Boas' algesimeter ['bɔ:əz] (Ismar I. Boas) 博亚斯痛觉计(测腹上部敏感性) | ~ point 博亚斯点(胃溃疡病人第十二胸椎左侧的一个压痛点) / ~ test 博亚斯试验(检胃盐酸,亦称间苯二酚试验;检胃游离盐酸;检胃乳酸;叶绿素试验)

Boas-Oppler bacillus (lactobacillus) ['bɔ:əz 'ɔplə] (Ismar I. Boas; Bruno Oppler) 博亚斯-奥普勒杆菌(乳杆菌)(首先在胃癌患者胃液内发现的一种细菌,与保加利亚乳杆菌即使不相同也很相似)

boast [bəust] *vi* 自夸 *vt* 夸口说,以…自豪 *n* 自夸;可夸耀的事物

boastful ['bəustful] *a* 好夸口的;自负的 | **~ly** *ad*

boat [bəut] *n* 小船;汽艇 *vi* 划船 | in the same ~ 处境相同,同舟共济

boat-belly ['bəut'beli] *n* 舟状腹

bob [bɔb] *n* 摆锤;浮动;摆动 (-bb-) *vt, vi* 轻敲;叩击

Bobath method [ˌbəubɑ:t] (Berta and Karel Bobath) 博巴特法(一种医疗体操法,此法的设计是为了通过改变姿势抑制痉挛状态,并有助于新反射反应及平衡反应的发展,从而在婴儿神经系统发育的基础上从简单的运动到复杂的运动循序渐进)

bobbing ['bɔbiŋ] *n* 上下快速摆动 | ocular ~ 眼舂动(眼球快速向下偏斜,然后缓慢回到中间位置,见于昏迷患者,

据认为系脑桥损伤所致)

Bobroff's operation [ˈbɔbrəf] (V. F. Bobroff) 鲍布罗夫手术(脊柱裂成形术)

Bochdalek's duct [ˈbɔhdəlek] (Vincent A. Bochdalek) 舌状舌管 | ~ foramen (gap, sinus) 胸腹裂孔 / ~ ganglion (pseudoganglion) 上牙丛 / ~ valve 博赫达勒克瓣(泪点襞,即位于泪管而接近泪点的皱襞)

Bockhart's impetigo [ˈbɔkhɑːt] (Max Bockhart) 博克哈特脓疱病(一种浅表毛囊炎,一般为金黄色酿脓葡萄球菌所致,在毛囊皮脂腺口形成脓性小脓疱,尤其患及头皮和四肢,亦称浅脓疱性毛囊周炎)

Bock's ganglion [bɔk] (August C. Bock) 颈动脉神经节 | ~ nerve 迷走神经咽支

BOD biochemical oxygen demand 生化需氧量

Bodansky unit [bɔˈdænski] (Aaron Bodansky) 博丹斯基单位(一种磷酸酶效能单位)

bode[1] [bəud] *vt* 预兆;预示 | ~ ill(或well) 主凶(吉) | ~**ful** *a* 预兆的;凶兆的 / ~**ment** *n* 预兆;凶兆;预示

bode[2] [bəud] bide 的过去式

bodenplatte [ˌbɔːdənˈplɑːtə] *n*【德】神经管底板

bodied [ˈbɔdid] *a* 有躯体的;有形体的

bodiless [ˈbɔdilis] *a* 无形体的

bodily [ˈbɔdili] *a* 身体的;肉体的 *ad* 整体

boding [ˈbəudiŋ] *n,a* 预兆(的);预示(的) | ~**ly** *ad*

Bodo [ˈbəudəu] *n* 波陀虫属,胞滴虫属

Bodonina [ˌbəudə*u*ˈnainə] *n* 波陀虫亚目

body [ˈbɔdi] *n* 身体,躯体;躯干;尸体;物体;(一)群,(一)批;团体;主体,主要部分;质地 | adrenal ~ 肾上腺 / alkapton bodies 黑尿酸类 / anaphylactic reaction ~ 过敏素 / anococcygeal ~ 肛尾韧带 / anti-immune ~, anti-intermediary ~ 抗免疫体,抗中间体(抗抗体) / apical ~ 顶体(精子) / asteroid ~ 星状小体 / basal ~ 基体 / brassy ~ 黄铜色小体(一种皱缩红细胞,见于疟疾) / carotid ~, intercarotid ~ 颈动脉球 / coccoid x bodies 鹦鹉热小体(血中) / crescent ~, demilune ~ 新月形小体,半月体(无色细胞) / elementary ~ 血小板;原生小体(包涵体) / end ~ 末体(补体末段) / epithelial ~ 甲状旁腺 / falciform ~ 镰刀状体,子孢子 / filling bodies 胀大小体(神经胶质细胞退化) / flagellated ~ 疟原虫配子体 / foreign ~ 异物 / glass ~ 半月体(无色细胞) / glomus bodies 球腺 / habenular ~ 缰核 / hyaloid ~ 玻璃体 / immune ~ 抗体;免疫体 / inclusion bodies 包涵体 / infundibular ~ 漏斗体,垂体后叶 / metachromatic ~ 异染小体,异染粒 / onion bodies, pearly bodies 上皮珠 / paranuclear ~ 中心体 / parolivary bodies 副橄榄核 / pheochrome ~ 嗜铬体,副神经节 / pituitary ~ (大脑)垂体 / residual ~ 溶酶后体;残体 / selenoid ~ 无色细胞 / suprarenal ~ 肾上腺 / thermostabile ~ 耐热小体 / thyroid ~ 甲状腺 / vitelline ~ 卵黄体(卵黄核) / zebra ~ 斑状体 | in a ~ 全体;一块儿 / keep ~ and soul together 仅能维持生活

body rocking [ˈbɔdi ˈrɔkiŋ] 身体(前后)摇摆(在坐位时)

body snatching [ˈbɔdi ˈsnætʃiŋ] 盗尸

Boeck's disease, sarcoid [bek] (Caesar P. M. Boeck) 肉样瘤病,结节病

Boedeker's test [ˈbeidəkə] (Carl H. D. Boedeker) 伯德克尔试验(检白蛋白)

Boerhaave's glands [buəˈhɑːvə] (Hermann Boerhaave) 汗腺 | ~ syndrome 布尔哈夫综合征,食管自发性破裂症

Boettcher 见Böttcher

Boettger 见Böttger

bog [bɔg] *n* 泥沼 (-gg-) *vt, vi* 陷入泥沼 | ~ down 陷于困境;停顿

Bogomolets' serum [bəgə'mɔlets] (Aleksandr A. Bogomolets) 抗网状细胞毒性血清

Bogros' space [bɔg'rɔ:] (Annet J. Bogros) 博格罗间隙(此部位上界为腹膜,下界为横筋膜,在此区域内不需切开腹膜即可发现髂外动脉的下部,亦称腹股沟后间隙)

bogus ['bəugəs] *a* 伪造的,仿造的

Böhler splint ['beilə] (Lorenz Böhler) 伯勒尔夹(板)(上肢外展夹,一种木夹板,上端为圆形以适合腋窝)

Bohr effect [bɔ:r] (Christian Bohr) 波尔效应(二氧化碳分压或pH值改变导致氧合血蛋白解离曲线的偏移)

Bohun upas ['bəuhən 'ju:pəs] 见血封喉(爪哇一种毒树的毒汁,用作箭毒)

boil [bɔil] *vi* 达到沸点;汽化;激动;在沸水(或液体)中煮 *vt* 煮沸;在沸水(或液体)中煮、加工或分离 *n* 沸点;沸腾;疖 | blind ~ 盲疖,无头疖 / gum ~ 龈脓肿,龈疖 / oriental ~, tropical ~ 东方疖,热带疮(皮肤利什曼病) / shoe ~ 肘水囊瘤,帽状肘 | ~ away 汽化 / ~ down 熬浓;压缩 / ~ down to 归结起来是 / ~ over 沸溢;发怒 / ~ up 煮热;(麻烦等)出现,产生

boiler ['bɔilə] *n* 煮器;锅炉

boiling ['bɔiliŋ] *a* 沸腾的;极热的;激昂的 *ad* 达到沸点,达到沸腾的程度;极其,非常

Bol. bolus【拉】丸剂

bolasterone [bəu'læstərəun] *n* 勃拉睾酮, 7*a*, 17-二甲睾酮(同化药)

bold [bəuld] *a* 大胆的;勇敢的;无礼的;醒目的;粗大的 | as ~ as brass 极其无耻的 / be(或make) (so) ~ (as) to 冒昧地…,擅自 | ~**ly** *ad* / ~**ness** *n*

boldenone undecylenate ['bəuldənəun] 十一烯酸勃地酮,十一烯酸去氢睾酮(同化激素类药)

boldine [bɔl'di:n] *n* 波耳定(从波耳多树叶取得的一种生物碱,有利尿作用)

boldo ['bɔldəu], **boldoa** ['bɔldəuə] *n* 波耳多叶(利胆、利尿、健胃、镇静、驱肠虫药)

boldoin ['bɔldəuin] 波耳多因(波耳多叶中含有的一种糖甙)

bolenol ['bəulənɔl] *n* 勃来诺,乙雌异烯醇(同化药)

Boletus [bəu'li:təs] *n*【拉】牛肝菌属(真菌,有些可食,有些含毒) | ~ satanus 魔牛肝菌(引起胃肠蕈中毒)

Bolivia [bə'liviə] *n* 玻利维亚[拉丁美洲] | ~**n** *a* 玻利维亚的;玻利维亚人的 *n* 玻利维亚人

Bolk's retardation theory [bɔlk] (Louis Bolk) 博尔克发育停滞学说(认为人类发育阶段仍处于高等灵长类动物的胎儿阶段)

boll [bəul] *n* (棉的)圆荚,铃

Bollinger's bodies ['bɔliŋə] (Otto von Bollinger) 博林格尔体(鸡痘包涵体) | ~ granules 博林格尔粒(葡萄状菌病肉芽组织中所见的桑葚状黄白色小粒,内含球菌)

bolograph ['bəuləgrɑ:f] *n* 测辐射热器 | ~**ic** [ˌbəulə'græfik] *a*

bolometer [bəu'lɔmitə] *n* 心搏力计;放射热测定计,辐射热计

boloscope ['bəuləskəup] *n* 金属异物探测器

bolster ['bəulstə] *n* 长枕;支持物 *vt* 支撑;垫;费力支持

bolt[1] [bəult] *n* 闪电;快动作;插销;螺栓 *vt* 脱口说出(out);囫囵吞下;栓住,闩上 *vi* 囫囵吞下 | ~ from the blue 晴天霹雳;意外事件 / shoot one's ~ 尽其所能,竭尽全力

bolt[2] [bəult] *vt* 筛;筛选;细查

Boltz test (reaction) [bɔlts] (Oswald H. Boltz) 博尔茨试验(反应)(诊断精神分裂症)

bolus ['bəuləs] *n* 团,块(如大药丸、食团)造影剂团(静脉注射造影剂或放射性同位素形成的浓缩药团,作诊断用) | ~

alba 白陶土，高岭土 / alimentary ～ 食团

bomb [bɔm] *n* 炸弹;弹，炮(含有大量镭或放射性元素的容器，用于体外照射) *vt* 轰炸 | cobalt ～ 钴炮 / radium ～ 镭(放射)炮

bombard [bɔm'bɑ:d] *vt* 炮击;轰炸;痛斥;连续提问;照射，轰击(射线) | ～**ment** *n*

bombastic [bɔm'bæstik] *a* 言过其实的 | ～**ally** *ad*

bombesin ['bɔmbəsin] *n* 韩蛙皮素

bombicesterol [bɔmbi'sestərɔl] *n* 蚕甾醇

bombykol ['bɔmbikɔl] *n* 蚕蛾醇

Bombyx mori ['bɔmbiks 'mɔrai] 家蚕(用于实验遗传学)

bona fide ['bəunə 'faidi] 【拉】真正的(地);真诚的(地)

bond [bɔnd] *n* 结合力;联结;粘结剂;键 *vt* 使结合 *vi* 结合;团结 | energy-rich ～, high-energy ～ 高能键 / high-energy phosphate ～ 高能磷酸键 / hydrogen ～ 氢键 / ionic ～ 离子键，电价键 / pair ～ 配偶关系(在个体生态学中，指雌雄之间便于交配和抚育后代的相对永久关系) / peptide ～ 肽键

bondage ['bɔndidʒ] *n* 奴役;束缚

Bond's splint [bɔnd] (Thomas Bond) 邦德夹(桡骨下端骨折用)

bone [bəun] *n* 骨;[复]骨骼;身体;死尸;骨状物 *vt* 剔骨 | alar ～ 蝶骨 / alveolar ～ 牙槽骨 / ankle ～ 距骨 / back ～ 脊柱 / basihyal ～ 舌骨体 / basilar ～, basioccipital ～底骨(枕骨底部) / basiotic ～ 耳底骨 / breast ～ 胸骨 / brittle ～ 脆骨，成骨不全 / calf ～ 腓骨 / cancellated ～ 松质骨 / capitate ～ 头状骨 / cartilage ～, endochondral ～, replacement ～, substitution ～软骨(内)成骨 / chalky ～s 白垩状骨，骨硬化病 / cheek ～, orbital ～颧骨 / collar ～ 锁骨 / compact ～ 密质骨 / ear ～s 听小骨 / ethmoid ～ 筛骨 / frontal ～ 额骨 / hamate ～, unciform ～, uncinate ～ 钩骨 / heel ～ 跟骨 / hip ～, innominate ～, pelvic ～ 髋骨 / hyoid ～ 舌骨 / incarial ～, interparietal ～ 顶间骨 / ivory ～s, marble ～s 象牙样骨，大理石样骨，骨硬化病，骨(质)石化病 / maxillary ～ 上颌骨 / occipital ～ 枕骨 / palate ～, palatine ～ 腭骨 / parietal ～ 顶骨 / petrosal ～, petrous ～ 颞骨岩部 / pneumatic ～ 含气骨 / resurrection ～, sacral ～ 骶骨 / scaphoid ～ 舟骨 / sesamoid ～s 籽骨 / shin ～ 胫骨 / sphenoid ～ 蝶骨 / spongy ～ 松质骨 / squamous ～ 颞骨鳞部 / tarsal ～s 跗骨 / temporal ～ 颞骨 / thigh ～ 股骨 / triquetral ～ 三角骨 / tympanic ～ 颞骨鼓部 / ulnal ～ 尺骨 / whettle ～s 胸椎 / xiphoid ～ 胸骨 | ～ of contention 争论的原因，有不同意见的问题 / bred in the ～ 根除不了的 / cut to the ～ 削减到最低程度 / feel in one's ～s 确信 / have (或got) a ～ to pick with sb 同某人有争论 / make no ～ s about 毫不怀疑，毫不犹豫 / not make old ～s 活不长久 / skin and ～s 瘦得皮包骨 / to the ～ 深入骨髓的;到极点

boneless ['bəunlis] *a* 无骨的

bonelet ['bəunlit] *n* 小骨

bone-setter ['bəunˌsetə] *n* 正骨者

bonesetting ['bəunˌsetiŋ] *n* 正骨法

Bonhoeffer's symptom ['bɔnhefə] (Karl Bonhoeffer) 博恩霍弗尔症状(舞蹈病时正常肌张力减退)

Bonine ['bəuni:n] *n* 盐酸美克洛嗪(meclizine hydrochloride)制剂的商品名

bonnet ['bɔnit] *n* 童帽;机器罩;阀门帽

Bonnet's capsule [bɔ'nei] (Amédée Bonnet) 眼球囊 | ～ sign 邦内征(大腿内收时疼痛，见于坐骨神经痛)

Bonnier's syndrome [bɔni'ɛə]

(Pierre Bonnier) 邦尼埃综合征,前庭外侧核综合征(前庭神经外侧核损害或与之有关的前庭束损害所致的一组症状,包括眩晕、苍白及不同的听觉和视觉障碍)

bonny, bonnie ['bɔni] *a* 健康的 | **bonnily** *ad*

bonus ['bəunəs] *n* 奖金;红利;补助金

Bonwill crown ['bɔnwil] (William G. A. Bonwill) 邦威尔冠,桩冠(一种人造瓷冠 | ~ triangle 邦威尔三角(由下颌骨髁状突中心连线、各中心与下颌内切牙近中接触区的连线所组成的等边三角,每边约10.2cm长)

bony ['bəuni] *a* 骨的;多骨的;骨骼大的;瘦的;憔悴的

book [buk] *n* 书;卷;篇;[常用复]帐簿;名册 *vt* 记载入册;预定 | at one's ~s 学习 / bring sb to ~ 惩罚某人 / by the ~ 按常规 / It suits my ~ 适合我的打算 / in sb's bad(或black) ~s 失宠于某人 / know like a ~ 熟悉,通晓 / take a leaf out of sb's ~ 学某人的样子 / throw the ~ at (sb) 尽量加罪名于…身上 / without ~ 凭记忆,无根据

booked [bukt] *a* 记载入册的,登记了的

bookkeeper ['buk͵ki:pə] *n* 簿记员,记帐员

book-learned ['buk͵lə:nd] *a* 迷信书本的;书本知识的

booklet ['buklit] *n* 小册子

book-lung ['buklʌŋ] *n* 书肺(见lung项下相应术语)

Böök's syndrome [beik] (Jan Arvid Böök) 培克综合征(即PHC syndrome,见syndrome项下相应术语)

bookworm ['bukwə:m] *n* 蛀书虫,书蠹;书呆子

boom [bu:m] *vi, vt* (使)出名;(使)兴旺;(使)迅速发展 *n* 繁荣;突然好转

boomslang ['bumslæŋ] *n* 南非树蛇(一种毒蛇)

boon [bu:n] *n* 方便;福利

Boophilus [bəu'ɔfiləs] *n* 牛蜱属,方头蜱属 | ~ annulatus, ~ bovis 具环牛蜱 / ~ decoloratus 消色牛蜱 / ~ microplus 微小牛蜱

Booponus [bəu'ɔpənəs] *n* 牛螫蝇属

boost [bu:st] *vt* 升;促进;提高;增加 *n* 升;帮助;提高

booster ['bu:stə] *n* 促进者;升压机,升压器;增压泵;加强剂量

boot [bu:t] *n* 靴;脚鞘护套

bootstrap ['bu:tstræp] *n* 自助法,靴襻法(在统计学上,指根据从观察的数据随机重新抽样以计算值的分布的一种方法)

boracic [bə'ræsik] *a* 硼的;含硼的 | ~ acid 硼酸

borate ['bɔ:reit] *n* 硼酸盐 *vt* 使与硼砂(或硼酸)混合 | **~d** *a* 含硼砂(或硼酸)的

borax ['bɔ:ræks] *n* 硼砂(消毒防腐药)

borborygmus [͵bɔ:bə'rigməs] ([复] **borborygmi** [͵bɔ:bə'rigmai]) *n*【拉】腹鸣

Borchardt's test ['bɔ:ʃɑ:t] (Leo Borchardt) 博尔夏特试验(检尿内果糖)

border ['bɔ:də] *n* 边,缘;边境 *vi* 接界;近似 *vt* 在…上边;接近 | brush ~, striated ~ 刷状缘,纹状缘(上皮细胞) | ~ on(或upon) 接界;近似 | **~ed** *a* / **~er** *n* 边境居民

borderline ['bɔ:dəlain] *n* 边疆;分界线,界线 *a* 边界上的;不明确的,两可的

Bordetella [͵bɔ:də'telə] (Jules J. B. V. Bordet) 博代杆菌属 | ~ bronchiseptica 支气管败血性博代杆菌 / ~ parapertussis 副百日咳博代杆菌 / ~ pertussis 百日咳博代杆菌,百日咳杆菌

Bordet-Gengou agar (culture media) [bɔ:'dei ʒə:'gu] (Jules J. B. V. Bordet; Octave Gengou) 博代-让古琼脂(培养基)(分离百日咳杆菌和结核分支杆菌用) | ~ bacillus 百日咳杆菌 / ~ phenomenon (reaction) 补体结合

Bordet's phenomenon, test [bɔ:'dei] (Jules J. B. V. Bordet) 博代现象、试

验,血清试验

bore[1] [bɔː] *vt, vi* 钻,挖 *n* 孔,洞;内径,口径;钻孔器

bore[2] [bɔː] *vt* 使厌烦 *n* 惹人厌烦的人或事物

bore[3] [bɔː] bear 的过去式

boredom [ˈbɔːdəm] *n* 厌烦,无趣

boric [ˈbɔːrik] *a* 硼的;含硼的 | ~ acid 硼酸(消毒防腐药)

boride [ˈbɔːraid] *n* 硼化物

boring [ˈbɔːriŋ] *a* 钻孔的;令人厌烦的

borism [ˈbɔːrizəm] *n* 硼中毒(硼酸或硼砂中毒)

Börjeson-Forssman-Lehmann syndrome [ˈbɔriəsun ˈfɔːsmɑːn ˈleimɑːn] (M. G. Borjeson; Hans A. Forssman; Orla Lehmann) 博-福-莱综合征(见Börjeson's syndrome)

Börjeson's syndrome [ˈbɔːriəsun] (Mats G. Börjeson) 博力逊综合征(一种X连锁综合征,特征为严重智力迟钝、癫痫、性腺功能减退、代谢减退、显著肥胖、面部皮下组织肿胀以及耳大)

borjom [ˈbɔːdʒɔm] *n* 博焦姆矿水(高加索的一种矿水)

born [bɔːn] bear的过去分词 *a* 生来的;出生于…的 | ~ of 源于 / in all one's ~ days 一生,生平

Borna disease [ˈbɔːnə] (Borna 为德国萨克森州一地区,该地区曾流行此病)博纳病(马、牛、羊的致命性地方性脑炎,由病毒所致,亦称地方性马脑炎和马脑炎)

borne [bɔːn] bear的过去分词

borneol [ˈbɔːniɔl] *n* 冰片,龙脑,莰醇 | ~ acetate 乙酸冰片酯

Bornholm disease [ˈbɔːnhəum] 流行性肌痛,流行性胸膜痛(Bornholm为丹麦一岛名)

bornyl [ˈbɔːnil] *n* 冰片基,龙脑基 | ~ acetate 乙酸冰片基,乙酸龙脑基 / ~ alcohol 冰片,龙脑,莰醇 / ~ chloride 氯化冰片,氯化龙脑(防腐剂)

borocitric acid [ˌbɔːrəuˈsitrik] 硼酸枸橼酸

boroglycerin [ˌbɔːrəuˈglisərin] *n* 硼酸甘油 | ~ glycerite 硼酸甘油,甘油剂(以前用作抗菌药) | **boroglyceride** [ˌbɔːrəuˈglisəraid], **boroglycerol** [ˌbɔːrəuˈglisərɔl] *n*

boron [ˈbɔːrɔn] *n* 硼 | ~ carbide 碳化硼(核反应堆中用作中子吸收料,工业和牙科用作研磨料)

borophenylic acid [ˌbɔːrəufeˈnilik] 硼酸苯酯

borosalicylic acid [ˌbɔːrəusæliˈsilik] 硼水杨酸

Borrelia [bəˈreliə] *n* 包柔螺旋体属,疏螺旋体属 | ~ berbera 北非洲回归热螺旋体 / ~ buccalis 口腔螺旋体 / ~ carteri 卡氏疏螺旋体,印度回归热螺旋体 / ~ caucasica 高加索疏螺旋体 / ~ duttonii 达氏疏螺旋体,中非洲回归热螺旋体 / ~ novyi 诺氏疏螺旋体,北美洲回归热螺旋体 / ~ persica 波斯疏螺旋体 / ~ recurrentis 回归热螺旋体 / ~ venezuelensis 委内瑞拉疏螺旋体

borreliosis [bəˌreliˈəusis] *n* 包柔螺旋体病,疏螺旋体病

borrow [ˈbɔrəu] *vt, vi* 借;借用

Borsieri's sign (line) [ˌbɔːsiˈeri] (Giovanni B. Borsieri) 博西埃里征(线)(猩红热早期皮肤白色划痕,迅即变红)

Borthen's operation [ˈbɔːtən] (Johan Borthen) 虹膜展开术

Bose's hooks [ˈbɔːsə] (Heinrich Bose) 博塞钩(气管造口术时用) | ~ operation 博塞手术(气管造口术的一种方法)

bosom [ˈbuzəm] *n* 胸;[~s](女子)乳房;内心;内部

boss [bɔs] *n* 圆凸,隆起;肿 | parietal ~es 顶骨隆起,顶骨结节

bosselated [ˈbɔsəleitid] *a* 有圆凸的

bosselation [ˌbɔsəˈleiʃən] *n* 小圆凸,圆凸形成

Bossi's dilator [ˈbɔsi] (Luigi M. Bossi) 博西扩张器(一种子宫颈扩张器)

Bostock's catarrh (disease) ['bɔstɔk] (John Bostock) 枯草热,花粉热
Boston's sign ['bɔstən] (L. N. Boston) 博斯顿征(突眼性甲状腺肿时,患者眼球下转,眼睑下降受阻并发生痉挛)
bot [bɔt] *n* 马蝇蛆(寄生于动物胃内,有时亦寄生于人胃中) | sheep nose ～ 羊鼻狂蝇蛆
Botallo's duct [bəu'tɑ:ləu] (Leonardo Botallo) 动脉导管 | ～ foramen 卵圆孔(胎儿心房) / ～ ligament 动脉导管索,动脉韧带
botanic [bə'tænik] *a* 植物(学)的
botanical [bə'tænikəl] *a* 植物(学)的 *n* 植物性药材
botanist ['bɔtənist] *n* 植物学家
botanize, botanise ['bɔtənaiz] *vi* 采集植物,研究植物 *vt* 为研究植物而勘察(某地区)
botany ['bɔtəni] *n* 植物学;植物生态 | medical ～ 医学植物学
Botelho's test [bɔ'teljəu] 波特尔约(血清)试验(检癌)
botfly ['bɔtflai] *n* 马蝇
both [bəuθ] *a* 两,双 *pron* 两者;两人 *ad* (与and连用)两个都;既…又…,不但…而且…
bother ['bɔðə] *vt, vi* 打扰;操心 *n* 麻烦;纠纷;讨厌的人 | ～ oneself (或one's) head about 为…费脑筋
bothersome ['bɔðəsəm] *a* 麻烦的,讨厌的
bothridium [bɔ'θridjəm] *n* 吸叶(绦虫)
bothriocephaliasis [ˌbɔθriəuˌsefə'laiəsis] *n* 裂头绦虫病
Bothriocephalus [ˌbɔθriəu'sefələs] *n* 裂头(绦)虫属
bothrium ['bɔθriəm] *n* 吸沟,吸槽(见于绦虫头部两侧)
bothropik [bə'θrɔpik] *a* 具窍蝮蛇的
Bothrops ['bɔ:θrɔps] *n* 具窍蝮蛇属
botogenin [bɔtə'dʒenin] *n* 薯吉宁,薯苷配基(得自墨西哥薯蓣,可用以部分合成甾类激素)
botryoid ['bɔtriɔid] *a* 葡萄簇状的
botryomycoma [ˌbɔtriəumai'kəumə] *n* 葡萄状菌肿
botryomycosis [ˌbɔtriəumai'kəusis] *n* 葡萄状菌病 | ～ hominis 脓性肉芽肿 | **botryomycotic** [ˌbɔtriəumai'kɔtik] *a*
botryotherapy [ˌbɔtriəu'θerəpi] *n* 葡萄疗法
botrytimycosis [bəuˌtraitimai'kəusis] *n* 葡萄孢霉菌病
Botrytis [bəu'traitis] *n* 葡萄孢属 | ～ bassiana 蛋白僵病葡萄孢 / ～ tenella 柔弱葡萄孢
bots [bɔts] [复] *n* [用作单]马蝇蛆病(马及其他动物)
Böttcher's cells ['betʃə] (Arthur Böttcher) 伯特歇尔细胞(耳蜗) | ～ crystals 伯特歇尔结晶(前列腺液中加入磷酸铵液时出现的显微结晶)
Böttger's test ['betgə] (Rudolf Böttger) 伯特格尔试验(检一氧化碳);(Wilhelm C. Böttger) 伯特格尔试验(检尿内葡萄糖)
Bottini's operation [bəu'ti:ni] (Enrico Bottini) 博蒂尼手术(前列腺电灼术,治前列腺肥大)
bottle ['bɔtl] *n* 瓶;一瓶的量 *vt* 装瓶;抑制 | hot-water ～ 热水袋 / nursing ～ 奶瓶 / wash ～ 洗瓶(洗化学物质或气体) | ～**d** *a* 瓶装的 / ～**ful** *n* 满瓶
bottleneck ['bɔtlnek] *n* 瓶颈口;阻塞口
bottom ['bɔtəm] *n* 底,底部;尽头;末端;原因 *a* 最低的;最后的;根本的 | at ～ 本质上,实际上 / be at the ～ of ... 是…的起因;引起 | ～**less** *a* 无底的;没有根据的
bottommost ['bɔtəmməust] *a* 最低的;最下的;最后的;最基本的
botuliform [bɔ'tju:lifɔ:m] *a* 腊肠状的
botulin ['bɔtjulin] *n* 肉毒(杆菌)毒素
botulinal [ˌbɔtju'lainəl] *a* 肉毒(杆菌)毒素的
botulinic acid [ˌbɔtju'linik] 尿囊毒酸

botulinogenic [ˌbɔtjuˌlinəuˈdʒenik] *a* 产生(或含有)肉毒(杆菌)毒素的

botulism [ˈbɔtjulizəm] *n* 肉毒中毒

botulismotoxin [ˌbɔtjuˌlizməˈtɔksin] *n* 肉毒(杆菌)毒素

bouba [ˈbubə] *n* 雅司病(即yaws) | ~ braziliana 粘膜皮肤利什曼病

Bouchardat's test [buʃɑːˈdɑː] (Apollinaire Bouchardat) 布夏达试验(检生物碱) | ~ treatment 布夏达疗法(饮食中排除含糖类丰富的物质，以治疗糖尿病)

Bouchard's coefficient [buˈʃɑː] (Charles J. Bouchard) 布夏尔系数(尿中液体与固体的比率；尿毒系数 | ~ disease 布夏尔病(由于胃功能不足造成的胃扩张) / ~ nodes (nodules) 布夏尔结节(近端指关节的结节形成，为关节变性的症状) / ~ sign 布夏尔征(检脓性尿：加数滴费林〈Fehling〉溶液于尿中，振荡后，如脓来自肾，则将形成小泡，而把因加热形成的凝块浮向表面)

bouche [buːʃ] *n*【法】嘴，口 | ~ de tapir 貘嘴，突唇口，撅嘴

Bouchut's respiration [buˈʃu] (Jean A. E. Bouchut)布舒呼吸(小儿患支气管肺炎时吸气较呼气短) | ~ tubes 布舒管(喉插管时用)

Boudin's law [buˈdæn] (Jean C. M. J. Boudin) 布丹定律(认为疟疾与结核之间有对抗作用)

bought [bɔːt] buy的过去式和过去分词 *a* 买来的

bougie [buˈʒiː] *n*【法】探条；栓剂，杆剂 | ~ à boule 球头探条 / caustic ~ 烧灼探条 / dilating ~ 扩张探条(常用作扩张尿道狭窄部) / medicated ~ 含药杆剂，含药笔剂

bougienage, bouginage [buːʒiˈnɑːʒ] *n* 探条扩张术

Bouillaud's disease [buiˈju] (Jean B. Bouillaud) 风湿性心内膜炎 | ~ sign 布优征(心前区胸廓永久性凹缩，为心包粘连之征) / ~ syndrome 布优综合征(急性关节风湿病并发心包炎及心内膜炎)

bouillon [ˈbuːjɔːŋ] *n*【法】肉汤(牛肉或鸡肉等清汤，用作细菌培养基)

Bouin's fluid (solution) [bwæn] (Paul Bouin) 布安液(一种组织学固定液)

boulimia [buˈlimiə] *n* 贪食，食欲过盛

bounce [bauns] *vt* 使跳回；使撞击 *vi* 反跳，弹起；跳动 *n* 弹(力)；跳跃；活力 | ~ back (感情伤害后)迅速恢复活力 | **bouncy** *n*

bouncing [ˈbaunsiŋ] *a* 大的；强壮的；活跃的

bound[1] [baund] *vi* 跳跃；弹起 *vt* 使跳 *n* (向上或向前的)跳动

bound[2] [baund] bind 的过去式和过去分词 *a* 限止的，被束缚的；密切关联的；一定的，必定的；有义务的；便秘的；(化学)结合的 | ~ up in 忙于，热心于/~ up with 与…密切有关

bound[3] [baund] *n* 边界；界限；[常用复]限制，范围 *vt* 限止；邻接

boundary [ˈbaundəri] *n* 分界线，边界；界限，限界

bounden [ˈbaundən] *a* 必须担负的

boundless [ˈbaundlis] *a* 无边际的，无限的 | ~**ly** *ad* / ~**ness** *n*

bounteous [ˈbauntiəs] *a* 慷慨的；丰裕的，充足的 | ~**ly** *ad*

bountiful [ˈbauntiful] *a* 慷慨的；丰裕的 | ~**ly** *ad*

bounty [ˈbaunti] *n* 慷慨

bouquet [buˈkei] *n*【法】花束；香味，酒香；丛(花束状结构，如血管、神经、纤维等)

Bourgery's ligament [ˈbuədʒəri] (Marc J. Bourgery) 腘斜韧带

Bourget's test [buəˈʒei] (Louis Bourget) 布尔惹试验(检尿及唾液碘化物)

Bourneville's disease [ˈbuənivìː] (Désiré-Magloire Bourneville) 节结性(脑)硬化

bout [baut] *n* 回合；较量；(疾病等)发作

bouton [bu'tɔŋ] *n*【法】疖,小结(哑铃状脓肿) | ~s terminaux 终钮,突触小结

boutonneuse fever [bu:tə'nu:z] 南欧斑疹热(见fever)

boutonnière [ˌbu:tə'njɛə] *n*【法】钮孔状切开(尿道)

Bouveret's disease (syndrome) [bu:və'rei] (Léon Bouveret) 阵发性心动过速 | ~ ulcer 布佛雷溃疡(伤寒患者咽扁桃体溃疡)

Boveri's test ['bəuveiri:] (Piero Boveri) 博韦里试验(检脑脊液球蛋白)

Bovimyces pleuropneumoniae [ˌbəuvi'maisi:z ˌpluərəunju(:)'məunii:] 胸膜肺炎牛丝菌,蕈状支原体

bovine ['bəuvain] *a* 牛的;迟钝的;有耐心的

bovovaccination [ˌbəuvəuˌvæksi'neiʃən] *n* 牛结核菌苗接种

bovovaccine [ˌbəuvəu'væksi:n] *n* 牛结核菌苗

bow[1] [bau] *vi* 点头;鞠躬(表示同意、赞扬、屈从等);服从 *vt* 点(头),弯(身);压弯

bow[2] [bəu] *n* 弓,弓形物;弯曲,弧形物 *a* 弯曲的;弓形的 *vt, vi* (使)弯成弓形

Bowditch's law ['bauditʃ] (Henry P. Bowditch) 鲍迪奇定律(见all or none) | ~ staircase phenomenon 鲍迪奇阶梯现象(见treppe)

bowel ['bauəl] *n* [常用复] 肠;内部 | bind the ~s 造成便秘 / have loose ~s 腹泻 / keep one's ~s open 保持大便通畅 / loosen (或move) the ~s 大便 / relax the ~s 通便 / relieve the ~s 大便

bowenoid ['bəuinɔid] *a* 退行发育的,间变的

Bowen's disease (precancerous dermatosis) ['bəuin] (John T. Bowen) 鲍恩病(癌前皮炎)(表皮内鳞状细胞癌)

bowl [bəul] *n* 碗;碗状物

bowleg ['bəuleg] *n* 弓形腿,膝内翻 | nonrachitic ~ 非佝偻病性弓形腿,胫骨畸形骨软骨病 | ~ged *a*

Bowman's capsule ['bəumən] (William Bowman) 肾小球囊 | ~ membrane 角膜前弹性层 / ~ muscle 睫状肌 / ~ probe 鲍曼探子(鼻泪管用) / ~ theory 鲍曼学说(关于泌尿的学说,即肾小球分泌水分和无机盐,肾曲管的上皮细胞则分泌脲和有关代谢体) / ~ tube 角膜板层管

box [bɔks] *n* 箱;盒;盒状物;框 *vt* 把…装箱 | anatomical snuff-~ 鼻烟窝 / CAT ~ CAT区(遗传学中,指基因转录起点上方约80个碱基对的一段保留的未编码"启动子"顺序) fracture ~ 骨折箱 / Hogness ~, TATA ~ 霍格内斯区,TATA区(遗传学中,指基因转录起点上方约30个碱基对的一段保留的未编码"启动子"顺序) / viewing ~ 看片灯,读片灯(看X线片) | ~ up 把…装入箱内;把…困住 / in the same ~ 处在同样的困境 / in the wrong ~ 处于窘境,不得其所

boxing[1] ['bɔksiŋ] *n* 装箱;成盒型,围模(牙科)

boxing[2] ['bɔksiŋ] *n* 拳击;拳术

box-note ['bɔksnəut] *n* 空匣音(叩诊肺气肿患者的胸部时所听到的空洞音)

Boyce's sign ['bɔisə] (Frederick F. Boyce) 波依斯征(患食管憩室时,手压颈侧可听到一种气过水声)

boycott ['bɔikət] *vt* 联合抵制

Boyer's bursa [bwɑ:'jɛə] (Alexis Boyer) 布瓦埃粘液囊,舌骨下囊 | ~ cyst 舌骨下囊肿

boyhood ['bɔihud] *n* 少年时代

Boyle's law [bɔil] (Robert Boyle) 波义耳定律(一定量气体的压力,若温度不变,则与其所占的体积成反比)

Bozeman-Fritsch catheter ['bəuzmənfritʃ] (Nathan Bozeman; Heinrich Fritsch) 博-弗导管,双流子宫导管

Bozeman's catheter ['bəuzmən] (Nathan Bozeman) 博兹曼导管,双流子宫

导管 | ~ operation 博兹曼手术，子宫膀胱缝术 / ~ position 膝肘卧位 / ~ speculum 博兹曼窥器(一种双瓣阴道窥器)

Bozzolo's sign [ˈbɔtsəuləu] (Camillo Bozzolo) 博佐洛征(鼻孔内动脉的搏动表明胸主动脉瘤)

BP blood pressure 血压; British Pharmacopoeia 英国药典

bp base pair 碱基对; boiling point 沸点

BPA British Paediatric Association 英国儿科协会

B Ph British Pharmacopoeia 英国药典

BPIG bacterial polysaccharide immune globulin 细菌性多糖免疫球蛋白

Bq becqurrel 贝可(勒尔)(放射性强度单位)

Br 元素溴(bromine) 的符号

brace [breis] *vt* 系紧;拉紧;支住;激励;振奋 *n* 一双;支架;背带;(用以支架病体的)梏具; [复](正牙)固定器，矫正器 | ~ oneself up 打起精神 / in a ~ of shakes 马上，立刻

bracelet [ˈbreislit] *n* 手镯;腕带;腕纹

brachia [ˈbreikjə] brachium的复数

brachial [ˈbreikjəl] *a* 臂的，肱的

brachialgia [ˌbreikiˈældʒiə] *n* 臂痛

brachiation [ˌbreikiˈeiʃən] *n* 臂力摆荡

brachi(o)- [构词成分] 臂

brachiocephalic [ˌbrækiəuseˈfælik] *a* 头臂的

brachiocrural [ˌbrækiəuˈkruərəl] *a* 臂腿的

brachiocubital [ˌbrækiəuˈkju:bitl] *a* 臂肘的，臂前臂的

brachiocyrtosis [ˌbrækiəusəˈtəusis], **brachiocyllosis** [ˌbrækiəusiˈləusis] *n* 臂弯曲

brachiofaciolingual [ˌbrækiəuˌfeiʃiəuˈliŋgwəl] *a* 臂面舌的

brachium [ˈbreikiəm] ([复] **brachia** [ˈbreikjə]) *n* 【拉】臂

Brachmann-de Lange's syndrome [ˈbrækmɑ:n dei ˈlɑ:ŋgə] (W. Brachmann; Cornelia de Lange) 布-朗综合征(见de Lange's syndrome)

Bracht's maneuver [brækt] (Erich F. Bracht) 布拉赫特手法(用于臀先露)

Bracht-Wächter lesion [bræktˈvektə] (Erich F. E. Bracht; Hermann J. G. Wächter) 布-韦损害(淋巴细胞和单核细胞在心肌层呈灶状集聚)

brachy- [构词成分] 短

Brachyarcus [ˌbrækiˈɑ:kəs] *n* 短弓菌属

brachybasia [ˌbrækiˈbeiziə] *n* (曳行)小步，短步(见于两侧瘫)

brachycardia [ˌbrækiˈkɑ:diə] *n* 心动过缓，心搏徐缓

brachycephaly [ˌbrækiˈsefəli], **brachycephalia** [ˌbrækisiˈfeiliə], **brachycephalism** [ˌbrækiˈsefəlizəm], *n* 短头(畸形)(颅指数为81.0～85.4) | **brachycephalic** [ˌbrækiseˈfælik] / **brachycephalous** [ˌbrækiˈsefələs] *a*

brachycheilia [ˌbrækiˈkailiə], **brachychily** [bræˈkikili] *n* 短唇

brachychronic [ˌbrækiˈkrɔnik] *a* 急性的，急促的

brachycranic [ˌbrækiˈkreinik] *a* 短颅的(颅指数为80.0～84.9)

brachydactyly [ˌbrækiˈdæktili] *n* 指(趾)过短 | **brachydactylous** [ˌbrækiˈdæktiləs] *a*

brachyesophagus [ˌbrækii(:)ˈsɔfəgəs] *n* 食管过短

brachyfacial [ˌbrækiˈfeiʃəl] *a* 短面的(面指数为90或小于90)

brachygnathia [brækigˈneiθiə] *n* 短颌(下颌过短) | **brachygnathous** [brəˈkignəθəs] *a*

brachykerkic [brækiˈkə:kik] *a* 短前臂的，短腕的(桡肱指数小于75)

brachyknemic [ˌbrækiˈni:mik] *a* 短小腿的，短胫的(胫股指数为82或小于82)

brachymetacarpia [ˌbrækiˌmetəˈkɑ:piə], **brachymetacarpalism** [ˈbræki,metə'kɑ:pəlizəm] *n* 掌骨过短

brachymetapody [ˌbrækime'tæpədi] *n* 掌(跖)骨过短

brachymetatarsia [ˌbræki,metə'tɑ:siə] *n* 跖骨过短

brachymetropia [ˌbrækime'trəupiə] *n* 近视 | **brachymetropic** [ˌbrækime'trɔpik] *a*

brachymorphic [ˌbræki'mɔ:fik] *a* 短形的,矮型的

brachyphalangia [ˌbrækifə'lændʒiə] *n* 短指(趾)骨

brachyskelous [ˌbræki'ski:ləs] *a* 短腿的

brachystaphyline [ˌbræki'stæfilin] *a* 短腭的(腭指数为85.0或大于85.0)

brachystasis [brə'kistəsis] *n* 肌肉短滞

brachytherapy [ˌbræki'θerəpi] *n* 近距(放射)治疗

brachytypical [ˌbræki'tipikəl] *a* 短形的,矮型的

brachyuranic [ˌbrækijuə'rænik] *a* 短腭的,短牙槽的(颌牙槽指数为115.0或大于115.0)

bracing ['breisiŋ] *a* 振奋精神的;爽快的 *n* 背带;支柱;支撑物;嚼力支柱(对咀嚼力水平部分的耐力)

bracken ['brækən] *n* 羊齿,欧洲蕨(一种有毒的蕨类植物)

bracket ['brækit] *n* 托架;正牙托架;[复]括号(指[],〈〉,(),{});等级;阶层 *vt* 给…装上托架;把…括在括号内;把…分类

brackish ['brækiʃ] *a* (水)含盐的;味道不好的;引起恶心的 | ～**ness** *n*

bract [brækt] *n* 苞,苞片;托叶

Bradbury-Eggleston syndrome ['brædbəri 'egəlstən] (Samuel Bradbury; Cary Eggleston) 布-埃综合征(一种体位性低血压综合征,无心动过速,但有视力障碍、少汗、阳萎、基础代谢率降低、眩晕、晕厥以脉搏迟缓无变化。主要见于老年男性,在夏天清晨发生,系因周围血管收缩受损所致,通常病程是进行性的)

Bradford frame ['brædfəd] (Edward H. Bradford) 布莱德福架(大腿骨折和脊柱结核患者的床架)

Bradley's disease ['brædli] (W. H. Bradley) 布拉德利病,流行性恶心呕吐

bradshot ['brædʃɔt], **bradsot** ['brædsɔt] *n* 羊快疫,羊炭疽

brady- [构词成分] 徐缓,缓慢;迟钝

bradyacusia [ˌbrædiə'ku:siə] *n* 听觉迟钝

bradyarrhythmia [ˌbrædiə'riθmiə] *n* 缓慢(性)心律失常

bradyarthria [ˌbrædi'ɑ:θriə] *n* 言语过慢(脑损害所致)

bradyauxesis [ˌbrædiɔ:k'si:sis] *n* 部分发育缓慢

Bradybaena [ˌbrædi'bi:nə] *n* 巴蜗牛属

bradycardia [ˌbrædi'kɑ:diə] *n* 心动过缓,心搏徐缓

bradycardiac [ˌbrædi'kɑ:diæk], **bradycardic** [ˌbrædi'kɑ:dik] *a* 心动过缓的 *n* 减慢心率药

bradycinesia [ˌbrædisi'ni:ziə] *n* 运动过慢,身心反应迟钝

bradycrotic [ˌbrædi'krɔtik] *a* 脉搏过缓的

bradydiastole [ˌbrædidai'æstəli] *n* 舒张期延长

bradyecoia [ˌbrædii'kɔiə] *n* 重听,部分聋

bradyesthesia [ˌbrædiis'θi:zjə] *n* 感觉过慢;感觉迟钝

bradygenesis [brædi'dʒenisis] *a* 发育过慢

bradyglossia [ˌbrædi'glɔsiə] *n* 言语过慢

bradykinesia [ˌbrædiki'ni:ziə] *n* 运动过慢;身心反应迟钝

bradykinetic [ˌbrædiki'netik] *a* 运动过慢的;慢动的(影片放映)

bradykinin [ˌbrædi'kainin] *n* 缓激肽(血管舒张药)

bradylalia [ˌbrædiˈleiliə] *n* 言语过慢(脑损害所致)
bradylexia [ˌbrædiˈleksiə] *n* 阅读过慢
bradylogia [ˌbrædiˈləudʒiə] *n*【希】(精神性)言语过慢
bradymenorrhea [ˌbrædiˌmenəˈriːə] *n* 经期延长
bradypepsia [ˌbrædiˈpepsiə] *n* 消化徐缓
bradyphagia [ˌbrædiˈfeidʒiə] *n* 慢食癖
bradyphasia [ˌbrædiˈfeiziə] *n* 言语过慢(脑损害所致)
bradyphemia [ˌbrædiˈfiːmiə] *n* 言语过慢
bradyphrasia [ˌbrædiˈfreiziə] *n* (精神性)迟语症
bradyphrenia [ˌbrædiˈfriːniə] *n* 智力迟钝(流行性脑炎所致)
bradypnea [ˌbrædiˈni(ː)ə, brædip-] *n* 呼吸过慢
bradypragia [ˌbrædiˈpreidʒiə] *n* 动作过慢
Bradyrhizobium [ˌbreidiraiˈzəubiəm] *n* 短根瘤菌属
bradyrhythmia [ˌbrædiˈriθmiə] *n* 心动过缓,心搏徐缓
bradyspermatism [ˌbrædiˈspəːmətizəm] *n* 射精过慢
bradysphygmia [ˌbrædiˈsfigmiə] *n* 脉搏过缓,心搏徐缓
bradystalsis [ˌbrædiˈstælsis] *n* 蠕动过慢
bradytachycardia [ˌbrædiˌtækiˈkɑːdiə] *n* 心搏快慢交替
bradyteleokinesis [ˌbrædiˌteliəukiˈniːsis], **bradyteleocinesia** [ˌbrædiˌteliəusaiˈniːziə] *n* 运动终末过慢
bradytocia [ˌbrædiˈtəusiə] *n* 分娩延缓,滞产
bradytrophia [ˌbrædiˈtrəufiə] *n* 营养作用过慢 | **bradytrophic** [ˌbrædiˈtrɔfik] *a*
bradyuria [ˌbrædiˈjuəriə] *n* 排尿过慢
bradyzoite [ˌbrædiˈzəuit] *n* 缓殖子,缓殖体
brag [bræg] (-gg-) *vt, vi* 吹牛 *n* 自夸
Bragard's sign [brɑːˈgɑːd] (Karl Bragard) 布拉加德征(使膝关节伸直,抬腿屈髋直至感到疼痛为止,然后使脚背屈,如疼痛加重提示神经根疾患)
braidism [ˈbreidizəm] (得名于James Braid) *n* 催眠术,催眠状态
Braid's strabismus [breid] (James Braid) 布雷德斜视(诱导催眠时)
Brailey's operation [ˈbreili] (William A. Brailey) 布雷利手术(滑车上神经伸展术,以止青光眼疼痛)
braille [breil] *n* 盲人点字法(法国盲文教师布莱叶〈Louis Braille〉所创制)
brain [brein] *n* 脑;[复]脑髓;[常用复]脑力;智能 | new ~ 新脑(大脑皮质及其所属) / old ~ 旧脑,原脑 / olfactory ~, smell ~ 嗅脑 / 'tween ~ 间脑 / water ~ 蹒跚病 / wet ~ 脑水肿 | beat one's ~s 绞脑汁 / have sth on the ~ 一心想着某事
braincase [ˈbreinkeis], **brainpan** [ˈbreinpæn] *n* 脑壳
brainless [ˈbreinlis] *a* 愚蠢的
brainpower [ˈbreinˌpauə] *n* 智力
brainsick [ˈbrein-sik] *a* 疯狂的,有精神病的,精神病引起的 | **~ly** *ad* / **~ness** *n*
Brain's reflex [brein] (Walter R. Brain) 布雷恩反射(当病人采取四足动物位置时,偏瘫的弯臂伸直,亦称四足伸直反射)
brainstorm [ˈbrein-stɔːm] *n* 脑猝变,脑猝病
brainwashing [ˈbreinwɔːʃiŋ] *n* 洗脑(强制性改变思想)
brainy [ˈbreini] *a* 聪明的 | **braininess** *n*
braise, braize [breiz] *vt* 燉,蒸
brake [breik] *n* 制动器;闸;阻碍;制动机制 *vt, vi* 制动 | duodenal ~ 十二指肠制动机制
bran [bræn] *n* 麸,糠

branch [brɑːntʃ] *n* 分支,分叉;支脉,支流,支线;分科,部门;支部 *vi* 分支;分岔;分门 *vt* 使分支;分割 | bundle ~ 希斯束支,房室束支 / left bundle ~ 左束支 / right bundle ~ 右束支 | ~ off 分叉;岔开 / ~ out 扩充范围

branched-chain-amino-acid transaminase [bræntʃt-tʃein-ə'miːnəu-'æsid træns'æmineis] 分支氨基酸转氨酶

branched-chain α-keto acid decarboxylase 支链α-酮酸脱羧酶,支链α-酮酸脱氢酶

branched-chain α-keto acid dehydrogenase 支链α-酮酸脱氢酶(缺乏此复合体中某一成分可致槭糖尿病)

brancher deficiency 分支酶缺乏(症),糖原贮积病Ⅳ型

brancher enzyme, branching enzyme 分支酶,1,4-α-葡聚糖分支酶

branchia ['bræŋkiə] ([复] **branchiae** ['bræŋkiiː]) *n*【希】鳃 | ~l *a*

branchiogenic [ˌbræŋkiəu'dʒenik], **branchiogenous** [ˌbræŋki'ɔdʒinəs] *a* 鳃原(性)的

branchioma [ˌbræŋki'əumə] *n* 鳃原瘤

branchiomere ['bræŋkiəˌmiə] *n* 鳃节 | **branchiomeric** [ˌbræŋkiəu'merik] *a*

branchiomerism [ˌbræŋki'ɔmərizəm] *n* 鳃分节

Branchiostoma [ˌbræŋkiə'stəumə] *n* 文昌鱼属(即Amphioxus)

brand [brænd] *n* 商标;牌子,烙印 *vt* 在…上打烙印;铭记;污辱 | ~**er** *n* 打烙印的人;烙器

Brand bath [brɑːnt] (Ernst Brand) 布兰特浴(冷水按摩浴)

Brande's test [brænd] (William T. Brande) 布兰德试验(检奎宁)

brand-new ['brænd'njuː] *a* 崭新的,新制的

Brandt-Andrews maneuver [brɑːnt 'ændruːz] (Thure Brandt; Henry R. Andrews) 布-安手法(于第3产程从子宫逼出胎盘的方法:左手持脐带,右手置于产妇腹部,手指放在子宫前面,在右手轻轻地向后稍向上压时,左手轻轻牵引脐带)

brandy ['brændi] *n* 白兰地(酒)

Branhamella [ˌbrænhə'melə] (Sara Elizabeth Branham) *n* 布兰汉球菌属 | ~ catarrhalis 卡他布兰汉球菌

Branham's sign (bradycardia) ['brænhæm] (H. H. Branham) 布兰汉姆征(心动过缓)(用手指紧压动静脉瘘近侧的动脉引起的心动过缓)

branny ['bræni] *a* 糠(麸)状的

brash [bræʃ] *n* 胃灼热;反酸 | water ~ 胃灼热,吞酸嘈杂 / weaning ~ 断奶腹泻

brass [brɑːs] *n* 黄铜 *a* 黄铜制的

Brassica ['bræsikə] *n*【拉】芥属,芸苔属

brassic acid ['bræsik], **brassidic acid** [bræ'sidik] 顺芜酸,顺二十二碳烯-12-酸

brassiere ['bræsiə] *n* 奶罩

brassilic acid [bræ'silik] 十三碳二酸

Braun-Husler test (reaction) [brɔːn-'huslə] (Ludwig Braun) 布劳恩-胡斯勒试验(反应)(检脑脊液中过量球蛋白)

Braun's anastomosis [brɔːn] (Heinrich Braun) 布劳恩吻合术(胃肠吻合术时,为防止胃和十二指肠内含物恶性循环,而在输出和输入肠襻间即在胃肠造口的远端施行手术)

Braun's canal [brɔːn] (Carl von Braun) 神经肠管

Braun's hook [brɔːn] (Gustav Braun) 布劳恩钩(胎儿断头术用)

Braun's test [brɔːn] (Christopher H. Braun) 布劳恩试验(检尿葡萄糖)

Braunwald's sign ['braunwɑːld] (Eugene Braunwald) 布劳恩怀尔德征(室性早搏后立即出现弱脉,而不是强脉)

brave [breiv] *a* 勇敢的 *vt* 冒(风雨、危险

等);敢于作(某事) | ~**ly** *ad*

bravery ['breivəri] *n* 勇敢,大胆

brawn [brɔ:n] *n* 结实的肌肉,膂力 | ~**y** *a* 强壮的,肌肉结实的

Braxton Hicks' contraction (sign) ['brækstən hiks] (J. Braxton Hicks) 希克斯收缩(征)(妊娠3月后子宫的间歇性收缩) | ~ version 希克斯倒转术,内外足倒转术(用于已不能存活的胎儿)

braxy ['bræksi] *n* 羊快疫,羊炭疽

bray [brei] *vt* 捣碎,研碎;薄涂

brayera [brə'jerə] *n* 苦苏花(驱虫药、杀绦虫药)

brazen ['breizn] *a* 黄铜制的;黄铜色的;(声)刺耳的;无耻的

Brazil [brə'zil] *n* 巴西[拉丁美洲] | ~**ian** *a* 巴西的;巴西人的 *n* 巴西人

brazilin [brə'zilin] *n* 巴西灵,巴西木素(主要用作染料,亦可作指示剂)

breach [bri:tʃ] *n* 破坏,违反;裂口;破裂 *vt* 突破;使有缺口 | slip one's ~ 断气,死 / stand in the ~ 承受最厉害的攻击,首当其冲 / throw oneself into the ~ 挺身相助

bread [bred] *n* 面包;粮食;生计

breadline ['bredlain] *n* 领救济粮的队伍 | on the ~ 极度贫困

breadth [bredθ] *n* 宽度;广宽;宽大 | ~ of accommodations 调视范围,调视限度 | by a hair's ~ 间不容发地,险些儿 / to a hair's ~ 精确地,丝毫不差

breadthways ['bredθweiz], **breadthwise** ['bredθwaiz] *ad* 横

break [breik] (broke; broken) *vt* 打断,打碎;损坏(健康);(在精神上)制服;放弃(习惯);搞垮;违反(规则);割破(皮肤);中断,切断(电路);冲破(障碍);透露 *vi* 破碎,破裂;分散;突破;决裂;突发,爆发;暂停,中断(电路);崩溃;(在精神、健康等方面)垮掉,变弱;发展 *n* 破裂;破裂处;断裂;闯进;冲出;奔;决裂;突变;暂停;突降 | ~ away 突然离开;脱离;放弃(习惯) / ~ down 坏掉;感情上失去控制;(健康或精神方面)垮掉;压倒;拆开;分解 / ~ in 闯入;打断 / ~ in on(或upon) 打扰;打断 / ~ of 纠正…不良习惯 / ~ off (使)折断;突然停止;断绝;使脱落 / ~ out 突然发生;爆发;发疹;逃出 / ~ out in (突然)被…所覆盖 / ~ through 突破,冲垮 / ~ up 打碎;驱散;结束;衰退;变坏;分裂,分解 / ~ with 结束(关系);破除,去掉 / without a ~ 不断地

breakable ['breikəbl] *a* 易碎的 *n* [常用复] 易碎的东西

breakage ['breikidʒ] *n* 破损;破损的东西;损耗;破损数量;(染色体)断裂

breakdown ['breikdaun] *n* (身体、精神等方面的)衰竭,崩溃;损坏;故障;分解

breaker ['breikə] *n* 碎裂机;断路器,开关;缓冲衬层

breakfast ['brekfəst] *n* 早餐 *vi* 吃早饭 *vt* 给…吃早饭

breakneck ['breiknek] *a* 极其危险的

breakthrough ['breikθru:] *n* 突破

breakup ['breikʌp] *n* 分裂;解散;解体,腐朽;停止

breast [brest] *n* 胸;乳房;乳腺;营养来源;胸怀,心绪 *vt* 把胸部对着…;对付 | caked ~ 乳汁潴留性乳腺炎 / funnel ~ 漏斗(状)胸 / hysterical ~ 癔病性乳房(歇斯底里性乳房肿痛) / irritable ~ 乳腺过敏 / pigeon ~, chicken ~ 鸡胸(由于婴儿呼吸阻塞或佝偻病所致) / proemial ~ 先兆乳腺病(女性乳房先兆性病变) / shoe-makers' ~ 鞋工胸(胸骨下部及剑突因受制鞋工具压迫,致使制鞋工人的胸骨凹陷) / shotty ~ 弹丸状乳腺(增生性乳腺炎,亦称纤维性囊肿病) / thrush ~ 鸫鸟胸状心肌 | make a clean ~ of sth 和盘托出;坦白

breastbone ['brestbəun] *n* 胸骨

breast-fed ['brest,fed] *a* 母乳喂养的,人乳哺育的

breast-feed ['brest,fi:d] (-fed) *vt* 母乳喂养,人乳哺育,喂奶

breast-feeding ['brest'fi:diŋ] *n* 母乳喂养,人乳哺育

breath [breθ] *n* 气息;呼吸;正常呼吸力;生命;精神;低语;一瞬间;短暂的休息 | foul ~ 口臭 / lead ~ 铅中毒口臭 / liver ~ 肝臭 / vesicular ~ 肺泡呼吸 | below(或under) one's ~ 低声地 / the ~ of life 生命中必不可少的东西 / catch one's ~ 喘息;歇口气;屏息 / draw(或take) ~ 呼吸;歇口气;活在世上 / fight to one's last ~ 战斗到生命的最后一刻 / get one's ~ (again) 喘过气来;恢复正常状态 / have no ~ left 呼吸困难 / hold one's ~ 屏息 / in a ~ 一口气,一举 / in the same ~ 同时 / lose one's ~ 喘不过气来;呼吸困难 / out of ~ 喘不过气,上气不接下气 / short of ~ 呼吸短促,气促 / take one's ~ away 大吃一惊 / waste one's ~ 白费口舌,无效 / with bated ~ 焦虑地

breathe [bri:ð] *vi, vt* 呼吸;发散;使喘息;歇口气;低声说;休息;喘气 | ~ again (或freely) 安下心来;宽心 / ~ one's last 断气;死 | **breathable** *a* 可吸入的

breathed [breθt] *a* 有…气味的;气息音的

breather ['bri:ðə] *n* 呼吸者;通气孔

breathing ['bri:ðiŋ] *a* 呼吸的;活的 *n* 呼吸;一次呼吸;呼吸音;歇息 | bronchial ~ 支气管呼吸音 / frog ~, glossopharyngeal ~ 蛙式呼吸,舌咽式呼吸 / intermittent positive pressure ~ 间歇性正压呼吸 / periodic ~ 周期性呼吸

breathless ['breθlis] *a* 屏息的;气绝的;气喘的;透不过气的;闷热的 | **~ly** *ad* / **~ness** *n*

breathtaking ['breθ,teikiŋ] *a* 使人透不过气来的;惊人的

breathy ['breθi] *a* 发出过多呼吸音的,带喘息声的 | **breathily** *ad* / **breathiness** *n*

bred [bred] breed 的过去式和过去分词

Breda's disease ['breidə] (Achille Breda) 雅司病(即yaws)

bredouillement [breidwi'mɔŋ] *n*【法】语词缺落(由于发音过速造成单词未能完整读出)

breech [bri:tʃ] *n* 臀 | frank ~ 伸腿臀位

breed [bri:d] (bred) *vt* 产(仔),孵(卵);产生;繁殖,饲养;培育;教养 *vi* 滋生;繁殖 *n* 品种,种类

breeze [bri:z] *n* 微风 *vi* 吹微风 | in a ~ 毫不费力

breezy ['bri:zi] *a* 有微风的;快活的 | **breezily** *ad* 活泼地;轻快地 / **breeziness** *n* 活泼,轻快

bregma ['bregmə] *n*【拉;希】前囟 | **~tic** [breg'mætik] *a*

bregmatodymia [,bregmətəu'dimiə] *n* 前囟联胎畸形

Brehmer's treatment (method) ['breimə] (Hermann Brehmer) 布雷默疗法(肺结核的膳食及物理疗法)

brei [brai] *n*【德】糊,浆

Breisky's disease ['braiski] (August Breisky) 外阴干皱

Bremer's test ['bremə] (Ludwig Bremer) 布雷默试验(检糖尿病者血液)

bremsstrahlung ['brem,ʃtrɑ:luŋ] *n*【德】韧致辐射

Brennemann's syndrome ['brenimən] (Joseph Brennemann) 布伦尼曼综合征(肠系膜淋巴结炎及腹膜后淋巴结炎,为咽喉感染的后遗症)

Brenner operation ['brenə] (Alexander Brenner) 布伦纳手术(巴西尼〈Bassini〉术的改良法,将腹肌缝在睾提肌上)

Brenner's formula (test) ['brenə] (Rudolf Brenner) 布伦纳公式(试验)(用电流刺激听神经,检听觉)

Brenner tumor ['brenə] (Fritz Brenner) 卵巢纤维上皮瘤

brenz- [前缀]【德】焦,焦性(同样见pyro-起始的词)

brenz-catechin sulfuric acid [brents'kætikin] 邻羟苯硫酸酯

brephic ['brefik] *a* 胚胎期的，发育初期的

brepho- [构词成分] 胚胎;胎儿，新生儿

brephoplastic [ˌbrefəu'plæstik] *a* 胚胎期形成的

brephotrophic [ˌbrefəu'trɔfik] *a* 婴儿营养的

Breschet's canals [brə'ʃei] (Gilbert Breschet) 板障管 | ~ hiatus 蜗孔 / ~ sinus 蝶顶窦 / ~ veins 板障静脉

Brescia-Cimino fistula ['breʃiə si'mi:nəu] (Michael J. Brescia; James E. Cimino) 布-西瘘(血液透析用的一种动静脉瘘，包括头静脉和挠动脉的端-端吻合术)

Brethaire ['breθεə] *n* 硫酸特布他林(terbutaline sulfate)制剂的商品名

Brethine ['breθi:n] *n* 硫酸特布他林(terbutaline sulfate)制剂的商品名

Bretonneau's angina, disease [bretə'nəu] (Pierre F. Bretonneau) 布雷托诺咽峡炎、病(咽白喉)

bretylium tosylate [bri'tiljəm] 溴苄铵托西酸盐，溴苄铵甲苯磺酸盐(抗心律失常药)

Bretylol ['bretilɔl] *n* 溴苄铵托西酸盐(bretylium tosylate)制剂的商品名

Breus mole [brɔis] (Carl Breus) 布罗伊斯胎块(流产时胎盘的病理性改变，突向绒毛膜间隙的大量绒毛间血肿积聚，亦称血肿性胎块)

brevi- [构词成分] 短

Brevibacteriaceae [ˌbrevibækˌtiəri'eisii:] *n* 短杆菌科，短颈细菌科

Brevibacterium [ˌbrevibæk'tiəriəm] *n* 短杆菌属，短颈细菌属

Brevibloc ['breviˌblɔk] *n* 盐酸艾司洛尔(esmolol hydrochloride)制剂的商品名

brevicollis [ˌbrevi'kɔlis] *n* 短颈

breviductor [ˌbrevi'dʌktə] *n* 短收肌

breviflexor [ˌbrevi'fleksə] *n* 短屈肌

brevilineal [ˌbrevi'liniəl] *a* 短形的;矮短(体)型的

breviradiate [ˌbrevi'reidieit] *a* 短突的(本词亦适用于某一类神经胶质细胞)

Brevital ['brevitæl] *n* 美索比妥钠(methohexital sodium)制剂的商品名

brevity ['brevəti] *n* 短暂;简洁;扼要

brew [bru:] *vt* 酿造;调制;图谋 *vi* 酿酒;酝酿 *n* 饮料;酿造

Brewer's infarcts ['bru(:)ə] (George E. Brewer) 布鲁尔梗死(肾盂肾炎时肾切片上所见类似梗死的暗红色楔形病灶) | ~ point 布鲁尔点(肾脏感染时肋椎角压痛点)

bribe [braib] *n* 贿赂，收买;诱饵

Bricanyl ['brikənil] *n* 硫酸特布他林(terbutaline sulfate)制剂的商品名

brick [brik] *n* 砖;砖状物

Bricker's operation ['brikə] (Eugene M. Bricker) 布里克手术(手术造一个回肠通道形成扁平瘘口以收集尿，将回肠粘膜缝到皮肤上形成此扁平外形)

Brickner's sign ['briknə] (Richard M. Brickner) 布里克纳征(面神经功能损伤时，眼耳的协调活动减弱)

brickpox ['brikpɔks] *n* 猪丹毒

bridewell ['braidwəl] *n* 监狱，感化院

bridge [bridʒ] *n* 桥;鼻梁;齿桥;脑桥 *vt* 搭桥 | arteriolovenular ~ 小动静脉桥 / cantilever ~ 悬臂，单端固定桥(牙) / cell ~s, intercellular ~s 胞间桥 / cytoplasmic ~ 胞质桥，胞浆桥;胞间桥 / ~ of the nose 鼻梁 | ~ over 渡过(难关)接济

bridgework ['bridʒwə:k] *n* 架桥;桥托(牙)

bridle ['braidl] *n* 系带;束带;缰绳;约束物;约束丝

bridou [bri'du:] *n* 口角炎，念珠菌性口角炎

brief [bri:f] *a* 短暂的，简短的;简单的，简要的 *n* 摘要 *vt* 作…的摘要;节录 | hold a ~ for 为…辩护;主张 / in ~ 简言之 | ~ly *ad* / ~ness *n*

briefing ['bri:fiŋ] *n* 简令;简况介绍，简

要情况

Brieger's cachexia reaction ['bri:gə] (Ludwig Brieger) 布里格恶病质反应(血清中抗胰蛋白酶力的增加,见于恶性病及以恶病质为特征的其他疾病) | ～ test 布里格试验(检尿中焦儿茶酚及士的宁)

brigade [bri'geid] *n* 队,组

bright [brait] *a* 明亮的;生气勃勃的;聪明的 *ad* 光明地 | **～ly** *ad* / **～ness** *n*

brighten ['braitn] *vt, vi* (使)发亮;(使)快活

brightic ['braitik] *a* 患肾小球肾炎的 *n* 肾小球肾炎患者

brightism ['braitizəm] *n* 肾炎(急性或慢性)

Bright's disease [brait] (Richard Bright) 布赖特肾病(一般指肾小球肾炎) | ～ eye 布赖特眼(慢性肾病眼)

brilliance ['briljəns], **brilliancy** ['briljənsi] *n* 光辉;鲜明;杰出

brilliant ['briljənt] *a* 光辉的;鲜明的;卓越的 | **～ly** *ad*

Brill's disease, Brill-Zinsser disease [bril 'zinsə] (Nathan E. Brill; Hans Zinsser) 布里尔病,布里尔-津泽病,再燃性斑疹伤寒,散在性复发性斑疹伤寒

Brill-Symmers disease [bril 'siməz] (Nathan E. Brill; Douglas Symmers) 结节状淋巴瘤,滤泡性淋巴瘤

brim [brim] *n* 边,缘;骨盆上口(-mm-) *vt, vi* 注满(容器等);满溢 | **～ful** *a* 满到边的 / **～less** *a* 无边缘的

brine [brain] *n* 盐水;海水 *vt* 用盐水浸(或泡)

Brinell hardness number [bri'nel] (Johann A. Brinell) 布氏硬度数(表示某物质相对硬度的数值)

bring [briŋ] (brought) *vt* 带来,拿来;产生,引起;促使;提出 | ～ about 导致,引起 / ～ around 使转变,说服;使恢复知觉(或健康) / ～ back 带回来;回忆起来;使恢复;呕吐,呕出 / ～ down 击落;减少,降低;招致 / ～ forth 生(孩子);结(果实);使产生;提出,引证 / ～ forward 提出;提前;显示 / ～ in 引进;生产;收,收入 / ～ off 使成功,完成;救出 / ～ on 引起,导致;使发展;提出(论点等)供讨论 / ～ out 使显出;出版;生产 / ～ over 把…带来;使转变,说服 / ～ round 使转变,说服;恢复知觉 / ～ through 使(病人)脱险,救活;使渡过困难 / ～ to 使恢复知觉 / ～ to bear 施加;运用;完成 / ～ together 聚集;使碰头 / ～ to light 使呈现,使显露 / ～ to pass 使发生;使实现;完成 / ～ under 镇压;压制 / ～ up 抚养;教育;提出;咳出,呕出

bringing-up ['briŋiŋ 'ʌp] *n* (儿童的)抚养;教养

brink ['briŋk] *n* 边;边缘

brinolase ['brainəleis] *n* 纤维蛋白酶,纤维蛋白溶解酶

Brinton's disease ['brintən] (William Brinton) 皮革状胃,硬变性胃炎

briny ['braini] *a* 盐水的;很咸的;海水的

Brion-Kayser disease [bri'ɔn 'kaizə] (Albert Brion; Heinrich Kayser) 副伤寒

Briquet's ataxia [bri'kei] (Paul Briquet) 布里凯运动失调(癔病患者皮肤及腿肌麻木) | ～ syndrome 布里凯综合征(癔病性膈麻痹所致的气促及失声)

brisement [bri:z'mɔŋ] *n*【法】裂断;折断 | ～ forcé 强力裂断法(强力折断骨质性关节强硬)

brise-pierre [bri:s-pi'ɛə] *n*【法】碎石器,碎石钳

brisk [brisk] *a* 活跃的;快速的;兴旺的 | **～ly** *ad*

Brissaud-Marie syndrome [bri'su mə'ri:] (Edouard Brissaud; Pierre Marie) 布-马综合征,癔病性半侧舌唇痉挛

Brissaud's dwarf [bri'su] (Edouard Brissaud) 布里索侏儒(伴有粘液性水肿的侏儒) | ～ infantilism 布里索幼稚型

(婴儿粘液性水肿) / ～ reflex 布里索反射(轻搔足底引起阔筋膜张肌收缩) / ～ scoliosis 坐骨神经痛性脊柱侧凸

Brissaud-Sicard syndrome [bri'su si'kɑː] (Edouard Brissaud; Jean A. Sicard) 布里索-西卡综合征(由脑桥病灶引起的痉挛性偏瘫)

Bristacycline [ˌbristə'saikliːn] *n* 盐酸四环素(tetracycline hydrochloride)制剂的商品名

Bristamin ['bristəmin] *n* 苯托沙敏(phenyltoloxamine)制剂的商品名

bristle ['brisl] *n* 鬃,刚毛 *vi* (毛发等)直立;发怒;充满 *vt* 使(毛发等)直立;把…弄粗糙 | bacterial ～ 细菌刚毛

Bristowe's syndrome ['bristəu] (John S. Bristowe) 布里斯托综合征(胼胝体瘤引起的一系列症状,其中包括偏瘫和运用不能)

Britain ['britən] *n* 不列颠(英格兰、威尔士和苏格兰的总称),英国: the United Kingdom of Great ～ and Northern Ireland大不列颠及北爱尔兰联合王国(英国的正式名称)

British ['britiʃ] *a* 英国的;英国人的;英联邦的;英联邦人的 | the ～ Commonwealth (of Nations) 英联邦

brittle ['britl] *a* 易碎的,脆弱的 | ～**ness** *n* 易碎,脆性,脆弱

broach [brəutʃ] *n* 锥形尖头工具;髓针(牙科用) *vt* 开洞;钻开;提出讨论 | barbed ～ 倒钩拔髓针 / root-canal ～, pathfinder ～ 根管针 / smooth ～ 平滑髓针

broad [brɔːd] *a* 宽的,广阔的;广泛的;完全明朗的;明白显著的;广大的;非限制的;主要的;概括性的 *ad* 宽阔地 *n* 宽阔部分 | it's as ～ as it's long 没有区别,没关系 | ～**ly** *ad* / ～**ness** *n*

Broadbent's sign ['brɔːdbent] (William H. Broadbent) 布罗德本特征(与心包粘连有关的在背部左侧靠近第十一、十二肋骨处可见到凹陷)

broadcast ['brɔːdkɑːst] (broadcast 或broadcasted) *vt, vi* 广播 *n* 广播;广播节目 | ～**er** *n* 广播电台;广播员

broaden ['brɔːdn] *vt, vi* (使)变宽;(使)扩大

broad-minded ['brɔːd'maindid] *a* 能容忍不同意见的,心胸宽大的

broad-spectrum ['brɔːd'spektrəm] *a* 广谱的

Broca's amnesia ['brɔkə] (Pierre P. Broca) 语言遗忘 | ～ aphasia 表达性失语(症) / ～ area 运动言语区;旁嗅区 / ～ ataxia 癔病性运动失调 / ～ band 布罗卡带(胚胎嗅脑的一部) / ～ center 言语中枢 / ～ convolution (gyrus, region) 布罗卡回(大脑左半球的额下回,亦称左额下回) / ～ fissure 布罗卡裂(围绕布罗卡回之裂) / ～ formula 布罗卡公式(一个完全成长的成人,其理想体重的kg数应等于身长超过1m的cm数) / ～ plane 视平面 / ～ point 耳穴 / ～ pouch 女阴囊(大阴唇内梨状囊)

Brockenbrough's sign ['brɔkənbrəu] (Edwin C. Brockenbrough) 布劳肯布罗征(室性早搏后立即出现弱脉,而不是强脉,提示特发性肥厚性主动脉瓣下狭窄)

Brock's infundibulectomy [brɔk] (Sir Russell Claude Brock) 布洛克动脉圆锥切除术(切除右心室肥厚的流出道的内部,有助于缓解法乐〈Fallot〉四联症时的肺动脉瓣狭窄) / ～ operation 布洛克手术,经室封闭式瓣膜切开术 / ～ syndrome 布洛克综合征,中叶综合征(右肺中叶膨胀不全,兼有慢性肺炎)

Brödel's white line ['bredəl] (Max Brödel)布勒德尔白线(接近肾前凸面缘的纵行白线)

Broders' index (classification) ['brəudəz] (Albert C. Broders) 布罗德斯指数(分级)(以原始细胞或未分化细胞的多少表示肿瘤的恶性程度,第一级含1/4未分化细胞,第二级含1/2未分化细胞,第三级含3/4未分化细胞,第四级

则所有细胞未分化)

Brodie's abscess ['brəudi] (Benjamin C. Brodie)骨骺端脓肿 | ~ disease 布罗迪病(①慢性滑膜炎,尤指膝部,患部有髓样退化;②癔病性脊柱假骨折) / ~ knee 布罗迪膝(慢性膝关节滑膜炎)

Brodie's ligament ['brəudi] (J. G. Brodie) 肱骨横韧带

Brodmann's areas ['brɔdmən] (Korbinian Brodmann)布劳德曼区(大脑皮质细胞结构区分图,按6个细胞层的排列不同而分区并给每个区以编号)

Broesike's fossa ['bri:zikə] (Gustav Broesike)空肠旁隐窝

brofoxine [brəu'fɔksi:n] *n* 溴苯噁嗪酮(安定药)

broil [brɔil] *vt, vi* 烤;焙,炙 *n* 烤;灼热;被烤焙的东西

broke [brəuk] break的过去式

broken ['brəukən] break的过去分词 *a* 破碎的;骨折的;遭破坏的;衰弱的;断续的;不完整的

broken-down ['brəukən'daun] *a* 衰弱之极的;发生故障的;无用的

broken-hearted ['brəukən'hɑ:tid] *a* 心碎的,悲伤过度的

broken wind ['brəukən wind] 马气喘病

bromate ['brəumeit] *n* 溴酸盐 *vt* 用溴处理;使与溴化合

bromated ['brəumeitid] *a* 含溴的,溴化的

bromatology [ˌbrəumə'tɔlədʒi] *n* 饮食学,食品学

bromatotherapy [ˌbrəumətəu'θerəpi], **bromatherapy** [ˌbrəumə'θerəpi] *n* 饮食疗法

bromatotoxin [ˌbrəumətəu'tɔksin] *n* 食物毒(由于发酵作用等形成的食物毒素)

bromatoxism [ˌbrəumə'tɔksizəm], **bromatotoxismus** [ˌbrəumətəutɔk'sisməs] *n* 食物中毒,食品中毒

bromauric acid [brɔ'mɔ:rik] 溴金酸

bromazepam [brəu'mæzipæm] *n* 溴西泮,溴吡二氮䓬(弱安定药)

bromelain ['brɔuməlein], **bromelin** ['brəumәlin, brə'melin] *n* 菠萝蛋白酶

bromethol [brɔ'meθɔl] *n* 三溴乙醇溶液

bromhexine hydrochloride [brɔm'heksi:n] 盐酸溴己新,盐酸溴苄环己铵(祛痰药)

bromhidrosis, bromidrosis [ˌbrəumi'drəusis] *n* 臭汗,腋臭

bromic ['brəumik] *a* 溴的;含溴的;五价溴的 | ~ acid 溴酸

bromide ['brəumaid] *n* 溴化物

bromindione [brəumin'daiəun] *n* 溴茚二酮,溴苯茚满二酮(抗凝血药)

bromine ['brəumi:n] *n* 溴(化学元素)

brominism ['brəuminizəm], **bromism** ['brəumizəm] *n* 溴中毒

brominized ['brəuminaizd] *a* 用溴处理;含溴的;溴化的,加溴的

bromisovalum [ˌbrəumisə'væləm] *n* 溴米索伐,溴异戊酰脲(催眠镇静药)

bromization [ˌbrəumai'zeiʃən] *n* 溴化作用;大剂量溴化物使用

bromized ['brəumaizd] *a* 溴化的

brom(o)- [构词成分] 溴;臭

bromobenzene [ˌbrəuməu'benzi:n] *n* 溴苯

bromochlorotrifluoroethane [ˌbrəuməuˌklɔ:rəutraiˌfluərəu'eθein] *n* 溴氯三氟乙烷,氟烷(吸入麻醉药)

bromocriptine [ˌbrəuməu'kripti:n] *n* 溴隐亭,溴麦角环肽,溴麦角隐亭(催乳激素抑制药,多巴胺拮抗药)

5-bromodeoxyuridine [ˌbrəuməudiɔksi'juəridin] *n* 5-溴脱氧尿核苷(一种引起染色体的异染色质部分发生断裂的嘧啶结构类似物)

bromoderma [ˌbrəuməu'də:mə] *n* 溴疹

bromodiphenhydramine hydrochloride [ˌbrəuməuˌdaifen'haidrəmin] 盐酸溴马嗪(抗组胺药)

bromoform ['brəuməufɔ:m] *n* 溴仿,三溴甲烷(镇静、镇咳药)
bromoiodism [ˌbrəuməu'aiədizəm] *n* 溴碘中毒
bromomania [ˌbrəuməu'meinjə] *n* 嗜溴剂癖(因溴化物使用不当所致的精神病)
bromomenorrhea [ˌbrəuməumenə'ri:ə] *n* 臭(性月)经
bromopnea [brə'mɔpniə, ˌbrəumə'ni(:)ə] *n* 口臭
5-bromouracil [ˌbrəuməu'juərəsil] *n* 5-溴尿嘧啶(一种具有致突变作用的嘧啶类似物)
bromoxanide [brəu'mɔksənaid] *n* 溴沙尼特,溴氟硝柳胺(抗蠕虫药)
bromperidol [brɔm'peridəul] *n* 溴哌利多,溴哌醇(安定药)
brompheniramine [ˌbrəumfe'nirəmi:n] *n* 溴苯那敏,溴苯吡胺(抗组胺药)
bromphenol [brəum'fi:nɔl] *n* 溴(代苯)酚
bromphenylacetylcysteine [brəumˌfenilˌæsitilˌsistiin] *n* 嗅苯乙酰半胱氨酸,溴苯硫醇尿酸
bromphenylmercapturic acid [brɔmˌfenilˌmə:kæp'tjuərik] 溴苯硫醇尿酸
bromsaligenin [ˌbrəumsæli'dʒenin] *n* 溴水杨醇(曾用以治关节炎及抗痉挛药)
Bromsulphalein [brɔm'sʌlfəli:n] *n* 磺溴酞钠(sulfobromophthalein sodium)制剂的商品名(缩写为BSP)
bromum ['brəuməm] *n*【拉】溴
Bromural [brəu'mjuərəl] *n* 溴米索伐(bromisovalum)制剂的商品名
bromurated ['brəumjuˌreitid] *a* 含溴或溴盐的;溴化的,加溴的
bromuret ['brəumjurit] *n* 溴化物
bronchadenitis [ˌbrɔŋkædi'naitis] *n* 支气管淋巴结炎
bronchi ['brɔŋkai] bronchus的复数
bronchia ['brɔŋkiə] bronchium的复数
bronchial ['brɔŋkjəl] *a* 支气管的
bronchiarctia [ˌbrɔŋki'ɑ:kʃiə] *n* 支气管狭窄
bronchiectasis [ˌbrɔŋki'ektəsis] *n* 支气管扩张 | capillary ～ 细支气管扩张 / dry ～ 干性支气管扩张 | **bronchiectasia** [ˌbrɔŋkiek'teiziə] *n* / **bronchiectatic** [ˌbrɔŋkiek'tætik], **bronchiectasic** [ˌbrɔŋkiek'teizik] *a*
bronchiloquy [brɔŋ'kiləkwi] *n* 支气管语音
bronchiocele ['brɔŋkiəusi:l] *n* 细支气管扩大
bronchiocrisis [ˌbrɔŋkiəu'kraisis] *n* 支气管危象(脊髓痨病程中呼吸困难的突然发作)
bronchiogenic [ˌbrɔŋkiəu'dʒenik] *a* 支气管原的
bronchiole ['brɔŋkiəul] *n* 细支气管 | respiratory ～, alveolar ～ 呼吸细支气管 / terminal ～, lobular ～ 终末细支气管
bronchiolectasis [ˌbrɔŋkiəu'lektəsis] *n* 细支气管扩张
bronchiolitis [ˌbrɔŋkiəu'laitis] *n* 细支气管炎,毛细支气管炎 | acute obliterating ～ 急性闭塞性细支气管炎 / ～ exudativa 渗出性细支气管炎 / ～ fibrosa obliterans 闭塞性纤维性细支气管炎 / vesicular ～ 肺泡性细支气管炎,支气管肺炎
bronchiolus [brɔŋ'kaiələs]([复] **bronchioli** [brɔŋ'kaiəlai]) *n*【拉】细支气管 | bronchioli respiratorii 呼吸细支气管
bronchiospasm ['brɔŋkiəuˌspæzəm], **bronchismus** [brɔŋ'kisməs] *n* 支气管痉挛(痉挛性支气管收缩)
bronchiostenosis [ˌbrɔŋkiəusti'nəusis] *n* 支气管狭窄
bronchisepticin [ˌbrɔŋki'septisin] *n* 支气管败血菌素(由支气管败血性布鲁菌制备的抗原,用于犬瘟热的皮肤试验)
bronchitis [brɔŋ'kaitis] *n* 支气管炎 | acute ～ 急性支气管炎 / acute

laryngotracheal ～ 急性喉气管支气管炎 / arachidic ～ 花生仁吸入性支气管炎 / capillary ～ 细支气管炎，毛细支气管炎 / catarrhal ～卡他性支气管炎 / chronic ～ 慢性支气管炎 / croupous ～, exudative ～, fibrinous ～, membranous ～, plastic ～, pseudomembranous ～ 格鲁布性支气管炎，渗出性支气管炎，纤维蛋白性支气管炎，假膜性支气管炎 / dry ～ 干性支气管炎 / epidemic ～ 流行性感冒 / ether ～ 乙醚性支气管炎 / hemorrhagic ～ 支气管螺旋体病 / infectious asthmatic ～ 传染性哮喘性支气管炎 / infectious avian ～ 传染性家禽支气管炎 / mechanic ～ 机械性支气管炎 / ～ obliterans 闭塞性支气管炎 / parasitic ～ 寄生虫性支气管炎，蠕虫性支气管炎 / phthinoid ～ 结核性支气管炎 / productive ～ 增生性支气管炎 / putrid ～ 腐败性支气管炎 / secondary ～ 继发性支气管炎 / staphylococcus ～ 葡萄球菌性支气管炎 / streptococcal ～ 链球菌性支气管炎 / suffocative ～ 窒息性支气管炎 / vesiculary ～ 肺泡性支气管炎 | **bronchitic** [brɔŋ'kitik] *a*

bronchium ['brɔŋkiəm] ([复] **bronchia** ['brɔŋkiə]) *n* 【拉】小支气管(支气管分支，小于支气管，大于细支气管)

bronchoadenitis [ˌbrɔŋkəuˌædi'naitis] *n* 支气管淋巴结炎

bronchoalveolar [ˌbrɔŋkəuæl'viələ] *a* 支气管肺泡的

bronchoalveolitis [ˌbrɔŋkəuˌælviəu'laitis] *n* 支气管肺炎

bronchoaspergillosis [ˌbrɔŋkəuˌæspədʒi'ləusis] *n* 支气管曲霉病

bronchoblastomycosis [ˌbrɔŋkəuˌblæstəumai'kəusis] *n* 支气管芽生菌病，肺芽生菌病

bronchoblennorrhea [ˌbrɔŋkəuˌblenə'ri:ə] *n* 支气管脓溢

bronchocandidiasis [ˌbrɔŋkəuˌkændi'daiəsis] *n* 支气管念珠菌病

bronchocavernous [ˌbrɔŋkəu'kævənəs] *a* 支气管空洞的

bronchocele ['brɔŋkəusi:l] *n* 支气管囊肿(支气管局部扩张)

bronchocephalitis [ˌbrɔŋkəuˌsefə'laitis] *n* 百日咳

bronchoconstriction [ˌbrɔŋkəukən'strikʃən] *n* 支气管缩小，支气管狭窄

bronchoconstrictor [ˌbrɔŋkəukən'striktə] *a* 支气管收缩的 *n* 支气管收缩药

bronchodilatation [ˌbrɔŋkəudailə'teiʃən], **bronchodilation** [ˌbrɔŋkəudai'leiʃən] *n* 支气管扩张

bronchodilator [ˌbrɔŋkəudai'leitə] *n* 支气管扩张器;支气管扩张药

bronchoegophony [ˌbrɔŋkəui'gɔfəni] *n* 支气管羊音

bronchoesophageal [ˌbrɔŋkəui(:)ˌsɔfə'dʒi(:)əl] *a* 支气管食管的

bronchoesophagology [ˌbrɔŋkəui(:)sɔfə'gɔlədʒi] *n* 支气管食管病学

bronchoesophagoscopy [ˌbrɔŋkəui(:)sɔfə'gɔskəpi] *n* 支气管食管镜检查

bronchofiberscope [ˌbrɔŋkəu'faibəskəup] *n* (光导)纤维支气管镜

bronchofiberscopy [ˌbrɔŋkəu'faibəskəpi], **bronchofibroscopy** [ˌbrɔŋkəufai'brɔskəpi] *n* (光导)纤维支气管镜检查

bronchogenic [brɔŋkəu'dʒenik] *a* 支气管源性的

bronchogram ['brɔŋkəugræm] *n* 支气管造影摄(照)片 | air ～ 支气管气象，含气支气管象

bronchography [brɔŋ'kɔgrəfi] *n* 支气管造影(术) | **bronchographic** [ˌbrɔŋkəu'græfik] *a*

broncholith ['brɔŋkəuliθ] *n* 支气管(结)石，肺石

broncholithiasis [ˌbrɔŋkəuli'θaiəsis] *n* 支气管结石病

bronchology [brɔŋ'kɔlədʒi] *n* 支气管病学 | **bronchologic** [ˌbrɔŋkəu'lɔdʒik] *a*

bronchomalacia [ˌbrɔŋkəuməˈleiʃiə] *n* 支气管软化

bronchomoniliasis [ˌbrɔŋkəuməuniˈlaiəsis] *n* 支气管念珠菌病

bronchomotor [ˌbrɔŋkəu'məutə] *a* 支气管舒缩的

bronchomuchotropic [ˌbrɔŋkəuˌmju:kəu'trɔpik] *a* 促支气管分泌的

bronchomycosis [ˌbrɔŋkəumaiˈkəusis] *n* 支气管真菌病,支气管霉菌病

bronchonocardiosis [ˌbrɔŋkəunəuˌkɑ:di'əusis] *n* 支气管诺卡放线菌病

broncho-oidiosis [ˌbrɔŋkəuəuˌidi'əusis] *n* 支气管念珠菌病

bronchopancreatic [ˌbrɔŋkəuˌpæŋkri'ætik] *a* 支气管胰腺的

bronchopathy [brɔŋ'kɔpəθi] *n* 支气管病

bronchophony [brɔŋ'kɔfəni] *n* 支气管音 | pectoriloquous ～胸语性支气管音 / sniffling ～鼻塞支气管音 / whispered ～耳语支气管音

bronchoplasty ['brɔŋkəuˌplæsti] *n* 支气管成形术

bronchoplegia [ˌbrɔŋkəu'pli:dʒiə] *n* 支气管麻痹

bronchopleural [ˌbrɔŋkəu'pluərəl] *a* 支气管胸膜的

bronchopleuropneumonia [ˌbrɔŋkəuˌpluərəunju(:)'məunjə] *n* 支气管胸膜肺炎

bronchopneumonia [ˌbrɔŋkəunju(:)'məunjə] *n* 支气管肺炎 | postoperative ～术后支气管肺炎 / subacute ～亚急性支气管肺炎 / virus ～病毒性支气管肺炎 | **bronchopneumonic** [ˌbrɔŋkəunju(:)'mɔnik] *a*

bronchopneumonitis [ˌbrɔŋkəuˌnju:mə'naitis] *n* 支气管肺炎

bronchopneumopathy [ˌbrɔŋkəunju(:)'mɔpəθi] *n* 支气管肺病

bronchopulmonary [ˌbrɔŋkəu'pʌlmənəri] *a* 支气管肺的

bronchoradiography [ˌbrɔŋkəureidi'ɔgrəfi] *n* 支气管X线造影(术)

bronchorrhagia [ˌbrɔŋkəu'reidʒiə] *n* 支气管出血

bronchorrhaphy [brɔŋ'kɔrəfi] *n* 支气管缝术

bronchorrhea [brɔŋkəu'ri:ə] *n* 支气管粘液溢

bronchoscope ['brɔŋkəskəup] *n* 支气管镜 | fiberoptic ～(光导)纤维支气管镜

bronchoscopic [ˌbrɔŋkəu'skɔpik] *a* 支气管镜检查的;支气管镜的

bronchoscopically [ˌbrɔŋkəu'skɔpikəli] *ad* 用支气管镜检查

bronchoscopy [brɔŋ'kɔskəpi] *n* 支气管镜检查 | fiberoptic ～(光导)纤维支气管镜检查

bronchosinusitis [ˌbrɔŋkəusainə'saitis] *n* 支气管鼻窦炎

bronchospasm ['brɔŋkəˌspæzəm] *n* 支气管痉挛

bronchospirochetosis [ˌbrɔŋkəuˌspaiərəuki'təusis] *n* 支气管螺旋体病

bronchospirography [ˌbrɔŋkəuspaiə'rɔgrəfi] *n* 支气管肺量描记法(测定一侧肺的肺活量、摄氧量、二氧化碳排出量的记录)

bronchospirometer [ˌbrɔŋkəuspaiə'rɔmitə] *n* 支气管肺量计

bronchospirometry [ˌbrɔŋkəuspaiə'rɔmitri] *n* 支气管肺量测定法(测定一侧肺的肺活量、摄氧量、二氧化碳排出量) | differential ～对比支气管肺活量测定法

bronchostaxis [ˌbrɔŋkəu'stæksis] *n* 支气管出血

bronchostenosis [ˌbrɔŋkəusti'nəusis] *n* 支气管狭窄

bronchostomy [brɔŋ'kɔstəmi] *n* 支气管造口术

bronchotome ['brɔŋkətəum] *n* 支气管

刀

bronchotomy [brɔŋ'kɔtəmi] *n* 支气管切开术

bronchotracheal [ˌbrɔŋkə*u*trə'ki:əl, -'treiki-] *a* 支气管气管的,气管支气管的

bronchotyphoid [ˌbrɔŋkə*u*'taifɔid] *n* 支气管炎型伤寒

bronchotyphus [ˌbrɔŋkə*u*'taifəs] *n* 支气管炎型斑疹伤寒

bronchovesicular [ˌbrɔŋkə*u*vi'sikjulə] *a* 支气管肺泡的

bronchus ['brɔŋkəs] ([复] **bronchi** ['brɔŋkai]) *n* 【拉】支气管 | apical ~, segmental ~ 肺尖(段)支气管 / cardiac ~ 肺底内侧段支气管 / eparterial ~ 动脉上支气管 / hyparterial bronchi 动脉下支气管 / primary ~ 主支气管,初级支气管(由气管分出的左和右支气管) / secondary ~ 次(级)支气管(主支气管的分支,包括肺叶支气管和肺段支气管) / stem ~ 支气管干 / tracheal ~ 气管(延续性)支气管(一种异位或额外支气管,从气管直接延伸到右肺上叶尖段,对某些动物来说是正常的,在人类则为先天性异常)

brontophobia [ˌbrɔntə'fəubiə] *n* 雷电恐怖

bronze [brɔnz] *n* 青铜 *a* 青铜的 *vt* 镀青铜于,上青铜色于 *vi* 变成青铜色;被晒黑 | **~d** *a* 青铜色的 / **bronzy** ['brɔnzi] *a* 带青铜色的

brood [bru:d] *n* 同窝,同巢,一窝 *vi* 孵,育;沉思

brooder ['bru:də] *n* 孵卵的动物;孵房;孵卵器

broody ['bru:di] *a* 要孵卵的;有繁殖力的;沉思的

brook [bruk] *n* 小河,溪

Brooke's disease [bruk] (Henry A. G. Brooke) 布鲁克病(触染性毛囊角化病;多发性乳头状毛发上皮瘤) | ~ tumor 布鲁克瘤(囊状腺样上皮瘤,多发性乳头状毛发上皮瘤)

brooklet ['bruklit] *n* 小溪,细流

broom [bru:m] *n* 扫帚;金雀花 *vt* 扫除 | **~y** *a* 金雀花的

Brophy's operation ['brəufi] (Truman W. Brophy) 布罗菲手术(一种腭裂手术)

brosse [brɔs] *n* 花粉刷(见于某些原虫的刷状纤毛细胞器)

broth [brɔ(:)θ] *n* 肉汤,肉汁;液体培养基

brother ['brʌðə] *n* 兄弟;同胞;同事

brotherhood ['brʌðəhud] *n* 兄弟般的关系;兄弟会,互助会;全体同人 | the medical ~ 医务界

brother-in-law ['brʌðəinlɔ:] ([复] brothers-in-law) *n* 姐夫,妹夫;内兄,内弟

brought [brɔ:t] bring的过去式和过去分词

brow [brau] *n* [常用复]眉;额;表情 | olympian ~, olympic ~ (先天梅毒性)凸额

brown [braun] *a* 棕色的 *n* 棕色,褐色 *vt, vi* 变褐,变成棕色 | aniline ~, Bismarck ~, Manchester ~, phenylene ~ 苯胺棕,俾斯麦棕,曼彻斯特棕,亚苯基棕 | **~ish**, **~y** *a* 带棕色的

brownian movement ['brauniən] (Robert Brown) 布朗运动(由于热骚动引起悬浮微粒的跳跃运动)

Browning's vein ['brauniŋ] (William Browning) 布朗宁静脉(下吻合静脉的上部)

Brown-Roberts-Wells apparatus [braun 'rɔ:bəts welz] (R. A. Brown; T. S. Roberts; T. H. Wells) 布-罗-韦立体定位仪(用于立体定位性外科的布-罗-韦技术) | ~ technique 布-罗-韦技术(一种立体定位技术,用一环套头固位,一环使计算机体层摄影影象定位,并使用一个弧导系统)

Brown-Séquard's injection ['braunsei'kɑ:] (Charles E. Brown-Séquard) 布朗·塞卡尔注射(睾丸浸出液注射) | ~ paralysis 布朗·塞卡尔麻

痹(布朗·塞卡尔综合征;一种弛缓性麻痹,见于尿路疾患)/ ～ syndrome (disease, sign) 布朗·塞卡尔综合征(病、征)(脊髓偏侧损害时,身体同侧有运动麻痹,对侧有感觉缺失)/ ～ treatment 器官疗法,内脏制剂疗法

Brown's test (reaction) [braun] (Thomas K. Brown) 布朗试验(反应)(检孕;检尿氨定量)

Brown-Symmers disease [braun 'siməz] (Charles L. Brown; Douglas Symmers) 布-西病,儿童致死性急性浆液性脑炎

Broxolin ['brɔksəlin] *n* 甘铋胂(glycobiarsol)制剂的商品名

BRS British Roentgen Society 英国放射线学会

Brucella [bru:'selə] (David Bruce) *n* 布鲁菌属 | ～ abortus 流产布鲁菌,流产杆菌 / ～ bronchiseptica 支气管败血性布鲁菌 / ～ melitensis 马耳他布鲁菌 / ～ suis 猪布鲁菌 / ～ tularensis 野兔热布鲁菌

brucella [bru:'selə] *n* 布鲁菌 | ～**r** *a*

Brucellaceae [ˌbru:se'leisii:] *n* 布鲁菌科

Brucellergen [bru:'selədʒin] *n* 布鲁菌变应原(商品名,布鲁菌的核蛋白提取物,用于布鲁菌病皮肤试验)

brucellin [bru:'selin] *n* 布鲁菌素(用于诊断布鲁菌病)

brucellosis [ˌbru:se'ləusis], **brucelliasis** [ˌbru:se'laiəsis] *n* 布鲁菌病,波状热

Bruce's septicemia [bru:s] (David Bruce) 布鲁败血病,布鲁(杆)菌病,波状热

Bruce's tract [bru:s] (Alexander Bruce) 隔缘束

Bruch's glands [bruh] (Karl W. L. Bruch) 布鲁赫腺(下睑结膜内淋巴滤泡) | ～ membrane (layer)脉胳膜基底层

brucine ['bru:si(:)n] *n* 布鲁生,二甲氧基士的宁,二甲氧基马钱子碱

Brücke's line ['bri:kə] (Ernst W. von Brücke) 布吕克线(横纹肌肌原纤维中与Z带交替的宽带) | ～ muscle 布吕克肌(睫状肌纵行纤维) / ～ reagent 布吕克试剂(改良的麦耶〈Meyer〉试剂,50g碘化钾,120g碘化汞,加水至1000ml / ～ test 布吕克试验(检尿内胆色素、蛋白质、胨) / ～ tunic 布吕克膜(视网膜大脑层,不包括杆层和圆锥层及其纤维与核)

Bruck's disease [bruk] (Alfred Bruck) 布鲁克病(主征为骨畸形、多发性骨折、关节强硬及肌萎缩)

Bruck's reaction [bruk] (Carl Bruck) 布鲁克(硝酸)反应(检梅毒)

Brudzinski's sign (reflex) [bru:d'zinski] (Józef Brudzinski) 布鲁金斯基征(反射)(①脑膜炎时,颈部前屈,可致髋、膝屈曲亦称颈征;②脑膜炎时,令一侧下肢被动地屈曲,则对侧下肢可见到同样的运动,亦称对侧征)

Brugia ['brʌdʒiə] *n* 布(鲁格)氏丝虫属 | ～ malayi 马来丝虫 / ～ pahangi 彭亨丝虫

bruise [bru:z] *vt* 使青肿;碰伤 *vi* 变成青肿;产生伤痕 *n* 青肿;挫伤;捣碎 | stone ～ 石伤

bruit [bru:t] *vt* 传播 *n* 【法】杂音 | ～ d'airain 金属音 / ～ de craquement 爆裂音 / ～ de diable 静脉哼鸣 / ～ de galop 奔马心音,奔马律 / ～ de pot fêlé 破壶音 / ～ de soufflet 风箱音

Brunati's sign [bru:'nɑ:ti] (M. Brunati) 布鲁纳蒂征(肺炎或伤寒时出现角膜混浊)

Brunner's glands ['brunə] (Johann C. Brunner) 十二指肠腺

Brünninghausen's method ['briniŋˌhausən] (Herrmann J. Brünninghausen) 布林宁豪森法(扩张子宫颈导引早产)

Brunn's membrane [brun] (Albertvon Brunn) 布龙膜(鼻嗅区上

皮) | ～ epithelial nests 布龙上皮细胞巢(健康输尿管内实性的或分支的细胞集落)

Brunschwig's operation ['brunʃviʃ] (Alexzander Brunschwig) 胰十二指肠切除术

Bruns' disease [brʌnz] (John D. Bruns) 肺型疟疾,疟性肺尖硬变

Bruns' syndrome (sign) [brunz] (Ludwig Bruns) 布伦斯综合征(征),(脑室包囊虫性眩晕综合征,在头部突然转动时,可发生间歇性头痛、眩晕、呕吐及视力障碍)

Brunsting's syndrome ['bru:nstiŋ] (Louis A. Brunsting) 布鲁斯汀综合征(一种多发性发疹性综合征,通常累及中年男子,在头颈部发生成簇的水疱性病损,并导致疤痕形成)

brunt [brʌnt] *n* 冲击

brush [brʌʃ] *n* 刷子,刷状物;刷 *vt* 刷,擦 *vi* 擦过;掠过 | stomach ～ 胃刷 | ～ aside 扫除障碍;漠视事实 / ～ off 刷去;掸去;拒绝 / ～ up 擦亮;刷新;重新学习,复习 | **～y** *a* 毛刷样的,蓬松的

Brushfield's spots ['brʌʃfi:ld] (Thomas Brushfield) 布拉什菲尔德斑(虹膜周围的小白斑,通常呈月牙形,凹面向外,常见于患唐氏〈Down〉综合征的儿童,但并非特有)

Brushfield-Wyatt Syndrome ['brʌʃfi:ld 'waiət] (Thomas Brushfield; W. Wyatt) 布-怀综合征(为一种先天性综合征,包括广泛性单侧鲜红斑痣、影响两眼右或左半侧视野的偏盲、对侧偏瘫、大脑血管瘤及智力迟钝;本征可能与斯-韦〈Sturge-Weber〉综合征有关)

brush-off ['brʌʃ 'ɔf] *n* 拒绝;排斥

brusque [brusk] *a* 粗暴的,唐突的 | **～ly** *ad* / **～ness** *n*

brutal ['bru:tl] *a* 残忍的 | **～ism** ['bru:təlizəm] *n* 兽性,残忍 / **～ity** ['bru:təli] *ad*

brute [bru:t] *a* 畜生般的;残忍的;肉欲的;愚蠢的 *n* 畜生;兽欲;残忍的人;愚蠢的人

brutish ['bru:tiʃ] *a* 畜生的;畜生般的;残忍的;肉欲的 | **～ly** *ad*

Bruton's agammaglobulinemia, disease ['brutən] (Ogden C. Bruton) 布鲁顿丙球蛋白缺乏血症,布鲁顿病(X连锁丙球蛋白缺乏血症)

bruxism ['brʌksizəm] *n* 夜间磨牙,磨牙症(睡着时磨牙) | centric ～ 正中磨牙症

bruxomania [ˌbrʌksəu'meinjə], **brychomania** [ˌbraikəu'meinjə] *n* 神经性磨牙,磨牙癖(醒着时磨牙)

Bryant's line ['braiənt] (Thomas Bryant) 布赖恩特线(①髂股三角的垂直边;②一种试验线,测股骨短缩) | ～ traction 布赖恩牵引(股骨干骨折时作过头的垂直牵引)

Bryce's test ['braisi] (James Bryce) 布赖斯试验(测定天花预防接种免疫程度的试验,在过几天后重复接种,如第一次接种成功,则第二次反应很快就赶上第一次的反应)

Bryce-Teacher ovum ['brais 'ti:tʃə] (Thomas H. Bryce; John H. Teacher)布赖斯-蒂切卵(一种人卵,在1908年时期的研究中认为是已知最年幼的卵,现已知是一种病理标本)

Bryobia [brai'əubiə] *n* 苔螨属 | ～ praetiosa 苜蓿苔螨

Bryson's sign ['braisn] (Alexander Bryson) 布赖森征(胸部扩张力减弱,有时见于突眼性甲状腺肿)

BS Bachelor of Science 理学士; Bachelor of Surgery 外科学士; breath sounds 呼吸音;blood sugar 血糖

BSA body surface area 体表面积

B-scan B型(超声)扫描

BSP bromsulphalein 磺溴酞钠,酚四溴酞磺酸钠(测肝功能)

B'sp bronchospasm 支气管痉挛

BTU, BThU British thermal unit 英

国热量单位

buba ['bubə] *n* 布巴病(皮肤粘膜利什曼病,南美各国的土名)

bubble ['bʌbl] *n* 泡(水泡,气泡);水泡音;妄想,泡影 *vi* 冒泡;沸腾;作咯咯声 *vt* 使冒泡;使婴儿打嗝

bubo ['bju:bəu] *n*【拉】腹股沟淋巴结炎(俗名横痃,由于鼠疫、梅毒、淋病、结核等所致) | bullet ~ 初期梅毒性腹股沟淋巴结炎 / chancroidal ~, virulent ~ 软下疳性腹股沟淋巴结炎,毒性腹股沟淋巴结炎 / climatic ~ 性病性淋巴肉芽肿,腹股沟淋巴肉芽肿 / malignant ~ 恶性腹股沟淋巴结炎 / primary ~ 原发性腹股沟淋巴结炎 / syphilitic ~ 梅毒性腹股沟淋巴结炎 | **bubonic** [bju(:)'bɔnik] *a*

bubonalgia [ˌbju(:)bəu'nældʒiə] *n* 腹股沟痛

bubonocele [bju(:)'bɔnəsi:l] *n* 腹股沟突出(指在腹股沟部形成隆起的腹股沟疝或股疝)

bubonulus [bju(:)'bɔnjuləs] *n*【拉】阴茎背小结

bucainide maleate [bju'keinaid] 马来酸布卡尼,马来酸己哌丁苄胺(具有抗心律失常作用的心脏抑制药)

bucardia [bju'kɑ:diə] *n* 巨心,牛心症

bucca ['bʌkə] *n*【拉】颊

buccal ['bʌkəl] *a* 颊的 | ~**ly** *ad* 向颊

buccinator ['bʌksiˌneitə] *n* 颊肌

bucc(o)- [构词成分] 颊

buccoaxial [ˌbʌkəu'æksiəl] *a* 颊轴的

buccoaxiogingival [ˌbʌkəuˌæksiəu'dʒindʒivəl], **buccoaxiocervical** [ˌbʌkəuˌæksiə'sə:vikəl] *a* 颊轴龈的,颊轴颈的

buccocervical [ˌbʌkəu'sə:vikəl] *a* 颊颈的;后牙颈颊面的;颊龈的

buccoclusion [ˌbʌkəu'klu:ʒən] *n* 颊船,颊咬合 | **buccoclusal** [ˌbʌkəu'klu:səl] *a*

buccodistal [ˌbʌkəu'distl] *a* 颊(侧)远中的

buccogingival [ˌbʌkəu'dʒindʒivəl] *a* 颊龈的

buccoglossopharyngitis [ˌbʌkəu'glɔsəuˌfærin'dʒaitis] *n* 颊舌咽炎 | ~ sicca 干性颊舌咽炎

buccolabial [ˌbʌkəu'leibjəl] *a* 颊唇的

buccolingual [ˌbʌkəu'liŋgwəl] *a* 颊舌的 | ~**ly** *ad* 自颊向舌地

buccomaxillary [ˌbʌkəu'mæksiləri] *a* 颊上颌的

buccomesial [ˌbʌkəu'mi:ziəl] *a* 颊(侧)近中的

bucco-occlusal [ˌbʌkəuɔ'klu:zəl] *a* 颊船的,颊咬合的

buccopharyngeal [ˌbʌkəufə'rindʒi(:)əl] *a* 颊咽的

buccoplacement [ˌbʌkəu'pleismənt] *n* 颊向移位,颊侧移位

buccopulpal [ˌbʌkəu'pʌlpl] *a* 颊髓的

buccoversion [ˌbʌkəu'və:ʃən] *n* 颊向错位

Bucephalus [bju'sefələs] *n* 牛头(吸虫)属 | ~ papillosus 乳头牛头吸虫

Buchner's bodies ['buhnə] (Hans Buchner) 布赫纳体,防御性蛋白(defensive protein, 见protein项下相应术语)

buchu ['bju:kju:] *n* 布枯(芸香科植物,用作驱风、利尿及尿路消毒防腐剂)

buck [bʌk] *n* 雄鹿;公羊;牡兔

bucket ['bʌkit] *n* 桶;一桶的量 | a drop in the ~ 沧海一粟 | ~**ful** *n* (一)桶,满桶

buckeye ['bʌkai] *n* 七叶树;七叶树的果实(有毒)

buckle ['bʌkl] *n* 扣子,带扣 *vt* 把…扣住(或扣紧) *vi* 扣住,扣紧;(在压力或热力下)弯曲 | ~ (down) to 倾全力于,认真地干起来 / ~ into 曲入

buckler ['bʌklə] *n* 圆盾;防护物 *vt* 防护;防御

Buckley's syndrome ['bʌkli] (Rebecca H. Buckley) 巴克利综合征,高免疫球蛋白E血症(即hyperimmunoglobulinemia E syndrome, 见syndrome项下相应术语)

buckling ['bʌkliŋ] *n* 扣带 | scleral ~ 巩膜扣带术,巩膜摺叠术

Buck's extension [buk] (Gurdon Buck) 布克牵伸法(利用滑车及重量,使用于骨折的一肢牵伸) | ~ fascia 阴茎筋膜(会阴浅筋膜的延续) / ~ operation 布克手术(髌骨和胫腓骨端楔形切除)

buckshee ['bʌkʃi] *a, ad* 免费供应的(地)

Bucky diaphragm ['bʌki] (Gustav P. Bucky) 布凯活动(X线)滤线栅(X线台的组成部分,以防次级射线达到胶片上,从而增强对比度和清晰度) | ~ rays 布凯射线,跨界射线(grenz rays, 见ray项下相应术语)

buclizine ['bjuklizi:n] *n* 布克利嗪,氯苯丁嗪(抗组胺药) | ~ hydrochloride 盐酸氯苯丁嗪(抗组胺药,主要用作止恶心药,以治疗晕动病)

bucnemia [bʌk'ni:miə] *n* 腿肿大,牛腿症

bucrylate ['bju:krileit] *n* 丁氰酯,氰丙烯酸异丁酯(组织粘合剂)

bud [bʌd] *n* 芽;萌芽;芽体 (-dd-) *vi* 发芽 | bronchial ~ 支气管芽 / end ~ 终蕾 / limb ~ 肢芽 / liver ~ 肝芽 / lung ~ 肺芽 / taste ~, gustatory ~ 味蕾 / tooth ~ 牙蕾 / ureteric ~, metanephric ~ 输尿管芽,后肾芽 / vascular ~ 血管芽 | ~ from 起源于… / in ~ 发芽;含苞待放 / nip in the ~ 把…消灭于萌芽状态,防…于未然 / ~ off 从…芽生出 / ~ out 长出

Budd-Chiari syndrome (disease) [bʌdʃi'ɑ:ri] (George Budd; Hans Chiari) 巴德-希阿里综合征(肝静脉症状性闭塞,一般原因不明,或许由于各种情况造成,其中包括赘生物、狭窄、肝病、外伤、全身性感染以及血液病等,亦称闭塞性肝静脉内膜炎)

budding ['bʌdiŋ] *n* 出芽,芽生

budge [bʌdʒ] *vt, vi* 移动一下

budgerigar ['bʌdʒərigɑ], **budgie** ['bʌdʒi] *n* 澳洲长尾小鹦鹉(用于鹦鹉病实验)

Budge's center ['budgə] (Julius L. Budge) 布格中枢(①睫脊中枢,脊髓散瞳中枢;②脊髓生殖中枢)

budget ['bʌdʒit] *n* 预算 *vi* 编预算

Budin's joint [bu'dæn] (Pierre-Constant Budin) 布丹关节(出生时枕骨鳞部与两个髁部之间的软骨带) | ~ rule 布丹(喂养)规则(每日喂牛奶量不得超过婴儿体重的1/10)

budlet ['bʌdlit] *n* 幼芽,小芽

BUDR 5-bromodeoxyuridine 5-溴脱氧尿苷

Buerger's disease ['bə:gə] (Leo Buerger) 血栓闭塞性脉管炎 | ~ symptom 伯格症状(血栓闭塞性脉管炎患者躺下时,只有将受累腿悬于床边才能减少疼痛)

buff [bʌf] *n* 浅黄色,淡黄色;人的皮肤;裸体 | in the ~ 裸体的

buffalo ['bʌfələu] *n* (亚洲)水牛;(北美)野牛

buffer ['bʌfə] *n* 缓冲器;缓冲剂;缓冲(系) | bicarbonate ~ 碳酸氢盐缓冲系(一种缓冲系统,在体内对决定血液的pH是一个重要的因素) / cacodylate ~ 二甲胂酸盐缓冲液(用以配制电子显微镜检查用的固定液) / phosphate ~ 磷酸盐缓冲系(一种缓冲系统,在体内调节肾小管液的pH是重要的) / TRIS ~ 三羟甲基氨基甲烷缓冲液 / veronal ~ 佛罗那缓冲液(一种巴比妥缓冲液,常用作配制电子显微镜检查用的固定液)

buffering ['bʌfəriŋ] *n* 缓冲作用

buffy ['bʌfi] *a* 暗黄色的

bufin ['bju:fin] *n* 蟾腮腺素

Bufo ['bju:fəu] *n* 【拉】蟾蜍属

buformin [bju'fɔ:min] *n* 丁福明,丁双胍(口服降血糖药)

bufotalin [ˌbju:fə'tælin] *n* 蟾蜍他灵,蟾毒配基B(乙酸)酯

bufotenin [bju:'fəutənin], **bufotenine** [ˌbju:fə'teni:n] *n* 蟾毒色胺

bufotherapy [ˌbju:fə*u*'θerəpi] *n* 蟾蜍疗法(用蟾毒素治疗疾病)

bufotoxin [ˌbju:fə'tɔksin] *n* 蟾毒素

bug [bʌg] *n* 虫;臭虫;病菌;病毒;迷,癖好 (-gg-) *vt* 激怒 *vi* (眼球)暴突 | assassin ～, kissing ～ 猎蝽 / barley ～ 麦螨 / blister ～ 斑蝥 / blue ～, miana ～, Mianeh ～ 波斯锐缘蜱 / cone-nose ～ 锥蝽 / croton ～ 德国小蠊 / harvest ～, red ～ 沙螨(沙虱、恙虫、恙螨、秋蜱) / hematophagous ～ 吸血昆虫 / Malay ～ 莱末蝽 / wheat ～ 袋腹蒲螨(虱状恙虫、谷螨、虱螨)

buggy ['bʌgi] *a* 多臭虫的;神经有毛病的;着迷的

bughouse ['bʌghaus] *n* 疯人院 *a* 疯狂的,发疯的

bugs [bʌgz] *a* 精神病的;疯狂的

Buhl-Dittrich law [bu:l 'ditriʃ] (Ludwig von Buhl; Franz Dittrich) 布尔-迪特里希定律(一种假定的学说,认为急性粟粒性结核时,体内至少存在着一个干酪性坏死的旧病灶)

Buhl's disease [bu:l] (Ludwig von Buhl) 布尔病(新生儿败血症,表现为皮肤、粘膜、肠及脐出血兼发绀与黄疸) | ～ desquamative pneumonia 布尔脱屑性肺炎,干酪样肺炎

buiatrics [ˌbju:i'ætriks] *n* 牛病疗法

build [bild] (built) *vt* 建造,建设;创立;增加 *vi* 建造;增大;发展 *n* 构造,造型;体格 | ～ on(或upon) 依赖,指望;把…建立于 / ～ up 树立;组合,集结,积累;增进(健康) / (be) built up of 由…组成

builder ['bildə] *n* 施工人员;建设者;(性格)培养者

building ['bildiŋ] *n* 建筑物;培养

buildup ['bildʌp] *n* 组合,集结,积累;造舆论

built [bilt] build的过去式和过去分词 *a* 建造的;组合的;固有的

built-in ['bilt'in] *a* 嵌入的,内装的,内插的;固有的

Buist's method [bjust] (Robert C. Buist) 布伊斯特法(一种人工呼吸法,用于新生儿窒息,即交替压婴儿胃部与背部)

bulb [bʌlb] *n* 球;鳞茎,球茎;球状物;灯泡 | ～ of aorta 主动脉球 / auditory ～ 听球(膜迷路及耳蜗) / ～ of corpus cavernosum, ～ of penis, ～ of urethra 尿道球 / duodenal ～ 十二指肠冠,十二指肠(上)部 / end ～ 终球 / gustatory ～, taste ～ 味蕾 / ～ of hair 毛球 / ～ of heart 心球,动脉球 / vaginal ～ 阴道芽;阴道前庭球

bulbar ['bʌlbə] *a* 球的;延髓的

bulbi ['bʌlbai] bulbus的复数

bulbiform ['bʌlbifɔ:m] *a* 球状的

bulbitis [bʌl'baitis] *n* 尿道球炎

bulboatrial [ˌbʌlbə*u*'eitriəl] *a* 心球(与)心房的

bulbocapnine [ˌbʌlbə*u*'kæpnin] *n* 褐鳞碱(旧名紫堇碱,治肌震颤及前庭性眼球震颤)

bulbocavernosus [ˌbʌlbə*u*ˌkævə'nəusəs], **bulbospongiosus** [ˌbʌlbə*u*ˌspɔndʒi'əusəs] *n* 球海绵体肌

bulbogastrone [ˌbʌlbə*u*'gæstrəun] *n* 球抑胃素(抑制犬胃酸分泌)

bulboid ['bʌlbɔid] *a* 球状的

bulbopontine [ˌbʌlbə*u*'pɔntain] *a* 延髓脑桥的

bulbospiral [ˌbʌlbə*u*'spairəl] *a* 球螺旋的(指某些心肌纤维束)

bulbourethral [ˌbʌlbə*u*juə'ri:θrəl] *a* 尿道球部的

bulbous ['bʌlbəs] *a* 球状的,球的

bulbus ['bʌlbəs] ([复] **bulbi** ['bʌlbai]) *n* 【拉】球;延髓 | ～ oculi 眼球 / ～ olfactorius 嗅球 / ～ penis 尿道球 / ～ pili 毛球

bulesis [bju'li:sis] *n* 【希】意志;意志活动

Bulgaria [bʌl'gɛəriə] *n* 保加利亚[欧洲] | ～**n** *a* 保加利亚的;保加利亚人的;

保加利亚语的 *n* 保加利亚人;保加利亚语

bulge [bʌldʒ] *n* 肿胀,膨出,隆起物;突增 *vt, vi* 肿胀,隆起;凸出 | ~ from 凸出于 / ~ into 凸入 / ~ out 鼓起,凸起

bulgy ['bʌldʒi] *a* 肿胀的,膨出的,隆起的,凸出的 | **bulginess** *n*

bulimia [bju:'limiə] *n* 贪食症,食欲过盛 | ~ nervosa 神经性贪食症 | ~**c** [bju:'limiæk], **bulimic** *a*

Buliminae [bju:'limini:] *n* 拟锥螺亚科

Bulimus [bju:'laiməs] *n* 螺属 | ~ fuchsianus 莲馨螺(华支睾吸虫和后睾吸虫的中间宿主)

Bulinus[bju:'lainəs] *n* 泡螺属(埃及血吸虫和后睾吸虫的中间宿主)

bulk [bʌlk] *n* 大容积,大体积;大块;大批,大量;大部分,大多数;大体积纤维性物质(不为肠所吸收,但可促进肠蠕动) *vi* 形成大块;增大;显得重要 *vt* 使成大块;使成大量 | in ~ 散装;大批,大量

bulkage ['bʌlkidʒ] *n* 膨胀性食品(增加肠内容,从而促进蠕动)

bulky ['bʌlki] *a* 大量的,大块的,庞大的;大而笨拙的 | **bulkiness** *n* / **bulkily** *ad*

Bull. bulliat【拉】使煮沸

bull [bul] *n* 公牛;粗壮的人 *a* 雄的,公牛般的 | take the ~ by the horns 不畏艰险

bulla ['bulə, 'bʌlə] ([复] **bullae** ['buli:]) *n*【拉】大疱,大水疱;大泡 | ~ ossea 耳骨泡(外耳道骨泡样肥大部)

bullate ['bʌleit] *a* 有大疱的;吹张的

bullation [bʌ'leiʃən] *n* 大疱形成;吹张

Buller's shield (bandage) ['bʌlə] (Frank Buller) 布勒罩(绷带)(一种预防感染的护眼罩)

bullet ['bulit] *n* 弹,子弹 | magic ~ 胂凡纳明(见arsphenamine)

bulletin ['bulitin] *n* 公报,公告

bullneck ['bulnek] *n* 牡牛颈

bullosis [bʌ'ləusis] *n* 大疱生成 | diabetic ~ 糖尿病性大疱生成,糖尿病性大疱病

bullous ['bʌləs] *a* 大泡的,大疱的

bulwark ['bulwə(:)k] *n* 堡垒;防御物;保障 *vt* 防御,保护

bum [bʌm] *n* 游民 (-mm-) *vi* 流浪;纵酒 *a* 质量低的;谬误的;丧失劳动力的,残废的

bumblefoot ['bʌmblfut] *n* 禽掌炎

bumetanide [bju:'metənaid] *n* 布美他尼,丁苯氧酸(利尿药)

Bumex ['bju:meks] *n* 布美他尼(bumetanide)制剂的商品名

Buminate ['bju:mineit] *n* 人白蛋白(human albumin)制剂的商品名

Bumke's pupil ['bu:mkə] (Oswald C. E. Bumke) 布姆克瞳孔(精神刺激时的瞳孔开大)

bump [bʌmp] *vt* 撞伤;撞击 *vi* 冲撞 *n* 撞击;肿块;(头盖骨上的)隆起部分;[复]球孢子虫病

bumper ['bʌmpə] *a* 特大的;丰盛的

bumptious ['bʌmpʃəs] *a* 自以为是的,傲慢的,自负的 | ~**ly** *ad* / ~**ness** *n*

BUN blood urea nitrogen 血尿素氮

bunamidine hydrochloride [bju:'næmidi:n] 盐酸丁萘脒(抗蠕虫药)

bunamiodyl [ˌbju:nə'maiədil] *n* 丁碘桂酸(不透X线造影剂,用于胆道X线摄影)

bunch [bʌntʃ] *n* (一)球,束,串;一群;瘤 *vt, vi* 捆成一束;隆起 | ~**iness** *n* / ~**y** *a* 成球的,成束的;隆起的

bunchbacked ['bʌntʃbækt] *a* 驼背的

bundle ['bʌndl] *n* 捆,束,包,丛;把 *vt* 捆,扎,包 | aberrant ~ 迷行束 / atrioventricular ~, a-v ~ 房室束 / basis ~, fundamental ~, ground ~ 固有束 / ~ of His 希斯束,房室束 / longitudinal medial ~ 内侧纵束 / sinoatrial ~ 窦房结 | a ~ of nerves 神经极度紧张不安的人 / in ~s 成束,成捆

bung [bʌŋ] *n* 塞子 *vt* 塞住

bungalow [ˈbʌngələu] *n* 平房

bungarotoxin [ˌbʌŋgərəuˈtɔksin] *n* 金环蛇毒 | α-～ α-金环蛇毒(与乙酰胆碱受体结合产生神经肌肉阻滞)

Bungarus [ˈbʌŋgərəs] *n* 金环蛇属

Bunge's amputation [ˈbuŋgə] (Richard Bunge) 除骨膜性切断术

Bunge's law [ˈbuŋgə] (Gustav von Bunge) 崩格定律(犬、猫、兔等乳腺的分泌细胞自血浆中摄取各种矿物盐类的比例,恰与其所哺养后代发育所需的比例相符)

Bunge's spoon [ˈbuŋgə] (Paul Bunge) 崩格匙(取眼球匙)

bungeye [ˈbʌŋai] *n* 塞眼病,蓝眼病(指马的一种眼蝇蛆病)

Büngner's bands (cell cordons) [ˈbiŋnə] (Otto von Büngner) 宾格内带(细胞层)(周围神经再生时鞘细胞融合带条)

bungpagga [bʌŋˈpægə] *n* 热带性脓性肌炎

buninoid [ˈbuninɔid] *a* 丘状的;圆形的(指肿瘤)

buniodyl [bju:ˈnaiədil] *n* 丁碘桂酸

bunion [ˈbʌnjən] *n* 䠀囊炎 | tailor's ～ 小趾囊炎

bunionectomy [bʌnjəˈnektəmi] *n* 䠀囊炎切除术

bunionette [bʌnjəˈnet] *n* 小趾囊炎

bunk [bʌŋk] *n* (车或船上的)床铺 *vi* 睡在铺位上

bunodont [ˈbju:nədɔnt] *n* 丘牙型

bunolol hydrochloride [ˈbju:nələul] 盐酸布诺洛尔,盐酸丁萘酮心安(β-肾上腺素能阻滞药)

bunolophodont [ˌbju:nəˈlɔfədɔnt] *n* 丘嵴牙型

bunoselenodont [ˌbju:nəusiˈli:nədɔnt] *n* 丘月牙型

Bunostomum [ˌbju:nəˈstəuməm] *n* 仰口(线虫)属

Bunsen burner [ˈbunsn] (Robert W. E. von Bunsen) 本生灯(一种煤气灯) | ～ coefficient 本生吸收系数(表示一气体在温度0℃和压力在100kPa时被一单位体积的液体所吸收之量)

Bunyaviridae [ˌbʌnjəˈviridi:] *n* 本雅病毒科

Bunyavirus [ˌbʌnjəˈvaiərəs] *n* 本雅病毒属

bunyavirus [ˌbʌnjəˈvaiərəs] *n* 本雅病毒

buoy [bɔi] *n* 浮标;救命圈 *vt* 用浮标指示;振作

buoyance [ˈbɔiəns], **buoyancy** [ˈbɔiənsi] *n* 浮力;轻快

buoyant [ˈbɔiənt] *a* 有浮力的;轻快的 | ～**ly** *ad*

buphthalmos [bju:fˈθælmɔs], **buphthalmia** [bju:fˈθælmiə], **buphthalmus** [bju:fˈθælməs] *n* 牛眼,水眼(眼积水),婴儿青光眼

bupicomide [bju:ˈpikəmaid] *n* 丁吡考胺,丁吡啶酰胺(抗高血压药)

bupivacaine hydrochloride [bjuˈpivəkein] 盐酸布比卡因,盐酸丁哌卡因(局部麻醉药)

buprenorphine hydrochloride [ˌbju:priˈnɔ:fi:n] 盐酸丁丙诺啡,盐酸叔丁啡(镇痛药)

bupropion hydrochloride [bju:ˈprəupiən] 盐酸安非他酮,盐酸丁氨苯丙酮(抗抑郁药)

bur[1], **burr** [bə:] *n* 多刺果;粘附物

bur[2] [bə:] *n* (牙)钻,圆头锉 (-rr-) *vt* 锉;磨 | carbide ～ 碳化钨钢钻

burble [ˈbə:bl] *vi* 发汩汩声,发咯咯声 | ～**r** *n* 发咯咯声者

burbulence [ˈbə:bjuˌləns] *n* 肠气(一组肠源性症状,其中包括饱满感、胃气胀或膨胀、腹鸣及气胀)

Burdach's columns (tract) [ˈbuədʌh] (Karl F. Burdach) 布尔达赫柱,脊髓楔束 | ～ fasciculus 大脑上纵束;胼胝体放射颞部 / ～ fibers 布尔达赫纤维(与布尔达赫核相连接的神经纤维) / ～ fissure 布尔达赫裂(脑岛外

侧面和岛盖内面间裂) / ～ nucleus 布尔达赫核，楔束核

burden [ˈbəːdn] *n* 重负，负担；重担，精神负担；重点，要点 *vt* 使负重，加负荷于，装载；烦扰

burdensome [ˈbəːdnsəm] *a* 难于负担的；压抑的；累赘的

bureau [ˈbjuərəu]([复]**bureaux** [ˈbjuərəuz] 或 **bureaus**) *n* 社；局；司；处；办公署

bureaucratic [ˌbjuərəuˈkrætik] *a* 官僚的，专横的

buret, burette [bjuəˈret] *n* 滴定管，量管

burgeon [ˈbəːdʒən] *vi* 发芽；发展

Bürger-Grütz syndrome [ˈbirgə griːts] (Max Bürger; Otto Grütz) 比-格综合征，家族性高脂蛋白血症 I 型

Burghart's symptom (sign) [ˈbuəghɑːt] (Hans G. Burghart) 布格哈特症状(征)(肺前下缘有细罗音，为肺结核的早期体症)

burial [ˈberiəl] *n* 埋葬；埋藏

burimamide [bjuːˈriməmaid] *n* 布立马胺，丁咪胺(组胺拮抗剂)

Burkitt's lymphoma [ˈbəːkit] (Denis P. Burkitt) 伯基特淋巴瘤(一型小而未分裂细胞的淋巴瘤，通常见于中非，但其他地区也有报道，最常表现为颌骨有一个大的溶骨性损害，或为一个腹部肿块。一种疱疹病毒EB病毒，即从伯基特淋巴瘤分离出来，并作为致病因子。亦称伯基特瘤和非洲淋巴瘤)

burly [ˈbəːli] *a* 强壮的；有节疤的

Burma [ˈbəːmə] *n* 缅甸[亚洲]

Burmese [bəːˈmiːz] [单复同] *n* 缅甸人；缅甸语 *a* 缅甸的；缅甸人的；缅甸语的

burn [bəːn] (burnt或burned) *vt* 燃烧；烧伤；灼伤；烫伤；转变(如体内的脂肪转变为能)；烧灼；使(舌或喉等)辣得难受；激起(愤怒或欲望等) *vi* 燃烧；放光；发热；烧毁；烫伤，烫痛；激动 *n* 烧伤，灼伤，烫伤 | cement ～, concrete ～ 混凝土灼伤 / brush ～, friction ～ 擦伤 / flash ～ 闪光灼伤，爆伤 / X-ray ～ X线灼伤 | ～ off 烧掉，毁损 / ～ oneself out 筋疲力尽 / ～ out 烧坏；烧尽 / ～ up 烧掉；烧旺；使发怒，使精疲力竭

Burnam's test [ˈbəːnəm] (Curtis F. Burnam) 伯纳姆试验(检尿甲醛)

burner [ˈbəːnə] *n* 灯，煤气灯；燃烧器，燃烧炉

Burnett's disinfecting fluid (solution) [bə(ː)ˈnet] (William Burnett) 伯内特消毒液(一种浓氯化锌水溶液)

Burnett's syndrome [bəˈnet] (Charles H. Burnett) 伯内特综合征，乳-碱综合征(即milk-alkali syndrome, 见syndrome项下相应术语)

burning [ˈbəːniŋ] *a* 燃烧的；高热的；紧要的 *n* 灼热，烧灼感

burnish [ˈbəːniʃ] *vt, vi* 擦亮；磨光 | ～**er** *n* 磨光器(牙科)

burnishing [ˈbəːniʃiŋ] *n* 磨光，磨平(牙科)

Burns' amaurosis [bəːnz] (John Burns) 婚后弱视

Burns' ligament [bəːnz] (Allan Burns) 伯恩斯韧带，隐静脉裂孔镰状缘 | ～ space 颈静脉窝

burnt [bəːnt] burn的过去式和过去分词 *a* 烧过的；烧焦的；烧伤的

Burow's operation [ˈbuːrɔv] (Karl A. Burow) 布罗夫手术(切除肿瘤后的成形术) | ～ solution 醋酸铝溶液 / ～ vein 布罗夫静脉(由两支腹壁下静脉和来自膀胱分支所形成的连于门静脉的血管)

burp [bəːp] *n* 打嗝 *vi* 打嗝 *vt* 拍婴儿背使打嗝

burquism [ˈbəːkizəm] (V. B. Burq) 伯克疗法(一种金属疗法，贴用数种金属于患部，治疗癔病及其他精神病)

burr [bəː], **burr-drill** [ˈbəːdril] *n* = **bur**[2]

burrow [ˈbʌrəu] *n* 穴，窦，地洞；寄生虫(如螨)造成的皮下通道 *vi* 打地洞；潜

伏;探查 *vt* 打(地洞);挖(穴)

bursa [ˈbəːsə] ([复] **bursae** [ˈbəːsiː] 或 **bursas**) *n* 囊,粘液囊 | acromial ～, subdeltoid ～ 三角肌下囊 / adventitious ～, supernumerary ～ 偶发性粘液囊,附加囊,摩擦囊 / calcaneal ～ 跟腱囊 / coracobrachial ～ 喙肱肌囊 / deltoid ～ 肩峰下囊 / gastrocnemiosemimembranous ～, retrocondyloid ～ 腓肠半膜肌囊,髁后囊(半膜肌囊) / gluteal ～ 臀大肌囊 / humeral ～ 肱骨囊(肩峰下囊;腓肠肌外侧腱下囊) / hyoid ～, subhyoid ～ 舌骨囊,舌骨下囊(喉结皮下囊) / ischiadic ～, tuberoischiadic ～ 坐骨囊,坐骨结节囊(闭孔内肌坐骨囊) / pyriform ～ 梨状肌囊 / semitendinous ～ 半腱肌囊(股二头肌上囊) / subachilleal ～ 跟腱下囊,跟腱囊 | ～l *a*

bursa-equivalent [ˈbəːsə-iˈkwivələnt] *n* 囊等同物

bursalogy [bəːˈsælədʒi] *n* 粘液囊论,粘液囊学

Bursata [bəːˈseitə] *n* 交尾囊炎(线虫纲)

bursatti [bəːˈsæti], **bursautee** [bəːˈsɔːti] *n* 皮肤丽线虫蚴病,夏疮(马)

bursectomy [bəːˈsektəmi] *n* 粘液囊切除术

bursic acid [ˈbəːsik], **bursinic acid** [bəːˈsinik] 荠菜酸

bursicon [ˈbəːsikɔn] *n* 鞣化激素(在蜕皮后的昆虫血液中出现的一种激素,它能促使新的表皮变色和硬化)

bursitis [bəːˈsaitis] *n* 粘液囊炎,滑囊炎 | olecranon ～ 鹰嘴粘液囊炎,矿工肘 / radiohumeral ～ 桡肱骨粘液囊炎,网球员肘 / retrocalcaneal ～ 跟后粘液囊炎,跟腱痛

bursolith [ˈbəːsəliθ] *n* 粘液囊石

bursopathy [bəːˈsɔpəθi] *n* 粘液囊病

bursotomy [bəːˈsɔtəmi] *n* 粘液囊切开术

burst [bəːst] (burst) *vi* 爆裂;突然发作;突然动作;充满 *vt* 使爆裂;充满 *n* 爆裂;破裂;突然发作 | respiratory ～, metabolic ～ 突发性呼吸,突发性代谢(白细胞吞噬时氧耗量明显增加,超氧物和氧化物形成)

bursula [ˈbəːsjulə] *n*【拉】小囊,小粘液囊

Burton's line (sign) [ˈbəːtn] (Henry Burton) 伯顿线(征)(慢性铅中毒时,龈缘呈蓝线)

Buruli ulcer [ˈbuːrəli] (Buruli为乌干达一地区) 布路里溃疡(由溃疡分支杆菌引起的一种皮肤感染,表现为小而坚硬、无痛但可移动的皮下小结,可扩大有波动感,进而形成溃疡,留下一条潜行性边缘)

Burundi [buˈrundi] *n* 布隆迪[非洲]

bury [ˈberi] *vt* 埋葬;埋藏;遮盖

Bury's disease [ˈbjuəri,ˈberi] (Judson S. Bury) 持久隆起红斑

Buscaino's test (reaction) [busˈkainəu] (Vito M. Buscaino) 布斯卡伊诺试验(反应)(脑病时的尿沉淀反应)

Buschke-Löwenstein's tumor [ˈbuʃke ˈleivenstain] (Abraham Buschke; Ludwig W. Löwenstein) 布-列瘤(巨大尖锐湿疣)

Buschke-Ollendorff syndrome [ˈbuʃke ˈəulendɔːf] (Abraham Buschke; Helene Ollendorff) 布-奥综合征,播散性豆状皮肤纤维变性

Buschke's disease [ˈbuʃkə] (Abraham Buschke) 隐球菌病 | ～ scleredema 布施克硬肿病(慢性扩散性皮肤和皮下组织发硬)

Buselmeier shunt [ˈbuːsəlˌmiə] (T. J. Buselmeier) 布塞密尔分流(昆-斯〈Quinton-Scribner〉分流的一种改良:将硅橡胶管植入皮下,两个通道突出皮肤)

bush [buʃ] *n* 灌木;丛林;未开垦地

bushel [ˈbuʃl] *n* 蒲式耳(计量谷物等的容量单位);大量

bushmaster [ˈbuʃmɑːstə] *n* 巨蝮,丛林王(南美热带大毒蛇)

bushy [ˈbuʃi] *a* 浓密的

busily [ˈbizili] *ad* 忙碌地

business [ˈbiznis] *n* 事,事务;职业;职责;营业 | ~ is ~ 公事公办 / get(或come) to ~ 开始干正事,言归正传 / have no ~ to do(或doing) sth 无权做某事 / know one's ~ 精通自己所干的一行 / like nobody's ~ 很好,很快 / mean ~ 是当真的 / on ~ 因事,因公

Buspar [ˈbjuspɑ:] *n* 盐酸丁螺环酮(buspirone hydrochloride)制剂的商品名

buspirone hydrochloride [bjuˈspairəun] 盐酸丁螺环酮,盐酸丁螺旋酮(安定药)

Busquet's disease [busˈkei] (P. Busquet) 布斯凯病(跖骨的骨膜炎所致的足背外生骨疣)

Buss disease [bʌs] (Buss为一农场主的名字,他的牲畜首次被观察到患有此病) 巴斯病(侵犯美国和日本牛的一种病毒性脑脊髓炎伴胸膜炎。亦称散发性牛脑脊髓炎)

Busse-Buschke disease [ˈbusə ˈbuʃkə] (Otto Busse; Abraham Buschke) 隐球菌病

bust[1] [bʌst] *n* 胸部(尤指妇女的)

bust[2] [bʌst] *vt, vi* (使)爆裂

bustle [ˈbʌsl] *vi, vt* 活跃;忙乱

busulfan [bjuˈsʌlfən] *n* 白消安,二甲磺酸丁二醇二酯(抗肿瘤药,主要用于治疗慢性粒细胞性白血病)

busy [ˈbizi] *a* 忙的 *vt* 使忙 | be ~ at (或with, over, about) 忙于 / get ~ 开始工作,干起来 | ~**ness** *n* 忙碌

But. butyrum【拉】酪,奶油,乳脂

but [bʌt] *prep* 除了 *conj* 但是;然而;除非;[常用于否定结构后,相当于(that)… not]而不;[用于否定词和doubt, deny等之后相当于that] *ad* 只,仅仅;才;另一方面 *pron* [关系代词,意义相当于who not, that not, which not] | ~ for 倘没有,要不是 / ~ then (again) 但另一方面,然而

butabarbital sodium [bjutəˈbɑ:bitæl] 仲丁比妥钠(催眠镇静药)

butacaine sulfate [ˈbju:təkein] 硫酸布他卡因(局部麻醉药)

butaclamol hydrochloride [ˌbju:təˈkleimɔl] 盐酸布他拉莫,盐酸丁克吗(安定药)

butadiazamide [ˌbju:tədaiˈæzəmaid] *n* 布他酰胺,丁二唑酰胺(降血糖药)

butadiene [ˌbju:təˈdaii:n] *n* 丁二烯

Butalan [ˈbju:təˌlæn] *n* 仲丁比妥钠(butabarbital sodium)制剂的商品名

butalbital [bjuˈtælbitæl] *n* 布他比妥,异丁巴比妥(催眠镇静药)

butallylonal [ˌbju:təˈlilənəl] *n* 丁溴比妥,溴丁巴比妥(催眠药)

butamben [bjuˈtæmbən] *n* 氨苯丁酯,对氨苯酸丁酯(局部麻醉药,用以缓解疼痛和瘙痒症) | ~ picrate 苦味酸氨苯丁酯(局部麻醉药,用以暂时缓解轻度烧伤所致的疼痛)

butamirate citrate [ˌbju:təˈmaireit] 枸橼酸布他米酯,枸橼酸丁胺氧酯(镇咳药)

butamisole hydrochloride [bjuˈtæmisəul] 盐酸布他米唑,盐酸丁咪唑(抗蠕虫药)

butamoxane hydrochloride [ˌbju:təˈmɔksein] 盐酸布他莫生,盐酸丁氨噁烷(安定药)

butane [ˈbju:tein] *n* 丁烷 | normal ~ 正丁烷

butanoic acid [ˌbju:təˈnəuik] 丁酸

butaperazine [ˌbju:təˈperəzi:n] *n* 布他哌嗪,丁酰拉嗪(抗精神病药) | ~ maleate 马来酸布他哌嗪,马来酸丁酰拉嗪

Butazolidin [ˌbju:təˈzɔlidin] *n* 保泰松(phenylbutazone)制剂的商品名

butcher [ˈbutʃə] *n* 屠夫 *vt* 屠宰 | ~**ly** *a* 屠夫般的,残忍的

Butcher's saw [ˈbutʃə] (Richard G. H. Butcher) 布彻锯(锯片可安置在各种不同角度上的切断锯)

BUTE phenylbutazone 保泰松

Butesin [bjuˈti:sin] *n* 氨苯丁酯(butyl

aminobenzoate)制剂的商品名

butethal [ˈbjuːtəθəl] *n* 正丁巴比妥(镇静药)

butethamine hydrochloride [bjuˈteθəmiːn] 盐酸丁胺卡因(牙科用局部麻醉药)

Buthus [ˈbjuːθəs] *n* 钳蝎属 | ~ carolinianus 卡罗来纳钳蝎 / ~ quinquestriatus 五纹钳蝎

Buticaps [ˈbjuːtiˌkæps] *n* 仲丁比妥钠(butabarbital sodium)制剂的商品名

butirosin sulfate [bjuˈtiərəsin] 硫酸布替罗星,硫酸丁胺菌素,硫酸丁酰苷菌素(抗菌药)

Butisol sodium [ˈbjuːtisɔl] 仲丁比妥钠(butabarbital sodium)制剂的商品名

butoconazole nitrate [ˌbjuːtəˈkɔnəzəul] 硝酸布康唑,硝酸氯苯硫丁唑(抗真菌药,阴道内用药,治疗外阴阴道念珠菌病)

butonate [ˈbjuːtəneit] *n* 布托酯,丁酯磷,敌百虫丁酸酯(杀虫药,抗蠕虫药)

butoprozine hydrochloride [ˌbjuːtəˈprəuziːn] 盐酸布托丙茚,盐酸丁丙吲嗪(心脏抑制药,抗心绞痛药)

butopyronoxyl [ˌbjuːtəˌpaiərəˈnɔksil] *n* 避蚊酮(驱昆虫药)

butorphanol [bjuˈtɔːfənəul] *n* 布托啡诺,环丁羟吗喃,环丁甲二羟吗喃(镇痛药,镇咳药) | ~ tartrate 酒石酸布托啡诺,酒石酸环丁羟吗喃,酒石酸环丁甲二羟吗喃(镇痛药)

butoxamine hydrochloride [bjuˈtɔksəmiːn] 盐酸布他沙明,盐酸丁氧胺(β-肾上腺素能阻滞药)

butriptyline hydrochloride [bjuˈtriptiliːn] 盐酸布替林,盐酸丁替林(抗抑郁药)

Bütschlia [ˈbitʃliə] *n* 贝氏纤毛虫属

Bütschli's nuclear spindle [ˈbitʃliː] (Otto Bütschli) 贝奇利核纺锤体(细胞分裂)

butt[1] [bʌt] *n* 粗端;根端

butt[2] [bʌt] *vt* 抵触,碰撞;紧靠;使邻接,对接 *vi* 顶撞;突出;伸出;毗连

butter [ˈbʌtə] *n* 酪,奶油,乳脂 *vt* 涂油于…上 | ~ of antimony 三氯化锑 / ~ of arsenic 三氯化砷 / cacao ~, cocoa ~ 可可脂,可可豆油 / ~ of tin 氯化锡;四氯化锡 / ~ of zinc 氯化锌

butterfat [ˈbʌtəˌfæt] *n* 乳脂

butterfly [ˈbʌtəflai] *n* 蝴蝶;蝶式棉块;翼形皮瓣;翼形胶粘带;蝶状皮疹;纸蝶(麻醉时将一纸片置于患者口及鼻孔处,以测知呼吸) *a* 蝶形的

buttock [ˈbʌtək] *n* 半边臀部,[复]臀部

button [ˈbʌtn] *n* 钮扣;按钮(开关);钮(钮状突出或结构,或手术用的肠吻合钮) *vt, vi* 钉钮扣于;扣紧(up) | bromide ~ 溴疖,溴疣 / dog ~, quaker ~ 马钱子,番木鳖 / iodide ~ 碘疖,碘疣 / mescal ~ 威廉斯仙人球(花) / oriental ~ 东方疖,皮肤利什曼病 / peritoneal ~ 腹膜钮 / terminal ~s 终钮

buttonhole [ˈbʌtnhəul] *n* 钮孔(体腔或器官的短直切口,或指一种结构口径的异常缩窄) | mitral ~ 左房室瓣口钮孔状缩窄

buttress [ˈbʌtris] *n* 凸出部;支柱;支持;拱托 *vt* 支撑;支持

butyl [ˈbjuːtil] *n* 丁基 | ~ acetate 醋酸丁酯 / ~ aminobenzoate 氨苯丁酯,对氨苯酸丁酯(局部麻醉药) / ~ hydride 丁烷(其蒸气为一种不安全的麻醉药)

butylated hydroxyanisole (BHA) [ˈbjuːtileitid haiˌdrɔksiˈænisəul] 丁羟茴醚(食品等抗氧化药)

butylated hydroxytoluene (BHT) [ˈbjuːtileitid haiˌdrɔksiˈtɔljuiːn] 丁羟甲苯(食品等抗氧化药)

butylcarboxylic acid [ˌbjuːtilˌkɑːbɔkˈsilik] 戊酸,缬草酸

butylene [ˈbjuːtiliːn] *n* 丁烯

butylethylbarbituric acid [ˌbjuːtileθilˌbɑːbiˈtjuərik] 丁基乙基巴比土酸,丁巴比妥

butylmercaptan [ˌbjuːtilməˈkæptən]

n 丁硫醇

butylparaben [bju(:)til'pærəbən] *n* 羟苯丁酯，尼泊金丁酯，对羟苯甲酸丁酯(防腐药)

butyraceous [ˌbju:ti'reiʃiəs] *a* 酪状的，含酪的

butyrate ['bju:tireit] *n* 丁酸盐

butyrate-CoA ligase ['bju:tireit kəu-'ei 'laigeis] 丁酸辅酶A连接酶

Butyribacterium [bjuˌtiribæk'tiəriəm] *n* 丁酸杆菌属，酪(酸)杆菌属

butyric [bju(:)'tirik] *a* 丁酸的；酪的 | ～ acid 丁酸，酪酸

butyrin ['bju:tirin] *n* 酪脂，(三)丁酸甘油酯

butyrinase [bju'tirineis], **butyrase** ['bju:tireis] *n* 酪脂酶，(三)丁酸甘油酯酶

butyrine ['bju:tiri:n] *n* α-氨基丁酸

Butyrivibrio [bjuˌtiri'vi:briəu] *n* 丁酸弧菌属

butyr(o)- [构词成分] 酪，奶油，乳脂

butyroid ['bju:tirɔid] *a* 酪状的

butyromel [bju'tirəmel] *n* 酪蜜

butyrometer [ˌbju:ti'rɔmitə] *n* 乳脂计

butyrophenone [ˌbju:tirə'fi:nəun] *n* 丁酰苯，苯丁酮，苯丙甲酮

butyroscope [bju'tairəskəup] *n* 乳脂计，乳脂测定器

butyrous ['bju:tirəs] *a* 酪样的

butyryl ['bju:tiril] *n* 丁酰

butyryl CoA synthetase ['bju:tiril kəu'ei 'sinθiteis] 丁酰辅酶A合成酶，丁酰辅酶A连接酶

buy [bai] (bought) *vt, vi* 买

buzz [bʌz] *vi* 嗡嗡叫，喊喳 *vt* 使嗡嗡叫；用蜂鸣器传出信号 *n* 嗡嗡声，嘈杂声；蜂鸣 | ～**er** *n* 蜂鸣器

BVAD biventricular assist device 双心室辅助装置

by [bai] *prep* [表示空间关系]靠近，在…旁，在…身边；[表示时间关系]在…的时候；到…时；不迟于；[表示行动方向]穿过，经由，沿着；[表示努力的目的]为…的利益，对待；[表示方法、手段等]通过，用，靠；被，由；[表示态度、方式等]根据，按照；由于；[表示允许、认可等]许可；[表示量度、范围、倍数等]按；相差；乘 *ad* 在近旁；经过；(搁)在一边，存放 | ～ and ～ 不久以后；最后 / ～ and large 总的说来；大体上，基本上 / ～ oneself 单独；独立，自行 / ～ the by(e) 顺便说到

by-and-by ['baiənd'bai] *n* 将来

bye [bai] *n* 次要事物 *a* 次要的

by-effect ['bai iˌfekt] *n* 副作用

by-end ['baiend] *n* 附带目的

bygone ['baigɔn] *a* 过去的，以往的；过时的 *n* [复]往事

by-line ['bailain] *n* 副业

bymotive ['baiˌməutiv] *n* 隐蔽的动机；暗中的打算

byname ['baineim] *n* 姓；别名

bypass ['baipɑ:s] *n* 分路，旁路；旁通管；分流术(外科) *vt* 绕过；忽视；回避 | aortocoronary ～ 主动脉冠状动脉分流术 / aortoiliac ～ 主动脉髂动脉分流术 / cardiopulmonary ～ 心肺分流术(体外循环) / femoropopliteal ～ 股动脉腘动脉分流术

bypath ['bai-pɑ:θ] *n* 小道，旁路；(学科的)次要分支

by-product ['baiˌprɔdʌkt] *n* 副产品

byroad ['bairəud] *n* 小路，支路

byssaceous [bi'seiʃiəs] *a* 麻丝的；棉絮的

byssinosis [ˌbisi'nəusis] *n* 棉尘肺，棉屑沉着病

byssinotic [ˌbisi'nɔtik] *a* 棉尘肺的 *n* 棉尘肺患者

byssocausis [ˌbisəu'kɔ:sis] *n* (艾)灸术

byssoid ['bisɔid] *a* 伞丝状的

byssus ['bisəs] ([复] **byssuses** 或 **byssi** ['bisai]) *n* 亚麻布，棉花；足丝(软体动物)

bystander ['baistændə] *n* 旁观者(指只是偶尔卷入某一过程者) | innocent ～ 无辜受殃者(指药物诱发的溶血性贫血或血小板减少)

Bythnia ['biθniə] *n* 小沼螺属，豆螺属(即Bithynia)

Bythnya ['biθniə] *n* 小沼螺属

Bywaters' syndrome [bai'wɔ:təz] (Eric G. L. Bywaters) 拜沃特斯综合征，压挤综合征(即crush syndrome, 见syndrome 项下相应术语)

byway ['baiwei] *n* 偏僻小道;次要方面，次要部分

bywork ['baiwə:k] *n* 业余工作

C

C, c [si:] ([复] **C's, c's** [si:z]) *n* 英语的第3个字母

C 元素碳(carbon)的符号; 颈椎(cervical vertebrae)的符号; cathode (或cathodal) 阴极(的); closure 关闭,闭合; contraction 收缩; color sense 色觉; complement 补体; coulomb 库伦; cytosine 胞嘧啶; cytidine 胞(嘧啶核)苷

C 电容(capacitance)的符号; compliance 顺应性(C_L lung compliance 肺顺应性, C_T thoracic compliance 胸顺应性, C_{LT} total lung-thoracic compliance 肺胸总顺应性); clearance 廓清率,清除率(C_{in} inulin clearance 菊粉廓清率, C_{cr} creatinine clearance 肌酐廓清率); heat capacity 热容

C. congius【拉】加仑

°C 摄氏度(百分度)(degree Celsius)的符号

c contact 接触,(传染病)接触者; centi-厘,百分之一

c 摩尔浓度(molar concentration), 比热容(specific heat capacity)和真空中光速的符号

c̄ cum【拉】和,与…同时

χ chi 希腊语的第22个字母

χ^2 chi-squared 卡方的

C_H constant region of an immunoglobulin heavy chain 免疫球蛋白重链恒定区

C_L constant region of an immunoglobulin light chain 免疫球蛋白轻链恒定区

CA cardiac arrest 心搏停止,心脏停搏; chronological age 实足年龄; coronary artery 冠状动脉; croup-associated (virus) 哮吼相关(病毒),致哮吼(病毒)

CA_2 a colloid antigen lacking iodine 缺碘的胶质抗原(在甲状腺胶体中第2最常见的抗原〈第1最常见的抗原为甲状腺球蛋白〉,血清中存在抗CA_2是自身免疫性疾病,如桥本〈Hashimoto〉病的体征)

Ca 元素钙(calcium)的符号; cathode 阴极; cathodal 阴极的; cancer 癌

ca circa【拉】大约

Ca^{2+}-ATpase [eiti:'peis] 钙腺苷三磷酸酶(在EC命名法中亦称钙转运腺苷三磷酸酶)

cabbage ['kæbidʒ] *n* 甘蓝,卷心菜,洋白菜

CABG coronary artery bypass graft 冠状动脉旁路移植物

cabin ['kæbin] *n* 小室;舱,座舱 | hyperbaric ~ 高压舱

cabinet ['kæbinit] *n* 小室;柜

cable ['keibl] *n* 缆;电缆;索,簧

Cabot's ring bodies ['kæbət] (Richard C. Cabot)卡伯特环状体(环状或8字形线条,见于严重贫血时染色的红细胞内)

Cabot's splint ['kæbət] (Arthur T. Cabot) 卡伯特夹(一种置于腿后的铁夹)

cabufocon A [ˌkæbju:'fəukən] *n* 醋酸丁酸纤维素(两种疏水性接触透镜材料之一,定名为A或B)

cacaerometer [ˌkækɛə'rɔmitə] *n* 空气纯度测定器

cacanthrax [kæ'kænθræks] *n* 恶性炭疽

cacao [kə'kɑ:əu] *n* 可可;可可树;可可豆

cacation [kæ'keiʃən] *n* 排粪
cacatory ['kækətəri] *a* 严重腹泻的
Cacchi-Ricci disease ['kɑ:ki 'ri:tʃi] (Roberto Cacchi; Vincenzo Ricci) 卡-里病,海绵肾
cacesthesia [ˌkækis'θi:zjə] *n* 感觉异常 | **cacesthenic** [ˌkækis'θenik] *a*
cachectin [kə'kektin] *n* 恶病质素
cachet [kæ'ʃei] *n*【法】扁(形胶)囊剂
cachexia [kə'keksiə] *n* 恶病质 | cancerous ～ 癌性恶病质,癌血症 / fluoric ～ 氟中毒恶病质 / lymphatic ～ 假白血病 / pachydermic ～ 粘液性水肿 / saturnine ～ 铅毒恶病质(见于慢性铅中毒) / thyroid ～ 甲状腺性恶病质,突眼性甲状腺肿 / uremic ～ 尿毒症性恶病质 | **cachexy** *n* / **cachectic** [kə'kektik], **cachexic** [kə'keksik] *a*
cachinnation [ˌkæki'neiʃən] *n* 癔病性狂笑,歇斯底里性狂笑,痴笑
cac(o)- [构词成分] 恶,有病
cacodemonomania [ˌkækəˌdi:mənəu'meinjə] *n* 魔附妄想,凭魔妄想狂
cacodyl ['kækə*u*dail] *n* 二甲胂,四甲二砷 | ～ cyanide 二甲胂腈 / ～ hydride 二甲胂基氢
cacodylate [ˌkækə*u*'dailit] *n* 二甲胂酸盐
cacodylic acid [ˌkækə'dilik] 二甲胂酸
cacoethic [ˌkækə*u*'i:θik] *a* 恶性的,不良的
cacogenesis [ˌkækə'dʒenisis] *n* 构造异常;畸形,劣生(指发育上的缺陷)
cacogenic [ˌkækə'dʒenik] *a* 种族退化的(由于性选择不适当所致);劣生的
cacogenics [ˌkækə'dʒeniks] *n* 种族退化学,劣生学
cacogeusia [ˌkækə'gju:siə] *n* 劣味,恶味
cacomelia [ˌkækə'mi:liə] *n* 肢畸形
cacomorphosis [ˌkækəmɔ:'fəusis] *n* 畸形
cacoplastic [ˌkækə'plæstik] *a* 成形不良的
cacorhythmic [ˌkækə'riθmik] *a* 节律不齐的
cacosmia [ˌkə'kɔzmiə] *n* 恶臭;恶臭幻觉
cacothenics [ˌkækə'θeniks] *n* 种族退化学,劣生学(由于环境有害影响所致) | **cacothenic** [ˌkækə'θenik] *a* 种族退化的
cacothymia [ˌkækə'θaimiə] *n* 胸腺功能障碍
cacotrophy [kə'kɔtrəfi] *n* 营养不良
cactinomycin [ˌkæktinə'maisin] *n* 放线菌素C(抗生素类药,以前用作抗肿瘤药)
cacuminal [kæ'kju:minəl] *a* 尖端的
CAD coronary artery disease 冠状动脉病
cadaver [kə'deivə] *n* 尸体(尤指解剖用的人尸) | **～ic** [kə'dævərik] *a*
cadaverine [kə'dævərin] *n* 尸胺;1,5-戊二胺
cadaverous [kə'dævərəs] *a* 尸体样的,似尸体的,惨白的(指皮色苍白)
caddis ['kædis] *n* 毛翅蝇
cadherin [kæd'hiərin] *n* 钙粘连素(钙依赖性细胞粘连分子一族中的任何一种)
cadmiferous [kæd'mifərəs] *a* 含镉的
cadmiosis [ˌkædmi'əusis] *n* 镉尘肺
cadmium ['kædmiəm] *n* 镉(化学元素) | ～ sulfide 硫化镉(治头皮的皮脂溢性皮炎)
cadre ['kɑ:də,'kædri] *n* 干部;骨干队伍,核心人员;机构,纲要
caduca [kə'dju:kə] *n* 蜕膜
caduceus [kə'djusiəs] *n* 使者杖,神使杖(希腊神话中众神信使Hermes或Mercury的杖,杖上盘绕二蛇,杖顶有双翼,作为医学的标志和美陆军卫生队的队徽)
caducity [kə'dju:səti] *n* 暂时性;老衰
caducous [kə'dju:kəs] *a* 脱落的
cae- 以cae-起始的词,同样见以ce-起始

的词
caecitas ['sesitəs] *n* 【拉】视觉丧失，盲
caecum ['si:kəm] *n* 盲肠;盲端 | **caecal** *a* 盲的;盲肠的
caecus ['si:kəs] *n* 【拉】盲囊
caen(o)- 见cen(o)-(第一解)
caeruleus [si'rju:ljəs] *a* 蓝色的，蔚蓝色的
caerulin [si'rju:lin] *n* 雨蛙肽，蛙皮素
caesarean [si(:)'zεəriən] *a* 剖腹产术的，剖宫产术的
cafard [kə'fɑ:] *n* 【法】精神沮丧，忧郁
caffea ['kæfiə] *n* 【法】咖啡，咖啡豆
caffeic acid [kə'fi:ik] 咖啡酸，二羟(基)肉桂酸
caffeine ['kæfi:n] *n* 咖啡因，咖啡碱(利尿药，中枢兴奋药) | ～ and sodium benzoate 苯甲酸钠咖啡因(利尿药，中枢兴奋药)
caffeinism ['kæfi:nizəm] *n* 咖啡因中毒
caffetannic acid [ˌkæfi'tænik] 咖啡鞣酸
Caffey's disease ['kæfi] (John Caffey) 卡菲病，婴儿骨外层肥厚病
caffuric acid [kə'fjuərik] 咖啡尿酸(咖啡因氧化后的产物)
cage [keidʒ] *n* 笼;骨架构造;护架，支架 | population ～ 群体饲育箱(供果蝇群体遗传学研究用，可以将果蝇进行连续若干代的饲养) / thoracic ～ 胸廓
CAH congenital adrenal hyperplasia 先天性肾上腺皮质增生症
cain(o)- 见cen(o)-(第一解)
caisson [kə'su:n, 'keisən] *n* 沉箱
Cajal's cells [kə'hɑ:l] (Santiago Ramón y Cajal) 卡哈尔细胞(星形胶质细胞;神经胶质细胞之一，横列于大脑皮质带状层内) | ～ interstitial nucleus 卡哈尔间质核 / ～ method 卡哈尔染色法(藉氯化金与氯化汞的化合物使星形细胞着色) / ～ double method 卡哈尔双重染色法(显示神经节细胞) / ～ stain 卡哈尔染剂(见卡哈尔染色法)
cajeputol ['kædʒipətɔl] *n* 玉树油精，桉油精，桉树脑
cake [keik] *n* 饼;块;饼状物 *vi* 结块，凝结，胶凝
Cal large calorie 大卡，千卡
cal small calorie (小)卡
calage [kə'lɑ:ʒ] *n* 【法】垫身防晕船法
calamine ['kæləmain] *n* 炉甘石(弱收敛剂和保护剂，皮肤病局部用药)
calamity [kə'læməti] *n* 灾难;灾害 | **calamitous** *a* 造成灾难的;不幸的
calamus ['kæləməs] *n* 羽根，翮;菖蒲(其根茎为驱风、驱虫药)
Calan ['kælæn] *n* 盐酸维拉帕米(verapamil hydrochloride)制剂的商品名
calcaneal [kæl'keiniəl], **calcanean** [kæl'keiniən] *a* 跟骨的
calcaneitis [kælˌkeini'aitis] *n* 跟骨炎
calcaneoapophysitis [kælˌkeiniəuəpɔfi'zaitis] *n* 跟骨突炎
calcaneoastragaloid [kælˌkeiniəuə'strægəlɔid] *a* 跟距的
calcaneocavus [kælˌkeiniəu'keivəs] *n* 仰趾弓形足
calcaneocuboid [kælˌkeiniəu'kju:bɔid] *a* 跟骰的
calcaneodynia [kælˌkeiniəu'diniə] *n* 跟(部)痛
calcaneofibular [kælˌkeiniəu'fibjulə] *a* 跟腓的
calcaneonavicular [kælˌkeiniəunə'vikjulə], **calcaneoscaphoid** [kælˌkeiniəu'skæfɔid] *a* 跟舟的
calcaneoplantar [kælˌkeiniəu'plæntə] *a* 跟跖的
calcaneotibial [kælˌkeiniəu'tibiəl] *a* 跟胫的
calcaneovalgocavus [kælˌkeiniəuˌvælgəu'keivəs] *n* 仰趾外翻足
calcaneum [kæl'keiniəm] ([复] **calcanea** [kæl'keiniə]) *n* 【拉】跟骨
calcaneus [kæl'keiniəs] ([复] **calcanei** [kæl'keinai]) *n* 【拉】跟骨;仰趾足
calcanodynia [ˌkælkənəu'diniə] *n*

跟(部)痛
calcar ['kælkɑ:] *n*【拉】距 | ～ avis 禽距
calcarea [kæl'kεəriə] *n*【拉】石灰,氧化钙 | ～ chlorata 含氯石灰,漂白粉 / ～ hydrica 石灰水,氢氧化钙溶液 / ～ phosphorica 磷化石灰 / ～ usta 生石灰,氧化钙
calcareous, calcarious [kæl'kεəriəs] *a* 石灰质的,钙质的;含钙的
calcariferous [ˌkælkə'rifərəs] *a* 有距的
calcarine ['kælkərin] *a* 距状的;距的
calcariuria [kælˌkεəri'juəriə] *n* 石灰盐尿,钙盐尿
calcaroid ['kælkərɔid] *a* 钙样的(指脑组织某些沉积物,似钙化,但不呈钙的特异性反应)
calcemia [kæl'si:miə] *n* 钙血症,高钙血症
calci-, calc(o)- [构词成分] 钙,钙盐
calcibilia [ˌkælsi'biliə] *n* 钙胆汁
Calcibind ['kælsibaind] *n* 磷酸纤维素钠(sodium cellulose phosphate)制剂的商品名
calcic ['kælsik] *a* 石灰的,钙的
calcicosilicosis [ˌkælsikəuˌsili'kəusis] *n* 钙硅沉着病,钙硅尘肺
calcicosis [ˌkælsi'kəusis] *n* 灰石沉着病,灰石肺
calcidiol [ˌkælsi'daiəul] *n* 25-羟胆钙化(甾)醇,25-羟维生素D_3,骨化二醇
calcifames [kæl'sifəmi:z] *n* 钙饥饿,缺钙症
calcifediol [ˌkælsifi'daiəul] *n* 骨化二醇,25-羟胆钙化(甾)醇,25-羟维生素D_3
Calciferol [kæl'sifərɔl] *n* 维生素D_2,骨化醇,麦角骨化醇(ergocalciferol)制剂的商品名
calciferol [kæl'sifərɔl] *n* 维生素D_2,钙化醇,骨化醇;麦角骨化醇
calciferous [kæl'sifərəs] *a* 含钙的
calcific [kæl'sifik] *a* 钙化的,石灰化的
calcification [ˌkælsifi'keiʃən] *n* 钙化,沉钙(作用) | dystrophic ～ 营养不良性钙化 / metastatic ～ 转移性钙化
calcify ['kælsifai] *vt, vi* (使)钙化,(使)骨化
calcigerous [kæl'sidʒərəs] *a* 含钙的
Calcijex ['kælsidʒeks] *n* 骨化三醇(calcitriol)制剂的商品名
Calcimar ['kælsimɑ:] *n* 降钙素,鲑鱼降钙素(salmon calcitonin)制剂的商品名
calcimeter [kæl'simitə] *n* 钙定量器
calcine ['kælsain] *vt, vi* 煅烧,灰化 | **calcination** [ˌkælsi'neiʃən] *n*
calcinosis [ˌkælsi'nəusis] *n* 钙质沉着(亦称渗出钙化性筋膜炎、钙质性痛风) | ～ circumscripta 局限性钙质沉着 / ～ cutis 皮肤钙质沉着 / ～ interstitialis 间质性钙质沉着 / ～ intervertebralis 椎间盘钙质沉着 / tumoral ～ 肿瘤性钙质沉着 / ～ universalis 全身性钙质沉着,普遍性钙质沉着
calciokinesis [ˌkælsiəukai'ni:sis] *n* 钙移动 | **calciokinetic** [ˌkælsiəukai'netik] *a* 激钙的
calciorrhachia [ˌkælsiə'reikiə] *n* 含钙脊液
calciotropism [ˌkælsi'ɔtrəpizəm] *n* 向钙性(指细胞对摄入钙的反应增加)
calcipenia [ˌkælsi'pi:niə] *n* 钙缺乏,钙质减少(体内) | **calcipenic** [ˌkælsi'pi:nik] *a*
calcipexy ['kælsiˌpeksi], **calcipexis** [ˌkælsi'peksis] *n* 钙固定 | **calcipectic** [ˌkælsi'pektik], **calcipexic** [ˌkælsi'peksik] *a* 固定钙的
calciphilia [ˌkælsi'filiə] *n* 嗜钙性
calciphylaxis [ˌkælsifi'læksis] *n* 钙化防御 | systemic ～ 全身性钙化防御 / topical ～ 局部性钙化防御 | **calciphylactic** [ˌkælsifi'læktik] *a*
calciprivia [ˌkælsi'priviə] *n* 钙缺失 | **calciprivic** [ˌkælsi'privik] *a* 缺钙的
calcipyelitis [ˌkælsipaii'laitis] *n* 结石

性肾盂炎

calcitonin [ˌkælsiˈtəunin] *n* 降钙素(钙代谢调节药，用以治疗重度高钙血症和佩吉特〈Paget〉骨病，亦称甲状腺降钙素)

calcitriol [ˌkælsiˈtraiɔl] *n* 骨化三醇，1,25-二羟胆钙化(甾)醇，1,25-二羟维生素D_3

calcium [ˈkælsiəm] *n* 钙(化学元素) | ～ benzamidosalicylate 苯沙酸钙，苯酰胺水杨酸钙(抗结核药) / ～ bromide 溴化钙(以前用作镇静药和抗惊厥药) / ～ caseinate 酪蛋白钙 / ～ chloride 氯化钙(矿物质补充药) / ～ cyanamide 氰氨化钙(杀灭血吸虫卵药) / ～ disodium edetate, ～ edetate disodium 依地酸钙钠(用于诊断和治疗铅中毒) / ～ gluconate 葡萄糖酸钙(矿物质补充药) / ～ lactate 乳酸钙(矿物质补充药) / ～ levulinate 戊酮酸钙(矿物质补充药) / ～ pantothenate 泛酸钙(维生素类药) / precipitated ～ carbonate 沉淀碳酸钙(抗酸药) / racemic ～ pantothenate 消旋泛酸钙 / ～ trisodium pentetate 喷替酸钙钠(解毒药)

calciumedetate sodium [ˌkælsiəˈmediteit] 依地酸钙钠(用于诊断和治疗铅中毒)

calciuria [ˌkælsiˈjuəriə] *n* 钙尿

calc(o)- 见calci-

calcoglobule [ˌkælkəuˈglɔbjuːl] *n* 钙小球

calcoglobulin [ˌkælkəuˈglɔbjulin] *n* 钙球蛋白

calcospherite [ˌkælkəuˈsfiərait] *n* 钙球

calculary [ˈkælkjuləri] *a* 结石的

calculate [ˈkælkuleit] *vt* 计算;预测;计划，打算;认为 *vi* 计算;打算;以为 | ～ on (或upon) 指望着，期待着

calculation [ˌkælkjuˈleiʃən] *n* 计算;打算;预测 | **calculative** [ˈkælkjulətiv] *a*

calculator [ˈkælkjuleitə] *n* 计算者;计算表;计算机

calculifragous [ˌkælkjuˈlifrəges] *a* 碎石的(尤指击碎膀胱结石)

calculogenesis [ˌkælkjuləuˈdʒenisis] *n* 结石形成，生石

calculosis [ˌkælkjuˈləusis] *n* 结石病

calculous [ˈkælkjuləs] *a* 结石的

calculus [ˈkælkjuləs] ([复] **calculuses** 或 **calculi** [ˈkælkjulai]) *n* 结石，石;演算，微积分(学) | alternating ～, combination ～ 分层石，混合结石(一种泌尿道结石，各层组成的化学成分各不相同) / articular ～, joint ～ 关节结石 / biliary calculi 胆石 / decubitus ～ 久卧结石 / dental ～ 牙垢，牙(积)石 / encysted ～, pocketed ～ 箝闭结合，被囊性结石 / hemp seed ～ 大麻子样结石(草酸钙石) / indigo ～ 尿靛石 / mammary ～, lacteal ～ 乳石(乳腺管石) / salivary ～ 涎石;龈上结石 / vesical ～ 膀胱石

Caldani's ligament [kəlˈdɑːni] (Leopoldo M. Caldani) 卡尔达尼韧带(起自喙突内缘，达于锁骨下缘、第一肋骨及锁骨下肌腱，亦称喙锁韧带)

Caldwell-Luc operation [ˈkɔːldwəl luk] (George W. Caldwell; Henry Luc) 柯-陆手术，上颌窦根治术(经由前臼齿对侧上齿窝处切开，开口进入上颌窦的手术)

Caldwell-Moloy classification [ˈkɔːldwəl ˈmɔlɔi] (William E. Caldwell; Howard C. Moloy) 考德威尔-莫洛伊分类(对女子骨盆的分类:女子型骨盆、男子型骨盆、人猿型骨盆和扁骨盆)

Calef. calefactus, calefac【拉】温，加温

calefacient [ˌkæliˈfeiʃənt] *a* 使暖的，发暖的 *n* 发暖剂

calefaction [ˌkæliˈfækʃən] *n* 发暖(作用);热污染

calefactory [ˌkæliˈfæktəri] *a* 温暖的;生热的

Calendula [kəˈlendjulə] *n*【拉】金盏花

属

calentura [kəlen'turə] *n* 【西】中暑;热病

calenture ['kæləntjuə] *n* 中暑;热病

calf [kɑːf] *n* 腓肠(俗名小腿肚)

caliber, calibre ['kælibə] *n* 管径,口径

calibrate ['kælibreit] *vt* 校准,测口径;标定 | **calibration** [ˌkæli'breiʃən] *n* / **calibrator** ['kælibreitə] *n* 校准器;定标器;管径测量器

caliceal [ˌkæli'siəl] *a* 盏的;(花)萼的

calicectasis [ˌkæli'sektəsis] *n* 肾盏扩张

calicectomy [ˌkæli'sektəmi] *n* 肾盏切除术

calices ['kælisiːz] calix的复数

calicine ['kælisiːn] *a* 盏的;盏状的,杯状的

Caliciviridae [kəˌlisi'viridiː] *n* 杯状病毒科

Calicivirus [kə'lisiˌvaiərəs] *n* 杯状病毒属

calicivirus [ˌkælisi'vaiərəs] *n* 杯状病毒,嵌杯样病毒(RNA级病毒的亚型,包括小疱疹病毒)

calicle ['kælikl] *n* 杯状小体

calicular [kə'likjulə] *a* 杯状的;杯状小体的

caliculus [kə'likjuləs] ([复] **caliculi** [kə'likjulai]) *n* 【拉】小杯;杯状器官;副萼 | ~ gustatorius 味蕾 / ~ ophthalmicus 视杯

caliectasis [ˌkeili'ektəsis] *n* 肾盏扩张

caliectomy [ˌkeili'ektəmi] *n* 肾盏切除术

californium [ˌkæli'fɔːniəm] *n* 锎(化学元素)

caligo [kə'laigəu], **caligation** [ˌkæli'geiʃən] *n* 视力不清,眼矇

calipers ['kælipəz] [复] *n* 测径器;两脚规 | skinfold ~ 皮褶测径器(用于研究营养状况和体质)

calisthenics [ˌkælis'θeniks] *n* [复] 健美操练法 | **calisthenic(al)** [kælis'θenik(ə)l] *a*

calix ['keiliks] ([复] **calices** ['kælisiːz]) *n* 盏;(花)萼 | renal calices 肾盏

call [kɔːl] *vt* 叫;称呼;认为;召集 *vi* 叫,喊;要求;访问(on, at); 打电话 *n* 呼声,叫声;喊叫;召集;访问;(电话)呼叫,通话;需要 | ~ away 叫走;转移开 / ~ back 叫回来 / ~ by 顺便访问 / ~ down 招来,招惹 / ~ for 要求,需要;叫(某人)来;规定 / ~ forth 唤起,引起鼓起 / ~ in 召来;招请 / ~ off 叫走;转移开;放弃,取消 / ~ on(或upon) 号召;请求;指派;访问 / ~ out 出动;唤起,引起;大声叫唤 / ~ up 使人想起;打电话给 /make a ~ 访问;出诊 / on(或at) ~ 随叫随到的,会诊的;值班 / pay a ~ 小便,上厕所;拜访 / what one ~s 或what is ~ed 所谓的,通常所说的 / within ~ 在附近;随叫随到

CALLA common acute lymphoblastic leukemia antigen 常见急性淋巴母细胞白血病抗原

Callander's amputation ['kæləndə] (C. L. Callander) 卡兰德切断术(膝韧带成形切断术)

Callaway's test ['kæləwei] (Thomas Callaway) 卡拉韦试验(检肱骨脱位,患侧肩部从肩峰经腋测得的圆周较无病侧大)

Calleja's islets (islands) [kə'ljeihə] (C. Calleja y Sanchez) 卡耶哈岛(海马回嗅觉小岛)

callicrein [ˌkæli'kriːn] *n* =**kallikrein**

Callimastix [ˌkæli'mæstiks] *n* 丽鞭毛虫属

Calliphora [kə'lifərə] *n* 丽蝇属 | ~ vomitoria 反吐丽蝇

Calliphoridae [ˌkæli'fɔridiː] *n* 丽蝇科

Callison's fluid [ˌkælisn] (James S. Callison) 卡利森液(红细胞计数时用作稀释剂)

Callitroga [ˌkæli'trəugə] *n* 锥蝇属(即Cochliomyia)

callomania [ˌkæləu'meinjə] *n* 美貌狂，美貌妄想

callosal [kə'ləusəl] *a* 胼胝体的

callositas [kə'lɔsitəs] *n*【拉】胼胝

callosity [kə'lɔsəti] *n* 胼胝，硬皮(老茧)

callosomarginal [kəˌləusəu'mɑːdʒinəl] *a* 胼胝体额上回的，扣带缘上回的

callosotomy [ˌkælə'sɔtəmi] *n* 胼胝体切开术

callosum [kə'ləusəm] *n* 胼胝体

callous ['kæləs] *a* 硬的；胼胝状的

callus ['kæləs] *n* 胼胝；骨痂 | central ～, inner ～, medullary ～, myelogenous ～ 中央骨痂，内骨痂，骨髓骨痂，骨髓原性骨痂 / definitive ～, intermediate ～ 中间骨痂，permanent ～ 永久骨痂，/ ensheathing ～ 鞘样骨痂，暂时骨痂

calm [kɑːm] *a* 静的，平静的；镇静的 *n* 平静；镇静 *vt, vi* (使)平静下来，(使)镇定下来 | mental ～ 心平气和，镇定 | ～ down 安静下来，镇定下来 | ～**ly** *ad* / ～**ness** *n*

calmative ['kælmətiv] *a* 镇静的 *n* 镇静剂

Calmette's reaction (ophthalmoreaction, test) [kəl'met] (Albert L. C. Calmette) 卡尔默蒂反应(眼反应、试验)(ophthalmic reaction, 见reaction项下相应术语) | ～ serum 抗蛇毒血清 / ～ tuberculin 卡尔默蒂结核菌素(一种精制结核菌素，滴入结核或伤寒患者结膜上能引起严重局部反应，亦称沉淀结核菌素) / ～ vaccine 卡介苗(结核菌苗)

calmodulin [kæl'mɔdjulin] *n* 调钙蛋白，钙调节蛋白

Calobata [kə'ləubətə] *n* 躁蝇属

calomel ['kæləmel] *n* 甘汞，氯化亚汞 | vegetable ～ 鬼臼(根)

calor ['keilə] *n*【拉】热，灼热

caloradiance [ˌkælə'reidiəns] *n* 热辐射(线)(介于250和55 000μm之间的辐射或射线)

calorescence [ˌkælə'resns] *n* 发光热线，热光(从不发光转化为发光的热射线)

calori- [构词成分] 热

caloric [kə'lɔrik] *n* 热(量) *a* 热(量)的，卡的

caloricity [ˌkælə'risəti] *n* 生热力

calorie ['kæləri] *n* 卡(路里)(旧热量单位) | gram ～, small ～, standard ～ 克卡，小卡，标准卡 / IT ～, International Table ～ 国际表卡(旧热量单位，=4.1868J〈焦耳〉) / large ～ 大卡，千卡 / mean ～ 平均卡(使1g水的温度从0℃到100℃升高所需热量的百分之一) / thermochemical ～ 热化学卡(热量单位，相当于4.184J〈焦耳〉)

calorifacient [kəˌlɔri'feiʃənt] *a* 生热的，产热的

calorific [ˌkælə'rifik] *a* 生热的，产热的

calorigenic [kəˌlɔri'dʒenik], **calorigenetic** [kəˌlɔridʒi'netik] *a* 发生热量(或能量)的；增加热量(或能量产生)的；增加氧耗量的

calorimeter [ˌkælə'rimitə] *n* 测热计，热量计 | bomb ～ 弹式测热计 / compensating ～ 抵偿式测热计 / respiration ～ 呼吸热量计

calorimetry [ˌkælə'rimitri] *n* 测热法 | ～ direct 直接测热法 / ～ indirect 间接测热法 | **calorimetric(al)** [kəˌlɔri'metrik(əl)] *a* 测热的，测热法的

caloripuncture [ˌkæləri'pʌŋktʃə] *n* 火针术

Calori's bursa [kə'lɔri] (Luigi Calori) 卡洛里囊(位于气管与主动脉弓之间)

caloriscope [kə'lɔriskəup] *n* 热量器(用以显示育婴食物的热值)

caloritropic [kəˌlɔri'trɔpik] *a* 向热的

calory ['kæləri] ([复] **calories** ['kæləriz]) 卡(路里)(旧热量单位)

Calot's operation [kə'lɔː] (Jean-François Calot) 卡洛手术(在麻醉下用牵伸法对脊柱后凸施行强迫性复位术) / ～

treatment 卡洛疗法(用石膏背夹治疗脊椎结核) / ～ triangle 卡洛三角(胆囊动脉在上,胆囊管在下,肝管在中间所形成的三角)

calotte [kə'lɔt] *n*【法】小帽,纤毛帽;眼球帽样切块(病理组织检查用)

calsequestrin [ˌkælsi'kwestrin] *n* 贮钙素,贮钙蛋白,收钙蛋白(一种结合蛋白,其作用为螯合和贮存钙离子)

calumbic acid [kə'lʌmbik] 非洲防己酸

Calurin ['kæljurin] *n* 卡巴匹林钙(carbaspirin calcium)制剂的商品名

calusterone [kə'lju:stərəun] *n* 卡鲁睾酮, 7*β*,17*α*-二甲睾酮(抗肿瘤药)

calutron ['kæljutrɔn] *n* 卡留管(一种铀同位素分离器)

calvacin ['kælvəsin] *n* 马勃素(一种抗肿瘤物质)

calvaria [kæl'vεəriə], **calvarium** [kæl'vεəriəm] *n*【拉】颅盖 | **calvarial** *a*

Calvatia [kæl'veiʃiə] *n* 马勃属 | ～ gigantea 大马勃

Calvé-Perthes disease [kəl'vei pə'teis] (Jacques Calvé; Georg C. Perthes) 卡凡-佩特斯病(股骨小头骺端骨软骨病)

calves [kɑ:vz] calf的复数

Calvin cycle ['kælvin] (Melvin Calvin) 卡尔文循环(植物光合作用时发生的一种暗反应,在此反应中二氧化碳附着于五碳糖分子,继而还原而形成其他糖)

calvities [kæl'viʃii:z] *n*【拉】秃(发),脱发

calx [kælks] *n*【拉】白垩;跟(亦称跟区,足跟);煅余物;石灰,氧化钙 | ～ chlorata, ～ chlorinata 氯化石灰,漂白粉 / ～ sulfurata 硫化石灰

calyceal [ˌkæli'siəl] *a* 盏的,杯状体的;(花)萼的

calycectasis [ˌkæli'sektəsis] *n* 肾盏扩张

calycectomy [ˌkæli'sektəmi] *n* 肾盏切除术

calycine ['kælisin] *a* 盏的,盏状的,杯状的;萼的,萼状的

calycle ['kælikl] *n* 杯状器官;副萼

calyculus [kə'likjuləs] ([复] **calyculi** [kə'likjulai]) *n*【拉】小杯;杯状器官;副萼 | ～ gustatorius 味蕾 / ～ ophthalmicus 视杯

calymma [kə'limə] *n* 胶泡

Calymmatobacterium [kəˌlimətəubæk'tiəriəm] *n* 鞘杆菌属 | ～ granulomatis 肉芽肿鞘杆菌

calyx ['keiliks, 'kæ-] ([复] **calyces** ['keilisi:z, 'kæ-] 或 **calyxes**) *n* 盏;(花)萼

CAM cell adhesion molecules 细胞粘连分子

Camallanus [kæmə'leinəs] *n* 驼形丝虫属(寄生于鱼、爬虫类、两栖动物的肠内)

Cambaroides [ˌkæmbə'rɔidi:z] *n* 蝲蛄属(体内有并殖吸虫属的后囊蚴)

cambendazole [kæm'bendəzəul] *n* 坎苯达唑,噻苯咪唑酯(抗蠕虫药)

cambium ['kæmbiəm] *n* 新生层,新生组织;形成层(植)

Cambodia [kæm'bəudjə] *n* 柬埔寨[亚洲]

Cambodian [kæm'bəudjən] *a* 柬埔寨的;柬埔寨人的;柬埔寨语的 *n* 柬埔寨人;柬埔寨语

cambogia [kæm'bəudʒiə] *n*【拉】藤黄

cambric ['keimbrik] *n* 细薄布;麻纱;细夏布

came [keim] come的过去式

camel ['kæməl] *n* 骆驼

cameloid ['kæməlɔid] *a* 骆驼状的

camelpox ['kæməlpɔks] *n* 骆驼痘

camera ['kæmərə] ([复] **cameras**或 **camerae** ['kæməri:]) *n* 照相机;暗室;电视摄像机;房,室 | ～ anterior bulbi 眼前房 / ～ lucida 投影描绘器 / ～ obscura 暗箱 / ～ pulpi 髓腔 / recording ～ 记录照相机,光转筒记录器

/ scintillation ～ 闪烁照相机

Camerer's law ['kæmərə] (Johann F. W. Camerer) 凯麦勒定律(体重相同的儿童,不询年龄,所需食物量相同)

Cameroon ['kæməru:n] *n* 喀麦隆[非洲]

camisole ['kæmisəul] *n*【法】约束衣,保护衣

Cammann's stethoscope ['kæmən] (George P. Cammann) 卡曼听诊器,双耳听诊器

Cammidge reaction (test) ['kæmidʒ] (Percy J. Cammidge) 坎米奇反应(试验),胰反应(确定胰腺炎或胰脏恶性病的存在)

Camoquin ['kæməkwin] *n* 盐酸阿莫地喹(amodiaquine hydrochloride)制剂的商品名

camouflage ['kæmuflɑ:ʒ] *n* 伪装 | neurotic ～ 神经症性伪装 *vt* 伪装,掩饰 *vi* 使用伪装,隐蔽起来

CAMP cyclophosphamide, Adriamycin, methotrexate, and procarbazine 环磷酰胺-阿霉素-甲氨蝶呤-丙卡巴肼(联合化疗治癌方案)

cAMP adenosine 3',5'-cyclic phosphate 腺苷3',5'-环磷酸,环腺苷酸; cyclic AMP环腺苷酸

camp [kæmp] *n* 野营;帐篷 *vi* 设营,宿营

campaign [kæm'pein] *n* 战役;运动

campanula [kəm'pænjulə] *n* 钟形物

Campbell's ligament ['kæmbl] (William F. Campbell) 坎贝尔韧带(腋悬韧带)

cAMP-dependent protein kinase [di'pendənt 'prəuti:n 'kaineis] 环腺苷酸依赖性蛋白激酶

campe(a)chy [kæm'pi:tʃi] *n* 苏木精,苏木紫

Camper's facial angle ['kæmpə] (Pieter Camper) 坎珀尔颜面角(前鼻棘底所形成之角) | ～ fascia 坎珀尔筋膜(腹壁浅筋膜浅层) / ～ ligament 坎珀尔韧带(会阴深筋膜,尿生殖膈) / ～ line 坎珀尔线(由鼻翼下缘至耳屏上缘的假想线)

campesterol [kæm'pestərɔl] *n* 菜油甾醇,菜油固醇

camphene ['kæmfi:n] *n* 莰烯

camphoglycuronic acid [ˌkæmfəuˌglaikjuə'rɔnik] 樟脑葡萄糖醛酸

camphol ['kæmfɔl] *n* 龙脑,冰片,莰醇

campholic acid ['kæmfəlik] 四甲基环戊烷羧酸,龙脑酸

camphor ['kæmfə] *n* 樟脑,莰酮 | artificial ～ 人造樟脑(氯化蒎烯) / blumea ～ 艾纳香脑,艾片 / Borneo ～ 龙脑,冰片 / carbolated ～ 酚樟脑(用作创伤防腐敷料) / chloral ～ 氯醛樟脑(外用镇静药) / mace ～ 肉豆蔻衣脑 / mentholated ～ 薄荷脑樟脑(局部抗刺激药及喷雾药) / monobromated ～ 一溴樟脑(镇静药) / naphthol ～ β-萘酚樟脑(外用防腐剂) / peppermint ～ 薄荷脑,薄荷醇 / phenol ～ 酚樟脑(杀菌及止牙痛药) / resorcinated ～ 间苯二酚樟脑(治虱病及瘙痒) / ～ salicylate 水杨酸樟脑(外用软膏治各种皮肤病,内服治腹泻) / salol ～ 萨罗樟脑(局部防腐剂) / thyme ～ 麝香草脑(抗菌药) / turpentine ～ 松节油脑,松油二醇

camphora [kæm'fɔrə] *n*【拉】樟脑

camphoraceous [ˌkæmfə'reiʃəs] *a* 樟脑样的,似樟脑的

camphorate ['kæmfəreit] *vt* 使与樟脑化合;加樟脑在…中 | ～d *a* 含樟脑的;樟脑酊的

camphoric acid [kæm'fɔrik] 樟脑酸

camphorism ['kæmfərizəm] *n* 樟脑中毒(症状为惊厥、昏迷和胃炎)

camphoronic acid [ˌkæmfə'rɔnik] 分解樟脑酸,樟脑三酸

campimeter [kæm'pimitə] *n* 平面视野计 | **campimetry** *n* 平面视野计检查法

campotomy [kæm'pɔtəmi] *n* 区切开术

(指在丘脑下方福雷尔〈Forel〉区造成损害的一种立体定向性外科手术，以治疗帕金森〈Parkinson〉病的震颤)

camptocormia [ˌkæmptəuˈkɔːmiə], **camptocormy** [ˌkæmptəuˈkɔːmi], **campospasm** [ˈkæmpəspæzəm], **camptospasm** [ˈkæmptəspæzəm] *n* 躯干前曲症

camptodactyly [ˌkæmptəuˈdæktili], **camptodactylia** [ˌkæmptəudækˈtiliə], **camptodactylism** [ˌkæmptəuˈdæktilizəm] *n* 屈曲指

camptomelia [ˌkæmptəuˈmiːliə] *n* 肢弯曲，弯肢 | **camptomelic** [ˌkæmptəuˈmiːlik] *a*

Campylobacter [ˌkæmpiləuˈbæktə] *n* 弯曲菌属 | ~ fecalis 粪弯曲菌 / ~ fetus 胎儿弯曲菌(亦称胎儿弧菌) / ~ fetus subsp. fetus 胎儿弯曲菌胎儿亚种 / ~ fetus subsp. intestinalis 胎儿弯曲菌肠亚种 / ~ fetus subsp. jejuni 胎儿弯曲菌空肠亚种 / ~ fetus subsp. venerealis 胎儿弯曲菌性病亚种 / ~ sputorum 痰液弯曲菌 / ~ sputorum subsp. bubulus 痰液弯曲菌牛亚种 / ~ sputorum subsp. mucosalis 痰液弯曲菌粘膜亚种 / ~ sputorum subsp. sputorum 痰液弯曲菌痰液亚种

campylobacteriosis [ˌkæmpiləubækˌtiəriˈəusis] *n* 弯曲菌病 | bovine genital ~, ovine genital ~ 牛生殖道弯曲菌病，绵羊生殖道弯曲菌病

campylognathia [ˌkæmpiləuˈneiθiə] *n* 唇裂，兔唇

camsylate [ˈkæmsileit] *n* 樟脑磺酸盐(camphorsulfonate的USAN缩约词)

Camurati-Engelmann disease [kɑːmuːˈrɑːti ˈeŋgəlmɑːn] (Mario Camurati; Guido Engelmann) 卡-恩病，骨干发育异常

can[1] [强kæn, 弱kən] (could) *v aux* 能；会；可能 | ~ but= ~ only 只得；充其量不过 / cannot but 不得不；必然；不能不 / cannot help 不得不

can[2] [kæn] 容器(如罐、壶、桶等)(-nn-) *vt* 装罐 | douche ~ 冲洗罐

Canada [ˈkænədə] *n* 加拿大[北美洲]

Canada-Cronkhite syndrome [ˈkænədəˈkrɔŋkait] (Wilma J. Canada; Leonard W. Cronkhite, Jr.) 卡-克综合征(家族性胃肠息肉病，伴外胚层缺陷，如甲萎缩、脱发以及皮肤色素沉着等，见Cronkhite-Canada syndrome)

Canadian [kəˈneidjən] *a* 加拿大的；加拿大人的 *n* 加拿大人

canal [kəˈnæl] *n* 运河；沟渠；管，道 | abdominal ~ 腹股沟管 / alimentary ~, digestive ~ 消化道 / anterior ethmoid ~ 前筛管，眶颅管 / arterial ~ 动脉导管 / basipharyngeal ~ 颅底咽管 / birth ~, obstetric ~, parturient ~ 产道 / bony ~s of ear 骨性半规管 / bullular ~s, ruffed ~ 小带间隙，皱纹管 / ciliary ~s 睫状管，虹膜角膜角间隙 / crural ~ 股管 / diploic ~s 板障管 / eustachian ~ 咽鼓管 / external auditory ~ 外耳道 / facial ~, fallopian ~, spiroid ~ 面神经管 / flexor ~ 腕管 / ganglionic ~ (内耳)螺旋神经节管，蜗轴螺旋管 / genital ~ 生殖管 / gynecophoral ~, gynecophorous ~ 抱雌沟(指血吸虫) / hemal ~ 脉弧管(胚) / iliac ~ 髂肌管，肌腔隙 / inguinal ~ 腹股沟管 / internal auditory ~ 内耳道 / lacrimal ~ 鼻泪管 / medullary ~ 椎管；骨髓腔 / musculotubal ~ 肌咽鼓管 / nasal ~, nasolacrimal ~ 鼻泪管 / neural ~, spinal ~, vertebral ~ 神经管，脊椎管，椎管 / omphalomesenteric ~ 脐肠系膜管，卵黄管，卵黄蒂 / optic ~ 视神经管 / osseous eustachian ~ 骨性咽鼓管，肌咽鼓管 / pelvic ~ 小骨盆腔 / perivascular ~ 血管周隙(血管周围的淋巴隙) / pleural ~s 胸管 / posterior ethmoid ~ 筛后管，筛后孔，眶筛管 / pterygoid ~, recurrent ~, vidian ~ 翼管 / pterygopalatine ～ 腭大管;腭鞘管 / root ～ 牙根管 / sacculocochlear ～ 连合管(耳蜗) / serous ～ 浆液管(微淋巴隙) / sheathing ～ 鞘管,腹膜鞘突 / spermatic ～ 精索管(男性的腹股沟管) / subsartorial ～ 收肌管 / tarsal ～ 跗骨管,跗骨窦 / tubal ～ 咽鼓管半管 / urogenital ～s 尿生殖窦 / uterine ～ 子宫管,子宫腔 / utriculosaccular ～ 椭圆球囊管 / vaginal ～, vulvouterine ～ 阴道腔 / ventricular ～ 胃道,胃管 / vestibular ～ 前庭阶 / vulvar ～ 阴道前庭。

canales [kə'neili:z] canalis的复数

canalicular [ˌkænə'likjulə] *a* 小管的

canaliculization [ˌkænəˌlikjulai'zeiʃən, -li'z-] *n* 小管形成,成小管

canaliculodacryocystostomy [ˌkænəˌlikjuləuˌdækriəsis'tɔstəmi] *n* 泪管泪囊吻合术

canaliculorhinostomy [ˌkænəˌlikjuləuˌrai'nɔstəmi] *n* 泪管鼻腔吻合术,泪囊鼻腔造口术

canaliculus [ˌkænə'likjuləs] ([复] **canaliculi** [ˌkænə'likjulai]) *n* 【拉】小管

canalis [kə'neilis] ([复] **canales** [kə'neili:z]) *n* 【拉】管,道

canalization[ˌkænəlai'zeiʃən, -li'z-] *n* 管道形成,成管;造管泄液法;造管术;沟通(在心理学上,指在中枢神经系统中由神经冲动反复的通过而形成新的径路)

canaloplasty [kə'næləˌplæsti] *n* 管道整复术,管道成形术(如外耳道)

canarypox [kə'nɛəripɔks] *n* 金丝雀痘

Canavalia [ˌkænəˌvæliə] *n* 刀豆属

canavalin [ˌkænə'vælin] *n* 刀豆素,刀豆抗菌素

canavanase [kə'nævəneis] *n* 刀豆氨酸酶

canavanine [kə'nævənin] *n* 刀豆氨酸

Canavan's disease ['kænəvæn] (Myrtelle M. Canavan) 卡纳范病,中枢神经系统海绵状变性

Canavan-van Bogaert-Bertrand disease['kænəvæn vɑ:n 'bɔgət bɛə'trein] (M. M. Canavan; Ludo van Bogaert; Ivan G. Bertrand) 卡-鲍-贝病,中枢神经系统海绵状变性

cancel ['kænsəl] (-ll-) *vt* 删去;取消 | ～ out 抵消,消除

cancellated ['kænsəleitid] *a* 网状的,网状结构的

cancellous ['kænsələs] *a* 网眼状的;海绵状的;网状骨质的

cancellus [kæn'seləs] ([复] **cancelli** [kæn'selai]) *n* 【拉】网状骨质

cancer ['kænsə] *n* 癌,恶性肿瘤;癌症;弊端 | acinar ～, acinous ～ 腺泡癌 / adenoid ～ 腺样癌 / ～ à deux 配偶癌(共同生活的两人同时或先后患癌) / alveolar ～ 蜂窝状癌 / aniline ～ 苯胺癌 / betel ～, buyo cheek ～ 槟榔癌,蒌叶性颊癌 / black ～, melanotic ～ 恶性黑色素瘤,黑色素癌 / boring ～ 穿通性癌(面部) / claypipe ～ 烟管癌(唇) / dendritic ～ 乳头(状)癌 / duct ～ 管癌(乳腺) / dyeworkers' ～ 染工(膀胱)癌 / ～ encuirasse, corset ～, jacket ～ 铠甲状癌(在胸部皮肤周围) / in situ ～ 原位癌 / kang ～, kangri ～ 热炕癌,火炉癌(大腿或腹部的上皮癌) / latent ～ 潜在癌,隐匿癌肿(指无临床表现,但组织切片检查发现的一种前列腺癌) / occult ～ 隐性癌(探察前临床明显转移的一种小前列腺癌) / rodent ～ 侵蚀性溃疡 / roentgenologist's ～ 放射线工作者癌(手部) / tubular ～ 管癌(一种排列成管状的腺癌) / villous duct ～ 绒毛管癌

canceremia [ˌkænsə'ri:miə] *n* 癌细胞血(症)

cancericidal [ˌkænsəri'saidl], **cancerocidal** [ˌkænsərəu'saidl] *a* 破坏癌(细胞)的,灭癌的

cancerigenic [ˌkænsəri'dʒenik], **cancerogenic** [ˌkænsərəu'dʒenik] *a* 致癌的

cancerin ['kænsərin] *n* 尿癌素

cancerism ['kænsərizəm] *n* 癌素质，癌体质

cancerous ['kænsərəs] *a* 癌性的，癌的

cancerphobia [ˌkænsə'fəubjə], **cancerophobia** [ˌkænsərəu'fəubjə] *n* 癌病恐怖，恐癌症

cancer-ulcer ['kænsə 'ʌlsə] *n* 癌性溃疡

cancriform ['kæŋkrifɔːm] *a* 癌样的，似癌的

cancroid ['kæŋkrɔid] *a* 癌样的 *n* 角化癌

cancrum ['kæŋkrəm] *n*【拉】(坏疽性)溃疡 | ～ nasi 鼻坏疽 / ～ oris 走马疳，坏疽性口炎 / ～ pudendi 外阴溃疡

candela [kæn'diːlə] *n* 堪(德拉)，(新)烛光(旧发光强度单位，缩写为cd，现用lx勒〈克斯〉)

Candeptin [kæn'deptin] *n* 杀念菌素(candicidin)制剂的商品名

candicidin [ˌkændi'saidin] *n* 杀念菌素，杀念珠菌素(抗真菌抗生素)

Candida ['kændidə] *n* 念珠菌属 | ～ albicans 白色念珠菌 / ～ mesenterica 管道念珠菌 / ～ parapsilosis 近平滑念珠菌 / ～ tropicalis 热带念珠菌 / ～ vini 酸酒念珠菌

candidal ['kændidəl] *a* 念珠菌的

candidate ['kændideit] *n* 候选人，候补者；投考者，攻读学位者；申请求职者

candidemia [ˌkændi'diːmiə] *n* 念珠菌血(症)

candidiasis [ˌkændi'daiəsis] *n* 念珠菌病 | cutaneous ～ 皮肤念珠菌病 / endocardial ～ 心内膜念珠菌病 | **candidosis** [ˌkændi'dəusis] *n*

candidid ['kændidid] *n* 念珠菌疹

candidin ['kændidin] *n* 制念珠菌素

candiduria [ˌkændi'djuəriə] *n* 念珠菌尿

candiru [kændi'ruː] *n* 亚马逊小鲶(据说会进入在该河中沐浴的男子的尿道或妇女的阴道中)

candle ['kændl] *n* 烛；烛光 | foot ～ 呎(英尺)烛光(旧照度单位) / international ～ 国际烛光(旧发光强度单位) / meter ～ 米烛光(=1 lx) | not hold a ～ to 与…不能相比 / not worth the ～ 得不偿失的，不上算的

candlefish ['kændlfiʃ] *n* 烛鱼(产生一种固定油，其作用类似鱼肝油)

candol ['kændɔl] *n* 干麦芽浸膏

candy ['kændi] *n* 糖果；冰糖

cane [kein] *n* 扶杖，手杖 | adjustable ～ 可调节手杖 / English ～ 英式扶杖(医疗用) / quadripod ～ 四脚手杖 / tripod ～ 三脚手杖

canescent [kə'nesənt] *a* 变得灰白的；带灰色的；有灰白毛的

canine ['keinain] *a* 犬的 *n* 犬牙，尖牙

caniniform [kei'nainifɔːm] *a* 犬牙样的

caninus [kei'nainəs] *n* 尖牙肌(口角提肌)

canister ['kænistə] *n* 罐；滤毒罐

canities [kə'niʃiiːz] *n*【拉】白发，头发灰白，灰发(症)

canker ['kæŋkə] *n* (坏疽性)溃疡；马蹄疮；(犬、猫的)外耳道炎 | **～ous** ['kæŋkərəs] *a* 溃疡的，似溃疡的；引起溃疡的，患溃疡的

canna ['kænə] *n*【拉】小腿骨 | ～ major 胫骨 / ～ minor 腓骨

cannabidiol [ˌkænəbi'daiəul] *n* 大麻二酚

cannabin ['kænəbin] *n* 大麻苷；大麻脂

cannabinoid [kə'næbinɔid, 'kænəbinɔid] *n* 大麻素(可指任何一种大麻的化学成分，如大麻醇、四氢大麻醇等)

cannabinol [kə'næbinɔl, 'kænəbinɔl] *n* 大麻酚

cannabis ['kænəbis] *n* 大麻

canned [kænd] *a* 罐装的，听装的

cannery ['kænəri] *n* 罐头食品厂

cannibalism ['kænibəlizəm] *n* 同类相食(指恶性细胞互相吞噬作用)

Cannizzaro's reaction [ˌkæni'zɑːrəu]

(Stanislao Cannizzaro) 康尼扎罗反应(指醛在碱中的反应，当醛与动物组织接触时，醛的一个分子还原为相应的醇，另一个分子同时被氧化为相应的酸)

Cannon-Bard theory [ˈkænən bɑːd] (W. B. Cannon; Philip Bard) 坎-巴学说，应急学说(即emergency theory, 见theory项下相应术语)

Cannon's ring (point) [ˈkænən] (Walter B. Cannon) 坎农环(点)(钡剂造影时右半侧结肠的紧张性收缩环)

cannula [ˈkænjulə] ([复] **cannulae** [ˈkænjuliː] 或 **cannulas**) *n* 套管，插管 | perfusion ～ 灌流套管 / washout ～ 冲洗套管

cannulate [ˈkænjuleit] *vt* 插套管

cannulation [ˌkænjuˈleiʃən], **cannulization** [ˌkænjulaiˈzeiʃən, -liˈz-] *n* 插管法，套管插入术

canon [ˈkænən] *n* 准则，标准，规范

canonical [kəˈnɔnikəl] *a* 规范的，典范的

canrenoate potassium [kænˈrenəeit] 坎利酸钾，烯睾丙酸钾(醛固酮拮抗药)

canrenone [kænˈrenəun] *n* 坎利酮，烯睾丙内酯(醛固酮拮抗药)

cant [kænt] *n* 斜面 *vi, vt* (使)…倾斜，倒转 | ～ of mandible 下颌骨斜面

canthal [ˈkænθəl] *a* 眦的，眼角的

canthariasis [ˌkænθəˈraiəsis] *n* 斑蝥虫病

cantharidal [kænˈθæridl] *a* 含斑蝥的，斑蝥制的，含芫青的

cantharidate [kænˈθærideit] *n* 斑蝥酸盐

cantharides [kænˈθæridiːz] *n*【拉】斑蝥，芫青

cantharidic acid [kænθəˈridik] 斑蝥酸

cantharidin [kænˈθæridin] *n* 斑蝥素，芫青素(抗肿瘤药)

cantharidism [kænˈθæridizəm] *n* 斑蝥中毒

Cantharis [ˈkænθəris] *n* 斑蝥属，芫青属 | ～ vesicatoria 斑蝥，西班牙绿芫青

canthectomy [kænˈθektəmi] *n* 眦切除术

canthi [ˈkænθai] canthus的复数

canthitis [kænˈθaitis] *n* 眦炎

canth(o)- [构词成分] 眦，眼角

cantholysis [kænˈθɔlisis] *n* 眦切开术(指眦或眦韧带离断术)

canthoplasty [ˈkænθəˌplæsti] *n* 眦成形术 | provisional ～ 暂时性眦切开术

canthorrhaphy [kænˈθɔrəfi] *n* 眦缝术

canthotomy [kænˈθɔtəmi] *n* 眦切开术(指外眦切开)

canthus [ˈkænθəs] ([复] **canthi** [ˈkænθai]) *n* 眦，眼角

Cantil [ˈkæntil] *n* 溴美喷酯(mepenzolate bromide)制剂的商品名

Cantor tube [ˈkæntə] (Meyer O. Cantor) 坎特尔管(一个装有汞头的管，作肠插管用)

cantus galli [ˈkæntəs ˈgæli]【拉】喘鸣性喉痉挛

canula [ˈkænjulə] *n* 套管，插管

caoutchouc [ˈkautʃuk] *n*【法】橡皮，弹性树胶，生橡胶

CAP College of American Pathologists 美国病理学家学会

Cap. capiat【拉】取服

cap [kæp] *n* 盖，帽，罩，套；菌盖；髓盖；人造冠；避孕帽；海洛因丸，致幻毒品胶囊 (-pp-) *vt* 覆盖 | anterior head ～ 顶体(精子) / bishop's ～, duodenal ～, pyloric ～ 十二指肠冠 / cradle ～ 乳痂 / dutch ～ 阴道隔(避孕用) / enamel ～ 釉帽 / knee ～ 髌，膝盖骨 / metanephric ～s 后肾帽 / phrygian ～ 弗里及亚帽，倒圆锥形帽(显示胆囊体和胆囊底之间的扭结) / postnuclear ～, posterior head ～ 后帽，核后盖 / skull ～ 颅盖

capability [ˌkeipəˈbiləti] *n* 能力；才能；性能

capable [ˈkeipəbl] *a* 有能力的 | ～ of 有…能力的，能…的 | **capably** *ad*

capacitance [kə'pæsitəns] *n* 电容 | membrane ～ 膜电容(指细胞膜的电容)

capacitate [kə'pæsiteit] *vt* 使能够;使合适;使(精子)获能,催熟

capacitation [kəˌpæsi'teiʃən] *n* 能力,合适;获能(精子到达输卵管壶腹部后能使卵受精的过程)

capacitor [kə'pæsitə] *n* 电容器

capacity [kə'pæsəti] *n* 容量;能量;能力;电容(量) | cranial ～ 颅容积,颅容量 / diffusing ～, diffusion ～ 弥散量 / functional residual ～ 功能残气量 / inspiratory ～ 吸气量 / maximal breathing ～ 最大通气量 / maximal tubular excretory ～ 肾小管最大排泄量 / molar heat ～ 摩尔热容 / respiratory ～ 呼吸容量 / specific heat ～ 比热容 / thermal ～, heat ～ 热容量 / total lung ～ 肺总容量 / virus neutralizing ～ 病毒中和能量 / vital ～ 肺活量

Capastat ['kæpəstæt] *n* 硫酸卷曲霉素(capreomycin sulfate)制剂的商品名

CAPD continuous ambulatory peritoneal dialysis 连续门诊腹膜透析

capelet ['kæpəlit] *n* 马踝肿,马肘肿

capeline ['kæpəlin] *n*【法】帽式绷带,裹颅双头带

Capgras syndrome ['kæpgrɑ:] (Jean M. J. Capgras) 卡普格拉综合征,易人错觉综合征(一种妄想,患者对面前的其他人,认为不是真的本人,而是替身)

capillarectasia [ˌkæpiˌlærek'teiziə] *n* 毛细管扩张

Capillaria [ˌkæpi'lɛəriə] *n* 毛细线虫属 | ～ contorta 扭转毛细线虫 / ～ hepatica 肝毛细线虫 / ～ philippinensis 菲律宾毛细线虫

capillariasis [ˌkæpilə'raiəsis] *n* 毛细线虫病

capillariomotor [ˌkæpiˌlæriəu'məutə] *a* 毛细管运动的

capillaritis [ˌkæpilə'raitis] *n* 毛细管炎

capillarity [ˌkæpi'læriti] *n* 毛细作用,毛细现象

capillaropathy [ˌkæpilə'rɔpəθi] *n* 毛细管病

capillaroscopy [ˌkæpilə'rɔskəpi], **capillarioscopy** [ˌkæpiˌlæri'ɔskəpi] *n* 毛细管显微镜检查

capillary [kə'piləri, 'kæpi-] *a* 毛样的;毛细的 *n* 毛细管 | bile capillaries 胆小管;毛细胆管 / erythrocytic capillaries 红细胞毛细管 / lymph ～, lymphatic ～ 毛细淋巴管

capillitium [ˌkæpi'liʃiəm] *n* 粘液菌孢子丝,孢(内)丝

capillomotor [kə'piləu'məutə] *a* 毛细管运动的

capillus [kə'piləs] ([复] **capilli** [kə'pilai]) *n*【拉】毛,发

capistration [ˌkæpis'treiʃən] *n* 包茎

capita ['kæpitə] caput的复数

capital ['kæpitl] *n* 资本;首都;大写字母 *a* 资本的;重要的,首要的;危及生命的;股骨头的 | make ～ (out) of 利用

capitalize, capitalise [kə'pitəlaiz] *vt* 用大写字母开始;投资于 *vi* 利用(on, upon)

capitate ['kæpiteit] *a* 头状的

capitation [ˌkæpi'teiʃən] *n* 按人计算,按人收费(每一个参加保健规划者付给医生的年费)

capitatum [ˌkæpi'teitəm] *n*【拉】头状骨

capitellum [ˌkæpi'teləm] *n* 肱骨小头

capitonnage [ˌkæpitə'nɑ:ʒ] *n*【法】囊腔闭合

capitopedal [ˌkæpitə'pedl] *a* 头足的

Capitrol ['kæpitrɔl] *n* 氯喔星,二氯羟喹(chloroxine)制剂的商品名

capitulum [kə'pitjuləm] ([复] **capitula** [kə'pitjulə]) *n* 小头 | **capitular** *a*

Capla ['kæplə] *n* 美布氨酯(mebutamate)制剂的商品名

Caplan's syndrome ['kæplən]

(Anthony Caplan) 卡布兰综合征(尘肺伴类风湿性关节炎, X线摄影显示边缘界线清晰的多个球形结节性损害遍及两肺。亦称类风湿性尘肺)

capneic ['kæpniik] *a* 适二氧化碳的

capn(o)- [构词成分] 烟的, 煤烟状的

Capnocytophaga [ˌkæpnəusai'tɔfəgə] *n* 噬二氧化碳细胞菌属 / ~ canimorsus 犬咬噬二氧化碳细胞菌(以前称DF-2杆菌)

capnogram ['kæpnəgræm] *n* 二氧化碳描记图

capnograph ['kæpnəˌgrɑ:f] *n* 二氧化碳描记器

capnography [kæp'nɔgrəfi] *n* 二氧化碳描记法

capnohepatography [ˌkæpnəuˌhepə'tɔgrəfi] *n* 肝二氧化碳充气摄影(术)

capnometer [kæp'nɔmitə] *n* 二氧化碳测定计

capnometry [kæp'nɔmitri] *n* 二氧化碳测定(法)

capnophilic [kæpnəu'filik] *a* 嗜二氧化碳的(指细菌)

capobenate sodium [ˌkæpəu'beneit] 卡泊酸钠, 克冠酸钠(抗心律失常药)

capon ['keipən] *n* 阉鸡 | **~ize** ['keipənaiz] *vt* 阉(鸡), (鸡)去势

capotement [kəpɔt'mɔŋ] *n* 【法】胃振水声(胃膨胀时听到的一种声音)

Capozide ['kæpəˌzaid] *n* 巯甲丙脯酸–氢氯噻嗪(captopril and hydrochlorothiazide)复方制剂的商品名

cappie ['kæpi] *n* (幼绵羊)薄颅骨病

capping ['kæpiŋ] *n* 盖帽形成, 成帽(由于抗原与特异性抗体交叉连接而使细胞表面抗原向细胞表面的一小区移动); 髓盖, 盖髓术 | pulp ~ 盖髓术

caprate ['kæpreit] *n* 癸酸盐

capreolate ['kæpriəleit], **capreolary** ['kæpriələri] *a* 卷曲的

capreomycin [ˌkæpriəu'maisin] *n* 卷曲霉素, 卷须霉素, 缠霉素(抗结核药)

capric acid ['kæprik] 癸酸

caprice [kə'pri:s] *n* 突变; 反复无常; 任性

capricious [kə'priʃəs] *a* 反复无常的; 任性的 | **~ly** *ad*

caprillic [kə'prilik] *a* 山羊样的(叫声)

capriloquism [kə'priləkwizəm] *n* 羊音

caprin ['kæprin] *n* (三)癸酸甘油酯

caprine ['kæprain] *a* 羊的 *n* 正亮氨酸

Capripoxvirus ['kæpriˌpɔksvaiərəs] *n* 山羊痘病毒属

caprizant ['kæprizənt] *a* 羊跳式的(指脉搏)

caproate ['kæprəueit] *n* 己酸盐(同样是hexanoate的USAN缩约词)

caproic acid [kə'prəuik] 己酸

caproin [kə'prəuin] *n* (三)己酸甘油酯

caproleic acid [ˌkæprə'li:ik] 癸烯酸

caprone ['kæprəun] *n* 卡普隆, 聚己内酰胺纤维

caproyl [kə'prəuil] *n* 己酰基

caproylamine [ˌkæprəui'læmin] *n* 己胺

capryl ['kæpril] *n* 癸酰基; 辛基, 辛酰基

caprylate ['kæprileit] *n* 辛酸盐

caprylic acid [kə'prilik] 辛酸

caprylin ['kæprilin] *n* (三)辛酸甘油酯

capsaicin [kæp'seiisin] *n* 辣椒素, 辣椒辣素

Capsebon ['kæpsibən] *n* 硫化镉(cadmium sulfide)制剂的商品名

capsic acid ['kæpsik] 辣椒酸

Capsicum ['kæpsikəm] *n* 【拉】辣椒属

capsicum ['kæpsikəm] *n* 辣椒

capsid ['kæpsid] *n* (病毒)壳体, 衣壳

capsitis [kæp'saitis] *n* 晶状体囊炎

capsomer ['kæpsəmə], **capsomere** ['kæpsəmiə] *n* (病毒)壳粒, 衣壳粒

capsotomy [kæp'sɔtəmi] *n* 囊切开术; 晶状体囊切开术

Capsul. capsula 【拉】囊, 被膜; 胶囊(剂); 荚膜

capsula ['kæpsjulə] ([复] **capsulae** ['kæpsjuli:]) *n* 【拉】囊, 被膜; 胶囊(剂); 荚膜

capsulation [ˌkæpsjuˈleiʃən] *n* 装胶囊

capsule [ˈkæpsju:l] *n* 囊,被膜;胶囊(剂);荚膜 | adherent ~ 粘着囊 / adrenal ~ 肾上腺 / articular ~, joint ~, synovial ~ 关节囊 / auditory ~ 耳被囊,听囊(胚) / bacterial ~ 细菌荚膜 / ~s of the brain 脑被,脑囊(大脑白质层) / brood ~s 育囊,雏囊 / cartilage ~ 软骨囊 / dental ~ 牙周组织,牙槽骨膜 / external ~ 外囊 / ~ of heart 心包 / hepatobiliary ~ 肝胆管囊,血管周纤维囊 / internal ~ 内囊 / malpighian ~, müllerian ~ 肾小球囊 / ocular ~ 眼球囊 / optic ~ 眼被囊(胚) / otic ~ 耳囊(胚) / pelvioprostatic ~ 前列腺囊,前列腺筋膜 / periodic 耳周囊(胚) / telemetering ~, radiotelemetering ~ 遥测囊,无线电遥测囊(一种小型无线电发送装置,装在一个大小像通常装药胶囊的囊内,吞入或用其他方法插入体内,可提供器官内有关压力、温度、pH等信息) / triasyn B ~s 三种维生素B胶囊(内含硫胺、核黄素和烟酰胺)

capsulectomy [ˌkæpsjuˈlektəmi] *n* 囊切除术 | renal ~ 肾被膜剥除术

capsulitis [ˌkæpsjuˈlaitis] *n* 囊炎 | adhesive ~ 粘连性囊炎 / hepatic ~ 肝周炎

capsulize [ˈkæpsjulaiz] *vt* 把…装入胶囊

capsulolenticular [ˌkæpsjuləuleˈntikjulə] *a* 晶状体基质及晶状体囊的

capsuloma [ˌkæpsjuˈləumə] *n* (肾)被膜瘤

capsuloplasty [ˈkæpsjuləˌplæsti] *n* 关节囊成形术

capsulorrhaphy [ˌkæpsjuˈlɔrəfi] *n* 囊缝合术(尤指关节囊缝术)

capsulorrhexis [ˌkæpsələuˈreksis] *n* 囊破裂

capsulotome [kæpˈsju:lətəum] *n* 晶状体囊刀

capsulotomy [ˌkæpsjuˈlɔtəmi] *n* 囊切开术;晶状体囊切开术 | renal ~ 肾被膜切开术

captain [ˈkæptin] *n* 首领;队长;船长 *vt* 指挥

captamine hydrochloride [ˈkæptəmi:n] 盐酸卡普他明,盐酸二甲氨乙硫醇(脱色素药)

captan [ˈkæptæn] *n* 克菌丹,环己烯亚胺(杀菌药)

captivate [ˈkæptiveit] *vt* 迷住;强烈感染 | **captivation** [ˌkæptiˈveiʃən] *n* 吸引力

captive [ˈkæptiv] *n* 俘虏;被监禁的人 *a* 被俘虏的;被控制的;被迷住的

captodiame hydrochloride [ˌkæptəuˈdaiəm] 盐酸卡普托胺,盐酸丁硫二苯胺(安定药,肌肉松弛药)

captodiamine hydrochloride [ˌkæptəuˈdaiəmi:n] 盐酸卡普托胺,盐酸丁硫二苯胺(安定药,肌肉松弛药)

captopril [ˈkæptəupril] *n* 卡托普利,巯甲丙脯酸(抗高血压药)

capture [ˈkæptʃə] *n* 俘获,捕获 *vt* 俘获;赢得,引起(注意)

capuride [ˈkæpjuəraid] *n* 卡普脲,乙甲戊酰脲(催眠镇静药)

caput [ˈkeipət, ˈkæp-] ([复] **capita** [ˈkæpitə]) *n*【拉】头

CAR Canadian Association of Radiologists 加拿大放射学家协会

caraate [ˌkɑ:rəˈɑ:ti] *n* 品他病(即pinta)

Carabelli cusp (sign, tubercle) [kɑ:rəˈbeli] (George C. Carabelli) 卡腊贝利尖(征、结节)(磨牙舌侧副尖)

Carafate [ˈkærəfeit] *n* 硫糖铝(sucralfate)制剂的商品名

caramel [ˈkærəmel] *n* 焦糖(用作制药着色剂)

caramiphen [kəˈræmifən] *n* 卡拉美芬,咳美芬(镇咳药) | ~ edisylate, ~ ethanedisulfonate 二乙磺酸咳美芬(镇咳药) / ~ hydrochloride 盐酸咳美芬(主要用于治疗帕金森〈Parkinson〉病和帕金森综合征)

Carassini's spool [kærə'sini] 肠端吻合轴

carat ['kærət] *n* 开(金属纯度单位,24开为纯金);克拉(珠宝的重量单位,=205.5 mg)

caraway ['kærəwei] *n* 葛缕子,茴蒿(药物调味剂)

carbachol ['kɑ:bəkɔl] *n* 卡巴胆碱,氯化氨甲酰胆碱(拟胆碱药,局部使用于结膜,以使瞳孔收缩)

carbadox ['kɑ:bədɔks] *n* 卡巴多司,卡巴氧(兽用抗菌药)

carbamate ['kɑ:bəmeit] *n* 氨基甲酸酯 | ethyl ~ 氨基甲酸乙酯

carbamazepine [ˌkɑ:bə'mæzəpi:n] *n* 卡马西平,氨甲酰氮䓬,酰胺咪嗪(用作抗惊厥和镇痛药)

carbamic acid [kɑ:'bæmik] 氨基甲酸

carbamide ['kɑ:bəmaid] *n* 脲,尿素

carbaminohemoglobin [kɑ:ˌbæminəuˌhi:məu'gləubin] *n* 氨(基)甲酰血红蛋白

carbamoyl ['kɑ:bəmɔil], **carbamyl** ['kɑ:bəmil] *n* 氨甲酰基,氨甲酰

carbamoylaspartate [kɑ:ˌbæməilə'spɑ:teit] *n* 氨甲酰天冬氨酸

carbamoylation [kɑ:ˌbæməi'leiʃən] *n* 氨甲酰化(作用)

carbamoyl-phosphate synthase (ammonia) [kɑ:'bæməil 'fɔsfeit 'sinθeis] 氨甲酰基-磷酸合酶(氨)(此酶缺乏为一种常染色体隐性性状,可致高氨血症Ⅱ型)

carbamoyl-phosphate synthetase (glutamine-hydrolyzing) ['glu:təmi:n'haidrəlaiziŋ] 氨甲酰基-磷酸合成酶(谷氨酰胺水解的)

carbamoyl phosphate synthetase (CPS) [kɑ:'bæməil 'fɔsfeit 'sinθiteis] 氨甲酰基磷酸合成酶(①氨甲酰基磷酸合酶〈氨〉,亦可写成carbamoyl phoaphate synthetase I〈CPSI〉;②氨甲酰基磷酸合酶〈谷氨酰胺水解〉,亦可写成carbamoyl phosphate synthetase II〈CPSII〉)

carbamoyl phosphate synthetase (CAPS) deficiency ['kɑ:bəmɔil-'fɔsfeit'sinθiteis] 氨甲酰基磷酸合成酶缺乏症(亦称先天性高氨血症Ⅰ型)

carbamoyltransferase [kɑ:ˌbæməil-'trænsfəreis] *n* 氨甲酰基转移酶(亦称转氨甲酰酶)

carbamylation [kɑ:ˌbæmi'leiʃən] *n* 氨甲酰化(作用)

carbamylcholine chloride [ˌkɑ:bəmil 'kəuli:n] 氯化氨甲酰胆碱,卡巴胆碱(即carbachol)

carbantel lauryl sulfate ['kɑ:bəntəl] 十二烷基硫酸卡班太尔,十二烷基硫酸氯苯戊氨脒(抗蠕虫药)

carbaril ['kɑ:bəril] *n* 卡巴立,甲氨甲酸萘酯,胺甲萘(杀虫药) | **carbaryl** *n*

carbarsone ['kɑ:bəsəun] *n* 卡巴胂,对脲基苯胂酸(抗阿米巴药)

carbaspirin calcium [kɑ:'bæspərin] 卡巴匹林钙(解热镇痛药)

carbazide ['kɑ:bəzaid] *n* 卡巴氮,二肼羰

carbazochrome salicylate [kə-'bæzəkrəum] 卡络柳钠,肾上腺色素缩氨脲水杨酸钠(毛细管止血药)

carbazocine [kɑ:'bɑ:zəsi:n] *n* 卡巴佐辛(镇痛药)

carbazole ['kɑ:bəzəul] *n* 咔唑

carbazotate [kɑ:'bæzəteit] *n* 苦味酸盐

carbenicillin [ˌkɑ:beni'silin] *n* 羧苄西林,羧苄青霉素 | ~ disodium 羧苄青霉素钠,羧苄青霉素二钠 / ~ indanyl sodium 羧茚青霉素钠卡茚西林 / ~ phenyl sodium 羧苄苯青霉素钠卡非西林 / ~ potassium 羧苄青霉素钾 / ~ sodium 羧苄青霉素钠

carbenoxolone sodium [ˌkɑ:bə'nɔksələun] 甘珀酸钠,甘草次酸琥珀酸氢酯二钠,生胃酮(抗溃疡病药)

carbetapentane [kɑ:ˌbeitə'pentein] *n* 喷托维林,枸环戊酯,咳必清(镇咳药)

carbethyl salicylate [kɑ:'beθil] 柳碳

乙酯(镇痛药,抗关节炎药)

carbhemoglobin [ˌkɑ:bhi:məu'gləubin] *n* 碳酸血红蛋白

carbide ['kɑ:baid] *n* 碳化物

carbidopa [kɑ:bi'dəupə] *n* 卡比多巴,甲基多巴肼(脱羧酶抑制药)

carbimazol [kɑ:'baiməzəul] *n* 卡比马唑,甲亢平(抗甲状腺药)

carbinol ['kɑ:binɔl] *n* 甲醇;原醇 | acetylmethyl ～ 乙酰甲基原醇 / dimethyl ～ 二甲基原醇,异丙醇

carbinoxamine maleate [ˌkɑ:bi'nɔksəmi:n] 马来酸卡比沙明,马来酸氯苯吡醇胺,马来酸吡氯苄氧胺(抗组胺药)

carbo ['kɑ:bəu] *n*【拉】碳,木炭

Carbocaine ['kɑ:bəkein] *n* 盐酸甲哌卡因(mepivacaine hydrochloride)制剂的商品名

carbocholine [ˌkɑ:bəu'kəuli:n] *n* 氯化氨甲酰胆碱,卡巴胆碱(即carbachol)

carbocloral [ˌkɑ:bəu'klɔrəl] *n* 卡波氯醛,氯醛尿烷,氯醛氨甲酸乙酯(催眠药)

carbocromen hydrochloride [ˌkɑ:bəu'krəumi:n] 盐酸卡波罗孟,盐酸乙胺香豆素

carbocyclic [ˌkɑ:bəu'saiklik, -'sik-] *a* 碳环的

carbocysteine [ˌkɑ:bəusis'ti:in] *n* 羧甲司坦,羧甲半胱氨酸(祛氮药)

carbodiimide [ˌkɑ:bəudai'imaid] *n* 碳化二亚胺

carbogaseous [ˌkɑ:bəu'gæsjəs] *a* 含二氧化碳气的

carbogen ['kɑ:bədʒən] *n* 卡波金(含5%二氧化碳的氧)

carbohemia [ˌkɑ:bəu'hi:miə] *n* 碳酸血症,一氧化碳血症

carbohemoglobin [ˌkɑ:bəuhi:məu'gləubin] *n* 碳酸血红蛋白

carbohydrase [ˌkɑ:bəu'haidreis] *n* 糖酶

carbohydrate [ˌkɑ:bəu'haidreit] *n* 碳水化(合)物,糖类 | reserve ～s 贮存糖类

carbohydraturia [ˌkɑ:bəuhaidrə'tjuəriə] *n* 糖类尿,糖尿

carbohydrogenic [ˌkɑ:bəuˌhaidrə'dʒenik] *a* 生糖的

carbolate ['kɑ:bəleit] *n* 石炭酸盐,酚盐 *vt* 加石炭酸,加酚

carbol-fuchsin [ˌkɑ:bəl'fu:ksin] *n* 石炭酸品红液,酚品红

carbolic acid [kɑ:'bɔlik] 石炭酸

carboligase [ˌkɑ:bə'laigeis] *n* 醛连接酶

carbolism ['kɑ:bəlizəm] *n* 石炭酸中毒,酚中毒

carbolize ['kɑ:bəlaiz] *vt* 加石炭酸,加酚; 用石炭酸处理,用酚处理 | **carbolization** [ˌkɑ:bəlai'zeiʃən, -li'z-] *n*

carboluria [ˌkɑ:bəu'ljuəriə] *n* 石炭酸尿,酚尿

carbolxylene [ˌkɑ:bɔl'zaili:n] *n* 石炭酸二甲苯混合液(清洁显微镜切片用)

carbomer, carbomer 934 P ['kɑ:bəmə] *n* 卡波姆(制药时用作乳化剂和悬浮剂)

carbomycin [ˌkɑ:bəu'maisin] *n* 卡波霉素,碳霉素(抗生素类药)

carbon ['kɑ:bən] *n* 碳 | ^{13}C (碳的天然同位素) / ^{14}C (碳的放射性同位素) / ～ dioxide 二氧化碳 / ～ disulfide 二硫化碳 / ～ monoxide 一氧化碳 / ～ oxysulfide 氧硫化碳 / radioactive～ 放射性碳 / ～ tetrachloride 四氯化碳 / ～ trichloride 六氯乙烷

carbonaceous [ˌkɑ:bə'neiʃəs] *a* 碳的;含碳的

carbonate ['kɑ:bənit] *n* 碳酸盐(或酯) | ferrous ～ 碳酸亚铁(用于治缺铁性贫血)

carbonate dehydratase ['kɑ:bəneit di:'haidrəteis] 碳酸脱水酶

carbonemia [ˌkɑ:bəu'ni:miə] *n* 碳酸血症,一氧化碳血症

carbonic [kɑ:'bɔnik] *a* 碳的 | ～ acid 碳酸

carbonic anhydrase [kɑ:'bɔnik æn-

'haidreis] 碳酸酐酶(亦称碳酸脱水酶)

carbonize ['kɑ:bənaiz] *vt* 使碳化 | **carbonization** [kɑ:bənai'zeiʃən, -ni'z-] *n* 碳化(作用)

carbonuria [ˌkɑ:bə'njuəriə] *n* 碳酸尿(症) | dysoxidative ～ 氧化不足性碳酸尿(症)

carbonyl ['kɑ:bənil] *n* 碳酰,羰基 | ～ chloride 碳酰氯,光气 | ～**ic** [kɑ:bə'nilik] *a*

carbophilic [kɑ:bə*u*'filik] *a* 嗜碳酸气的(指细菌)

carboplatin ['kɑ:bə*u*ˌplætin] *n* 卡铂(抗肿瘤药)

carboprost ['kɑ:bə*u*prɔst] *n* 卡前列素(催产药) | ～ methyl 卡前列素甲酯(催产药) / ～ tromethamine 卡前列素氨丁三醇(催产药)

Carborundum [ˌkɑ:bə'rʌndəm] *n* 金刚砂,碳化硅(silicon carbide)的商品名(用作研磨剂和耐火材料)

Carbowax ['kɑ:bəwæks] *n* 聚乙二醇(polyethylene glycols)的商品名(用作配制水溶性软膏的赋形剂)

carboxydismutase [kɑ:ˌbɔksi'dismjuteis] *n* 羧基歧化酶,核酮糖二磷酸羧化酶

Carboxydomonas [kɑ:ˌbɔksidə'məunəs] *n* 碳氧单胞菌属

γ-carboxyglutamate [kɑ:ˌbɔksi'glu:təmeit] *n* γ-羧基谷氨酸

γ-carboxyglutamic acid [kɑ:ˌbɔksiglu:'tæmik] γ-羧基谷氨酸

carboxyhemoglobin [kɑ:ˌbɔksiˌhi:mə*u*'gləubin] *n* 碳氧血红蛋白

carboxyhemoglobinemia [kɑ:ˌbɔksiˌhi:mə*u*ˌgləubi'ni:miə] *n* 碳氧血红蛋白血(症),一氧化碳血红蛋白血(症)

carboxyl [kɑ:'bɔksil] *n* 羧基

carboxylase [kɑ:'bɔksileis] *n* 羧化酶 | multiple ～ deficiency (MCD) 多发性羧化酶缺乏症(临床征象包括发育迟缓、弥漫性红疹、脱发和酮酸中毒症,亦称全羧化酶合成酶缺乏症)

carboxylate [kɑ:'bɔksileit] *n* 羧化物;羧酸盐(或酯) *vt* 使羧化 | **carboxylation** [kɑ:ˌbɔksi'leiʃən] *n*

carboxylesterase [kɑ:ˌbɔksi'lestəreis] *n* 羧酸酯酶

carboxylic [kɑ:bɔk'silik] *a* (含)羧基的 | ～ acid 羧酸

carboxylic ester hydrolase [kɑ:bɔk'silik 'estə 'haidrəleis] 羧酸酯水解酶,羧酸酯酶

carboxyl (acid) proteinase [kɑ:'bɔksil'prəuti:ˌneis] 羧基(酸)蛋白酶,天冬氨酸蛋白酶

carboxyltransferase [kɑ:ˌbɔksil'trænsfəreis] *n* 羧基转移酶,转羧酶

carboxy-lyase [kɑ:'bɔksi 'laieis] *n* 羧基裂解酶

carboxymethylcellulose sodium [kɑ:ˌbɔksiˌmeθil'seljuləus] 羧甲(基)纤维素钠(导泻药)

carboxymyoglobin [kɑ:ˌbɔksiˌmaiə*u*'gləubin] *n* 碳氧肌红蛋白

carboxypeptidase [kɑ:ˌbɔksi'peptideis] *n* 羧肽酶 | metallo ～ 金属羧肽酶 / serine ～ 丝氨酸羧肽酶

carboxypeptidase A [kɑ:ˌbɔksi'peptideis] *n* 羧肽酶A

carboxypeptidase B [kɑ:ˌbɔksi'peptideis] *n* 羧肽酶B

carboxypeptidase N [kɑ:ˌbɔksi'peptideis] *n* 羧肽酶N, 精氨酸羧肽酶

carboxypolypeptidase [kɑ:ˌbɔksiˌpɔli'peptideis] *n* 羧基多肽酶

carbromal [kɑ:'brəumæl] *n* 卡溴脲,二乙溴乙酰脲(催眠镇静药)

carbuncle ['kɑ:bʌŋkl] *n* 痈 | malignant ～ 恶性痈(人类炭疽) | **carbuncular** [kɑ:'bʌŋkjulə] *a*

carbunculoid [kɑ:'bʌŋkjulɔid] *a* 似痈的

carbunculosis [kɑ:ˌbʌŋkju'ləusis] *n* 痈病

carbutamide [kɑ:'bjutəmaid] *n* 氨磺丁脲(降血糖药)

carbuterol hydrochloride [kɑ:'bju:tərəul] 盐酸卡布特罗,盐酸脲喘宁(肾上腺素能药,支气管扩张药)

carcass, carcase ['kɑ:kəs] *n* (动物的)尸体

Carcassonne's ligament [kɑ:kə'sɔn] (Bernard G. Carcassonne) 耻骨前列腺韧带 | ~ perineal ligament 骨盆横韧带

carceag, carciag ['kɑ:siəg] *n* 羊巴贝虫病,绵羊梨浆虫病

carcinectomy [ˌkɑ:si'nektəmi] *n* 癌切除术

carcinemia [ˌkɑ:si'ni:miə] *n* 癌血症,癌性恶病质

carcin(o)- [构词成分]癌

carcinoembryonic [ˌkɑ:sinəuembri'ɔnik] *a* 癌胚的(抗原)

carcinogen [kɑ:'sinədʒən] *n* 致癌物

carcinogenesis [ˌkɑ:sinəu'dʒenisis] *n* 致癌作用,癌发生

carcinogenic [ˌkɑ:sinəu'dʒenik] *a* 致癌的

carcinogenicity [ˌkɑ:sinəudʒi'nisəti] *n* 致癌力,致癌性

carcinoid ['kɑ:sinɔid] *a* 类癌的 *n* 类癌瘤

carcinolysin [ˌkɑ:si'nɔlisin] *n* 溶癌素

carcinolysis [ˌkɑ:si'nɔlisis] *n* 癌细胞溶解 | **carcinolytic** [ˌkɑ:sinəu'litik] *a* 溶癌的

carcinoma [kɑ:si'nəumə] ([复] **carcinomas** 或 **carcinomata** [ˌkɑ:si'nəumətə]) *n* 癌 | acinar ~, acinous ~ 腺泡癌 / adenoid cystic ~, adenocystic ~ 腺性囊性癌,腺囊性癌 / ~ of adrenal cortex 肾上腺皮质癌 / alveolar ~ 蜂窝状癌 / alveolar cell ~ 肺泡细胞癌 / basal cell ~, hair-matrix ~ 基底细胞癌 / basaloid ~ 类基底细胞癌 / basosquamous cell ~ 基底鳞状细胞癌 / bronchioalveolar ~, bronchiolar ~ 细支气管肺泡癌,细支气管癌 / bronchogenic ~ 支气管癌 / cerebriform ~ 髓样癌 / cholangiocellular ~ 胆管细胞癌 / corpus ~ 宫体癌 / cribriform ~ 筛状癌 / cylindrical (cell) ~ 柱状细胞癌 / duct ~ 管癌(乳腺) / ~ en cuirasse 胸廓癌 / exophytic ~ 外生性癌 / giant cell ~ 巨细胞癌 / granulosa cell ~ 粒层细胞癌 / hepatocellular ~ 肝细胞癌 / hypernephroid ~ 肾上腺样癌 / infantile embryonal ~ 幼稚型胚胎性癌 / ~ in situ, preinvasive ~ 原位癌 / intraepidermal ~ 表皮内癌 / intraepithelial ~ 上皮内癌 / large-cell ~ 大细胞癌 / lymphoepithelial ~ 淋巴上皮癌 / medullary ~, ~ molle 髓样癌,软癌 / mucinous ~, mucous ~, colloid ~, gelatinous ~ 粘液癌,胶样癌 / mucoepidermoid ~ 粘液表皮样癌 / nasopharyngeal ~ 鼻咽癌 / oat cell ~, reserve cell ~ 燕麦细胞癌,储备细胞癌 / signet-ring cell ~ 印戒细胞癌 / spindle cell ~ 梭形细胞癌 / squamous (cell) ~, prickle cell ~ 鳞状细胞癌,棘细胞癌 / string ~ 绳捆癌(大肠〈最常见为升结肠或横结肠〉的一种癌,形似绳捆) / transitional cell ~ 移形细胞癌,过渡型细胞癌 / tuberous ~ 结节性皮癌 | **~tous** [kɑ:si'nəumətəs] *a*

carcinomatoid [ˌkɑ:si'nɔmətɔid] *a* 癌样的

carcinomatophobia [ˌkɑ:siˌnəumətəu'fəubjə], **carcinophobia** [ˌkɑ:sinəu'fəubjə] *n* 癌症恐怖,恐癌症

carcinomatosis [ˌkɑ:sinəumə'təusis] *n* 癌病

carcinomectomy [ˌkɑ:sinəu'mektəmi] *n* 癌切除术

carcinophilia [ˌkɑ:sinəu'filiə] *n* 嗜癌性 | **carcinophilic** *a*

carcinosarcoma [ˌkɑ:sinəusɑ:'kəumə] *n* 癌肉瘤 | embryonal ~ 胚胎性癌肉瘤

carcinosis [ˌkɑːsiˈnəusis] *n* 癌病 | miliary ～ 粟粒性癌病 / ～ pleurae 胸膜癌病 / pulmonary ～ 肺癌病，肺泡细胞癌

carcinostatic [ˌkɑːsinə*u*ˈstætik] *a* 制癌的

carcinous [ˈkɑːsinəs] *a* 癌性的

card [kɑːd] *n* 卡，卡片 | test ～ 视力卡 | have a ～ up one's sleeve 心中有个打算，胸有成竹 / in(或on) the ～s 可能的，有可能实现的 / put(或lay) one's ～s on the table 摊牌，公布自己的打算

cardamom [ˈkɑːdəməm] *n* 豆蔻，小豆蔻

Cardarelli's sign (symptom) [kɑːdɑːˈreli] (Antonio Cardarelli) 卡达雷利征(症状)(动脉瘤和主动脉弓扩张时喉气管的侧方搏动)

cardelmycin [kɑːdəlˈmaisin] *n* 新生霉素

Cardene [ˈkɑːdiːn] *n* 盐酸尼卡地平(nicardipiːn hydrochloride)制剂的商品名

Carden's amputation [ˈkɑːdn] (Henry D. Carden) 卡登切断术(单瓣切断术，紧邻膝关节上方切断股骨)

cardia [ˈkɑːdiə] *n* 贲门；胃贲门部 | ～ of stomach 贲门

cardiac [ˈkɑːdiæk] *a* 心(脏)的；贲门的 *n* 强心药；心脏病患者

cardialgia [ˌkɑːdiˈældʒiə] *n* 心痛

cardiant [ˈkɑːdiənt] *n* 心兴奋药

cardiasthenia [ˌkɑːdiæsˈθiːniə] *n* 心神经衰弱

cardiasthma [kɑːdiˈæsmə] *n* 心病性哮喘

cardiectasis [ˌkɑːdiˈektəsis] *n* 心扩张

cardiectomized [ˌkɑːdiˈektəmaizd] *a* 心(部分)切除的(动物实验中)

cardiectomy [ˌkɑːdiˈektəmi] *n* 贲门切除术

Cardilate [ˈkɑːdileit] *n* 丁四硝酯(erythrityl tetranitrate)制剂的商品名

cardinal [ˈkɑːdinl] *a* 主要的；基本的；鲜红的 *n* 鲜红色，深红色；基数

cardi(o)- [构词成分] 心脏；胃贲门部

cardioaccelerator [ˌkɑːdiə*u*ækˈseləreitə] *a* 心动加速的 *n* 心动加速药

cardioactive [ˌkɑːdiə*u*ˈæktiv] *a* 作用于心脏的

cardioangiography [ˌkɑːdiə*u*ˌændʒiˈɔgrəfi] *n* 心血管造影(术)

cardioangiology [ˌkɑːdiə*u*ˌændʒiˈɔlədʒi] *n* 心血管学

cardioaortic [ˌkɑːdiə*u*eiˈɔːtik] *a* 心主动脉的

cardioarterial [ˌkɑːdiə*u*ɑːˈtiəriəl] *a* 心动脉的

Cardiobacterium [ˌkɑːdiə*u*bækˈtiəriəm] *n* 心杆菌属 | ～ hominis 人心杆菌

cardiocairograph [ˌkɑːdiə*u*ˈkaiərəgrɑːf] *n* 心选择性显影机

cardiocele [ˈkɑːdiəˌsiːl] *n* 心突出

cardiocentesis [ˌkɑːdiə*u*senˈtiːsis] *n* 心穿刺术

cardiochalasia [ˌkɑːdiə*u*kəˈleiziə] *n* 贲门松弛

cardiocinetic [ˌkɑːdiə*u*siˈnetik] *a* 促心动的 *n* 强心药

cardiocirculatory [ˌkɑːdiə*u*ˈsəːkjulətəri] *a* 心循环的

cardiocirrhosis [ˌkɑːdiə*u*siˈrəusis] *n* 心性肝硬变

cardiocyte [ˈkɑːdiə*u*ˌsait] *n* 心肌细胞，肌细胞

cardiodiaphragmatic [ˌkɑːdiə*u*ˌdaiəfrægˈmætik] *a* 心(与)膈的

cardiodilatin [ˌkɑːdiə*u*ˈdailətin] *n* 心扩张素

cardiodilator [ˌkɑːdiə*u*daiˈleitə] *n* 贲门扩张器

cardiodiosis [ˌkɑːdiə*u*daiˈəusis] *n* 贲门扩张术

cardiodynamics [ˌkɑːdiə*u*daiˈnæmiks] *n* 心(脏)动力学

cardiodynia [ˌkɑːdiə*u*ˈdiniə] *n* 心痛

cardioesophageal [ˌkɑːdiəui(ː)ˌsɔfə'dʒi(ː)əl] *a* 贲门食管的
cardiogenesis [ˌkɑːdiəu'dʒenisis] *n* 心脏发生(胚胎) | **cardiogenic** *a* 心源性;心脏发生的
Cardiografin [ˌkɑːdiəu'greifin] *n* 泛影葡胺(meglumine diatrizoate)的商品名
cardiogram ['kɑːdiəgræm] *n* 心动图,心动描记曲线 | apex ～ 心尖搏动图 / esophageal ～ 食管心动图 / negative ～ 负性心动图 / precordial ～ 心振动图 / vector ～ 心电向量图
cardiograph ['kɑːdiəgrɑːf] *n* 心动描记器
cardiography [kɑːdi'ɔgrəfi] *n* 心动描记术 | apex ～ 心尖搏动描记术 / ultrasonic ～ 超声(波)心动描记术,超声心动图检查 / vector ～ 心电向量描记术 | **cardiographic** [ˌkɑːdiəu'græfik] *a* 心动描记的
Cardio-Green ['kɑːdiəugriːn] *n* 吲哚菁绿(indocyanine green)制剂的商品名
cardiohepatic [ˌkɑːdiəuhi'pætik] *a* 心(与)肝的
cardiohepatomegaly [ˌkɑːdiəuˌhepətəu'megəli] *n* 心肝肿大
cardioid ['kɑːdiɔid] *a* 心脏形的
cardioinhibitor [ˌkɑːdiəuin'hibitə] *n* 心动抑制药
cardioinhibitory [ˌkɑːdiəuin'hibitəri] *a* 心动抑制的
cardiokinetic [ˌkɑːdiəukai'netik] *a* 促心动的 *n* 强心药
cardiokymography [ˌkɑːdiəukai'mɔgrəfi] *n* 心动描记术 | **cardiokymographic** [ˌkɑːdiəuˌkaiməu'græfik] *a*
cardiolipin [ˌkɑːdiəu'lipin] *n* 心脂质,心肌磷脂(由新鲜牛心提取的一种物质,与卵磷脂和胆固醇结合时,形成一种抗原,用于絮状反应试验和沉淀试验以检梅毒)
cardiology [ˌkɑːdi'ɔlədʒi] *n* 心脏病学 | **cardiologist** *n* 心脏病学家
cardiolysin [ˌkɑːdi'ɔlisin] *n* 溶心肌素
cardiolysis [ˌkɑːdi'ɔlisis] *n* 心松解术(松解心包与纵隔粘连的手术,即切除心包前的肋骨和胸骨)
cardiomalacia [ˌkɑːdiəumə'leiʃiə] *n* 心肌软化 、
cardiomegalia [ˌkɑːdiəumi'geiliə] *n* 心肥大 | ～ glycogenica circumscripta 糖原储积性心肥大 / ～ glycogenica diffusa 糖原贮积病Ⅱ型
cardiomegaly [ˌkɑːdiəu'megəli] *n* 心肥大 | glycogenic ～ 糖原储积性心肥大
cardiomelanosis [ˌkɑːdiəuˌmelə'nəusis] *n* 心(脏)黑变(心肌黑色素沉着)
cardiometer [ˌkɑːdi'ɔmitə] *n* 心力测量器,心力计 | **cardiometry** *n* 心力测量法
cardiomotility [ˌkɑːdiəuməu'tiləti] *n* 心脏活动,心脏移动
cardiomyoliposis [ˌkɑːdiəuˌmaiəuli'pəusis] *n* 心肌脂变
cardiomyopathy [ˌkɑːdiəumai'ɔpəθi] *n* 心肌病(常指原因不明的原发性心肌病) | alcoholic ～ 酒精中毒性心肌病 / congestive ～ 充血性心肌病 / infiltrative ～ 浸润性心肌病 / peripartum ～ 围生期心肌病 / postpartum ～ 产后心肌病 / primary ～ 原发性心肌病 / restrictive ～ 限制性心肌病 / secondary ～ 继发性心肌病
cardiomyopexy [ˌkɑːdiə'maiəˌpeksi] *n* 心肌固定术
cardiomyotomy [ˌkɑːdiəumai'ɔtəmi] *n* 贲门肌切开术,食管贲门肌切开术
cardionatrin [ˌkɑːdiəu'neitrin] *n* 心钠素(亦称心房促钠尿排泄因子)
cardionecrosis [ˌkɑːdiəune'krəusis] *n* 心坏死
cardionector [ˌkɑːdiəu'nektə] *n* 心脏传导系统
cardionephric [ˌkɑːdiəu'nefrik] *a* 心肾的
cardioneural [ˌkɑːdiəu'njuərəl] *a* 心神

经的

cardioneurosis [ˌkɑːdiəunjuəˈrəusis] *n* 心(脏)神经症,神经性循环衰弱

cardio-omentopexy [ˌkɑːdiəuəuˈmentəˌpeksi] *n* 心网膜固定术

cardiopaludism [ˌkɑːdiəuˈpæljudizəm] *n* 疟疾性心脏病

cardiopath [ˈkɑːdiəpæθ] *n* 心脏病患者

cardiopathy [ˌkɑːdiˈɔpəθi] *n* 心脏病 | infarctoid ~ 类梗死性心脏病 | **cardiopathia** [ˌkɑːdiəˈpæθiə] *n* / **cardiopathic** [ˌkɑːdiəˈpæθik] *a*

cardiopericardiopexy [ˌkɑːdiəuˌperiˈkɑːdiəˌpeksi] *n* 心心包固定术

cardiopericarditis [ˌkɑːdiəuˌperikɑːˈdaitis] *n* 心心包炎

cardiophobia [ˌkɑːdiəuˈfəubjə] *n* 心脏病恐怖

cardiophrenia [ˌkɑːdiəuˈfriːniə] *n* 心血管神经衰弱

cardioplasty [ˈkɑːdiəˌplæsti] *n* 贲门成形术

cardioplegia [ˌkɑːdiəuˈpliːdʒiə] *n* 心麻痹,心瘫痪 | **cardioplegic** [ˌkɑːdiəuˈpledʒik] *a*

cardiopneumatic [ˌkɑːdiəunju(ː)ˈmætik] *a* 心肺的(指心与呼吸的)

cardiopneumograph [ˌkɑːdiəuˈnjuːməgrɑːf] *n* 心肺运动描记器

cardiopneumonopexy [ˌkɑːdiəunju(ː)ˈmɔnəˌpeksi] *n* 心肺叶固定术

cardioptosis [ˌkɑːdiˈɔptəsis], **cardioptosia** [ˌkɑːdiɔpˈtəusiə] *n* 心脏下垂

cardiopulmonary [ˌkɑːdiəuˈpʌlmənəri] *a* 心肺的

cardiopuncture [ˌkɑːdiəuˈpʌŋktʃə] *n* 心穿刺术

cardiopyloric [ˌkɑːdiəupaiˈlɔːrik] *a* 贲门幽门的

Cardioquin [ˈkɑːdiəˌkwin] *n* 奎尼丁聚半乳糖醛酸盐(quinidine polygalacturonate)制剂的商品名

cardiorenal [ˌkɑːdiəuˈriːnəl] *a* 心肾的

cardiorrhaphy [ˌkɑːdiˈɔrəfi] *n* 心肌缝术

cardiorrhexis [ˌkɑːdiəuˈreksis] *n* 心破裂

cardiosclerosis [ˌkɑːdiəuskliəˈrəusis] *n* 心硬化

cardioscope [ˈkɑːdiəskəup] *n* 心脏检查器,心脏镜

cardioselective [ˌkɑːdiəusiˈlektiv] *a* 心选择性的(对心脏组织比对其他组织具有更大的活性)

cardiospasm [ˈkɑːdiəspæzəm] *n* 贲门痉挛 | tropical ~ 热带性贲门痉挛,热带性咽下困难

cardiosphygmogram [ˌkɑːdiəuˈsfigməgræm] *n* 心动脉搏图

cardiosphygmograph [ˌkɑːdiəuˈsfigməgrɑːf] *n* 心动脉搏描记器

cardiosplenopexy [ˌkɑːdiəuˈsplenəˌpeksi] *n* 心脾固定术

cardiotachometer [ˌkɑːdiəutəˈkɔmitə] *n* 心动计数计,心率计 | **cardiotachometry** *n* 心动计数法,心率测量法

cardiotherapy [ˌkɑːdiəuˈθerəpi] *n* 心脏病疗法

cardiothyrotoxicosis [ˌkɑːdiəuˌθairəuˌtɔksiˈkəusis] *n* 心(脏)甲状腺中毒病(甲状腺功能亢进性心脏并发症)

cardiotocograph [ˌkɑːdiəuˈtəukəgrɑːf] *n* 心分娩力描记器

cardiotocography, cardiotokography [ˌkɑːdiəutəˈkɔgrəfi] *n* 心分娩力描记法

cardiotomy [ˌkɑːdiˈɔtəmi] *n* 心切开术;贲门切开术

cardiotonic [ˌkɑːdiəuˈtɔnik] *a* 强心的 *n* 强心剂

cardiotopometry [ˌkɑːdiəutəˈpɔmitri] *n* 心浊音区测定法

cardiotoxic [ˌkɑːdiəuˈtɔksik] *a* 心脏中毒的

cardiovalvular [ˌkɑːdiəuˈvælvjulə] *a* 心瓣的

cardiovalvulitis [ˌkɑːdiəˌvælvjuˈlaitis] *n* 心瓣炎

cardiovalvulotome [ˌkɑːdiəuˈvælvjuləˌtəum] *n* 心瓣刀

cardiovalvulotomy [ˌkɑːdiəuˌvælvjuˈlɔtəmi] *n* 心瓣切开术,心瓣膜分离术

cardiovascular [ˌkɑːdiəuˈvæskjulə] *a* 心血管的

cardiovascular-renal [ˌkɑːdiəuˈvæskjulə ˈriːnl] *a* 心血管肾的

cardiovasology [ˌkɑːdiəuvæˈsɔlədʒi] *n* 心血管学

cardioversion [ˈkɑːdiəˌvəːʃən] *n* 心律转变法,复律法(用电休克使窦性节律复位)

cardioverter [ˈkɑːdiəˌvəːtə] *n* 心律转变器,复律器(放出直流电震使心脏恢复正常节律)

Cardiovirus [ˈkɑːdiəuˌvaiərəs] *n* 心脏病毒(脑心肌炎样病毒);心脏病毒属

carditis [kɑːˈdaitis] *n* 心(脏)炎 | rheumatic ～ 风湿性心炎 / verrucous ～ 疣性心炎

Cardizem [ˈkɑːdizim] *n* 盐酸地尔硫䓬(diltiazem hydrochloride)制剂的商品名

Cardrase [ˈkɑːdreis] *n* 依索唑胺(ethoxzolamide)制剂的商品名

Cardura [kɑːˈdjuərə] *n* 甲磺酸多沙唑嗪(doxazosin mesylate)制剂的商品名

care [kɛə] *n* 小心;注意;关怀;照管;忧虑;计较;护理 *vi* 关心;担心;计较(for, about);照顾;喜欢,愿意(for) *vt* 介意,计较 | medical ～ 医疗 | take ～ 留神,当心 / take ～ of 照顾;满足…的需要;处理

career [kəˈriə] *n* 生涯,经历;职业;专业;全速 *a* 职业性的 | in full ～ 开足马力地,全速地

careful [ˈkɛəful] *a* 小心的,仔细的,细致的 | ～**ly** *ad* / ～**ness** *n*

careless [ˈkɛəlis] *a* 粗心的,疏忽的 | ～**ly** *ad* / ～**ness** *n*

carfecillin sodium [ˌkɑːfiˈsilin] 卡非西林钠,羧苄青霉素苯酯钠(抗生素类药)

carfentanil citrate [kɑːˈfentənil] 枸橼酸卡芬太尼,枸橼酸双苯哌酯(镇痛药和麻醉药)

caricous [ˈkærikəs] *a* 无花果状的

caries [ˈkɛəriiːz] [单复同] *n*【拉】龋;骨疡,骨疽 | backward ～, internal ～ 内向龋 / central ～ 中心性骨疽 / dental ～ 龋(牙) / dry ～ 干性骨疽 / lateral ～ 侧延龋 / spinal ～ 脊柱骨疽

carina [kəˈrainə] ([复] **carinae** [kəˈrainiː]) *n*【拉】隆凸 | ～ of trachea 气管杈隆凸 / urethral ～ of vagina 阴道尿道隆凸 | ～l *a*

carinate [ˈkærineit], **carinated** [ˈkærineitid] *a* 有隆凸的,船骨状的

carination [ˌkæriˈneiʃən] *n* 嵴状,船骨状

carindacillin sodium [ˌkɑːrindəˈsilin] 卡茚西林钠,羧茚青霉素钠(抗生素类药)

cariogenesis [ˌkɛəriəuˈdʒenisis] *n* 龋发生

cariogenic [ˌkɛəriəuˈdʒenik] *a* 生龋的

cariogenicity [ˌkɛəriəudʒeˈnisəti] *n* 生龋性

cariology [ˌkæriˈɔlədʒi] *n* 细胞核学;龋牙学

cariostatic [ˌkæriəuˈstætik] *a* 止龋的

carious [ˈkɛəriəs] *a* 龋的 | **cariosity** [ˌkɛəriˈɔsəti] *n* 龋蚀性

carisoprodol [ˌkæraiˈsəuprədɔl] *n* 卡立普多,异丙安宁,肌安宁(骨骼肌松弛药)

Carleton's spots [ˈkɑːltən] (Bukk G. Carleton) 卡尔顿斑(淋病患者骨中的硬化斑)

carmalum [kɑːˈmæləm] *n* 卡红明矾染液

Carman-Kirklin sign (meniscus sign) [ˈkɑːmən ˈkəːklin] (R. D. Carman; Byrl R. Kirklin) 卡-柯征(半月征)(即meniscus sign, 见sign项下相应术语)

Carman's sign [ˈkɑːmən] (Russell D.

Carman) 卡曼征，半月征(即meniscus sign, 见sign项下相应术语)

carmantadine [kɑːˈmæntədiːn] *n* 卡金刚酸，金刚吖丁酸(抗震颤麻痹药)

Carmichael's crown [ˈkɑːmaikl] (J. P. Carmichael) 克麦克尔冠(部分罩冠)

carminative [ˈkɑːminətiv] *a* 驱风的，排气的(减轻胃肠气胀) *n* 驱风(止痛)剂

carmine [ˈkɑːmain, ˈkɑːmin] *n* 卡红，胭脂红 | alizarin ～ 茜素卡红，茜红 / indigo ～ 靛卡红，靛胭脂，靛蓝二磺酸钠 / lithium ～ 锂卡红(用于巨噬细胞的活体染料) | **carminum** [kɑːˈmainəm] *n*

carminic acid [kɑːˈminik] 胭脂红酸，卡红酸

carminophil [kɑːˈminəfil] *a* 嗜卡红的 *n* 嗜卡红细胞;嗜卡红体

carmustine [kɑːˈmʌstiːn] *n* 卡莫司汀，卡氮芥，亚硝脲氮芥，双氯乙基亚硝脲(抗肿瘤药)

carnal [ˈkɑːnl] *a* 肉的;肉欲的 | ～**ity** [kɑːˈnæləti] *n* 肉欲;好色 / ～**ly** *ad*

carnaubic acid [kɑːˈnɔːbik] 巴西棕榈酸，二十四(烷)酸

carneous [ˈkɑːniəs] *a* 肉的，肉性的

Carnett's sign [kɑːˈnet] (J. B. Carnett) 卡奈特征(显示腹壁触痛或腹内病损的试验)

carnidazole [kɑːˈnidəzəul] *n* 卡硝唑，硫氨硝唑(抗原虫药)

carnification [ˌkɑːnifiˈkeiʃən] *n* 肉质化

carnitine [ˈkɑːnitin] *n* 卡尼汀，肉(毒)碱

carnitine acyltransferase [ˈkɑːnitiːn ˌæsilˈtrænsfəreis] 肉碱酰基转移酶，肉碱*O*-棕榈酰基转移酶

carnitine *O*-palmitoyltransferase [ˈkɑːnitin ˌpælmiˌtəuilˈtrænsfəreis] 肉碱*O*-棕榈酰基转移酶(此酶缺乏可致脂肪酸氧化作用缺损)

carnitine palmityltransferase deficiency [ˈkɑːnitiːn ˌpælmitilˈtrænsfəreis] 肉碱棕榈酰基转移酶缺乏症(一种脂质代谢病，已改变的酶经受异常调节，导致肌肉疼痛、容易疲劳和肌红蛋白尿，但经过长期锻炼，尤其是在冷天或禁食之后无脂质积贮。本症为一种常染色体隐性性状，妇女外显率减少)

Carnitor [ˈkɑːnitə] *n* 左卡尼汀(levocarnitine)制剂的商品名

Carnivora [kɑːˈnivərə] *n* 食肉目

carnivore [ˈkɑːnivɔː] *n* 食肉生物

carnivorous [kɑːˈnivərəs] *a* 食肉的

carnosinase [ˈkɑːnəsineis] *n* 肌肽酶，氨酰基组氨酸二肽酶(即X-His dipeptidase) | serum ～ deficiency 血清肌肽酶缺乏症(一种常染色体隐性遗传性肌肽代谢氨基酸病，可致肌阵挛发作，严重精神发育迟缓和强直状态，亦称肌肽血症，高β-肌肽血症)

carnosine [ˈkɑːnəsin] *n* 肌肽

carnosinemia [ˌkɑːnəusiˈniːmiə] *n* 肌肽血

carnosinuria [ˌkɑːnəusiˈnjuəriə] *n* 肌肽尿

carnosity [kɑːˈnɔsəti] *n* 赘肉

Carnot's test [kɑːˈnɔː] (Paul Carnot) 卡诺试验(检胃弛张)

carnutine [kɑːˈnjuːtin] *n* 卡纽丁，α-羟基-γ-三甲基丁基甜菜碱(肌组织中的尸碱)

caro [ˈkɛərəu] ([复] **carnes** [ˈkɑːniːz]) *n*【拉】肌，肉

carolic acid [kəˈrɔlik] 肉霉酸

Caroli's disease [ˈkɑːrəli] (Jacques Caroli) 卡洛里病(先天性肝内胆管扩张)

carota [kəˈrəutə] ([复] **carotae** [kəˈrəutiː]) *n*【拉】胡萝卜

carotenase [kəˈrɔtineis] *n* 胡萝卜素酶

carotene [ˈkærətiːn] *n* 胡萝卜素

β-carotene 15, 15'-dioxygenase [ˈkærətiːn daiˈɔksidʒiˌneis] β-胡萝卜素15, 15'-双(加)氧酶

carotenemia [ˌkærətiˈniːmiə] *n* 胡萝卜素血(症)

carotenoderma [kə'rɔtinə,də:mə], **carotenodermia** [kə,rɔtinə'də:miə] *n* 胡萝卜素黄皮病
carotenoid [kə'rɔtinɔid] *n* 类胡萝卜素 *a* 黄色的
carotenosis [,kærəti'nəusis] *n* 胡萝卜素病,皮橙色病胡萝卜素血(症)
carotic [kə'rɔtik] *a* 迷睡的
caroticotympanic [kə,rɔtikəutim'pænik] *a* 颈(动脉)鼓的,颈动脉鼓室的
carotid [kə'rɔtid] *a* 颈动脉的 *n* 颈动脉
carotidynia [kə,rɔti'diniə] *n* 颈动脉痛
carotin ['kærətin] *n* 胡萝卜素
carotinase ['kærətineis] *n* 胡萝卜素酶
carotinemia [,kærəti'ni:miə] *n* 胡萝卜素血(症)
carotinosis [,kærəti'nəusis] *n* 胡萝卜素病,皮橙色病胡萝卜素血(症)
carotodynia [kə,rɔtə'diniə] *n* 颈动脉痛
caroxazone [kə'rɔksəzəun] *n* 卡罗沙酮,醋胺苯噁酮(抗抑郁药)
carp [kɑ:p] *n* 子实体(真菌)
carpal ['kɑ:pl] *a* 腕的
carpale [kɑ:'peil] *n* 腕骨
carpectomy [kɑ:'pektəmi] *n* 腕骨切除术
carpel ['kɑ:pel] *n* 心皮;果爿(植物)
Carpenter's syndrome ['kɑ:pentə] (George Carpenter) 卡彭特综合征,尖头、多及并指(趾)畸形II型
carphenazine maleate [kɑ:'fenəzi:n] 马来酸卡奋乃静,马来酸丙酰奋乃静(抗精神病药)
carphology [kɑ:'fɔlədʒi], **carphologia** [,kɑ:fə'ləudʒiə] *n* 摸空,捉空摸床(见于严重发热和极度衰竭)
carpitis [kɑ:'paitis] *n* 腕关节炎(家畜)
carpocarpal [,kɑ:pəu'kɑ:pl] *a* 腕腕的
Carpoglyphus [,kɑ:pə'glaifəs] *n* 果螨属 | ~ passularum 干果虫
carpogonium [,kɑ:pə'gəuniəm] *n* 育胚器(子囊菌的雌性生殖器)
carpometacarpal [,kɑ:pəu,metə'kɑ:pl] *a* 腕掌的
carpopedal [,kɑ:pə'pedl] *a* 腕足的
carpophalangeal [,kɑ:pəufə'lændʒiəl] *a* 腕指的
carpoptosis [,kɑ:pɔp'təusis] *n* 腕下垂,手垂症
carpospore ['kɑ:pəspɔ:] *n* 果孢子
carprofen [kɑ:'prəufən] *n* 卡洛芬,氯咔唑丙酸(抗炎药)
Carpue's operation, rhinoplasty ['kɑ:pju:] (Joseph C. Carpue) 卡普手术,卡普鼻成形术(印度式鼻成形术,额部皮瓣鼻成形术)
carpus ['kɑ:pəs] ([复] **carpi** ['kɑ:pai]) *n*【拉】腕 | ~ curvas 曲腕畸形
carrageenan [,kærə'gi:nən], **carragheenin** [,kærə'gi:nin] *n* 角叉莱胶,爱兰苔胶(润药)
carrag(h)een ['kærəgi:n] *n* 角叉菜,爱兰苔
carrefour [,kærə'fuə] *n*【法】十字路,交叉
Carrel-Dakin fluid [kə'rel 'deikin] (Alexis Carrel; Henry D. Dakin) 卡莱尔-达金液(稀氯酸钠溶液) | ~ treatment 卡莱尔-达金疗法(清创法,见Carrel's treatment)
Carrel's method [kə'rel] (Alexis Carrel) 卡莱尔法(①血管对端吻合法;②清创法,见卡莱尔疗法;③创口第二期愈合时间测定法,即自伤口取标本涂于玻片上,染色及计算细菌的数目) | ~ treatment 卡莱尔疗法(清创法,即彻底打开创口,除去异物及死组织等,仔细清洗并用稀次氯酸钠反复冲洗) / ~ tube 卡莱尔管(卡莱尔疗法所用的有小孔的细橡皮管)
carrier ['kæriə] *n* 带菌者,病原携带者;载体;输送器;携带者,带基因者(指只带一个隐性基因的杂合型个体);载波,载流;(传)递体;媒介物 | amalgam ~ 汞合金输送器(牙科用) / female ~ 女性携带者,女性带基因者(X染色体上某一隐性基因呈杂合状态的女性) / foil ~ 持

箝器(牙科用) / gametocyte ～ 带配子体者(疟疾传染源) / hemophilia ～ 血友病传递者 / lentulo paste ～, paste ～ 根管糊剂螺旋形输送器

carrier-free [ˈkæriəfriː] *a* 无载体的，不含载体的(放射性同位素)

Carrión's disease [kæriˈɔn] (Daniel A. Carrión) 卡里翁病(巴尔通体病，秘鲁疣)

carrot [ˈkærət] *n* 胡萝卜

carrotene [ˈkærətiːn] *n* 胡萝卜素

Carr-Price test [ˈkɑːˈprais] (Francis H. Carr; E. A. Price) 卡尔-普赖斯试验(检油中维生素A的定量比色试验)

carry [ˈkæri] *vt* 运送;把…带(到)(to); 携带;传播;支持;具有 *vi* (被)携带;能达到 *n* 运载;携带;运送 | ～ away 拿走;兴奋，出神 / ～ back 拿回;使回想起 / ～ forward 推进，发扬 / ～ into effect(或 execution) 实行，实现 / ～ off 夺去…的生命;获得 / ～ on 继续;进行;坚持下去;行动失常 / ～ out 进行，开展，实现;贯彻，执行 / ～ over 贮存;继续下去;延期 / ～ over to 输送到 / ～ the risk of 冒…的危险 / ～ through 进行到底;贯彻;维持;使…渡过险期

carsick [ˈkɑːˌsik] *a* 晕车的 | ～**ness** *n*

cart [kɑːt] *n* 马车;手推车 *vt* 用车运送 | dressing ～ 敷料车 / resuscitation ～, crash ～ 抢救车，救生车 | put the ～ before the horse 本末倒置

cartazolate [kɑːˈtæzəleit] *n* 卡它唑酯(抗抑郁药)

carteolol hydrochloride [ˈkɑːˈtiələul] 盐酸卡替洛尔，盐酸喹酮心安(抗肾上腺素能药，β-受体阻滞药)

Carter's operation [ˈkɑːtə] (William W. Carter) 卡特手术(鼻梁重建术，即自肋骨移植一骨片形成一人工鼻梁) | ～ intranasal splint 卡特鼻内夹(用于凹陷鼻梁的鼻梁夹板手术)

carthamic acid [kɑːˈθæmik] 红花苷

cartilage [ˈkɑːtilidʒ] *n* 软骨 | articular ～, arthrodial ～, investing ～, obducent ～ 关节软骨 / circumferential ～ 关节盂唇，盂缘 / conchal ～ 耳郭软骨 / costal ～, sternal ～ 肋软骨 / cricoid ～, innominate ～ 环状软骨 / epactal ～s, minor ～s, accessory nasal ～s, sesamoid ～s of nose 鼻副软骨，鼻籽软骨 / eustachian ～, tubal ～ 咽鼓管软骨 / falciform ～s 关节半月板 / intervertebral ～s 椎间盘(椎间纤维软骨) / ossifying ～, temporary ～, precursory ～ 骨化软骨，暂时性软骨 / palpebral ～s, tarsal ～s 睑板 / sigmoid ～ 关节半月板 / slipping rib ～ 肋软骨松动变形 / stratified ～ 纤维软骨 / subvomerine ～s, vomeronasal ～ 犁鼻软骨 / supra-arytenoid ～ 小角状软骨 / xiphoid ～ 胸骨剑突 / Y ～ Y形软骨(髋臼)

cartilagin [ˈkɑːtiˌlædʒin] *n* 软骨素原

cartilaginification [ˌkɑːtiləˌdʒinifiˈkeiʃən] *n* 软骨化

cartilaginiform [ˌkɑːtiləˈdʒinifɔːm], **cartilaginoid** [ˌkɑːtiˈlædʒinɔid] *a* 软骨样的

cartilaginous [ˌkɑːtiˈlædʒinəs] *a* 软骨的

cartilago [kɑːtiˈleigəu] ([复] **cartilagines** [ˌkɑːtiˈlædʒiniːz]) *n* 【拉】软骨

cartilagotropic [ˌkɑːtilægəuˈtrɔpik] *a* 亲软骨的

carton [ˈkɑːtən] *n* 卡纸盒;纸板

cartoon [kɑːˈtuːn] *n* 草图，底图;动画片 *vt, vi* 画草图

Cartrol [ˈkɑːtrɔl] *n* 盐酸卡替洛尔(carteolol hydrochloride)制剂的商品名

carubicin hydrochloride [kəˈruːbisin] 盐酸卡柔比星(一种蒽环类抗生素，具有抗肿瘤效用，试验性用于治疗急性白血病和实体瘤)

caruncle [ˈkærəŋkl] *n* 小阜，肉阜 | hymenal ～s, myrtiform ～s 处女膜痕 / lacrimal ～ 泪阜 / major ～ of

Santorini 十二指肠乳头 / morgagnian ～ 中叶(前列腺) / sublingual ～ 舌下肉阜 | **caruncular** [kə'rʌŋkjulə], **caruncolous** [kə'rʌŋkjuləs], **carunculate** [kə'rʌŋkjulit] *a*

carunculа [kə'rʌŋkjulə] ([复] **carunculae** [kə'rʌŋkjuli:]) *n*【拉】小阜,肉阜

Carus curve (circle) ['kɑ:rus] (Karl G. Carus) 卡鲁斯环(骨盆轴曲线)

Carvallo sign [kɑ'vɑ:jəu] (J. M. Rivero-Carvallo) 卡氏征(右房室瓣回流时,吸气可使全收缩期杂音增加)

carve [kɑ:v] *vt* 刻;切开 | ～**r** *n* 雕刻器(牙科用)

carvone ['kɑ:vəun] *n* 贳蒿萜酮,香芹酮

cary(o)- [构词成分] 核(见karyo-)

caryochrome ['kæriəkrəum] *n* 核染(色)细胞

Caryococcus [ˌkæriəu'kɔkəs] *n* 核球菌属

Caryophanaceae [ˌkæriəufə'neisii:] *n* 显核菌科

Caryophanales [ˌkæriəufə'neili:z] *n* 显核菌目

Caryophanon [ˌkæri'ɔfənɔn] *n* 显核菌属

caryophil ['kæriəfil] *a* 嗜噻嗪铵(染料)的

caryophyllic acid [ˌkæriəu'filik] 丁香酸,丁香酚

Carysomyia [ˌkærisə'maijə] *n* 金蝇属(即Chrysomyia)

carzenide ['kɑ:zinaid] *n* 卡西尼特,对氨磺酰苯甲酸(碳酸酐酶抑制剂)

Casal's necklace [kə'sæl] (Gaspar Casal) 颈蜀黍红疹

casanthranol [kə'sænθrənəul] *n* 鼠李蒽酚

cascade [kæs'keid] *n* 串联,级联;链锁

cascara [kæs'kɑ:rə] *n*【西】波希鼠李皮,美鼠李皮 | ～ amarga 苦皮 / ～ sagrada 波希鼠李皮

case[1] [keis] *n* 情况;事实,实例;病例,病案;患者;案件 | basket ～ 全肢断离者 / borderline ～ 疑似病例,非典型病例 / custodial ～ 管制病案,监护病例 / index ～ 指示病例,索引患者,先证者(指一个家系中最先发现某种遗传病患者) | as the ～ may be 视情况而定 / as the ～ stands 事实上 / in any ～ 无论如何,总之 / in ～ 假如;免得,以防(万一) / in ～ of 假使…,如果发生…,万一… / in no ～ 决不 / in the ～ of 就…来说;至于 / in this (that) ～ 既然是这(那)样,假使这(那)样的话 / make out one's ～ 证明自己有理由 / put the ～ (that) 假定… / such(或that) being the ～ 事实既然如此

case[2] [keis] *n* 箱,盒;容器 *vt* 把…装入箱(盒等);包,包围(with, up, over) | trial ～ 试镜箱(测验视力)

casease ['keisieis] *n* 酪蛋白酶

caseation [ˌkeisi'eiʃən] *n* 干酪性坏死,干酪化

casebook ['keisbuk] *n* 病案簿

caseidin [kei'si:idin] *n* 酪蛋白免疫素

casein ['keisiin] *n* 酪蛋白 | ～-calcium 酪蛋白钙 / gluten ～ 谷胶酪蛋白 / serum ～ 血清酪蛋白,副球蛋白 / ～-sodium 酪蛋白钠 / vegetable ～ 植物酪蛋白

caseinogen [ˌkeisi'inədʒən] *n* 酪蛋白原

caseinogenate [ˌkeisi'inədʒineit] *n* 酪蛋白原酸盐

caseogenous [ˌkeisi'ɔdʒinəs] *a* 引起干酪化的

caseoserum [ˌkeisiəu'siərəm] *n* 抗酪蛋白血清

caseous ['keisiəs] *a* 干酪样的,干酪性的

caseum ['keisiəm] *n*【拉】酪状碎屑(指细胞)

caseworm ['keiswə:m] *n* 棘球绦虫

casing ['keisiŋ] *n* 包装;套管

Casoni's intradermal test (reaction) [kə'səuni] (Tommaso Casoni)

卡索尼皮内试验(反应)(检棘球蚴病:将棘球蚴囊泡液作皮内注射,接着速发或迟发产生风团潮红反应,即显示棘球蚴病)

cassava [kə'sɑːvə] *n* 木薯

Casselberry's position ['kæsəlbəri] (William E. Casselberry) 卡斯尔伯里位置(施行插管术后,患者采取伏卧位,以防止饮水进入插管)

casserian [kə'siəriən] (Giulio Casserio) *a* 卡塞的(如～ fontanelle 乳突囟)

Casser's (Casserio's, Casserius') fontanelle ['kɑːsə] (Giulio Casserio) 卡塞囟门(乳突囟) | ～ ligament 锤骨外侧韧带 / ～ muscle 锤骨前韧带

cassette [kə'set] *n* 贮片盒,暗盒,片匣(放X线片用);胶卷盒,磁带盒

Cassia ['kæsiə] *n* 山扁豆属

cast [kɑːst] (cast) *vt* 投,掷;投射(光、视线);铸(造);计算 *n* 一掷;计算;管型,圆柱;铸模,模型;斜视 | bacterial ～ 细管型 / blood ～ 血细胞管型 / coma ～ 昏迷(兆)管型(见于糖尿病性昏迷) / decidual ～ 蜕膜管型(宫外妊娠破裂时) / diagnostic ～, preextraction ～, preoperative ～, study ～ 诊断模型,拔牙前模型,术前模型,研究模型 / false ～ 假管型 / hair ～ 毛团,毛粪石(胃肠内) / hemoglobin ～ 血红蛋白管型 / investment ～, refractory ～ 包埋模型,围模,耐火性模型 / leucocyte ～ 白细胞管型 / master ～ 母模型,主模型 / plaster ～ 石膏模型 / urinary ～, renal ～, tube ～ 尿管型,尿圆柱,肾小管管型 / waxy ～ 蜡样管型 | ～ about(或around) 搜索,寻觅;想方设法,计划 / ～ aside 消除,抛弃;废除 / ～ away 丢掉,抛弃 / ～ back 回想,追溯 / ～ down 使下降;使沮丧 / ～ off 抛弃;释放 / ～ oneself on(或upon) 委身于,指望 / ～ up 计算;把…加起来;呕吐出

Castanea [kæs'teiniə] *n* 栗属

Castellanella [ˌkæstelə'nelə] *n* 卡(斯太拉尼)氏锥虫属 | ～ castellani 罗德西亚卡锥虫 / ～ gambiense 冈比亚卡锥虫

Castellani-Low symptom [kæste'lɑː-ni'lɔː] (Aldo Castellani; George C. Low) 卡斯太拉尼-洛症状(昏睡病时舌细震颤)

Castellani's bronchitis (disease) [kæste'lɑːni] (Aldo Castellani) 支气管螺旋体病 | ～ mixture 卡斯太拉尼合剂(一种治雅司病合剂,含吐酒石、水杨酸钠、碘化钾、碳酸氢钠和水) / ～ paint 碳酸品红液 / ～ test 卡斯太拉尼试验(①检蛋白尿;②测数种微生物混合感染的凝集试验)

casting ['kɑːstiŋ] *n* 投,扔;铸(造)法,溶铸法;浇铸 | vacuum ～ 真空铸造(法),真空浇铸

Castle's factor ['kɑːsl] (William B. Castle) 卡斯尔因子(内因子,胃液内的粘蛋白为吸收氰钴胺即维生素B_{12}〈外因子〉所必需)

castrate [kæs'treit] *vt* 阉,阉割(切除睾丸或卵巢) *n* 去生殖腺者,阉者,去势者

castration [kæs'treiʃən] *n* 阉,阉割,去势(睾丸或卵巢切除术) | female ～ 女性阉,卵巢切除术 / parasitic ～ 寄生物性阉

castroid ['kæstrɔid] *a* 类似阉人的 *n* 类阉者,类无睾者

casual ['kæʒjuəl] *a* 意外的,偶然的 *n* 急救入院者 | **～ly** *ad*

casualty ['kæʒjuəlti] *n* 事故,变故;伤亡;(事故中)受害者,伤亡人员;(意外伤害者)抢救室

casuistics [ˌkæʒju'istiks] *n* 病案讨论

CAT computerized axial tomography 计算机轴向体层摄影(术)

cat [kæt] *n* 猫 | calico ～, tortoiseshell ～ 玳瑁猫,龟甲纹毛猫,三色猫(毛色为黑、白、橙黄,大部分是雌猫,受患雄猫不育,具有额外X染色体,如XXY, XXXY等)

cata- [前缀] 下,向下,在下;依,照;对抗

(见kata-)
catabasial [kætə'beiziəl] *a* 颅底点低的
catabasis [kə'tæbəsis] *n* 缓解期(指病) | **catabatic** [kætə'bætik] *a* 缓解的,减退的
catabiosis [ˌkætəbai'əusis] *n* 细胞衰老变性,老化现象 | **catabiotic** [ˌkætəbai'ɔtik] *a* 细胞衰老变性的;异化消耗的
catabolergy [ˌkætə'bɔlədʒi] *n* 异化能量消耗
catabolism [kə'tæbəlizəm] *n* 分解代谢,降解代谢,异化(作用) | antibody ~ 抗体降解代谢(体内异丙球蛋白迅速降解,即缩短了的半衰期) | **catabolic** [ˌkætə'bɔlik] *a*
catabolite [kə'tæbəlait], **catabolin** [kə'tæbəlin] *n* 分解(代谢)产物,异化产物
catabolize [kə'tæbəlaiz] *vi, vt* (使)发生分解代谢
catachronobiology [ˌkætəˌkrɔnəubai'ɔlədʒi] *n* 生物衰老学
catacrotism [kə'tækrətizəm] *n* 降线一波脉(现象) | **catacrotic** [ˌkætə'krɔtik] *a*
catadicrotism [ˌkætə'daikrətizəm] *n* 降线二波脉(现象) | **catadicrotic** [ˌkætədai'krɔtik] *a*
catadidymus [ˌkætə'didiməs] *n* 下身联胎,双上身联胎
catadioptric [ˌkætədai'ɔptrik] *a* 反(射)折射的
catagen ['kætədʒən] *n* 毛发生长中期
catagenesis [ˌkætə'dʒenisis] *n* 退化 | **catagenetic** [ˌkætədʒi'netik] *a*
catagmatic [ˌkætəg'mætik] *a* 促骨折愈合的
catalase ['kætəleis] *n* 过氧化氢酶,触酶 | **catalatic** [ˌkætə'lætik] *a*
catalepsy ['kætəlepsi] *n* 僵住症,强直性昏厥,倔强症(见于器质性疾病和心理失调以及在催眠状态下发生) | **cataleptic** [ˌkætə'leptik] *a* 僵住症的 *n* 僵住症患者
cataleptiform [ˌkætə'leptifɔ:m], **cataleptoid** [ˌkætə'leptɔid] *a* 僵住(症)样的
catalogia [ˌkætə'ləudʒiə] *n* 言语重复
catalog(ue) ['kætəlɔg] *n* 目录;目录册;一览表 *vt* 把…编入目录,按目录分类
Catalpa [kə'tælpə] *n* 梓属
catalysis [kə'tælisis] *n* 催化(作用) | contact ~, heterogeneous ~ 接触催化(作用),多相催化(作用) / surface ~ 表面催化(作用)
catalyst ['kætəlist] *n* 催化剂 | negative ~ 负催化剂,缓化剂
catalytic [ˌkætə'litik] *a* 催化的 *n* 催化剂 | ~**ally** *ad*
catalyze ['kætəlaiz] *vt* 催化 | **catalyzator** [ˌkætəli'zeitə], ~**r** ['kætəlaizə] *n* 催化剂
catamenia [ˌkætə'mi:niə] *n* 月经 | ~**l** *a*
catamenogenic [ˌkætəmenə'dʒenik] *a* 促月经的
catamite ['kætəmait] *n* 受鸡奸男童,娈童
catamnesis [ˌkætəm'ni:sis] *n* 诊后病历(指病人自治疗后或出院后的随访史) | **catamnestic** [ˌkætəm'nestik] *a*
catapasm ['kætəpæzəm] *n* 扑粉(用于表面伤口)
cataphasia [ˌkætə'feiziə] *n* 言语重复
cataphora [kə'tæfərə] *n* 嗜睡样昏迷(可暂醒的昏迷)
cataphoresis [ˌkætəfə'ri:sis] *n* 阳离子电泳 | **cataphoretic** [ˌkætəfə'retik] *a*
cataphoria [ˌkætə'fəuriə] *n* 下隐斜视
cataphoric [ˌkætə'fɔrik] *a* 阳离子电泳的;下隐斜视的
cataphrenia [ˌkætə'fri:niə] *n* 可逆性痴呆
cataplasia [ˌkætə'pleisiə], **cataplasis** [kə'tæpləsis] *n* (组织)退化,返祖性组织变态 | **cataplastic** [ˌkætə'plæstik]

a

cataplasm ['kætəplæzəm] *n* 泥罨剂,泥敷剂 | kaolin ～ 白陶土泥罨剂,白陶土敷剂

cataplasma [ˌkætə'plæzmə] *n*【拉】泥罨剂,泥敷剂

cataplectic [ˌkætə'plektik] *a* 猝倒的;暴发的

cataplexie ['kætəˌpleksi] *n*【法】猝倒 | ～du réveil 觉醒猝倒(猝倒时,神志觉醒在身体恢复之前)

cataplexy ['kætəpleksi], **cataplexis** ['kætəˌpleksis] *n* 猝倒

catapophysis [ˌkætə'pɔfisis] *n* 骨突;脑髓突起

Catapres ['kætəpres] *n* 盐酸可乐定(clonidine hydrochloride)制剂的商品名

cataract ['kætərækt] *n* 内障,白内障 | after- ～ 后发性内障 / blue ～, blue dot ～, cerulean ～ 蔚蓝色内障 / bony ～ 骨化内障 / capsulolenticular ～ 囊性皮质性内障 / floriform ～ 花状内障 / fluid ～, lacteal ～, milky ～ 液化内障,乳液状内障 / general ～, mixed ～ 混合内障 / glassblowers' ～, bottlemakers' ～ 玻璃工人内障 / glaucomatous ～ 青光眼性内障 / heat-ray ～ 热辐射内障 / hypermature ～, overripe ～ 过熟内障 / lightning ～ 电击性内障 / ～ morgagnian ～ 硬核液化内障 / naphthalinic ～ 萘性内障 / nuclear ～, axial ～ 核性内障,轴性内障 / puddler's ～ 铁匠内障 / punctate ～ 点状内障 / siliculose ～, siliquose ～, dryshelled ～, aridosiliculose ～, aridosiliquate ～ 干荚状内障 / snowflake ～, snowstorm ～ 雪花状内障(常见于青年糖尿病患者) / sunflower ～ 葵花状内障 / total ～ 完全内障 / zonular ～ 板层内障

cataracta [ˌkætə'ræktə] *n*【拉】内障,白内障

cataractogenic [ˌkætəˌræktəu'dʒenik] *a* 引起白内障的,致白内障的

cataractous [ˌkætə'ræktəs] *a* 内障性的

cataria [kə'tɛəriə] *n*【拉"catnip"】假荆芥,樟脑草(用作驱风剂和温和的神经刺激剂,其香气吸引猫)

catarrh [kə'tɑː] *n* 卡他,粘膜炎 | atrophic ～ 萎缩性鼻卡他 / autumnal ～ 枯草热 / epidemic ～ 流行性感冒,流感 / hypertrophic ～ (粘膜)肥大性卡他 / postnasal ～ 慢性鼻咽炎 / Russian ～ 流行性感冒 / suffocative ～ 气喘,哮喘 / vernal ～, spring ～ 春季结膜炎 | ～al, ～ous *a* 卡他性的

Catarrhina [ˌkætə'rainə] *n* 狭鼻类

catarrhine ['kætərain] *a* 狭鼻的(指动物,亦指具有鼻孔紧贴而朝下特征的)

catastaltic [ˌkætə'stæltik] *a* 抑制的 *n* 抑制剂

catastate ['kætəsteit] *n* 分解代谢产物 | **catastatic** [ˌkætə'stætik] *a*

catastrophe [kə'tæstrəfi] *n* (戏剧的)结局;大灾难;大变动;灾变 | **catastrophic** [kætə'strɔfic] *a*

catatasis [kə'tætəsis] *n* 牵伸术(用于脱臼或骨折复位术)

catathermometer [ˌkætəθə'mɔmitə] *n* 干湿球温度计

catathymia [ˌkætə'θaimiə] *n* 激情 | **catathymic** *a*

catatonia [ˌkætə'təuniə], **catatony** [kə'tætəni] *n* 紧张症(紧张性精神分裂症) | **catatoniac** [ˌkætə'təuniæk], **catatonic** [ˌkætə'tɔnik] *a* 紧张性的;紧张症的*n* 紧张症患者

catatricrotism [ˌkætə'traikrətizəm] *n* 降线三波脉(现象) | **catatricrotic** [ˌkætətrai'krɔtik] *a*

catatropia [ˌkætə'trəupiə] *n* 下隐斜视

catch [kætʃ] (caught) *vt* 捉(住);发觉;感染到;理解;突然制住(或中止);引起(注意等) *vi* 被抓住;燃着 *n* 抓;捕捉;(接)受器;

叩锁(器械) | ~ as ~ can 用一切办法 / ~ cold 感冒,伤风 / ~ fire 着火 / ~ on 理解;变得流行,受欢迎 / ~ one's breath 屏息 / ~ oneself (由于说错或做错某事而)突然止嘴 / ~ up 拾起;赶上(to, with); 握住;指出…出差错 | ~**er** *n* (接)受器;捕捉者,捕捉器;除鲠器,食管探子

catching [ˈkætʃiŋ] *a* 传染性的;动人的;有感染力的

catchy [ˈkætʃi] *a* 吸引人的;时断时续的

catechin [ˈkætikin] *n* 儿茶素,儿茶酸

catechol [ˈkætitʃəul, ˈkætəkəul] *n* 儿茶酚;邻苯二酚

catecholamine [ˌkætiˈkəuləmiːn] *n* 儿茶酚胺(有拟交感神经作用,此类化合物包括多巴胺、去甲肾上腺素和肾上腺素)

catecholaminergic [ˌkætikəˌlæmiˈnəːdʒik] *a* 儿茶酚胺能的

catechol *O*-methyltransferase [ˈkætikɔl ˌmeθilˈtrænsfəreis] 儿茶酚*O*-甲基转移酶

catechol oxidase [ˈkætəkəul ˈɔksideis] 儿茶酚氧化酶

catechu [ˈkætitʃuː, ˈkætəkjuː] *n* 儿茶(亦称black catechu); 黑儿茶,棕儿茶(即gambir) | pale ~ 黑儿茶,棕儿茶(即gambir)

catechuic acid [ˌkætəˈtʃuːik -ˈkjuː-] 儿茶酸,儿茶素

catechutannic acid [ˌkætətʃuːˈtænik] 儿茶鞣酸

categorical [ˌkætiˈgɔrikəl] *a* 无条件的;绝对的;明确的;范畴的,类型的 | ~**ly** *ad*

categorize [ˈkætigəraiz] *vt* 把…分类(as) | **categorization** [ˌkætigəraiˈzeiʃən, -riˈz-] *n*

category [ˈkætigəri] *n* 种类,范畴,类型

catelectrotonus [ˌkætilekˈtrɔtənəs] *n* 阴极电紧张

catena [kəˈtiːnə] ([复] **catenas**或**catenae** [kəˈtiːniː]) *n* 连锁;链条

Catenabacterium [ˌkætinəbækˈtiəriəm] *n* 链状细菌属

catenarian [ˌkætiˈnɛəriən], **catenary** [kəˈtiːnəri] *n, a* 悬链线(的);链状(的)

catenate [ˈkætineit] *vt* 链接 | **catenation** [ˌkætiˈneiʃən] *n*

catenating [ˈkætineitiŋ] *a* 链接的

catenoid [ˈkætinɔid], **catenulate** [kəˈtenjulit] *a* 链状的

cater [ˈkeitə] *vi* 供应伙食;迎合,投合(for, to)

cater-cornered [ˈkætəˌkɔːnəd] *a* 对角线的 *ad* 成对角线地

catgut [ˈkætgʌt] *n* 肠线 | chromic ~, chromicized ~ 铬肠线 / formaldehyde ~ 甲醛肠线 / I. K. I. ~, iodine ~ 碘碘化钾肠线,碘肠线 / iodochromic ~ 碘铬肠线 / silverized ~ 银肠线

Cath. catharticus【拉】泻药,泻剂

Catha [ˈkɑːθə] *n* 卡他属 | ~ edulis 阿拉伯茶树

cathaeresis [kəˈθiərisis] *n* 虚弱(用药后引起);轻作用

catharmos [kəˈθɑːmɔs] *n* 驱病咒语

catharometer [ˌkæθəˈrɔmitə] *n* 导热析气计

catharsis [kəˈθɑːsis] *n* 导泻,泻法;(精神或心理)发泄,宣泄

cathartic [kəˈθɑːtik] *a* 导泻的;导泄的;起陶冶作用的,净化的 *n* 泻药 | bulk ~ 增量泻药 / lubricant ~ 润滑泻药 / saline ~ 盐水泻药 / stimulant ~ 刺激性泻药

cathartic acid, cathartinic acid [kəθɑːˈtinik] 泻酸

cathectic [kəˈθektik] *a* 精神集中发泄的,聚精会神的

cathemoglobin [ˌkæθeməuˈgləubin] *n* 变性高铁血红蛋白

cathepsin [kəˈθepsin] *n* 组织蛋白酶

catheresis [kəˈθiərisis] *n* 虚弱(用药后引起);轻作用

catheretic [ˌkæθəˈretik] *a* 轻腐蚀性的;虚弱的

catheter ['kæθitə] *n* 导管 | bicoudate ～, ～ bicoudé 双弯导管 / cardiac ～ 心导管 / ～ coudé, elbowed ～ 单弯导管,弯头导管 / ～ à demeure, indwelling ～ 留置导尿管 / double-current ～, two-way ～ 双腔导管 / eustachian ～ 咽鼓管导管 / faucial ～ 咽导管 / female ～ 女导尿管 / flexible ～ 软导管 / lobster-tail ～ 虾尾状导管 / prostatic ～ 前列腺导尿管 / railway ～ 槽式导管 / self-retaining ～ 自留导尿管,潴留导尿管 / tracheal ～ 气管导管 / vertebrated ～ 分节导管(由许多小节配合而成的导管,以便能弯曲) / whistle-tip ～ 笛口样导管 / winged ～ 翼状导管

catheterization [ˌkæθitərai'zeiʃən, -ri'z-] *n* 导管插入(术) | cardiac ～ 心导管插入术 / hepatic vein ～ 肝静脉导管插入术 / retrourethral ～ 逆行导尿管插入术

catheterize ['kæθitəraiz] *vt* 插入导管

catheterostat [kæ'θi:tərəstæt] *n* 导管保持器(放置及消毒导管用)

cathetometer [ˌkæθi'tɔmitə] *n* 高差计

cathexis [kə'θeksis] *n* 精神集中发泄,聚精会神,贯注

cathisophobia [ˌkæθisəu'fəubjə] *n* 静坐恐怖,恐坐症;静坐不能

cathode ['kæθəud] *n* 阴极,负极 | **cathodal** ['kæθədl], **cathodic** [kə'θɔdik] *a*

catholicon [kə'θɔlikən] *n* 万灵药

catholyte ['kæθəlait] *n* 阴极电解质

Cathomycin ['kæθəˌmaisin] *n* 新生霉素(novobiocin)制剂的商品名

cation ['kætaiən] *n* 阳离子,阴向离子 | ～**ic** [ˌkæti'ɔnik, -tai'ɔ-] *a*

cationogen [ˌkæti'ɔnədʒən] *n* 阳离子发生物

cativi [kə'tivi] *n* 品他病(即pinta)

catlin ['kætlin], **catling** ['kætliŋ] *n* 两刃切断刀(截肢用)

catnip ['kætnip], **catnep** ['kætnep] *n* 假荆芥,樟脑草(见cataria)

catoptrics [kə'tɔptriks] *n* 反射光学 | **catoptric(al)** [kə'tɔptrik(əl)] *a* 反射(光)的

catoptroscope [kə'tɔptrəskəup] *n* 反光检查器,反光镜

catotropia [ˌkætə'trəupiə] *n* 下隐斜视

Ca^{2+}-transporting ATPase [træns'pɔ:tiŋ eiti:pi:'eis] 钙转运腺苷三磷酸酶(ca^{2+}-ATPase的EC命名法)

Cattani's serum [kə'tɑ:ni] (Giuseppina Cattani) 卡塔尼血清(一种氯化钠、碳酸钠及煮沸过的蒸馏水混合剂,传染病注射用)

cattle ['kætl] *n* 牛;牲口

cauda ['kɔ:də] ([复] **caudae** ['kɔ:di:]) *n*【拉】尾

caudad ['kɔ:dæd] *ad* 向尾(侧)的

caudal ['kɔ:dl] *a* 尾的;尾侧的

caudalis [kɔ:'deilis] *a*【拉】尾的;尾侧的

caudalward ['kɔ:dlwɔ:d] *ad* 向尾侧

caudamoeba sinensis [ˌkɔ:də'mi:bə si'nensis] 中华尾形阿米巴(见Entamoeba histolytica)

caudate ['kɔ:deit], **caudated** ['kɔ:deitid] *a* 有尾的

caudatolenticular [kɔ:ˌdeitəulen'tikjulə] *a* 尾状核与豆状核的

caudatum [kɔ:'deitəm] *n*【拉】尾状核

caudectomy [kɔ:'dektəmi] *n* 尾切除术(如切除狗的尾巴)

caudocephalad [kɔ:dəu'sefəlæd] *ad* 从尾向头侧;向头及向尾侧

caught [kɔ:t] *v* catch的过去式和过去分词

caul [kɔ:l] *n* 胎头羊膜;网膜(通常指大网膜)

cauliflower ['kɔliflauə] *n* 花椰菜(菜花)

Caulk's punch [kɔ:lk] (John R. Caulk) 考克烙孔凿(用于前列腺正中嵴肥大切除)

Caulobacter [ˌkɔ:ləu'bæktə] *n* 柄杆菌

属

Caulobacteraceae [ˌkɔ:ləubæktə'reisii:] *n* 柄杆菌族

Caulobacteriineae [ˌkɔ:ləubæktiəri'inii:] *n* 柄杆菌亚目

Caulococcus [ˌkɔ:ləu'kɔkəs] *n* 柄球菌属

caumesthesia [ˌkɔ:mis'θi:zjə] *n* 触冷感热,(遇冷)灼热感

causable ['kɔ:zəbl] *a* 可以被引起的

causal ['kɔ:zəl] *a* 原因的;表示原因的;由某种原因引起的;因果关系的 | **~ly** *ad*

causalgia [kɔ:'zældʒiə] *n* 灼痛,灼性神经痛(由于周围神经损伤所致)

causality [kɔ:'zæləti] *n* 诱发性;因果关系,因果律

causation [kɔ:'zeiʃən] *n* 引起,导致;因果关系

causative ['kɔ:zətiv] *a* 原因的,成因的

cause [kɔ:z] *n* 原因;病因;理由;事业 *vt* 引起;使遭受;促使 | constitutional ~ 全身性原因,体质性原因 / exciting ~ 激发原因,直接原因 / immediate ~, precipitating ~ 直接原因,即刻原因 / local ~ 局部原因 / predisposing ~ 素因 / primary ~ 原发性原因,主因 / proximate ~ 近因 / remote ~ 远因,诱因 / secondary ~ 继发性原因,辅因 / ultimate ~ 远因 | make common ~ with 与…联合起来,与…合作 | **~less** *a* 无原因的;无正当(或明显)理由的

caustic ['kɔ:stik] *a* 腐蚀(性)的,苛性的 *n* 腐蚀剂 | lunar ~ 银丹,硝酸银 / mitigated ~ 弱银丹,弱硝酸银 / Vienna ~ 维也纳腐蚀剂,钾石灰 / zink ~ 锌腐蚀剂(一份氯化锌和三份面粉的混合物) | **~ity** [kɔ:s'tisəti] *n* 苛性(度),腐蚀性

causticize ['kɔ:stisaiz] *vt* 苛化,腐蚀,致腐蚀 | **causticization** [ˌkɔ:stisai'zeiʃən, -si'z-] *n*

cauterant ['kɔ:tərənt] *a* 腐蚀的 *n* 腐蚀剂

cauterize ['kɔ:təraiz] *vt* 烙,烧灼 | **cauterization** [ˌkɔ:tərai'zeiʃən, -ri'z-] *n* 烙术,烧灼术

cautery ['kɔ:təri] *n* 烙术,烧灼术;烙器 | actual ~ 火烙术;烙铁 / button ~ 钮式烙器 / chemical ~ 化学烙术 / cold ~ 冻烙术,碳酸霜烙术 / electric ~, galvanic ~ 电烙器 / gas ~ 喷气烙术 / potential ~, virtual ~ 腐蚀剂烙术 / solar ~, sun ~ 日光烙术

caution ['kɔ:ʃən] *n* 小心,谨慎;警告 *vt* 警告;告诫

cautionary ['kɔ:ʃənəri] *a* 警告的;告诫的

cautious ['kɔ:ʃəs] *a* 谨慎的,细心的 | **~ly** *ad*

cava ['keivə] *n* cavum的复数;腔静脉

caval ['keivəl] *a* 腔静脉的

cavascope ['kævəskəup] *n* 窥腔镜,映腔镜

CAVB complete atrioventricular block 完全房室传导阻滞

cave [keiv] *n* 山洞;地窖;腔,洞 *vt* 在…挖洞;使陷下 *vi* 陷下 | ~ in 陷下,坍陷

cave-in ['keivin] *n* 塌方(矿井、地道等的坍陷)

caveola [keivi'əulə] ([复] **caveolae** [keivi'əuli:]) *n*【拉】小凹、小腔

cavern ['kævən] *n* 洞,(空)洞 *vt* 挖空(out) | ~s of corpus spongiosum (阴茎)海绵体腔

caverna [kei'və:nə] ([复] **cavernae**, [kei'və:ni:]) *n*【拉】腔,(空)洞

caverniloquy [ˌkævə'niləkwi] *n* 空洞语音(有肺结核空洞时)

cavernitis [ˌkævə'naitis], **cavernositis** [ˌkævənə'saitis] *n* (阴茎)海绵体炎

cavernoma [ˌkævə'nəumə] ([复] **cavernomas** 或 **cavernomata** [ˌkævə'nəumətə]) *n* 海绵状(血管)瘤

cavernoscope ['kævənəˌskəup] *n* 肺空洞镜 | **cavernoscopy** [ˌkævə'nɔskəpi] *n* 肺空洞镜检查

cavernostomy [ˌkævəˈnɔstəmi] *n* (肺)空洞造口术
cavernous [ˈkævənəs] *a* 空洞的;多孔状的 | ~**ly** *ad*
Cavia [ˈkeiviə] *n* 豚鼠属 | ~ cobaya 豚鼠
cavilla [kəˈvilə] *n* 蝶骨
cavitary [ˈkævitəri] *a* 腔的,空洞的 *n* 腔肠虫
cavitas [ˈkævitəs] ([复] **cavitates** [kæviˈteiti:z]) *n*【拉】腔,(空)洞,盂
cavitation [ˌkæviˈteiʃən] *n* 成洞,成腔;洞,腔
Cavite fever [kəˈvi:tə] 卡维太热,类登革热(卡维太为菲律宾一地名)
cavitis [keiˈvaitis] *n* 腔静脉炎
cavity [ˈkæviti] *n* 腔,(空)洞,盂,窝 | alveolar cavities 牙槽 / body ~ 体腔(指内脏腔) / buccal ~ 颊面(龋)洞;口腔前庭 / cotyloid ~ 髋臼 / fissure ~ 裂(龋)洞 / gastrovascular ~ 体肠腔(腔肠动物的体腔,亦称 coelenteron) / glenoid ~ 关节盂(肩胛骨) / hemal ~ 血腔 / labial ~ 唇面(龋)洞 / lingual ~ 舌面(龋)洞 / occlusal ~ 殆面(龋)洞 / orbital ~ 眶 / pelvic ~ 骨盆腔 / pericardial ~ 心包腔 / peritoneal ~, greater peritoneal ~ 腹膜腔,大腹膜腔 / pharyngolaryngeal ~ 咽喉腔 / popliteal ~ 腘窝 / prepared ~ 备填洞,制备洞 / proximal ~ 邻面(龋)洞 / pulp ~, nerve ~ 牙髓腔 / rectoischiadic ~ 坐骨直肠窝 / serous ~ 浆膜腔 / sigmoid ~ of radius 尺骨切迹(桡骨) / somatic ~ 体腔 / somite ~ 肌节腔 / subarachnoid ~ 蛛网膜下腔 / subdural ~ 硬膜下腔 / thoracic ~, pectoral ~ 胸腔 / tympanic ~ 中耳,鼓室 / uterine ~ 子宫腔 / visceral ~, splanchnic ~ 内脏腔
cavography [keiˈvɔgrəfi] *n* 腔静脉造影(术)
cavosurface [ˈkeivəuˌsə:fis] *n* 洞面(牙)
cavovalgus [ˌkeivəuˈvælgəs] *n* 空凹外翻足
cavum [ˈkeivəm] ([复] **cava** [ˈkeivə]) *n*【拉】腔,(空)洞
cavus [ˈkævəs] *n* 弓形足
cavy [ˈkeivi] *n* 豚鼠
Caytine [ˈkeiti:n] *n* 盐酸普罗托醇(protokylol hydrochloride)制剂的商品名
Cazenave's disease [kɑ:zˈnɑ:v] (Pierre L. A. Cazenave) 卡泽内夫病,落叶性天疱疮 / ~ vitiligo 斑形脱发,斑秃
CB Chirurgiae Baccalaureus【拉】外科学士
Cb 元素钶(columbium)的符号(现称铌 niobium)
cbc complete blood count 全血细胞计数
CBF cerebral blood flow 脑血流量
CBG corticosteroid-binding globulin 皮质类固醇结合球蛋白
C3b INA C3b inactivator C3b灭活剂(补体第三成分的b分段灭活剂)
Cbl cobalamin 钴胺
CBS chronic brain syndrome 慢性脑综合征
CC chief complaint 主诉
cc cubic centimeter 立方厘米(cm^3)
CC 914 对脲苯基双(羧甲基硫醇)胂(治肠阿米巴病)
CC 1037 对脲苯基双(2-羧基苯硫醇)胂(治肠阿米巴病)
CCA chimpanzee coryza agent 猩猩鼻炎因子(呼吸道合胞体病毒); congenital contractural arachnodactyly先天性挛缩性细长指(趾)
CCAT conglutinating complement absorption test 胶固补体吸收试验
CCC cathodal closure contraction 阴极通电收缩
CCCl cathodal closure clonus 阴极通电阵挛
CCF crystal-induced chemotactic factor 结晶诱发趋化因子

CCK cholecystokinin 缩胆囊素

CCK-179 双氢麦角毒碱的三种生物碱(dihydroergocornine, dihydroergocristine, dihydroergocryptine)的合剂(降压药和血管扩张药,用于治疗外周血管病)

ccm cubic centimeter 立方厘米(cm^3)

CCNU chlorethyl cyclohexyl nitrosourea 氯乙环己亚硝脲,环己亚硝脲,罗氮芥,洛莫司汀(lomustine)(抗肿瘤药)

CCPD continuous cycling peritoneal dialysis 持续循环腹膜透析

CCTe cathodal closure tetanus 阴极通电强直

CCU coronary care unit 冠心病监护室

CD conjugata diagonalis【拉】对角径(骨盆入口); curative dose 治愈剂量

CD_{50} median curative dose 半数治愈量(使50%受试者症状消失的剂量)

Cd 元素镉(cadmium)的符号; caudal尾的; coccygeal尾骨的

cd candela 堪(德拉)

CDC Centers for Disease Control and Prevention 疾病控制与预防中心

CDC/AIDS Centers for Disease Control and Prevention for the diagnosis of AIDS 疾病控制与预防中心/艾滋病诊断

cdf cumulative distribution function 累积分布函数

cDNA complementary DNA 互补DNA; copy DNA 复制DNA

CDP cytidine diphosphate 胞苷二磷酸

CDP diacylglycerol [daiˌæsil'glisərɔl] 胞苷二磷酸二酰基甘油

CDP diacylglycerol-inositol 3-phosphatidyltransferase [daiˌæsil'glisərɔl i'nəusitɔl ˌfɔsfəˌtidil'trænsfəreis] 胞苷二磷酸二酰基肌醇3-磷脂酰转移酶

Ce 元素铈(cerium)的符号

CEA carcinoembryonic antigen 癌胚抗原

cease [si:s] *vt, vi, n* 停止;停息;结束 | without ～ 不停地

ceaseless ['si:slis] *a* 不停的;不间断的 | ～**ly** *ad*

ceasmic [si'æsmik] *a* 裂开的(指胚胎期的裂隙生后仍旧存在)

cebocephalus [ˌsi:bəu'sefələs] *n* 猴头畸胎

cebocephaly [ˌsi:bəu'sefəli] *n* 猴头畸形

ceca ['si:kə] cecum的复数

cecal ['si:kəl] *a* 盲端的;盲肠的;盲斑的

cecectomy [si'sektəmi] *n* 盲肠切除术

Cecil's operation ['sesil] (Arthur B. Cecil) 塞西尔手术(①一种二期尿道成形术,以修补尿道下裂,即作一段新的尿道,并埋入阴囊,然后将新尿道与阴囊分离;②一种三期尿道成形术,以修补尿道狭窄,即通过阴茎的腹面切口切除狭窄区,然后用上述手术步骤修补尿道下裂)

cecitis [si'saitis] *n* 盲肠炎

cec(o)- [构词成分] 盲肠

cecocele ['si:kəsi:l] *n* 盲肠突出

cecocentral [ˌsikəu'sentrəl] *a* 中心盲点的

cecocolic [ˌsi:kəu'kɔlik] *a* 盲(肠)结肠的

cecocolon [ˌsi:kəu'kəulən] *n* 盲(肠)结肠

cecocolopexy [ˌsi:kəu'kəuləˌpeksi] *n* 盲肠升结肠固定术

cecocolostomy [ˌsi:kəukə'lɔstəmi] *n* 盲肠结肠吻合术

cecoileostomy [ˌsi:kəuˌili'ɔstəmi] *n* 回肠盲肠吻合术

Cecon ['si:kɔn] *n* 维生素C,抗坏血酸(ascorbic acid)制剂的商品名

cecopexy ['si:kəˌpeksi], **cecofixation** [ˌsi:kəufik'seiʃən] *n* 盲肠固定术

cecoplication [ˌsi:kəuplai'keiʃən] *n* 盲肠折叠术

cecorrhaphy [si'kɔrəfi] *n* 盲肠缝术

cecosigmoidostomy [ˌsi:kəuˌsigmɔi'dɔstəmi] *n* 盲肠乙状结肠吻合术

cecostomy [si'kɔstəmi] *n* 盲肠造口术

cecotomy [si'kɔtəmi] *n* 盲肠切开术

cecum ['si:kəm] ([复] **ceca** ['si:kə]) *n* 盲肠;盲端 | cupular ~ of cochlear duct 顶盲端(蜗管) / hepatic ~ 肝盲管(胚) / high ~ 高位盲肠

cedar ['si:də] *n* 香柏,杉,雪松 *a* 杉木(制)的

Cedecea ['si:di:si:] (以Centers for Disease Control命名) *n* 肠杆菌属

Cedilanid [ˌsidi'lænid] *n* 西地兰,毛花甙C(lanatoside C)制剂的商品名 | ~-D 西地兰D,去乙酰毛花甙(deslanoside)制剂的商品名

Cediopsylla [ˌsi:diəu'silə] *n* 蚤属

CeeNU 洛莫司汀(lomustine) 制剂的商品名

cefaclor ['sefəklɔ:] *n* 头孢克洛,头孢氯,氯头孢菌素(抗生素类药)

cefadroxil [ˌsefə'drɔksil] *n* 头孢羟氨苄,羟氨苄头孢菌素(抗生素类药)

Cefadyl ['sefədil] *n* 头孢匹林钠(cephapirin sodium)制剂的商品名

cefamandole [ˌsefə'mændəul] *n* 头孢孟多,头孢羟唑(抗生素类药) | ~ nafate 头孢孟多酯钠,头孢羟唑钠甲酸酯(抗生素类药)

cefaparole ['sefəpərəul] *n* 头孢帕罗,氨羟苄噻二唑头孢菌素(抗生素类药)

cefatrizine [ˌsefə'traizi:n] *n* 头孢曲嗪,头孢三嗪,羟胺唑头孢菌素(抗生素类药)

cefazaflur sodium [si'fæzəflə:] 头孢氮氟钠,头孢氟唑钠,氟唑头孢菌素钠(抗生素类药)

cefazolin [si'fæzəlin] *n* 头孢唑林,唑啉头孢菌素,头孢菌素V(抗生素类药) | ~ sodium 头孢唑林钠(抗生素类药)

cefixime [sə'fiksi:m] *n* 头孢克肟(第三代半合成头孢菌素,对抗各类细菌有效,用于治疗中耳炎和支气管炎,口服给药)

Cefizox ['sefizɔks] *n* 头孢唑肟钠(ceftizoxime sodium)制剂的商品名

Cefobid ['sefəbid] *n* 头孢哌酮钠(cefoperazone sodium)制剂的商品名

cefonicid sodium [sə'fɔnisid] 头孢尼西钠,头孢羟苄磺唑钠(抗生素类药)

cefoperazone sodium [ˌsefə'perəzəun] 头孢哌酮钠(抗生素类药)

ceforanide [si'fɔ:rənaid] *n* 头孢雷特,头孢苄胺四唑,氨苄四唑头孢菌素(抗生素类药)

Cefotan ['sefətæn] *n* 头孢替坦二钠(cefotetan disodium)制剂的商品名

cefotaxime [ˌsefə'tæksi:m] *n* 头孢噻肟,头孢氨噻,噻肟酯头孢菌素(抗生素类药) | ~ sodium 头孢噻肟钠,头孢氨噻钠(抗菌药)

cefoxitin [si'fɔksitin] *n* 头孢西丁,头孢噻吩,噻吩甲氧头孢菌素(抗生素类药)

cefpodoxime [ˌsefpə'dɔksi:m] *n* 头孢泊肟(抗生素类药)

ceftazidime ['sefteiziˌdi:m] *n* 头孢他啶,头孢噻甲羧肟(抗生素类药)

ceftizoxime sodium [ˌsefti'zɔksi:m] 头孢唑肟钠,头孢去甲噻肟钠(抗菌药)

ceftriaxone sodium [sef'traiəzəun] 头孢曲松钠,头孢三嗪噻肟钠(抗菌药)

cefuroxime [ˌsefju'rɔksi:m] *n* 头孢呋辛,头孢氨呋肟 | ~ sodium 头孢呋辛钠,头孢氨呋肟钠

Cegka' sign ['tʃegkɑ:] (Josephus J. Cegka) 切卡征(呼吸不同时期心浊音不变,为粘连性心包的体征)

Cel Celsius 摄氏的(温标)

cel [sel] *n* 厘米/秒(cm/s,速度单位)

cel- 见celo-

celarium [si'lɛəriəm] *n* 体腔膜

-cele [构词成分] 腔;瘤;膨出,突出,疝,肿大

celebrate ['selibreit] *vt, vi* 庆祝;歌颂;举行(仪式)

celebrated ['selibreitid] *a* 著名的,驰名的

celebration [ˌseli'breiʃən] *n* 庆祝(会)

celebrity [si'lebrəti] *n* 著名;著名人士

celectome [si'lektəum] *n* 取瘤质刀,瘤组织剪钳

celenteron [si'lentərɔn] *n* 原肠;腔肠

Celestone [si'lestəun] *n* 倍他米松(be-

tamethasone)制剂的商品名
celiac ['si:liæk] *a* 腹的,腹腔的
celiectomy [ˌsi:li'ektəmi] *n* 内脏切除术;迷走神经腹支切除术(以缓解原发性高血压)
celi(o)- [构词成分] 腹,腔,腹腔;以celi(o)-起始的词,同样见以cel(o)-和coel(o)-起始的词
celiocentesis [ˌsi:liəusen'ti:sis] *n* 腹腔穿刺术
celiocolpotomy [ˌsi:liəukɔl'pɔtəmi] *n* 腹式阴道切开术
celioenterotomy [ˌsi:liəuˌentə'rɔtəmi] *n* 剖腹肠切开术
celiogastrotomy [ˌsi:liəugæs'trɔtəmi] *n* 剖腹胃切开术
celiohysterectomy [ˌsi:liəuˌhistə'rektəmi] *n* 腹式子宫切除术;剖腹产子宫切除术
celioma [si:li'əumə] *n* 腹瘤(尤指腹膜间皮瘤)
celiomyomectomy [ˌsi:liəuˌmaiəu'mektəmi] *n* 剖腹肌瘤切除术
celiomyomotomy [ˌsi:liəuˌmaiəu'mɔtəmi] *n* 剖腹肌瘤切开术
celiomyositis [ˌsi:liəuˌmaiə'saitis] *n* 腹肌炎
celioparacentesis [ˌsi:liəuˌpærəsen'ti:sis] *n* 腹腔穿刺术
celiopathy [ˌsi:li'ɔpəθi] *n* 腹病
celiorrhaphy [ˌsi:li'ɔrəfi] *n* 腹壁缝术
celiosalpingectomy [ˌsi:liəuˌsælpin'dʒektəmi] *n* 腹式输卵管切除术
celiosalpingotomy [ˌsi:liəuˌsælpiŋ'gɔtəmi] *n* 腹式输卵管切开术
celioscope ['si:liəskəup] *n* 腹腔镜 | **celioscopy** [ˌsi:li'ɔskəpi] *n* 腹腔镜检查
celiotomy [ˌsi:li'ɔtəmi] *n* 剖腹术 | vaginal ~ 阴道式剖腹术 / ventral ~ 腹式剖腹术
celitis [si'laitis] *n* 腹内器官炎,内脏炎
cell [sel] *n* 细胞;室,小房;电池,盒,槽 | A ~, alpha ~s A细胞,α细胞(胰岛或垂体前叶内) / acid ~s 酸细胞,壁细胞,泌酸细胞 / acidophilic ~ 嗜酸(性)细胞 / acoustic hair ~ 听毛细胞,听细胞 / adventitial ~s 外膜细胞,周皮细胞 / air ~ 气泡(肺) / alveolar ~ 肺泡细胞,肺细胞 / alveolar ~s, type Ⅰ Ⅰ型肺泡细胞 / alveolar ~s, type Ⅱ Ⅱ型肺泡细胞(亦称颗粒性肺细胞,大肺泡细胞) / amine precursor uptake and decarboxylation ~s, APUD ~s 胺前体摄取与脱羧细胞 / antigen-presenting ~s 抗原呈递细胞 / antigen-reactive ~s 抗原反应细胞 / antigen-sensitive ~s 抗原敏感细胞 / apotrophic ~s 顶端滋养细胞 / argentaffin ~s, 嗜银细胞 / auditory ~s 听细胞,听毛细胞 / B ~s, beta ~s B(淋巴)细胞; β细胞(胰岛或垂体前叶内) / balloon ~s 气球样细胞(带状疱疹水疱变性细胞) / band ~ 杆状核细胞 / basal ~ 基底细胞 / basket ~ 篮状细胞;肌上皮细胞 / basophilic ~ 嗜碱(性)细胞 / battery ~ 电池 / beaker ~ 杯状细胞 / berry ~ 浆果样细胞 / bipolar ~ 两极神经细胞 / bladder ~s 囊细胞 / blast ~ 胚细胞 / bloated ~ 肿胀星形细胞 / border ~s 边缘细胞,壁细胞 / breviradiate ~s 短突神经胶质细胞 / bristle ~s 毛细胞(耳蜗) / bronchic ~ 肺泡 / brood ~ 母细胞 / burr ~ 钝锯齿状红细胞,棘红细胞(见于氮血症、胃癌、出血性消化性溃疡) / C ~s C细胞(胰岛) / caliciform ~ 杯状细胞 / capsule ~ 被膜细胞,套细胞 / castration ~s 阉割细胞(性功能不足时垂体前叶中的一种细胞) / caudate ~s 尾状细胞,彗星细胞 / centroacinar ~ 泡心细胞 / chalice ~ 杯状细胞 / chief ~s 主细胞 / clear ~s 明细胞 / collenchyma ~s 厚角细胞 / cometal ~s 彗星细胞,尾状细胞 / contractile fiber ~s 平滑肌纤维细胞,可收缩纤维细胞 / contra-suppresor ~ 抗抑制细胞 / counting

～ 计数池 / cover ～ 盖细胞 / cytotoxic T ～s 细胞毒性T细胞 / D ～s D细胞(胰岛) / daughter ～ 子细胞 / dome ～s 圆顶细胞(构成胎儿皮上层的大细胞) / dust ～ 尘细胞，肺泡，巨噬细胞 / encasing ～ 盖细胞 / enterochromaffin ～s 肠嗜铬细胞/ epithelial ～s 上皮细胞 / epithelioid ～s 上皮样细胞 / fat-storing ～s of liver 肝贮脂细胞 / floor ～s 底细胞(耳蜗) / foam ～s 泡沫细胞(细胞内充满类脂体，常见于黄瘤内，亦称黄瘤细胞；米库利奇细胞，见Mikulicz's cells) / foot ～s 基底细胞；足细胞(见Sertoli's cells) / formative ～ 胚性细胞 / fusiform ～ 梭形细胞 / G ～s G细胞，胃泌素细胞(胃幽门部粘膜中的颗粒性肠嗜铬细胞，是胃泌素的来源) / gametoid ～ 生殖细胞样癌细胞 / germ ～s 胚细胞，生殖细胞 / germinal ～ 生发细胞 / ghost ～ 血影细胞，形骸细胞 / giant ～s 巨细胞 / gitter ～s 格子细胞，小神经胶质(细胞) / glia ～ 神经胶质细胞 / glomus ～s 球体细胞 / goblet ～ 杯状细胞 / grape ～ 葡萄状细胞 / heckel ～ 棘细胞 / HeLa ～s 人宫颈癌传代细胞 / helper ～ 协助细胞，辅助细胞(能协助B细胞形成抗体的T细胞) / homozygous typing ～s (HTC) 纯合子分型细胞 / horn ～s 角质细胞；角细胞(脊髓角的节细胞) / I- ～ I细胞(见于I细胞病) / immunologically competent ～ 免疫活性细胞，免疫适格细胞 / incasing ～s 包装细胞(味蕾内) / indifferent ～ 平凡细胞 / inflammatory ～ 炎症细胞 / initial ～s 胚细胞，生殖细胞 / intercalary ～s 闰细胞 / interdigitating ～s 交错性细胞 / interstitial ～s 间质细胞(睾丸) islet ～s 胰岛细胞 / juvenile ～ 幼稚细胞 / juxtaglomerular ～s 近血管球细胞，近肾小球细胞 / K ～s 杀伤细胞(即killer cells)；K细胞(主要位于十二指肠和空肠粘膜中层的细胞，合成抑胃多肽) / killer T ～s T杀伤细胞，细胞毒性T淋巴细胞 / L ～s L细胞(①经过多年组织培养而成长的一株〈C3H〉小鼠成纤维细胞中的细胞；②上段肠粘膜中有大胞质颗粒的嗜银基底粒细胞，亦称大颗粒细胞) / large granule ～s 大颗粒细胞(见L ～s ②) / L. E. ～ 红斑狼疮细胞 / lepra ～ 麻风细胞 / littoral ～s 衬细胞(衬于淋巴窦或血窦壁内面的扁平细胞) / malpighian ～ 角质形成细胞 / mast ～ 肥大细胞 / mastoid ～s 乳突小房 / megaspore mother ～ 大孢子母细胞 / memory ～s 记忆细胞(介导免疫学记忆的T和B淋巴细胞) / mesangial ～s 系膜细胞，球内系膜细胞(肾小球) / messenchymal ～s 间充质细胞 / metallophil ～s 嗜金属细胞 / mossy ～ 苔藓细胞(原浆性星形细胞；少突神经胶质或小神经胶质细胞) / mother ～ 母细胞 / mouth ～ 口(咽)细胞 / mucoalbuminous ～s, mucoserous ～s 粘浆液细胞 / mucous neck ～s (胃腺)颈部粘液细胞 / myoepithelial ～s 肌上皮细胞 / myoid ～s 肌样细胞 / myointimal ～ 肌内膜细胞 / neutrophilic ～ 中性细胞 / nevus ～s 痣细胞 / niche ～ 中隔细胞，肺细胞 / NK ～s 天然杀伤细胞(即natural killer cells) / noble ～s 分化细胞 / null ～s 无标记细胞，裸细胞 / nurse ～s, nursing ～s 滋养细胞，支持细胞，足细胞 / osteoprogenitor ～s 前成骨细胞，骨祖细胞 / owl's eye ～s 枭眼细胞，肾脱屑上皮细胞 / oxyntic ～s 泌酸细胞，壁细胞 / packed human blood ～s, packed red blood ～s (human) 浓缩人红细胞(用于输血疗法) / parent ～ 母细胞 / parietal ～s 壁细胞(亦称酸细胞，边缘细胞，泌酸细胞) / pavement ～s 扁平细胞 / pediculated ～ 有足(神经胶质)细胞 / peg ～s 闰细胞 / pericapillary ～s 毛细管周细胞，周皮 / pericellular ～s 神经元周细胞 / perithelial ～ 周皮细胞，外膜细胞 /

pessary ～ 子宫托形红细胞 / photoautotrophic ～s 光合自养细胞 / photoreceptor ～s 感光细胞,视细胞 / plasma ～ 浆细胞 / pneumatic ～s 气小房 / PNH ～s PNH细胞,阵发性夜间血红蛋白尿(paroxysmal nocturnal hemoglobinuria)细胞 / polar ～s 极体 / PP ～ PP细胞(胰岛和外分泌胰腺内分泌胰多肽〈pancreatic polypeptide〉的细胞之一) / pre-B ～s 前B细胞 / prefollicle ～s, primitive granulosa ～s 前滤泡细胞,原粒层细胞 / pre-T ～ 前T细胞 / prickle ～ 棘细胞 / primary ～ 原电池 / prokaryotic ～ 原核细胞 / prolactin ～ 催乳激素细胞,泌乳细胞 / prop ～s 浦肯野(Purkinje)细胞 / psychic ～s 精神细胞(大脑皮质细胞) / RA ～ RA细胞(即类风湿细胞ragocyte) / red ～, red blood ～ 红细胞 / reserve ～s 补充细胞,储备细胞 / residential ～ 居留细胞(非游走细胞) / resting ～ 休止细胞 / resting wandering ～ 休止游走细胞,破折细胞 / reticular ～s 网状细胞 / reticuloendothelial ～ 网状内皮细胞 / rhagiocrine ～ 巨噬细胞 / rod ～s 视杆细胞,小神经胶质(见于大脑皮质疾病及麻痹性痴呆;衬细胞) / scavenger ～ 清除细胞(吸收和清除有刺激的物质) / sclerenchyma ～s 厚壁组织细胞 / segmented ～ 分节核细胞 / seminal ～s 精小管上皮细胞 / seminoma ～ 精原细胞瘤细胞 / sentinal ～s 近血管球细胞,近肾小球细胞 / septal ～ 中隔细胞,肺细胞 / shadow ～ 血影细胞,形骸细胞 / sickle ～ 镰状细胞 / signet-ring ～ 印戒细胞 / silver ～s 嗜银细胞 / skein ～ 网状细胞,网织红细胞 / smudge ～s 破碎细胞 / sperm ～ 精子 / spermatogonial ～ 精原细胞 / sphenoid ～s 蝶窦 / spindle ～ 梭形细胞 / squamous ～ 扁平细胞,鳞状上皮细胞 / stab ～, staff ～ 杆状核细胞 / star ～ 星状空泡细胞 / stellate ～ 星形细胞 / stem ～ 干细胞 / stipple ～ 点彩红细胞 / supporting ～s 支持细胞 / suppresor ～s 抑制细胞(抑制抗体合成或细胞介导免疫的分化的T淋巴细胞) / T ～s T(淋巴)细胞 / target ～ 靶细胞 / tart ～ 果馅饼细胞 / T_{DTH} ～s T_{DTH}细胞(产生淋巴因子介导迟发型超敏反应〈delayed-type hypersensitivity〉的激活T细胞) / Tγ ～s Tγ细胞(带有可与IgG结合的Fc受体的淋巴细胞,显示抑制细胞的功能) / Tμ ～s Tμ细胞(带有可与IgM结合的Fc受体的淋巴细胞,显示协助细胞的功能) / totipotential ～ 全(潜)能细胞 / touch ～ 触细胞,触觉小体 / trophochrome ～s 拒染细胞,粘浆液细胞 / tubal air ～s 咽鼓管气房 / type Ⅰ ～s Ⅰ型肺泡细胞(即alveolar ～s, type Ⅰ) / type Ⅱ ～s Ⅱ型肺泡细胞(即aleveolar ～s, type Ⅱ) / veil ～s, veiled ～s 褶皱细胞,面纱细胞(输入淋巴管和淋巴窦内具有无数表面皱褶或面纱样突起的抗原呈递细胞) / ventricular ～ 室细胞 / veto ～ 否决细胞(抑制细胞的一个亚类) / voltaic ～ 伏打电池 / water-clear ～ 明细胞(甲状旁腺中大而透明的细胞) / white ～, white blood ～ 白细胞

cella ['selə] ([复] **cellae** ['seli:]) *n* 【拉】小房,小室

cellaburate [ˌselə'bjuəreit] *n* 纤维醋丁酯

Cellase 1000 ['seleis] *n* 纤维素酶(cellulase)制剂的商品名

Cellfalcicula [ˌselfæl'sikjulə] *n* 镰状纤维菌属

Cellia ['seliə] (Angelo Celli) 塞蚊亚属(即按蚊属Anopheles)

cellicolous [se'likələs] *a* 居留细胞内的

celliferous [se'lifərəs] *a* 生细胞的,含细胞的

celliform ['selifɔ:m] *a* 细胞样的

cellifugal [se'lifjugəl] *a* 离细胞的

cellipetal [se'lipitl] *a* 向细胞的

cellobiase [ˌseləu'baieis] *n* 纤维二糖酶
cellobiose [ˌseləu'baiəus] *n* 纤维二糖
cellobiuronic acid [ˌseləu'baijuə'rɔnik] 纤维二糖醛酸
cellohexose [ˌseləu'heksəus] *n* 纤维己糖
celloidin [se'lɔidin] *n* 火棉;火棉液,火棉胶(用于显微镜检查,作为埋置标本或切片之用)
cellon ['selɔn] *n* 四氯乙烷
cellophane ['seləfein] *n* 赛璐玢,玻璃纸,透明纸
cellose ['seləus] *n* 纤维二糖
cellotetrose [ˌseləu'tetrəus] *n* 纤维四糖
cellotriose [ˌseləu'traiəus] *n* 纤维三糖
cellula ['seljulə] ([复] **cellulae** ['selјuli:]) *n*【拉】细胞;小房
cellular ['seljulə] *a* 细胞的 | ~**ity** [ˌselju'lærəti] *n* 细胞构成
cellulase ['seljuleis] *n* 纤维素酶(助消化药)
cellule ['selju:l] *n* 细胞;小房 | ~ claire 明细胞
cellulicidal [ˌseljuli'saidl] *a* 杀细胞的
celluliferous [ˌselju'lifərəs] *a* 生成细胞的,含细胞的
cellulifugal [ˌselju'lifjugəl] *a* 离细胞的
cellulipetal [ˌselju'lipitl] *a* 向细胞的
cellulitis [ˌselju'laitis] *n* 蜂窝织炎 | dissecting ~ of scalp 头皮切割性蜂窝组织炎,头部脓肿性穿凿性毛囊周围炎 / finger ~ 瘭疽,指头脓炎 / orbital ~ 眼眶蜂窝织炎 / pelvic ~ 盆腔蜂窝织炎,子宫旁(组织)炎 / phlegmonous ~ 蜂窝织炎 / streptococcus ~ 链球菌性蜂窝织炎(常表现为丹毒)
cellulofibrous [ˌseljuləu'faibrəs] *a* 细胞与纤维的
celluloid ['seljulɔid] *n* 赛璐珞,假象牙
Cellulomonas [ˌseljuləu'məunəs] *n* 纤维单胞菌属
celluloneuritis [ˌseljuləunjuə'raitis] *n* 神经细胞炎 | acute anterior ~ 急性前角神经细胞炎
cellulose ['seljuləus] *n* 纤维素 | microcrystalline ~ 微晶纤维素(赋形剂) / oxidized ~, absorbable ~ 氧化纤维素,可吸收(性)纤维素(局部止血药) / starch ~ 淀粉粒纤维素,支链淀粉
cellulosic acid [ˌselju'ləusik] 纤维素酸,氧化纤维素(局部止血药)
cellulosity [ˌselju'lɔsəti] *n* 细胞构成
cellulotoxic [ˌseljuləu'tɔksik] *a* 细胞毒的
cellulous ['seljuləs] *a* 细胞性的
Cellvibrio [sel'vibriəu] *n* 纤维弧菌属
cel(o)- [构词成分] 瘤,肿胀;腔,见coel(o)-;腹,腹腔,见celi(o)-
celology [si'lɔlədʒi] *n* 疝学,赫尼亚论
celom ['si:lɔm] *n* 体腔 | ~**ic** [si'lɔmik] *a*
Celontin [si'lɔntin] *n* 甲琥胺(methsuximide)制剂的商品名
celophlebitis [ˌsi:ləufli'baitis] *n* 腔静脉炎
celoschisis [si'lɔskisis] *n* 腹裂
celoscope ['seləskəup] *n* 体腔镜(尤指腹腔镜) | **celoscopy** [si'lɔskəpi] *n* 体腔镜检查(尤指腹腔镜检查)
celosomia [ˌsiləu'səumiə] *n* 露脏畸形
celosomus [ˌsi:ləu'səuməs] *n* 露脏畸胎
celothel ['si:ləθəl], **celothelium** [ˌsi:ləu'θi:ljəm] *n* 间皮
celothelioma [ˌsi:ləuθi:li'əumə] *n* 间皮瘤
celotomy [si'lɔtəmi] *n* 疝切开术
celovirus [ˌseləu'vaiərəs] *n* 鸡胚致死孤病毒
celozoic [ˌsi:ləu'zəuik] *a* 体腔寄生的
Celsius scale ['selsjəs] (Anders Celsius) 摄氏温标 | ~ thermometer 摄氏温度计
Celsus quadrilateral ['selsəs] (Aure-

lius Cornelius) 塞尔萨斯四症候(发炎的四个主要症状:红、肿、热、痛)

cement [si'ment] *n* 水泥,水泥剂;粘固粉;牙骨质 *vt* 用水泥粘合;粘接 *vi* 粘紧,粘牢 | intercellular ~ 细胞间胶质 / interprismatic ~ 釉柱间质 / muscle ~ 肌胶质 / nerve ~ 神经胶质 / resin ~ 树脂粘固粉 / root canal ~ 根管粘固粉 / silicate ~ 硅粘固粉 / zinc-eugenol ~ 锌-丁香酚粘固粉 / zinc phosphate ~ 磷酸锌粘固粉

cementation [ˌsi:men'teiʃən] *n* 粘固(作用)

cementicle [si'mentikl] *a* 牙骨小体,牙骨质疣 | adherent ~, attached ~ 连结性牙骨小体 / free ~, interstitial ~ 游离性牙骨小体

cementification [siˌmentifi'keiʃən] *n* 牙骨质形成

cementin [si'mentin] *n* 粘合质

cementitis [ˌsi:men'taitis] *n* 牙骨质炎

cementoblast [si'mentəblæst] *n* 成牙骨质细胞

cementoblastoma [siˌmentəublæs'təumə] *n* 成牙骨质细胞瘤

cementoclasia [siˌmentəu'kleiziə] *n* 牙骨质破坏

cementocyte [si'mentəsait] *n* 牙骨质细胞

cemento-exostosis [siˌmentəuˌeksɔs'təusis] *n* 牙骨质疣,牙骨小体

cementogenesis [siˌmentəu'dʒenisis] *n* 牙骨质发生

cementoid [si'mentɔid] *a* 牙骨质样的 *n* 前期牙骨质

cementoma [ˌsi:men'təumə] *n* 牙骨质瘤

cementopathia [siˌmentəu'pæθiə] *n* 牙骨质病变,牙周病变

cementoperiostitis [siˌmentəuˌperiɔs'taitis] *n* 牙周炎,牙骨质膜炎

cementosis [ˌsi:men'təusis] *n* 牙骨质增生

cementum [si'mentəm] *n*【拉】牙骨质

cenadelphus [ˌsi:nə'delfəs] *n* 完全对称性双畸胎

cenencephalocele [ˌsi:nen'sefələsi:l] *n* 脑膨出

cenesthesia [ˌsi:nis'θi:zjə], **cenesthesis** [ˌsi:nis'θi:sis] *n* 生存感觉,存在感觉,器官功能正常感觉 | **cenesthesic** [ˌsi:nis'θi:sik], **cenesthetic** [ˌsi:nis'θetik] *a*

cenesthesiopathy [ˌsi:nisˌθi:zi'ɔpəθi] *n* 体觉违和,全身违和

cenesthopathy [ˌsi:nis'θɔpəθi] *n* 体觉违和,全身违和

ceno- [构词成分] 新;空;共同特性或特征

cenobium [si'nəubiəm] *n* 菌团

cenogenesis [ˌsi:nə'dʒenisis] *n* 新性发生(指对外界环境的适应性反应)

Cenolate ['senəleit] *n* 维生素C,抗坏血酸(ascorbic acid)制剂的商品名

cenopsychic [ˌsi:nə'saikik] *a* 精神(或心理)发展最新表现的

cenosis [si'nəusis] *n* (病理性)排泄 | **cenotic** [si'nɔtik] *a*

cenosite ['si:nəsait] *n* 半自由寄生物

cenotoxin [ˌsi:nə'tɔksin] *n* 疲倦毒素

cenotype ['si:nətaip] *n* 共通型,初型

censor ['sensə] *n* 监察员;检查员;潜意识稽查,潜意识压抑力(精神分析) *vt* 检查;删改 | freudian ~, psychic ~ 潜意识稽查 | **~ial** [sen'sɔ:riəl] *a* / **~ship** *n* 督察;检查;潜意识稽查,潜意识压抑力

censure ['senʃə] *vt, n* 指责,非难

census ['sensəs] *n* 人口调查,人口普查

cent [sent] *n* 分(货币单位);百

centenarian [senti'nɛəriən] *a* 百岁(或百岁以上)的;一百周年的 *n* 百岁(或百岁以上的)老人

centenary [sen'ti:nəri] *a* 一百(周)年的,一世纪的 *n* 一百(周)年,一世纪

center ['sentə] *n* 中心,中央;中枢;核心 *vt* 集中;置于中间;定…的中心 *vi* 居中;被置于中心 | accelerating ~, cardio-accelerating ~ 加速中枢,心加速中

枢 / apneustic ～ 呼吸中枢 / auditopsychic ～ 认音中枢 / auditory ～, acoustic ～ 听(觉)中枢 / ciliospinal ～ 脊髓散瞳中枢，睫脊中枢 / community mental health ～ (CMHC) 社区心理卫生中心 / Centers for Disease Control and Prevention (CDC) 疾病控制中心(以前称Communicable Disease Center〈1946〉, Center for Disease Control〈1970〉和Centers for Disease Control〈1980〉) / cortical ～ (大脑)皮质中枢 / dentary ～ 下颌骨化中心 / epiotic ～ 乳突骨化中心 / genital ～, genitospinal ～ 脊髓生殖中枢 / germinal ～, reaction ～ 生发中心，反应中心 / health ～ 卫生院;医学中心(包括医学校以及各种有关的卫生职业学校) / heat-regulating ～s 体温调节中枢 / inhibitory ～ 抑制中枢 / kinetic ～ 受精卵中心球 / motor ～ 运动中枢 / nerve ～ 神经中枢 / ossification ～ 骨化中心 / optic ～ 光心 / phrenic ～, tendinous ～ 中心腱(膈) / polypneic ～, panting ～ 呼吸加速中枢 / rectovesical ～ 直肠膀胱反射中枢 / rotation ～ 转动中心 / semioval ～ 半卵圆中心 / sensory ～ 感觉中枢 / sex-behavior ～ 性行为中枢(下丘脑内侧核) / somatic ～ (大脑)垂体 / sphenotic ～ 蝶骨骨化中心 / splenial ～ 下颌内板骨化中心 / vesical ～, vesicospinal ～ 膀胱中枢，排尿中枢 / vomiting ～ 呕吐中枢 / visual word ～ 视词中枢

centesimal [sen'tesiməl] *a* 百分之一的;分成百份的;百进位的

centesis [sen'ti:sis] *n* 穿刺术

centi- [构词成分] 厘，百分

centibar ['sentibɑ:] *n* 厘巴(旧气压单位，现用Pa帕[斯卡]，1厘巴＝10^3Pa)

centigrade ['sentigreid] *a* 百分度的;摄氏温度计的 *n* 百分度

centigram(me) ['sentigræm] *n* 厘克(＝10^{-2}g)

centigray ['sentigrei] *n* 厘戈瑞(＝10^{-2} Gy)(吸收剂量单位，百分之一戈瑞)

centilitre, centiliter ['senti,li:tə] *n* 厘升(＝10^{-2}L)

centimetre, centimeter ['senti,mi:tə] *n* 厘米(＝10^{-2}m)

centimorgan ['sentimɔ:gən] *n* 分摩(连锁基因间的图距单位，百分之一摩，亦称图单位)

centinormal [,senti'nɔ:məl] *a* 厘规的，百分之一当量浓度的

centipede ['sentipi:d] *n* 蜈蚣，百脚

centipoise ['sentipɔiz] *n* 厘泊(旧物粘度单位，1cP＝1mPa · s, 百分之一泊)

centistoke ['sentistəuk] *n* 厘斯(旧运动粘度单位，1cSt＝$10^{-6}m^2/s$, 百分之一斯)

centiunit [,senti'ju:nit] *n* 百分单位

centra ['sentrə] centrum的复数

centrad ['sentræd] *ad* 向中心 *n* 厘弧度(偏向角的度量单位，＝0.57°)

centrage ['sentreidʒ] *n* (折射)中心线(眼球各折射面的中心点均在同一条直线上)

central ['sentrəl] *a* 中央的，中心的;主要的;中枢的 | **～ly** *ad*

centralism ['sentrəlizəm] *n* 集中制;中枢功能论

centrality [sen'trælәti] *n* 中心性;中心地位

centralize ['sentrəlaiz] *vi* 形成中心;集中 *vt* 成为…的中心;把…集中起来 | **centralization** [,sentrəlai'zeiʃən, -li'z-] *n*

centraphose ['sentrəfəuz] *n* 中枢性暗觉

centration [sen'treiʃən] *n* 定心作用(不能每次注意一个以上的显著特点，这是人类发育的正常阶段)

Centrax ['sentræks] *n* 普拉西泮(prazepam)制剂的商品名

centraxonial [,sentræk'səuniəl] *a* 中轴的

centre ['sentə] *n, vt, vi* ＝**center**

centrencephalic [ˌsentrensi'fælik] *a* 脑中心的
centric ['sentrik] *a* 中央的,中心的;中枢的;着丝粒的
centriciput [sen'trisipət] *n* 头中部
centrifugal [sen'trifjugəl] *a* 离心的,离中的;传出的
centrifugalize [sen'trifju:gəlaiz] *vt* 离心(法),离心分离 | **centrifugalization** [senˌtrifjugəlai'zeiʃən, -li'-z] *n*
centrifugate [sen'trifjugeit] *n* 离心分离物
centrifugation [senˌtrifju'geiʃən] *n* 离心(法),离心分离 | density gradient ~ 密度梯度离心 / differential ~ 差示离心,鉴别离心 / isopyknic ~ 等密度离心
centrifuge ['sentrifju:dʒ] *n* 离心机 *vt* 离心(分离) | microscope ~ 显微镜离心机
centrilobular [ˌsentri'lɔbjulə] *a* 小叶中心的
centriole ['sentriəul] *n* 中心粒 | distal ~, posterior ~ 远侧中心粒,后中心粒 / proximal ~, anterior ~ 近侧中心粒,前中心粒
centripetal [sen'tripitl] *a* 向心的,向中的;传入的
centr(o)- [构词成分] 中心,中央;中枢(见centri-)
centroblast ['sentrəuˌblæst] *n* 中心母细胞
centrocecal [ˌsentrəu'si:kəl] *a* 中心盲点的
Centrocestus [ˌsentrəu'sestəs] *n* 棘带(吸虫)属 | ~cuspidatus 尖端棘带吸虫
centrocyte ['sentrəuˌsait] *n* 中心细胞
centrodesmus [ˌsentrəu'desməs], **centrodesmose** [ˌsentrəu'desməus] *n* 中心体连丝(某些原虫在细胞分裂期核内中心粒之间的连结)
Centrohelida [ˌsentrəu'hi:lidə] *n* 中阳目
centrokinesia [ˌsentrəukai'ni:ziə], **centrocinesia** [ˌsentrəusai'ni:ziə] *n* 中枢性运动 | **centrokinetic** [ˌsentrəukai'netik], **centrocinetic** [ˌsentrəusai'netik] *a*
centrolecithal [ˌsentrəu'lesiθəl] *a* 卵黄居中的,中黄的
centrolobular [ˌsentrəu'lɔbjulə] *a* 小叶中心的
centromere ['sentrəmiə] *n* 着丝点,着丝粒(指染色体明显的缩窄部分) | **centromeric** [ˌsentrəu'merik] *a*
centron ['sentrɔn] *n* (淋巴结)中心球(在淋巴结皮质内)
centronucleus [ˌsentrəu'nju:kliəs] *n* 中心核,中央核,双质核
centro-osteosclerosis [ˌsentrəuˌɔstiəusklìə'rəusis] *n* 骨髓腔骨化
centrophenoxine [ˌsentrəufi'nɔksi:n] *n* 甲氯芬酯(精神振奋药)
centrophose ['sentrəfəuz] *n* 中枢性光幻觉
centroplasm ['sentrəplæzəm] *n* 中心质
centrosclerosis [ˌsentrəusklìə'rəusis] *n* 骨髓腔骨化
centrosome ['sentrəsəum] *n* 中心体
centrosphere ['sentrəsfiə] *n* 中心球;中心体
centrostaltic [ˌsentrəu'stæltik] *a* 运动中心的
centrotherapy [ˌsentrəu'θerəpi] *n* (趋)中枢疗法(从体外作用于神经中枢的疗法)
centrum ['sentrəm] ([复] **centra** ['sentrə] 或 **centrums**) *n*【拉】中心;中枢;椎(骨)体
Centruroides [ˌsentru:'rɔidi:z] *n* 刺尾蝎属
centuple ['sentjupl] *a* 百倍的 *vt* 使增至百倍;用百乘
century ['sentʃuri] *n* 世纪,百年
Cenurus [se'njuərəs] *n* 多头(绦虫)蚴属(即Coenurus) | ~ cerebralis 脑多头(绦虫)蚴(即Coenurus cerebralis)
CEP congenital erythropoietic por-

phyria 先天性红细胞生成性卟啉症
cephacetrile sodium ['sefəsitrail] 头孢乙腈钠(抗生素类药)
Cephaelis [ˌsefei'i:lis] *n* 吐根属
cephal- 见cephalo-
cephalad ['sefəlæd] *ad* 向头侧
cephalalgia [ˌsefə'lældʒiə] *n* 头痛 | histamine ～ 组胺性头痛 / pharyngotympanic～咽鼓室炎性头痛 / quadrantal ～ 象限性头痛 | **cephalgia** [si'fældʒiə] *n*
cephaledema [ˌsefəli'di:mə] *n* 头水肿
cephalematocele [ˌsefəli'mætəsi:l] *n* 头血囊肿
cephalematoma [ˌsefəˌlemə'təumə] *n* 头血肿
cephalexin [ˌsefə'leksin] *n* 头孢氨苄(抗生素类药)
cephalhematocele [ˌsefəlhi:'mætəsi:l] *n* 头血囊肿
cephalhematoma [ˌsefəlˌhi:mə'təumə] *n* 头血肿 | ～ deformans 畸形性头血肿
cephalhydrocele [ˌsefəl'haidrəsi:l] *n* 头水囊肿 | ～ traumatica 创伤性头水囊肿
cephalic [si'fælik] *a* 头部的;头侧的;向着头部的
cephalin ['sefəlin] *a* 脑磷脂
Cephalina [ˌsefə'lainə] *n* 隔簇虫亚目(即Septatina)
cephalitis [ˌsefə'laitis] *n* 脑炎,大脑炎
cephalization [ˌsefəlai'zeiʃən, -li'z-] *n* 头部优势发育(胚胎的生长趋势集中或开始于头端)
cephal(o)- [构词成分] 头
cephalocathartic [ˌsefələukə'θɑ:tik] *a* 清脑的 *n* 清脑药
cephalocaudad [ˌsefələu'kɔ:dæd] *ad* 从头至尾;向头尾端
cephalocaudal [ˌsefələu'kɔ:dl] *a* 从头至尾的
cephalocele [si'fæləsi:l] *n* 脑膨出
cephalocentesis [ˌsefələusen'ti:sis] *n* 头颅穿刺术
cephalochord ['sefələkɔ:d] *n* 头索(胚胎脊索的颅内部分)
Cephalochordata [ˌsefələukɔ:'deitə] *n* 头索亚门,无头亚门
cephalochordate [ˌsefələu'kɔ:deit] *n* 头索动物
cephalocyst ['sefələˌsist] *n* 头囊
cephalodactyly [ˌsefələu'dæktili] *n* 头指(趾)畸形
cephalodiprosopus [ˌsefələudai'prɔsəpəs] *n* 头部寄生胎
cephalodymia [ˌsefələu'dimiə] *n* 头部联胎畸形
cephalodymus [ˌsefə'lɔdiməs] *n* 头部联胎
cephalodynia [ˌsefələu'diniə] *n* 头痛
cephalogaster [ˌsefələu'gæstə] *n* 头肠(胚胎肠管的前端)
cephalogenesis [ˌsefələu'dʒenisis] *n* 头部形成
cephaloglycin [ˌsefələu'glaisin] *n* 头孢来星(抗生素类药)
cephalogram ['sefələgræm] *n* 测颅X线(照)片
cephalography [ˌsefə'lɔgrəfi] *n* 测颅术
cephalogyric [ˌsefələu'dʒaiərik] *a* 头回旋的
cephalohematocele [ˌsefələuhi:'mætesi:l] *n* 头血囊肿
cephalohematoma [ˌsefələuˌhi:mə'təumə] *n* 头血肿
cephalomelus [ˌsefə'lɔmiləs] *n* 头部寄生肢畸胎
cephalomenia [ˌsefələu'mi:niə] *n* 头部倒经(如行经时鼻出血)
cephalometer [ˌsefə'lɔmitə] *n* 头测量计,测颅器
cephalometrics [ˌsefələu'metriks] *n* 头测量学,测颅学
cephalometry [ˌsefə'lɔmitri] *n* 头测量法,测颅法 | fetal ～ 胎头测量法
cephalomotor [ˌsefələu'məutə] *a* 头运

动的

Cephalomyia [ˌsefələu'maijə] *n* 狂蝇属(即Oestrus)

cephalonia [ˌsefə'ləuniə] *n* 巨头症

cephalont ['sefəlɔnt] *n* 头胞体(簇虫发育的一个时期)

cephalopagus [ˌsefə'lɔpəgəs] *n* 头部联胎,颅部联胎

cephalopathy [ˌsefə'lɔpəθi] *n* 头(部)病

cephalopelvic [ˌsefələu'pelvik] *a* 胎头骨盆的

cephalopelvimetry [ˌsefələupel'vimitri] *n* 胎头骨盆测量法

cephalopharyngeus [ˌsefələufə'rindʒiəs] *n* 咽上缩肌

cephaloplegia [ˌsefələu'pli:dʒiə] *n* 头(面)肌麻痹,头(面)肌瘫痪

Cephalopoda [ˌsefə'lɔpəde] *n* 头足纲

cephaloridine [ˌsefə'lɔridi:n] *n* 头孢噻啶(抗生素类药)

cephalosporin [ˌsefələu'spɔ:rin] *n* 头孢菌素,先锋霉素 | ~ C 头孢菌素C / ~ N 头孢菌素N, 氨羧丁青霉素,阿地西林(adicillin) / ~ P 头孢菌素P

cephalosporinase [ˌsefələu'spɔ:rineis] *n* 头孢菌素酶, *β*-内酰胺酶

cephalosporiosis [ˌsefələuˌspɔ:ri'əusis] *n* 头孢子菌病

Cephalosporium [ˌsefələu'spɔ:riəm] *n* 头孢子菌属 | ~ falciforme 镰状头孢子菌 / ~ granulomatis 肉芽肿头孢子菌(可引起人体树胶肿样损害)

cephalostat ['sefələstæt] *n* 头固定器(用于牙放射学)

cephalostyle ['sefələˌstail] *n* 脊索颅端

cephalotetanus [ˌsefələu'tetənəs] *n* 头部破伤风

cephalothin ['sefələθin] *n* 头孢噻吩(抗生素类药) | ~ sodium 头孢噻吩钠

cephalothoracic [ˌsefələuθɔ:'ræsik] *a* 头(与)胸廓的

cephalothoracopagus [ˌsefələuˌθɔ:rə'kɔpəgəs] *n* 头胸联胎

cephalotome ['sefələtəum] *n* 胎头刀

cephalotomy [ˌsefə'lɔtəmi] *n* 胎头切开术,穿颅术

cephalotropic [ˌsefələu'trɔpik] *a* 向脑的

cephalotrypesis [ˌsefələutrai'pi:sis] *n* 颅骨环锯术

cephalous ['sefələs] *a* 有头的

cephamycin [ˌsefə'maisin] *n* 头霉素

cephapirin [sefə'paiərin] *n* 头孢匹林,头孢吡硫(抗菌素类药) | ~ sodium 头孢匹林钠,头孢吡硫钠(抗生素类药)

cepharanthine [ˌsefə'rænθin] *n* 千金藤碱(抗矽肺药)

cephradine ['sefrədi:n] *n* 头孢拉定,头孢环己烯(抗菌素类药)

ceptor ['septə] *n* 受体;感受器 | nerve ~ 感受器

cera ['siərə] *n*【拉】蜂蜡,蜡

ceraccous [si'reiʃəs] *a* 蜡状的

ceramics [si'ræmiks] *n* 制陶术;陶瓷学 | dental ~ 牙科陶瓷学

ceramidase [se'ræmideis] *n* 神经酰胺酶

ceramidase deficiency 神经酰胺酶缺乏症,法伯(Farber)病

ceramide ['serəmaid] *n* 神经酰胺 | ~ aminoethyl phosphate 神经酰胺氨乙基磷酸 | galactosyl ~ 半乳糖(基)神经酰胺,脑苷脂 / ~ lactoside 神经酰胺乳糖苷 / ~ trihexoside 神经酰胺三己糖苷

ceramide cholinephosphotransferase ['serəmaid ˌkəuli:nˌfɔsfə'trænsfəreis] 神经酰胺转磷酸胆碱酶

ceramide trihexodidase deficiency 神经酰胺三己糖苷酶缺乏症,法布莱(Fabry)病

ceramide trihexosidase ['serəmaid ˌtraihek'səusideis] 神经酰胺三己糖苷酶, *α*-D-半乳糖苷酶A

ceramidosis [seˌræmi'dəusis] *n* 神经酰胺病 | lactosyl ~ 乳糖基神经酰氨病

ceramodontics [siˌræmə'dɔntiks] *n*

牙科陶瓷学

cerasin ['serəsin] *n* 樱胶素;角苷脂

cerasine ['serəsain] *n* 黄光油溶红

cerasus ['serəsəs] *n*【拉】樱桃树

cerate ['siərit] *n* 蜡膏,蜡剂 | simple ～ 单蜡膏(安息香豚脂与白蜂蜡熔合而成)

ceratectomy [ˌserə'tektəmi] *n* 角膜切除术

ceratin ['serətin] *n* 角蛋白

Ceratiomyxa [siˌreiʃiəu'miksə] *n* 鹅绒粘菌属

ceratitis [ˌserə'taitis] *n* 角膜炎

Ceratium [si'reiʃiəm] *n* 角藻属,角甲藻虫属

cerat(o)- [构词成分] 角质;角膜(见kerato-)

ceratocricoid [ˌserətəu'kraikɔid] *a* 下角环状软骨的,环甲关节的

ceratocricoideus [ˌserətəukrai'kɔidiəs] 角环肌(见附录〈二〉肌名对照表)

ceratohyal [ˌserətəu'haiəl] *a* 舌骨小角的

Ceratomyxa [siˌreitəu'miksə] *n* 角形虫属

ceratonosus [ˌserə'tɔnəsəs] *n* 角膜病

Ceratophyllus [ˌserə'tɔfiləs] *n* 角叶蚤属 | ～ acutus 山角叶蚤,山穿手蚤 / ～ fasciatus 具带角叶蚤,具带病蚤 / ～ gallinae 鸡(角叶)蚤 / ～ idahoensis 爱达荷角叶蚤,爱达荷山蚤 / ～ punjabensis 旁遮普角叶蚤 / ～ silantiewi 谢(兰季耶夫)氏角叶蚤,谢(兰季耶夫)氏山蚤 / ～ tesquorum 黄鼠角叶蚤

Ceratopogonidae [ˌserətəupəu'gɔnidi:] *n* 蠓科

ceratum [si'reitəm] *n*【拉】蜡剂,蜡膏

cerberin, cerberine ['sə:bərin] *n* 海杧果甙(强心药)

cercaria [sə:'kεəriə] ([复] **cercariae** [sə:'kεərii:]) *n* 尾蚴

cercaricidal [sə:ˌkεəri'saidl] *a* 杀尾蚴的

cercarienhullenreaction [sə:ˌkεərienˌhʌlənri(:)'ækʃən] *n* 尾蚴膜反应(检曼氏裂体吸虫试验)

cerci ['sə:sai] cercus的复数

cerclage [sεə'klɑ:ʒ] *n*【法】环扎法(以环或线圈将某一部分作环形裹扎,如对宫颈松弛的环扎,或以金属环或金属线圈将折骨端束紧)

cerco- [构词成分] 尾

cercocystis [ˌsə:kəu'sistis] *n* 小似囊尾蚴

cercoid ['sə:kɔid] *n* 似尾蚴

cercomonad [sə'kɔmənəd] *n* 单鞭滴虫

Cercomonas [sə'kɔmənəs] *n* 单鞭滴虫属 | ～ hominis 人单鞭滴虫 / ～ longicauda 长尾单鞭滴虫

cercopithecoid [ˌsə:kəu'piθikɔid] *n* 猕猴

Cercopithecoidea [ˌsə:kəuˌpiθi'kɔidiə] *n* 猕猴类

Cercosphaera addisoni [sə:kəu'sfiərə ædi'səuni] 艾迪生小孢子菌(见Microsporum audouini)

Cercospora [ˌsə:kəu'spɔ:rə] *n* 尾孢(霉)属 | ～ apii 尖尾孢霉(引起人的尾孢霉病)

Cercosporalla vexans [ˌsə:kəuspə'ræləˈveksəns] (皮肤)鞭毛孢子菌

cercosporamycosis [ˌsə:kəuˌspɔ:rəmai'kəusis] *n* 尾孢霉病

cercus ['sə:kəs] ([复] **cerci** ['sə:sai]) *n* 尾突,尾须

cerea flexibilitas ['siəriə ˌfleksi'bilitæs]【拉】蜡样屈曲(见于紧张型精神分裂症,保持所施于的任何身体位置,亦称僵住症)

cereal ['siəriəl] *a* 谷类的 *n* 谷类;谷类食物

cerealin [si'riəlin] *n* 谷淀粉酶

cerealose ['siəriələus] *n* 饴糖

cerebella [ˌseri'belə] cerebellum的复数

cerebellar [ˌseri'belə] *a* 小脑的

cerebellifugal [ˌseribe'lifjugəl], **cere-**

bellofugal [ˌseribeˈlɔfjugəl] *a* 离小脑的,小脑传出的
cerebellipetal [ˌseribeˈlipitl] *a* 向小脑的,传入小脑的
cerebellitis [ˌseribeˈlaitis] *n* 小脑炎
cerebell(o)- [构词成分] 小脑
cerebellofugal [ˌseribeˈlɔfjugəl] *a* 离小脑的,小脑传出的
cerebello-olivary [ˌseriˌbeləuˈɔlivəri] *a* 小脑橄榄体的
cerebellopontile [ˌseribeləuˈpɔntail], **cerebellopontine** [ˌseribeləuˈpɔnti:n] *a* 小脑脑桥的,桥小脑的
cerebellorubral [ˌseriˌbeləuˈru:brəl] *a* 小脑红核的
cerebellorubrospinal [ˌseriˌbeləuˌru:brəuˈspainl] *a* 小脑红核脊髓的
cerebellospinal [ˌseriˌbeləuˈspainl] *a* 小脑脊髓的
cerebellum [ˌseriˈbeləm] ([复] **cerebellums** 或 **cerebella** [ˌseriˈbelə]) *n* 小脑
cerebra [ˈseribrə] cerebrum的复数
cerebral [ˈseribrəl] *a* 大脑的
cerebrate [ˈseribreit] *vi* 用脑,思考
cerebration [ˌseriˈbreiʃən] *n* 思考;大脑功能活动,精神活动 | unconscious ~ 无意识的精神(或心理)活动
cerebriform [siˈrebrifɔ:m] *a* 脑形的,脑质样的
cerebrifugal [ˌseriˈbrifjugəl] *a* 离大脑的,大脑传出的
cerebripetal [ˌseriˈbripitl] *a* 向大脑的,传入大脑的
cerebritis [ˌseriˈbraitis] *n* 大脑炎,脑炎 | saturnine ~ 铅中毒性脑炎
cerebr(o)- [构词成分] 大脑
cerebrocardiac [ˌseribrəuˈkɑ:diæk] *a* 大脑心脏的
cerebrocentric [ˌseribrəuˈsentrik] *a* 大脑中枢的(指人格控制中心在大脑的学说)
cerebrocerebellar [ˌseribrəuˌseriˈbelə] *a* 大脑小脑的
cerebrocuprein [ˌseribrəuˈkju:pri:n] *n* 脑铜蛋白,超氧物歧化酶
cerebrogalactose [ˌseribrəugəˈlæktəus] *n* 脑半乳糖,脑糖
cerebrogalactoside [ˌseribrəugəˈlæktəsaid] *n* 脑半乳糖苷,脑苷脂
cerebrohyphoid [ˌseribrəuˈhaifɔid] *a* 脑组织样的
cerebroid [ˈseribrɔid] *a* 脑(质)样的
cerebrology [ˌseriˈbrɔlədʒi] *n* 脑学
cerebroma [ˌseriˈbrəumə] *n* 脑瘤
cerebromacular [ˌseribrəuˈmækjulə] *a* 脑黄斑的
cerebromalacia [ˌseribrəuməˈleiʃiə] *n* 脑软化
cerebromedullary [ˌseribrəumeˈdʌləri, -ˈmedə-] *a* 脑脊髓的
cerebromeningeal [ˌseribrəumiˈnindʒiəl] *a* 脑脑膜的
cerebromeningitis [ˌseribrəuˌmeninˈdʒaitis] *n* 脑脑膜炎
cerebron [ˈseribrɔn] *n* 羟脑苷脂
cerebro-ocular [ˌseribrəuˈɔkjulə] *a* 脑(与)眼的
cerebropathia [ˌseribrəuˈpæθiə] *n* 【拉】脑病 | ~ psychica toxemica 精神中毒性脑病
cerebropathy [ˌseriˈbrɔpəθi] *n* 脑病
cerebrophysiology [ˌseribrəuˌfiziˈɔlədʒi] *n* 大脑生理学
cerebropontile [ˌseribrəuˈpɔntail] *a* 大脑脑桥的
cerebrorachidian [ˌseribrəurəˈkidiən] *a* 脑脊髓的
cerebrosclerosis [ˌseribrəuskliəˈrəusis] *n* 脑硬化
cerebrose [ˈseribrəus] *n* 脑半乳糖,脑糖
cerebroside [ˈseribrəsaid] *n* 脑苷脂类
cerebroside β-galactosidase [ˈseribrəsaid gəˌlæktəuˈsaideis] 脑苷脂β-半乳糖苷酶,半乳糖(基)神经酰胺酶
cerebroside β-glucosidase [ˈseribrəsaid glu:ˈkəusideis] 脑苷脂β-葡糖

苷酶

cerebroside sulfatase ['seribrəsaid 'sʌlfəteis] 脑苷脂硫酸酯酶(此酶缺乏，为一种常染色体隐性性状，是异染性脑白质营养不良的原因之一)

cerebrosidosis [ˌseribrəusai'dəusis] *n* 脑苷脂(沉积)病

cerebrosis [ˌseri'brəusis] *n* 脑病

cerebrospinal [ˌseribrə*u*'spainl] *a* 脑脊髓的

cerebrospinant [ˌseribrə*u*'spainənt] *n* 脑脊髓药

cerebrospinase [ˌseribrə*u*'spaineis] *n* 脑脊液氧化酶

cerebrostomy [ˌseri'brɔstəmi] *n* 脑切开(造口)术

cerebrotendinous [ˌseribrə*u*'tendinəs] *a* 脑腱的

cerebrotomy [ˌseri'brɔtəmi] *n* 脑切开术

cerebrovascular [ˌseribrə*u*'væskjulə] *a* 脑血管的

cerebrum ['seribrəm] ([复] **cerebra** ['seribrə] 或 **cerebrums**) *n* 【拉】大脑

cerecloth ['siəklɔθ] *n* 蜡布

cerement ['siəmənt] *n* 蜡布; [复] 寿衣

Cerenkov radiation ['keirenkɔv] (P. A. Cerenkov) 切伦科夫辐射(电子快速通过液体，其速率大于该液体中的光速时所产生的能量)

cereolus [si'riələs] ([复] **cereoli** [si'riəlai]) *n* 【拉】药制杆剂，烛剂

cerevisia [ˌseri'viziə] ([复] **cerevisiae** [ˌseri'vizii:]) *n* 【拉】啤酒，麦酒

cerin ['siərin] *n* 蜡酸，二十六(烷)酸

Cerithidia [ˌseri'θidiə] *n* 拟蟹守螺属 | ~ cingulata 珠带拟蟹守螺

cerium ['siəriəm] *n* 【拉】铈(化学元素) | ~ oxalate 草酸铈(治妊娠呕吐、反射性咳等)

cermet ['sə:met] *n* 金属陶瓷，合金陶瓷(牙粘固粉及耐热固体物质的成分)

ceroid ['siərɔid] *n* 蜡样质(肝、神经系统、肌肉内一种不溶性脂质色素)

cerolipoid [ˌsiərə*u*'lipɔid] *n* 植物类脂，蜡脂质(植物中含有的蜡样物质)

cerolysin [si'rɔlisin] *n* 溶蜡素

ceroma [si'rəumə] *n* 蜡(样变)瘤

ceroplastic [ˌsiərə*u*'plæstik] *a* 成蜡型的

ceroplasty ['siərə*u*ˌplæsti] *n* 蜡成型术

cerotic acid [si'rɔtik], **cerotinic acid** [ˌsiərə*u*'tinik] 蜡酸，二十六(烷)酸

cerotin ['siərətin] *n* 蜡醇，二十六(烷)醇

certain ['sə:tən] *a* 确凿的;可靠的;一定的;确信的;某一，某种 *pron* 某几个;某些 | for ~ 肯定地;确凿地 / make ~ 把(…)弄确实，弄清楚 | ~**ly** *ad* 的确，无疑，一定，必定

certainty ['sə:tənti] *n* 必然的事;必然;确实;肯定 | for a ~ 确实无疑地 / to a ~ 必然，一定

certifiable ['sə:tifaiəbl] *a* 可证明的;法定的(指传染病，根据法律，传染病病例须向卫生当局报告)

certificate [sə'tifikit] *n* 证(明)书，证，合格证件，执照 [sə'tifikeit] *vt* 发证书给…

certification [ˌsə:tifi'keiʃən] *n* 证明;证明书

certified ['sə:tifaid] *a* 被证明了的，有保证的;持有证明书的

certify ['sə:tifai] *vt* (用保证书或许可证等)证明

certitude ['sə:titju:d] *n* 确信;必然性，确实性

Cerubidine [si'ru:bidi:n] *n* 柔红霉素(daunorubicin)制剂的商品名

cerulean [si'ru:ljən] *a* 天蓝色的，蔚蓝色的

cerulein [si'ru:li:n] *n* 蛙皮缩胆囊肽

ceruleus [si'ru:liəs] *a* 天蓝色的，蔚蓝色的

ceruloplasmin [siˌru:lə*u*'plæzmin] *n* 血浆铜蓝蛋白

cerumen [si'ru:men] *n* 耵聍,耳垢 | impacted ～ 耵聍栓塞 / inspissated ～ 干耵聍 | **ceruminal** [si'ru:minl], **ceruminous** [si'ru:minəs] *a*
ceruminolysis [si,ru:mi'nɔlisis] *n* 耵聍溶解 | **ceruminolytic** [si,ru:minə'litik] *a* 溶耵聍的 *n* 溶耵聍剂
ceruminoma [si,ru:mi'nəumə] *n* 耵聍腺瘤
ceruminosis [si,ru:mi'nəusis] *n* 耵聍分泌过多
ceruse ['siəru:s] *n* 铅白,碳酸铅白,碱性碳酸铅
cervical ['sə:vikəl] *a* 颈的(如宫颈的)
cervicalis [sə:vi'keilis] *a*【拉】颈的(如宫颈的)
cervicectomy [,sə:vi'sektəmi] *n* 宫颈切除术
cervices ['sə:visi:z,sə:'vaisi:z] cervix的复数
cervicitis [,sə:vi'saitis] *n* 宫颈炎 | granulomatous ～ 肉芽肿性宫颈炎 / traumatic ～ 创伤性宫颈炎
cervicoaxillary [,sə:vikəuæk'siləri, -'æksi-] *a* 颈腋的
cervicobrachial [,sə:vikəu'breikiəl] *a* 颈臂的
cervicobrachialgia [,sə:vikəu,bræki'ældʒiə] *n* 颈臂痛
cervicobuccal [,sə:vikəu'bʌkəl] *a* 颈颊的
cervicocolpitis [,sə:vikəukɔl'paitis] *n* 宫颈阴道炎 | ～ emphysematosa 气肿性宫颈阴道炎
cervicodorsal [,sə:vikəu'dɔ:səl] *a* 颈背的
cervicodynia [,sə:vikəu'diniə] *n* 颈痛
cervicofacial [,sə:vikəu'feiʃiəl] *a* 颈颜面的
cervicolabial [,sə:vikəu'leibiəl] *a* 颈唇的
cervicolingual [,sə:vikəu'lingwəl] *a* 颈舌的
cervico-occipital [,sə:vikəuɔk'sipitl] *a* 颈枕的
cervicoplasty [,sə:vikəu'plæsti] *n* 颈成形术
cervicoscapular [,sə:vikəu'skæpjulə] *a* 颈肩胛的
cervicothoracic [,sə:vikəuθɔ(:)'ræsik] *a* 颈胸(廓)的
cervicovaginitis [,sə:vikəu,vædʒi'naitis] *n* 宫颈阴道炎
cervicovesical [,sə:vikəu'vesikəl] *a* 宫颈膀胱的
Cervilaxin [,sə:vi'læksin] *n* 松弛素(relaxin)制剂的商品名
cervimeter [sə:'vimitə] *n* 宫颈测量器
cervix ['sə:viks] ([复] **cervices** ['sə:visi:z, sə:'vaisi:z] 或 **cervixes**) *n*【拉】颈;宫颈 | ～ of axon 轴索颈 / ～ glandis 阴茎颈 / incompetent ～ 宫颈功能不全 / tapiroid ～ 长唇宫颈 / ～ uteri 宫颈 / ～ vesicae 膀胱颈
ceryl ['siəril] *n* 蜡基,二十六烷基
ces central excitatory state 中枢兴奋状态
cesarean section [si(:)'zεəriən] *n* 剖腹产术,剖宫产术
Cesaris Demel bodies ['tʃeisɑ:ris'demel] (Antonio C. Demel) 切萨里斯·德麦尔体(严重贫血后白细胞的退行性变所形成的小体)
CESD cholesteryl ester storage disease 胆固醇酯贮积病
cesium ['si:zjəm] *n* 铯(化学元素)
cessation [se'seiʃən] *n* 停止;休止
cesspit ['sespit] *n* 污水坑;粪坑
cesspool ['sespu:l] *n* 污水渗井,污水池
Cestan-Chenais syndrome [ses'tɑ:ŋ ʃe'neiz] (Raymond Cestan; Louis J. Chenais) 塞斯丹-舍奈茨综合征(锥体、小脑下脚、疑核、瞳孔中枢的病变)
Cestan-Raymond syndrome [ses'tɑ:ŋ rei'mɔŋ] (Etienne J. M. R. Cestan; Fulgence Raymond) 塞斯丹-雷蒙综合征(见Raymond-Cestan syndrome)

cesticidal [ˌsesti'saidəl] *a* 杀绦虫的
Cestoda [ses'təudə] *n* 多节绦虫亚纲
Cestodaria [sestəu'dɛəriə] *n* 单节亚纲
cestode ['sestəud] *n* 绦虫 *a* 似绦虫的
cestodiasis [ˌsestəu'daiəsis] *n* 绦虫病
cestodology [ˌsestəu'dɔlədʒi] *n* 绦虫学
cestoid ['sestɔid] *a* 似绦虫的
Cestoidea [ses'tɔidiə] *n* 绦虫纲
cestus ['sestəs] *n*【拉】后脑带
cetaben sodium ['si:təbən] 西他苯钠，棕胺苯酸钠(降血脂药)
cetaceum [si'teisiəm] *n* 鲸蜡
cetalkonium chloride [ˌsetæl'kəuniəm] 西他氯铵，氯棕甲苄铵(局部抗感染药和消毒药)
cetanol ['si:tənɔl] *n* 鲸蜡醇，十六(烷)醇
cetiedil citrate [si'taiidil] 枸橼酸西替地尔，枸橼酸环己噻草酯(周围血管扩张药，用于治疗动脉炎、雷诺〈Raynaud〉病和手足发绀)
cetocycline hydrochloride [ˌsi:təu'saikli:n] 盐酸西托环素，盐酸四环林(抗菌药)
cetohexazine [ˌsi:təu'heksəzi:n] *n* 西托沙嗪，酮己嗪(即ketohexazine，催眠镇静药)
Cetraria [si'trɛəriə] *n* 冰岛衣属
cetrimide ['si:trimaid] *n* 西曲溴铵(消毒防腐药)
cetrimonium bromide [ˌsetri'məuniəm] 西曲溴铵(消毒防腐药)
cetyl ['si:til] *n* 鲸蜡基，十六(烷)基
cetylpyridinium chloride [ˌsi:tilˌpiri'diniəm] 西吡氯铵(消毒防腐药，局部抗感染药)
cetyltrimethylammonium bromide [ˌsi:tilˌmeθilə'məuniəm] 西曲溴铵，溴棕三甲铵(即cetrimonium bromide)
Cevalin ['si:vəlin] *n* 抗坏血酸，维生素C(ascorbic acid)制剂的商品名
Cevex ['si:veks] *n* 抗坏血酸，维生素C(ascorbic acid)溶液制剂的商品名
Ce-Vi-Sol ['si:vi:sɔl] 抗坏血酸，维生素C(ascorbic acid)制剂的商品名(用于校准滴管剂量)
cevitamic acid [ˌsi:vai'tæmik] 维生素C，抗坏血酸
Ceylancyclostoma [ˌsi:lænsai'klɔstəumə] *n* 锡兰钩口线虫属，锡兰钩虫属(即巴西钩虫Ancylostoma braziliense)
ceyssatite ['si:sətait] *n* 赛萨白土(Ceyssat 赛萨为法国一村名，所产白土可作湿疹与多汗症的吸附药粉，亦用以调制油膏与糊剂)
CF cardiac failure 心力衰竭；carbolfuchsin 石炭酸品红液；Christmas factor 克里斯马斯因子(凝血因子Ⅸ)；citrovorum factor 嗜橙菌因子，亚叶酸，甲酰四氢叶酸
Cf 元素锎(californium)的符号
cf confer【拉】比较，参看
cff critical fusion frequency 临界融合频率
CFT complement-fixation test 补体结合试验
CFU colony-forming unit 集落形成单位
CFU-C colony-forming unit-culture 培养基集落形成单位
CFU-E colony-forming unit-erythroid 红细胞系集落形成单位
CFU-S colony-forming unit-spleen 脾脏集落形成单位
CG 吲哚菁绿(indocyanine green)制剂的商品名
CGD chronic granulomatous disease 慢性肉芽肿病
cGMP cyclic guanosine monophosphate 环鸟苷酸，环磷鸟苷，环鸟苷一磷酸
CGS, cgs centimeter-gram-second 厘米－克－秒(制)
cGy centigray 厘戈瑞(=10^{-2}Gy，吸收剂量单位)
CH crown-heel 顶踵长度(指胎儿长度)
Ch¹ Christchurch chromosome 克里斯丘奇染色体(指短臂缺失的G组染色体)

CH50, CH_{50} 50%补体溶血单位

Chabertia [ʃɑ:'bə:tiə] 夏氏线虫属 | ~ ovina 绵羊夏氏线虫

Chabert's disease [ʃɑ:'bɛə] (Philebert Chabert) 症状性炭疽,气肿性炭疽,黑腿病

Chad [tʃæd] *n* 乍得[非洲]

Chaddock's reflex (sign) ['tʃædɔk] (Charles G. Chaddock) 查多克反射(征)(锥体束损害时,刺激足外踝下部即引起踇趾伸直)

chafe [tʃeif] *vt* (摩擦)刺激(皮肤) *vi* 擦(on, against) *n* (摩擦)刺激

Chagas' disease, Chagas-Cruz disease ['tʃɑ:gəs kruz] (Carlos Chagas; Oswald Cruz) 恰加斯病,恰加斯–克鲁斯病(分布于中美洲、南美洲的一种锥虫病,儿童呈急性型,成人呈慢性型,亦称南美洲锥虫病)

Chagasia [tʃə'gæsiə] *n* 恰氏蚊亚属

chagasic [tʃə'gæsik] *a* 恰加斯(Chagas)病的,南美洲锥虫病的

chagoma [tʃə'gəumə] *n* 恰加斯病结节,南美洲锥虫结节

Chagres fever ['tʃægris] *n* 恰格尔斯热,巴拿马热(巴拿马恰格尔斯河流域的一种恶性疟疾)

Chailletia [keii'li:ʃiə] *n* 毒鼠子属

chain [tʃein] *n* 链条;电路;一系列;束缚;链 *vt* 用链条拴住;束缚 | branched ~ 支链 / closed ~ 闭链 / food ~ 食物链 / H ~, heavy ~ 重链 / J ~ J链,连接链 / kappa ~ κ链 / lambda ~ λ链 / light ~ 轻链 / nuclear ~ 核链 / open ~ 开链 / side ~, lateral ~ 侧链 / sympathetic ~ 交感(神经)干

chair [tʃɛə] *n* 椅

chairman ['tʃɛəmən] ([复] **chairmen**) *n* 主席

Chalara [kə'lærə] *n* 横节霉菌属

chalasia [kə'leiziə] *n* 松弛,弛缓(如贲门括约肌松弛,为婴儿呕吐的原因)

chalastodermia [kəˌlæstəu'də:miə], **chalazodermia** [kəˌlæzəu'də:miə] *n* 皮肤松垂

chalaza [kə'leizə] *n*【希】合点(植物);卵带 | ~l *a*

chalazion [kə'leiziɔn] ([复] **chalazia** [kə'leiziə] 或 **chalazions**) *n* 睑板腺囊肿,霰粒肿

chalcitis [kæl'saitis] *n* 黄铜屑眼炎

chalcone ['kælkəun] *n* 查耳酮,苯基苯乙烯酮

chalcosis [kæl'kəusis] *n* 铜屑肺,铜屑沉着病

chalicosis [kæli'kəusis] *n* 石末肺,石末沉着病

chalinoplasty ['kælinəuˌplæsti] *n* 口角成形术

chalk [tʃɔ:k] *n* 白垩;粉笔 *vt* 用白垩粉擦;用粉笔写(或画、标记) | French ~ 滑石 / prepared ~ 精制白垩,沉淀碳酸钙 | ~ out 打…的图样;计划 / ~ up 记下;达到,得到

chalkitis [kæl'kaitis] *n* 黄铜屑眼炎

chalkstone ['tʃɔ:kstəun] *n* 痛风石

chalky ['tʃɔ:ki] *a* 白垩的;像白垩的

challenge ['tʃælindʒ] *n* 挑战;要求,需要;攻击,激发(在免疫学中指注入抗原以激发免疫应答) *vt* 向…挑战;要求,需要;引起 | beyond ~ 无与伦比 / rise to the ~ 接受挑战

chalone ['kæləun] *n* 抑素,细胞分裂抑制素(一种具有组织特异性,但没有种属特异性的水溶性物质,据说能抑制细胞增殖) | **chalonic** [kə'lɔnik] *a*

chaluni [tʃæ'lu:ni] *n* 跖沟状角皮病

chalybeate [kə'libiit] *a* 含铁的 *n* 铁剂,含铁物

cham(a)ecephaly [ˌkæmi'sefəli] *n* 扁头 | **cham(a)ecephalic** [ˌkæmisi'fælik] *a*

cham(a)eprosopy [ˌkæmi'prɔsəpi] *n* 扁脸 | **cham(a)eprosopic** [ˌkæmiprə'sɔpik] *a*

chamber ['tʃeimbə] *n* 房间;腔,房,室 | air-equivalent ionization ~ 空气等效电离室 / aqueous ~ 眼房 /

cloud ～ 雾室 / counting ～ 计数池 / detonating ～ 起爆箱,爆发室 / diffusion ～ 扩散盒 / ～s of the eye 眼房 / free-air ionization ～ 自由空气电离室 / ～s of the heart 心腔 / hyperbaric ～ 高压舱 / ionization ～ 电离室 / lethal ～ 致死室 / pulp ～ 髓室 / relief ～ 缓冲腔 / thimble ～ 针箍状电离室 / tissue-equivalent ionization ～ 组织等效电离室 / vitreous ～ 玻璃体腔

Chamberland filter [ʃɑ:mbə'lɑ:ŋ] (Charles E. Chamberland) 尚伯郎细菌滤器(素陶瓷滤器)

Chamberlen forceps ['tʃeimbələn] (Peter 〈Pierre〉 Chamberlen) 钱伯伦产钳

Champetier de Ribes' bag [ʃɑ:mpti'ɛə də 'ri:b] (Camille L. A. Champetier de Ribes) 尚普提埃·德里伯(宫颈锥形)扩张袋(一种装水的圆锥形丝袋或橡皮袋,扩张宫颈用)

champion ['tʃæmpjən] *n* 战士;冠军;拥护者 *vt* 拥护,支持

chance [tʃɑ:ns] *n* 机会;可能性,偶然性 *a* 偶然的 *vi* 偶然发生,碰巧 *vt* 冒…的险 | as it may ～ 要看当时情况 / by any ～ 万一;碰巧 / by ～ 偶然,意外地 / ～ on(或upon) 碰巧遇见,偶然发现 / on the ～ of (或on the ～ that …) 怀着…的希望,期望… / stand a good (stand no) ～ 很有(没有)可能,大有(没有)希望 / take a ～ (或take ～s) 冒险;投机 / take one's ～ 碰运气

Chance fracture [tʃæns] (G. Q. Chance) 尚斯骨折(神经弓和椎骨体水平分裂,通常在腰区,系由屈曲-骨质分离力所致。亦称座椅安全带骨折)

chancre ['ʃæŋkə] *n* 下疳,初疮 | fungating ～ 蕈样下疳(软下疳) / hard ～, hunterian ～ 硬下疳 / mixed ～ 混合性下疳(亦称混合性溃疡 / monorecidive ～, ～ redux 再发性下疳,复发性下疳 / soft ～ 软下疳 / sporotrichotic ～ 孢子丝菌性下疳 / true ～ 硬下疳 / tuberculous ～ 结核性初疮 | **chancrous** ['ʃæŋkrəs] *a*

chancriform ['ʃæŋkrifɔ:m] *a* 下疳样的

chancroid ['ʃæŋkrɔid] *n* 软下疳 | phagedenic ～ 崩蚀性软下疳 / serpiginous ～ 匐行性软下疳 | **～al** [ʃæŋ'krɔidl] *a*

change [tʃeindʒ] *vt* 改变;交换;兑换 *vi* 变化;改变 *n* 改变;变化;更换 | harlequin color ～ 小丑样颜色改变(身体一半纵向地一过性变红,另一半同时变白,为一种新生儿暂时性血管舒缩障碍) | ～ of life 绝经,绝经期,更年期 / for a ～ 为了改变一下 | **～ful** *a* 多变的;易变的 / **～less** *a* 不变的,无变化的

changeable ['tʃeindʒəbl] *a* 可变的;易变的;不定的

Ch'ang Shan 常山(对疟疾有杀虫及退热功效)

channel ['tʃænl] *n* 海峡;通道;途径;管,沟 *vt* 引导;为…开辟途径 | blood ～s 血管道(见于新鲜肉芽组织) / central ～ 中心管,小动静脉连合管 / lymph ～s 淋巴隙 / perineural ～ 神经周淋巴隙 / thoroughfare ～ 末端小动静脉间通路

Ch'an su 蟾酥(中国各种蟾蜍的干毒素)

Chantemesse' reaction [ʃɑ:nt'mes] (André Chantemesse) 尚特梅斯反应(检伤寒的眼反应)

Chaoborus [ˌkeiə'bɔrəs] *n* 幽蚊属 | ～ lacustris 湖幽蚊

Chaos chaos ['keiɔs 'keiɔs] 大变形虫(即卡罗林多核变形虫Pelomyxa carolinensis)

Chaoul therapy [ʃaul] (Henri Chaoul) 沙乌尔(X线)疗法(短距低压X线疗法) | ～ tube 沙乌尔管(用于低压X线治疗)

chap¹ [tʃæp] *n* 颚;面颊

chap² [tʃæp] (-pp-) *vt, vi* (使皮肤等)皲裂,龟裂,变粗糙 *n* 皲裂(处) | **～ped** [tʃæpt] *a* 皲裂的

chappa [ˈtʃæpə] *n* 查帕病(非洲西部的地方病,类似梅毒或雅司病)

chapter [ˈtʃæptə] *n* (书的)章,回 | give(或quote) ~ and verse(for sth) 注明…的出处,指明…的确切依据

Chaput's method [ʃɑːˈpuː] (Henri Chaput) 夏浦法(治骨髓炎的抓刮术)

char [tʃɑː] (-rr-) *vt, vi* (把…) 烧成炭,(把…) 烧焦 *n* 炭,木炭

character [ˈkæriktə] *n* 特征,特性,性质;性格;人物;(书写或印刷的)字码,符号;性状 *vt* 使具有特性 | acquired ~ 获得性状 / dominant ~ 显性性状 / imvic ~s 大肠菌分类特征(指吲哚、甲基红、V-P〈Voges-Proskauer〉反应、枸橼酸盐) / mendelian ~s 孟德尔式性状(符合于孟德尔遗传定律的性状,见Mendel's law) / primary sex ~s 第一性征 / recessive ~ 隐性性状 / secondary sex ~s 第二性征,副性征 / sex-conditioned ~, sex-influenced ~ 从性性状 / sex-limited ~ 限性性状 / sex-linked ~ 性连锁性状 | in ~ (与自己的个性或习惯)适合,相称,符合 / out of ~ (与自己的个性或习惯)不适合,不相称,不符合

characteristic [ˌkæriktəˈristik] *a* 特异的;特有的;表示特性的 *n* 特性,特征 | demand ~s 需求特征(关于研究目的或预期行为的线索,期望实验对象察觉并作出反应) | **~ally** *ad*

characterization [ˌkæriktəraiˈzeiʃən, -liˈz-] *n* 特性,特征 | denture ~ 义齿特征化

characterize, characterise [ˈkæriktəraiz] *vt* 表示…的特性,成为…的特性

characterology [ˌkæriktəˈrɔlədʒi] *n* 性格论,性格学

charas [ˈtʃɑːrəs] *n* 大麻树脂

charbon [ʃɑːˈbɔŋ] *n* 【法】 炭疽 | ~ symptomatique 症状性炭疽,气肿性炭疽,黑腿病

charcoal [ˈtʃɑːkəul] *n* 炭,木炭 | activated ~ 活性炭 / animal ~ 动物炭,骨炭 / purified animal ~ 精制动物炭

Charcot-Bouchard aneurysm [ʃɑːˈkəu buˈʃɑː] (J. M. Charcot; Charles J. Bouchard) 夏-布动脉瘤(一型粟粒动脉瘤,见于小血管内,受高血压影响,据认为并非出血所致)

Charcot-Leyden crystals [ʃɑːˈkəu-ˈlaidən] (J. M. Charcot; Ernst V. von Leyden) 夏科-莱登晶体(嗜酸粒细胞碎裂时呈现的晶体,亦称气喘晶体,白细胞晶体)

Charcot-Marie atrophy (type), Charcot-Marie-Tooth atrophy (disease, type) [ʃɑːˈkəu məˈriː tuːθ] (J. M. Charcot; Pierre Marie; Howard H. Tooth) 进行性神经病性(腓骨)肌萎缩

Charcot-Neumann crystals [ʃɑːˈkəu-ˈnɔimən] 夏科-诺伊曼晶体(精液和各种动物组织中的磷酸精胺结晶)

Charcot's arthritis (arthropathy, arthrosis, disease, joint) [ʃɑːˈkəu] (Jean M. Charcot) 神经源性关节病 | ~ cirrhosis 原发性胆汁性肝硬变 / ~ fever 肝病性间歇热 / ~ foot 夏科足(脊髓痨性关节病患者的畸形足) / ~ gait 家族性共济失调步态 / ~ syndrome 夏科综合征(①肌萎缩性〈脊髓〉侧索硬化;②间歇性跛行症;③肝病性间歇热) / ~ triad 夏科三征(眼球震颤、意向震颤、断音言语,常见于多发性硬化症)

Charcot-Vigouroux sign [ʃɑːˈkəu viguːˈruː] (J. M. Charcot; Romain Vigouroux) 夏科-维古鲁征(见Vigouroux sign)

Charcot-Weiss-Baker syndrome [ʃɑːˈkəu wais ˈbeikə] (J. M. Charcot; Soma Weiss; James P. Baker) 夏-魏-贝综合征,颈动脉窦综合征(即carotid sinus syndrome, 见syndrome项下相应术语)

charge [tʃɑːdʒ] *vt* 装满;使充满;充电;收费;控告;委任;袭击 *n* 电荷;负荷;充电;充

气;装料;主管;费用 | free of ～ 免费 / in ～ 主管,看管 / in full ～ 负全责 / take ～ of 掌握,负责;看管 / under the ～ of 在…掌管(或看管)之下

charlatan [ˈʃɑ:lətən] *n*【法】庸医,江湖医 | ～**ism**, ～**ry** *n* 江湖医术

Charles' law [ʃɑ:lz] (Jacques A. C. Charles) 查理定律(一定质量的理想气体,其容积在恒压下与绝对温度成正比)

charley horse [ˈtʃɑ:lihɔ:s] 四头肌僵痛(过劳所致)

Charlin's syndrome [ˈtʃɑ:lin] (Carlos Charlin) 查林综合征(眼眶疼痛、虹膜炎、角膜炎和鼻部疼痛,为鼻睫神经神经痛的结果。亦称鼻睫部神经痛)

Charlouis's disease [ˌʃɑ:luˈi:z] (M. Charlouis) 雅司病(即yaws)

Charnley's hip arthroplasty [ˈtʃɑ:nli] (John Charnley) 查利髋关节成形术(一种髋关节置换手术,包括插入查利髋关节假肢以形成低摩擦关节) | ～ prosthesis 查利髋关节假肢(一种髋关节成形术用的植入物,包括髋臼杯和比较小的股骨头组成部分,形成低摩擦关节)

Charrière scale [ˌʃɑ:riˈɛə] (Joseph F. B. Charrière) 夏利艾尺度制(标明尿道探子和尿道导管的大小型号)

charring [ˈtʃɑ:riŋ] *n* 烧焦,炭化(作用)

Charrin's disease [ʃɑ:ˈræn] (Albert Charrin) 绿脓杆菌感染

Chart. charta【拉】纸剂;药纸

chart [tʃɑ:t] *n* 图,图表;(仪器中用的)有刻度的记录纸 *vt* 用图表表示;制订…的计划 | alignment ～ 列线图,计算图 / reading ～ 近视力图,近视力表 / test ～ 视力表(图)

charta [ˈkɑ:tə] ([复] **chartae** [ˈkɑ:ti:]) *n*【拉】纸剂;药纸

chartaceous [kɑ:ˈteiʃəs] *a* 纸状的

chartreuse [ʃɑ:ˈtrə:z] *n* 滋补药酒

chartula [ˈkɑ:tjulə] ([复] **chartulae** [ˈkɑ:tjuli:]) *n*【拉】分包散剂,纸剂

chase [tʃeis] *vt* 追逐;寻觅;找出 *vi* 追赶,跟踪(after) *n* 追赶,跟踪

chasma [ˈkæzmə], **chasmus** [ˈkæzməs] *n*【拉;希】呵欠

chasmatoplasson [kæzˈmætəˌplæsɔn] *n* 无核胞浆膨胀

Chassaignac's tubercle [ˌʃɑ:seiˈnjɑ:k] (Charles M. E. Chassaignac) 夏桑亚克结节(第六颈椎横突的颈动脉结节)

chat [tʃæt] *n* 闲谈,聊天 (-tt-) *vi* 闲谈,聊天

chatter [ˈtʃætə] *vi* 喋喋不休;(牙齿)打战

chaude-pisse [ʃəudˈpi:s] *n*【法】尿灼热

chauffage [ʃəuˈfɑ:ʒ] *n* 烘烙(疗)法

Chauffard's syndrome, Chauffard-Still syndrome [ʃəuˈfɑ:ˈstil] (Anatole M. E. Chauffard; George F. Still) 肖法综合征,肖法–斯蒂尔综合征(感染非人型结核后发生多关节炎,并伴有发热、脾大和淋巴结肿大)

chaulmoogric acid [tʃɔlˈmu:grik] 大风子油酸,环戊-2-烯十三(烷)酸

Chaunacanthida [ˌtʃɔnəˈkænθidə] *n* 松棘目

Chaussier's areola [ˌʃəusiˈɛə] (Francois Chaussier) 肖西埃晕(皮肤炭疽硬结晕) | ～ line 肖西埃线(胼胝体正中缝)

Chauveau's bacillus (bacterium) [ʃəuˈvəu] (Auguste Chauveau) 肖氏梭菌

ChB Chirurgiae Baccalaureus【拉】外科学士

CHD congenital heart disease 先天性心脏病; coronary heart disease 冠状动脉性心脏病(冠心病)

ChD Chirurgiae Doctor【拉】外科博士

ChE cholinesterase 胆碱酯酶

Cheadle's disease [ˈtʃi:dl] (Walter B. Cheadle) 婴儿坏血病

cheap [tʃi:p] *a* 便宜的,廉价的;低劣的,劣质的;容易得到的

check [tʃek] *n* 制止,控制;检查,核对 *vt*

制止,控制;停止;检查,核对 | ~ in 登记,报到 / ~ up 核对;检验 / ~ (up) with 与…相符合 / hold(或keep) in ~ 制止,控制 / put a ~ on 制止,禁止

check-bite [ˈtʃekbait] *n* 正验法,验校正法

checker board [ˈtʃekəbɔ:d] *n* 棋盘,方格图案(一种有边缘的网格,在边缘内表示每个亲代的配子,方格内表示其可能的后代,亦称庞纳特方格Punnett square)

checkup [ˈtʃekʌp] *n* 检查;查对;体格检查

Chédiak-Higashi syndrome [ʃeiˈdjɑ:k hiˈgɑ:ʃi] (Alejandro Chédiak; otakata Higashi) 谢迪亚克-东综合征(一种致命的常染色体隐性全身性疾病,伴眼皮肤白化病、大量白细胞包涵体〈巨大溶酶体〉、身体多种器官组织细胞浸润、各类血细胞减少的形成,以及可能患恶性淋巴瘤)

Chédiak-Steinbrinck-Higashi anomaly [ˈtʃeidiɑ:k ˈʃtainbriŋk hiˈgɑ:ʃi] (M. Chédiak; W. Steinck; O. Higashi) 切-施-东异常(见Chédiak-Higashi syndrome)

Chédiak test (reaction) [ʃeiˈdjɑ:k] (Alejandro Chédiak) 谢迪亚克试验(反应)(检梅毒)

cheek [tʃi:k] *n* 面颊 | cleft ~ 颊裂(畸形)

cheekbone [ˈtʃi:kˌbəun] *n* 颧骨

cheer [tʃiə] *n* 振奋;高兴 *vt, vi* (使)振奋,(使)高兴(up)

cheerful [ˈtʃiəful] *a* 快乐的,高兴的,令人愉快的 | **~ly** *ad* / **~ness** *n*

cheese [tʃi:z] *n* 干酪

cheesy [ˈtʃi:zi] *a* 干酪样的

cheil- 见cheilo-

cheilectomy [kaiˈlektəmi] *n* 唇切除术;凿骨术(凿除关节腔中妨碍运动的不规则骨缘)

cheilectropion [ˌkailekˈtrəupiɔn] *n* 唇外翻

cheilitis [kaiˈlaitis] *n* 唇炎 | apostematous ~ 脓肿性唇炎,脓肿性腺性唇炎 / commissural ~ 口角炎 / ~ exfoliativa 剥脱性唇炎 / ~ glandularis 腺性唇炎 / migrating ~ 传染性口角炎

cheil(o)- [构词成分] 唇

cheiloangioscopy [ˌkailəuˌændʒiˈɔskəpi] *n* 唇血管镜检查

cheilocarcinoma [ˌkailəuˌkɑ:siˈnəumə] *n* 唇癌

cheilognathopalatoschisis [ˌkailəuˌneiθəuˌpæləˈtɔskisis] *n* 唇颌腭裂(畸形)

cheilognathoprosoposchisis [ˌkailəuˌneiθəuˌprɔsəˈpɔskisis] *n* 唇颌面裂(畸形)

cheilognathoschisis [ˌkailəuneiˈθɔskisis] *n* 唇颌裂(畸形)

cheilognathouranoschisis [ˌkailəuˌneiθəujuərəˈnɔskisis] *n* 唇颌腭裂(畸形)

cheilophagia [ˌkailəuˈfeidʒiə] *n* 啮唇癖

cheiloplasty [ˈkailəˌplæsti] *n* 唇成形术

cheilorrhaphy [kaiˈlɔrəfi] *n* 唇缝术

cheiloschisis [kaiˈlɔskisis] *n* 唇裂(畸形)

cheiloscopy [kaiˈlɔskəpi] *n* 唇检术,唇镜检查

cheilosis [kaiˈləusis] *n* 唇干裂,唇损害(缺乏核黄素) | angular ~ 口角干裂

cheilostomatoplasty [ˌkailəustəuˈmætəˌplæsti] *n* 唇口成形术

cheilotomy [kaiˈlɔtəmi] *n* 骨唇切开术;部分唇切除术

cheir- 见cheiro-

Cheiracanthium [ˌkaiərəˈkænθiəm] *n* 红螯蛛属(即Chiracanthium)

Cheiracanthus [ˌkairəˈkænθəs] *n* 颚口(线虫)属(即Gnathostoma)

cheiragra [kaiˈrægrə] *n* 手痛风

cheiralgia [kaiˈrældʒiə] *n* 手痛

cheirarthritis [ˌkairɑːˈθraitis] *n* 手关节炎
cheir(o)- [构词成分] 手
cheirobrachialgia [ˌkairəuˌbreikiˈældʒiə] *n* (感觉异常性)手臂痛
cheirognomy [kaiˈrɔgnəmi] *n* 手相术
cheirognostic [ˌkairəgˈnɔstik] *a* 能辨别左右(侧)能力的
cheirokinesthesia [ˌkairəuˌkinisˈθiːzjə], **cheirocinesthesia** [ˌkairəuˌsinisˈθiːzjə] *n* 手运动觉(尤指书写时) | **cheirokinesthetic** [ˌkairəuˌkinisˈθetik] *a*
cheirology [kaiˈrɔlədʒi] *n* 手(势)语
cheiromegaly [kairəuˈmegəli] *n* 巨手
cheiropodalgia [ˌkairəupəˈdældʒiə] *n* 手足痛
cheiropompholyx [ˌkairəˈpɔmfəliks] *n* (掌跖)汗疱
cheiroscope [ˈkairəskəup] *n* 手导镜,斜视手矫器,手实体镜
cheirospasm [ˈkairəspæzəm] *n* 手(肌)痉挛
chelate [ˈkiːleit] *a* 螯合的 *n* 螯合物 *vt* 与…结合成螯合物 *vi* 生成螯合物 | **chelation** [kiːˈleiʃən] *n* 螯合(作用)
chelen [ˈkiːlen] *n* 氯乙烷
chelicera [kiˈlisərə] *n* 螯肢
Chel-Iron [ˈkiːlaiən] *n* 铁胆盐(ferrocholinate)制剂的商品名
cheloid [ˈkiːlɔid], **cheloma** [kiˈləumə] *n* 疤痕疙瘩
chelonian [kiˈləuniən] *n, a* 蠵龟科(的);海龟(的)
chemabrasion [kiːməˈbreiʃən], **chemexfoliation** [ˌkiːmeksˌfəuliˈeiʃən] *n* 化学脱皮法,化学整平法(如用苯酚、三氯乙酸等化学药品蚀平皮肤)
chemamnesia [ˌkiːmæmˈniːziə] *n* 药物(性)健忘
chemasthenia [ˌkemæsˈθiːniə] *n* (身体)化学过程减弱
chemi- 见chem(o)-
chemiatry [ˈkemiətri] *n* 化学医学(派) | **chemiatric** [ˌkemiˈætrik] *a*
chemical [ˈkemikəl] *a* 化学的 *n* 化学药品,化学制剂 | ~**ly** *ad*
chemic(o)- 见chem(o)-
chemicobiological [ˌkemikəuˌbaiəˈlɔdʒikəl] *a* 化学生物学的,生物化学的
chemicocautery [ˌkemikəuˈkɔːtəri] *n* 化学烙术
chemicogenesis [ˌkemikəuˈdʒenisis] *n* 化学授精法,化学发生(利用化学作用促使卵发育)
chemicophysical [ˌkemikəuˈfizikəl] *a* 化学物理的
chemicophysiologic [ˌkemikəuˌfiziəˈlɔdʒik] *a* 化学生理学的
chemiluminescence [ˌkemiljuːmiˈnesns] *n* 化学发光
cheminosis [ˌkemiˈnəusis] *n* 化学因素病,化学物质病
chemiosmosis [ˌkemiɔsˈməusis] *n* 化学渗透(作用)
chemiotaxis [ˌkemiəuˈtæksis] *n* 趋化性
chemiotherapy [ˌkemiəuˈθerəpi] *n* 化学疗法,化学治疗
chemism [ˈkemizəm] *n* 化学(反应)历程,化学机制,化学作用
chemisorb [ˈkemisɔːb] *vt* 化学吸附,化学吸着 | **chemisorption** [ˌkemiˈsɔːpʃən] *n*
chemist [ˈkemist] *n* 化学家,化学师;药剂师
chemistry [ˈkemistri] *n* 化学 | applied ~, industrial ~ 应用化学,工业化学 / biological ~, metabolic ~, physiologic ~ 生物化学,代谢化学,生理化学 / forensic ~ 法(医)化学 / inorganic ~, mineral ~ 无机化学,矿质化学 / organic ~ 有机化学 / pharmaceutical ~ 药物化学 / synthetic ~ 合成化学
chemo- [构词成分] 化学
chemoattractant [ˌkiːməuəˈtræktənt] *n* 化学吸引剂,化学引诱剂

chemoautotroph [ˌki:məu'ɔ:tətrɔf, ˌkem-] *n* 化学自养菌 | ~**ic** [ˌki:məuˌɔ:tə'trɔfik, ˌkem-] *a* 化学自养的

chemobiotic [ˌki:məubai'ɔtik, ˌkem-] *n* 化学抗生素

chemocautery [ˌki:məu'kɔ:təri, ˌkem-] *n* 化学烙术

chemocephaly [ˌki:məu'sefəli, ˌkem-], **chemocephalia** [ˌki:məusi'feiliə, ˌkem-] *n* 扁头

chemoceptor [ˌki:məu'septə, ˌkem-] *n* 化学感受器,化学受体

chemocoagulation [ˌki:məukəuˌægju'leiʃən, ˌkem-] *n* 化学凝固(法)

chemodectoma [ˌki:məudek'təumə, ˌkem-] *n* 化学感受器瘤(非嗜铬性副神经节瘤)

chemodifferentiation [ˌki:məuˌdifərenʃi'eiʃən, ˌkem-] *n* 化学分化

chemodynesis [ˌki:məu'dainisis, ˌkem-] *n* 药物致原生质流动

chemoheterotroph [ˌki:məu'hetərətrɔf, ˌkem-] *n* 化学异养菌 | ~**ic** [ˌki:məuˌhetərə'trɔfik, ˌkem-] *a* 化学异养的(细菌)

chemohormonal [ˌki:məuhɔ:'məunl, ˌkem-] *a* 化学激素的

chemoimmunology [ˌki:məuimju'nɔlədʒi, ˌkem-] *n* 化学免疫学

chemokinesis [ˌki:məukai'ni:sis, ˌkem-] *n* 化学增活现象,化学激动作用 | **chemokinetic** [ˌki:məukai'netik, ˌkem-] *a*

chemolithotroph [ˌki:məu'liθɔtrəuf, ˌkem-] *n* 化能无机营养菌 | ~**ic** [ˌki:məuˌliθɔ'trɔfik, ˌkem-] *a* 化能无机营养的

chemoluminescence [ˌki:məuˌlju:mi'nesns, ˌkem-] *n* 化学发光

chemolysis [ki'mɔlisis] *n* 化学分解

chemomorphosis [ˌki:məumɔ:'fəusis, ˌkem-] *n* 化学性变态,化学诱变

chemonucleolysis [ˌki:məuˌnju:kli'ɔlisis, ˌkem-] *n* 髓核化学溶解法(如注射木瓜凝乳蛋白酶溶解椎间盘髓核,以治椎间盘突出)

chemoorganotroph [ˌki:məu'ɔ:gənəuˌtrəuf, ˌkem-] *n* 化能有机营养菌 | ~**ic** [ˌki:məuˌɔ:gənəu'trɔfik, ˌkem-] *a* 化能有机营养的

chemopallidectomy [ˌki:məupæli'dektəmi, ˌkem-] *n* 苍白球化学破坏术

chemopallidothalamectomy [ˌki:məuˌpælidəuˌθælə'mektəmi, ˌkem-] *n* 苍白球丘脑化学破坏术

chemopharmacodynamic [ˌki:məuˌfɑ:məkəudai'næmik, ˌkem-] *a* 化学药效的,药理化学的

chemophysiology [ˌki:məufizi'ɔlədʒi, ˌkem-] *n* 化学生理学,生理化学,生物化学

chemoprophylaxis [ˌki:məuˌprɔfi'læksis, ˌkem-] *n* 化学(药物)预防 | primary ~ 初级化学预防 / secondary ~ 次级化学预防 | **chemoprophylactic** [ˌki:məuˌprɔfi'læktik, ˌkem-] *a*

chemopsychiatry [ˌki:məusai'kaiətri] *n* 化学精神病学,精神药理学

chemoradiotherapy [ˌkeməuˌreidiəu'θerəpi, ˌki:məu-] *n* 化学放射疗法

chemoreception [ˌki:məuri'sepʃən, ˌkem-] *n* 化学感受(作用)

chemoreceptor [ˌki:məuri'septə, ˌkem-] *n* 化学感受器,化学受体 | **chemoreceptive** [ˌki:məuri'septiv, ˌkem-] *a*

chemoresistance [ˌki:məuri'zistəns, ˌkem-] *n* 药物抗性

chemosensitive [ˌki:məu'sensitiv, ˌkem-] *a* 化学敏感的

chemosensory [ˌki:məu'sensəri, ˌkem-] *a* 化学感觉的

chemoserotherapy [ˌki:məuˌsiərəu'θerəpi, ˌkem-] *n* 化学血清疗法

chemosis [ki'məusis] *n* 球结膜水肿

chemosmosis [ˌki:mɔz'məusis, ˌkem-] ([复] **chemosmoses** [ˌki:mɔz'məusi:z, ˌkem-]) *n* 化学渗透(作用)

chemosorption [ˌki:məu'sɔ:pʃən, ˌkem-] *n* 化学吸附,化学吸着

chemosphere ['ki:məsfiə, 'kem-] *n* 光化层,臭氧层(大气的一个区层,30~80 km)

chemostat ['ki:məstæt, 'kem-] *n* 化学(环境)恒定器,恒化器

chemosterilant [ˌki:məu'sterilent, ˌkem-] *n* 化学绝育剂(用于控制昆虫和害虫)

chemosurgery [ˌki:məu'sə:dʒəri, ˌkem-] *n* 化学外科

chemosynthesis [ˌki:məu'sinθisis, ˌkem-] *n* 化学合成 | **chemosynthetic** [ˌki:məusin'θetik, ˌkem-] *a*

chemotaxin [ˌki:məu'tæksin, ˌkem-] *n* 化学吸引素(即趋化因子chemotactic factor)

chemotaxis [ˌki:məu'tæksis, ˌkem-] *n* 趋化性 | leukocyte ~ 白细胞趋化性 | **chemotactic** [ˌki:məu'tæktik] *a*

chemothalamectomy [ˌki:məuθælə'mektəmi, ˌkem-] *n* 丘脑化学破坏术

chemotherapy [ˌki:məu'θerəpi, ˌkem-], **chemotherapeutics** [ˌki:məuθerə'pju:tiks, ˌkem-] *n* 化学疗法,化学治疗 | **chemotherapeutic** [ˌki:məuθerə'pju:tik, ˌkem-] *a*

chemotic [ki'mɔtik] *a* 球结膜水肿的 *n* 促球结膜淋巴生成剂

chemotrophic [ˌki:məu'trɔfik, ˌkem-] *a* 化能营养的(指细菌)

chemotropism [ki'mɔtrəpizəm] *n* 向化性,向药性 | **chemotropic** [ˌki:məu'trɔpik, ˌkem-] *a*

chemurgy ['kemə:dʒi] *n* 农艺化学 | **chemurgic** [ke'mə:dʒik] *a*

Chenix ['ki:niks] *n* 鹅二醇(chenodiol)制剂的商品名

chenodeoxycholate [ˌki:nəudi:ɔksi'kəuleit] *n* 鹅脱氧胆酸盐

chenodeoxycholic acid [ˌki:nəudi:ɔksi'kəulik] 鹅脱氧胆酸

chenodeoxycholylglycine [ˌki:nəudi:ˌɔksiˌkəulil'glaisi:n] *n* 鹅脱氧胆酰甘氨酸(亦称甘氨鹅脱氧胆酸)

chenodeoxycholyltaurine [ˌki:nəudi:ˌɔksiˌkəulil'tɔ:ri(:)n] *n* 鹅脱氧胆酰牛磺酸(亦称牛磺鹅脱氧胆酸)

chenodiol [ˌkenəu'daiəul] *n* 鹅二醇(即鹅脱氧胆酸)

Chenopodium [ˌki:nəu'pəudiəm] *n* 藜属

chenotaurocholic acid [ˌki:nəuˌtɔ:rə'kəulik] 鹅牛磺胆酸

chenotherapy [ˌkenəu'θerəpi] *n* 鹅(脱氧)胆酸疗法(以溶解胆石)

cheoplasty ['ki:əˌplæsti] *n* 低溶(金属)铸型 | **cheoplastic** [ˌki:ə'plæstik] *a*

Cherchevski's (Cherchewski's) disease [ʃə'ʃevski] (Mikhail Cherchevski) 谢尔舍夫斯基病(神经性肠梗阻)

cherish ['tʃeriʃ] *vt* 爱护;抚育;抱有,怀有

cherry ['tʃeri] *n* 樱桃;樱桃色 *a* 樱桃(色)的 | choke ~ 野桃樱 / ~ laurel 月桂樱 / rum ~ (黑)野樱(树) / wild ~ (黑)野樱(树);野黑樱皮

cherubism ['tʃerəbizəm] *n* 颌骨增大症

Chervin's treatment (method) [ʃə'væn] (Claudius Chervin) 舍万疗法(矫治口吃的一种方法)

chest [tʃest] *n* 盒,箱;胸,胸廓 | barrel ~ 桶状胸 / blast ~ 爆炸性肺震荡 / cobbler's ~ 鞋匠胸 / flat ~, alar ~, phthinoid ~, pterygoid ~ 扁平胸,翼状胸,痨型胸 / funnel ~, foveated ~ 漏斗(状)胸 / pigeon ~, keeled ~ 鸡胸 / tetrahedron ~ 菱形胸(鸡胸)

chestnut ['tʃesnʌt] *n* 栗子 *a* 栗色的

chew [tʃu:] *vt, vi, n* (咀)嚼

Cheyletiella [ˌʃeiləti'elə] *n* 姬螯螨属 | ~ blakei 布氏姬螯螨 / ~ parasitovorax 寄食姬螯螨 / ~ yasguri 牙氏姬螯螨

Cheyne-Stokes asthma ['tʃein stəuks] (John Cheyne; William

Stokes) 心病性气喘 | ~ nystagmus 节律性眼球震颤 / ~ psychosis 陈-施(托克斯)精神病(类似心病性气喘,偶见于慢性心脏病) / ~ respiration 潮式呼吸

CHF congestive heart failure 充血性心力衰竭; chronic heart failure 慢性心力衰竭

chi [kai] 希腊语的第22个字母(X, χ)

χ^2 chi-squared χ^2的,卡方的

Chiari-Arnold syndrome [ʃi'ɑ:ri 'ɑ:nɔld] (Hans von Chiari; Julius Arnold) 希阿利-阿诺尔德综合征(见Arnold-Chiari deformity)

Chiari-Frommel disease (syndrome) [ʃi'ɑ:ri 'frɔməl] (Johann B. Chiari; Richard Frommel) 希阿利-弗罗梅尔病(综合征)(见Frommel's disease)

Chiari's network (reticulum) [ʃi'ɑ:ri] (Hans von Chiari) 希阿利网(从冠状窦瓣和下腔静脉瓣穿过右心房内部延伸至界嵴的纤维网) | ~ syndrome (disease) 希阿利综合征(病)(闭塞性肝静脉内膜炎的综合征)

chiasm ['kaiæzəm] *n* 交叉 | ~ of digits of hand 指腱交叉 | **~atic** [kaiəz'mætik], **~al** [kai'æzməl], **~ic** [kai'æzmik] *a*

chiasma [kai'æzmə] ([复] **chiasmata** [kai'æzmətə] 或 **chiasmas**) *n* 【拉;希】交叉(在遗传学上指染色体交叉)

chiasmatypy [kai'æzməˌtaipi] *n* 互换,交换(染色体间遗传物质的交换)

chiastometer [ˌkaiæs'tɔmitə] *n* 视轴偏歪测量器

Chiba needle ['tʃi:bə] [日本千叶(Chiba)大学] 千叶针(日本千叶大学创用的抽吸细针,用于经皮经肝胆管造影。即细针fine needle)

chichism ['tʃi:tʃizəm] *n* 糙皮病(南美洲北部使用的名称)

chicken ['tʃikin] *n* 小鸡

chickenpest ['tʃikinpest] *n* 家禽疫,鸡瘟;新城病(见Newcastle disease)

chickenpox ['tʃikinpɔks] *n* 水痘

chick-pea ['tʃikpi:] *n* 鹰嘴豆(产于南欧一种植物,其种子可供食用,但可能引起中毒)

chief [tʃi:f] *n* 首领,领袖;主要部分 *a* 主要的,首要的 | in ~ 主要地,尤其;总…(如editor in ~ 总编辑)

chiefly ['tʃi:fli] *ad* 主要地;首要地,尤其

Chiene's operation [ʃi:n] (John Chiene) 希恩手术(大腿内髁楔形切除以矫正膝外翻)

Chievitz's layer ['tʃi:wits] (Johan H. Chievitz) 契维茨层(分隔视杯内外成神经细胞层的纤维层) | ~ organ 契维茨器官(指腮腺后的胚胎赘疣)

chigger ['tʃigə] *n* 沙螨,沙虱,恙螨,恙虫

chigo(e) ['tʃigəu] *n* 沙蚤

chikungunya [ˌtʃikuŋ'gunjə] (东非斯互希里语意为屈曲) *n* 基孔肯雅病(一种甲病毒引起的热病,类似登革热,但无头痛,基孔肯雅为坦桑尼亚地名)

Chilaiditi's sign [ˌki:lə'θi:ti] (Demetrios Chilaiditi) 奇氏征(结肠定位,见hepatoptosis第二解) / ~ syndrome 奇氏综合征(①膈肌下结肠嵌入:肝与膈之间置有结肠,本病征在成人一般无症状,但儿童则症状明显,包括呕吐、腹痛、食欲缺乏、便秘和吞气症,体征包括腹膨胀及肝部浊音消失;②结肠定位,见hepatoptosis第二解)

chilblain ['tʃilblein] *n* 冻疮 | necrotized ~ 坏死性冻疮,肉样瘤病 | **~ed** *a* 生冻疮的

child [tʃaild] ([复] **children** ['tʃildrən]) *n* 儿童 | preschool ~ 学龄前儿童(2~6岁) / school ~ 学龄儿童(6~10或12岁) | from a ~ 自幼 / (heavy) with ~ 怀孕 | **~less** ['tʃaildlis] *a* 无子女的

child-bearing ['tʃaildˌbɛəriŋ] *n* 分娩,生产

childbed ['tʃaildbed] *n* 产褥;产褥期

childbirth ['tʃaildbə:θ] *n* 分娩,生产

childhood ['tʃaildhud] *n* 童年,幼时,儿童期(从出生到青春期)
childish ['tʃaildiʃ] *a* 孩子的;幼稚的
children ['tʃildrən] child的复数
Chile ['tʃili] *n* 智利[拉丁美洲] | **Chilean, Chilian** ['tʃiliən] *n* 智利人 *a* 智利的;智利人的
chilitis [kai'laitis] *n* 唇炎
chill [tʃil] *n* 寒冷,受寒;寒战 *a* 冷的;冷淡的 *vt, vi* (使)变冷;(使)感到寒冷 | brass ~, brazier's ~ 铸工热 / congestive ~ 充血性寒战(恶性疟疾,寒战后有胃肠道充血及腹泻) / creeping ~ 寒冷感 / shaking ~ 恶寒战栗 / spelter ~s, zinc ~ 锌中毒性寒战 / urethral ~ (导管)排尿寒战 | ~**ness** *n*
chilly ['tʃili] *a* 寒冷的;冷淡的 | **chilliness** *n*
chil(o)- 见cheilo-
Chilodon ['kailədɔn] *n* 唇纤毛虫属
Chilognatha [kai'lɔgnəθə] *n* 唇颚目
chilomastigiasis [ˌkailəuˌmæsti'gaiəsis], **chilomastixiasis** [ˌkailəuˌmæstik'saiəsis] *n* 唇鞭毛虫病
Chilomastix [ˌkailəu'mæstiks] *n* 唇鞭毛虫属 | ~ mesnili 迈氏唇鞭毛虫
chilopod ['kailəpɔd] *n* 蜈蚣
Chilopoda [kai'lɔpəde] *n* 唇足纲
chim(a)era [kai'miərə] *n* 嵌合体(指体内含有不同合子的同种或不同种的细胞群) | heterologous ~ 异种嵌合体 / homologous ~ 同种嵌合体(但基因型不同) / isologous ~ 异源嵌合体 / radiation ~ 放射性嵌合体
chimerism [kai'miərizəm] *n* 嵌合性(在遗传学上指个体中出现异源细胞的情形,如来自双卵双生的血细胞)
chimpanzee [ˌtʃimpæn'zi:, tʃim'pænzi] *n* 黑猩猩
chin [tʃin] *n* 颏;下巴 | galoche ~ 凸颏
China ['tʃainə] *n* 中国 | the People's Republic of ~ 中华人民共和国
china ['tʃainə] *n* 瓷器;瓷料
chinacrine ['kinəkri:n] *n* 阿的平(抗疟药)
chincap ['tʃinkæp] *n* 颏帽,颏兜,颏托
Chinese ['tʃai'ni:z] [单复同] *n* 中国人;汉语 *a* 中国的;中国人的
chiniofon ['kiniəfɔn] *n* 喹碘方,安痢生,药特灵(抗原生动物药,治阿米巴痢疾)
chinovic acid [ki'nɔvik] 鸡纳斐酸
chionablepsia [ˌkaiənə'blepsiə] *n* 雪盲
chip [tʃip] (-pp-) *vt* 削,凿,铲 *vi* 形成缺口;碎裂 *n* 片屑,碎片;芯片(集成电路块) | bone ~s 碎骨片
chip-blower [tʃip'bləuə] *n* 气枪,牙孔(洞)吹洁器,吹器
Chiracanthium [ˌkaiərə'kænθiəm] *n* 红螯蛛属
chiral ['kaiərəl] *a* 手(征)性的 | ~**ity** [kai'rələti] *n* 手征性,手性(在镜象上不能重叠的手性;一个不对称分子的手性)
chir(o)- [构词成分] 手
chirobrachialgia [ˌkaiərəuˌbreiki'ældʒiə] *n* (感觉异常性)手臂痛
chirognostic [ˌkaiərɔg'nɔstik] *a* 能辨别左右(侧)能力的
chiromegaly [ˌkaiərəu'megəli] *n* 巨手
Chironomidae [ˌkaiərə'nɔmidi:] *n* 摇蚊科
Chironomus [kai'rɔnəməs] *n* 摇蚊属
chiroplasty ['kaiərəˌplæsti] *n* 手成形术
chiropodalgia [ˌkaiərəupəu'dældʒiə] *n* 手足痛
chiropody [ki'rɔpədi, kaiə'rɔpədi] *n* 手足医术 | **chiropodical** [ˌkaiərə'pɔdikəl] *a* / **chiropodist** [ki'rɔpədist, kaiə'rɔpədist] *n* 手足(病)医(生)
chiropractic [ˌkaiərəu'præktik], **chiropraxis** [ˌkaiərəu'præksis] *n* 按摩疗法(尤指按摩脊柱部位) | **chiropractor** ['kaiərəˌpræktə, ˌkaiərə'præktə] *n* 按摩术士

chiroscope [ˈkaiərəskəup] *n* 手导镜,斜视手矫器,手实体镜

chirospasm [ˈkaiərəspæzəm] *n* 手(肌)痉挛

chisel [ˈtʃizl] *n* 凿 *vt* 凿,雕 *vi* 凿,钻进(in)

chi-squared [ˈkaiskweəd] *a* 卡方的,χ^2的

chitin [ˈkaitin] *n* 几丁质,壳多糖,聚乙酰氨基葡糖,甲壳质 | ~**ous** *a*

chitinase [ˈkaitineis] *n* 壳多糖酶,几丁(质)酶

chitobiose [ˌkaitəuˈbaiəus] *n* 壳二糖

chitoneure [ˈkaitənjuə] *n* 神经膜鞘

chitonic acid [kaiˈtɔnik] 缩小甘露糖酸

chitosan [ˈkaitəsæn] *n* 脱乙酰壳多糖,脱乙酰几丁质,聚氨基葡糖

chitose [ˈkaitəus] *n* 壳糖,2,5-缩水甘露糖

chitotriose [ˌkaitəuˈtraiəus] *n* 壳三糖

chiufa [tʃiˈuːfə] *n* 坏疽性直肠结肠炎(见于南美、南非山区)

chlamydemia [kləmiˈdiːmiə] *n* 衣原体血症

Chlamydia [kləˈmidiə] *n* 衣原体属 | ~ psittaci 鹦鹉热衣原体 / ~ trachomatis 沙眼衣原体

chlamydia [kləˈmidiə] ([复] **chlamydiae** [kləˈmidiiː]) *n* 衣原体 | ~**l** *a*

Chlamydiaceae [kləˌmidiˈeisiiː] *n* 衣原体科

Chlamydiales [kləˈmidiəliːz] *n* 衣原体目

chlamydiosis [kləˌmidiˈəusis] *n* 衣原体病

Chlamydobacteriaceae [ˌklæmidəu-bækˌtiəriˈeisiiː] *n* 衣菌科

Chlamydobacteriales [ˌklæmidəu-bækˌtiəriˈeiliːz] *n* 衣菌目

Chlamydodontina [kləˌmidəudɔn-ˈtainə] *n* 戎装虫亚目

Chlamydomonas [kləˌmidəuˈməunəs] *n* 衣滴虫目

Chlamydophrys [kləˈmidəfris] *n* 足衣虫属 | ~ anchelys, ~ stercorea 粪池足衣虫

chlamydospore [ˈklæmidəspɔː] *n* 厚膜孢子

chloasma [kləuˈæzmə] *n* 褐黄斑 | ~ hepaticum 肝性褐黄斑,肝斑

chlophedianol hydrochloride [ˌkləufiˈdaiənɔl] 盐酸氯苯达诺,盐酸氯苯胺丙醇(镇咳药)

chloracetic acid [ˌklɔːrəˈsiːtik] 氯乙酸

chloracetization [klɔːˌræsitiˈzeiʃən] *n* 氯仿冰醋酸局部麻醉法(此法不再使用)

chloracne [klɔːˈrækni] *n* 氯痤疮

chloral [ˈklɔːrəl] *n* 氯醛,三氯乙醛;水合氯醛 | ~ betaine 氯醛甜菜碱(催眠镇静药) / butyl ~ 丁基氯醛 / ~ carmine 氯醛卡红 / ~ hydrate 水合氯醛(催眠药)

chloralism [ˈklɔːrəlizəm] *n* 氯醛瘾

chloralization [ˌklɔːrəliˈzeiʃən] *n* 氯醛瘾;氯醛麻醉

chloralose [ˈklɔːrələus] *n* 氯醛糖(催眠药,亦称α-氯醛糖)

chlorambucil [klɔːˈræmbjusil] *n* 苯丁酸氮芥,瘤可宁(抗肿瘤药)

chloramine-T [ˈklɔːrəmiːn] *n* 氯胺T(消毒防腐药)

chloramphenicol [ˌklɔːræmˈfenikɔl] *n* 氯霉素,(抗菌、抗立克次体药) | ~ palmitate 氯霉素棕榈酸酯,无味氯霉素(抗菌、抗立克次体药) / ~ sodium succinate 氯霉素琥珀酯钠,氯霉素丁二酸酯钠(抗菌、抗立克次体药)

chloranilic acid [klɔːrəˈnilik] 氯醌酸,2,5-二羟基-3,6-二氯苯醌

chlorate [ˈklɔːrit] *n* 氯酸盐

chlorauric acid [klɔːˈrɔːrik] 氯金酸

chlorazanil hydrochloride [kləˈrɑː-zənil] 盐酸氯拉扎尼,盐酸氯苯三嗪胺(利尿药)

chlorbutol [klɔːˈbjuːtɔl] *n* 三氯叔丁醇,氯丁醇

chlorcyclizine hydrochloride [klɔː-'saiklizi:n] 盐酸氯环利嗪(抗组胺药)

chlordan ['klɔːdæn], **chlordane** ['klɔːdein] *n* 氯丹(杀虫剂)

chlordantoin [klɔː'dæntəin] *n* 氯登妥因,氯海因(抗真菌药)

chlordecone ['klɔːdəˌkəun] *n* 十氯酮(杀虫、杀真菌药)

chlordiazepoxide [klɔːdaiˌæzə'pɔk-said] *n* 氯氮䓬,利眠宁,甲氨二氮䓬(安定药)

chlordimorine hydrochloride [klɔː-'dimәri:n] 盐酸氯地吗啉,盐酸氯联苯吗啉(抗真菌药)

Chlorella [klɔː'relə] *n* 小球藻属

chlorellin [klɔː'relin] *n* 绿藻素,小球藻素

chloremia [klɔː'ri:miə] *n* 氯血症(缺铁性贫血);高氯血

chlorenchyma [klə'reŋkimə] *n* 绿色组织

Chloresium [klə'ri:siəm] *n* 叶绿酸铜复合体(chlorophyllin copper complex)制剂的商品名

chloretic [klə'retik] *n* 利胆药

chlorguanide [klɔː'gwænaid] *n* 氯胍,白乐君(抗疟药)

chlorhexidine [ˌklɔː'heksidi:n] *n* 氯己定,双氯苯双胍己烷,洗必泰 | ～ acetate 醋酸洗必泰(抗菌药) / ～ gluconate 葡萄糖酸洗必泰 / ～ hydrochloride 盐酸洗必泰

chlorhistechia [ˌklɔːhis'tekiə] *n* 组织内氯(化物)过多

chlorhydria [klɔː'haidriə] *n* (胃内)盐酸过多,胃酸过多症

chlorhydric acid [klɔː'haidrik] 盐酸,氢氯酸

chloric ['klɔːrik] *a* 氯的

chloric acid ['klɔːrik] 氯酸

chloride ['klɔːraid] *n* 氯化物 | acid ～ 酰基氯,氯化酰基 / ferric ～ 氯化铁 / mercuric ～ 氯化汞,升汞 / mercurous ～ 氯化亚汞,甘汞 / stannous ～ 氯化亚锡,二氯化锡(药物辅料)

chloridimeter [ˌklɔːri'dimitə], **chloridometer** [ˌklɔːri'dɔmitə] *n* 氯化物定量器 | **chloridimetry** *n* 氯化物定量法

chloridion [ˌklɔːri'daiɔn] *n* 氯离子

chlorinate ['klɔːrineit] *vt* 使氯化 | ～**d** *a* 含氯的,氯化了的,加氯的 | **chlorination** [ˌklɔːri'neiʃən] *n* 氯化(作用),加氯(消毒)法

chlorindanol [klɔː'rindənɔl] *n* 氯茚酚,(杀精子药)

chlorine ['klɔːri:n] *n* 氯 | ～ dioxide 二氧化氯(氧化剂,消毒药)

chloriodized [klɔː'raiədaizd] *a* 含氯碘的

chlorisondamine chloride [ˌklɔːrai-'sɔndəmi:n] 松达氯铵,氯化氯异吲哚铵(抗高血压药)

chlorite ['klɔːrait] *n* 亚氯酸盐

chlormadinone [klɔː'mædinəun] 氯地孕酮(曾用作口服避孕药)

chlormerodrin [klɔː'merədrin] *n* 氯汞君,氯汞丙脲,氯汞甲氧丙脲(利尿药) | ～ Hg 197 氯汞君汞197(诊断用药) / ～ Hg 203 氯汞君汞203(诊断用药)

chlormethyl [klɔː'meθil] *n* 氯甲烷

chlormezanone [klɔː'mezənəun], **chlormethazanone** [ˌklɔːme'θæzənəun] *n* 氯美扎酮,氯甲噻酮,芬那露(肌肉松弛药,安定药)

chlor(o)- [构词成分] 绿;氯

chloroacetaldehyde [ˌklɔːrəuˌæsə-'tældəhaid] *n* 氯乙醛

chloroacetic acid [ˌklɔːrəuə'si:tik] 氯醋酸,一氯醋酸

chloroazodin [klɔːrəu'æzədin] *n* 偶氮氯甲脒,氯阿唑丁,氯化偶氮胍(消毒药)

Chlorobacteriaceae [ˌklɔːrəubæk-ˌtiəri'eisii:] *n* 绿菌科

Chlorobacterium [ˌklɔːrəubæk'tiə-riəm] *n* 绿硫杆菌属

Chlorobiaceae [ˌklɔːrəubi:'eisii:] *n* 绿

菌科
Chlorobium [klə'rəubiəm] *n* 绿菌属
chlorobrightism [ˌklɔːrəu'braitizəm] *n* 萎黄病(性)肾炎(萎黄病伴蛋白尿)
chlorobutanol [ˌklɔːrəu'bjuːtənɔl] *n* 三氯叔丁醇(局部麻醉药,催眠镇静药)
Chlorochromatium [ˌklɔːrəkrəu'meitiəm] *n* 染绿菌属
chlorocruorin [ˌklɔːrəu'kruərin] *n* 血绿蛋白
chloroerythroblastoma [ˌklɔːrəuiˌriθrəublæs'təumə] *n* 绿色成红细胞(细胞)瘤
chloroethane [klɔːrəu'eθein] *n* 氯乙烷
chloroform ['klɔːrəfɔːm] *n* 氯仿,三氯甲烷 *vt* 用氯仿处理,用氯仿麻醉,用氯仿杀死 | acetone ~ 三氯叔丁醇,氯丁醇 / alcoholized ~ 含醇氯仿,氯仿醇
chloroformism ['klɔːrəˌfɔːmizəm] *n* 氯仿(慢性)中毒;氯仿麻醉
chloroformization [ˌklɔːrəˌfɔːmai'zeiʃən] *n* 氯仿麻醉
chlorogenic acid [ˌklɔːrəu'dʒenik] 绿原酸,氯原酸
chloroguanide hydrochloride [ˌklɔːrəu'gwænaid] 盐酸氯胍(抗疟药)
chlorolabe ['klɔːrəleib] *n* 感绿色素,视绿素
chloroleukemia [ˌklɔːrəuljuː'kiːmiə] *n* 绿色白血病,绿色瘤
chlorolymphosarcoma [ˌklɔːrəuˌlimfəsɑː'kəumə] *n* 绿色淋巴肉瘤,淋巴肉瘤性绿色瘤
chloroma [klə'rəumə] *n* 绿色瘤,绿色癌
***p*-chloromercuribenzoate** [ˌklɔːrəuˌməːkjuri'benzəueit] *n* 对氯汞基苯甲酸盐
chloromethapyriline citrate [ˌklɔːrəuˌmeθə'pairiliːn] 枸橼酸氯吡林,枸橼酸氯森(抗组胺药)
chlorometry [klɔː'rɔmitri] *n* 氯定量法
chloromonad [ˌklɔːrəu'məunæd] *n* 绿滴虫
Chloromonadida [ˌklɔːrəumə'nædidə] *n* 绿滴虫目
Chloromycetin [ˌklɔːrəumai'siːtin] *n* 氯霉素(chloramphenicol)制剂的商品名
chloromyeloma [ˌklɔːrəumaiə'ləumə] *n* 绿色骨髓瘤
chloronaphthalene [ˌklɔːrəu'næfθəliːn] *n* 氯萘
chloropexia [ˌklɔːrəu'peksiə] *n* 氯结合
chlorophane ['klɔːrəfein] *n* 视网膜绿色素
***p*-chlorophenol** [ˌklɔːrəu'fiːnɔl] *n* 对氯酚,对氯苯酚(消毒药)
chlorophenothane [ˌklɔːrəu'fiːnəθein] *n* 滴滴涕,二二三,二氯二苯三氯乙烷(杀虫剂)
chlorophylase ['klɔːrəfileis] *n* 叶绿素酶
chlorophyl(l) ['klɔːrefil] *n* 叶绿素 | **chlorophyllose** [ˌklɔːre'filəus], **chlorophyllous** [ˌklɔːre'filəs] *a*
chlorophyllin ['klɔːrəfilin] *n* 叶绿酸
chloropia [klɔː'rəupiə] *n* 绿视症
Chloropidae [klɔː'rɔpidiː] *n* 黄潜蝇科
chloroplast ['klɔːrəplæst], **chloroplastid** [ˌklɔːrə'plæstid] *n* 叶绿体
chloroplatinic acid [ˌklɔːrəuplə'tinik] 氯铂酸
chloroprivic [ˌklɔːrə'praivik] *a* 氯化物缺失的,缺氯的
chloroprocaine hydrochloride [ˌklɔːrə'prəukein] 盐酸氯普鲁卡因(局部麻醉药)
chloroprocaine penicillin [ˌklɔːrə'prəukein] 氯普鲁卡因青霉素(抗生素类药)
chloropropylene oxide [ˌklɔːrəu'prəupiliːn] 氯环氧丙胺,表氯醇(见epichlorohydrin)
Chloropseudomonas [ˌklɔːrəusjuːdəu'məunəs] *n* 绿假单胞菌属
chloropsia [klɔː'rɔpsiə] *n* 绿视症

Chloroptic [klɔ:'rɔptik] *n* 氯霉素(chloramphenicol)制剂的商品名

chloroquine ['klɔ:rəkwin] *n* 氯喹(抗疟药,抗阿米巴药) | ~ phosphate 磷酸氯喹(抗疟药,抗阿米巴药,红斑狼疮抑制药)

chlorosis [klə'rəusis] *n* 萎黄病,绿色贫血,萎黄病贫血,缺铁性贫血

Chlorostigma [ˌklɔ:rə'stigmə] *n* 萝藦属

chlorostigmine [ˌklɔ:rəu'stigmi:n] *n* 绿蕊萝藦碱,塔西草碱(催乳剂)

chlorosulfonic acid [ˌklɔ:rəusʌl'fɔnik] 氯磺酸

chlorothen citrate ['klɔ:rəθen], **chlorothenium citrate** [ˌklɔ:rə'θeniəm] 枸橼酸氯吡林,枸橼酸氯森(抗组胺药)

chlorothiazide [ˌklɔ:rəu'θaiəzaid] *n* 氯噻嗪(利尿降压药)

chlorothymol [ˌklɔ:rəu'θaimɔl] *n* 氯麝酚,氯麝香草酚(抗菌药)

chlorotic [klə'rɔtik] *a* 萎黄病的

chlorotrianisene [ˌklɔ:rəutrai'ænisi:n] *n* 氯烯雌醚,三茴香基氯乙烯,三对甲氧苯氯乙烯(合成的雌激素,尤用于缓解经绝期的症状)

chlorous ['klɔ:rəs] *a* 亚氯的 | ~ acid 亚氯酸

chlorovinyldichloroarsine [ˌklɔ:rəuˌvinildaiˌklɔ:rəu'ɑ:sin] *n* 氯乙烯基二氯胂,路易士毒气

chloroxine [klə'rɔksin] *n* 氯喔星,二氯羟喹(抗菌药,抗皮脂溢药)

chloroxylenol [ˌklɔ:rə'zailənɔl] *n* 氯二甲酚(抗菌药,主要用于皮肤消毒)

chlorphenesin [klɔ'fenəsin] *n* 氯苯甘醚,氯酚甘油醚,氯酚醚(抗菌药,抗真菌药,抗滴虫药) | ~ carbamate 氨苯甘油氨酯,氨甲酸氯酚甘油醚酯(骨骼肌松弛药)

chlorpheniramine [ˌklɔ:fe'nirəmi:n] *n* 氯苯那敏,氯苯吡胺(抗组胺药) | ~ maleate 马来那敏,马来酸氯苯吡胺,扑尔敏(抗组胺药)

chlorphenoxamine hydrochloride [ˌklɔ:fe'nɔksəmi:n] 盐酸氯苯沙明,盐酸氯苯氧胺(抗胆碱能药,用作骨骼肌松弛药,治疗帕金森〈Parkinson〉病,口服)

chlorphentermine hydrochloride [klɔ:'fentəmi:n] 盐酸对氯苯丁胺(食欲抑制药,口服)

chlorpromazine [klɔ:'prəuməzi:n] *n* 氯丙嗪(止吐药,安定药) | ~ hydrochloride 盐酸氯丙嗪(强安定药)

chlorpropamide [klɔ:'prəupəmaid] *n* 氯磺丙脲(口服降血糖药)

chlorprophenpyridamine [ˌklɔ:prəufenpai'ridəmi:n] *n* 氯苯那敏,氯苯吡胺(抗组胺药)

chlorprothixene [klɔ:prəu'θiksi:n] *n* 氯普噻吨,氯丙硫蒽(强安定药)

chlorquinaldol [klɔ:'kwinəldɔl] *n* 氯喹那多,二氯甲羟喹,双氯甲喹啉(皮病时用作局部角质促成剂、杀菌药和杀真菌药)

chlortetracycline [ˌklɔ:tetrə'saiklain] *n* 金霉素,氯四环素(广谱抗生素) | ~ hydrochloride 盐酸金霉素(抗菌药,抗原虫药)

chlorthalidone [klɔ:'θælidəun] *n* 氯噻酮(利尿药)

Chlor-Trimeton [klɔ:'traimətɔn] *n* 马来他敏,扑尔敏(chlorpheniramine maleate)制剂的商品名

chlorum ['klɔ:rəm] *n*【拉】氯

chloruresis [ˌklɔ:juə'ri:sis] *n* 尿氯排泄 | **chloruretic** [ˌklɔ:juə'retik] *a* (促)尿氯排泄的 *n* 促尿氯排泄药

chloruria [klɔ:'rjuəriə] *n* 氯尿(症)

chlorzoxazone [klɔ:'zɔksəzəun] *n* 氯唑沙宗,氯羟苯噁唑(骨骼肌松弛药)

Chlumsky's button ['klʌmski:] (Vitezslav Chlumsky) 克路姆斯基钮(肠缝合钮)

ChM Chirurgiae Magister 外科硕士

CHO Chinese hamster ovary 中国仓鼠卵巢(细胞)

choana ['kəuənə] ([复] **choanae** ['kəuəni:]) *n*【拉】漏斗; [复] 后鼻孔，内鼻孔 | primary ～ 初后鼻孔 / secondary ～ 次后鼻孔 | ～l *a*

choano- [构词成分] 漏斗

choanocyte ['kəuəˌnəusait] *n* 领细胞，襟细胞(海绵动物等)

choanoflagellate [ˌkəuənəu'flædʒileit] *n* 领鞭毛虫

Choanoflagellida [ˌkəuənəu'flædʒiˌlaidə] *n* 领鞭毛目

choanoid ['kəuənɔid] *a* 漏斗状的

choanomastigote [ˌkəuənəu'mæstigəut] *n* 领鞭毛体

Choanotaenia [kəuˌeinəu'ti:niə] *n* 领绦虫属 | ～ infundibulum 漏斗领绦虫

choc [ʃɔk] *n*【法】休克;震荡

chocolate ['tʃɔkəlit] *n* 巧克力(糖)，朱古力 *a* 巧克力制的;含有巧克力的

choice [tʃɔis] *n* 选择，选用 *a* 值得选用的，精选的 | at ～ 可随意选择 / for ～ 出于自择;要选就选… / make ～ of 选定… / of ～ 首选的，精选的 / of first 首选的，优选的 / take one's ～ 选择

choke [tʃəuk] *vt* 闷塞;阻塞;噎塞;抑制;阻止 *vi* 窒息;塞住 *n* 窒息;噎;气哽，气阻 [复] 气窒，潜涵病，潜水员病 | ophthalmovascular ～ 视网膜血管扼阻 / thoracic ～ 食管(胸段)梗阻 / water ～ 吸水性气哽 | ～ back 抑制(感情等) / ～ down 硬咽;迅速吞下;抑制(感情) / ～ off 终止;停止生长 / ～ up 闷住，噎住;阻塞

cholagogic [ˌkəulə'gɔdʒik] *a* 利胆的 *n* 利胆药

cholagogue ['kəuləgɔg] *n* 利胆药

cholaic acid [kəu'leiik] 牛磺胆酸

Cholan-DH ['kəulən] *n* 去氢胆酸(dehydrocholic acid)制剂的商品名

cholane ['kəulein] *n* 胆(甾)烷

cholaneresis [ˌkəulə'nerisis] *n* 胆酸类物质排出增多

cholangeitis [ˌkəulæn'dʒaitis] *n* 胆管炎

cholangiectasis [kəuˌlændʒi'ektəsis] *n* 胆管扩张

cholangi(o)- [构词成分] 胆管

cholangioadenoma [kəuˌlændʒiəuˌædi'nəumə] *n* 胆管腺瘤

cholangiocarcinoma [kəuˌlændʒiəuˌkɑ:si'nəumə] *n* 胆管癌

cholangiocholecystocholedochectomy [kəuˌlændʒiəuˌkəuliˌsistəuˌkəulidə'kektəmi] *n* 肝胆道切除术(肝管胆总管胆囊切除术)

cholangioenterostomy [kəuˌlændʒiəuˌentə'rɔstəmi] *n* 胆管小肠吻合术

cholangiogastrostomy [kəuˌlændʒiəugæs'trɔstəmi] *n* 胆管胃吻合术

cholangiogram [kəu'lændʒiəˌgræm] *n* 胆管造影(照)片

cholangiography [kəuˌlændʒi'ɔgrəfi] *n* 胆管造影(术) | fine needle transhepatic ～ (FNTC) 细针经肝(穿刺)胆管造影(术) / transhepatic ～ 经肝胆管造影(术) / transjugular ～ 经颈静脉胆管造影(术)

cholangiohepatitis [kəuˌlændʒiəuˌhepə'taitis] *n* 胆管肝炎

cholangiohepatoma [kəuˌlændʒiəuˌhepə'təumə] *n* 胆管肝细胞瘤

cholangiojejunostomy [kəuˌlændʒiəudʒidʒu'nɔstəmi] *n* 胆管空肠吻合术 | intrahepatic ～ 肝内胆管空肠吻合术

cholangiole [kəu'lændʒiəul] *n* 毛细胆管 | **cholangiolar** [ˌkəulæn'dʒiələ] *a*

cholangiolitis [kəuˌlændʒiəu'laitis] *n* 毛细胆管炎

cholangioma [kəuˌlændʒi'əumə] *n* 胆管瘤

cholangiopancreatography [kəuˌlændʒiəuˌpæŋkriə'tɔgrəfi] *n* 胆管胰造影术 | endoscopic retrograde ～ (ERCP) 内镜逆行胆胰管造影(术)

cholangiosarcoma [kəuˌlændʒiəu'sɑ:kəumə] *n* 胆管肉瘤 | hilar ～ 肝门胆管肉瘤(亦称克拉斯金〈Klatskin〉瘤) /

peripheral ～ 肝周胆管肉瘤
cholangiostomy [ˌkəulændʒiˈɔstəmi] *n* 胆管造口术
cholangiotomy [ˌkəulændʒiˈɔtəmi] *n* 胆管切开术
cholangitis [ˌkəulænˈdʒaitis] *n* 胆管炎 | catarrhal ～ 卡他性胆管炎，传染性肝炎 / chronic nonsuppurative destructive ～ 慢性非化脓性破坏性胆管炎，原发性胆汁性肝硬变 / ～ lenta 慢性感染性胆管炎 / primary sclerosing ～ 原发性硬化性胆管炎 / progressive nonsuppurative ～ 进行性非化脓性胆管炎，原发性胆汁性肝硬变
cholanic acid [kəuˈlænik] 胆(甾)烷酸
cholanopoiesis [ˌkəulənəupɔiˈi:sis] *n* 胆盐酸生成 | **cholanopoietic** [ˌkəulənəuˌpɔiˈetik] *a* (促)胆酸盐生成的 *n* 促胆酸盐生成剂
cholanthrene [kəuˈlænθri:n] *n* 胆蒽(具有高度致癌性)
cholate [ˈkəuleit] *n* 胆酸盐(或酯)
chole- 见chol(o)-
cholebilirubin [ˌkəuliˌbiliˈru:bin] *n* 直(接反)应胆红素
Cholebrine [ˈkəulibrin] *n* 碘西他酸(iocetamic acid)制剂的商品名
cholecalciferol [ˌkəulikælˈsifərɔl] *n* 维生素D_3，胆骨化醇，胆钙化醇
cholechromopoiesis [ˌkəuliˌkrəuməupɔiˈi:sis] *n* 胆色素生成
cholecyanin [ˌkəuliˈsaiənin] *n* 胆青素
cholecyst [ˈkəulisist] *n* 胆囊
cholecystagogic [ˌkəuliˌsistəˈgɔdʒik] *a* 促胆囊排空的，排胆的，促胆囊收缩的
cholecystagogue [ˌkəuliˈsistəgɔg] *n* 利胆药
cholecystalgia [ˌkəulisisˈtældʒiə] *n* 胆绞痛；胆囊痛
cholecystatony [ˌkəulisisˈtætəni] *n* 胆囊弛缓
cholecystectasia [ˌkəuliˌsistekˈteiziə] *n* 胆囊扩张
cholecystectomy [ˌkəulisisˈtektəmi] *n* 胆囊切除术
cholecystenteric [ˌkəuliˌsistenˈterik] *a* 胆囊小肠的
cholecystenterorrhaphy [ˌkəulisisˌtentəˈrɔrəfi] *n* 胆囊小肠缝术
cholecystenterostomy [ˌkəulisisˌtentəˈrɔstəmi]，**cholecystenteroanastomosis** [ˌkəulisisˌtentərəuəˌnæstəˈməusis] *n* 胆囊小肠吻合术
cholecystgastrostomy [ˌkəulisistgæsˈtrɔstəmi] *n* 胆囊胃吻合术
cholecystic [ˌkəuliˈsistik] *a* 胆囊的
cholecystis [ˌkəuliˈsistis] *n* 胆囊
cholecystitis [ˌkəulisisˈtaitis] *n* 胆囊炎 | acute ～ 急性胆囊炎 / chronic ～ 慢性胆囊炎 / emphysematous ～，～ emphysematosa, gaseous ～ 气肿性胆囊炎 / follicular ～ 滤泡性胆囊炎 / ～ gradularis proliferans 腺样增生性胆囊炎
cholecystnephrostomy [ˌkəuliˌsistniˈfrɔstəmi] *n* 胆囊肾盂吻合术
cholecystocholangiogram [ˌkəuliˌsistəukəuˈlændʒiəgræm] *n* 胆囊胆管造影(照)片
cholecystocolonic [ˌkəuliˌsistəukəˈlɔnik] *a* 胆囊结肠的
cholecystocolostomy [ˌkəuliˌsistəukəˈlɔstəmi] *n* 胆囊结肠吻合术
cholecystocolotomy [ˌkəuliˌsistəukəˈlɔtəmi] *n* 胆囊结肠切开术
cholecystoduodenostomy [ˌkəuliˌsistəuˌdju(:)əudiˈnɔstəmi] *n* 胆囊十二指肠吻合术
cholecystoenterostomy [ˌkəulisistəuˌentəˈrɔstəmi] *n* 胆囊小肠吻合术
cholecystogastric [ˌkəuliˌsistəuˈgæstrik] *a* 胆囊胃的
cholecystogastrostomy [ˌkəuliˌsistəugæsˈtrɔstəmi] *n* 胆囊胃吻合术
cholecystogogic [ˌkəuliˌsistəuˈgɔdʒik] *a* 促胆囊收缩的
cholecystogram [ˌkəuliˈsistəgræm] *n* 胆囊造影(照)片

cholecystography [ˌkəulisisˈtɔgrəfi] *n* 胆囊造影(术)
cholecystoileostomy [ˌkəuliˌsistəu-ˌiliˈɔstəmi] *n* 胆囊回肠吻合术
cholecystointestinal [ˌkəuliˌsistəuin-ˈtestinl] *a* 胆囊小肠的
cholecystojejunostomy [ˌkəuliˌsis-təudʒidʒjuˈnɔstəmi] *n* 胆囊空肠吻合术
cholecystokinase [ˌkəuliˌsistəuˈkai-neis] *n* 缩胆囊素酶
cholecystokinetic [ˌkəuliˌsistəukai-ˈnetik] *a* 促胆囊收缩的
cholecystokinin (CCK) [ˌkəuliˌsistəu-ˈkainin] *n* 缩胆囊素,缩胆囊肽,肠促胰酶肽
cholecystolithiasis [ˌkəuliˌsistəuli-ˈθaiəsis] *n* 胆石病
cholecystolithotripsy [ˌkəuliˌsistə-ˈliθəˌtripsi] *n* 胆囊碎石术
cholecystonephrostomy [ˌkəuliˌsis-təuniˈfrɔstəmi] *n* 胆囊肾盂吻合术
cholecystopathy [ˌkəulisisˈtɔpəθi] *n* 胆囊病
cholecystopexy [ˌkəuliˈsistəˌpeksi] *n* 胆囊固定术
cholecystoptosis [ˌkəuliˌsistəˈtəusis] *n* 胆囊下垂
cholecystopyelostomy [ˌkəuliˌsistəu-ˌpaiəˈlɔstəmi] *n* 胆囊肾盂吻合术
cholecystorrhaphy [ˌkəulisisˈtɔrəfi] *n* 胆囊缝术
cholecystosis [ˌkəulisisˈtəusis] *n* 胆囊病 | hyperplastic ~ 增生性胆囊病
cholecystostomy [ˌkəulisisˈtɔstəmi] *n* 胆囊造口术(引流)
cholecystotomy [ˌkəulisisˈtɔtəmi] *n* 胆囊切开术
cholecystotyphoid [ˌkəuliˌsistəuˈtai-fɔid] *n* 胆囊型伤寒
choledochal [ˌkɔliˈdɔkəl] *a* 胆总管的
choledochectomy [ˌkɔlidəuˈkektəmi] *n* 胆总管部分切除术
choledochendysis [ˌkɔlidəuˈkendisis] *n* 胆总管切开术
choledochitis [ˌkɔlidəuˈkaitis] *n* 胆总管炎
choledoch(o)- [构词成分] 胆总管
choledochocele [kəˈledəkəsiːl] *n* 胆总管囊肿
choledochocholedochostomy [kə-ˌledəkəuˌkɔlidəˈkɔstəmi] *n* 胆总管胆总管吻合术,胆总管对口吻合术
choledochoduodenostomy [kəˌledə-kəuˌdju(ː)əudiˈnɔstəmi] *n* 胆总管十二指肠吻合术
choledochoenterostomy [kəˌledəkəu-ˌentəˈrɔstəmi] *n* 胆总管小肠吻合术
choledochogastrostomy [kəˌledəkəu-gæsˈtrɔstəmi] *n* 胆总管胃吻合术
choledochogram [kəˈledəkəˌgræm] *n* 胆总管造影(照)片
choledochography [kəˌledəˈkɔgrəfi] *n* 胆总管造影(术)
choledochohepatostomy [kəˌledə-kəuˌhepəˈtɔstəmi] *n* 胆总管肝管吻合术
choledochoileostomy [kəˌledəkəuili-ˈɔstəmi] *n* 胆总管回肠吻合术
choledochojejunostomy [kəˌledəkəu-dʒidʒjuˈnɔstəmi] *n* 胆总管空肠吻合术
choledocholith [kəˈledəkəˌliθ] *n* 胆总管石
choledocholithiasis [kəˌledəkəuli-ˈθaiəsis] *n* 胆总管石病
choledocholithotomy [kəˌledəkəu-liˈθɔtəmi] *n* 胆总管石切除术
choledocholithotripsy [kəˌledəkəu-ˈliθəˌtripsi] *n* 胆总管碎石术
choledochoplasty [kəˌledəkəuˈplæsti] *n* 胆总管成形术
choledochorrhaphy [kəˌledəˈkɔrəfi] *n* 胆总管缝术
choledochoscope [kəˈledəkəskəup] *n* 胆总管(窥)镜
choledochostomy [kəˌledəuˈkɔstəmi] *n* 胆总管造口术
choledochotomy [kəˌledəuˈkɔtəmi] *n*

胆总管切开术
choledochus [kə'ledəkəs] *n* 胆总管
Choledyl ['kəulidil] *n* 胆茶碱(oxtriphylline)制剂的商品名
choleglobin [ˌkəuli'gləubin] *n* 胆珠蛋白,胆绿蛋白
cholehematin [ˌkəuli'hemətin] *n* 胆紫素
choleic [kə'li:ik] *a* 胆的 | ~ acids 络胆酸
cholelith ['kəuliliθ] *n* 胆石
cholelithiasis [ˌkəulili'θaiəsis] *n* 胆石病
cholelithic [ˌkəuli'liθik] *a* 胆石的
cholelithotomy [ˌkəulili'θɔtəmi] *n* 胆石切除术
cholelithotripsy [ˌkəuli'liθətripsi], **cholelithotrity** [ˌkəulili'θɔtriti] *n* 碎胆石术
cholemesis [kə'lemisis] *n* 呕胆
cholemia [kə'li:miə] *n* 胆血症 | familial ~ 家族性胆血症(见Gilbert syndrome) | **cholemic** *a*
cholemimetry [ˌkəuli'mimitri] *n* 胆色素定量法
choleophosphatase [ˌkəuliə'fɔsfəteis] *n* 胆碱磷酸酶
cholepathia [ˌkəuli'pæθiə] *n* 胆管病
choleperitoneum [ˌkəuliˌperitə*u*'ni:əm], **choleperitonitis** [ˌkəuliˌperitə*u*'naitis] *n* 胆汁性腹膜炎
cholepoiesis [ˌkəulipɔi'i:sis] *n* 胆汁生成 | **cholepoietic** [ˌkəulipɔi'etik] *a*
choleprasin [ˌkəuli'preisin] *n* 胆翠质
cholera ['kɔlərə] *n* 霍乱 | Asiatic ~ 亚洲霍乱 / automatic ~ 自动症性霍乱 / bilious ~, European ~, ~ nostrus 胆汁性霍乱,欧洲霍乱,假霍乱 / chicken ~ 鸡霍乱 / fowl ~, ~ gallinarium 禽霍乱 / ~ infantum 婴儿吐泻病,婴儿假霍乱 / ~ morbus, summer ~ 假霍乱,夏季吐泻 / pancreatic ~ 胰性霍乱 / ~ sicca, dry ~ 干性霍乱 | ~**ic** [ˌkɔlə'reiik] *a*
choleragen ['kɔlərədʒən] *n* 霍乱原,霍乱肠菌素
choleraphage ['kɔlərəfeidʒ] *n* 霍乱(弧菌)嗜菌体
choleresis [kə'lerisis] *n* 胆汁分泌 | **choleretic** [ˌkəulə'retik] *a* 促胆汁分泌的 *n* 利胆药
choleric ['kɔlərik] *a* 急躁的,易怒的
choleriform [kə'lerifɔ:m] *a* 霍乱样的
cholerigenic [ˌkɔləri'dʒenik], **cholerigenous** [ˌkɔlə'ridʒinəs] *a* 引起霍乱的
cholerine ['kɔlərin] *n* 轻霍乱
cholerization [ˌkɔlərai'zeiʃən, -ri'z-] *n* 霍乱预防接种
choleroid ['kɔlərɔid] *a* 霍乱样的
choleromania [ˌkɔlərə'meinjə] *n* 霍乱躁狂(症)
cholescintigram [ˌkəuli'sintigræm] *n* 胆管闪烁图
cholescintigraphy [kəuli'sintigrəfi] *n* 胆管闪烁法,胆系闪烁图检查
cholestane ['kɔlestein] *n* 胆甾烷
5β-cholestane-3α, 7α, 12α, 25-tetraol 24S-hydroxylase [kɔ'lestein 'tetrə'ɔl hai'drɔksileis] 5β-胆甾烷-3α,7α,12α,25-四醇24S羟化酶(此酶缺乏,为一种常染色体隐性性状,可致脑腱黄瘤病,亦称24-羟化酶)
cholestanetriol [kəˌlestein'traiɔl] *n* 胆甾烷三醇
cholestanetriol 26-monooxygenase [kəˌlestein'traiɔl ˌmɔnə*u*'ɔksidʒineis] 胆甾烷三醇26-单(加)氧酶(此酶缺乏,为一种常染色体隐性性状,可致脑腱黄瘤病。亦称26-羟化酶)
cholestanol [kə'lestənɔl] *n* 胆甾烷醇
cholestasis [ˌkəuli'steisis], **cholestasia** [ˌkəuli'steiziə] *n* 胆汁郁积,胆汁阻塞 | **cholestatic** [ˌkəuli'stætik] *a*
cholesteatoma [ˌkəuliˌstiə'təumə] *n* 胆脂瘤,珠光瘤 | congenital ~ 先天性胆脂瘤,表皮样瘤 | ~**tous** *a*
cholesteatosis [ˌkəuliˌstiə'təusis] *n*

胆固醇沉着性变性

cholestene [ˈkɔlestiːn] *n* 胆甾烯

cholesteremia [kəˌlestəˈriːmiə], **cholesterinemia** [kəˌlestəriˈniːmiə] *n* 胆固醇血

cholesterin [kəˈlestərin] *n* 胆固醇,胆甾醇

cholesterinosis [kəˌlestəriˈnəusis] *n* 胆固醇沉着(病)

cholesterinuria [kəˌlestəriˈnjuəriə] *n* 胆固醇尿

cholesterogenesis [kəˌlestərəuˈdʒenisis] *n* 胆固醇产生

cholesterohistechia [kəˌlestərəuhisˈtekiə] *n* 组织胆固醇沉着

cholesterohydrothorax [kəˌlestərəuˌhaidrəuˈθɔːræks] *n* 胆固醇性水胸

cholesterol [kəˈlestərɔl] *n* 胆固醇,胆甾醇

cholesterol acyltransferase [kəˈlestərɔl ˌæsilˈtrænsfəreis] 胆甾醇酰基转移酶,甾醇*O*-酰基转移酶

cholesterol desmolase [kəˈlestərɔl ˈdezməleis] 胆固醇碳链(裂解)酶,胆固醇单(加)氧酶(裂解侧链的)

cholesterol desmolase deficiency 胆甾醇碳链(裂解)酶缺乏症,脂质肾上腺增生

cholesterolemia [kəˌlestərɔˈliːmiə] *n* 胆固醇血

cholesteroleresis [kəˌlestərɔˈlerisis] *n* 胆汁内胆固醇增多

cholesterol esterase [kəˌlestərɔl ˈestəreis] 胆甾醇酯酶,甾醇酯酶

cholesterolestersturz [kəˌlestərɔˈlestəʃtuəts] *n*【德】血内胆固醇酯(部分)减少

cholesterol monooxygenase (side-chain cleaving) [kəˈlestərɔl ˌmɔnəuˈɔksidʒəneis] 胆固醇单(加)氧酶(裂解侧链的)(此酶缺乏,为一种带染色体隐性性状,可致类脂肾上腺增生〈先天性肾上腺增生症Ⅰ型〉,亦称胆固醇碳链〈裂解〉酶)

cholesterolopoiesis [kəˌlestəˌrɔləpɔiˈiːsis] *n* 胆固醇生成

cholesterolosis [kəˌlestərɔˈləusis] *n* 胆固醇沉着(病)

cholesterol sulfatase [kəˈlestərɔl ˈsʌlfəteis] 胆固醇硫酸酯酶,类固醇硫酸酯酶

cholesterosis [kəˌlestəˈrəusis] *n* 胆固醇沉着(病) | ～ cutis 皮肤胆固醇沉着病,黄瘤病 / extracellular ～ 细胞外胆固醇沉着

cholesteryl [kəˈlestəˌril] *n* 胆甾烯基

cholestyramine [ˌkəulisˈtaiərəmiːn] *n* 考来烯胺,消胆胺(降血脂药)

choletelin [kəˈletilin] *n* 胆黄素

choletherapy [ˌkəuliˈθerəpi] *n* 胆汁疗法

choleuria [ˌkəuliˈjuəriə] *n* 胆汁尿

choleverdin [ˌkəuliˈvəːdin] *n* 胆绿素

cholic acid [ˈkəulik] 胆酸

choline [ˈkəuliːn] *n* 胆碱 | acetyl glyceryl ether phosphoryl ～ 乙酰甘油醚磷酰胆碱(血小板活化因子) / ～ magnesium trisalicylate 三水杨酸胆碱镁 / phosphatidyl ～ 磷脂酰胆碱,卵磷脂 / ～ salicylate 水杨酸胆碱(镇痛、解热、抗风湿药) / ～ theophyllinate 胆茶碱(支气管扩张药,平滑肌松弛药)

choline acetylase [ˈkəulin əˈsetileis] 胆碱乙酰基酶,胆碱乙酰基转移酶

choline *O*-acetyltransferase [ˈkəuliːn ˌæsitilˈtrænsfəreis] 胆碱*O*-乙酰转移酶(亦称胆碱乙酰化酶)

choline esterase [ˈkəulin ˈestəreis] 胆碱酯酶 | ～ ～ I, true ～ ～ 胆碱酯酶Ⅰ,真胆碱酯酶,乙酰胆碱酯酶

choline esterase II (unspecific) 胆碱酯酶II(非特异性的),胆碱酯酶

cholinergic [ˌkəuliˈnəːdʒik] *a* 胆碱能的 *n* 胆碱能药,拟副交感神经药

cholinesterase [ˌkəuliˈnestəreis] *n* 胆碱酯酶(亦称胆碱酯酶Ⅱ〈非特异性的〉,血清胆碱酯酶,假胆碱酯酶) | serum ～

(SChE) 血清胆碱酯酶,假胆碱酯酶 / true ～ 乙酰胆碱酯酶

cholinoceptive [ˌkəulinəu'septiv] *a* 胆碱能受体的

cholinoceptor [ˌkəulinəu'septə] *n* 胆碱能受体

cholinolytic [ˌkəulinəu'litik] *a* 抗胆碱(作用)的,胆碱阻滞的 *n* 抗胆碱药,胆碱阻滞药

cholinomimetic [ˌkəulinəumi'metik] *a* 类胆碱(作用)的,拟胆碱(作用)的 *n* 类胆碱药,拟胆碱药

chol(o)-, chole- [构词成分] 胆汁

cholochrome ['kɔləkrəum] *n* 胆色素

cholocyanin [ˌkɔləu'saiənin] *n* 胆青素

cholegenetic [ˌkɔləudʒi'netik] *a* 生胆汁的

Cholografin [ˌkəuləu'greifin] *n* 胆影酸(iodipamide)制剂的商品名

cholohematin [ˌkɔləu'hemətin] *n* 胆紫素

cholohemothorax [ˌkəuləuˌhi:mə'θɔ:ræks] *n* 胆血胸

choloidanic acid [kəulɔi'dænik] 胆丹酸,破-AC-四羧胆酸

chololith ['kɔləliθ] *n* 胆石

chololithiasis [ˌkɔləuli'θaiəsis] *n* 胆石病

chololithic [ˌkɔləu'liθik] *a* 胆石的

cholopoiesis [ˌkɔləupɔi'i:sis] *n* 胆汁生成

cholothorax [ˌkəuləu'θɔ:ræks] *n* 胆汁胸

Choloxin [kə'lɔksin] *n* 右甲状腺素钠(dextrothyroxine sodium)制剂的商品名

choluria [kə'ljuəriə] *n* 胆汁尿 | **choluric** *a*

Cholybar ['kəulıbɑ:] *n* 考来烯胺树脂(cholestyramine resin)制剂的商品名

cholylglycine [ˌkəulil'glaisin] *n* 胆酰甘氨酸(亦称甘胆酸,甘氨胆酸)

cholyltaurine [ˌkəulil'tɔ:ri(:)n] *n* 胆酰牛磺酸(亦称牛磺胆酸,胆酸)

chondodendrine [ˌkɔndə'dendri:n] *n* 甘密树皮碱,比比林

Chondodendron [ˌkɔndə'dendrɔn] *n* 南美防己属 | ～ tomentosum Ruiz et Pavon 南美防己(外科用作骨骼肌松弛药及重症肌无力的诊断用药)

chondral ['kɔndrəl] *a* 软骨的

chondralgia [kɔn'drældʒiə] *n* 软骨痛

chondralloplasia [ˌkɔndrələu'pleiziə] *n* 软骨发育异常,软骨发育不良

chondrectomy [kɔn'drektəmi] *n* 软骨切除术

chondric ['kɔndrik] *a* 软骨的

Chondrichthyes [kɔn'drikθii:z] *n* 软骨鱼类(纲)

chondrification [ˌkɔndrifi'keiʃən] *n* 软骨化,软骨形成

chondrigen ['kɔndridʒən] *n* 软骨素原

chondrin ['kɔndrin] *n* 软骨胶

Chondrina [kɔn'drainə] *n* 软蛹螺属

chondri(o)- [构词成分] 粒,颗粒;软骨

chondriome ['kɔndriəum] *n* 线粒体系

chondriosome ['kɔndriəsəum] *n* 线粒体

chondritis [kɔn'draitis] *n* 软骨炎 | costal ～ 肋软骨炎 / ～ intervertebralis calcanea 椎间盘钙质沉着

chondr(o)- [构词成分] 软骨

chondroadenoma [ˌkɔndrəuˌædi'nəumə] *n* 软骨腺瘤

chondroangioma [ˌkɔndrəuˌændʒi'əumə] *n* 软骨血管瘤

chondroblast ['kɔndrəublæst] *n* 成软骨细胞

chondroblastoma [ˌkɔndrəublæs'təumə] *n* 成软骨细胞瘤 | benign ～ 良性成软骨细胞瘤,成软骨细胞瘤

chondrocalcinosis [ˌkɔndrəuˌkælsi'nəusis] *n* 软骨钙质沉着病(如伴有痛风样症状发作时,称为假痛风)

chondrocarcinoma [ˌkɔndrəuˌkɑ:si'nəumə] *n* 软骨癌

chondroclast ['kɔndrəuklæst] *n* 破软骨细胞

Chondrococcus [ˌkɔndrəuˈkɔkəs] *n* 粒球粘细菌属
chondroconia [ˌkɔndrəuˈkəuniə] *n* 软骨微粒
chondrocostal [ˌkɔndrəuˈkɔstl] *a* 肋与肋软骨的
chondrocranium [ˌkɔndrəuˈkreinjəm] ([复] **chondrocrania** [ˌkɔndrəuˈkreinjə]) *n* 软骨颅
chondrocyte [ˈkɔndrəusait] *n* 软骨细胞 | isogenous ～s 同源软骨细胞
chondrodermatitis [ˌkɔndrəuˌdəːməˈtaitis] *n* 软骨皮炎 | ～ nodularis chronica helicis 耳轮慢性结节性软骨皮炎
chondrodynia [ˌkɔndrəuˈdiniə] *n* 软骨痛
chondrodysplasia [ˌkɔndrəudisˈpleiziə] *n* 软骨发育异常,软骨发育不良 | hereditary deforming ～ 遗传畸形性软骨发育异常,软骨发育异常 / ～ punctata 点状软骨发育不全
chondrodystrophia[ˌkɔndrəudisˈtrəufiə] *n* 软骨营养障碍,软骨营养不良 | ～ calcificans congenita, ～ congenita punctata, ～ fetalis calcificans 先天性钙化性软骨营养不良,先天性点状软骨营养不良,胎儿钙化性软骨营养不良(即点状软骨发育不全)
chondrodystrophy [ˌkɔndrəuˈdistrəfi] *n* 软骨营养障碍,软骨营养不良 | hereditary deforming ～, familial ～ 遗传畸形性软骨营养障碍,软骨发育异常 / hyperplastic ～ 增生性软骨营养障碍 / hypoplastic ～ 发育不全性软骨营养障碍 / hypoplastic fetal ～ 胎儿发育不全性软骨营养障碍(即点状软骨发育不全) / ～ malacia 软化性软骨营养障碍
chondroendothelioma [ˌkɔndrəuˌendəuˌθiːliˈəumə] *n* 软骨内皮瘤
chondroepiphyseal [ˌkɔndrəuˌepiˈfiziəl] *a* 软骨骺的
chondroepiphysitis [ˌkɔndrəuˌepifiˈzaitis] *n* 软骨骺炎
chondrofibroma [ˌkɔndrəufaiˈbrəumə] *n* 软骨纤维瘤
chondrogen [ˈkɔndrəudʒən] *n* 软骨(素)原
chondrogenesis [ˌkɔndrəuˈdʒenisis] *n* 软骨形成 | **chondrogenic** [ˌkɔndrəuˈdʒenik] *a*
chondroglossus [ˌkɔndrəuˈglɔsəs] 小角舌肌(见附录〈二〉肌名对照表)
chondroglucose [ˌkɔndrəuˈgluːkəus] *n* 软骨葡萄糖
chondrography [kɔnˈdrɔgrəfi] *n* 软骨论
chondroid [ˈkɔndrɔid] *a* 软骨样的
chondroitic [ˌkɔndrəuˈitik] *a* 软骨的;软骨样的 | ～ acid 软骨酸
chondroitin [kɔnˈdrəuitin] *n* 软骨素
chondroitin sulfatase [kɔnˈdrəuitin ˈsʌlfəteis] 软骨素硫酸酯酶,*N*-乙酰(基)半乳糖胺-6-硫酸酯酶
chondroitin sulfate [kɔnˈdrəuitin ˈsʌlfeit] 硫酸软骨素
chondroitin-sulfuric acid [kɔnˈdrəuitin sʌlˈfjuərik] 硫酸软骨素
chondroitinuria [kɔnˌdrəuitiˈnjuəriə] *n* 软骨素(硫酸)尿
chondrolipoma [ˌkɔndrəuliˈpəumə] *n* 软骨脂瘤
chondrology [kɔnˈdrɔlədʒi] *n* 软骨学
chondrolysis [kɔnˈdrɔlisis] *n* 软骨溶解
chondroma [kɔnˈdrəumə] ([复] **chondromas** 或 **chondromata** [kɔnˈdrəumətə]) *n* 软骨瘤 | true ～ 真性软骨瘤,内生软骨瘤
chondromalacia [ˌkɔndrəuməˈleiʃiə] *n* 软骨软化
chondromatosis [ˌkɔndrəuməˈtəusis] *n* 软骨瘤病
chondromatous [kɔnˈdrɔmətəs] *a* 软骨瘤的
chondromere [ˈkɔndrəmiə] *n* 软骨节
chondrometaplasia [ˌkɔndrəuˌmetə-

'pleiziə] *n* 软骨化生,软骨组织变形

chondromitome [ˌkɔndrəu'maitəum] *n* 副核

chondromucin [ˌkɔndrəu'mju:sin], **chondromucoid** [ˌkɔndrəu'mju:kɔid] *n* 软骨粘蛋白

chondromucoprotein [ˌkɔndrəuˌmju:kəu'prəuti:n] *n* 软骨粘蛋白质

Chondromyces [ˌkɔndrəu'maisi:z] *n* 软骨(霉)菌属

chondromyoma [ˌkɔndrəumai'əumə] *n* 软骨肌瘤

chondromyxoma [ˌkɔndrəumik'səumə] *n* 软骨粘液瘤

chondromyxosarcoma [ˌkɔndrəuˌmiksəusɑ:'kəumə] *n* 软骨粘液肉瘤

chondronecrosis [ˌkɔndrəune'krəusis] *n* 软骨坏死

chondro-osseous [ˌkɔndrəu'ɔsiəs] *a* 软骨与骨的

chondro-osteodystrophy [ˌkɔndrəuˌɔstiə'distrəfi] *n* 骨软骨营养障碍

chondropathia [ˌkɔndrəu'pæθiə] *n* 软骨病 | ~ tuberosa 结节状软骨病

chondropathology [ˌkɔndrəupə'θɔlədʒi] *n* 软骨病理学

chondropathy [kɔn'drɔpəθi] *n* 软骨病

chondrophyte ['kɔndrəufait] *n* 软骨疣

chondroplasia [ˌkɔndrəu'pleiziə] *n* 软骨生成 | ~ punctata 点状骨骺发育不良

chondroplast ['kɔndrəuplæst] *n* 成软骨细胞

chondroplasty ['kɔndrəuˌplæsti] *n* 软骨成形术 | **chondroplastic** [ˌkɔndrəu'plæstik] *a*

chondroporosis [ˌkɔndrəupə'rəusis] *n* 软骨疏松

chondroprotein [ˌkɔndrəu'prəuti:n], **chondroproteid** [ˌkɔndrəu'prəuti:d] *n* 软骨蛋白

chondrosamine [kɔn'drəusəmin] *n* 软骨糖胺,半乳糖胺,2-氨基半乳糖

chondrosaminic acid [ˌkɔndrəusə'minik] 软骨氨酸,氨基半乳糖酸

chondrosarcoma [ˌkɔndrəusɑ:'kəumə] *n* 软骨肉瘤 | ~**tous** *a*

chondrosarcomatosis [ˌkɔndrəusɑ:ˌkəumə'təusis] *n* 软骨肉瘤病

chondroseptum [ˌkɔndrəu'septəm] *n* 鼻中隔软骨部

chondrosin ['kɔndrəsin] *n* 软骨胶素(软骨素水解产物)

chondrosis [kɔn'drəusis] *n* 软骨形成

chondroskeleton [ˌkɔndrəu'skelitn] *n* 软骨骼

chondrosome ['kɔndrəsəum] *n* 线粒体

chondrosteoma [kɔnˌdrɔsti'əumə] *n* 软骨骨瘤

chondrosternal [ˌkɔndrəu'stə:nl] *a* 肋软骨胸骨的

chondrosternoplasty [ˌkɔndrəu'stə:nəˌplæsti] *n* 漏斗胸矫正术,肋软骨胸骨成形术

chondrotome ['kɔndrətəum] *n* 软骨刀

chondrotomy [kɔn'drɔtəmi] *n* 软骨切开术

chondrotrophic [ˌkɔndrəu'trɔfik] *a* 软骨营养的

chondroxiphoid [ˌkɔndrəu'zaifɔid] *a* 剑突的

chondrus ['kɔndrəs] *n* 角叉菜,爱兰苔

chonechondrosternon [ˌkəuniˌkɔndrəu'stə:nən] *n* 漏斗(状)胸

choose [tʃu:z] (chose, chosen) *vt* 选择;挑选 *vi* 选择;喜欢 | cannot ~ but 不得不,只得

CHOP cyclophosphamide, hydroxydaunorubicin, Oncovin, and prednisone 环磷酰胺-羟基柔红霉素-长春新碱-泼尼松(联合化疗治癌方案)

chop [tʃɔp] (-pp-) *vt, vi* 砍

Chopart's amputation (operation) [ʃəu'pɑ:] (François Chopart) 肖帕尔切断术(手术)(跗中切断术) | ~ articulation (joint) 跗横关节

chorangioma [kɔ:ˌrændʒi'əumə] *n* 绒

(毛)膜血管瘤

chord [kɔ:d] *n* 索,带

chorda ['kɔ:də] ([复] **chordae** ['kɔ:di:]) *n*【拉】索,带 | ～ spinalis 脊髓 / ～ umbilicalis 脐带 | ～**l** *a*

chorda-mesoderm [ˌkɔ:də'mezədə:m] *n* 脊索中胚层

Chordata [kɔ:'deitə] *n* 脊索门,脊索动物门

chordate ['kɔ:deit] *n* 脊索动物 *a* 有脊索的

chordectomy [kɔ:'dektəmi] *n* 声带切除术

chordee ['kɔ:di:, 'kɔ:dei] *n*【法】痛性阴茎勃起

chorditis [kɔ:'daitis] *n* 声带炎;精索炎

chordo- [构词成分] 索,带

chordoblastoma [ˌkɔ:dəublæs'təumə] *n* 成脊索细胞瘤

chordocarcinoma [ˌkɔ:dəukɑ:si'nəumə] *n* 脊索癌,脊索瘤

chordoepithelioma [ˌkɔ:dəuˌepiθi:li'əumə] *n* 脊索上皮瘤,脊索瘤

chordoid ['kɔ:dɔid] *a* 脊索状的

chordoma [kɔ:'dəumə] *n* 脊索瘤

chordopexy ['kɔ:dəˌpeksi] *n* 声带固定

Chordopoxvirinae [ˌkɔ:dəˌpɔksvi'raini:] *n* 脊髓动物痘病毒亚科

chordosarcoma [ˌkɔ:dəusɑ:'kəumə] *n* 脊索肉瘤,脊索瘤

chordoskeleton [ˌkɔ:dəu'skelitn] *n* 脊索骨骼(脊索四周的骨骼)

chordotomy [kɔ:'dɔtəmi] *n* 脊髓(前侧柱)切断术

chorea [kɔ'riə] *n* 舞蹈病 | automatic ～ 自动性舞蹈病 / button-makers' ～ 钮扣工抽动症 / diaphragmatic ～, laryngeal ～ 膈痉挛,喉舞蹈病(无痛性抽搐者发出一种特别的喊叫) / electric ～ 电击样舞蹈病 / epidemic ～ 流行性舞蹈病,舞蹈狂 / fibrillary ～ 肌纤维性肌阵挛 / hemilateral ～, one-sided ～ 单侧舞蹈病,偏身舞蹈病 / hyoscine ～ 莨菪碱中毒性舞蹈病 / hysterical ～, ～ major 癔病性舞蹈病,大舞蹈病 / limp ～, ～ mollis 麻痹性舞蹈病,瘫痪性舞蹈病 / local ～ 局部舞蹈病,局部性抽动,职业性神经功能病 / malleatory ～ 拳击样舞蹈病 / post-hemiplegic ～ 偏瘫后舞蹈病,手足徐动症,指痉病 / saltatory～, dancing ～ 跳跃性舞蹈病 / simple ～, ～ minor 舞蹈病,小舞蹈病 | ～**l** ['kɔ:riəl], ～**tic** [ˌkɔ:ri'ætik], **choreic** [kɔ'ri:ik] *a*

choreiform [kɔ:'riifɔ:m], **choreoid** ['kɔ:riɔid] *a* 舞蹈病样的

choreoacanthocytosis [ˌkɔriəuˌeiˌkænθəusai'təusis] *n* 舞蹈样运动棘红细胞症(为常染色体隐性遗传综合征,特征为抽搐、舞蹈病和人格改变,血内有棘红细胞。亦称神经棘红细胞症)

choreoathetosis [ˌkɔ:riəuˌæθi'təusis] *n* 舞蹈手足徐动症 | **choreoathetoid** [ˌkɔ:riəu'æθitɔid] *a* 舞蹈手足徐动症的,舞蹈手足徐动症样的

choreomania [ˌkɔ:riəu'meinjə] *n* 舞蹈狂,流行性舞蹈病

choreophrasia [kəˌriəu'freiziə] *n* 片语重复症

chorial ['kɔ:riəl] *a* 绒(毛)膜的

chorioadenoma [ˌkɔ:riəuˌædi'nəumə] *n* 绒(毛)膜腺瘤,恶性葡萄胎 | ～ destruens 恶性葡萄胎

chorioallantois [ˌkɔ:riəuə'læntəuis] *n* 绒(毛)膜尿囊 | **chorioallantoic** [ˌkɔ:riəuˌælən'təuik] *a*

chorioamnionitis [ˌkɔ:riəuˌæmniə'naitis] *n* 绒(毛)膜羊膜炎

chorioangiofibroma [ˌkɔ:riəuˌændʒiəufai'brəumə] *n* 绒(毛)膜血管纤维瘤

chorioangioma [ˌkɔ:riəuˌændʒi'əumə] *n* 绒(毛)膜血管瘤

chorioblastoma [ˌkɔ:riəublæs'təumə] *n* 成绒(毛)膜细胞瘤,成绒(毛)膜瘤,绒(毛)膜癌

chorioblastosis [ˌkɔ:riəublæs'təusis] *n* 绒(毛)膜增殖

choriocapillaris [ˌkɔːriəuˌkæpiˈlɛəris] *n* 脉络膜血管层

choriocarcinoma [ˌkɔːriəuˌkɑːsiˈnəumə] *n* 绒(毛)膜癌

choriocele [ˈkɔːriəsiːl] *n* 脉络膜膨出

chorioepithelioma [ˌkɔːriəuˌepiˌθiːliˈəumə] *n* 绒(毛)膜上皮癌,绒(毛)膜上皮瘤,绒(毛)膜癌 | ~ malignum 恶性绒(毛)膜上皮癌,恶性合胞体瘤

choriogenesis [ˌkɔːriəuˈdʒenisis] *n* 绒(毛)膜发生

chorioidea [ˌkɔːriˈɔidiə], **chorioid** [ˈkɔriɔid] *n* 脉络膜

chorioid(o)- 见choroid(o)-

chorioma [ˌkɔːriˈəumə] *n* 绒(毛)膜瘤

choriomammotropin [ˌkɔːriəuˌmæməuˈtrəupin] *n* 绒毛膜催乳激素,人胎盘催乳素

choriomeningitis [ˌkɔːriəuˌmeninˈdʒaitis] *n* 脉络丛脑膜炎 | lymphocytic ~ 淋巴细胞性脉络丛脑膜炎(一种病毒性脑膜炎)

chorion [ˈkɔːriɔn] *n* 【希】绒(毛)膜;卵壳 | ~ frondosum, shaggy ~ 丛密绒(毛)膜 / ~ laeve 平滑绒(毛)膜 / primitive ~ 原绒(毛)膜 | ~**ic** [ˌkɔːriˈɔnik] *a*

chorionepithelioma [ˌkɔːriɔnˌepiˌθiliˈəumə] *n* 绒(毛)膜上皮癌,绒(毛)膜癌

chorioplacental [ˌkɔːriəupləˈsentl] *a* 绒(毛)膜胎盘的

Chorioptes [ˌkɔːriˈɔptiːz] *n* 皮痒螨属

chorioretinal [ˌkɔːriəuˈretinəl] *a* 脉络膜视网膜的

chorioretinitis [ˌkɔːriəuˌretiˈnaitis] *n* 脉络膜视网膜炎 | toxoplasmic ~ 弓形体性脉络膜视网膜炎

chorioretinopathy [ˌkɔːriəuˌretiˈnɔpəθi] *n* 脉络膜视网膜病

chorista [kəˈristə] *n* 原基异位性发育异常

choristoma [ˌkɔːrisˈtəumə], **choristoblastoma** [kəˌristəublæsˈtəumə] *n* 迷芽瘤,成迷芽细胞瘤

choroid [ˈkɔːrɔid] *n* 脉络膜 *a* 绒毛膜样的 | ~**al** [kəˈrɔidl] *a* 脉络膜的

choroidea [kəˈrɔidiə] *n* 脉络膜

choroidectomy [ˌkɔːrɔiˈdektəmi] *n* 脉络膜切除术

choroideremia [ˌkɔːrɔidəˈriːmiə] *n* 无脉络膜

choroiditis [ˌkɔːrɔiˈdaitis] *n* 脉络膜炎 | acute diffuse serous ~ 急性弥漫性浆液性脉络膜炎 / areolar ~, areolar central ~ 晕轮状脉络膜炎,晕轮状中心性脉络膜炎(由黄斑区或其附近开始至外周) / central ~ 中心性脉络膜炎(黄斑区) / diffuse ~ 弥漫性脉络膜炎 / disseminated ~ 播散性脉络膜炎 / exudative ~ 渗出性脉络膜炎 / focal ~ 局灶性脉络膜炎(一种局限性脉络膜炎) / ~ guttata senilis 老年性点状脉络膜炎 / senile macular exudative ~ 老年性黄斑渗出性脉络膜炎 / ~ serosa 青光眼,绿内障 / suppurative ~ 化脓性脉络膜炎

choroidocyclitis [kəˌrɔidəusikˈlaitis] *n* 脉络膜睫状体炎

choroidoiritis [kəˌrɔidəuaiˈraitis] *n* 脉络膜虹膜炎

choroidopathy [ˌkɔːrɔiˈdɔpəθi] *n* 脉络膜病

choroidoretinitis [kəˌrɔidəuˌretiˈnaitis] *n* 脉络膜视网膜炎

chorology [kɔːˈrɔlədʒi] *n* 生物分布学,生物地理学

choromania [ˌkɔːrəuˈmeinjə] *n* 舞蹈狂

chortosterol [kɔːˈtɔstərɔl] *n* 草甾醇,草固醇

chose [tʃəuz] choose的过去式

chosen [ˈtʃəuzn] choose的过去分词 *a* 挑选出来的,精选的

Chotzen's syndrome [ˈkɔtzən] (F. Chotzen) 科曾综合征(为常染色体显性遗传病,特征为尖头并指〈趾〉畸形,其中并指〈趾〉畸形为轻度的,器官距离过远,睑下垂,有时智力迟钝。亦称尖头并指〈趾〉畸形Ⅲ型)

Chr. Chromobacterium 色杆菌属

Christchurch chromosome ['kristtʃə:tʃ] 克里斯丘奇染色体(指短臂缺失的G组染色体,最早是在患有慢性淋巴细胞白血病病人中发现)

Christensen-Krabbe disease ['kristənsən 'krɑ:bə] (Erna Christensen; Knud H. Krabbe) 克-克病(见Alpers' disease)

Christian's disease (syndrome) ['kristjən] (Henry A. Christian) 克里斯琴病(综合征)(见Hand-Schüller-Christian disease)

Christian-Weber disease ['kristjən 'webə] (H. A. Christian; Frederick P. Weber) 克-韦病,复发性发热性结节性非化脓性脂膜炎

Christison's formula ['kristisn] (Robert Christison) 克里斯提森公式(见Trapp's formula)

Christmas disease ['kristməs] 克里斯马斯病,凝血因子IX缺乏,B型血友病(Christmas为第一个患者的名字) | ~ factor 克里斯马斯因子,抗血友病因子B

Christ-Siemens-Touraine syndrome [krist 'si:mənz tu:'rein] (J. Christ; Hermann Werner Siemens; Henri Touraine) 克-西-图综合征,无汗性外胚叶发育不良

chromaffin [krəu'mæfin] *a* 嗜铬的

chromaffinity [ˌkrəumə'finəti] *n* 嗜铬性

chromaffinoma [ˌkrəumæfi'nəumə] *n* 嗜铬细胞瘤,副神经节瘤 | medullary ~ 嗜铬细胞瘤,副神经节瘤

chromaffinopathy [ˌkrəumæfi'nɔpəθi] *n* 嗜铬器官病

chromaphil ['krəuməfil] *a* 嗜铬的

chromargentaffin [ˌkrəumɑ:'dʒentəfin] *a* 嗜铬及嗜银的

chromate ['krəumit] *n* 铬酸盐 ['krəumeit] *vt* 使…受铬酸盐作用

chromatelopsia [ˌkrəumætə'lɔpsiə] *n* 色盲,色觉不全

Chromatiaceae [ˌkrəuməti'eisii:] *n* 着色菌科

chromatic [krəu'mætik] *a* 色的;可染色的;染色质的

chromatid ['krəumətid] *n* 染色单体 | nonsister ~s 非姐妹染色单体 / sister ~s 姐妹染色单体

chromatin ['krəumətin] *n* 染色质 | nucleolar-associated ~, nucleolus-associated ~ 核仁结合性染色质 / sex ~ 性染色质 | **~ic** [ˌkrəumə'tinik] *a*

chromatin-negative ['krəumətin 'negətiv] *a* 染色质阴性的(正常雄性个体的细胞核中缺乏性染色质)

chromatinolysis [ˌkrəuməti'nɔlisis] *n* 染色质溶解

chromatinorrhexis [ˌkrəumətinə'reksis] *n* 染色质碎裂

chromatin-positive ['krəumətin 'pɔzətiv] *a* 染色质阳性的(正常雌性个体的细胞核中具有性染色质)

chromatism ['krəumətizəm] *n* 异常着色

Chromatium [krəu'meitiəm] *n* 色素菌属

chromatize ['krəumətaiz] *vt* 加铬,铬处理

chromatoblast [krəu'mætəblæst] *n* 成色素细胞

chromatocinesis [ˌkrəumətəusai'ni:sis] *n* 染色质移动

chromatodysopia [ˌkrəumətəudis'əupiə] *n* 色盲,色觉不全

chromatogenous [ˌkrəumə'tɔdʒinəs] *a* 产色的

chromatogram ['krəumətəgræm, krəu'mæt-] *n* 色谱(图),层析谱

chromatograph ['krəumətəgrɑ:f, krəu'mæt-] *n* 色谱仪 *vt* 用色层法分离(物质)

chromatography [ˌkrəumə'tɔgrəfi] *n* 色谱法,层析法 | adsorption ~ 吸附

色谱法,吸附层析 / gas ～ (GC) 气相色谱(法) / gas-liquid ～ (GLC) 气液色谱(法) / gas-solid ～ (GSC) 气固色谱(法) / gel-filtration ～, gel permeation ～ 凝胶过滤色谱(法),凝胶渗透色谱(法) / high-performance liquid ～, high-pressure liquid ～ (HPLC) 高效液相色谱(法),高压液相色谱(法) / liquid-liquid ～ 液－液色谱(法) / molecular exclusion ～ 分子排阻色谱(法) / molecular sieve ～ 分子筛色谱(法) / paper ～ 纸色谱(法) / partition ～ 分配色谱(法) / thin-layer ～ (TLC) 薄层色谱(法) | **chromatographic** [ˌkrəumətəu'græfik] *a*

chromatoid ['krəumətɔid] *a* 浓染的 *n* 拟染色体

chromatokinesis [ˌkrəumətəukai'ni:sis] *n* 染色质移动

chromatology [ˌkrəumə'tɔlədʒi] *n* 色彩学

chromatolysis [ˌkrəumə'tɔlisis], **chromatolysm** [krəu'mætəlizəm] *n* 染色质溶解 | **chromatolytic** [ˌkrəumətəu'litik] *a*

chromatometer [ˌkrəumə'tɔmitə] *n* 色觉计;比色计

chromatopexis [ˌkrəumətəu'peksis] *n* 色素固定 | **chromatopectic** [ˌkrəumətəu'pektik] *a*

chromatophagus [ˌkrəumə'tɔfəgəs] *a* 破坏色素的,噬色素的

chromatophil ['krəumətəˌfil] *n* 嗜染细胞,易染细胞

chromatophile ['krəumətəˌfail] *n* 嗜染细胞,易染细胞 *a* 嗜染的,易染的

chromatophilia [ˌkrəumətəu'filiə] *n* 嗜染性,易染性

chromatophilic [ˌkrəumətəu'filik], **chromatophilous** [ˌkrəumə'tɔfiləs] *a* 嗜染的,易染的

chromatophore ['krəumətəˌfɔ:] *n* 色素细胞;载色体

chromatophorotropic [ˌkrəumətəuˌfɔrə'trɔpik] *a* 向色素细胞的

chromatoplasm ['krəumətəplæzəm] *n* 色素质

chromatopseudopsis [ˌkrəumətəpsju:'dɔpsis] *n* 色幻视,色觉异常

chromatopsia [ˌkrəumə'tɔpsiə] *n* 色视症;部分色盲,色觉异常

chromatoptometer [ˌkrəumətɔp'tɔmitə] *n* 色觉计;比色计 | **chromatoptometry** *n* 色觉检查

chromatoscope ['krəumətəskəup, krəu'mæt-] *n* 彩光折射率计

chromatoscopy [ˌkrəumə'tɔskəpi] *n* 色觉检查法,尿色检查法 | gastric ～ 胃内容物颜色检查法(检胃液缺乏)

chromatoskiameter [ˌkrəumətəuskai'æmitə] *n* 色觉测量计

chromatosome [krəu'mætəsəum] *n* 染色体

chromatotaxis [ˌkrəumətəu'tæksis] *n* 趋核染质性

chromatotropism [ˌkrəumə'tɔtrəpizəm] *n* 趋色性,亲色性

chromaturia [ˌkrəumə'tjuəriə] *n* 色素尿

chrome [krəum] *n* 铬

-chrome [后缀] 色

1,2-chromene ['krəumi:n] *n* 1,2-色稀,1,2-苯并吡喃

chromesthesia [ˌkrəumis'θi:zjə] *n* 色联觉,连带色觉,假色觉

chromhidrosis [ˌkrəumi'drəusis] *n* 色汗症

chromic ['krəumik] *a* 铬的 | ～ acid 铬酸

chromicize ['krəumisaiz] *vt* 加铬,铬处理

chromidien [krə'midien] *n*【德】非生殖性核外染色粒

chromidiosis [ˌkrəumidi'əusis], **chromidiation** [ˌkrəumidi'eiʃən] *n* 核染质溢出

chromidium [krəu'midiəm] ([复] **chromidia** [krəu'midiə]) *n* 核外染色

粒 | **chromidial** [krəu'midiəl] *a*

chromidrosis [ˌkrəumi'drəusis] *n* 色汗症

chromiole ['krəumiəul] *n* 染色微粒

chromium ['krəumjəm] *n* 铬(化学元素) | ~ trioxide 三氧化铬,铬酸(腐蚀收敛剂)

chrom(o)- [构词成分] 色

Chromobacterium [ˌkrəuməubæk'tiəriəm] *n* 色素杆菌属 | ~ violaceum 青紫色素杆菌,紫色色素杆菌

chromoblast ['krəuməblæst] *n* 成色素细胞

chromoblastomycosis [ˌkrəuməuˌblæstəumai'kəusis] *n* 着色真菌病,着色芽生菌病,着色酿母菌病

chromocenter ['krəuməˌsentə] *n* 染色质核仁,核粒;染色中心

chromocholoscopy [ˌkrəuməukə'lɔskəpi] *n* 排色(素)检胆(功能)法

chromoclastogenic [ˌkrəuməuˌklæstəu'dʒenik] *a* 染色体诱裂的

chromocrinia [ˌkrəuməu'kriniə] *n* 泌色作用

chromocystoscopy [ˌkrəuməusis'tɔskəpi] *n* (尿)染色膀胱镜检查(亦称染色输尿管镜检查)

chromocyte ['krəuməsait] *n* 色素细胞

chromodacryorrhea [ˌkrəuməuˌdækriə'ri:ə] *n* 血泪症

chromodiagnosis [ˌkrəuməuˌdaiəg'nəusis] *n* 色泽诊断(法);色素(排泄)诊断(法)

chromoflavine [ˌkrəuməu'fleivin] *n* 吖啶黄

chromogen ['krəumədʒən] *n* 色原

chromogene ['krəumədʒi:n] *n* 染色体基因

chromogenesis [ˌkrəuməu'dʒenisis] *n* 色素形成 | **chromogenic** [ˌkrəuməu'dʒenik] *a* 产色的,产色素的

chromogranin [ˌkrəuməu'grænin] *n* 嗜铬粒蛋白

chromoisomerism [ˌkrəuməuai'sɔmərizəm] *n* 异色异构(现象)

chromolipoid [ˌkrəuməu'lipɔid] *n* 脂色素

chromolysis [krə'mɔlisis] *n* 染色质溶解

chromomere ['krəuməmiə] *n* 染色粒;血小板小粒 | **chromomeric** [ˌkrəuməu'merik] *a*

chromometer [krəu'mɔmitə] *n* 色觉计;比色计 | **chromometry** *n* 比色法;色觉检查

chromomycosis [ˌkrəuməumai'kəusis] *n* 着色芽生菌病,着色酿母菌病,着色真菌病

chromonar hydrochloride ['krəumənə:] 盐酸延痛心,盐酸乙胺香豆素(亦称盐酸卡波罗孟carbocromen hydrochloride, 冠状动脉扩张药)

chromone ['krəuməun] *n* 色酮,对氧萘酮

chromonema [ˌkrəuməu'ni:mə] ([复] **chromonemata**[ˌkrəuməu'ni:mətə]) *n* 染色线,染色丝 | ~l *a* / **chromoneme** ['krəuməni:m] *n*

chromonucleic acid [ˌkrəuməunju:'kli:ik] 染色质核酸,脱氧核糖核酸

chromoparic [ˌkrəuməu'pærik] *a* 产色的

chromopathy [krəu'mɔpəθi] *n* 皮肤着色症

chromopexy ['krəuməˌpeksi] *n* 色素固定 | **chromopectic** [ˌkrəuməu'pektik], **chromopexic** [ˌkrəuməu'peksik] *a*

chromophage ['krəuməfeidʒ] *n* 噬色细胞

chromophane ['krəuməfein] *n* 视色质

chromophil ['krəuməfil] *n* 嗜染细胞,易染细胞

chromophile ['krəuməfail] *n* 嗜染细胞,易染细胞 *a* 嗜染的,易染的

chromophilic [ˌkrəuməu'filik], **chromophilous** [krəu'mɔfiləs] *a* 嗜染的,易染的

chromophobe ['krəuməfəub] *n* 嫌色细胞,难染细胞,拒染细胞 *a* 嫌色的,难染的,拒染的

chromophobia [ˌkrəuməu'fəubjə] *n* 嫌色性,难染性,拒染性

chromophore ['krəuməfɔː] *n* 发色团,生色团(亦称色基) | **chromophoric** [ˌkrəuməu'fɔːrik], **chromophorous** [krəu'mɔfərəs] *a* 发色团的,生色团的;发色的

chromophose ['krəuməfəus] *n* 色幻视

chromophototherapy [ˌkrəuməuˌfəutəu'θerəpi] *n* 色光疗法,光谱疗法

chromoplasm ['krəuməplæzəm] *n* 易染浆,染色浆(即染色质)

chromoplastid [ˌkrəuməu'plæstid], **chromoplast** ['krəuməplæst] *n* 有色粒,有色体

chromoprotein [ˌkrəuməu'prəutiːn] *n* 色蛋白

chromopsia [krəu'mɔpsiə] *n* 色视症;部分色盲

chromoptometer [ˌkrəumɔp'tɔmitə] *n* 色觉计;比色计

chromoradiometer [ˌkrəuməuˌreidi'ɔmitə] *n* X线量感色计

chromoretinography [ˌkrəuməuˌreti'nɔgrəfi] *n* (视)网膜彩色照相术

chromorhinorrhea [ˌkrəuməuˌrainə'riːə] *n* 有色鼻液溢

chromosantonin [ˌkrəuməu'sæntənin] *n* 黄色山道年,有色山道年

chromoscope ['krəuməskəup] *n* 色觉检查器

chromoscopy [krəu'mɔskəpi] *n* 色觉检查;染色检查(肾功能) | gastric ~ 染色胃液检查(检胃液缺乏症)

chromosome ['krəuməsəum] *n* 染色体 | accessory ~s 副染色体,性染色体 / acentric ~ 无着丝粒染色体 / B ~ B染色体(即超数染色体) / bivalent ~ 二价染色体 / daughter ~s 子染色体 / dicentric ~ 双着丝粒染色体 / gametic ~ 配子染色体 / giant ~s 巨染色体(多线染色体;刷形染色体) / homologous ~s 对应染色体,同源染色体,同等染色体 / lampbrush ~s 刷形染色体,灯刷染色体(低等动物卵母细胞的巨大染色体) / metacentric ~ 中央着丝粒染色体,等臂染色体 / mitochondrial ~, m-~ 线粒体染色体 / nucleolar ~s 核仁染色体 / odd ~s 奇染色体,性染色体 / Ph¹ ~, Philadelphia ~ Ph¹染色体,费城染色体(多数慢性白血病患者巨核细胞粒细胞和红细胞中发现有一个异常的最小近端染色体,其特点为长臂异常短小) / polytene ~s 多线染色体 / ring ~ 环形染色体 / sex ~s 性染色体(与性别的决定有关的染色体) / somatic ~ 体细胞染色体 / submetacentric ~ 近中央着丝粒染色体 / supernumerary ~ 超数染色体 / telocentric ~ 具端着丝粒染色体 / W ~s, Z ~s W染色体,Z染色体(某些昆虫、鸟类、鱼类的性染色体,雌性为异型配子,即有一个W染色体和一个Z染色体,雄性则为同型配子,只有Z染色体) / X ~ X染色体(雌性性染色体) / Y ~ Y染色体(雄性性染色体) | **chromosomal** [ˌkrəuməu'səuməl] *a*

chromospermism [ˌkrəuməu'spəːmizəm] *n* 精子着色

chromotherapy [ˌkrəuməu'θerəpi] *n* 色光疗法;光谱疗法(亦称光束疗法)

chromotoxic [ˌkrəuməu'tɔksik] *a* 破坏血红蛋白的

chromotrichia [ˌkrəuməu'trikiə] *n* 毛(发)着色 | ~l *a*

chromotropic [ˌkrəuməu'trɔpik] *a* 向色的,亲色的

chromoureteroscopy [ˌkrəuməujuəˌriːtə'rɔskəpi] *n* 染色输尿管镜检查

chromourinography [ˌkrəuməuˌjuəri'nɔgrəfi] *n* 染色检尿法

chronaximeter [ˌkrɔnæk'simitə] *n* 时值计 | **chronaximetry** [ˌkrɔnæk'simitri] *n* 时值测量(法) / **chronaximetric** [ˌkrɔnæksi'metrik] *a* 时值计

的;时值测量法的
chronaxy [ˈkrəunæksi], **chronaxia** [krəˈnæksiə], **chronaxie** [ˈkrəunæksi] *n* 时值(电流必须在电压大于基强度一倍时以引起肌肉收缩的最短时间)
chronic [ˈkrɔnik] *a* 慢性的 | **~ally** [ˈkrɔnikəli] *ad* / **~ity** [krəˈnisəti] *n* 慢性;长期性
chrono- [构词成分] 时
chronobiology [ˌkrɔnəbaiˈɔlədʒi] *n* 时间生物学 | **chronobiologic(al)**[ˌkrɔnəbaiəˈlɔdʒik(əl)] *a* 时间生物学的,生物钟学的 / **chronobiologist** [ˌkrɔnəbaiˈɔlədʒist] *n* 时间生物学家,生物钟学家
chronognosis [ˌkrɔnɔgˈnəusis] *n* 时觉
chronograph [ˈkrɔnəgrɑːf] *n* 微时计
chronometry [krəˈnɔmitri] *n* 记时法 | mental ~ 精神记时法
chronomyometer [ˌkrɔnə*u*maiˈɔmitə] *n* 时值计,时值测定器
chronon [ˈkrəunɔn] *n* 定时转录子(遗传信息持久性单位)
chronophobia [ˌkrɔnəuˈfəubiə] *n* 时间恐怖(见于长期拘禁的囚犯)
chronophotograph [ˌkrɔnə*u*ˈfəutəgrɑːf] *n* 连续摄影(照)片
chronoscope [ˈkrɔnəskəup] *n* 微时测定器,瞬时计
chronosphygmograph [ˌkrɔnə*u*ˈsfigməgrɑːf] *n* 记时脉搏描记器
chronotaraxis [ˌkrɔnə*u*təˈræksis] *n* 定时不能(丘脑或额叶损害后一时性症状)
chronotropic [ˌkrɔnə*u*ˈtrɔpik] *a* 变时(性)的(如影响心脏收缩的速率)
chronotropism [krəˈnɔtrəpizəm] *n* 变时现象(对周期性运动规律性如心搏的干扰)
chrotoplast [ˈkrəutəplæst] *n* (表) 皮细胞
chrysalis [ˈkrisəlis] ([复] **chrysalides** [kriˈsælidiːz] 或 **chrysalises** [ˈkrisəlisiz]) *n*【拉】蛹,蝶蛹
Chrysanthemum [kriˈsænθəməm] *n* 菊属
chrysarobin [ˌkrisəˈrəubin] *n* 柯桠素,驱虫豆素(局部用于治疗牛皮癣及其他慢性皮肤病)
chrysazin [ˈkrisəzin] *n* 1,8-二羟蒽醌,丹蒽醌(即danthron, 导泻药)
chrysenic acid [kraiˈsenik] 䓛酸,苯萘甲酸
chrysiasis [kriˈsaiəsis] *n* 金质沉着症,金沉着性皮病
chrys(o)- [构词成分] 金
chrysoderma [ˌkrisə*u*ˈdəːmə] *n* 金沉着性皮病(亦称金质沉着症)
chrysomonad [ˌkrisə*u*ˈməunæd] *n* 金滴虫
Chrysomonadida [ˌkrisə*u*məˈnædidə] *n* 金滴虫目
Chrysomyia [ˌkrisə*u*ˈmaijə] *n* 金蝇属 | ~ albiceps 白头金蝇 / ~ bezziana 倍(赞)氏金蝇 / ~ macellaria 腐败金蝇,腐败锥蝇 / ~ megacephala 大头金蝇
chrysophanic acid, medicinal[ˌkraisə*u*ˈfænik] 药用大黄酚酸(chrysarobin 的不正确名)
chrysophoresis [ˌkrisə*u*fəˈriːsis] *n* 金渗散(金剂治疗后,由于巨噬细胞及多形核白细胞的作用,使金微粒渗散在身体各器官内)
Chrysops [ˈkrisɔps] *n* 斑虻属 | ~ cecutiens 黑尾斑虻 | ~ dimidiata 分斑虻 / ~ discalis 中室斑虻 / ~ silacea 静斑虻
chrysosis [kriˈsəusis] *n* 金质沉着症
Chrysosporium [ˌkrisə*u*ˈspɔːriəm] *n* 金孢子菌属
chrysotherapy [ˌkrisə*u*ˈθerəpi] *n* 金疗法(现只用于治类风湿性关节炎,使用的制剂为硫代苹果酸金钠)
chrysotile [ˈkrisə*u*tail] *n* 纤蛇纹石,温石棉(吸入其粉尘可致石棉肺,间皮瘤和其他肺癌型则少见)
Chrysozona [ˌkrisə*u*ˈzəunə] *n* 麻(翅)

虻属

CHS cholinesterase 胆碱酯酶

chthonophagia [ˌθɔnə'feidʒiə], **chthonophagy** [θɔ'nɔfədʒi] *n* 食土癖

chunk [tʃʌŋk] *n* 记忆单位(指在学习学说中的一种信息单位，在开始学习包括该单位在内的新材料之前，该信息单位已经储存在记忆之中)

Churg-Strauss syndrome (vasculitis) [tʃə:g straus] (Jacob Churg; Lotte Strauss) 丘－施综合征(脉管炎)，变应性肉芽肿性脉管炎

churn [tʃə:n] *n* 搅乳器 *vt, vi* 搅拌

churus ['tʃʌrəs] *n* 大麻树脂

Chvostek's anemia ['vɔstek] (Franz Chvostek) 沃斯特克贫血(胰腺性贫血) | ～ sign (symptom) 沃斯特克征(症状)(轻叩腮腺区的面神经时可引起面肌痉挛，见于手足搐搦)

Chvostek-Weiss sign ['vɔstek vais] (Franz Chvostek; Nathan Weiss) 丘－魏征(见Chvostek's sign)

chylangioma [ˌkailændʒi'əumə] *n* 乳糜管瘤

chylaqueous [kai'leikwiəs] *a* 乳糜水样的

chyle [kail] *n* 乳糜 | **chylaceous**[kai'leiʃəs] *a*

chylectasia [ˌkailek'teisiə] *n* 乳糜管扩张

chylemia [kai'li:miə] *n* 乳糜血(症)

chylifaction [ˌkaili'fækʃən], **chylification** [ˌkailifi'keiʃən] *n* 乳糜形成 | **chylifacient** [ˌkaili'feiʃənt], **chylifactive** [ˌkaili'fæktiv] *a* 形成乳糜的

chyliferous [kai'lifərəs] *a* 形成乳糜的；输送乳糜的

chyliform ['kailifɔ:m] *a* 乳糜样的

chylocele ['kailəsi:l] *n* 睾丸鞘膜乳糜囊肿，阴囊乳糜囊肿，阴囊象皮病 | parasitic ～ 寄生虫性阴囊乳糜囊肿，阴囊象皮病

chylocyst ['kailəsist] *n* 乳糜池

chyloderma [ˌkailəu'də:mə] *n* 阴囊象皮病，丝虫性象皮病

chyloid ['kailɔid] *a* 乳糜样的

chylology [kai'lɔlədʒi] *n* 乳糜学

chylomediastinum [ˌkailəuˌmi:diæs'tainəm] *n* 纵隔乳糜症

chylomicrograph [ˌkailəu'maikrəgrɑ:f] *n* 乳糜微粒图

chylomicron [ˌkailəu'maikrɔn] ([复] **chylonmicrons, chylomicra** [ˌkailəu'maikrə]) *n* 乳糜微粒(血尘)

chylomicronemia [ˌkailəuˌmaikrəu'ni:miə] *n* 乳糜微粒血(症)，高乳糜微粒血症

chylopericarditis [ˌkailəuˌperikɑ:'daitis] *n* 乳糜性心包炎

chylopericardium [ˌkailəuˌperi'kɑ:diəm] *n* 乳糜心包，乳糜性心包积液

chyloperitoneum [ˌkailəuˌperitəu'ni:əm] *n* 乳糜性水腹

chylophoric [ˌkailəu'fɔrik] *a* 带乳糜的

chylopneumothorax [ˌkailəuˌnju:məu'θɔ:ræks] *n* 乳糜气胸

chylopoiesis [ˌkailəupɔi'i:sis] *n* 乳糜形成，乳糜生成 | **chylopoietic** [ˌkailəupɔi'etik] *a*

chylorrhea [ˌkailə'ri:ə] *n* 乳糜溢

chylosis [kai'ləusis] *n* 乳糜化(作用)

chylothorax [ˌkailəu'θɔ:ræks], **chylopleura** [ˌkailəu'pluərə] *n* 乳糜胸

chylous ['kailəs] *a* 乳糜的

chyluria [kai'ljuəriə] *n* 乳糜尿

chylus ['kailəs] *n*【拉】乳糜

Chymar ['kaimə:] *n* 糜蛋白酶(chymotrypsin)制剂的商品名

chymase ['kaimeis] *n* 食糜酶

chyme [kaim] *n* 食糜

Chymex ['kaimeks] *n* 苯替酪胺，苯酪肽(bentiromide)制剂的商品名

chymification [ˌkaimifi'keiʃən] *n* 食糜生成

chymodenin [ˌkaiməu'denin] *n* 促凝

乳蛋白酶原素
chymopapain [ˌkaiməupə'peiin] *n* 木瓜凝乳蛋白酶,糜木瓜酶
chymorrhea [ˌkaimə'ri:ə] *n* 食糜溢
chymosin [kai'məusin] *n* 凝乳酶
chymosinogen [ˌkaimə'sinədʒən] *n* 凝乳酶原
chymotrypsin [ˌkaimə'tripsin] *n* 胰凝乳蛋白酶,糜蛋白酶
chymotrypsinogen [ˌkaimətrip'sinədʒən] *n* 胰凝乳蛋白酶原,糜蛋白酶原
chymous ['kaiməs] *a* 食糜的
chymus ['kaiməs] *n* 食糜
Chytridiales [kaiˌtridi'eili:z] *n* 壶菌目
Chytridiomycetes [kaiˌtridiəumai'si:ti:z] *n* 壶菌亚纲
Chytridium [kai'tridiəm] *n* 壶菌属
CI color index 血色指数; Colour Index 染料索引
Ci 居里(curie)的符号(旧放射性强度单位,现用Bq〈贝可勒尔〉,1Ci=37GBq〈3.7×10^{10}Bq〉)
Ciaccio's glands ['tʃɑ:tʃəu] (Giuseppe V. Ciaccio) 副泪腺
Ciaccio's method ['tʃɑ:tʃəu] (Carmelo Ciaccio) 恰乔法(细胞内脂质固定染色法,即处理组织使能见到细胞内的脂质,用酸性酪酸盐溶液固定,再以苏丹Ⅲ染色) | ~ stain 恰乔染剂(显示脂质的染剂)
Cib cibus【拉】食物
cibarian [si'bɛəriən] *a* 食物的
cibisotome [si'bisətəum] *n* 晶状体囊刀
cicatrectomy [ˌsikə'trektəmi] *n* 瘢痕切除术
cicatricotomy [ˌsikətrai'kɔtəmi] *n* 瘢痕切开术
cicatrix [si'keitriks, 'sikətriks] ([复] **cicatrices** [si'keitrisi:z, ˌsikə'traisi:z]) *n*【拉】瘢痕,疤痕 | filtering ~ 过滤性瘢痕,漏液瘢痕 / manometric ~ 压动性瘢痕(鼓膜) / vicious ~ 不良瘢痕,恶性瘢痕 | **cicatricial** [ˌsikə'triʃəl] *a*
cicatrizant [si'kætrizənt] *n* 结瘢剂
cicatrize ['sikətraiz] *vt, vi* (使)结瘢 | **cicatrization** [ˌsikətri'zeiʃən, -tri'z-] *n* 结瘢,瘢痕形成
ciclafrine hydrochloride ['sikləfri:n] 盐酸环拉福林,盐酸螺环酚(升压药)
ciclopirox olamine [ˌsaikləu'piərɔks] 环吡司胺,环己吡酮乙醇胺(抗真菌药)
cicloprofen [ˌsaikləu'prəufən] *n* 环洛芬,芴丙酸(抗炎药)
Cicuta ['sikjutə] *n* 毒芹属 | ~ maculata 毒(水)芹 / ~ virosa 毒芹
cicutoxin [ˌsikju'tɔksin] *n* 毒芹(毒)素
-cide [后缀] 杀者,杀灭剂,杀
Cidex ['saideks] *n* 戊二醛(glutaraldehyde)制剂的商品名
CIE counterimmunoelectrophoresis 对流免疫电泳
CIF clonal inhibitory factor 克隆抑制因子
cigar [si'gɑ:] *n* 雪茄烟,叶卷烟
cigaret(te) [ˌsigə'ret] *n* 香烟,卷烟
ciguatera [ˌsi:gwə'terə] *n*【西】鱼肉毒
ciguatoxin [ˌsi:gwə'tɔksin] *n* 鱼肉毒素
CIH Certificate in Industrial Health 工业卫生证书
Ci-hr curie-hour 居里小时(旧放射性强度单位)
cilia ['siliə] cilium的复数
ciliariscope [ˌsili'æriskəup] *n* 睫区镜
ciliarotomy [ˌsiliə'rɔtəmi] *n* 睫状体切开术(治青光眼)
ciliary ['siliəri] *a* 睫的,睫状的
Ciliata [ˌsili'eitə] *n* 纤毛纲
ciliate ['siliit] *a* 纤毛的 *n* 纤毛虫 | ~d ['silieitid] *a* 有纤毛的
ciliectomy [ˌsili'ektəmi] *n* 睑缘切除术;睫状体切除术
ciliogenesis [ˌsiliə'dʒenisis] *n* 纤毛形成,纤毛发生
Ciliophora [ˌsili'ɔfərə] *n* 纤毛门
ciliophoran [ˌsili'ɔfərən] *n* 纤毛虫 *a* 纤毛虫的

cilioretinal [ˌsiliəu'retinəl] *a* 睫状体视网膜的
ciliiscleral [ˌsiliəu'skliərəl] *a* 睫状体巩膜的
ciliospinal [ˌsiliəu'spainl] *a* 睫状体脊髓的
ciliotomy [ˌsili'ɔtəmi] *n* 睫状神经切断术
cilium ['siliəm] ([复] **cilia** ['siliə]) *n* 睫;[复] 睫毛;纤毛 | olfactory cilia 嗅毛
Cillobacterium [ˌsiləubæk'tiəriəm] *n* 运动杆菌属
cillosis [si'ləusis], **cillo** ['siləu] *n* 痉挛性睑抽动
cimbia ['simbiə] *n*【拉】大脑脚横束
cimetidine [sai'metidi:n] *n* 西咪替丁,甲氰咪胍(组胺H_2受体拮抗药,治疗消化性溃疡尤为有效)
Cimex ['saimeks] *n*【拉】臭虫属 | ~ boueti 卜(埃特)氏臭虫 / ~ hemipterus, ~ rotundatus 热带臭虫 / ~ lectularius 温带臭虫 / ~ pilosellus 蝠臭虫 / ~ pipistrella 小蝠臭虫
cimex ['saimeks] ([复] **cimices** ['simisi:z]) *n*【拉】臭虫
cimicid ['saimisid] *a* 臭虫的
Cimicidae [sai'misidi:] *n* 臭虫科
Cimicifuga [ˌsimi'sifjugə] *n* 升麻属
cimicosis [ˌsimi'kəusis] *n* 臭虫痒症
cinanserin hydrochloride [si'nænsərin] 盐酸辛那色林,盐酸胺硫桂苯胺(5-羟色胺拮抗药)
cinching ['sintʃiŋ] *n* 眼肌折叠术
cinchomeronic acid [ˌsiŋkəmə'rɔnik] 3,4-吡啶二羧酸
Cinchona [siŋ'kəunə] *n* 金鸡纳树属
cinchona [siŋ'kəunə] *n* 金鸡纳(树)皮
cinchonic acid [siŋ'kɔnik] 喹啉甲酸,金鸡纳酸
cinchonidine [siŋ'kɔnidi:n] *n* 辛可尼丁,金鸡尼丁(抗疟药)
cinchonine ['siŋkəni:n] *n* 辛可宁,金鸡宁(抗疟药)
cinchoninic acid [ˌsiŋkə'ninik] 辛可宁酸,金鸡宁酸
cinchonism ['siŋkənizəm] *n* 金鸡纳中毒
cinchonize ['siŋkənaiz] *vt* 金鸡纳化
cinchophen ['siŋkəfen] *n* 辛可芬(消炎镇痛药)
cinclisis ['siŋklisis] *n* 急速眨眼;呼吸促迫
cincture ['siŋktʃə] *n* 围绕;束带,腰带 *vt* 用带子绕
cine- [构词成分] 运动,活动
cineangiocardiography [ˌsiniˌændʒiəuˌkɑ:di'ɔgrəfi] *n* 电影心血管造影(术)
cineangiogram [ˌsini'ændʒiəgræm] *n* 电影血管造影(照)片
cineangiograph [ˌsini'ændʒiəgrɑ:f] *n* 血管造影用电影摄影机
cineangiography [ˌsiniˌændʒi'ɔgrəfi] *n* 电影血管造影(术) | radionuclide ~ 放射核素电影血管造影(术)
cinedensigraphy [ˌsiniden'sigrəfi] *n* 运动密度测定法,内部结构活动摄影(术)
cinefluorography [ˌsiniˌfluə'rɔgrəfi] *n* 电影荧光摄影(术),X线活动间接摄影(术)
cinema ['sinimə] *n* 电影,影片;电影院 | ~**tic** [ˌsini'mætik] *a*
cinemascopia [ˌsiniməs'kəupiə], **cinemascopy** [ˌsini'mæskəpi] *n* 人体运动电影摄影(术)
cinematics [ˌsini'mætiks] *n* 运动学
cinematization [ˌsinimæti'zeiʃən, -ti'z-] *n* 运动成形切断术
cinematography [ˌsinimə'tɔgrəfi] *n* 电影摄影(术)
cinematoradiography [ˌsinimətəˌreidi'ɔgrəfi] *n* 电影X线摄影(术)
cinemicrography [ˌsinimai'krɔgrəfi] *n* 显微镜电影摄影(术) | time-lapse ~ 定时显微镜电影摄影(术)(定时慢转速拍摄显微镜下微小物体的活动情况,再以普通转速放映)

cineol ['siniɔl] *n* 桉油醇,桉树脑(祛痰、局部麻醉、驱虫药)

cinepazet maleate [ˌsini'pæzit] 马来酸桂哌酯,马来酸肉桂哌乙酯(冠状动脉扩张药)

cinephlebography [ˌsinifli'bɔgrəfi] *n* 电影静脉造影(术)

cineplastics [ˌsini'plæstiks] *n* 运动成形切断术

cineplasty ['siniˌplæsti] *n* 运动成形切断术

cineradiofluorography [ˌsinəˌreidiəuˌfluə'rɔgrəfi] *n* 电影X线摄影(术)

cineradiography [ˌsiniˌreidi'ɔgrəfi] *n* 电影X线摄影(术)

cinerary ['sinərəri] *a* 灰的;骨灰的

cineration [ˌsinə'reiʃən] *n* 灰化;煅灰法

cinerator ['sinireitə] *n* (尸体或垃圾的)焚化炉

cinerea [si'niəriə] *n* 灰质(神经系统) | ~**l** [si'niəriəl] *a*

cinereous [si'niəriəs], **cineritious** [ˌsinə'riʃəs] *a* 灰色的,似灰的,烬灰色的

cineroentgenofluorography [ˌsiniˌrɔntgənəuˌfluə'rɔgrəfi] *n* 电影X线荧光摄影(术)

cineroentgenography [ˌsiniˌrɔntgə'nɔgrəfi] *n* 电影X线摄影(术)

cinesalgia [ˌsini'sældʒiə] *n* 动作性(肌)痛,肌动痛

cinesi- 以cinesi-起始的词,同样见以kinesi-起始的词

cinet(o)- 以cinet(o)-起始的词,同样见以kinet(o)-起始的词

cineurography [ˌsinijuə'rɔgrəfi] *n* 电影尿路造影(术)

cingestol [sin'dʒestəul] *n* 烯孕醇,异炔诺(孕激素类药)

cingule ['siŋgju:l] *n* 带;扣带

cingulectomy [ˌsiŋgju'lektəmi] *n* 扣带回切除术(脑)

cingulotomy [ˌsiŋgju'lɔtəmi] *n* 扣带回切开术

cingulum ['siŋgjuləm] ([复] **cingula** ['siŋgjulə]) *n*【拉】带;扣带

cingulumotomy [ˌsiŋgjulə'mɔtəmi] *n* 扣带回切开术(脑)

C1 INH C1 inhibitor C1抑制剂,补体1抑制剂

cinnabar ['sinəbɑ:] *n* 朱砂,一硫化汞 *a* 朱红的

cinnamaldehyde [sinə'mældihaid] *n* 桂皮醛,肉桂醛

cinnamene ['sinəmi:n], **cinnamol** ['sinəmɔl] *n* 桂皮烯,苯乙烯

cinnamic [si'næmik] *a* 桂皮的,肉桂的 | ~ acid 肉桂酸,桂皮酸,苯基丙-2-烯酸

cinnamon ['sinəmən] *n* 桂皮,肉桂 *a* 黄棕色的

cinnarizine [si'nɑ:rizi:n] *n* 桂利嗪,肉桂苯哌嗪,脑益嗪(抗组胺药)

cinnopentazone [ˌsinəu'pentəzəun] *n* 辛喷他宗,噌戊唑酮(抗炎药)

cinology [si'nɔlədʒi] *n* 运动学

cinometer [si'nɔmitə] *n* 运动测量器;皮肤感觉计

cinoplasm ['sinəplæzəm] *n* 动质,动浆

cinoxacin [si'nɔksəsin] *n* 西诺沙星,噁噌酸,噌噁星(抗菌药)

cinoxate [si'nɔkseit] *n* 西诺沙酯,甲氧桂乙酯,对甲氧肉桂酸乙氧乙酯(防晒药)

cinromide ['sinrəmaid] *n* 桂溴胺(抗惊厥药)

cintazone ['sintəzəun] *n* 辛喷他宗,噌戊唑酮(抗炎药)

cionectomy [ˌsaiə'nektəmi] *n* 悬雍垂切除术

Cionella [ˌsaiə'nelə] *n* 槲果螺属

Cionellidae [ˌsaiə'nelidi:] *n* 槲果螺科

cionitis [ˌsaiə'naitis] *n* 悬雍垂炎

cionoptosis [ˌsaiənɔp'təusis] *n* 悬雍垂过长

cionorrhaphy [ˌsaiə'nɔrəfi] *n* 悬雍垂缝术

cionotome [sai'ɔnətəum] *n* 悬雍垂刀

cionotomy [ˌsaiə'nɔtəmi] *n* 悬雍垂部分切除术

cipher ['saifə] *n* 零(0);无价值之物 *vi, vt* 计算,算出(out)

Cipro ['siprə] *n* 盐酸环丙沙星(ciprofloxacin hydrochloride)制剂的商品名

ciprocinonide [ˌsiprəu'sainənaid] *n* 环丙奈德,肤轻松环丙酯(肾上腺皮质激素类药)

ciprofibrate [ˌsaiprəu'faibreit] *n* 环丙贝特,环丙降脂酸(降血脂药)

ciprofloxacin [ˌsiprəu'flɔksəsin] *n* 环丙沙星(抗菌药) | ～ hydrochloride 盐酸环丙沙星(抗菌药)

circa ['sə:kə] *prep* 大约

circadian [sə:'keidjən] *a* 昼夜节律的,(24h)生理节奏的

circannual [sə:'kænjuəl] *a* 年节律的,以一年为周期的

circellus [sə'seləs] *n* 小环

circinate ['sə:sineit] *a* 环状的

circle ['sə:kl] *n* 圆,圆周;周期,循环;环,圈;环状物 *vt* 环绕 *vi* 旋转;流传 | ～ of confusion 模糊圈(显示透镜理论上某一点影象的圆盘) / defensive ～ 防御环(相互对抗或抑制的两种病理情况的共存,如痛风和结核病) / diffusion ～ 弥散圈(视网膜上的蒙胧圈) / ～ of dispersion, ～ of dissipation 分散圈(视网膜) / greater ～ of iris 虹膜大环 / lesser ～ of iris 虹膜小环 / sensory ～ 感觉点环 / vicious ～ 恶性循环

circlet ['sə:klit] *n* 小圈,小环

circling ['sə:kliŋ] *n* 环状运动(如患李斯特菌病〈listeriosis〉的动物所表现的)

circuit ['sə:kit] *n* 环行;周线;范围;回路;电路;线路 *vt, vi* (绕…)环行 | gate ～ 门电路 / open ～ 断路,切断电路 / reflex ～ 反射路 / short ～ 捷径,短路

circular ['sə:kjulə] *a* 圆形的,环状的;循环的;迂回的 | ～**ly** *ad*

circulate ['sə:kjuleit] *vi* 循环;传播,流传 *vt* 使循环;传播 | **circulative** ['sə:kjuleitiv], **circulatory** ['sə:kjulətəri] *a* 循环的;促进循环的 / **circulator** ['sə:kjuleitə] *n* 传播者;循环器

circulation [ˌsə:kju'leiʃən] *n* 循环 | allantoic ～, umbilical ～ 尿囊循环,脐循环 / collateral ～, compensatory ～ 侧支循环 / cross ～ 交叉循环 / derivative ～ 动静脉吻合(动静脉血不经过毛细管而进入静脉) / enterohepatic ～ 肠肝循环 / hypophyseo portal ～ 垂体门脉循环 / portal ～ 门脉循环 / primitive ～, first ～ 原始循环 / pulmonary ～, lesser ～ 肺循环,小循环 / sinusoidal ～ 血窦循环 / systemic ～, greater ～ 体循环,大循环 / thebesian ～ 心最小静脉循环 / vitelline ～, omphalomesenteric ～ 卵黄区循环

circulus ['sə:kjuləs]([复] **circulli** ['sə:kju:lai]) *n*【拉】环,圈

circum- [前缀] 周(围),环

circumambient [ˌsə:kəm'æmbiənt] *a* 围绕的,周围的 | **circumambience** [ˌsə:kəm'æmbiəns], **circumambiency** [ˌsə:kəm'æmbiənsi] *n*

circumanal [sə:kəm'einl] *a* 肛门周(围)的

circumarticular [ˌsə:kəmɑ:'tikjulə] *a* 关节周(围)的

circumaxillary [ˌsə:kəmæk'siləri, -'mæksi-] *a* 腋周(围)的

circumbulbar [ˌsə:kəm'bʌlbə] *a* 眼球周(围)的

circumcallosal [ˌsə:kəmkə'ləusəl] *a* 胼胝体周(围)的

circumcise ['sə:kəmsaiz] *vt* 割除…的包皮;对…进行环切术

circumcision [ˌsə:kəm'siʒən] *n* 包皮环切术 | female ～ 阴蒂切开术 / pharaonic ～ 锁阴术

circumclusion [ˌsə:kəm'klu:ʒən] *n* 环压止血法

circumcorneal [ˌse:kəm'kɔ:niəl] *a* 角

膜周(围)的

circumcrescent [ˌsə:kəm'kresnt] *a* 环形生长的

circumduction [ˌsə:kəm'dʌkʃən] *n* 环行(运动)(指肢或眼的主动或被动环行运动)

circumference [sə'kʌmfərəns] *n* 圆周,周围;周缘,环状面 | articular ~ 环状关节面 | **circumferential** [səˌkʌmfə'renʃəl] *a*

circumferentia [səˌkʌmfə'renʃiə] *n* 【拉】周缘,环状面

circumflex ['sə:kəmfleks] *a* 弯曲的,卷曲的,旋绕的

circumflexus [ˌsə:kəm'fleksəs] *a* 【拉】弯曲的,卷曲的,旋绕的

circumgemmal [ˌsə:kəm'dʒeməl] *a* 芽周的

circuminsular [ˌsə:kəm'insjulə] *a* 脑岛周(围)的

circumintestinal [ˌsə:kəmin'testinl] *a* 肠周(围)的

circumlental [ˌsə:kəm'lentl] *a* 晶状体周(围)的

circumnuclear [ˌsə:kəm'nju:kliə] *a* 核周(围)的

circumocular [ˌsə:kəm'ɔkjulə] *a* 眼周的

circumoral [ˌsə:kəm'ɔ:rəl] *a* 口周的

circumorbital [ˌsə:kəm'ɔ:bitl] *a* (眼)眶周的

circumpolarization [ˌsə:kəmˌpəulərai'zeiʃən, -ri'z-] *n* 圆偏振(光)

circumrenal [ˌsə:kəm'ri:nl] *a* 肾周(围)的

circumscribe ['sə:kəmskraib] *vt* 在…周围画线;限制;使外接,使外切 | **~d** *a* 局限的

circumscription [ˌsə:kəm'skripʃən] *n* 界限,限制;区域,范围;定义;外接

circumscriptus [ˌsə:kəm'skriptəs] *a* 【拉】局限的

circumspect ['sə:kəmspekt] *a* 谨慎小心的,慎重的 | **~ion** [ˌsə:kəm'spekʃən] *n* / **~ly** *ad*

circumstance ['sə:kəmstəns] *n* [常用复]情况,情形,环境 | in (或under) no ~s 无论如何不,决不 / in (或 under) the ~s (情况) 既然这样,在这种情形下

circumstantial [ˌsə:kəm'stænʃəl] *a* 按照情况的;偶然的;详尽的 | **~ity** [ˌsə:kəmˌstænʃi'æləti] *n* 详尽;偶然性;琐谈症(一种精神症状) / **~ly** *ad*

circumstantiate [ˌsə:kəm'stænʃieit] *vt* (提供证据来)证明;证实

Circumstraint ['sə:kəmˌstreint] *n* 婴儿包皮切除装置(商品名)

circumtractor ['sə:kəmˌtræktə] *n* 环形拉钩,环形牵引器

circumvallate [ˌsə:kəm'væleit] *vt* 围绕 *a* 轮廓状的

circumvascular [ˌsə:kəm'væskjulə] *a* 血管周(围)的

circumvent [ˌsə:kəm'vent] *vt* 围绕;包围;防止… 发生 | **~ion** [ˌsə:kəm'venʃən] *n*

circumvolute [ˌsə:kəm'vəulju:t] *a* 搓合的,缠绕的

circumvolutio [ˌsə:kəmvə'lju:ʃiəu] *n* 包绕;回

cirolemycin [ˌsirəuli'maisin] *n* 西罗霉素(抗肿瘤和抗菌物质)

cirrhogenous [si'rɔdʒinəs] *a* 致硬变的

cirrhonosus [si'rɔnəsəs] *n* 胸腹膜黄变病(胎儿)

cirrhosis [si'rəusis] *n* 硬变;肝硬变 | alcoholic ~ 酒精性肝硬变 / biliary ~ 胆汁性肝硬变 / ~ of liver 肝硬变(亦称慢性间质性肝炎) / ~ of lung, pulmonary ~ 肺硬变,间质性肺炎 / pipe stem ~ 门脉周性肝硬变 / postnecrotic ~, multilobar ~, periportal ~, toxic ~ 坏死后肝硬变,多小叶性肝硬变,门脉周肝硬变,中毒性肝硬变 / primary biliary ~, hypertrophic ~, unilobular ~, 原发性胆汁性肝硬变,肥大性肝硬变,单小叶性肝硬变 /

～ of stomach 胃硬变,皮革状胃,硬变性胃炎 | **cirrhotic** [si'rɔtik] *a*
cirrus ['sirəs] ([复] **cirri** ['sirai]) *n* 雄茎(蠕虫);刚毛
cirsectomy [sə'sektəmi] *n* 曲张静脉切除术
cirsenchysis [sə'senkisis] *n* 曲张静脉注射(疗)法
cirs(o)- [构词成分] 静脉曲张,曲张静脉
cirsocele ['sə:səsi:l] *n* 精索静脉曲张
cirsodesis [sə'sɔdisis] *n* 曲张静脉结扎术
cirsoid ['sə:sɔid] *a* 曲张的
cirsomphalos [sə'sɔmfəlɔs] *n* 脐周静脉曲张
cirsophthalmia [ˌsə:sɔf'θælmiə] *n* 结膜静脉曲张
cirsotome ['sə:sətəum] *n* 曲张静脉刀
cirsotomy [sə'sɔtəmi] *n* 曲张静脉切开术
cis- [sis] [前缀] 在一边,在同侧,在近侧;顺式(在有机化学中,指某些原子或基在分子的同侧;在遗传学中,指拟等位基因的两个突变基因在同一的染色体上)
cis- [前缀] 在一边,在同侧,在近侧
cisclomiphene [sis'kləumifi:n] *n* 恩氯米芬(即enclomiphene, 抗不育症药)
cismatan ['sismətən] *n* 埃及决明子
cisplatin ['sisplətin] *n* 顺铂(抗肿瘤药)
cis-platinum [sis'plætinəm] *n* 顺铂(即cisplatin, 抗肿瘤药)
11-*cis* retinal [sis'retinəl] 11-顺视黄醛
cissa ['sisə] *n* 异食癖
Cissampelos [si'sæmpilɔs] *n* 锡生藤属(防己科)
cistern ['sistən] *n* 池;槽,桶 | cerebellomedullary ～, great ～, posterior ～ 小脑延髓池 / ～ of fossa of Sylvius, ～ of lateral fossa of cerebrum, ～ of Sylvius 大脑外侧窝池 / interpenduncular ～, basal ～ (脑)脚间池 | ～**al** [sis'tə:nl] *a* 池的(尤指小脑延髓池)
cisterna [sis'tə:nə] ([复] **cisternae** [sis'tə:ni:]) *n*【拉】池
cisternography [ˌsistə:'nɔgrəfi] *n* 脑池造影(术) | **cisternographic** [ˌsistə:nəu'græfik] *a*
cistron ['sistrɔn] *n* 顺反子,作用子(遗传物质的最小单位,它决定一个多肽链的氨基酸顺序,通过顺反测验所测定,现在常用作基因的同义词)
Citanest ['saitənist] *n* 盐酸丙胺卡因(prilocaine hydrochloride)制剂的商品名
cite [sait] *vt* 引证,引用 | **citation** [sai'teiʃən] *n*
Citelli's syndrome [tʃi'teli] (Salvatore Citelli) 契太利综合征(精神减退、注意力不易集中、瞌睡或失眠,见于腺样体炎或鼻窦炎患者)
Citellus [sai'teləs] *n* 黄鼠属
citizen ['sitizn] *n* 公民;市民,(城市)居民
citraconic acid [ˌsitrə'kɔnik] 柠康酸,顺甲基丁烯二酸
citral ['sitrəl] *n* 枸橼醛,橙花醛
citrate ['sitreit] *n* 柠檬酸,枸橼酸;柠檬酸盐,枸橼酸盐 | cupric ～ 枸橼酸铜(防腐剂,收敛药) / ferric ～ 枸橼酸铁(用作试剂) / ～ phosphate dextrose (CPD) 枸橼酸盐磷酸盐葡萄糖(亦称抗凝血枸橼酸盐磷酸盐葡萄糖溶液,抗凝药) / ～ phosphate dextrose adenine (CPDA-1) 枸橼酸盐磷酸盐葡萄糖腺嘌呤(抗凝溶液)
citrate condensing enzyme ['sitreit kən'densiŋ 'enzaim] 柠檬酸缩合酶,腺苷三磷酸柠檬酸裂解酶
citrated ['sitreitid] *a* 含枸橼酸盐的
citrate (si)-synthase ['sitreit 'sinθeis] 柠檬酸-合酶
citrate synthase ['sitreit 'sinθeis] 柠檬酸合酶
citreoviridin [ˌsitriə'viridin] *n* 黄绿青霉素
citric acid ['sitrik] 枸橼酸,柠檬酸

citrinin ['sitrinin] *n* 桔霉素

Citrobacter [ˌsitrə'bæktə] *n* 枸橼酸菌属 | ～ freundii 弗(罗因德)氏枸橼酸菌 / ～ intermedius 中间型枸橼酸菌

Citromyces [ˌsitrəu'maisi:z] *n* 枸橼酸霉菌属

citron ['sitrən] *n* 枸橼 *a* 枸橼状的

citronella [ˌsitrə'nelə] *n* 香茅,雄刈萱(用于香料和驱虫)

citrophosphate [ˌsitrə'fɔsfeit] *n* 枸橼磷酸盐

citrulline [si'trʌli:n] *n* 瓜氨酸,氨基甲酰鸟氨酸

citrullinemia [siˌtrʌli'ni:miə] *n* 瓜氨酸血症,精氨基琥珀酸合成酶缺乏症

citrullinuria [siˌtrʌli'njuəriə] *n* 瓜氨酸尿

Citrus ['sitrəs] *n*【拉】柑桔属

citta ['sitə], **cittosis** [si'təusis] *n* 异食癖

city ['siti] *n* 城市

Civatte's poikiloderma [si'vɑ:t] (Achille Civatte) 西瓦特皮肤异色病(脸、颈、胸上部红棕色网状色素沉着,常对称发生,由于日晒或搽化妆品中的化学物品所致)

Civiale's operation [ˌsivi'ɑ:l] (Jean Civiale) 碎石术

civil ['sivl] *a* 公民的;民用的;国内的

civilian [si'viljən] *n* 平民,老百姓 *a* 平民的;民用的

civilization, civilisation [ˌsivilai'zeiʃən, -li'z-] *n* 文明;文化

civilize, civilise ['sivilaiz] *vt, vi* (使)文明;开化

Civinini's ligament [ˌtʃi:vi'ni:ni] (Filippo Civinini) 翼棘韧带 | ～ process (spine) 翼棘突

CK creatine kinase 肌酸激酶

Cl 元素氯(chlorine)的符号

cl. centiliter厘升

clad [klæd] clothe的过去式和过去分词 *a* 穿衣的;被覆盖的;镀过的,镀过金属的

cladiosis [ˌklædi'əusis] *n* 屠宰工人帚霉病(亦称树胶肿样淋巴管炎)

cladistics [klə'distiks] *n* 进化枝学,遗传分类学

Cladonia [klə'dəuniə] *n* 石蕊属

Cladorchis watsoni [klei'dɔ:kis wæt'səunai] 瓦(生)氏瓦生吸虫(即Watsonius watsoni)

Clado's anastomosis ['klɑ:dəu] (Spiro Clado) 克拉多吻合术(阑尾动脉和卵巢动脉之间的吻合术) | ～ band 卵巢悬韧带

cladosporiosis [ˌklædəuˌspɔ:ri'əusis] *n* 分支孢子菌病

Cladosporium [ˌklædə'spɔ:riəm] *n* 分支孢子菌属

cladothricosis [ˌklædəuθri'kəusis] *n* 分枝丝菌病

Cladothrix ['klædəθriks] *n* 分枝丝菌属

claim [kleim] *vt* 要求;需要;声称;主张 *n* 要求,权利;主张;断定 | lay ～ to 要求;主张;自以为

clairaudience [klɛər'ɔ:djəns] *n* 神听,超人的听力

clairsentience [klɛə'senʃiəns] *n* 神视,超人的视力

clairvoyance [klɛə'vɔiəns] *n*【法】神视,超人的视力

clammy ['klæmi] *a* 冷湿的,滑腻的 | **clammily** *ad*

clamoxyquin hydrochloride [klə'mɔksikwin] 盐酸氯胺羟喹(抗阿米巴药)

clamp [klæmp] *n* 夹;夹具;钳 *vt* 夹紧,夹住 | cotton roll rubber dam ～ 棉卷橡皮障夹 / gingival ～ 龈夹 / pedicle ～ 蒂夹 / rubber dam ～ 橡皮障夹 | ～ down (on) 强制执行;施加压力

clang [klæŋ] *n* 音质,音响

clanging ['klæŋiŋ] *n* 声音代词语(见于精神分裂症及躁狂症)

clap[1] [klæp] (-pp-) *vt* 拍,轻拍 *vi* 拍手 *n* 破裂声;拍打法

clap² [klæp] *n* 淋病

clapotement [kləpɔ:t'mɔŋ], **clapotage** [kləpə'tɑ:ʒ] *n*【法】振荡音

claquement [klək'mɔŋ] *n*【法】掌拍(按摩)法;毕剥声(心瓣膜闭时的) | ～ d'ouverture 开瓣锐声

claret ['klærət] *n* 红葡萄酒;紫红色 *a* 紫红色的

clarificant [klæ'rifikənt] *n* 澄清剂

clarify ['klærifai] *vt, vi* (使)澄清;阐明,(使)易懂;净化,使(液体等)澄清 | **clarification** [ˌklærifi'keiʃən] *n*

clarity ['klærəti] *n* 清晰;澄明度

Clark Ⅱ [klɑ:k] *n* 二苯氰化胂(即diphenylcyanoarsine,一种刺激性毒气)

Clark-Collip method [klɑ:k 'kɔlip] (Earl P. Clark; James B. Collip) 克拉克–科利普法(检血清钙及检血中脲)

Clarke-Hadfield syndrome [klɑ:k 'hædfi:ld] (Cecil Clarke; Geoffrey Hadfield) 克-哈综合征(幼稚型先天性胰腺病,患儿有肝大,大量脂粪,胰腺广泛萎缩,身材矮小和体重不足)

Clarke's cells [klɑ:k] (Jacob A. L. Clarke) 克拉克细胞(脊髓胸段中的色素细胞) | ～ nucleus, ～ column of spinal cord, nucleus of ～ column 背核

clash [klæʃ] *vi, n* 碰撞,抵触;不调和(with)

clasmatocyte [klæz'mætəsait] *n* 破折细胞

clasmatocytosis [klæzˌmætəsai'təusis] *n* 破折细胞增多

clasmatodendrosis [klæzˌmætəden'drəusis] *n* 星形细胞突破折

clasmatosis [ˌklæzmə'təusis] *n* 细胞破碎

clasmocytoma [ˌklæzməusai'təumə] *n* 网状细胞肉瘤

clasp [klɑ:sp] *n* 扣子;钩子;卡环(保持和固定托牙用,亦称直接固位体) *vt* 钩住;扣紧 | arrow ～, arrowhead ～ 箭头卡环 / bar ～ 闩状卡环,杆状卡环 / circumferential ～ 环状卡环 / continuous ～, continuous lingual ～ 连续卡环,连续舌侧卡环

class [klɑ:s] *n* 阶级;班级;年级;(一节)课;纲(生物分类);类;等级 *vt* 把…分类 | in a ～ by itself(或oneself) 独一无二,独具一格

classic ['klæsik] *a* 第一流的;古典的;典型的 *n* 名著;经典;典型事例

classical ['klæsikəl] *a* 第一流的;古典的;传统的 | ～**ly** *ad*

classification [ˌklæsifi'keiʃən] *n* 分类(法);分级;类别;等级 | adansonian ～ 数值分类法 / Chicago ～ 芝加哥分类法(人类染色体分类法,于1966年在芝加哥为遗传学家所采纳,以鉴定染色体带和区及染色体结构异常定位) / Denver ～ 丹佛分类法(人类染色体根据大小及着丝粒位置的分类法,于1960年在丹佛为遗传学家所采纳,23对染色体按长度减少的顺序排列为A到G7组) / New York Heart Association (NYHA) ～ 纽约心脏协会分类法(第一类病人活动不受限制,平常活动不出现症状;第二类病人活动稍加限制,休息或轻度劳力时无不适感;第三类病人活动明显限制,只有休息时才无不适感;第四类病人应完全休息,卧床或静坐,任何体力活动均会产生不适感) / numerical ～ 数值分类法 / Paris ～ 巴黎分类法(1971年在巴黎对芝加哥人类染色体分类法所作的修正,并提供更详细的遗传信息)

classificatory [ˌklæsifi'keitəri] *a* 分类上的;类别的

classify ['klæsifai] *vt* 把…分类;把…归入一类

clastic ['klæstik] *a* 分裂的

clastogen ['klæstədʒən] *n* 诱裂剂,诱变剂(致染色体畸变物质)

clastogenic [ˌklæstəu'dʒenik] *a* 诱裂的,致畸变的(指对染色体) | ～**ity** [ˌklæstəudʒe'nisəti] *n* 诱裂性,致断裂性

clathrin ['klæθrin] *n* 包涵素,笼形蛋白

Clathrochloris [ˌklæθrə'klɔ:ris] *n* 绿硫菌属

Clauberg's culture medium ['klaubə:g] (Karl Wm. Clauberg) 克劳伯格培养基(含有牛、羊血清与甘油和亚碲酸钾凝结的培养基) | ～ test 克劳伯格试验,黄体激素试验(测定黄体制剂或黄体酮标准的生物鉴定法) / ～ unit 克劳伯格单位(一种孕激素单位)

Claude's hyperkinesis sign [klɔ:d] (Henri Claude) 克洛德运动增强征(疼痛刺激时瘫痪肌肉的反射性动作) | ～ syndrome 克洛德综合征(一侧第三脑神经〈动眼神经〉麻痹,对侧协同不能,伴有构音障碍)

claudicant ['klɔ:dikənt] *a* 跛行的 *n* (间歇性)跛行者

claudication [ˌklɔ:di'keiʃən] *n* 跛行 | intermittent ～ 间歇性跛行(如见于闭塞性血管性动脉炎) / venous ～ 静脉性跛行(静脉停滞所致) | **claudicatory** ['klɔ:dikətəri] *a*

Claudius' cells ['klaudiəs] (Friedrich M. Claudius) 克劳狄乌斯细胞(螺旋柱弓两侧大而有核细胞)

claustrophilia [ˌklɔ:strə'filiə] *n* 幽居癖

claustrophobia [ˌklɔ:strə'fəubjə] *n* 幽闭恐怖 | **claustrophobic** [ˌklɔ:strə'fəubik] *a*

claustrum ['klɔ:strəm] ([复] **claustra** ['klɔ:strə]) *n* 【拉】屏状核 | **claustral** ['klɔ:strəl] *a*

clausura [klɔ:'sjuərə] *n* 【拉】闭锁(畸形),无孔,不通

clava ['kleivə] *n* 【拉】棒状体,薄束核结节 | **～l** ['kleivəl] *a* 棒状体的 / **～te** ['kleiveit] *a* 棒状体的;棒状的

clavacin ['kleivəsin] *n* 棒曲霉素

clave [kleiv] cleave² 的过去式

clavelization [ˌklævəlai'zeiʃən, -li'z-] *n* 羊痘接种

Claviceps ['klæviseps] *n* 麦角菌属

Clavicipitaceae [ˌklæviˌsipi'teisii:] *n* 麦角(菌)科

Clavicipitales [ˌklæviˌsipi'teili:z] *n* 麦角(菌)目

clavicle ['klævikl] *n* 锁骨 | **clavicular** [klə'vikjulə] *a*

clavicotomy [ˌklævi'kɔtəmi] *n* 锁骨切断术

clavicula [klə'vikjulə] *n*【拉】锁骨

claviculus [klə'vikjuləs] ([复] **claviculi** [klə'vikjulai]) *n*【拉】钉合纤维

claviform ['klævifɔ:m] *a* 棍棒状的

claviformin [ˌklævi'fɔ:min] *n* 棒曲霉素

clavipectoral [ˌklævi'pektərəl] *a* 锁骨胸部的

clavus ['kleivəs] ([复] **clavi** ['kleivai]) *n*【拉】钉胼,鸡眼 | ～ durus 硬钉胼,硬鸡眼 / ～ hystericus 癔病性钉脑痛 / ～ mollis 软钉胼,软鸡眼 / ～ secalinus 麦角

claw [klɔ:] *n* 爪;爪形器具;牙钳爪

clawfoot ['klɔ:'fut] *n* 爪形足,弓形足

clawhand ['klɔ:'hænd] *n* 爪形手

clay [klei] *n* 土,粘土 | China ～ 白陶土,高岭土

clazolam ['kleizəlæm] *n* 克拉唑仑,异喹氮䓬(弱安定药)

clazolimine [klei'zəulimi:n] *n* 氯苯唑胺(利尿药)

clean [kli:n] *a* 清洁的;整洁的;未沾染(疾病)的 *ad* 干净地;彻底地; *vt, vi* (使)干净 | ～ out 把…打扫干净;把…清除出去;除掉 / ～ up 收拾,打扫;除掉;使净化

cleaner ['kli:nə] *n* 洗洁器;除垢剂;清洁工

cleanly ['kli:nli] *a* 清洁的 *ad* 清洁地,干净地

cleanse [klenz] *vt* 使清洁;净化 | **～r** *n* 清洁剂

clear [kliə] *a* 清晰的;清楚的;澄明的;清除了…的(of) *ad* 清晰地;清楚地;完全;离开,不接触(of) *vt* 使清楚;清除,澄清;穿过,越过 *vi* 变清楚;变明朗;消失 | ～

away 把…清除掉;离开;消失 / ~ off 清除;摆脱;消散 / ~ out 把…清出(或出空) / ~ up 弄清楚;整理;(天气)放晴;澄清;治愈 / in the ~ 不受到阻碍;无危险,无罪 | ~**er** ['kliərə] *n* 澄清剂;透明剂;洗剂(牙) / ~**ly** *ad* 明白地;清晰地;显然

clearance ['kliərəns] *n* 清除,清理;清除率,廓清率;间隙 | *p*-aminohippurate ~ 对氨基马尿酸清除率 / blood-urea ~, urea ~ 血脲清除率,脲清除率 / creatinine ~ 肌酐廓清率 / free water ~ 游离水清除率 / immune ~ 免疫清除,免疫排除 / interocclusal ~ 休止㕮间隙 / inulin ~ 菊粉廓清率 / occlusal ~ 㕮间隙,咬合间隙 / osmolal ~ 重量渗克分子清除率 / plasma ~ 血浆清除率 / plasma iron ~ 血浆铁清除率

clear-cut [kliə'kʌt] *a* 轮廓清楚的;明确的

cleavage ['kli:vidʒ] *n* 劈开;裂,分裂;卵裂 | accessory ~ 副裂 / adequal ~ 近等裂 / determinate ~ 定裂 / discoidal ~ 盘(状卵)裂 / equatorial ~ 中纬(卵)裂 / holoblastic ~, complete ~, total ~ 全裂 / latitudinal ~ 纬线裂 / meridional ~ 经线裂 / meroblastic ~, incomplete ~, partial ~ 部分分裂,不全(卵)裂/ superficial ~ 表(面卵)裂

cleave[1] [kli:v] (过去式cleaved 或 cleft 或 clove, 过去分词 cleaved 或 cleft 或 cloven) *vt* 劈,劈开;把…分成几个小部分 *vi* 裂开;穿过

cleave[2] [kli:v] (过去式cleaved 或 clave, 过去分词 cleaved) *vi* 粘着,粘住(to);依恋;坚持(to)

cleft[1] [kleft] *n* 裂,裂口 | anal ~, clunial ~ 肛裂,臀裂 / branchial ~, visceral ~ 鳃裂 / facial ~ 面裂 / genital ~ 生殖裂 / hyobranchial ~ 舌鳃裂 / hyomandibular ~, hyoid ~ 舌颌裂 / intergluteal ~, natal ~ 臀沟 / transverse facial ~ 面横裂,巨口,颊横裂 / vulval ~ 外阴裂

cleft[2] [kleft] cleave的过去式和过去分词 *a* 劈开的,裂开的

clegs [klegz] *n* 虻类

cleidagra [klai'dægrə] *n* 锁骨痛风

cleidal ['klaidl] *a* 锁骨的

cleidarthritis [ˌklaidɑ:'θraitis] *n* 锁骨痛风

cleid(o)- [构词成分] 锁骨

cleidocostal [ˌklaidəu'kɔstl] *a* 锁骨肋骨的

cleidocranial [ˌklaidəu'kreinjəl] *a* 锁骨头颅的

cleidoic [klai'dəuik] *a* 闭锁的

cleidomastoid [ˌklaidəu'mæstɔid] *a* 锁骨乳突的

cleidorrhexis [ˌklaidə'reksis] *n* 锁骨折术

cleidotomy [klai'dɔtəmi] *n* 锁骨切断术

cleidotripsy ['klaidəˌtripsi] *n* 锁骨压碎术

cleisagra [klai'sægrə] *n* 锁骨痛风

cleistothecium [ˌklaistə'θi:siəm] *n* 闭囊壳

clemastine ['klemæsti:n] *n* 氯马斯汀,氯苯苄咯(抗组胺药) | ~ fumarate 富马酸氯马斯汀,富马酸氯苯苄咯(抗组胺药,用于治疗变应性鼻炎和变应性皮肤病)

Clematis ['klemətis] *n* 铁线莲属

clement ['klemənt] *a* 温暖的,温和的

clemizole ['klemizəul] *n* 克立咪唑,氯苄咪唑(抗组胺药) | ~ hydrochloride 盐酸克立咪唑,盐酸氯苄咪唑(抗组胺药,用于治疗皮肤变态反应、食品和化妆品过敏以及血清病) / ~ penicillin 克咪西林,氯苄咪唑青霉素(抗生素类药)

clench [klentʃ] *vt* 敲弯(钉子等);握紧,捏紧;咬紧(牙关);确定,决定 *n* 钉牢;捏紧;咬紧

clenching ['klentʃiŋ] *n* 磨牙癖

Cleocin ['kli:əsin] *n* 克林霉素,氯洁霉

素(clindamycin)制剂的商品名
cleoid [ˈkliːɔid] *n* 爪状挖匙(牙)
cleptomania [ˌkleptəuˈmeinjə] *n* 偷窃狂
cleptophobia [ˌkleptəuˈfəubiə] *n* 偷窃恐怖
Clérambault-Kandinsky complex (syndrome) [ˌkleirəˈbəu kænˈdinski] (Gatian de Clérambault; Viktor Kandinsky) 克雷朗波-坎迪斯基复征(综合征)(一种精神状态,病人认为其精神受外界影响或受他人控制)
clerk [klɑːk, kləːk] *n* 职员,办事员;管理员;见习医学生,见习生
clerkship [ˈklɑːkʃip, ˈkləːkʃip] *n* 见习医学生期;见习医学生制
Clethrionomys [ˌkleθriˈɔnəmis] *n* 岸䶄属
Clevelandellina [kləˌvelænˈdelinə] *n* 克利夫兰纤毛虫亚目
clever [ˈklevə] *a* 聪明的,灵巧的 | ~**ly** *ad* / ~**ness** *n*
clew [kluː] *n* 线团;暗示;线索 *vt* 为…提供线索;提示
click [klik] *n* 卡嗒音 | ejection ~s 喷射性卡嗒音 / systolic ~s 收缩期卡嗒音
clicking [ˈklikiŋ] *n* 弹响;碎裂声
clidinium bromide [kliˈdiniəm] 克利溴铵,溴奎环二苯酯(季铵类抗胆碱能药,用作治疗消化性溃疡和其他胃肠道疾病的辅助疗法)
client [ˈklaiənt] *n* (私人医生的)病人,病家 | ~**al** *a*
climacteric [klaiˈmæktərik, ˌklaimækˈterik] *n, a* 更年期(的)
climacterium [ˌklaimækˈtiəriəm] *n* 更年期 | ~ praecox 早发更年期,早期绝经
climactic [klaiˈmæktik] *a* 顶点的,极点的
climate [ˈklaimit] *n* 气候;(社会)风气,思潮 | **climatic** [klaiˈmætik] *a*
climatology [ˌklaiməˈtɔlədʒi] *n* 气候学,风土学 | medical ~ 医用气候学
climatotherapy [ˌklaimətəuˈθerəpi], **climatotherapeutics** [ˌklaimətəuˌθerəˈpjuːtiks] *n* 气候疗法
climax [ˈklaimæks] *n* 顶点;极期;性欲高潮 *vi, vt* (使)达到顶点,(使)达到高潮
climb [klaim] *vi, vt* (攀)登;爬 *n* 攀登
climograph [ˈklaiməgrɑːf] *n* 气候(对人体)影响图
clinarthrosis [ˌklinɑːˈθrəusis] *n* 关节骨偏斜
clinch [klintʃ] *vt* 钉住;确定,决定 *vi* 钉牢
clindamycin [ˌklindəˈmaisin] *n* 克林霉素,氯洁霉素 | ~ hydrochloride 盐酸克林霉素 / ~ palmitate hydrochloride 盐酸克林霉素棕榈酸酯 / ~ phosphate 克林霉素磷酸酯
cline [klain] *n* 渐变群,倾群,生态群
cling [kliŋ] (clung) *vi* 粘着;依附,依靠(to);坚持(to)
clinic [ˈklinik] *n* 诊所,门诊部;临床讲解;临床(学)科 | ambulant ~ 门诊部 / dry ~ 无病例临床讲解
clinical [ˈklinikəl] *a* 临床的;临床上的 | ~**ly** *ad*
clinician [kliˈniʃən] *n* 临床医师;临床教师 | nurse ~ 临床护士
clinicogenetic [ˌklinikəudʒiˈnetik] *a* 临床遗传的
clinicopathologic [ˌklinikəuˌpæθəˈlɔdʒik] *a* 临床病理(学)的
Clinistix [ˈklinistiks] *n* 尿糖试纸(商品名,检测尿糖用)
Clinitest [ˈklinitest] *n* 尿糖试剂片(商品名,含硫酸铜的试剂片剂,检测尿糖用)
clinocephaly [ˌklainəuˈsefəli], **clinocephalism** [ˌklainəuˈsefəlizəm] *n* 鞍形头
clinodactyly [ˌklainəuˈdæktili], **clinodactylism** [ˌklainəuˈdæktilizəm] *n* 指(趾)弯曲
clinography [klaiˈnɔgrəfi] *n* 临床记录

clinoid ['klainɔid] *a* 床形的
clinology [klai'nɔlədʒi] *n* 动物退化学
Clinoril ['klinəril] *n* 舒林酸(sulindac)制剂的商品名
clinoscope ['klainəskəup], **clinometer** [klai'nɔmitə] *n* 旋斜视计(检眼肌麻痹)
clinostatic [ˌklainəu'stætik] *a* 卧位的
clinostatism ['klainəˌstætizəm] *n* 卧位
clinotherapy [ˌklainəu'θerəpi] *n* 卧床疗养
clioquinol [ˌklaiəu'kwinɔl] *n* 氯碘羟喹(即indochlorhydroxyquin,抗阿米巴药,局部抗菌药)
clioxanide [klai'ɔksənaid] *n* 氯碘沙尼,氯碘柳苯胺(抗蠕虫药)
CLIP corticotropin-like intermediate lobe peptide 促肾上腺皮质激素样中叶肽
clip[1] [klip] (-pp-) *vt, vi* 剪,修剪 *n* 剪,修剪;指甲刀
clip[2] [klip] (-pp-) *vt* 夹住,钳牢;束紧 *n* (小)夹,钳
cliprofen [kli'prəufən] *n* 克利洛芬,氯噻托酸(抗炎药)
cliseometer [ˌklisi'ɔmitə] *n* 骨盆斜度计
clisis ['klaisis] *n* 摄吸;倾斜
Clistin ['klistin] *n* 马来酸卡比沙明(carbinoxamine maleate)制剂的商品名
clitellum [klai'teləm] *n* 环带,生殖带
clithridium [kli'θridiəm] *n* 钥孔状菌,8字形菌
clition ['klitiɔn] *n* 斜坡前中点
Clitocybe [klai'tɔsibi] *n* 杯伞属
clitocybine [ˌklitəu'saibin] *n* 杯伞菌素
clitoral ['klitərəl, 'klai-, kli'tɔr-] *a* 阴蒂的
clitorectomy [ˌklitəu'rektəmi, ˌklai-] *n* 阴蒂切除术
clitoridauxe ['klitəriˌdɔ:ksi] *n* 阴蒂肥大
clitoridean [ˌklitə'ridiən, ˌklai-] *a* 阴蒂的
clitoridectomy [ˌklitəri'dektəmi, ˌklai-, kliˌtɔr-] *n* 阴蒂切除术
clitoriditis [ˌklitəri'daitis, ˌklai-, kliˌtɔr-], **clitoritis** [ˌklitə'raitis, ˌklai-] *n* 阴蒂炎
clitoridotomy [ˌklitəri'dɔtəmi, ˌklai-, kliˌtɔr-], **clitorotomy** [ˌklitə'rɔtəmi, ˌklai-] *n* 阴蒂切开术
clitorimegaly [ˌklitəri'megəli, ˌklai-], **clitoromegaly** [ˌklitərəu'megəli, ˌklai-] *n* 阴蒂增大
clitoris ['klitəris, 'klai-, kli'tɔr-] *n* 阴蒂 | **clitoric** [kli'tɔrik, klai-] *a*
clitorism ['klitərizəm, 'klai-] *n* 阴蒂肥大;阴蒂异常勃起
clitoroplasty ['klitərəuˌplæsti, ˌklai-] *n* 阴蒂成形术
clivography [klai'vɔgrəfi] *n* 斜坡造影术(颅后窝X线摄影显示)
clivus ['klaivəs] *n*【拉】斜坡 | basilar ～ 枕骨斜坡 | **clival** ['klaivəl] *a*
clo [kləu] *n* 克漏(航空医学测量绝热的单位)
cloaca [kləu'eikə] ([复] **cloacae** [kləu'eiki:]) *n*【拉】阴沟,下水道;厕所;泄殖腔,一穴肛;骨瘘 | ectodermal ～ 外胚层性泄殖腔 / entodermal ～ 内胚层性泄殖腔 / persistent ～, congenital ～ 残留性泄殖肛,先天性泄殖肛 | ～l *a*
cloacitis [ˌkləuə'saitis] *n* 泄殖腔炎,一穴肛炎
cloacogenic [ˌkləuəkəu'dʒenik] *a* 泄殖腔原的
cloak [kləuk] *n* 覆盖(物) *vt* 包藏,掩盖 | under the ～ of 在…覆盖下;以…为借口
clobazam ['kləubəzæm] *n* 氯巴占(弱安定药)
clobetasol propionate [klə'beitəsɔl] 丙酸氯倍他索(肾上腺皮质激素类药)

clock [klɔk] *n* (时)钟;仪表 *vt* 记时,记录 | biological ～ 生物钟(生物生命活动的内在节奏性) / inner ～ 体内时钟,生物钟 | around(或round) the ～ 日夜不停地 / when one's ～ strikes 临终

clockwise ['klɔkwaiz] *a, ad* 顺时针方向的(地)

clocortolone [klə'kɔ:tələun] *n* 氯可托龙,氯氟吐龙(糖皮质激素)

clodanolene [klə'dænəli:n] *n* 氯达诺林,氯糖海因(骨骼肌松弛药)

clodazon hydrochloride ['klaudəzəun] 盐酸氯达酮,盐酸氯苯胺唑酮(抗抑郁药)

clodronic acid [klə'drɔnik] 氯屈磷酸,氯甲双磷酸(骨钙调节药)

clofazimine [klə'fæzimi:n] *n* 氯法齐明,氯苯吩嗪(抗菌药,具有抑制结核菌及麻风菌作用)

clofedanol [klə'feꞁənɔl] *n* 氯苯达诺,敌退咳,氯苯胺丙醇(镇咳药)

clofenamic acid [ˌkləufə'næmik] 氯芬那酸,二氯灭酸(镇痛、抗炎药)

clofibrate [klə'faibreit] *n* 氯贝特,氯贝丁酯,祛脂乙酯(降血脂药)

clog [klɔg] *n* 障碍(物) (-gg-) *vt* 妨碍;塞满 *vi* 阻塞,填塞 | **～gy** *a* (易) 粘牢的;妨碍的

clogestone acetate [klə'dʒestəun] 醋酸氯孕酮,乙酰氯地孕酮(孕激素类药)

clomacran phosphate ['kləuməkræn] 磷酸氯马克仑,磷酸氯胺丙吖(安定药)

Clomid ['kləumid] *n* 枸橼酸氯米芬,枸橼酸氯芪酚胺(clomiphene citrate)制剂的商品名

clomiphene citrate ['kləumifi:n] 枸橼酸氯米芬,枸橼酸氯芪酚胺(抗不育症药)

clomipramine hydrochloride [klə'miprəmi:n] 盐酸氯米帕明,盐酸氯丙咪嗪(抗抑郁药)

clonality [klə'næləti] *n* 克隆形成能力

clonazepam [klə'næzipæm] *n* 氯硝西泮,氯硝安定(抗惊厥药)

clone [kləun] *n* 克隆,细胞系,无性(繁殖)系,纯系 | forbidden ～ 禁忌克隆,禁忌细胞系 | **clonal** *a*

clonic ['klɔnik] *a* 阵挛性的 | **～ity** [klə'nisəti] *n* 阵挛性

clonicotonic [ˌklɔnikəu'tɔnik] *a* 阵挛紧张的

clonidine hydrochloride ['kləunidi:n] *n* 盐酸可乐定,盐酸氯压定(肾上腺素能药,降压药)

cloning ['kləuniŋ] *n* 克隆形成,克隆(化) | DNA ～ DNA克隆形成

clonism ['klɔnizəm], **clonismus** [klə'nizməs] *n* 连续阵挛

clonitrate [klə'naitreit] *n* 氯硝甘油,硝酸氯醇酯(冠状动脉扩张药)

clonixeril [klə'niksəril] *n* 氯尼舍利,氯胺烟酸甘油酯(镇痛药)

clonixin [klə'niksin] *n* 氯尼辛,氯胺烟酸(镇痛药)

clonogenic [ˌkləunəu'dʒenik] *a* 促克隆形成的

clonograph ['klɔnəgrɑ:f] *n* 阵挛描记器

Clonopin ['klɔnəpin] *n* 氯硝西泮(clonazepam)制剂的商品名

clonorchiasis [ˌkləunɔ:'kaiəsis], **clonorchiosis** [kləuˌnɔ:ki'əusis] *n* 支睾吸虫病

Clonorchis sinensis [kləu'nɔ:kis sai'nensis] *n* 华支睾吸虫

clonospasm ['klɔnəspæzəm] *n* 阵发性痉挛

Clonothrix ['kləunəθriks] *n* 细枝发菌属 | ～ fusca 褐色细枝发菌

clonus ['kləunəs] *n* 阵挛 | ankle ～, foot ～ 踝阵挛,足阵挛 / anodal closure ～ (ACCl) 阳极通电阵挛 / anodal opening ～ (AOCl) 阳极断电阵挛 / cathodal closure ～ (CCCl) 阴极通电阵挛 / cathodal opening ～ (COCl) 阴极断电阵挛 / patellar ～ 膝阵挛

clopamide [klə'pæmaid] *n* 氯帕胺,氯哌酰胺(利尿药)

Clopane ['kləupein] *n* 盐酸环喷他明(cyclopentamine hydrochloride)制剂的商品名

clopenthixol [ˌkləupen'θiksəul] *n* 氯哌噻吨(安定药,治疗精神分裂症)

clopidol ['kləupidəul] *n* 氯吡多(家禽抗球虫药)

clopimozide [klə'piməzaid] *n* 氯哌莫齐,氯哌唑酮(安定药)

clopirac ['kləupiræk] *n* 氯吡酸,氯苯吡咯酸(抗炎药)

cloprednol [klə'prednəul] *n* 氯泼尼醇,氯地氢可松(糖皮质激素)

cloprostenol [klə'prɔstinəul] *n* 氯前列醇(前列腺素类药)

Cloquet's canal [kləu'kei] (Jules G. Cloquet) 玻璃体管 | ~ fascia, ~ septum 股环隔 / ~ hernia 耻骨下股疝 / ~ ligament 鞘突遗迹 / ~ needle sign 克洛凯针征(将清洁的针刺入二头肌中,如生命一息尚存,该针于20~60min内即生锈)

Cloquet's ganglion (pseudoganglion) [kləu'kei] (Hippolyte Cloquet) 鼻腭神经节

clorazepate [klə'ræzəpeit] *n* 氯氮䓬(安定药) | ~ dipotassium 氯氮䓬二钾(弱安定药) / ~ monopotassium 氯氮䓬一钾(弱安定药)

clorazepic acid [ˌklɔ:rə'zepik] 氯氮䓬酸

clorexolone [klə'reksələun] *n* 氯索隆,氯环吲酮(利尿药)

cloroperone hydrochloride [ˌkləurə'piərəun] 盐酸氯哌隆(安定药)

clorophene ['kləurəfi:n] *n* 氯苄酚(消毒药)

Clorpactin XCB [klɔ:'pæktin] 奥昔氯生(oxychlorosene)制剂的商品名

clorprenaline hydrochloride [klɔ:'prenəli:n] 盐酸氯丙那林(肾上腺素能药,支气管扩张药)

clortermine hydrochloride [klɔ:'tə:mi:n] 盐酸邻氯苯丁胺(肾上腺素能药,口服用作食欲抑制药,短期治疗外源性肥胖症)

closantel ['kləusəntəl] *n* 氯生太尔,氯氰碘柳胺(抗蠕虫药)

close[1] [kləus] *a* 近的;紧密的;密切的;严密的;仔细的;关闭的;狭窄的 *ad* 接近;紧密 | ~ at hand 就在眼前;就在旁边 / ~ to 接近于;在附近 | **~ly** *ad* / **~ness** *n*

close[2] [kləuz] *vt* 关闭;终止;使接近;接通(电流) *vi* 关闭;结束;接近 *n* 结束,终止 | ~ about 围住,包围 / ~ down 关闭 / ~ in 包围;封闭;迫近 / ~ off 隔离;阻塞;封锁 / ~ over 淹没;遮蔽 / ~ round 包围 / ~ up 靠近;停止;堵塞;愈合 / ~ upon 握紧 / ~ with 靠近;接受 / bring(或come) to a ~ 结束,终止 / draw to a ~ 渐近结束

closed [kləuzd] *a* 关闭的,封闭性的

close-set [kləus'set] *a* 密集分布的

closet ['klɔzit] *n* 室,箱;盥洗室,厕所,抽水马桶

closiramine aceturate [klə'siərəmi:n] 乙酰甘氨酸氯西拉敏(抗组胺药)

clostridiopeptidase [clɔsˌtridiəu'peptideis] *n* 梭状(芽胞)杆菌肽酶

Clostridium [klɔ'stridiəm] *n* 梭菌属,梭状芽胞杆菌属 | ~ acetobutylicum 丙酮丁醇梭菌 / ~ agni 魏氏B型梭菌,B型产气荚膜梭菌 / ~ bifermentans 双酶梭菌,双酶梭状芽胞杆菌 / ~ botulinum 肉毒梭菌,肉毒杆菌 / ~ butyricum 丁酸梭菌,酪酸梭菌 / ~ cadaveris 尸毒梭菌 / ~ chauvoei 肖(韦)氏梭菌 / ~ clostridiiforme 梭菌样梭菌 / ~ difficile 艰难梭菌 / ~ feseri 费(斯尔)氏梭菌 / ~ haemolyticum 溶血梭菌 / ~ histolyticum 溶组织梭菌 / ~ innocum 无害梭菌 / ~ kluyveri 克(鲁佛)氏梭菌 / ~ limosum 泥渣梭菌 / ~ novyi, ~ oedematiens 诺(维)氏梭菌,水肿梭菌 /

~ ovitoxicus 绵羊毒梭菌 / ~ paludis 魏氏C型梭菌 / ~ parabotulinum 副肉毒梭菌 / ~ parabotulinum equi 马副肉毒梭菌,D型肉毒梭菌 / ~ pasteurianum, ~ pastorianum 巴(斯德)氏(固氮)梭菌 / ~ perfringens 产气荚膜梭菌 / ~ septicum 败血梭菌 / ~ ramosum 多枝梭菌 / ~ sordellii 污泥梭菌 / ~ sphenoides 楔形梭菌 / ~ sporogenes 产孢梭菌 / ~ subterminale 近端梭菌 / ~ tertium 第三梭菌 / ~ tetani 破伤风梭菌 / ~ welchii 魏氏梭菌

clostridium [klɔ'stridiəm] ([复] **clostridia** [klɔ'stridiə]) *n* 梭状芽胞杆菌 | **clostridial** [klɔ'stridiəl] *a*

closure ['kləuʒə] *n* 关闭;结束;闭合;通电;关闭物;罩子

closylate ['kləusileit] *n* 对氯苯磺酸盐 (*p*-chlorobenzesulfonate的USAN缩约词)

clot [klɔt] *n* 凝块;血(凝)块 (-tt-) *vt, vi* (使)凝块;使拥塞 | agonal ~, agony ~ 濒死期心脏内血块 / antemortem ~ 死前血块(心脏或大血管内) / blood ~ 血块 / chicken fat ~ 鸡脂状血块 / currant jelly ~ 果酱状血块 / distal ~ 远侧血块 / external ~ 血管外血块 / internal ~ 血管内血块,血栓 / laminated ~, stratified ~ 层状血块,层状血栓 / marantic ~ 消耗性血块,衰弱性血栓 / muscle ~ 肌浆凝块 / passive ~ 被动性血块(血液通过动脉瘤囊时停止循环而形成的凝块) / plastic ~ 成形性血块 / postmortem ~ 死后血块(心脏或大血管内) / proximal ~ 近侧血块 / washed ~, white ~ 冲积性血块,白色血块,白色血栓(纤维蛋白和血小板组成)

cloth [klɔ(:)θ] ([复] **cloths** [klɔ(:)θs, klɔ:ðz]) *n* 布,织物

clothe [kləuð] (clothed 或 clad [klæd]) *vt* 给…穿衣;覆盖

clothes [kləuðz] [复] *n* 衣服;被褥;各种衣物 | in long ~ 在襁褓中

clothiapine [klə'θaiəpi:n] *n* 氯噻平(安定药)

clotrimazole [kləu'triməzɔl] *n* 克霉唑,氯三苯甲咪唑,抗真菌 I (抗真菌药)

cloud [klaud] *n* 云,云雾,云状物;阴影;模糊 *vt* 使模糊不清 *vi* 布满模糊斑点 | infectious ~ 传染雾

clouding ['klaudiŋ] *n* 混浊,模糊 | ~ of consciousness 意识混浊

Cloudman's melanoma S91 ['klaudmən] (Arthur M. Claudman) 克劳德曼黑素瘤S91(坚硬的黑色皮下瘤)

cloudy ['klaudi] *a* 多云的;阴郁的;模糊的;浑浊的

Clough-Richter syndrome [kləu 'riktər] (Mildred C. Clough; Ina M. Richter) 克-里综合征(红细胞显示严重自体凝集的贫血)

Clouston's syndrome ['klaustən] (H. R. Clouston) 出汗性外胚层发育不良

clove [kləuv] cleave[1]的过去式 *n* 丁香

cloven ['kləuvn] cleave[1]的过去分词 *a* 裂开的,分趾的

clover ['kləuvə] *n* 三叶草,苜蓿属植物

clown [klaun] *n* 小丑

clownism ['klaunizəm] *n* 丑态(歇斯底里性怪异动作)

cloxacillin [klɔksə'silin] *n* 氯唑西林,邻氯青霉素(抗生素类药) | ~ sodium 氯唑西林钠,邻氯青霉素钠(抗生素类药)

cloxyquin ['klɔksikwin] *n* 氯羟喹(抗菌药)

clozapine ['kləuzəpi:n] *n* 氯氮平(镇静药)

cloze [kləuz] *a* (对阅读理解能力的)填充测验法的

club [klʌb] *n* 会,社;俱乐部;棍棒;棒节(蚤触角)

clubbed [klʌbd] *a* 棍棒状的;杵状的

clubbing ['klʌbiŋ] *n* 杵状变(指,趾)

clubfoot ['klʌbfut] ([复] **clubfeet**

['klʌbfi:t]) *n* 畸形足 | ~**ed** ['klʌbfutid] *a*
clubhand ['klʌbhænd] *n* 畸形手
clubroot ['klʌbru:t] *n* 指趾病(即finger and toe disease,甘蓝根肿病)
clue [klu:] *n* 线索;暗示 *vt* 提示,为…提供线索
clump [klʌmp] *n* 丛,簇;群;凝块(细菌) *vt, vi* (使)成群;(使)结块
clumping ['klʌmpiŋ] *n* 团集,凝集
clung [klʌŋ] cling的过去式和过去分词
clunis ['klu:nis] ([复] **clunes** ['klu:ni:z]) *n*【拉】臀 | **cluneal** ['klu:niəl] *a*
clupanodonic acid [ˌklu:pænə'dɔnik] 鰶鱼酸
clupeine ['klu:piin] *n* 鲱精蛋白
cluster ['klʌstə] *n* 一串,一束,一簇;一群,一组 *vt, vi* (使)成群,(使)群集
clutch [klʌtʃ] *vt* 抓住 *n* [常用复] 爪子;掌握;控制
cluttering ['klʌtəriŋ] *n* 语言急促
Clutton's joint ['klʌtn] (Henry H. Clutton) 克拉顿关节(无痛性对称性关节积水,尤指膝关节,见于先天梅毒)
clyers ['klaiəz] *n* 放线菌病(牛)
clysis ['klaisis] *n* 灌肠,灌洗,冲洗;补液,补液法
Clysodrast ['klaisədræst] *n* 鞣酸比沙可啶(bisacodyl tannex)制剂的商品名
clyster ['klistə], **clysma** ['klizmə] ([复] **clysmata** ['klizmətə]) *n* 灌肠(法);灌肠剂
clysterize ['klistəraiz] *vt* 施行灌肠
clytocybine [ˌklaitə'saibi:n] *n* 杯伞菌素
CM Chirurgiae Magister【拉】外科硕士
Cm 元素锔(curium)的符号
cM centimorgan 分摩
cm centimeter 厘米
cm² square centimeter 平方厘米
cm³ cubic centimeter 立方厘米
CMA Canadian Medical Association 加拿大医学会; Certified Medical Assistant 持证助理医师
CMAP compound muscle action potential 复合肌肉动作电位
CMD cerebromacular degeneration 大脑黄斑变性
CMF cyclophosphamide, methotrexate, and 5-fluorouracil 环磷酰胺-甲氨蝶呤-5-氟尿嘧啶(联合化疗治癌方案)
CMHC community mental health center 社区精神卫生中心
cm H_2O centimeter of water 厘米水柱(旧压力单位,现用Pa帕〈斯卡〉)
CMI cell-mediated immunity 细胞介导免疫,细胞免疫
CML cell-mediated lympholysis 细胞介导淋巴细胞溶解
c mm cubic millimeter 立方毫米
C-MOPP cyclophosphamide, mechlorethamine, Oncovin, procarbazine, and prednisone 环磷酰胺-氮芥-长春新碱-丙卡巴肼-泼尼松(联合化疗治癌方案)
CMP cytidine monophosphate 胞苷一磷酸,胞苷酸
CMR cerebral metabolic rate 大脑代谢率
cms cras mane sumendus【拉】明晨服用
CMT California Mastitis test 加利福尼亚乳腺炎试验; Certified Medical Transcriptinist 持证医学转录打字员
CMV cytomegalovirus 巨细胞病毒
CN cras nocte【拉】明晚
CNA Canadian Nurses' Association 加拿大护士协会
cnemial ['ni:miəl] *a* 胫的
Cnemidocoptes [ˌni:midə'kɔpti:z] *n* 脚螨属(即Knemidokoptes)
cnemis ['ni:mis] *n* 胫骨;胫,小腿
cnemitis [ni:'maitis] *n* 胫骨炎
cnemoscoliosis [ˌniməuskəuli'əusis] *n* 腿侧弯

Cnidaria [nai'dεəriə] *n* 刺胞动物门
cnidarian [nai'dεəriən] *a, n* 刺胞动物(的)
Cnidian ['naidiən] *a* 尼达斯(Cnidos)(学派)的(尼达斯为古希腊小亚细亚西南沿海一城市，尼达斯学派强调对疾病作全面彻底的诊断和分类〈尤其是病理〉，达到无视病人的程度)
cnid(o)- [构词成分] 荨麻
cnidoblast ['naidəblæst] *n* 刺细胞(腔肠动物)
cnidocil ['naidəsil] *n* 刺毛，刺针(腔肠动物)
cnidosis [nai'dəusis] *n* 荨麻疹
Cnidospora [ˌnaidə'spɔːrə] *n* 丝孢子虫亚门(即微孢子门Microspora)
Cnidosporidia [ˌnaidəspɔː'ridiə] *n* 丝孢子虫亚纲(即微孢子目Microsporida)
CNM Certified Nurse-Midwife 持证助产护士
CNS central nervous system 中枢神经系统
cns cras nocte sumendus【拉】明晚服用
CNV contingent negative variation 偶然负变化
CO cardiac output 心输出量
Co 元素钴(cobalt)的符号
co- [前缀]一同，并合(见con-)
COA Canadian Orthopaedic Association 加拿大矫形外科协会
CoA coenzyme A 辅酶A
coacervate [kəu'æsəveit] *n* 凝聚层;团聚体
coacervation [kəuˌæsə'veiʃən] *n* 凝聚;团聚
coach [kəutʃ] *n* 长途汽车;(铁道)客车;指导;辅导者;教练员 *vt* 训练;指导;辅导
coact [kəu'ækt] *vi* 共同工作，共同行动 | ~**ive** *a*
Coactin [kəu'æktin] *n* 甲亚胺青霉素(amdinocillin)制剂的商品名
coaction[1] [kəu'ækʃən] *n* 强制力，强迫 | **coactive** *a*
coaction[2] [kəu'ækʃən] *n* 共同行动;种间相互作用
coadaptation [ˌkəuædæp'teiʃən] *n* 相互适应
coadjutant [kəu'ædʒutənt] *a* 互相帮助的 *n* 协助者，助手
coadjutor [kəu'ædʒutə] *n* 助手，副手
coadunate [ˌkəu'ædʒunit] *a* 接合的;联合的;合生的 | **coadunation** [ˌkəuædʒu'neiʃən]，**coadunition** [ˌkəuædʒu'niʃən] *n*
coagglutination [ˌkəuəˌgluːti'neiʃən] *n* 协同凝集反应
coagglutinin [ˌkəuə'gluːtinin] *n* 副凝集素，部分凝集素
coagula [kəu'ægjulə] coagulum的复数
coagulable [kəu'ægjuləbl] *a* 可凝固的 | **coagulability** [kəuˌægjulə'biləti] *n* 凝固性
coagulant [kəu'ægjulənt] *a* 促凝的 *n* 促凝剂，凝血剂
coagulase [kəu'ægjuleis] *n* 凝固酶
coagulate [kəu'ægjuleit] *vt, vi* (使)凝结，(使)凝固 | **coagulative** [kəu'ægjuleitiv] *a* 可凝固的，促凝固的 / **coagulator** [kəuˌægju'leitə] *n* 凝固器;凝固剂
coagulation [kəuˌægju'leiʃən] *n* 凝结，凝固 | blood ~ 血凝固 / diffuse intravascular ~, disseminated intravascular ~ (DIC) 弥散性血管内凝血，播散性血管内凝血 / electric ~ 电凝固 / massive ~ 脑脊液凝固
coagulogram [kəu'ægjuləˌgræm] *n* 凝血时间图(表)
coagulopathy [kəuˌægju'lɔpəθi] *n* 凝血病 | consumption ~ 消耗性凝血病
coagulum [kəu'ægjuləm] ([复] **coagula** [kəu'ægjulə]) *n*【拉】凝块，血块 | closing ~ 闭性凝块(子宫内)
coal [kəul] *n* 煤;木炭
coalesce [ˌkəuə'les] *vi* 并合，融合，连合 | ~**nce** *n* / ~**nt** *a*
coalition [ˌkəuə'liʃən] *n* 结合，联合，结

合体

COAP cyclophosphamide, Oncovin, ara-C, and prednisone 环磷酰胺–长春新碱–阿糖胞苷–泼尼松(联合化疗治癌方案)

coapt [kəu'æpt] *vt* 使接合 | **coaptation** [kəuæp'teiʃən] *n* 接合;接骨术

coarctate [kəu'ɑ:kteit] *vt* 紧压,收缩,使缩小 *a* 紧压的,缩小的

coarctation [ˌkəuɑ:k'teiʃən] *n* 缩窄 | ~ of the aorta 主动脉缩窄 / ~ of aorta, adult type 成人型主动脉缩窄 / ~ of aorta, infantile 婴儿型主动脉缩窄 / reversed ~ 反向(主动脉)缩窄,无脉病

coarse [kɔ:s] *a* 粗的;粗劣的

coarsen ['kɔ:sn] *vt, vi* (使)变粗

coarticulation [ˌkəuɑ:ˌtikju'leiʃən] *n* 不动关节

CoA-SH coenzyme A 辅酶A

coast [kəust] *n* 海岸

coastal ['kəustl] *a* 海岸的,沿海岸的

coat [kəut] *n* 外衣;外壳;衣,膜,层;涂层 *vt* 在…上涂(加盖或包被) | adventitial ~ 外膜 / adventitious ~ of uterine tube, subserous ~ 输卵管外膜,浆膜下组织 / albugineous ~ 白膜 / buffy ~ 血沉棕黄层 / cremasteric ~ of testis 睾提肌 / dartos ~ 肉膜 / fibrous ~ 纤维层,纤维膜 / fibrous ~ of ovary 卵泡膜 / fibrous ~ of testis, proper ~ of testis 睾丸白膜 / mucous ~ 粘膜 / muscular ~ 肌层 / pharyngobasilar ~ 咽腱膜,咽颅底筋膜,咽颅底板 / proper ~ 固有膜,固有层

coating ['kəutiŋ] *n* 包被;包衣;外衣;涂层

CoA-transferase ['kəuei'trænsfəreis] 辅酶A转移酶

Coats's disease, retinitis [kəuts] (George Coats) 渗出性视网膜病

coauthor [kəu'ɔ:θə] *n* (书的)合著者之一;合作者之一

cobalamin [kəu'bæləmin] *n* 钴胺素,钴胺,维生素B_{12} | ~ concentrate 浓缩钴胺素(用作维生素B_{12}的补充)

cob(1)alamin adenosyltransferase [kəu'bæləmin əˌdenəsil'trænsfəreis] 钴(1)胺素腺苷(基)转移酶(此酶缺乏,为一种常染色体隐性性状,可致甲基丙二酸单酰-CoA变位酶的缺乏,并导致甲基丙二酸血症,形成钴胺素B)

cobalamin reductase [kəu'bæləmin ri'dʌkteis] 钴胺素还原酶

cobalophilin [kəubə'lɔfilin] *n* 嗜钴素,R蛋白

cobalt ['kəubɔ:lt] *n* 钴(化学元素) | ~ salipyrine 撒利比林钴(水杨酸钴和安替比林,形成淡红色粉末) / ~ 60 ^{60}Co(钴的放射性同位素,工业放射摄影时用作放射源) | ~**ic** [kəu'bɔ:ltik] *n*

cobaltosis [ˌkəubəl'təusis] *n* 钴尘肺

cobaltous [kəu'bɔ:ltəs] *a* (正)钴的;二价钴的

cobamide ['kəubəmaid] *n* 钴胺酰胺

COBMAM cyclophosphamide, Oncovin, bleomycin, methotrexate, Adriamycin, and MeCCNU 环磷酰胺–长春新碱–博来霉素–甲氨蝶呤–阿霉素–甲环亚硝脲(联合化疗治癌方案)

cobra ['kəubrə] *n* 眼镜蛇 | black-necked ~, spitting ~ 黑颈眼镜蛇 / Indian ~ 印度眼镜蛇 / king ~ 扁颈眼镜蛇

cobraism ['kəubrəizəm] *n* 眼镜蛇毒中毒

cobralysin [kəu'brælisin] *n* 眼镜蛇毒溶血素

COBS cesarean-obtained barrier-sustained 剖腹取出并隔离培育的(实验动物)

cobweb ['kɔbweb] *n* 蜘蛛网(有时用作止血药,用于灸料,也用作家用退热药和解痉药)

COC cathodal opening contraction 阴极断电收缩

coca ['kəukə] *n* 古柯(曾用于中枢神经

系统兴奋药，在南美地区广泛用作引起欣快的咀嚼剂)

cocaine [kə'kein, 'kəukein] *n* 可卡因，古柯碱(局部麻醉药) | ~ hydrochloride 盐酸可卡因，盐酸古柯碱(麻醉药)

cocainism [kə'keinizəm, 'kəukən-] *n* 可卡因瘾，可卡因慢性中毒

cocainist [kə'keinist] *n* (有)可卡因瘾者

cocainize [kə'keinaiz, 'kəukən-] *vt* 可卡因化；用可卡因麻醉 | **cocainization** [kəˌkeinai'zeiʃən, -ni'z-; ˌkəukəni'z-] *n* 可卡因麻醉法

cocarboxylase [ˌkəukɑ:'bɔksileis] *n* 辅羧酶，脱羧辅酶，焦磷酸硫胺素

cocarcinogen [kəu'kɑ:sinədʒən] *n* 辅致癌物质，助致癌原，辅致癌剂 | ~**ic** [kəuˌkɑ:sinə'dʒenik] *a*

cocarcinogenesis [kəuˌkɑ:sinə'dʒenisis] *n* 辅致癌作用，助致癌作用

cocardiform [kəu'kɑ:difɔ:m] *a* 花结形的

cocatannic acid [ˌkəukə'tænik] 古柯鞣酸

coccal ['kɔkəl] *a* 球菌的

coccerin ['kɔksərin] *n* 胭脂虫蜡

cocci ['kɔkai, 'kɔksai] coccus的复数

Coccidia [kɔk'sidiə] *n* 球虫亚纲

coccidia [kɔk'sidiə] coccidium的复数 | ~**l** *a* 球虫的

coccidian [kɔk'sidiən] *a, n* 球虫(的)

coccidioidal [kɔkˌsidi'ɔidl] *a* 球孢子菌的

Coccidioides [kɔkˌsidi'ɔidi:z] *n* 球孢子菌属

coccidioidin [ˌkɔksidi'ɔidin] *n* 球孢子菌素

coccidioidoma [kɔkˌsidiɔi'dəumə] *n* 球孢子菌瘤

coccidioidomycosis [kɔkˌsidiˌɔidəumai'kəusis] *n* 球孢子菌病 | primary extrapulmonary ~ 原发性肺外球孢子菌病，下疳样综合征 | **coccidioidosis** [kɔkˌsidiɔi'dəusis] *n*

coccidiosis [ˌkɔksidi'əusis] *n* 球虫病

coccidiostat [kɔk'sidiəstæt] *n* 抗球虫药，球虫抑制药 | ~**ic** [kɔkˌsidiə'stætik] *a* 抑制球虫生长的 *n* 抑制球虫生长药

Coccidium [kɔk'sidiəm] *n* 球虫属 | ~ bigeminum 双孢子球虫，二联等孢子球虫(即Isospora bigemina) / ~ cuniculi 兔艾美球虫，啮齿艾美球虫(即Eimeria stiedae) / ~ oviforme 卵形球虫，啮齿艾美球虫(即Eimeria stiedae) / ~ tenellum 禽艾美球虫(即Eimeria tenella)

coccidium [kɔk'sidiəm] ([复] **coccidia** [kɔk'sidiə]) *n* 球虫

coccigenic [ˌkɔksi'dʒenik] *a* 球菌原的，球菌引起的

coccillana [ˌkɔksi'jɑ:nə] *n* 南美祛痰楝皮，柯西拉那楝皮(曾用作催吐、祛痰和泻药)

coccinella [ˌkɔksi'nelə] *n* 胭脂虫，胭脂虫体粉

coccinellin [ˌkɔksi'nelin] *n* 卡红，胭脂红

cocco- [构词成分] 浆果；球菌

coccobacillary [ˌkɔkəubə'siləri, -'bæs-] *a* 球杆菌的；球杆菌样的

Coccobacillus [ˌkɔkəubə'siləs] *n* 球杆菌属，星球菌属

coccobacillus [ˌkɔkəubə'siləs] ([复] **coccobacilli** [ˌkɔkəubə'silai]) *n* 球杆菌，星球菌

coccobacteria [ˌkɔkəubæk'tiəriə] *n* 球菌

coccode ['kɔkəud] *n* 球状小粒

coccogenic [ˌkɔkəu'dʒenik], **coccogenous** [kɔ'kɔdʒinəs] *a* 球菌原的

coccoid ['kɔkɔid] *a* 球菌样的；球形的

coccolith ['kɔkəliθ] *n* 球石粒(某些海洋原生动物形成的钙板外骨骼)

Coccolithus [ˌkɔkə'liθəs] *n* 钙板金藻属

cocculin ['kɔkjulin] *n* 印防己毒素

cocculus ['kɔkjuləs] *n* 印防己(实) | ~

indicus 印防己(实)
Coccus ['kɔkəs] *n* 胭脂虫属
coccus ['kɔkəs] ([复] **cocci** ['kɔksai]) *n*【拉】球菌
coccyalgia [ˌkɔksi'ældʒiə], **coccydynia** [ˌkɔksi'diniə], **coccygalgia** [ˌkɔksi'gældʒiə] *n* 尾骨痛
coccycephalus [ˌkɔksi'sefələs] *n* 喙形头(畸胎)
coccygeal [kɔk'sidʒiəl] *a* 尾骨的
coccygectomy [ˌkɔksi'dʒektəmi] *n* 尾骨切除术
coccygerector [ˌkɔksidʒi'rektə] *n* 尾伸肌,尾立肌
coccygeus [kɔk'sidʒiəs] *a*【拉】尾骨的
coccygodynia [ˌkɔksigə*u*'diniə], **coccyodynia** [ˌkɔksiə*u*'diniə] *n* 尾骨痛
coccygotomy [ˌkɔksi'gɔtəmi] *n* 尾骨切开术
coccyx ['kɔksiks] ([复] **coccyxes** 或 **coccyges** [kɔk'saidʒi:z]) *n* 尾骨
cochineal ['kɔtʃini:l] *n* 胭脂虫;胭脂虫红
cochl. cochleare【拉】匙,一匙量; cochl. amp. 见cochleare amplum; cochl. mag. 见cochleare magnum; cochl. med. 见cochleare medium; cochl. parv. 见cochleare parvum
cochlea ['kɔkliə] ([复] **cochleae** ['kɔklii:] 或 **cochleas**) *n*【拉】蜗状物;(耳)蜗,耳迷路 | membranous ~ 蜗管(耳) | ~**r** ['kɔkliə] *a*
cochleare ['kɔkli'ɛəri] *n*【拉】匙,一匙量 | ~ amplum 一满匙量 / ~ magnum 一大匙量,一汤匙量 / ~ medium 一中匙量 / ~ parvum 一茶匙量
Cochlearia [ˌkɔkli'ɛəriə] *n*【拉】辣根属(十字花科) | ~ officinalis 辣根莱(曾用作抗坏血病药)
cochleariform [ˌkɔkli'ærifɔ:m] *a* 匙形的
cochleitis [ˌkɔkli'aitis] *n* 耳蜗炎
cochleosacculotomy [ˌkɔkliə*u*ˌsækju'lɔtəmi] *n* 耳蜗球囊切开术
cochleotopic [ˌkɔkliə*u*'tɔpik] *a* 耳蜗分布的
cochleotoxicity [ˌkɔkliə*u*tɔk'sisəti] *n* 耳蜗毒性
cochleovestibular [ˌkɔkliə*u*ves'tibjulə] *a* 耳蜗前庭的
Cochliomyia [ˌkɔkliə*u*'maijə] *n* 锥蝇属 | ~ bezziana 倍氏锥虫(即Chrysomia bezziana) / ~ hominivorax, ~ americana 嗜人锥蝇,美洲锥蝇
cochlitis [kɔk'laitis] *n* 耳蜗炎
cocillana [ˌkəusi'jɑ:nə] *n* 南美祛痰栋皮,柯西拉那栋皮(曾用作催吐、祛痰和泻药)
cock [kɔk] *n* 公鸡;旋塞,开关 *vt, vi* (使)翘起,(使)竖起
cockade [kɔ'keid] *n* 花结(一种皮肤病灶的表现,见于多形红斑、复发性结核样麻风)
Cockayne's syndrome (disease) [kɔ'kein] (E. A. Cockayne) 科克因综合征(病)(一种遗传性综合征,作为常染色体隐性性状遗传,包括视网膜萎缩、侏儒、耳聋,伴有早衰、精神发育迟缓及光敏感性)
cockle ['kɔkl] *n* 皱褶 *vi, vt* (使)起皱
cockroach ['kɔkrəutʃ] *n* 蟑螂
Cock's operation [kɔk] (Edward Cock) 科克手术(沿会阴中线行尿道切开术)
cocktail ['kɔkteil] *n* 鸡尾酒(一种各种成分混合的饮料);混合剂,合剂 | frostbite ~ 冻疮混合剂(一种含乙醇、普鲁卡因和肝素的5%葡萄糖溶液,曾推荐治疗冻疮) / lytic ~ 抗自主神经合剂,冬眠合剂,(精神)安定性鸡尾酒剂
COCl cathodal opening clonus 阴极断电阵挛
coco ['kəukəu] *n* 椰子;椰子树
cocoa ['kəukəu] *n* 可可
coconscious [kəu'kɔnʃəs] *a* 并(存)意识的 | ~**ness** *n*
cocontraction [ˌkəukən'trækʃən] *n* 协同收缩

coconut ['kəukənʌt] *n* 椰子(果)
cocoon [kə'ku:n] *n* 茧
Coct. coctio【拉】煮沸
coction ['kɔkʃən] *n* 煮沸;消化
coctoantigen [ˌkɔktəu'æntidʒən] *n* 加热抗原
cocto-immunogen [ˌkɔktəu-i'mju:nədʒən] *n* 加热免疫原
coctolabile [ˌkɔktəu'leibail] *a* 不耐热的(加热至沸点时被破坏或改变的)
coctoprecipitin [ˌkɔktəupri'sipitin] *n* 加热沉淀素(用加热抗原免疫接种所产生的沉淀素)
coctoprotein [ˌkɔktəu'prəuti:n] *n* 加热蛋白
coctostabile [ˌkɔktəu'steibail], **coctostable** [ˌkɔktəu'steibl] *a* 耐热的(加热至沸水温度时而不改变的)
coculine ['kɔkjuli:n] *n* 汉防已碱,青藤碱
cocultivation [ˌkəukʌlti'veiʃən] *n* 共同培养(如正常未感染的人细胞与感染的或潜在感染的同种细胞一起培养)
coddle ['kɔdl] *vt* 煮(蛋等);悉心照料
code [kəud] *n* 法典,法规;规则;码,密码 *vt* 把…译成电码;把…编码;给…(密)码(for) | degeneracy of ～ 密码简并 / genetic ～ 遗传密码(指核苷酸内四种含氮碱基的不同排列组合) / triplet ～ 三联体密码(DNA分子中三个碱基顺序〈核苷酸〉决定某一氨基酸)
codehydrogenase I [ˌkəudi:'haidrədʒəˌneis] *n* 辅脱氢酶Ⅰ,烟酰胺腺嘌呤二核苷酸 | ～ Ⅱ 辅脱氢酶Ⅱ,烟酰胺腺嘌呤二苷酸磷酸
codeine ['kəudi:n] *n* 可待因(镇咳、麻醉止痛药) | ～ phosphate 磷酸可待因(镇咳、麻醉止痛药) / ～ sulfate 硫酸可待因(麻醉止痛药)
codeposition [ˌkəuˌdepə'ziʃən] *n* 共积作用
codex ['kəudeks] ([复] **codices** ['kəudisi:z]) *n*【拉】药方集;药典(特指法国药典Codex medicamentarium)
codify ['kɔdifai] *vt* 编纂,整理 | **codification** [ˌkɔdifi'keiʃən] *n*
Codivilla's extension [ˌkəudi'vilə] (Alessandro Codivilla) 科迪维拉牵伸术(肢骨折牵伸术,用钉穿过骨的下端以牵引骨折肢体) | ～ operation 科迪维拉手术(一种假关节的手术,用取自胫骨内面的薄骨骨膜板围绕假关节)
Codman's sign (triangle) ['kɔdmən] (Ernest A. Codman) 科德曼征(三角)(冈上肌腱破裂时,手臂可无痛地被动外展,但当手臂失去支持时,则三角肌突然收缩,疼痛又出现)
codominance [kəu'dɔminəns] *n* 等显性(杂合型合子中两等位基因都能表现为显性, 如血型为AB型者) | **codominant** [kəu'dɔminənt] *a, n*
codon ['kəudən] *n* 密码子(DNA或RNA分子的多核苷酸链中决定一个特定的氨基酸的三个相邻的碱基联结,亦称三联体) | chain-initiation ～s 链起始密码子 / chain-termination ～s, nonsense ～s 链终止密码子,无义密码子
coe- 以coe-起始的词,同样见以ce-起始的词
coefficient [ˌkəui'fiʃənt] *n* 系数 | confidence ～ 置信系数(置信区间含总体参数真值的概率) / cryoscopic ～ 冰点降低系数 / ～ of demineralization 矿盐滤除率(系数) / ～ of extinction(抗体作用)消退系数 / homogeneity ～ 均匀系数(在放射学中指半价层与第二半价层之比) / isometric ～ of lactic acid 乳酸等溶系数 / linear absorption ～ 线性吸收系数 / linear attenuation～线性衰减系数 / mass absorption ～ 质量吸收系数 / mass attenuation ～ 质量衰减系数 / ～ of partage 醚溶酸系数(酸在水醚系统中分配系数) / product-moment ～ 积距系数(两个随机变量的协方差除以其标准差的积。符号为*r*。亦称皮尔逊相关系数 Pearson's correlation coefficient) /

～ of relationship 亲缘系数(两个个体从共同的祖先承袭某一确定基因的概率，或他们从共同祖先获得所有基因的比例) / sedimentation ～ (离心)沉降系数 / selection ～ 选择系数(一定基因型生存值的不利条件与群体标准基因型不利条件相比较的一种定量尺度) / ～ of thermal conductivity 热传导系数 / ～ of thermal expansion 热膨胀系数 / ～ of variability 可变性系数 / velocity ～ 速率系数 / ～ of viscosity 粘滞系数 / volume ～ 容积系数

coel- [构词成分] 腔，穴，孔

coelarium [si'lɛəriəm] *n* 体腔膜，间皮，体腔上皮

-coele [后缀] 腔，穴，孔(有时拼写成-cele和-coel)

Coelenterata [siˌlentə'reitə] *n* 腔肠动物门

coelenterate [si'lentəreit] *a, n* 腔肠动物(的)

coelenteron [si'lentərɔn] ([复] **coelentera** [si'lentərə]) *n* 原肠(即archenteron)；体肠腔(即gastrovascular cavity)

coeliac ['si:liæk] *a* 腹的，腹腔的

coel(o)- [构词成分] 腹，腔，腹腔(有时拼写成cel〈o〉-)

coeloblastula [ˌsi:lə'blæstjulə] *n* 有腔囊胚

coelom ['si:ləm] *n* 体腔 | extraembryonic ～ 胚外体腔 | ～**ic** [si'lɔmik] *a*

coeloma [si'ləumə] *n* 体腔

coelomate ['si:ləmeit] *a* 有体腔的 *n* 体腔动物

coelomyarian [ˌsi:ləumai'ɛəriən] *n* 体腔肌(指线虫的一种肌肉系统)

coelosomy [ˌsi:ləu'səumi] *n* 露脏畸形

coelothel ['si:ləθel] *n* 体腔上皮，间皮

coen(o)- 见cen(o)-第三解

coenocyte ['si:nəsait] *n* 多核细胞，多核体，合胞体 | **coenocytic** [ˌsi:nə'sitik] *a*

coenuriasis [ˌsi:njuə'raiəsis] *n* 多头(绦虫)蚴病

coenurosis [ˌsi:njuə'rəusis] *n* 多头(绦虫)蚴病

Coenurus [si'njuərəs] *n* 多头(绦虫)蚴属 | ～ cerebralis 脑多头(绦虫)蚴

coenurus [si'njuərəs] *n* 多头蚴

coenzyme [kəu'enzaim] *n* 辅酶 | ～ A 辅酶A，泛酸 / ～ Ⅰ 辅酶Ⅰ，烟酰胺腺嘌呤二核苷酸(即NAD) / ～ Ⅱ 辅酶Ⅱ，烟酰胺腺嘌呤二核苷酸磷酸(即NADP) / ～ Q 辅酶Q，泛醌(类似维生素K) / ～ R 辅酶R，维生素H，生物素

coenzymometer [ˌkəuenzai'mɔmitə] *n* 辅酶测定器

COEPS cortically originating extrapyramidal system 皮质源性锥体外系统

coerce [kəu'ə:s] *vt* 强制；迫使 | **coercible** [kəu'ə:sibl] *a* 可强迫的；(气体)可压凝的；可凝结的

coercive [kəu'ə:siv] *a* 强制的 | ～**ly** *ad*

coeruleus [si'ru:ljəs] *a* 青的，蓝色的

coetaneous [ˌkəui'teiniəs]，**coeval** [kəu'i:vəl] *a* 同年龄的

coeur [kə:] *n*【法】心(脏) | ～ en sabot 靴状心(见于法乐〈Fallot〉四联症)

coexcitation [kəuiksai'teiʃən] *n* 同时兴奋

coexist [kəuig'zist] *vt* 同时(或同地)存在；共存；和平共处 | **coexistence** [kəuig'zistəns] *n*

cofactor [kəu'fæktə] *n* 辅助因子，辅因子 | platelet ～ Ⅰ 血小板辅因子Ⅰ，凝血因子Ⅷ / platelet ～ Ⅱ 血小板辅因子Ⅱ，凝血因子Ⅸ

co-ferment [kəu'fə:mənt] *n* 辅酶

coffee ['kɔfi] *n* 咖啡，咖啡豆

coffeurin [kɔfi'juərin] *n* 咖啡尿质

Coffey-Humber treatment ['kɔfi'hʌmbə] (Walter B. Coffey; John D. Humber) 科菲－亨伯疗法(注射绵羊肾上腺皮质浸膏，治癌用)

coffin ['kɔfin] *n* 棺材

Coffin-Lowry syndrome [ˈkɔfin ˈlɔu-ri] (George S. Coffin; R. B. Lowry) 科-洛综合征(生后时期起始的病征，特征为不能言语，严重智力缺陷以及肌肉、韧带和骨骼异常，本征为X连锁中间性遗传遗传的)

Coffin-Siris syndrome [ˈkɔfin ˈsiris] (G. S. Coffin; Evelyn Siris) 科-西综合征(第5指和趾甲发育不全或缺如，伴生长和智力缺陷，粗糙面容，轻度小头畸形，张力减低，关节松弛，轻度多毛，有时为心脏、椎骨或胃肠道异常)

cog [kɔg] *n* 齿突；齿轮

Cogan's oculomotor apraxia [ˈkɔ-gən] (David G. Cogan) 科根眼球运动性运用不能，先天性眼球运动性运用不能(亦称科根综合征) | ～ syndrome 科根综合征(①非梅毒性角膜炎，伴前庭听觉症状；②科根眼球运动性运用不能)

cogener [ˈkəudʒinə] *n* 协同肌

cogent [ˈkəudʒənt] *a* 有说服力的，无法反驳的 | **cogency** [ˈkəudʒənsi] *n* / **～ly** *ad*

Cogentin [kəuˈdʒentin] *n* 甲磺酸苯扎托品(benztropine mesylate)制剂的商品名

cognate [ˈkɔgneit] *a* 同族的，母族的 | **cognation** [kɔgˈneiʃən] *n* 亲族，同族

Cognex [ˈkɔgneks] *n* 他克林(tacrine)制剂的商品名

cognition [kɔgˈniʃən] *n* 认识，识别 | **～al, cognitive** [ˈkɔgnitiv] *a*

cognizable [ˈkɔgnizəbl] *a* 可认识的

cognizance [ˈkɔgnizəns] *n* 认识；观察，注意 | take ～ of 认识到，注意到

cognizant [ˈkɔgnizənt] *a* 认识的；知晓的(of)

cohere [kəuˈhiə] *vi* 粘着，粘合；粘结；连贯，符合(with)

coherence [kəuˈhiərəns], **coherency** [kəuˈhiərənsi] *n* 粘着；粘合性；粘结；联接，连贯；内聚性，内聚力

coherent [kəuˈhiərənt] *a* 粘着的，粘结的，粘附的；连贯的 | **～ly** *ad*

cohesion [kəuˈhi:ʒən] *n* 内聚性，内聚力；粘着，结合，粘结力

cohesive [kəuˈhisiv] *a* 粘着的，内聚(性)的

Cohnheim's areas (fields) [ˈkəun-haim] (Julius F. Cohnheim) 孔海姆区(肌原纤维的深色多边形区，在肌纤维的横切面上可见) | ～ theory 孔海姆学说认为肿瘤是由胚胎剩余组织发生的，这些剩余组织并不参与正常外周组织的形成)

Cohn's solution [kəun] (Ferdinand J. Cohn) 科恩溶液(培养酵母和霉的合成培养基，含有磷酸一钾酸、磷酸钙、硫酸镁和酒石酸铵，溶于水中)

Cohn's test [kəun] (Hermann L. Cohn) 科恩试验(检色觉)

cohoba [kəˈhəubə] *n* 帕立卡(见parica)

cohobation [ˌkəuhəˈbeiʃən] *n* 回流蒸馏，再蒸馏

cohort [ˈkəuhɔ:t] *n* 队列，群组(在流行病学中指有共同点的一组人，如同年出生的人，为出生队列或出生群组birth cohort)；股(生物分类，相当于部〈division〉、目〈order〉或亚目〈suborder〉)

cohosh [kəˈhɔʃ] *n* 升麻类药草(指多种毛茛科植物)

cohydrogenase [ˌkəuhaiˈdrɔdʒineis] *n* 辅酶

Co I coenzyme Ⅰ 辅酶Ⅰ(烟酰胺腺嘌呤二核苷酸)

Co II coenzyme Ⅱ 辅酶Ⅱ(烟酰胺腺嘌呤二核苷酸磷酸)

coil [kɔil] *vt* 卷，把…卷成圈 *vi* 成圈状；盘绕 *n* (一)卷，(一)圈，线圈；蟠管，旋管；螺旋 | random ～ 无规线圈，无规卷曲(指蛋白质没有规则的反复的二级结构，如α-螺旋或β-层)

coin [kɔin] *n* 钱币，硬币

coincide [ˌkəuinˈsaid] *vi* 恰好相合；一致，相符

coincidence [kəuˈinsidəns] *n* 符合，一致；叠合，重合

coincident [kəuˈinsidənt] *a* 同时发生

的;一致的,符合的(with);重合的 | ~ly *ad*

coincidental [kəuˌinsi'dentl] *a* 符合的;同时发生(或存在)的 | ~**ly** *ad*

coin(o)- 见cen(o)-第三解

coinosite ['kɔinəsait] *n* 半自由寄生物

coisogeneic [kəuˌaisəudʒi'neiik] *a* 副同基因的,同类系的(指生物品系)

coition [kəu'iʃən] *n* 性交,交媾

coitophobia [ˌkəuitə'fəubjə] *n* 性交恐怖

coitus ['kəuitəs] *n* 性交,交媾 | ~ incompletus, ~ interruptus 不完全性交,中断性交 / ~ reservatus 含蓄性交 | **coital** ['kəuitl] *a*

Coix ['kəuiks] *n* 薏苡属

coke [kəuk] *n* 焦炭

Col. cola【拉】漉过,滤过

col [kɔl] *n* 龈谷(为牙间组织的一个小凹)

col- 见con-

cola ['kəulə] colon的复数

Colace ['kəuleis] *n* 多库酯钠(docusate sodium)制剂的商品名

colamine ['kəuləmin] *n* 胆胺,乙醇胺

colander ['kʌləndə, 'kɔləndə] *n* 滤器,滤锅

Colan SR [kəu'læn] 盐酸维拉帕米(verapamil hydrochloride)制剂的商品名

colaspase [kə'læspeis] *n* 门冬酰胺酶(asparaginase的BAN名)

Colat. colatus【拉】漉过的,滤过的

colation [kə'leiʃən] 漉过,滤过;漉液,滤液

colatorium [ˌkɔlə'tɔ:riəm] ([复] **colatoria** [ˌkɔlə'tɔ:riə]) *n*【拉】漉药器,滤器;筛网

colature ['kəulətʃə] *n* 漉液,滤液

ColBENEMID [kɔl'benimid] *n* 丙磺舒-秋水仙碱(probenecid with colchicine)制剂的商品名

colchicine ['kɔltʃisi:n] *n* 秋水仙素,秋水仙碱(用于治疗痛风性关节炎)

colchicinic acid [ˌkɔltʃi'sinik] 秋水仙酸

Colchicum ['kɔltʃikəm] *n* 秋水仙属

cold [kəuld] *a* 冷的;寒冷的 *n* 寒冷;感冒,伤风 | allergic ~, June ~ 枯草热 / common ~ 感冒 / head ~ 头伤风,鼻伤风 / rose ~ 枯草热(由玫瑰花粉引起) | catch(或take) ~ 伤风,感冒 / (out) in the ~ 受冷落

cold-blooded ['kəuld'blʌdid] *a* 冷血的

coldsore ['kəuldsɔ:] *n* 单纯性疱疹,唇疱疹

colectomy [kə'lektəmi] *n* 结肠切除术

Coleman-Shaffer diet ['kəulmən 'ʃæfə] (Warren Coleman; Philip A. Shaffer) 科尔曼-谢弗饮食(高糖、高蛋白饮食,宜少量多餐,曾为伤寒病饮食)

cole(o)- [构词成分] 阴道;鞘

Coleomitus [ˌkəuliəu'maitəs] *n* 鞘丝菌属

Coleoptera [ˌkɔli'ɔptərə] *n* 鞘翅目

coles ['kəuli:z] *n* 阴茎 | ~ femininus 阴蒂

Colesiota [kəuˌli:si'əutə] (J. D. W. A. Coles) *n* 科尔斯小体属

Cole's sign [kəul] (Lewis G. Cole) 科尔征(X线片所见的十二指肠轮廓变形,为十二指肠溃疡之征)

Cole's test [kəul] (Sidney W. Cole) 科尔试验(检葡萄糖、乳糖、尿酸)

Colestid [kəu'lestid] *n* 盐酸考来替泊(colestipol hydrochloride)制剂的商品名

colestipol [kə'lestipəul] *n* 考来替泊,降脂2号树脂(降血脂药)

Colet. coletur【拉】(使被)滤过,漉过

Colettsia [kə'letsiə] (J. D. W. A. Coles) *n* 科尔次体属

Coley's fluid (mixture), toxin ['kəuli] (William B. Coley) 科利液(混合物)、毒素(某些细胞培养物的未过滤过的混合物,曾用于治不能进行手术的恶性肿瘤)

colibacillemia [ˌkəulibæsi'li:miə] *n* 大

肠杆菌菌血症

colibacillosis [ˌkəulibæsi'ləusis] *n* 大肠杆菌病 | ～ gravidarum 妊娠期大肠杆菌病

colibacilluria [ˌkəuliˌbæsi'ljuəriə] *n* 大肠杆菌尿

colibacillus [ˌkəulibə'siləs] *n* 大肠杆菌,大肠埃希杆菌

colic ['kɔlik] *a* 结肠的 *n* 绞痛,急腹痛 | biliary ～, gallstone ～, hepatic ～ 胆绞痛,胆石绞痛,肝绞痛 / bilious ～ 吐胆性绞痛 / copper ～ 铜绞痛(铜中毒所致) / endemic ～ 地方性绞痛 / flatulent ～ 气绞痛,气鼓,鼓胀 / infantile～婴儿腹痛 / lead～, painter's ～, saturnine ～ 铅绞痛 / menstrual ～ 痛经,经期绞痛 / ovarian ～ 卵巢绞痛 / renal ～, nephric ～ 肾绞痛 / stercoral ～ 便秘绞痛 / tubal ～ 输卵管绞痛 / ureteral ～ 输尿管绞痛 / uterine ～ 子宫绞痛 / vermicular ～, appendicular ～ 阑尾绞痛 / verminous ～, worm ～ 蠕虫性绞痛 / wind ～ 气绞痛 / zinc ～ 锌绞痛(慢性锌中毒所致)

colica ['kɔlikə] *n*【拉】绞痛,急腹痛 | ～ pictonum 铅绞痛

colicin ['kɔlisin] *n* 大肠杆菌素

colicinogen [ˌkɔli'sinədʒən] *n* 大肠杆菌素原(亦称产杆菌素因子)

colicinogeny [ˌkɔlisi'nɔdʒini] *n* 产大肠杆菌素性, 大肠杆菌素产生 | **colicinogenic** [ˌkɔliˌsinə'dʒenik] *a* 产大肠杆菌素的

colicky ['kɔliki] *a* 绞痛的,腹痛的,急腹痛的

colicoplegia [ˌkɔlikəu'pli:dʒiə] *n* 绞痛麻痹(指铅绞痛和铅毒性麻痹同时存在)

colicystitis [ˌkəulisis'taitis] *n* 大肠杆菌性膀胱炎

colicystopyelitis [ˌkəuliˌsistəuˌpaii'laitis] *n* 大肠杆菌性膀胱肾盂炎

coliform ['kəulifɔ:m] *n* 大肠菌类;大肠菌 *a* 大肠杆菌状的

colinearity [ˌkəulini'æləti] *n* 共线性

colinephritis [ˌkəuline'fraitis] *n* 大肠杆菌性肾炎

colipase [kəu'laipeis] *n* 共脂肪酶

coliphage ['kɔlifeidʒ] *n* 大肠杆菌噬菌体

coliplication [ˌkəuliplai'keiʃən] *n* 结肠折术

colipuncture ['kəuliˌpʌŋktʃə] *n* 结肠穿刺术

colisepsis [ˌkəuli'sepsis] *n* 大肠杆菌性脓毒病

colistatin [ˌkəuli'steitin] *n* 制大肠杆菌素

colistimethate sodium [kəˌlisti'meθeit] 多粘菌素E甲磺酸钠(抗生素类药)

colistin [kə'listin] *n* 多粘菌素E(抗生素类药) | ～ sulfate 硫酸多粘菌素E

colitis [kɔ'laitis] ([复] **colitides** [kɔ'litidi:z]) *n* 结肠炎 | amebic ～ 阿米巴性结肠炎,阿米巴痢疾 / antibiotic-associated ～ 抗生素性结肠炎 / balantidial ～ 毛囊虫性结肠炎,袋虫性结肠炎 / ischemic ～ 缺血性结肠炎 / mucous ～, myxomembranous ～ 粘液性结肠炎,粘液膜性结肠炎 / regional ～, segmental ～ 局限性结肠炎,节段性结肠炎 / transmural ～ 透壁性结肠炎 / ulcerative ～, ～ gravis 溃疡性结肠炎

colitose ['kɔlitəus] *n* 大肠菌糖

colitoxemia [ˌkəulitɔk'si:miə] *n* 大肠杆菌毒血症

colitoxicosis [ˌkəuliˌtɔksi'kəusis] *n* 大肠杆菌毒素中毒

colitoxin [ˌkəuli'tɔksin] *n* 大肠杆菌毒素

coliuria [ˌkəuli'juəriə] *n* 大肠杆菌尿

colla ['kɔlə] collum的复数

collaborate [kə'læbəreit] *vi* 协作,合作(with) | **collaboration** [kəˌlæbə'reiʃən] *n* / **collaborative** [kə'læbəreitiv] *a* / **collaborator** *n* 协作者,合作者

collacin ['kɔləsin] *n* 胶质素

collagen ['kɔlədʒən] *n* 胶原 | fibrous long-spacing (FLS) ~ 长间距纤维胶原 / segment long-spacing (SLS) ~ 长间距节段胶原

collagenase [kə'lædʒineis] *n* 胶原酶 | Clostridium histolyticum ~ 溶组织梭菌胶原酶(亦称梭菌肽酶A) / vertebrate ~ 脊椎动物胶原酶

collagenation [kɔ'lædʒi'neiʃən] *n* 胶原生成

collagenic [ˌkɔlə'dʒenik] *a* 胶原的,产生胶原的

collagenitis [kəˌlædʒi'naitis] *n* 胶原炎

collagenoblast [kɔ'lædʒinəblæst] *n* 成胶原细胞

collagenocyte [kɔ'lædʒinəˌsait] *n* 胶原细胞

collagenogenic [ˌkɔlədʒenəu'dʒenik] *a* 产生胶原的,胶原生成的;形成胶原的,形成胶原纤维的

collagenolysis [ˌkɔlədʒe'nɔlisis] *n* 胶原溶解 | **collagenolytic** [kɔˌlædʒinə'litik] *a* 溶胶原的

collagenosis [kɔˌlædʒi'nəusis] *n* 胶原性疾病

collagenous [kɔ'lædʒinəs] *a* 胶原的;产生胶原的,形成胶原的

collapse [kə'læps] *n* 崩溃,衰弱,虚脱;萎陷 *vt, vi* (使)崩溃,(使)衰退 | circulatory ~ 循环性虚脱 / ~ of the lung 肺萎陷 / massive ~ (肺) 大块萎陷

collar ['kɔlə] *n* 衣领;颈圈;假牙颈 | ~ of pearls, venereal ~, ~ of Venus 颈部梅毒白斑病 / periosteal bone ~ 骨领 / Spanish ~ 箝顿包茎

collarbone ['kɔləbəun] *n* 锁骨

collarette [ˌkɔlə'ret] *n* 蜀黍红疹项圈;角线

collastin [kə'læstin] *n* 胶质素

collate [kɔ'leit] *vt* 对照

collateral [kɔ'lætərəl] *a* 并行的;附属的;伴随的;侧的,副的 *n* 侧突(轴索)

colleague ['kɔ:li:g] *n* 同事

collect [kə'lekt] *vt* 收集;集中;推断出 *vi* 聚集;堆积

collection [kə'lekʃən] *n* 收集,采集;收集品,标本

collective [kə'lektiv] *a* 集合的,共同的;集体的 *n* 集体;全体人员 | ~**ly** *ad*

collector [kə'lektə] *n* 收集人;收集器

college ['kɔlidʒ] *n* 学院 | medical ~ 医学院

collegian [kə'li:dʒjən] *n* 高等学校学生,专门学校学生

collegiate [kə'li:dʒiit], **collegial** [kə'li:dʒiəl] *a* 学院的,大学的

Colles-Baumès law ['kɔli:z bɔ'mei] (Abraham Colles; Pierre P. F. Baumès) 科利斯-博美定律(见Colles' law)

Colles' fascia ['kɔli:z] (Abraham Colles) 会阴浅筋膜深层 | ~ fracture 科利斯骨折(桡骨下端骨折,下部碎片向后移位,如其下部碎片向前移位,则称史密斯(Smith)骨折) / ~ law 科利斯定律(患先天梅毒的儿童,其母无症状,也不传染其母) / ~ ligament 腹股沟反转韧带 / ~ space 会阴筋膜下隙

Collet's syndrome, Collet-Sicard syndrome [kɔ'lei si'kɑ:] (Frédéric J. Collet; Jean A. Sicard) 科累综合征,科累-西卡尔综合征(第九、十、十一、十二脑神经完全损伤所致的舌喉肩胛咽偏瘫)

colliculectomy [kɔˌlikju'lektəmi] *n* 精阜切除术

colliculitis [kɔˌlikju'laitis] *n* 精阜炎

colliculus [kɔ'likjuləs] ([复] **colliculi** [kɔ'likjulai]) *n* 【拉】丘,小阜 | facial ~ 面神经丘 / inferior ~ 下丘(四叠体) / seminal ~ 精阜 / superior ~ 上丘(四叠体)

collide [kə'laid] *vi* 冲突,抵触(with)

collier ['kɔliə] *n* (煤矿)矿工;运煤船;煤船船员

colligate ['kɔligeit] *vt* 综合,总括 | **colligation** [ˌkɔli'geiʃən] *n*

colligative ['kɔliˌgeitiv] *a* 依数(性)的(在物理化学中指依赖于存在一定空间的分子数，而并不依赖于分子的大小、分子量或化学结构)

collimate ['kɔlimeit] *vt* 校准，使准直，使(光线)平行 | **collimation** [ˌkɔli'meiʃən] *n* 准直 / **collimator** [ˌkɔli'meitə] *n* 准直仪，平行光管

Collinsonia [ˌkɔlin'səuniə] (Peter Collinson) *n* 二蕊紫苏属 | ~ canadensis 二蕊紫苏(利尿、强壮药)

Collin's osteoclast ['kɔlin] (Anatole Collin) 柯林碎骨器，柯林折骨器(用以折断任何一点上的骨)

Collip unit ['kɔlip] (James B. Collip) 科利普单位(一种甲状旁腺浸膏的剂量单位)

colliquation [ˌkɔli'kweiʃən] *n* 溶化，液化，液化变性(组织) | ballooning ~ (细胞原生质)肿大性液化 / reticulating ~ (细胞原生质)网状液化

colliquative [kə'likwətiv] *a* 液化的，溶化的

collision [kə'liʒən] *n* 碰撞，冲突 | come into ~ (with …) (跟…)相撞，(同…)冲突起来 / in ~ 相撞，在冲突中

collocate ['kɔləukeit] *vt* 把…并置排列，配置 | **collocation** [ˌkɔləu'keiʃən] *n* 并置，排列，配置

collochemistry [ˌkɔləu'kemistri] *n* 胶体化学

collodiaphyseal [ˌkɔləuˌdaiə'fiziəl] *a* 颈及骨干的(尤指股骨)

collodion [kə'ləudjən] *n* 火棉胶 | flexible ~, ~ elastique 弹性火棉胶(表面保护剂) / salicylic acid ~ 水杨酸火棉胶(角质分离剂)

colloid ['kɔlɔid] *a* 胶体的，胶态的 *n* 胶体，胶质；胶态 | amyl ~, anodyne ~ 戊基胶体，止痛胶 / antimony trisulfide ~ 三硫化二锑胶体(制药辅剂) / association ~ 联合胶体 / bovine ~ 胶固素，粘合素 / emulsion ~, hydrophilic ~, lyophilic ~, lyotropic ~ 乳胶体，亲液胶体 / suspension ~, hydrophobic ~, lyophobic ~ 悬胶体，疏液胶体 / stannous sulfur ~ 亚锡硫胶体(骨、肝和脾成象的诊断辅剂)

colloidal [kə'lɔidl] *a* 胶体的，胶质的；胶态的

colloidin [kə'lɔidin] *n* 胶(体)变(性)质，胶体素

colloidoclasia [kəˌlɔidəu'kleisiə], **colloidoclasis** [kəˌlɔidəu'kleisis] *n* 胶体性猝衰(产生过敏性休克)

colloidophagy [ˌkɔlɔi'dɔfədʒi] *n* 胶体吞噬(在促甲状腺激素影响下胶体为巨噬细胞所吸收)

colloquium [kə'ləukwiəm] ([复] **colloquia** [kə'ləukwiə] 或 **colloquiums**) *n* (学术) 讨论会；学术报告会；学术报告

colloxylin [kə'lɔksilin] *n* 火棉，低氮硝化纤维素

collum ['kɔləm] ([复] **colla** ['kɔlə]) *n* 【拉】颈

collunarium [ˌkɔlju'nεəriəm] ([复] **collunaria** [ˌkɔlju'nεəriə]) *n*【拉】洗鼻剂

Collut. collutorium【拉】漱口剂

collutorium [ˌkɔlju'tɔːriəm] ([复] **collutoria** [ˌkɔlju'tɔːriə]) *n*【拉】漱口剂

collutory ['kɔljutəri] *n* 漱口剂

Collyr. collyrium【拉】洗眼剂

Collyriculum [ˌkɔli'rikjuləm] *n* 瘤吸虫属 | ~ faba 鸟瘤吸虫

collyrium [kə'liriəm] ([复] **collyria** [kə'liriə]) *n* 洗眼剂，洗眼液

coloboma [ˌkɔlə'bəumə] ([复] **colobomas** 或 **colobomata** [ˌkɔlə'bəumətə]) *n* 缺损(指眼组织) | bridge ~ 桥形缺损(指虹膜) / ~ of choroid 脉络膜缺损 / ~ of iris 虹膜缺损 / ~ of retina 视网膜缺损 / retinochoroidal ~, ~ of fundus 视网膜脉络膜缺损，眼底缺损 / ~ of vitreous 玻璃状体缺损

colocecostomy [ˌkəuləusi'kɔstəmi] *n* 结肠盲肠吻合术
colocentesis [ˌkəuləusen'ti:sis] *n* 结肠穿刺术
colocholecystostomy [ˌkəuləuˌkɔlisis'tɔstəmi] *n* 结肠胆囊吻合术，胆囊结肠吻合术
coloclysis [ˌkəuləu'klaisis], **coloclyster** [ˌkəuləu'klistə] *n* 结肠灌洗，灌肠
colocolostomy [ˌkəuləukə'lɔstəmi] *n* 结肠结肠吻合术
colocutaneous [ˌkəuləukju'teinjəs] *a* 结肠(与)皮肤的
colocynth ['kɔləsinθ], **colocynthis** [ˌkɔlə'sinθis] *n* 药西瓜瓤(可作泻药)
colocynthidism [ˌkɔlə'sinθidizəm] *n* 药西瓜中毒
colocynthin [ˌkɔlə'sinθin] *n* 药西瓜苦甙
colodyspepsia [ˌkəuləudis'pepsiə] *n* 结肠性消化不良
coloenteritis [ˌkəuləuˌentə'raitis] *n* 小肠结肠炎，大小肠炎
colofixation [ˌkəuləufik'seiʃən] *n* 结肠固定术
Cologel ['kɔlədʒel] *n* 甲基纤维素(methylcellulose)制剂的商品名
colohepatopexy [ˌkəuləu'hepətəˌpeksi] *n* 结肠肝固定术
coloileal [ˌkəuləu'iliəl] *a* 结肠回肠的
colollysis [kə'lɔlisis] *n* 结肠松解术
Colombia [kə'lɔmbiə] *n* 哥伦比亚[拉丁美洲] | ~**n** *a* 哥伦比亚的；哥伦比亚人的 *n* 哥伦比亚人
colometrometer [ˌkəuləumi'trɔmitə] *n* 结肠活动测定器
colon ['kəulən] ([复] **cola** ['kəulə] 或 **colons**) *n* 结肠 | ascending ~ 升结肠 / descending ~ 降结肠 / giant ~ 巨结肠 / irritable ~ 过敏性结肠，结肠过敏，激惹性结肠 / lead-pipe ~ 结肠强直 / sigmoid ~ 乙状结肠 / transverse ~ 横结肠 | ~**ic** [kə'lɔnik] *a*
colonalgia [ˌkəulə'nældʒiə] *n* 结肠痛
colonial [kə'ləunjəl] *a* 殖民地的；集群的，群体的；菌落的
colonitis [ˌkɔlə'naitis] *n* 结肠炎
colonize ['kɔlənaiz] *vt* 移生，移地发育；集中护理(精神病或慢性传染病患者) | **colonization** [ˌkɔlənai'zeiʃən, -ni'z-] *n*
Colonna's operation [kə'ləunə] (Paul Colonna) 科隆纳手术(①股骨颈囊内骨折修复术；②髋部囊关节成形术)
colonopathy [ˌkəulə'nɔpəθi] *n* 结肠病
colonorrhagia [ˌkəulənə'reidʒiə] *n* 结肠出血
colonorrhea [ˌkəulənə'ri:ə] *n* 结肠粘液溢，粘液性结肠炎
colonoscope [kə'lɔnəskəup] *n* 结肠镜
colonoscopy [ˌkəulə'nɔskəpi] *n* 结肠镜检查
colony ['kɔləni] *n* 殖民地；移民区；菌落，集落；集群；群体 | bitten ~, nibbled ~ 缺蚀菌落 / butyrous ~ 奶油样菌落 / checker ~ 棋盘菌落 / daisy-head ~ 雏菊花头菌落 / daughter ~ 子菌落 / disgonic ~ 微弱菌落 / dwarf ~, D ~ 侏儒型菌落 / effuse ~ 弥散菌落 / H ~ H菌落(能动型菌落) / matte ~ 无光泽菌落 / motile ~ 运动菌落 / mucoid ~, M ~ 粘稠菌落 / O ~ O菌落(不动型菌落) / rough ~, R ~ 粗糙型菌落 / satellite ~ 卫星菌落，卫星菌，陪菌(如在葡萄球菌菌落附近的流感嗜血杆菌) / smooth ~, S ~ 光滑型菌落
colopathy [kə'lɔpəθi] *n* 结肠病
colopexotomy [ˌkəuləupek'sɔtəmi] *n* 结肠固定切开术
colopexy ['kəuləˌpeksi], **colopexia** [ˌkəulə'peksiə] *n* 结肠固定术
colophony [kə'lɔfəni] *n* 松香(rosin的旧名)
coloplication [ˌkəuləuplai'keiʃən] *n* 结肠折术
coloproctectomy [ˌkəuləuprɔk'tek-

təmi] *n* 结肠直肠切除术
coloproctitis [ˌkəuləuprɔk'taitis] *n* 结肠直肠炎
coloproctostomy [ˌkəuləuprɔk'tɔstəmi] *n* 结肠直肠吻合术
coloptosis [ˌkəulɔp'təusis] *n* 结肠下垂
colopuncture ['kəuləˌpʌŋktʃə] *n* 结肠穿刺术
Color. coloretur【拉】须着色
color ['kʌlə] *n* 色,颜色 *vt* 着色 *vi* 变色 | complementary ~s 补色 / confusion ~s 混淆色 / contrast ~ 反衬色 / incidental ~ 后遗色(觉) / primary ~s 原色 / pseudoisochromatic ~s 假同色 / pure ~ 纯色 / saturation ~ 饱和色 | be(或feel, look) off ~ 身体不舒服;精神不好 / change ~ 变脸色(脸色变得苍白或脸红) / lose ~ 脸色变得苍白 / under ~ of 在…的幌子下
colorable ['kʌlərəbl] *a* 可着色的
coloration [ˌkʌlə'reiʃən] *n* 颜色;着色,显色 | protective ~ 保护色 / warning ~ 警戒色
color-blind ['kʌlə blaind] *a* 色盲的 | ~**ness** 色盲
colorectal [kɔlə'rektl] *a* 结肠直肠的
colorectitis [ˌkəulərek'taitis] *n* 结肠直肠炎
colorectostomy [ˌkəulərek'tɔstəmi] *n* 结肠直肠吻合术
colorectum [ˌkɔlə'rektəm] *n* 结肠直肠
colored ['kʌləd] *a* 有色的;有色人种的(尤指黑人的) *n* 有色人种的人(尤指黑人)
colorful ['kʌləful] *a* 颜色丰富的;丰富多采的
colorimeter [ˌkʌlə'rimitə] *n* 比色计 | titration ~ 滴定比色计 | **colorimetry** *n* 比色法 / **colorimetric** [ˌkʌləri'metrik] *a* 比色(法)的
coloring ['kʌləriŋ] *n* 着色(法);面色;特质
colorless ['kʌləlis] *a* 无色的;苍白的;无趣味的
colorrhaphy [kə'lɔrəfi] *n* 结肠缝术
colorrhea [ˌkəulə'ri:ə] *n* 结肠粘液溢,粘液性结肠炎
coloscope ['kɔləskəup] *n* 结肠镜
coloscopy [kə'lɔskəpi] *n* 结肠镜检查
colosigmoidostomy [ˌkəuləˌsigmɔi'dɔstəmi] *n* 结肠乙状结肠吻合术
colostomy [kə'lɔstəmi] *n* 结肠造口术 | dry ~ 干性结肠造口术 / ileotransverse ~ 回肠横结肠吻合术 / wet ~ 湿性结肠造口术
colostrorrhea [kəˌlɔstrə'ri:ə] *n* 初乳溢
colostrous [kə'lɔstrəs] *a* 有初乳的
colostrum [kə'lɔstrəm] *n*【拉】初乳 | ~ gravidarum 妊娠初乳 / ~ puerperarum 产褥初乳 | **colostric** [kə'lɔstrik] *a*
colotomy [kə'lɔtəmi] *n* 结肠切开术
colotyphoid [ˌkəuləu'taifɔid] *n* 结肠型伤寒
colour ['kʌlə] *n, vt, vi* =color
colovaginal [ˌkəuləuvə'dʒainəl, -'vædʒi-] *a* 结肠阴道的
colovesical [ˌkəuləu'vesikəl] 结肠膀胱的
colp- 见colpo-
colpalgia [kɔl'pældʒiə] *n* 阴道痛
colpatresia [ˌkɔlpə'tri:ziə] *n* 阴道闭锁
colpectasia [ˌkɔlpek'teiziə], **colpectasis** [kɔl'pektəsis] *n* 阴道扩张
colpectomy [kɔl'pektəmi] *n* 阴道切除术
colpeurynter ['kɔlpjuˌrintə] *n* 阴道扩张袋(即宫颈扩张袋)
colpeurysis [kɔl'pjuərisis] *n* 阴道扩张术
colpismus [kɔl'pizməs] *n* 阴道痉挛
colpitis [kɔl'paitis] *n* 阴道炎 | ~ emphysematosa, emphysematous ~ 气肿性阴道炎 / ~ mycotica 霉菌性阴道炎,真菌性阴道炎(即阴道霉菌病) | **colpitic** [kɔl'pitik] *a*
colp(o)- [构词成分] 阴道

colpocele [ˈkɔlpəsiːl] *n* 阴道疝;阴道脱垂
colpoceliocentesis [ˌkɔlpəuˌsiːliəusenˈtiːsis] *n* 经阴道腹腔穿刺术,阴道式腹腔穿刺术
colpoceliotomy [ˌkɔlpəuˌsiːliˈɔtəmi] *n* 经阴道剖腹术,阴道式剖腹术
colpocleisis [ˌkɔlpəuˈklaisis] *n* 阴道闭合术
colpocystitis [ˌkɔlpəusisˈtaitis] *n* 阴道膀胱炎
colpocystocele [ˌkɔlpəuˈsistəsiːl] *n* 阴道内膀胱膨出
colpocystoplasty [ˌkɔlpəuˈsistəˌplæsti] *n* 阴道膀胱成形术
colpocystotomy [ˌkɔlpəusisˈtɔtəmi] *n* 阴道膀胱切开术
colpocystoureterocystotomy [ˌkɔlpəuˌsistəujuəˌriːtərəusisˈtɔtəmi] *n* 阴道膀胱壁切开输尿管露出术
colpocytogram [ˌkɔlpəuˈsaitəgræm] *n* 阴道细胞涂片谱
colpocytology [ˌkɔlpəusaiˈtɔlədʒi] *n* 阴道细胞学
Colpodida [kɔlˈpəudidə] *n* 肾形(纤虫)目
colpodynia [ˌkɔlpəuˈdiniə] *n* 阴道痛
colpohyperplasia [ˌkɔlpəuhaipəˈpleiziə] *n* 阴道粘膜增生 | ～ cystica 囊肿性阴道粘膜增生 / ～ emphysematosa 气肿性阴道粘膜增生
colpomicroscope [ˌkɔlpəuˈmaikrəskəup] *n* 阴道显微镜 | **colpomicroscopy** [ˌkɔlpəumaiˈkrɔskəpi] *n* 阴道显微镜检查 / **colpomicroscopic** [ˌkɔlpəumaikrəsˈkɔpik] *a* 阴道显微镜的;阴道显微镜检查的
colpomyomectomy [ˌkɔlpəuˌmaiəuˈmektəmi] *n* 阴道(式)宫肌瘤切除术
colpoperineoplasty [ˌkɔlpəuˌperiˈniːəuˌplæsti] *n* 阴道会阴成形术
colpoperineorrhaphy [ˌkɔlpəuˌperiniːˈɔrəfi] *n* 阴道会阴缝术
colpopexy [ˈkɔlpəˌpeksi] *n* 阴道固定术
colpoplasty [ˈkɔlpəˌplæsti] *n* 阴道成形术
colpopoiesis [ˌkɔlpəupɔiˈiːsis] *n* 阴道成形术
colpoptosis [ˌkɔlpəˈptəusis] *n* 阴道下垂
colporectopexy [ˌkɔlpəˈrektəˌpeksi] *n* 阴道直肠固定术
colporrhagia [ˌkɔlpəˈreidʒiə] *n* 阴道出血
colporrhaphy [kɔlˈpɔrəfi] *n* 阴道缝术,阴道缩窄术
colporrhexis [ˌkɔlpəˈreksis] *n* 阴道破裂
colposcope [ˈkɔlpəskəup] *n* 阴道镜 | **colposcopy** [kɔlˈpɔskəpi] *n* 阴道镜检查 / **colposcopic** [ˌkɔlpəˈskɔpik] *a* 阴道镜的;阴道镜检查的
colpospasm [ˈkɔlpəspæzəm] *n* 阴道痉挛
colpostat [ˈkɔlpəstæt] *n* 阴道镭置器
colpostenosis [ˌkɔlpəustiˈneusis] *n* 阴道狭窄
colpostenotomy [ˌkɔlpəustiˈnɔtəmi] *n* 阴道狭窄切开术
colpotherm [ˈkɔlpəθəːm] *n* 阴道电热器
colpotomy [kɔlˈpɔtəmi] *n* 阴道切开术 | posterior ～ 阴道后穹窿切开术,子宫直肠陷凹切开术
colpoureterocystotomy [ˌkɔlpəujuəˌriːtərəusisˈtɔtəmi] *n* 阴道膀胱输尿管切开术
colpoureterotomy [ˌkɔlpəujuəˌriːtəˈrɔtəmi] *n* 阴道输尿管切开术
colpoxerosis [ˌkɔlpəuziəˈrəusis] *n* 阴道干燥
colterol mesylate [ˈkəultərɔl] 甲磺酸可尔特罗,甲磺酸叔丁肾上腺素(支气管扩张药)
Coluber [ˈkɔljubə] *n* 游蛇属
colubrid [ˈkɔljubrid] *n* 游蛇 *a* 游蛇科的
Colubridae [kɔˈljuːbridiː] *n* 游蛇科

columbium [kə'lʌmbiəm] *n* 钶(元素铌〈niobium〉的旧名)

columella [ˌkɔlju'melə] ([复] **columellae** [ˌkɔlju'meli:]) *n*【拉】小柱 | ~ cochleae 蜗轴 / ~ nasi 鼻小柱

column ['kɔləm] *n* 支柱;柱 | ~s of abdominal ring 腹股沟管皮下环脚 / anal ~s 肛柱,直肠柱 / fat ~s 皮下脂肪柱 / fractionating ~ 分馏柱 / fundamental ~ 固有束 / muscle ~ 肌柱,肌原纤维 / ~ of nose 鼻中隔 / rectal ~s 肛柱,直肠柱 / ~s of rugae of vagina, ~s of vagina 阴道柱,阴道嵴柱 / vertebral ~, dorsal ~, spinal ~ 脊柱 | **~ar** [kə'lʌmnə], **~ed** ['kɔləmd] *a*

columna [kə'lʌmnə] ([复] **columnae** [kə'lʌmni:]) *n*【拉】柱

columnella [ˌkɔləm'nelə] *n*【拉】小柱

columnization [ˌkɔləmnai'zeiʃən, -ni'z-], **columning** ['kɔləmniŋ] *n* 棉塞支托法(用于子宫脱垂)

Coly-Mycin M ['kɔliˌmaisin] 多粘菌素E甲磺酸钠(colistimethate sodium)制剂的商品名

Coly-Mycin S ['kɔliˌmaisin] 硫酸多粘菌素E(colistin sulfate)制剂的商品名

colypeptic [ˌkəuli'peptik] *a* 抑制消化的,调整消化的

coma ['kəumə] *n* 昏迷;斜射球面象差 | alcoholic ~ 酒精中毒性昏迷 / alpha ~ α昏迷(脑电波显示明显的α波活动) / apoplectic ~ 中风昏迷,卒中昏迷 / diabetic ~ 糖尿病性昏迷 / hepatic ~, ~ hepaticum 肝昏迷 / hyperosmolar nonketotic ~ 高渗性非酮症性昏迷 / irreversible ~ 不可逆性昏迷,脑死亡 / metabolic ~ 代谢性昏迷 / ~ somnolentium 嗜睡样昏迷 / trance ~ 催眠性昏睡 / uremic ~ 尿毒症昏迷 / ~ vigil, agrypnodal ~ 睁眼昏迷,醒状昏迷 | **~tose** ['kəumətəus] *a*

comanic acid [kəu'mænik] 哌哢甲酸

COMB cyclophosphamide, Oncovin, MeCCNU, and bleomycin 环磷酰胺－长春新碱－甲环亚硝脲－博来霉素(联合化疗治癌方案)

comb [kəum] *n* 梳;栉;鸡冠,肉冠 *vt* 梳(发)

combat ['kɔmbət] *n* 战斗;反对;争论 *vt* 跟…战斗;反对 *vi* 战斗,搏斗

combination [ˌkɔmbi'neiʃən] *n* 结合;化合;复合;组合,配合 | in ~ with 与…联合,与…结合

combinative ['kɔmbinətiv] *a* 结合的

combine [kəm'bain] *vt, vi* (使)结合,(使)联合;(使)化合,兼有

combing ['kəumiŋ] *n* 神经纤维松解法

combining [kəm'bainiŋ] *a* 结合性的;化合的

Combipres ['kɔmbiprəs] *n* 盐酸可乐定－氯噻酮(clonidine hydrochloride and chlorthalidone)制剂的商品名

combustible [kəm'bʌstəbl] *a* 易燃的;可燃的 *n* 易燃物;可燃物

combustion [kəm'bʌstʃən] *n* 燃烧;氧化 | **combustive** [kəm'bʌstiv] *a*

come [kʌm] (came, come) *vi* 来(到);产生;来自;出生(于)(of, from); [后接不定式]终于…, 开始… | ~ about 发生 / ~ across (偶然)发现,碰见 / ~ along 一起来;进展,进步 / ~ around (= ~ round); 行经,来月经 / ~ at 袭击;达到;得到;获知 / ~ away 脱开 / ~ back 回来;(健康)恢复;(在记忆中)重现 / ~ before 比…更重要;交由…处理 / ~ between 离间,使分开 / ~ by 从旁走过;得到,获得 / ~ down 下来;降下;倒下;垂下;流传下来;病倒(with) / ~ down on(或upon) 申斥;惩罚;袭击 / ~ for进攻 / ~ forth 出来;涌现;被公布 / ~ forward 到场,出现 / ~ in 进来;到达;流行起来;用起来;起作用 / ~ in for 接受;受到 / ~ in useful 有用 / ~ into 进入;得到;继承 / ~ into one's own 得到应有的尊敬、地位等 / ~ near 接近,不亚于; [后接动名词]几乎,

险些儿 / ～ of 出身于;由… 引起;是…的结果 /～ off (从…)离开;举行;实现;结果是,成为 / ～ on (见～ upon) 快(来);跟着来;进步;成长;开始;被提出来 / ～ one's way 让步,同意 / ～ out 由…出来,由…产生;(of)长出;传出;被出版;结果是;显现;(题目等)被解出;计,总计 / ～ out with 发表,公布;说出,提出;展出,供应 / ～ over 转到…方面来;(感觉等)支配,攫住;感到(头晕等) / ～ round 看望,过访;苏醒;改变(主意等);回复 / ～ through 经历;脱险;获得成功 / ～ to 共计,达到;达到… 地步;得到… 结果;归结为;苏醒,复苏 / ～ to oneself (或to one's senses) 苏醒过来;醒悟过来 / ～ under 编入,归入;受到 / ～ up 走近;上来;长出;被提出;发生;流行起来 / ～ up against 碰到 / ～ upon(或on) 突然向… 袭来;突然产生;要求;成为… 的负担;(偶然)遇见 / ～ up to 达到;符合 / ～ up with 赶上;提出,提供 / ～ what may(或will) 不管发生什么事,不管怎样 / ～ within (包括)在…范围之内

comedo [ˈkɔmidəu]([复] **comedos** 或 **comedones** [ˌkɔmiˈdəuniːz]) *n* 粉刺,黑头粉刺

comedocarcinoma [kɔˌmidəukɑːsiˈnəumə] *n* 粉刺性癌

comedogenic [ˌkɔmidəuˈdʒenik] *a* 产生粉刺的,引起粉刺的

comedomastitis [kəˌmidəumæsˈtaitis] *n* 粉刺状乳腺炎,乳腺管扩张

comenic acid [kəuˈmenik] 可孟酸,羟基吡喃羰酸

comes [ˈkəumiːz] ([复] **comites** [ˈkəumitiːz]) *n*【拉】伴血管,并行血管(伴同神经的动脉或静脉,如坐骨神经伴行动脉)

comfimeter [kʌmˈfimitə] *n* 空气冷却力计(用于室内保持舒适)

comfort [ˈkʌmfət] *n* 安慰;舒适 *vt* 安慰;使舒适 | **～ing** *a* 安慰的;令人鼓舞的 / **～less** *a* 无安慰的;不舒适的

comfortable [ˈkʌmfətəbl] *a* 安慰的;舒适的 | **comfortably** *ad*

comfortization [ˌkʌmfətaiˈzeiʃən] *n* 使舒适(应用生理学原理力求在潜在紧张的处境中达到舒适,如用于飞机设计)

comfrey [ˈkʌmfri] *n* 聚合草

coming [ˈkʌmiŋ] *a* 即将来到的;应得的 *n* 来到,到达

comites [ˈkəumitiːz] comes的复数

comma [ˈkɔmə] *n* 逗号,逗点

command [kəˈmɑːnd] *vt, vi, n* 指挥;控制;命令,指令 | at one's ～ 可以自由使用(或支配) / get ～ of 控制

commasculation [kəˌmæskjuˈleiʃən] *n* 男性互恋,男子同性恋

commemorate [kəˈmeməreit] *vt* 纪念 | **commemoration** [kəˌmeməˈreiʃən] *n* 纪念;纪念会

commence [kəˈmens] *vi, vt* 开始;倡导 | **～ment** *n* 开始,开端;学位授与典礼(日),毕业典礼(日)

commend [kəˈmend] *vt* 把…交托给(to);称赞;推荐 | **～able** *a* 值得称赞的

commendation [ˌkɔmenˈdeiʃən] *n* 称赞;推荐

commensal [kəˈmensəl] *a* 共生的,共栖的 *n* 共生体,共栖体 | **～ism** *n* 共栖,偏利共生(两种生物共同生活在一起,一方从另一方获取营养,而后者既无得益,亦不受损)

commensurable [kəˈmenʃərəbl] *a* 相应的,相称的(to, with)

commensurate [kəˈmenʃərit] *a* 同量的,同大的(with);相称的,相当的(to, with) | **commensuration** [kəˌmenʃəˈreiʃən] *n*

comment [ˈkɔment] *n, vi* 评注,注释;评论

commentary [ˈkɔməntəri] *n* 评论;注解 | medical ～ 病案附注

commentate [ˈkɔmənteit] *vt* 注释

commerce [ˈkɔmə(ː)s] *n* 商业,贸易

commercial [kəˈməːʃəl] *a* 商业的

commingle [kɔˈmiŋgl] *vt, vi* 混合,搀和

comminute ['kɔminju:t] *vt* 粉碎,捣碎 | ~**d** *a* 粉碎的,捣碎的(如粉碎性骨折) / **comminution** [ˌkɔmi'nju:ʃən] *n*

Commiphora [kɔ'mifərə] *n* 没药属

commission [kə'miʃən] *n* 委任,委托;委任状;委员会;犯(罪);佣金 *vt* 委任;委托;取佣 | in ~ 可使用 / out of ~ 不能使用

commissura [ˌkɔmi'sjuərə] ([复] **commissurae** [ˌkɔmi'sjuəri:]) *n* 【拉】连合

commissure ['kɔmisjuə] *n* 连合,接缝处 | anterior ~ of cerebrum 大脑前连合 / anterior ~ of labia 阴唇前连合 / ~ of fornix, hippocampal ~ 穹窿连合,海马连合 / interthalamic ~, middle ~ of cerebrum 中间块,大脑中连合(即丘脑间粘合) / ~ of lips of mouth 唇连合,口角 / medial ~ of eyelids 睑内侧连合,内眦 / posterior ~ (大脑)后连合 / supraoptic ~s 视上连合 | **commissural** [ˌkɔmi'sjuərəl] *a*

commissurorrhaphy [ˌkɔmisjuə'rɔrəfi] *n* 连合部缝术

commissurotomy [ˌkɔmisjuə'rɔtəmi] *n* 连合部切开术

commit [kə'mit] (-tt-) *vt* 犯(错误等);交托,交付(to);承诺 | ~ murder (suicide) 凶杀(自杀) / ~ to memory 记住 / ~ to paper(或writing) 写下,记录下来 | ~**ted** *a* 定型的(指免疫活性细胞具有多种反应潜能,可接受多种抗原刺激)

commitment [kə'mitmənt] *n* 提交;许诺;赞助;关禁;院禁(强制精神病人住院)

committee [kə'miti] *n* 委员会

commode [kə'məud] *n* 衣柜,洗脸台;便桶

commodious [kə'məudjəs] *a* 宽敞的,使用方便的

common ['kɔmən] *a* 公共的;普通的;常见的;粗俗的 *n* 公地 | in ~ 共用,公有;共同 / out of (the) ~ 不平常,非凡 | ~**ly** *ad* / ~**ness** *n*

commonplace ['kɔmənpleis] *a* 平凡的,陈腐的

commotio [kə'məuʃiəu] *n* 【拉】震荡(震荡性休克) | ~ cerebri 脑震荡,脑震伤 / ~ retinae 视网膜震荡 / ~ spinalis 脊椎震荡

communal ['kɔmjunl] *a* 公社的,公共的,公有的

commune ['kɔmju:n] *n* 公社

communicable [kə'mju:nikəbl] *a* 传染的,传播的 | **communicability** [kəˌmju:nikə'biləti] *n* 传染性 / **communicably** *ad*

communicans [kə'mju:nikənz] *a*【拉】交通的(如神经)

communicate [kə'mju:nikeit] *vt* 传达,传送;传染 *vi* 互通

communication [kəˌmju:ni'keiʃən] *n* 通信;交流;传染;交通

communion [kə'mju:njən] *n* 共享;交流

communis [kə'mju:nis] *a*【拉】普通的

community [kə'mju:nəti] *n* 社会;社区;群落 | biotic ~ 生物群落 / climax ~ 顶极群落 / seral ~ 演替系列群落 / therapeutic ~ 治疗中心(专门组织安排好的精神病院或病房,运用集体疗法和环境疗法鼓励病人在社会规范内活动)

commutation [ˌkɔmju(:)'teiʃən] *n* 交换;转换;整流;代偿

commutative [kə'mju:tətiv] *a* 交换的;代替的

commute [kə'mju:t] *vt* 用…交换 *vi* 补偿

Comolli's sign [kɔ'mɔli] (Antonio Comolli) 科莫利征(肩胛骨骨折后很快在肩胛区出现重现肩胛骨形状的三角形肿胀)

Comp. compositus【拉】复方的,复合的

compact [kəm'pækt] *a* 紧密的,致密的;坚实的 *vt* 使紧密,使致密 | ~**ly** *ad* / ~**ness** *n*

compacta [kəm'pæktə] *n* 致密层(蜕膜)
compaction [kəm'pækʃən] *n* 双胎紧贴
compages [kəm'peidʒiz] [单复同] *n* 【拉】 综合结构;骨架 | ～ thoracis [NA] 胸廓
companion [kəm'pænjən] *n* 同伴;同事;成对物之一
company ['kʌmpəni] *n* 交往;陪伴;公司;队 | bear(或keep) sb ～ 陪伴 / in ～ (with) (和…)一起 / keep ～ (with) 结交,亲近 / part ～ (with或from ...) (和…)分离;(同…)有分歧
comparable ['kɔmpərəbl] *a* 可比较的(with); 比得上的(to); 类似的
comparascope [kəm'pærəskəup] *n* 双片对比显微镜
comparative [kəm'pærətiv] *a* 比较的;相当的 *n* 比拟物 | ～**ly** *ad*
comparator ['kɔmpəreitə] *n* 比较器,比值器,比色器
compare [kəm'pεə] *vt* 比较,对照(with) *vi* 相比,比得上(with) *n* 比较 | (as) ～d with 与…比较 / beyond(或past, without) ～ 无与伦比
comparison [kəm'pærisn] *n* 比较,对照 | bear(或stand) ～ with 比得上,不亚于 / beyond(或out of all, without) ～ 无与伦比 / by ～ 比较起来 / gain by ～ 比较之下显出其长处 / in ～ with 与…比较
compart [kəm'pɑ:t] *vt* 把…分离成若干部分
compartment [kəm'pɑ:tmənt] *n* 分隔空间;隔室,隔间 | muscular ～ 肌腔隙 / vascular ～ 血管腔隙
compartmentalization [ˌkɔmpɑ:tˌmentəlai'zeiʃən, -li'z-], **compartmentation** [kəmˌpɑ:tmen'teiʃən] *n* 分室作用,间隔作用(选择性渗透膜在细胞内造成天然分隔,并围住每一个分隔的部分〈线粒体、溶酶体、高尔基复合体等〉,而使每一个部分得以调节各自的内含物)
compass ['kʌmpəs] *vt* 包围;围绕…而行;了解;达到;获得 *n* 罗盘,指南针;范围,界限
compassion [kəm'pæʃən] *n* 同情,怜悯
compatible [kəm'pætəbl] *a* 相容的,适合的,可配伍的(with) | **compatibility** [kəmˌpætə'biləti] *n* 相容性;适合性;可配伍性 / **compatibly** *ad*
compel [kəm'pel] (-ll-) *vt* 强迫,使不得不
compendious [kəm'pendiəs] *a* 扼要的,简明的
compendium [kəm'pendiəm] ([复] **compendiums** 或 **compendia** [kəm'pendiə]) *n* 概要,纲要,简编
compensable [kəm'pensəbl] *a* 应予补偿的,可补偿的
compensate ['kɔmpenseit] *vt, vi* 补偿,代偿(for) | **compensative** [kəm'pensətiv], **compensatory** [kəm'pensətəri] *a*
compensation [ˌkɔmpen'seiʃən] *n* 代偿(功能), 补偿(作用) | broken ～ 代偿功能不全 / dosage ～ 剂量补偿(遗传学中指使正常女性两个X染色体的效应与正常男性一个X染色体的效应相等的机制) | ～**al** *a*
compensator ['kɔmpenˌseitə] *n* 补偿器,伸缩器
compete [kəm'pi:t] *vi* 比赛;竞争,对抗
competence ['kɔmpitəns] *n* 能力;胜任;活性,适格 | embryonic ～ 胚反应能力 / immunologic ～ 免疫活性 | **competency** ['kɔmpitənsi] *n*
competent ['kɔmpitənt] *a* 有能力的,能胜任的 (for);活性的,适格的 | ～**ly** *ad*
competition [kɔmpi'tiʃən] *n* 比赛;竞争(两种结构相似的分子"竞争"第三种分子上的一个结合部位) | antigenic ～ 抗原竞争(同时或短时内给予两种免疫原所引起的对免疫原应答的改变,对第一种免疫原应答正常,而对第二种免疫原的应答则抑制或减弱)
compile [kəm'pail] *vt* 编辑,搜集,汇编

| **compilation** [ˌkɔmpiˈleiʃən] *n* 编辑,汇编

compimeter [kəmˈpimitə] *n* 视野计

complain [kəmˈplein] *vi* 抱怨;陈诉,主诉(of)

complaint [kəmˈpleint] *n* 抱怨;陈诉,主诉;病 | chief ～ 主诉 / summer ～ 假霍乱,欧洲霍乱

complement [ˈkɔmplimənt] *n* 补体 | dominant ～ 显性补体(各种补体中显示特异性作用者) / endocellular ～ (红细胞)内补体

complementary [ˌkɔmpliˈmentəri], **complemental** [ˌkɔmpliˈmentl] *a* 补偿的;补充的;互补的

complementation [ˌkɔmplimenˈteiʃən] *n* 互补作用 | intercistronic ～, intergenic ～ 顺反子间互补,基因间互补 / intracistronic ～, intragenic ～, interallelic ～ 顺反子内互补,基因内互补

complemented [ˈkɔmpliˌmentid] *a* 补体致活的

complementoid [ˌkɔmpliˈmentɔid] *n* 类补体(在早期免疫学说中,指补体已失去活性,但不影响它与介体的结合力,类补体由补体加热后产生,注射时能产生抗补体)

complementophil [ˌkɔmpliˈmentəfil] *a* 嗜补体的(在早期免疫学说中指介体对补体有亲和力)

complete [kəmˈpli:t] *a* 完整的;完全的;完成的 *vt* 完成,结束 | **～ly** *ad* / **～ness** *n*

completion [kəmˈpli:ʃən] *n* 完成,结束

complex [ˈkɔmpleks, kəmˈpleks] *a* 复杂的;综合的;络合的;复合的 [ˈkɔmpleks] *n* 复(合)体;络合物;复征,综合征;复合波(心电图) | adrenochrome monosemicarbazone sodium salicylate ～ 肾上腺色素缩氨脲水杨酸钠 / AIDS-related ～ (ARC) 艾滋病相关复征(代表人免疫缺陷病毒〈HIV〉感染一型的复合体征和症状,其病情较典型的获得性免疫缺陷综合征为轻,特征为慢性全身性淋巴结病伴发热、体重减轻、长期腹泻、轻微条件致病菌感染、血细胞减少以及与艾滋病有关的T细胞异常) / amygdaloid ～ 杏仁体 / amyotrophic lateral sclerosis-parkinsonism-dementia ～ 肌萎缩性侧索硬化–帕金森神经功能障碍–痴呆复征(一种常染色体显性遗传疾病) / anomalous ～ 异常复合波 / antigen-antibody ～ 抗原抗体复合物(抗原和抗体以非共价结合而形成的复合物,亦称免疫复合物immune complex,但此术语特别在讨论疾病时使用) / atrial ～ 心房复合波(心电图的P波) / avian leukosis ～ 家禽造白细胞组织增生综合征 / basal ～ of choroid 脉络膜基底层 / Cain ～ 兄弟情结 / calcarine ～ 禽距 / castration ～ 阉割情结 / EAHF ～ 湿症、哮喘、枯草热复征 / Electra ～, father ～ 恋父情结 / factor Ⅸ ～ 因子Ⅸ复合物(一种无菌干冻粉末,含有从健康人供血者静脉血浆中提取的部分纯化的因子Ⅸ成分以及浓缩的因子Ⅱ,Ⅶ和Ⅹ成分) / H-2 ～ H-2复合体(鼠的主要组织相容性复合体) / hapten-carrier ～ 半抗原–载体复合物(半抗原与载体蛋白结合而成的抗原) / HLA ～ HLA复合体(人类主要组织相容性复合体) / immune ～ 免疫复合物(即antigen-antibody～) / inclusion ～es 包涵体复合物 / inferiority ～ 自卑情结,自卑感 / jumped process ～ 脊椎关节突脱位 / junctional ～ 连接复合体(相邻的柱状上皮细胞之间的细胞排列,含有密闭小带,粘着小带和桥粒) / α-ketoglutarate dehydrogenase ～ α-酮戊二酸脱氢酶复合体 / α-ketoisovalerate dehydrogenase ～ α-酮异戊酸脱氢酶复合体 / major histocompatibility ～ (MHC) 主要组织相容性复合体(人类为HLA复合体,鼠为H-2复合体) / membrane attack ～ (MAC) 膜攻击复合体 / Oedipus ～, mother ～ 恋母情结 / perihypoglossal ~, perihypoglossal nuclear ~ 舌下周复合体，舌下周核复合体(亦称舌下周灰质) / pore ~ 核孔复合体 / primary ~ 原发复征，初期复(合)体(指实质性肺损害和相应的淋巴结病灶的复征，常见于儿童原发性结核) / primary inoculation ~, primary tuberculosis ~ 原发性接种性复征，原发性结核性复征(即原发性接种性结核) / sex ~ 性复(合)体 / superiority ~ 自尊情结，优越感 / symptom ~ 综合征 / synaptonemal ~ 联会丝复合体 / ureterotrigonal ~ 输尿管膀胱三角复合体(即输尿管膀胱连接) / urobilin ~ 尿胆囊络合物 / ventricular ~es 心室复合波 / zymase ~ 酿酶复体

complexion [kəm'plekʃən] *n* 面色，面容;肤色 | **~al** *a*

complexity [kəm'pleksəti] *n* 复杂(性); 复杂事物

complexus [kəm'pleksəs] *n* 【拉】 复(合)体 | ~ basalis choroideae 脉络膜基底层

compliance [kəm'plaiəns] *n* 依从，顺从;顺应性 | in ~ with 依从…，按照… | **compliancy** [kəm'plaiənsi] *n*

compliant [kəm'plaiənt] *a* 依从的，顺从的

complicacy ['kɔmplikəsi] *n* 复杂(性); 复杂事物

complicate ['kɔmplikeit] *vt, vi* (使)变复杂;(使)并发

complicated ['kɔmplikeitid] *a* 复杂的; 并发的

complication [ˌkɔmpli'keiʃən] *n* 复杂; 并发症，并发病

compliment ['kɔmplimənt] *n* 问候;祝贺 *vt* 向…致意;祝贺

complimentary [ˌkɔmpli'mentəri] *a* 问候的

complon ['kɔmplɔn] *n* 互补子，顺反子(见cistron)

comply [kəm'plai] *vi* 照做(with)

Compocillin-VK [ˌkɔmpəu'silin] 青霉素V钾(penicillin V potassium)制剂的商品名

component [kəm'pəunənt] *a* 组成的，合成的 *n* 组成部分，成分;组元(神经组元) | anterior ~ 船向前动力 / complement ~s, ~s of complement 补体成分 / group-specific ~ 组特异成分(维生素D结合蛋白) / M ~ M成分(任何一类同种免疫球蛋白在电泳上出现一个非常窄的带，见于多发性骨髓瘤、原发性巨球蛋白血症、重链病及粘液水肿性苔藓) / plasma thromboplastin ~ (PTC) 血浆凝血致活酶成分，凝血因子Ⅸ / secretory ~ (SC) 分泌成分(分泌型IgA中的一种分子量为70 000道尔顿糖蛋白。亦称分泌片) / somatic motor ~ 躯体运动组元 / somatic sensory ~ 躯体感觉组元 / splanchnic motor ~ 内脏运动组元 / splanchnic sensory ~ 内脏感觉组元

compose [kəm'pəuz] *vt* 构成，组成

composite ['kɔmpəzit] *a* 合成的;复合的;混合的 *n* 合成物，混合物

composition [ˌkɔmpə'ziʃən] *n* 构成，组成;成分 | **~al** *a*

compos mentis ['kɔmpɔs 'mentis] 【拉】精神健全

composure [kəm'pəuʒə] *n* 镇静，沉着

compound [kəm'paund] *vt* 使复杂，使合成，使化合 ['kɔmpaund] *a* 混合的;化合的;复合的;复方的 *n* 混合物;化合物;复合物 | ~ A 化合物A, 11-脱氢皮质(甾)酮 / acyclic ~ 无环化合物，开链化合物 / addition ~ 加成化合物 / aliphatic ~ 脂肪族化合物 / APC ~ 复方APC制剂 / ~ B 化合物B, 皮质(甾)酮 / clathrate ~s 笼形化合物 / closed-chain ~ 闭链化合物 / condensation ~ 缩合物 / diazo ~ 偶氮化合物 / ~ E 可的松 / ~ F 氢化可的松 / high-energy ~s, energy-rich ~s 高能化合物 / inorganic ~ 无机化合物 / isocyclic ~ 碳环化合物，纯环化合物;等(原子数)环化合物 / low-energy

～s 低能化合物 / nonpolar ～s 非极性化合物 / open-chain ～ 开链化合物 / organic ～ 有机化合物 / paraffin ～ 烷属化合物 / quaternary ～ 四元化合物 / quaternary ammonium ～ 季铵化合物 / substitution ～ 取代化合物 / ternary ～, tertiary ～ 三元化合物

comprehend [ˌkɔmpri'hend] *vt* 了解,领会;包含,包括

comprehensible [ˌkɔmpri'hensəbl] *a* 能理解的

comprehension [ˌkɔmpri'henʃən] *n* 理解;包含

comprehensive [ˌkɔmpri'hensiv] *a* 综合的,包含内容多的,全面的;理解的 | ～**ly** *ad* / ～**ness** *n*

compress [kəm'pres] *vt* 压缩;浓缩 ['kɔmpres] *n* 敷布,压布 | cribriform ～ 筛形敷布 / fenestrated ～ 开孔敷布 / graduated ～ 梯形敷布,分级敷布 | **compressibility** [kəmˌpresi'biləti] *n* 压缩性;压缩系数

compression [kəm'preʃən] *n* 压迫;加压,压缩 | ～ of the brain 脑受压 / digital ～ 指压法(止血) / instrumental ～ 器械压迫法(止血) / spinal ～ 脊髓受压

compressive [kəm'presiv] *a* 有压力的,压缩的

compressor [kəm'presə] *n*【拉】压迫器;压肌 | shot ～ 缝线珠镊

compressorium [ˌkɔmpre'sɔːriəm] ([复] **compressoria** [ˌkɔmpre'sɔːriə]) *n*【拉】压迫装置(显微镜检查)

comprise [kəm'praiz] *vt* 包含,由…组成,构成

compromise ['kɔmprəmaiz] *n* 妥协(方案), 折衷(办法);中间物 *vt* 妥协解决;危及,使遭致损害 *vi* 妥协,让步

compromised ['kɔmprəmaizd] *a* 妥协的(指由于某一疗程如照射等或某一疾病如白血病等的影响,对感染缺乏充分的抵抗力或免疫反应的能力)

Compton effect ['kʌmptən] (Arthur H. Compton) 康普顿效应(指X射线和γ射线波长的变化)

compulsion [kəm'pʌlʃən] *n* 强迫,强制

compulsive [kəm'pʌlsiv] *a* 强迫的,强制的 | ～**ly** *ad*

compulsory [kəm'pʌlsəri] *a* 规定的;强迫的 | **compulsorily** *ad*

computation [ˌkɔmpju(ː)'teiʃən] *n* 计算(法),估计,计算的结果

compute [kəm'pjuːt] *vt* 计算 *vi* 计算;使用计算机 *n* 计算,估计 | ～**d** *a* 计算的;计算机的

computer [kəm'pjuːtə] *n* 计算机,电子计算机;计算者

computerize [kəm'pjuːtəraiz] *vt* 用计算机操作;使计算机化 *vi* 计算机化 | ～**d** *a* 计算机(操作、辅助、处理)的;计算机化的

comrade ['kɔmrid] *n* 同志,同事 | ～**ly** *a* 同志式的 / ～**ship** *n* 同志关系

con[1] [kɔn] *ad* 从反面 *n* 反对的论点;反对者 | to argue a matter pro and ～ 从正反两方面辩论问题 / the pros and ～s 赞成者和反对者;正反两方面

con[2] [kɔn] (-nn-) *vt* 研究;精读,默记

con- [前缀] 合,同(co-用在元音或h前; col-用在另一个字母l前; com-用在b,m,p前; cor-用在另一个字母r前)

ConA concanavalin A 刀豆球蛋白A

conalbumin [ˌkɔnæl'bjuːmin] *n* 伴清蛋白,伴白蛋白

conarium [kəu'nɛəriəm] *n* 松果体 | **conarial** *a*

conation [kəu'neiʃən] *n* 意动,意图 | ～**al** *a*

conative ['kəunətiv] *a* 意动的

conavanine [kɔnə'vænin] *n* 豆氨酸

c-*onc* [cellular *onc*ogene] 细胞癌基因

concanavalin A [ˌkɔnkə'nævəlin] *n* 刀豆素A, 伴刀豆球蛋白A

concassation [ˌkɔnkə'seiʃən] *n* 捣碎,摇碎(使根的有效成分更易提取)

concatenate [kɔn'kætineit] *a* 链状结

合的,连结的 *vt* 把…连在一起,连结;链状结合,连环 | **concatenation** [kɔn͵kæti'neiʃən] *n* 链状结合,连结

Concato's disease [kɔn'kɑːtəu] (Luigi M. Concato) 孔卡托病(进行性恶性多浆膜炎,伴大量渗出液渗入心包、胸膜和腹膜腔)

concave ['kɔnkeiv] *a* 凹的,凹面的 *n* 凹面

concavity [kɔn'kævəti] *n* 凹,凹面;成凹形;凹性

concavoconcave [kɔn'keivəu'kɔnkeiv] *a* 对凹的,双凹的

concavoconvex [kɔn͵keivəu'kɔnveks] *a* 凹凸的

conceal [kən'siːl] *vt* 把…隐藏起来;隐瞒;隐蔽 | ~**ment** *n*

concede [kən'siːd] *vt* 承认;给予 *vi* 让步

conceivable [kən'siːvəbl] *a* 可想象的,可想到的 | **conceivably** *ad*

conceive [kən'siːv] *vt* 想象,设想;开始怀(胎儿),抱有(想法等);表达 *vi* 受孕;设想(of)

concentrate ['kɔnsentreit] *vt, vi* 集中(on, upon);浓缩 *n* 浓缩物,浓缩剂 | liver ~ 浓缩肝(从哺乳动物肝中提取,用作补血药) / plant protease ~ 植物蛋白酶浓缩剂(用于消炎、消肿和加速组织修复) / vitamin ~ 浓缩维生素

concentration [͵kɔnsen'treiʃən] *n* 集中;浓缩;浓度 | hydrogen ion ~ 氢离子浓度 / ionic ~ 离子浓度 / limiting isorrheic ~ (LIC) 最大(水)平衡浓度 / mass ~ 质量浓度 / maximum urinary ~ (MUC) 最高尿浓度 / minimal bactericidal ~ (MBC) 最小杀菌浓度 / minimal inhibitory ~ (MIC) 最低抑制浓度 / minimal isorrheic ~ (MIC) 最低(水)平衡浓度 / minimal lethal ~ (MLC) 最小致死浓度 / molar ~ 摩尔浓度

concentric [kɔn'sentrik] *a* 同心的,共心的

concept ['kɔnsept] *n* 概念 | second messenger ~ 第二信使概念(认为激素〈第一信使〉在其靶组织的表面膜上激活腺苷酸环化酶,增加充当"第二信使"的环腺苷酸的胞间水平,并在靶细胞内执行该激素的工作)

conception [kən'sepʃən] *n* 概念;妊娠,受孕;受胎,受精 | ~**al** *a*

conceptive [kən'septiv] *a* 概念上的;能受孕的;能使受精的

conceptual [kən'septjuəl, kən'septʃuəl] *a* 概念的

conceptus [kən'septəs] *n*【拉】孕体

concern [kən'səːn] *vt* 涉及;对…有关系;影响;使关心,使担忧 *n* 关心;关系;忧虑;商行 | as ~s 关于 / ~ oneself with(或about) 关心;担忧 / be ~ed about (或for) 关心 / be ~ed in sth 和某事有牵连 / be ~ed over(或at) 担忧 / be ~ed with 与…有关 / so(或as) far as sb (或sth) is ~ed 就…而言 / To whom it may ~ 敬启者(用于信件的开头)

concerned [kən'səːnd] *a* 有关的;关心的

concerning [kən'səːniŋ] *prep* 关于

concert ['kɔnsət] *n* 音乐会,演奏会;协作,一致 | in ~ 一致,一齐

concerted [kən'səːtid] *a* 商定的;一致的

concession [kən'seʃən] *n* 让步

concha ['kɔŋkə] ([复] **conchae** ['kɔŋkiː]) *n*【拉】甲;蛤壳 | ~ of auricle 耳甲 / ~ of cranium 颅盖 / ~ of eye 眼眶 / inferior nasal ~, inferior turbinate ~ 下鼻甲 / middle nasal ~, inferior ethmoidal ~ 中鼻甲 / nasoturbinal ~ 鼻堤 / sphenoidal ~ 蝶骨甲;蝶骨小翼 / superior nasal ~, superior ethmoidal ~ 上鼻甲 / supreme ethmoidal ~ 最上鼻甲

conchiform ['kɔŋkifɔːm] *a* 甲壳形的

conchiolin [kɔŋ'kaiəlin] *n* 贝壳硬蛋白

conchiolinosteomyelitis [kɔŋ͵kaiəlin͵ɔstiə͵maiə'laitis] *n* 珍珠工骨髓炎

conchitis [kɔŋ'kaitis] *n* 鼻甲炎

conchoidal [kɔŋ'kɔidl] *a* 甲状的，甲介形的

conchoscope ['kɔŋkəskəup] *n* 鼻(腔)镜

conchotome ['kɔŋkətəum] *n* 鼻甲刀

conchotomy [kɔŋ'kɔtəmi] *n* 鼻甲切开术，鼻甲切除术

Concis. concisus【拉】割，切

concise [kən'sais] *a* 简明的，简要的 | ~**ly** *ad* / ~**ness** *n*

conclination [ˌkɔnkli'neiʃən] *n* 两眼内旋

conclude [kən'klu:d] *vt, vi* 结束;推断，断定

conclusion [kən'klu:ʒən] *n* 结束，结局;结论 | come to a ~ 得出结论 / draw a ~ 得出一个结论 / in ~ 在结束时，最后;综上所述，总之 / jump to ~s(或a ~) 匆匆作出结论，遽下结论 / try ~s with 与…决胜负

conclusive [kən'klu:siv] *a* 最后的;确定的;决定性的，结论性的 | ~**ly** *ad* / ~**ness** *n*

concoct [kən'kɔkt] *vt* 调制，混合 | ~**ion** [kən'kɔkʃən] *n* 加热合剂(药物);消化过程

concomitant [kən'kɔmitənt] *a* 伴随的，伴发的，副的 *n* 相伴物，伴随物

conconscious [kən'kɔnʃəs] *a* 并存意识的

concordance [kən'kɔ:dəns] *n* 和谐，一致(在遗传学中指一对孪生个体同样出现某一遗传性状，就称为一致性或和谐性)

concordant [kən'kɔ:dənt] *a* 一致的

concrement ['kɔnkrimənt] *n* 凝结物，凝结体，结石

concrescence [kɔn'kresns] *n* 结合，共同生长，合生;结合牙

concrete ['kɔnkri:t] *a* 具体的;有形的;固结成的 *n* 混凝土;凝结物 [kən'kri:t] *vi, vt* (使)凝固，(使)固结

concretio [kən'kri:ʃiəu] *n*【拉】凝结物，结石;粘连;凝结(作用) | ~ cordis, ~ pericardii 心包腔粘连

concretion [kən'kri:ʃən] *n* 凝结物，结石;粘连;凝结(作用) | alvine ~ 粪石，胃肠结石 / calculous ~ 关节结石，痛风石 / preputial ~ 包皮垢结石 / prostatic ~s 前列腺凝结体 / tophic ~ 痛风石

concretism [kən'kri:tizəm] *n* 具体思维

concupiscence [kən'kju:pisəns] *n* 性欲，色欲

concur [kən'kə:] (-rr-) *vi* 同时发生，共同起作用;同意，一致

concurrent [kən'kʌrənt] *a* 同时发生的，并发的，共存的;同意的，一致的

concuss [kən'kʌs] *vt* 震荡，震动

concussion [kən'kʌʃən] *n* 震荡，震动 | air ~ 空气振荡 / ~ of the brain 脑震荡，脑震伤 / hydraulic abdominal ~ 潜水性腹震荡 / ~ of the labyrinth 迷路震荡 / pulmonary ~ 肺震伤 / ~ of the retina 视网膜震荡 / ~ of the spinal cord 脊髓震荡 | **concussive** [kən'kʌsiv] *a*

condemn [kən'dem] *vt* 谴责;判罪;宣告…不适用;宣告(某人)患不治之症

condemnation [ˌkɔndem'neiʃən] *n* 谴责;定罪

condensation [ˌkɔnden'seiʃən] *n* 冷凝，凝缩;缩合;凝聚

condense [kən'dens] *vt, vi* 冷凝;缩合;浓缩 | **condensability** [kənˌdensə'biləti] *n* 凝缩性;冷凝性

condenser [kən'densə] *n* 冷凝器;聚光器;电容器;充填器(用以填塞塑料补牙材料的充填器) | back-action ~, reverse ~ 回力充填器，反向充填器 / cardioid ~ 心形聚光器 / darkfield ~ 暗视野聚光器 / foot ~ 足形充填器 / gold ~ 金充填器 / mechanical ~, automatic ~ 机械充填器，自动充填器 / paraboloid ~ 抛物面聚光器

condiment ['kɔndimənt] *n* 辛辣，调味

品

condition [kən'diʃən] *n* 情况,状态;条件;健康状况,病 *vt* 决定,规定;制约;调节(空气);训练;适应 | in (out of) ~ 健康状况良好(不好);保存得好(不好) / make it a ~ that 以…为条件 / on ~ that 在…条件下 / on no ~ 决不

conditional [kən'diʃənl] *a* 附条件的;视…而定的(on, upon);条件的

conditioned [kən'diʃənd] *a* 在某种条件下的,有条件的;习惯于…的(to)

conditioner [kən'diʃənə] *n* 调节器;调节剂;空气调节器,空调设备

conditioning [kən'diʃəniŋ] *n* 条件作用,条件反射 | aversive ~ 反向条件作用,厌恶性条件(反射)作用 / classical ~, respondent ~ 经典性条件反射,反应性条件反射 / instrumental ~, operant ~ 工具性条件反射,操作性条件反射

condom ['kɔndəm] *n* 阴茎套,避孕套

conduce [kən'dju:s] *vi* 导致,有助(于)(to)

conducive [kən'dju:siv] *a* 有助于…的,助长的(to)

conduct ['kɔndʌkt] *n* 行为,举止;指导;实施;处理 [kən'dʌkt] *vt* 引导;实施;处理;进行 *vi* 引导;通(至)(to);传导

conductance [kən'dʌktəns] *n* 传导力,(气)传导率;电导

conductible [kən'dʌktəbl] *a* 能(被)传导的 | **conductibility** [kən,dʌkti'biləti] *n* 传导性

conduction [kən'dʌkʃən] *n* 传导 | aerial ~ (空)气传导 / aerotympanal ~ 气鼓传导 / antidromic ~ 逆向传导 / avalanche ~ 雪崩状传导 / bone ~, cranial ~, osteotympanic ~, tissue ~ 骨传导,颅骨传导,骨鼓传导,组织传导 / delayed ~ (心)传导迟延 / synaptic ~ 突触传导

conductive [kən'dʌktiv] *a* 传导性的

conductivity [,kɔndʌk'tivəti] *n* 传导率;传导性

conductor [kən'dʌktə] *n* 指导者;导体;导管(外科用有槽导子)

conduit ['kɔndit, 'kɔndjuit] *n* 导管;管道 | ileal ~ 回肠通道

conduplicate [kɔn'dju:plikit] *a* 折合状的,纵叠的

conduplication [kən,dju:pli'keiʃiəu] *n* 折合,重叠 | ~ coporis 胎体屈叠

conduplicato corpore [kən,dju:pli'keitəu 'kɔ:pəri]【拉】自然旋出

condurangin [,kɔndju'ræŋgin] *n* 康德郎皮甙,南美牛奶菜皮甙

condurango [,kɔndju'ræŋgəu] *n* 康德郎皮,南美牛奶菜皮

condylarthrosis [,kɔndilɑ:'θrəusis] *n* 髁状关节(椭圆关节)

condyle ['kɔndil] *n* 髁 | external ~ 外侧髁 / internal ~ 内侧髁 | **condylar** ['kɔndilə] **condylicus** [kən'dilikəs] *a*

condylectomy [,kɔndi'lektəmi] *n* 髁切除术

condyli ['kɔndilai] condylus的复数

condylion [kən'diliɔn] *n* 髁状突外点(下颌骨)

condyloid ['kɔndilɔid] *a* 髁状的

condyloma [,kɔndi'ləumə] ([复] **condylomata** [,kɔndi'ləumətə]) *n*【希】湿疣 | ~ acuminatum, pointed ~ 尖锐湿疣 / ~ latum, flat ~ 扁平湿疣,梅毒湿疣

condylomatoid [,kɔndi'ləumətɔid] *a* 湿疣样的

condylomatosis [,kɔndi,ləumə'təusis] *n* 湿疣病

condylomatous [,kɔndi'ləumətəs] *a* 湿疣的,湿疣性的

condylotomy [,kɔndi'lɔtəmi] *n* 髁切断术,髁切开术

condylus ['kɔndiləs] ([复] **condyli** ['kɔndilai]) *n*【拉】髁

Condy's fluid ['kɔndi] (Henry B. Condy) 康迪液(高锰酸钾钠消毒溶液)

cone ['kəun] *n* 锥,圆锥;锥体;球果 | adjusting ～s 调节锥(测量眼轴距离) / arterial ～ 动脉圆锥 / bifurcation ～ 分歧锥 / cerebellar pressure ～ 小脑压迫圆锥 / ectoplacental ～ 绒(毛)膜锥 / fertilization ～, attraction ～ 受精锥 / implantation ～ 轴索丘 / medullary ～, terminal ～ of spinal cord 脊髓圆锥 / theca interna ～ 内膜锥 / twin ～s (视网膜)双锥(体) / visual ～ 视锥;视网膜锥(体)

cone-nose [ˈkəun-nəuz] *n* 猎蝽

Conestron [kɔnˈestrɔn] *n* 结合雌激素(conjugated estrogens)制剂的商品名

conexus [kəˈneksəs] [单复同] *n* 【拉】结合,结合体 | ～ intertendineus 腱间结合 / interthalamicus 丘脑间粘合

confabulation [kənˌfæbjuˈleiʃən] *n* 虚谈症,虚构症

confectio [kənˈfekʃiəu] *n* 【拉】糖膏(剂)

confection [kənˈfekʃən] *n* 糖果;蜜饯;糖膏(剂) | ～ of senna 番泻叶糖膏

confer [kənˈfəː] (-rr-) *vt* 授与(称号、学位等) *vi* 交谈,协商

conference [ˈkɔnfərəns] *n* 会议,讨论会

confertus [kənˈfəːtəs] *a* 【拉】融合的,汇合的

confess [kənˈfes] *vt, vi* 供认,承认

confidence [ˈkɔnfidəns] *n* 信任;信心,自信

confident [ˈkɔnfidənt] *a* 确信的;有信心的 | ～**ly** *ad*

confidentiality [ˌkɔnfiˌdenʃiˈæləti] *n* 可信性(医学伦理学的原则,即病人向医生透露的内情纯属私人性质的,以什么方式和什么时候向第三方公开都有一定的限度,通常医生必须得到病人的许可方能作出如此的公开)

configuration [kənˌfigjuˈreiʃən] *n* 结构;形状;构型 | cis ～ 顺式构型(拟等位基因的两个突变基因在同一染色体上,两个野生型基因在同源染色体上) / trans ～ 反式构型(两个同源染色体,各含有拟等位基因的一个突变基因和一个野生型基因)

confine [ˈkɔnfain] *n* [常用复]边缘;区域,范围 [kənˈfain] *vt* 限制;使闭门不出 | be ～d 分娩,生产 | ～**ment** [kənˈfainmənt] *n* 限制;分娩,生产

confirm [kənˈfəːm] *vt* 使巩固;使坚定(in);进一步证实

confirmation [ˌkɔnfəˈmeiʃən] *n* 证实,确定

confirmatory [kənˈfəːmətəri], **confirmative** [kənˈfəːmətiv] *a* 起确定作用的;证实的

conflagration [ˌkɔnfləˈgreiʃən] *n* 大火,焚烧

conflict [kənˈflikt] *vi* 斗争(with);抵触,冲突(with) [ˈkɔnflikt] *n* 斗争;抵触,冲突,矛盾 | approach-approach ～ 趋向-趋向冲突,接近-接近冲突(指两种可以达到的、欲得而又不相容的目标所引起的心理冲突) / approach-avoidance ～ 趋向-回避冲突,接近-回避冲突(指一种目标,既欲求取又欲回避所引起的心理冲突) / avoidance-avoidance ～ 回避-回避冲突(指希望回避两个都不称心的抉择所引起的心理冲突) / extrapsychic ～ 心理外冲突 / intrapsychic ～, intrapersonal ～ 心理内冲突

confluence [ˈkɔnfluəns] *n* 汇合,融合,合流点,汇合处 | ～ of sinuses 窦汇 | **conflux** [ˈkɔnflʌks] *n*

confluens [ˈkɔnfluəns] *n* 【拉】汇合,融合 | ～ sinuum 窦汇

confluent [ˈkɔnfluənt] *n* 汇合的,融合的

confocal [kɔnˈfəukəl] *a* 同焦点的

conform [kənˈfɔːm] *vt, vi* (使)一致,(使)符合,(使)适合;(使)遵照

conformable [kənˈfɔːməbl] *a* 相似的,一致的,符合的,适合的(to)

conformation [ˌkɔnfɔːˈmeiʃən] *n* 符合,一致;构造,形态;构象(一个分子中原

子在单键周围旋转所产生的空间排列)

conformer [kən'fɔ:mə] *n* 构象异构体(一个分子中在单键周围旋转所产生的任何一组结构)

conformity [kən'fɔ:məti] *n* 依照;适合,一致 | in ～ with(或to) 依照,和…相一致;遵从

confound [kən'faund] *vt* 使混乱,混淆

confounder [kən'faundə] *n* 混淆变量(间接歪曲其他两个变量之间关系的第三变量)

confrication [ˌkɔnfri'keiʃən] *n* 磨碎,捣细(指将药物磨碎成粉末)

confront [kən'frʌnt] *vt* 使面对,使面临,使遭遇;比较,使对照 | ～**ation** [ˌkɔnfrʌn'teiʃən] *n* 对抗;对诊法(一种治疗心理病症的方法,即使患者直接注意矛盾的说法或行动)

confuse [kən'fju:z] *vt* 使混乱,混淆;使慌乱 | get ～d 发慌,弄糊涂 | ～**dly** [kən'fju:zidli] *ad* 混乱地

confusion [kən'fju:ʒən] *n* 混乱;混淆;慌乱;意识模糊,精神错乱 | ～**al** *a*

cong. congius【拉】加仑

congeal [kən'dʒi:l] *vt, vi* (使)冻结,(使)凝结

congelation [ˌkɔndʒi'leiʃən] *n* 冻结,凝冻;冻伤

congeneic [ˌkɔndʒi'neiik] *a* 同基因异系的,异系同基因的

congener ['kɔndʒinə] *n* 同一属的种;协同肌 | **congeneric** [ˌkɔndʒi'nerik], **congenerous** [kən'dʒenərəs] *a* 同种的,同性质的;协同的

congenial [kən'dʒi:niəl] *a* 同属的,同类的;(气候、水土等)相宜的 | ～**ly** *ad*

congenital [kən'dʒenitl] *a* 先天性(的),天生的 | ～**ly** *ad*

congest [kən'dʒest] *vt, vi* 拥挤;(使)充血 | ～**ed** *a* / ～**ive** *a* 充血的

congestin [kən'dʒestin] *n* 海葵毒(素)

congestion [kən'dʒestʃən] *n* 充血;拥挤 | active ～ 自动充血 / hypostatic ～ 沉下性充血,沉积性充血 / passive ～, venous ～ 被动性充血,淤血,静脉性充血

congius ['kɔndʒiəs] *n*【拉】加仑

conglobate ['kɔngləubeit] *vt, vi* (使)成球形;(使)成团,(使)成块 *a* 成球形的;成团的,成块的 | **conglobation** [ˌkɔngləu'beiʃən] *n*

conglomerate [kən'glɔməreit] *vt, vi* (使)成球形;(使)堆积 [kən'glɔmərit] *a* 聚成球形的;堆积的 | **conglomeration** [kənˌglɔmə'reiʃən] *n*

conglutin [kən'glu:tin] *n* 羽扇豆球蛋白

conglutinant [kən'glu:tinənt] *a* 粘合的,促创口愈合的

conglutinate [kən'glu:tineit] *vt, vi* (使)胶固;(使)粘附,(使)粘合 | **conglutination** [kənˌglu:ti'neiʃən] *n* 胶固反应,团集反应,粘合反应(红细胞依赖于补体和抗体的凝集反应);胶着,粘合(指组织)

conglutinatio [kənˌglu:ti'neiʃiəu] *n*【拉】胶着,粘合

conglutinin [kən'glu:tinin] *n* 胶固素,团集素,粘合素

Congo ['kɔŋgəu] *n* 刚果[非洲] | ～**lese** [kɔngə'li:z] *n* 刚果人;刚果语 *a* 刚果的;刚果人的;刚果语的

congratulate [kən'grætjuleit] *vt* 祝贺 | **congratulator** *n* 祝贺者 / **congratulatory** [kən'grætjulətəri] *a*

congratulation [kənˌgrætju'leiʃən] *n* 祝贺;[常用复]祝贺词

congregate ['kɔŋgrigeit] *vt, vi* (使)集合 *a* 集合的;集体的

congress ['kɔŋgres] *n* (代表)大会,会议;国会,议会;协会

congressional [kɔŋ'greʃənl] *a* 大会的,会议的;国会的,议会的

congressus [kən'gresəs] *n* 性交,交媾

congruence ['kɔŋgruəns], **congruency** ['kɔŋgruənsi] *n* 适合,一致,和谐

congruent ['kɔŋgruənt] *a* 适合的,一致的

congruity [kɔŋ'gru(:)əti] *n* 适合性，一致性，和谐性

congruous ['kɔŋgruəs] *a* 适合的，一致的，和谐的(to, with)

coni ['kəunai] conus的复数

conic ['kɔnik] *a* 圆锥形的 *n* 圆锥曲线，二次曲线 | ~**al** *a*

Conidiobolus [kəuˌnidi'ɔbələs] *n* 耳霉属

conidioma [kəˌnidi'əumə] ([复] **conidiomata** [kəˌnidi'əumətə]) *n* 分生孢子瘤

conidiophore [kəu'nidiəfɔ:] *n* 分生孢子梗，分生孢子柄

Conidiosporales [kəuˌnidiəuspə'reili:z] *n* 分生孢子菌目(念珠菌目Moniliales的旧称)

conidium [kəu'nidiəm] ([复] **conidia** [kəu'nidiə]), **conidiospore** [kəu'nidiəspɔ:] *n* 分生孢子 | **conidial** [kəu'nidiəl] *a*

coniform ['kəunifɔ:m] *a* 圆锥形的

coniine ['kəunii(:)n] *n* (欧)毒芹碱

coniofibrosis [ˌkəuniəufai'brəusis] *n* 肺尘性纤维变性，纤维性肺尘病

coniology [ˌkəuni'ɔlədʒi] *n* 尘埃学

coniolymphstasis [ˌkəuniəu'limfstəsis] *n* 淋巴阻塞性尘肺

coniometer [ˌkəuni'ɔmitə] *n* 尘埃计算器

coniophage ['kəuniəfeidʒ] *n* 噬尘细胞

coniosis [ˌkəuni'əusis] *n* 粉尘病，尘埃沉着病

Coniosporium [ˌkəuniəu'spɔ:riəm] *n* 梨孢霉属 | ~ corticale 皮质梨孢霉(可致梨孢霉病)

coniosporosis [ˌkəuniəuspə'rəusis] *n* 梨孢霉病

coniotomy [ˌkəuni'ɔtəmi] *n* 喉弹性圆锥切开术，环甲膜切开术

coniotoxicosis [ˌkəuniəuˌtɔksi'kəusis] *n* 肺尘中毒症

Conium [kəu'naiəm] *n* 欧毒芹属，毒茴属 | ~ maculatum L. 欧毒芹，斑毒茴

conization [ˌkɔni'zeiʃən] *n* 锥形切除术(如宫颈部分切除时) | ~ of cervix 宫颈锥切术 / cold ~ 冷冻锥形切除术

conjectural [kən'dʒektʃərəl] *a* 推测的，假设的

conjecture [kən'dʒektʃə] *n, vt, vi* 推测，假设

conjoin [kən'dʒɔin] *vt, vi* (使)结合，(使)联合

conjoined [kən'jɔind] *a* 联体的(如conjoined twins〈联体儿〉)

conjoint ['kɔndʒɔint] *a* 结合的，联合的 | ~**ly** *ad*

conjugal ['kɔndʒugəl] *a* 婚姻的，夫妇的

conjugata [ˌkɔndʒu'geitə] *n* (骨盆)直径；正中直径(真直径) | ~ anatomica 解剖学直径，真直径 / ~ diagonalis 对角径 / ~ vera 真结合径，真直径 / ~ vera obstetrica 产科结合径，产科直径

conjugate ['kɔndʒugit] *a* 结合的，配合的；共轭的，轭合的；偶合的 *n* (骨盆)直径；轭合物，结合物 ['kɔndʒugeit] *vt* 结合，连接；使成对 *vi* 成婚；配合；成对 | anatomic ~ 解剖学直径，真直径(骨盆入口) / diagonal ~ 对角径 /external ~ 外直径 / obstetric ~ 产科直径(骨盆入口最小的前后径)

conjugation [ˌkɔndʒu'geiʃən] *n* 结合，缀合；接合作用；共轭作用

conjugon ['kɔndʒugɔn] *n* 接合子，促接合因子(促使结合的一种附加体)

conjunct [kən'dʒʌŋkt] *a* 结合的，联合的；连接的

conjunction [kən'dʒʌŋkʃən] *n* 结合，联合；连接，连接词 | in ~ with 与…协力；与…连同

conjunctiva [ˌkɔndʒʌŋk'taivə] ([复] **conjunctivae** [ˌkɔndʒʌŋk'taivi:]) *n* 【拉】结膜 | ~**l** *a*

conjunctive [kən'dʒʌŋktiv] *a* 连接的，联合的

conjunctiviplasty [kən'dʒʌŋktiviˌplæsti] *n* 结膜成形术

conjunctivitis [kənˌdʒʌŋkti'vaitis] *n* 结膜炎 actinic ～光化性结膜炎 / acute contagious ～, acute epidemic ～, epidemic ～急性触染性结膜炎,急性流行性结膜炎,流行性结膜炎 / allergic ～, anaphylactic ～变应性结膜炎,过敏性结膜炎,枯草热 / angular ～眦结膜炎 / arc-flash ～电光性结膜炎 / atopic ～特应性结膜炎 / croupous ～格鲁布性结膜炎,假膜性结膜炎 / Egyptian ～埃及结膜炎,沙眼 / granular ～颗粒性结膜炎,沙眼 / inclusion ～, swimming pool ～包涵体结膜炎,游泳池结膜炎 / infantile purulent～婴儿脓性结膜炎,新生儿眼炎 / larval ～结膜蛆病 / membranous ～膜性结膜炎 / nodular ～结节性眼炎 / phlyctenular ～, eczematous ～, scrofular ～小疱性结膜炎,湿疹性结膜炎,瘰疬性结膜炎 / prairie ～白点状慢性结膜炎 / pseudomembranous ～假膜性结膜炎 /shipyard ～船坞结膜炎,流行性角膜结膜炎 / tularemic ～, squirrel plague ～土拉热杆菌性结膜炎 / uratic ～尿酸盐沉着性结膜炎 / vernal ～, spring ～春季(卡他性)结膜炎 / welder's ～电焊工结膜炎(电光性眼炎)

conjunctivodacryocystostomy [ˌkəndʒʌŋkˌtaivəuˌdækriəusis'tɔstəmi] *n* 结膜泪囊吻合术

conjunctivoma [kənˌdʒʌŋkti'vəumə] *n* 结膜瘤

conjunctivoplasty [ˌkɔndʒʌŋk'taivəˌplæsti] *n* 结膜成形术

conjunctivorhinostomy [ˌkɔndʒʌŋkˌtaivəurai'nɔstəmi] *n* 结膜鼻腔吻合术

connatal [kə'neitl], **connate** ['kɔneit] *a* 同生的,同源的;出生时的(在生产时发生的)

connatural [kə'nætʃurəl] *a* 生来的,固有的;同性质的

connect [kə'nekt] *vt* 连接,把…联系起来 *vi* 连接,相通(with)

connectin [kə'nektin] *n* 连接蛋白

connection [kə'nekʃən] *n* 接合,连接 | clamp ～锁状连合 / intertendinous ～腱结合 | in ～ with 与…有关系,关于

connective [kə'nektiv] *a* 连接的,结合的,结缔的 *n* 连接物

connector [kə'nektə] *n* 连接体;连接器 | major ～, saddle ～大连接体,鞍状连接杆 / minor ～小连接体(亦称连接杆)

Connell's suture ['kɔnəl] *n* (Frank G. Connell) 康内尔肠缝术(U形连续缝术,用于肠吻合术)

connexin [kə'neksin] *n* 连结蛋白,连接子

connexus [kə'neksəs] [单复同] *n* 结合质(亦可拼写成conexus) | ～ intertendineus 腱结合

connivent [kə'naivənt] *a* 会接的,靠合的;聚合的

Conn's syndrome [kɔn] (Jerome W. Conn) 原发性醛固酮过多症

connubial [kə'nju:bjəl] *a* 婚姻的 | ～**ity** [kəˌnju:bi'æləti] *n* 婚姻状况

cono- [构词成分] 圆锥

conoid ['kəunɔid] *a* 锥形的 *n* 类圆锥体 | ～**al** [kəu'nɔidəl] *a*

Conolly's system ['kɔnəli] (John Conolly) 康诺利制,(精神病人)废除约束制(一种不约束疗法制,治精神病)

conomyoidin [ˌkəunəumai'ɔidin] *n* 视网膜锥体原生质

conophthalmus [ˌkəunɔf'θælməs] *n* 角膜葡萄肿

Conopodina [ˌkəunəpəu'dainə] *n* 锥足亚目

Conorhinus [ˌkəunə'rainəs] *n* 锥蝽属

conquer ['kɔŋkə] *vt* 征服;战胜;克服;破除 *vi* 得胜;胜利

conquest ['kɔŋkwest] *n* 征服;赢得

conquinine [kən'kwinin] *n* 康奎宁,奎尼丁(抗心律失常药)

Conradi-Hünermann syndrome

[kən'rɑːdi 'hjuːnəmɑːn] (E. Conradi; Carl Hünermann) 康-休综合征(为常染色体显性遗传型点状软骨发育不良,特征为肢体不对称性缩短和脊柱侧凸,智力与预期寿命正常,本征也与孕妇在妊娠期使用华法林钠〈warfarin sodium〉有关)

Conradi's disease (syndrome) [kən'rɑːdi] (Erich Conradi) 点状软骨发育不良

Conradi's line [kən'rɑːdi] (Andreas C. Conradi) 康拉迪线(从剑突底部到心尖跳动点的连线,示左叶肝叩诊浊音的上界)

Conray ['kɔnrei] *n* 碘酞葡胺(iothalamate meglumine)制剂的商品名

Cons. conserva【拉】保存

consanguineous [ˌkɔnsæŋ'gwiniəs] *a* 同宗的;同血缘的,血亲的 | ~**ly** *ad*

consanguinity [ˌkɔnsæŋ'gwinəti] *n* 同宗;同血缘,血亲,亲缘

conscience ['kɔnʃəns] *n* 良心,道德心 | for ~' sake 为了良心 / in all ~ 凭良心说

conscientious [ˌkɔnʃi'enʃəs] *a* 认真的;谨慎的 | ~**ly** *ad*

conscious ['kɔnʃəs] *a* 意识到的,感觉到的(of);有意识的;(神志)清醒的 | ~**ly** *ad*

consciousness ['kɔnʃəsnis] *n* (有)意识,知觉,清醒 | collective ~ 集体意识 / colon ~ 结肠意识(慢性便秘时,患者意识到结肠的活动) / double ~ 双重意识(患者似过两种生活的一种异常状况) / noetic ~ 理智意识

conscious-sedation ['kɔnʃəs-si'deiʃən] *n* 清醒性镇静(作用)(牙科麻醉)

consecution [ˌkɔnsi'kjuːʃən] *n* 连贯

consecutive [kən'sekjutiv] *a* 接连的,连贯的,连续的 | ~**ly** *ad*

consenescence [ˌkɔnsi'nesns] *n* 衰老,老朽

consensual [kən'senʃuəl] *a* 同感的,交感的(反射刺激引起,尤指刺激于一瞳孔时,两瞳孔的相似反应) | ~**ly** *ad*

consensus [kən'sensəs] *n* 一致;同感,交感

consent [kən'sent] *vi, n* 同意,赞成,答应

consentient [kən'senʃənt] *a* 同意的,一致的

consequence ['kɔnsikwəns] *n* 结果;重要(性) | in(或as a) ~ 结果是,因此 / in(或as a) ~ of 由于…的缘故 / take the ~s 承担后果

consequent ['kɔnsikwənt] *a* 作为结果的;随之发生的;必然的 *n* 当然的结果 | ~ on(或upon) 随着…发生的,由于 | ~**ly** *ad* 因而,所以

consequential [ˌkɔnsi'kwenʃəl] *a* 作为结果的;随之发生的;重要的 | ~**ly** *ad*

conservancy [kən'səːvənsi] *n* 保存;保护,管理

conservation [ˌkɔnsə(ː)'veiʃən] *n* 保存;守恒,不灭

conservative [kən'səːvətiv] *a* 保存的,防腐的;保守的 *n* 保守主义者,因循守旧的人;防腐剂,保存物 | ~**ly** *ad*

conserve [kən'səːv] *vt* 保存['kɔnsəːv] *n* 糖剂,糖膏剂

consider [kən'sidə] *vt* 考虑;认为,把…看作 *vi* 考虑,细想 | all things ~ed 考虑到所有情况,全面地考虑

considerable [kən'sidərəbl] *a* 值得考虑的;重要的;相当大(或多)的 | **considerably** *ad* 相当大地,…得多

considerate [kən'sidərit] *a* 考虑周到的;替…着想的(of)

consideration [kənˌsidə'reiʃən] *n* 考虑,思考;照顾 | in ~ of 考虑到,由于;作为对…的报答 / leave out of ~ 对某事不加考虑 / on(或under) on ~ 决不 / take everything into ~ 考虑到所有情况 / take into ~ 考虑到 / under ~ 在考虑中

considered [kən'sidəd] *a* 经过深思熟虑的

considering [kən'sidəriŋ] *prep* 就…而

论,考虑到

consign [kən'sain] *vt* 把…委托给,把…交付与(to)

consilia [kɔn'siliə] *n* 医案(古代)

consist [kən'sist] *vi* 由…组成,由…构成(of);在于(in);一致(with)

consistence [kən'sistəns], **consistency** [kən'sistənsi] *n* 坚固性;稠度;一致性,相容性,无矛盾

consistent [kən'sistənt] *a* 坚固的;一贯的;一致的,相容的,无矛盾的 | ~**ly** *ad*

consociate [kən'səuʃieit] *vt, vi* (使)结合,(使)联合 | **consociation** [kən,səuʃi'eiʃən] *n*

consolidant [kən'sɔlidənt] *a* 促创口愈合的,收创的 *n* 愈合剂

consolidate [kən'sɔlideit] *vt, vi* 巩固,加强;合并

consolidation [kən,sɔli'deiʃən] *n* 巩固;合并;实变(如肺炎时的一肺)

consolute ['kɔnsəlju:t] *a* 完全可混合的

consonance ['kɔnsənəns] *n* 调和,一致;共鸣,谐和 | in ~ with 和…一致

consonant ['kɔnsənənt] *a* 符合的,一致的(with,to);谐和的;辅音的 *n* 辅音,辅音字母

consonation [,kɔnsə'neiʃən] *n* 谐和(罗音)

conspecific [,kɔnspi'sifik] *a* 同种的 *n* 同种生物

conspectus [kən'spektəs] *n* 概观;大纲

conspicuous [kən'spikjuəs] *a* 明显的,显著的

constancy ['kɔnstənsi] *n* 坚定、恒定;不变

constant ['kɔnstənt] *n* 常数 *a* 恒定的,不变的,经常的,不断的 | absorption ~ 吸收常数 / association ~, binding ~ 结合常数 / decay ~, disintegration ~, radioactive ~ 蜕变常数,衰变常数,放射性常数 / dielectric ~ 介电常数,电容率 / dissociation ~ 离解常数,电离常数 / equilibrium ~ 平衡常数 / quantum ~ 量子常数 / sedimentation ~ 沉降常数,沉降系数 | ~**ly** *ad*

constipate ['kɔnstipeit] *vt, vi* (使)便秘 | ~**d** ['kɔnstipeitid] *a* 便秘的

constipation [,kɔnsti'peiʃən] *n* 便秘 | atonic ~ 无力性便秘 / gastrojejunal ~ 胃空肠性便秘 / proctogenous ~ 直肠性便秘 / spastic ~ 痉挛性便秘

constituent [kən'stitjuənt] *a* 形成的;组成的 *n* 成分,要素,组分

constitute ['kɔnstitju:t] *vt* 构成,组成

constitution [,kɔnsti'tju:ʃən] *n* 体质,素质;组成;结构;构造;宪法 | lymphatic ~ 淋巴体质 / neuropathic ~ 神经病体质 / vasoneurotic ~ 血管神经病体质

constitutional [,kɔnsti'tju:ʃənl] *a* 全身的;体质的,素质的;组成的;构造的

constitutive ['kɔnstitju:tiv] *a* 组成的,基本的,要素的

constrain [kən'strein] *vt* 强迫,强使;抑制

constraint [kən'streint] *n* 强逼,强制,压抑

constrict [kən'strikt] *vt* 压缩,使缩窄 *vi* 收缩

constriction [kən'strikʃən] *n* 狭窄,缩窄;紧窄感;缢痕(中期染色体上的凹缢的区域) | duodenopyloric ~ 十二指肠幽门狭窄 / primary ~ 主缢痕,初级缢痕 / secondary ~ 副缢痕,次级缢痕,二级缢痕

constrictive [kən'striktiv] *a* 狭窄的,缩窄的

constrictor [kən'striktə] *n* 缩窄器;缩肌

constringent [kən'strindʒənt] *a* 引起收缩的,收缩性的

construct [kən'strʌkt] *vt* 建造;创立 ['kɔnstrʌkt] *n* 构思,概念 | **construction** [kən'strʌkʃən] *n* 建造;建设;结构

constructive [kən'strʌktiv] *a* 建造

(性)的;构成的;合成代谢的(生理学) | ~ly *ad*

construe [kən'stru:] *vt* 解释

consult [kən'sʌlt] *vi* 商量;会诊 *vt* 与…商量;找(医生)看病;查阅 | **~ing** *a* 咨询的,顾问的;会诊的,诊疗的

consultant [kən'sʌltənt] *n* 顾问医师,会诊医师;顾问

consultation [ˌkɔnsəl'teiʃən] *n* 商量;会诊;评议会

consultative [kən'sʌltətiv] *a* 商议的;顾问的

consume [kən'sju:m] *vt* 消灭;消耗,消费;吃光

consumedly [kən'sju:midli] *ad* 过量地,非常

consumer [kən'sju:mə] *n* 消费者,用户

consummate [kən'sʌmit] *a* 完全无缺的,圆满的 ['kɔnsəmeit] *vt* 完成,使完善 | **consummation** [kɔnsʌ'meiʃən] *n* 完成,结果;完美

consumption [kən'sʌmpʃən] *n* 消耗,消费;痨病,结核 | luxus ~ 过量消耗(指摄食过量蛋白质)

consumptive [kən'sʌmptiv] *a* 消耗性的;(患)肺结核的 *n* 痨病患者,肺结核患者

Cont. contusus【拉】挫伤的;捣碎的

contact ['kɔntækt] *n* 接触,联系;(曾与传染病)接触者;接触物;触点 [kən'tækt] *vt, vi* (使)接触;(与…)联系 *a* 保持接触的,由接触引起的,有联系的 | complete ~ 全邻面接触(牙) / deflective occlusal ~ 偏侧咬合接触 / direct ~, immediate ~ 直接接触 / indirect ~, mediate ~ 间接接触 / interceptive occlusal ~ 阻隔性咬合接触 / premature occlusal ~ 早咬合接触 / working ~ 工能性接触

contactant [kən'tæktənt] *n* 接触物(一种变应原,接触一两次后能引起动物或人的表皮迟发性接触型过敏反应)

contactology [ˌkɔntæk'tɔlədʒi] *n* 接触镜学 | **contactologist** *n* 接触镜技师

contagion [kən'teidʒən] *n* (接)触(传)染;(接触性)传染病;(接)触(传)染物 | direct ~, immediate ~ 直接触染 / mediate ~ 间接触染 / psychic ~ 心理感染,精神感染

contagiosity [kənˌteidʒi'ɔsəti] *n* (接)触(传)染性

contagious [kən'teidʒəs] *a* (接)触(传)染的

contain [kən'tein] *vt* 包含,容纳;等于,相当于;控制,抑制

container [kən'teinə] *n* 容器

contaminant [kən'tæminənt] *n* 污染物

contaminate [kən'tæmineit] *vt* 污染 | **contaminative** *a* / **contaminator** *n* 污染物

contamination [kənˌtæmi'neiʃən] *n* 污染,沾污

contemplate ['kɔntempleit] *vt* 注视;沉思;期待,打算 *vi* 仔细考虑

contemplation [ˌkɔntem'pleiʃən] *n* 注视;沉思;期望,打算

contemplative ['kɔntempleitiv] *a* 沉思的

contemporaneous [kənˌtempə'reinjəs] *a* 同时期的;同时发生的(with) | ~ly *ad*

contemporary [kən'tempərəri] *a* 当代的;同时代的,同年龄的 *n* 同时代(或时期)的人;同年龄的人

contemporize [kən'tempəraiz] *vt, vi* (使)同时发生

contempt [kən'tempt] *n* 轻视;不顾

contend [kən'tend] *vi* 竞争,斗争;争论 *vt* 坚决主张;为…斗争

content[1] [kən'tent] *a* 满足的,满意的 *vt* 使满意 *n* 满足,满意

content[2] ['kɔntent] *n* 含量;内容,内含物;目录,目次;要旨 | latent ~ 潜隐内容(梦或思想) / manifest ~ (梦的)显示内容 / oxygen ~ 氧含量

contention [kən'tenʃən] *n* 争论;论点

contentious [kən'tenʃəs] *a* 引起争论

的

contentment [kən'tentmənt] *n* 满足,满意

conterminous [kɔn'tə:minəs] *a* 邻接的,相连的(with)

contest [kən'test] *vt, vi* 争夺(with, against) ['kɔntest] *n* 争夺,竞赛

context ['kɔntekst] *n* (文章的)上下文,前后关系;(事物等发生的)来龙去脉 | ~**ual** [kɔn'tekstjuəl, kən'tekstʃuəl] *a* 与上下文有关的,上下文的

contiguity [ˌkɔnti'gju(:)əti] *n* 接触;邻近,接近

contiguous [kən'tigjuəs] *a* 接触的;邻近的,接近的(to) | ~**ly** *ad*

Contin. continuetur【拉】继续

continence ['kɔntinəns] *n* 节制;节欲 | fecal ~ 排便节制 / urinary ~ 排尿节制

continent ['kɔntinənt] *a* 节制的,节欲的 *n* 大陆(现用于the Continent欧洲大陆);洲

contingency [kən'tindʒənsi] *n* 偶然(性);可能(性);意外事故

contingent [kən'tindʒənt] *a* 可能发生的;偶然的;应急的;伴随的 *n* 意外事情;分遣部队;(派遣的)代表团

continual [kən'tinjuəl] *a* 不断的,连续的;频繁的;重复的 | ~**ly** *ad*

continuance [kən'tinjuəns] *n* 继续,持续时间;逗留

continuation [kənˌtinju'eiʃən] *n* 继续,持续,连续

continuative [kən'tinjuətiv] *a* 继续的,持续的,连续的

continue [kən'tinju(:)] *vi* 继续,连续;延伸;留,依旧 *vt* 使继续;使延长;使留下 | ~**d** *a* 连续的;不断的 | to be ~d 待续,未完

continuity [ˌkɔnti'nju(:)əti] *n* 连续(性),持续(性)

continuous [kən'tinjuəs] *a* 连续不断的;持续的;延伸的 | ~**ly** *ad*

contology [kən'tɔlədʒi] *n* 接触镜学 | **contologist** *n* 接触镜技师

contort [kən'tɔ:t] *vt, vi* 扭歪,扭弯;曲解

contortion [kən'tɔ:ʃən] *n* 扭歪,扭弯;曲解

contour ['kɔntuə] *n* 外形,轮廓 *vt* 勾划…的轮廓;成形,塑形 | height of ~ 外形凸度

contoured ['kɔntuəd] *a* 波状外形的,波状轮廓的(细菌菌落)

contouring [kɔn'tuəriŋ] *n* 外形修复 | occlusal ~ 𬌗外形修复

contra- [前缀] 反,抗,逆,对

contra-angle [ˌkɔntrə'æŋgl] *n* 反角

contra-aperture [ˌkɔntrə'æpətjuə] *n* 对口(脓肿处作第二开口,以利排脓)

contraception [ˌkɔntrə'sepʃən] *n* 节育,避孕 | intrauterine ~ 子宫内避孕

contraceptive [ˌkɔntrə'septiv] *a* 避孕的,节育的 *n* 避孕药;避孕器 | intrauterine ~ 子宫内避孕器 / oral ~ 口服避孕药

contract ['kɔntrækt] *n* 契约,合同;婚约 [kən'trækt] *vt* 缔结;使缩小,养成(习惯);得(病),感染;收缩;皱起;限制 *vi* 缩小;皱起 | ~**ibility** [kənˌtræktə'biləti] *n* 收缩性 / ~**ible** [kən'træktəbl] *a* 会缩的,可缩的

contractile [kən'træktail] *a* 收缩的,有收缩力的

contractility [ˌkɔntræk'tiləti] *n* 收缩性,收缩力 | cardiac ~ 心肌收缩性 / galvanic ~ 电流收缩性 / idiomuscular ~ 肌自身收缩性 / neuromuscular ~ 神经肌肉收缩性(正常收缩性,以区别肌自身收缩性)

contraction [kən'trækʃən] *n* 收缩,缩短;挛缩;缩约词;感染;牙弓内缩 | anodal closure ~ (ACC) 阳极通电收缩 / anodal opening ~ (AOC) 阳极断电收缩 / cathodal closure ~ (CCC) 阴极通电收缩 / cathodal opening ~ (COC) 阴极断电收缩 / clonic ~ 阵挛性收缩 / closing ~ 通电收缩 / escaped ventricular ～, automatic ventricular ～ 心室自动收缩 / galvanotonic ～ 电紧张性收缩 / hourglass ～ 葫芦状收缩(胃或子宫) / idiomuscular ～ 肌自身收缩 / isometric ～ 等长收缩 / isotonic ～ 等张收缩 / myotatic ～ 肌伸张性收缩 / opening ～ 断路收缩,断电收缩 / paradoxical ～ 反常收缩 / premature ～ 过早收缩,期前收缩 / rheumatic ～ 手足搐搦 / tetanic ～, tonic ～ 强直性收缩,紧张性收缩 / uterine ～ 子宫收缩 / wound ～, cicatricial ～ 伤口收合,疤痕收缩

contractive [kən'træktiv] *a* 收缩的

contracture [kən'træktʃə] *n* 挛缩 | ischemic ～ 缺血性肌挛缩 / organic ～ 器质性挛缩 / postpoliomyelitic ～ 脊髓灰质炎后挛缩 / veratrin ～ 藜芦碱挛缩

contradict [ˌkɔntrə'dikt] *vt* 反驳;同…矛盾,同…抵触 *vi* 反驳

contradiction [ˌkɔntrə'dikʃən] *n* 矛盾;反驳,抵触

contradictory [ˌkɔntrə'diktəri] *a* 矛盾的,对立的 *n* 矛盾因素

contradistinction [ˌkɔntrədis'tiŋkʃən] *n* 对比,对比的区别

contradistinguish [ˌkɔntrədis'tiŋgwiʃ] *vt* 通过对比区别…

contraextension [ˌkɔntrəiks'tenʃən] *n* 对抗牵伸术

contrafissure [kəntrə'fiʃə], **contrafissura** [kəntrəfi'sjuərə] *n* 对裂

contraincision [ˌkɔntrəin'siʒən] *n* 对口切开

contraindicant [ˌkɔntrə'indikənt] *a* 禁忌的

contraindicate [ˌkɔntrə'indikeit] *vt* 禁忌 | **contraindication** [ˌkɔntrəˌindi'keiʃən] *n* 禁忌证(尤指不宜使用某种疗法的任何病情) / **contraindicative** [ˌkɔntrəin'dikətiv] *a*

contrainsular [ˌkɔntrə'insjulə] *a* 抑胰岛分泌的

contralateral [ˌkɔntrə'lætərəl] *a* 对侧的

contraparetic [ˌkɔntrəpə'retik] *a* 抗麻痹性痴呆的 *n* 抗麻痹性痴呆药

contraposition [ˌkɔntrəpə'ziʃən] *n* 对照,针对

contrariety [ˌkɔntrə'raiəti] *n* 对立性

contrariwise ['kɔntrəriwaiz] *ad* 反之亦然,相反地

contrary ['kɔntrəri] *a* 相反的,相对的 *n* 相反,反面 *ad* 相反地 | by contraries 和预期相反;相反地 / ～ to 与…相反 / on the ～ 正相反 / quite the ～ 恰恰相反 / to the ～ 意思相反的(地) | **contrarily** *ad* ['kɔntrərili] 相反地,相对立地

contrasexual [ˌkəntrə'seksjuəl] *a* 异性的,异性特征的

contrast [kən'træst] *vt* 使对比,使对照 *vi* 形成对照 ['kɔntræst] *n* 对比,对照 | long-scale ～, low～ 长阶对比,低对比(影象) / short-scale ～, high ～ 短阶对比,高对比(影象) / subject ～ 自身对比,组织对比(组织中对不同部位X线的吸收差异) | in ～ with(或to) 与…形成对照 / **～able** [kən'træstəbl] *a* 可对比的 / **～ive** [kən'træstiv] *a* 对比的

contrastimulant [ˌkɔntrə'stimjulənt] *a* 抗兴奋的 *n* 抗兴奋药

contrastimulism [ˌkɔntrə'stimjulizəm] *n* 抗刺激法,抗兴奋疗法

contrastimulus [ˌkɔntrə'stimjuləs] *n* 抗兴奋药

contravene [ˌkɔntrə'vi:n] *vt* 违反,触犯(法律等);反驳,否定;抵触 | **contravention** [ˌkɔntrə'venʃən] *n*

contravolitional [ˌkɔntrəvəu'liʃənl] *a* 非意志的,违心意的;不随意的

contrecoup [kɔntrə'ku:] *n* 【法】对侧(外)伤

contrectation [ˌkɔntrek'teiʃən] *n* 接触异性欲

Cont. rem. continuetur remedium 【拉】继续使用此药

contribute [kən'tribju(:)t] *vt, vi* 贡献出;起作用;捐(款);投(稿) | ~ to(或toward) 有助于,促成 | **contributive** *a* 贡献的;捐助的;起作用的;有助于…的(to) / **contributor** *n* 投稿者;捐助者

contribution [ˌkɔntri'bju:ʃən] *n* 贡献;捐助;投稿

contributory [kən'tribjutəri] *a* 贡献的;捐助的;起一份作用的;有助于…的(to) *n* 贡献者;捐助者

contrivance [kən'traivəns] *n* 发明,设计

contrive [kən'traiv] *vt* 发明,设计;设法做到 *vi* 设计;设法对付 | ~**d** *a* 人造的 / ~**r** *n* 发明者,设计者

control [kən'trəul] (-ll-) *vt* 控制,支配;核实,检验 *n* 控制,调节,节制;监督,管理;对照;[常用复]控制器 | associative automatic ~ 联合性自动控制(起于纹状体的神经冲动,作用于最后的总神经束,因而达于各肌) / aversive ~ 厌恶控制(在行为疗法中使用令人不愉快的刺激以改变不良行为) / birth ~ 节育,避孕 / feedback ~ 反馈控制 / idiodynamic ~ 肌营养神经控制 / reflex ~ (肌)反射控制 / sex ~ 性别控制(人工控制后代性别) / stimulus ~ 刺激控制 / synergic ~ (活动)协调控制(来自小脑) / tonic ~ 肌张力控制 / vestibuloequilibratory ~ 前庭平衡控制 / volitional ~, voluntary ~ 意志控制,随意控制 | beyond ~ 无法控制 / in ~ (of) 控制(住);管理 / out of ~ 不受控制 / under ~ 被控制住 / under the ~ of 受…的管理,受…的控制

Controlled Substances Act 药物控制条例(1970年颁布的美国联邦法令)

controller [kən'trəulə] *n* 控制器;管理员

controversial [ˌkɔntrə'və:ʃəl] *a* 争论的;引起争论的 | ~**ly** *ad*

controversy ['kɔntrəvə:si] *n* 争论

controvert ['kɔntrəvə:t] *vt* 辩驳;争论 *vi* 参加争论 | ~**ible** ['kɔntrəvə:təbl, kəntrə'və:təbl] *a* 可辩驳的,可争论的

contund [kən'tʌnd] *vt* 研碎,捣碎;挫伤

contuse [kənˌtju:z] *vt* 挫伤

contusion [kɔn'tju:ʃən] *n* | brain ~ 脑挫伤 / contrecoup ~ 对侧挫伤 / ~ of spinal cord 脊髓挫伤

contusive [kən'tju:siv] *a* 挫伤的

conular ['kɔnjulə] *a* 圆锥形的

Conus ['kəunəs] *n* 芋螺属

conus ['kəunəs] ([复] **coni** ['kəunai]) *n* 圆锥;锥体 | distraction ~ 视神经乳头颞侧弧形斑 / myopic ~ 近视性圆锥,眼后葡萄肿 / supertraction ~ 视神经乳头鼻侧弧形斑

convalesce [ˌkɔnvə'les] *vi* 恢复健康,渐愈

convalescence [ˌkɔnvə'lesns] *n* 恢复(期),康复(期)

convalescent [ˌkɔnvə'lesnt] *a* 恢复(期)的 *n* 恢复期病人

convection [kən'vekʃən] *n* (热的)对流 | **convective** *a*

convenience [kən'vi:njəns] *n* 便利,方便 *vt* 为…提供方便

convenient [kən'vi:njənt] *a* 便利的,方便的;合适的 | ~**ly** *ad*

convention [kən'venʃən] *n* 会议;召集;公约,协定;惯例,常规

conventional [kən'venʃənl] *a* 常规的,惯例的;传统的;协定的

converge [kən'və:dʒ] *vi, vt* (使)集中;(使)会聚

convergence [kən'və:dʒəns] *n* 会聚,集合;会聚点;趋同 | accommodative ~ 适应性会聚 / amplitude of ~ 会聚幅度 / far point of ~ 远会聚点 / fusional ~ 融合会聚 / near point of ~ 近会聚点 / negative ~ 负会聚,负集合(视轴向外偏斜) / positive ~ 正会聚,正集合(视轴向内偏斜) | **convergency** [kən'və:dʒənsi] *n* / **conver-**

gent [kən'və:dʒənt] *a* 会聚的,集合的;趋同的

convergiometer [kənˌvə:dʒi'ɔmitə] *n* 隐斜(眼)计

conversant [kən'və:sənt] *a* 熟悉的,精通的(with)

conversation [ˌkɔnvə'seiʃən] *n* 会话,谈话

converse[1] [kən'və:s] *vi* 交谈(on, about, with) ['kɔnvə:s] *n* 交谈

converse[2] ['kɔnvə:s, kən'və:s] *a* 相反的,颠倒的,逆的 | ~**ly** [kən'və:sli] *ad*

Converse method ['kɔnvə:s] (John Marquis Converse) 康氏法(重建耳垂法)

conversion [kən'və:ʃən] *n* 转化,转变;换算;转换(指情绪转换为躯体症状的过程);(胎儿)倒转术

convert [kən'və:t] *vt* 转变,变换;转化;倒转

convertase [kən'və:teis] *n* 转化酶 | C3 ~ C3转化酶 / C3 proactivator ~ (C3PAase) C3激活剂前体转化酶(C3激活剂前体酶) / C5 ~ C5转化酶

converter, convertor [kən'və:tə] *n* 转化器,变流器;变频器

convertible [kən'və:təbl] *a* 可改变的,可变换的 | **convertibility** [kən'və:tə'biləti] *n*

convertin [kən'və:tin] *n* 转变素(血清凝血酶原),转变加速因子(凝血因子Ⅶ)

convex ['kɔnveks] *a* 凸的,凸面的 *n* 凸面;凸状 | low ~ 低凸面的 | ~**ity** [kɔn'veksəti] *n* 凸,凸面 / ~**ly** *ad*

convexobasia [kɔnˌveksəu'beisiə] *n* 颅骨隆凸畸形

convexoconcave [kɔnˌveksəu'kɔnkeiv] *a* 凸凹的

convexoconvex [kɔnˌveksəu'kɔnveks] *a* 对凸的,双凸的

convey [kən'vei] *vt* 传送,传播,传达

conveyance [kən'veiəns] *n* 运输;传达,传播

conviction [kən'vikʃən] *n* 定罪;深信,确信

convince [kən'vins] *vt* 使确信,使信服 | **convincible** [kən'vinsəbl] *a* 可使信服的

convincing [kən'vinsiŋ] *a* 有说服力的,使人信服的

convolute ['kɔnvəlu:t] *a* 卷曲的,回旋的 *vt, vi* 卷曲 | ~**d** *a* 卷曲的,回旋的;错综复杂的

convolution [ˌkɔnvə'lu:ʃən] *n* 卷曲,回旋;回,脑回 | ~s of cerebrum 大脑回 / occipitotemporal ~ 枕颞回,梭状回 | ~**al,** ~**ary** *a*

convolve [kən'vɔlv] *vt, vi* 卷,缠绕

convulsant [kən'vʌlsənt] *a* 引起惊厥的 *n* 惊厥药

convulse [kən'vʌls] *vt* 使剧烈震动;使痉挛,使抽搐

convulsibility [kənˌvʌlsi'biləti] *n* 惊厥性

convulsion [kən'vʌlʃən] *n* 惊厥,抽搐 | central ~ essential ~, spontaneous ~, 中枢性惊厥,自发性惊厥 / clonic ~ 阵挛性惊厥 / coordinate ~ 协调性惊厥 / crowing ~ 喘鸣性喉痉挛 / epileptiform ~ 癫痫样惊厥 / febrile ~s 发热性惊厥 / hysterical ~ 癔病性惊厥 / hysteroid ~ 癔病样惊厥 / mimetic ~, mimic ~ 面肌痉挛,面肌抽搐 / puerperal ~ 产惊,子痫 / salaam ~ 点头状痉挛 / tonic ~, tetanic ~ 强直性惊厥 / uremic ~ 尿毒症性惊厥 | **convulsive** [kən'vʌlsiv] *a*

convulsivant [kən'vʌlsivənt] *n* 惊厥药

cook [kuk] *n* 炊事员 *vt, vi* 烹调,煮烧

Cooke's formula (count, criterion, index) [kuk] (William E. Cooke) 库克公式(分类计数、标准、指数)(阿尔内特〈Arneth〉公式的一种简化法,如果核材料有核带,除连接白细胞核不同部分的染色质丝状体之外,那末这样的核是不可分的)

cool [ku:l] *a* 凉的，凉快的 *n* 凉；镇静 *vt, vi* (使)凉快；(使)冷却；(使)平息，| ～ down(或off) (使)变凉；(使)平静下来

cooler ['ku:lə] *n* 冷却器

Cooley's anemia (disease) ['ku:li:] (Thomas B. Cooley) 库利贫血(病)，珠蛋白生成障碍性贫血

Coolidge tube ['ku:lidʒ] (William D. Coolidge) 库利奇管(热阴极X线管)

cooling ['ku:liŋ] *n* 冷却，降温 | peritoneal ～ 腹腔降温 / pleural ～ 胸膜腔降温

Coombs' test [ku:mz] (R. R. A. Coombs) 库姆斯试验，抗球蛋白试验(使用各种抗血清，一般用于检红细胞表面的蛋白〈通常是抗体〉的存在，如用于胎儿成红细胞增多病试验)

cooperate [kəu'ɔpəreit] *vi* 合作，协作

cooperation [kəu,ɔpə'reiʃən] *n* 合作，协作；协同作用；互助

cooperative [kəu'ɔpərətiv] *a* 合作的 *n* 合作社

cooperativity [kəu,ɔpərə'tivəti] *n* 协同(性)，协调(性) | negative ～ 负协同性(每一个连续的配体结合的解离常数高于前一个，因此其结合亲和力连续减低) / positive ～ 正协同性(每一个连续的配体结合的解离常数低于前一个，因此其结合亲和力连续增加)

Cooperia [ku'piəriə] *n* 古柏线虫属 | ～ oncophora, ～ pectinata, ～ punctata 肿孔古柏线虫，篦形古柏线虫，点状古柏线虫

cooperid ['ku:pərid] *n* 古柏线虫

Coopernail's sign ['ku:pəneil] (George P. Coopernail) 库柏内尔征(会阴和阴囊或阴唇上出现的小瘀血斑，为骨盆骨折之征)

Cooper's fascia ['ku:pə] (Astley P. Cooper) 库柏筋膜(提睾筋膜；脚间纤维) | ～ hernia 库柏疝(股疝并有附加束进入阴囊，或走向大阴唇或闭孔) / ～ irritable breast 库柏乳腺过敏，乳腺神经痛 / ～ ligament 耻骨韧带 / ～ suspensory ligaments 乳房悬韧带

coordinate [kəu'ɔ:dinit] *a* 协调的 [kəu'ɔ:dineit] *vt, vi* (使)协调 | ～**ly** *ad* / **coordinative** [kəu'ɔ:dinətiv] *a* / **coordinator** [kəu'ɔ:dineitə] *n* 协调器，共济器；坐标测定器

coordination [kəu,ɔ:di'neiʃən] *n* 协调，协作；配位；同位

coossify [kəu'ɔsifai] *vi* 共同骨化 | **coossification** [kəu,ɔsifi'keiʃən] *n* 共同骨化(作用)

COP cyclophosphamide, Oncovin, and prednisone 环磷酰胺－长春新碱－泼尼松(联合化疗治癌方案)

copaiba [kəu'paibə] *n* 玷玔香脂，玷玔香胶

copal ['kəupəl] *n* 玷玔脂，岩树脂

COP-BLAM cyclophosphamide, Oncovin, prednisone, bleomycin, Adriamycin and Matulane 环磷酰胺－长春新碱－泼尼松－博来霉素－阿霉素－甲基苄肼(联合化疗治癌方案)

COPD chronic obstructive pulmonary disease 慢性阻塞性肺病

cope[1] [kəup] *vi* 对付，妥善处理(with)

cope[2] [kəup] *n* 根鞘，根端盖(牙科用)

copepod ['kəupipɔd] *n* 挠足虫

copepoda [kəu'pepədə] *n* 挠足亚纲

Copernicia [,kəupə:'niʃiə] *n* 杯形花属

Cope's sign [kəup] (Vincent Cope) 科普征，腰大肌征(常见于阑尾炎)

coping ['kəupiŋ] *n* 盖，型合盖 | transfer ～ 转移盖(用于牙印膜中的代型定位)

copiopia [kɔpi'əupiə] *n* 眼疲劳

copious ['kəupjəs] *a* 丰富的，大量的 | ～**ly** *ad*

copolymer [kəu'pɔlimə] *n* 异分子聚合物，共聚物 | ～**ic** [kəu,pɔli'merik] *a*

Copolymer 1 [kə'pɔlimə] 共聚物1(一种合成多肽的商品名，含有丙氨酸、谷氨酸、赖氨酸和酪氨酸；本品模拟髓磷脂碱性蛋白，试验性用于治疗复发性和间歇性多发性硬化症)

copolymerization [kəuˌpɔlimərai'zeiʃən, -ri'z-] *n* 异分子聚合(作用),共聚(作用) | **copolymerize** [kəu'pɔliməraiz] *vt, vi* (使)异分子聚合

COPP cyclophosphamide, Oncovin, procarbazine, and prednisone 环磷酰胺-长春新碱-丙卡巴肼-泼尼松(联合化疗治癌方案)

copper ['kɔpə] *n* 铜;铜币;铜色 *a* 铜的;铜制的;铜色的 *vt* 涂铜于 | ~ abietinate 松香酸铜(兽用抗蠕虫药和驱虫药) / ~ citrate 枸橼酸铜 / ~ iodide 碘化亚铜 / ~ oxyphosphate 氧磷酸铜 / ~ phenolsulfonate 酚磺酸铜 / ~ sulfate 硫酸铜 | ~**y** *a* 含铜的,似铜的

copperas ['kɔpərəs] *n* 绿矾,硫酸亚铁(消毒剂和除臭剂)

copper-colo(u)red ['kɔpəˌkʌləd] *a* 古铜色的,紫铜色的

copperhead ['kɔpəhed] *n* 铜头蛇(蝮属)

copracrasia [ˌkɔprə'kreisiə] *n* 大便失禁,肛门失禁

copragogue ['kɔprəgɔg] *n* 泻药

coprecipitin [ˌkəupri'sipitin] *n* 伴沉淀素(在同一血清中与一种或多种其他沉淀素共同存在的沉淀素)

copremesis [kɔp'remisis] *n* 呕粪,吐粪

copro- [构词成分] 粪

coproantibody [ˌkɔprə'æntibɔdi] *n* 粪抗体(存在于肠道内的一种抗体,主要是分泌型IgA)

Coprococcus [ˌkɔprə'kɔkəs] *n* 粪球菌属

coprod(a)eum [ˌkɔprə'di:əm] *n* 粪道,排粪道

coprolagnia [ˌkɔprə'lægniə] *n* 弄粪色情,恋粪色情

coprolalia [ˌkɔprə'leiliə], **coprolalomania** [ˌkɔprəˌlæləu'meinjə] *n* 秽语,秽亵言语,秽亵言语癖

coprolith ['kɔprəliθ] *n* 粪石

coprology [kɔ'prɔlədʒi] *n* 粪便学

coproma [kɔ'prəumə] *n* 粪结,粪瘤(肠内结粪)

Copromastix [ˌkɔprə'mæstiks] *n* 粪鞭毛虫属 | ~ prowazeki 普(鲁瓦策克)氏粪鞭毛虫

Copromonas [kɔ'prɔmənəs] *n* 粪滴虫属 | ~ subtilis 枯草粪滴虫

coprophagia [ˌkɔprə'feidʒiə], **coprophagy** [kɔ'prɔfədʒi] *n* 食粪症,食粪癖

coprophagous [kɔ'prɔfəgəs] *a* 食粪的

coprophil ['kɔprəfil] *n* 嗜污菌

coprophile ['kɔprəfail] *n* 嗜污菌 *a* 嗜污的

coprophilia [ˌkɔprə'filiə] *n* 嗜粪癖

coprophiliac [ˌkɔprə'filiæk] *n* 嗜粪癖者(精神病)

coprophilic [ˌkɔprə'filik], **coprophilous** [kɔ'prɔfiləs] *a* 嗜粪癖的;嗜粪的(指某些细菌和原虫)

coprophobia [ˌkɔprə'fəubjə] *n* 粪便恐怖,排便恐怖,恐粪症

coprophrasia [ˌkɔprə'freiziə] *n* 秽语,秽亵言语

coproporphyria [ˌkɔprəpɔ:'firiə] *n* 粪卟啉症 | erythropoietic ~ 红细胞生成性粪卟啉症 / hereditary ~ 遗传性粪卟啉症

coproporphyrin [ˌkɔprə'pɔ:firin] *n* 粪卟啉

coproporphyrinogen [ˌkɔprəˌpɔ:fi'rinədʒən] *n* 粪卟啉原

coproporphyrinogen oxidase [ˌkɔprəˌpɔ:fi'rinədʒən 'ɔksideis] 粪卟啉原氧化酶(此酶缺乏为一种常染色体显性性状,可致遗传性粪卟啉症)

coproporphyrinuria [ˌkɔprəˌpɔ:firi'njuəriə] *n* 粪卟啉尿

coprostanol [ˌkɔprə'steinɔl], **coprosterin** [ˌkɔprə'stiərin], **coprosterol** [ˌkɔprə'stiərɔl] *n* 粪(甾)醇

coprostasis [kɔ'prɔstəsis] *n* 便结,粪积

coprozoa [ˌkɔprə'zəuə] *n* 粪内寄生动物,粪生动物

coprozoic [ˌkɔprə'zəuik] *a* 粪内寄生

的，粪生的

Coptis [ˈkɔptis] *n*【拉】黄连属

copula [ˈkɔpjulə] *n* 介体;(舌)联桁;交配 | ～**r** *a*

copulate [ˈkɔpjuleit] *vi* 交合，交媾;接合 | **copulation** [ˌkɔpjuˈleiʃən] *n*

copulative [ˈkɔpjulətiv] *a* 连接的;交合的，交媾的;结合的

copy [ˈkɔpi] *n* 抄本，副本，复本;一本，一册，一份 *vt, vi* 抄写，复制

Coq. coque【拉】煮沸

Coq. in s. a. coque in sufficiente aqua【拉】用足量水煮沸

Coq. s. a. coque secundum artem【拉】适当煮沸，按常法煮沸

coquille [kəuˈkwi:l] *n* 有色眼镜罩

cor [kɔ:] *n*【拉】心脏，心

coracidium [ˌkɔrəˈsidiəm] ([复] **coracidia** [ˌkɔrəˈsidiə]) *n* 钩球蚴，纤毛蚴

coracoacromial [ˌkɔrəkəuəˈkrəumiəl] *a* 喙肩的，喙突肩峰的

coracoclavicular [ˌkɔrəkəukləˈvikjulə] *a* 喙锁的，喙突锁骨的

coracohumeral [ˌkɔrəkəuˈhju:mərəl] *a* 喙肱的，喙突肱骨的

coracoid [ˈkɔrəkɔid] *a* 喙状的 *n* 喙突

coracoiditis [ˌkɔrəkɔiˈdaitis] *n* 喙突炎

coracoradialis [ˌkɔrəkəuˌreidiˈeilis] *n* 肱二头肌短头

coracoulnaris [ˌkɔrəkəuʌlˈneəris] *n* 肱二头肌腱膜

coral [ˈkɔrəl] *a, n* 珊瑚(的)

coralliform [kəˈrælifɔ:m], **coralloid** [ˈkɔrəlɔid] *a* 珊瑚状的

corallin [ˈkɔrəlin] *n* 珊瑚精;玫红酸 | yellow ～ 玫红酸钠

Coramine [ˈkɔrəmi:n] *n* 可拉明，尼可刹米(nikethamide)的商品名

corasthma [kɔˈræsmə] *n* 枯草热

Corbus' disease [ˈkɔ:bəs] (Budd C. Corbus) 坏疽性龟头炎

cord [kɔ:d] *n* 细绳;索，带 *vt* 捆，缚 | dental ～ 牙索 / enamel ～ 釉索，釉质隔 / false vocal ～假声带，室襞 / ganglionated ～ 交感(神经)干 / genital ～ 生殖索 / gubernacular ～ 睾丸引带 / hepatic ～s 肝索 / lumbosacral ～ 腰骶干 / medullary ～s 髓索 / nephrogenic ～ 生肾索 / nerve ～ 神经干 / ovigerous ～s 生卵索 / psalterial ～ 血管纹 / red pulp ～s, splenic ～s 红髓索，脾索 / rete ～s 网索 / sex～s 网索，性索 / sexual ～s 生殖索 / spermatic ～ 精索 / spinal ～ 脊髓 / true vocal ～ 声带，声襞 / umbilical ～ 脐带 | ～**al** *a* 索的，带的(尤指声带或声襞的)

Cordarone [ˈkɔ:dərəun] *n* 胺碘酮(amiodarone)制剂的商品名

cordate [ˈkɔ:deit] *a* 心形的

cordectomy [kɔ:ˈdektəmi] *n* 索带切除术(如声带切除或脊髓切除)

cordial [ˈkɔ:djəl] *a* 强心的 *n* 香酒

cordiale [kɔ:diˈeili] *n*【拉】香酒

cordiform [ˈkɔ:difɔ:m] *a* 心形的

corditis [kɔ:ˈdaitis] *n* 精索炎

cordocentesis [ˌkɔ:dəusenˈti:sis] *n* 脐穿刺(亦称经皮脐血取样)

cordon [ˈkɔ:dən] *n* 封锁线 | sanitary ～ 防疫线，(国境)交通检疫封锁线

cordopexy [ˈkɔ:dəˌpeksi] *n* 声带固定术

cordotomy [kɔ:ˈdɔtəmi] *n* 声带切开术;脊髓前侧柱切断术

Cordran [ˈkɔ:dræn] *n* 氟氢缩松(flurandrenolide)制剂的商品名

Cordyceps [ˈkɔ:diseps] *n* 冬虫夏草属 | ～ sinensis 冬虫夏草

Cordylobia [ˌkɔ:diˈləubiə] *n* 瘤蝇属 | ～ anthropophaga 嗜人瘤蝇

core [kɔ:] *n* 核，核心(如感应圈或电磁铁的铁芯，铸模核、石膏核等) | cast ～ 铸模核

core-, cor(o)- [构词成分] 瞳孔;同样见以irid(o)-起始的词

coreclisis [ˌkɔ:riˈklaisis] *n* 瞳孔闭合，虹膜箝顿术

corectasis [kɔ:ˈrektəsis] *n* 瞳孔开大，瞳孔散大，瞳孔扩大

corectome [kɔ:'rektəum] *n* 虹膜刀
corectomedialysis [kɔˌrektəuˌmi:di'ælisis] *n* 人造瞳孔术，假瞳术
corectomy [kɔ'rektəmi] *n* 虹膜切除术
corectopia [kɔ:rek'təupiə] *n* 瞳孔异位
coredialysis [ˌkɔ:ridai'ælisis] *n* 虹膜根部分离术
corediastasis [ˌkɔ:ridai'æstəsis] *n* 瞳孔扩大
coregonin [kə'regənin] *n* 白鲑精蛋白
corelation [ˌkəuri'leiʃən] *n* 相关，联系 | **corelative** [kəu'relətiv] *a* / **corelatively** *ad*
corelysis [kɔ'relisis] *n* 虹膜后粘连分离术
coremorphosis [ˌkɔ:rimɔ:'fəusis] *n* 瞳孔形成
corenclisis [ˌkɔ:ren'klaisis] *n* 虹膜箝顿术
coreometer [ˌkɔ:ri'ɔmitə] *n* 瞳孔计 | **coreometry** *n* 瞳孔测量法
coreoplasty ['kɔ:riəˌplæsti] *n* 瞳孔成形术，造瞳术
corepressor [ˌkəuri'presə] *n* 辅阻遏物（与阻遏物蛋白结合形成控制酶合成的小分子物质）
corestenoma [ˌkɔ:risti'nəumə] *n* 瞳孔狭窄 | ～ congenitum 先天性瞳孔部分狭窄
Corethra [kə'ri:θrə] *n* 短嘴蚊属（即 Chaoborus）
coretomedialysis [ˌkɔ:ritəmidi'ælisis] *n* 假瞳术，造瞳术
coretomy [kɔ'retəmi] *n* 虹膜切开术
coriaceous [ˌkɔri'eiʃəs] *a* 革样的（指细菌培养物）
coriamyrtin [ˌkɔ:riə'mə:tin] *n* 马桑内酯，马桑毒内酯
coriander [ˌkɔri'ændə] *n* 芫荽，胡荽（曾用作驱风剂及芳香剂，现用作调味品）
Coriaria [kɔri'εəriə] *n* 马桑属
Cori cycle ['kɔ:ri] (Carl F. Cori; Gerty T. Cori) 可立循环，葡萄糖乳酸盐循环 | ～ disease 糖原贮积病Ⅲ型 / ～ ester 可立酯，葡糖-1-磷酸
Corid ['kɔ:rid] *n* 安普罗铵(amprolium)制剂的商品名
coriin ['kɔ:riin] *n* 柯里因（用碱处理纤维结缔组织所生成的物质）
corium ['kɔ:riəm] ([复] **coria** ['kɔ:riə]) *n*【拉】真皮
cork [kɔ:k] *n* 软木（塞）；木栓，栓皮 *a* 软木制的 *vt* 塞住；抑制
corm [kɔ:m] *n* 球茎
cormethasone acetate [kɔ:'meθəsəun] 醋酸可米松，醋酸三氟米松（局部抗炎药）
corn[1] [kɔ:n] *n* 谷物，五谷 *vt* 使成粒状
corn[2] [kɔ:n] *n* 钉胼，鸡眼 | hard ～ 硬鸡眼 / soft ～ 软鸡眼
cornea ['kɔ:niə] *n* 角膜 | conical ～ 圆锥形角膜 / ～ farinata 角膜粉样变性 / ～globosa 球形角膜 / ～ guttata 角膜点状变性 / ～ opaca 巩膜 / ～ plana 扁平角膜 | ～l *a*
corneitis [ˌkɔ:ni'aitis] *n* 角膜炎
corneoblepharon [ˌkɔ:niəu'blefərɔn] *n* 角膜睑粘连
corneocyte ['kɔ:niəˌsait] *n* 角膜细胞
corneoiritis [ˌkɔ:niəuaiə'raitis] *n* 角膜虹膜炎
corneosclera [ˌkɔ:niəu'skliərə] *n* 角巩膜
corneoscleral [ˌkɔ:niəu'skliərəl] *a* 角膜巩膜的
corneous ['kɔ:niəs] *a* 角样的；角质的
corner ['kɔ:nə] *n* 角，（街道）拐角；地区，角落；角齿，侧门牙（马） | turn the ～（病后）转危为安
Corner-Allen test ['kɔ:nə 'ælin] (George W. Corner; Willard M. Allen) 康纳–艾伦试验（生物鉴定法，测黄体酮或黄体制剂） | ～ unit 康纳–艾伦单位（一种黄体激素的剂量单位）
Corner's tampon ['kɔ:nə] (Edred M. Corner) 康纳塞子（网膜塞，插入胃或肠伤口用）
Cornet's forceps ['kɔ:nit] (George

Cornet) 科内特钳(用以夹住盖玻片的钳)

corneum ['kɔ:niəm] *n* 【拉】角质层

corniculate [kɔ:'nikjulit] *a* 小角状的

corniculum [kɔ:'nikjuləm] *n* 【拉】小角软骨

cornification [ˌkɔ:nifi'keiʃən] *n* 角(质)化,复层鳞状上皮化

cornified ['kɔ:nifaid] *a* 角(质)化的

Corning's anesthesia (method) ['kɔ:niŋ] (James L. Corning) 脊髓麻醉 | ~ puncture 腰椎穿刺

cornoid ['kɔ:nɔid] *a* 角样的

cornu ['kɔ:nju] ([复] **cornua** ['kɔ:njuə]) *n* 【拉】角 | coccygeal ~ 尾骨角 / ethmoid ~ 中鼻甲 / sacral ~ 骶骨角 / ~a of spinal cord 脊髓角 | **~al, ~ate** ['kɔ:njuit] *a*

cornucommissural [ˌkɔ:njukə'misjurəl] *a* 角的;角连合的

cornucopia [ˌkɔ:nju'kəupjə] *n* 外侧隐窝(第四脑室)

Cornus ['kɔ:nəs] *n* 【拉】梾木属(山茱萸科) | ~ florida 北美山茱萸(其干根皮用作收敛性苦味药)

corny[1] ['kɔ:ni] *a* 谷物的

corny[2] ['kɔ:ni] *a* (脚)有鸡眼的

cor(o)- 见core-

corodiastasis [ˌkɔrəudai'æstəsis] *n* 瞳孔扩大

corolla [kə'rɔlə] *n* 卵冠;花冠

corometer [kɔ'rɔmitə] *n* 瞳孔计

corona [kə'rəunə] ([复] **coronas** 或 **coronae** [kə'rəuni:]) *n* 【拉】冠 | dental ~ 牙冠,齿冠 / ~ of glandis penis 阴茎头冠 / ~ veneris 额(发缘)梅毒疹

coronad ['kɔrənæd] *ad* 向冠;向头顶

coronal ['kɔrənl] *n* 冠;花冠 *a* 冠的;冠状的;头冠状缝的

coronale [kɔrə'neili] *n* 冠状缝(额径端)点;额骨

coronalis [kɔrə'neilis] *a* 【拉】冠的(指位于冠状缝方向的)

coronaritis [ˌkɔrənə'raitis] *n* 冠状动脉炎

coronary ['kɔrənəri] *a* 冠状的

Coronaviridae [kəˌrəunə'viridi:] *n* 冠状病毒科

Coronavirus [kə'rəunəˌvaiərəs] *n* 冠状病毒属

coronavirus [kə'rəunəˌvaiərəs] *n* 冠状病毒,日冕形病毒(一组形态相似、醚致敏的病毒,或许是RNA,引起鸟传染性支气管炎、鼠肝炎、猪胃肠炎、人呼吸道感染,由于在电子显微镜下酷似冠,故名)

corone [kə'rəuni] *n* 下颌冠状突

coroner ['kɔrənə] *n* 验尸官,检验员

coronet ['kɔrənit] *n* 马蹄冠

coronion [kə'rəuniɔn] *n* 冠状突尖(下颌)

coronoid ['kɔrənɔid] *a* 喙状的;冠状的

coronoidectomy [ˌkɔrənɔi'dektəmi] *n* (下颌骨)冠突切除术

coronoidotomy [ˌkɔ:rənɔi'dɔtəmi] *n* (下颌骨)冠突切除术

coroparelcysis [ˌkɔrəpə'relsisis] *n* 瞳孔旁移术

coroplasty ['kɔrəˌplæsti] *n* 瞳孔成形术,造瞳术

coroscopy [kə'rɔskəpi] *n* 瞳孔检影法

corotomy [kə'rɔtəmi] *n* 虹膜切开术

corpora ['kɔ:pərə] corpus的复数

corporate ['kɔ:pərit] *a* 共同的;全体的

corporation [ˌkɔ:pə'reiʃən] *n* 公司,企业

corporeal [kɔ:'pɔ:riəl], **corporal** ['kɔ:pərəl] *a* 体的,肉体的,身体的

corporic [kɔ:'pɔ:rik] *a* 体的(器官)

corps [kɔ:] ([复] **corps** [kɔ:z]) *n* 队,团;体,物体 | medical ~ 医疗队(陆、海军外科军医官等组成) / ~ ronds 圆体,圆体细胞(见于毛囊角化症)

corpse [kɔ:ps] *n* 尸体

corpulence ['kɔ:pjuləns], **corpulency** ['kɔ:pjulənsi] *n* 肥胖

corpulent ['kɔ:pjulənt] *a* 肥胖的

corpus ['kɔ:pəs] ([复] **corpora** ['kɔ:pərə]) *n* 【拉】体 | ~ albicans, ~ fibrosum 白体,纤维体 / ~ alienum 异物,外物 / ~ luteum 黄体

corpuscallosotomy, corpus callosotomy ['kɔ:pəs kælə'sɔtəmi] 胼胝体切开术(亦称callosotomy)

corpuscle ['kɔ:pʌsl] *n* 小体,细胞;微粒,粒子 | amylaceous ~s, amyloid ~s 淀粉样体 / articular ~s 关节内(触觉)小体 / axile ~, axis ~ 轴小体(触觉小体的中心部分) / blood ~s 血细胞 / bone ~ 骨小体,骨细胞 / cement ~ 牙骨质细胞 / chyle ~ 乳糜小体 / colloid ~s 胶状小体,淀粉样体 / colostrum ~s 初乳小体,初乳细胞 / concentric ~s, thymus ~s 胸腺小体 / dust ~s 血尘 / marginal ~ 边缘小体(红细胞内) / meconium ~ 胎粪小体 / milk ~ 乳脂微粒 / nerve ~s 神经细胞,神经元;神经膜细胞 / pessary ~ 子宫托形红细胞 / phantom ~, ghost ~, shadow ~ 红细胞影 / red blood ~s 红细胞 / splenic ~s 脾小结,脾淋巴滤泡 / tactile ~s, touch ~s 触觉小体 / taste ~s 味细胞 / white blood ~s 白细胞 | **corpuscular** [kɔ:'pʌskjulə] *a*

corpusculum [kɔ:'pʌskjuləm] ([复] **corpuscula** [kɔ:'pʌskjulə]) *n* 【拉】小体,细胞

correct [kə'rekt] *vt* 矫正,改正,校正 *a* 正确的;恰当的 | **~ly** *ad* / **~ness** *n*

correction [kə'rekʃən] *n* 矫正,改正;校正;校正数 | under ~ 有待改正

corrective [kə'rektiv] *a* 矫正的,改正的 *n* 矫味药 | **~ly** *ad*

corrector [kə'rektə] *n* 矫正器 | function ~ 功能矫正器(畸牙矫正用,亦称弗伦克尔矫正器Fränkel appliance)

correlate ['kɔrileit] *n* 相关,联系 *a* 相互关联的 *vt, vi* (使)相互关联(with, to)

correlation [ˌkɔri'leiʃən] *n* 相互作用;相关,联系

correlative [kɔ'relətiv] *a* 相关的 (with, to) *n* 相关物 | **~ly** *ad* / **correlativity** [kəˌrelə'tivəti] *n* 相关(或相依)性

correspond [ˌkɔris'pɔnd] *vi* 符合,一致(with, to);相当,相应(to);通信 | **~ing** *a* / **~ingly** *ad*

correspondence [ˌkɔris'pɔndəns] *n* 符合,一致;对应,相对;通信 | anomalous retinal ~ 异常视网膜对应 / normal retinal ~ 正常视网膜对应 / retinal ~ 视网膜对应 | in ~ with 和…相一致

correspondency [ˌkɔris'pɔndənsi] *n* 符合,一致;相应,相当

correspondent [ˌkɔris'pɔndənt] *a* 符合的,一致的;相当的 *n* 对应物;通讯员,记者 | **~ly** *ad*

Corrigan's cautery ['kɔrigən] (Dominic J. Corrigan) 科里根烙器(钮式烙器) | ~ disease 主动脉瓣闭锁不全 / ~ line 科里根线(铜中毒时,牙龈上所见的紫线) / ~ pulse 科里根脉(水冲状脉,主动脉回流时发生) / ~ respiration 科里根呼吸(低热时浅而频繁的吹气样呼吸音) / ~ sign 科里根征(①慢性铜中毒时龈缘有紫色线;②腹主动脉瘤时搏动特别扩张;③低热时浅而频繁的吹气样呼吸音)

corrigent ['kɔridʒənt] *a* 矫正的 *n* 矫味药

corrigible ['kɔridʒəbl] *a* 可改正的

corrin ['kɔ:rin] *n* 咕啉

corroborant [kə'rɔbərənt] *a* 滋补的

corroborate [kə'rɔbəreit] *vt* 确证,证实 | **corroboration** [kəˌrɔbə'reiʃən] *n*

corrode [kə'rəud] *vt* 腐蚀 *vi* 起腐蚀作用

corroid ['kɔ:rɔid] *n* 咕啉类(含一个咕啉环系统的化合物,如钴胺)

corrosion [kə'rəuʒən] *n* 腐蚀(作用)

corrosive [kə'rəusiv] *a* 腐蚀(性)的 *n* 腐蚀剂

corrugate ['kɔrugeit] *vt, vi* (使)起皱
corrugation [ˌkɔru'geiʃən] *n* 皱,波纹
corrugator ['kɔruˌgeitə] *n* 皱眉肌
corrupt [kə'rʌpt] *a* 腐败的;污浊的;讹用的,多讹误的 *vt, vi* (使)腐烂,(使)腐败
corruptible [kə'rʌptəbl] *a* 易腐坏的
corruption [kə'rʌpʃən] *n* 腐坏,腐化
corruptive [kə'rʌptiv] *a* 引起腐坏的,引起腐化的
corset ['kɔ:sit] *n* 围腰,胸衣(如脊髓损伤或畸形者所穿)
Cort. cortex【拉】(树)皮;皮质,皮层
Cortate ['kɔ:teit] *n* 醋酸去氧皮质酮(desoxycorticosterone acetate)制剂的商品名
Cort-Dome ['kɔ:tdəum] *n* 氢化可的松(hydrocortisone)制剂的商品名
Cortef ['kɔ:tef] *n* 氢化可的松(hydrocortisone)制剂的商品名
Cortenema [kɔ:'tenimə] *n* 氢化可的松(hydrocortisone)制剂的商品名
cortex ['kɔ:teks] ([复] **cortices** ['kɔ:tisi:z] 或 **cortexes**) *n* (树)皮;皮质,皮层 | adrenal ~ 肾上腺皮质 / cerebellar ~, ~ of cerebellum 小脑皮质,小脑皮层 / cerebral ~, ~ of cerebrum 大脑皮质,大脑皮层 / nonolfactory ~ 新(大脑)皮质,新皮层 / olfactory ~ 原始外表(嗅脑),旧皮质,旧皮层 / provisional ~ 临时皮质(肾上腺) / renal ~, ~ of kidney 肾皮质 | **cortical** ['kɔ:tikəl] *a*
cortiadrenal [ˌkɔ:tiə'dri:nl] *a* 肾上腺皮质的
corticalosteotomy [ˌkɔ:tikəlɔsti'ɔtəmi] *n* 经皮质切骨术
corticate(d) ['kɔ:tikeit(id)] *a* 有皮质的;有(树)皮的
corticectomy [ˌkɔ:ti'sektəmi] *n* (脑)皮质切除术(治病灶性癫痫)
corticifugal [ˌkɔ:ti'sifjugəl] *a* 离皮质的,离皮层的
corticipetal [ˌkɔ:ti'sipitl] *a* 向皮质的,向皮层的
cortic(o)- [构词成分] 皮质,皮层
corticoadrenal [ˌkɔ:tikəuə'dri:nl] *a* 肾上腺皮质的
corticoafferent [ˌkɔ:tikəu'æfərənt] *a* (向)皮质传入的,(向)皮层传入的
corticoautonomic [ˌkɔ:tikəuˌɔ:təu'nɔmik] *a* 皮质自主的,皮层自主的
corticobulbar [ˌkɔ:tikəu'bʌlbə] *a* 皮质延髓的
corticocerebral [ˌkɔ:tikəu'seribrəl] *a* 大脑皮质的,大脑皮层的
corticodiencephalic [ˌkɔ:tikəuˌdaiensi'fælik] *a* 皮质间脑的,皮层间脑的
corticoefferent [ˌkɔ:tikəu'efərənt] *a* (从)皮质传出的,(从)皮层传出的
corticofugal [ˌkɔ:ti'kɔfjugəl] *a* 离皮质的,离皮层的
corticoid ['kɔ:tikɔid] *n* 类皮质激素
corticoliberin [ˌkɔ:tikəu'libərin] *n* 促(肾上腺)皮质激素释放激素
corticolipotrope [ˌkɔ:tikəu'lipəuˌtrəup] *n* 促皮质激素细胞
corticomesencephalic [ˌkɔ:tikəuˌmesensi'fælik] *a* 皮质中脑的,皮层中脑的
corticopeduncular [ˌkɔ:tikəupi'dʌŋkjulə] *a* 皮质大脑脚的,皮层大脑脚的
corticopetal [ˌkɔ:ti'kɔpitl] *a* 向皮质的,向皮层的
corticopleuritis [ˌkɔ:tikəupluə'raitis] *n* 胸膜壁层炎
corticopontine [ˌkɔ:tikəu'pɔntain] *a* 皮质脑桥的,皮层脑桥的
corticospinal [ˌkɔ:tikəu'spainl] *a* 皮质脊髓的,皮层脊髓的
corticosteroid [ˌkɔ:tikəu'stiərɔid] *n* 皮质甾类;皮质类固醇
corticosterone [ˌkɔ:ti'kɔstərəun] *n* 皮质(甾)酮
corticosterone methyl oxidase [ˌkɔ:ti'kɔstərəun 'meθil 'ɔksideis] 皮质(甾)酮甲基氧化酶,皮质(甾)酮18-单(加)氧酶

corticosterone methyl oxidase deficiency 皮质(甾)酮甲基氧化酶缺乏症(一种类固醇生成疾病，皮质〈甾〉酮18-单〈加〉氧酶缺乏有损于醛甾酮生物合成并导致盐消耗。亦称18-羟化酶缺乏症)
corticosterone 18-monooxygenase [ˌkɔːtiˈkɔstərəun ˌmɔnəuˈɔksidʒəneis] 皮质(甾)酮18-单(加)氧酶
corticotensin [ˌkɔːtikəuˈtensin] *n* 皮质加压素
corticothalamic [ˌkɔːtikəuθəˈlæmik] *a* 皮质丘脑的，皮层丘脑的
corticotrope [ˈkɔːtikətrəup] *n* 促皮质激素细胞
corticotroph [ˈkɔːtikətrəuf] *n* 促皮质激素细胞
corticotroph-lipotroph [ˈkɔːtikətrəuf ˈlipətrəuf] *n* 促皮质-促脂细胞(即促皮质激素细胞corticotroph)
corticotropic [ˌkɔːtikəuˈtrɔpik], **corticotrophic** [ˌkɔːtikəuˈtrɔfik] *a* 促肾上腺皮质的
corticotropin [ˌkɔːtikəuˈtrəupin], **corticotrophin** [ˌkɔːtikəuˈtrəufin] *n* 促皮质素，促肾上腺皮质激素(垂体前叶激素类药)
Cortifair [ˈkɔːtifɛə] *n* 氢化可的松(hydrocortisone)制剂的商品名
cortilymph [ˈkɔːtiˌlimf] *n* 柯替淋巴，第三淋巴(充满柯替器细胞间隙的液体)
cortin [ˈkɔːtin] *n* 皮质素(旧名，即肾上腺皮质浸膏)
cortisol [ˈkɔːtisɔl] *n* 可的索，皮质醇，氢(化)可的松
cortisone [ˈkɔːtisəun] *n* 可的松(天然糖皮质激素) | ~ acetate 醋酸可的松(抗炎药)
cortivazol [kɔːˈtivəzəul] *n* 可的伐唑(合成糖皮质激素)
Cortone [ˈkɔːtəun] *n* 醋酸可的松(cortisone acetate)制剂的商品名
Cortril [ˈkɔːtril] *n* 氢化可的松(hydrocortisone)制剂的商品名
Cortrophin [kɔːˈtrəufin] *n* 促皮质素，促肾上腺皮质激素(corticotropin)制剂的商品名
Cortrosyn [ˈkɔːtrəsin] *n* 替可克肽(cosyntropin)制剂的商品名
corundum [kəˈrʌndəm] *n* 刚玉，金刚砂(牙科中用作磨料)
coruscation [ˌkɔrəsˈkeiʃən] *n* 闪光感
Corvisart's disease [ˌkɔːviˈsɑː] (Jean N. Corvisart) 科维扎尔病(①以前称慢性肥大性心肌炎;②法乐〈Fallot〉四联症伴右主动脉弓)
corybantism [ˌkɔːriˈbæntizəm], **corybantiasm** [ˌkɔːriˈbæntiæzəm] *n* 精神狂乱
corydaline [kəˈridəliːn] *n* 紫堇碱，延胡索碱(利尿强壮药)
corydalis [kəˈridəlis] *n* 紫堇
corymb [ˈkɔrimb] *n* 伞房花序 | ~iform [kəˈrimbifɔːm], ~ose [ˈkɔrimbəus], ~ous [kəˈrimbəs] *a* 伞房花形的
Corynebacteriaceae [kəˌrainibækˌtiəriˈeisiiː] *n* 棒状杆菌科
Corynebacterium [kəˌrainibækˈtiəriəm] *n* 棒状杆菌属 | ~ acnes 粉刺棒状杆菌，痤疮棒状杆菌 / ~ diphtheriae 白喉棒状杆菌，白喉杆菌 / ~ diphtheroides 类白喉棒状杆菌，白喉杆菌 / ~ equi 马棒状杆菌 / ~ genitalium 生殖器棒状杆菌 / ~ granulosum 粒状棒状杆菌 / ~ haemolyticum 溶血棒状杆菌 / ~ infantisepticum 婴儿败血症棒状杆菌 / ~ kutscheri 库(彻)氏棒状杆菌 / ~ minutissimum 微小棒状杆菌，红癣菌 / ~ murisepticum 鼠败血棒状杆菌 / ~ necrophorum 坏疽热棒状杆菌，犊白喉杆菌 / ~ parvulum 产单核细胞李斯特菌(即Listeria monocytogenes) / ~ parvum 短小棒状杆菌 / ~ pseudodiphtheriticum, ~ hofmannii 假白喉棒状杆菌，霍夫曼棒状杆菌 / ~ pseudotuberculosis, ~ ovis 假结核棒状杆菌，绵羊棒状杆菌 / ~ pyogenes 化脓棒状杆菌 / ~ re-

nale 肾棒状杆菌 / ~ tenuis 纤细棒状杆菌,腋毛癣菌 / ~ ulcerans 溃疡棒状杆菌 / ~ vesiculare 泡囊棒状杆菌 / ~ xerosis 干燥棒状杆菌

corynebacterium [kəˌrainibæk'tiəriəm] ([复] **corynebacteria** [kəˌrainibæk'tiəriə]) *n* 棒状杆菌 | group JK ~ JK型棒状杆菌 / group 3 ~ 3型棒状杆菌,迟缓真杆菌(即Eubacterium lentum)

coryneform [kə'rainifɔ:m] *a* 棒状杆菌的

corytuberine [ˌkɔri'tju:bəri:n] *n* 紫堇块茎碱

coryza [kə'raizə] *n*【拉】鼻卡他,鼻炎,感冒(俗名伤风) | allergic ~ 变应性鼻炎,枯草热 / ~ foetida 恶臭性鼻炎,臭鼻症 / infectious avian ~ 传染性禽鼻炎 / ~ oedematosa 水肿性鼻卡他

coryzavirus [kəˌraizə'vaiərəs] *n* 感冒病毒,鼻炎病毒(现称鼻病毒rhinovirus)

COS Canadian Ophthalmological Society 加拿大眼科学会

Coschwitz' duct ['kɔʃwits] (Georgius D. Coschwitz) 科施维茨管(一条假定的涎管,在舌背侧形成弓状,由von Haller证明实为一条静脉)

cosensitize [kəu'sensitaiz] *vt* 共同敏感,多敏感

Cosmegen ['kɔsmidʒən] *n* 放线菌素D(dactinomycin)制剂的商品名

cosmetic [kɔz'metik] *a* 整容的,美容的 *n* 化妆品,整容剂,美容剂

cosmetology [ˌkɔzmə'tɔlədʒi] *n* 整容术,美容学 | **cosmetologist** *n* 整容专家,美容专家

cosmic(al) ['kɔzmik(əl)] *a* 宇宙的

cosmopolitan [ˌkɔzmə'pɔlitən] *a* 世界主义的;全世界的;世界性的 *n* 世界种

cosmos ['kɔzmɔs] *n* 宇宙

cost [kɔst] (cost) *vt, vi* 价值为,花费;使失去 *n* 成本,费用;代价 | at all ~s (或 at any ~) 不惜任何代价 / at the ~ of 以…为代价

costa ['kɔstə] ([复] **costae** ['kɔsti:]) *n*【拉】肋 | ~l *a*

costalgia [kɔs'tældʒiə] *n* 肋痛

costalis [kɔs'teilis] *a*【拉】肋的

Costa Rica ['kɔstə 'ri:kə] 哥斯达黎加[拉丁美洲] | Costa Rican 哥斯达黎加人(的);哥斯达黎加的

costate ['kɔsteit] *a* 有肋骨的;肋骨状的

costectomy [kɔs'tektəmi], **costatectomy** [ˌkɔstə'tektəmi] *n* 肋骨切除术

Costen's syndrome ['kɔstən] (James B. Costen) 科斯顿综合征,颞下颌关节功能障碍综合征(即 temporomandibular dysfunction syndrome, 见syndrome项下相应术语)

costicartilage [ˌkɔsti'kɑ:tilidʒ] *n* 肋软骨

costicervical [ˌkɔsti'sə:vikəl] *a* 肋颈的

costiferous [kɔs'tifərəs] *a* 有肋的

costiform ['kɔstifɔ:m] *a* 肋状的

costispinal [kɔsti'spainl] *a* 肋椎的

costive ['kɔstiv] *a* 便秘的 *n* 肠蠕动抑制药 | ~**ness** *n* 便秘

costly ['kɔstli] *a* 昂贵的,代价高的

cost(o)- [构词成分] 肋骨,肋

costocentral [ˌkɔstəu'sentrəl] *a* 肋骨(与)椎体的

costocervicalis [ˌkɔstəusə:vi'keilis] *n* 颈髂肋肌

costochondral [ˌkɔstəu'kɔndrəl] *a* 肋骨(肋)软骨的

costoclavicular [ˌkɔstəuklə'vikjulə] *a* 肋锁的

costocoracoid [ˌkɔstəu'kɔrəkɔid] *a* 肋(骨)喙突的

costogenic [ˌkɔstəu'dʒenik] *a* 肋骨性的(由肋骨产生的,尤指由肋骨髓缺陷产生的)

costoinferior [ˌkɔstəuin'fiəriə] *a* 下肋的

costophrenic [ˌkɔstəu'frenik] *a* 肋膈的(胸膜)

costopleural [ˌkɔstəuˈpluərəl] *a* 肋胸膜的

costopneumopexy [ˌkɔstəuˈnju:məˌpeksi] *n* 肋骨肺固定术

costoscapular [ˌkɔstəuˈskæpjulə] *a* 肋骨肩胛的

costoscapularis [ˌkɔstəuˌskæpjuˈlɛəris] *n* 前锯肌

costosternal [ˌkɔstəuˈstə:nəl] *a* 肋胸(骨)的

costosternoplasty [ˌkɔstəuˈstə:nəˌplæsti] *n* 肋骨胸骨成形术(漏斗胸成形术)

costosuperior [ˌkɔstəusju(:)ˈpiəriə] *a* 上肋的

costotome [ˈkɔstətəum] *n* 肋骨刀,断肋器

costotomy [kɔsˈtɔtəmi] *n* 肋骨切开术

costotransverse [ˌkɔstətrænsˈvə:s] *a* 肋(椎骨)横突的

costotransversectomy [ˌkɔstəuˌtrænsvə:ˈsektəmi] *n* 肋骨椎骨横突切除术

costovertebral [ˌkɔstəuˈvə:tibrəl] *a* 肋椎的

costoxiphoid [ˌkɔstəuˈzifɔid] *a* 肋剑突的

costume [ˈkɔstju:m] *n* 服装,女服

cosyntropin [kəusinˈtrəupin] *n* 替可克肽,二十四肽促皮质素,α^{1-24}促皮质素(一种合成的促皮质素,用于检诊肾上腺功能不全)

cot[1] [kɔt] *n* 吊床;儿童摇床;儿童病床

cot[2] [kɔt] *n* 指套,趾套

Cotard's syndrome [kɔˈtɑ:] (Jules Cotard)科塔尔综合征(妄想狂的一型,伴有虚无妄想、自杀倾向等)

cotarnine chloride [kəuˈtɑ:ni:n] 氯化可他宁(曾用作止血药)

Cotazym [ˈkɔtəzaim] *n* 胰脂肪酶(pancrelipase)制剂的商品名

COTe cathodal opening tetanus 阴极断电强直

cothromboplastin [kəuˌθrɔmbəuˈplæstin] *n* 辅凝血致活酶(凝血因子Ⅶ)

cotinine [ˈkəutini:n] *n* 可替宁(精神振奋药) | ~ fumarate 富马酸可替宁(抗抑郁药)

cotransfection [ˌkəutrænsˈfekʃən] *n* 并发转染(指两个分离的互不相关的核酸分子同时转染)

cotransport [kəuˈtrænspɔ:t] *n* 同向转运(指两个物质跨越膜朝同一方向同时转运)

Cotrel-Dubousset instrumentation [kəuˈtrel djubusˈsei] (Y. Cotrel; J. Dubousset) 科–杜器械用法(一套杆、钩和螺钉用于脊柱融合术治疗胸腰区脊柱侧凸) | ~ rod 科–杜杆(一种坚硬的波状外形杆,用于科–杜器械用法)

co-trimoxazole [ˌkəutraiˈmɔksəzəul] *n* 增效磺胺甲基异噁唑,复方磺胺甲基异噁唑,甲氧苄氨嘧啶–磺胺甲基异噁唑复合剂

Cotte's operation [kɔt] (Gaston Cotte) 科特手术(骶前神经切除术)

Cotting's operation [ˈkɔtiŋ] (Benjamin E. Cotting) 科廷手术(嵌甲手术)

cotton [ˈkɔtn] *n* 棉,棉花 | absorbent ~ 脱脂棉,吸水棉,药棉 / collodion ~, gun ~, soluble gun ~ 火棉胶,硝酸纤维素 / purified ~ 精制棉 / salicylated ~ 水杨酸棉 / styptic ~ 止血棉

cottonpox [ˈkɔtnpɔks] *n* 乳白痘,类天花

cottonseed [ˈkɔtənsi:d] *n* 棉籽

cotton-wool [ˈkɔtnˈwul] *n* 原棉;脱脂棉,药棉

cottony [ˈkɔtəni] *a* 棉花的,棉花样的;有绒毛的,柔软的

Cotugno's disease [kəuˈtu:njɔ] (Domenico Cotugno) 坐骨神经痛

Cotunnius' aqueduct, canal [kəuˈtuniəs] (Domenico Cotugno) 科图尼约水管(前庭小管;蜗小管) | ~ nerve 鼻腭神经 / ~ space 科图尼约间隙(膜迷路间隙)

coturnism [kəˈtəːnizəm] *n* 鹑肉中毒症

co-twin [ˈkəutwin] *n* 双胎

cotyledon [ˌkɔtiˈliːdən] *n* 子叶(植物);绒毛叶(盘状胎盘母体面的分叶)

cotyledontoxin [ˌkɔtiˌliːdənˈtɔksin] *n* 瓦松毒素

Cotylogonimus [ˌkɔtiləuˈgɔniməs] *n* 异形吸虫属(即Heterophyes)

cotyloid [ˈkɔtilɔid] *a* 杯状的,臼状的;髋臼的

cotylopubic [ˌkɔtiləuˈpjuːbik] *a* 髋臼耻骨的

cotylosacral [ˌkɔtiləuˈseikrəl] *a* 髋臼骶骨的

cotype [ˈkəutaip] *n* 全模标本

couch [kautʃ] *n* 长沙发,长榻;诊察台;休息处 *vt* 使躺下;(用压下术)除去(白内障) *vi* 躺下

couch grass [ˈkautʃ grɑːs] 匍匐冰草,茅草,偃麦草(其长根为利尿剂,曾用于治膀胱炎,且有润滑和镇咳作用)

couching [ˈkautʃiŋ] *n* 内障压下术

cough [kɔf] *vi* 咳嗽 *vt* 咳出 *n* 咳,咳嗽 | aneurysmal ～ 动脉瘤性咳(有时伴声带麻痹) / barking ～ 犬吠样咳 / compression ～, dog ～ 压迫性咳,犬吠样咳 / dry ～ 干咳(无痰) / hacking ～ 频咳 / minute gun ～ 密接阵发性咳(百日咳) / privet ～ 水蜡树花粉过敏咳 / productive ～ 排痰性咳 / wet ～ 湿咳(有痰) / whooping ～ 百日咳 / winter ～ 冬季咳(冬季发生的慢性支气管炎) | ～ up 咳出

could [kud] can的过去式

coulomb [ˈkuːlɔm] *n* 库仑(电量单位)

Coumadin [ˈkuːmədin] *n* 华法林钠(warfarin sodium)制剂的商品名

coumaric acid [kuˈmærik] 香豆酸,对羟苯丙烯酸

coumarin [ˈkumərin] *n* 香豆素

coumermycin [kuməˈmaisin], **coumamycin** [kuməˈmaisin] *n* 库马霉素,香豆霉素(抗菌药)

council [ˈkaunsil] *n* (国家、行政等的)政务会,委员会,理事会,会议

Councilmania [ˌkaunsilˈmeiniə] (William Thomas Councilman) *n* 康西尔曼变形虫属,内变形虫属 | ～ dissimilis 异形变形虫,结肠内变形虫 / ～ lafleuri 拉夫勒尔变形虫,结肠内变形虫

Councilman's bodies (lesions) [ˈkaunsilmən] (William T. Councilman) 康西尔曼体(损害)(肝细胞内嗜酸性圆体,见于病毒性肝炎、黄热病及其他肝病)

counsel [ˈkaunsəl] *n* 商议;咨询;意见;劝告; (-l⟨l⟩-) *vt, vi* 商议;劝告;咨询,指导 | genetic ～ing 遗传咨询

count [kaunt] *vt* 点,数;认为 *vi* 计数;有(考虑的)价值;算得上 *n* 计数 | blood ～ 血细胞计数 / complete blood ～ 全血细胞计数 / differential ～ 白细胞分类计数 / direct platelet ～ 血小板直接计数 / filament-nonfilament ～ 白细胞分核计数 / indirect platelet ～ 血小板间接计数 / neutrophil lobe ～ 中性粒细胞分叶计数 | beyond ～ 数不尽,不计其数 / ～ for little 简直无足轻重 / ～ for much 关系重大,很有价值 / ～ for nothing 毫无价值;不足信 / out of ～ 不计其数,数不尽 / ～ in 算(入);包括 / ～ on(或upon) 依靠;期待,指望 / ～ out 点…的数;把…不计在内 / take ～ of 计…的数 / take much (no) ～ of 很(不)重视… / ～ up 把…加起来;共计(to)

countenance [ˈkauntənəns] *n* 面部表情;面容;赞同;镇定 *vt* 支持,鼓励 | in ～ 镇定

counter[1] [ˈkauntə] *n* 计数器;计算者;柜台 | proportional ～ 正比计数器 / scintillation ～ 闪烁计数器 | over the ～ 不用处方(买药) / under the ～ 私下地

counter[2] [ˈkauntə] *ad* 与…相反地(to),反方向地 *a* 相反的,对立的 *n* 相反,反面 *vt, vi* 反对,反击

counteract [ˌkauntəˈrækt] *vt* 对抗,中

和 | ~ion [ˌkauntə'rækʃən] *n* 对抗作用,反作用,中和 / ~ive *a* 对抗的,中和性的 *n* 反作用剂,中和力

counterattack ['kauntərəˌtæk] *n, vt, vi* 反攻,反击

counterbalance ['kauntəˌbæləns] *n* 等衡,抗衡 [ˌkauntə'bæləns] *vt* 使平衡,抵销 | renal ~ 肾代偿性平衡(一侧正常肾或部分肾呈代偿性肥大,其对侧患侧肾或部分肾处于相对萎缩状态)

counterchange [ˌkauntə'tʃeindʒ] *vt* 使交错

counterclockwise ['kauntəˌklɔkwaiz] *a, ad* 逆时针方向的(地)

countercurrent ['kauntəˌkʌrənt] *n* 逆流,对流;反向电流 *a* 逆流的

counterdie ['kauntədai] *n* 反代型(一般由较软的低熔金属制成)

counterelectrophoresis [ˌkauntəiˌlektrəufə'ri:sis] *n* 对流免疫电泳

counterextension [ˌkauntəriks'tenʃən] *n* 对抗牵伸术

counterfeit ['kauntəfit] *a* 伪造的,仿造的 *n* 伪造物,仿造品 *vt, vi* 伪造

counterimmunoelectrophoresis [ˌkauntəiˌmjunəuiˌlektrəufə'ri:sis] *n* 对流免疫电泳

counterincision [ˌkauntərin'siʒən] *n* 对口切开

counterinvestment [ˌkauntərin'vestmənt] *n* 相反贯注

counterirritant [ˌkauntər'iritənt] *a* 抗刺激的 *n* 抗刺激剂

counterirritation [ˌkauntərˌiri'teiʃən] *n* 对抗刺激(作用)

counteropening [ˌkauntər'əupəniŋ] *n* 对口切开

counterpart ['kauntəpɑ:t] *n* 相应或极相似的人(或物);副本,复本

counterphobia [ˌkauntə'fəubjə] *n* 反恐怖症 | **counterphobic** [ˌkauntə'fəubik] *a* 反恐怖的

counterpoise ['kauntəpɔiz] *n* 平衡,平衡力;衡重(体),配衡(体) *vt* 使平衡

counterpoison ['kauntəˌpɔizn] *n* 抗毒剂

counterpulsation [ˌkauntəpʌl'seiʃən] *n* 对抗搏动法,反搏术 | intra-aortic balloon 主动脉内气球反搏

counterpuncture ['kauntəˌpʌŋktʃə] *n* 对口穿刺术

countershock ['kauntəʃɔk] *n* 对抗电震,对抗休克(治心房纤维性颤动的一种疗法)

counterstain ['kauntəstein] *n* 复染剂

counterstroke ['kauntəˌstrəuk] *n* 反击;对侧外伤

countersuggestion [ˌkauntəsə'dʒestʃən] *n* 反暗示

countertraction ['kauntəˌtrækʃən] *n* 对抗牵引

countertransference [ˌkauntətræns'fə:rəns] *n* 反转移法,反移情作用

countertransport [ˌkauntə'trænspɔ:t] *n* 反向转运(指两个物质跨越膜朝相反方向同时转运)

countervail ['kauntəveil] *vt* 补偿,抵销 *vi* 起抵销作用(against)

countless ['kauntlis] *a* 无数的

country ['kʌntri] *n* 国家;家乡;农村 *a* 乡下的;农村的

county ['kaunti] *n* (英国的)郡;(美国、中国等国的)县

coup [ku:] ([复] **coups** [ku:z, ku:]) *n* 【法】发作;中,击 | ~ de fouet 足骤伤,跖肌破裂 / en ~ de sabre 军刀状头面伤 / ~ de sang 中风 / ~ de soleil 日射病,中暑 / ~ sur coup 小剂量短间隔服药

couple ['kʌpl] ([复] **couple⟨s⟩**) *n* 一对,配偶;力偶,电偶 *vt,vi* (使)连接;(使)结合;(使)交尾

coupler ['kʌplə] *n* 联结器,偶联器;联结剂

coupling ['kʌpliŋ] *n* 联结,连接;偶联;相偶,相引(遗传学上指两个突变型等位基因的双杂合子在同一染色体上);联律(心脏病学上指一次正常心搏后紧接着出现

一次旱搏) | excitation-contraction ～ 兴奋-收缩偶联 / fixed ～ 固定间距联律

courage [ˈkʌridʒ] *n* 勇气,胆量

courageous [kəˈreidʒəs] *a* 勇敢的 | ～**ly** *ad*

courap [kuˈræp] *n* 库腊普病(印度的一种皮肤病,腋窝、腹股沟、乳房及面部有疹和瘙痒)

courbature [ˈkuəbətʃə] *n*【法】肌肉痛;减压病

course [kɔːs] *n* 过程;经过;病程;课程;[复]月经 *vi* 跑,迅速流动 | by ～ of 照…的常例 / in ～ of 正在…中 / in due ～ 及时地;到(一定的)时候,在适当的时候 / in the ～ of 在…的过程中,在…期间 / of ～ 当然,自然 / on(或off) ～ 在(不在)规定的轨道上 / run (或take) its (their) ～ 自然地发展,按常规进行

court [kɔːt] *n* 庭院,场所;法庭,法院;委员会;分会 *vt* 招致;企求;引诱 | infection ～ 传染部位

Courvoisier's law(sign) [kuəˌvwɑːziˈei] (Ludwig G. Courvoisier) 库瓦济埃定律(征)(胆石堵塞胆总管时,很少引起胆囊扩张,如出于其他原因使胆管受阻时,则胆囊扩张是常见的)

Courvoisier-Terrier syndrome [kuəˌvwɑːziˈei təˈjei] (L. G. Courvoisier; Louis F. Terrier) 库瓦济埃-太埃综合征(胆囊扩张、潴留性黄疸和粪便变色,为法特〈Vater〉壶腹瘤梗塞征)

cousin [ˈkʌzn] *n* 堂(或表)兄弟;堂(或表)姐妹;表亲

Coutard's method [kuˈtɑː] (Henri Coutard) 库塔法(一种X线照射法)

couvade [kuːˈvɑːd] *n* 拟娩(原始部落的风俗,在妻子生产和产褥期,丈夫也卧床模仿分娩)

Couvelaire uterus [ˌkuvəˈlɛə] (Alexandre Couvelaire) 库弗莱尔子宫,子宫胎盘卒中(胎盘剥离性子宫猝出血)

couvercle [ˈkuːvəkl] *n*【法】血管外凝血块

covalence [kəuˈveiləns] *n* 共价 | **covalent** *a*

covariance [kəuˈvɛəriəns] *n* 协方差(两个随机变量数值与其均数之差的乘积的期望值)

covariate [kəuˈvɛəriət] *n* 共变量

cover [ˈkʌvə] *vt* 盖,覆盖;包括;行过(路程);掩护,保护;保险 *vi* 覆盖,涂;代替(for) *n* 盖子,套子;封面;掩护(物) | be ～ed with 被…盖满;充满着 / ～ in 遮盖住;填满 / ～ over 遮没 / ～ up 掩盖;裹住 / from ～ to ～ 从第一页至最后一页,从头至尾 / under ～ (of) 隐藏着,隐蔽在

coverage [ˈkʌvəridʒ] *n* 覆盖;(保险)承保范围,保险险别;有效区域

coverglass [ˈkʌvəglɑːs], **coverslip** [ˈkʌvəslip] *n* 盖(玻)片

covering [ˈkʌvəriŋ] *n* 覆盖(物);套,罩

covert [ˈkʌvət] *a* 隐蔽的,内隐的

cow [kau] *n* 母牛,乳牛

cowage [ˈkauidʒ] *n* 黎豆荚毛,狸豆荚毛

Cowden disease (syndrome) [ˈkaudən] (Cowden为首次报道病例的姓)考登病(综合征)(一种常染色体显性遗传疾病,构成一组外胚层、中胚层和内胚层异常,表现为形成广泛多发性错构瘤性损害,尤见于皮肤、口腔粘膜、乳房、甲状腺、结肠和小肠,受累器官癌变率高,亦称多发性错构瘤综合征)

Cowdria [ˈkaudriə] (Edmund V. Cowdry) *n* 考德里体属,考德里立克次体属 | ～ ruminantium 反刍动物考德里体(牛羊水胸病的病原体,对人无致病性)

Cowen's sign [ˈkauən] (J. P. Cowen) 考恩征(光线进入一侧瞳孔时,对侧瞳孔痉挛性收缩,为突眼性甲状腺肿的体征)

cowl [kaul] *n* 帽,罩;胎头羊膜

co-worker [ˈkəuˌwəːkə] *n* 合作者,同事

cowperian [kauˈpiəriən] (William Cowper) *a* 库珀的

cowperitis [ˌkaupəˈraitis] *n* 尿道球腺炎

Cowper's gland [ˈkaupə] (William Cowper) 库珀腺(尿道球腺) | ～ ligament 耻骨筋膜

cowpox [ˈkaupɔks] *n* 牛痘

coxa [ˈkɔksə] ([复] **coxae** [ˈkɔksiː]) *n* 【拉】髋;髋关节 | ～ valga 髋外翻 / ～ vara 髋内翻

coxalgia [kɔkˈsældʒiə] *n* 髋关节病;髋痛

coxarthria [kɔksˈɑːθriə], **coxarthritis** [ˌkɔksɑːˈθraitis] *n* 髋关节炎

coxarthrocace [ˌkɔksɑːˈθrɔkəsi] *n* 髋关节真菌病

coxarthropathy [ˌkɔksɑːˈθrɔpəθi] *n* 髋关节病

coxarthrosis [kɔksɑːˈθrəusis] *n* 髋关节病(关节变性疾病或髋关节骨关节炎)

Coxiella [ˌkɔksiˈelə] (Herald R. Cox) *n* 柯克斯体属,柯克斯立克次体属 | ～ burnetii 伯纳特柯克斯体,伯纳特立克次体(Q热的病原体)

coxitis [kɔkˈsaitis] *n* 髋关节炎 | ～ fugax 暂时性良性髋关节炎 / senile ～ 老年性髋关节炎(髋关节变性关节炎)

coxodynia [ˌkɔksəˈdiniə] *n* 髋痛

coxofemoral [ˌkɔksəˈfemərəl] *a* 髋股的

coxotomy [kɔkˈsɔtəmi] *n* 髋关节切开术

coxotuberculosis [ˌkɔksəutju(ː)ˌbəːkjuˈləusis] *n* 髋关节结核

Cox proportional hazards model [kɔks] (David R. Cox) 科克斯比例危险模式(分析多种因素〈变量〉的一种方法,这些因素影响保险计算出来的表示一定的负结果如疾病的发生或死亡的危险曲线。对每一个单独的变量〈如有多少患者并在什么时候受到该因素的影响而罹患负结果〉计算出危险率,对实际情况中已存在的这些变量的组合计算出累积的危险率)

coxsackievirus [kɔkˈsækiˌvaiərəs] *n* 柯萨奇病毒(肠道病毒的一种,柯萨奇是美国地名)

cozymase [kəuˈzaimeis] *n* 辅酶Ⅰ,烟酰胺腺嘌呤二核苷酸

CP chemically pure 化学纯; candle power 烛光

C'p chickenpox 水痘

cP centipoise 厘泊

C3PA C3 proactivator C3激活剂前体

C3PAase C3 proactivator convertase C3激活剂前体转化酶

CPC clinicopathological conference 临床病理讨论会

CPD citrate phosphate dextrose 柠檬酸-磷酸-葡萄糖

CPDA-1 citrate phosphate dextrose adenine 柠檬酸-磷酸-葡萄糖-腺嘌呤

CPDD calcium pyrophosphate deposition disease 焦磷酸钙沉积病

C Ped certified pedorthist 持证矫形鞋制造者

CPH certificate in public Health 公共卫生学证书

CPK creatine phosphokinase 肌酸磷酸激酶

cpm counts per minute 计数/min(每分钟计数,表示给予放射性物质如^{131}I后发射的粒子)

CPPD calcium pyrophosphate dihydrate 双水焦磷酸钙

CPR cardiac pulmonary reserve 心肺储备力; cardiopulmonary resuscitation 心肺复苏(术)

CPS carbam(o)yl phosphate synthetase 氨甲酰基磷酸合成酶

cps cycles per second (c/s 每秒钟周波数)

CPSI carbam(o)yl phosphate synthetase Ⅰ 氨甲酰基磷酸合成酶Ⅰ

CPSII carbam(o)yl phosphate synthetase Ⅱ 氨甲酰基磷酸合成酶Ⅱ

CR conditioned response 条件反应; crown-rump 顶臀长度(指胚胎学中的胎儿测量轴)

CR3 complement receptor type 3 补体受体3型
Cr 元素铬(chromium)的符号
crab [kræb] *n* 蟹;阴虱(俗名)
crack [kræk] *vi* 发爆裂声;裂开;衰退;变哑;裂化 *vt* 使破裂;揭开;使变哑;使神经错乱;使裂化 *n* 破裂声;裂缝,裂,裂开,皲裂;弱点;粗哑 | quarter ~ (马的)蹄侧裂 / sand ~ 马蹄裂;(在热沙上行走引起的)足裂 / toe ~ (马的)蹄裂病,蹄趾裂 | ~ up 衰退,垮掉,失去控制
crackle ['krækl] *n* 爆裂声,捻发音;龟裂,细裂纹 | pleural ~s 胸膜捻发音
cradle ['kreidl] *n* 摇篮;发源地;婴儿期支架;摇床 | electric ~, heat ~ 光电温床,加热温床 / ice ~ 冰床罩(降低病人体温用) | from the ~ to the grave 从生到死,一生
Crafts' test [krɑ:fts] (Leo M. Crafts) 克拉夫茨试验(检锥体束病)
Craigia ['kreigiə] (Charles F. Craig) *n* 克雷格鞭毛虫属
Cramer's splint ['krɑ:mə] (Friedrich Cramer) 克拉默夹(可弯曲的钢丝夹)
cramp[1] [kræmp] *n* 痛性痉挛,绞痛 *vt* 使起痉挛 | accessory ~ 副神经性(痉挛性)斜颈 / heat ~, stoker's ~ 中暑性痉挛 / intermittent ~ 间歇性痉挛 / recumbency ~s 躺卧性痉挛 / writers' ~ 书写痉挛
cramp[2] [kræmp] *n* 夹,钳 *vt* 用夹子夹紧 *a* 紧缩的,狭窄的
Crampton's muscle ['kræmptən] (Philip Crampton) 克兰顿肌(鸟类睫状肌的前部)
Crampton's test ['kræmptən] (Charles W. Crampton) 克兰顿试验(根据斜卧和站立时脉搏与血压之间的差异测身体抗力状况,若相差70或70以上表明良好,相差65或65以下则不良)
crane [krein] *n* 鹤;起重机;虹吸器 *vt* 伸(颈)
crania ['kreinjə] cranium的复数
craniad ['kreiniæd] *ad* 向颅
cranial ['kreinjəl] *a* 颅的,颅侧的
cranialis [ˌkreini'eilis] *a*【拉】颅的,颅侧的
craniamphitomy [ˌkreiniæm'fitəmi] *n* 颅周切开术
Craniata [kreini'eitə] *n* 头盖亚门
craniectomy [ˌkreini'ektəmi] *n* 颅骨切除术 | linear ~ 线状颅骨切除术
crani(o)- [构词成分] 颅,颅骨
cranioacromial [ˌkreiniəuə'krəumiəl] *a* 颅肩峰的
cranioaural [ˌkreiniə'ɔ:rəl] *a* 颅耳的
craniobuccal [ˌkreiniəu'bʌkəl] *a* 颅颊的
craniocele ['kreiniəˌsi:l] *n* 脑膨出
craniocerebral [ˌkreiniəu'seribrəl] *a* 颅(与)脑的
cranioclasis [ˌkreini'ɔkləsis], **cranioclasty** ['kreiniəˌklæsti] *n* 碎颅术
cranioclast ['kreiniəklæst] *n* 碎颅钳
craniocleidodysostosis [ˌkreiniəuˌklaidəuˌdisɔs'təusis] *n* 锁骨颅骨发育不全
craniodidymus [ˌkreiniəu'didiməs] *n* 双头畸胎
craniofacial [ˌkreiniəu'feiʃəl] *a* 颅面的
craniofenestria [ˌkreiniəufi'nestriə] *n* 颅顶骨多孔(畸形)
craniognomy [kreini'ɔgnəmi] *n* 颅形学;相颅术
craniograph ['kreiniəgrɑ:f] *n* 颅形描记器
craniography [ˌkreini'ɔgrəfi] *n* 颅形论(用照片、图表等研究头颅)
craniolacunia [ˌkreiniəulə'kju:niə] *n* 颅顶骨内面凹陷
craniology [ˌkreini'ɔlədʒi] *n* 颅骨学
craniomalacia [ˌkreiniəumə'leiʃiə] *n* 颅骨软化
craniomeningocele [ˌkreiniəumə'niŋgəsi:l] *n* 颅部脑膜膨出
craniometer [ˌkreini'ɔmitə] *n* 颅测量器 | **craniometry** *n* 颅测量法 /

craniometric [ˌkreiniəu'metrik] *a* 颅测量的，测颅的
craniopagus [ˌkreini'ɔpəgəs] *n* 颅部联胎
craniopathy [ˌkreini'ɔpəθi] *n* 颅病 | metabolic ～ 代谢性颅病
craniopharyngeal [ˌkreiniəufə'rindʒiəl] *a* 颅咽的
craniopharyngioma [ˌkreiniəufəˌrindʒi'əumə] *n* 颅咽管瘤
craniophore ['kreiniəfɔ:] *n* 颅位保持器
cranioplasty ['kreiniəˌplæsti] *n* 颅成形术
craniopuncture ['kreiniəˌpʌŋktʃə] *n* 颅穿刺术
craniorachischisis [ˌkreiniəurə'kiskisis] *n* 颅脊柱裂(畸形)
craniosacral [ˌkreiniəu'seikrəl] *a* 颅骶的;副交感神经的
cranioschisis [ˌkreini'ɔskisis] *n* 颅裂(畸形)
craniosclerosis [ˌkreiniəuskliə'rəusis] *n* 颅骨硬化
cranioscopy [ˌkreini'ɔskəpi] *n* 颅检查术
craniospinal [ˌkreiniəu'spainl] *a* 颅脊柱的
craniostenosis [ˌkreiniəusti'nəusis] *n* 颅狭小
craniostosis [ˌkreiniɔs'təusis] *n* 颅缝(先天)骨化
craniosynostosis [ˌkreiniəuˌsinɔs'təusis] *n* 颅缝骨接合，颅缝早闭
craniotabes [ˌkreiniəu'teibi:z] *n* 颅骨软化
craniotome ['kreiniəˌtəum] *n* 开颅器
craniotomy [ˌkreini'ɔtəmi] *n* 颅骨切开术;穿颅术
craniotonoscopy [ˌkreiniəutə'nɔskəpi] *n* 颅叩听诊法
craniotopography [ˌkreiniəutə'pɔgrəfi] *n* 颅脑局部解剖学
craniotrypesis [ˌkreiniəutri'pi:sis] *n* 颅骨环锯术
craniotympanic [ˌkreiniəutim'pænik] *a* 颅鼓(室)的
cranitis [krei'naitis] *n* 颅骨炎
cranium ['kreinjəm] ([复] **craniums** 或 **crania** ['kreinjə]) *n* 【拉】 颅 | cerebral ～ 脑颅 / visceral ～ (骨性)面颅，面骨
crapulence ['kræpjuləns] *n* 暴饮暴食;酗酒 | **crapulent, crapulous** *a*
craquelé [kræk'lei] *a* 【法】有裂隙的;裂开的(如裂隙性湿疹eczema craquelé)
crash [kræʃ] *vi* 撞坏，坠毁 *vt* 撞击 *n* 碰撞，坠毁
crasis ['kreisis] ([复] **crases** ['kreisi:z]) *n*【拉】体质
crassamentum [ˌkræsə'mentəm] *n* 【拉】凝块;血块
Crast. crastinus【拉】明日
crater ['kreitə] *n* 喷火口，火山口;壁龛(急性消化性溃疡的外形，见于X线检查)
crateriform [krei'terifɔ:m] *a* 杯状的，量杯状的;火山口状的;漏斗状的(指菌落)
craterization [ˌkreitərai'zeiʃən, -ri'z-] *n* 火山口状切除术(指切除火山口状的骨)
craunology [krɔ:'nɔlədʒi] *n* 矿泉疗养学
craunotherapy [ˌkrɔ:nəu'θerəpi] *n* 矿泉疗法
cravat [krə'væt] *n* 三角布绷带
crave [kreiv] *vt* 恳求;渴望;需要 *vi* 渴望，热望(for)
craving ['kreiviŋ] *n* 瘾，癖，嗜欲
craw-craw ['krɔ:krɔ:] *n* 科罗病，盘尾丝虫病
crawl [krɔ:l] *vi, n* 爬行;蠕动;缓慢移动
crayfish ['kreifiʃ] *n* 蝲蛄，小龙虾(并殖吸虫的中间宿主)
craze [kreiz] *vt, vi* (使)发狂 *n* 狂热;疯狂;躁狂

crazing ['kreiziŋ] *n* 裂纹(如瓷牙的)

crazy ['kreizi] *a* 疯狂的;着了迷的;不切实际的,蠢的 | **crazily** *ad* / **craziness** *n*

cream [kri:m] *n* 乳油,乳皮;乳膏,霜 | cold ~ 冷膏,冷霜,玫瑰水软膏 / leukocytic ~ 白细胞层 / ~ of tartar 酒石,酒石酸氢钾

Creamalin ['kremәlin] *n* 氢氧化铝凝胶(aluminum hydroxide gel)制剂的商品名

creamometer [kri'mɔmitә] *n* 乳脂测定器

crease [kri:s] *n* 褶痕,皱褶 *vt, vi* (使)起皱 | ear lobe ~ 耳垂褶 / palmar ~, flexion ~ 掌屈褶痕,屈褶痕 / simian ~ 猿褶,猿线

creasote ['kri(:)әsәut] *n* 木溜油,杂酚油

create [kri(:)'eit] *vt* 创造;引起,产生;造成

creatinase [kri'ætineis] *n* 肌酸酶

creatine ['kri:әtin] *n* 肌酸 | ~ phosphate 磷酸肌酸

creatine kinase ['kri:әtin 'kaineis] 肌酸激酶

creatinemia [ˌkri:әti'ni:miә] *n* 肌酸血

creatine phosphokinase ['kri:әtin ˌfɔsfәu'kaineis] 肌酸磷酸激酶(亦称肌酸激酶)

creatine phosphotransferase ['kri:әtin ˌfɔsfәu'trænsfәreis] 肌酸磷酸转移酶(亦称肌酸激酶)

creatininase [ˌkri:ә'tinineis] *n* 肌酸酐酶

creatinine [kri'ætinin] *n* 肌酸酐

creatinuria [kriˌæti'njuәriә] *n* 肌酸尿

creation [kri(:)'eiʃәn] *n* 创造;创作;产生

creative [kri(:)'eitiv] *a* 创造的,创造性的;产生的,引起的 | ~**ly** *ad* / ~**ness** *n*

creativity [ˌkri:ei'tivәti] *n* 创造力

creatorrhea [ˌkri:әtә'riә] *n* 肉质下泄,肉质溢出(粪便中有未消化的肌肉纤维)

creatotoxism [ˌkri:әtә'tɔksizәm] *n* 肉中毒

creatoxicon [ˌkri:ә'tɔksikɔn] *n* 肉毒质

creatoxin [ˌkri:ә'tɔksin] *n* 肉毒素,尸碱

creature ['kri:tʃә] *n* 创造物;生物;动物

crèche [kreiʃ] *n*【法】托儿所

Credé's method (maneuver) [krei'dei] (Karl S. F. Credé)克勒德法(①腹外用手压出胎盘法;②用同法挤压膀胱排尿,尤其在麻痹性膀胱时;③新生儿硝酸银滴眼法,以防止新生儿眼炎)

Credé's ointment [krei'dei] (Benno C. Credé) 克勒德软膏(含胶体银软膏,擦用治败血病、脓毒症、疖等)

credible ['kredәbl] *a* 可信的,可靠的

credit ['kredit] *n* 信托,相信;信誉;信贷,赊欠;学分 *vt* 相信;把…归于(to);认为…有(with) | do ~ to 为…带来光荣 / give ~ to 信任,相信 / give sb ~ for 为…而称赞某人;相信某人有… / on ~ 赊购 / to one's ~ 足以使某人增光,值得赞扬

creep [kri:p] (crept) *vi* 爬行;匍匐,蔓生 *n* 爬;蠕动;[复] 毛骨悚然,战栗

creeper ['kri:pә] *n* 爬行者;爬行动物;爬行(突变型)

creeping ['kri:piŋ] *n* 爬行;蠕动;徐进 *a* 蔓生的;徐进的;毛骨悚然的

CREG cross-reactive group 交叉反应组(HAL抗原)

cremaster [kri'mæstә] *n*【拉】睾提肌 | **cremasteric** [ˌkrimæs'terik] *a*

cremate [kri'meit] *vt* 焚化;火葬 | **cremation** [kri'meiʃәn] *n*

crematory ['kremәtәri], **crematorium** [kremә'tɔriәm] ([复] **crematoriums** 或 **crematoria** [ˌkremә'tɔ:riә]) *n* 焚尸炉;火葬场

cremnocele ['kremnәsi:l] *n* 阴唇疝

Cremophor ['kremәfɔ:] *n* 聚乙二醇化合物(polyoxyl compounds)的商品名(用作增溶和乳化药物的脂质赋形剂)

cremor ['kri:mə] *n*【拉】乳油,乳皮;乳膏,霜 | ~ tartari 酒石,酒石酸氢钾
crena ['kri:nə] ([复] **crenae** ['kri:ni:]) *n*【拉】裂,裂隙
crenate(d) ['kri:neit(id)] *a* 钝锯齿形的,有小裂口的(叶缘)
crenation [kri'neiʃən] *n* 钝锯齿形;皱缩(红细胞)
crenilabrin [kreni'leibrin] *n* 青鲈精蛋白,厚唇隆头鱼精蛋白
crenocyte ['kri:nəsait] *n* 皱缩红细胞
crenocytosis [ˌkri:nəsai'təusis] *n* 皱缩红细胞症
crenology [kri'nɔlədʒi] *n* 矿泉疗养学
crenotherapy [ˌkrenəu'θerəpi] *n* 矿泉疗法
Crenothrix ['kri:nəθriks] *n* 铁细菌属
Crenotrichaceae [ˌkri:nətri'keisii:] *n* 铁细菌科
crenulation [ˌkrenju'leiʃən] *n* (红细胞)皱缩
creophagism [kri'ɔfədʒizəm], **creophagy** [kri'ɔfədʒi] *n* 肉食癖
creosol ['kriəsɔl] *n* 甲氧甲酚,2-甲氧基-4-甲基苯酚,木溜油酚
creosote ['kriəsəut] *n* 木溜油,杂酚油(外用作防腐药,内服用作祛痰药,治慢性支气管炎) | ~ carbonate 碳酸木溜油(用作祛痰、防腐药)
creotoxin [ˌkriə'tɔksin] *n* 肉毒素
creotoxism [ˌkriə'tɔksizəm] *n* 肉中毒
crepe, crêpe [kreip] *n* 皱布,皱纱
crepitate ['krepiteit] *vi* 发碎裂声,发咿轧音 | **crepitant** *a* 咿轧咿轧地响的,碎裂声的,捻发音的 / **crepitation** [ˌkrepi'teiʃən] *n* 咿轧音,捻发音
crepitus ['krepitəs] *n*【拉】捻发音,咿轧音 | bony ~ 骨咿轧音,骨摩擦音 / ~ indux (肺炎)渐重期咿轧音,(肺炎)渐重期捻发音 / joint ~, articular ~, false ~ 关节咿轧音,假咿轧音 / ~ redux (肺炎)消退期咿轧音,(肺炎)消退期捻发音 / silken ~ 丝绸样咿轧音
crept [krept] creep的过去式和过去分词
crepuscular [kri'pʌskjulə] *a* 黄昏的,朦胧的
crescendo [kri'ʃendəu] *n* 逐渐增强
crescent ['kresnt] *n* 新月,半月体 *a* 新月形的 | articular ~ 关节半月板 / epithelial ~ 上皮新月 / gray ~ 灰质新月(脊髓) / malarial ~s 疟原虫半月体 / myopic ~ 眼后葡萄肿,近视性圆锥 / sublingual ~ 舌下新月形区 | **~ic** [kri'sentik] *a* 新月形的
cresol ['kri:sɔl] *n* 甲酚(消毒防腐药)
cresolphthalein [ˌkrisəl'θæliin] *n* 甲酚酞
cresorcin [kri'sɔ:sin], **cresorcinol** [kri'sɔ:sinɔl] *n* 荧光黄
cresotic acid [kri'sɔtik], **cresotinic acid** [ˌkresə'tinik] 甲基水杨酸
cresoxydiol [kreˌsɔksi'daiɔl], **cresoxypropanediol** [kreˌsɔksiprə'peindaiɔl] *n* 甲酚甘油醚,甲苯丙醇,美芬新(即mephenesin)
crest [krest] *n* 嵴;波峰 *vt* 达到…的顶点 *vi* 达到顶点 | acoustic ~ 听嵴,壶腹嵴 / acusticofacial ~ 听面神经嵴(胚) / cross ~ 横嵴 / deltoid ~ 三角肌粗隆(肱骨) / fimbriated ~ 伞襞 / inguinal ~ 腹股沟嵴(胚) / neural ~ 神经脊(胚) / orbital ~ 眶上缘 / ~ of ridge 嵴顶
crestomycin sulfate [ˌkrestəu'maisin] 硫酸巴龙霉素(即paromomycin sulfate, 抗生素类药)
cresylic acid [kri'silik] 甲酚
cretin ['kretin, 'kri:tin] *n*【法】呆小病者,愚侏病者,克汀病者
cretinism ['kretinizəm] *n* 呆小病,愚侏病,克汀病 | athyreotic ~, sporadic nongoitrous ~ 甲状腺功能缺失性呆小病,散发性非甲状腺肿呆小病 / goitrous ~ 甲状腺肿呆小病 / spontaneous ~, sporadic ~ 自发性呆小病,散发性呆小病 | **cretinistic** [ˌkreti'nistik], **cretinous** ['kretinəs] *a* 呆

小病的

cretinoid ['kretinɔid] *a* 像克汀病患者的;呆小病样的,愚侏病样的,克汀病样的

Creutzfeldt-Jakob syndrome (disease) ['krɔitsfelt 'jækɔb] (Hans G. Creutzfeldt; Alfons M. Jakob) 克罗伊茨费尔特-雅各布综合征(病)(一种罕见的、致命的、可传染的海绵状病毒性脑病,发生在中年,锥体和锥体外系统部分变性,伴进行性痴呆,有时肌肉消瘦、震颤、指痉病以及阵挛性口吃,亦称痉挛性假麻痹)

crevice ['krevis] *n* 缝,裂缝 | gingival ~ 龈缝,龈沟,龈下隙 | **crevicular** [kri'vikjulə] *a*

CRF corticotropin releasing factor 促(肾上腺)皮质(激素)释放因子

CRH corticotropin-releasing hormone 促肾上腺皮质激素释放激素

crib [krib] *n* 槽;栏床;正牙器 | clinical ~ 病院栏床(观察小儿用)

cribbing ['kribiŋ] *n* (马的)咬槽咽气癖(即windsucking)

cribrate ['kribreit] *a* 筛状的,多孔的

cribration [kri'breiʃən] *n* 过筛;多孔性

cribriform ['kribrifɔːm] *a* 筛状的,多孔的

cribrum ['kribrəm] ([复] **cribra** ['kribrə]) *n* 筛板 | **cribral** ['kribrəl] *a* 筛板的;筛的,筛状的

Cricetulus [kri'siːtjuləs] *n* 仓鼠属 | ~ griseus 灰仓鼠

Cricetus [kri'siːtəs] *n* 仓鼠属

Crichton-Browne's sign ['kraitn braun] (James Crichton-Browne) 克赖顿·布朗征(早期麻痹性痴呆的外眦及唇连合震颤)

crick [krik] *n* (颈或背的)痛性痉挛,痛痉 *vt* 引起(颈、背等)痛性痉挛

cricoarytenoid [ˌkraikəuˌæri'tiːnɔid] *a* 环杓软骨的

cricoid ['kraikɔid] *a* 环状的 *n* 环状软骨

cricoidectomy [ˌkraikɔi'dektəmi] *n* 环状软骨切除术

cricoidynia [ˌkraikɔi'diniə] *n* 环状软骨痛

cricopharyngeal [ˌkraikəufə'rindʒiəl] *a* 环咽的

cricothyreotomy [ˌkraikəuˌθairi'ɔtəmi] *n* 环甲软骨切开术

cricothyroid [kraikəu'θairɔid] *a* 环甲软骨的

cricothyrotomy [ˌkraikəuθai'rɔtəmi], **cricothyroidotomy** [ˌkraikəuθairɔi'dɔtəmi] *n* 环甲膜切开术

cricotomy [krai'kɔtəmi] *n* 环状软骨切开术

cricotracheotomy [ˌkraikəuˌtræki'ɔtəmi] *n* 环状软骨气管切开术

cri du chat [kri dju ʃɑː]【法】猫叫(见syndrome项下相应术语)

Crigler-Najjar syndrome ['kriglə 'neidʒə] (John F. Crigler; Victor A. Najjar) 克-奈综合征(一种常染色体隐性遗传型非溶血性黄疸,由于肝脏酶的葡糖苷酸转移酶缺乏所致,特征为血内存在大量非结合胆红素,伴有核黄疸及中枢神经系统严重紊乱,亦称先天性高胆红素血症、先天性非溶血性黄疸)

Crile-Matas operation [krail 'mætəs] (George W. Crile; Rudolph Matas) 克-马手术(神经内浸润区域麻醉法)

crime [kraim] *n* 罪行;犯罪

criminal ['kriminl] *a* 犯罪的,违法的 *n* 罪犯 | ~**ly** *ad*

criminality [ˌkrimi'næləti] *n* 犯罪行为,犯罪性

criminology [ˌkrimi'nɔlədʒi] *n* 犯罪学

crimp [krimp] *vt* 使卷曲;使成波形 *n* 卷曲;皱缩 | ~**er** *n* 折皱器;压折器

crimple ['krimpl] *vt, vi* (使)卷曲;(使)皱缩 *n* 卷曲;波形

crimson ['krimzn] *n* 绯红 *a* 绯红色的 *vt, vi* (使)成绯红色,变绯红色

crinin ['krinin] *n* 激泌素

crinis ['krainis] ([复] **crines** ['kraini:z]) *n*【拉】毛,发
crinkle ['kriŋkl] *n* 皱,波状;卷曲 *vi, vt* (使)皱,(使)卷曲
crinogenic [ˌkrainə'dʒenik] *a* 促分泌的
crinology [krai'nɔlədʒi] *n* 分泌学
crinophagy [kri'nɔfədʒi] *n* (胞内)分泌吞噬
Crinum ['krainəm] *n* 文殊兰属
cripple ['kripl] *n* 跛者;残废者;残缺 *vt* 使跛; 使残废; 使丧失活动能力 | immunologic ~ 免疫残缺(先天性的或人工造成的免疫无活性状态)
crisantaspase [ˌkrisən'tæspeis] *n* 门冬酰胺酶(asparaginase的BAN名)
crisis ['kraisis] ([复] **crises** ['kraisi:z]) *n* 危机;危象;骤退,临界,极期 | addisonian ~ 艾迪生危象,肾上腺皮质危象 / aplastic ~ 再生障碍性危象 / asthmatic ~ 气喘危象,气喘状态 / bronchial ~ 支气管危象(脊髓痨时) / cardiac ~ 心危象(脊髓痨时) / cholinergic ~ 胆碱能危象(因治疗重症肌无力使用过量的胆碱酯酶药所致去极化阻滞而引起的肌软弱) / clitoris ~ 阴蒂危象(女性脊髓痨患者发作性性欲亢进) / colloidoclastic ~ 胶体性猝衰 / false ~ 假(热度)骤退 / gastric ~, intestinal ~ 胃危象,肠危象(脊髓痨时) / glaucomatocyclitic ~ 青光眼睫状体炎危象(一种罕见的复发性单侧型继发性开角青光眼) / identity ~ 性格认同危机,(个人)同一性危机(个人的心理社会发展的一个时期,通常发生在青春期,一般表现为缺乏个人性格的同一性和历史连贯性的认识,或者不能接受社会期望他应扮演的角色) / myasthenic ~ 肌无力危象(重症肌无力时) / nefast ~ 实验性钩端螺旋体病危象 / nitritoid ~ 亚硝酸盐样危象(注射胂凡纳明后有时会发生一组症状,包括面部发红、呼吸困难、痛苦感觉、咳嗽以及心前区疼痛,由于此病类似亚硝酸戊酯中毒,故名)/ salt-losing ~, salt-depletion ~ 失盐危象,缺盐危象,缺盐综合征(见syndrome项下相应术语) / thoracic ~ 胸危象(脊髓痨时)
Crismer's test ['krismə] (Leon Crismer) 克里斯默试验(检葡萄糖)
crisp [krisp] *a* 脆的,易碎的;清新的;卷曲的 *vt, vi* 卷曲;发脆
crispation [kris'peiʃən] *n* 卷缩,短缩(指肌肉挛缩)
crisscross ['kriskrɔs] *n* 十字形 *a* 十字形的,交叉的
crista ['kristə] ([复] **cristae** ['kristi:]) *n*【拉】嵴
cristal ['kristl] *a* 嵴的
Cristispira [ˌkristi'spaiərə] *n* 脊膜螺旋体属,鸡冠波体属
Critchett's operation ['kritʃet] (George Critchett) 克里切特手术(前半眼球切除)
criterion [krai'tiəriən] ([复] **criteria** [krai'tiəriə] 或 **criterions)** *n* 标准,(判别)准则
crith [kriθ] *n* 克瑞(气体重量的单位,相当于1升(L)氢气在标准状况下的重量,合0.0896g)
Crithidia [kri'θidiə] *n* 短膜(鞭毛)虫属
crithidia [kri'θidiə] *n* 短膜(鞭毛)虫;短膜虫型(血锥虫类发育的一个阶段)
crithidial [kri'θidiəl] *a* 短膜(鞭毛)虫的;短膜虫型的
critical ['kritikəl] *a* 批评的;关键的,危急的;危象的;临界的,极期的 | ~**ly** *ad*
criticism ['kritisizəm] *n* 批评,批判;评论
criticize, criticise ['kritisaiz] *vi, vt* 批评,批判;评论
CRL crown-rump length 顶臀长度(胎长)
CRM cross-reacting material 交叉反应物质
CRNA Certified Registered Nurse Anesthetist 持证注册护士麻醉师
cRNA complementary RNA 互补RNA

crocein ['krəusi:n] *n* 藏花精

crocidismus [ˌkrəusi'dizməs] *n* 摸索,摸空,捉空摸床

crocidolite [krəu'sidəlait] *n* 青石棉(亦称blue asbestos)

croconic acid [krə'kɔnik] 克铜酸,邻二羟环戊烯三酮

Crocq's disease [krɔk] (Jean B. Crocq) 手足发绀

crofilcon A [krə'filkɔn] 聚酰胺光学纤维A

Crohn's disease [krəun] (Burrill B. Crohn) 局限性回肠炎

cromoglycate [ˌkrəumə'glaikeit] *n* 色甘酸盐(用于治支气管哮喘)

cromolyn ['krəumәlin] *n* 色甘酸 | ~ sodium 色甘酸钠,色甘酸二钠

Cronin Lowe test (reaction) ['krəunin ləu] (E. Cronin Lowe) 克罗宁·洛试验(反应)(一种诊断癌症的沉淀试验)

Cronin method ['krəunin] (Thomas Dillon Cronin) 克朗宁法(用一短柱将鼻孔底两侧皮瓣抬起,以校正扁平的鼻尖)

Cronkhite-Canada syndrome ['krɔŋkait 'kænədə] (Leonard W. Cronkhite, Jr.; Wilma Jeanne Canada) 克-卡综合征,变应性肉芽肿性血管炎(亦称Canada-Cronkhite syndrome)

crook [kruk] *n* 钩;钩形物;弯曲(部分) *vt, vi* (使)弯曲;(使)成钩形

crooked ['krukid] *a* 弯的;扭曲的;畸形的;(因年老而)弯腰曲背的;不正当的 | **~ly** *ad* / **~ness** *n*

Crooke's changes [kruk] (Arthur C. Crooke) 克鲁克变化(垂体前叶嗜碱性细胞胞质的透明变性)

Crookes' space [kruks] (William Crookes) 克鲁克斯暗区(在近乎衰竭的X线管阴极附近有一个暗区,电流经此通过,亦称阴极暗区) | ~ tube 克鲁克斯管(早期X线真空管)

crop [krɔp] *n* 收获;一批,一群,大量;嗉囊 (-pp-) *vt* 播种;剪短 *vi* 收获 | ~ up(或out) 突然发生,出现

cropropamide [krə'prəupəmaid] *n* 克罗丙胺,巴酰丙酰胺(镇痛药)

cross [krɔs] *n* 十字形;异种交配,杂交 *vt* 越过;使交叉;划掉(off, out);使杂交;使受挫折 *vi* 横穿;交叉;杂交 *a* 交叉的;相反的;相互的,杂交的 | clavicular ~ 锁骨十字形绷带 / phage ~ 噬菌体杂交 / silver ~ 银十字(神经纤维) / two-factor ~ 二因子杂交(涉及两对遗传标记的遗传重组) / yellow ~ 黄十字,二氯二乙硫醚,芥子气(毒气) | run ~ to 与…相反 / take up one's ~ 忍受苦难

crossbite ['krɔsbait] *n* 反殆,反咬合 | anterior ~ 前反殆 / buccal ~ 颊反殆 / lingual ~ 舌反殆 / posterior ~ 后反殆 / scissors-bite ~ telescoping ~ 套叠式反殆

crossbreeding ['krɔsbri:diŋ] *n* 杂交育种,杂交繁育

cross-bridges [krɔs'bridʒiz] *n* 横桥,交叉桥(肌原纤维)

crosscut ['krɔskʌt] *n* 横切;剖面 *vt, vi* 横切 *a* 横切的

crossed [krɔst] *a* 十字形的,交叉的

cross-eye ['krɔs-ai] *n* 内斜视 | **~d** *a*

crossfertilize [ˌkrɔs'fə:tilaiz] *vt, vi* (使) 异体受精;(使) 异花受精 | **cross-fertilization** [ˌkrɔsfə:tilai'zeiʃən, -li'z-] *n*

crossfoot ['krɔsfut] *n* 内翻足

crossing ['krɔsiŋ] *n* 杂交,交叉 | ~ over 交换(在第一次成熟分裂时期,同源染色体间遗传物质的交换,导致基因新的组合)

cross-linking ['krɔsˌlinkiŋ] *n* 交联

crossmatch ['krɔsmætʃ] *n* 交叉配血;(器官)移植前交叉配血,HLA配型

crossmatching [krɔs'mætʃiŋ] *n* 交叉配血

Cross-McKusick-Breen syndrome [krɔs mə'kjusik bri:n] (H. E. Cross; Victor A. McKusick; William

Breen) 克-麦-比综合征(见Cross syndrome)

crossover [krɔs'əuvə] *n* 交换(染色体间遗传物质相互交换的结果);交换型 *a* 交换的;交换型的

cross-reactivation [ˌkrɔsri(:)ækti'veiʃən] *n* 交叉复能(作用),交叉再活化(作用)

cross-reactivity [ˌkrɔs-ˌri:æk'tivəti] *n* 交叉反应性

cross-reference [krɔs 'refərəns] *n, vt* (使)相互参照

cross-resistance [krɔsri'zistəns] *n* 交叉抗药性

cross-sensitization [krɔs ˌsensitai'zeiʃən, -ti'z-] *n* 交叉致敏(作用),交叉敏化(作用)

Cross syndrome [krɔs] (Harold E. Cross) 克罗斯综合征(一种常染色体隐性遗传综合征,特点为眼皮肤白化病,小眼,角膜小而不透明,伴痉挛状态的智力发育不全,硬腭高拱,龈肥大及脊柱侧凸。亦称眼大脑色素减退综合征)

crosstalk ['krɔstɔ:k] *n* 串扰(在心脏病学中指通过心室传感机制对心房刺激检测不当,通常植有双室起搏器者可见之)

crossway ['krɔswei] *n* 交叉路;交叉

crotalid ['krəutəlid] *n* 响尾蛇 *a* 响尾蛇科的

Crotalidae [krəu'tælidi:] *n* 响尾蛇科(蝮蛇科)

crotalin ['krəutəlin] *n* 响尾蛇素(曾用以治癫痫)

crotaline ['krəutəlin] *n* 响尾蛇 *a* 响尾蛇的

crotalotoxin [ˌkrəutələu'tɔksin] *n* 响尾蛇毒素

Crotalus ['krəutələs] *n* 响尾蛇属

crotamine ['krəutəmi:n] *n* 响尾蛇胺

crotamiton [ˌkrəutə'maitɔn] *n* 克罗米通,克罗他米通(抗疥螨药)

crotaphion [krəu'tæfiɔn] *n* 蝶骨大翼尖点

crotch [krɔtʃ] *n* 叉状物;人体两腿分叉处,胯部

crotethamide [krə'teθəmaid] *n* 克罗乙胺,巴酰乙酰胺(镇痛药)

crotin ['krəutin] *n* 巴豆毒素,巴豆毒蛋白

Croton ['krəutən] *n*【拉】巴豆属

crotonic acid [krəu'tɔnik] 巴豆酸

crotonism ['krəutənizəm] *n* 巴豆中毒

crotoxin [krəu'tɔksin] *n* 响尾蛇毒素

crouch [krautʃ] *vi, n* 蹲,蹲伏;弯腰低头,屈膝姿势

crounotherapy [ˌkru:nə*u*'θerəpi] *n* 矿泉疗法

croup [kru:p] *n* 格鲁布,哮吼 | catarrhal ~ 卡他性格鲁布,痉挛性支气管炎 / diphtheritic ~ 白喉性哮吼,喉白喉 / false ~, spasmodic ~ 假性格鲁布,痉挛性格鲁布,喘鸣性喉痉挛 / membranous ~, pseudomembranous ~ 膜炎喉炎,假膜性格鲁布(亦称喉白喉) | **~ous, ~y** *a* 格鲁布性的,哮吼性的

Crouzon's disease [kru'zɔn] (Octave Crouzon) 颅面骨发育不全

crowd [kraud] *n* 群,人群 *vi* 拥挤;群集,密集 *vt* 挤满;塞满 | **~ed** ['kraudid] *a* 拥挤的,塞满的;密集的

crowding ['kraudiŋ] *n* 牙列拥挤

Crow-Fukase syndrome [krəu fu:'kɑ:si] (R. S, Crow; Masaichi Fukase) 克罗-深濑综合征, POEMS综合征(即POEMS syndrome, 见syndrome项下相应术语)

crown [kraun] *n* 冠;牙冠 *vt* 使圆满完成;镶假牙冠 | anatomical ~ 解剖性冠 / artificial ~ 人造冠 / cap ~, shell ~ 帽冠,壳冠 / ciliary ~ 睫状冠,睫状区 / clinical ~, extraalveolar ~ 临症冠,牙槽外冠 / collar ~ 颈圈冠 / jacket ~ 甲冠,套冠 / post ~ 桩冠 / veneered ~, window ~ 罩冠,开面冠

crowning ['krauniŋ] *n* 儿头着冠,儿头初露(分娩);造冠术(牙)

crozat ['krəuzæt] (G. B. Crozat) *n* 克

罗泽特矫正器(牙)

CRP C-reactive protein C反应蛋白

CRS Chinese restaurant syndrome 中国餐馆综合征(见syndrome项下相应术语)

cruces ['kru:si:z] crux的复数

crucial ['kru:ʃəl, 'kru:ʃjəl] *a* 决定性的;严酷的,困难的;十字形的 | ~**ly** *ad*

cruciate ['kru:ʃiit] *a* 十字形的

crucible ['kru:sibl] *n* 坩埚

cruciform ['kru:sifɔ:m] *a* 十字形的

crucify ['kru:sifai] *vt* 折磨;使苦恼

crude [kru:d] *a* 天然的;未加工的;生的;粗制的 | ~**ly** *ad*

cruel [kruəl] *a* 残忍的,残酷的 | ~**ly** *ad* 残酷地;非常,厉害地

cruelty ['kruəlti] *n* 残忍,残酷,摧残

cruentation [ˌkruen'teiʃən] *n* 受害尸体出血

crufomate ['kru:fəmeit] *n* 克芦磷酯(兽用抗蠕虫药)

cruor ['kru:ɔ:] ([复] **cruores** [kru'ɔ:rəs]) *n*【拉】血块

crural ['kruərəl] *a* 脚的,股的

crureus [kru'riəs] *n* 股间肌

crus [krʌs] ([复] **crura** ['kruərə]) *n*【拉】小腿;脚

crush [krʌʃ] *vt* 压碎,碾碎;榨;压垮;弄皱 *vi* (被)压碎;起皱 *n* 压碎;压皱

crust [krʌst] *n* 痂;壳 *vt* 在…上结硬皮(或痂) *vi* 结成硬皮 | buffy ~ 血沉棕黄层 / milk ~ 乳痂(乳婴头皮脂溢) | off one's ~ 发疯 | ~**al** *a*

crusta ['krʌstə] ([复] **crustae** ['krʌsti:]) *n*【拉】痂;壳;(大脑)脚底 | ~ lactea 乳痂

Crustacea [krʌs'teiʃjə] *n* 甲壳纲

crustaceorubin [krʌsˌteisiə'ru:bin] *n* 甲壳红素,动物红素,四红素

crustosus [krʌs'təusəs] *a*【拉】结痂的

crutch [krʌtʃ] *n* 拐杖,支器 | Canadian ~ 加拿大式拐杖

Crutchfield tongs ['krʌtʃfi:ld] (William G. Crutchfield) 克拉奇费尔德钳(一种颅骨钳)

Cruveilhier-Baumgarten syndrome (cirrhosis) [kruvei'ljei 'bɔ:mgɑ:tn] (Jean Cruveilhier; Paul C. von Baumgarten) 克律韦利埃-鲍姆加滕综合征(肝硬变和门静脉高血压,伴脐静脉或附脐静脉先天性未闭)

Cruveilhier's atrophy (paralysis) [kru:vei'ljei] (Jean Cruveilhier) 脊髓性肌萎缩 | ~ disease 脊髓性肌萎缩;单纯性胃溃疡 / ~ joint 寰枕关节

crux [krʌks] ([复] **cruxes** 或 **cruces** ['kru:si:z]) *n*【拉】十字,十字形;关键;难题;症结 | ~ of heart 心十字,房室交叉

Cruz's trypanosomiasis, Cruz-Chagas disease [krʌz 'tʃɑ:gəs] (Oswaldo Cruz; Carlos Chagas) 克鲁斯锥虫病,克鲁斯-恰加斯病(见Chagas' disease)

cry [krai] *vi* 叫,喊;哭 *n* 喊叫,呼号 | epileptic ~ 癫痫性喊叫 / hydrocephalic ~ 脑积水喊叫 / night ~, arthritic ~, articular ~, joint ~ (关节病)夜叫 | a far(或long) ~ 遥远的距离;大不相同的东西 / ~ down 贬低 / ~ for 哭着要,恳求;迫切需要 / ~ off 取消 / ~ out 大声呼喊;大声抱怨 / ~ up 称颂

cryalgesia [ˌkraiæl'dʒi:ziə] *n* 冷痛觉

cryanaesthesia [ˌkraiænis'θi:zjə] *n* 冷觉缺失

Cryer's elevator ['kraiə] (Matthew H. Cryer) 克里厄牙挺(三角牙根挺)

cryesthesia [ˌkraiis'θi:zjə] *n* 冷觉过敏

crying ['kaiiŋ] *a* 哭的;叫喊的;急需处理的

crym(o)- [构词成分] 寒冷,冷

crymoanesthesia [ˌkraiməuænis'θi:zjə] *n* 冷冻麻醉

crymodynia [ˌkraiməu'diniə] *n* 冷痛

crymophilic [ˌkraiməu'filik] *a* 嗜冷的(细菌)

crymophylactic [ˌkraiməufi'læktik] *a*

抗冷的,耐冷的(细菌)

crymotherapeutics [ˌkraiməuˌθerə'pju:tiks], **crymotherapy** [ˌkraimə'θerəpi] *n* 冷冻疗法,冷凝疗法

cry(o)- [构词成分] 冷

cryoablation [ˌkraiəuæb'leiʃən] *n* 冷冻切除(组织)

cryoanalgesia [ˌkraiəuˌænəl'dʒi:zjə] *n* 冷止痛法

cryoanesthesia [ˌkraiəuˌænis'θi:ziə] *n* 冷冻麻醉

cryobank ['kraiəuˌbæŋk] *n* 冷库(低温冷冻和保存精液)

cryobiology [ˌkraiəubai'ɔlədʒi] *n* 低温生物学 | **cryobiologist** *n* 低温生物学家

cryocardioplegia [ˌkraiəuˌkɑ:diəu'pli:dʒiə] *n* 低温心搏停止法

cryocautery [ˌkraiəu'kɔ:təri] *n* 冻烙术,碳酸霜烙术

cryocrit ['kraiəkrit] *n* 冷沉(淀)比容

cryoextraction [ˌkraiəuiks'trækʃən] *n* 冷冻(内障)摘出术

cryoextractor [ˌkraiəuiks'træktə] *n* 冷冻(内障)摘出器

cryofibrinogen [ˌkraiəufai'brinədʒən] *n* 冷沉(淀)纤维蛋白原

cryofibrinogenemia [ˌkraiəufaiˌbrinədʒə'ni:miə] *n* 冷沉(淀)纤维蛋白原血(症)

cryogammaglobulin [ˌkraiəugæmə'glɔbjulin] *n* 冷丙球蛋白,冷球蛋白,冷沉(淀)γ-球蛋白

cryogen ['kraiədʒən] *n* 冷冻剂

cryogenic [ˌkraiə'dʒenik] *a* 致冷的,降温的,产低温的

cryoglobulin [ˌkraiəu'glɔbjulin] *n* 冷球蛋白,冷沉(淀)球蛋白

cryoglobulinemia [ˌkraiəuˌglɔbjuli'ni:miə] *n* 冷球蛋白血症,冷沉(淀)球蛋白血症

cryohydrate [ˌkraiəu'haidreit] *n* 冰盐,低共溶冰盐结晶

cryohypophysectomy [ˌkraiəuˌhaipəufiz'ektəmi] *n* 垂体冷凝破坏法

cryolite ['kraiəlait] *n* 冰晶石

cryometer [krai'ɔmitə] *n* 低温计,低温温度表

cryopathy [krai'ɔpəθi] *n* 寒冷病

cryophile ['kraiəuˌfail] *n* 嗜冷微生物

cryophilic [ˌkraiəu'filik] *a* 嗜冷的(细菌)

cryophylactic [ˌkraiəufi'læktik] *a* 抗冷的,耐冷的(细菌)

cryoprecipitability [ˌkraiəupriˌsipitə'biləti] *n* 冷沉(淀)性

cryoprecipitate [ˌkraiəupri'sipiteit] *n* 冷沉淀物

cryoprecipitation [ˌkraiəupriˌsipi'teiʃən] *n* 冷沉(淀作用),冷沉淀反应

cryopreservation [ˌkraiəuprezə:'veiʃən] *n* 低温储藏,冷冻保存(贮存切除的组织或器官)

cryoprobe ['kraiəprəub] *n* 冷冻探子,冷冻器,冷刀

cryoprotective [ˌkraiəuˌprə'tektiv] *a* 低温防护的,冷冻防护的(如甘油保护冷冻的红细胞)

cryoprotein [ˌkraiəu'prəuti:n] *n* 冷沉(淀)蛋白

cryoscope ['kraiəskəup] *n* 冰点测定器 | **cryoscopy** [krai'ɔskəpi] *n* (溶液)冰点测定法,冰点降低测定法 / **cryoscopic(al)** [ˌkraiə'skɔpik(əl)] *a* 冰点测定的

cryospray ['kraiəusprei] *n* 冷冻喷雾(冷冻手术时使用液氮喷雾)

cryostat ['kraiəstæt] *n* 低温控制器,恒冷箱;恒冷切片机

cryosurgery [ˌkraiəu'sə:dʒəri] *n* 冷冻外科,冷冻破坏法 | **cryosurgical** *a*

cryothalamectomy [ˌkraiəuˌθælə'mektəmi] *n* 丘脑冷冻破坏法

cryothalamotomy [ˌkraiəuˌθælə'mɔtəmi] *n* 丘脑冷冻破坏法

cryotherapy [ˌkraiəu'θerəpi] *n* 冷冻疗法,冷凝疗法

cryotolerant [ˌkraiəu'tɔlərənt] *a* 耐冷

的

crypt [kript] *n* 隐窝;滤泡,腺管 | anal ~s 肛门陷凹,肛窦 / dental ~ 牙囊 / mucous ~s of duodenum 十二指肠腺 / odoriferous ~s of prepuce 包皮腺 / synovial ~ 滑膜憩室 / ~s of tongue 舌滤泡陷凹 | ~**al** *a*

crypta ['kriptə] ([复] **cryptae** ['kripti:]) *n*【拉】隐窝;滤泡,腺管

cryptanamnesia [ˌkriptænæm'ni:ziə] *n* 潜隐记忆,潜忆

cryptectomy [krip'tektəmi] *n* 隐窝切除术

cryptenamine [krip'tenəmain] *n* 绿藜安(抗高血压药) | ~ acetates 醋酸绿藜安(治子痫和高血压性脑病) / ~ tannates 鞣酸绿藜安(口服可控制中度至严重高血压)

cryptesthesia [ˌkriptis'θi:zjə] *n* 潜在感觉,潜觉

cryptic(al) ['kriptik(əl)] *a* 隐蔽的,潜在的 | **cryptically** *ad*

cryptitis [krip'taitis] *n* 隐窝炎 | anal ~ 肛窦炎

crypt(o)- [构词成分] 隐,隐窝

Cryptobia [krip'təubiə] *n* 隐鞭虫属(亦称锥浆虫属Trypanoplasma)

Cryptobiidae [ˌkriptəu'baiidi:] *n* 隐鞭虫科

cryptocephalus [ˌkriptəu'sefələs] *n* 隐头畸胎

Cryptococcaceae [ˌkriptəukɔ'keisii:] *n* 隐球菌科

cryptococcosis [ˌkriptəukɔ'kəusis] *n* 隐球菌病

Cryptococcus [ˌkriptəu'kɔkəs] *n* 隐球菌属 | ~ capsulatus 荚膜隐球菌 / ~ gilchristi 吉(尔克里斯特)氏隐球菌 / ~ neoformans, ~ histolyticus, ~ hominis, ~ meningitidis 新型隐球菌,溶组织隐球菌,人类隐球菌,脑膜炎隐球菌

cryptocrystalline [ˌkriptəu'kristəlain] *a* 隐晶体的

Cryptocystis trichodectis [ˌkriptəu'sistis ˌtrikəu'dektis] 犬似囊尾蚴

cryptodeterminant [ˌkriptəudi'tə:minənt] *n* 隐蔽决定簇(即hidden determinant)

cryptodidymus [ˌkriptəu'didiməs] *n* 隐联胎,体内联胎畸胎,胎内胎

cryptoempyema [ˌkriptəuˌempai'i:mə] *n* 隐性积脓,隐性脓胸

cryptogam ['kriptəgæm] *n* 隐花植物

cryptogamic [ˌkriptə'gæmik], **cryptogamous** [ˌkrip'tɔgəməs] *a* 隐花植物的

cryptogenic [ˌkriptə'dʒenik], **cryptogenetic** [ˌkriptəudʒi'netik] *a* 隐原性的,原因不明的

cryptoglioma [ˌkriptəuglai'əumə] *n* 隐神经胶质瘤(视网膜)

cryptoleukemia [ˌkriptəulju:'ki:miə] *n* 隐白血病

cryptolith ['kriptəliθ] *n* 隐窝结石

cryptomenorrhea [ˌkriptəuˌmenə'ri:ə] *n* 隐性月经

cryptomere ['kriptəmiə] *n* 隐窝状,囊状

cryptomerorachischisis [ˌkriptəuˌmiərəurə'kiskisis] *n* 隐性脊柱裂

cryptomnesia [ˌkriptɔm'ni:ziə] *n* 潜隐记忆,潜忆 | **cryptomnesic** [ˌkriptɔm'ni:sik] *a*

cryptomonad [ˌkriptəu'mɔnæd] *n* 隐滴虫

Cryptomonadida [ˌkriptəumə'nædidə] *n* 隐滴虫目

Cryptomonas [ˌkriptəu'məunəs] *n* 隐滴虫属

cryptoneurous [ˌkriptəu'njuərəs] *a* 无明显神经系统的,隐性神经系统的

cryptophanic acid [ˌkriptə'fænik] 隐尿酸

cryptophthalmos [ˌkriptɔf'θælməs], **cryptophthalmia** [ˌkriptɔf'θælmiə], **cryptophthalmus** [ˌkriptɔf'θælməs] *n* 隐眼(畸形)

Cryptophyceae [ˌkriptəˈfisii:] *n* 隐藻目

cryptopine [ˈkriptəpin] *n* 隐品碱,克多品,克利多平(阿片中的一种生物碱)

cryptoplasmic [ˌkriptəuˈplæzmik] *a* 隐伏的(感染)

cryptopodia [ˌkriptəuˈpəudiə] *n* 隐足病,足肿病

cryptopsychic [ˌkriptəuˈsaikik] *a* 潜隐精神的,潜隐心理的

cryptopsychism [ˌkriptəuˈsaikizəm] *n* 心灵学,心灵心理学

cryptopyic [ˌkriptəuˈpaiik] *a* 隐脓的

cryptoradiometer [ˌkriptəuˌreidiˈɔmitə] *n* X线透度计

cryptorchid [kripˈtɔ:kid] *a* 隐睾病的 *n* 隐睾者

cryptorchidectomy [ˌkriptɔ:kiˈdektəmi] *n* 隐睾切除术

cryptorchidism [kripˈtɔ:kidizəm], **cryptorchidy** [kripˈtɔ:kidi], **cryptorchism** [kripˈtɔ:kizəm] *n* 隐睾病(睾丸未降)

cryptorchidopexy [kripˌtɔ:kidəuˈpeksi] *n* 隐睾固定术

cryptorrhea [ˌkriptəˈri:ə] *n* 内分泌异常 | **cryptorhetic** [ˌkriptəˈretik], **cryptorheic** [ˌkriptəˈri:ik] *a* 内分泌的;内分泌异常的

cryptoscope [ˈkriptəskəup] *n* 荧光屏,荧光镜 | **cryptoscopy** [kripˈtɔskəpi] *n* 荧光镜透视检查,X线透视检查

cryptosporidiosis [ˌkriptəuspɔ:ˌridiˈəusis] *n* 隐孢子虫病

Cryptosporidium [ˌkriptəuspɔ:ˈridiəm] *n* 隐孢子虫属

cryptosterol [kripˈtɔstərɔl] *n* 酵母甾醇,隐花植物甾醇

Cryptostroma [ˌkriptəuˈstrəumə] *n* 隐子座菌属 | ~ corticale 皮质隐子座菌(即皮质梨孢霉Coniosporium corticale)

cryptotia [kripˈtəuʃiə] *n* 隐耳(畸形)

cryptotoxic [ˌkriptəuˈtɔksik] *a* 隐毒的

cryptoxanthin [ˌkriptəuˈzænθin] *n* 隐黄素,隐黄质,玉米黄质(能在体内变成维生素A)

cryptozoite [ˌkriptəuˈzəuait] *n* 潜隐体

cryptozygous [kripˈtɔzigəs] *a* 隐颧的(宽颅窄面的)

Crys. crystal 晶体,结晶

crystal [ˈkristl] *n* 水晶;晶体,结晶 *a* 晶体的,水晶(制)的;结晶的 | asthma ~s, leukocytic ~s 气喘晶体,白细胞晶体(嗜酸粒细胞破碎后晶体) / blood ~s 血晶(血内胆红素结晶) / coffin lid ~s, knife rest ~s 棺盖状晶体,刀架状晶体 / dumbbell ~s 哑铃形晶体 / ear ~ 位觉砂,耳石 / hedgehog ~s 尿酸铵结晶 / liquid ~s 液晶 / rock ~ 水晶,石英(二氧化硅) / sperm ~s, spermin ~s 精液结晶 / thorn-apple ~s 尿酸铵结晶 / whetstone ~s 砥石结晶,磨石结晶

crystalbumin [ˌkristəlˈbju:min] *n* (血清)晶白蛋白

crystalli [krisˈtæli] *n* 水痘

crystallin [krisˈtælin] *n* (眼)晶状体蛋白

crystalline [ˈkristəlain] *a* 结晶的,晶状的

crystallitis [kristəˈlaitis] *n* 晶状体炎

crystallize [ˈkristəlaiz] *vt, vi* (使)结晶;(使)具体化 | **crystallization** [ˌkristəlaiˈzeiʃən, -liˈz-] *n* 结晶(作用)

crystallography [ˌkristəˈlɔgrəfi] *n* 结晶学,晶体学 | X-ray ~ X光衍射晶体分析法,X射线晶体学

crystalloid [ˈkristəlɔid] *a* 晶体样的,类晶体的 *n* 类晶体

crystalloiditis [ˌkristəlɔiˈdaitis] *n* 晶状体炎

crystalluria [kristəˈljuəriə] *n* (结)晶尿症

Crystodigin [ˌkristəuˈdigin] *n* 毛地黄毒苷(digitoxin)制剂的商品名

CS cesarean section 剖宫产,剖腹产; conditioned stimulus 条件刺激; co-

ronary sinus 冠状窦
Cs 元素铯(cesium)的符号
CSAA Child Study Association of America 美国儿童研究协会
CSC coup sur coup 小剂量短间隔服药
CSF cerebrospinal fluid 脑脊液; colony-stimulating factor 集落刺激因子
CSGBI Cardiac Society of Great Britain and Ireland 大不列颠及爱尔兰心脏学会
CSM cerebrospinal meningitis 脑脊膜炎
CST convulsive shock therapy 惊厥休克疗法; contraction stress test 宫缩应激试验
CT computed tomography 计算机体层摄影(术)
CTA Canadian Tuberculosis Association 加拿大结核病协会
CTBA cetrimonium bromide 西曲溴铵
cteinophyte ['tainəfait] *n* 有害寄生菌
cteno- [构词成分] 栉
Ctenocephalides [ˌti:nəusi'fælidi:z] *n* 栉头蚤属 | ~ canis 犬栉头蚤 / ~ felis 猫栉头蚤
Ctenophora [te'nɔfərə] *n* 栉水母门
ctenophore ['tenəfɔ:] *n, a* 栉水母(的)
Ctenophthalmus [ˌti:nɔf'θælməs] *n* 栉眼蚤属 | ~ agrytes 欧洲鼠栉眼蚤
Ctenus ['ti:nəs] *n* 栉蜘蛛属
C-terminal ['tə:minl] *n* C末端，羧基末端(肽链的一端，带有最后一个氨基酸的游离α羧基者，习惯写在右侧)
ctetology [ti'tɔlədʒi] *n* 获得性生物学(研究获得性状的生物学分支)
ctetosome ['tetəsəum] *n* 额外染色体(性染色体)
CTL cytotoxic lymphocytes 细胞毒性淋巴细胞; cytotoxic T lymphocytes 细胞毒性T淋巴细胞
CTP cytidine triphosphate 胞苷三磷酸
CTP synthase ['sinθeis] CTP合酶，胞苷三磷酸合酶
Cu 元素铜(cuprum)的符号
cuajani [kwə'hɑ:ni] *n* 夸哈尼(成药，祛痰药)
Cuba ['kju:bə] *n* 古巴[拉丁美洲] | ~**n** *a* 古巴的;古巴人的 *n* 古巴人
cubeb ['kju:beb] *n* 荜澄茄(曾用作利尿药和尿路消毒药)
cubebic acid [kju'bebik] 荜澄茄酸
cubebin [kju'bi:bin] *n* 荜澄茄素(曾用作尿路消毒药)
cubebism ['kju:bebizəm] *n* 荜澄茄中毒
cubic ['kju:bik] *a* 立方体的，立方形的，立方的
cubical ['kju:bikəl] *a* 立方体的;立方的
cubicle ['kju:bikl] *n* (宿舍或病室中的)小隔间
cubiform ['kju:bifɔ:m] *a* 骰子形的，立方形的
cubilose ['kju:biləus] *n* 燕窝膏
cubit ['kju:bit] *n* 肘尺(测量单位，从肘到中指尖的长度，约46~53cm之间)
cubital ['kju:bitl] *a* 肘的;尺骨的，前臂的
cubitalis [kju:bi'teilis] *a* 【拉】肘的;尺骨的，前臂的
cubitocarpal [ˌkju:bitəu'kɑ:pl] *a* 尺腕的
cubitoradial [ˌkju:bitəu'reidjəl] *a* 尺桡的
cubitus ['kju:bitəs] *n* 【拉】肘;前臂;尺骨 | ~ valgus 肘外翻 / ~ varus 肘内翻
cuboid ['kju:bɔid] *a* 立方形的;骰状的 *n* 长方体;骰骨 | ~**al** [kju(:)'bɔidəl] *a*
cu cm cubic centimeter 立方厘米(cm^3)
cucoline ['kju:kəli:n] *n* 汉防己碱，青藤碱
cucullaris [kjukə'lεəris] *n* 斜方肌
cucumber ['kju:kəmbə] *n* 黄瓜，胡瓜 | bitter ~ 药西瓜瓤
Cucumis ['kju:kəmis] *n* 黄瓜属
cucurbit [kju(:)'kə:bit] *n* 南瓜;葫芦
Cucurbita [kju'kə:bitə] *n* 南瓜属
cucurbitol [kju'kə:bitɔl] *n* 西瓜子甾

醇,西瓜子固醇

cucurbitula [ˌkjukə'bitjulə] *n*【拉】吸(疗)杯,吸罐 | ～ cruenta 湿吸杯 / ～ sicca 干吸杯

cucurbocitrin [ˌkju:kəbə'sitrin] *n* 西瓜子素(用以降低血压)

cudbear ['kʌdbɛə] *n* 地衣紫

cudding ['kʌdiŋ] *n* 吐草症(见quidding)

cue [kju:] *n* 提示,暗示

cuff [kʌf] *n* 袖口(状构造);套 | musculotendinous ～, rotator ～ 肌腱套,旋转套(肩关节囊的) / vaginal ～ 阴道断端

cuffing ['kʌfiŋ] *n* 成套(如见于某些病毒病,血管周围白细胞聚集如套状)

Cuignet's method [kui:n'jei] (Ferdinand L. J. Cuignet) 视网膜镜检查,视网膜检影法

cuirass [kwi'ræs] *n* 护胸甲(皮革制) | tabetic ～ 骨髓痨性护胸甲状麻木

Cuj. cujus【拉】其中,那一个(些)的

cul-de-sac ['kuldə'sæk] ([复] **cul-de-sacs** 或 **culs-de-sac**) *n*【法】盲管,陷凹 | conjunctival ～ 结膜穹窿 / dural ～ 硬膜腔终部

culdocentesis [ˌkʌldəusen'ti:sis] *n* 后穹窿穿刺术

culdoscope ['kʌldəskəup] *n* 后陷凹镜,后穹窿镜 | **culdoscopy** [kʌl'dɔskəpi] *n* 后陷凹镜检查,后穹窿镜检查

culdotomy [kʌl'dɔtəmi] *n* 子宫直肠陷凹切开术

Culex ['kju:leks] *n*【拉】库蚊属 | ～ fatigans, ～ quinquefasciatus 致倦库蚊,致乏库蚊 / ～ pipiens 尖音库蚊 / ～ tarsalis 跗斑库蚊 / ～ tritaeniorhyncus 三带喙库蚊

Culicidae [kju'lisidi:] *n* 蚊科

culicidal [kjuli'saidl] *a* 杀蚊的,灭蚊的

culicide ['kjulisaid], **culicicide** [kju'lisisaid] *n* 杀蚊剂

culicifuge [kju'lisifju:dʒ] *n* 驱蚊剂

Culicinae [ˌkjuli'saini:] *n* 蚊亚科,库蚊亚科

culicine ['kju:lisin, 'kju:lisain] *n* 库蚊 *a* 库蚊的

Culicini [kjuli'sainai] *n* 库蚊族

Culicoides [kjuli'kɔidi:z] *n* 库蠓属 | ～ austeni 奥(斯汀)氏库蠓 / ～ furens 毛库蠓 / ～ grahami 格(雷厄姆)氏库蠓

Culiseta [ˌkju:li'si:tə] *n* 脉毛蚊属(以前称赛保蚊属Theobaldia) | ～ melanura 黑尾赛蚊,黑尾脉毛蚊(东、西方马脑炎病毒的传播媒介)

cull [kʌl] *vt* 采集;挑选,淘汰;剔除

Cullen's sign ['kʌlin] (Thomas S. Cullen) 卡伦征(脐周皮肤颜色变蓝,有时伴腹膜内出血,尤发生于宫外孕时输卵管破裂之后,同样见于急性出血性胰腺炎)

culling ['kʌliŋ] *n* 剔除,拣除(指脾脏从血液中除去不正常红细胞等)

culmen ['kʌlmən] ([复] **culmina** ['kʌlminə]) *n*【拉】山顶(指小脑小山) | **culminal** ['kʌlminəl] *a*

culminant ['kʌlminənt] *a* 顶上的;到顶点的

culminate ['kʌlmineit] *vi* 达到顶点(或高潮);告终(in)

culmination [ˌkʌlmi'neiʃən] *n* 顶点;达到顶点

Culp-De Weerd ureteropelvioplasty [kʌlp di:'wiəd] (Ormond S. Culp; James H. De Weerd) 克-迪输尿管肾盂成形术(将螺旋形肾盂皮瓣翻下,使之合并于邻近的输尿管上)

culprit ['kʌlprit] *n* 罪犯;元凶;事故的原因

cult [kʌlt] *n* 崇拜;迷信,巫术

cultivate ['kʌltiveit] *vt* 培养 | **cultivation** [ˌkʌlti'veiʃən] *n*

culturable ['kʌltʃərəbl] *a* 可培养的

cultural ['kʌltʃərəl] *a* 文化的;教养的;培养的

culture ['kʌltʃə] *n* 文化;教养;培养;培养物 *vt* 使有教养;培养 | asynchronous

～不同步培养 / attenuated ～ 减毒培养物,减弱培养物,弱化培养物 / cell ～ 细胞培养 / chorioallantoic ～ (鸡胚)绒毛膜尿囊培养(物) / continuous flow ～ 连续流动培养 / enrichment ～ 增菌培养 / flask ～ 玻瓶培养 / fractional ～ 分级培养法 / hanging-block ～ 悬块培养(物) / hanging-drop ～ 悬滴培养(物) / mixed lymphocyte ～ (MLC) 混合淋巴细胞培养(亦称混合淋巴细胞反应) / plate ～ 平皿培养(物) / pure ～ 纯培养 / radioisotopic ～ 放射性同位素培养(物) / secondary ～ 继代培养物 / selective ～ 选择性培养(物) / sensitized ～ 致敏培养 / shake ～ 震荡培养 / slope ～ 斜面培养 / spinner ～ 搅拌培养 / stab ～, needle ～, thrust ～ 针刺培养(物) / stock ～ 原培养物 / subculture ～ 次代培养物培养 / suspended cell ～ 悬浮细胞培养 / suspension ～ 悬浮培养 / tissue ～ 组织培养 / tube ～ 试管培养 / type ～ 模式培养

culture medium [ˈkʌltʃə ˈmi:djəm] 培养基 | agar ～ ～ 琼脂培养基 / beer wort ～ ～ 麦芽汁培养基 / bile ～ ～, bile salt ～ ～ 胆汁培养基,胆盐培养基 / dextrose ～ ～ 右旋糖培养基(琼脂) / eosin-methylene blue (EMB) ～ ～ 曙红亚甲蓝培养基(琼脂,尤用于分离志贺菌) / fuchsin ～ ～, fuchsin sulfite ～ ～ 品红培养基(琼脂) / glycerin ～ ～ 甘油培养基(肉汤) / indicator ～ ～ 指示培养基 / iron ～ ～ 含铁培养基(肉汤) / lead ～ ～ 含铅培养基,醋酸铅肉汤 / milk ～ ～ 牛奶培养基(脱脂) / milk-rice ～ ～ 乳米糊培养基(培养产色细菌) / N. N. N. ～ ～ N. N. N.培养基(含琼脂、盐、兔血,用以培养黑热病病原体) / selective ～ ～ 选择培养基 / serum ～ ～ 血清培养基(马血清和营养肉汤) / silicate jelly ～ ～ 硅酸胶质培养基(培养固氮细菌) / sugar ～ ～ 糖培养基,含糖肉汤(检细菌发酵特性) / tellurite ～ ～ 亚碲酸盐培养基(白喉杆菌初级培养) / wheat ～ ～ 小麦培养基(肉汤)

cum [kʌm]【拉】*prep* 和,与;附有

cumber [ˈkʌmbə] *vt* 拖累,妨碍 *n* 烦累,妨碍

cumbersome [ˈkʌmbəsəm], **cumbrous** [ˈkʌmbrəs] *a* 笨重的;麻烦的

cumic acid [ˈkju:mik], **cuminic acid** [kju:ˈminik] 枯茗酸,异丙苯甲酸,枯酸

cumidine [ˈkju:midin] *n* 对异丙基苯胺,枯胺

cuminuric acid [ˌkju:miˈnjuərik] 枯茗尿酸,异丙马尿酸

cu mm cubic millimeter 立方毫米 (mm^3)

cumulate [ˈkju:mjuleit] *vt, vi* 堆积;累积 [ˈkju:mjulit] *a* 堆积的;累积的 | **cumulation** [kju:mjuˈleiʃən] *n*

cumulative [ˈkju:mjulətiv] *a* 累积的

cumulus [ˈkju:mjuləs] ([复] **cumuli** [ˈkju:mjulai]) *n*【拉】丘 | ovarian ～ 卵丘

cuneate [ˈkju:niit], **cuneiform** [ˈkju:niifɔ:m] *a* 楔状的

cuneocuboid [ˌkjuniəˈkju:bɔid] *a* 楔骰的

cuneonavicular [ˌkjuniənəˈvikjulə] *a* 楔舟的

cuneoscaphoid [ˌkjuniəˈskæfɔid] *a* 楔舟的

cuneus [ˈkju:niəs] ([复] **cunei** [ˈkju:niai]) *n*【拉】楔叶(大脑)

cuniculus [kjuˈnikjuləs] ([复] **cuniculi** [kjuˈnikjulai]) *n*【拉】(疥虫)隧道

Cunila [kjuˈnailə] *n* 白藓属(唇形科)

cunnilinctus [ˌkʌniˈlinktəs] *n* 舔阴

cunnilinguism [ˌkʌniˈliŋgwizəm] *n* 舔阴欲

cunnilingus [ˌkʌniˈliŋgəs] *n* 舔阴

Cunninghamella [ˌkʌniŋhæˈmelə] *n* 小克银汉霉属

Cunninghamellacae [ˌkʌniŋhæmə-

'leisii:] *n* 小克银汉霉科

cunnus ['kʌnəs] *n* 女阴,外阴

cuorin ['kju:ərin] *n* 心磷脂

cup [kʌp] *n* 杯;杯状物;火罐 (-pp-) *vt* 为…拔火罐 | dry ～ 干吸杯,火罐 / glaucomatous ～ 青光眼杯(青光眼性视神经乳头陷凹) / ocular ～, ophthalmic ～ 视杯 / optic ～ 生理凹;视杯 / physiologic ～ 生理凹(视神经乳头陷凹) / wet ～ 湿吸杯

cupful ['kʌpful] *n* 一满杯

cupola ['kju:pələ] *n* 顶

cupped [kʌpt] *a* 杯状的,凹陷的

cupping ['kʌpiŋ] *n* 杯吸法,拔火罐;杯状陷凹形成 | pathologic ～ 病理凹(疾病引起的视神经乳头陷凹)

cuprammonia [ˌkju:prə'məuniə] *n* 铜氨液,氢氧化铜氨溶液

cupremia [kju'pri:miə] *n* 铜血

cupreous ['kju:priəs] *a* 含铜的;铜色的

cupric ['kju:prik] *a* 含铜的,铜的;高铜的,二价铜的 | ～ sulfate 硫酸铜

cupriferous [kju(:)'prifərəs] *a* 含铜的

Cuprimine ['kʌprimi:n] *n* 青霉胺(penicillamine)制剂的商品名

cuprimyxin [ˌkʌpri'miksin] *n* 铜迈克星,堆囊粘菌素铜(兽用抗菌药和抗真菌药)

cupriuria [ˌkjupri'juəriə] *n* 铜尿

cuprous ['kju:prəs] *a* 亚铜的,一价铜的

cupruresis [ˌkju:pru'ri:sis] *n* 铜尿排泄 | **cupruretic** [ˌkju:pru'retik] *a* (促)铜尿排泄的

cupula ['kju:pju:lə] ([复] **cupulae** ['kju:pju:li:]) *n*【拉】顶 | ～ of ampullary crest 壶腹嵴顶 / ～ of cochlea 蜗顶 / ～ of pleura 胸膜顶

cupulogram ['kju:pjuləˌgræm] *n* 嵴帽敏度图,嵴帽图

cupulolithiasis [ˌkju:pju:ləuli'θaiəsis] *n* 嵴帽沉石病

cupulometry [ˌkju:pju'lɔmitri] *n* 嵴帽(敏度)测量(法)

curable ['kjuərəbl] *a* 可治愈的 | **curability** [ˌkjuərə'biləti] *n*

curage [kju'rɑ:ʒ] *n*【法】刮除术(尤指使用手指刮除)

curare, curari [kju'rɑ:ri] *n* 箭毒

curaremimetic ['kjuˌrɑ:rimai'metik] *n* 箭毒样(神经)阻断剂 *a* 箭毒样作用的

curariform [kju'rɑ:rifɔ:m] *a* 箭毒样的

curarine ['kjuərəri:n] *n* 箭毒碱

curarize ['kjuərəraiz] *vt* 用箭毒于,用箭毒处理 | **curarization** [ˌkjuərərai'zeiʃən, -ri'z-] *n* 箭毒化(使用箭毒,直至产生其生理作用)

curative ['kjuərətiv] *a* 治疗的,有疗效的;治愈的 *n* 治疗物;药品

curb [kə:b] *n* 节制,控制;(马后腿上可引起跛足的)飞节肿大

curcuma ['kə:kjumə] *n* 姜黄

curcumin ['kə:kjumin] *n* 姜黄素

curd [kə:d] *n* 凝乳 *vt, vi* (使)凝结 | alum ～ 明矾乳

curdle ['kə:dl] *vt, vi* (使)凝结;(使)结块变质

curdy ['kə:di] *a* 多凝乳的,凝乳状的

cure [kjuə] *n* 疗程;治愈;疗法,治疗;良药;加工处理 *vt* 治愈(of);纠正 *vi* 起治疗作用;受治疗 | diet ～ 饮食疗法 / economic ～ 经济疗法 / faith ～ 信仰疗法 / grape ～ 葡萄饮食疗法 / hunger ～ 饥饿疗法 / liman ～ 咸水浴疗法 / milk ～ 乳疗法 / mind ～ 精神疗法,心理疗法 / potato ～ 马铃薯疗法(消化道异物的治疗法) / starvation ～ 禁食疗法 / thirst ～ 节饮疗法 / whey ～ 乳清疗法

curet [kjuə'ret] *n* 刮器,刮匙 (-tt-) *vt* 用刮器刮

curettage [ˌkjuri'tɑ:ʒ,kjuə'retidʒ] *n*【法】刮除术 | medical ～ 药物刮宫法 / periapical ～, apical ～ 牙根周刮除术 / subgingival ～ 龈下刮除术 / surgical ～ 外科刮除术(牙科) / ultrasonic ～ 超声刮除术(牙科) / vacuum ～, suction ～ 真空吸刮术,(子宫)吸刮术

curette [kju'ret] *n*【法】刮器,刮匙

curettement [kju'retmənt] *n* 刮术 | physiologic ～ 生理性刮除,酶清创术

curie ['kjuəri] (Marie S. Curie; Pierre Curie) *n* 居里(Ci,旧放射性强度单位,现用Bq〈贝可勒尔〉,1Ci＝37GBq〈3.7×10^{10}Bq〉)

curiegram ['kjuərigræm] *n* 氡(射)线照片

curie-hour ['kjuəriˌauə] *n* 居里小时(旧放射剂量单位,相当于放射性物质在每秒分裂蜕变3.7×10^{10}原子下暴露一小时所获得的剂量,现用Bq〈贝可勒尔〉)

Curie's law ['kjuəri] (Pierre Curie) 居里定律(任何物质均可受到镭射气影响而具放射性,如将此物质被封在不能透过射气的材料中,则其放射性可维持较久) | ～ therapy 居里疗法,镭疗法

curietherapy [ˌkjuəri'θerəpi] *n* 放射疗法(原指镭疗法或氡疗法,现指用任何放射源的射气疗法)

curing ['kjuəriŋ] *n* 食物加工法(用腌、熏等方法);加工法 | denture ～ 义齿加工法(义齿基质聚合或变硬的过程)

curioscopy [ˌkju:ri'ɔskəpi] *n* 核辐射检查法,放射核素显象

curiosity [ˌkjuəri'ɔsəti] *n* 好奇(心);奇特性

curious ['kjuəriəs] *a* 好奇的;难以理解的 | ～ly *ad*

curium ['kjuəriəm] *n* 锔(化学元素)

curl [kə:l] *n* 卷毛,卷发;卷曲;螺旋状物 *vt, vi* (使)卷曲;(使)成螺旋状

curling ['kə:liŋ] *a* 卷曲的,卷毛状的; *n* 卷曲,卷缩

Curling's ulcer ['kə:liŋ] (Thomas B. Curling) 柯林溃疡(体表严重烧伤后胃或十二指肠急性溃疡)

current ['kʌrənt] *a* 通用的,流行的;现时的,当前的 *n* 流;电流;趋势 | aberrval ～ 离神经电流 / action ～, nerve-action ～ 动作电流,神经动作电流(在神经或肌肉细胞膜内产生) / alternating ～ 交流电 / axial ～ 轴流(血流中部的有色部分) / centrifugal ～, descending ～ 离心电流,下行电流(在体内,神经中枢附近为正极,周围为负极) / centripetal ～, ascending ～ 向心电流,上行电流(通过身体的电流,在神经或周围为正极,神经中枢附近为负极) / demarcation ～, ～ of injury 损伤电流 / direct ～ 直流电 / electric ～ 电流 / electrotonic ～ 紧张电流 / faradic ～ 应电流,法拉第电流 / surgical ～ 外科用高频电流 | ～ly *ad* 普遍地,通常地;当前

curriculum [kə'rikjuləm] ([复] **curriculums** 或 **curricula** [kə'rikjulə]) *n*【拉】课程,学程

Curschmann's disease ['ku:ʃmen] (Heinrich Curschmann) 慢性增生性肝周炎,糖衣肝 | ～ mask 库施曼吸药罩(曾用以吸入松节油蒸气) / ～ spirals 库施曼螺旋物(粘蛋白状的原纤维,有时见于支气管性哮喘患者的痰内)

curse [kə:s] *n* 诅咒;祸因;灾祸 *vt* 诅咒;使苦恼;降祸于

Curshmann-Batten-Steinert syndrome ['ku:ʃmɑ:n 'bætən 'ʃtainert] (Hans Curshmann; Frederick E. Batten; Hans Steinert) 库-巴-斯综合征,肌强直性营养不良

cursor ['kə:sə] *n* (电脑荧屏上的)游标

cursory ['kə:səri] *a* 粗略的;仓卒的 | **cursorily** *ad*

curt [kə:t] *a* 简短的,三言两语的 | ～ly *ad* / ～ness *n*

curtail ['kə:teil] *vt* 截短,缩短;削减

curtain ['kə:tn] *n* 帘;幕 *vt* 装帘;隔开(off)

Curtius' syndrome ['kuətius] (Friedrich Curtius) 库齐乌斯综合征(全身一侧肥大或偏身肥大,如面偏侧肥大)

curvatura [ˌkə:və'tjuərə] ([复] **curvaturae** [ˌkə:və'tjuəri:]) *n*【拉】弯,曲

curvature ['kə:vətʃə] *n* 弯,曲;曲率 | gingival ～ 龈曲 / greater ～ of stomach 胃大弯 / lesser ～ of stomach 胃小弯 / occlusal ～ 殆曲 / spinal ～ 脊柱弯曲

curve [kəːv] *n* 曲线,曲线图表;弯曲,弯曲部分 *vt, vi* (使)弯曲;(使)成曲线 | alignment ～ 排列曲线,整列曲线(指牙列曲线) / dose-effect ～, dose-response ～ 剂量效应曲线,剂量反应曲线(表示放射剂量与所产生的特殊生物效应程度之间的相互关系)/frequency ～, probability ～ 频率曲线,概率曲线 / growth ～ 生长曲线(指儿童或细菌的) / isodose ～s 等剂量曲线(放射治疗时用) / muscle ～ 肌肉收缩曲线,肌动(描记)图 / ～ of occlusion, dental ～ 殆曲线,牙列曲线 / oxygen dissociation ～, oxygen-hemoglobin dissociation ～, oxyhemoglobin dissociation ～ 氧解离曲线(表示与血红蛋白结合的氧量正常变化曲线) / pulse ～ 脉搏描记图,脉搏曲线 / visibility ～ 可见度曲线

Curvularia [kəːvjuˈlɛəriə] *n* 弯孢(霉)属 | ～ lunata 月状弯孢霉

cuscamidine [kʌsˈkæmidin] *n* 古柯米定(一种金鸡纳生物碱)

cuscamine [kʌsˈkæmin] *n* 古柯明(一种金鸡纳生物碱)

cuscohygrine [kʌskəˈhaigrin] *n* 古柯叶碱,红古豆碱

cushingoid [ˈkuʃiŋgɔid] *a* 类库欣综合征的(指体征和症状)

Cushing-Rokitansky ulcer [ˈkuʃiŋ rɔːkiˈtʌnski] (Harvey W. Cushing; Karl F. von Rokitanski) 库-罗溃疡(见Rokitansky-Cushing ulcer)

Cushing's disease [ˈkuʃiŋ] (Harvey W. Cushing) 库欣病(为库欣综合征,其肾上腺功能亢进继发于垂体前叶过度分泌促肾上腺皮质激素,伴或不伴垂体腺瘤) | ～ law 库欣定律(颅内张力增高引起血压增高) / ～ operation 库欣手术(一种输尿管缝合法) / ～ phenomenon 库欣现象(颅内压增高所致的全身性血压增高) / ～ syndrome 库欣综合征(①肾上腺皮质功能亢进,症状为肥胖、多毛、阳痿等,当继发于垂体过度分泌促肾上腺皮质激素时,则称库欣病,亦称垂体嗜碱细胞增殖;②小脑脑桥角及听神经生瘤时,引起耳鸣、重听及同侧第六、七脑神经功能损害及颅内压升高)

Cushing's suture [ˈkuʃiŋ] (Hayward W. Cushing) 库欣缝术(一种连续缝术,用于胃肠道手术)

cushion [ˈkuʃən] *n* 垫;减震器,缓冲器 *vt* 用垫子支撑,缓和…的冲击 | coronary ～ 冠状垫 / endocardial ～s 心内膜垫 / ～ of epiglottis 会厌垫(会厌软骨柄;会厌结节) / eustachian ～, ～ of eustachian orifice 咽鼓管圆枕 / intimal ～s 内膜垫 / sucking ～ 颊脂体,吸垫,颊脂垫

cuskohygrine [ˌkʌskəˈhaigrin] *n* 古柯叶碱,红古豆碱

cusp [kʌsp] *n* 尖 | aortic ～ 主动脉瓣前尖 | semilunar ～ 半月形尖 / dental ～ 牙尖

cuspid [ˈkʌspid] *a* 尖(端)的 *n* 尖牙

cuspidate(d) [ˈkʌspideit(id)] *a* 有尖的

cuspis [ˈkʌspis] ([复] **cuspides** [ˈkʌspidiːz] *n*【拉】尖

custodian [kʌsˈtəudjən] *n* 管理人;监护人

custom [ˈkʌstəm] *n* 习惯,风俗;[复]关税 *a* 定制的,定做的 | the Customs 海关

customary [ˈkʌstəməri] *a* 通常的;习惯的;常例的 | **customarily** [ˈkʌstəmərili, kʌstəˈmerili] *ad*

customer [ˈkʌstəmə] *n* 顾客,主顾

cut [kʌt] (cut; -tt-) *vt, vi* 切,割,剪;刺痛;刺穿;穿过 *a* 经过切割的;缩小的 *n* 切伤;刀伤;切面;切磨(牙);削减;缩短 | a short ～ 近路,捷径 / ～ back 修剪;削减;中止 / ～ down 砍伤;夺去…的生命,损害…的健康;胜过;缩短;减少 / ～ in (突然)插入 / ～ off 切掉;切断;中止;使死亡;使分离,使隔绝(from) / ～ out

切掉;停止;放弃 / ～ out for 使适合 / ～ short 突然停止;打断,使提早结束,缩短 / ～ up 切碎;在…上弄出许多伤口;抨击;使消沉;使痛心

cutaneous [kju(:)'teinjəs] *a* 皮(肤)的

cutdown ['kʌtdaun] *n* 削减,减少;静脉造口术(以便插入输液针头)

Cuterebra [ˌkju:tə'ri:brə] *n* 黄蝇属

Cuterebridae [ˌkju:tə'rebridi:] *n* 黄蝇科

cuticle ['kju:tikl] *n* 表皮;甲上皮;护膜 | dental ～, enamel ～ 牙护膜,釉护膜 / keratose ～ 角化小皮(眼的色素细胞外表面层) / primary ～ 原发性釉护膜 / ～ of root sheath 毛根鞘小皮 / secondary ～ 继发性釉护膜 | **cuticular** [kju(:)'tikjulə] *a*

cuticula [kju'tikjulə] ([复] **cuticulae** [kju'tikjuli:]) *n* 【拉】角质层;表皮;护膜 | ～ dentis 牙护膜

cuticularization [kjuˌtikjulərai'zeiʃən, -ri'z-] *n* 表皮形成

cuticulin [kju'tikjulin] *n* 壳脂蛋白

cuticulum [kju'tikjuləm] *n* 表皮;护膜

cutidure ['kju:tidjuə], **cutiduris** [ˌkju:ti'djuəris] *n* 冠状垫

cutin ['kju:tin] *n* 角质(植物);角质素

cutinization [ˌkju:tinai'zeiʃən, -ni'z-] *n* 表皮埋植术

cutireaction [ˌkju:tiri(:)'ækʃən] *n* 皮肤反应(在某些传染病中,以该病病原制剂注射或应用于皮肤时,皮肤发生的炎症或刺激性反应) | differential ～ 鉴别皮肤反应(一次同时接种旧结核菌素〈人型结核菌素滤液〉及牛型结核菌素滤液,以决定患者是否感染结核,若已感染,则鉴别属人型还是属牛型)

cutis ['kju:tis] ([复] **cutes** ['kju:ti:z] 或 **cutises**) *n* 【拉】皮(肤) | ～ anserina 鸡皮(亦称鸡皮疙瘩) / ～ elastica 弹力性皮肤 / ～ hyperelastica 皮肤弹性过度,弹力过度性皮肤 / ～ laxa 皮肤松弛 / ～ marmorata 大理石样皮肤 / ～ rhomboidalis nuchae 颈部菱形皮肤 / ～ verticis gyrata 回状头皮

cutter ['kʌtə] *n* 刀;切割器

cutting ['kʌtiŋ] *n* 切,割,剪 *a* 供切割用的;(疼痛等)剧烈的 | ～**ly** *ad*

cuvette [kju'vet] *n* 小杯,边沟

Cuvier's canal (duct, sinus) ['kuviei] (Georges L. C. F. Dagobert) 静脉导管

CV cardiovascular 心血管的; coefficient of variation 变异系数

C. V. cras vespere【拉】明晚; conjugata vera【拉】真直径(骨盆)

CVA cardiovascular accident 心血管意外; cerebrovascular accident 脑血管意外 costovertebral angle 肋椎角

CVB cyclophosphamide, VP-16 (etoposide) and BCNu (Carmustine) 环磷酰胺-依托泊甙-卡氮芥(高剂量移植方案) CCNU, vinblastine, and bleomycin 氯乙环己亚硝脲-长春碱-博来霉素(联合化疗治癌方案)

CVP central venous pressure 中心静脉压; cyclophosphamide, vincristine, and prednisone 环磷酰胺-长春新碱-泼尼松(联合化疗治癌方案)

CVS cardiovascular system 心血管系统; chorionic villus sampling 绒膜绒毛取样

Cx cervix 颈,子宫颈; convex 凸的,凸面的

Cy 氰(cyanogen)的符号

cyanamide [sai'ænəmaid] *n* 氰酰胺;氰氨化钙

cyanate ['saiəneit] *n* 氰酸盐

cyanemia [ˌsaiə'ni:miə] *n* 青血症,绀血症

cyanhematin [ˌsaiən'hi:mətin] *n* 氰化高铁血红素

cyanhemoglobin [ˌsaiənˌhi:məu'gləubin] *n* 氰红血蛋白

cyanhydric acid [ˌsaiən'haidrik] 氢氰酸

cyanic acid [sai'ænik] 氰酸

cyanide ['saiənaid] *n* 氰化物 *vt* 用氰化

物处理 | mercuric ～ 氰化汞

cyanin ['saiənin] *n* 花青苷，矢车菊苷(用作pH7～8的指示剂)

cyanmethemoglobin [ˌsaiənˌmethi:məu'gləubin] *n* 氰化正铁血红蛋白(此色素广泛用于临床血红蛋白测定法)

cyanmetmyoglobin [ˌsaiənmetˌmaiəu'gləubin] *n* 氰化正铁肌红蛋白

cyan(o)- [构词成分] 青紫，绀，蓝;氰

cyanoalcohol [ˌsaiənəu'ælkəhɔl] *n* 氰醇

Cyanobacteria [ˌsaiənəubæk'tiəriə] *n* 蓝藻目

cyanocobalamin [ˌsaiənəukə'bæləmin] *n* 氰钴铵，维生素B_{12}(防治恶性贫血及大红细胞性贫血) | radioactive ～ 放射性氰钴铵(诊断恶性贫血)

cyanocrystallin [ˌsaiənəu'kristəlin] *n* 蓝晶质(由虾、蟹等十足类动物外壳所得的一种蓝色物质)

cyanoform [sai'ænəfɔ:m] *n* 氰仿

cyanogen [sai'ænədʒin] *n* 氰 | ～ bromide 溴化氢 / ～ chloride 氯化氰

cyanogenesis [ˌsaiənəu'dʒenisis] *n* 生氰作用

cyanogenetic [ˌsaiənəudʒi'netik], **cyanogenic** [ˌsaiənəu'dʒenik] *a* 生氰的

cyanohydrin [ˌsaiənəu'haidrin] *n* 氰醇

cyanolabe ['saiənəˌleib] *n* 感蓝色素，视蓝质

cyanophil [sai'ænəfil] *a* 嗜蓝的，嗜青的 *n* 嗜蓝细胞，嗜青细胞

cyanophilous [ˌsaiə'nɔfiləs] *a* 嗜蓝的，嗜青的

cyanophoric [ˌsaiənəu'fɔ:rik] *a* 氰基的

cyanophose ['saiənəfəuz] *n* 蓝光幻视

cyanopsia [ˌsaiə'nɔpsiə], **cyanopia** [ˌsaiə'nəupiə] *n* 蓝视(症)

cyanose ['saiəˌnəus] *n* 【法】发绀，青紫 | ～ tardive 迟发性发钳

cyanosed ['saiənəuzd] *a* 发绀的，青紫的

cyanosis [ˌsaiə'nəusis] *n* 发绀，青紫 | central ～ 中央性发绀 / enterogenous ～, autotoxic ～ 肠源性发绀，自身中毒性发绀(肠吸收亚硝酸盐和硫化物所引起的综合征) / false ～ 假性发绀 / hereditary methemoglobinemic ～ 遗传性正铁血红蛋白血性发绀 / ～ lienis 脾性发绀，淤血脾 / peripheral ～ 外周性发绀 / pulmonary ～ 肺性发绀 / ～ retinae 视网膜发绀 / shunt ～ 短路性发绀 / tardive ～ 迟发性发绀(先天性心脏病) | **cyanotic** [ˌsaiə'nɔtik] *a*

Cyantin [sai'æntin] *n* 呋喃妥因(nitrofurantoin)制剂的商品名(合成抗菌药，用于治疗尿路感染)

cyanuria [ˌsaiə'njuəriə] *n* 蓝色尿，青色尿

cyanuric acid [saiə'njuərik] 氰尿酸，三聚氰酸，三羟均三嗪

cyanurin [ˌsaiə'njuərin] *n* 尿靛蓝

cybernetics [ˌsaibə'netiks] *n* 控制论

CYC cyclophosphamide 环磷酰胺

cycad ['saikæd] *n* 铁树目裸子植物

cycasin ['saikəsin] *n* 苏铁甙

cyclacillin [saiklə'silin] *n* 环青霉素，氨环己青霉素(抗菌药)

cyclamate ['saikləmeit] *n* 环己氨磺酸盐(甜味药)

Cyclamen ['sikləmən] *n* 仙客来属

cyclamic acid [sai'klæmik] 环拉酸，环己氨磺酸(甜味药)

cyclamin ['sikləmin] *n* 仙客来苷(有催泻和催吐作用)

Cyclamycin ['saikləˌmaisin] *n* 环霉素，三乙酰竹桃霉素，醋竹桃霉素(troleandomycin)制剂的商品名

cyclandelate [sai'klændileit] *n* 环扁桃酯(解痉药，周围血管扩张药)

cyclarthrosis [ˌsiklɑ:'θrəusis] ([复] **cyclarthroses** [ˌsiklɑ:'θrəusi:z]) *n* 车轴关节，屈戌关节，回旋关节 | **cyclarthrodial** *a*

cyclase ['saikleis] *n* 环化酶 | adenyl ~, adenylate ~ 腺苷酸环化酶

cyclazocine [ˌsaiklə'zəusin] *n* 环佐辛(麻醉拮抗药,镇痛药)

cycle ['saikl] *n* 周期;环,循环;周波数 *vi* 循环 | aberrant ~ 迷行循环 / anovulatory ~ 无排卵周期 / asexual ~ 无性生殖周期 / biliary ~ 胆汁循环(胆酸盐循环) / carbon ~ 碳循环 / cardiac ~ 心搏周期 / cell ~ 细胞周期 / citrate-pyruvate ~ 枸橼酸-丙酮酸循环 / citric acid ~ 柠檬酸循环 / cytoplasmic ~ 胞质(内生活)环(寄生物) / estrous ~ 动情周期 / exogenous ~ 外生环,外生期(原生动物) / forced ~ 强迫周期(一种心搏周期) / futile ~ 无效周期 / gastric ~ 胃周期(蠕动) / genesial ~ 生殖周期 / glucose-lactate ~ 葡萄糖乳酸盐循环 / glyoxylate ~ 乙醛酸循环,乙醛酸支路 / gonotrophic ~ 生殖成熟周期(昆虫) / hair ~ 毛发周期 / intranuclear ~ 细胞核内(生长)环 / life ~ 生活史,生活环,生活周期 / masticating ~, masticatory ~, chewing ~ 咀嚼周期 / menstrual ~ 月经周期 / mosquito ~ 蚊体内生环 / nitrogen ~ 氮循环 / ornithine ~ 鸟氨酸循环 / ovarian ~, oogenetic ~ 卵巢周期,卵发生周期 / pregnancy ~ 妊娠周期 / reproductive ~ 生殖周期 / restored ~ 复原周期(心搏) / returning ~ 恢复周期(由期外收缩开始的心搏周期) / schizogenic ~, schizogenous ~ 裂殖周期 / sex ~, sexual ~ 性周期 / sporogenic ~, sporogenous ~ 孢子生殖周期 / tricarboxylic acid ~ 三羧酸循环 / uterine ~ 子宫周期 / vaginal ~ 阴道周期

cyclectomy [sik'lektəmi] *n* 睫状体切除术;睑缘切除术

cyclencephalus [ˌsiklen'sefələs] *n* (大脑)两半球并合畸胎,并脑畸胎

cyclic(al) ['saiklik(əl)] *a* 周期的;循环的,环(状)的

cyclic AMP cyclic adenosine monophosphate 环腺苷酸

cyclic-AMP-dependent protein kinase ['saiklik di'pendənt 'prəuti:n 'kaineis] 环腺苷酸依赖性蛋白激酶

cyclic GMP cyclic guanosine monophosphate 环鸟苷酸

3',5'-cyclic-GMP phosphodiesterase ['saiklik ˌfɔsfəudai'estəreis] 3',5'-环鸟苷酸磷酸二酯酶

cyclicotomy [ˌsikli'kɔtəmi] *n* 睫状肌切开术

cyclindole [sai'klindəul] *n* 胺氢咔唑(抗抑郁药)

cyclitis [sik'laitis] *n* 睫状体炎

cyclization [ˌsaiklai'zeiʃən, -li'z-] *n* 环化(作用);成环作用

cyclizine ['saiklizi:n] *n* 赛克利嗪,苯甲嗪(抗组胺药) | ~ hydrochloride 盐酸赛克利嗪,盐酸苯甲嗪 / ~ lactate 乳酸赛克利嗪,乳酸苯甲嗪(止吐、止恶心药,尤用于预防和缓解晕动病)

cycl(o)- [构词成分] 环,圆形;睫状体

cycloanemization [ˌsaikləuˌænimai'zeiʃən] *n* 睫状体贫血术(在青光眼外科治疗时将睫状长动脉阻断)

cyclobarbital [ˌsaikləu'bɑ:bitæl] *n* 环己巴比妥(口服安眠药) | ~ calcium 环己巴比妥钙

cyclobendazole [ˌsaikləu'bendəzəul] *n* 环苯达唑(抗蠕虫药)

cyclobenzaprine hydrochloride [ˌsaikləu'benzəpri:n] 盐酸环苯扎林,盐酸胺苯环庚烯(肌肉松弛药)

cyclocephalus [ˌsaikləu'sefələs] *n* (大脑)两半球并合独眼畸胎,并脑独眼畸胎

cycloceratitis [ˌsaikləuˌserə'taitis] *n* 睫状体角膜炎

cyclochoroiditis [ˌsaikləuˌkɔ:rɔi'daitis] *n* 睫状体脉络膜炎

Cyclocort ['saikləkɔ:t] *n* 安西奈德(amcinonide)制剂的商品名

cyclocryotherapy [ˌsaikləuˌkraiəu-

'θerəpi] *n* 睫状体冷冻疗法(治青光眼)

cyclocumarol [ˌsaikləu'kuməraul] *n* 环香豆素(抗凝血药)

cyclodamia [ˌsaikləu'deimiə] *n* 调节受抑(指眼)

cyclodialysis [ˌsaikləudai'ælisis] *n* 睫状体分离术

cyclodiathermy [ˌsaikləu'daiəˌθə:mi] *n* 睫状体透热凝固术

cycloduction [ˌsaikləu'dʌkʃən] *n* 眼球旋转

cycloelectrolysis [ˌsaikləuˌilek'trɔlisis] *n* 睫状体电解术

cyclogeny [sai'klɔdʒini] *n* (细菌)周期发育,细菌生活史

cyclogram ['saikləgræm] *n* 视野图;排卵周期图,内分泌周期图

cycloguanide embonate [ˌsaiklə'gwænaid] 环氯胍恩波酸盐,双羟萘酸环氯胍(抗疟药)

cycloguanil pamoate [saikləu'gwænil] 双羟萘酸环氯胍(抗疟药,亦称环氯胍恩波酸盐)

Cyclogyl ['saiklədʒil] *n* 盐酸环喷托酯(cyclopentolate hydrochloride)制剂的商品名

cyclohexane [ˌsaikləu'heksein] *n* 环己烷

cyclohexanehexol [ˌsaikləuˌheksein'heksɔl] *n* 环己六醇,肌醇

cyclohexanesulfamic acid [ˌsaikləuˌheksinsʌl'fæmik] 环己氨磺酸,环拉酸(即cyclamic acid)

cyclohexanol [ˌsaikləu'heksənɔl] *n* 环己醇,环糖

cycloheximide [ˌsaikləu'heksimaid] *n* 环己米特放线菌酮,环己酰亚胺(抗真菌药)

cycloid ['saiklɔid] *a* 环状的;循环(情感)性人格的,循环性情感的,躁郁性气质的 *n* 循环性情感气质者,躁郁性气质者

cycloisomerase [ˌsaikləuai'sɔmәreis] *n* 环异构酶

cyclokeratitis [ˌsaikləukerə'taitis] *n* 睫状体角膜炎

cyclo-ligase [ˌsaikləu'laigeis] *n* 环连接酶

cyclomastopathy [ˌsaikləumæs'tɔpəθi] *n* 乳腺(结缔织及上皮)增生症

cyclomethycaine sulfate [ˌsaikləu'meθikein] 硫酸环美卡因,硫酸环甲卡因(局部麻醉药)

cyclooxygenase [ˌsaikləu'ɔksidʒineis] *n* 环氧合酶

cyclooxygenation [ˌsaikləuˌɔksidʒi'neiʃən] *n* 环氧合作用,环加氧作用

cyclop(a)edia [ˌsaikləu'pi:djə] *n* 百科词典,百科全书

cyclopentamine hydrochloride [ˌsaikləu'pentəmi:n] *n* 盐酸环喷他明,盐酸环戊丙甲胺(肾上腺素能药)

cyclopentane [ˌsaikləu'pentein] *n* 环戊烷

cyclopentanoperhydrophenanthrene [ˌsaikləuˌpentənəupə:ˌhaidrəufə'nænθri:n] *n* 环戊烷多氢菲

cyclopentenophenanthrene [ˌsaikləupenˌti:nəfi'nænθri:n] *n* 环戊烯菲

cyclopenthiazide [ˌsaikləupen'θaiəzaid] *n* 环戊噻嗪,环戊氯噻嗪(利尿降压药)

cyclopentolate hydrochloride [ˌsaikləu'pentəleit] 盐酸环喷托酯,盐酸环戊醇胺酯(抗胆碱能药,散瞳药)

cyclophenazine hydrochloride [ˌsaikləu'fenəzi:n] 盐酸环丙奋乃静(安定药)

cyclophoria [ˌsaikləu'fəuriə] *n* 旋转隐斜视 | accommodative ~ 调节性旋转隐斜视(斜轴散光所致) / minus ~, negative ~ 内旋转隐斜视 / plus ~, positive ~ 外旋转隐斜视

cyclophorometer [ˌsaikləufə'rɔmitə] *n* 旋转隐斜视计

cyclophosphamide [ˌsaikləu'fɔsfəmaid] *n* 环磷酰胺(免疫抑制剂及抗肿瘤药)

Cyclophyllidea [ˌsaikləufi'lidiə] *n* 圆

叶目

cyclopia [sai'kləupiə] *n* 独眼(畸形)

cyclopin ['saikləpin] *n* 圆弧素(圆弧青霉Penicillium cyclopium的蛋白成分，已证明能抑制虫媒病毒A组和B组的代表性病毒的繁殖)

cycloplegia [ˌsaikləu'pli:dʒiə] *n* 睫状肌麻痹 | **cycloplegic** [ˌsaikləu'pli:dʒik] *a* 睫状肌麻痹的 *n* 睫状肌麻痹剂

cyclopropane [ˌsaikləu'prəupein] *n* 环丙烷(吸入麻醉药，因其能燃烧，现很少使用)

cyclopropanone hydrate [ˌsaikləu'prəupənəun 'haidreit] 环丙酮水合物

Cyclops ['saiklɔps] *n* 剑水蚤属

cyclops ['saiklɔps] *n* 独眼畸胎 | ～ hypognathus 下颌不全独眼畸胎

cyclopterin [sai'klɔptərin] *n* 环蝶呤

cyclorotary [ˌsaikləu'rəutəri] *a* 睫状体旋转的

cyclorotation [ˌsaikləurəu'teiʃən] *n* 睫状体旋转

cycloscope ['saikləskəup] *n* 视野镜

cyclose ['saikləuz] *n* 环糖

cycloserine [ˌsaikləu'seri:n] *n* 环丝氨酸(抗结核药，有时用于治疗尿路感染)

cyclosis [sai'kləusis] *n* 胞质环流

cyclospasm ['saikləspæzəm] *n* 调节痉挛(指眼)

Cyclospasmol [ˌsaikləu'spæzmɔl] *n* 环扁桃酯(cyclandelate)制剂的商品名

cyclosporin A [ˌsaikləu'spɔ:rin] *n* 环孢菌素A, 环孢多肽A

cyclosporine [ˌsaikləu'spɔ:rin] *n* 环孢菌素，环孢霉素(具有免疫抑制和抗真菌作用，用于防止器官移植的排斥)

cyclostat ['saikləstæt] *n* (实验)动物旋转瓶

cyclotate ['saikləteit] *n* 双环辛烯酸盐，4-甲基双环[2.2.2]环辛-2-烯-1-羧酸盐(4-methylbicyclo-[2.2.2]oct-2-ene-1-carboxylase的USAN缩约词)

cyclotherapy [ˌsaikləu'θerəpi] *n* 自行车疗法

cyclothiazide [ˌsaikləu'θaiəzaid] *n* 环噻嗪(利尿降压药)

cyclothyme ['saiklə'θaim] *n* 循环性情感气质者，躁郁性气质者

cyclothymia [ˌsaikləu'θaimiə] *n* 循环性情感气质，躁郁性气质 | **cyclothymic** *a* / ～**c** [ˌsaikləu'θaimik] *n* 循环性情感气质者，躁郁性气质者

cyclotol ['saiklətɔl] *n* 多羟环己烷

cyclotome ['saiklətəum] *n* 睫状肌刀

cyclotomy [sai'klɔtəmi] *n* 睫状肌切开术

cyclotron ['saiklətrɔn] *n* 回旋加速器

cyclotropia [ˌsaikləu'trəupiə] *n* 旋转斜视 | minus ～, negative ～ 内旋转斜视 / plus ～, positive ～ 外旋转斜视

cycrimine hydrochloride ['saikri-mi:n] 盐酸赛克立明，盐酸环苯哌丙醇，盐酸环戊哌丙醇(抗胆碱能药，治帕金森神经功能障碍)

Cycrin ['saikrin] *n* 甲羟孕酮醋酸酯(medroxyprogesterone acetate)制剂的商品名

cyema [sai'i:mə] *n* 胚胎

cyemology [ˌsaii'mɔlədʒi] *n* 胚胎学

cyesis [sai'i:sis] *n* 妊娠，(受)孕

cyestein [sai'esti:n], **cyesthein** [sai'esθi:n] *n* 孕尿翳(孕妇尿表面有膜样形成)

cyl cylinder 圆柱(体);量筒;cylindrical lens圆柱透镜

cylicotomy [ˌsili'kɔtəmi] *n* 睫状肌切开术

cylinder ['silində] *n* 圆柱;圆柱体(尤指圆柱管型或圆柱透镜) | crossed ～s 正交圆柱(透)镜 / terminal ～s 终柱 / urinary ～ 尿圆柱，尿管型

cylindrarthrosis [ˌsilindrɑ:'θrəusis] *n* 柱状关节

cylindraxile [ˌsilin'dræksil] *n* 轴索，轴突，神经轴

cylindric(al) [si'lindrik(ə)l] *a* 圆柱的;圆柱状的

cylindriform [si'lindrifɔ:m] *a* 圆柱状

的

cylindrocellular [ˌsilindrəu'seljulə] *a* 柱状细胞的

cylindrodendrite [ˌsilindrəu'dendrait] *n* 轴索侧支,旁轴索

cylindroid ['silindrɔid] *a* 圆柱状的 *n* 圆柱状体

cylindroma [ˌsilin'drəumə] *n* 圆柱瘤 | ~**tous** [ˌsilin'drɔmətəs] *a*

Cylindrothorax [siˌlindrəu'θɔːræks] *n* 斑螯属 | ~ melanocephala 黑头斑螯

cylindruria [ˌsilin'drjuəriə] *n* 管型尿,圆柱尿

cylite ['sailait] *n* 溴化苄

cyllosis [si'ləusis] *n* 畸形足

cyllosoma [ˌsilə'səumə], **cyllosomus** [ˌsilə'səuməs] *n* 下侧腹露脏下肢不全畸胎

cymarose ['saimərəus] *n* 磁麻糖

cymba ['simbə] ([复] **cymbae** ['simbiː]) *n*【拉】艇,舟状物

cymbiform ['simbifɔːm] *a* 舟形的,舟状的

cymb(o)- [构词成分] 凹,舟形

cymbocephaly [ˌsimbəu'sefəli], **cymbocephalia** [ˌsimbəusi'feiliə] *n* 舟状头(畸形) | **cymbocephalic** [ˌsimbəuse'fælik], **cymbocephalous** [ˌsimbəu'sefələs] *a*

cyme [saim] *n* 聚伞花序

cymograph ['saiməgrɑːf] *n* 记波(纹)器

cynanche [si'nænki] *n* 锁喉,咽峡炎 | ~ maligna 坏疽性咽峡炎 / ~ tonsillaris 扁桃体周脓肿

cynanthropy [si'nænθrəpi] *n* 变犬妄想

cynarase ['sainəreis] *n* 洋蓟酶

cynic ['sinik] *a* 犬的,似犬的

cyn(o)- [构词成分] 犬,狗

cynocephalic [ˌsainəuse'fælik] *a* 狗(状)头的

cynodont ['sainədɔnt] *n* 尖牙,犬齿

cynomolgus [ˌsinəu'mɔlgəs] *n* 猕猴,食蟹猴

Cynomyia [ˌsainəu'maijə] *n* 蓝蝇属

Cynomys ['sainəmis] *n* 草原犬属(有传播瘟疫的蚤寄生)

cynophobia [ˌsainəu'fəubjə] *n* 犬恐怖;假性狂犬病

cynorexia [ˌsainə'reksiə] *n* 贪食,食欲过盛,犬样善饥

cyogenic [ˌsaiəu'dʒenik] *a* 引起妊娠的,致孕的

cyonin ['saiənin] *n* 胎盘促性腺激素

Cyon's experiment ['siːɔn] (Elie de Cyon) 齐翁实验(刺激完整的脊神经前根所引起的肌肉收缩,较同样刺激一根切断的神经根远侧端所引起的肌肉收缩为强) | ~ nerve 齐翁神经(一种减压神经,为兔迷走神经的分支,一经刺激,即导致血压下降)

cyophoria [ˌsaiə'fɔriə] *n* 妊娠,(受)孕 | **cyophoric** [ˌsaiə'fɔrik] *a*

cyopin ['saiəpin] *n* 绿脓色素

cyotrophy [sai'ɔtrəfi] *n* 胎儿营养

Cyperus [sai'piːrəs] *n*【拉】莎草属

cyph(o)- 以cyph(o)-起始的词,同样见以kyph(o)-起始的词

cypionate ['sipiəuneit] *n* 环戊丙酸盐(或酯)(cyclopentanepropionate的USAN缩约词)

cypothrin ['saipəθrin] *n* 螺茚扁腈酯(兽用抗螨虫药)

cyprazepam [sai'præzəpæm] *n* 环丙西泮,环丙利眠宁,环丙甲氨二氮䓬(安定药)

cypridology [ˌsipri'dɔlədʒi] *n* 性病学

cypridopathy [ˌsipri'dɔpəθi] *n* 性病

cyprinin ['siprinin] *n* 鲤精蛋白甲

Cypriot ['sipriɔt], **Cypriote** ['sipriəut] *a* 塞浦路斯的;塞浦路斯人的;塞浦路斯语的 *n* 塞浦路斯人;塞浦路斯语

cyproheptadine hydrochloride [ˌsaiprəu'heptədiːn] 盐酸赛庚啶(抗组胺药,止痒药)

cyproquinate [ˌsaiprəu'kwineit] *n* 环丙喹酯(家禽抗球虫药)

cyproterone acetate [sai'prəutərəun] 醋酸环丙孕酮，醋酸氯羟甲烯孕酮(雄激素拮抗药)

Cyprus ['saiprəs] *n* 塞浦路斯[亚洲]

cyrto- [构词成分] 弯曲

cyrtograph ['sə:təgrɑ:f] *n* 胸动描记器

cyrtometer [sə:'tɔmitə] *n* 曲面测量计，曲度计

Cyrtophorida [ˌsə:təu'fɔridə] *n* 管口目

cyrtos ['sə:təs] *n* 胞咽(一种经常弯曲的管状胞咽器，其壁由线带支持，亦称胞咽篮)

cyrtosis [sə:'təusis] *n* 驼背，脊柱后凸；骨弯曲

Cys cysteine 半胱氨酸

Cys-Cys cystine 胱氨酸

cyst [sist] *n* 囊肿；(包)囊，休眠孢子 | adventitious ～, false ～ 异物周(围)囊肿，假囊肿 / apopletic ～ 中风性囊肿(一部分由于血液外渗所形成) / blood ～ 血囊肿 / blue dome ～ 蓝顶囊肿(乳腺) / branchial ～, branchialcleft ～, branchiogenetic ～, branchiogenous ～ 鳃裂囊肿 / bronchogenic ～, bronchial ～ 支气管囊肿 / butter ～ 黄油样囊肿；乳腺潴留囊肿 / cervical ～ 颈部先天性囊肿 / chocolate ～ 巧克力样囊肿(常见于乳房切除术后或卵巢子宫内膜异位时的卵巢内) / compound ～ 多房性囊肿 / daughter ～ 子囊 / epidermal ～ 表皮囊肿 / epidermal inclusion ～ 表皮包涵囊肿 / eruption ～ 萌牙囊肿 / gas ～ 含气囊肿 / hydatid ～, echinococcus ～ 棘球囊，棘球蚴 / lacteal ～ 乳腺囊肿 / mother ～, parent ～ 母囊 / multilocular ～ 多房性囊肿 / neural ～ 神经系(统)囊肿 / neurenteric ～ 神经管原肠囊肿 / pilar ～ 毛发囊肿 / piliferous ～, pilonidal ～ 藏毛囊肿，毛窝瘘 / placental ～ 胎盘囊肿 / radicular ～, radiculodental ～, root ～ (牙)根端囊肿，牙根囊肿 / secondary ～ 次生囊，子囊 / urachal ～, allantoic ～ 脐尿管囊肿 / urinary ～ 尿(液)囊肿 / vitellointestinal ～ 卵黄管囊肿，脐囊肿

cystadenocarcinoma [sisˌtædinəu-ˌkɑ:si'nəumə] *n* 囊腺癌

cystadenoma [ˌsistædi'nəumə] *n* 囊腺瘤 | ～ adamantinum 釉质(上皮)瘤，成釉细胞瘤 / papillary ～ 乳头状囊腺瘤 / papillary ～ lymphomatosum 乳头状淋巴性囊腺瘤 / pseudomucinous ～, mucinous ～ 假粘液性囊腺瘤，粘液性囊腺瘤 / serous ～ 浆液性囊腺瘤

cystalgia [sis'tældʒiə] *n* 膀胱痛

γ-cystathionase [ˌsistə'θaiəneis] *n* γ-胱硫醚酶(见cystathionine γ-lyase)

cystathionine [ˌsistə'θaiəni:n] *n* 胱硫醚

cystathionine γ-lyase [ˌsistə'θaiəni:n 'gæmə 'laieis] 胱硫醚γ-裂解酶(此酶缺乏，为一种常染色体隐性性状，可致胱硫醚尿症，亦称胱硫醚酶)

cystathionine β-synthase [ˌsistə'θaiəni:n 'beitə 'sinθeis] 胱硫醚β-合酶(此酶缺乏，为一种常染色体隐性性状，可致高胱氨酸尿症)

cystathionine β-synthase deficiency 胱硫醚β-合酶缺乏症(为一种常染色体隐性遗传氨基酸病，特征为高胱氨酸尿伴高蛋氨酸血症。临床异常主要发生在眼和骨骼、神经与血管系统；晶状体异位、骨质疏松、智力迟钝和血栓形成是最常见的表现。在旧文献中，本征有时称为高胱氨酸尿)

cystathioninuria [ˌsistəˌθaiəni'njuəriə] *n* 胱硫醚尿

cystatrophia [ˌsistə'trəufiə] *n* 膀胱萎缩

cystauchenitis [ˌsistɔ:ki'naitis] *n* 膀胱颈炎

cystauchenotomy [ˌsistɔ:ki'nɔtəmi] *n* 膀胱颈切开术

cystauxe ['sistɔ:ksi] *n* 膀胱增大

cysteamine ['sistiəˌmi:n] *n* 半胱胺，β-巯基乙胺

cystectasia [ˌsistek'teizjə], **cystec-**

tasy [sis'tektəsi] *n* 膀胱扩张术
cystectomy [sis'tektəmi] *n* 囊切除术;膀胱切除术
cysteic acid ['sistiik] 磺基丙氨酸
cysteine [sis'ti:in] *n* 半胱氨酸 | ~ hydrochloride 盐酸半胱氨酸(治皮肤溃疡)
cysteine endopeptidase [sis'ti:in ˌendəu'peptideis] 半胱氨酸肽链内切酶(亦称硫醇肽链内切酶)
cysteine-type carboxypeptidase ['sistii:nˌtaip kɑ:ˌbɔksi'peptideis] 半胱氨酸型羧肽酶
cysteinyl ['sisti:nil, sis'ti:inil] *n* 半胱氨酰
cystelcosis [ˌsistel'kəusis] *n* 膀胱溃疡
cystencephalus [ˌsisten'sefələs] *n* 囊状脑畸胎
cystendesis [ˌsisten'di:sis] *n* 胆囊缝术;膀胱缝术
cysterethism [sis'teriθizəm] *n* 膀胱过敏
cysthypersarcosis [sistˌhaipə(:)sɑ:'kəusis] *n* 膀胱肌肥厚
cysti- 见cyst(o)-
cystic ['sistik] *a* 囊的;膀胱的;胆囊的
cysticercoid [sisti'sə:kɔid] *n* 似囊尾蚴
cysticercosis [ˌsistisə'kəusis] *n* 囊尾蚴病(俗名囊虫病)
Cysticercus [ˌsisti'sə:kəs] *n* 囊尾蚴属 | ~ bovis 牛囊尾蚴 / ~ cellulosae 猪囊尾蚴 / ~ ovis 羊囊尾蚴 / ~ tenuicollis 细颈囊尾蚴
cysticercus [ˌsisti'sə:kəs] ([复] **cysticerci** [ˌsisti'sə:sai]) *n* 囊尾蚴
cysticolithectomy [ˌsistiˌkəuli'θektəmi] *n* 胆囊管石切除术
cysticolithotripsy [ˌsistikəu'liθətripsi] *n* 胆囊管碎石术
cysticorrhaphy [sisti'kɔrəfi] *n* 胆囊管缝术
cysticotomy [ˌsisti'kɔtəmi] *n* 胆囊管切开术
cystides ['sistidi:z] cystis的复数
cystid(o)- 见cyst(o)-
cystidolaparotomy [ˌsistidəuˌlæpə'rɔtəmi], **cystidoceliotomy** [ˌsistidəuˌsili'ɔtəmi] *n* 剖腹膀胱切开术
cystidotrachelotomy [ˌsistidəutræki'lɔtəmi] *n* 膀胱颈切开术
cystifellotomy [ˌsistife'lɔtəmi] *n* 胆囊切开术
cystiferous [sis'tifərəs] *a* 含囊的
cystiform ['sistifɔ:m] *a* 囊样的,囊状的
cystigerous [sis'tidʒərəs] *a* 含囊的
cystine ['sisti(:)n] *n* 胱氨酸
cystinemia [ˌsisti'ni:miə] *n* 胱氨酸血(症)
cystinosis [ˌsisti'nəusis] *n* 胱氨酸病
cystinuria [ˌsisti'njuəriə] *n* 胱氨酸尿 | **cystinuric** *a*
cystirrhagia [ˌsisti'reidʒiə] *n* 膀胱出血
cystirrhea [ˌsisti'ri:ə] *n* 膀胱粘液溢,膀胱卡他
cystis ['sistis] ([复] **cystides** ['sistidi:z]) *n* 囊;囊肿 | ~ fellea 胆囊
cystistaxis [ˌsisti'stæksis] *n* 膀胱渗血
cystitis [sis'taitis] *n* 膀胱炎 | allergic ~ 变应性膀胱炎 / bacterial ~ 细菌性膀胱炎 / chronic interstitial ~, panmural ~ 慢性间质性膀胱炎 / cystic ~ 囊肿性膀胱炎 / diphtheritic ~, croupous ~ 白喉性膀胱炎 / eosinophilic ~ 嗜酸细胞性膀胱炎 / incrusted ~ 结痂性膀胱炎
cystitome ['sistitəum] *n* 晶状体囊刀
cystitomy [sis'titəmi] *n* 囊切开术;晶状体囊切开术
cyst(o)-, cysti-, cystido- [构词成分] 囊;囊肿;膀胱
cystoadenoma [ˌsistəuædi'nəumə] *n* 囊腺瘤
Cystobacter [ˌsistəu'bæktə] *n* 囊孢杆菌属
Cystobacteraceae [ˌsistəuˌbæktiə'reisii:] *n* 囊孢杆菌科
cystoblast ['sistəblæst] *n* 囊层;包囊干

细胞

cystocarcinoma [ˌsistəukɑːsiˈnəumə] *n* 囊性癌

cystocele [ˈsistəsiːl] *n* 膀胱膨出(经由阴道壁膨出)

cystochrome [ˈsistəkrəum] *n* 尿着色合剂(靛卡红和乌洛托品的合剂，作肌肉或静脉注射，用于检测肾功能的靛卡红试验)

cystochromoscopy [ˌsistəukrəuˈmɔskəpi] *n* (尿)染色膀胱镜检查(肾功能)

cystocolostomy [ˌsistəukəˈlɔstəmi] *n* 膀胱结肠造口吻合术

Cysto-Conray [ˌsistəuˈkɔnrei] *n* 碘酞葡胺(iothalamate meglumine)制剂的商品名

cystodiaphanoscopy [ˌsistəuˌdaiəfəˈnɔskəpi] *n* 膀胱透照检查

cystoduodenostomy [ˌsistəuˌdju(ː)əudiˈnɔstəmi] *n* 囊肿十二指肠吻合(引流)术

cystodynia [ˌsistəuˈdiniə] *n* 膀胱痛

cystoelytroplasty [ˌsistəuiˈlitrəˌplæsti] *n* 阴道膀胱成形术

cystoenterocele [ˌsistəuˈentərəsiːl] *n* 膀胱肠疝

cystoepiplocele [ˌsistəuiˈpipləsiːl] *n* 膀胱网膜疝

cystoepithelioma [ˌsistəuˌepiˌθiːliˈəumə] *n* 囊性上皮瘤

cystofibroma [ˌsistəufaiˈbrəumə] *n* 囊性纤维瘤

cystogastrostomy [ˌsistəugæsˈtrɔstəmi] *n* 囊肿胃吻合(引流)术

Cystografin [ˌsistəuˈgræfin] *n* 泛影葡胺(diatrizoate meglumine)制剂的商品名

cystogram [ˈsistəgræm] *n* 膀胱(照)片，膀胱造影(照)片

cystography [sisˈtɔgrəfi] *n* 膀胱造影(术) | delayed ～ 延迟膀胱造影(术) / voiding ～ 排尿式膀胱造影(术)

cystoid [ˈsistɔid] *a* 囊样的 *n* 类囊肿

cystojejunostomy [ˌsistəudʒidʒuːˈnɔstəmi] *n* 囊肿空肠吻合(引流)术

cystolith [ˈsistəliθ] *n* 膀胱石 | ～**ic** [ˌsistəˈliθik] *a*

cystolithectomy [ˌsistəuliˈθektəmi] *n* 膀胱石切除术

cystolithiasis [ˌsistəuliˈθaiəsis] *n* 膀胱石病

cystolithotomy [ˌsistəuliˈθɔtəmi] *n* 膀胱石切除术

cystolutein [ˌsistəuˈljuːtiːn] *n* 囊肿黄素(卵巢)

cystoma [sisˈtəumə] *n* 囊瘤 | ～**tous** *a*

cystomatitis [ˌsistəuməˈtaitis] *n* 囊瘤炎

cystometer [sisˈtɔmitə] *n* 膀胱内压测量器

cystometrogram [ˌsistəuˈmetrəgræm] *n* 膀胱内压(测量)图

cystometrography [ˌsistəumiˈtrɔgrəfi] *n* 膀胱内压描记法

cystometry [sisˈtɔmitri] *n* 膀胱内压测量法

Cystomonas [sisˈtɔmənəs] *n* 胞滴虫属(即波陀虫属Bodo)

cystomorphous [ˌsistəuˈmɔːfəs] *a* 囊形的

cystonephrosis [ˌsistəuneˈfrəusis] *n* 肾囊状肿大

cystoneuralgia [ˌsistəunjuəˈrældʒə] *n* 膀胱神经痛

cystoparalysis [ˌsistəupəˈrælisis] *n* 膀胱麻痹

cystopexy [ˈsistəˌpeksi] *n* 膀胱固定术

cystophorous [sisˈtɔfərəs] *a* 含囊的

cystophotography [ˌsistəufəˈtɔgrəfi] *n* 膀胱内照相术

cystophthisis [sisˈtɔfθisis] *n* 膀胱结核

cystoplasty [ˈsistəˌplæsti] *n* 膀胱成形术

cystoplegia [ˌsistəuˈpliːdʒə] *n* 膀胱麻痹

cystoproctostomy [ˌsistəuprɔkˈtɔstəmi] *n* 膀胱直肠造口吻合术

cystoptosis [ˌsistɔp'təusis] *n* 膀胱下垂
cystopyelitis [ˌsistəuˌpaii'laitis] *n* 膀胱肾盂炎
cystopyelography [ˌsistəuˌpaii'lɔgrəfi] *n* 膀胱肾盂X线造影(术)
cystopyelonephritis [ˌsistəuˌpaiiləune'fraitis] *n* 膀胱肾盂肾炎
cystoradiography [ˌsistəuˌreidi'ɔgrəfi] *n* 膀胱X线造影(术)
cystorectostomy [ˌsistəurek'tɔstəmi] *n* 膀胱直肠造口吻合术
cystorrhagia [ˌsistəu'reidʒiə] *n* 膀胱出血
cystorrhaphy [sis'tɔrəfi] *n* 膀胱缝术
cystorrhea [ˌsistəu'ri:ə] *n* 膀胱粘液溢,膀胱卡他
cystosarcoma [ˌsistəusɑ:'kəumə] *n* 囊性肉瘤
cystoschisis [sis'tɔskisis] *n* 膀胱裂
cystosclerosis [ˌsistəuskliə'rəusis] *n* 囊肿硬化
cystoscope ['sistəˌskəup] *n* 膀胱镜
cystoscopy [sis'tɔskəpi] *n* 膀胱镜检查 | air ～ 充气膀胱镜检查 / water ～ 充水膀胱镜检查 | **cystoscopic** [ˌsistə'skɔpik] *a*
cystose ['sistəus] *a* 囊的;含囊的
cystospasm ['sistəspæzəm] *n* 膀胱痉挛
Cystospaz ['sistəspæz] *n* 莨菪碱(hyoscyamine)制剂的商品名
cystospermitis [ˌsistəuspə:'maitis] *n* 精囊炎
cystostaxis [ˌsistəu'stæksis] *n* 膀胱渗血
cystostomy [sis'tɔstəmi] *n* 膀胱造口术
cystotome ['sistətəum] *n* 膀胱刀;晶状体囊刀
cystotomy [sis'tɔtəmi] *n* 膀胱切开术 | suprapubic ～ 耻骨上膀胱切开术
cystotrachelotomy [ˌsistəuˌtræki'lɔtəmi] *n* 膀胱颈切开术
cystoureteritis [ˌsistəujuˌri:tə'raitis] *n* 膀胱输尿管炎
cystoureterogram [ˌsistəujuə'ri:tərəgræm] *n* 膀胱输尿管(照)片,膀胱输尿管造影(照)片
cystoureteropyelonephritis [ˌsistəujuəˌri:tərəuˌpaiiləune'fraitis],**cystoureteropyelitis** [ˌsistəujuəˌri:tərəuˌpaii'laitis] *n* 膀胱输尿管肾盂肾炎
cystourethritis [ˌsistəuˌjuəri'θraitis] *n* 膀胱尿道炎
cystourethrocele [ˌsistəujuə'ri:θrəsi:l] *n* 膀胱尿道膨出(女性尿道及膀胱脱垂)
cystourethrogram [ˌsistəujuə'ri:θrəgræm] *n* 膀胱尿道(照)片,膀胱尿道造影(照)片
cystourethrography [ˌsistəujuəri'θrɔgrəfi] *n* 膀胱尿道造影(术) | chain ～ 链标膀胱尿道造影(术) / voiding ～ 排尿式膀胱尿道造影(术)
cystourethroscope [ˌsistəujuə'ri:θrəskəup] *n* 膀胱尿道镜
cystous ['sistəs] *a* 囊的;含囊的
cystyl ['sistil] *n* 胱氨酰
Cytadren ['saitədrən] *n* 氨鲁米特(aminoglutethimide)制剂的商品名
cytapheresis [ˌsaitəfə'ri:sis] *n* 细胞单采法,细胞提取法
cytarabine [sai'tεərəbi:n] *n* 阿糖胞苷,胞嘧啶阿拉伯糖苷(抗病毒、抗肿瘤药) | ～ hydrochloride 盐酸阿糖胞苷(抗病毒药)
cytarme [si'tɑ:mi] *n* 分裂球变扁
cytase ['saiteis] *n* 细胞溶(解)酶,溶胞酶
cytaster ['saitæstə] *n* (细胞)星体
-cyte [后缀] 细胞
Cytellin [sai'telin] *n* 谷甾醇,谷固醇(sitosterols)制剂的商品名
cythemolysis [ˌsaiθi'mɔlisis] *n* 血细胞溶解
cytheromania [ˌsiθərəu'meinjə] *n* 慕男狂,女子色情狂
cytidine ['saitidi:n] *n* 胞(嘧啶核)苷 |

～ diphosphate (CDP) 胞苷二磷酸 / ～ monophosphate (CMP) 胞苷一磷酸(亦称胞苷酸) / ～ triphosphate (CTP) 胞苷三磷酸

cytidine deaminase [ˈsaitidiːn diːˈæmineis] 胞苷脱氨(基)酶

cytidylate [saitiˈdileit] *n* 胞(嘧啶核)苷酸

cytidylate kinase [ˌsaitiˈdileit ˈkaineis] 胞(嘧啶核)苷酸激酶

cytidylic acid [ˌsaitiˈdilik] 胞(嘧啶核)苷酸

cytidylyl [ˌsaitiˈdilil] *n* 胞苷酰

cytisine [ˈsitisin] *n* 金雀花碱，野靛碱(中枢兴奋药)

cytisism [ˈsitisizəm] *n* 金雀花中毒

Cytisus [ˈsitisəs] *n* 金雀花属

cyt(o)- [构词成分] 细胞

cytoanalyzer [ˌsaitəuˌænəˈlaizə] *n* 细胞分析器(一种电子光学仪器，检测恶性细胞)

cytoarchitecture [ˌsaitəuˈɑːkiˌtektʃə], **cytoarchitectonics** [ˌsaitəuˌɑːkitekˈtɔniks] *n* 细胞结构(尤指大脑皮质内的细胞结构) | **cytoarchitectural** [ˌsaitəuˌɑːkiˈtektʃərəl], **cytoarchitectonic** [ˌsaitəuˌɑːkitekˈtɔnik] *a*

cytobiology [ˌsaitəubaiˈɔlədʒi] *n* 细胞生物学

cytobiotaxis [ˌsaitəubaiəuˈtæksis] *n* 细胞互应性

cytoblast [ˈsaitəblæst] *n* 细胞核;原生体

cytoblastema [ˌsaitəublæsˈtiːmə] *n* 细胞胚基，细胞形成质

cytocentrum [ˌsaitəuˈsentrəm] *n* 中心体，中心球

cytocerastic [ˌsaitəusiˈræstik] *a* 细胞发育的

cytochalasin [ˌsaitəuˈkæləsin] *n* 细胞松弛素 | ～B 细胞松弛素B，松胞素B

cytochemism [ˌsaitəuˈkemizəm] *n* 细胞化学作用

cytochemistry [ˌsaitəuˈkemistri] *n* 细胞化学

cytochrome [ˈsaitəkrəum] *n* 细胞色素;胞色细胞(一种神经细胞)

cytochrome oxidase [ˈsaitəkrəum ˈɔksideis] 细胞色素氧化酶

cytochrome-c oxidase [ˈsaitəkrəum ˈɔksideis] 细胞色素c氧化酶

cytochrome-*c* oxidase deficiency 细胞色素*c*氧化酶缺乏症

cytochrome-*b*$_5$ reductase [ˈsaitəkrəum riˈdʌkteis] 细胞色素b_5还原酶

cytochrome P-450 reductase [ˈsaitəkrəum riˈdʌkteis] 细胞色素P-450还原酶

cytochylema [ˌsaitəukaiˈliːmə] *n* 细胞液，透明质

cytocidal [ˌsaitəuˈsaidl] *a* 杀细胞的

cytocide [ˈsaitəsaid] *n* 杀细胞药

cytocinesis [ˌsaitəusaiˈniːsis] *n* 胞质分裂

cytoclasis [saiˈtɔkləsis] *n* 细胞破碎 | **cytoclastic** [ˌsaitəuˈklæstik] *a*

cytoclesis [ˌsaitəuˈkliːsis] *n* 细胞互应性 | **cytocletic** [ˌsaitəuˈkletik] *a*

cytoctony [saiˈtɔktəni] *n* 细胞杀害(作用)

cytocuprein [ˌsaitəuˈkjuːprin] *n* 超氧物歧化酶

cytocyst [ˈsaitəsist] *n* (细)胞囊

cytode [ˈsaitəud] *n* 无核细胞

cytodendrite [ˌsaitəuˈdendrait] *n* 胞体树突

cytodesma [ˌsaitəuˈdezmə] *n* 细胞桥，细胞纽;细胞带

cytodiagnosis [ˌsaitəuˌdaiəgˈnəusis] *n* 细胞诊断 | exfoliative ～ 脱落细胞诊断(检癌) | **cytodiagnostic** [ˌsaitəuˌdaiəgˈnɔstik] *a*

cytodieresis [ˌsaitəudaiˈiərisis] *n* 胞体分裂

cytodifferentiation [ˌsaitəuˌdifəˌrenʃiˈeiʃən] *n* 细胞分化

cytodistal [ˌsaitəuˈdistl] *a* 远离细胞的

(轴索远端)

cytoflav ['saitəflæv] *n* 细胞黄(核黄素的一种磷酸酯,见于肝与心脏内)

cytoflavin [ˌsaitəu'fleivin] *n* 细胞黄素,核黄素磷酸酯

cytogene ['saitədʒi:n] *n* 细胞质基因

cytogenesis [ˌsaitəu'dʒenisis] *n* 细胞发生 | **cytogenic** *a*

cytogenetics [ˌsaitəudʒi'netiks] *n* 细胞遗传学 | **cytogenetic(al)** *a* / **cytogeneticist** [ˌsaitəudʒi'netisist] *n* 细胞遗传学家

cytogenous [sai'tɔdʒinəs] *a* 细胞发生的

cytogeny [sai'tɔdʒini] *n* 细胞发生;细胞谱系

cytoglomerator [ˌsaitəuˌglɔmə'reitə] *n* 血细胞团集器

cytoglycopenia [ˌsaitəuˌglaikəu'pi:niə], **cytoglucopenia** [ˌsaitəuˌglu:kəu'pi:niə] *n* 血细胞糖分过少

cytogony [sai'tɔgəni] *n* 细胞性繁殖,细胞性生殖

cytohistogenesis [ˌsaitəuˌhistəu'dʒenisis] *n* 细胞(组织)发生

cytohistology [ˌsaitəuhis'tɔlədʒi] *n* 细胞组织学 | **cytohistologic** [ˌsaitəuˌhistə'lɔdʒik] *a*

cytohormone [ˌsaitəu'hɔ:məun] *n* 细胞激素

cytohyaloplasm [ˌsaitəu'haiələˌplæzəm] *n* 细胞透明质

cytohydrolist [ˌsaitəu'haidrəlist] *n* 细胞膜水解酶

cytoid ['saitɔid] *a* 细胞状的

cyto-inhibition [ˌsaitəuˌinhi'biʃən] *n* 细胞抑制(作用)

cytokalipenia [ˌsaitəuˌkæli'pi:niə] *n* 细胞钾缺乏,细胞钾过少

cytokerastic [ˌsaitəukə'ræstik] *a* 细胞发育的

cytokine [ˌsaitəu'kain] *n* 细胞素

cytokinesis [ˌsaitəukai'ni:sis] *n* 胞质分裂 | **cytokinetic** [ˌsaitəukai'netik] *a*

cytokinin [ˌsaitəu'kainin] *n* 细胞分裂素,细胞激动素(一种植物激素)

cytolipin H [sai'tɔlipin] *n* (细)胞糖脂H,神经酰胺乳糖苷

cytolist ['saitəlist] *n* 溶细胞素

cytology [sai'tɔlədʒi] *n* 细胞学 | aspiration biopsy ~ (ABC) 针吸活组织检查细胞学 / exfoliative ~ 脱落细胞学 | **cytologic(al)** [ˌsaitəu'lɔdʒik(əl)] *a* **cytologist** *n* 细胞学家

cytolymph ['saitəlimf] *n* 细胞液

cytolysate [sai'tɔliseit] *n* 细胞溶解液 | blood ~ 血细胞溶解液

cytolysin [sai'tɔlisin] *n* 细胞溶素

cytolysis [sai'tɔlisis] *n* 细胞溶解 | **cytolytic** [ˌsaitəu'litik] *a* 细胞溶解的,溶细胞的

cytolysosome [ˌsaitəu'laisəsəum] *n* 细胞溶酶体

cytoma [sai'təumə] *n* 细胞瘤

cytomachia [ˌsaitəu'mækiə] *n* 细胞抗争(身体的防御细胞与细菌之间的斗争)

cytomegalic [ˌsaitəumə'gælik] *a* 巨细胞的

cytomegaloviruria [ˌsaitəuˌmegələuvai'ruəriə] *n* 巨细胞病毒尿

Cytomegalovirus [ˌsaitəu'megələuˌvaiərəs] *n* 巨细胞病毒属

cytomegalovirus [ˌsaitəuˌmegələu'vaiərəs] *n* 巨细胞病毒(亦称涎腺病毒)

Cytomel ['saitəmel] *n* 碘塞罗宁钠,三碘甲状腺氨酸钠(liothyronine sodium)制剂的商品名

cytomere ['saitəmiə] *n* 裂殖子胚;精子胞浆部,胞质区

cytometaplasia [ˌsaitəuˌmetə'pleiziə] *n* 细胞变异

cytometer [sai'tɔmitə] *n* 血细胞计数器 | **cytometry** *n* 血细胞计数

cytomitome [ˌsaitəu'maitəum] *n* 胞质网丝

cytomorphology [ˌsaitəumɔ:'fɔlədʒi] *n* 细胞形态学

cytomorphosis [ˌsaitə*u*mɔːˈfəusis] *n* 细胞形成;细胞变态
cytomycosis [ˌsaitə*u*maiˈkəusis] *n* 细胞真菌病
cyton [ˈsaitɔn] *n* (神经元)细胞体
cytonecrosis [ˌsaitə*u*neˈkrəusis] *n* 细胞坏死
cytopathic [ˌsaitə*u*ˈpæθik] *a* 细胞病变的
cytopathogenesis [ˌsaitə*u*ˌpæθəˈdʒenisis] *n* 细胞病变发生 | **cytopathogenetic** [ˌsaitə*u*ˌpæθədʒiˈnetik] *a*
cytopathogenic [ˌsaitə*u*ˌpæθəˈdʒenik] *a* 致细胞病变的 | **~ity** [ˌsaitə*u*ˌpæθədʒiˈnisəti] *n* 致细胞病变性
cytopathology [ˌsaitə*u*pəˈθɔlədʒi] *n* 细胞病理学 | **cytopathologic(al)** [ˌsaitə*u*ˌpæθəˈlɔdʒik(əl)] *a*
cytopenia [ˌsaitə*u*ˈpiːniə] *n* 血细胞减少(症)
Cytophaga [saiˈtɔfəgə] *n* 噬纤维菌属
Cytophagaceae [ˌsaitə*u*fəˈgeisiiː] *n* 噬纤维菌科
Cytophagales [ˌsaitə*u*fəˈgeiliːz] *n* 噬纤维菌目
cytophagous [saiˈtɔfəgəs] *a* 吞噬细胞的
cytophagy [saiˈtɔfədʒi], **cytophagocytosis** [ˌsaitə*u*ˌfægəsaiˈtəusis] *n* 细胞吞噬作用(吞噬细胞吞噬其他细胞的作用)
cytopharynx [ˌsaitə*u*ˈfæriŋks] *n* 胞咽
cytopherometric [ˌsaitə*u*ˌferəˈmetrik] *a* 细胞移动测定的(试验)
cytophil [ˈsaitəfil] *n* 亲细胞体,嗜细胞体
cytophilic [saitə*u*ˈfilik] *a* 亲细胞的,嗜细胞的(如嗜细胞抗体)
cytophotometer [ˌsaitə*u*fə*u*ˈtɔmitə] *n* 细胞光度计 | **cytophotometry** [ˌsaitə*u*fə*u*ˈtɔmitri] *n* 细胞光度测定法,细胞分光光度法 / **cytophotometric** [ˌsaitə*u*ˌfəutəˈmetrik] *a* 细胞光度测定的
cytophylaxis [ˌsaitə*u*fiˈlæksis] *n* 细胞防御;细胞活性增强 | **cytophylactic** [ˌsaitə*u*fiˈlæktik] *a*
cytophyletic [ˌsaitə*u*faiˈletik] *a* 细胞谱系的
cytophysics [ˌsaitə*u*ˈfiziks] *n* 细胞物理学
cytophysiology [ˌsaitə*u*fiziˈɔlədʒi] *n* 细胞生理学
cytopigment [ˈsaitəˌpigmənt] *n* 细胞色素
cytopipette [ˌsaitə*u*paiˈpet] *n* 细胞吸管
cytoplasm [ˈsaitəplæzəm] *n* (细)胞质,(细)胞浆 | **~ic** [ˌsaitə*u*ˈplæzmik] *a*
cytoplast [ˈsaitə*u*plæst] *n* 胞质体
cytoproct [ˈsaitə*u*prɔkt], **cytopyge** [ˈsaitə*u*paidʒ] *n* 胞肛(原生动物)
cytoproximal [ˌsaitə*u*ˈprɔksiməl] *a* 近细胞的
cytoreductive [ˌsaitə*u*riˈdʌktiv] *a* 细胞减数的
cytoreticulum [ˈsaitə*u*riˈtikjuləm] *n* 胞质网
cytorrhyctes [ˌsaitə*u*ˈriktiːz] *n* 细胞包涵体
Cytosar-U [ˈsaitəsɑː] 阿糖胞苷(cytarabine)制剂的商品名
cytoscopy [saiˈtɔskəpi] *n* 细胞检查
cytosiderin [ˌsaitə*u*ˈsidərin] *n* 胞铁(色)素
cytosine [ˈsaitəsin] *n* 胞嘧啶 | ~ arabinoside 阿糖胞苷 / 5-hydroxymethyl ~ 5-羟甲基胞嘧啶
cytosine deaminase [ˈsaitəsiːn diːˈæmineis] 胞嘧啶脱氨(基)酶
cytoskeleton [ˌsaitə*u*ˈskelitn] *n* 细胞支架 | **cytoskeletal** [ˌsaitə*u*ˈskelitl] *a*
cytosol [ˈsaitəsɔl] *n* 细胞溶质,胞液
cytosol aminopeptidase [ˈsaitəsɔl ˌæminə*u*ˈpeptideis] 胞液氨基肽酶(亦称亮氨酰氨基肽酶)

cytosome ['saitəsəum] *n* (细)胞质体

cytospongium [ˌsaitəu'spɔndʒiəm] *n* (细胞)海绵质

cytost ['saitɔst] *n* 细胞损伤毒素

cytostasis [sai'tɔstəsis] *n* 白细胞郁滞(炎症初期)

cytostatic [ˌsaitəu'stætik] *a* 抑制细胞生长的 *n* 细胞生长抑制剂

cytostome ['saitəstəum] *n* (细)胞口(原生动物)

cytostromatic [ˌsaitəustrə'mætik] *a* 细胞基质的

cytotaxigen [ˌsaitəu'tæksidʒən] *n* 细胞趋化素原

cytotaxin [ˌsaitəu'tæksin] *n* 细胞趋化素

cytotaxis [saitəu'tæksis] *n* 细胞趋性 | **cytotactic** *a*

Cytotec ['saitətek] *n* 米索前列醇(misoprostol)制剂的商品名

cytotherapy [ˌsaitəu'θerəpi] *n* 细胞疗法(应用动物细胞进行治疗;应用溶细胞血清或细胞毒血清进行治疗)

cytothesis [sai'tɔθisis] *n* 细胞修复,细胞再生

cytotoxic [ˌsaitəu'tɔksik] *a* 细胞毒素的;毒害细胞的

cytotoxicity [ˌsaitəutɔk'sisəti] *n* 细胞毒性(能对特殊器官的细胞产生特异性毒性作用的能力) | antibody-dependent cell-mediate ~, antibody-dependent cellular ~ (ADCC) 抗体依赖性细胞介导的细胞毒性

cytotoxicosis [ˌsaitəuˌtɔksi'kəusis] *n* 细胞毒素中毒

cytotoxin [ˌsaitəu'tɔksin] *n* 细胞毒素

cytotrochin [ˌsaitəu'trəukin] *n* (毒素)亲胞体簇

cytotrophoblast [ˌsaitəu'trɔfəblæst] *n* 细胞滋养层 | **~ic** [ˌsaitəuˌtrɔfə'blæstik] *a*

cytotropic [ˌsaitəu'trɔpik] *a* 向细胞的,亲细胞的(尤指抗体)

cytotropism [sai'tɔtrəpizəm] *n* 细胞(互)向性;向细胞性,亲细胞性(指病毒、细菌、药物等)

Cytovene ['saitəˌvi:n] *n* 更昔洛韦钠(ganciclovir sodium)制剂的商品名

Cytoxan [sai'tɔksən] *n* 环磷酰胺(cyclophosphamide)制剂的商品名

cytozoic [ˌsaitəu'zəuik] *a* 细胞(内)寄生的

cytozyme ['saitəzaim] *n* 凝血(酶)致活酶,凝血激酶

cyttarrhagia [ˌsitə'reidʒiə] *n* 牙槽出血

cytula ['sitjulə] *n* 受精卵

cytuloplasm ['sitjuləˌplæzəm] *n* 受精卵胞质

cyturia [si'tjuəriə] *n* 细胞尿(症)

CyVADIC cyclophosphamide, vincristine, adriamycin, and imidazole carboxamide 环磷酰胺-长春新碱-阿霉素-咪唑羧胺(联合化疗治癌方案)

Czech [tʃek] *n* 捷克人;捷克语 *a* 捷克的;捷克人的;捷克语的 | **Czechish** ['tʃekiʃ] *a* 捷克的;捷克人的;捷克语的

Czermak's spaces (lines) ['tʃεəmɑ:k] (Johann N. Czermak) 球间隙(在牙质的外表面)

Czerny-Lembert suture ['tʃεəni lə'bεə] (Vincenz Czerny; Antoine Lembert) 策-郎缝术(肠环形缝术)

Czerny's anemia ['tʃεəni] (Adalbert Czerny) 策尔尼贫血(婴儿营养性贫血)

Czerny's suture ['tʃεəni] (Vincenz Czerny) 策尔尼缝术(①仅穿过肠粘膜的肠管缝术;②筋膜末端修补缝术)

D

D, d [di:] ([复] **D's, d's** [di:z] *n* 英语的第4个字母

D 元素氘(deuterium)的符号

D 道尔顿(dalton)、乳牙(deciduous 〈teeth〉)、密度(density)、元素氘(deuterium)、已故(died)弥散量(diffusing capacity)、屈光度(diopter)、远侧的(distal)、胸椎(dorsal vertebrae)、剂量(dose)、持续时间(duration)、侏儒型(菌落)(dwarf〈colony〉)和拾一存活时间(decimal reduction time)

2, 4-D 2,4-dichlorophenoxyacetic acid 二四滴,2,4-二氯苯氧乙酸(植物生长刺激素)

D. dosis【拉】剂量; da【拉】给予; detur【拉】需给予; dexter【拉】右的

D_L diffusing capacity of the lung 肺弥散量

D_{37} D_{37}剂量(使细胞存活部分减至e^{-1}或0.37所需的剂量)

D- [前缀] D(构)型的

d 日、天(day);十分之一(deci-);脱氧核糖(deoxyribose)和直径(diameter)的符号

d- [di:] 右旋的

δ 希腊语的第4个字母; IgD重链和血红蛋白*δ*链的符号

DA developmental age 发育年龄

dA deoxyadenosine 脱氧腺苷

da- 十(10^1)(米制前缀deka-的罕用符号)

Dabney's grip ['dæbni] (William C. Dabney) 流行性胸膜痛

Daboia [də'bɔiə] *n* 大蒲蛇属 | ~ russelli 鲁氏大蒲蛇

DAC decitabine 地西他滨

dacarbazine [də'kɑ:bəˌzi:n] *n* 达卡巴嗪,氮烯咪胺(抗肿瘤药)

DaCosta's disease [də'kɔstə] (Jacob M. DaCosta) 达科斯塔病(①异位性痛风;②神经性循环衰弱) | ~ syndrome 达科斯塔综合征,神经性循环衰弱

Dacron ['dækrɔn] *n* 涤纶(聚对苯二甲酸乙二醇酯纤维的商品名)

dacry- 见dacryo-

dacryadenalgia [ˌdækriædi'nældʒiə] *n* 泪腺痛

dacryadenitis [ˌdækriˌædi'naitis] *n* 泪腺炎

dacryagogatresia [ˌdækriəˌgɔgə'tri:ziə] *n* 泪管闭锁

dacryagogic [ˌdækriə'gɔdʒik] *a* 催泪的;排泪的(管)

dacryagogue ['dækriəˌgɔg] *n* 催泪剂;排泪管

dacrycystalgia [ˌdækrisis'tældʒiə] *n* 泪囊痛

dacrycystitis [ˌdækrisis'taitis] *n* 泪囊炎

dacryelcosis [ˌdækriel'kəusis] *n* 泪器溃疡(泪囊或泪管溃疡)

dacry(o)- [构词成分] 泪

dacryoadenalgia [ˌdækriəuædi'nældʒiə] *n* 泪腺痛

dacryoadenectomy [ˌdækriəuˌædi'nektəmi] *n* 泪腺切除术

dacryoadenitis [ˌdækriəuˌædi'naitis] *n* 泪腺炎

dacryoblennorrhea [ˌdækriəuˌblenə'riə] *n* 泪管粘液溢

dacryocanaliculitis [ˌdækriəuˌkænəˌlikju'laitis] *n* 泪小管炎

dacryocele ['dækriəsi:l] *n* 泪囊突出

dacryocyst [ˈdækriəˌsist] *n* 泪囊
dacryocystalgia [ˌdækriəusisˈtældʒiə] *n* 泪囊痛
dacryocystectasia [ˌdækriəuˌsistekˈteiziə] *n* 泪囊扩张
dacryocystectomy [ˌdækriəusisˈtektəmi] *n* 泪囊切除术
dacryocystis [ˌdækriəuˈsistis] *n* 泪囊
dacryocystitis [ˌdækriəusisˈtaitis] *n* 泪囊炎
dacryocystitome [ˌdækriəuˈsistitəum] *n* 泪管刀
dacryocystoblennorrhea [ˌdækriəusistəuˌblenəˈriə] *n* 泪囊粘液溢
dacryocystocele [ˌdækriəuˈsistəsi:l] *n* 泪囊突出
dacryocystoptosis [ˌdækriəuˌsistɔpˈtəusis] *n* 泪囊脱垂
dacryocystorhinostenosis [ˌdækriəuˌsistəuˌrainəustiˈnəusis] *n* 鼻泪管狭窄
dacryocystorhinostomy [ˌdækriəuˌsistəuraiˈnɔstəmi] *n* 泪囊鼻腔造口术，泪囊鼻腔造孔术
dacryocystorhinotomy [ˌdækriəuˌsistəuraiˈnɔtəmi] *n* 泪囊鼻腔造孔术
dacryocystostenosis [ˌdækriəuˌsistəustiˈnəusis] *n* 泪囊狭窄
dacryocystostomy [ˌdækriəusisˈtɔstəmi] *n* 泪囊造口术
dacryocystosyringotomy [ˌdækriəuˌsistəusiriŋˈgɔtəmi] *n* 泪囊泪管切开术
dacryocystotome [ˌdækriəuˈsistətəum] *n* 泪囊刀
dacryocystotomy [ˌdækriəusisˈtɔtəmi] *n* 泪囊切开术
dacryogenic [ˌdækriəuˈdʒenik] *a* 催泪的
dacryohelcosis [ˌdækriəuhelˈkəusis] *n* 泪器溃疡(泪囊或泪管溃疡)
dacryohemorrhea [ˌdækriəuˌheməˈri:ə] *n* 血泪溢
dacryolith [ˈdækriəˌliθ] *n* 泪(囊或泪管结)石
dacryolithiasis [ˌdækriəuliˈθaiəsis] *n* 泪(囊或泪管结)石病
dacryoma [ˌdækriˈəumə] *n* 泪管肿大
dacryon [ˈdækriən] *n* 泪点(泪骨及额骨与上颌骨的会合点)
dacryops [ˈdækriɔps] *n* 泪眼;泪管积液
dacryopyorrhea [ˌdækriəuˌpaiəˈri:ə] *n* 脓泪溢
dacryopyosis [ˌdækriəupaiˈəusis] *n* 泪器化脓(泪囊泪管化脓)
dacryorhinocystotomy [ˌdækriəuˌrainəusisˈtɔtəmi] *n* 泪囊鼻腔造孔术
dacryorrhea [ˌdækriəuˈri:ə] *n* 流泪，泪溢
dacryoscintigraphy [ˌdækriəuˈsintigrəfi] *n* 泪囊闪烁显象(术)
dacryosinusitis [ˌdækriəuˌsainəˈsaitis] *n* 筛窦泪管炎
dacryosolenitis [ˌdækriəusəuliˈnaitis] *n* 泪管炎
dacryostenosis [ˌdækriəustiˈnəusis] *n* 泪管狭窄
dacryosyrinx [ˌdækriəuˈsiriŋks] *n* 泪小管;泪管瘘;泪管注射器
DACT dactinomycin 放线菌素D
Dactil [ˈdæktil] *n* 盐酸哌立度酯(piperidolate hydrochloride)制剂的商品名
dactinomycin [ˌdæktinəuˈmaisin] *n* 放线菌素D(抗肿瘤抗生素)
dactyl [ˈdæktil] *n* 指，趾
dactyl- 见dactylo-
dactylate [ˈdæktileit] *a* 有指状的
dactyledema [ˌdæktiliˈdi:mə] *n* 指(趾)水肿
dactylion [dækˈtiliɔn] *n* 并指(趾)
dactylitis [ˌdæktiˈlaitis] *n* 指(趾)炎
dactyl(o)- [构词成分] 指，趾
dactylocampsodynia [ˌdæktiləuˌkæmpsəuˈdiniə] *n* 指曲痛
dactylogram [dækˈtiləgræm] *n* 指纹，指印
dactylography [ˌdæktiˈlɔgrəfi] *n* 指纹学
dactylogryposis [ˌdæktiləugriˈpəusis]

n 弯指

dactylology [ˌdækti'lɔlədʒi], **dactylophasia** [ˌdæktiləu'feiziə] *n* 手指语,手语

dactylolysis [ˌdækti'lɔlisis] *n* 并指(趾)分离术;指(趾)脱落 | ~ spontanea 自发性指(趾)脱落(如发生于自发性断趾病及麻风)

dactylomegaly [ˌdæktiləu'megəli] *n* 巨指(趾)

dactyloscopy [ˌdækti'lɔskəpi] *n* 指纹鉴定法

Dactylosoma [ˌdæktiləu'səumə] *n* 指状虫属

dactylospasm ['dæktiləspæzəm] *n* 指(趾)痉挛

Dactylosporangium [ˌdæktiləuspə'rændʒiəm] *n* 指孢囊菌属

dactylus ['dæktiləs] *n* 指,趾

DAD delayed after depolarization 延缓后去极化

DADDS diacetyl diaminodiphenylsulfone 二乙酰氨苯砜(抗麻风药)

dADP deoxyadenosine diphosphate 脱氧腺苷二磷酸

Dagenan ['dægənən] *n* 磺胺吡啶(sulfapyridine)的商品名

dahlia ['deiljə] *n* 大丽花;大丽紫 | ~ B 龙胆紫

dahlin ['dælin] *n* 菊粉

dahllite ['dɑːlait] *n* 磷碳酸钙

Dahomey [də'həumi] *n* 达荷美[非洲] | **Dahoman** [də'həumən], **Dahomean, Dahomeyan** [də'həumiən] *a* 达荷美的;达荷美人的 *n* 达荷美人

daily ['deili] *a* 每日的 *ad* 每日 *n* 日报

dairy ['dɛəri] *n* 牛奶房;乳品店

dais ['deiis] *n* 台,讲台

Dakin-Carrel method ['deikin kə'rel] (Henry D. Dakin; Alexis Carrel) 达金-卡莱尔法(清创法)

Dakin's fluid (antiseptic solution) ['deikin] (Henry D. Dakin) 达金溶液,次氯酸钠稀溶液

dakryon ['dækriən] *n* 泪点(泪骨及额骨与上颌骨的会合点)

daledalin tosylate [də'ledəlin] 托西酸达来达林,甲苯磺酸苯吲丙胺(抗抑郁药)

Dale's reaction (phenomenon) [deil] (Henry H. Dale) 戴尔反应(现象),豚鼠子宫角体外过敏反应(现象)(一种体外试验,检豚鼠过敏反应,用少量抗原加到浸有致敏豚鼠子宫角的组织液中,能引起致敏的子宫肌收缩)

Dalmane ['dælmein] *n* 盐酸氟西泮(flurazepam hydrochloride)制剂的商品名

Dalrymple's disease ['dælrimpl] (John Dalrymple) 睫状体角膜炎 | ~ sign 达尔林普尔征(突眼性甲状腺肿时睑孔增大)

dalton ['dɔːltən] (John Dalton) 道尔顿(质量单位,为氧原子质量的十六分之一,约1.657×10^{-24}g)

Dalton-Henry law ['dɔːltən 'henri] (John Dalton; Joseph Henry) 道尔顿-亨利定律(液体吸收一混合气体时,其对任一气体的吸收量与各气体单独存在时所吸收之量相同)

daltonism ['dɔːltənizm] *n* 道尔顿症(指红-绿色盲)

Dalton's law ['dɔːltən] (John Dalton) 道尔顿定律(气体混合物的总压力等于各气体的分压之和)

dam [dæm] *n* 水坝;屏障,障碍物;(牙科用的)橡皮障,堤 | rubber ~ 橡皮障,堤

damage ['dæmidʒ] *n* 损伤,损害;破坏 *vt* 损害;毁坏

Damalinia [ˌdæmə'liniə] *n* 啮虱属 | ~ caprae 山羊啮虱 / ~ equi 马啮虱 / ~ hermsi 赫姆斯啮虱 / ~ pilosus 马啮虱

D'Amato's sign [dɑː'mɑːtəu] (Luigi D'Amato) 达马托征(胸膜腔积液患者由坐位改为健侧卧位时,浊音由脊柱区移向心脏区)

damiana [dæmi'einə] *n* 达米阿那,特纳

莫叶(据说有强壮、回苏、利尿、催欲等作用)

dammar ['dæmə] *n* 达玛脂(显微镜检查用作封固剂以及制作动植物标本时用以防腐)

dämmerschlaf ['deməʃlɑːf] *n* 【德】朦胧麻醉(皮下注射吗啡及东莨菪碱引起的半麻醉状态)

Damoiseau's curve (sign) [dæmwɑː'zəu] (Louis H. C. Damoiseau) 达莫瓦索曲线(征)(胸膜积液时胸部呈S形线)

dAMP deoxyadenosine monophosphate 脱氧腺苷 ～ 磷酸,脱氧腺苷酸

damp [dæmp] *n* (矿中)毒气;潮湿,湿气 *a* 有湿气的,潮湿的 *vt* 使潮湿;抑止;阻尼;使衰减 *vi* 变潮湿;减幅,衰减 | after-～ (矿)爆炸后毒气(含氮、二氧化碳,通常亦含一氧化碳) / black ～, choke ～ 乌烟,窒息毒气(矿内煤长期吸收氧而排出二氧化碳所致) / cold ～ 冷毒气(含二氧化碳的雾样蒸气) / fire ～ 引火毒气(气态烃,主要是沼气) / white ～ 白色毒气,一氧化碳 | ～ off 腐坏,枯萎 | **～ish** *a* 微湿的 / **～ly** *ad* / **～ness** *n*

dampen ['dæmpən] *vt* 使潮湿,使衰减 *vi* 变潮湿,沮丧

damper ['dæmpə] *n* 气闸;抑制因素;阻尼器,减震器

damping ['dæmpiŋ] *n* 阻尼,减幅,衰减(指电或声波)

danazol ['dænəzɔl] *n* 达那唑,炔羟雄烯唑(垂体前叶抑制药)

Danbolt-Closs syndrome [dɑːn'bəult klɔs] (Niels C. Danbolt; Karl Closs) 丹-克综合征,肠病性肢端皮炎

dance [dɑːns, dæns] *vi, vt, n* 跳舞,舞蹈 | brachial ～ 肱动脉扭曲(见于老年动脉硬化患者) / hilar ～ 肺门血管搏动过度 / St. Anthony's ～, St. Guy's ～, St. John's ～, St. Vitus' ～ 舞蹈病,小舞蹈病(即 sydenham's chorea) / St. Vitus' ～ of the voice 口吃

Dancel's treatment [dæn'sel] (Jean François Dancel) 丹塞尔疗法(尽量减少饮食中的含水量,治疗肥胖病)

D and C dilatation and curettage 扩张宫颈和刮宫术

dandelion ['dændilaiən] *n* 蒲公英

dander ['dændə] *n* 头垢,头皮屑

dandruff ['dændrəf] *n* 头垢,头皮屑;皮脂溢性皮炎

Dandy's operation ['dændi] (Walter E. Dandy) 丹迪手术(使用经颅后窝的切口施行三叉神经脊神经根切断术)

Dandy-Walker syndrome (deformity) ['dændi 'wɔːkə] (Walter E. Dandy; Arthur E. Walker) 丹迪-沃克综合征(畸形)(先天性脑积水,由于第四脑室正中孔及第四脑室外侧孔阻塞所致)

Dane [dein] *n* 丹麦人

Dane particle [dein] (D. S. Dane) 戴恩颗粒(完整的乙型肝炎病毒颗粒)

danger ['deindʒə] *n* 危险 | be in ～ of 有…的危险 / in ～ 在危险中 / make ～ of 对…踌躇不决;认为…难办 / out of ～ 脱离危险

dangerous ['deindʒrəs] *a* 危险的 | **～ly** *ad*

dangle ['dæŋgl] *vi* 摇晃地悬挂着

daniell ['dænjəl] (John F. Daniell) *n* 丹聂尔(旧电动势单位,＝1.124V)

Danilone ['dæniləun] *n* 苯茚二酮(phenindione)制剂的商品名

Danish ['deiniʃ] *a* 丹麦的;丹麦人的;丹麦语的 *n* 丹麦语

dank [dæŋk] *a* 阴湿的

Danlos' syndrome (disease) ['dænlɔs] (Henri A. Danlos) 当洛斯综合征(见Ehlers-Danlos syndrome)

DANS 5-dimethylamino-1-naphthelenesulphonic acid 5-二甲氨基-1-萘磺酸

dansyl chloride ['dænsil] 丹磺酰氯,5-二甲氨基萘磺酰氯

danthron ['dænθrɔn] *n* 丹蒽醌, 1,8-二羟蒽醌(泻药)

dantrolene sodium ['dæntrəli:n] 丹曲林钠,硝苯呋海因钠(骨骼肌松弛药)

Danysz's phenomenon (effect) ['dæni:z] (Jan Danysz) 丹尼什现象(效应),毒素抗毒素分批中和现象(毒素分批加入时,抗毒素中和影响减少)

Daphne ['dæfni] *n* 瑞香属

daphnetin [dæf'ni:tin] *n* 祖司麻甲素,瑞香内酯

Daphnia ['dæfniə] *n* 溞属,水蚤属

daphnin ['dæfnin] *n* 瑞香甙

daphnism ['dæfnizəm] *n* 瑞香中毒

dapple ['dæpl] *a* 有斑点的,有花纹的 *n* 有斑点 *vt, vi* (使)有斑纹

dapsone ['dæpsəun] *n* 氨苯砜(抗麻风药) | diacetyl ~ 二乙酰氨苯砜

Daranide ['dærənaid] *n* 双氯非那胺(dichlorphenamide)制剂的商品名

Daraprim ['dærəprim] *n* 乙胺嘧啶(pyrimethamine)制剂的商品名

Darbid ['dɑ:bid] *n* 异丙碘铵(isopropamide iodide)制剂的商品名

dare [dɛə] *v aux* 敢 *vt* 敢,敢于面对 *n* 大胆;果敢行为

Dare's method [dɛə] (Arthur Dare) 戴尔法(检血红蛋白)

Dar es Salaam bacterium [dɑ:r es sə'lɑ:m] 达累斯萨拉姆细菌(证实是一种沙门菌血清型)

Daricon ['dɑ:rikɔn] *n* 盐酸羟苄利明(oxyphencyclimine hydrochloride)制剂的商品名

Darier-Roussy sarcoid [dɑ:ri'ei ru:'si] (F. J. Darier; Gustave Roussy) 达-罗肉样瘤(肉样瘤病的一型,其特征为结节较大,且常位于皮下)

Darier's disease [dɑ:ri'ei] (Ferdinand J. Darier) 毛囊角化病 | ~ sign 达里埃征(摩擦色素性荨麻疹可出现荨麻疹和瘙痒)

Darier-White disease [dɑ:ri'ei hwait] (F. J. Darier; James Clarke White) 达-怀病,毛囊角化病

daring ['dɛəriŋ] *a* 大胆的,勇敢的 *n* 大胆,勇敢

dark [dɑ:k] *a* 黑暗的;黑色的,深色的 *n* 黑暗;暗色 | in the ~ 在黑暗中;秘密地 / in the ~ about(或as to) 对…全然不知 | ~**ly** *ad* / ~**ness** *n*

darkroom ['dɑ:kru:m] *n* 暗室

Darkshevich's fibers [dɑ:k'ʃeivitʃi] (Liverij O. Darkshevich) 达克谢维奇纤维(自视神经索至缰神经节的大脑神经纤维) | ~ nucleus (ganglion) 达克谢维奇核(在中脑水管和第三脑室交界处)

Darling's disease ['dɑ:liŋ] (Samuel T. Darling) 组织胞浆菌病

darmous ['dɑ:mus] *n* 氟中毒(北非俗名)

darnel ['dɑ:nel] *n* 毒麦

d'Arsonval ['dɑ:sənvæl] (Jacques A. d'Arsonval) 达松伐耳电流(高频低压电流)

Dartal ['dɑ:təl] *n* 双盐酸奋乃静醋酸酯(thiopropazate dihydrochloride)制剂的商品名

dartos ['dɑ:tɔs] *n*【希】肉膜 | **dartoic** [dɑ:'təuik], **dartoid** ['dɑ:tɔid] *a* 肉膜状的

dartre [dɑ:tr] *n*【法】皮肤病(尤指疱疹)

dartrous ['dɑ:trəs] *a* 肉膜的,肉膜状的;疱疹的

Darvon ['dɑ:vɔn] *n* 盐酸右丙氧芬(propoxyphene hydrochloride)制剂的商品名

darwinism ['dɑ:winizəm] (Charles R. Darwin) 达尔文主义,进化论 | **darwinist** ['dɑ:winist] *a* 达尔文主义的 / **darwinistic** [ˌdɑ:wi'nistik] *a* 达尔文主义的 *n* 达尔文主义者,进化论者

dash [dæʃ] *vt* 使猛撞,搀加(with) *vi* 冲撞 *n* 撞击,搀和

dasymeter [dæ'simitə] *n* 气体密度计

data ['deitə] datum的复数

date [deit] *n* 日期;日子 *vt* 注(明)…的日期;确定…年代 *vi* 注(明)日期;起始 | expiry ~ 失效期,有效期 | out of ~ 废

弃的;过时的 / to ～ 到此为止,到今天 / up to ～ (或down to ～) 直到最近的;现代的 / ～ back to 回溯至 / ～ from 从…起

dATP deoxyadenosine triphosphate 脱氧腺苷三磷酸

datum [ˈdeitəm] ([复] **data** [ˈdeitə]) *n* 论据;资料,材料;[复] 数据

Datura [dəˈtjuərə] *n* 曼陀罗属 | ～ metel 白曼陀罗(东莨菪碱的来源,抗胆碱药)

daturine [dəˈtjuərin] *n* 天仙子胺,莨菪碱,曼陀罗碱

daturism [dəˈtjuərizəm] *n* 莨菪碱中毒,曼陀罗中毒

daub [dɔːb] *vt, vi* 涂抹 *n* 涂料

Daubenton's angle [dɔːbɔnˈtɔn] (Louis J. M. Daubenton) 多邦通角(颅后点颅底点线及颅后点鼻点线接界形成之角,亦称枕角) | ～ line 多邦通线(由颅后点至颅底点的线) / ～ plane 多邦通平面(通过颅后点及眶下缘的平面)

dauernarkose [ˈdauənɑːkəus], **dauerschlaf** [ˈdauəslɑːf] *n* 【德】持续麻醉法,持续睡眠法

daughter [ˈdɔːtə] *n* 女儿;子代 *a* 女儿的;子的(细胞分裂形成的,如子细胞)

daunomycin [dɔːnəˈmaisin] *n* 柔红霉素(抗肿瘤药)

daunorubicin [dɔːnəˈrubisin] *n* 柔红霉素(抗肿瘤药) | ～ hydrochloride 盐酸柔红霉素

daunosamine [dɔːˈnəusəmiːn] *n* 六碳氨糖(见于蒽环类抗生素)

Davainea [dəˈveiniə] *n* 戴文绦虫属,斧钩绦虫属 | ～ proglottina 节戴文绦虫,舌形斧钩绦虫

Davaineidae [dævəˈniːidiː] *n* 戴文(绦虫)科

Davidoff's (Davidov's) cells [ˈdeividɔf] (M. von Davidoff) 达维多夫细胞(见Paneth's cells)

David's disease [dəˈvid] (Jean P. David) 脊椎结核病; (W. David) 达维德病(妇女出血病,特征为牙龈和粘膜严重出血,为卵巢激素缺乏所致,但无确实根据)

Davidsohn differential absorption test [ˈdeividsən] (lsrael Davidsohn) 戴维森鉴别吸收试验(见Paul-Bunnell-Davidsohn test)

Davidsohn's sign [ˈdɑːvidsɔn] (Hermann Davidsohn) 达维逊征(用电灯置于口腔内透照时,瞳孔光度减弱,作为上颌窦积液或肿瘤生长的体征)

Daviel's operation [dæviˈel] (Jacques Daviel) 达维尔手术(在不切除虹膜情况下,经由角膜切口取出白内障手术) | ～ spoon 达维尔匙(用以清除残余晶状体皮质)

Davis graft [ˈdeivis] (John S. Davis) 戴维斯移植皮片(小移植皮片,一块直径约1cm的皮肤)

Davy's test [ˈdeivi] (Edmund W. Davy) 戴维试验(检酚)

Dawbarn's sign [ˈdɔːbɑːn] (Robert H. M. Dawbarn) 道巴恩征(急性肩峰下滑囊炎时,臂下垂,触诊此滑液囊即引起疼痛,但当臂外展时,痛即消失)

dawn [dɔːn] *vi* 天亮;开始出现;渐被理解 *n* 黎明

day [dei] *n* (一)日;白昼;日子,时代 | all ～ (long) 一天到晚,整天地 / all the ～ 整天地 / any ～ 随便那一天;不论怎样 / by(或during the) ～ 在白天 / ～ after ～ 日复一日地 / ～ and night (或 night and ～) 日日夜夜地 / ～ by ～ 一天天地,逐日 / ～ in, ～ out (或 ～ in and ～ out) 天天 / every other (third) ～ 每隔一(两)天 / (from) ～ to ～ 天天;从一天到另一天 / one ～ (过去或将来的)某一天 / some ～ (将来)总有一天,(日后)某一天 / (the) ～ after tomorrow 后天 / (the) ～ before yesterday 前天 / with each passing ～ 日益

day-care [ˈdeikεə] *a* 日托的

daylight ['deilait] *n* 日光;白昼;黎明
day-mare ['deiˌmɛə] *n* 昼魇,昼惊
Day's test [dei] (Richard H. Day) 戴伊试验(检血)
daytime ['deitaim] *n* 白天,日间
dazadrol maleate ['deizədrɔl] 马来酸苯唑吡醇(抗抑郁药)
daze [deiz] *vt* 使发昏,使迷乱 *n* 迷乱
dazzle ['dæzl] *vt, vi* (光等)炫耀,迷惑 *n* 眩惑;炫耀,眩目
dB, db decibel 分贝(响度单位)
DBA dibenzanthracene 二苯蒽
DBI 盐酸苯乙福明,盐酸苯乙双胍(phenformin hydrochloride)制剂的商品名
DC direct current 直流电; Doctor of Chiropractic 按摩医师
D & C dilation and curettage 扩张宫颈和刮宫术
dC deoxycytidine 脱氧胞苷
DCA desoxycorticosterone acetate 醋酸脱氧皮质酮
DCc double concave 双凹的
dCDP deoxycytidine diphosphate 脱氧胞苷二磷酸
DCF direct centrifugal flotation 直接离心浮选(法)
DCH Diploma in Child Health 儿童保健学文凭
DCI dichloroisoproterenol 二氯异丙肾上腺素
dCMP deoxycytidine monophosphate 脱氧胞苷～磷酸,脱氧胞苷酸
dCMP deaminase [di:'æmineis] 脱氧胞苷酸脱氨(基)酶
DCOG Diploma of the College of Obstetricians and Gynaecologists 妇产科医师学会证书(英国)
dCTP deoxycytidine triphosphate 脱氧胞苷三磷酸
DCx double convex 双凸的
d. d. detur ad【拉】被给予
DDD dichlorodiphenyldichloroethane 滴滴滴,二氯二苯二氯乙烷(杀虫药)
o, p'-DDD mitotane 米托坦
DDP, *cis*-DDP cisplatin 顺铂
DDS diaminodiphenylsulfone 二氨二苯砜,氨苯砜; Doctor of Dental Surgery 牙外科博士
DDSc Doctor of Dental Science 牙科博士
DDT dichlorodiphenyltrichloroethane 滴滴涕,二氯二苯三氯乙烷(杀虫药,以前广泛使用,因其造成生态破坏,现在美国禁用)
de-[前缀] 脱,去,除,离,解除
deacetyllanatoside C [ˌdi:ˌæsitilə'nætəsaid] *n* 去乙酰毛花甙C
deacidification [ˌdi:əˌsidifi'keiʃən] *n* 脱酸(作用),去酸(作用)
deactivate [di:'æktiveit] *vt* 使不活动;使减活,使失活;使无效 | **deactivation** [di:ˌækti'veiʃən] *n* 灭活;失活,活动性消失
deacylase [di:'æsileis] *n* 脱酰(基)酶
dead [ded] *a* 死的;无生命的;麻木的;废弃了的;不通电的 *n* 死者 *ad* 完全地;直接地 | be ～ to 对…无感觉的;对…无反应的 / ～ to the world 熟睡;不省人事
deaden ['dedn] *vt* 使缓和;使失去感觉 *vi* 减弱;缓和
deadline ['dedlain] *n* 不可逾越的界限;最后期限(for)
deadly ['dedli] *a* 致命的;死一般的;非常的 *ad* 死一般地;非常,极
deaf [def] *a* 聋的
deaf-aid ['defeid] *n* 助听器
deafen ['defn] *vt* 使聋
deafferentate [di:'æfərənteit] *vt* (使)传入神经阻滞 | **deafferentation** [di:ˌæfərən'teiʃən] *n*
deaf-mute ['def'mju:t] *n* 聋哑人 *a* 聋哑的
deaf-mutism ['def'mju:tizəm] *n* 聋哑(症)
deafness ['defnis] *n* 聋(症) | apoplectiform ～ 中风样聋,梅尼埃(Ménière)

征 / bass ～ 低音聋 / ceruminous ～ 耵聍性聋 / paradoxic ～ 听觉倒错性聋 / postlingual ～ 学语后聋 / prelingual ～ 学语前聋 / sensorineural ～ 感觉神经性聋,耳蜗神经性聋 / tone ～ 音乐聋,感觉性学歌不能 / word ～ 辨语聋

deal [di:l] (dealt) *vt* 分配(out) *vi* 对付,应付,处理(with);论述,涉及(with) *n* 量,程度;待遇 | a great(或good) ～ 大量;得多(用于比较级前)

dealbation [ˌdi:æl'beiʃən] *n* 漂白

dealcoholization [di:ˌælkəhɔlai'zeiʃən, -li'z-] *n* 脱醇(作用)

dealt [delt] deal的过去式和过去分词

deamidase [di:'æmideiz] *n* (脱)酰胺酶

deamidization [di:ˌæmidai'zeiʃən], **deamidation** [di:ˌæmi'deiʃən] *n* 脱酰胺(作用)

deaminase [di:'æmineis] *n* 脱氨(基)酶

deaminate [di:'æmineit], **deaminize** [di:'æminaiz] *vt* 使脱去氨基 | **deamination** [di:ˌæmi'neiʃən], **deaminization** [di:ˌæminai'zeiʃən, -ni'z-] *n* 脱氨基(作用)

dean [di:n] *n* (大学、学院)院长;系主任,教务长

Deaner ['di:nə] *n* 醋氨苯酸地阿诺(deanol acetaminobenzoate)制剂的商品名

deanol acetamidobenzoate ['di:ənɔl ˌæsitˌæmidəu'benzəeit] 醋氨苯酸地阿诺,醋氨苯酸二甲氨乙醇(大脑兴奋剂,具有拟副交感神经活性,在治疗儿童某些行为和学习障碍时用作抗抑郁药)

deaquation [ˌdi:ə'kweiʃən] *n* 脱水(作用)

dear [diə] *a* 亲爱的;贵的

dearticulation [ˌdi:ɑ:ˌtikju'leiʃən] *n* 脱位,关节脱骱

death [deθ] *n* 死亡 | black ～ 黑死病(腺鼠疫的旧名) / brain ～ 脑死亡,不可逆性昏迷 / cot ～, crib ～ 临床死亡,婴儿猝死(典型发生在身体健康的1～6个月的婴儿突然死亡,尸体解剖研究也无法说明原因) / early fetal ～ 早期胎死(妊娠20周内) / genetic ～ 遗传死亡 / intermediate fetal ～ 中期胎死(妊娠21～28周) / late fetal ～ 晚期胎死(妊娠28周后) / liver ～ 肝性死亡 / local ～ 局部死亡 / somatic ～ 整体死亡 | at ～'s door 生命危在旦夕 / meet (with) one's ～ 死去 / put to ～ 置…于死地,杀死,处死 / to ～ 极度 / to the ～ 至死;到底

deathbed ['deθbed] *n* 临终床;临终 *a* 临终时作的

deathblow ['deθbləu] *n* 致命的一击;致死的事物

Deaver's incision ['di:və] (John B. Deaver) 迪弗切口(阑尾手术时切开右侧腹直肌前鞘,然后将该肌推之向内)

debanding [di:'bændiŋ] *n* 去(除)带环,去(除)圈(正牙法)

debar [di'bɑ:] (-rr-) *vt* 阻止;排除;禁止(from)

debase [di'beis] *vt* 降低,贬低 | ～-ment *n*

debatable [di'beitəbl] *a* 可争辩的,争论中的

debate [di'beit] *vi, vt, n* 争论,讨论,辩论

debilitate [di'biliteit] *vt* 使衰弱 | **debilitation** [diˌbili'teiʃən] *n* 虚弱

debility [di'biləti] *n* 衰弱,无力,乏力

débouchement [deibuʃ'mɔŋ] *n* 【法】开口

Débove's disease ['debɔv] (Georges M. Débove) 脾肿大 | ～ membrane 德博夫膜(气管、支气管、肠粘膜的上皮与固有膜之间的一层薄膜) / ～ treatment 德博夫疗法(强迫给予特殊饮食治结核病)

debrancher enzyme [di'bræntʃə 'enzaim] 脱支酶

debrancher enzyme deficiency 脱支酶缺乏症,糖原贮积病Ⅲ型

debranching enzyme [di'brɑ:ntʃiŋ, di'bræntʃiŋ] 脱支酶,(淀粉-1,6-葡糖苷

酶;异淀粉酶)

Debré-Sémélaigne syndrome [də'brei seimei'leniə] (Robert Debré; Georges Sémélaigne) 德-塞综合征(为常染色体隐性遗传的甲状腺功能缺失性克汀病,伴肌强直及假性肌肥大)

Debré's phenomenon [də'brei] (Robert Debré) 德布雷现象(注射恢复期麻疹血清的部位不发疹,但该血清未能防止全身出疹)

débride [dei'bri:d] *vt* 清创

débridement [deibri:d'mɔŋ] *n*【法】清创术 | enzymatic ~ 酶促清创 / surgical ~ 外科清创术

debris ['deibri: də'bri:] *n* 碎屑,碎片 | word ~ 碎语(失语症患者发出的无意义声调)

Debrisan [di'braisən] *n* 聚糖酐(dextranomer)的商品名

debrisoquin sulfate [de'brisəkwin] 硫酸异喹胍(抗高血压药)

Deb. spis. debita spissitudine【拉】按适当稠度

debt [det] *n* 债 | oxygen ~ 氧债

debulking [di:'bʌlkiŋ] *n* 缩小体积手术(切除组成大部分损害的物质,如切除大部分肿瘤,以便为以后的治疗〈如化疗或放疗〉有较少的肿瘤负荷。亦称细胞减数外科)

debye [de'bai] *n* 德拜(电偶极矩单位,符号为D)

Dec. decanta【拉】倾泻,倾析; December 十二月

deca- [构词成分] 十,癸

decacurie [ˌdekə'kjuəri] *n* 10居里(旧放射能单位)

decade ['dekeid] *n* 十;10年

decadence ['dekədəns] *n* 堕落,颓废

decadent ['dekədənt] *a* 颓废的

Decaderm ['dekədə:m] *n* 地塞米松(dexamethasone)制剂的商品名

Decadron ['dekədrɔn] *n* 地塞米松(dexamethasone)制剂的商品名

Decadron-LA ['dekədrɔn] 醋酸地塞米松(dexamethasone acetate)制剂的商品名

Deca-Durabolin [ˌdi:keidjuə'ræbəlin] 癸酸南诺龙(nandrolone decanoate)制剂的商品名

decagram ['dekəgræm] *n* 十克,10g

Decaject ['dekəˌdʒekt] *n* 地塞米松(dexamethasone)制剂的商品名

decalcify [di:'kælsifai] *vt* 使脱钙 | **decalcification** [ˌdi:kælsifi'keiʃən] *n* 脱钙(作用);除石灰质(作用)

decaliter, decalitre ['dekəˌli:tə] *n* 十升,10L

decameter, decametre ['dekəˌmi:tə] *n* 十米,10m

decamethonium [ˌdekəmi'θəuniəm] *n* 十烃季铵,十烷双胺 | ~ bromide 十烃溴铵(骨骼肌松弛药) / ~ iodide 十烃碘铵(骨骼肌松弛药)

decane ['dekein] *n* 癸烷

decannulation [diˌkænju'leiʃən] *n* 除套管(术)(尤指气管造口术套管)

decanormal [ˌdekə'nɔ:məl] *a* 十当量的(指溶液)

decant [di'kænt] *vt* 滗析,倾析(从沉淀物中泻去上面的清液层);移注,倾注 | **decantation** [ˌdi:kæn'teiʃən] *n*

decanter [di'kæntə] *vt* 滗析器,倾析器;(有玻璃塞的)细颈盛水瓶

decapacitation ['di:kəˌpæsi'teiʃən] *n* (精子在女性生殖道内的)去能,除能,抗受精作用

decapeptide [ˌdekə'peptaid] *n* 十肽;十缩氨酸

Decapeptyl [ˌdekə'peptil] *n* 曲普瑞林(triptorelin)制剂的商品名

decapitate [di'kæpiteit] *vt* 将…断头 | **decapitation** [diˌkæpi'teiʃən] *n* 断头术 | **decapitator** [di'kæpiˌteitə] *n* 断(胎)头器

decapod ['dekəpɔd] *a* 十足的 *n* 十足目动物

Decapoda [dikə'pəudə] *n* 十足目

Decapryn ['dekəprin] *n* 琥珀酸多西拉

敏(doxylamine succinate)制剂的商品名

decapsulation [di:ˌkæpsju'leiʃən] *n* 被膜剥除术

decarbonate [di:'kɑ:bəneit] *vt* 使除去二氧化碳 | **decarbonation** [ˌdi:ˌkɑ:bə'neiʃən] *n*

decarbonize [di:'kɑ:bənaiz] *vt* (使)脱碳 | **decarbonization** [di:ˌkɑ:bənai'zeiʃən, -ni'z-] *n*

decarboxylase [ˌdi:kɑ:'bɔksileis] *n* 脱羧酶

decarboxylation [ˌdi:kɑ:ˌbɔksi'leiʃən] *n* 脱羧(作用)

Decaspray ['dekəˌsprei] *n* 地塞米松(dexamethasone)制剂的商品名

decavitamin [ˌdekə'vaitəmin] *n* 十维他,复合维生素

decay [di'kei] *vi, n* 腐烂,腐蚀;衰退,衰变,蜕变 | beta ～ β衰变 / radioactive ～ 放射衰变 / tone ～ (阈)音衰减

decease [di'si:s] *n, vi* 死亡;亡故

deceased [di'si:st] *a* 已死的

decedent [də'si:dənt] *n* 死者(刚去世者)

deceit [di'si:t] *n* 欺骗 | facial ～ 假表情

decelerate [di:'seləreit] *vt, vi* (使)减速 | **deceleration** [di:ˌselə'reiʃən] *n*

December [di'sembə] *n* 十二月

decennial [di'senjəl] *a* 持续10年的;每10年一次的 *n* 10周年

decenter [di:'sentə] *vt* (使)偏心

decentered [di:'sentəd] *a* 偏心的

decentration [ˌdi:sen'treiʃən] *n* 偏心

deception [di'sepʃən] *n* 欺骗,迷惑;装病,诈病

deceptive [di'septiv] *a* 骗人的,靠不住的 | ～**ly** *ad*

deceration [ˌdi:siə'reiʃən] *n* 除蜡法

decerebellation [di:ˌseribe'leiʃən] *n* 小脑切除(法)

decerebrate [di'seribreit] *vt* 去脑(经脑干作横切消除大脑功能) *n* 去脑动物;去脑样患者

decerebration [ˌdi:seri'breiʃən] *n* 去脑(法)(消除大脑功能)

decerebrize [di'seribraiz] *vt* 去脑(消除大脑功能)

dechloridation [di:ˌklɔ:ri'deiʃən], **dechlorination** [di:ˌklɔ:ri'neiʃən] *n* 脱氯(作用)

dechlorurant [di:'klɔ:rjuərənt] *n* 减尿氯药

dechloruration [di:ˌklɔ:rjuə'reiʃən] *n* 减尿氯(作用)

decholesterinization [ˌdi:kɔˌlestərinai'zeiʃən, -ni'z-], **decholesterolization** [ˌdi:kɔˌlestərəlai'zeiʃən, -li'z-] *n* 除胆固醇(作用)

Decholin ['di:kəlin] *n* 去氢胆酸(dehydrocholic acid)制剂的商品名

deci- [构词成分] 分,十分之一

decibel ['desibel] *n* 分贝(响度单位,符号为db)

decide [di'said] *vt* 决定,解决 *vi* 下决心,决定,判定

decided [di'saidid] *a* 决定了的;坚决的;明显的,明确的

decidua [di'sidjuə] *n* 蜕膜 | basal ～ 基蜕膜 / capsular ～, reflex ～ 包蜕膜 / menstrual ～ 经期蜕膜 / parietal ～, true ～ 壁蜕膜,真蜕膜 | ～**l** [di'sidjuəl] *a*

deciduate [di'sidjuit] *a* 有蜕膜的

deciduation [diˌsidju'eiʃən] *n* 蜕膜脱落

deciduitis [diˌsidju'aitis] *n* 蜕膜炎

deciduoma [diˌsidju'əumə] *n* 蜕膜瘤 | ～ malignum 恶性蜕膜瘤,绒毛膜癌

deciduomatosis [diˌsidjuəumə'təusis] *n* 蜕膜异常形成(在非孕期)

deciduosis [diˌsidju'əusis] *n* 蜕膜病(子宫以外的局部出现异位的子宫蜕膜或类妊娠期的子宫内膜组织)

deciduous [di'sidjuəs] *a* (在成熟期)脱落的(如乳牙);暂时的

decigram(me) ['desigræm] *n* 分克

(dg，十分之一克)
decile ['desil, 'desail] *n, a* 十分位数(的)
deciliter, decilitre ['desiˌli:tə] *n* 分升(dl，十分之一升)
decimal ['desiməl] *a* 十进的；小数的 *n* 小数，十进分数
decimate ['desimeit] *vt* 大批毁坏(或杀死)
decimeter, decimetre ['desiˌmi:tə] *n* 分米(dm，十分之一米)
decinormal [ˌdesi'nɔ:məl] *a* 分当量的(十分之一当量的，现用mol/L 摩〈尔〉/升)
decipara [de'sipərə] *n* 十产妇
decision [di'siʒən] *n* 决定；决议；判决，判定
decisive [di'saisiv] *a* 决定性的；明确的，果断的 | ～**ly** *ad*
decitabine (DAC) [di'saitəˌbi:n] *n* 地西他滨(抗肿瘤药，用于治疗急性白血病，静脉输液给药)
deckplatte ['dekplətə] *n*【德】顶板
declaration [ˌdeklə'reiʃən] *n* 宣布，宣言，声明，说明
declare [di'klɛə] *vt* 宣布，断言，声称 *vi* 声明，表明态度 | ～ oneself 发表意见，表明态度
declination [ˌdekli'neiʃən] *n* 偏斜；偏角，偏差；偏转(眼球)
declinator ['deklineitə] *n* (脑膜)牵开器
decline [di'klain] *vi, vt* (使)下降，下垂；偏斜；衰退；拒绝 *n* 减退期(指疾病或发作)；衰退期(指体力或精力逐渐衰退或消耗)
declive [di'klaiv] *n* 小脑山坡；坡，山坡
declivis [di'klaivis] *n*【拉】小脑山坡
Declomycin ['dekləuˌmaisin] *n* 地美环素(demeclocycline)制剂的商品名
decoagulant [ˌdi:kəu'ægjulənt] *a* 脱凝血质的 *n* 脱凝血质剂
Decoct. decoctum【拉】煎(剂)
decoct [di'kɔkt] *vt* 煎(药)
decoction [di'kɔkʃən] *n* 煎法；煎剂，汤药
decoctum [di'kɔktəm] *n*【拉】煎(剂)
decoic acid [di'kəuik] 癸酸
decollate [di'kɔleit] *vt* 使断头 | **decollation** [ˌdi:kə'leiʃən] *n* 断头术(主要用于难产时的胎儿)
decoloration [di:ˌkʌlə'reiʃən] *n* 脱色(作用)；漂白；色消失，失色
decolorize [di:'kʌləraiz] *vt* 使脱色；漂白 | **decolorization** [di:ˌkʌlərai'zeiʃən, -ri'z-] *n*
decompensation [di:ˌkɔmpen'seiʃən] *n* 代偿失调，代偿功能障碍
decomplementize [di:'kɔmpliˌmentaiz] *vt* 脱补体 | **decomplementation** [ˌdi:ˌkɔmplimən'teiʃən] *n* 脱补体作用
decompose [di:kəm'pəuz] *vt, vi* 分解；解体；(使)腐解，(使)腐败 | **decomposable** [ˌdi:kəm'pəuzəbl] *a* 可分解的
decomposition [ˌdi:kɔmpə'ziʃən] *n* 分解；解体；腐解，腐败 | anaerobic ～ 无氧分解 / ～ of movement 动作分解(指运动失调)
decompound [ˌdi:kəm'paund] *vt* 分解；再混合 *n* 再混合物
decompress [ˌdi:kəm'pres] *vt* 使减压
decompression [ˌdi:kəm'preʃən] *n* 减压，解压 | cardiac ～ 心减压术 / cerebral ～ 脑减压术，颅内减压
deconditioning [ˌdi:kən'diʃəniŋ] *n* 去适应(作用)(指长期失重后心血管功能的一种改变)
decongestant [ˌdi:kən'dʒestənt] *a* 减轻充血的 *n* 减充血剂
decongestive [ˌdi:kən'dʒestiv] *a* 减轻充血的
decontaminate [ˌdi:kən'tæmineit] *vt* 清除污垢；去除(毒气、放射性等)污染 | **decontamination** [ˌdi:kəntæmi'neiʃən] *n* 去污染(法)
decoquinate [dikə'kwineit] *n* 地考喹酯，癸氧喹酯(抗球虫药，用于家禽)

decorate [ˈdekəreit] *vt* 装饰,修饰
decoration [ˌdekəˈreiʃən] *n* 装饰
decorticate [diˈkɔ:tikeit] *vt* 剥除皮质,去皮质;剥外皮,去皮 | **decorticator** *n* 剥皮器
decortication [di:ˌkɔ:tiˈkeiʃən] *n* (树、果等)剥外皮法;(脑、肾、肺等)皮质剥除术 | arterial ~ 动脉外层剥除术,动脉周交感神经切除术 / chemical ~, enzymatic ~ 化学去皮质法,酶去皮质法 / ~ of lung 胸膜外纤维层剥除术 / renal ~ 肾被膜剥除术
decrease [ˈdi:kri:s] *n* 减小;减少(量) [di(:)ˈkri:s] *vi, vt* 减小,减少 | on the ~ 在减少中
decrement [ˈdekrimənt] *n* 减少;减量;减退期(疾病)
decrepit [diˈkrepit] *a* 老弱的;衰老的
decrepitate [diˈkrepiteit] *vt, vi* (使)烧爆 | **decrepitation** [diˌkrepiˈteiʃən] *n* 烧爆作用,毕剥作响(指某些物质如盐、晶体受热时的爆裂声)
decrudescence [ˌdi:kruˈdesns] *n* (症状)减退
decrustation [ˌdi:krʌsˈteiʃən] *n* 痂皮脱落,脱痂
dectaflur [ˈdektəflu:] *n* 氢氟酸十八烯胺(牙龋预防剂)
Decub. decubitus【拉】卧,卧位
decubation [ˌdi:kjuˈbeiʃən] *n* 恢复期(传染病)
decubital [diˈkju:bitl] *a* 褥疮的
decubitus [diˈkju:bitəs] *n* 卧,卧位;褥疮 | dorsal ~ 仰卧位 / lateral ~ 侧卧位 / ventral ~ 腹卧位,伏卧位
decumbin [diˈkʌmbin] *n* 蓝菌素(一种毒性物质,获自斜卧青霉菌,引起呼吸窘迫和出血,鼠口服50%致死量约275mg/kg)
decuple [ˈdekjupl] *a* 十倍的,以十计的 *n* 十倍 *vt* 使增加到十倍
decurrent [diˈkʌrənt] *a* 向下的
decussate [diˈkʌseit] *vt, vi* (使)交叉 *a* 交叉的 | ~**ly** *ad*
decussatio [ˌdekʌˈseiʃiəu] ([复] **decussationes** [ˌdekʌseiʃiˈəuni:z]) *n*【拉】交叉
decussation [ˌdekʌˈseiʃən] *n* 交叉 | ~, of fillet, ~ of lemniscus 丘系交叉 / motor ~, pyramidal ~, ~ of pyramids 锥体交叉 / ~ of superior cerebellar peduncles 小脑上脚交叉 / tegmental ~s, ~s of tegmentum 被盖交叉
decussorium [ˌdi:kʌˈsɔ:riəm] *n* 硬脑膜压下器
dedentition [ˌdi:denˈtiʃən] *n* 脱牙
dedicate [ˈdedikeit] *vt* 献给,献身于(to)
dedication [ˌdediˈkeiʃən] *n* 供献,献身
dedifferentiation [di:ˌdifərenʃiˈeiʃən] *n* 消分化,脱分化,反分化(分化的消退,即一种组织的逆向分化、退行发育)
de d. in d. de die in diem【拉】天天
dedolation [ˌdedəˈleiʃən] *n* 伤肢感;斜切开(取皮)
deduce [diˈdju:s] *vt* 推断,由…获得结论(from)
deduct [diˈdʌkt] *vt* 扣除,减法;演绎
deduction [diˈdʌkʃən] *n* 推论;演绎(法);扣除 | **deductive** [diˈdʌktiv] *a*
deed [di:d] *n* 行为,行动 | **in** ~ 事实上,真正
deem [di:m] *vt* 认为,相信
deemanate [di:ˈeməneit] *vt* 去射气
deemphasize [di:ˈemfəsaiz] *vt* 使不重要,降低…的重要性 | **deemphasis** [di:ˈemfəsis] *n* 降低重要性
Deen's test [di:n] (Izaac A. van Deen) 迪恩试验(检胃液血)
deep [di:p] *a* 深的;非常的 *n* 深处 *ad* 深,迟 | ~**ly** *ad* / ~**ness** *n*
deepen [ˈdi:pən] *vt, vi* (使)加深,(使)深化
de-epicardialization [ˌdi:epiˌkɑ:diəlaiˈzeiʃən] *n* 除心外膜(法)(以缓解难消除的心绞痛,即用石炭酸处置或用其他腐蚀剂破坏心外膜组织,以促进侧支循

环成长)

deep-rooted ['di:p'ru:tid, 'di:pˌru:tid] *a* 根深蒂固的

deep-seated ['di:p'si:tid, 'di:pˌsi:tid] *a* 由来已久的,根深蒂固的;深位的

Deetjen's bodies ['deitjən] (Hermann Deetjen) 血小板

DEF decayed, extracted, and filled 乳牙龋数(率)(D=需补牙数, e=需拔牙数, F=已补牙数)

defatigation [di:ˌfæti'geiʃən] *n* (肌肉或神经)疲劳过度

defatted [di:'fætid] *a* 脱脂的(饮食)

default [di'fɔ:lt] *n, vi* 不履行;久缺 | in ~ of 因没有…;在缺少…时

defaunate [di:'fɔ:neit] *vt* 灭虫,除虫

defeat [di'fi:t] *vt, n* 战胜

defecate ['defikeit] *vt* 澄清,净化 *vi* 排粪

defecation [ˌdefi'keiʃən] *n* 净化;排粪 | fragmentary ~ 断续性多次排粪

defecography [ˌdefə'kɔgrəfi] *n* 排粪造影(用以评估大便失禁)

defect [di'fekt] *n* 缺点;缺损,缺陷 | acquired ~ 后天缺损 | aortic septal ~, aorticopulmonary septal ~ 主动脉中隔缺损,主动脉肺动脉中隔缺损 / atrial septal ~s, atrioseptal ~s (心)房中隔缺损,心房间隔缺损 / congenital ~, birth ~ 先天缺损,先天缺陷 / endocardial cushion ~s 心内膜垫缺陷 / filling ~ 充盈缺损(钡灌肠X线造影) / neural-tube ~ 神经管缺损 / ostium primum ~ 第Ⅰ房间孔缺损 / ostium secundum ~ 第Ⅱ房间孔缺损 / retention ~ 记忆缺损 / salt-losing ~ 失盐缺陷 / subperiosteal cortical ~ 骨膜下皮质缺陷 / ventricular septal ~ (心)室中隔缺损,心室间隔缺损

defective [di'fektiv] *a* 有缺点的;有缺陷的;不完全的 *n* 身心有缺陷的人 | ~**ly** *ad* / ~**ness** *n*

defeminization [di:ˌfeminai'zeiʃən, -ni'z-] *n* 失女性态,女态缺失(女性特征缺失)

defend [di'fend] *vt* 防御;保护(from, against) | ~**er** *n* 防御者;保护人

defense, defence [di'fens] *n* 防御,防护 | character ~ 性格防御(可以用作防御机制的任何性格特征,如作态、姿势或矫饰) / insanity ~ 精神障碍防御(如果一个人在犯罪时由于精神障碍而缺乏犯罪责任能力,那就不能宣判该人有罪的一种法律概念) / muscular ~ 肌性防御(局限性炎症时) / ur ~ 原始信念,基本信念

defensive [di'fensiv] *a* 防御的 | ~**ly** *ad*

defer¹ [di'fə:] (-rr-) *vt, vi* 推迟,(使)延期 | ~**red** *a* 延缓的,推迟的

defer² [di'fə:] (-rr-) *vi* 遵从,听从(to)

deference ['defərəns] *n* 听从,敬重 | out of(或in) ~ to 遵从,服从

deferens ['defərənz] *a* 【拉】输送的

deferent ['defərənt] *a* 输送的,输出的

deferentectomy [ˌdefərən'tektəmi] *n* 输精管切除术

deferential [defə'renʃəl] *a* 输精管的

deferentitis [ˌdefərən'taitis] *n* 输精管炎

deferoxamine [difə'rɔksəmi:n] *n* 去铁胺(螯合剂) | ~ hydrochloride 盐酸去铁胺 / ~ mesylate 甲磺酸去铁胺,去铁敏(用作铁中毒的解毒药)

defervescence [ˌdi:fə'vesəns] *n* 退热(期)

defervescent [ˌdi:fə'vesənt] *a* 退热的 *n* 退热药

defiance [di'faiəns] *n* 挑战;蔑视 | bid ~ to 蔑视;与…对抗 / in ~ of 无视,不顾 / set (sth) at ~ 公开蔑视(某物)

defibrillate [di:'faibriˌleit] *vt* 去纤颤 | **defibrillation** [di:ˌfaibri'leiʃən] *n* 去纤颤(电休克使心房室纤维性颤动停止);组织纤维分离(法) / **defibrillator** [di:ˌfaibri'leitə] *n* 去纤颤器,除颤器

defibrinated [di:'faibriˌneitid] *a* 去纤维蛋白的

defibrination [di:ˌfaibri'neiʃən] *n* 去纤维蛋白法

defibrinogenation [ˌdi:faiˌbrinədʒə'neiʃən] *n* 致去纤维蛋白法(如在血栓溶解疗法中用蛇毒蛋白酶〈ancrod〉所引起的去纤维蛋白法)

deficiency [di'fiʃənsi] *n* 缺乏,不足;缺失;缺陷,缺损 | congenital sucrase-isomaltase ~ 先天性蔗糖酶-异麦芽糖酶缺乏 / debrancher ~ 脱支酶缺乏 / 17-hydroxylase ~ 17-羟化酶缺乏(见syndrome项下相应术语) / immune ~ 免疫缺陷 / intestinal sucrase-α-dextrinase ~ 肠蔗糖酶-α-糊精酶缺乏 / isolated IgA ~, selective IgA ~ 孤立性IgA缺乏,选择性IgA缺乏(最常见的免疫缺陷病: IgA缺乏,其他免疫球蛋白种类水平正常及细胞免疫正常。特点为复发性肺窦感染以及变态反应、胃肠道疾病〈乳糜泻、溃疡性结肠炎、局限性回肠炎〉和自身免疫病〈类风湿性关节炎、系统性红斑狼疮〉的发病率增加。许多患者有抗IgA抗体,可引起严重的输血反应) / kapa-chain ~ κ链缺乏(带κ轻链的免疫球蛋白分子缺乏) / leukocyte G6PD ~ 白细胞葡糖-6-磷酸脱氢酶缺乏(一种X连锁遗传病,临床上类似慢性肉芽肿病) / oxygen ~ 缺氧 / thymus-dependent ~ 非胸腺依赖性缺陷(由于胸腺发育不全所引起的细胞介导免疫缺陷病,但体液免疫比较完整) / thymus-independent ~ 不依赖胸腺的缺陷(B淋巴细胞增生时的缺陷病,其中包括丙球蛋白缺乏血症和丙球蛋白异常血症) / vitamin ~ 维生素缺乏

deficient [di'fiʃənt] *a* 缺乏的,不足的(in)

deficit ['defisit] *n* 缺乏,短缺;缺陷,缺损 | oxygen ~ 缺氧 / pulse ~ 脉搏短缺 / saturation ~ 饱和不足

defile [di'fail] *vt* 污损;玷污

Definate ['defineit] *n* 多库酯钠(docusate sodium)制剂的商品名

define [di'fain] *vt* 解释;给…下定义;规定

definite ['definit] *a* 明确的,限定的,肯定的 | ~**ly** *ad*

definition [defi'niʃən] *n* 定义,定界;明晰,明确性

definitive [di'finitiv] *a* 确定的,决定的;发育完全的;最后的,终局的(宿主)

deflagrate ['defləgreit] *vt, vi* 爆燃 | **deflagration** [ˌdeflə'greiʃən] *n* 爆燃(作用)

deflate [di'fleit] *vt, vi* 放气,解除气胀

deflation [di'fleiʃən] *n* 解除气胀;放气

deflect [di'flekt] *vt, vi* (使)偏斜;(使)转向;(使)弯曲 | **deflective** *a*

deflection, deflexion [di'flekʃən] *n* 偏向,偏离;偏转;转移(精神分析)

defloration [ˌdi:flɔ:'reiʃən] *n* 处女膜破裂

deflorescence [ˌdeflɔ:'resns] *n* 皮疹消退

defluvium [di:'fluviəm] *n*【拉】脱落;流下 | postpartum ~ 产后脱发 / ~ unguium 脱甲

defluxio [di'flʌkʃiəu] *n*【拉】脱落;流下

defluxion [di'flʌkʃən] *n* (分泌物)溢出,流出;(毛发)脱落

defoam [di:'fəum] *vt* 去泡沫 | ~**er** *n* 消泡剂,消沫剂

deform [di'fɔ:m] *vt* 损坏…的形状 *vi* 变形

deformability [diˌfɔ:mə'biləti] *n* 变形性(如红细胞通过微血管时的变形能力)

deformation [ˌdi:fɔ:'meiʃən] *n* 畸形;变形(过程)(指红细胞通过毛细血管时的变形)

deforming [di'fɔ:miŋ] *a* 使畸形的;使变形的

deformity [di'fɔ:məti] *n* 变形,畸形 | boutonnière ~ 钮孔状变形(一种手指变形,特征为近侧指间关节屈曲及远侧关节过度伸展) / buttonhole ~ 钮孔状变形(见boutonnière ~);钮孔状左房室瓣狭窄(见stenosis项下buttonhole mitral stenosis) / gun stock ～ 枪托状变形,肘内翻 / lobster claw ～ 虾螯状畸形(手指) / reduction ～ 短缺畸形(尤指肢体缺如) / rocker-bottom ～ 摇椅底变形,凸底变形(见foot项下相应术语) / rolled edge ～ 卷边变形(梅毒所致的主动脉瓣尖十分典型的变形) / seal-fin ～ 海豹鳍状畸形(手指) / silver fork ～ 银叉样变形(见于科利斯〈Colles〉骨折) / thumb-in-palm ～ 拇指内收畸形

deft [deft] *a* 灵巧的,熟练的

defunct [di'fʌŋkt] *a* 已死的;不再存在的

defundation [ˌdiːfʌn'deiʃən], **defundectomy** [ˌdiːfʌn'dektəmi] *n* 子宫底切除术

defy [di'fai] *vt* 蔑视,公然反抗;使不可能

Deg. degeneration 变性;退化,变质; degree 度;程度

degassing [diː'gæsiŋ] *n* 除气,排气;解(除)毒气(法)

degeneracy [di'dʒenərəsi] *n* 退化,变质;精神变质,堕落;简并,简并密码 | ～ of code, code ～ 简并密码(在遗传密码中存在一个以上的密码子,可决定一个氨基酸,并将其插入一条增长中的肽链)

degenerate [di'dʒenərit] *a* 退化的,变质的;变性的;(密码等)简并的 *n* 精神变质者 [di'dʒenəreit] *vi* 退化;变质,变性

degeneratio [diˌdʒenə'reiʃiəu] *n* 【拉】退化,变质;变性

degeneration [diˌdʒenə'reiʃən] *n* 退化;变质;变性 | adiposogenital ～ 肥胖性生殖器退化 / albuminoid ～, albuminous ～ 蛋白样变性,浊肿 / amyloid ～, bacony ～, cellulose ～, chitinous ～, hyaloid ～, lardaceous ～, waxy ～ 淀粉样变性 / anemic ～ 贫血性变性,(红细胞)多染性 / angiolithic ～ 血管石变性,血管壁钙化 / atrophic pulp ～ 萎缩性牙髓变性,牙髓萎缩 / black ～ of brain 大脑黑变病(一种真菌病) / calcareous ～, earthy ～ 石灰变性 / cerebromacular ～ (CMD), cerebroretinal ～ 大脑黄斑变性,大脑视网膜变性 / comma ～ (脊髓)束间束变性 / corticostriatal-spinal ～ 皮质纹状体-脊髓变性症,克-雅(Creutzfeldt-Jakob)综合征 / disciform macular ～ 盘状黄斑变性 / dystrophic ～ 营养不良性变性 / elastoid ～ (动脉)弹力组织变性 / endoglobular ～ (血)细胞内变性(见于巨红细胞) / fatty ～, adipose ～ 脂肪变性 / glistening ～ 闪光性变性(见于神经胶质组织) / hepatolenticular ～, lenticular ～, progressive lenticular ～ 肝豆状核变性 / hyaline ～, vitreous ～ 透明变性,玻璃样变性 / macular ～ 黄斑变性(视网膜) / olivopontocerebellar ～ 橄榄体脑桥小脑变性 / parenchymatous ～ 实质(性)变性,浊肿 / red ～ 红色变性(妊娠时子宫平滑肌瘤的红色软化) / retrograde ～ 退行性变性,轴索反应 / senile exudative macular ～ 老年渗出性黄斑变性 / spongy ～ of central nervous system, spongy ～ of white matter 中枢神经系统海绵状变性,白质海绵状变性(一种罕见的常染色体隐性遗传型脑白质营养不良,特征为发病早,脑白质广泛性去髓鞘及空泡形成,因而外形呈海绵状,有严重精神发育迟缓,巨头,颈肌无力,臂与腿强直,一般在年龄18个月左右死亡。亦称卡纳万〈Canavan〉病) / trabecular ～ 小梁状变性(支气管) / uratic ～ 尿酸盐性变性 / vacuolar ～ 空泡变性 | **degenerative** [di'dʒenərətiv] *a*

degenitalize [di'dʒenitəlaiz] *vt* 去性(精神分析,指对性的情感转移到其他方面)

degerm [diː'dʒəːm] *vt* 消毒;灭菌

degloving [di'glʌviŋ] *n* 下颌骨颏部口腔内显露法

Deglut. deglutiatur【拉】吞服

deglutible [diː'gluːtəbl] *a* 可吞咽的

deglutition [ˌdi:glu:'tiʃən] *n* 吞咽 | **deglutitive** [di:'glu:titiv], **deglutitory** [di:'glutitəri] *a*

Degos' disease, syndrome [də'gəuz] (Robert Degos) 德戈斯病、综合征(恶性萎缩性丘疹病)

degradation [ˌdegrə'deiʃən] *n* 降解(作用);退化,劣化

degrade [di'greid] *vt* 使降解;使退化

degranulation [di:ˌgrænju'leiʃən] *n* 脱粒,去粒,失粒(指某些粒细胞)

degree [di'gri:] *n* 度;程度;次,次数;地位;学位 | ~s of freedom 自由度(样本组成中可独立变化的项数) / prism ~ 棱镜度 | by ~s 逐渐地 / to a ~ 非常,极其;稍微,有些 / to a greater or lesser ~ 不同程度地 / to some ~ 在某种程度上 / to the last ~ 极度地

degrowth ['di:grəuθ] *n* 生长度减退

degustation [ˌdi:gʌs'teiʃən] *n* 尝味

dehab ['di:həb] *n* 苏拉病(surra), 伊(凡士)氏锥虫病(家畜的一种恶性贫血病)

dehematize [di:'hemətaiz] *vt* 去血,除血

dehemoglobinize [ˌdi:hi:məu'gləubinaiz] *vt* 去血红蛋白

dehepatized [di'hepətaizd] *a* 去肝的

Dehio's test ['deihiəu] (Karl K. Dehio) 杰希奥试验(注射阿托品,若心动过慢情况减轻,则与迷走神经紧张有关,否则与心肌病有关)

dehiscence [di'hisns] *n* 裂开 | wound ~ 伤口裂开

dehumanization [di:ˌhju:mənai'zeiʃən, -ni'z-] *n* 人性丧失(指某些严重的患精神病状态)

dehumidifier [ˌdi:hju'midifaiə] *n* 减湿器

dehydrant [di:'haidrənt] *a* 脱水的 *n* 脱水剂

dehydratase [di:'haidrəteis] *n* 脱水酶

dehydrate [di:'haidreit] *vt* (使)脱水 | **dehydration** [ˌdi:hai'dreiʃən] *n* 脱水(作用);失水(病理) / **dehydrator** [di:'haidreitə] *n* 脱水器

dehydro- [构词成分] 脱氢

dehydroandrosterone [di:ˌhaidrəuæn'drɔstərəun] *n* 脱氢雄甾酮

dehydroascorbic acid [di:ˌhaidrəuæs'kɔ:bik] 脱氢抗坏血酸

dehydrobilirubin [di:ˌhaidrəubili'ru:bin] *n* 脱氢胆红素胆绿素

dehydrochlorinase [di:ˌhaidrə'klɔrineis] *n* 脱氯化氢酶

dehydrocholaneresis [di:ˌhaidrəuˌkəulə'nə:risis] *n* 脱氢胆酸排出增多(胆汁中)

dehydrocholate [di:ˌhaidrəu'kəuleit] *n* 脱氢胆酸盐

dehydrocholesterol [di:ˌhaidrəukə'lestərɔl] *n* 脱氢胆甾醇(皮肤内的一种甾醇,经适当照射,即形成维生素D) | activated 7-~ 活化7-脱氢胆甾醇,胆钙化(甾)醇,维生素D_3

dehydrocholic acid [di:ˌhaidrəu'kəulik] 脱氢胆酸

11-dehydrocorticosterone [di:ˌhaidrəukɔ:ti'kɔstərəun] *n* 11-脱氢皮质(甾)酮

dehydrocorydaline [di:ˌhaidrəukə'ridəlin] *n* 脱氢紫堇碱

dehydroemetine [di:ˌhaidrəu'eməti:n] *n* 去氢依米丁(抗原虫药)

dehydroepiandrosterone [di:ˌhaidrəuˌepiæn'drɔstərəun], **dehydroisoandrosterone** [di:ˌhaidrəuˌaisəuæn'drɔstərəun] *n* 脱氢(表)雄甾酮,脱氢异雄(甾)酮

dehydrogenase [di'haidrədʒəneis] *n* 脱氢酶 | acetaldehyde ~ 乙醛脱氢酶 / alcohol ~ (乙)醇脱氢酶 / anaerobic ~ 不需氧脱氢酶 / glutamate ~ 谷氨酸脱氢酶 / lactate ~ 乳酸脱氢酶

dehydrogenate [di:'haidrədʒəneit] *vi* 脱氢,去氢 | **dehydrogenation** [di:ˌhaidrədʒə'neiʃən] *n*

dehydromorphine [di:ˌhaidrəu'mɔ:fi:n] *n* 脱氢吗啡,假吗啡

dehydropeptidase [di:ˌhaidrəu'peptideis] *n* 脱氢肽酶

dehydropeptidase II [di:ˌhaidrəu'peptideis] 脱氢肽(水解)酶Ⅱ,酰化氨基酸水解酶

dehydroretinal [di:ˌhaidrəu'retinəl] *n* 脱氢维生素A醛,脱氢视黄醛

dehydroretinol [di:ˌhaidrəu'retinɔl] *n* 脱氢维生素A醇,脱氢视黄醇,维生素A_2

dehydrotestosterone [di:ˌhaidrəute'stɔstərəun] *n* 去氢睾酮

dehypnotize [di:'hipnətaiz] *vt* 解除催眠状态

deiodination [di:ˌaiədi'neiʃən] *n* 脱碘作用

deionization [di:ˌaiɔnai'zeiʃən, -ni'z-] *n* 除离子(作用),消电离(作用)

deiteral ['daitərəl] *a* 前庭神经外侧核的

Deiters' cell ['daitəz] (Otto F. C. Deiters) 代特斯细胞(听器的外指细胞;神经胶质细胞) | ~ nucleus 前庭外侧核 / ~ phalanges 代特斯指节(听器外指细胞的末端) / ~ process 轴突,轴索 / ~ terminal frame 代特斯终末装置(连接代特斯指节与亨森〈Hensen〉细胞的网状板) / ~ tract 前庭脊髓束

déjà entendu [dei'ʒɑ: ɑ:ŋtɑ:ŋ'dju:] 【法】似曾听闻症

déjà éprouvé [dei'ʒɑ: ˌeipru:'vei] 【法】似曾实践症

déjà fait [dei'ʒɑ: fei] 【法】似曾从事症

déjà pensé [dei'ʒɑ: pɔŋ'sei] 【法】似曾思及症

déjà raconté [dei'ʒɑ: ˌrækɔn'tei] 【法】似曾讲述症

déjà vécu [dei'ʒɑ: vei'kju:] 【法】似曾经历症

déjà voulu [dei'ʒɑ: vəu'lju:] 【法】似曾要求症

déjà vu [dei'ʒɑ: 'vju:] 【法】似曾相识症

Dejean's syndrome [də'ʒɑ:n] (M. C. Dejean) 德让综合征,眶底综合征(即orbital floor syndrome,见syndrome项下相应术语)

deject [di'dʒekt] *vt* 使沮丧

dejecta [di'dʒektə] *n* 排泄物,粪便

dejected [di'dʒektid] *a* 沮丧的 | **~ly** *ad*

dejection [di'dʒekʃən] *n* 排泄物,粪便;排粪;沮丧

Dejerine-Klumpke paralysis [ˌdeʒə'ri:n 'klʌmpki] (Augusta Dejerine-Klumpke) 代热林-克隆普克麻痹(见Klumpke's paralysis)

Dejerine-Landouzy dystrophy (type) [ˌdeʒə'ri:n lən'duzi] (J. J. Dejerine; Louis T. J. Landouzy) 代热林-兰杜兹营养不良(型)(见Landouzy-Dejerine dystrophy)

Dejerine-Lichtheim phenomenon [ˌdeʒə'ri:n 'liʃthaim] (J. J. Dejerine; Ludwig Lichtheim) 代热林-利希特海姆现象(见Lichtheim sign)

Dejerine-Roussy syndrome [ˌdeʒə'ri:n ru'si] (J. J. Dejerine; Gustav Roussy) 丘脑综合征(thalamic syndrome,见syndrome项下相应术语)

Dejerine's disease [ˌdeʒə'ri:n] (Joseph J. Dejerine) 进行性肥大性间质性神经病 | ~ sign 代热林征(咳嗽、喷嚏及用力大便时神经根炎症状加重) / ~ syndrome 代热林综合征(①皮质性知觉障碍:如实体感缺失等;②延髓上部病灶产生同侧第十二脑神经麻痹及对侧偏瘫,下部病灶产生软腭及喉麻痹;③神经根炎症状;④类似脊髓痨的综合征,深部感觉受抑制而接触感觉正常,因后柱的长根纤维损害所致)

Dejerine-Sottas disease (atrophy) [ˌdeʒə'ri:n 'sɔtəz] (J. J. Dejerine; Jules Sottas) 进行性肥大性间质性神经病

Dejerine-Thomas syndrome [ˌdeʒə'ri:n tɔ'mɑ:s] (J. J. Dejerine; André A. H. Thomas) 代-托综合征,橄榄体脑桥小脑萎缩

deka- [构词成分] 十,癸(见deca-)

dacrimation [di͵lækri'meiʃən] *n* 泪液过多,多泪

dactation [͵di:læk'teiʃən] *n* 断奶,断乳;停乳,泌乳停止

Delafield's fluid ['deləfi:ld] (Francis Delafield) 德拉菲尔德液(一种固定液,为精细的组织学组织用,含有锇酸、铬酸、醋酸和乙醇) | ~ hematoxylin 德拉菲尔德苏木精染剂(染核用)

Delalutin [͵delə'lju:tin] *n* 羟孕酮己酸酯(hydroxyprogesterone caproate)制剂的商品名

delamination [͵di:læmi'neiʃən] *n* 分层,离层

de Lange's syndrome [dei 'lɑ:ŋə] (Cornelia de Lange) 朗日综合征(一种先天性综合征:严重智力迟钝,伴有多种畸形,其中包括身材矮小〈阿姆斯特丹侏儒〉,短头,低位耳,蹼颈,鲤鱼嘴,鼻梁凹陷伴鼻尖上翘与鼻孔朝前,浓眉且与中线相连,前额与颈部长有低位不整齐的粗发,扁平铲样手伴短而逐渐变细的手指)

Delatestryl [͵delə'testril] *n* 庚酸睾酮,睾酮庚酸酯(testosterone enanthate)制剂的商品名

delay [di'lei] *vt, vi* 延误;推迟 *n* 迟延,延误

delayed-release [di'leid-ri'li:s] 延迟释放(释放药物的时间比立即服药后的时间稍晚)

Delbet's sign [del'bei] (Pierre Delbet) 德尔贝征(肢体主要血管发生动脉瘤时,如肢体远端营养保持良好,虽无脉搏,侧支循环仍充分形成)

del Castillo's syndrome [del kɑ:s'ti:jəu] (E. B. del Castillo) 戴尔·卡斯蒂育综合征(溢乳闭经综合征,不伴有妊娠)

de-lead [di'led] *vt* (从组织中)除铅(排除铅中毒)

De Lee catheter [di'li:] (Joseph B. De Lee) 德李导管(用以从新生儿鼻咽和口咽部抽吸胎便和羊膜碎屑) | ~ forceps 德李产钳(一种改良的辛普森〈Simpson〉钳)

De Lee-Hillis obstetric stethoscope [di'li: 'hilis] (J. B. De Lee; David S. Hillis) 德李-希利斯产科听诊器(一种戴在检查者头上用以听胎儿心音的听诊器)

delegate ['deligit] *n* 代表 ['deligeit] *vt* 委派…为代表

Delestrogen [del'estrədʒən] *n* 雌二醇戊酸酯(estradiol valerate)制剂的商品名

deleterious [͵deli'tiəriəs] *a* 有害的

deletion [di'li:ʃən] *n* 缺失(在遗传学中指染色体遗传物质部分丧失) | antigenic ~ 抗原性部分消失(子细胞中的抗原决定簇丧失或掩蔽)

deliberate [di'libəreit] *vi, vt* 仔细考虑,研讨[di'libərit] *a* 深思熟虑的,有意的

deliberation [di͵libə'reiʃən] *n* 考虑;评议

delicacy ['delikəsi] *n* 细软;病弱;灵敏

delicate ['delikit] *a* 细软的;病弱的;灵敏的 | ~ly *ad*

delicious [di'liʃəs] *a* 美味的;妙的

delight [di'lait] *vt* 使高兴 *vi* 喜爱(in) *n* 快乐,高兴 | take ~ in 以…为乐

delightful [di'laitful] *a* 令人愉快的;可爱的

delimit [di:'limit], **delimitate** [di(:)'limiteit] *vt* 定…的界限 | **delimitation** [di(:)͵limi'teiʃən] *n* 定界,定限

delineate [di'linieit] *vt* 描绘,叙述 | **delineation** [di͵lini'eiʃən] *n* / **delineative** [di'linieitiv] *a*

delinquency [di'liŋkwənsi] *n* 失职;过失;少年犯罪;违法,反社会行为

delinquent [di'liŋkwənt] *a* 失职的;有过失的;违法的 *n* 失职者;违法者(尤指少年犯罪者) | juvenile ~ 少年罪犯

deliquesce [͵deli'kwes] *vi* 溶化;潮解(使物质从大气中吸收水分而逐渐液化) | **deliquescence** [͵deli'kwesns] *n* / **deliquescent** [ˌdeli'kwesnt] *a*

deliriant [di'liriənt] *a* 致谵妄的 *n* 致谵妄药;谵妄者

delirifacient [diˌliri'feiʃiənt] *a* 致谵妄的 *n* 致谵妄药

delirious [di'liriəs] *a* 谵妄(性)的;发狂的,妄想的 | ~**ly** *ad*

delirium [di'liriəm] ([复] **deliriums** 或 **deliria** [di'liriə]) *n* 谵妄;发狂,妄想 | acute ~ 急性谵妄 / ~ alcoholicum 酒精中毒性谵妄,震颤性谵妄 / alcohol withdrawal ~ 酒精脱瘾性谵妄,震颤性谵妄 / febrile ~ 热病谵妄,发热谵妄 / low ~ (意识)模糊性精神迟钝 / senile ~ 老年性谵妄 / toxic ~ 中毒性谵妄 / traumatic ~ 外伤性谵妄 / ~ tremens 震颤性谵妄(亦称酒精脱瘾性综合征)

delitescent [ˌdeli'tesənt] *a* 潜伏(期)的 | **delitescence** [ˌdeli'tesns] *n* 骤退,突然消退;(毒物或致病因子的)隐伏期

deliver [di'livə] *vt* 解救,解除;使…分娩,给…接生;发表,陈述;投递,传送;除去,摘除 | be ~ed of 生下(孩子) / ~ a child 接生

delivery [di'livəri] *n* 交付;投递,传送;分娩,生产;陈述;讲演;除去,摘除(如眼睛晶状体) | abdominal ~ 剖宫产 / breech ~ 臀位分娩 / high forceps ~ 高位产钳分娩 / low forceps ~ 低位产钳分娩 / midforceps ~ 中位产钳分娩 / postmature ~ 逾期分娩 / postmortem ~ 死后分娩 / premature ~ 早产

dell [del] *n* 小凹,浅窝

delle ['dele] *n* 小凹(染色红细胞的中央透明区)

dellen ['delən] *n* 角膜浅凹

delling ['deliŋ] *n* 小凹形成

delmadinone [del'mædinəun] *n* 地马孕酮,去乙酰去氢氯地孕酮(孕激素类药)

delmadinone acetate [del'mædinəun] 去氢氯地孕酮(孕激素类药,具有抗雄激素和抗雌激素作用,用于兽医)

Delmege's sign [del'meʒə] (Jean Delmege) 戴尔梅惹征(三角肌变平,认为是结核病的早期体征)

delomorphous [delə'mɔ:fəs], **del-morphic** [delə'mɔ:fik] *a* 显形的(如胞或组织)

Delore's method [dei'lɔ:] (Xavi Delore) 德劳尔法(膝外翻矫正手法)

delouse [di:'laus] *vt* 灭虱 | ~**r** *n* 灭器

delousing [di'lausiŋ] *n* 灭虱(法)

Delpech's abscess [del'peʃ] (Jacqu M. Delpech) 德尔北希脓肿(脓肿形迅速,使人极度衰竭,但很少有热度)

delphinine ['delfini:n], **delphir** ['delfi:n] *n* 翠雀碱,翠雀宁

Delphinium [del'finiəm] *n* 翠雀(草)属

delphinoidine [ˌdelfi'nɔidi:n] *n* 翠次碱

delphisine ['delfisi:n] *n* 异翠雀碱

delta ['deltə] *n* 希腊语的第4字母(Δ, δ 丁种;三角,三角形区 | **deltaic** [del'te ik] *a* | ~ mesoscapulae 肩胛冈三角

Delta-Cortef ['deltəˌkɔ:tef] *n* 泼尼龙(prednisolone)制剂的商品名

deltacortisone [ˌdeltə'kɔ:tisəun] *n* 泼尼松,强的松(合成糖皮质激素)

Deltalin ['deltəlin] *n* 合成维生素D (synthetic vitamin D_2)制剂的商品名

Deltasone ['deltəsəun] *n* 泼尼松,强的松(prednisone)制剂的商品名

deltoid ['deltɔid] *a* 三角形的 *n* 三角肌

Deltra ['deltrə] *n* 泼尼松,强的松(prednisone)制剂的商品名

delusion [di'lju:ʒən] *n* 妄想 | ~ c being controlled, ~ of control 受控妄想(认为自己的思想、情感和行动不属于自己的,而是由别人或某种外力所强加的) / bizarre ~ 奇异妄想(如受控妄想或思想被广播) / encapsulated ~ 包藏妄想(对行为没有很大影响的妄想) / expansive ~ 夸大妄想 / fragmentary ~s 不连贯妄想 / ~ of grandeur 夸大妄想 / mood-congruent ~ 心境协调

妄想(心境混乱表现的妄想) / mood-incongruent ～ 心境不协调妄想(精神病表现的妄想) / ～ of negation 虚无妄想(认为身体某部缺失或世界已不复存在) / nihilistic ～ 虚无妄想(否认某事物或一切事物存在) / ～ of persecution 被迫害妄想 / poverty ～ 贫穷妄想(认为失去或即将失去物质财富的妄想) / ～ of reference 关系妄想,牵连妄想 / somatic ～ 器官变异妄想,躯体(疾患)妄想(认为身体的器官及其功能有些变异) | ～**al** *a*

Delvinal ['delvinəl] *n* 戊烯比妥(vinbarbital)制剂的商品名

demand [di'mɑ:nd] *vt* 要求,需要;查问 *vi* 要求;查问 *n* 要求,需求(量)

Demansia [di'mænsiə] *n* 褐眼镜蛇属

demarcate ['di:mɑ:keit] *vt* 给…划界;区别;分开

demarcation [ˌdi:mɑ:'keiʃən] *n* 分界,划界;划分 | surface ～ 表面分界(划分坏死与存活组织)

Demarquay's sign [demɑ:'kei] (Jean N. Demarquay) 德马凯征(发声和吞咽时,喉部固定或下移,为气管梅毒的一种体征)

demasculinization [di:ˌmæskjulinai'zeiʃən, -ni'z-] *n* 男性征丧失(伴睾丸萎缩及前列腺退化)

dematerialize [di:mə'tiəriəlaiz] *vi, vt* (使)非物质化

Dematiaceae [diˌmæti'eisii:] *n* 暗色孢科

dematiacious [diˌmæti'eiʃəs] *a* 暗色孢科真菌的

Dematium [di'meiʃiəm] *n* 暗色孢属

deme [di:m] *n* 同类群,混交群体

demecarium [ˌdemi'kεəriəm] *n* 癸二胺苯酯(抗胆碱酯酶药)

demecarium bromide [ˌdemi'kεəriəm] 地美溴铵,溴化癸二胺苯酯(胆碱酯酶抑制药)

demeclocycline [ˌdemikləu'saikli:n] *n* 地美环素,去甲金霉素 | ～ hydrochloride 盐酸地美环素,盐酸去甲金霉素(抗生素类药)

demecycline [demi'saikli:n] *n* 去甲环素,去甲四环素(抗生素类药)

dement [di'ment] *vt* 使发疯,使发狂 *n* 痴呆者

demented [di'mentid] *a* 发狂的 | ～**ly** *ad*

dementia [di'menʃiə] *n* 痴呆 | dialysis ～ 透析性痴呆(一种进行性脑病,特征为伴有举名性失语症的构音障碍、痴呆、肌阵挛性反射、癫痫大发作及精神病,发生在长期做血液透析的患者,可能由于透析液中使用的水含有高浓度的铝所致) / epileptic ～ 癫痫性痴呆 / multi-infarct ～ 多梗死性痴呆(伴逐步退化过程〈一系列小发作〉和脑血管病所致的神经缺损"斑片"状分布〈影响一些功能,但不影响其他功能〉的痴呆) / paralytic ～, paretic ～ 麻痹性痴呆 / presenile ～ 早老性痴呆 / primary degeneration ～ 原发性退变性痴呆(属阿尔茨海默〈Alzheimer〉型,此病开始是隐袭性的,以后病程逐步发展,几乎所有病例都发生于50岁以后。按65岁以前或以后发病可分为早老性或老年性的。大多数病例有阿尔茨海默病的组织病理学特点,匹克〈Pick〉病的特点则为罕见) / senile ～ 老年性痴呆,老年前期痴呆

demerit [di:'merit] *n* 缺点,过失

Demerol ['demərɔl] *n* 盐酸,哌替啶(meperidine 〈pethidine〉 hydrochloride)制剂的商品名(镇痛药)

demethylation [ˌdi:meθi'leiʃən] *n* 脱甲基(作用)

demethylchlortetracycline [di:ˌmeθilˌklɔ:tetrə'saikli:n] *n* 去甲金霉素,去甲氯四环素地美环素

demi- [前缀]半

Demianoff's sign [ˌdemiə'nɔf] (G. S. Demianoff) 德米阿诺夫征(检腰痛:令患者仰卧,腿伸直抬高到10°以上即剧痛,为腰区骶棘肌损害之征)

demibain ['demibein] *n*【法】坐浴

demifacet [ˌdemiˈfæsit] *n* 半面(关节) | inferior ~ for head of rib 下肋凹 / superior ~ for head of rib 上肋凹

demigauntlet [demiˈgɔːntlit] *n* 半手套状绷带

demilune [ˈdemiljuːn] *n* 半月体,新月(细胞) *a* 新月形的

demimonstrosity [ˌdemimɔnˈstrɔsəti] *n* 半畸形(不影响功能的畸形)

demineralization [diːˌminərəlaiˈzeiʃən, -liˈz-] *n* 失矿质(作用),脱矿质(作用),去矿质(作用)(矿质或无机盐排泄过多,见于肺结核、癌、骨软化患者)

demipenniform [ˌdemiˈpenifɔːm] *a* 半羽形的(指某些肌肉)

Demi-Regroton [ˈdemi-ˈregrətɔn] *n* 氯噻酮-利血平(chlorthalidon and reserpine)制剂的商品名

democracy [diˈmɔkrəsi] *n* 民主

democratic [ˌdeməˈkrætik] *a* 民主的

demodectic [deməˈdektik] *a* 蠕螨的

Demodex [ˈdemədeks] *n* 蠕螨属 | ~ aurati 金鼠蠕螨 / ~ brevis 皮脂蠕螨 / ~ canis 犬蠕螨 / ~ equi 马蠕螨 / ~ folliculorum 毛囊蠕螨 / ~ myotis 鼠耳蝠蠕螨

Demodicidae [ˌdeməˈdisidiː] *n* 蠕螨科

demodicidosis [ˌdeməˌdisiˈdəusis] *n* 蠕螨病

demodicosis [ˌdemədiˈkəusis] *n* 犬毛囊蠕螨病;蠕螨病

demogram [ˈdiːməgræm] *n* 人口统计图

demography [diːˈmɔgrəfi] *n* 人口学,人口统计学 | dynamic ~ 动态人口学(社区集体性的生理学,对出生、结婚、死亡等的统计) / static ~ 静态人口学(社区集体性的解剖学及其环境的研究) | **demographic** [ˌdiːməˈgræfik] *a* 人口统计的

demolish [diˈmɔliʃ] *vt* 破坏,推翻

demoniac [diˈməuniæk] *a* 魔凭的,疯狂的 *n* 疯病者,魔凭精神错乱者

demonopathy [ˌdiːməˈnɔpəθi], **demonomania** [ˌdiːmənəuˈmeinjə] *n* 魔凭妄想,魔凭妄想

demonophobia [ˌdiːmənəuˈfəubjə] *n* 魔鬼恐怖,恐魔症

demonstrable [ˈdemənstrəbl] *a* 可论证的,可表明的

demonstrate [ˈdemənstreit] *vt* 论证,证明;表明

demonstration [ˌdemənsˈtreiʃən] *n* 论证;表明;示教,示范

demonstrative [diˈmɔnstrətiv] *a* 论证的 | ~ly *ad*

demonstrator [ˈdemənstreitə] *n* 论证者;示教者

De Morgan's spots [dəˈmɔːgən] (Campbell de Morgan) 樱桃色血管瘤

demorphinization [diːˌmɔːfinaiˈzeiʃən, -niˈz-] *n* 吗啡脱瘾法

Demours' membrane [deiˈmuəz] (Pierre Demours) 角膜后界膜,角膜后弹性膜

demoxepam [diˈmɔksipæm] *n* 地莫西泮,去甲氧安定(安定药)

demucosation [ˌdiːmjukəˈseiʃən] *n* 粘膜剥离术

demulcent [diˈmʌlsnt] *a* 缓和的;润的;减轻刺激的 *n* 缓和剂;润药

de Mussy's point (sign) [dəmiˈsiː] (Noel François Odon Gueneau de Mussy) 德米西点(征)(胸骨左缘线第十肋末端水平上剧痛的压痛点,为膈胸膜炎的一个症状)

demustardization [diːˌmʌstədaiˈzeiʃən, -diˈz-] *n* 除芥子气(作用);解芥子毒气法

demutization [ˌdiːmjuːtaiˈzeiʃən] *n* 聋哑教练法(教练唇读或手语)

demyelinate [diːˈmaiəlineit] *vt* 脱(神经)髓鞘 | **demyelination** [diːˌmaiəliˈneiʃən], **demyelinization** [diːˌmaiəlinaiˈzeiʃən, -niˈz-] *n* 脱(神经)髓鞘(作用)

denarcotize [diːˈnɑːkətaiz] *vt* 脱麻醉药(解除麻醉药瘾)

enasality [ˌdineiˈzæləti] *n* 去鼻音,鼻音过少

enatality [ˌdiːneiˈtæləti] *n* 出生率降低

enatonium benzoate [ˌdiːnəˈtəuniəm] 地那铵苯甲酸盐,苯酸苄铵酰胺(乙醇变性剂,用作药用辅料)

enature [diːˈneitʃə] *vt* 使失去自然属性;使变性 | **denaturant** [diːˈneitʃərənt] *n* 变性剂 / **denaturation** [diːˌneitʃəˈreiʃən] *n* 变性(作用)

enatured [diːˈneitʃəd] *a* 变质的;变性的

endraxon [denˈdræksɔn] *n* 短轴索细胞

dendriceptor [ˈdendriˌseptə] *n* (神经元的)树突受体

Dendrid [ˈdendrid] *n* 碘苷(idoxuridine)制剂的商品名

dendriform [ˈdendrifɔːm] *a* 树状的

dendrite [ˈdendrait] *n* (神经元的)树突 | **dendric** [ˈdendrik], **dendritic** [denˈdritik] *a* 树突的;树状的

dendr(o)- [构词成分] 树

dendroarcheology [ˌdendrəuˌɑːkiˈɔlədʒi], **dendrochronology** [ˌdendrəukrəˈnɔlədʒi] *n* 树木年代学

Dendroaspis [ˌdendrəuˈæspis] *n* 树眼镜蛇属

dendrodendritic [ˌdendrəudenˈdritik] *a* 树状树实的

dendrodochiotoxicosis [denˌdrəudəkiːəˌtɔksiˈkəusis] *n* 毒性半知真菌病

Dendrodochium [denˈdrɔdəkiːəm] *n* 半知菌属

dendroid [ˈdendrɔid] *a* 树状的

dendron [ˈdendrən] *n* 【希】树突

dendrophagocytosis [ˌdendrəuˌfægəsaiˈtəusis] *n* (吞)噬胞突作用(变性的星形细胞的破损部分被小神经胶质细胞所吸收)

denervate [diːˈnəːveit] *vt* 去神经,除神经支配 | **denervation** [ˌdiːnəːˈveiʃən] *n* 去神经(法),除神经支配(法)

dengue [ˈdeŋgi] *n* 【西】登革热(一种出疹发热性传染病,由病毒引起,藉埃及伊蚊、白纹伊蚊等传播) | hemorrhagic ~ 出血性登革热

deniable [diˈnaiəbl] *a* 可否定的;可拒绝的

denial [diˈnaiəl] *n* 否定,否认;拒绝

denicotinize [diːˈnikətinaiz] *vt* 除烟碱 | **denicotinization** [diːˌnikətinaiˈzeiʃən, -niˈz-] *n*

denicotinized [diːˈnikətinaizd] *a* 除烟碱的

denidation [ˌdeniˈdeiʃən] *n* 卵床脱落,落床(经期的子宫粘膜脱落)

Denigès' test [deniˈʒeiz] (Georges Denigès) 代尼惹试验(检尿酸、尿丙酮、吗啡)

Denis' method [ˈdenis] (Wiley G. Denis) 丹尼斯法(检血清镁)

Denisonia [deniˈsəuniə] *n* 铜头蛇属

denitrifier [diːˈnaitriˌfaiə] *n* 脱氮菌

denitrify [diːˈnaitrifai] *vt* 脱氮 | **denitrification** [diːˌnaitrifiˈkeiʃən] *n*

denitrogenation [diːˌnaitrədʒiˈneiʃən] *n* 除氮法(除去体内溶解的氮,预防潜水员病、气栓等)

Denman's spontaneous evolution (version, method) [ˈdenmən] (Thomas Denman) 登曼式自然旋出(横产倒转术,肩产式时偶或可见的自然转向)

Denmark [ˈdenmɑːk] *n* 丹麦[欧洲]

Dennie-Marfan syndrome [ˈdeni mɑːˈfɑːŋ] (C. C. Dennie; Antoine B. J. Marfan) 丹-马综合征(痉挛性麻痹和智力迟钝,伴先天性梅毒)

Denny-Brown's sensory neuropathy (sensory radicular neuropathy), syndrome [ˈdeni braun] (Derek E. Denny-Brown) 丹尼·布朗感觉神经病变(感觉根性神经病变)、综合征,遗传性感觉根性神经病变

denofungin [ˌdiːnəˈfʌŋdʒin] *n* 地奴真菌素(抗真菌抗生素)

Denonvillers' aponeurosis, fascia

[denɔnvi:'ljeiz] (Charles P. Denonvillers) 直肠膀胱隔 | ～ operation 鼻成形术
denote [di'nəut] *vt* 指示,表示
dens [dens] ([复] **dentes** ['denti:z]) *n* 【拉】牙,齿
dense [dens] *a* 稠密的;浓厚的 | ～**ly** *ad* / ～**ness** *n*
densimeter [ˌden'simitə] *n* 密度计(测液体密度)
densitometer [densi'tɔmitə] *n* 密度计(测液体密度);光密度计,显象密度计(测显象或X线片的深浅度) | gas ～ 气体密度计 | **densitometry** *n* 密度测定法
density ['densəti] *n* 密度 | arciform ～ 弓形致密 / background ～ 背景密度(在X线摄影中冲洗过的胶片密度) / inherent ～ 固有密度 / ionization ～ 电离密度 / optical ～ (OD) 光密度,吸光度
densograhy [den'sɔgrəfi] *n* X线底片密度检定法
dent [dent] *n* 凹部;压缩 *vt* 使凹 *vi* 凹进
dent-, denta- 见dento-
dentagra [den'tægrə] *n* 拔牙钳;牙痛
dental ['dentl] *a* 牙的,齿的 *n* 齿音字母;齿音
dentalgia [den'tældʒiə] *n* 牙痛
dentaphone ['dentəfəun] *n* 牙助听器(使声波通过牙齿令聋者闻及)
dentata [den'teitə] *n* 枢椎
dentate ['denteit] *a* 有齿的;齿状的
dentatothalamic [denˌteitəuθə'læmik] *a* (连接)齿状核(与)丘脑的
dentatum [den'teitəm] *n* 【拉】齿状核
dentes ['denti:z] dens的复数
denti-, dentia- 见dento-
dentia ['denʃiə] *n* 【拉】出牙 | ～ praecox 早出牙,乳牙早出 / ～ tarda 迟出牙
dentibuccal [ˌdenti'bʌkəl] *a* 牙颊的
denticle ['dentikl] *n* 小牙;髓石 | adherent ～, attached ～ 附着髓石 / embedded ～, interstitial ～ 包藏性髓石,组织间隙小牙 / false ～ 假髓石 / free ～ 游离髓石 / true ～ 真髓石
denticulate [den'tikjulit], **denticulated** [den'tikjuleitid] *a* 有小牙的
dentification [ˌdentifi'keiʃən] *n* 牙质形成
dentiform ['dentifɔ:m] *a* 牙形的
dentifrice ['dentifris] *n* 洁牙剂,牙粉
dentigerous [den'tidʒərəs] *a* 含牙的
dentilabial [ˌdenti'leibjəl] *a* 牙唇的
dentilingual [ˌdenti'liŋgwəl] *a* 牙舌的
dentimeter [den'timitə] *n* 牙测量器
dentin ['dentin] *n* 牙质 | adventitious ～, irregular ～, secondary ～ 次生牙质 / circumpulpar ～ 髓周牙质 / cover ～ 罩牙质 / hereditary opalescent ～ 遗传性乳光牙质 / primary ～ 初生牙质 / reparative ～, tertiary ～ 弥补性牙质 / transparent ～, sclerotic ～ 透明牙质,硬化牙质 | **dentine** ['denti:n] *n* / ～**al** *a*
dentinalgia [ˌdenti'nældʒiə] *n* 牙质痛
dentinification [denˌtinifi'keiʃən] *n* 牙质形成
dentinoblast ['dentinəblæst] *n* 成牙质细胞
dentinoblastoma [ˌdentinəublæs'təumə] *n* 成牙质细胞瘤
dentinogenesis [ˌdentinəu'dʒenisis] *n* 牙质生成 | ～ imperfecta 牙质发育不全,牙质生长不全
dentinogenic [ˌdentinəu'dʒenik] *a* 牙质生成的
dentinoid ['dentinɔid] *a* 似牙质的 *n* 前期牙质
dentinoma [ˌdenti'nəumə] *n* 牙质瘤
dentinosteoid [ˌdenti'nɔstiɔid] *n* 牙质骨质瘤
dentinum [den'tainəm] *n* 牙质
dentiparous [den'tipərəs] *a* 成牙的
dentist ['dentist] *n* 牙医师
dentistry ['dentistri] *n* 牙科学;牙科术 | cosmetic ～, esthetic ～ 整容牙科学 / forensic ～ 牙法医学 / geriatric

~ 老年牙科学,老年牙医学 / operative ~ 牙外科学 / pediatric ~ 儿童牙科学 / preventive ~ 预防牙科学 / prosthetic ~ 牙修复学 / psychosomatic ~ 身心牙科学

entition [den'tiʃən] *n* 出牙;牙列 | artificial ~ 人工牙列,托牙 / deciduous ~, primary ~ 乳牙列 / mixed ~, transitional ~ 混合牙列 / permanent ~, secondary ~ 恒牙列 / precocious ~ 出牙过早 / predeciduous ~ 乳牙前出牙 / retarded ~, delayed ~ 出牙迟延

dent(o)-, dent(i)- [构词成分] 牙,齿

dentoalveolar [ˌdentəuæl'viələ] *a* 牙槽的

dentoalveolitis [ˌdentəuælviə'laitis] *n* 牙槽炎(牙周病)

dentofacial [ˌdentəu'feiʃəl] *a* 牙面的

dentography [den'tɔgrəfi] *n* 牙符记法

dentoid ['dentɔid] *a* 牙形的;似牙的

dentoidin [den'tɔidin] *n* 牙(有机或蛋白)基质

dentolegal [ˌdentəu'li:gəl] *a* 牙法医学的

dentoma [den'təumə] *n* 牙质瘤

dentomechanical [ˌdentəumi'kænikəl] *a* 牙科机械学的

dentonomy [den'tɔnəmi] *n* 牙科学名词,牙科命名法

dentosurgical [ˌdentəu'sə:dʒikəl] *a* 牙外科的

dentotropic [ˌdentəu'trɔpik] *a* 亲牙(组织)的,向牙(组织)的

dentulous ['dentjuləs] *a* 有天然牙的

denture ['dentʃə] *n* 义齿,牙托,假牙,牙列 | complete ~, full ~ 全口义齿,总义齿 / conditioning ~ 调试义齿 / distal extension partial ~ 远中延伸性部分义齿 / fixed partial ~ 固定性部分义齿 / immediate ~, immediate-insertion ~ 直接义齿,即时义齿 / implant ~ 种植义齿 / interim ~, provisional ~ 暂时义齿 / overlay ~, telescopic ~ 覆盖义齿,套叠义齿 / partial ~ 部分义齿 / removable partial ~ 可摘部分义齿 / transitional ~ 过渡义齿 / trial ~ 试用义齿 / unilateral partial ~ 单侧部分义齿

denturist ['dentʃrist] *n* 假牙技师(为患者镶制修理假牙的牙科技师,但无牙科医师证书) | **denturism** *n* 假牙业

Denucé's ligament [dənju'sei] (Jean H. M. Denucé) 德努塞韧带(在腕关节中连结桡骨与尺骨的宽带)

denucleated [di:'nju:kliˌeitid] *a* 除核的,失核的

denudate ['di:nju(:)deit], **denude** [di'nju:d] *vt* 剥露,剥脱 | **denudation** [ˌdi:nju'deiʃən] *n* 剥露,剥脱(由于手术、创伤或病理变化致使表皮覆盖从皮肤表面除去)

denutrition [ˌdi:nju:'triʃən] *n* 营养缺乏

deny [di'nai] *vt* 否定,拒绝;克制 *vi* 否定,拒绝 | ~ oneself 节制,戒绝

Denys' tuberculin [de'ni:s] (Joseph Denys) 结核菌素肉汤滤液

deodorant [di:'əudərənt] *a* 除臭的 *n* 除臭剂,解臭剂

deodorize, deodorise [di:'əudəraiz] *vt* 除臭,解臭 | **deodorization** [di:ˌəudərai'zeiʃən, -ri'z-] *n* 除臭作用 / **deodorizer** *n* 除臭剂,解臭剂

deontology [ˌdi:ɔn'tɔlədʒi] *n* (医生)职责学,义务学,(医务界)成规学(伦理学的一门)

deoppilant [di:'ɔpilənt] *a* 疏通的

deoppilation [di:ˌɔpi'leiʃən] *n* 疏通,去阻塞

deorsumduction [diˌɔ:səm'dʌkʃən] *n* 下转(眼)

deorsumvergence [diˌɔ:səm'və:dʒəns] *n* 下转(尤指眼)

deorsumversion [diˌɔ:səm'və:ʃən] *n* 下转(尤指两眼同时下转)

deossification [di:ˌɔsifi'keiʃən] *n* 除骨质,骨质丧失

deoxidize [di:'ɔksidaiz] *vt* 使脱氧 | **deoxidation** [di:ˌɔksi'deiʃən] *n* 脱氧(作用) / ~**r** *n* 去氧剂

deoxy- [前缀] 脱氧,去氧(见desoxy-)

deoxyadenosine [di:ˌɔksiə'denəsi(:)n] *n* 脱氧腺苷 | ~ diphosphate (dADP) 脱氧腺苷二磷酸 / ~ monophosphate (dAMP) 脱氧腺苷一磷酸,脱氧腺苷酸 / ~ triphosphate (dATP) 脱氧腺苷三磷酸

deoxyadenosylcobalamin [di:ˌɔksiəˌdenəusilkəu'bæləmin] *n* 脱氧腺苷钴胺素,腺苷钴胺素

5'-deoxyadenosyl transferase [di:ˌɔksiə'denəsil] 5''-脱氧腺苷转移酶,钴(1)胺素腺苷(基)转移酶

deoxyadenylate [di:ˌɔksiə'denileit] *n* 脱氧腺苷酸

deoxyadenylic acid [di:ˌɔksiˌædi'nilik] 脱氧腺苷酸

deoxyadenylyl [di:ˌɔksiædi'nilil] *n* 脱氧腺苷酰

deoxycholaneresis [di:ˌɔksi'kəulə'nə:risis] *n* 脱氧胆酸排出增多(胆汁中)

deoxycholate [di:ˌɔksi'kəuleit] *n* 脱氧胆酸(盐、酯或阴离子型)

deoxycholeic acid [di:ˌɔksikəu'li:k] 脱氧络胆酸

deoxycholic acid [di:ˌɔksi'kɔlik] 脱氧胆酸,去氧胆酸

deoxycholylglycine [di:ˌɔksiˌkəulil'glaisi:n] *n* 脱氧胆酰甘氨酸

deoxycholyltaurine [di:ˌɔksiˌkəulil'tɔ:ri(:)n] *n* 脱氧胆酰牛磺酸

11-deoxycorticosterone (DOC) [di:ˌɔksiˌkɔ:ti'kɔstərəun, -ˌkɔ:tikə'stiərəun] *n* 11-脱氧皮质(甾)酮

11-deoxycortisol [di:ˌɔksi'kɔ:tisɔl] *n* 11-脱氧皮质(甾)醇

deoxycytidine [di:ˌɔksi'saitidi:n] *n* 脱氧胞苷 | ~ diphosphate (dCDP) 脱氧胞苷二磷酸 / ~ monophosphate (dCMP) 脱氧胞苷一磷酸,脱氧胞苷酸 / ~ triphosphate (dCTP) 脱氧胞苷三磷酸

deoxycytidylate [di:ˌɔksiˌsaiti'dile… *n* 脱氧胞苷酸(解离型)

deoxycytidylic acid [di:ˌɔksisaiti'…lik] 脱氧胞苷酸

deoxycytidylyl [di:ˌɔksisaiti'dilil] 脱氧胞苷酰

deoxygenate [di:'ɔksidʒineit] *vt* …氧,脱氧 | **deoxygenation** [di:ˌɔks…dʒi'neiʃən] *n* 脱氧合(作用)

deoxygenated [di:'ɔksidʒineitid] (血液)血红蛋白还原的

2-deoxy-D-glucose [di:ˌɔksi'glukəus] *n* 2-脱氧-D-葡萄糖(抗病毒药)

deoxyguanosine [di:ˌɔksi'gwɑ:nəsin… *n* 脱氧鸟苷 | ~ diphosphate (dGDP… 脱氧鸟苷二磷酸 / ~ monophosphat… (dGMP) 脱氧鸟苷一磷酸,脱氧鸟苷酸 / ~ triphosphate (dGTP) 脱氧鸟苷三磷酸

deoxyguanylate [di:ˌɔksi'gwɑ:nileit] *n* 脱氧鸟苷酸(解离型)

deoxyguanylic acid [di:ˌɔksigwæ'nilik] 脱氧鸟苷酸

deoxyguanylyl [di:ˌɔksigwɑ:'nilil] *n* 脱氧鸟苷酰

deoxyhemoglobin [di:ˌɔksiˌhi:məu'gləubin] *n* 脱氧血红蛋白

deoxyhexose [di:ˌɔksi'heksəus] *n* 脱氧己糖

deoxynucleotidyl transferase (terminal) [di:ˌɔksiˌnju:kliəu'taidil] 脱氧核苷酸(基)转移酶(末端), DNA核苷酸基外转移酶

deoxypentose [di:ˌɔksi'pentəus] *n* 脱氧戊糖

deoxypentosenucleic acid [di:ˌɔksiˌpentəusnju:'kli:ik] 脱氧戊糖核酸

deoxyribonuclease [di:ˌɔksiˌraibəu'nju:klieis] *n* 脱氧核糖核酸酶

deoxyribonucleic acid [di:ˌɔksiˌraibəunju:'kli:ik] DNA, 脱氧核糖核酸 | complementary DNA, copy DNA (cDNA) 互补脱氧核糖核酸,复制

脱氧核糖核酸

deoxyribonucleoprotein [di:ˌɔksiraibəuˌnju:kliəu'prəuti:n] *n* 脱氧核糖核蛋白

deoxyribonucleoside [di:ˌɔksiˌraibəu'nju:kliəsaid] *n* 脱氧核(糖核)苷

deoxyribonucleotide [di:ˌɔksiˌraibəu'njukliətaid] *n* 脱氧核(糖核)苷酸

deoxyribose [di:ˌɔksi'raibəus] *n* 脱氧核糖

deoxyribovirus [di:ˌɔksi'raibəuˌvaiərəs] *n* DNA病毒,脱氧核糖核酸病毒

deoxythymidine [di:ˌɔksi'θaimidi:n] *n* 脱氧胸苷 | ~ diphosphate (dTDP) 脱氧胸苷二磷酸 / ~ monophosphate (dTMP) 脱氧胸苷一磷酸,脱氧胸苷酸 / ~ triphosphate (dTTP) 脱氧胸苷三磷酸

deoxythymidylate [di:ˌɔksi'θaimi'dileit] *n* 脱氧胸苷酸(解离型)

deoxythymidylic acid [di:ɔksiˌθaimi'dilik] 脱氧胸苷酸

deoxythymidylyl [di:ˌɔksi'θaimidilil] *n* 脱氧胸苷酰

deoxyuridine [di:ˌɔksi'juəridi:n] *n* 脱氧尿苷 | ~ monophosphate (dUMP) 脱氧尿苷一磷酸,脱氧尿苷酸 / ~ triphosphate (dUTP) 脱氧尿苷三磷酸

deoxyuridylate [di:ˌɔksiˌjuəri'dileit] *n* 脱氧尿苷酸(解离型)

deoxyuridylic acid [di:ˌɔksiˌjuəri'dilik] 脱氧尿苷酸,脱氧尿苷一磷酸

Dep. depuratus【拉】精制的,纯化的

Depakene ['depəki:n] *n* 丙戊酸(valproic acid)制剂的商品名(抗癫痫药)

depancreatize [di:'pæŋkriətaiz] *vt* 除胰腺

depart [di'pɑ:t] *vi* 离开

department [di'pɑ:tmənt] *n* 部,部门;(学校的)系;(工厂的)车间;知识范围,活动范围 | ~**al** [ˌdipɑ:t'mentl] *a*

departure [di'pɑ:tʃə] *n* 离开

Depen ['depen] *n* 青霉胺(penicillemine)制剂的商品名

depend [di'pend] *vi* 依靠;相信;依…而定(on, upon)

dependable [di'pendəbl] *a* 可靠的

dependence [di'pendəns] *n* 依靠,相依性;信任;从属;依赖(如药物依赖,即瘾或癖) | psychoactive substance ~ 精神作用物质依赖(即精神作用物质滥用,在此期间耐受性与脱瘾症状并存。DSM Ⅲ-R《美国精神病统计手册》中包括产生特殊物质依赖症的有乙醇、苯丙胺或类似作用的拟交感神经药、大麻、可卡因、致幻剂、吸入剂、烟碱、类阿片、苯环利定或类似作用的芳基环己胺、镇静药、安眠药和抗焦虑药) / substance ~ 物质依赖(见psychoactive substance ~)

dependency [di'pendənsi] *n* 从属,依赖

dependency-prone [di'pendənsi-prəun] *a* (对毒品)有依赖心理倾向的,易产生依赖心理的

dependent [di'pendənt] *a* 依靠的,依赖的;由…决定的(on, upon); 从属的;下垂的

Dependovirus [də'pendəuˌvaiərəs] *n* 依赖病毒(腺病毒相关病毒);依赖病毒属

depepsinized [di:'pepsinaizd] *a* 除胃蛋白酶(作用)的(指胃液)

depersonalization [di:ˌpə:snəlai'zeiʃən, -li'z-] *n* 人格解体(一种综合征,对自己、身体、或环境有不真实和疏远的感觉)

de Pezzer catheter [də pə'zei] (Oscar M. B. de Pezzer) 德·佩赞导管(一端呈球形的留存导尿管)

dephosphorylate [ˌdi'fɔsfərileit] *vt* 脱去磷酸 | **dephosphorylation** [di:ˌfɔsfərai'leiʃən, -ri'l-] *n* 脱磷酸(作用)

depict [di'pikt] *vt* 描绘,描述 | ~**ion** [di'pikʃən] *n*

depicture [di'piktʃə] *vt* 描绘,描述

depigmentation [ˌdi:pigmen'teiʃən] *n* 除色素,脱色素(作用)

depilate ['depileit] *vt* 拔毛(发),脱毛(发) | **depilation** [depi'leiʃən] *n* 脱

毛(发)法，拔毛(发)术
depilatory [di'pilətəri] *a* 脱毛(发)的 *n* 脱毛(发)剂
deplasmolysis [di:'plæz'mɔlisis] *n* 质壁分离复原
deplasmolyze [di:'plæzməlaiz] *vt* 使质壁分离复原
deplete [di'pli:t] *vt* 弄空，排除；减液(如放血)；耗尽精力 | **depletive** [di'pli:tiv] *a*
depletion [di'pli:ʃən] *n* 弄空，排除；减液(如放血)；衰竭状态(过分失血所致) | plasma ~ 血浆除去法
depolarize [di:'pəuləraiz] *vt* 去极化；消偏振 | **depolarization** [di:ˌpəuləˌrai'zeiʃən, -ri'z-] *n* / **depolarizer** *n* 去极化剂；消偏振镜；肌松弛药(改变肌受体的电状态，使横纹肌产生麻痹，从而阻滞肌肉对神经冲动的反应)
depollute [ˌdipə'lu:t] *vt* 清除…污染
depollution [ˌdi:pə'lu:ʃən] *n* 清除污染
depolymerize [di:'pɔliməraiz] *vt* 解聚(合) | **depolymerization** [di:ˌpɔliməraiˈzeiʃən, -ri'z-] *n* 解聚(作用)
Depo-Medrol ['di:pəu 'medrɔl] 醋酸甲泼尼龙(methylprednisolone acetate)制剂的商品名
Depo-Provera [ˌdepəuprə'viərə] *n* 甲羟孕酮醋酸酯(medroxyprogesterone acetate)制剂的商品名
depopulate [di:'pɔpjuleit] *vt* (战争、疫病等)使人口减少；减少粒子数 | **depopulation** [di:ˌpɔpju'leiʃən] *n*
deposit [di'pɔzit] *vt, vi* (使)存放，(使)沉积，(使)沉淀；(使)沉着 *n* 沉淀，沉积物(牙科中指牙垢)，淀质
deposition [depə'ziʃən] *n* 沉淀，沉积作用；沉积物，淀质；沉积
depot ['depəu] *n* 仓库；储存，积存 | fat ~ 脂肪储存
Depo-Testosterone [ˌdi:pəutes'tɔstərəun] *n* 环戊丙酸睾酮(一种长效睾酮制剂的商品名)
deprave [di'preiv] *vt* 使堕落，使恶化，使变坏 | **depravation** [ˌdeprə'veiʃən] *n* / ~**d** *a* 堕落的，恶化的，变坏的
deprecate ['deprikeit] *vt* 对…表示不赞成，反对 | **deprecation** [ˌdepri'keiʃən] *n*
depreciate [di:'pri:ʃieit] *vt* 轻视，贬低
L-deprenyl ['deprənəl] *n* 司来吉兰(即selegiline)
depress [di'pres] *vt* 降低，抑制；使沮丧
depressant [di'presənt] *a* 抑制的，生活力减低的 *n* 抑制药 | cardiac ~ 心抑制药
depressed [di'prest] *a* 抑郁的；压低的；凹陷的；扁平的
depression [di'preʃən] *n* 阻抑，压抑，压低；凹，窝；衰退；抑郁(症) | agitated ~ 激越性抑郁(症) / anaclitic ~ 情感依附性抑郁(症)(婴儿突然长期地脱离生母或养母后引起的精神状态) / ~ of cataract 内障摘出术，针拨术 / congenital chondrosternal ~ 先天性肋软骨胸骨凹陷 / endogenous ~ 内因性抑郁症 / freezing point ~ 冰点降低 / involutional ~ 更年期忧郁(症) / major ~ 重性抑郁症 / neurotic ~ 官能性抑郁症，神经症性抑郁症 / otic ~ 听凹 / pacchionian ~s 颗粒小凹 / postdormital ~ 醒后抑郁(症) / precordial ~ 心窝，胸口 / psychotic ~ 精神病性抑郁症，重性抑郁症 / pterygoid ~ 翼凹 / radial ~ 桡骨窝(肱骨) / reactive ~, situational ~ 反应性抑郁(症) / retarded ~ 运动阻抑性抑郁(症) / tooth ~ 牙内突 / ventricular ~ 心室凹
depressive [di'presiv] *a* 抑郁的；阻抑的，压低的；内凹的
depressomotor [diˌpresə'məutə] *a* 运动抑制的 *n* 运动抑制剂
depressor [di'presə] *n* 降肌；抑制剂，阻化剂；压器，压板；降压药 | tongue ~ 压舌板
deprimens oculi ['deprimənz 'ɔkjuli] 【拉】眼下直肌

deprivation [ˌdepri'veiʃən] *n* 剥夺,丧失,缺乏,隔绝 | emotional ～ 情感剥夺 / maternal ～ 母爱剥夺,失去母爱(见maternal deprivation syndrome 项下相应术语) / sensory ～ 感觉剥夺 / thought ～ 思维剥夺,思维中断

deprive [di'praiv] *vt* 夺去,使丧失(of)

deprostil [di'prɔstil] *n* 地前列素,羟甲氧前列腺烷酸(抑制胃液分泌的前列腺素)

deproteinate [di:'prəutineit] *vt* 除去…中的蛋白质

deproteinization [di:ˌprəutinai'zeiʃən, -ni'z-] *n* 去蛋白(作用)

depside ['depsaid] *n* 缩酚酸类

depth [depθ] *n* 深;深度 | focal ～ 焦点深度,焦深

depula ['depjulə] *n* 初原肠胚

depurant ['depjuərənt] *a* 纯化的,净化的 *n* 净化剂;净化器

depurate ['depjuəreit] *vt* 净化,提纯 | **depuration** [ˌdepjuə'reiʃən] *n* / **depurative** [di'pjuərətiv] *a* / **depurator** ['depjuəˌreitə] *n* 净化剂;净化器

deputize, deputise ['depjutaiz] *vt* 授权…为代表 *vi* 担任代表

deputy ['depjuti] *n* 代表 *a* 副的,代理的

der- [构词成分] 颈

deracinate [di'ræsiˌneit] *vt* 根除,灭绝 | **deracination** [diˌræsi'neiʃən] *n*

deradelphus [ˌderə'delfəs] *n* 并头联胎

deradenitis [ˌderædi'naitis] *n* 颈部腺炎

deradenoncus [ˌderædi'nɔŋkəs] *n* 颈部腺肿大

deranencephalia [deˌrænensi'feiliə] *n* 无脑有颈畸形(脑及脊髓上端缺损)

derange [di'reindʒ] *vt* 打乱,使…紊乱 | **derangement** [di'reindʒmənt] *n* (精神)错乱;紊乱,混乱

Dercum's disease ['də:kʌm] (Francis X. Dercum) 痛性肥胖症

derealization [diˌriəlai'zeiʃən, -li'z-] *n* 现实解体,现实感丧失,非真实感(一种精神状态,对外部世界产生不真实感觉)

dereism ['di:riizəm], **derism** ['di:rizəm] *n* 空想癖 | **dereistic** [ˌdi:ri'istik] *a*

derencephalocele [ˌderensi'fæləsi:l] *n* 颈椎脑突出

derencephalus [ˌderen'sefələs] *n* 颈脑畸胎

derepression [ˌdi:ri'preʃən] *n* 去抑制,脱抑制,去阻遏,脱阻遏,消阻遏(据遗传学说,调节基因产生的阻抑物质受抑制,结果操纵基因就可以自由进入多肽合成的过程) | gene ～ 基因消阻遏作用

dericin ['derisin] *n* 德里辛(得自蓖麻油的一种浅色油,用作薄荷脑的赋形剂)

Derifil ['derifil] *n* 叶绿酸铜复合物(chlorophyllin copper complex)制剂的商品名

derivation [ˌderi'veiʃən] *n* 衍化;诱导 | **derivant** ['derivənt] *a* 衍化的;诱导的 *n* 衍化物;诱导剂

derivative [di'rivətiv] *a* 衍生的 *n* 衍生物 | hematoporphyrin ～ 血卟啉衍生物(用于光动力疗法)

derive [di'raiv] *vt* 取得;衍化,派生,导出(from) *vi* 起源,由来;衍生(from)

-derm [构词成分] 皮肤,胚层

derma ['də:mə] *n*【希】皮(尤指真皮)

derma- 见dermat(o)-

dermabrader [də:mə'breidə] *n* 擦皮器

dermabrasion [də:mə'breiʃən] *n* 擦皮法,手术整平法(用擦皮器擦平皮肤)

Dermacentor [ˌdə:mə'sentə] *n* 革蜱属 | ～ albipictus 棕色蜱 / ～ andersoni 安(德逊)氏革蜱 / ～ halli 黄棕色蜱 / ～ hunteri 棕色蜱 / ～ marginatus 边缘革蜱 / ～ nitens 明暗眼蜱 / ～ occidentalis 西方革蜱 / ～ parumapertus 红棕色蜱 / ～ reticulatus 网纹革蜱 / ～ sylvarum 森林革蜱 / ～ variabilis 变异革蜱 / ～ venustus

安(德逊)氏革蜱

Dermacentroxenus [ˌdə:məˌsen-trɔk'si:nəs] *n* 革蜱立克次体属 | ～ rickettsi 立氏立克次体 / ～ typhi 地方性斑疹伤寒立克次体

dermad ['də:mæd] *ad* 向皮肤

dermal ['də:məl] *a* 皮(肤)的

dermamyiasis [ˌdə:məmai'aiəsis] *n* 皮肤蝇蛆病

Dermanyssidae [ˌdə:mə'nisidi:] *n* 皮刺螨科

Dermanyssus [ˌdə:mə'nisəs] *n* 皮刺螨属 | ～ gallinae 鸡皮刺螨

dermaskeleton [ˌdə:mə'skelitn] *n* 外骨骼

dermat- 见dermato-

dermatan sulfate ['də:mətæn] 硫酸皮肤素

dermatergosis [ˌdə:mætə'gəusis] *n* 职业性皮肤病

dermatic [də:'mætik] *a* 皮(肤)的

dermatitis [ˌdə:mə'taitis] ([复] **dermatitides** [ˌdə:mə'titidi:z]) *n* 皮炎 | actinic～光化性皮炎,光激性皮炎 / allergic contact ～ 过敏性接触性皮炎,变应性接触性皮炎 / ammonia ～ 氨皮炎(一种尿布皮炎) / ashy ～ 灰色皮炎,持久性变色红斑 / atopic ～, allergic ～ 特应性皮炎,变应性皮炎(亦称婴儿湿疹、变应性湿疹、特应性湿疹、播散性神经性皮炎) / berlock ～, berloque ～, perfume ～ 伯洛克皮炎,香料皮炎 / bhiwanol ～, dhobie mark ～ 朵比癣,洗衣员癣 / brown-tail moth ～ 褐尾蠹皮炎 / ～ bullosa striata pratensis, grass ～ 草地线状大疱性皮炎,青草皮炎 / caterpillar ～ 毛虫皮炎 / contact ～ 接触性皮炎(一种接触各种物质引起的急性变应性皮炎,严重时为中毒性皮炎,另一种为原发性刺激性〈非变应性〉皮炎) / diaper ～, napkin area ～ 尿布皮炎 / exfoliative ～ 剥脱性皮炎 / halowax ～ 氯萘性皮炎 / industrial ～, occupational ～ 工业性皮炎,职业性皮炎 / io-moth ～ 巨斑刺蛾幼虫皮炎 / irritant ～ 刺激性皮炎 / marine ～ 海水皮炎,海水浴疹 / moth ～ 蛾皮炎 / nummular eczematous ～ 钱币状湿疹性皮炎 / periocular ～ 眼周皮炎 / perioral ～ 口周皮炎 / photocontact ～, photoallergic contact ～ 光接触性皮炎,光变应性接触性皮炎 / phytophototoxic ～ 植物性光毒性皮炎 / poison ivy ～, poison oak ～, poison sumac ～ 野葛皮炎,毒漆树皮炎 / primary irritant ～ 原发性刺激性皮炎 / radiation ～ 放射性皮炎 / sabra ～ 仙人掌皮炎 / ～ striata pratensis bullosa 草地线状大疱性皮炎 / swimmer's ～, schistosome ～ 血吸虫皮炎 / uncinarial ～ 钩虫皮炎,钩虫痒病,着地痒 / ～ venenata 中毒性皮炎(见contact ～) / weeping ～ 湿疹 / X-ray ～, roentgen-ray ～ X线皮炎

dermat(o)-, derma-, derm(o)- [构词成分] 皮,皮肤

dermatoarthritis [ˌdə:mətəuɑ:'θraitis] *n* 皮肤关节炎 | lipid ～, lipoid ～ 脂质皮肤关节炎,多中心性网状组织细胞增生病

dermatoautoplasty [ˌdə:mətəu'ɔ:təuˌplæsti] *n* 自皮移植术

Dermatobia [ˌdə:mə'təubiə] *n* 皮蝇属 | ～ hominis 人皮蝇

dermatobiasis [ˌdə:mətəu'baiəsis] *n* 皮蝇(蛆)病

dermatocandidiasis [ˌdə:mətəuˌkændi'daiəsis] *n* 皮肤念珠菌病

dermatocele ['də:mətəsi:l], **dermatochalasis** [ˌdə:mətəu'kæləsis], **dermatochalazia** [ˌdə:mətəukə'leiziə] *n* 皮肤松弛

dermatoconjunctivitis [ˌdə:mətəukənˌdʒʌŋkti'vaitis] *n* 结膜皮肤炎

dermatodysplazia [ˌdə:mətəudis'pleiziə] *n* 皮肤发育不良

dermatofibroma [ˌdə:mətəuˌfai'brəu-

mə] *n* 皮肤纤维瘤 | ~ protuberans 隆突性皮肤纤维瘤
dermatofibrosarcoma [ˌdə:mətəu-ˌfaibrəusɑ:'kəumə] *n* 皮肤纤维肉瘤 | ~ protuberans 隆突性皮肤纤维肉瘤
dermatofibrosis [ˌdə:mətəufai'brəusis] *n* 皮肤纤维变性,皮肤纤维化 | ~ lenticularis disseminata 播散性豆状皮肤纤维变性
dermatogen [də:'mætədʒən] *n* 皮肤抗原
dermatoglyphics [ˌdə:mətəu'glifiks] *n* 皮纹学(对指、趾、手掌、脚掌的皮肤纹理的研究与鉴定)
dermatographia [ˌdə:mətəu'græfiə] *n* 皮肤划痕症
dermatographism [ˌdə:mə'tɔgrəfizəm] *n* 皮肤划痕症(物理性变态反应所致的荨麻疹,用钝器在皮肤上划痕,出现白色条痕,两侧红肿) | black ~ 黑色皮肤划痕症 / white ~ 白色皮肤划痕症
dermatoheteroplasty [ˌdə:mətəu'hetərəˌplæsti] *n* 异种皮肤移植
dermatology [ˌdə:mə'tɔlədʒi] *n* 皮肤病学 | **dermatologic(al)** [ˌdə:mətə'lɔdʒik(əl)] *a* / **dermatologist** *n* 皮肤病学家,皮肤科医师
dermatolysis [ˌdə:mə'tɔlisis] *n* 皮肤松弛 | ~ palpebrarum 眼睑松弛
dermatome ['də:mətəum] *n* 植皮刀,皮刀;皮区(指某一脊神经后根感觉纤维的皮肤分布区);皮板,生皮节(中胚层体节的外侧部) | **dermatomic** [ˌdə:mə'tɔmik] *a*
dermatomegaly [ˌdə:mətəu'megəli] *n* 巨皮症,皮肤松弛
dermatomere ['də:mətəˌmiə] *n* 皮(肤)节(胚体节表层)
dermatomyces [ˌdə:mətəu'maisi:z] *n* 皮真菌,皮霉菌
dermatomycin [ˌdə:mətəu'maisin] *n* 皮真菌素,皮霉菌素(用于诊断、预防和治疗皮肤真菌病)
dermatomycosis [ˌdə:mətəumai'kəusis] *n* 皮肤真菌病,皮肤癣菌病
dermatomyiasis [ˌdəmətəumai'aiəsis] *n* 皮肤蝇蛆病
dermatomyoma [ˌdə:mətəumai'əumə] *n* 皮肤(平滑)肌瘤
dermatomyositis [ˌdə:mətəuˌmaiə'saitis] *n* 皮肌炎
dermatoneurology [ˌdə:mətəunjuə'rɔlədʒi] *n* 皮肤神经学
dermato-ophthalmitis [ˌdə:mətəuˌɔfθæl'maitis] *n* 皮肤眼炎(包括结膜、角膜等)
dermatopathology [ˌdə:mətəupə'θɔlədʒi] *n* 皮肤(微观解剖)病理学
dermatopathy [ˌdə:mə'tɔpəθi] *n* 皮肤病 | **dermatopathic** [ˌdə:mətə'pæθik] *a*
Dermatophagoides [ˌdə:məˌtɔfə'gɔidi:s] *n* 尘螨属,表皮螨属 | ~ pteronyssinus 屋尘螨,欧洲尘螨 / ~ scheremetewskyi 舍雷梅托斯基尘螨
dermatopharmacology[ˌdə:mətəuˌfɑ:mə'kɔlədʒi] *n* 皮肤药理学
Dermatophilaceae [ˌdə:mətəufi'leisii:] *n* 嗜皮菌科
dermatophiliasis [ˌdə:mətəufi'laiəsis], **dermatophilosis** [ˌdə:mətəufai'ləusis] *n* 潜蚤病
Dermatophilus [ˌdə:mə'tɔfiləs] *n* 嗜皮菌属;潜蚤属(见Tunga) | ~ congolensis 刚果嗜皮菌 / ~ penetrans 穿皮潜蚤,沙蚤
dermatophylaxis [ˌdə:mətəufi'læksis] *n* 皮肤病预防
dermatophyte ['də:mətəfait] *n* 皮真菌,皮霉菌
dermatophytid [ˌdə:mə'tɔfitid] *n* 皮肤真菌疹,皮肤癣菌疹
dermatophytosis [ˌdə:mətəufai'təusis] *n* 皮肤真菌病,皮肤癣菌病
dermatoplasty [ˌdə:mətəˌplæsti] *n* 皮(肤)成形术 | **dermatoplastic** [ˌdə:mətə'plæstik] *a*

dermatopolyneuritis [ˌdə:mətəuˌpɔlinjuə'raitis] *n* 皮肤多神经炎，肢痛症，红皮水肿性多神经病

dermatorrhagia [ˌdə:mətəu'reidʒiə] *n* 皮肤出血

dermatorrhexis [ˌdə:mətəu'reksis] *n* 皮肤毛细管破裂

dermatosclerosis [ˌdə:mətəusklia'rəusis] *n* 硬皮病

dermatosis [ˌdə:mə'təusis] ([复] **dermatoses** [ˌdə:mə'təusi:z]) *n* 皮肤病，皮病 | acute febrile neutrophilic ～ 急性发热性中性粒细胞皮病，斯威特(Sweet)综合征 / dermatolytic bullous ～ 营养不良性大疱性表皮松解 / industrial ～ 工业皮肤病，职业性皮炎 / stasis ～ (血液)停滞性皮肤病 / transient acantholytic ～ 暂时性棘层松解性皮病

dermatosome ['də:mətəusəum] *n* 中纬板小体(有丝分裂时纺锤体纤维在中央区增厚部分)

dermatosparaxis [ˌdə:mətəuspə'ræksis] *n* 皮肤脆裂症(指牛、羊)

dermatotherapy [ˌdə:mətəu'θerəpi] *n* 皮肤病疗法

dermatotome ['də:mətətəum] *n* 植皮刀，皮刀；皮板，生皮节(中胚层体节的外侧部)

dermatotropic [ˌdə:mətəu'trɔpik] *a* 亲皮的，向皮的，嗜皮肤的(指某些微生物)

dermatozoon [ˌdə:mətəu'zəuɔn] *n* 皮肤寄生虫

dermatozoonosis [ˌdə:mətəuˌzəuəu'nəusis], **dermatozoiasis** [ˌdə:mətəuzəu'aiəsis] *n* 皮肤寄生虫病

dermenchysis [də:'menkisis] *n* 皮下投药法

dermic ['də:mik] *a* 皮(肤)的

dermis ['də:mis] *n* 皮；真皮

derm(o)- 见dermato-

dermoanergy [ˌdə:mə'ænədʒi] *n* 皮肤无反应性(皮肤对抗原没有超敏感性反应；皮肤缺乏免疫反应性)

dermoblast ['də:məblæst] *n* 成皮细胞

dermocyma [ˌdə:mə'saimə], **dermocymus** [ˌdə:mə'saiməs] *n* 皮下寄生胎(含另一胎畸胎)

dermoglyphics [ˌdə:mə'glifiks] *n* 皮纹学

dermographia [ˌdə:mə'græfiə], **dermographism** [ˌdə:'mɔgrəfizəm] *n* 皮肤划痕症 | **dermographic** [ˌdə:mə'græfik] *a*

dermohygrometer [ˌdə:məhai'grɔmitə] *n* 皮肤湿度计(测定皮肤电阻)

dermoid ['də:mɔid] *a* 皮样的 *n* 皮样囊肿 | implantation ～ 植入性皮样囊肿 / inclusion ～ 包涵性皮样囊肿 / thyroid ～ 甲状腺管皮样囊肿 / tubal ～ 输卵管皮样囊肿

dermoidectomy [ˌdə:mɔi'dektəmi] *n* 皮样囊肿切除术

dermolipectomy [ˌdə:məˌli'pektəmi] *n* 皮肤脂切除术

dermolipoma [ˌdə:məli'pəumə] *n* 皮脂瘤(球结膜下先天性黄色脂瘤)

dermolysin [də:'mɔlisin] *n* 溶皮素

dermometer [də:'mɔmitə] *n* 皮肤电阻计 | **dermometry** *n* 皮肤电阻测量法

dermomycosis [ˌdə:məmai'kəusis] *n* 皮真菌病，皮霉菌病

dermomyotome [ˌdə:mə'maiətəum] *n* 生皮肌节

dermoneurotropic [ˌdə:məˌnjuərə'trɔpik] *a* 亲皮肤神经的，向皮肤神经的

dermopathy [də:'mɔpəθi] *n* 皮肤病 | diabetic ～ 糖尿病性皮肤病，色素性胫前斑 / infiltrative ～ 胫前粘液性水肿 | **dermopathic** [ˌdə:mə'pæθik] *a*

dermophylaxis [ˌdə:məfi'læksis] *n* 皮肤病预防

dermophyte ['də:məfait] *n* 皮真菌，皮霉菌

dermoplasty ['də:məˌplæsti] *n* 皮(肤)成形术

dermoreaction [ˌdə:məri(:)'ækʃən] *n* 皮肤反应
dermoskeleton [ˌdə:mə'skelitn] *n* 外骨骼
dermosynovitis [ˌdə:məsinə'vaitis] *n* 皮肤粘液囊炎
dermotoxin [ˌdə:mə'tɔksin] *n* 皮肤坏死毒素(一种葡萄球菌毒素,注入皮肤能产生坏死)
dermotropic [ˌdə:mə'trɔpik] *a* 亲皮的,向皮的,嗜皮肤的(指某些微生物)
dermovaccine [ˌdə:mə'væksin], **dermovirus** ['də:məˌvaiərəs] *n* 皮肤疫苗(痘苗病毒经皮肤接种得以维持,然后从皮肤损害处刮取配制而成的疫苗,亦称皮肤病毒)
dermovascular [ˌdə:mə'væskjulə] *a* 皮肤血管的
der(o)- [构词成分] 颈
derodidymus [ˌderə'didiməs] *n* 双头畸胎
Deronil ['derənil] *n* 地塞米松(dexamethasone)制剂的商品名
derrengadera [ˌderengə'deirə] *n*【西】马锥虫病
derriengue [deri'eŋge] *n*【西】狂牛病
Derrien's test [ˌdɛəri'æn] (Eugène Derrien) 德廉试验(检尿α-二硝基酚)
derris ['deris] *n* 鱼藤(杀虫用药)
Derxia ['deksiə] (H. G. Derx) *n* 戴克斯菌属
DES diethylstilbestrol 己烯雌酚
desalination [ˌdi:seili'neiʃən], **desalinization** [di:ˌseilinai'zeiʃən] *n* 脱盐(作用),去盐(作用)
desalivation [ˌdi:sæli'veiʃən] *n* 除涎,除唾液
desalt [di:'sɔ:lt] *vt* 脱盐,去盐
desamido-NAD⁺ [desə'midəu] 脱氨基-NAD⁺(即deaminated-NAD⁺)
De Sanctis-Cacchione syndrome [də 'sæŋktis ˌkæki'əuni] (Carlo De Sanctis; Aldo Cacchione) 德·桑蒂斯-卡基奥尼综合征(一种遗传性综合征,为常染色体隐性性状遗传,包括着色性干皮病,伴智力迟钝,性腺发育不全,有时伴神经系统方面的并发症及对光敏感,亦称干皮病性白痴)
desaturate [di:'sætʃəreit] *vt, vi* (使)去饱和 | **desaturation** [di:ˌsætʃə'reiʃən] *n* 去饱和(作用)
Desault's bandage (apparatus) [de-'səu] (Pierre J. Desault) 戴佐绷带(锁骨骨折时用以固定上臂) | ~ sign 戴佐征(见于股骨囊内骨折)
descemetitis [ˌdesimi'taitis] *n* 后弹性层炎
descemetocele [ˌdesi'metəsi:l] *n* (角膜)后弹性层突出
Descemet's membrane [desi'mei] (Jean Descemet) 角膜后弹性层,角膜后界膜
descend [di'send] *vi* 下降;下行;传下,遗传
descended [di'sendid] *a* (睾丸等)下降的
descendens [di'sendenz] *a*【拉】下行的,降的 | ~ cervicis 舌下神经降支
descending [di'sendiŋ] *a* 下降的;下行的
descensus [di'sensəs] [单复同] *n*【拉】下垂,下降 | ~ testis 睾丸下降 / ~ uteri 子宫脱垂 / ~ ventriculi 胃下垂
descent [di'sent] *n* 下降,下行;世代,血统 | ~ of man 人类由来
Deschamps' compressor [dei'ʃɔŋ] (Joseph F. L. Deschamps) 德尚压迫器(压动脉器) | ~ needle 德尚针(长柄钩针,用于结扎深部动脉)
describe [dis'kraib] *vt* 描写,叙述,形容,把…说成(as);作画
description [dis'kripʃən] *n* 描述;说明书;作图
descriptive [dis'kriptiv] *a* 描述的;说明的
desensitization [di:ˌsensitai'zeiʃən, -ti'z-] *n* 脱敏作用 | systematic ~ 系

统(精神)脱敏疗法

desensitize, desensitise [di:'sensitaiz] *vt* 脱敏(感) | **desensitizer** *n* 脱敏剂

deserpidine [di:'sə:pidi:n] *n* 地舍平,脱甲氧利血平(抗高血压药、安定药)

deserve [di'zə:v] *vt* 值得,应受

deserved [di'zə:vd] *a* 应得的,理所当然的 | ~**ly** [di'zə:vidli] *ad*

deserving [di'zə:viŋ] *a* 该受的,值得…的(of)

desex [di:'seks], **desexualize** [di:'seksjuəlaiz] *vt* 除性征,使无性欲

Desferal ['desfərəl] *n* 甲磺酸去铁胺(deferoxamine mesylate)制剂的商品名

desferrioxamine [desˌferi'ɔksəmi:n] *n* 去铁胺(解毒药)

desflurane [des'flu:rein] *n* 地氟烷(吸入麻醉药)

deshydremia [ˌdeshai'dri:miə] *n* 浓缩血(血液水分减少)

desiccant ['desikənt] *a* 干燥的 *n* 干燥剂

desiccate ['desikeit] *vt* 使干燥 *vi* 变成干燥 | **desiccative** ['desikeitiv] *a* 干燥的

desiccation [ˌdesi'keiʃən] *n* 干燥法 | electric ~ 电干燥法(治肿瘤等病)

desiccator ['desikeitə] *n* 干燥器

design [di'zain] *vt, vi* 计划,设计;预定 *n* 计划,图样,设计 | by ~ 故意地,蓄意地

designate ['dezigneit] *vt* 指明,标示;指定(to,as,for);把…叫做 | **designative** *a* 指明的;指定的 / **designator** *n* 指示者;指示物

designation [ˌdezig'neiʃən] *n* 指明,标示;指定;名称

designer [di'zainə] *n* 设计者

desipramine [de'siprəmi:n] *n* 地昔帕明,去甲丙咪嗪(抗抑郁药) | ~ hydrochloride 盐酸地昔帕明,盐酸去甲丙咪嗪(抗抑郁药)

desirable [di'zaiərəbl] *a* 称心的,合乎需要的;值得的,可取的

desire [di'zaiə] *vt,n* 想望,欲望;要求

desirous [di'zaiərəs] *a* 想望的,渴望的

-desis [构词成分] 固定,固定术

desist [di'zist] *vi* 停止(from)

Desjardins' point [ˌdeiʒɑ:'dænz] (Abel Desjardins) 代雅丹点,胰腺头点(在脐至右腋连线上,距脐5~7cm处)

desk [desk] *n* 书桌,写字台;工作台

deslanoside [des'lænəsaid] *n* 去乙酰毛花甙,西地兰D(强心药)

desm- 见desmo-

desmalgia [des'mældʒiə] *n* 韧带痛

Desmanthos [des'mænθɔs] *n* 花丛菌属

desmectasis [des'mektəsis] *n* 韧带伸展

desmepithelium [ˌdesmepi'θi:ljəm] *n* 中胚叶上皮层

desmid ['desmid] *n* 鼓藻

desmin ['dezmin] *n* 结合蛋白,结合素

desmiognathus [ˌdesmiə'næθəs] *n* 下颌(颈)部寄生畸胎,双头寄生畸胎

desmitis [des'maitis] *n* 韧带炎

desm(o)- [构词成分] 带,韧带,纤维

Desmobacteriaceae [ˌdezməbækˌtiəri'eisii:] *n* 丝状细菌科

desmocranium [ˌdezməu'kreinjəm] *n* 颅胚(中胚层的)

desmocyte ['dezməsait] *n* 成纤维细胞

desmocytoma [ˌdezməsai'təumə] *n* 成纤维细胞瘤,纤维瘤

desmodontium [ˌdesmə'dɔnʃiəm] *n* 牙周韧带

desmodynia [ˌdezmə'diniə] *n* 韧带痛

desmogenous [dez'mɔdʒinəs] *a* 韧带(原)性的

desmography [dez'mɔgrəfi] *n* 韧带学

desmohemoblast [ˌdezmə'hi:məblæst, -'he-] *n* 间(充)质

desmoid ['dezmɔid] *a* 纤维性的,纤维样的 *n* 硬纤维瘤

desmolase ['dezməleis] *n* 碳链(裂解)

酶 | 17,20-～ 17α-羟黄体酮醛缩酶 / 20,22-～ 胆固醇单(加)氧酶(裂解侧链的)

desmology [dez'mɔlədʒi] *n* 韧带学;绷带学

desmolysis [dez'mɔlisis] ([复] **desmolyses** [dez'mɔlisi:z]) *n* 解链作用,碳链分解作用 | **desmolytic** [ˌdesmə'litik] *a*

desmoma [dez'məumə] *n* 硬纤维瘤

desmon ['dezmɔn] *n* 介体

desmoneoplasm [ˌdezmə'ni(:)əuplæzəm] *n* 结缔织肿瘤

desmopathy [dez'mɔpəθi] *n* 韧带病

desmoplasia [ˌdezmə'pleiziə] *n* 结缔织生成

desmoplastic [ˌdezmə'plæstik] *a* 促结缔织生成的(引起粘连的)

desmopressin acetate [ˌdesməu'presin] 醋酸去氨加压素(一种强合成加压素类似物,垂体性尿崩症时用作抗利尿药,鼻内、肌内或静脉内使用,静脉内给药对血友病患者及冯威勒布兰特〈von Willebrand〉病患者在术前可增加因子Ⅷ活性)

desmopyknosis [ˌdezməpik'nəusis] *n* 圆韧带缩短术

desmorrhexis [ˌdezmə'reksis] *n* 韧带破裂

desmose ['desməus] *n* 连接纤丝,连丝

desmosine ['desməsin, 'dezməsain] *n* 锁链(赖氨)素

desmosis [dez'məusis] *n* 结缔织病

desmosome ['dezməsəum] *n* 桥粒

desmosterol [dez'mɔstərɔl] *n* 链甾醇,24-脱氢胆固醇

Desmothoracida [ˌdesməθɔ'ræsidə] *n* 链胸目

desmotomy [dez'mɔtəmi] *n* 韧带切开术

desmotropism [dez'mɔtrəpizəm] *n* 稳变异构(现象)

desoleolecithin [desˌəuliəu'lesiθin] *n* 脱油酸卵磷脂

desomorphine [ˌdesə'mɔ:fin] *n* 地索吗啡,二氢去氧吗啡(麻醉止痛药)

desonide ['desənaid] *n* 地奈德,丙缩羟强龙(抗炎药,治类固醇敏感的皮肤病)

desorb [di:'sɔb] *vt* 使解除吸附 | **desorption** [di:'sɔ:pʃən] *n* 解吸附作用

DesOwen [des'əuwən] *n* 地奈德(desonide)制剂的商品名

desoximetasone [deˌsɔksi'metəsəun] *n* 去羟米松,去氧米松(皮质类固醇,具有抗炎、止痒和血管收缩作用)

desoxy- [前缀] 脱氧(见deoxy-)

desoxycorticosterone [dezɔksiˌkɔ:ti'kɔstərəun] *n* 去氧皮质酮 | ～ acetate 醋酸去氧皮质酮 / ～ pivalate, ～ trimethylacetate 特戊酸去氧皮质酮

desoxycortone [ˌdezɔksi'kɔ:təun] *n* 去氧皮质酮 | ～ acetate 醋酸去氧皮质酮

desoxyephedrine [ˌdezɔksie'fedrin] *n* 去氧麻黄碱

desoxymorphine [ˌdezɔksi'mɔ:fin] *n* 去氧吗啡

Desoxyn [de'sɔksin] *n* 盐酸去氧麻黄碱(methamphetamine hydrochloride)制剂的商品名

desoxyphenobarbital [deˌzɔksiˌfi:nə'bɑ:bitæl] *n* 去氧苯比妥,扑痫酮,扑米酮(抗癫痫药)

desoxyribonuclease [deˌzɔksiˌraibəu'nju:klieis] *n* 脱氧核糖核酸酶

desoxyribonucleic acid (DNA) [deˌzɔksiˌraibəunju:'kli:ik], **desoxyribose nucleic acid**[deˌzɔksi'raibəus nju:'kli:ik]脱氧核糖核酸

desoxyribose [ˌdeˌzɔksi'raibəus] *n* 脱氧核糖

desoxy-sugar [deˌzɔksi'ʃugə] *n* 脱氧糖

despair [dis'pɛə] *vi* 绝望,丧失信心 *n* 绝望

despeciate [di'spi:ʃieit] *vt* 使种特性丧失

despeciation [diˌspi:ʃi'eiʃən] *n* 种特性

丧失

despecification [diˌspesifiˈkeiʃən] *n* 去种特异性作用

desperate [ˈdespərit] *a* 危急的;极度渴望的;极端的 | ~**ly** *ad*

d'Espine's sign [deˈspi:n] (Jean H. A. d'Espine) 德斯平征(正常成人在脊柱听诊棘突附近时,胸语音在气管分支处停止,正常小儿则在第七颈椎的高度消失,如出现在此高度以下,则显示支气管淋巴结肿大)

despise [disˈpaiz] *vt* 藐视

despite [disˈpait] *n* 憎恶;轻视 *prep* 不管;任凭 | (in) ~ of 不管,尽管,任凭

despond [disˈpɔnd] *vi* 沮丧,失望(of) | ~**ence**, ~**ency** *n* 忧郁,丧气

despumate [ˈdespjumeit] *vt* 除去…的泡沫,除去…的浮渣 | **despumation** [ˌdespjuˈmeiʃən] *n* 除沫(法),除渣(法)

desquamate [ˈdeskwəmeit] *vi* 脱屑,脱皮

desquamation [ˌdeskwəˈmeiʃən] *n* 脱屑,脱皮 | furfuraceous ~ 糠样脱屑 / lamellar ~ of the newborn 新生儿层板状脱屑

desquamative [ˈdeskwæmətiv], **desquamatory** [ˈdeskwæmətəri] *a* 脱屑的,脱皮的

dest. destilla【拉】蒸馏; destillatus【拉】蒸馏的

destabilize [di:ˈsteibilaiz] *vt* 使不稳定,使失去平衡

destain [di:ˈstein] *vt* 使(标本)脱色 | ~**er** *n* 脱色液

desthiobiotin [ˌdesθaiəuˈbaiətin] *n* 脱硫生物素

destil. destilla【拉】蒸馏

destination [ˌdestiˈneiʃən] *n* 目的地;目标

destine [ˈdestin] *vt* 注定,预定

destiny [ˈdestini] *n* 命运

destitute [ˈdestitju:t] *a* 没有的,缺乏的(of);贫困的 | **destitution** [ˌdestiˈtju:ʃən] *n*

destroy [disˈtrɔi] *vt* 破坏,消灭

destruction [disˈtrʌkʃən] *n* 破坏,毁灭

destructive [disˈtrʌktiv] *a* 破坏(性)的,危害的(of)

desuetude [diˈsju(:)itju:d] *n* 废弃,不用

desulfhydrase [ˌdi:sʌlfˈhaidreis] *n* 脱巯基酶

Desulfobacter [di:ˌsʌlfəuˈbæktə] *n* 脱硫杆菌属

Desulfobulbus [di:ˌsʌlfəuˈbʌlbəs] *n* 脱硫球茎菌属

Desulfococcus [di:ˌsʌlfəuˈkɔkəs] *n* 脱硫球菌属

Desulfomonas [di:ˌsʌlfəuˈməunəs] *n* 脱硫单胞菌属

Desulfosarcina [di:ˌsʌlfəuˈsɑ:sinə] *n* 脱硫叠球菌属

Desulfotomaculum [di:ˌsʌlfətəuˈmækjuləm] *n* 脱硫肠状菌属

Desulfovibrio [di:ˌsʌlfəuˈvibriəu] *n* 脱硫弧菌属

desulfurase [di:ˈsʌlfəreis] *n* 脱硫酶

desulfurize [di:ˈsʌlfəraiz] *vt* 使脱硫

Desulfuromonas [di:ˌsʌlfjuərəuˈməunəs] *n* 脱硫单胞菌属

Desyrel [ˈdesirəl] *n* 盐酸曲唑酮(trazodone hydrochloride)制剂的商品名

DET diethyltryptamine 二乙色胺(致幻觉药)

Det. detur【拉】给予

detach [diˈtætʃ] *vt* 分开,分离 | ~**able** *a* 可分开的

detachment [diˈtætʃmənt] *n* 分开,分离,脱离 | ~ retina, retinal ~ 视网膜脱离

detail [ˈdi:teil, diˈteil] *n* 细节,详情 *vt* 详述,细说 | go into ~(s) 详细叙述 / in ~ 详细

detect [diˈtekt] *vt* 察觉,发现;检查,检出,探测 | ~**able** *a* 可察觉的,易发现的

detection [diˈtekʃən] *n* 察觉,发现;检查,检出,探测

detective [di'tektiv] *a* 探测的

detector [di'tektə] *n* 察觉者;探测器,检验器,指示器 | lie ～ 多种波动描记器,测谎器 / radiation ～ 辐射探测器

detention [di'tenʃən] *n* 隔离,拘留;滞留,停滞

deter [di'tə:] (-rr-) *vt* 阻止,防止

deterenol hydrochloride [di'tiərinəul] 盐酸地特诺,盐酸3-去羟异丙肾上腺素(眼科用肾上腺素能药)

deterge [di'tə:dʒ] *vt* 洗净(伤口等)

detergent [di'tə:dʒənt] *a* 去污的 *n* 去污剂,去垢剂

deteriorate [di'tiəriəreit] *vt, vi* (使)恶化,(使)变坏,(使)变质;(使)衰退,(使)退化 | **deterioration** [diˌtiəriə'reiʃən] *n* / **deteriorative** *a*

determinable [di'tə:minəbl] *a* 可决定的,可确定的,可限定的

determinant [di'tə:minənt] *a* 决定性的,限定性的 *n* 决定子;决定因素;决定簇;行列式(数学) | antigenic ～ 抗原决定簇 / germ cell ～ 生殖细胞决定体,卵小体 / hidden ～ 隐蔽决定簇(位于分子隐蔽区的抗原决定簇) / immunogenic ～ 免疫原决定簇 / sequential ～ 顺序决定簇

determinate [di'tə:minit] *a* 明确的,限定的

determination [diˌtə:mi'neiʃən] *n* 决定,确定,测定;决心 | embryonic ～ 胚胎决定 / sex ～ 性别决定

determinative [di'tə:minətiv] *a* 有决定作用的,鉴定的

determine [di'tə:min] *vt* 决定,确定,测定 *vi* 决定;决心

determiner [di'tə:minə] *n* 决定因素,决定簇

determinism [di'tə:minizəm] *n* 宿命论,决定论 | psychic ～ 精神决定论 | **deterministic** [diˌtə:mi'nistik] *a*

detersive [di'tə:siv] *a* 去污的 *n* 去污剂

detest [di'test] *vt* 嫌恶,讨厌

dethyroidism [di'θairɔidizəm] *n* 甲状腺功能缺失(症)

dethyroidize [di'θairɔidaiz] *vt* 除甲状腺功能

Det. in dup., Det. in 2 plo. detur in duplo【拉】加倍给予

detonation [ˌdetəu'neiʃən] *n* 爆燃,爆炸;失调发声,爆鸣

de Toni-Fanconi syndrome [dei 'təni fən'kəuni] (Giovanni de Toni; Guido Fanconi) 戴-范综合征(见Fanconi's syndrome)

detorsion [di'tɔ:ʃən] *n* 扭转矫正法(如睾丸捩转复位);扭转不全

detour ['deituə] *n* 弯路,迂道 *vt, vi* (使)绕道

detoxicate [di:'tɔksikeit] *vt* 解毒,去毒

detoxification [di:ˌtɔksifi'keiʃən] *n* 解毒(作用),去毒(作用);解毒疗法 | metabolic ～ 代谢性解毒 | **detoxication** [di:ˌtɔksi'keiʃən] *n*

detoxify [di:'tɔksifai] *vt* 解毒,去毒

Detre's reaction ['detə] (László Detre) 德特反应(鉴别人或牛型结核病的皮肤反应)

detriment ['detrimənt] *n* 损害,伤害

detrimental [ˌdetri'mentl] *a* 有害的

detrition [di'triʃən] *n* 磨耗(如牙齿)

detritivorous [ˌdi:tri'tivərəs] *a* 食腐质的(生物)

detritus [di'traitəs] *n* 腐质,碎屑

detruncate [di:'trʌŋkeit] *vt* 截短,削去…的一部分

detruncation [ˌdi:trʌŋ'keiʃən] *n* 断头术(主要指胎儿)

detrusor [di'tru:sə] *n* 逼肌;压出器 | ～ urinae 逼尿肌,耻骨膀胱肌

D. et s. detur et signetur【拉】给予并标记

detubation [ˌdi:tju'beiʃən] *n* 除管法

detumescence [ˌdi:tju(:)'mesns] *n* 退肿,消肿

Deursil [di:'ə:sil] *n* 熊去氧胆酸(ursodiol)制剂的商品名

deutan ['dju:tən] *a* 绿色觉异常的,绿色

盲的 *n* 绿色觉异常者

deutencephalon [ˌdjuːtenˈsefələn] *n* 间脑

deuteranomal [ˌdjuːtərəˈnɔməl] *n* 绿色弱视者

deuteranomalopia [ˌdjuːtərənɔməˈləupiə], **deuteranomalopsia** [ˌdjuːtərəˌnɔməˈlɔpsiə], **deuteranomaly** [ˌdjuːtərəˈnɔməli] *n* 绿色弱视 | **deuteranomalous** [ˌdjuːtərəˈnɔmələs] *a*

deuteranope [ˈdjuːtərənəup] *n* 绿色盲者,色觉异常者

deuteranopia [ˌdjuːtərəˈnəupiə], **deuteranopsia** [ˌdjuːtərəˈnɔpsiə] *n* 绿色盲,第二型色盲 | **deuteranopic** [ˌdjuːtərəˈnɔpik] *a*

deuterate [ˈdjuːtəreit] *vt* 氘化

deuterion [dju(ː)ˈtiəriɔn] *n* 氘核,重氢核

deuterium [dju(ː)ˈtiəriəm] *n* 氘,重氢 | ~ oxide 氧化氘,重水

deuter(o)-, deut(o)- [构词成分] 第二,次,亚

deuteroconidium [ˌdjuːtərəukəˈnidiəm] *n* 半分生孢子

deuterofat [ˈdjuːtərəfæt] *n* 氘(化)脂

deuterohemin [ˌdjuːtərəuˈhemin] *n* 次氯血红素

deuterohemophilia [ˌdjuːtərəuˌhiːməˈfiliə] *n* 亚血友病(由于凝血因子缺乏或某些抗凝血剂的作用所致)

Deuteromyces [ˌdjuːtərəuˈmaisiːz], **Deuteromycetae** [ˌdjuːtərəumaiˈsiːtiː] *n* 半知菌纲,不(完)全菌纲

deuteromycete [ˌdjuːtərəuˈmaisiːt] *n* 半知菌,不(完)全菌

Deuteromycetes [ˌdjuːtərəumaiˈsiːtiːz] *n* 半知菌纲,不(完)全菌纲

Deuteromycota [ˌdjuːtərəumaiˈkəutə] *n* 半知菌门,不(完)全菌门

Deuteromycotina [ˌdjuːtərəuˌmaikəuˈtainə] *n* 半知菌亚门,不(完)全菌亚门

deuteron [ˈdjuːtərɔn] *n* 氘核,重氢核

deuteropathy [ˌdjuːtəˈrɔpəθi] *n* 继发病 | **deuteropathic** [ˌdjuːtərəˈpæθik] *a*

deuteropine [ˌdjuːtəˈrəupin] *n* 阿片次碱(一种阿片生物碱)

deuteroplasm [ˈdjuːtərəˌplæzəm] *n* 滋养质,副质(如卵黄)

deuteroporphyrin [ˌdjuːtərəuˈpɔːfirin] *n* 次卟啉

deuterosome [ˈdjuːtərəsəum] *n* 次胞质体(纤毛上皮细胞内)

Deuterostomia [ˌdjuːtərəuˈstəumiə] *n* 后口动物

deuterotocia [ˌdjuːtərəuˈtəusiə], **deuterotoky** [ˌdjuːtəˈrɔtəki] *n* 雌雄单性生殖

deuthyalosome [ˌdjuːθaiˈæləsəum] *n* 成熟卵核

deut(o)- 见deuter(o)-

deutomerite [ˌdjuˈtɔmmərait] *n* 簇虫后胞

deuton [ˈdjuːtɔn] *n* 氘核,重氢核

deutonephron [ˌdjuːtəuˈnefrɔn] *n* 中肾

deutoplasm [ˈdjuːtəplæzəm] *n* 滋养质,副质(如卵黄)

deutoplasmolysis [ˌdjuːtəplæzˈmɔlisis] *n* 滋养质溶解

Deutschländer's disease [ˈdɔitʃləndə] (Karl E. W. Deutschländer) 多伊奇兰德病(①跖骨瘤;②行军足病〈骨折〉)

DEV duck embryo rabies vaccine 鸭胚狂犬病疫苗

devalue [diːˈvæljuː], **devaluate** [diːˈvæljueit] *vt, vi* (使)降低价值

devascularization [diːˌvæskjuləraiˈzeiʃən, -riˈz-] *n* 血供应阻断,血行阻断

Devegan [ˈdevigən] *n* 乙酰胂胺(acetarsone)制剂的商品名

develop [diˈveləp] *vt* 发展,发生;使成长;(逐步)出现;显影,显象;显层(色谱法) *vi* 发展;生长,发育,形成;(逐步)呈现

developer [di'veləpə] *n* 显影液,显影剂;显色剂

development [di'veləpmənt] *n* 发展;进展;生长,发育,形成;显影,显象;显层(色谱法) | arrested ~ 发育停顿 / cognitive ~ 识知发展(婴儿期开始的智力、意识思维和解决问题能力的发展) / mosaic ~ 镶嵌式发育 / postnatal ~ 产后发育 / prenatal ~ 产前发育 / psychosexual ~ 性心理发育 / regulative ~ 规律性发育 | ~**al** [diˌveləp'mentl] *a*

deviant ['di:viənt] *a* 不正常的,偏离标准的 *n* 不正常者,偏离标准者 | color ~ 色觉异常者(对红绿色、蓝黄色分辨不清) / sexual ~ 性欲不正常者

deviate ['di:vieit] *vi, vt* (使)背离,(使)偏离(from)

deviation [ˌdi:vi'eiʃən] *n* 背离;偏差;(个体发育的变异中的)离差;偏斜,偏向 | animal ~ 动物诱离法(用动物诱使蚊子离开人) / axis ~ 轴偏心(心电图中平均QRS复合波的方向) / complement ~ 补体转向,补体偏移(当抗体〈溶血素〉过剩时,补体诱发的免疫溶血作用受到抑制) / conjugate ~ 同向偏斜(眼) / immune ~ 免疫偏差,免疫偏向 / latent ~ 隐斜视 / manifest ~ 斜视,斜眼 / minimum ~ 最小偏向 / primary ~ 原偏斜(眼) / sample standard ~ 样本标准差(符号为*s*) / secondary ~ 副偏斜(眼) / sexual ~ 性欲倒错 / skew ~ (眼球)反侧偏斜(脑病灶同侧眼球向下向内转,对侧眼球向上向外偏斜) / squint ~ 斜视角 / standard ~ 标准差 / strabismic ~ 斜视偏向 / ~ to the left 偏左 / ~ to the right 偏右

device [di'vais] *n* 设计,方法;器械,装置 | central-bearing ~ 中支器(牙科) / central-bearing tracing ~ 中支描记器(牙科) / contraceptive ~ 避孕器 / intrauterine ~ (IUD) 宫内节育器

Devic's disease [də'vi:k] (Eugène Devic) 德维克病,视神经脊髓炎

deviometer [ˌdi:vi'ɔmitə] *n* 斜视计,偏向计

devisceration [di:ˌvisə'reiʃən] *n* 去脏术,脏器切除术

devise [di'vaiz] *vt* 设计,设想

devitalization [di:ˌvaitəlai'zeiʃən] *n* 失活,去生机 | pulp ~ 牙髓失活

devitalize,devitalise [di:'vaitəlaiz] *vt* 失活,去生机

devitrification [di:ˌvitrifi'keiʃən] *n* 透明消失

devoid [di'vɔid] *a* 缺乏,没有(of)

devolution [ˌdi:və'lju:ʃən, ˌdevə'lju:ʃən] *n* 退行进化,退化;异化,变性 | **devolutive** ['di:vəlju:tiv, 'devəlju:tiv] *a*

devote [di'vəut] *vt* 把…奉献;专心于…(to) | ~ oneself (one's life) to 献身于;致力于,专心于

devour [di'vauə] *vt* 吞食,吞没

De Vries' theory [də'vri:z] (Hugo de Vries) 德符里学说(突变学说,见theory of mutations)

dewater [di:'wɔ:tə] *vt* 使脱水;使浓缩 | ~**er** *n* 脱水器 / ~**ed** *a* 脱水的(指用干燥法或压挤法使淤泥脱水)

dewclaw ['dju:klɔ:] *n* 残留趾,悬蹄(动物的无用残趾或爪)

dewlap ['dju:læp] *n* (动物颈部)垂肉

deworming [di:'wə:miŋ] *n* 灭除蠕虫,驱蠕虫

Dew's sign [dju:] (Harold R. Dew) 迪尤征(膈右顶下棘球蚴囊脓肿时,叩响区可因患者取肘膝位而下移)

Dexacen ['deksəˌsi:n] *n* 地塞米松(dexamethasone)制剂的商品名

dexamethasone [ˌdeksə'meθəsəun] *n* 地塞米松(合成糖皮质激素) | ~ acetate 醋酸地塞米松 / ~ sodium phosphate 磷酸钠地塞米松

dexamisole [dek'sæmisəul] *n* 右旋咪唑(抗抑郁药)

Dexasone ['deksəˌsəun] *n* 地塞米松

(dexamethasone)制剂的商品名

dexbrompheniramine [ˌdeksbrɔmfəˈniərəmi:n] *n* 右溴苯那敏,右旋溴苯吡胺(抗组胺药) | ~ maleate 马来酸右溴苯那敏,马来酸右旋溴苯吡胺

dexchlorpheniramine [ˌdeksklɔ:fəˈniərəmi:n] *n* 右氯苯那敏,右旋氯苯吡胺(抗组胺药) | ~ maleate 马来酸右氯苯那敏,马来酸右旋氯苯吡胺

dexclamol hydrochloride [ˈdeksklәmәul] 盐酸环庚吡喹醇(镇静药)

Dexedrine [ˈdeksidri:n] *n* 硫酸右苯丙胺(dextroamphetamine sulfate)制剂的商品名

dexetimide [dekˈsetimaid] *n* 右苄替米特,右旋苄哌苯哌酮(抗胆碱能药,抗帕金森病药)

deximafen [dekˈsiməfən] *n* 苯双咪唑(抗抑郁药)

dexiocardia [ˌdeksiə*u*ˈkɑ:diə] *n* 右位心

dexiotropic [ˌdeksiə*u*ˈtrɔpik] *a* (由左向)右旋的

dexivacaine [dekˈsivəkein] *n* 地昔卡因(局部麻醉药)

Dexon [ˈdeksɔn] *n* 代克松,聚乙交酯纤维(商品名,一种合成缝线材料)

Dexone [ˈdeksəun] *n* 地塞米松(dexamethasone)制剂的商品名

Dexoval [ˈdeksəvæl] *n* 盐酸去氧麻黄碱(methamphetamine hydrochloride)制剂的商品名

dexpanthenol [deksˈpænθənɔl] *n* 右(旋)泛醇(胆碱能药)

dexpropranolol [ˌdekspreˈprænələl] *n* 右普萘洛尔,右旋萘心安,右旋心得安 | ~ hydrochloride 盐酸右普萘洛尔,盐酸右旋心得安(抗心律失常的心脏抑制药)

dexter [ˈdekstə] *a* 【拉】右的

dextrad [ˈdekstræd] *ad* 向右(侧)

dextral [ˈdekstrəl] *a* 右(侧)的;右利的,善用右侧器官的 *n* 右利手者 | **~ity** [deksˈtræləti] *n* 右利,善用右侧器官(如右眼、右手或右足)

dextran [ˈdekstrən] *n* 葡聚糖(血浆代用品,原名右旋糖酐)

dextranomer [deksˈtrænəumə] *n* 聚糖酐(用于渗液性创伤的清创术)

dextransucrase [ˌdekstrənˈsukreis] *n* 葡聚糖蔗糖酶,蔗糖-6-葡糖基转移酶

dextrates [ˈdekstreits] *n* 葡萄糖结合剂(一种制片剂用的结合剂兼稀释剂)

dextraural [deksˈtrɔ:rəl] *a* 右利耳的,善用右耳的

dextriferron [ˌdekstriˈferɔn] *n* 糊精铁(治缺铁性贫血)

dextrin [ˈdekstrin] *n* 糊精

dextrinase [ˈdekstrineis] *n* 糊精酶

α-**dextrinase** [ˈdekstrineis] *n* α-糊精酶

dextrinate [ˈdekstrineit], **dextrinize** [ˈdekstrinaiz] *vi* 变为糊精,糊精化

dextrin-1,6-glucosidase [ˌdekstringlu:ˈkəusideis] *n* 糊精-1,6-葡萄糖酶,脱支链酶

dextrinose [ˈdekstrinəus] *n* 糊精糖,异麦芽糖

dextrinosis [ˌdekstriˈnəusis] *n* 糖原贮积病,糖原病 | limit ~ 糖原贮积病Ⅲ型

dextrinuria [ˌdekstriˈnjuəriə] *n* 糊精尿

dextr(o)- [构词成分] 右,右旋

dextroamphetamine [ˌdekstrə*u*æmˈfetəmi:n] *n* 右(旋)苯丙胺 | ~ phosphate 磷酸右(旋)苯丙胺(中枢神经兴奋药) / ~ sulfate 硫酸右(旋)苯丙胺(中枢神经兴奋药)

dextrocardia [ˌdekstrə*u*ˈkɑ:diə] *n* 右位心 | mirror-image ~ 镜影右位心(心脏位于右侧胸腔) / secondary ~ 继发性右位心

dextrocardiogram [ˌdekstrə*u*ˈkɑ:diəgræm] *n* 右心电图

dextrocerebral [ˌdekstrə*u*ˈseribrəl] *a* 右脑的,右脑优势的

dextroclination [ˌdekstrə*u*kliˈneiʃən],

dextrocycloduction [ˌdekstrəuˌsaikləu'dʌkʃən] *n* 右旋(眼)
dextrocompound [ˌdekstrəu'kɔmpaund] *n* 右旋物
dextrocular [deks'trɔkjulə] *a* 右利眼的，善用右眼的 | ～**ity** [ˌdekstrɔkju'lærəti] *n*
dextroduction [ˌdekstrəu'dʌkʃən] *n* 右转(眼)
dextrogastria [ˌdekstrəu'gæstriə] *n* 右位胃
dextroglucose [ˌdekstrəu'glu:kəus] *n* 葡萄糖，右旋糖
dextrogram ['dekstrəgræm] *n* 轴右偏心电图(轴右偏表明右心室肥大)
dextrogyral [ˌdekstrəu'dʒaiərəl] *n* 右旋的
dextrogyration [ˌdekstrəudʒaiə'reiʃən] *n* 右旋(指眼的活动及偏振面)
dextromanual [ˌdekstrəu'mænjuəl] *a* 右利手的，善用右手的
dextromenthol [ˌdekstrəu'menθɔl] *n* 右旋薄荷脑
dextromethorphan hydrobromide [ˌdekstrəu'meθəfən] 氢溴酸右美沙芬，氢溴酸右甲吗喃(镇咳药)
dextropedal [deks'trɔpedəl] *a* 右利足的，善用右足的
dextroposition [ˌdekstrəupə'ziʃən] *n* 右移位
dextropropoxyphene [ˌdekstrəuprə'pɔksifi:n] *n* 右(旋)丙氧吩，丙氧吩(镇痛药)
dextrorotation [ˌdekstrəurəu'teiʃən] *n* 右旋(作用)
dextrorotatory [ˌdekstrəu'rəuteitəri] *a* 右旋的(指偏振面或光线)
dextrosazone [deks'trəusəzəun] *n* 葡糖脎
dextrose ['dekstrəus] *n* 葡萄糖，右旋糖
dextrosinistral [ˌdekstrəu'sinistrəl] *a* 自右至左的(本词亦指对生来善用左手的人，可在某些动作方面加以训练使用右手)
dextrosozone [ˌdekstrəu'səuzəun] *n* 葡糖脎
Dextrostix ['dekstrəstiks] *n* 血糖检查试纸(商品名)
dextrosuria [ˌdekstrəu'sjuəriə] *n* 葡萄糖尿，右旋糖尿
dextrotartaric acid [ˌdekstrəutɑ:'tærik] 右旋酒石酸
dextrothyroxine sodium [ˌdekstrəuθai'rɔksi(:)n] *n* 右(旋)甲状腺素钠(口服抗胆醇血症药)
dextrotorsion [ˌdekstrəu'tɔ:ʃən] *n* 右旋(眼)
dextrotropic [ˌdekstrəu'trɔpik] *a* 右转的
dextroversion [ˌdekstrəu'və:ʃən] *n* 右转(尤指眼)；右倾(心脏位于右单侧胸廓，左心室仍在左方但位于右心室的前方)
dextroverted [ˌdekstrəu'və:tid] *a* 右转的
dezocine ['dezəsi:n] *n* 地佐辛，氨甲苯环癸醇(镇痛药)
DF-2 DF-2杆菌(见capnocytophage canimorsus)
DFDT difluoro-diphenyl-trichloroethane 二氟二苯三氯乙烷(杀虫药)
DFP diisopropyl fluorophosphate 氟磷酸二异丙酯，异氟磷(乙酰胆碱酯酶抑制药)
dG deoxyguanosine 脱氧鸟苷
dg decigram 分克
dGDP deoxyguanosine diphosphate 脱氧鸟苷二磷酸
dGMP deoxyguanosine monophosphate 脱氧鸟苷一磷酸，脱氧鸟苷酸
dGTP deoxyguanosine triphosphate 脱氧鸟苷三磷酸
DH delayed hypersensitivity 迟发型超敏反应
DHA, DHEA dehydroepiandrosterone 脱氢表雄(甾)酮，脱氢异雄(甾)酮
DHE 45 dihydroergotamine 双氢麦角胺(商品名)
d'Herelle phenomenon [də'rel] (Fe-

lix H. d'Herelle) 代列尔现象(见 Twort-d'Herelle phenomenon)

DHF dihydrofolate or dihydrofolic acid 二氢叶酸

DHFR dihydrofolate reductase 二氢叶酸还原酶

DHg, DHy Doctor of Hygiene 卫生学博士

DHPG 3,4-dihydroxyphenylglycol 3,4-二羟(基)苯乙二醇

DHT dihydrotestosterone 双氢睾酮

dhurrin ['djurin] *n* 蜀黍氰苷

di- [前缀] 二,两,双

dia- [前缀] 通过,透过,横过,分离,间

Dia Beta [daiə 'beitə] 格列本脲(glyburide)制剂的商品名

diabetes [ˌdaiə'bi:ti:z] *n* 糖尿病;多尿症 | adult-onset ~ 成年起病型糖尿病(即non-insulin-dependent ~) / ~ albuminurinicus 蛋白尿性多尿症 / alloxan ~ 四氧嘧啶糖尿病 / artificial ~, experimental ~ 人为性糖尿病,实验性糖尿病 / bronze ~, bronzed ~ 血色素沉着(症) / growth-onset ~ 生长期糖尿病(即insulin-dependent ~) / ~ insipidus 尿崩症 / insulin-dependent ~ (IDD) 胰岛素依赖性糖尿病(I型糖尿病,特征为症状突然发作、胰岛素减少、依赖外源性胰岛素维持生命,有发生酮酸中毒的倾向) / juvenile ~, juvenile-onset ~ 青少年糖尿病,青少年起病型糖尿病(即insulin-dependent ~) / ketosis-prone ~ 趋酮症性糖尿病 / ketosis-resistant ~ 抗酮症性糖尿病 / latent ~ 隐性糖尿病 / masked ~ 隐蔽性糖尿病 / maturity-onset ~ 成熟期突发型糖尿病(即non-insulin-dependent) / maturity-onset ~ youth (MODY) 青年成熟期突发型糖尿病(非胰岛素依赖性糖尿病的亚型,特征为常染色体显性遗传,青春晚期或成年早期发病) / ~ mellitus (DM) 糖尿病 / non-insulin-dependent ~ (NIDD) 非胰岛素依赖性糖尿病(Ⅱ型糖尿病,其特征通常为发病缓慢,有轻微或无代谢障碍〈糖尿及其后果〉的症状,不需要外源性胰岛素以预防酮尿和酮酸中毒;控制饮食,加或不加口服降血糖药通常即有效) / overflow ~ 溢出性糖尿病 / pancreatic ~ 胰腺性糖尿病 / preclinical ~ 前临床糖尿病(见tolerance项下impaired glucose tolerance) / puncture ~, piqûre ~ 穿刺性糖尿病 / subclinical ~ 亚临床糖尿病(葡萄糖耐量降低或以前有葡萄糖耐量异常。见tolerance项下impaired glucose tolerance) / thiazide ~ 噻嗪性糖尿病(噻嗪类利尿药引起的葡萄糖耐量降低或显著的高血糖症,可能通过噻嗪诱发低钾血症抑制胰岛素的分泌)

diabetic [ˌdaiə'betik] *a* 糖尿病的 *n* 糖尿病患者

diabetid [ˌdaiə'bi:tid] *n* 糖尿病疹,糖尿病性皮肤病

diabetogenic [ˌdaiəˌbetəu'dʒenik] *a* 致糖尿病的

diabetogenous [ˌdaiəbi'tɔdʒinəs] *a* 糖尿病(源)性的

diabetograph [ˌdaiə'bi:təgrɑ:f] *n* 尿糖计

diabetometer [ˌdaiəbi'tɔmitə] *n* 旋光尿糖计

Diabinese [dai'æbini:s] *n* 氯磺丙脲(chlorpropamide)制剂的商品名

diabrosis [ˌdaiə'brəusis] *n* 溃破,腐蚀(腐蚀性穿孔,穿孔性溃疡)

diabrotic [ˌdaiə'brɔtik] *a* 溃破的,腐蚀的 *n* 腐蚀剂

diacele ['daiəsi:l] *n* 第三脑室

diacetate [dai'æsiteit] *n* 乙酰乙酸盐

diacetemia [ˌdaiæsi'ti:miə] *n* 乙酰乙酸血

diacetic acid [ˌdaiə'si:tik] 乙酰乙酸

diaceturia [ˌdaiæsi'tjuəriə], **diaceticaciduria** [ˌdaiəˌsetikˌæsi'djuəriə], **diacetonuria** [daiˌæsitəu'njuəriə] *n* 乙酰乙酸尿

diacetyl [dai'æsitil] *n* 二乙酰，双乙酰，丁二酮 | ～ peroxide 二乙酰化过氧，过氧化二乙酰(防腐剂)

diacetylmorphine [ˌdaiəˌsi:til'mɔ:fi:n] *n* 二乙酰吗啡，海洛因 | ～ hydrochloride 盐酸二乙酰吗啡

diacetyltannic acid [ˌdaiˌæsitil'tænik] 乙酰鞣酸

Diachlorus [daiə'klɔrəs] *n* 细虻属

diachorema [ˌdaiəkə'ri:mə] *n* 【希】排泄物，粪便

diachoresis [ˌdaiəkə'ri:sis] *n* 排粪

diachylon [dai'ækilɔn], **diachylum** [dai'ækiləm] *n* (油酸)铅硬膏

diacid [dai'æsid] *n* 二酸 *a* 重酸性的

diaclasis [dai'ækləsis] *n* 折骨术

diaclast ['daiəklæst] *n* 穿颅器

diacrinous [dai'ækrinəs] *a* 单纯分泌的，透泌的

diacrisis [dai'ækrisis] *n* 诊断;分泌异常;窘迫排泄

diacritic [ˌdaiə'kritik] *a* 诊断的，辨别的

diactinic [ˌdaiæk'tinik] *a* 透(过)光化线的

diactinism [dai'æktinizəm] *n* 光化线透性

diacylglycerol [daiˌæsil'glisərɔl] *n* 二酰基甘油

diacylglycerol *O*-acyltransferase [daiˌæsil'glisərɔl ˌæsil'trænsfəreis] 二酰基甘油*O*-酰基转移酶(亦称甘油二酯酰基转移酶)

diacylglycerol kinase [daiˌæsil'glisərɔl 'kaineis] 二酰基甘油激酶(亦称甘油二酯激酶)

diad ['daiæd] *n* 二价基;二分体，二联体(见dyad)

diaderm ['daiədə:m] *n* 二胚层胚，间胚盘 | ～**ic** [ˌdaiə'də:mik] *a* 二胚层胚的，间胚盘的;经皮的，透皮的

diadochokinesia [daiˌædəkəukai'ni:ziə], **diadochocinesia** [daiˌædəkəusai'ni:ziə], **diadochokinesis** [daiˌædəkəukai'ni:sis] *n* 轮替运动(停止某一运动冲动，代之以完全相反的运动冲动) | **diadochokinetic** [daiˌædəkəukai'netik], **diadochocinetic** [daiˌædəkəusai'netik] *a*

Diadol ['daiədɔl] *n* 阿洛巴比妥(allobarbital)制剂的商品名

Diafen ['daiəfən] *n* 盐酸二苯拉林(diphenylpyraline hydrochloride)制剂的商品名

diagnose ['daiəgnəuz], **diagnosticate** [ˌdaiəg'nɔstikeit] *vt, vi* 诊断

diagnosis [ˌdaiəg'nəusis] ([复] **diagnoses** [ˌdaiəg'nəusi:z]) *n* 诊断 | biological ～ 生物学诊断 / clinical ～ 临床诊断 / cytologic ～, cytohistologic ～ 细胞学诊断，细胞组织学诊断 / differential ～ 鉴别诊断 / ～ by exclusion 除外诊断 / niveau ～ 定位诊断，平准诊断(如对椎间瘤) / physical ～ 物理诊断 / provocative ～ 激发诊断 / roentgen ～ X(射)线诊断 / serum ～ 血清诊断(免疫诊断)

diagnostic [ˌdaiəg'nɔstik] *a* 诊断的 | ～**ally** *ad*

diagnostician [ˌdaiəgnɔs'tiʃən] *n* 诊断医师，诊断学家

diagnostics [ˌdaiəg'nɔstiks] *n* 诊断学

diagnosticum [ˌdaiəg'nɔstikəm] *n* 诊断剂，诊断液(用于实验诊断的制剂)

diagonal [dai'ægənl] *a* 对角线的，对顶的;斜的，斜纹的

diagram ['daiəgræm] *n* 图解;图表;线图 | ladder ～ 阶梯图(图解表示心脏收缩途径，如由心电图记录测定之，用于诊断心律失常) / scatter ～ 散点图 / vector ～ 矢量图 | ～**matic(al)** [ˌdaiəgrə'mætik(əl)] *a*

diagraph ['daiəgrɑ:f] *n* 描界器(用于颅测量术等)

diakinesis [ˌdaiəkai'ni:sis] *n* 终变期(第一次减数分裂前期中的一个阶段)

Dial ['daiəl] *n* 阿洛巴比妥(allobarbital)制剂的商品名

dial ['daiəl] *n* 表(或钟)面;盘表,刻度盘;(电话机等的)拨号盘 (-ll-) *vt, vi* 拨(电话号码) | astigmatic ~ 散光盘表

dialectic [ˌdaiə'lektik] *a* 辩证的 *n* 辩证法;论证 | ~**s** *n* 辩证法 / ~**al** *a*

Dialister [ˌdaiə'listə] *n* 小杆菌属(嗜血杆菌族)

diallyl [dai'ælil] *n* 联丙烯;二丙烯基

diallylbarbituric acid [daiˌælilbɑ:bi'tjuərik] 二丙烯巴比土酸

diallylbisnortoxiferin dichloride [daiˌælilbisnɔ:'tɔksifərin] 阿库氯铵,(即alcuronium chloride, 横纹肌松弛药)

Dialog ['daiəlɔg] *n* 阿洛巴比妥-对乙酰氨基酚(allobarbital and acetaminophen)制剂的商品名

Dialume ['daiəlju:m] *n* 干燥氢氧化铝凝胶(dried aluminum hydroxide gel)制剂的商品名

dialurate [dai'æljuəreit] *n* 5-羟(基)巴比土酸盐

dialuric acid [ˌdaiə'ljuərik] 5-羟(基)巴比土酸

dialysance [ˌdaiə'laisəns] *n* 透析率

dialysate [dai'æliseit] *n* 透析液

dialysis [dai'ælisis] ([复] **dialyses** [dai'ælisi:z]) *n* 透析,渗析 | cross ~ 交叉透析(即渗透性联体生活) / equilibrium ~ 平衡透析(用以测定抗体-半抗原亲和力的一种技术) / lymph ~ 淋巴透析 / peritoneal ~ 腹膜透析 / ~ retinae (在锯齿缘)视网膜断离 | **dialytic** [ˌdaiə'litik] *a*

dialyzable [ˌdaiə'laizəbl] *a* 可透析的,可渗析的

dialyze ['daiəlaiz] *vt, vi* (使)透析,(使)渗析

dialyzed ['daiəlaizd] *a* 透析了的

dialyzer ['daiəˌlaizə] *n* 透析器;透析膜

Diamanus [ˌdaiə'meinəs] *n* 穿手蚤属 | ~ montanus 山穿手蚤

diameter [dai'æmitə] *n* 直径,径;(透镜的)放大倍数 | anterotransverse ~ 前横径,颞间径 / biischial ~ 坐骨结节间径(骨盆) / biparietal ~ 顶骨间径 / bispinous ~ 坐骨棘间径(骨盆) / cervicobregmatic ~ 颈前囟径 / conjugate ~ (骨盆)直径 / diagonal conjugate ~ 对角径 / inferior longitudinal ~ 下纵径(从盲孔到枕内隆凸) / parietal ~, posterotransverse ~ 顶骨间径,后横径 / sagittal ~ 矢状径(眉间至枕外隆凸) / suboccipitobregmatic ~ 枕下前囟径

diamide [dai'æmaid] *n* 二酰胺;肼,联氨

diamidine [dai'æmidi:n] *n* 联脒;二脒

diamido- [前缀] 二氨基

diamine ['daiəmi:n] *n* 二胺

diamine oxidase ['daiəmi:n 'ɔksideis] 二胺氧化酶

diaminoacetic acid [daiˌæminəuə'si:tik] 二氨基乙酸

diamino acid [dai'æminəu] 二氨基酸

diaminoacridine [daiæminəu'ækridin] *n* 二氨基吖啶,原黄素

α,γ-**diaminobutyric acid** [daiˌæminəubju(:)'tirik] *α,γ*-二氨基丁酸

α,ε-**diaminocaproic acid** [daiˌæminəuˌkə'prəuik] 二氨己酸,赖氨酸

***p*-diaminodiphenyl** [daiəˌminəudai'fenil] *n* 对二氨(基)二苯,联苯胺

diaminodiphenylsulfone [daiˌæminəudaiˌfenil'sʌlfəun] *n* 氨苯砜,二氨二苯砜(抗麻风药) | diacetyl ~ 双乙酰氨苯砜(抗麻风药)

diaminodiphosphatide [daiˌæminəudai'fɔsfətaid] *n* 二氨(基)二磷脂

diaminomonophosphatide [daiˌæminəuˌmɔnə'fɔsfətaid] *n* 二氨(基)磷脂

α,ε-**diaminopimelic acid** [daiˌæminəupi'melik] *α,ε*-二氨基庚二酸

α,δ-**diaminovaleric acid** [daiˌæminəuvə'lerik] *α,δ*-二氨基戊酸,鸟氨酸

diaminuria [daiˌæmi'njuəriə] *n* 二胺尿

diamniotic [ˌdaiæmni'ɔtik] *a* 双羊膜

囊的

diamocaine cyclamate [dai'æmə-kein] 环己氨磺酸二胺卡因，环己氨磺酸双胺氧卡因(局部麻醉药)

diamond ['daiəmənd] *n* 金刚钻;菱形

Diamond-Blackfan syndrome ['daiəmənd 'blækfæn] (Louis Klein Diamond; Kenneth D. Blackfan)戴-布贫血，先天性再生障碍性贫血

diamonds ['daiəmənds] [复] *n* [用作单或复] 荨麻疹样丹毒(一种荨麻疹样猪丹毒)

diamorphine [ˌdaiə'mɔːfiːn] *n* 二醋吗啡，二乙酰吗啡，海洛因

Diamox ['daiəmɔks] *n* 乙酰唑胺(acetazolamide)制剂的商品名

diamthazole dihydrochloride [dai-'æmθəzəul] 盐酸地马唑，盐酸双胺噻唑(抗真菌药)

diamylene [dai'æmiliːn] *n* 二戊烯

Dianabol [dai'ænəbɔl] *n* 美雄酮(methandrostenolone)制剂的商品名

diandry [dai'ændri] *n* 雄性异型

dianhydroantiarigenin [ˌdaiænˌhai-drəuˌænti'ɑːriˌdʒenin] *n* 双脱水弩箭子甙配基

dianoetic [daiə'niːtik] *a* 智力的，推理的

diantebrachia [ˌdaiænti'breikiə] *n* 双前臂畸形

diapamide [dai'æpəmaid] *n* 氯氨磺苯酰胺，硫米齐特(即tiamizide，利尿、降压药)

Diaparene [dai'æpəriːn] *n* 甲苄索氯铵(methylbenzethonium chloride)制剂的商品名

diapason [ˌdaiə'peisn] *n* 音叉(检听觉用);音域

diapause ['daiəpɔːz] *n* 滞育，停育(卵细胞、昆虫蛹、种子的发育暂停)

diapedesis [ˌdaiəpə'diːsis] ([复] **diapedeses** [ˌdaiəpə'diːsiːz]) *n* 血细胞渗出 | **diapedetic** [ˌdaiəpə'detik] *a*

diaphane ['daiəfein] *n* 透照灯(用于透射照明)

diaphaneity [ˌdaiəfə'niːiəti] *n* 透明性，透明(度)

diaphanography [daiˌæfə'nɔgrəfi] *n* 透照摄影(术)

diaphanometer [daiˌæfə'nɔmitə] *n* 透明度计(检乳、小便及其他液体) | **diaphanometry** *n* (液体)透明度测定法

diaphanoscope [dai'æfənəskəup] *n* (电光)透照镜(供照体腔用) | **diaphanoscopy** [daiˌæfə'nɔskəpi] *n* (电光)透照检查

diaphemetric [ˌdaiəfə'metrik] *a* 测量触觉的

diaphorase [dai'æfəreis] *n* 黄递酶，心肌黄酶;硫辛酰胺脱氢酶

diaphoresis [ˌdaiəfə'riːsis] *n* 出汗，发汗(尤指大量出汗)

diaphoretic [ˌdaiəfə'retik] *a* 发汗的 *n* 发汗药

diaphragm ['daiəfræm] 膈;隔膜;光阑 | accessory ～尿生殖膈 / contraceptive ～ 阴道隔膜，子宫帽(避孕用具) / ～ of mouth, oral ～下颌舌骨肌 / pelvic ～, ～ of pelvis 盆膈 / secondary ～, urogenital ～尿生殖膈 / ～ of sella turcica 鞍膈 | **～atic** [ˌdaiəfræg'mætik] *a*

diaphragma [ˌdaiə'frægmə] ([复] **diaphragmata** [ˌdaiə'frægmətə]) *n*【希】膈;隔膜

diaphragmalgia [ˌdaiəfræg'mældʒiə], **diaphragmodynia** [ˌdaiəˌfrægməu-'diniə] *n* 膈痛

diaphragmatitis [ˌdaiəˌfrægmə'taitis], **diaphragmitis** [ˌdiaəfræg'maitis] *n* 膈炎

diaphragmatocele [ˌdaiəfræg'mætəsiːl] *n* 膈疝

diaphysectomy [ˌdaiəfi'zektəmi] *n* 骨干(部分)切除术

diaphysis [dai'æfisis] ([复] **diaphyses** [dai'æfisiːz]) *n* 【希】 骨干 | **diaphysary** [dai'æfisəri], **diaphy-**

seal, **diaphysial** [ˌdaiəˈfiziəl] *a*

diaphysitis [ˌdaiəfiˈzaitis] *n* 骨干炎 | tuberculous ～ 结核性骨干炎

Diapid [ˈdaiəpid] *n* 赖氨加压素(lypressin)制剂的商品名

diapiresis [ˌdaiəpaiˈri:sis] *n* 血细胞渗出

diaplacental [ˌdaiəpləˈsentl] *a* 经胎盘的

diaplasis [daiˈæpləsis] *n* 【希】复位术(骨折或脱位) | **diaplastic** [ˌdaiəˈplæstik] *a*

diapophysis [ˌdaiəˈpɔfisis] *n* (椎骨)横突关节面

Diaptomus [daiˈæptəməs] *n* 镖水蚤属

diapyesis [ˌdaiəpaiˈi:sis] *n* 化脓 | **diapyetic** [ˌdaiəpaiˈetik] *a*

diarrheogenic [ˌdaiəˌriəˈdʒenik] *a* 致腹泻的

diarrh(o)ea [ˌdaiəˈriə] *n* 腹泻 | paradoxical ～, stercoral ～ 积粪性腹泻 / serous ～, watery ～ 浆液性腹泻,水泻 | **～l, diarrheic** [ˌdaiəˈriik] *a*

diarthric [daiˈɑ:θrik], **diarticular** [ˌdaiɑ:ˈtikjulə] *a* 两关节的

diarthrosis [ˌdaiɑ:ˈθrəusis] ([复] **diarthroses** [daiɑ:ˈθrəusi:z]) *n* 动关节 | **diarthrodial** [ˌdaiɑ:ˈθrəudiəl] *a*

diaschisis [daiˈæskisis] *n* 神经功能联系不能

diascope [ˈdaiəskəup] *n* 透皮玻片,透照片 | **diascopy** [daiˈæskəpi] *n* 玻片压诊法;透照法

Diasone [ˈdaiəsəun] *n* 阿地砜钠(sulfoxone sodium)制剂的商品名

diasostic [ˌdaiəˈsɔstik] *a* 保健的,卫生的

diaspironecrobiosis [daiˌæspaiərəuˌnekrəubaiˈəusis] *n* 播散性渐进性(细胞)坏死

diaspironecrosis [daiˌæspaiərəuneˈkrəusis] *n* 播散性坏死

diastase [ˈdaiəsteis] *n* 淀粉酶 | pancreatic ～ 胰淀粉酶 / taka ～ 高峰淀粉酚 / ～ vera 胰酶 | **diastasic** [ˌdaiəˈsteisik] *a*

diastasemia [ˌdaiəstəˈsi:miə] *n* 红细胞分解

diastasimetry [ˌdaiəstəˈsimitri] *n* 淀粉酶测定法

diastasis [daiˈæstəsis] *n* 【希】脱离,分离;心舒张后期 | ～ cordis 心舒张后期 / iris ～ 虹膜(根部)脱离

diastasuria [ˌdaiəsteiˈsjuəriə] *n* 淀粉酶尿

diastatic [ˌdaiəˈstætik] *a* 淀粉酶的;脱离的,分离的;心舒张后期的

diastema [ˌdaiəsˈti:mə] ([复] **diastemata** [ˌdaiəˈstemətə]), **diastem** [ˈdaiəstem] *n* 间隙,裂,纵裂

diastematocrania [ˌdaiəˌstemətəuˈkreinjə] *n* 颅纵裂

diastematomyelia [ˌdaiəˌstemətəumaiˈi:liə] *n* 脊髓纵裂

diastematopyelia [ˌdaiəˌstemətəupaiˈi:liə] *n* 骨盆纵裂

diaster [daiˈæstə] *n* 双星(体)

diastereoisomer [ˌdaiəˌsteriəuˈaisəumə] *n* 非对映(立体)异构物

diastereoisomerism [ˌdaiəˌsteriəuaiˈsɔmərizəm] *n* 非对映(立体)异构(现象) | **diastereoisomeric** [ˌdaiəˌsteriəuˌaisəuˈmerik] *a* 非对映异构的

Diastix [ˈdaiəstiks] *n* 尿糖定量测定试纸(商品名)

diastole [daiˈæstəli] *n* 舒张(期)(心) | **diastolic** [ˌdaiəˈstɔlik] *a*

diastomyelia [daiˌæstəmaiˈi:liə] *n* 脊髓纵裂

diastrophic [ˌdaiəˈstrɔfik] *a* 弯曲变形的,畸形的(如骨骼)

diataxia [ˌdaiəˈtæksiə] *n* 两侧运动失调,两侧共济失调 | cerebral ～ 脑性两侧共济失调

diathermy [ˈdaiəˌθə:mi] *n* 透热法 | short wave ～ 短波透热法 / ultrashort wave ～ 超短波透热法 | **diathermal** [ˌdaiəˈθə:məl], **diathermic**

[ˌdaiə'θə:mik] *a* 透热的

diathesis [dai'æθisis] ([复] **diatheses** [dai'æθisi:z]) *n* 素质 | aneurysmal ~ 动脉瘤素质 / bilious ~ 胆汁素质 / contractural ~ 挛缩素质 / cystic ~ 囊肿素质 / fibroplastic ~ 纤维形成性素质 / gouty ~ 痛风素质 / hemorrhagic ~ 出血素质 / inopectic ~ 血栓素质 / spasmodic ~, spasmophilic ~ 痉挛素质 / uric acid ~ 尿酸素质 | **diathetic** [ˌdaiə'θetik] *a*

diatom ['daiətəm] *n* 硅藻

diatomaceous [ˌdaiətəu'meiʃəs] *a* 硅藻的

diatomic [ˌdaiə'tɔmik] *a* 二原子的;二元的;二价的;硅藻的

diatrizoate [ˌdaiətrai'zəueit] *n* 泛影酸盐,二乙酰胺基三碘苯甲酸盐(心血管造影术及尿路造影术时用作造影剂) | ~ meglumine 泛影葡胺(造影剂) / ~ sodium 泛影酸钠(造影剂)

diatrizoic acid [ˌdaiətrai'zəuik] 泛影酸,二乙酰胺基三碘苯甲酸

diauchenos [dai'ɔ:kinɔs] *n* 双颈双头畸胎

diauxie [dai'ɔ:ksi] *n* 二阶段生长,两次生长现象,两峰生长现象(细菌) | **diauxic** [dai'ɔ:ksik] *a*

diaveridine [ˌdaiə'veridi:n] *n* 二氨黎芦(嘧)啶(抗原虫药和抗菌药)

diaxon [dai'æksɔn], **diaxone** [dai'æksəun] *n* 二轴突(神经)细胞

diazepam [ˌdai'æzəpæm] *n* 地西泮,安定(安定药)

diazine [dai'æzin] *n* 二嗪,二氮(杂)苯

diaziquone (AZQ) [dai'eiziˌkwəun] *n* 地吖醌,亚胺醌氨酯(抗肿瘤药)

diazo- [前缀] 重氮基

diazobenzene [daiˌæzəu'benzi:n] *n* 重氮苯

diazobenzenesulfonic acid [daiˌæzəuˌbenzi:nsʌl'fɔnik] 重氮苯磺酸

diazoma [ˌdaiə'zəumə] *n* 膈,隔膜

diazomethane [daiˌæzəu'meθein] *n* 重氮甲烷

diazonal [ˌdaiə'zəunəl] *a* 横过两区的;暗带的

diazone ['daiəzəun] *n* 暗带(牙釉质的横断层)

diazosulfobenzol [daiˌæzəuˌsʌlfəu'benzɔl] *n* 重氮磺苯(对尿内某些成分起作用,形成苯胺色)

diazotize [dai'æzətaiz] *vt* 使重氮化 | **diazotization** [daiˌæzətai'zeiʃən, -ti'z-] *n* 重氮化(作用)

5-diazouracil [daiˌæzəu'juərəsil] *n* 5-重氮尿嘧啶(癌研究用药)

diazoxide [ˌdaiə'zɔksaid] *n* 二氮嗪,氯甲苯噻嗪(抗高血压药)

dibasic [dai'beisik] *a* 二元的,二碱价的

Dibenamine [dai'benəmi:n] *n* 苄氯乙胺(dibenzylchorethamine)制剂的商品名

dibenzanthracene [ˌdaiben'zænθrəsin] *n* 二苯蒽

dibenzazepine [daiben'zæzəpin] *n* 二苯扎西平(任何一组结构上相关的包括三环抑郁氯米帕明〈clomipramine〉、地昔帕明〈desipramine〉、米帕明〈imipramine〉和曲米帕明〈trimipramine〉的药物

dibenz-dibutyl anthraquinol [daiˌbenz-dai'bju:til ˌænθrə'kwinɔl] 二苯二丁对蒽二酚(一种致癌和产生雌激素的物质)

dibenzepin hydrochloride [dai'benzəpin] 盐酸二苯西平,盐酸二苯氮䓬(抗抑郁药)

dibenzocycloheptadiene [daiˌbenzəuˌsaikləuˌheptə'daii:n] *n* 二苯环庚二烯(任何一类结构上相关的包括三环抗抑郁药阿米替林〈amitriptyline〉、去甲替林〈nortriptyline〉和普罗替林〈protriptyline〉的药物)

dibenzothiazine [daiˌbenzə'θaiəzi:n] *n* 吩噻嗪

dibenzoxepine [daiben'zɔksəpi:n], **dibenzoxepin** [daiben'zɔksəpin] *n* 二

苯多塞平(任何一类结构上相关的包括三环抗抑郁药多塞平〈doxepin〉的药物)

dibenzylchlorethamine [ˌdaibenzil-klə'reθəmi:n] *n* 苄氯乙胺(α-肾上腺素能阻滞药,治周围血管疾病及诊断嗜铬细胞瘤)

Dibenzyline [dai'benzili:n] *n* 盐酸酚苄明(phenoxybenzamine hydrochloride)制剂的商品名

diblastula [dai'blæstjulə] *n* 二叶性囊胚

dibothriocephaliasis [daiˌbɔθriəuˌsefə'laiəsis] *n* 裂头绦虫病

Dibothriocephalus [daiˌbɔθriəu'sefələs] *n* 裂头(绦虫)属(即Diphyllobothrium)

dibrachia [dai'breikiə] *n* 复臂(畸形)

dibrachius [dai'breikiəs] *n* 二臂联胎

dibromide [dai'brəumaid] *n* 二溴化物

dibromodulcitol [daiˌbrəuməu'dʌlsitɔl] *n* 二溴卫矛醇(抗肿瘤药)

1,2-dibromoethane [daiˌbrəuməu'eθein] *n* 1,2-二溴乙烷

dibromoketone [daiˌbrəumə'ki:təun] *n* 二溴丁酮(战用毒气)

dibromsalan [dai'brɔmsəlæn] *n* 二溴沙仑,二溴柳苯胺(具有抗菌和抗真菌作用的消毒剂,主要用于药皂)

dibucaine ['daibjukein] *n* 地布卡因,辛可卡因(即cinchocaine,局部麻醉药) | ~ hydrochloride 盐酸地布卡因

Dibuline ['daibju:li:n] *n* 地布托林硫酸盐(dibutoline sulfate)制剂的商品名

dibutoline sulfate [dai'bju:təli:n] 地布托林硫酸盐,硫酸双丁氨酯(抗胆碱能药)

dibutyl [dai'bju:til] *n* 二丁基

DIC disseminated intravascular coagulation 弥散性血管内凝血

dicacodyl [dai'kækədail] *n* 双二甲胂,四甲二胂

dicalcic [dai'kælsik] *a* 二钙的

dicalcium phosphate [dai'kælsiəm] 磷酸二钙,磷酸氢钙

dicamphendion [ˌdaikæm'fendiən] *n* 二樟脑萜二酮,二缩莰烯二酮

dicamphor [dai'kæmfə] *n* 二缩莰酮

dicarbonate [dai'kɑ:bənit] *n* 碳酸氢盐

dicarboxylicaciduria [ˌdaikɑ:bɔkˌsilikˌæsi'djuəriə] *n* 二羧酸尿(症)

dicelous [dai'si:ləs] *a* 双凹的;有两腔的

dicentric [dai'sentrik] *a* 有双中心的;具双着丝粒的

dicephalous [dai'sefələs] *a* 双头(畸形)的

dicephalus [dai'sefələs] *n* 双头畸胎,并体联胎

dicephaly [dai'sefəli] *n* 双头(畸形)

dicheilia [dai'kailiə] *n* 复唇(畸形)

dicheiria [dai'kaiəriə] *n* 复手(畸形)

dicheirus [dai'kaiərəs] *n* 复手(畸形)者

dichloracetic acid [daiˌklɔ:rə'si:tik] 二氯乙酸

dichlordioxydiamidoarsenobenzol [daiˌklɔ:daiˌɔksidaiˌæmidəuˌɑ:sinəu'benzɔl] *n* 二氯二氧二氨联胂苯,胂凡纳明

dichlorhydrin [ˌdaiklɔ:'haidrin] *n* 二氯丙醇

dichloride [dai'klɔ:raid] *n* 二氯化物

dichlorisone [dai'klɔ:risəun] *n* 二氯松(糖皮质激素,用于治疗对类固醇敏感的瘙痒性炎症和变应性炎症)

***o*-dichlorobenzene** [daiˌklɔ:rəu'benzi:n] *n* 邻二氯苯(一种溶剂、熏剂和杀虫剂,有时用作喷雾剂,如摄入或吸入,则中毒)

3,3-dichlorobenzidine [daiˌklɔrəu'benzidi:n] *n* 3,3-二氯联苯胺(用于制造染料和塑料,具有致癌性)

dichlorodiethyl sulfide [daiˌklɔ:rəudai'eθil] 二氯二乙硫醚,芥子气(糜烂性毒气)

dichlorodifluoromethane [daiˌklɔ:rəudaiˌfluərə'meθein] *n* 二氯二氟甲烷(用作气雾剂及冷冻剂)

1,1-dichloroethane [daiˌklɔ:rəu'eθein] *n* 1,1-二氯乙烷,亚乙基二氯

1,2-dichloroethane [dai,klɔ:rəu'eθein] *n* 1,2-二氯乙烷,二氯化乙烯

dichloroformoxime [dai,klɔ:rəufə'mɔksim] *n* 二氯甲醛肟(窒息性毒气)

dichloroisoproterenol [dai,klɔ:rəu,aisəuprə'terinɔl] *n* 二氯异丙去甲肾上腺素(一种β-肾上腺素能阻滞药,治各种心脏病)

2,4-dichlorophenoxyacetic acid [dai,klɔ:rəufi,nɔksiə'si:tik] 2,4-D,二四滴,2,4-二氯苯氧乙酸(植物生长刺激素)

dichlorotetrafluoroethane [dai,klɔ:rəu,tetrə,fluərə'eθein] *n* 克立氟烷,二氯四氟乙烷(用作气溶胶抛射剂)

dichlorphenamide[,daiklɔ:'fenəmaid] *n* 双氯非那胺,二氯磺胺(碳酸酐酶抑制药,治青光眼药)

dichlorvos [dai'klɔ:vɔs] *n* 敌敌畏(有机磷杀虫药,抗蠕虫药)

dichogeny [dai'kɔdʒəni] *n* 两向发育(指组织随着影响他们的条件的变化而以不同的方向发育)

dichorionic [,daikɔ:ri'ɔnik], **dichorial** [,dai'kɔ:riəl] *a* 双绒(毛)膜的

dichotomize [dai'kɔtəmaiz] *vt, vi* (将…)分成两部分,(将…)分成两类 | **dichotomization** [dai,kɔtəmai'zeiʃən] *n* 二分(一分为二);二(分)叉,二歧

dichotomy [dai'kɔtəmi] *n* 二分法,两分法(一分为二);二(分)叉,二歧,二叉分枝 | **dichotomous** *a*

dichroic [dai'krəuik], **dichroitic** [,daikrəu'itik] *a* 二向色(性)的,二色性的

dichroine [dai'krəui:n] *n* 黄常山碱

dichroism ['daikrəuizəm] *n* 二向色性;二色性

dichromasy [dai'krəuməsi] *n* 二色性;二色视,二色性色盲

dichromat ['daikrəumæt] *n* 二色视者

dichromate [dai'krəumit] *n* 重铬酸盐

dichromatism [dai'krəumətizəm] *n* 二色性;二色视,二色性色盲 | **dichromatic** [,daikrəu'mætik] *a*

dichromatopsia [,daikrəumə'tɔpsiə] *n* 二色视,二色性色盲(只能辨识两色,一般为蓝和黄)

dichromic [dai'krəumik] *a* 二色性的

dichromophil [dai'krəuməfil] *a* 两染性的 *n* 两染细胞

dichromophilism [,daikrəu'mɔfilizəm] *n* 两染性(能染酸性和碱性色素)

dichuchwa [di'tʃu:tʃwa:] *n* 非性病性梅毒

dick [dik] *n* 二氯乙胂(毒气)

Dick serum [dik] (George F. Dick) 狄克血清(含猩红热病原菌链球菌红疹毒素抗体的免疫血清) | ~ test (reaction) 狄克试验,猩红热毒素试验(测定人体对猩红热有无免疫力的皮肤试验) / ~ toxin 红疹毒素(检猩红热)

diclidostosis [,diklidɔs'təusis] *n* 静脉瓣骨化

diclofenac sodium [dai'kləufənæk] *n* 双氯芬酸钠,双氯高灭酸钠(抗炎药)

dicloralurea [,daiklɔ:,rælju:'ri:ə] *n* 双氯醛脲(动物饲料添加剂)

dicloxacillin [dai,klɔksə'silin] *n* 双氯西林,双氯青霉素,双氯苯甲异恶唑青霉素(抗生素类药)

Dicodid [dai'kəudid] *n* 重酒石酸氢可酮(hydrocodone bitartrate)制剂的商品名

dicoelous [dai'si:ləs] *a* 双凹的;有两腔的

dicophane ['daikəfein] *n* 滴滴涕,二氯二苯三氯乙烷(杀虫药)

dicoria [dai'kɔ:riə] *n* 重瞳,双瞳孔

dicotyledon [dai,kɔti'li:dən] *n* 双子叶植物

dicoumarin [dai'ku:mərin] *n* 双香豆素(抗凝药)

dicroceliasis [,dikrəusi'laiəsis] *n* 双腔吸虫病

Dicrocoelium [,dikrəu'si:liəm] *n* 双腔(吸虫)属 | ~ dendriticum, ~ lanceolatum 支双腔吸虫,矛形双腔吸虫 / ~

hospes 牛双腔吸虫 / ~ macrostomum 巨口双腔吸虫

dicrotic [dai'krɔtik] *a* 二波脉(现象)的,重搏脉的 | **dicrotism** ['daikrətizəm] *n*

dictate [dik'teit] *vt* 口述;命令 *vi* 口授;支配['dikteit] *n* 命令;支配

dictionary ['dikʃənəri] *n* 字典 | genetic code ~ 遗传密码字典

dicty(o)- [构词成分] 网,网状结构

dictyocaulus [ˌdiktiəu'kɔ:ləs] *n* 网尾(线虫)属 | ~ filaria 丝状网尾线虫(亦称丝圆线虫) / ~ viviparus 胎生网尾线虫(亦称小圆线虫)

Dictyocha [ˌdikti'əukə] *n* 硅鞭藻属

dictyokinesis [ˌdiktiəukai'ni:sis] *n* 网体分裂,高尔基(Golgi)体分裂(有丝分裂时高尔基体移居分布到子细胞中)

dictyoma [ˌdikti'əumə] *n* 视网膜胚瘤

dictyosome ['diktiəsəum] *n* (分散)高尔基(Golgi)体,网体

Dictyosteliia [ˌdiktiəusti'laiiə] *n* 网柱原虫亚纲

Dictyosteliida [ˌdiktiəusti'laiidə] *n* 网柱原虫目

dictyotene ['diktiəti:n] *n* 核网期

dicumarol [dai'kumərɔl] *n* 双香豆素(抗凝药)

Dicurin [dai'kjuərin] *n* 汞乙氧茶碱(merethoxylline)制剂的商品名

dicyclic [dai'saiklik] *a* 二周期的;双环的

dicyclomine hydrochloride [dai'saikləmi:n] 盐酸双环胺,盐酸双环维林(抗胆碱能药,胃肠道疾病时用作解痉药)

dicysteine [ˌdaisis'ti:n] *n* 胱氨酸

dicytosis [ˌdaisai'təusis] *n* 两种细胞情况(指血内单核白细胞及多核白细胞)

didactic [dai'dæktik] *a* 释理的,理论的,教导的

didactylism [dai'dæktilizəm] *n* 两指(趾)畸形 | **didactylous** [dai'dæktiləs] *a*

didelphia [dai'delfiə] *n* 双子宫 | **didelphic** *a*

Didelphis [dai'delfis] *n* 负鼠属

2',3'-dideoxyadenosine [ˌdaidiˌɔksiə'denəsi:n] *n* 2',3'-二脱氧腺苷(抗逆转录病毒药,用于治疗获得性免疫缺陷综合征)

2',3'-dideoxycytidine [ˌdaidiˌɔksi'saitidi:n] *n* 2',3'-二脱氧胞苷(抗逆转录病毒药,用于治疗获得性免疫缺陷综合征)

2',3'-dideoxyinosine [ˌdaidiˌɔksi'inəsi:n] *n* 2',3'-二脱氧肌苷(抗逆转录病毒药,用于治疗获得性免疫缺陷综合征)

dideoxynucleoside [ˌdaidiˌɔksi'nju:kliəˌsaid] *n* 二脱氧核苷(具有抗逆转录病毒效用)

didermoma [daidə'məumə] *n* 双胚叶(畸胎)瘤

Didrex ['daidreks] *n* 盐酸苄非他明(benzphetamine hydrochloride)制剂的商品名

Didronel [dai'drəunəl] *n* 羟乙二磷酸二钠(etidronate disodium)制剂的商品名

didymalgia [ˌdidi'mældʒiə], **didymodynia** [ˌdidiməu'diniə] *n* 睾丸痛

didymitis [ˌdidi'maitis] *n* 睾丸炎

didymous ['didiməs] *a* 双的,双生的

didymus ['didiməs] *n* 睾丸

die[1] [dai] (died; dying) *vi* 死;减弱,消失;灭亡 | ~ away (或down, out) 变弱;平息;消失;熄灭 / ~ of (或from) 因…而死

die[2] [dai] *n* 模,代型 | amalgam ~ 汞合金代型(一种牙型)

Dieb. alt. diebus alternis【拉】隔日

Dieb. tert. diebus tertiis【拉】每三日

diechoscope [dai'ekəskəup] *n* 两音听诊器

diecious [dai'i:ʃəs] *a* 雌雄异体的

Dieffenbach's amputation (operation) ['di:fənbʌh] (Johann F. Dieffenbach) 迪芬巴赫切断术(手术)(①髋

关节环状切除术;②三角状缺损修补法)

Diego blood group [di:'eigəu] (Diego为委内瑞拉家族的名字,1955年首次报道他血液中的抗原) 狄哥血型(血型抗原 Di^a 和 Di^b,系由等位基因决定。Di^a 在南美洲印第安人、日本人和中国人中最常见)

dieldrin ['di:ldrin, dai'eldrin] *n* 狄氏剂,氧桥氯甲桥萘(杀虫药)

dielectric [ˌdaii'lektrik] *n* 电介质;电介体 *a* 介电的

dielectrolysis [ˌdaiilek'trɔlisis] *n* 电解渗入法

diembryony [dai'embriˌɔni] *n* 双胎生成

diencephalohypophysial [ˌdaienˌsefələuˌhaipəu'fiziəl] *a* 间脑垂体的

diencephalon [ˌdaien'sefəlɔn] *n* 间脑 | **diencephalic** [ˌdaiense'fælik] *a*

-diene [后缀] 二烯

diener ['di:nə] *n* 【德】实验室勤杂员

dienestrol [ˌdaii'ni:strɔl] *n* 己二烯雌酚,双烯雌酚(雌激素类药,治绝经期症状和萎缩性阴道炎以及抑制泌乳)

Dientamoeba [ˌdaientə'mi:bə] *n* 双核阿米巴属 | ~ fragilis 脆弱双核阿米巴

dieresis [dai'iərisis, dai'erisis] *n* 分开,分离;(刀切、电烙、烧灼)切开

diesophagus [daii(:)'sɔfəges] *n* 双食管

diester [dai'estə] *n* 二酯

diestrum [dai'i:strəm, -'es-] *n* 间(动)情期,发情间期

diestrus [dai'i:strəs, -'es-] *n* 间(动)情期,发情间期 | gestational ~ 妊娠间情期 / lactational ~ 授乳间情期

diet ['daiət] *n* 饮食,食物 *vt, vi* (给…)规定饮食 | absolute ~ 禁食,绝食 / acid-ash ~ 酸化饮食 / bland ~ 清淡饮食 / diabetic ~ 糖尿病饮食 / elimination ~ 剔除饮食(饮食中剔除不致过敏的食物) / light ~ 清淡饮食,易消化饮食 / low ~ 素淡饮食 / low caloric ~ 低热量饮食 / low residue ~ 少渣饮食 / low salt ~ 低盐饮食 / provocative ~ 激发性饮食(包括最常见的变应原食物,然后一个个加以去除,作为决定食物变态反应触犯物的方法) / salt-free ~ 无盐饮食 / smooth ~ 细食 | be on a ~ 进规定的饮食

dietary ['daiətəri] *n* 规定食物,食谱 *a* 规定食物的,饮食的

dietetic [ˌdaiə'tetik] *a* 饮食的;营养的 | **~al** *a*

dietetics [ˌdaiə'tetiks] *n* 饮食学;营养学

diethanolamine [ˌdaieθə'nɔləmi:n] *n* 二乙醇胺(用作药用辅料〈碱化剂〉)

diethazine hydrochloride [dai'eθəzi:n] 盐酸二乙嗪(抗胆碱能药,用作抗震颤麻痹药)

diethylamine [ˌdaieθi'læmi:n] *n* 二乙胺

diethylbarbituric acid [daiˌeθilbɑ:bi'tjuərik] 二乙巴比土酸,巴比妥

diethylcarbamazine citrate [daiˌeθilkɑ:'bæməzi:n] 乙胺嗪枸橼酸盐(抗丝虫药)

diethylene diamine [daiˌeθili:n'daiəmi:n] *n* 二乙烯二胺,哌嗪,胡椒嗪

1,4-diethylene dioxide [dai'eθili:n dai'ɔksaid] 二噁烷(即dioxane)

diethylenetriamine pentaacetic acid [daiˌeθili:n'traiəmi:n ˌpentəə'si:tik] 二亚乙基三胺五乙酸

diethylpropion hydrochloride [daiˌeθil'prəupiən] 盐酸安非拉酮,盐酸二乙胺苯丙酮(肾上腺素能药,用作口服食欲抑制药)

diethylstilbestrol (DES) [daiˌeθilstil'bæstrɔl] *n* 己烯雌酚,乙底酚(治绝经期症状、阴道炎和抑制泌乳) | ~ dipropionate 丙酸己烯雌酚

diethyltoluamide [daiˌeθiltɔ'ljuəmaid] *n* 二乙甲苯酰胺,间苯甲酰二乙胺(驱避药)

diethyltryptamine [daiˌeθil'triptəmi:n] *n* 二乙色胺(致幻觉药)

dietitian, dietician [ˌdaiə'tiʃən] *n* 饮

食学家;营养医师

Dietl's crisis ['di:tl] (Józef Dietl) 狄特尔危象(突然性肾痛,伴胃痛、恶心、呕吐及全身性虚脱等症状,据说是由肾脏蒂部部分扭转所致)

dietotherapy [ˌdaiətəu'θerəpi] *n* 饮食疗法

dietotoxicity [ˌdaiətəutɔk'sisəti] *n* 食物毒性(出现于饮食不均衡时) | **dietotoxic** [ˌdaiətəu'tɔksik] *a*

Dieudonné's medium (agar, culture) [dju:dɔ'nei] (Adolf Dieudonné) 迪厄多内培养基(用于分离霍乱弧菌的碱性血液琼脂)

Dieulafoy's aspirator [dju:lə'fwɑ:] (Georges Dieulafoy) 迪厄拉富瓦吸引器(双管吸引器) | ～ theory 迪厄拉富瓦学说,阑尾阻塞学说(阑尾炎总是由于阑尾闭锁腔洞引起) / ～ triad 迪厄拉富瓦三征(阑尾炎时的皮肤过敏性、反射性肌收缩和麦氏〈McBurney〉点压痛)

difenoxamide hydrochloride [ˌdaifə'nɔksəmaid] 盐酸氰苯哌酰胺(抗肠蠕动药)

difenoxin [ˌdaifə'nɔksin] *n* 地芬诺辛,氰苯哌酸(抗肠蠕动药)

differ ['difə] *vi* 不同,相异;意见不同(或不一致)(from) | agree to ～ 各自保留不同意见

difference ['difrəns] *n* 差,差异,差别;争论;差分 | arteriovenous (AV) oxygen ～ 动静脉氧分压差 | make a ～ between 区别对待 / make some (no) ～ 有些(没有)关系,有些(没有)影响

different ['difrənt] *a* 不同的;差异的(from);各种 | ～**ly** *ad*

differential [difə'renʃəl] *a* (有)差别的,区别的,鉴别的;特异的;微分的 *n* 微分;差异;差异因子

differentiate [difə'renʃieit] *vt* 区分,区别,鉴别;分化;求…的微分 *vi* 区分,区别;分化

differentiation [ˌdifərenʃi'eiʃən] *n* 区别,鉴别;分化(作用);微分法 | correlative ～, dependent ～ 相关分化(组织本身以外的因素所引起的分化) / functional ～ 功能分化 / invisible ～ 难见分化 / regional ～ 局部分化 / self ～ 自身分化(完全在组织内的因素所产生的分化)

difficult ['difikəlt] *a* 困难的

difficulty ['difikəlti] *n* 困难,难点;异议

diffluence ['difluəns] *n* 流去,分流;溶化,液化

diffluent ['difluənt] *a* 流去的;易溶化的,液化的

Difflugia [di'flu:dʒiə] *n* 沙壳虫属

Diff-Quik ['difkwik] 吉姆萨型染剂(Giemsa-type stain)的商品名

diffraction [di'frækʃən] *n* 绕射,衍射 | ～ grating 衍射光栅(分光镜用) / X-ray ～ X线衍射(研究细胞用,尤用于研究无机和有机晶体)

diffusate [di'fju:zit] *n* 渗出液;扩散物,弥散物

diffuse [di'fu:s] *a* 扩散的,弥散的,弥漫的;漫射的 [di'fu:z] *vt, vi* (使)扩散,(使)散布;(使)渗出;(使)弥散;(使)漫射 | ～**ly** *ad* / ～**ness** *n*

diffusible [di'fju:zəbl] *a* 可扩散的,弥漫性的 | **diffusibility** [diˌfju:zə'biləti] *n* 扩散性;扩散率

diffusiometer [diˌfju:zi'ɔmitə] *n* 扩散率测定器,弥散率测定器

diffusion [di'fju:ʒən] *n* 扩散,弥散;渗滤;漫射(光) | double ～ 双(向)扩散(一种免疫扩散试验,试验时抗原和抗体扩散到一个共同区,若抗原和抗体在相互作用,则它们即结合而形成沉淀带) / gel ～ 凝胶扩散(抗原和抗体通过凝胶介质彼此向对方扩散而形成沉淀的一种试验) / single ～ 单向扩散 / single radial ～ 单向放射扩散(亦称放射免疫扩散)

diffusive [di'fju:siv] *a* 扩散开的,弥散的

diflorasone diacetate [dai'flɔ:rəsəun] 双醋二氟拉松,双醋二氟松(局部用皮质

类甾醇,治疗某些皮肤病)

ifluanine hydrochloride [dai'flu:əni:n] 盐酸二氟嗪(中枢神经系统兴奋药)

Diflucan ['daiflukæn] *n* 氟康唑(fluconazole)制剂的商品名

iflucortolone [ˌdaiflu:'kɔ:tələun] *n* 二氟可龙,二氟米松(糖皮质激素) | ~ pivalate 特戊酸二氟可龙,特戊酸二氟米松(糖皮质激素)

iflumidone sodium [dai'flu:midəun] 二氟米酮钠(抗炎药)

diflunisal [dai'flu:nisæl] *n* 二氟尼柳,二氟苯水杨酸(抗炎药)

difluprednate [ˌdaiflu:'predneit] *n* 二氟泼尼酯,醋丁二氟龙(抗炎药)

diftalone ['diftələun] *n* 地弗酞酮,双酞嗪酮(抗炎药)

Dig. digeratur【拉】蒸煮

dig [dig] (dug; -gg-) *vt* 挖,掘,探究 *vi* 挖掘,发掘 *n* 挖掘;刺,戳 | ~ into 深入到…里面去,钻研 / ~ out 发掘出,发现,挖掉 / ~ up (经调查研究)发现

digallic acid [dai'gælik] 双没食子酸,鞣酸

digametic [ˌdaigə'metik] *a* 二性配子的;异型配子的

digastric [dai'gæstrik] *a* 二腹的 *n* 二腹肌

digenesis [dai'dʒenisis] *n* 世代交替

digenetic [ˌdaidʒi'netik] *a* 复殖的,两性(生殖)的(指吸虫和其他寄生虫)

DiGeorge's syndrome [di'dʒɔ:dʒ] (Angelo M. DiGeorge) 迪乔治综合征(一种先天性病,第三和第四咽囊发育缺陷导致胸腺和甲状旁腺发育不全,常伴先天性心脏缺损、大血管异常、食管闭锁和面部结构异常。亦称胸腺发育不全,咽囊综合征)

digest [di'dʒest, dai-] *vt* 消化;领会;整理,做…的摘要;蒸煮 *vi* 消化 ['daidʒest] *n* 摘要,文摘;汇编;消化液;水解液

digestant [di'dʒestənt, dai-] *a* 助消化的 *n* 消化药

digester [di'dʒestə, dai'dʒestə] *n* 做摘要者;蒸煮器

digestible [di'dʒestəbl, dai-] *a* 可消化的,易消化的 | **digestibility** [diˌdʒestə'biləti, dai-] *n* 可消化性

digestion [di'dʒestʃən, dai-] *n* 消化(作用),消化力;蒸煮(作用),煮解 | gastric ~, peptic ~ 胃消化 / gastrointestinal ~ 胃肠消化 / parenteral ~ 胃肠外消化 / primary ~ 第一度消化,胃肠消化 / salivary ~ 唾液消化 / sludge ~ 污泥消化法

digestive [di'dʒestiv, dai-] *a* 消化的 *n* 消化药

digit ['didʒit] *n* 指,趾

digital ['didʒitl] *a* 指(趾)的;指纹样的;计数的,数字的

digitalin [ˌdidʒi'tælin] *n* 毛地黄甙(强心药)

Digitaline Nativelle [ˌdidʒi'tæli:n ˌneiti'vel] 毛地黄毒甙(digitoxin)制剂的商品名

Digitalis [ˌdidʒi'teilis] *n* 毛地黄属,洋地黄属

digitalis [ˌdidʒi'teilis] *n* 毛地黄,洋地黄 | ~ leaf 毛地黄叶 / powdered ~, prepared ~ 毛地黄粉

digitalization [ˌdidʒitəlai'zeiʃən, -li'z-] *n* 毛地黄化

digitaloid ['didʒitəlɔid] *a* 毛地黄样的

digitalose ['didʒitələus] *n* 毛地黄糖

digitate ['didʒiteit] *a* 指状(突)的

digitatio [ˌdidʒi'teiʃiəu] ([复] **digitationes** [ˌdidʒiteiʃi'əunez]) *n*【拉】指状突

digitation [ˌdidʒi'teiʃən] *n* 指状突;指叉形切断术,指(畸形)成形术

digiti ['didʒitai] *n* digitus的复数

digitiform ['didʒitifɔ:m] *a* 指状的

digitogenin [ˌdidʒi'tɔdʒinin] *n* 毛地黄皂甙元

digitonin [ˌdidʒi'təunin] *n* 毛地黄皂甙

digitoplantar [ˌdidʒitəu'plæntə] *a* 趾

趾的

digitoxigenin [ˌdidʒiˌtɔksi'dʒenin] *n* 洋地黄毒甙元,毛地黄毒苷配基

digitoxin [ˌdidʒi'tɔksin] *n* 毛地黄毒甙(强心药)

digitoxose [ˌdidʒi'tɔksəus] *n* 毛地黄毒糖

digitus ['didʒitəs] ([复] **digiti** ['didʒitai]) *n*【拉】指,趾

diglossia [dai'glɔsiə] *n* 双舌(畸形),舌裂(畸形)

diglutathione [daiˌglu:tə'θaiəun] *n* 二谷胱甘肽

diglyceride [dai'glisəraid] *n* 甘油二酯

diglyceride acyltransferase [dai'glisəraid ˌæsil'trænsfəreis] 甘油二酯酰基转移酶

diglyceride kinase [dai'glisəraid 'kaineis] 甘油二酯激酶,二酰基甘油激酶

diglycoldisalicylic acid [daiˌglaikɔldaiˌsæli'silik] 双缩甲醇酰二水杨酸

dignathus [dig'neiθəs] *n* 双(下)颌畸胎

digoxigenin [diˌdʒɔksi'dʒenin] *n* 异羟洋地黄毒甙元,毛地黄毒苷

digoxin [dai'gɔksin] *n* 地高辛,异羟毛地黄毒甙(强心药)

Digramma brauni [dai'græmə 'brɔ:nai] 双线绦虫

Di Guglielmo's disease (syndrome) [di: gu:g'liəlməu] (Giovanni Di Guglielmo) 迪·古利莫病(综合征)(①巨红细胞性骨髓增殖;②红白血病)

digyny ['daidʒini] *n* 双卵受精

diheterozygote [daiˌhetərəu'zaigəut] *n* 双因子杂种(具有两对杂型基因的个体)

dihexyverine hydrochloride [ˌdaiheksi'vεəri:n] 盐酸双己维林,盐酸联环己哌乙酯(抗胆碱能药,解痉药)

dihomocinchonine [daiˌhəumə'sinkəni:n] *n* 二高辛可宁(制自金鸡纳皮的一种生物碱)

dihybrid [dai'haibrid] *n* 双因子杂种(两对基因不相同的亲本的杂交子代)

dihydrate [dai'haidreit] *n* 二水合物二羧化物

dihydrated [dai'haidreitid] *a* 二水合的

dihydric [dai'haidrik] *a* 二氢的;二羟基的;二元的

dihydrobiopterin [daiˌhaidrəubai'ɔptərin] *n* 二氢生物蝶呤

dihydrobiopterin synthetase deficiency [daiˌhaidrəubai'ɔptərin 'sinθiteis] 二氢生物蝶呤合成酶缺乏症,高苯丙氨酸血症V型

dihydrocholesterol [daiˌhaidrəukɔ'lestərɔl] *n* 二氢胆固醇,二氢胆甾醇

dihydrocodeine [daiˌhaidrəu'kəudi:n] *n* 双氢可待因(麻醉性镇痛药和镇咳药)

dihydrocodeinone [daiˌhaidrəu'kəudi:nəun] *n* 二氢可待因酮 | ～ bitartrate, ～ tartrate 重酒石酸二氢可待因酮

dihydrocoenzyme I [daiˌhaidrəukəu'enzaim] *n* 二氢辅酶 I (还原型烟酰胺腺嘌呤二核苷酸)

dihydrocollidine [daiˌhaidrəu'kɔlidin] *n* 二氢三甲吡啶,二氢可力丁(一种尸碱)

dihydrodiethylstilbestrol [daiˌhaidrəudaiˌeθilstil'bestrɔl] *n* 己烷雌酚,人造雌酚

dihydroergocornine [daiˌhaidrəuˌə:gə'kɔ:nin] *n* 二氢麦角柯宁碱(具有交感神经阻滞和抗肾上腺素作用)

dihydroergocristine [daiˌhaidrəuə:gə'kristin] *n* 二氢麦角克汀碱,双氢麦角汀(具有交感神经阻滞和抗肾上腺素作用)

dihydroergocryptine [daiˌhaidrəuˌə:gə'kriptin] *n* 二氢麦角隐亭(具有交感神经阻滞和抗肾上腺素作用)

dihydroergotamine [daiˌhaidrəuə:'gɔtəmi:n] *n* 二氢麦角胺,双氢麦角胺(抗偏头痛药)

dihydroergotamine mesylate [daiˌhaidrəuə:'gɔtəmi:n] 双氢麦角胺甲磺

酸盐，甲磺酸二氢麦角胺(抗肾上腺素能药，用作血管收缩药治疗偏头痛)

dihydrofolate [daiˌhaidrə*u*'fəuleit] *n* 二氢叶酸

dihydrofolate reductase [daiˌhaidrə*u*'fəuleit ri'dʌkteis] 二氢叶酸还原酶

dihydrofolate reductase (DHFR) deficiency 二氢叶酸还原酶缺乏症

dihydrofolic acid [daiˌhaidrə*u*'fəulik] 二氢叶酸

dihydrofolliculin [daiˌhaidrə*u*fə'likjulin] *n* 雌二醇

dihydroindolone [daiˌhaidrə*u*'indələ*u*n] *n* 二氢吲哚酮

dihydrol [dai'haidrɔl] *n* 二聚水

dihydrolipoamide [daiˌhaidrə*u*ˌlipə*u*'æmaid] *n* 二氢硫辛酰胺

dihydrolipoamide *S*-acetyltransferase [daiˌhaidrə*u*ˌlipəu'æmaid ˌæsitil'trænsfəreis] 二氢硫辛酰胺*S*-乙酰(基)转移酶

dihydrolipoamide acyltransferase [daiˌhaidrə*u*ˌlipə*u*'æmaid ˌæsil'trænsfəreis] 二氢硫辛酰胺酰基转移酶

dihydrolipoamide dehydrogenase [daiˌhaidrə*u*ˌlipəu'æmaid di:'haidrədʒəneis] 二氢硫辛酰胺脱氢酶

dihydrolipoamide *S*-succinyltransferase [daiˌhaidrə*u*lipəu'æmaid ˌsʌksinil'trænsfəreis] 二氢硫辛酰胺*S*-琥珀酰(基)转移酶

dihydrolipoyl [daiˌhaidrə*u*'lipəuil] *n* 二氢硫辛酰胺酰基

dihydrolipoyltransacetylase [daiˌhaidrə*u*ˌlipəuiltræns'æsitileis] 二氢硫辛酰胺转乙酰酶

dihydrolutidine [daiˌhaidrə*u*'lu:tidin] *n* 二氢路提丁

dihydromorphinone [daiˌhaidrə*u*'mɔ:finəun] *n* 二氢吗啡酮

dihydroorotase [daiˌhaidrə*u*'ɔ:rəteis] *n* 二氢乳清酸酶

dihydroorotate [daiˌhaidrə*u*'ɔ:rəteit] *n* 二氢乳清酸盐

dihydroporphyrin [daiˌhaidrə*u*'pɔ:firin] *n* 二氢卟啉

dihydropteridine reductase [daiˌhaidrə*u*'teridi:n ri'dʌkteis] 二氢蝶啶还原酶(此酶缺乏为一种常染色体隐性性状，可致恶性高苯丙氨酸血症)

dihydropteridine reductase (DHPR) deficiency 二氢蝶啶还原酶缺乏症，高苯丙氨酸血症Ⅳ型

dihydropyrimidine dehydrogenase (NADP) [daiˌhaidrə*u*pə'rimidi:n di:'haidrədʒəneis] 二氢嘧啶脱氢酶(NADP)(此酶缺乏为一种常染色体隐性遗传病，可导致血浆、尿和脑脊液内嘧啶水平增高；临床表现儿童为大脑功能障碍，成人为对药物5-氟尿嘧啶过敏反应)

dihydrostreptomycin [daiˌhaidrə*u*streptə*u*'maisin] *n* 双氢链霉素，二氢链霉素(由于它的毒性，在医学上已不再使用)

dihydrotachysterol [daiˌhaidrə*u*tæ'kistərɔl] *n* 二氢速甾醇，双氢速甾醇(治低钙血症药)

dihydrotestosterone [daiˌhaidrə*u*tes'tɔstərəun] *n* 二氢睾酮，双氢睾酮(强效雄激素)

dihydrotheelin [daiˌhaidrə*u*'θi:lin] *n* 雌二醇

dihydrouracil dehydrogenase ($NADP^+$) [daiˌhaidrə*u*'juərəsil di:'haidrədʒəneis] 二氢尿嘧啶脱氢酶($NADP^+$)，二氢嘧啶脱氢酶(NADP)

dihydroxyacetone [ˌdaihaiˌdrɔksi'æsitəun] *n* 二羟丙酮 | ~ phosphate 磷酸二羟丙酮

2,8-dihydroxyadenine [ˌdaihaiˌdrɔksi'ædəni:n] *n* 2,8-二羟腺嘌呤(此嘌呤蓄积可致晶尿症和肾石病)

dihydroxyaluminum [ˌdaihaiˌdrɔksiə'lju:minəm] *n* 二羟铝 | ~ aminoacetate 氨乙酸二羟铝，甘羟铝(抗酸药)

3,6-dihydroxycholanic acid [ˌdai-

hai,drɔksikəu'lænik] 3,6-二羟基胆烷酸,猪脱氧胆酸
1,25-dihydroxycholecalciferol [,dai-hai,drɔksi,kəulikæl'sifərɔl] *n* 1,25-二羟胆钙化醇,1,25-二羟维生素D_3
dihydroxyestrin [,daihai,drɔksi'i:s-trin, -'es-] *n* 雌二醇
dihydroxyfluorane [,daihai,drɔksi-'fluərein] *n* 二羟基荧烷,荧光素
2,5-dihydroxyphenylacetic acid [,daihai,drɔksi,fenilə'si:tik] 2,5-二羟苯乙酸,尿黑酸
3,4-dihydroxyphenylalanine [,dai-hai,drɔksi,feni'læləni:n] *n* 3,4-二羟苯丙氨酸,多巴(即dopa)
4,8-dihydroxyquinaldic acid [,dai-hai,drɔksikwi'nældik] 4,8-二羟基喹啉甲酸,黄尿酸
dihydroxystearic acid [,daihai,drɔk-sisti'ærik] 二羟硬脂酸
dihydroxyvitamin D_3 [,daihai,drɔksi-'vaitəmin] 二羟维生素D_3
1,25-dihydroxyvitamin D_3 [,daihai-,drɔksi'vaitəmin] 1,25-二羟维生素D_3,1,25-二羟胆钙化醇
dihypercytosis [dai,haipəsai'təusis] *n* 中性粒细胞过多性白细胞增多
dihysteria [,daihis'tiəriə] *n* 双子宫
diiodide [dai'aiəudaid] *n* 二碘化物
diiodocarbazol [dai,aiədəu'kɑ:bəzɔl] *n* 二碘咔唑(防腐剂)
diiodofluorescein [,daiai,ɔdəu,fluə-'resin] *n* 二碘荧光素(用作吸收指示剂)
diiodoform [,daiai'ɔdəfɔ:m] *n* 二碘仿(强力结瘢剂)
diiodohydroxyquin [,daiai,ɔdəuhai-'drɔksikwin] *n* 双碘喹啉(抗阿米巴药)
diiodosalicylic acid [dai,aiədəu,sæli-'silik] 二碘水杨酸
3,5-diiodothyronine [,daiai,ɔdəu'θai-rəni:n] *n* 3,5-二碘甲状腺氨酸(用于制造甲状腺素)
diiodotyrosine [,daiai,ɔdəu'tairəsi:n] *n* 双碘酪氨酸,二碘酪氨酸(甲状腺激素类药)
diisocyanate [dai,aisəu'saiəneit] *n* 二异氰酸
diisopropyl flurophosphate [dai,ai-səu'prɔpil ,fluərəu'fɔsfeit] 氟磷酸二异丙酯,异氟磷(乙酰胆碱酯酶抑制药)
Dikaryomycota [dai,kæriəumai'kəu-tə] *n* 双核菌类
dikaryon [dai'kæriɔn] *n* 双核,双核型双核体
dikaryote [dai'kæriəut] *n* 双核细胞
dikaryotic [,daikæri'ɔtik] *a* 双核的;双核细胞的
diketone [dai'ki:təun] *n* 二酮
diketopiperazine [dai,ki:təupai'perə-zin] *n* 二酮哌嗪,环缩二氨酸
diktyoma [,dikti'əumə] *n* 视网膜胚瘤
dikwakwadi [,dikwæk'wædi] *n* 头皮白痂病(黄癣)
dil. dilue【拉】稀释
dilaceration [dai,læsə'reiʃən] *n* 撕裂,撕除(白内障);弯曲(牙);裂痕(牙)
Dilacor ['dilə,kɔ:] *n* 盐酸地尔硫䓬(diltiazem hydrochloride)制剂的商品名
Dilantin [dai'læntin] *n* 苯妥英(phenytoin)制剂的商品名
dilapidated [di'læpideitid] *a* 损毁的,坍塌的,失修的
dilatant [dai'leitənt] *a* 膨胀的,扩张的 | **dilatancy** *n* 膨胀性,扩张性
dilatation [,dailə'teiʃən] *n* 膨胀,扩大;详述;扩张;扩张术 | ~ and curettage 刮宫术 / ~ of cervix 宫口扩张 / ~ of the cervix 宫颈扩张术 / digital ~ 指扩张术 / ~ of the heart 心扩张 / prognathic ~, prognathion ~ 幽门端扩张 / ~ of the stomach, gastric ~ 胃扩张 | ~**al** *a*
dilatator [,dailə'teitə] *n* 扩张肌,开大肌
dilate [dai'leit] *vt, vi* (使)膨胀,(使)扩大;详述
dilation [dai'leiʃən] *n* 膨胀,扩大;扩张术 | digital ~ 指扩张术

lator [dai'leitə] *n* 扩张肌，开大肌；扩张器 | anal ～ 肛门扩张器 / laryngeal ～ 喉扩张器

ilaudid [dai'lɔ:did] *n* 盐酸氢吗啡酮(hydromorphone hydrochloride)制剂的商品名

ilecanus [daili'keinəs] *n* 双臀畸胎

ilepididae [ˌdilə'pididi:] *n* 囊宫(绦虫)科

iligent ['dilidʒənt] *a* 勤勉的，努力的 | ～**ly** *ad*

iltiazem hydrochloride [dil'taiəzəm] 盐酸地尔硫䓬，盐酸硫氮䓬酮(冠状动脉扩张药)

iluc. diluculo【拉】拂晓时，天明时

iluent ['diljuənt] *a* 稀释的 *n* 稀释剂

ilut. dilutus【拉】稀释的

ilute [dai'lju:t] *vt* 稀释 *a* 稀释的

ilution [dai'lju:ʃən] *n* 稀释；稀释剂 | doubling ～ 二倍稀释 / nitrogen ～ 氮稀释 / serial ～ 连续稀释，系列稀释

dim [dim] (-mm-) *a* 暗淡的；模糊的，无光泽的 *vt, vi* (使)变暗淡；(使)变模糊；(使)失去光泽

dim. dimidius【拉】半的，二分之一的

dimargarin [dai'mɑ:gərin] *n* 二珠脂酸甘油酯

Dimastigamoeba [daiˌmæstigə'mi:bə] *n* 双鞭阿米巴属，双鞭变形虫属(即耐格里原虫属Naegleria)

dimefadane [dai'mefədein] *n* 二甲法登，二甲苯茚满胺(镇痛药)

dimefline [dai'mefli:n] *n* 二甲弗林，回苏灵(中枢兴奋药) | ～ hydrochloride 盐酸二甲弗林(呼吸兴奋药)

dimeglumine [dai'meglumi:n] *n* 双葡甲胺

dimelia [dai'mi:liə] *n* 复肢(畸形)

dimelus [dai'mi:ləs] *n* 复肢畸胎

dimenhydrinate [ˌdaimən'haidrineit] *n* 晕海宁，茶苯海明(抗晕动病药)

dimension [di'menʃən] *n* 大小，尺寸，尺度；量纲，因次；维，度；范围 | vertical ～ 垂直尺度；垂直距离(牙) | ～**al** *a*

dimensionless [di'menʃənlis, dai'menʃənlis] *a* 无维的，无因次的

dimer ['daimə] *n* 二(聚)体，二聚物；二壳粒 | thymine ～ 胸腺嘧啶二聚体 | ～**ic** [dai'merik] *a*

dimercaprol [ˌdaimə'kæprɔl] *n* 二巯丙醇(解砷及金属中毒药)

dimerous ['dimərəs] *a* 由两部分组成的

dimetallic [ˌdaimi'tælik] *a* 二(原子)金属的

Dimetane ['daimətein] *n* 马来酸溴苯那敏(brompheniramine maleate)制剂的商品名

dimethadione [daiˌmeθə'daiəun] *n* 二甲双酮(抗惊厥药)

dimethicone [dai'meθikəun] *n* 二甲硅油(消泡药)

dimethindene maleate [ˌdaimə'θindi:n] 马来酸二甲茚定，马来酸吡啶茚胺(抗组胺药)

dimethisoquin hydrochloride [ˌdaime'θaisəkwin] 盐酸二甲异喹，盐酸奎尼卡因(局部麻醉药)

dimethisterone [ˌdaime'θistərəun] *n* 地美炔酮，二甲炔睾酮(孕激素类药)

dimethoxanate [daime'θɔksəneit] *n* 地美索酯，咳散，咳舒(镇咳药) | ～ hydrochloride 盐酸地美索酯(镇咳药)

2,5-dimethoxy-4-methylamphetamine [ˌdaimeˌθɔksiˌmeθilæm'fetəmi:n] *n* 2,5-二甲氧基-4-甲基苯丙胺(致幻觉药)

3,4-dimethoxyphenylethylamine [daimeˌθɔksiˌfeniˌleθi'læmin] *n* 3,4-二甲氧基苯乙胺

dimethylacetal [ˌdaimeθi'læsitæl] *n* 二甲缩醛

dimethylamine [daiˌmeθi'læmin] *n* 二甲胺

***p*-dimethylaminoazobenzene** [daiˌmeθiˌlæminəuˌæzəu'benzi:n] *n* 二甲氨基偶氮苯，甲基黄

dimethylaminopropionitrile (DMAPN) [daiˌmeθiləˌmi:nəuˌprəupiə*u*'naitril] *n* 二甲氨基丙腈(一种无色水溶性液体,用以制造聚氨酯泡沫,工人过多接触,易患泌尿系疾患和神经障碍)

Dimethylane [dai'meθilein] *n* 普罗索仑(promoxolane)制剂的商品名

dimethylarsine [daiˌmeθi'lɑ:sin] *n* 二甲胂

dimethylarsinic acid [daiˌmeθilɑ:'sinik] 二甲胂酸

7,12-dimethylbenz[a]anthracene [daiˌmeθilben'zænθrəsi:n] 7,12-二甲基苯并蒽

dimethylbenzene [daiˌmeθil'benzi:n] *n* 二甲苯

5,6-dimethylbenzimidazole [ˌdaimeθilˌbenzi'midəzəul] 5,6-二甲(基)苯并咪唑

dimethylcarbamyl chloride [daiˌmeθil'kɑ:bəmil] 二甲基氨基甲酰氯(一种无色液体,用作化学中间体,制造药物制品、染料和杀虫剂,具有催泪并致癌性质)

dimethyl carbate [dai'meθil 'kɑ:beit] 驱蚊灵

dimethylcarbinol [daiˌmeθil'kɑ:binɔl] *n* 异丙醇

dimethylcolchicinic acid [daiˌmeθilˌkɔltʃi'sinik] 二甲秋水仙酸

dimethylethylpyrrole [daiˌmeθiˌleθil'pirɔl] *n* 二甲基乙基吡咯

***N,N*-dimethylglycine** [daiˌmeθil'glaisi:n] *n N, N*-二甲基甘氨酸

dimethylglycine dehydrogenase [daiˌmeθil'glaisi:n di:'haidrədʒəneis] 二甲基甘氨酸脱氢酶

dimethylguanidine [daiˌmeθil'guænidin] *n* 二甲胍

dimethylketone [daiˌmeθil'ki:təun] *n* 二甲酮,丙酮

dimethylnitrosamine [daiˌmeθilnai'trəusəmi:n] 二甲基亚硝胺, *N*-亚硝基二甲胺

dimethylphenanthrene [daiˌmeθilfi'nænθri:n] *n* 二甲菲

dimethylphosphine [daiˌmeθil'fɔsfi:n] *n* 二甲膦

dimethyl phthalate [dai'meθil 'θæleit] 酞酸二甲酯(驱虫药)

dimethyl sulfate [dai'meθil 'sʌlfeit] 硫酸二甲酯(工业毒物及军用毒气)

dimethyl sulfoxide [dai'meθil sʌl'fɔksaid] 二甲亚砜(消炎止痛药)

dimethyltryptamine [daiˌmeθil'triptəmi:n] *n* 二甲色胺(致幻觉药)

dimetria [dai'mi:triə] *n* 双子宫(畸形)

diminish [di'miniʃ] *vt* 减小,缩减 *vi* 变小,缩小

diminution [dimi'nju:ʃən] *n* 减少,减小,缩减

diminutive [di'minjutiv] *a* 小的,小型的

Dimmer's keratitis ['dimə] (Friedrich Dimmer) 钱币状角膜炎

Dimocillin [daimə'silin] *n* 甲氧西林钠(sodium methicillin)制剂的商品名

dimorphism [dai'mɔ:fizəm] *n* 二形性,二态性;双型;双晶现象 | physical ~ 物理二态 / sexual ~ 雌雄异型,二性异型;两性状态,性两形性

dimorphobiotic [daiˌmɔ:fəbai'ɔtik] *a* 二态生活的

dimorphous [dai'mɔ:fəs], **dimorphic** [dai'mɔ:fik] *a* 二形的,二态的

dimoxamine hydrochloride [dai'mɔksəmi:n] 盐酸地莫沙明,双氧胺盐酸盐(记忆佐药)

dimoxyline phosphate [dai'mɔksili:n] 磷酸地莫昔林,磷酸甲基高罂粟碱(血管扩张药,解痉药)

dimple ['dimpl] *n* 小凹,浅凹;颊窝,酒窝 | postanal ~ 尾小凹

dimpling ['dimpliŋ] *n* 小凹形成

dine [dain] *vi* 吃饭,进餐,就餐

dineric [dai'nerik] *a* 二媒液的

dineuric [dai'njuərik] *a* 二轴突的(指神经细胞)

dinical ['dinikl] *a* 眩晕的

dinitrate [dai'naitreit] *n* 二硝酸盐
dinitrated [dai'naitreitid] *a* 二硝化的
dinitroaminophenol [dai,naitrə*u*,æminə*u*'fi:nɔl] *n* 二硝基氨基酚
dinitrobenzene [dai,naitrə*u*'benzi:n] *n* 二硝基苯
dinitrocellulose [dai,naitrə*u*'seljuləus] *n* 硝基纤维素，火棉
dinitrochlorobenzene [dai,naitrə*u*klɔ(:)rə'benzi:n] *n* 二硝基氯苯(将致敏剂量用于测生物体对形成迟发接触性变应性反应的能力)
dinitrocresol [dai,naitrə*u*'kri:sɔl] *n* 二硝基甲酚(杀虫药)
dinitrofluorobenzene [dai,naitrə*u*'fluərə*u*'benzi:n] *n* 二硝基氟苯
dinitrogen [dai'naitrədʒən] *a* 二氮 | ～ monoxide 一氧化二氮，氧化亚氮
dinitrophenol [dai,naitrə*u*'fi:nɔl] *n* 二硝基酚(曾建议用以治粘液性水肿及肥胖，据报告为粒细胞缺乏症及内障的原因，现仅用作试剂及指示剂，还常用作半抗原)
dinitroresorcinol [dai,naitrəuri'zɔ:sinɔl] *n* 二硝基间苯二酚(研究神经组织用)
dinitrotoluene [dai,naitrə*u*'tɔljui:n] *n* 二硝基(甲)苯(一种极毒晶体化合物，用以制造染料和炸药，容易渗入皮肤，为一种潜在致癌物)
dinner ['dinə] *n* 正餐，午餐
Dinobdella [,dainɔb'delə] *n* 恐蛭属
Dinoflagellata [,dainə*u*flædʒe'leitə] *n* 腰鞭毛目
dinoflagellate [,dainə*u*'flædʒəleit] *a* 腰鞭毛目的 *n* 腰鞭毛虫
Dinoflagellida [,dainə*u*flæ'dʒəlidə] *n* 腰鞭毛目
dinogunellin [,dainə*u*'gʌnəlin] *n* 鳚毒蛋白
dinoprost ['dainəprəust] *n* 地诺前列素，前列腺素F_{2a}(堕胎药) | ～ tromethamine, ～ trometanol 前列腺素F_{2a}缓血酸胺盐(催产药，堕胎药)
dinoprostone [,dainə'prəustəun] *n* 地诺前列酮，前列腺素E_2(PGE_2)(催产药)
dinormocytosis [dai,nɔ:mə*u*sai'tə*u*sis] *n* 等比例白细胞正常
D. in p. aeq. divide in partes aequales【拉】分成等分
dinsed ['dinsid] *n* 定磺胺，双硝苯磺酰胺(家禽抗球虫药)
dint [dint] *n* 陷痕，凹痕 *vt* 把…打出凹痕 | by ～ of 由于；凭借
dinucleotide [dai'nju:kliətaid] *n* 二核苷酸
Dioctophyma [dai,ɔktə'faimə] *n* 膨结线虫属 | ～ renale 肾膨结线虫
Dioctophymoidea [dai,ɔktəu,fai'mɔidiə] *n* 膨结(线虫)总科
dioctyl [dai'ɔktil] *n* 二辛基 | ～ calcium sulfosuccinate 磺琥辛酯钙，丁二酸二辛酯磺酸钙，多库酯钙(用作湿润剂及大便软化剂) / ～ sodium sulfosuccinate 磺琥辛酯钠，丁二酸二辛酯磺酸钠，多库酯钠(用作湿润剂及大便软化剂)
Diodon ['daiədɔn] *n* 刺鲀属
Diodoquin [dai'əudəkwin] *n* 双碘喹啉(iodoquinol)制剂的商品名
Diodrast ['daiədræst] *n* 碘奥酮，碘吡拉啥(iodopyracet)制剂的商品名
dioecious [dai'i:ʃəs] *a* 雌雄异体的
diogenism [dai'ɔdʒinizəm] *n* (源自公元前5世纪古希腊哲学家Diogenes) 迪奥杰尼斯主义(主张废除文化，返回原始)
diolamine [dai'ɔləmi:n] *n* 二乙醇胺(diethanolamine的USAN缩约词)
Dioloxol [,daiə'lɔksɔl] *n* 美芬新(mephenesin)制剂的商品名
Dionosil [dai'ɔnəsil] *n* 丙碘酮(propyliodone)制剂的商品名
diopsimeter [,daiɔp'simitə] *n* 视野计
diopter, dioptre [dai'ɔptə] *n* 屈光度
dioptometer [,daiɔp'tɔmitə], **dioptrometer** [,daiɔp'trɔmitə] *n* 屈光计
dioptometry [,daiɔp'tɔmitri], **diop-**

trometry [ˌdaiɔpˈtrɔmitri] *n* 屈光测量

dioptoscopy [ˌdaiɔpˈtɔskəpi], **dioptroscopy** [ˌdaiɔpˈtrɔskəpi] *n* 屈光测量法

dioptric(al) [daiˈɔptrik(əl)] *a* 屈光(学)的,折射的

dioptrics [daiˈɔptriks] *n* 屈光学

dioptry [ˈdaiəptri] *n* 屈光度

dioscin [daiˈɔskin] *n* 薯蓣皂甙

Dioscorea [ˌdaiɔsˈkɔːriə] *n* 薯蓣属 | ～ mexicana 墨西哥薯蓣

diose [ˈdaiəus] *n* 二糖

diosgenin [daiˈɔsdʒenin] *n* 薯蓣皂苷元薯蓣皂苷配基

diospyrobezoar [ˌdaiɔsˌpaiərəuˈbiːzɔː] *n* 柿(纤维)粪石

diovulatory [daiˈəuvjulətəri] *a* 排二卵的

dioxane [daiˈɔksein] *n* 二噁烷

dioxide [daiˈɔksaid] *n* 二氧化物

dioxin [daiˈɔksin] *n* 二噁英,二氧(杂)芑(据认为具有致癌和致畸形性质)

dioxybenzone [daiˌɔksiˈbenzəun] *n* 二羟苯宗,二羟苯酮(防晒药)

dioxygen [daiˈɔksidʒən] *n* 分子氧(O_2)

dioxygenase [daiˈɔksidʒəneis] *n* 二氧化酶

dioxyline phosphate [daiˈɔksiliːn] *n* 磷酸二氧林(冠状血管及外周血管扩张药)

dip [dip] (-pp-) *vt, vi* 浸,泡

Dipaxin [daiˈpæksin] *n* 二苯茚酮(diphenadione)制剂的商品名

dipentene [daiˈpentiːn] *n* 二戊烯

dipeptidase [daiˈpeptideis] *n* 二肽酶

dipeptide [daiˈpeptaid] *n* 二肽

dipeptidyl carboxypeptidase [daiˈpeptidil kɑːˌbɔksiˈpeptideis] 二肽酰(基)羧肽酶(亦称血管紧张肽 I 转化酶)

dipeptidyl-peptidase [daiˌpeptidil ˈpeptideis] 二肽(基)肽酶

dipeptidyl-peptidase I [daiˈpeptidil ˈpeptideis] 二肽酰(基)肽酶 I (亦称组蛋白酶C)

diperodon [daiˈperədɔn] *n* 地哌冬(局部麻醉药) | ～ hydrochloride 盐酸地哌冬(局部麻醉药)

Dipetalonema [daiˌpetələˈniːmə] *n* 棘唇(线虫)属 | ～ perstans 常现棘唇线虫 / ～ recondium 隐现棘唇线虫 / ～ streptocerca 链尾棘唇线虫

dipetalonemiasis [daiˌpetələniˈmaiəsis] *n* 棘唇线虫病

diphallia [daiˈfæliə] *n* 双阴茎畸形

diphallus [ˈdaifæləs] *n* 双阴茎畸胎

diphase [ˈdaifeiz], **diphasic** [daiˈfeizik] *a* 二相性的,双相的

diphebuzol [daiˈfebjuzɔl] *n* 保泰松(治痛风及镇痛药)

diphemanil methylsulfate [daiˈfiːmənil] 二苯马尼甲硫酸盐,甲硫酸二苯甲哌(抗胆碱能药,用于治疗消化性溃疡,胃酸过多,胃炎和幽门痉挛时的蠕动过强以及用于治疗多汗症)

diphenadione [daiˌfenəˈdaiəun] *n* 二苯茚酮(抗凝药)

diphenhydramine hydrochloride [ˌdaifenˈhaidrəmiːn] 盐酸苯海拉明(抗组胺药)

diphenicillin [ˌdaifeniˈsilin] *n* 联苯青霉素

diphenidol [daiˈfenidəul] *n* 地芬尼多,二苯哌丁醇(镇吐药) | ～ hydrochloride 盐酸地芬尼多,盐酸二苯哌丁醇 / ～ pamoate 双羟萘酸地芬尼多,双羟萘酸二苯哌丁醇

diphenol oxidase [daiˈfiːnɔl ˈɔksideis] 二酚氧化酶,儿茶酚氧化酶

diphenoxylate hydrochloride [ˌdaifəˈnɔksileit] 盐酸地芬诺酯,盐酸氰苯哌酯(止泻药)

diphenyl [daiˈfiːnil] *n* 二苯基;联(二)苯

diphenylamine [daiˌfeniˈlæmiːn] *n* 二苯胺

diphenylaminearsine chloride [daiˌfeniˌlæmiːnˈɑːsin] 氯化二苯胺胂(喷嚏性毒气)

diphenylamine chlorarsine [dai'fenilə,mi:n ˌklɔ:'rɑ:si:n] 二苯胺氯胂

diphenylamino-azo-benzene [daiˌfeniˌlæminəuˌæzəu'benzi:n] *n* 二苯胺(基)偶氮苯(一种指示剂 pH 1.2～2.1)

diphenylbutylpiperidine [daiˌfenilˌbju:tilpi'peridi:n] *n* 二苯丁基哌啶(任何一类结构上有关的抗精神病药，包括五氟利多penfluridol和匹莫齐特pimozide)

diphenylchlorarsine [daiˌfenilklɔ'rɑ:sin] *n* 二苯氯(化)胂(一种刺激呼吸道粘膜的毒气)

diphenylcyanarsine [daiˌfenilˌsaiə'nɑ:sin] *n* 二苯氰(化)胂(一种致死性毒气)

diphenyldiimide [daiˌfenil'daiimaid] *n* 二苯基偶氮，偶氮苯

diphenylhydantoin [daiˌfenilhai'dæntəuin] *n* 二苯乙内酰脲，苯妥英(抗癫痫药)

diphenylnitrosamine [daiˌfenilnai'trəusəmi:n] *n* 二苯亚硝胺，*N*-亚硝基二苯胺

diphenylpyraline hydrochloride [daiˌfenil'paiərəli:n] 盐酸二苯拉林，盐酸二苯甲氧甲哌啶(抗组胺药，用于缓解变态反应的症状，口服)

diphonia [dai'fəuniə] *n* 复音，双音

diphosgene [dai'fɔsdʒi:n] *n* 双光气，氯甲酸三氯甲酯(一种毒气，对肺有强烈刺激性，可产生肺水肿)

diphosphatidylglycerol [ˌdaifɔsfəˌtaidil'glisərɔl] *n* 双磷脂酰甘油(1,3-diphosphatidylglycerol为心脂〈cardiolipin〉)

2,3-diphosphoglycerate [daiˌfɔsfəu'glisəreit] *n* 2,3-二磷酸甘油酸

diphosphoglycerate mutase [daiˌfɔsfəu'glisəreit 'mju:teis] 二磷酸甘油酸变位酶

diphosphoglycerate phosphatase [daiˌfɔsfəu'glisəreit 'fɔsfəteis] 二磷酸甘油酸磷酸酶

diphosphonate [dai'fɔsfəneit] *n* 二膦酸盐(或酯) | methylene ～ (MDP) 亚甲基二膦酸(用于骨扫描)

diphosphonic acid [ˌdaifɔs'fɔnik] 二膦酸

diphosphopyridine nucleotide (DPN) [daiˌfɔsfəu'piridi:n] 二磷酸吡啶核苷酸(烟酰胺腺嘌呤二核苷酸nicotinamide adenine dinucleotide〈NAD〉的旧称)

diphosphothiamin [daiˌfɔsfə'θaiəmin] *n* 二磷酸硫胺，辅羧酶

diphosphotransferase [ˌdaifɔsfəu'trænsfəreis] *n* 二磷酸转移酶(亦称焦磷酸转移酶)

diphtheria [dif'θiəriə] *n* 白喉 | avian ～, fowl ～ 家禽白喉 / calf ～ 牛白喉 / cutaneous ～ 皮肤白喉 / false ～ 假白喉 / faucial ～ 咽白喉 / laryngeal～ 喉白喉，膜性喉炎 / malignant ～, ～ gravis 恶性白喉 / pharyngeal ～ 咽白喉 / surgical ～, wound ～ 外科白喉，伤口白喉 | ～l *a*

diphtheric [dif'θerik], **diphtheritic** [ˌdifθi'ritik] *a* 白喉的

diphtherin ['difθirin] *n* 多价白喉抗原(用于过敏性皮肤试验)

diphtheritis [ˌdifθi'raitis] *n* 白喉

diphtheroid ['difθərɔid] *a* 类白喉的，白喉样的，类白喉菌的 *n* 假白喉，类白喉

diphtherotoxin [ˌdifθərəu'tɔksin] *n* 白喉毒素

diphthongia [dif'θɔndʒiə] *n* 复音，双音

Diphylets ['daifilets] *n* 硫酸右苯丙胺(dextroamphetamine sulfate)制剂的商品名

diphyllobothriasis [diˌfiləubɔ'θraiəsis] *n* 裂头绦虫病

Diphyllobothriidae [daiˌfiləubɔ'θriidi:] *n* 裂头(绦虫)科

Diphylobothrium [daiˌfiləu'bɔθriəm] *n* 裂头绦虫属 | ～ cordatum 心形裂头绦虫 / ～ erinacei, ～ mansoni 猬裂

头绦虫，曼(森)氏裂头绦虫 / ～ latum, ～ taenioides 阔节裂头绦虫 / ～ mansonoides 类曼(森)氏裂头绦虫 / ～ parvum 小裂头绦虫

diphyodont [ˈdifiəˌdɔnt] *a* 双套牙(列)的(有乳牙恒牙的)

dipipanone hydrochloride [daiˈpipənəun] 盐酸地匹哌酮，盐酸二苯哌己酮(镇痛药)

dipivefrin [diˈpivəfrin] *n* 地匹福林，双特戊酰肾上腺素(眼科用肾上腺素能药，抗青光眼药)

diplacusis [ˌdipləˈku:sis] *n* 复听 | binaural ～ 双耳复听 / disharmonic ～ (双耳)不协调性复听 / echo ～ (双耳)回声性复听 / monaural ～ 单耳复听 | **diplacusia** [ˌdipləˈku:ziə] *n*

diplasmatic [ˌdaiplæzˈmætik] *a* 含二要质的(细胞)

diplegia [daiˈpli:dʒiə] *n* 两侧瘫，双瘫 | atonic-astatic ～ 弛缓性双瘫 / facial ～ 两侧面瘫 / infantile ～ 婴儿双瘫，产伤瘫痪 / masticatory ～ 两侧嚼肌瘫 / spastic ～ 痉挛性双瘫 | **diplegic** *a*

dipl(o)- [构词成分] 双，两

diploalbuminuria [ˌdipləuælˌbju:miˈnjuəriə] *n* (生理性及病理性)双蛋白尿

diplobacillus [ˌdipləubəˈsiləs] ([复] **diplobacilli** [ˌdipləubəˈsilai])，**diplobacterium** [ˌdipləubækˈtiəriəm] ([复] **diplobacteria** [ˌdipləubækˈtiəriə]) *n* 双杆菌

diploblastic [ˌdipləuˈblæstik] *n* 二胚层的

diplocardia [ˌdipləuˈkɑ:diə] *n* 心裂(畸形)

diplocephalus [ˌdipləuˈsefələs] *n* 双头畸胎

diplocephaly [ˌdipləuˈsefəli] *n* 双头(畸形)

diplococcoid [ˌdipləuˈkɔkɔid] *a* 双球菌样的 *n* 类双球菌

Diplococcus [ˌdipləuˈkɔkəs] *n* 双球菌属 | ～ constellatus 星形双球菌 / ～ intracellularis 脑膜炎双球菌 / ～ magnus 大双球菌 / ～ morbillorum 麻疹双球菌 / ～ mucosus 粘液双球菌 / ～ paleopneumoniae 厌氧肺炎双球菌 / ～ plagarumbelli 战伤双球菌 / ～ pneumoniae 肺炎双球菌

diplococcus [ˌdipləuˈkɔkəs] ([复] **diplococci** [ˌdipləuˈkɔkai, ˌdipləuˈkɔksai]) *n* 双球菌 | **diplococcal** *a*

diplocoria [ˌdipləuˈkɔ:riə] *n* 重瞳(畸形)

Diplodia [diˈpləudiə] *n* 色二孢属

diplodiatoxicosis [ˌdipləudiəˌtɔksiˈkəusis] *n* 色二孢霉菌中毒(症)

Diplodinium [ˌdipləuˈdiniəm] *n* 倍环纤虫属

diploë [ˈdipləi:] *n*【希】板障(颅骨间松疏骨质) | **diploetic** [ˌdipləˈetik] *a*

Diplogaster [ˈdipləuˌgæstə] *n* 双胃属

diplogenesis [ˌdipləuˈdʒenisis] *n* 联胎成长，联胎产生

Diplogonoporus [ˌdipləugəˈnɔpərəs] *n* 复殖孔属 | ～ grandis 大复殖孔(绦)虫

diplogram [ˈdipləgræm] *n* 重复X线(照)片

diploic [dipˈləuik] *a* 两倍的，双的；板障的

diploid [ˈdiplɔid] *a* 二倍的；二倍体的 *n* 二倍体(含有二组同源染色体的个体或细胞) | ～**y** *n* 二倍性

diplokaryon [ˌdipləuˈkæriɔn] *n* 二倍核(染色体)

diploma [diˈpləumə] ([复] **diplomas** 或 **diplomata** [diˈpləumətə]) *n*【拉】毕业证书，文凭

diplomate [ˈdipləmeit] *n* 持有(大学)毕业证书者，持有学位证书者

diplomonad [ˌdipləuˈməunæd] *n, a* 双滴虫(的)

Diplomonadida [ˌdipləuməˈnædidə] *n* 双滴虫目

Diplomonadina [ˌdipləuˌmɔnəˈdainə]

n 双滴虫亚目

diplomyelia [ˌdipləumaiˈiːliə] *n* 脊髓纵裂(畸形)

diplon [ˈdiplɔn] *n* 氘核

diplonema [ˌdipləuˈniːmə] *n* 双线(双线期的双染色体)

diplont [ˈdiplɔnt] *n* 二倍性生物(个体由二倍体细胞所构成的生物)

diplopagus [dipˈlɔpəgəs] *n* 对称性联胎

diplophase [ˈdipləufeiz] *n* 二倍期(某些生物体的生活史其核为二倍体的阶段)

diplophonia [ˌdipləuˈfəuniə] *n* 复音,双音

diplopia [diˈpləupiə] *n* 复视 | crossed ~, heteronymous ~, paradoxical ~ 交叉性复视 / direct ~, homonymous ~ 同侧性复视 | **diplopic** *a*

diplopiometer [diˌpləupiˈɔmitə] *n* 复视计

Diplopoda [daiˈplɔpədə] *n* 倍足亚纲

Diplopylidium [ˌdipləupaiˈlidiəm] *n* 双孔(绦虫)属,复孔(绦虫)属

diploscope [ˈdipləskəup] *n* 两眼视力检器,两眼视力计

diplosomatia [ˌdipləusəuˈmeiʃiə], **diplosomia** [ˌdipləuˈsəumiə] *n* 双躯(畸形)

diplosome [ˈdipləsəum] *n* 双心体(哺乳类动物细胞的两个中心粒)

diplotene [ˈdiplətiːn] *n* 双线期(减数分裂过程前期中的一个阶段)

diploteratology [ˌdipləuˌterəˈtɔlədʒi] *n* 联胎畸形学,联胎论

Dipluridae [dipˈljuəridiː] *n* 长尾蛛科

dipodia [daiˈpəudiə] *n* 复足(畸形)

dipole [ˈdaipəul] *n* 偶极,二极;偶极子 | **dipolar** [daiˈpəulə] *a*

dipotassium phosphate [ˌdaipəˈtæsjəm] 磷酸氢二钾

dipping [ˈdipiŋ] *n* 急压触诊(检肝)

dippoldism [ˈdipɔldizəm] *n* 鞭挞,鞭打,体罚主义(Dippold为德国一教师)

Diprosone [daiˈprəusəun] *n* 二丙酸倍他米松(betamethasone dipropionate)制剂的商品名

diprosopus [daiˈprɔsəpəs] *n* 双面畸胎 | ~ tetrophthalmus 四眼双面畸胎

diprotrizoate [daiprəˈtraizəeit] *n* 尿影酸盐(尿路造影剂)

dipsesis [dipˈsiːsis] *n* 善渴,烦渴 | **dipsetic** [dipˈsetik] *a*

dipsia [ˈdipsiə] *n* 口渴

dipsogen [ˈdipsədʒən] *n* 致渴剂,致渴物

dipsogenic [dipsəuˈdʒenik] *a* 致渴的

dipsomania [ˌdipsəuˈmeinjə] *n* 酒狂,嗜酒狂,间发性酒狂

dipsophobia [ˌdipsəuˈfəubjə] *n* 饮酒恐怖

dipsosis [dipˈsəusis] *n* 善渴,烦渴

dipsotherapy [ˌdipsəuˈθerəpi] *n* 节饮疗法,限饮疗法

dipstick [ˈdipstik] *n* 浸渍片,测验片(浸过的纤维素片,测尿中蛋白质、葡萄糖等)

Diptera [ˈdiptərə] *n* 双翅目

Dipterocarpus [ˌdiptərəuˈkɑːpəs] *n* 古云香属,羯布罗香属

dipterous [ˈdiptərəs] *a* 双翅的;双翅目的

dipus [ˈdaipəs] *n* 双足联胎

dipygus [daiˈpaigəs] *n* 双臀畸胎 | ~ parasiticus 不对称性双臀畸胎

dipylidiasis [ˌdipiliˈdaiəsis] *n* 复孔绦虫病

Dipylidium [ˌdipiˈlidiəm] *n* 复孔绦虫属 | ~ caninum 犬复孔绦虫

dipyridamole [ˌdaipiˈridəməul] *n* 双嘧达莫,双嘧啶氨醇,潘生丁(冠状动脉扩张药)

dipyrithione [ˌdaipiəriˈθaiəun] *n* 双硫氧吡啶(抗菌、抗真菌药)

dipyrone [ˈdaipaiərəun] *n* 安乃近,去甲氨基比林(解热镇痛药)

direct [diˈrekt, dai-] *a* 直接的;直系的 *vt* 指引,指导;把…对准某一目标(或方向) *vi* 指挥,指导 *ad* 直接地,径直地 | ~**ness** *n*

direction [di'rekʃən, dai-] *n* 方向;方面;指导;[常用复]指示,用法说明

directly [di'rektli, dai-] *ad* 直接地,直率地;正好地;立即

director [di'rektə, dai-] *n* 指导者;所长,局长,主任,董事;导演;指挥;导子;控制器,引向器 | grooved ～ 有槽导子(导引手术切口的方向和深度)

directoscope [di'rektəskəup, dai-] *n* 直接检喉镜

dirhinic [dai'rainik] *a* 双鼻腔的

dirigomotor [ˌdirigəu'məutə] *a* 控制肌活动的

Dirofilaria [ˌdaiərəufi'lɛəriə] *n* 恶丝虫属 | ～ immitis 犬恶丝虫 / ～ magalhaesi 麦(加尔黑斯)氏恶丝虫 / ～ repens 匐行恶丝虫

dirofilariasis [ˌdaiərəuˌfilə'raiəsis] *n* 恶丝虫病

Dir. prop. directione propria【拉】适当用法

dirt [də:t] *n* 污物,污垢

dirty ['də:ti] *a* 脏的;感染的;化脓的;污染的 *vt, vi* (使)沾污;(使)变脏

dis- [前缀] 分,离;二,两,双

disability [disə'biləti] *n* 无能,无力;伤残,残疾,劳动能力丧失 | developmental ～ 发育性残疾(18岁以前发病,并将无限期延续下去,由于精神发育迟缓、孤独症、大脑性麻痹、癫痫或其他神经病所致)

disable [dis'eibl] *vt* 使无能;使残疾

disabuse [disə'bju:z] *vt* 去掉(…的错误想法);纠正

disaccharidase [dai'sækəriˌdeis] *n* 二糖酶,双糖酶 | intestinal ～ deficiency 肠二糖酶缺乏/small-intestinal ～s 小肠二糖酶

disaccharide [dai'sækəraid] *n* 二糖,双糖 | reducing ～s 还原性二糖

disacchariduria [daiˌsækərai'djuəriə] *n* 二糖尿

disaccharose [dai'sækərəus] *n* 二糖

disacidify [ˌdisə'sidifai] *vt* 除酸,脱酸

disadvantage [ˌdisəd'vɑ:ntidʒ] *n* 不利(条件);损害 *vt* 使不利 | at a ～ 处于不利地位 / to the ～ of 对…不利

disadvantageous [disˌædvɑ:n'teidʒəs] *a* 不利的(to) | ～ly *ad*

disaggregation [ˌdisˌægri'geiʃən] *n* 感觉综合不能;解聚作用

disagree [disə'gri:] *vi* 不同意;不一致;不适合(with) | ～ment *n*

Disalcid [dai'sælsid] *n* 双水杨酯(salsalate)制剂的商品名

disappear [ˌdisə'piə] *vi* 不见,消失 | ～ance [disə'piərəns] *n*

disappoint [ˌdisə'pɔint] *vt* 使失望;使受挫折

disappointing [ˌdisə'pɔintiŋ] *a* 使人失望的 | ～ly *ad*

disapprobation [ˌdisæprəu'beiʃən] *n* 不赞成

disapprove [ˌdisə'pru:v] *vt, vi* 不赞成,不同意 | **disapproval** [ˌdisə'pru:vəl] *n*

disarrange [ˌdisə'reindʒ] *vt* 使混乱,紊乱,扰乱 | ～ment *n*

disarticulate [ˌdisɑ:'tikjuleit] *vt, vi* (使)关节断离 | **disarticulation** [ˌdisɑ:ˌtikju'leiʃən] *n* 关节断离术,关节切断术

disassemble [ˌdisə'sembl] *vt* 拆卸,分解 | **disassembly** [ˌdisə'sembli] *n*

disassimilate [ˌdisə'simileit] *vt* (使)异化 | **disassimilation** [ˌdisəˌsimi'leiʃən] *n*

disaster [di'zɑ:stə] *n* 灾难,祸患,天灾

disastrous [di'zɑ:strəs] *a* 灾难性的 | ～ly *ad*

disazo- 见diazo-

disbelieve [ˌdisbi'li:v] *vt* 不相信,怀疑 *vi* 不信,怀疑(in)

disburden [dis'bə:dn] *vt* 解除…的负担,卸除

disc [disk] *n* 盘,板,(圆)片

disc- 见disco-

discard [dis'kɑ:d] *vt* 丢弃,抛弃

['diskɑ:d] *n*

discern [di'sə:n, di'zə:n] *vt* 看出,辨出,辨别 *vi* 辨明,分清 | ~**ible** *a* 看得清的,辨别得出的

discharge [dis'tʃɑ:dʒ] *vt* 卸(货);排出;放电(疗法);释放,使出(医院等) *vi* 卸货;排出,流出 *n* 卸货;排出,流出;排出物;放电;释放 | brush ~ 刷形放电,电刷疗法 / disruptive ~ 迅烈放电,电容放电疗法 / epileptic ~ 癫痫放电(癫痫引起的病理生理活动) / nervous, neural ~ 神经(冲动)发放 / systolic ~ 收缩期射血 | be ~d from hospital 出院

dischronation [ˌdiskrə'neiʃən] *n* 时间觉障碍

disci ['disai] discus的复数

disciform ['disifɔ:m] *a* 盘状的

discinesia [disai'ni:ziə] *n* 运动障碍

discipline ['disiplin] *n* 纪律;训练;学科 *vt* 训练

discission [di'siʒən] *n* 刺开,切开 | ~ of cataract 内障刺开术/ ~ of cervix uteri 宫颈切开 / posterior ~ 后路刺囊术(指内障)

discitis [dis'kaitis] *n* 关节盘炎

disclaim [dis'kleim] *vt, vi* 放弃;否认

disclination [ˌdiskli'neiʃən] *n* 眼外转

disclose [dis'kləuz] *vt* 揭开;揭发;透露

disclosure [dis'kləuʒə] *vt* 揭露

disc(o)- [构词成分] 盘,盘形,盘状

discoblastic [ˌdiskəu'blæstik] *a* 盘形囊胚的;盘形卵裂的

discoblastula [ˌdiskəu'blæstjulə] *n* 盘形囊胚

discogastrula [ˌdiskəu'gæstrulə] *n* 盘形原肠胚

discogenic [ˌdiskəu'dʒenik], **discogenetic** [ˌdiskəudʒi'netik] *a* 椎间盘性的

discogram ['diskəgræm] *n* 椎间盘造影(照)片

discography [dis'kɔgrəfi] *n* 椎间盘造影(术)

discoid ['diskɔid] *a* 盘状的 *n* 盘形药丸;盘形挖器(牙)

discoidectomy [ˌdiskɔi'dektəmi] *n* 椎间盘切除术

discolo(u)r [dis'kʌlə] *vt, vi* (使)变色;(使)褪色;(使)污染 | ~**ation** [disˌkʌlə'reiʃən] *n*

discomfort [dis'kʌmfət] *n* 不舒适,不安,烦闷 *vt* 使不舒适,使不安

discompose [ˌdiskəm'pəuz] *vt* 使不安,使烦恼 | **discomposure**[diskəm'pəuʒə] *n* 不安,烦乱,失常

Discomyces [ˌdiskəu'maisi:z] *n* 盘状菌属

Discomycetes [ˌdiskəumai'si:ti:z] *n* 盘菌纲

disconnect [diskə'nekt] *vt* 拆开,分离,断开 | ~**ion, disconexion** [ˌdiskə'nekʃən] *n*

disconsolate [dis'kɔnsəlit] *a* 忧郁的,令人不快的

discontent [ˌdiskən'tent] *a* 不满的(with) *n* 不满意 *vt* 令(人)不满

discontinuance [ˌdiskən'tinjuəns], **discontinuation** [ˌdiskənˌtinju'eiʃən] *n* 停止,中断,中止

discontinue [ˌdiskən'tinju:] *vt, vi* 中止,中断,停止

discontinuous [ˌdiskən'tinjuəs] *a* 间断的,不连续的 | **discontinuity** ['disˌkɔnti'nju:əti] *n* 间断性,不连续性

discopathy [dis'kɔpəθi] *n* 椎间盘病

discophorous [dis'kɔfərəs] *a* 有盘的

discoplacenta [ˌdiskəuplə'sentə] *n* 盘状胎盘

discoplasm ['diskəplæzəm] *n* 红细胞浆质

discord ['diskɔ:d] *n* 不一致,不调和;音混杂,音不谐和

discordant [dis'kɔ:dənt] *a* 不一致的,相异的 | **discordance** [dis'kɔ:dənz] *n* 不一致性,相异性(遗传学中指一对双生子中只有一人出现某种遗传性状)

discoria [dis'kɔ:riə] *n* 瞳孔变形

discount ['diskaunt] *vt* 打折扣;不全信;

看轻,把…不当一回事 *n* 折扣
discourage [dis'kʌridʒ] *vt* 使沮丧,使失去信心;劝阻 | ~**ment** *n*
discover [dis'kʌvə] *vt* 发现;暴露,显示
discovery [dis'kʌvəri] *n* 发现
discredit [dis'kredit] *n, vt* 怀疑,不信
discreet [dis'kri:t] *a* 谨慎的,考虑周到的
discrepancy [dis'krepənsi] *n* 差异,不一致,不符合
discrepant [dis'krepənt] *a* 差异的,不一致的,不符合的
discrete [dis'kri:t] *a* 分离的,分散的,稀疏的
discretion [dis'kreʃən] *n* 分离;谨慎;自行处理的能力 | at one's ~ 随意,任意
discriminate [dis'krimineit] *vt, vi* 区别,辨别 | ~ against 歧视…
discrimination [disˌkrimi'neiʃən] *n* 辨别,区别;识别力;歧视
discus ['diskəs] ([复] **disci** ['disai]) *n* 【拉】盘,板,(圆)片
discuss [dis'kʌs] *vt* 讨论,辩论
discussion [dis'kʌʃən] *n* 讨论,辩论 | under ~ 在讨论中
discutient [dis'kju:ʃiənt], **discussive** [dis'kʌsiv] *a* 消散的 *n* 消散剂
disdiaclast [dis'daiəklæst] *n* 双折射物质(肌肉)
disdiadochokinesia [disdaiˌædəkəu-kai'ni:siə] *n* 轮替性运动障碍
disease [di'zi:z] *n* (疾)病 | accumulation ~ 贮积病,沉积症 / acute demyelinating ~ 急性脱髓鞘病,传染病后脑炎 / adult celiac ~ 成人乳糜泻(非热带性口炎性腹泻) / akamushi ~ 恙虫病 / Aleutian mink ~ 阿留申貂病(阿留申群岛的一种貂的慢性病毒性疾病) / alkali ~ (家畜)硒中毒 / allogeneic ~ 同种(异基因)病(免疫抑制动物接受同种异体淋巴细胞注射后引起的移植物抗宿主反应) / alpha chain ~ α链病(为最常见的重链病,主要发生于地中海地区的青年,特征为小肠固有层浆细胞浸润导致吸收不良,伴有腹泻、腹痛和体重减轻,十分罕见的特征为肺受累。其胃肠型亦称免疫增生性小肠病) / altitude ~ 高山病,高空病 / alveolar hydatid ~ 泡状棘球蚴病 / anti-glomerular basement membrane (anti-GBM) antibody ~ 抗肾小球基底膜抗体病 / arc-welder's ~ 铁质沉着病,铁尘肺 / atopic ~ 异位性疾病,特应性疾病 / attic ~ 隐窝(耳鼓)病 / Australian X ~ 澳洲X脑炎 / autoimmune ~ 自身免疫(性疾)病 / aviators' ~ 航空病,飞行员病 / bleeder's ~ 血友病 / blinding filarial ~ 旋盘尾丝虫病 / brancher glycogen storage ~ 支链淀粉病(糖原贮积病Ⅳ型) / bridegrooms' ~ 新郎病(性行为过度所致的蔓状静脉丛血栓形成) / broad-beta ~ 宽β脂蛋白病(家族性高脂蛋白血症Ⅲ型,因电泳时脂蛋白显示有一条β脂蛋白宽带,故名) / bronzed ~ 青铜色皮病,艾迪生病(肾上腺皮质功能减退症) / caisson ~ 潜水员病,减压病 / caloric ~ 高温病 / canine parvovirus ~ 犬细小病毒病 / celiac ~ 乳糜泻(一种吸收不良的综合征) / central core ~ of muscle 肌肉中心核病(一种罕见的遗传性疾病,为常染色体显性性状遗传,婴儿期重度肌张力减退,使运动发育受阻,但病程是良性的,到学龄期患儿仍能走路,组织学上其诊断特点是每一肌丝都有一中心核) / Chicago ~ 北美芽生菌病 / cholesteryl ester storage ~ (CESD) 胆固醇酯贮积病 / Christmas ~ 克里斯马斯病,凝血因子Ⅸ缺乏(克里斯马斯是第一个病人的姓) / chronic granulomatous ~ (CGD) 慢性肉芽肿性疾病 / chronic obstructive pulmonary ~ (COPD) 慢性阻塞性肺部疾病 / chronic respiratory ~ of poultry 家禽慢性呼吸系疾病 / climatic ~ 气候病 / cold agglutinin ~ 冷凝集素病(见syndrome项下相应术语) / collagen ~ 胶

原性疾病(一组结缔组织疾病的总称，这些疾病包括红斑狼疮、皮肤肌炎、硬皮病、结节性多动脉炎等) / combined immunodeficiency ～ 联合免疫缺陷病(指体液免疫和细胞免疫都有缺陷) / combined system ～ 联合系统病(恶性贫血病的脊髓亚急性联合变性) / communicable ～ 传染病 / complicating ～ 并发病 / compressed-air ～ 减压病 / contagious ～ 接触传染病 / corridor ～ 科立多病(一种蜱传原虫病，首次在南非科立多地区报道，对牛有高度致死性，水牛为传染贮主) / cystic、～ of breast 乳腺囊性病 / cystic ～ of lung 肺囊性病(本词有时用于囊肿性肺气肿。亦称肺假囊肿) / dancing ～ 舞蹈狂(见tarantism) / debrancher glycogen storage ～ 脱支链糖原贮积病(糖原贮积病Ⅱ型) / deer fly ～ 兔热病 / deficiency ～, deprivation ～ 营养缺乏病 / demyelinating ～ 脱髓鞘病 / dense deposit ～ 致密沉积物病(Ⅱ型膜性增生性肾小球性肾炎) / dermopathic herpesvirus ～ 皮肤病性疱疹病毒病(牛的一种疱疹病毒疾病) / elevator ～ 谷物仓库工人尘肺 / English ～ 英国病(佝偻病) / English sweating ～ 英国黑汗病(英国黑汗热) / eosinophilic endomyocardial ～ 嗜酸性心内膜心肌病，吕弗勒(Löffler)心内膜炎 / extensor process ～ 锥突部骨炎 / fatigue ～ 职业性神经官能症 / fifth ～ 第五病，传染性红斑 / fifth venereal ～ 第五性病，性病性淋巴肉芽肿 / finger and toe ～ 指趾病，根肿病(甘蓝根肿菌所致的一种植物病) / flint ～ 石末沉着病，石末肺 / floating ～ 宽β脂蛋白病(即broad-beta ～) / fourth venereal ～ 第四性病(①特异性坏疽溃疡性龟头包皮炎；②腹股沟肉芽肿) / functional cardiovascular ～ 神经性循环衰弱 / gannister ～ (肺)硅石末沉着病 / garapata ～ 回归热 / genetotrophic ～ 遗传性营养失调病 / giant platelet ～ 巨血小板病 / glucose-6-phosphate dehydrogenase (G6PD) ～ 葡糖-6-磷酸脱氢酶病(为最常见的先天性代谢病) / glycogen storage ～, glycogen ～ 糖原贮积病，糖原病 / grinder's ～ 磨工病，硅肺 / heart ～ 心脏病 / heavy chain ～s 重链病(一组罕见的淋巴浆细胞恶性肿瘤) / hemoglobin C-thalassemia ～ 血红蛋白C型珠蛋白生成障碍性贫血 / hemolytic ～ of newborn 新生儿溶血病，胎儿成红血细胞增多症 / hepatorenal glycogen storage ～ 肝肾型糖原贮积病(糖原贮积病Ⅰ型) / hereditary ～ 遗传性(疾)病 / hock ～ 骨短粗病 / holoendemic ～ 全地方性疾病(在一个群体的大多数儿童中流行的疾病，而在同一群体中的成人很少患此病) / hunger ～, hungry ～ 饥饿病，胰岛素分泌过多症 / hyaline membrane ～ 透明膜病(新生儿呼吸道病变引起肺不张) / hydatid ～ 包虫病，棘球蚴病(通常为肝感染，其特征为发生膨大的囊肿) / hyperendemic ～ 高度地方性疾病(在一个群体的所有年龄组都流行的疾病) / hypopigmentation-immunodeficiency ～ 色素减退-免疫缺陷病 / Iceland ～, Icelandic ～ 冰岛病，流行性神经肌无力症 / I-cell ～ I-细胞病，粘脂病第二型 / immune-complex ～ 免疫复合物病(由抗原抗体复合物引起的疾病) / immunoproliferative small intestine ～ 免疫增生性小肠病(亦称α-链病，见alpha chain～) / inborn lysosomal ～s 先天性溶酶体病，溶酶体贮积病 / infantile celiac ～ 婴儿乳糜泻(非热带性口炎性腹泻) / infectious ～ 传染病 / infectious bursal ～ 传染性粘液囊病(一种高度接触传染性家禽急性病) / inherited ～ 遗传病 / insect-borne ～s 昆虫传染病 / iron storage ～ 铁贮积病，血色素沉着(症) / island ～ 丛林型斑疹伤寒 / kissing ～ 传染性单核细胞增多(症)(俗称接吻病) / Kyasanur Forest ～ 夸赛纳森林病(最初在印度夸赛纳森林中流行的一种严重的出血热) / laughing ～ 强笑病(见kuru,新几内亚震颤病) / leaf-curl ～ 缩叶病,卷叶病(植物的一种病毒病) / legionnaires' ～ 军团病(一种致死率高的疾病,由革兰阴性杆菌〈嗜肺性军团杆菌〉引起,人际间接触并不蔓延,特征为高热、胃肠痛、头痛及肺炎,也可累及肾、肝和神经系统。病原菌是在1976年夏在费城美国退伍军人大会期间发生的暴发性流行后鉴定的) / lipid storage ～ 脂质贮积病 / lung fluke ～ 肺吸虫病,寄生虫性咯血 / Lyme ～ 莱姆病(一种复发性多系统疾病,首次在美国康涅狄克州的Old Lyme作过报道,此病开始为游走性慢性红斑损害,继以大关节炎、肌痛、不适以及神经系统和心脏症状。病原体为博氏疏螺旋体,媒介为鹿扁虱,亦称莱姆关节炎) / lysosomal storage ～ 溶酶体贮积病 / maple bark ～ 槭皮病(吸入槭树皮下一种霉〈皮质梨孢霉〉的孢子而引起的肉芽肿性间质性肺炎) / maple syrup urine ～ (MSUD) 槭糖尿病(一种遗传性氨基酸病,由于支链氨基酸〈BACC〉分解代谢第二步某种酶缺乏所致,BACC及其同类物蓄积在血液及尿内,可致出生后很快就发生的严重酮酸中毒,约半数新生儿的死亡、抽搐、昏迷、身心发育迟缓以及在尿内和体内有特征性的槭糖浆和咖喱气味。亦称酮酸脱羧酶缺乏症、支链酮酸尿或酮氨基酸血症) / Marburg ～, Marburg virus ～ 马尔堡病,马尔堡病毒病(一种严重的、常致命的急性病毒性出血热,表现为发热、虚脱、出血、胰腺炎和肝炎,最初原发性病例在德国的马尔堡和法兰克福作过报道) / mast cell ～ 肥大细胞病,着色性荨麻疹 / Mediterranean ～ 地中海病,珠蛋白生成障碍性贫血 / medullary cystic ～ 髓质囊肿病 / miasmatic ～ 瘴气病 / microdrepanocytic ～ 小镰状细胞病,镰状红细胞珠蛋白生成障碍性贫血(病) / Minamata ～ 水俣病(日本水俣地方所发生的汞中毒) / mish ～ 密施病(叙利亚的一种痢疾,因食杏子致病) / mixed connective tissue ～ 混合型结缔组织病(兼有硬皮病、肌炎、系统性红斑狼疮及类风湿性关节炎特征,在血清学上表现为有作用于可提取的核抗原的抗体) / moyamoya ～ [日语moyamoya意为烟雾,血管造影时出现]烟雾病(由于脑底异常血管网破裂所致阻塞及小出血而引起的大脑缺血,导致进行性神经系统失能;此病主要发生于日本人) / mu chain ～ μ链病(最罕见的重链病,见于慢性淋巴细胞性白血病患者,有肝脾肿大症状) / mule spinner's ～ 纺纱工病(由锭子油引起的皮肤尤其是阴囊上的疣或溃疡,易癌变) / Newcastle ～ 新城病(鸡的病毒性肺炎及脑脊髓炎) / organic ～ 器质性病 / pelvic inflammatory ～ 盆腔炎症性疾病,盆腔感染性疾病(累及宫颈以上女性生殖管道的任何一种盆腔上行感染) / phytanic acid storage ～ 植物酸贮积病 / pink ～ 肢痛症 / polyendocrine autoimmune ～ 多内分泌自身免疫病(内分泌和非内分泌自身免疫疾病的结合。Ⅰ型发生于婴儿和儿童,伴有念珠菌病、甲状腺功能减退和肾上腺功能不足,也可发生恶性贫血、白斑、性腺功能衰竭、脱发、胰岛素依赖性糖尿病和甲状腺自身免疫病,亦称自身免疫性多内分泌-念珠菌病综合征;Ⅱ型称施密特综合征〈Schmidt's syndrome〉) / rat-bite ～ 鼠咬热 / rice ～ 脚气病 / runt ～ 侏儒病(实验产生的一种综合征,注射免疫活性细胞于异体宿主,而宿主对这些细胞不能排斥,结果宿主发育迟缓,最后常死亡,亦称移植物抗宿主反应) / sandworm ～ 游走性幼虫病 / secondary ～ 二次病,继发病 / self-limited ～ 自限性疾病 / severe combined immunodeficiency ～ (SCID) 严重联合免疫缺陷病 / sexually transmitted ～ 性传播疾病 / shimamushi

～ 丛林型斑疹伤寒 / shipyard ～ 船坞病 流行性角膜结膜炎 / sickle cell-hemoglobin C ～ 镰状细胞血红蛋白C病(一种遗传性贫血，红细胞含有血红蛋白S和血红蛋白C) / sickle cell-hemoglobin D ～ 镰状细胞血红蛋白D病(一种遗传性贫血，红细胞含有血红蛋白S和血红蛋白D) / sickle cell-thalassemia ～, thalassemia-sickle cell ～ 镰状细胞珠蛋白生成障碍性贫血，小镰状细胞病，血红蛋白S珠蛋白生成障碍性贫血 / silo-filler's ～ 地窖装填工病(吸入地窖内青贮饲料产生的氮氧化物等气体所引起的肺炎，常伴有急性肺水肿) / sixth ～ 第六病，猝发疹 / sixth venereal ～ 第六性病，性病性淋巴肉芽肿 / sleeping ～ 发作性睡眠(病)，昏睡病 / sod ～ 水疱皮炎 / sterility ～ 不育症(实验动物饮食中缺乏维生素E所致) / storsge pool ～ 贮存池病(一种血液凝固障碍，由于血小板不能释放ADP对凝聚物质〈胶原、肾上腺素、外源性ADP、凝血酶等〉反应所致。本病特征为轻度出血，出血时间延长，对胶原或凝血酶的凝聚反应减低) / structural ～ 器质性病 / sweet clover ～ 香草木樨中毒 / tarabagan ～ 土拨鼠(流行)病 / tsetse-fly ～ 非洲锥虫病 / tsusugamushi ～ 恙虫病，丛林型斑疹伤寒 / tunnel ～ 隧道病，减压病 / vagabonds' ～, vagrants' ～ 寄生性黑皮病 / vibration ～ 振动病(手臂连续使用振动工具所引起手指变白，屈曲减少，冷、热、痛感丧失及骨关节炎病变) / white-spot ～ 白点病(①硬化性萎缩性苔藓;②点滴状硬斑病;③小瓜虫病) / woolsorters' ～ 拣毛工病(吸入性炭疽病) / X ～ X病(①角化过度;②黄曲霉中毒) / X-linked lymphoproliferative ～ X-连锁淋巴(细胞)增生症(见syndrome项下相应术语) | ～**d** *a* 害了病的;不健全的

disengage [ˌdisin'geidʒ] *vt* 解除;解脱;使离析 *vi* 脱出，松开

disengagement [ˌdisin'geidʒmənt] *n* 解除;解脱(分娩);分离;离析

disequilibrium [disˌi:kwi'libriəm] *n* 失去平衡，平衡不稳

disesthesia [ˌdisis'θi:zjə] *n* 感觉迟钝;触物感痛

disfavo(u)r [dis'feivə] *n, vt* 不赞成，不喜欢

disfigure [dis'figə] *vt* 毁损…的外形(或容貌);损害 | ～**ment, disfiguration** [disˌfigə'reiʃən] *n* 破相，毁形，变形

disgerminoma [disˌdʒə:mi'nəumə] *n* 无性细胞瘤

disgorge [dis'gɔ:dʒ] *vt, vi* 吐出，呕吐

disguise [dis'gaiz] *vt, n* 隐蔽;假装 | ～**ment** *n*

disgust [dis'gʌst] *n* 发呕;厌恶(at, for, toward, against) *vt* 使作呕;使厌恶 *vi* 令人作呕，令人厌恶

dish [diʃ] *n* 皿，盘，碟;盘形物 *vt, vi* (使)成盘形 | culture ～ 培养皿 / evaporating ～ 蒸发皿

disharmony [dis'hɑ:məni] *n* 不和谐，失谐，失调 | occlusal ～ 殆失调，咬合失调 | **disharmonious** [ˌdishɑ:'məunjəs] *a*

dishearten [dis'hɑ:tn] *vt* 使失去勇气，使沮丧

dishevel(l)ed [di'ʃevəld] *a* 散乱的，乱蓬蓬的

disimmune [ˌdisi'mju:n] *a* 免疫性消失的

disimmunity [ˌdisi'mju:nəti] *n* 免疫性消失

disimmunize [dis'imju:naiz] *vt* 脱免疫

disincentive [ˌdisin'sentive] *a* 阻止的，抑制的

disincline [ˌdisin'klain] *vt* 使不愿，使无意于

disinfect [ˌdisin'fekt] *vt* 消毒

disinfectant [ˌdisin'fektənt] *a* 消毒的 *n* 消毒剂 | coal-tar ～ 煤焦油消毒剂，杂酚油，木溜油

disinfection [ˌdisin'fekʃən] *n* 消毒 | concomitant ～, concurrent ～ 随时消毒,即时消毒 / terminal ～ 终末消毒,终结消毒

disinfest [ˌdisin'fest] *vt* 灭除害虫 | **disinfestation** [ˌdisinfes'teiʃən] *n* 灭病媒(法),灭(昆)虫(法)

disinhibition [ˌdisinhi'biʃən] *n* 脱抑制,抑制解除

disinomenine [ˌdaisi'nɔmənin] *n* 双青藤碱

disinsected [ˌdisin'sektid] *a* 灭昆虫的

disinsectization [ˌdisinˌsektai'zeiʃən, -ti'z-], **disinsection** [ˌdisin'sekʃən] *n* 灭(昆)虫法

disinsector [ˌdisin'sektə] *n* 灭虫器

disinsertion [ˌdisin'səːʃən] *n* 腱断裂;视网膜剥离

disintegrant [dis'intigrənt] *n* 崩解剂(制造片剂用);解磨机,碎磨机

disintegrate [dis'intigreit] *vt, vi* (使)分裂,(使)分解;(使)蜕变,(使)衰变

disintegration [ˌdisinti'greiʃən] *n* 分裂,分解;蜕变,衰变 | radioactive ～ 放射性蜕变

disinterested [dis'intristid] *a* 不关心的,不感兴趣的 | ～**ly** *ad* / ～**ness** *n*

Disipal ['disipæl] *n* 盐酸奥芬那君(orphenadrine hydrochloride)制剂的商品名

disjoin [dis'dʒɔin] *vt* 拆散,把…分开 *vi* 分开

disjoint [dis'dʒɔint] *vt, vi* (使)脱臼,(使)关节分离

disjunct [dis'dʒʌnkt] *a* 断离的,不接连的

disjunction [dis'dʒʌnkʃən] *n* 分离,离开(在遗传学中指在第一次减数分裂后期同源染色体配对后分别向两极移动);析取 | craniofacial ～ 颅面分离

disk [disk] *n* 盘,板,(圆)片 | A ～, Q ～, anisotropic ～, anisotropous ～ A盘,Q盘,双折光盘(横纹肌纤维的暗带) / articular ～, interarticular ～ 关节盘 / blood ～ 血小板 / carborundum ～ 金刚砂磨片 / choked ～ 视神经乳头水肿 / ciliary ～ 睫状环 / cloth ～ 布质磨片 / cupped ～ 视乳头杯(视乳头杯状凹陷) / cutting ～ 磨片,磨盘 / dental ～ 牙科切盘 / embryonic ～, germinal ～ 胚盘 / I ～, isotropic ～, J ～ I盘,单折光盘,J盘(横纹肌纤维的亮带) / M ～ M板(亨森〈Hensen〉盘中间的薄带) / optic ～ 视乳头盘,视神经乳头 / proligerous ～ (载)卵丘 / sandpaper ～ 砂纸片(盘) / stenopeic ～ 裂隙盘(检散光) / stroboscopic ～ 动态镜盘(用于眼睛检查,能使目标变形) / tactile ～ 触小板 / Z ～, thin ～ Z盘,克劳泽(Krause)膜(横纹肌间线)

disk- 见disko-

diskectomy [dis'kektəmi] *n* 椎间盘切除术

diskiform ['diskifɔːm] *a* 盘状的

diskitis [dis'kaitis] *n* 关节盘炎

disk(o)- [构词成分] 盘

diskogram ['diskəgræm] *n* 椎间盘X线(照)片

diskography [dis'kɔgrəfi] *n* 椎间盘X线造影(术)

dislike [dis'laik] *vt, n* 不喜爱,厌恶

dislocate ['disləukeit] *vt* 使关节脱位,使脱臼;使离位

dislocatio [ˌdisləu'keiʃiəu] *n* 【拉】脱位,脱臼 | ～ erecta 竖直脱位(肩关节)

dislocation [ˌdisləu'keiʃən] *n* 脱位,脱臼;离位 | closed ～ 无创脱位 / complete ～ 完全脱位 / complicated ～ 并发脱位 / compound ～, open ～ 哆开脱位 / consecutive ～ 接连性脱位 / divergent ～ 分开性脱位(尺骨与桡骨分开) / fracture ～ 骨折脱位 / habitual ～ 习惯性脱位 / incomplete ～, partial ～ 不全脱位 / primitive ～ 初期脱位,原脱位 / recent ～ 新脱位(无并发炎症)

dismay [dis'mei] *vt* 使惊愕;使灰心,使

沮丧

dismember [dis'membə] *vt* 肢解;割裂;拆卸 | ~**ment** *n* 截肢,肢体(部分)切断

dismiss [dis'mis] *vt* 让…离开;解散;消除 *vi* 解散

dismutation [ˌdismju'teiʃən] *n* 歧化(作用)

disobedient [disə'bi:djənt] *a* 不服从的,不顺从的(to)

disobey [ˌdisə'bei] *vt, vi* 不服从,不顺从

disocclude [ˌdisɔ'klu:d] *vt* 使无殆,使无咬合

disodium [dai'səudjəm] *n* 二钠

disome ['daisəum] *n* 二体(双染色体)

Disomer ['daisəmə] *n* 马来酸右溴苯那敏(dexbrompheniramine maleate)制剂的商品名

disomus [dai'səuməs] *n* 双躯干畸胎

disopyramide [ˌdaisəu'piərəmaid] *n* 丙吡胺(抗心律失常药) | ~ phosphate 磷酸丙吡胺(抗心律失常药)

disorder [dis'ɔ:də] *n* 障碍,紊乱,疾病 | adjustment ~ 适应性障碍 / amnestic ~ 遗忘症 / anxiety ~s 焦虑症 / anxiety ~s of childhood or adolescence 青少年焦虑症 / attention-deficit hyperactivity ~ 注意涣散多动症(一种有争议的儿童期精神障碍,7岁前发病,特征为坐立不安,静坐困难,容易分心,无耐心等待,问题未提完前迫不及待抢答,不能服从指导,以及其他破坏性行为,亦称轻微脑功能障碍) / avoidant ~ of childhood or adolescence 青少年怯生症 / behavior ~, conduct ~ 行为障碍,行为异常 / bipolar ~ 双相性精神障碍(亦称躁郁症,躁郁性精神病) / body dysmorphic ~ 身体变形性精神障碍 / character ~ 性格障碍,人格障碍 / collagen ~ 胶原障碍(先天性代谢病,包括胶原结构或代谢异常) / conversion ~ 转换性障碍(以转换症状〈提示躯体疾病的生理功能的缺失或改变〉为特征的一种精神障碍) / cyclothymic ~ 循环情感性(精神)障碍 / delusional (paranoid) ~ 妄想(类偏执狂)性(精神)障碍 / depersonalization ~ 人格解体性(精神)障碍 / dissociative ~s 分离性障碍 / dysthymic ~ 精神抑郁症 / emotional ~ 情绪障碍 / factitious ~ 造作性(精神)障碍(以反复故意模拟躯体和心理症状,除求得治疗外并无明显目的为特征的一种精神障碍) / functional ~ 功能性障碍,功能紊乱 / generalized anxiety ~ 泛化性焦虑症 / genetic ~ 遗传障碍 / identity ~ 同一性障碍 / induced psychotic ~ 感应性精神障碍 / intermittent explosive ~ 间歇性暴发性(精神)障碍 / isolated explosive ~ 孤立性暴发性(精神)障碍 / LDL-receptor ~ 低密度脂蛋白受体病 / major mood ~s 重性心境障碍(双相性精神障碍和重性抑郁症) / manic-depressive ~ 躁郁症 / mendelian ~, monogenic ~ 孟德尔病,单基因(遗传)病 / mental ~ 精神障碍,精神病 / multifactorial ~ 多因素障碍,多因素病(由遗传因素和也许是非遗传的环境因素相互作用引起的一种障碍,如某些类型的先天性缺陷和糖尿病) / multiple personality ~ 多重人格障碍 / organic mental ~s 器质性精神障碍 / over anxious ~ 过度焦虑症 / panic ~ 惊恐性障碍,急性焦虑症 / paranoid ~s 类偏执狂性障碍 / personality ~ 人格障碍 / post-traumatic stress ~ 创伤后精神紧张性(精神)障碍 / psychoactive substance-induced organic mental ~s 精神作用物质引起的器质性精神障碍 / psychoactive substance use ~s 应用精神作用物质所致精神障碍 (见dependence项下psychoactive substance dependence) / psychogenic pain ~ 心因性疼痛症 / psychosomatic ~s, psychophysiologic ~ 心身障碍,心身疾病 / schizoaffective ~ 分裂情感性精神障碍 /

schizophreniform ～ 精神分裂症样精神障碍 / seasonal mood ～ 季节性心境障碍 / separation anxiety ～ 分离焦虑症 / shared paranoid ～ 分担类偏执狂(即感应性精神障碍) / single-gene ～ 单基因(遗传)病(孟德尔病) / sleep terror ～ 夜惊症 / sleepwalking ～ 梦游症 / somatization ～ 躯体症状化障碍(为典型的癔病,患者主诉可能包括全身不适或具体的转换症状〈假性神经症状〉、胃肠症状、女性生殖系统症状、性心理症状、心肺症状或疼痛) / somatoform ～s 躯体病样精神障碍 / somatoform pain ～ 躯体病样疼痛症 / substance use ～s 应用精神作用物质所致精神障碍(即psychactive substance use ～s) / unipolar ～s 单相性精神障碍(重性抑郁症和精神抑郁症)

disorganize [dis'ɔːgənaiz] *vt* 瓦解;打乱;(使)结构破坏 | **disorganization** [disˌɔːgənai'zeiʃən, -ni'z-] *n*

disorientation [disˌɔːrien'teiʃən] *n* 定向力障碍,定向力消失 | spatial ～ 空间定向力障碍(亦称飞行员眩晕)

disoxidation [ˌdisɔksi'deiʃən] *n* 脱氧(作用)

dispar ['dispɑː] *a* 【拉】不等的,不相称的

disparasitized [dis'pærəsaitaizd] *a* 无寄生物的

disparate ['dispərot] *a* 不等的,不相称的;异种(类)的

disparity [dis'pæriti] *n* 差异,不等

dispatch [dis'pætʃ] *vt, n* (迅速)发送,办理;派遣;匆匆吃完

dispensable [dis'pensəbl] *a* 非必需的,可省的 | **dispensability** [disˌpensə'biləti] *n*

dispensary [dis'pensəri] *n* 医务所;防治所;药房

dispensation [ˌdispen'seiʃən] *n* 分配;配方;施与

dispensatory [dis'pensətəri] *n* 处方集 | Dispensatory of the United States of America 美国处方集

dispense [dis'pens] *vt* 分配;施与;免除;调剂,配药 | ～ with 省却,免除

dispenser [dis'pensə] *n* 调剂员,配药者

dispermine [dai'spəːmin] *n* 胡椒嗪,哌嗪,驱蛔灵

dispermy ['daispəːmi] *n* 二精入卵,双精受精

dispersate ['dispəseit] *n* 分散质

disperse [dis'pəːs] *vt, vi* 分散,(使)弥散 | **dispersible** [dis'pəːsəbl] *a* 可分散的,可弥散的

dispersion [dis'pəːʃən] *n* 分散(作用),弥散(现象);分散体,胶体溶液 | colloid ～ 胶体分散,胶体溶液 / molecular ～ 分子分散

dispersity [dis'pəːsəti] *n* 分散度,分散性

dispersive [dis'pəːsiv] *a* 分散的,弥散的

dispersoid [dis'pəːsɔid] *n* 分散胶体

dispersonalization [disˌpəːsənəlai'zeiʃən, -li'z-] *n* 人格解体

dispert ['dispəːt] *n* 干浸出制剂

Dispholidus [dis'fɔlidəs] *n* 多鳞蛇属

dispireme [dai'spaiəriːm], **dispira** [dai'spaiərə] *n* 双纽(期)(双星体后的细胞分裂期)

displace [dis'pleis] *vt* 移置;取代,置换;移位

displaceability [disˌpleisə'biləti] *n* (可)移位性

displacement [dis'pleismənt] *n* 移置;取代,置换;移位;渗漉 | character ～ 性状替位(能使一物种进化并将另一物种从某生态小境中排除的适应特性或性状) / fetal ～ 胎儿移位 / fish-hook ～ 鱼钩状移位(胃) / gallbladder ～ 游动胆囊 / tissue ～ 组织移位

display [dis'plei] *vt, n* 展开,显示;夸耀

dispore ['daispɔː] *n* 双孢子(双孢担子上的孢子)

disporous ['daispərəs] *a* 双孢子的

disposable [dis'pəuzəbl] *a* 可处理的;可

随意使用的

disposal [dis'pəuzəl] *n* 处理,处置 | at one's ~ 任意使用

dispose [dis'pəuz] *vt* 安排,处理;使倾向于(to) *vi* 处理 | ~ of 处理;除掉 | ~d *a* 愿意的

disposition [ˌdispə'ziʃən] *n* 布置,安排;处理;倾向,素质;秉性,性情;素因(躯体或精神对某些疾病的倾向)

disproportion [ˌdisprə'pɔːʃən] *n* 不相称 *vt* 使不相称 | cephalopelvic ~ 头盆不称

disproportionate [ˌdisprə'pɔːʃənit] *a* 不相称的 | ~**ly** *ad*

disprove [dis'pruːv] *vt* 反驳,证明…不成立

disputable [dis'pjuːtəbl] *a* 可争论的,不一定的

disputation [ˌdispju(ː)'teiʃən] *n* 争论,辩论

dispute [dis'pjuːt] *vt, vi, n* 争论,辩论 | beyond ~ 没有争论余地的,无疑地 / in(或under) ~ 在争论中,尚未解决

disquiet [dis'kwaiət] *vt* 打搅,使不安,使烦恼 *n* 焦虑,不安

disquisition [ˌdiskwi'ziʃən] *n* 专题论文;学术讲演

disregard [ˌdisri'gɑːd] *vt* 不理,无视 *n* 漠视,忽视(of, for)

disrelish [dis'reliʃ] *vt, n* 不喜爱,厌恶

disrupt [dis'rʌpt] *vt, vi* (使)分裂,破坏,(使)破裂 | ~**ion** [dis'rʌpʃən] *n*

disruptive [dis'rʌptiv] *a* 分裂的,破坏(性)的,破裂的

dissatisfaction ['disˌsætis'fækʃən] *n* 不满(with, at)

dissatisfactory ['disˌsætis'fæktəri] *a* 令人不满的

dissect [di'sekt] *vt* 分割,解剖;仔细分析

dissection [di'sekʃən] *n* 解剖;分析;解剖标本 | aortic ~ 分割性动脉瘤,壁间动脉瘤 / blunt ~ 钝器解剖法 / sharp ~ 锐器解剖法

dissector [di'sektə] *n* 解剖者;解剖器;解剖(指导)书

disseminate [di'semineit] *vt, vi* 弥散,散播 | **dissemination** [diˌsemi'neiʃən] *n* / ~**d** *a* 弥散性的,播散性的

dissent [di'sent] *vi, n* 不同意,持异议

dissepiment [di'sepimənt] *n* 分开

dissertation [ˌdisə(ː)'teiʃən] *n* (专题)论述;(学位)论文;学术演讲

disservice [dis'səːvis] *n* 危害,损害

Disse's spaces ['disə] (Joseph Disse) 迪塞间隙(肝淋巴间隙)

dissever [dis'sevə] *vt, vi* 分裂,分割

dissimilar [di'similə] *a* 不一样的,不同的(to, from, with)

dissimilate [di'simileit] *vi, vt* (使)不同,(使)异化

dissimilation [ˌdisimi'leiʃən] *n* 异化(作用)

dissipate ['disipeit] *vt* 驱散 *vi* 消散,逸散 | **dissipative** ['disipeitiv] *a*

dissipation [ˌdisi'peiʃən] *n* 驱散(作用),逸散(作用)

dissociable [di'səuʃjəbl] *a* 可离解的,易离解的

dissociant [di'səuʃiənt] *n* 变异菌株

dissociate [di'səuʃieit] *vt, vi* (使)分离;(使)离解 | ~ oneself from 割断与…的关系 | ~**d** *a* 分裂的(指精神活动)

dissociation [diˌsəusi'eiʃən] *n* 分离;离解;分裂,联想散漫;变异(细菌) | albuminocytologic ~ (脑脊液)蛋白细胞分离 / atrioventricular ~, auriculoventricular ~ 房室分离,心传导阻滞 / bacterial ~, microbic ~ 细菌变异 / interference ~, ~ by interference 干扰性分离 / peripheral ~ 感觉分离(肢端浅感觉减退,见于多神经炎) / syringomyelic ~ 脊髓空洞症性感觉分离 / tabetic ~ 脊髓痨性感觉分离 | **dissociative** [di'səuʃiətiv] *a*

dissogeny [di'sɔdʒini] *n* 两度性熟(幼虫期及成虫期都有性成熟)

dissoluble [di'sɔljubl] *a* 可溶解的;可分

解的 | **dissolubility** [diˌsɔlju'biləti] *n* 溶(解)度;溶(解)性;(可)溶性

dissolution [disə'lju:ʃən] *n* 溶解;分解;液化;松解(法);死亡

dissolve [di'zɔlv] *vt, vi* (使)分解;(使)溶解 | **dissolvable** [di'zɔlvəbl] *a* 可溶的,能溶(解)的

dissolvent [di'zɔlvənt] *n* 溶剂,溶媒;溶化药 *a* 溶解的

dissonance ['disənəns] *n* 不谐和 | cognitive ~ 认知失调(人们的思想、信仰、态度和经历缺乏一致的看法时产生的一种不愉快感觉)

Dist. distilla【拉】蒸馏

distad ['distæd] *ad* 向远侧

distal ['distl] *a* 远侧的;末梢的;远中的(牙) | ~**ly** *ad* 向远侧

distalis [dis'teilis] *a* 远侧的;末梢的

distance ['distəns] *n* 距离 | focal ~ 焦(点)距(离) / object-film ~ 物-片距离(被照物体与胶片间距离) / target-skin ~ 靶-皮(肤)距离(从X线阳极至体表皮肤的距离) / working ~ 资用距离,焦点距离

distant ['distənt] *a* 远的,遥远的

distaste [dis'teist] *n* 不喜欢,厌恶(for)

distemper [dis'tempə] *n* 坏脾气,愠怒;温热,瘟热(动物传染病,尤指犬瘟热) | canine ~ 犬瘟热 / cat ~ 猫瘟热,猫传染性粒细胞缺乏症

distemperoid [dis'tempərɔid] *n* 犬瘟热减弱病毒

distend [dis'tend] *vt, vi* (使)扩张,(使)膨胀,(使)肿胀

distensibility [disˌtensi'biləti] *n* 扩张性,膨胀性

distention, distension [dis'tenʃən] *n* 扩张,膨胀

distichiasis [ˌdisti'kaiəsis], **distichia** [dis'tikiə] *n* 双行睫

distil(l) [dis'til] (-ll-) *vt, vi* 蒸馏;(使)滴下

distillate ['distilit, 'distileit] *n* 馏出物,蒸馏物

distillation [ˌdisti'leiʃən] *n* 蒸馏 | destructive ~, dry ~ 分解蒸馏,干馏 / fractional ~ 分馏

distinct [dis'tiŋkt] *a* 与其他不同的,独特的;明显的 | ~**ly** *ad* / ~**ness** *n*

distinction [dis'tiŋkʃən] *n* 区别;特性

distinctive [dis'tiŋktiv] *a* 区别的;有特色的 | ~**ly** *ad*

distinguish [dis'tiŋgwiʃ] *vt, vi* 区别,辨别 | ~**able** *a* 区别得出的,辨认得出的

distinguished [dis'tiŋgwiʃt] *a* 以…著名的(for, by);杰出的;高贵的

distoaxiogingival [ˌdistəuˌæksiəudʒin'dʒaivəl, -'dʒindʒi-] *a* 远中轴龈的

distoaxioincisal [ˌdistəuˌæksiəuin'saizəl] *a* 远中轴切的

distoaxio-occlusal [ˌdistəuˌæksiəuɔ'klu:zəl] *a* 远中轴殆的

distobuccal [ˌdistə'bʌkəl] *a* 远中颊的

distobucco-occlusal [ˌdistəuˌbʌkəuɔ'klu:zəl] *a* 远中颊殆的

distobuccopulpal [ˌdistəuˌbʌkə'pʌlpl] *a* 远中颊髓的

distocervical [ˌdistəu'sə:vikəl] *a* 远中颈的;远中龈的

distoclination [ˌdistəuklai'neiʃən] *n* 远中偏斜

distoclusal [ˌdistəu'klu:zəl] *a* 远中殆的

distoclusion [ˌdistəu'klu:ʒən] *n* 远中殆

distogingival [ˌdistəudʒin'dʒaivəl, -'dʒindʒi-] *a* 远中龈的

distolabial [ˌdistəu'leibjəl] *a* 远中唇的

distolabioincisal [ˌdistəuˌleibiəuin'saizəl] *a* 远中唇切的

distolingual [ˌdistəu'liŋgwəl] *a* 远中舌的

distolinguoincisal [ˌdistəuˌliŋgwəuin'saizəl] *a* 远中舌切的

distolinguo-occlusal [ˌdistəuˌliŋgwəuɔ'klu:zəl] *a* 远中舌殆的

Distoma ['distəmə] *n* 双吸盘吸虫属 | ~ buski 布氏姜片吸虫(即Fasciolopsis buski) / ~ felineum 猫后睾吸虫(即Opisthorchis felineus) / ~ haematobium 埃及血吸虫(即Schistosoma haematobium) / ~ hepaticum 肝片吸虫(即Fasciola hepatica) / ~ heterophyes 异形异形吸虫(即Heterophyes heterophyes) / ~ sinensis 华支睾吸虫(即Clonorchis sinensis) / ~ westermani, ~ ringeri 卫氏并殖吸虫,肺吸虫(即Paragonimus westermani) | **Distomum** *n*

distomia [dai'stəumiə] *n* 双口(畸形)

distomiasis [ˌdistəu'maiəsis] *n* 双盘吸虫病 | hemic ~ 血吸虫病 / hepatic ~ 肝吸虫病 / intestinal ~ 肠吸虫病,姜片虫病 / pulmonary ~ 肺吸虫病,寄生性咯血

distomolar [ˌdistəu'məulə] *n* 远中磨牙

distomus [dai'stəuməs] *n* 双口畸胎

disto-occlusal [ˌdistəuɔ'klu:zəl] *a* 远中殆的

disto-occlusion [ˌdistəuɔ'klu:ʒən] *n* 远中殆

distoplacement [ˌdistəu'pleismənt] *n* 远中移位

distopulpal [ˌdistəu'pʌlpl] *a* 远中髓的

distopulpolabial [ˌdistəu ˌpʌlpəu'leibjəl] *a* 远中髓唇的

distopulpolingual[ˌdistəu'pʌlpəu'liŋgwəl] *a* 远中髓舌的

distort [dis'tɔ:t] *vt* 弄歪,曲解;失真

distortion [dis'tɔ:ʃən] *n* 弄歪,歪曲;失真;扭转,变形;乖癖 | parataxic ~ 认人失真

distortor [dis'tɔ:tə] *n*【拉】扭转者 | ~ oris 口角提肌,颧小肌

distoversion [ˌdistəu'və:ʃən] *n* 远中转位

distract [dis'trækt] *vt* (注意力)分散;迷惑

distractibility [ˌdistrækti'biləti] *n* 注意力分散(病态)

distraction [dis'trækʃən] *n* 注意力分散;内脱位;骨折分离;手术骨分离;牙弓过宽

distress [dis'tres] *vt, n* (使)痛苦,(使)贫困,困苦 | idiopathic respiratory ~ of newborn 新生儿特发性呼吸窘迫

distressful [dis'tresful] *a* 使人痛苦的,悲惨的

distribute [dis'tribju(:)t] *vt* 分配,分布;分类

distribution [ˌdistri'bju:ʃən] *n* 分配,分布;分类 | chi-squared ~ χ^2(卡方)分布 / density ~ 密度分布 / dose ~ 剂量分布 / frequency ~ 频数分布 / normal ~ 正态分布

distributive [dis'tribjutiv] *a* 分配的;分布的

districhiasis [ˌdistri'kaiəsis] *n* 双毛(症),双行睫

district ['distrikt] *n* 地区,区域

distrix ['distriks] *n* 发端分裂

distrust [dis'trʌst] *n, vt* 不信任,怀疑

distrustful [dis'trʌstful] *a* 不信的,怀疑的 | ~**ly** *ad*

disturb [dis'tə:b] *vt* 扰乱,妨碍

disturbance [dis'tə:bəns] *n* 打扰,障碍,失调,紊乱 | sexual orientation ~ 性定向障碍 / transient situational ~ 暂时性境遇反应障碍,急性应激反应

disubstituted [dai'sʌbstitju:tid] *a* 二取代的

disulfate [dai'sʌlfeit] *n* 焦硫酸盐

disulfide [dai'sʌlfaid] *n* 二硫化物

disulfiram [dai'sʌlfaiəræm] *n* 双硫仑,戒酒硫(治慢性醇中毒药)

disunion [dis'ju:njən] *n* 分离;分裂;不愈合;不连接

disuse [dis'ju:z] *vt* 废用 [dis'ju:s] *n*

ditch [ditʃ] *n* 沟渠

dithiazanine iodide [ˌdaiθai'æzəni:n] 碘二噻宁(抗蠕虫药)

dithio [dai'θaiəu] *n* 二硫代,联硫基(-S_2-)

dithiol [dai'θaiɔl] *n* 二巯基化物

dithymol diiodide [dai'θaimɔl] 麝酚碘,麝香草酚碘(抗真菌药,抗感染药)

Ditropan ['daitrəpən] *n* 盐酸奥昔布宁(oxybutynin hydrochloride)制剂的商品名

Ditropenotus aureoviridis [ˌdaitrəpə'nəutəs ˌɔːriəu'viridis] 袋形虱螨

Dittel's operation ['ditəl] (Leopold R. von Dittel) 迪特尔手术(经由外切口摘除肥大前列腺侧叶)

ditto ['ditəu] *n* 同上,同前 *ad* 同样地 *vt* 重复

Dittrich's plugs ['ditriʃ] (Franz Dittrich) 迪特里希塞(腐败性支气管炎及支气管扩张时痰中的淡黄色或灰色的干酪样碎屑)

Ditylenchus [diti'leŋkəs] *n* 茎线虫属

Diucardin [ˌdaiju'kɑːdin] *n* 氢氟噻嗪(hydroflumethiazide)制剂的商品名

Diulo [ˌdaijuləu] *n* 美托拉宗(metolazone)制剂的商品名

Diupres ['daijuprəs] *n* 氯噻嗪-利血平(chlorothiazide and reserpine)制剂的商品名

diurea [dai'juəriə] *n* 双脲,环二脲

diureide [dai'juəriaid] *n* 二酰脲

diurese [ˌdaijuə'riːs] *n* 利尿

diuresis [ˌdaijuə'riːsis] ([复] **diureses** [ˌdaijuə'riːsiːz]) *n* 利尿,多尿 | tubular ~ 肾小管性多尿

diuretic [ˌdaijuə'retik] *a* 利尿的 *n* 利尿药 | cardiac ~ 强心利尿药 / hemopiesic ~ 升压利尿药 / high-ceiling ~s, loop ~s 强效利尿药,襻性利尿药 / hydragogue ~ 排水性利尿药 / mercurial ~s 汞利尿药 / osmotic ~ 渗压性利尿药 / potassium-sparing ~s 保钾利尿药 / thiazide ~ 噻嗪类利尿药

diuria [dai'juəriə] *n* 昼间尿频

Diuril ['daijuəril] *n* 氯噻嗪(chlorothiazide)制剂的商品名(利尿药)

diurnal [dai'əːnl] *a* 每日的,白天的,昼间的;昼现的(丝虫)

diurnule [dai'əːnjul] *n* 一日剂量

Diutensin [ˌdaiju'tensin] *n* 绿藜安-甲氯噻嗪(cryptenamine with methyclothiazide)制剂的商品名

Div. divide【拉】划分

divagation [ˌdaivə'geiʃən] *n* 言语散乱,语无伦次

divalent ['daiˌveilənt, dai'veilənt] *a* 二价的

divarication [daiˌværi'keiʃən] *n* 分离,脱离

dive [daiv] *vi* 跳水;潜水;钻研,探究;投入(into) *vt* 伸入,插进(into)

diver ['daivə] *n* 潜水员

diverge [dai'vəːdʒ] *vi* 分叉,分歧 *vt* 使岔开;使偏斜

divergence [dai'vəːdʒəns] *n* 分散,散开;发散;偏离,偏斜 | negative vertical ~(−V. D.) 负垂直偏斜 / positive vertical ~ (+V. D.) 正垂直偏斜

divergent [dai'vəːdʒənt] *a* 散开的;发散的;偏斜的

diverse [dai'vəːs] *a* (和…)不一样的(from);形形色色的;多变化的

diversify [dai'vəːsifai] *vt* 使多样化 | **diversification** [daiˌvəːsifi'keiʃən] *n* 多样化

diversine [dai'vəːsin] *n* 无定形青藤碱

diversion [dai'vəːʃən] *n* 转向,转移,转换 | antigenic ~ 抗原性转换(指肿瘤细胞或组织的抗原结构转换成在正常情况下在不同的细胞或组织中所发现的抗原结构)

diversity [dai'vəːsəti] *n* 差异;多样性

divert [dai'vəːt] *vt* 使转移,使转向;使高兴

diverticular [ˌdaivə'tikjulə] *a* 憩室的

diverticularization [ˌdaivəˌtikjulərai'zeiʃən, -ri'z-] *n* 憩室形成

diverticulectomy [ˌdaivəˌtikju'lektəmi] *n* 憩室切除术

diverticuleve [ˌdaivə'tikjuliːv] *n* 膀胱憩室起子

diverticulitis [ˌdaivətikju'laitis] *n* 憩

室炎

diverticulogram [ˌdaivəˈtikjuləgræm] *n* 憩室造影(照)片

diverticulopexy [ˌdaivəˌtikjuləˈpeksi] *n* 憩室固定术

diverticulosis [ˌdaivəˌtikjuˈləusis] *n* 憩室病(尤指肠憩室)

diverticulum [ˌdaivəˈtikjuləm] ([复] **diverticula** [ˌdaivəˈtikjulə]) *n* 憩室 | acquired ～ 后天性憩室 / allantoic ～ 尿囊憩室(胎生期) / ganglion ～ 腱鞘滑膜憩室 / pressure ～, pulsion ～ 内压性憩室 / thyroid ～ 甲状腺憩室 / vesical ～ 膀胱憩室

divicine [daiˈvaisin] *n* 香豌豆嘧啶

divide [diˈvaid] *vt* 划分;隔开;分离;分;除 *vi* 分开;分歧;分裂 *n* 分;分配;分水岭 | be ～d into 分为,分成

divi-divi [ˌdiviˈdivi] *n* 南美云实荚

divinyl [daiˈvainil] *n* 二乙烯 | ～ oxide 二乙烯醚

divinylbenzene [daiˌvainilˈbenziːn] *n* 二乙烯基苯

divisible [diˈvizəbl] *a* 可分的,可分割的

division [diˈviʒən] *n* 分;分裂;部分,门;切断;除(法) | cell ～ 细胞分裂 / maturation ～ 成熟分裂 / reduction ～ 减数分裂 | **～al** *a*

divorce [diˈvɔːs] *n* 离婚 *vt* 使离婚

divulse [daiˈvʌls] *vt* 扯裂;扯离 | **divulsion** [daiˈvʌlʃən] *n* 扯裂(术)

divulsor [daiˈvʌlsə] *n* 尿道扩张器

dizygotic [ˌdaizaiˈgɔtik], **dizygous** [daiˈzaigəs] *a* 两合子的;双卵的

dizzy [ˈdizi] *a* 头晕的 *vt* 使头昏眼花;使混乱 | **dizzily** *ad* / **dizziness** *n* 头晕,头昏

djenkolic acid [dʒenˈkɔlik] 黎豆氨酸,S-亚甲胱氨酸

DL doxorubicin and lomustine 阿霉素-洛莫司汀(联合化疗治癌方案)

DL- [化学前缀] (外)消旋的

dl- [化学前缀] (外)消旋的

DLE dicoid lupus erythematosis 盘状红斑狼疮

DM diabetes mellitus 糖尿病; dermatomyositis 皮肌炎; diphenylamine chlorarsine 二苯胺氯胂

DMAPN dimethylaminopropionitrile 二甲氨基丙腈

DMBA 7,12-dimethylbenz [a]anthracene 7,12-二甲基苯并蒽

DMD Doctor of Dental Medicine 牙科博士

dmelcos [ˈdmelkɔs] *n* 杜克雷(Ducrey)菌苗(曾用于检软下疳及用于轻瘫患者以产生高温)

DMF decayed, missing and filled (teeth) 恒牙龋总数(率)(D表示龋牙数,M表示缺牙数,F表示补牙数)

DMFO eflornithine 依氟鸟氨酸

DMPE 3,4-dimethoxyphenylethylamine 3,4-二甲氧基苯基乙胺

DMRD Diploma in Medical Radio-Diagnosis 医疗放射诊断学文凭(英国)

DMRT Diploma in Medical Radio-Therapy 医疗放射治疗学文凭(英国)

DMSO dimethyl sulfoxide 二甲亚砜

DMT dimethyltryptamine 二甲色胺

DN dibucaine number 地布卡因值

Dn. dekanem 十能母(营养价值单位,相当于10 g母乳营养)

dn. decinem 分能母,十分之一能母(相当于1/10 g母乳营养)

DNA deoxyribonucleic acid 脱氧核糖核酸 | DNA library DNA文库 / recombinant DNA 重组DNA

DNA-directed DNA polymerase DNA指导的DNA聚合酶(亦称DNA核苷酸基转移酶,DNA聚合酶)

DNA-directed RNA polymerase DNA指导的RNA聚合酶(亦称RNA聚合酶)

DNA gyrase [ˈdʒaireis] DNA回旋酶,DNA拓扑异构酶(ATP-水解的)

DNA ligase DNA连接酶,多(聚)脱氧核糖核苷酸合酶(ATP)

DNA nucleotidylexotransferase

[ˌnju:kliəuˌtaidilˌeksəu'trænsfəreis] DNA核苷酸基外转移酶(临床上测定此酶用以诊断白血病)

DNA nucleotidyltransferase [ˌnju:kliəuˌtaidil'trænsfəreis] DNA核苷酸基转移酶,(DNA聚合酶的旧称)

DNA polymerase [pə'liməreis] DNA聚合酶,DNA指导的DNA聚合酶

DNase deoxyribonuclease 脱氧核糖核酸酶

DNA topoisomerase [ˌtɔpəai'sɔməreis] DNA拓扑异构酶(亦称Ⅰ型拓扑异构酶)

DNA topoisomerase (ATP-hydrolyzing) [ˌtɔpəai'sɔməreis 'haidrəlaiziŋ] DNA拓扑异构酶(ATP-水解的)(亦称Ⅱ型拓扑异构酶,DNA回旋酶)

DNB dinitrobenzene 二硝基苯; Diplomate of the National Board (of Medical Examiners) 持有全国(医学主考人)委员会开业资格证书医师

DNCB dinitrochlorobenzene 二硝基氯苯

DNFB dinitrofluorobenzene 二硝基氟苯

DNR do not resuscitate 未复苏

DO Doctor of Osteopathy 整骨疗法博士; diamine oxidase 二胺氧化酶

do [强du: 弱du] (did, done) *vt* 做,干;给予;产生;学习;整理;算出;适合 *vi* 做;行动;行了;(植物)生长;(生活、健康等)进展 *v substitute* [代替动词,用来避免动词的重复] *v aux* [构成疑问句、否定句、倒装句和加强语气] | can(或could) ~ with 将就,能对付;需要;希望得到 / ~ away with 废除,去掉;杀死,干掉 / ~ by 对待 / ~ for 对于…有效;代替;照应,替…管家 / ~ in 使极度疲乏;杀害 / ~ one's best 尽力 / ~ out 打扫,收拾 / ~ over 重做 / ~ up 使整洁;包扎;扣(好) / ~ with 与…相处;忍受;对付,处置 / ~ without 没有…也行 / have done with 做完,用毕;已和…无关 / have to ~ with 和…有关;和…打交道 / have something(nothing等) to ~ with 和…有些关系(没有关系)

DOA dead on arrival 到达时已死亡

Dobell's solution [dəu'bel] (Horace B. Dobell) 复方硼砂溶液

Dobie's globule ['dəubi:] (William M. Dobie) 窦比小体(存于肌纤维透明盘的中心,染色后方可见到) | ~ layer (line) 窦比层(线)(横纹肌间线)

dobutamine [dəu'bju:təmi:n] *n* 多巴酚丁胺(强心药) | ~ hydrochloride 盐酸多巴酚丁胺

DOC 11-deoxycorticosterone 11-去氧皮质酮

doc [dɔk] *n* 医生

Doca ['dəukə] *n* 醋酸去氧皮质酮(desoxycorticosterone acetate)制剂的商品名

Dochmius duodenalis ['dɔkmiəs ˌdju(:)əudi'neilis] 十二指肠钩虫

Docibin ['dəusibin] *n* 维生素B_{12}(vitamin B_{12})结晶制剂的商品名

docimasia [ˌdəusi'meiziə] *n* 检查,检验(一种法定检验) | auricular ~ 耳检验(见Wreden's sign) / hepatic ~ 肝脏检查(肝脏中糖的检查) / pulmonary ~ 肺(浮沉)检验(将死婴之肺置于水中,视其浮沉以鉴定其是否死产) | **docimastic** [ˌdəusi'mæstik] *a*

dock [dɔk] *vt* 剪短(动物尾巴)

doconazole [dəu'kəunəzəul] *n* 多康唑,联苯噁咪唑(抗真菌药)

docosahexaenoic acid [ˌdɔkəusəˌheksəi:'nəuik] 二十二碳六烯酸

doctor ['dɔktə] *n* 医生,医师;博士

doctrine ['dɔktrin] *n* 学说

document ['dɔkjumənt] *n* 文件;证件 ['dɔkjument] *vt* 用文件证明 | **~al** [ˌdɔkju'mentl] *a*

docusate ['dɔkjuseit] *n* 多库酯 | ~ calcium 多库酯钙(阴离子表面活性剂,用于软化大便) / ~ potassium 多库酯钾(阴离子表面活性剂,用于软化大便) / ~ sodium 多库酯钠(阴离子表面活性

剂,用于软化大便)

dodecadactylitis [ˌdəudekəˌdækti'laitis] *n* 十二指肠炎

dodecadactylon [ˌdəudekə'dæktilɔn] *n* 十二指肠

dodecenoyl-CoA Δ-isomerase [ˌdəudəsə'nəuil kəu'ei ai'sɔməreis] 十二碳烯酰辅酶A Δ-异构酶(亦称烯酰辅酶A异构酶)

Döderlein's bacillus ['dedəlain] (Albert S. G. Döderlein) 杜德莱因杆菌(一种大的革兰阳性细菌,常见于阴道内,据说与嗜酸乳杆菌相同)

Dogiel's corpuscles [dəuʒi'el] (Jean von Dogiel) 多纪尔小体(眼、鼻、口、生殖器粘膜内的感觉神经终器)

dogma ['dɔgmə] *n* 教条,信条

dogmatism ['dɔgmətizəm] *n* 教条主义;武断 | **dogmatist** *n* 教条主义者;武断者

Dogmatist ['dɔgmətist] *n* 公式主义派,教条主义派(古希腊希波克拉底〈Hippocrates〉学派以后的第一个重要医派)

Döhle-Heller aortitis ['delə'helə] (K. G. P. Döhle; Arnold L. G. Heller) 梅毒性主动脉炎

Döhle's disease ['delə] (Paul Döhle) 梅毒性主动脉炎 | ~ inclusion bodies 窦勒包涵体(见于猩红热等病患者血内多形核白细胞球状小体,亦称白细胞包涵体)

doigt [dwɑ:] *n* 【法】指,趾

dol [dəul] *n* 多尔(痛强度单位)

dolabrate [dəu'læbreit], **dolabriform** [dəu'læbrifɔ:m] *a* 斧形的

Dold's test (reaction) [dɔlt] (Herman Dold) 多尔德试验(反应),梅毒絮状试验(诊断梅毒的一种絮状沉淀反应)

Doléris' operation [dɔlei'ri:z] (Jacques A. Doléris) 多累里手术(用于子宫后倾,先缩短圆韧带,然后通过髂棘上方开口,使圆韧带固定在腹直肌的两端)

dolichocephalic [ˌdɔlikəusə'fælik], **dolichocephalous** [ˌdɔlikəu'sefələs] *a* 长头的(头颅指数为75.9或以下的) | **dolichocephaly** [ˌdɔlikəu'sefəli], **dolichocephalia** [ˌdɔlikəusə'feiliə], **dolichocephalism** [ˌdɔlikəu'sefəlizəm] *n*

dolichocolon [ˌdɔlikəu'kəulən] *n* 长结肠(畸形)

dolichocranial [ˌdɔlikəu'kreinjəl], **dolichocranic** [ˌdɔlikəu'kreinik] *a* 长头的(头颅指数为74.9或以下的)

dolichoderus [ˌdɔlikəu'diərəs] *n* 长颈者

dolichofacial [ˌdɔlikəu'feiʃəl] *a* 长面的

dolichohieric [ˌdɔlikəuhai'ə:rik] *a* 长骶骨的(骶骨指数为100以下的)

dolichokerkic [ˌdɔlikəu'kə:kik] *a* 长前臂的(桡肱指数为80以上的)

dolichoknemic [ˌdɔlikəu'ni:mik] *a* 长腿的(胫股指数为83或以上的)

dolichomorphic [ˌdɔlikəu'mɔ:fik] *a* 长形的

dolichopellic [ˌdɔlikəu'pelik], **dolichopelvic** [ˌdɔlikəu'pelvik] *a* 长骨盆的(骨盆指数为95或以上的)

dolichoprosopic [ˌdɔlikəuprə'sɔpik] *a* 长面的

dolichostenomelia [ˌdɔlikəuˌsti:nəu'mi:liə] *n* 细长指(趾),蜘蛛脚样指(趾)

dolichuranic [ˌdɔlikjuə'rænik] *a* 长腭的(颌牙槽指数为109.9或以下的)

Dölinger's tendinous ring ['deliŋə] (Johann I. J. Dollinger) 窦林格腱环(后弹性膜增厚,在角膜缘周围形成一个弹性环)

Dolobid ['dəuləbid] *n* 二氟尼柳(diflunisal)制剂的商品名

Dolophine ['dəuləfi:n] *n* 盐酸美沙酮(methadone hydrochloride)制剂的商品名

dolor ['dəulə] ([复] **dolores** [də'lɔ:ri:z]) *n* 【拉】疼痛

dolorific [ˌdəulə'rifik], **dolorogenic** [dəuˌlɔ:rəu'dʒenik] *a* 引起痛的,致痛

的

dolorimeter [ˌdəuləˈrimitə] *n* 测痛计 | **dolorimetry** *n* 疼痛测量法

DOM 2,5-dimethoxy-4-methylamphetamine 2,5-二甲氧-4-甲苯丙胺(致幻觉药)

domain [dəuˈmein] *n* 范围,领域,区 | immunoglobulin ~s 免疫球蛋白辖区

domaria [dəˈmæriə] *n* 雅司病(即yaws)

domazoline fumarate [ˌdəuməˈzəulin] 富马酸多马唑啉(抗胆碱能药)

Dombrock blood group [ˈdɔmbrɔk] (Dombrock为患者的名字,1965年首次报道他的抗原) 道姆布洛克血型(一种红细胞抗原,在白人中最常见〈65%〉,其他人种也并不少见)

dome [dəum] *n* 圆顶;穹窿

Domeboro [ˈdəumbɔrə] *n* 碱式醋酸铝(aluminum subacetate)制剂的商品名

domestic [dəuˈmestik] *a* 家用的,家庭的;本国的,国内的

domicile [ˈdɔmisail] *n* 住处 | **domiciliary** [ˌdɔmiˈsiljəri] *a* 住所的;家庭的,家用的

dominance [ˈdɔminəns] *n* 优势;优性,显性 | cerebral ~ (单侧)大脑优势 / incomplete ~, partial ~ 不完全显性(对于某一种基因来讲,杂合子表现中间性状的现象) / lateral ~, one-sided ~ 单侧性优势 / ocular ~ 眼优势

dominant [ˈdɔminənt] *a* 优势的;优性的;显性的 *n* 显性;显性等位基因;显性性状

dominate [ˈdɔmineit] *vt* 支配 | **domination** [ˌdɔmiˈneiʃən] *n*

Dominica [ˌdɔmiˈni:kə] 多米尼加(岛)[西印度群岛]

Dominican [dəˈminikən] *a* 多米尼加共和国的 *n* 多米尼加共和国人

domiphen bromide [ˈdəumifən] 度米芬(消毒防腐药)

domperidone [dɔmˈperidəun] *n* 多潘立酮,哌双咪酮(镇吐药)

donate [dəuˈneit] *vt, vi* 捐赠,赠送 | **donator** *n* 捐赠者;供体

Donath-Landsteiner test [ˈdəunət ˈlɑ:ndstainə] (Julius Donath; Karl Landsteiner) 多纳特-兰兹泰纳试验(检阵发性冷血红蛋白尿)

Donath's phenomenon (test) [ˈdəunət] (Julius Donath) 多纳特现象(试验)(阵发性血红蛋白尿患者血液在体外冷至5℃,然后加热至体温时发生溶血现象)

donaxine [dəuˈnæksi:n] *n* 芦竹碱

Donders' glaucoma [ˈdɔndəz] (Franciscus C. Donders) 单纯性青光眼 | ~ law 东德定律(眼球视物旋转定律,即眼睛在视线周围转动并非随意的,当注视远距离目标时,其转动的程度完全决定于目标正中面及水平面间的角距)

Donec alv. sol. fuerit donec alvus soluta fuerit【拉】至通便为止

donee [dəuˈni:] *n* 受体;受(血)者

Don Juan [dɔn hwɑ:n] (源自唐璜,西班牙传奇中的一个贵族和风流浪荡子)(男子)性乱交者

Don Juanism [dɔn ˈhwɑ:nizəm] (男子)性欲亢进

Donnan's equilibrium [ˈdɔnən] (Frederick G. Donnan) 道南平衡(两种不同的溶液为一膜所分隔,经有些离子〈但不是全部离子〉渗透后所呈的一种平衡状况,两个溶液之间的离子分布不一致,膜的两边之间产生电位,此两溶液的渗透压也不相同)

Donné's corpuscles (bodies) [dɔˈnei] (Alfred Donné) 初乳小体,初乳细胞 | ~ test 唐纳试验(检尿脓)

Donohue's syndrome [ˈdɔnəhju:] (William L. Donohue) 唐纳休综合征,矮妖精貌综合征(即leprechaunism)

donor [ˈdəunə] *n* 供者,供血者;供体 | general ~, universal ~ 普适供血者,万能供血者(指具有O型血的人,其血液有时在紧急输血时使用) / hydrogen ~ 氢供体

Donovan bodies ['dɔnəvæn] (Charles Donovan) 杜(诺凡)氏体(肉芽肿杜诺凡菌;利什曼-杜诺凡小体,见Leishman-Donovan bodies)

Donovania [dɔnə'veiniə] *n* 杜诺凡菌属 | ~ granulomatis 肉芽肿杜诺凡菌

donovanosis [ˌdɔnəvə'nəusis] *n* 杜诺凡菌病,腹股沟肉芽肿

doom [du:m] *n* 毁灭;死亡 *vt* 注定

door [dɔ:, dɔə] *n* 门,户 | at death's ~ 生命危在旦夕 / next ~ to 与…相邻;几乎 / out of ~s 在户外 / within ~s 在屋内 / without ~s 在户外

dopa ['dəupə] *n* 多巴,3,4-二羟苯丙氨酸(治震颤麻痹和锰中毒)

dopamantine [ˌdəupə'mænti:n] *n* 多巴金刚(抗震颤麻痹药)

dopamine ['dəupəmi:n] *n* 多巴胺(升压药) | ~ hydrochloride 盐酸多巴胺

dopamine β-hydroxylase ['dəupəmi:n hai'drɔksileis] 多巴胺β-羟化酶,多巴胺β-单(加)氧酶

dopamine β-monoxygenase ['dəupəmi:n ˌmɔnəu'ɔksidʒəneis] 多巴胺β-单(加)氧酶(亦称多巴胺β-羟化酶)

dopaminergic [ˌdəupəmi:'nə:dʒik] *a* 多巴胺能的

dopa-oxidase [ˌdəupə'ɔksideis] *n* 多巴氧化酶,单酚单(加)氧酶

dopaquinone [ˌdəupə'kwinəun] *n* 多巴醌(多巴的氧化产物,从酪氨酸合成黑色素的中间产物)

Dopar ['dəupə] *n* 左旋多巴(levodopa)制剂的商品名

dopase ['dəupeis] *n* 多巴氧化酶,单酚单(加)氧酶

Doppler effect (phenomenon, principle) ['dɔplə] (Christian J. Doppler) 多普勒效应(现象、原理)(运动体所发出的波型辐射〈光波或声波〉随着趋近观测者或远离观测者而分别在波长上增大或减少)

Doppler's operation ['dɔplə] (Karl Doppler) 多普勒手术(性腺交感神经对切或注射石炭酸于其周围组织内,其目的使激素产生增加及产生性的返老还童,亦称生殖腺交感神经毁损术)

Dopram ['dəuprəm] *n* 盐酸多沙普仑(doxapram hydrochloride)制剂的商品名

Dopter's serum [dɔp'tə:] (Charles H. A. Dopter) 多普特血清,副脑膜炎球菌血清(含副脑膜炎球菌抗体的免疫血清)

Doral ['dɔ:rəl] *n* 夸西泮(quazepam)制剂的商品名

dorastine hydrochloride ['dɔ:rəsti:n] 盐酸哚拉斯汀,盐酸双吡氯吲(抗组胺药)

Dorbane ['dɔ:bein] *n* 丹蒽醌(danthron)制剂的商品名

Dorendcrf's sign ['dɔrəndɔ:f] (Hans Dorendorf) 多伦道夫征(主动脉弓动脉瘤时,患侧的锁骨上沟隆起)

Doriden ['dɔ:ridən] *n* 格鲁米特(glutethimide)制剂的商品名

dormancy ['dɔ:mənsi] *n* 休眠,不活动,蛰伏

dormant ['dɔ:mənt] *a* 休眠的,不活动的,蛰伏的

dormifacient [ˌdɔ:mi'feiʃənt] *a* 促睡眠的

dormitory ['dɔ:mitri] *n* 宿舍

dornase ['dɔ:neis] *n* 脱氧核糖核酸酶,去氧核糖核酸酶(亦用作构词,如streptodornase) | pancreatic ~ (胰)去氧核糖核酸酶(用作气雾剂,以减少肺分泌物的粘性)

Dornavac ['dɔ:nəvæk] *n* (胰)去氧核糖核酸酶(pancreatic dornase)制剂的商品名

Dorno's rays ['dɔ:nəu] (Carl W. Dorno) 多尔诺射线(小于2 890 Å〈埃〉单位紫外线)

Dorn-Sugarman test [dɔ:n 'ʃugəmən] (John H. Dorn; Edward J. Sugarman) 多恩-休格曼试验(观察孕妇尿对家兔睾丸的作用,以检测胎儿的

性别)
dorsa ['dɔːsə] dorsum的复数
Dorsacaine ['dɔːsəkein] *n* 盐酸丁氧普鲁卡因,盐酸奥布卡因(benoxinate hydrochloride)制剂的商品名
dorsad ['dɔːsæd] *ad* 向背侧,向背面
dorsal ['dɔːsəl] *a* 背的,背侧的 | ～ly *ad*
dorsalgia [dɔː'sældʒiə] *n* 背痛
dorsalis [dɔː'seilis] *a*【拉】背的,背侧的
dorsi- 见dors(o)-
dorsiduct ['dɔːsidʌkt] *vi* 引向背侧
dorsiflexion [ˌdɔːsi'flekʃən] *n* 背(侧)屈(如手或足向后弯曲)
dorsimesad [dɔːsi'mesæd] *ad* 向背中线
dorsimesal [ˌdɔːsi'mesəl] *a* 背中线的
dorsispinal [ˌdɔːsi'spainəl] *a* 脊柱背侧的
dors(o)-, dorsi- [构词成分] 背,背侧
dorsoanterior [ˌdɔːsəuæn'tiəriə] *a* 背向前的(胎位)
dorsocephalad [ˌdɔːsəu'sefəlæd] *ad* 向头后,向枕部
dorsodynia [ˌdɔːsəu'diniə] *n* 背痛
dorsointercostal [ˌdɔːsəuˌintə'kɔstl] *a* 背肋间的
dorsolateral [ˌdɔːsəu'lætərəl] *a* 背外侧的
dorsolumbar [ˌdɔːsəu'lʌmbə] *a* 背腰的
dorsomedian [ˌdɔːsəu'miːdjən] *n* 背中线
dorsomesial [ˌdɔːsəu'misiəl] *a* 背中线的
dorsonasal [ˌdɔːsəu'neizəl] *a* 鼻梁的,鼻背的
dorsonuchal [ˌdɔːsəu'njuːkəl] *a* 颈背部的,项背的
dorsoposterior [ˌdɔːsəupɔs'tiəriə] *a* 背向后的(胎位)
dorsoradial [ˌdɔːsəu'reidjəl] *a* 手背桡侧的
dorsoscapular [ˌdɔːsəu'skæpjulə] *a* 肩胛背侧的
dorsoventrad [ˌdɔːsəu'ventræd] *ad* 由背向腹
dorsoventral [ˌdɔːsəu'ventrəl] *a* 背腹的;由背向腹的,后前位的
dorsum ['dɔːsəm] ([复] **dorsa** ['dɔːsə]) *n* 背,背部 | ～ of foot 足背 / ～ of hand 手背 / ～ of penis 阴茎背 / ～ of tongue 舌背
dosage ['dəusidʒ] *n* 剂量
dose [dəus] *n* 量,(一次)剂量,一剂 *vt* 给…服药 *vi* 服药 | absorbed ～ 吸收量 / air ～ 空气量(X线或γ线) / average ～ 平均量 / booster ～ 加强剂量 / challenging ～ 攻击量(见reacting ～) / cumulative ～, cumulative radiation ～ 累积剂量,累积辐射剂量 / daily ～ 一日量 / depth ～ 深度(剂)量 / divided ～ 均分(剂)量 / effective ～ 有效量,效应量 / emergency ～ 应急剂量 / epilating ～ 脱毛剂量 / erythema ～ 红斑量,红疹量 / exit ～ 出口量 / exposure ～ 照射剂量 / integral ～, integral absorbed ～, volume ～ 总吸收量 / L_+ ～ 致死限量 / lethal ～, fatal ～ 致死量 / Lf ～ 絮状反应限量,絮状沉淀限量 / limes nul ～, L_0 ～ 无毒限量,无症限量 / Lr ～ 皮肤反应限量,皮肤反应界量 / maximum permissible ～ 最大容许量 / median curative ～ 半数有效量(使50%受试者症状消失的剂量) / median effective ～ 半数有效量,半数效应量 / median infective 半数感染量 / median lethal ～ 半数致死量 / median tissue culture infective ～ 半数组织培养感染量 / minimum lethal ～ (MLD) 最小致死量 / optimal ～, optimum ～ 最适量 / organ tolerance ～ 器官耐受量 / priming ～ 初次剂量,准备剂量 / reacting ～ 反应量(对一动物第二次给予致敏性抗原能引起速发型超敏的反应量) / sensitizing ～ 致敏剂量 / threshold erythema ～ 红斑阈

量 / tolerance ~ (可)耐受量

dosimeter [dəu'simitə] *n* (放射)剂量计 | **dosimetric** [ˌdəusi'metrik] *a* 剂量测定法的 / **dosimetrist** [dəu'simətrist] *n* (放射)剂量测定者 / **dosimetry** *n* (放射)剂量测定法

dosis ['dəusis] *n*【拉;希】量,(一次)剂量;一剂

dossier ['dɔsiei] *n*【法】病历表册,病历夹

dot [dɔt] *n* 小点,圆点;小数点 | on the ~ 准时地

dotage ['dəutidʒ] *n* 老年性记忆衰退,衰老,老年性精神病

dotard ['dəutəd] *n* 衰老者

dote [dəut] *vi* (因年老)智力衰退;溺爱(upon, on)

dothiepin hydrochloride [dəu'θaiəpin] 盐酸度硫平,盐酸二苯噻庚英(抗抑郁药)

dotty ['dɔti] *a* 有点的

double ['dʌbl] *a* 两倍的;双的 *ad* 双倍地;双双地 *n* 两倍;加倍 *vt* 是…的两倍使…加倍 *vi* 变成两倍;增加一倍

double-blind ['dʌblblaind] *a* 双盲的(指在药物临床评价时不让病人和医务人员知道所试药物究属何种)

doublet ['dʌblit] *n* 成对物;双合透镜;(光谱的)双重线;电子偶;偶极子

doubt [daut] *vt, vi, n* 怀疑 | beyond(或without) ~ 毫无疑问地 / no ~ 无疑地 / throw(或cast) ~ upon 使人对…产生怀疑

doubtful ['dautful] *a* 怀疑的,可疑的 | ~**ly** *ad*

doubtless ['dautlis] *ad* 无疑地

douche [du:ʃ] *n*【法】冲洗,灌洗 | air ~ 空气冲洗 / fan ~ 扇形冲洗 / jet ~ 喷射冲洗 / transition ~, alternating ~, Scotch ~ 冷热交替冲洗,交替冲洗

douglascele ['dʌgləsi:l] *n* 阴道后壁膨出

douglasitis [ˌdʌglə'saitis] *n* 直肠子宫陷凹炎

Douglas's cul-de-sac (pouch, space) ['dʌgləs] (James Douglas) 直肠子宫陷凹 | ~ fold 直肠子宫襞;腹直肌鞘弓状线 / ~ ligament 直肠子宫襞 / ~ line 腹直肌鞘弓状线 / ~ septum 直肠隔(胎)

Dover's powder ['dəuvə] (Thomas Dover) 杜佛散,复方吐根散(阿片吐根散)

dowel ['dauəl] *n* 桩,接合钉(以人造冠接于天然牙根所用的钉)

down[1] [daun] (最高级downmost) *ad* 向下,下降,往下方 *a* 向下的 *prep* 沿着…(往下);(时间方面)…以来 | be ~ in health 身体不好 / be ~ with 因患…而病倒

down[2] [daun] *n* 胎毛,毳毛;柔毛

downgrowth ['daungrəuθ] *n* 向下生长;向下生长物 | epithelial ~ 上皮向下生长

downhill ['daunˌhil] *n* 衰退(阶段) *ad* 向下 *a* 下坡的;衰退的

Down's syndrome (disease) [daun] (John L. H. Down) 唐氏综合征(病)(特征为头型小而前后扁平,鼻梁低平,指〈趾〉骨短,手足第一与第二指〈趾〉间的空隙大,精神发育迟缓,染色体异常,亦称蒙古痴呆症及21三体综合征)

downstream ['daunˌstri:m] *a* 下游的 *n* 下游区(在分子生物学中,本词用以表示位于基因的3'位的DNA或RNA区,或感兴趣区)

downward ['daunwəd] *a* 向下的 *ad* 向下

downwards ['daunwədz] *ad* 向下

doxacurium chloride [ˌdɔksə'kjuəriəm] 多沙氯铵(一种长效非去极化神经肌肉阻断剂,用以在手术时使骨骼肌松弛,并便于气管内插管,静脉内注射给药)

doxapram hydrochloride ['dɔksəpræm] 盐酸多沙普仑,盐酸吗乙苯吡酮(呼吸兴奋药)

doxaprost ['dɔksəprɔst] *n* 多沙前列素,羟甲氧前列腺烯酸(支气管扩张药)

doxazosin mesylate [dɔk'sæzəsin] 甲磺酸多沙唑嗪,甲磺酸喹噁哌嗪(抗高血压药)

doxepin hydrochloride ['dɔksəpin] 盐酸多塞平,盐酸多虑平(抗焦虑、抗抑郁药,兽用止痒药)

Doxinate ['dɔksineit] *n* 多库酯钠,磺琥辛酯钠,丁二酸二辛酯磺酸钠(dioctyl sulfosuccinate sodium)制剂的商品名

doxogenic [ˌdɔksə'dʒenik] *a* 自身概念(所致)的

doxorubicin [ˌdɔksə'ru:bisin] *n* 阿霉素(抗肿瘤抗生素) | ~ hydrochloride 盐酸阿霉素

Doxy-Ⅱ ['dɔksi] *n* 多西环素(doxycycline)制剂的商品名

doxycycline [ˌdɔksi'saikli:n] *n* 多西环素,强力霉素,脱氧土霉素(抗生素类药) | ~ calcium 多西环素钙,强力霉素钙 / ~ hyclate, ~ hydrochloride 盐酸多西环素,盐酸强力霉素

doxylamine succinate [dɔk'siləmi:n] 琥珀酸多西拉敏,琥珀酸苯吡甲醇胺(抗组胺药)

Doyen's clamp [dwɑ:'jɑ:ŋ] (Eugene L. Doyen) 杜瓦扬夹(胃肠道手术时用以止血) | ~ operation 杜瓦扬手术(阴囊鞘膜积水手术)

Doyère's eminence (hillock) [dwɑ:'jɛə] (Louis M. F. Doyère) 杜瓦叶尔隆凸(神经末梢穿入肌纤维所形成乳头状隆凸)

Doyne's familial honeycombed choroiditis [dɔin] (Robert W. Doyne) 多英家族性蜂窝状脉络膜炎(一种遗传性退化性眼异常,特征为在视乳头盘及黄斑附近显浅色斑点)

doze [dəuz] *vi* 打瞌睡 *n* 瞌睡;打盹

dozen ['dʌzn] *n* 一打 | in ~s 成打地 / by the ~ 论打

DP directione propria【拉】以适当的用法,说明; Doctor of pharmacy 药学博士; Doctor of Podiatry 足医术博士

DPH Diploma in Public Health 公共卫生学文凭

DPM Diploma in Psychological Medicine 心理医学文凭; Doctor of Podiatric Medicine 足医学博士

DPN diphosphopyridine nucleotide 二磷酸吡啶核苷酸(现称nicotinamide adenine dinucleotide〈NAD〉烟酰胺腺嘌呤二核苷酸)

DPN kinase ['kaineis] DPN激酶,NAD^+激酶

DPT diphtheria-pertussis-tetanus (vaccine) 白喉百日咳破伤风三联菌苗

DR reaction of degeneration 变性反应

Dr Doctor 博士

dr dram 打兰,英钱

drachm [dræm] *n* 打兰,英钱(见dram)

draconic acid [drə'kɔnik] 茴香酸,对甲氧基苯甲酸

dracuncular [drə'kʌŋkjulə] *a* 龙线虫的

dracunculiasis [drəˌkʌŋkju'laiəsis], **dracontiasis** [ˌdrækən'taiəsis], **dracunculosis** [drəˌkʌŋkju'ləusis] *n* 龙线虫病,麦地那丝虫病

Dracunculoidea [drəˌkʌŋkju'lɔidiə] *n* 龙线虫总科

Dracunculus [drə'kʌŋkjuləs] *n* 龙线虫属 | ~ medinensis 麦地那龙线虫

draft [drɑ:ft, dræft] *n* 草稿,草图;顿服剂;饮剂;穿堂风 *vt* 起草;设计;选派 | black ~ 黑色顿服剂,复方番泻叶浸剂 / effervescing ~ 泡腾顿服剂 / mustard ~ 芥子硬膏,芥子泥罨

drag [dræg] (-gg-) *vt* 拖,拉 *n* 被拖物;型盒下部(牙模盘)

dragée [drə'ʒei] *n*【法】糖衣丸,糖锭剂

Dragendorff's test ['drægəndɔ:f] (Georg J. N. Dragendorff) 德腊根道夫试验(检有无胆色素)

drain [drein] *vt* 排去(液体);引流,导液 *vi* (液体)流掉 *n* 泄水,排水;导管,引流管;引流,导液;排水沟;引流物 | cigarette ～ 烟卷式引流管 / controlled ～ 控制式引流管 / quarantine ～ 隔离引流管 / stab wound ～ 刺创引流管

drainage ['dreinidʒ] *n* 排水(设备);引流(法),导液(法) | basal ～ 脑底引流法(脑底蛛网膜下腔脑脊液引流法) / button ～ 钮式引流法 / closed ～ 密闭引流法;暗沟 / open ～ 开放引流法;明沟 / postural ～ 体位引流法 / through ～ 贯穿引流法 / tidal ～ 潮式引流法

dram [dræm] *n* 打兰,英钱(衡量单位) | fluid ～ 液量打兰(在药衡制中1液量打兰为60量滴,合3.697ml)

drama ['drɑːmə, 'dræmə] *n* 戏剧;戏剧性

Dramamine ['dræməmiːn] *n* 茶苯海明(dimenhydrinate)制剂的商品名

dramatic [drə'mætik] *a* 戏剧的;戏剧性的 | ～**ally** *ad* 戏剧性地;鲜明地,显著地

dramatism ['dræmətizəm] *n* 戏剧样行为(精神病时表现自大及戏剧性言行)

dramatization [ˌdræmətai'zeiʃən, -ti'z-] *n* 戏剧化;梦中剧情

drank [dræŋk] drink的过去式

drape [dreip] *vt* 披盖 *n* 窗帘,布帘;布单,被单 | surgical ～ 手术(大)单(覆盖病人全身,只露手术区的布单)

Drash syndrome [dræʃ] (Allan L. Drash) 德拉舒综合征(一种遗传方式不明的家族性综合征,包括维尔姆斯〈Wilms〉瘤,伴肾小球病和男性假两性体)

drastic ['dræstik] *a* 剧烈的,猛烈的 *n* 剧泻药,峻泻药 | ～**ally** *ad*

draught [drɑːft] *n, vt* = **draft**

draw [drɔː] (drew, drawn) *vt* 拉,拖;拔(牙等);吸出(脓等);提取;获得;引起;划,画,绘制;扭歪;促化脓 *vi* 拉,拖;(牙等)被拔出;(膏药等)吸脓;皱,缩;划线 *n* 拉,拖;拔出 | ～ away 拉开;引开 / ～ on 穿(戴)上;利用(或upon);临近;接近 / ～ oneself up 挺直身体(站或坐);约束自己 / ～ out 拉长,延长;抽出 / ～ up 写出;草拟,制订 | ～**ing** *n* 绘画

drawn [drɔːn] draw的过去分词

dread [dred] *n* 畏惧,恐怖 *vt, vi* 惧怕,担心 *a* 可怕的,令人畏惧的

dreadful ['dredful] *a* 可怕的

dream [driːm] *n* 梦;梦想,愿望(dreamed 或dreamt) *vi, vt* 做梦;梦想 | clairvoyant ～ 启示性梦 / day ～ 白日梦,幻想 / wet ～ 梦遗(精)

dreamt [dremt] dream的过去式和过去分词

Drechsel's test ['dreksel] (Edmund Drechsel) 德雷克塞尔试验(检胆汁或黄嘌呤)

dreg [dreg] *n* [常用复] 残渣,废物

drench [drentʃ] *vt* 使浸透,使充满;(给牲口)灌药 *n* 雨淋;弄湿;兽用顿服药

Drepanidotaenia [ˌdrepənidəu'tiːniə] *n* 镰带绦虫属(寄生于禽类)

drepanocyte ['drepənəuˌsait] *n* 镰状细胞 | **drepanocytic** [ˌdrepənəu'saitik] *a*

drepanocytemia [ˌdrepənəusai'tiːmiə] *n* 镰状细胞血症,镰状细胞性贫血

drepanocytosis [ˌdrepənəusai'təusis] *n* 镰状细胞病

Drepanospira [ˌdrəpənəu'spaiərə] *n* 镰旋体属

Dresbach's anemia (syndrome) ['dresbɑːh] (Melvin Dresbach) 德雷斯巴赫贫血(综合征),椭圆形红细胞性贫血(见elliptocytosis)

dress [dres] *n* 服装 *vt* 给…穿衣;敷裹(伤口) *vi* 穿衣

dresser ['dresə] *n* 食具柜;敷裹员

dressing ['dresiŋ] *n* 敷料;敷裹;衣着 | antiseptic ～ 抗菌敷料 / cocoon ～ 茧式敷料 / cross ～ 易装癖 / dry ～ 干敷料 / fixed ～ 固定敷裹 / occlusive ～ 封闭敷裹 / paraffin ～ 石蜡敷裹 / protective ～ 保护敷料

Dressler's syndrome ['dreslə] (William Dressler) 心肌梗死后综合征

drew [dru:] draw的过去式

Dreyer and Bennett hypothesis ['draijə 'benit] 德-贝假说(见theory项下recombinational germline theory)

DRG diagnosis-related group 诊断相关组

dribble ['dribl] *vi, vt* (使)流滴;流涎 *n* 滴落;流涎

drier ['draiə] *n* 干燥器;催干剂

drift [drift] *n* 漂移,漂流;(遗传)漂变(如基因各代的随机变异);连续变异,漂离 | antigenic ～ 抗原性的连续变异,抗原性的漂离(指某一病毒株的抗原结构的变异)/ genetic ～, random genetic ～ 遗传漂变,随机遗传漂变(由于样本机误造成基因频率的随机波动,漂变在所有群体中都能出现,而在很小的群体中效应更为明显)/ physiologic ～ 生理性牙移行

drill [dril] *n* 操练;锥,钻 *vt, vi* 操练;钻孔 | bur ～, dental ～ 牙钻 / cannulated ～ 管状锥

drilling ['driliŋ] *n* 钻孔

Drinalfa [dri'nælfə] *n* 盐酸去氧麻黄碱(methamphetamine hydrochloride)制剂的商品名

drinidene ['drainidi:n] *n* 氨甲茚酮(镇痛药)

drink [driŋk] (drank, drunk) *vt, vi* 饮,喝 *n* 饮料;酒 | sham ～ 假饮(如经食管造口术的狗,其所饮之水不能进入胃内,或不能保存于胃内) | ～**er** *n* 嗜酒者,酒客

drinkable ['driŋkəbl] *a* 可以喝的 *n* [常用复] 饮料

Drinker respirator ['driŋkə] (Philip Drinker) 德林克人工呼吸器(一种金属箱,患者卧于其中,头露在外,用正负压力交替地产生人工呼吸,俗称铁肺)

drip [drip] (-pp-) *vt, vi* (使)滴下 *n* 流滴;滴注(法) | intravenous ～ 静脉滴注法 / nasal ～ 鼻滴法,鼻饲法 / postnasal ～ 后鼻滴注

drip-feed ['drip'fi:d] (过去式和过去分词 **drip-fed** [drip'fed]) *vt* 用鼻饲法喂(病人)

Drisdol ['drizdɔl] *n* 维生素D_2,麦角骨化醇(ergocalciferol)制剂的商品名

Drithocreme ['driθəˌkri:m] *n* 蒽林(anthralin)制剂的商品名

Dritho-Scalp ['driθəˌskælp] 蒽林(anthralin)制剂的商品名

drive [draiv] (drove, driven) *vt* 驱使;驾驶;传动;推进 *vi* 开车;乘车 *n* 驱赶;驾驶;干劲;(内)驱力,欲望动力;本能,冲动,传动,推进 | aggressive ～ 攻击冲动,死亡本能 (death instinct) / sexual ～ 性驱力,生存本能 (life instinct) | ～ at 旨在;意指

drivel ['drivl] (-ll-) *vi* 流涎,垂涎

driven ['drivn] drive的过去分词

drivenness ['drivənnəs] *n* 活动过强 | organic ～ 器质性活动过强(见于脑损伤者)

driver ['draivə] *n* 驾驶员;锤

driving ['draiviŋ] *n* 驱动(脑电图上所见的一种效应,其间某些反复感觉刺激可引起脑电波振幅的变化) | photic ～ 光驱动(当眼暴露于有节律的闪光时,来自枕部皮质的α节律受到改变)

drobuline ['drəubju:li:n] *n* 羟布林,丙胺苯丁醇(抗心律失常药)

drocarbil [drəu'kɑ:bil] *n* 槟榔胂胺(兽用抗蠕虫药)

drocinonide [drəu'sinənaid] *n* 羟西萘德,丙缩氢炎松(抗炎药)

drocode ['drəukəud] *n* 双氢可待因,二氢可待因(镇痛药,镇咳药)

Drolban ['drɔlbæn] *n* 丙酸屈他雄酮(dromostanolone propionate)制剂的商品名

drom(o)- [构词成分] 传导;走,行;加速

dromograph ['drɔməgrɑ:f] *n* 血流速度描记器

dromostanolone propionate [ˌdrəuməu'stænələun] 丙酸屈他雄酮,丙酸2-甲氢睾酮(雄激素类药,用作抗肿瘤药)

dromotropic [ˌdrɔmə'trɔpik] *a* 影响神

经传导的,变(传)导的

dromotropism [drə'mɔtrəpizəm] *n* 传导受影响,变导性 | negative ～ 负变导性,传导性减弱 / positive ～ 正变导性,传导性增强

dronabinol [drə'næbinɔl] *n* 屈大麻酚(镇吐药)

Droncit['drɔnsit] *n* 吡喹酮(praziquantel)制剂的商品名

drool [dru:l] *vi* 流口水,流涎 *n* 口水

droop [dru:p] *vi* 低垂;(人)衰颓;(精神)萎靡 *vt* 使下垂 *n* 低垂;消沉;下降 | ～**ing** *a* 下垂的

drop [drɔp] *n* 滴;量滴;[复]滴剂;下垂;降落(-pp-) *vt* 使滴下;垂下;降低 *vi* 滴下;(温度等)下降;停止;(因疲劳、受伤等)倒下 | ear ～s 滴耳剂 / enamel ～ 釉质瘤,釉珠 / eye ～s 滴眼剂,眼药水 / foot ～ 足下垂 / nose ～s 滴鼻剂 / wrist ～ 腕下垂 | ～ behind 落伍,落后 / ～ by ～一滴一滴地,一点一点地 / ～ in 走访 / ～ off 减少;睡着 / ～ out (of) 退出

dropacism ['drɔpəsizəm] *n* 硬膏脱毛(发)法

droperidol [drəu'peridɔl] *n* 氟哌利多,达哌啶醇(抗精神病药,有抗焦虑、镇静及抗呕吐作用)

droplet ['drɔplit] *n* 飞沫,小滴

dropper ['drɔpə] *n* 滴管

dropping ['drɔpiŋ] *n* 滴下;滴下物;跛行步态(马)

dropsy ['drɔpsi] *n* 积水,水肿 | abdominal ～, ～ of belly, peritoneal ～ 腹水 / ～ of amnion 羊水过多 / articular ～ 关节积水 / ～ of brain, ～ of head 脑积水 / cardiac ～ 心病性水肿 / ～ of chest 水胸,胸膜(腔)积水 / cutaneous ～ 皮下水肿,水肿 / epidemic ～, acute anemic ～ 流行性水肿,急性贫血性水肿 / hepatic ～ 肝性水肿 / nutritional ～, famine ～, war ～ 营养不良性水肿 / renal ～ 肾病性水肿 / salpingian ～ 输卵管积水,输卵管积液 / wet ～ 脚气(病) | **dropsical** ['drɔpsikəl], **dropsied** ['drɔpsid] *a*

Drosophila [drəu'sɔfilə] *n* 果蝇属 | ～ melanogaster 黑腹果蝇(用于遗传学实验)

drosopterin [drəu'sɔptərin] *n* 果蝇蝶呤

drostanolone propionate [drə'stænələun] 丙酸屈他雄酮(dromostanolone propionate的INN和BAN名)

drought [draut] *n* 干旱

drove [drəuv] drive的过去式

drown [draun] *vt* 把…淹死;淹没 *vi* 溺死 | ～ out 淹没,压过

drowning ['drauniŋ] *n* 淹溺,淹死 | near ～ 近似渣溺(溺水后一息尚存,并暂时窒息,但有时以继发性淹溺而告终) / secondary ～ 继发性淹溺(迟发性溺死,由于肺泡炎症之类的并发症所致)

drowse [drauz] *vi* 打瞌睡 *vt* 使瞌睡 *n* 瞌睡

drowsy ['drauzi] *a* 倦睡的,瞌睡的 | **drowsily** *ad* / **drowsiness** *n*

droxacin sodium ['drɔksəsin] 屈克沙星钠,氧呋喹酸钠(抗菌药)

DrPH Doctor of Public Health 公共卫生学博士

drug [drʌg] *n* 药,药物;麻醉剂;成瘾性毒品 *vt* 使麻醉 *vi* 常用麻醉药;吸毒成癖 | antagonistic ～ 拮抗药 / crude ～ 生药 / habit-forming ～ 成瘾药

druggist ['drʌgist] *n* 药商;药剂师,调剂员

drug-resistant ['drʌgriˌzistənt], **drug-fast** ['drʌgfɑ:st] *a* 抗药的,耐药的

drum [drʌm] *n* 鼓;耳鼓,鼓膜

drumhead ['drʌmhed] *n* 鼓膜

Drummond's sign ['drʌmənd] (David Drummond) 德拉蒙德征(在主动脉瘤患者呼吸张口时听到的喷气声)

drumstick ['drʌmstik] *n* 鼓槌(在正常女性个体的多核白细胞中发现约有

3%～5%的核有鼓槌状的突起，正常男性则无此现象)

drunk [drʌŋk] drink的过去分词 *a* 醉的;兴奋的

drunkard ['drʌŋked] *n* 嗜酒者

drunken ['drʌŋkən] *a* 酒醉的，酒醉引起的 | ～**ness** *n* 醉酒，酩酊

drunkometer [drʌŋ'kɔmitə] *n* 酩酊测定器

drupe [dru:p] *n* 核果

drusen ['drusən] *n*【德】脉络膜小疣;放线菌块，硫黄色颗粒

dry [drai] *a* 干的;干燥的;枯燥乏味的 *vt* 使干燥 *vi* 变干 *n* 干，干涸;干物 | ～ up (使)干涸 | ～**ness** *n*

dryer ['draiə] *n* 干燥器

Drysdale's corpuscles ['draizdeil] (Thomas M. Drysdale) 德赖斯代尔小体(卵巢囊肿液内的透明细胞)

DSC Doctor of Surgical Chiropody 外科手足医术博士

dsDNA double-stranded DNA 双链DNA,双链脱氧核糖核酸

dsRNA double-stranded RNA 双链RNA,双链核糖核酸

DT diphtheria and tetanus toxoids 白喉破伤风类毒素(儿科用)

Dt duration tetany 通电期间强直

dT deoxythymidine 脱氧胸(腺嘧啶核)苷

DTaP diphtheria and tetanus toxoids and acellular pertussis vaccine 白喉破伤风类毒素-无细胞百日咳菌苗

D. T. D. datur talis dosis【拉】给此剂量

dTDP deoxythymidine diphosphate 脱氧胸苷二磷酸

DTH delayed type hypersensitivity 迟发型超敏反应

DTIC, Dtic decarbazine 达卡巴嗪(抗肿瘤药)

DTIC-Dome [dəum] 达卡巴嗪(dacarbazine)制剂的商品名

dTMP deoxythymidine monophosphate 脱氧胸苷一磷酸，脱氧胸苷酸

dTMP kinase ['kaineis] 脱氧胸苷一磷酸激酶

DTP diphtheria and tetanus toxoids and pertussis vaccine 白喉、破伤风类毒素、百日咳菌苗混合制剂，白百破三联制剂

DTPA pentetic acid 三胺五乙酸，二亚乙基三胺五乙酸

dTTP deoxythymidine triphosphate 脱氧胸苷三磷酸

dU deoxyuridine 脱氧尿苷

dual ['dju(:)əl] *a* 双的;二重的;二元的

dualism ['dju(:)əlizəm] *n* 两重性;二元性;二元论(①认为血细胞的形成源于两个不同的干细胞:一个是淋巴细胞，另一个为髓细胞;②认为人类是由两个独立的系统组成，即精神与肉体，并认为心理与生理的现象基本上是独立的，性质上亦不相同)

dualist ['dju(:)əlist] *n* 二元论者

dualistic [ˌdju(:)ə'listik] *a* 两重的;二元论的

Duane's syndrome [dju'ein] (Alexander Duane) 杜安综合征(一种遗传性先天性综合征，患眼显示外展的局限或缺失、内收受限止、内收时眼球退缩、内收时睑裂变窄而外展时变宽以及会聚缺乏，这是由常染色体显性性状遗传) | ～ test 杜安试验(使用烛焰及棱镜检隐斜视)

duarable ['djuərəbl] *a* 耐用的，经久的，持久的 | **durability** [ˌdjuərə'biləti] *n*

duazomycin [djuˌæzəu'maisin] *n* 达佐霉素，偶氮霉素(抗生素类药) | ～ A 达佐霉素 / ～ B 阿佐霉素(azotomycin) / ～ C 安波霉素(ambomycin)

dubi ['du:bi] *n* 雅司病(非洲加纳称法，即yaws)

Dubini's chorea (disease) [dju'bi:ni] (Angelo Dubini) 杜比尼病(由中枢神经系统急性感染所致的一种电击样舞蹈病)

Dubin-Johnson syndrome ['du:bin 'dʒɔnsən] (Isidore N. Dubin; Frank

B. Johnson) 杜-约综合征(一种家族性慢性型非溶血性黄疸，据认为由于肝脏不能排泄结合胆红素和某些其他有机阴离子〈如磺溴酞〉所致，特点为肝细胞内存在棕色粗颗粒色素，为本征的特殊病征)

Dubin-Sprinz syndrome ['du:bin ʃprints] (I. N. Dubin: Helmuth Sprinz) 杜-施综合征(见Dubin-Johnson syndrome)

dubious ['dju:bjəs] *a* 犹豫不决的;可疑的;未定的 | ~**ly** *ad* / ~**ness** *n*

Duboisia [dju(:)'bɔisiə] *n* 澳洲毒茄属(茄科)

DuBois-Reymond's law [dju(:),bwɑ:rai'mɔŋ] (Emil H. DuBois-Reymon) 杜布瓦·雷蒙定律(对于肌肉及运动神经的刺激是由电流密度的变化所引起，与电流密度的绝对值无关)

Dubois's abscess [dju(:)'bwɑ:] (Paul Dubois) 杜布瓦脓肿(先天性梅毒时的胸腺脓肿，亦称胸腺脓肿) | ~ disease 杜布瓦病(先天性梅毒时胸腺内产生多发性脓肿)

Dubois's method (treatment) [dju(:)'bwɑ:] (Paul C. Dubois) 杜布瓦精神疗法(向病人说明病情并获得他的配合)

Duboscq colorimeter [dju'bɔsk] (Louis J. Duboscq) 杜博斯克比色计(与标准有色溶液作比较，测定有色溶液的强度)

Dubos enzyme (crude crystals, lysin) [du'bɔs] (René J. Dubos) 短杆菌素 | ~ medium 杜博培养基(白蛋白肉汤)

Duchenne-Aran muscular atrophy (disease, type) [dju'ʃen ɑ:'ræn] (G. B. A. Duchenne; F. A. Aran) 脊髓病性肌萎缩

Duchenne-Erb paralysis [dju'ʃen-ɛəb] (G. B. A. Duchenne; Wilhelm H. Erb) 杜兴-埃尔布麻痹(见Erb-Duchenne paralysis)

Duchenne-Landouzy dystrophy (type) [dju'ʃen lɑ:n'du'zi:] (G. B. A. Duchenne; L. T. J. Landouzy) 面肩肱型肌营养不良

Duchenne's disease [dju'ʃen] (Guillaume B. A. Duchenne) 杜兴病(①脊髓病性肌萎缩;②延髓麻痹;③脊髓痨;④杜兴肌营养不良) | ~ type muscular dystrophy, ~ (type) 杜兴(型)肌营养不良，假肥大性肌营养不良 / ~ paralysis 延髓麻痹;埃尔布-杜兴麻痹(见Erb-Duchenne paralysis) / ~ trocar 杜兴套针(从深部取少量组织便于显微镜研究)

Duckworth's phenomenon (sign) ['dʌkwə:θ] (Dyce Duckworth) 达克沃思现象(征)(某些致命性脑病时，在心脏停止跳动前呼吸先行停止)

Ducobee ['du:kəbi] *n* 维生素B_{12}(vitamin B_{12})制剂的商品名

Ducrey's bacillus [du'krei] (Augosto Ducrey) 杜克雷嗜血杆菌

duct [dʌkt] *n* 管，导管 | aberrant ~ 迷管 / acoustic ~ 外耳道 / allantoic ~ 尿囊柄 / alveolar ~ 肺泡小管 / biliary ~s, biliferous ~s, gall ~s 胆管 / canalicular ~s 输乳管 / cloacal ~ 泄殖腔管 / cochlear ~ 蜗管;蜗螺旋管 / common bile ~ 胆总管 / common hepatic ~ 肝总管 / cowperian ~ 库珀腺管(尿道球腺管) / cystic ~ 胆囊管 / deferent ~ 输精管 / efferent ~ 输出管 / ejaculatory ~ 射精管 / ~ of epoophoron 卵巢冠纵管 / gasserian ~ 加塞管(副中肾管) / guttural ~ 咽鼓管 / hepaticopancreatic ~ 胰管 / hepatocystic ~ 胆总管 / hypophyseal ~, craniopharyngeal ~ 垂体管，颅咽管 / incisive ~, incisor ~ 切牙管，门齿管 / intercalated ~ 闰管 / lymphatic ~s 淋巴管 / metanephric ~ 后肾管，输尿管 / milk ~s 输乳管 / omphalomesenteric ~, umbilical ~, vitelline ～, vitello intestinal ～ 卵黄管, 卵黄柄 / ovarian ～ 输卵管 / papillary ～s 乳头管, 肾直小管 / paramesonephric ～, primordial ～ 副中肾管 / pronephric ～ 前肾管, 原肾管(胚) / renal ～ 输尿管 / sacculoutricular ～, utriculosaccular ～ 椭圆球囊管 / semicircular ～s 半规管 / seminal ～s 精管(包括输精管、精囊、排泄管、射精管) / testicular ～ 输精管 / thoracic ～, alimentary ～, chyliferous ～, left lymphatic ～ 胸导管 / thyroglossal ～, thyrolingual ～ 甲状舌管 | ～**less** *a* 无管的

ductal [ˈdʌktl] *a* 管的, 导管的

ductile [ˈdʌktail] *a* 易拉长的;延(伸)性的;易变形的

ductility [dʌkˈtiləti] *n* 延性;韧性;粘性;可塑性

ductule [ˈdʌktju:l] *n* 小管 | aberrant ～s 迷管(附睾) / alveolar ～s 肺泡小管 / bile ～s, biliary ～s 胆小管 / transverse ～s of epoophoron 卵巢冠横管

ductulus [ˈdʌktjuləs] ([复] **ductuli** [ˈdʌktjulai]) *n* 【拉】小管

ductus [ˈdʌktəs] [单复同] *n* 【拉】管, 导管

Duddell's membrane [ˈdʌdel] (Benedict Duddell) 角膜后弹性膜, 角膜后界膜

due [dju:] *a* 适当的;应有的;预期的 | ～ to 应归于;由于 / in ～ form 按照适当的(或规定的)形式

dug [dʌg] dig的过去式和过去分词

Dugas' test (sign) [ˈdugəs] (Louis A. Dugas) 杜加斯试验(征)(检肩关节脱位: 将患侧手置于对侧肩上, 患侧肘部移至胸侧, 如此动作不能完成〈杜加斯征〉, 即有肩关节脱位)

Duhot's line [djuˈhɔ:] (Robert Duhot) 杜霍线(髂前上棘至骶骨尖间线)

Duhring's disease [ˈdjuriŋ] (Louis A. Duhring) 疱疹样皮炎

Dührssen's incisions [ˈdjuəsən (Alfred Dührssen) 迪尔森切开(在宫颈上做切口, 以利导产, 即宫颈切开术) ～ operation 迪尔森手术(阴道式子宫固定术)

Dujarier's clasp [djuʒəriˈɛə] 杜贾里爱夹(跟骨钩, 跟骨骨折用)

Dukes' disease [dju:ks] (Clement Dukes) 杜克病, 猝发疹, 幼儿急疹(一种儿童轻型发热病)

Duke's method, test [dju:k] (William W. Duke) 杜克法、试验(测出血时间, 即以标准穿刺刺伤耳垂后引起出血持续时间)

dulcite [ˈdʌlsait], **dulcitol** [ˈdʌlsitɔl], **dulcose** [ˈdʌlkəus] *n* 卫矛醇, 半乳糖醇

dull [dʌl] *a* 浊音的;迟钝的 *vt* 弄钝;减轻(痛苦等) *vi* 变迟钝;(兴趣, 痛苦等)减少, 减轻

dullness, dulness [ˈdʌlnis] *n* 迟钝;浊音 | shifting ～ 移动性浊音 / tympanitic ～ 鼓性浊音

dulse [dʌls] *n* 掌状红皮藻(苏格兰及北欧国家居民食用)

duly [ˈdju:li] *ad* 按时地;充分地;适当地

dumas [ˈdju:məs] *n* 足雅司病(斯里兰卡对tubba的用语)

dumb [dʌm] *a* 哑的 | ～**ness** 哑(症)

dumbbell [ˈdʌmbel] *n* 哑呤

dummy [ˈdʌmi] *n* 哑巴;橡皮奶头;修复体, 桥体(托牙上的假牙);安慰剂, 无效(对照)剂

Dumontpallier's test [ˌdju:mɔŋpəlˈjɛə] (Victor A. A. Dumontpallier) 杜蒙伯利埃试验(检胆色素)

dUMP deoxyuridine monophosphate 脱氧尿苷一磷酸, 脱氧尿苷酸

dump [dʌmp] *n* 垃圾堆;(计算机的)清除, 信息转储 *vt* 倾倒(垃圾) *vi* 倒垃圾 | ～**er** *n* 保洁车, 垃圾车;清洁工人

dumping [ˈdʌmpiŋ] *n* 倾倒(见syndrome项下的相应术语);填埋(处理垃圾的一种方法)

Dunbar's serum ['dʌnbɑː] (William P. Dunbar) 邓巴血清，抗花粉血清(含豕草、黄花、黑麦等花粉的一种抗毒素，用于治疗枯草热)

Duncan disease, syndrome ['dʌŋkən] (本病最早在Duncan家族中发现) 邓肯病、综合征(见syndrome项下X-linked lymphoproliferative syndrome)

Duncan's fold ['dʌŋkən] (James M. Duncan) 邓肯襞(子宫腹膜襞，即产后立刻覆盖于子宫上的疏松腹膜襞) | ～ mechanism 邓肯机制(胎盘，母体面娩出式) / ～ position 邓肯位置(胎盘排出时，边缘先露于子宫口) / ～ ventricle 邓肯室，透明隔腔，第五脑室

Duncan's method ['dʌŋkən] (Charles H. Duncan) 自体疗法

Dunfermline scale [dʌn'fəːmlin] 登弗姆林营养指标(按儿童营养情况进行分类: 1. 优良，2. 一般，3. 需照料，4. 需治疗)

dung [dʌŋ] *n* 粪，粪肥 *vt* 施粪肥于

Dunham's fans (cones, triangles) ['dʌnəm] (Henry K. Dunham) 登纳姆扇影(锥面，三角)(见于硅肺患者的肺X线片结构，由细线连接的小结组成，呈锥形排列)

duodenal [ˌdju(ː)əu'diːnl] *a* 十二指肠的

duodenectomy [ˌdju(ː)əudi'nektəmi] *n* 十二指肠切除术

duodenitis [ˌdju(ː)əudi'naitis] *n* 十二指肠炎

duoden(o)- [构词成分] 十二指肠

duodenocholangeitis [ˌdju(ː)əuˌdiːnəukəuˌlændʒi'aitis] *n* 十二指肠胆(总)管炎

duodenocholecystostomy [ˌdju(ː)əuˌdiːnəuˌkəulisis'tɔstəmi] *n* 十二指肠胆囊造口吻合术

duodenocholedochotomy [ˌdju(ː)əuˌdiːnəuˌkəuledə'kɔtəmi] *n* 十二指肠胆总管切开术

duodenocolic [ˌdju(ː)əuˌdiːnəu'kɔlik] *a* 十二指肠结肠的

duodenocystostomy [ˌdju(ː)əuˌdiːnəusis'tɔstəmi] *n* 十二指肠胆囊造口吻合术

duodenoduodenostomy [ˌdju(ː)əuˌdiːnəuˌdjuəudi'nɔstəmi] *n* 十二指肠十二指肠吻合术

duodenoenterostomy [ˌdju(ː)əuˌdiːnəuˌentə'rɔstəmi] *n* 十二指肠小肠造口吻合术

duodenogram [dju'ɔdinəˌgræm] *n* 十二指肠X线(造影)照片

duodenohepatic [djuˌɔdinəuhi'pætik] *a* 十二指肠肝的

duodenoileostomy [ˌdju(ː)əuˌdiːnəuˌili'ɔstəmi] *n* 十二指肠回肠造口吻合术

duodenojejunostomy [ˌdju(ː)əuˌdiːnəudʒidʒu'nɔstəmi] *n* 十二指肠空肠造口吻合术

duodenolysis [ˌdju(ː)əudi'nɔlisis] *n* 十二指肠松解术

duodenopancreatectomy [ˌdju(ː)əuˌdiːnəuˌpænkriə'tektəmi] *n* 胰十二指肠切除术

duodenorrhaphy [ˌdju(ː)əudi'nɔrəfi] *n* 十二指肠缝术

duodenoscope [ˌdju(ː)əu'diːnəskəup] *n* 十二指肠镜 | **duodenoscopy** [ˌdju(ː)əudi'nɔskəpi] *n* 十二指肠镜检查

duodenostomy [ˌdju(ː)əudi'nɔstəmi] *n* 十二指肠造口术

duodenotomy [ˌdju(ː)əudi'nɔtəmi] *n* 十二指肠切开术

duodenum [ˌdju(ː)əu'diːnəm] ([复] **duodenums** 或 **duodena** [ˌdju(ː)əu'diːnə]) *n* 十二指肠

duoparental [ˌdju(ː)əupə'rentl] *a* 双亲的(源于双亲或两种生殖细胞的)

Duphalac ['djufəlæk] *n* 乳果糖(lactulose)制剂的商品名

Duphaston [dju'fæstɔn] *n* 地屈孕酮(dydrogesterone)制剂的商品名

Duplay's bursitis (disease) [du'plei] (Simon E. Duplay) 杜普累粘液囊炎(肩峰下或三角肌下粘液囊炎) | ~ operation 杜普累手术(用于先天性阴茎畸形〈尿道上裂和尿道下裂〉的几种成形手术)

duplex ['dju:pleks] *a* 双的 *n* 复式,双显性组合

duplicate ['dju:plikit] *a* 重复的;复制的;二倍的 *n* 复制品;副本 ['dju:plikeit] *vt* 复制;使重复

duplication [ˌdju:pli'keiʃən] *n* 成倍,成双;重叠,双折;重复(染色体上增加某一片段的畸变) | incomplete ~ of spinal cord 脊髓纵裂

duplicitas [dju:'plisitəs] *n* 【拉】双畸胎,联胎 | ~ anterior 双上身联胎 / ~ posterior 双下身联胎

duplitized ['dju:plitaizd] *a* 双面有感光药膜的(指X线片)

dupp [dup] *n* 杜普(表示听诊时第二心音)

Dupré's disease (syndrome) [dju-'prei] (Ernest P. Dupré) 假性脑膜炎

Dupuy-Dutemps' operation [djupju-'i:dju'tɔŋ] (Louis Dupuy-Dutemps) 杜-普伊·杜当手术(下睑成形术)

Dupuytren's contracture [djupwi-'trɑ:n] (Baron G. Dupuytren) 杜普伊特伦挛缩(掌挛缩病) | ~ amputation 杜普伊特伦切断术(肩关节处臂切断术) / ~ enterotome 杜普伊特伦肠刀(做人工肛门用) / ~ fracture 杜普伊特伦骨折(见Pott's fracture及〈前臂〉Galeazzi's fracture) / ~ hydrocele 杜普伊特伦水囊肿(二房性睾丸鞘膜水囊肿) / ~ sign 杜普伊特伦征(①压迫骨肉瘤时有一种咔嗒感;②先天性股骨头移位时股骨头可上下自由活动) / ~ splint 杜普伊特伦夹(防止腓骨下端骨折外翻)

dura ['djuərə] *n* 硬膜 | ~ mater 硬膜 / ~ mater of brain, ~ mater encephali 硬脑膜 / ~ mater of spinal cord 硬脊膜

Durabolin [dju'ræbəlin] *n* 苯丙酸南诺龙(nandrolone phenpropionate)制剂的商品名

Duragesic [ˌduərə'dʒesik] *n* 枸橼酸芬太尼(fentanyl citrate)制剂的商品名

dural ['djuərəl] *a* 硬膜的

Durand-Nicolas-Favre disease [dju'rɑ:n nikə'lɑ: 'fɑ:vr] (J. Durand; Joseph Nicolas; M. Favre) 性病性淋巴肉芽肿

Durand's disease [dju'ræn] (Paul Durand) 杜朗病(一种病毒性疾病,伴有头痛以及上呼吸道、脑膜和胃肠道的症状)

Duranest ['djuərənist] *n* 盐酸依替卡因(etidocaine hydrochloride)制剂的商品名

Duran-Reynals' permeability factor [dju'ræn-'reinlz] (Francisco Duran Reynals) 透明质酸酶

durapatite [dju'ræpəteit] *n* 羟磷灰石(即hydroxylapatite,用作假体辅料)

duraplasty ['djuərəplæsti] *n* 硬脑(脊)膜成形术

duration [djuə'reiʃən] *n* 持久;延续时间,持续时间,期间

Dürck's nodes [diək] (Hermann Dürck) 迪尔克结(锥体虫病时大脑皮质肉芽肿性血管周围浸润)

Dur. dolor. durante dolore【拉】疼痛持续期间

Duret's lesion [dju'rei] (Henri Duret) 杜雷损害(轻度损伤所致的第四脑室出血)

Durham's tube ['dʌrəm] (Arthur E. Durham) 德拉姆管(一种有接头的气管导管); (Herbert E. Durham)德拉姆管(一种倒置的小试管,用以测定细菌气体总产量)

Duricef ['duərisef] *n* 头孢羟氨苄(cefadroxil)制剂的商品名

during ['djuəriŋ] *prep* 在…的时候,在…期间

duroarachnitis [ˌdjuərəˌærək'naitis] *n* 硬膜蛛网膜炎

Durozier's disease [djuˌrɔzi'e] (Paul L. Durozier) 先天性左房室瓣狭窄 | ~ murmur (sign) 杜罗济埃杂音(征)(主动脉瓣闭锁不全时股动脉或其周围动脉二重杂音)

dusk [dʌsk] *n* 阴暗

dusky ['dʌski] *a* 微暗的;暗黑色的;忧郁的

dust [dʌst] *n* 灰尘,尘埃,尘屑,粉尘 | blood ~ (of Muller) 血尘 / chromatin ~ 核染质屑(红色小粒,比豪厄尔〈Howell〉体小,常见于染色的红细胞边缘部) / ear ~ 耳沙,耳石

dust-borne ['dʌstbɔːn] *a* 尘埃传播的

dusty ['dʌsti] *a* 多灰尘的,满是灰尘的;土灰色的;粉状的

Dutch [dʌtʃ] *a* 荷兰(人)的;荷兰语的

Dutcher body ['dʌtʃə] (Thomas F. Dutcher) 达切小体(含免疫球蛋白胞质的一种核内内陷,见于肿瘤性浆细胞样淋巴细胞和浆细胞)

Dutchman ['dʌtʃmən] ([复] **Dutchmen**) *n* 荷兰人

dUTP deoxyuridine triphosphate 脱氧尿苷三磷酸

dUTP pyrophosphatase [ˌpaiərəu'fɔsfəteis] 脱氧尿苷三磷酸焦磷酸酶

Duttonella [dʌtə'nelə] (J. E. Dutton) *n* 达顿锥虫属

Dutton's disease ['dʌtn] (Joseph E. Dutton) 锥虫病 | ~ relapsing fever 达顿回归热(中非洲蜱传回归热) / ~ spirochete 达顿包柔螺旋体(中非洲回归热螺旋体)

duty ['djuːti] *n* 责任,义务;职务 | do ~ for 代替;当…用 / do one's ~ 尽职,尽本分 / on(或off) ~ 值班,上班(或下班)

Duval's nucleus [dju'væl] (Mathias M. Duval) 杜瓦尔核(为一群多极神经节细胞,位于延髓内舌下神经核的腹外侧)

Duverney's foramen [djuvə'nei] (Joseph G. Duverney) 网膜孔 | ~ gland 前庭大腺

Duvoid ['djuːvɔid] *n* 氯贝胆碱(bethanechol chloride)制剂的商品名

dv double vibrations 双振动(声波频率的测定单位)

DVA Department of Veterans Affairs (formerly the Veterans Administration) 退伍军人事务部(以前为退伍军人管理局)

DVM Doctor of Veterinary Medicine 兽医博士

dwale [dweil] *n* 颠茄叶

dwarf [dwɔːf] *n* 矮小(畸形),侏儒 *vt* 使矮小;阻碍…的发育 *vi* 变矮小 *a* 矮小的 | achondroplastic ~ 软骨发育不全性侏儒 / asexual ~ 性功能缺乏性侏儒 / ateliotic ~ 发育不全性侏儒 / cretin ~, hypothyroid ~ 愚侏病性侏儒,甲状腺功能减退性侏儒 / hypophysial ~, pituitary ~ 垂体性侏儒 / infantile ~ 幼稚型侏儒 / micromelic~ 肢端纤细性侏儒 / normal ~, physiologic ~, pure ~, true ~ 正常侏儒

dwarfism ['dwɔːfizəm] *n* 矮小,侏儒症 | deprivation ~ 剥夺性侏儒(即母亲剥夺综合征,见syndrome 项下maternal deprivation syndrome)

dwell [dwel] (dwelt或dwelled) *vi* 住,留居 | ~ on(或upon) 细想;详细讲述(或研究)

dwelling ['dweliŋ] *n* 住房,住处

dwelt [dwelt] dwell的过去式和过去分词

dwindle ['dwindl] *vi* 缩小,减少;衰落,退化 *vt* 使缩小

Dwyer instrumentation ['dwiər] (Allen F. Dwyer) 杜韦尔器械用法(使用杆、螺钉和U形钉矫正脊柱侧凸以便在腰区施行脊柱融合术的方法)

Dy 元素镝(dysprosium)的符号

dyad ['daiæd] *n* 双,对;二价元素;二联体(由四联体离开而形成一个双染色体)

| **dyadic** [dai'ædik] *a*

dyaster ['daiæstə] *n* 双星(体)

Dyazide ['daiəzaid] *n* 氨苯蝶啶–氢氯噻嗪(triamterene with hydrochlorothiazide)制剂的商品名

Dyclone ['daikləun] *n* 盐酸达克罗宁(dyclonine hydrochloride)制剂的商品名

dyclonine hydrochloride ['daikləuni:n] 盐酸达克罗宁(局部麻醉药)

dydrogesterone [ˌdaidrə'dʒestərəun] *n* 地屈孕酮,6–去氢逆孕酮(孕激素类药)

dye [dai] *n* 染色;染料,染剂 *vt* 染 *vi* (染)上色 | acid ~, acidic ~, anioic ~ 酸性染剂 / basic ~, cationic ~ 碱性染剂 / metachromatic ~ 异染染料,多色染料 / orthochromatic ~ 正染染料(只使组织染上一种颜色的染料) / vital ~ 活体染剂

dying ['daiiŋ] *a* 垂死的;临终的

dying-back ['daiiŋbæk] *n* 变性(指轴突开始从远侧逐渐进展到近侧区的变性)

dyke [daik] *n* 女性同性恋

Dymelor ['daimilə] *n* 醋磺己脲(acetohexamide)制剂的商品名

DynaCirc ['dainəsə:k] *n* 伊拉地平(isradipine)制剂的商品名

dynamic [dai'næmik] *a* 动力的,动态的;动力学的 *n* 动力;动态 | ~**al** *a*

dynamics [dai'næmiks] *n* [用作单]力学,动力学; [用作复]动力,动态

dynam(o)- [构词成分] 力,动力

dynamogenesis [ˌdainəməu'dʒenisis], **dynamogeny** [ˌdainə'mɔdʒini] *n* 动力发生,力生成 | **dynamogenic** [ˌdainəməu'dʒenik] *a*

dynamograph [dai'næməgrɑ:f] *n* 肌力描记器

dynamometer [ˌdainə'mɔmitə] *n* 肌力计,量力计 | squeeze ~ 握力测量计

dynamoneure [dai'næmənjuə] *n* 脊髓(运动)神经元

dynamopathic [daiˌnæmə'pæθik] *a* 影响功能的;功能性的

dynamophore [dai'næməfɔ:] *n* 供能(食)物

dynamoscope [dai'næməskəup] *n* 动力测验器,功能测验器 | **dynamoscopy** [ˌdainə'mɔskəpi] *n* 动力测验法,功能测验法(如用尿道插管法观察肌肉活动或肾功能的情况)

Dynapen ['dainəpen] *n* 双氯西林钠,双氯青霉素钠(dicloxacillin sodium)制剂的商品名

dyne [dain] *n* 达因(dyn,旧力的单位,现用N牛〈顿〉,1 dyn=10^{-5}N)

dynein ['dainin] *n* 动力蛋白

dynein ATPase ['daini:n] 动力蛋白腺苷三磷酸酶(ATP-hydrolyzing activity of dynein的EC命名法)

dynorphin [dai'nɔ:fin] *n* 强啡肽

dyphylline [dai'filin] *n* 双羟丙茶碱,喘定

Dyrenium [dai'reniəm] *n* 氨苯蝶啶(triamterene)制剂的商品名

dys- [构词成分] 不良;困难,障碍

dysacusis [ˌdisə'ku:sis], **dysacousia** [ˌdisə'ku:ziə], **dysacousis** [ˌdisə'ku:sis], **dysacousma** [ˌdisə'ku:smə] *n* 听力减退,听音不适

dysadrenalism [ˌdisə'dri:nəlizəm], **dysadrenia** [ˌdisə'dri:niə] *n* 肾上腺功能障碍

dysallilognathia [disˌælilə'neiθiə] *n* 上下颌不(相)称

dysanagnosia [ˌdisænæg'nəuziə] *n* (词失认性)诵读障碍

dysantigraphia [ˌdisænti'græfiə] *n* 抄写不能,抄写障碍

dysaphia [dis'eifiə] *n* 触觉障碍,触觉迟钝

dysaptation [ˌdisæp'teiʃən], **dysadaptation** [ˌdisædæp'teiʃən] *n* 眼调节障碍,眼调节不良

dysarteriotony [ˌdisɑ:ˌtiəri'ɔtəni] *n* 血压异常

dysarthria [dis'ɑ:θriə] *n* 构音障碍,讷吃(由于损害中枢神经系统所致) | **dys-**

arthric *a*
dysarthrosis [ˌdisɑː'θrəusis] *n* 关节变形;构语障碍
dysaudia [dis'ɔːdiə] *n* 听力障碍
dysautonomia [ˌdisɔːtəu'nəumiə] *n* 家族性自主神经功能异常
dysbarism ['disbærizəm] *n* 气压病(统称)
dysbasia [dis'beiziə] *n* 步行困难,步行障碍(尤指神经性) | ～ lordotica progressiva 进行性脊柱前凸性步行障碍,变形性肌张力不全
dysbetalipoproteinemia [ˌdisˌbeitəˌlipəuˌprəuti:'ni:miə] *n* 血β脂蛋白异常,家族性高脂蛋白血症Ⅲ型 | familial ～ 家族性血β脂蛋白异常,家族性高脂蛋白血症Ⅲ型
dysbolism ['disbəlizəm] *n* (新陈)代谢障碍
dysb(o)ulia [dis'bu:liə] *n* 意志障碍 | **dysb(o)ulic** [dis'bu:lik] *a*
dyscalculia [ˌdiskæl'kju:liə] *n* 计算困难,计算障碍(脑伤或疾病所致)
dyscephaly [dis'sefəli] *n* 头面(骨)畸形 | mandibulo-oculofacial ～ 下颌眼面骨畸形,眼下颌面综合征
dyschezia, dyschesia [dis'ki:ziə] *n* 大便困难
dyschiasia [diskai'eiziə] *n* 定位觉障碍,感觉定位障碍
dyschiria [dis'kaiəriə] *n* 左右感觉障碍(试验触觉时,难于分辨左右)
dyscholia [dis'kəuliə] *n* 胆汁障碍
dyschondroplasia [ˌdiskɔndrəu'pleiziə] *n* 软骨发育异常,软骨发育不良
dyschondrosteosis [ˌdiskɔnˌdrɔsti'əusis] *n* 软骨骨生成障碍
dyschromatopsia [disˌkrəumə'tɔpsiə], **dyschromasia** [ˌdiskrəu'meiziə] *n* 色觉障碍
dyschromia [dis'krəumiə] *n* 皮肤(或毛发)变色
dyschronism [dis'krəunizəm] *n* 定时障碍(不合时,时间关系紊乱)
dyschylia [dis'kailiə] *n* 乳糜形成障碍
dyscoimesis [ˌdiskɔi'mi:sis] *n* 睡眠困难
dyscontrol [ˌdiskɔn'trəul] *n* (行为)控制不良 | episodic ～ 发作性(行为)控制不良,(行为)控制不良综合征(即dyscontrol syndrome, 见symdrome项下相应术语)
dyscoria [dis'kɔ:riə] *n* 瞳孔变形(瞳孔反应异常)
dyscorticism [dis'kɔ:tisizəm] *n* 肾上腺皮质功能障碍
dyscrasia [dis'kreizjə] *n* 体液不调,恶液质 | blood ～ 血质不调,血恶液质 / lymphatic ～ 淋巴恶液质;淋巴肉芽肿 | **dyscratic, dyscrasic** *a*
dyscrinic [dis'krinik] *a* 内分泌失调的
dysdiadochokinesia [ˌdisdaiˌædəkəukai'ni:ziə], **dysdiadochocinesia** [ˌdisdaiˌædəkəusai'ni:ziə] *n* 轮替运动障碍 | **dysdiadochokinetic** [ˌdisdaiˌædəkəukai'netik], **dysdiadochocinetic** [ˌdisdaiˌædəkəusai'netik] *a*
dysdipsia [dis'dipsiə] *n* 饮水困难
dysecoia [ˌdisi'kɔiə] *n* 听力减退,听音不适
dysembryoma [disˌembri'əumə] *n* 畸胎瘤
dysembryoplasia [disˌembriəu'pleiziə] *n* 胚胎期发育不良
dysencephalia splanchocystica [disˌensi'feiliə ˌsplæŋknəu'sistikə] 头颅异常和内脏囊肿,梅克尔综合征(见Meckel's syndrome)
dysenteriform [ˌdisən'terifɔ:m] *a* 痢疾样的
dysentery ['disəntri] *n* 痢疾 | amebic ～ 阿米巴(性)痢疾 / asylum ～ 群居性痢疾 / bacillary ～, Japanese ～ 菌痢,杆菌(性)痢疾 / balantidial ～ 小袋虫(性)痢疾 / bilharzial ～ 裂体吸虫(性)痢疾,血吸虫(性)痢疾 / catarrhal ～ 卡他性痢疾,脂肪痢,口炎性腹泻 / ciliary ～, ciliate ～ 纤毛虫(性)

痢疾 / epidemic ～ 流行性痢疾 / flagellate ～ 鞭毛虫(性)痢疾 / fulminant ～ 暴发型痢疾 / institutional ～ 团体(性)痢疾(尤在精神病院) / malarial ～ 疟性痢疾 / protozoal ～ 原虫(性)痢疾 / spirillar ～ 螺(旋)菌性痢疾 | **dysenteric** [ˌdisən'terik] *a*

dysequilibrium [ˌdisˌi:kwi'libriəm] *n* 平衡失调

dyserethesia [ˌdiseri'θi:ziə], **dyserethism** [dis'eriθizəm] *n* 应激性不良

dysergasia [ˌdisə:'geiziə] *n* 脑控制(功能)不良，整体反应障碍 | **dysergastic** [ˌdisə:'gæstik] *a*

dysergia [dis'ə:dʒiə] *n* 传出性运动失调，传出性共济失调

dysesthesia [ˌdisis'θi:zjə] *n* 感觉迟钝；触物感痛 | auditory ～ 听力减退，听音不适 | **dysesthetic** [ˌdisis'θetik] *a*

dysfibrinogenemia [ˌdisfaibrinəudʒe'ni:miə] *n* 异常纤维蛋白原血症

dysfunction [dis'fʌŋkʃən] *n* 功能障碍，功能不良(或异常) | constitutional hepatic ～, constitutional ～ of liver 体质性肝功能不良 / minimal brain ～ 轻微脑功能障碍(注意涣散多动症attention-deficit hyperactivity disorder，见disorder项下相关术语) / myofascial pain ～ 肌筋膜疼痛功能障碍(颞颌关节综合征) / ～ uterus 子宫无力 | ～**al** *a*

dysgalactia [ˌdisgə'læktiə] *n* 泌乳障碍

dysgammaglobulinemia [disˌgæməˌglɔbjuli'ni:miə] *n* 异常γ球蛋白血，丙球蛋白异常血症(一类或几类Ig〈不是全部〉缺陷状态，对体液免疫有关的传染病特别易感)

dysgenesia [ˌdisdʒi'ni:ziə] *n* 生殖力障碍，不孕

dysgenesis [dis'dʒenisis] *n* 发育不全 | seminiferous tubule ～ 细精管发育不全

dysgenic [dis'dʒenik] *a* 种族退化的，非优生学的，劣生的 | ～**s** *n* 种族退化学，劣生学

dysgenitalism [dis'dʒenitəlizəm] *n* 生殖器发育障碍

dysgenopathy [ˌdisdʒi'nɔpəθi] *n* 发育障碍病

dysgerminoma [ˌdisdʒəmi'nəumə] *n* 无性细胞瘤

dysgeusia [dis'gju:ziə] *n* 味觉倒错，味觉障碍

dysglandular [dis'glændjulə] *a* 腺(功能)障碍的

dysglobulinemia [disˌglɔbjuli'ni:miə] *n* 血(内)球蛋白异常

dysglycemia [ˌdisglai'si:miə] *n* 血糖代谢障碍

dysgnathia [dis'neiθiə] *n* 两颌发育异常 | **dysgnathic** [dis'næθik] *a*

dysgnosia [dis'nəuziə] *n* 智力障碍

dysgonesis [ˌdisgə'ni:sis] *n* 生殖器功能障碍

dysgonic [dis'gɔnik] *a* 生长不良的(指细菌培养)

dysgrammatism [dis'græmətizəm] *n* 语法错乱，部分语法缺失(由于脑损伤或脑病所致)

dysgraphia [dis'græfiə] *n* 书写困难(由于顶叶障碍或运动系统障碍所致)

dyshematopoiesis [disˌhemətəupɔi'i:sis], **dyshemopoiesis** [disˌhi:məupɔi'i:sis] *n* 造血(功能)不全 | **dyshematopoietic** [disˌhemətəupɔi'etik], **dyshemopoietic** [disˌhi:məupɔi'etik] *a*

dyshepatia [dishi'peiʃiə] *n* 肝功能障碍

dyshesion [dis'hi:ʒən] *n* 细胞粘着障碍，细胞间内聚力丧失

dyshidrosis, dyshydrosis [dishi'drəusis], **dysidrosis** [disi'drəusis] *n* (掌跖)汗疱；出汗障碍

dyshormonal [dis'hɔ:məunl], **dyshormonic** [dishɔ:'mɔnik] *a* 内分泌障碍的

dyshormonism [dis'hɔ:məunizəm] *n*

内分泌障碍

dysimmunity [disi'mju:nəti] *n* 免疫异常(免疫性疾病或异常免疫应答)

dysjunction [dis'dʒʌkʃən] *n* 分离

dyskaryosis [dis,kæri'əusis] *n* 核异常(如见于孕妇宫颈的上皮细胞内) | **dyskaryotic** [,diskæri'ɔtik] *a*

dyskeratoma [,diskerə'təumə] *n* 角化不良瘤 | warty ～ 疣状角化不良瘤(亦称孤立性毛囊角化不良)

dyskeratosis [,diskerə'təusis] *n* 角化不良 | ～ congenita, congenital ～ 先天性角化不良 / hereditary benign intraepithelial ～ 遗传性良性上皮内角化不良 / isolated ～ follicularis 孤立性毛囊角化不良,疣状角化不良 | **dyskeratotic** [,diskerə'tɔtik] *a*

dyskinesia [,diskai'ni:ziə] *n* (随意)运动障碍 | biliary ～ 胆囊运动障碍 / ～ intermittens 间歇性运动障碍 / occupational ～ 职业性运动障碍,职业性神经功能病 / tardive ～ 迟发性运动障碍 | **dyskinetic** [,diskai'netik] *a*

dyskoimesis [,diskɔi'mi:sis] *n* 睡眠困难

dyslalia [dis'leiliə] *n* 构音困难,出语困难,口吃

dyslexia [dis'leksiə] *n* 诵读困难(由于中枢损害所致) | **dyslexic** *a*

dyslipidosis [,dislipi'dəusis] ([复] **dyslipidoses** [,dislipi'dəusi:z]), **dyslipoidosis** [dis,lipɔi'dəusis] ([复] **dyslipoidoses** [dis,lipɔi'dəusi:z]) *n* 脂质代谢障碍

dyslipoproteinemia [dis,lipəu,prəuti:'ni:miə] *n* 异常脂蛋白血症,血脂蛋白异常

dyslochia [dis'ləukiə] *n* 恶露障碍

dyslogia [dis'ləudʒiə] *n* 推理障碍,逻辑障碍;言语(思想)不连贯

dysmature [dismə'tʃuə] *a* 成熟不良的(指患有成熟障碍综合征的婴儿)

dysmaturity [dismə'tjuərəti] *n* 成熟障碍;成熟障碍综合征(即dysmaturity syndrome, 见syndrome项下相应术语) | pulmonary ～ 肺成熟障碍(见Wilson-Mikity syndrome)

dysmegalopsia [,dismegə'lɔpsiə] *n* 视物显大症

dysmelia [dis'mi:liə] *n* 肢体畸形,肢体发育异常

dysmenorrhea [,dismenə'ri:ə] *n* 痛经 | congestive ～ 充血性痛经 / essential ～, primary ～ 自发性痛经,原发性痛经 / membranous ～ 膜性痛经 / obstructive ～ 梗阻性痛经 / psychogenic ～ 心因性痛经 / secondary ～, acquired ～ 继发性痛经 / spasmodic ～ 痉挛性痛经 / tubal ～ 输卵管性痛经 / uterine ～ 宫性痛经

dysmetabolism [,disme'tæbəlizəm] *n* 代谢障碍

dysmetria [dis'mi:triə] *n* 辨距不良,辨距障碍,测距不准

dysmetropsia [,dismi'trɔpsiə] *n* 视物(大小)不称症

dysmimia [dis'mimiə] *n* 表情障碍

dysmnesia [dis'ni:ziə] *n* 记忆障碍 | **dysmnesic** [dis'ni:zik] *a*

dysmorphism [dis'mɔ:fizəm] *n* 同质异晶(现象);异形;畸形

dysmorphology [,dismɔ:'fɔlədʒi] *n* 畸形学 | **dysmorphologist** *n* 畸形学家

dysmorphopsia [,dismɔ:'fɔpsiə] *n* (眼)曲影症,视物变形症

dysmorphosis [,dismɔ:'fəusis] *n* 畸形,变形;畸形性;畸形物,畸形体

dysmyotonia [,dismaiəu'təuniə] *n* 肌张力障碍

dysnomia [dis'nəumiə] *n* 举名困难,部分举名性失语

dysodontiasis [,disədɔn'taiəsis] *n* 出牙困难,出牙不良,晚出牙

dysoemia [dis'i:miə] *n* 死因不明(法医学名词,可归因于慢性无机物中毒)

dysontogenesis [,disɔntəu'dʒenisis] *n* 胚胎发育不良, 个体发育不良 | **dysontogenetic** [,disɔntəudʒi'netik] *a*

dysopia [dis'əupiə] *n* 视觉障碍,视觉缺陷 | ~ algera 痛性视觉障碍 | **dysopsia** [di'sɔpsiə] *n*

dysorexia [ˌdisə'reksiə] *n* 食欲障碍

dysorganoplasia [disˌɔːgənə*u*'pleiziə] *n* 器官发育障碍

dysoria [di'sɔriə] *n* 脉管渗透异常 | **dysoric** [di'sɔrik] *a*

dysosmia [di'sɔzmiə] *n* 嗅觉障碍

dysostosis [ˌdisɔs'təusis] *n* 骨发育障碍,骨发育不全,成骨不全 | cleidocranial ~ 锁骨颅骨发育不全 / craniofacial ~ 颅骨面骨发育不全 / mandibulofacial ~ 下颌面骨发育不全 / mandibulofacial ~ with epibulbar dermoids 下颌面骨发育不全伴眼球上皮样囊肿,眼耳脊椎发育不良 / metaphyseal ~ 干骺端成骨不全(亦称干骺端软骨发育不良) / ~ multiplex 脂肪软骨营养不良 / orodigitofacial ~ 口指(趾)面骨发育不全,口面指(趾)综合征 | **dysosteogenesis** [disˌɔstiə*u*'dʒenisis] *n*

dysoxidative [dis'ɔksiˌdeitiv] *a* 氧化障碍的,氧化不足的

dysoxidizable [dis'ɔksiˌdizəbl] *a* 不易氧化的,难氧化的

dyspancreatism [dis'pæŋkriətizəm] *n* 胰腺功能障碍

dyspareunia [ˌdispə'runiə] *n* 交媾困难,性交疼痛(症)

dyspepsia [dis'pepsiə] *n* 消化不良 | acid ~ 酸性消化不良 / catarrhal ~ 卡他性消化不良 / chichiko ~ 米粉性消化不良(婴儿) / flatulent ~ 胃积气性消化不良 / gastric ~ 胃消化不良 | **dyspeptic** [dis'peptik] *a* 消化不良的 *n* 患消化不良症者

dysperistalsis [ˌdisperi'stælsis] *n* 蠕动障碍

dysphagia [dis'feidʒiə] *n* 吞咽困难 | contractile ring ~ 收缩环性吞咽困难 / ~ inflammatoria (食管)炎性吞咽困难 / ~ lusoria (食管)受压性吞咽困难 / ~ nervosa 神经性吞咽困难,食管痉挛 / ~ paralytica 麻痹性吞咽困难,瘫痪性吞咽困难 / sideropenic ~ 缺铁性吞咽困难 / vallecular ~ 食物存积性吞咽困难 / ~ valsalviana 舌骨大角脱位性吞咽困难 | **dysphagic** [dis'feidʒik] *a* | **dysphagy** ['disfədʒi] *n*

dysphasia [dis'feizjə] *n* 言语困难 | **dysphasic** *a* 言语困难的 *n* 言语困难者

dysphemia [dis'fiːmiə] *n* 口吃,讷吃

dysphonia [dis'fəuniə] *n* 发声困难 | **dysphonic** [dis'fɔnik] *a*

dysphoretic [ˌdisfə'retik] *a* 烦躁不安的,不适的 *n* 致烦躁剂,致烦躁物

dysphoria [dis'fɔːriə] *n* 烦躁不安,焦虑,不适 | **dysphoric** [dis'fɔːrik] *a*

dysphoriant [dis'fɔːriənt] *a* 使烦躁不安的 *n* 致烦躁剂,致烦躁物

dysphrasia [dis'freiziə] *n* 言语困难,难语症(由于中枢神经或大脑缺陷所致)

dysphrenia [dis'friːniə] *n* 精神障碍,继发性精神障碍

dysphylaxia [ˌdisfi'læksiə] *n* 过于早醒,早醒性失眠

dyspigmentation [ˌdispigmen'teiʃən] *n* (皮肤或毛发)色素沉着异常

dyspituitarism [ˌdispi'tjuːitərizəm] *n* 垂体功能障碍

dysplasia [dis'pleiziə] *n* 发育异常,发育不良 | anhidrotic ectodermal ~ 无汗性外胚叶发育不良,先天性外胚叶缺陷 / anteroposterior facial ~ 前后(颜)面发育异常 / chondroectodermal ~ 软骨外胚叶发育不良 / cretinoid ~ 愚侏病样发育不良 / dental ~ 出牙不良,出牙困难 / dentinal ~ 牙(本)质发育异常,无根牙 / ectodermal ~ 外胚叶发育不良 / encephalo-ophthalmic ~ 脑性眼球发育不全 / epiphyseal ~ 骨骺发育不良 / ~ epiphysealis hemimelica 半肢畸形骨骺发育不良 / ~ epiphysealis multiplex 多发性骨骺发

育不良 / ～ epiphysealis punctata 点状骨骺发育不良 / familial white folded mucosal ～ 家族性白色皱襞性粘膜发育不良，白色海绵状痣 / fibrous ～ (of bone) (骨)纤维性结构不良 / fibrous ～ of jaw 颌骨纤维性结构不良，颌骨增大症 / hidrotic ectodermal ～ 出汗性外胚叶发育不良 / oculoauricular ～, oculoauriculovertebral (OAV) ～ 眼耳发育不良，眼耳脊椎发育不良(亦称OAV综合征) / oculodentodigital (ODD) ～, oculodentoosseous ～ (ODOD) 眼牙指(趾)发育不良，眼牙骨发育不良(亦称ODD综合征) / ophthalmomandibulomelic ～ 眼下颌肢发育不全 / thymic ～ 胸腺发育不全(一组遗传性疾病，有些是常染色体隐性遗传，有些是X连锁隐性遗传) | **displastic** [dis'plæstik] *a*

dyspnea [dis'*p*ni(:)ə] *n* 呼吸困难 | expiratory ～ 呼气困难 / inspiratory ～ 吸气困难 / nonexpansional ～ 胸廓扩张不能性呼吸困难 / sighing ～ 叹息式呼吸困难 | **dyspneic** [dis*p*'ni:k] *a*

dyspoiesis [ˌdispɔi'i:sis] *n* 生成障碍(如血细胞)

dysponderal [dis'pɔndərəl] *a* 体重异常的

dysponesis [ˌdispəu'ni:sis] *n* 皮质运动区活动障碍

dyspragia [dis'preidʒiə] *n* 动时感痛，功能性疼痛

dyspraxia [dis'præksiə] *n* 运用障碍；运用功能不全

dysprosium [dis'prəusiəm] *n* 镝(化学元素)

dysprosody [dis'prɔsədi] *n* 言语声律障碍

dysproteinemia [disˌprəuti:'ni:miə] *n* 蛋白异常血症，血内蛋白异常

dysraphia [dis'reifiə], **dysraphism** ['disrəfizəm] *n* 神经管闭合不全

dysreflexia [ˌdisri'fleksiə] *n* 反射异常 | autonomic ～ 自主(神经)性反射异常

dysrythmia [dis'riθmiə] *n* 节律障碍 | cerebral ～, electroencephalographic ～ 脑节律障碍，脑电波节律障碍 / esophageal ～ 食管节律障碍，弥漫性食管痉挛

dyssebacia, dyssebacea [ˌdisi'beiʃiə] *n* 皮脂障碍症

dyssomnia [di'sɔmniə] *n* 睡眠障碍

dysspermia [di'spə:miə] *n* 精液异常；精子异常

dysstasia [di'steiziə] *n* 起立困难 | **dysstatic** [di'stætik] *a*

dyssymbolia [ˌdisim'bəuliə], **dyssymboly** [di'simbəli] *n* 概念构思障碍

dyssymmetry [di'simitri] *n* 不对称，偏位

dyssynergia [ˌdisi'nə:dʒiə] *n* (肌)协同失调，(肌)协同困难 | biliary ～ 胆系协同失调

dystasia [dis'teiʃiə] *n* 起立困难 | hereditary ataxic ～ 遗传性共济失调性起立困难

dystaxia [dis'tæksiə] *n* 共济失调

dystectia [dis'tekʃiə] *n* 神经管闭合不全

dysteleology [ˌdistili'ɔlədʒi] *n* 无用器官学，残存器官学；无目的论

Dysteriina [ˌdistə'raiinə] *n* 旋毛亚目

dysthymia [dis'θaimiə] *n* 精神抑郁症；胸腺功能障碍 | ～**c** [dis'θaimiæk] *n* 精神抑郁者；胸腺功能障碍者

dysthymic [dis'θaimik] *a* 情绪恶劣的，忧郁的

dysthyroid [dis'θairɔid], **dysthyroidal** [ˌdisθai'rɔidəl] *a* 甲状腺功能障碍的

dysthyroidism [dis'θairɔidizəm], **dysthyreosis** [ˌdisθairi'əusis], **dysthyroidea** [ˌdisθai'rɔidiə] *n* 甲状腺功能障碍

dystimbria [dis'timbriə] *n* 音色不良

dystithia [dis'tiθiə] *n* 哺乳困难

dystocia [dis'təuʃiə] *n* 难产 | constriction ring ～, contraction ring ～ 子宫痉挛性狭窄环难产,收缩环性难产 / fetal ～ 胎原性难产 / maternal ～ 母原性难产 / placental ～ 胎盘难产

dystonia [dis'təuniə] *n* (肌)张力障碍 | torsion ～ 变应性肌张力障碍 | **dystonic** [dis'tɔnik] *a*

dystopia [dis'təupiə], **dystopy** ['distəpi] *n* 异位,错位 | **dystopic** [dis'tɔpik] *a*

dystrophia [dis'trəufiə] *n*【拉】营养障碍,营养不良

dystrophin [distrəfin] *n* 肌细胞增强蛋白

dystrophodextrin [ˌdistrɔfəu'dekstrin] *n* 血糊精

dystrophoneurosis [disˌtrɔfənjuə'rəusis] *n* 营养不良性神经病;神经性营养障碍

dystrophy ['distrəfi] *n* 营养障碍,营养不良 | adiposogenital ～ 肥胖性生殖器退化,脑性肥胖症 / asphyxiating thoracic ～ (ATD) 窒息性胸廓营养不良 / craniocarpotarsal ～ 颅腕跗骨营养不良 / hypophyseal ～ 垂体功能减退性营养不良 / tapetochoroidal ～ 无脉络膜(眼) / wound ～ 创伤后营养不良

dystropy ['distrəpi] *n* 行为异常 | **dystropic** [dis'trəupik] *a*

dystrypsia [dis'tripsiə] *n* 胰蛋白酶(分泌)障碍

dysuria [dis'juəriə], **dysuresia** [ˌdisjuə'riːziə] *n* 排尿困难,尿痛 | **dysuric** [dis'juərik] *a* / **dysuriac** [dis'juəriæk] *n* 排尿困难者;尿痛者

dysvitaminosis [ˌdisvaitəmi'nəusis] *n* 维生素失调症

dyszoospermia [diszəuəu'spəːmiə] *n* 精子形成障碍

E

E, e [iː] ([复] **E's, e's** [iːz]) *n* 英语的第5个字母

E 屈光正常(emmetropia)、酶(enzyme)和穰(exa-)的符号

E 弹性(elastance)、电(场)强度(electric intensity)、电动势(electromotive force)、能量(energy)、期望(expectancy)、照度(illumination)和氧化还原电势(Redox potential)的符号

E- 一种用以说明具有双键化合物绝对构型的立体描记器

E_1 estrone 雌酮

E_2 estradiol 雌二醇

E_3 estriol 雌三醇

E_4 estetrol 雌四醇

E_h 氧化还原电势(redox potential)的符号

$E°$ standard reduction potential 标准还原电压

e 电子(electron)和自然对数的底(base of natural logarithmus)的符号(约2.7182818285)

e- [前缀] 离;外

e 电荷(electric charge)基本单位的符号

e^+ 正电子,阳电子(positron)的符号

e^- 负电子,阴电子(electron)的符号

ε epsilon 希腊语的第5个字母;摩尔吸收系数(molar absorptivity)、IgE的重链(heavy chain of IgE)、血红蛋白的ε链(ε chain of hemoglobin)的符号

η 希腊语的第7个字母;粘度(viscosity)的符号

EAC 红细胞(erythrocyte)、抗体(antibody)和补体(complement)的符号,有时用来表示补体复合物,如$EAC14b2_a$

EACA epsilon-aminocaproic acid ε-氨基己酸,6-氨基己酸(止血药)

each [iːtʃ] *a, pron* 各,每个 | ~ and every 每个 / ~ other 互相

ead. eadem【拉】*ad* 同样

EAE experimental allergic encephalomyelitis 实验性变应性脑脊髓炎

eager [ˈiːgə] *a* 渴望的,热切的 | **~ly** *ad* / **~ness** *n*

eagle [ˈiːgl] *n* 鹰 | **~-eyed** [ˈiːgl ˈaid] *a* 视力好的

Eagle test [ˈiːgl] (Harry Eagle) 伊格尔试验(检梅毒)

EAHF *e*czema, *a*sthma, *h*ay *f*ever 湿疹、哮喘、枯草热

Eales's disease [iːlz] (Henry Eales) 伊尔斯病(青年复发性视网膜出血)

EAP epiallopregnanolone 表异孕烷醇酮

Ea. R. Entartungs-Reaktion【德】变性反应

ear [iə] *n* 耳 | acute ~ 急性中耳炎,急性卡他性中耳炎 / aviator's ~ 航空性中耳炎 / beach ~ 海水浴耳病 / cat's ~ 猫耳(耳郭褶叠) / cauliflower ~, prizefighter ~ 皱缩耳,菜花耳,拳击耳 / diabetic ~ 糖尿病性乳突炎 / Hong Kong ~, Singapore ~ 耳真菌病,真菌性耳炎 / hot weather ~ 湿热耳 / lop ~, bat ~ 横位耳甲 / satyr ~ 尖耳轮耳 / scroll ~ 卷耳 / tank ~ 游泳池耳病 | be all ~s 全神贯注地倾听着 / give ~ to 听,倾听,注意 / turn a deaf ~ to 对…根本不听,对…置若罔闻

earache [ˈiəreik] *n* 耳痛

eardrops [ˈiədrɔps] *n* 耳药水(滴耳剂)

eardrum [ˈiədrʌm] *n* 中耳;鼓膜,鼓室

eared [iəd] *a* 有耳的

early [ˈəːli] *a* 早的;早熟的;早期的 *ad* 早,在初期 | ～ on 在早期,初期 / ～ or late 迟早 / keep ～ hours 早起早睡

ear-minded [iəˈmaindid] *a* 听性记忆的

earn [əːn] *vt* 赚得;赢得;博得

earnest [ˈəːnist] *a* 认真的,诚挚的;重要的 *n* 认真,热心 | ～**ly** *ad* / ～**ness** *n* | in (real) ～ 认真地

earphone [ˈiəfəun] *n* 耳机

earth [əːθ] *n* 地球;土,土地 | alkaline ～ 碱土 / fuller's ～ 漂白土 / infusorial ～, diatomaceous ～, silicious ～ 硅藻土 | come back(或down) to ～ 回到现实,不再作幻想 / down to ～ 实际的,现实的 / on ～ 在世界上;究竟,到底;全然 / run ... to ～ 追查

earthly [ˈəːθli] *a* 地球的,现世的

earth-nut [ˈəːθnʌt] *n* 落花生

earthquake [ˈəːθkweik] *n* 地震

earthy [ˈəːθi] *a* 泥土(似)的;粗陋的;现实的

earwax [ˈiəwæks] *n* 耵聍,耳垢

ease [iːz] *n* 舒适,悠闲;容易(如with ～) *vt* 减轻;使舒适,使安心;放松 *vi* 缓和,减轻;放松(off, up) | at (one's) ～ 舒适;自由自在

easeful [ˈiːzful] *a* 舒适的

easily [ˈiːzili] *ad* 容易地;舒适地;无疑地;很可能,多半

easiness [ˈiːzinis] *n* 容易;温和;舒适

east [iːst] *n* 东,东方 *a* 东方的 *ad* 在东方,向东方

eastern [ˈiːstən] *a* 东方的 *n* 东方人

eastward [ˈiːstwəd] *ad, a* 向东(的) *n* 东部 | ～**s** *ad*

easy [ˈiːzi] *a* 容易的;舒适的 *ad* 轻易;当心地 | rest ～ 高枕无忧 / take it(或things) ～ 不紧张,从容,不急

eat [iːt] (ate; eaten) *vt, vi* 吃,喝(汤);腐蚀,侵蚀(into) | ～ one's words 食言 / ～ up 吃完,吃光;耗尽 | ～**er** *n* 食者

eatable [ˈiːtəbl] *a* 可食用的 *n* [复]食物,食品

eaten [ˈiːtn] eat的过去分词

eating [ˈiːtiŋ] *n* 吃;食物 *a* 食用的

Eaton-Lambert syndrome [ˈiːtən ˈlæmbət] (L. M. Eaton; Edward H. Lambert) 伊-兰综合征(一种肌无力样综合征,肢体通常软弱无力,而眼肌和眼球肌则幸免,刺激肢体神经时肌肉的动作电位降低,但若反复刺激则动作电位增高。本征常合并肺燕麦细胞癌,亦称肌无力综合征)

EB elementary body 血小板,原生小体

ebb [eb] *n, vi* 退潮;衰退,减衰 | ～ and flow 涨落;盛衰,消长

Ebbinghaus test [ˈebiŋhaus] (Hermann Ebbinghaus) 埃宾豪斯试验(检精神疾病:检查者给予患者一些已省略几个字的句子,然后由患者完成这些句子)

Eberthella [ˌiːbəˈθelə] (Karl Joseph Eberth) *n* 埃(伯特)氏杆菌属

Eberth's lines [ˈeibət] (Karl J. Eberth) 埃伯特线(显微镜下心肌细胞交接处的断裂或梯纹状线)

EBL enzootic bovine leukosis 地方流行性牛造白细胞组织增生病

Ebner's fibrils [ˈebnə] (Victor Ebner von Rofenstein) 埃伯内原纤维(牙质内) | ～ glands 舌腺,味腺 / ～ reticulum 埃伯内网(细精管内)

Ebola virus, virus disease (hemorrhagic fever) [ˈeibəulə] (Ebola为扎伊尔北方一条河流名,1976年首次观察到此病) 埃博拉病毒、病毒病(出血热)(见virus项下相应术语)

ebonation [ˌiːbəˈneiʃən] *n* (损伤后)碎骨片清除术

ébranlement [eibrɑːnləˈmɔŋ] *n* 【法】息肉扭摘术

ebriety [iˈbraiəti] *n* 沉醉,醉酒;酒癖

Ebstein's angle [ˈebstain] (Wilhelm Ebstein) 心肝角 | ～ anomaly 埃布斯

坦异常(右房室瓣畸形，常伴房间隔缺损) / ~ disease 埃布斯坦病(①肾小管上皮细胞透明变性及坏死，见于糖尿病；②右房室瓣畸形，常伴房间隔缺损)

ebullient [i'bʌljənt] *a* 沸腾的；起泡的 | **ebullience, ebulliency** *n*

ebullition [ebə'liʃən] *n* 沸，沸腾；起泡

ebur ['i:bə] *n*【拉】象牙 | ~ dentis 牙质，牙本质

eburnation [ˌi:bə'neiʃən] *n* 骨质象牙化；牙质象牙化 | ~ of dentin 牙质象牙化

eburneous [i'bə:niəs] *a* 象牙样的

eburnitis [i:bə'naitis] *n* 牙釉质密固

EBV Epstein-Barr virus EB病毒，非洲淋巴细胞瘤病毒

EC Enzyme Commission 酶学委员会

écarteur [eikɑ:'tə:] *n*【法】牵开器

ecaudate [i'kɔ:deit] *a* 无尾的

ecbolic [ek'bɔlik] *a* 催产的 *n* 催产药

ecbovirus [ekbə*u*'vaiərəs] (*e*nteric *c*ytopathic *b*ovine *o*rphan virus) *n* ECBO病毒，牛肠道细胞病变孤儿病毒

eccentric [ik'sentrik] *a* 偏心的，离心的；怪僻的 *n* 行为古怪的人；偏心圆

eccentricity [ˌeksen'trisiəti] *n* 怪僻，偏僻性；偏心度，离心率

eccentro-osteochondrodysplasia [ekˌsentrə*u*ˌɔstiə*u*ˌkɔndrə*u*dis'pleiziə], **eccentrochondroplasia** [ekˌsentrə*u*ˌkɔndrə*u*'pleiziə] *n* 离心性(骨)软骨发育不良(即Morquio's syndrome)

eccephalosis [ˌeksefə'ləusis] *n* 穿颅术

ecchondroma [ˌekɔn'drəumə], **ecchondrosis** [ˌekɔn'drəusis] *n* 外生软骨瘤

ecchondrotome [e'kɔndrətəum] *n* 软骨刀

ecchordosis physaliphora [ˌekə'dəusis ˌfisə'lifərə] 颅内脊索瘤

ecchymoma [eki'məumə] *n* 瘀血肿，皮下血肿

ecchymosed ['ekiməuzd] *a* 有瘀斑的，成瘀斑的

ecchymosis [ˌeki'məusis] ([复] **ecchymoses** [ˌeki'məusi:z]) *n* 瘀斑 | cadaveric ecchymoses 尸斑 | **ecchymotic** [eki'mɔtik] *a*

eccoprotic [ˌekə'prɔtik] *a* 导泻的 *n* 泻药

eccrine ['ekrin] *n* 外分泌物(特指一般的汗腺) *a* 外分泌的

eccrinology [ˌekri'nɔlədʒi], **eccrisiology** [eˌkrisi'ɔlədʒi] *n* 分泌学

eccrisis ['ekrisis] *n* 排泄

eccritic [e'kritik] *a* 促排泄的 *n* 排泄剂

eccyesis [ˌeksai'i:sis] *n* 异位妊娠，宫外孕

ecdemic [ek'demik] *a* 非地方性的，外地的，外来的(指疾病)

ecdovirus [ˌekdə*u*'vaiərəs] (*e*nteric *c*ytopathic *d*og *o*rphan + virus) *n* ECDO 病毒，犬肠道细胞病变孤儿病毒

ecdysiasm [ek'daisiəzəm] *n* 脱衣癖

ecdysis ['ekdisis] *n* 蜕皮；换羽

ecdysone [ek'daisɔn] *n* 蜕皮(激)素，蜕化(激)素

ecdysterone [ˌekdi'stiərəun] *n* 脱皮甾酮

ECF extracellular fluid 细胞外液; eosinophil chemotactic factor 嗜酸细胞趋化因子

ECF-A eosinophil chemotactic factor of anaphylaxis 过敏反应嗜酸细胞趋化因子

ECG electrocardiogram 心电图

ecgonine ['ekgənin] *n* 爱康宁，芽子碱(局部麻醉药)

echeosis [ˌeki'əusis] *n* 噪音性神经功能病

echidnase [i'kidneis] *n* 蛇毒致炎酶

echidnin [i'kidnin] *n* 蝰(蛇)毒素

Echidnophaga [ˌekid'nɔfəgə] *n* 冠蚤属 | ~ gallinacea 禽冠蚤

echidnotoxin [iˌkidnə*u*'tɔksin] *n* 蝰(蛇)毒素

echidnovaccine [iˌkidnə*u*'væksin] *n*

抗蛇毒疫苗

Echinacea [ˌeki'neisiə] *n* 紫锥花属

echinate ['ekineit] *a* 猬棘状的，小棘状的

echinenone [i'kinənəun] *n* 海胆酮，β-胡罗卜素-4-酮，海胆紫酮

echin(o)- [构词成分] 棘，刺

Echinochasmus [i:ˌkainəu'kæzməs] *n* 棘隙吸虫属 | ～ perfoliatus 抱茎棘隙吸虫

echinochrome [i'kainəkrəum] *n* 海胆色素

echinococcosis [iˌkainəukɔ'kəusis], **echinococciasis** [iˌkainəukɔ'kaiəsis] *n* 棘球蚴病，包虫病

echinococcotomy [iˌkainəukɔ'kɔtəmi] *n* 棘球囊切开术

Echinococcus [iˌkainəu'kɔkəs] *n* 棘球绦虫属 | ～ granulosus 细粒棘球绦虫 / ～ multilocularis, ～ alveolaris 多房棘球绦虫

echinocyte [i'kainəsait] *n* 棘状红细胞，钝锯齿状红细胞

echinocytosis [iˌkainəsai'təusis] *n* 棘状红细胞增多

echinoderm [i'kainədə:m] *n* 棘皮动物

Echinodermata [iˌkainəu'də:mətə] *n* 棘皮动物门

Echinolaelaps [iˌkainəu'li:læps] *n* 棘蛎螨属 | ～ echidninus 毒棘厉螨

echinophthalmia [iˌkinɔf'θælmiə] *n* 倒睫性眼睑炎

echinosis [ˌeki'nəusis] *n* 红细胞皱缩

Echinosteliida [i:ˌkainəusti'laiidə] *n* 棘柱目

Echinostoma [ˌeki'nɔstəumə] *n* 棘口吸虫属 | ～ ilocanum 伊族棘口吸虫

echinostomiasis [iˌkinəustəu'maiəsis] *n* 棘口吸虫病

echinulate [i'kinjulit] *a* 猬棘状的，小棘状的

Echis ['i:kis] *n* 小蝰属(产于印度至北非一带的小形毒蛇)

echo ['ekəu] *n* 回声，回波；重复，仿效；共鸣 *vt, vi* 起反响；重复，模仿 | amphoric ～ 空瓮性回声(胸部听诊时) / metallic ～ 金属性回声(心包积气和气胸患者的心音)

echoacousia [ˌekəuə'ku:ziə] *n* 回声感觉

echocardiogram [ˌekəu'kɑ:diəgræm] *n* 心回波图，超声心动图

echocardiography [ˌekəuˌkɑ:di'ɔgrəfi] *n* 心回波描记术，超声心动描记术，超声心动图检查

echoencephalogram [ˌekəuen'sefələgræm] *n* 脑回波图，脑声象图

echoencephalograph [ˌekəuen'sefələgrɑ:f] *n* 脑回波描记器 | ～**y** [ˌekəuenˌsefə'lɔgrəfi] *n* 脑回波检查(法)，脑声象图检查

echogenic [ˌekəu'dʒenik] *a* 回波发生的，产生回声的

echogenicity [ˌekəudʒe'nisəti] *n* 产生回波(性)，产生回声(性)

echogram ['ekəgræm] *n* 回波(描记)图，声象图

echographia [ekəu'græfiə] *n* 模仿书写

echography [i'kɔgrəfi] *n* 回波描记术，声象图检查

echokinesis [ˌekəukai'ni:sis] *n* 模仿运动，模仿动作

echolalia [ˌekəu'leiliə] *n* 模仿言语

echolalus [ekəu'leiləs] ([复] **echolali** [ˌekəu'leilai]) *n*【拉】模仿言语者

echolucent [ˌekəu'lju:sənt] *a* 无回波的(可使超声波通过，该区即透声区，声象图上显示黑色)

echomatism [e'kəumətizəm] *n* 模仿行动

echomimia [ˌekəu'mimiə] *n* 模仿表情

echomotism [ˌekəu'məutizəm] *n* 模仿动作

echopathy [e'kɔpəθi] *n* 病态模仿，模仿症

echophonocardiography [ˌekəuˌfəunəuˌkɑ:di'ɔgrəfi] *n* 超声心音检查法

echophony [e'kɔfəni] *n* 胸内回声(胸听

诊时)

echophotony [ˌekəˈfɔtəni] *n* 声色联觉(因音响而呈现某种色觉)

echophrasia [ˌekəuˈfreisiə] *n* 模仿言语

echopraxia [ˌekəuˈpræksiə], **echopraxis** [ˌekəuˈpræksis] *n* 模仿行动

echo-ranging [ˌekəuˈreindʒiŋ] *n* 回波测距,回波定位

echothiophate [ˌekəuˈθaiəfeit] *n* 乙膦硫胆碱,二乙氧膦酰硫胆碱(抗胆碱酯酶药,缩瞳药) | ~ iodide 依可碘酯,碘乙膦硫胆碱,碘化二乙氧膦酰硫胆药(抗胆碱酯酶药,缩瞳孔)

echovirus [ˌekəuˈvaiərəs] (*e*nteric *c*ytopathic *h*uman *o*rphan + virus) *n* 埃可病毒,ECHO病毒,人肠道细胞病变孤儿病毒

ECI electrocerebral inactivity 大脑电无活动性

Ecker's fissure [ˈekə] (Alexander Ecker) 枕横沟

Ecker's fluid [ˈekə] (Enrique E. Ecker) 埃克液(见Rees and Ecker diluting fluid)

Eck's fistula [ek] (Nicolai V. Eck) 埃克瘘(在门静脉与腔静脉间的人造通道) | ~ fistula in reverse 埃克逆瘘(引导身体后部〈下部〉血液经由门静脉和肝脏的人造通道)

eclabium [ekˈleibiəm] *n* 唇外翻

Eclabron [ˈekləbrɔn] *n* 愈创茶碱(guaithylline)制剂的商品名

eclampsia [iˈklæmpsiə] *n* 惊厥,子痫 | puerperal ~ 产惊,子痫 / uremic ~ 尿毒性惊厥 | **eclamptic** *a*

eclampsism [iˈklæmpsizəm] *n* 虚性子痫,子痫前期

eclamptism [iˈklæmptizəm] *n* 产惊

eclamptogenic [iˌklæmptəuˈdʒenik] *a* 致惊厥的

eclectic [ekˈlektik] *a* 折衷(主义)的(采用医学各派中最好的) *n* 折衷主义者 | ~**ally** *ad*

eclecticism [eˈklektisizəm] *n* 折衷主义;折衷(主义)医学(古时用单一药物治病,而不顾及疾病分类学)

eclipse [iːˈklips] *n* 隐蔽期(指病毒学中的传染期,此时受染的菌细胞不含有传染性噬菌体)

eclysis [ˈeklisis] *n* 轻晕厥

ECM extracellular matrix 细胞外基质

ecmnesia [ekˈniːziə] *n* 近事遗忘

ECMO extracorporeal membrane oxygenation 体外膜式氧合

ecmovirus [ˌekməuˈvaiərəs] (*e*nteric *c*ytopathic *m*onkey *o*rphan + virus) *n* ECMO病毒,猴肠道细胞病变孤儿病毒

ECochG electrocochleogram 耳蜗电图

ecochleation [iˌkɔkliˈeiʃən] *n* 耳蜗切除术;剜出术

E. coli 见Escherichia coli

ecologic(al) [ˌekəˈlɔdʒik(əl)] *a* 生态的;生态学的 | ~**ally** *ad*

ecology [i(ː)ˈkɔlədʒi] *n* 生态学 | human ~ 人类生态学 | **ecologist** *n* 生态学家

ecomone [ˈekəuməun] *n* 生态激素

econazole nitrate [iˈkɔnəzəul] 硝酸益康唑,硝酸氯苯甲氧咪唑(抗真菌药)

economic [iːkəˈnɔmik] *a* 经济(上)的;经济学的

economical [ˌiːkəˈnɔmikəl] *a* 节约的;经济学的,经济上的 | ~**ly** *ad*

economics [ˌiːkəˈnɔmiks] *n* 经济学

economist [i(ː)ˈkɔnəmist] *n* 经济学家

economize [i(ː)ˈkɔnəmaiz] *vt, vi* 节约,节省

Economo's disease (encephalitis) [eiˈkɔnəməu] (Constantin von Economo) 昏睡性脑炎

economy [i(ː)ˈkɔnəmi] *n* 经济;节约;系统;整体 | **animal** ~ 机体整体 / token ~ 标记奖酬法,奖券奖酬法(行为疗法用语,从事适当的个人和社会行为的患者可以得到奖券,奖券可调换食品、衣服等,或得到特殊优惠,如看电视,离

开医院等)
ecoparasite [ˌi:kəuˈpærəsait], **ecosite** [ˈi:kəsait] *n* 定居寄生物
écorché [ˌeikɔ:ˈʃei] *n*【法】肌肉部位图
ecostate [iˈkɔsteit] *a* 无肋骨的
ecosystem [ˌi:kəˈsistəm] *n* 生态体系,生态系统
ecotaxis [ˈi:kəuˌtæksis, ˈekəuˌtæksis] *n* 趋生态性
ecotone [ˈi:kətəun, ˈekətəun] *n* 群落交错区
Ecotrin [ˈekətrin] *n* 阿司匹林(aspirin)制剂的商品名
ecotropic [ˌi:kəuˈtrɔpik] *a* 嗜环境的,亲环境的(指病毒)
écouvillon [eiˌkuviˈjɔŋ] *n*【法】擦洗刷
écouvillonage [eiˌkuvijɔˈnɑ:ʒ] *n*【法】擦洗术
ecphoria [ekˈfɔriə], **ecphory** [ˈekfəri] *n* 印迹激活,记忆遗迹活动
ecphorize [ˈekfəraiz] *vt* 记忆复起,印迹激活
ecphyaditis [ˌekfaiəˈdaitis] *n* 阑尾炎
ecphylaxis [ˌekfiˈlæksis] *n* 无防卫力(血内抗体无力) | **ecphylactic** [ˌekfiˈlæktik] *a*
écrasement [eikræzˈmɔŋ] *n*【法】绞勒
écraseur [eikrəˈzə:] *n*【法】绞勒器
ECS electrocerebral silence 大脑电沉静
ecsomatics [ˌeksəuˈmætiks] *n* 体液检验学
ecsovirus [ˌeksəuˈvaiərəs] (*e*nteric *c*ytopathic *s*wine *o*rphan virus) *n* EÇSO病毒,猪肠道细胞病变孤儿病毒
ecstasy [ˈekstəsi] *n* 出神,入迷;狂喜 | **ecstatic** [ekˈstætik] *a*
ecstrophy [ˈekstrəfi] *n* 外翻
ECT electroconvulsive therapy 电惊厥疗法
ectacolia [ˌektəˈkəuliə] *n* 结肠部分扩张
ectad [ˈektæd] *ad* 向外
ectal [ˈektəl] *a* 表面的;外的
ectasia [ekˈteiziə] *n* 扩张,膨胀 | alveolar ～ 肺泡扩张,肺泡气肿 / diffuse arterial ～ 蜿蜒状动脉瘤 / hypostatic ～ 坠积性(血管)扩张 / papillary ～ 局限性毛细管扩张(皮肤呈红点) | **ectasis** [ˈektəsis], **ectasy** [ˈektəsi] *n* / **ectatic** [ekˈtætik] *a*
ectental [ekˈtentəl] *a* 外(与)内胚层的
ecterograph [ˈektərəgrɑ:f] *n* 肠运动描记器
ectethmoid [ekˈteθmɔid] *n* 筛骨侧块,筛骨外侧部
ecthyma [ekˈθaimə] *n* 深脓疱,臁疮
ecthymiform [ekˈθaimifɔ:m] *a* 深脓疱样的
ecthyreosis [ekˌθairiˈəusis] *n* 甲状腺缺失;甲状腺功能缺失
ect(o)- [前缀] 外
ectoantigen [ˌektəuˈæntidʒən] *n* 外抗原(松弛地附着在菌体外的一种抗原,因此将细菌置于生理盐水中摇动很容易将其洗去;亦指在细菌外胞浆中形成的一种抗原)
ectobiology [ˌektəubaiˈɔlədʒi] *n* 细胞表面学(研究细胞表面及表面上特异酶的性质和生化构造)
ectoblast [ˈektəblæst] *n* 外胚层,外胚叶;外膜 | ～**ic** [ˌektəˈblæstik] *a*
ectocardia [ektəuˈkɑ:diə] *n* 异位心
ectocervix [ˌektəuˈsə:viks] *n* 外(子)宫颈(宫颈阴道部) | **ectocervical** *a*
ectocolon [ˌektəuˈkəulən] *n* 结肠扩张
ectocommensal [ˌektəukəˈmensəl] *n* 外共生体,外共栖体
ectocondyle [ˌektəuˈkɔndail] *n* 外侧髁
ectocuneiform [ˌektəukjuˈni:ifɔ:m] *n* 外侧楔骨,第三楔骨
ectocytic [ˌektəuˈsaitik] *a* 细胞外的
ectoderm [ˈektədə:m] *n* 外胚层,外胚叶 | blastodermic ～, primitive ～ 胚盘外胚层,原始外胚层 / chorionic ～ 滋养层 | ～**al** [ektəuˈdə:məl], ～**ic** [ˌektəuˈdə:mik] *a*

ectodermoidal [ˌektəudəːˈmɔidəl] *a* 外胚层的，外胚叶的，外胚层样的，外胚叶样的
ectodermosis [ˌektəudəːˈməusis] *n* 外胚层形成异常，外胚层增殖，外胚叶病 | ～ erosiva pluriorificialis 多腔性糜烂性外胚叶病 | **ectodermatosis** [ˌektəuˌdəːməˈtəusis] *n*
ectoentad [ˌektəuˈentæd] *ad* 自外向内
ectoenzyme [ˌektəuˈenzaim] *n* 胞外酶，外酶
ectogenous [ekˈtɔdʒinəs], **ectogenic** [ˌektəuˈdʒenik] *a* 外源性的
ectoglia [ekˈtɔgliə] *n* 外(神经)胶质
ectogony [ekˈtɔgəni] *n* 孕势(胎发育对母体的影响)
ectohormone [ˌektəuˈhɔːməun] *n* 外激素(排至体外的激素，如信息激素)
ectolecithal [ˌektəuˈlesiθəl] *n* 外黄的
ectolysis [ekˈtɔlisis] *n* 外(胞)浆溶解
ectomere [ˈektəmiə] *n* 成外胚层裂球 | **ectomeric** [ˌektəuˈmerik] *a*
ectomesenchyme [ˌektəuˈmeseŋkaim] *n* 外胚层间(充)质
ectomesoblast [ˌektəuˈmesəblæst] *n* 外(胚层原)中胚层
-ectomize [构词成分] 切除
ectomorph [ˈektəmɔːf] *n* 外胚层体型者 | ～**ic** [ˌektəuˈmɔːfik] *a* 外胚层体型的 / ～**y** *n* 外胚层体型
ectomy [ˈektəmi] *n* 切除术
-ectomy [构词成分] 切除术
ectonuclear [ˌektəuˈnjuːkliə] *a* 核外的
ectopagus [ekˈtɔpəgəs] *n* 胸侧联胎畸胎
ectoparasite [ˌektəuˈpærəsait] *n* 外寄生物 | **ectoparasitic** [ˌektəupærəˈsitik] *a*
ectopectoralis [ˌektəuˌpektəˈreilis] *n* 胸大肌
ectoperitoneal [ˌektəuˌperitəuˈniːəl] *a* 腹膜外(面)的
ectoperitonitis [ˌektəuperitəuˈnaitis] *n* 腹膜外层炎
ectophyte [ˈektəfait] *n* 外皮寄生植物；外寄生菌
ectopia [ekˈtəupiə] *n* 异位 | **ectopic** [ekˈtɔpik] *a*
ectoplacenta [ektəupləˈsentə] *n* 外胎盘
ectoplasm [ˈektəplæzəm] *n* 外质，外(胞)浆 | ～**ic** [ˌektəuˈplæzmik], ～**-atic** [ˌektəuplæzˈmætik] *a*
ectoplast [ˈektəuplæst] *n* 外质膜，外浆膜
ectoplastic [ˌektəuˈplæstik] *n* 外形成性的
ectopotomy [ˌektəuˈpɔtəmi] *n* 异位胎切除术
ectopterygoid [ˌektəuˈterigɔid] *n* 翼外肌
ectopy [ˈektəpi] *n* 异位
ectosarc [ˈektəsɑːk] *n* 外质，外膜；外囊(卵)
ectoscopy [ekˈtɔskəpi] *n* 外表检视法
ectoskeleton [ˌektəuˈskelitn] *n* 外骨骼
ectosphere [ˈektəsfiə] *n* 外球(中心体的外层)
ectosteal [ekˈtɔstiəl] *a* 骨外的
ectostosis [ˌektəuˈstəusis] *n* 软骨膜下软骨骨化；骨膜下骨化
ectosuggestion [ˌektəusəˈdʒestʃən] *n* 外暗示
ectosymbiont [ˌektəuˈsimbiɔnt] *n* 外共生生物
ectotherm [ˈektəθəːm] *n* 冷血动物，变温动物
ectothermic [ˌektəˈθəːmik] *a* 变温的
ectothermy [ˌektəˈθəːmi] *n* 变温性
Ectothiorhodospira [ˌektəˌθaiərəuˈdɔspirə] *n* 外红硫螺菌属
ectothrix [ˈektəθriks] *n* 发外发癣菌
Ectotrichophyton [ˌektətraiˈkɔfitɔn] *n* 发外发癣菌属
ectozoon [ˌektəuˈzəuɔn] ([复] **ectozoa** [ˌektəuˈzəuə]) *n* 【希】外寄生虫 |

ectozoal *a*
ectr(o)- [构词成分] 先天性缺损
ectrodactyly [ˌektrəuˈdæktili], **ectrodactylia** [ˌektrəudækˈtiliə], **ectrodactylism** [ˌektrəuˈdæktilizəm] *n* 缺指(趾)畸形
ectrogeny [ekˈtrɔdʒini] *n* 先天性缺损 | **ectrogenic** [ˌektrəuˈdʒenik] *a*
ectromelia [ˌektrəuˈmi:liə] *n* (先天性)缺肢畸形 | infectious ～ 传染性缺肢畸形,鼠痘 | **ectromelic** [ˌektrəuˈmelik] *a*
ectromelus [ekˈtrɔmiləs] *n* 缺肢畸胎,四肢不全畸胎
ectrometacarpia [ˌektrəuˌmetəˈkɑ:piə] *n* 缺掌骨(畸形),先天性掌骨缺如畸形
ectrometatarsia [ˌektrəuˌmetəˈtɑ:siə] *n* 缺跖骨(畸形),先天性跖骨缺如畸形
ectrophalangia [ˌektrəufəˈlændʒiə] *n* 缺指(趾)骨(畸形),先天性指(趾)骨缺如畸形
ectropion [ekˈtrəupiɔn] *n* 外翻 | flaccid ～ 弛缓性下睑外翻 / paralytic ～ 麻痹性睑外翻 / senile ～ 老年性睑外翻 / spastic ～ 痉挛性(睑)外翻 | **ectropium** *n*
ectropionize [ekˈtrəupiəˌnaiz] *vt* 使外翻
ectrosis [ekˈtrəusis] *n* 流产;顿挫疗法
ectrosyndactyly [ˌektrəusinˈdæktili], **ectrosyndactylia** [ˌektrəusindækˈtiliə] *n* 并指(趾)缺指(趾)畸形
ectrotic [ekˈtrɔtik] *a* 流产的;顿挫的
ectylurea [ˌektiˈljuəriə] *n* 依克替脲,乙巴酰脲(镇静药)
ectype [ˈektaip] *n* 异常型(体质)
ectypia [ekˈtaipiə] *n* 体质型异常
Ecuador [ˌekwəˈdɔ:, ˈekwədɔ:] *n* 厄瓜多尔[拉丁美洲]
Ecuadoran [ˌekwəˈdɔ:rən], **Ecuadorian, Ecuadorean** [ˌekwəˈdɔ:riən] *n* 厄瓜多尔人 *a* 厄瓜多尔(人)的
eczema [ˈeksimə, ˈekzimə] *n* 湿疹 | contact ～ 接触性湿疹 / flexural ～ 屈侧性湿疹,异位性皮炎 / impetiginous ～ 传染性湿疹样皮炎 / nummular, orbicular ～ 钱币状湿疹(一种神经性皮炎) / ～ vaccinatum 湿疹痘,痘苗性湿疹
eczematid(e) [ekˈzemətid] *n* 湿疹样疹
eczematization [ekˌzemətaiˈzeiʃən, -tiˈz-] *n* 湿疹化
eczematogenic [ekˌzemətəuˈdʒenik] *a* 引起湿疹的
eczematoid [ekˈzemətɔid] *a* 湿疹样的
eczematous [ekˈzemətəs] *a* 湿疹的,湿疹性的
ED erythema dose 红斑量; effective dose 有效量
ED_{50} median effective dose 半数有效量
edacious [iˈdeiʃəs] *a* 贪吃的,狼吞虎咽的
edacity [iˈdæsiti] *n* 贪吃,狼吞虎咽
edathamil [iˈdæθəmil] *n* 依地酸,乙二胺四乙酸 | calcium disodium ～ 依地酸钙钠(解毒药) / ～ disodium 依地酸二钠(解毒药)
EDC expected date of confinement 预产期
Eddowes' syndrome (disease) [ˈedəuz] (Alfred Eddowes) 埃多斯综合征(病)(青色巩膜伴成骨不全)
Edebohls' operation [ˈedibəulz] (George M. Edebohls) 埃德博尔手术(为布赖特〈Bright〉病所施行的一种肾被膜剥脱术) | ～ position 埃德博尔卧位(曲膝外展,腿贴近腹部,臀部抬高的一种背卧位)
Edecrin [iˈdekrin] *n* 依他尼酸,利尿酸(ethacrynic acid)制剂的商品名
Edelmann's cell [ˈedəlmən] (Adolf Edelmann) (活)动细胞
edema [i(:)ˈdi:mə] ([复] **edemas** 或 **edemata** [i:ˈdi:mətə]) *n* 浮肿,水肿 | angioneurotic ～, acute circumscribed ～, giant ～, migratory ～, periodic ～, wandering ～ 血管神经

性水肿 / blue ～, hysterical ～ 蓝色水肿,癔病性水肿(见于癔病性瘫痪的一肢) / hereditary angioneurotic ～ (HANE) 遗传性血管神经性水肿 / local intracutaneous ～ 荨麻疹 / neuropathic ～ 神经病性水肿,假脂瘤 / nonpitting ～ 非指压性水肿,非压凹性水肿 / nutritional ～, alimentary ～, famine ～, war ～, hunger ～ 营养不良性水肿 / periretinal ～ 浆液性中心性视网膜炎 / pitting ～ 指压性水肿,压凹性水肿 / pulmonary ～ 肺水肿 / solid ～ 实性水肿,粘液性水肿 / terminal ～ 临终时水肿,末期水肿 / vernal ～ of lung 春季肺水肿,变应性肺水肿

edematization [i(:)ˌdemətaiˈzeiʃən] *n* 水肿形成

edematogenic [i(:)ˌdemətəuˈdʒenik], **edematigenous** [i(:)ˌdeməˈtidʒinəs] *a* 致水肿的

edematous [i(:)ˈdemətəs] *a* 水肿的

Edentata [ˌi:denˈteitə] *n* 贫齿目

edentia [i:ˈdenʃiə] *n* 无牙,无齿

edentulous [i:ˈdentjuləs], **edentate** [i:ˈdenteit], **edentulate** [i:ˈdentjulit] *a* 无牙的

edetate [ˈediteit] *n* 依地酸盐 | ～ calcium disodium, calcium disodium ～ 依地酸钙(二)钠,解铅乐(铅中毒诊断治疗用) / ～ disodium, disodium ～ 依地酸二钠(用于治疗铅和其他重金属中毒) / ～ sodium 依地酸钠(螯合剂) / ～ trisodium 依地酸三钠(其作用有时类似依地酸二钠)

edetic acid [iˈdi:tik] 依地酸,乙二胺四乙酸

edge [edʒ] *n* 刀口,锋;边缘,界线;锐利 *vt* 使锋利;给…加上边;使渐进; *vi* 徐徐移动 | cutting ～ 刀刃,刀口;切缘(牙) / incisal ～ 切缘 | on ～ 直立着,竖着;紧张不安;急切 / take the ～ off 使钝;减弱(胃口等)

edge-strength [ˈedʒstreŋθ] *n* 边缘韧力

edgeways [ˈedʒweiz], **edgewise** [ˈedʒwaiz] *ad* 以边缘向外(或向前);从旁边;边对边地

edible [ˈedibl] *a* 可以吃的,食用的 *n* [复]食品 | **edibility** [ˌediˈbiləti] *n* 可食用性 / ～**ness** *n*

edification [ˌedifiˈkeiʃən] *n* 开导,启发

edify [ˈedifai] *vt* 开导,启发

Edinger's law [ˈediŋgə] (Ludwig Edinger) 埃丁格尔定律(一神经元,如逐渐使其活动增加,能促进其生长,若活动增加不规则与过量,则导致萎缩与退化) | ～ nucleus 动眼神经副核

Edinger-Westphal nucleus [ˈediŋgə ˈvestfəl] (L. Edinger; Carl F. O. Westphal) 动眼神经副核

edipism [ˈedipizəm] *n* 眼自伤,自毁伤目

edisylate [iˈdisileit] *n* 乙二磺酸盐(1,2-ethanedisulfonate的USAN缩约词)

edit [ˈedit] *vt* 编辑,校订;剪辑

edition [iˈdiʃən] *n* 版,版本,版次

editor [ˈeditə] *n* 编辑

editorial [ediˈtɔ:riəl] *a* 编辑的,编者的 *n* 社论

Edlefsen's reagent [ˈedlefsən] (Gustav J. J. F. Edlefsen) 埃德勒弗森试剂(碱性高锰酸盐溶液试验尿糖用) | ～ test 埃德勒弗森试验(检右旋糖)

EDR effective direct radiation 有效直接放射; electrodermal response 皮肤电反应

EDRF endothelium-derived relaxing factor (血管)内皮衍生松弛因子

edrophonium chloride [ˌedrəˈfəuniəm] 依酚氯铵(抗胆碱酶药,用于诊断重症肌无力,并用作箭毒拮抗药)

Edsall's disease [ˈedsl] (David L. Edsall) 中暑性痉挛

EDTA ethylenediaminetetraacetic acid 依地酸,乙二胺四乙酸; European Dialysis and Transplant Association 欧洲透析与移植协会

educable [ˈedjukəbl] *a* 可教育的(轻度精神发育迟缓者,智商50～70)

educate [ˈedju(:)keit] *vt* 教育;培养,训练

education [ˌedju(:)ˈkeiʃən] *n* 教育;训练,培养

educational [ˌedju(:)ˈkeiʃənl] *a* 教育的,有教育意义的

education(al)ist [ˌedju(:)ˈkeiʃən(əl)ist] *n* 教育者,教育学家

educative [ˈedju(:)kətiv] *a* 有教育意义的,起教育作用的

educe [i(:)ˈdju:s] *vt* 引出,推断出;离析 | **educible** *a* 可引出的,可推断的 / **eduction** [i:ˈdʌkʃən] *n* 引出;离析

educt [ˈi:dʌkt] *n* 离析物,浸提物

edulcorant [iˈdʌlkərənt] *n* 加甜剂

edulcorate [iˈdʌlkəreit] *vt* 使甜

Edwardsieilleae [edˌwɔ:si:ˈelii:] *n* 爱德华菌族

Edwardsiella [edˌwɔ:siˈelə] *n* 爱德华菌属 | ～ tarda 迟钝爱德华菌

Edwards' syndrome [ˈedwədz] (J. H. Edwards) 爱德华兹综合征,18三体综合征(即trisomy 18 syndrome, 见syndrome项下相应术语)

EEE eastern equine encephalomyelitis 东方马脑脊髓炎

EEG electroencephalogram 脑电图

eelworm [ˈi:lwə:m] *n* 线虫

EENT eye-ear-nose-throat 眼耳鼻喉

EERP extended endocardial resection procedure 扩大心内膜切除法

EFA essential fatty acids 必需脂肪酸

E-Ferol [i:ˈfiərɔl] *n* 静脉内维生素E (vitamin E)补充制剂的商品名

efface [iˈfeis] *vt* 擦掉,抹去;消除 | **～ment** *n* 擦掉,抹去;消失(指分娩时宫颈管消失)

effect [iˈfekt] *n* 结果;效应;作用,影响;大意 *vt* 产生,招致;实现 | additive ～ 相加作用(药效) / clasp-knife ～ 折刀式效应(肢伸长反应时突然屈曲) / contrary ～ 反效应(用小剂量化疗药物后传染病病情反而加重) / experimenter ～s 实验者效应(见characteristic项下demand characteristics) / heel ～ 倾斜效应(由于X线管阳极不同角度出现X线差异衰减,使有用光束通过截面时造成强度差异,阴极侧强度较大) / isomorphic ～ 同形反应(同形现象) / position ～ 位置效应(染色体上各种基因相对位置因改变而产生的效应) | be of no ～ 无效 / bring into(或to) ～, carry(或put) into ～ 实行,实现,实施 / come(或go) into ～ 开始生效;开始实行 / give ～ to 使实行起来 / in ～ 在功效方面;实际上;正实行中,有效 / take ～ 见效;生效 / to the ～ that … 大意是…;以便

effective [iˈfektiv] *a* 有效的;有力的;实际的 | **～ly** *ad*

effectiveness [iˈfektivnis] *n* 效力,效率 | relative biological ～ 相对生物学效率

effector [iˈfektə] *n* 效应器(神经);效应物,效应基因 | allosteric ～ 变构效应体

effectual [iˈfektjuəl] *a* 有效果的;奏效的 | **～ly** *ad* / **～ness** *n*

effectuate [iˈfektjueit] *vt* 实现,实行;使奏效 | **effectuation** [iˌfektjuˈeiʃən] *n*

effeminacy [iˈfeminəsi] *n* 柔弱;娇气;女子气

effeminate [iˈfeminit] *a* 柔弱的;娇气的;女子气的

effemination [iˌfemiˈneiʃən] *n* (男子)女性化

efferent [ˈefərənt], **efferential** [ˌefəˈrenʃəl] *a* 输出的,传出的,离心的

effervesce [ˌefəˈves] *vi* 起泡沫;泡腾;兴奋,生气勃勃

effervescent [ˌefəˈvesnt] *a* 发泡的,泡腾的;生气勃勃的

effete [eˈfi:t] *a* 已枯竭的;衰老的;虚弱的 | **～ness** *n*

efficacious [ˌefiˈkeiʃəs] *a* 有效验的,灵

验的 | ~ly *ad*

efficacy ['efikəsi] *n* 功效,效能,效验

efficiency [i'fiʃənsi] *n* 效率,功效 | visual ~ 视觉效率

efficient [i'fiʃənt] *a* 生效的,效率高的;有能力的 | ~ly *ad*

effleurage [eflu:'rɑ:ʒ] *n*【法】轻抚法;摩擦法

efflorescence [ˌeflɔ:'resns] *n* 风化,粉化;皮疹 | **efflorescent** *a* 风化的

effluence ['efluəns] *n* 射出(物);流出物)

effluent ['efluənt] *a* 发出的,流出的 *n* 流出物,坑水

effluve [e'flu:v] *n* 介流(通过介质的高压放电)

effluvium [e'flu:vjəm] ([复] **effluvia** [e'flu:vjə]) *n*【拉】脱落;散发,放出(指有毒气体);排出物,臭气 | anagen ~ 再生期脱发 / telluric ~ 地气(大地蒸发物,如瘴气) / telogen ~ 静止期脱发 | **effluvial** *a* 恶臭的

efflux ['eflʌks], **effluxion** [e'flʌkʃən] *n* 流出,散发;流出物;消逝;满期

effort ['efət] *n* 努力;成就

effortless ['efətlis] *a* 不作努力的;不费力的,容易的

effraction [e'frækʃən] *n* 破裂;衰弱

effulgent [e'fʌldʒənt] *a* 光辉的,灿烂的

effumability [ˌefjumə'biləti] *n* 易挥发性

effuse [e'fju:s] *a* 渗散的(指细菌) [e-'fju:z] *vt, vi* 弥散,流出

effusion [i'fju:ʒən] *n* 流出,渗出;渗漏液,渗出液 | hemorrhagic ~ 血性渗漏液 / pleural ~ 胸膜渗漏,胸膜(腔)积液

effusive [i'fju:siv] *a* 流出的,溢出的 | ~ly *ad* / ~**ness** *n*

eflornithine hydrochloride [ef'lɔ:ni-ˌθi:n] 盐酸依氟鸟氨酸(用以治疗非洲锥虫病,亦用作抗肿瘤药。亦称DMFO)

Efudex ['efjudeks] *n* 氟尿嘧啶(fluorouracil)制剂的商品名

egagropilus [ˌi:gə'grɔpiləs] *n* 毛团,毛块

EGD esophagogastroduodenoscopy 食管胃十二指肠镜检查

egersimeter [ˌi:gə'simitə] *n* 电激相应计(试验神经与肌肉的电兴奋性及其时值的测定器)

egersis [i'gə:sis] *n*【希】异常觉醒,失眠

egest [i:'dʒest] *vt* 排泄,排出 | **egestion** [i:'dʒestʃən] *n* / **egestive** [i:-'dʒestiv] *a*

egesta [i:'dʒestə] *n* 排泄物

egg [eg] *n* 蛋;卵 | in the ~ 尚在初期的,未成熟的

Eggers' plate ['egəz] (George W. N. Eggers) 爱格士板(用以维持骨折端对位的骨板)

Eggleston's method ['eglstən] (Cary Eggleston) 埃格斯顿法(洋地黄定效测定法)

egilops ['i:dʒilɔps] *n* 内眦脓肿穿破

eglandulous [i:'glændjuləs] *a* 无腺的

ego ['i:gəu, 'e-] *n* 自我,自己

ego-alien [ˌi:gəu'eiljən, ˌeg-] *a* 自我所排斥的,与自我失谐的

egobronchophony [ˌi:gəubrɔŋ'kɔfəni, ˌeg-] *n* 支气管羊音

egocentric [ˌi:gəu'sentrik, ˌeg-] *a* 自我中心的,利己的 | ~**ity** [ˌi:gəusen-'trisəti, ˌeg-] *n* 自我中心,自私自利

ego-dystonic [ˌi:gəudis'tɔnik, ˌeg-] *a* 自我所排斥的,与自我失谐的

ego-ideal [ˌi:gəu-ai'diəl] *n* 自我理想

egoism ['i:gəuizəm, 'eg-] *n* 自我中心,利己主义 | **egoist** *n* 利己主义者

egomania [ˌi:gəu'meinjə, ˌeg-] *n* 极端利己主义;利己狂

egophony [i'gɔfəni] *n* 支气管羊音

ego-syntonic [ˌi:gəusin'tɔnik, eg-] *a* 与自我融洽的,与自我合谐的

egotism ['i:gəutizəm, 'eg-] *n* 利己主义,唯我主义

egotist ['i:gəutist, 'eg-] *n* 利己主义者,自高自大的人 | **egotistic(al)** [-'tistik(ə)l] *a* 自我中心的,自高自大的,利己主义的,自私的 / ~**ly** *ad*

egotropic [ˌiːgəu'trɔpik, ˌeg-] *a* 自我中心的,利己的

egress ['iːgres] *n* 出去;外出;出口,出路 *vi* 外出 | ~**ion** [i(ː)'greʃən] *n*

EGTA egtazic acid 依他酸

egtazik acid [əg'teizik] 依他酸(药用辅料)

Egypt ['iːdʒipt] *n* 埃及[非洲]

Egyptian [i'dʒipʃən] *a* 埃及的,埃及人的 *n* 埃及人

EHBF estimated hepatic blood flow 估计肝血流量

EHDP ethane-1-hydroxy-1,1-diphosphonate 乙烷-1-羟基-1,1-二磷酸盐

Ehlers-Danlos syndrome (disease) ['eiləz 'dænləs] (Edvard Ehlers; Henri A. Danlos) 埃勒斯-当洛斯综合征(病)(一种先天性遗传性综合征,特征为关节过度伸张、皮弹性增加与脆弱、毛细管脆弱以及外伤后皮下粘蛋白状或脂肪小结)

Ehrenritter's ganglion ['erənˌritə] (Johann Ehrenritter) 舌咽神经上节

Ehrlich-Hata preparation, remedy, treatment ['εəliʃ 'hɑːtə] (Paul Ehrlich; Sahachiro Hata) 胂凡纳明,六〇六

Ehrlich-Heinz granules ['εəliʃ 'haints] (Paul Ehrlich; Robert Heinz) 埃利希-海因茨粒(见Ehrlich's granules)

Ehrlichia [εə'likiə] (Paul Ehrlich) *n* 埃利希体属 | ~ canis 犬埃利希体

Ehrlichieae [εəli'kaiiiː] *n* 埃利希体族

ehrlichiosis [εəˌliki'əusis] *n* 埃利希病 | canine ~ 犬埃利希病

Ehrlich's acid hematoxylin ['εəliʃ] (Paul Ehrlich) 埃利希酸性苏木素(核染剂) | ~ biochemical theory 埃利希生物化学理论(特殊化学亲和力存在于特殊生活细胞物质与特殊化学物质内) / ~ diazo reaction 埃利希重氮反应(患某些病而在尿中含某种芳香性物质时,可因重氮苯磺酸与氨的作用而产生粉红色或红色反应,此反应对伤寒与麻疹有诊断价值,对结核病有判定预后的价值) / ~ granules 埃利希粒(可用埃利希三酸染剂染色的细胞粒) / ~ hemoglobinemic bodies 埃利希血红蛋白血症小体(在变性红细胞中心的深色小体) / ~ neutral stain 埃利希中性染剂(亚甲蓝与酸性品红的混合液,用以染红细胞) / ~ side-chain theory 埃利希侧链学说(关于免疫与细胞溶解现象的学说,根据这一学说,体细胞的原生质含有高度复合有机分子,内含一稳定的中央簇,与原子或原子簇的欠稳定的侧链相接,原生质内通常的化学转变靠这些侧链〈或受体〉进行的,分子的稳定中心仍未受影响,侧链含有的原子簇〈结合簇〉能与类似簇的毒素、细菌细胞及体外细胞相结合) / ~ test 埃利希试验(见埃利希重氮反应;苯甲醛试验,检尿胆素原) / ~ triacid stain 埃利希三酸染剂(含酸性品红、橙G和甲基绿,用以显示血液中各种有形成分)

EIA electroimmunoassay 电泳免疫测定; enzymeimmunoassay 酶免疫测定

Eichhorst's atrophy (type) ['ikhɔːst] (Hermann L. Eichhorst) 艾克霍斯特萎缩(型)(股胫型进行性肌萎缩伴趾挛缩) | ~ corpuscles 艾克霍斯特小体(恶性贫血时一种特殊的小红细胞)

Eichstedt's disease ['ikstet] (Karl F. Eichstedt) 花斑癣

Eicken's method ['aikən] (Garl von Eicken) 艾肯法(将环状软骨拉向前,检咽下部)

eiconometer [ˌaikə'nɔmitə] *n* 影象计,物象计

eicosanoate [aiˌkəusə'nəueit] *n* 二十(烷)酸盐

eicosanoic acid [ˌaikəusə'nəuik] 二十(烷)酸

eicosanoid [ai'kəusənɔid] *n* 二十

(烷)类
eicosapentaenoic acid [aiˌkəusəˌpentəi:ˈnəuik] 二十碳五烯酸
eidetic [aiˈdetik] *a* 遗觉的 *n* 具遗觉能力者
eidogen [ˈaidədʒən] *n* (器官)变形质(胚)
eidoptometry [ˌaidɔpˈtɔmitri] *n* 形觉测定法
eight [eit] *num* 八
eighteen [ˈeiˈti:n] *num* 十八
eighteenth [ˈeiˈti:nθ] *num* 第十八(个);十八分之一(的)
eighth [eitθ] *num* 第八(个);八分之一(的)
eightieth [ˈeitiiθ] *num* 第八十(个);八十分之一(的)
eighty [ˈeiti] *num* 八十
Eijkman's test [ˈaikmən] (Christiaan Eijkman) 艾克曼试验(检酚)
Eikenella [aikəˈnelə] (M. Eiken) *n* 埃肯菌族
eikonometer [ˌaikəˈnɔmitə] *n* 影象计,物象计
eiloid [ˈailɔid] *a* 蟠管状的,线圈形的
Eimeria [aiˈmiəriə] *n* 艾美球虫属 | ~ caviae 豚鼠艾美球虫 / ~ clupearum 鱼艾美球虫 / ~ falciformis 镰形艾美球虫 / ~ meleagridis 吐绶鸡艾美球虫 / ~ mieschulzi 密氏艾美球虫 / ~ necatrix 扁嘴艾美球虫 / ~ perforans 穿孔艾美球虫,兔肠球孢子虫 / ~ sardinae 鳁艾美球虫 / ~ stiedae 啮齿艾美球虫,兔艾美球虫 / ~ tenellum, ~ avium 禽艾美球虫 / ~ zurni 祖(尔尼)氏艾美球虫,牛艾美球虫
Eimeriina [ˌaimiəˈraiinə] *n* 艾美球虫亚目
Einhorn's saccharimeter [ˈainhɔ:n] (Max Einhorn) 艾因霍恩糖定量器(测糖发酵管)
einsteinium [ainˈstainiəm] *n* 锿(化学元素)
Einthoven's formula [ˈaintəuvn] (Willem Einthoven) 艾因托文公式 ($e^1+e^3\times e^2$, 见艾因托文三角) | ~ galvanometer 艾因托文电流计,弦(线)电流计 / ~ triangle 艾因托文三角(一种等边三角形,用作标准心电图肢体导联的数学模型,使心脏额面瞬时向量可投射到三角形的三边,从而证明心电图导联Ⅰ和Ⅲ记录的电位差的代数和,等于导联Ⅱ记录的电位差)
eisanthema [aiˈsænθimə] *n* 粘膜疹
Eisenia [aiˈsi:niə] *n* 爱胜蚓属 | ~ foetida 赤子爱胜蚓
Eisenmenger's complex [ˈaisənˌmeŋə] (Victor Eisenmenger) 艾森门格尔复合征(心室间隔缺损,伴有重度肺动脉高血压、右心室肥大和隐性或显性紫绀)
eisodic [aiˈsɔdik] *a* 输入的,传入的;向心的
EIT erythrocyte iron turnover 红细胞铁转换(率)
Eitelberg's test [ˈaitəlbə:g] (Abraham Eitelberg) 艾特尔伯格试验(用一大音叉持近耳朵,20~30min,如此数次,如耳正常,则振荡感觉逐次增加,如传导器官有损害,则感觉减低)
either [ˈaiðə, ˈi:ðə] *a* (两者之中)任一的 *pron* (两者之中)任何一个 | ~ … or … 或者…或者…,不论…还是… *ad* [用于否定句或否定词组后加强语气]也,而且;根本
eiweissmilch [ˈaivaismilʃ] *n*【德】白蛋白乳
ejaculate [iˈdʒækjuleit] *vt, vi* 突然喊出;射出(液体);射精, *n* (一次射出的)精液
ejaculatio [iˌdʒækjuˈleiʃiəu] *n*【拉】射精
ejaculum [iˈdʒækjuləm] *n* (一次射出的)精液
eject [i(:)ˈdʒekt] *vt, n* 逐出;喷射,吐出
ejecta [i(:)ˈdʒektə] *n* 喷出物;排出物
ejection [i(:)ˈdʒekʃən] *n* 排出;喷射;排出物 | **ejective** *a* 喷出的,射出的
ejector [i(:)ˈdʒektə] *n* 喷射器;剔出器,

排除器 | saliva ～ 排涎器

ejeculation [iˌdʒækju'leiʃən] *n* 射出;射精 | premature ～ 射精过早,早泄 | **ejaculatory** [i'dʒækjulətəri] *a*

ejeculator [i'dʒækjuleitə] *n*【拉】射出者;射出器

Ejusd. ejusdem【拉】同样

eka- [前缀] 准(元素);第一

eka-iodine ['i:kə 'aiədi:n] *n* 准碘(砹的旧称)

Ekbom syndrome ['ekbɔm] (Karl A. Ekbom) 埃克鲍姆综合征,多动腿综合征(即restless legs syndrome, 见syndrome项下相应术语)

eke [i:k] *vt* 增加,增大,放长 | ～ out 弥补…的不足;以节约使…持久;竭力维持

EKG electrocardiogram 心电图

ekiri [i'ki:ri] *n* 疫痢(日本幼儿患志贺菌痢疾时发生的一种急性的脑和心血管疾病)

Ekman-Lobstein syndrome['ekmɑ:n 'ləubstain] (O. J. Ekman; Johann F. G. C. Lobstein) 埃-劳综合征,成骨不全(Ⅰ型)

Ekman's syndrome ['ekmɑ:n] (Olof J. Ekman) 埃克曼综合征,成骨不全(Ⅰ型)

ekphorize ['ekfəraiz] *vt* 记忆复起,印迹激活

EKY electrokymogram 电记波照片,心电记波图

elaborate [i'læbərit] *a* 精心制作的,详尽阐述的;复杂的 [i'læbəreit] *vt* 精心制作;从简单成分合成 *vi* 作详细说明(on, upon)

elaboration [iˌlæbə'reiʃən] *n* 精心制作

elaborative [i'læbərətiv] *a* 精心制作的;详尽的

elacin ['eləsin] *n* 变性弹力蛋白

elae(o)- 见ele(o)-

elaidate [ˌelə'ideit] *n* 反油酸(盐、酯或阴离子型)

elaidic acid [ˌelə'idik] 反油酸,反十八碳烯-9-酸

elaioma [ili'əumə] *n* 油肿(见eleoma)

elaiometer [ˌi:lei'ɔmitə] *n* 油度计,油比重计

elaiopathy [ˌi:lei'ɔpəθi] *n* 脂肪性(水)肿病,脂质浮肿病 | pathomimic ～ 拟脂质浮肿病(皮下注射液状石蜡所致) | **eleopathia** [ˌi:leiə'pæθiə] *n*

elaioplast [i'leiəplæst] *n* 脂质体,造油体

elantrine ['elæntri:n] *n* 依兰群,甲丙二苯䓬(抗胆碱能药,用于治疗药物引起的锥体束外综合征)

elapid ['eləpid] *n, a* 眼镜蛇(的)

Elapidae [i'læpidi:] *n* 眼镜蛇科

Elaps [i:'læps] *n* 珊瑚毒蛇属

elapse [i'læps] *vi, n* (时间)过去,消逝

elasmobranch [i:'læzməbræŋk] ([复] **elasmobranchs**) *n* 板鳃类鱼 *a* 板鳃类的

elastance [i'læstəns] *n* 弹回性,弹回率;弹性 | ～ of lung 肺弹性

elastase (pancreatic) [i'læsteis] *n* 弹性(蛋白)酶(胰的)

elastic [i'læstik, i'lɑ:stik] *a* 弹性的 *n* 橡皮带,松紧带,弹性带

elastica [i'læstikə] *n*【拉】橡皮,弹性树胶;弹性组织;弹性层

elasticity [ˌelæs'tisəti] *n* 弹性,弹力;灵活性

elastin [i'læstin], **elasticin** [i'læstisin] *n* 弹性蛋白

elastinase [i'læstineis] *n* 弹性蛋白酶

elastofibroma [iˌlæstəufai'brəumə] *n* 弹力纤维瘤 | ～ dorsi 背部弹力纤维瘤

elastogel [i'læstədʒel] *n* 弹性凝胶

elastoid [i'læstɔid] *n* 弹性样物质(见于分娩后子宫血管内)

elastoidosis [iˌlæstɔi'dəusis] *n* 类弹力纤维病 | nodular ～ 结节性类弹力纤维病

elastolysis [ˌi:læs'tɔlisis] *n* 弹力纤维松解 | generized ～ 泛发性弹力纤维松解,皮肤松弛 / perifollicular ～ 毛囊周围弹力纤维松解 / postinflamma-

tory ～ 炎症后弹力纤维松解
elastolytic [iˌlæstəu'litik] *a* 促弹性组织离解的
elastoma [ˌi:læs'təumə] *n* 弹性(组织)瘤 | juvenile ～ 少年期弹性组织增生
elastomer [i'læstəmə] *n* 弹性体;合成橡胶 | **～ic** [ˌilæstə'merik] *a*
elastometer [ˌi:læs'tɔmitə] *n* 组织弹性测定器(测水肿程度) | **elastometry** *n* 弹性测定法
elastomucin [iˌlæstəu'mju:sin] *n* 弹性(组织)粘蛋白
elastopathy [ˌi:læs'tɔpəθi] *n* 弹性组织(缺乏)病
Elastoplast [i'læstəplæst] *n* 弹性绷带(商品名)
elastorrhexis [iˌlæstə'reksis] *n* 弹性组织(纤维)破裂
elastose [i'læstəus] *n* 弹性蛋白胨
elastosis [ˌi:læs'təusis] *n* 弹性组织变性,弹力纤维病 | actinic ～ 光化性弹力纤维病 / ～ perforans serpiginosa, perforating ～ 匐行性穿通性弹力纤维病,穿通性弹力纤维病 / senile ～ 老年弹力纤维病 / solar ～ 日光性弹力纤维病 | **elastotic** [ˌi:læs'tɔtik] *a*
elation [i'leiʃən] *n* 兴高采烈,喜悦,情绪高涨
Elavil ['eləvil] *n* 盐酸阿米替林(amitriptyline hydrochloride)制剂的商品名
elbow ['elbəu] *n* 肘;肘状物 | baseball pitchers' ～ 垒球投手肘 / miners' ～ 矿工肘,矿工鹰嘴粘液囊炎 / pulled ～, nursemaids' ～ 牵引肘,乳母肘,桡骨头半脱位 / tennis ～ 网球员肘,桡肱骨粘液囊炎,肱骨外上髁炎 | at one's ～ 近在手边 / up to the ～s in 忙于
elcosis [el'kəusis] *n* 溃疡形成
Eldadryl ['eldədril] *n* 盐酸苯海拉明(diphenhydramine hydrochloride)制剂的商品名
Eldecort ['eldikɔ:t] *n* 氢化可的松(hydrocortisone)制剂的商品名
Eldepryl ['eldəpril] *n* 盐酸司米吉兰(selegiline hydrochloride)制剂的商品名
elder[1] ['eldə] *n* 接骨木(其花含有一种挥发油,用于包裹创伤、烧伤、溃疡等)
elder[2] ['eldə] *a* 年长的;从前的;资格老的 *n* 年龄较大者;长者;祖先 | **～ly** *a* 上了年纪的
eldest ['eldist] *a* 最年长的
Eldodram ['eldədræm] *n* 茶苯海明(dimenhydrinate)制剂的商品名
Eldopaque ['eldəpeik] *n* 氢醌(hydroquinone)制剂的商品名
Eldoquin ['eldəkwin] *n* 氢醌(hydroquinone)制剂的商品名
eldrin ['eldrin] *n* 芸香甙,芦丁
elect [i'lekt] *vt* 选举;选择,决定 *vi* 作出选择 *a* 选定的,选中的
elective [i'lektiv] *a* 选任的;可以选择的;有择的 *n* 选修课程
electric [i'lektrik] *a* 电的,电动的;令人震惊的 *n* 带电体
electrical [i'lektrikəl] *a* 电的
electrician [ilek'triʃən] *n* 电工,电学家
electricity [ilek'trisəti] *n* 电,电学;电流
electrify [i'lektrifai] *vt* 使起电;使电气化;使触电;使震惊 | **electrification** [iˌlektrifi'keiʃən] *n* 电气化;起电
electro- [构词成分] 电
electroacupuncture [i:ˌlektrəuˌækju-'pʌŋktʃə, -'ækju-] *n* 电针术
electroaffinity [iˌlektrəuə'finəti] *n* 电亲和势,电亲和力
electroanalgesia [i:ˌlektrəuˌænæl'dʒi:-zjə] *n* 电止痛法
electroanalysis [iˌlektrəuə'næləsis] *n* 电解分析 | **electroanalytic(al)** [iˌlektrəuˌænə'litik(əl)] *a*
electroanesthesia [iˌlektrəuˌænis-'θi:zjə] *n* 电麻醉
electroappendectomy [iˌlektrəu-ˌæpən'dektəmi] *n* 电刀阑尾切除术
electroaugmentation [iˌlektrəuˌɔ:g-

men'teiʃən] *n* 电起搏法(心)

electrobasograph [iˌlektrə*u*'beisəgrɑːf] *n* 步态电图描记器

electrobiology [iˌlektrə*u*bai'ɔlədʒi] *n* 电生物学,生物电学

electrobioscopy [iˌlektrə*u*bai'ɔskəpi] *n* 电鉴定生死法

electroblot [i'lektrəuˌblɔt] *n* 电泳吸引技术(通常为西部吸印技术〈western blot〉,溶质从凝胶转移到膜或其他底物是通过电泳而不是通过毛细管作用来实现的)

electrocardiogram [iˌlektrə*u*'kɑːdiəgræm] *n* 心电图 | scalar ～ 标量心电图

electrocardiograph [iˌlektrə*u*'kɑːdiəgrɑːf] *n* 心电描记器 | ～**ic** [iˌlektrə*u*ˌkɑːdiə'græfik] *a* / ～**y** [iˌlektrə*u*ˌkɑːdi'ɔgrəfi] *n* 心电描记法

electrocatalysis [iˌlektrə*u*kə'tæləsis] *n* 电催化(作用)

electrocautery [iˌlektrə*u*'kɔːtəri] *n* 电烙术;电烙器

electrochemistry [iˌlektrə*u*'kemistri] *n* 电化学 | **electrochemical** *a*

electrocholecystectomy [iˌlektrə*u*ˌkəulisis'tektəmi] *n* 电刀胆囊切除术

electrocholecystocausis [iˌlektrə*u*ˌkəulisistə'kɔːsis] *n* 胆囊电烙

electrochromatography [iˌlektrə*u*ˌkrəumə'tɔgrəfi] *n* 电色谱法,电层析法,电泳

electrocision [iˌlektrə*u*'siʒən] *n* 电切术

electrocoagulation [iˌlektrə*u*kəuˌægju'leiʃən] *n* 电凝法

electrocochleogram [iˌlektrə*u*'kɔkliəgræm] *n* 耳蜗电图

electrocochleograph [iˌlektrə*u*'kɔkliəgrɑːf] *n* 耳蜗电图仪 | ～**ic** [iˌlektrə*u*ˌkɔkliə'græfik] *a* 耳蜗电图检查的 / ～**y** [iˌlektrə*u*ˌkɔkli'ɔgrəfi] *n* 耳蜗电图检查

electrocontractility [iˌlektrə*u*kəntræk'tiləti] *n* 电(刺激)收缩性

electroconvulsive [iˌlektrə*u*kən'vʌlsiv] *a* 电惊厥的

electrocorticogram [iˌlektrə*u*'kɔːtikəˌgræm] *n* 皮质脑电图

electrocorticography [iˌlektrə*u*ˌkɔːti'kɔgrəfi] *n* 皮质脑电描记法

electrocortin [iˌlektrə*u*'kɔːtin] *n* 醛甾酮,醛固酮

electrocryptectomy [iˌlektrə*u*krip'tektəmi] *n* 扁桃体隐窝电烙术

electrocute [i'lektrəkjuːt] *vt* 使触电而死;以电刑处死(罪犯) | **electrocution** [iˌlektrə'kjuːʃən] *n* (触)电死;电(气死)刑

electrocystography [iˌlektrə*u*sis'tɔgrəfi] *n* 膀胱电位描记(法)

electrocystoscope [iˌlektrə*u*'sistəskəup] *n* 电光膀胱镜

electrode [i'lektrəud] *n* 电极 | active ～, exciting ～, localizing ～, therapeutic ～ 探查电极,作用电极,刺激电极,定位电极,疗用电极 / indifferent ～, dispersing ～, silent ～ 无关电极,弥散电极,无效电极 / point ～ 尖端电极

electrodeposit [iˌlektrə*u*di'pɔzit] *n* 电淀积物 *vt* 电淀积 | **electrodeposition** [iˌlektrə*u*ˌdepə'ziʃən] *n* 电淀积

electrodermal [iˌlektrə*u*'dəːməl] *a* 皮肤电的

electrodermatome [iˌlektrə*u*'dəːmətəum] *n* 电(植)皮刀

electrodesiccation [iˌlektrə*u*ˌdesi'keiʃən] *n* 电干燥法

electrodiagnosis [iˌlektrə*u*ˌdaiəg'nəusis] *n* 电(刺激反应)诊断法

electrodiagnostics [iˌlektrə*u*ˌdaiəg'nɔstiks] *n* 电诊断学

electrodialysis [iˌlektrə*u*dai'æləsis] *n* 电渗析,电透析

electrodialyzer [iˌlektrə*u*ˌdaiə'laizə] *n* 电渗析器,电透析器

electrodiaphake [iˌlektrə*u*dai'æfəki]

n 晶状体透热摘出器

electrodiaphane [iˌlektrəu'daiəfein], **electrodiaphanoscope** [iˌlektrəu-dai'æfənəskəup] *n* 电透照镜

electrodiaphanoscopy [iˌlektrəudai-ˌæfə'nɔskəpi] *n* 电透照检查

electrodiaphany [iˌlektrəudai'æfəni] *n* 电透照检查,电透照

electroencephalogram (EEG) [i-ˌlektrəuen'sefələˌgræm] *n* 脑电图 | flat ~, isoelectric ~ 平坦脑电图,等电位脑电图

electroencephalograph [iˌlektrəuen-'sefələgrɑːf] *n* 脑电描记器 | **~ic** [i-ˌlektrəuenˌsefələ'græfik] *a* / **~y** [i-ˌlektrəuenˌsefə'lɔgrəfi] *n* 脑电描记法

electroencephaloscope [iˌlektrəuen-'sefələskəup] *n* 脑电镜,脑电显示器

electroendosmosis [iˌlektrəuˌendɔs-'məusis] *n* 电渗(现象)

electroenterostomy[iˌlektrəuˌentə'rɔstəmi] *n* 电肠造口术

electroexcision [iˌlektrəuek'siʒən] *n* 电切除

electrofocusing [iˌlektrəu'fəukəsiŋ] *n* 电聚焦

electrogastroenterostomy [iˌlek-trəuˌgæstrəuentə'rɔstəmi] *n* 胃肠电吻合术

electrogastrogram [iˌlektrəu'gæstrə-græm] *n* 胃电图

electrogastrograph [iˌlektrəu'gæstrə-grɑːf] *n* 胃电描记器 | **~y** [iˌlektrəu-gæs'trɔgrəfi] *n* 胃电描记法

electrogenic [iˌlektrəu'dʒenik] *a* 产(生)电的

electroglottography [iˌlektrəu'glɔtə-grəfi] *n* 电声门描记(法)

electrogoniometer [iˌlektrəuˌgəuni-'ɔmitə] *n* 电测角计,电角度计

electrogram [i'lektrəgræm] *n* 电描记图 | his bundle ~ (HBE) 希氏束电描记图

electrograph [i'lektrəgrɑːf] *n* 电描记图 | **~y** [ˌilek'trɔgrəfi] *n* 电描记术

electrogustometry [iˌlektrəugʌs'tɔ-mitri] *n* 电味觉测量(法)

electrohemostasis [iˌlektrəuhi'mɔstə-sis] *n* 电止血(法)

electrohysterography [iˌlektrəuˌhis-tə'rɔgrəfi] *n* 子宫电描记(法)

electrohystorogram [iˌlektrəu'his-tərəgræm] *n* 子宫电图

electroimmunoassay [iˌlektrəuimju-nəu'æsei] *n* 电泳免疫测定

electroimmunodiffusion [iˌlektrəu-ˌimjunəudi'fjuːʒən] *n* 电泳免疫扩散

electrokinetic [iˌlektrəukai'netik] *a* 动电的,电动的

electrokymogram [iˌlektrəu'kaimə-græm] *n* 电记波(照)片,心电记波图

electrokymograph [iˌlektrəu'kaimə-grɑːf] *n* 电记波器 | **~y** [iˌlektrəu-kai'mɔgrəfi] *n* 电记波摄影(术)

electrolaryngography [iˌlektrəu'læ-riŋgəugrəfi] *n* 喉电描记(法)

electrolepsy [i'lektrəˌlepsi] *n* 电击样舞蹈病

electrolithotrity [iˌlektrəuli'θɔtriti] *n* 电碎石术

electrolysis [ilek'trɔlisis] *n* 电解(作用)

electrolyte [i'lektrəulait] *n* 电解质,电离质;电解(溶)液 | amphoteric ~ 两性电解质(能分解成氢离子〈H^+〉和氢氧离子〈OH^-〉的一种物质) / colloidal ~ 胶性电解质

electrolytic [iˌlektrəu'litik] *a* 电解的;电解质的

electrolyzable [iˌlektrəu'laizəbl] *a* 可电解的

electromagnet [iˌlektrəu'mægnit] *n* 电磁铁;电磁体

electromagnetic [iˌlektrəumæg'ne-tik] *a* 电磁的 | **~ally** *ad*

electromagnetism [iˌlektrəu'mæg-nitizəm] *n* 电磁;电磁学

electromanometer [iˌlektrəumə-

'nɔmitə] *n* 电测压计

electrometer [ˌilek'trɔmitə] *n* 静电计,静电测量器

electrometrogram [iˌlektrəu'metrəgræm] *n* 子宫肌电图,子宫收缩电(描记)图

electromigratory [iˌlektrəu'maigrətəri] *a* 电迁移的

electromotive [iˌlektrəu'məutiv] *a* 电动的

electromyogram [iˌlektrəu'maiəgræm] *n* 肌电图

electromyograph [iˌlektrəu'maiəgrɑ:f] *n* 肌电图描记器 | **~y** [iˌlektrəumai'ɔgrəfi] *n* 肌电图描记(法)

electron [i'lektrɔn] *n* 电子 | emission ~ 发射电子 / free ~ 自由电子 / valence ~ 价电子

electronarcosis [iˌlektrəunɑ:'kəusis] *n* 电(流)麻醉,电麻醉疗法

electron-dense [i'lektrɔnˌdens] *a* 电子致密的(电子显微镜检查法中指一种使电子难以透过的密度)

electronegative [iˌlektrəu'negətiv] *a* 阴电性的,负电性的 | **electronegativity** [iˌlektrəuˌnegə'tivəti] *n* 阴电性,电负性

electroneurography [iˌlektrəunjuə'rɔgrəfi] *a* 神经电描记术

electroneurolysis [iˌlektrəunjuə'rɔlisis] *n* 电针神经松解术

electroneuromyography [iˌlektrəuˌnjuərəumai'ɔgrəfi] *n* 神经肌电描记术

electronic [ˌilek'trɔnik] *a* 电子的;带电子的 | **~ally** *ad*

electronics [ˌilek'trɔniks] *n* 电子学

electron-microscopic(al) [i'lektrɔnˌmaikrə'skɔpik(əl)] *a* 电子显微镜下可见的

electronograph [ˌilek'trɔnəgrɑ:f] *n* 电子显微照片

electron transfer flavoprotein: ubiquinone oxidoreductase [i'lektrɔn 'trænsfə: ˌfleivəu'prəuti:n ju:'bikwinəun ˌɔksidəuri'dʌkteis] 电子转移黄素蛋白:泛醌氧化还原酶(该氧化还原酶缺乏为一种常染色体隐性性状,可致戊二酸尿Ⅱ型)

electronystagmogram [iˌlektrəunis'tægməgræm] *n* 眼震电图

electronystagmograph [iˌlektrəunis'tægməgrɑ:f] *n* 眼震电图描记器 | **~y** [iˌlektrəuˌnistæg'mɔgrəfi] *n* 眼震电图描记(法)

electro-oculogram [iˌlektrəu'ɔkjuləgræm] *n* 眼动电图

electro-oculography [iˌlektrəuˌɔkju'lɔgrəfi] *n* 眼动电图描记(法)

electro-olfactogram [iˌlektrəuɔl'fæktəgræm] *n* 嗅电图

electro-osmosis [iˌlektrəuɔz'məusis] *n* 电渗

electroparacentesis [iˌlektrəuˌpærəsen'ti:sis] *n* (眼前房)电穿刺术

electropathology [iˌlektrəupə'θɔlədʒi] *n* 电病理学

electrophile [i'lektrəfail] *n* 亲电子试剂

electrophilic [iˌlektrəu'filik] *a* 亲电子的

electrophonoide [iˌlektrəu'fəunɔid] *n* 电助听训练器(用于治疗慢性聋)

electrophoresis [iˌlektrəufə'ri:sis] *n* 电泳 | counter ~ 对流电泳 / disc ~ 圆盘电泳 / lipoprotein ~ 脂蛋白电泳 / protein ~ 蛋白电泳 / pulsed field gradient ~ 脉冲场梯度电泳 | **electrophoretic** [iˌlektrəufə'retik] *a*

electrophoretogram [iˌlektrəufə'retəgræm], **electropherogram** [iˌlektrəu'ferəgræm], **electrophoregram** [iˌlektrəu'fɔrigræm] *n* 电泳图(谱)

electrophorus [ilek'trɔfərəs] *n* 起电盘

electrophotometer [iˌlektrəufə'tɔmitə] *n* 光电比色计

electrophysiology [iˌlektrəufizi'ɔlədʒi] *n* 电生理学 | **electrophysiologic(al)** [iˌlektrəuˌfiziə'lɔdʒik(əl)] *a* / **electrophysiologist** *n* 电生理学家

electroplating [i'lektrəuˌpleitiŋ, iˌlektrəu'pleitiŋ] *n* 电镀

electroplax [i'lektrəuplæks] *n* 电板

electroplexy [i'lektrəuˌpleksi] *n* 电休克,电休克疗法

electropneumatotherapy [iˌlektrəuˌnju:mətəu'θerəpi] *n* 喉感应电疗法

electroporation [iˌlektrəupə'reiʃən] *n* 电造孔法(应用电场在细胞质膜内引起可逆性造孔,核酸即可由此引入)

electropositive [iˌlektrəu'pɔzətiv] *a* 阳电(性)的,正电(性)的

electropuncture [i'lektrəuˌpʌŋktʃə] *n* 电针术

electroradiometer [iˌlektrəureidi'ɔmitə] *n* 放射测量计

electroresection [iˌlektrəuri'sekʃən] *n* 电切除术

electroretinogram [iˌlektrəu'retinəgræm] *n* 视网膜电图

electroretinograph [iˌlektrəu'retinəgrɑ:f] *n* 视网膜电描记器 | ~**y** [iˌlektrəuˌreti'nɔgrəfi] *n* 视网膜电描记(法)

electrosalivogram [iˌlektrəusə'laivəgræm] *n* 涎腺电图

electroscission [iˌlektrəu'siʒən] *n* 电切术

electroscope [i'lektrəskəup] *n* 验电器 | **electroscopic** [iˌlektrə'skɔpik] *a*

electrosection [iˌlektrəu'sekʃən] *n* 电切除术

electroselenium [iˌlektrəusi'li:njəm] *n* 胶体硒

electroshock [i'lektrəuʃɔk] *n* 电休克

electrosleep [i'lektrəusli:p] *n* 电睡眠,电疗睡眠

electrosol [i'lektrəusɔl] *n* 电溶胶,金属电胶液

electrospectrogram [iˌlektrəu'spektrəgræm] *n* 电光谱图

electrospectrography [iˌlektrəuspek'trɔgrəfi] *n* 电光谱描记术

electrospinogram [iˌlektrəu'spainəgræm] *n* 脊髓电图

electrostatic [iˌlektrəu'stætik] *a* 静电的;静电学的 | ~**s** *n* 静电学

electrostenolysis [iˌlektrəusti'nɔlisis] *n* 膜孔电析

electrostimulation [iˌlektrəuˌstimju'leiʃən] *n* 电刺激(治疗和实验用)

electrostriatogram [iˌlektrəustrai'eitəgræm] *n* 纹状体电图

electrosurgery [iˌlektrəu'sə:dʒəri] *n* 电外科

electrosyneresis [iˌlektrəusini'ri:sis] *n* 免疫过滤

electrosynthesis [iˌlektrəu'sinθisis] *n* 电合成(法)

electrotaxis [iˌlektrəu'tæksis] *n* 趋电性

electrothanasia [iˌlektrəuθə'neiziə] *n* 触电死;电(气死)刑

electrotherapeutics [iˌlektrəuθerə'pju:tiks] *n* 电疗学,电疗法 | **electrotherapeutist** [iˌlektrəuθerə'pju:tist] *n* 电疗学家,电疗医生

electrotherapy [iˌlektrəu'θerəpi] *n* 电疗学,电疗法 | cerebral ~ (CET) 脑电疗法 | **electrotherapist** [iˌlektrəu'θerəpist] *n* 电疗学家

electrotherm [i'lektrəuθə:m] *n* 电热器

electrothermal [i'lektrəu'θə:məl] *a* 电热的

electrotome [i'lektrətəum] *n* 电刀

electrotomy [ilek'trɔtəmi] *n* 电切术

electrotonus [ilek'trɔtənəs] *n* 电紧张 | **electrotonic** [iˌlektrəu'tɔnik] *a*

electrotrephine [eˌlektrəu'tri:fin] *n* 电圆锯

electrotropism [ˌilek'trɔtrəpizəm] *n* 趋电性;应电性 | negative ~ 阴性趋电性 / positive ~ 阳性趋电性

electrotubogram [ˌilektrəu'tju:bəugræm] *n* 咽鼓管电图

electroultrafiltration [iˌlektrəuˌʌltrəfil'treiʃən] *n* 电超滤(作用)
electroureterogram [iˌlektrəujuə'ri:tərəgræm] *n* 输尿管电图
electroureterography [iˌlektrəujuəˌri:tə'rɔgrəfi] *n* 输尿管电描记术
electrovagogram [iˌlektrəu'veigəgræm] *n* 迷走神经电图
electrovalence [iˌlektrəu'veiləns] *n* 电价
electrovalent [iˌlektrəu'veilənt] *a* 电价的;电价键的
electrovert [iˌlektrəvə:t] *vt* 电复律(以制止心律紊乱) | **electroversion** [iˌlektrəu'və:ʃən] *n*
electuary [i'lektjuəri] *n* (干)药糖剂 | ～ of senna 番泻叶糖剂
eledoisin [ˌelə'dɔisin] *n* 章鱼唾腺精
eleidin [e'li:idin] *n* 角母蛋白
element ['elimənt] *n* 要素,成分;(化学)元素;自然环境,自然力;原理,基础 | appendicular ～s 附成分(接于胚胎软骨性头颅骨的一组软骨杆,由此而发育成耳骨、舌骨和茎突) / formed ～s (of the blood) 有形成分(红细胞,白细胞,血小板) / morphological ～, anatomic ～, tissue ～ 形态成分,解剖成分,组织成分 / radioactive ～ 放射性元素 / rare earth ～s 稀土元素 / sarcous ～ 肌成分 / trace ～s 微量元素,痕量元素 / tracer ～s 示踪元素 / transcalifornium ～s 锎后元素,超锎元素 / transuranic ～s, transuranium ～s 铀后元素,超铀元素
elemental [ˌeli'mentl] *a* 元素的;基本的,初步的;自然力的 *n* [常用复] 基本原理
elementary [ˌeli'mentəri] *a* 初级的,基本的;元素的;自然力的 | **elementarily** *ad*
elemi ['elimi] *n* 榄香脂(一种橄榄属树脂)
ele(o)- [构词成分] 油
eleoma [ˌeli'əumə] *n* 油肿(油注射于组织所致的瘤或肿胀)
eleometer [ˌeli'ɔmitə] *n* 油度计,油比重计
eleopathy [ˌeli'ɔpəθi] *n* 脂肪性(水)肿病,脂质浮肿病
eleoplast [e'li:əplæst] *n* 成油体,含油体(含油滴的原浆球体)
eleopten [ˌeli:'ɔptən] *n* 油萜,挥发油精
eleosaccharum [ˌeliəu'sækərəm] *n* 油糖剂
eleotherapy [ˌeliəu'θerəpi] *n* 油疗法
elephant ['elifənt] *n* 象
elephantiasis [ˌelifən'taiəsis] *n* 象皮病 | ～ arabicum 阿拉伯象皮病 / ～ filariensis 丝虫性象皮病 / lymphangiectatic ～ 淋巴管扩张性象皮病 / nevoid ～ 痣样象皮病 | **elephantiasic** [ˌeliˌfænti'æsik] *a*
elephantoid [ˌeli'fæntɔid] *a* 象皮病样的
Elettaria cardamomum (L.) Maton (Zingiberaceae) [eli'tɛəriə ˌkɑ:də'məuməm] 小豆蔻
eleutheromania [iˌlju:θərəu'meinjə] *n* 自由狂(追求自由狂热)
elevate ['eliveit] *vt* 抬起;使升高;提高;振奋
elevation [ˌeli'veiʃən] *n* 高度;海拔;提高;上升,挺起;隆肿,隆凸 | boiling point ～ 沸点上升 / tactile ～s 触觉隆凸,触觉小珠
elevator ['eliveitə] *n* 升降机;电梯;牙挺;起子 | periosteum ～ 骨膜起子,骨膜分离器 / screw ～ 螺旋牙根挺;螺旋起子
eleven [i'levn] *num*, 十一(个)
eleventh [i'levnθ] *num* 第十一(个);十一分之一(的) | at the ～ hour 在最后时刻,在危急之时
elfazepam [el'fæzəpæm] *n* 依法西泮,乙磺氟安定(兽用食欲刺激药)
elicit [i'lisit] *vt* 引出,得出;引起,诱出,激发 | **elicitation** [iˌlisi'teiʃən] *n*
eligible ['elidʒəbl] *a* 合适的(for);适宜

的 *n* 合适的人 | **eligibility** [ˌelidʒə'biləti] *n*
eliminant [i'liminənt] *a* 排泄的,排除的 *n* 排除剂
eliminate [i'limineit] *vt* 排除,消除,消灭
elimination [iˌlimi'neiʃən] *n* 排除,消除,消灭 | immune ～ 免疫排除,免疫清除
elinguation [ˌi:liŋ'gweiʃən] *n* 去舌术
elinin ['elinin] *n* 红细胞脂蛋白(含有Rh、A、B因子的红细胞的脂蛋白部分)
Elipten [i:'liptən] *n* 氨鲁米特(aminoglutethimide)制剂的商品名
ELISA [i'laisə] (*E*nzyme *L*inked *I*mmuno *S*orbent *A*ssay) 酶联免疫吸附测定
elixir [i'liksə] *n* 酏剂
Elixophyllin [iˌliksə'filin] *n* 茶碱(theophylline)制剂的商品名
Elkosin ['elkəsin] *n* 磺胺索嘧啶(sulfisomidine)制剂的商品名
elkosis ['elkəsis] *n* 溃疡;溃疡形成
Ellermann-Erlandsen test (method) ['elənən 'ɛələndsən] (Vilhelm Ellermann; Alfred W. E. Erlandsen) 埃勒曼-厄兰森试验(法)(结核菌素效价试验tuberculin titer test, 见test项下相应术语)
Elliot's operation ['eljət] (R. H. Elliot) 埃利奥特手术(巩膜角膜环钻术,用以减轻青光眼时的眼压升高)
Elliot's position ['eljət] (John W. Elliot) 埃利奥特卧位(下胸部垫高,用于胆囊手术)
Elliot's sign ['eljət] (George T. Elliot) 埃利奥特征(①梅毒性皮肤溃疡边缘坚硬;②盲点扩大)
ellipsin [i'lipsin] *n* 细胞不溶质
ellipsis [i'lipsis] *n* 脱漏,省略(患者在精神分析中单词或观念的省略)
ellipsoid [i'lipsɔid] *n* 椭圆体(尤指脾和视网膜杆)
elliptic(al) [i'liptik(əl)] *a* 椭圆的,椭圆形的;省略的
elliptocyte [i'liptəsait] *n* 椭圆形红细胞 | **elliptocytary** [iˌliptəu'saitəri] *a*
elliptocytosis [iˌliptəusai'təusis] *n* 椭圆形红细胞增多症(一种遗传性疾患,大部分红细胞为椭圆形,其特征为不同程度红细胞破坏增加和贫血) | **elliptocytotic** [iˌliptəusai'tɔtik] *a*
Ellis-Garland line ['elis 'gɑ:lənd] (Calvin Ellis; George M. Garland) 埃利斯-加兰线(见Ellis's line)
Ellis's line (curve) ['elis] (Calvin Ellis) 埃利斯线(曲线)(胸部S形线,指示胸膜渗出液的上界) | ～ sign 埃利斯征(胸膜渗出液吸收时浊音曲线)
Ellis-van Creveld syndrome ['elis vɑ:n 'kri:veld] (Richard W. B. Ellis; Simon van Creveld) 埃-克综合征,软骨外胚叶发育不良
elm [elm] *n* 榆,榆木
Elocon ['eləkɔn] *n* 糠酸莫米松(mometasone furoate)制剂的商品名
Eloesser flap [e'lesə] (Leo Eloesser) 埃莱塞皮瓣(为慢性脓胸开放引流而在肋上所做的皮瓣)
elongate ['i:lɔŋgeit] *vt, vi* 拉长,(使)延长 *a* 拉长的,延伸的,细长的 | **elongation** [ˌi:lɔŋ'geiʃən] *n* 拉长,伸长;延长率;延长部分
eloquent ['eləukwənt] *a* 雄辩的,有说服力的
Elorine ['eləri:n] *n* 三环氯铵(tricyclamol chloride)制剂的商品名
Elsberg's test ['elsbə:g] (Charles A. Elsberg) 埃尔斯伯格试验(检嗅觉以测定脑肿瘤)
Elschnig's bodies (pearls) ['elʃniʃ] (Anton Elschnig) 埃尔斯尼希体(珠)(内障摘出术后上皮细胞增生形成葡萄状串)
else [els] *a* 其他的,别的 *ad* 另外,其他;否则
elsewhere ['elsʰwɛə] *ad* 在别处,向别

处

Elsner's asthma ['elsnə] (Christoph F. Elsner) 心绞痛

Elspar ['elspɑ:] *n* 左旋门冬酰胺酶,左旋天冬酰胺酶(l-asparagenase)的商品名

eluate ['eljuit] *n* 洗释液,洗出液;洗出物,洗脱物

elucaine [i'lju:kein] *n* 依鲁卡因,苯甲酸-α-二乙氨甲苄酯(抗胆碱能药)

elusive [i'lju:siv], **elusory** [i'lju:səri] *a* 难以捉摸的;容易被忘记的 | **~ly** *ad* / **~ness** *n*

elute [i'lju:t] *vt* 洗提,洗脱

elution [i'lju:ʃən] *n* 洗脱 | membrane ~ 膜洗脱

elutriate [i'lju:trieit] *vt* 淘析,淘洗 | **elutriation** [iˌlju:tri'eiʃən] *n*

Ely's operation ['i:li] (Edward T. Ely) 伊利手术(慢性化脓性中耳炎肉芽面植皮术)

Ely's test (sign) ['i:li] (Leonard W. Ely) 伊利试验(征)(检股侧筋膜挛缩)

elytr(o)- [构词成分] 阴道(见colpo-)

Elzholz's bodies ['eltshɔlts] (Adolf Elzholz) 埃尔兹霍兹体(有髓神经纤维变性小体) | ~ mixture 埃尔兹霍兹合剂(计算白细胞用的曙红甘油水溶液)

EM effective masking 有效掩蔽

Em emmetropia 屈光正常,正视眼

emaciate [i'meiʃieit] *vt, vi* (使)消瘦 | **emaciation** [iˌmeïsi'eiʃən] *n*

emailloblast [i'meiləblæst] *n* 成釉细胞

eman ['emən] *n* 唉曼(镭射气在溶液中的浓度单位,$=10^{-10}$居里,现用Bq〈贝可勒尔〉,1Ci〈居里〉=37GBq〈3.7×10^{10}Bq〉)

emanate ['eməneit] *vi* 发散,放射(from);发源

emanation [ˌemə'neiʃən] *n* 发散,放射;射气 | actinium ~ 锕射气 / radium ~ 氡,镭射气 / thorium ~ 钍射气

emanator ['eməˌneitə] *n* 射气投置器

emanatorium [ˌemənə'tɔ:riəm] *n* 射气治疗院

emancipate [i'mænsipeit] *vt* 解放,使不受束缚 | **emancipation** [iˌmænsi'peiʃən] *n* 解放(在发育中胎儿在有限范围内成立局部自主状态)

emasculate [i'mæskjuleit] *vt* 阉割 [i'mæskjulit] *a* 阉割了的 | **emasculation** [iˌmæskju'leiʃən] *n* 阴茎切除;去睾术,阉割,去势

Embadomonas [ˌembə'dɔmənəs] *n* 内滴虫属(即Retortamonas)

embalm [im'bɑ:m] *vt* 涂香油(或药料等)于尸体防腐 | **~er** *n* 尸体防腐者 / **~ment** *n* 尸体防腐法

embalming [im'bɑ:miŋ] *n* 尸体防腐

embargo [em'bɑ:gəu] ([复] **embargoes** [em'bɑ:gəuz]) *n* (战时)封港令;禁运;禁止 *vt* 禁止;禁运

embark [im'bɑ:k] *vi, vt* (使)上船,(使)上飞机;(使)从事,(使)着手(on, in, upon)

embarrass [im'bærəs] *vt* 使窘迫,使为难;妨碍,阻碍;使复杂化 | **~ment** *n*

embed [im'bed] (-dd-) *vt* 把…嵌入;包埋;植入 | **~ment** *n*

embedding [im'bediŋ] *n* 包埋;植入

Embelia [em'bi:liə] *n* 信筒子属 | ~ ribes, ~ robusta 信筒子(其果实用于抗蠕虫和泻药的成分)

embelin ['embilin] *n* 信筒子素(曾用作杀绦虫药)

embitter [im'bitə] *vt* 加苦味于;加重(痛苦等) | **~ment** *n*

emblem ['embləm] *n* 象征,标志;符号

emblematic(al) [ˌembli'mætik(əl)] *a* 象征的,典型的(of)

embodiment [im'bɔdimənt] *n* 体现,具体化

embody [im'bɔdi] *vt* 体现,使具体化;包含

emboitement [ɔŋbwa:t'mɔŋ] *n* 【法】套装(认为前一代生殖细胞内即装有一个微型个体,此说以后发展为先成说

preformation)
embole ['embəli], **embolia** [em'bəuliə] *n* 关节复位;(囊胚)套入
embolectomy [ˌembə'lektəmi] *n* 栓子切除术
emboli ['embəlai] embolus的复数
embolic [em'bɔlik] *a* 栓子的;栓塞的
emboliform [em'bɔlifɔ:m] *a* 楔形的;栓子状的
embolism ['embəlizəm] *n* 栓塞 | air ~ 气泡栓塞,减压病 / amniotic fluid ~ 羊水栓塞 / bacillary ~ 杆菌栓塞 / bland ~ 非脓毒性栓塞 / cerebral ~ 脑栓塞 / coronary ~ 冠状动脉栓塞 / direct ~ 顺行栓塞 / fat ~, oil ~ 脂(肪)栓塞 / lymph ~, lymphogenous ~ 淋巴管栓塞 / paradoxical ~, crossed ~ 反常栓塞,交叉性栓塞 / plasmodium ~ 疟原虫性栓塞 / pulmonary ~ 肺栓塞 / saddle ~, pantaloon ~ 鞍栓塞(主动脉分叉口栓塞) / spinal ~ 脊髓(动脉)栓塞 / tumor ~ 肿瘤栓塞
embolization [ˌembəlai'zeiʃən, -li'z-] *n* 栓塞,栓子形成 | poppet ~ 笼球阀栓塞(用作心脏瓣膜修复物的笼球阀瓣引起的栓塞)
embolize ['embəlaiz] *vt* 栓塞 *vi* 成为栓子
embololalia [ˌembələu'leiliə], **embolalia** [ˌembə'leiliə], **embolophrasia** [ˌembələu'freiziə] *n* 插语症
embolomycotic [ˌembələumai'kɔtik] *a* 感染性栓子的
embolus ['embələs] ([复] **emboli** ['embəlai]) *n* 栓子 | air ~ 气栓,空气栓子 / cancer ~ 癌细胞栓子 / foam ~ 泡沫栓子(气体和血混合形成) / obturating ~ 阻塞性栓子 / riding ~, saddle ~, stradding ~ 血管分叉口栓子,鞍栓
emboly ['embəli] *n* (囊胚)套入
embouchement [ɔŋbuʃ'mɔŋ] *n* 【法】血管汇入
embrace [im'breis] *vt* 拥抱;抓住;接受;着手;包围;包括 *vi* 拥抱 *n* 包围,掌握;接受
embrasure [im'breiʒə] *n* 楔状隙 | occlusal ~殆侧楔状隙
embrocate ['embrəukeit] *vt* (用洗液等)涂擦 | **embrocation** [ˌembrəu'keiʃən] *n* 擦法;擦剂
embryectomy [ˌembri'ektəmi] *n* 胎切除术(宫外孕时)
embryo ['embriəu] *n* 胚,胚胎 *a* 胚胎的;初期的,萌芽的 | hexacanth ~ 六钩蚴,钩球蚴 / previllous ~ 绒毛前胚 / somite ~ 体节胚 | in ~ 尚未成熟的,在计划中的,在酝酿中的
embryoblast ['embriəˌblæst] *n* 胚结,成胚区(内细胞群)
embryocardia [ˌembriəu'kɑ:diə] *n* 胎样心音(第一心音与第二心音的性质无甚差异)
embryoctony [ˌembri'ɔktəni] *n* 碎胎术
embryogeny [ˌembri'ɔdʒini], **embryogenesis** [ˌembriəu'dʒenisis] *n* 胚胎发生 | **embryogenetic** [ˌembriəudʒi'netik], **embryogenic** [ˌembriəu'dʒenik] *a*
embryograph ['embriəgrɑ:f] *n* 胚胎描记器 | **~y** [ˌembri'ɔgrəfi] *n* 胚胎描记(法)
embryoid ['embriɔid] *a* 胚胎样的
embryoism ['embriəizəm] *n* 胚胎状态
embryology ['embri'ɔlədʒi] *n* 胚胎学 | comparative ~ 比较胚胎学 / descriptive ~ 记述胚胎学 / experimental ~, causal ~ 实验胚胎学 | **embryologic(al)** [ˌembriə'lɔdʒik(əl)] *a* / **embryologist** *n* 胚胎学家
embryoma [ˌembri'əumə] *n* 胚(组织)瘤 | ~ of kidney 肾胚胎瘤,维尔姆斯(Wilms)瘤
embryomorphous [ˌembriəu'mɔ:fəs] *a* 胚胎形的(指某些异常组织,被认为是孕体的遗迹)

embryonate ['embriəneit] *a* 胚胎的;含胚的;受孕的

embryonic [ˌembri'ɔnik], **embryonal** ['embriənəl] *a* 胚胎的;初期的

embryoniform [ˌembri'ɔnifɔ:m], **embryonoid** ['embriənɔid] *a* 胚胎样的

embryonism ['embriənizəm] *n* 胚胎状态

embryonization [ˌembriəunai'zeiʃən] *n* 胚胎化

embryony ['embriəni] *n* 胚形成

embryopathia [ˌembriəu'pæθiə] *n* 胚胎病 | ~ rubeolaris 风疹性胚胎畸形

embryopathology [ˌembriəupə'θɔlədʒi] *n* 胚胎病理学

embryopathy [ˌembri'ɔpəθi] *n* 胚胎病 | rubella ~ 风湿性胚胎畸形

embryophore ['embriəfɔ:] *n* 胚膜(卵);胚托

embryoplastic [ˌembriəu'plæstik] *a* 胚胎形成的

embryoscope ['embriəskəup] *n* 胚胎发育观察器,胚胎镜

embryotocia [ˌembriəu'təusiə] *n* 流产

embryotome ['embriətəum] *n* 碎胎刀

embryotomy [ˌembri'ɔtəmi] *n* 碎胎术

embryotoxon [ˌembriəu'tɔksən] *n* (角膜)胚胎环 | anterior ~ (角膜)前胚胎环(即角膜弓arcus corneae) / posterior ~ (角膜)后胚胎环,阿克森费尔德(Axenfeld)异常

embryotroph ['embriəˌtrəuf] *n* 胎体营养物 | ~**y** [ˌembri'ɔtrəfi] *n* 胎体营养

embryulcia [ˌembri'ʌlsiə] *n* 钳胎术

embryulcus [ˌembri'ʌlkəs] *n* 牵胎钩

EMC encephalomyocarditis 脑心肌炎(病毒)

emedullate [i'medjuleit] *vt* 去髓

emelocytosis [i:ˌmiəusai'təusis] *n* 细胞分泌

emerge [i'mə:dʒ] *vi* 浮现,出现;形成;暴露

emergence [i'mə:dʒəns] *n* 恢复(从以前的状态中出来的过程,如麻醉后患者恢复到正常的生理状态)

emergency [i'mə:dʒənsi] *n* 紧急,意外;急症

emergent [i'mə:dʒənt] *a* 突生的,突然出现的;紧急的,意外的;自然发生的

emersion [i(:)'mə:ʃən] *n* 浮现;出现

emery ['eməri] *n* 刚砂,金刚砂

Emery-Dreifuss muscular dystrophy ['eməri 'draifəs] (Alan E. H. Emery; F. E. Dreifuss) 艾-德肌营养不良(一种罕见的X连锁型肌营养不良,幼年开始发病,上臂及骨盆带肌缓慢地渐渐变得软弱无力,伴有心肌病及肘屈曲挛缩,肌肉并不肥大。亦称肩胛腓骨肌营养不良)

emesis ['eməsis] *n* 呕吐 | ~ gravidarum 孕吐 | **emesia** [i'mi:ziə] *n*

emetatrophia [ˌemitə'trəufiə] *n* 吐瘦(由于持续性呕吐所引起的萎缩或消瘦)

Emete-con [ə'metəˌkɔn] 盐酸苯喹胺(benzquinamide hydrochloride)制剂的商品名

emetic [i'metik] *a* 催吐的 *n* 催吐药 | direct ~, mechanical ~ 直接催吐药 / indirect ~, central ~, systemic ~ 间接催吐药 / tartar ~ 吐酒石,酒石酸锑钾

emeticology [iˌmeti'kɔlədʒi], **emetology** [ˌemi'tɔlədʒi] *n* 催吐学,催吐药物学

emetine ['eməti:n] *n* 依米丁,吐根碱(抗阿米巴药) | ~ and bismuth iodide 碘化铋吐根碱(抗阿米巴药,治阿米巴痢疾) / ~ hydrochloride 盐酸依米丁,盐酸吐根碱(抗阿米巴药)

emetocathartic [ˌemətəukə'θɑ:tik] *a* 催吐导泻的 *n* 吐泻药

EMF electromotive force 电动势

EMG electromyogram 肌电图

-emia [构词成分] 血(液)

emigration [ˌemi'greiʃən] *n* 白细胞游出

emilium tosylate [i'miliəm] 依米铵托西酸盐,甲氧苄铵(抗心律失常药)

Eminase ['emineis] *n* 阿尼链菌酶(anistreplase)制剂的商品名

eminence ['eminəns] *n* 卓越,著名;高处;隆起,隆凸 | articular ～ 关节结节 / bicipital ～ 二头肌结节,桡骨粗隆 / capitate ～ 肱骨小头 / ～ of cartilage of Santorini 小角结节 / caudate ～ of liver 肝尾状突 / coccygeal ～ 骶骨角 / cuneiform ～ of head of rib 肋骨头小嵴 / deltoid ～ 三角肌粗隆(肱骨) / facial ～ of eminentia teres 面神经丘 / frontal ～ 额结节 / genital ～ 生殖隆起,生殖结节(胚) / gluteal ～ of femur 股骨臀肌粗隆 / ～ of humerus 肱骨小头 / hypobranchial ～ 舌联桁 / hypothenar ～, antithenar ～ 小鱼际 / intercondylar ～, intercondyloid ～, intermediate ～ 髁间隆起 / jugular ～ 颈静脉结节(枕骨) / mamillary ～ 乳头体 / nasal ～ 鼻隆起 / oblique ～ of cuboid bone 骰骨粗隆 / occipital ～ 枕隆起(胚) / olivary ～ of sphenoid bone 蝶骨鞍结节 / postchiasmatic ～, postfundibular ～ 视交叉后隆起(第三脑室底) / terete ～ 菱形窝内侧隆起 / thenar ～ 鱼际 / thyroid ～ 喉结 / triangular ～, ～ of triangular fossa of auricle 耳三角窝隆起 / trochlear ～ 肱骨滑车 / ulnar ～ of wrist 腕尺侧隆起 / vagal ～ 迷走神经三角,灰翼

eminent ['eminənt] *a* 著名的,杰出的

eminentia [ˌemi'nenʃiə] ([复] **eminentiae** [ˌemi'nenʃii:]) *n*【拉】隆起,隆凸

emiocytosis [ˌimiəusai'təusis] *n* 细胞分泌,细胞物质排出(如排出胰岛素)

emissarium [ˌemi'sεəriəm] ([复] **emissaria** [ˌemi'sεəriə]) *n*【拉】导血管(导静脉)

emissary ['emisəri] *n* 导血管

emission [i'miʃən] *n* 散发;发射,放射;发射物;遗精 | nocturnal ～ 梦遗(精),遗精 / thermionic ～ 热离子发射

emissive [i'misiv] *a* 发出的;发射的

emissivity [ˌemə'sivəti] *n* 发射率,放射率(辐射能)

EMIT [i'mit] (*E*nzyme-*M*ultiplied *I*mmunoassay *T*echnique) 多元酶免疫测定法(同质单相酶免疫测定的商品名)

emit [i'mit] *vt* 散发,放射;发表;发行

emmenagogic [iˌmenə'gɔdʒik] *a* 通经的

emmenagogue [i'menəgɔg] *n* 通经药

emmenia [i'mi:niə] *n* 月经 | **emmenic** [i'menik] *a*

emmeniopathy [iˌmi:ni'ɔpəθi] *n* 月经病

emmenology [ˌemi'nɔlədʒi] *n* 月经学

Emmert-Gellhorn pessary ['emət 'gelhɔ:n] (Frederick V. Emmert; George Gellhorn) 埃默特-盖尔霍恩子宫托(空杆子宫托)

emmetrope ['emətrəup] *n* 正视者

emmetropia [ˌemə'trəupiə] *n* 屈光正常,正视眼 | **emmetropic** [ˌemə'trɔpik] *a*

Emmet's operation ['emit] (Thomas A. Emmet) 埃米特手术(①修补会阴撕裂术;②子宫颈缝术或宫颈裂缝术;③膀胱阴道瘘造口术,使膀胱炎时的膀胱得以引流)

Emmonsia [ə'mɔnsiə] *n* 金孢子菌属 | ～ crescens 新月金孢子菌 / ～ parva 小金孢子菌

emodin ['emədin] *n* 泻素,大黄素

emollient [i'mɔliənt] *a* 软化的,润滑的 *n* 润肤剂,润滑剂

emotiometabolic [iˌməuʃiə*u*ˌmetə'bɔlik] *a* 情绪性代谢的

emotiomotor [iˌməuʃiə*u*'məutə] *a* 情绪性动作的

emotiomuscular [iˌməuʃiə*u*'mʌskjulə] *a* 情绪性肌肉活动的

emotion [i'məuʃən] *n* 情绪,感情;激动 | ～**al** *a* / ～**ally** *ad* / ～**less** *a* 没有感情的,冷漠的

emotiovascular [iˌməuʃiə*u*'væskjulə]

a 情绪性血管变化的
emotive [i'məutiv] *a* 情绪的;动感情的 | **emotivity** [iˌməu'tivəti] *n* 感触性,易感性
Emp. emplastrum【拉】硬膏剂,贴膏剂
empacho [em'pɑ:kəu] *a* 恩帕寇(墨西哥儿童慢性消化不良,伴腹泻)
empasma [em'pæzmə] *n* 撒布散剂(外用药粉)
empathize ['empəθaiz] *vi* 移情,神入
empathy ['empəθi] *n* 移情,神入 | **empathic** [em'pæθik], **empathetic** [ˌempə'θetik] *a*
emperipolesis [emˌperipəu'li:sis] *n* 伸入运动(淋巴细胞在另一个细胞内伸入和活动)
emphasis ['emfəsis] ([复] **emphases** ['emfəsi:z]) *n* 强调,重点,重要性;显著
emphasize ['emfəsaiz] *vt* 强调,着重;使(事实等)显得突出(或重要)
emphatic [im'fætik] *a* 强调的,着重的;有力的,断然的 | ~**ally** *ad*
emphraxis [em'fræksis] *n*【希】闭塞,阻塞
emphysatherapy [ˌemfizə'θerəpi] *n* 注气疗法
emphysema [ˌemfi'si:mə] *n* 气肿;肺气肿 | alveolar ~ 肺泡性气肿 / atrophic ~, small-lunged ~ 萎缩性肺气肿 / ectatic ~ 扩张性肺气肿 / glass blower's ~ 吹玻璃工肺气肿 / pulmonary ~, ~ of lungs 肺气肿 | ~**tous** [ˌemfi'semətəs] *a*
Empiric [em'pirik] *n* 经验主义派(古希腊希波克拉底〈Hippocrates〉学派以后的一个医派)
empiric [em'pirik] *a* 经验主义的 *n* 经验主义者;江湖医
empirical [em'pirikəl] *a* 经验主义的
empiricism [em'pirisizəm] *n* 经验主义;经验(主义)医学;江湖医术 | **empiricist** *n* 经验主义者;庸医
Empirin ['empirin] *n* 安匹林(含乙酰水杨酸、非那西丁和咖啡因片剂的商品名,解热镇痛药)
emplastic [em'plæstik] *a* 粘的,粘质的 *n* 便秘药
emplastrum [em'plæstrəm] *n* 硬膏剂,贴膏剂
employ [im'plɔi] *vt* 用,使用;雇用;使从事于 *n* 使用;雇用;职业
employment [im'plɔimənt] *n* 使用;雇用;职业
emporiatrics [emˌpɔ:ri'ætriks] *n* 旅行(者)医学
empower [im'pauə] *vt* 授权;准许;使能够
emprosthotonos, emprosthotonus [ˌemprɔs'θɔtənəs] *n* 前弓反张
empty ['empti] *a* 空的 *vt* 使成为空的;倒空;排空 *vi* 成为空的;流空;排空;流入 *n* [常用复] 空箱;空瓶 | (be) ~ of 缺乏,无 | **emptiness** *n*
emptysis ['emptisis] *n*【希】咯血
empurple [em'pə:pl] *vt, vi* (使)发紫,(使)发红
Empusa [em'pju:sə] *n* 虫霉属,蝇疫霉属
empyema [ˌempai'i:mə] *n* 积脓;脓胸 | ~ of gallbladder 胆囊积脓 / interlobar ~ (肺)叶间脓胸 / latent ~ 潜伏性脓胸 / loculated ~ 分房(性)脓胸 / mastoid ~ 乳突积脓 / metapneumonic ~ 肺炎后脓胸 / ~ of pericardium 脓性心包炎,心包积脓 / pneumococcal ~ 肺炎球菌性脓胸 / pulsating ~ 搏动性脓胸 / thoracic ~ 脓性胸膜炎,脓胸 / tuberculous ~ 结核性脓胸 | ~**tous, empyemic** *a*
empyesis [ˌempai'i:sis] *n*【希】眼前房积脓;脓疱
empyocele [em'paiəsi:l] *n* 脐脓肿
empyreuma [ˌempai'ru:mə] *n* (动植物在密封容器中焚烧后)焦臭 | ~**tic** [ˌempairu:'mætik] *a* 焦臭的(有机物质分解蒸馏所产生的气味)
EMS Emergency Medical Service 急救医疗处(英国)

emul. emulsum【拉】乳剂
emulate ['emjuleit] *vt* 同…竞争;竭力仿效
emulation [ˌemju'leiʃən] *n* 竞赛;模仿
emulgent [i'mʌldʒənt] *a* 净化的 *n* 泄出血管(肾动脉或肾静脉);利泄药(利胆、利尿药)
emulsify [i'mʌlsifai] *vt, vi* (使) 乳化 | **emulsification** [iˌmʌlsifi'keiʃən] *n* / **emulsifier** [i'mʌlsifaiə] *n* 乳化剂
emulsin [i'mʌlsin] *n* 苦杏仁酶
emulsion [i'mʌlʃən] *n* 乳胶,乳浊液;乳剂 | bacillary ~ 杆菌性乳剂,细菌性乳剂 / chylomicron ~ (血中)乳糜微粒 / kerosene ~ 煤油乳剂 / photographic ~ 照相乳剂 | **emulsive** *a* 乳剂性的;乳化的
emulsoid [i'mʌlsɔid] *n* 乳胶体
emulsum [i'mʌlsəm] ([复] **emulsa** [i'mʌlsə]) *n*【拉】乳剂
emunctory [i'mʌŋktəri] *a* 排泄的 *n* 排泄器,排泄管
E-Mycin [i'maisin] *n* 红霉素(erythromycin)制剂的商品名
emylcamate [i'milkəmeit] *n* 依米氨酯,氨甲酸叔己酯(安定药)
en [ɔŋ] *prep*【法】在…中;在;用 | ~ bloc 整块,整块地;全体,整个 / ~ masse 一起,全体;全部地,整个地 | ~plaque 平板状 / ~ route 在途中(的)
ENA extractable nuclear antigen 可提取的核抗原
enable [i'neibl] *vt* 使能够;使成为可能
enact [i'nækt] *vt* 制定;颁布,通过(法律,法案等)
enalapril [i'næləpril] *n* 依那普利(抗高血压药)
enalaprilat [ə'næləˌprilət] *n* 依那普利拉(一种依那普利〈enalapril〉活性代谢物的静脉内制剂,治疗高血压危象时使用)
enamel [i'næməl] *n* (牙)釉质 | curled ~ 曲形釉质 / dwarfed ~, nanoid ~ 薄釉质 / gnarled ~ 螺状釉质 / hereditary brown ~ 釉质生长不全 / hypoplastic ~ 釉质发育不全 / mottled ~ 斑釉
enameloblast [i'næmələblæst] *n* 成釉细胞
enameloblastoma [iˌnæmeləublæs'təumə] *n* 成釉细胞瘤
enameloma [iˌnæmə'ləumə] *n* 釉质瘤
enamelum [i'næmələm] *n* (牙)釉质
enanthate [ə'nænθeit] *n* 庚酸盐(heptanoate的USAN缩约词,庚酸的阴离子型)
enanthema [ˌenæn'θi:mə] ([复] **enanthemas** 或 **enanthemata** [ˌenæn'θi:mətə]), **enanthem** [e'nænθəm] *n* 粘膜疹 | **enanthematous** [ˌenæn'θemətəs] *a*
enanthic acid [i'nænθik], **enanthylic acid** [ˌi:næn'θilik] 庚酸
enanthrope [e'nænθrəup] *n* 体内病因,疾病内因
enantiobiosis [enˌæntiəubai'əusis] *n* 拮抗共生
enantiomerism [eˌnænti'ɔmərizəm] *n* 对映形态
enantiomorph [en'æntiəumɔ:f], **enantiomer** [en'æntiəumə] *n* 对映(结构)体 | **enantiomorphic** [enˌæntiəu'mɔ:fik] *a*
enantiomorphism [enˌæntiəu'mɔ:fizəm] *n* 对映形态
enantiopathia [enˌæntiəu'pæθiə], **enantiopathy** [enˌænti'ɔpəθi] *n* 对抗病;拮抗疗法
enantiopathic [enˌæntiəu'pæθik] *a* 引起反感的;拮抗疗法的
Enantiothamnus [enˌæntiəu'θæmnəs] *n* 结节中央化脓性真菌属
enarkyochrome [e'nɑ:kiəˌkrəum] *n* 单网色细胞
enarthritis [ˌenɑ:'θraitis] *n* 杵臼关节

炎
enarthrosis [ˌenɑːˈθrəusis] *n* 杵臼关节 | **enarthrodial** *a*
encainide hydrochloride [enˈkeinaid] 盐酸恩卡尼,盐酸哌啇苯胺(抗心律失常药)
encanthis [enˈkænθis] *n* 内眦瘤
encapsulate [inˈkæpsjuleit], **encapsule** [inˈkæpsjul] *vt* 用胶囊包 | **encapsulated** [inˈkæpsjuleitid], **encapsuled** [inˈkæpsjuld] *a* 有(胶)囊包着的,包在荚膜内的,(被)包围的 / **encapsulation** [inˌkæpsjuˈleiʃən] *n* 包围
encarditis [ˌenkɑːˈdaitis] *n* 心内膜炎
encatarrhaphy [ˌenkæˈtɑːrəfi] *n* 埋藏缝术
enceinte [ɔŋˈsæŋt] *a*【法】妊娠的
encelialgia [ˌensiːliˈældʒiə] *n* (腹)内脏痛
enceliitis [enˌsiliˈaitis], **encelitis** [ˌensiˈlaitis] *n* 内脏炎,腹内器官炎
encephalalgia [enˌsefəˈlældʒiə] *n* 头痛
encephalatrophy [enˌsefəˈlætrəfi] *n* 脑萎缩
encephalauxe [ˌensefəˈlɔːksi] *n* 脑肥大
encephalemia [enˌsefəˈliːmiə] *n* 脑充血
encephalic [ˌensəˈfælik] *a* 脑的;颅内的
encephalitis [enˌsefəˈlaitis] ([复] **encephalitides** [enˌsefəˈlitidiːz]) *n* 脑炎,大脑炎 | acute necrotizing ~ 急性坏死性脑炎 / Australian X ~ 澳大利亚X脑炎 / benign myalgic ~ 良性肌痛性脑炎(即流行性神经肌无力症) / California ~ 加利福尼亚脑炎(一种由虫媒病毒所致的急性病毒性脑炎,主要为儿童的一种疾病) / eastern equine ~ 东方马脑炎 / epidemic ~ 流行性脑炎 / hemorrhagic arsphenamine ~ 出血性胂凡纳明脑炎 / herpes ~, herpes simplex ~, herpetic ~ 疱疹脑炎,单纯疱疹性脑炎,疱疹性脑炎(由疱疹病毒所致的一种疾病,类似马脑脊髓炎) / influenzal ~ 流感脑炎 / Japanese B ~, ~ B, Russian autumnal ~ 流行性乙型脑炎 / lethargic ~, ~ A, Vienna ~ 昏睡性脑炎,流行性甲型脑炎,维也纳脑炎 / postinfection ~, acute disseminated ~ 传染病后脑炎,急性播散性脑炎 / postvaccinal ~, vaccinal ~ 种痘后脑炎 / Russian forest-spring ~ 俄罗斯春季森林脑炎 / Russian spring-summer ~ 俄罗斯春夏型脑炎 / Russian tick-borne ~, woodcutter's ~ 俄罗斯蜱传脑炎,伐木者脑炎 / Russian vernal ~ 俄罗斯春季脑炎 / St. Louis ~, ~ C 圣路易型脑炎,流行性丙型脑炎 / Venezuelan equine ~ 委内瑞拉马脑炎 | **encephalitic** [ˌensefəˈlitik] *a*
encephalitogen [enˌsefəˈlitədʒən] *n* 致脑炎因子
encephalitogenic [enˌsefəlitəuˈdʒenik] *a* 致脑炎的
Encephalitozoon [ˌenseˌfælitəuˈzəuɔn] *n* 脑胞内原虫属(亦称微粒子虫属Nosema) | ~ cuniculi 家兔脑胞内原虫 / ~ rabiei 内格里(Negri)小体,狂犬病包涵体
encephalitozoonosis [enˌsefəˌlitəzəuˈɔnəsis] *n* 脑胞内原虫病
encephalization [enˌsefəlaiˈzeiʃən, -liˈz-] *n* 脑形成
encephal(o)- [构词成分] 脑
encephalo-arteriography [enˌsefələuɑːˌtiəriˈɔgrəfi] *n* 脑动脉造影(术)
encephalocele [enˈsefələˌsiːl] *n* 脑突出,脑膨出
encephaloclastic [enˌsefələuˈklæstik] *a* 破坏脑的,脑损害(性)的
encephalocoele [enˌsəfələuˈsiːli] *n* 颅腔;脑室,脑腔
encephalocystocele [enˌsəfələuˈsistəsiːl] *n* 积水性脑突出
encephalodialysis [enˌsefələudai-

'ælisis] *n* 脑软化,脑松软

encephalodysplasia [enˌsefələudis'pleiziə] *n* 脑发育异常

encephalogram [en'sefələgræm] *n* 脑X线(照)片,脑造影(照)片

encephalography [enˌsefə'lɔgrəfi] *n* 脑造影(术)

encephaloid [en'sefəlɔid] *a* 脑样的 *n* 髓样癌

encephalolith [en'sefələliθ] *n* 脑石

encephalology [ˌensefə'lɔlədʒi] *n* 脑学

encephaloma [enˌsefə'ləumə] *n* 脑瘤;髓样癌

encephalomalacia [enˌsefələumə'leiʃiə] *n* 脑软化

encephalomeningitis [enˌsefələuˌmenin'dʒaitis] *n* 脑脑膜炎

encephalomeningocele [enˌsefələumi'niŋgəsi:l] *n* 脑脑膜膨出

encephalomeningopathy [enˌsefələuˌmeniŋ'gɔpəθi] *n* 脑脑膜病

encephalomere [en'sefələmiə] *n* 脑节

encephalometer [enˌsefə'lɔmitə] *n* 脑域测定器

encephalomyelitis [enˌsefələuˌmaiə'laitis] *n* 脑脊髓炎 | acute disseminated ~ 急性播散性脑脊髓炎,传染病后脑炎 / avian ~ 禽脑脊髓炎(鸡的一种病毒性疾病,亦称鸟狂病,流行性震颤) / benign myalgic ~ 良性肌痛性脑脊髓炎 / eastern equine ~ 东方马脑脊髓炎 / experimental allergic ~ (EAE) ~ 实验性变应性脑脊髓炎 / granulomatous ~ 肉芽肿性脑脊髓炎 / infectious porcine ~ 传染性猪脑脊髓炎 / Mengo ~ 门戈脑脊髓炎(其病毒首次在乌干达门戈地区分离而得) / mouse ~, murine ~ 鼠脑脊髓炎 / porcine ~ 猪脑脊髓炎 / postinfectoius ~, postvaccinal ~ 传染病后脑脊髓炎,种痘后脑脊髓炎 / toxoplasmic ~ 弓形原虫脑脊髓炎 / Venezuelan equine ~ 委内瑞拉马脑脊髓炎 / western equine ~ 西方马脑脊髓炎

encephalomyelocele [enˌsefələumai'eləsi:l] *n* 脑脊髓膨出

encephalomyeloneuropathy [enˌsefələu'maiələunjuə'rɔpəθi] *n* 脑脊髓神经病

encephalomyelopathy [enˌsefələuˌmaiə'lɔpəθi] *n* 脑脊髓病 | postinfection ~ 传染病后脑脊髓病 / postvaccinal ~ 种痘后脑脊髓病 / subacute necrotizing ~ 亚急性坏死性脑脊髓病(亦称亚急性坏死性脑病,利〈Leigh〉氏病或综合征)

encephalomyeloradiculitis [enˌsefələuˌmaiələurəˌdikju'laitis] *n* 脑脊髓脊神经根炎

encephalomyeloradiculoneuritis [enˌsefələuˌmaiələurəˌdikjuləunjuə'raitis] *n* 脑脊髓脊神经根神经炎,急性热病性多神经炎

encephalomyeloradiculopathy [enˌsefələuˌmaiələurəˌdikju'lɔpəθi] *n* 脑脊髓脊神经根病

encephalomyocarditis [enˌsefələuˌmaiəukɑ:'daitis] *n* 脑心肌炎(病毒性)

encephalon [en'sefəlɔn] ([复] **encephala** [en'sefələ]) *n* 脑

encephalonarcosis [enˌsefələunɑ:'kəusis] *n* 脑病性木僵

encephalopathia [enˌsefələu'pæθiə] *n* 脑病 | ~ alcoholica 酒精中毒性脑病,出血性脑上部灰质炎

encephalopathy [enˌsefə'lɔpəθi] *n* 脑病 | biliary ~, bilirubin ~ 胆汁性脑病,胆红素脑病,核黄疸 / demyelinating ~ 脱髓鞘性脑病 / dialysis ~, progressive dialysis ~ 透析性脑病,进行性透析性脑病(长期应用血液透析而伴发的一种脑变性病) / hepatic ~, portal-systemic ~, portasystemic ~ 肝脑病变,门体静脉脑病 / hypernatremic ~ 高血钠脑病(由渗透压过高伴高血钠和失水所致的严重出血性脑病) / hypoglycemic ~ 低血糖性脑病 /

lead ～, saturnine ～ 铅毒性脑病 / mink ～ 水貂脑病(水貂中枢神经系统的一种进行性病毒性疾病) / myoclonic ～ of childhood 儿童肌阵挛性脑病 / progressive subcortical ～ 进行性皮质下脑病，席尔德(Schilder)病 / spongiform ～ 海绵状脑病 / subacute necrotizing ～ 亚急性坏死性脑病 / subcortical arteriosclerotic ～ 皮质下动脉硬化性脑病，宾斯万格(Binswanger)痴呆 / transmissible spongiform ～, transmissible spongiform virus ～, subacute spongiform ～ 传染性海绵状脑病，传染性海绵状病毒性脑病，亚急性海绵状脑病 / traumatic ～ 外伤性脑病 | **encephalopathic** [enˌsefələu'pæθik] *a*

encephalopsy [en'sefəˌlɔpsi] *n* 色联觉，伴生色觉

encephalopuncture [enˌsefələu'pʌŋktʃə] *n* 脑穿刺术

encephalopyosis [enˌsefələupai'əusis] *n* 脑脓肿，脑脓疡

encephalorachidian [enˌsefələurə'kidiən] *a* 脑脊髓的

encephaloradiculitis [enˌsefələurəˌdikju'laitis] *n* 脑脊神经根炎

encephalorrhagia [enˌsefələu'reidʒiə] *n* 脑出血，脑溢血

encephalosclerosis [enˌsefələuskliə'rəusis] *n* 脑硬化

encephaloscope [en'sefələskəup] *n* 窥脑器，窥脑镜 | **encephaloscopy** [enˌsefə'lɔskəpi] *n* 脑检视法，窥脑术

encephalosepsis [enˌsefələu'sepsis] *n* 脑坏疽

encephalosis [enˌsefə'ləusis] *n* 器质性脑病；退行性脑病

encephalospinal [enˌsefələu'spainl] *a* 脑脊髓的

encephalothlipsis [en'sefələu'θlipsis] *n* 脑受压

encephalotome [enˌsefələtəum] *n* 脑刀

encephalotomy [enˌsefə'lɔtəmi] *n* 脑切开术

enchain [in'tʃein] *vt* 用链锁住，束缚；抓住，吸引住

encheiresis [ˌenkai'ri:sis] *n* 插管术

enchondral [en'kɔndrəl] *a* 软骨内的

enchondroma [ˌenkɔn'drəumə] ([复] **enchondromas** 或 **enchondromata** [ˌenkɔn'drəumətə]) *n* 内生软骨瘤 | multiple congenital ～ 多发性先天性内生软骨瘤，内生软骨瘤病 | ～**tous** *a*

enchondromatosis [enˌkɔndrəumə'təusis] *n* 内生软骨瘤病 | multiple ～, skeletal ～ 多发性内生软骨瘤病，骨性内生软骨瘤病

enchondrosarcoma [enˌkɔndrəusɑ:'kəumə] *n* 内生软骨肉瘤

enchondrosis [ˌenkɔn'drəusis] *n* 软骨疣；内生软骨瘤

enchylema [ˌenkai'li:mə] *n* 透明质

enchyma ['enkimə] *n* 组织形成液

encircle [in'sə:kl] *vt* 环绕；包围 | ～**ment** *n*

enclave ['enkleiv, ɔŋ'klɑ:v] *n*【法】被包围物(指脱离正常联系并被包围在另一个器官或组织内的物质)

enclitic [en'klitik] *a* 头盆倾势不均的

enclomiphene [en'kləumifi:n] *n* 恩氯米芬，顺氯蔗酚胺(抗不育症药，亦称 cisclomiphene)

enclose [in'kləuz] *vt* 围住；把…封入

enclosure [in'kləuʒə] *n* 围绕；封入；附件，包入物；罩，套

encode [in'kəud] *vt* 译成密码，编码 | ～**r** *n* 编码器；编码员

encolpism [en'kɔlpizəm] *n* 阴道投药法

encompass [in'kʌmpəs] *vt* 环绕，包围；包括；完成

encopresis [enkə'pri:sis] *n* 大便失禁(并非由于器官缺损或疾病所致)

encounter [in'kauntə] *vt* 遭遇；遇到 *vi* 偶然相遇 *n* 遭遇；冲突

encourage [in'kʌridʒ] *vt* 鼓励；促进 | ～**ment** *n*

encranius [en'kreiniəs] *n* 颅内联胎畸胎

encroach [in'krəutʃ] *vi* 侵占,侵犯 | ~**ment** *n*

encumber [in'kʌmbə] *vt* 妨害,阻碍;阻塞;拖累

encyclop(a)edia [enˌsaikləu'pi:djə] *n* 百科全书 | **encyclop(a)edic(al)** [enˌsaikləu'pi:dik(əl)] *a* 百科全书的;广博的

encyesis [ˌensai'i:sis] *n* 妊娠(正常的宫孕)

encyopyelitis [enˌsaiəˌpaii'laitis] *n* 妊娠性肾盂炎

encyst [en'sist] *vt, vi* 包在囊内 | ~**ment** *n* 包囊形成 / ~**ation** [ˌensis'teiʃən] *n* 被囊作用,成囊 / ~**ed** *a* 包绕的,被囊的

end [end] *n* 末端;终点;结束;死亡;目的;结果 *vt* 结束,终止 *vi* 结束,终止;死 | bring to an ~ 使结束 / come(或draw) to an ~ 告终,结束;完结 / come to an untimely ~ 过早死亡,夭折 / ~ for ~ 两端的位置颠倒过来 / ~ in 以…为结果 / ~ off 结束 / ~ to ~ 首尾相接,衔接着 / ~ up 竖着;结束 / from ~ to ~ 从头到尾地 / gain(或achieve, win) one's ~ 达到目的 / in the ~ 最后;终于 / make an ~ of 终止;把…结束;除去 / meet one's ~ 死,送命 / no ~ of 无数,很多,非常 / on ~ 竖着;连续地 / put an ~ to 结束,终止 / think no ~ of 极端看重 / to the (bitter或very) ~ 到底,直到死 / to the ~ of the chapter 到最后,到底;至死 / without ~ 无尽地,无穷地

end- 见endo-

endadelphos [ˌendə'delfɔs] *n* 体内联胎畸胎,胎内胎,隐联胎

endamage [in'dæmidʒ] *vt* 使损坏,使受损失

Endamoeba [ˌendə'mi:bə] *n* 内阿米巴属,内变形虫属 | ~ blattae 蠊内阿米巴

endanger [in'deindʒə] *vt* 危害,危及

endangiitis [ˌendændʒi'aitis] *n* 血管内膜炎

endangium [en'dændʒiəm] *n* 血管内膜

endaortic [ˌendei'ɔ:tik] *a* 主动脉内的

endaortitis [ˌendeiɔ:'taitis] *n* 主动脉内膜炎 | bacterial ~ 细菌性主动脉内膜炎

endarterectomize [ˌendɑ:tə'rektəmaiz] *vt* 切除动脉内膜

endarterectomy [ˌendɑ:tə'rektəmi] *n* 动脉内膜切除术 | gas ~ 气体动脉内膜切除术(利用高压二氧化碳以除去冠状血管的斑块沉着物,以治疗动脉粥样硬化)

endarterial [ˌendɑ:'tiəriəl] *a* 动脉内的

endarteritis [ˌendɑ:tə'raitis] *n* 动脉内膜炎 | ~ obliterans 闭塞性动脉内膜炎 / ~ proliferans 增生性动脉内膜炎

endarterium [ˌendɑ:'tiəriəm] *n* 动脉内膜

endarteropathy [ˌendɑ:tə'rɔpəθi] *n* 动脉内膜病 | digital ~ 指(趾)动脉内膜病

end-artery ['endɑ:təri] *n* 终动脉

endaural [end'ɔ:rəl] *a* 耳内的

end-body ['endbɔdi] *n* 末体,补体末段(见endpiece)

endbrain ['endbrein] *n* 端脑,终脑

end-brush ['endbrʌʃ] *n* 终树突

end-bud ['endbʌd] *n* 终球;终蕾

end-bulb ['endbʌlb] *n* 终球

endchondral [end'kɔndrəl] *a* 软骨内的

endeavo(u)r [in'devə] *n, vi* 努力,尽力 | do one's ~(s) 尽力,竭力 / make every ~ 尽一切努力 / make one's best ~s 尽最大努力

endeictic [en'daiktik] *a* 症状的

endemia [en'di:miə], **endemy** ['endimi] *n* 地方病

endemic [en'demik] *a* 地方性的;地方病的 *n* 地方性流行病 | ~**al** *a* / ~**ally**

ad / ~**ity** [ˌendi'misəti] *n* 地方性，地方流行性 / **endemial** [en'di:miəl] *a*

endemiology [enˌdi:mi'ɔlədʒi] *n* 地方病学

endemoepidemic [ˌendeməuepi'demik] *a* 地方性流行的

endepidermis [ˌendəpi'də:mis] *n* 上皮，内表皮

endergic [en'də:dʒik] *a* 吸能的(指化学反应)

endergonic [ˌendə'gɔnik] *a* 吸收能量的，吸能的

enderon ['endərɔn] *n* 外皮深层(皮肤深层或粘膜深层) | ~**ic** [ˌendə'rɔnik] *a*

end-feet ['endfi:t] *n* 终钮，突触小结

end-flake ['endfleik] *n* 终板

ending ['endiŋ] *n* 结局;死亡;末梢 | annulospiral ~s 环螺末梢 / encapsulated nerve ~s 神经末梢小体 / epilemmal ~s 梢膜性神经末梢 / flower-spray ~s 花枝状末梢 / free nerve ~s 游离神经末梢 / grape ~s 葡萄状神经末梢 / nerve ~s 神经末梢

endless ['endlis] *a* 无止境的;环状的 | ~**ly** *ad*

endmost ['end*m*əust] *a* 最(近)末端的;最远的

end-nuclei [end'nju:kliai] *n* 终核

end(o)- [前缀] 内

endoabdominal [ˌendə*u*æb'dɔminl] *a* 腹内的

endo-amylase [ˌendə*u*'æmileis] *n* 内淀粉酶，α-淀粉酶

endoaneurysmorrhaphy [ˌendə*u*ˌænjuəriz'mɔrəfi] *n* 动脉瘤内缝术

endoangiitis [ˌendə*u*ændʒi'aitis] *n* 血管内膜炎

endoaortitis [ˌendə*u*ˌeiɔ:'taitis] *n* 主动脉内膜炎

endoappendicitis [ˌendə*u*əˌpendi'saitis] *n* 阑尾粘膜炎

endoarteritis [ˌendə*u*ˌɑ:tə'raitis] *n* 动脉内膜炎

endoauscultation [ˌendə*u*ˌɔ:skʌl'teiʃən] *n* 内听诊法(用管子通入胃内，对胃和胸部器官进行听诊)

endobacillary [ˌendə*u*bə'siləri] *a* 杆菌内的

endobiotic [ˌendə*u*bai'ɔtik] *a* 组织内寄生的

endoblast ['endə*u*blæst] *n* 内胚层，内胚叶 | ~**ic** [ˌendə*u*'blæstik] *a*

endobronchitis [ˌendə*u*brɔŋ'kaitis] *n* 支气管粘膜炎

endocardial [ˌendə*u*'kɑ:diəl] *a* 心内的;心内膜的

endocardiopathy [ˌendə*u*ˌkɑ:di'ɔpəθi] *n* (非炎性)心内膜病

endocarditis [ˌendə*u*kɑ:'daitis] *n* 心内膜炎 | bacterial ~ 细菌性心内膜炎 / constrictive ~ 缩窄性心内膜炎 / malignant ~, septic ~, ulcerative ~ 恶性心内膜炎，脓毒性心内膜炎，溃疡性心内膜炎 / mycotic ~ 真菌性心内膜炎 / nonbacterial verrucous ~ 非细菌性赘疣状心内膜炎 / pulmonic ~ 肺动脉瓣性心内膜炎 / valvular ~ 瓣性心内膜炎 / verrucous ~, vegetative ~ 赘疣状心内膜炎，增殖性心内膜炎 / viridans ~, subacute bacterial ~ 草绿色链球菌心内膜炎，亚急性细菌性心内膜炎 | **endocarditic** [ˌendə*u*kɑ:'ditik] *a*

endocardium [ˌendə*u*'kɑ:diəm] *n* 心内膜

endoceliac [ˌendə*u*'si:liæk] *a* 体腔内的

endocellular [ˌendə*u*'seljulə] *a* 细胞内的

endocervical [ˌendə*u*'sə:vikəl] *a* 宫颈内的

endocervicitis [ˌendə*u*ˌsə:vi'saitis] *n* 宫颈内膜炎

endocervix [ˌendə*u*'sə:viks] *n* 宫颈管内膜

endochondral [ˌendə*u*'kɔndrəl] *a* 软骨内的

endochorion [ˌendəu'kɔ:riɔn] *n* 绒(毛)膜内层

endochrome ['endəkrəum] *n* (细)胞内染色质

endocochlear [ˌendəu'kɔkliə] *a* (耳)蜗内的

endocolitis [ˌendəukɔ'laitis] *n* 结肠粘膜炎

endocommensal [ˌendəukə'mensəl] *a* 内共生体,内共栖体

endoconidiotoxicosis [ˌendəukəuˌnidiəˌtɔksi'kəusis] *n* 内分生孢菌中毒症

endocorpuscular [ˌendəukɔ:'pʌskjulə] *a* 小体内的

endocranial [ˌendəu'kreinjəl] *a* 颅内的

endocraniosis [ˌendəuˌkreini'əusis] *n* 颅内骨肥大

endocranitis [ˌendəukrei'naitis] *n* 硬脑膜炎

endocranium [ˌendəu'kreinjəm] *n* 硬脑膜

endocrinasthenia [ˌendəuˌkrinæs'θi:niə] *n* 内分泌(功能)衰弱,内分泌衰竭 | **endocrinasthenic** [ˌendəuˌkrinæs'θenik] *a*

endocrine ['endəukrain, 'endəukrin] *n* 内分泌 *a* 内分泌的;激素的

endocrinic [ˌendəu'krinik] *a* 内分泌的;内分泌腺的

endocrinism [en'dɔkrinisəm] *n* 内分泌病

endocrinium [ˌendəu'krinjəm] *n* 内分泌系统

endocrinology [ˌendəukri'nɔlədʒi] *n* 内分泌学 | **endocrinological** [ˌendəukrinə'lɔdʒikəl] *a* / **endocrinologist** *n* 内分泌学家

endocrinopath [ˌendəu'krinəpæθ] *n* 内分泌病患者

endocrinopathy [ˌendəukri'nɔpəθi] *n* 内分泌病 | **endocrinopathic** [ˌendəuˌkrinə'pæθik] *a*

endocrinosis [ˌendəukri'nəusis] *n* 内分泌病(内分泌系统功能失调)

endocrinosity [ˌendəukri'nɔsiti] *n* 内分泌(状态)

endocrinotherapy [ˌendəuˌkrinəu'θerəpi] *n* 内分泌疗法,激素疗法

endocrinotropic [ˌendəuˌkrinəu'trɔpik] *a* 促内分泌的

endocrinous [en'dɔkrinəs] *a* 内分泌的;内分泌腺的

endocritic [ˌendəu'kritik] *a* 内分泌的;激素的 *n* 内分泌

endocuticle [ˌendəu'kjutikl] *n* 内表皮(指甲壳动物和节肢动物,几乎完全由蛋白质和甲壳质组成)

endocyclic [ˌendəu'siklik] *a* 桥环的(指桥环化合物)

endocyst ['endəsist] *n* 内囊(棘球蚴)

endocystitis [ˌendəusis'taitis] *n* 膀胱粘膜炎

endocyte ['endəusait] *n* 细胞内含物

endocytic [endə'sitik] *a* (细胞)内吞的,胞吞的

endocytosis [ˌendəusai'təusis] *n* 胞吞作用,内吞作用(细胞的吞噬作用和吞饮作用)

endodeoxyribonuclease [ˌendəudi:ˌɔksiˌraibəu'nju:klieis] *n* 脱氧核糖核酸内切酶

endoderm ['endəudə:m] *n* 内胚层,内胚叶 | ~**al** [ˌendəu'də:məl] *a*

Endodermophyton [ˌendəudə:'mɔfitɔn] *n* 皮内癣菌属(现称发癣菌属Trichophyton)

endodermoreaction [ˌendəuˌdə:məuri(:)'ækʃən] *n* 皮内反应(见Trambusti's reaction)

endodiascope [ˌendəu'daiəskəup] *n* 体腔X线管 | **endodiascopy** [ˌendəudai'æskəpi] *n* 体腔X线检查

endodontics [ˌendəu'dɔntiks] *n* 牙髓病学 | **endodontic** [ˌendəu'dɔntik] *a* / **endodontist** [ˌendəu'dɔntist] *n* 牙髓病学家

endodontitis [ˌendəudɔn'taitis] *n* 牙髓炎

endodontium [ˌendəu'dɔnʃiəm] *n* 牙髓

endodontology [ˌendəudɔn'tɔlədʒi] *n* 牙髓病学 | **endodontologist** [ˌendəudɔn'tɔlədʒist] *n* 牙髓病学家

endodyogeny [ˌendəudai'ɔdʒini] *n* 内芽生增殖(两个子细胞在母细胞壁内形成〈内芽生〉而增殖，其后代由母细胞破裂释出，如弓形体)

endoectothrix [ˌendəu'ektəθriks] *n* 发内外癣菌

endoenteritis [ˌendəuˌentə'raitis] *n* 肠粘膜炎

endoenzyme [ˌendəu'enzaim] *n* (胞)内酶

endoepidermal [ˌendəuˌepi'də:məl] *n* 表皮内的

endoepithelial [ˌendəuˌepi'θi:liəl] *a* 上皮内的

endoergic [ˌendəu'ə:dʒik] *a* 吸能的(指化学反应)

endoerythrocytic [ˌendəuiˌriθrə'sitik] *a* 红细胞内的

endoesophagitis [ˌendəui(:)ˌsɔfə'dʒaitis] *n* 食管粘膜炎

endoexoteric [ˌendəuˌeksəu'terik] *a* 内外因的

endofaradism [ˌendəu'færədizəm] *n* 内部感应电疗法，体腔感应电疗法(如将感应电使用于胃)

endogalvanism [ˌendəu'gælvənizəm] *n* 内部直流电疗法，体腔(直)流电疗法(如将直流电使用于胃)

endogamy [en'dɔgəmi] *n* 同族结婚；同系配合，同系交配 | **endogamous** [en'dɔgəməs], **endogamic** [ˌendəu'gæmik] *a*

endogastric [ˌendəu'gæstrik] *a* 胃内的

endogastritis [ˌendəugæs'traitis] *n* 胃粘膜炎

Endogenina [ˌendəudʒi'nainə] *n* 内生亚目

endogenote [ˌendəu'dʒi:nəut] *n* 内基因子(在细菌遗传学中指受体细胞遗传信息的自身补体)

endogenous [en'dɔdʒənəs], **endogenetic** [ˌendəudʒi'netik], **endogenic** [ˌendə'dʒenik] *a* 内生的，内源的

endoglobular [ˌendəu'glɔbjulə], **endoglobar** [ˌendəu'gləubə] *a* 血细胞内的

endognathion [ˌendəu'neiθiən] *n* 内颌骨(切牙骨内部)

endogonidium [ˌendəugə'nidiəm] *n* 细胞内分生孢子

endointoxication [ˌendəuinˌtɔksi'keiʃən] *n* 内源性中毒，自体中毒

endolabyrinthitis [ˌendəuˌlæbirin'θaitis] *n* 迷路内膜炎，膜迷路炎

endolaryngeal [ˌendəulər'indʒiəl] *a* 喉内的

endolarynx [ˌendəu'læriŋks] *n* 喉腔

Endolimax [ˌendəu'laimæks] *n* 内蜒属 | ～ nana 小内蜒，微小内蜒

endolymph ['endəlimf], **endolympha** [ˌendə'limfə] *n* 内淋巴(内耳膜迷路内的液体) | **endolymphatic** [ˌendəulim'fætik] *a*

endolysin [en'dɔlisin] *n* 内溶菌素

endolysis [en'dɔlisis] *n* 胞浆溶解作用

endomastoiditis [ˌendəuˌmæstɔi'daitis] *n* 乳突内(膜)炎

endomesoderm [ˌendəu'mesədə:m] *n* 内(胚层原)中胚层

endometrectomy [ˌendəumə'trektəmi] *n* 子宫内膜切除术

endometrioid [ˌendəu'mi:triɔid] *a* 子宫内膜样的

endometrioma [ˌendəuˌmi:tri'əumə] *n* 子宫内膜瘤，子宫腺肌瘤

endometriosis [ˌendəuˌmi:tri'əusis] *n* 子宫内膜异位 | ～ externa 宫外子宫内膜异位 / ～ interna 宫内子宫内膜异位 / ovarian ～, ～ ovarii 卵巢子宫内膜异位 / stromal ～ 基质性子宫内膜异位 / ～ uterina 子宫内膜异位 / ～ vesicae 膀胱子宫内膜异位 | **endo-**

metriotic [ˌendəuˌmi:tri'ɔtik] *a*

endometritis [ˌendəumə'traitis] *n* 子宫内膜炎 | bacteriotoxic ~ 细菌毒性子宫内膜炎 / decidual ~ 蜕膜性子宫内膜炎 / exfoliative ~ 剥脱性子宫内膜炎 / membranous ~ 膜性子宫内膜炎 / puerperal ~ 产后子宫内膜炎 / syncytial ~ 合胞体细胞子宫内膜炎(亦称合胞体细胞瘤) / tuberculous ~ 结核性子宫内膜炎 / ~ tuberosa papulosa 丘疹结节状子宫内膜炎

endometrium [ˌendəu'mi:triəm] ([复] **endometria** [ˌendəu'mi:triə]) *n* 子宫内膜 | Swiss-cheese ~ 瑞士干酪样子宫内膜 | **endometrial** *a*

endometry [en'dɔmitri] *n* 内腔容积测定法

endomitosis [ˌendəumai'təusis] *n* 核内有丝分裂(在分裂过程中未见到染色体向两极移动和细胞质的分裂) / **endomitotic** [ˌendəumai'tɔtik] *a*

endomixis [ˌendə'miksis] *n* 内融合 | **endomictic** [ˌendə'miktik] *a*

endomorph ['endəmɔ:f] *n* 内胚层体型者 | **~ic** [ˌendə'mɔ:fik] *a* 内胚层体型的 / **~y** ['endəˌmɔ:fi:] *n* 内胚层体型

Endomyces [ˌendə'maisi:z] *n* 内孢霉属, 内真菌属 | ~ albicans 白色内孢霉(现名白色念珠菌Candida albicans) / ~ capsulatus, ~ epidermatidis 荚膜内孢霉, 表皮炎内孢霉(现名皮炎芽生菌Blastomyces dermatitidis)

Endomycetales [ˌendəuˌmaisi'teili:z] *n* 内孢霉目

endomyocardial [ˌendəuˌmaiəu'kɑ:diəl] *a* 心内膜心肌的

endomyocarditis [ˌendəuˌmaiəukɑ:'daitis] *n* 心肌(心)内膜炎

endomysium [ˌendə'miziəm, -'mis-] *n* 肌内膜

endonasal [ˌendəu'neizəl] *a* 鼻内的

endoneural [ˌendəu'njuərəl] *a* 神经内的

endoneurial [ˌendəu'njuəriəl] *a* 神经内膜的

endoneuritis [ˌendəunjuə'raitis] *n* 神经内膜炎

endoneurium [ˌendəu'njuəriəm] *n* 神经内膜

endoneurolysis [ˌendəunjuə'rɔlisis] *n* 神经内松解术, 神经纤维松解法

endonuclear [ˌendəu'nju:kliə] *a* 细胞核内的

endonuclease [ˌendəu'nju:klieis] *n* 核酸内切酶 | restriction ~ 限制性核酸内切酶

endonucleolus [ˌendəunju:'kli:ələs] *n* 核仁内小体

endo-oxidase [ˌendəu'ɔksideis] *n* (细)胞内氧化酶

endoparasite [ˌendəu'pærəsait] *n* 内寄生物, 体内寄生物, 体内寄生虫

endopelvic [ˌendəu'pelvik] *a* 骨盆内的

endopeptidase [ˌendəu'peptideis] *n* 肽链内切酶

endopericardial [ˌendəuˌperi'kɑ:diəl] *a* 心内膜心包的

endopericarditis [ˌendəuˌperikɑ:'daitis] *n* 心内膜心包炎

endoperimyocarditis [ˌendəuˌperiˌmaiəukɑ:'daitis] *n* 心内膜心包心肌炎, 全心炎

endoperineuritis [ˌendəuˌperinjuə'raitis] *n* 神经束膜内膜炎

endoperitoneal [ˌendəuˌperitəu'ni:əl] *a* 腹膜内的

endoperitonitis [ˌendəuˌperitəu'naitis] *n* 腹膜内层炎, 腹膜浆层炎

endoperoxide [ˌendəupə'rɔksaid] *n* 内过氧化物

endoperoxide-D-isomerase [ˌendəupə'rɔksaid ai'sɔməreis] 内过氧化物-D-异构酶, 前列腺素-D合酶

endoperoxide-E-isomerase [ˌendəupə'rɔksaid ai'sɔməreis] 内过氧化物-E-异构酶, 前列腺素-E合酶

endoperoxide reductase [ˌendəupə'rɔksaid ri'dʌkteis] 内过氧化物还原

酶
endophasia [ˌendəˈfeiziə] *n* 无声唇语
endophlebitis [ˌendəufliˈbaitis] *n* 静脉内膜炎 | proliferative ～ 增生性静脉内膜炎，静脉硬化
endophthalmitis [ˌendɔfθælˈmaitis] *n* 眼内炎 | phacoanaphylactic ～ 晶状体蛋白过敏性眼内炎，晶状体抗原性色素层炎
endophylaxination [ˌendəufaiˌlæksiˈneiʃən] *n* 内防御力
endophyte [ˈendəufait] *n* 内寄生菌，植物内寄生菌 | **endophytic** [ˌendəuˈfitik] *a* 内寄生菌的；内部生长的(如肿瘤)
endoplasm [ˈendəplæzəm] *n* 内质，内(胞)浆 | ～**ic** [ˌendəˈplæzmik] *a*
endoplast [ˈendəuplæst] *n* 内胞质(围绕细胞核的那部分细胞质)
endoplastic [ˌendəuˈplæstik] *a* 内形成性的
endopolyploid [ˌendəuˈpɔliplɔid] *n* 内多倍体 | ～**y** *n* 核内有丝分裂；多染色质(状态)；内多倍性
endopredator [ˌendəuˈpredətə] *n* 内捕食者
endoprosthesis [ˌendəuprɔsˈθi:sis] *n* 内涵管(一个空心的塑料涵管〈stent〉插入胆管，超越梗阻部位施行胆系内引流)
endoradiography [ˌendəuˌreidiˈɔgrəfi] *n* 体腔X线摄影(术)，体腔造影(术)
endoradiosonde [ˌendəuˌreidiəuˈsɔnd] *n* 体腔内无线电测压器(如测肠腔内压)
endoreduplication [ˌendəuriˌdju:pliˈkeiʃən] *n* 核内复制
end-organ [ˈendɔ:gən] *n* 终器，终末器官
endorhinitis [ˌendəuraiˈnaitis] *n* 鼻粘膜炎
endoribonuclease [ˌendəuˌraibəuˈnju:klieis] *n* 核糖核酸内切酶
endorphin [enˈdɔ:fin, ˈendɔ:fin] *n* 内啡肽
endorse [inˈdɔ:s] *vt* 签署；批注；赞同，认可 | ～**ment** *n*
endosalpingitis [ˌendəuˌsælpinˈdʒaitis] *n* 输卵管内膜炎
endosalpingoma [ˌendəuˌsælpiŋˈgəumə] *n* 输卵管内膜瘤
endosalpingosis [ˌendəuˌsælpiŋˈgəusis] *n* 输卵管子宫内膜异位；卵巢子宫内膜异位
endosalpinx [ˌendəuˈsælpiŋks] *n* 输卵管内膜
endosarc [ˈendəsɑ:k] *n* 内质，内(胞)浆
endoscope [ˈendəskəup] *n* 内镜 | **endoscopic** [ˌendəˈskɔpik] *a* 内镜的；内镜检查的 / **endoscopy** [enˈdɔskəpi] *n* 内镜检查
endosecretory [endəuˈsi:kritəri] *a* 内分泌的
endosepsis [ˌendəuˈsepsis] *n* 内因败血病
endoskeleton [ˌendəuˈskelitn] *n* 内骨骼 | **endoskeletal** *a*
endosmometer [ˌendɔsˈmɔmitə] *n* 内渗压测定器
endosmosis [ˌendɔsˈməusis] *n* 内渗 | **endosmotic** [ˌendɔsˈmɔtik] *a*
endosoma [ˌendəuˈsəumə] *n* 红细胞浆质
endosome [ˈendəsəum] *n* 核内体
endosperm [ˈendəuspə:m] *n* (内)胚乳 | ～**ic** [ˌendəuˈspə:mik], ～**ous** [ˌendəuˈspə:məs] *a*
endospore [ˈendəuspɔ:] *n* 内生孢子；孢子内壁 | **endosporic** [ˌendəuˈspɔ:rik] *a*
endosporium [ˌendəuˈspɔ:riəm] *n* 内孢子膜
endosteal [enˈdɔstiəl] *a* 骨内膜的；骨内(生)的
endosteitis [enˌdɔstiˈaitis], **endostitis** [ˌendɔˈstaitis] *n* 骨内膜炎
endosteoma [enˌdɔstiˈəumə], **endostoma** [ˌendɔˈstəumə] *n* 骨髓腔肿瘤，内生骨瘤

endostethoscope [ˌendə*u*'steθəskəup] *n* 食管内听心器

endosteum [en'dɔstiəm] *n* 骨内膜

endosulfan [ˌendə*u*'sʌlfən] *n* 硫丹(杀虫剂)

endosymbiont [ˌendə*u*'simbiɔnt] *n* 内共生体(指细胞内共生生物)

endosymbiosis [ˌendə*u*ˌsimbai'əusis] *n* 内共生(现象)(指病毒及其宿主细胞间达到的一种状态，细胞分裂受抑制，细胞并未立即受到破坏)

endotendineum [ˌendə*u*ten'diniəm], **endotenon** [ˌendə*u*'tenən] *n* 腱内膜

endothelia [ˌendə*u*'θi:liə] endothelium的复数

endothelial [ˌendə*u*'θi:liəl] *a* 内皮的

endothelialization [ˌendə*u*ˌθi:liəli'zeiʃən] *n* 内皮愈合

endotheliitis [ˌendə*u*θili'aitis] *n* 内皮炎

endothelioblastoma [ˌendə*u*ˌθi:liə*u*blæs'təumə] *n* 成内皮细胞瘤

endotheliochorial [ˌendə*u*ˌθi:liə*u*'kɔ:riəl] *a* 内皮(细胞)绒(毛)膜的

endotheliocyte [ˌendə*u*'θi:liəˌsait] *n* 内皮细胞

endotheliocytosis [endə*u*ˌθi:liəsai'təusis] *n* 内皮细胞增多

endothelioid [ˌendə*u*'θi:liɔid] *n* 内皮样的

endotheliolysin [ˌendə*u*ˌθi:li'ɔlisin] *n* 内皮溶素

endotheliolytic [ˌendə*u*ˌθi:liə'litik] *a* 溶(解)内皮的，内皮(细胞)分解的

endothelioma [ˌendə*u*ˌθi:li'əumə] *n* 内皮瘤 | dural ～ 硬脑(脊)膜内皮瘤，脑膜瘤

endotheliomatosis [ˌendə*u*ˌθi:liəumə'təusis] *n* 内皮瘤病

endotheliosarcoma [ˌendə*u*ˌθi:liə*u*sɑ:'kəumə] *n* 内皮肉瘤

endotheliosis [ˌendə*u*ˌθi:li'əusis] *n* 内皮增生

endotheliotoxin [ˌendə*u*ˌθi:liə'tɔksin] *n* 内皮毒素

endothelium [ˌendə*u*'θi:liəm] ([复] **endothelia** [ˌendə*u*'θi:liə]) *n* 【拉】内皮

endotherm ['endəθə:m] *n* 温血动物，恒温动物 *a* 温血的

endothermic [ˌendə*u*'θə:mik], **endothermal** [ˌendə*u*'θə:məl] *a* 吸热的，收热的(指化学反应)；温血的，恒温的

endothermy ['endəˌθə:mi] *n* 透热法，高频电透热法

endothoracic [ˌendə*u*θɔ(:)'ræsik] *a* 胸内的

endothrix ['endəθriks] *n* 发内癣菌，毛内癣菌

endothyropexy [endə*u*'θairəpeksi], **endothyroidopexy** [ˌendə*u*θai'rɔidəˌpeksi] *n* 甲状腺内固定术

endotoscope [en'dəutəskəup] *n* 耳(内)镜

endotoxemia [ˌendə*u*tɔk'si:miə] *n* 内毒素血(症)

endotoxin [ˌendə*u*'tɔksin] *n* 内毒素 **endotoxic** [ˌendə*u*'tɔksik] *a*

endotoxoid [ˌendə*u*'tɔksɔid] *n* 类内毒素

endotracheal [ˌendə*u*trə'ki:əl, –'treikiəl] *a* 气管内的

endotracheitis [ˌendə*u*treiki'aitis] *n* 气管内膜炎，气管粘膜炎

endotrachelitis [ˌendə*u*treikə'laitis] *n* 宫颈内膜炎

endotrypsin [ˌendə*u*'tripsin] *n* 酵母蛋白酶

endourethral [ˌendə*u*juə'ri:θrəl] *a* 尿道内的

endourology [ˌendə*u*juə'rɔlədʒi] *n* 内泌尿科学

endouterine [ˌendə*u*'ju:tərain] *a* 子宫内的

endovaccination [ˌendə*u*ˌvæksi'neiʃən] *n* 内服菌苗法

endovasculitis [ˌendə*u*ˌvæskju'laitis] *n* 血管内膜炎

endovenitis [ˌendəuviˈnaitis] *n* 静脉内膜炎

endovenous [ˌendəˈviːnəs] *a* 静脉内的

endow [inˈdau] *vt* 捐赠基金;资助;赋予(with) | ~**ment** *n* 捐赠(基金);捐款;才能,天资,禀赋

Endoxan [enˈdɔksən] *n* 环磷酰胺(cyclophosphamide)制剂的商品名

endozoite [ˌendəuˈzəuait] *n* 内殖体(即速殖子)

end-piece [ˈendpiːs] *n* 补体末段(在早期免疫学说中指豚鼠血清的拟球蛋白部分,相当于补体的C2成分)

end plate, end-plate [ˈendpleit] *n* 终板 | motor ~ 运动终板

end-pleasure [ˈendpleʒə] *n* 终期性乐

end point [ˈendpɔint] 终点(在滴定中,与一定容量的另一物质起反应的某物质的最高稀释度)

end product [end ˈprɔdʌkt] 终产物

Endrate [ˈendreit] *n* 依地酸二钠(edetate disodium)制剂的商品名

endrin [ˈendrin] *n* 异狄氏剂(杀虫剂)

endrysone [ˈendrisəun] *n* 恩甲羟松,甲地松(眼用抗炎药)

end-tidal [endˈtaidəl] *a* 终末潮的(正常潮气量的呼气终末时发生的)

endue [inˈdjuː] *vt* 授与,赋予(with)

endurable [inˈdjuərəbl] *a* 可忍的;能持久的

endurance [inˈdjuərəns] *n* 忍耐;持久

endure [inˈdjuə] *vt* 忍受 *vi* 忍受,忍耐;持久,持续

enduring [inˈdjuəriŋ] *a* 持久的,不朽的 | ~**ly** *ad*

Enduron [ˈendjurɔn] *n* 甲氯噻嗪(methyclothiazide)制剂的商品名

Enduronyl [enˈdjuərɔnil] *n* 甲氯噻嗪-利血平(methyclothiazide with reserpine)制剂的商品名

endyma [ˈendimə] *n* 室管膜

-ene [后缀] 烯

enema [ˈenimə] ([复] **enemas** 或 **enemata** [iˈnemətə]) *n*【希】灌肠剂;灌肠法 | analeptic ~, thirst ~ 强壮灌肠剂,解渴灌肠剂 / barium ~, contrast ~ 钡灌肠,对比灌肠 / blind ~ 肛管排气法,导肠气法 / double contrast ~ 双对比灌肠 / flatus ~ 驱气灌肠剂 / nutrient ~, nutritive ~ 营养灌肠剂 / pancreatic ~ 胰酶灌肠剂 / soapsuds ~ 肥皂水灌肠 / turpentine ~ 松节油灌肠

enemator [ˈenimeitə] *n* 灌肠器

enemy [ˈenimi] *n* 敌人,仇敌 *a* 敌人的

energetic [ˌenəˈdʒetik] *a* 有力的,精神饱满的;高能的 | ~**ally** *ad*

energetics [ˌenəˈdʒetiks] *n* 能量学,能力学

energid [ˈenədʒid] *n* 活质体

energize [ˈenədʒaiz] *vt* 供以能量,赋能;通电;加强 *vi* 用力,活动 | ~**r** *n* 兴奋药

energometer [ˌenəˈgɔmitə] *n* 脉能测量器

energy [ˈenədʒi] *n* 活力,干劲;[复]精力,能力;能,能量 | atomic ~ 原子能 / binding ~ 结合能 / biologic ~, biotic ~ 生物能,生命能 / chemical ~ 化学能 / free ~ 自由能 / kinetic ~ 动能 / nuclear ~ (原子)核能 / ~ of position, potential ~ 势能,位能 / radiant ~ 辐射能

enervate [ˈenəːveit] *vt* 使衰弱,削弱 [iˈnəːvit] *a* 无力的,衰弱的 | **enervation** [ˌenəːˈveiʃən] *n* 削弱;神经无力;神经切除

enfeeble [inˈfiːbl] *vt* 使衰弱 | ~**ment** *n*

enflagellation [ˌenflædʒəˈlaiʃən] *n* 鞭毛形成

enflurane [ˈenflurein] *n* 恩氟烷(吸入麻醉药)

enfold [inˈfəuld] *vt* 包,把…包进(in, with);折迭

enforce [inˈfɔːs] *vt* 实施,执行;强迫;加强;坚持 | ~**able** [inˈfɔːsəbl] 可实施的;有强制力的 / ~**ment** *n*

ENG electronystagmogram 眼震电图;

electronystagmography 眼震电图描记(法)

engage [in'geidʒ] *vt* 使从事于(in);约束,约定;保证;使订婚;雇用,聘;占去 *vi* 应允,保证(for);从事于,参加(in)

engagement [in'geidʒmənt] *n* 约束;保证;约定;订婚;衔接(指胎头或先露部进入骨盆入口开始通过真骨盆腔下降) | ~ of head 胎头入盆

engaging [in'geidʒiŋ] *a* 有吸引力的,迷人的

engastrius [en'gæstriəs] *n* 腹内附胎

Engelmann's disease ['eŋgəlmən] (Guido Engelmann) 骨干发育异常

Engelmann's disk ['eŋgəlmən] (Theodor W. Engelmann) 恩格尔曼盘(横纹肌盘)

Engel-Recklinghausen disease ['eŋgəl 'rekliŋ 'hauzən] (Gerhard Engel; Friedrich D. von Recklinghausen) 恩-雷病,囊状纤维性骨炎

Engel's alkalimetry ['eŋgəl] (Rodolphe C. Engel) 恩格尔血碱定量法(以正酒石酸溶液滴定稀释的血液标本,直至石蕊纸变红以测定碱度的一种方法,酒石酸溶液的量须能产生指示血液碱度的结果)

engender [in'dʒendə] *vt* 产生,引起,造成

Engen orthosis ['eŋgen] (Thorkild J. Engen) 恩根支具(用于牵伸膝或肘挛缩的一种支具)

engine ['endʒin] *n* 引擎,发动机;工具,器械 | dental ~ 钻牙机 / surgical ~ 手术机

engineer [ˌendʒi'niə] *n* 工程师;技师 *vt* 设计;建造;管理

engineering [endʒi'niəriŋ] *n* 工程(学) | genetic ~ 遗传工程

England ['iŋglənd] *n* 英格兰(英国的主要部分);(泛指)英格兰和威尔兰;(泛指)英国

English ['iŋgliʃ] *a* 英国的;英国人的;英语的 *n* 英语; [the ~] 英国人

englobe [in'gləub] *vt* 摄入,吞噬

Engman's disease ['eŋgmən] (Martin F. Engman) 传染性湿疹样皮炎

engorge [in'gɔ:dʒ] *vt* 使饱食;使充血(或液体) *vi* 贪吃,滥吃 | ~**d** *a* 充盈的 / ~**ment** *n* 饱食;充血;肿胀

engram ['engræm] *n* 兴奋痕迹,记忆印迹 | ~**ic** [en'græmik] *a*

engraphia [en'græfiə] *n* 兴奋留迹

engrave [in'greiv] *vt* 雕刻;铭记,牢记

engross [in'grəus] *vt* 占用(时间);吸引(注意)

engulf [in'gʌlf] *vt* 吞没,吞食

enhance [in'hɑ:ns] *vt* 提高,增加;增强 | ~**ment** *n* 增强作用,促进作用(在免疫学中表示肿瘤同种异体移植物在宿主内的有效建立和长期存活,或表示各种特异的和非特异的方法以增加免疫应答量) / ~**r** *n* 强化因子;增强剂

enhemospore [in'heməspɔ:] *n* 血细胞内孢子,裂殖子,裂体性孢子

enhexymal [en'heksiməl] *n* 环己巴比妥,海索比妥(催眠镇静药)

enigma [i'nigmə] *n* 不可思议的人(或事情);谜语

enigmatic(al) [ˌenig'mætik(əl)] *a* 不可思议的,高深莫测的

eniotypy [ˌeniə'taipi] *n* 同种异型(性)(一个巨分子基因产物存在于同种的而非其他种的一些个体之中)

enjoin [in'dʒɔin] *vt* 责成,命令;禁止

enjoy [in'dʒɔi] *vt* 享受;欣赏 | ~ oneself 过得快活 | ~**able** *a* 愉快的,快乐的 / ~**ably** *ad*

enjoyment [in'dʒɔimənt] *n* 享受;乐趣

enkatarrhaphy [ˌenkə'tɑ:rəfi] *n* 埋藏缝术

enkephalin [en'kefəlin] *n* 脑啡肽

enkephalinergic [enˌkefəli'nə:dʒik] *a* 脑啡肽能的

enlace [in'leis] *vt* 用带缚,捆扎 | ~ment *n*

enlarge [in'lɑ:dʒ] *vt* 扩大,扩展;放大 *vi* 扩大;详述(on, upon)

enlargement [in'lɑ:dʒmənt] *n* 扩大;放大;增大,肥大,肿大,膨大 | cardiac ～, ～ of heart 心脏扩张,心脏肥大 / cervical ～ 颈部膨大 / gingival ～ 龈肿胀

enlighten [in'laitn] *vt* 启发,教导 | ～**ed** *a* 进步的,有见识的 / ～**ment** *n*

enlist [in'list] *vt* 征募;谋取…赞助 *vi* 入伍,应募;赞助

enliven [in'laivn] *vt* 使活跃;使快活

enniatin [eni'eitin] *n* 恩镰孢菌素

enol ['i:nɔl] *n* 烯醇 | ～**ic** [i:'nɔlik] *a* / ～**ization** [ˌenəlai'zeiʃən] *n* 烯醇化(作用)

enolase ['i:nəleis] *n* 烯醇化酶

enology [i:'nɔlədʒi] *n* 酿酒学

enophthalmos [ˌenɔf'θælmɔs], **enophthalmus** [ˌenɔf'θælməs] *n* 眼球内陷

enorganic [enɔ:'gænik] *a* 机体固有的

enormous [i'nɔ:məs] *a* 巨大的,庞大的 | ～**ly** *ad*

enostosis [ˌenɔs'təusis] *n* 内生骨疣

enough [i'nʌf] *a* 足够的,充足的 *n* 足够,充分 *ad* 足够地,充分地;很;相当地 | ～ and to spare 绰绰有余 / sure ～ 无疑,果真,确实 / well ～ 还好,还可以;很,相当

Enovid [e'nəuvid] *n* 美雌醇-异炔诺酮(mestranol and norethynodrel)制剂的商品名

enoxidase [i'nɔksideis] *n* 酒氧化酶

enoyl CoA ['i:nəil kəu'ei] 烯酰CoA,烯酰辅酶A

enoyl CoA isomerase ['i:nəil kəu'ei ai'sɔməreis] 烯酰辅酶A异构酶,十二碳烯酰辅酶A Δ-异构酶

enoyl coenzyme A ['i:nəil kəu'enzaim] 烯酰辅酶A

en plaque [ɔŋ'plɑ:k]【法】斑块状,板片状

enpromate ['enprəmeit] *n* 恩普氨酯,苯环丙炔酯(抗肿瘤药)

enquire [in'kwaiə] *vi, vt* 询问,调查;打听

enrage [in'reidʒ] *vt* 激怒

enrapture [in'ræptʃə] *vt* 使狂喜

enregister [in'redʒistə] *vt* 登记,记录

enrich [in'ritʃ] *vt* 使富裕;使丰富;增进(食品)的营养价值;浓缩 | ～**ment** *n* 浓缩;强化(食品);增菌法(如增殖培养)

enrol(l) [in'rəul] (-ll-) *vt* 登记;使…入伍;使…入学;卷,包 *vi* 注册;成为会员

Enroth's sign ['enrɔt] (Emil E. Enroth) 恩罗特征(突眼性甲状腺肿时眼睑异常肿胀)

ens [enz] *n*【拉】本态 | ～ morbi (疾)病本态

ensanguine [in'sæŋgwin] *vt* 血染,血污;使成血红色

ensiform ['ensifɔ:m] *a* 剑形的

ensisternum [ˌensis'tə:nəm] *n* 剑突

ensomphalus [en'sɔmfələs] *n* 双脐畸胎

ensphere [in'sfiə] *vt* 使成球形包围,把…围入圈内

enstrophe ['enstrəfi] *n* 内翻(尤指睑内翻)

ensue [in'sju:] *vi* 接着发生;结果产生,结果是

ensure [in'ʃuə] *vi* 保证,保护,使安全(against, from);赋予(to, for)

ENT ear, nose, and throat 耳鼻喉

ent- 见ento-

entacoustic [ˌentə'ku:stik] *a* 听器的,听觉器的

entad ['entæd] *ad* 向内,向心

entail [in'teil] *vt* 必需,使承担,把(疾病等)遗传给;把… 遗留给(on, upon) | ～**ment** *n*

ental ['entəl] *a* 内侧的;中央的

entalação [ˌentələ'sɑ:jəu] *n* 热带性咽下困难,热带性贲门痉挛(恰加斯〈Chagas〉病的并发症)

entamebiasis [ˌentəmi'baiəsis] *n* 内阿米巴病,内变形虫病

Entamoeba [ˌentə'mi:bə] *n* 内阿米巴

属,内变形虫属 | ～ buetschlii 见Iodamoeba buetschlii / ～ coli 结肠内阿米巴,结肠内变形虫 / ～ gingivalis, ～ buccalis 龈内阿米巴,颊内阿米巴 / ～ hartmanni 哈氏内阿米巴 / ～ histolytica 溶组织内阿米巴,痢疾阿米巴 / ～ invadens 侵袭性阿米巴 / ～ nana 微小内蜒阿米巴(即Endolimax nana) / ～ polecki 波氏内阿米巴

entangle [in'tæŋgl] *vt* 缠住;使混乱;牵连 | ～**ment** *n* 纠缠;牵连;障碍物;精神错乱,精神紊乱

entasia [en'teiziə], **entasis** ['entəsis] *n*【希】强直性痉挛,紧张性痉挛

entelechy [en'teləki] *n* 完成;生机

entepicondyle [en,tepi'kɔndail] *n* 内上髁

enteque [en'teikei] *n* 慢性出血性败血病(指牛、羊)

enter ['entə] *vt* 进入;把…放入;参加;登记;开始从事 *vi* 进入;参加;刺进,穿进 | ～ into 进入;从事;参加;成为…的一部分;讨论 / ～ upon(或on) 开始;着手;开始研讨

enter- 见entero-

enteraden [en'terædən] *n* 肠腺

enteradenitis [,entə,rædi'naitis] *n* 肠腺炎

enteral ['entərəl] *a* (小)肠的;肠内的;经肠的

enteralgia [,entə'rældʒiə] *n* 肠痛

enteramine [,entə'ræmin] *n* 肠胺,5-羟色胺

enterectasis [,entə'rektəsis] *n* 肠扩张

enterectomy [,entə'rektəmi] *n* 肠切除术

enterepiplocele [,entəri'pipləsi:l] *n* 肠网膜疝,肠网膜突出

enteric [en'terik] *a* (小)肠的

enteric-coated [en,terik'kəutid] *a* 包有肠溶衣的(指药片或胶囊剂)

entericoid [en'terikɔid] *a* 伤寒样的

enteritis [,entə'raitis] *n* 肠炎 | cicatrizing ～, chronic cicatrizing ～ 瘢痕性肠炎,局限性回肠炎 / diphtheritic ～ 假膜性肠炎,假膜溃疡性肠炎 / membranous ～, mucomembranous ～, mucous ～, myxomembranous ～, pellicular ～ 膜性肠炎,粘液性肠炎,粘液膜性肠炎 / regional ～, segmental ～, terminal ～ 局限性回肠炎,节段性回肠炎

enter(o)- [构词成分] 肠

enteroanastomosis [,entərəuə,næstə'məusis] *n* 肠吻合术

enteroanthelone [,entərəuænt'hi:ləun] *n* 肠抑胃素(胃分泌抑制药)

enteroantigen [,entərəu'æntidʒən] *n* 肠抗原

enteroapokleisis [,entərəu,æpə'klaisis] *n* 肠旷置术

Enterobacter [,entərəu'bæktə] *n* 肠杆菌属 | ～ aerogenes 产气肠杆菌 / ～ agglomerans 聚团肠杆菌 / ～ amnigenus 栖水肠杆菌 / ～ cloacae 阴沟肠杆菌 / ～ hafnia 哈夫尼亚肠杆菌 / ～ intermedium 中间肠杆菌

Enterobacteriaceae [,entə,rəubæk,tiəri'eisii:] *n* 肠杆菌科

enterobacteriotherapy [,entərəubæk,tiəriəu'θerəpi] *n* 肠菌疫苗疗法,肠道细菌疗法

enterobactin [,entərəu'bæktin] *n* 肠菌素

enterobiasis [,entərəu'baiəsis] *n* 蛲虫病

enterobiliary [,entərəu'biljəri] *a* 肠胆管的

Enterobius [,entə'rəubiəs] *n* 蛲虫属 | ～ vermicularis 蛲虫

enterocele ['entərəu,si:l] *n* 肠疝;阴道后疝

enterocentesis [,entərəusen'ti:sis] *n* 肠穿刺

enterochirurgia [,entərəukai'rə:dʒiə] *n* 肠外科

enterocholecystostomy [,entərəu,kɔlisis'tɔstəmi] *n* 小肠胆囊吻合术

enterocholecystotomy [ˌentərəu-ˌkɔlisis'tɔtəmi] *n* 肠胆囊切开术

enterocinesia [ˌentərəusai'ni:ziə] *n* (肠)蠕动,肠动 | **enterocinetic** [ˌentərəusai'netik] *a* 蠕动的,促蠕动的

enterocleisis [ˌentərəu'klaisis] *n* 肠缝合;肠闭塞 | omental ~ 肠穿孔网膜覆盖术

enteroclysis [ˌentə'rɔklisis] *n* 灌肠(法)(将营养素或药用液体注入肠内);灌肠剂(用于小肠X线摄影检查,亦称小肠灌肠剂)

enteroclysm ['entərəuklizəm] *n* 灌肠(法)

enterococcemia [ˌentərəukɔk'si:miə] *n* 肠球菌血症

Enterococcus [ˌentərəu'kɔkəs] *n* 肠道球菌属 | ~ avium 禽肠道球菌 / ~ faecalis, ~ faecium 粪肠道球菌

enterococcus [ˌentərəu'kɔkəs] *n* ([复] **enterococci** [ˌentərəu'kɔksai]) *n*【希】肠球菌 | **enterococcal** *a*

enterocoel [ˌentərəu'si:l], **enterocoele** [ˌentərəu'si:li], **enterocoelom** [ˌentərəu'si:ləm] *n* 肠体腔

enterocoelomate [ˌentərəu'si:ləmeit] *a* 有肠体腔的 *n* 肠体腔动物

enterocolectomy [ˌentərəukə'lektəmi] *n* 小肠结肠切除术

enterocolitis [ˌentərəukə'laitis] *n* 小肠结肠炎 | antibiotic-associated ~ 抗生素性小肠结肠炎(亦称抗生素性结肠炎) / hemorrhagic ~ 出血性小肠结肠炎 / pseudomembranous ~, necrotizing ~ 假膜性小肠结肠炎,坏死性小肠结肠炎 / regional ~ 局限性小肠结肠炎

enterocolostomy [ˌentərəukə'lɔstəmi] *n* 小肠结肠吻合术

enterocrinin [ˌentə'rɔkrinin] *n* 促肠液激素

enterocutaneous [ˌentərəukju(:)'teiniəs] *a* 肠皮肤的

enterocyst ['entərəuˌsist] *n* 肠囊肿

enterocystocele [ˌentərəu'sistəsi:l] *n* 肠膀胱疝

enterocystoma [ˌentərəusis'təumə] *n* 肠囊瘤

enterocyte ['entərəuˌsait] *n* 肠细胞,肠上皮细胞

enterodynia [ˌentərəu'diniə] *n* 肠痛

enteroenterostomy [ˌentərəuˌentə'rɔstəmi] *n* 肠肠吻合术

enteroepiplocele [ˌentərəui'pipləsi:l] *n* 肠网膜疝,肠网膜突出

enterogastric [ˌentərəu'gæstrik] *a* 肠胃的

enterogastritis [ˌentərəugæs'traitis] *n* 肠胃炎

enterogastrone [ˌentərəu'gæstrəun] *n* 肠抑胃素

enterogenous [ˌentə'rɔdʒinəs] *a* 肠生的

enteroglucagon [ˌentərəu'glu:kəgɔn] *n* 肠高血糖素

enterogram ['entərəugræm] *n* 肠动(描记)图

enterograph ['entərəugrɑ:f] *n* 肠动描记图 | ~**y** [ˌentə'rɔgrəfi] *n* 肠动描记法

enterohepatitis [ˌentərəuhepə'taitis] *n* 肠肝炎

enterohepatocele [ˌentərəu'hepətəˌsi:l] *n* 肠肝脐疝

enterohepatopexy [ˌentərəuˌhepətə'peksi] *n* 肠肝固定术

enterohydrocele [ˌentərəu'haidrəsi:l] *n* 阴囊积水疝

enteroidea [ˌentə'rɔidiə] *n* 肠热病(类)(肠细菌所致的热病,包括伤寒、副伤寒等)

enterointestinal [ˌentərəuin'testinl] *a* 肠肠的(肠不同部分的)

enterokinase [ˌentərəu'kaineis] *n* 肠激酶,肠肽酶

enterokinesia [ˌentərəuˌkai'ni:ziə] *n* (肠)蠕动,肠动 | **enterokinetic** [ˌentərəukai'netik] *a* 蠕动的,促蠕动的

enterokinin [ˌentərəu'kainin] *n* 肠激肽

enterolith ['entərəuˌliθ] *n* 肠石

enterolithiasis [ˌentərəuli'θaiəsis] *n* 肠石病

enterology [ˌentə'rɔlədʒi] *n* 肠病学

enterolysis [ˌentə'rɔlisis] *n* 肠粘连松解术

enteromegaly [ˌentərəu'megəli], **enteromegalia** [ˌentərəumi'geiliə] *n* 巨肠

enteromere ['entərəumiə] *n* 肠节

enteromerocele [ˌentərəu'miərəsi:l] *n* 股疝

Enteromonadina [ˌentərəuˌməunə'dainə] *n* 肠滴虫亚目

Enteromonas [ˌentərəu'məunəs] *n* 肠滴虫属 | ~ hominis 人肠滴虫

enteromycodermitis [ˌentərəuˌmaikəudə:'maitis] *n* 肠粘膜炎

enteromycosis [ˌentərəumai'kəusis] *n* 肠(真)菌病 | ~ bacteriacea 细菌性肠菌病

enteromyiasis [ˌentərəumai'aiəsis] *n* 肠蛆病

enteron ['entərɔn] *n* 【希】肠,消化道(通常指小肠)

enteroneuritis [ˌentərəunjuə'raitis] *n* 肠神经炎

enteronitis [ˌentərəu'naitis] *n* 肠炎

entero-oxyntin [ˌentərəu'ɔksitin] *n* 肠泌酸激素

enteroparesis [ˌentərəu'pærisis] *n* 肠弛缓,肠轻瘫(导致肠扩大)

enteropathogen [ˌentərəu'pæθədʒən] *n* 肠病原(体)

enteropathogenesis [ˌentərəuˌpæθə'dʒenisis] *n* 肠病发生

enteropathogenic [ˌentərəuˌpæθə'dʒenik] *a* 肠病发生的;致肠病的

enteropathy [ˌentə'rɔpəθi] *n* 肠病 | gluten ~ 非热带性口炎性腹泻/ protein-losing ~ 失蛋白性肠病

enteropeptidase [ˌentərəu'peptideis] *n* 肠肽酶,肠激酶

enteropexy ['entərəuˌpeksi] *n* 肠固定术

enteroplasty ['entərəuˌplæsti] *n* 肠成形术

enteroplegia [ˌentərəu'pli:dʒiə] *n* 肠麻痹,肠瘫,无力性肠梗阻

enteroproctia [ˌentərəu'prɔkʃiə] *n* 人工肛门

enteroptosis [ˌentərɔ'ptəusis], **enteroptosia** [ˌentərɔ'ptəusiə] *n* 肠下垂 | **enteroptotic** [ˌentərə'ptɔtik] *a*

enteroptychia [ˌentərəu'taikiə], **enteroptychy** [ˌentərəu'taiki] *n* 肠折术

enterorenal [ˌentərəu'ri:nl] *a* 肠肾的

enterorrhagia [ˌentərəu'reidʒiə] *a* 肠出血

enterorrhaphy [ˌentə'rɔrəfi] *n* 肠缝术 | circular ~ 肠环形缝术

enterorrhea [ˌentərəu'riə] *n* 腹泻

enterorrhexis [ˌentərəu'reksis] *n* 肠破裂

enteroscope ['entərəskəup] *n* 肠(窥)镜

enterosepsis [ˌentərəu'sepsis] *n* 肠脓毒病

enterosorption [ˌentərəu'sɔ:pʃən] *n* 肠积蓄(外吸渗超过内吸渗所致)

enterospasm ['entərəˌspæzəm] *n* 肠痉挛

enterostasis [ˌentrəu'steisis] *n* 肠郁滞

enterostaxis [ˌentərəu'stæksis] *n* 肠渗血

enterostenosis [ˌentərəusti'nəusis] *n* 肠狭窄

enterostomy [ˌentə'rɔstəmi] *n* 肠造口术 | gun-barrel ~ 双管形肠造口术 | **enterostomal** [ˌentərəu'stəuməl] *a*

enterotome ['entərəˌtəum] *n* 肠刀

enterotomy [ˌentə'rɔtəmi] *n* 肠切开术

enterotoxemia [ˌentərəutɔk'si:miə] *n* 肠(源)性毒血症,肠毒素血症 |

hemorrhagic ～ 出血性肠(源)性毒血症，羊肠毒血病 / infectious ～ of sheep 绵羊传染性肠(源)性毒血症

enterotoxication [ˌentərəuˌtɔksi'keiʃən] *n* 肠(源)性中毒

enterotoxigenic [ˌentərəutɔksi'dʒenik] *a* 肠毒性的，趋肠粘膜毒性的

enterotoxin [ˌentərəu'tɔksin] *n* 肠毒素 | cholera ～ 霍乱肠毒素，霍乱源

enterotoxism [ˌentərəu'tɔksizəm] *n* 肠(源)性中毒

enterotropic [ˌentərəu'trɔpik] *a* 向肠的

enterotyphus [ˌentərəu'taifəs] *n* 伤寒

enterovaginal [ˌentərəuvə'dʒainəl, -'vædʒi-] *a* 肠阴道的

enterovesical [ˌentərəu'vesikəl] *a* 肠膀胱的

Entero-Vioform [ˌentərəu'vaiəfɔ:m] *n* 氯碘羟喹(iodochlorhydroxyquin)制剂的商品名

enteroviral [ˌentərəu'vaiərəl] *a* 肠病毒的

Enterovirus ['entərəuˌvaiərəs] *n* 肠道病毒属

enterovirus ['entərəuˌvaiərəs] *n* 肠道病毒

enterozoon [ˌentərə'zəuɔn] ([复] **enterozoa** [ˌentərə'zəuə]) *n* 肠寄生虫 | **enterozoic** [ˌentərə'zəuik] *a*

enterprise ['entəpraiz] *n* 事业，计划;企业单位

entertain [ˌentə'tein] *vt* 招待;抱着，持有;容纳，准备接受 | ～**ment** *n* 招待;招待会;抱有，怀有;采纳

enteruria [ˌentə'rjuəriə] *n* 粪尿症

enthalpy ['enθælpi] *n* 焓，热函(物理体系中的热含量)

enthesis [en'θi:sis] *n*【希】填补法(用人造物质以修补身体缺损或畸形);起止点(肌肉或韧带在骨上的附着部位)

enthesitis [enθi'saitis] *n* 起止点炎(肌肉或肌腱在骨上附着处的炎症)

enthesopathy [ˌenθi'sɔpəθi] *n* 起止点病(肌肉或肌腱在骨上附着部位的病变)

enthetic [en'θetik] *a* 填补的;外来的

enthetobiosis [enˌθetəbai'əusis] *n* 体内生命支持法(如靠体内植入起搏器维持生命)

enthlasis ['enθləsis] *n* 颅骨骨折内陷

enthusiasm [in'θju:ziæzəm] *n* 热情，热心，积极性

enthusiastic [inˌθju:zi'æstik] *a* 热情的，热心的，热烈的 | ～**ally** *ad*

entice [in'tais] *vt* 诱使，怂恿 | ～**ment** *n*

entire [in'taiə] *a* 完全的，整个的，全部的 | ～**ly** *ad* 完全地，彻底地

entirety [in'taiəti] *n* 整体，全部，全面 | in its ～ 作为一个整体;全盘，全面

entiris [en'taiəris] *n* 虹膜后色素层

entitle [in'taitl] *vt* 给…题名;给…权利(或资格) | ～**ment** *n* 权利

entity ['entəti] *n* 实体，实在;存在，统一体;本质;病种

ent(o)- [前缀] 内，在内

entoblast ['entəblæst] *n* 内胚层，内胚叶;细胞核仁

entocele ['entəsi:l] *n* 内疝

entochondrostosis [ˌentəuˌkɔndrɔs'təusis] *n* 软骨内成骨

entochoroidea [ˌentəukɔ:'rɔidiə] *n* 脉络膜内层

entocnemial [ˌentɔk'ni:miəl] *a* 胫骨内侧的

entocone ['entəkəun] *n* 上内尖(上磨牙的内后尖)

entoconid [ˌentə'kəunid] *n* 下内尖(下磨牙的内后尖)

entocornea [ˌentəu'kɔ:niə] *n* 角膜后弹性层，角膜后界膜

entocranial [ˌentəu'kreinjəl] *a* 颅内的

entocuneiform [ˌentəu'kju:niifɔ:m] *n* 内侧楔骨

entocyte ['entəsait] *n* 细胞内含物

entoderm ['entədə:m] *n* 内胚层，内胚叶 | ～**al** [ˌentə'də:məl], ～**ic** [ˌentə'də:mik] *a*

Entodiniomorphida [ˌentəuˌdainiəu'mɔːfidə] *n* 内毛目

entoectad [ˌentəu'ektæd] *a* 由内向外

ento.ne ['entəum] *n* 尿道刀

entomere ['entəmiə] *n* 内胚层裂球

entomesoderm [ˌentəu'mesədəːm] *n* 内(胚层原)中胚层

entomion [en'təumiɔn] *n* 乳突凸

entom(o)- [构词成分] 昆虫

Entomobrya [ˌentəməu'braiə] *n* 跳虫属

entomogenous [ˌentə'mɔdʒinəs] *a* 昆虫原的;昆虫体内生长的

entomology [ˌentə'mɔlədʒi] *n* 昆虫学 | medical ～ 医学昆虫学 | **entomologic(al)** [ˌentəmə'lɔdʒik(əl)] *a* / **entomologist** *n* 昆虫学家

entomophagous [ˌentə'mɔfəgəs] *a* 食虫的

entomophilous [ˌentə'mɔfiləs] *a* 虫媒的

Entomophthora [ˌentə'mɔfθərə] *n* 虫霉属 | ～ coronata 冠虫霉 / ～ muscae 蝇虫霉

Entomophthoraceae [ˌentəˌmɔfθə'reisiiː] *n* 虫霉科

Entomophthorales [ˌentəˌmɔfθə'reiliːz] *n* 虫霉目

entomophthoromycosis [ˌentəˌmɔfθərəmai'kəusis] *n* 虫霉病(如鼻藻菌病,皮下藻菌病)

Entomospira [ˌentəməu'spaiərə] *n* 疏螺旋体属(现属Borrelia)

entophthalmia [ˌentɔf'θælmiə] *n* 眼内炎

entophyte ['entəfait] *n* 内寄生菌,植物内寄生菌 | **entophytic** [ˌentə'fitik] *a*

entopic [en'tɔpik] *a* 正(常)位(置)的

entoplasm ['entəplæzəm] *n* 内质,内(胞)浆

entoplastic [ˌentə'plæstik] *a* 内形成性的

entoptic [en'tɔptik] *a* 内视的

entoptoscope [en'tɔptəskəup] *n* 眼内媒质镜 | **entoptoscopy** [ˌentɔp'tɔskəpi] *n* 眼内媒质镜检查

entoretina [ˌentə'retinə] *n* 视网膜内层(神经层)

entorganism [ent'ɔːgənizəm] *n* 内寄生物

entosarc ['entəsɑːk] *n* 内质,内(胞)浆

entosthoblast [en'tɔsθəblæst] *n* 核仁小体

entostosis [ˌentɔs'təusis] *n* 内生骨疣

entotic [en'tɔtik] *a* 耳内的

entotympanic [ˌentəutim'pænik] *n* 鼓室内的

entozoon [ˌentə'zəuɔn] ([复] **entozoa** [ˌentə'zəuə]) *n* 内寄生虫 | **entozoal** [ˌentə'zəuəl], **entozoic** [ˌentə'zəuik] *a*

entrails ['entreilz] *n* [复] 内脏,脏腑;(物体的)内部

entrain [in'trein] *vt* 带走(蒸馏或蒸发时蒸汽将雾沫状液体夹带走);产生,导致;调节(心律) | ～**ment** *n*

entrance ['entrəns] *n* 进入;入口;入会,入学;着手,开始

entrapment [in'træpmənt] *n* 陷夹(神经或血管受到邻近组织如纤维性或纤维骨性管壁、肌肉、腱或其他组织的压迫)

entripsis [en'tripsis] *n* 敷擦法

entropion [en'trəupjən], **entropium** [en'trəupjəm] *n* 内翻(尤指睑内翻)

entropionize [en'trəupiənaiz] *vt* 使(睑)内翻

entropy ['entrəpi] *n* 熵(在热力学中,指一个体系中的不能用来做功的这一部分能量);衰退(如衰老)

entrust [in'trʌst] *vt* 委托,托管 | ～**ment** *n*

entry ['entri] *n* 进入;入口,通道;登记

entsulfon sodium ['entsʌlfɔn] 辛苯氧磺钠(去污剂)

entwine [in'twain] *vt, vi* (使)缠绕,(使)盘绕

entypy ['entaipi] *n* 反向(原肠胚形成的

一种方式，即内胚层位于羊膜外胚层的外部)

enucleate [i'nju:klieit] *vt* 剜出，摘出(瘤、眼球);去核 [i'nju:kliit] *a* 剜出的，摘出的;无核的，去核的 | ~**d** [i'nju:kliˌeitid] *a* / **enucleation** [iˌnju:kli'eiʃən] *n* 剜出术，摘出术;去核

enumerate [i'nju:məreit] *vt* 点，数;列举 | **enumeration** [iˌnju:mə'reiʃən] *n* 计数;列举，查点，详表 / **enumerative** [i'nju:mərətiv] *a* 点数的;列举的

enunciate [i'nʌnsieit] *vt* 阐明;宣布，发表 *vi* 清晰地发音 | **enunciation** [iˌnʌnsi'eiʃən] *n* 阐明;发表，宣告;清晰的发音 / **enunciative** [i'nʌnʃiətiv] *a* 阐明的;宣告的;发音清晰的

enuresis [ˌenju'ri:sis] *n* 遗尿 | **enuretic** [ˌenju'retik] *a*

envelop [in'veləp] *vt* 包;裹;封;围绕，包围 | ~**ment** *n*

envelope ['envələup] *n* 包裹物;信封;外壳;膜，被膜，胞质鞘 | cell ~ 细胞被膜 / egg ~ 卵膜 / nuclear ~ 核膜

envenom [in'venəm] *vt* 加毒于;毒化

envenomation [inˌvenə'meiʃən] *n* 螫刺毒作用，蛇咬毒作用

envious ['enviəs] *a* 羡慕的，妒忌的

environ [in'vaiərən] *vt* 包围，围绕

environment [in'vaiərənmənt] *n* 环境，周围 | ~**al** [inˌvaiərən'mentl] *a* / ~**ally** *ad*

environs [in'vaiərənz, 'envirənz] [复] *n* 城郊，附近的地方;环境

envisage [in'vizidʒ] *vt* 正视，面对;想象，设想

envision [in'viʒən] *vt* 想象，预想，展望

envy ['envi] *vt, n* 羡慕，妒忌 | penis ~ 阴茎妒忌(弗洛伊德〈Freud〉概念，指小女孩对男孩拥有阴茎的妒忌心理;同样亦指女性对男性的一种广泛妒忌心理)

enwind [in'waind] (**enwound** [in'waund]) *vt* 缠绕，包(或卷)

enwomb [in'wu:m] *vt* 使藏于子宫内;使埋藏，使包含

enwrap [in'ræp] (-pp-) *vt* 包，围绕;包围，笼罩

Enzactin [en'zæktin] *n* 三醋汀(triacetin)制剂的商品名

enzootic [ˌenzəu'ɔtik] *a* 地方性兽病的 *n* 地方性兽病

Enzopride ['enzəpraid] *n* 辅酶I(nadide)制剂的商品名

enzygotic [ˌenzai'gɔtik] *a* 同卵性的

enzyme ['enzaim] *n* 酶 | activating ~ 活化酶 / adding ~ 加成酶 / allosteric ~ 变构酶 / angiotensin converting ~ 血管紧张肽转化酶，二肽(基)羧肽酶I / brancher ~, branching ~ 分支酶，分支因子 / catheptic ~ 组织蛋白酶 / clotting ~, coagulating ~ 凝固酶 / constitutive ~ 组成酶，原有酶 / cryptic ~ 隐蔽酶 / debrancher ~, debranching ~ 脱支酶，淀粉-1,6-葡萄苷酶 / induced ~, inducible ~, adaptive ~ 诱导酶，适应酶 / inhibitory ~ 抗酶 / milk-curdling ~ 凝乳酶 / old yellow ~ 老黄酶，NADPH 脱氢酶 / proteolytic ~ 蛋白水解酶 / Q ~ Q酶，1,4-α-葡聚糖分支酶 / receptor-destroying ~ 受体破坏酶 / redox ~ 氧化还原酶 / repressible ~ 阻遏酶 / restriction ~ 限制酶，限制性核酸内切酶 / transferring ~ 转移酶 | **enzymatic** [ˌenzai'mætik], **enzymic** [en'zimik] *a*

Enzyme Commission (EC) 酶学委员会(国际生物化学联合会于1956年成立一个对酶的分类和命名进行规范化工作的国际酶学委员会)

enzymoimmunoelectrophoresis [ˌenzaiməuˌimjunəuiˌlektrəufə'ri:sis] *n* 酶免疫电泳(检查和鉴定具有酶活性的蛋白质的免疫电泳)

enzymology [ˌenzai'mɔlədʒi] *n* 酶学 | **enzymologist** [ˌenzai'mɔlədʒist] *n* 酶学家

enzymolysis [ˌenzai'mɔlisis] *n* 酶解(作用)

enzymopathy [ˌenzaiˈmɔpəθi] *n* 酶病 | lysosomal ～ 溶酶体酶病,溶酶体贮积病

enzymopenic [ˌenzaiməuˈpenik] *a* (血内)缺酶的

enzymuria [ˌenzaiˈmjuəriə] *n* 酶尿

EOG electro-olfactogram 嗅电图

EOM extraocular movement 眼外(肌)运动

eon [ˈi:ən, ˈiɔn] *n* 极长的时期;永世,万古 | ～**ian** [i:ˈəuniən] *a* 永久的

eonism [ˈi:ənizəm] *n* 男扮女装癖,异性模仿欲(指男性)

eopsia [iˈɔpsiə] *n* 暮视(症)

eosin [ˈi:əsin] *n* 曙红,伊红 | ～**ic** [ˌi:əˈsinik] *a*

eosinopenia [ˌi:əsinəˈpi:niə] *n* 嗜酸粒细胞减少

eosinophil [ˌi:əˈsinəfil], **eosinocyte** [ˌi:əˈsinəsait] *n* 嗜酸细胞 | **eosinophilic** [ˌi:əˌsinəˈfilik], **eosinophilous** [ˌi:əsiˈnɔfiləs] *a* 嗜酸性的

eosinophile [ˌi:əˈsinəfail] *n* 嗜酸细胞 *a* 嗜酸性的

eosinophilia [ˌi:əˌsinəˈfiliə] *n* 嗜酸粒细胞增多 | tropical ～, tropical pulmonary ～ 热带嗜酸粒细胞增多

eosinophilopoietin [ˌi:əˌsinəuˌfiləuˈpɔiətin] *n* 嗜酸细胞生成素

eosinophilosis [ˌi:əˌsinəfiˈləusis] *n* 嗜酸粒细胞增多 | pulmonary ～, tropical ～ 肺嗜酸粒细胞增多,热带嗜酸粒细胞增多

eosinophiluria [ˌi:əˌsinəufiˈljuəriə] *n* 嗜酸细胞尿

eosinotactic [ˌi:əˌsinəˈtæktik], **eosinophilotactic** [ˌi:əˌsinəˌfiləˈtæktik] *a* 嗜酸细胞趋化的

eosolate [iˈəusəleit] *n* 木溜磺酸盐

eosolic acid [ˌi:əˈsɔlik] 木溜磺酸

EP evoked potential 诱发电位

ep- 见epi-

epacme [eˈpækmi] *n* 增进期,增长期,繁盛期(指进化) | **epacmastic** [ˌepækˈmæstik] *a*

epactal [iˈpæktl] *a* 额外的,多余的 *n* 缝间骨

epallobiosis [eˌpæləbaiˈəusis] *n* 体外生命支持法(如靠心肺机或血液透析仪维持生命)

eparsalgia [ˌepɑ:ˈsældʒiə] *n* 过劳病,伤力病(身体某一部分过度紧张引起的痛性障碍,包括心脏扩张、疝、肠下垂、咳嗽等)

eparterial [ˌepɑ:ˈtiəriəl] *a* 动脉上的

epaxial [eˈpæksiəl] *a* 轴上的

epencephalon [ˌepenˈsefəlɔn], **epencephal** [ˌepenˈsefəl] *n* 小脑;后脑 | **epencephalic** [ˌepensiˈfælik] *a*

ependopathy [ˌepenˈdɔpəθi] *n* 室管膜病

ependyma [eˈpendimə] *n* 室管膜 | ～**l** [eˈpendiməl] *a*

ependymitis [eˌpendiˈmaitis] *n* 室管膜炎

ependymoblast [eˈpendiməublæst] *n* 成室管膜细胞

ependymoblastoma [eˌpendiməublæsˈtəumə] *n* 成室管膜细胞瘤

ependymocyte [eˈpendiməusait] *n* 室管膜细胞

ependymoma [eˌpendiˈməumə], **ependymocytoma** [eˌpendiməusaiˈtəumə] *n* 室管膜瘤,室管膜细胞瘤

ependymopathy [eˌpendiˈmɔpəθi] *n* 室管膜病

Eperythrozoon [ˌepiˌriθrəˈzəuɔn] *n* 附红细胞体属

eperythrozoonosis [ˌepiriθrəˌzəuəˈnəusis] *n* 附红细胞体病

ephapse [iˈfæps] *n* 神经元间接触 | **ephatic** [iˈfæptik] *a*

epharmony [epˈhɑ:məni] *n* (环境)协调发育

ephebiatrics [iˌfi:biˈætriks] *n* 青年医学,青春期医学

ephebic [iˈfi:bik] *a* 青春的,青春期的

ephebogenesis [ˌefibəˈdʒenisis] *n* 发

身，青春期身体变化 | **ephebogenic** [ˌefibəˈdʒenik] *a*

ephebology [ˌefiˈbɔlədʒi] *n* 青春期学

Ephedra [iˈfedrə, ˈefədrə] *n* 麻黄属 | ～ sinica 麻黄，草麻黄

ephedrine [iˈfedrin, ˈefedrin] *n* 麻黄碱，麻黄素(平喘药，血管收缩药) | ～ hydrochloride 盐酸麻黄碱 / ～ sulfate 硫酸麻黄碱

ephelis [iˈfi:lis] ([复] **ephelides** [iˈfelidi:z]) *n* 【希】雀斑

ephemera [iˈfemərə] ([复] **ephemeras** 或 **ephemerae** [iˈfeməri:]) *n* 暂时状态，暂时事物

ephemeral [iˈfemərəl] *a* 短命的；短暂的，暂时的 | ～**ly** *ad*

Ephemerida [ˌi:fəˈmeridə] *n* 蜉蝣科

Ephemeroptera [iˌfeməˈrɔptərə] *n* 蜉蝣目

Ephynal [ˈefinəl] *n* 维生素E(vitamin E)制剂的商品名

epi-, ep- [前缀] 上，在上；在外

epiallopregnanolone [ˌepiˌæləpregˈnænələun] *n* 表异孕烷醇酮

epiandrosterone [ˈepiænˈdrɔstərəun] *n* 表雄(甾)酮

epiblast [ˈepiblæst] *n* 外胚层，上胚层 | ～**ic** [ˌepiˈblæstik] *a*

epiblepharon [ˌepiˈblefərɔn] *n* 睑赘皮

epiboly, epibole [iˈpibəli] *n* 外包

epibulbar [ˌepiˈbʌlbə] *a* 眼球上的

epicanthus [ˌepiˈkænθəs] *n* 内眦赘皮 | **epicanthal** [ˌepiˈkænθəl], **epicanthic** [ˌepiˈkænθik], **epicanthine** [ˌepiˈkænθain] *a* 内眦赘皮的；眦上的

epicarcinogen [ˌepikɑ:ˈsinədʒən] *n* 致癌物(致癌物质的增强因子)

epicardia [ˌepiˈkɑ:diə] *n* 贲门上部

epicardial [ˌepiˈkɑ:diəl] *a* 心外膜的；贲门上部的

epicardiectomy [ˌepiˌkɑ:diˈektəmi] *n* 心外膜切除术

epicardiolysis [ˌepikɑ:diˈɔlisis] *n* 心外膜松解术

epicardium [ˌepiˈkɑ:diəm] *n* 心外膜

epicauma [ˌepiˈkɔ:mə] *n* 角膜斑

Epicauta [ˌepiˈkautə] *n* 芫菁属

epicentral [ˌepiˈsentrəl] *a* 椎(骨)体上的

epichitosamine [ˌepikiˈtəusəmin] *n* 氨基甘露糖

epichlorohydrin [ˌepiˌklɔ:rəˈhaidrin] *n* 表氯醇，氯环氧丙烷(树脂、油彩、清漆及其他有机化合物的溶剂，对皮肤有强刺激性，并致癌)

epichordal [ˌepiˈkɔ:dəl] *a* 脊索上的

epichorion [ˌepiˈkɔ:riɔn] *n* 包蜕膜

epicillin [epiˈsilin] *n* 依匹西林，环烯氨甲青霉素(抗菌药)

epicoeloma [ˌepisi:ˈləumə] *n* 上体腔

epicomus [iˈpikəməs] *n* 头顶寄生畸胎

epicondylalgia [ˌepikɔndiˈlældʒiə] *n* 上髁痛

epicondyle [ˌepiˈkɔndil] *n* 上髁 | **epicondylian** [ˌepikɔnˈdailiən], **epicondylic** [ˌepikɔnˈdilik] *a*

epicondylitis [ˌepiˌkɔndiˈlaitis] *n* 上髁炎 | external humeral ～，radiohumeral ～ 肱骨外上髁炎，桡肱骨粘液囊炎，网球员肘

epicondylus [ˌepiˈkɔndiləs] ([复] **epicondyli** [ˌepiˈkɔndilai]) *n* 【拉】上髁

epicoracoid [ˌepiˈkɔrəkɔid] *a* 喙突上的

epicorneascleritis [ˌepiˌkɔ:niəskliəˈraitis] *n* 角巩膜表层炎(慢性角巩膜炎)

epicostal [ˌepiˈkɔstl] *a* 肋(骨)上的

epicotyl [ˌepiˈkɔtil] *n* 上胚轴

epicranium [ˌepiˈkreinjəm] *n* 头被，头皮(头外部皮肤、腱膜、肌肉) | **epicranial** *a*

epicrisis [ˌepiˈkraisis] *n* 第二次骤退，再骤退；病案讨论

epicritic [ˌepiˈkritik] *a* (精)细觉的(指皮肤神经纤维)

epicuticle [ˌepiˈkju:tikl] *n* 上表皮(节

肢动物)

epicystitis [ˌepisis'taitis] *n* 膀胱上组织炎

epicystotomy [ˌepisis'tɔtəmi] *n* 耻骨上膀胱切开术

epicyte ['episait] *n* 细胞膜;上皮细胞

epidemic [ˌepi'demik] *a* 流行性的 *n* 流行病;(流行病)流行 | **~al** *a* / **~ally** *ad*

epidemicity [ˌepidə'misəti] *n* 流行性

epidemiogenesis [ˌepiˌdi:miə'dʒenisis] *n* 流行病发生

epidemiography [ˌepiˌdi:mi'ɔgrəfi] *n* 流行病纪述,流行病志

epidemiology [ˌepiˌdi:mi'ɔlədʒi] *n* 流行病学 | **epidemiologic(al)** [ˌepiˌdi:miə'lɔdʒik(əl)] *a* / **epidemiologist** *n* 流行病学家

epiderm ['epidə:m] *n* 表皮

epidermal [ˌepi'də:məl] *a* 表皮的;表皮样的

epidermatitis [ˌepidə:mə'taitis] *n* 表皮炎

epidermatoplasty [ˌepidə:'mætəˌplæsti] *n* 表皮成形术

epidermic [ˌepi'də:mik] *a* 表皮的

epidermicula [ˌepidə:'mikjulə] *n* 表小皮

epidermidalization [ˌepiˌdə:midəlai'zeiʃən, -li'z-] *n* 表皮化

epidermis [ˌepi'də:mis] ([复] **epidermides** [ˌepi'də:midi:z]) *n*【希】表皮

epidermitis [ˌepidə:'maitis] *n* 表皮炎

epidermization [ˌepiˌdə:mai'zeiʃən] *n* 表皮形成;皮移植法

epidermodysplasia [ˌepiˌdə:mə*u*dis'pleiziə] *n* 表皮发育不良 | ~ verruciformis 疣状表皮发育不良

epidermoid [ˌepi'də:mɔid] *a* 表皮样的 *n* 表皮样瘤 | **~al** [ˌepidə:'mɔidl] *a* 表皮样的

epidermoidoma [ˌepiˌdə:mɔi'dəumə] *n* 表皮样瘤

epidermolysin [ˌepiˌdə:'mɔlisin] *n* 脱叶菌素(即exfoliatin)

epidermolysis [ˌepidə:'mɔlisis] *n* 表皮松解 | acquired ~ bullosa, ~ bullosa acquisita 获得性大疱性表皮松解 / albopapuloid ~ bullosa dystrophica 白色丘疹样大疱性表皮松解 / dominant ~ bullosa dystrophica 显性遗传营养不良性大疱性表皮松解 / dysplastic ~ bullosa dystrophica 发育不良性营养不良性大疱性表皮松解 / hyperplastic ~ bullosa dystrophica 增生性营养不良性大疱性表皮松解 / junctional ~ bullosa 交界大疱性表皮松解 / recessive ~ bullosa dystrophica 隐性遗传营养不良性大疱性表皮松解 / toxic bullosa ~ 中毒性大疱性表皮松解,中毒性表皮坏死松解 | **epidermolytic** [ˌepidə:mə'litik] *a*

epidermomycosis [ˌepiˌdə:mə*u*mai'kəusis] *n* 表皮霉菌病

epidermophytid [ˌepidə:'mɔfitid] *n* 表皮癣菌疹

epidermophytin [ˌepidə:'mɔfitin] *n* 表皮癣菌素

Epidermophyton [ˌepidə:'mɔfitɔn] *n* 表皮癣菌属 | ~ floccosum 絮状表皮癣菌

epidermophytosis [ˌepiˌdə:mə*u*fai'təusis] *n* 表皮癣菌病,表皮真菌病

epidermopoiesis [ˌepiˌdə:mə*u*pɔi'i:sis] *n* 表皮生成(如胚胎期或伤愈时)

epidermotropic [ˌepidə:mə*u*'trɔpik] *a* 嗜表皮的,向表皮的

epididymectomy [ˌepiˌdidi'mektəmi] *n* 附睾切除术

epididymis [ˌepi'didimis] ([复] **epididymides** [ˌepidi'dimidi:z]) *n* 附睾 | **epididymal** *a*

epididymitis [ˌepiˌdidi'maitis] *n* 附睾炎 | spermatogenic ~ 精(子)性附睾炎

epididymodeferentectomy [ˌepiˌdidimə*u*ˌdefərən'tektəmi] *n* 附睾输精管切除术

epididymodeferential [ˌepiˌdidimə*u*-

ˌdefəˈrenʃəl] *a* 附睾输精管的

epididymo-orchitis [ˌepiˌdidiməuɔː-ˈkaitis] *n* 附睾睾丸炎

epididymotomy [ˌepiˌdidiˈmɔtəmi] *n* 附睾切开术

epididymovasectomy [ˌepiˌdidiməu-væˈzektəmi] *n* 附睾输精管切除术

epididymovasostomy [ˌepiˌdidiməu-væˈzɔstəmi] *n* 附睾输精管吻合术

epidural [ˌepiˈdjuərəl] *a* 硬膜外的

epidurography [ˌepidjuəˈrɔgrəfi] *n* 硬膜外造影(术)

epiestriol [ˌepiˈiːstriɔl, -ˈes-] *n* 表雌三醇

epifascial [ˌepiˈfæʃiəl] *a* 筋膜上的

epigamous [iˈpigəməs] *a* (卵)受精后发生的

epigaster [ˌepiˈgæstə] *n* 后肠

epigastralgia [ˌepigæsˈtrældʒiə] *n* 上腹部痛

epigastrium [ˌepiˈgæstriəm] ([复] **epigastria** [ˌepiˈgæstriə]) *n* 上腹部 | **epigastric** *a*

epigastrius [ˌepiˈgæstriəs] *n* 上腹部寄生畸胎

epigastrocele [ˌepiˈgæstrəusiːl] *n* 上腹疝

epigenesis [ˌepiˈdʒenisis] *n* 渐成说,后生说,后成论(认为个体的发育是在各器官和各部分发育过程中逐渐形成的,而不是预先存在于受精卵中,与错误的先成说相对) | **epigenetic** [ˌepidʒiˈnetik] *a*

epigenetics [ˌepidʒiˈnetiks] *n* 实验胚胎学

epiglottidectomy [ˌepiˌglɔtiˈdektəmi], **epiglottectomy** [ˌepiglɔˈtektəmi] *n* 会厌切除术

epiglottiditis [ˌepiˌglɔtiˈdaitis], **epiglottitis** [ˌepiglɔˈtaitis] *n* 会厌炎

epiglottis [ˌepiˈglɔtis] *n* 会厌 | **epiglottal** [ˌepiˈglɔtl], **epiglottic** [ˌepiˈglɔtik], **epiglottidean** [ˌepigləˈtidiən] *a*

epignathus [iˈpignəθəs] *n* 上颌寄生胎 | **epignathous** *a*

epigonal [iˈpigənəl] *a* (胚)性腺上的

epiguanine [ˌepiˈgwænin] *n* 7-甲基鸟(便)嘌呤

epihydrinaldehyde [ˌepiˌhaidrinˈældihaid] *n* 1,2-内醚丙醛

epihyoid [ˌepiˈhaiɔid] *a* 舌骨上的

epilamellar [ˌepiləˈmelə] *a* 基膜上的

epilate [ˈepileit] *vt* 脱毛(发),拔毛(发) | **epilation** [ˌepiˈleiʃən] *n* 脱毛(发)法

epilemma [ˌepiˈlemə] *n* 神经梢膜 | ~l *a*

epilepsia [ˌepiˈlepsiə] *n* 【拉;希】癫痫(俗称羊痫疯)

epilepsy [ˈepilepsi] *n* 癫痫(俗称羊痫疯) | acquired ~ 后天性癫痫 / activated ~ 诱发性癫痫 / automatic ~ 自发性癫痫,自动症性癫痫 / grand mal ~, major ~ 癫痫大发作 / idiopathic ~ 特发性癫痫 / larval ~, latent ~ 隐性癫痫 / laryngeal ~ 喉性癫痫,阵咳性昏厥 / organic ~ 器质性癫痫 / petit mal ~ 癫痫小发作 / procursive ~ 前奔性癫痫,狂奔发作 / psychomotor ~, temporal lobe ~ 精神运动性癫痫 / rolandic ~ 运动性癫痫 / sleep ~ 发作性睡眠 | **epileptic** [ˌepiˈleptik] *a* 癫痫的 *n* 癫痫患者

epileptiform [ˌepiˈleptifɔːm], **epileptoid** [ˌepiˈleptɔid] *a* 癫痫样的;严重发作的,突然发作的

epileptogenesis [ˌepiˌleptəuˈdʒenəsis] *n* 癫痫产生,癫痫发生

epileptogenic [ˌepileptəuˈdʒenik], **epileptogenous** [ˌepilepˈtɔdʒinəs] *a* 引起癫痫的,致癫痫的

epileptology [ˌepilepˈtɔlədʒi] *n* 癫痫学 | **epileptologist** *n* 癫痫学家

epilesional [ˌepiˈliːʒənəl] *a* 损伤面上的

epiloia [ˌepiˈlɔiə] *n* 结节性硬化病

epimandibular [ˌepimænˈdibjulə] *a*

下颌上的
epimastigote [ˌepi'mæstigəut] *n* 表鞭毛体，表鞭毛型
epimenorrhagia [ˌepiˌmenə'reidʒiə] *n* 月经过频过多
epimenorrhea [ˌepimenə'riə] *n* 月经过频
epimer ['epimə] *n* 表异构物，差向(立体)异构体
epimerase [i'piməreis] *n* 表异构酶，差向(异构)酶
epimere ['epimiə] *n* (中胚层)背段
epimerite [ˌepi'merait] *n* 中胚层节
epimerization [iˌpimərai'zeiʃən] *n* 表异构化(作用)，差向异构化(作用)
epimestrol [ˌepi'mestrəul] *n* 表美雌醇，雌三醇甲醚(垂体前叶激活剂)
epimorphosis [ˌepimɔː'fəusis] *n* 割处再生 | **epimorphic** [ˌepi'mɔːfik] *a*
Epimys ['epimis] *n* 鼠属(即Rattus)
epimysiotomy [ˌepiˌmisi'ɔtəmi] *n* 肌外膜切开术
epimysium [ˌepi'misiəm] ([复] **epimysia** [ˌepi'misiə]) *n* 肌外膜，外肌束膜
Epinal ['epinəl] *n* 环硼肾上腺素(epinephryl borate)制剂的商品名
epinephrectomy [ˌepine'frektəmi] *n* 肾上腺切除术
epinephrine [ˌepi'nefrin] *n* 肾上腺素 | ～ bitartrate 重酒石酸肾上腺素
epinephrinemia [ˌepiˌnefri'niːmiə] *n* 肾上腺素血(症)
epinephritis [ˌepine'fraitis] *n* 肾上腺炎
epinephros [ˌepi'nefrɔs] *n* 肾上腺
epinephryl borate [epi'nefril] 环硼肾上腺素(眼科用肾上腺素能药)
epineural [ˌepi'njuərəl] *a* 神经弓上的
epineurium [ˌepi'njuəriəm] *n* 神经外膜 | **epineurial** *a*
epinosic [ˌepi'nəusik] *a* (因病)继发有利的
epinosis [ˌcpi'nəusis] *n* 续发性精神病态
epionychium [ˌepiɔ'nikiəm] *n* (指)甲上皮
epiorchium [ˌepi'ɔːkiəm] *n* 睾丸外膜
epiotic [ˌepi'ɔtik] *a* 耳上的
epipastic [ˌepi'pæstik] *a* 撒布的 *n* 撒布粉
epipharyngitis [ˌepiˌfærin'dʒaitis] *n* 咽上部炎，鼻咽炎
epipharynx [ˌepi'færiŋks] 咽上部，鼻咽 | **epipharyngeal** [ˌepifærin'dʒiːəl, -fə'rindʒiəl] *a*
epiphenomenon [ˌepifi'nɔminən] ([复] **epiphenomena** [ˌepifi'nɔminə]) *n* 副现象(指疾病过程中的例外现象或偶发现象) | **epiphenomenal** *a*
epiphora [i'pifərə] *n* 泪溢
epiphyseal, epiphysial [ˌepi'fiziəl] *a* 骺的
epiphysiodesis, epiphyseodesis [ˌepifizi'ɔdisis] *n* 骺骨干固定术
epiphysioid [ˌepi'fiziɔid] *a* 骺样的
epiphysiolysis [ˌepifizi'ɔlisis] *n* 骺脱离
epiphysiometer [ˌepiˌfizi'ɔmitə] *n* (骨)骺测量器(用以诊断佝偻病)
epiphysiopathy [ˌepiˌfizi'ɔpəθi] *n* 松果体病；骺病
epiphysis [i'pifisis] ([复] **epiphyses** [i'pifisiːz]) *n* 松果体；(骨)骺 | slipped ～ 股骨骺脱离，髋内翻 / stippled epiphyses 斑点骺，点状软骨发育不全
epiphysitis [iˌpifi'saitis] *n* 骺炎 | vertebral ～ 椎骨骺炎(椎骨骨软骨病)
epiphyte ['epifait] *n* 附生植物；体表寄生菌 | **epiphytic** [ˌepi'fitik] *a*
epipial [ˌepi'paiəl] *a* 软膜上的
epipleural [ˌepi'pluərəl] *a* 胸膜上的
epipl(o)- [构词成分] 网膜
epiplocele [i'pipləusiːl] *n* 网膜疝
epiploectomy [ˌepipləu'ektəmi] *n* 网膜切除术
epiploenterocele [iˌpipləu'entərəusiːl] *n* 网膜肠疝

epiploic [ˌepi'pləuik] *a* 网膜的
epiploitis [iˌpiplə*u*'aitis] *n* 网膜炎
epiplomerocele [iˌpiplə*u*'miərəsi:l] *n* 网膜股疝
epiplomphalocele [ˌepiplɔm'fæləsi:l] *n* 网膜脐疝
epiploon [i'pipləɔn] *n* 【希】 网膜 | great ~ 大网膜 / lesser ~ 小网膜
epiplopexy [i'piplə*u*ˌpeksi] *n* 网膜固定术
epiploplasty [i'piplə*u*ˌplæsti] *n* 网膜成形术
epiplorrhaphy [ˌi:pip'lɔrəfi] *n* 网膜缝术
epiplosarcomphalocele [iˌpiplə*u*ˌsɑ:kɔm'fæləsi:l] *n* 网膜肉芽脐疝
epiploscheocele [ˌi:pip'lɔskiəˌsi:l] *n* 网膜阴囊疝
epipropidine [ˌepi'prəupidi:n] *n* 依匹哌啶,双环氧哌啶(抗肿瘤药)
epipygus [ˌepi'paigəs] *n* 臀肢畸胎,臀部寄生肢畸胎
epipyramis [ˌepi'pirəmis] *n* 上椎骨,上三角骨(额外腕骨)
epirizole [i'piərizəul] *n* 依匹唑,甲嘧啶唑(镇痛、抗炎药)
epirotulian [ˌepirɔ'tju:liən] *a* 髌上的
epirubicin [ˌepi'ru:bisin] *n* 表柔比星(抗生素类药)
episarkin [ˌepi'sɑ:kin] *n* 表次黄嘌呤(存在于正常尿及白血病时的尿中)
episclera [ˌepi'skliərə] *n* 巩膜外层 | ~l *a* 巩膜上的;巩膜外层的
episcleritis [ˌepiskliə'raitis], **episclerotitis** [ˌepiskliərə'taitis] *n* 巩膜外层炎
episi(o)- [构词成分] 阴部,外阴
episioperineoplasty [iˌpiziə*u*ˌperi'ni:əˌplæsti] *n* 外阴会阴成形术
episioperineorrhaphy [iˌpiziə*u*ˌperini'ɔrəfi] *n* 外阴会阴缝术
episioplasty [i'piziəˌplæsti] *n* 外阴成形术
episiorrhaphy [iˌpizi'ɔrəfi] *n* 外阴缝术(大阴唇缝术,会阴撕裂缝合)
episiostenosis [iˌpiziə*u*sti'nəusis] *n* 外阴狭窄
episiotomy [iˌpizi'ɔtəmi] *n* 外阴切开术
episode ['episəud] *n* (一系列事件中的)一个事件;插话;插曲;发作 | psycholeptic ~ 致病性精神创伤 | **episodic(al)** [epi'sɔdik(əl)] *a*
episome ['episəum] *n* 附加体,附着体(在细胞遗传学中,染色体外的能复制的辅助性遗传成分,可以游离于细胞质中,也可以与染色体结合在一起,如F因子、大肠杆菌素因子、接合子、抗药性转移因子)
epispadias [ˌepi'speidiəs], **epispadia** [ˌepi'speidiə] *n* 尿道上裂 | **epispadiac** [ˌepi'speidiæk] *a* 尿道上裂的 *n* 尿道上裂者 / **epispadial** *a*
epispinal [ˌepi'spainl] *a* 脊柱上的,脊髓上的
episplenitis [ˌepispli'naitis] *n* 脾被膜炎
epistasis [i'pistəsis], **epistasy** [i'pistəsi] *n* 排泄制止(如血、月经或恶露);尿浮膜;上位(指在不同位点的基因之间的相互作用,结果一个遗传性状由于另一个遗传性状在其上面的叠合而未显示出来或掩蔽起来了) | **epistatic** [ˌepi'stætik] *a*
epistaxis [ˌepi'stæksis] *n*【希】鼻出血
epistemology [iˌpistə'mɔlədʒi] *n* 认识论 | **epistemological** [iˌpistəmə'lɔdʒikəl] *a*
episternum [ˌepi'stə:nəm] ([复] **episterna** [ˌepi'stə:nə]) *n* 上胸骨(指爬行动物和单孔目动物) | **episternal** [ˌepis'tə:nl] *a* 胸骨上的;上胸骨的
episthotonos [ˌi:pis'θɔtənəs] *n* 前弓反张
epistropheus [ˌepi'strəufiəs] *n* 【希】枢椎(第二颈椎)
epitarsus [ˌepi'tɑ:səs] *n* 结膜前垂(睑结膜皱褶,亦称先天翼状胬肉)

epitaxy [ˌepi'tæksi] *n* (晶体)取向附生,外延附生

epitela [ˌepi'ti:lə] *n* 前髓帆组织

epitendineum [ˌepiten'diniəm] *n* 腱纤维鞘,腱鞘

epitenon [ˌepi'ti:nɔn] *n* 腱鞘

epithalamus [ˌepi'θæləməs] *n* 丘脑上部,上丘脑 | **epithalamic** [ˌepiθə'læmik] *a*

epithalaxia [ˌepiθə'læksiə] *n* 上皮脱屑(尤指肠粘膜)

epithelia [ˌepi'θi:ljə] epithelium的复数

epithelial [ˌepi'θi:liəl] *a* 上皮的

epithelialize [ˌepi'θi:liəlaiz] *vt* 上皮形成 | **epithelialization** [ˌepiˌθi:liəlai'zeiʃən, -li'z-] *n*

epitheliitis [ˌepiˌθi:li'aitis] *n* 上皮炎

epitheli(o)- [构词成分] 上皮

epithelioceptor [ˌepiˌθi:liəu'septə] *n* 腺细胞感受体

epitheliochorial [ˌepiˌθi:liəu'kɔ:riəl] *a* 上皮绒(毛)膜的(胎盘)

epitheliofibril [ˌepi'θi:liəuˌfaibril] *n* 上皮原纤维

epitheliogenetic [ˌepiˌθi:liəudʒi'netik] *a* 上皮增殖的

epitheliogenic [ˌepiˌθi:liəu'dʒenik] *a* 生成上皮的,上皮形成的

epithelioglandular [ˌepiˌθi:liəu'glændjulə] *a* 腺上皮(细胞)的

epithelioid [ˌepi'θi:liɔid] *a* 上皮样的

epitheliolysin [ˌepiθi:li'ɔlisin] *n* 溶上皮素,上皮细胞溶素

epitheliolysis [ˌepiˌθi:li'ɔlisis] *n* 上皮溶解 | **epitheliolytic** [ˌepiˌθi:liəu'litik] *a* 溶上皮的

epithelioma [ˌepiˌθi:li'əumə] ([复] **epitheliomas** 或 **epitheliomata** [ˌepiˌθi:li'əumətə]) *n* 上皮瘤,上皮癌 | basal cell ~ 基底细胞癌 / benign calcifying ~, calcified ~, calcifying ~ 良性钙化上皮瘤,钙化上皮瘤 / chorionic ~ 绒(毛)膜癌 / columnar ~, cylindrical ~ 柱状上皮瘤 / diffuse ~ 浸润性癌 / glandular ~ 腺性上皮瘤 / multiple benign cystic ~ 多发性良性囊性上皮瘤 / multiple self-heating ~ 多发性自愈性上皮瘤 | ~**tous** *a*

epitheliomatosis [ˌepiˌθi:liəumə'təusis] *n* 上皮瘤病

epitheliomuscular [ˌepiˌθi:liəu'mʌskjulə] *a* 上皮肌的

epitheliosis [ˌepiˌθi:li'əusis] *n* 上皮增殖

epitheliotoxin [ˌepiˌθi:liəu'tɔksin] *n* 杀上皮(细胞)毒素

epitheliotropic [ˌepiˌθi:liəu'trɔpik] *a* 亲上皮细胞的

epithelite [ˌepi'θi:lait] *n* 上皮瘢痕(放射线治疗后所致,上皮为纤维性渗出物所取代)

epithelium [ˌepi'θi:ljəm] ([复] **epithelia** [ˌepi'θi:ljə]) *n* 上皮 | anterior ~ of cornea, corneal ~ 角膜前上皮,角膜上皮 / ciliated ~ 纤毛上皮 / columnar ~ 柱状上皮 / cubical ~, cuboidal ~ 立方上皮 / ~ of lens 晶状体上皮 / mesenchymal ~ 间(充)质上皮 / pavement ~ 扁平上皮,单层鳞状上皮 / simple ~ 单层上皮 / stratified ~, laminated ~ 复层上皮 / tessellated ~ 单层鳞状上皮 / transitional ~ 变移上皮

epithelize [ˌepi'θi:laiz] *vt* 上皮形成 | **epithelization** [ˌepiˌθi:lai'zeiʃən, -li'z-] *n*

epithermal [ˌepi'θə:məl] *a* 超热的

epithesis [i'piθəsis] *n* 【希】(四肢畸形)矫正术;夹板

epithiazide [ˌepi'θaiəzaid] *n* 依匹噻嗪,氟硫噻嗪(降压、利尿药)

epitome [i'pitəmi] *n* 概括;节录;缩影

epitomize [i'pitəmaiz] *vt* 对…作摘要,概括;成为…缩影,集中体现

epitonic [ˌepi'tɔnik] *a* 异常紧张的

epitope ['epitəup] *n* 表位(即抗原决定

簇)

Epitrate ['epitreit] *n* 重酒石酸肾上腺素(epinephrine bitartrate)制剂的商品名

epitrichium [ˌepi'trikiəm] *n* 皮上层(胚)

epitriquetrum [ˌepitrai'kwi:trəm] *n* 上三角骨,上锥骨(额外腕骨)

epitrochlea [ˌepi'trɔkliə] *n* 肱骨内上髁

epituberculosis [ˌepitju(:)ˌbə:kju'ləusis] *n* 浸润型(上部)肺结核

epiturbinate [ˌepi'tə:bineit] *n* 鼻甲软组织,鼻甲外组织

epitympanitis [ˌepitimpə'naitis] *n* 上鼓室炎

epitympanum [ˌepi'timpənəm] *n* 鼓室上隐窝 | **epitympanic** [ˌepitim'pænik] *a* 上鼓室的;鼓室上隐窝的

epitype ['epitaip] *n* 表位型(一类或一族相关的抗原决定簇)

epityphlitis [ˌepitif'laitis] *n* 阑尾炎;盲肠旁炎

epityphlon [ˌepi'taiflɔn] *n* 阑尾

epivaginitis [ˌepiˌvædʒi'naitis] *n* 外阴道炎(牛的性病)

epizoicide [ˌepi'zəuisaid] *n* 杀体表寄生虫剂

epizoon [ˌepi'zəuɔn] ([复] **epizoa** [ˌepi'zəuə]) *n*【希】体表寄生虫 | **epizoic** [ˌepi'zəuik] *a* 体表寄生的;体表寄生虫的

epizootic [ˌepizəu'ɔtik] *a* 兽疫流行的 *n* 兽疫

epizootiology [ˌepizəuˌəuti'ɔlədʒi], **epizoology** [ˌepizəu'ɔlədʒi] *n* 兽疫学

épluchage [ˌeiplu'ʃɑ:ʒ] *n*【法】扩创术,清创术

epoch ['i:pɔk] *n* (新)纪元;(新)时代;世(地质学用语) | ~**al** ['epɔkəl] *a*

epoetin [i'pəuətin] *n* 红细胞生成素(为重组人红细胞生成素,用作抗贫血药。有两型:α型红细胞生成素〈epoetin alfa〉和β型红细胞生成素〈epoetin beta〉)

Epogen ['i:pədʒən] *n* α型红细胞生成素(epoetin alfa)制剂的商品名

epontic [i'pɔntik] *a* 生长在表面上的(植物、动物或矿物)

eponychium [ˌepə'nikiəm] *n* (指)甲上皮

eponym ['epəunim] *n* 人名名词(由人名而来的名词) | ~**ous** [i'pɔniməs], ~**ic** [ˌepə'nimik] *a* 以人名命名的;人名名词的

epoophorectomy [ˌepəuˌɔfə'rektəmi] *n* 卵巢冠切除术

epoophoron [ˌepəu'ɔfərɔn] *n* 卵巢冠

epoprostenol [ˌepəu'prəustənɔl] *n* 依前列醇,前列环素

epornithology [eˌpɔ:ni'θɔlədʒi] *n* 鸟类流行病学,禽疫学

epornitic [ˌepɔ:'nitik] *n* 禽疫

epoxide [e'pɔksaid] *n* 环氧化物

epoxy [i'pɔksi] *a* 环氧的,环氧化物的 *n* 环氧树脂

epoxytropine tropate [iˌpɔksi'trəupi:n 'trəupeit] 托品酸环氧托品,甲基东莨菪碱(副交感神经阻滞药)

EPP equal pressure point 等压点; erythrohepatic or erythropoietic protoporphyria 红细胞肝性或红细胞生成性原卟啉症

Eppy ['epi] *n* 环硼肾上腺素(epinephryl borate)制剂的商品名

EPR electrophrenic respiration 电刺激膈神经呼吸

Eprolin ['eprəlin] *n* 维生素E(vitamin E)制剂的商品名(含天然生育酚的蒸馏浓缩物)

EPS exophthalmos-producing substance 致突眼物质

epsilon [ep'sailən, 'epsilən] *n* 希腊语的第5个字母(E,ε)

EPSP excitatory postsynaptic potential 兴奋性突触后电位

Epstein-Barr virus ['epstain 'bɑ:] (Michael A. Epstein; Y. M. Barr) EB病毒,非洲淋巴细胞瘤病毒

Epstein's disease ['epstain] (Alois Epstein) 假白喉 | ~ pearls 爱泼斯坦小结(新生儿硬腭缝两侧的黄白小块)

Epstein's nephrosis ['epstain] (Albert A. Epstein) 爱泼斯坦肾变病(由全身性代谢障碍引起的一种慢性肾小管肾炎,常伴甲状腺功能减退和内分泌功能紊乱) | ~ syndrome 肾变病综合征(nephrotic syndrome,见syndrome项下相应术语)

eptatretin [ˌeptə'tri:tin] *n* 粘盲鳗素(一种有效力的心脏兴奋剂)

epulis [e'pju:lis] ([复] **epulides** [e'pju:lidi:z]) *n*【希】龈瘤;末梢骨化性纤维瘤

epuloerectile [ˌepjuləui'rektail] *a* 龈瘤样勃起的,龈瘤样竖立的

epulofibroma [ˌepjuləufai'brəumə] *n* 龈纤维瘤

epuloid ['epjulɔid] *a* 龈瘤样的

epulosis [ˌepju'ləusis] *n* 瘢痕成形,结瘢 | **epulotic** [ˌepju'lɔtik] *a* 结瘢的,促进瘢痕形成的

equable ['ekwəbl] *a* 平稳的,稳定的;平静的 | **equability** [ˌekwə'biləti] *n* / **equably** *ad*

equal ['i:kwəl] *a* 相等的,均等的;平等的;合适的(to);平静的 *n* 相等的事物;相同的数量 (-l⟨l⟩-) *vt* 等于;比得上 | be without ~ 无比,无敌

equality [i(:)'kwɔləti] *n* 同等;平等;相等 | be on an ~ with 与…平等

equalize ['i:kwəlaiz] *vt* 使相等;使平均;补偿 *vi* 相等 | **equalization** [ˌi:kwəlai'zeiʃən, -li'z-] *n* 相等;平均;同等化

equally ['i:kwəli] *ad* 相等地;平均地

Equanil ['ekwənil] *n* 甲丙氨酯(meprobamate)制剂的商品名(安定药)

equanimity [ˌi:kwə'niməti] *n* 沉着,镇定

equate [i(:)'kweit] *vt* 使相等(to, with) ['i:kweit] *n* 色融合力(在色觉中使两种不同颜色配成第三种颜色的生理能力,如混合红与绿形成均匀的黄色)

equation [i'kweiʃən] *n* 均衡;等式;方程式 | chemical ~ 化学反应方程式 / personal ~ 人差方程式(某一事物的结果,常因观察者个人而异,遂产生或多或少的差别) | **~al** *a*

equator [i'kweitə] *n* 赤道,中纬线 | ~ of cell 细胞中纬线 / ~ of crystalline lens, ~ of lens 晶状体中纬线 / ~ of eyeball 眼球中纬线 | **~ial** [ˌekwə'tɔ:riəl] *a*

Equatorial Guinea [ˌekwə'tɔ:riəl 'gini] 赤道几内亚[非洲]

equiaxial [ˌi:kwi'æksiəl] *a* 等长轴的

equicaloric [ˌi:kwikə'lɔrik] *a* 等卡(热)的

Equidae ['ekwidi:] *n* 马科

equilateral [ˌi:kwi'lætərəl] *a* 等边的

equilibrate [ˌi:kwi'laibreit] *vt, vi* (使)平衡,(使)有均势 | **equilibration** [ˌi:kwilai'breiʃən] *n* 平衡,均势 / **equilibrator** [ˌi:kwilai'breitə] *n* 平衡器

equilibrium [ˌi:kwi'libriəm] 平衡 | acid-base ~ 酸碱平衡 / fluid ~, water ~ 水平衡 / genetic ~ 遗传平衡(在连续世代中一个群体的基因库在不发生选择或突变的情况下仍保持不变,即群体中每个等位基因频率在连续世代中是保持不变的) / nitrogen ~, nitrogenous ~, protein ~ 氮平衡,蛋白质平衡 / physiologic ~, neutritive ~ 生理平衡,营养平衡 / radioactive ~ 放射平衡

equilin ['ekwilin] *n* 马烯雌酮(雌激素)

equimolar [ˌi:kwi'məulə] *a* 等摩尔的

equimolecular [ˌi:kwiməu'lekjulə] *a* 等分子的

equimultiple [ˌi:kwi'mʌltipl] *n* 等倍数,等倍量

equination [ˌi:kwi'neiʃən] *n* 马痘接种

equine ['i:kwain] *a* 马的

equinophobia [iˌkwainə'fəubiə] *n* 马恐怖,恐马症

equinovalgus [iˌkwainə'vælgəs] *n* 马

蹄外翻足

equinovarus [iˌkwainəˈvɛərəs] *n* 马蹄内翻足

equinus [iˈkwainəs] *n* 马蹄足

equip [iˈkwip] (-pp-) *vt* 装备，配备；准备 | ~**ment** *n* 装备，设备，装置

equipoise [ˈekwipɔiz] *n* 平衡，均衡；平衡力 *vt* 使平衡；使相称

equipollent [ˌi:kwiˈpɔlənt] *a* 均等的，相等的，相同的 *n* 均等物 | **equipollence** [ˌi:kwiˈpɔləns], **equipollency** [ˌi:kwiˈpɔlənsi] *n*

equipotential [ˌi:kwipəuˈtenʃəl] *a, n* 等势(的)，等位(的)

equipotentiality [ˌi:kwipəuˌtenʃiˈæləti] *n* 等势(性)，等位(性)

equisetum [ˌekwiˈsi:təm] *n* 问荆

equitable [ˈekwitəbl] *a* 公平的，公正的 | **equitably** *ad*

equivalence [iˈkwivələns], **equivalency** [iˈkwivələnsi] *n* 等值，等量；等价(在免疫学中指抗原与抗体浓度之比，以此比例产生最大量抗原抗体结合，同时产生沉淀或凝聚)

equivalent [iˈkwivələnt] *a* 相等的，相当的(to)；等价的，同等的，等值的 *n* 等同物；等值；当量；等位症，等位发作 | chemical ~, gram ~ 化学当量，克当量 / concrete ~ 混凝土当量 / dose ~ 剂量当量 / endosmotic ~ 内渗当量 / epileptic ~ 癫痫等位发作 / isodynamic ~ 等热当量 / lethal ~ 致死当量(如一组杂合情况中的两个基因，其中每个基因在纯合情况下会导致50%携带者死亡) / neutralization ~ 中和当量 / protein ~ 蛋白当量 / psychic ~ 精神性等位发作，精神性癫痫 / starch ~ 淀粉当量 / toxic ~ 毒性当量 / ventilation ~ 通气当量 / water ~ 水当量 | ~**ly** *ad*

equivocal [iˈkwivəkəl] *a* 多义的，双关的，两可的，含糊的；可疑的；不明确的

equulosis [ˌekwuˈləusis] *n* 马驹病(主要侵袭幼驹的一种化脓性关节炎、滑膜炎和肠炎)

Equus [ˈekwəs] *n* 马属(包括马、驴和斑马)

ER endoplasmic reticulum 内质网；estrogen receptor 雌激素受体

Er 元素铒(erbium)的符号

ERA electric response audiometry 电反应测听(法)

era [ˈiərə] *n* 时代；纪元；阶段；代(地质学用语)

erabutoxin [əˌræbjuˈtɔksin] *n* 埃拉布毒素

eradiate [iˈreidieit] *vt* 发出，辐射 | **eradiation** [iˌreidiˈeiʃən] *n*

eradicate [iˈrædikeit] *vt* 根除；消灭，扑灭 | **eradication** [iˌrædiˈkeiʃən] *n* / **eradicative** [iˈrædikətiv] *a*

erase [iˈreiz] *vt* 擦掉，消灭掉；除去，删去

erasion [iˈreiʒən] *n* 擦掉；消除；刮除；刮术 | ~ of a joint 关节刮术

Eratyrus [ˌerəˈtaiərəs] *n* 尔太锥蝽属

Erb-Charcot disease [ˈɛəb ʃɑ:ˈkəu] (W. H. Erb; Jean M. Charcot) 埃尔布-夏科病(见Erb's spastic paraplegia)

Erb-Duchenne paralysis [ˈɛəb dju:ˈʃen] (Willhelm H. Erb; Guillaume B. A. Duchenne) 埃尔布-杜兴麻痹(臂麻痹的上丛型，为第五及第六颈根受损所致，手部的小肌肉不受影响)

Erben's phenomenon [ˈɛəbən] (Siegmund Erben) 埃尔本现象(某些神经衰弱患者在弯腰或坐下时出现的脉搏暂时变慢) | ~ reflex (sign) 埃尔本反射(征)(低头和躯干过度前倾时脉博变慢，表示迷走神经的应激性)

ERBF effective renal blood flow 有效肾血流量

Erb-Goldflam disease [ˈɛəb ˈgɔltfləm] (W. H. Erb; Samuel V. Goldflam) 重症肌无力

erbium [ˈə:biəm] *n* 铒(化学元素)

Erb's atrophy [ɛəb] (Wilhelm H. Erb) 假肥大性肌营养不良 | ~ disease

进行性肌营养不良 / ～ paralysis 埃尔布麻痹(①见Erb-Duchenne paralysis; ②埃尔布痉挛性截瘫;③假肥大性肌营养不良) / ～ point 埃尔布点(位于锁骨上2或3cm胸锁乳突肌后缘之后,第六颈椎横突水平处的一点,如刺激此处可引起手臂各肌收缩) / ～ sclerosis 原发性脊髓侧索硬化 / ～ sign 埃尔布征(①强直性痉挛时运动神经的应电性增强;②肢端肥大症时胸骨柄部叩诊呈浊音) / ～ spastic paraplegia, ～ syphilitic spastic paraplegia 埃尔布痉挛性截瘫,埃尔布梅毒性痉挛性截瘫(一种脑膜血管梅毒) / ～ syndrome 埃尔布综合征(重症肌无力全部体征)

ERCP endoscopic retrograde cholangiopancreatography 内窥镜逆行胆胰管造影(术)

Erdmann's reagent ['ɛədmən] (Hugo Erdmann) 埃德曼试剂(硝酸与硫酸的混合液,用以检生物碱)

erect [i'rekt] *a* 垂直的;竖起的;勃起的 *vt* 使竖立;树立;安装;使勃起 *vi* 勃起 | ～**ion** [i'rekʃən] *n* 竖立;安装;勃起

erectile [i'rektail] *a* 可竖直的;可建立的;能勃起的

erector [i'rektə] *n* 装配者;安装器;勃起肌,立肌

eredosome [i'redəsəum] *n* 非晶性血红蛋白

eremacausis [ˌerimə'kɔ:sis] *n* 缓慢氧化;缓燃;(有机物的)腐烂

eremophobia [ˌerimə'fəubiə] *n* 孤独恐怖

erepsin [i'repsin] *n* 肠肽酶

erethism ['eriθizəm] *n* 兴奋增盛,兴奋增强 | **erethistic** [ˌeri'θistik], **erethismic** [ˌeri'θizmik] *a*

erethisophrenia [ˌeriˌθizə'fri:niə] *n* 精神兴奋过度

erethitic [ˌeri'θitik] *a* 兴奋的

ereuth(o)- 见eryth-

ERG electroretinogram 视网膜电(流)图

erg [ə:g] *n* 尔格(旧功或能量的单位,1 erg〈尔格〉$=10^{-7}$J〈焦耳〉,或0.624×10^{12}eV〈电子伏〉)

Ergamisol [ə:'gæmisɔl] *n* 盐酸左旋咪唑和5-氟尿嘧啶(levamisole hydrochloride and 5-fluorouracil)制剂的商品名

ergasia [ə:'geiziə] *n*【希】精神活动;(精神)整体功能

ergasiatrics [ə:ˌgeizi'ætriks], **ergasiatry** [ˌə:gə'saiətri] *n* 精神病学

ergasiology [ə:ˌgeisi'ɔlədʒi] *n* 客观精神生物学

ergastic [ə:'gæstik] *a* 有潜能的,储能的(指被动物质形成或贮存于细胞内,如淀粉、脂肪、纤维素);(精神)整体功能的

ergastoplasm [ə:'gæstəplæzəm] *n* 动质,载粒内质网,粗糙内质网

erg(o)- [构词成分] 工作,力,动力

ergobasine [ˌə:gəu'beisin] *n* 麦角新碱(即ergonovine)

ergocalciferol [ə:gəukæl'sifərɔl] *n* 麦角骨化醇,维生素D_2(抗佝偻病维生素)

ergocardiogram [ˌə:gəu'kɑ:diəgræm] *n* 心电动力图

ergocardiography [ˌə:gəuˌkɑ:di'ɔgrəfi] *n* 心电动力描记术

ergocornine [ˌə:gəu'kɔ:ni:n] *n* 麦角柯宁碱

ergocristine [ˌə:gəu'kristi:n] *n* 麦角克碱,麦角嵴亭

ergocryptine [ˌə:gəu'kripti:n] *n* 麦角隐亭,麦角环肽

ergodynamograph [ˌə:gəudai'næməgrɑ:f] *n* 肌动力描记器

ergoesthesiograph [ˌə:gəues'θi:siəgrɑ:f] *n* 肌动感觉描记器

ergogenic [ˌə:gəu'dʒenik] *a* 生力的,功能亢进的

ergogram ['ə:gəgræm] *n* 测力图

ergograph ['ə:gəgrɑ:f] *n* 测力器,肌(动)力描记器 | ～**ic** [ˌə:gə'græfik] *a*

ergoloid mesylates ['ə:gəlɔid] 麦角生物碱甲磺酸盐类(含有等比例重量的三种氢化麦角生物碱〈二氢麦角汀碱、二氢

麦角柯宁碱和二氢麦角隐亭〉的甲磺酸盐类的混合物，用于治疗老年人心理功能特发性衰退，口服)

ergomaniac [ˌəːgəu'meiniæk] *n* 工作狂者

Ergomar ['ɔːgəmɑː] *n* 酒石酸麦角胺(ergotamine tartrate)制剂的商品名

ergometer [əː'gɔmitə] *n* 尔格计(测力计)，肌力计 | bicycle ～ 自行车测力计

ergometrine [ˌəːgəu'metrin] *n* 麦角新碱(即ergonovine)

ergon ['əːgɔn] *n* 尔冈(基因稳定性的单位;作用量单位)

ergonomics [ˌəːgə'nɔmiks] *n* 人类工程学，人体功率学(基于解剖、生理、心理以及机械的原理研究人类能量有效应用的科学) | **ergonomical** *a* / **ergonomist** *n* 人类工程学家，人体功率学家

ergonovine [ˌəːgə'nəuvin] *n* 麦角新碱(用作催产剂及缓解偏头痛) | ～ maleate 马来酸麦角新碱(催产剂)

ergophore [ˌəːgə'fɔː] *n* 作用簇(在埃利希〈Ehrlich〉侧链学说中，指一个分子中的原子团，在该分子与结合簇已经适当地结合之后，即发挥诸如毒素、凝集素等物质的效能)

ergoplasm ['əːgəplæzəm] *n* 颗粒内质网

ergosome ['əːgəsəum] *n* 多核糖体

ergostat ['əːgəstæt] *n* 练肌器

ergosterol [əː'gɔstərɔl] *n* 麦角甾醇 | activated ～，irradiated ～ 活化麦角甾醇，照射麦角甾醇(即麦角骨化醇 ergocalciferol)

ergostetrine [ˌəːgəu'stetrin] *n* 麦角新碱(即ergonovine)

ergot ['əːgət] *n* 麦角 | **～ic** [əː'gɔtik] *a*

ergotamine [əː'gɔtəmin] *n* 麦角胺(治偏头痛药) | ～ tartrate 酒石酸麦角胺(治偏头痛药)

ergotaminine [ˌəːgəu'tæminin] *n* 麦角异胺

ergotherapy [ˌəːgəu'θerəpi] *n* 运动疗法

ergothioneine [ˌəːgəuˌθaiə'niːin] *n* 麦角硫因，巯组氨酸三甲(基)内盐

ergotinic acid [ˌəːgəu'tinik] 麦角碱酸

ergotism ['əːgətizəm] *n* 麦角中毒

ergotized ['əːgətaizd] *a* 麦角中毒的

ergotocine [ˌəːgəu'təusiːn] *n* 麦角新碱(即ergonovine)

ergotoxicosis [ˌəːgəuˌtɔksi'kəusis] *n* 麦角菌中毒

ergotoxine [ˌəːgəu'tɔksiːn] *n* 麦角毒碱

Ergotrate ['əːgətreit] *n* 马来酸麦角新碱(ergonovine maleate)制剂的商品名(催产剂)

ergusia [əː'dʒuːsiə] *n* 细胞迁移素(一种假想的类脂质，从细胞中放出，减低表面张力从而促使细胞迁移)

Erichsen's sign (test) ['eriksən] (John E. Erichsen) 埃里克森征(试验)(用力将髂骨相互挤压时，骶髂疾病患者感痛，而髋部患者则无痛感)

Eriodictyon [ˌeriəu'diktiɔn] *n* 圣草属，散塔草属

eriodictyon [ˌeriəu'diktiɔn] *n* 北美圣草，散塔草

eriometer [ˌeri'ɔmitə] *n* 微粒直径测定器(检红细胞直径) | **eriometry** [ˌeri'ɔmitri] *n* 微粒直径测定法

erisiphake [e'risifeik] *n* 晶状体吸盘(白内障时用)

Eristalis [e'ristəlis] *n* 蜂蝇属 | ～ tenax (绒)蜂蝇

Erlanger's sphygmomanometer ['əːlæŋə] (Joseph Erlanger) 厄兰格血压计

Erlenmeyer flask ['ɛələnˌmaiə] (Emil R. A. C. Erlenmeyer) 埃伦美厄烧瓶(锥形瓶)

Erni's sign ['əːni] (H. Erni) 埃尔尼征(一种肺空洞叩征)

erntefieber ['əːntiˌfiːbə] *n*【德】秋收热，沼地热(类似钩端螺旋体性黄疸)

erode [i'rəud] *vt* 腐蚀，侵蚀 *vi* 受腐蚀，遭侵蚀

erodent [i'rəudənt] *a* 侵蚀的，腐蚀的 *n* 腐蚀药

erogenous [i'rɔdʒinəs] *a* 催情的,性感的,性欲发生的

erose [i'rəus] *a* 不整齐的;啮蚀状的,蛀蚀状的

erosio [i'rəusiəu] *n*【拉】腐蚀,侵蚀;糜烂 | ~ interdigitalis blastomycetica 芽生菌性指(趾)间糜烂

erosion [i'rəuʒən] *n* 腐蚀,侵蚀;糜烂 | cervical ~ 宫颈糜烂 / dental ~ 牙侵蚀

erosive [i'rəusiv] *a* 腐蚀性的,侵蚀性的 *n* 腐蚀药

erotic(al) [i'rɔtik(əl)] *a* 性欲的,色情的

eroticism [i'rɔtisizəm] *n* 性欲,性爱;色情,好色

eroticize [i'rɔtisaiz] *vt* 使产生性欲,性欲化,力必多化

eroticomania [iˌrɔtikəu'meinjə] *n* 色情狂

erotism ['erətizəm] *n* 性欲,性爱;色情,好色 | anal ~ 肛欲(性欲),肛欲(色情) / oral ~ 口欲(性欲),口欲(色情)

erotize ['erətaiz] *vt* 使产生性欲,性欲化,力必多化

erot(o)- [构词成分] 性欲,色情

erotogenesis [iˌrəutəu'dʒenisis] *n* 性欲发生 | **erotogenic** [iˌrəutəu'dʒenik] *a*

erotology [ˌerə'tɔlədʒi] *n* 性爱学

erotomania [iˌrəutəu'meinjə] *n* 色情狂

erotomaniac [iˌrəutəu'meiniæk] *n* 色情狂者

erotophobia [iˌrəutəu'fəubjə] *n* 性欲恐怖

erotosexual [iˌrəutəu'seksjuəl] *a* 性欲的,性爱的

ERP endocardial resection procedure 心内膜切除法

ERPF effective renal plasma flow 有效肾血浆流量

err [ə:] *vi* 犯错误;错误,误差

erratic [i'rætik] *a* 游走的,移动的;乖僻的 | ~**ally** *ad*

errhine ['erain] *a* 促鼻液的 *n* 促鼻液剂

erroneous [i'rəunjəs] *a* 错误的,不正确的 | ~**ly** *ad*

error ['erə] *n* 谬误,错误;缺陷,误差 | inborn ~ of metabolism 先天性代谢缺陷,先天性代谢病 / random ~ 随机误差 / systemic ~ 系统误差 / Type Ⅰ ~ 第一类误差(在假设检验中对真实的无效假设的摒弃,第一类误差的概率〈显著性水平〉以α表示) / Type Ⅱ ~ 第二类误差(在假设检验中,接受不真实的无效假设,第二类误差的概率以β表示) | by ~ 错误地 / in ~ 弄错了的;错误地

Ertron ['ə:trɔn] *n* 麦角骨化醇,维生素 D_2(ergocalciferol〈vitamin D_2〉)制剂的商品名

erucic acid [i'rusik] 芥(子)酸

eruct [i'rʌkt], **eructate** [i'rʌkteit] *vi* 嗳气,打嗝 *vt* 嗝出

eructatio [ˌi:rʌk'teiʃiəu] *n*【拉】嗳气

eructation [ˌi:rʌk'teiʃən] *n* 嗳气 | nervous ~ 神经性嗳气

erudite ['eru(:)dait] *a* 博学的,有学问的 | ~**ly** *ad*

erudition [ˌeru(:)'diʃən] *n* 博学;学问

erupt [i'rʌpt] *vi* 喷发;发出(疹);长出(牙) *vt* 喷出,喷射出

eruption [i'rʌpʃən] *n* 喷发;长出,萌出(牙);疹,发疹 | bullous ~ 大疱疹 / continuous ~ 继续长出(牙) / creeping ~ 匐行疹 / delayed ~ 迟出牙 / drug ~ 药疹,药物皮炎 / fixed ~ 固定疹(在同一部位数月或若干年后复发的一种局限性炎性皮肤损害) / fixed drug ~ 固定性药疹(在同一部位复发) / passive ~ 被动长出(牙) / petechial ~ 瘀点疹 / seabather's ~ 海水浴疹 / serum ~ 血清疹 / surgical ~ 经手术牙长出 | **eruptive** *a*

ERV expiratory reserve volume 呼气储备量,补呼气量

Erwinia [ə:'winiə] (Erwin F. Smith) *n*

欧文菌属

Erwinieae [ˌə:wi'naiii:] *n* 欧文菌族

erysipelas [ˌeri'sipiləs] *n* 丹毒 | coast ～ 蟠尾丝虫结节 | **erysipelatous** [ˌerisi'pelətəs] *a*

erysipeloid [ˌeri'sipilɔid] *n* 类丹毒

Erysipelothrix [ˌeri'sipiləuˌθriks] *n* 丹毒丝菌属 | ～ insidiosa, ～ rhusiopathiae 诡谲丹毒丝菌,猪红斑丹毒丝菌

erysipelotoxin [ˌerisipiləu'tɔksin] *n* 丹毒毒素

Erysiphaceae [eˌrisi'feisii:] *n* 白粉菌科

erysiphake [e'risifeik] *n* 晶状体吸盘

Erysiphales [eˌrisi'feili:z] *n* 白粉菌目

Erysiphe [e'risifi] *n* 白粉菌属

erythema [ˌeri'θi:mə] *n* 【希】红斑 | acrodynic ～ 肢痛性红斑 / diaper ～, napkin ～ 尿布红斑 / ～ dyschromicum perstans 持久性色素异常性红斑 / epidemic ～ 肢痛症,红皮水肿性多发性神经病 / ～ induratum 硬结红斑 / ～ marginatum rheumaticum 风湿性边缘性红斑 / ～ multiforme major 重型多形红斑,斯蒂文斯-约翰逊(Stevens-Johnson)综合征 / ～ multiforme minor 轻型多形红斑,黑布腊(Hebra)病 / necrolytic migratory ～ 坏死松解性游走性红斑 / nine-day ～, ninth-day ～ 九日红斑(注射六〇六等7～9日后出现的红斑) / ～ nodosa 结节红斑 / ～ nodosum leprosum 麻风性结节性红斑 / ～ nodosum migrans 游走性结节性红斑 / ～ toxicum neonatorum 新生儿中毒性红斑 | **erythemic** [ˌeri'θi:mik], **～tous** [ˌeri'θemətəs] *a*

erythematopultaceous [ˌeriˌθi:mətəupʌl'teiʃəs] *a* 红斑髓样的(毛细管充血引起)

erythemogenic [ˌeriˌθi:məu'dʒenik] *a* 引起红斑的

erythermalgia [ˌeriθə'mældʒiə] *n* 红斑性肢痛病

Erythraea [ˌeri'θri:ə] *n* 百金花属

erythralgia [ˌeri'θrældʒiə] *n* (皮肤)红痛

erythrasma [ˌeri'θræzmə] *n* 红癣

erythredema polyneuropathy [iˌriθri'di:mə ˌpɔlinjuə'rɔpəθi] 红皮水肿性多发性神经病,肢痛病

erythremia [ˌeri'θri:miə] *n* 红细胞增多(症),真性红细胞增多

erythremoid [ˌeri'θri:mɔid] *n* 红细胞增多症样的

erythremomelalgia [eˌriθriməume'lældʒiə] *n* 红斑性肢痛病

erythrin ['eriθrin] *n* 赤地衣素,地衣红质

Erythrina [ˌeri'θrainə] *n* 刺桐属

erythrism [i'riθrizəm] *n* 红须发 | **～al** [ˌeri'θrizməl], **erythristic** [ˌeri'θristik] *a*

erythritol [i'riθritɔl] *n* 赤藓醇

erythrityl [i'riθritil] *n* 赤藓醇基 | ～ tetranitrate 丁四硝酯,硝酸赤藓醇,赤藓醇四硝酸酯(血管扩张药,抗心绞痛药)

erythr(o)- [构词成分] 红

Erythrobacillus [iˌriθrəubə'siləs] *n* 红杆菌属

erythroblast [i'riθrəublæst] *n* 成红细胞,有核红细胞 | basophilic ～, early ～ 嗜碱成红细胞,早幼红细胞 / definitive ～s 定形成红细胞 / orthochromatic ～, eosinophilic ～, acidophilic ～, oxyphilic ～, late ～ 正染性成红细胞,嗜酸成红细胞,晚幼红细胞 / polychromatic ～, intermediate ～ 多染性成红细胞,中幼红细胞 / primitive ～s 原始成红细胞 | **～ic** [iˌriθrəu'blæstik]

erythroblastemia [iˌriθrəublæs'ti:miə] *n* 成红细胞血症

erythroblastoma [iˌriθrəublæs'təumə] *n* 成红细胞瘤

erythroblastomatosis [iˌriθrəuˌblæstəumə'təusis] *n* 成红细胞瘤病

erythroblastopenia [iˌriθrəuˌblæs-tə'pi:niə] *n* 成红细胞减少

erythroblastosis [iˌriθrəublæs'təusis] *n* 成红细胞增多病;红白血病(一种禽类疾病) | ~ fetalis, ~ neonatorum 胎儿成红细胞增多病,新生儿成红细胞增多症(亦称新生儿溶血病) | **erythroblastotic** [iˌriθrəublæs'tɔtik] *a* 成红细胞增多的

erythrocatalysis [iˌriθrəukə'tælisis] *n* 红细胞溶解

erythrochloropia [iˌriθrəuklə'rəu-piə], **erythrochloropsia** [iˌriθrəu-klə'rɔpsiə] *n* 红绿视症,青黄色盲

erythrochromia [iˌriθrəu'krəumiə] *n* 脊(髓)液血色症

Erythrocin [i'riθrəsin] *n* 红霉素(erythromycin)制剂的商品名

erythroclasis [ˌeri'θrɔkləsis] *n* 红细胞破碎 | **erythroclastic** [iˌriθrəu'klæs-tik] *a*

erythroconte [i'riθrəukəunt] *n* 红细胞杆状小体(见于恶性贫血)

erythrocruorin [iˌriθrəu'kruərin] *n* 无脊(椎动物)血红蛋白

erythrocuprein [iˌriθrəu'ku:prin] *n* 红细胞铜蛋白

erythrocyanosis [iˌriθrəuˌsaiə'nəusis] *n* 绀红皮病

erythrocytapheresis [iˌriθrəuˌsaitəfə-'ri:sis] *n* 红细胞除去法,红细胞提取法

erythrocyte [i'riθrəusait] *n* 红细胞,红血球(旧名) | achromic ~ 无色红细胞,红细胞影 / burr ~ 锯齿形红细胞(即burr cell) / crenated ~ 皱缩红细胞 / hypochromic ~ 低色素红细胞 / "Mexican hat" ~, target ~ 靶红细胞 / nucleated ~ 有核红细胞 / orthochromatic ~ 正染性红细胞 / polychromatic ~, polychromatophilic ~ 多染性红细胞 | **erythrocytic** [iˌriθrəu'sitik] *a*

erythrocythemia [iˌriθrəusai'θi:miə] *n* 红细胞增多(症)

erythrocytin [iˌriθrəu'saitin] *n* 红细胞素

erythrocytoblast [iˌriθrəu'saitəblæst] *n* 成红细胞,有核红细胞

erythrocytolysin [iˌriθrəusai'tɔlisin] *n* 红细胞溶解素,溶血素

erythrocytolysis [iˌriθrəusai'tɔlisis] *n* 红细胞溶解

erythrocytometer [iˌriθrəusai'tɔmi-tə] *n* 红细胞计数器 | **erythrocytometry** *n* 红细胞计数法

erythrocyto-opsonin [iˌriθrəuˌsaitəu-ɔp'səunin] *n* 红细胞调理素(血调理素)

erythrocytopenia [iˌriθrəuˌsaitəu'pi:-niə] *n* 红细胞减少

erythrocytophagy [iˌriθrəusai'tɔfə-dʒi] *n* 噬红细胞作用 | **erythrocytophagous** [iˌriθrəusai'tɔfəgəs] *a* 噬红细胞的

erythrocytopoiesis [iˌriθrəuˌsaitəu-pɔi'i:sis] *n* 红细胞生成

erythrocytorrhexis [iˌriθrəuˌsaitəu-'reksis] *n* 红细胞(浆)迸出,红细胞破碎,红细胞解体

erythrocytoschisis [iˌriθrəusai'tɔski-sis] *n* 红细胞分裂

erythrocytosis [iˌriθrəusai'təusis] *n* 红细胞增多(症) | leukemic ~, ~ megalosplenica白血病性红细胞增多(症),巨脾性红细胞增多(症),真性红细胞增多(症) / stress ~ 应激性红细胞增多

erythrocytotropic [iˌriθrəuˌsaitəu'trɔ-pik] *a* 向红细胞的

erythrocyturia [iˌriθrəusai'tjuəriə] *n* 红细胞尿,血尿

erythrodegenerative [iˌriθrəudi'dʒe-nərətiv] *a* 红细胞变性的

erythroderma [iˌriθrəu'də:mə] *n* 红皮病;剥脱性皮炎 | bullous congenital ichthyosiform ~ 先天性大疱性鱼鳞病样红皮病,表皮松解性角化过度 / ~ desquamativum 落屑性红皮病 / non-bullous congenital ichthyosiform ~

先天性非大疱性鱼鳞病样红皮病(现名层板状鱼鳞病)

erythrodextrin [iˌriθrəu'dekstrin] *n* (显)红糊精

erythrodontia [iˌriθrəu'dɔnʃiə] *n* 红牙

erythrogen [i'riθrədʒən] *n* 病胆血色质

erythrogenesis [iˌriθrəu'dʒenisis] *n* 红细胞发生 | ~ imperfecta 不全性红细胞发生(先天性再生障碍性贫血)

erythrogenic [iˌriθrəu'dʒenik] *n* 红细胞发生的;产生红色感觉的;产生或引起红疹的

erythrogenin [i'riθrədʒinin] *n* 生红细胞素,红细胞生成素

erythrogone [i'riθrəugəun], **erythrogonium** [iˌriθrəu'gəuniəm] *n* 原巨成红细胞,原(始)巨红细胞

erythrogranulose [iˌriθrəu'grænjuləus] *n* (显)红淀粉糊精

erythroid ['eriθrɔid] *a* 红色的;红细胞系的

β-**erythroidine** [i'riθrɔidin] *n* *β*-刺桐碱(具有箭毒样作用)

erythrokatalysis [iˌriθrəukə'tælisis] *n* 红细胞溶解

erythrokeratodermia [iˌriθrəuˌkerətəu'də:miə] *n* 红斑角皮病 | ~ variabilis 可变性红斑角皮病

erythrokinetics [iˌriθrəukai'netiks] *n* 红细胞动态学

erythrol ['eriθrɔl] *n* 赤藓醇 | ~ tetranitrate 丁四硝酯,赤藓醇四硝酸酯,硝酸赤藓醇(抗心绞痛药,血管扩张药)

erythrolabe [i'riθrəleib] *n* 视红素,感红色素

erythrolein [ˌeri'θrəuli:n] *n* 石蕊红素

erythroleukemia [iˌriθrəulju:'ki:miə] *n* 红白血病

erythroleukoblastosis [iˌriθrəulju:kəblæs'təusis] *n* 成红白细胞过多病,新生儿重度黄疸

erythroleukosis [iˌriθrəulju:'kəusis] *n* 红细胞黄铜色变(疟疾时);成红细胞增多病(见于禽类)

erythroleukothrombocythemia [iˌriθrəuˌlju:kəuˌθrɔmbəusai'θi:miə] *n* 全血初细胞增生(成红白细胞血小板增生)

erythrolitmin [iˌriθrəu'litmin] *n* 结晶性石蕊红素

erythrolysin [ˌeri'θrɔlisin] *n* 红细胞溶解素,溶血素

erythrolysis [ˌeri'θrɔlisis] *n* 红细胞溶解

erythromania [iˌriθrəu'meinjə] *n* 赧颜症

erythromelalgia [iˌriθrəumə'lældʒiə] *n* 红斑性肢痛病 | ~ of the head 红斑性头痛(由于组胺引起的血管扩张所致,也可用组胺治愈)

erythrometer [ˌeri'θrɔmitə] *n* 红度计;红细胞计数器 | **erythrometry** *n* 红度测量(法);红细胞计数法

erythromycin [iˌriθrəu'maisin] *n* 红霉素 | ~ B 红霉素B,12-脱氧红霉素 / ~ estolate 无味红霉素 / ~ ethylcarbonate 红霉素碳酸乙酯 / ~ ethylsuccinate 红霉素琥乙酯,红霉素琥珀酸乙酯 / ~ gluceptate 葡庚糖酸红霉素 / ~ lactobionate 乳糖醛酸红霉素 / ~ propionate 红霉素丙酸酯 / ~ stearate 红霉素硬脂酸酯;红霉素硬脂酸盐

erythromyeloblastosis [iˌriθrəuˌmaiələublæs'təusis] *n* 成红(细胞)成髓细胞增多症(鸡的肿瘤病,由禽肿瘤病毒引起)

erythron ['eriθrɔn] *n* 红细胞系(循环中的红细胞及其前身以及与其生成有关的全身一切成分)

erythroneocytosis [iˌriθrəuˌni(:)əusai'təusis] *n* 幼稚红细胞血症

erythronoclastic [iˌriθrɔnəu'klæstik] *a* 溶红细胞系的

erythroparasite [iˌriθrəu'pærəsait] *n* 红细胞寄生物

erythropathy [ˌeri'θrɔpəθi] *n* 红细胞

病

erythropenia [iˌriθrəuˈpi:niə] *n* 红细胞减少

erythrophage [iˈriθrəufeidʒ] *n* 噬红(细胞)细胞

erythrophagia [iˌriθrəuˈfeidʒiə] *n* 噬红细胞现象(噬红细胞作用)

erythrophagocytosis [iˌriθrəuˌfægəusaiˈtəusis] *n* 噬红细胞作用 | **erythrophagous** [ˌeriˈθrɔfəgəs] *a* 噬红细胞的

erythropheresis [iˌriθrəufəˈri:sis] *n* 红细胞除去法

erythrophil [iˈriθrəfil] *n* 红染细胞 *a* 嗜红色的

erythrophilous [ˌeriˈθrɔfiləs] *a* 嗜红色的

Erythrophloeum [iˌriθrəˈfli:əm] *n* 围涎树属

erythrophobia [iˌriθrəuˈfəubjə] *n* 脸易发红;赧颜恐怖;红色恐怖

erythrophobic [iˌriθrəuˈfəubik] *a* 疏红性的(指对红染料〈酸性品红〉)

erythrophore [iˈriθrəfɔ:] *n* 红色素细胞

erythrophose [iˈriθrəfəuz] *n* 红色幻视

erythrophthisis [iˌriθrəuˈθaisis] *n* 红细胞消耗症,红细胞痨

erythrophthoric [iˌriθrəuˈθɔrik] *a* 红细胞破坏的

erythrophyll [iˈriθrəfil] *n* 叶红素(在植物内)

erythropia [ˌeriˈθrəupiə] *n* 红视症

erythroplakia [iˌriθrəuˈpleikiə] *n* 粘膜红斑 | speckled ~ 斑点状粘膜红斑

erythroplasia [iˌriθrəuˈpleiziə] *n* 增殖性红斑

erythroplastid [iˌriθrəuˈplæstid] *n* 无核红细胞(哺乳类动物)

erythropoiesis [iˌriθrəupɔiˈi:sis] *n* 红细胞生成 | **erythropoietic** [iˌriθrəupɔiˈetik] *a*

erythropoietin [iˌriθrəuˈpɔiitin] *n* 红细胞生成素

erythropoietinogen [iˌriθrəuˈpɔiətinədʒən] *n* 红细胞生成素原

erythroprecipitin [iˌriθrəupriˈsipitin] *n* 红细胞沉淀素

erythroprosopalgia [iˌriθrəuˌprɔsəˈpældʒiə] *n* 红斑性面痛,面部红痛病

erythropsia [ˌeriˈθrɔpsiə] *n* 红视症

erythropsin [ˌeriˈθrɔpsin], **erythropsine** [ˌeriˈθrɔpsi:n] *n* 视紫红(质)

erythropyknosis [iˌriθrəupikˈnəusis] *n* 红细胞固缩,红细胞皱缩

erythrorrhexis [iˌriθrəuˈreksis] *n* 细胞(浆)迸出,红细胞破碎,红细胞解体

erythrose [ˈeriθrəus] *n* 赤藓糖;皮肤红变 | ~ péribuccale pigmentaire of Brocq 布劳克色素性口周红斑

erythrosedimentation [iˌriθrəuˌsedimenˈteiʃən] *n* 红细胞沉降

erythrosin [iˈriθrəsin] *n* 藻红(组织染剂)

erythrosine sodium [iˈriθrəsi:n] 赤藓红钠,四碘荧光素钠(着色剂,用于揭示牙菌斑)

erythrosis [ˌeriˈθrəusis] *n* 皮肤红变;造红细胞组织增生 | ~ pigmentata faciei 色素性面部红斑

erythrostasis [iˌriθrəuˈsteisis] *n* 红细胞停滞(在毛细血管内,如镰状细胞性贫血时)

erythrothioneine [iˌriθrəuˌθaiəˈni:in] *n* 麦角硫因,巯组氨酸三甲(基)内盐

erythrotoxin [iˌriθrəuˈtɔksin] *n* 红细胞毒素

erythrulose [iˈriθruləus] *n* 赤藓酮糖

erythruria [ˌeriˈθrjuəriə] *n* 红尿症

Es 元素锿(einsteinium)的符号

es [es] *n* 低于模糊意识(低于下意识)

Esbach's method (reagent, test) [ˈesbɑ:h] (Georges H. Esbach) 埃斯巴赫法(试剂、试验)(检尿内白蛋白)

escalate [ˈeskəleit] *vt, vi* (使)逐步上升,(使)逐步升级

escape [isˈkeip] *vi* 逃跑;避免;漏出,流出 *vt* 逃避,避免;没有被…注意到;被…

忘掉 *n* 逃避，逃跑；排泄；漏出；出口；脱逸 | aldosterone ～ 醛固酮脱逸 / nodal ～ (房室)结性逸搏 / vagal ～ 迷走(神经)脱逸 / ventricular ～ 室性逸搏

eschar ['eskɑ:] *n* 焦痂

escharotic [ˌeskə'rɔtik] *a* 苛性的，腐蚀性的；生焦痂性的 *n* 苛性剂，腐蚀剂

escharotomy [ˌeskə'rɔtəmi] *n* 焦痂切除术

Escherich's bacillus ['eʃəriʃ] (Theodor Escherich) 埃(舍利)希杆菌，大肠杆菌 | ～ sign (reflex) 埃舍利希征(反射)(手足搐搦时叩击唇或舌内表面，即引起唇、舌和咬肌收缩) / ～ test 埃舍利希试验，结核菌素试验(将结核菌素注射至皮下的一种皮肤试验)

Escherichia [ˌeʃə'rikiə] *n* 埃(舍利)希杆菌属 | ～ aurescens 金色埃希杆菌 / ～ blattae 蠊埃希杆菌 / ～ coli 大肠埃希杆菌，大肠杆菌 / ～ fergusonii 福氏埃希杆菌 / ～ freundii 弗(罗因德)氏埃希杆菌 / ～ hermanii 黑氏埃希杆菌 / ～ intermedia 中间型埃希杆菌

Escherichieae [ˌeʃə'rikii:] *n* 埃(舍利)希杆菌族

eschew [is'tʃu:] *vt* 避免；避开

eschrolalia [ˌeskrə'leiliə] *n* 秽亵言语

Eschscholtzia [is'kɔltʃə, ə'ʃɔltsiə] *n* 花菱草属

escin ['eskin] *n* 七叶树(溶血)皂角素

Escobar syndrome [eskə'bɑ:] (Victor Escobar) 埃斯柯巴综合征，多发性翼状赘蹼综合征(即multiple pterygium syndrome，见syndrome项下相应术语)

escorcin [es'kɔ:sin] *n* 二氢七叶甙原(用于检测角膜和巩膜损害)

escort ['eskɔ:t] *n* 护送，陪同 [is'kɔ:t] *vt* 护送，陪同

Escudero's test [esku'deirəu] (Pedro Escudero) 埃斯库德罗试验(检痛风的嘌呤餐试验)

esculapian [ˌeskju'leipiən] *a, n* ＝**aesculapian**

esculent ['eskjulənt] *a* 可食的，食用的

esculin ['eskjulin] *n* 七叶甙(有退热作用)

escutcheon [es'kʌtʃən] *n* 盾式分布(阴毛分布型)

eseptate [i:'septeit] *a* 无(中)隔的

eserine ['esərin] *n* 依色林，毒扁豆碱(即physostigmine)

ESF erythropoietic stimulating factor 促红细胞生成因子

Esidrix ['esidriks] *n* 氢氯噻嗪(hydrochlorothiazide)制剂的商品名

Esimil ['esimil] *n* 硫酸胍乙啶-氢氯噻嗪(guanethidine monosulfate with hydrochlorothiazide)制剂的商品名

-esis [后缀] 表示(病的)状态、情况

Eskabarb ['eskəbɑ:b] *n* 苯巴比妥(phenobarbital)制剂的商品名

Eskadiazine [ˌeskə'daiəzi:n] *n* 磺胺嘧啶(sulfadiazine)制剂的商品名

Eskalith ['eskəliθ] *n* 碳酸锂(lithium carbonate)制剂的商品名

esmarch ['esmɑ:h] *n* 埃斯马赫驱血带

Esmarch's bandage ['esmɑ:h] (Johann F. A. von Esmarch) 埃斯马赫驱血带 | ～ tourniquet 驱血止血带 / ～ tube 埃斯马赫管(用于细菌培养)

esmolol hydrochloride ['esmələl] 盐酸艾司洛尔(β受体阻滞药)

eso- [构词成分] 在内

esocataphoria [ˌesəukætə'fəuriə] *n* 内下隐斜视

esocine ['esəsi:n] *n* 鲵精蛋白

esodeviation [ˌesəuˌdi:vi'eiʃən] *n* 内转，内偏；内隐斜视

esodic [i'sɔdik] *a* 传入的(如传入神经)

esoethmoiditis [ˌesəuˌeθmɔi'daitis] *n* 筛窦炎

esogastritis [ˌesəugæs'traitis] *n* 胃粘膜炎

esophagalgia [i(:)ˌsɔfə'gældʒiə] *n* 食管痛

esophageal [i(:)ˌsɔfə'dʒi(:)əl, i(:)səu'feidʒiəl] *a* 食管的

esophagectasia [i(:)ˌsɔfədʒek'teiziə],

esophagectasis [i(:)ˌsɔfəˈdʒektəsis] *n* 食管扩张

esophagectomy [i(:)ˌsɔfəˈdʒektəmi] *n* 食管(部分)切除术

esophagism [i(:)ˈsɔfədʒizəm] *n* 食管痉挛 | hiatal ~ 贲门痉挛 | ~**us** [i(:)ˌsɔfəˈdʒizməs] *n*

esophagitis [i(:)ˌsɔfəˈdʒaitis] *n* 食管炎 | ~ dissecans superficialis 表层脱落性食管炎 / reflux ~, chronic peptic ~ 回流性食管炎,慢性消化性食管炎

esophagobronchial [i(:)ˌsɔfəgəuˈbrɔŋkiəl] *a* 食管支气管的

esophagocardiomyotomy [i(:)ˌsɔfəgəuˌkɑ:diəumaiˈɔtəmi] *n* 食管(肌)贲门肌切开术,贲门肌切开术

esophagocele [i(:)ˈsɔfəgəˌsi:l] *n* 食管突出,食管疝

esophagocologastrostomy [i(:)ˌsɔfəgəuˌkəuləugæsˈtrɔstəmi] *n* 食管结肠胃吻合术

esophagocoloplasty [i(:)ˌsɔfəgəuˈkəuləˌplæsti] *n* 食管结肠成形术

esophagoduodenostomy [i(:)ˌsɔfəgəuˌdju(:)əudi:ˈnɔstəmi] *n* 食管十二指肠吻合术

esophagodynia [i(:)ˌsɔfəgəuˈdiniə] *n* 食管痛

esophagoenterostomy [i(:)ˌsɔfəgəuˌentəˈrɔstəmi] *n* 食管肠吻合术

esophagoesophagostomy [i(:)ˌsɔfəgəui(:)ˌsɔfəˈgɔstəmi] *n* 食管食管吻合术

esophagofundopexy [i(:)ˌsɔfəgəuˌfʌndəˈpeksi] *n* 食管胃底固定术

esophagogastrectomy [i(:)ˌsɔfəgəugæsˈtrektəmi] *n* 食管胃切除术

esophagogastric [i(:)ˌsɔfəgəuˈgæstrik] *a* 食管胃的

esophagogastroanastomosis [i(:)ˌsɔfəgəuˌgæstrəuəˌnæstəˈməusis] *n* 食管胃吻合术

esophagogastroduodenoscopy (EGD) [i(:)ˌsɔfəgəuˌgæstrəuˌdju(:)əudiˈnɔskəpi] *n* 食管胃十二指肠镜检查

esophagogastromyotomy [i(:)ˌsɔfəgəuˌgæstrəumaiˈɔtəmi] *n* 食管(肌)胃肌切开术,食管(肌)贲门肌切开术

esophagogastroplasty [i(:)ˌsɔfəgəuˈgæstrəˌplæsti] *n* 食管胃成形术;贲门成形术

esophagogastroscopy [i(:)ˌsɔfəgəugæsˈtrɔskəpi] *n* 食管胃镜检查

esophagogastrostomy [i(:)ˌsɔfəgəugæsˈtrɔstəmi] *n* 食管胃吻合术

esophagogram [i(:)ˈsɔfəgəgræm] *n* 食管X线(照)片,食管X线造影(照)片

esophagography [i(:)sɔfəˈgɔgrəfi] *n* 食管摄影(术),食管X线造影(术)

esophagojejunogastrostomosis [i(:)ˌsɔfəgəudʒiˌdʒju:nəuˌgæstrɔstəˈməusis], **esophagojejunogastrostomy** [i(:)ˌsɔfəgəudʒiˌdʒju:nəugæsˈtrɔstəmi] *n* 食管空肠胃吻合术

esophagojejunoplasty [i(:)ˌsɔfəgəudʒiˈdʒju:nəˌplæsti] *n* 食管空肠成形术

esophagojejunostomy [i(:)ˌsɔfəgəudʒidʒju:ˈnɔstəmi] *n* 食管空肠吻合术

esophagolaryngectomy [i(:)ˌsɔfəgəuˌlærinˈdʒektəmi] *n* 食管喉切除术

esophagology [i(:)ˌsɔfəˈgɔlədʒi] *n* 食管病学

esophagomalacia [i(:)ˌsɔfəgəuməˈleiʃiə] *n* 食管软化(症)

esophagometer [i(:)ˌsɔfəˈgɔmitə] *n* 食管(长度)测量计

esophagomycosis [i(:)ˌsɔfəgəumaiˈkəusis] *n* 食管真菌病,食管霉菌病

esophagomyotomy [i(:)ˌsɔfəgəumaiˈɔtəmi] *n* 食管肌切开术

esophagopharynx [i(:)ˌsɔfəgəuˈfæriŋks] *n* 咽下部,下咽(部)

esophagoplasty [i(:)ˌsɔfəgəˌplæsti] *n* 食管成形术

esophagoplication [i(:)ˌsɔfəgəuplaiˈkeiʃən] *n* 食管襞折术

esophagoptosis [i(:)ˌsɔfəgəpˈtəusis] *n* 食管下垂,食管脱垂

esophagorespiratory [i(:)ˌsɔfəgəuris-

'paiərətəri] *a* 食管呼吸道的

esophagosalivation [i(:)ˌsɔfəgəuˌsæli'veiʃən] *n* 食管性多涎，食管癌性多涎症

esophagoscope [i(:)'sɔfəgəskəup] *n* 食管镜 | **esophagoscopy** [i(:)'sɔfə'gɔskəpi] *n* 食管镜检查(法)

esophagospasm [i(:)'sɔfəgəˌspæzəm] *n* 食管痉挛

esophagostenosis [i(:)ˌsɔfəgəusti'nəusis] *n* 食管狭窄

esophagostoma [ˌi:sɔfə'gɔstəmə] *n* 食管瘘口

esophagostomiasis [i(:)ˌsɔfəgəustəu'maiəsis] *n* 结节线虫病

esophagostomy [i(:)ˌsɔfə'gɔstəmi] *n* 食管造口术

esophagotome [ˌi:səu'fægətəum] *n* 食管刀

esophagotomy [i(:)ˌsɔfə'gɔtəmi] *n* 食管切开术

esophagotracheal [i(:)ˌsɔfəgəutrə'ki(:)əl] *a* 食管气管的

esophagram [i(:)'sɔfəgræm] *n* 食管X线(照)片，食管X线造影(照)片

esophagus [i(:)'sɔfəgəs] *n* 食管 | nutcracker ～ 胡桃夹食管(一种能动性障碍，由远侧食管引起，表现为高振幅蠕动收缩，持续时间长)

esophoria [ˌesəu'fəuriə] *n* 内隐斜视 | **esophoric** [ˌesəu'fɔrik] *a*

esosphenoiditis [ˌesəuˌsfi:nɔi'daitis] *n* 蝶骨骨髓炎

esoteric [ˌesəu'terik] *a* 奥秘的，深奥的

esotropia [ˌesəu'trəupiə] *n* 内斜视 | **esotropic** [ˌesəu'trɔpik] *a*

ESP extrasensory perception 非感觉性知觉，超感官知觉

especial [is'peʃəl] *a* 特别的，特殊的 | in ～ 尤其，格外 | ～**ly** *ad* 特别，尤其

espial [is'paiəl] *n* 窥见;观察;发现

espnoic [es'pnəuik] *a* 气注疗法的

esponja [es'pɔŋə] *n* 皮肤丽线虫蚴疮，夏疮(马)

esproquin hydrochloride ['esprəkwin] 盐酸艾司丙喹，盐酸乙硫酰丙喹(肾上腺素能药)

espundia [es'pundiə] *n* 粘膜皮肤利什曼病，美洲利什曼病

esquillectomy [ˌeskwi'lektəmi] *n* 碎骨片清除术

ESR erythrocyte sedimentation rate 红细胞沉降率，血沉

ESRD end-stage renal disease 晚期肾病

essay ['esei] *n* 文章，作文;论(说)文

essence ['esns] *n* 本质;实质;要素;精华;露，香精剂(挥发油醇溶液) | ～ of peppermint 欧薄荷酯

essentia [i'senʃiə] *n*【拉】要素;露，香精剂

essential [i'senʃəl] *a* 本质的;基本的;必需的;自发的，原发的;特发的 *n*［常用复］本质;实质;要素 | ～**ly** *ad* 本质上，实质上;基本上

essentiality [iˌsenʃi'æləti] *n* 实质性，根本性;必要性;本质，实质

Esser's graft ['esə] (Johannes F. S. Esser) 埃塞移植物(口腔外科用) | ～ operation 埃塞手术(上皮内置法)

EST electroshock therapy 电休克疗法

establish [is'tæbliʃ] *vt* 建立;确立;制定;规定

establishment [is'tæbliʃmənt] 建立，创办;确立;规定

esteem [is'ti:m] *vt* 尊敬;珍重 *n* 尊重 | hold sb (sth) in ～ 尊重某人(某事物)

ester ['estə] *n* 酯 | acetoacetic ～ 乙酰乙酸乙酯 / hexosephosphoric ～s 磷酸己糖酯

esterapenia [ˌestərə'pi:niə] *n* 血胆碱酯酶缺乏

esterase ['estəreis] *n* 酯酶

esterify [es'terifai] *vt, vi* (使)酯化 | **esterification** [esˌterifi'keiʃən] *n* 酯化(作用)

esterize ['estəraiz] *vt* 使酯化

esterolysis [ˌestəˈrɔləsis] *n* 酯水解(作用) | **esterolytic** [ˌestərəˈlitik] *a*

Estes' operation [ˈesti:z] (William L. Estes, Jr.) 埃斯蒂斯手术(移植卵巢于子宫角内，为了解除输卵管缺如所致的不孕症)

estetrol [ˈestətrɔl] *n* 雌四醇

esthematology [ˌesθeməˈtɔlədʒi] *n* 感觉学，感官学

esthesia [i:sˈθi:zjə, es-] *n* 感觉 | **esthesic** [i:sˈθi:sik, es-] *a*

esthesio- [构词成分] 感觉

esthesioblast [esˈθi:ziəˌblæst] *n* 成神经节细胞

esthesiodic [esˌθi:ziˈɔdik] *a* 感觉传导的

esthesiogen [esˈθi:ziədʒən] *n* 激奋质，引奋质

esthesiogenic [esˌθi:ziəuˈdʒenik] *a* 发生感觉的

esthesiology [esˌθi:ziˈɔlədʒi] *n* 感觉学，感官学

esthesiomene [esˌθi:ziˈɔməni] *n* 女阴蚀疮，腹股沟淋巴肉芽肿性女阴象皮病

esthesiometer [esˌθi:ziˈɔmitə] *n* 触觉测量器 | **esthesiometry** *n* 触觉测量法

esthesioneure [esˈθi:ziənjuə] *n* 感觉神经元

esthesioneuroblastoma [esˌθi:ziəuˌnjuərəublæsˈtəumə] *n* 成感觉神经细胞瘤，鼻腔神经胶质瘤

esthesioneurosis [esˌθi:ziəunjuəˈrəusis], **esthesionosus** [esˌθi:ziˈɔnəsəs] *n* 感觉性神经病

esthesiophysiology [esˌθi:ziəuˌfiziˈɔlədʒi] *n* 感觉(器官)生理学

esthesodic [ˌesθiˈzɔdik] *a* 感觉传导的

esthetic(al) [esˈθetik(əl)] *a* 感觉的；美的；美容的

esthetics [i:sˈθetiks, es-] *n* 美学

esthiomene [ˌesθiˈɔməni] *n* 女阴蚀疮，腹股沟淋巴肉芽肿性女阴象皮病

estimable [ˈestiməbl] *a* 可估计的；可贵的

estimate [ˈestimeit] *vt, vi* 估计，评价 [ˈestimit] *n* 估计；评价；估计量(亦称estimator) | biased ～ 有偏估计(不是无偏的一种点估计) / consistent ～ 相容估计，一致估计(随着样本大小的增加可使待估参数趋于同样结果的一种统计) / interval ～ 区间估计(一种统计学估计，以特定置信度表明参数在特定区间内) / point ～ 点估计(一种统计学估计，为参数定出一个值) / product-limit ～ 乘积极限估计，卡普兰-迈耶(Kaplan-Meier)生存曲线 / unbiased ～ 无偏估计(样本分布的均值等于待估参数的一种点估计)

estimation [ˌestiˈmeiʃən] *n* 估计；评价；判断；意见；尊重；测定

estimator [ˈestimeitə] *n* 估计量，估计值(用以表示总体参数的值的一种统计量)

Estinyl [ˈestinil] *n* 炔雌醇(ethinyl estradiol)制剂的商品名

estival [i:ˈstaivəl, ˈesti-] *a* 夏令的，夏季的

estivation [ˌi:stiˈveiʃən, ˌes-] *n* 夏眠，夏蛰

estivoautumnal [ˌestivəuɔ:ˈtʌmnəl] *a* 夏秋的

estolate [ˈestəleit] *n* 丙酸酯十二烷基硫酸盐(propionate lauryl sulfate的USAN缩约词)

eston [ˈestɔn] *n* 醋酸铝

Estrace [ˈestreis] *n* 雌二醇(estradiol)制剂的商品名

Estraderm [ˈestrədə:m] *n* 雌二醇(estradiol)制剂的商品名

estradiol [ˌestrəˈdaiɔl, esˈtreidiɔl] *n* 雌二醇(雌激素类药) | ～ benzoate 雌二醇苯甲酸酯 / ～ cypionate 雌二醇环戊丙酸酯 / ～ dipropionate 雌二醇二丙酸酯 / ～ enanthate 雌二醇庚酸酯 / ethinyl ～ 炔雌醇 / ～ undecylate 雌二醇十一酸酯 / ～ valerate 雌二醇戊酸酯

estradiol 6 β-hydroxylase [ˌestrə'daiɔl hai'drɔksileis] 雌二醇6β-羟化酶，雌二醇6β-单(加)氧酶
estradiol 6 β-monooxygenase [ˌestrə'daiɔl ˌmɔnəu'ɔksidʒəneis] 雌二醇6β-单(加)氧酶
estramustine [ˌestrə'mʌsti:n] *n* 雌莫司汀，雌氮芥，雌二醇氮芥(抗肿瘤药)
estramustine phosphate [ˌestrə'mʌsti:n] 磷酸雌莫司汀，磷雌氮芥，雌二醇氮芥磷酸酯(抗肿瘤药)
estrane ['estrein] *n* 雌(甾)烷
estrange [is'treindʒ] *vt* 使隔离；使疏远；使远离(from) | ~**ment** *n*
estrapentaene [ˌestrə'pentəi:n] *n* 五烯甲雌醇核
estratetraene [ˌestrə'tetrəi:n] *n* 四烯甲雌醇核
estratriene [ˌestrə'traii:n] *n* 三烯甲雌醇核
Estraval ['estrəvəl] *n* 雌二醇戊酸酯(estradiol valerate)制剂的商品名
estrazinol hydrobromide [es'træzinɔl] 氢溴酸雌嗪醇，氢溴酸炔雌嗪醚(雌激素类药)
estrenol ['estrinɔl] *n* 雌烯三醇
estriasis [es'traiəsis] *n* 狂蝇蛆病
Estridae ['estridi:] *n* 狂蝇科(即Oestridae)
estrin ['estrin, 'i:s-] *n* 雌激素
estrinization [ˌestrini'zeiʃən] *n* 动情期(变)化(使阴道上皮细胞具动情期特征的细胞变化)
estriol ['estriɔl, 'i:s-] *n* 雌(甾)三醇
estrofurate [ˌestrə'fjuəreit] *n* 雌呋酯(雌激素类药)
estrogen ['estrədʒən, 'i:s-] *n* 雌激素 | conjugated ~s 结合雌激素 / esterified ~s 酯化雌激素
estrogenic [ˌestrə'dʒenik, ˌi:s-], **estrogenous** [es'trɔdʒinəs, ˌi:s-] *a* 动情的，动情期的；雌激素的
estrogenicity [ˌestrədʒi'nisəti] *n* 动情性，动情力
estrone ['estrəun, 'i:s-] *n* 雌(甾)酮
estrophilin [ˌestrə'filin] *n* 亲雌(激)素蛋白(雌素受体细胞蛋白)
estropipate ['estrəpipeit] *n* 哌嗪雌酮硫酸酯(用作雌酮)
estrostilben [ˌestrə'stilbən] *n* 己烯雌酚，乙蔗酚
estrous ['estrəs, 'i:s-], **estrual** ['estruəl] *a* 动情期的
estruation [ˌestru'eiʃən, ˌi:s-] *n* 动情期
Estrugenone [ˌestru:'dʒenɔn] *n* 雌酮(estrone)制剂的商品名
estrus [ˌestrəs, 'i:s-], **estrum** ['estrəm] *n* 动情期
estuarium [ˌestju'ɛəriəm] *n*【拉】蒸汽浴
e. s. *u.* electrostatic unit 静电单位
ESV end-systolic volume 终末收缩血量
esylate ['esileit] *n* 乙磺酸盐(ethanesulfonate的USAN缩约词)
Et ethyl group 乙基
et [et] *conj*【拉】和，以及
eta ['i:tə, 'eitə] *n* 希腊语的第7个字母(H, *η*)
etafedrine hydrochloride [ˌetə'fedri:n] 盐酸乙非君，盐酸乙基麻黄碱(肾上腺素能药，口服治疗支气管哮喘)
et al. et alibi【拉】以及其他地方；et alii【拉】以及其他等等
Etamon ['etəmɔn] *n* 氯化四乙铵(tetraethylammonium chloride)制剂的商品名
état [ei'tɑ:] *n*【法】状况，状态 | ~ criblé 筛孔状态(伤寒病时小肠粘膜集合淋巴结坏死而形成不规则小穿孔状态)；筛状脑(脑内血管周淋巴隙扩张所致) / ~ lacunaire (脑)陷凹状态 / ~ mammelonné 乳头状态(慢性胃炎时胃粘膜增生所致) / ~ marbré 大理石状态(脑纹状体的一种病变) / ~ vermoulu 虫蚀状态(严重脑动脉硬化时有时在脑表面见有不规则溃疡状态)

etazolate hydrochloride [i'tæzəleit] 盐酸依他唑酯(安定药)

etc. et cetera [it'setrə]【拉】等等;以及其他等等

etch [etʃ] *vt* 蚀刻;浸蚀

etching ['etʃiŋ] *n* 蚀刻,蚀刻法

eternal [i(:)'tə:nl] *a* 永久的;永存的 | ~**ly** *ad*

Eternod's sinus [eitə'nəu] (Auguste F. C. Eternod) 埃特诺窦(一种血管襻连接绒毛膜血管以及卵囊下面的血管)

eterobarb [i'terəbɑ:b] *n* 依特比妥,双甲醚苯比妥(抗惊厥药)

ETF electron transfer flavoprotein 电子转移黄素蛋白

ethacrynate [eθə'krineit] *n* 依他尼酸盐,利尿酸盐 | ~ sodium 依他尼酸钠,利尿酸钠(利尿药)

ethacrynic acid [ˌeθə'krinik] 依他尼酸,利尿酸(利尿药)

ethal ['eθəl] *n* 十六醇

ethambutol [i'θæmbjutɔl] *n* 乙胺丁醇(抗结核药)

Ethamide ['eθəmaid] *n* 依索唑胺(ethoxzolamide)制剂的商品名

ethamivan [e'θæmiˌvæn] *n* 香草二乙胺(中枢兴奋药,回苏药)

ethamsylate [i'θæmsileit] *n* 酚磺乙胺,止血敏(止血药)

ethanal ['eθənəl] *n* 乙醛

ethane ['eθein] *n* 乙烷

ethanedial [eθein'daiəl] *n* 乙二醛

ethanoic acid [ˌeθə'nəuik] 醋酸,乙酸

ethanol ['eθənɔl] *n* 乙醇

ethanolamine [ˌeθə'nɔləmi:n] *n* 乙醇胺,氨基乙醇,胆胺(其油酸盐用于治静脉曲张)

ethanolism ['eθəˌnɔlizəm] *n* 乙醇中毒(乙醇性低血糖)

ethaverine hydrochloride [ˌeθə'veri:n] 盐酸依沙维林,盐酸乙基罂粟碱(解痉药,平滑肌松弛药)

ethchlorvynol [eθ'klɔ:vinɔl] *n* 乙氯维诺,乙氯戊烯炔醇(镇静、安眠药)

ethene ['eθi:n] *n* 乙烯;次乙基;乙撑

ethenoid ['eθinɔid] *a* 乙烯型的

etheogenesis [ˌi:θiəu'dʒenisis] *n* 孤雄生殖,雄体单性生殖(指原虫)

ether ['i:θə] *n* 醚;乙醚(麻醉药);以太 | anesthetic ~ 麻醉醚,二乙醚 / petroleum ~ 石油醚 / thio ~ 硫醚

ethereal, etherial [i(:)'θiəriəl] *a* 乙醚的;醚制的;似醚的;含醚的;挥发性的;精微的;太空的;以太的(物理)

etherealize [i(:)'θiəriəlaiz] *vt* 使稀薄 | **etherealization** [i(:)ˌθiəriəlai'zeiʃən, -li'z-] *n*

etherify [i:'θerifai] *vt* 醚化 | **etherification** [ˌi:θərifi'keiʃən] *n*

etherize ['i:θəraiz] *vt* 醚麻醉 | **etherization** [ˌi:θərai'zeiʃən, -ri'z-] *n*

etheromania [ˌi:θərəu'meinjə], **etherism** ['i:θərizəm] *n* 乙醚瘾,乙醚癖

etherometer [ˌi:θə'rɔmitə] *n* 乙醚滴定器

ethic ['eθik] *a* 伦理的,道德的

ethical ['eθikəl] *a* 伦理的,道德的;(药品)合乎规格的,凭处方出售的

ethics ['eθiks] *n* 伦理学;道德观 | medical ~ 医学伦理学,医德

ethidene ['eθidi:n] *n* 亚乙基,乙叉 | ~ chloride 二氯乙烷(溶剂) / ~ diamine 乙二胺

ethidium [i'θidiəm] *n* 乙啡啶

ethinamate [i'θinəmeit] *n* 炔己蚁胺(短效镇静药)

ethinyl ['eθinil] *n* 乙炔基 | ~ estradiol 炔雌醇(雌激素类药) / ~ trichloride 三氯乙烯(吸入麻醉药)

Ethiodol [i'θaiədɔl] *n* 乙碘油(ethiodized oil)制剂的商品名

ethionamide [iˌθaiə'næmaid] *n* 乙硫异烟胺(抗结核药)

ethionine [i'θaiənin] *n* 乙硫氨酸

Ethiopia [i:θi'əupjə] *n* 埃塞俄比亚[非洲]

Ethiopian [i:θi'əupjən] *a* 埃塞俄比亚

(人)的 *n* 埃塞俄比亚人
Ethiopic [i:θi'ɔpik] *a* 埃塞俄比亚(人)的 *n* 埃塞俄比亚语(闪含语系)
ethisterone [i'θistərəun] *n* 炔孕酮(孕激素类药)
ethmocarditis [ˌeθməukɑ:'daitis] *n* 心结缔织炎
ethmocephalus [eθməu'sefələs] *n* 头发育不全畸胎
ethmofrontal [ˌeθməu'frʌntl] *a* 筛额(骨)的
ethmoid ['eθmɔid] *a* 筛状的;筛骨的 *n* 筛骨 | ~**al** [eθ'mɔidl] *a* 筛骨的
ethmoidectomy [ˌeθmɔi'dektəmi] *n* 筛窦切除术,筛房切除术
ethmoiditis [ˌeθmɔi'daitis] *n* 筛窦炎,筛骨炎
ethmoidotomy [ˌeθmɔi'dɔtəmi] *n* 筛窦切开术,筛窦开放术
ethmolacrimal [ˌeθməu'lækriməl] *a* 筛泪(骨)的
ethmomaxillary [ˌeθməumæk'siləri, -'mæksi-] *a* 筛上颌(骨)的
ethmonasal [ˌeθməu'neizəl] *a* 筛鼻(骨)的
ethmopalatal [ˌeθməu'pælətl] *a* 筛腭(骨)的
ethmosphenoid [ˌeθməu'sfi:nɔid] *a* 筛蝶(骨)的
ethmoturbinal [ˌeθməu'tə:binl] *a* 上中鼻甲(骨)的,筛鼻甲(骨)的
ethmovomerine [ˌeθməu'vəuməri:n] *a* 筛犁(骨)的
ethmyphitis [ˌeθmi'faitis] *n* 蜂窝织炎
ethnic ['eθnik] *a* 种族的,人种的;人种学的 | ~**s** *n* 人种学 / ~**al** *a* / ~**ally** *ad*
ethnobiology [ˌeθnəubai'ɔlədʒi] *n* 人种生物学
ethnography [eθ'nɔgrəfi] *n* 人种志,人种论 | **ethnographic(al)** [ˌeθnəu'græfik(əl)] *a*
ethnology [eθ'nɔlədʒi] *n* 人种学 | **ethnologic(al)** [ˌeθnəu'lɔdʒik(əl)] *a* / **ethnologist** *n* 人种学者
ethobrom ['eθəbrəum] *n* 三溴乙醇(吸入麻醉药)
ethocaine ['eθəkein] *n* 盐酸普鲁卡因(局部麻醉药)
ethoglucid [ˌeθəu'glu:sid] *n* 依托格鲁,环氧甘醚,乙环氧啶,三聚乙二醇二缩水甘油醚(抗肿瘤药)
ethoheptazine [ˌeθə'heptəzi:n] *n* 依索庚嗪,氢氮䓬乙酯(镇痛药) | ~ citrate 枸橼酸依索庚嗪,枸橼酸氢氮䓬乙酯(镇痛药)
ethohexadiol [ˌeθəuˌheksə'daiɔl] *n* 乙基己二醇,驱蚊醇(驱虫药)
ethology [i(:)'θɔlədʒi] *n* 行为学(研究动物的行为,特别是在自然条件下的行为的学科) | **ethologic(al)** [ˌi:θəu'lɔdʒik(əl)] *a* 行为的 / **ethologist** *n* 行为学家
ethomoxane hydrochloride [ˌeθəu'mɔksein] 盐酸乙氧莫生,盐酸乙氧胺嗯烷(安定药)
ethonam nitrate ['eθənəm] 硝酸依托南,硝酸萘唑酸酯(抗真菌药)
ethopropazine hydrochloride [ˌeθə'prəupəzi:n] 盐酸普罗吩胺,盐酸二乙异丙嗪(抗震颤麻痹药)
ethosuximide [ˌeθə'sʌksimaid] *n* 乙琥胺(抗惊厥药,用于治疗癫痫小发作)
ethotoin [i'θəutəin] *n* 乙苯妥英(抗惊厥药,用于治疗癫痫大发作和精神运动性癫痫发作)
ethoxazene hydrochloride [ə'θɔksəzi:n] 盐酸依托沙秦,盐酸乙氧二氨偶氮苯(局部镇痛药,用于缓解泌尿道感染疼痛)
ethoxzolamide [ˌeθɔks'zɔləmaid] *n* 依索唑胺,乙氧苯唑胺(碳酸酐酶抑制药,用于治疗青光眼和水肿)
Ethrane ['eθrein] *n* 恩氟烷(enflurane)制剂的商品名
Ethril ['eθril] *n* 红霉素硬脂酸酯(erythromycin stearate)制剂的商品名
ethybenztropine [ˌeθibenz'trəupi:n]

n 乙苯托品(抗胆碱能药)

ethyl ['eθil, 'i:θail] *n* 乙基;乙烷基 | ~ acetate 乙酸乙酯 / ~ aminobenzoate 氨基苯甲酸乙酯,苯佐卡因 / ~ bromide 溴乙烷,乙基溴(吸入麻醉药) / ~ carbamate 氨基甲酸乙酯,尿烷 / ~ chaulmoograte 大风子油酸乙酯(抗麻风药) / ~ chloride 氯乙烷(局部麻醉药) / ~ cyanide 乙基氰,丙腈 / ~ ether 乙醚 / ~ iodide 乙基碘,碘乙烷(试剂) / ~ mercaptan 乙硫醇/ ~ nitrite 亚硝酸乙酯 / ~ orange 乙橙(指示剂) / ~ oxide 氧化乙烷(极似乙醚,用作制药溶剂)

ethylaldehyde [ˌeθi'lældihaid] *n* 乙醛

ethylamine [ˌeθi'læmin] *n* 乙胺

ethylate ['eθileit] *vt* 乙基化 ['eθilit] *n* 乙醇盐 | **ethylation** [ˌeθi'leiʃən] *n* 乙基化(作用)

ethylcellulose [ˌeθil'seljuləus] *n* 乙基纤维素

ethylene ['eθili:n] *n* 乙烯;乙撑 | ~ dichloride 二氯乙烷,二氯化乙烯

ethylenediamine [ˌeθili:n'daiəmi:n] *n* 乙二胺,乙(撑)二胺

ethylenediaminetetraacetate [ˌeθili:nˌdaiəmi:nte'træsiteit] *n* 依地酸盐,乙二胺四乙酸盐

ethylenediaminetetraacetic acid [ˌeθili:nˌdaiəmi:nˌtetrəə'si:tik] EDTA, 依地酸,乙二胺四乙酸(螯合剂)

ethylenimine [ˌeθi'lenimi:n] *n* 氮丙啶,乙撑亚胺,氮杂环丙烷(一组细胞毒性烷化剂)

ethylestrenol [ˌeθil'estrinɔl] *n* 乙雌烯醇

ethylic [i'θilik] *a* 乙基的

ethylidene [e'θilidi:n] *n* 乙叉,亚乙基

ethylism ['eθilizəm] *n* 乙醇中毒,酒精中毒

ethylmorphine hydrochloride [ˌeθil'mɔ:fi:n] 盐酸乙基吗啡

ethylnoradrenaline [ˌeθilnɔ:rə'drenəlin] *n* 乙诺那林,乙基去甲肾上腺素(肾上腺素能药,支气管扩张药)

ethylnorepinephrine [ˌeθilnɔ:repi'nefrin], **ethylnorsuprarenin** [ˌeθilnɔ:sju:prə'renin] *n* 乙基去甲肾上腺素(肾上腺素能药,支气管扩张药)

ethylparaben [ˌeθil'pærəbin] *n* 羟苯乙酯,尼泊金乙酯(抗真菌药,药物制剂时用作防腐药)

ethylphenylhydantoin [ˌeθilˌfenilhai'dæntəin] *n* 乙苯妥英(即ethotoin)

ethylstibamine [ˌeθil'stibəmi:n] *n* 乙睇胺,新睇生(抗原虫药)

ethylsulfonic acid [ˌeθilsʌl'fɔnik] 乙基磺酸

ethynodiol diacetate [iˌθainə'daiəul] 双醋炔诺醇(孕激素,与雌激素合用为口服避孕药)

ethynyl [e'θainil] *n* 乙炔基

etidocaine hydrochloride [i'ti:dəkein] 盐酸依替卡因(局部麻醉药)

etidronate disodium [iti'drɔneit] 羟乙二磷酸二钠

etidronic acid [itai'drɔnik] 羟乙磷酸(骨钙调节剂)

etiocholanolone [ˌi:tiə*u*kəu'lænələun] *n* 本胆烷醇酮(还原尿睾酮)

etiogenic [ˌi:tiə*u*'dʒenik] *a* 成因的,原因的

etiolate ['i:tiə*u*leit] *vt* 使苍白;使衰弱;黄化,萎黄(指植物和皮肤未受日光所致) | **etiolation** [ˌi:tiə*u*'leiʃən] *n*

etiology [ˌi:ti'ɔlədʒi] *n* 病因学,病原学 | **etiologic** [ˌi:tiə'lɔdʒik], **etiological** [ˌi:tiə'lɔdʒikəl] *a*

etiopathology [ˌi:tiə*u*pə'θɔlədʒi] *n* 疾病发生学,发病机制(即pathogenesis)

etioporphyrin [ˌi:tiə*u*'pɔ:firin] *n* 初卟啉

etiotropic [ˌi:tiə*u*'trɔpik] *a* 针对病因的

etiquette [ˌeti'ket] *n* 礼节,礼仪;(同业间的)成规,道德规范

ET-NANB enterically transmitted

non-A, non-B hepatitis 肠道传播的非甲非乙型肝炎,E型肝炎

etofenamate [itə*u*'fenəmeit] *n* 依托芬那酯(消炎镇痛药)

etoformin hydrochloride [ˌetə'fɔ:min] 盐酸依托福明,盐酸丁乙双胍(抗糖尿病药)

etomidate [i'tɔmideit] *n* 依托咪酯,甲苄咪酯(镇静安眠药)

etoposide [itə*u*'pəusaid] *n* 依托泊甙,鬼臼乙叉甙,表鬼臼毒吡喃葡萄糖甙(抗肿瘤药)

etoprine ['etəpri:n] *n* 氯苯乙嘧胺(抗肿瘤药)

etorphine [i:'tɔ:fi:n] *n* 埃托啡,羟戊甲吗啡(镇痛药)

etoxadrol hydrochloride [i'tɔksədrəul] 盐酸乙苯噁啶,盐酸乙苯二噁哌啶,盐酸安达静(麻醉药)

etozolin [ˌetə'zəulin] *n* 依托唑啉,乙氧唑啉(利尿药)

etretinate [i'tretineit] *n* 阿维A酯(抗牛皮癣药)

etrotomy [i'trɔtəmi] *n* 下腹切开术(耻骨弓上切开)

etryptamine acetate [i'triptəmin] 醋酸乙色胺(曾用作中枢兴奋药,因有严重毒性反应现不再发售)

Eu 元素铕(europium)的符号

eu- [构词成分] 好,佳,优,正常,真

euadrenocorticism [ˌju:əˌdrinə*u*'kɔ:tisizəm] *n* 肾上腺皮质功能正常

euallele [juə'li:l] *n* 优等位基因(两个同源染色体中个别作用子的同一密码子发生突变) | **euallelic** [juə'li:lik] *a*

euangiotic [ˌju:ændʒi'ɔtik] *a* 血管丰富的

Euascomycetidae [ju:ˌæskə*u*mai'si:tidi:] *n* 真子囊菌亚纲

eubacteria [ˌju:bæk'tiəriə] *n* 真细菌类

Eubacteriales [ˌju:bæktiəri'eili:z] *n* 真细菌目

Eubacterium [ˌju:bæk'tiəriəm] *n* 真细菌属 | ～ alactolyticum 不解乳真细菌/ ～ lentum 迟缓真细菌

eubacterium [ˌju:bæk'tiəriəm] *n* 真细菌

eubiotics [ˌju:bai'ɔtiks] *n* 摄生学

eucaine ['ju:kein] *n* 优卡因(作用类似可卡因)

eucalyptol [ˌju:kə'liptɔl] *n* 桉油醇,桉树脑(祛痰、局部麻醉、驱虫药)

Eucalyptus [ˌju:kə'liptəs] *n* 桉树属

eucapnia [ju:'kæpniə] *n* 血碳酸正常(血内二氧化碳张力正常)

eucaryon [ju:'kæriɔn] *n* 真核;真核生物

eucaryosis [ˌju:kæri'əusis] *n* 真核形成

Eucaryotae [ju:ˌkæri'əuti:] *n* 真核生物界

eucaryote [ju:'kæriəut] *n* 真核生物

eucaryotic [ˌju:kæri'ɔtik] *a* 真核的;真核生物的

eucatropine hydrochloride [ju:'kætrəpi:n] *n* 盐酸尤卡托品(散瞳药)

Eucestoda [ju:ses'təudə] *n* 多节亚纲,真绦虫类(即Cestoda)

euchlorhydria [ˌju:klɔ:'haidriə] *n* 胃液(游离)盐酸正常

eucholia [ju:'kəuliə] *n* 胆汁正常

euchromatin [ju:'krəumətin] *n* 常染色质 | **euchromatic** [ju:krəu'mætik] *a*

euchromatopsy [ju:'krəuməˌtɔpsi] *n* 色觉正常

euchromosome [ju:'krəuməsəum] *n* 常染色体

euchylia [ju:'kiliə] *n* 乳糜正常

Euciliatia [ju:ˌsili'eiʃiə] *n* 真纤毛亚纲

Eucoccidia [ˌju:kɔk'sidiə] *n* 真球虫目

eucoelom [ju:'si:ləm] *n* 体腔

Eucoelomata [ˌju:si:lə'meitə] *n* 体腔动物门

eucoelomate [ju:'si:ləmeit] *n* 体腔动物

eucolloid ['ju:kəlɔid] *n* 真胶体,大粒胶体

eucrasia [ju:'kreisiə] *n* 体质健全,体质

正常
eudiemorrhysis [ˌju:daiəˈmɔrisis] *n* 毛细管血行正常
eudiometer [ˌju:diˈɔmitə] *n* 空气纯度测定仪 | **eudiometric(al)** [ˌju:diəˈmetrik(əl)] *a* 空气纯度测定仪的;空气纯度测定(法)的 / **eudiometry** *n* 空气纯度测定法
eudipsia [ju:ˈdipsiə] *n* 渴感正常
euergasia [ˌju:əˈgeiziə] *n* 精神整体反应正常,精神健康
euesthesia [ˌju:isˈθi:zjə] *n* 感觉正常
Euflagellata [ju:ˌflædʒeˈleitə] *n* 真鞭毛虫目(即Mastigophora)
euflavine [ju:ˈfleivin] *n* 吖啶黄(消毒防腐药)
eugamy [ˈju:gəmi] *n* 整倍配合
Eugenia [ju:ˈdʒi:niə] *n* 丁子香属,番樱桃属
eugenic [ju:ˈdʒenik] *a* 优生的
eugenic acid [ju:ˈdʒenik] 丁子香酚,丁香酸
eugenicist [ju:ˈdʒenisist], **eugenist** [ˈju:dʒenist, -ˈdʒe-] *n* 优生学家
eugenics [ju:ˈdʒeniks] *n* 优生学 | negative ～ 消极优生学(防止具有低劣或不良的遗传性状者生育) / positive ～ 积极优生学(鼓励具有优良或所需的遗传性状者优质生育)
eugenism [ˈju:dʒənizəm] *n* 优生论
eugenol [ˈju:dʒənɔl] *n* 丁(子)香酚(牙镇痛药)
eugenothenics [ju:ˌdʒi:nəˈθeniks] *n* 优生优境学(调整遗传和环境的因素以改良种族素质)
Euglena [ju:ˈgli:nə] *n* 眼虫属
Euglenamorpha [ju:ˌglenəˈmɔ:fə] *n* 眼形虫属
Euglenamorphina [ju:ˌgli:nəmɔ:ˈfainə] *n* 眼形虫亚目
euglenid [ju:ˈglinid] *n* 眼虫
Euglenida [ju:ˈgli:nidə] *n* 眼虫目
Euglenina [ˌju:gliˈnainə] *n* 眼虫亚目
euglenoid [ju:ˈglinɔid] *a* 眼虫的,眼虫目的 *n* 眼虫
Euglenoidina [ju:ˌglinɔiˈdainə] *n* 眼虫目
euglobulin [ju:ˈglɔbjulin] *n* 优球蛋白(其特征为不溶于水而溶于盐溶液)
euglycemia [ˌju:glaiˈsi:miə] *n* 血糖正常 | **euglycemic** *a*
Euglypha [ju:ˈglifə] *n* 鳞壳虫属
eugnathia [ju:ˈneiθiə] *n* 上下颌正常 | **eugnathic** [ju:ˈnæθik] *a*
eugnosia [ju:ˈnəusiə] *n* 感觉正常,知觉正常 | **eugnostic** [juˈnɔstik] *a*
eugonadotropic [ju:ˌgɔnədəuˈtrɔpik] *a* 正常促性(腺)激素的
eugonic [ju:ˈgɔnik] *a* 生长旺盛的(指细菌培养)
Eugregarinida [ˌju:gregəˈrainidə] *n* 真簇虫目
euhydration [ju:haiˈdreiʃən] *n* 水合正常,水分正常
eukaryon [ju:ˈkæriɔn] *n* 真核;真核生物
eukaryosis [ˌju:kæriˈəusis] *n* 真核形成
Eukaryotae [ju:ˌkæriˈəuti:] *n* 真核生物界
eukaryote [ju:ˈkæriəut] *n* 真核生物
eukaryotic [ˌju:kæriˈɔtik] *a* 真核的;真核生物的
eukeratin [ju:ˈkerətin] *n* 真角蛋白,优角蛋白
eukinesia [ˌju:kaiˈni:siə], **eukinesis** [ˌju:kaiˈni:sis] *n* 运动正常,动作正常 | **eukinetic** [ˌju:kaiˈnetik] *a*
eulachon [ˈju:ləkɔn] *n* 香烛鱼(其油的应用和鱼肝油相似)
eulaminate [ju:ˈlæmineit] *a* 层数正常的(如大脑皮质某几个区)
Eulenburg's disease [ˈɔilənbə:g] (Albert Eulenburg) 先天性肌强直
Eulexin [ju:ˈleksin] *n* 氟他胺(flutamide)制剂的商品名
eumenorrhea [ˌju:menəˈriə] *n* 月经正常

Eumetazoa [ju:ˌmetə'zəuə] *n* 真后生动物

eumetria [ju:'mi:triə] *n*【希】神经冲动正常

eumorphism [ju:'mɔ:fizəm] *n* 形态正常(细胞)

Eumycetes [ˌju:mai'si:ti:z] *n* 真菌纲

eumycetoma [ˌju:maisi'təumə] *n* 真足菌肿,真菌性足分支菌病

Eumycetozoea [ˌju:maiˌsi:təu'zəuiə] *n* 真胶丝菌纲

eumycin [ju:'maisin] *n* 优霉素

Eumycophyta [ju:ˌmaikəu'faitə] *n* 真菌纲

Eumycota [ˌju:mai'kəutə] *n* 真菌门

eunuch ['ju:nək] *n* 去睾者,无睾者,阉人,去势者(青春期前去除睾丸)

eunuchism ['ju:nəkizəm] *n* 去势状态,阉病,无睾症,去睾症 | pituitary ~ 垂体性无睾症

eunuchoid ['ju:nəkɔid] *a* 类无睾者的 *n* 类无睾者,类无睾

eunuchoidism ['ju:nəˌkɔidizəm] *n* 类无睾症 | female ~ 女性类无睾症 / hypergonadotropic ~ 促性腺激素亢进性类无睾症 / hypogonadotropic ~ 促性腺激素不足性类无睾症

euosmia [ju:'ɔsmiə] *n* 嗅觉正常;愉快气味

eupancreatism [ju:'pæŋkriəˌtizəm] *n* 胰腺功能正常

eupatorin [ˌju:pə'tɔ:rin] *n* 佩兰素

Eupatorium [ˌju:pə'tɔ:riəm] *n* 佩兰属

eupepsia [ju:'pepsiə], **eupepsy** [ju:'pepsi] *n* 消化(力)良好,消化(力)正常 | **eupeptic** *a*

euperistalsis [ju:ˌperi'stælsis] *n* 蠕动正常,蠕动良好

euphenics [ju:'feniks] *n* 优型学(通过化学的或外科的方法而改变遗传病患者的表型)

Euphorbia [ju:'fɔ:biə] *n* 大戟属

euphoretic [ˌju:fə'retik], **euphoriant** [ju:'fɔ:riənt] *a* 精神愉快的,欣快的 *n* 欣快剂

euphoria [ju:'fɔ:riə] *n* 精神愉快,欣快 | **euphoric** *a*

euphorigenic [ju:ˌfɔ:ri'dʒenik], **euphoristic** [ˌju:fə'ristik] *a* 致欣快的

euphoropsia [ˌju:fɔ:'rɔpsiə] *n* 视觉舒适

euplastic [ju:'plæstik] *a* 容易机化的,适于组织形成的(如胚胎发育和伤口愈合时)

euploid ['ju:plɔid] *a* 整倍体的 *n* 整倍体(指个体或细胞含有整组染色组) | ~y [ju:'plɔidi] *n* 整倍性

eupnea [ju:p'ni:ə] *n* 正常呼吸,平静呼吸 | **eupneic** [ju:p'ni:ik] *a*

eupraxia [ju:'præksiə] *n*【希】协同动作正常 | **eupractic** [ju:'præktik] *a* 协同动作正常的,促协同动作正常的

eupraxic [ju:'præksik] *a* 功能正常的;协同动作正常的

euprocin hydrochloride ['ju:prəsin] 盐酸尤普罗辛,盐酸优库平,盐酸异戊氢化去甲奎宁(局部麻醉药)

Euproctis [ju:'prɔktis] *n* 毒蛾属 | ~ chrysorrhoea (phaeorrhoea) 褐尾毒蛾

eupyrene [ju:'paiəri:n], **eupyrous** [ju:'paiərəs] *a* 有正常核的

eupyrexia [ˌju:paiə'reksiə] *n* 微热

Eurax ['juəræks] *n* 克罗米通(crotamiton)制剂的商品名

Euresol ['juərisɔl] *n* 单乙酸雷琐辛(resorcinol monoacetate)制剂的商品名

eurhythmia [juə'riθmiə] *n* 发育均匀;脉搏正常

Europe ['juərəp] *n* 欧洲

European [ˌjuərə'pi(:)ən] *a* 欧洲(人)的 *n* 欧洲人

europium [juə'rəupiəm] *n* 铕(化学元素)

Eurotiaceae [juəˌrəuʃi'eisii:] *n* 曲霉菌科

Eurotiales [juəˌrəuʃi'eili:z] *n* 曲霉菌目

Eurotium [juə'rəuʃiəm] *n* 曲霉菌属 |

～ malignum 恶性曲霉菌 / ～ repens 熟物曲霉菌
Eurotransplant [ˌjuərəˈtrænsplɑːnt] *n* 欧洲国家器官储存运输组织
eury- [构词成分] 阔
eurycephalic [ˌjuərisəˈfælik], **eurycephalous** [ˌjuəriˈsefələs], **eurycranial** [ˌjuəriˈkreinjəl] *a* 阔头的
eurygnathism [juəˈrignəθizəm] *n* 阔颌(状态) | **eurygnathic** [ˌjuərigˈnæθik] *a* 阔颌的
euryon [ˈjuəriən] *n* 颅阔点
euryopia [ˌjuəriˈəupiə] *n* 阔眼裂
Eurypelma [ˌjuəriˈpelmə] *n* 毒(蜘)蛛属 | ～ hentzii 美洲毒(蜘)蛛
euryphotic [ˌjuəriˈfəutik] *a* 光觉范围广的，宽光域的
eurysomatic [ˌjuərisəuˈmætik] *a* 阔体的
Eurysporina [ˌjuərispɔːˈrainə] *n* 阔孢亚目
eurytherm [ˈjuəriθəːm] *n* 广温生物 | **～al** [ˌjuəriˈθəːməl], **～ous** [ˌjuəriˈθəːməs], **～ic(al)** [ˌjuəriˈθəːmik(əl)] *a* 广温的
eurytopic [ˌjuəriˈtɔpik] *a* 广适性的 | **～ity** [ˌjuəritəuˈpisəti] *n*
Euscorpius [juːˈskɔːpiəs] *n* 真蝎属 | ～ italicus 意大利真蝎
Eusimulium [ˌjuːsiˈmjuːliəm] *n* 真蚋属
eusitia [juːˈsitiə] *n* 食欲正常
eusplanchnia [juːˈsplæŋkniə] *n* 内脏正常
eusplenia [juːˈspliːniə] *n* 脾功能正常
eustachian [juːsˈteiʃjən, juːsˈteikiən] (Bartolommeo Eustachio) *a* 欧氏的，咽鼓管的 | ～ canal, ～ tube 咽鼓管 / ～ cartilage 咽鼓管软骨 / ～ catheterization 咽鼓管导管吹张术 / ～ valve 下腔静脉瓣
eustachitis [ˌjuːsteiˈkaitis] *n* 咽鼓管炎
eustachium [juːsˈteikjəm] *n* 咽鼓管
eusthenia [juːˈsθeniə] *n* 体力正常，强壮
eusthenuria [ˌjuːsθeˈnjuəriə] *n* 正渗尿，尿浓缩正常
Eustrongylus [juːˈstrɔndʒiləs] *n* 真圆虫属 | ～ gigas 肾膨结线虫(即Dioctophyma renale)
eusystole [juːˈsistəli] *n* 心收缩正常 | **eusystolic** [ˌjuːsisˈtɔlik] *a*
Eutamias [juːˈtæmiəs] *n* 金花鼠
eutectic [juːˈtektik] *a* 易熔的，低共熔的(指低熔混合物)
eutelegenesis [juːˌteliˈdʒenisis] *n* 育种人工授精法，优种授精
eutelolecithal [juːˌteləˈlesiθəl] *a* 端黄卵的
euthanasia [ˌjuːθəˈneizjə] *n* 安乐死，安死术(为不治之症患者施行的一种无痛苦死亡术)
euthenic [juːˈθenik] *a* 优境的 | **～s** *n* 优境学
eutherapeutic [juːˌθerəˈpjuːtik] *a* 良效的，疗效好的
Eutheria [juːˈθiəriə] *n* 真哺乳亚纲
eutherian [juːˈθiəriən] *a, n* 真哺乳亚纲的(动物)
euthermic [juːˈθəːmik] *a* 温度适中的，增温的
Euthroid [ˈjuːθrɔid] *n* 复方甲状腺素(liotrix)制剂的商品名
euthymism [juːˈθaimizəm] *n* 胸腺功能正常
Euthyneura [juːθiˈnjuərə] *n* 真神经亚纲
euthyphoria [ˌjuːθiˈfəuriə] *n* 直视(视轴正常)
euthyroidism [juːˈθairɔidizəm] *n* 甲状腺功能正常 | **euthyroid** *a*
eutocia [juːˈtəusiə] *n* 顺产，正常分娩
Eutonyl [ˈjuːtənil] *n* 盐酸帕吉林(pargyline hydrochloride)制剂的商品名
eutopic [juːˈtɔpik] *a* 位置正常的，正位的
Eutreptiina [juːˌtreptiˈainə] *n* 二毛眼

虫亚目

Eutriatoma [ˌju:tri'ætəmə] *n* 真锥蝽属

Eutrombicula [ˌju:trɔm'bikjulə] *n* 真恙螨亚属 | ~ alfreddugèsi 阿氏真恙螨,致痒恙螨 / ~ splendens 华丽真恙螨

Eutron ['ju:trɔn] *n* 盐酸帕吉林-甲氯噻嗪(pargyline hydrochloride and methyclothiazide)制剂的商品名

eutrophia [ju:'trəufiə] *n* 营养佳良

eutrophic [ju:'trɔfik] *a* 营养佳良的;(湖泊等)富营养的

eutrophication [ˌju:trəufi'keiʃən] *n* (水体的)富营养化(作用)

euvolia [ju:'vəuliə] *n* 正常水含量,液量正常

euxanthon [ju:'zænθɔn] *n* 优咕吨酮,二羟(基)夹氧杂蒽酮

eV electron volt 电子伏(特)

evacuant [i'vækjuənt] *a* 排泄的,排除的 *n* 排空药(如泻药、吐药、或利尿药)

evacuate [i'vækjueit] *vt* 疏散(居民);排泄,排除,排空 *vi* 疏散;排粪,排便 | **evacuative** *a* / **evacuator** *n* 排出器 / **evacuation** [iˌvækju'eiʃən] *n*

evade [i'veid] *vi* 避掉;逃避 *vt* 逃避;回避

evaginate [i'vædʒineit] *vt* 外翻;外突,凸出

evagination [iˌvædʒi'neiʃən] *n* 外翻;外突,凸出 | optic ~ 视外突,眼泡

Evaginogenina [iˌvædʒinəudʒi'nainə] *n* 外凸亚目

evaluate [i'væljueit] *vt* 估价;评价;定值 | **evaluation** [iˌvælju'eiʃən] *n*

evanesce [ˌi:və'nes, ˌevə-] *vi* 渐渐消失;消散

evanescent [ˌi:və'nesnt, ˌevə-] *a* 易消散的;短暂的,瞬息的 | **evanescence** *n* 消失,消散

Evans' syndrome ['evənz] (Robert S. Evans) 埃文斯综合征(获得性溶血性贫血和血小板减少)

evaporable [i'væpərəbl] *a* 可蒸发的;挥发的

evaporate [i'væpəreit] *vt* 使蒸发;使脱水;发射(电子) *vi* 蒸发,发散 | **evaporation** [iˌvæpə'reiʃən] *n* / **evaporative** *a* 蒸发的 / **evaporator** *n* 蒸发器

evasion [i'veiʒən] *n* 逃避,回避;借口

evasive [i'veisiv] *a* 逃避的;托词的 | **~ly** *ad* / **~ness** *n*

eve [i:v] *n* 前夜,前夕

even ['i:vən] *a* 平的,平坦的;均匀的;偶(数)的 *ad* 甚至 *vt, vi* (使)平;(使)相等 | ~ as 恰恰在…的时候;正如 / ~ if (或 ~ though) 即使,纵然 / ~ now (then) 即使在现在(那时);尽管这样(那样) / ~ so 虽然如此,即使如此 / never ~ 连…也不 | **~ly** *ad* / **~ness** *n*

evening ['i:vniŋ] *n* 傍晚,晚上

event [i'vent] *n* 事件,大事;活动,事项 | at all ~s (或 in any ~) 不论怎样,无论如何 / in the ~ of 如果…发生,万一,假使 / in the ~ that 如果

eventful [i'ventful] *a* 多事的;重大的

eventration [ˌi:ven'treiʃən] *n* 腹脏突出;腹脏除去法 | diaphragmatic ~ 膈突出 / umbilical ~ 脐突出

eventual [i'ventjuəl] *a* 最后的,结局的;可能发生的 | **~ly** *ad* 终于,最后

eventuality [iˌventju'æləti] *n* 可能发生的事,不测事件

eventuate [i'ventjueit] *vi* 归结,结果(in);最后成为;发生

ever ['evə] *ad* 永远;不断地;曾经;在任何时候;比以往任何时候;究竟 | ~ and again 时时,不时地 / ~ since 从…以来 / ~ so(或such) 非常 / for ~ (and a day) 永远;老是 / for ~ and ~ 永远 / hardly ~ 很少,难得,几乎从不 / if ~ 如果有过的话,如果发生的话

evergreen ['evəgri:n] *a* 常绿的,常青的 *n* 常绿树

everlasting [ˌevə'lɑ:stiŋ] *a* 永久的;耐久性的 *n* 永久

evermore [evə'mɔ:] *ad* 永远,始终 | for ~ 永远地

Eversbusch's operation ['eivɛəzbuʃ] (Oskar Eversbusch) 上睑下垂矫正术

eversible [i'və:səbl] *a* 可外翻的,可翻转的

eversion [i'və:ʃən] *n* 外翻

evert [i'və:t] *vt* 使外翻,使翻转

evertor [i'və:tə] *n* 外翻肌

every ['evri] *a* 每一个,每 | ~ bit 每一点;完全,全部 / ~ now and then(或 again) 常常,不时地 / ~ once in a while 偶尔,间或 / ~ other 每隔;所有其他的

everybody ['evribɔdi, 'evribədi] *pron* 每人,人人

everyday ['evridei] *a* 每日的;日常的

everyone ['evriwʌn] *pron* 每人,人人

everything ['evriθiŋ] *pron* 每件事;一切,最重要的事物

everywhere ['evri*h*wɛə] *ad* 处处,到处

Eve's method [i:v] (Frank C. Eve) 伊夫人工呼吸法(将患者脸向下躺在担架上,用毛毯裹住,腕与踝绑在把手上,然后举起加以摇动,先作头向下倾斜50°,以产生满意的呼气,然后脚向下倾斜50°,以产生满意的吸气,这样每次以50°角摇动,每分钟摇12次)

Evex ['i:veks] *n* 酯化雌激素(esterified estrogenes)制剂的商品名

évidement [eivi:d'mɔŋ] *n*【法】挖除法

evidence ['evidəns] *n* 证据;迹象;明显 *vt* 证明;显示 | bear(或show) ~ of 有…的迹象或证据 / in ~ 明显的,显而易见的

evident ['evidənt] *a* 明显的,明白的 | ~**ly** *ad*

evidential [ˌevi'denʃəl] *a* 证据的;作为证据的

évideur [eivi'də:] *n*【法】挖除器

evil ['i:vl] *a* 坏的,有害的;不幸的 *n* 罪恶;不幸,灾难,苦痛;疾病 | quarter ~ 气肿性炭疽,黑腿病 / St. John's ~ 圣约翰病,癫痫 / St. Main's ~ 圣梅因病,疥疮 / St. Martin's ~ 圣马丁病,醇中毒,乙醇中毒

evince [i'vins] *vt* 表现,证明,显示;引起,唤起

Evipal ['evipəl] *n* 海索比妥(hexobarbital)制剂的商品名

evirate ['i:vireit] *vt* 阉割 | **eviration** [ˌi:vi'reiʃən] *n* 阉,阉割;去势,女性化;变女妄想

eviscerate [i'visəreit] *vt* 切除内脏;切除(或剜出)器官内容物 *vi* (手术后患部切口处)凸出(如内脏) | **evisceration** [iˌvisə'reiʃən] *n* 除脏术;脏器除去术;眼球内容摘除术(巩膜仍完好)

evitable ['evitəbl] *a* 可以避免的

evocation [ˌevə*u*'keiʃən] *n* 启发,唤起(经由与组织原接触而唤起形态建成的潜势力)

evocative [i'vɔkətiv] *a* 唤起…的,引起…的(of)

evocator ['evə*u*keitə] *n* 唤起体,诱发物质(由胚胎组织原区产生的化学物质,如与接触,能使胚胎组织诱发特异性形态反应)

evoke [i'vəuk] *vt* 唤醒;引起

evolution [i:və'l*j*u:ʃən, evə-] *n* 进展,发展;演变;展开;进化,演化;(气体、热等)放出;开方(数学);旋出(胎儿);先成说,预成说(见preformation) | bathmic ~, orthogenic ~ 直向进化 / convergent ~ 集中进化 / determinate ~ 直向进化,定向进化 / emergent ~ 突然进化 / organic ~ 生物进化 / saltatory ~ 飞跃进化 / spontaneous ~ 自然旋出(指横卧胎儿) | ~**al**, ~**ary** *a*

evolutionist [ˌi:və'l*j*u:ʃənist, ˌevə-] *n* 进化论者 *a* 进化的;进化论的;进化论者的 | **evolutionism** *n* 进化论 / ~**ic** [ˌi:vəˌl*j*u:ʃə'nistik] *a*

evolutive [ˌi:və'l*j*u:tiv, ˌevə-] *a* 进化的

evolve [i'vɔlv] *vt* 使发展;(气体、热等)放出;(使)进化 *vi* 进展;进化;发育 | ~**ment** *n*

evulsio [i'vʌlsiəu] *n*【拉】撕去

evulsion [i'vʌlʃən] *n* 撕去

Ewart's sign ['ju:ət] (William Ewart) 尤尔特征(心包积液征:第一肋骨胸骨端过分隆凸;叩诊左肩胛下角可听到支气管呼吸音和浊音)

Ewing's tumor (sarcoma) ['ju:iŋ] (James Ewing) 尤因瘤(肉瘤)(内皮细胞性骨髓瘤)

ex- [前缀] 出,离;从;除

exa- [构词成分] 穰(=10^{18}, 符号为E)

exacerbate [ek'sæsə(:)beit, ig'z-] *vt* 使(疾病或症状)加重,转剧,恶化 | **exacerbation** [ekˌsæsə(:)'beiʃən, igˌz-] *n*

exact [ig'zækt] *a* 正确的,确切的;精密的 *vt* 强求,严格要求;需要 | ~**ness** *n* 正确(性),精确(性)

exactitude [ig'zæktitju:d] *n* 正确(性),精确(性);严格

exactly [ig'zæktli] *ad* 确切地,精确地;恰恰正是 | not ~ 不会;不完全如此

exaggerate [ig'zædʒəreit] *vt, vi* 夸张,(把…)言过其实 | **exaggeration** [igˌzædʒə'reiʃən] *n* / **exaggerative** [ig'zædʒərətiv] *a*

exairesis [ek'serisis] *n*【希】切除术

exalt [ig'zɔ:lt] *vt* 升起;赞扬;使喜悦 *vi* 使人兴奋 | ~**ation** [ˌegzɔ:l'teiʃən] *n* 升高;提拔;(异常)兴奋,激越;情感高涨

examination [igˌzæmi'neiʃən] *n* 检查;诊察;审查;考试 | double-contrast ~ 双对比检查 / physical ~ 体格检查 | **exam** [ig'zæm] *n* 考试

examine [ig'zæmin] *vt* 检查;诊察;对…进行考试 *vi* 检查;调查 | ~**r** *n* 检查者;审查者;主考者

example [ig'zɑ:mpl] *n* 例子,实例,例(题);榜样,范例 *vt* 作为…的示范,代表(着) | for ~ 例如 / set an ~ 树榜样 / without ~ 没有先例

exania [ek'seiniə] *n* 脱肛

exanimate [ig'zænimit] *a* 已死的,无生命的;意气消沉的

exanimation [igˌzæni'meiʃən, eg-] *n* 晕厥,昏迷

exanthem [ig'zænθəm, eg-] *n* 疹病;疹 | Boston ~ 波士顿疹(伴人肠道细胞病变孤儿病毒16,但无淋巴结病) | ~**atous** [ˌegzæn'θemətəs] *a* 疹的;发疹的

exanthema [ˌegzæn'θi:mə, ˌeks-] ([复] **exanthemas**或**exanthemata** [ˌegzæn'θemətə]) *n*【希】疹病;疹 | ~ subitum 猝发疹,幼儿急疹

exanthrope ['ekzænθrəup] *n* 疾病外因,体外病因 | **exanthropic** [ˌekzæn'θrɔpik] *a*

exarticulation [ˌeksɑ:tikju'leiʃən] *n* 关节切断术,关节断离术

exasperate [ig'zɑ:spəreit] *vt* 激怒;使(疾病、痛苦等)加剧,使恶化 [ig'zɑ:spərit] *a* 具硬突起的,(表面)粗糙的 | **exasperation** [igˌzɑ:spə'reiʃən] *n* 激怒;加剧,恶化

excalation [ˌekskə'leiʃən] *n* 部分缺失(正常连续部分的缺失,如脊椎)

excarnation [ˌekskɑ:'neiʃən] *n* 修切标本

excavate ['ekskəveit] *vt* 挖,凿 *vi* 凿;挖掘;使变成空洞

excavatio [ˌekskə'veiʃiəu] ([复] **excavationes** [ˌekskəveiʃi'əuni:z]) *n*【拉】陷凹

excavation [ˌekskə'veiʃən] *n* 挖除;陷凹 | atrophic ~ 萎缩性(视神经盘)陷凹 / dental ~ 龋质挖除 / glaucomatous ~ 青光眼性陷凹 / ischiorectal ~, rectoischiadic ~ 坐骨直肠窝 / ~ of optic disk, physiologic ~ 视神经乳头陷凹,生理性陷凹

excavator ['ekskəˌveitə] *n* 挖器,剜器

exceed [ik'si:d] *vt* 超过,胜过 *vi* (在数量或质量方面)超过其他,突出

exceeding [ik'si:diŋ] *a* 胜过的;非常的;极度的 | ~**ly** *ad* 极端地,非常

excel [ik'sel] (-ll-) *vi, vt* 胜过;优于

excellence ['eksələns] *n* 优秀,杰出;优点

excellent ['eksələnt] *a* 优秀的,极好的

| ~ly *ad*

excelsin [ek'selsin] *n* 巴西果蛋白

excementosis [ekˌsi:mən'təusis] *n* 牙骨质增生

except [ik'sept] *vt* 把…除外 *vi* 反对(to, against) *prep* 除…之外 *conj* 要不是,只是 | ~ for 除…外;若无

excepting [ik'septiŋ] *prep* 除…外 *conj* 要不是,只是 | not ~ 包括在内,也不例外

exception [ik'sepʃən] *n* 例外,除外;反对 | make no ~s 不容许有例外,一律办理 / take ~ 反对,表示异议;有反感 / with the ~ of 除…外 | **~al** *a* 例外的,异常的,特殊的;优越的 / **~ally** *ad* 异常地;罕有地

excerebration [ˌekseri'breiʃən] *n* 去脑术,大脑切除(法)(主要用于碎胎术)

excernent [ek'sə:nənt] *a* 促排泄的

excerpt [ek'sə:pt] *vt* 摘;选;引用(from) ['eksə:pt] *n* 摘录;选录 | **excerption** [ek'sə:pʃən] *n*

excess [ik'ses, 'eks-] *n* 过量,过剩;超过;过度 *a* 过量的;额外的;过度的 | antibody ~ 抗体过剩 / antigen ~ 抗原过剩 | in ~ of 超过 / to ~ 过度,过分 | **~ive** *a* 过多的;极度的 / **~ively** *ad*

exchange [iks'tʃeindʒ] *vt, vi* 交换;调换 *n* 交换;调换;交流 | plasma ~ 血浆交换 / sister chromatid ~ 姐妹染色单体交换 | in ~ for 交换 / **~able** *a* 可交换的

exchanger [iks'tʃeindʒə] *n* 交换器 | heat ~ 热交换器(体外循环时用)

excide [ik'said] *vt* 切开,割掉

excipient [ik'sipiənt] *n* 赋形剂

excise [ek'saiz] *vt* 切除;删去 | **excision** [ek'siʒən] *n* 切除(术)

excitable [ik'saitəbl] *a* 应激的,(可)兴奋的 | **excitability** [ikˌsaitə'biləti] *n* 应激性,兴奋性

excitant ['eksitənt, ik'saitənt] *a* 刺激性的,使兴奋的 *n* 兴奋剂,刺激物

excitation [ˌeksi'teiʃən, -sai-] *n* 刺激,兴奋;激发 | anomalous atrioventricular ~ 异常房室兴奋,预激综合征 / direct ~ 直接刺激(电极放置肌肉上) / indirect ~ 间接刺激(电极放置神经上)

excitative [ek'saitətiv] *a* 刺激性的;兴奋性的;激发的

excitatory [ek'saitətəri] *a* 刺激性的,兴奋性的;起异化作用的

excite [ik'sait] *vt* 刺激,使兴奋;激发;引起 | **~ment** *n* 刺激,兴奋,激动

excited [ik'saitid] *a* 兴奋的;激发的

exciting [ik'saitiŋ] *a* 令人兴奋的,使人激动的

excitoanabolic [ekˌsaitəuˌænə'bɔlik] *a* 促合成代谢的

excitocatabolic [ekˌsaitəuˌkætə'bɔlik] *a* 促分解代谢的

excitoglandular [ekˌsaitəu'glændjulə] *a* 兴奋腺体的

excitometabolic [ekˌsaitəuˌmetə'bɔlik] *a* 促代谢的

excitomotor [ekˌsaitəu'məutə], **excitomotory** [ekˌsaitəu'məutəri] *a* 兴奋运动的 *n* 激动剂

excitomuscular [əkˌsaitəu'mʌskjulə] *a* 兴奋肌肉的

excitonutrient [əkˌsaitəu'nju:triənt] *a* 兴奋营养的

excitor [ik'saitə, ek's-] *n* 刺激神经

excitosecretory [ekˌsaitəusi'kri:təri] *a* 兴奋分泌的

excitotoxin [ekˌsaitəu'tɔksin] *n* 兴奋毒素(任何一类致神经毒性物质,存在于某些植物中或合成制得,类似谷氨酸并模仿它对中枢神经系统的神经元产生兴奋作用以及在核周体上造成损害)

excitovascular [ekˌsaitəu'væskjulə] *a* 兴奋血管的

exclaim [ik'skleim] *vi, vt* 呼喊,惊叫

exclamation [ˌekskla'meiʃən] *n* 呼喊,惊叫;感叹词

exclave ['ekskleiv] *n* 内脏游离部(如胰腺或其他腺)

exclude [ik'sklu:d] *vt* 拒绝接纳;把…排除在外,排除(from)

exclusion [ik'sklu:ʒən, ek's-] *n* 排斥;排除,除外;分离术(仅使器官的一部分与原器官分离而并不切除) | allelic ～ 等位性排斥 / competitive ～ 竞争性排斥 | to the ～ of 排斥,不考虑,不顾 | ～-**ary** *a* 排斥的

exclusive [ik'sklu:siv] *a* 排外的;专有的;唯一的;全部的 | ～ of 除;不计算…在内 | ～**ly** *ad* 专门,仅仅

excochleation [eksˌkɔkli'eiʃən] *n* 刮除术

exconjugant [eks'kɔndʒju:gənt] *n* 接合后体(原虫)

excoriate [ek'skɔ:rieit] *vt* 擦伤…的皮肤;剥皮

excoriation [ekˌskɔ:ri'eiʃən] *n* 抓痕,表皮脱落 | neurotic ～ 神经官能症性表皮剥脱

excrement ['ekskrimənt] *n* 粪便 | ～**al** [ˌekskri'mentl], ～**itious** [ˌekskrimen'tiʃəs] *a*

excrescence [ik'skresns] *n* 赘生物,赘疣 | fungating ～, fungous ～ 蕈样赘生物,脐肉芽肿 | **excrescent** *a*

excreta [ek'skri:tə] [复] *n* 排泄物 | ～**l** *a*

excrete [ek'skri:t] *vt* 排泄,分泌

excretin ['ekskri:tin] *n* (人)粪素;促胰外泌素

excretion [ek'skri:ʃən] *n* 排泄,分泌;排泄物,分泌物 | pseudouridine ～ 假尿(嘧啶核)苷排泄

excretory [ek'skri:təri, 'ekskrə-] *a* 排泄的;促排泄的

excruciate [ik'skru:ʃieit] *vt* 折磨;使苦恼 | **excruciation** [ikˌskru:ʃi'eiʃən] *n* 剧痛;苦恼

excruciating [ik'skru:ʃieitiŋ] *a* 非常痛苦的;剧痛的;极度的,剧烈的

excurrent [ek'skʌrənt] *a* 排泄的;传出的

excursion [ik'skə:ʃən, ek's-] *n* 短途旅行;游览团体;离题;移动 | lateral ～ 侧移动(颌) / protrusive ～ 前移动(颌) / retrusive ～ 后移动(颌)

excursive [ek'skə:siv] *a* 离题的;移动性的 | ～**ly** *ad*

excuse [ik'skju:z] *vt* 原谅,为…辩解 [ik'skju:s] *n* 原谅; [复] 歉意;借口;理由 | ～ oneself 替自己辩解 / in ～ of 作为…的辩解 | **excusable** [ik'skju:zəbl] *a* 可原谅的;可免除的

excyclophoria [ˌeksaikləu'fəuriə] *n* 外旋转隐斜视

excyclotropia [ˌeksaikləu'trəupiə] *n* 外旋转斜视

excystation [ˌeksis'teiʃən] *n* 脱囊

execute ['eksikju:t] *vt* 实施,执行,完成;将…处死;制作;演奏

execution [ˌeksi'kju:ʃən] *n* 实施,执行,完成;处死刑;制作;演奏 | carry(或 put) into ～ 实行,实施 / do ～ 奏效

exelcin [ek'selsin] *n* 埃克塞辛(巴西果浸出物)

exelcymosis [ˌekselsai'məusis] *n* 拔除(如拔牙)

exemia [ek'si:miə] *n* 浓缩血(症)

exemplary [ig'zempləri] *a* 模范的;值得模仿的;作例证的,典型的

exemplify [ig'zemplifai] *vt* 举例说明;作为…的例子 | **exemplification** [igˌzemplifi'keiʃən] *n* 举例,例证

exemplum [ig'zempləm] ([复] **exempla** [ig'zemplə]) *n* 【拉】例证,范例

exempt [ig'zempt] *vt* 免除(from) *a* 被免除的(from) *n* 被免除者 | ～**ion** [ig'zempʃən] *n* 免除;免税

exencephalus [ˌeksen'sefələs], **exencephalon** [ˌeksen'sefəlɔn] *n* 露脑畸胎

exencephaly [ˌeksen'sefəli], **exencephalia** [ˌeksensi'feiliə] *n* 露脑(畸形) | **exencephalous** [ˌeksen'sefələs] *a*

exenterate [ek'sentəreit] *vt* 去除(眼眶、盆腔的)内容物 | **exenteration** [ekˌsentə'reiʃən] *n* 去脏术,脏器除去

术(通常指盆腔脏器除去术,眼科中为眶内容摘除术) / **exenterative** *a* 去脏术的,挖出术的

exenteritis [ekˌsentə'raitis] *n* 肠腹膜炎,肠浆膜炎

exercise ['eksəsaiz] *n* 实行,运用;练习,习题;锻炼,体操,操练,运动 *vt* 运用;行使;锻炼,训练 *vi* 练习;锻炼 | active ~ 主动运动(肌肉) / active resistive ~ 主动抗阻运动 / corrective ~, therapeutic ~ 矫形体操,医疗体操 / free ~ 自由操练,主动运动(不借外力协助) / muscle-setting ~, static ~ 肌静态操练,原位运动 / passive ~ 被动运动 / underwater ~ 水中运动

exercitation [egˌzə:si'teiʃən] *n* 实习,训练

exeresis [ek'sə:risis] *n* 切除术

exergic [ek'sə:dʒik] *a* 放能的(指化学反应)

exergonic [ˌeksə'gɔnik] *a* 能量释放的,放能的

exert [ig'zə:t] *vt* 尽(力);施加;产生;发挥 | ~ oneself 努力,尽力

exertion [ig'zə:ʃən] *n* 尽力,努力,劳累;运用

exertional [ig'zə:ʃənl] *a* 劳累性的

exesion [eg'zi:ʒən] *n* 腐蚀

exfetation [ˌeksfi:'teiʃən] *n* 宫外孕

exflagellation [ˌeksflædʒe'leiʃən] *n* 鞭毛突出,小配子形成

exfoliate [eks'fəulieit] *vt, vi* (使)表皮脱落,(使)鳞片样脱皮,(使)表皮剥脱

exfoliatio [ˌeksfəuli'eiʃiəu] *n*【拉】表皮脱落,鳞片样脱皮,表皮剥脱 | ~ areata linguae 良性迁移性舌炎地图样舌

exfoliation [ˌeksfəuli'eiʃən] *n* 表皮脱落,鳞片样脱皮,表皮剥脱 | lamellar ~ of the newborn 新生儿层板状脱落 / **exfoliative** [eks'fəuliˌeitiv] *a*

exhalant [eks'heilənt, eg'zeilənt] *a* 呼出的;蒸发(性)的;发散(性)的 *n* 发散管,蒸发管

exhale [eks'heil, eg'zeil] *vi* 呼气;蒸发,发散 *vt* 呼出;发散出 | **exhalation** [eksħə'leiʃən, egzə'leiʃən] *n* 蒸发;发散物(如气体、气味);呼出,呼气

exhaust [ig'zɔ:st] *vt* 抽空,汲干;用完,耗尽;使疲竭;详尽无遗地论述(或研究) *vi* 排出(气体等) *n* 排出;排气(或水等);排气装置 | **exhaustible** [ig'zɔ:stəbl] *a* 可耗尽的,会枯竭的

exhaustion [ig'zɔ:stʃən] *n* 耗尽;抽空;排除,排尽;衰竭,虚脱 | heat ~ 中暑衰竭,中暑虚脱 / nervous ~ 神经衰弱,脑力衰竭

exhaustive [ig'zɔ:stiv] *a* 会耗尽的,使耗尽的;详尽的

Exhib. exhibeatur【拉】须给予

exhibit [ig'zibit] *vt* 展览,陈列;显示;投(药),给(药) *vi* 展出 *n* 陈列品;展览(会);显示,呈现 | **~er, ~or** *n* (展览会等的)参加者,展出者

exhibition [ˌeksi'biʃən] *n* 展览,展出;显示;投药 | on ~ 展出

exhibitionism [ˌeksi'biʃənizəm] *n* 露阴癖,露阴狂;裸露癖 | **exhibitionist** *n* 露阴癖者,露阴狂者;裸露癖者 / **exhibitionistic** [ˌeksiˌbiʃə'nistik] *a*

exhibitive [ig'zibitiv] *a* 起显示作用的,表示的(of)

exhibitory [ig'zibitəri] *a* 显示的,表示的

exhilarant [ig'zilərənt] *a* 使欢乐的,提神的 *n* 欢乐剂,提神剂

exhilarate [ig'zilәreit] *vt* 使高兴,使振奋 | **exhilaration** [igˌzilə'reiʃən] *n*

exhort [ig'zɔ:t] *vt, vi* 劝告,告诫 | **~ation** [ˌegzɔ:'teiʃən, ˌeksɔ:'teiʃən] *n*

exhume [eks'hju:m] *vt* 掘出,发掘(尸体) | **exhumation** [ˌekshju:'meiʃən] *n* 尸体发掘

exigency ['eksidʒənsi], **exigence** ['eksidʒəns] *n* 紧急(状态);迫切需要;苛求

exigent ['eksidʒənt] *a* 紧急的,迫切的;苛求的,要求很高的(of)

exiguous [eg'zigjuəs] *a* 稀少的,微小的

| **exiguity** [ˌeksiˈgju:əti] *n*
exist [igˈzist] *vi* 存在;生存
existence [igˈzistəns] *n* 存在;生存;生活(方式) | bring(或call) into ～ 使产生;使成立 / come into ～ 开始存在;产生;成立 / in ～ 存在的;现存的,现有的 / put out of ～ 消灭,灭绝;杀死
existent [igˈzistənt] *a* 存在的,现存的;目前的 *n* 生存者
existing [igˈzistiŋ] *a* 存在的,现存的;目前的
exit [ˈeksit, ˈegzit] *n* 离去;出口,太平门;去世,死亡 *vi* 退出,离去;去世
exitus [ˈeksitəs] [单复同] *n*【拉】死亡;出口 | ～ pelvis 骨盆下口
Exna [ˈeksnə] *n* 苄噻嗪(benzthiazide)制剂的商品名
Exner's plexus [ˈeksnə] (Siegmund Exner) *n* 埃克斯内神经丛,分子丛(接近大脑皮质表面的一层神经纤维)
exo- [前缀] 外,在外
exo-amylase [ˌeksəuˈæmileis] *n* 外淀粉酶,β-淀粉酶(即β-amylase)
exoantigen [ˌeksəuˈæntidʒən] *n* 外抗原(见ectoantigen)
exoatmosphere [ˌeksəuˈætməsfiə] *n* 外大气层 | **exoatmospheric** [ˌeksəuætməsˈferik] *a*
exobiology [ˌeksəubaiˈɔlədʒi] *n* 宇宙生物学,外(层)空(间)生物学 | **exobiological** [ˌeksəuˌbaiəˈlɔdʒikəl] *a* / **exobiologist** *n* 宇宙生物学者,外(层)空(间)生物学者
exocardia [ˌeksəuˈkɑ:diə] *n* 异位心
exocardial [ˌeksəuˈkɑ:diəl] *a* 心外的
exocataphoria [ˌeksəuˌkætəˈfəuriə] *n* 外下隐斜视
exocele [ˈeksəusi:l] *n* 外腔,胚外体腔
exocellular [ˌeksəuˈseljulə] *a* 胞外的(细胞膜外的)
exocervix [ˌeksəuˈsə:viks] *n* 外宫颈(宫颈阴道部)
exochorion [ˌeksəuˈkɔ:riɔn] *n* 绒(毛)膜外层
exocoelom [ˌeksəuˈsi:ləm], **exocoeloma** [ˌeksəusiˈləumə] *n* (胚)外体腔
exocolitis [ˌeksəukɔˈlaitis] *n* 结肠腹膜炎
exocrine [ˈeksəkrain] *a* 外分泌的;外分泌腺的 *n* 外分泌;外分泌腺
exocrinology [ˌeksəukriˈnɔlədʒi] *n* 外分泌学
exocrinosity [ˌeksəukriˈnɔsəti] *n* 外分泌(性)
exocuticle [ˌeksəuˈkjutikl] *n* 外角皮(节肢动物);外表皮(昆虫)
exocyclic [eksəuˈsaiklik] *a* 环外的,不在环上的(指环化合物)
exocytosis [ˌeksəusaiˈtəusis] *n* 胞吐作用(由细胞排出因太大而不能通过细胞壁扩散的颗粒);炎细胞外渗,白细胞凝聚(游走的白细胞向表皮凝聚的过程,作为炎症反应的一个部分)
exodeoxyribonuclease [ˌeksəudi:ˌɔksiˌraibəuˈnju:klieis] *n* 脱氧核糖核酸外切酶
exodeviation [ˌeksəuˌdi:viˈeiʃən] *n* 外转;外斜视
exodic [ekˈsɔdik] *a* 离心的;传出的,输出的
exodontia [ˌeksəuˈdɔnʃiə], **exodontics** [ˌeksəuˈdɔntiks] *n* 拔牙学 | **exodontist** *n* 拔牙学家
exoenzyme [ˌeksəuˈenzaim] *n* 胞外酶,外酶
exoergic [ˌeksəuˈə:dʒik] *a* 放能的(指化学反应)
exoerythrocytic [ˌeksəuiˌriθrəuˈsitik] *a* 红细胞外的
exogamy [ekˈsɔgəmi] *n* 异系配合,异系交配;异族结婚 | **exogamous** [ekˈsɔgəməs], **exogamic** [ˌeksəuˈgæmik] *a*
exogastric [ˌeksəuˈgæstrik] *a* 胃外膜的
exogastritis [ˌeksəugæsˈtraitis] *n* 胃外膜炎
exogastrula [ˌeksəuˈgæstrulə] *n* 外原肠胚

exogastrulation [ˌeksəuˌgæstru:'leiʃən] *n* 外原肠胚形成

Exogenina [ˌeksəudʒi'nainə] *n* 外生亚目

exogenote [ek'sɔdʒinəut] *n* 外基因子

exogenous [ek'sɔdʒinəs], **exogenetic** [ˌeksəudʒi'netik], **exogenic** [ˌeksəu'dʒenik] *a* 外源性,外生的

exognathia [ˌeksɔg'neiθiə] *n* 凸颌

exognathion [ˌeksɔg'neiθiɔn] *n* 上颌骨齿槽突;上颌骨

exohemophylaxis [ˌeksəuˌhi:məufi'læksis] *n* 抽血注射预防(反应)法

exolever [ˌeksəu'li:və] *n* (牙)根挺

exometer [ek'sɔmitə] *n* 荧光计

exomphalos [ek'sɔmfəlɔs] *n* 脐凸出;先天性脐疝

exomysium [ˌeksəu'misiəm] *n* 肌束膜

exon ['eksɔn] *n* 外显子

exonuclease [ˌeksəu'nju:klieis] *n* 核酸外切酶

exopathy [ek'sɔpəθi] *n* 外因病 | **exopathic** [ˌeksəu'pæθik] *a*

exopeptidase [ˌeksəu'peptideis] *n* 肽链端解酶,外肽酶

Exophiala [ˌeksə'faiələ] *n* 外瓶柄霉属 | ~ werneckii 韦内斯基外瓶柄霉

exophoria [ˌeksəu'fəuriə] *n* 外隐斜视 | **exophoric** [eksəu'fɔ:rik] *a*

exophthalmic [ˌeksɔf'θælmik] *a* 眼球突出的,突眼的

exophthalmogenic [ˌeksɔfˌθælməu'dʒenik] *a* 致突眼的,造成眼球突出的

exophthalmometer [ˌeksɔfθæl'mɔmitə] *n* 突眼计,眼球突出测量器 | **exophthalmometric** [ˌeksɔfˌθælməu'metrik] *a* 眼球突出测量(法)的 / **exophthalmometry** *n* 眼球突出测量法

exophthalmos [ˌeksɔf'θælmɔs] *n* 突眼,眼球突出 | endocrine ~ 内分泌性眼球突出 / malignant ~ 恶性眼球突出 / thyrotoxic ~ 甲状腺毒性眼球突出 / thyrotropic ~ 促甲状腺激素性眼球突出 | **exophthalmus** [ˌeksɔf'θælməs] *n*

exophytic [ˌeksəu'fitik] *a* 外部生长的;外寄生菌的

exoplasm ['eksəuplæzəm] *n* 外质,外胞浆

exorbitism [ek'sɔ:bitizəm] *n* 眼球突出,突眼

exoribonuclease [ˌeksəuˌraibəu'nju:klieis] *n* 核糖核酸外切酶

exosepsis [ˌeksəu'sepsis] *n* 体外性脓毒症

exoserosis [ˌeksəusi'rəusis] *n* 血清渗出

exo-α-sialidase [ˌeksəusai 'ælideis] 外-α-唾液酸酶(EC命名法中称唾液酸酶,见sialidase)

exoskeleton [ˌeksəu'skelitn] *n* 外骨骼(如甲壳纲动物的甲壳,在脊椎动物指毛、甲、蹄、牙等) | **exoskeletal** [ˌeksəu'skelitl] *a*

exosmose ['eksɔzməus, -sos-] *vi* 外渗

exosmosis [ˌeksɔz'məusis, -sos-] *n* 外渗 | **exosmotic** [ˌeksɔz'mɔtik, -sos-] *a*

exosplenopexy [ˌeksəu'spli:nəˌpeksi] *n* 脾外固定术

exospore ['eksəuspɔ:] *n* 外生孢子

exosporium [ˌeksəu'spɔ:riəm] *n* 孢子外壁

exostosectomy [ekˌsɔstəu'sektəmi] *n* 外生骨疣切除术

exostosis [ˌeksɔs'təusis] ([复] **exostoses** [eksɔs'təusi:z]) *n* 外生骨疣 | ivory ~ 象牙质样外生骨疣 / multiple exostoses, hereditary multiple exostoses, multiple cartilaginous exostoses 多发性外生骨疣(亦称骨干性续连症) / osteocartilaginous ~ 骨软骨外生骨疣,骨软骨瘤 | **exostotic** [ˌeksɔs'tɔtik] *a*

exoteric [ˌeksəu'terik] *a* 外界的;体外的;公开的;外源的,外生的 | ~**ally** *ad*

exothelioma [ˌeksəuθi:li'əumə] *n* 脑膜瘤

exothermic [ˌeksəu'θə:mik], **exothermal** [ˌeksəu'θə:məl] *a* 放热的
exothymopexy [ˌeksəu'θaiməˌpeksi] *n* 胸腺外固定术
exothyropexy [ˌeksəu'θairəpeksi], **exothyroidopexy** [ˌeksəuθai'rɔidəuˌpeksi], **exothyropexia** [ˌeksəuˌθairəu'peksiə] *n* 甲状腺外固定术
exotic [eg'zɔtik] *a* 外来的 *n* 外来物 | **~ally** *ad*
exotoxin [ˌeksəu'tɔksin] *n* 外毒素 | **exotoxic** *a*
exotropia [ˌeksəu'trəupiə] *n* 外斜视，散开性斜视 | **exotropic** *a*
expand [ik'spænd] *vt, vi* 张开，(使)伸展；(使)扩大；(使)膨胀
expander [ik'spændə, ek's-] *n* 膨胀器；膨胀剂，增容剂 | plasma volume ~ 血浆容积膨胀剂，人造血浆增容剂
expanse [ik'spæns] *n* 广阔(的区域)，太空；膨胀；扩张
expansible [ik'spænsəbl] *a* (可)扩张的；(可)膨胀的 | **expansibility** [ikˌspænsə'biləti] *n* 可扩张性；可膨胀性
expansion [ik'spænʃən, ek's-] *n* 伸展；膨胀；扩张，扩大 | ~ of the arch 牙弓扩张 / clonal ~ 克隆扩增(一种免疫学反应，受抗原刺激的淋巴细胞使有关细胞的群体增生和扩大) / cubical ~ 体积膨胀 / hygroscopic ~ 吸湿性膨胀 / setting ~ 凝固性膨胀 / thermal ~ 热膨胀 / wax ~ 蜡型膨胀
expansionary [ik'spænʃənəri] *a* 扩张性的；发展性的
expansive [ik'spænsiv] *a* 扩张的；膨胀的；开朗的；自大狂的，夸张性的 | **~ly** *ad* / **~ness** *n*
expatiate [ek'speiʃieit] *vi* 细说；详述(on, upon) | **expatiation** [ekˌspeiʃi'eiʃən] *n*
expect [ik'spekt] *vt* 期望，期待；预期
expectancy [ik'spektənsi], **expectance** [ik'spektəns] 期望，期待；预期 | life ~ (根据概率统计求得的)估计寿命，预期寿命
expectant [ik'spektənt] *a* 期望的，预期的 | **~ly** *ad*
expectation [ˌekspek'teiʃən] *n* 期望；预期 | ~ of life (根据概率统计求得的)估计寿命，预期寿命 | in ~ 在指望中的；期望着
expectorant [ek'spektərənt] *a* 祛痰的 *n* 祛痰药 | liquefying ~ 液化祛痰药
expectorate [ek'spektəreit] *vt, vi* 咳出(痰等)；吐(唾液、血等) | **expectoration** [ekˌspektə'reiʃən] *n* 咳痰；咳出物，痰
expedience [ik'spi:djəns], **expediency** [ik'spi:djənsi] *n* 方便，便利；权宜之计
expedient [ik'spi:diənt] *a* 方便的，便利的，有利的 *n* 紧急的手段(或方法)；权宜之计 | **~ly** *ad*
expedite ['ekspidait] *vt* 加快(进程)；促进；迅速处理
expedition [ˌekspi'diʃən] *n* 远征，探险，探险队，考察队；迅速
expeditious [ˌekspi'diʃəs] *a* 迅速(完成)的，效率高的 | **~ly** *ad*
expel [ik'spel] (-ll-) *vt* 驱逐；排除，迫出
expellant, expellent [ik'spelənt] *a* 排除的；排毒的 *n* 排毒剂
expend [ik'spend] *vt* 花费，耗尽
expendable [ik'spendəbl] *a* 可消费的；值得消耗的 *n* 消耗物
expenditure [ik'spenditʃə] *n* 支出，消费；经费，费用
expense [ik'spens] *n* 消费；消耗；开支，经费 | at the ~ of 在损害…的情况下 / spare no ~ 不惜费用，不惜代价
expensive [ik'spensiv] *a* 花钱多的；贵的 | **~ly** *ad*
experience [ik'spiəriəns] *n* 经验；经历；体验 *vt* 感受；体验
experienced [ik'spiəriənst] *a* 有经验的；熟练的
experiential [ikˌspiəri'enʃəl] *a* 经验的；从经验出发的 | **~ly** *ad*

experiment [ik'sperimənt, ek's-] *n* 实验，试验 [ik'speriment] *vi* 进行实验(或试验) | control ～ 对照实验 / crucial ～, check ～ 决定性实验，定局实验 / defect ～ 缺损实验(观察胚胎某一区域或某一部分被破坏后对其生长发育所受的影响) | **～er** [ik'sperimentə] *n* 实验者，试验者

experimental [ikˌsperi'mentl, ekˌs-] *a* 实验(性)的，试验(性)的，经验上的 | **～ly** *ad*

experimentation [ikˌsperimen'teiʃən, ekˌs-] *n* 实验(法)，试验(法)

expert ['ekspə:t] *a* 熟练的;专家的，内行的 *n* 专家，能手(in, at) | **～ly** *ad* / **～ness** *n*

expertise [ˌekspə:'ti:z] *n* 专门知识(或技能);专家评价(或鉴定)

expirate ['ekspireit] *n* 呼气

expiration [ˌekspaiə'reiʃən] *n* 呼出，呼气;断气，死亡;期满，终止

expiratory [ik'spaiərətəri, ek's-] *a* 呼气的

expire [ik'spaiə] *vi* 呼气;断气，死亡;满期，终止 *vt* 呼出

expiry [ik'spaiəri] *n* 满期，终止

explain [ik'splein] *vt* 解释，说明;为…辩解 *vi* 解释，说明，辩解 | ～ away 把…解释过去 / ～ oneself 说明自己的意思，为自己的行为辩解

explanation [ˌekspla'neiʃən] *n* 解释，说明，辩解

explanatory [ik'splænətəri] *a* 解释的，说明的，辩明的

explant [eks'plɑ:nt] *vt* 移出，移植 ['eksplɑ:nt] *n* 移出物，外植体 | **～ation** [ˌeksplɑ:n'teiʃən] *n*

explicable [ik'splikəbl, 'eks-] *a* 可解释的，可说明的

explicate ['eksplikeit] *vt* 解释，说明 | **explication** [ˌekspli'keiʃən] *n* / **explicative** [ik'splikətiv], **explicatory** [ik'splikətəri] *a*

explicit [ik'splisit] *a* 清楚的，明显的 | **～ly** *ad* / **～ness** *n*

explode [ik'spləud, ek's-] *vt* (使)爆炸;破除; *vi* 爆炸;爆发，突发(如流行病)

exploit[1] ['eksplɔit] *n* 功绩

exploit[2] [ik'splɔit] *vt* 开发;利用;剥削 | **～ation** [ˌeksplɔi'teiʃən] *n*

explore [ik'splɔ:] *vt* 探索，探查，探察，勘探 | **exploration** [ˌeksplə'reiʃən] *n* / **exploratory** [ik'splɔ:rətəri], **explorative** [ik'splɔrətiv] *a* | **～r** [ik'splɔ:rə] *n* 探索者，探查者;探针;探察器(尤其用于探察异物)

explosion [ik'spləuʒən, ek's-] *n* 爆炸;爆发，突发;激增

explosive [ik'spləusiv, ek's-] *a* 爆炸(性)的;爆发(性)的，爆震(性)的，突发的 *n* 爆炸物;炸药 | **～ly** *ad*

exponent [ik'spəunənt, ek's-] *a* 阐述的;说明的 *n* 阐述者;倡导者;典型;标本;指数，幂

exponential [ˌekspəu'nenʃəl] *a* 指数的，幂的 *n* 指数

export [ik'spɔ:t] *vt* 输出，出口;排出 ['ekspɔ:t] *n* 输出品;输出，出口 *a* 输出的，出口的 | **～able** *a* 可输出的 / **～ation** [ˌekspɔ:'teiʃən] *n* 输出(品)，出口(物)

expose [ik'spəuz] *vt* 暴露，露置;曝露，露光

exposition [ˌekspəu'ziʃən] *n* 解释;说明;(国际性)展览会，博览会;曝露;露光

expositor [ik'spɔzitə] *n* 说明者，讲解者

expository [ik'spɔzitəri], **expositive** [ik'spɔzitiv] *a* 说明的，讲解的

expostulate [ik'spɔstjuleit] *vi* 规劝，忠告 | **expostulation** [ikˌspɔstju'leiʃən] *n* / **expostulatory** [ik'spɔstjulətəri] *a*

exposure [ik'spəuʒə, ek's-] *n* 暴露;曝光;辐照;照射 | acute ～ 急性曝射(短时间射线照射) / air ～ 空气曝射 / chronic ～ 慢性曝射(长期射线照射)

expound [ik'spaund] *vt* 详述，陈述;说明

express [ik'spres] *vt* 表示，表达；压出，压榨

expressate [iks'preseit, eks-] *n* 压出物，压榨物

expression [ik'spreʃən] *n* 表达；(面部)表情；词句；式；压出(法)，压榨(法)(用于产科等)；表现 | early ～ 早期(胎盘)压出术 | beyond(或past) ～ 无法表达，形容不出 / give ～ to 表达出，反映

expressionless [ik'spreʃənlis] *a* 没有表情的，呆板的

expressive [ik'spresiv] *a* 表现的；表达…的(of)；富有表情的 | ～**ly** *ad*

expressivity [ˌekspre'sivəti] *n* 表现性；表现度(指带有主要基因的个体所显示的遗传特性的程度)

expulsion [ik'spʌlʃən] *n* 驱逐；开除；娩出，逼出 | **expulsive** *a*

expunge [ik'spʌndʒ] *vt* 擦去；删掉

expurgate ['ekspə:geit] 修订；删除 | **expurgation** [ˌekspə:'geiʃən] *n* / **expurgator** *n* (书的)删改者，修订者 / **expurgatory** [eks'pə:gətəri] *a*

exquisite ['ekskwizit] *a* 优美的；精致的；剧烈的，极度的；敏锐的 | ～**ly** *ad* / ～**ness** *n*

exsanguinate [eks'sæŋgwineit] *vt* 放血，使无血 *a* 无血的，贫血的 | **exsanguination** [eksˌsæŋgwi'neiʃən] *n* 放血，驱血法

exsanguine [eks'sæŋgwin] *a* 无血的，贫血的

exsanguinotransfusion [eksˌsæŋgwinəutræns'fju:ʒən] *n* 交换输血法

exscind [ek'sind] *vt* 割开，切去，除去

exsect [ek'sekt] *vt* 切除 | ～**ion** [ek'sekʃən] *n* 切除术 / ～**or** *n* 切除刀

exsert [eks'sə:t] *vt* 使突出，使伸出 | ～**ion** [eks'sə:ʃən] *n*

exsiccant [ek'sikənt] *a* 干燥的 *n* 干燥剂

exsiccate ['eksikeit] *vt* 使干燥 | **exsiccation** [ˌeksi'keiʃən] *n* 干燥(法)；结晶脱水

exsmoker [eks'sməukə] *n* 戒了烟的人

exsomatize [ek'səumətaiz] *vt* 使离体

exsorption [ek'sɔ:pʃən] *n* 外吸渗

exstrophy ['ekstrəfi] *n* 外翻 | ～ of the bladder 膀胱外翻

exsufflation [ˌeksʌ'fleiʃən] *n* 排气(尤指使用排气器对肺作人工排气)

exsufflator [ˌeksʌ'fleitə] *n* 排气器

ext. extract 浸膏，浸出物

extend [ik'stend] *vt, vi* 伸，伸展；延长，扩大；扩散，蔓延(指病变)

extended-release [ik'stendid ri'li:s] 延时释放(指用药次数比常规剂量减少2倍或更多一些)

extender [ek'stendə] *n* 膨胀器；膨胀剂，增容剂 | artificial plasma ～ 人造血浆膨胀剂，人造血浆增容剂

extendible [ik'stendəbl]，**extensible** [ik'stensəbl] *a* 可伸展的；可延长的；可扩张的 | **extensibility** [ikˌstensə'biləti] *n* 伸展性；可延展性；可扩张性

extension [ik'stenʃən, ek's-] *n* 伸展，伸；扩散，蔓延(指病变)；牵伸术；散播，扩张 | nail ～ 导钉牵伸术(以钉或针钉入折骨远侧断片，然后施以牵伸术) / ～ percontiguitatem 邻接性蔓延 / ～ percontinuitatem 连续性蔓延 / ～ persaltam 转移，迁徙 / ridge ～ 牙槽嵴加高

extensive [ik'stensiv] *a* 广大的；广阔的；广泛的；广博的；广延的 | ～**ly** *ad*

extensometer [ˌeksten'sɔmitə] *n* 伸长计；伸展计

extensor [ik'stensə, ek's-] *n*【拉】伸肌

extent [ik'stent] *n* 广度；宽度；长度；程度；范围；一大片(地区) | to a greater or less ～ 不同程度 / to some (a great, a certain) ～ 在某种(很大，一定)程度上 / to such an ～ that 竟然到…的地步

extenuate [ik'stenjueit] *vt* 减轻，减量 | **extenuation** [ikˌstenju'eiʃən] *n*

exterior [ik'stiəriə] *a* 外的 *n* 外部，外

表

exteriorize [ik'stiəriəraiz, ek's-] *vt* 使外表化，使具体化；外向化；外置(取内脏于体外) | **exteriorization** [ikˌstiəriərai'zeiʃən, -ri'z-] *n* (注意、兴趣)外向；外置术

exterminate [ik'stə:mineit] *vt* 根除，灭绝，消灭 | **extermination** [ikˌstə:mi'neiʃən] *n*

exterminatory [ik'stə:minətəri], **exterminative** [ik'stə:minətiv] *a* 根除的，扑灭的，消灭的

external [ik'stə:nl, ek's-] *a* 外的，外部的；外用的 *n* 外部；外面 | **~ly** *ad* | for ~ use only 只供外用(指药物)

externalia [ˌekstə:'neiliə] *n* 外生殖器

externalize [ik'stə:nəlaiz] *vt* 使具体化，使外(表)化 | **externalization** [ikˌstə:nəlai'zeiʃən, -li'z-] *n* 具体化；外(表)化

extern(e) ['ekstə:n] *n* (不住院的)实习医学生

externus [eks'tə:nəs] *a* 外的，外部的，外界的(指远离器官或体腔中心的结构)

exteroceptive [ˌekstərəu'septiv] *a* 外感受性的

exteroceptor [ˌekstərəu'septə] *n* 外感受器

exterofection [ˌekstərəu'fekʃən] *n* 对外反应作用(身体通过脑脊髓神经系统对外界环境的变化所起的反应) | **exterofective** *a*

exterogestate [ˌekstərəu'dʒesteit] *a* 宫外发育的；*n* 宫外孕胎

extima ['ekstimə] *n*【拉】外膜

extinct [ik'stiŋkt] *a* 已熄灭了的；灭绝的，绝种的

extinction [ik'stiŋkʃən] *n* 熄灭；灭绝，绝种；消退；消光；消失(在心理学上指条件反应消失)

extinctive [ik'stiŋktiv] *a* 使熄灭的；使灭绝的；消退的

extinguish [ik'stiŋgwiʃ] *vt* 熄灭；消灭；压抑；取消 | **~ment** *n*

extirpate ['ekstə:peit] *vt* 根除，消灭；破除；摘除

extirpation [ˌekstə:'peiʃən] *n* 根除，消灭；破除；摘除 | dental pulp ~ 牙髓摘除

extirpator ['ekstəpeitə] *n* 根除者；摘除器

extorsion [ik'stɔ:ʃən, ek's-] *n* 外旋

extortor [ik'stɔ:tə] *n* 外旋肌

extra ['ekstrə] *a* 额外的；外加的 *ad* 特别地，格外地

extra- [前缀] 外，在外，额外

extra-adrenal [ˌekstrəə'dri:nl] *a* 肾上腺外的

extraanatomic [ˌekstrəˌænə'tɔmik] *a* 解剖外的(不遵循正常解剖途径的，指某些动脉分流术)

extra-anthropic [ˌekstrəæn'θrɔpik] *a* 疾病外因的，体外病因的

extra-articular [ˌekstrəɑ:'tikjulə] *a* 关节外的

extrabronchial [ˌekstrə'brɔŋkiəl] *a* 支气管外的

extrabuccal [ˌekstrə'bʌkəl] *a* 口腔外的

extrabulbar [ˌekstrə'bʌlbə] *a* 球外的(如尿道球外的，延髓外的)

extracapsular [ˌekstrə'kæpsjulə] *a* (关节)囊外的

extracardial [ˌekstrə'kɑ:diəl] *a* 心外的

extracarpal [ˌekstrə'kɑ:pl] *a* 腕外侧的

extracellular [ˌekstrə'seljulə] *a* 细胞外的

extracerebral [ˌekstrə'seribrəl] *a* 脑外的

extracorporeal [ˌekstrəkɔ:'pɔ:riəl], **extracorporal** [ˌekstrə'kɔ:pərəl] *a* 体外的

extracorpuscular [ˌekstrəkɔ:'pʌskjulə] *a* 小体外的，细胞外的

extracorticospinal [ˌekstrəˌkɔ:tikəu'spainəl] *a* 皮质脊髓束外的

extracranial [ˌekstrə'kreinjəl] *a* 颅外

的

extract [ik'strækt] *vt* (用力)取出,拔出;提取;引出;摘录 ['ekstrækt] *n* 摘录;浸膏,浸出物;提取物 | allergenic ～ 变应原浸出物(用于诊断和脱敏治疗超敏反应) / animal ～ 动物性浸膏 / compound ～ 复方浸膏 / fluid ～ 流浸膏 / poisonivy ～ 野葛浸出物(用于野葛皮炎的脱敏治疗) / pollen ～ 花粉浸液,花粉浸出物

extraction [ik'strækʃən, ek's-] *n* 摘出术,牵引术,拔出,取出;浸出,提取法 | breech ～ 臀位取胎术 / ～ of a cataract 内障摘出术 / flap ～ 瓣状内障摘出术 / tooth ～ 拔牙

extractive [ik'stræktiv, ek's-] *a* (可)抽出的;(可)提取的 *n* 提取物,浸出物

extractor [ik'stræktə] *n* 拔出器;提取器;提取者

extractum [ek'stræktəm] ([复] **extracta** [ek'stræktə]) *n*【拉】浸膏,浸出物

extracurricular [ˌekstrəkə'rikjulə] *a* 课(程以)外的,业余的

extracystic [ˌekstrə'sistik] *a* 囊外的;膀胱外的

extradural [ˌekstrə'djuərəl] *a* 硬膜外的

extraembryonic [ˌekstrəˌembri'ɔnik] *a* 胚外的

extraepiphyseal [ˌekstrəˌepi'fiziəl] *a* 骺外的,不连骺的

extragenic [ˌekstrə'dʒenik] *a* 基因外的,非基因的

extragenital [ˌekstrə'dʒenitl] *a* 生殖器外的,性器官外的

extrahepatic [ˌekstrəhi'pætik] *a* 肝外的

extraligamentous [ˌekstrəˌligə'mentəs] *a* 韧带外的

extramalleolus [ˌekstrəmə'li:ələs] *n* 外踝

extramarginal [ˌekstrə'mɑ:dʒinəl] *a* (意识)边缘外的,(意识)域外的

extramastoiditis [ˌekstrəˌmæstɔi'daitis] *n* 乳突周炎

extramedullary [ˌekstrəme'dʌləri, -'medə-] *a* 髓外的,延髓外的

extrameningeal [ˌekstrəmi'nindʒiəl] *a* 脑(脊)膜外的

extramural [ˌekstrə'mjuərəl] *a* 城市(学校、医院等)外的;(器官)壁外的

extraneous [ek'streinjəs] *a* 体外的;外部的;新异的;无关的,不重要的

extranuclear [ˌekstrə'nju:kliə] *a* (细胞)核外的

extraocular [ˌekstrə'ɔkjulə] *a* 眼外的

extraoculogram [ˌekstrə'ɔkjuləgræm] *n* 外眼电图

extraordinary [ik'strɔ:dnri, ˌekstrə'ɔ:dinəri] *a* 非常的,特别的;惊人的 | **extraordinarily** *ad*

extraosseous [ˌekstrə'ɔsiəs] *a* 骨外的

extrapancreatic [ˌekstrəˌpænkri'ætik] *a* 胰腺外的

extraparenchymal [ˌekstrəpə'renkiməl] *a* 实质外的

extrapelvic [ˌekstrə'pelvik] *a* 盆外的;盂外的

extrapericardial [ˌekstrəˌperi'kɑ:diəl] *a* 心包外的

extraperineal [ˌektrəˌperi'ni:əl] *a* 会阴外的

extraperiosteal [ˌekstrəˌperi'ɔstiəl] *a* 骨膜外的

extraperitoneal [ˌekstrəˌperitəu'ni:əl] *a* 腹膜外的

extraplacental [ˌekstrəplə'sentl] *a* 胎盘外的

extraplantar [ˌekstrə'plɑ:ntə] *a* 足底外的,跖外的

extrapleural [ˌekstrə'pluərəl] *a* 胸膜外的

extrapolate [ek'stræpəleit] *vt, vi* 推断,推知;外推 | **extrapolation** [ekˌstræpə'leiʃən] *n* 推断,推知;外推法

extraprostatic [ˌekstrəprɔs'tætik] *a* 前列腺外的

extraprostatitis [ˌekstrəˌprɔstə'taitis] *n* 前列腺周炎

extrapsychic [ˌekstrə'saikik] *a* 精神外的,心理外的

extrapulmonary [ˌekstrə'pʌlməˌnəri] *a* 肺外的

extrapyramidal [ˌekstrəpi'ræmidl] *a* 锥体束外的

extrarectus [ˌekstrə'rektəs] *n* 眼外直肌

extrasensory [ˌekstrə'sensəri] *a* 超感官的,超感觉的,超感知的

extraserous [ˌekstrə'siərəs] *a* 浆膜腔外的

extrasomatic [ˌekstrəsəu'mætik] *a* 体外的

extrastimulus [ˌekstrə'stimjuləs] *n* 额外刺激

extrasuprarenal [ˌekstrəˌsju:prə'ri:nl] *a* 肾上腺外的

extrasystole [ˌekstrə'sistəli] *n* 期外收缩,额外收缩,过早收缩 | atrioventricular ～, nodal ～ (房室)结性期外收缩 / interpolated ～ 插入(性)期外收缩 / retrograde ～ 逆行性期外收缩 / ventricular ～, infranodal ～ 室性期外收缩,结下性期外收缩

extraterrestrial [ˌekstrəti'restriəl] *a* 地球外的,宇宙的

extrathoracic [ˌekstrəθɔ:'ræsik] *a* 胸腔外的

extratracheal [ˌekstrətrə'ki(:)əl, -'treiki-] *a* 气管外的

extratubal [ˌekstrə'tju:bl] *a* 管外的

extratympanic [ˌekstrətim'pænik] *a* 鼓室外的

extrauterine [ˌekstrə'ju:tərain] *a* 子宫外的

extravagance [ik'strævigəns], **extravagancy** [ik'strævigənsi] *n* 奢侈;过度;无节制

extravagant [ik'strævigənt] *a* 奢侈的;浪费的;过度的;过高的 | ～**ly** *ad*

extravaginal [ˌekstrəvə'dʒainəl, -'vædʒi-] *a* 阴道外的;鞘外的

extravasate [ik'strævəseit, ek's-] *vt, vi* (血液等)外渗

extravasation [ikˌstrævə'seiʃən, ekˌs-] *n* 外渗;外渗物(如血液) | punctiform ～ 点状外渗

extravascular [ˌekstrə'væskjulə] *a* 血管外的

extraventricular [ˌekstrəven'trikjulə] *a* 室外的

extraversion [ˌekstrə'və:ʃən] *n* 外倾,外向(指个人兴趣、感情、精神趋向的外向);牙弓过宽 | **extravert** ['ekstrəvə:t] *n* 外倾(性格)者

extreme [ik'stri:m] *a* 末端的;最远的;极度的;极端的;激烈的 *n* 在末端的事物;极端;极度(状态) | go to ～s (说话或行动)走极端 / in the ～ 极端,非常 | ～**ly** *ad* 极端,极其,非常

extremital [ek'stremitl] *a* 肢的;末端的,远侧的

extremitas [ek'stremitəs] ([复] **extremitates** [ekˌstremi'teiti:z]) *n* 【拉】肢;端

extremity [ik'streməti, ek's-] *n* 末端,端;肢 | cartilaginous ～ of rib 肋软骨 / external ～ of clavicle, scapular ～ of clavicle 锁骨外侧端,锁骨肩峰端 / fimbriated ～ of fallopian tube 输卵管伞端,卵巢伞 / internal ～ of clavicle 锁骨内侧端,锁骨胸骨端 / lower ～ 下肢 / upper ～ 上肢 / uterine ～ of ovary, pelvic ～ of ovary 卵巢子宫端

extricate ['ekstrikeit] *vt* 使解脱;解救;使(气体)游离;放出(from) | **extrication** [ˌekstri'keiʃən] *n*

extrinsic [ek'strinsik] *a* 外部的;体外的;外源(性)的

extro- [前缀] 外

extrogastrulation [ˌekstrəuˌgæstru:'leiʃən] *n* 肠胚外翻畸形

extrophia [eks'trəufiə] *n* 外翻

extrospection [ˌekstrəu'spekʃən] *n* 自

窥癖(时常检视自己皮肤，伴有不洁恐怖)

extroversion [ˌekstrəuˈvəːʃən] *n* 外翻；外倾，外向

extrovert [ˈekstrəvəːt] *n* 外倾(性格)者

extrude [ekˈstruːd] *vt* 挤出；使突出 *vi* 伸出，突出，凸出，凸生牙 | **extrusion** [ekˈstruːʒən] *n* 挤压；伸出；突出，凸出，凸生牙

extrudoclusion [ekˌstruːdəuˈkluːʒən] *n* 上超殆，上超咬合

extubate [eksˈtjuːbeit] *vt* 除管 | **extubation** [ˌekstjuːˈbeiʃən] *n* 除管法

exuberance [igˈzjuːbərəns] *n* 繁茂；充溢；丰富

exuberant [igˈzjuːbərənt] *a* 繁茂的；充溢的；丰富的；生成过多的，高度增生的 | ~**ly** *ad*

exudate [ˈeksjudeit] *n* 渗出物，渗出液 | cotton-wool ~s 棉絮状渗出物

exudation [ˌeksjuːˈdeiʃən] *n* 渗出(作用)；渗出物

exudative [igˈzjuːdətiv] *a* 渗出性的

exude [igˈzjuːd] *vt, vi* (使)渗出，(使)流出；(使)发散

exulcerans [eksˈʌlsərənz] *a*【拉】形成溃疡的

exulceratio [eksˌʌlsəˈreiʃiəu] *n*【拉】溃疡

exult [igˈzʌlt] *vi* 狂喜；欢跃 | ~**ant** *a* / ~**antly** *ad* / ~**ation** [ˌegzʌlˈteiʃən] *n* 狂喜；欢跃(at)；得意(over)

exumbilication [ˌeksʌmbiliˈkeiʃən] *n* 脐凸出；脐疝

exuviate [igˈzjuːvieit] *vt, vi* 蜕皮，脱壳；上皮脱落；(乳牙)脱落 | **exuviation** [igˌzjuːviˈeiʃən, eg-] *n* 上皮脱落；乳牙脱落

ex vivo [ˌeksˈviːvəu]【拉】在活体外，离体

eye [ai] *n* 眼；视力；[常用复] 见解 *vt* 看，注视 | blear ~ 边缘性眼睑炎，睑缘炎 / compound ~ 复眼 / crab's ~s 蟹石(蟹胃内的结石) / crossed ~s 内斜眼 / cystic ~ 囊状眼 / dark-adapted ~ 暗适应眼 / deviating ~, following ~ 偏斜眼，伴随眼 / epiphyseal ~, pineal ~ 松果眼，顶眼 / exciting ~, primary ~ 刺激眼，原发眼(引起交感性眼炎的受伤眼) / fixating ~ 注视眼 / light-adapted ~ 光适应眼 / monochromatic ~ 单色觉眼 / naked ~ 肉眼 / pink ~ 急性结膜炎，红眼 / reduced ~, schematic ~ 简化眼，模型眼 / shipyard ~ 船坞眼，流行性角膜结膜炎 / squinting ~ 斜视眼 / sympathizing ~, secondary ~ 交感眼，继发眼 / wall ~ 结膜白斑；外斜视 | all ~s 极注意地看，非常留神 / an ~ for an ~ 以眼还眼，报复 / catch one's ~ 引某人注目 / have an ~ for 很能看出；很能鉴赏 / have an ~ to 照看，照顾；打算 / in the ~s of 在…心目中；在(或从)…看来 / keep an ~ on 照看，密切注视着 / keep one's ~s open 留心；注意 / lay(或set或clap) ~s on 看见；注视/ open sb's ~s to 使某人了解…，使某人看清… / run one's ~ over 扫视，浏览 / see ~ to ~ (with sb) (与某人)看法完全一致 / see with half an ~ 一望而知 / shut one's ~s to 闭眼不(愿)看；假装不看见 / strike the ~ 引人注目，醒目 / to the ~ 从表面看来 / with an ~ to(或on) 着眼于；对…有企图；考虑到 / with one's ~s open 注意地，警惕地 / with the naked ~ 用肉眼

eyeball [ˈaibɔːl] *n* 眼球

eyebrow [ˈaibrau] *n* 眉，眉毛

eyecup [ˈaikʌp] *n* 洗眼杯；视杯；生理陷凹(视神经乳头陷凹)

eyeglass [ˈaiglɑːs] *n* 镜片；[复] 眼镜；(接)目镜；洗眼杯

eyeground [ˈaigraund] *n* 眼底

eyelash [ˈailæʃ] *n* 睫(毛)

eyelet [ˈailit] *n* 眼孔(正牙科中用)

eyelid [ˈailid] *n* 睑 | third ~ 第三眼睑，瞬膜

eye-minded [ai'maindid] *a* 视觉记忆的

eyepiece ['aipi:s] *n* 目镜，接目镜 | comparison ～ 比较目镜 / compensating ～ 补偿目镜 / demonstration ～ 示教目镜 / high-eyepoint ～ 高出射点目镜(出射点比一般要高，供戴眼镜观察者使用) / huygenian ～ 惠更斯(Huygens)目镜(由两个平凸透镜组成，凸面正对物镜) / negative ～ 负目镜 / positive ～ 正目镜 / widefield ～ 宽视野目镜

eyepoint ['aipɔint] *n* 出射点

eyespot ['aispɔt] *n* 眼点(某些无脊椎动物的感光有色点)

eyestrain ['aistrein] *n* 眼疲劳

eyetooth ['aitu:θ] ([复] **eyeteeth** ['aiti:θ]) *n* 上尖牙，上犬牙

eyewash ['aiwɔʃ] *n* 洗眼药水(洗眼剂)

eyewink ['aiwiŋk] *n* 一眨眼，瞬息

F

F, f [ef] ([复] **F's, f's** [efs]) *n* 英语的第6个字母

F 元素氟(fluorine)、法拉(farad)、致育性(fertility，见 plasmid 项下 F plasmid)、视野(visual field)、公式(formula)和法兰西制(French,见scale项下 French scale)的符号

F. fiat 作成,制成

F 法拉第(Faraday)、力(force)和吉伯(gilbert)的符号

F_1 first filial generation 第一子代,子1代

F_2 second filial generation 第二子代,子2代

°F 华氏温度(degree Fahrenheit)的符号

f 飞(母托)(femto-)和焦距(focal length)的符号

f 频率(frequency)的符号

FA fatty acid 脂肪酸

FAB French-American-British 法美英分类法(用于鉴别某些白血病)

Fab (*f*ragment, *a*ntigen-*b*inding) Fab片段,抗原结合片段(IgG分子经木瓜蛋白酶处理抗体分子后所得到的两个片段之一,它们仍能与抗原结合)

$F(ab')_2$ $F(ab')_2$片段(IgG分子经胃蛋白酶裂解后获得的片段,包含两个Fab区及经由键间的二硫键连接这两个区的铰链区)

fabella [fə'belə] ([复] **fabellae** [fə'beli:]) *n*【拉】腓肠豆(腓肠肌内籽状纤维软骨,在膝关节后X线可见的小骨影)

Faber's anemia, syndrome ['fɑ:bə] (Knud H. Faber) 胃液缺乏性贫血,低色(指数)性贫血

fabism ['feibizəm] *n* 蚕豆病(见favism)

fabric ['fæbrik] *n* 构造,结构,组织;织物

fabricate ['fæbrikeit] *vt* 制作;装配;伪造 | **fabrication** [ˌfæbri'keiʃən] *n* 制作;装配;伪造;虚谈症,虚构症

Fabricius' bursa [fə'brisiəs] (Geronimo 〈Hieronymus〉 Fabrizio) 法氏囊,腔上囊(鸡胚泄殖腔的上皮赘生物,长成类似哺乳动物的胸腺形状,到5或6个月后即萎缩,在性成熟的鸟类中变为纤维性残留物。它含有淋巴样滤泡,退化前是淋巴细胞生成的部位,与体液免疫密切相关)

Fabry's disease (syndrome) ['fɑ:bri] (Johannes Fabry) 法布莱病(综合征)(一种糖鞘脂分解的X连锁溶酶体贮积病,是由于α半乳糖苷酶A缺乏所致,可使神经酰胺三已糖苷蓄积于肾和心血管系统。患者通常死于肾衰竭、心脏或脑血管疾病。亦称弥漫性躯体血管角化瘤、α-半乳糖苷酶A缺乏症和神经酰胺三已糖苷酶缺乏症)

fabulation [ˌfæbju'leiʃən] *n* 虚谈症、虚构症

Facb *f*ragment *a*ntigen and *c*omplement *b*inding 抗原和补体结合段

FACD Fellow of the American College of Dentists 美国牙科医师学会会员

face [feis] *n* 脸,(颜)面;面容;外观 *vt* 面向,面对;朝…;正视;面临 *vi* 向,朝 | adenoid ～ 增殖腺面容 / bovine ～, cow ～ 牛面(两眼距离过远) / cleft ～ 巨口,颊横裂 / frog ～ 蛙面(由于鼻内疾病所致的颜面扁平) / hippocratic ～ 死相,希波克拉底面容 / moon ～, moonshaped ～ 月样圆面容(见于

多种病情，如库欣〈Cushing〉综合征或使用肾上腺皮质激素类后) | ～ about (或round) 转过身来；改变主意 / ～ down (有信心地、勇敢地)降服，挫败 / ～ sth out 把某事坚持到底 / ～ to ～ 面对面，当面 / ～ up to 勇敢地对付 / in the ～ of 在…面前；尽管 / make a ～ 做鬼脸 / on the ～ of it 从表面判断，乍看起来 / pull(或wear) a long ～ 愁眉苦脸，面色难看 / put a bold ～ on 对某事装作满不在乎(或很有信心) / set one's ～ against 坚决反对，抵制 / show one's ～ 露面，到场 / to one's ～ 当着某人的面；坦白地，公开地，勇敢地

face-bow ['feisbəu] *n* 面弓(在牙科中用以记录上颌弓与颞下颌关节位置关系的一种仪器) | adjustable axis ～, kinematic ～ 可调节轴式面弓，运动式面弓

faced ['feist] *a* 有…面容的

face-lift ['feis,lift] *n* (为除去皱纹的)整容术

faceometer [feis'ɔmitə] *n* 面直径测量器

facet ['fæsit] *n* 小平面，小面；某一方面

facetectomy [,fæsi'tektəmi] *n* 椎骨关节面切除术

facette [fə'set] *n*【法】小平面，小面

facial ['feiʃəl] *a* 面(部)的 | ～**ly** *ad*

facies ['feiʃii:z] [单复同] *n*【拉】(颜)面；面容 | adenoid ～ 增殖腺面容 / mitral ～, mitrotricuspid ～ 左房室瓣面容，左房室瓣右房室瓣面容 / moon ～ 月样圆面容(见face项下相应术语) / myasthenic ～ 肌无力面容 / myopathic ～ 肌病性面容 / typhoid ～, ～ typhosa 伤寒病面容，淡漠面容

facile ['fæsail, 'fæsil] *a* 易做到的，易得到的；(性格)柔顺的

facilitate [fə'siliteit] *vt* 使容易，使便利；推进，促进；强化

facilitation [fə,sili'teiʃən] *n* 推进，促进；容易化，助长；强化；接通(作用) | **facilitative** [fə'silitətiv] *a*

facilitory [fə'silitəri] *a* 容易化的；接通的

facility [fə'siləti] *n* 容易，简易；熟练；[常用复] 设备，设施；便利

facing ['feisiŋ] *n* (衣服等的)贴边，镶边；假牙面；牙面

faci(o)- [构词成分] 面

faciobrachial [,feiʃiəu'breikiəl] *a* 面臂的

faciocephalalgia [,feiʃiəu,sefə'lældʒiə] *n* 面颈神经痛

faciocervical [,feiʃiəu'sə:vikəl] *a* 面颈的

faciolingual [,feiʃiəu'liŋgwəl] *a* 面舌的

facioplasty [,feiʃiəu'plæsti] *n* 面成形术

facioplegia [,feiʃiəu'pli:dʒiə] *n* 面神经麻痹，面瘫

facioscapulohumeral [,feiʃiəu,skæpjuləu'hjumərəl] *a* 面肩胛臂的

faciostenosis [,feiʃiəusti'nəusis] *n* 面狭窄

FACOG Fellow of the American College of Obstetricians and Gynecologists 美国妇产科医师学会会员

FACP Fellow of the American College of Physicians 美国内科医师学会会员

FACR Fellow of the American College of Radiology 美国放射学会会员

FACS fluorescence-activated cell sorter 荧光激活细胞分类器; Fellow of the American College of Surgeons 美国外科医师学会会员

FACSM Fellow of the American College of Sports Medicine 美国运动医学学会会员

fact [fækt] *n* 事实；真相；论据 | as a matter of ～, in ～, in point of ～ 事实上，其实

F-actin [ef-'æktin] *n* F-肌动蛋白，纤维状肌动蛋白

factitial [fæk'tiʃəl] *a* 人造的，人工的，

人为的

factitious [fæk'tiʃəs] *a* 人工的，人造的，假的；做作的，不自然的

factor ['fæktə] *n* 因子，因素，要素（在遗传学上指遗传因子，即基因）| accelerator ～ 前加速因子，（凝血）因子V / accessory ～，accessory food ～ 附属要素，食物附加要素（一种维生素）/ activation ～ 致活因子，（凝血）因子XII / adrenocorticotropic releasing ～ (ACTH-RF) 促肾上腺皮质激素释放因子 / aldosterone stimulating ～ 醛固酮刺激因子 / anabolism-promoting ～ (APF) 促合成代谢因子 / angiogenesis ～ 血管生成因子 / animal protein ～ 动物蛋白因子（维生素B_{12}）/ antiachromotrichia ～ 抗白发因子，泛酸 / antiacrodynia ～ 抗肢痛因子，吡哆醇 / antialopecia ～ 抗脱发因子，肌醇 / antianemia ～ 抗贫血因子，氰钴胺 / antiblack tongue ～ 抗黑舌病因子，烟酸 / anticanities ～，antidermatitis ～ of chicks 抗白发因子，抗鸡皮炎因子，泛酸 / antidermatitis ～ of rats 抗鼠皮炎因子，吡哆醇 / anti-egg white ～ 抗卵白因子，生物素 / antigen-specific T-cell helper ～ 抗原特异性T细胞辅助因子 / antigen-specific T-cell suppressor ～ 抗原特异性T细胞抑制因子 / anti-gray hair ～ 抗白发因子，泛酸 / antihemophilic ～，antihemophilic ～ A 抗血友病因子，抗血友病因子A，（凝血）因子VIII / antihemophilic ～ B 抗血友病因子B，（凝血）因子IX / antihemophilic ～ C 抗血友病因子C，（凝血）因子XI / antihemorrhagic ～ 抗出血因子，维生素K / antineuritic ～ 抗神经炎因子，硫胺，维生素B_1 / antinuclear ～ (ANF) 抗核因子（一种抗细胞核成分的自身抗体，可用免疫荧光法检出之，存在于系统性红斑狼疮患者的血清中，偶尔见于类风湿性关节炎及其他胶原性疾病）/ antipellagra ～ 抗糙皮病因子，烟酸 / anti-pernicious anemia ～ 抗恶性贫血因子，氰钴胺，维生素B_{12} / antirachitic ～ 抗佝偻病因子，维生素D / antiscorbutic ～ 抗坏血病因子，抗坏血酸，维生素C / antisterility ～ 抗不育因子，维生素E / antixerophthalmia ～，antixerotic ～ 抗干眼因子，维生素A / basophil chemotactic ～ (BCF) 嗜碱细胞趋化因子 / B cell differentiation ～s (BCDF) B细胞分化因子 / blastogenic ～ (BF) 母细胞生成因子，生殖因子 / B-lymphocyte stimulatory ～s (BSF) B淋巴细胞刺激因子 / bone ～ 骨因子（牙周溃坏的基本因素）/ Bx ～ Bx因子，对氨基苯甲酸 / C3 nephritic ～ (C3NeF) 补体第三成分肾炎因子（某些低补体血症、膜增生性肾小球肾炎患者血浆中的一种非Ig的丙球蛋白）/ CAMP ～ CAMP因子（为Christie Atkins和Munch-Petersen所发现，故取其首字母命名）/ chemotactic ～ 趋化因子 / chick antidermatitis ～ 鸡抗皮炎因子，泛酸 / chick antipellagra ～ 鸡抗糙皮病因子，泛酸 / chick growth ～ S 鸡生长因子S，蛋白促生长肽 / Christmas ～ 克里斯马斯因子，（凝血）因子IX / chromotrichial ～ 对氨基苯甲酸 / citrovorum ～ 柠胶因子，甲酰四氢叶酸 / clonal inhibitory ～，cloning inhibitory ～，clone-inhibitory ～ (CIF) 克隆抑制因子 / coagulation ～s 凝血因子 / coenzyme ～ 辅酶因子，黄递酶 / colony-stimulating ～s (CSF) 集落刺激因子 / contact ～ 接触因子，（凝血）因子XII / corticotropin releasing ～ (CRF) 促（肾上腺）皮质（激素）释放因子 / cryoprecipitated antihemophilic ～ 冷沉淀抗血友病因子 / crystal-induced chemotactic ～ (CCF) 晶体诱发趋化因子 / decay-activating ～ (DAF) 腐蚀激活因子 / diabetogenic ～ 致糖尿病因子 / diffusion ～ 扩散因子，透明质酸酶 / elongation ～ 延伸因子(指蛋白质) / eluate ～ 洗脱物因子，吡哆醇 / eosinophil chemotactic ～ (ECF) 嗜酸细胞趋化因子 / eosinophil chemotactic ～ of anaphylaxis (ECF-A) 过敏反应嗜酸细胞趋化因子 / epidermal growth ～ 表皮生长因子 / erythropoietic stimulating ～ (ESF) 促红细胞生成因子 / extrinsic ～ 外因子，维生素 B_{12}(氰钴胺) / F ～, fertility ～ F因子，致育因子 / fermentation Lactobacillus casei ～ 干酪乳杆菌发酵因子，叶酸 / fibrin stabilizing ～ 纤维蛋白稳定因子，(凝血)因子XIII / filtrate ～, filtrate ～ II 滤液因子，滤液因子II型，泛酸 / follicle stimulating hormone releasing ～ (FRF, FSH-RF) 促卵泡激素释放因子 / galactopoietic ～ 催乳因子，催乳激素 / gastric anti-pernicious anemia ～, gastric intrinsic ～ 胃抗恶性贫血因子，胃内因子 / glass ～ 玻璃因子，(凝血)因子XII / glucose tolerance ～ 葡萄糖耐受因子 / gonadotropin releasing ～ (GnRF) 促性腺激素释放因子 / growth hormone releasing (GRF, GH-RF) 生长激素释放因子 / ～ H H因子(一种与C3b〈补体第三成分b片段〉结合的糖蛋白) / high-molecular-weight neutrophil chemotactic ～ (HMW-NCF) 高分子量中性粒细胞趋化因子，中性粒细胞趋化因子 / histamine releasing ～ 组胺释放因子 / HL-A ～s 人组织相容性抗原因子 / human antihemophilic ～ 人抗血友病因子 / hydrazine-sensitive ～ (HSF) 肼敏感因子 / hyperglycemic-glycogenolytic ～ 高血糖性糖原分解因子(胰高血糖素) / ～ I (凝血)因子I，纤维蛋白原 / ～ II (凝血)因子II，凝血酶原；泛酸 / ～ III (凝血)因子III，组织凝血(酶)致活酶(亦称组织因子) / immunoglobulin-binding ～ (IBF) 免疫球蛋白结合因子 / initiation ～ 起动因子，起始因子 / insulin-like growth ～s (IGF) 胰岛素样生长因子 / intermediate lobe inhibiting ～ (垂体)中间叶抑制因子，促黑素细胞激素抑制因子 / intrinsic ～ 内因子 / ～ IV (凝血)因子IV，钙离子 / ～ IX (凝血)因子IX，血浆促凝血酶原成分(亦称克里斯马斯〈Christmas〉因子，抗血友病因子B) / Lactobacillus casei ～ 干酪乳杆菌发酵因子，叶酸 / Lactobacillus lactis Dorner ～, LLD ～ 多讷乳酸乳杆菌因子，维生素B_{12}(氰钴胺) / lactogenic ～ 生乳因子，催乳激素 / LE ～ LE因子，红斑狼疮因子 / lethal ～s 致死因子(由于遗传物质的缺陷引起个体〈包括胚胎期〉死亡的因子) / leukocyte inhibitory ～ (LIF) 白细胞抑制因子 / leukocyte mitogenic ～ (LMF) 白细胞致有丝分裂因子 / leukocytosis-promoting ～ 促白细胞增多因子 / liver filtrate ～ 肝滤液因子，泛酸 / liver Lactobacillus casei ～ 肝干酪乳杆菌发酵因子，叶酸 / luteinizing hormone releasing ～ (LRF, LH-RF) 促黄体激素释放因子，黄体生成素释放因子 / lymphocyte activating ～ 淋巴细胞激活因子 / lymphocyte blastogenic ～ (LBF) 淋巴细胞母细胞生成因子 / lymphocyte mitogenic ～ (LMF) 淋巴细胞致有丝分裂因子 / lymphocyte transforming ～ (LTF) 淋巴细胞转化因子 / lysogenic ～ 噬菌体 / macrophage-activating ～ (MAF) 巨噬细胞激活因子 / macrophage chemotactic ～ (MCF) 巨噬细胞趋化因子 / macrophage-derived growth ～ 巨噬细胞衍生生长因子 / macrophage growth ～ (MGF) 巨噬细胞生长因子 / macrophage inhibitory ～ (MIF) 巨噬细胞抑制因子 / mauve ～ 紫红色因子(尿内的一种物质，在纸色谱法上产生紫红色) / melanocyte stimulating hormone inhibiting ～ (MIF) 促黑素细胞激素抑制

因子 / melanocyte stimulating hormone releasing ～ (MRF, MSH-RF) 促黑素细胞激素释放因子 / migration inhibiting ～ (MIF) 游走抑制因子 / milk ～ 小鼠乳腺瘤病毒 / mitogenic ～ 促有丝分裂因子 / modifying ～s 修饰因子,修饰基因(影响另一基因表现程度的多基因或多因子) / mouse antialopecia ～ 小鼠抗秃因子,肌醇 / mouse mammary tumor ～ 小鼠乳腺瘤因子 / MSH inhibiting ～ MSH抑制因子(即促黑素细胞激素抑制因子melanocyte stimulating hormone inhibiting ～) / müllerian regression ～, müllerian duct inhibitory ～ 苗勒管退化因子(副中肾管组织退化因子),苗勒管抑制因子(副中肾管抑制因子) / multiple ～s 多因子(在遗传学上指两个或两个以上遗传基因合作或混合或累积而产生某一种性状) / myocardial depressant ～ (MDF) 心肌抑制因子 / neutrophil chemotactic ～ (NCF) 中性粒细胞趋化因子 / osteoclast activating ～ (OAF) 破骨细胞激活因子 / pellagra-preventive ～, P.-P. ～ 抗糙皮病因子,P.-P.因子,烟酸 / platelet activating ～ (PAF) 血小板激活因子 / platelet-derived growth ～ 血小板衍生生长因子 / prolactin inhibiting ～ (PIF) 催乳激素抑制因子 / prolactin releasing ～ (PRF) 催乳激素释放因子 / proliferation inhibitory ～ (PIF) 增生抑制因子 / R ～ R质粒(即R plasmid, 亦称抗性质粒) / rat acrodynia ～ 鼠肢痛症因子,吡哆醇 / recruitment ～ 募集因子,淋巴细胞致有丝分裂因子 / releasing ～ 释放因子(指两个可溶性蛋白质之一,在蛋白合成时,如与终链密码子相遇,可从核糖体中释放出完整的多肽链) / releasing ～s 释放因子,释放激素 / resistance-inducing ～ 抗性诱导因子(见Rubin's test第二解) / resistance transfer ～ (RTF) 抗性转移因子(菌细胞内R质粒的部分,含有结合和复制基因) / Rh ～, Rhesus ～ Rh (血型)因子,猕因子 / rheumatoid ～ (RF) 类风湿因子 / risk ～ 危险因素 / ～ S S 因子,生物素 / separation ～ 分离因子(两种同位素处理前后的相对浓度之比) / sex ～ 性因子,F质粒 / somatotropin-releasing ～ (SRF) 生长激素释放因子 / specific macrophage arming ～ (SMAF) 特异性巨噬细胞武装因子 / spreading ～ 扩散因子,透明质酸酶 / stable ～ 稳定因子,(凝血)因子Ⅶ / T-cell growth ～ T细胞生长因子,白细胞介素2 / thyrotropin releasing ～ (TRF) 促甲状腺激素释放因子 / transfer ～ (TF) 转移因子 / tumor-angiogenesis ～ 肿瘤-血管生成因子 / tumor necrosis ～ (TNF) 肿瘤坏死因子 / V ～ V(生长)因子(嗜血杆菌属某些菌种生长所必需的一种辅助物质) / ～ V (凝血)因子V,前加速因子(亦称促凝血球蛋白,不稳定因子) / ～ Ⅵ (凝血)因子Ⅵ,促凝血球蛋白 / ～ Ⅶ (凝血)因子Ⅶ,前转化因子(亦称稳定因子) / ～ Ⅷ (凝血)因子Ⅷ,抗血友病因子(亦称抗血友病因子A) / ～W W因子,生物素 / ～X (凝血)因子X,斯图尔特(Stuart)因子(亦称自凝血酶原C,凝血酶原激酶) / X ～ X因子(嗜血杆菌属某些菌种需氧生长时所必需的一种辅助物质) / ～ Ⅺ (凝血)因子Ⅺ,血浆促凝血酶原激酶因子(亦称抗血友病因子C) / ～ Ⅻ (凝血)因子Ⅻ,哈格曼(Hageman)因子(亦称玻璃因子,接触因子,致活因子) / ～ XⅢ (凝血)因子XⅢ,纤维蛋白稳定因子(亦称血纤维形成酶,血纤维交链酶) / yeast eluate ～ 酵母洗脱物因子,吡哆醇 / yeast filtrate ～ 酵母滤液因子,泛酸

factory ['fæktəri] *n* 工厂,制造厂

Factrel ['fæktrəl] *n* 盐酸戈那瑞林(gonadorelin hydrochloride)制剂的商品名

factual ['fæktjuəl] *a* 事实的,真实的

facultative ['fækəltətiv] *a* 授权的;任意的;可选择的;兼性的;能力上的

faculty ['fækəlti] *n* 能力;(大学)院系;(高等院校或系的) 全体成员，教职员 | fusion ～ 融合能力(指两眼所见的两个物象融合为一的能力)

FAD flavin adenine dinucleotide 黄素腺嘌呤二核苷酸

fade [feid] *vi* 枯萎;(颜色)褪去;(声音等)衰弱下去,消失,(阴影)逐渐变浅 *vt* 使褪色

$FADH_2$ the reduced form of flavin adenine dinucleotide 黄素腺嘌呤二核苷酸的还原型

fae- 以fae-起始的词,同样见以fe-起始的词

fag [fæg] *n* 疲劳;衰竭,虚脱 (-gg-) *vi* 因辛苦工作而疲劳 *vt* 使疲劳;磨损

Faget's law (sign) [fə'ʒei] (Jean C. Faget) 法盖定律(征)(黄热病时,与正常关系相反,脉搏降低,体温不变,或脉搏不变,体温则上升)

fagopyrism [fə'gɔpirizəm] *n* 荞麦中毒

Fahraeus phenomenon, reaction, test [fə'ri:əs] (Robin Fahraeus) 红细胞沉降率

Fahrenheit scale ['færənhait] (Gabriel D. Fahrenheit) 华氏温标 | ～ thermometer 华氏温度计

fail [feil] *vi* 失败;不,不能;缺乏,不足;衰退;消失 *vt* 使失望;舍弃 *n* (考试)不及格 | without ～ 必定,务必

failing ['feiliŋ] *n* 缺点,弱点;失败 *prep* 如果没有… *a* 失败的;衰退中的

failure ['feiljə] *n* 失败;缺乏,不足;故障;衰退;疏忽;衰竭 | heart ～ 心力衰竭 / renal ～, kidney ～ 肾衰竭

faint [feint] *a* 虚弱的;懦怯的;微弱的;不清楚的 *n* 晕厥 *vi* 晕厥;变得衰弱无力

fair[1] [fɛə] *a* 美丽的;女性的;(肤色)白皙的;(头发)金色的;合理的;(天气)晴朗的;丰富的,相当的,完整的 *ad* 公平地;直接地

fair[2] [fɛə] *n* 商品展览会,商品交易会

fairly ['fɛəli] *ad* 公正地;完全;相当;清楚地

faith [feiθ] *n* 信任;保证;信仰 | in ～ 确实,的确 / keep (break) ～ 忠于(背弃)信仰;守(背)信 / lose ～ in 失去对…的信念;不再信任… / on the ～ of 在…的保证下 / pin one's ～ on(或upon, to) 信任…,信赖…;对…抱有信心

faithful ['feiθful] *a* 守信的;正确的;忠实的 | ～**ly** *ad* / ～**ness** *n*

faithless ['feiθlis] *a* 背信弃义的;不可靠的 | ～**ly** *ad* / ～**ness** *n*

Fajersztajn's crossed sciatic sign [fɑ:ʒeə'stain] (Jean Fajersztajn) 法捷尔斯坦坐骨神经痛交叉征(坐骨神经痛时,小腿屈曲,髋部也能屈曲,但小腿伸直时,髋部则不能伸直;屈曲健侧大腿而小腿伸直,则可引起患侧疼痛)

falcadina [ˌfælkə'di:nə] 法耳卡德纳(亚得里亚海伊斯的利亚半岛的地方病,其特征为乳头状瘤形成)

falces ['fælsi:z] falx的复数

falcial ['fælʃəl] *a* 镰的

falciform ['fælsifɔ:m], **falcate** ['fælkeit], **falcular** ['fælkjulə] *a* 镰形的,镰状的

fall [fɔ:l] (fell, fallen) *vi* 跌落;下降;下垂;减退;倒下;落到;变成 *n* 落下;降低;向下倾斜;秋天,秋季 *a* 秋季的 | ～ across 碰见,遇到 / ～ apart 崩溃,土崩瓦解 / ～ away 背离,离开;消失;消瘦 / ～ back 后退,退却 / ～ back on(或upon) 求…的支持,求助于;退到 / ～ behind 落在(…的)后面,跟不上 / ～ down in a fit 突然昏倒 / ～ flat 达不到预想效果,完全失败 / ～ ill 得病 / ～ in 坍下;同意;到期 / ～ into 落入;陷于;进入;注入;(可)分成;属于;开始 / ～ in with 偶尔遇到;同意…,赞成… / ～ off 下降,跌落;减少,缩小;变坏;衰退 / ～ on(或upon) 落在,落到;袭击 / ～ out (发)脱落;争吵;结果 / ～ out of 放弃 / ～ over each other 争夺,竞争 / ～ short 不足,缺乏;达不到,不符合

(of) / ~ through 失败,成为泡影 / ~ to 开始,着手(指开始攻击,开始吃) / ~ under 受到(影响等);被列为或归人…类

fallacious [fə'leiʃəs] *a* 谬误的;靠不住的,虚妄的 | **~ly** *ad* / **~ness** *n*

fallacy ['fæləsi] *n* 谬误,谬论;错觉,幻觉;虚妄

fallen ['fɔ:lən] fall的过去分词 *a* 落下的,倒下的;死去的

fallopian aqueduct [fə'ləupiən] (Gabriele Falloppio) 面神经管 | ~ artery 子宫动脉 / ~ ligament 腹股沟韧带 / ~ tube 输卵管

Fallot's tetralogy (disease, syndrome, tetrad) [fə'lɔ:] (Etienne-Louis A. Fallot) 法乐四联症(病、综合征)(先天性心脏缺损合并:肺动脉瓣狭窄、心室间隔缺损、主动脉右位、右心室肥大) | ~ pentalogy 法乐五联症(法乐四联症同时伴有卵圆孔未闭或心房间隔缺损) / ~ trilogy 法乐三联症(肺动脉瓣狭窄、心房间隔缺损、右心室肥大)

fallout ['fɔ:laut] *n* (核)沉降灰,(放射性)尘埃

false [fɔ:ls] *a* 假的;谬误的;伪造的;似是而非的 *ad* 欺诈地 | **~ly** *ad* / **~ness** *n*

falsehood ['fɔ:lshud] *n* 谬误,不真实;谎言

false-negative ['fɔ:ls 'negətiv] *a* 假阴性的 *n* 假阴性

false-positive ['fɔ:ls 'pɔzətiv] *a* 假阳性的 *n* 假阳性 | biologic ~ (BFP) 生物假阳性(梅毒不存在时梅毒血清学试验呈阳性)

falsification [ˌfɔ:lsifi'keiʃən] *n* 错构,曲解;伪造 | retrospective ~ 回溯性错构症,往事错构症

falsify ['fɔ:lsifai] *vt* 窜改,伪造;歪曲;证明…是假的;误用 *vi* 说谎

falsifying [ˌfɔ:lsi'faiiŋ] *n* (表情的)伪装

Falta's coefficient ['fʌltə] (Wilhelm Falta) 法尔塔系数(排出体外糖与口服糖量的百分比) | ~ triad 法尔塔三征(糖尿病的发生与胰腺、肝脏、甲状腺三个脏器有关)

falter ['fɔ:ltə] *vi* 踌跚;摇晃;颤抖 *vt* 支吾地说 *n* 颤抖;支吾;畏缩 | **~ingly** *ad*

falx [fælks] ([复] **falces** ['fælsi:z]) *n* 【拉】镰 | inguinal ~, aponeurotic ~ 腹股沟镰 / ligamentous ~ 骶结节韧带镰突

fame [feim] *n* 名声,名望 *vt* 使闻名

famed [feimd] *a* 有名的,著名的

fames ['feimi:z] *n* 【拉】饥饿

familial [fə'miljəl] *a* 家族的;家庭的;全家的

familiar [fə'miljə] *a* 熟悉的;通晓的(with);亲近的 *n* 熟友;伴侣 | **~ly** *ad*

familiarity [fəˌmili'ærəti] *n* 熟悉;通晓;亲近,亲昵

familiarize, familiarise [fə'miljəraiz] *vt* 使熟悉;使家喻户晓 | **familiarization** [fəˌmiljərai'zeiʃən, -ri'z-] *n*

family ['fæmili] *n* 家庭;家属;家族;科(分类) *a* 家庭的;家族的 | systematic ~ 科(分类) | in the ~ way 怀孕 / run in the ~ 为一家人所共有,世代相传,遗传

famine ['fæmin] *n* 饥荒;严重的缺乏

famish ['fæmiʃ] *vt, vi* (使)挨饿,(使)饥饿

famotidine [fæ'məutidi:n] *n* 法莫替丁(组胺H_2拮抗剂,用于治疗十二指肠溃疡)

famotine hydrochloride ['fæməti:n] 盐酸法莫汀,盐酸氯苯氢异喹(抗病毒药)

famous ['feiməs] *a* 著名的 | **~ly** *ad*

fan [fæn] *n* 扇,风扇;通风机;扇形物(-nn-) *vt, vi* (使)成扇形展开

fanatic(al) [fə'nætik(əl)] *a* 狂热的,盲信的 *n* 狂热者,盲信者

fanaticism [fə'nætisizəm] *n* 狂热,盲信 | **fanaticize** [fə'nætisaiz] *vt*

Fanconi's anemia, pancytopenia [fən'kəuni] (Guido Fanconi) 范科尼贫血、各类血细胞减少(一种罕见的遗传

性疾病，由隐性方式遗传，并有不良预后，特征为各类血细胞减少、骨髓发育不全以及皮肤斑状棕色变色等，亦称先天性再生不良性贫血，先天性各类血细胞减少) | ～ syndrome (disease) 范科尼综合征(病)(一种先天性遗传性疾病，由隐性方式遗传，特征为全身氨基酸尿、糖尿、尿内磷酸盐过多、全身胱氨酸沉积等，亦称胱氨酸贮积病、胱氨酸病)

fancy ['fænsi] *n* 想象力;幻想;爱好 (for) *a* 空想的，根据想象的 *vt* 想象，设想;爱好 | take a ～ to 喜欢…起来，爱上… / take(或catch) the ～ of 使…喜爱;吸引

F and R force and rhythm (of pulse) 力与节律(脉搏)

fang [fæŋ] *n* 牙根;尖牙，蛇类毒牙 | **～ed** *a* 有尖牙的，有毒牙的

fango ['fæŋgəu] *n* 温泉泥，矿泥

fangotherapy [ˌfæŋgəu'θerəpi] *n* 温泉泥疗法

Fannia ['fæniə] *n* 厕蝇属 | ～ canicularis 黄腹厕蝇 | ～ scalaris 灰腹厕蝇

fantascope ['fæntəskəup] *n* 幻视器

fantasize ['fæntəsaiz] *vt* 想象，幻想 *vi* 产生幻想，出现幻想

fantasm ['fæntəzəm] *n* 幻象，幻形，幻觉

fantast ['fæntæst] *n* 幻想者，空想家

fantastic [fæn'tæstik] *a* 幻想的;奇异的，极大的;无法实现的 | **～ally** *ad*

fantasy ['fæntəsi] *n* 幻想，空想 *vt* 想象 *vi* 空想

fantod ['fæntɔd] *n* 烦躁，紧张;(身心)不适

fantridone hydrochloride ['fæntridəun] 盐酸泛曲酮，盐酸胺丙菲啶酮(抗抑郁药)

Fantus' antidote ['fæntəs] (Bernard Fantus) 范特斯解毒剂(曾用作解汞中毒药，含硫化钙溶液，静脉内注射用)

FAPHA Fellow of the American Public Health Association 美国公共卫生协会会员

far [fɑ:] (farther或further, farthest或furthest) *a* 遥远的;久远的 *ad* 远，遥远地;大大…，…得多 *n* 远处，远方 | as(或so) ～ as …那么远，远到，直到;就…而论;至于 / as ～ back as 远在… / by ～，～ and away (远远)…得多(表示程度) / ～ and near 到处 / ～ and wide 广泛地;到处 / ～ from 远离;远远不，完全不 / how ～ (离…)多远;到什么程度(或范围) / in so ～ as 就…来说;至于 / so ～ 迄今为止;就此范围(或程度等)说来 / so ～，so good 到目前为止，一切顺利

Farabeuf's amputation [ˌfɑ:rə'bjuf] (Louis H. Farabeuf) 法腊布夫切断术(小腿的大外瓣状切断术) | ～ triangle 法腊布夫三角(在颈上部，其边为颈内静脉和面静脉，底边为舌下神经)

farad ['færəd] (Michael Faraday) *n* 法拉(电容单位，符号为F)

faraday ['færədi, 'færədei] *n* 法拉第(电量单位，约等于96 510C〈库仑〉)

Faraday's constant ['færədi] (Michael Faraday) 法拉第常数(一摩尔电子或一当量的离子所运载的电量:96 493.5C/mol〈库伦/摩尔〉) | ～ law 法拉第定律(电解时，任一时间内所沉析的离子的量与通过的电流强度成比例) / ～ dark space 法拉第暗区(分隔克鲁克斯〈Crookes〉管内阴电辉与阳极区的暗区)

faradimeter [ˌfærə'dimitə] *n* 感应电流计

faradism ['færədizəm] *n* 感应电;感应电疗法 | surging ～ 浪涌式感应电疗法 | **faradic** [fə'rædik] *a* 感应电的

faradize ['færədaiz] *vt* 用感应电流刺激;用感应电流治疗 | **faradization** [ˌfærədai'zeiʃən, -di'z-] *n* 感应电疗法

faradocontractility [ˌfærədəuˌkɔntræk'tiləti] *n* 感应电收缩性

faradomuscular [ˌfærədəu'mʌskjulə] *a* 感应电肌肉的

faradopalpation [ˌfærədəupæl'peiʃən]

n 感应电触诊法

far-advanced ['fɑ:rəd'vɑ:nst] *a* 严重晚期的

Farber disease (lipogranulomatosis, syndrome) ['fɑ:bə] (Sidney Farber) 法伯病(脂肪肉芽肿病、综合征，由神经酰胺酶缺乏所致的一种神经酰胺代谢溶酶体贮积病，表现为患儿约3月龄起开始出现声音嘶哑、失音和淡褐色脱屑性皮炎，继之为骨和关节有泡沫细胞浸润，导致畸形。淋巴结、心、肺和肾内有肉芽肿性反应及精神运动性阻滞。亦称神经酰胺酶缺乏症)

Farber-Uzman syndrome ['fɑ:bə 'u:zmən] (S. Farber; Lahut Uzman) 法-乌综合征，法伯病(见Farber's disease)

farcy ['fɑ:si] *n* 马皮疽，慢性鼻疽 | button ～ 结节性马皮疽 / cryptococcus ～ 隐性菌马皮疽，兽疫性淋巴管炎 / Japanese ～, Neapolitan ～ 日本马皮疽，那不勒斯马皮疽，兽疫性淋巴管炎 / ～ pipes 淋巴管马皮疽

fardel-bound ['fɑ:dəlbaund] *n* 食阻(指牛、羊)

fare [fεə] *vi* 过活;遭遇;进展;吃，进食 *n* 车费;乘客;伙食

farewell ['fεəwel] *n* 告别;告别话 *a* 告别的

farflung [ˌfɑ:'flʌŋ] *a* 蔓延的;遥远的

farina [fə'ri:nə] *n* 谷粉，面粉;淀粉 | ～ avena 燕麦片 / ～ tritici 小麦粉

farinaceous [ˌfæri'neiʃəs] *a* 谷粉的;含淀粉的

farinometer [ˌfæri'nɔmitə] *n* 面粉谷胶测定器

farinose ['færinəus] *a* 产粉的，含粉的;粉质的

farm [fɑ:m] *n* 农场，饲养场 *vt* 耕(田)，耕种 *vi* 种田，务农 | ～**ing** *n* 农业，农事;畜牧业

farmer ['fɑ:mə] *n* 农夫，农民，农场主

farnoguinone [fɑ:nə'kwinəun] *n* 维生素K_2

far-reaching ['fɑ:'ri:tʃiŋ] *a* 深远的，广泛的

Farre's tubercles [fɑ:] (John R. Farre) 法尔结节(肝囊下方的块，在某些肝癌病例中触诊可摸到)

Farre's white line [fɑ:] (Arthur Farre) 法尔白线(卵巢系膜附着卵巢门的线)

Farr's law [fɑ:] (William Farr) 法尔定律(传染病流行时发病数逐渐减少)

farsighted ['fɑ:'saitid] *a* 远视的;有远见的 | ～**ly** *ad* / ～**ness** *n*

farther ['fɑ:ðə] [far的比较级] *a* (距离、时间上)更远的，再往前的 *ad* (距离、时间上)更远地;再往前地;进一步地;而且 | ～ on 更远地，再往前些;(书中说明等)在后面，在下面

farthermost ['fɑ:ðəˌməust] *a* 最远的

farthest ['fɑ:ðist] [far的最高级] *a* (距离、时间上)最远的 *ad* (距离、时间上)最远地，最大程度地 | at (the) ～ 至多，最远(也不过…);最迟(也不过…)

fasc. fasciculus *n*【拉】束

fascia ['feiʃə, 'fæʃiə] ([复] **fasciae** ['fæʃii:]) *n*【拉】筋膜 | anal ～ 盆膈下筋膜 / anoscrotal ～ 会阴浅筋膜 / antebrachial ～, (deep) ～ of forearm 前臂筋膜 / aponeurotic ～, deep ～ 深筋膜 / clavipectoral ～, coracoclavicular ～ 喙锁筋膜 / cribriform ～ 筛状板;股环隔 / crural ～ 小腿筋膜 / fibroareolar ～ 浅筋膜 / hypogastric ～, pelvic ～ 盆筋膜 / iliac ～ 髂筋膜;髂耻弓 / infundibuliform ～, internal spermatic ～ 漏斗状筋膜，精索内筋膜 / intercolumnar ～ 睾提筋膜;脚间纤维 / ischioprostatic ～ 尿生殖膈下筋膜 / ischiorectal ～ 盆膈下筋膜 / palpebral ～ 睑筋膜，眶隔 / prevertebral ～ 椎前筋膜，椎前层 / rectal ～, rectovesical ～ 盆膈上筋膜 / rectoabdominal ～ 腹直肌鞘 / scalene ～ 胸膜上膜 / subperitoneal ～ 腹膜下筋膜;腹膜浆膜下组织 / superficial perineal ～ 会阴浅筋膜 / thoracolumbar ～, lumbodorsal ～ 胸腰筋膜,腰背筋膜 / triangular ～ of abdomen 腹股沟反转韧带 | ～l *a*

fasciagram ['fæʃiəgræm] *n* 筋膜造影(照)片

fasciagraphy [ˌfæʃi'ægrəfi] *n* 筋膜造影(术)

fasciaplasty ['fæʃiəˌplæsti] *n* 筋膜成形术

fascicle ['fæsikl] *n* 束 | ～**d** *a* 成束的;簇生的

fascicular [fə'sikjulə] *a* 束的;束状的,成束的;簇生的

fasciculate [fə'sikjulit], **fasciculated** [fə'sikjuleitid] *a* 束状的,成束的;簇生的

fasciculation [fəˌsikju'leiʃən] *n* 成束;(肌纤维)自发性收缩

fasciculus [fə'sikjuləs] ([复] **fasciculi** [fə'sikjulai]) *n* 【拉】束 | cerebellospinal ～ 脊髓小脑后束 / dorsolateral ～ 背外侧束 / extrapyramidal motor ～ 红核脊髓束

fasciectomy [ˌfæsi'ektəmi] *n* 筋膜切除术

fasciitis [ˌfæsi'aitis] *n* 筋膜炎 | exudative calcifying ～ 渗出钙化性筋膜炎,钙质沉着

fascinate ['fæsineit] *vt* 迷住,强烈地吸引住

fascination [ˌfæsi'neiʃən] *n* 迷惑力;强烈爱好

fasciodesis [ˌfæsi'ɔdisis] *n* 筋膜固定术

Fasciola [fə'saiələ, fə'siələ] *n* 片吸虫属 | ～ cervi 鹿片吸虫(即鹿同盘吸虫Paramphistomum cervi) / ～ gigantica 大片吸虫 / ～ hepatica 肝片吸虫 / ～ heterophyes 异形片吸虫(即异形吸虫Heterophyes heterophyes)

fasciola [fə'siələ] ([复] **fasciolae** [fə'siəli:]) *n* 【拉】 小片,小束;小绷带 | ～ cinerea, ～ cinerea cinguli 束状回 | ～**r** [fə'siələ] *a*

Fascioletta [ˌfæsiəu'letə] *n* 棘口线虫属(即Echinostoma) | ～ ilocana 伊族棘口吸虫(即Echinostoma ilocanum)

fascioliasis [ˌfæsiəu'laiəsis] *n* 片吸虫病

Fascioloides [ˌfæsiəu'lɔidi:z] *n* 拟片吸虫属 | ～ magna 巨大拟片吸虫

fasciolopsiasis [ˌfæsiəulɔp'saiəsis] *n* 姜片虫病

Fasciolopsis [ˌfæsiəu'lɔpsis] *n* 姜片虫属 | ～ buski 布(斯克)氏姜片虫

fascioplasty ['fæʃiəˌplæsti] *n* 筋膜成形术

fasciorrhaphy [ˌfæʃi'ɔrəfi] *n* 筋膜缝术

fasciotomy [ˌfæʃi'ɔtəmi] *n* 筋膜切开术

fascitis [fə'saitis] *n* 筋膜炎

fashion ['fæʃən] *n* 样子,方式;风尚,风气 *vt* 形成;做成…形状 | after(或in) a ～ 勉强,马马虎虎 / after the ～ of 照…的样子,模仿… / be in (the) ～ 合于时尚 / be out of (the) ～ 不合时尚

fashionable ['fæʃənəbl] *a* 流行的,时髦的 | **fashionably** *ad*

fast[1] [fɑ:st] *a* 紧的,牢的;不褪色的;快(速)的;酣畅的;抗拒的(指对某种特效药物的作用、染色或退染剂具有抗力) *ad* 紧紧地,牢固地;迅速地;酣畅地

fast[2] [fɑ:st] *vi, n* 禁食,节制饮食

fasten ['fɑ:sn] *vt* 使固定,扎牢,扣住;把(注意力,目光等)集中于(on) *vi* 扣紧;抓住(on或upon);集中(on或upon)

fastener ['fɑ:snə] *n* 持着器;钮扣,扣件

fastidious [fæs'tidiəs] *a* 过分讲究的;难养的(指需要复杂营养和培养条件的微生物) | ～**ly** *ad* / ～**ness** *n*

fastidium [fæs'tidiəm] *n* 【拉】 厌食症 | ～ cibi 厌食症 / ～ potus 厌饮症

fastigatum [ˌfæsti'geitəm] *a* 【拉】 尖的

fastigium [fæs'tidʒiəm] *n* 【拉】 顶,尖顶(第四脑室顶的最高点);极度,顶点(如发热) | **fastigial** [fæs'tidʒiəl] *a*

Fastin ['fæstin] *n* 盐酸芬特明(phentermine hydrochloride)制剂的商品名

fasting ['fɑ:stiŋ] *n* 禁食,绝食,断食 *a*

禁食的,空腹的

fastness [ˈfɑ:stnis] *n* 牢固;固定(性);快速;不褪色(性);抗拒性(细菌)

fat [fæt] *a* 肥胖的,肥大的,多脂肪的;丰富的 *n* 脂肪,肥肉,油脂;肥胖 (-tt-) *vt* 养肥(up, out);加脂肪 *vi* 长肥 | brown ～, moruloid ～, mulberry 褐脂组织 / chyle ～ 乳糜脂,乳化脂肪 / corpse ～, grave ～ 尸脂,尸蜡 / fetal ～ 胎儿性脂肪(此术语在病理学上有时用于指褐脂组织) / hydrous wool ～ 含水羊毛脂 / masked ～, bound ～ 隐性脂肪,结合脂肪 / milk ～ 乳(内)脂 / molecular ～ 分子脂肪 / wool ～ 羊毛脂 | **～ness** *n*

fatal [ˈfeitl] *a* 致命的,致死的 | **～ly** *ad*

fatality [fəˈtæləti] *n* 命运;灾祸,死亡,致命性

fate [feit] *n* 命运;灾难;死亡;结局 *vt* 命定,注定 | prospective ～ 预期命运

fateful [ˈfeitʃul] *a* 命中注定的;重大的;致命的 | **～ly** *ad*

fat-free [ˈfætfri:] *a* 不含脂肪的

father [ˈfɑ:ðə] *n* 父亲; [常用复] 祖先;创造人 *vt* 创立,制订(计划等)

fathom [ˈfæðəm] *n* 英寻(旧长度单位,符号为f, 1 f 约为1.829m) *vt* 了解,推测 | **～less** *a* 深不可测的;无法了解的

fatigability [ˌfætigəˈbiləti] *n* 易疲(劳)性

fatigue [fəˈti:g] *n* 疲劳 | combat ～ 战斗疲劳症 / pseudocombat ～ 假性战斗疲劳症 / stimulation ～ 刺激性疲劳

fatless [ˈfætlis] *a* 无脂肪的

fatten [ˈfætn] *vt* 养肥(up);使肥胖 *vi* 长肥;致富(on)

fattish [ˈfætiʃ] *a* 略肥的,稍胖的

fatty [ˈfæti] *a* 脂肪的;油脂的;肥胖的

fatty acid [ˈfæti] 脂肪酸 | free ～ ～s (FFA) 游离脂肪酸 / nonesterified ～ ～s (NEFA) 非酯化脂肪酸 / polyunsaturated ～ ～s 多非饱和脂肪酸

fatty acid synthase 脂肪酸合酶

fatty acid thiokinase [ˈfæti ˈæsid ˌθaiəuˈkaineis] 脂(肪)酸硫激酶

fatuity [fəˈtju(:)əti] *n* 愚鲁;痴呆

fatuous [ˈfætjuəs] *a* 愚蠢的 | **～ly** *ad*

faucal [ˈfɔ:kəl] *a* 咽门的

fauces [ˈfɔ:si:z] [复] *n* 【拉】咽门,咽峡 | **faucial** [ˈfɔ:ʃəl] *a*

faucet [ˈfɔ:sit] *n* (自来水等的)龙头

Fauchard's disease [fəuˈʃɑ:] (Pierre Fauchard) 边缘性牙周炎

faucitis [fɔ:ˈsaitis] *n* 咽门炎,咽峡炎

Faught's sphygmomanometer [fɔ:t] (Francis A. Faught) 福特血压计

fault [fɔ:lt] *n* 过失;缺点;错误 | at ～ 感到困惑,不知所措;有过错,有责任 / find ～ (with) 挑剔,找(…的)岔子 / in ～ 有过错,有责任 / to a ～ 过分,过度

faultless [ˈfɔ:ltlis] *a* 无错误的;无缺点的;无可指责的 | **～ly** *ad*

faulty [ˈfɔ:lti] *a* 有错误的,有缺点的,不完善的 | **faultily** *ad* / **faultiness** *n*

fauna [ˈfɔ:nə] ([复] **faunae** [ˈfɔ:ni:] 或 **faunas**) *n* 动物群;动物区系 | **～l** *a*

Fauvel's granules [fəuˈvel] (Sulpice A. Fauvel) 支气管周脓肿

fava [ˈfeivə] *n* 蚕豆

faveolate [feiˈvi:əlit] *a* 蜂窝状的

faveolus [feiˈvi:ələs] ([复] **faveoli** [feiˈvi:əlai]) *n* 【拉】(小)凹 | **faveolar** *a*

favid [ˈfeivid] *n* 黄癣疹

favism [ˈfeivizəm] *n* 蚕豆病(食用蚕豆或吸入该植物的花粉后所引起的一种急性溶血性贫血)

favo(u)r [ˈfeivə] *n* 好感,喜爱,偏爱;支持,帮助 *vt* 喜爱;赞成;赐与;有利于 | in ～ of 赞同…,支持…;有利于… / in one's ～ 受某人欢迎;对某人有利 / out of ～ 不受(…的)欢迎

favo(u)rable [ˈfeivərəbl] *a* 赞成的;有帮助的;良好的,有利的 | **favo(u)rably** *ad*

favo(u)rite [ˈfeivərit] *a* 特别喜爱的

Favre-Durand-Nicolas disease

[ˈfɑ:vr djuˈræn nikəˈlɑ:] (Maurice J. Favre; J. Durand; Joseph Nicolas) 法-杜-尼病，性病性淋巴肉芽肿

Favre-Racouchot nodular elastosis (syndrome) [ˈfɑ:vre rɑ:ku:ˈʃəu] (Maurice J. Favre; Jean Racouchot) 法-拉结节性弹力纤维病(综合征)(光化性弹力纤维病，主要发生于老年男性，眶周区可见巨大粉刺、毛皮脂腺囊肿及浅黄色多皱皮肤的大褶。亦称结节性类弹力纤维病)

favus [ˈfeivəs] *n* 黄癣，毛囊癣

Fc (fragment, crystallizable) Fc片段(即免疫球蛋白经木瓜蛋白酶水解后的结晶片段)

Fc' Fc'片段(即免疫球蛋白经胃蛋白酶水解后的结晶片段)

fCi femtocurie 飞(母托)居里

Fd Fd片段(即免疫球蛋白经木瓜蛋白酶水解后的抗原结合片段的重链部分)

Fd' Fd'片段(即免疫球蛋白经胃蛋白酶水解后的抗原结合片段的重链部分)

FDA fronto-dextra anterior 额右前位(胎位); Food and Drug Administration 食品及药物管理局

FDI Fédération Dentaire Internationale【法】国际牙科联合会

FDP fronto-dextra posterior 额右后位(胎位)

FDT fronto-dextra transversa 额右横位(胎位)

F-duction [ef-ˈdʌkʃən] F因子传导(细菌遗传学中的一个过程，一部分细菌染色体附着于自主性F因子〈致育因子〉上，因而极其频繁地从供体〈雄性〉细菌转移到受体〈雌性〉细菌，亦称性导)

F-dUMP 5-fluorodeoxyuridine monophosphate 5-氟尿苷一磷酸

FE_{Na} excreted fraction of filtered sodium 滤过钠排泄分数(见test项下相应术语)

Fe 元素铁(iron)的符号(由拉丁名ferrum而来)

fear [fiə] *n* 恐惧，畏惧 *vt* 害怕；为…担心 *vi* 害怕；担心 | for ～ of 怕的是，以免 / for ～ (that) 生怕，以免

fearful [ˈfiəful] *a* 可怕的，担心的 | ～**ly** *ad* / ～**ness** *n*

fearless [ˈfiəlis] *a* 无畏的，不怕的 | ～**ly** *ad* / ～**ness** *n*

feasible [ˈfi:zəbl] *a* 可行的；可用的，适宜的 | **feasibility** [ˌfi:zəˈbiləti] *n* 可行性，可能性

feat [fi:t] *n* 功绩

feather [ˈfeðə] *n* 羽毛；种类；状态，心情 | in fine(或high, good, full) ～ 身强力壮，精神饱满；情绪很好

feature [ˈfi:tʃə] *n* 容貌；特征，特点 *vt* 是…的特色，以…为特点 *vi* 起重要作用 | make a ～ of 以…为特色

Feb. February 二月

febantel [ˈfebəntəl] *n* 非班太尔，苯硫氨酯(兽用抗蠕虫药)

Feb. dur. febre durante【拉】发热期间

febricant [ˈfebrikənt] *a* 致热的

febricide [ˈfebrisaid] *a* 退热的 *n* 退热药

febricity [fiˈbrisəti] *n* 发热

febricula [fiˈbrikjulə] *n*【拉】轻热

febrifacient [ˌfebriˈfeiʃənt], **febrific** [fiˈbrifik] *a* 发热性的，致热的

febrifugal [fiˈbrifjugəl, ˌfebriˈfju:gəl] *a* 退热的，解热的

febrifuge [ˈfebrifju:dʒ] *n* 退热药，解热药 *a* 退热的，解热的

febrifugine [feˈbrifjudʒin] *n* 退热碱，常山碱

febrile [ˈfi:brail, ˈfebril] *a* 热性的，发热的

febris [ˈfi:bris] *n*【拉】发热，热

February [ˈfebruəri] *n* 二月

fecal [ˈfi:kəl] *a* 粪便的

fecalith [ˈfi:kəliθ] *n* 粪石

fecaloid [ˈfi:kəlɔid] *a* 粪样的

fecaloma [ˌfi:kəˈləumə] *n* 粪结，粪瘤(肠内积粪)

fecaluria [ˌfi:kəˈljuəriə] *n* 粪尿(症)

feces [ˈfi:si:z] [复] *n* 粪便

Fechner's law [ˈfeʃnə, ˈfek-] (Gustav T. Fechner) 费希纳定律(不同刺激所产生的感觉的强度与该刺激强度的对数成正比)

feckless [ˈfeklis] *a* 无气力的,无精神的;无效的,无益的 | ~**ly** *ad* / ~**ness** *n*

fecula [ˈfekjulə] *n* 渣滓;淀粉

feculence [ˈfekjuləns], **feculency** [ˈfekjulənsi] *n* 污秽,浑浊;污物;渣滓

feculent [ˈfekjulənt] *n* 污秽的,浑浊的;有渣滓的;粪便的

fecund [ˈfi:kənd, ˈfekənd] *a* 多产的;生殖力旺盛的

fecundate [ˈfi:kəndeit] *vt* 使多产;使受孕,使受精

fecundatio [ˌfi:kʌnˈdeiʃiəu] *n*【拉】受孕,受精 | ~ ab extra 体外受精

fecundation [ˌfi:kənˈdeiʃən] *n* 受孕,受精 | artificial ~ 人工受孕,人工受精

fecundity [fiˈkʌndəti] *n* 多产;生殖能,生殖力;产卵力

fed [fed] feed的过去式和过去分词

federal [ˈfedərəl] *a* 联盟的;联合的;联邦的

federation [fedəˈreiʃən] *n* 同盟,联盟;联合会

Federici's sign [fidiˈri:tʃi] (Cesare Federici) 费德里契征(肠穿孔时腹腔充气,听诊腹部可听到心音)

Fede's disease [ˈfeidei] (Francesco Fede) 费代病(见Riga-Fede disease)

fee [fi:] *n* 费;报酬

feeble [ˈfi:bl] *a* 软弱的,微弱的,虚弱的 | **feebly** *ad* / ~**ness** *n*

feeblemindedness [ˌfi:blˈmaindidnis] *n* 低能,智力低弱,精神发育不全

feed [fi:d] (fed) *vt* 喂(养);用…喂(to);向…供给(with) *vi* (动物)吃东西;以…为食物(on, upon) *n* (动物或婴儿的)一餐,喂食 | be fed up 吃得过饱;(对…)极其厌倦 / ~ high(或well) (使)吃得又多又好 / ~ up 供给…营养食物

feedback [ˈfi:dbæk] *n* 反馈 | alpha ~ α-反馈 / negative ~ 负反馈 / positive ~ 正反馈

feeder [ˈfi:də] *n* 饲养员;奶瓶;喂食器;进料器

feedforward [fi:dˈfɔ:wəd] *n* 前馈

feeding [ˈfi:diŋ] *n* 喂养,饲,哺;加液(组织培养) | artificial ~ 人工喂养 / breast ~ 母乳喂养,乳房哺法 / extrabuccal ~ 口外喂养 / forced ~, forcible ~ 强制喂养 / sham ~ 假饲

feel [fi:l] *vt* 摸;感到,觉得;感觉;认为 *vi* 有知觉;觉得;摸索(about);同情(for) *n* 触,摸;触觉;感觉 | ~ out 试探出,摸清 / ~ like 想要 / ~ (like或quite) oneself 觉得身体情况正常;沉着,镇定

feeling [ˈfi:liŋ] *n* 触觉;知觉;感觉;情感;感情;同情 *a* 富于同情心的;衷心的;富于感情的 | ~**ly** *ad*

Feer's disease [ˈfeiə] (Emil Feer) 肢痛症

fee-splitting [fi:ˈsplitiŋ] *n* 收费分成(指专科医师如外科医师所分得的收入与转托患者给他的内科医师之间的分成)

feet [fi:t] foot的复数

Fehleisen's streptococcus [ˈfeilaisən] (Friedrich Fehleisen) 化脓链球菌

Fehling's solution [ˈfeiliŋ] (Hermann C. von Fehling) 费林溶液(检尿糖用) | ~ test 费林试验(检尿葡萄糖)

feign [fein] *vt* 假装,伪造 *vi* 做假

fel [fel] *n*【拉】胆汁 | ~ bovis 牛胆汁 / ~ bovis purificatum, ~ tauri purificatum 精制牛胆汁

Feleky's instrument [feiˈleiki] (Hugó von Feleky) 费累基器(前列腺按摩器)

felicitate [fiˈlisiteit] *vt* 庆祝,祝贺 | **felicitation** [fiˌlisiˈteiʃən] *n* 祝贺;祝词

Felicola [feliˈkəulə] *n* 猫羽虱属

feline [ˈfi:lain] *a* 猫的 *n* 猫;猫科动物

Felix-Weil reaction [ˈfeiliks-vai]

(Arthur Felix; Edmund Weil) 费利克斯-魏尔反应(见Weil-Felix reaction)
fell [fel] fall的过去式
fellatio [fi'leiʃiəu] *n* 含阳,舐阳(吮吸阴茎)
fellic acid ['felik] 人胆酸
fellow ['feləu] *n* 伙伴;同事;同辈;(大学中的)研究员;(学术团体的)会员 *a* 同伴的;同事的;同类的
fellowship ['feləuʃip] *n* 伙伴关系;友谊;共同参与;团体,(联谊)会;会员资格;(大学的)研究员(或研究员职位)
felo-de-se [ˌfeiləudei'sei] *n*【西】自杀者
felodipine [fə'ləudipi:n] *n* 非洛地平(抗高血压药)
felon ['felən] *n* 瘭疽,指头脓炎 | bone ~ 骨瘭疽 / deep ~ 深瘭疽 / subcuticular ~, subepithelial ~, superficial ~ 表皮下瘭疽,浅瘭疽 / thecal ~ 滑膜鞘瘭疽
Felsules ['felsʌlz] *n* 水合氯醛(chloral hydrate)制剂的商品名
felt[1] [felt] feel的过去式和过去分词
felt[2] [felt] *n* 毡;毡制品 *a* 毡制的
Felton's phenomenon ['feltən] (Lloyd D. Felton) 费尔顿现象(在小鼠体内注射大剂量抗原引起对肺炎球菌多糖的免疫无反应性或免疫耐受性) | ~ serum 费尔顿血清(浓缩抗肺炎球菌马血清) / ~ unit 费尔顿单位(抗肺炎球菌血清的小鼠保护单位)
feltwork ['feltwə:k] *n* 神经纤维网
Felty's syndrome ['felti] (Augustus R. Felty) 费尔蒂综合征(慢性〈类风湿性〉关节炎、脾大、白细胞减少、下肢皮肤色素斑及脾功能亢进等的其他表现,即贫血和血小板减少)
felypressin [feli'presin] *n* 苯赖加压素(血管收缩药,升压药)
female ['fi:meil] *a* 女性的,雌性的;妇女的;柔弱的 *n* 女性,女子;雌性生物
feminine ['feminin] *a* 女性的,雌性的;妇女的;娇柔的
femininity [ˌfemi'ninəti] *n* 女子本性,女性;女子气;(总称)妇女
feminism ['feminizəm] *n* 男子女性征 | mammary ~ 男子乳房发育,男子女性型乳房
feminization [ˌfeminai'zeiʃən, -ni'z-] *n* 女性化(指男子);雌性化 | testicular ~ 睾丸女性化,睾丸雌化(患者表征像女性,但缺少核性染色质,为XY染色体性别)
feminize, feminise ['feminaiz] *vt, vi* (使)女性化(指男子);(用卵巢植入术等)使雌性化
feminizing ['femiˌnaiziŋ] *a* 女性化的
Feminone ['feminəun] *n* 炔雌醇(ethinyl estradiol)制剂的商品名
feminonucleus [ˌfeminəu'nju:kli:əs] *n* 雌性原核
Fem. intern. femoribus internus【拉】股内侧
femme [fem, fɑ:m] *n*【法】妇女 | sage ~ [sɑ:ʒ'fɑ:m] 助产士
Femogen ['femədʒən] *n* 酯化雌激素(esterified estrogens)制剂的商品名
femora ['femərə] *n* femur的复数
femoral ['femərəl] *a* 股骨的;股的
femorocele ['femərəusi:l] *n* 股疝
femorofemoral [ˌfemərəu'femərəl] *a* 股股的(左和右股动脉的)
femorofemoropopliteal [ˌfemərəuˌfemərəupɔp'litiəl] *a* 股股腘的(左右股动脉和腘动脉的)
femoroiliac [ˌfemərəu'iliæk] *a* 股髂的
femoropopliteal [ˌfemərəupɔp'litiəl] *a* 股腘的(股动脉和腘动脉的)
femorotibial [ˌfemərəu'tibiəl] *a* 股胫的
Femstat ['femstæt] *n* 硝酸布康唑(butoconazole nitrate)制剂的商品名
femto- [构词成分] 飞(母托)(10^{-15})
femtocurie [ˌfemtəu'kjuəri] *n* 飞(母托)居里(10^{-15}居里,1Ci〈居里〉=37GBq〈贝可勒尔〉)
femur ['fi:mə] ([复] **femurs** 或 **femo-**

ra ['femərə]) *n*【拉】股骨;股,股节(昆虫)

fenalamide [fə'næləmaid] *n* 非那拉胺,苯丙酰胺酯(平滑肌松弛药)

fenamate ['fenəmeit] *n* 芬那酸(镇痛消炎药)

fenbendazole [fən'bendəzəul] *n* 芬苯达唑,苯硫哒唑(抗蠕虫药)

fenbufen [fən'bju:fən] *n* 芬布芬,联苯丁酮酸(抗炎药)

fence [fens] *n* 栅栏;篱笆 *vt* 把…用栅(或篱)围起来(about, in, round, up);(筑栅)防护;保卫(from, against);(用栅)隔开(off, out) | ~ with 搪塞,回避 / on the ~ 抱骑墙态度 / sit on the ~ 采取骑墙态度,保持中立

fenclofenac [fən'kləufənæk] *n* 芬氯酸,二氯苯氧苯乙酸(抗炎药)

fenclonine ['fenkləni:n] *n* 芬克洛宁,氯苯丙氨酸,对氯苯丙氨酸(5-羟色胺抑制药)

fenclorac [fən'klɔ:ræk] *n* 苯克洛酸,氯环苯乙酸(抗炎药)

fendosal ['fendəsəl] *n* 芬度柳,苯吲柳酸(抗炎药)

fenestra [fi'nestrə] ([复] **fenestrae** [fi'nestri:]) *n*【拉】窗 | ~ of cochlea, ~ cochleae, ~ rotunda 蜗窗,正圆窗 / ~ non-ovalis 人造前庭窗 / ~ vestibuli, ~ ovalis 前庭窗,卵圆窗 | ~l *a*

fenestrate ['fenestreit] *vt, vi* 凿孔,开窗

fenestrated [fi'nestreitid] *a* 有孔的,有窗的

fenestration [ˌfenis'treiʃən] *n* 穿通,穿孔;开窗术(治耳硬化症) | aortopulmonary ~ 主动脉肺动脉穿通(主动脉中隔缺损) / apical ~, alveolar plate ~ 根尖穿孔,牙槽板穿孔

fenestrel [fə'nestrəl] *n* 芬雌酸,苯雌酸(雌激素类药)

fenethylline hydrochloride [fə'neθili:n] 盐酸芬乙茶碱,盐酸苯丙氨乙茶碱(中枢神经系统兴奋药)

fenfluramine hydrochloride [fən'flu:rəmi:n] 盐酸芬氟拉明,盐酸氟苯丙胺(肾上腺素能药,用作食欲抑制药,短期治疗外源性肥胖症,口服)

fenimide ['fenimaid] *n* 非尼米特,乙甲苯琥胺(安定药)

fenisorex [fə'naisəreks] *n* 非尼雷司,苯异色满胺(食欲抑制药)

fenmetozole hydrochloride [fən'metəzəul] 盐酸氯苯氧甲唑(抗抑郁药,麻醉药拮抗药)

fenmetramide [fən'metrəmaid] *n* 苯甲吗(啉)酮(抗抑郁药)

fennel ['fenl] *n* 茴香

fenobam ['fenəbæm] *n* 非诺班,氯苯咪脲(安定药)

fenoprofen [ˌfenə'prəufən] *n* 非诺洛芬,苯氧苯丙酸(消炎镇痛药)

fenoprofen calcium [ˌfenə*u*'prəufən] 非诺洛芬钙,苯氧苯丙酸钙(抗炎药,用于治疗类风湿关节炎和骨关节炎)

fenoterol [ˌfenə'terəul] *n* 非诺特罗,酚丙喘宁,芬忒醇,酚间羟异丙肾上腺素(支气管扩张药)

fenpipalone [fən'pipələun] *n* 苯吡噁二酮(抗炎药)

fenspiride hydrochloride [fən'spiəraid] 盐酸芬司匹利,盐酸螺癸酮喘通,盐酸苯螺旋酮,盐酸克喘螺癸酮(支气管扩张药)

fentanyl citrate ['fentənil] 枸橼酸芬太尼(麻醉性镇痛药)

fenticlor ['fentiklə] *n* 芬替克洛,硫双对氯酚(局部抗感染药,抗真菌药)

fenugreek ['fenjugri:k] *n* 胡芦巴(种子)

Fenwick's disease ['fenwik] (Samuel Fenwick) 芬威克病(特发性萎缩性胃炎)

Feosol ['fi:əsɔl] *n* 硫酸亚铁(ferrous sulfate)制剂的商品名

feral ['fiərəl] *a* 凶猛的;野生的;野的,未驯服的

fer-de-lance [ˌfɛədə'lɑ:ŋs] *n*【法】枪蝰,矛头蛇,大具窍蝮蛇(南美及中美等地的大毒蛇)

Ferguson Smith epithelioma ['fə:gəsən smiθ] (John Ferguson Smith) 费格森·史密斯上皮瘤,自愈性鳞状上皮瘤

Fergusson's incision (operation) ['fə:gəsn] (William Fergusson) 费格森切口(手术)(上颌骨切除的皮肤切开法) | ~ speculum 费格森窥器(镀银玻管制的圆柱形阴道窥器)

Fer-In-Sol ['ferinsəul] *n* 硫酸亚铁(ferrous sulfate)制剂的商品名

ferment ['fə:ment] *n* 酶,酵素;发酵 [fə(:)'ment] *vt, vi* (使)发酵

fermentation [ˌfə:men'teiʃən] *n* 发酵(作用) | heterolactic ~ 杂乳酸发酵 / homolactic ~ 纯乳酸发酵 / mixed acid ~ 混合酸发酵 / stormy ~ 汹涌发酵 | **fermentative** [fə:'mentətiv] *a*

fermentemia [ˌfə:men'ti:miə] *n* 酶血症

fermentogen [fə:'mentedʒən] *n* 酶原

fermentoid [fə:'mentɔid] *n* 类酶(已失活性的变性酶)

fermentum [fə:'mentəm] *n*【拉】酵母(菌),酿母(菌)

fermium ['fɛəmiəm] *n* 镄(化学元素)

fern [fə:n] *n* 蕨,蕨类植物,羊齿植物 | ~**y** *a* 蕨的;像蕨的;多蕨的

ferning ['fə:niŋ] *n* 蕨样变(现象)(子宫颈粘膜的干标本,表明有雌激素存在)

-ferous [构词成分] 产生

Ferrata's cells [fə'rɑ:tə] (Adolfo Ferrata) 成血细胞

ferrate ['fereit] *n* 高铁酸盐

ferrated ['fereitid] *a* 含铁的

ferredoxin [ˌferi'dɔksin] *n* 铁氧(化)还(原)蛋白

Ferrein's canal ['feræn] (Antoine Ferrein) 费蓝管,泪河(闭合的眼睑边缘所形成的隙,睡眠时可将眼泪导至泪点) | ~ cords 费蓝带(下或真正声带,声襞) / ~ foramen 面神经管裂孔 / ~ ligament 费蓝韧带,颞颌韧带(颞颌关节囊外侧肥厚部) / ~ pyramid 肾皮质小叶辐射部 / ~ tubes 肾曲小管 / ~ tubule 费蓝小管(形成肾皮质小叶辐射部的肾小管部分)

ferreous ['feriəs] *a* 铁的,含铁的

ferri ['feri] (【拉】ferrum的所有格) *n* 铁

ferri-albuminic [ˌferiælbju'minik] *a* 含铁(与)白蛋白的

Ferribacterium [ˌferibæk'tiəriəm] *n* 铁杆菌属

ferric ['ferik] *a* 高铁(基)的,(正)铁的,三价铁的 | ~ fructose 果糖铁(抗贫血药,治疗缺铁) / red ~ oxide 红氧化铁,赤色氧化铁 / yellow ~ oxide 黄色氧化铁

ferricyanic acid [ˌferisai'ænik] 氰铁酸

ferricytochrome [ˌferi'saitəkrəum] *n* 高铁细胞色素

ferriheme ['ferihi:m] *n* 高铁血红素,高铁原卟啉

ferrihemochrome [ˌferi'hi:məkrəum] *n* 高铁血色素

ferritin ['feritin] *n* 铁蛋白

Ferrobacillus [ˌferəubə'siləs] *n* 亚铁(芽胞)杆菌属

ferrochelatase [ˌferəu'ki:ləteis] *n* 亚铁螯合酶(缺乏此酶为一种常染色体显性性状,可致原卟啉症,并伴复杂性卟啉症)

ferrocholinate [ˌferəu'kəulineit] *n* 铁胆盐(亦称枸橼酸铁胆碱,抗贫血药,用于治疗缺铁性贫血)

ferrocyanic acid [ˌferəusai'ænik] 氰亚铁酸亚铁氰酸

ferroflavoprotein [ˌferəuˌfleivəu'prəuti:n] *n* 亚铁黄素蛋白

ferroflocculation [ˌferəuflɔkju'leiʃən] *n* 铁絮状反应(用细铁粒抗原对疟疾作絮状试验)

ferroheme ['ferəuhi:m] *n* (亚铁)血红

素

ferrohemochrome [ˌferəu'hi:məkrəum] *n* 低铁血色素

ferrokinetics [ˌferəuki'netiks, -kai] *n* 铁动态，铁循环(铁在机体内的吸收、利用、代谢等) | **ferrokinetic** *a*

Ferrolip ['ferəlip] *n* 铁胆盐(ferrocholinate)制剂的商品名

ferroprotein [ˌferəu'prəuti:n] *n* 铁蛋白

ferroprotoporphyrin [ˌferəuˌprəutəu'pɔ:firin] *n* 亚铁原卟啉

ferrosilicon [ˌferəu'silikɔn] *n* 硅铁(合金)(钢脱氧用)

ferrosoferric [ˌferəusə'ferik] *a* 亚铁高铁的

ferrotherapy [ˌferəu'θerəpi] *n* 铁剂疗法

ferrous ['ferəs] *a* 亚铁的，二价铁的 | ~ fumarate 富马酸亚铁(抗贫血药，用于治疗缺铁) / ~ gluconate 葡萄糖酸亚铁(抗贫血药) / ~ lactate 乳酸亚铁(以前用作补血药) / ~ sulfate 硫酸亚铁(抗贫血药)

ferroxidase [fe'rɔksideis] *n* 亚铁氧化酶

ferruginous [fe'ru:dʒinəs] *a* 含铁的；铁锈色的

ferrule ['feru:l] *n* 牙环，金属加固环(用于牙根或牙冠)

ferrum ['ferəm] *n* 【拉】铁

Ferry-Porter law ['feri'pɔ:tə] (Edwin S. Ferry; T. C. Porter) 费里-波特定律(临界融合频率与光强度的对数成正比)

fertile ['fə:tail, -til] *a* 能生育的，多产的

fertility [fə:'tiləti] *n* 生育力；人口出生率

fertilization [ˌfə:tilai'zeiʃən, -li'z-] *n* 受精，授精 | cross ~ 异体受精 / external ~ 体外受精 / internal ~ 体内受精 / in vitro ~ 体外受精

fertilize, fertilise ['fə:tilaiz] *vt* 使受精

fertilizer ['fə:tilaizə] *n* 肥料；受精媒介物

fertilizin ['fə:tilaizin, ˌfə:ti'li-] *n* 精子凝集素，受精素

Ferv. fervens【拉】煮沸的，沸腾的

fervescence [fə:'vesns] *n* 发热，体温升高

FES functional electrical stimulation 功能性电刺激

fescue ['feskju:] *n* 羊茅，酥油草(用作牧草)；羊茅病，羊茅足(牛、羊)

Fesotyme ['fi:sətaim] *n* 硫酸亚铁(ferrous sulfate)制剂的商品名

fester ['festə] *n* 浅溃疡；脓疱 *vi, vt* (使)溃烂，(使)化脓(浅表化脓)

festinant ['festinənt] *a* 加速的，慌张的

festination [ˌfesti'neiʃən] *n* 慌张步态(见于震颤麻痹及其他神经性疾病)

festival ['festivəl] *n* 节日

festoon [fes'tu:n] *n* 花彩，垂花饰；突彩，龈缘弯肿 *vt* 给…饰花彩，使…成花彩形

festschrift ['festʃrift] *n*【德】纪念论文集

fetal ['fi:tl] *a* 胎的，胎儿的

fetalism ['fi:təlizəm], **fetalization** [ˌfi:təlai'zeiʃən, -li'z-] *n* 胎型(出生后仍有某些胎象存留)

fetation [fi:'teiʃən] *n* 成胎；胎儿发育；妊娠，(受)孕

fetch [fetʃ] *vt* 取来；请来；推导出；吸(一口气)；指令取出

feticide ['fi:tisaid] *n* 杀胎，堕胎 | **feticidal** [ˌfi:ti'saidl] *a*

fetid ['fetid] *a* 恶臭的，腐臭的

fetish ['fetiʃ, 'fi:tiʃ] *n* 拜物(原始人认为有神赋力之物)；恋物(能引起性满足之物)

fetishism ['fetiʃizəm, 'fi:-] *n* 拜物教；恋物，恋物癖 | transvestic ~ 易装癖

fetishist ['fetiʃist, 'fi:-] *n* 拜物教徒；恋物癖者

fetlock ['fetlɔk] *n* 距毛；球节(马)

fetoglobulin [ˌfi:təu'glɔbjulin] *n* 胎蛋白

fetography [fi:'tɔgrəfi] *n* 胎儿X线摄影(术)

fetometry [fi:'tɔmitri] *n* 胎儿测量法 | roentgen ～ 胎头X线测量法

fetoplacental [ˌfi:təupləˈsentl] *a* 胎儿胎盘的

fetoprotein [ˌfi:təu'prəuti:n] *n* 胎蛋白

α-fetoprotein [ˌfi:təu'prəuti:n] *n* 甲胎蛋白

fetor ['fi:tə] *n* 【拉】臭气,恶臭 | ～ exore, ～ oris 口臭 / ～ hepaticus 肝臭

fetoscope ['fi:təskəup] *n* 胎儿镜;胎心听诊器

fetoscopy [fi:'tɔskəpi] *n* 胎儿镜检查 | **fetoscopic** [ˌfi:tə'skɔpik] *a*

fetoxylate hydrochloride [fi'tɔksileit] 盐酸非托西酯,盐酸四苯氧酯(平滑肌松弛药)

fetuin ['fi:tjuin] *n* 胎球蛋白

fetus ['fi:təs] *n* 胎,胎儿 | ～ acardiacus 无心畸胎 / ～ amorphus 不成形寄生胎,不成形无心寄生胎 / calcified ～ 胎儿石化,石胎 / harlequin ～, ichthyosis ～ 斑色胎,先天性鱼鳞癣胎儿 / ～ in fetu 胎内胎 / mummified ～ 木乃伊化胎儿,干瘪胎儿 / paper-doll ～, papyraceous ～ 薄纸样胎 / ～ papyraceus, ～ compressus 薄纸样胎,压扁胎 / parasitic ～ 寄生胎 / sireniform ～ 并腿畸胎

Feuerstein-Mims syndrome ['fɔiərstain mimz] (Richard C. Feuerstein; Leroy C. Mims) 福-密综合征,雅达逊皮脂腺痣(即nevus sebaceus of Jadassohn)

Feulgen test (reaction) ['fɔilgən] (Robert Feulgen) 福伊尔根试验(反应)(检动物性核酸及脱氧核糖核酸)

FEV_1 forced expiratory volume 用力呼气量

fever ['fi:və] *n* 发热,热 | African tick ～ 非洲蜱传热,非洲回归热 / algid pernicious ～ 寒冷型恶性疟,恶性疟 / aphthous ～ 口疮热,口蹄疫 / Argentine hemorrhagic ～ 阿根廷出血热(由呼宁〈Junin〉病毒所致的一种出血热,亦称呼宁热 Junin ～) / Assam ～ 阿萨姆热,黑热病 / asthenic ～, adynamic ～ 虚热,无力性发热,衰弱性发热 / autumn ～ 秋季热,七日热(钩端螺旋体病) / biduotertian ～ 持续(发热)型间日疟 / black ～ 落矶山斑疹热;黑热病(经典型内脏利什曼病) / blackwater ～ 黑水热,黑尿热 / blue ～ 落矶山斑疹热 / Bolivian hemorrhagic ～ 玻利维亚出血热(由马丘波〈Machupo〉病毒所致的一种出血热) / boutonneuse ～ 南欧斑疹热 / brain ～ 脑热病,脑膜炎 / brassfounder's ～ 黄铜铸工热 / Brazilian purpuric ～ 巴西紫热(儿童的一种急性病,特征为腹痛、呕吐、瘀点、紫癜和近期结膜炎史) / Bullis ～ 布利斯军营热(1942年得克萨斯州布利斯军营士兵发生的热病,为一种立克次体热) / Bwamba ～ 布汪巴热(乌干达的一种病毒热) / cachectic ～, cachexial ～ 恶病质热,黑热病(经典型内脏利什曼病) / camp ～ 流行性斑疹伤寒 / canicola ～ 犬钩端螺旋体病 / cat-scratch ～ 猫抓热 / central ～ 中枢性热(下丘脑体温调节中枢损害所致的持续性发热) / cerebrospinal ～ 流行性脑脊膜炎 / Chagres ～ 恰格尔斯热(巴拿马恰格尔斯河一带发生的疟疾) / childbed ～ 产褥热 / Choix ～ 北墨西哥斑疹热(与落矶山斑疹热同) / Colombian tick ～ 哥伦比亚蜱传斑疹热 / Colorado tick ～ 科洛拉多蜱传热(美国西部一种病毒病) / Congolian red ～ 刚果红色热,鼠型斑疹伤寒 / continued ～ 稽留热 / cotton-mill ～ 棉纺热,棉屑沉着病 / Cyprus ～ 波状热,布鲁(杆)菌病 / deer fly ～ 兔热病,土拉菌病 / dengue ～, dandy ～ 登革热 / dehydration ～ 新生儿脱水热;脱水热 / desert ～ 沙漠热(球孢子菌病初期) / double continued ～ 双峰稽留热(类似伤寒，发生在中国) / double quartan ～ 复三日疟 / Dumdum ～ 黑热病(经典型内脏利什曼病，Dumdum为印度一地名) / dust ～ 波状热，布鲁(杆)菌病 / East Coast ～, African Coast ～ 罗得西亚热，牛二联巴贝虫病 / enteric ～ 伤寒 / ephemeral ～ 短暂热 / epidemic catarrhal ～ 流行性感冒 / essential ～ 特发性热 / familial Mediterranean ～ 家族性地中海热 / famine ～ 饥饿热(回归热;斑疹伤寒) / flood ～ 洪水热，恙虫病 / glandular ～ 腺热，传染性单核白细胞增多(症) / Gibraltar ～ 直布罗陀热，波状热，布鲁(杆)菌病 / hay ～ 枯草热，花草气喘，花粉病 / hospital ～ 医院热，斑疹伤寒 / inanition ～ (新生儿)脱水热 / intermittent ～ 间歇热 / inundation ～ 洪水热，恙虫病 / island ～ 岛热，恙虫病 / Japanese flood ～, Japanese river ～ 洪水热，恙虫病 / jungle ～ 丛林热(东印度群岛恶性疟) / Junin ～ 呼宁热，阿根廷出血热 / Katayama ～ 片山热(急性全身性血吸虫病，此病首先在日本片山河流域报道) / Kedani ～ 恙虫病 / Kenya ～ 肯尼亚斑疹热 / Kew Gardens spotted ～ 立克次体痘 / Korin ～ 流行性出血热 / Lassa ～ 拉沙热(流行于西非的一种由沙粒病毒所致的高度致死的急性传染病) / Lone Star ～ 布利斯军营热(即Bullis ～) lung ～ 肺炎 / malarial ～ 疟疾 / Malta ～, Maltese ～ 马耳他热，波状热，布鲁(杆)菌病 / marsh ～ 沼泽热(钩端螺旋体性黄疸;疟疾) / Mediterranean ～ 地中海热(波状热，布鲁〈杆〉菌病;南欧斑疹热) / Mediterranean Coast ～ 地中海沿岸热，热带泰累尔梨浆虫病 / milk ～ 生乳热;地方性热(使用不洁牛乳所致);轻性产褥热 / Mossmam ～ 澳洲钩端螺旋体病 / mud ～ 沼地热，泥土热，钩端螺旋体性黄疸 / nanukayami ～ 七日热 钩端螺旋体病 / O'nyong-nyong ～ 翁尼翁-尼翁热(见O'nyong-nyong) / Oroya ～ 奥罗亚热(巴尔通体病) / paratyphoid ～ 副伤寒 / parenteric ～ 类伤寒 / petechial ～ 瘀点热，脑脊膜炎 / Philippine hemorrhagic ～ 菲律宾出血热，出血性登革热 / phlebotomus ～, pappataci ～ 白蛉热 / Pontiac ～ 庞蒂亚克热(一种自限性疾病，1968年在美国密执安庞蒂亚克一次暴发中首次发现，特征为发热、咳嗽、肌痛、寒战、胸痛、意识模糊和胸膜炎，现知由一株嗜肺性军团杆菌所致) / protein ～ 蛋白反应热 / puerperal ～ 产褥热 / pulmonary ～, pneumonic ～ 肺炎 / pythogenic ～ 腐败热，伤寒 / Q ～, Australian Q ～, nine-mile ～ 寇热，Q热(Q表示疑问〈query〉，为一种发热性立克次体感染，常侵犯呼吸道) / quartan ～ 三日热，三日疟，四日两头疟 / quintan ～, quintana ～ 五日热 / quotidian ～ 每日热，日发热 / rabbit ～ 兔热病，土拉菌病 / rat-bite ～ 鼠咬热 / relapsing ～, recurrent ～ 回归热 / remittent ～ 弛张热 / rheumatic ～ 风湿(性)热，急性关节风湿病 / rice-field ～ 稻田热(一种钩端螺旋体病) / rock ～ 岩石热，波状热，布鲁(杆)菌病 / Rocky Mountain spotted ～ 落矶山斑疹热 / Roman ～ 罗马热(一种毒型疟疾) / sandfly ～ 白蛉热 / San Joaquin ～ (美国)圣华金河热(球孢子菌病初期) / scarlet ～ 猩红热 / seven-day ～ 七日热(类登革热;钩端螺旋体病) / ship ～ 船热，斑疹伤寒 / slime ～ 钩端螺旋体性黄疸 / sthenic ～ 实热，强壮性发热 / stiff-neck ～ 僵颈热，流行性脑脊膜炎 / swamp ～ 沼地热(钩端螺旋体性黄疸;疟疾) / tertian ～ 间日疟 / tetanoid ～ 破伤风样热，脑脊膜炎 / Texas tick ～ 得克萨斯蜱热(见Bullis ～) / thermic ～ 中暑性热，日射病，中暑 / three-day ～ 三日热，白蛉热 / Tobia ～ 类落矶山热 / trench ～, five-day

~, shin bone ~ 战壕热,五日热,胫骨热 / trypanosome ~ 锥体虫热,锥虫病 / tsutsugamushi ~ 恙虫病 / typhoid ~ 伤寒 / typhomalarial ~ 伤寒型疟疾 / typhus ~ 斑疹伤寒 / undulant ~ 波状热,布鲁(杆)菌病 / valley ~ 溪谷热(球孢子菌病初期) / viral hemorrhagic ~ 病毒性出血热 / war ~ 流行性斑疹伤寒 / Yangtze Valley ~ 扬子江流域热,日本血吸虫病 / yellow ~ 黄热病(由黄病毒引起的急性传染病) | run a ~ 发热

fever blister ['fi:və'blistə] 发热性疱疹,单纯疱疹

feverish ['fi:vəriʃ] *a* 发热的,引起热病的;兴奋的 | **~ly** *ad*

Fèvre-Languepin syndrome ['fevrə 'læŋgəpen] (Marcel Fèvre; Anne Languepin) 费-兰综合征(腘蹼合并唇与腭裂、下唇瘘、并指〈趾〉畸形、甲发育不良及马蹄内翻足,亦称腘窝翼状赘蹼综合征)

few [fju:] *a* 少数的; [表示否定]很少的,几乎没有的 *pron, n* 很少数,几乎没有 | a ~ 少数,几个 / a good ~ (或 quite a ~, not a ~, some ~) 相当多,不少 / at the ~est 至少 / no ~er than 不少于

FFA free fatty acids 游离脂肪酸

FFT flicker fusion threshold 闪烁融合阈

Fh fiat haustus【拉】制成顿服剂

FIA fluoroimmunoassay 荧光免疫测定

FIAC Fellow of International Academy of Cytology 国际细胞学会会员

fiat ['faiət], **fiant** ['faiənt]【拉】制成,作成

fiber ['faibə] *n* 纤维 | A ~s A类纤维(神经) / accelerating ~s, accelerator ~s, augmentor ~s, cardiac accelerator ~s (心) 加速纤维 / accessory ~s, auxiliary ~s 副纤维 / B ~s B类纤维(神经) / basilar ~s 基底纤维 / C ~s C类纤维(神经) / chief ~s, principal ~s, main ~s 主纤维 / chromatic ~ 染色质线 / cilioequatorial ~s 睫状中纬线纤维 / collagenous ~, white ~s 胶原纤维,白纤维 / continuous ~s 连续丝 / corticobulbar ~s, corticonuclear ~s 皮质核纤维 / elastic ~s, yellow ~s 弹性纤维,黄纤维 / half-spindle ~s 半纺锤丝 / muscle ~ 肌纤维 / reticular ~s, lattice ~s 网状纤维 / spindle ~s 纺锤丝 / sustentacular ~s 支柱纤维 / traction ~s, chromosomal ~s 牵引丝,染色体牵丝 / transilient ~s 逾回神经纤维 / varicose ~s 念珠状(神经)纤维

fibercolonoscope [ˌfaibəkə'lɔnəskəup] *n* 结肠纤维镜

FiberCon ['faibəkɔn] *n* 聚卡波非钙(calcium polycarbophil)制剂的商品名

fibergastroscope [ˌfaibə'gæstrəskəup] *n* 胃纤维镜

fiber-illuminated ['faibə i'lju:miˌneitid] *a* 纤维照明的

fiberoptics [faibə'rɔptiks] *n* 纤维光学 | **fiberoptic** *a* 纤维光学的,光学纤维的,光导纤维的,光纤的

fiberscope, fibrescope ['faibəskəup] *n* 纤维镜

fibra ['faibrə] ([复] **fibrae** ['faibri:]) *n*【拉】纤维

fibre ['faibə] *n* 纤维

fibril ['faibril] *n* 原纤维,纤丝 | ~ acid 神经纤维酸 / border ~s 肌胶质 / collagen ~s 胶原纤维 / fibroglia ~s 纤维胶质原纤维 | **~lar, ~lary** *a*

fibrilla [fai'brilə] ([复] **fibrillae** [fai'brili:]) *n*【拉】原纤维,纤丝

fibrillate ['faibrileit] *a* 有原纤维的,有纤维组织的 *vt, vi* (使)形成原纤维

fibrillated ['faibrileitid] *a* 原纤维的,原纤维组成的

fibrillation [ˌfaibri'leiʃən] *n* 纤维性颤动(简名纤颤);原纤维形成 | atrial ~, auricular ~ 心房纤维性颤动(简名房

颤) / ventricular ～ 心室纤维性颤动(简名室颤)
fibrilloblast [fai'briləblæst] *n* 成牙质细胞
fibrillogenesis [ˌfaibriləu'dʒenisis] *n* 原纤维形成
fibrillolysis [ˌfaibri'lɔlisis] *n* 原纤维溶解 | **fibrillolytic** [ˌfaibriləu'litik] *a* 溶解原纤维的
fibrin ['faibrin] *n* (血)纤维蛋白 | gluten ～, vegetable ～ 麸纤维蛋白,植物纤维蛋白 / myosin ～ 肌浆(球蛋白)纤维蛋白 / stroma ～ 基质纤维蛋白
fibrinase ['faibrineis] *n* (凝血)因子XIII,纤维蛋白稳定因子,(血)纤维形成酶,(血)纤维交链酶
fibrinocellular [ˌfaibrinəu'seljulə] *n* 纤维蛋白细胞的
fibrinogen [fai'brinədʒən] *n* (血)纤维蛋白原
fibrinogenase [ˌfaibri'nɔdʒineis] *n* (血)纤维蛋白原酶
fibrinogenemia [faiˌbrinədʒi'ni:miə] *n* 纤维蛋白原血症
fibrinogenesis [ˌfaibrinəu'dʒenisis] *n* 纤维蛋白形成
fibrinogenic [ˌfaibrinəu'dʒenik], **fibrinogenous** [ˌfaibri'nɔdʒinəs] *a* 纤维蛋白原的,产生纤维蛋白的
fibrinogenolysis [ˌfaibrinəudʒi'nɔlisis] *n* 纤维蛋白原溶解(作用) | **fibrinogenolytic** [ˌfaibrinəuˌdʒenə'litik] *a* 溶解纤维蛋白原的
fibrinogenopenia [faiˌbrinəuˌdʒenə'pi:niə] *n* (血)纤维蛋白原减少 | **fibrinogenopenic** [ˌfaibrinəuˌdʒenə'pi:nik] *a*
fibrinoid ['faibrinɔid] *a* 纤维蛋白样的 *n* 类纤维蛋白
fibrinokinase [ˌfaibrinəu'kaineis] *n* 血纤(纤维蛋白溶酶原)激活酶,纤维蛋白激酶,纤维蛋白致活酶
fibrinolysin [ˌfaibri'nɔlisin] *n* (血)纤维蛋白溶酶,纤溶酶
fibrinolysis [ˌfaibri'nɔlisis] *n* (血)纤维蛋白溶解(作用) | **fibrinolytic** [ˌfaibrinəu'litik] *a*
fibrinopenia [ˌfaibrinəu'pi:niə] *n* (血)纤维蛋白减少
fibrinopeptide [ˌfaibrinəu'peptaid] *n* (血)纤维蛋白肽
fibrinoplastin [ˌfaibrinəu'plæstin] *n* 副球蛋白 | **fibrinoplastic** [ˌfaibrinəu'plæstik] *a* 副球蛋白的,变性球蛋白的
fibrinoplatelet [ˌfaibrinəu'pleitlit] *a* 血小板纤维蛋白的
fibrinopurulent [ˌfaibrinəu'pjuərulənt] *a* 脓性纤维蛋白的
fibrinorrhoea [ˌfaibrinəu'ri:ə] *n* 纤维蛋白溢出
fibrinoscopy [ˌfaibri'nɔskəpi] *n* 纤维质消化检查
fibrinose ['faibrinəus] *n* 纤维蛋白朊
fibrinous ['faibrinəs] *a* 纤维蛋白的
fibrinuria [ˌfaibri'njuəriə] *n* 纤维蛋白尿
fibr(o)- [构词成分] 纤维
fibroadenia [ˌfaibrəuə'di:niə] *n* 腺纤维化(尤指班替〈Banti〉病内淋巴细胞减少与肾小体基质增加)
fibroadenoma [ˌfaibrəuædi'nəumə] *n* 纤维腺瘤 | giant ～ of the breast 乳腺巨大纤维腺瘤
fibroadenosis [ˌfaibrəuˌædi'nəusis] *n* 纤维囊性乳腺病
fibroadipose [ˌfaibrəu'ædipəus] *a* 纤维脂肪性的
fibroangioma [ˌfaibrəuˌændʒi'əumə] *n* 纤维血管瘤 | nasopharyngeal ～ 鼻咽纤维血管瘤
fibroareolar [ˌfaibrəuə'riələ] *a* 纤维蜂窝性的,纤维蜂窝组织的
fibroatrophy [ˌfaibrəu'ætrəfi] *n* 萎缩纤维化
fibroblast ['faibrəblæst] *n* 成纤维细胞 | pericryptal ～ 腺周成纤维细胞 | ～**ic** [ˌfaibrəu'blæstik] *a*

fibroblastoma [ˌfaibrəublæs'təumə] *n* 成纤维细胞瘤 | perineural ～ 神经周成纤维细胞瘤

fibrobronchitis [ˌfibrəubrɔŋ'kaitis] *n* 纤维蛋白性支气管炎，格鲁布性支气管炎

fibrocalcific [ˌfaibrəukæl'sifik] *a* 纤维钙化的

fibrocarcinoma [ˌfaibrəukɑ:si'nəumə] *n* 纤维癌，硬癌

fibrocartilage [ˌfaibrəu'kɑ:tilidʒ] *n* 纤维软骨 | basal ～ 基底纤维软骨 / basilar ～ 蝶枕软骨结合 / circumferential ～ 关节盂缘，盂缘 / connecting ～, spongy ～ 骨间纤维软骨 / cotyloid ～ 髋关节盂缘，髋臼缘 / elastic ～ 弹性纤维软骨，纤维弹力软骨 / interarticular ～ 关节盘 / intervertebral ～s 椎间盘 / semilunar ～s 关节半月板 | **fibrocartilaginous** [ˌfaibrəuˌkɑ:ti'lædʒinəs] *a*

fibrocartilago [ˌfaibrəukɑ:ti'leigəu] ([复] **fibrocartilagines** [ˌfaibrəuˌkɑ:ti'lædʒini:z]) *n*【拉】纤维软骨

fibrocaseous [ˌfaibrəu'keisiəs] *a* 纤维干酪性的

fibrocellular [ˌfaibrəu'seljulə] *a* 纤维(与)细胞的

fibrochondritis [ˌfaibrəukɔn'draitis] *n* 纤维软骨炎

fibrochondroma [ˌfaibrəukɔn'drəumə] *n* 纤维软骨瘤

fibrocollagenous [ˌfaibrəukɔ'lædʒinəs] *a* 纤维胶原的

fibrocyst ['faibrəusist] *n* 囊变性纤维瘤

fibrocystic [ˌfaibrəu'sistik] *a* 纤维囊性的

fibrocystoma [ˌfaibrəusis'təumə] *n* 纤维囊瘤

fibrocyte ['faibrəsait] *n* 纤维细胞，成纤维细胞

fibrocytogenesis [ˌfaibrəuˌsaitəu'dʒenisis] *n* 结缔组织纤维发生

fibrodysplasia [ˌfaibrəudis'pleisiə] *n* 纤维发育不良

fibroelastic [ˌfaibrəui'læstik] *a* 纤维(组织与)弹性组织的

fibroelastosis [ˌfaibrəuˌi:læs'təusis] *n* 纤维弹性组织增生 | endocardial ～ 心内膜纤维弹性组织增生症

fibro-enchondroma [ˌfaibrəuˌenkɔn'drəumə] *n* 纤维(内生)软骨瘤

fibroepithelioma [ˌfaibrəuˌepiˌθi:li'əumə] *n* 纤维上皮瘤 | premalignant ～ 恶变前纤维上皮瘤，恶变前上皮瘤

fibrofascitis [ˌfaibrəufə'saitis] *n* 纤维织炎

fibrofatty [ˌfaibrəu'fæti] *a* 纤维脂肪性的

fibrofibrous [ˌfaibrəu'faibrəs] *a* 连结纤维的

fibrofolliculoma [ˌfaibrəufəˌlikju'ləumə] *n* 纤维毛囊瘤

fibrogenesis [ˌfaibrəu'dʒenisis] *n* 纤维发生 | ～ imperfecta ossium 骨不完全性纤维发生 | **fibrogenic** *a*

fibroglia [fai'brɔgliə] *n* 纤维胶质

fibroglioma [ˌfaibrəuglai'əumə] *n* 纤维胶质瘤

fibrohemorrhagic [ˌfaibrəuhemə'rædʒik] *a* 纤维蛋白性出血性的

fibrohistiocytic [ˌfaibrəuˌhistiə'sitik] *a* 纤维组织细胞的

fibroid ['faibrɔid] *a* 纤维性的，纤维样的 *n* 纤维瘤；平滑肌瘤(在临床口语中fibroids一词指子宫平滑肌瘤)

fibroidectomy [ˌfaibrɔi'dektəmi] *n* 子宫纤维瘤切除术

fibroin ['faibrəuin, fai'brəuin] *n* 丝心蛋白

fibrolamellar [ˌfaibrəulə'melə] *a* 纤维层的

fibrolipoma [ˌfaibrəuli'pəumə] *n* 纤维脂瘤 | ～**tous** *a*

fibrolymphoangioblastoma [ˌfaibrəuˌlimfəuˌændʒiəublæs'təumə] *n* 纤

维成淋巴管细胞瘤

fibroma [fai'brəumə] ([复] **fibromas** 或 **fibromata** [fai'brəumətə]) *n* 纤维瘤 | ameloblastic ～ 成釉细胞纤维瘤 / cementifying ～ 成牙骨质细胞瘤 / concentric ～ 同心性(子宫)纤维瘤 / cystic ～ 囊变性纤维瘤，囊性纤维瘤 / hard ～，～ durum 硬性纤维瘤 / intracanalicular ～ 小管内纤维瘤(乳腺纤维腺瘤) / juvenile nasopharyngeal ～ 青少年鼻咽纤维瘤(即鼻咽血管纤维瘤nasopharyngeal angiofibroma) / nonosteogenic ～ 非成骨细胞瘤 / odontogenic ～ 牙原纤维瘤 / ossifying ～，ossifying ～ of bone 骨化纤维瘤 / osteogenic ～ 成骨细胞瘤 / peripheral ossifying ～ 末梢骨化纤维瘤(即epulis) / rabbit ～ 兔纤维瘤 / recurrent digital ～ of childhood 指(趾)纤维瘤病 / soft ～，～ molle 软性纤维瘤 / telangiectatic ～ 血管纤维瘤 | ～**tous** [fai'brəumətəs] *a*

fibromatogenic [fai,brəumətəu'dʒenik] *a* 产生纤维瘤的

fibromatoid [fai'brəumətɔid] *a* 纤维瘤样的

fibromatosis [ˌfaibrəumə'təusis] *n* 纤维瘤病 | ～ colli 颈部纤维瘤病 / congenital generalized ～ 先天性泛发性纤维瘤病 / digital ～，infantile digital ～ (婴儿)指(趾)纤维瘤病 / ～ gingivae, gingival ～ 龈纤维瘤病 / palmar ～ 掌腱膜纤维瘤病 / plantar ～ 跖腱膜纤维瘤病 / subcutaneous pseudosarcomatous ～ 皮下假肉瘤样纤维瘤病，增生性筋膜炎 / ～ ventriculi 胃纤维瘤病，皮革状胃

fibromectomy [ˌfaibrəu'mektəmi] *n* 纤维瘤切除术

fibromembranous [ˌfaibrəu'membrənəs] *a* 纤维膜性的

fibromuscular [ˌfaibrəu'mʌskjulə] *a* 纤维肌性的

fibromyitis [ˌfaibrəumai'aitis] *n* 纤维性肌炎

fibromyoma [ˌfaibrəumai'əumə] *n* 纤维肌瘤 | ～ uteri 子宫纤维肌瘤，子宫平滑肌瘤

fibromyomectomy [ˌfaibrəuˌmaiəu'mektəmi] *n* 纤维肌瘤切除术

fibromyositis [ˌfaibrəuˌmaiəu'saitis] *n* 纤维肌炎 | nodular ～ 结节性纤维肌炎

fibromyotomy [ˌfaibrəumai'ɔtəmi] *n* 纤维肌瘤切除术

fibromyxoma [ˌfaibrəumik'səumə] *n* 纤维粘液瘤

fibromyxosarcoma [ˌfaibrəuˌmiksəusɑ:'kəumə] *n* 纤维粘液肉瘤

fibronectin [ˌfaibrəu'nektin] *n* 纤维结合素

fibroneuroma [ˌfaibrəunjuə'rəumə] *n* 纤维神经瘤，神经纤维瘤

fibronuclear [ˌfaibrəu'nju:kliə] *a* 纤维(与)核的

fibroodontoma [ˌfaibrəuˌəudɔn'təumə] *n* 纤维牙瘤 | ameloblastic ～ 釉质母细胞纤维牙瘤

fibro-osteoma [ˌfaibrəuˌɔsti'əumə] *n* 纤维骨瘤，骨纤维瘤

fibropapilloma [ˌfaibrəuˌpæpi'ləumə] *n* 纤维乳头瘤

fibropituicyte [ˌfaibrəupi'tju(:)isait] *n* 纤维垂体后叶细胞

fibroplasia [ˌfaibrəu'pleiʃə] *n* 纤维组织形成 | retrolental ～ (RLF) 晶状体后纤维组织形成

fibroplastic [ˌfaibrəu'plæstik] *a* 纤维形成的

fibroplastin [ˌfaibrəu'plæstin] *n* 副球蛋白

fibroplate ['faibrəpleit] *n* 关节间纤维软骨

fibropolypus [ˌfaibrəu'pɔlipəs] *n* 纤维息肉

fibropurulent [ˌfaibrəu'pjuərulənt] *n* 纤维脓性的

fibroreticulate [ˌfaibrəurə'tikjuleit]

a 纤维网的

fibrosarcoma [ˌfaibrəusɑ:'kəumə] *n* 纤维肉瘤 | odontogenic ～ 牙原纤维肉瘤

fibrosclerosis [ˌfaibrəuskliə'rəusis] *a* 纤维硬化

fibrose ['faibrəus] *vt* 使纤维组织形成 *a* 纤维性的

fibroserous [ˌfaibrəu'siərəs] *a* 纤维浆液性的

fibrosis [fai'brəusis] *n* 纤维变性,纤维化 | diffuse interstitial pulmonary ～ 弥漫性间质性肺纤维化,特发性肺纤维变性(见idiopathic pulmonary ～) / idiopathic pulmonary ～ 特发性肺纤维变性(肺泡壁的慢性炎症和纤维性变性,伴有进行性呼吸困难,最后导致因缺氧或右心衰竭而死,亦称弥漫性间质性肺纤维化,其急性迅速致死型常称黑-里〈Hamman-Rich〉综合征) / nodular subepidermal ～ 结节性表皮下纤维变性 / panmural ～ of the bladder 全膀胱壁纤维变性,慢性间质性膀胱炎 / proliferative ～, neoplastic ～ 增生性纤维变性 / pulmonary ～ 肺纤维化(见idiopathic pulmonary ～) / replacement ～ 替代性纤维变性 / ～ uteri 子宫纤维变性 | **fibrotic** [fai'brɔtik] *a*

fibrositis [ˌfaibrəu'saitis] *n* 纤维织炎,肌风湿病

fibrothorax [ˌfaibrəu'θɔ:ræks] *n* 纤维胸

fibrotuberculosis [ˌfaibrəutju(:)bə:kju'ləusis] *n* 纤维性结核

fibrous ['faibrəs] *a* 纤维性的

fibrovascular [ˌfaibrəu'væskjulə] *a* 纤维血管的

fibroxanthoma [ˌfaibrəuzæn'θəumə] *n* 纤维黄瘤 | atipical ～ (AFX) 非典型纤维黄瘤

fibroxanthosarcoma [ˌfaibrəuˌzænθəusɑ:'kəumə] *n* 纤维黄肉瘤

fibula ['fibjulə] ([复] **fibulas** 或 **fibulae** ['fibjuli:]) *n* 【拉】腓骨 | ～**r** *a*

fibularis [ˌfibju'lɛəris] *a* 【拉】腓骨的,腓侧的

fibulocalcaneal [ˌfibjuləukæl'keiniəl] *a* 腓跟的

ficain ['faikein] *n* 无花果蛋白酶

FICD Fellow of the International College of Dentists 国际牙医师协会会员

ficin ['faisin] *n* 无花果蛋白酶

Ficker's diagnosticum ['fikə] (Philipp M. Ficker) 菲克尔诊断液(检伤寒)

fickle ['fikl] *a* (在感情等方面)易变的,无常的 | ～**ness** *n*

Fick principle (formula, method) [fik] (Adolph E. Fick) 菲克原理(公式、法)〔重述质量守恒定律,例如用于间接测心输出量:心输出量〈L/min〉＝O_2吸收〈ml/min〉÷(动脉O_2-混合静脉O_2〈ml/L〉)〕

Fick's bacillus [fik] (Rudolph A. Fick) 普通变形杆菌

FICS Fellow of the International College of Surgeons 国际外科医师协会会员

fiction ['fikʃən] *n* 虚构;小说

fictitious [fik'tiʃəs] *a* 虚构的,非真实的,假设的

fiddle ['fidl] *n* 小提琴;欺骗行为 *vi* 乱动(with);不停地拨弄(with) | (as) fit as a ～ 非常健康 / play second ～ (to) 居不太重要的职位

fiddling ['fidliŋ] *a* 微不足道的;太小的;无用的

fidelity [fi'deləti] *n* 忠实(to);逼真;精确;保真性;保真度

fidget ['fidʒit] *n* [常用复] 坐立不安,烦躁 *vi, vt* (使)坐立不安,(使)烦躁

fidgety ['fidʒiti] *a* 坐立不安的 | **fidgetiness** *n* 烦躁不宁,坐立不宁

fidicinales [faiˌdisi'neili:z] [复] *n* 蚓状肌

fieber ['fi:bə] *n* 【德】发热,热 | gelb ～ 黄热病 / rückfall ～ 回归热

Fiedler's disease ['fi:dlə] (Carl L. A. Fiedler) 钩端螺旋体黄疸 | ~ myocarditis 急性孤立性心肌炎

field [fi:ld] *n* 田地;区,域,场;领域,范围;视野;生成区(胚胎学) *a* 田间的;野生的;野外的 | absolute ~ 绝对区(大脑皮质损伤后常引起麻痹或痉挛的区域) / auditory ~ 听野 / ~ of consciousness 意识域 / cribriform ~ of vision 筛形视野 / dark-~ 暗视野 / deaf ~ 聋域,聋点 / ~ of fixation 固定视野 / gamma ~ γ辐射图 / H ~ H区(见Forel's field) / high-power ~ 高倍视野 / individuation ~ 个体形成区 / low-power ~ 低倍视野 / magnetic ~ 磁场 / ~ of a microscope 显微镜视野 / morphogenetic ~ 形态生成区 / myelinogenetic ~ 髓鞘生成区 / overshot ~ of vision 上射视野 / penumbra ~ 半影区 / primary nail ~ 原甲区(胚胎) / relative ~ 相关(皮层)区 / surplus ~ 剩余视野 / ~ of vision 视野 / visual ~ 视野

Fielding's membrane ['fi:ldiŋ] (George H. Fielding) 菲尔丁膜,毯(脉络膜毯)

fierce [fiəs] *a* 凶恶的;剧烈的;难受的 | ~**ly** *ad* / ~**ness** *n*

Fiessinger-Leroy-Reiter syndrome ['fi:siŋgə lə'rɔi 'raitə] (Noël A. Fiessinger; Emile Leroy; Hans C. Reiter) 费-莱-赖综合征(见Reiter's syndrome)

fièvre [fi'evrə] *n* 【法】 发热,热 | ~ boutonneuse, ~ exanthematique de Marseille 南欧斑疹热 / ~ caprine 波状热,布鲁(杆)菌病 / ~ jaune 黄热病 / ~ récurrente 回归热

fifteen ['fif'ti:n] *num* 十五

fifteenth ['fif'ti:nθ] *num* 第十五

fifth [fifθ] *num* 第五 | ~**ly** *ad*

fiftieth ['fiftiiθ] *num* 第五十

fifty ['fifti] *num* 五十

fig [fig] *n* 无花果

fig. figure(s) 图,图表;数字;符号

fight [fait] (fought) *vi* 战斗,斗争 *vt* 与… 战斗,与… 斗争 *n* 战斗;斗争 | ~ back 回击 / ~ down 努力抑制,克服 / ~ off 排斥;竭力避免;治好 / ~ out 以斗争方式解决…

FIGLU formiminoglutamic acid 亚胺甲基谷氨酸

FIGO Fédération Internationale de Gynécologie et d'Obstétrique 国际妇产科联合会

figuration [ˌfigju'reiʃən] *n* 成形;外形,轮廓

figuratum [ˌfigju'reitəm] *a* 【拉】带花纹的,有图案的

figure ['figə] *n* 外形,轮廓;图,图象;图表;数字;(字母、数字)符号 *vt* 描绘;用数字标出;表示 *vi* 出现;计算;估计 | fortification ~s (偏头痛)闪烁幻象 / mitotic ~s 有丝分裂象 | ~ for 谋取,企图获得 / ~ in 包括进,算进 / ~ on 把…估计在内;指望;计划 / ~ out 合计(为);计算出;解决;断定 / ~ up 计算…,把…总加起来

Fiji [fi:'dʒi:, 'fi:dʒi:] *n* 斐济[西太平洋] | ~**an** [fi:'dʒi:ən] *a* 斐济(人)的;斐济语的 *n* 斐济人;斐济语

fila ['failə] filum的复数

filaceous [fai'leiʃəs] *a* 丝状的,丝性的

filament ['filəmənt] *n* 丝,丝极 | linin ~ 核丝 / spermatic ~ 精子丝 / terminal ~ 终丝,末丝 | ~**ary** [ˌfilə'mentəri], ~**ous** [ˌfilə'mentəs] *a* 丝(状)的,丝性的

filamentum [ˌfilə'mentəm] ([复] **filamenta** [ˌfilə'mentə]) *n*【拉】丝,丝极

filar ['failə] *a* 丝状的,丝性的

Filaria [fi'lɛəriə] *n* 丝虫属 | ~ bancrofti 班(克曼夫特)氏丝虫(即Wuchereria bancrofti) / ~ conjunctivae, ~ palpebralis 结膜丝虫,结膜吸吮线虫 / ~ demarquayi, ~ juncea, ~ ozzardi 奥(扎尔德)氏曼森线虫(即Mansonella ozzardi) / ~ diurna 昼现幼

丝虫(即Loa loa) / ～ equina 马丝虫，马腹腔丝虫(即Setaria equina) / ～ immitis 犬恶丝虫(即Dirofilaria immitis) / ～ lao 罗阿丝虫(即Loa loa) / ～ medinensis 麦地那龙线虫(即Dracunculus medinensis) / ～ nocturna 夜现丝虫(即Wuchereria bancrofti) / ～ perstans 常现棘唇线虫，常现丝虫(即Dipetalonema perstans) / ～ sanquinis-hominis 人血丝虫(即Wuchereria bancrofti) / ～ volvulus 旋盘尾丝虫(即Onchocerca volvulus)

filaria [fi'lɛəriə] ([复] **filariae** [fi'lɛərii:]) *n* 丝虫 | ～**l** *a*

filariasis [filə'raiəsis] *n* 丝虫病 | ～ malayi 马来丝虫病

filaricidal [fiˌlɛəri'saidl] *a* 杀丝虫的

filaricide [fi'lɛərisaid] *n* 杀丝虫药

filariform [fi'lɛərifɔ:m] *a* 丝状的，丝虫状的

Filarioidea [fiˌlɛəri'ɔidiə] *n* 丝虫总科，丝虫目

Filatov-Dukes disease [fi'lætɔf dju:ks] (N. F. Filatov; Clement Dukes) 费拉托夫-杜克病(见Dukes' disease)

Filatov's (Filatow's) disease [fi'lætɔf] (Nils F. Filatov) 传染性单核细胞增多(症)

Fildes enrichment agar [fildz] (Paul G. Fildes) 菲尔兹增菌琼脂(用于培养和分离流感嗜血杆菌和难养链球菌)

file[1] [fail] *vt* 把…归档;提出(申请等);呈请把…备案 *n* 汇订的文件(或卡片等);档案，卷宗 | in ～ 依次，鱼贯地 / on ～ 存档

file[2] [fail] *n* 锉(刀) *vt* 锉，锉平 | endodontic ～ 牙髓锉 / root canal ～ 根管锉(亦称牙髓锉)

filgrastim [fil'græstim] *n* 人粒细胞集落刺激因子(由重组DNA技术制成，用于刺激中性粒细胞产生，使中性粒细胞减少症的病期缩短，使接受骨髓抑制化学疗法以治疗非骨髓样恶性肿瘤的患者减少感染发生率，皮下或静脉内给药)

filial ['filjəl] *a* 子女的;后代的，子代的

filiation [ˌfili'eiʃən] *n* 父子关系;分支;起源

filicic acid [fi'lisik], **filicinic acid** [ˌfili'sinik] 绵马酸

filicin ['filisin] *n* 绵马酸

filicitannic acid [ˌfilisi'tænik] 绵马鞣酸

filiform ['filifɔ:m] *a* 线形的 *n* 线形探条

filioparental [ˌfiliəupə'rentl] *a* 嗣亲的(子女与双亲间的)

filipin ['filipin] *n* 非律平，非律宾菌素(抗真菌抗生素)

Filipovitch's (Filipowicz's) sign [fi'li:pəvitʃ] (Casimir Filipovitch) 费利波维奇征(伤寒病时，掌跖黄色变色，亦称掌跖征)

filix ['failiks] ([复] **filices** ['filisi:z]) *n*【拉】绵马，蕨 | ～ mas 绵马

filixic acid [fi'liksik] 绵马酸

fill [fil] *vt* 装满，注满;充满;全部占据;填塞;满足;配(药方) *vi* 充满 *n* 饱;满足;充分;装填物 | drink one's ～ 喝个够 / eat one's ～ 吃个饱 / ～ in 填充，填写，填满 / ～ out 填写，填好 / ～ up 填补;装满;淤积

fillet ['filit] *n* 带子，带状物;襻;丘系; *vt* 用带缚

filling ['filiŋ] *n* 充填;(充)填料;灌注(安瓿) | complex ～ 多面洞充填(牙) / composite ～ 复合填料(牙) / compound ～ 复(面)洞充填(牙) / permanent ～ 永久充填，恒充填(牙) / root canal ～ 根管充填(牙)

fillip ['filip] *n* 弹指;轻击;刺激(因素) *vt* 用指弹;刺激 *vi* 弹指

film [film] *n* 薄膜，膜;软片，胶片;电影;(眼的)薄翳 *vt* 把…摄成电影;在…上覆以薄膜 *vi* 生薄膜;变成朦胧;适于拍照(或摄成电影) | absorbable gelatin ～ 吸水明胶片 / bite-wing ～ 殆翼片，咬合翼片 / fixed blood ～ 固定血膜 /

occlusal ～ 殆片,咬合片 / sulfa ～ 磺胺薄膜 / X-ray ～ X线胶片,X线片

film badge [film bædʒ] 胶片剂量计,照射剂量测定软片

filmy ['filmi] *a* 薄膜似的

filopodium [ˌfailə'pəudiəm, ˌfi-] ([复] **filopodia** [ˌfailə'pɔdiə]), **filopod** ['filəpɔd] *n* 丝状假足

filopressure ['filəˌpreʃə] *n* 线压法

filose ['failəus] *a* 丝(或线)状的;有线状突起的

Filosea [fai'ləusiə] *n* 丝足纲

filovaricosis ['failəuˌværi'kəusis] *n* 神经轴索静脉曲张

Filoviridae [ˌfailəu'viridi:] *n* 纤丝病毒科

Filovirus ['failəuˌvaiərəs] *n* 纤丝病毒(马尔堡〈Marburg〉病毒和埃博拉〈Ebola〉病毒);纤丝病毒属(可致出血性热〈马尔堡病毒病,埃博拉病毒病〉)

filter ['filtə] *n* 滤器;滤纸;滤光片 *vt* 过滤 *vi* 滤过;渗入;透过 | intermittent sand ～ 间歇沙滤池 / mechanical ～ 机械过滤池 / roughing ～, scrubbing ～ 粗滤池 / sintered glass ～ 多孔玻璃滤器 / slow sand ～ 慢沙滤池 / sprinkling ～ 喷滤池 / trickling ～, percolating ～ 滴滤池

filterable ['filtərəbl], **filtrable** ['filtrəbl] *a* 可滤过的 | **filterability** [ˌfiltərə'biləti] *n* 可滤性;滤过率

filter-tipped ['filtətipt] *a* 有过滤嘴的

filth [filθ] *n* 污秽;污物

filthy ['filθi] *a* 不洁的,污秽的 | **filthily** *ad* / **filthiness** *n*

filtrate ['filtreit] *vt, vi* 过滤 ['filtrit] *n* 滤(出)液 | glomerular ～ 肾小球滤液

filtration [fil'treiʃən] *n* 过滤,滤清;滤光(作用) | gel ～ 凝胶过滤

filtrum ventriculi ['filtrəm ven'trikjulai]【拉】喉室沟

filum ['failəm] ([复] **fila** ['failə]) *n*【拉】丝

fimbria ['fimbriə] ([复] **fimbriae** ['fimbrii:]) *n*【拉】伞;菌毛,伞毛,纤毛 | ovarian ～ 卵巢伞 / ～e of tongue 伞襞 / ～e of uterine tube 输卵管伞

Fimbriaria [ˌfimbri'ɛəriə] *n* 绉缘绦虫属 | ～ fasciolaris 片形绉缘绦虫

fimbriate ['fimbriit], **fimbriated** ['fimbrieitid] *a* 伞状的 | **fimbriation** [ˌfimbri'eiʃən] *n* 伞形成,有伞

fimbriatum [ˌfimbri'eitəm] *a*【拉】伞状的

fimbriocele ['fimbriəˌsi:l] *n* 输卵管伞突出

final ['fainl] *a* 最后的;决定性的 | ～**ly** *ad* 最后,最终;决定性地

finality [fai'næləti] *n* 结尾,终结,定局

finance [fai'næns,fi'næns] *n* 财政;[复] 资金 *vt* 供资金给…;为…筹措资金

financial [fai'nænʃəl, fi'nænʃəl] *a* 财政的,金融的 | ～**ly** *ad*

Finckh test [fink] (Johann Finckh) 芬克试验(检精神病,令患者解释格言的意义)

find [faind] (found) *vt* 找到;发现;发觉,感到;找出;查明;见到…的存在 *n* 发现;发现物 | ～ oneself 发觉自己的处境;自我感觉 / ～ out 找出,发现;查明;想出;认识到

finder ['faində] *n* 发现者;寻觅器,探示器

finding ['faindiŋ] *n* 发现物; [常用复] 调查(或研究)的结果,所见,发现

fine[1] [fain] *a* 美好的;优良的;精制的;细的,细微的;(天气)晴朗的;感觉灵敏的 *vt, vi* (使)变纯;(使)澄清;(使)变细(小),(使)缩小(away, down) | ～**ly** *ad* / ～**ness** *n*

fine[2] [fain] *n* 罚金;结尾,终结 | in ～ 最后,总而言之

finger ['fiŋgə] *n* 指;指状物 *vt, vi* 用指触碰,抚摸 | baseball ～, drop ～, hammer ～, mallet ～ 垒球指,槌状指 / bolster ～s 枕垫指(糖业工人手指为念

珠菌感染而发生的肿胀) / clubbed ～, drumstick ～, hippocratic ～s 杵状指 / dead ～, waxy ～, white ～ 死指,蜡指,苍白指 / first ～ 拇指 / giant ～ 巨指 / index ～ 示指 / insane ～ 精神病者瘭疽(慢性指炎) / lock ～ 固定指,指活动障碍 / Madonna ～s 纤细指(见于肢端过小症) / ring ～ 环指,无名指 / spider ～ 蜘蛛状指,细长指 / spring ～ 弹跳指(指伸屈活动障碍) / trigger ～, snapping ～ 扳机状指,弹响指 / tulip ～s 山慈姑指(山慈姑皮炎) / washerwoman's ～s 洗衣员(手)指(霍乱脱水的表现) / webbed ～s 蹼指,并指 | have a ～ in the pie 染指,参与某事 / lay(或put) one's ～ on 正确地指出

fingeragnosia [ˌfiŋgəræg'nəusiə] *n* 手指失辨觉能,手指认识不能

finger and toe 指趾病,根肿病(甘蓝根菌所致的一种植物病)

fingered ['fiŋgəd] *a* 有指的;指状的

fingernail ['fiŋgəneil] *n* 指甲

fingerprint ['fiŋgəprint] *n* 指印,指纹;指纹图谱,酶解图谱

fingerprinting [ˌfiŋgə'printiŋ] *n* 指纹法,指纹术,酶解图谱法(一种把电泳和色谱法相结合的分析方法,用以分析和分离蛋白质水解后的肽段)

fingerstall ['fiŋgəstɔ:l] *n* (皮或橡皮制的)护指套

finger-sucking ['fiŋgə'sʌkiŋ] *n* 吮指癖

fingertip ['fiŋgəˌtip] *n* 指尖 | have sth at one's ～s 熟知某事物 / to the(或one's) ～s 完全地,地道地

Finikoff's treatment ['finikɔf] (Aleksandr P. Finikoff) 菲尼科夫(疗)法(骨结核疗法,每5～8日肌内注射碘化花生油,每周3次静脉注射10%钙溶液)

fining ['faininŋ] *n* 澄清;[常用复] 澄清剂

finish ['finiʃ] *vt* 完成,结束 *vi* 结束;停止,终止 *n* [只用单] 结束;最后阶段;完美 | ～ off 结束,完成;完全吃光;杀死 / ～ up 结束,完成;对…进行最后加工;用光 / ～ up with 以…结束,最后有… / ～ with 完成,结束;与…断绝关系

finished ['finiʃt] *a* 结束了的,完成了的;精致完美的

finite ['fainait] *a* 有限的

Finkelstein's albumin milk ['finkəlstain] (Heinrich Finkelstein) 芬克尔斯坦白蛋白乳(特殊配制,乳糖和盐类含量低,酪蛋白和脂肪丰富,用于糖尿病及需要高蛋白饮食的病,如肾病、营养不良性水肿) | ～ feeding 减乳糖哺法(按减少食物中的乳糖以哺养婴儿)

Finkler-Prior spirillium ['finklə 'praiə] (Dittmar Finkler; J. Prior) 芬-普螺菌,麦奇尼科夫弧菌(即Vibrio metschnikovii)

Finland ['finlənd] *n* 芬兰[欧洲]

Finn [fin] *n* 芬兰人 | ～**ish** *a* 芬兰的;芬兰人的;芬兰语的 *n* 芬兰语

Finney's pyloroplasty (operation) ['fini] (John M. T. Finney) 芬尼幽门成形术(手术)(经幽门及邻近胃十二指肠壁作纵切开,使幽门管扩大,然后作倒U形胃十二指肠吻合术)

Finochietto's stirrup [fiˌnəuki'etəu] (Enrique Finochietto) 菲诺切托牵引镫(作骨骼牵引用)

Finsen bath ['finsən] (Niels R. Finsen) 芬森浴(以紫外线照射患者全身) | ～ lamp (apparatus) 芬森弧光灯(50V及50A的炭弧灯) / ～ light (rays) 芬森光(芬森弧光灯发出的光,主要为紫射线及紫外线组成,用以治狼疮及类似疾病)

fire ['faiə] *n* 火;炉火;火灾;发光(或炽热)体;发热;炎症;激情 *vt* 烧,点燃;焙烘;使发光(发红);放(枪、炮等);激起;解雇 *vi* 着火;激动;开火,射击 | St. Anthony's ～ 圣安东尼热(麦角中毒的旧称;丹毒的旧称) | between two ～s 遭两面夹攻(批评等) / catch ～ 开始燃烧,着火;点燃 / ～ up 生火;突然发怒 / go through ～

and water 赴汤蹈火 / make a ～ 生火 / miss ～ (枪、炮)不发火，打不响;尝试失败，得不到预想的效果 / on ～ 起火;非常激动，充满热情 / open ～ 开火;开始 / play with ～ 玩火(指做冒险的事) / set ～ to 使燃烧;点燃 / set the world on ～ (由于出色成就而)驰名，扬名天下 / set ... on ～ 使燃烧;使激动 / strike ～ (用引火物)打火 / take ～ 着火，开始燃烧;激动起来 / under ～ 遭到攻击(如批评、责难等)

firedamp [ˈfaiədæmp] *n* 沼气

fireproof [ˈfaiəpru:f] *a* 防火的;耐火的 *vt* 使防火;使耐火

firing [ˈfaiəriŋ] *n* (陶瓷的)焙烧，加热

firm[1] [fə:m] *a* 坚固的;结实的;稳固的;坚决的 *vt*, *vi* (使)变牢固;(使)变稳定 | ～**ly** *ad* / ～**ness** *n*

firm[2] [fə:m] *n* 商号，商行

Firmacutes [fə:ˈmækjuti:z, ˌfə:məˈkju:ti:z] *n* 硬壁菌门(即Firmicutes)

Firmibacteria [ˌfə:mibækˈtiəriə] *n* 硬壁菌纲

Firmicutes [fə:ˈmikjuti:z, ˌfə:miˈkju:ti:z] *n* 硬壁菌门

firpene [ˈfə:pi:n] *n* 枞油透，松油萜，松油烃，蒎烯

first [fə:st] *num*, *a* 第一;首先的;最初的;基本的 *ad* 第一;最初，首先 *n* 开始;第一(等) | at ～ 起先，开始时候 / ～ and foremost 首要地，首先 / ～ and last 总的说来 / ～, midst, and last 彻头彻尾，始终，一贯 / ～ of all 首先，第一 / ～ or last 迟早，早晚 / from ～ to last 自始至终，一贯 / in the ～ place 首先，第一点;原先，本来 / (the) ～ things ～ 最重要的事最先做

first-aid [ˈfə:steid] *a* 急救的

firstborn [ˈfə:stbɔ:n] *a* 头生的(子女)

first-class [ˈfə:stˈklɑ:s] *a* 头等的，第一流的

first-degree [ˌfə:stdiˈgri:] *a* 第一度的，最轻度的

firsthand [ˈfə:stˈhænd] *a*, *ad* 第一手的(地)，直接的(地)

firstling [ˈfə:stliŋ] *n* [常用复] (同一类中)首批东西;初生物;最初成果

first-rate [ˈfə:st ˈreit] *a* 第一流的;优秀的

fiscal [ˈfiskəl] *a* 国库的，国库收入的;财政的

Fischer's sign [ˈfiʃə] (Louis Fischer) 费希尔征(①支气管淋巴结结核患者头部后仰，则在胸骨柄上的听诊有时可听到由于淋巴结压迫无名静脉所引起的一种杂音;②心包粘连时的收缩期前杂音)

Fischer's test [ˈfiʃə] (Emil Fischer) 费希尔试验(检尿葡萄糖)

fish [fiʃ] ([复] **fish**⟨**es**⟩) *n* 鱼 *vi*, *vt* 捕鱼，钓鱼 | drink like a ～ 大喝，牛饮 / ～ in troubled waters 混水摸鱼 / ～ or cut bait 要么全力以赴，要么索性放弃 / ～ out 捞出，掏出;摸索出 / have other ～ to fry 其他更重要的事情需注意 / like a ～ out of water 如鱼离水，感到生疏，不适应 / neither ～, flesh, nor fowl (或nor good red herring) 非驴非马，不伦不类

Fishberg concentration test [ˈfiʃbə:g] (Arthur M. Fishberg) 菲什伯格浓缩试验(检肾功能)

fishing [ˈfiʃiŋ] *n* 钓鱼;鱼场;钓菌法，钓取菌落

fishpox [ˈfiʃpɔks] *n* 鱼痘

fishy [ˈfiʃi] *a* 鱼的;多鱼的;(目光等)呆滞的，无表情的

fissile [ˈfisail] *a* 可裂变的，可分裂的 | **fissility** [fiˈsiləti] *n* 可裂变性

fission [ˈfiʃən] *n* 分裂;裂殖(法);(原子)核裂变 *vt*, *vi* (使)裂变 | binary ～ 二分裂 / cellular ～ 细胞分裂 / nuclear ～ (原子)核裂变 | ～**able** *a* 可分裂的，可裂变的

fissiparous [fiˈsipərəs] *a* 裂殖的

fissula [ˈfisjulə] *n*【拉】小裂

fissura [fiˈsjuərə] ([复] **fissurae** [fiˈsjuəri:]) *n*【拉】裂，裂隙，裂纹

fissure [ˈfiʃə] *n* 裂，裂隙，裂纹 *vt*, *vi*

(使)裂开 | abdominal ～ 腹壁裂(畸形) / amygdaline ～ 杏仁裂(大脑近颞叶端的裂) / angular ～ 蝶岩裂 / basilar ～ 蝶枕裂 / calcarine ～ 距状沟,距状裂 / callosal ～ 胼胝体沟 / callosomarginal ～ 扣带沟 / central ～ 中央沟(大脑) / cerebral ～s, ～s of cerebrum 大脑沟 / dentate ～ 海马裂 / enamel ～ 牙釉质裂纹 / ethmoid ～ 上鼻道 / inferofrontal ～, subfrontal ～ 额下沟(脑) / intercerebral ～ 半球间裂 / interparietal ～ 顶间沟 / intratonsillar ～ 扁桃体上窝 / portal ～ 肝门 / postcentral ～ 中央后沟(小脑) / precentral ～ 中央前沟 / presylvian ～ 前水平支(大脑侧裂) / pudendal ～ 外阴裂 / sphenoidal ～ 眶上裂 / supertemporal ～ 颞上沟 / ～ of the venous ligament 静脉导管窝,静脉导管索部 / zygal ～ 轭合裂 | **fissural** *a* 裂的

fist [fist] *n* 拳(头) *vt* 把(手)握成拳头 | ～**ful** *n* 一把;相当大的数量

fistula ['fistjulə] ([复] **fistulas** 或 **fistulae** ['fistjuli:]) *n* 瘘,瘘管 | abdominal ～ 腹(壁)瘘 / amphibolic ～ 胆囊(实验)瘘 / blind ～ 单口瘘 / cervical ～ (颈部)鳃瘘;子宫颈瘘 / complete ～ 完全性瘘,双口瘘 / craniosinus ～ 鼻脑脊液瘘 / horseshoe ～ 马蹄形(肛门)瘘 / incomplete ～ 不全性瘘,单口瘘 / thoracic ～ 胸壁瘘

fistulatome ['fistjulə,təum] *n* 瘘管刀

fistulectomy [,fistju'lektəmi] *n* 瘘管切除术

fistulization [,fistjulai'zeiʃən] *n* 成瘘;造瘘术

fistuloenterostomy [,fistjuləu,entə'rɔstəmi] *n* 胆瘘小肠造口术

fistulotomy [,fistju'lɔtəmi] *n* 瘘管切开术

fistulous ['fistjuləs] *a* 瘘的,瘘管的

fit[1] [fit] (fit⟨ted⟩; -tt-) *vt* (使)适合,(使)符合;(使)适应;对…提供设备 *vi* 适合,符合;配合;适应 *a* 适合的,恰当的;健康的;相称的 | be ～ for 适合;能胜任 / ～ in with 适合,符合;适应 / ～ like a glove 完全相合,恰好 / ～ on 装上;试穿 / ～ out 装备,配备;为…作准备 / keep ～ 保持健康,身体好 / ～ to kill 极度地,大大地 / ～ up 提供

fit[2] [fit] *n* 突发,阵发,发作 | running ～ 奔驰性发作(犬惊病,犬癔病;奔驰性癫痫) | by ～s (and starts) 一阵阵地,间歇地 / give sb a ～ 使某人大吃一惊,使某人大发脾气 / have(或throw) a ～ 大发脾气

FITC fluorescein isothiocyanate 异硫氰酸荧光素

fitful ['fitful] *a* 间歇的;一阵阵的;不规则的 | ～**ly** *ad*

fitness ['fitnis] *n* 适合;合格;健康;适合度,适应性(在遗传学中指某一基因与群体平均概率相比时,传给下一代并使其基因存活和传给下一代的概率) | physical ～ 身体合格,身体健康

fitting ['fitiŋ] *a* 适合的,相称的 *n* 装配,装置

Fitz Gerald method treatment [fits'dʒerəld] (William H. H. Fitz Gerald) 体区疗法(zone therapy, 见therapy项下相应术语)

Fitz-Hugh—Curtis syndrome ['fitz hju: 'kə:tis] (Thomas Fitz-Hugh, Jr.; Arthur H. Curtis) 菲-科综合征(患淋病妇女并发肝周炎,特点为发热,右上腹疼痛,腹壁紧张与痉挛,肝区有时闻及磨擦音)

Fitz's syndrome ['fits] (Reginald H. Fitz) 菲茨综合征(急性胰腺炎一组症状:上腹部痛、呕吐、虚脱,继之以24h上腹部局限性肿胀或气鼓)

five [faiv] *num* 五

fivefold ['faivfəuld] *a, ad* 五倍,五重

fix [fiks] *vt* 使固定;安装;凝视;确定;使凝固 *vi* 固定;注视;确定,选定(on, upon);凝固 *n* 困境;定位 | ～ up 修补,解决;治愈;安顿 | ～**able** *a* 可固定的

fixate ['fikseit] *vt, vi* (使)固定;注视
fixateur [fiksə'tə:] *n*【法】抗体,介体
fixation [fik'seiʃən] *n* 结合,固定;固定法,固定术;固结,固恋;定型;凝视;定影 | alexin ~ 防御素结合(见 complement ~) / binocular ~ 双目注视 / complement ~, ~ of the complement 补体结合(当抗原与其特异性抗体结合时,如有补体,则补体参与结合而变成不活动或固定,补体的游离或被结合可通过加入致敏红细胞来检查,如有游离补体,则发生溶血,如无游离补体,则不溶血,此反应是诊断许多传染病的血清学试验的基础) / father ~ 父亲固恋,恋父固结 / freudian ~ 精神发育固定 / mother ~ 母亲固恋,恋母固结 / nitrogen ~ 氮固定,定氮作用
fixative ['fiksətiv] *a* 固定的 *n* 固定液;介体
fixator [fik'seitə] *n* 抗体,介体;固定肌
fixed [fikst] *a* 固定的;不变的;不易挥发的
fixing ['fiksiŋ] *n* 固定;安装;定影
fixity ['fiksəti] *n* 固定;入盆(指胎儿头)
fixture ['fikstʃə] *n* 固定;固定物;[常用复]固定装置
Fl. fluid 液体,液
FLA fronto-laeva anterior 额左前位(胎位)
F. l. a. fiat lege artis【拉】按常规做
flabby ['flæbi] *a* (肌肉等)不结实的,松弛的 | **flabbily** *ad* / **flabbiness** *n*
flabellate [flə'belit], **flabelliform** [flə'belifɔ:m] *a* 扇形的
Flabellina [ˌflæbi'lainə] *n* 扇子介亚目
flaccid ['flæksid] *a* (肌肉等)不结实的,柔软的,弛缓的 | ~**ity** [flæk'sidəti] *n*
flacherie [flæʃə'ri:] *n*【法】蚕软化病
Flack's node [flæk] (Martin W. Flack) 窦房结 | ~ test 弗拉克体力测验(尽量吸气后,再以5.33kPa⟨=40mmHg⟩之力尽可能久地向水银测压计吹气,以测体力)
flag[1] [flæg] *n* 旗 | sick ~ (检疫站或船的)传染病信号旗,(黄色)疫旗
flag[2] [flæg] *n* 菖蒲
flag[3] [flæg] (-gg-) *vi* 萎垂;衰退,减退
flagella [flə'dʒelə] flagellum的复数
flagellantism ['flædʒiləntizəm] *n* 鞭挞(色情)狂(包括施鞭或受鞭者)
flagellar [flə'dʒelə] *a* 鞭毛的
Flagellata [ˌflædʒe'leitə] *n* 鞭毛虫纲
flagellate ['flædʒeleit] *vt* 鞭击 *a* 有鞭毛的;鞭毛状的 *n* 鞭毛虫;鞭毛藻 | animal-like ~类动物鞭毛虫 / plant-like ~ 类植物鞭毛虫
flagellated ['flædʒeleitid] *a* 有鞭毛的;鞭毛状的
flagellation [ˌflædʒe'leiʃən] *n* 轻叩法(一种按摩法);鞭击,鞭挞(色情)狂;鞭毛突出
flagelliform [flə'dʒelifɔ:m] *a* 鞭毛状的
flagellin ['flædʒəlin] *n* 鞭毛蛋白
flagellosis [ˌflædʒə'ləusis] *n* 鞭毛虫病
flagellospore [flə'dʒeləspɔ:], **flagellula** [flə'dʒeljulə] *n* 鞭毛芽胞,鞭毛孢子
flagellum [flə'dʒeləm] ([复] **flagellums** 或 **flagella** [flə'dʒelə]) *n*【拉】鞭毛(原虫),鞭节(昆虫)
Flagyl ['flædʒil] *n* 甲硝唑(metronidazole)制剂的商品名
flail [fleil] *n* 连枷(如连枷关节)
Flajani's disease [flə'dʒæni] (Giuseppe Flajani) 突眼性甲状腺肿
flake [fleik] *n* 薄片;絮片,鳞片 *vt* 使成薄片 *vi* 剥落(away, off)
flaky ['fleiki] *a* (薄)片状的;易剥落的 | **flakiness** *n*
flame [fleim] *n* 火焰;光芒;热情 *vi* 发火焰;燃烧;(强烈地)爆发 *vt* 点燃;激起;火焰灭菌 | capillary ~s 毛细血管扩张斑(有时见于新生儿的脸上) / manometric ~ 感压火焰 | ~ forth(或up) 爆发
flaming ['fleimiŋ] *a* 燃烧的;火红的;热情的;夸张的;惊人的 | ~**ly** *ad*
flange [flændʒ] *n* 翼,突缘 | buccal ~ 颊侧突缘 / denture ~ 义齿突缘 /

labial ～ 唇侧突缘 / lingual ～ 舌侧突缘

flank [flæŋk] *n* 胁;胁腹;侧面 *vt* 位于…的侧面(或两侧) *vi* 侧面与…相接(on, upon)

flap [flæp] *n* 拍打;皮片,皮瓣;往返翻动(不能控制的),扑动 (-pp-) *vt, vi* 拍打,摆动 | jump ～ 迁移瓣 / liver ～ 姿势保持不能,扑翼样震颤(见于肝昏迷等) / pedicle ～, gauntlet ～ 带状瓣 / skin ～ 皮瓣 / sliding ～, advancement ～, French ～ 滑动瓣,前徙瓣,法式瓣 | ～s *n* 唇肿胀(马)

flare [flɛə] *vi* (火焰)闪耀;突然燃烧;张开 *vt* 使闪耀;发亮光;使张开 *n* 闪耀,闪烁;潮红;(皮肤)发红;(病的)突发

flare-up ['flɛərʌp] *n* 突然起燃;(怒气、疾病等的)发作

flaring ['flɛəriŋ] *n* 张开 | ～ of alae nasi 鼻翼扇动

flash [flæʃ] *vi, vt* (使)闪光;(使)闪耀;(使)闪现;(使)反射 *n* 闪光;闪耀;转瞬间;铸模溢出物 | a ～ in the pan 昙花一现,昙花一现的人

flashlight ['flæʃlait] *n* 手电筒;闪光灯

flask [flɑ:sk] *n* 瓶,烧瓶;型盒(牙) *vt* 装型盒(牙) | crown ～ 牙冠型盒 / culture ～ 培养瓶 / denture ～ 义齿型盒 / refractory ～, casting ～ 耐火型盒,铸造型盒 / volumetric ～ (容)量瓶

flasket ['flɑ:skit] *n* 小瓶

flasking ['flɑ:skiŋ] *n* 装型盒(牙)

flat[1] [flæt] *a* 平的;平坦的;扁平的;浅的;断然的,直截了当的;单调的;实音的,低音的 *ad* 平直地;仰卧地;恰恰,正好 *n* 平面;平坦部分;扁平物 (-tt-) *vt, vi* (使)变平 | optical ～ 光学玻璃板 | fall ～ 达不到预想结果;没有引起任何反应 / ～ out 竭尽全力,疲惫的 | ～ly *ad*

flat[2] [flæt] *n* (楼房)的一层;一套房间;[常用复] 公寓

Flatau's law [flə'tau] (Edward Flatau) 弗拉托定律(脊髓纤维长度愈长,则愈接近外周)

flatfoot ['flætfut] ([复] **flatfeet** ['flætfi:t]) *n* 扁平足,平足 | rocker-bottom ～ 摇摆椅足(见foot项下相应术语)

flat-footed ['flætˌfutid] *a* 平脚的

flatness ['flætnis] *n* 实音(叩诊)

flatten ['flætn] *vt, vi* (使)变平

flatulent ['flætjulənt] *a* (肠胃)气胀的 | **flatulence** ['flætjuləns], **flatulency** ['flætjulənsi] *n* / ～ly *ad*

Flatulex ['flætjuleks] *n* 二甲硅油-活性炭(simethicone and activated charcoal)制剂的商品名

flatus ['fleitəs] *n* 【拉】肠胃气;屁 | ～ vaginalis 阴道气响

flatworm ['flætwə:m] *n* 扁虫

flavanoid ['fleivənɔid] *n* 黄烷类

flavanone ['fleivənəun] *n* 黄烷酮

flavanonol ['fleivənɔnɔl] *n* 黄烷酮醇

flavaspidic acid [ˌfleivə'spidik] 黄绵马酸

flavectomy [flei'vektəmi] *n* 黄韧带切除术

flavescent [flə'vesnt] *a* 淡黄色的,浅黄色的

flavianic acid [ˌfleivi'ænik] 黄萘酸,2,4-二硝基萘酚-7-磺酸

flavin ['fleivin] *n* 黄素 | ～-adenine dinucleotide (FAD) 黄素腺嘌呤二核苷酸 / ～ mononucleotide (FMN) 黄素单核苷酸

flavine ['fleivain] *n* 吖啶黄(消毒防腐药)

flavin monooxygenase ['fleivin ˌmɔnəu'ɔksidʒəneis] 黄素单(加)氧酶,非特异性单(加)氧酶

Flaviviridae [ˌfleivi'viridi:] *n* 黄病毒科

Flavivirus ['fleiviˌvaiərəs] *n* 黄病毒属

flavivirus ['fleiviˌvaiərəs] *n* 黄病毒

flav(o)- [构词成分] 黄

Flavobacterium [ˌfleivəubæk'tiəriəm] *n* 黄杆菌属 | ～ breve 短黄杆菌 / ～ meningosepticum 脑膜脓毒性黄杆菌

/ ~ odoratum 芳香黄杆菌
flavodoxin [ˌfleivəu'dɔksin] *n* 黄素氧还蛋白
flavoenzyme [ˌfleivəu'enzaim] *n* 黄素酶
flavomycin [ˌfleivəu'maisin] *n* 黄霉素
flavone ['fleivəun] *n* 黄酮
flavonoid ['fleivənɔid] *n* 黄酮类化合物
flavonol ['fleivənɔl] *n* 黄酮醇
flavoprotein [ˌfleivəu'prəuti:n] *n* 黄素蛋白
flavorful ['fleivəful], **flavorsome** ['fleivəsəm], **flavorous** ['fleivərəs], **flavory**['fleivəri] *a* 味浓的;有香味的
flavo(u)r ['fleivə] *n* 味;风味;香味;调味香料 | ~**less** *a* 无味的;乏味的
flavo(u)ring ['fleivəriŋ] *n* 调味品
flavoxanthin [ˌfleivəu'zænθin] *n* 黄黄质
flavoxate hydrochloride [flei'vɔkseit] 盐酸黄酮哌酯(平滑肌松弛药,用作泌尿系统解痉药)
flaw [flɔ:] *n* 裂缝;缺点;瑕疵 *vt, vi* (使)破裂;(使)变得有缺陷 | ~**less** *a* 无裂缝的;无缺点的,无瑕疵的
Flaxedil ['flæksədil] *n* 加拉碘铵(gallamine triethiodide)制剂的商品名
flaxseed ['flæksi:d] *n* 亚麻子
flazalone ['fleizələun] *n* 夫拉扎酮,氟苯哌酮(抗炎药)
fld fluid 液体;液
fl dr fluid dram 液量英钱
flea [fli:] *n* 蚤 | Asiatic rat ~ 亚洲鼠蚤(即Xenopsylla cheopis) / burrowing ~ 穿皮潜蚤(即Tunga penetrans) / cat ~ 猫蚤(即Ctenocephalides felis) / chigoe ~ 沙蚤(即Tunga penetrans) / common ~ 普通蚤(即Pulex irritans) / common rat ~ 鼠蚤(即Nosopsyllus fasciatus) / dog ~ 犬蚤(即Ctenocephalides canis) / European mouse ~ 欧洲鼠蚤(即Ctenophthalmus agrytes) / European rat ~ 欧洲鼠蚤(即Nosopsyllus fasciatus) / human ~ 人蚤(即Pulex irritans) / Indian rat ~ 印度鼠蚤(即Xenopsylla astia) / jigger ~ 恙螨(即Tunga penetrans) / mouse ~ 鼷蚤(即Leptopsylla segnis) / sand ~ 沙蚤(即Tunga penetrans) / squirrel ~ 松鼠蚤(即Hoplopsyllus anomalus) / sticktight ~ 吸着蚤(即Echidnophaga gallinacea) / suslik ~ 地松鼠蚤 / tropical rat ~ 热带鼠蚤(即Xenopsylla cheopis)
flecainide acetate [fli'keinaid] 醋酸氟卡尼,醋酸哌氟酰胺(抗心律失常药)
Flechsig's areas ['fleʃsiʃ] (Paul E. Flechsig) 弗莱希西希区(延髓每半边的前、侧、后三个区,有迷走神经及舌下神经纤维可见) | ~ cuticulum 弗莱希西希表皮(神经胶质外面的一层扁平细胞) / ~ fasciculus 前固有束;外侧固有束 / ~ field 髓鞘生成区 / ~ myelogenetic law 弗莱希西希髓鞘发生定律,髓鞘发生定律(发育中的脑神经纤维,其髓鞘的形成有一定的次序,属于特定功能系统的神经纤维亦同时成熟)
fleck [flek] *n* 斑点;微粒 | tobacco ~s 含铁结节,香烟色斑点(在某些脾肿大患者的脾内可见到的棕色或黄色色素的小结)
fleckfieber [flek'fi:bə] *n* 【德】流行性斑疹伤寒
fleckmilz ['flekmilts] *n* 【德】斑点脾
flection ['flekʃən] *n* 屈,屈曲 | ~**al** *a*
fled [fled] flee的过去式和过去分词
flee [fli:] (fled) *vi* 逃走;消失 *vt* 逃避
fleece [fli:s] *n* 羊毛,羊毛状物
Flegel's disease ['fleigəl] (Heine Flegel) 弗莱格尔病,持久性豆状角化过度
Fleischl's test ['flaiʃl] (Ernst von Fleischl von Marxow) 弗莱施尔试验(检尿内胆色素)
Fleischmann's hygroma ['flaiʃmən] (Godfried Fleischmann) 弗莱施曼水囊瘤(口腔底的颏舌肌外侧的粘液囊膨大)

Fleischner's disease ['flaiʃnə] (Felix Fleischner) 费莱希内病(影响手中指骨的骨软骨炎)

Fleitmann's test ['flaitmən] (Theodore Fleitmann) 弗莱特曼试验(检砷化物)

flemingen [fle'mindʒin] *n* 非洲楸荚素

flesh [fleʃ] *n* 肉;食用肉 | goose ~ 鸡皮疙瘩(因冷或惊吓时皮乳头勃起) / proud ~ 赘肉 | ~ and blood 亲属;人类 / ~ and fell 全身;完全地 / gain(或 put on) ~ 长肉,发胖 / in ~ 肥胖的 / in the ~ 活着的;亲自,本人 / lose ~ 消瘦,变瘦 / one's (own) ~ and blood 亲骨肉;亲属 / pick up ~ 病愈后长胖 / the arm of ~ 人力,人的努力

flesh-colo(u)red ['fleʃˌkʌləd] *a* 肉色的

flesh-eating ['fleʃˌi:tiŋ] *a* 食肉的

fleshiness ['fleʃinis] *n* 多肉,肥胖

fleshly ['fleʃli] *a* 肉体的;肉欲的;多肉的;肥胖的

fleshy ['fleʃi] *a* 多肉的,肥胖的;肉的,似肉的

fletazepam [flə'tæzəpæm] *n* 氟乙西泮,四氟二氮䓬(骨骼肌松弛药)

fletcherism ['fletʃərizəm] *n* (Horace Fletcher) 弗莱彻进食法,细嚼慢咽法(主张将硬质食物完全咀嚼然后随汤液咽下)

fleurette [fluə'ret] *n*【法】小花型细胞(见于成视黄膜细胞瘤和视网膜细胞瘤)

flew [flu:] fly的过去式

flex [fleks] *vt, vi, n* 屈曲

Flexeril ['fleksəril] *n* 盐酸环苯扎林 (cyclobenzaprine hydrochloride)制剂的商品名

Flexibacter [ˌfleksi'bæktə] *n* 屈挠杆菌属

flexibility [ˌfleksə'biləti] *n* 屈曲性;柔(韧)性,灵活性 | waxy ~ 蜡样屈曲

flexibillitas [ˌfleksi'bililtəs] *n*【拉】屈曲性

flexible ['fleksəbl] *a* 易弯的,能屈的;柔韧的;灵活的 | **flexibly** *ad*

flexile ['fleksail] *a* 易弯的,能屈的

fleximeter [flek'simitə] *n* 关节屈度计

flexion ['flekʃən] *n* 屈,屈曲,俯屈 | ~**al** *a*

Flexithrix ['fleksiθriks] *n* 柔发菌属

Flexner's bacillus ['fleksnə] (Simon Flexner) 弗(莱克斯纳)氏痢疾杆菌 | ~ dysentery 菌痢,杆菌(性)痢疾 / ~ serum 抗脑膜炎球菌血清

Flexner-Wintersteiner rosette ['fleksnə 'vintəˌstainə] (Simon Flexner; Hugo Wintersteiner) 弗-温玫瑰花结(在成视网膜细胞瘤和某些其他眼瘤中所发现的一种细胞形成,其柱状细胞呈幅射状从明亮的中央核发出,并由一层膜分隔开来,同时也可见到轮辐似的幅条,代表视杆与视锥)

flexor ['fleksə] *n*【拉】屈肌 | ~ retinaculum 屈肌支持带

flexuous ['fleksjuəs], **flexuose** ['fleksjuəus] *a* 曲的,波状的

flexura [flek'ʃuərə] ([复] **flexurae** [flek'ʃuəri:]) *n*【拉】曲

flexure ['flekʃə] *n* 曲 | caudal ~, sacral ~ 尾曲,骶曲 / cephalic ~, cranial ~ 头曲,颅曲 / hepatic ~ of colon 结肠右曲 / left ~ of colon, splenic ~ of colon 结肠左曲 / pontine ~, basicranial ~ 脑桥曲 | **flexural** *a*

flicker ['flikə] *n* 闪烁

Fliess treatment (therapy) [fli:s] (Wilhelm Fliess) 弗利斯疗法(以鼻甲麻醉法治痛经及神经性胃痛)

flight [flait] *n* 飞翔,飞行;奔逸 | ~ of ideas 意念飘忽,思维奔逸(有时见于急性躁狂状态和急性精神分裂症) | in the first(或highest) ~ 占主要地位,领先

flighty ['flaiti] *a* 好作奇想的;反复无常的;痴呆的

flimsy ['flimzi] *a* 轻而薄的;易损坏的;没有价值的 | **flimsily** *ad* / **flimsiness** *n*

flinch [flintʃ] *vi* 畏缩 (from);退缩 *n* 退缩;畏缩

fling [fliŋ] (flung) *vt* 猛投;掷 *vi* 猛冲 *n* 掷,扔 | ~ oneself into 全力投入

flint [flint] *n* 燧石,电石;坚硬物

Flint's arcade [flint] (Austin Flint) 弗林特弓(肾锥体底部的动静脉弓) | ~ law 弗林特定律(一器官的个体发生过程,即其血液供应的种系发生过程)

Flint's murmur [flint] (Austin Flint) 弗林特杂音(主动脉口反流时,心尖收缩前期杂音加大)

flinty ['flinti] *a* 燧石的;坚硬的;严峻的

float [fləut] *n* 漂浮(物) *vt* 使漂浮,使悬浮 *vi* 浮动,漂浮;用水注满;(计划等)付诸实行

floatage ['fləutidʒ] *n* 漂浮,浮力;漂浮物

floatation [fləu'teiʃən] *n* 漂浮;浮集(法),浮选(法)

floaters ['fləutəz] [复] *n* 飘游物,悬浮物

floating ['fləutiŋ] *a* 浮的,浮动的 | ~ head 胎头浮

floccillation [ˌflɔksi'leiʃən], **floccilegium** [ˌflɔksi'li:dʒiəm] *n* 摸空,捉空摸床,撮摸症(谵妄患者)

floccose ['flɔkəus] *a* 柔毛状的,絮状的

flocculate ['flɔkjuleit] *vt, vi* 絮凝,絮状沉淀 | **flocculation** [ˌflɔkju'leiʃən] *n* 絮凝(作用),絮状沉淀法,絮状反应

floccule ['flɔkju:l] *n* 絮片,絮状物;绒球状沉淀法 | toxoid-antitoxin ~ 类毒素抗毒素絮片(块)

flocculent ['flɔkjulənt] *a* 絮凝的,含絮状物的 | **flocculence** *n* 絮凝(作用),絮状沉淀法

flocculoreaction [ˌflɔkjuləuri(:)'ækʃən] *n* 絮凝反应,絮状反应

flocculus ['flɔkjuləs] ([复] **flocculi** ['flɔkjulai]) *n* 絮片,絮状物;绒球 | accessory ~, secondary ~ 副绒球,第二绒球,旁绒球(小脑) | **floccular** *a*

flock [flɔk] *n* 群 *vi* 群集

floctafenine [ˌflɔktə'feni:n] *n* 夫洛非宁,氟喹氨苯酯(镇痛药)

flood [flʌd] *n* 洪水,大水 *vt* 淹没;充满 *vi* 为水所淹;(大量地)涌出

flooding ['flʌdiŋ] *n* 泛滥;溢流;血崩;以恐治恐法

Flood's ligament [flʌd] (Valentine Flood) 弗勒德韧带(盂肱上韧带)

floor [flɔ:] *n* (楼房的)层;底部,地面,底;地板

Flor. flores【拉】花

flora ['flɔ:rə] ([复] **floras** 或 **florae** ['flɔ:ri:]) *n* 植物区系,植物丛,植物群,菌丛 | intestinal ~ 肠内菌丛 | ~l *a*

florantyrone [flə'ræntaiərəun] *n* 夫洛梯隆,荧恩丁酮酸(促胆汁排泄药)

Florence's crystals [flɔ'rɑ:ns] (Albert Florence) 弗洛朗斯结晶(碘作用于精液中所含卵磷脂的液体而产生的结晶) | ~ test (reaction) 弗洛朗斯试验(反应)(检精液)

flores ['flɔ:ri:z] *n*【拉】花;升华制剂 | ~ benzoini 安息香华,苯甲酸 / ~ sulfuris 升华硫

florescence [flɔ:'resns] *n* 开花;开花期;兴盛时期 | **florescent** *a*

Florey unit ['flɔ:ri] (Howard W. Florey) 弗洛里单位,牛津单位(Oxford unit, 见unit项下相应术语)

florid ['flɔrid] *a* 红润的,血色好的;鲜红的 | **~ly** *ad*

Floridin ['flɔ:ridin] *n* 漂白土(fuller's earth)制剂的商品名

florigen ['flɔ:ridʒən] *n* 花激素

Florinef ['flɔrinef] *n* 醋酸氟氢可的松(fludrocortisone acetate)制剂的商品名

florizine ['flɔrizi:n] *n* 德里辛(见dericin)

Florone ['flɔ:rəun] *n* 双醋二氟拉松(diflorasone diacetate)制剂的商品名

Floropryl ['flɔ:rəpril] *n* 异氟磷(isoflurophate)制剂的商品名

Florschütz's formula ['flɔʃits] (Georg Florschütz) 弗洛许茨公式 (L:〈2B–L〉, 其中L表示身高,B表示腹围,指数为5表示正常,指数低于5表示体重过重的程度)

floss [flɔs] *n* 絮状物;绒毛 | ~**y** *a*

flotation [flə*u*'teiʃən] *n* 浮集(法),浮选(法)

flounder ['flaundə] *vi, n* 挣扎,踉跄

flour ['flauə] *n* 面粉;粉状物质 *vt* 撒粉于…;把…做成粉 | ~**y** ['flauəri] *a* 面粉的;粉状的

Flourens's theory (doctrine) [flu:'rɑ:ŋz] (Marie J. P. Flourens) 弗洛朗斯学说(全部大脑参与一切精神活动)

flourish ['flʌriʃ] *vi* 茂盛,繁荣 *vt* 挥舞;炫耀 *n* 茂盛,兴旺

flow [fləu] *vi* 流动,流(水流,气流),涌出;来自;流畅;月经来,行经(尤指过多) *vt* 溢过,淹没 *n* 流动,流量,流速;涌出,月经 | effective renal blood ~ (ERBF) 有效肾血流量 / effective renal plasma ~ (ERPF) 有效肾血浆流量 / gene ~ 基因流动 / renal plasma ~ (RPF) 肾血浆流量 / total renal blood ~ 肾血流总量

flower ['flauə] *n* 花;精华;开花; [复] 升华制剂 *vi* 开花;发育,成熟;繁荣 *vt* 使开花 | ~s of arsenic 砷华,三氧化二砷 / ~s of benzoin 安息香华,安息香酸 / ~s of camphor 升华樟脑 / ~s of sulfur 升华硫 | ~less *a* 无花的

Flower's index ['flauə] (William H. Flower) 弗劳尔指数,牙指数(dental index, 见index项下相应术语)

flowery ['flauəri] *a* 花的;似花的;多花的

flowmeter ['fləumitə] *n* 流量计,流速计 | blood ~ 血流速计

flown [fləun] fly的过去分词

flow tract ['fləutrækt] 流道(血液在心腔内流动的道路)

floxacillin [ˌflɔksə'silin] *n* 氟氯西林,氟氯青霉素,氟氯苯唑青霉素,氟氯苯甲异噁唑青霉素(抗生素类药,主要用于治疗抗青霉素的葡萄球菌感染)

Floxin ['flɔksin] *n* 氟氯西林(floxacillin)制剂的商品名

floxuridine [flɔk'sjuəridin] *n* 氟尿苷,5-氟脱氧尿苷(抗肿瘤药)

fl. oz. fluidounce 液量英两,液量盎司

FLP fronto-laeva posterior 额左后(胎位)

FLT fronto-laeva transversa 额左横(胎位)

flu [flu:] *n* 流行性感冒,流感(influenza俗名)

Fluax ['fluæks] *n* 流感病毒疫苗(influenza virus vaccine)制剂的商品名

fluazacort [flu'æzəkɔ:t] *n* 氟扎可特,氟噁米松(抗炎药)

flubendazole [flu'bendəzəul] *n* 氟苯达唑(抗原虫药)

flucindole [flu'sindəul] *n* 氟西吲哚,氟胺氢咔唑(安定药)

flucloronide [flu'klɔ:rənaid] *n* 氟氯奈德,氟二氯松(合成糖皮质激素)

flucloxacillin [ˌflu:klɔksə'silin] *n* 氟氯西林(即floxacillin, 抗生素类药)

Flucort ['flukɔ:t] *n* 氟米松(flumethasone)制剂的商品名

flucrylate ['flukrileit] *n* 氟克立酯,氟氰丙烯酯,2-氰丙烯酸三氟异丙酯(组织粘合剂)

fluctuate ['flʌktjueit] *vi, vt* (使)变动;(使)起伏,(使)波动 | **fluctuant** *a* / **fluctuation** [ˌflʌktju'eiʃən] *n*

flucytosine [flu'saitəsi:n] *n* 氟胞嘧啶,5-氟胞嘧啶(抗真菌药)

fludalanine [flu'dæləni:n] *n* 氟氘丙氨酸(抗菌药)

Fludara [flu'dɛərə] *n* 磷酸氟达拉滨(fludarabine phosphate)制剂的商品名

fludarabine phosphate [flu'dɛərəbin] 磷酸氟达拉滨(抗肿瘤药,用以治疗慢性淋巴细胞白血病)

fludazonium chloride [ˌfludə'zəuniəm] 氯氟哒唑(局部抗感染药)

fludorex ['fludəreks] *n* 氟多雷司,氟苯甲氧胺(食欲抑制药,止吐药)

fludrocortisone [ˌflu:drəu'kɔ:tisəun] *n* 氟氢可的松(肾上腺皮质激素类药) | ~ acetate 醋酸氟氢可的松

fluency ['flu(:)ənsi] *n* 流利,流畅

fluent ['flu(:)ənt] *a* 流利的,流畅的 | ~**ly** *ad*

flufenamic acid [flufə'næmik] 氟芬那酸,氟灭酸(消炎镇痛药)

flufenisal [flu'fenisəl] *n* 氟苯柳,氟苯乙酰水杨酸(镇痛药)

fluff [flʌf] *n* 绒毛;汗毛;蓬松物 *vi, vt* (使)起毛;(使)变松 | ~**y** *a* 绒毛状的;蓬松的

flügelplatte [ˌfli:gəl'plʌtə] *n*【德】翼板

Fluhmann's test ['flu:mən] (C. F. Fluhmann) 弗路曼试验(检雌激素)

fluid ['flu(:)id] *a* 流动的,液体的;不固定的,易变的;流质的 *n* 液体,液 | allantoic ~ 尿囊液 / amniotic ~ 羊(膜)水 / ascitic ~ 腹水 / bleaching ~ 漂白粉液 / cerebrospinal ~ (CSF) 脑脊(髓)液 / chlorpalladium ~ 氯化钯脱钙液 / decalcifying ~ 脱钙液 / extracellulal ~ 细胞外液 / follicular ~ 滤泡液,卵泡液 / intracellular ~ 细胞内液 / labyrinthine ~ 外淋巴 / pericardial ~ 心包液 / seminal ~ 精液 / serous ~ 浆液 / synovial ~ 滑液 / ventricular ~ 脑室液 | ~**ic** [flu(:)'idik] *a* 流体性的 / ~**ity** [flu(:)'idəti] *n* 流动性,流度

fluidextract [ˌflu(:)id'ekstrækt] *n* 流浸膏

fluidextractum [ˌflu(:)ideks'træktəm] ([复] **fluidextracta** [ˌflu(:)ideks'træktə]) *n*【拉】流浸膏

fluidify [flu(:)'idifai] *vt* 使成流体 *vi* 流体化;积满液体

fluidism ['flu(:)idizəm] *n* 体液学说

fluidize ['flu(:)idaiz] *vt* 使流体化 | **fluidization** [ˌflu(:)idai'zeiʃən, -di'z-] *n*

fluidounce ['flu(:)id'auns] *n* 液量英两,液量盎司

fluidrachm, fluidram [ˌflu(:)i'dræm] *n* 液量英钱,液量打兰(相当于3.697ml)

fluke [flu:k] *n* 吸虫

Flu-lmune [flu(:)i'mju:n] *n* 流感病毒疫苗(influenza virus vaccine)制剂的商品名

flumazenil ['flu:meizəˌnil] *n* 氟马西尼(苯二氮䓬类拮抗药)

flumen ['flu:mən] ([复] **flumina** ['flu:minə]) *n*【拉】流,波

flumequine ['fluməkwin] *n* 氟甲喹(抗菌药)

flumethasone pivalate [flu'meθəˌsəun] 特戊酸氟米松,特戊酸二氟美松,特戊酸氟地塞米松(合成糖皮质激素,局部抗炎药,用于皮肤病)

flumethiazide [ˌflume'θaiəzaid] *n* 氟甲噻嗪(利尿药)

flumetramide [flu'metrəmaid] *n* 氟美吗酮,氟甲吗酮(肌肉松弛药)

flumizole ['flumizəul] *n* 氟咪唑(抗炎药)

flumoxonide [flu'mɔksənaid] *n* 氟莫奈德,双甲氧肤轻松(肾上腺皮质类固醇)

flunarizine hydrochloride [flu'nærizi:n] 盐酸氟桂利嗪,盐酸氟苯桂嗪(血管扩张药)

flung [flʌŋ] fling的过去式和过去分词

flunidazole [flu'nidəzəul] *n* 氟硝唑(抗原虫药)

flunisolide [flu'nisəlaid] *n* 氟尼缩松,9-去氟肤轻松(糖皮质激素) | ~ acetatc 醋酸氟尼缩松,醋酸9-去氟肤轻松(抗炎药)

flunitrazepam [ˌfluni'træzəpæm] *n* 氟硝西泮,氟硝安定(麻醉用安眠、诱导药)

flunixin [flu'niksin] *n* 氟尼辛,氟胺烟酸(消炎镇痛药) | ~ meglumine 氟尼辛葡胺,氟胺烟酸葡胺(消炎镇痛药)

fluocinolone acetonide [ˌfluəˈsinələun] 氟轻松, 氟西奈德(合成糖皮质激素, 局部抗炎药)

fluocinonide [ˌfluəˈsinənaid] *n* 氟轻松醋酸酯(有消炎止痒和收缩血管作用, 局部用于治疗某些皮肤病)

fluocortin butyl [ˌflu(:)əˈkɔ:tin] *n* 氟可丁, 氟考丁酯(抗炎药)

Fluogen [ˈflu(:)ədʒən] *n* 流感病毒疫苗(influenza virus vaccine)制剂的商品名

fluohydrisone [ˌfluəˈhaidrisəun], **fluohydrocortisone** [ˌfluəˌhaidrəuˈkɔ:tisəun] *n* 氟氢可的松

Fluonid [ˈflu(:)ənid] *n* 氟轻松, 氟西奈德(fluocinolone acetonide)制剂的商品名

fluor [ˈflu(:)ɔ] *n*【拉】排出物, 溢液; 荧光体 | ~ albus 白带

fluorane [ˈfluərein] *n* 荧烷

fluoresce [fluəˈres] *vi* 发荧光

fluorescein [ˌfluəˈresi:n] *n* 荧光素 | ~ isothiocyanate (FITC) 异硫氰酸荧光素 / sodium ~, soluble ~ 荧光素钠, 可溶性荧光素

fluoresceinuria [ˌfluəˌresi:ˈnjuəriə] *n* 荧光素尿

fluorescence [ˌfluəˈresns] *n* 荧光 | secondary ~ 继发性荧光

fluorescent [ˌfluəˈresnt] *a* 荧光的

fluorescin [ˌfluəˈresin] *n* 氢化荧光素

fluoric acid [ˈfluərik] 氟酸

fluoridate [ˈfluərideit] *vt* 向…中加入氟化物 | **fluoridation** [ˌfluəriˈdeiʃən] *n* 加氟作用, 氟化(作用)

fluoride [ˈfluəraid] *n* 氟化物 | stannous ~ 氟化亚锡

fluoridize [ˈfluəridaiz] *vt* 涂氟 | **fluoridization** [ˌfluəridaiˈzeiʃən] *n* 涂氟法; 氟化(作用)

fluorimeter [ˌfluəˈrimitə] *n* X线量计; 透视定位器; 荧光计 | **fluorimetry** *n* X线测量法; 透视定位法; 荧光测定法

fluorinate [ˈfluərineit] *vt* 用氟处理; 使与氟化合 | **fluorination** [ˌfluəriˈneiʃən] *n* 氟化(作用)

fluorine [ˈfluəri:n] *n* 氟(化学元素)

fluoroacetate [ˌfluərəuˈæsiteit] *n* 氟醋酸盐(杀鼠药)

fluoroacetic acid [ˌfluərəuəˈsi:tik] 氟乙酸

fluorochrome [ˈfluərəkrəum] *n* 荧光色素, 荧光染料

fluorocyte [ˈfluərəsait] *n* 荧光细胞

fluorography [ˌfluəˈrɔgrəfi] *n* 荧光X线摄影(术)

fluoroimmunoassay [ˌfluərəuˌimjunəuˈæsei] *n* 荧光免疫测定

Fluoromar [ˈfluərəmə] *n* 氟乙烯醚(fluroxene)制剂的商品名

fluorometer [ˌfluəˈrɔmitə] *n* X线量计; 透视定位器; 荧光计 | **fluorometric** [ˌfluərəuˈmetrik] *a* 荧光测定的 / **fluorometry** *n* X线测量法; 透视定位法; 荧光测定法

fluorometholone [ˌfluərəuˈmeθələun] *n* 氟米龙, 氟甲孕松, 氟甲松龙(合成糖皮质激素, 局部抗炎药)

fluoronephelometer [ˌfluərəunefiˈlɔmitə] *n* 荧光比浊计, 荧光散射浊度计

ρ-**fluorophenylalanine** [ˌfluərəuˌfeniˈlæləni:n] *n* 对氟苯丙氨酸

fluorophosphate [ˌfluərəuˈfɔsfeit] *n* 氟磷酸(含氟与磷的有机化合物) | diisopropyl ~ 二异丙基氟磷酸

fluorophotometry [ˌfluərəufəuˈtɔmitri] *n* 荧光光度测定法 | vitreous ~ 玻璃体荧光光度测定法

Fluoroplex [ˈfluərəpleks] *n* 氟尿嘧啶, 5-氟尿嘧啶(fluorouracil)制剂的商品名

fluororadiography [ˌfluərəuˌreidiˈɔgrəfi] *n* 荧光X线摄影(术), 间接摄影(术)

fluororoentgenography [ˌfluərəuˌrɔntgəˈnɔgrəfi] *n* 荧光X线摄影(术)

fluoroscope [ˈfluərəskəup] *n* 荧光屏, 荧光镜 *vt* 用荧光镜检查 | biplane ~

双面荧光屏

fluoroscopy [ˌfluəˈrɔskəpi] *n* 荧光屏检查,荧光镜透视检查,X线透视检查 | **fluoroscopical** [ˌfluərəˈskɔpikəl] *a*

fluorosilicate [ˌfluərə*u*ˈsilikeit] *n* 氟硅酸盐,硅氟化物

fluorosis [ˌfluəˈrəusis] *n* (慢性)氟中毒,斑釉 | chronic endemic ~ 慢性地方性(牙)氟中毒 / dental ~ 牙氟中毒

fluorouracil [ˌfluərə*u*ˈjuərəsil] *n* 氟尿嘧啶,5-氟尿嘧啶(抗肿瘤药)

fluosilic acid [fluəˈsilik] 氟硅酸

Fluosol [ˈfluəsɔl] *n* 全氟化学血液代用品(商品名)

Fluothane [ˈfluəθein] *n* 氟烷(halothane)制剂的商品名

fluotracen hydrochloride [ˌfluəˈtreisən] 盐酸氟曲辛,盐酸氟蒽丙胺(安定药,抗抑郁药)

fluoxetine [fluˈɔksəti:n] *n* 氟西汀,氟苯氧丙胺(抗抑郁药)

fluoxymesterone [fluˌɔksiˈmestərəun] *n* 氟甲睾酮,氟羟甲睾酮(雄激素)

flupenthixol [ˌflupenˈθiksɔl] *n* 氟哌噻吨(抗精神病药)

flupentixol [ˌflupenˈtiksɔl] *n* 氟哌噻吨(flupenthixol的INN名)

fluperamide [fluˈperəmaid] *n* 氟哌醇胺,氟哌酰胺(减蠕动药)

fluperolone [fluˈperələun] *n* 氟培龙,醋酸甲氟龙(糖皮质激素,抗炎药)

fluphenazine [fluˈfenəzi:n] *n* 氟奋乃静(安定药) | ~ enanthate 氟奋乃静庚酸酯(安定药) / ~ hydrochloride 盐酸氟奋乃静(安定药)

fluprednisolone [ˌflupredˈnisələun] *n* 氟泼尼龙,氟强的松龙(合成糖皮质激素) | ~ valerate 氟泼尼松戊酸酯

fluprostenol sodium [fluˈprɔstənɔl] 氟前列醇钠,前列氟醇钠(抗不育症药)

fluquazone [ˈflukwəzəun] *n* 氟喹宗,苯氟喹酮(抗炎药)

flurandrenolide [ˌfluərænˈdrenəlaid] *n* 氟氢缩松,丙酮缩氟氢羟龙(糖皮质激素,抗炎药,用于皮肤病)

flurandrenolone [ˌfluirænˈdrenələun] *n* 氟氢缩松(即flurandrenolide)

flurazepam hydrochloride [fluəˈræzəpæm] 盐酸氟西泮,盐酸氟安定,盐酸氟胺安定(催眠药)

flurbiprofen [fluəˈbiprəfen] *n* 氟比洛芬,氟联苯丙酸(抗炎药)

Fluress [fluəˈres] *n* 盐酸奥布卡因–荧光素钠(benoxinate hydrochloride and fluorescein sodium)制剂的商品名

Flurobate [ˈfluərəbeit] *n* 苯甲酸倍他米松(betamethasone benzoate)制剂的商品名

flurocitabine [ˌfluərəˈsaitəbi:n] *n* 氟西他滨,氟环胞苷,去水氟阿糖胞苷(抗肿瘤药)

flurogestone acetate [ˌfluərəˈdʒestəun] 醋酸氟孕酮,醋酸氟羟孕酮(孕激素)

flurothyl [ˈflurəθil] *n* 氟替尔,三氟乙醚,双三氟乙基醚(吸入用惊厥药)

fluroxene [fluˈrɔksi:n] *n* 氟乙烯醚,三氟乙基乙烯醚(吸入麻醉药)

flush [flʌʃ] *vi* 涌,脸红;突然发红 *vt* (用水)冲洗;使注满;使兴奋 *n* 冲洗;兴奋;发红,潮红 *a* 大量的;注满的;直接的;红润的 *ad* 齐平地,直接地 | atropine ~ 阿托品潮红 / breast ~ 乳房潮红 / hectic ~ 痨病性潮红 / mahogany ~ 红木色潮红(见于大叶性肺炎时一侧面颊) / malar ~ 颧颊潮红

fluspiperone [fluˈspipərəun] *n* 氟司哌隆,氟螺哌酮(安定药)

fluspirilene [fluˈspiərili:n] *n* 氟司必林(安定药)

flutamide [ˈflutəmaid] *n* 氟他胺,氟硝丁酰胺(抗雄激素药)

flutiazin [fluˈtaiəzin] *n* 氟替阿嗪,氟羧嗪(兽用抗炎药)

flutter [ˈflʌtə] *n* 扑动 | atrial ~, auricular ~ 心房扑动 / diaphragmatic ~ 膈扑动 / impure ~ 不整齐扑

动 / mediastinal ～ 纵隔扑动 / pure ～ 整齐扑动

flutter-fibrillation ['flʌtə-ˌfibri'leiʃən] *n* 扑动-纤颤(型)(心电图)

flux [flʌks] *n* 流;流量;(血液、体液的)流出,溢出;(助)熔剂,焊媒;通量(物) *vt* 使熔融 *vi* 熔融;大量地流出 | bloody ～ 血痢,痢疾 / celiac ～ 食糜泻 / hepatic ～, bilious ～ 肝性泻,胆汁泻 / luminous ～ 光通量 / menstrual ～ 月经 / neutral ～ 中性焊媒 / oxidizing ～ 氧化性焊媒 / reducing ～ 还原性焊媒

fluxion ['flʌkʃən] *n* 流动;流出,溢出 | **～al, ～ary** *a*

fly[1] [flai] (flew, flown) *vi* 飞;飞行;飞跑,消失 *vt* 飞;飞越 *n* 飞;飞行 | ～ into 突发 / on the ～ 在飞行中;匆忙 / ～ up 突然发怒

fly[2] [flai] *n* 蝇,双翅昆虫 | black ～ 黑蝇(蚋类) / bloodsucking flies 吸血蝇类 / blow ～, bluebottle ～ 丽蝇 / bot ～ 肤蝇(类) / caddis ～ 毛翅蝇 / cheese ～ 酪蝇 / deer ～ 斑虻(即Chrysops discalis) / drone ～ (绒)蜂蝇(即Eristalis tenax) / face ～ 秋家蝇(即Musca autumnalis) / filth ～ 家蝇(即Musca domestica) / flesh ～ 麻蝇,肉蝇 / fruit ～ 果蝇 / gad ～ 虻 / gold ～ 凯撒绿蝇(即Lucilia caesar) / green-bottle ～ 绿蝇 / heel ～ 皮下蝇 / horse ～ 马蝇(指虻) / house ～ 家蝇(即Musca domestica) / latrine ～ 灰腹厕蝇(Frannia scalaris) / mango ～, mangrove ～ 斑虻(即Chrysops dimidiata) / moth ～ 蛾蝇(指毛蠓) / nose ～, nostril ～ 羊狂蝇(即Oestrus ovis) / phlebotomus ～ 白蛉 / Russian ～ 斑蝥(即Lytta) / sand ～ 白蛉 / screwworm ～ 锥蝇,嗜人锥蝇(即Cochliomyia hominivorax) / Seroot ～ 二带虻(即Tabanus gratus) / soldier ～ 水虻(即Hermetia illucens) / Spanish ～ 斑蝥,欧芫菁 / stable ～ 厩螫蝇 / tick ～ 蜱蝇 / tsetse ～ 采采蝇 / tumbu ～ 嗜人瘤蝇 / vinegar ～ 果蝇,蜂蝇 / warble ～ 肤蝇(即Hypoderma)

fly-borne ['flaibɔ:n] *a* 蝇传播的

flyflap ['flaiflæp] *n* 蝇拍 *vi* (用蝇拍)拍苍蝇

flying ['flaiiŋ] *a* 飞的;飞速的;短暂的 *n* 飞行

Flynn-Aird syndrome [flin ɛəd] (P. Flynn; R. B. Aird) 弗-艾综合征(一种罕见的常染色体显性遗传综合征,神经系统和外胚叶结构异常,其中包括白内障、色素性视网膜炎、近视、龋牙、皮肤萎缩和溃疡形成、周围神经病、共济失调、耳聋以及囊性骨病变)

flypaper ['flaiˌpeipə] *n* 粘蝇纸,毒蝇纸

flyswatter ['flaiˌswætə] *n* 苍蝇拍

flytrap ['flaitræp] *n* 捕蝇器

Fm 元素镄(fermium)的符号

F. M. fiat mistura【拉】制成合剂

FML 氟米龙(fluorometholone)制剂的商品名

FMN flavin mononucleotide 黄素单核苷酸

FMN adenylyltransferase [ˌædəˌnilil'trænsfəreis] 黄素单核苷酸腺苷酰(基)转移酶

FMNH$_2$ the reduced form of flavin mononucleotide 黄素单核苷酸的还原型

FNH focal nodular hyperplasia 局灶性结节性增生

FNTC fine needle transhepatic cholangiography 细针经肝(穿刺)胆管造影(术)

foam [fəum] *n* 泡沫;泡沫材料(泡沫塑料,泡沫橡胶) *vi, vt* (使)起泡沫

foamy ['fəumi] *a* 起泡沫的;泡沫似的

focal ['fəukəl] *a* 焦点的;病灶(性)的,灶(性)的

focalize, focalise ['fəukəlaiz] *vt, vi* (使)聚焦;(使)限制于小区域 | **focalization** [ˌfəukəlai'zeiʃən, -li'z-] *n*

focil ['fəusil], **focile** ['fəusili] *n* 前臂骨;小腿骨

focimeter [fəu'simitə] *n* 焦点计

focus ['fəukəs] ([复] **focuses** 或 **foci** ['fəusai]) *n* 焦点;病灶;疫源地 (-s⟨s⟩-) *vt* 使聚焦;集中 *vi* 聚焦;注视 | aplanatic ~ 无球面象差焦点 / conjugate ~ 共轭焦点 / epileptogenic ~ 致癫痫病灶 / principal foci 主焦点 / real ~ 实焦点 / virtual ~ 虚焦点

foe- 以foe-起始的词,同样见fe-起始的词

foetus ['fi:təs] *n* =fetus | **foetal** ['fi:tl] *a* =fetal

fog [fɔg] *n* 雾;(影象)模糊; (-gg-) *vt* 以雾笼罩;使困惑 *vi* 被雾笼罩,(因蒙上雾)变得模糊

fogging ['fɔgiŋ] *n* 雾视法(眼科中检屈光不正)

foggy ['fɔgi] *a* 有雾的;模糊的

fogo ['fəugəu] *n*【葡】火 | ~ selvagem 巴西天疱疮

foil [fɔil] *n* 箔,叶 | gold ~ 金箔 / platinum ~ 铂箔,白金箔 / tin ~ 锡箔

Foix-Alajouanine syndrome [fwɑ:ɑ:lɑ:ʒuɑ:'ni:n] (Charles Foix; Théophile Alajouanine) 法-阿综合征(一种坏死性脊髓病,特征为脊髓灰质坏死,脊柱管壁增厚及脊髓液异常,症状包括下肢亚急性痉挛性截瘫,进而发展到弛缓性麻痹〈经常是上行性麻痹〉,括约肌失控及进行性感觉缺失,1~2年内死亡。亦称亚急性坏死性脊髓灰质炎)

Foix syndrome [fwɑ:] (Charles Foix) 法氏综合征,海绵窦综合征(即cavernous syndrome,见syndrome项下相应术语)

Fol. folia【拉】叶

folacin ['fəuləsin] *n* 叶酸

folate ['fəuleit] *n* 叶酸盐

fold [fəuld] *vt* 折叠;对折;抱住;包,笼罩;调入,拌进 *vi* 折叠起来;彻底失败 *n* 折;折叠;(皱)襞,褶 | alar ~s 翼状襞 / amniotic ~ 羊膜褶 / aryepiglottic ~ 杓状会厌襞 / axillary ~s 腋襞 / bulboventricular ~ 球室襞(心) / caval ~ 腔静脉褶(胚胎) / cecal ~s 盲肠襞 / cholecystoduodenocolic ~ 胆囊十二指肠结肠襞 / ciliary ~s 睫状褶 / conjunctival ~, palpebral ~, retrotarsal ~ 结膜褶 / costocolic ~ 膈结肠韧带 / duodenojejunal ~ 十二指肠空肠襞,十二指肠上襞 / duodenomesocolic ~ 十二指肠结肠系膜襞,十二指肠下襞 / epicanthal ~, epicanthine ~ 内眦赘皮 / epigastric ~ 腹壁动脉襞,脐外侧皱襞 / gastric ~s 胃襞 / gastropancreatic ~s 胃胰襞 / genital ~ 生殖褶,生殖嵴 / gluteal ~ 臀沟 / head ~ 头褶 / ileocecal ~ 回盲襞 / ileocolic ~ 回结肠襞 / incudal ~ 砧骨褶 / interureteric ~ 输尿管间襞,输尿管间嵴 / lacrimal ~ 鼻泪管襞 / mammary ~ 乳腺褶 / mesolateral ~ 侧肠系膜褶 / mesonephric ~ 中肾褶,中肾嵴 / mesouterine ~ 子宫系膜襞 / mucobuccal ~, mucosobuccal ~ 颊粘膜襞 / mucosal ~, mucous ~ 粘膜襞 / nail ~ 甲褶 / nasopharyngeal ~ 咽鼓管腭襞 / neural ~, medullary ~ 神经褶 / opercular ~ 前柱褶 / palmate ~s 棕榈状褶 / pancreaticogastric ~s 胃胰襞 / paraduodenal ~ 十二指肠旁襞 / parietocolic ~ 回盲上襞 / parietoperitoneal ~ 脏襞腹膜褶 / pharyngoepiglottic ~ 咽会厌襞 / primitive ~ 原褶 / proximal nail ~ 甲床沟 / rectal ~s 直肠横襞 / rectouterine ~, rectovesical ~, sacrogenital ~ 直肠子宫襞 / rectovaginal ~ 直肠阴道襞 / salpingopalatine ~ 咽鼓管腭襞 / salpingopharyngeal ~ 咽鼓管咽襞 / semilunar ~ 半月襞 / serosal ~, serous ~浆膜(皱)襞 / synovial ~ 滑膜皱襞 / tail ~ 尾褶 / triangular ~ 三角襞 / urogenital ~ 尿生殖褶,尿生殖嵴 / vaginal ~s 阴

道皱褶 / ventricular ～, vestibular ～ 室襞(假声带) / vocal ～ 声襞,声带

-fold［后缀］倍,重

Folex [ˈfəuleks] *n* 甲氨蝶呤(methotrexate)制剂的商品名

Foley catheter[ˈfəuli] (Frederic E. B. Foley) 福利导管(一种留置导管,借充以空气或液体的小气球留置在膀胱内)

folia [ˈfəuliə] folium的复数

foliaceous [ˌfəuliˈeiʃəs] *a* 叶状的

folian[ˈfəuliən] *a* 福利厄斯突的,锤骨前突的(见Folius' process)

foliar [ˈfəuliə] *a* 叶的;叶状的

foliate [ˈfəulieit] *vi* 生叶;裂成薄片 *a* 有叶的;叶状的

foliation [ˌfəuliˈeiʃən] *n* 生叶;成层,成片

folic acid [ˈfəulik] 叶酸,维生素B_c

folie [fɔˈliː] *n*【法】精神错乱,精神病 | ～ à deux 二联性精神病 / ～ circulaire 循环性精神病/ ～ du doute 疑虑癖,疑虑性强迫症 / ～ du pourquoi 问难癖,疑问性精神病 / ～ gémellaire 孪生精神病 / ～ musculaire 重症舞蹈病 / ～ raisonnante 妄想性精神病

Folin and Wu's method (Otto K. O. Folin; 吴宪,中国生化学家) 福林–吴宪法(检肌酸酐、肌酸肌酸酐之和、葡萄糖、非蛋白氮、无蛋白血滤液、脲及尿酸)

folinic acid [fəuˈlinik] 亚叶酸,甲酰四氢叶酸(叶酸拮抗药的解毒药,抗贫血药,亦称嗜橙菌因子)

Folin's method [ˈfɔlin] (Otto K. O. Folin) 福林法(检丙酮、血液氨基酸、血液氨基酸氮、氨氮、血糖、肌酸、尿中肌酸、尿中肌酸酐、硫酸酯、无机硫酸盐、尿中蛋白质、尿总酸度、尿总硫酸盐、脲及尿囊素) | ～ reagent 福林试剂(100g钨酸钠和80ml 85%的〈正〉磷酸加750ml水煮沸2h, 冷却并稀释至1L) / ～ test 福林试验(尿酸定量、尿素定量,检正常尿中糖及氨基酸)

foliole [ˈfəuliəul] *n* 小叶;叶状突

folium [ˈfəuliəm] *n* ([复] **folia** [ˈfəuliə])【拉】| folia of cerebellum 小脑叶 / lingual ～ 叶状乳头 / ～ vermis 蚓叶

Folius muscle [ˈfəuliəs] (Caecilius Folius) 锤骨外侧韧带 | ～ process 福利厄斯突,锤骨前突

folk [fəuk] ([复] **folk〈s〉**) *n* 人们;民族 *a* 民间的

folliberin [fəˈlibərin] *n* 促卵泡激素释放激素

follicle [ˈfɔlikl] *n* 滤泡,小囊;卵泡 | aggregated ～s 淋巴集结 / dental ～ 牙囊 / gastric ～s 胃腺(滤泡);胃淋巴小结 / hair ～ 毛囊 / intestinal ～s 肠腺(滤泡) / lenticular ～s 胃淋巴小结 / lingual ～s, lymphatic ～s of tongue, ～s of tongue 舌滤泡 / lymph ～s of stomach 胃淋巴滤泡,胃淋巴滤液 / ovarian ～ 卵(巢滤)泡 / primordial ～ 原始卵泡 / sebaceous ～ 皮脂腺 / solitary ～s 淋巴孤结 / vesicular ovarian ～s 囊状卵泡 | **follicular** [fəˈlikjulə], **folliculate(d)** [fəˈlikjuleit(id)] *a*

folliculin [fəˈlikjulin] *n* 雌酮(旧名卵泡素)

folliculitis [fəˌlikjuˈlaitis] *n* 滤泡炎;毛囊炎 | ～ abscedens et suffodiens 头部脓肿性穿凿性毛囊周围炎 / agminate ～ 簇集性毛囊炎 / ～ barbae 须疮 / ～ decalvans 脱发性毛囊炎 / ～ gonorrhoeica 淋病性滤泡炎,尿道腺炎 / gram-negative ～ 革兰阴性菌性毛囊炎 / keloidal ～, ～ keloidalis 疤痕疙瘩性毛囊炎,头部乳头状皮炎 / ～ nares perforans 穿通性鼻部毛囊炎 / ～ ulerythematosa reticulata 网状萎缩性红斑性毛囊炎 / ～ varioliformis 痘疮样痤疮

folliculoma [fəˌlikjuˈləumə] *n* 卵泡瘤,粒层卵泡膜细胞瘤 | ～ lipidique 类脂性卵泡瘤

folliculosis [fəˌlikjuˈləusis] *n* 滤泡增

殖,淋巴滤泡增殖

folliculus [fə'likjuləs] ([复] **folliculi** [fə'likjulai]) *n*【拉】滤泡,小囊;卵泡

follitropin [ˌfɔli'trəupin] *n* 促卵泡激素

follow ['fɔləu] *vt* 跟随;追求;沿着…前进;听从,遵循;注意 *vi* 跟随;接着;结果产生 *n* 跟随 | as ~s 如下 / ~ after 追求;力求达到(或取得) / ~ on 继续下去 / ~ out 把…探究到底;贯彻,执行 / ~ through 坚持到底 / ~ up 把…探究到底;随访 / It ~s that … 那么(可以说)…

follower ['fɔləuə] *n* 追随者;跟随器

following ['fɔləuiŋ] *n* 随动(脑电图上所见的一种效应,脑波随着某些反复的感觉刺激时而改变其频率) *a* 接着的,其次的;下列的,下述的; [the ~] 下面 *prep* 在…以后

follow-up ['fɔləuˌʌp] *a* 重复(或补充)的;继续的;接着的 *n* 随访

Follutein ['fɔlju:ti:n] *n* 绒促性素,绒毛膜促性素(chorionic gonadotropin)制剂的商品名

folly ['fɔli] *n* 愚笨,愚傻

Foltz's valve [fɔlts] (Jean C. E. Foltz) 福尔兹瓣(泪小管襞)

Folvite ['fɔlvait] *n* 叶酸(folic acid)制剂的商品名

foment [fəu'ment] *vt* 热敷,热罨 | **fomentation** [ˌfəumen'teiʃən] *n* 热敷,热罨;罨剂

fomes ['fəumi:z] ([复] **fomites** ['fəumiti:z]) *n*【拉】污染物

fomite ['fəumait] *n* 污染物

fonazine mesylate ['fəunəzi:n] 甲磺酸胺磺异丙嗪(5-羟色胺抑制药)

fond [fɔnd] *a* 喜爱的;(愿望等)不大可能实现的 | ~ of 喜爱,爱好 | ~**ly** *ad* 亲爱地;盲目轻信地,天真地 / ~**ness** *n* 爱好;钟爱

Fonsecaeea [fɔnsi'si:ə] *n* 着色芽生菌属 | ~ compactum 紧密着色芽生菌 / ~ pedrosoi 佩氏着色芽生菌

fontactoscope [fɔn'tæktəskəup] *n* 水及空气放射力计

Fontana's markings [fɔn'tɑ:nə] (Felice Fontana) 丰塔纳条纹(神经干切面的横纹) | ~ spaces 虹膜角膜角间隙,虹膜角间隙

fontanel(le) [ˌfɔntə'nel] *n* 囟,囟门 | anterior ~, bregmatic ~, frontal ~, quadrangular ~ 前囟 / anterolateral ~, sphenoidal ~ 蝶囟 / cranial ~s 颅囟,囟 / mastoid ~, posterolateral ~, posterotemporal ~ 乳突囟 / occipital ~, posterior ~, triangular ~ 后囟

Fontan procedure [fɔn'tɑ:n] (François M. Fontan) 方丹手术(功能性矫正右房室瓣闭锁,其法为对右心房和肺动脉施行吻合术,或在右心房和肺动脉之间插入非人造瓣膜,关闭心房间的通道,此法也用于其他选择性先天性疾病)

fonticulus [fɔn'tikjuləs] ([复] **fonticuli** [fɔn'tikjulai]) *n*【拉】囟,囟门

food [fu:d] *n* 食物,食品;养料 | isodynamic ~s 等热量食物

foodstuff ['fu:dstʌf] *n* 食料,粮食

fool [fu:l] *n* 蠢人,呆子 | be a ~ to … 不能同…相比,与…不可同日而语 / be no(或nobody) ~ 精明能干 / play the ~ 做傻瓜,干蠢事

foolish ['fu:liʃ] *a* 愚蠢的;荒谬的 | ~**ly** *ad* / ~**ness** *n*

foolproof ['fu:lpru:f] *a* 十分简单明了的;十分安全的

foot [fut] ([复] **feet**) *n* 足;步;底部;呎(旧称),英尺; ([复] **foots**) 沉淀物,渣滓 | athlete's ~ 脚癣,皮真菌病 / broad ~ 阔足,阔跖足 / cleft ~ 足裂,裂足(畸形) / club ~, reel ~ 畸形足 / dangle ~, drop ~ 下垂足 / end ~ 终纽 / flat ~ 扁平足,平足 / forced ~ 行军足 / Hong Kong ~ 脚癣 / mossy ~ 苔状足疣 / rocker-bottom ~ 摇摆椅状足,摇椅底足(先天性凸状外翻足;马蹄内翻足 / sag ~ 弓下陷足,足弓下陷 / shelter ~ 防空壕足 /

spread ～ 阔足,阔跖足 / sucker ～ 吸足,吸盘,吸器 / taut ～ 马蹄状足 / trench ～ 战壕足 / weak ～ 柔弱足(早期扁平足) | off one's feet 躺着;坐着;控制不住自己 / on ～ 步行;在进行中 / on one's feet 站立着;(病后)恢复健康 / regain one's feet 重新站起来 / rise(spring, struggle) to one's feet 站(跳,挣扎着站)起来 / under ～ 在脚底;在地面 | ～**less** *a* 无脚的;无基础的

football ['futbɔ:l] *n* 足球

foot-candle [fut'kændl] *n* 英尺烛光(旧照度单位,即每英尺1流明或等于1.0764毫辐透,现用lx勒〈克斯〉)

footdrop ['futdrɔp] *n* 足下垂

footing ['futiŋ] *n* 立足点;地位;关系

foot lambert [fut'læmbət] 英尺朗伯(旧亮度单位,见lambert,现用 cd/m² 〈坎[德拉]每平方米〉)

footnote ['futnəut] *n* 脚注

foot-pound ['futpaund] *n* 英尺磅(旧功的单位,现用kg/m〈千克/米〉)

footprint ['futˌprint] *n* 脚印,足迹

for [强 fɔ:; 弱 fə] *prep* [表示目的]为了;[表示对象、用途等]为,对,适合于;[表示目标、去向]往,向;代替,代表;赞成,拥护;由于,因为;虽然,尽管(all);当作,作为;至于,就…而言;[表示时间、距离数量]计,达;[表示等值或比例关系]换 *conj* 因为 | be ～ it 赞成 / ～ oneself 独自,独力地

forage[1] ['fɔridʒ] *n* 饲料

forage[2] [fɔ'rɑ:ʒ] *n*【法】楔形切开(用电流在前列腺上形成一个V形纵沟,以切除其因增生而引起的阻塞)

foram ['fɔ:ræm] *n* 有孔虫(即foraminiferan)

foramen [fə'reimən] ([复] **foramina** [fə'ræminə]) *n*【拉】孔 | anterior condyloid ～ 舌下神经管 / aortic ～ 主动脉裂孔 / cecal ～ 额骨盲孔 / cervical ～ 横突孔 / esophageal ～ 食管裂孔 / external auditory ～ 外耳道 / frontal ～ 额骨内侧切迹,额骨内侧孔 / incisive ～ 切牙孔,门齿孔 / innominate ～ 岩浅小神经管内口 / internal auditory ～ 内耳门 / malar ～ 颧面孔 / median incisor ～ 鼻腭神经孔 / pleuroperitoneal ～ 胸腹裂孔;膈裂 / posterior condyloid ～ 髁管 / sphenotic ～ 破裂孔 / thyroid ～ 甲状软骨翼孔;闭孔 / transverse ～, vertebroarterial ～ 横突孔 / vena caval ～, venous ～, quadrate ～, right ～ 腔静脉孔 / vertebral ～ 椎孔;横突孔 | **foraminal** [fə'ræminəl], **foraminate** [fə'ræminit] *a* 有孔的,有小孔的

foraminifer [ˌfɔrə'minifə] *n* 有孔虫

foraminiferal [fəˌræmi'nifərəl] *a* 有孔的;有孔虫的

foraminiferan [fəˌræmi'nifərən] *n* 有孔虫

Foraminiferida [fəˌræmini'feridə] *n* 有孔虫目

foraminiferous [fəˌræmi'nifərəs] *a* 有孔的

foraminotomy [fəˌræmi'nɔtəmi] *n* 椎间孔切开术

foraminulum [ˌfɔrə'minjuləm] ([复] **foraminula** [ˌfɔrə'minjulə]) *n*【拉】小孔

Forane ['fɔ:rein] *n* 异氟烷(isoflurane)制剂的商品名

forasmuch [fərəz'mʌtʃ] *conj* 由于,鉴于(as)

foration [fə'reiʃən] *n* 环钻术

forbear [fɔ:'bɛə] (forbore, forborne) *vt* 克制;避免;自制 *vi* 克制;容忍,忍耐(with)

forbearance [fɔ:'bɛərəns] *n* 忍耐,克制

Forbes-Albright syndrome ['fɔ:bz 'ɔlbrait] (Anne P. Forbes; Fuller Albright) 福-奥综合征(与妊娠无关的溢乳闭经综合征,通常伴分泌催乳素的垂体瘤)

Forbes' disease ['fɔ:bz] (Gilbert B. Forbes) 福布斯病,糖原贮积病Ⅲ型

forbid [fə'bid] (forbade或forbad, forbidden; -dd-) *vt* 禁止,不许;阻止,妨碍

forbidden [fə'bidn] forbid的过去分词 *a* 禁止的;禁忌的

forbidding [fə'bidiŋ] *a* 可怕的,令人生畏的;险恶的 | ~**ly** *ad*

force [fɔ:s] *n* 力,力量;势力;约束力;势;[常用复]军队,部队 *vt* 强迫,迫使;推动 | catabolic ~ 食物分解热力 / electromotive ~ 电动势 / field ~s 区力(参与早期胚胎个体化过程中的假设力量) / masticatory ~, chewing ~ 咀嚼力 / reserve ~ 潜力,保存力 / rest ~ 安静力 / vital ~ 活力 | be ~d to … 被迫…, 不得不 / by ~ 凭借暴力;强迫地 / by ~ of 由于;迫于;通过,用…的手段 / come(或enter) into ~ 开始有效;开始实行 / in ~ 有效的;大批地;大规模地 / put … in(或into) ~ 实施…;使…生效

forced [fɔ:st] *a* 强迫的;被迫的;用力的,竭力的;勉强的,不自然的 | ~**ly** ['fɔ:sidli] *ad*

force-feed ['fɔ:sfi:d] *vt* 给…强行喂食;强使…接受

forceful ['fɔ:sful] *a* 强有力的;坚强的;有说服力的 | ~**ly** *ad* / ~**ness** *n*

forceps ['fɔ:seps] [单复同] *n* 钳,镊;钳状体 | alligator ~ 鳄嘴钳 / artery ~ 动脉钳 / aural ~ 耳镊 / bone ~ 骨钳 / capsule ~ 晶状体囊镊 / clamp ~ 夹钳;夹具钳 / clip ~ 卡环钳,弹簧钳 / dental ~ 牙钳,拔牙钳 / disk ~ 巩膜钻板镊 / ear ~ 耳镊 / epilating ~ 拔毛镊 / hemostatic ~ 止血钳 / high ~ 高位钳(用于高位产钳分娩) / lithotomy ~ 取石钳 / low ~ 低位钳(用于低位产钳分娩) / ~ major, ~ posterior 胼胝体辐射线枕部 / mid ~ 中位钳(用于中位产钳分娩) / ~ minor, ~ anterior 胼胝体辐射线额部 / mosquito ~ 蚊式止血钳 / roller ~, trachoma ~ 转轴镊,沙眼镊 / tissue ~, thumb ~ 组织镊,按捏镊

forcible ['fɔ:səbl] *a* 强迫的;强有力的;有说服力的 | **forcibly** *ad*

forcipate(d) ['fɔ:sipeit(id)] *a* 钳形的

Forcipomyia [ˌfɔ:sipə'maijə] *n* 铗蠓属

forcipressure ['fɔ:sipreʃə] *n* 钳压法(主要用以止血)

Fordyce's disease ['fɔ:dais] (John A. Fordyce) 福代斯病(①异位皮脂腺,见 ~ granule;②大汗腺粟粒疹,见Fox-Fordyce disease) | ~ granule (spot) 福代斯粒(斑),异位皮脂腺(见于唇与龈上及颊粘膜内的皮脂腺,呈淡黄白色粟丘疹,亦称福代斯病)

fore [fɔ:, fɔə] *ad* 在前面 *a* 先时的,先前的;在前部的 *n* 前部 | at the ~ 居首,在前面 / to the ~ 在近处,在场;在手头的;在显著的地位;在(或到)前面

forearm ['fɔ:rɑ:m] *n* 前臂

forebode [fɔ:'bəud] *vt* 预示;预感(灾祸等) *vi* 预言;有预感

forebrain ['fɔ:brein] *n* 前脑

forecast ['fɔ:kɑ:st] (forecast(ed)) *vt* 预测;预示 *n* 预测,预报

foreclose [fɔ:'kləuz] *vt* 排除,排斥;阻止;妨碍

foreconscious [fɔ:'kɔnʃəs] *a* 前意识的

forefinger ['fɔ:ˌfiŋgə] *n* 食指,示指

forefoot ['fɔ:fut] ([复] **forefeet** ['fɔ:fi:t]) *n* 前肢(四肢动物);足前段

forefront ['fɔ:frʌnt] *n* 最前线,最前方

foregilding ['fɔ:gildiŋ] *n* (神经组织)盐处理

foregoing ['fɔ:gəuiŋ] *a* 前面的,前述的

foregone [fɔ:'gɔn] *a* 以前的,过去的;预先决定的;无可避免的

foreground ['fɔ:graund] *n* 前景;突出的地位

foregut ['fɔ:gʌt] *n* 前肠

forehead ['fɔrid] *n* 额;前部

forehead-plasty ['fɔridˌplæsti] *n* 额成形术,额整形术

foreign ['fɔrin] *a* 外国的;来自外国的;无关的(to);外来的;异质的 | ~ body 异物

foreigner ['fɔrinə] *n* 外国人;外来的东西

forekidney [fɔ:'kidni] *n* 前肾

foreknow [fɔ:'nəu] (foreknew, foreknown) *vt* 预知

foreknowledge [fɔ:'nɔlidʒ] *n* 预知,先见

forelock ['fɔ:lɔk] *n* 额发,前发 | take(或seize) time(或occasion) by the ～ 抓住时机

Forel's commissure [fɔ'rel] (Auguste H. Forel) 福雷尔连合(丘脑下部核连合) | ～ decussation 福雷尔交叉(中脑的红脊髓束及红核网状束的被盖前交叉) / ～ field 福雷尔区(含有联系丘脑与丘脑下部细的纵行纤维的区域)

foremost ['fɔ:məust] *a* 最初的,最前面的;第一流的,最重要的 *ad* 在最前,最重要地 | first and ～ 首要地,首先

forenamed ['fɔ:neimd] *a* 上述的

forenoon ['fɔ:nu:n] *n, a* 午前(的);上午(的)

forenotice ['fɔ:ˌnəutis] *n* 预告;预先的警告

forensic [fə'rensik] *a* 法庭的,法医的

foreplay ['fɔ:plei] *n* 做爱前奏(性交前挑逗)

fore-pleasure ['fɔ:pleʒə] *n* 前期性乐

forerun [fɔ:'rʌn] (foreran, forerun; -nn-) *vt* 走在…前,为…的先驱;预报;抢在…之前

forerunner ['fɔ:ˌrʌnə] *n* 先驱者;前征,前兆;祖先

forescattering [ˌfɔ:'skætəriŋ] *n* 向前散射

foresee [fɔ:'si:] (foresaw, foreseen) *vt* 预见,预知

foreshadow [fɔ:'ʃædəu] *vt* 预示,预兆

foreshow [fɔ:'ʃəu] (foreshowed, foreshown) *vt* 预示,预告

foresight ['fɔ:sait] *n* 先见,预见

foreskin ['fɔ:skin] *n* 包皮 | hooded ～ 头巾状包皮

forest ['fɔrist] *n* 森林

forestation [ˌfɔ:ris'teiʃən] *n* 造林

Forestier's disease [ˌfəuresti'ei] (Jacques Forestier) 福莱斯蒂埃病(前外侧脊柱骨肥厚,尤见于胸区)

foretaste ['fɔ:teist] *n* 预示,迹象 [fɔ:'teist] *vt* 先尝,预尝到…的滋味

foretell [fɔ:'tel] (foretold) *vt* 预言,预示

forethought ['fɔ:θɔ:t] *n* 预谋,事先的考虑 *a* 预先计划好的,预谋的

foretime ['fɔ:taim] *n* 已往,过去

foretoken ['fɔ:təukən] *n* 预兆,征兆 [fɔ:'təukən] *vt* 预示

foretop ['fɔ:tɔp] *n* (马的)门鬃,额毛

forever [fə'revə] *ad* 永远;常常 | ～ and ever 永远,永久

forevermore [fəˌrevə'mɔ:] *ad* 永远

forewarn [fɔ:'wɔ:n] *vt* 预先警告

forewaters ['fɔ:wɔ:təz] *n* 前羊水

foreword ['fɔ:wə:d] *n* 序,序言,前言

forgather [fɔ:'gæðə] *vi* 聚会;偶遇(with);交往(with)

forge [fɔ:dʒ] *vt, vi* 锻造;伪造

forget [fə'get] (forgot, forgotten或forgot; -tt-) *vt* 忘记;忽略 *vi* 忘记 | ～ oneself 为他人而忘我;忘乎所以;失去知觉

forgetful [fə'get*ful*] *a* 健忘的;不注意的,疏忽的 | **～ly** *ad* / **～ness** *n*

forgive [fə'giv] (forgave, forgiven) *vt* 原谅;宽恕

forgiving [fə'giviŋ] *a* 宽大的,仁慈的 | **～ly** *ad* / **～ness** *n*

Forhistal [fɔ:'histəl] *n* 马来酸二甲茚定(dimethindene maleate)制剂的商品名

fork [fɔ:k] *n* 叉;叉状物;分岔 *vt* 使成叉状;叉起 *vi* 分歧,分叉 | tuning ～ 音叉

forked [fɔ:kt] *a* 叉状的,有叉的

forlorn [fə'lɔ:n] *a* 被遗弃的;悲惨的;几乎无望的;丧失了…的(of) | **～ly** *ad* / **～ness** *n*

form [fɔ:m] *n* 形状,形态;形式,方式;型;

格式，表格 *vt* 形成，构成，(使)组成，建立 *vi* 形成，产生 | accolé ～, appliqué ～ 依附型，依附体(恶性疟原虫早期) / band ～s 带(状核)型(白细胞) / involution ～s 退化型(细菌) / juvenile ～, young ～ 晚幼粒细胞 / racemic ～ 消旋式 / retention ～ 固位形(牙洞) / ring ～ 环状体(疟原虫小滋养体) / tooth ～ 牙型 | in due ～ 以通常的方式，照规定的格式 / in great ～ 兴高采烈 / take(或assume) the ～ of 采取…的形式

Formad's kidney ['fɔ:mæd] (Henry F. Formad) 福马德肾(慢性酒精中毒肾肿大)

formal ['fɔ:məl] *a* 外形的；形式上的；正式的；正规的 | ～**ly** *ad*

formaldehyde [fɔ:'mældihaid] *n* 甲醛

formaldehyde dehydrogenase [fɔ:'mældihaid di:'haidrədʒəneis] 甲醛脱氢酶

formaldehydogenic [fɔ:ˌmældiˌhaidəu'dʒenik] *a* 甲醛原的，生甲醛的

formalin ['fɔ:məlin] *n* 福尔马林，甲醛溶液

formalinize ['fɔ:məlinaiz] *vt* 用甲醛处理

formalize ['fɔ:məlaiz] *vt* 使形式化

formamidase [fɔ:'mæmideis] *n* 甲酰胺酶；芳基甲酰胺酶

formamide ['fɔ:məmaid] *n* 甲酰胺

formamidoxim [fɔ:ˌmæmi'dɔksim] *n* 氨基甲肟

formant ['fɔ:mənt] *n* 元音高峰；共振峰

formate ['fɔ:mit] *n* 甲酸盐，甲酸酯

formate dehydrogenase ['fɔ:meit di:'haidrədʒəneis] 甲酸脱氢酶(亦称甲酸氢裂解酶)

formate hydrogenlyase ['fɔ:meit ˌhaidrədʒən'laieis] 甲酸氢裂解酶，甲酸脱氢酶

formate-tetrahydrofolate ligase ['fɔ:meit ˌtetrəˌhaidrəu'fəuleit 'laigeis] 甲酸四氢叶酸连接酶

formatio [fɔ:'meiʃiəu] ([复] **formationes** [fɔ:meiʃi'əuni:z]) *n*【拉】结构

formation [fɔ:'meiʃən] *n* 形成；结构 | coffin ～ 柩(状)形成(噬神经细胞作用时，卫星细胞包围死亡的神经细胞) / Gothic arch ～ 哥特式尖拱形成(见 Henning's sign) / gray reticular ～ 灰网状质(延髓) / palisade ～ 栅栏形成(神经胶质瘤的细胞排列) / reaction ～ 反应形成(心理机制) / reticular ～ 网状结构(延髓等) / rouleaux ～ 缗钱状形成，钱串形成(红细胞重叠排列呈钱串状) / spore ～ 孢子形成，芽胞形成 / white reticular ～ 白网状质(延髓)

formative ['fɔ:mətiv] *a* 形成的，构成的，结构的

formazan ['fɔ:məzæn] *n* 甲臜

formboard ['fɔ:mbɔ:d] *n* 形状板(测智力用)

form-class [fɔ:m'klɑ:s] *n* 形态纲

forme [fɔ:m] *n*【法】形状，形态；型 | ～ fruste 顿挫型 / ～ tardive 迟发型

former[1] ['fɔ:mə] *a* 以前的，从前的；在前的 | the ～ 前者

former[2] ['fɔ:mə] *n* 成形器

formerly ['fɔ:məli] *ad* 以前，从前

form-family [fɔ:m'fæmili] *n* 形态科

formic ['fɔ:mik] *a* 蚁的 | ～ acid 甲酸，蚁酸

formication [ˌfɔ:mi'keiʃən] *n* 蚁走感

formiciasis [ˌfɔ:mi'saiəsis] *n* 蚁咬(皮)病

Formicoidea [ˌfɔmi'kɔidiə] *n* 蚁总科

formidable ['fɔ:midəbl] *a* 可怕的；难对付的，难以克服的 | **formidably** *ad*

formilase ['fɔ:mileis] *n* 甲酸生成酶

formimino [fɔ:'miminəu] *n* 亚胺甲基

formiminoglutamate [fɔ:ˌminminəu'glu:təmeit] *n* 亚胺甲基谷氨酸盐

formiminoglutamic acid [fɔ:ˌmiminəuglu:'tæmik] 亚胺甲基谷氨酸

5-formiminotetrahydrofolate [fɔ:ˌmiminəuˌtetrəˌhaidrəu'fəuleit] *n* 亚胺甲基四氢叶酸

formiminotetrahydrofolate cyclodeaminase [fɔːˌmiminəuˌtetrəˌhaidrəu'fəuleit ˌsaikləudiː'æmineis] 亚胺甲基四氢叶酸环化脱氨酶

formiminotransferase [fɔːˌmiminəu'trænsfəreis] *n* 亚胺甲基转移酶，谷氨酸亚胺甲基转移酶

formiminotransferase deficiency 亚胺甲基转移酶缺乏症，谷氨酸亚胺甲基转移酶缺乏症

Formin ['fɔːmin] *n* 乌洛托品(methenamine)制剂的商品名

formocortal [fɔːmə'kɔːtəl] *n* 福莫可他，氟甲酰龙(糖皮质激素)

formol ['fɔːmɔl] *n* 甲醛溶液

form-order [fɔːm'ɔːdə] *n* 形态目

formula [ˌfɔːmjulə] ([复] **formulas** 或 **formulae** ['fɔːmjuliː]) *n* 【拉】处方；公式，式 | acoustic ～ 声学公式(见 Brenner's formula) / chemical ～ 化学结构式 / constitutional ～ 构成式，结构式 / dental ～ 牙式，牙公式(以符号表示上下颌牙齿的排列) / digital ～ 指(趾)式(表示指〈趾〉的相关长度，通常手指为3>4>2>5>1，或3>2>4>5>1，脚趾为1>2>3>4>5，或2>1>3>4>5) / empirical ～ (经)验方(药)；实验式，经验式(一种化学式，如乙烷的实验式为CH_3，而其分子式为C_2H_6) / graphic ～ 图解式 / official ～ 法定处方；法定公式 / paretic ～ 麻痹性痴呆公式(脑脊髓液中所见：压力正常或稍高、中等脑脊液细胞增多、中度蛋白质增高、胶态金试验改变以及脑脊髓液华氏试验〈Wassermann test〉阳性) / rational ～ 示性式，示构式 / structural ～ 结构式 / vertebral ～ 椎骨式(以数字表示各部椎骨，在人类为$C_7T_{12}L_5S_5Cd_4=33$)

formularize ['fɔːmjuləraiz] *vt* 使公式化 | **formularization** [ˌfɔːmjulərai'zeiʃən, -ri'z-] *n*

formulary ['fɔːmjuləri] *n* 处方集 *a* 公式(性)的 | National Formulary (美国)国家处方集

formulate ['fɔːmjuleit] *vt* 列成公式，使公式化；系统地阐述

formulation [ˌfɔːmju'leiʃən] *n* 列成公式，公式化 | American Law Institute ～ 美国法律学会案例集

formulize ['fɔːmjulaiz] *vt* 用公式表示 | **formulization** [ˌfɔːmjulai'zeiʃən, -li'z-] *n*

formyl ['fɔːmil] *n* 甲酰基 | ～ phenetidin 甲酰非那替汀，对甲酰氨基苯乙醚(抗菌止痛药)

formylase ['fɔːmileis] *n* 甲酰基酶，芳(香)基甲酰胺酶

formylation [fɔːmi'leiʃən] *n* 甲酰化作用

formylglycinamide ribonucleotide [ˌfɔːmil'glaisinəmaid ˌraibəu'njuːkliətaid] 甲酰甘氨酰胺核苷酸

formylkynurenine [ˌfɔːmilkai'njuərəˌniːn] *n* 甲酰犬尿氨酸

formylkynurenine hydrolase [ˌfɔːmilˌkainjuə'renin 'haidrəleis] 甲酰犬尿氨酸水解酶，芳(香)基甲酰胺酶

formyloxaluric acid [ˌfɔːmilˌɔksə'ljuərik] 甲酰脲(基)草酸

formylporphyrin [ˌfɔːmil'pɔːfirin] *n* 甲酰(基)卟啉

formylpteroic acid [ˌfɔːmiltə'rəuik] 甲酰蝶呤氨基甲酸

formyltetrahydrofolate [ˌfɔːmilˌtetrəˌhaidrəu'fəuleit] *n* 甲酰四氢叶酸

5-formyltetrahydrofolate cyclo-ligase [ˌfɔːmilˌtetrəˌhaidrəu'fəuleit ˌsaikləu'laigeis] 5-甲酰四氢叶酸环连接酶(亦称5，10-次甲基四氢叶酸合成酶)

formyltetrahydrofolate dehydrogenase [ˌfɔːmilˌtetrəˌhaidrəu'fəuleit diː'haidrədʒəneis] 甲酰四氢叶酸脱氢酶

formyltransferase [ˌfɔːmil'trænsfəreis] *n* 转甲酰酶，甲酰基转移酶

Fornet's reaction (ring test) [fɔː'nei] (Walter G. W. Fornet) 福尔内

反应(环试验)(检梅毒)

fornicate[1] ['fɔ:nikeit] *vi* 非法性交,私通 | **fornication** [ˌfɔ:ni'keiʃən] *n*

fornicate[2] ['fɔ:nikit] *a* 穹窿状的

fornix ['fɔ:niks] ([复] **fornices** ['fɔ:nisi:z]) *n*【拉】穹窿,穹

Foroblique [ˌfɔ:rə'blek] *n* 直侧视镜(一种斜向远视系统的商品名,用于广视野膀胱镜)

Forsius-Eriksson syndrome ['fɔ:siəs 'eriksən] (Henrik Forsius; Aldur W. Eriksson) 福-埃综合征(一种X连锁遗传的眼白化病,与内氏〈Nettleship〉型不同的在于男性表现为视网膜中央凹发育不良,轴性近视及红色觉异常;女性表现为颜色辨别力稍有不全及隐性眼球震颤,但在眼底无镶嵌式色素。亦称眼白化病,眼白化病2型,福-埃型眼白化病,阿兰群岛眼病)

Forssell's sinus ['fɔ:səl] (Gösta Forssell) 福塞尔窦(被粘膜襞围绕的胃壁内平滑部分,见于X线检查)

Forssman's antibody ['fɔ:smən] (John Forssman) 福斯曼抗体(用绵羊红细胞、含有豚鼠肾的盐溶液或含有福斯曼抗原的其他组织注射家兔而产生的抗体) | ~ antigen (lipoid) 福斯曼抗原(类脂)(在各种无关动物中能刺激产生抗绵羊溶血素的嗜异性抗原,亦称F抗原) / ~ carotid syndrome 福斯曼颈动脉综合征(注射少量含嗜异性抗体的血清于豚鼠颈动脉后所产生的神经障碍,包括平衡不稳、沿垂直轴及纵轴的旋转运动、眼球的强迫性偏向以及眼球震颤)

Förster's choroiditis (disease) ['fə:stə] (Carl F. R. Förster) 弗尔斯特脉络膜炎(病)(晕状中心性脉络膜炎) | ~ photometer 弗尔斯特光觉计

Förster's diplegia (syndrome, atonic-astatic syndrome) ['fə:stə] (Otfrid Förster) 弗斯特双瘫(综合征、弛缓性综合征),弛缓性双瘫

Förster's operation ['fə:stə] (Otfrid Förster) 弗尔斯特手术(促使白内障加速人工成熟的手术)

Fortaz ['fɔ:tæz] *n* 头孢他啶(ceftazidime)制剂的商品名

forth [fɔ:θ] *ad* 向前方,向前;向外,由隐而显 | and (so on and) so ~ 等等

Forthane ['fɔ:θein] *n* 甲己胺(methylhexaneamine)制剂的商品名(拟肾上腺素药)

forthcoming [fɔ:θ'kʌmiŋ] *a* 即将到来的,即将出现的;现有的 *n* 来临,临近

forthright ['fɔ:θrait] *a* 坦白的,直率的

forthwith ['fɔ:θwiθ] *ad* 即刻,立即

fortieth ['fɔ:tiiθ] *num* 第四十

fortify ['fɔ:tifai] *vt* 增强,加强 | **fortification** [ˌfɔ:tifi'keiʃən] *n*

fortnight ['fɔ:tnait] *n* 两星期 | **~ly** *a, ad* 每两星期(一次)的(地) *n* 双周刊

fortuitous [fɔ:'tju(:)itəs] *a* 偶然(发生)的,意外的;幸运的 | **~ly** *ad*

fortunate ['fɔ:tʃənit] *a* 幸运的,侥幸的 | **~ly** *ad* 幸运地;幸亏,幸而

fortune ['fɔ:tʃən] *n* 命运;机会;成功;财产

forty ['fɔ:ti] *num* 四十

forum ['fɔ:rəm] *n* 论坛,讨论会

forward ['fɔ:wəd] *a* 在前部的;向前的;进步的;早熟的;热心的 *ad* 向前,前进;将来,今后 *vt* 促进,促使(植物等)生长;发送 | backward(s) and ~(s) 来回地,忽前忽后 | **~s** *ad*

fosazepam [fɔ'sæzəpæm] *n* 膦西泮,磷安定(催眠药)

foscarnet sodium [fɔs'kɑ:net] 膦甲酸钠(抗病毒药,用于治疗免疫妥协患者的巨细胞病毒性视网膜炎)

fosfomycin [fɔsfə'maisin] *n* 磷霉素(抗生素类药)

fosfonet sodium ['fɔsfɔnət] 膦乙酸钠(抗病毒药)

Foshay's reaction ['fɔʃei] (Lee Foshay) 福谢反应(皮内注射对病人所患的感染具有特异性的抗血清,在注射处呈现中央是略为凸起的水肿,而外围是

扩散的红斑，亦称红斑水肿性反应）| ～ serum 福谢血清(抗土拉血清，抗野兔热血清) / ～ test 福谢试验(土拉杆菌皮肤试验，一种诊断土拉杆菌病〈野兔热〉的皮肤试验)

fospirate [ˈfɔspireit] *n* 福司吡酯，磷吡酯(兽用抗蠕虫药)

fossa [ˈfɔsə] ([复] **fossae** [ˈfɔsiː]) *n* 【拉】窝，凹 | acetabular ～ 髋臼窝 / adipose ～e 脂肪窝 / amygdaloid ～ 扁桃体窝 / anconal ～, anconeal ～ 鹰嘴窝 / antecubital ～ 肘窝 / ～ of anthelix 对耳轮窝 / axillary ～ 腋窝 / canine ～, maxillary ～ 尖牙窝，犬齿窝，上颌窝 / cerebral ～ 大脑窝 / cochleariform ～ 鼓膜张肌半管 / condylar ～, condyloid ～ 髁窝 / epigastric ～ 腹上窝(亦称心窝)；膀胱上凹 / ethmoid ～ 筛沟 / femoral ～ 股凹，股环 / inferior costal ～ 下肋凹 / inferior duodenal ～ 十二指肠下隐窝 / jugular ～ 颈静脉窝 / nasal ～ 鼻前庭 / oral ～ 口凹，口道 / piriform ～ 梨状隐窝 / superior costal ～ 上肋凹 / superior duodenal ～ 十二指肠上隐窝 / terminal ～ 尿道舟状窝 / tonsillar ～ 扁桃体窝(亦称扁桃体窦) / urachal ～ 膀胱上凹

fossette [fɔˈset] *n* 【法】小窝；角膜深溃疡

fossil [ˈfɔsl] *n* 化石

fossula [ˈfɔsjulə] ([复] **fossulae** [ˈfɔsjuliː]) *n* 【拉】小窝

fossulate [ˈfɔsjuleit] *a* 有小窝的

foster [ˈfɔstə] *vt* 抚养，领养，寄养；促进；培养；抱(希望等)

fosterage [ˈfɔstəridʒ] *n* 领养，寄养；助长，促进

Fothergill's disease (sore throat) [ˈfɔðəgil] (John Fothergill) 猩红热咽峡炎；三叉神经痛 | ～ neuralgia 三叉神经痛

Fothergill's operation [ˈfɔðəgil] (William E. Fothergill) 法沙吉尔手术(治子宫脱垂，见Manchester's operation)

Fouchet's test [fuˈʃei] (André Fouchet) 富歇试验(检血胆红素)

foudroyant [fuːˈdrɔiənt, ˌfuːdrəˈjɔːŋ] *a* 【法】暴发性的

fought [fɔːt] fight的过去式和过去分词

foul [faul] *a* 难闻的，恶臭的；腐败的，腐烂的；淤塞的 *vt* 弄脏，污染；使壅塞 *vi* 腐败，腐烂；壅塞(up) | run(或fall, go) ～ of 与…缠绕在一起，同…冲突(或抵触)，与…发生麻烦(或纠葛)

foulage [fuˈlɑːʒ] *n* 【法】搓揉按摩法

foulbrood [ˈfaulˌbrud] *n* 蜂蛆腐烂病，腐蛆病(蜜蜂)

found[1] [faund] find的过去式和过去分词

found[2] [faund] *vt* 建立，缔造；创立(学说等)；使有根据(on; upon)

found[3] [faund] *vt* 铸，铸造；熔

foundation [faunˈdeiʃən] *n* 建立，创办；基础；根据；基金 | denture ～ 义齿基础，义齿承托区 | ～**al** *a* 基础的，基本的

founder[1] [ˈfaundə] *n* 奠基者，创立者，缔造者

founder[2] [ˈfaundə] *n* 铸(造)工，翻砂工；铸字工

founder[3] [ˈfaundə] *n* 马跛病(马因患蹄叶炎而致跛) | chest ～ 胸肌萎缩性马跛病 / grain ～ 伤食病(马由于过食所致消化不良或胃负担过重)

foundling [ˈfaundliŋ] *n* 弃儿

fountain [ˈfauntin] *n* 泉水；源泉，根源；液体贮藏器

four [fɔː] *num* 四 | on all ～s 匍匐，爬着；完全相似

fourchette [fɔːˈʃet] *n* 【法】阴唇系带

four-dimensional [ˈfɔːdiˈmenʃənl] *a* 四维的

fourfold [ˈfɔːfəuld] *a, ad* 四倍，四重

Fourneau 309 [ˈfuːnəu] 舒拉明钠(suramin sodium)制剂的商品名

Fournier's gangrene (disease) [fuəniˈɛə] (Jean A. Fournier) 富尼埃坏疽(病)(阴囊、阴茎或会阴的急性坏疽性感

染) | ~ sign 富尼埃征(①梅毒性皮肤损害的明显分界特征;②军刀状胫) / ~ test 富尼埃试验(令患者依口令由坐位站起,向前走,然后依口令突然停止,再向前走,然后依口令急速向后转,如此即产生共济失调步态)

fourteen ['fɔ:'ti:n] *num* 十四

fourteenth ['fɔ:'ti:nθ] *num* 第十四

fourth [fɔ:θ] *num* 第四

fovea ['fəuviə] ([复] **foveae** ['fəuvii:]) *n* 【拉】凹 | ~**te** ['fəuvieit] *a*

foveation [ˌfəuvi'eiʃən] *n* 成凹,凹形

foveola [fəu'vi:ələ] ([复] **foveolas** 或 **foveolae** [fəu'vi:əli:]) *n* 【拉】小凹

foveolate(d) ['fəuviəˌleit(id)] *a* 有小凹的

Foville's syndrome [fɔ'vi:l] (Achille L. F Foville) 福维尔综合征(类似米耶-古布累〈Millard-Gubler〉综合征,除了眼外展运动麻痹外,尚有协同运动麻痹)

fowl [faul] ([复] **fowl⟨s⟩**) *n* 禽,家禽;禽肉

Fowler-Murphy treatment ['faulə 'mə:fi] (G. R. Fowler; John B. Murphy) 福勒-墨菲疗法(治腹膜炎,见 Murphy treatment第二解)

Fowler's angular incision ['faulə] (George R. Fowler) 福勒直角形切口(用于前外侧剖腹术) | ~ operation 福勒手术(胸膜剥除术) / ~ position 福勒位置(斜坡卧位:病床床头提高 51~57cm)

Fowler's solution ['faulə] (Thomas Fowler) 亚砷酸钾溶液

fowlpox ['faulpɔks] *n* 鸟痘,传染性上皮瘤,触染性上皮癌

foxglove ['fɔksglʌv] *n* 洋地黄,毛地黄 | purple ~ 洋地黄,毛地黄

Fox's disease, Fox-Fordyce disease ['fɔks 'fɔ:dais] (G. H. Fox; John A. Fordyce) 福克斯病,福克斯-福代斯病(一种瘙痒性丘疹,主要限于腋窝及阴阜,由于大汗腺发炎所致,亦称大汗腺粟粒疹)

F. p. fiat potio【拉】制成饮剂; freezing point 冰点

fp foot-pound 英尺磅

F. pil. fiant pilulae【拉】制成丸剂

Fr 元素钫(francium)的符号

Fract. dos. fracta dosi【拉】均分(剂)量

fraction ['frækʃən] *n* 部分,成分;分数;馏分;级分 | ~ concentration of gas 气体浓度分数 / ejection ~ 射血分数,喷血分数 / filtration ~ (血浆)过滤部分 / mol ~ 摩尔分数 / plasma ~, plasma protein ~ 血浆部分,血浆蛋白部分

fractional ['frækʃənl], **fractionary** ['frækʃənəri] *a* 部分的;分数的,小数的;分馏的;分级的;分段的;分成几份的,分次的

fractionalize ['frækʃənəlaiz], **fractionize** ['frækʃənaiz] *vt* 把…分成几部分 | **fractionalization** [ˌfrækʃənəlai'zeiʃən, -li'z-], **fractionization** [ˌfrækʃənai'zeiʃən, -ni'z-] *n*

fractionate ['frækʃəneit] *vt* 使分馏;把…分成几部分 | **fractionator** *n* 分馏器

fractionation [frækʃə'neiʃən] *n* 分段,分次;分级分离 | dose ~ 剂量分割

fractography [fræk'tɔgrəfi] *n* 参差表面描绘术

fracture ['fræktʃə] *n* 破裂,折断,裂痕;骨折 *vt, vi* (使)破裂;(使)折断 | agenetic ~ 骨发育不全性骨折 / apophyseal ~ 骨突折断 / avulsion ~ 撕脱骨折 / boxers' ~ 拳击者骨折 / bumper ~ 车撞骨折 / bursting ~, tuft ~ 指(趾)端粉碎骨折 / butterfly ~ 蝶形骨折 / buttonhole ~, perforating ~ 钮孔形骨折,穿孔骨折 / capillary ~ 毛细骨折,线状骨折 / chisel ~ 凿开状骨折(挠骨头碎片骨折) / cleavage ~ 剥离骨折 / closed ~, simple ~ 无创性骨折,单纯骨折 / comminuted ~ 粉碎骨

折 / complete ～ 完全骨折 / compression ～, pressure ～ 受压骨折 / ～ by contrecoup 对冲骨折 / depressed ～ 凹陷骨折 / double ～ 两处骨折，双骨折 / dyscrasic ～ 恶病质骨折 / ～ en coin, V-shaped ～ V字形骨折 / ～ en rave 骨膜下横骨折 / epiphyseal ～ 骺骨折 / extracapsular ～ 关节囊外骨折 / fissure ～, fissured ～ 拆裂骨折 / greenstick ～, willow ～ 青枝骨折 / impacted ～ 嵌入骨折 / intrauterine ～, congenital ～ 宫内骨折，先天骨折 / linear ～ 线形骨折 / open ～, compound ～ 开放性骨折 / pond ～ 斜边骨折 / spiral ～, torsion ～ 螺旋形骨折，扭转骨折 / sprain ～ 扭伤骨折 / transcervical ～ 股骨颈骨折 / transcondylar ～, diacondylar ～ 经髁骨折 | **fractural** ['fræktʃərəl] *a*

fracture-dislocation ['fræktʃə disləu'keiʃən] *n* 骨折脱位

fragiform ['frædʒifɔ:m] *a* 草莓样的

fragile ['frædʒail] *a* 脆的，易碎的；虚弱的

fragilitas [frə'dʒilitəs] *n*【拉】脆性，脆弱 | ～ crinium 脆发(症) / ～ ossium 骨脆症，成骨不全 / ～ unguium 脆甲症

fragility [frə'dʒiləti] *n* 脆性，脆弱 | capillary ～ 毛细管脆性 / erythrocyte ～, ～ of blood 红细胞脆性，血细胞脆性 / hereditary ～ of bone 遗传性骨脆症，成骨不全

fragilocyte [frə'dʒiləsait] *n* 脆性红细胞

fragilocytosis [frəˌdʒiləsai'təusis] *n* 脆性红细胞增多

fragment ['frægmənt] *n* 碎片，断片，分段 ['frægment] *vt, vi* (使)成碎片；(使)分裂 | Fab ～ Fab片段(见Fab) / $F(ab')_2$ ～ $F(ab')_2$片段(见$F(ab')_2$) / Fc ～ Fc片段(见Fc) / restriction ～ 限制性片段(由限制性核酸内切酶所产生的一个DNA片段)

fragmental [fræg'mentl], **fragmentary** ['frægməntəri] *a* 碎片的，断片的；不完全的；不连续的

fragmentate ['frægmənteit] *vt, vi* (使)裂成碎片(尤指爆炸)

fragmentation [ˌfrægmen'teiʃən] *n* 分裂，破碎；断裂 | ～ of myocardium 心肌断裂

fragmentize ['frægməntaiz] *vt, vi* (使)裂成碎片，(使)分裂

fragmentography [ˌfrægmən'tɔgrəfi] *n* 碎片谱法 | mass ～ 质量碎片谱法

fragrance ['freigrəns] *n* 香味；香气

fragrant ['freigrənt] *a* 香的 | **～ly** *ad*

frail [freil] *a* 脆弱的；虚弱的

frailty ['freilti] *n* 脆弱；虚弱；弱点

fraise [freiz] *n*【法】爪棱钻(一种切开骨成形瓣或扩大环钻开口用的锥形或半球形钻)

frambesin [fræm'bi:sin] *n* 雅司螺旋体素

framb(o)esia [fræm'bi:ziə] *n* 雅司病(即yaws) | ～ tropica 雅司病

framb(o)esioma [fræmˌbi:zi'əumə] *n* 雅司瘤

frame [freim] *vt* 构造；制定，设计；*n* 结构；支架，框；心境 | occluding ～ 殆架，咬合架 / quadriplegic standing ～ 四肢麻痹站立支架 / trial ～ 试镜架(配眼镜验光用) | ～ of mind 心境 / ～ of reference 参照系；观点，理论

framework ['freimwə:k] *n* 构架组织；支架；机构 | scleral ～ 巩膜构架组织，巩膜房角组织 / uveal ～ 虹膜角膜角梳状韧带，虹膜梳状韧带

France [frɑ:ns] *n* 法兰西，法国［欧洲］

Franceschetti-Jadassohn syndrome [ˌfrɑ:ntʃei'skeiti 'jɑ:dəsəun] (Adolphe Franceschetti; Joset Jadassohn) 弗-耶综合征(一种常染体显性遗传病，特征为在婴儿期后皮肤开始由石板灰色到棕色的网状色素沉着而无先驱炎症，合并有掌跖角化过度、血管舒缩改

变与少汗及牙釉质变黄。亦称内格利〈Naegeli〉色素细胞痣、内格利综合征、内格利色素失禁)

Franceschetti's syndrome [ˌfrɑ:ntʃei'skeiti] (Adolphe Franceschetti) 弗氏综合征,下颌面骨发育不全

Francis' disease ['frænsis] (Edward Francis) 土拉菌病

Francisella [ˌfrænsi'selə] (Edward Francis) *n* 弗朗西丝菌属 | ~ novicide 新凶手弗朗西丝菌 / ~ tularensis 土拉热弗朗西丝菌,野兔热弗朗西丝菌

francium ['frænsiəm] *n* 钫(化学元素)

François' syndrome [frɑ:n'swɑ:z] (Jules François) 法朗索综合征,眼下颌面综合征(即oculomandibulofacial syndrome, 见syndrome项下相应术语)

Franco's operation ['frɑ:ŋkəu] (Pierre Franco) 耻骨上膀胱切开术

frange [frænʒ] *n*【法】纤毛刷

frangible ['frændʒibl] *a* 易碎的;脆弱的 | **frangibility** [ˌfrændʒi'biləti] *n* 易碎性;脆弱性

frank [fræŋk] *a* 直率的,坦白的;真诚的;症状明显的 | **~ness** *n*

Frankel Classification ['fræŋkəl] (Hans L. Frankel) 弗兰克尔分类法(根据损伤级以下的缺损严重程度将脊髓损伤分成5组:A组——全部感觉和运动功能完全中止;B组——不完全中止,有一些感觉,但无运动功能;C组——不完全中止,有明显的随意运动功能,但处于最低的无用的水平;D组——不完全中止,有一定的对患者有用的随意运动功能;E组——已达到恢复正常功能)

Fränkel's sign ['freŋkəl] (Albert Fränkel) 弗兰克尔征(脊髓痨时,髋关节周围肌紧张减弱)

Fränkel's speculum ['freŋkəl] (Bernhard Fränkel) 弗兰克尔窥器(一种鼻镜) | ~ test 弗兰克尔试验(体位引流法检查鼻窦炎)

Fränkel's treatment ['freŋkəl] (Albert Fränkel) 弗兰克尔疗法(应用毒毛旋花子甙K治疗心力衰竭)

Frankenhäuser's ganglion ['frɑ:ŋkənˌhɔizə] (Ferdinand Frankenhäuser) 弗兰肯豪塞神经节(子宫颈神经节)

Franke's operation [fræŋk] (Felix Franke) 弗兰克手术(肋间神经切除)

Frankia ['fræŋkiə] (B. Frank) *n* 弗兰克菌属

Frankiaceae [ˌfræŋki'eisii:] *n* 弗兰克菌科

frankincense ['fræŋkinsens] *n* 乳香

Frankl-Hochwart's disease [fræŋkl 'hɔhvɑ:t] (Lathar von Frankl-Hochwart) 弗·霍希瓦特病,梅尼埃病样多发性脑神经炎

Franklin glasses ['fræŋklin] (Benjamin Franklin) 双焦点眼镜

franklinism ['fræŋklinizəm] (Benjamin Franklin) *n* 静电;静电疗法

franklinization [ˌfræŋklinai'zeiʃən, -ni'z-] *n* 静电疗法

Frank's operation [fræŋk] (Rudolf Frank) 弗兰克手术(胃造口术的一种方法,即在胃锥体外造一瓣状切口,缝合于胸壁的切口上,并插入一管)

Frank-Starling curve [fræŋk 'stɑ:liŋ] (Otto Frank: Ernest H. Starling) 法-斯曲线(心脏输出量的图解曲线)

frantic ['fræntik] *a* 发狂似的,狂暴的 | **~(al)ly** *ad*

frap [fræp] (-pp-) *vt* 缚紧,收紧

Frasera ['freizərə] (John Fraser) *n* 轮叶龙胆属

Fraser syndrome ['freizə] (George R. Fraser) 弗莱塞综合征,隐眼(畸形)综合征(即cryptophthalmos syndrome, 见syndrome项下相应术语)

fraternal [frə'tə:nl] *a* 兄弟般的;友好的

fraternity [frə'tə:nəti] *n* 友爱,博爱;一群同职业(或同兴趣、同信仰)的人 | medical ~ 医务界

Frateuria [frə'tə:riə] (Joseph Fra-

teur) *n* 弗拉托菌属
fraudulent ['frɔ:djulənt] *a* 欺骗性的 | ~**ly** *ad*
fraught [frɔ:t] *a* 充满…的
Fraunhofer's lines ['fraunhɔfə] (Joseph von Fraunhofer) 弗伦豪弗谱线(太阳光谱的黑线)
fray [frei] *vt, vi* (被)磨损,(被)擦碎 *n* 磨损处
Frazier-Spiller operation ['freizə 'spilə] (Charles H. Frazier; William G. Spiller) 弗雷泽-斯皮勒手术(半月神经节感觉根的分离,借以缓解三叉神经痛)
frazzle ['fræzl] *vt, vi* (使)疲惫;(使)磨损 *n* 疲惫;磨损
FRC functional residual capacity 功能残气量
FRCP Fellow of the Royal College of Physicians 皇家内科医师学会会员
FRCP(C) Fellow of the Royal College of Physicians of Canada 加拿大皇家内科医师学会会员
FRCPE Fellow of the Royal College of Physicians of Edinburgh 爱丁堡皇家内科医师学会会员
FRCP(Glasg) Fellow of the Royal College of Physicians and Surgeons of Glasgow *qua* Physician 格拉斯哥皇家内外科医师学会(内科医师)会员
FRCPI Fellow of the Royal College of Physicians in Ireland 爱尔兰皇家内科医师学会会员
FRCS Fellow of the Royal College of Surgeons 皇家外科医师学会会员
FRCS(C) Fellow of the Royal College of Surgeons of Canada 加拿大皇家外科医师学会会员
FRCSE Fellow of the Royal College of Surgeons of Edinburgh 爱丁堡皇家外科医师学会会员
FRCS(Glasg) Fellow of the Royal College of Physicians and Surgeons of Glasgow *qua* Surgeon 格拉斯哥皇家内外科医师学会(外科医师)会员
FRCSI Fellow of the Royal College of Surgeons in Ireland 爱尔兰皇家外科医师学会会员
FRCVS Fellow of the Royal College of Veterinary Surgeons 皇家兽医外科医师学会会员
freak [fri:k] *n* 畸形;反常现象 *a* 反常的,奇特的
freakish ['fri:kiʃ] *a* 畸形的;反常的;捉摸不定的 | ~**ly** *ad* / ~**ness** *n*
FreAmine II [fri'æmi:n] *n* 结晶氨基酸溶液Ⅱ(crystalline amino acid solution)的商品名(静脉注射用,含有必需和非必需氨基酸的混合物,但不含肽)
freckle ['frekl] *n* 雀斑 *vt, vi* (使)生雀斑
Fredet-Ramstedt operation [fre'dei 'rɑ:mʃtet] (Pierre Fredet; Conrad Ramstedt) 幽门肌切开术
free [fri:] *a* 自由的;空闲的;无…的;免费的;丰富的;游离的;畅通的 *ad* 自由地;无阻碍地 *vt* 使自由,解放;免除;使摆脱(of, from) | for ~ 免费 / ~ from 不受…影响的;没有…的 / ~ of 无…的,摆脱了…的 / of one's (own) ~ will 出于自愿 / set ~ 使获得自由,释放 | ~**ly** *ad* 自由地;随意地;直率地;免费地
freedom ['fri:dəm] *n* 自由;直率;免除,解脱(from) | with ~ 自由地
Freeman-Sheldon syndrome ['fri:mən 'ʃeldən] (Ernest A. Freeman; Joseph H. Sheldon) 弗-谢综合征,颅腕跗骨发育不良
freemartin ['fri:mɑ:tin] *n* 生殖器不全牝犊(与正常牝犊同时产下,成为联胎)
freeze [fri:z] (froze, frozen) *vi* 结冰;凝固;极冷;冻僵;变呆板 *vt* 使结冰;使凝固;用冷冻保藏;使冻僵;使呆住 *n* 结冰;凝固;严寒期 | ~ (或be frozen) to death 冻死 / ~ up (使)冻结;变呆板(或僵硬)
freeze-cleaving [fri:z'kli:viŋ] *n* 冷冻蚀刻法
freeze-drying [fri:z'draiiŋ] *n* 冷冻干

燥法

freeze-etching [fri:z'etʃiŋ] *n* 冷冻蚀刻法

freeze-fracturing [fri:z'fræktʃəriŋ] *n* 冷冻断裂法

freezer ['fri:zə] *n* 冰箱;冷藏库

freeze-substitution [fri:zˌsʌbsti'tju:ʃən] *n* 冷冻替代法

Freiberg's infraction ['fraibə:g] (Albert H. Freiberg) 弗莱伯不全骨折(第二跖骨骨软骨炎)

Frei's antigen [frai] (Wilhelm S. Frei) 弗莱抗原,性病性淋巴肉芽肿皮试抗原(由性病性淋巴肉芽肿患者腹股沟淋巴结无菌脓液制备的皮肤试验抗原,现此病病毒可接种于正在发育的鸡胚的卵黄囊内〈卵黄囊抗原,鸡胚抗原〉或接种于鼠脑组织内〈鼠脑抗原〉繁殖) | ~ disease 性病性淋巴肉芽肿 / ~ test 弗莱试验(将患部取得的无菌浓液作皮内注射如形成隆起的红色丘疹,则表示性病性淋巴肉芽肿)

Frejka pillow (pillow splint) ['freikɑ:] (Bedrich Frejka) 弗雷卡枕(枕头夹)(一种治疗用的装置,将枕头楔入婴儿的大腿间,藉以矫正先天性髋关节脱位,维持大腿外展和弯曲)

fremitus ['fremitəs] *n*【拉】震颤 | friction ~ 摩擦性震颤 / hydatid ~ 包虫囊震颤 / pericardial ~ 心包震颤 / rhonchal ~, bronchial ~ 鼾性震颤,支气管性震颤 / subjective ~ 自觉性震颤 / tactile ~ 触觉性震颤 / tussive ~ 咳嗽性震颤 / vocal ~, pectoral ~ 语音震颤,胸震颤

French [frentʃ] *a* 法国的,法兰西的;法兰西制(见scale项下相应术语);法国人的,法语的 *n* 法语; [the ~] [总称] 法国人

frenectomy [fri'nektəmi] *n* 系带切除术

frenetic [fri'netik] *a* 极度激动的,疯狂的,精神错乱的

Frenkel's movements (treatment) ['freŋkəl] (Heinrich S. Frenkel) 弗伦克尔运动(疗法)(共济失调矫正法)

frenoplasty [ˌfri:nəu'plæsti] *n* 系带成形术,系带矫正术

frenosecretory [ˌfri:nəusi'kri:təri] *a* 抑制分泌的

frenotomy [fri'nɔtəmi] *n* 系带切开术

frentizole ['frentizəul] *n* 夫仑替唑,苯脲噻唑(免疫调节药)

frenuloplasty ['frenjuləuˌplæsti] *n* 系带成形术,系带矫正术

frenulum ['frenjuləm] ([复] **frenula** ['frenjulə]) *n*【拉】系带

frenum ['fri:nəm] ([复] **frenums** 或 **frena** ['fri:nə]) *n*【拉】系带 | **frenal** ['fri:nl] *a*

frenzy ['frenzi] *n* 暴怒,狂乱;严重躁狂性兴奋状态 *vt* 使狂乱 | **frenzied** ['frenzid] *a* / **frenziedly** *ad*

frequency ['fri:kwənsi] *n* 频繁;次数;频率 | audio ~ 声频;音频 / gene ~ 基因频率(在某一群体中,某一等位基因除以这个基因可能出现的等位基因的总数) / infrasonic ~, subsonic ~ 次声频率 / recombination ~ 重组频率(同源染色体上基因交换频率,由重组体的数目除以后代总数即得) / ultrasonic ~, supersonic ~ 超声频率 | **frequence** ['fri:kwəns] *n*

frequent ['fri:kwənt] *a* 频繁的;常见的;经常的 | **~ly** *ad*

Frerichs' theory ['freiriks] (Friedrich T. Frerichs) 弗雷里克斯学说(尿毒症为碳酸铵中毒)

fresh [freʃ] *a* 新的;新鲜的;新近的;(水等)淡的;鲜艳的;精神饱满的 | **~ly** *ad* 精神饱满地;刚,才 / **~ness** *n*

freshen ['freʃn] *vt, vi* (使)显得新鲜;(使)精神饱满;(使)变淡

fressreflex ['fresri:fleks] *n*【德】吃食反射

fret [fret] (-tt-) *vt* 使烦恼;侵蚀 *vi* 烦恼;侵蚀;(对精神等)起折磨作用 *n* 烦恼,烦躁;侵蚀

fretful ['fretful] *a* 烦恼的，烦躁的 | ～**ly** *ad*

fretum ['fri:təm] ([复] **freta** ['fri:tə]) *n*【拉】峡;狭窄

freudian ['frɔidjən] (Sigmund Freud) *a* 弗洛伊德学说(或学派)的(关于某些神经病成因的学说) *n* 弗洛伊德学派者

Freud's cathartic method [frɔid] (Sigmund Freud) 弗洛伊德精神发泄法(治精神神经〈功能〉病)

Freund adjuvant [frɔind] (Jules T. Freund) 弗(罗因德)氏佐剂(水油乳剂佐剂，由于含分枝杆菌，故又称为分枝杆菌佐剂) | ～ complete adjuvant 弗氏完全佐剂(含分枝杆菌的水油乳剂佐剂，即弗氏佐剂) / ～ incomplete adjuvant 弗氏不完全佐剂(不含分枝杆菌的水油乳剂佐剂)

Freund's anomaly [frɔind] (Wilhelm A. Freund) 弗罗因德异常(因第一肋短缩，胸腔上口狭窄，影响肺尖膨胀) | ～ operation 弗罗因德手术(先天性漏斗胸肋软骨切除术)

Freund's reaction [frɔind] (Hermann W. Freund), **Freund-Kaminer reaction** [frɔind'kɑ:minə] (Ernst Freund; Gisa Kaminer) 弗罗因德反应，弗罗因德-卡米纳反应(非癌症病人的血清破坏癌细胞，而癌症病人的血清则无溶解效应)

Freyer's operation ['fraiə] (Peter J. Freyer) 弗里尔手术(耻骨上前列腺剜出术)

Frey's hairs [frai] (Max von Frey) 弗莱毛(检皮肤压点的敏感性)

Frey's syndrome [frai] (Lucie Frey) 弗莱综合征，耳颞神经综合征(auriculotemporal syndrome,见syndrome项下相应术语)

FRF follicle-stimulating hormone releasing factor 促卵泡激素释放因子

FRFPSG Fellow of the Royal Faculty of Physicians and Surgeons of Glasgow 格拉斯哥皇家内外科医师学会会员

friable ['fraiəbl] *a* 易碎的，脆的 | **friability** [ˌfraiə'biləti] *n* 易碎性，脆性

fricative ['frikətiv] *a* 摩擦的，由摩擦产生的 *n* (摩)擦音

Fricke's bandage ['frikə] (Johann K. G. Fricke) 弗里克绷带(阴囊托带，睾丸炎和附睾炎时用以包扎阴囊)

friction ['frikʃən] *n* 摩擦

frictional ['frikʃənl] *a* 摩擦的;由摩擦而生的

Friday ['fraidi] *n* 星期五 | ～**s** *ad* 每星期五

Friderichsen-Waterhouse syndrome [ˌfridə'riksən 'wɔ:təhaus] (Carl Friderichsen; Rupert Waterhouse) 弗里德里希森-沃特豪斯综合征(见Waterhouse-Friderichsen syndrome)

Fridericia's method ['fridəritʃiə] (Louis S. Fridericia) 弗里德里恰法(测肺泡二氧化碳张力)

Friedländer's bacillus ['fri:dlendə] (Carl Friedländer) 弗里德兰德杆菌 | ～ disease 闭塞性动脉内膜炎 / ～ pneumobacillus 弗里德兰德(肺炎)杆菌，肺炎杆菌 / ～ pneumonia 弗里德兰德杆菌性肺炎

Friedmann's vasomotor syndrome (complex) ['fri:dmən] (Max Friedmann) 弗里德曼血管舒缩综合征(源于外伤性进行性亚急性脑炎所致的一系列症状，包括头胀感、头痛、眩晕、不安、失眠、容易疲劳及记忆力缺陷)

Friedman's test, Friedman-Lapham test ['fri:dmən 'læphæm] (Maurice H. Friedman; Maxwell E. Lapham) 弗里德曼试验，弗里德曼-拉帕姆试验(检孕)

Friedreich's ataxia (tabes) ['fri:draiʃ] (Nikolaus Friedreich) 弗里德赖希共济失调(一种遗传性疾病，常始于幼年或少年，脊髓的背侧及外侧硬化，伴有共济失调等，亦称遗传性共济失调) | ～

disease 弗里德赖希病(多发性肌阵挛;弗里德赖希共济失调) / ～ foot 弗里德赖希足(马蹄内翻,趾过伸畸形,见于遗传性共济失调) / ～ sign 弗里德赖希征(①心包粘连时颈静脉在心舒张期突然塌陷;②深吸气时,在肺空洞区上的叩音音调降低)

friend [frend] *n* 朋友,赞助者 | keep ～s with 与…保持友好 / make ～s with 与…交朋友,与…友好

friendly ['frendli] *a* 友好的;赞助的,支持的(to) *ad* 友好地 | **friendlily** *ad* / **friendliness** *n*

friendship ['frendʃip] *n* 友谊,友好

friente [fri'enti] *n* 伐木工皮炎(大半由于黑穗菌所致)

fright [frait] *n* 惊吓,恐怖,惊恐

frighten ['fraitn] *vt* 使惊恐,吓唬 *vi* 惊恐,害怕

frightful ['fraitful] *a* 可怕的 | ～**ly** *ad*

frigid ['fridʒid] *a* 寒冷的;冷淡的;缺乏性感的(指妇女) | **frigidity** [fri'dʒidəti] *n* 寒冷;冷淡;性感缺失(指妇女) / ～**ly** *ad*

frigolabile [ˌfrigəu'leibail] *a* 不耐寒的,易受寒冷影响的

frigorific [ˌfrigə'rifik] *a* 发冷的,引起寒冷的

frigostable [ˌfrigəu'steibl], **frigostabile** [ˌfrigə'steibail] *a* 耐寒的

frigotherapy [ˌfrigəu'θerəpi] *n* 冷疗法

fringe [frindʒ] *n* 边,缘;缨;条纹 *vt* 是…的边缘 *a* 边缘的;附加的;较次要的

frit [frit] *n* 釉料(半熔的玻璃质,制假牙)

Fritsch's catheter [fritʃ] (Heinrich Fritsch) 弗里契导管(见Bozeman's catheter)

fritter ['fritə] *vt* 消耗,浪费(away)

frizzle ['frizl] *vt, vi* (使)卷曲(up) *n* 卷发;卷曲状态

fro [frəu] *ad* 往,回,向后 | to and ～ 来回地

froe- 以froe-起始的词,同样见以fre-起始的词

frog [frɔg] *n* 蛙;马蹄叉 (-gg-) *vi* 捕蛙 | ～ in the throat 轻咽喉炎,声嗄

frog stay [frɔg stei] 马蹄嵴

Fröhlich's syndrome ['freiliʃ] (Alfred Fröhlich) 弗赫利希综合征,肥胖生殖无能综合征,肥胖性生殖器退化

Frohn's test (reagent) [frɔn] (Damianus Frohn) 弗龙试剂(检生物碱)

Froin's syndrome [frɔ'æŋ] (Georges Froin) 弗鲁安综合征,分室综合征,脑脊液分隔综合征(脑室液和脊液互相阻断而引起脊液变化,呈黄色,含大量蛋白,凝固较快,见于某些器质性神经疾病)

frolement [frəul'mɔŋ] *n* 沙沙声(心包疾病时听诊所闻);轻按摩

from [强frɔm; 弱frəm, frm] *prep* 由,从,从…起;来自,根据;由于,出于

Froment's paper sign [frɔ'mɔŋ] (Jule Froment) 弗罗芒纸征(用拇食二指夹纸片时拇指远侧屈曲,见于尺神经病变)

Frommann's lines ['frɔmən] (Carl Frommann) 弗罗曼线(有髓神经纤维轴索上的横纹,用硝酸银染色可见)

Frommel-Chiari syndrome ['frɔməl ʃi'ɑ:ri] 弗罗梅尔-希阿利综合征(见Chiari-Frommel syndrome)

Frommel's disease ['frɔməl] (Richard J. E. Frommel) 弗罗梅尔病(一种产后病,可能由于垂体功能障碍或垂体瘤所致,特征为子宫萎缩、乳溢、长期闭经等)

frondose ['frɔndəus] *a* 叶状的;多叶的;具叶的

frons [frɔnz] *n*【拉】额

front [frʌnt] *n* 前面;正面;前线 *a* 前面的;(位置)在前的 *vt* 面对,朝向;位于…的前面 *vi* 朝,朝向(on, upon, to, towards) | come to the ～ 引人注目;变得明显;出名 / ～ to ～ 面对面 / in ～ 在前面 / in ～ of 在…前面

frontad ['frʌntæd] *ad* 向额(面)

frontal ['frʌntl] *a* 前面的,正面的;额的;

额平面的

frontalis [frʌn'teilis] *a*【拉】额的

frontier ['frʌntjə] *n* 国境;边远地区;[常用复] (未经充分研究或利用的科学、文化等方面的)尖端,新领域 | the ~s of medicine 医学尖端

frontipetal [frʌn'tipətl] *a* 向额的

frontomalar [ˌfrʌntəu'meilə] *a* 额颧(骨)的

frontomaxillary [ˌfrʌntəumæk'siləri, -'mæksi-] *a* 额上颌的

frontonasal [ˌfrʌntəu'neizəl] *a* 额鼻的

fronto-occipital [ˌfrʌntəuɔk'sipitl] *a* 额枕的

frontoparietal [ˌfrʌntəupə'raiitl] *a* 额顶(骨)的

frontotemporal [ˌfrʌntəu'tempərəl] *a* 额颞(骨)的

frontozygomatic [ˌfrʌntəuˌzaigəu'mætik] *a* 颧额的

Froriep's ganglion ['frɔri:p] (August von Froriep) 弗罗里普神经节,枕神经节(胚)

Froriep's induration ['frɔri:p] (Robert Froriep) 纤维性肌炎

frost [frɔst] *n* 冰冻,严寒;霜 *vt* 结霜于…上,冻坏 *vi* 受冻 | urea ~ 尿素霜,结晶尿汗症(沉淀于皮肤的尿素结晶)

frostbite ['frɔstbait] *vt* 冻伤 *n* 冻疮

frost-itch ['frɔstitʃ] *n* 冬令瘙痒

frosty ['frɔsti] *a* 霜冻的;霜状的;严寒的 | **frostily** *ad* / **frostiness** *n*

froth [frɔθ] *n* 泡,泡沫;(由于激动或患病而生的)口边白沫 *vt, vi* (使)起泡沫

frothy ['frɔθi] *a* 起泡沫的;多泡沫的 | **frothily** *ad* / **frothiness** *n*

frottage [frɔ'tɑ:ʒ] *n*【法】摩擦(法);摩擦淫(指拥挤中向异性摩擦的性变行为)

frotteur [frɔ'tə:] *n* 摩擦淫者

frotteurism [frɔ'tə:rizəm] *n* 摩擦淫

frown [fraun] *vi* 皱眉,蹙额 *vt* 对…表示不满 *n* 皱眉,蹙额 | **~ingly** *ad*

froze [frəuz] freeze的过去式

frozen ['frəuzn] freeze的过去分词 *a* 冰冻的;冻伤的;严寒的;冷淡的

FRS Fellow of the Royal Society (英国)皇家学会会员

fructan ['frʌktæn] *n* 果聚糖

fructification [ˌfrʌktifi'keiʃən] *n* 结实;子实体;结实器官

fructivorous [frʌk'tivərəs] *a* 果食的

fructofuranose [ˌfrʌktəu'fjuərənəus] *n* 呋喃果糖

β-fructofuranosidase [ˌfrʌktəuˌfjuərə'nəusideis] *n* β-呋喃果糖苷酶,转化酶

fructokinase [ˌfrʌktəu'kaineis] *n* 果糖激酶(此酶缺乏为常染色体隐性遗传,可致原发性果糖尿症)

fructolysis [frʌk'tɔlisis] *n* 果糖分解

fructopyranose [ˌfrʌktəu'paiərənəus] *n* 吡喃果糖,果糖

fructosamine [ˌfrʌktəu'seimin] *n* 果糖胺

fructosan ['frʌktəsæn] *n* 果聚糖

fructosazone [frʌk'təusəzəun] *n* 果糖脎

fructose ['frʌktəus] *a* 果糖 | ~ 1,6-diphosphate 果糖-1,6-二磷酸 / ~ 6-phosphate 果糖-6-磷酸

fructose-bisphosphatase ['frʌktəus bis'fɔsfəteis] 果糖二磷酸酶(fructose-1,6-bisphosphatase的EC命名法)

fructose-1,6-bisphosphatase ['frʌktəus bis'fɔsfəteis] 果糖-1,6-二磷酸酶

fructose-2,6-bisphosphatase ['frʌktəus bis'fɔsfəteis] 果糖-2,6-二磷酸酶

fructose-1,6-bisphosphatase deficiency 果糖-1,6-二磷酸酶缺乏症(为一种常染色体隐性遗传病,特点为呼吸暂停、换气过度、低血糖、酮病和乳酸中毒,系由于缺乏肝性果糖-1,6-二磷酸酶引起的糖原异生受损所致,对新生儿可能是致命的,但患儿过了幼儿期发育即正常)

fructose-1,6-bisphosphate ['frʌktəus bis'fɔsfeit] 果糖-1,6-二磷酸

fructose-2,6-bisphosphate ['frʌktəus

bis'fɔsfeit] 果糖-2,6-二磷酸

fructose bisphosphate aldolase ['frʌktəus bis'fɔsfeit 'ældəleis] 果糖二磷酸醛缩酶(已鉴别出3种同工酶:同工酶A〈主要出现在骨骼肌〉、同工酶B〈出现在肝、肾、小肠和白细胞〉和同工酶C〈出现于大脑〉。同工酶B常指果糖-1-磷酸醛缩酶,对果糖-1-磷酸有较大的亲和力。缺乏后一种活性为一种常染色体隐性性状,可致遗传性果糖不耐症。亦称醛缩酶

fructose-2,6-bisphosphate 2-phosphatase ['frʌktəus bis'fɔsfeit 'fɔsfəteis] 果糖-2,6-二磷酸2-磷酸酶(亦称果糖-2,6-二磷酸酶)

fructose-1,6-diphosphatase ['frʌktəus dai'fɔsfəteis] 果糖-1,6-二磷酸酶

fructosemia [ˌfrʌktəu'si:miə] *n* 果糖血(症)

fructose-1-phosphate aldolase ['frʌktəus 'fɔsfeit 'ældəleis] 果糖-1-磷酸醛缩酶,果糖二磷酸醛缩酶同功酶B

fructosidase [frʌk'təusaideis] *n* 果糖苷酶,*β*-呋喃果糖苷酶,转化酶

fructoside ['frʌktəsaid] *n* 果糖苷

fructosuria [ˌfrʌktəu'sjuəriə] *n* 果糖尿 | essential ～ 原发性果糖尿症

fructosyl ['frʌktəsil] *n* 果糖基

fructosyltransferase [ˌfrʌktəusil'trænsfəreis] *n* 转果糖酶,果糖基转移酶

fructovegetative [ˌfrʌktəu'vedʒitətiv] *a* 果类植物的

fructuronic acid [ˌfrʌktjuə'rɔnik] 果糖酮酸

frugal ['fru:gəl] *a* 节约的,俭朴的 | ～ity [fru(:)'gæləti] *n* / ～ly *ad*

frugivorous [fru'dʒivərəs] *a* 果食的

fruit [fru:t] *n* 水果;果实,种实;产物;成果 *vt, vi* (使)结果实 | bear ～ 结出果实;取得成果,奏效

fruitarian [fru:'tɛəriən] *n* 果食者

fruitarianism [fru:'tɛəriənizəm] *n* 果食主义(完全食用果实)

fruitful ['fru:tful] *a* 多产的;富有成效的;肥沃的 | ～ly *ad* / ～ness *n*

fruition [fru(:)'iʃən] *n* 享受;结果实;实现,完成

fruitless ['fru:tlis] *a* 不结果实的;无效的,无益的 | ～ly *ad* / ～ness *n*

fruity ['fru:ti] *a* 水果的;果味的;(声音)洪亮的

frusemide ['frʌsimaid] *n* 呋塞米,呋喃苯胺酸(利尿药)

Frust. frustillatim【拉】成小块状

frustrate [frʌs'treit] *vt* 挫败;使无效

frustration [frʌs'treiʃən] *n* 挫折,挫败

fry [frai] *vt, vi* 油煎,油炒 *n* 油煎食品

F. s. a. fiat secundum artem【拉】须精巧操作

FSH follicle-stimulating hormone 促卵泡激素

FSH/LH-RH follicle-stimulating hormone and luteinizing hormone releasing hormone 促卵泡激素和黄体生成激素释放激素

FSH-RF follicle-stimulating hormone releasing factor 促卵泡激素释放因子

FSH-RH follicle stimulating hormone releasing hormone 促卵泡激素释放激素

ft. fiat, fiant【拉】制成,作成; foot, feet 呎,英尺

Ft. mas. div. in pil. fiat massa dividenda in pilulae【拉】制成丸块再分制成丸剂

Ftorafur ['ftɔ:rəfə] *n* 替加氟,喃氟啶(tegafur)制剂的商品名

Ft. pulv. fiat pulvis【拉】制成散剂

5-Fu 5-fluorouracil 氟尿嘧啶(抗肿瘤药)

Fuadin ['fjuədin] *n* 睇波芬(stibophen)制剂的商品名

Fuchs' coloboma [fuks] (Ernst Fuchs) 富克斯脉络膜缺损 | ～ dimples 富克斯角膜凹 / ～ dystrophy 角膜上皮营养不良 / ～ optic atrophy 视

神经周边性萎缩 / ～ syndrome 富克斯综合征(单侧角膜异色,角膜沉着物及继发性内障)

fuchsin ['fu:ksin] *n* 品红,复红 | acid ～ 酸性品红 / basic ～ 碱性品红 / new ～ 新品红

fuchsinophil [fu:k'sinəfil] *n* 嗜品红细胞 *a* 嗜品红的

fuchsinophilia [ˌfu:ksinə'filiə] *n* 嗜品红性

fuchsinophilic [ˌfu:ksinə'filik], **fuchsinophilous** [ˌfu:ksi'nɔfiləs] *a* 嗜品红的

Fuchs' protein test [fuks] (Hans J. Fuchs) 富克斯蛋白试验(检癌)

fucosan ['fju:kəsæn] *n* 岩藻聚糖

fucose ['fju:kəus] *n* 岩藻糖

α-L-fucosidase [fju'kəusiˌdeis, 'fju:kəsaiˌdeis] α-L-岩藻糖苷酶(此酶的遗传性缺乏为一种常染色体隐性性状,可致岩藻糖苷病)

fucoside ['fju:kəsaid] *n* 岩藻糖苷

fucosidosis [ˌfju:kəusai'dəusis] *n* 岩藻糖苷(贮积)病

fucoxanthin [ˌfju:kə'zænθin] *n* 岩藻黄素

FUDR, FUdR 5-fluorouracil deoxyribonucleoside 5-氟去氧尿苷,氟苷(抗病毒药,抗肿瘤药)

fuel [fjuəl] *n* 燃料 *vt, vi* 加燃料

fugacious [fju(:)'geiʃəs] *a* 暂时的,易变的;易逸的 | **fugacity** [fju(:)'gæsəti] *n* 暂时性,易变性;(易)逸性,(易)逸度

-fugal [构词成分] 离,远;驱,逐

fugitive ['fju:dʒitiv] *a* 短暂的;游走的;过渡的

Fugu ['fju:gju] *n* 【日】河鲀属(旧用河豚属),东方鲀属

fugue [fju:g] *n* 【拉】神游(症) | epileptic ～ 癫痫性神游

fuguism ['fu:guizəm], **fuguismus** [ˌfu:gu'izməs] *n* 河鲀中毒(旧用河豚中毒)

fugutoxin [ˌfu:gu'tɔksin] *n* 河鲀毒素(旧用河豚毒素)

Fukala's operation [fu'kɑ:lə] (Vincenz Fukala) 富卡拉手术(晶状体摘除术,治深度近视)

Fukuyama type congenital muscular dystrophy (syndrome) [fuku'jɑ:mɑ:] (Yukio Fukuyama) 福山型先天性肌营养不良(综合征)(为一种常染色体隐性遗传型肌萎缩,婴儿尤为明显,肌异常类似杜兴〈Duchenne〉肌营养不良,患者智力迟钝,伴多小脑回及其他大脑异常)

Fuld's test [fuld] (Ernst Fuld) 富尔德试验(检血清抗胰蛋白酶的能力)

fulfil(l) [ful'fil] (-ll-) *vt* 履行,把…付诸实现;完成,达到;满足 | ～**ment** *n*

fulgurant ['fʌlgjuərənt] *a* 闪电状的,电击状的

fulgurate ['fʌlgjuəreit] *vi* (闪电般)发光 | **fulguration** [ˌfʌlgjuə'reiʃən] *n* 闪光;电灼疗法

fulgurating ['fʌlgjuəreitiŋ] *a* 闪光的;刺痛的

fuliginous [fju:'lidʒinəs] *a* 煤烟状的

full [ful] *a* 满的;充满…的(of);充足的,丰富的;完全的;富于…的;详尽的,完备的 *n* 全部,整个 *ad* 十分,极其 | at the ～ 在充满的时候;在圆满的状态中 / in ～ 充足,十足;以全文 / to the ～ 完全地,充分地,彻底地

full-blown ['ful 'bləun] *a* 成熟的,充分发展的

Fülleborn's method ['fi:ləbɔ:n] (Friedrich Fülleborn) 菲伦博恩法(检粪中虫卵)

Fuller's operation ['fulə] (Eugene Fuller) 富勒手术(精囊切开术)

full-grown ['ful 'grəun] *a* 长足的,长成的,长全的,成熟的

füllkörper ['fi:lkə:pə] *n* 【德】胀大小体(已变性的神经胶质细胞)

full-length ['ful 'leŋθ] *a* 全长的;全身的

fullness ['fulnis] *n* (充)满,充分;全部;

丰满;成熟;发胀

full-term ['ful 'tə:m] *a* 足月的(胎)

full-time ['ful 'taim] *a* 全部工作时间的,正规的,专职的

fully ['fuli] *ad* 完全地,充分地,彻底地;足足,至少

fulminant ['fʌlminənt] *a* 暴发性的

fulminate ['fʌlmineit] *vt* 使爆炸 *vi* 爆炸,暴发 *n* 雷酸盐;雷汞 | **fulmination** [ˌfʌlmi'neiʃən] *n*

fulminating ['fʌlmineitiŋ] *a* 暴发性的

fulminic [fʌl'minik] *a* 爆炸性的 | ~ acid 雷酸,异氰酸

Fulvicin ['fʌlvisin] *n* 灰黄霉素(griseofulvin)制剂的商品名

fulvous ['fʌlvəs] *a* 黄褐色的;茶色的

fumagillin [ˌfju:mə'dʒilin] *n* 夫马菌素,烟曲霉素(抗生素类药)

fumarase ['fju:məreis] *n* 延胡索酸酶,反丁烯二酸酶

fumarate ['fju:məreit] *n* 延胡索酸盐,反丁烯二酸盐;富马酸(盐或阴离子型) | ferrous ~ 富马酸亚铁,富血铁(抗贫血药)

fumarate hydratase ['fju:məreit 'haidrəteis] 延胡索酸水合酶(亦称延胡索酸酶)

fumaric acid [fju:'mærik] 延胡索酸,反丁烯二酸,富马酸

fumaricaciduria [fjuˌmærikˌæsi'djuəriə] *n* 延胡索酸尿(症)

fumaroylacetoacetate hydrolase [fjuˌmærɔiləˌsi:tə*u*'æsiteit 'haidrəleis] 延胡索酰乙酰乙酸水解酶,延胡索酰乙酰乙酸酶

fumarylacetoacetase [ˌfju:məriləˌsi:tə*u*'æsiteis] *n* 延胡索酰乙酰乙酸酶(缺乏此酶可致酪氨酸血症,表现为进行性肝肾衰竭)

fume [fju:m] *n* 烟尘,烟,烟雾 *vi* 冒烟;出汽 *vt* 熏;冒(烟或汽)

fumigacin [fju:mi'geisin] *n* 烟曲霉酸,烟色第状菌酸

fumigant ['fju:migənt] *n* 熏(蒸)剂,烟熏剂

fumigate ['fju:migeit] *vt* 熏蒸,熏烟 | **fumigation** [ˌfju:mi'geiʃən] *n* 熏烟(法),熏烟消毒法 / **fumigator** *n* 烟熏者;烟熏器

fuming ['fju:miŋ] *a* 熏的,熏蒸的

Fumiron ['fju:mairən] *n* 富马酸亚铁(ferrous fumarate)制剂的商品名

fumy ['fju:mi] *a* 冒烟的;多蒸气的;多烟的

fun [fʌn] *n* 玩笑;嬉戏;乐趣 | like ~ 旺盛地,很快地;大量地 / make ~ of (或 poke ~ at) sb 取笑某人

functio ['fʌŋkʃiəu] *n* 【拉】功能,官能 | ~ laesa 功能丧失

function ['fʌŋ*k*ʃən] *n* 功能,官能;函数;职责 *vi* (器官等)活动;(机器等)运行;起作用;行使职责 | antixenic ~ 抗异物功能 / cumulative distribution ~ (cdf) 累积分布函数 / distribution ~ 分布函数 / probability density ~ 概率密度函数

functional ['fʌŋ*k*ʃənl] *a* 功能的,官能的;起作用的;函数的;职务上的 | **~ly** *ad*

functionalis [ˌfʌŋ*k*ʃiən'neilis] 【拉】*a* 功能的 *n* 功能层

functionating ['fʌŋ*k*ʃəneitiŋ] *n* 执行功能,行使功能

fund [fʌnd] *n* 资金,基金

fundal ['fʌndl] *a* 底的

fundament ['fʌndəmənt] *n* 基底,基础,原则;臀部;肛门(及其附近部位)

fundamental [ˌfʌndə'mentl] *a* 基本的,基础的;根本的 | **~ly** *ad*

fundectomy [fʌn'dektəmi] *n* 底部切除术(如子宫底)

fundic ['fʌndik] *a* 底的

fundiform ['fʌndifɔ:m] *a* 吊带形的

fundoplication [ˌfʌndə*u*pli'keiʃən] *n* 胃底折术(治回流性食管炎)

Fundulus ['fʌndələs] *n* 底鳉属

fundus ['fʌndəs] ([复] **fundi** ['fʌndai]) *n* 【拉】底,基底 | albinotic

～ 白化病眼底 / ～ of bladder, ～ of urinary bladder 膀胱底;膀胱尖 / ～ of gallbladder 胆囊底 / ～ of internal acoustic meatus 内耳道底 / ～ oculi 眼底 / ～ of stomach 胃底 / tessellated ～, tigroid ～ 豹纹状眼底 / ～ of uterus 子宫底 / ～ of vagina 阴道穹窿

funduscope [ˈfʌndəskəup] *n* 眼底镜 | **funduscopy** [ˌfʌnˈdʌskəpi] *n* 眼底镜检查

fundusectomy [ˌfʌndəˈsektəmi] *n* 胃底切除术

funeral [ˈfju:nərəl] *a, n* 丧葬(的),葬礼(的)

fungal [ˈfʌŋgəl] *a* 真菌的,霉菌的

fungate [ˈfʌŋgeit] *vi* 真菌样生长,霉菌样生长

fungemia [fʌnˈdʒi:miə] *n* 真菌血症,霉菌血症

fungi [ˈfʌŋgai,ˈfʌŋdʒai] fungus的复数

fungicide [ˈfʌndʒisaid] *n* 杀真菌药 | **fungicidal** [fʌndʒiˈsaidl] *a* 杀真菌的,杀霉菌的

fungicidin [ˌfʌndʒiˈsaidin] *n* 制真菌素,制霉菌素

fungiform [ˈfʌndʒifɔ:m] *a* 真菌样的,蕈状的,蘑菇状的

Fungi Imperfecti [ˈfʌŋdʒai ˌimpəˈfektai] 半知菌类,不(完)全菌纲

fungimycin [fʌndʒiˈmaisin] *n* 真菌霉素

fungistasis [fʌndʒiˈsteisis] *n* 抑制真菌

fungistat [ˈfʌndʒistæt] *n* 抑真菌剂

fungistatic [ˌfʌndʒiˈstætik] *a* 抑制真菌的

fungisterol [fʌnˈdʒistərɔl] *n* 霉(菌)甾醇,霉(菌)固醇

fungitoxic [fʌndʒiˈtɔksik] *a* 毒害真菌的

fungitoxicity [ˌfʌndʒitɔkˈsisəti] *n* 真菌毒性

Fungizone [ˈfʌndʒizəun] *n* 两性霉素B (amphotericin B)制剂的商品名

fungoid [ˈfʌŋgɔid] *a* 似真菌的,蕈状的,蕈样的 | chignon ～ 蕈状发结节病,蕈状球发

fungosity [fʌnˈgɔsəti] *n* 蕈状赘肉

fungous [ˈfʌŋgəs] *a* 真菌的,霉菌的

fungus [ˈfʌŋgəs] ([复] **funguses** 或 **fungi** [ˈfʌŋgai, ˈfʌŋdʒai]) *n* 【拉】真菌,霉菌;蕈;海绵肿 | ～ of the brain, cerebral ～ 脑突出 / chignon ～ 蕈状发结节病,蕈状球发 / club ～ 珊瑚菌 / cutaneous ～ 皮(肤)真菌,皮(癣)霉菌 / fission ～ 裂殖菌 / foot ～ 足霉菌 / imperfect fungi 半知菌类 / kefir fungi 开菲乳真菌 / mosaic ～ 真菌镶嵌现象,蕈状胆甾醇沉积,蕈状胆固醇沉积 / mycelial ～, mold ～, thread ～ 丝状真菌,毛霉菌 / ray ～ 放线菌 / sac ～ 子囊菌 / slime ～ 粘菌虫 / ～ testis 睾丸海绵肿,睾丸蕈样肿 / true ～, proper ～ 真菌 / yeast ～ 酵母菌,酿母菌

funic [ˈfju:nik] *a* 索的;脐带的

funicle [ˈfju:nikl] *n* 索;精索;脐带

funicular [fju(:)ˈnikjulə] *a* 索的;精索的;脐带的

funiculitis [fju(:)ˌnikjuˈlaitis] *n* 精索炎;脊神经根炎 | endemic ～ 地方性精索炎

funiculoepididymitis [fju(:)ˌnikjuləuˌepiˌdidiˈmaitis] *n* 精索附睾炎

funiculopexy [fju(:)ˈnikjuləˌpeksi] *n* 精索固定术

funiculus [fju(:)ˈnikjuləs] ([复] **funiculi** [fju(:)ˈnikjulai]) *n* 【拉】索;精索;脐带 | dorsal ～ (脊髓)后索 / hepatic ～ 胆总管 / ligamentous ～ 腕尺侧副韧带 / ventral ～ (脊髓)前索

funiform [ˈfju:nifɔ:m] *a* 索状的

funis [ˈfju:nis] *n* 【拉】索;脐带

funnel [ˈfʌnl] *n* 漏斗 (-l⟨l⟩-) *vi, vt* (使)成漏斗形 | mitral ～ 左房室瓣漏斗,左房室瓣口纽孔状缩窄 / muscular ～ 肌肉漏斗(眼) / pial ～ 软脑膜漏斗 / vascular ～ 血管漏斗(视网膜)

funny ['fʌni] *a* 可笑的,有趣的;不舒服的,有病的 | **funnily** *ad* / **funniness** *n*

FUO fever of undetermined origin 原因不明的发热

fur [fə:] *n* 毛皮;舌苔 (-rr-) *vt, vi* (使)生苔

Furacin ['fjuərəsin] *n* 呋喃西林,硝呋醛(nitrofurazone)制剂的商品名

Furadantin [ˌfjuərə'dæntin] *n* 呋喃坦啶,呋喃妥英(nitrofurantoin)制剂的商品名

furaltadone [fjuə'ræltədəun] *n* 呋喃他酮(尿路抗菌药)

furan ['fjuəræn], **furane** ['fjuərein] *n* 呋喃

furanose ['fjuərənəus] *n* 呋喃糖

Furaspor ['fə:rəspɔ:] *n* 硝呋甲醚(nitrofurfuryl methyl ether)制剂的商品名

furazolidone [ˌfjuərə'zɔlidəun] *n* 呋喃唑酮(抗菌药,抗原虫药)

furazolium [ˌfjuərə'zəuliəm] *n* 呋噻咪唑(抗菌药) | ~ chloride 呋唑氯铵,氯化呋噻咪唑(抗菌药) / ~ tartrate 酒石酸呋噻咪唑(抗菌药)

Fürbringer's sign ['fə:briŋə] (Paul Fürbringer) 菲布林格征(膈下脓肿时,将针刺入脓肿内,则呼吸运动传导至针,由此与膈上脓肿相区别) | ~ test 菲布林格试验(检尿白蛋白)

furca ['fə:kə] ([复] **furcae** ['fə:ki:]) *n* 【拉】叉,牙根叉

furcal ['fə:kəl] *a* 分叉的

furcate ['fə:keit] *a* 叉形的,分叉的 *vi* 分成叉形 | **furcation** [fə:'keiʃən] *n* 分叉;分叉部,杈(牙根)

furcocercous [ˌfə:kə'sə:kəs] *a* 有叉尾的

furcula ['fə:kjulə] *n* 【拉】叉状隆(胚胎期喉内的马蹄形嵴) | ~r *a*

furfur ['fə:fə] ([复] **furfures** ['fə:fəri:z]) *n* 皮屑,头屑;糠,麸

furfuraceous [ˌfə:fə'reiʃəs] *a* 糠状的;皮屑状的

furfuran ['fə:fəræn] *n* 呋喃

furfurol ['fə:fərɔl], **furfural** ['fə:fəræl] *n* 糠醛

furibund ['fjuəribʌnd] *a* 狂怒的,狂暴的

furious ['fjuəriəs] *a* 狂怒的;猛烈的;热烈兴奋的 | ~**ly** *ad*

furl [fə:l] *vt* 卷起,收拢 *vi* 卷起,卷紧;折拢 *n* 卷,折,收拢

furmethonol [fə'meθənɔl] *n* 呋喃他酮(尿路抗菌药)

furnace ['fə:nis] *n* 炉子,熔炉

furnish ['fə:niʃ] *vt* 供应,提供,装备

furnishing ['fə:niʃiŋ] *n* [常用复] 家具,设备

furniture ['fə:nitʃə] *n* 家具;设备;贮藏物

furobufen [ˌfə:rə'bju:fen] *n* 呋罗布芬,氧芴丁酮酸(抗炎药)

furocoumarin [ˌfjuərə'ku:mərin] *n* 呋喃并香豆素

furodazole [fə'rəudəzəul] *n* 呋罗达唑,呋喹哒唑(抗蠕虫药)

furor ['fjuərɔ:] *n* 【拉】狂乱,狂暴,狂怒 | ~ epilepticus 癫痫(性)狂暴

furosemide [fjuə'rəusəmaid] *n* 呋塞米,呋喃苯胺酸(利尿药)

Furoxone [fə'rɔksəun] *n* 呋喃唑酮(furazolidone)制剂的商品名

furred [fə:d] *a* 有苔的

furrow ['fʌrəu] *n* 沟;(面部)皱纹 | digital ~ 指沟(指分节线) / genital ~ 生殖沟 / gluteal ~ 臀沟 / mentolabial ~ 颏唇沟 / nympholabial ~ 阴唇间沟 / primitive ~ 原沟 / scleral ~ 巩膜沟 / skin ~s 皮沟

furry ['fə:ri] *a* 毛皮的;有舌苔的

fursalan ['fə:sələn] *n* 呋沙仑,糠溴柳胺(消毒剂)

fursemide ['fə:simaid] *n* 呋塞米,呋喃苯胺酸(利尿药)

Fürstner's disease ['fə:stnə] (Carl Fürstner) 菲斯特内病(假性痉挛性麻痹

伴发震颤)

further ['fə:ðə] [far的比较级] *ad* 更远地;进一步地;而且,此外 *a* 更远的;更多的;进一步的 *vt* 促进;推动

furthermore ['fə:ðə'mɔ:] *ad* 而且,此外

furthermost ['fə:ðəməust] *a* 最远的

furthest ['fə:ðist] [far的最高级] *a* 最远的 *ad* 最远地;最大程度地;最大限度地

furuncle ['fjuərʌŋkl] *n* 疖 | **furuncular** [fjuə'rʌŋkjulə], **furunculous** [fjuə'rʌŋkjuləs] *a*

furunculoid [fjuə'rʌŋkjulɔid] *a* 疖样的

furunculosis [fjuəˌrʌŋkju'ləusis] *n* 疖病 | ~ blastomycetica, ~ cryptococcica 芽生菌性疖病,隐球菌性疖病

furunculus [fjuə'rʌŋkjuləs] ([复] **furunculi** [fjuə'rʌŋkjulai]) *n*【拉】疖

fury ['fjuəri] *n* 狂乱,狂暴,狂怒;猛烈,剧烈

fusaridiosis [ˌfju:səˌridi'əusis] *n* 镰刀菌病(马的皮肤真菌病)

fusariotoxicosis [fjuˌsæriəutɔksi'kəusis] *n* 镰刀菌中毒(症)

Fusarium [fju:'sεəriəm] *n* 镰孢(霉)属,镰刀菌属 | ~ oxysporum 尖孢镰刀菌 / ~ solanae 茄病镰刀菌 / ~ sporotrichiella 拟分枝孢镰刀菌

fuscin ['fʌsin] *n* 视褐质;暗褐菌素

fuscous ['fʌskəs] *a* 暗褐色的,深色的

fuse [fju:z] *vt, vi* 熔(化),熔合 *n* 保险丝,熔丝

fuseau [fju:'zəu] ([复] **fuseaux** [fju:'zəuz]) *n*【法】梭形孢子

fusi ['fju:sai] fusus的复数

fusible ['fju:zəbl] *a* 易熔的,可熔化的 | **fusibility** [ˌfju:zə'biləti] *n* 熔性,熔度 / **fusibly** *ad*

fusicellular [ˌfju:si'seljulə] *a* 梭形细胞的

fusidate sodium ['fju:sideit] 梭链孢酸钠(抗菌素)

fusidic acid [fju:'sidik] 夫西地酸,梭链孢酸(抗生素类药)

fusiform ['fju:zifɔ:m] *a* 梭形的,梭状的

Fusiformis [ˌfju:si'fɔ:mis] *n* 梭(形杆)菌属 | ~ necrophorus 尸体梭(形杆)菌

fusimotor [ˌfju:si'məutə] *a* 肌梭运动(神经)的(纤维)

fusion ['fju:ʒən] *n* 熔化,熔合;融合;融合术 | binocular ~ 双眼视象融合 / diaphyseal-epiphyseal ~ 骨干骺融合术 / nerve ~ 神经融合术 / nuclear ~ 核融合 / spinal ~ 脊柱融合术,脊柱制动术

fusional ['fju:ʒənl] *a* 熔化的,熔合的,融合的

Fusobacterium [ˌfju:zəubæk'tiəriəm] *n* 梭杆菌属 | ~ gonidiaformans 微生子梭杆菌(亦称微生子放线菌) / ~ mortiferum 死亡梭杆菌 / ~ naviforme 舟形梭杆菌 / ~ necrophorum 坏死梭杆菌(亦称坏死放线菌) / ~ plauti-vincenti 普-奋梭(形杆)菌(见于坏死溃疡性龈炎〈战壕口炎〉及溃疡坏死性口炎) / ~ russii 拉氏梭杆菌 / ~ varium 变形梭杆菌

fusobacterium [ˌfju:zəubæk'tiəriəm] *n* 梭杆菌

fusocellular [ˌfju:səu'seljulə] *a* 梭形细胞的

fusospirillary [ˌfju:səu'spaiəriləri] *a* 梭菌螺菌的

fusospirillosis [ˌfju:səuˌspaiəri'ləusis] *n* 坏死溃疡性龈炎

fusospirochetal [ˌfju:səuˌspaiərəu'ki:tl] *a* 梭菌螺旋体性的

fusospirochetosis [ˌfju:səuˌspaiərəuki'təusis] *n* 梭菌螺旋体病,梭菌波体病

fusostreptococcicosis [ˌfju:səuˌstreptəukɔksi'kəusis] *n* 梭菌链球菌病

fuss [fʌs] *n* 忙乱;(神经质的)激动 *vi* 忙乱;烦恼;抱怨

fustic ['fʌstik] *n* 黄桑木

fustigation [ˌfʌsti'geiʃən] *n* 鞭击法

fusty ['fʌsti] *a* 发霉的,霉臭的;守旧的

fusus ['fju:səs] ([复] **fusi** ['fju:sai]) *n* 【拉】梭形物,梭 | cortical fusi (毛干)皮质梭 / fracture fusi (毛干)折裂梭

futile ['fju:tail] *a* 无益的,无效的

futility [fju(:)'tiləti] *n* 无益,无效

future ['fju:tʃə] *a* 将来的,未来的 *n* 将来,未来,前途;远景 | for the ~ 从今以后,在今后

futureless ['fju:tʃəlis] *a* 无前途的,无希望的

futurity [fju(:)'tjuərəti] *n* 将来,未来

fututrix [fju'tju:triks] *n* 女子同性恋者

fuzz [fʌz] *n* 微毛,绒毛,茸毛 *vi, vt* (使)成绒毛状;(使)模糊(up)

fuzzy ['fʌzi] *a* 有微毛的;绒毛状的;模糊的

FVC forced vital capacity 用力肺活量

F. vs. fiat venaesectio【拉】放血

G

G, g [dʒiː]([复] **G's, g's** [dʒiːz]) *n* 英语的第7个字母

G 高斯(gauss)、吉(咖)(giga-)、孕妇(gravida)、胍(guanine)和鸟苷(guanosine)的符号

G 电导(conductance)、引力常数(gravitational constant)、吉布斯自由能(Gibbs free energy)和G力(G force)的符号

g 克(gram)的符号;标准重力(standard gravity)的符号(9.80665m/s²)

γ 希腊语的第3个字母;光子(photon)(*γ*射线)的符号;免疫球蛋白G的重链(the heavy chain of IgG)和胎儿血红蛋白的*γ*链(the *γ* chains of fetal hemoglobin)的符号;微克(microgram, 现为*μ*g)的符号

γ- [前缀] 表示①蛋白电泳中与*γ*带移行的血浆蛋白质(*γ*球蛋白);②连于主要功能基上的第3个碳原子,如*γ*-氨基丁酸

Ga 元素镓(gallium)的符号

GABA *γ*-aminobutyric acid *γ*-氨基丁酸(治各型肝昏迷药)

GABAergic [ˌgæbəˈəːdʒik] *a* *γ*-氨基丁酸作用的(传送或分泌*γ*-氨基丁酸的,指神经纤维、突触及其他神经结构)

GABA transaminase [ˌgæbətrænsˈæmineis] *γ*-氨基丁酸转氨(基)酶

Gabon [gəˈbuːn] *n* 加蓬[非洲] | ～**ese** [ˌgɑːbəˈniːz] *n* 加蓬人

G-actin G-肌动蛋白

gadfly [ˈgædflai] *n* 虻

gadoleic acid [ˌgædəˈliik] 二十碳-9-烯酸

gadolinium [ˌgædəˈliniəm] *n* 钆(化学元素)

gadopentetate dimeglumine [ˌgædəˈpentəteit] 钆喷酸二甲基葡胺(一种顺磁剂,用作颅内损伤或脊柱及有关组织损伤的磁共振成象中的造影剂,静脉内给药)

gaduhiston [ˌgædjuˈhistən] *n* 鳕组蛋白

Gadus [ˈgeidəs] *n*【拉】鳕属 | ～ morrhua 鳕(鱼)(其肝可制鱼肝油)

Gaenslen's sign (test) [ˈgenzlən] (Frederick J. Gaenslen) 根斯伦征(试验)(令患者仰卧,一腿保持髋膝屈曲,另一腿悬下床边,由检查者下拉致髋部过度伸展,则患有腰骶关节病的患侧即发生疼痛)

Gaertner 见Gärtner

Gaffkya [ˈgæfkiə] (G. T. A. Gaffky) *n* 加夫基球菌属 | ～ tetragena 四联球菌

Gaffky scale (table) [ˈgæfki] (Georg T. A. Gaffky) 加夫基表(根据痰内结核菌数以表示结核病的预后情况)

GAG glycosaminoglycan 葡萄胺聚糖,氨基葡聚糖

gag [gæg] (-gg-) *vt* 使作呕或窒息;塞住…的口;用张口器使口张开 *vi* 作呕,窒息 *n* 张口器,开口器,张殆器

gage [geidʒ] *n, vt* =gauge

Gaillard-Arlt suture [geiˈjɑː ɑːlt] (François L. Gaillard; Carl F. R. von Arlt) 盖拉德-阿尔特缝术(睑内翻矫正缝术)

gain [gein] *n* 获得;增加;获益; [复] 收获,利润 *vt* 获得;赢得;增加;(经过努力)到达 *vi* 获得利益;增加,增进(健康等);(钟、表等)走快 | antigen ～ 抗原获

得，抗原增加 / primary ～ 原发得益(由于防御机制而即减轻忧虑) / secondary ～ 继发得益(因病而获益，如个人得到关注等) | ～ by comparison (contrast) 比较(对比)之下显出其长处 / ～ on(或upon) 跑得比…快;逼近;超过 / ～ over 争取 | **～er** *n* 获得者;获胜者

gainful ['geinf*u*l] *a* 有利益的 | '**～ly** *ad*

Gairdner's test ['gɛədnə] (William T. Gairdner) 格尔德纳试验，钱币试验(coin test, 见test项下相应术语)

Gaisböck's disease, syndrome ['gaisbek] (Felix Gaisböck)应激性红细胞增多

gait [geit] *n* 步态，步法 | antalgic ～ 防痛步态 / cerebellar ～, swaying ～ 小脑病步态，摇摆步态 / equine ～ 髋屈步态，马行步态(见于腓神经瘫痪) / festinating ～ 慌张步态(见于震颤麻痹及其他神经性疾病) / gluteal ～ 偏臀步态(见于臀中肌瘫痪) / helicopod ～ 环形步态，螺旋形步态(见于某些癔病性疾病) / hemiplegic ～ 偏瘫步态 / scissor ～ 剪形步态 / spastic ～ 痉挛步态 / staggering ～ 蹒跚步态(与酒精中毒和巴比土酸盐中毒有关) / steppage ～ 跨阈步态(见于下位运动神经元损害，例如多神经炎、前运动角质细胞损害以及马尾损害) / tabetic ～, ataxic～脊髓痨步态，共济失调步态/waddling ～ 鸭步(态)(进行性肌营养不良的特征)

galact- 见galacto-

galactacrasia [ˌgælæktə'kreisiə] *n* 乳液异常

galactagogin [gəˌlæktə'gɔgin] *n* 胎盘泌乳素，胎盘催乳素

galactagogue [gə'læktəgɔg] *a* 泌乳的，催乳的 *n* 泌乳药，催乳药

galactan [gə'læktən] *n* 半乳聚糖

galactemia [ˌgæləkˈti:miə] *n* 乳血症

galactic [gə'læktik] *a* 乳液的，催乳液的

galactin [gə'læktin] *n* 泌乳素，催乳激素

galactischia [ˌgælæk'tiskiə] *n* 乳液分泌抑制

galactitol [gə'læktitɔl] *n* 半乳糖醇，卫矛醇

galact(o)- [构词成分] 乳，乳液

galactoblast [gə'læktəblæst] *n* 成初乳小体

galactobolic [gəˌlæktə*u*'bɔlik] *a* 生乳的

galactocele [gə'læktəsi:l] *n* 乳腺囊肿;乳性鞘膜积液

galactocerebroside [gəˌlæktə*u*'seribrəsaid] *n* 半乳糖脑苷脂

galactocerebroside *β*-galactosidase [gəˌlæktə*u*'seribrəsaid gəˌlæktə*u*'saideis] 半乳糖脑苷脂*β*-半乳糖苷酶，半乳糖神经酰胺酶

galactochloral [gəˌlæktə*u*'klɔ:rəl] *n* 半乳糖氯醛(安眠药)

galactocrasia [gəˌlæktə*u*'kreisiə] *n* 乳液异常

galactogen [gə'læktədʒən] *n* 半乳多糖

galactogenous [ˌgælæk'tɔdʒinəs] *a* 生乳的，催乳的

galactogogue [gə'læktəgɔg] *a* 泌乳的，催乳的，*n* 泌乳药，催乳药

galactography [ˌgælæk'tɔgrəfi] *n* 输乳管造影(术)

galactokinase [gəˌlæktə*u*'kaineis] *n* 半乳糖激酶

galactolipin(e) [gəˌlæktə*u*'laipin], **galactolipid** [gəˌlæktə*u*'lipid] *n* 半乳糖脂(脑苷脂)

galactoma [ˌgælæk'təumə] *n* 乳腺囊肿;乳性鞘膜积液

galactometastasis[gəˌlæktə*u*mi'tæstəsis] *n* 异位泌乳

galactometer [ˌgælæk'tɔmitə] *n* 乳(液)比重计

galactonic acid [ˌgælæk'tɔnik] 半乳糖酸

galactopexic [gəˌlæktə*u*'peksik] *a* 半

乳糖固定的

galactopexy [gə'læktə,peksi] *n* 半乳糖固定(由肝固定半乳糖)

galactophagous [,gælæk'tɔfəgəs] *a* 乳食的

galactophlebitis [gə,læktəfli'baitis] *n* 授乳期静脉炎,股白肿

galactophlysis [gælæk'tɔflisis] *n* 乳性疱疹

galactophore [gə'læktəfɔ:] *a* 输乳的,排乳的 *n* 乳管

galactophoritis [gə,læktəufə'raitis] *n* 乳管炎

galactophorous [,gælæk'tɔfərəs] *a* 输乳的,排乳的

galactophygous [gælæk'tɔfigəs] *a* 回乳的,止乳的

galactoplania [gə,læktəu'pleiniə] *n* 异位泌乳

galactopoiesis [gə,læktəupɔi'i:sis] *n* 乳生成 | **galactopoietic** [gə,læktəpɔi'etik] *a* 生乳的 *n* 催乳药

galactopyra [gə,læktəu'paiərə] *n* 生乳热

galactopyranose [gə,læktəu'pairənəus] *n* 吡喃(型)半乳糖

galactorrhea [gə,læktəu'ri:ə] *n* 乳溢

galactosamine [gə,læktəu'sæmin] *n* 半乳糖胺,2-氨基半乳糖,软骨糖胺

galactosamine-6-sulfate sulfatase [gə,læktəu'sæmin 'sʌlfeit 'sʌlfəteis] 半乳糖胺-6-硫酸盐硫酸酯酶,*N*-乙酰半乳糖胺-6-硫酸酯酶

galactosan [gə'læktəsæn] *n* 半乳聚糖

galactosazone [,gælæk'təusəzəun] *n* 半乳糖脎

galactoschesis [,gælæk'tɔskisis] *n* 乳液分泌抑制

galactoscope [gə'læktəskəup] *n* 乳酪计,乳脂计

galactose [gə'læktəus] *n* 半乳糖

galactose epimerase [gə'læktəus i'pimərei s] 半乳糖表异构酶,尿苷二磷酸葡萄糖4-表异构酶

galactosemia [gə,læktəu'si:miə] *n* 半乳糖血(症)(可致低能的遗传性代谢病)

galactose-1-phosphate uridyltransferase [gə'læktəus 'fɔsfeit ,juəridil'trænsfəreis] 半乳糖-1-磷酸尿苷酰转移酶,尿苷二磷酸葡萄糖-己糖-1-磷酸尿苷酰基转移酶

galactose 1-phosphate uridylyltransferase [gə'læktəus 'fɔsfeit ,juəri,dilil'trænsfəreis] 半乳糖1-磷酸尿苷酰基转移酶,尿苷三磷酸-己糖-1-磷酸尿苷酰基转移酶

galactosialidosis [gə,læktəusai,æli'dəusis] *n* 半乳糖唾液酸沉积症

α-**galactosidase** [gə,læktəu'saideis] *n* α-半乳糖苷酶 | α-～ A α-半乳糖苷酶A(缺乏此酶,为一种X连锁性状,可致血浆和组织内神经酰胺三己糖苷和其他糖〈神经〉鞘脂的蓄积,可致法布莱〈Fabry〉病,亦称神经酰胺三己糖苷酶) / α-～ B α-半乳糖苷酶B, α-*N*-乙酰氨基半乳糖苷酶

β-**galactosidase** [gə,læktəu'saideis] *n* β-半乳糖苷酶(遗传性缺乏细胞溶酶体中的一种酶〈β-半乳糖苷酶A〉,为一种常染色体隐性性状,可致全身性神经节苷脂沉积症。缺乏另一种酶,可致莫尔基奥〈Morquio〉综合征B型,即粘多糖病ⅣB,亦称乳糖基神经酰胺酶Ⅱ) / neutral β-～ 中性β-半乳糖苷酶,乳糖基神经酰胺酶 / neutral β-～ deficiency 中性β-半乳糖苷酶缺乏症,乳糖基酰基鞘氨醇过多症

galactoside [gə'læktəsaid] *n* 半乳糖苷

galactosis [,gælæk'təusis] *n* 乳液生成

galactostasis [gælæk'tɔstəsis], **galactostasia** [gə,læktəu'steisiə] *n* 泌乳停止;乳液积滞

galactosuria [gə,læktəu'sjuəriə] *n* 半乳糖尿

galactosyl [gə'læktəsil] *n* 半乳糖基

galactosylceramidase [gə,læktəsilsə'ræmideis] *n* 半乳糖(基)神经酰胺酶(此酶的遗传性缺乏,为常染色体隐性遗传,

可致克拉贝〈Krabbe〉病)

galactosylceramide [gəˌlæktəsil'serəmaid] *n* 半乳糖(基)神经酰胺，半乳糖脑苷脂

galactosylceramide β-galactosidase [gəˌlæktəsil'serəmaid gəˌlæktəu'saideis] 半乳糖(基)神经酰胺β-半乳糖苷酶，半乳糖(基)神经酰胺酶

galactosylceramide β-galactosidase deficiency 半乳糖神经酰胺β-半乳糖苷酶缺乏症，克拉贝病(Krabbe disease)

galactosylceramide β-galactosylhydrolase [gəˌlæktəsil'serəmaid gə'læktəsil 'haidrəleis] 半乳糖神经酰胺β-半乳糖水解酶，半乳糖神经酰胺酶

galactosylhydroxylysyl glucosyltransferase [gəˌlæktəsilhaiˌdrɔksi'laisil ˌglu:kəsil'trænsfəreis] 半乳糖(基)羟赖氨酰葡糖基转移酶，原胶原葡糖基转移酶

galactosyltransferase [gəˌlæktəusil'trænzfəreis] *n* 半乳糖转移酶

galactotherapy [gəˌlæktəu'θerəpi] *n* 经乳疗法;乳疗法

galactotoxin [gəˌlæktəu'tɔksin] *n* 乳毒素

galactotoxism [gəˌlæktəu'tɔksizəm], **galactoxism** [ˌgælæk'tɔksizəm], **galactoxismus** [gəˌlæktɔk'sizməs] *n* 乳中毒

galactotrophy [ˌgælæk'tɔtrəfi] *n* 乳营养法

galactowaldenase [gəˌlæktəu'wældəneis] *n* 半乳糖瓦尔登转化酶， UDP 半乳糖-4-表异构酶

galactozymase [gəˌlæktəu'zaimeis] *n* 乳酿酶

galacturia [ˌgælək'tjuəriə] *n* 乳糜尿

galacturonic acid [gəˌlæktjuə'rɔnik] 半乳糖醛酸

galantamine hydrobromide [gə'læntəmi:n] 氢溴酸加兰他敏，氢溴酸雪花胺(胆碱酯酶抑制药)

galanthamine hydrobromide [gə'lænθəmi:n] 氢溴酸加兰他敏，氢溴酸雪花胺(胆碱酯酶抑制药)

gale [gɑ:l] *n*【法】疥疮，疥螨病

galea ['geiliə] *n*【拉】帽;头巾(帽状绷带);帽状腱膜 | ～ aponeurotica 帽状腱膜

Galeati's glands [ˌgæli'ɑ:ti] (Domenico M. Galeati) 十二指肠腺

galeatus [ˌgæli'eitəs] *a* 羊膜包胎的

Galeazzi's fracture [ˌgæli'ætzi] (Riccardo Galeazzi) 加莱阿齐骨折(桡骨在腕部之上骨折，伴尺骨远侧端脱位) | ～ sign 加莱阿齐征(先天性髋关节脱位时，患者平卧在平台上，双膝和髋关节弯曲成90°，患侧股骨即显示变短)

galenic [gə'lenik] *a* 盖仑派医学的(Galenus或Galen所教和所行的古医学说的)

galenicals [gə'lenikəlz], **galenica** [gə'lenikə], **galenics** [gə'leniks] *n* 盖仑制剂，植物制剂

galenism ['geilənizəm] *n* 盖仑学说(一种古医学说，为体液学说和古希腊毕达哥拉斯〈Pythagoras〉的数字学说〈例如4液说、4要素说等〉的混合)

Galen's anastomosis, nerve ['geilən] (Claudius〈或Clarissimus〉 Galenus) 盖仑吻合、盖仑神经(喉上、下神经的交通支) | ～ bandage 盖仑绷带(用于头部的六头带) / ～ foramen 心前静脉口(进入右心房) / ～ veins 盖仑静脉，脑静脉干(大脑内静脉与大脑大静脉的总称) / ～ ventricle 喉室

Galeodes araneoides [gæli'əudi:z əˌreini'ɔidi:z] 蛛毛蝎

galeropia [ˌgælə'rəupiə] **galeropsia** [ˌgælə'rɔpsiə] *n* 视力超常

gall[1] [gɔ:l] *n* 胆汁;没食子，五倍子 | Aleppo ～，Smyrna ～ 没食子 / ox ～ 牛胆汁

gall[2] [gɔ:l] *n* 肿痛;擦伤;磨损 *vt* 擦伤，擦痛;磨损

gallacetophenone [gæˌlæsitəu'finəun]

n 没食子苯乙酮(防腐抗菌药)

gallamine triethiodide [ˈgæləmain ˌtraieˈθaiədaid] 加拉碘铵,三碘季铵酚(肌肉松弛药)

gallate [ˈgæleit] *n* 没食子酸盐

gallbladder [ˈgɔ:lblædə] *n* 胆囊 | fish-scale ～ 鱼鳞状胆囊 / folded fundus ～ 倒圆锥形帽(胆囊造影时表现的胆囊底折叠现象,即弗里及亚帽⟨phrygian cap⟩一种胆囊形式) / sandpaper ～ 沙纸状胆囊 / stasis ～ 胆囊淤积 / wandering ～, floating ～, mobile ～ 游动胆囊

gallein [ˈgæli:n] *n* 棓因,焦没食子酚酞

gallery [ˈgæləri] *n* 阶,台,廊,道

gallic [ˈgælik] *a* 没食子的,五倍子的 | ～ acid 没食子酸,棓酸

gallid [ˈgælid] *a* 禽的

Gallie transplant [ˈgæli] (William E. Gallie) 加利移植物(有阔筋膜条作疝手术缝线)

Galli Mainini test [ˈgæli maiˈnini] (Carlos G. Mainini) 加利·迈尼尼试验(检孕)

Gallionella [ˌgæliəuˈnelə] (Benjamin Gaillon) 加立昂菌属

gallipot [ˈgælipɔt] *n* 陶罐;药罐(存软膏或糖膏用)

gallisin [ˈgælisin] *n* 加立新(类糊精物质)

gallium [ˈgæliəm] *n* 镓(化学元素)

gallnut [ˈgɔ:lnʌt] *n* 没食子,五倍子

gallon [ˈgælən] *n* 加仑(容量单位,英制为4.546 L,美制3.785 L)

gallop [ˈgæləp] *n* 奔马律(心脏的一种异常节律)

gallotannic acid [ˌgæləuˈtænik] 没食子鞣酸

Gall's craniology [gɔ:l] (Franz J. Gall) 颅相学

gallsickness [ˈgɔ:lsiknis] *n* 牛胆病

gallstone [ˈgɔ:lstəun] *n* 胆石

GalNAc *N*-acetylgalactosamine *N*-乙酰半乳糖胺

GALT gut-associated lymphoid tissue 肠相关淋巴组织

Galton's delta [ˈgɔ:ltən] (Francis Galton) 高尔顿三角(指纹三角) | ～ law 高尔顿定律(每一亲代个体对子代的遗传影响平均占四分之一,或$\langle 0.5\rangle^2$,祖代个体的影响为十六分之一,或$\langle 0.5\rangle^4$,曾祖代个体的影响为六十四分之一,或$\langle 0.5\rangle^6$,余类推) / ～ law of regression 高尔顿退化定律(一般的双亲生一般的儿童,特殊的双亲子代继承双亲的特性,但不及双亲自身表现那样明显) / ～ whistle 高尔顿笛(检听觉)

Galv. galvanic 伽伐尼的,流电的

galvanic [gælˈvænik] (Luigi Galvanic) *a* 伽伐尼的,流电的

galvanism [ˈgælvənizəm] *n* 流电;流电疗法;流电学

galvanize [ˈgælvənaiz] *vt* 通电流于;电镀 | **galvanization** [ˌgælvənaiˈzeiʃən, -niˈz-] *n* 流电疗法;电镀

galvanocautery [ˌgælvənəuˈkɔ:təri] *n* (流)电烙器;(流)电烙法

galvanochemical [ˌgælvənəuˈkemikəl] *n* (流)电化学的

galvanocontractility [ˌgælvənəuˌkɔntrækˈtiləti] *n* 电流收缩性

galvanogustometer [ˌgælvənəugʌsˈtɔmitə] *n* (流)电味觉计

galvanolysis [ˌgælvəˈnɔlisis] *n* 电解(作用)

galvanometer [ˌgælvəˈnɔmitə] *n* 电流计,电流测定器

galvanonervous [ˌgælvənəuˈnə:vəs] *a* 流电神经的

galvanopalpation [ˌgælvənəupælˈpeiʃən] *n* 电触诊(法)

galvanosurgery [ˌgælvənəuˈsə:dʒəri] *n* 电外科

galvanotaxis [ˌgælvənəuˈtæksis] *n* 趋电性

galvanotherapeutics [ˌgælvənəuˌθerəˈpju:tiks], **galvanotherapy** [ˌgælvənəuˈθerəpi] *n* (流)电疗法

galvanotropism [ˌgælvəˈnɔtrəpizəm] *n* 向电性
galziekte [gælˈzi:kti] *n* 牛胆病
gam- 见gamo-
gamasid [ˈgæməsid] *n* 革螨，蚧蚜
Gamasidae [gəˈmæsidi:] *n* 革螨科
Gamasides [gəˈmæsidi:z] *n* 革螨类
gamasoidosis [ˌgæməsɔiˈdəusis] *n* 禽螨病
Gamastan [ˈgæməˌstæn] *n* 人免疫血清球蛋白(immune human serum globulin)制剂的商品名
Gambia [ˈgæmbiə] *n* 冈比亚[非洲]
Gambian horse disease, sickness [ˈgæmbiə] 冈比亚马锥虫病
gambir [ˈgæmbiə] *n* 棕儿茶
gambling [ˈgæmbliŋ] *n* 赌博(当赌博成为强迫性行为或长期性行为时，即变成一种冲动性障碍，称为病理性赌博) | pathological ～ 病理性赌博(一种冲动性控制障碍，包括持久地无法抵抗想去赌博的欲望，终于使个人生活和职业生活遭受严重破坏)
gamboge [gæmˈbu:ʒ] *n* 藤黄
gambogic acid [gæmˈbɔdʒik] 藤黄酸
Gambusia [gæmˈbju:siə] *n* 食蚊鱼属，柳条鱼属 | ～ affinis 食蚊鱼，柳条鱼
game [geim] *n* 游戏，娱乐；比赛；猎物；[复] 运动会
gamefar [ˈgæmifɑ:] *n* 扑疟喹，帕马喹(即pamaquine, 抗疟药)
gametangium [gæmiˈtændʒiəm] ([复] **gametangia** [gæmiˈtændʒiə]) *n* 配子囊
gamete [ˈgæmi:t] *n* 配子，配偶子 | **gametic** [gəˈmetik] *a*
gamet(o)- [构词成分] 配子
gametocidal [gəˈmi:təˈsaidl] *a* 杀配子(体)的
gametocide [gəˈmi:təsaid] *n* 杀配子(体)剂
gametocyst [gəˈmi:təsist] *n* 配子囊
gametocyte [gəˈmi:təsait] *n* 配子体，配子母细胞
gametocytemia [gəˌmi:təusaiˈti:miə] *n* 配子体血症(疟疾)
gametogenesis [gəmi:təuˈdʒenisis] *n* 配子形成，配子发生 | **gametogenic** [gəˌmi:təuˈdʒenik]，**gemetogenous** [ˌgæmiˈtɔdʒənəs] *a*
gametogony [ˌgæmiˈtɔgəni] *n* 配子生殖
gametoid [ˈgæmitɔid] *a* 配子样的
gametokinetic [ˌgæmitəukaiˈnetik] *a* 刺激配子的，促配子活动的
gametology [ˌgæmiˈtɔlədʒi] *n* 配子学 | **gametologist** *n* 配子学家
gametophagia [ˌgæmitəuˈfeidʒiə] *n* 配子消失
gametophyte [gəˈmi:təfait] *n* 配子体 | **gametophytic** [gəˌmi:təˈfitik] *a*
gametotropic [gəˌmi:təˈtrɔpik] *a* 向配子的
gamfexine [gæmˈfeksi:n] *n* 更非辛，环苯丙胺(抗抑郁药)
Gamgee tissue [ˈgæmdʒi:] (Joseph S. Gamgee) 加姆基敷料(两层脱脂纱布之间夹一厚层脱脂棉制成的外科敷料)
gamic [ˈgæmik] *a* 性的，受胎的，受精的
gamma [ˈgæmə] *n* 希腊语的第3个字母(Γ, γ)；丙种；微克(μg，千分之一毫克)；伽马(磁场强度单位，$\gamma=0.1T$特[斯拉])；灰度(非线性)系数(照相底片显影程度的一种数字表示法)
gamma-aminobutyric acid [əˌmi:nəubjuˈtirik] γ-氨基丁酸
gammacism [ˈgæməsizəm] *n* G音发音不正
Gammagard [ˈgæməgɑ:d] *n* 免疫球蛋白(immune globulin)制剂的商品名
Gammagee [ˈgæmədʒi:] *n* 人免疫血清球蛋白(immune human serum globulin)制剂的商品名
gammaglobulinopathy [ˌgæməˌglɔbjuliˌnɔpəθi] *n* 丙球蛋白病，γ-球蛋白病
gammagram [ˈgæməgræm] *n* γ-线谱
gammagraphic [ˌgæməˈgræfik] *a* γ-线

图的

Gammaherpesvirinae [ˌgæməˌhəːpiːzviˈrainiː] *n* γ-疱疹病毒亚科

gamma-lactone [ˌgæməˈlæktəun] *n* γ-内酯

gammaloidosis [ˌgæmələiˈdəusis] *n* 淀粉样变性

gamma-pipradol [ˌgæməˈpiprədɔl] *n* γ-哌苯甲醇，阿扎环醇(即azacyclonol，安定药)

gammopathy [gæˈmɔpəθi] *n* 丙球蛋白病，γ-球蛋白病，免疫球蛋白病 | benign monoclonal ～ 良性单克隆γ-球蛋白病 / monoclonal ～ 单克隆γ-球蛋白病，浆细胞恶性增生

Gamna's disease [ˈgæmnə] (Carlo Gamna) 加姆纳病(脾肿大的一型，伴脾胞膜增厚，并有通常绕以血原带的小棕色区〈加姆纳结节〉出现，脾髓中含铁色素沉积)

gam(o)- [构词成分] 婚配，性，两性交合

gamobium [gəˈməubiəm] *n* 有性世代

gamogenesis [ˌgæməuˈdʒenisis] *n* 有性生殖 | **gamogenetic** [ˌgæməudʒiˈnetik] *a*

gamogony [gæˈmɔgəni] *n* 配子生殖

gamone [ˈgæməun] *n* 配素，交配素(配子所产生的一种化合物，能促进受精作用)

gamont [ˈgæmɔnt] *n* 配子体，配子母细胞

gamophagia [ˌgæməuˈfeidʒiə] *n* 配子消失

gampsodactyly [ˌgæmpsəuˈdæktili] *n* 爪形足

Gamstorp's disease [ˈgæmstɔːp] (Ingrid Gamstorp) 加姆斯托普病，家族性周期性麻痹Ⅱ型)

Gamulin [ˈgæmjulin] *n* 人免疫血清球蛋白(immune human serum globulin)制剂的商品名 | ～ Rh Rh_0(D)免疫血清球蛋白(Rh_0 (D) immune serum globulin)制剂的商品名

gang [gæŋ] *n* 一队，一组，一群；一帮，结伙，帮派 | juvenile ～s 少年犯集团

gangli- 见ganglio-

ganglia [ˈgæŋgliə] ganglion的复数

ganglial [ˈgæŋgliəl] *a* 神经节的

gangliated [ˈgæŋgliˌeitid] *a* 有神经节的

gangliectomy [ˌgæŋgliˈektəmi] *n* 神经节切除术

gangliform [ˈgæŋglifɔːm] *a* 神经节状的

gangliitis [ˌgæŋgliˈaitis] *n* 神经节炎

gangling [ˈgæŋgliŋ] *a* 细长的；不结实的

gangli(o)- [构词成分] 神经节

ganglioblast [ˈgæŋgliəublæst] *n* 成神经节细胞

gangliocyte [ˈgæŋgliəusait] *n* 神经节细胞

gangliocytoma [ˌgæŋgliəusaiˈtəumə] *n* 神经节细胞瘤，神经节瘤

ganglioform [ˈgæŋgliəfɔːm] *a* 神经节状的

ganglioglioma [ˌgæŋgliəuglaiˈəumə] *n* 神经节神经胶质瘤

ganglioglioneuroma [ˌgæŋgliəuˌglaiəunjuəˈrəumə] *n* 神经节胶质神经瘤，神经节瘤

gangliolytic [ˌgæŋgliəuˈlitik] *a* 神经节(传导)阻滞的 *n* 神经节阻滞药

ganglioma [ˌgæŋgliˈəumə] *n* 神经节瘤

ganglion [ˈgæŋgliən] ([复] **ganglions** 或 **ganglia** [ˈgæŋgliə]) *n* 神经节；腱鞘囊肿 | accessory ganglia, intermediate ganglia 中间神经节 / auditory ～ 蜗神经核 / azygous ～ 尾骨球 / basal ganglia 基底神经节 / cardiac ganglia 心神经节 / carotid ～ 颈动脉神经节 / celiac ganglia 腹腔神经节 / cervicothoracic ～，stellate ～ 星形神经节 / cervicouterine ～ 子宫颈神经节 / ciliary ～ 睫状神经节 / coccygeal ～ 尾神经节，尾骨球 / compound ～ 复合性腱鞘囊肿 / diffuse ～ 弥漫性腱鞘囊肿 / ganglia of autonomic plexuses 交感丛神经节 / hepatic ～ 肝神经节(丛) / nodose ～ 结状神经节，迷走

神经下节 / pelvic ganglia 盆神经节 / primary ～ 原发性腱鞘囊肿 / semilunar ～ 半月神经节; [复] 腹腔神经节 / simple ～ 单纯性腱鞘囊肿 / spinal ～, dorsal root ～ 脊神经节 / trigeminal ～, ～ of trigeminal nerve 三叉神经节, 半月神经节 / tympanic ～ 鼓室神经节 / vestibular ～ 前庭神经节 / wrist ～ 腕部腱鞘囊肿

ganglionated ['gæŋgliəˌneitid] *a* 有神经节的

ganglionectomy [ˌgæŋgliəu'nektəmi] *n* 神经节切除术

ganglioneure ['gæŋgliəˌnjuə] *n* 神经节细胞

ganglioneuroblastoma [ˌgæŋgliəuˌnjuərəublæs'təumə] *n* 成神经节细胞瘤, 成神经节胶质神经瘤

ganglioneuroma [ˌgæŋgliəunjuə'rəumə], **ganglioneurofibroma** [ˌgæŋgliəuˌnjuərəufai'brəumə] *n* 神经节瘤

ganglionic [ˌgæŋgli'ɔnik] *a* 神经节的

ganglionitis [ˌgæŋgliəu'naitis] *n* 神经节炎 | acute posterior ～ 带状疱疹 / gasserian ～ 眼(部)带状疱疹

ganglionostomy [ˌgæŋgliɔu'nɔstəmi] *n* 腱鞘囊肿造口术

ganglioplegic [ˌgæŋgliəu'pli:dʒik], **ganglionoplegic** [ˌgæŋgliˌɔnə'pli:dʒik] *a* 神经节(传导)阻滞的 *n* 神经节阻滞药

ganglioside ['gæŋgliəsaid] *n* 神经节苷脂 | ～ GM_1 神经节苷脂GM_1(患全身性神经节苷脂沉积症时, 此物质在组织中聚积) / ～ GM_2 神经节苷脂GM_2(患泰-萨〈Tay-Sachs〉病时, 此物质在组织中聚积)

gangliosidosis [ˌgæŋgliəusai'dəusis] ([复] **gangliosidoses** [ˌgæŋgliəusai'dəusi:z]) *n* 神经节苷脂沉积症 | adult GM_1 ～ 成人型GM_1神经节苷脂沉积症(GM_1神经节苷脂沉积症中最轻型, 特征为十几岁发病、痉挛状态和共济失调, 患者能存活到20岁以上) / adult GM_2 ～ 成人型GM_2神经节苷脂沉积症(GM_2神经节苷脂沉积症中最轻型, 特征为十几岁发病、构音障碍、痉挛状态和共济失调, 有时出现精神运动性衰退和色素性视网膜炎, 患者能存活到20岁以上) / generalized ～ 全身性神经节苷脂沉积症(GM_1神经节苷脂沉积症中最严重型, 特征为出生时发病、粗糙面容、水肿、肝脾肿大、樱桃红点〈50%的婴儿〉、早期失明、听觉过敏、巨舌、癫痫发作、肾小球上皮肿胀和张力减退, 可能有粘多糖尿, 2岁以内死亡) / GM_1 ～ GM_1神经节苷脂沉积症(即generalized ～) / GM_2 ～ GM_2神经节苷脂沉积症, 泰-萨病(Tay-Sachs disease) / infantile GM_1 ～ 婴儿型GM_1神经节苷脂沉积症(即generlized ～) / juvenile GM_1 ～ 少年型GM_1神经节苷脂沉积症(GM_1神经节苷脂沉积症中不太严重的一型, 特征为出生后6～12个月发病、癫痫发作、晚期失明、肾小球上皮肿胀、痉挛状态和共济失调, 可能有粘多糖尿, 可存活到3～10岁) / juvenile GM_2 ～ 少年型GM_2神经节苷脂沉积症(GM_2神经节苷脂沉积症中不太严重的一型, 特征为2～6岁间发病、听觉过敏、癫痫发作、晚期失明、构音障碍、痉挛状态和共济失调, 患者可存活到5～15岁)

gangliospore ['gæŋgliəspɔ:] *n* 节孢子(在真菌的菌丝尖端发生的孢子)

gangliosympathectomy [ˌgæŋgliəuˌsimpə'θektəmi] *n* 交感神经节切除术

Gangolphe's sign [gɑ:n'gɔlf] (Louis Gangolphe) 冈果尔征(腹腔内有血清血液性渗出液, 见于绞窄性疝)

gangosa [gæŋ'gəusə] *n* 【西】毁形性鼻咽炎

gangrene ['gæŋgri:n] *n* 坏疽 *vt, vi* (使)生坏疽 | anaphylactic ～ 过敏性坏疽(注射抗原〈过敏原〉如血清而引起) / angiosclerotic ～ 血管硬化性坏疽 / circumscribed ～ 局限性坏疽 / cold ～ 寒性坏疽 / diabetic ～, glycemic ～, glykemic ～ 糖尿病性坏疽 / dry ～ 干性坏疽 / epidemic ～ 麦角中毒 / fulminating ～ 暴发性坏疽,恶性水肿 / gas ～, gaseous ～, emphysematous ～, mephitic ～ 气性坏疽 / moist ～, humid ～ 湿性坏疽 / oral ～ 走马疳,坏疽性口炎 / static ～, venous ～ 血淤滞性坏疽,静脉性坏疽 / thrombotic ～ 血栓性坏疽 / trophic ～ 营养(神经)性坏疽 | **gangrenous** ['gæŋgrinəs] *a* 坏疽性的

gangrenopsis [ˌgæŋgrə'nɔpsis] *n* 走马疳,坏疽性口炎

gangrenosis [ˌgæŋgri'nəusis] *n* 坏疽(病)

gangway ['gæŋwei] *n* 通路,出入口

ganja(h) ['gændʒə, 'gɑ:ndʒə] *n* 印度大麻

ganoblast ['gænəblæst] *n* 成釉细胞

Ganser's ganglion ['gænsə] (Sigbert J. M. Ganser) 脚间核 | ～ symptom 甘塞症状(答非所问,见于精神病) / ～ syndrome 甘塞综合征(答非所问,通常伴遗忘症、定向力障碍、知觉障碍、神游及转换症状)

Gantanol ['gæntənɔl] *n* 磺胺甲噁唑,磺胺甲基异噁唑(sulfamethoxazole)制剂的商品名

Gantrisin ['gæntrisin] *n* 磺胺异噁唑(sulfisoxazole)制剂的商品名

Gant's clamp [gænt] (Samuel G. Gant) 甘特夹(直角痔夹)

Gant's line [gænt] (Frederick J. Gant) 甘特线(股骨大转子下的假想线) | ～ operation 甘特手术(转子下分离股骨骨干,治髋关节粘连)

gap [gæp] *n* 裂,隙,裂孔,裂隙;分歧;差距 (-pp-) *vt* 使豁裂 *vi* 豁开 | air-born ～ 气骨导间距,气骨隙 / auscultatory ～, silent ～ 听诊无音间隙(由听诊测血压时的无音间隙) / chromatid ～ 染色单体裂隙 / interocclusal ～ 𬌗间距,颌间距 / isochromatid ～ 等臂染色单体裂隙

GAPD glyceraldehyde-3-phosphate dehydrogenase 甘油醛-3-磷酸脱氢酶

gape [geip] *vi* 张口;打呵欠;张开,裂开 *n* 张口;呵欠

gapes ['geips] *n* 张开病(由气管比翼线虫引起的幼禽病)

gap-toothed ['gæp'tu:θt] *a* 两齿间隙缝很大的(如由于掉落一齿所致)

Garamycin [gærə'maisin] *n* 硫酸庆大霉素(gentamicin sulfate)制剂的商品名

garbage ['gɑ:bidʒ] *n* 废料;垃圾,污物

Garcinia [gɑ:'sinjə] *n* 藤黄属

Garcin's syndrome [gɑ:'sei] (Raymond Garcin) 加赛综合征(全部或大部分脑神经单侧麻痹,由于颅底或鼻咽部肿瘤所致)

garden ['gɑ:dn] *n* 花园,庭园

Gardiner-Brown's test ['gɑ:dnə braun] (Alfred Gardiner-Brown) 加德纳·布朗试验(检中耳病)

Gardner-Diamond syndrome ['gɑ:dnə 'daiəmənd] (Frank H. Gardner; Louis K. Diamond) 加-戴综合征,痛性淤紫综合征(即painful bruising syndrome, 见syndrome项下相应术语)

Gardnerella [ˌgɑ:dnə'relə] (H. L. Gardner) *n* 加德纳菌属

Gardner's syndrome[1] ['gɑ:dnə] (Eldon J. Gardner) 加德纳综合征(家族性大肠息肉病、额外牙、头颅纤维性结构不良、骨瘤、纤维瘤和皮脂囊肿)

Gardner's syndrome[2] ['gɑ:dnə] (W. J. Gardner) 加德纳综合征(常染色体显性遗传的双侧听神经瘤综合征)

Garel's sign [gə'rel] (Jean Garel) 加雷尔征(见Heryng's sign)

Garg. gargarismus【拉】(含)漱液

gargalanesthesia [ˌgɑ:gəˌlænis'θi:zjə] *n* 搔感缺失,痒感缺失

gargalesthesia [ˌgɑ:gəlis'θi:zjə] *n* 搔感,痒感,呵痒感 | **gargalesthetic**

[ˌgɑːgəlis'θetik] *a*

gargarism ['gɑːgərizəm] *n* (含)漱液

gargle ['gɑːgl] *vt, vi* 漱口 *n* (含)漱液;漱口声

gargoylism ['gɑːgɔilizəm] *n* 脂肪软骨营养不良(见Hurler's syndrome)

Garland's curve ['gɑːlənd] (George M. Garland) 加兰曲线(见Ellis' line) | ~ triangle 加兰三角(下背部靠近病侧脊柱处出现三角形叩诊相对清音区,见于渗出性胸膜炎)

garlic ['gɑːlik] *n* 大蒜 | ~**ky** *a* 有大蒜气味的

garment ['gɑːmənt] *n* (一件)衣服(尤指长袍、外套);[复] 服装,衣着;外衣 *vt* 给…穿衣服 | pneumatic antishock ~ 充气抗休克外衣

garnet ['gɑːnit] *n* 石榴石

Garré's osteomyelitis (disease, osteitis) [gə'rei] (Carl Garré) 硬化性非化脓性骨髓炎

Garrod's test ['gærəd] (Archibald E. Garrod) 加罗德试验(检尿中血卟啉);(Alfred B. Garrod) 加罗德试验(检血中尿酸)

garrot ['gærət] *n* 绞扼止血器

garrulous ['gæruləs] *a* 饶舌的,喋喋不休的 | ~**ness** *n* 饶舌,喋喋不休,言语增多

Gärtner's bacillus ['getnə] (August Gärtner) 格特内杆菌,肠炎沙门菌

Gartner's cyst ['gɑːtnə] (Hermann T. Gartner) 加特内囊肿(卵巢冠纵管囊肿) | ~ duct (canal) 卵巢冠纵管

Gärtner's phenomenon ['getnə] (Gustav Gärtner) 格特内现象(举臂至不同高度时,其静脉充盈度指示右心房的压力度) | ~ tonometer 格特内血压计(用加压环套在手指上以测血压)

Garymicin [ˌgæri'maisin] *n* 庆大霉素(gentamicin)制剂的商品名

gas [gæs] *n* 气态,气体;煤气,可燃气;毒气;笑气,麻醉气 | coal ~ 煤气 / ethyl ~ 四乙基铅 / hemolytic ~ 溶血毒气,胂 / laughing ~ 笑气,一氧化氮 / marsh ~ 沼气,甲烷 / mustard ~ 芥子气,二氯二乙硫醚 / noxious ~ 毒气 / olefiant ~ 乙烯阴沟气 / sewer ~ 阴沟气 / sneezing ~ 喷嚏毒气,二苯氯(化)胂 / suffocating ~ 窒息毒气,光气 / sweet ~ 甜气,一氧化碳 / tear ~, lacrimator ~ 催泪气 / vesicating ~ 发疱毒气,二氯二乙硫醚 / war ~ 军用毒气

gaseous ['geisjəs], **gasiform** ['gæsifɔːm] *a* 气(体)的,气态的

gaseousness ['gæsiəsnəs, 'gæʃəsnəs] *n* 肠气(即burbulence)

gash [gæʃ] *vt* (在…上)划深长切口,划开 *n* (深长的)切口(或伤口)

gasify ['gæsifai] *vt, vi* (使)成为气体,(使)气化 | **gasification** [ˌgæsifi'keiʃən] *n* 气化(作用)

Gaskell's bridge ['gæskəl] (Walter H. Gaskell) 加斯克尔桥,希氏(His)束(房室束)

gasket ['gæskit] *n* 垫圈,垫片

gaskin ['gæskin] *n* 马(大)腿

gasogenic [gæsəu'dʒenik] *a* 产气的

gasoline, gasolene ['gæsəliːn] *n* 汽油

gasometer [gæ'sɔmitə] *n* 气量计,气体定量器 | **gasometric** [ˌgæsəu'metrik] *a* 气体定量的 / **gasometry** *n* 气体定量法,气体分析法

gasp [gɑːsp] *vi* 喘气;热望,渴望(for, after) *vt* 气喘喘地说 *n* 喘息 | at one's last ~ 在奄奄一息时 / ~ for breath 喘一口气 / ~ one's life away(或out) 断气,死去

gasproof ['gæspruːf] *a* 防毒气的;不透气的

gasserectomy [ˌgæsə'rektəmi] *n* 半月神经节切除术

gasserian [gæ'siəriən] (Johann L. Gasser) *a* 加塞的(如 ~ 〈trigeminal〉 ganglion 加塞神经节,半月神经节)

Gasser's ganglion ['gæsə] (Johann L. Gasser) 三叉神经节,半月神经节

Gasser's syndrome ['gæsə] (Konrad Joseph Gasser) 加塞综合征,溶血性尿毒症综合征(hemolytic-uremic syndrome, 见syndrome项下相应术语)
gassy ['gæsi] *a* 充满气体的;气状的
gaster ['gæstə] *n*【希】胃
Gasteromycetes [ˌgæstərəumai'si:ti:z] *n* 腹菌纲
Gasterophilus [ˌgæstə'rɔfiləs] *n* 胃蝇属
gastr- 见gastro-
gastradenitis [ˌgæstrædi'naitis] *n* 胃腺炎
gastralgia [gæs'trældʒiə] *n* 胃痛
gastralgokenosis [gæsˌtrælgəki'nəusis] *n* 胃空痛
gastramine hydrochloride ['gæstrəmin] 盐酸氨乙吡唑,盐酸倍他唑(即betazole hydrochloride,诊断胃酸分泌用药)
gastratrophia [ˌgæstrə'trəufiə] *n* 胃萎缩,萎缩性胃炎
gastrectomy [gæs'trektəmi] *n* 胃切除术
gastric ['gæstrik] *a* 胃的
gastricsin [gæs'triksin] *n* 胃亚蛋白酶
gastrin ['gæstrin] *n* 胃泌素
gastrinoma [ˌgæstri'nəumə] *n* 胃泌素瘤
gastritis [gæs'traitis] *n* 胃炎 | antral ~, antrum ~ 窦性胃炎,胃窦炎 / catarrhal ~ 卡他性胃炎 / cirrhotic ~ 硬变性胃炎,皮革状胃 / follicular ~ 滤泡性胃炎,胃腺(泡)炎 / giant hypertrophic ~ 巨大肥厚性胃炎 / phlegmonous ~ 蜂窝织炎性胃炎 / polypous ~ 息肉性胃炎 | **gastritic** [gæs'tritik] *a*
gastr(o)- [构词成分] 胃;腹侧
gastroacephalus [ˌgæstrəuei'sefələs] *n* 有腹无头寄生畸胎(双胎畸形,其一无头而与另一胎的腹部相联)
gastroadenitis [ˌgæstrəuædi'naitis] *n* 胃腺炎
gastroadynamic [ˌgæstrəuˌædai'næmik] *a* 胃无力的
gastroamorphus [ˌgæstrəuei'mɔ:fəs] *n* 腹内寄生畸胎
gastroanastomosis [ˌgæstrəuəˌnæstə'məusis] *n* 胃胃吻合术
gastrocamera [ˌgæstrəu'kæmərə] *n* 胃内照相机
gastrocardiac [ˌgæstrəu'kɑ:diæk] *a* 胃心的
gastrocele ['gæstrəsi:l] *n* 胃膨出
gastrocoele ['gæstrəsi:l] *n* 原肠
gastrocolic [ˌgæstrəu'kɔlik] *a* 胃结肠的
gastrocolitis [ˌgæstrəukə'laitis] *n* 胃结肠炎
gastrocolostomy [ˌgæstrəukə'lɔstəmi] *n* 胃结肠吻合术
gastrocolotomy [ˌgæstrəukə'lɔtəmi] *n* 胃结肠切开术
gastrocutaneous [ˌgæstrəukju'teinjəs] *a* 胃(与)皮肤的(如瘘)
gastrocystoplasty [ˌgæstrəu'sistəˌplæsti] *n* 胃膀胱成形术
gastrodermis [ˌgæstrəu'də:mis] *n* 胃皮(无脊椎动物消化道内层)
gastrodiaphane [ˌgæstrəu'daiəfein] *n* 胃透照灯
gastrodiaphany [ˌgæstrəudai'æfəni], **gastrodiaphanoscopy** [ˌgæstrəudaiˌæfə'nɔskəpi] *n* 胃透照镜检查
gastrodidymus [ˌgæstrəu'didiməs] *n* 腹部联胎
gastrodisciasis [ˌgæstrəudis'kaiəsis] *n* 似腹盘吸虫病
Gastrodiscoides [ˌgæstrəudis'kɔidi:z] *n* 似腹盘属 | ~ hominis 人似腹盘吸虫 | **Gastrodiscus** [ˌgæstrəu'diskəs] *n*
gastrodisk ['gæstrədisk] *n* 胚盘
gastroduodenal [ˌgæstrəuˌdju(:)əu'di:nl] *a* 胃十二指肠的
gastroduodenectomy [ˌgæstrəuˌdju(:)əudi'nektəmi] *n* 胃十二指肠切除术

gastroduodenitis [ˌgæstrə*u*dju(:)ə*u*di'naitis] *n* 胃十二指肠炎

gastroduodenoscopy [ˌgæstrə*u*ˌdju(:)ə*u*di'nɔskəpi] *n* 胃十二指肠镜检查

gastroduodenostomy [ˌgæstrə*u*dju(:)ə*u*di'nɔstəmi] *n* 胃十二指肠吻合术

gastrodynia [ˌgæstrə*u*'diniə] *n* 胃痛

gastroenteralgia [ˌgæstrə*u*ˌentə'rældʒiə] *n* 胃肠痛

gastroenteric [ˌgæstrə*u*en'terik] *a* 胃肠的

gastroenteritis [ˌgæstrə*u*ˌentə'raitis] *n* 胃肠炎 | acute infectious ～ 急性感染性胃肠炎 / eosinophilic ～ 嗜酸性胃肠炎 / Norwalk ～ 诺沃克胃肠炎(由诺沃克病毒所致) / transmissible ～ (T. G. E.) of swine 猪传染性胃肠炎

gastroenteroanastomosis [ˌgæstrə*u*ˌentərə*u*əˌnæstə'məusis] *n* 胃肠吻合术

gastroenterocolitis [ˌgæstrə*u*ˌentərə*u*kə'laitis] *n* 胃小肠结肠炎

gastroenterocolostomy [ˌgæstrə*u*ˌentərə*u*kə'lɔstəmi] *n* 胃小肠结肠吻合术

gastroenterology [ˌgæstrə*u*ˌentə'rɔlədʒi] *n* 胃肠病学 | **gastroenterologist** *n* 胃肠病学家

gastroenteropathy [ˌgæstrə*u*ˌentə'rɔpəθi] *n* 胃肠病

gastroenteroplasty [ˌgæstrə*u*'entərəˌplæsti] *n* 胃肠成形术

gastroenteroptosis [ˌgæstrə*u*ˌentərɔp'təusis] *n* 胃肠下垂

gastroenterostomy [ˌgæstrə*u*entə'rɔstəmi] *n* 胃肠吻合术

gastroenterotomy [ˌgæstrə*u*ˌentə'rɔtəmi] *n* 胃肠切开术

gastroepiploic [ˌgæstrə*u*ˌepi'pləuik] *a* 胃网膜的

gastroesophageal [ˌgæstrə*u*i(:)ˌsɔfə'dʒi(:)əl] *a* 胃食管的

gastroesophagitis [ˌgæstrə*u*i(:)ˌsɔfə'dʒaitis] *n* 胃食管炎

gastroesophagostomy [ˌgæstrə*u*i(:)ˌsɔfə'gɔstəmi] *n* 胃食管吻合术

gastrofiberscope [ˌgæstrə*u*'faibəskəup] *n* 胃纤维镜

gastrogastrostomy [ˌgæstrə*u*gæs'trɔstəmi] *n* 胃胃吻合术

gastrogavage [ˌgæstrə*u*gə'vɑ:ʒ] *n* 胃管饲法

gastrogenic [ˌgæstrə*u*'dʒenik] *a* 胃原性的

Gastrografin [ˌgæstrə*u*'græfin] *n* 泛影葡胺(meglumine diatrizoate)制剂的商品名

gastrograph ['gæstrəgrɑ:f] *n* 胃动描记器

gastrohepatic [ˌgæstrə*u*hi'pætik] *a* 胃肝的

gastrohepatitis [ˌgæstrə*u*hepə'taitis] *n* 胃肝炎

gastrohypertonic [ˌgæstrə*u*haipə(:)'tɔnik] *a* 胃张力过度的

gastroileac [ˌgæstrə*u*'iliæk] *a* 胃回肠的

gastroileitis [ˌgæstrə*u*ili'aitis] *n* 胃回肠炎

gastroileostomy [ˌgæstrə*u*ili'ɔstəmi] *n* 胃回肠吻合术

gastrointestinal [ˌgæstrə*u*in'testinl] *a* 胃肠的

gastrojejunocolic [ˌgæstrə*u*dʒiˌdʒu:nə*u*'kɔlik] *a* 胃空肠结肠的

gastrojejunoesophagostomy [ˌgæstrə*u*dʒiˌdʒu:nə*u*i(:)ˌsɔfə'gɔstəmi] *n* 胃空肠食管吻合术

gastrojejunostomy [ˌgæstrə*u*dʒidʒu:'nɔstəmi] *n* 胃空肠吻合术

gastrokinesograph [ˌgæstrə*u*kai'nesəgrɑ:f] *n* 胃动描记器

gastrolienal [ˌgæstrə*u*'laiənəl] *a* 胃脾的

gastrolith ['gæstrəliθ] *n* 胃石

gastrolithiasis [ˌgæstrə*u*li'θaiəsis] *n* 胃石病

gastrology [gæs'trɔlədʒi] *n* 胃病学 | **gastrologist** *n* 胃病学家

gastrolysis [gæs'trɔlisis] *n* 胃松解术
gastromalacia [ˌgæstrəumə'leiʃiə] *n* 胃软化
gastromegaly [ˌgæstrəu'megəli] *n* 巨胃
gastromelus [gæs'trɔmiləs] *n* 腹部寄生肢畸胎
gastromycosis [ˌgæstrəumai'kəusis] *n* 胃霉菌病
gastromyotomy [ˌgæstrəumai'ɔtəmi] *n* 胃肌切开术,幽门切开术
gastromyxorrhea [ˌgæstrəuˌmiksə'ri:ə] *n* 胃粘液溢
gastrone ['gæstrəun] *n* 抑胃(分泌)素
gastronesteostomy [ˌgæstrəuˌnesti'ɔstəmi] *n* 胃空肠吻合术
gastropancreatitis [ˌgæstrəuˌpæŋkriə'taitis] *n* 胃胰(腺)炎
gastroparalysis [ˌgæstrəupə'rælisis] *n* 胃麻痹
gastroparesis [ˌgæstrəu'pærisis] *n* 胃轻瘫
gastroparietal [ˌgæstrəupə'raiitl] *a* 胃腹壁的
gastropathy [gæs'trɔpəθi] *n* 胃病 | **gastropathic** [ˌgæstrə'pæθik] *a*
gastroperiodynia [ˌgæstrəuˌperiəu'diniə] *n* 周期性胃痛
gastroperitonitis [ˌgæstrəuˌperitə'naitis] *n* 胃腹膜炎
gastropexy ['gæstrəˌpeksi] *n* 胃固定术
Gastrophilus [gæs'trɔfiləs] *n* 胃蝇属(即Gasterophilus)
gastrophotography [ˌgæstrəufə'tɔgrəfi] *n* 胃内照相术
gastrophotor [ˌgæstrəu'fəutə] *n* 胃内照相器,胃内照相装置
gastrophrenic [ˌgæstrəu'frenik] *a* 胃膈的
gastrophthisis [gæstrəu'θisis] *n* 增殖性胃壁肥厚;腹病性消瘦
gastroplasty ['gæstrəˌplæsti] *n* 胃成形术
gastroplegia [ˌgæstrəu'pli:dʒiə] *n* 胃麻痹,胃瘫
gastroplication [ˌgæstrəupli'keiʃən] *n* 胃折术
gastropneumonic [ˌgæstrəunju(:)'mɔnik], **gastropulmonary** [ˌgæstrəu'pʌlmənəri] *a* 胃(与)肺的
gastropod ['gæstrəpɔd] *n* 腹足纲软体动物
Gastropoda [gæs'trɔpədə] *n* 腹足纲
gastroptosis [ˌgæstrɔp'təusis] *n* 胃下垂
gastropylorectomy [ˌgæstrəuˌpailə'rektəmi] *n* 幽门切除术
gastropyloric [ˌgæstrəupai'lɔrik] *a* 胃幽门的
gastroradiculitis [ˌgæstrəurəˌdikju'laitis] *n* 胃神经根炎
gastrorrhagia [ˌgæstrəu'reidʒiə] *n* 胃出血
gastrorrhaphy [gæs'trɔrəfi] *n* 胃缝术
gastrorrhea [ˌgæstrəu'ri:ə] *n* 胃液溢,胃液分泌过多
gastrorrhexis [ˌgæstrəu'reksis] *n* 胃破裂
gastroschisis [gæs'trɔskisis] *n* 腹裂(畸形)
gastroscope ['gæstrəskəup] *n* 胃(窥)镜 | fiberoptic ～ 光导纤维胃镜 | **gastroscopic** [ˌgæstrə'skɔpik] *a* 胃镜的;胃镜检查的 / **gastroscopist** [gæs'trɔskəpist] *n* 胃镜医师 / **gastroscopy** [gæs'trɔskəpi] *n* 胃镜检查
gastroselective [ˌgæstrəusi'lektiv] *a* 胃选择性的,嗜胃性的(对调节胃活动的受体有亲和力的)
gastrosia [gæs'trəusiə] *n* 胃病 | ～ fungosa 真菌性胃病
gastrosis [gæs'trəusis] *n* 胃病
gastrospasm ['gæstrəspæzəm] *n* 胃痉挛
gastrospiry ['gæstrəˌspaiəri] *n* 吞气症
gastrosplenic [ˌgæstrəu'splenik] *a* 胃脾的
gastrostaxis [ˌgæstrəu'stæksis] *n* 胃

渗血

gastrostenosis [ˌgæstrəustiˈnəusis] *n* 胃狭窄

gastrostogavage [gæsˌtrɔstəgəˈvɑːʒ] *n* 胃瘘管饲法

gastrostolavage [gæsˌtrɔstələˈvɑːʒ] *n* 胃瘘注洗法

gastrostoma [ˌgæsˈtrɔstəmə] *n* 胃瘘

gastrostomy [gæsˈtrɔstəmi], **gastrostomosis** [gæsˌtrɔstəˈməusis] *n* 胃造口术

gastrosuccorrhea [ˌgæstrəuˌsʌkəˈriːə] *n* 持续性胃液分泌过多 | digestive ～ 消化性胃液溢，消化期胃液分泌过多

gastrothoracopagus [ˌgæstrəuˌθɔːrəˈkɔpəgəs] *n* 腹胸联胎 | ～ dipygus 双臀腹胸联胎

gastrotome [ˈgæstrətəum] *n* 胃刀

gastrotomy [gæsˈtrɔtəmi] *n* 胃切开术

gastrotonometer [ˌgæstrəutəuˈnɔmitə] *n* 胃内压测量器 | **gastrotonometry** *n* 胃内压测量法

gastrotoxin [ˌgæstrəuˈtɔksin] *n* 胃毒素

Gastrotricha [ˌgæstrəˈtrikə] *n* 腹毛纲

gastrotropic [ˌgæstrəuˈtrɔpik] *a* 亲胃的

gastrotympanites [ˌgæstrəuˌtimpəˈnaitiːz] *n* 胃积气，胃鼓胀

gastrula [ˈgæstrulə] ([复] **gastrulae** [ˈgæstruliː] 或 **gastrulas**) *n* 原肠胚

gastrulation [ˌgæstruˈleiʃən] *n* 原肠胚形成

Gatch bed [gætʃ] (Willis D. Gatch) 盖奇床(一种活动靠背床)

gate [geit] *n* 门，大门；门电路，闸门

gateway [ˈgeitwei] *n* 门口，入口；途径；方法，手段

gather [ˈgæðə] *vt* 使聚集；积聚；搜集，采集，得出(印象，想法等)；推测；渐增；恢复；皱拢(眉头等) *vi* 聚集，化脓；(脓疮)出头；(眉头等)皱拢 | ～ up 集拢；蜷缩；概括，集中

gathering [ˈgæðəriŋ] *n* 搜集；聚集；集会；脓肿

gating [ˈgeitiŋ] *n* 选通(门电路电子信号的选择)

gatism [ˈgeitizəm] *n* 大小便失禁

gattine [ˈgætiːn] *n* 蚕腐败病

Gaucher's cells [gəuˈʃei] (Phillippe C. E. Gaucher) 戈谢细胞(见于戈谢病的脾等) | ～ disease (splenomegaly) 戈谢病(脾大)(一种葡糖脑苷脂代谢的遗传病，特征为骨髓内有戈谢细胞以及脾、肝肿大、骨畸形等，亦称家族性脾性贫血、角苷脂贮积病、脑苷脂沉积症)

gauge [geidʒ] *n* 表；规，量规；计，计器 *vt* (用量具)量，测量，测定 | catheter ～ 导管径计 | take the ～ of 估计，测量 | ～**able** *a* 可计量的，可测量的 / ～**r** *n* 计量者；计量器

Gaultheria [gɔːlˈθiəriə] (Jean F. Gaultier) *n* 白珠树属

gaunt [gɔːnt] *a* 瘦削的，憔悴的 | ～**ness** *n*

gauntlet [ˈgɔːntlit] *n* 长手套，防护手套；手套形绷带

gauss [gaus] (Johann K. F. Gauss) *n* 高斯(Gs)(旧磁通量密度单位，现用T〈特[斯拉]〉，$1Gs=10^{-4}T$)

gaussian curve [ˈgauʃən] (J. K. F. Gauss) 高斯曲线(即正态分布曲线，亦称常态分布曲线)

Gauvain's fluid [gəuˈvein] (Ernest A. Gauvain) 戈维恩液(脓胸洗涤液)

gauze [gɔːz] *n* 薄纱，纱布 | absorbable ～ 可吸收纱布 / absorbent ～ 脱脂纱布，吸水纱布 / petrolatum ～ 凡士林纱布 / sterile absorbent ～ 无菌脱脂纱布

gauzy [ˈgɔːzi] *a* 薄轻透明的；纱罗似的 | **gauziness** *n*

gavage [gəˈvɑːʒ] *n*【法】管饲法(强制喂食，尤指由管灌入胃内)；超量营养疗法

Gavard's muscle [gəˈvɑː] (Hyacinthe Gavard) 加瓦尔肌(胃壁斜行肌层)

gave [geiv] give的过去式

Gaviscon [ˈgæviskɔn] *n* 氢氧化铝-碳

酸镁(aluminum hydroxide and magnesium carbonate)制剂的商品名

gay [gei] *a* 快乐的,愉快的;(男子)同性恋爱(者)的 *n* 同性恋爱者

Gay-Lussac's law [ˌgei ljuːˈsɑːk] (Joseph L. Gay-Lussac) 盖·吕萨克定律(见Charles' law)

Gay's glands [gei] (Alexander H. Gay) 肛周腺

Gaza's operation [ˈgɑːzɑː] (Wilhelm von Gaza) 神经支切断术

gaze [geiz] *vi, n* 凝视,注视

GBG glycine-rich β glycoprotein 富甘氨酸β糖蛋白

GBGase glycine-rich β glycoproteinase 富甘氨酸β糖蛋白酶

GBM glomerular basement membrane 肾小球基底膜

GC gas chromatography 气相色谱法,气相层析法

g-cal. gram calorie 克卡(小卡)

G-CSF granulocyte colony-stimulating factor 粒细胞集落刺激因子

Gd 元素钆(gadolinium)的符号

GDH glutamic acid dehydrogenase 谷氨酸脱氢酶

GDM gestational diabetes mellitus 妊娠糖尿病

GDP guanosine diphosphate 鸟苷二磷酸

Ge 元素锗(germanium)的符号

gear [giə] *n* 齿轮;衣服;工具;装备 *vt* 用齿轮连接;使适合(to) *vi* (齿轮)连接上;适合(with) | cervical ~ 颈托 / head ~ 头饰,安全帽 | ~ up 促进,增加 / in ~ 齿轮已与机器联接;正常 / out of ~ 齿轮脱开;失常 / shift ~s 变速;改变方式(办法,速度等)

Geaster [dʒiˈæstə] *n* 地星属

geeldikkop [giːlˈdikɔp] *n* 【荷】羊蒺藜中毒

Gee's disease, Gee-Herter disease, Gee-Herter-Heubner disease, syndrome [ˈgiː ˈhəːtə ˈhɔibnə] (Samuel J. Gee; Christian A. Herter; Otto L. Heubner) 幼儿乳糜泻,婴儿型非热带口炎性腹泻

Gee-Thaysen disease [ˈgiː ˈθaisən] (S. J. Gee; T. E. H. Thaysen) 成人乳糜泻,成年型非热带口炎性腹泻

Gegenbauer's cells [ˈgeigənˌbauə] (Carl Gegenbaur) 成骨细胞

gegenhalten [ˌgeigənˈhɔltən] *n* 【德】非自主抗拒(如可能发生于大脑皮质疾病)

Geigel's reflex [ˈgaigəl] (Richard Geigel) 盖格尔反射,腹股沟反射(女性与男性提睾反射相似的反射,即打击大腿内前侧引起腹股沟韧带上缘处的肌纤维收缩)

Geiger counter, Geiger-Müller counter [ˈgaigə ˈmilə] (Hans W. Geiger; Walther Müller) 盖革(离子)计数器,盖革-米勒(离子)计数器

Geissler's test [ˈgaislə] (Ernst Geissler) 盖斯勒试验(检尿白蛋白)

Geissler's tube [ˈgaislə] (Heinrich Geissler) 盖斯勒管(经由稀薄气体,显示放电发光效果的放电管)

gel [dʒel] *n* 凝胶(体),冻胶;胶滞体 (-ll-) *vi* 形成胶体,胶化 | aluminum hydroxide ~ 氢氧化铝凝胶 / aluminum phosphate ~ 磷酸铝凝胶 / corticotropin ~ 促肾上腺皮质激素凝胶

gelase [ˈdʒeleis] *n* 琼脂酶

gelasmus [dʒiˈlæsməs] *n* 痴笑,歇斯底里性痴笑

gelastic [dʒiˈlæstik] *a* 痴笑的

gelate [ˈdʒeleit] *vi* 形成凝胶

gelatification [dʒeˌlætifiˈkeiʃən] *n* 凝胶(作用),胶体形成

gelatigenous [ˌdʒeləˈtidʒənəs] *a* 产胶的,成胶的

gelatin [ˈdʒelətin] *n* (白)明胶 | agar ~ 琼脂明胶 / ~ compound phenolized 复制石炭酸明胶 / dextrose ~ 葡萄糖明胶(培养基) / fish ~ 鱼胶 / glucose-formate ~ 葡萄糖甲酸钠明

胶(培养基) / glycerinated ～ 甘油胶 / Japanese ～ 琼脂,洋粉 / lactose litmus ～ 乳糖石蕊明胶(培养基) / litmus ～ 石蕊明胶(培养基) / litmus whey ～ 石蕊乳清明胶(培养基) / meat extract ～ 肉汁明胶(培养基) / medicated ～ 含药明胶 / nutrient ～, meat infusion ～ 明胶培养基,肉汤明胶 / silk ～ 丝胶(蛋白) / vegetable ～ 植物胶 / whey ～ 乳清胶 / wort ～ 麦芽汁明胶(培养基) / zinc ～ 锌明胶

gelatinase [dʒi'lætineis] *n* (白)明胶酶

gelatiniferous [ˌdʒeləti'nifərəs] *a* 产胶的

gelatinize [dʒi'lætinaiz] *vt, vi* (使)凝胶化,(使)胶凝 | **gelatinization** [dʒiˌlætinai'zeiʃən, -ni'z-] *n*

gelatinoid [dʒi'lætinɔid] *a* 胶状的,明胶样的

gelatinolytic [ˌdʒelətinə'litik] *a* 明胶分解的

gelatinosa [ˌdʒeləti'nəusə] *n* 【拉】胶状质

gelatinous [dʒi'lætinəs] *a* 凝胶的,胶状的

gelatinum [dʒelə'tainəm] *n* 【拉】(白)明胶

gelation [dʒi'leiʃən] *n* 胶凝作用

gelatose ['dʒelətəus] *n* (白)明胶脲

gelatum [dʒi'leitəm] *n* 【拉】凝胶,胶冻

geld [geld] (gelded或gelt) *vt* 阉割(动物,尤指阉割马的睾丸)

gelding ['geldiŋ] *n* 阉畜(尤指阉马)

Gelfilm ['dʒelfilm] *n* 可吸收明胶膜(absorbable gelatin film)的商品名

Gelfoam ['dʒelfəum] *n* 可吸收明胶海绵(absorbable gelatin sponge)的商品名

gelid ['dʒelid] *a* 极冷的,冰冷的 | **～ity** [dʒe'lidəti] *n* 寒冷,冰冷

gelidusi [ˌgeili'dusi] *n* 皮里迪西指数(见pelidisi)

Gélineau's syndrome [ʒeili'nəu] (Jean B. E. Gélineau) 发作性睡眠

Gell and Coombs classification [dʒel ku:mz] (Philip G. H. Gell; Robert R. A. Coombs) 杰尔-库姆斯分类法(一种组织损伤的免疫机制分类法,杰尔和库姆斯称之为"变应性反应",包括4种类型:Ⅰ型为速发型超敏反应,Ⅱ型为细胞性反应,Ⅲ型为由免疫复合物介导的反应,Ⅳ型为迟发型超敏反应)

gelometer [dʒe'lɔmitə] *n* 凝胶溶(解)时(间)计

gelose ['dʒeləus] *n* 琼脂糖

gelosis [dʒi'ləusis] ([复] **geloses** [dʒi'ləusi:z]) *n* 凝块,硬块(尤指肌组织内的凝块)

gelotherapy [ˌdʒeləu'θerəpi], **gelototherapy** [ˌdʒelətəu'θerəpi] *n* 欢笑疗法(引笑以治病)

gelotripsy ['dʒeləˌtripsi] *n* 硬肌缓解术(用按摩使肌组织硬块消散)

Gel. quav. gelatina quavis 【拉】任何(一种)凝胶

gelsemine ['dʒelsəmi:n] *n* 钩吻素甲,钩吻碱(中枢神经系统兴奋药,有中毒的副作用,如复视、肌无力、呼吸停止)

gelsolin [dʒel'sɔlin] *n* 凝胶溶素

gelt [gelt] geld的过去式和过去分词

Geltabs ['dʒeltæbz] *n* 维生素D_2,麦角骨化醇(ergocalciferol)制剂的商品名

Gély's suture [ʒei'li] (Jules A. Gély) 惹利缝术(肠管创口连续缝术)

gemästete [ge'meʃtetə] *a* 【德】肿大的,肿胀的(指变性区肿胀的星形细胞)

gemcadiol [ˌdʒemkə'daiɔl] *n* 四甲癸二醇(抗高脂蛋白血症药)

Gemella [dʒi'melə] *n* 孪生球菌属 | ～ haemolysans 溶血孪生球菌

gemellary ['dʒeməlǝri] *a* 双生子的

gemellipara [ˌdʒemə'lipərə] *n* 双胎产妇

gemellology [ˌdʒemə'lɔlədʒi] *n* 双胎学,双胎研究

gemfibrozil [gem'fibrəzil] *n* 吉非贝齐,二甲苯氧庚酸(降血脂药)

geminate ['dʒeminit] *a* 成双的 ['dʒemineit] *vt, vi* (使)成双;(使)加倍 |

gemination [ˌdʒemiˈneiʃən] *n* 加倍；成双，成对；双生牙，并生牙

geminous [ˈdʒeminəs] *a* 成双的

geminus [ˈdʒeminəs]（[复] **gemini** [ˈdʒeminai]）*n*【拉】双胎，双生子

gemistocyte [dʒeˈmistəsait] *n* 饲肥星形细胞 | **gemistocytic** [dʒeˌmistəˈsitik] *a*

gemma [ˈdʒemə]（[复] **gemmae** [ˈdʒemi:]）*n* 芽；微胶粒，分子团

gemmangioma [ˌdʒemændʒiˈəumə] *n* 胚芽血管瘤

gemmate [ˈdʒemit] *a* 有芽的，出芽生殖的 [dʒeˈmeit] *vi* 出芽生殖，芽生 | **gemmation** [dʒeˈmeiʃən] *n* 出芽生殖，芽生

Gemminges [dʒəˈmindʒi:z] *n* 芽胞球菌属

gemmule [ˈdʒemju:l] *n* 胚芽，芽球；(神经细胞)芽突；泛子(一种假想的遗传单位，由体细胞脱出而储存在生殖细胞内，以决定某一性状的发生)

Gemonil [ˈdʒemənil] *n* 美沙比妥(metharbital)制剂的商品名

-gen [构词成分] 原

genal [ˈdʒi:nl] *a* 颊的

gender [ˈdʒendə] *n* 性；性别

gene [dʒi:n] *n* 基因(遗传的生物单位，位于染色体上特定位点并可进行自身复制) | allelic ～s 等位基因(位于一对染色体内对应位点的基因) / amorphic ～ 无效(等位)基因(见amorph及mutant gene) / cell interaction (CI) ～s 细胞相互作用基因 / codominant ～s 等显性基因 / complementary ～s, reciprocal ～s 互补基因(两对独立的非等位基因，一对不存在，则另一对不表现其效应) / ～ complex 基因综合体 / cumulative ～s 累积基因，多基因 / derepressed ～ 消阻遏基因 / dominant ～ 显性基因(机体内产生一定效应〈表现型〉的基因) / H ～, histocompatibility ～ H基因，组织亲和性基因 / holandric ～s 全雄基因，限雄基因(存在于Y染色体上的非同型部位的基因) / hologynic ～s 全雌基因(位于X染色体上的基因) / immune response (Ir) ～s 免疫应答基因 / immune suppressor (Is) ～s 免疫抑制基因 / immunoglobulin ～s 免疫球蛋白基因 / Ir ～s 免疫应答基因(即immune response ～s) / Is ～s 免疫抑制基因(即immune suppressor ～s) / leaky ～ 减效基因(一种突变基因，见mutant gene) / lethal ～ 致死基因 / major ～ 主基因 / modifying ～s 修饰基因，修饰因子(modifying factors, 见factor项下相应术语) / mutant ～ 突变基因(由突变所引起基因物质的缺少、增加或交换，导致基因功能永久可遗传的变异。如果导致基因功能失效，即称无效基因〈amorph〉，如果导致阻抑正常活动，即称为反效应基因〈antimorph〉，如增加正常活动，即称增效基因〈hypermorph〉，如稍减弱正常活动，即称减效基因〈leaky gene 或 hypomorph〉) / nonstructural ～s 非结构基因(指操纵基因和调节基因) / operator ～ 操纵基因(用作读遗传密码的起点，并通过与阻抑物的相互作用以控制与其相连的结构基因的活动) / pleiotropic ～ 多效基因 / recessive ～ 隐性基因(只有在父母双方均有遗传，即只有在个体是纯合子情况下才表现出来的基因) / regulator ～, regulatory ～ 调节基因(产生阻抑物并通过与操纵基因相互作用控制与其相连的结构基因的活动) / repressed ～ 被阻遏基因 / repressor ～ 阻抑基因(即regulator ～) / sex-conditioned ～, sex-influenced ～ 从性基因(只在一个性别中充分表现出来的基因，如人的秃顶) / sex-limited ～ 限性基因(只在一个性别上产生效应的基因) / sex-linked ～ 伴性基因，性连基因(在X染色体或Y染色体上的基因) / silent ～ 不活动基因(一种第三等位基因，用以说明完全缺乏一种特殊酶活性，例如胆碱酯酶活性) / structural ～ 结构基因(排

列多肽链氨基酸顺序的基因) / sublethal ～ 亚致死基因(使机体的功能受到阻碍或损害的基因) / supplementary ～s 补加基因(两对独立的基因，其互相作用的方式为：其中一对显性基因可以在另一对基因不存在的情况下发挥其功效，可是另一对基因却一定要在前一对基因存在的情况下，才能发挥效能) / suppressor ～ 抑制基因 / syntenic ～s 同线基因，同染色体连锁基因 / taster ～ 尝味(者)基因(影响尝苯硫脲苦味能力的基因) / wildtype ～ 野生型基因(突变基因的正常等位基因，有时用＋符号表示之) / X-linked ～ 伴X(染色体)基因(存在于女性X染色体上的基因，一般即指伴性基因，因与Y染色体有关的基因尚未显示出遗传性的缺陷)

genealogical [ˌdʒi:njəˈlɔdʒikəl] *a* 家系的；系统的 | **～ly** *ad*

genealogy [ˌdʒi:niˈælədʒi] *n* 家系，血统；家系学，系谱学 | **genealogist** *n* 家系学家

geneogenous [ˌdʒi:niˈɔdʒinəs] *a* 先天性的

genera [ˈdʒenərə] genus的复数

general [ˈdʒenərəl] *a* 一般的，普通的，综合的；全体的，普遍的；总的，全面的；全身性的，非局部的 | in ～ 一般地，大体上

generality [ˌdʒenəˈræləti] *n* 一般(性)，一般原则，普遍(性)；概括(性)；主要部分

generalization [ˌdʒenərəlaiˈzeiʃən, -liˈz-] *n* 一般化，普遍化；概括；泛化(指条件形成后，非条件刺激物予以刺激也会引起条件反射的现象)

generalize [ˈdʒenərəlaiz] *vt* 使一般化；概括出；推广 *vi* 形成概念；笼统地讲，扩散，全身化(指自局部病转变为全身病)

generally [ˈdʒenərəli] *ad* 一般地；通常地；广泛地，普遍地

general-purpose [ˈdʒenərəl ˈpə:pəs] *a* 多种用途的，通用的

generate [ˈdʒenəreit] *vt* 生殖，生育；发生，产生(光、热、电等)；引起，导致

generation [ˌdʒenəˈreiʃən] *n* 生殖，生育；产生，发生；代，一代(约30年)；世代 | alternate ～ 世代交替 / asexual ～, direct ～, nonsexual ～ 无性世代 / first filial ～ 第一代，第一子代，子$_1$代 / parental ～ 亲代 / second filial ～ 第二代，第二子代，子$_2$代 / sexual ～ 有性世代 / spontaneous ～ 自然发生，非生物起源；无生源说 | **～al** *a* 生殖的，生育的；一代的，世代的

generative [ˈdʒenərətiv] *a* 生殖的；有生殖力的；发生的

generator [ˈdʒenəreitə] *n* 生殖者，发生者；发电机，发生器 | pulse ～ 脉冲发生器

generic [dʒiˈnerik] *a* 一般的，普通的；属的；非专卖的，不注册的(指商品名) | **～ally** *ad*

genesial [dʒiˈniziəl], **genesic** [dʒiˈnesik] *a* 生殖的；发生的

genesiology [dʒiˌniziˈɔlədʒi] *n* 生殖学

genesis [ˈdʒenisis] ([复] **geneses** [ˈdʒenisi:z] *n* 起源，发生；生殖

genesistasis [ˌdʒeniˈsistəsis] *n* 生殖制止(法) | **genestatic** [ˌdʒenisˈtætik] *a* 制止生殖的

genetic(al) [dʒiˈnetik(əl)] *a* 创始的，遗传学的；遗传的；发生的；生殖的 | **～ally** *ad*

genetics [dʒiˈnetiks] *n* 遗传学 | bacterial ～ 细菌遗传学 / biochemical ～ 生化遗传学 / clinical ～ 临床遗传学 / mathematical ～ 数量遗传学 / molecular ～ 分子遗传学 / population ～ 群体遗传学 / reverse ～ 逆向遗传学 | **geneticist** [dʒiˈnetisist] *n* 遗传学家

genetotrophic [dʒiˌnetəˈtrɔfik] *a* 遗传性营养的

genetous [ˈdʒinətəs] *a* 先天的，生来的(始于胎生期的)

Geneva Convention [dʒiˈni:və] 日内瓦公约(1864年一种国际协定，在战场上凡负伤者及医护人员均应按中立者对

待)
Gengou's phenomenon [ʒɑ:n'gu:] (Octave Gengou) 让古现象，补体结合(fixation of the complement，见fixation项下相应术语)
genial[1] ['dʒi:njəl] *a* 亲切的;温和的;天才的 | ~**ity** [ˌdʒi:ni'æləti] *n*
genial[2] [dʒi'naiəl], **genian** [dʒi'naiən] *a* 颏的
genic ['dʒenik] *a* 基因的
-genic [构词成分]产生，生产
genicular [dʒə'nikjulə] *a* 膝的
geniculate [dʒə'nikjulit], **geniculated** [dʒə'nikjuleitid] *a* 膝状的;膝状弯曲的
geniculocalcarine [dʒəˌnikjuləu'kælkərin] *a* 膝状距状的(连接膝状体与禽距或距状沟的)
geniculostriate [dʒəˌnikjuləu'straieit] *a* 膝状纹状的(连接膝状体核与纹状皮质的)
geniculum [dʒə'nikjuləm] ([复] **genicula** [dʒə'nikjulə]) *n*【拉】膝，小膝 | ~ of facial canal 面神经管膝 / ~ of facial nerve 面神经膝
genin ['dʒenin] *n* 配基，糖苷配基
geni(o)- [构词成分] 颏(同样见以mento-起始的词)
geniocheiloplasty [ˌdʒi:niəu'kailəˌplæsti] *n* 颏唇成形术，颏唇整形术
genioglossus [ˌdʒi:niəu'glɔsəs] *n* 颏舌肌
geniohyoglossus [ˌdʒiniəuˌhaiəu'glɔsəs] *n* 颏舌骨舌肌，颏舌肌
geniohyoid [ˌdʒi:niəu'haiɔid] *a* 颏舌骨的
geniohyoideus [ˌdʒi:niəuhai'ɔidiəs] *n* 颏舌骨肌
genioplasty [dʒi'naiəˌplæsti] *a* 颏成形术
genital ['dʒenitl] *a* 生殖的;生殖器的 *n* [复]生殖器
genitalia [ˌdʒeni'teiliə][复] *n*【拉】生殖器 | external ~ 外生殖器 / indifferent ~ 未分化生殖器 / internal ~ 内生殖器
genitaloid ['dʒenitəlɔid] *a* (定性前)原生殖细胞的
genit(o)- [构词成分]生殖，生殖器
genitocrural [ˌdʒenitəu'kruərəl], **genitofemoral** [ˌdʒenitəu'femərəl] *a* 生殖股的
genitography [ˌdʒeni'tɔgrəfi] *n* 泌尿生殖窦X线造影(术)
genitoinfectious [ˌdʒenitəuin'fekʃəs] *a* 性病的
genitoplasty ['dʒenitəˌplæsti] *n* 生殖器成形术
genitourinary [ˌdʒenitəu'juərinəri] *a* 生殖泌尿器的;生殖泌尿的，泌尿生殖的
genius ['dʒi:njəs] ([复] **geniuses** 或 **genii** ['dʒi:niai]) *n* 特征;天才，天资 | ~ epidemicus 流行病特征(关于自然条件对流行性传染病影响的学说) / ~ loci (肿瘤转移)部位特征 / ~ morbi 疾病特征
Gennari's line (band, layer, stria, stripe) [dʒe'nɑ:ri] (Francisco Gennari) 詹纳里线(楔叶皮质外白带)
gen(o)- [构词成分] 生殖，性
genoblast ['dʒenəblæst] *n* 受胎卵核;成熟性细胞
genocide ['dʒenəusaid] *n* 种族灭绝 | **genocidal** [ˌdʒenəu'saidl] *a*
genocopy ['dʒenəˌkɔpi] *n* 拟遗传型，拟基因型(一个个体的表现型模拟另一基因的表现型，但它的特征是由另外一套明显的基因所决定的)
genodermatology [ˌdʒenəuˌdə:mə'tɔlədʒi] *n* 遗传性皮肤病学
genodermatosis [ˌdʒenəudə:mə'təusis] *n* 遗传性皮肤病
genome ['dʒi:nəum] *n* 基因组(一个染色体上所蕴藏的全部基因) | **genomic** [dʒi'nɔmik] *a*
genopathy ['dʒenəupæθi] *n* 基因病
genophobia [ˌdʒenəu'fəubiə] *n* 性恐怖
genotoxic [ˌdʒenəu'tɔksik] *a* 基因毒性

的(损害DNA的)

genotype [ˈdʒenətaip] *n* 基因型,遗传型(一个个体的全部基因组成,亦指在一个或几个特定位点上的等位基因);属模式种,属典型种 | **genotypic(al)** [ˌdʒenəuˈtipik(əl)] *a* / **genotypically** *ad*

-genous [构词成分] 产生,发生;被产生

Gensoul's disease [ʒɑ:nˈsu:l] (Joseph Gensoul) 让苏尔病(见Ludwig's angina)

Gentafair [ˈdʒentəfɛə] *n* 硫酸庆大霉素(gentamicin sulfate)制剂的商品名

gentamicin, gentamycin [ˌdʒentəˈmaisin] *n* 庆大霉素(抗生素类药) | ~ sulfate 硫酸庆大霉素

gentian [ˈdʒenʃiən] *n* 龙胆 | ~ violet 甲紫,龙胆紫(消毒防腐药)

gentianophil [ˈdʒenʃənəufil] *n* 嗜龙胆紫素 *a* 嗜龙胆紫的

gentianophilic [ˌdʒenʃənəuˈfilik], **gentianophilous** [ˌdʒenʃəˈnɔfiləs] *a* 嗜龙胆紫的

gentianophobic [ˌdʒenʃənəuˈfəubik], **gentianophobous** [ˌdʒenʃəˈnɔfəbəs] *a* 拒龙胆紫的

gentianose [ˈdʒeʃənəus] *n* 龙胆三糖

gentiavern [ˈdʒenʃəvə:n] *n* 龙胆紫

gentiopicrin [ˌdʒenʃiəuˈpikrin] *n* 龙胆苦苷

gentiotannic acid [ˌdʒenʃiəuˈtænik] 龙胆鞣酸

gentisate [ˈdʒentiseit] *n* 龙胆酸盐

gentisic acid [dʒenˈtisik]龙胆酸(解热镇痛药)

gentle [ˈdʒentl] *a* 文雅的;轻度的;柔和的 | ~**ness** *n*

gently [ˈdʒentli] *ad* 文雅地;柔和地;渐渐地,轻轻地

Gentran [ˈdʒentræn] *n* 右旋糖酐70(dextran 70)制剂的商品名

gentrogenin [ˌdʒentrəuˈdʒenin] *n* 静特诺皂甙元(见botogenin)

genu [ˈdʒi:nju:] ([复] **genua** [ˈdʒenjuə]) *n* 【拉】膝;膝状体 | ~ valgum 膝外翻 / ~ varum 膝内翻,弓形腿 | ~**al** [ˈdʒenjuəl] *a* 膝的;膝状的

genuclast [ˈdʒenjuklæst] *n* 膝关节粘连松解器

genucubital [ˌdʒenjuˈkju:bitl] *a* 膝(与)肘的

genufacial [ˌdʒenjuˈfeiʃəl] *a* 膝(与)面的

genuflect [ˈdʒenjuflekt] *vi* 屈膝 | **genuflexion, genuflection** [ˌdʒenjuˈflekʃən] *n*

genuine [ˈdʒenjuin] *a* 真正的,名副其实的,真性的 | ~**ly** *ad* / ~**ness** *n*

genupectoral [ˌdʒenjuˈpektərəl] *a* 膝(与)胸的

genus [ˈdʒi:nəs] ([复] **genuses** 或 **genera** [ˈdʒenərə]) *n* 【拉】类,种类;属(生物分类)

geny- [构词成分] 颌,颊

-geny [构词成分] 世代,起源

genyantralgia [ˌdʒeniænˈtrældʒiə] *n* 上颌窦痛

genyantritis [ˌdʒeniænˈtraitis] *n* 上颌窦炎

genyantrum [ˌdʒeniˈæntrəm] *n* 上颌窦

geo- [构词成分] 土,地

geobiology [ˌdʒi:əubaiˈɔlədʒi] *n* 陆地生物学

geochemistry [ˌdʒi:əuˈkemistri] *n* 地球化学

Geocillin [ˌdʒi:əˈsilin] *n* 卡茚西林钠(carbenicillin indanyl sodium)制剂的商品名

Geocyclus [ˌdʒi:əuˈsaikləs] *n* 丝环菌属

geode [ˈdʒi:əud] *n* 淋巴腔

Geodermatophilus [ˌdʒi:əuˌdə:məˈtɔfiləs] *n* 地嗜皮菌属。

geogen [ˈdʒi:ədʒən] *n* 地区(致病)因素,风土(致病)因素

geographic(al) [dʒiəˈgræfik(əl)] *a* 地理(学)的;地区(性)的 | **geographically**

ad

geography [dʒi'ɔgrəfi] *n* 地理学;地形;地势

geology [dʒi'ɔlədʒi] *n* 地质学

geomedicine [ˌdʒi:əu'medisin] *n* 风土医学

geometric(al) [dʒiə'metrik(əl)] *a* 几何学的;几何图形的 | **geometrically** *ad*

geometry [dʒi'ɔmitri] *n* 几何学;几何形状

geopathology [ˌdʒi:əupə'θɔlədʒi] *n* 风土病理学

Geopen ['dʒi:əpən] *n* 羧苄青霉素钠,羧苄青霉素二钠(carbenicillin disodium)制剂的商品名

geophagia [dʒiə'feidʒiə], **geophagism** [dʒi'ɔfədʒizəm], **geophagy** [dʒi'ɔfədʒi], **geotragia** [ˌdʒi:əu'treidʒiə] *n* 食土癖

geophagist [dʒi'ɔfədʒist] *n* 食土癖者

geophilic [ˌdʒi:əu'filik] *a* 亲土的

Georgi's test [gei'ɔ:gi] (Walter Georgi) 格奥尔吉试验(见Sachs- Georgi test)

geotaxis [ˌdʒi:əu'tæksis] *n* 向地性,趋地性 | **geotactic** [ˌdʒi:əu'tæktik] *a*

geotrichosis [ˌdʒi:əutrai'kəusis] *n* 地丝菌病

Geotrichum [dʒi'ɔtrikəm] *n* 地丝菌属

geotropic [ˌdʒi:əu'trɔpik] *a* 向地的 | ~**ally** *ad*

geotropism [dʒi'ɔtrəpizəm] *n* 向地性,趋地性

Geraghty's test ['gerəti] (John T Geraghty) 酚磺酞试验(检肾功能)

geraniol [dʒi'reiniɔl] *n* 香叶醇;信息素,外激素(电工蜂分泌,发送食物位置的信号)

geratic [dʒi'rætik] *a* 老年的

gerbil ['dʒə:bil] *n* 沙土鼠(非洲及亚洲西南部传播鼠疫的啮齿动物)

GERD gastroesophageal reflux disease 胃食管反流病

Gerdy's fibers [ʒə'di] (Pierre N. Gerdy) 惹迪纤维(手指浅横韧带) | ~ fontanel 惹迪囟,矢囟(矢状缝内) / ~ hyoid fossa 惹迪舌骨窝,颈动脉三角 / ~ interauricular loop 惹迪房间襻(房中隔肌束襻) / ~ ligament 腋窝悬韧带

gereology [ˌdʒeri'ɔlədʒi], **geratology** [ˌdʒərə'tɔlədʒi] *n* 老年医学,老年病学,老人学

Gerhardt's disease ['gə:hʌt] (Carl A. C. J. Gerhardt) 红斑性肢痛病 | ~ sign (phenomenon) 格哈特征(现象) (见Biermer's sign) / ~ test (reaction) 格哈特试验(反应)(检尿中丙酮)

Gerhardt-Semon's law ['gə:hʌt 'si:mɔn] (Carl A. C. J Gerhardt; Felix Semon) 格哈特-西蒙定律(多种神经末梢损害和中枢损害,因影响喉返神经,以致声带的位置介于外展与内收之间,其麻痹并不完全)

Gerhardt's test ['gə:hʌt] (Charles F. Gerhardt) 格哈特试验(检尿中乙酰乙酸、胆色素)

geriatrics [ˌdʒeri'ætriks] *n* 老年医学,老年病学 | dental ~ 老年牙医学 | **geriatric** *a* / **geriatrician** [ˌdʒeriə'triʃən], **geriatrist** [ˌdʒeri'ætrist] *n* 老年病学家

geriodontics [ˌdʒeriəu'dɔntiks] *n* 老年牙医学 | **geriodontist** [ˌdʒeriəu'dɔntist] *n* 老年牙医学家,老年牙病学家

geriopsychosis [ˌdʒeriəusai'kəusis] *n* 老年(期)精神病

Gerlach's network ['gə:lʌh] (Joseph von Gerlach) 格拉赫网(脊髓神经节细胞树状突的一种明显的但不是真的网织) | ~ valve 阑尾瓣

Gerlier's disease [ʒəli'ei] (Felix Gerlier) 惹利埃病(地方性麻痹性眩晕) | ~ syndrome 惹利埃综合征(①地方性麻痹性眩晕;②耳部带状疱疹)

germ [dʒə:m] *n* 病菌;芽胞;胚,胚芽;萌芽,起源 | dental ~ 牙胚 / enamel ~

釉胚 / hair ～ 毛基质,毛芽 / tooth ～ 牙胚 / wheat ～ 小麦胚(内含生育酚、硫胺、核黄素和其他维生素)

German [ˈdʒəːmən] *a* 德国的;德国人的;德语的 *n* 德国人;德语

Germanin [ˈdʒəːmənin] *n* 舒拉明钠(suramin sodium)制剂的商品名

germanium [dʒəːˈmeiniəm] *n* 锗(化学元素)

Germany [ˈdʒəːməni] *n* 德国[欧洲]

germerine [ˈdʒəːməriːn] *n* 胚芽儿碱,计莫林(一种晶体生物碱)

germicidal [ˌdʒəːmiˈsaidl] *a* 杀菌的

germicide [ˈdʒəːmisaid] *n* 杀菌剂

germinal [ˈdʒəːminl] *a* 胚的;生发的;原始的 | **～ly** *ad*

germinate [ˈdʒəːmineit] *vi, vt* 出芽,生芽,发芽 | **germination** [ˌdʒəːmiˈneiʃən] *n* / **germinative** *a*

germinoma [ˌdʒəːmiˈnəumə] *n* 生殖细胞瘤(如精原细胞瘤)

germitrine [ˈdʒəːmitriːn] *n* 胚芽春,计米特林(从绿藜芦分离的一种抗高血压生物碱)

germline, germ line [ˈdʒəːmlain] 种系

germogen [ˈdʒəːmədʒən] *n* 胚原浆

ger(o)- [构词成分]老年,老人

gerocomia [ˌdʒerəuˈkəumiə], **gerocomy** [ˈdʒerəˌkəumi] *n* 老年摄生法,老年保健

geroderma [dʒerəuˈdəːmə], **gerodermia** [dʒerəuˈdəːmiə] *n* 老年状皮肤,老年样皮肤营养不良 | ～ osteodysplastica 骨发育不良性老年状皮肤(亦称沃尔特·迪斯尼侏儒症〈Walt Disney dwarfism〉)

gerodontics [ˌdʒerəuˈdɔntiks], **gerodontia** [ˌdʒerəuˈdɔnʃiə] *n* 老年牙医学(指老年牙齿问题的诊断、预防和治疗) | **gerodontic** *a* / **gerodontist** [ˌdʒerəuˈdɔntist] *n* 老年牙医学家,老年牙病学家

gerodontology [ˌdʒerəudɔnˈtɔlədʒi] *n* 老年牙医学(指老年牙齿问题的研究)

gerokomy [dʒeˈrəukəmi] *n* 老年摄生法,老年保健

geromarasmus [ˌdʒerəuməˈræzməs] *n* 老年性消瘦

geromorphism [ˌdʒerəuˈmɔːfizəm] *n* 早老形象 | cutaneous ～ 皮肤早老形象

gerontal [dʒeˈrɔntl] *a* 老年的,老人的

gerontin [dʒeˈrɔntin] *n* 狗肝精碱

geront(o)- [构词成分]老年,老人

gerontology [ˌdʒerɔnˈtɔlədʒi] *n* 老年学,老人学 | **gerontological** [dʒiˌrɔntəˈlɔdʒikəl] *a* / **gerontologist** *n* 老年学家,老人学家

gerontophile [dʒeˈrɔntəfail] *n* 嗜耄癖者,亲老人癖者

gerontophilia [dʒeˌrɔntəuˈfiliə] *n* 嗜耄癖,亲老人癖

gerontopia [ˌdʒerɔnˈtəupiə] *n* 老年期视力回春,视力再生

gerontotherapeutics [dʒeˌrɔntəuˌθerəˈpjuːtiks], **gerontotherapy** [dʒeˌrɔntəuˈθerəpi] *n* 老年病治疗(学)

gerontotoxon [dʒeˌrɔntəuˈtɔksɔn], **gerontoxon** [ˌdʒerɔnˈtɔksɔn] *n* 老人弓,角膜弓,老人环 | ～ lentis 老年内障压下术

geropsychiatry [ˌdʒerəusaiˈkaiətri] *n* 老年精神病学

Gerota's fascia (capsule) [geiˈrəutə] (Dumitru Gerota) 格罗塔被膜,肾周筋膜 | ～ method 格罗塔法(淋巴管注射法,即以溶于氯仿或醚而不溶于水的染料如普鲁士蓝注入淋巴管)

Gerovital H3 [ˌdʒerəuˈvaitl] 益康宁,维生素D_3(商品名)

Gerson-Herrmannsdorfer diet [ˈgersn ˈherməsdɔːfə] (Max B. Gerson; Adolph H. Herrmannsdorfer) 格-赫饮食,格尔森饮食(少脂及蛋白质无盐饮食,治狼疮及结核病)

Gerstmann's syndrome [ˈgeəstmən] (Josef Gerstmann) 格斯特曼综合

征(因优势半球角回病灶所致的手指认识不能、左右定向力障碍、书写不能、计算不能等)

Gerstmann-Sträussler disease ['gɛəstmən 'ʃtrauslə] (Josef Gerstmann; E. Sträussler) 格-施病(一种罕见的神经障碍,特点为缓慢进行性构音障碍和小脑性共济失调,运度过慢,锥体功能障碍及智力衰退,在1~4年内导致死亡;脑内〈主要在大脑皮质内〉发生淀粉样斑,脊髓小脑束和皮质脊髓束、脊髓后柱以及脑灰质均变性)

Gerstmann-Sträussler-Scheinker disease ['gɛəstmən 'ʃtrauslə 'ʃainkə] (J. Gerstmann; E. Sträusler; I. Scheinker) 格-施-沙病(见Gerstmann-Sträussler disease)

gerüstmark [gə'ristmɑ:k] *n* 【德】骨髓支架(见于坏血病)

gesarol ['gesərɔl] *n* 滴滴涕(地地涕)(即chlorophenothane)

Gesell developmental schedule [ge'zel] (A. Gesell) 格塞尔发育量表(一种测试婴儿发育状态的检查,包括运动、适应、言语、与人关系四方面)

gestaclone ['dʒestəkləun] *n* 孕氯酮,孕克龙(孕激素)

gestagen ['dʒestədʒən] *n* 促孕激素(如孕酮等)

gestalt [gə'ʃtɑ:lt] *n* 格式塔,完形

gestaltism [gə'ʃtɑ:ltizəm] *n* 格式塔学说,完形心理学(现代心理学的一个派别)

gestation [dʒes'teiʃən] *n* 妊娠,受孕 | exterior ~ 孕外发育 / interior ~ 孕内发育 | ~**al** *a*

gestodene ['dʒestədi:n] *n* 孕二烯酮,甲地妊娠素(孕激素)

gestonorone caproate [dʒes'təunɔrəun] 孕诺酮己酸酯,己酸孕诺酮(孕激素,治子宫内膜癌和良性前列腺肥大)

gestosis [dʒes'təusis] ([复] **gestoses** [dʒes'təusi:z]) *n* 妊娠中毒

gestrinone ['dʒestrinəun] *n* 孕三烯酮,甲地炔诺酮(孕激素)

gesture ['dʒestʃə] *n* 姿态;手势,手语;表示

get [get] (got, got或gotten; -tt-) *vt* 获得,得到;感染上(疾病);使烦恼,使烦扰;[用完成时态] 有;[用完成时态,后接不定式]不得不,必须;[后接复合宾语] 使得 *vi* 到达;[用作连系动词] 变成 | ~ about (病后)走动;旅行;(消息等)传开 / ~ across (使)被理解 / ~ ahead 进步;胜过,超过(of) / ~ along 过活,生活;相处融洽;进展;上年纪 / ~ around 见~ round / ~ at 到达;够着;了解,掌握;查明;意指 / ~ away 逃脱;离开;出发;把…送走 / ~ away with 侥幸做成;逃脱惩罚 / ~ back 回来;恢复;取回;送回 / ~ behind 落后;支持 / ~ by 通过,走过;勉强过得去 / ~ done with (sth) 结束掉(某事) / ~ down (从…)下来;下车;咽下,吞下;写下;使沮丧;开始认真对待,开始认真考虑(to);对…产生恶感(on) / ~ home 到家里;被充分理解;中肯 / ~ in 进入;抵达;收获;请…来帮忙;熟悉起来(with) / ~ into 进入;陷入;染上(习惯);穿上 / ~ nowhere (使)无进展,(使)一事无成 / ~ off (从…)下来,下车;脱下;(使)动身,(使)入睡;离开 / ~ on 过活,生活;进展;上年纪;上(车等);穿上;使进步;接近(for);掌握(to) / ~ out (使)出去;离开;摆脱;说出;公布,出版 / ~ over 克服;熬过,做完;从(病、损失等)中恢复过来 / ~ round 规避;说服,争取;(消息等)传开;花时间去做(to); 见 ~ about / ~ somewhere (使)有所进展,(使)有些成效 / ~ through 到达;办完;(使)通过 / ~ to 到达;接触到;开始;对…产生影响 / ~ together 聚集;收集,积累 / ~ under 控制 / ~ up (使)起床,(使)起立;(使)登上;安排,组织

GeV giga electron volt 吉(咖)电子伏,千兆电子伏(10^9电子伏)

GFAP glial fibrillary acidic protein 神经胶质纤维酸性蛋白

GFR glomerular filtration rate 肾小球滤过率

G. G. G. gummi guttae gambiae【拉】藤黄

GGT γ-glutamyltransferase γ-谷氨酰转移酶

GH growth hormone 生长激素

Ghana [ˈgɑːnə] *n* 加纳[非洲] | ～**ian** [gɑːˈneiən] *a* 加纳的;加纳人的 *n* 加纳人

ghastly [ˈgɑːstli] *a* 可怕的;死人般的,苍白的;极坏的 *ad* 可怕地;死人般地

Ghilarducci's reaction [ˌgiːlɑːˈdutʃi] (Francesco Ghilarducci) 吉拉杜契反应(置一带电电极于四肢肌肉稍远处可引起肌收缩)

Ghon complex [gɔn] (Anton Ghon) 冈氏复征,原发复征(primary complex,见complex项下相应术语) | ～ focus (primary lesion, tubercle) 冈氏病灶(原发性损害、结核灶)(儿童原发性肺结核的主要实质病变,如伴有一相应淋巴结病灶时,即为原发复征,或冈氏复征)

Ghon-Sachs bacillus [gɔn zɑːks] (Anton Ghon; Anton Sachs) 冈-萨克斯杆菌,败血梭状芽胞杆菌,败血梭菌

ghost [gəust] *n* 鬼;灵魂;幻影;阴影,血影 | red cell ～ 红细胞影(溶血后保持完整的红细胞膜)

GH-RH growth hormone releasing hormone 生长激素释放激素

GI gastrointestinal 胃肠的

Giacomini's band [dʒɑːkəuˈmiːni] (Carlo Giacomini) 贾科米尼带(海马齿状回前带)

Giannuzzi's crescents (bodies, cells, demilunes) [dʒɑːˈnuːtsi] (Guiseppe Giannuzzi) 贾努齐新月形腺细胞

giant [ˈdʒaiənt] *n* 巨人,巨生物 *a* 巨大的

giantism [ˈdʒaiəntizəm] *n* 巨大,庞大;巨大畸形;巨型;巨大发育,巨体

Giardia [dʒiˈɑːdiə] (Alfred Giard) *n* 贾第鞭毛虫属 | ～ lamblia, ～ intestinalis 兰氏贾第鞭毛虫

giardiasis [ˌdʒiɑːˈdaiəsis] *n* 贾第鞭毛虫病,梨形鞭毛虫病

gibberellin [gibəˈrelin] *n* 赤霉素

gibberish [ˈdʒibəriʃ, ˈgi-] *n* 言语凌乱,结巴语

Gibbon-Landis test [ˈgibɔn ˈlændis] (John H. Gibbon, Jr.; Eugene M. Landis) 吉本-蓝迪斯试验(检外周循环)

Gibbon's hernia (hydrocele) [ˈgibɔn] (Q. V. Gibbon) 吉本疝(全疝水囊肿,水囊肿性巨疝)

gibbosity [giˈbɔsəti] *n* 突起;凸状;驼背

gibbous [ˈgibəs] *a* 突起的;凸状的;驼背的

Gibbs-Donnan equilibrium [gibz ˈdɔnən] (J. W. Gibbs; Frederick G. Donnan) (吉布斯,道南平衡见Donnan equilibrium)

Gibbs' free energy theory [gibz] (Josiah W. Gibbs) 吉布斯自由能理论(见 ～ free energy 和 ～ theorem) | ～ free energy 吉布斯自由能(自由能用热力学函数G=H-TS表示,式中H为热函,T为绝对温度,S为熵) / ～ theorem 吉布斯定理(凡能降低纯分散体表面张力的物质,都集合于其表面)

gibbus [ˈgibəs] *n*【拉】驼背

Gibert's disease [ʒiˈbɛə] (Camille M. Gibert)玫瑰糠疹,蔷薇糠疹

Gibney's bandage (strapping) [ˈgibni] (Virgil P. Gibney) 吉布尼绷带(贴膏法)(踝固定绷带,一种12.5cm宽粘布条,包裹足和下肢的侧面与后面,固定足于轻度内翻的位置,并露出足背与下肢的前面部分) | ～ perispondylitis 吉布尼椎骨周炎(脊椎肌肉的一种疼痛疾病)

Gibson's murmur [ˈgibsn] (George A. Gibson) 吉布森杂音(占据大部分收缩期与舒张期长时间的隆隆音,通常在左第二肋间的近胸骨处,为动脉导管未闭的征象) | ～ rule 吉布森规律(患肺

炎时,若脉压的汞柱毫米数不低于脉搏数者预后良好,反之,则预后不佳)

gid [gid] *n* 蹒跚病(一种家畜脑和脊髓的功能性和器质性疾病)

giddiness ['gidinis] *n* 眩晕,头晕

giddy ['gidi] *a* 头晕的;使人眩晕的;使人眼花缭乱的 *vi, vt* (使)眩晕 | **giddily** *ad* / **giddiness** *n*

Giemsa's stain ['gi:msə] (Gustav Giemsa) 吉姆萨染剂(染原虫)

Gierke's corpuscles ['giəkə] (Hans P. B. Gierke) 吉尔克小体(神经系统内圆形小体)

Gierke's disease ['giəkə] (Edgar O. K. von Gierke) 糖原贮积病Ⅰ型

Gieson ['gi:sn] 见van Gieson

Gifford's operation ['gifəd] (Harold Gifford) 吉福德手术(①限界性角膜切开术;②滴入三氯醋酸于泪囊中破坏泪囊术) | ~ reflex 吉福德反射(尽力使张开的眼睑闭合时的瞳孔收缩) / ~ sign 吉福德征(突眼性甲状腺肿初期,上睑不能外翻)

gift [gift] *n* 礼物;天资;才能

giga- [构词成分] 巨大;吉(咖)(10^9,符号为G)

gigantic [dʒai'gæntik] *a* 巨人似的;巨大的,庞大的 | ~ acid 大曲霉酸,巨酸

gigantism [dʒai'gæntizəm, 'dʒai-] *n* 巨大,庞大;巨大发育,巨人症 | acromegalic ~ 指端肥大症巨大发育,肢端肥大性巨人症 / cerebral ~ 大脑性巨人症 / eunuchoid ~ 无睾性巨人症,阉性巨人症 / fetal ~ 胎儿巨大发育 / normal ~ 全面性巨大发育,匀称性巨大发育 / pituitary ~, hyperpituitary ~ 垂体性巨人症,垂体分泌过多性巨人症

gigant(o)- [构词成分] 巨,巨大

gigantocellular [dʒai,gæntəu'seljulə] *a* 巨细胞的

gigantomastia [dʒai,gæntəu'mæstiə] *n* 巨乳房

gigantosoma [dʒai,gæntəu'səumə] *n* 巨大发育,巨高身材

Gigli's operation ['dʒi:lji] (Leonardo Gigli) 季格利手术(耻骨切开术,用于难产) | ~ wire saw 季格利线锯(钢丝锯,用于耻骨切开术)

gikiyami [,giki'jɑ:mi] *n* 【日】七日热(钩端螺旋体病)

gilbert ['gilbət] (W. Gilbert) *n* 吉伯(Gb)(旧磁通势单位,现用A安〈培〉,1Gb =0.795 775A)

Gilbert's disease (cholemia, syndrome) [ʒi:l'bɛə] (Nicolas A. Gilbert) 吉尔伯病(胆血症,综合征)(一种家族性遗传性血胆红素过多,伴轻型间歇性黄疸,亦称体质性肝功能不良、家族性胆血症、家族非溶血性黄疸) | ~ sign 吉尔伯征(肝硬化时所呈现的饥尿症,即饥饿时的尿量较饭后为多)

Gilchrist's disease, mycosis ['gilkrist] (Thomas C. Gilchrist) 北美芽生菌病

gildable ['gildəbl] *a* 易染金色的

gill¹ [gil] *n* 鳃;菌褶

gill² [gil] *n* 及尔(旧液量单位,=1/4品脱,1英品脱〈UKpt〉=0.568 261×$10^{-3}m^3$)

Gillenia [dʒi'li:niə] *n* 美吐根属

Gilles de la Tourette's syndrome (disease) [tu'ret] (Georges Gilles de la Tourette) 图雷特综合征(病)(儿童时期开始的一种面肌抽搐和声带抽搐综合征,逐渐发展到全身急动,伴模仿言语和秽亵言语,以前认为预后不良,但近来表明用丁酰苯治疗有效)

Gillespie's operation [gi'lespi] (James D. Gillespie) 吉莱斯皮手术(在指总伸肌和指中伸肌间作一纵向背侧切口的腕关节离断术)

Gillespie's syndrome [gi'lespi] (Frank D. Gillespie) 吉莱斯皮综合征(一种罕见的常染色体隐性遗传综合征,包括无虹膜、小脑性共济失调和智力迟钝)

Gilliam's operation ['giliəm] (David

T. Gilliam) 吉列姆手术(子宫后倾矫正术)

Gillies' flap (graft) ['giliz] (Harold D. Gillies) 吉利斯移植物,管状移植物 | ~ operation 吉利斯手术(睑外翻矫正术)

Gill's operation [gil] (Arthur B. Gill) 吉尔手术(马蹄足矫正术)

Gilmer's splint ['gilmə] (Thomas L Gilmer) 吉尔默夹(下颌骨折用)

Gimbernat's ligament [himbə'næt] (Antonio de Gimbernat) 陷窝韧带 | ~ reflex ligament 腹股沟反转韧带

ginger ['dʒindʒə] *n* 生姜,姜

gingiva [dʒin'dʒaivə] ([复] **gingivae** [dʒin'dʒaivi:]) *n* 【拉】龈 | alveolar ~ 牙槽龈 / areolar ~ 蜂窝织龈,蜂窝状龈 / attached ~ 附着龈 / buccal ~ 颊侧龈 / cemental ~ 牙骨质龈 / free ~ 游离龈 / labial ~ 唇侧龈 / lingual ~ 舌侧龈 / marginal ~ 龈缘 / septal ~ 牙间龈 | ~l ['dʒindʒivəl, dʒin'dʒaivəl] *a* / ~lly ['dʒindʒivəli] *ad* 向龈

gingivalgia [ˌdʒindʒi'vældʒiə] *n* 龈痛

gingivectomy [ˌdʒindʒi'vektəmi], **gingivoectomy** [ˌdʒindʒivə'ektəmi] *n* 龈切除术

gingivitis [ˌdʒindʒi'vaitis] *n* 龈炎 | acute necrotizing ulcerative ~ (ANUG) 急性坏死性溃疡性龈炎 / bismuth ~ 铋毒性龈炎 / "cotton-roll" ~ 棉卷性龈炎 / desquamative ~ 脱屑性龈炎 / herpetic ~ 疱疹性龈炎 / hyperplastic ~ 增殖性龈炎 / marginal ~ 龈缘炎 / necrotizing ulcerative ~, fusospirochetal ~, ulceromembranous ~ 坏死溃疡性龈炎,梭菌螺旋体性龈炎,溃疡假膜性龈炎 / phagedenic ~ 崩蚀性龈炎 / scorbutic ~ 坏血病龈炎 / streptococcal ~ 链球菌性龈炎

gingiv(o)- [构词成分] 龈

gingivoaxial [ˌdʒindʒivəu'æksiəl] *a* 龈轴的

gingivobuccoaxial [ˌdʒindʒivəuˌbʌkə'æksiəl] *a* 龈颊轴的

gingivoglossitis [ˌdʒindʒivəuglɔ'saitis] *n* 龈舌炎

gingivolabial [ˌdʒindʒivəu'leibjəl] *a* 龈唇的

gingivolinguoaxial [ˌdʒindʒivəuˌliŋgwə'æksiəl] *a* 龈舌轴的

gingivoperiodontitis [ˌdʒindʒivəuˌperiɔdɔn'taitis] *n* 龈牙周炎 | necrotizing ulcerative ~ 坏死性溃疡性龈牙周炎

gingivoplasty ['dʒindʒivəˌplæsti] *n* 龈成形术

gingivosis [ˌdʒindʒi'vəusis] *n* 龈变性

gingivostomatitis [ˌdʒindʒivəuˌstəumə'taitis] *n* 龈口炎 | herpetic ~ 疱疹性龈口炎 / necrotizing ulcerative ~ 坏死性溃疡性龈口炎

ginglyform ['dʒiŋglifɔ:m], **ginglymoid** ['dʒiŋglimɔid] *a* 屈戌样的

ginglymoarthrodial [ˌdʒiŋgliməuɑ:'θrəudiəl] *a* 屈戌样及摩动(关节)的

ginglymus ['dʒiŋgliməs] ([复] **ginglymi** ['dʒiŋglimai]) *n* 【拉】屈戌关节

ginseng ['dʒinseŋ] *n* 人参

Giordano's sphincter [dʒɔ:'dɑ:nəu] (Davide Giordano) 胆总管括约肌

GIP gastric inhibitory polypeptide 抑胃多肽; glucose-dependent insulinotropic polypeptide 葡萄糖依赖性促胰岛素多肽

Giraldés' organ [hi'rældeis] (Joachim A. C. C. Giraldés) 旁睾

Girardinus [dʒi'rɑ:dinəs] *n* 鳉属(即Poecilia) | ~ poeciloides 网纹鳉(即Poecilia reticulata)

Girard's treatment (method) [dʒi'rɑ:d] (Alfred C. Girard) 纪腊德疗法(法)(皮下注射或口服硫酸阿托品和硫酸士的宁,治晕船病)

gird [gə:d] (girded或girt) *vt* 束,缚;束紧;围绕;准备(~ oneself for) *vi* 准备

girdle [ˈgə:dl] *n* 带,托带,引力带;紧身褡,腰带 *v* 束,缚,绕 | limbus ～ 角膜缘带 / pelvic ～, ～ of inferior extremity 骨盆带,下肢带 / shoulder ～, pectoral ～, ～ of superior extremity, thoracic ～ 肩胛带,上肢带

Girdlestone resection (operation) [ˈgə:dəlstəun] (Gathorne R. Girdlestone) 格德尔斯通切除术(手术)(严重髋关节感染时切除股骨头和股骨颈)

Girdner's probe [ˈgə:dnə] (John H. Girdner) 格德纳探子(一种电探子,探深部组织内子弹)

gitaligenin [dʒiˈtæliˌdʒinin] *n* 芰他配基

Gitaligin [dʒiˈtælidʒin] *n* 吉他林(gitalin)制剂的商品名

gitalin [ˈdʒitəlin] *n* 吉他林,洋地黄全甙(用以治充血性心脏衰竭和心律失常,亦称无定形吉他林)

gitaloxin [ˌdʒitəˈlɔksin] *n* 吉他洛辛,吉托洛甙(强心药)

githagism [ˈgiθədʒizəm] *n* 麦仙翁中毒,瞿麦中毒

gitogenin [dʒiˈtɔdʒinin] *n* 吉托吉宁,吉托皂甙元(一种皂甙配基,制自吉托宁 gitonin)

gitonin [ˈdʒitənin] *n* 吉托宁,吉托皂甙(一种中性皂甙,获自洋地黄种子)

gitoxigenin [dʒiˈtɔksidʒenin] *n* 羟基洋地黄毒甙元,芰毒甙元

gitoxin [dʒiˈtɔksin] *n* 吉妥辛,羟基洋地黄毒甙,芰毒素(一种强心甙)

Gitterfasern [ˈgitəˌfɑ:sə:n] *n*【德】网格纤维,格子纤维

Giuffrida-Ruggieri stigma [dʒuˈfridə ˌrudʒiˈeri] (Vincenzo Giuffrida Ruggieri) 朱夫里达·鲁杰里特征(下颌凹浅表异常)

give [giv] (gave, given) *vt* 送给,给予;交给;供给;(给患者)服用;传给,引起;产生;提出;举行 | ～ and take 平等交换;互让;交换意见 / ～ away 送掉;放弃;泄露 / ～ back (归)还;恢复;后退 / ～ forth 发出;发表 / ～ in 屈服,让步(to);交上;宣布 / ～ into 通向 / ～ off 放出(气味,蒸气等) / ～ on (upon) 向着 / ～ or take 增减…而无大变化;允许有…的小误差 / ～ out 发出;发表;耗尽;筋疲力尽 / ～ over (使)停止;放弃;交,托(to) / ～ up 让出;献出(生命、时间等),致力于(to);放弃,戒掉;对…不抱希望(on);停止;宣告无法治好(病人);投降 / ～ way (to) 屈服;给…让路;为…所代替

given [ˈgivn] give的过去分词; *a* 给予的;习惯的;特定的;假设的;已知的 *prep* 考虑到

Givens' method [ˈgivnz] (Maurice H. Givens) 吉文斯法(检消化力)

GIX 二氟二苯三氯乙烷(杀虫剂, DFDT)

gizzard [ˈgizəd] *n* 砂囊(鸟类强有力的肌性胃)

GL greatest length 最大长度(测量卷屈小胚胎的轴)

Gl 元素铍(glucinium)的符号

gl. glandula, glandulae【拉】小腺,腺

GL 54 athomin 辣根素

glabella [gləˈbelə] ([复] **glabellae** [gləˈbeli:]), **glabellum** [gləˈbeləm] *n* 眉间 | ～**r** [gləˈbelə] *a*

glabellad [gləˈbelæd] *ad* 向眉间

glabrous [ˈgleibrəs] *a* 光滑的,光秃的

glacial [ˈgleisjəl, ˈgleiʃəl] *a* 冰的,冰样的;玻璃状的;坚硬的;冰河的;冰川的

glaciate [ˈglæsieit, ˈgleisieit] *vt* 使冰冻;使受冰川作用 | **glaciation** [ˌglæsiˈeiʃən] *n*

glacier [ˈglæsjə] *n* 冰河,冰川

glad [glæd] *a* 高兴的,乐意的;使人愉快的 | ～**ly** *ad* / ～**ness** *n*

gladiate [ˈglædieit, -it] *a* 剑形的

gladiolic acid [ˌglædiˈəulik] 剑霉酸

gladiolus [ˌglædiˈəuləs, gləˈdaiələs] *n* 胸骨体

gladiomanubrial [ˌglædiəuməˈnju:briəl] *a* 胸骨体(与)柄的

glair [glεə] *n* 蛋白,卵白;(蛋白制成的)粘合剂;蛋白状粘液

glairin ['glɛərin] *n* 胶素,粘胶质
glairy ['glɛəri] *a* 蛋白状的,卵白状的
glance [glɑ:ns] *vi* (粗略地)看一下,浏览(at, over, through等);闪光;(简单或间接地)提到(at, over等);擦过,掠过(off) *n* 一瞥;闪光 | at first ~ 初一看就…,乍一看就…
gland [glænd] *n* 腺 | absorbent ~ 淋巴结 / acid ~s 胃酸腺 / adrenal ~, suprarenal ~ 肾上腺 / aggregate ~s, agminated ~s 淋巴集结 / aortic ~ 主动脉球 / arteriococcygeal ~ 尾骨球 / brachial ~s 臂淋巴结 / bulbourethral ~, bulbocavernous ~ 尿道球腺 / cardiac ~s 贲门腺 / carotid ~ 颈动脉球 / celiac ~s 腹腔淋巴结 / circumanal ~s, anal ~s 肛周腺,肛(门)腺 / coccygeal ~ 尾骨球 / conglobate ~ 淋巴结 / ductless ~ 无管腺,内分泌腺 / endocrine ~s, blood ~s, blood vessel ~s, closed ~s, incretory ~s 内分泌腺 / exocrine ~, coil ~ 外分泌腺 / hemolymph ~s 血淋巴结 / hepatic ~s 胆道粘液腺 / heterocrine ~s 混合腺 / intercarotid ~ 颈动脉球 / interstitial ~s 间质细胞 / jugular ~ 颈静脉淋巴结 / lymph ~, lymphatic ~ 淋巴结(旧名淋巴腺) / mammary ~, lactiferous ~ 乳腺 / mesenteric ~s 肠系膜淋巴结 / mesocolic ~s 结肠系膜淋巴结 / mucilaginous ~s 滑液绒毛 / ~ of neck 咽扁桃体 / odoriferous ~s of prepuce 包皮腺 / peptic ~s 胃液腺 / pituitary ~ 垂体 / pregnancy ~s 妊娠腺(卵巢滤泡、黄体和胎盘) / prostate ~ 前列腺 / salivary ~s 涎腺,唾液腺 / splenoid ~ 脾样结节(脾切除后代偿性脾组织结节) / thyroid ~ 甲状腺 / trachoma ~s 沙眼腺(沙眼滤泡) / vascular ~ 血管球;血淋巴结
glandered ['glændəd] *a* 患(马)鼻疽的
glanderous ['glændərəs] *a* (马)鼻疽的
glanders ['glændəz] [复] *n* [用作单](马)鼻疽 | African ~, Japanese ~ 假(性)马鼻疽,兽疫性淋巴管炎
glandes ['glændi:z] glans的复数
glandilemma [ˌglændi'lemə] *n* 腺被囊
glandula ['glændjulə] ([复] **glandulae** ['glændjuli:]) *n* 【拉】小腺,腺
glandular ['glændjulə] *a* 腺的,含腺的;阴茎头的,龟头的;阴蒂头的
glandule ['glændju:l] *n* 小腺,腺
glandulous ['glændjuləs] *a* 腺的
glans [glænz] ([复] **glandes** ['glændi:z]) *n* 【拉】阴茎头 | ~ clitoridis, ~ of clitoris 阴蒂头 / ~ penis 阴茎头,龟头
glanular ['glænjulə] *a* 阴茎头的;阴蒂头的
Glanzmann's thrombasthenia (disease) ['glɑ:nzmən] (Edward Glanzmann) 格兰茨曼血小板功能不全(病),遗传性出血素质
glare [glɛə] *vi* 炫耀;眩目;瞪眼;怒视(at, on) *n* 眩光,眩目,刺目
glaring ['glɛəriŋ] *a* 炫耀的,怒视的;显眼的;突出的
glarometer [glɛə'rɔmitə] *n* 抗眩测量器
glaserian fissure [glə'siəriən] (Johann H. Glaser⟨Glaserius⟩) 岩鼓裂
Glasgow Coma Scale ['glɑ:sgəu] (Glasgow为苏格兰一城市,该市曾开发各种量表) 格拉斯哥昏迷量表(评定神经受损患者对刺激反应的一种标准化方法,对各项反应用数字值表明三种类别⟨眼张开、言语反应性和运动反应性⟩,然后将三种评分加在一起,最低值即为最差的临床评分) | Glasgow Outcome Scale 格拉斯哥结果量表(在严重头部受伤后,根据重新获得的社会功能总的水平用以叙述其结果的一种量表,患者归入5种类别之一:良好恢复,中度残疾,重度残疾,植物人状态或死亡)
Glasgow's sign ['glɑ:sgəu] (William C. Glasgow) 格拉斯哥征(潜伏性主动脉瘤时,可听出肱动脉收缩期杂音)
glass [glɑ:s] *n* 玻片,玻璃;玻璃制品;玻

璃杯;一杯;镜;[复] 眼镜 | bifocal ~es 双焦点眼镜 / contact ~es 接触镜片 / cover ~ 盖片 / crown ~ 冕牌玻璃 / crutch ~es 支柱眼镜 / cupping ~ 吸(疗)杯,吸罐,拔罐 / flint ~ 火石玻璃 / hyperbolic ~es 双曲线玻璃 / object ~ 物镜 / optical ~ 光学玻璃 / quartz ~ 石英玻璃 / snow ~es 雪镜 / soluble ~, water ~ 可溶性玻璃,水玻璃 / sun ~es 太阳眼镜 / test ~ 试管 / trifocal ~es 三焦点眼镜 / watch ~ 表玻璃

glassful ['glɑ:sful] *n* 一玻璃杯(的容量)

glassware ['glɑ:swɛə] *n* [总称] 玻璃制品

glassy ['glɑ:si] *a* 玻璃状的;(眼睛等)没有神采的,呆滞的;(水等)明净的

Glauber's salt ['glaubə] (Johann R. Glauber) 格劳伯盐,芒硝,硫酸钠

glaucoma [glɔ:'kəumə] *n* 青光眼 | absolute ~ 绝对期青光眼 / auricular ~ 耳性青光眼 / hemorrhagic ~, apoplectic ~ 出血性青光眼 / ~ imminens 前驱期青光眼 / infantile ~ 婴儿青光眼,水眼 / primary ~ 原发性青光眼 / secondary ~ 继发性青光眼 | **~tous** *a*

glaucosis [glɔ:'kəusis] *n* 青光眼盲

glaucosuria [ˌglɔ:kəu'sjuəriə] *n* 青尿症,尿蓝母尿

glaukomflecken ['glaukəum'flekn] *n* 【德】青光眼性白内障(即glaucomatous cataract)

glaze [gleiz] *vt* 给…上釉,上光 *n* 釉料;瓷釉

GLC gas-liquid chromatography 气液色谱法,气液层析法

GlcNAc *N*-acetylglucosamine *N*-乙酰氨基葡糖

gleam [gli:m] *n* 微光;微量 *vi, vt* (使)发微光;(使)闪烁;(使)显露

glean [gli:n] *vt, vi* 搜集(资料等);发现,探明

gleanings ['gli:niŋz] *n* 搜集物;拾遗

gleet [gli:t] *n* 后淋(慢性淋病性尿道炎) | vent ~ 泄殖腔炎,一穴肛炎 | **~y** *a*

Glénard's disease [glei'nɑ:] (Frantz Glénard) 内脏下垂

Glenn operation (procedure, shunt) [glen] (William W. L. Glenn) 格伦手术(操作法、分流术)(先天性紫绀型心脏病的一种手术,包括上腔静脉与右侧肺动脉的吻合)

glenohumeral [ˌgli:nəu'hju:mərəl] *a* 盂肱的

glenoid ['gli:nɔid] *a* 浅窝的;盂样的;关节盂的

Glenospora [gli:'nɔspərə] *n* 蜂窝孢子菌属

Glenosporella [ˌgli:nəuspɔ'relə] *n* 蜂窝小孢子菌属

Gley's cells [glei] (Marcel E. É. Gley) 格累细胞(睾丸间质细胞) | ~ glands 甲状旁腺

GLI glucagon-like immunoreactivity 高血糖素样免疫反应性

glia ['glaiə] *n* 神经胶质 | ameboid ~ 阿米巴样(神经)胶质细胞 / cytoplasmic ~ 原浆性(神经)胶质细胞 / fibrillary ~ 纤维性(神经)胶质细胞 | **~l** *a*

-glia [后缀] 神经胶质

gliacyte ['glaiəsait] *n* 神经胶质细胞

gliadin ['glaiədin] *n* 麦醇溶蛋白,麦胶蛋白

gliamilide [glai'æmilaid] *n* 格列胺脲,吡哌磺双环脲(口服降血糖药)

gliarase ['glaiəreis] *n* 星状细胞合体

glibenclamide [glai'benkləmaid] *n* 格列本脲,优降糖(口服降血糖药)

glibornuride [glai'bɔ:njuəraid] *n* 格列波脲,甲磺冰片脲(口服降血糖药)

glicentin [glai'sentin] *n* 肠高血糖素,肠升糖素

glicetanile sodium [gli'setənail] *n* 格列他尼钠,嘧磺茴胺钠(口服降血糖药)

gliclazide ['glikləzaid] *n* 格列齐特,甲磺吡脲,甲磺双环脲(降血糖药,用以治

疗非胰岛素依赖性糖尿病，口服给药)

glide [glaid] *vi* 滑动;(时间等)消逝;(事情)渐变 *vt* 使滑动 *n* 滑动 | mandibular ～ 下颌滑动

gliflumide [gli'flu:maid] *n* 格列氟胺，氟嘧酰胺(口服降血糖药)

glimmer ['glimə] *vi* 发出微光;隐约出现 *n* 微光;模糊的感觉;少许;微量;一瞥

gli(o)- [构词成分] 胶质

gliobacteria [ˌglaiəubæk'tiəriə] *n* 胶细菌

glioblast ['glaiəublæst] *n* 成(神经)胶质细胞

glioblastoma [ˌglaiəublæs'təumə] *n* 成胶质细胞瘤

gliococcus [ˌglaiəu'kɔkəs] *n* 胶球菌

gliocyte ['glaiəusait] *n* (神经)胶质细胞

gliocytoma [ˌglaiəusai'təumə] *n* (神经)胶质细胞瘤

gliofibrillary [ˌglaiəu'faibriləri] *a* (神经)胶质原纤维的

gliogenous [glai'ɔdʒinəs] *a* (神经)胶质原的

glioma [glai'əumə] ([复] **gliomata** [glai'əumətə]) *n* 神经胶质瘤 | astrocytic ～ 星形细胞瘤 / ～ endophytum 内发神经胶质瘤，内向性视网膜胶质瘤 / ependymal ～ 室管膜神经胶质瘤 / ～ exophytum 外发神经胶质瘤，外向性视网膜胶质瘤 / ganglionic ～ 神经节神经胶质瘤 / peripheral ～ 外周神经胶质瘤，神经鞘瘤 / ～ retinae 视网膜神经胶质瘤，成视网膜细胞瘤 / ～ sarcomatosum (神经)胶质肉瘤 | ～**ous** *a*

gliomatosis [ˌglaiəumə'təusis] *n* 神经胶质瘤病

glioneuroma [ˌglaiəunjuə'rəumə] *n* (神经)胶质神经瘤

gliophagia [ˌglaiəu'feidʒiə] *n* 吞噬(神经)胶质作用

gliopil ['glaiəpil] *n* (神经)胶质毡

gliosarcoma [ˌglaiəusɑ:'kəumə] *n* (神经)胶质肉瘤 | ～ retinae 视网膜(神经)胶质肉瘤，成视网膜细胞瘤

gliosis [glai'əusis] *n* 神经胶质增生 | basilar ～ 脑底神经胶质增生 / cerebellar ～ 小脑神经胶质增生 / diffuse ～ 弥漫性神经胶质增生 / hemispheric ～，unilateral ～ 大脑半球神经胶质增生 / lobar ～ 脑叶神经胶质增生 / spinal ～ 脊髓神经胶质增生，脊髓空洞症

gliosome ['glaiəsəum] *n* (神经)胶质粒

gliotoxin [ˌglaiəu'tɔksin] *n* 胶霉毒素，曲霉菌素

glipizide ['glipəzaid] *n* 格列吡嗪，吡磺环己脲(口服降血糖药)

Gliricola [glai'rikələ] *n* 长虱属 | ～ porcelli 豚鼠长虱

glischrin ['gliskrin] *n* 菌粘素

glischruria [glis'kruəriə] *n* 菌粘素尿

glissade [gli'seid, gli'sɑ:d] *n* 斜向眼球震颤 | **glissadic** [gli'sædik] *a*

glissonitis [ˌglisə'naitis] *n* 肝纤维囊炎

Glisson's capsule ['glisn] (Francis Glisson) 肝纤维囊，血管周围纤维囊 | ～ cirrhosis 纤维囊性肝硬变 / ～ disease 佝偻病 / ～ sling 格利森悬带(颈项脊柱牵伸悬带)

global ['gləubəl] *a* 球形的，球面的;全球的，世界的;总括的，综合的，普遍的

globate ['gləubeit] *a* 球状的

globe [gləub] *n* 球;球状物; [the ～] 地球，世界;眼球 *vi, vt* (使)成球状

globi ['gləubai] globus的复数

globidiosis [gləˌbidi'əusis] *n* 球虫病(现名besnoitiosis)

Globidium [glə'bidiəm] *n* 球虫属(现名Besnoitia)

globin ['gləubin] *n* 珠蛋白 | ～ zinc insulin injection 珠蛋白锌胰岛素注射液

globinometer [ˌgləubi'nɔmitə] *n* (氧合)血红蛋白计

globoid ['gləubɔid] *a* 球状的 *n* 球状体

globose ['gləubəus], **globous** ['gləubəs] *a* 球形的，球状的 | **globosity**

[gləu'bɔsəti] *n* 球状,球形

globoside ['glɔbəsaid] *n* 红细胞糖苷脂

globotriaosylceramide [ˌgləubəutrai-ˌeiəsil'serəmaid] *n* 神经酰胺三己糖苷(即ceramide trihexoside)

globular ['glɔbjulə] *a* 球形的;世界范围的;红细胞的

Globularia [ˌglɔbju'lɛəriə] *n* 球花属

globulariacitrin [ˌglɔbjuˌlɛəriə'sitrin] *n* 芸香苷,芦丁

globule ['glɔbju:l] *n* 小球;小体;球剂 | dentin ~s 牙质小体 / milk ~s 乳脂小球 / myelin ~s 髓小球(痰) / polar ~s 极体

globuli ['glɔbjulai] globulus的复数

globulin ['glɔbjulin] *n* 球蛋白 | AC ~, accelerator ~ AC 球蛋白,加速凝血球蛋白(凝血因子V) / alpha ~s 甲球蛋白, α球蛋白 / antidiphtheritic ~ 抗白喉球蛋白 / antihemophilic ~ (AHG) 抗血友病球蛋白(凝血因子Ⅷ) / anti-human ~ serum 抗人球蛋白血清 / antilymphocyte ~ (ALG) 抗淋巴细胞球蛋白 / antithymocyte ~ (ATG) 抗胸腺细胞球蛋白 / beta ~s 乙球蛋白, β球蛋白 / corticosteroid-binding ~, cortisol-binding ~ (CBG) 皮质类固醇结合球蛋白,皮质醇结合球蛋白,皮质(激)素传递蛋白 / gamma ~s 丙球蛋白,γ球蛋白 / hepatitis B immune ~ 乙型肝炎免疫球蛋白 / immune ~, immune human serum ~ 免疫球蛋白,人免疫血清球蛋白 / pertussis immune ~ 百日咳免疫球蛋白 / rabies immune ~ 狂犬病免疫球蛋白 / Rh_0(D) immune ~ Rh_0(D)免疫球蛋白(用于预防Rh_0同族致敏作用) / testosterone-estradiol-binding ~ (TEBG) 睾酮-雌二醇结合球蛋白 / tetanus immune ~ 破伤风免疫球蛋白 / thyroxine-binding ~ 甲状腺素结合球蛋白 / vaccinia immune ~ (VIG) 牛痘免疫球蛋白 / varicella-zoster immune ~ (VZIG) 水痘-带状疱疹免疫球蛋白 / ~ X 球蛋白X(产生于肌细胞间隙的球蛋白)

globulinemia [ˌglɔbjuli'ni:miə] *n* 球蛋白血

globulinuria [ˌglɔbjuli'njuəriə] *n* 球蛋白尿

globulolysis [ˌglɔbju'lɔlisis], **globulysis** [gləu'bju:lisis] *n* (红)细胞溶解 | **globulolytic** [ˌglɔbjulə'litik] *a* 溶红细胞的

globulose ['glɔbjuləus] *n* 球蛋白脲

globulus ['glɔbjuləs] ([复] **globuli** ['glɔbjulai]) *n* 【拉】小体;球剂

globus ['gləubəs] ([复] **globi** ['gləubai]) *n* 【拉】 球;球(状)感 | ~ abdominalis 腹(部)球(状)感 / ~ hystericus 癔症球,癔病性窒息(感)

glomangioma [gləuˌmændʒi'əumə] *n* 血管球瘤

glomectomy [gləu'mektəmi] *n* 球切除术(尤指颈动脉球切除术)

glomera ['glɔmərə] glomus的复数

glomerate ['glɔmərit] *a* 聚成球形的

glomerular [gləu'merjulə] *a* 小球的(尤指肾小球的);血管小球的

glomeruli [gləu'merjulai] glomerulus的复数

glomerulitis [gləuˌmerju'laitis] *n* 肾小球炎

glomerul(o)- [构词成分] 小球,肾小球

glomerulonephritis [gləuˌmerjuləu-ne'fraitis] *n* 肾小球肾炎 | acute ~ 急性肾小球肾炎 / chronic ~ 慢性肾小球肾炎 / chronic hypocomplementemic ~ 慢性低补体血性肾小球肾炎(即membranoproliferative ~) / focal ~ 灶性肾小球肾炎 / focal embolic ~ 灶性栓塞性肾小球肾炎 / IgA ~ 免疫球蛋白A肾小球肾炎(为一种慢性型,特点为血尿和蛋白尿以及肾小球系膜区的免疫球蛋白A沉积,继以肾小球系膜细胞反应性增生,亦称免疫球蛋白A肾病) / immune complex ~ 免疫复合物性肾上球肾炎 / lobular ~ 分叶

性肾小球肾炎 (即membranoproliferative ~) / lobulonodular ~ 分叶结节状肾小球肾炎 (即membranoproliferative ~) / membranoproliferative ~ 膜增生性肾小球肾炎(一种慢性肾小球肾炎,特征为系膜细胞增生和肾小球毛细管壁不规则增厚。有两种亚型: Ⅰ型特征为内皮下电子致密沉积和典型补体途径激活, Ⅱ型特征为肾小球基膜内重电子致密沉积和涉及C_3肾炎因子的替代补体途径激活。此病发生于大龄儿童和青年,病程呈慢性进行性,间有无规律性缓解,最终导致肾衰竭) / membranous ~ 膜性肾小球肾炎 / mesangiocapillary ~ 肾小球膜毛细血管性肾小球肾炎(即membranoproliferative ~) / nodular ~ 结节性肾小球肾炎(即membranoproliferative ~) / rapidly progressive ~, malignant ~ 急进性肾小球肾炎,恶性肾小球肾炎 / segmental ~ 节段性肾小球肾炎 / subacute ~ 亚急性肾小球肾炎

glomerulonephropathy [gləuˌmerjuləune'frɔpəθi] *n* 肾小球性肾病

glomerulopathy [gləuˌmerju'lɔpəθi] *n* 肾小球病 | diabetic ~ 糖尿病性肾小球病,毛细管间性肾小球硬化症

glomerulosclerosis [gləuˌmerjuləuskliə'rəusis] *n* 肾小球硬化症,小动脉性肾硬化 | focal segmental ~ 局灶性节段性肾小球硬化症 / intercapillary ~, diabetic ~ 毛细管间性肾小球硬化症,糖尿病性肾小球硬化症

glomerulose [gləu'merjuləus] *a* 小球的;血管小球的

glomerulotropin [gləuˌmerjuləu'trɔpin] *n* 促(肾上腺)小球激素

glomerulus [gləu'merjuləs] ([复] **glomeruli** [gləu'merjulai]) *n* 小球(由血管或神经纤维组成); 肾小球 | coccygeal arterial glomeruli 尾骨球 / glomeruli of kidney, renal glomeruli 肾小球 / nonencapsulated nerve ~ 无被囊神经小球 / olfactory ~ 嗅小球

glomic ['gləumik] *a* 球的(尤指血管球的)

glomoid ['gləumɔid] *a* 血管球状的

glomus ['gləuməs] ([复] **glomera** ['glɔmərə]) *n* 【拉】球(尤指血管球) | carotid ~ 颈动脉球 / coccygeal ~ 尾骨球

glonoinism ['glɔnəuinizəm] *n* 三硝酸甘油酯中毒

gloom [glu:m] *vi, vt* (使)变黑暗,(使)朦胧,(使)忧郁 *n* 阴暗(处);阴郁;情绪低落

gloomy ['glu:mi] *a* 阴暗的;令人沮丧的;阴郁的 | **gloomily** *ad*

glorious ['glɔ:riəs] *a* 光荣的;辉煌的,壮丽的 | ~**ly** *ad*

glory ['glɔ:ri] *n* 光荣,荣誉;繁荣,壮丽 *vi* 自豪,得意(in)

gloss[1] [glɔs] *n* 光泽;假象 *vt* 使具有光泽;掩盖;掩饰(over) *vi* 发光

gloss[2] [glɔs] *n, vt* 注解,评注;曲解

gloss- 见glosso-

glossa ['glɔsə] ([复] **glossas** 或 **glossae** ['glɔsi:]) *n* 【拉】舌

glossagra [glɔ'seigrə] *n* 痛风性舌痛

glossal ['glɔsəl] *a* 舌的

glossalgia [glɔ'sældʒiə] *n* 舌痛

glossanthrax [glɔ'sænθræks] *n* 舌痈

glossary ['glɔsəri] *n* 词汇表;术语(或特殊用语)汇编 | **glossarial** [glɔ'sɛəriəl] *a*

glossectomy [glɔ'sektəmi] *n* 舌切除术

Glossina [glɔ'sainə] *n* 舌蝇属 | ~ morsitans 刺舌蝇 / ~ pallidipes 淡足舌蝇 / ~ palpalis 须舌蝇

glossitis [glɔ'saitis] *n* 舌炎 | ~ areata exfoliativa, benign migratory ~, ~ migrans 地图样舌 / idiopathic ~, parenchymatous ~ 自发性舌炎,主质性舌炎 / median rhomboid ~ 中菱形舌炎 / parasitic ~ 黑舌(病) / psychogenic ~ 舌灼痛

gloss(o)- [构词成分] 舌

glossocele ['glɔsəsi:l] *n* 巨舌,大舌病

glossocinesthetic [ˌglɔsəusinis'θetik]

a 舌动感觉的
glossocoma [glɔ'sɔkəmə] *n* 舌退缩
glossodynamometer [ˌglɔsəuˌdainə'mɔmitə] *n* 舌力计
glossodynia [ˌglɔsəu'diniə] *n* 舌痛 | ~ exfoliativa 剥脱性舌痛
glossoepiglottidean [ˌglɔsəuepiglɔ'tidiən], **glossoepiglottic** [ˌglɔsəuepi'glɔtik] *a* 舌会厌的
glossograph ['glɔsəgrɑ:f] *n* 舌动描记器
glossohyal [ˌglɔsə'haiəl] *a* 舌(与)舌骨的
glossokinesthetic [ˌglɔsəuˌkinis'θetik] *a* 舌动感觉的
glossolalia [ˌglɔsə'leiliə] *n* 言语不清
glossology [glɔ'sɔlədʒi] *n* 舌学;命名学,名词学
glossomantia [ˌglɔsəumæn'taiə] *n* 舌象预后
glossoncus [glɔ'sɔŋkəs] *n* 舌肿
glossopalatinus [ˌglɔsəuˌpælə'tainəs] *n* 舌腭肌
glossopathy [glɔ'sɔpəθi] *n* 舌病
glossopexy [ˌglɔsə'peksi] *n* 唇舌粘连,舌固定
glossopharyngeum [ˌglɔsəufə'rindʒiəm] *n* 舌咽 | **glossopharyngeal** [ˌglɔsəuˌfærin'dʒi:əl, –fə'rindʒi–] *a*
glossopharyngeus [ˌglɔsəufə'rindʒiəs] *n* 舌咽肌
glossophobia [ˌglɔsəu'fəubiə] *n* 谈话恐怖,言语恐怖,恐语症
glossophytia [ˌglɔsəu'fitiə] *n* 黑舌(病)
glossoplasty ['glɔsəˌplæsti] *n* 舌成形术
glossoptosis [ˌglɔsəup'təusis] *n* 舌下垂
glossopyrosis [ˌglɔsəupaiə'rəusis] *n* 舌灼痛
glossorrhaphy [glɔ'sɔrəfi] *n* 舌缝术
glossoscopy [glɔ'sɔskəpi] *n* 舌检查
glossospasm ['glɔsəspæzəm] *n* 舌痉挛
glossosteresis [ˌglɔsəustə'ri:sis] *n* 舌切除术
glossotilt ['glɔsətilt] *n* 牵舌器
glossotomy [glɔ'sɔtəmi] *n* 舌切开术
glossotrichia [glɔsəu'trikiə] *n* 毛舌
glossy ['glɔsi] *a* 有光泽的;光滑的;似是而非的 | **glossily** *ad* / **glossiness** *n*
glotography [gləu'tɔgrəfi] *n* 声门描记(法)
glottal ['glɔtl] *a* 声门的
glottic ['glɔtik] *a* 声门的;舌的
glottis ['glɔtis] ([复] **glottises** 或 **glottides** ['glɔtidi:z]) *n* 声门 | false ~ 假声门,前庭裂 / intercartilaginous ~, respiratory ~ 软骨间部,呼吸声门 / true ~ 真声门,声门裂
glottitis [glɔ'taitis] *n* 舌炎
glottogram ['glɔtəgræm] *n* 声门图
glottology [glɔ'tɔlədʒi] *n* 舌学;命名学,名词学
glou-glou ['gluglu] *n* 【法】咕噜声,嘈杂声(多指胃肠道内);尖锐声(有时于心脏中听到)
glove [glʌv] *n* 手套
Glover's organism ['glʌvə] (T. J. Glover) 格洛弗菌(一种革兰阳性微生物,从恶性瘤分离)
glow [gləu] *vi* (身体、面容等)发热;发红;容光焕发 *n* (皮肤等)红润,容光焕发;电辉,辉光
Glu glutamic acid 谷氨酸; glutamine 谷酰胺
glucagon ['glu:kəgɔn] *n* 胰升糖素,胰高血糖素(由胰脏α细胞所分泌的一种多肽激素,能促进肝糖原的分解而使血糖浓度增高) | gut ~ 肠高血糖素
glucagonoma [ˌglu:kəgɔ'nəumə] *n* 胰升糖素瘤,胰高血糖素瘤
glucal ['glu:kəl] *n* 葡萄糖毒醛
glucan ['glu:kæn, –kən] *n* 葡聚糖
1,4-α-glucan branching enzyme ['glu:kæn 'brɑ:ntʃiŋ 'enzaim] 1,4-α-葡聚糖分支酶(此酶的遗传性缺乏,为一种常染色体隐性性状,可致糖原贮积病Ⅳ型,亦称分支酶)

glucan 1,4-α-glucosidase ['glu:kæn glu:'kəusideis] 葡聚糖1,4-α-葡糖苷酶(此酶的遗传性缺乏，为一种常染色体隐性性状，可致糖原贮积病Ⅱ型，亦称酸性麦芽糖酶，溶酶体α-葡糖苷酶)

glucan transferase ['glu:kæn 'trænsfəreis] 葡聚糖转移酶

glucaric acid [glu:'kɑ:rik] 葡糖二酸

glucatonia [glu:kə'təuniə] *n* 血糖极度降低，胰岛素休克

glucemia [glu:'si:miə] *n* 糖血

gluceptate [glu:'septeit] *n* 葡庚糖酸盐(glucoheptonate的USAN缩约词)

glucic acid ['glu:ṣik] 糖酸

glucide ['glu:said] *n* 糖族(碳水化合物和糖苷的总称)；糖精

glucidtemns ['glu:sidtems] *n* 淀粉水解物(包括糊精、麦芽糖和葡萄糖)

glucinium [glu:'siniəm] *n* 铍(化学元素)

gluciphore ['glu:sifɔ:] *n* 生甜味基

glucitol ['glu:sitɔl] *n* 山梨醇

gluc(o)- [构词成分] 甘，甜；葡萄糖

glucoamylase [ˌglu:kəu'æmileis] *n* 葡糖淀粉酶，葡聚糖1,4-α-葡糖苷酶

glucoascorbic acid [ˌglu:kəuəs'kɔ:bik] 葡(萄)糖型抗坏血酸

glucocerebrosidase [ˌglu:kəuˌseribrə'saideis] *n* 葡糖脑苷脂酶，葡糖苷(脂)酰鞘氨醇酶

glucocerebroside [ˌglu:kəu'seribrəsaid] *n* 葡(萄)糖脑苷脂

glucocinin [ˌglu:kəu'sinin] *n* 激糖素

glucocorticoid [ˌglu:kəu'kɔ:tikɔid] *n*, *a* 糖皮质类固醇的、糖(肾上腺)皮质激素(的)

Gluco-Ferrum [ˌglu:kəu'ferəm] *n* 葡萄糖酸亚铁(ferrous gluconate)制剂的商品名

glucofuranose [ˌglu:kəu'fjuərənəus] *n* 呋喃(型)葡萄糖

glucogenesis [ˌglu:kəu'dʒenisis] *n* 葡(萄)糖生成 | **glucogenic** [ˌglu:kəu'dʒenik] *a* 生成葡(萄)糖的

glucohemia [ˌglu:kəu'hi:miə] *n* 糖血症

glucoheptonic acid [ˌglu:kəuhep'tɔnik] 葡(萄)庚糖酸

glucokinase [ˌglu:kəu'kaineis] *n* 葡糖激酶；己糖激酶Ⅳ型

glucokinetic [ˌglu:kəukai'netik] *a* 激动糖质的

glucokinin [ˌglu:kəu'kinin] *n* 激糖素，植物胰岛素

glucolactone [ˌglu:kəu'læktəun] *n* 葡萄糖酸内酯

glucolysis [glu:'kɔlisis] *n* 糖酵解 | **glucolytic** [glu:kəu'litik] *a*

glucometer [glu:'kɔmitə] *n* 葡萄糖计(用以测定葡萄糖在尿中的比例)

gluconate ['glu:'kəneit] *n* 葡萄糖酸盐 | ferrous ～ 葡萄糖酸亚铁(抗贫血药，用于治疗缺铁性贫血)

gluconeogenesis [ˌglu:kəuni(:)əu'dʒenisis] *n* 葡糖异生(作用)，糖原异生(作用) | **gluconeogenetic** [ˌglu:kəuˌni(:)əudʒi'netik] *a*

gluconic acid [glu:'kɔnik] 葡(萄)糖酸

Gluconobacter [ˌglu:kənəu'bæktə] *n* 葡糖杆菌属

glucopenia [ˌglu:kəu'pi:niə] *n* 低血糖，血糖过少

glucophenetidin [ˌglu:kəufi'netidin] *n* 葡萄糖乙氧苯胺

glucophore ['glu:kəfɔ:] *n* 生甜味基

glucoprotein [ˌglu:kəu'prəuti:n] *n* 糖蛋白

glucoproteinase [ˌglu:kəu'prəuti:neis] *n* 糖蛋白酶

glucopyranose [ˌglu:kəu'paiərənəus] *n* 吡喃(型)葡萄糖

glucoregulation [ˌglu:kəuˌregju'leiʃən] *n* 糖代谢调节

glucosamine [ˌglu:kəu'sæmin] *n* 葡(萄)糖胺，氨基葡(萄)糖 | acetyl ～ 乙酰氨基葡糖，*N*-乙酰葡糖胺

glucosamine-phosphate *N*-acetyltransferase [glu:'kəusəmi:n 'fɔsfeit

ˌæsitilˈtrænsfəreis] 氨基葡糖磷酸*N*-乙酰基转移酶

glucosan [ˈglu:kəsæn] *n* 葡(萄)聚糖

glucosazone [ˌglu:kə*u*ˈseizəun] *n* 葡(萄)糖脎

glucose [ˈglu:kəus] *n* 葡萄糖 | liquid ～ 液状葡萄糖 / ～ 1-phosphate 葡糖-1-磷酸 / ～ 6-phosphate 葡糖-6-磷酸

glucose oxidase [ˈglu:kəus ˈɔksideis] 葡糖氧化酶

glucose-6-phosphatase [ˈglu:kəus ˈfɔsfəˌteis] 葡糖-6-磷酸酶(此酶缺乏为一种常染色体隐性性状，可致糖原贮积病Ⅰ型)

glucose-6-phosphatase deficiency 葡糖-6-磷酸酶缺乏症，糖原贮积病Ⅰ型

glucose-6-phosphate dehydrogenase (G6PD) [ˈglu:kəus ˈfɔsfeit di:ˈhaidrədʒəneis] 葡糖-6-磷酸脱氢酶(此酶的遗传性缺乏可致患者出现严重溶血危象)

glucose-6-phosphate dehydrogenase (G6PD) deficiency 葡糖-6-磷酸脱氢酶缺乏症(最常见的先天性代谢缺陷，表现不同程度的溶血性贫血)

glucose-6-phosphate isomerase [ˈglu:kəus ˈfɔsfeit aiˈsɔməreis] 6-磷酸葡糖异构酶(此酶缺乏，为一种常染色体隐性性状，可致溶血性贫血)

glucose 6-phosphate translocase [ˈglu:kəus ˈfɔsfeit trænsˈləukeis] 葡糖6-磷酸移位酶

glucosidase [glu:ˈkəusideis] *n* 葡糖苷酶

α-**glucosidase** [glu:ˈkəusideis] *n* α-葡糖苷酶(亦称麦芽糖酶) | lysosomal ～ 溶酶体α-葡糖苷酶，葡聚糖-1,4-α葡糖苷酶

α-**1,4-glucosidase** [glu:ˈkəusideis] *n* α-1,4-葡糖苷酶

α-**1,4-glucosidase deficiency** α-1,4-葡糖苷酶缺乏症，糖原贮积病Ⅱ型

glucoside [ˈglu:kəsaid] *n* 葡糖苷；糖苷 | **glucosidic** [ˌglu:kəˈsidik] *a*

glucosidolytic [ˌglu:kə*u*saidəˈlitik] *a* 分解糖苷的

glucosin [ˈglu:kəsin] *n* 葡萄糖碱

glucosulfone sodium [ˌglu:kə*u*ˈsʌlfəun] 葡胺苯砜钠(抗麻风药)

glucosum [glu:ˈkəusəm] *n* 【拉】葡萄糖

glucosuria [ˌglu:kə*u*ˈsjuəriə] *n* 葡尿

glucosyl [ˈglu:kəsil] *n* 葡萄糖基

glucosylceramidase [ˌglu:kəsilsəˈræmideis] *n* 葡糖苷(脂)酰鞘氨醇酶(此酶活性缺乏为一种常染色体隐性性状，可致戈谢〈Gaucher〉病，亦称葡糖脑苷脂酶)

glucosylceramide [ˌglu:kəsilˈserəmaid] *n* 葡糖神经酰胺，葡糖脑苷脂

glucosyltransferase [ˌglu:kəsilˈtrænsfəreis] *n* 葡萄糖基转移酶

glucothionic acid [ˌglu:kəθaiˈɔnik] 乳腺硫酸糖酯

Glucotrol [ˈglu:kə*u*ˌtrəul] *n* 格列吡嗪(glipizide)制剂的商品名

glucoxylose [ˌglu:kə*u*ˈzailəus] *n* 葡萄木二糖

glucurolactone [ˌglu:kjuə*r*əuˈlæktəun] *n* 葡醛内酯(保肝药)

glucuronate [glu:ˈkjuərəneit] *n* 葡(萄)糖醛酸(盐、酯或阴离子形式)

glucuronic acid [glu:kjuə̯ˈrɔnik] 葡(萄)糖醛酸

β-**glucuronidase** [ˌglu:kjuəˈrɔnideis] *n* *β*-葡糖苷酸酶(此酶缺乏为一种常染色体隐性性状，可致粘多糖病Ⅶ型，见Sly's syndrome)

glucuronidate [glu:ˈkjuərənideit] *vt* 使葡(萄)糖醛酸化

glucuronide [glu:ˈkjuərənaid] *n* 葡糖苷酸

glucuronide transferase [glu:ˈkjuərənaid ˈtrænsfəreis] 葡糖苷酸转移酶(即glucuronosyltransferase)

glucuronolactone [ˌglu:kjuə̯ˌrəunəˈlæktəun] *n* 葡醛内酯(保肝药)

glucuronoside [ˌglu:kjuə'rɔnəsaid] *n* 葡糖苷酸

glucuronosyltransferase [ˌglu:kjuəˌrɔnəsil'trænsfəreis] *n* 葡糖苷酸(基)转移酶(此酶缺乏为一种常染色体隐性性状，可致克-纳〈Crigler-Najjar〉综合征)

glucuronyl transferase [glu:'kjuərənil 'trænsfəreis] 葡糖醛酸(基)转移酶(此术语为glucuronosyltransferase的欠正确名)

glue [glu:] *n* 胶;胶水;各种胶粘物 *vt* 胶合，粘贴

Glugea ['glu:dʒiə] *n* 格留虫属

Gluge's corpuscles ['glu:gə] (Gottlieb Gluge) 格路格小体(颗粒状细胞，见于脂变的神经组织)

glut [glʌt] (-tt-) *vi* 狼吞虎咽;暴食 *vt* 使吃得过饱;使厌腻; *n* 吃饱;食厌

glutamate ['glu:təmeit] *n* 谷氨酸;谷氨酸盐(酯或根)

glutamate-ammonia ligase ['glu:təmeit ə'məuniə 'laigeis] 谷氨酸氨连接酶(亦称谷氨酰胺合成酶)

glutamate-cysteine ligase ['glu:təmeit 'sistii:n 'laigeis] 谷氨酸半胱氨酸连接酶

glutamate decarboxylase ['glu:təmeit di:kɑ:'bɔksileis] 谷氨酸脱羧酶(此酶缺乏为一种常染色体隐性性状，可致吡多辛〈pyridoxine〉依赖性婴儿惊厥)

glutamate dehydrogenase (NAD(P)⁺) ['glu:təmeit di:'haidrədʒəneis] 谷氨酸脱氢酶(NAD(P)⁺)

glutamate formiminotransferase ['glu:təmeit fɔ:ˌmiminəu'trænsfəreis] 谷氨酸亚胺甲基转移酶(亦称亚胺甲基转移酶)

glutamic acid [glu:'tæmik] 谷氨酸

glutamic acid hydrochloride [glu:'tæmik 'æsid ˌhaidrəu'klɔ:raid] 盐酸谷氨酸(促胃酸药)

glutamic-oxaloacetic transaminase (GOT) [glu:'tæmik ˌɔksələuə'si:tik træns'æmineis] 谷(氨酸)-草(酰乙酸)转氨酶，天冬氨酸转氨酶

glutamic-pyruvic transaminase (GPT) [glu:'tæmik paiə'ru:vik træns'æmineis] 谷(氨酸)-丙(酮酸)转氨酶，丙氨酸转氨酶

glutaminase [glu:'tæmineis] *n* 谷氨酰胺酶

glutamine ['glu:təmi:n] *n* 谷氨酰胺

glutamine synthetase ['glutəmin 'sinθiteis] 谷氨酰胺合成酶，谷氨酸氨连接酶

glutaminyl [glu:'tæminil] *n* 谷氨酰胺酰(基)

glutamyl ['glu:təmil] *n* 谷氨酰(基)

γ-glutamylcyclotransferase [ˌglu:təmilˌsaikləu'trænsfəreis] *n* γ-谷氨酰(基)环化转移酶

γ-glutamylcysteine [ˌglu:təmil'sistii:n] *n* γ-谷氨酰(基)半胱氨酸

γ-glutamylcysteine synthetase [ˌglu:təmilsis'tii:n 'sinθiteis] γ-谷氨酰(基)半胱氨酸合成酶，谷氨酸半胱氨酸连接酶

γ-glutamylcysteine synthetase deficiency γ-谷氨酰(基)半胱氨酸合成酶缺乏症(谷胱甘肽合成的遗传性氨基酸病，由于谷氨酸半胱氨酸连接酶缺乏所致，包括溶血性贫血、脊髓小脑变性、周围神经病变、肌病以及氨基酸尿症)

γ-glutamyltransferase (GGT) [ˌglu:təmil'trænsfəreis] *n* γ-谷氨酰(基)转移酶(此酶缺乏为一种常染色体隐性性状，可致γ-谷氨酰转肽酶缺乏症)

glutamyl transpeptidase ['glu:təmil træns'peptideis] 谷氨酰(基)转肽酶，γ-谷氨酰(基)转移酶

γ-glutamyl transpeptidase deficiency γ-谷氨酰转肽酶缺乏症(亦称谷胱甘肽尿)

glutaral ['glu:tərəl] *n* 戊二醛(即glutaraldehyde) | ～ concentrate 浓缩戊二醛(消毒药)

glutaraldehyde [ˌglu:tə'rældihaid] *n* 戊二醛(组织固定剂)
glutargin ['glu:tədʒin] *n* 谷氨酸精氨酸
glutaric acid ['glu:'tærik] 戊二酸
glutaricacidemia [glu:ˌtærikˌæsi'di:miə] *n* 戊二酸血(症)
glutaricaciduria [glu:ˌtærikˌæsi'djuəriə] *n* 戊二酸尿(症)(为常染色体隐性遗传氨基酸病,特征为蓄积和排泄戊二酸。有两型,Ⅱ型亦称多酰基辅酶A脱氢作用缺乏;尿内戊二酸排泄过多)
glutaryl ['glu:təril] *n* 戊二酰(基),戊二酸单酰(基)
glutaryl-CoA dehydrogenase ['glu:təril kəu'ei di:'haidrədʒəneis] 戊二酰(基)辅酶A脱氢酶(此酶缺乏为一种常染色体隐性性状,可致戊二酸尿Ⅰ型)
glutathione [ˌglu:tə'θaiəun] *n* 谷胱甘肽(解毒药)
glutathionemia [ˌglu:təˌθaiə'ni:miə] *n* 谷胱甘肽血
glutathione peroxidase [ˌglu:tə'θaiəun pə'rɔksideis] 谷胱甘肽过氧化物酶(此酶活性缺乏可致新生儿黄疸及溶血性贫血)
glutathione reductase (NADPH) [ˌglu:tə'θaiəun ri'dʌkteis] 谷胱甘肽还原酶(NADPH)(此酶缺乏可能是一种遗传性状,与中性粒细胞损害有关,可致免疫应答减弱及蚕豆诱发的溶血性贫血)
glutathione synthase [ˌglu:tə'θaiəun 'sinθeis] 谷胱甘肽合酶,谷胱甘肽合成酶
glutathione synthetase [ˌglu:tə'θaiəun 'sinθiteis] 谷胱甘肽合成酶(先天性谷胱甘肽合成酶缺乏,为一种常染色体隐性性状,可致溶血性贫血和严重酸中毒伴羟脯氨酸血症)
glutathione (GSH) synthetase deficiency 谷胱甘肽(还原型)合成酶缺乏症
glutathionuria [ˌglu:təθaiə'njuəriə] *n* 谷胱甘肽尿; γ-谷氨酰(基)转肽酶缺乏症
gluteal ['glu:tiəl] *a* 臀的
glutelin ['glu:təlin] *n* 谷蛋白
gluten ['glu:tən] *n* 麸质,谷胶,谷蛋白 | ~-casein 麸酪蛋白,谷胶酪蛋白,植物干酪素 | **~ous** ['glu:tənəs] *a*
glutenin ['glu:tənin] *n* 麦谷蛋白
gluteofemoral [ˌglu:tiəu'femərəl] *a* 臀股的
gluteoinguinal [ˌglu:tiəu'ingwinl] *a* 臀腹股沟的
glutethimide [glu'teθimaid] *n* 格鲁米特,导眠能,苯乙哌啶酮(镇静催眠药)
gluteus [glu:'ti:əs] ([复] **glutei** [glu:'ti:ai]) *n* 臀肌
glutin ['glu:tin] *n* 明胶蛋白;麸酪蛋白,谷胶酪蛋白
glutinosity [ˌglu:ti'nɔsəti] *n* 粘性
glutinous ['glu:tinəs] *a* 胶状的,粘的
glutitis [glu:'taitis] *n* 臀肌炎
glutolin ['glu:təlin] *n* 类副球蛋白
glutoscope ['glu:təskəup] *n* 凝集检查镜
glutose ['glu:təus] *n* 人造糖
glutton ['glʌtn] *n* 贪食者,饕餮;酷爱…的人 | **~ize** ['glʌtənaiz] *vt, vi* 大吃,吃得过度 / **~y** *n* 暴饮暴食,贪食
gluttonous ['glʌtənəs] *a* 贪吃的
Gluzinski's test [glu'zinski] (Wladyslaw A. Gluzinski) 格卢金斯基试验(①检胆色素;②鉴别胃溃疡与胃癌)
Gly glycine 甘氨酸
glyburide ['glaibjuraid] *n* 格列本脲,优降糖(口服降血糖药)
glycal ['glaikəl] *n* 烯糖(一种未饱和糖,—CH=CH—)
glycan ['glaikæn] *n* 聚糖(即多糖polysaccharide)
glycase ['glaikeis] *n* 麦芽糖糊精酶
glycemia [glai'si:miə] *n* 糖血
glycemin ['glaisəmin] *n* 肝抗胰岛素物质
glycentin [glai'sentin] *n* 肠升糖素,肠高血糖素(即enteroglucagon)

glyceraldehyde [ˌglisəˈrældihaid] *n* 甘油醛 | ~ 3-phosphate 甘油醛3-磷酸(酯)

glyceraldehyde-3-phosphate dehydrogenase (phosphorylating) [ˌglisəˈrældihaid ˈfɔsfeit diːˈhaidrədʒəneis] 甘油醛-3-磷酸脱氢酶(磷酸化)(缩写为GAPD，亦称磷酸丙糖脱氢酶)

glycerate [ˈglisəreit] *n* 甘油酸盐(或酯)

glyceric acid [gliˈserik] 甘油酸

D-glycericacidemia [gliˌserikˌæsiˈdiːmiə] *n* D-甘油酸血(症)(可能伴有智力迟钝)

L-glycericaciduria [gliˌserikˌæsiˈdjuəriə] *n* L-甘油酸尿(症)，原发性尿草酸盐过多Ⅱ型

glyceridase [ˈglisərideis] *n* 甘油酯酶，脂酶

glyceride [ˈglisəraid] *n* 甘油酯 | **glyceridic** [ˌglisəˈridik] *a*

glycerin [ˈglisərin], **glycerine** [ˌglisəˈriːn, ˈglisəriːn] *n* 甘油，丙三醇

glycerinate [ˈglisərineit] *vt* 用甘油处理，把…保存在甘油中 | **glycerination** [ˌglisəriˈneiʃən] *n*

glycerinated [ˈglisəriˌneitid] *a* 甘油制的;保存在油中的

glycerinum [ˌglisəˈrainəm] *n* 【拉】甘油，丙三醇

glycerite [ˈglisərait] *n* 甘油剂 | boroglycerin ~ 硼酸甘油甘油剂 / starch ~ 淀粉甘油剂(表面润滑药) / tannic acid ~ 鞣酸甘油剂(收敛药)

glyceritum [ˌglisəˈraitəm] ([复] **glycerita** [ˌglisəˈraitə]) *n* 【拉】甘油剂

glycerogel [ˈglisərədʒel] *n* 甘油凝胶

glycerogelatin [ˌglisərəˈdʒelətin] *n* 甘油明胶，甘油凝胶

glycerol [ˈglisərɔl] *n* 甘油 | ~ boroglycerite 硼酸甘油甘油剂 / ~ phosphate 磷酸甘油

glycerolize [ˈglisərəlaiz] *vt* (使)甘油化

glycerol kinase [ˈglisərɔl ˈkaineis] 甘油激酶

glycerol-3-phosphate *O*-acyltransferase [ˈglisərɔl ˈfɔsfeit ˌæsilˈtrænsfəreis] 甘油-3-磷酸*O*-酰基转移酶

glycerol-3-phosphate dehydrogenase [ˈglisərɔl ˈfɔsfeit diːˈhaidrədʒəneis] 甘油-3-磷酸脱氢酶

glycerol-3-phosphate dehydrogenase (NAD⁺) [ˈglisərɔl ˈfɔsfeit diːˈhaidrədʒəneis] 甘油-3-磷酸脱氢酶(NAD⁺)

glyceroluria [ˌglisərɔlˈjuəriə] *n* 甘油尿(症)

glycerone [ˈglisərəun] *n* 甘油酮(dihydroxyacetone〈二羟基丙酮〉的正式名，很少用)

glycerone phosphate [ˈglisərəun ˈfɔsfeit] 磷酸甘油酮

glycerophilic [ˌglisərə*u*ˈfilik] *a* 亲甘油的

glycerophosphatase [ˌglisərə*u*ˈfɔsfəteis] *n* 甘油磷酸酶

glycerophosphate [ˌglisərə*u*ˈfɔsfeit] *n* 磷酸甘油

glycerophosphoric acid [ˈglisərə*u*fɔsˈfɔrik] 甘油磷酸，磷酸甘油

glycerose [ˈglisərəus] *n* 甘油糖

glyceryl [ˈglisəril] *n* 甘油基 | ~ monostearate 单硬脂酸甘油酯(乳化剂) / ~ triacetate 三乙酸甘油酯(局部抗真菌药) / ~ trinitrate 硝酸甘油，三硝酸甘油酯(用于防治心绞痛)

glycidol [ˈglisidɔl], **glycide** [ˈglaisid] *n* 缩水甘油

glycinamide ribonucleotide [glaiˈsinəmaid ˌraibə*u*ˈnjuːkliətaid] 甘氨酰胺核苷酸

glycinate [ˈglaisineit] *n* 甘氨酸盐，氨基乙酸盐

glycine [ˈglaisiːn] *n* 甘氨酸，氨基乙酸

glycine amidinotransferase [ˈglaisiːn ˌæmiˌdiːnə*u*ˈtrænsfəreis] 甘氨酸脒基转移酶

glycine hydroxymethyltransferase

[ˈglaisiːn haiˌdrɔksiˌmeθilˈtrænsfəreis] 甘氨酸羟甲基转移酶(亦称丝氨酸羟甲基转移酶)

glycinemia [ˌglaisiˈniːmiə] *n* 甘氨酸血,血甘氨酸过多,高甘氨酸血

glycine transamidinase [ˈglaisiːn ˌtrænsəˈmidineis] 甘氨酸转脒基酶,甘氨酸脒基转移酶

glycinin [ˈglisinin] *n* 大豆球蛋白

Glyciphagus [glaiˈsifəgəs] *n* 甜食螨属(即Glycyphagus) | ~ domesticus (~ prunorum) 家甜食螨(即Glycyphagus domesticus)

glyc(o)- [构词成分]甘,甜;糖,葡萄糖;甘油;糖原

glycoaldehyde [ˌglaikəuˈældihaid] *n* 乙醇醛,羟乙醛

glycobiarsol [ˌglaikəubaiˈɑːsɔl] *n* 甘铋胂(抗肠阿米巴药)

glycocalix, glycocalyx [ˌglaikəuˈkæliks] *n* 多糖-蛋白质复合物,多糖被,细胞衣

glycochenodeoxycholate [ˌglaikəuˌkiːnəudiːˌɔksiˈkəuleit] 甘氨鹅脱氧胆酸,鹅脱氧胆酰甘氨酸

glycochenodeoxycholic acid [ˌglaikəuˌkiːnəudiːˌɔksiˈkəulik] 甘氨鹅脱氧胆酸,鹅脱氧胆酰甘氨酸

glycocholate [ˌglaikəuˈkɔleit] *n* 甘氨胆酸盐

glycocholic acid [ˌglaikəuˈkəulik] 甘氨胆酸

glycocine [ˈglaikəsin] *n* 甘氨酸

glycoclastic [ˌglaikəuˈklæstik] *a* 糖酵解的

glycocoll [ˈglaikəkɔl] *n* 甘氨酸

glycoconjugate [ˌglaikəuˈkɔndʒugit] *n* 糖结合物,配糖体(如糖脂、糖肽、低聚糖或氨基葡聚糖)

glycocyaminase [ˌglaikəuˈsaiæmineis] *n* 胍基乙酸酶

glycocyaminc [ˌglaikəuˈsaiəmin] *n* 胍基乙酸

glycodesoxycholic acid [ˌglaikəudeˌzɔksiˈkəulik] 甘氨脱氧胆酸

glycogelatin [ˌglaikəuˈdʒelətin] *n* 甘油明胶

glycogen [ˈglikəudʒen, ˈglaikəudʒen] *n* 糖原 | hepatic ~ 肝糖原 / tissue ~ 组织糖原(尤指贮存在肌肉内的糖原)

glycogenase [ˈglaikəudʒineis] *n* 糖原酶

glycogenesis [ˌglaikəuˈdʒenisis] *n* 糖生成,糖原生成 | **glycogenetic** [ˌglaikəudʒiˈnetik], **glycogenous** [glaiˈkɔdʒinəs] *a*

glycogenic [ˌglaikəuˈdʒenik] *a* 生糖的,糖原的

glycogenolysis [ˌglaikəudʒiˈnɔlisis] *n* 糖原分解 | **glycogenolytic** [ˌglaikəuˌdʒenəˈlitik] *a*

glycogenosis [ˌglaikəudʒiˈnəusis] *n* 糖原贮积病,糖原病 | brancher deficiency ~ 分支酶缺乏性糖原贮积病,糖原贮积病Ⅳ型 / generalized ~ 全身性糖原病,糖原贮积病Ⅱ型 / hepatophosphorylase deficiency ~ 肝磷酸化酶缺乏性糖原贮积病,糖原贮积病Ⅵ型 / hepatorenal ~ 肝肾型糖原贮积病,糖原贮积病Ⅰ型 / myophosphorylase deficiency ~ 肌磷酸化酶缺乏性糖原病,糖原贮积病Ⅴ型

glycogen phosphorylase [ˈglaikəudʒən fɔsˈfɔːrileis] 糖原磷酸化酶(此酶缺乏为一种常染色体隐性性状,可致糖原贮积病)

glycogen phosphorylase kinase [ˈglaikəudʒən fɔsˈfɔːrileis ˈkaineis] 糖原磷酸化酶激酶,磷酸化酶激酶

glycogen starch synthase [ˈglaikədʒən stɑːtʃ ˈsinθeis] 糖原淀粉合酶

glycogen synthase [ˈglaikəudʒən ˈsinθeis] 糖原合酶

[glycogen-synthase-D] phosphatase [ˈglaikədʒən ˈsinθeis ˈfɔsfəteis] [糖原合酶-D]磷酸(酯)酶

glycogen synthatase [ˈglaikəudʒən ˈsinθiteis] 糖原合成酶,糖原合酶

glycogeusia [ˌglaikə*u*ˈdʒju:siə] *n* 甜味觉,甜幻觉

glycohemia [ˌglaikə*u*ˈhi:miə] *n* 糖血症

glycohemoglobin [ˌglaikə*u*ˌhi:məˈgləubin] *n* 糖血红蛋白(一种糖基化血红蛋白)

glycohistechia [ˌglaikə*u*hisˈtekiə] *n* 组织(内)多糖症

glycol [ˈglaikɔl] *n* 脂肪族二元醇类;乙二醇,甘醇 | polyethylene ~ 聚乙二醇(药用辅料)

glycolaldehyde [ˌglaikəlˈældihaid] *n* 乙醇醛,羟乙醛

glycolate [ˈglaikəleit] *n* 羟乙酸盐

glycolic acid [glaiˈkɔlik] 羟基乙酸

glycolicaciduria [glaiˌkɔlikˌæsiˈdjuəriə] *n* 羟基乙酸尿(症),原发性尿草酸盐过多I型

glycolipid [ˌglaikə*u*ˈlipid] *n* 糖脂

glycoluric acid [ˌglaikə*u*ˈljuərik] 脲乙酸

glycolyl [ˈglaikəlil] *n* 羟乙酰基,乙醇酰基

glycolysis [glaiˈkɔlisis] *n* 糖酵解 | **glycolytic** [ˌglaikə*u*ˈlitik] *a*

glycometabolism [ˌglaikə*u*meˈtæbəlizəm] *n* 糖代谢 | **glycometabolic** [ˌglaikə*u*metəˈbɔlik] *a*

glycone [ˈglaikəun] *n* 甘油栓

glyconeogenesis [ˌglaikə*u*ˌni(:)ə*u*ˈdʒenisis] *n* 糖原异生(作用)

glyconnectin [ˌglaikə*u*ˈnektin] *n* 糖连接素

glyconucleoprotein [ˌglaikə*u*ˌnju:kliə*u*ˈprəuti:n] *n* 糖核蛋白

glycopenia [ˌglaikə*u*ˈpi:niə] *n* 低血糖,血糖过少

glycopeptide [ˌglaikə*u*ˈpeptaid] *n* 糖肽

glycopexis [ˌglaikə*u*ˈpeksis] *n* 糖储藏,糖固定 | **glycopexic** *a*

Glycophagus [glaiˈkɔfəgəs] *n* 甜食螨属(即Glycyphagus)

glycophenol [ˌglaikə*u*ˈfi:nɔl] *n* 糖精

glycophilia [ˌglaikə*u*ˈfiliə] *n* 血糖敏感症

glycophorin [ˌglaikə*u*ˈfɔ:rin] *n* 血型糖蛋白

glycopolyuria [ˌglaikə*u*ˌpɔliˈjuəriə] *n* 尿酸增多性糖尿病

glycoprival [ˌglaikə*u*ˈpraivəl] *a* 无糖的

glycoprotein [ˌglaikə*u*ˈprəuti:n] *n* 糖蛋白 | glycine-rich *β* ~ (GBG) 富甘氨酸*β*糖蛋白,B因子

glycoprotein 4-*β*-galactosyltransferase [ˌglaikəuˈprəuti:n gəˌlæktəusilˈtrænsfəreis] 糖蛋白4-*β*-半乳糖基转移酶(EC命名法中称为*β*-*N*-acetylglucosaminylglycopeptide *β*-1,4-galactosyltransferase)

glycoprotein sialidase [ˌglaikə*u*ˈprəuti:n saiˈælideis] 糖蛋白唾液酸酶

glycoptyalism [ˌglaikə*u*ˈtaiəlizəm] *n* 糖涎症

glycopyrrolate [ˌglaikə*u*ˈpirəleit], **glycopyrronium bromide** [ˌglaikə*u*piˈrəunjəm] 格隆溴铵,溴环扁吡酯,胃长宁(抗胆碱能药,用于治疗消化性溃疡和其他胃肠道紊乱)

glycoregulation [ˌglaikə*u*ˌregjuˈleiʃən] *n* 糖(代谢)调节 | **glycoregulatory** [ˌglaikəˈregjulətəri] *a*

glycorrhachia [ˌglaikə*u*ˈreikiə] *n* 糖脊(髓)液

glycorrhea [ˌglaikə*u*ˈri:ə] *n* 糖溢

glycosamine [ˌglaikə*u*ˈsæmin] *n* 葡(萄)糖胺,氨基葡(萄)糖

glycosaminoglycan [ˌglaikə*u*səˌmi:nə*u*ˈglaikæn] *n* 葡糖胺聚糖,氨基葡聚糖(缩写为GAG,以前称粘多糖)

glycosaminolipid [ˌglaikə*u*sˌæminəˈlipid] *n* 氨基葡糖脂类

glycosecretory [ˌglaikə*u*siˈkri:təri] *a* 糖原分泌的

glycosemia [glaikə*u*ˈsi:miə] *n* 糖血症

glycosene [ˈglaikəsi:n] *n* 反烯糖(一种

脱水糖)

glycosialia [ˌglaikəusai'eiliə] *n* 糖涎症

glycosialorrhea [ˌglaikəuˌsaiələu'ri:ə] *n* 糖涎溢

glycosidase [glai'kəusideis] *n* 糖苷酶

glycoside ['glaikəsaid] *n* (葡萄)糖苷 | cardiac ～ 强心苷 / cyanophoric ～ 氰(基)苷 / sterol ～ 植物甾醇苷 | **glycosidic** [glaikəu'sidik] *a*

glycosometer [ˌglaikəu'sɔmitə] *n* 尿糖定量器,尿糖计

glycosphingolipid [ˌglaikəuˌsfiŋgə'lipid] *n* 糖(神经)鞘脂

glycosphingolipidosis [ˌglaikəuˌsfiŋgəˌlipi'dəusis] 糖(神经)鞘脂病,法布莱病(Fabry's disease)

glycostatic [ˌglaikəu'stætik] *a* 糖原恒定的(保持糖浓度恒定)

glycosuria [ˌglaikəu'sjuəriə] *n* 糖尿 | digestive ～, alimentary ～ 消化性糖尿,饮食性糖尿 / renal ～, benign ～, nondiabetic ～, nonhyperglycemic ～, normoglycemic ～, orthoglycemic ～ 肾性糖尿,良性糖尿,非糖尿病性糖尿,非血糖过高性糖尿,正常血糖性糖尿,体位性糖尿

glycosuric [ˌglaikəu'sjuərik] *a* 糖尿的,有糖尿的

glycosuric acid [ˌglaikəu'sjuərik] 糖尿酸

glycosyl ['glaikəsil] *n* 糖基

glycosylate ['glaikəsileit] *vt* 使(蛋白质)糖基化

glycosylated [glai'kəusiˌleitid] *a* 糖基化的

glycosylation [ˌglaikəsi'leiʃən] *n* 糖基化

glycosyltransferase [ˌglaikəsil'trænsfəreis] *n* 转糖酶,糖基转移酶

glycotaxis [ˌglaikəu'tæksis] *n* 糖(代谢性)分布

glycotropic [ˌglaikəu'trɔpik] *a* 亲糖的,嗜糖的

glycuresis [ˌglaikjuə'ri:sis] *n* 糖尿(一次平常碳水化合物食物后,尿中葡萄糖含量的正常性增加)

glycuronate [glai'kjuərəneit] *n* 糖羰酸;糖醛酸

glycuronic acid [ˌglaikjuə'rɔnik] 糖醛酸

glycuronide [glai'kjuərənaid] *n* 糖苷酸

glycuronuria [glaiˌkjuərəu'njuəriə] *n* 葡萄糖醛酸尿

glycyl ['glisil] *n* 甘氨酰基,氨基乙酰基

glycylglycine [ˌglisil'glisin] *n* 双甘氨肽,甘氨酰甘氨酸

glycyltryptophan [ˌglisil'triptəfæn] *n* 甘氨酰色氨酸(用于胃癌检验)

Glycyphagus [glai'sifəgəs] *n* 甜食螨属 | ～ domesticus 家甜食螨

Glycyrrhiza [ˌglisi'raizə] *n* 甘草属

glycyrrhiza [ˌglisi'raizə] *n* 甘草

glycyrrhizic acid [ˌglisi'raizik] 甘草酸,甘草甜素

glycyrrhizin [ˌglisi'raizin] *n* 甘草甜素

glydanile sodium ['glaidənail] 嘧磺茴胺钠,格列他尼钠(即glicetanile sodium,口服降血糖药)

glyhexamide [glai'heksəmaid] *n* 格列己脲,茚磺环己脲(口服降血糖药)

glykemia [glai'ki:miə] *n* 糖血症

glymidine sodium ['glaimidi:n] 格列嘧啶钠,降糖嘧啶钠,苯磺嘧啶钠(口服降血糖药)

glyoctamide [glai'ɔktəmaid] *n* 格列辛脲,甲磺环辛脲(口服降血糖药)

glyoxal [glai'ɔksæl] *n* 乙二醛

glyoxalase [glai'ɔksəleis] *n* 乙二醛酶

glyoxalin [glai'ɔksəlin] *n* 咪唑,异吡唑,亚胺唑

glyoxisome [glai'ɔksisəum] *n* 乙醛酸循环体(即glyoxosome)

glyoxosome [glai'ɔksəsəum] *n* 乙醛酸循环体

glyoxylate [glai'ɔksileit] *n* 乙醛酸盐

glyoxylic acid [ˌglaiɔk'silik] 乙醛酸

glyphylline [glai'filin] *n* 双羟丙茶碱,喘定(血管和支气管扩张药,强心利尿药)

Glyptocranium [ˌgliptəu'kreinjəm] *n* 秘鲁毒蛛属(即Mastophora) | ~ gasteracanthoides 秘鲁毒蛛(即Mastophora gasteracanthoides)

Glytheonate [glai'θi:əneit] *n* 茶碱甘氨酸钠(theophylline sodium glycinate)制剂的商品名

Gm Gm同种异型(在遗传学上指人类IgG重链上的同种异型标记,作为简单的孟德尔特征遗传的,发现位于γ链的Fc和Fd片段,同种异型已知有20种以上)

gm gram 克(g)

GMC General Medical Council 全国医学总会(英国)

GM-CSF granulocyte-macrophage colony-stimulating factor 粒-巨噬细胞集落刺激因子

Gmelin's test ['meilin] (Leopold Gmelin) 格梅林试验(检尿中胆色素)

GMK green monkey kidney cells 绿猴肾细胞

GMP guanosine monophosphate 鸟苷一磷酸,鸟苷酸; cyclic GPM 3',5'-GMP 环鸟苷酸

G-Mycitin [dʒɪ:'maisətin] 硫酸庆大霉素(gentamycin sulfate)制剂的商品名

gnash [næʃ] *vt* 咬(牙);啮 *vi* (由于愤怒或痛苦而)咬牙;(牙)啮咬 *n* 咬

gnat [næt] *n* 蚊,蚋 | buffalo ~ 蚋 / eye ~ 眼潜蝇(即Hippelates pusio) / fungus ~ 食菌蚋 / turkey ~ 火鸡蚋

gnath- 见gnatho-

gnathalgia [nə'θældʒiə] *n* 颌痛

gnathic ['næθik] *a* 颌的

gnathion ['næθiɔn] *n* 颌下点(下颌正中线最低点)

gnathitis [næ'θaitis] *n* 颌炎

gnath(o)- [构词成分] 颌

Gnathobdellidae [ˌnæθɔb'delidi:] *n* 颚蛭科

gnathocephalus [ˌnæθəu'sefələs] *n* 有颌无头畸胎

gnathodynamics [ˌnæθəudai'næmiks] *n* 殆力学,咬合力学

gnathodynamometer [ˌnæθəuˌdainə'mɔmitə] *n* 颌力计,咬合力计,下颌动力计 | bimeter ~ 双侧殆力计,双度颌力计

gnathodynia [ˌnæθəu'diniə] *n* 颌痛

gnathography [nə'θɔgrəfi] *n* 殆力描记(法)

gnathology [nə'θɔlədʒi] *n* 颌(力)学,咀嚼器学 | **gnathologic** [ˌnæθə'lɔdʒik] *a*

gnathoplasty ['næθəˌplæsti] *n* 颌成形术

gnathoschisis [nə'θɔskisis] *n* (上)颌裂(畸形)

gnathostat ['næθəstæt] *n* 颌固定器

gnathostatics [ˌnæθəu'stætiks] *n* 牙模定位法

Gnathostoma [nə'θɔstəmə] *n* 颚口线虫属 | ~ hispidum 刚棘颚口线虫 / ~ spinigerum 棘颚口线虫 | **Gnathostomum** *n*

gnathostomatics [ˌnæθəustəu'mætiks] *n* 口颌生理学

gnathostomiasis [ˌnæθəustəu'maiəsis] *n* 颚口线虫病

gnaw [nɔ:] *vt, vi* 咬,啮,啃;消耗,侵蚀;折磨,烦恼

gnawing ['nɔ:iŋ] *n* 咬;咬痛;[复](因饥饿等引起的)痛苦

gnosia ['nəusiə] *n* 认识,感知

gnosis ['nəusis] *n* 感悟(指大脑皮质感觉冲动所唤起连系性记忆体系,为大脑皮质功能之一)

gnotobiota [ˌnəutəubai'əutə] *n* 定菌(丛),既知菌(丛),限菌区系(指实验动物在受控制的饲养条件下保有的一定的、既知的微动物区系和微生物区系)

gnotobiote [ˌnəutəu'baiəut] *n* 定菌动物,既知菌动物,限菌动物(在特定条件下饲养的,已知其体内外微动物区系和微植物区系的实验动物) | **gnotobio-**

tic [ˌnəutəubaiˈɔtik] *a*

gnotobiotics [ˌnəutəubaiˈɔtiks],

gnotobiology [ˌnəutəubaiˈɔlədʒi] *n* 定菌动物(培养)学,限菌生物学

gnotophoresis [ˌnəutəuˈfɔrisis] *n* 定菌形成 | **gnotophoric** [ˌnəutəuˈfɔrik] *a*

Gn-RH gonadotropin-releasing hormone 促性腺激素释放激素

go [gəu] (went, gone) *vi* 去;通向;运转;行动;处于…的状态;进行,起作用;消失,衰退;(时间)过去;死;失去知觉;变为,成为;趋向于;有助于(to) | as(或so) far as it ~es 就现状来说,就其本身而言 / ~ about 从事,干;走动;流传;(疾病)蔓延 / ~ after 追逐,追求 / ~ against 违反,反对;不利于 / ~ ahead 前进;开始(with) / ~ aloft 去世 / ~ along 前进,进行;赞同(with);陪同(with) / ~ around 见 ~ round / ~ at 扑向,进攻;着手干 / ~ back 回去(to);追溯(to);违背(on) / ~ behind 寻究,进一步斟酌 / ~ beyond 超出,越出 / ~ by 走过;过去;依照,按照…判断;顺便走访 / ~ down 下去;被咽下;被接受;下降,减低;倒下,病倒;消肿,消退;患,感染上(with) 延续(至)(to);传下去 / ~ far 大有前途;成功 / ~ far toward(s) 大有助于 / ~ flop 失败 / ~ for 为…去;去请,去找;被认为;对…适用;主张;欢喜 / ~ forth 向前去;被发表 / ~ forward 前进;发生 / ~ ill (事态)恶化 / ~ ill with 对…不利 / ~ in 进去;放得进去;用于;参加 / ~ in for 从事于;酷爱;追求;参加;主张,赞成 / ~ into 进入;通向;加入,投入;探究;进入…状态 / ~ near to (do sth) 几乎(做某事) / ~ off 离去;去世;消失;爆发;(食物等)变质;进行;昏去;睡去 / ~ on 继续下去;(时间等)过去;发生,进行;接近;依据 / ~ out 出去;熄灭;过时;(心)向往;对…充满同情(to) / ~ over 转变;仔细检查 / ~ round 四处走动,绕道走;顺便去;(病、消息)流行;流传;足够分配 / ~ short (of) 缺乏,不够 / ~ so far as (to do) 竟然到(做…)的地步 / ~ through 经历,经受,通过;仔细检查,全面考虑;参加,做完 / ~ through with (常指克服困难后)做完,完成 / ~ to 有助于;加起来等于;改为,改成 / ~ together 相配 / ~ too far 走得太远,做(或说)得过火 / ~ under (被)麻醉;死;失败 / ~ up 上升,增长;被建造起来 / ~ west 上西天,死 / ~ with 陪…一起去,伴随;与…持同一看法;与…相配 / ~ without 没有…也行 / ~ wrong 走错路;出毛病,失败

goal [gəul] *n* 终点,目的地;目的,目标

Goa powder [ˈgəuə] 柯桠粉

goatpox [ˈgəutpɔks] *n* 山羊痘疮,山羊天花

God [gɔd] *n* 上帝;神

Godélier's law [gəudeiˈljei] (Charles P. Godélier) 果代里埃定律(腹膜结核同时有胸膜结核)

Goeckerman treatment [ˈgəukəmən] (William H. Goeckerman) 戈克曼疗法(以焦油膏继以紫外线B照射治疗银屑病)

Goetsch's skin reaction (test) [ˈgetʃ] (Emil Goetsch) 戈奇皮肤反应(试验)(注射肾上腺素,诊查甲状腺功能亢进)

Goggia's sign [ˈgəudʒɑː] (Carlo P. Goggia) 果吉亚征(健康时先叩击然后握捏肱二头肌引起的纤维性收缩可延及整个肌肉,虚弱性疾病如伤寒时,此收缩为局部性的)

goggle [ˈgɔgl] *vi* 瞪眼看,斜眼看(at);转动眼珠 *n* 瞪眼,转眼;[复]护目镜,风镜

goggle-eyed [ˈgɔgl aid] *a* 瞪眼的;眼珠突出的

going [ˈgəuiŋ] *n* 去,离去;进行情况;工作条件 *a* 进行中的;现行的;流行的;活着的 | be ~ to 将要,打算

goiter, goitre [ˈgɔitə] *n* 甲状腺肿 | colloid ~ 胶性甲状腺肿 / cystic ~ 囊性甲状腺肿 / diving ~, plunging ~, wandering ~ 游动性甲状腺

肿,移动性甲状腺肿 / endemic ～ 地方性甲状腺肿 / exophthalmic ～, toxic ～ 突眼性甲状腺肿,中毒性甲状腺肿(见Graves' disease) / lingual ～ 甲状舌管囊肿 / lymphadenoid ～ 淋巴结样甲状腺肿,淋巴瘤性甲状腺肿

goitrin [ˈgɔitrin] *n* 致甲状腺肿素

goitrogen [ˈgɔitrədʒən] *n* 致甲状腺肿物

goitrogenic [ˈgɔitrəuˈdʒenik] *a* 致甲状腺肿的 | ～**ity** [ˌgɔitrəudʒeˈnisəti] *n* 致甲状腺肿性,甲状腺肿发生性(素质) / **goitrogenous** [gɔiˈtrɔdʒinəs] *a*

goitrous [ˈgɔitrəs] *a* 甲状腺肿的

gold [gəuld] *n* 金,黄金;金色,金黄色 *a* 金(制)的;含金的;金色的 | annealed ～ 煅韧金 / cohesive ～ 粘(性)金 / colloidal ～ 胶态金,胶体金 / Dutch ～ 荷兰金(铜锌合金) / mat ～, crystal ～, crystalline ～, fibrous ～ 团金,晶体金,纤维金 / noncohesive ～ 无粘性金,软金 / radioactive ～ 放射性金,射金 / ～ sodium thiomalate 硫代苹果酸金钠(亦称金硫丁二钠,用于治类风湿性关节炎和非播散性红斑狼疮) / ～ sodium thiosulfate, ～ aurothiosulfate 硫代硫酸金钠(用于治类风湿性关节炎) / ～ thioglucose 硫葡萄糖金,金硫葡糖(用于治类风湿性关节炎)

Goldberg's syndrome [ˈgəuldbəːg] (Morton F. Goldberg) 戈德伯格综合征,半乳糖唾液酸沉积症

Goldblatt's clamp [ˈgəuldblæt] (Harry Goldblatt) 戈德布拉特夹(肾动脉夹,藉以产生实验性高血压) | ～ hypertension 戈德布拉特高血压(肾动脉闭塞性高血压) / ～ kidney 戈德布拉特肾(血流闭塞时的肾,导致肾性高血压)

golden [ˈgəuldən] *a* 金的;金(黄)色的;贵重的,绝好的

Goldenhar's syndrome [ˈgəuldənhɑː] (Maurice Goldenhar) 戈登哈综合征,眼耳脊椎发育不良

Goldflam's disease, Goldflam-Erb disease [ˈgəultflɑːm ˈɛəb] (Samuel V. Goldflam; Wilhelm H. Erb) 重症肌无力

Goldscheider's percussion [ˈgəuldʃaidə] (Johannes K. A. E. A. Goldscheider) 戈尔德沙伊德尔叩诊(①阈叩诊threshold percussion, 见percussion项下相应术语;②直指叩诊法)

Goldstein rays [ˈgəuldstain] (Eugene Goldstein) 戈尔茨坦射线(X线穿过透明物质时所产生的一种射线,亦称S射线)

Goldstein's disease [ˈgəuldstain] (Hyman I. Goldstein) 遗传性出血性毛细血管扩张 | ～ hematemesis 戈尔茨坦呕血(由胃毛细血管扩张引起) / ～ hemoptysis 戈尔茨坦咯血(气管支气管毛细管扩张性咯血) / ～ sign 戈尔茨坦征(蹬趾与邻趾之间相隔空隙很大,见于呆小病及唐氏〈Down〉综合征)

Goldthwait brace [ˈgəuldθweit] (Joel E. Goldthwait) 戈德思韦特支架(一种衬垫3层革裹金属带的骨骼支架,最上部装于乳头线,最下部围绕骨盆) | ～ sign (symptom) 戈德思韦特征(症状)(患者仰卧,检查者一手将患者腿抬高,另一手置于其背下部,然后施力于骨盆的一侧,如患者在腰椎移动之前即感疼痛,则损伤即为骶髂关节扭伤,如腰椎移动后始感疼痛,则损伤在骶髂或腰骶关节内)

golgiosome [ˈgɔldʒiəsəum] *n* 高尔基体,网体

Golgi's complex, apparatus, body [ˈgɔldʒi] (Camillo Golgi) 高尔基体(细胞内一种复杂的杯状结构,由若干囊泡所组成,囊泡通过细胞膜移行,释放糖蛋白和粘多糖,从而起着内分泌和外分泌的作用) | ～ corpuscle 高尔基小体(在腱内腱与肌肉纤维接合处所见的一种腱梭) / ～ cells 高尔基细胞(见 ～ neurons) / ～ law 高尔基定律(疟疾发作的严重程度取决于血内疟原虫的数目) / ～ mixed staining method 高尔基混合染色法(染神经细胞及其全部细胞突) / ～

type Ⅰ neurons 高尔基Ⅰ型神经细胞(具有长轴突的锥体细胞，起自中枢神经系统灰质，穿入白质，终于外周，亦称高尔基细胞) / ～ type Ⅱ neurons 高尔基Ⅱ型神经细胞(具有短轴突的星形神经元，不离开细胞体所在的灰质，在大脑和小脑皮质内及在视网膜内为数最多，亦称高尔基细胞) / ～ tendon organ 高尔基腱器(发现于哺乳类肌腱中的一种机械性刺激感受器，亦称腱梭) / ～ theory 高尔基学说(神经元由高尔基细胞轴突和戴特斯〈Deiters〉细胞轴突的侧支而沟通的)

Goll's column, fasciculas, tract [gɔl] (Friedrich Goll) 脊髓薄束 | ～ fibers 戈尔纤维(从薄束核延伸到小脑蚓部) / ～ nucleus 戈尔核(薄束核，在延髓内)

Goltz's experiment ['gəults] (Friedrich L. Goltz) 戈尔茨实验(叩击蛙腹可引起蛙心停止跳动) | ～ theory 戈尔茨学说(半规管的作用是传递位置觉，从而为平衡觉提供物质辅助)

Goltz syndrome [gəults] (Robert W. Goltz) 戈尔茨综合征，局灶性皮肤发育不良

Gombault-Philippe triangle [gɔm'bəu fi'lip] (F. A. A. Gombault; Claudius Philippe) 贡博-菲利普三角(脊髓圆锥内，由隔缘束的纤维形成)

Gombault's degeneration (neuritis) [gɔm'bəu] (François A. A. Gombault) 进行性肥大性间质性神经病

gomitoli [gə'mitəlai] *n* 垂体门毛细管网

Gomori methods, stains ['gɔməri] (George Gomori) 果莫里法、染剂(组织学上用以显示酶，尤其是染切片中的磷酸酶及脂酶，亦为显示结缔组织纤维及分泌性颗粒的染色法)

Gompertz formula, law ['gɔmpə:ts] (Benjamin Gompertz) 冈珀茨公式、定律(老年期的死亡危险随几何级数增加：年龄为x时的死亡率，可按公式$q_x=q_0ea^x$计算，q_x是年龄x时死亡率，q_0是年龄为0时的死亡率，a为常数)

gomphiasis [gɔm'faiəsis] *n* 牙松(动)；牙痛

gomphosis [gɔm'fəusis] *n* 嵌合，钉状关节

gon- [构词成分] 精液，种子；膝

gonacratia [ˌgɔnə'kreiʃiə] *n* 遗精，精溢

gonad ['gəunæd, 'gɔnæd] *n* 性腺，生殖腺 | indifferent ～ 未分化性腺 / streak ～s 条纹性腺(未发育的性腺结构，见于输卵管下阔韧带中，最常见于特纳〈Turner〉综合征) / third ～ 第三性腺(肾上腺) | **～al** [gɔ'nædl], **～ial** [gɔ'nædiəl] *a*

gonadectomize [ˌgɔnə'dektəmaiz] *vt* 性腺切除

gonadectomy [ˌgɔnə'dektəmi] *n* 性腺切除术

gonadoblastoma [ˌgɔnədəublæs'təumə] *n* 性腺胚细胞瘤

gonadogenesis [ˌgɔnədəu'dʒenisis] *n* 性腺发生，生殖腺发生

gonadoinhibitory [ˌgɔnədəuin'hibitəri] *a* 性腺抑制的

gonadokinetic [ˌgɔnədəukai'netik] *a* 促性腺(活动)的

gonadoliberin [ˌgɔnədəu'libərin] *n* 促性腺激素释放激素

gonadopathy [ˌgɔnə'dɔpəθi] *n* 性腺病，生殖腺病

gonadopause [gɔ'nædəpɔ:z] *n* 性腺功能停止，性腺功能丧失

gonadorelin [ˌgɔnədəu'relin] *n* 戈那瑞林(促性激素释放素) | ～ hydrochloride 盐酸戈那瑞林(用以评估性腺功能减退时垂体前叶促性腺细胞的功能性能力，并用以治疗青春期延迟和闭经，皮下或静脉内给药)

gonadotherapy [ˌgɔnədəu'θerəpi] *n* 性激素疗法，性腺剂疗法

gonadotrope [gɔ'nædətrəup] *n* 促性腺细胞；促性腺物质

gonadotroph [gɔ'nædətrəuf] *n* 促性腺

细胞;促性腺物质

gonadotropic [ˌgɔnədəu'trəupik], **gonadotrophic** [ˌgɔnədəu'trɔfik] *a* 促性腺的,亲性腺的

gonadotropin [ˌgɔnədəu'trəupin], **gonadotrophin** [ˌgɔnədəu'trəufin] *n* 促性腺激素 | chorionic ~ 绒毛膜促性腺激素(用以治性腺发育不全) / human chorionic ~ (hCG) 人绒毛膜促性腺激素 / human menopausal ~ (hMG) 人绝经期促性腺激素 / pregnant mare serum ~, equine ~ 孕马血清促性腺激素,马促性腺激素(用以治隐睾病、不育、垂体性侏儒症等)

gonaduct ['gɔnədʌkt] *n* 生殖管

gonagra [gɔ'nægrə] *n* 膝关节痛风

gonalgia [gɔ'nældʒiə] *n* 膝痛

gonangiectomy [ˌgɔnændʒi'ektəmi] *n* 输精管切除术

gonarthritis [ˌgɔnɑː'θraitis] *n* 膝关节炎

gonarthrocace [ˌgɔnɑː'θrɔkeisi] *n* 膝白肿

gonarthromeningitis [gɔnˌɑːθrəuˌmenin'dʒaitis] *n* 膝关节滑膜炎

gonarthrosis [ˌgɔnɑː'θrəusis] *n* 膝关节病

gonarthrotomy [ˌgɔnɑː'θrɔtəmi] *n* 膝关节切开术

gonatocele [gɔ'nætəsiːl] *n* 膝瘤

gone [gɔn] go的过去分词 *a* 已离去的;无可挽回的;遗失了的;垂死的,死了的;虚弱无力的,发晕的;用光了的;过去的;怀孕的 | be far ~ (病等)到了很重的程度;极疲倦

gonecyst ['gɔnisist], **gonecystis** [ˌgɔni'sistis] *n* 精囊

gonecystitis [ˌgɔnisis'taitis] *n* 精囊炎

gonecystolith [ˌgɔni'sistəliθ] *n* 精囊石

gonecystopyosis [ˌgɔniˌsistəpai'əusis] *n* 精囊化脓

goneitis [ˌgɔni'aitis] *n* 膝关节炎

gonepoiesis [ˌgɔnipɔi'iːsis] *n* 精液生成,精液分泌 | **gonepoietic** [ˌgɔnipɔi'etik] *a*

Gongylonema [ˌgɔndʒilə'niːmə] *n* 筒线虫属 | ~ ingluvicola 嗉囊筒线虫 / ~ neoplasticum 瘤筒线虫 / ~ pulchrum, ~ scutatum 美丽筒线虫

gongylonemiasis [ˌgɔndʒiləni'maiəsis] *n* 筒线虫病

gonia ['gəuniə] gonion的复数

gonial ['gəuniəl] *a* 下颌角点的

gonidangium [ˌgɔni'dændʒiəm] *n* 分生体囊;藻胞囊

gonidiospore [gəu'nidiəspɔː] *n* 分生体孢子;藻胞孢子

gonidium [gəu'nidiəm] ([复] **gonidia** [gəu'nidiə]) *n* 分生体,分生子;藻胞(地衣)

Gonin's operation [gɔ'næn] (Jules Gonin) 果南手术(经一巩膜切口在视网膜裂上施行热烙术,治疗视网膜脱离)

goni(o)- [构词成分] 角

goniocraniometry [ˌgəuniəuˌkreini'ɔmitri] *n* 颅角测量法

gonioma [ˌgɔni'əumə] *n* 生殖细胞瘤

goniometer [ˌgəuni'ɔmitə] *n* 角度计,测角计;测向器(检迷路病) | finger ~ 手指测角计(测手指指骨间关节的屈伸度) | **goniometry** *n* 测角术;测向术 / **goniometric** [ˌgəuniə'metrik] *a* 测角的,测角计的

gonion ['gəuniɔn] ([复] **gonia** ['gəuniə]) *n* 下颌角点(头颅测量名词,下颌外角上的最下、最后及最外侧之点)

goniophotography [ˌgəuniəufə'tɔgrəfi] *n* 眼前房角照相术

goniopuncture [ˌgəuniəu'pʌŋktʃə] *n* 前房角穿刺

gonioscope ['gəuniəˌskəup] *n* 前房角镜 | **gonioscopy** [ˌgəuni'ɔskəpi] *n* 前房角镜检查

goniosynechia [ˌgəuniəusi'nekiə] *n* (虹膜角膜间)前房角粘连

goniotomy [ˌgəuni'ɔtəmi] *n* 前房角切开术

gonitis [gəu'naitis] *n* 膝关节炎 | fungous ～ 蕈状膝关节炎 / ～ tuberculosa 结核性膝关节炎

gon(o)- ［构词成分］种子，精子，生殖

gonoblennorrhea ［ˌgɔnəuˌblenəˈriːə］ *n* 淋病性结膜炎

gonocampsis ［ˌgɔnəuˈkæmpsis］ *n* 膝弯曲

gonocele ［ˈgɔnəsiːl］ *n* 精液囊肿

gonochorism ［gɔˈnɔkərizəm, ˌgɔnəˈkɔːrizəm］ *n* 雌雄异体

gonococcemia ［ˌgɔnəukɔkˈsiːmiə］ *n* 淋球菌(菌)血症

gonococcide ［ˌgɔnəuˈkɔksaid］, **gonococcocide** ［ˌgɔnəuˈkɔkəsaid］ *n* 杀淋(球)菌剂

gonococcus ［ˌgɔnəuˈkɔkəs］ (［复］ **gonococci** ［ˌgɔnəuˈkɔk(s)ai］) *n* 淋(病双)球菌 | **gonococcal, gonococcic** ［ˌgɔnəuˈkɔksik］ *a*

gonocyte ［ˈgɔnəsait］ *n* 性原细胞，生殖母细胞；配子母细胞

gonomery ［gɔˈnɔməri］ *n* 两亲染色体分裂

gononephrotome ［ˌgɔnəuˈnefrətəum］ *n* 生殖肾节

gonophage ［ˈgɔnəfeidʒ］ *n* 淋球菌噬菌体

gonophore ［ˈgɔnəfɔː］ *n* 副生殖器(例如输卵管、子宫、输精管、精囊等)

gonorrhea ［ˌgɔnəˈriːə］ *n* 淋病 | ～**l** *a*

gonosome ［ˈgɔnəsəum］ *n* 性染色体(旧名)

gonotokont ［ˌgɔnəˈtəukɔnt］ *n* 性母细胞，生长细胞

gonotome ［ˈgɔnətəum］ *n* 生殖节

gony- ［构词成分］膝

Gonyaulax ［ˌgɔniˈɔːlæks］ *n* 膝沟藻属

gonycampsis ［ˌgɔniˈkæmpsis］ *n* 膝弯曲

gonycrotesis ［ˌgɔnikrəˈtiːsis］ *n* 膝外翻

gonyectyposis ［ˌgɔniˌektiˈpəusis］ *n* 膝内翻，弓形腿

gonyocele ［ˈgɔniəsiːl］ *n* 膝滑膜炎，结核性膝关节炎

gonyoncus ［ˌgɔniˈɔŋkəs］ *n* 膝瘤

good ［gud］ (better, best) *a* 好的；有益的，有效的，适合的；健全的；愉快的；充分的 *n* 好事；好处，利益 | as ～ as 和…几乎一样，实际上等于 / come to (no) ～ 有(没有)好结果 / for ～ (and all) 永久地，一劳永逸地 / for ～ or for evil 不论好歹 / ～ at 善于 / ～ for 值…；有效的，对…有用的 / hold ～ (for) (对…)适用 / make ～ 成功；发达；补偿；实现 / see ～ (to do) 认为(做某事)适当 / to the ～ 有好处

Goodell's sign (law) ［guˈdel］ (William Goodell) 古德尔征(定律)(子宫颈软，可能妊娠，子宫颈硬，决非妊娠)

good-for-nothing ［ˈgudfəˌnʌθiŋ］ *a* 无价值的，没有用处的 *n* 无用的人

good-humo(u)red ［ˈgudˈhjuːməd］ *a* 愉快的，心情好的

good-natured ［ˈgudˈneitʃəd］ *a* 脾气好的，温厚的

Goodpasture's stain ［gudˈpæstʃə］ (Ernest W. Goodpasture) 古德帕斯御染剂(过氧化酶染色法) | ～ syndrome 古德帕斯御综合征，肺出血肾炎综合征(肾小球性肾炎咯血综合征，主要发生于青年男性，开始为呼吸道感染、肺浸润、咯血和贫血，继则迅速转为进行性肾病)

goods ［gudz］ *n* ［复］商品；货物

Goodsall's rule ［ˈgudsɔːl］ (David H. Goodsall) 古德索尔规律(肛门瘘分类的准则：凡在肛周区后半部有外口者一般来自肛门后半部，凡在前会阴有外口者一般来自肛门前1/4)

Good's syndrome ［gud］ (R. A. Good) 古德综合征(免疫缺陷伴胸腺瘤)

Goormaghtigh's apparatus (cells) (Norbert Goormaghtigh) 近血管球细胞，近肾小球细胞

goose ［guːs］ (［复］ **geese** ［giːs］) *n* 鹅；性病肉芽肿，性病性腹股沟腺炎

gooseflesh ［ˈguːsfleʃ］ *n* 鸡皮疙瘩

Gopalan's syndrome [ˈgəupəlæn] (Coluthur Gopalan) 果帕兰综合征(营养不良所致的综合征,有核黄素缺乏的体征,肢体有烧灼感,远心部分有"针刺"感,并有多汗症)

Gordiacea [ˌgɔːdiˈeisiə] *n* 铁线虫亚纲(即Nematomorpha)

Gordius [ˈgɔːdiəs] *n* 铁线虫属 | ~ aquaticus, ~ medinensis 麦地那龙线虫(即Dracunculus medinensis) / ~ robustus 粗大铁线虫

Gordon's elementary bodies [ˈgɔːdn] (Mervyn H. Gordon) 戈登原始小体(一种微粒,曾被认为是霍奇金〈Hodgkin〉病的病毒性原因,以后证明可以从任何含嗜酸细胞的组织中获得) | ~ test 戈登试验(检脊髓液球蛋白及白蛋白)

Gordon's reflex [ˈgɔːdn] (Alfred Gordon) 戈登反射(倒错性屈肌反射) | ~ sign 戈登征,伸指现象(finger phenomenon,见phenomenon项下相应术语第一解)

gore [gɔː] *n* (伤口流出的)血;血块

gorge [gɔːdʒ] *n* 咽;暴食,饱食;(胃中的)食物 *vt* 塞饱 *vi* 狼吞虎咽

gorget [ˈgɔːdʒit] *n* 有槽导子(一种切石刀导子)

gorlic acid [ˈgɔːlik] 环戊烯十三碳烯酸

Gorlin-Chaudhry-Moss syndrome [ˈgɔːlin ˈtʃɔːdri mɔs] (Robert James Gorlin; Anand P. Chaudhry; Melvin Lionel Moss) 戈林-乔德利-莫斯综合征(包括颅骨面骨发育不全、多毛、大阴唇发育不全、牙和眼异常和动脉导管未闭的综合征,亦称Gorlin's syndrome)

Gorlin-Goltz syndrome [ˈgɔːlin gəults] (Robert James Gorlin; Robert William Goltz) 戈林-戈尔茨综合征(即基底细胞痣综合征basal cell nevus syndrome, 见syndrome项下相应术语)

Gorlin-Psaume syndrome [ˈgɔːlin səum] (Robert James Gorlin; Jean Psaume) 戈林-索姆综合征(即口-面-指(趾)综合征orofaciodigital syndrome, 见syndrome项下相应术语)

Gorlin's syndrome [ˈgɔːlin] (Robert James Gorlin) 戈林综合征(①即基底细胞痣综合征basal cell nevus syndrome, 见syndrome项下相应术语;②见Gorlin-Chaudhry-Moss syndrome)

gorondou [gɔˈrɔndu] *n* 鼻骨增殖性骨膜炎,根度病,巨鼻(症)

goserelin [ˈgəusəˌrelin] *n* 戈舍瑞林(戈那瑞林〈gonadorelin〉的类似物,用以治疗前列腺恶性肿瘤,以醋酸戈舍瑞林使用)

Goslee tooth [ˈgɔzliː] (Hart J. Goslee) 戈斯利牙(连于金属基的互换牙)

Gosselin's fracture [gɔsˈlæn] (Léon A. Gosselin) 果斯兰骨折(胫骨远侧端的V字形骨折,延伸至踝关节)

Gossypium [gɔˈsipiəm] *n*【拉】棉属

gossypium [gɔˈsipiəm] *n*【拉】棉 | ~ asepticum, ~ depuratum, ~ purificatum 消毒棉,脱脂棉,精制棉

gossypol [ˈgɔsipɔl] *n* 棉(子)酚

GOT glutamic-oxalacetic transaminase 谷(氨酸)-草(酰乙酸)转氨酶

got [gɔt] get的过去式和过去分词

Göthlin's test (index) [ˈgetlin] (Gustaf F. Göthlin) 格特林试验(指数)(检毛细血管脆性)

Gottlieb's epithelial attachment [ˈgɔtliːb] (Bernhard Gottlieb) 戈特利布上皮附着(指口腔上皮附着于牙齿)

Gottron's papules, sign [ˈgɔtrɔn] (Heinrich Adolf Gottron) 戈特隆丘疹、征(指关节背侧的平顶紫色丘疹,为皮肌炎的特征性丘疹)

Gottstein's fibers [ˈgɔtstain] (Jacob Gottstein) 果特斯坦纤维(外毛细胞及与之连结的神经纤维,形成耳蜗内听神经的延伸部分) | ~ basal process 果特斯坦基底突(连结螺旋器基底膜与外毛细胞间的细基底突)

gouge [gaudʒ] *n* 圆凿

Gougerot-Blum syndrome [guːʒəˈrəu blum] (Henri Gougerot; Paul Blum) 古热洛-布洛姆综合征,色素性紫癜性苔藓样皮炎

Gougerot-Carteaud syndrome [guːʒəˈrəu kɑːˈtəu] (Henri Gougerot; Alexandre Carteaud) 古热洛-卡托综合征,融合性网状乳头瘤病

Goulard's extract [guˈlɑː] (Thomas Goulard) 次醋酸铅溶液 | ～ lotion, ～ water 稀次醋酸铅溶液

Gouley's catheter [ˈguli] (John W. S. Gouley) 古尔利导管(有沟的金属导尿管)

goundou [ˈguːndu] *n* 根度病,鼻骨增殖性骨膜炎,巨鼻(症)

gousiekte [guˈsiːkti] *n*【荷】毒草性心肌炎(羊)

gout [gaut] *n* 痛风 | abarticular ～, irregular ～ 关节外痛风,非典型痛风 / articular ～, regular ～ 关节痛风,典型痛风 / calcium ～ 钙质性痛风,钙质沉着 / latent ～, masked ～ 潜伏性痛风,隐匿性痛风 / lead ～, saturnine ～ 铅中毒性痛风 / misplaced ～, retrocedent ～ 异位性痛风(关节症状消失,全身症状严重) / oxalic ～ 草酸中毒性痛风,草酸中毒 / rheumatic ～ 风湿性痛风,萎缩性关节炎 / tophaceous ～, chalky ～ 痛风石性痛风,白垩性痛风

gouty [ˈgauti] *a* 患痛风的,痛风性的

govern [ˈgʌvən] *vt* 统治,管理;指导,支配,抑制 *vi* 统治,管理

government [ˈgʌvənmənt] *n* 政府;管理机构 | ～**al** [ˌgʌvənˈmentl] *a*

governor [ˈgʌvənə] *n* 统治者;节制器,调节器

Gowers' column, fasciculus, tract [ˈgauəz] (William R. Gowers) 脊髓小脑前束 | ～ contraction 前叩击收缩 / ～ disease 高尔斯病(跳跃性痉挛) / ～ sign 高尔斯征(①在光照影响下,虹膜有间歇性迅速颤动,见于脊髓痨;②假肥大性肌营养不良的一种体征:患者为从仰卧位站起,须先转为伏卧屈膝,再用双手撑住胫部、膝及大腿才能站起) / ～ solution 高尔斯溶液(硫酸钠、冰醋酸和水的溶液,用于以血细胞计数器镜检数红细胞前稀释血液) / ～ syndrome 高尔斯综合征(血管迷走神经性发作)

Goyrand's hernia [gwɑːˈrɑːn] (Jean G. B. Goyrand) 古瓦朗疝(未下降到阴囊的腹股沟疝)

GP general practitioner 普通开业医师; general paresis 全身麻痹症,麻痹性痴呆

G6PD glucose-6-phosphate dehydrogenase 葡糖-6-磷酸脱氢酶

GPI general paralysis of the insane 全身麻痹症,麻痹性痴呆

GPT glutamic-pyruvic transaminase 谷(氨酸)-丙(酮酸)转氨酶

gr grain 喱,格令,谷(英国重量单位)

graafian follicle, vesicle [ˈgrɑːfiən] (Reijnier 〈Regner〉 de Graaf) 囊状卵泡

grab [græb] *vt, vi, n* 攫取,抓取

gracile [ˈgræsail] *a* 薄的,细的

Gracilicutes [ˌgræsiˈlikjutiːz, grəˈsiliˌkjuːtiːz] *n* 薄壁菌门

Grad・gradatim【拉】渐渐,逐步

gradate [grəˈdeit] *vt, vi* (使)逐渐转化

gradatim [grəˈdeitim] *ad*【拉】渐渐,逐步

gradation [grəˈdeiʃən] *n* 分等,分级;[常用复] 等级,阶段;渐变 | ～**al** *a*

grade [greid] *n* 级,等级;阶段;程度;年级;评分等级 *vt* 给…分等级;给…评分 *vi* 属于某种等级 | at ～ 在同一水平 / make the ～ 成功;达到必要标准 / up to ～ 合格

Gradenigo's syndrome [grɑːdəˈnigəu] (Giuseppe Gradenigo) 格拉代尼戈综合征(中耳化脓性疾病时的第六脑神经麻痹及单侧头痛,为感染直接扩及外展神经及三叉神经所致)

gradient ['greidjənt] *a* 倾斜的 *n* 阶度,梯度,陡度;梯度变化曲线 | ~ of approach 接近梯度(离开阳性刺激的距离和接近该刺激的倾向之间的反向关系) / ~ of avoidance 回避梯度(离开阴性刺激的距离和回避该刺激的倾向之间的反向关系) / axial ~ 中轴阶度(表明身体中轴发展情况与代谢率的关系) / mitral ~ 左房室瓣梯度(舒张期内左心房与左心室之间的压力差) / systolic ~ 收缩梯度(收缩期内左心室与左心房之间的压力差) / ventricular ~ 心室梯度(不同时期心室电活动的净差,如由代表QRS与T波区的心电向量代数和测定之)

gradual ['grædjuəl, 'grædʒuəl] *a* 逐渐的;渐进的;逐步上升(或下降)的 | ~**ly** *ad* / ~**ness** *n*

graduate ['grædjuit, 'grædʒuit] *n* 毕业生;大学毕业生;量筒,量杯 ['grædjueit, 'grædʒueit] *vt* 准予…毕业;授予…学位;把…分等级,刻度,划分度数;蒸发浓缩(溶液等) *vi* 毕业;大学毕业;取得资格;渐渐变为(into);逐步消逝(away) *a* 毕了业的;研究生的;刻度的;分等级的 | ~**d** ['grædjueitid, 'grædʒueitid] *a* 毕业了的;刻度的;分等级的

graduation [grædju'eiʃən, grædʒu'eiʃən] *n* 毕业;刻度,分度;分等级;蒸浓

graduator ['grædjueitə, 'grædʒueitə] *n* 刻度器

Graefe's disease ['greifə] (Albrecht von Graefe) 进行性眼肌麻痹 | ~ knife 格雷费刀(线状内障刀) / ~ operation 格雷费手术(内障性晶状体切除术) / ~ sign 格雷费征(突眼性甲状腺肿时,上睑不能随眼球运动而下转)

Gräfenberg's ring ['græfənbə:g] (Ernest Gräfenberg) 格雷芬伯格环(一种银丝避孕环)

graft [grɑ:ft, græft] *n* 移植物,移植片 *vt, vi* 移植 | accordion ~ 成折移植片,手风琴样移植物 / allogeneic ~ 同种移植物 / autochthonous ~, autogenous ~, autologous ~, autoplastic ~ 自体移植物 / autodermic ~, autoepidermic ~ 自皮移植片 / avascular ~ 无血管移植物 / bone ~ 骨移植物 / cable ~ 电缆式神经移植物 / chorioallantoic ~ 绒(毛)膜尿囊移植物 / delayed ~ 迟延移植片 / dermal ~, dermic ~, cutis ~ 皮移植片 / diced cartilage ~ 软骨丁移植物 / double-end ~ 蒂状移植物 / epidermic ~ 表皮移植片 / fascia ~ 筋膜移植片 / fascicular ~ 神经束移植物 / fat ~ 脂肪移植物 / filler ~ 充填移植物 / free ~ 游离移植物 / full-thickness ~ 全层皮移植片 / gauntlet ~ 蒂状移植物 / heterodermic ~ 异体皮移植片 / heterologous ~, heteroplastic ~ 异种移植物 / homologous ~, homoplastic ~ 同种(异体)移植物 / hyperplastic ~ 增生性移植物 / implantation ~ 植入移植物 / island ~ 岛状移植物,蒂状移植物 / isogeneic ~, isologous ~, isoplastic ~ 同基因移植物 / jump ~ 迁移移植片 / lamellar ~ 角膜薄层移植物 / nerve ~ 神经移植物 / omental ~s 网膜移植物 / patch ~ 补钉移植物 / pedicle ~ 蒂状移植物 / penetrating ~ 全层角膜移植物 / pinch ~ 颗粒状移植皮片 / rope ~, tube ~, tunnel ~ 管状移植物 / seed ~ 种子移植物,植入移植物 / sieve ~ 筛状移植片 / skin ~ 皮移植片 / split-skin ~ 分层皮移植片 / split-thickness ~ 分层厚皮移植片 / syngeneic ~ 同基因移植物 / thick-split ~ 厚分层皮移植片 / thin-split ~ 薄分层皮移植片

grafting ['grɑ:ftiŋ] *n* 移植(术),嫁接 | skin ~ 皮移植术,植皮术

Grahamella [ˌgreiə'melə] *n* 格雷汉体属

grahamellosis [ˌgreiəmə'ləusis] *n* 格雷汉体病

Graham Little syndrome ['greiəm 'litl] (Ernest G. Graham Little) 格雷

厄姆·利特尔综合征(特征为头皮有疤痕性脱发斑，躯干和四肢有毛囊性栓及毛囊角化病，有时在腋部、阴阜、躯干与四肢有非疤痕性脱毛)

Graham's law ['grei*ə*m] (Thomas Graham) 格雷厄姆定律(气体通过有孔膜的扩散速度，适与其密度的平方根成反比)

Graham Steell murmur ['grei*ə*m sti:l] (Graham Steell) 格雷厄姆·斯蒂尔杂音(肺动脉高血压及二尖瓣狭窄时，肺动脉回流所致的杂音，位于左第三肋间隙近胸骨缘处，沿胸骨往下传导)

Graham's test ['grei*ə*m] (Evarts A. Graham) 格雷厄姆试验(胆囊X线造影检查前，静脉内注射或口服四碘酚酞钠)

grain [grein] *n* 谷物，谷类;(颗)粒，晶粒;些微，一点儿;喱，格令，谷(英国重量单位，等于0.065g) *vt* 使成粒状;使结晶 *vi* 形成粒状 | cayenne pepper ～s 克恩辣椒粉状颗粒(尿中棕色尿酸沉淀) | in ～ 彻底地，真正的;本性的，根深蒂固的 / with a ～ of salt 有保留地，不全信地

grainage ['greinidʒ] *n* 喱量(英衡制)

grainy ['greini] *a* 粒状的;有细粒的

gram [græm] *n* 克(g，重量单位)

-gram [构词成分] 图，象

gram-equivalent [græm i'kwivələnt] *n* 克当量

gramicidin [ˌgræmi'saidin] *n* 短杆菌肽(抗生素类药)

gramine ['græmin] *n* 芦竹碱，2-二甲氨甲基吲哚

graminin ['græminin] *n* 裸麦果糖胶

graminivorous [græmi'nivərəs] *a* 草食的

gram-ion [græm'aiən] *n* 克离子(1 g-ion = 1 mol〈摩尔〉)

grammeter ['græmitə] *n* 克米(gm)(功单位)

gram-molecule [græm'mɔlikju:l], **grammole** ['græmɔl] *n* 克分子(1 g-mol=1 mol〈摩尔〉)

gram-negative [græm'negətiv] *a* 革兰阴性的

gram-positive [græm'pɔzətiv] *a* 革兰阳性的

Gram's method, stain [græm] (Hans C. J. Gram) 革兰(染色)法(鉴别细菌的一种染色法，先用结晶紫染细菌，加碘液处理，再以乙醇脱色，最后用稀复红复染，凡染后菌体呈紫色者，称革兰阳性菌，凡结晶紫被脱色，而对复染着色者，称革兰阴性菌) | ～ solution 革兰溶液(碘1份、碘化钾2份及水300份组成)

gram-stained [græm'steind] *a* 革兰染色的

grana ['greinə] granum的复数

granatotannic acid [grəˌneitə*u*'tænik] 梨皮鞣酸

granatum [grə'neitəm] *n* 【拉】石榴(树)皮

Grancher's system [grɑ:n'ʃei] (Jacques J. Grancher) 格朗歇隔离制(早期使幼儿不接触结核病患者)

grand [grænd] *a* (最)重大的，主要的;盛大的;总的 | ～**ly** *ad*

grandchild ['græntʃaild] *n* (外)孙儿(女)

grandfather ['grænd*ˌ*fɑ:ðə] *n* (外)祖父;祖先

grandiloquent [græn'diləkwənt] *a* 夸张的，夸大的 | **grandiloquence** *n* / ～**ly** *ad*

grandiose ['grændiəus] *a* 夸大的 | ～**ly** *ad* / **grandiosity** [ˌgrændi'ɔsəti] *n*

grand mal [grɑ:n mɑ:l] 癫痫大发作

grandmother ['grænd*ˌ*mʌðə] *n* (外)祖母;(女性)祖先

Grandry's corpuscles ['grɑ:ndri] 格朗德里小体，触盘，触觉半月板

Granger line ['grein*d*ʒə] (Amedee Granger) 格兰哲曲线(头颅X线片所见，指示交叉沟位置的曲线) | ～ sign 格兰哲征(2岁以下婴儿的X片上如见到侧窦的前壁，则为乳突广泛损坏之征)

granoplasm ['grænəplæzəm] *n* 颗粒原生质

grant [grɑ:nt] *vt* 同意,准予;假定…(正确),(姑且)承认 *n* 同意,准许,授予 | ~ed (或 ~ing) that … 假定…,就算… / take … for ~ed 认为某事当然

granula ['grænjulə] ([复] **granulae** ['grænjuli:]) *n*【拉】粒剂;(颗)粒

granular ['grænjulə] *a* 有细粒的,颗粒状的 | ~**ity** [ˌgrænju'lærəti] *n* 颗粒性

granulase ['grænjuleis] *n* 谷(淀粉)酶

granulate ['grænjuleit] *vt* 使成颗粒,使成粒状 *vi* 形成颗粒;表面变粗糙;(伤口愈合时)长出肉芽

granulatio [ˌgrænju'leiʃiəu] ([复] **granulationes** [ˌgrænjuˌleiʃi'əuni:z]) *n*【拉】(颗)粒(粒状小体)

granulation [ˌgrænju'leiʃən] *n* 形成颗粒;表面粗糙;肉芽发生;制粒法(片剂);(颗)粒 | arachnoidal ~s 蛛网膜粒 / cell ~s 细胞颗粒 / exuberant ~s 赘肉,冗长肉芽 / pyroninophilic ~s 嗜派若宁性颗粒

granule ['grænju:l] *n* (颗)粒;粒剂 | acidophil ~s 嗜酸性粒 / albuminous ~s, cytoplasmic ~s 白蛋白粒,胞质粒 / alpha ~s α-粒(粗大而折光力强的嗜伊红粒,由蛋白质构成,亦称嗜酸性粒;垂体细胞内的嗜酸性粒) / azur ~, azurophil ~, hyperchromatin ~ 嗜苯胺蓝粒 / basophil ~s 嗜碱性粒 / beta ~s, amphophil ~s β-粒,两染性粒 / chromatic ~s, chromophilic ~s 染色质粒 / delta ~s δ-粒,淋巴细胞嗜碱性粒 / elementary ~s 血尘 / eosinophil ~s 嗜伊红粒 / epsilon ~s, neutrophil ~s ε-粒,嗜中性粒 / fuchsinophil ~s 嗜品红粒/ gamma ~s γ-粒(见于血液、骨髓和组织中的嗜碱性粒) / iodophil ~s 嗜碘颗粒(见于各种急性传染病的多核白细胞内) / kappa ~ κ-粒,嗜苯胺蓝粒 / meningeal ~s 蛛网膜粒 / metachromatic ~s, polar ~s, volutin ~s 异染(颗)粒 / oxyphil ~s 嗜酸性粒(见alpha ~s) / thread ~s 线粒体 / zymogen ~s 酶原粒(某些细胞含有酶前体的分泌颗粒,离开细胞之后即具有活性)

granuliform ['grænjulifɔ:m] *a* 粒状的

granuloadipose [ˌgrænjuləu'ædipəus] *a* 颗粒状脂变的

granuloblast ['grænjuləublæst] *n* 成粒细胞

granuloblastosis [ˌgrænjuləublæs'təusis] *n* 成粒细胞增多症

granulocorpuscle [ˌgrænjuləu'kɔ:pʌsl] *n* 颗粒小体

granulocyte ['grænjuləusait] *n* 粒细胞 | band-form ~ 带状粒细胞 / segmented ~ 分节核粒细胞 | **granulocytic** [ˌgrænjuləu'sitik] *a*

granulocytopathy [ˌgrænjuləusai'tɔpəθi] *n* 粒细胞病

granulocytopenia [ˌgrænjuləuˌsaitəu'pi:niə] *n* 粒细胞减少,粒细胞缺乏症

granulocytopoiesis [ˌgrænjuləuˌsaitəupɔi'i:sis] *n* 粒细胞生成 | **granulocytopoietic** [ˌgrænjuləuˌsaitəupɔi'etik] *a*

granulocytosis [ˌgrænjuləusai'təusis] *n* 粒细胞增多

granulofatty [ˌgrænjuləu'fæti] *a* 颗粒状脂变的

granuloma [ˌgrænju'ləumə] ([复] **granulomas** 或 **granulomata** [ˌgrænju'ləumətə]) *n* 肉芽肿,肉芽瘤 | apical ~ (根)尖肉芽肿 / coccidioidal ~ 球孢子菌性肉芽肿,球孢子菌病 / eosinophilic ~ 郎格斯(Langerhans)细胞肉芽肿病;嗜酸性肉芽肿,异尖线虫病 / ~ inguinale, ulcerating ~ of the pudenda, venereal ~ 腹股沟肉芽肿,性病肉芽肿 / lipoid ~ 类脂(性)肉芽肿,黄瘤 / lipophagic ~ 耗脂(性)肉芽肿 / paracoccidioidal ~ 副球孢子菌性肉芽肿,巴西芽生菌病 / rheumatic ~s 风湿性肉芽肿 / septic ~ 脓性

肉芽肿 / silicotic ～ 硅肉芽肿，硅沉着性假结核瘤 / ～ tropicum 热带肉芽肿，雅司病（即yaws）| ～**tous** [ˌgrænjuˈlɔmətəs] *a*

granulomatosis [ˌgrænjuˌləuməˈtəusis] *n* 肉芽肿病 | allergic ～ 变应性肉芽肿病 / ～ disciformis progressiva et chronica 慢性进行性盘状肉芽肿病 / lipophagic intestinal ～ 耗脂性肠肉芽肿病 / lymphomatoid ～ 淋巴瘤样肉芽肿病 / malignant ～ 恶性肉芽肿病，霍奇金(Hodgkin)病 / ～ siderotica 铁质沉着性肉芽肿病

granulomere [ˈgrænjuləumiə] *n* (血小板)粒区

granulopenia [ˌgrænjuləuˈpiːniə] *n* 粒细胞减少，粒细胞缺乏症

granulophilocyte [ˌgrænjuləuˈfiləsait] *n* 网织红细胞

granulophthisis [ˌgrænjuləuˈθaisis] *n* 粒细胞系毁灭

granuloplasm [ˈgrænjuləuplæzəm] *n* 内质，内(胞)浆

granuloplastic [ˌgrænjuləuˈplæstik] *a* 颗粒形成的

granulopoiesis [ˌgrænjuləupɔiˈiːsis] *n* 粒细胞生成 | **granulopoietic** [ˌgrænjuləupɔiˈetik] *a*

granulopoietin [ˌgrænjuləupɔiˈiːtin] *n* 粒细胞生成素

granulopotent [ˌgrænjuləuˈpəutənt] *a* 能形成颗粒的

Granuloreticulosea [ˌgrænjuləuriˌtikjuˈləusiə] *n* 粘网亚纲

granulosa [ˌgrænjuˈləusə] *n* 粒层，粒膜(卵泡内)

granulose [ˈgrænjuləus] *n* 直链淀粉；菌多糖 *a* 颗粒状的

granulosis [ˌgrænjuˈləusis] *n* 颗粒团形成 | ～ rubra nasi 鼻红粒病

granulosity [ˌgrænjuˈlɔsəti] *n* (颗)粒团

granulotherapy [ˌgrænjuləuˈθerəpi] *n* 粒细胞疗法(曾用于治疗传染病，认为静脉内注射碳粒能引起白细胞增多)

granulous [ˈgrænjuləs] *a* 颗粒状的；有颗粒的

granulovacuolar [ˌgrænjuləuˈvækjuələ] *a* 颗粒(与)空泡的

granum [ˈgreinəm] ([复] **grana** [ˈgreinə]) *n* 【拉】谷粒；颗粒；喱，格令，谷(见grain)；叶绿体基粒

grape [greip] *n* 葡萄；深紫色；葡萄酒；[复] 马体葡萄疮；牛结核

graph [græf, grɑːf] *n* (曲线)图，图解，图表；描记器 *vt* 用图表表示；把…绘入图表

graphesthesia [ˌgræfisˈθiːzjə] *n* 皮肤书写觉

graphic(al) [ˈgræfik(əl)] *a* 图的，图解的，图示的；记录的

graphite [ˈgræfait] *n* 石墨 | **graphitic** [græˈfitik] *a*

graphitoid [ˈgræfitɔid] *a* 石墨状的

graphitosis [ˌgræfiˈtəusis] *n* 石墨沉着病，石墨肺

Graphium [ˈgræfiəm] *n* 石墨菌属

graph(o)- [构词成分] 书写

graphoanalysis [ˌgræfəuəˈnælisis] *n* 书写分析(由笔迹来分析其性格)

graphocatharsis [ˌgræfəukəˈθɑːsis] *n* 书写疏泄法

graphokinesthetic [ˌgræfəuˌkinisˈθetik] *a* 书写运动觉的

graphology [græˈfɔlədʒi] *n* 笔迹学，字体学(研究笔迹作为分析人格的一种方法)

graphomotor [ˌgræfəˈməutə] *a* 书写运动的

graphopathology [ˌgræfəupəˈθɔlədʒi] *n* 书写病理学(研究书写笔迹作为精神或身体疾病的一种指征)

graphorrhea [ˌgræfəˈriːə] *n* 书写错乱

graphoscope [ˈgræfəskəup] *n* 近视弱视矫正器

graphospasm [ˈgræfəspæzəm] *n* 书写痉挛

-graphy [构词成分] 书写，记录；摄影

grapy [ˈgreipi] *a* 葡萄(状)的；葡萄(酒)味

的

Grashey's aphasia ['græʃi] (Hubert von Grashey) 格腊希失语,遗忘性失语(见于急性病及脑震荡)

grasp [grɑ:sp] *vt* 抓住,紧握;理解,领会 *n* 抓,握;控制;理解;握法

grass [grɑ:s] *n* 草;禾本科植物 | couch ～ 匐匍冰草(Agropyron repens) | scurvy / scurvy ～ 山萮菜,辣根菜(曾用作治坏血病药)

Grasset-Gaussel-Hoover sign [grə'sei gɔ'sel 'hu:və] (Joseph Grasset; Amans Gaussel; Charles F. Hoover) 格腊塞-果塞尔-胡佛征(当患者斜卧欲举起瘫腿时,检查者手上所感到健侧腿向下的压力较检查健康人时所感到的压力为大)

Grasset-Gaussel phenomenon [grə'sei gɔ'sel] (Joseph Grasset; Amans Gaussel) 格腊塞-果塞尔现象(见Grasset's phenomenon)

Grasset's law [grə'sei] (Joseph Grasset) 格腊塞定律(见Landouzy-Grasset law) | ～ phenomenon (sign) 格腊塞现象(征)(在不全偏瘫时,患者能将两下肢各别举起,而不能同时举起)

grass-roots ['grɑ:sru:ts] *n* 农业区;基层,基层群众;基础,根本

grate [greit] *vt* 摩擦;磨(牙) *vi* 摩擦;刺激;烦躁

grateful ['greitful] *a* 感谢的;可喜的 | ～**ly** *ad*

gratification [ˌgrætifi'keiʃən] *n* 愿望满足,满意;喜悦

gratify ['grætifai] *vt* 使满足;使满意,使高兴

grating ['greitiŋ] *n* 格栅 | diffraction ～ 衍射光栅(分光镜中用以分隔光的波长)

Gratiola [grə'taiələ] *n* 水八角属 | ～ officinalis 水八角(泻药、催吐药及利尿药)

Gratiolet's radiating fibers, optic radiation [grəˌtiə'lei] (Louis P. Gratiolet) 视辐射线

gratis ['greitis] *a, ad* 免费的(地),无偿的(地)

gratitude ['grætitju:d] *n* 感激,感谢

grattage [grə'tɑ:ʒ] *n* 【法】刷除术(如刮除或用硬刷刷去沙眼中的肉芽组织)

gratuitous [grə'tju(:)itəs] *a* 免费的,无偿的;没有理由的 | ～**ly** *ad*

grave[1] [greiv] *a* 严重的,重大的;沉重的

grave[2] [greiv] *n* 坟墓;死

gravedo [grei'vi:dəu] *n* 【拉】鼻伤风

gravel ['grævəl] *n* 沙砾;尿沙

Graves' disease [greivz] (Robert. J. Graves) 格雷夫斯病,突眼性甲状腺肿(原因不明的甲状腺疾病,常见于妇女,特征为眼球突出,搏动性甲状腺增大,脉率明显加速,有大量出汗倾向,神经质症状〈其中包括频细肌肉震颤、不安宁和暴躁〉、精神障碍、消瘦以及代谢率增加)

grave-wax ['greivwæks] *n* 尸蜡

gravid ['grævid] *a* 妊娠的 | ～**ity** [grə'vidəti] *n* 妊娠,(受)孕

gravida ['grævidə] *n* 孕妇

gravidic [grə'vidik] *a* 妊娠期的

gravidism ['grævidizəm] *n* 妊娠(现象)

graviditas [grə'viditəs] *n* 妊娠,(受)孕 | ～ examnialis 羊膜外妊娠 / ～ exochorialis 绒(毛)膜外妊娠

gravidocardiac [ˌgrævidəu'kɑ:diæk] *a* 妊娠心脏病的

gravidopuerperal [ˌgrævidəupju(:)'ə:pərəl] *a* 孕期与产褥期的

gravimeter [græ'vimitə] *n* 比重计,比重测定器

gravimetric(al) [ˌgrævi'metrik(əl)] *a* 比重测定的;重量分析的 | ～**ally** *ad*

gravistatic [ˌgrævi'stætik] *a* 坠积的(由于地心引力所引起的)

gravitate ['græviteit] *vi* 受重力作用;受引力作用,受吸引;倾向(to, towards);沉下,下降 *vt* 使受重力吸引而移动,吸引

gravitation [ˌgrævi'teiʃən] *n* (万有)引力,重力;吸引力 | ～**al** *a*

gravitative ['grævitətiv] *a* 重力的;受重力作用的

gravitometer [ˌgrævi'tɔmitə] *n* 比重计,比重测定器

gravity ['grævəti] *n* 认真;严重性;危险性;重要性;重力,引力 | specific ~ 比重 / standard ~ 标准重力(符号为g) / zero ~ 零重量,无重量

Grawitz's tumor ['grɑ:vits] (Paul A. Grawitz) 格腊维次瘤(肾上腺样瘤,目前认为系肾实质癌)

gray [grei] *a* 灰色的 *n* (神经)灰质;戈【瑞】(辐射吸收剂量单位,缩写为Gy) | central ~ 中央灰质 / silver ~, steel ~ 苯胺黑

graze [greiz] *vt, vi, n* 擦伤,抓破

grease [gri:s] *n* 动物脂,脂肪,猪油,豚脂;马踵炎

grease-heel [gri:s'hi:l] *n* 马踵炎

greasy ['gri:zi, 'gri:si] *a* 沾有油脂的,油脂过多的;滑腻的 | **greasily** *ad* / **greasiness** *n*

great [greit] *a* 大的;伟大的;重大的 | ~**ly** *ad* 大大地,非常 / ~**ness** *n*

Greece [gri:s] *n* 希腊[欧洲]

greed [gri:d] *n* 贪心,贪婪(for)

greedy ['gri:di] *a* 贪婪的;贪吃的,渴望的 | **greedily** *ad* / **greediness** *n*

Greek ['gri:k] *a* 希腊的;希腊人的,希腊语的 *n* 希腊人;希腊语

green [gri:n] *a* 绿的,青的;新鲜的;(伤口)未愈合的;精力旺盛的;(脸色等)发青的,苍白的;未成熟的 *n* 绿色,青色;青春,生气 *vt, vi* (使)变成绿色 | acid ~ 酸绿 / brilliant ~, ethyl ~ 煌绿,乙基绿 / bromocresol ~ 溴甲酚绿 / light ~ SF yellowish, fast acid ~ N 微黄淡绿SF,固酸绿N(酸性染料) / malachite ~, benzaldehyde ~, solid ~, Victoria ~ 孔雀绿,苯醛绿,固体绿,维多利亚绿 / Paris ~ 巴黎绿,乙酰亚砷酸铜(杀虫药) | ~**ish** *a* 略呈绿色的

Greene's sign [gri:n] (Charles L. Greene) 格林征(胸腔积液时心脏游离缘随呼气运动而向外侧移动,叩诊时可判断出)

Greenfield's disease ['gri:nfi:ld] (Joseph G. Greenfield) 格林费尔德病,异染性脑白质营养不良(婴儿型)

greet [gri:t] *vt* 迎接,欢迎;向…致敬,向…问好

greeting ['gri:tiŋ] *n* 问候,致敬,祝贺;贺辞

gregaloid ['gregəlɔid] *a* 集合样的,簇聚的(指原生动物的簇聚集落)

Gregarina [ˌgregə'rainə] *n* 簇虫属

gregarina [ˌgregə'rainə] ([复] **gregarinae** [ˌgregə'raini:]) *n* 簇虫

gregarine ['gregərin] *n* 簇虫 *a* 簇虫的 | **gregarinian** [ˌgregə'riniən] *a*

Gregarinia [ˌgregə'rainiə] *n* 簇虫亚纲

Gregarinida [ˌgregə'rainidə] *n* 簇虫目

gregarious [gre'gɛəriəs] *a* 群集的;群居的;聚生的 | ~**ly** *ad* / ~**ness** *n*

Gregory's mixture ['gregəri] (James Gregory) 复方大黄散

Greig's syndrome [greg] (David M. Greg) 格雷格综合征,两眼间距过远

grenz rays [grents] 跨界(射)线,境界(射)线(见ray项下相应术语)

grew [gru:] grow的过去式

grey [grei] *a* 灰色的;灰白的;灰白头发的 *n* 灰色 *vt, vi* (使)变成灰色

greyish ['greiiʃ] *a* 淡灰色的

GRF growth hormone releasing factor 生长激素释放因子

GRH growth hormone releasing hormone 生长激素释放激素

grid [grid] 滤线栅;栅极;表格 | baby ~ 婴儿发育表(格) / focused ~ 聚光(X线)滤线栅 / moving ~ 活动(X线)滤线栅 / parallel ~ 平行(X线)滤线栅 / stationary ~ 静止滤线栅

grief [gri:f] *n* 悲痛,悲伤;不幸

Griesinger's disease ['gri:ziŋə] (Wilhelm Griesinger) 格里辛格尔病(钩虫病) | ~ sign (symptom) 格里辛格尔征

(症状)(横窦血栓形成时乳突后水肿性肿胀)

grieve [gri:v] *vt* 使悲痛,使伤心 *vi* 悲痛,伤心;哀悼(at, about, for, over)

grievous ['gri:vəs] *a* 令人悲痛的,难忍受的;剧烈的,严重的 | ~**ly** *ad*

Grifulvin [gri'fʌlvin] *n* 灰黄霉素(griseofulvin)制剂的商品名

Grignard's reagent (compound) [gri:'njɑ:] (François A. V. Grignard) 格里尼亚试剂(化合物)(含有一种有机基团和一种卤素的镁化合物,此种试剂与许多产生重要产物的物质能起反应)

grime [graim] *n* 尘垢;污垢(如皮肤表面的积垢) *vt* 使肮脏;使积灰

grind [graind] (ground) *vt* 研磨;咬(牙) *vi* 研磨 *n* 磨;摩擦声

Grindelia [grin'di:liə] *n* 胶草属

grinder ['graində] *n* 磨工;研磨机;磨牙,臼齿

grinding ['graindiŋ] *a* 磨的;适于磨的;折磨人的,难熬的 *n* 磨 | selective ~ 选磨法 / spot ~ 点磨法

grinding-in ['graindiŋin] *n* 磨正法(牙)

grindstone ['graindstəun] *n* 磨石;砂轮

grip[1] [grip] *n* 紧握,紧咬,紧夹;掌握,控制;理解(力) *vt* (-pp-) 握(或咬、夹);掌握,控制 *vi* 握(或咬、夹)得牢

grip[2] [grip] *n* 流行性感冒,流感 | devil's ~ 鬼抓风,流行性胸膜痛 | ~**pal** *a*

gripe [graip] *vt* 使肠痛;使苦恼 *vi* 抱怨(at, about);肠痛 *n* 抱怨;[常用复]肠绞痛

grippe [grip] *n*【法】流行性感冒,流感 | ~ aurique 金中毒性多神经炎 / Balkan ~ 巴尔干流感

Grisactin [gri'sæktin] *n* 灰黄霉素(griseofulvin)制剂的商品名

Griscelli syndrome ['griseli] (Claude Griscelli) 格里塞利综合征(常染色体隐性遗传的一种类白化病,特点为黑素过少、频发的化脓性感染、肝脾肿大、中性粒细胞与血小板减少,以及可能有免疫缺陷,亦称色素减退-免疫缺陷病)

griseofulvin [ˌgrisiəu'fʌlvin] *n* 灰黄霉素(抗生素类药)

griseomycin [ˌgrisiəu'maisin] *n* 灰色霉素,原放线菌素B

griseous ['grisiəs] *a* 灰色的

grisly ['grizli] *a* 可怖的,吓人的

Grisolle's sign [gri'zɔl] (Augustin Grisolle) 格里佐尔征(患区皮肤拉紧时,如皮下能触及丘疹,为天花,反之,如不能触及丘疹,则为麻疹)

Gris-PEG ['grispeg] *n* 灰黄霉素(griseofulvin)制剂的商品名

gristle ['grisl] *n* 软骨 | in the ~ 未长成的,未成熟的 | **gristly** *a* 软骨(般)的

Gritti's amputation (operation) ['gri:ti] (Rocco Gritti) 格里蒂切断术(包括膝关节的小腿切断术,用髌骨作骨成形瓣盖住股骨断端)

Gritti-Stokes amputation ['gri:ti stəuks] (Rocco Gritti; William Stokes) 格里蒂-斯托克斯切断术(格里蒂切断术的一种改良法,使用卵圆形前皮瓣)

groan [grəun] *vi, n* 呻吟

Grocco's sign (triangle, triangular dullness) ['grɔkəu] (Pietro Grocco) 格罗科征(三角、三角区浊音)(①胸膜渗出液时,健侧脊柱旁的三角形浊音界;②早期突眼性甲状腺肿时心脏扩大;③肝肿大时肝浊音扩及脊柱中线的左侧)

Groenouw's type I corneal dystrophy ['grenəu] (Authur Groenouw) 格雷诺Ⅰ型角膜营养不良,颗粒性角膜营养不良 | ~ type Ⅱ corneal dystrophy 格雷诺Ⅱ型角膜营养不良,斑状角膜营养不良

groin [grɔin] *n* 腹股沟

Gromia ['grɔmiə] *n* 网足虫属

Gromiida [grə'maiidə] *n* 网足目

gromwell ['grɔmwəl] *n* 药用紫草

Grönblad-Strandberg syndrome ['grenblæd 'strændbə:g] (Ester E. Grönblad; James V. Strandberg) 格伦伯莱德-斯特兰伯格综合征(视网膜血

管样条纹合并皮肤弹力纤维性假黄瘤)

groove [gru:v] *n* 沟 | alveolingual ~ 牙槽舌沟 / arterial ~s 动脉沟 / atrioventricular ~, auriculoventricular ~ 房室沟,心冠状沟 / basilar ~ 脑桥基底沟 / developmental ~s 发育沟 / free gingival ~ 游离龈沟,龈缘沟 / hamular ~ 翼突钩沟 / nasal ~, ~ for nasal nerve 鼻骨筛骨沟 / nasopharyngeal ~ 鼻咽线 / neural ~, medullary ~ 神经沟,髓沟(胚) / optic ~ 交叉沟 / primitive ~ 原沟 / radial ~, ~ for radial nerve, musculospinal ~ 桡神经沟 / urethral ~, genital ~ 尿道沟,生殖沟

grope [grəup] *vi* (暗中)摸索;探索(for, after) *vt* 摸索 *n* 摸索

gross [grəus] *a* 大的,粗的;油腻的;(感觉)迟钝的;总的;稠厚的;浓密的;显著的;肉眼能够看到的 *n* 总额,大体 | in (the) ~ 大量的;大体上,总的说来

Grossich's method ['grəusik] (Antonio Grossich) 格罗西克法(外科手术中使用的碘酊消毒法)

Grossman's sign ['grəusmən] (Morris Grossman) 格罗斯曼征(心脏扩张为肺结核的体征)

Gross's disease ['grəus] (Samuel D. Gross) 格罗斯病(成囊直肠;肛门壁囊样扩大伴大便干结潴留)

Gross's method ['grəus] (Oskar Gross) 格罗斯法(检胰蛋白酶活力) | ~ test 格罗斯试验(①检粪中胰蛋白酶;②诊断癌的显色反应)

ground[1] [graund] *n* 地,地面;场所,场地;范围,领域;基础;根据,理由;[复]渣滓;沉淀物 *vt* 把(论点等)基于(on);给…以基础训练 *vi* 具有基础,依靠(on, upon) | be dashed to the ~ (希望、计划等)破灭 / break ~ 破土,动工;创办 / common ~ 一致点,共同点 / cover (the) ~ 包含,涉及 / fall to the ~ 失败,落空 / from the ~ up 从头开始;彻底 / gain ~ 进展;发展,壮大;普及 / gain ~ on(或upon) 逼近,接近 / get off the ~ 进行顺利;使开始 / give(或lose) ~ 退却,让步;失利,衰落 / hold(或keep, maintain, stand) one's ~ 坚守阵地;坚持立场 / on one's own ~ 在自己熟悉的领域里;在行 / on the ~ 在地上;当场,在手边 / on the ~(s) of 以…为理由,以…为借口 / shift one's ~ 改变立场 / touch ~ 触及到实质性的问题

ground[2] [graund] grind的过去式和过去分词

ground-glass ['graund 'glɑ:s] *a* 毛玻璃状的(如肺部含大量液体时X线片上所示)

groundless ['graundlis] *a* 无根据的,无理由的

groundnut ['graundnʌt] *n* 落花生

groundwater ['graundˌwɔ:tə] *n* 地下水

groundwork ['graundwə:k] *n* 基础,原理

group [gru:p] *n* (一)群,(一)批;小组,团体;型,群,簇,基;(周期表的)属,族 *vt, vi* (把…)分组(或归类);聚集 | alcohol ~ 醇基 / azo ~ 偶氮基 / blood ~ 血型 / CMN ~ CMN菌群(即梭状芽胞杆菌属〈Clostridium〉,分支杆菌属〈Mycobacterium〉和诺卡菌属〈Nocardia〉的一群细菌) / coli-aerogenes ~ 大肠产气菌类 / colon-typhoid-dysentery ~ 大肠伤寒痢疾菌群 / complementophil ~ 嗜补体基(在埃利希〈Ehrlich〉侧链学说中,指介体分子上与补体相结合的基) / cytophil ~ 嗜细胞基(在埃利希〈Ehrlich〉侧链学说中,指介体分子与敏感细胞相结合的基团) / diagnosis-related ~s 诊断相关组(按诊断类别分类,由医疗保险制度〈Medicare〉及其他第三方付款计划作为偿付医院医疗费用的依据) / encounter ~ 交朋友组 / ergophore ~ 作用簇(见ergophore) / haptophore ~ 结合簇(见haptophore) / hemorrhagic-septicemia ~

出血性败血菌群 / methyl ~ 甲基 / osmophore ~ 生臭基,生臭团 / paratyphoid-enteritidis ~, hog cholera ~ 副伤寒肠炎杆菌群,猪霍乱菌群 / peptide ~ 肽基 / prosthetic ~ 辅基 / proteus ~ 变形杆菌群 / saccharide ~ 糖基 / salmonella ~ 沙门菌群 / sapophore ~ 生味基,生味团 / sensitivity ~, sensitivity training ~ 感受性组,感受性训练组(亦称训练组) / sulfonic ~ 磺酸基 / toxophore ~ 毒性簇(见toxophore) / T ~, T-~, training ~ 训练组

grouping ['gru:piŋ] *n* 分型,分类 | antigenic structural ~ 抗原结构簇,抗原决定簇 / blood ~ 血型鉴定,血型分型 / haptenic ~ 半抗原

group-specific [ˌgru:pspi'sifik] *a* 簇特异性的(指血凝素对某一个簇是有特异性的,如对某一个血型或某一个微生物)

group-transfer [ˌgru:p'trænsfə] *n* 基转移(指一种化学反应)

Grove's cell [grəuv] (William R. Grove) 格罗夫电池(用稀硫酸及稀硝酸充电的两液直流电池,锌和铂作电极)

grow [grəu] (grew, grown) *vi* 成长,生长;发育;发展;增长;渐渐变得;形成(up);产生 *vt* 种植;养成 | ~ downwards 缩小;减少 / ~ on(或upon) 加深对…的影响;引起…爱好 / ~ out of 产生自;长大得与…不再相称;停止,戒除 / ~ up 成熟,成年,长成;逐渐形成,发展

grown [grəun] grow的过去分词 *a* 长成了的;成熟的;被…长满的

grown-up ['grəunʌp] *n* 成年人 *a* 成人的;成熟的

growth [grəuθ] *n* 生长,发育;瘤 | absolute ~ 绝对生长 / accretionary ~ 增加生长 / appositional ~ 外积生长,外加生长 / auxetic ~, intussusceptive ~ 细胞增大性生长 / differential ~ 微分生长 / heterogonous ~ 变种生长,对数性生长 / histiotypic ~ 组织型生长 / interstitial ~ 内积生长,内加生长 / multiplicative ~ 细胞增多性生长 / new ~ 新生物,(肿)瘤 / organotypic ~ 器官型生长

grübelsucht ['gri:belsu:kt] *n* 【德】疑虑癖,穿凿癖(见于强迫性人格)

Gruber's fossa ['grubə] (Wenaslaus L. Gruber) 格鲁伯窝(在胸骨上间隙沿锁骨内端的憩室) | ~ hernia 胃系膜内疝

Gruber's reaction, test, Gruber-Widal reaction, test ['grubə vi'dɑ:l] (Max von Gruber; Georges F. I. Widal) 格鲁伯反应、试验,格鲁伯-肥达反应、试验(伤寒凝集反应)

Gruber's speculum ['grubə] (Josef Gruber) 格鲁伯耳镜 | ~ test 格鲁伯试验(检耳对音的灵敏度)

Gruber's syndrome ['glu:bə] (Georg B. O. Gruber) 格鲁勃综合征(见Meckel's syndrome)

Grubyella [gru:bi'elə] *n* 黄癣菌属(发癣菌属Trichophyton的旧称)

grudge [grʌdʒ] *vt* 妒忌;吝惜,不愿(给) *n* 妒忌;怨恨 | bear(或owe) sb a ~ 对某人怨恨,对某人怀恨在心

grudging ['grʌdʒiŋ] *a* 不愿的,勉强的,吝啬的 | ~ly *ad*

gruel [gruəl] *n* 麦片粥,麦糊

gruel(l)ing ['gruəliŋ] *a* 严厉的,折磨的,精疲力竭的

Gruentzig balloon catheter ['gri:ntsig] (Andreas R. Gruentzig) 格林齐格气囊导管(用于扩张动脉狭窄)

gruesome ['gru:səm] *a* 可怕的,令人厌恶的 | ~ly *ad* / ~ness *n*

gruff [grʌf] *a* 粗暴的,生硬的;粗哑的

gruffs [grʌfs] *n* 药滓(药材的)

grume [gru:m] *n* 凝块;粘液 | **grumose** ['gru:məus], **grumous** ['gru:məs] *a*

grumpy ['grʌmpi], **grumpish** ['grʌmpiʃ] *a* 脾气坏的;粗暴的 | **grumpily** *ad* / **grumpiness** *n*

Grünbaum-Widal test ['gri:nbaumvi'dɑ:l] (A. S. Grünbaum; Georges F. I. Widal) 格林包姆-肥达试验(伤寒凝集反应)

Grynfelt-Lesgaft triangle ['grinfelt-'lesgɑ:ft] (Joseph C. Grynfelt; Peter F. Lesgaft) 格林费尔特-勒斯哈夫特三角(见Lesshaft's space)

Grynfelt's hernia ['grinfelt] (Joseph C. Grynfelt) 格林费尔特疝(先天性腰上三角疝) | ~ triangle 格林费特三角(见Lesgaft's space)

gryochrome ['graiəkrəum] *n* 粒染(神经)细胞 *a* 粒状染色的

gryphosis [gri'fəusis] *n* (异常)弯曲

gryposis [gri'pəusis] *n*【希】(异常)弯曲 | ~ penis 痛性阴茎勃起

GSC gas-solid chromatography 气固色谱法,气固层析法

GSH reduced glutathione 还原型谷胱甘肽

GSSG oxidized glutathione 氧化型谷胱甘肽

gt. gutta【拉】滴

GTH gonadotropic hormone 促性腺激素

GTN gestational trophoblastic neoplasia 妊娠性滋养层细胞瘤形成

GTP guanosine triphosphate 鸟苷三磷酸

GTP cyclohydrolase I [ˌsaikləu'haidrəleis] GTP环水解酶I(此酶缺乏为一种常染色体隐性性状,可致恶性高苯丙氨酸血症)

gtt. guttae【拉】滴

GU genitourinary 泌尿生殖的

guaco ['gwɑ:kəu] *n* 瓜柯,南美蛇藤菊,米甘菊(产于南美,可用以治气喘、消化不良、痛风、风湿病及皮肤病)

guaiac ['gwaiæk], **guaiacum** ['gwaiəkəm] *n* 愈创木脂(用作试剂,检潜血,以前用于治风湿病)

guaiacol ['gwaiəkɔl] *n* 愈创木酚,甲基邻苯二酚(以前用作祛痰药)

guaifenesin [gwai'fenəsin], **guaiphenesin** [gwai'fenəsin] *n* 愈创甘油醚,愈创木酚甘油醚(祛痰药)

guaithylline ['gwaiθili:n] *n* 愈创茶碱(支气管扩张药及祛痰药)

guanabenz ['gwɑ:nəbenz] *n* 胍那苄,氯压胍(抗高血压药)

guanacline sulfate ['gwɑ:nəkli:n] 硫酸胍那克林,硫酸胍乙宁(抗高血压药)

guanadrel sulfate ['gwɑ:nədrel] 硫酸胍那决尔,硫酸胍环定,硫酸胍脱,硫酸胍缩酮(抗高血压药)

guanase ['gwɑ:neis] *n* 鸟嘌呤(脱氨)酶

guanazolo [ˌgwɑ:nə'zəuləu] *n* 氮鸟嘌呤,8-氮杂鸟嘌呤(一种具有抑制鼠的某些癌细胞生长的化合物,亦对鹦鹉热病毒有效)

guancydine ['gwɑ:nsidi:n] *n* 胍西定,胍氰定(抗高血压药)

guanethidine [gwɑ:'neθidi:n] *n* 胍乙啶(肾上腺素能阻滞药) | ~ monosulfate 硫酸呱乙啶(抗高血压药) / ~ sulfate 硫酸呱乙啶(抗高血压药)

guanfacine hydrochloride ['gwɑ:fəsi:n] 盐酸胍法辛(抗高血压药)

guanidase ['gwɑ:nideis] *n* 胍酶

guanidine ['gwɑ:nidin] *n* 胍 | ~ hydrochloride 盐酸胍(治重症肌无力)

guanidine-acetic acid ['gwɑ:nidin ə'si:tik] 胍基乙酸

guanidinemia [ˌgwɑ:nidi'ni:miə] *n* 胍血

guanidinium [ˌgwɑ:ni'diniəm], **guanidino** [ˌgwɑ:ni'di:nəu] *n* 胍基

guanidinoacetate [ˌgwɑ:niˌdi:nəu'æsiteit] *n* 胍基乙酸(盐或阴离子型)

guanidinoacetate *N*-methyltransferase [ˌgwɑ:niˌdi:nəu'æsiteit ˌmeθil'trænsfəreis] 胍(基)乙酸*N*-转甲基酶

guanidinoacetic acid [ˌgwɑ:nidinəuə'si:tik] 胍基乙酸

guanido ['gwɑ:nidəu] *n* 胍基

guanido-acetic acid [ˌgwɑ:nidəu ə'si:tik] 胍基乙酸

guanidylate [ˌgwɑ:ni'dileit] *n* 胍基酸(解离型)

guanine ['gwɑ:ni:n] *n* 鸟嘌呤 | ～ nucleotide 鸟(嘌呤核)苷酸

guanine deaminase ['gwɑ:nin di:'æmineis] 鸟嘌呤脱氨酶

guanochlor sulfate ['gwɑ:nəklɔ:] 硫酸胍氯酚(抗高血压药)

guanoctine [gwɑ:'nɔkti:n] *n* 胍诺克汀,辛胍,四甲丁胍(抗高血压药)

guanophore ['gwɑ:nəfɔ:] *n* 鸟嘌呤细胞

guanosine ['gwɑ:nəsin] *n* 鸟(嘌呤核)苷 | cyclic ～ monophosphate (cyclic GMP, cGMP, 3',5'-GMP) 环鸟苷酸 / ～ diphosphate (GDP) 鸟苷二磷酸 / ～ monophosphate (GMP) 鸟苷一磷酸,鸟苷酸

guanoxabenz [gwɑ:'nɔksəbenz] *n* 胍诺沙苄,胍羟苯(抗高血压药)

guanoxan sulfate [gwɑ:'nɔksæn] 硫酸胍生(抗高血压药)

guanoxyfen [gwɑ:'nɔksifən] *n* 胍诺西芬,苯氧丙胍(抗高血压药)

guanylate ['gwɑ:nəleit] *n* 鸟苷酸(解离型)

guanylate cyclase ['gwɑ:nəleit 'saikleis] 鸟苷酸环化酶

guanylate kinase ['gwɑ:nəleit 'kaineis] 鸟苷酸激酶

guanylic acid [gwɑ:'nilik] 鸟(嘌呤核)苷酸,鸟苷一磷酸

guanylyl [gwɑ:'nilil] *n* 鸟苷酰

guarana [gwə'rɑ:nə] *n* 瓜拉那,巴西可可(用作腹泻时的收敛药)

guaranine [gwə'rɑ:nin] *n* 瓜拉那碱(即咖啡因)

guarantee [ˌgærən'ti:] *n* 保证;保证书 *vt* 保证 | ～ against(或from) 保证…不…

guard [gɑ:d] *n* 守卫;防护,防卫;防护装置 *vt* 保护,防护,监视;给…安防护装置;对…进行校正检查;对…配用矫正剂 *vi* 防止;警惕;预防(against) | mouth ～ 口腔防护器 / occlusal ～, bite ～, night ～ 护殆器(夜间用牙罩) | off (one's) ～ 不提防;不警惕 / on (one's) ～ 警戒,警惕

guardian ['gɑ:djən] *n* 监护人 | **～ship** *n* 监护

guarding ['gɑ:diŋ] *n* 肌卫

Guarnieri's bodies (corpuscles) [ˌgwɑ:ni'eri] (Guiseppi Guarnieri) 瓜尼埃里小体(天花包涵体)

Guatemala [ˌgwæti'mɑ:lə] *n* 危地马拉[拉丁美洲]

guayule [gwai'u:li] *n* 银胶菊

gubernaculum [ˌgju:bə'nækjuləm] ([复] **gubernacula** [ˌgju:bə'nækjulə]) *n* 【拉】引带 | chorda ～ 索引带 / ～ testis 睾丸引带 | **gubernacular** *a*

Gubler-Robin typhus ['gu:blə rɔ'bæn] (A. M. Gubler; Albert E. C. Robin) 古布累-罗宾斑疹伤寒(肾型斑疹伤寒)

Gubler's hemiplegia ['gu:blə] (Adolphe M. Gubler) 古布累偏瘫(交叉性偏瘫;癔病性偏瘫) | ～ line 古布累线(连结脑桥下第五脑神经各根起点的线) / ～ paralysis 交叉性偏瘫 / ～ tumor, sign 古布累瘤、征(铅中毒时腕背有肿瘤,手伸肌麻痹)

Gudden's commissure ['gudən] (Bernhard A. von Gudden) 视上连合,弓状连合,下连合 | ～ law 古登定律(神经切断后近端发生的变性是向细胞的)

Guéneau de Mussy's point [gei'nəu də mi'si] (Noel F. O. Guéneau de Mussy) 盖诺德米西点(胸骨左缘第十肋骨末端的水平上压痛最剧烈的一点,为膈胸膜炎的一个症状)

Guenz ['gints] =**Günz**

Guenzburg ['gintsbə:g] =**Günzberg**

Guérin's fold [gei'ræn] (Alphonse F. M. Guérin) 盖兰襞(偶见于尿道舟状窝的粘膜襞) | ～ fracture 盖兰骨折(双侧上颌横形骨折) / ～ glands 盖兰腺(尿

道旁管) / ～ sinus 盖兰窦(尿道舟状窝襞后的憩室) / ～ valve 舟状窝襞

guess [ges] *vt, vi* 猜测,推测;认为 *n* 猜测,推测 | at a ～ 猜测起来 / by ～ 凭猜测

guest [gest] *n* 客人,宾客

Guiana [gai'ænə] *n* 圭亚那[拉丁美洲]

guidance ['gaidəns] *n* 指引;指导;领导;导 | condylar ～ 髁导 / incisal ～ 切导

guide [gaid] *vt* 指引;指导;管理;操纵 *n* 向导;指导者;指南;指导;手册;导(子);标 | adjustable anterior ～ 可调节的前殆导 / condylar ～ 髁导 / incisal ～ 切导

guideline ['gaidlain] *n* 导线(牙科);方针;准则 | clasp ～ 带钩导线,观测导线

Guidi's canal ['gwidi] (Guido Guidi) 翼管

Guillain-Barré syndrome [gi'jæn bɑ:'rei] (Georges Guillain; Jean A. Barré) 急性热病性多神经炎,急性感染性多神经炎

guillotine [ˌgilə'ti:n, 'giləti:n] *n* 【法】铡除刀,环状刀(铡除扁桃体或悬雍垂)

guilt [gilt] *n* 犯罪,有罪;内疚 | **～less** *a* 无罪的,无辜的

guilty ['gilti] *a* 犯罪的,有罪的;内疚的 | **guiltily** *ad* / **guiltiness** *n*

Guinard's treatment (method) [gi-'nɑ:] (Aimé Guinard) 古纳尔疗法(碳化钙涂于溃疡型肿瘤)

Guinea ['gini] *n* 几内亚[非洲] | **～n** *a* 几内亚的;几内亚人的 *n* 几内亚人

guinea-pig ['ginipig] *n* 豚鼠,天竺鼠,荷兰猪

Guinon's disease [gi'nɔŋ] (Georges Guinon) 吉农病(见Gilles de la Tourette's syndrome)

guise [gaiz] *n* 外观,姿态;伪装;借口

gulf [gʌlf] *n* 海湾

gullet ['gʌlit] *n* 咽,食管;水槽

Gull's disease [gʌl] (William W. Gull) 古尔病(甲状腺萎缩伴粘液水肿)

Gullstrand's slit lamp ['gulstrænd] (Allvar Gullstrand) 古尔斯特兰德裂隙灯(与角膜显微镜配合使用,作结膜、角膜、虹膜、晶状体及玻璃体的显微研究) | ～ law 古尔斯特兰德定律(斜视时,令患者注视一远距离目标而将头转向一方时,角膜反射转移的方向与头移动的方向相同,即向肌肉较弱的方向移转)

gulonic acid [gu'lɔnik] 古洛糖酸

L-gulonolactone [ˌgu:lənəu'læktəun] *n* L-古洛糖酸内酯

gulose ['gju:ləus] *n* 古洛糖

gulp [gʌlp] *vt, vi, n* 吞,吞咽

gum¹ [gʌm] *n* 树胶 (-mm-) *vt* 粘合 *vi* 结胶;发粘 | acaroid ～, blackboy ～, Botany Bay ～ 禾木胶 / animal ～ 动物胶 / ～ benjamin, ～ benzoin 安息香(树脂) / blue ～ 桉树 / British ～ 糊精 / ～ camphor 樟脑 / cape ～ 刺金合欢胶 / ghatti ～, Indian ～ 印度胶 / guar ～ 瓜尔胶 / Kordofan ～ 科多凡树胶(阿拉伯胶最好的一种) / mesquite ～ 甜荚豆胶,墨西哥胶(阿拉伯胶代用品)/ ～ opium 阿片 / red ～, eucalyptus ～ 桉胶(用作收敛药,治喉疾患) / ～ senegal 阿拉伯胶 / sterculia ～, karaya ～ 梧桐胺,卡拉牙胶(用作泻药)/ ～ thus 松脂,松油脂 / ～ tragacanth 西黄蓍胶 / wattle ～, Australian ～ 澳洲胶(阿拉伯胶最好的代用品)

gum² [gʌm] *n* [常用复] 龈;牙床 (-mm-) *vt* 用牙床咀嚼 | blue ～ 蓝龈(铅线,见于铅中毒)

gumboil ['gʌmbɔil] *n* 龈脓肿

Gumboro disease ['gʌmbərəu] (Gumboro为美国特拉华州一地名) 传染性粘液囊病

gumma ['gʌmə] ([复] **gummas** 或 **gummata** ['gʌmətə]) *n* 梅毒瘤,树胶肿 | tuberculous ～, scrofulous ～ 结核性树胶肿,瘰疬性树胶肿 | **～tous** *a*

gummate [ˈgʌmeit] *n* 阿拉伯胶酸盐
gummi [ˈgʌmai] *n*【拉】树胶
gummy [ˈgʌmi] *a* 树胶状的;胶粘的;粘性的;梅毒瘤状的
Gumprecht's shadows [ˈgumpreʃt] (Ferdinand Gumprecht) 古姆普雷希特细胞影(涂片中的破碎而畸形的细胞,常见于淋巴性白血病)
gum-resin [gʌmˈrezin] *n* 胶树脂 | soluble ～ 火棉
gumshoe [ˈgʌmʃu:] *n* 橡皮套鞋;[复]橡皮底帆布鞋
guncotton [ˈgʌnˌkɔtn] *n* 火棉
gundo [ˈgundəu] *n* 鼻骨增殖性骨膜炎,根度病,巨鼻(症)
Gunning's splint [ˈgʌniŋ] (Thomas B. Gunning) 冈宁夹(下颌骨折用)
Gunning's test (reaction) [ˈgʌniŋ] (Jan W. Gunning) 冈宁试验(反应)(检尿丙酮)
Gunn's dots [gʌn] (Robert Marcus Gunn) 冈恩小点(斜照时黄斑附近可见到的白点) | ～ pupillary phenomenon, Marcus Gunn's pupillary phenomenon 冈恩瞳孔现象,马库斯·冈恩瞳孔现象摆动电筒征(即swinging flashlight sign, 见sign项下相应术语) / ～ crossing sign 冈恩交叉征(眼底动静脉交叉,提示原发性高血压) / ～ sign 冈恩征(①冈恩交叉征;马库斯·冈恩瞳孔现象;②张口时下颌偏向对侧,则下垂的上睑向上抬,见于冈恩综合征) / ～ syndrome (phenomenon) 冈恩综合征(现象)(单侧睑下垂,患侧上睑即与下颌联合运动)
Günther disease [ˈginθə] 京塞病,先天性红细胞生成性卟啉症
Günzberg's test [ˈgintsbə:g] (Alfred Günzberg) 京茨伯格试验(检胃内容物盐酸)
Günz's ligament [ˈgints] (Justus G. Günz) 京茨韧带(部分闭孔膜)
gurgle [ˈgə:gl] *n, vi* 发咯咯声,发咕噜声 | **gurgling** *n* 咕噜声,气过水声
gurgulio [gəˈgju:liəu] *n*【拉】悬雍垂
gurney [ˈgə:ni] *n* 轮床(医院推送患者用)
gush [gʌʃ] *vi, vt, n* 涌出,喷出,迸出 | ～**er** *n* 井喷
Gussenbauer's operation [ˈgusənˌbauə] (Carl Gussenbauer) 古森包厄手术(治食管狭窄) | ～ suture 古森包厄缝术(肠道裂隙8字形缝术)
gustation [gʌsˈteiʃən] *n* 味觉,尝味 | colored ～ 尝味觉色,色味(联觉)
gustin [ˈgʌstin] *n* 涎液素
gusto [ˈgʌstəu] *n* 爱好,趣味
gustometer [gʌsˈtɔmitə] *n* 味觉计 | **gustometry** *n* 味觉测量法
gut [gʌt] *n* 肠;原肠;肠线 (-tt-) *vt* 取出内脏 | blind ～ 盲肠 / postanal ～, tail ～ 肛后肠 / preoral ～ 口前肠,咽底憩室 / primitive ～ 原肠 / ribbon ～ 肠线 / silkworm ～ 蚕肠线
Guthrie's formula [ˈgʌθri] (Clyde G. Guthrie) 格思里公式(成人理想体重磅数,等于110+〈5.5×身高超出5英尺的英寸数〉)
Guthrie's muscle [ˈgʌθri] (George J. Guthrie) 尿道括约肌
gutta [ˈgutə] ([复] **guttae** [ˈguti:]) *n*【拉】滴
gutta-percha [ˌgʌtəˈpə:tʃə] *n* 胶木胶,马来乳胶,古塔波胶
Guttat. guttatim【拉】逐滴地
guttate [ˈgʌteit] *a* 滴状的
guttatim [gʌˈteitim] *ad*【拉】逐滴地
guttation [gʌˈteiʃən] *n* 吐水(作用)(植物细胞)
guttering [ˈgʌtəriŋ] *n* 沟状切除术(骨)
gutti [ˈgʌtai] *n* 藤黄
gut-tie [ˈgʌttai] *n* 肠绞窄(动物)
Guttmann's sign [ˈgutmən] (Paul Guttmann) 古特曼征(突眼性甲状腺肿时,甲状腺部可听出杂音)
Gutt. quibusd. guttis quibusdam【拉】加数滴
guttur [ˈgʌtə] *n*【拉】咽喉

guttural ['gʌtərəl] *a* 咽喉的
gutturophony [ˌgʌtə'rɔfəni] *n* 喉音
gutturotetany [ˌgʌtərəu'tetəni] *n* 喉痉挛性口吃
Gutzeit's test ['guttsait] (Max A. Gutzeit) 古特蔡特试验(检砷)
Guyana [gi'ɑ:nə] *n* 圭亚那[拉丁美洲] | **Guyanese** [ˌgiə'ni:z] *a* 圭亚那的，圭亚那人的 *n* 圭亚那人
Guyon's amputation (operation) [gi'jɔn] (Felix J. C. Guyon) 居永切断术(踝上切断术) | ～ sign 居永征(浮动诊肾法)
GVH graft-versus-host 移植物抗宿主(病或反应)
Gwathmey's oil-ether anesthesia ['gwæθmi:] (James T. Gwathmey) 格瓦思米油醚麻醉(将液状醚与橄榄油的混合液灌入直肠以产生麻醉)
GXT graded exercise test 分级运动试验
Gy gray 戈(瑞)(辐射吸收剂量单位)
Gymnamoebia [ˌdʒimnə'mi:bə] *n* 裸阿米巴纲
gymnasium [dʒim'neizjəm] ([复] **gymnasiums** 或 **gymnasia** [dʒim'neizjə]) *n* 体育馆，健身房
gymnastic(al) [dʒim'næstik(əl)] *a* 体操的;体育的
gymnastics [dʒim'næstiks] *n* 体操，体育 | ocular ～ 眼肌体操，眼保健操 / Swedish ～ 瑞典式体操，矫形体操 / vocal ～ 练音体操(在于使肺扩张、嗓音增强)
Gymnema [dʒim'ni:mə] *n* 武靴叶属(其叶可用于掩盖不良的药味)
gymnemic acid [dʒim'ni:mik] 匙羹藤酸
gymn(o)- [构词成分] 裸，裸的
Gymnoascaceae [ˌdʒimnəuæs'keisii:] *n* 裸子囊科
Gymnoascus [ˌdʒimnə'æskəs] *n* 裸子囊菌属
gymnobacterium [ˌdʒimnəubæk'tiəriəm] ([复] **gymnobacteria** [ˌdʒimnəubæk'tiəriə]) *n* 裸菌(无鞭毛菌)
gymnocarpous [ˌdʒimnə'kɑ:pəs] *a* 裸果的(指真菌)
gymnocyte ['dʒimnəsait] *n* 裸细胞，无壁细胞
Gymnodinium [ˌdʒimnəu'diniəm] *n* 裸甲藻属
gymnoplast ['dʒimnəplæst] *n* 裸质体
gymnosperm ['dʒimnəspə:m] *n* 裸子植物 | ～**ous** [ˌdʒimnə'spə:məs] *a* / ～**y** [ˌdʒimnə'spə:mi] *n*
gymnospore ['dʒimnəspɔ:] *n* 裸孢子
Gymnostomatia [ˌdʒimnəustəu'meiʃiə] *n* 裸口虫亚纲
gymnothecium [ˌdʒimnə'θi:siəm] *n* 裸囊体(皮真菌)
Gymnothorax [ˌdʒimnə'θɔ:ræks] *n* 齿鳝属
gyn-，**gynaec(o)-** 见gynec(o)-
gynaecology [gaini'kɔlədʒi, dʒini'kɔlədʒi] *n* =**gynecology** | **gynaecologist** *n* =**gynecologist**
gynander [dʒi'nændə] *n* 两性体，雌雄同体;男化女子(女性假两性体)
gynandrism [dʒi'nændrizəm, gai-], **gynandria** [dʒi'nændriə] *n* 两性畸形，雌雄同体性;女子男化(女性假两性畸形)
gynandroblastoma [dʒiˌnændrəublæs'təumə] *n* 两性胚细胞瘤
gynandroid [dʒi'nændrɔid] *n* 男化女子(女性假两性体)
gynandromorph [dʒi'nændrəmɔ:f, gai-] *n* 雌雄嵌体;两性体，雌雄同体
gynandromorphism [dʒiˌnændrə'mɔ:fizəm, gai-] *n* 雌雄嵌性;两性畸形，雌雄同体性 | bilateral ～ 双侧两性畸形
gynandromorphous [dʒiˌnændrə'mɔ:fəs, gai-] *a* 雌雄嵌性的;两性畸形的，雌雄同体的
gynandry ['dʒinændri, dʒai'nændri] *n* 两性畸形，雌雄同体性;女子男化(女性假

两性畸形)

gynatresia [ˌdʒinəˈtri:ziə] *n* 阴道闭锁

gyne- 见gynec(o)-

gynecic [dʒiˈnesik, dʒai-] *a* 女性的

gynecium [ˌdʒiˈni:siəm, ˌgai-] *n* 雌蕊群

gynec(o)-, **gynaec(o)-**, **gyne-**, **gyn(o)-** [构词成分] 女性,女子

gynecogen [ˈdʒinikədʒən] *n* 促雌素

gynecogenic [ˌdʒinikəˈdʒenik, ˌgai-] *a* 女性化的

gynecography [ˌdʒiniˈkɔgrəfi] *n* 女生殖器造影(术),妇科X线摄影(术)

gynecoid [ˈdʒinikɔid, ˈgai-] *a* 女性的

gynecology [ˌgainiˈkɔlədʒi, ˌdʒiniˈkɔlədʒi] *n* 妇科学 | **gynecologic(al)** [ˌgainikəˈlɔdʒik(əl), ˌdʒinikəˈlɔdʒik(əl)] / **gynecologist** *n* 妇科学家

gynecomania [ˌdʒinikəuˈmeinjə, ˌgai-] *n* 求雌狂,男子色情狂

gynecomastia [ˌdʒinikəuˈmæstiə, ˌgai-] *n* 男子女性型乳房 | refeeding ~, nutritional ~, rehabilitation ~ 营养性男子女性型乳房 | **gynecomastism** [ˌdʒinikəuˈmæstizəm], **gynecomasty** [ˈdʒinikəuˌmæsti], **gynecomazia** [dʒinikəuˈmeizjə] *n*

gynecopathy [ˌdʒiniˈkɔpəθi] *n* 妇科病

gynecophoral [ˌdʒiniˈkɔfərəl] *a* 抱雌的(沟)

gynecotokology [ˌgainikəutəˈkɔlədʒi, ˌdʒi-] *n* 妇产科学

gyneduct [ˈdʒinidʌkt] *n* 副中肾管

gynephilia [ˌdʒiniˈfiliə] *n* 爱慕女性癖

gynephobia [ˌdʒiniˈfəubjə, ˌgai-] *n* 女性恐怖,恐女症

gyneplasty [ˈdʒiniˌplæsti] *n* 女生殖器成形术

Gynergen [ˈdʒinə:dʒən] *n* 酒石酸麦角胺(ergotamine tartrate)制剂的商品名

gynesin [ˈdʒinisin] *n* 胡卢巴碱, N-甲基烟酸内盐

gyn(o)- 见gynec(o)-

gynogamon [dʒinəˈgæmɔn] *n* 雌(性交)配素

gynogenesis [ˌdʒinəuˈdʒenisis, ˌgai-] *n* 雌核发育

gynomerogon(e) [ˌdʒinəuˈmerəgɔn] *n* 雌核卵片

gynomerogony [ˌdʒinəuməˈrɔgəni] *n* 雌核卵片发育

gynopathy [dʒiˈnɔpəθi] *n* 妇科病 | **gynopathic** [ˌdʒinəuˈpæθik] *a*

gynophobia [ˌdʒinəuˈfəubjə] *n* 女性恐怖,恐女症

gynoplastics [ˌdʒinəuˈplæstiks], **gynoplasty** [ˈdʒainəˌplæsti] *n* 女生殖器成形术 | **gynoplastic** [ˌdʒinəˈplæstik] *a*

Gynorest [ˈgainərest] *n* 地屈孕酮(dydrogesterone)制剂的商品名

gypseous [ˈdʒipsiəs] *a* 石膏状的;含有石膏的

gypsiferous [dʒipˈsifərəs] *a* 含石膏的;产石膏的

gypsum [ˈdʒipsəm] *n* 【拉】石膏,硫酸钙 *vt* 用石膏处理

gyral [ˈdʒaiərəl] *a* 旋转的,回旋的;脑回的

gyrate [dʒaiəˈreit] *vi* 旋转,回旋;螺旋形地运转 [ˈdʒaiərit] *a* 旋转的;螺旋状的,回状的,环形的 | **gyratory** [ˈdʒaiərətəri] *a* 旋转的

gyration [dʒaiəˈreiʃən] *n* 旋转,回旋,环旋

gyre [ˈdʒaiə] *n* 脑回,回

gyrectomy [dʒaiəˈrektəmi] *n* 脑回切除术 | frontal ~ 额叶脑回切除术,额叶皮质部分切除术

Gyrencephala [ˌdʒaiərenˈsefələ] *n* 多脑回动物类

gyrencephalic [ˌdʒaiərensəˈfælik] *a* 多脑回的;多脑回动物的

gyr(o)- [构词成分] 环,圆;脑回

gyrochrome [ˈdʒaiərəukrəum] *n* 环染细胞(神经细胞)

gyrometer [dʒaiəˈrɔmitə] *n* 脑回测量器

Gyropus [ˈdʒaiərəpəs] *n* 长兽羽虱属 | ～ ovalis 卵形长兽羽虱

gyrose [ˈdʒaiərəus], **gyrous** [ˈdʒaiərəs] *a* 回状的,环形的

gyrospasm [ˈdʒaiərəspæzəm] *n* (头)回旋痉挛

gyrotrope [ˈdʒaiərətrəup] *n* 电流变向器

gyrus [ˈdʒaiərəs] ([复] **gyri** [ˈdʒaiərai]) *n*【拉】脑回,回 | angular ～ 角回 / annectant gyri 连接回,过渡回 / ascending frontal ～ 中央前回 / ascending parietal ～, postcentral ～ 中央后回 / callosal ～, cingulate ～ 扣带回 / gyri of cerebrum 大脑回 / dentate ～ 齿状回;束状回 / fusiform ～ 梭状回 / hippocampal ～ 海马回 / lingual ～, infracalcarine ～ 舌回 / paracentral ～ 旁中央小叶 / paraterminal ～, subcallosal ～ 胼胝下回 / parietal ～ 顶回 / precentral ～ 中央前回 / preinsular gyri, short gyri of insula 岛短回 / supracallosal ～ 胼胝上回,灰被 / uncinate ～ 钩回,海马回沟

H

H, h [eitʃ] ([复] **H's, h's** ['eitʃiz]) *n* 英语的第8个字母

H 元素氢(hydrogen)、H型(Hauch)、亨(利)(henry)和亨斯菲尔德单位(Hounsfield unit)、和远视(hyperopia)的符号

H 热函,焓(enthalpy)和磁场强度(magnetic field strength)的符号

H_0 无效假设,零假设(null hypothesis)的符号

H_1 备择假设(alternative hypothesis)

H_a 备样假设(alternative hypothesis)的符号

h 百(hecto-)或小时(hour)的符号

h. 小时(【拉】hora)的符号

h 普朗克常数(Plank's constant)和高度(height)的符号

HA hemadsorbent 红细胞吸附的

Ha 元素锝(hahnium)的符号

HAA hepatitis-associated antigen 肝炎相关抗原(乙型肝炎抗原)

Haab's degeneration [hɑ:b] (Otto Haab) 哈布变性(角膜视网膜变性) | ~ magnet 哈布磁铁(用以吸出眼内金属异物) / ~ reflex 哈布反射(患者坐在暗室内时两侧瞳孔收缩,并对早已存在视野中引起其注意的明亮目标无调节或会聚反应,亦称大脑皮质性瞳孔反射)

habena [hə'bi:nə] ([复] **habenae** [hə'bi:ni:]) *n*【拉】缰,系带 | ~**l** [hə'bi:nəl], ~**r** [hə'bi:nə] *a*

habenula [hə'benjulə] ([复] **habenulae** [hə'benjuli:]) *n*【拉】缰,系带;松果体缰 | ~ arcuata 弓状系带(耳蜗) / ~ conarii 松果体缰 / ~ pectinata 梳状系带 / ~e perforatae 神经孔 / ~ urethralis 尿道系带(女) | ~**r** *a*

Habermann's disease ['hɑ:bəmæn] (Rudolf Habermann) 急性苔藓样糠疹

habit ['hæbit] *n* 习惯;习性;癖,瘾;体型,型 | apopletic ~, full ~ 中风体型 / asthenic ~ 无力体型,衰弱体型 / clamping ~, clenching ~ 紧咬癖,磨牙癖,正中磨牙症 / drug ~ 药(物)瘾 / endothelioid ~, leukocytoid ~ 内皮样型(细胞) / glaucomatous ~ 青光眼型 / leptosomatic ~ 瘦长体型 / opium ~ 阿片瘾 / oral ~ 口腔(不良)习惯(如吮指、吸拇、吮唇、吐舌等使殆关系改变的习惯) / physiologic ~ 生理习惯 / pycnic ~ 矮胖体型

habitable ['hæbitəbl] *a* 可居住的,适于居住的 | **habitability** [ˌhæbitə'biləti] *n* 可居住性,适于居住 / **habitably** *ad*

habitant ['hæbitənt] *n* 居民,居住者

habitat ['hæbitæt] *n* (动植物的)生境,栖息地,产地;住处;聚集处

habitation [ˌhæbi'teiʃən] *n* 居住,住处,聚居地

habitual [hə'bitjuəl] *a* 习惯(性)的,惯常的 | ~**ly** *ad*

habituate [hə'bitjueit] *vt* 使习惯于(to) | **habituation** [həˌbitju'eiʃən] *n* 习性形成,习惯形成;成瘾

habitude ['hæbitju:d] *n* 习惯,习俗

habitus ['hæbitəs] *n*【拉】体型,型 | ~ apoplecticus 中风体型,卒中体型 / Buddha-like ~ 佛样体型(胎儿腹部膨大,如蛙腹) / ~ enteroptoticus 肠下垂体型 / ~ phthisicus (肺)结核体型

Habronema [ˌhæbrəu'ni:mə] *n* 丽线虫

属

habronemiasis [ˌhæbrəuni'maiəsis] *n* 丽线虫病 | ～ cutaneous 皮肤丽线虫蚴病,夏疮(马)

habu ['hɑ:bu:] *n* 饭匙倩(琉球群岛等地的一种毒蛇)

hachement [æʃ'mɔŋ] *n* 【法】掌缘击法(按摩)

hack [hæk] *vt, vi* 劈;砍 *n* 劈(或砍)的工具;砍痕;干咳

hackle ['hækl] *vt* 乱砍,乱劈;砍掉 *n* 锯齿形 | have(或get) one's ～s up 使某人发怒 | **hackly** *a* 粗糙的;锯齿形的

had [强hæd, 弱həd,əd] have的过去式及过去分词 | ～ rather … than … 与其…不如…,宁愿…不愿…

hadernkrankheit ['hɑ:dənkrɑ:ŋkhait] *n* 【德】破布病(侵害捡破布者的疾病,被认为是炭疽或恶性水肿)

hae- 以hae-起始的词,同样见以he-起始的词

Haeckel's law ['hekəl] (Ernst H. P. A. Haeckel) 赫格尔定律(重演学说recapitulation theory, 见theory项下相应术语)

haem [hi:m] *n* 血红素

haema ['hi:mə] *n* 血(可拼写成hema)

haema- 见hemat(o)-;同样见以hema-起始的词

Haemaccel ['hi:mækˌsel] *n* 聚明胶肽(polygeline)制剂的商品名

Haemadipsa [ˌhi:mə'dipsə] *n* 山蛭属 | ～ ceylonica 锡兰山蛭 / ～ chiliani 智利山蛭 / ～ japonica 日本山蛭

Haemagogus [ˌhemə'gəugəs] *n* 趋血蚊属

Haemaphysalis [ˌhemə'fisəlis] *n* 血蜱属,盲蜱属 | ～ concinna 嗜群血蜱 / ～ humerosa 硕鼠血蜱 / ～ leachi 犬血蜱 / ～ leporispalustris 野兔血蜱 / ～ punctata 刻点血蜱 / ～ spinigera 距刺血蜱

haemat(o)- 见hemat(o)-

Haematobia [ˌhemə'təubiə] *n* 血蝇属 | ～ irritans 扰血蝇

Haematopinus [ˌhemətəu'painəs] *n* 血虱属,盲虱属

Haematosiphon [ˌhemətəu'saifɔn] *n* 鸡臭虫属 | ～ indorus 鸡臭虫

Haematoxylon [ˌhi:mə'tɔksilɔn] *n* 洋苏木属

Haementeria [ˌhemən'tiəriə] *n* 南美水蛭属

haem(o)- 见hem(o)-

Haemobartonella [ˌhi:məuˌbɑ:təu'nelə] *n* 血巴尔通体属 | ～ canis 犬血巴尔通体 / ～ felis 猫血巴尔通体 / ～ muris 鼠血巴尔通体

Haemodipsus [ˌheməu'dipsəs] *n* 虱属 | ～ ventricosus 兔虱

Haemogregarina [ˌheməuˌgregə'rainə] *n* 血簇虫属

Haemonchus [hi:'mɔnkəs] *n* 血矛线虫属 | ～ contortus 捻转血矛线虫

Haemophilus [hi:'mɔfiləs] *n* 嗜血杆菌属 | ～ aegyptius 埃及嗜血杆菌 / ～ aphrophilus 嗜泡沫嗜血杆菌 / ～ bronchisepticus 支气管败血性嗜血杆菌 / ～ ducreyi 杜克雷嗜血杆菌 / ～ duplex 结膜炎嗜血杆菌 / ～ haemolyticus 溶血性嗜血杆菌 / ～ influenzae 流感嗜血杆菌 / ～ parainfluenzae 副流感嗜血杆菌 / ～ paraphrophilus 副嗜泡沫嗜血杆菌 / ～ parasuis, ～ suis 副猪嗜血杆菌,猪嗜血杆菌 / ～ pertussis 百日咳嗜血杆菌 / ～ vaginalis 阴道嗜血杆菌

Haemophoructus [ˌheməufə'rʌktəs] *n* 吸血蝇属

Haemopis [hi'məupis] *n* 黄蛭属

Haemoproteus [ˌheməu'prəutiəs] *n* 变形血原虫属

haemorrhage ['hemərid3] *n* = **hemorrhage**

haemorrhagia [ˌhi:mə'reid3iə] *n* 【拉】出血

Haemosporidia [ˌhi:məuspəridiə] *n* 血孢子虫目

Haemosporina [ˌhi:məuspəˈrainə] *n* 血孢子虫亚目

haemozoin [ˌhi:məuˈzəuin] *n* 疟原虫色素

Haenel's symptom [ˈheinəl] (Hans Haenel) 黑内尔症状(脊髓痨患者眼球压觉缺失)

Haeser [ˈheizə] 见Häser

Haff disease [hæf] 哈夫病(哈夫为波罗的海一海湾，渔民由于摄入工业废水中的砷化氢所致，患者突然发生严重四肢疼痛，重度疲倦以及肌球蛋白尿)

Hafnia [ˈhæfniə] *n* 哈夫尼菌属 | ~ alvei 蜂房哈夫尼菌

hafnium [ˈhæfniəm] *n* 铪(化学元素)

Hagedorn needle [ˈhɑːgidɔːn] (Werner Hagedorn) 哈吉多恩针(外科手术用的扁头针)

Hageman factor [ˈheidʒmən] 凝血因子，XII海氏因子(Hageman为患者名)

haggard [ˈhægəd] *a* 憔悴的，形容枯槁的

Haglund's disease [ˈhɑːglund] (Sims E. P. Haglund) 黑格隆德病(跟腱粘液囊炎)

Hagner's bag [ˈhægnə] (Francis R. Hagner) 哈格纳袋(前列腺止血袋) | ~ operation 哈格纳手术(作淋病性附睾炎的引流，经切口进入附睾)

Hagner's disease [ˈhɑːgnə] (Hagner为19世纪研究的原先证者家族名) 哈格纳病，肥大性肺性骨关节病

hahnemannian [hɑːnəˈmæniən] (Christian Friedrich Samuel Hahnemann) *a* 哈内曼的，哈内曼疗法的，顺势疗法的 | **hahnemannism** [ˈhɑːniˌmænizəm] *n* 顺势疗法

hahnium [ˈhɑːniəm] *n* 𬭊(化学元素)

Hahn's sign [hɑːn] (Eugen H. Hahn) 哈恩征(儿童患小脑疾患时，头部持续性向两侧转动)

HAI hemagglutination inhibition 血凝抑制反应，红细胞凝集抑制反应

Haidinger's brushes [ˈhaidiŋə] (Wilhelm von Haidinger) 海丁格尔刷(两个锥形刷状象，通过尼科尔〈Nicol〉棱镜注视时可见到，用于测视力功能)

hail [heil] *vt* 向…欢呼;招呼 *vi* 招呼 *n* 欢呼;招呼 | ~ from 来自

Haines' formula (coefficient) [ˈheinz] (Walter S. Haines) 黑恩斯公式(系数)(计算尿内固形物，即取尿比重的最后两个数，乘以1.1〈黑恩斯系数〉，所得之积相近于每液量盎司尿中固体的格令〈grain〉数) | ~ reagent 黑恩斯试剂(硫酸铜2份，氢氧化钾7.5份，甘油15份，蒸馏水150份) / ~ test 黑恩斯试验(检尿葡萄糖)

hair [hɛə] *n* 毛发;汗毛;毛状物 | auditory ~s 听毛 / bamboo ~ 结节性脆发病，发结节病 / beaded ~ 念珠状发 / club ~ 杵状毛 / exclamation point ~ 感叹号形发(斑脱的特征) / ~s of eyebrow 眉毛 / knotted ~ 结毛症，结节性脆发病 / lanugo ~, wooly ~ 胎毛，毳，柔毛 / pubic ~, ~s of pubis 阴毛 / terminal ~ 终毛，恒久毛，成人毛(发) / twisted ~ 扭发 / vellus ~ 毫毛 | hang by a ~ 千钧一发，岌岌可危 / lose one's ~ 脱发;发脾气 / to a ~ (to the turn of a ~) 丝毫不差地 | ~**less** *a* 秃头的，无毛的

hairball [ˈhɛəbɔːl] *n* 毛团，毛粪石(胃肠内)

hairbreadth [ˈhɛəbredθ] *n* 一发之差，极微小的距离

haircap [ˈhɛəkæp] *n* 杜松苔(一种利尿草药)

haircast [ˈhɛəkɑːst] *n* (胃形)毛粪石(充满胃内，具胃的形状)

haircut [ˈhɛəkʌt] *n* 理发

hairlike [ˈhɛəlaik] *a* 毛发似的

hairline [ˈhɛəlain] *n* 细缝;细微的区别;发际线，发型轮廓

hairy [ˈhɛəri] *a* 毛的;多毛的;有茸毛的 | **hairiness** *n* 多发，多毛，茸毛

Haiti [ˈheiti] *n* 海地[拉丁美洲国家]

Haitian [ˈheiʃjən] *a* 海地岛的;海地人

的 *n* 海地人

Hakim-Adams syndrome [hɑ:'ki:m 'ædəmz] (S. Hakim; R. D. Adams) 哈金-亚当斯综合征,正常压脑积水

Hakim's syndrome [hɑ:'ki:m] (S. Hakim) 哈金综合征,正常压脑积水

halation [hə'leiʃən] *n* 晕光(作用);晕影;晃眼,耀眼

halazepam [hə'læzəpæm] *n* 哈拉西泮,三氟甲安定(安定药)

halazone [hælə'zəun] *n* 哈拉宗,对二氯氨磺酰苯甲酸(一种供水消毒药)

halcinonide [hæl'sinənaid] *n* 哈西奈德,氯氟松(合成糖皮质激素,局部抗炎药)

Halcion ['hælsiən] *n* 三唑仑(triazolam)制剂的商品名

Haldane chamber (apparatus) ['hɔ:ldein] (John S. Haldane) 霍尔丹室(器)(一种密封室,将动物置于其内进行代谢研究)

Haldol ['hældɔl] *n* 氟哌丁苯,氟哌啶醇(haloperidol)制剂的商品名

Haldrone ['hældrəun] *n* 醋酸帕拉米松(paramethasone acetate)制剂的商品名

hale [heil] *a* 健壮的,矍铄的(指老人)

Hales's piesimeter [heilz] (Stephen Hales) 黑尔斯压觉计(一种可插入动脉内测定血压的玻璃管)

half [hɑ:f] ([复] **halves** [hɑ:vz]) *n* 半,一半 *a* 一半的;不完全的 *ad* 一半地;相当地 | by halves 不完全地;不完善地 / ~ as much(或many) again 加半倍,一倍半 / ~ the battle 成功一半 / not ~ 少于一半地,一点儿也不,非常

Halfan ['hælfæn] *n* 盐酸卤泛群(halofantrine hydrochloride)制剂的商品名

half-and-half ['hɑ:fənd'hɑ:f] *n* 两种成分各半的东西 *a* 两种成分各半的 *ad* 各半

halfaxial [hæf'æksiəl] *a* 半轴的

half-blood ['hɑ:fblʌd] *n* 同父异母(或同母异父)关系;混血儿

half-breed ['hɑ:fbri:d] *n, a* 混血(的);(动植物)杂种(的)

half-brother ['hɑ:fˌbrʌðə] *n* 异父(或异母)兄弟

half-hearted ['hɑ:f 'hɑ:tid] *a* 半心半意的,不认真的 | ~**ly** *ad*

half-hour ['hɑ:f 'auə] *n, a* 半小时(的) | ~**ly** *ad* 每半小时地

half-life ['hɑ:flaif] *n* 半衰期(放射性核素的数量因核的衰变而减少到原来数目的一半所需的时间) | biological ~ 生物学半衰期(一个活组织、器官或机体将已引入的放射性物质排出一半所需的时间)

half-moon ['hɑ:fˌmu:n] *n* 半月形,弧形

half-retinal [hɑ:f'retinl] *a* 半侧视网膜的

half-sister ['hɑ:fˌsistə] *n* 异父(或异母)姐妹

half-time ['hɑ:ftaim] *n* 半时值 | plasma iron clearance ~ 血浆铁清除率半时值

half-value ['hɑ:f 'vælju:] *a* 半值的(指半值层)

halfway ['hɑ:f'wei] *a* 半途的;不彻底的 *ad* 半途;不彻底地;几乎,快要

halfway house ['hɑ:fwei haus] 中途疗养所(为不需要完全住院,但仍需要照料的精神病患者或戒瘾者所设,直至他们重返社会)

halide ['hælaid] *a* 卤族的 *n* 卤化物

hali-ichthyotoxin [ˌhæliˌikθiə'tɔksin] *n* 盐渍鱼毒素

halisteresis [həˌlistə'ri:sis] *n* 骨软化,骨钙缺乏 | ~ cerea 骨蜡样软化 | **halisteretic** [həˌlistə'retik] *a*

halitosis [ˌhæli'təusis] *n* 口臭

halituous [hə'litjuəs] *a* 蒸湿的

halitus ['hælitəs] *n*【拉】呼气,哈气 | ~ saturninus 铅中毒性口臭

hall [hɔ:l] *n* 会堂,大厅;门厅,过道

hallachrome ['hæləkrəum] *n* 红痣素,多巴色素

Hallauer's glasses ['hælauə] (Otto

Hallauer) 哈劳尔眼镜(防止蓝线及紫外线透过的灰绿色防护眼镜)

Hall band [hɔːl] (Herbert H. Hall) 霍尔带(一种子宫内避孕装置)

Hallberg effect ['hɔːlbəːg] (J. H. Hallberg) 霍尔伯格效应(超短驻波的波峰和波谷有相反的电学特征)

Hallermann-Streiff-François syndrome ['hɑːləmɑːn ʃtraif frɑːn'swɑː] (W. Hallermann; E. B. Streiff; Jules François) 哈-施-弗综合征，眼下颌面综合征(即oculomandibulofacial syndrome, 见syndrome项下相应术语)

Hallermann-Streiff syndrome ['hɑːləmɑːn ʃtraif] (Wilhelm Hallermann; Enrico B. Streiff) 哈-施综合征，眼下颌面综合征(即oculomandibulofacial syndrome, 见syndrome项下相应术语)

Haller's arches ['hælə] (Albrecht von Haller) 哈勒弓(腰肋外侧弓;腰勒内侧弓) | ~ aberrant duct 附睾迷管 / ~ circle 视神经血管环 / ~ cones 附睾小叶 / ~ crypt 包皮腺 / ~ fretum (isthmus) 哈勒峡(胎儿心房和心室或主动脉球间的狭窄) / ~ habenula 哈勒系带(腹膜鞘突遗迹) / ~ layer 脉络膜血管层 / ~ line 脊髓前止中裂 / ~ membrane 脉络膜血管层 / ~ plexus 喉丛 / ~ rete 睾丸网 / ~ tripod 腹腔干，腹腔动脉

Hallervorden-Spatz disease ['hɑːləˌfɔːdən ʃpɑːts] (Julius Hallervorden; Hugo Spatz) 哈-施病(一种遗传性疾患，特征为苍白球和黑质的髓鞘数显著减少，伴铁质色素累积，开始小腿进行性强直，舞蹈手足徐动症样运动，构音障碍及进行性精神颓废，常染色体隐性遗传，通常于10～20岁发病，30岁以前死亡)

Hallé's point [æ'lei] (Adrien J. M. N. Hallé) 阿累点(输尿管盆缘点，腹壁上示输尿管经过骨盆上口的点)

hallex ['hæleks] ([复] **hallices** ['hælisiːz]) *n*【拉】踇趾，踇

Hallion's test [æ'ljɔŋ] (Louis Hallion) 阿利翁试验(见Tuffier's test)

hallmark ['hɔːl'mɑːk] *n* 标志，特点 *vt* 在…上盖检验印记

Hallopeau's acrodermatitis [ælɔ'pəu] (François H. Hallopeau) 连续性肢端皮炎

Hall's disease [hɔːl] (Marshall Hall) 假性脑积水 | ~ facies 霍尔面容(额大面小，见于脑积水) / ~ method 霍尔法(一种人工呼吸法，使患者俯卧，轻压其背部，然后放松，再使患者仰卧，轻压之，这样每分钟做16次)

Hall's sign [hɔːl] (Josiah N. Hall) 霍尔征(主动脉瘤时，可由气管感到舒张期震动)

Hall-Stone ring ['hɔːlstəun] (Herbert H. Hall; Martin Lawrence Stone) 哈尔-斯通环(节育环的一种)

hallucal ['hæljukəl] *a* 踇趾的

hallucinant [hə'luːsinənt] *n* 幻觉症患者;幻觉剂 *a* 引起幻觉的

hallucinate [hə'luːsineit] *vt* 使生幻觉

hallucination [həˌluːsi'neiʃən] *n* 幻觉 | auditory ~ 听幻觉，幻听 / depressive ~ 抑郁性幻觉 / gustatory ~ 味幻觉，幻味 / hypnagogic ~ 入睡前幻觉 / lilliputian ~ 小人国(视)幻觉，小形象幻视，微形幻视 / olfactory ~ 嗅幻觉，幻嗅 / stump ~ 残肢幻觉，幻肢 / tactile ~, haptic ~ 触幻觉，幻触 / visual ~ 视幻觉，幻视 | **hallucinative** [hə'luːsinətiv], **hallucinatory** [hə'luːsinətəri] *a*

hallucinogen [hə'luːsinəˌdʒen] *n* 致幻剂

hallucinogenesis [həˌluːsinə'dʒenisis] *n* 幻觉产生，幻觉发生 | **hallucinogenic** [həˌluːsinə'dʒenik], **hallucinogenetic** [həˌluːsinədʒi'netik] *a* 致幻觉的

hallucinosis [həˌluːsi'nəusis] *n* 幻觉症 | acute ~, alcoholic ~ 急性幻觉症，酒中毒性幻觉症 / organic ~ 器质性幻觉症 | **hallucinotic** [həˌluːsi'nɔtik] *a*

hallux ['hæləks] ([复] **halluces** ['hæləsi:z]) *n*【拉】踇,踇趾 | ~ valgus 踇外翻 / ~ varus 踇内翻

Hallwachs effect ['hælvæks] (Franz Hallwachs) 光电效应

halmatogenesis [ˌhælmətə'dʒenisis] *n* 突然变异

halo ['heiləu] ([复] **halo⟨e⟩s**) *n*【拉】晕,晕轮 | glaucomatous ~ 青光眼晕轮 / ~ saturninus 铅线 / senile ~ 老年性晕斑

hal(o)- [构词成分] 盐

Halobacteriaceae [ˌhæləubækˌtiəri'eisii:] *n* 嗜盐菌科,盐杆菌科

Halobacterium [ˌhæləubæk'tiəriəm] *n* 盐杆菌属

halobacterium [ˌhæləubæk'tiəriəm] ([复] **halobacteria** [ˌhæləubæk'tiəriə]) *n* 嗜盐菌,盐杆菌

halobiont [ˌhæləu'baiɔnt] *n* 适盐生物,喜盐生物

Halococcus [ˌhæləu'kɔkəs] *n* 盐球菌属

halodermia [ˌhæləu'də:miə] *n* 卤化物皮疹

haloduric [ˌhæləu'djuərik] *a* 耐盐的(细菌)

halofantrine hydrochloride [ˌhælə'fæntri:n] 盐酸卤泛群,盐酸氯氟菲醇(抗疟药)

halofenate [ˌhæləu'feneit] *n* 卤芬酯,降脂酰胺(降血脂药,促尿酸排泄药)

Halog ['hælɔg] *n* 哈西奈德(halcinonide)制剂的商品名

halogen ['hælədʒən] *n* 卤素,卤 | ~**ous** [hə'lɔdʒinəs] *a*

halogenate ['hælədʒəneit] *vt* 卤化 | **halogenation** [ˌhælədʒə'neiʃən] *n*

halogenide ['hælədʒənaid] *n* 卤化物

halogeton [ˌhælə'dʒi:tɔn, hə'lɔdʒitɔn] *n* 盐生草(含可溶性草酸盐,有剧毒,可引起呼吸困难、出血和低钙血症)

haloid ['hælɔid] *a* 卤族的 *n* 卤化物 | ~ acid (氢)卤酸

halometer [hə'lɔmitə] *n* 眼晕测定器;红细胞衍射晕测量器 | **halometry** *n* 眼晕测定法;红细胞衍射晕测量法

halopemide [ˌhæləu'pemaid] *n* 卤培米特,氟哌酰胺(安定药)

haloperidol [ˌhæləu'peridɔl] *n* 氟哌啶醇,氟哌丁苯(安定药)

halophil ['hæləfil] *n* 适盐菌,嗜盐菌

halophile ['hæləfail] *n* 适盐菌,嗜盐菌 *a* 适盐的,嗜盐的 | **halophilic** [ˌhælə'filik], **halophilous** [hæ'lɔfiləs] *a* 适盐的,嗜盐的

halopredone acetate [ˌhælə'pri:dəun] 醋酸卤泼尼松,双醋溴氟龙(局部抗炎药)

haloprogin [ˌhæləu'prəudʒin] *n* 卤普罗近,碘氯苯炔醚(合成的局部抗真菌药,治癣)

halosteresis [həˌlɔstə'ri:sis] *n* 骨软化,骨钙缺乏

Halotestin [ˌhæləu'testin] *n* 氟甲睾酮(fluoxymesterone)制剂的商品名

Halotex ['hæləuteks] *n* 卤普罗近(haloprogin)制剂的商品名

halothane ['hæləθein] *n* 氟烷,三氟溴氯乙烷(麻醉药)

haloxon [hə'lɔksɔn] *n* 哈洛克酮,氯磷吡喃酮,皮虫磷(兽用抗蠕虫药)

halquinol, halquinols ['hælkwinɔl(s)] *n* 哈喹诺,三合氯喹啉(局部抗感染药)

Halsted's operation ['hælsted] (William S. Halsted) 霍尔斯特德手术(腹股沟疝根治手术;根治性乳房切除术,切除锁骨上结节以治乳房癌) | ~ suture 霍尔斯特德缝术(郎贝尔〈Lembert〉缝术的改良,包括平行缝一针于创口一侧,而两端穿过他侧后打结)

halt[1] [hɔ:lt] *n* 停止 *vi, vt* (使)停止

halt[2] [hɔ:lt] *vi* 踌躇,犹豫

halve [hɑ:v] *vt* 把…分为相等的两部分;平均分担;把…减半

halves [hɑ:vz] half的复数

halzoun ['hælzu:n] *n* 哈尔宗病(叙利亚

的一种地方性寄生物性咽病)
ham [hæm] *n* 火腿;腘;股臀部
Hamamelis [ˌhæmə'mi:lis] *n* 金缕梅属
hamamelis [ˌhæmə'mi:lis] *n* 北美金缕梅(收敛药)
hamamelose [hæ'mæmiləus] *n* 金缕梅糖
hamarthritis [ˌhæmɑ:'θraitis] *n* 全身关节炎
hamartia [hæ'mɑ:ʃiə] *n* 【希】组织构成缺陷 | ~l *a*
hamart(o)- [构词成分] 缺陷;错构瘤
hamartoblastoma [hæˌmɑ:təblæs'təumɑ:] *n* 错构胚细胞瘤
hamartoma [ˌhæmɑ:'təumə] *n* 错构瘤
hamartomatosis [ˌhæmɑ:təumə'təusis] *n* 错构瘤病,多发性错构瘤
hamartomatous [ˌhæmɑ:'təumətəs] *a* 错构的
hamartoplasia [ˌhæmɑ:təu'pleiziə] *n* 组织增生过多
hamate ['heimeit] *a* 钩状的(如钩骨)
Hamberger's schema ['hæmbə:gə] (Georg E. Hamberger) 哈姆布格尔方案(肋间外肌及软骨间肌为吸气肌,肋间内肌为呼气肌)
Hamburger interchange ['hæmbə:gə] (Hartog J. Hamburger) 哈姆布格尔交换(血细胞和血浆之间的离子交换,碳酸氢盐从红细胞进入血浆,氯离子从血浆进入红细胞,亦称继发缓冲作用)
ham-fisted [ˌhæm'fistid], **ham-handed** [ˌhæm'hændid] *a* 笨拙的,手脚不灵活的
Hamilton's bandage ['hæmiltən] (Frank H. Hamilton) 汉密尔顿绷带(下颌带) | ~ test 汉密尔顿试验(肩关节脱位后,在肱骨上用直尺可同时触及外侧髁和肩峰)
Hamman-Rich syndrome ['hæmən ritʃ] (Louis Hamman; Arnold R. Rich) 黑-里综合征,特发性肺纤维变性(即idiopathic pulmonary fibrosis, 见fibrosis项下相应术语)
Hamman's disease (syndrome) ['hæmən] (Louis Hamman) 黑曼病(综合征)(纵隔积气) | ~ sign 黑曼征(心前区与每次心搏同步发生的摩擦音、咔嗒声或叩音在叩诊时听到,提示急性纵隔炎、纵隔积气及气胸)
Hammarsten's test ['hæməstən] (Olof Hammarsten) 汉马斯坦试验(检球蛋白、胆色素)
hammer ['hæmə] *n* 锤;锤骨 *vt* 锤击 | ~ and tongs 全力以赴地,大刀阔斧地 / ~ at (接连)敲打;致力于 / ~ away at 致力于;不断强调,重复论及 / ~ out 锤成;设计出 / up to the ~ 第一流的,极好的
Hammerschlag's method (test) ['hæməʃlɑ:g] (Albert Hammerschlag) 哈默施拉格法(试验)(检血液比重)
hammock ['hæmək] *n* 吊床;吊带
Hammond's disease ['hæmənd] (William A. Hammond) 手足徐动症,指痉病
hamper ['hæmpə] *vt* 妨碍,阻碍;牵制 *n* 阻碍物
hamster ['hæmstə] *n* 仓鼠
Ham's test [hæm] (Thomas Hale Ham) 哈姆试验,酸化血清试验
hamstring ['hæmstriŋ] *n* 腘绳肌腱 | inner ~ 内侧腘绳肌腱 / outer ~ 外侧腘绳肌腱
hamular ['hæmjulə] *a* 钩状的
hamulus ['hæmjuləs] ([复] **hamuli** ['hæmjulai]) *n* 【拉】钩,小钩 | lacrimal ~ 泪骨钩 / pterygoid ~ 翼突钩 / trochlear ~ 滑车棘
hamycin [hə'maisin] *n* 哈霉素(抗生素类药)
hand [hænd] *n* 手;人手;能手;指针;支配;掌握 *vt* 交出;传递,给 | ape ~, monkey ~ 猿(样)手(鱼际肌萎缩) / benediction ~, preacher's ~ 祝福状手(见于尺骨神经麻痹及脊髓空洞症) / claw ~ 爪形手 / cleft ~, lobster-claw ~, split ~ 手裂(畸形),裂手

(畸形)，龙虾爪手 / club ～ 畸形手 / dead ～ 呆手(见于使用震动性工具者，由于大量震荡所致) / drop ～ 手垂病，手下垂 / flat ～ 扁平手 / mirror ～s 一腕双手(畸形) / obstetrician's ～，accoucheur's ～ 助产(士)手 / opera-glass ～ 短指手(由慢性关节炎所致的指缩短) / phantom ～ 虚手症，幻手(手截断后的异常感觉，仿佛手仍存在) / skeleton ～ 枯骨状手(手高度萎缩，见于进行性肌萎缩) / spade ～ 铲形手(粘液性水肿和肢端肥大症时厚实方形手) / trench ～ 战壕手病(因冻伤所致) / trident ～ 三叉手，三尖手(软骨发育不全所致) / writing ～ 握笔状手(见于震颤麻痹) | (at) first ～ 第一手材料，直接 / at ～ 在手边，在附近;即将到来 / (at) second ～ 第二手材料，间接 / bear a ～ 出一把力，帮助;参加(in) / by ～ 用手 / change ～s 转手，易手 / come to ～ 到手 / get sth off one's ～s 摆脱掉某事物 / give (sb) a ～给予(某人)帮助 / ～ down 把…传下来 / ～ in 交进，交上 / ～ in ～ 手拉手;联合 / ～ on 把…传递下去 / ～ out 把…拿出来;分派 / ～ over 移交;交出 / ～ over fist 不费力地，大量地 / ～s down 容易地，不费力地;无疑地 / in ～ 现有在手头;在进行中;控制住 / keep a firm ～ on (或keep one's ～s on) (紧紧)控制… / lend a ～ 帮助 / off ～ 立即;事先无准备地 / on ～ 现有在手头 / on one's ～s 由某人负责照管 / on the mending ～ (患者、病情或事态)在好转中 / on (the) one ～，… on the other (～) 一方面…，另一方面… / out of ～ 无法控制，不可收拾;告终;立即 / (ready) to one's ～ 就在手边;就可用 / set one's ～ to 着手，从事于;批准，承认 / take in ～ 承担;处理;尝试 / to ～ 在手头 / turn(或put) one's(或a, the) ～ to 承担，着手做 / with a bold ～ 大胆地 / with a firm ～ 坚决地

handbook [ˈhændbuk] *n* 手册

handbreadth [ˈhændbredθ] *n* 一手之宽

H and E hematoxylin and eosin (stain) 苏木精和伊红(染剂)

handed [ˈhændid] *a* 有手的

handedness [ˈhændidnis] *n* 手偏利(偏于用一侧手工作) | left ～ 左(手)利 / right ～ 右(手)利

handful [ˈhændful] *n* 一把;少数，一小撮

handgrip [ˈhændgrip] *n* 紧握;柄

handicap [ˈhændikˌæp] *n* 障碍;不利条件;困难，缺陷 (-pp-) *vt* 妨碍;使不利

handicapped [ˈhændikæpt] *a* 有生理缺陷的，智力低下的;残疾的

handkerchief [ˈhæŋkətʃif] ([复] ～s 或 **handkerchieves** [ˈhæŋkətʃi:vz]) *n* 手帕

handle [hændl] *n* 柄，把手 *vt* 触，摸，拿;运用;操纵;处理 *vi* (用手)搬运;易于操纵

Handley's method [ˈhændli] (William S. Handley) 汉德利法(用长棉花和丝线塞在组织内进行引流，治象皮病)

handmade [ˈhændˈmeid] *a* 手工制的

handpiece [ˈhændpi:s] *n* (直)手机，(直)机头

handsaw [ˈhændsɔ:] *n* 手锯

Hand-Schüller-Christian disease (syndrome), Hand's disease (syndrome) [hænd ˈʃilə ˈkristʃən] (Alfred Hand; Artur Schüller;Henry A. Christian) 汉-许-克病(综合征)、汉德病(综合征)(为眼球突出、尿崩症及骨斯破坏的三联征，有时见于朗格汉〈Langerhans〉细胞肉芽肿病)

handsome [ˈhænsəm] *a* 漂亮的;美观的 | ～**ly** *ad*

handwriting [ˈhændˌraitiŋ] *n* 笔迹;手写稿

handy [ˈhændi] *a* 手边的，近便的;方便的

HANE hereditary angioneurotic edema 遗传性血管神经性水肿

hang [hæŋ] (hung或hanged) *vt, vi* 悬

挂;垂下 *n* 悬垂(状态) | ～ about, ～ around 闲荡;聚在…临近 / ～ back, ～ off 犹豫,畏缩不前 / ～ behind 落在后面 / ～ on 坚持下去;继续存在;倚,靠;有赖于 / ～ over 挂在…上;靠近在…上;突出,伸出;笼罩;威胁;被遗留下来 / ～ round 见 ～about / ～ together 结合在一起;符合

hanger [ˈhæŋə] *n* 挂钩;吊架

Hanger's test [ˈhæŋə] (Franklin M. Hanger) 汉格试验(检肝细胞病)

hanging [ˈhæŋiŋ] *n* [常用复] 挂在墙上的东西(尤指帘帷等)

hangnail [ˈhæŋneil] *n* 逆剥,甲刺,倒刺(指甲上皮剥裂)

hangover [ˈhæŋˌəuvə] *n* 宿醉;延续效应

Hanhart's syndrome [ˈhɑːnhɑːt] (Ernst Hanhart) 汉哈特综合征(若干变异遗传综合征中的任何一种,主要特点为严重小颌、高鼻根、小睑裂、低位耳及指〈趾〉或肢体〈通常在肘或膝以下〉有不同缺损)

hanker [ˈhæŋkə] *vi* 渴望,追求(for, after)

hankie, hanky [ˈhæŋki] *n* 手帕

Hannover's canal [ˈhænəuvə] (Adolph Hannover) 汉诺佛管腔(界于晶状体悬韧带前后两部分之间的潜在间隙)

Hanot-Chauffard syndrome [æˈnəu-ʃəuˈfɑː] (Victor C. Hanot; Anatole M. E. Chauffard) 阿诺-肖法综合征(肥大性肝硬变伴色素沉着和糖尿病)

Hanot's cirrhosis (disease, syndrome) [æˈnəu] (Victor C. Hanot) 阿诺肝硬变(病、综合征)(原发性胆汁性肝硬变;继发性胆汁性肝硬变)

Hansen's bacillus [ˈhænsn] (Gerhard H. A. Hansen) 麻风分支干菌 | ～ disease 麻风

Hansenula [hænˈsenjulə] *n* 汉逊酵母属 | ～ anomala 异常汉逊酵母

Hanson's unit [ˈhænsn] (Adolph M. Hanson) 汉森单位(甲状旁腺提出物的生物鉴定单位)

Hantavirus [ˈhæntəˌvaiərəs] (Hantaan为朝鲜一河名) 汉滩病毒属

haphalgesia [ˌhæfælˈdʒiːziə] *n* 触痛

haphazard [ˈhæpˈhæzəd] *n* 偶然性 *a* 没有计划的,任意的 *ad* 杂乱无章地;任意地

haphephobia [ˌhæfiˈfəubiə] *n* 被触恐怖,恐触症

hapless [ˈhæplis] *a* 不幸的

hapl(o)- [构词成分] 单纯,单独

haplobacteria [ˌhæpləbækˈtiəriə] *n* 单形细菌

Haplochilus [ˌhæpləˈkailəs] *n* 小鳉鱼属 | ～ panchax 马来小鳉鱼(食按蚊幼虫)

haplodiploidy [ˌhæplə*u*ˈdiplɔidi] *n* 单倍二倍性(某些动物如蜜蜂中所特有的一种遗传系统,从非受精卵发育的雄蜂是单倍体,从受精卵发育的雌蜂是二倍体)

haplodont [ˈhæplədɔnt] *n* 单形牙(牙冠无牙尖或嵴的)

haploid [ˈhæplɔid] *a* 单倍的 *n* 单倍体(指一个个体或细胞只具有单套的同源染色体) | ～**y** *n* 单倍性

haploidentical [ˌhæplə*u*aiˈdentik*ə*l] *a* 单倍同一性的(具有一个单倍型的;具有相同等位基因的)

haploidentity [ˌhæplə*u*aiˈdentəti] *n* 单倍同一性

haplomycosis [ˌhæplə*u*maiˈkəusis] *n* 单倍真菌病

haplont [ˈhæplɔnt] *n* 单倍体,单倍性生物

Haplopappus [ˌhæplə*u*ˈpæpəs] *n* 单冠菊属 | ～ gracilis 纤细单冠菊

haplopathy [hæpˈlɔpəθi] *n* 单纯病(无合并症疾病)

haplophase [ˈhæpləfeiz] *n* 单倍期(生殖细胞的生活史中一个时期,其核为单倍体)

haplopia [hæpˈləupiə] *n* 单视

Haplorchis [hæpˈlɔːkis] *n* 单睾吸虫属

| ～ taichui 扇形单睾吸虫

haploscope [ˈhæpləskəup] *n* 视轴测定器 | mirror ～ 镜面式视轴测定器 | **haploscopic** [hæpləˈskɔpik] *a* 视轴测定的

haplosis [hæpˈləusis] *n* 减半作用(指在减数分裂过程中染色体减少了一半,形成成熟配子所具有的染色体数)

haplosporangin [ˌhæpləuspəˈrændʒin] *n* 单孢子囊菌素

Haplosporangium [ˌhæpləuspəˈrændʒiəm] *n* 单孢子囊菌属

Haplosporidium [ˌhæpləuspəˈridiəm] *n* 单孢子虫属

haplosporosome [ˌhæpləuˈspɔːrəsəum] *n* 单孢子小体

haplotype [ˈhæplətaip] *n* 单倍型(亲代任何一方〈父或母〉所提供的等位基因)

happen [ˈhæpən] *vi* (偶然)发生;碰巧 | as it ～s 恰巧 / ～ on(或upon) 偶然发现 / ～ to 偶然,碰巧

happening [ˈhæpəniŋ] *n* [常用复]事件,偶然发生的事

happy [ˈhæpi] *a* 幸福的,幸运的;愉快的;恰当的 | **happily** [ˈhæpili] *ad* / **happiness** [ˈhæpinis] *n*

Hapsburg jaw [ˈhæpsbəːg] (Hapsburg 为欧洲德-奥王室家族) 哈布斯堡型突颌(一种下突颌,常伴有下唇发育过度性肥厚〈哈布斯堡型唇〉,如哈布斯堡家族中许多成员所见) | ～ lip 哈布斯堡型唇(过度发育的肥厚下唇,常伴哈布斯堡型突颌)

hapten [ˈhæptən] *n* 半抗原 | group A ～ A簇半抗原 | **haptene** [ˈhæptiːn], **hæptin** [ˈhæptin] *n* / **haptenic** [hæpˈtenik] *a*

haptic(al) [ˈhæptik(əl)] *a* 触觉的

haptics [ˈhæptiks] *n* 触觉学

hapt(o)- [构词成分]接触,结合

haptocorrin [ˌhæptəuˈkɔːrin] *n* 结合咕啉,R蛋白

haptocyst [ˈhæptəsist] *n* 触合小囊

haptoglobin [ˌhæptəˈgləubin] *n* 结合珠蛋白,触珠蛋白

haptometer [hæpˈtɔmitə] *n* 触觉计

haptophil(e) [ˈhæptəfail] *a* 亲结合簇的

haptophore [ˈhæptəfɔː] *n* 结合簇(在埃利希〈Ehrlich〉侧链学说中,指毒素、凝集素、沉淀素、调理素和溶素的分子的特殊基团,借此与抗体、抗原或细胞受体结合,遂能发挥其效能) | **haptophoric** [ˌhæptəˈfɔːrik], **haptophorous** [hæpˈtɔfərəs] *a*

Haptorina [ˌhæptəuˈrainə] *n* 刺钩亚目

Harada's syndrome [hɑːˈrɑːdɑː] (Einosuke Harada) 原田综合征(见Vogt-Koyanagi-Harada syndrome)

harara [hɑːˈrɑːrə] *n* 白蛉皮炎

harass [ˈhærəs] *vt* 使烦恼,折磨 | ～ment *n*

harbinger [ˈhɑːbindʒə] *n* 通报者;先驱,预兆 *vt* 预告,预示

harbo(u)r [ˈhɑːbə] *n* 港口,港湾 *vt* 隐匿;聚藏;包含;怀着 *vi* 躲藏;聚集;潜伏

hard [hɑːd] *a* 坚硬的;困难的,艰苦的;难以忍受的;强烈的,剧烈的;确实的;结实的 *ad* 硬;努力地;困难地;猛烈地 | as ～ as nails 身体结实;冷酷无情 / be ～ hit 受到沉重打击,很伤心 / be ～ on 严厉对待(某人),使(某人)难堪 / go ～ with sb 使某人为难(或痛苦) / ～ and fast 严格的,不容变通的(指规则) / ～ by 在近旁,在…的近旁 / ～ of hearing 部分聋,听力减退,重听 / ～ put to it 使感困难

harden [ˈhɑːdn] *vt, vi* (使)变硬,(使)变坚固

hardener [ˈhɑːdənə] *n* 硬化剂,坚硬剂

hardening [ˈhɑːdəniŋ] *n* 硬化法(使组织变硬便于切片,供显微镜检查用)

Harden-Young ester [ˈhɑːdn jʌŋ] (Arthur Harden; William J. Young) 哈登-杨酯,果糖-1,6-二磷酸

harderian [ˈhɑːdəriən] (Johann J. Harder) *a* 哈德的(如 ～ fossa副泪腺窝,泪阜窝; ～ glands副泪腺)

Harder's glands ['hɑ:də] (Johann J. Harder) 哈德腺,副泪腺

hardheaded ['hɑ:d'hedid] *a* 冷静的;固执的;讲究实际的

hardihood ['hɑ:dihud] *n* 大胆;强壮

hardily ['hɑ:dili] *ad* 大胆地;健壮地;吃苦耐劳地

hardiness ['hɑ:dinis] *n* 强壮,耐劳;勇气

hardly ['hɑ:dli] *ad* 几乎不;不十分;仅;严厉地;费力地 | ~ any 几乎没有 / ~ anybody (anything, anywhere) 简直没有什么人(什么东西,什么地方) / ~ ever 几乎从不;很少 / ~ … when … 刚…就…

hardness ['hɑ:dnis] *n* 硬度;硬性 | permanent ~ 永久硬度 / temporary ~ 暂时硬度

hardship ['hɑ:dʃip] *n* 受苦,苦难

hardware ['hɑ:dwɛə] *n* 金属器具;硬件,硬设备

hardy ['hɑ:di] *a* 勇敢的;耐劳的;强壮的

hare [hɛə] *n* 野兔

harelip ['hɛəlip] *n* 唇裂,兔唇 | acquired ~ 后天性唇裂,创伤性唇裂 / double ~ 双侧唇裂 / median ~ 正中唇裂 / single ~ 单唇裂

Hare's syndrome [hɛə] (Edward S. Hare) 黑尔综合征(见Pancoast's syndrome第一解)

harlequin ['hɑ:likwin] *n* 花斑眼镜蛇

Harley's disease ['hɑ:li] (George Harley) 间歇性血红蛋白尿

harm [hɑ:m] *n, vt* 损害,伤害;危害

harmful ['hɑ:mful] *a* 有害的(to) | ~**ly** *ad*

harmless ['hɑ:mlis] *a* 无害的,无恶意的(to) | ~**ly** *ad*

harmonia [hɑ:'məuniə] *n*【拉】直缝,和合关节(亦称和合缝术,直缝术)

harmonic [hɑ:'mɔnik] *a* 和睦的;调和的,和声的 *n* 谐波,谐音;泛音,和声

harmonious [hɑ:'məunjəs] *a* 协调的,和谐的;和睦的 | ~**ly** *ad*

harmonize ['hɑ:mənaiz] *vi* 协调;相称 (with) *vt* 使协调;使一致 | **harmonization** [ˌhɑ:mənai'zeiʃən, -ni'z-] *n*

harmony ['hɑ:məni] *n* 和谐,协调;一致;和声 | functional occlusal ~ 功能性殆协调 / occlusal ~ 殆谐调 | be in (out of) ~ with 与…是(不是)协调一致的

Harmonyl ['hɑ:mənil] *n* 地舍平(deserpidine)制剂的商品名

Harpirhynchus [ˌhɑ:pi'riŋkəs] *n* 鸟喙螨属

harpoon [hɑ:'pu:n] *n* 组织针(活组织检查用)

Harrington instrumentation ['hæriŋtən] (Paul R. Harrington) 哈林顿器械操作法(一套金属钩和杆,外科用以插入脊柱后部,以事舒展和加压,治疗脊柱侧凸及其他畸形)

Harrington's solution ['hæriŋtən] (Charles Harrington) 哈林顿溶液(手消毒剂,含乙醇、盐酸、水和氯化汞)

Harris lines ['hæris] (Henry A. Harris) 哈里斯线(X线片上见到的长骨骨骺生长延缓的线)

Harrison antinarcotic act 哈里森抗麻醉品法案(美国联邦法律之一,自1915年3月1日起生效,管制成瘾药物如可卡因、吗啡、阿片等的拥有、买卖及处方)

Harrison's groove (curve, sulcus) ['hærisn] (Edward Harrison) 哈里森沟(沿胸部下缘的水平凹沟,相当于膈的肋骨附着处,见于小儿晚期佝偻病)

Harris' segregator (separator) ['hæris] (Malcolm La Selle Harris) 哈里斯分隔采尿器(分离器)(一种分开收集每个肾脏小便的器械)

Harris' staining method ['hæris] (Downey L. Harris) 哈里斯染色法(显示内格里〈Negri〉小体的染色法)

Harris' syndrome ['hæris] (Seale Harris) 哈里斯综合征(由于内在因素,如胰腺功能紊乱或胰岛素瘤所致的胰岛

素分泌过多,特征为低血糖、体弱、出汗、心动过速等)

Harrower's hypothesis ['hærəuə] (Henry R. Harrower) 哈罗尔假设,激素饥饿(hormone hunger, 见hunger项下相应术语)

harrowing ['hærəuiŋ] *a* 折磨人的,惨痛的 *n* 神经纤维松解法

harsh [hɑ:ʃ] *a* 粗糙的;苛刻的;刺耳(目)的;涩口的 | ~**ly** *ad* / ~**ness** *n*

Hartel's treatment (method, technic) ['hɑ:təl] (Fritz Hartel) 哈特尔(疗)法(针头自口内刺入蝶骨卵圆孔区,注射乙醇治疗三叉神经痛)

Hartley-Krause operation ['hɑ:tli kraus] (Frank Hartley; Fedor Krause) 哈-克手术(三叉神经节及其根切除术,以缓解三叉神经痛)

Hartmannella [ˌhɑ:tmæ'nelə] *n* 哈(特曼)氏变形虫属,哈氏虫属 | ~ haylina 透明哈(特曼)氏变形虫,透明哈氏虫

hartmannelliasis [ˌhɑ:tmæne'laiəsis] *n* 哈(特曼)氏虫病

Hartmann's curet ['hɑ:tmən] (Arthur Hartmann) 哈特曼刮匙(增殖腺刮匙) | ~ speculum 哈特曼窥器(一种鼻镜)

Hartmann's (critical) point ['hɑ:tmən] (Henri Hartmann) 哈特曼点(见Sudeck's critical point) | ~ pouch 哈特曼囊(胆囊颈部的异常小囊) / ~ procedure (operation, colostomy) 哈特曼手术(结肠造口术)(切除结肠病变部分,把近侧端结肠按结肠造口术引出,远侧残端或直肠用缝线缝合)

Hartnup disease ['hɑ:tnəp] (Hartnup为英国先证者家族) 哈特纳普病,H病(一种先天性代谢病,特征为小脑共济失调、糙皮病样皮肤病及大量氨基酸尿,包括一组具有共同肾重吸收机制的中性单氨单羧基氨基酸;患者长期口服烟酰胺反应良好)

hartshorn ['hɑ:tshɔ:n] *n* 碳酸铵;鹿角

harveian ['hɑ:viən] *a* 哈维(William Harvey)的

harvest ['hɑ:vist] *n* 收获,采集;收成;产量;收获物 *vt* 收获,采集(从供者取下组织或细胞,保存供移植用)

Häser's formula (coefficient) ['heizə] (Heinrich Häser) 海泽尔公式(系数)(计算尿内固形物,即取尿比重的最后两个数,乘以2.33〈海泽尔系数〉,所得之积相近于一升尿中所含固体的格令〈grain〉数)

Hashimoto's thyroiditis (disease, struma) [hɑ:ʃi'mɔ:tɔ:] (Hakaru Hashimoto桥本) 桥本甲状腺炎(病、甲状腺肿),淋巴瘤性甲状腺肿

hashish ['hæʃi:ʃ] *n* 印度大麻(印度大麻〈Cannabis sativa L.〉的茎和叶制成的麻醉品)

hashishin [hæ'ʃi:ʃin] *n* (印度)大麻瘾者

hashishism ['hæʃi:ʃizəm] *n* (印度)大麻瘾

Hasner's fold, valve ['hɑ:snə] (Joseph R. von A. Hasner) 鼻泪管襞

Hassall's corpuscles (bodies) ['hæsl] (Arthur H. Hassall) 哈索尔小体(胸腺小体,为胸腺早期发育过程中,上皮组织的残遗物)

Hassin's syndrome ['hæsin] (George B. Hassin) 哈辛综合征(颈交感神经病变时损害侧的耳翼外突,合并霍纳〈Horner〉综合征)

haste [heist] *n* 急速,紧迫;仓促,草率 *vi* 赶紧,匆忙 | in ~ 急速地,匆忙地;草率地 / make ~ 赶紧

hasten ['heisn] *vt* 催促;促进,加速 *vi* 赶紧,赶快

hasty ['heisti] *a* 急速的,仓促的;草率的;急躁的 | **hastily** *ad* / **hastiness** *n*

HAT hypoxathine-aminopterin-thymidine (medium) 次黄嘌呤-氨蝶呤-胸苷(培养基)

Hata's phenomenon ['hɑ:tɑ:] (Sahachiro Hata秦佐八郎) 秦氏现象(投予小量化学药物后感染病情反而加重) | ~ preparation 胂凡纳明

hatch [hætʃ] *vt* 孵出 *vi* 孵化 *n* 孵化

hatchet [ˈhætʃit] *n* 斧头，刮刀(牙科用，亦称斧形挖器) | enamal ～ 釉质刮刀

hate [heit] *vt* 恨，嫌恶 *vi* 仇恨 *n* 怨恨，憎恶

hateful [ˈheitful] *a* 可恨的，可恶的 | ～**ly** *ad*

H⁺-ATPase H⁺-transporting ATP synthase H⁺-腺苷三磷酸酶，H⁺-转运腺苷三磷酸合酶

hatred [ˈheitrid] *n* 憎恨，憎恶

Hauch [hauh] *n*【德】H型，鞭毛型，运动型(指某些菌落)

Haudek's sign (niche) [ˈhɔːdek] (Martin Haudek) 豪德克征(壁龛)(穿透性胃溃疡的放射照片上可见一向壁外突起的阴影，为铋剂在胃壁的病理性壁龛中停滞所致)

haunch [hɔːntʃ] *n* 臀部，胯部

haunt [hɔːnt] *vt* 常去;萦绕;缠住 *vi* 经常出没，逗留 *n* 常去的地方;生息地

hauptganglion of Küttner [ˈhauptˌgæŋgliən] 屈特诺淋巴结，(颈)二腹肌淋巴结(见Küttner's ganglion)

Haust. haustus【拉】顿服合剂

haustellum [hɔːˈsteləm] ([复] **haustella** [hɔːˈstelə]) *n* 吸喙

haustorium [hɔːˈstoriəm] ([复] **haustra** [ˈhɔːstrə]) *n* 吸器，吸胞

haustral [ˈhɔːstrəl] *a* 袋的(结肠袋的)

haustration [hɔːˈstreiʃən] *n* 袋形成;袋(结肠袋)

haustrum [ˈhɔːstrəm] ([复] **haustra** [ˈhɔːstrə]) *n*【拉】袋 | haustra of colon 结肠袋

haustus [ˈhɔːstəs] *n*【拉】顿服剂 | ～ niger 黑色顿服剂(复方番泻叶浸剂)

haut-mal [əuˈmɑːl] *n*【法】癫痫大发作

HAV hepatitis A virus 甲型肝炎病毒

have [hæv] (had) *vt* 有;怀有，得到，吃;喝;进行;从事;享有;遭受;使，让;必须，不得不 | ～ a good time 过得快乐 / ～ at 打击，攻击 / ～ sth on 穿着;戴着;有(事)在手头 / ～ only to … to … 只要…就能… / ～ sth out 把某物弄出来

Haverhill fever [ˈheivəril] 哈弗里尔热(流行性关节炎性红斑，1925年发生在美国哈弗里尔的一种鼠咬热)

Haverhillia multiformis [ˌheivəˈriliə] 多形哈弗里尔菌(现称念珠状链杆菌)

haversian canal (space) [həˈvəːʃən] (Clopton Havers) 哈弗管(腔)，滋养管 | ～ glands 哈弗腺，滑膜绒毛 / ～ lamella 哈弗板(围绕哈弗管的同心性骨板) / ～ system 哈弗系统(哈弗管及其同心排列的骨板构成密质骨结构的基本单位)

havoc [ˈhævək] *n* 严重的破坏;大混乱

hawk¹ [hɔːk] *n* 鹰 | ～**-eyed** [ˈhɔːkˌaid] *a* 目光锐利的

hawk² [hɔːk] *vi* 清嗓;咳嗽 *vt* 咳出，咯(痰)

Hawley retainer (appliance) [ˈhɔːli] (C. A. Hawley) 郝雷固位体(矫治器)(一种正牙矫治器)

hay [hei] *n* 干草，枯草

Hayem's corpuscles [ɑːˈjɑːn] (Georges Hayem) 血小板 | ～ encephalitis 增生性脑炎 / ～ icterus (jaundice) 溶血性贫血 / ～ solution 阿扬溶液(以血细胞计数器镜检红细胞前稀释血液用的一种溶液，含有二氯化汞、氯化钠、硫酸钠和水)

Hayem-Widal syndrome [ɑːjɑːn viˈdɑːl] (Georges Hayem; Georges F. I. Widal) 溶血性贫血

Hayflick's limit [ˈheiflik] (Leonard Hayflick) 海弗列克限度(细胞在死亡前能进行分裂的最大数，大部分人类细胞为50～60之间，有些恶性细胞系逃过此极限，成为永生)

Haygarth's nodes (nodosities) [ˈheigɑːθ] (John Haygarth) 海加思结(畸形性关节炎时的关节肿胀)

Hay's test [hei] (Matthew Hay) 海氏试验(检尿内胆汁盐)

Hay-Wells syndrome [hei welz] (R.

J. Hay; Robert S. Wells) 海-威综合征(一种常染色体显性遗传综合征，表现为外胚叶发育不良、唇腭裂及丝状睑缘粘连，同样表现为牙发育不全、掌跖角皮病、部分无汗症、发稀疏坚硬及耳缺损。亦称AEC综合征，睑缘粘连-外胚叶发育不良-唇腭裂综合征)

hazard ['hæzəd] *n* 机会;偶然的事;危险;危害，公害 *vt* 使遭危险;冒险作出 | at all ~s 冒着一切危险;不管怎么样 / at ~ 在危急之中;胡乱地，随便地

hazardous ['hæzədəs] *a* 碰运气的;危险的，冒险的

haze [heiz] *n* 烟雾;模糊 *vi, vt* (使)模糊

Hazen's theorem ['heizn] (Allen Hazen) 黑曾定理(净化公共给水免除每一个伤寒病例的死亡，则可避免其他原因所造成的2种或3种病例的死亡)

hazy ['heizi] *a* 多烟雾的;模糊的 | **hazily** *ad* / **haziness** *n*

HB hepatitis B 乙型肝炎

Hb 血红蛋白(hemoglobin)的符号

HBc hepatitis B core (antigen) 乙型肝炎核心(抗原)

HBcAg hepatitis B core antigen 乙型肝炎核心抗原

HbCV Haemophilus influenzae b conjugate vaccine 流感嗜血杆菌b结合疫苗

HBE His bundle electrogram 希氏束电描记图，房室束电描记图

HBe hepatitis B e (antigen) 乙型肝炎e(抗原)

HBeAg hepatitis B e antigen 乙型肝炎e抗原

HbO_2 oxyhemoglobin 氧合血红蛋白

HbPV Haemophilus influenzae b polysaccharide vaccine 流感嗜血杆菌b多糖疫苗

HBs hepatitis B surface (antigen) 乙型肝炎表面(抗原)

HBsAg hepatitis B surface antigen 乙型肝炎表面抗原

HBV hepatitis B virus 乙型肝炎病毒

HC hospital corps 医务队

HCFA Health Care Financing Administration 卫生保健财政管理局(属美国卫生和人类服务部)

HCG, hCG human chorionic gonadotropin 人绒毛膜促性腺激素

HCM hypertrophic cardiomyopathy 肥大性心肌病

HCP hereditary coproporphyria 遗传性粪卟啉症

HCT hematocrit 血细胞比容

H. d. hora decubitus【拉】就寝时

HDCV human diploid cell rabies vaccine 人二倍体细胞狂犬病疫苗

HDL high-density lipoprotein 高密度脂蛋白

HDL_1 Lp(a) lipoprotein Lp(a)脂蛋白，高密度脂蛋白1

HDL_2 高密度脂蛋白2

HDL_3 高密度脂蛋白3

HDN hemolytic disease of the newborn 新生儿溶血病

He 元素氦(helium)的符号

H & E hematoxylin and eosin (stain) 苏木精和伊红(染剂)

he- 以he-起始的词，同样见以hae-起始的词

head [hed] *n* 头;头状物体;首脑，领导;头脑;上端;脓头;标题;方面;顶点 *a* 头的;头部的;主要的 *vt* 作为…的首脑;率领;在…上加标题 *vi* 成头状物;出发;出脓头;发源 | ~ of blind colon 盲肠 / ~ of condyloid process of mandible 下颌小头 / drum ~ 鼓膜 / floating ~ 浮动胎头 / hot cross bun ~ 臀形头 / hourglass ~ 葫芦头，沙漏头 / loaf ~ 尖头(畸形) / ~ of mandible 下颌头;下颌骨髁状突 / medusa ~ 脐周静脉曲张，水母头(见于新生儿及肝硬化病人) / nerve ~ 视神经乳头 / saddle ~ 马鞍形头 / scald ~ 头癣，头皮癣 / steeple ~, tower ~ 尖头(畸形) / white ~ 头皮白痂病(黄癣) | at the ~ of 居…的首位，在…的最前面 /

be off(或out of) one's ～ 神经错乱，神志不清 / come to a ～ (疖、脓疮等)出脓头，化脓；(事情)到了决定性阶段 / come under the ～ of 编入…(类) / go to one's ～ (酒)冲上某人的头脑；使某人兴奋，冲昏某人的头脑 / have a good ～ for 有…的才能 / ～ and front 主要部分 / ～ and shoulders above 远远高出；大大胜过 / ～ on 迎面地 / ～ over heels (或heels over ～) 头朝下，颠倒；完全地，深深地 / ～ to ～ 头对头，交头接耳地 / keep one's ～ 保持镇静 / lose one's ～ 丧命；慌乱，不知所措 / make ～ 向前进；有进展 / over one's ～ 使某人不能理解 / put(或lay) ～s together 共同商讨 / show one's ～ 到场，出现

headache ['hedeik] *n* 头痛 | bilious ～, blind ～, migraine ～, sick ～ 偏头痛 / congestive ～, hyperemic ～ 充血性头痛 / dynamite ～ 炸药性头痛(见于高爆炸药的人员) / helmet ～ 盔形头痛，上半部头痛 / miners' ～ 矿工头痛(硝酸甘油爆炸产生气体所致) / organic ～ 器质性头痛 / puncture ～, lumbar puncture ～, post-spinal ～ 腰椎穿刺后头痛 / reflex ～, symptomatic ～ 反射性头痛，症状性头痛 / vaccum ～ 真空性头痛(额窦口阻塞所致)

headband ['hedbænd] *n* 束发带；额镜带

headgear ['hedgiə], **headcap** ['hedkæp] *n* 头网，连轮装置(用作正牙矫治器口外抗基的阻抗)

headgrit ['hedgrit] *n* 羊霍乱

headgut ['hedgʌt] *n* 前肠

heading ['hediŋ] *n* 标题；题词 | under the ～ of 属于…类

headline ['hedlain] *n* (报刊的)大字标题；(书籍的)页头标题

headrest ['hedrest] *n* (牙科诊所等)头靠，头托

headspring ['hedspriŋ] *n* 水源；起源

Head's zones [hed] (Henry Head) 黑德区(与内脏病有关的皮肤感觉过敏区)

headwater ['hed,wɔːtə] *n* 河源

headway ['hedwei] *n* 前进；进展

headword ['hedwəːd] *n* 标题

headwork ['hedwəːk] *n* 脑力劳动；思想，思维

Heaf test [hiːf] (Frederick R. G. Heaf) 希夫试验，艉针结核菌素试验(Sterneedle tuberculin test, 见test项下相应术语)

heal [hiːl] *vt* 治愈；使恢复健康；*vi* (伤口)愈合；痊愈 | ～ up(或over) 愈合

heal-all ['hiːlɔːl] *n* 万能药

healing ['hiːliŋ] *a* 可(使)愈合的；有疗效的 *n* 治疗；愈合 | ～ by first intention 第一期愈合 / ～ by second intention, ～ by granulation 第二期愈合，肉芽性愈合 / mental ～ 心理治疗，精神治疗

health [helθ] *n* 健康 | holistic ～ 整体性保健，全面保健 / public ～ 公共卫生 | be in bad(或poor) ～ 不健康 / be in good ～ 健康

healthful ['helθful] *a* 有益于健康的；健康的，健全的 | ～**ly** *ad*

health maintenance organization (HMO) 保健组织(一种为自愿参加者在一定地区内提供综合性保健的组织，参加者需预先付款)

healthy ['helθi] *a* 健康的；有益于健康的 | **healthily** *ad*

heap [hiːp] *n* (一)堆 *vt* 堆积(up, together)；装满 | ～s of times 无数次地

hear [hiə] (heard) *vt* 听见；听；听说，注意听，*vi* 听见；听到(of, about) | ～ from 接到…的信(或电报等)；受到…的批评 / ～ say(或tell) 听人说起 / won't (或wouldn't) ～ of 拒绝考虑，不同意，不允许

heard [həːd] hear的过去式和过去分词

hearing ['hiəriŋ] *n* 听，听觉，听力 | color ～ 色听，闻声觉色 / double disharmonic ～ 复听 / monaural ～ 单耳听觉 / visual ～ 唇读，视听

hearing loss [hiəriŋ'lɔs] 听力损失，聋

| conductive ～ ～, transmission ～ ～ 传导性聋 / pagetoid ～ ～ 变形性骨炎性聋 / paradoxic ～ ～ 听觉倒错性聋 / sensorineural ～ ～ 感觉神经性聋

hearken ['hɑːkən] *vi* 倾听;给予注意

hearsay ['hiəsei] *n* 传闻 *a* 传闻的

heart [hɑːt] *n* 心脏,心;心情;中心 | abdominal ～ 腹位心 / armored ～, armour ～ 装甲心(心包石灰质沉着) / athletic ～ 运动员心脏(无瓣膜疾病的心脏肥大) / beer ～ 啤酒心(饮啤酒过度引起心脏扩大和肥大) / beriberi ～ 脚气(病)心(缺乏维生素B_1所致) / boat-shaped ～ 舟状心(左心室扩张和肥大引起主动脉回流) / bony ～ 骨样心(心或心包有钙化斑点) / bovine ～ 巨心,牛心症 / cervical ～ 颈位心 / chaotic ～ 乱搏心(显示频繁过早收缩) / encased ～ 禁闭心(伴有慢性缩窄性心包炎) / fibroid ～ 纤维心,心纤维变性 / flask-shaped ～ 瓶状心(心包炎伴渗出液时X线所显示) / frosted ～, icing ～ 结霜样心,糖衣心(心包增厚时使心脏外形封冻如饼状) / hairy ～ 绒毛心 / hanging ～ 下垂心 / hypoplastic ～ 发育不全心 / intracorporeal ～ 体内人工心脏 / irritable ～ 易激心,神经性循环衰弱 / left ～, systemic ～ 左心 / lymph ～ 淋巴心(青蛙及鱼类) / myxedema ～ 粘液性水肿心 / paracorporeal ～ 体侧人工心脏 / pear-shaped ～ 梨状心(主动脉瓣及左房室瓣病变时X线所显示) / pectoral ～ 胸前位心 / right ～, pulmonary ～ 右心 / round ～ 圆形心(左房室瓣狭窄及回流时X线所显示) / sabot ～, wooden-shoe ～ 木鞋状心 / soldier's ～ 神经性循环衰弱 / tabby cat ～, thrush breast ～, tiger ～, tiger lily ～ 斑纹心(心室壁内表面及乳突状肌上有斑纹,见于严重的脂肪变性) / three-chambered ～, trilocular ～ 三腔心(一室两房或一房两室) / tobacco ～ 烟草毒性心 / triatrial ～ 三房心(先天性畸形左心房为横隔分成上下两部分,故为三房) / wandering ～ 游动心 | after one's own ～ 合某人的心意 / at ～ 在内心里,本质上 / break one's ～ 使某人伤心 / by ～ 背诵,暗记 / change of ～ 改变主意 / find it in one's ～ to (do) 意欲(做…),忍心(做…) / have sth at ～ 对某事极关心 / have the ～ to (do) 忍心(做…) / ～ and hand 热心地 / ～ and soul 全心全意地 / ～ to ～ 贴心地;坦率地,诚恳地 / in one's ～ of ～s 在内心深处;实际上 / lay sth to ～ 认真考虑某事,把某事铭刻在心 / lose ～ 丧失勇气(或信心) / set one's ～ at rest 安心,放心 / set one's ～ on 使自己(某人)下决心做某事 / take ～, pluck up (one's) ～ 鼓起勇气(或信心) / the ～ of a matter 事情的实质 / with all one's ～ (或with one's ～ and soul) 真心诚意地;十分愿意地 / with half a ～ 半心半意地

heartache ['hɑːteik] *n* 痛心,伤心

heartbeat ['hɑːtbiːt] *n* 心搏

heart block ['hɑːtblɔk] 心传导阻滞 | atrioventricular ～ ～ 房室传导阻滞 / bundle-branch ～ ～, interventricular ～ ～ 束支传导阻滞,室间传导阻滞 / complete ～ ～ 完全性房室传导阻滞 / sinoatrial ～ ～, sinoauricular ～ ～ 窦房传导阻滞

heartbreaking ['hɑːtˌbreikiŋ] *a* 令人心碎的

heartbroken ['hɑːtˌbrəukən] *a* 极度伤心的

heartburn ['hɑːtbəːn] *n* 胃灼热,心口灼热

hearten ['hɑːtn] *vt* 振作;激励

heart failure ['hɑːt 'feiljə] 心力衰竭 | acute congestive ～ ～ 急性充血性心力衰竭 / backward ～ ～ 后向性心力衰竭 / congestive ～ ～ 充血性心力衰竭 / forward ～ ～ 前向性心力衰竭

/ left-sided ～ ～, left ventricular ～ ～ 左心室衰竭 / right-sided ～ ～, right ventricular ～ ～ 右心室衰竭

heartfelt ['hɑ:tfelt] *a* 衷心的

heartily ['hɑ:tili] *ad* 衷心地，热诚地;尽情地;非常地

heartless ['hɑ:tlis] *a* 无情的，残忍的

heartsick ['hɑ:tsik], **heartsore** ['hɑ:tsɔ:] *a* 沮丧的，悲痛的

heart-stirring ['hɑ:tˌstə:riŋ] *a* 振奋人心的

heartthrob ['hɑ:tθrɔb] *n* 心跳

heartwater ['hɑ:twɔ:tə] *n* 牛羊水胸病，牛羊水心胸病

heartworm ['hɑ:twə:m] *n* 犬恶丝虫

hearty ['hɑ:ti] *a* 诚恳的;健壮的;丰盛的;强烈的;胃口好的

heat [hi:t] *n* 热;暑热;发情，性欲发动(雌动物) *vt, vi* (把…)加热;(使)变热 | atomic ～ 原子热 / conductive ～ 传导热 / convective ～ 对流热 / initial ～ 初热(肌收缩开始时肌内产生之热) / latent ～ 潜热(被身体吸收，故不觉比前温暖，可能被身体吸收而体温不变的一种热) / prickly ～ 粟疹，痱子，汗疹 / recovery ～, delayed ～ 恢复热，延迟热(肌肉收缩开始变短时，肌收缩所生之热) / sensible ～ 显热(被身体吸收后使体温上升的一种热) / specific ～ 比热 | at a ～ 一(口)气地 / in the ～ of 在(辩论等)最激烈的时候 | ～**er** *n* 发热器，加热器

heated ['hi:tid] *a* 发怒的，愤怒的;加了热的;激烈的，热烈的

Heath's operation [hi:θ] (Christopher Heath) 希思手术(切断下颌骨的升支，治关节强硬)

heating ['hi:tiŋ] *a* 加热的;供暖的 *n* 加热;供热;暖气(装置)

Heaton's operation ['hi:tn] (George Heaton) 希顿手术(腹股沟疝手术)

heatproof ['hi:tpru:f] *a* 抗热的

heatspot ['hi:tspɔt] *n* 雀斑;热觉点

heatstroke ['hi:tˌstrəuk] *n* 中暑

heat-treat ['hi:t tri:t] *vt* 热处理

heave [hi:v] (heaved或hove) *vt* 举起;使鼓起;发出(叹息、呻吟等) *vi* 胀起;鼓起;起伏;喘息;呕吐 *n* 举，拉;鼓起; [复]马气喘病

heaven ['hevn] *n* [常用复] 天;天空 | in ～ 已死; [用以加强语气] 究竟，到底 / more ～ and earth 竭尽全力 / to ～ (s) 极度地 / under ～ [用以加强语气] 究竟，到底

heavenly ['hevnli] *a* 天的，天空的 *ad* 极，无比地

heavily ['hevili] *ad* 沉重地;沉闷地;严重地;缓慢地，吃力地;大量地

heaviness ['hevinis] *n* 重;沉闷

heavy ['hevi] *a* 重的;繁重的;沉重的;大量的;重大的;(酒类)烈性的;阴沉的;难消化的 *ad* 沉重地;大量地 | ～ with child 怀孕

heavy-hearted ['hevi 'hɑ:tid] *a* 心情沉重的

heavyset ['hevi'set] *a* 身材矮胖的

Hebdom hebdomada【拉】一周，一星期

hebdomad ['hebdəmæd] *n* 7天，一周 | ～**al** [heb'dɔmədl] *a* 一周的;出生后第一周的

hebeosteotomy [ˌhebiˌɔsti'ɔtəmi], **hebetomy** [hi'betəmi] *n* 耻骨切开术

hebephrenia [ˌhebi'fri:niə] *n* 青春型精神分裂症 | grafted ～ 嫁接性青春型精神分裂症 | **hebephrenic** ['hebifrenik], **hebephreniac** [ˌhebi'fri:niæk] *a* 青春型精神分裂症的 *n* 青春型精神分裂症患者

Heberden's asthma ['hi:bədən] (William Heberden) 心绞痛 | ～ disease 赫伯登病(①小关节风湿病，伴远侧指节间关节内或附近结节;②心绞痛) / ～ nodes (signs) 赫伯登结(征)(通常在远侧指节间关节处形成小而硬的结节，因关节软骨刺钙化而成，伴有指节间骨关节炎，遗传为重要病因) / ～ rheumatism 赫伯登风湿病(指关节风湿病，表现为结节形成)

hebetic [hi'betik] *a* 青春期的
hebetude ['hebitju:d] *n* 迟钝,精神迟钝,兴趣丧失
hebiatrics [ˌhi:bi'ætriks] *n* 青年医学,青年期医学
heboid ['hebɔid] *n* 单纯型精神分裂症
heboidophrenia [ˌhebɔidəu'fri:niə] *n* 单纯型早发痴呆
hebosteotomy [hiˌbɔsti'ɔtəmi], **hebotomy** [hi'bɔtəmi] *n* 耻骨切开术
Hebra's disease ['hi:brə] (Ferdinand von Hebra) 轻型多形红斑 | ~ prurigo 轻型痒疹
hecatomeric [ˌhekətə'merik], **hecatomeral** [ˌhekə'tɔmərəl] *a* 两分的(指某些神经元)
Hecht's phenomenon [heʃt] (Adolf F. Hecht) 黑希特现象(见Rumpel-Leede phenomenon)
Hecht's test [heʃt] (Hugo Hecht) 黑希特试验(检梅毒)
hectic ['hektik] *a* 消耗性的,痨病的,潮热的
hect(o)- [构词成分] 百(10^2,符号为h)
hectogram(me) ['hektəugræm] *n* 百克,100g(重量单位)
hectolitre, hectoliter ['hektəuˌli:tə] *n* 百升,100 l(容量单位)
hectometre hectometer ['hektəuˌmi:tə] *n* 百米,100m(长度单位)
HED Haut-Einheits-Dosis【德】皮肤单位剂量(Seitz和Wintz制定的X线剂量单位)
Hedera ['hedərə] *n* 常春藤属
hedge [hedʒ] *n* 树篱;障碍 *vt* 妨碍;包围 *vi* 规避,推诿 | not grow on every ~ 稀少,稀有
hedonia [hi:'dəuniə] *n* 异常欢乐
hedonic [hi:'dɔnik] *a* 异常欢乐的,快感的
hedonics [hi'dɔniks] *n* 快感学
hedonism ['hi:dənizəm] *n* 享乐主义,求乐论 | **hedonist** ['hi:dənist] *n* 享乐主义者
hedratresia [ˌhedrə'tri:siə] *n* 肛门闭锁,锁肛
Hedulin ['hedju:lin] *n* 苯茚二酮(phenindione)制剂的商品名
heed [hi:d] *vt, vi, n* 注意,留意 | **~ful** *a* 注意的,留心的(of) / **~less** *a* 不注意的(of)
heel [hi:l] *n* 足跟 *vt* 紧跟;追赶 *vi* 在后紧随,快跑 | anterior ~ 跖骨垫 / big ~ 巨跟(症) / painful ~ 足跟痛 / prominent ~ 足跟隆突 | at ~ 紧跟在后 / at(或on) sb's ~ 紧跟在某人后面 / come to ~ 服从,附和 / drag one's ~ 拖着脚步走;迟缓误事;不合作 / follow on(或upon) the ~s of 紧跟在…的后面 / to ~ 紧跟着,追随着 / tread on the ~s of 紧随…之后
Heerfordt's syndrome (disease) ['hɛəfɔ:t] (Christian F. Heerfordt) 黑福特综合征(病)(一种偶见的肉样瘤病,包括腮腺和泪腺增大、前色素层炎、贝尔〈Bell〉麻痹和发热,亦称眼色素层腮腺炎)
Hefke-Turner sign ['hefki 'tə:nə] (Hans W. Hefke; Vernon C. Turner) 海-特征(X线片上正常闭孔阴影的轮廓增宽变形,提示髋关节病变。亦称闭孔征)
Hegar's dilators ['heigɑ:] (Alfred Hegar) 黑加扩张器(以粗细不同的各种探条,扩张宫颈口) | ~ sign 黑加征(子宫下段变软,为妊娠指征)
Heidenhain's cells ['haidənhain] (Rudolf P. Heidenhain) 海登海因细胞(胃腺的主细胞和壁细胞) | ~ iron hematoxylin stain 海登海因铁苏木精染剂(显示大部分细胞结构如细胞核、染色体、中心粒、纤维线粒体、纤毛等的一种重要的细胞染色法) / ~ law 海登海因定律(腺体分泌总是包含腺体结构的改变) / ~ rods 海登海因杆(肾小管杆状细胞)
Heidenhain's syndrome ['haidənhain] (Adolf Heidenhain) 海登海因

综合征(一种进展迅速的变性疾病，表现为皮质性失明、早老性痴呆、构音障碍、共济失调、手足徐动症样运动及全身僵直)

height [hait] *n* 高，高度；顶点；高地；海拔 | apex ～ 最大收缩高(肌) / ～ of contour 外形凸度 / cusp ～ (牙)尖高(度) / sitting vertex ～, sitting ～ 顶坐高，坐高 / standing ～ 立高

heighten ['haitn] *vt, vi* 加高，提高；增大；加深，(使)变显著

Heilbronner's thigh (sign) ['hailbrɔnə] (Karl Heilbronner) 海尔布伦内股(征)(患者在硬褥上仰卧时，如为器质性麻痹，股宽大而扁平，如系癔病性麻痹则无此征)

Heim-Kreysig sign [haim 'kraiziʃ] (Ernst L. Heim; Friedrich L. Kreysig) 海姆-克赖济希征(粘连性心包炎时，肋间隙与心收缩期呈现陷凹)

Heineke-Mikulicz pyloroplasty (operation) ['hainəkə 'mikjulitʃ] (Walter H. Heineke; Johann von Mikulicz-Radecki) 海内克-米库利奇幽门扩张术(纵向切开幽门，横向缝住切口，以重建幽门管)

Heine-Medin disease ['hainə 'meidin] (Jacob von Heine; Karl O. Medin) 海因-梅丁病(脊髓灰质炎的主型，侵及中枢神经系统，可能有瘫痪)

Heine's operation ['hainə] (Leopold Heine) 海因手术(青光眼睫状体分离术)

Heinz bodies (granules), Heinz-Ehrlich bodies [haints 'ɛəliʃ] (Robert Heinz; Paul Ehrlich) 海因茨体(粒)、海因茨-埃利希小体(球菌状包涵体，由血红蛋白受氧化破坏并沉淀后形成，见于某些异常的血红蛋白及缺酶的红细胞内，在新鲜血涂片中有折射性，用超活体染色法可显出此球体)

heir [ɛə] *n* 后嗣；继承人

Heisrath's operation ['haisrəθ] (Friedrich Heisrath) 海斯腊思手术(切除睑板皱襞以治沙眼)

Heister's diverticulum ['haistə] (Lorenz Heister) 颈静脉上球 | ～ fold, ～ valve 螺旋瓣

HEK human embryo kidney 人胚肾(细胞培养)

Hektoen phenomenon ['hektəun] (Ludvig Hektoen) 赫克顿现象(将几种抗原注入具有变应性状态的动物体内，新抗体产生的范围扩大，而且包括产生以前感染过的和免疫过的对应抗体)

HEL human embryo lung 人胚肺(细胞培养)

HeLa cells ['hi:lə] 海拉细胞，人宫颈癌传代细胞(首次连续培养的癌细胞株，HeLa由一患者姓名字首组成，1951年从其所患的宫颈癌中分离得到，用以研究细胞阶段的生活过程，包括病毒的研究)

Helbing's sign ['helbiŋ] (Carl E. Helbing) 黑尔宾征(由后面看时，跟腱向内侧弯曲，见于平足)

helcoid ['helkɔid] *a* 溃疡状的

helcology [hel'kɔlədʒi] *n* 溃疡学

helcoma [hel'kəumə] *n* 【希】角膜溃疡

helcosis [hel'kəusis] *n* 溃疡形成

Helcosoma tropicum [ˌhelkə'səumə 'trɔpikəm] 热带利什曼(原)虫

held [held] hold的过去式和过去分词

Heleidae [hə'li:idi:] *n* 蠓科

helenine ['helini:n] *n* 海仑菌素(一种抗病毒物质)

helianthin [hi:li'ænθin] *n* 甲基橙，半日花素

heliation [ˌhi:li'eiʃən] *n* 日光疗法

helical ['helikəl] *a* 螺旋(线)的，螺旋形的

Helicella [ˌhi:li'selə] *n* 厚壳大蜗牛属

Helicellidae [ˌhi:li'selidi:] *n* 厚壳大蜗牛科

helicin ['helisin] *n* 水杨醛葡萄糖苷

helicine ['helisi:n] *a* 螺旋状的；耳轮的

helic(o)- [构词成分] 螺旋，蜗，圈

Helicobactor [ˌhelikəu'bæktə] *n* 螺旋菌属 | ～ cinaedi 淫乱螺旋菌 / ～

pylori 幽门螺旋菌

helicoid ['helikɔid] *a* 螺旋状的;耳轮状的 *n* 螺旋面,螺旋体

helicopepsin [ˌhelikəu'pepsin] *n* 螺蛋白酶

helicopod ['helikəˌpɔd] *a* 螺旋形步态的,环形步态的

helicopodia [ˌhelikəu'pəudiə] *n* 螺旋形步态,环形步态

helicoprotein [ˌhelikəu'prəuti:n] *n* 螺糖蛋白

helicopter ['helikɔptə] *n* 直升飞机 *vt, vi* 用直升飞机载送

helicotrema [ˌhelikəu'tri:mə] *n* (耳)蜗孔

heliencephalitis [ˌhi:lienˌsefə'laitis] *n* 日射性脑炎

heli(o)- [构词成分] 日光,日

helioaerotherapy [ˌhi:liəuˌεərəu'θerəpi] *n* 日光空气疗法

helion ['hi:liɔn] *n* 氦(化学元素)

heliopathia [ˌhi:liəu'pæθiə] *n* 日光病,日照病

heliosin [ˌhi:li'əusin] *n* 海利奥辛(含有角蛋白和多种无机盐类的制剂)

heliosis [ˌhi:li'əusis] *n* 日射病,中暑

heliotaxis [ˌhi:liəu'tæksis] *n* 趋日性,趋光性

heliotherapy [ˌhi:liəu'θerəpi] *n* 日光疗法,日光浴

Heliotiales [ˌhi:liəuʃi'eili:z] *n* 趋光菌目

heliotrope B ['hi:liəˌtrəup] 水晶紫(四乙蓝光碱性酚藏花红染色液)

heliotropism [ˌhi:li'ɔtrəpizəm] *n* 向日性,向光性

Heliozoa [ˌhi:liə'zəuə] *n* 太阳虫纲

heliozoa [ˌhi:liə'zəuə] *n* 太阳虫

heliozoan [hi:liə'zəuən] *n, a* 太阳虫(的) | ˌ**heliozoic** [ˌhi:liə'zəuik] *a*

helisterine [hi'listərin] *n* 蜗牛甾醇

helium ['hi:ljəm] *n* 氦(化学元素)

Helix ['hi:liks] *n* 大蜗牛属

helix ['hi:liks] ([复] **helices** ['helisi:z, 'hi:lisi:z] 或 **helixes**) *n* 螺旋构型,螺旋线;耳轮;蜗牛 | α-helix, alpha ～ α-螺旋 / double ～ 双螺旋

hell [hel] *n* 地狱;苦境 | a ～ of a… 极度的;难以容忍的 / be ～ for 对…极度关心;竭力坚持… / in ～ [加强语气] 究竟,到底 / like ～ 拼命地,极猛地

Hellat's sign ['helæt] (Piotr Hellat) 希拉特征(乳突化脓时音叉试验患区骨导较其他部位为短)

hellebore ['helibɔ:] *n* 嚏根草,藜芦 | American ～, green ～ 绿藜芦 / black ～ 黑嚏根草 / white ～ 白藜芦

Hellendall's sign ['heləndɑ:l] (Hugo Hellendall) 黑伦达尔征(见Cullen's sign)

Heller-Döhle disease ['helə 'di:lə] (Arnoid L. G. Heller; Karl G. P. Döhle) 梅毒性主动脉炎

Heller's esophagomyotomy (myotomy, operation) ['helə] (Ernst Heller) 海勒食管肌切开术(肌切开术、手术),食管贲门肌切开术

Heller's operation ['helə] (Ernst Heller) 贲门肌切开术

Heller's test ['helə] (Johann F. Heller) 海勒试验(检尿白蛋白、尿血、尿葡萄糖)

Hellin's law ['helin] (Dyonizy Hellin) 海林定律(用以计算多胎妊娠的发生率,每89例妊娠中有一例为双胞胎,每89×89或7921例妊娠中有一例为三胞胎,每89×89×89或704 969例中有一例为四胞胎)

helmet ['helmit] *n* 盔

Helmholtz's ligament ['helmhɔlts] (Hermann L. F. von Helmholtz) 黑尔姆霍尔茨韧带(附着于鼓大棘的锤骨前韧带部分) | ～ theory 黑尔姆霍尔茨学说(听觉学说:每一基底纤维对特定音调作出共振性反应,并刺激位于该纤维的柯替〈Corti〉器的毛细胞,刺激毛细胞而形成的神经冲动,则传至大脑)

helminth ['helminθ] *n* 蠕虫,肠虫

helminthagogue [hel'minθəgɔg] *a* 驱肠虫的 *n* 驱肠虫药
helminthemesis [ˌhelmin'θemisis] *n* 吐虫
helminthiasis [ˌhelmin'θaiəsis] *n* 蠕虫病 | ~ elastica 蠕虫性弹性瘤
helminthic [hel'minθik] *a* 蠕虫的
helminthicide [hel'minθisaid] *n* 杀蠕虫药
helminthism ['helminθizəm] *n* 蠕虫寄生
helminthoid [hel'minθɔid] *a* 蠕虫样的
helminthology [ˌhelmin'θɔlədʒi] *n* 蠕虫学
helminthoma [ˌhelmin'θəumə] *n* 蠕虫瘤
helminthous [hel'minθəs] *a* 蠕虫的
hel(o)- [构词成分] 甲,爪,钉;疣;胼胝
Heloderma [ˌhi:lə'də:mə] *n* 毒蜥属
heloma [hi'ləumə] *n* 鸡眼,钉胼 | ~ durum 硬鸡眼 / ~ molle 软鸡眼
Helophilus [hi'lɔfiləs] *n* 棘蝇属
helosis [hi'ləusis] *n* 鸡眼
helotomy [hi'lɔtəmi] *n* 鸡眼切除,钉胼切除
help [help] *vt* 帮助;促进;治疗;补救;(与can, can't, couldn't连用)避免,阻止 *vi* 有帮助;有用 *n* 帮助;助手;治疗;挽救办法 | cannot ~ but 不得不… / ~ …on(或forward) 使…获得进步(或进展) / ~ oneself to 自用(食物等);擅自取用 / with the ~ of 利用…,借助于…;在…的帮助下 | ~**er** *n* 助手,援助者;辅助
helpful ['helpful] *a* 有帮助的;有用的;有益的 | ~**ly** *ad* / ~**ness** *n*
helpless ['helplis] *a* 无助的;无能的;没用的 | ~**ly** *ad* / ~**ness** *n*
helpmate ['helpmeit] *n* 配偶
helve [helv] *n* (工具)柄
Helvella [hel'velə] *n* 马鞍菌属
Helvellaceae [ˌhelve'leisii:] *n* 马鞍菌科
helvellic acid [hel'velik] 马鞍菌酸
helvolic acid [hel'vɔlik] 烟曲霉酸
Helweg-Larsen's syndrome ['helveg 'lɑ:sən] (Hans F. Helweg-Larsen) 黑尔维格·拉尔逊综合征(一种常染色体显性遗传综合征,包括生下后就有无汗症及长大后患迷路炎)
Helweg's bundle, tract ['helveg] (Hans K. S. Helweg) 橄榄脊髓束
hem [hem] *n* 折边;边,缘 (-mm-) *vt* 给…缝边 | ~ in(或around, 或about) 包围
hema ['hi:mə] *n* 血
hema- 见hem(o)-
hemabarometer [ˌheməbə'rɔmitə] *n* 血比重计
hemachromatosis [ˌheməˌkrəumə'təusis] *n* 血色病,血色素沉着(症)
hemachrome ['heməkrəum] *n* 血色素
hemachrosis [ˌhemə'krəusis] *n* 血色过浓
hemacyanin [ˌhemə'saiənin] *n* 血青蛋白,血蓝蛋白
hemacyte ['heməsait] *n* 血细胞
hemacytometer [ˌhi:məsai'tɔmitə] *n* 血细胞计数器 | **hemacytometry** *n* 血细胞计数法
hemacytopoiesis [ˌheməˌsaitəpɔi'i:sis] *n* 血细胞生成
hemaden ['heməden] *n* 内分泌腺
hemadenology [ˌhemədi'nɔlədʒi] *n* 内分泌学
hemadostenosis [ˌhemədəusti'nəusis] *n* 血管狭窄
hemadsorbent [ˌhemæd'sɔ:bənt] *a* 红细胞吸附的
hemadsorption [ˌhemæd'sɔ:pʃən] *n* 血吸附,红细胞吸附(红细胞吸附在其他细胞表面)
hemadynamometry [ˌheməˌdainə'mɔmitri] *n* 血压测量法
hemafacient [ˌhemə'feiʃənt] *a* 生血(细胞)的
hemafecia [ˌhemə'fi:siə] *n* 便血
hemagglutinate [ˌhi:mə'glu:tineit] *vt* 使血细胞凝集

hemagglutination [ˌhi:məglu:ti'neiʃən] *n* 血凝反应,血凝集作用 | indirect ～, passive ～ 间接血凝反应,被动血凝反应 / viral ～ 病毒血凝反应

hemagglutinative [ˌhi:mə'glu:tiˌneitiv] *a* 血凝的,血凝集的

hemagglutinin [ˌhi:mə'glu:tinin] *n* 血凝素,血凝集素 | cold ～ 冷血凝素(接近4°C) / warm ～ 温血凝素(接近37°C)

hemagogic [ˌhemə'gɔdʒik] *a* 通经的,催血的

hemagonium [ˌhemə'gəuniəm] *n* 成血细胞

hemal ['hi:məl] *a* 血的,血管的;脊柱腹侧的

hemalexin [ˌhemə'leksin] *n* 血防御素(补体)

hemalum [he'mæləm] *n* 苏木精明矾,矾紫

hemanalysis [ˌhi:mə'næləsis, ˌhem-] *n* 血液分析

hemangiectasia [ˌhemændʒiek'teisiə], **hemangiectasis** [ˌhemændʒi'ektəsis] *n* 血管扩张

hemangioameloblastoma [hiˌmændʒiəuˌmeləublæs'təumə] *n* 血管性成釉细胞瘤

hemangioblast [hi'mændʒiəblæst] *n* 成血管细胞

hemangioblastoma [hiˌmændʒiəublæs'təumə] *n* 成血管细胞瘤

hemangioblastomatosis [hiˌmændʒiəuˌblæstəumə'təusis] *n* 成血管细胞瘤病

hemangioendothelioblastoma [hiˌmændʒiəuˌendəuˌθi:liəublæs'təumə] *n* 成血管内皮细胞瘤

hemangioendothelioma [hiˌmændʒiəuˌendəuˌθi:li'əumə] *n* 血管内皮瘤 | benign ～ 良性血管内皮瘤 / malignant ～ 恶性血管内皮瘤,血管肉瘤

hemangioendotheliosarcoma [hiˌmændʒiəuˌendəuθi:liəusɑ:'kəumə] *n* 血管内皮肉瘤,血管肉瘤

hemangiofibroma [hiˌmændʒiəufai'brəumə] *n* 血管纤维瘤

hemangioma [hiˌmændʒi'əumə] *n* 血管瘤 | ameloblastic ～ 血管性成釉细胞瘤 / capillary ～ 毛细血管瘤,焰色痣 / cavernous ～ 海绵状血管瘤 / strawberry ～, ～ simplex 草莓状血管瘤,单纯性血管瘤,血管痣(亦称草莓状痣)

hemangiomatosis [hiˌmændʒiəumə'təusis] *n* 血管瘤病,多发性血管瘤

hemangiopericyte [hiˌmændʒiəu'perisait] *n* 血管外皮细胞,周皮细胞

hemangiopericytoma [hiˌmændʒiəuˌperisai'təumə] *n* 血管外皮细胞瘤

hemangiosarcoma [hiˌmændʒiəusɑ:'kəumə] *n* 血管肉瘤

hemaphein [ˌhemə'fi:in] *n* 血褐质 | **hemapheic** [ˌhemə'fi:ik] *a*

hemapheism [ˌhemə'fi:izəm] *n* 血褐质尿症

hemapheresis [ˌheməfə'ri:sis] *n* 血除去法,血提取法

hemaphotograph [ˌhemə'fəutəgrɑ:f] *n* 血细胞照片

hemapoiesis [ˌheməpɔi'i:sis] *n* 血细胞生成,血生成 | **hemapoietic** [ˌheməpɔi'etik] *a* 生血细胞的,生血的

hemapophysis [ˌhemə'pɔfisis] *n* 脉管弓突起

hemarthrosis [ˌhemɑ:'θrəusis], **hemarthros** [he'mɑ:θrɔs] *n* 关节积血

hemartoma [ˌhemɑ:'təumə] *n* 血管瘤

hemasthenosis [ˌhemæsθi'nəusis] *n* 血液不良

hemastrontium [ˌhemæs'trɔnʃiəm] *n* 苏木精锶染剂

hemat- 见hemo-

hematal ['hemətl, 'hi:m-] *a* 血的;血管的

hematalloscopy [ˌhemætə'lɔskəpi] *n* 血类辨别法

hematapostema [ˌhemætəpɔs'ti:mə] *n* 血脓肿

hemate ['hemeit] *n* 氧化苏木精化合物

hemateikon [ˌhemə'taikɔn] *n* 血象
hematein ['hemətiːn] *n* 氧化苏木精
hematemesis [ˌhiːmə'temisis, ˌhem-] *n* 呕血
hematencephalon [ˌhemæten'sefəlɔn] *n* 脑出血
hematherapy [ˌhiːmə'θerəpi, ˌhem-] *n* 血液疗法
hemathermal [ˌhiːmə'θəːməl, ˌhem-], **hemathermous** [ˌhiːmə'θəːməs, ˌhem-] *a* 温血的,恒温的
hemathorax [ˌhemə'θɔːræks] *n* 血胸,胸腔积血
hematic [hiː'mætik] *a* 血的 *n* 补血药
hematidrosis [ˌhiːmæti'drəusis, ˌhem-] *n* 血汗(症)
hematimeter [ˌhemə'timitə] *n* 血细胞计数器 | **hematimetry** *n* 血细胞计数法
hematin ['hemətin, 'hiːm-] *n* 正铁血红素;羟高铁血红素
hematinemia [ˌhemәti'niːmiə] *n* 正铁血红素血症
hematinic [ˌhemə'tinik, ˌhiːm-] *a* 正铁血红素的 *n* 补血药
hematinogen [ˌhemə'tinədʒən] *n* 正铁血红素原
hematinometer [ˌhemәti'nɔmitə] *n* 血红蛋白计
hematinuria [ˌhemәti'njuəriə] *n* 正铁血红素尿
hemat(o)-, haemat(o)- [构词成分] 血
hematobilia [ˌhemətəu'biliə] *n* 胆道出血
hematoblast ['hemətəublæst, ˌhiːm-] *n* 成血细胞 | ~**ic** [ˌhemətəu'blæstik, ˌhiːm-] *a*
hematocatharsis [ˌhemətəukə'θɑːsis] *n* 清血法
hematocele ['hemətəuˌsiːl, 'hiːm-] *n* 血囊肿,积血 | parametric ~, pelvic ~, retrouterine ~ 宫旁血囊肿 / pudendal ~ 外阴血囊肿 / scrotal ~ 阴囊积血 / vaginal ~ 阴道血囊肿
hematocelia [ˌhemətəu'siːliə] *n* 腹腔积血
hematocephalus [ˌhemətəu'sefələs] *n* 胎头血肿
hematochezia [ˌhemətəu'kiːziə] *n* 便血
hematochlorin [ˌhemətəu'klɔːrin] *n* 胎盘绿色素
hematochromatosis [ˌhemətəuˌkrəumə'təusis] *n* 血色素沉着(症),血色病
hematochrome [ˌhemətəu'krəum] *n* 血色素
hematochyluria [ˌhemətəukai'ljuəriə] *n* 血性乳糜尿
hematoclasis [ˌhemə'tɔkləsis] *n* 溶血,血细胞溶解 | **hematoclastic** [ˌhemətəu'klæstik] *a*
hematocoelia [ˌhemətəu'siːliə] *n* 腹腔积血
hematocolpometra [ˌhemətəuˌkɔlpə'miːtrə] *n* 阴道子宫积血
hematocolpos [ˌhemətəu'kɔlpɔs] *n* 阴道积血
hematocrit [hi'mætəkrit] *n* 血细胞比容;血细胞容量计
hematocryal [ˌhemə'tɔkriəl, ˌhiːmətəu'kraiəl] *a* 冷血的
hematocrystallin [ˌhemətəu'kristəlin] *n* 血红蛋白
hematocyanin [ˌhemətəu'saiənin] *n* 血蓝蛋白,血青蛋白,血蓝素
hematocyst ['hemətəusist], **hematocystis** [ˌhemətəu'sistis] *n* 血囊肿;膀胱积血
hematocyte ['hemətəusait, 'hiːm-] *n* 血细胞
hematocytoblast [ˌhemətəu'saitəblæst] *n* 成血细胞
hematocytolysis [ˌhemətəusai'tɔlisis] *n* 溶血,血细胞溶解
hematocytometer [ˌhemətəusai'tɔmitə] *n* 血细胞计数器
hematocytopenia [ˌhemətəuˌsaitəu'piːniə] *n* 血细胞减少

hematocytosis [ˌhemətəusai'təusis] *n* 血细胞增多

hematocyturia [ˌhemətəusai'tjuəriə] *n* 血细胞尿

hematodialysis [ˌhemətəudai'ælisis] *n* 血液透析,血液渗析

hematodystrophy [ˌhemətəu'distrəfi] *n* 血营养障碍

hematoencephalic [ˌhemətəuˌensi'fælik] *a* 血(与)脑的

hematogen ['hemətədʒən, 'hi:m-] *n* 血生质,血母

hematogenesis [ˌhemətəu'dʒenisis, ˌhi:m-] *n* 生血,血产生 | **hematogenic** [ˌhemətəu'dʒenik, ˌhi:m-] *a* 生血的;血源性的

hematogenous [ˌhemə'tɔdʒinəs, ˌhi:m-] *a* 血源性的

hematoglobin [ˌhemətəu'gləubin], **hematoglobulin** [ˌhemətəu'glɔbjulin] *n* 血红蛋白

hematoglobinuria [ˌhemətəugləubi'njuəriə] *n* 血红蛋白尿

hematogone ['hemətəgəun] *n* 原(始)血细胞,成血细胞

hematohidrosis [ˌhemətəuhi'drəusis] *n* 血汗(症)

hematohistioblast [ˌhemətəu'histiəblæst] *n* 成血细胞,原(始)血细胞

hematohiston [ˌhemətəu'histɔn] *n* (血)珠蛋白

hematohyaloid [ˌhemətəu'haiəlɔid] *n* 血透明质

hematoid ['hi:mətɔid, 'hem-] *a* 血样的

hematoidin [hemə'tɔidin] *n* 类胆红素;血棕晶质

hematokolpos [ˌhemətəu'kɔlpɔs] *n* 阴道积血

hematokrit [hi'mætəkrit] *n* 血细胞比容;血细胞容量计

hematology [ˌhi:mə'tɔlədʒi, ˌhemə'tɔlədʒi] *n* 血液学 | **hematologic(al)** [ˌhi:mətə'lɔdʒik(əl), ˌhem-] *a* / **hematologist** *n* 血液学家

hematolymphangioma [ˌhemətəuˌlimfændʒi'əumə] *n* 血管淋巴管瘤

hematolysis [ˌhi:mə'tɔlisis, ˌhem-] *n* 溶血(作用),血细胞溶解 | **hematolytic** [ˌhi:mətəu'litik, ˌhi:m-] *a*

hematoma [ˌhi:mə'təumə, ˌhem-] ([复] **hematomas** 或 **hematomata** [ˌhi:mə'təumətə, ˌhem-]) *n* 血肿 | aneurysmal ～ 动脉瘤样血肿,假动脉瘤 / ～ auris 耳血肿 / retrouterine ～ 子宫后血肿 / subdural ～ 硬膜下血肿

hematomancy ['hemətəmænsi] *n* 验血诊断法,验血预断

hematomanometer [ˌhemətəumə'nɔmitə] *n* 血压计

hematomediastinum [ˌhemətəuˌmi:diæs'tainəm] *n* 纵隔积血

hematometakinesis [ˌhemətəuˌmetəkai'ni:sis] *n* 血液调动现象,血清调剂现象

hematometer [ˌhemə'tɔmitə, ˌhi:m-] *n* 血红蛋白计

hematometra [ˌhemətəu'mi:trə] *n* 子宫积血

hematometry [ˌhemə'tɔmitri] *n* 血成分测定法

hematomole [hi'mætəməul] *n* 血肿性胎块

hematomphalocele [ˌhemætɔm'fæləsi:l] *n* 血脐疝

hematomphalus [ˌhemæ'tɔmfələs] *n* 脐部积血,蓝脐

hematomyelia [ˌhemətəumai'i:liə] *n* 脊髓出血

hematomyelitis [ˌhemətəuˌmaiə'laitis] *n* 出血性脊髓炎

hematomyelopore [ˌhemətəu'maiələpɔ:] *n* 出血性脊髓空洞症

hematoncometry [ˌhemətɔŋ'kɔmitri] *n* 血容积测量法

hematonephrosis [ˌhemətəuni'frəusis] *n* 肾盂积血

hematonic [ˌhemə'tɔnik] *n* 补血药

hematonosis [ˌheməˈtɔnəsis] *n* 血液病

hematopathology [ˌhemətə*u*pəˈθɔlədʒi] *n* 血液病理学

hematopedesis [ˌhemətə*u*piˈdi:sis] *n* 血液渗出(经皮肤)

hematopenia [ˌhemətə*u*ˈpi:niə] *n* 血液不足

hematopericardium [ˌhemətə*u*ˌperiˈkɑ:diəm] *n* 心包积血

hematoperitoneum [ˌhemətə*u*ˌperitə*u*ˈni:əm] *n* 腹腔积血

hematopexin [ˌhemətə*u*ˈpeksin] *n* 血液结合素，血凝酶(一种结合血红素的血清蛋白)

hematopexis [ˌhemətə*u*ˈpeksis] *n* 血凝固

hematophage [ˈhemətəfeidʒ], **hematophagocyte** [ˌhemətə*u*ˈfægəsait] *n* 噬血细胞细胞

hematophagia [ˌhemətə*u*ˈfeidʒiə], **hematophagy** [ˌheməˈtɔfeidʒi] *n* 吸血；血液寄生；噬细胞作用 | **hematophagous** [ˌheməˈtɔfəgəs] *a*

hematophilia [ˌhemətə*u*ˈfiliə] *n* 血友病

hematophobia [ˌhemətə*u*ˈfəubiə] *n* 血恐怖，恐血症

hematopiesis [ˌhemətə*u*ˈpaiəsis] *n* 血压

hematoplasmopathy [ˌhemətə*u*plæzˈmɔpəθi] *n* 血浆病

hematoplast [ˈhemətə*u*plæst] *n* 成血细胞

hematoplastic [ˌhemətə*u*ˈplæstik] *a* 成血的

hematopoiesis [ˌhemətə*u*pɔiˈi:sis] *n* 血细胞生成，血生成，造血 | extramedullary ~ 髓外造血 | **hematopoietic** [ˌhemətə*u*pɔiˈetik] *a* 生血的，造血的 *n* 补血药

hematopoietin [ˌhemətə*u*pɔiˈetin] *n* 红细胞生成素

hematoporphyria [ˌhemətə*u*pɔ:ˈfairiə] *n* 血卟啉病，血紫质症

hematoporphyrin [ˌhemətə*u*ˈpɔ:firin] *n* 血卟啉，血紫质

hematoporphyrinemia [ˌhemətə*u*pɔ:firiˈni:miə] *n* 血卟啉血，血紫质血

hematoporphyrinism [ˌhemətə*u*ˈpɔ:firinizəm] *n* 血卟啉病，血紫质病

hematoporphyrinuria [ˌhemətə*u*ˌpɔ:firiˈnjuəriə] *n* 血卟啉尿

Hematopota [ˌheməˈtɔpətə] *n* 麻(翅)虻属(即Chrysozona)

hematorrhachis [heməˈtɔrəkis] *n* 椎管内出血

hematorrhea [ˌhemətə*u*ˈri:ə] *n* 大出血

hematosalpinx [ˌhemətə*u*ˈsælpinks] *n* 输卵管积血

hematoscheocele [ˌheməˈtɔskiəsi:l] *n* 阴囊积血

hematoscope [ˈhemətə*u*skəup] *n* 血分光镜 | **hematoscopy** [ˌheməˈtɔskəpi] *n* 血分光镜检查

hematosepsis [ˌhemətə*u*ˈsepsis] *n* 败血病，败血症

hematoside [ˈhemətəsaid] *n* 血苷脂

hematosin [ˌheməˈtəusin] *n* 正铁血红素

hematospectrophotometer [ˌhemətə*u*ˌspektrə*u*fəˈtɔmitə] *n* 血红蛋白分光光度计

hematospectroscope [ˌhemətə*u*ˈspektrəskəup] *n* 血分光镜 | **hematospectroscopy** [ˌhemətə*u*spekˈtrɔskəpi] *n* 血分光镜检查

hematospermatocele [ˌhemətə*u*spə:ˈmætəsi:l] *n* 血性精液囊肿

hematospermia [ˌhemətə*u*ˈspə:miə] *n* 血性精液

hematospherinemia [ˌhemətə*u*ˌsfiəriˈni:miə] *n* 血红蛋白血(症)

hematosporidia [ˌhemətə*u*spəˈridiə] *n* 血孢子虫

hematostatic [ˌhemətə*u*ˈstætik] *a* 止血的；淤血的

hematosteon [ˌheməˈtɔstiɔn] *n* 骨髓腔积血

hematotherapy [ˌhemətəuˈθerəpi] *n* 血液疗法

hematothermal [ˌhemətəuˈθə:məl, ˌhi:m-] *a* 温血的,恒温的

hematothorax [ˌhemətəuˈθɔ:ræks] *n* 血胸

hematotoxic [ˌhemətəuˈtɔksik], **hematoxic** [ˌheməˈtɔksik] *a* 血中毒的;毒害血液的

hematotoxicosis [ˌhemətəuˌtɔksiˈkəusis] *n* 血中毒

hematotrachelos [ˌhemətəutrəˈki:lɔs] *n* 宫颈积血

hematotropic [ˌhemətəuˈtrɔpik] *a* 亲血的,亲血细胞的

hematotympanum [ˌhəmətəuˈtimpənəm] *n* 血鼓室,鼓室积血

hematoxylin [ˌhəməˈtɔksilin, ˌhi:m-] *n* 苏木精,苏木紫,苏木素 | alum ~ 苏木精明矾,矾紫 / iron ~ 铁苏木精染剂

Hematoxylon [ˌhi:məˈtɔksilɔn] *n* = **Haematoxylon**

hematozemia [ˌhemətəuˈzi:miə] *n* 耗血(血液缓慢损失)

hematozoon [ˌhemətəuˈzəuɔn, ˌhi:m-] ([复] **hematozoa** [ˌhemətəuˈzəuə, ˌhi:m-]) *n* 血原虫 | **hematozoic** [ˌhemətəuˈzəuik], **hematozoal** [ˌhi:mətəuˈzəuəl] *a*

hematozymosis [ˌhemətəuzaiˈməusis] *n* 血发酵

hematuria [ˌheməˈtjuəriə, ˌhi:m-] *n* 血尿 | endemic ~ 地方性血尿,尿路血吸虫病 / essential ~ 特发性血尿 / renal ~ 肾性血尿 | **hematuresis** [ˌhemətjuəˈri:sis, ˌhi:m-] *n*

hemautograph [hi:ˈmɔtəgrɑ:f] *n* 动脉喷血描记图 | ~**y** [ˌhemɔˈtɔgrəfi] *n* 动脉喷血描记法

heme [hi:m] *n* 血红素,亚铁血红素

hemendothelioma [ˌhemendəuˌθi:liˈəumə, ˌhi:m-] *n* 血管内皮瘤

Hementaria [ˌhi:mənˈtɛəriə] *n* = **Haementaria**

heme oxygenase (decyclizing) [hi:m ˈɔksidʒəneis di:ˈsaiklaiziŋ] 血红素加氧酶(解环的)

hemeralope [ˈhemərələup] *n* 昼盲者

hemeralopia [ˌhemərəˈləupiə] *n* 昼盲(症) | **hemeralopic** [ˌhemərəˈlɔpik] *a*

Hemerocampa [ˌhemerəuˈkæmpə] *n* 杉毒蛾属 | ~ leukostigma 白斑天幕毒蛾

hemerythrin [ˌhi:miˈriθrin] *n* 蚯蚓血红蛋白

heme synthase [hi:m ˈsinθeis] 血红素合酶,亚铁螯合酶

hemetaboly [ˌhi:meˈtæbəli] *n* 血液新陈代谢

hemi- [前缀] 半,偏侧,单侧

hemiablepsia [ˌhemiəˈblepsiə] *n* 偏盲

hemiacardius [ˌhemiəˈkɑ:diəs] *n* 半无心畸胎

hemiacephalus [ˌhemiəˈsefələs] *n* 半无脑畸胎,无脑畸胎

hemiacetal [ˌhemiˈæsitæl] *n* 半缩醛

hemiachromatopsia [ˌhemiəˌkrəuməˈtɔpsiə] *n* 偏(侧)色盲

hemiacidrin [ˌhemiˈæsidrin] *n* 溶肾石酸素(含枸橼酸、葡萄糖酸、羟基碳酸镁、枸橼酸镁和碳酸钙,可溶鸟粪石)

hemiageusia [ˌhemiəˈgju:ziə], **hemiageustia** [ˌhemiəˈgju:stiə] *n* 偏侧味觉缺失,半侧味觉丧失

hemialbumose [ˌhemiˈælbjuməus], **hemialbumin** [ˌhemiˈælbjumin] *n* 半胨

hemialbumosuria [ˌhemiælˌbjuməuˈsjuəriə] *n* 半胨尿

hemialgia [ˌhemiˈældʒiə] *n* 偏侧痛

hemiamaurosis [ˌhemiˌæmɔ:ˈrəusis] *n* 偏盲

hemiamblyopia [ˌhemiˌæmbliˈəupiə] *n* 半侧弱视

hemiamyosthenia [ˌhemiəˌmaiɔsˈθi:niə] *n* 偏身肌无力

hemianacusia [ˌhemiˌænə'kju:ziə] *n* 单侧聋

hemianalgesia [ˌhemiˌænæl'dʒi:zjə] *n* 偏身痛觉缺失

hemianencephaly [ˌhemiˌænen'sefəli] *n* 偏侧无脑(畸形)

hemianesthesia [ˌhemiˌænis'θi:zjə] *n* 偏身麻木,偏侧感觉缺失 | alternate ~, crossed ~ 交叉性偏身麻木 / cerebral ~ 大脑性偏身麻木 / mesocephalic ~, pontile ~ 脑桥性偏身麻木 / spinal ~ 脊髓性偏身麻木

hemianopia [ˌhemiə'nəupiə] *n* 偏盲 | absolute ~ 完全偏盲 / altitudinal ~, horizontal ~ 上下性偏盲 / bilateral ~, binocular ~ 两侧偏盲,双眼偏盲 / bitemporal ~ (两)外侧偏盲,(两)颞侧偏盲 / complete ~ 完全偏盲 / congruous ~ 对称性偏盲,同侧偏盲 / heteronymous ~, crossed ~ 异侧偏盲,交叉偏盲 / homonymous ~, lateral ~ 同侧偏盲,外侧偏盲 / incomplete ~ 不全偏盲 / incongruous ~ 非对称性同侧偏盲 / nasal ~ 鼻侧偏盲,内侧偏盲 / unilateral ~, uniocular ~ 单侧偏盲,单眼偏盲 | **hemianopsia** [ˌhemiə'nɔpsiə] *n* / **hemianopic** [ˌhemiə'nəupik], **hemianoptic** [ˌhemiæ'nɔptik] *a*

hemianosmia [ˌhemiæ'nɔzmiə] *n* 偏侧嗅觉缺失,单侧嗅觉丧失

hemiapraxia [ˌhemiə'præksiə] *n* 偏侧失用症,单侧运用不能

hemiarthrosis [ˌhemiɑ:'θrəusis] *n* 假性软骨结合,半关节强直症

Hemiascomycetidae [ˌhemiˌæskəumai'si:tidi:] *n* 半子囊菌亚纲

hemiasynergia [ˌhemiæsi'nə:dʒiə] *n* 偏侧协同运动不能

hemiataxia [ˌhemiə'tæksiə], **hemiataxy** [ˌhemiə'tæksi] *n* 偏身运动失调,偏身共济失调

hemiathetosis [ˌhemiæθi'təusis] *n* 偏侧手足徐动症

hemiatrophy [ˌhemi'ætrəfi] *n* 偏侧萎缩,单侧萎缩 | facial ~ 单侧面萎缩,半面萎缩 / progressive lingual ~ 进行性半侧舌萎缩

hemiaxial [ˌhemi'æksiəl] *a* 半轴的

hemiballismus [ˌhemibæ'lizməs], **hemiballism** [ˌhemi'bælizəm] *n* 偏身颤搐,偏身投掷(症),偏身挥舞(症)

hemibladder [ˌhemi'blædə] *n* 半膀胱(畸形)

hemiblock ['hemiblɔk] *n* 半支传导阻滞

hemic ['hi:mik, 'hemik] *a* 血的

hemicanities [ˌhemikə'niʃii:z] *n* 偏侧灰发(症)

hemicardia [ˌhemi'kɑ:diə] *n* 半心畸形 | ~ dextra 右半心畸形(只有右心) / ~ sinistra 左半心畸形(只有左心)

hemicardius [ˌhemi'kɑ:diəs] *n* 半心畸胎

hemicellulase [ˌhemi'seljuleis] *n* 半纤维素酶

hemicellulose [ˌhemi'seljuləus] *n* 半纤维素

hemicentrum [ˌhemi'sentrəm] *n* 单侧椎(骨)体,半侧椎(骨)体

hemicephalia [ˌhemisi'feiliə] *n* 半无脑(畸形)

hemicephalus [ˌhemi'sefələs] *n* 半无脑畸胎

hemicerebrum [ˌhemi'seribrəm] *n* 大脑半球

hemichorea [ˌhemikɔ'riə] *n* 偏身舞蹈病

hemichromatopsia [ˌhemiˌkrəumə'tɔpsiə] *n* 偏(侧)色盲

hemichrome ['hi:mikrəum] *n* 高铁血色原

hemichromosome [ˌhemi'krəuməsəum] *n* 半染色体

hemicolectomy [ˌhemikə'lektəmi] *n* 结肠部分切除术

hemicorporectomy [ˌhemiˌkɔ:pə'rektəmi] *n* 半体切除术(包括骨盆、外生殖

器、直肠下段和肛门)
hemicorticectomy [ˌhemiˌkɔːti'sektəmi] *n* 脑皮质部分切除术
hemicrania [ˌhemi'kreinjə] *n* 偏头痛; 半无脑(畸形)
hemicraniectomy [ˌhemiˌkreini'ektəmi], **hemicraniotomy** [ˌhemiˌkreini'ɔtəmi] *n* 偏侧颅骨切除术
hemicraniosis [ˌhemiˌkreini'əusis] *n* 偏侧颅骨肥大,单侧颅骨肥厚
hemicycle ['hemiˌsaikl] *n* 半圆形
hemidecortication [ˌhemidiˌkɔːti'keiʃən] *n* 偏侧大脑皮质切除
hemidesmosome [ˌhemi'dezməsəum] *n* 半桥粒(亦称half desmosome)
Hemidesmus [ˌhemi'desməs] *n* 充菝属
hemidiaphoresis [ˌhemiˌdaiəfə'riːsis] *n* 偏身出汗
hemidiaphragm [ˌhemi'daiəfræm] *n* 偏侧膈
hemidrosis [ˌhemi'drəusis] *n* 偏身出汗
hemidysergia [ˌhemidi'səːdʒiə] *n* 偏身传出性运动失调,偏身传出性共济失调
hemidysesthesia [ˌhemiˌdisis'θiːzjə] *n* 偏身感觉障碍
hemidystrophy [ˌhemi'distrəfi] *n* 偏身发育障碍
hemiectromelia [ˌhemiektrəu'miːliə] *n* 偏侧缺肢畸形
hemielastin [ˌhemii'læstin] *n* 半弹性硬蛋白
hemiencephalus [ˌhemien'sefələs] *n* 偏侧无大脑半球畸胎,半脑畸胎
hemiepilepsy [ˌhemi'epilepsi] *n* 偏身癫痫
hemifacial [ˌhemi'feiʃəl] *a* 偏侧(颜)面的,半面的
hemigastrectomy [ˌhemigæs'trektəmi] *n* 半胃切除术
hemigeusia [ˌhemi'gjuːsiə] *n* 半侧味觉丧失
hemigigantism [ˌhemi'dʒaigæntizəm] *n* 偏侧巨大发育
hemiglossal [ˌhemi'glɔsəl] *a* 半侧舌的
hemiglossectomy [ˌhemiglɔ'sektəmi] *n* 半侧舌切除术
hemiglossitis [ˌhemiglɔ'saitis] *n* 半侧舌炎
hemignathia [ˌhemi'neiθiə] *n* 半下颌畸形
hemihepatectomy [ˌhemiˌhepə'tektəmi] *n* 半肝切除术
hemihidrosis [ˌhemihi'drəusis] *n* 偏身出汗
hemihypalgesia [ˌhemiˌhaipæl'dʒiːzjə] *n* 偏身痛觉减退
hemihyperesthesia [ˌhemiˌhaipə(ː)ris'θiːzjə] *n* 偏身感觉过敏
hemihyperidrosis [ˌhemiˌhaipəri'drəusis] *n* 偏身多汗
hemihypermetria [ˌhemiˌhaipə(ː)'miːtriə] *n* 偏侧伸展过度
hemihyperplasia [ˌhemiˌhaipə(ː)'pleiziə] *n* 偏侧发育过度,偏侧增生
hemihypertonia [ˌhemiˌhaipə(ː)'təuniə] *n* 偏侧肌过度紧张,偏侧肌强直
hemihypertrophy [ˌhemihai'pəːtrəfi] *n* 偏身肥大 | facial ~ 半侧面肥大
hemihypesthesia [ˌhemiˌhaipis'θiːzjə], **hemihypoesthesia** [ˌhemiˌhaipəuis'θiːzjə] *n* 偏身感觉迟钝
hemihypometria [ˌhemiˌhaipəu'miːtriə] *n* 偏侧伸展不足
hemihypoplasia [ˌhemiˌhaipəu'pleiziə] *n* 偏侧发育不全
hemihypotonia [ˌhemiˌhaipəu'təuniə] *n* 偏身张力减退
hemi-inattention [ˌhemiinə'tenʃən] *n* 偏侧忽略,单侧忽略(即unilateral neglect, 见neglect项下相应术语)
hemikaryon [ˌhemi'kæriɔn] *n* 单倍核(含染色体单倍的一种细胞核)
hemiketal [ˌhemi'kiːtəl] *n* 半缩酮
hemilaminectomy [ˌhemiˌlæmi'nektəmi] *n* 偏侧椎板切除术
hemilaryngectomy [ˌhemiˌlærin'dʒektəmi] *n* 半喉切除术,偏侧喉切除

术

hemilateral [ˌhemiˈlætərəl] *a* 偏侧的

hemilesion [ˌhemiˈli:ʒən] *n* 脊髓偏侧损伤

hemilingual [ˌhemiˈliŋgwəl] *a* 半侧舌的

hemimacroglossia[ˌhemiˌmækrəuˈglɔsiə] *n* 舌偏侧肥大

hemimandibulectomy [ˌhemimændibjuˈlektəmi] *n* 半下颌切除术

hemimaxillectomy [ˌhemiˌmæksiˈlektəmi] *n* 半上颌骨切除术

hemimelia [ˌhemiˈmi:liə] *n* 半肢畸形 | fibular ~ 腓侧半肢畸形 / radial ~ 桡侧半肢畸形 / tibial ~ 胫侧半肢畸形 / ulnar ~ 尺侧半肢畸形

hemimelus [ˌhemiˈmi:ləs] *n* 半肢畸胎

hemin [ˈhi:min] *n* 氯高铁血红素

heminephrectomy [ˌhemineˈfrektəmi] *n* 肾部分切除术

heminephroureterectomy [ˌhemiˌnefrəujuəˌri:təˈrektəmi] *n* 肾输尿管部分切除术

hemineurasthenia[ˌhemiˌnjuəræsˈθi:njə] *n* 偏侧神经衰弱

hemiobesity [ˌhemiəuˈbi:səti] *n* 偏身肥胖

hemiopalgia [ˌhemiɔˈpældʒiə] *n* 偏侧头眼痛

hemiopia [ˌhemiˈəupiə] *n* 偏盲;一侧视野缺失

hemiopic [ˌhemiˈɔpik] *a* 单眼的;偏盲的

hemipagus [heˈmipəgəs] *n* 胸侧联胎

hemiparalysis [ˌhemipəˈrælisis] *n* 偏瘫,半身不遂

hemiparanesthesia [ˌhemiˌpærænisˈθi:zjə] *n* 偏侧下身麻木

hemiparaplegia [ˌhemiˌpærəˈpli:dʒiə] *n* 偏侧下身麻痹

hemiparesis [ˌhemiˈpærisis] *n* 轻偏瘫,偏侧不全麻痹

hemiparesthesia [ˌhemiˌpærisˈθi:zjə] *n* 偏身感觉异常

hemiparetic [ˌhemipəˈretik] *a* 轻偏瘫的,偏侧不全麻痹的 *n* 轻偏瘫者,偏侧不全麻痹患者

hemiparkinsonism [ˌhemiˈpɑ:kinsənizəm] *n* 偏侧震颤麻痹

hemipelvectomy [ˌhemiˌpelˈvektəmi] *n* 偏侧骨盆切除术

hemipeptone [ˌhemiˈpeptəun] *n* 半(蛋白)胨

hemiphalangectomy [ˌhemiˌfælænˈdʒektəmi] *n* 指(趾)部分切除术

hemipinic acid [ˌhemiˈpainik] 3, 4–二甲氧苯二甲酸

hemipinta [ˌhemiˈpintə] *n* 偏身品他病(品他病的一种罕见型,其色素障碍仅影响身体的一侧)

hemiplacenta [ˌhemipləˈsentə] *n* 半胎盘(使有袋动物的胚胎与母体子宫有暂时性的关连)

hemiplegia [ˌhemiˈpli:dʒiə] *n* 偏瘫,半身不遂 | alternate ~, crossed ~ 交叉性偏瘫 / alternating oculomotor ~ 动眼神经交叉性偏瘫 / capsular ~ 内囊性偏瘫 / cerebral ~ 脑性偏瘫 / contralateral ~ 对侧偏瘫 / faciobrachial ~ 面臂偏瘫 / flaccid ~ 弛缓性偏瘫 | **hemiplegic** [ˌhemiˈpli:dʒik] *a*

hemiprostatectomy [ˌhemiˈprɔstəˈtektəmi] *n* 偏侧前列腺切除术

Hemiptera [hiˈmiptərə] *n* 半翅目 | **hemipterous** [hiˈmiptərəs] *a*

hemipylorectomy [ˌhemiˌpailəˈrektəmi] *n* 幽门部分切除术

hemipyocyanin [ˌhemiˌpaiəˈsaiənin] *n* 半绿脓菌青素,半绿脓菌蓝素

hemipyonephrosis [ˌhemiˌpaiəniˈfrəusis] *n* 偏侧肾盂积脓

hemirachischisis [ˌhemirəˈkiskisis] *n* 隐性脊柱裂

hemisacralization [ˌhemiˌseikrəlaiˈzeiʃən] *n* (第五腰椎)半骶化

hemiscotosis [ˌhemiskəˈtəusis] *n* 偏盲

hemisection [ˌhemiˈsekʃən] *n* 一半切

除;对切

hemisectomy [ˌhi:mi'sektəmi] *n* 偏侧牙根切除

hemiseptum [ˌhemi'septəm] *n* 【拉】偏侧隔 | ～ cerebri 偏侧透明隔

hemisoantibody [ˌhi:maisəu'æntibɔdi] *n* 血同族抗体(与同一物种的另一个体的红细胞起反应的抗体)

hemisomnambulism [ˌhemisɔm'næmbjulizəm] *n* 半梦游症(指其行动表现如清醒时的梦游症)

hemisomus [ˌhemi'səuməs] *n* 半躯干畸胎

hemisotonic [ˌhemaisəu'tɔnik] *a* 血等渗的

hemispasm ['hemispæzəm] *n* 偏侧痉挛,半侧痉挛

hemisphaerium [ˌhemi'sfi:riəm] ([复] **hemisphaeria** [ˌhemi'sfi:riə]) *n* 【拉】半球 | hemisphaeria bulbi urethrae 尿道球半球

hemisphere ['hemisfiə] *n* 半球;范围,领域 | animal ～ 动物半球(已受精的端黄卵经分裂形成的细胞群最接近动物极的半边) / cerebellar ～ 小脑半球 / cerebral ～ 大脑半球 / dominant ～ 优势(大脑)半球(如善用右手者为左侧大脑半球,反之亦然) / vegetal ～ 植物半球(已受精的端黄卵经分裂形成的细胞群最接近植物极的半边) | **hemispheric(al)** [hemi'sferik(əl)] *a*

hemispherectomy [ˌhemisfiə'rektəmi] *n* 大脑半球切除术

hemispherium [ˌhemi'sfi:'riəm] ([复] **hemispheria** [ˌhemi'sfi:riə]) *n* 【拉】半球;大脑半球;小脑半球 | ～ cerebelli 小脑半球 / ～ cerebralis, ～ cerebri 大脑半球

hemisphygmia [ˌhemi'sfigmiə] *n* 半脉症

Hemispora stellata [he'mispərə stə'leitə] *n* 半孢子菌

hemispore ['hemispɔ:] *n* 半孢子

hemistrumectomy [ˌhemistru'mektəmi] *n* 偏侧甲状腺切除术

hemisyndrome [ˌhemi'sindrəum] *n* 偏侧综合征(脊髓偏侧损害)

hemiterata [ˌhemi'terətə] *n* 轻度畸形儿,半畸形者(发育异常,但尚不属畸形者)

hemiteratic [ˌhemitə'rætik] *a* 半畸形的

hemitetany [ˌhemi'tetəni] *n* 偏身手足搐搦

hemithermoanesthesia [ˌhemiˌθə:məˌænis'θi:zjə] *n* 偏身热觉缺失

hemithorax [ˌhemi'θɔ:ræks] *n* 单侧胸廓,偏侧胸廓

hemithyroidectomy [ˌhemiˌθairɔi'dektəmi] *n* 偏侧甲状腺切除术

hemitomias [ˌhemi'təumiəs] *n* 偏侧无睾(丸)者

hemitonia [ˌhemi'təuniə] *n* 偏侧肌过度紧张,偏侧肌强直

hemitoxin [ˌhemi'tɔksin] *n* 半毒素

hemitremor [ˌhemi'tri:mə] *n* 偏身震颤

hemivagotony [ˌhemivei'gɔtəni] *n* 偏侧迷走神经紧张症

hemivertebra [ˌhemi'və:tibrə] *n* 【拉】半脊椎畸形; ([复] **hemivertebrae** [ˌhemi'və:tibri:]) 偏侧脊椎发育不全

hemizygote [ˌhemi'zaigəut] *n* 半合子(指一个个体或细胞,只具有决定某一特征的一对基因中的一个者) | **hemizygous** [ˌhemi'zaigəs], **hemizygotic** [ˌhemizai'gɔtik] *a* / **hemizygosity** [ˌhemizai'gɔsəti] *n* 半合子状态

hemlock ['hemlɔk] *n* 毒茴类毒草(如毒茴、毒芹);铁杉属植物,铁杉 | water ～ 毒芹

hem(o)-, haem(o)-, hema-, haema- [构词成分] 血

hemoaccess [ˌhi:məu'æksəs] *n* 血(流)入口

hemoagglutination [ˌhi:məuəˌglu:ti'neiʃən] *n* 血凝反应,血凝集作用

hemoagglutinin [ˌhi:məuə'glu:tinin]

n 血凝素,血凝集素
hemoalkalimeter [ˌhi:məuˌælkə'limitə] *n* 血碱度计
hemobilia [ˌhi:məu'biliə] *n* 胆道出血
hemobilinuria [ˌhi:məubaili'njuəriə] *n* 血胆素尿
hemoblast ['hi:məblæst] *n* 成血细胞,血原细胞
hemoblastosis [ˌhi:məblæs'təusis] *n* 生血组织增殖,骨髓组织增殖
hemocatatonistic [ˌhi:məuˌkætətəu'nistik] *a* 血液内聚性减弱的
hemocatharsis [ˌhi:məukə'θɑ:sis] *n* 清血法
hemocatheresis [ˌhi:məkə'θerisis] *n* 红细胞破坏 | **hemocatheretic** [ˌhi:məˌkæθə'retik] *a*
Hemoccult ['hi:məkʌlt] *n* 潜血检测试纸(商品名,使用浸有愈创木脂的滤纸,如变蓝色,即为阳性)
hemocelom [ˌhi:məu'si:ləm], **hemocele** ['hi:məsi:l] *n* 围心腔(胚胎);血腔(如节肢动物)
hemocholecyst [ˌhi:məu'kəulisist] *n* 胆囊积血(非外伤性出血)
hemocholecystitis [ˌhi:məukəulisis'taitis] *n* 出血性胆囊炎
hemochorial [ˌhi:məu'kɔ:riəl] *a* 绒(毛)膜受血的
hemochromatosis [ˌhi:məuˌkrəumə'təusis] *n* 血色素沉着(症),血色病 | **hemochromatotic** [ˌhi:məuˌkrəumə'tɔtik] *a*
hemochrome ['hi:məkrəum] *n* 血色素
hemochromogen [ˌhi:məu'krəumədʒən] *n* 血色原 | hemoglobin ～ 血红蛋白血色原
hemochromometer [ˌhi:məukrəu'mɔmitə] *n* 血红蛋白计,血色计 | **hemochromometry** *n* 血红蛋白测定法
hemochromoprotein [ˌhi:məuˌkrəumə'prəuti:n] *n* 血色蛋白
hemocidal [ˌhi:məu'saidl] *a* 破坏血细胞的
hemoclasia [ˌhi:məu'kleisiə] *n* 食后白细胞减少
hemoclasis [hi:'mɔkləsis] *n* 溶血,血细胞溶解 | **hemoclastic** [hi:mə'klæstik] *a*
hemoclip ['hi:məklip] *n* 血管结扎夹
hemocoagulin [ˌhi:məukəu'ægjulin] *n* 蛇凝血素
hemocoelom [ˌhi:məu'si:ləm], **hemocoeloma** [ˌhi:məusi:'ləumə] *n* 围心腔(胚胎);血腔(如节肢动物)
hemoconcentration [ˌhi:məuˌkɔnsen'treiʃən] *n* 血浓缩
hemoconia [ˌhi:mə'kəuniə] *n* 血尘
hemoconiosis [ˌhi:məuˌkəuni'əusis] *n* 血尘病,血尘过多症
hemocrine ['hi:məkrin] *a* 血液激素的
hemocrinia [ˌhi:mə'kriniə] *n* 激素血(血内有激素)
hemocrinotherapy [ˌhi:məˌkrinəu'θerəpi] *n* 自血激素疗法
hemocryoscopy [ˌhi:məukrai'ɔskəpi] *n* 血冰点测定法
hemocrystallin [ˌhi:məu'kristəlin] *n* 血红蛋白
hemoculture [ˌhi:məu'kʌltʃə] *n* 血(细菌)培养
hemocuprein [ˌhi:mə'kju:priin] *n* 血铜蛋白,超氧物歧化酶
hemocyanin [ˌhi:məu'saiənin] *n* 血蓝素,血蓝蛋白,血青蛋白 | keyhole-limpet ～ (KLH) 钥孔蝛血蓝素(从“钥孔蝛”〈一种软体动物〉提取的血蓝素,常用作哺乳动物实验性抗原,KLH免疫接种可用作急性髓细胞性白血病的试验)
hemocyte ['hi:məsait] *n* 血细胞
hemocytoblast [ˌhi:mə'saitəblæst] *n* 成血细胞,原血细胞
hemocytoblastoma [ˌhi:məˌsaitəblæs'təumə] *n* 成血细胞瘤,成骨髓细胞瘤
hemocytocatheresis [ˌhi:məˌsaitəkə'θerisis] *n* 红细胞破坏,红细胞溶解
hemocytogenesis [ˌhi:məˌsaitə'dʒenisis] *n* 血细胞生成,血生成,造血

hemocytology [ˌhiːməusaiˈtɔlədʒi] *n* 血细胞学

hemocytolysis [ˌhiːməusaiˈtɔlisis] *n* 溶血，血细胞溶解 | **hemocytolytic** [ˌhiːməuˌsaitəˈlitik] *a*

hemocytoma [ˌhiːməusaiˈtəumə] *n* (未分化)血细胞瘤

hemocytometer [ˌhiːməusaiˈtɔmitə] *n* 血细胞计数器 | **hemocytometry** *n* 血细胞计量，血细胞计数

hemocytophagia [ˌhiːməuˌsaitəˈfeidʒiə] *n* 吞噬血细胞作用 | **hemocytophagic** [ˌhiːməuˌsaitəˈfædʒik] *a* 吞噬血细胞的

hemocytopoiesis [ˌhiːməuˌsaitəpɔiˈiːsis] *n* 血细胞生成，血生成，造血

hemocytotripsis [ˌhiːməuˌsaitəˈtripsis] *n* 血细胞压碎

hemodiafiltration [ˌhiːməuˌdaiəfilˈtreiʃən] *n* 血液透析滤过法

hemodiagnosis [ˌhiːməuˌdaiəgˈnəusis] *n* 验血诊断(法)

hemodialysis [ˌhiːməudaiˈælisis] *n* 血液透析，血液渗析

hemodialyzer [ˌhiːməuˈdaiəlaizə] *n* 血液透析器(俗称人工肾) | ultrafiltration ～ 超滤血液透析器

hemodiapedesis [ˌhiːməuˌdaiəpiˈdiːsis] *n* 血液渗出(经皮肤)

hemodiastase [ˌhiːməuˈdaiəsteis] *n* 血液淀粉酶

hemodilution [ˌhiːməudaiˈljuːʃən] *n* 血液稀释

hemodynamic [ˌhiːməudaiˈnæmik] *a* 血液动力的

hemodynamics [ˌhiːməudaiˈnæmiks] *n* 血液动力学

hemodynamometry [ˌhiːməuˌdainəˈmɔmitri] *n* 血压测定法

hemodystrophy [ˌhiːməuˈdistrəfi] *n* 血营养障碍

hemoendocrinopathic [ˌhiːməuˌendəukrinəˈpæθik] *a* 血内分泌病的

hemoendothelial [ˌhiːməuˌendəuˈθiːliəl] *a* 血内皮的

hemoerythrin [ˌhiːməuiˈriθrin] *n* 蠕虫血红蛋白

hemoferrum [ˌhiːməˈferəm] *n* 氧合血红蛋白

Hemofil [ˈhiːməfil] *n* 抗血友病因子，凝血因子Ⅷ(antihemophilic factor)高浓度制剂的商品名

hemofilter [ˌhiːməuˈfiltə] *n* 血液滤器，滤血器

hemofiltration [ˌhiːməufilˈtreiʃən] *n* 血过滤 | continuous arteriovenous ～ 连续性动静脉滤血

hemoflagellate [ˌhiːməuˈflædʒeleit] *n* 血鞭毛虫

hemofuscin [ˌhiːməuˈfjuːsin] *n* 血褐素，血棕色素

hemogenesis [ˌhiːməuˈdʒenisis] *n* 血细胞生成，血生成，造血

hemogenic [ˌhiːməuˈdʒenik] *a* 生血的；血源性的

hemoglobic [ˌhiːməuˈgləubik] *a* 生血红蛋白的，含血红蛋白的

hemoglobin [ˌhiːməuˈgləubin] *n* 血红蛋白 | ～ A 血红蛋白A (正常成年人血红蛋白) / ～ A_{1c} 血红蛋白A_{1c}(糖基化血红蛋白A) / ～ A_2 血红蛋白A_2(正常成年人血红蛋白) / ～ C 血红蛋白C(镰状细胞性贫血患者的血红蛋白) / ～ carbamate 氨基甲酸血红蛋白 / ～ D 血红蛋白D(同型结合体轻度贫血) / deoxygenated ～ 脱氧血红蛋白 / ～ E 血红蛋白E(异常血红蛋白，东南亚最常见) / "fast" ～s 快泳血红蛋白 / fetal ～, ～ F 胎儿血红蛋白 / glycosylated ～ 糖基化血红蛋白 / ～ H 血红蛋白H(引起贫血和血红蛋白过少、红细胞不均、异型红细胞症) / ～ I 血红蛋白I(引起镰状化) / ～ M 血红蛋白M(因氨基酸的替代使之易于形成正铁血红蛋白血) / mean corpuscular ～ 红细胞平均血红蛋白量 / muscle ～ 肌红蛋白 / oxidized ～, oxygenated ～ 氧合血红蛋白 / ～ S m血红蛋白S(镰状细胞性贫

血患者的血红蛋白) / "slow" ～s 慢泳血红蛋白 | ～**ic** [ˌhi:məuglәu'binik] *a*

hemoglobinated [ˌhi:mə*u*'glәubinei-tid] *a* 含血红蛋白的

hemoglobinemia [ˌhi:mə*u*ˌglәubi'ni:-miə] *n* 血红蛋白血(症)

hemoglobiniferous [ˌhi:mə*u*ˌglәubi-'nifәrәs] *a* 带血红蛋白的

hemoglobinocholia [ˌhi:mə*u*ˌgrәu-binә'kәuliә] *n* 血红蛋白胆汁

hemoglobinogenous [ˌhi:məuˌgrәubi-'nɔdʒinәs] *a* 血红蛋白生成的

hemoglobinolysis [ˌhi:mə*u*ˌglәubi-'nɔlisis], **hemoglobinopepsia** [ˌhi:-mə*u*ˌgrәubinә'pepsiә] *n* 血红蛋白分解

hemoglobinometer [ˌhi:mə*u*ˌglәubi-'nɔmitә] *n* 血红蛋白计 | **hemoglobinometry** *n* 血红蛋白测定法

hemoglobinopathy[ˌhi:mə*u*ˌglәubi'nɔ-pәθi] *n* 血红蛋白病

hemoglobinophilia [ˌhi:mə*u*ˌglәubi-nә*u*'filiә] *n* 嗜血红蛋白性(指微生物) | **hemoglobinophilic** *a* 嗜血红蛋白的

hemoglobinorrhea [ˌhi:mə*u*ˌgrәubi-nә*u*'ri:ә] *n* 血红蛋白溢

hemoglobinous [ˌhi:mə*u*'grәubinәs] *a* 含血红蛋白的

hemoglobinuria [ˌhi:mə*u*ˌglәubi'njuә-riә] *n* 血红蛋白尿 | malarial ～ 疟疾性血红蛋白尿,黑水热,黑尿热 / paroxysmal cold ～ 阵发性寒冷性血红蛋白尿 / paroxysmal nocturnal ～ (PNH) 阵发性夜间血红蛋白尿 | **hemoglobinuric** *a*

hemogram ['hi:mәgræm] *n* 血象

hemohistioblast [ˌhi:mə*u*'histiә-ˌblæst] *n* 成血细胞,原血细胞

hemohydraulics [ˌhi:mə*u*hai'drɔ:-liks] *n* 血液水力学

hemoid ['hi:mɔid] *a* 血样的

hemokinesis [ˌhi:mə*u*kai'ni:sis] *n* (体内)血液流动 | **hemokinetic** [ˌhi:-mə*u*kai'netik] *a*

hemokonia [ˌhi:mә'kәuniә] *n* 血尘

hemokoniosis [ˌhi:mə*u*ˌkәuni'әusis] *n* 血尘病,血尘过多症

hemology [hi:'mɔlәdʒi] *n* 血液学

hemolutein [ˌhi:mə*u*'lju:tiin] *n* 血清黄素

hemolymph ['hi:mәlimf] *n* 血淋巴;血液(无脊椎动物)

hemolymphadenosis [ˌhi:mәlimˌfædi-'nәusis] *n* 生血组织增殖,骨髓组织增殖

hemolymphangioma [ˌhi:mәlimˌfæn-dʒi'әumә] *n* 血管淋巴管瘤

hemolymphocytotoxin [ˌhi:mәˌlim-fə*u*ˌsaitә'tɔksin] *n* 血淋巴细胞毒素

hemolysate [hi:'mɔliseit] *n* 溶血产物

hemolysin [hi:'mɔ:lisin, ˌhi:mә'laisin] *n* 溶血素 | immune ～ 免疫溶血素(用于补体结合试验)

hemolysis [hi:'mɔlisis] ([复] **hemolyses** [hi:'mɔlisi:z]) *n* 溶血,血细胞溶解 | biologic ～ 生物性溶血 / immune ～ 免疫溶血 / passive ～ 被动溶血 / siderogenous ～ 铁过多性溶血(引起继发性血色素沉着症) | **hemolytic** [ˌhi:mә'litik] *a*

hemolysoid [hi:'mɔlisɔid] *n* 去毒簇溶血素

hemolysophilic [ˌhi:mәˌlaisә'filik] *a* 亲溶血素的

hemolyzable [ˌhi:mә'lizәbl] *a* 可溶血的

hemolyze ['hi:mәlaiz] *vt, vi* 引起溶血,使血细胞溶解 | **hemolyzation** [ˌhi:-mәlai'zeiʃәn, -li'z-] *n* 溶血(作用)

hemomanometer [ˌhi:mə*u*mә'nɔmitә] *n* 血压计

hemomediastinum [ˌhi:mə*u*ˌmi:diæs-'tainәm] *n* 纵隔积血

hemometer [hi:'mɔmitә] *n* 血红蛋白计

hemometra [ˌhi:mə*u*'mi:trә] *n* 子宫积血

hemometry [hi:'mɔmitri] *n* 血成分测

定法

hemomyelosis [ˌhiːməuˌmaiəˈləusis] *n* 生血组织增殖,骨髓组织增殖

hemonephrosis [ˌhiːməneˈfrəusis] *n* 肾盂积血

hemo-opsonin [ˌhiːməuɔpˈsəunin] *n* 血调理素,红细胞调理素

hemopathology [ˌhiːməupəˈθɔlədʒi] *n* 血液病理学

hemopathy [hiːˈmɔpəθi] *n* 血液病 | **hemopathic** [ˌhiːməˈpæθik] *a*

hemoperfusion [ˌhiːməupə(ː)ˈfjuːʒən] *n* 血灌注

hemopericardium [ˌhiːməuˌperiˈkɑːdiəm] *n* 心包积血

hemoperitoneum [ˌhiːməuˌperitəuˈniːəm] *n* 腹腔积血

hemopexin [ˌhiːməuˈpeksin] *n* 血红素结合蛋白,血液结合素(一种结合血红素的血浆糖蛋白)

hemopexis [ˌhiːməuˈpeksis] *n* 血凝固

hemophagocyte [ˌhiːməuˈfægəsait], **hemophage** [ˈhiːməfeidʒ] *n* 噬血细胞细胞(破坏血细胞的一种吞噬细胞)

hemophagocytosis [ˌhiːməuˌfægəsaiˈtəusis] *n* 吞噬血细胞作用

hemophil [ˈhiːməfil] *a* 嗜血的 *n* 嗜血菌

hemophilia [ˌhiːməˈfiliə] *n* 血友病 | ～ A, classical ～ 血友病A,典型血友病(缺乏凝血因子Ⅷ所致) / ～ B 血友病B(缺乏凝血因子Ⅸ所致) / ～ C 血友病C(缺乏凝血因子Ⅺ所致) / ～ neonatorum 新生儿血友病(新生儿紫癜) / vascular ～ 血管性血友病

hemophiliac [ˌhiːməˈfiliæk] *n* 血友病(患)者

hemophilic [ˌhiːməˈfilik] *a* 嗜血的;血友病的

hemophilioid [ˌhiːməˈfiliɔid] *a* 血友病样的

Hemophilus [hiːˈmɔfiləs] *n* 嗜血杆菌属(见Haemophilus)

hemophilus [hiːˈmɔfiləs] *n* 嗜血杆菌

hemophobia [ˌhiːməuˈfəubiə] *n* 血恐怖,恐血症

hemophoric [ˌhiːməuˈfɔːrik] *a* 带血液的,运送血液的

hemophotograph [ˌhiːməuˈfəutəgrɑːf] *n* 血细胞照片

hemophotometer [ˌhiːməufəuˈtɔmitə] *n* 血红蛋白光度测定计

hemophthisis [hiːˈmɔfθisis] *n* 贫血,血亏(此术语曾用以表示因血细胞营养不足所致的贫血)

hemopiezometer [ˌhiːməuˈpaiiˈzɔmitə] *n* 血压计

hemoplasmopathy [ˌhiːməuplæzˈmɔpəθi] *n* 血浆病

hemoplastic [ˌhiːməuˈplæstik] *a* 成血的

hemopleura [ˌhiːməuˈpluərə] *n* 血胸

hemopneumopericardium [ˌhiːməuˌnjuːməuˌperiˈkɑːdiəm] *n* 血气心包

hemopneumothorax [ˌhiːməuˌnjuːməuˈθɔːræks] *n* 血气胸

hemopoiesis [ˌhiːməupɔiˈiːsis] *n* 血细胞生成,血生成,造血 | **hemopoiesic** [ˌhiːməupɔiˈiːsik], **hemopoietic** [ˌhiːməupɔiˈetik] *a* 生血的,造血的 *n* 补血药

hemopoietin [ˌhiːməupɔiˈiːtin] *n* 红细胞生成素

hemoporphyrin [ˌhiːməuˈpɔːfirin] *n* 血卟啉,血紫质

hemoposia [ˌhiːməuˈpəuziə] *n* 饮血(如寄生虫噬血)

hemoprecipitin [ˌhiːməupriˈsipitin] *n* 血沉淀素

hemoproctia [ˌhiːməuˈprɔkʃiə] *n* 直肠出血

hemoprotein [ˌhiːməuˈprəutiːn] *n* 血红素蛋白

hemopsonin [ˌhiːmɔpˈsəunin] *n* 血调理素,红细胞调理素(使血细胞易被吞噬的调理素)

hemoptysis [hiˈmɔptisis] *n* 咯血 | cardiac ～ 心脏病性咯血 / parasitic ～, endemic ～, oriental ～ 寄生虫性咯血,肺吸虫病 / vicarious ～ 代偿性咯血(正常月经时发生的一种现象) | **hemoptysic** [ˌhi:mɔp'taisik], **hemoptic** [hi:'mɔptik], **hemoptoic** [hi:mɔp'təuik] *a*

hemopyelectasis [ˌhi:məupaii'lektəsis] *n* 肾盂积血扩张

hemopyrrol [ˌhi:məu'pirɔl] *n* 血吡咯

hemorheology [ˌhi:məuri'ɔlədʒi] *n* 血液流变学

hemorrhachis [hi'mɔrəkis] *n* 椎管内出血

hemorrhage ['heməridʒ] *n, vi* 出血 | alveolar ～ 牙槽出血 / arterial ～ 动脉出血 / capillary ～ 毛细管出血,渗血 / capsuloganglionic ～ 内外囊神经节出血 / cerebral ～ (大)脑出血 / dot ～ 视网膜微观动脉瘤(见于糖尿病性视网膜病) / essential ～ 自发性出血 / essential uterine ～ 自发性子宫出血,功能性子宫出血病 / external ～ 外出血 / gravitating ～ 引力性椎管积血 / intermediary ～, intermediate ～ 中间期出血 / internal ～, concealed ～ 内出血,隐匿性出血 / intracranial ～ 颅内出血 / intrapartum ～ 分娩时出血 / massive ～ 大出血 / nasal ～ 鼻出血,鼻衄 / ～ per rhexin 破裂性出血 / petechial ～ 点状(皮下)出血 / postpartum ～ 产后出血 / punctate ～ 点状出血(自毛细管出血到组织内) / splinter ～s 裂片形出血(亚急性细菌性心内膜炎的甲下线状出血) / unavoidable ～ 难免性出血(前置胎盘剥离出血) / venous ～ 静脉出血 / vicarious ～ 代偿性出血 | **hemorrhagic** [ˌhemə'rædʒik] *a*

hemorrhagenic [ˌhemərə'dʒenik], **hemorrhagiparous** [ˌheməri'dʒipərəs] *a* 引起出血的

hemorrhagin [ˌhemə'reidʒin] *n* 出血素(在某些蛇毒和其他毒素中的一种溶细胞素,能破坏内皮细胞和血管)

hemorrhaphilia [ˌhemərə'filiə] *n* 血友病

hemorrhea [ˌhemə'ri:ə] *n* 大出血

hemorrheology [ˌhi:məuri'ɔlədʒi] *n* 血液流变学

hemorrhoid ['hemərɔid] *n* 痔 | external ～ 外痔 / internal ～ 内痔 / lingual ～ 舌静脉曲张 / mixed ～, combined ～, mucocutaneous ～ 混合性痔(连结直肠上、下丛的静脉呈曲张性扩大,使内、外痔相连) / prolapsed ～ 脱痔 / strangulated ～ 绞窄性痔 / thrombosed ～ 栓塞性痔 | **～al** [ˌhemə'rɔidl] *a*

hemorrhoidectomy [ˌhemərɔi'dektəmi] *n* 痔切除术

hemorrhoidolysis [ˌhemərɔi'dɔlisis] *n* 清痔术,痔灼除术

hemosalpinx [ˌhi:məu'sælpiŋks] *n* 输卵管积血

hemoscope ['hi:məskəup] *n* 血分光镜

hemosialemesis [ˌhi:məuˌsaiə'lemisis] *n* 吐血涎症

hemosiderin [ˌhi:məu'sidərin] *n* 含铁血黄素,血铁黄素,血铁黄蛋白

hemosiderinuria [ˌhi:məuˌsidəri'njuəriə] *n* 含铁血黄素尿症

hemosiderosis [ˌhi:məuˌsidə'rəusis] *n* 含铁血黄素沉着(症)(组织并未受损)

hemosozic [ˌhi:məu'səuzik] *a* 防止溶血的,抗溶血的

hemospermia [ˌhi:məu'spə:miə] *n* 血性精液

hemosporian [ˌhi:məu'spɔ:riən] *n, a* 血孢子虫(的)

Hemosporidia [ˌhi:məuspə'ridiə] *n* = **Haemosporidia**

hemosporidian [ˌhi:məuspəu'ridiən] *n, a* 血孢子虫(的)

hemostasis [ˌhi:məu'steisis, ˌhi'mɔstəsis], **hemostasia** [ˌhi:məu'steiziə] *n* 止血(法)

hemostat ['hi:məstæt] *n* 止血器;止血药

hemostatic [hi:mə'stætik] *a* 止血的 *n* 止血药 | capillary ～ 毛细血管止血药 | **hemostyptic** [ˌhi:mə'stiptik] *a, n*

hemotherapy [ˌhi:məu'θerəpi], **hemotherapeutics** [ˌhi:məuˌθerə'pju:tiks] *n* 血液疗法

hemothorax [ˌhi:məu'θɔ:ræks] *n* 血胸

hemotonia [ˌhi:məu'təuniə] *n* 血液渗性(血液中固体成分的张力)

hemotoxic [ˌhi:məu'tɔksik] *a* 血中毒的

hemotoxin [ˌhi:məu'tɔksin] *n* (溶)血毒素(一种具有溶血活性特征的外毒素) | cobra ～ 眼镜蛇溶血毒素

hemotroph(e) ['hi:mətrɔf] *n* (母)血营养质 | **hemotrophic** [ˌhi:məu'trɔfik] *a* (母)血营养的

hemotropic [ˌhi:məu'trɔpik] *a* 亲血的,亲红细胞的

hemotropin [hi:'mɔtrəpin] *n* 亲血素,血调理素,红细胞调理素

hemotympanum [ˌhi:məu'timpənəm] *n* 血鼓室,鼓室积血

hemovolumetry [ˌhi:məuvɔ'lju:mitri] *n* 血容量测定法

hemozoic [ˌhi:mə'zəuik] *a* 血原虫的

hemozoin [ˌhi:məu'zəuin] *n* 疟原虫色素

hemozoon [ˌhi:məu'zəuɔn] *n* 血原虫

hemp [hemp] *n* 大麻(植物)

hempa ['hempə] *n* 氮磷致变物(一种无色液体,具有氨样气味,用作喷气燃料中的除冰剂,用作溶剂,并用作虫疫的化学不育剂。亦称六甲基磷酰胺,缩写为 HMPA)

hempen ['hempən] *a* 大麻的;大麻制的

hemuresis [ˌhemjuə'ri:sis] *n* 血尿

hen [hen] *n* 母鸡;(动物的)雌性

henbane ['henbein] *n* 莨菪

hence [hens] *ad* 从此地;从此时;因此;由此

henceforth ['hens'fɔ:θ], **henceforward** ['hens'fɔ:wəd] *ad* 从今以后,今后

Hench-Aldrich test (index) [hentʃ-'ældritʃ] (Philip S. Hench; Martha Aldrich) 亨奇-奥尔德里奇试验(指数)(检唾液的汞结合力)

Hench-Rosenbery syndrome [hentʃ 'rəuzənbə:g] (Philip S. Hench; Edward F. Rosenberg) 汉-罗综合征,复发性风湿病

Henderson-Hasselbalch equation ['hendəsn 'hæsəlbɑ:lh] (Lawrence J. Henderson; Karl A. Hasselbalch) 亨德森-哈塞尔巴赫方程(表示缓冲系统pH的一种方程:$pH=pK_a+\log\frac{[A^-]}{[HA]}$ 式中[HA]为游离酸浓度,[A⁻]为电离形式的浓度,pK_a为该酸解离常数〈K_a〉的负对数)

Henderson-Jones disease ['hendəsn 'dʒəunz] (Melvin S. Henderson; Hugh T. Jones) 亨德森-琼斯病(关节腔内或腱鞘囊内有大量软骨性异物的一种骨软骨瘤病)

Henke's space ['henkə] (Philipp J. W. Henke) 汉克间隙(脊柱和咽、食管之间的间隙,内含结缔组织) | ～ triangle (trigone) 汉克三角(介于腹股沟降部、外侧部和直肌外缘间的三角区)

Henle-Coenen test(sign) [ˌhenlə 'ki:nən] (Adolf R. Henle; Hermann Coenen) 亨勒-克南试验(征)(检侧支循环)

Henle's ampulla ['henlə] (Friedrich G. J. Henle) 输精管壶腹 | ～ fibers 亨勒纤维(存在于某些动脉中外层之间的窗膜纤维,部分为弹性纤维,其余为有核纤维) / ～ fissures 亨勒裂(在心肌纤维间充满结缔组织的间隙) / ～ glands 亨勒腺(睑结膜内的管状腺) / ～ layer 亨勒层(毛囊内根鞘细胞的外层) / ～ ligament 腹股沟镰 / ～ loop, ～ canals 髓襻,亨勒襻(细尿管襻,在肾小管髓部的U形弯曲) / ～ membrane 亨勒膜(富克斯〈Fuchs〉后界膜;脉络膜基底层) / ～ reaction 亨勒反应(肾上腺髓

质细胞用铬盐处理染成暗褐色) / ~ sheath 亨勒鞘(神经内膜，即凯-雷济厄斯〈Key-Retzius〉结缔组织鞘) / ~ sphincter 亨勒括约肌(环绕尿道前列腺部的肌纤维) / ~ spine (耳)道上棘，耳道棘 / ~ tubules 亨勒细管(形成亨勒襻的肾小管直升及下降部分，亦称肾直小管、直细精管)

henna [ˈhenə] *n* 散沫花叶(用作美容剂及发染料，亦用于治肠念珠菌病)；棕红色 *a* 棕红色的

Hennebert's sign (test) [enˈbɛə] 安纳贝尔征(试验)(先天性梅毒迷路炎时，压空气入外耳道，使患侧产生旋转性眼球震颤，减压时对侧眼球震颤，亦称气压试验)

Henning's sign [ˈheniŋ] 赫宁征(胃的角切迹出现形似哥特式尖拱的角畸形，为慢性胃溃疡之征，亦称哥特式尖拱形成)

Henöch-Schönlein purpura [ˈhenɔh ˈʃeinlain] (E. H. Henöch; Johann L. Schönlein) 亨诺赫-舍恩莱因紫癜(见Schönlein-Henöch purpura)

Henöch's chorea [ˈhenɔh] (Edouard H. Henöch) 亨诺赫舞蹈病，痉挛性抽搐(慢性进行性电击样舞蹈病) | ~ purpura (disease) 亨诺赫紫癜(病)(一种舍恩莱因-亨诺赫〈Schönlein-Henöch〉综合征，其特征为急性发作内脏症状，如呕吐、腹胀、血尿及肾绞痛，无关节症状，亦称神经性紫癜)

henogenesis [ˌhenəuˈdʒenisis] *n* 个体发生，个体发育

henpue, henpuye [henˈpu:ji:] *n* 鼻骨增殖性骨膜炎，根度病，巨鼻(症)

henry [ˈhenri] (Joseph Henry) *n* 亨(利)(电感单位，符号为H)

Henry's law [ˈhenri] (William Henry) 亨利定律(气体在液体中的溶解度与该气体的分压成正比)

Henry's melanin test (reaction, melanoflocculation test) [ˈhenri] (Adolf F. G Henry) 亨利黑(色)素试验(反应、黑色素絮状试验)，疟疾黑色素试验(诊断疟疾的一种血清絮状反应，用牛眼黑素甲醛悬液加在可疑血清上，是一种非特异性试验，视血清中的优球蛋白增多以及黑素的沉淀而定)

Hensen's body [ˈhensen] (Victor Hensen) 亨森体(螺旋器外毛细胞膜下的圆形高尔基〈Golgi〉网) | ~ canal, ~ duct 连合管 / ~ cell 亨森细胞(覆盖柯替〈Corti〉器最外层的支持细胞) / ~ disk 亨森盘(H盘，横纹肌盘) / ~ knot, ~ node 亨森结，原结(原线颅端的细胞集团) / ~ line 亨森线(即M band,见band项下相应术语)

Henshaw test [ˈhenʃau] (Russell Henshaw) 亨肖试验(为特定病例选择适当顺势疗法药物的一种辅助试验，当患者血清与按顺势疗法适宜该病例的强化药物接触时，将出现可见的絮凝带)

Hensing's ligament (fold) [ˈhensiŋ] (Frederich W. Hensing) 亨辛韧带(皱襞)(由降结肠上端至腹壁的小浆膜皱襞)

HEP hepatoerythropoietic porphyria 肝性红细胞生成性卟啉症

Hepadnaviridae [hepˌædnəˈviridi:] *n* 肝DNA病毒科，肝脱氧核糖核酸病毒科

Hepadnavirus [hepˈædnəˌvaiərəs] *n* 肝DNA病毒属，肝脱氧核糖核酸病毒属

hepadnavirus [hepˈædnəˌvaiərəs] *n* 肝DNA病毒，肝脱氧核糖核酸病毒

hepar [ˈhi:pɑ:] *n*【希】肝；动物肝脏(用作药物制剂)；肝样或肝脏色物质 | ~ adiposum 脂(肪)肝 / ~ lobatum 分叶肝 / ~ siccatum 肝粉 / ~ sulfuris 硫肝，含硫钾

heparan-α-glucosaminide *N*-acetyltransferase [ˈhepəræn ˌglu:kəuˈsæminaid ˌæsitilˈtrænsfəreis] 乙酰肝素-α-氨基葡糖苷*N*-乙酰转移酶(此酶缺乏，为一种常染色体隐性性状，可致桑菲利波〈Sanfilippo〉综合征C型，亦称乙酰辅酶A-α-氨基葡糖苷-*N*-乙酰转移酶)

heparan *N*-sulfatase [ˈhepəræn ˈsʌlfəteis] 乙酰肝素*N*-硫酸酯酶(此酶缺乏,为一种常染色体隐性性状,可致桑菲利波〈Sanfilippo〉综合征A型)

heparan sulfate ['hepəræn] 硫酸乙酰肝素(为若干粘多糖病的蓄积物)

heparan sulfate sulfamidase ['hepəræn 'sʌlfeit sʌl'fæmideis] 硫酸乙酰肝素磺酰胺酶,乙酰肝素*N*-硫酸酯酶

heparin ['hepərin] *n* 肝素(抗凝药) | ~ sodium 肝素钠

heparinate ['hepərineit] *n* 肝素盐

heparinemia [ˌhepəri'ni:miə] *n* 肝素血

heparinize ['hepəriˌnaiz] *vt* 肝素化(利用肝素增加血液凝固时间)

heparitin sulfate ['hepəritin] 硫酸乙酰肝素

hepat- 见hepato-

hepatalgia [ˌhepə'tældʒiə] *n* 肝痛

hepatatrophia [ˌhepətə'trəufiə], **hepatatrophy** [ˌhepə'tætrəfi] *n* 肝萎缩

hepatectomize [ˌhepə'tektəmaiz] *vt* 肝切除

hepatectomy [ˌhepə'tektəmi] *n* 肝切除术

hepatic [hi'pætik] *a* 肝的;肝状的;肝色的

hepatic lipase [hi'pætik 'laipeis] 肝性脂(肪)酶

hepatic(o)- [构词成分] 肝管;肝

hepaticocholangiojejunostomy [hiˌpætikəukəuˌlændʒiəˌdʒidʒu'nɔstəmi] *n* 肝管胆管空肠吻合术

hepaticocholedochostomy [hiˌpætikəukəuˌledə'kɔstəmi] *n* 肝管胆总管吻合术

hepaticodochotomy [hiˌpætikəude'kɔtəmi] *n* 肝管切开术

hepaticoduodenostomy [hiˌpætikəuˌdju(:)əudi'nɔstəmi] *n* 肝管十二指肠吻合术

hepaticoenterostomy [hiˌpætikəuˌentə'rɔstəmi] *n* 肝管(小)肠吻合术

hepaticogastrostomy [hiˌpætikəugæs'trɔstəmi] *n* 肝管胃吻合术

hepaticojejunostomy [hiˌpætikəuˌdʒidʒu:'nɔstəmi] *n* 肝管空肠吻合术

Hepaticola [ˌhepə'tikələ] *n* 毛细线虫属(即Capillaria)

hepaticoliasis [hiˌpætikəu'laiəsis] *n* 肝毛细线虫病

hepaticolithotomy [hiˌpætikəuli'θɔtəmi] *n* 肝管(切开)取石术

hepaticolithotripsy [hiˌpætikəu'liθətripsi] *n* 肝管碎石术

hepaticopulmonary [hiˌpætikəu'pʌlmənəri] *a* 肝肺的

hepaticostomy [hiˌpæti'kɔstəmi] *n* 肝管造口术

hepaticotomy [hiˌpæti'kɔtəmi] *n* 肝管切开术

hepatic phosphorylase [hi'pætik fɔs'fɔrileis] 肝性磷酸化酶(糖原磷酸化酶的肝同功酶)

hepatic phosphorylase deficiency 肝性磷酸化酶缺乏症,糖原贮积病Ⅵ型

hepatic phosphorylase kinase [hi'pætik fɔs'fɔrileis 'kaineis] 肝性磷酸化酶激酶(磷酸化酶激酶的肝同功酶)

hepatic phosphorylase kinase deficiency 肝性磷酸化酶激酶缺乏症,磷酸化酶b激酶缺乏症

hepatin ['hepətin] *n* 糖原,动物淀粉

hepatism ['hepətizəm] *n* 肝(脏)病(状态)

hepatitis [ˌhepə'taitis] ([复] **hepatitides** [ˌhepə'titidi:z]) *n* 肝炎 | ~ A 甲型肝炎 / ~ B 乙型肝炎 / cholangiolitic ~ 毛细胆管炎性肝炎 / cholangitic ~ 胆管炎性肝炎 / cholestatic ~ 胆汁淤积性肝炎;药物性肝炎及胆汁淤积 / chronic active ~, chronic aggressive ~ 慢性活动性肝炎 / chronic interstitial ~ 慢性间质性肝炎,肝硬变 / chronic persisting ~ 慢性迁移性肝炎 / ~ contagiosa canis, canine virus ~ 犬触染性肝炎 / delta ~ 丁型肝炎 / duck virus ~

鸭病毒性肝炎 / familial ～ 家族性肝炎，进行性豆状核变性 / fulminant ～ 暴发性肝炎 / infectious ～, epidemic ～ 传染性肝炎，流行性肝炎 / long-incubation ～ 长潜伏期肝炎(即乙型肝炎) / lupoid ～ 狼疮样肝炎 / MS-1 ～ MS-1肝炎(即甲型肝炎) / MS-2 ～ MS-2肝炎(即乙型肝炎) / neonatal ～, giant cell ～, neonatal giant cell ～ 新生儿肝炎，巨细胞性肝炎，新生儿巨细胞性肝炎 / plasma cell ～ 浆细胞性肝炎 / serum ～, homologous serum ～, inoculation ～ 血清肝炎，同种血清肝炎，接种后肝炎(即乙型肝炎) / short-incubation ～ 短潜伏期肝炎(即甲型肝炎) / subacute ～ 亚急性肝炎 / post-transfusion ～, transfusion ～ 输血后肝炎，输血性肝炎 / viral ～ 病毒性肝炎

hepatization [ˌhepətaiˈzeiʃən, -tiˈz-] *n* 肝样变 | gray ～ 灰色肝样变 / red ～ 红色肝样变 / yellow ～ 黄色肝样变

hepatized [ˈhepətaizd] *a* 肝样变的

hepat(o)- [构词成分] 肝

hepatobiliary [ˌhepətəuˈbiljəri] *a* 肝胆的，肝胆管的

hepatoblastoma [ˌhepətəublæsˈtəumə] *n* 肝胚细胞瘤

hepatobronchial [ˌhepətəuˈbrɔŋkiəl] *a* 肝支气管的

hepatocarcinogen [ˌhepətəukɑːˈsinədʒən] *n* 致肝癌物

hepatocarcinogenesis [ˌhepətəuˌkɑːsinəuˈdʒenisis] *n* 肝癌发生

hepatocarcinogenic [ˌhepətəuˌkɑːsinəuˈdʒenik] *a* 引起肝癌的

hepatocarcinoma [ˌhepətəuˌkɑːsiˈnəumə] *n* 肝癌，肝细胞癌

hepatocele [hiˈpætəsiːl] *n* 肝突出

hepatocellular [ˌhepətəuˈseljulə] *a* 肝细胞的

hepatocholangeitis [ˌhepətəukəuˌlændʒiˈaitis] *n* 肝胆管炎

hepatocholangiocarcinoma [ˌhepətəukəuˌlændʒiəuˌkɑːsiˈnəumə] *n* 胆管肝细胞癌，胆管肝细胞瘤

hepatocholangioduodenostomy [ˌhepətəukəuˌlændʒiəuˌdju(ː)əudiˈnɔstəmi] *n* 肝管十二指肠吻合术

hepatocholangioenterostomy [ˌhepətəukəuˌlændʒiəuˌentəˈrɔstəmi] *n* 肝管(小)肠吻合术

hepatocholangiogastrostomy [ˌhepətəukəuˌlændʒiəugæsˈtrɔstəmi] *n* 肝管胃吻合术

hepatocholangiostomy [ˌhepətəukəuˌlændʒiˈɔstəmi] *n* 胆管造口(引流)术 | external ～ 胆管造外口术 / internal ～ 胆管造内口术

hepatocholangitis [ˌhepətəuˌkəulænˈdʒaitis] *n* 肝胆管炎

hepatocirrhosis [ˌhepətəusiˈrəusis] *n* 肝硬变

hepatocolic [ˌhepətəuˈkɔlik] *a* 肝结肠的

hepatocuprein [ˌhepətəuˈkjuːprin] *n* 肝铜蛋白，超氧物歧化酶

hepatocystic [ˌhepətəuˈsistik] *a* 肝胆囊的

Hepatocystis [ˌhepətəuˈsistis] *n* 肝囊原虫属

hepatocyte [ˈhepətəsait] *n* 肝细胞

hepatoduodenostomy [ˌhepətəuˌdju(ː)əudiˈnɔstəmi] *n* 肝十二指肠吻合术

hepatodynia [ˌhepətəuˈdiniə] *n* 肝痛

hepatodystrophy [ˌhepətəuˈdistrəfi] *n* 急性黄色肝萎缩

hepatoenteric [ˌhepətəuenˈterik] *a* 肝小肠的

hepatoenterostomy [ˌhepətəuˌentəˈrɔstəmi] *n* 肝肠吻合术

hepatoflavin [ˌhepətəuˈfleivin] *n* 肝核黄素

hepatofugal [ˌhepəˈtɔfjugəl] *a* 离肝的

hepatogastric [ˌhepətəuˈgæstrik] *a* 肝胃的

hepatogenic [ˌhepətəuˈdʒenik], **he-**

patogenous [ˌhepəˈtɔdʒinəs] *a* 肝源性的
hepatoglycemia glycogenetica [ˌhepətəuglaiˈsi:miə ˌglaikəudʒiˈnetikə] 糖原病,糖原贮积病
hepatogram [ˈhepətəgræm] *n* 肝搏动描记波;肝X线(照)片
hepatography [ˌhepəˈtɔgrəfi] *n* 肝脏论;肝搏动描记法;肝X线摄影(术)
hepatoid [ˈhepətɔid] *a* 肝(质)样的
hepatojugular [ˌhepətəuˈdʒʌgjulə] *a* 肝颈静脉的
hepatolenticular [ˌhepətəulenˈtikjulə] *a* 肝豆状核的
hepatolienal [ˌhepətəulaiˈi:nəl] *a* 肝脾的
hepatolienography [ˌhepətəuˌlaiəˈnɔgrəfi] *n* 肝脾X线摄影(术)
hepatolienomegaly [ˌhepətəuˌlaiənəuˈmegəli] *n* 肝脾(肿)大
hepatolith [ˈhepətəˌliθ] *n* 肝石(尤指肝内胆结石)
hepatolithectomy [ˌhepətəuliˈθektəmi] *n* 肝石切除术
hepatolithiasis [ˌhepətəuliˈθaiəsis] *n* 肝石病
hepatology [ˌhepəˈtɔlədʒi] *n* 肝脏病学,肝脏学 | **hepatologist** *n* 肝脏病学家
hepatolysin [ˌhepəˈtɔlisin] *n* 溶肝素
hepatolysis [ˌhepəˈtɔlisis] *n* 肝细胞溶解 | **hepatolytic** [ˌhepətəuˈlitik] *a* 溶解肝细胞的,溶肝的
hepatoma [ˌhepəˈtəumə] *n* 肝细胞瘤(尤指肝细胞癌) | malignant ~ 肝细胞癌
hepatomalacia [ˌhepətəuməˈleiʃiə] *n* 肝软化
hepatomegalia [ˌhepətəumiˈgeiliə] *n* 肝(肿)大 | ~ glycogenica 糖原病,糖原贮积病
hepatomegaly [ˌhepətəuˈmegəli] *n* 肝(肿)大 | glycogenic ~ 糖原病,糖原贮积病
hepatomelanosis [ˌhepətəuˌmeləˈnəusis] *n* 肝黑变病
hepatometry [ˌhepəˈtɔmitri] *n* 肝测量法
hepatomphalocele [ˌhepəˈtɔmfələˌsi:l], **hepatomphalos** [ˌhepəˈtɔmfəlɔs] *n* 脐部肝突出
hepatonephric [ˌhepətəuˈnefrik] *a* 肝肾的
hepatonephritis [ˌhepətəuneˈfraitis] *n* 肝肾炎 | **hepatonephritic** [ˌhepətəuneˈfritik] *a*
hepatonephromegaly [ˌhepətəuˌnefrəuˈmegəli] *n* 肝肾(肿)大
hepatopancreas [ˌhepətəuˈpæŋkriəs] *n* 肝胰腺
hepatopath [ˈhepətəpæθ] *n* 肝病患者
hepatopathy [ˌhepəˈtɔpəθi] *n* 肝(脏)病
hepatoperitonitis [ˌhepətəuˌperitəˈnaitis] *n* 肝腹膜炎
hepatopetal [ˌhepəˈtɔpitl] *a* 向肝的
hepatopexy [ˌhepətəˈpeksi] *n* 肝固定术
hepatophage [ˈhepətəfeidʒ] *n* 噬肝巨细胞
hepatophlebitis [ˌhepətəufliˈbaitis] *n* 肝静脉炎
hepatophlebography [ˌhepətəufliˈbɔgrəfi] *n* 肝静脉造影(术)
hepatophlebotomy [ˌhepətəufliˈbɔtəmi] *n* 肝血吸出术
hepatopleural [ˌhepətəuˈpluərəl] *a* 肝胸膜的
hepatopneumonic [ˌhepətəunju(:)ˈmɔnik], **hepatopulmonary** [ˌhepətəuˈpʌlmənəri] *a* 肝肺的
hepatoportal [ˌhepətəuˈpɔ:tl] *a* 肝门静脉的
hepatoptosis [ˌhepətəuˈtəusis] *n* 肝下垂;结肠定位(X线时,为肝与横膈之间的结肠定位)
hepatorenal [ˌhepətəuˈri:nl] *a* 肝肾的
hepatorrhagia [ˌhepətəuˈreidʒiə] *n* 肝出血

hepatorrhaphy [ˌhepəˈtɔrəfi] *n* 肝缝术

hepatorrhea [ˌhepətəuˈriːə] *n* 肝液溢，胆汁分泌过多

hepatorrhexis [ˌhepətəuˈreksis] *n* 肝破裂

hepatoscan [ˈhepətəskæn] *n* 肝闪烁扫描图

hepatoscopy [ˌhepəˈtɔskəpi] *n* 肝检查

hepatosis [ˌhepəˈtəusis] *n* 肝功能病，肝功能障碍 | serous ～ 浆液性肝功能病(肝的静脉闭塞病)

hepatosolenotropic [ˌhepətəusəˌliːnəuˈtrɔpik] *a* 向毛细胆管的

hepatosplenitis [ˌhepətəuspliˈnaitis] *n* 肝脾炎

hepatosplenography [ˌhepətəuspliˈnɔgrəfi] *n* 肝脾X线摄影(术)

hepatosplenomegaly [ˌhepətəuˌspliːnəuˈmegəli] *n* 肝脾(肿)大

hepatosplenometry [ˌhepətəuspliˈnɔmitri] *n* 肝脾测量法

hepatosplenopathy [ˌhepətəuspliˈnɔpəθi] *n* 肝脾病

hepatostomy [ˌhepəˈtɔstəmi] *n* 肝造口术

hepatotherapy [ˌhepətəuˈθerəpi] *n* 肝质疗法

hepatotomy [ˌhepəˈtɔtəmi] *n* 肝切开术 | transthoracic ～ 经胸肝切开术

hepatotoxemia [ˌhepətəutɔkˈsiːmiə] *n* 肝原性毒血症

hepatotoxic [ˌhepətəuˈtɔksik], **hepatoxic** [ˌhepəˈtɔksik] *a* 肝(细胞)毒的，毒害肝细胞的，毒肝的

hepatotoxicity [ˌhepətəutɔkˈsisəti] *n* 肝(细胞)毒害性，肝毒性

hepatotoxin [ˌhepətəuˈtɔksin] *n* 肝(细胞)毒素

hepatotropic [ˌhepətəuˈtrɔpik] *a* 亲肝的

Hepatozoon [ˌhepətəuˈzəuɔn] *n* 肝簇虫属

hepta-, hept- [构词成分] 七，庚

heptabarbital [ˌheptəˈbɑːbitæl] *n* 环庚比妥，庚巴比妥

heptachromic [ˌheptəˈkrəumik] *a* 七色的；能辨(光谱)七色的，色觉健全的

heptad [ˈheptæd] *n* 七价元素

heptadactyly [ˌheptəˈdæktili], **heptadactylia** [ˌheptədækˈtiliə], **heptadactylism** [ˌheptəˈdæktilizəm] *n* 七指(趾)畸形

heptadecadienoic acid [ˌheptəˌdekədaiiːˈnəuik] 十七碳二烯酸

heptadecanoic acid [ˌheptəˌdekəˈnəuik] 十七(烷)酸

heptaene [ˈheptəiːn] *n* 七烯化合物

heptaiodic acid [ˌheptəaiˈɔdik] 庚碘酸，过碘酸

heptanal [ˈheptənl] *n* 庚醛

heptanoate [ˌheptəˈnəueit] *n* 庚酸盐

heptanoic acid [ˌheptəˈnəuik] 庚酸

heptapeptide [ˌheptəˈpeptaid] *n* 七肽

heptaploid [ˈheptəplɔid] *a* 七倍的 *n* 七倍体(含七组染色体的个体或细胞) | **～y** [ˈheptəˌplɔidi] *n* 七倍性

heptavalent [ˈheptəˌveilənt, hepˈtævələnt], **heptatomic** [ˌheptəˈtɔmik] *a* 七价的

Heptavax-B [ˌheptəˈvæks] *n* 乙型肝炎疫苗(hepatitis B vaccine)制剂的商品名

heptoglobin [ˌheptəuˈgləubin] *n* 庚珠蛋白

heptoglobinemia [ˌheptəugləubiˈniːmiə] *n* 庚珠蛋白血

heptose [ˈheptəus] *n* 庚糖

heptosuria [ˌheptəuˈsjuəriə] *n* 庚糖尿

heptozoonosis [ˌhepətəuˌzəuəˈnəusis] *n* 肝簇虫病

heptylic acid [hepˈtilik] 庚酸

herald [ˈherəld] *n* 使者；先驱；预示 *vt* 宣布；通报；预示…的来临

herb [həːb] *n* 草，草本；草药 | death's ～ 颠茄叶 / vulnerary ～ 愈创草

herbaceous [həːˈbeiʃəs] *a* 草的，草本的；草质的

herbage ['hə:bidʒ] *n* (总称)草本植物
herbal ['hə:bəl] *a* 草本植物的;草药的 *n* 草药书,本草书
herbalist ['hə:bəlist] *n* 草本植物学家;草药采集者;草药医生
Herbert's operation ['hə:bət] (Major H. Herbert) 赫伯特手术(巩膜楔状瓣移位,以形成过滤性瘢痕,治青光眼) | ~ pits 赫伯特小窝(沙眼边缘滤泡治愈后留下的典型缺损)
herbicide ['hə:bisaid] *n* 除莠剂
herbivore ['hə:bivɔ:] *n* 食草动物
herbivorous [hə:'bivərəs] *a* 草食的,食草的
herborize ['hə:bəraiz] *vi* 采集植物;收集药草
Herb. recent. herbarium recentium 【拉】鲜草
herculean [ˌhə:kju'li(:)ən] *a* 巨大无比的;费力的,艰巨的
here [hiə] *ad* (在)这里;向这里 *n* 这里 | ~ and now 此时此地 / ~ and there 各处 / neither ~ nor there 不中肯,不相干,离题
hereabout(s) ['hiərəˌbaut(s)] *ad* 在这里附近
hereafter [hiər'ɑ:ftə] *ad* 从此以后,今后 *n* 未来
hereby ['hiə'bai] *ad* 以此,特此
hereditable [hi'reditəbl] *a* 可遗传的
hereditary [hi'reditəri] *a* 遗传的
heredity [hi'redəti] *n* 遗传 | autosomal ~ 常染色体遗传 / sex-linked ~, X-linked ~ 性连锁遗传,X连锁遗传
heredoataxia [ˌheridəuə'tæksiə] *n* 遗传性运动失调,遗传性共济失调
heredobiologic [ˌheridəubaiə'lɔdʒik] *a* 遗传内因性的
heredodegeneration [ˌheridəudi:ˌdʒenə'reiʃən] *n* 遗传性变性,遗传性小脑性共济失调
heredodiathesis [ˌheridəudai'æθisis] *n* 遗传素质
heredofamilial [ˌheridəufə'miljəl] *a* 家族遗传性的
heredoimmunity [ˌheridəui'mju:nəti] *n* 遗传免疫,先天免疫
heredoinfection [ˌheridəuin'fekʃən] *n* 先天传染,胚种传染
heredolues [ˌheridəu'lju:i:z] *n* 遗传梅毒,先天梅毒 | **heredoluetic** [ˌheridəulju'etik] *a*
heredopathia [ˌheridəu'pæθiə] *n* 遗传病 | ~ atactica polyneuritiformis 多神经炎型遗传性运动失调
heredoretinopathia congenita [ˌheridəuˌretinəu'pæθiə kən'dʒenitə] 【拉】先天性遗传性视网膜病,遗传性视网膜病
heredosyphilis [ˌheridəu'sifilis] *n* 遗传梅毒,先天梅毒 | **heredosyphilitic** [ˌheridəuˌsifi'litik] *a* 遗传梅毒的,先天梅毒的 *n* 遗传梅毒患者,先天梅毒患者
heredosyphilology [ˌheridəuˌsifi'lɔlədʒi] *n* 遗传梅毒学,先天梅毒学
herein ['hiər'in] *ad* 此中,于此
hereinabove ['hiərinə'bʌv], **hereinbefore** ['hiərinbi'fɔ:] *ad* 在上文
hereinafter ['hiərin'ɑ:ftə], **hereinbelow** ['hiərinbi'ləu] *ad* 在下文
hereinto ['hiər'intu] *ad* 到这里面
Hérelle 见d'Hérelle
Herellea [hi'reliə] *n* 赫尔菌属 | ~ vaginicola 阴道赫尔菌
hereof [hiər'ɔv] *ad* 关于这个;在本文(件)中
hereon [hiər'ɔn], **hereupon** [hiərə'pɔn] *ad* 于此,于是;关于这个
hereto ['hiə'tu:] *ad* 到这里,至此;对于这个
heretofore ['hiətu'fɔ:] *ad* 到现在为止;在此以前
hereunder [hiər'ʌndə] *ad* 在下面
herewith ['hiə'wið] *ad* 与此一道;用此方法
Herff's clamp [hə:f] (Otto von Herff) 赫夫夹(一种伤口夹)

Hering's law ['heriŋ] (Carl E. K. Hering) 赫林定律(①两眼神经支配原理:即两眼的肌肉受同等神经的支配,任何一眼不能单独运动;②任何概念或感觉的明晰程度视其强度与当时所有其他概念或感觉强度的总和之比而定) | ~ test 赫林试验(检实体视觉) / ~ theory 赫林学说(色觉取决于视质的分解和复原,异化产生红、黄、白,复原产生蓝、绿、黑)

Hering's nerve ['heriŋ] (Heinrich E. Hering) 舌咽神经颈动脉窦支 | ~ phenomenon 赫林现象(在死后的短时间内可用听诊器在胸骨下听到轻杂音)

heritable ['heritəbl] *a* 可继承的;可遗传的 | **heritability** [ˌheritə'biləti] *n* 遗传率,遗传力

heritage ['heritidʒ] *n* 继承物;传统;遗产

Herlitz's disease ['hə:lits] (Gillis Herlitz) 赫利兹病,交界大疱性表皮松解

Hermann-Perutz reaction ['hə:mæn 'peirut] (Otto Hermann; Alfred Perutz) 赫-佩反应(检梅毒)

Hermansky-Pudlak syndrome ['hə:mɑ:nski 'pu:dlæk] (F. Hermanski; P. Pudlak) 海-普综合征(一种常染色体隐性遗传的酪氨酸酶阳性眼皮肤白化病,伴有继发于血小板缺乏的出血性素质以及网状内皮系统、口腔粘膜和尿中有蜡样物质聚积)

hermaphrodite [hə:'mæfrədait] *n* 两性体,半阴阳体,雌雄同体 | pseudo-~ 假两性体 / true ~ 真两性体

hermaphroditic(al) [hə:ˌmæfrə'ditik(əl)] *a* 两性畸形的,半阴阳的;雌雄同体的

hermaphroditism [hə:'mæfrədaiˌtizəm] *n* 两性畸形,半阴阳,雌雄同体性 | bilateral ~ 双侧两性畸形 / ~ with excess 过余性两性畸形 / false ~, spurious ~ 假两性畸形,假半阴阳 / lateral ~, dimidiate ~ 异侧两性畸形 / protandrous ~ 先男后女两性畸形 / protogynous ~ 先女后男两性畸形 / transverse ~ 内外异性畸形 / true ~ 真两性畸形 / unilateral ~ 单侧两性畸形 | **hermaphrodism** [hə:'mæfrədizəm] *n*

hermaphroditismus [hə:ˌmæfrədai'tizməs] *n*【拉】两性畸形,半阴阳,阴阳体 | ~ verus 真阴阳体,真两性畸形 / ~ verus bilateralis 双侧真阴阳体,双侧两性畸形 / ~ verus lateralis 单侧真阴阳体,异侧两性畸形 / ~ verus unilateralis 单侧真阴阳体,单侧两性畸形

Hermetia illucens [hə:'mi:ʃiə i'lju:sənz] 光亮扁角水虻(其幼虫可引起人类感染肠蝇蛆病或假蝇蛆病)

hermetic(al) [hə:'metik(əl)] *a* 深奥的;密封的,不漏气的 | **hermetically** *ad* 密闭地

hernia ['hə:njə] ([复] **hernias** 或 **herniae** ['hə:nii:]) *n*【拉】疝,突出 | abdominal ~ 腹疝 / acquired ~ 后天性疝 / ~ of bladder 膀胱疝 / concealed ~ 隐匿性疝 / cystic ~ 膀胱疝,膀胱突出 / direct ~ 直疝 / dry ~ 粘连性疝 / duodenojejunal ~ 十二指肠空肠窝疝 / encysted ~ 包绕性腹股沟疝 / femoral ~, crural ~, gluteal ~ 股疝 / foraminal ~ 网膜孔疝 / funicular ~ 精索突出 / hiatal ~, hiatus ~ 食管裂孔疝 / incarcerated ~ 箝闭性疝 / incisional ~ 切口疝(经腹部旧切口的疝) / indirect ~ 斜疝(腹股沟) / infantile ~ 婴儿型疝(腹膜精索突后面的腹股沟斜疝) / inguinal ~ 腹股沟疝 / intermuscular ~, interparietal ~, interstitial ~ 腹壁间层疝 / irreducible ~ 难复性疝 / ischiatic ~ 坐骨孔疝 / ischiorectal ~, perineal ~ 坐骨直肠窝疝,会阴疝 / labial ~ 阴唇疝 / mucosal ~, tunicary ~ 肠壁粘膜(层)突出 / oblique ~ 斜疝 / obturator ~, subpubic ~, thyroidal ~ 闭孔疝 / omental ~ 网膜突出 / ovarian ~ 卵巢突出 / paraperitoneal ~ 腹膜旁疝 / parietal ~ 肠壁疝 / pudendal ~, levator ~ 阴部疝 / ~ of pulp 牙髓息肉,(牙)髓疝 / pulsion ~ 腹压增高性疝,内压性疝 / rectovaginal ~ 直肠突出 / reducible ~ 可复性疝 / retrograde ~, w ~ 逆行性疝(肠突出两个襻,两襻之间的肠段在腹腔内) / retroperitoneal ~ 腹膜后疝 / sciatic ~ 坐骨大孔疝 / scrotal ~ 阴囊(腹股沟)疝 / sliding ~, slip ~, slipped ~, extrasaccular ~, parasaccular ~, ~ par glissement 滑动性疝 / spigelian ~ 半月线疝 / strangulated ~ 绞窄性疝 / synovial ~ 滑膜突出 / tonsillar ~ 小脑扁桃体(枕大孔)突出 / umbilical ~ 脐疝 / uterine ~ 子宫突出 / vaginolabial ~, posterior labial ~ 阴唇阴道突出,阴唇后疝 / ventral ~ 腹壁疝 / vesical ~ 膀胱突出 | ~l, **herniary** ['hə:njəri] *a*

herniate ['hə:nieit] *vi* 疝形成,突出 | ~**d** *a* 成疝的,突出的

herniation [ˌhə:ni'eiʃən] *n* 疝形成,突出 | ~ of intervertebral disk 椎间盘突出 / ~ of nucleus pulposus 髓核突出 / painful fat ~ 痛性脂肪突出,痛性脂肪疝,压力性丘疹(即piezogenic papules) / transtentorial ~, uncal ~ 穿小脑幕突出,小脑幕疝

hernioappendectomy [ˌhə:niəuˌæpən'dektəmi] *n* 疝阑尾切除术

hernioenterotomy [ˌhə:niəuˌentə'rɔtəmi] *n* 肠疝切开术

hernioid ['hə:niɔid] *a* 疝样的

herniolaparotomy [ˌhə:niəuˌlæpə'rɔtəmi] *n* 剖腹治疝术

herniology [ˌhə:ni'ɔlədʒi] *n* 疝学

hernioplasty ['hə:niəˌplæsti] *n* 疝根治术,疝整复术

herniopuncture [ˌhə:niəu'pʌŋktʃə] *n* 疝穿刺术

herniorrhaphy [ˌhə:ni'ɔrəfi] *n* 疝缝术,疝修补术

herniotomy [ˌhə:ni'ɔtəmi] *n* 疝切开术

heroic(al) [hi'rəuik(əl)] *a* 英雄的;崇高的;大剂量的

heroin ['herəuin] *n* 海洛因,二乙酰吗啡,二醋吗啡(镇痛药,镇咳药)

heroinism ['herəuinizəm], **heroinomania** [ˌherəuˌinə'meinjə] *n* 海洛因瘾

heroism ['herəuizəm] *n* 英雄行为,英雄主义

herpangina [ˌhə:pæn'dʒainə] *n* 疱疹性咽峡炎

herpes ['hə:pi:z] *n* 【拉;希】疱疹 | ~ corneae 角膜疱疹 / ~ digitalis 指单纯疱疹 / ~ facialis 面疱疹 / ~ febrilis 发热性疱疹 / genital ~, ~ genitalis, ~ progenitalis 生殖器疱疹,包皮疱疹 / ~ gestationis 妊娠疱疹 / ~ labialis 唇疱疹 / ~ simplex 单纯疱疹 / traumatic ~, ~ gladiatorum, wrestler's ~ 外伤性疱疹,格斗性疱疹,摔交者疱疹 / ~ zoster auricularis 耳带状疱疹 / ~ zoster ophthalmicus, ~ ophthalmicus 眼带状疱疹 / ~ zoster oticus 耳带状疱疹

herpesencephalitis [ˌhə:pi:zenˌsefə'laitis] *n* 疱疹脑炎

Herpesviridae [ˌhə:pi:z'vaiəridi:] *n* 疱疹病毒科

herpesvirus ['hə:pi:zˌvaiərəs] *n* 疱疹病毒

Herpesvirus hominis ['hə:pi:zˌvaiərəs 'hɔminis] 人疱疹病毒

herpetic [hə:'petik] *a* 疱疹的;疱疹病毒的

herpetiform [hə:'petifɔ:m] *a* 疱疹样的

herpet(o)- [构词成分] 疱疹;蛇,爬行动物,爬行

herpetology [ˌhə:pə'tɔlədʒi] *n* 爬虫学,爬行类学 | **herpetologist** *n* 爬虫学家,爬行类学家

Herpetomonas [ˌhə:pi'tɔmənəs] *n* 匐

滴虫属

herpetophobia [həːˌpetəu'fəubjə] *n* 爬虫恐怖,恐虫症

Herpetosiphon [ˌhəːpitəu'saifən] *n* 滑柱菌属

Herpetosoma [həːˌpetəu'səumə] *n* 蛇滴虫亚属

Herplex ['həːpleks] *n* 碘苷,疱疹净(idoxuridine)制剂的商品名

Herrick's anemia ['herik] (James B. Herrick) 镰状细胞性贫血

Herring bodies ['heriŋ] (Percy T. Herring) 赫林体(散见于脑垂体神经部的玻璃样或胶态团块)

herringbone ['heriŋbəun] *a* 人字形的

Herrmannsdorfer diet [ˌhəːmæns'dɔːfə] (Adolf Herrmannsdorfer) 赫氏饮食(少脂及蛋白质无盐饮食,治狼疮及结核病)

Herrmann's syndrome [həːmən] (Christian Herrmann, Junior) 赫尔曼综合征(一种常染色体显性遗传综合征,开始表现为光致肌阵挛发作和进行性聋,以后发展成糖尿病、肾病和精神衰退直至痴呆)

hersage [ɛə'sɑːʒ] *n*【法】周围神经纤维松解法

Hers' disease [ɛəz] (Henri-Géry Hers) 赫斯病,糖原贮积病(Ⅵ型)

Herter-Heubner disease ['həːtə-'hɔibnə] (C. A. Herter; Johann O. L. Heubner) 赫脱-霍伊布内病(婴儿型非热带口炎性腹泻,乳糜泻)

Herter's disease (infantilism) ['həːtə] (Christian A. Herter) 赫脱病(幼稚型)(婴儿型非热带性口炎性腹泻) | ～ test 赫脱试验(检吲哚;检粪臭素)

Hertig-Rock ova ['həːtig rok] (Arthur T. Hertig; John Rock) 赫蒂格-罗克受精卵(自1938至1953年发现的34个受精卵,年龄为1～17天,其中13个为程度不等的异常卵,21个为正常卵,为现存此种早期人类孕体的唯一成组标本)

Hertwig-Magendie phenomenon, sign ['həːtviʃ mɑːʒæŋ'diː] (Richard Hertwig; François Magendie) 赫特维希-马让迪现象、征,(眼球)反侧偏斜(skew deviation, 见deviation项下相应术语)

Hertwig's sheath ['həːtviʃ] (Richard Hertwig) 赫特维希鞘,根鞘(root sheath, 见sheath项下相应术语的第一解)

hertz [həːts] *n* 赫(兹)(频率单位,每秒周数,缩写为Hz)

hertzian waves (rays) ['həːtsiən] (Heinrich R. Hertz) 赫兹电波(类似光波的电波,但波长较长,用于无线电报)

Herxheimer's fever ['həːkshaimə] (Karl Herxheimer) 赫克斯海默热(有时伴随雅里希-赫克斯海默〈Jarisch-Herxheimer〉反应而来的发热) | ～ fibers (spirals) 赫克斯海默纤维(皮肤粘膜层小螺旋纤维) / ～ reaction 赫克斯海默反应,治疗加重反应(见Jarisch-Herxheimer reaction)

Heryng's sign ['heriŋ] (Teodor Heryng) 赫林征(用电光透照口腔,如系上颌窦积脓,可见眶下部阴影)

Heschl's convolution, gyrus ['heʃl] (Richard L. Heschl) 颞横回

hesitant ['hezitənt] *a* 踌躇的

hesitate ['heziteit] *vi* 踌躇,犹豫;含糊;口吃

hesitation [ˌhezi'teiʃən] *n* 踌躇,犹豫;含糊;口吃 | **hesitative** ['heziteitiv] *a*

hesperanopia [ˌhesperə'nəupiə] *n* 夜盲症(昼视)

hesperidin [hes'peridin] *n* 橙皮苷(存在于某些柑橘果中,据报道可减少毛细血管脆性)

Hesselbach's hernia ['hesəlbɑːh] (Franz K. Hesselbach) 黑塞尔巴赫疝,筛筋膜疝(憩室经筛筋膜突出成疝) | ～ ligament 凹间韧带 / ～ triangle 腹股沟三角

hetacillin [ˌhetə'silin] *n* 海他西林,缩

酮氨苄青霉素(半合成的青霉素,抗生素类药) | ～ potassium 海他西林钾,缩酮氨苄青霉素钾

hetaflur ['hetəflu:] *n* 氢氟酸十六胺(防龋药)

hetastarch ['hetəstɑ:tʃ] *n* 羟乙基淀粉,淀粉羟乙基醚(血浆容量扩充药)

HETE hydroxyeicosatetraenoic acid 羟基二十碳四烯酸

heter- 见hetero-

heteradelphia [ˌhetərə'delfiə] *n* 大小体联胎(畸形)

heteradelphus [ˌhetərə'delfəs] *n* 大小体联胎畸胎

heteradenia [ˌhetərə'di:niə] *n* 腺组织异常 | **heteradenic** [ˌhetərə'denik] *a*

Heterakis [ˌhetə'reikis] *n* 异刺线虫属 | ～ gallinae 鸡异刺线虫

heteralius [ˌhetə'reiliəs] *n* 大小迥异联胎畸胎

heterauxesis [ˌhetərɔ:k'zi:sis] *n* 不对称发育,异速生长

heteraxial [ˌhetə'ræksiəl] *a* 长短不等轴的,复轴的

heterecious [ˌhetə'ri:ʃəs] *a* 异栖的,异种(宿主)寄生性的 | **heterecism** [ˌhetə'ri:sizəm] *n* 异栖,异种(宿生)寄生

heterergic [ˌhetə'rə:dʒik] *a* 异效的(指两种不同药物具有不同作用,一种有特别的作用,另一种则无)

heteresthesia [ˌhetəris'θi:zjə] *n* 差异感觉(体表相邻区域皮肤敏感性有差异)

heter(o)- [构词成分] 异,不同;杂

heteroagglutination [ˌhetərəuəˌglu:ti'neiʃən] *n* 异种凝集反应

heteroagglutinin [ˌhetərəuə'glu:tinin] *n* 异种凝集素

heteroalbumose [ˌhetərəu'ælbjuməus] *n* 杂朊,异朊,不溶性半(蛋白)朊

heteroalbumosuria [ˌhetərəuˌælbjuməu'sjuəriə] *n* 杂朊尿

heteroallele [ˌhetərəuə'li:l] *n* 异等位基因 | **heteroallelic** *a*

heteroantibody [ˌhetərəu'æntiˌbɔdi] *n* 异种抗体

heteroantigen [ˌhetərəu'æntidʒən] *n* 异种抗原

heteroatom [ˌhetərəu'ætəm] *n* 杂原子

heteroautoplasty [ˌhetərəu'ɔ:təplæsti] *n* 自身异位移植

heteroauxin [ˌhetərəu'ɔ:ksin] *n* 吲哚乙酸,异植物生长素

Heterobasidiomycetidae [ˌhetərəubəˌsidiəumai'si:tidi:] *n* 异担子菌亚纲

Heterobilharzia [ˌhetərəubil'hɑ:ziə] *n* 异毕吸虫属 | ～ americana 美洲异毕吸虫

heteroblastic [ˌhetərəu'blæstik] *a* 异生的

heterocaryon [ˌhetərəu'kæriɔn] *n* 异核体

heterocellular [ˌhetərəu'seljulə] *a* 异种细胞的,异型细胞构成的

heterocentric [ˌhetərəu'sentrik] *a* 复心的,散乱的(指光线)

heterocephalus [ˌhetərəu'sefələs] *n* 大小(双)头畸胎

heterochiral [ˌhetərəu'kaiərəl] *a* 左右异向的,左右相反的

Heterochlorida [ˌhetərəu'klɔ:ridə] *n* 异鞭目

heterochromatin [ˌhetərəu'krəumətin] *n* 异染色质 | constitutive ～ 结构异染色质,组成异染色质 / facultative ～ 功能性异染色质,兼性异染色质

heterochromatinization [ˌhetərəuˌkrəumətinai'zeiʃən, -ni'z-] *n* 异染色质化;莱昂化作用(即lyonization, X染色体失活) | **heterochromatization** [ˌheterəuˌkrəumətai'zeiʃən, -ti'z-] *n*

heterochromia [ˌhetərəu'krəumiə] *n* 异色性 | ～ iridis 虹膜异色 | **heterochromatosis** [ˌhetərəuˌkrəumə'təusis] *n*

heterochromosome [ˌhetərəu'krəuməsəum] *n* 异染色体(一种性染色体)

heterochromous [ˌhetərəuˈkrəuməs] *a* 异色的

heterochron [ˌhetərəuˈkrəun] *a* 异时值的,不等时值的

heterochronia [ˌhetərəuˈkrəuniə] *n* 异时性;异时发生 | **heterochronic** [ˌhetərəuˈkrɔnik], **heterochronous** [ˌhetəˈrɔkrənəs] *a* 异时(发生)的

heterochthonous [ˌhetəˈrɔkθənəs] *a* 异地发生的

heterochylia [ˌhetərəuˈkailiə] *n* 胃酸突变

heterocinesia [ˌhetərəusiˈni:siə] *n* 动作倒错,动作异常

heterocladic [ˌhetərəuˈklædik] *a* 异支吻合的(指不同动脉末梢支之间的吻合)

heterocomplement [ˌhetərəuˈkɔmplimənt] *n* 异种补体

heterocrine [ˈhetərəkri:n] *a* 多种分泌的

heterocrisis [ˌhetəˈrɔkrisis] *n* 异常危象

heterocyclic [ˌhetərəuˈsaiklik] *a* 杂环的

heterocytolysin [ˌhetərəusaiˈtɔlisin] *n* 异种细胞溶素

heterocytotoxin [ˌhetərəuˌsaitəuˈtɔksin] *n* 异种细胞毒素

heterocytotropic [ˌhetərəuˌsaitəuˈtrɔpik] *a* 亲异种细胞的(如抗体)

Heterodera radicicola [ˌhetəˈrɔdərə ˌrædiˈsikələ] 住根异皮线虫

heterodermic [ˌhetərəuˈdə:mik] *a* 异体皮肤的(移植)

heterodesmotic [ˌhetərəudesˈmɔtik] *a* 异联的,连结不同部分的(神经纤维)

heterodimer [ˌhetərəuˈdaimə] *n* 杂二聚体

heterodont [ˈhetərədɔnt] *a* 异型牙的

Heterodoxus [ˌhetərəuˈdɔksəs] *n* 异袋鼠虱属

heterodromous [ˌhetəˈrɔdrəməs] *a* 反向运动的,异向的

heterodymus [ˌhetəˈrɔdiməs], **heterodidymus** [ˌhetərəuˈdidiməs] *n* 附头联胎

heteroecious [ˌhetərəuˈi:ʃəs] *a* 异寄主的(指需要两种或两种以上寄主才能完成其生活史的,如某些真菌和昆虫)

heteroeroticism [ˌhetərəuiˈrɔtisizəm] *n* 异体性欲,异体恋 | **heteroerotism** [ˌhetərəuˈerətizəm] *n*

heterofermentation [ˌhetərəuˌfə:menˈteiʃən] *n* 异型发酵

heterofermenter [ˌhetərəufə:ˈmentə] *n* 杂发酵菌(发酵时产生大量乳酸外,还产生醋酸、乙醇和二氧化碳)

heterogamete [ˌhetərəuˈgæmi:t, ˌhetərəugəˈmi:t] *n* 异形配子 | **heterogametic** [ˌhetərəugəˈmetik] *a*

heterogamety [ˌhetərəuˈgæmiti] *n* 配子异型,异形配子形成

heterogamous [ˌhetəˈrɔgəməs] *a* 具异型配子的 | **heterogamy** [ˌhetəˈrɔgəmi] *n* 配子异形;异配生殖

heteroganglionic [ˌhetərəuˌgæŋgliˈɔnik] *a* 不同神经节的

heterogeneity [ˌhetərəudʒiˈni:əti] *n* 异种性,异质性(遗传学中指由于不同遗传机制产生相同的或类似的表现型);不均匀性,多相性 | genetic ~ 遗传异质性(一个以上的基因型产生一种特殊的临床或生化表现型) | **heterogenicity** [ˌhetərəudʒiˈnisəti] *n*

heterogeneous [ˌhetərəuˈdʒi:njəs] *a* 异种的,异质的;异种基因的,不均匀的;多相的

heterogenesis [ˌhetərəuˈdʒenisis], **heterogony** [ˌhetəˈrɔgəni] *n* 异型生殖,异型世代交替;无性世代;自然发生 | **heterogenetic** [ˌhetərəudʒiˈnetik], **heterogonous** [ˌhetəˈrɔgənəs] *a*

heterogenic [ˌhetərəuˈdʒenik] *a* (错发生于)异性的(如妇女长胡须);异原的,异种的,异型的

heterogenote [ˈhetərəuˌdʒi:nəut] *n* 异基因细胞,杂基因子

heterogenous [ˌhetəˈrɔdʒinəs] *a* 异原的;异种的,异型的

heterogeusia [ˌhetərəuˈgju:ziə] *n* 味觉异常,味觉倒错

heteroglobulose [ˌhetərəuˈglɔbjuləus] *n* 杂球脲,异球脲

heterograft [ˈhetərəgrɑ:ft] *n* 异种移植物;异种移植

heterography [ˌhetəˈrɔgrəfi] *n* 书写异常,错写症,异写症 | **heterographic** [ˌhetərəuˈgræfik] *a*

heterohemagglutination [ˌhetərəuˌheməˌglu:tiˈneiʃən] *n* 异种血凝反应,异种血细胞凝集(作用)

heterohemagglutinin [ˌhetərəuˌheməˈglu:tinin] *n* 异种血凝素,异种血细胞凝集素

heterohemolysin [ˌhetərəuhi:ˈmɔlisin] *n* 异种溶血素

heterohexosan [ˌhetərəuˈheksəsæn] *n* 杂己聚糖

heteroimmunity [ˌhetərəuiˈmju:nəti] *n* 异种免疫 | **heteroimmune** [ˌhetərəuiˈmju:n] *a*

heteroinfection [ˌhetərəuinˈfekʃən] *n* 异种传染,外源性传染

heteroinoculable [ˌhetərəuiˈnɔkjuləbl] *a* 可异体接种的

heteroinoculation [ˌhetərəuiˌnɔkjuˈleiʃən] *n* 异体接种

heterointoxication [ˌhetərəuinˌtɔksiˈkeiʃən] *n* 外源性中毒

heterokaryon [ˌhetərəuˈkæriɔn] *n* 异核体

heterokaryosis [ˌhetərəukæriˈəusis] *n* 异核体形成,异核性,异核现象

heterokeratoplasty [ˌhetərəuˈkerətəuˌplæsti] *n* 异种角膜成形术,异种角膜移植术

heterokinesis [ˌhetərəukaiˈni:sis] *n* 异化分裂(指性染色体)

heterolactic [ˌhetərəuˈlæktik] *a* 杂乳酸的(指细菌性发酵,产生大量乳酸,伴随着乙酸、乙醇和二氧化碳)

heterolalia [ˌhetərəuˈleiliə] *n* 异语症,错语症

heterolateral [ˌhetərəuˈlætərəl] *a* 对侧的

heteroliteral [ˌhetərəuˈlitərəl] *a* 错(字)音的

heterolith [ˈhetərəliθ] *n* 异质肠石(非矿物质组成)

heterologous [ˌhetəˈrɔləgəs] *a* 异组织的(非该部正常组织组成的);异种的,异原的;异系的,异性的 | **heterology** [ˌhetəˈrɔlədʒi] *n* 异种性;异系性

heterolysin [ˌhetəˈrɔlisin] *n* 异种溶素

heterolysis [ˌhetəˈrɔlisis] *n* 异种溶解(指细胞);异种裂解,异裂(指原子间的化学键断裂) | **heterolytic** [ˌhetərəuˈlitik] *a*

heterolysosome [ˌhetərəuˈlaisəsəum] *n* 异型溶酶体

heteromastigote [ˌhetərəuˈmæstigəut] *a* 异鞭毛的

heteromeric [ˌhetərəuˈmerik], **heteromeral** [ˌhetəˈrɔmərəl], **heteromerous** [hetəˈrɔmərəs] *a* 异侧的(神经细胞突)

heterometaplasia [ˌhetərəuˌmetəˈpleisiə] *n* 异形发育

heterometropia [ˌhetərəumiˈtrəupiə] *n* 双眼屈光差异

heteromorphosis [ˌhetərəuməˈfəusis] *n* 异形化,异形形成,形态变异

heteromorphous [ˌhetərəuˈmɔ:fəs], **heteromorphic** [ˌhetərəuˈmɔ:fik] *a* 异形的,异态的 | **heteromorphism** [hetərəuˈmɔ:fizəm] *n* 异态性,异态现象

Heteronematina [ˌheterəuˌni:məˈtainə] *n* 异眼纽虫亚目

heteronomous [ˌhetəˈrɔnəməs] *a* 受不同规律支配的,异律的;受别人支配的,不自主的

heteronymous [ˌhetəˈrɔniməs] *a* 异名的;异侧的

hetero-osteoplasty [ˌhetərəuˈɔstiə-

ˌplæsti] *n* 异体骨成形术

hetero-ovular [ˌheterəu'əuvjulə] *a* 异卵的，二卵的

heteropagus [ˌhetə'rɔpəgəs] *n* 非对称联胎，大小体联胎

heteropancreatism[ˌhetərəu'pæŋkriətizəm] *n* 胰腺功能异常

heteropathy [ˌhetə'rɔpəθi] *n* 反应性异常；对抗疗法，对症疗法

heteropentosan [ˌhetərəu'pentəsæn] *n* 杂戊聚糖

heterophagosome [ˌhetərəu'fægəsəum] *n* 异噬体，异体吞噬泡

heterophagy [ˌhetə'rɔfədʒi] *n* 异体吞噬，异物吞噬作用

heterophany [ˌhetə'rɔfəni] *n* 异种表现，不同表现

heterophasia [ˌhetərəu'feiziə], **heterophasis** [ˌhetərəu'feisis], **heterophemia** [ˌhetərəu'fi:miə] *n* 异语症，错语症

heterophil ['hetərəfil] *n* 嗜异细胞 *a* 嗜异性的（指对抗原或抗体）；异染性的 | **heterophile** ['hetərəˌfail, -fil] *a*

heterophilic [ˌhetərəu'filik] *a* 嗜异性的（指对抗原或抗体）；异染性的

heterophonia [ˌhetərəu'fəuniə], **heterophony** [ˌhetə'rɔfəni] *n* 声音异常，发声异常

heterophoralgia [ˌhetərəufəu'rældʒiə] *n* 隐斜眼痛

heterophoria [ˌhetərəu'fəuriə] *n* 隐斜视 | **heterophoric** *a*

heterophosphatase [ˌhetərəu'fɔsfəteis] *n* 己糖（磷酸）激酶

heterophthalmia [ˌhetərɔf'θælmiə], **heterophthalmos** [ˌhetərɔf'θælmɔs] *n* 两眼轴向不等；两眼异色

heterophthongia [ˌhetərɔf'θɔndʒiə] *n* 言语异常

Heterophyes [ˌhetə'rɔfii:z] *n* 异形吸虫属 | ～ heterophyes 异形异形吸虫 / ～ katsuradai 桂田异形吸虫

heterophyiasis [ˌhetərəufi'aiəsis], **heterophydiasis**[ˌhetərəufi'daiəsis] *n* 异形吸虫病

heteroplasia [ˌhetərəu'pleiziə] *n* 发育异常，再生异常

heteroplasm ['hetərəplæzəm] *n* 异种组织

heteroplastid [ˌhetərəu'plæstid] *n* 异种移植物

heteroplasty ['hetərəuˌplæsti] *n* 异种移植，异种移植术，异种成形术 | **heteroplastic** [ˌhetərəu'plæstik] *a* 异种移植的，异种成形的

heteroploid ['hetərəuˌplɔid] *a* 异倍体的 *n* 异倍体（染色体数异常的个体或细胞）| ～**y** ['hetərəuˌplɔidi] *n* 异倍性

heteropodal [ˌhetə'rɔpədl] *a* 异突的（神经细胞）

heteropolymeric [ˌhetərəuˌpɔli'merik] *a* 杂聚的

heteropolysaccharide [ˌhetərəuˌpɔli'sækeraid] *n* 杂多糖

heteroprosopus [ˌhetərəu'prəusəpəs] *n* 双面畸胎，双面联胎

heteroproteose [ˌhetərəu'prəutiəus] *n* 杂脲，异脲

heteropsia [ˌhetə'rɔpsiə] *n* 两眼不等视

heteropsychologic [ˌhetərəuˌsaikə'lɔdʒik] *a* 非我心理的（指不是自己心理形成的概念）

Heteroptera [ˌhetə'rɔptərə] *n* 异翅亚目

heteroptics [ˌhetə'rɔptiks] *n* 视觉异常

heteropyknosis [ˌhetərəupik'nəusis] *n* 异固缩（某个染色体或染色体中某一区域，其固缩程度与其他部分有所不同的现象）| negative ～ 负异固缩（指固缩浓度较小，染色较浅）/ positive ～ 正异固缩（指固缩浓度较高，染色较深）

heteropyknotic [ˌhetərəupik'nɔtik] *a* 异固缩的 | negatively ～ 负异固缩的 / positively ～ 正异固缩的

heterosaccharide [ˌhetərəu'sækəraid] *n* 杂多糖

heteroscope ['hetərəskəup] *n* 斜视镜，

斜视计 | **heteroscopy** [ˌhetəˈrɔskəpi] *n* 斜视镜检查

heteroserotherapy [ˌhetərəuˌsiərəuˈθerəpi] *n* 异体血清疗法

heterosexual [ˌhetərəuˈseksjuəl] *a* 异性的 | ~**ity** [ˌhetərəuˌseksjuˈæləti] *n* 异性性欲,异性恋

heterosis [ˌhetəˈrəusis] *n* 杂种优势 | **heterotic** [ˌhetəˈrɔtik] *a*

heterosmia [ˌhetəˈrɔsmiə] *n* 嗅觉异常

heterosome [ˈhetərəsəum] *n* 性染色体,异型染色体

heterospore [ˈhetərəspɔː] *n* 异形孢子 | **heterosporous** [ˌhetəˈrɔspərəs] *a*

heterostimulation [ˌhetərəustimjuˈleiʃən] *n* 异种刺激(用不同种动物的抗原刺激动物)

heterosuggestion [ˌhetərəusəˈdʒestʃən] *n* 他人暗示

heterotaxia [ˌhetərəuˈtæksiə], **heterotaxis** [ˌhetərəuˈtæksis], **heterotaxy** [ˈhetərəuˌtæksi] *n* 内脏异位 | **heterotaxic** [ˌhetərəuˈtæksik] *a*

heterothallism [ˌhetərəuˈθælizəm] *n* 异宗配合,雌雄异株 | **heterothallic** [ˌhetərəuˈθælik] *a*

heterotherapy [ˌhetərəuˈθerəpi] *n* 抗症状疗法(非特异性疗法)

heterotherm [ˈhetərəuθəːm] *n* 异温动物

heterothermy [ˈhetərəuˌθəːmi] *n* 异温(现象) | **heterothermic** [ˌhetərəuˈθəːmik] *a* 异温的

heterotonia [ˌhetərəuˈtəuniə] *n* 异张性,张力不等 | **heterotonic** [ˌhetərəuˈtɔnik] *a*

heterotopia [ˌhetərəuˈtəupiə], **heterotopy** [ˌhetəˈrɔtəpi] *n* 异位;语音错乱 | **heterotopic** [ˌhetərəuˈtɔpik] *a* 异位的

heterotransplant [ˌhetərəuˈtrænsplɑːnt] *n* 异种移植物;异种移植

heterotransplantation [ˌhetərəuˌtrænsˌplɑːnˈteiʃən] *n* 异种移植,异种移植术

Heterotrichida [ˌhetərəuˈtrikidə] *n* 异毛目

Heterotrichina [ˌhetərəutriˈkainə] *n* 异毛亚目

heterotrichosis [ˌhetərəutraiˈkəusis] *n* 毛(发)异色 | ~ superciliorum 眉异色

heterotrichous [ˌhetəˈrɔtrikəs] *a* 异纤毛的,不等纤毛的

heterotrimer [ˌhetərəuˈtraimə] *n* 异三体(至少具有一个与其他相区别的亚单位的三体)

heterotroph [ˈhetərəutrɔf] *n* 异养生物

heterotrophia [ˌhetərəuˈtrəufiə], **heterotrophy** [hetəˈrɔtrəfi] *n* 异养性;营养异常

heterotrophic [ˌhetərəuˈtrɔfik] *a* 异养的;异养生物的

heterotropia [ˌhetərəuˈtrəupiə], **heterotropy** [ˌhetəˈrɔtrəpi] *n* 斜视,斜眼

heterotropic [ˈhetərəuˌtrəupik] *a* 向异性的(属于一种变构酶,受一个或一个以上的效应物分子刺激或抑制)

heterotrypsin [ˌhetərəuˈtripsin] *n* 异种胰蛋白酶

heterotypic(al) [ˌhetərəuˈtipik(əl)] *a* 异型的

heterovaccine [ˌhetərəuˈvæksiːn] *n* 异种疫苗,异种菌苗(用不引起疾病的微生物制成的疫苗,为一种非特异性疗法)

heteroxenous [ˌhetəˈrɔksinəs] *a* 异种(宿主)寄生的,异栖的

heteroxeny [ˌhetəˈrɔksini] *n* 异种(宿主)寄生,异栖

heterozoic [ˌhetərəuˈzəuik] *a* 异种动物的

heterozygosis [ˌhetərəuzaiˈgəusis] *n* 杂合现象,异型接合(具有不同遗传成分性细胞的结合)

heterozygosity [ˌhetərəuzaiˈgɔsəti] *n* 杂合性,异型结合性(在某一位点上具有不同的等位基因)

heterozygote [ˌhetərəuˈzaigəut] *n* 杂合子,杂合体,异型合子(指一个个体具有不同的等位基因) | manifesting ～ 显性杂合子(一种女性杂合子的X连锁遗传病) | **heterozygotic** [ˌhetərəuzaiˈgɔtik] *a*

heterozygous [ˌhetərəuˈzaigəs] *a* 杂合的

HETP hexaethyltetraphosphate 六乙基四磷酸,四磷酸六乙酯

Hetrazan [ˈhetrəzən] *n* 乙胺嗪枸橼酸盐(diethylcarbamazine citrate)制剂的商品名

Heublein method [ˈhɔiblain] (Arthur C. Heublein) 霍伊布莱因法(每日以低剂量的X线照射全身10～20h,连续数日,以治癌症)

Heubner-Herter disease [ˈhɔibnə ˈhə:tə] (J. O. L. Heubner; Christian A. Herter) 霍-赫病,婴儿型非热带性口炎性腹泻

Heubner's disease (endarteritis) [ˈhɔibnə] (Johann O. L. Heubner) 霍伊布内病(梅毒性大脑动脉内膜炎)

heuristic [hjuəˈristik] *a* 启发的,启发式的;鼓励或促使研究的,诱导发明的 | ～**s** *n* 启发法,直观推断

heurteloup [ˈhə:tilu:p, ə:tˈlu:] (Charles L. S. Heurteloup) *n*【法】吸血器,吸血杯

Heuser's membrane [ˈhɔizə] (Chester Heuser) 霍伊塞膜(胚外体腔膜)

HEW Department of Health, Education, and Welfare (美国)卫生、教育与福利部(现改为HHS)

hex-, hexa- [构词成分] 六

hexabasic [ˌheksəˈbeisik] *a* 六(碱)价的,六元的

Hexa-Betalin [ˌheksəˈbi:təlin] *n* 维生素B_6,盐酸吡多辛(pyridoxine hydrochloride)制剂的商品名

hexabiose [ˌheksəˈbaiəus] *n* 己二糖(即二糖)

hexachlorobenzene [ˌheksəklɔ:rəuˈbenzi:n] *n* 六氯苯(用于有机合成及用作杀真菌剂)

hexachlorocyclohexane [ˌheksəˌklɔ:rəˌsaikləuˈheksein] *n* 六氯环己烷,六氯化苯,六六六(杀虫药)

hexachloroethane [ˌheksəˌklɔ:rəuˈeθein] *n* 六氯乙烷(用于牛、羊的抗肝吸虫药)

hexachlorophene [ˌheksəˈklɔ:rəfi:n] *n* 六氯酚(皮肤消毒药及在兽医学中用于反刍动物的抗吸虫药)

hexachromic [ˌheksəˈkrəumik] *a* 六色的;辨别六色的

hexacosane [hekˈsækəsein] *n* 二十六烷

hexad [ˈheksæd], **hexade** [ˈhekseid] *n* 六个一组;六价元素,六价基

hexadactyly [ˌheksəˈdæktili], **hexadactylia** [ˌheksədækˈtiliə], **hexadactylism** [ˌheksəˈdæktilizəm] *n* 六指(趾)畸形

hexadecanoate [ˌheksəˌdekəˈnəueit] *n* 十六酸盐,棕榈酸盐

hexadecanoic acid [ˌheksəˌdekəˈnəuik] 十六(烷)酸

hexadimethrine bromide [ˌheksədaiˈmeθri:n] 海美溴铵,溴化己二甲铵(肝素拮抗药)

Hexadrol [ˈheksədrɔl] *n* 地塞米松(dexamethasone)制剂的商品名

hexaethyltetraphosphate [ˌheksəˌeθilˌtetrəˈfɔsfeit] *n* 六乙基四磷酸,四磷酸六乙酯

hexafluorenium bromide [ˌheksəfluəˈreniəm] 己芴溴铵,溴化己芴铵(神经肌肉阻断剂,骨骼肌松弛药)

Hexagenia bilineata [ˌheksəˈdʒi:niə baiˌliniˈeitə] 二纹蜉蝣

hexahydric [ˌheksəˈhaidrik] *a* 六氢的

hexahydrohematoporphyrin [ˌheksəˌhaidrəuˌhemətəuˈpɔ:firin] *n* 六氢血卟啉

Hexalen [ˈheksəlen] *n* 六甲蜜胺(altretamine)制剂的商品名

hexamer ['heksəmə] *n* 六聚物;六壳粒(病毒)

hexamethonium [ˌheksəmi'θəuniəm] *n* 六甲双铵(季铵神经节阻断剂) | ～ bromide 六甲溴铵,溴化六甲双铵(抗高血压药) / ～ chloride 六甲氯铵,氯化六甲双铵(抗高血压药)

hexamethylated [ˌheksə'meθileitid] *a* (含)六甲基的

hexamethylenamine [ˌheksəˌmeθi-li:n'æmin] *n* 环六亚甲基四胺,乌洛托品(尿路消毒药)

hexamethylendiamine [ˌheksəˌmeθi-li:n'daiəmin] *n* 己二胺

hexamethylmelamine (HMM) [ˌheksəˌmeθil'meləmi:n] *n* 六甲蜜胺,六甲三聚氰胺(抗肿瘤药)

hexamethylphosphoramide [ˌheksə-ˌmeθilfɔs'fɔrəmaid] *n* 六甲基磷酰胺,氮磷致变物(见hempa)

hexamine ['heksəmin] *n* 环六亚甲基四胺,乌洛托品(尿路消毒药)

Hexamita [hek'sæmitə] *n* 六鞭虫属

hexamitiasis [hekˌsæmi'taiəsis] *n* 六鞭虫病

hexamylose [hek'sæmiləus] *n* 直链六己糖

hexane ['heksein] *n* 己烷

Hexanicotol [ˌheksə'nikətɔl] *n* 烟酸肌醇酯(inositol niacinate)制剂的商品名

hexanoic acid [ˌheksə'nəuik] 己酸

hexaploid ['heksəplɔid] *a* 六倍体的 *n* 六倍体(含六组染色体的个体或细胞) | ～y ['heksəˌplɔidi] *n* 六倍性

Hexapoda [hek'sæpədə] *n* 六足纲,昆虫纲

hexatomic [ˌheksə'tɔmik] *a* 六元的,六价的;结合六补体的(免疫学中指具有结合不同菌株六种补体的能力的)

hexavaccine [ˌheksə'væksi:n] *n* 六联疫苗,六联菌苗(包含有6种不同微生物的一种疫苗)

hexavalent [ˌheksə'veilənt] *a* 六价的

Hexavibex [ˌheksə'vaibeks] *n* 维生素B_6,盐酸吡多辛(pyridoxine hydrochloride)制剂的商品名

hexavitamin [ˌheksə'vaitəmin] *n* 六合维生素(含维生素A、维生素D、抗坏血酸、盐酸硫胺、核黄素及烟酰胺)

hexedine ['heksidi:n] *n* 海克西定,双己咪唑(抗菌药)

hexenmilch ['heksənmilh] *n*【德】新生儿乳,婴乳

hexestrol [hek'sestrɔl] *n* 己烷雌酚(雌激素类药)

hexethal sodium ['heksəθəl] 己巴比妥钠(催眠镇静药)

hexetidine [hek'setidi:n] *n* 海克替啶,双辛氢啶,氨己嘧啶(抗真菌、抗原虫、抗细菌药,治疗阴道炎时主要用作局部抗感染药)

hexhydric [heks'haidrik] *a* 六氢的

hexobarbital [ˌheksə'bɑ:bitæl] *n* 海索比妥,环己巴比妥(镇静、安眠药) | sodium ～ 环己巴比妥钠 | **hexobarbitone** *n*

hexobendine [ˌheksəu'bendi:n] *n* 海索苯定,克冠二胺,克冠丙二胺(血管扩张药)

hexocyclium methylsulfate [ˌheksəu'saikliəm] 己环铵甲硫酸盐,环苯甲哌甲硫酸盐(抗胆碱能药,抗消化性溃疡药)

hexokinase [ˌheksəu'kaineis] *n* 己糖(磷酸)激酶

hexonate ['heksəneit] *n* 六烃季铵烟酸酯(神经节阻滞药)

hexone ['heksəun] *n* 异己酮

hexonic acid [hek'sɔnik] 己糖酸

hexosamine ['heksəuˌsæmin, hek'səusəmin] *n* 己糖胺,氨基己糖

hexosaminidase [ˌheksəusə'minideis] *n* 己糖胺酶,氨基己糖苷酶

hexosan ['heksəsæn] *n* 己聚糖

hexosazone [ˌheksəu'seizəun] *n* 己糖脎

hexose ['heksəus] *n* 己糖 | ～ diphosphate 二磷酸己糖,己糖二磷酸 / ～

monophosphate 磷酸己糖，己糖磷酸
hexosediphosphoric acid [ˌheksəus-ˌdaifɔs'fɔrik] 二磷酸己糖，己糖二磷酸
hexosephosphatase [ˌheksəus'fɔsfəteis] *n* 磷酸己糖酶
hexosephosphate [ˌheksəus'fɔsfeit] *n* 磷酸己糖，己糖磷酸
hexosephosphate isomerase [ˌheksəus'fɔsfeit ai'sɔməreis] 己糖磷酸异构酶，6-磷酸葡糖异构酶
hexose-1-phosphate uridylyltransferase ['heksəus 'fɔsfeit ˌjuəriˌdilil'trænsfəreis] 己糖-1-磷酸尿苷酰基转移酶，尿苷二磷酸葡萄糖-己糖-1-磷酸尿苷酰基转移酶
hexoside ['heksəsaid] *n* 己糖苷
hexosyltransferase[ˌheksəusil'trænsfəreis] *n* 己糖基转移酶，转己糖酶
hexoxidase [hek'sɔksideis] *n* 抗坏血酸氧化酶
hexulose ['heksjuləus] *n* 己糖酮
hexuronic acid [ˌheksjuə'rɔnik] 己糖醛酸
hexyl ['heksil] *n* 己基
***n*-hexylamine** [ˌheksi'læmi:n] *n* 正己胺
hexylcaine hydrochloride ['heksilkein] 盐酸海克卡因，盐酸己卡因(局部麻醉药)
hexylresorcinol [ˌheksilri'zɔ:sinɔl] *n* 己雷琐辛，己基间苯二酚(抗蠕虫药)
heyday ['heidei] *n* 全盛期
Heymann's nephritis ['heimɑ:n] (Walter Heymann) 海曼肾炎(膜性肾小球肾炎的一种实验模型，对大鼠注射得自肾小管刷状缘的抗原制备诱发，可引起原肾小管的自身免疫反应)
Heynsius' test ['hainsius] (Adrian Heynsius) 海恩修斯试验(检白蛋白)
Hey's amputation (operation) [hei] (William Hey) 海伊切断术(手术)(使跖骨断离跗骨，部分切除第一楔骨) | ~ hernia 包绕性腹股沟疝 / ~ internal derangement 膝关节不全脱位(特征为剧痛并伴肌痉挛) / ~ ligament 阔筋膜镰缘，隐裂孔镰缘 / ~ saw 海伊锯(用以扩大骨内洞口的小锯)
HF Hageman factor 哈格曼因子(凝血因子Ⅻ); high frequency 高频
Hf 元素铪(hafnium)的符号
Hfr high frequency of recombination 高频重组
Hg 元素汞(mercury, hydrargyrum【拉】) 的符号
Hgb hemoglobin 血红蛋白
HGF hyperglycemic-glycogenolytic factor (glucagon) 高血糖性糖原分解因子(胰高血糖素)
HGG human gamma globulin 人丙球蛋白
HGH, hGH human (pituitary) growth hormone 人(垂体)生长激素
hGHr growth hormone recombinant 生长激素重组体
HGPRT hypoxanthine-guanine phosphoribosyltransferase 次黄嘌呤-鸟嘌呤磷酸核糖基转移酶
HHS Department of Health and Human Services (美国)卫生与人类服务部(前身为HEW)
HHT hydroxyheptadecatrienoic acid 羟基十七碳三烯酸
HI hemagglutination inhibition 血凝抑制反应; hydriodic acid 氢碘酸
5-HIAA 5-hydroxyindoleacetic acid 5-羟基吲哚乙酸
hiation [hai'eiʃən] *n* 打呵欠
hiatopexia [haiˌeitəu'peksiə], **hiatopexy** [hai'eitəˌpeksi] *n* 生殖道裂孔修复术
hiatus [hai'eitəs] ([复] **hiatus⟨es⟩**) *n*【拉】裂孔，孔 | adductor ~ 腱裂孔 / ~ leukemicus 白血病性裂隙(成髓细胞与成熟中性粒细胞之间的过渡型细胞完全缺如或很少，见于急性成髓细胞白血病时) / maxillary ~, ~ of maxillary sinus 上颌窦裂孔 / neural ~ 神经管裂孔 / saphenous ~ 隐静脉裂孔，

卵圆窝 / tentorial ～ 小脑幕切迹 / venacaval ～ 腔静脉孔 | **hiatal** *a*

Hibbs' frame [hibz] (Russell A. Hibbs) 希布斯支架(治脊柱侧凸时,用以支持牵引石膏背心的支架)|～ operation 希布斯手术(波特〈Pott〉病时脊柱关节固定术)

hibernal [hai'bə:nəl] *a* 冬天的;寒冷的

hibernate ['haibə:neit] *vi* 冬眠

hibernation [ˌhaibə:'neiʃən] *n* 冬眠 | artificial ～ 人工冬眠

hibernoma [ˌhaibə'nəumə] *n* 蛰伏脂瘤

Hibiclens ['haibiklens] *n* 葡糖酸氯己定(chlorhexidine gluconate)制剂的商品名

Hib-Imune ['hibiˌmju:n] 流感嗜血杆菌b多糖疫苗(*Haemophilus influenzae* b polysaccharide vaccine)制剂的商品名

hiccup, hiccough ['hikʌp, -əp] *n* 打呃,呃逆 | epidemic ～ 流行性呃逆(常见于流行性脑炎)

Hicks contractions (sign), version [hiks] (John Braxton Hicks) 希克斯收缩(征)、倒转术(见Braxton Hicks contraction 〈sign〉, version)

Hicks' syndrome [hiks] (Eric P. Hicks) 希克斯综合征,遗传性感觉根性神经病变

hid [hid] hide的过去式和过去分词

hidden [hidn] hide的过去分词 *a* 隐藏的;秘密的

hide[1] [haid] (hid, hidden或hid) *vt* 隐藏;隐瞒;掩蔽 *vi* 躲藏;隐藏

hide[2] [haid] *n* 皮革;兽皮

hidebound ['haidbaund] *a* 绷紧的,包紧的(指硬皮病时的皮肤)

hideous ['hidiəs] *a* 可怕的,骇人听闻的 | ～**ly** *ad*

hidradenitis [ˌhaidrædi'naitis] *n* 汗腺炎 | ～ axillaris 腋汗腺炎 / ～ suppurativa 化脓性汗腺炎

hidradenoid [hai'drædinɔid] *a* 汗腺样的,类汗腺的

hidradenoma [ˌhidrædi'nəumə] *n* 汗腺瘤,汗腺腺瘤 | ～ eruptivum 疹状汗腺瘤

hidr(o)- [构词成分] 汗;汗腺

hidroacanthoma [ˌhaidrəuˌækæn'θəumə] *n* 汗腺棘皮瘤 | ～ simplex 单纯性汗腺棘皮瘤

hidroadenoma [ˌhidrəuˌædi'nəumə] *n* 汗腺瘤,汗腺腺瘤

hidrocystoma [ˌhidrəusis'təumə] *n* 汗腺囊瘤

hidrocystomatosis [ˌhidrəuˌsistəumə'təusis] *n* 汗腺囊瘤病

hidrolic acid [hi'drɔlik] 汗酸

hidropoiesis [ˌhidrəupɔi'i:sis] *n* 汗生成,汗分泌 | **hidropoietic** [ˌhidrəupɔi'etik] *a*

hidrorrhea [hidrəu'ri:ə] *n* 多汗(症),大汗

hidrosadenitis [ˌhaidrɔsˌædi'naitis] *n* 汗腺炎

hidroschesis [hi'drɔskisis] *n* 止汗

hidrosis [hi'drəusis, hai-] *n* 多汗;出汗

hidrotic [hi'drɔtik, hai-] *a* 出汗的,发汗的 *n* 发汗药

hie [hai] (hieing或hying) *vt* 催促,使赶紧

hiemal ['haiiməl] *a* 冬季的,冬令的;寒冷的

hieralgia [haiə'rældʒiə] *n* 骶骨痛

hier(o)- [构词成分] 骶骨

hierolisthesis [ˌhaiərəulis'θi:sis] *n* 骶骨脱位

high [hai] *a* 高的;高度的;强烈的;非常的;高级的;高尚的;(时机)成熟的;严重的 *ad* 高;高价地 *n* 高峰;高水准;高地;高处 | ～ and dry 孤立无援,束手无策 / ～ and low 到处 / ～ on 热心于,热衷于 / on ～ 在高处;在天空

high-class ['hai'klɑ:s] *a* 高级的,第一流的

high-grade ['hai'greid] *a* 优质的

highland ['hailənd] *n* 高地,高原 *a* 高原的

highlight ['hailait] *n* 光线最强处;最重要的部分 *vt* 以强光照射;使显著,使突出;强调

highly ['haili] *ad* 高;高度地;很,非常

Highmore's antrum ['haimɔ:] (Nathaniel Highmore) 上颌窦 | ～ body 睾丸纵隔

highness ['hainis] *n* 高;高度

high-pitched ['hai'pitʃt] *a* 高亢的

high-power(ed) ['hai'pauə(d)] *a* 强有力的;大功率的

high-pressure ['hai'preʃə] *a* 高压的;高气压的;使人极度紧张的

high-proof ['hai,pru:f] *a* 含酒精度高的

high-speed ['hai,spi:d] *a* 高速的

high-spirited ['hai'spiritid] *a* 兴奋的;易怒的

high-strung ['hai,strʌŋ] *a* 紧张的,非常敏感的,易激动的,神经兴奋型的

high-tension ['hai'tenʃən] *a* 高(电)压的

high-test ['haitest] *a* 经过严峻考验的;有高度挥发性的(指汽油)

highway ['haiwei] *n* 公路

hilar ['hailə] *a* 门的,肺门的

Hildebrandt's test ['hildəbrɑ:nt] (Fritz Hildebrandt) 希尔德布兰特试验(检尿中尿胆素)

Hildenbrand's disease ['hildənbrɑ:nd] (Johann V. von Hildenbrand) 斑疹伤寒

hilifuge ['hailifju:dʒ] *a* (从)肺门放射的(X线阴影)

hilitis [hai'laitis] *n* 门炎(尤指肺门炎)

hillock ['hilək] *n* 丘,阜 | auricular ～s 耳结节,耳丘 / axon ～ 轴丘 / germ ～, germ-bearing ～ (载)卵丘 / seminal ～ 精阜

Hill posterior gastropexy [hil] (Lucius D. Hill) 希尔胃后固定术(一种矫正胃食管的手术)

Hill-Sachs lesion [hil sæks] (Harold A. Hill; Maurice D. Sachs) 希-萨损害(后内肱骨头的一种受压骨折,有时与肩前脱位同时发生,系由肱骨头撞击下颌窝的前缘所致)

Hill's sign [hil] (Leonard E. Hill) 希尔征(股动脉收缩区过度增高)

hilt [hilt] *n* (刀、工具)柄 | (up) to the ～ 完全地,彻底地

Hilton's law ['hiltən] (John Hilton) 希尔顿定律(分布于某一关节的神经,亦同时分布于运动该关节的各肌及各肌附丽处的皮肤) | ～ muscle 杓会厌肌 / ～ sac 喉室 / ～ white line 梳状线,肛门皮肤线

hilus ['hailəs] ([复] **hili** ['hailai]) *n* 【拉】门 | ～ of (the) kidney 肾门 / ～ of (the) lung 肺门 | **hilum** ([复] **hila** ['hailə]) *n*

himantosis [,haimən'təusis] *n* 悬雍垂延长

hinchazon [,hintʃə'zɔn] *n*【古巴】脚气(病)

hind [haind] (hinder, hindmost或hindermost) *a* 后面的,后部的;在后的

hindbrain ['haindbrein] *n* 菱脑

Hindenlang's test ['hidənlɑ:ŋ] (Karl Hindenlang) 欣登朗试验(检白蛋白)

hinder[1] ['hində] *vt* 阻止,阻碍,妨碍 *vi* 阻碍行动

hinder[2] ['haində] *a* 后面的,后部的;在后的

hindfoot ['haindfut] *n* 足后段(包括距骨和跟骨)

hindgut ['haindgʌt] *n* 后肠

hind-kidney [haind'kidni] *n* 后肾

hindmost ['hain*d*məust], **hindermost** ['haindəməust] *a* hind的最高级;最后面的

hindrance ['hindrəns] *n* 障碍,妨碍

Hines-Bannick syndrome [hainz 'bænik] (Edgar A. Hines; Edwin Bannick) 海-班综合征(低温和不能出汗间歇性发作)

Hines-Brown test ['hainz 'braun] (Edgar A. Hines; George E. Brown)

海因斯-布朗试验(冷加压试验,即先量血压然后将患者的手浸入冰水,再量血压,若血压过高,则表明有原发性高血压)

hinge [hindʒ] *n* 铰链;关键,转折点 *vt* 给…装上铰链 *vi* 靠铰链转动;随…而定,以…为转移 (on, upon) | off the ~s 脱开铰链的;健康失调的;精神错乱的

hinge-bow ['hindʒbəu] *n* 铰链式面弓

hint [hint] *n* 暗示,提示 *vt, vi* 暗示 | ~ at 暗示,暗指 / take a ~ 接受别人的暗示,领会

Hinton test ['hintən] (William A. Hinton) 欣顿试验(检梅毒)

hip [hip] *n* 髋(部),臀部;髋关节 | ~ pointer 髋挫伤 / snapping ~ 弹响髋,髋关节弹响

hipped [hipt] *a* 臀骨折的(指马)

Hippelates [ˌhipə'leiti:z] *n* 潜蝇属 | ~ flavipes 黄潜蝇 / ~ pusio 眼潜蝇

Hippel-Lindau disease ['hipəl 'lindau] (Eugen von Hippel; Arvid Lindau) 希佩尔-林道病(遗传性斑痣性错构瘤病,特征为视网膜和小脑先天性血管瘤病,亦称小脑视网膜血管瘤病)

Hippel's disease ['hipəl] (Eugen von Hippel) 希佩尔病(主要限于视网膜血管瘤病,当伴有小脑成血管细胞瘤时,即称 von Hippel-Lindau disease, 见Hippel-Lindau disease)

Hippeutis [hai'pju:tis] *n* 圆扁螺属 | ~ cantori 尖口圆扁螺

hippo ['hipəu] *n* 吐根

hipp(o)- [构词成分] 马

Hippobosca [hipəu'bɔskə] *n* 虱蝇属 | ~ rufipes 赭虱蝇

Hippoboscidae [ˌhipəu'bɔskidi:] *n* 虱蝇科

hippocampus [ˌhipəu'kæmpəs] *n* 海马 | ~ major 海马 / ~ minor 禽距 | **hippocampal** *a*

hippocoprosterol [ˌhipəukə'prɔstərɔl], **hippostercorin** [ˌhipəu'stə:kərin] *n* 马粪甾醇

Hippocrates [hi'pɔkrəti:z] *n* 希波克拉底(古希腊名医,被尊为"医学之父") | **hippocratic** [ˌhipəu'krætik] *a* 希波克拉底的;希波克拉底医派的

hippocratism [hi'pɔkrətizəm] *n* 希波克拉底医派(以模仿自然过程为基础,并强调治疗与预后)

hippocratist [hi'pɔkrətist] *n* 希波克拉底医派者

hippolith ['hipəliθ], **hippolite** ['hipəlait] *n* 马粪石

hippomane [hi'pɔməni] *n* 尿囊小体

hippomelanin [ˌhipəu'melənin] *n* 马黑(色)素

hippulin ['hipjulin] *n* 异马烯雌(甾)酮

hippurase ['hipjureis] *n* 马尿酸酶

hippurate ['hipjureit] *n* 马尿酸盐

hippuria [hi'pjuəriə] *n* 马尿酸尿

hippuric [hi'pjuərik] *a* 马尿的 | ~ acid 马尿酸

hippuricase [hi'pjuərikeis] *n* 马尿酸酶

hippus ['hipəs] *n* 虹膜震颤

Hiprex ['haipreks] *n* 马尿酸乌洛托品(methenamine hippurate)制剂的商品名

hircic acid ['hə:sik] 羊脂酸

hircismus [hə'sizməs] *n* 腋窝臭,狐臭

hircus ['hə:kəs] ([复] **hirci** ['hə:sai]) *n*【拉】腋毛;耳屏;腋窝臭,狐臭

hire ['haiə] *vt* 租借;雇 *n* 租用;雇用;租金 | for(或on) ~ 供出租 | ~**r** ['haiərə] *n* 雇主,租借者

hireling ['haiəliŋ] *n* 佣工 *a* 被雇用的

Hirschberg's magnet ['hə:ʃbə:g] (Julius Hirschberg) 希尔施贝格电磁铁(吸除眼内铁屑) | ~ method 希尔施贝格法(观察角膜的烛光反射,以测量斜视的偏向)

Hirschfelder's tuberculin ['hə:ʃfeldə] (Joseph O. Hirschfelder) 氧化结核菌素

Hirschfeld's canals ['hə:ʃfeld] (I.

Hirschfeld) 牙间管,齿间管

Hirschfeld's disease [ˈhəːʃfeld] (Felix Hirschfeld) 急性糖尿病

Hirschsprung's disease [ˈhəːʃpruŋ] (Harald Hirschsprung) 先天性巨结肠

hirsute [ˈhəːsjuːt] *a* 多毛的

hirsutic acid [həːˈsjuːtik] 多毛真菌酸

hirsuties [həːˈsjuːʃiiːz] *n* 多毛(症)

hirsutism [ˈhəːsjuːtizəm] *n* 多毛症(尤指妇女多毛症)

hirudicide [hiˈruːdisaid] *n* 杀水蛭药 | **hirudicidal** [hiˌrudiˈsaidl] *a* 杀水蛭的

hirudin [hiˈruːdin] *n* 水蛭素

Hirudinaria [hiˌruːdiˈnɛəriə] *n* 水蛭属

Hirudinea [ˌhiruˈdiniə] *n* 蛭纲

hirudiniasis [hiˌruːdiˈnaiəsis] *n* 水蛭病

hirudinization [hiˌruːdinaiˈzeiʃən] *n* 水蛭素防凝;水蛭疗法

hirudinize [hiˈruːdinaiz] *vt* 用水蛭素防凝

Hirudo [hiˈruːdəu] ([复] **hirudines** [hiˈruːdiːnz]) *n* 水蛭属 | ～ aegyptiaca 埃及水蛭 / ～ japonica 日本水蛭 / ～ javanica 爪哇水蛭 / ～ medicinalis 医(用水)蛭 / ～ quinquestriata 澳洲水蛭 / ～ sanguisorba 马蛭 / ～ troctina 欧洲水蛭

His histidine 组氨酸

Hismanal [ˈhismænəl] *n* 阿司咪唑(astemizole)制剂的商品名

Hispril [ˈhispril] *n* 盐酸二苯拉林(diphenylpyraline hydrochloride)制剂的商品名

His's bundle (band) [ˈhis] (Wilhelm His, Jr.) 希氏束(带),房室束 | ～ disease 战壕热 / ～ spindle 主动脉梭

His's bursa [his] (Wilhelm His) 希氏囊(原肠末端的膨大) | ～ canal (duct) 甲状舌管 / ～ perivascular space 希氏血管周隙(脑与脊髓血管外膜和神经胶质血管周界膜之间的空隙) / ～ zones 希氏区(沿胚胎脊髓全长有4个增厚束)

Hiss capsule stain [his] (Philip H. Hiss, Jr.) 希斯荚膜染色法(显示细菌荚膜的方法)

hist- 见histo-

Histadyl [ˈhistədil] *n* 美沙吡林(methapyrilene)制剂的商品名

histaffine [hisˈtæfiːn] *a* 亲组织的 *n* 亲组织素

Histalog [ˈhistəlɔg] *n* 倍他唑(betazole)制剂的商品名

histaminase [hisˈtæmineis] *n* 组胺酶

histamine [ˈhistəmiːn] *n* 组胺(诊断用药) | ～₁ 组胺1(使血管扩张和平滑肌收缩的组胺细胞受体点,缩写为H_1) / ～₂ 组胺2(刺激心率和胃液分泌的组胺细胞受体点,缩写为H_2) / ～ hydrochloride 盐酸组胺 / ～ phosphate 磷酸组胺(胃液检查用药,血管扩张药,脱敏药) | **histaminic** [ˌhistəˈminik] *a*

histamine-fast [ˈhistəmiːnˌfɑːst] *a* 抗组胺的

histaminemia [hisˌtæmiˈniːmiə] *n* 组胺血(症)

histaminergic [ˌhistəmiˈnəːdʒik] *a* 组胺能的

histaminia [ˌhistəˈminiə] *n* 组胺休克

histanoxia [ˌhistəˈnɔksiə] *n* 组织缺氧(症)

Histaspan [ˈhistəspæn] *n* 马来那敏,扑尔敏(chlorpheniramine maleate)制剂的商品名

histic [ˈhistik] *a* 组织的

histidase [ˈhistideis], **histidinase** [ˈhistidineis] *n* 组氨酸酶,组氨酸氨-裂解酶

histidine [ˈhistidiːn] *n* 组氨酸 | ～ monohydrochloride 盐酸组氨酸(曾一度用于治消化性溃疡)

histidine ammonia-lyase [ˈhistidiːn] 组氨酸氨-裂解酶(此酶的遗传性缺乏,为一种常染色体隐性性状,可致组氨酸血症,亦称组氨酸酶)

histidinemia [ˌhistidiˈniːmiə] *n* 组氨

酸血症，组氨酸酶缺乏症(一种遗传性代谢病)

histidinuria [ˌhistidi'njuəriə] *n* 组氨酸尿

histidyl ['histidil] *n* 组氨酰(基)

histi(o)- [构词成分] 组织

histioblast ['histiəblæst] *n* 成组织细胞

histiocyte ['histiəˌsait] *n* 组织细胞 | cardiac ～ 心肌组织细胞 / sea-blue ～ 海蓝色组织细胞(见syndrome项下相应术语) / wandering ～s 游走性组织细胞(一种活动的巨噬细胞) | **histiocytic** [ˌhistiə'sitik] *a*

histiocytoma [ˌhistiəusai'təumə] *n* 组织细胞瘤 | fibrous ～ 皮肤纤维瘤 / lipoid ～ 纤维黄瘤

histiocytomatosis [ˌhistiəusaiˌtəumə'təusis] *n* 组织细胞瘤病

histiocytosis [ˌhistiəusai'təusis] *n* 组织细胞增多症 | acute disseminated ～ X 急性播散性组织细胞增多症X(见Letterer-Siwe disease) / sinus ～ 窦性组织细胞增多症 / ～ X 组织细胞增多症X(一种统称，包含嗜酸性细胞肉芽肿、累-赛病〈Letterer-Siwe disease〉、汉-许-克病〈Hand-Schüller-Christian disease〉，并表示三者具有共同的起因)

histiogenic [ˌhistiəu'dʒenik] *a* 组织原的

histioid ['histiɔid] *a* 蜘蛛网状的；单一组织的(肿瘤)；组织样的

histio-irritative [ˌhistiəu'iriˌteitiv] *a* 刺激(结缔)组织的

histioma [ˌhisti'əumə] *n* 组织瘤(如纤维瘤)

histionic [ˌhisti'ɔnik] *a* 组织的

hist(o)- [构词成分] 组织

histoblast ['histəblæst] *n* 成组织细胞

histochemistry [ˌhistəu'kemistri] *n* 组织化学 | **histochemical** [ˌhistəu'kemikəl] *a*

histochemotherapy [ˌhistəuˌkeməu'θerəpi] *n* 组织化学疗法

histochromatosis [ˌhistəuˌkrəumə'təusis] *n* 组织着色病

histoclastic [ˌhistəu'klæstik] *a* 破坏组织的(指某些细胞)

histoclinical [ˌhistəu'klinikəl] *a* 组织临床的

histocompatible [ˌhistəukəm'pætəbl] *a* 组织相容的，组织适合的 | **histocompatibility** [ˌhistəukəmˌpætə'biləti] *n* 组织相容性，组织适合性(指移植物能被接受并维持其原有功能的性质或状态，由于供者和受者的基因型关系，移植物一般不出现排斥现象)

histocyte ['histəsait] *n* 组织细胞

histodiagnosis [ˌhistəuˌdaiəg'nəusis] *n* 组织学诊断

histodialysis [ˌhistəudai'ælisis] *n* 组织断离，组织分解

histodifferentiation [ˌhistəuˌdifərenʃi'eiʃən] *n* 组织分化

histofluorescence [ˌhistəuˌfluə'resəns] *n* 组织荧光

histogenesis [ˌhistəu'dʒenisis], **histogeny** [his'tɔdʒini] *n* 组织发生 | **histogenetic** [ˌhistəudʒi'netik] *a*

histogenous [his'tɔdʒinəs] *a* 组织原的

histogram ['histəgræm] *n* 直方图，柱形图，矩形图(以柱形或矩形表示统计研究中数值分布的图)

histography [his'tɔgrəfi] *n* 组织论

histohematin [ˌhistəu'hemətin] *n* 细胞色素

histohematogenous [ˌhistəuˌhemə'tɔdʒinəs] *a* 组织血原性的

histohydria [ˌhistəu'haidriə] *n* 组织含水过多

histohypoxia [ˌhistəuhai'pɔksiə] *n* 组织氧过少

histoid ['histɔid] *a* 蜘蛛网状的；单一组织的；组织样的

histoincompatible [ˌhistəuinkəm'pætəbl] *a* 组织不相容的，组织不适合的 | **histoincompatibility** [ˌhistəuˌinkəmˌpætə'biləti] *n* 组织不相容性，组织不适合性(指移植物不被接受并不具备维持原有功能的性质或状态，由于供者和受者的基因型关系，移植物一般出现排斥现象)

histokinesis [ˌhistəukai'ni:sis] *n* 组织运动

histology [his'tɔlədʒi] *n* 组织学(亦称显微解剖学) | normal ～ 正常组织学 / pathologic ～ 病理组织学 | **histologic(al)** [ˌhistə'lɔdʒik(əl)] *a* / **histologist** *n* 组织学家

histolysate [his'tɔliseit] *n* 组织溶解物

histolysis [his'tɔlisis] *n* 组织溶解 | **histolytic** [ˌhistə'litik] *a* 溶组织的

histoma [his'təumə] *n* 组织瘤(如纤维瘤)

histometaplastic [ˌhistəuˌmetə'plæstik] *a* 促组织变形的

Histomonas [ˌhistə'məunəs] *n* 组织滴虫属

histomoniasis [ˌhistəmə'naiəsis] *n* 组织滴虫病

histomorphology [ˌhistəumɔ:'fɔlədʒi] *n* 组织形态学

histomorphometric [ˌhistəuˌmɔ:fə'metrik] *a* 组织形态测定的

histone ['histəun] *n* 组蛋白 | ～ nucleinate 核酸组蛋白

histoneurology [ˌhistəunjuə'rɔlədʒi] *n* 神经组织学

histonomy [his'tɔnəmi] *n* 组织发生律，组织发生法则

histonuria [histəu'njuəriə] *n* 组织蛋白尿

histopathology [ˌhistəupə'θɔlədʒi] *n* 组织病理学，病理组织学

histophagous [his'tɔfəgəs] *a* 噬组织的

histophysiology [ˌhistəuˌfizi'ɔlədʒi] *n* 组织生理学

Histoplasma [ˌhistəu'plæzmə] *n* 组织胞浆菌属 | ～ capsulatum 荚膜组织胞浆菌 / ～ capsulatum var. duboisii 荚膜组织胞浆菌杜氏变种 / ～ farciminosus 马皮疽组织胞浆菌

histoplasmin [ˌhistəu'plæzmin] *n* (荚膜)组织胞浆菌素，组胞浆菌素

histoplasmoma [ˌhistəuplæz'məumə] *n* 组织胞浆菌瘤

histoplasmosis [ˌhistəuplæz'məusis] *n* 组织胞浆菌病 | African ～ 非洲组织胞浆菌病 / ocular ～ 眼组织胞浆菌病

historadiography [ˌhistəuˌreidi'ɔgrəfi] *n* 组织射线照相术

historetention [ˌhistəuri'tenʃən] *n* 组织(内)贮留

historic [his'tɔrik] *a* 有历史意义的；历史的

historical [his'tɔrikəl] *a* 历史的，历史上的 | ～**ly** *ad*

historrhexis [ˌhistəu'reksis] *n* 组织破碎

history ['histəri] *n* 历史 | case ～ 病历，病史；个案史

histoteliosis [ˌhistəuteli'əusis] *n* 组织终变(指细胞的最后分化)

histotherapy [ˌhistəu'θerəpi] *n* 组织疗法(以动物组织治病)

histothrombin [ˌhistəu'θrɔmbin] *n* 组织凝酶

histotome ['histətəum] *n* 组织切片机

histotomy [his'tɔtəmi] *n* 组织切片术

histotoxic [ˌhistəu'tɔksik] *a* 毒害组织的，组织毒的

histotroph ['histətrəuf] *n* 组织营养质 | ～**ic** [ˌhistəu'trɔfik] *a* 促组织生成的；组织营养的

histotropic [ˌhistəu'trɔpik] *a* 向组织的

histozoic [ˌhistəu'zəuik] *a* 组织内寄生的

histozyme ['histəzaim] *n* 马尿酸酶

histrelin acetate [his'trelin] 醋酸组氨瑞林(促性腺激素释放激素的合成制剂，用于治疗中枢性早熟，注射给药)

histrionism ['histriəˌnizəm] *n* 表演症，戏迷症 | **histrionic** [ˌhistri'ɔnik] *a*

演戏状的，表演样的

hit [hit] (hit; -tt-) *vt* 打，打击；击中；碰撞；袭击；达到；偶然碰上 *vi* 打，打击；碰撞(against)；偶然碰上；找到 *n* 一击；击中；碰撞 | ～ or miss 不论成功与否；射中与否 / ～ out at, ～ out against 猛击；抨击

hitch [hitʃ] *vi* 蹒跚；被钩住 *vt* 急拉，急推；钩住 *n* 急拉，急推；蹒跚；故障，障碍；钩住

hither [ˈhiðə] *ad* 这里；向这里；到这里 *a* 这边的；邻近的 | ～ and thither 到处；向各处；忽此忽彼

hithermost [ˈhiðəməust] *a* 最靠近的

hitherto [ˈhiðəˈtu:] *ad* 迄今，到目前为止

hit-or-miss [ˈhitəˈmis] *a* 不定的，偶然的

Hittorf's number [ˈhitɔf] (Johann W. Hittorf) 希托夫值，离子导电率 | ～ tube 希托夫管(克鲁克斯〈Crookes〉X线真空管)

Hitzig's girdle [ˈhitsiʃ] (Eduard Hitzig) 希茨希带(与乳房同高的一环状痛觉缺失区，在第三和第六背神经支配区内，见于脊髓痨早期) | ～ test 希茨希试验(检前庭器)

HIV human immunodeficiency virus 人免疫缺陷病毒

hive [haiv] *n* 风团

hives [haivz] [复] *n* [单或复] 荨麻疹

HKAFO hip-knee-ankle-foot orthosis 髋大腿矫形器

H^+, K^+-ATPase [eiti:ˈpi:eis] H^+, K^+-腺苷三磷酸酶(亦称H^+/K^+-交换腺苷三磷酸酶)

H^+/K^+-exchanging ATPase [eksˈtʃændʒiŋ eiti:ˈpi:eis] H^+/K^+-交换腺苷三磷酸酶(H^+, K^+-ATPase的EC命名法)

H^+/K^+-transporting ATPase [trænsˈpɔ:tiŋ eiti:ˈpi:eis] H^+/K^+-转运腺苷三磷酸酶，H^+, K^+-腺苷三磷酸酶

HL hearing level 听力级

Hl 隐性远视(latent hyperopia)的符号

HLA human leukocyte antigen 人白细胞抗原

HLHS hypoplastic left heart syndrome 左心发育不全综合征

Hm 显性远视(manifest hyperopia)的符号

HMG 3-hydroxy-3-methylglutaryl 3-羟基-3-甲基戊二酰(基)

HMM hexamethylmelamine 六甲蜜胺，六甲三聚氰胺

HMO health maintenance organization 保健组织

HMPA hexamethylphosphoramide 六甲基磷酰胺(见hempa)

HMS 甲羟松(medrysone)制剂的商品名

HMSN hereditary motor and sensory neuropathy 遗传性运动和感觉神经病变

HMW-NCF high-molecular-weight neutrophil chemotactic factor 高分子量中性粒细胞趋化因子

HN2 mechlorethamine 氮芥

hnRNA heterogenous nuclear RNA 不均一核RNA，不均一核核糖核酸

Ho 元素钬(holmium)的符号

hoarse [hɔ:s] *a* 声嘶的，嘶哑的 | ～**ly** *ad* / ～**ness** *n*

hoary [ˈhɔ:ri] *a* 灰发的，白发的

hobby [ˈhɔbi] *n* 癖好

hobnail [ˈhɔbneil] *n* 平头钉，鞋钉(如～liver 鞋钉状肝，见liver项下相应术语)

Hoboken's nodules [ˈhɔbɔkən] (Nicolas von Hoboken) 霍博肯小结(脐动脉外面扩张) | ～ valves 霍博肯瓣(脐动脉襞)

Hochenegg's operation [ˈhɔhənek] (Julius von Hochenegg) 霍亨内格手术(治直肠癌手术，即将直肠全切除，而保留肛门括约肌)

Hoche's bandelette [ˈhɔhə] (Alfred E. Hoche) 霍赫小带(形成固有束的神经纤维小束)

Hochsinger's phenomenon [ˈhɔhsiŋə] (Karl Hochsinger) 霍赫辛格尔现象(手足搐搦时压迫肱二头肌内侧引起握拳现象) | ～ sign 霍赫辛格尔征(①小儿结核的尿蓝母尿;②霍赫辛格尔现象)

hock [hɔk] *n* 后踝(指马或牛) | capped ～ 跟垫,跟盖(马) / curby ～ 后脚硬瘤(马) / spring ～ 弹簧后跟(马)

HOCM hypertrophic obstructive cardiomyopathy 肥大性阻塞性心肌病

hodegetics [ˌhɔdi'dʒetiks] *n* 医学伦理学

Hodgen splint (apparatus) ['hɔdʒən] (John T. Hodgen) 霍金夹(器)(一种金属丝夹板,用于股骨骨折)

Hodge's forceps ['hɔdʒ] (Hugh L. Hodge) 霍奇钳(一种产钳) | ～ pessary 霍奇子宫托(子宫后倾子宫托) / ～ planes 霍奇平面(一组与骨盆入口平行的平面)

Hodgkin cycle ['hɔdʒkin] (A. L. Hodgkin) 霍奇金循环(可兴奋细胞内在去极化与至钠通透性之间发生的一系列再生循环事件;去极化提高钠通透性,从而使进入细胞的钠〈Na^+〉增多,而Na^+浓度增高又使细胞膜进一步去极化)

Hodgkin's cells ['hɔdʒkin] (Thomas Hodgkin) 霍奇金细胞(见Sternberg-Reed cells) | ～ disease (granuloma) 霍奇金病(肉芽肿)(恶性淋巴瘤的一型,临床特征为无痛的和进行性淋巴结、脾及全身性淋巴组织肿大,其他症状包括厌食、倦怠、体重减轻、发热、盗汗、贫血等) / ～ sarcoma 霍奇金肉瘤(淋巴细胞缺失型霍奇金病)

Hodgson's disease ['hɔdʒsn] (Joseph Hodgson) 霍奇森病(主动脉起端部动脉瘤样扩张,常伴心扩张或心肥大)

hodoneuromere [ˌhəudə'njuərəmiə] *n* 神经分支节(胚胎)

hoe [həu] *n* 锄(一种切割牙齿的器械)

Hoehne's sign ['heinə] (Ottomar Hoehne) 霍内征(分娩时,反复注射催产剂仍不能引起子宫收缩,为子宫破裂之征)

hof [hɔf] *n* 【德】核窝(由细胞核凹形围成的胞质区)

Hofbauer cells ['hɔfbauə] (J. Isfred I. Hofbauer) 霍夫包尔细胞(绒毛膜内大的嗜染细胞,很可能是巨噬细胞)

Hoffa-Lorenz operation ['hɔfə 'lɔrənts] (A. Hoffa; Adolf Lorenz) 霍法-洛伦茨手术(见Lorenz's operation)

Hoffa's disease ['hɔfə] (Albert Hoffa) 霍法病(膝关节创伤性脂肪组织增生〈孤立脂肪瘤〉) | ～ operation 霍法手术(见Lorenz's operation)

Hoffmann's anodyne ['hɔfmən] (Friedrich Hoffmann) 霍夫曼止痛药(复方醚酯) | ～ drops 霍夫曼滴剂(醚酯)

Hoffmann's atrophy ['hɔfmən] (Johann Hoffmann) 霍夫曼萎缩(见Werdnig-Hoffmann paralysis) | ～ phenomenon 霍夫曼现象(感觉神经对电刺激反应增强,常测试尺神经) / ～ reflex 霍夫曼反射(指反射,见霍夫曼征第二解) / ～ sign 霍夫曼征(①手足抽搦时,感觉神经对机械刺激应激性增强;②偏瘫时,突然弹压示指、中指或无名指指甲时,拇指末节及其他指的第二、第三指屈曲,亦称指反射和霍夫曼反射)

Hoffmann's duct ['hɔfmən] (Moritz Hoffmann) 胰管

Hoffmann-Werdnig syndrome ['hɔfmən 'vəːdnig] (Johann Hoffmann; Guido Werdnig) 霍-韦综合征(见Werdnig-Hoffmann paralysis)

Hofmann's bacillus ['hɔfmən] (Georg von Hofmann-Wellenhof) 假白喉棒状杆菌

Hofmann's violet ['hɔfmən] (August W. von Hofmann) 大丽菊紫

Hofmeister's test ['hɔfmaistə] (Franz Hofmeister) 霍夫迈斯特试验(检亮氨酸、胨)

hog [hɔg] *n* 猪

hol- 见holo-

Holacanthida [ˌhɔlə'kænθidə] *n* 全射棘目
holagogue ['hɔləgɔg] *n* 攻药,剧药
holandric [hɔ'lændrik] *a* 限雄的(遗传方式从雄亲传给雄性子代,由Y染色体上的基因遗传的)
holarthritis [ˌhɔlɑː'θraitis] *n* 全身关节炎
hold [həuld] (held) *vt* 拿着,握住;夹住;托住;掌握;占据;吸引住,抑制;认为;包含有;持有;使保持某种状态;拥有;举行;容纳 *vi* 顶住;持续,保持;有效,适用 *n* 抓;掌握;控制;支撑点 | ~ back 踌躇;阻止;抑制 / ~ by 坚持 / ~ down 压制;抑制 / ~ forth 给予,提供 / ~ in 约束,抑制 / ~ off 拖延;不使…接近 / ~ on 继续;抓住…不放,坚持(to) / ~ out 伸出;提出;坚持;支持,维持 / ~ over 将…延迟;以…威胁 / ~ to 坚持;紧握 / ~ up 举起…展示;支撑;继续下去;使停顿 / ~ with 赞同,赞成; [用于否定句] 容忍 / catch ~ of 抓住 / get ~ of 抓住;得到 / lay(或take) ~ of 抓住;控制住,占有
holdback ['həuldbæk] *n* 阻碍物;暂停
Holden's line ['həuldən] (Luther Holden) 霍尔登线(腹股沟下方,横过髋关节囊的沟)
holder ['həuldə] *n* 支架;柄;持器
holdfast ['həulfɑːst] *n* 固着器;吸盘
holdup ['həuldʌp] *n* 停顿,阻碍;拦劫
hole [həul] *n* 洞;孔眼;窝;漏洞;缺点 *vt* 凿洞于,穿孔于 | be in a ~ 处于困境,为难 / every ~ and corner 每个角落,到处
holergasia [ˌhɔlə'geiziə] *n* 重性精神病 | **holergastic** ['hɔləˌgæstik] *a*
holiday ['hɔlədi] *n* 假日;节日; [常用复] 假期
holism ['həulizəm] *n* 功能整体性 | **holistic** [həu'listik] *a*
Holland ['hɔlənd] *n* 荷兰[欧洲] | ~**er** *n* 荷兰人
hollow ['hɔləu] *a* 中空的;凹的;虚假的;空腹的,饿的;(声音)空洞的 *n* 洞,穴 *vt, vi* (使)变空
hollow-back ['hɔləubæk] *n* 脊柱前凸
hollow-eyed ['hɔləuˌaid] *a* 眼睛凹陷的
Holmes's degeneration [həumz] (Gordon Morgan Holmes) 霍姆斯变性(原发性进行性小脑变性) | ~ phenomenon (sign) 回缩现象(rebound phenomenon, 见phenomenon项下相应术语)
Holmes's operation [həumz] (Timothy Holmes) 霍姆斯手术(一种跟骨切除术)
Holmes-Stewart phenomenon ['həumz 'stjuːət] (G. M. Holmes; James P. Stewart) 回缩现象(rebound phenomenon, 见phenomenon项下相应术语)
Holmgren's test ['hɔlmgrən] (Alarik F. Holmgren) 霍姆格伦彩线试验(检色觉,即给患者一束彩线,让他在各色彩线中配色)
holmium ['hɔlmiəm] *n* 钬(化学元素)
hol(o)- [构词成分] 全部,完全
holoacardius [ˌhɔləuə'kɑːdiəs] *n* 无心寄生胎畸胎 | ~ acephalus 无头无心寄生胎畸胎 / ~ acormus 无躯干无心寄生胎畸胎 / ~ amorphus 无定形无心寄生胎畸胎
holoantigen [ˌhɔlə*u*'æntidʒən] *n* 完全抗原
Holobasidiomycetes [ˌhəuləubəˌsidiə*u*mai'siːtiːz] *n* 无隔担子菌纲
Holobasidiomycetidae [ˌhəuləubəˌsidiə*u*mai'setidiː] *n* 无隔担子菌亚纲
holoblastic [ˌhɔlə*u*'blæstik] *a* 全裂的(卵)
Holocaine ['həuləkein] *n* 盐酸非那卡因(phenacaine hydrochloride)制剂的商品名
holocarboxylase synthetase [ˌhɔlə*u*kɑː'bɔksileis 'sinθəteis] 全羧化酶合成酶(此酶缺乏,也许是一种常染色体

隐性性状，可致多羧化酶缺乏症)

holocephalic [ˌhɔləusə'fælik] *a* 头部完整的(畸胎)

holocrine ['hɔləkrin, -rain] *a* 全分泌的

holodiastolic [ˌhɔləuˌdaiə'stɔlik] *a* 全舒张(期)的

holoendemic [ˌhɔləuen'demik] *a* 全地方病的

holoenzyme [ˌhɔləu'enzaim] *n* 全酶

hologamy [hə'lɔgəmi] *n* 配子大型;成体配合,整体交配

hologastroschisis [ˌhɔləugæs'trɔskisis] *n* 腹壁全裂

hologenesis [ˌhɔləu'dʒenisis] *n* 泛生学(主张人类源于地球上一切地方)

hologram ['hɔləugræm] *n* 全息图

holography [hə'lɔgrəfi] *n* 全息照相术,全息术(用激光把被摄对象的照片以立体的图象记录下来进行研究) | acoustical ~ 声全息照相术

hologynic [ˌhɔləu'dʒinik] *a* 限雌的(限雌或女性遗传,即通过位于X染色体上的基因遗传的)

holomastigote [ˌhɔləu'mæstigəut] *a* 遍身鞭毛的,全身有鞭毛的

holomorph ['həuləmɔːf] *n* 全性态(具有所有形式和时期的整个真菌,可能包括一个有性态〈telemorph〉和一个或一个以上无性态〈anamorph〉,不完全真菌时,只有无性态)

holomorphosis [ˌhɔləumɔː'fəusis] *n* 完全再生

holomyarial [ˌhɔləumai'ɛəriəl] *a* 全肌型的(指线虫)

holoparasite [ˌhɔləu'pærəsait] *n* 全寄生物 | **holoparasitic** [ˌhɔləuˌpærə'sitik] *a*

Holophyra coli [hɔ'lɔfirə 'kəuli] 结肠小袋(纤毛)虫(即Balantidium coli)

holophytic [ˌhɔləu'fitik] *a* 植物式营养的,自养植物的(指某些原虫)

holoprosencephaly [ˌhɔləuˌprɔsen'sefəli] *n* 前脑无裂畸形(前脑未分裂为半球或叶) | familial alobar ~ 家族性前脑无叶无裂畸形

holorachischisis [ˌhɔləurə'kiskisis] *n* 脊柱全裂

holorepressor [ˌhɔləuri'presə] *n* 全阻抑物(阻抑物原与辅阻抑物结合之后具有活性的阻抑物)

holosaccharide [ˌhɔləu'sækəraid] *n* 纯多糖

holoschisis [ˌhɔləu'skaisis] *n* 无丝分裂,直接分裂

Holospora [ˌhɔləu'spɔːrə] *n* 全孢螺菌属

holosystolic [ˌhɔləusis'tɔlik] *a* 全收缩(期)的

holothurin [ˌhəulə'θjuərin] *n* 海参毒素

Holothyrus [ˌhɔləu'θairəs] *n* 全壳螨属

holotonia [ˌhɔləu'təuniə] *n* 全身肌紧张,全身肌强直 | **holotonic** [ˌhɔləu'tɔnik] *a*

holotopy [hə'lɔtəpi] *n* 全局关系(一器官的位置对于全身的关系)

holotrichous [hə'lɔtrikəs] *a* 遍生纤毛的,周身有纤毛的

holotype ['hɔlətaip] *n* 全型,正模标本(指微生物一个物种或亚种的模式培养)

holoxenic [ˌhɔlə'zenik] *a* 全污染的(指未在特殊实验室条件下饲养的动物)

holozoic [ˌhɔlə'zəuik] *a* 动物式营养的

holozymase [ˌhɔləu'zaimeis] *n* 全酶

Holten's test ['hɔltən] (Cai Holten) 霍尔顿试验,肌酸酐廓清率试验(检肾功能)

Holter monitor ['həult] (Norman J. Holter) 霍尔特监护仪(一种非卧床的心电图监护仪)

Holthouse's hernia ['hɔlthauz] (Carsten Holthouse) 腹股沟股疝

Holth's operation [hɔlθ] (Sören Holth) 霍尔思手术(用钻孔术作巩膜切除)

Holt-Oram syndrome [həult 'əurəm] (Mary C. Holt; Samuel Oram) 霍-奥

综合征(一种严重程度不等的常染色体遗传的心脏疾病,通常有房间隔或室间隔缺损,伴有骨骼畸形〈拇指发育不全及前臂短〉。亦称心-手综合征)

Holzknecht's chromoradiometer [ˈhɔltskneʃt] (Guido Holzknecht) 霍尔兹克内希特X线量感色计(测X线剂量) | ~ space 霍尔兹克内希特间隙(X线斜面投影胸透时三个清晰的肺野的中间一个,亦称H间隙、椎前间隙、心后间隙) / ~ stomach 霍尔兹克内希特胃(X线照片显示幽门部位于对角线下端的胃) / ~ unit 霍尔兹克内希特单位(X线剂量的单位,等于红斑量的1/5)

homalocephalus [ˌhɔmələ*u*ˈsefələs] *n* 扁平头(畸形)

homaluria [ˌhɔməˈljuəriə] *n* 尿排泄(率)均匀

Homans' sign [ˈhəumənz] (John Homans) 霍曼斯征(足被动性背屈时产生疼痛,为腓肠肌深部静脉血栓之征)

Homapin [ˈhəuməpin] *n* 甲溴后马托品(homatropine methylbromide)制剂的商品名

homarine [ˈhɔməri:n] *n* 龙虾肌碱

homatropine [həuˈmætrəpin] *n* 后马托品(散瞳药) | ~ hydrobromide 后马托品氢溴酸盐(睫状肌麻痹药,散瞳药) / ~ methylbromide 甲溴后马托品(解痉药,分泌抑制剂,尤用于胃肠道紊乱,口服)

homaxial [həuˈmæksiəl] *a* 等轴的

home [həum] *n* 家;住宅;家乡;本国;疗养所,养育院 *a* 家庭的;家乡的;本地的;国内的 *ad* 在家;回家,到家;在家乡;在本国 | at ~ 在家;在国内;在本地;像在家里一样舒适、自在;熟悉的(with, on, in) / ~ in on (如用药物)精确无误地对准 | ~less *a* 无家可归的

homeland [ˈhəumlænd] *n* 祖国

homely [ˈhəumli] *a* 家常的;简朴的;亲切的

homemade [ˈhəumˈmeid] *a* 家里做的;本国制的

Homén's syndrome [ˈhəumein] (Ernst A. Homén) 霍门综合征(一种遗传所决定的神经系统疾病,豆状核明显异常,特征为眩晕、运动失调、构语困难、渐进性痴呆及身体僵硬,尤其是小腿)

home(o)-, homoe(o)-, homoi(o)- [构词成分] 相同,相等,类似

homeobox [ˈhəumiəuˌbɔks] *n* 同源异形盒(任何一类高度保存的DNA顺序,约180碱基对长,把与DNA结合的蛋白质结构区编码。本词原先发现作为同源异形突变中重要的果蝇座位而得名的,但亦在人类中发现,通常是在控制发育的基因中找到)

homeochromatic [ˌhəumiə*u*krə*u*ˈmætik] *a* 同色的

homeochrome [ˈhəumiəˌkrəum] *a* 同染性的(用于某些涎腺的浆液细胞)

homeocyte [həuˈmi:əsait] *n* 淋巴细胞

homeograft [ˈhəumiəgrɑ:ft] *n* 同种移植物

homeokinesis [ˌhəumiə*u*kaiˈni:sis] *n* 均等分裂(减数分裂期子细胞得到同等数量和种类的染色质)

homeomorphous [ˌhəumiə*u*ˈmɔ:fəs] *a* 同形(态)的,同结构的

homeo-osteoplasty [ˌhəumiə*u*ˌɔstiə*u*ˈplæsti] *n* 同种骨成形术

homeopathy [ˌhəumiˈɔpəθi] *n* 顺势疗法(对患者给予能使健康者产生类似待治疾病症状的药物进行治疗,但药物须用小剂量) | **homeopathic** [ˌhəumiə*u*ˈpæθik] *a* / **homeopath** [ˈhəumiəˌpæθ], **homeopathist** [ˌhəumiˈɔpəθist] *n* 顺势医疗者

homeoplasia [ˌhəumiə*u*ˈpleizjə] *n* 同质形成,同质新生 | **homeoplastic** [ˌhə*u*miə*u*ˈplæstik] *a* 同质的;同质形成的,同质新生的

homeorrhesis [ˌhəumiə*u*ˈri:sis] *n* 生理过程恒定

homeosis [ˌhəumiˈəusis] *n* 异位同型形成,同源异形

homeostasis [ˌhəumiə*u*ˈsteisis] *n* 体

内平衡，自身稳定(功能)(指有机体经常保持体内环境平衡稳定) | immunologic ～ 免疫自身稳定 | **homeostatic** [ˌhəumiəuˈstætik] *a*

homeotherapy [ˌhəumiəuˈθerəpi] *n* 顺势疗法(用一种与病原体相似而不相同的物质以治疗或预防疾病)

homeotherm [ˈhəumiəθəːm] *n* 温血动物，恒温动物

homeothermal [ˌhəumiəuˈθəːməl] *a* 温血的

homeothermic [ˌhəumiəuˈθəːmik] *a* 恒温的;吸热的

homeothermism [ˌhəumiəuˈθəːmizəm], **homeothermy** [ˌhəumiəuˈθəːmi] *n* 恒温

homeotransplant [ˌhəumiəuˈtrænsplɑːnt] *n* 同种移植物

homeotransplantation [ˈhəumiəuˌtrænsplɑːnˈteiʃən] *n* 同种移植

homeotypic(al) [ˌhəumiəuˈtipik(əl)] *a* 同型的(指生殖细胞的第二次成熟分裂)

homergic [həuˈməːdʒik] *a* 同效的(指两种药物各自产生相同明显效果)

homesick [ˈhəumsik] *a* 想家的，患怀乡病的 | ～**ness** *n* 思乡病，怀乡病

hometown [ˈhəumtaun] *n* 故乡，家乡

homework [ˈhəumwəːk] *n* (学生的)课外作业;家庭做的工作;(讨论之前的)准备工作

homicidal [ˌhɔmiˈsaidl] *a* 杀人的

homicide [ˈhɔmisaid] *n* 杀人;杀人者

homicidomania [ˌhɔmisaidəuˈmeinjə] *n* 杀人狂

homiculture [ˈhɔmiˌkʌltʃə] *n* 人种改良，积极优生学

homidium [hɔˈmidiəm] *n* 乙菲啶(杀锥虫药)

hominal [ˈhɔminəl] *a* 人的，人类的

homing [ˈhəumiŋ] *a* 回家的，归来的;导航的

hominid [ˈhɔminid] *a* 人科(Hominidae)的 *n* 类人类

Hominidae [həuˈminidiː] *n* 人科

homininoxious [ˌhɔminiˈnɔkʃəs] *a* 有害于人的

hominoid [ˈhɔminɔid] *a* 人上科的 *n* 人上科动物，类人动物

Hominoidea [ˌhɔmiˈnɔidiə] *n* 类人动物总科

hominy [ˈhɔmini] *n* 玉米片，玉米粥

homme [ɔm] *n* 【法】 人 | ～**rouge** [ɔmˈrəuʒ] 大片红斑期(蕈样真菌病的一期，其红斑浸润而连接身体的大片面积)

Homo [ˈhəuməu] *n*【拉】人属 | ～ sapiens 智人

homo- [构词成分] 同一，同; [前缀] 高，后莫

homoarterenol hydrochloride [ˌhəuməuˌɑːtəˈriːnɔl] 盐酸异肾上腺素(血管收缩药)

Homobasidiomycetidae [ˌhəuməubəˌsidiəumaiˈsiːtidiː] *n* 无隔担子菌亚纲

homobiotin [ˌhəuməuˈbaiətin] *n* 高生物素

homobody [ˈhəuməˌbɔdi] *n* 同体(指含有一个个体基因型决定簇的一种抗体)

homocarnosinase [ˌhəuməˈkɑːnəsineis] *n* 高肌肽酶

homocarnosine [ˌhəuməuˈkɑːnəsiːn] *n* 高肌肽(人脑的正常成分)

homocarnosinosis [ˌhəuməˌkɑːnəsiˈnəusis] *n* 高肌肽病

homocentric [ˌhɔməuˈsentrik, ˌhəu-] *a* 同心的，共心的

homochronous [həuˈmɔkrənəs] *a* 同龄发生的，同期发生的(各世代同龄的)

homocinchonine [ˌhəuməuˈsinkənin] *n* 后莫辛可宁(一种生物碱，辛可宁的异构体)

homocladic [ˌhəuməuˈklædik] *a* 同脉吻合的，同支吻合的

homocyclic [ˌhəuməuˈsiklik] *a* 同素环型的，纯环型的

homocysteine [ˌhəuməusisˈtiːin] *n* 高半胱氨酸，同型半胱氨酸

homocysteine-tetrahydrofolate

methyltransferase [ˌhəuməusis'ti:in ˌtetrəˌhaidrə'fəuleit ˌmeθil'trænsfəreis] 高半胱氨酸-四氢叶酸甲基转移酶,5-甲基四氢叶酸-高半胱氨酸S-甲基转移酶

homocystine [ˌhəumə*u*'sistin] *n* 高胱氨酸,同型胱氨酸

homocystinemia [ˌhəuməuˌsisti'ni:miə] *n* 高胱氨酸血

homocystinuria [ˌhəumə*u*ˌsisti'njuəriə] *n* 高胱氨酸尿

homocytotropic [ˌhəumə*u*ˌsaitə*u*'trɔpik] *a* 亲同种细胞的

homodesmotic [ˌhɔmə*u*des'mɔtik, ˌhəu-] *a* 同联的,连接相同部分的(指连接中枢神经系统相同部分的神经纤维)

homodont ['həumədɔnt] *a* 同型牙的

homodromous [hɔ'mɔdrəməs] *a* 同向的,同向运动的

homoe(o)- 见home(o)-

homoeosis [ˌhəumi'əusis] *n* 异位同型形成,同源异形

homoeroticism [ˌhɔmə*u*i'rɔtisizəm, ˌhəu-] *n* 同性性欲,同性恋 | **homoerotism** [ˌhɔmə*u*'erətizəm] *n*, **homoerotic** [ˌhɔmə*u*i'rɔtik] *a*

homofermentation ['həumə*u*ˌfə:men'teiʃən] *n* 纯发酵(作用)(通过恩伯顿-迈耶霍夫-帕纳斯〈Embden-Meyerhof-Parnas〉途径,发酵的主要产物为乳酸)

homofermenter [ˌhɔmə*u*fə:'mentə] *n* 纯发酵菌

homogamete [ˌhɔmə*u*'gæmi:t] *n* 同型配子 | **homogametic** [ˌhɔmə*u*gə'metik] *a*

homogamy [hɔ'mɔgəmi] *n* 同配生殖 | **homogamous** [hɔ'mɔgəməs], **homogamic** [ˌhɔmə*u*'gæmik] *a*

homogenate [hɔ'mɔdʒineit] *n* (组织)匀浆

homogeneous [ˌhɔmə*u*'dʒi:njəs] *a* 同种的,纯一的;同质的,均一的 | **homogeneity** [ˌhɔmə*u*dʒe'ni:əti], **homogenicity** [ˌhɔmə*u*dʒi'nisəti] *n* 同种性,纯一性;同质性,均一性

homogenesis [ˌhɔmə*u*'dʒenisis] *n* 同型生殖,纯一生殖 | **homogenetic** [ˌhɔmə*u*dʒi'netik] *a*

homogenic [ˌhɔmə*u*'dʒenik] *a* 同种的,同型的;同基因的;纯合的

homogenize [hɔ'mɔdʒənaiz] *vt* 使均匀,匀化,搅匀 | ~**r** *n* 匀浆器,均质器 / **homogenization** [hɔˌmɔdʒənai'zeiʃən, -ni'z-], **homogeneization** [ˌhɔmə*u*ˌdʒiniai'zeiʃən, -i'z-] *n* 均化(作用),均质化

homogenote [ˌhəumə*u*'dʒi:nəut] *n* 纯基因子,同型基因接合子

homogenous [hɔ'mɔdʒinəs] *a* 同源的,纯系的;同质的 | **homogeny** [hɔ'mɔdʒini] *n* 同型生殖,纯一生殖

homogentisate [ˌhəumə'dʒentiseit] *n* 尿黑酸,2,5-二羟苯乙酸

homogentisate 1,2-dioxygenase [ˌhəumə'dʒentiseit dai'ɔksidʒineis] 尿黑酸1,2-双(加)氧酶(此酶缺乏为一种常染色体隐性性状,可致尿黑酸尿)

homogentisic acid [ˌhəumədʒen'tisik] 尿黑酸,2,5-二羟苯乙酸

homogentisic acid oxidase [ˌhəumə*u*dʒen'tisik 'æsid 'ɔksideis] 尿黑酸氧化酶,尿黑酸1,2-双(加)氧酶

homogentisic acid oxidase deficiency [ˌhəumədʒən'tisik] 尿黑酸氧化酶缺乏症,尿黑酸尿

homogentisuria[ˌhəumə*u*ˌdʒenti'sjuəriə] *n* 尿黑酸尿

homogeny [hɔ'mɔdʒini] *n* 同型生殖,纯一生殖

homoglandular [ˌhəumə*u*'glændjulə] *a* 同腺的

homograft ['hɔməgrɑ:ft] *n* 同种移植物;同种移植

homografting [ˌhɔmə*u*'grɑ:ftiŋ] *n* 同种移植

homoi(o)- 见home(o)-

homoioplasia [ˌhəumɔiə*u*'pleizjə] *n* 同质形成,同质新生

homoiopodal [ˌhəumɔiˈɔpədl] *a* 同突的(指神经细胞)
homoiostasis [ˌhəumɔiˈɔstəsis] *n* 体内平衡,自身稳定(功能)(见homeostasis)
homoiotherm [həuˈmɔiəθə:m] *n* 温血动物,恒温动物
homoiothermy [həuˈmɔiəˌθə:mi], **homoiothermism**[ˌhəumɔiəuˈθə:mizəm] *n* 体温调节,保持恒温 | **homoiothermic** [ˌhəumɔiəuˈθə:mik], **homoiothermal** [ˌhəumɔiəuˈθə:məl] *a* 温血的,恒温的,调温的
homoiotoxin [həuˈmɔiətɔksin] *n* 同种毒素
homokeratoplasty [ˌhəuməuˈkerətəˌplæsti] *n* 同种角膜成形术,同种角膜移植术
homolactic [ˌhəuməuˈlæktik] *a* 纯乳(酸)的
homolateral [ˌhəuməuˈlætərəl] *a* 同测的
homologen [həuˈmɔlədʒin] *n* 同系(化合)物
homologous [hɔˈmɔləgəs], **homological** [ˌhɔməˈlɔdʒikəl] *a* 相应的,类似的;同种的,同源的(指鸟羽及鱼鳞、抗原及其特异性抗体、等位基因染色体);同种异体的;同系的(化合物)
homolog(ue) [ˈhɔmələg] *n* 同种组织;同系(化合)物;相应物
homology [hɔˈmɔlədʒi] *n* 同种性,同源性;同系性;相应,符合
homolysin [həuˈmɔlisin] *n* 同种溶素(用同种的个体的抗原注射至另一个体所产生的溶素)
homolysis [həuˈmɔlisis] *n* 同种溶解(指细胞);同一裂解,均裂(指原子间化学键断裂)
homomorphic [ˌhɔməuˈmɔ:fik], **homomorphous** [ˌhɔməuˈmɔ:fəs] *a* 同形的
homomorphosis [ˌhɔməumɔ:ˈfəusis] *n* 同形新生
homonomous [hɔˈmɔnəməs] *a* 同律的,同列的,同系的(部分)
homonym [ˈhɔmənim] *n* 同名的人(或物);异物同名,同名物 | ~**ic** [ˌhɔməˈnimik] *a*
homonymous [hɔˈmɔniməs] *a* 同名的;同一关系的 | **homonymy** [hɔˈmɔnimi] *n*
homophil [ˈhɔməfil] *n* 嗜同种抗体(只与某一特异性抗原起反应的一种抗体)
homophilic [ˌhɔməuˈfilik] *a* 嗜同种的(与某一特异性抗原有亲合力或起反应的,指抗体)
homophthalic acid [ˌhɔməuˈθælik] 高邻苯二酸,高酞酸
homopiperidinic acid [ˌhɔməupiˌperiˈdinik] 高哌啶酸
homoplastic [ˌhɔməuˈplæstik] *a* 同种移植的,同种成形的;同型的,相似的 | ~**ally** *ad*
homoplasty [ˈhɔməˌplæsti] *n* 同种移植术,同种成形术;同型,相似(指器官相似)
homopolymer [ˌhɔməˈpɔlimə] *n* 同聚物
homopolysaccharide[ˌhəuməˌpɔliˈsækəraid] *n* 同多糖
homorganic [ˌhɔmɔ:ˈgænik] *a* 同种器官的
homosalate [ˌhəuməˈsæleit] *n* 胡莫柳酯,水杨酸三甲环己酯(紫外线遮光剂)
homoscedastic [ˌhɔməuskiˈdæstik] *n* 同方差的
homoscedasticity [ˌhɔməuskidæsˈtisəti] *n* 同方差性,方差齐性
homosexual [ˌhɔməuˈseksjuəl] *a* 同性性欲的,同性恋的 *n* 同性恋者
homosexuality [ˌhɔməuˌseksjuˈæləti] *n* 同性性欲,同性恋 | female ~ 女子同性恋
homospore [ˈhɔməspɔ:] *n* 同形孢子
homosporous [həuˈmɔspərəs] *a* 具同形孢子的
homostimulant [ˌhəuməuˈstimjulənt] *a* 同种刺激的 *n* 同种刺激剂(一器官的浸出物作用于原器官)

homostimulation [ˌhəumәuˌstimju'leiʃən] *n* 同种刺激法

Homo-Tet ['hɔmətet] *n* 人破伤风免疫球蛋白(tetanus immune human globulin)制剂的商品名

homothallism [ˌhɔmәu'θælizәm] *n* 同种配合(现象),同种接合(现象) | **homothallic** [ˌhɔmәu'θælik] *a*

homotherm ['həumәuθə:m] *n* 温血动物,恒温动物

homothermal [ˌhəumәu'θə:məl], **homothermic** [ˌhəumәu'θə:mik] *a* 温血的,恒温的,调温的

homotonia [ˌhɔmәu'təuniə] *n* 等张性;等渗性

homotonic [ˌhɔmәu'tɔnik] *a* 等张的;等渗的

homotopic [ˌhɔmәu'tɔpik] *a* 同位的

homotransplant [ˌhɔmәu'trænsplɑ:nt] *n* 同种移植物;同种移植 | **homotransplantation** [ˌhɔmәuˌtrænsplɑ:n'teiʃən] *n* 同种移植

homotropism [hɔ'mɔtrəpizəm] *n* 亲同类性

homotype ['hɔmətaip] *n* 同型(身体左右对称的部分,如手) | **homotypic(al)** [ˌhəumәu'tipik(əl)] *a*

homovanillic acid [ˌhɔmәuvə'nilik] 高香草酸

homoxenous [hәu'mɔksinəs] *n* 单(宿主)寄生的

homozoic [ˌhɔmәu'zəuik] *a* 同种动物的

homozygosis [ˌhəumәuzai'gəusis] *n* 纯合(现象),同型接合 | **homozygotic** [ˌhəumәuzai'gɔtik] *a*

homozygosity [ˌhəumәuzai'gɔsəti] *n* 纯合性(在一定位点上具有一对相同等位基因的情况)

homozygote [ˌhəumәu'zaigəut] *n* 纯合子,纯型合子,同质合子(在一定位点上具有一对相同等位基因的个体) | **homozygous** [ˌhəumәu'zaigəs] *a*

homunculus [hәu'mʌŋkjuləs] ([复] **homunculi** [hәu'mʌŋkjulai]) *n*【拉】矮人;小人(一度认为精子或卵子预成的微型人)

Honduras [hɔn'djuərəs] *n* 洪都拉斯[拉丁美洲] | **Honduran** *a* 洪都拉斯的,洪都拉斯人的 *n* 洪都拉斯人

honest ['ɔnist] *a* 诚实的;正直的;纯正的 | be quite ~ about it 老实说

honesty ['ɔnisti] *n* 诚实,老实

honey ['hʌni] *n* 蜂蜜

honeycomb ['hʌnikəum] *n* 蜂窝状物;蜂窝 *vt* 使成蜂窝状 *vi* 呈蜂窝状 *a* 蜂窝状的

honorarium [ˌɔnə'rɛəriəm] ([复] **honoraria** [ˌɔnə'rɛəriə]) *n*【拉】酬金,谢礼

honorary ['ɔnərəri] *a* 荣誉的;义务的

hono(u)r ['ɔnə] *n* 光荣,荣誉,敬意 *vt* 尊敬;给…以荣誉 | be bound in ~ (或 be in ~ bound) to do sth 道义上必须做某事 / be on one's ~ to do sth 道义上有责任做某事 / do ~ to 向…表示敬意;给…带来荣誉 / in ~ of 为庆祝…,为纪念… / pay(或give) ~ to 向…致敬

hono(u)rable ['ɔnərəbl] *a* 光荣的;可尊敬的

hood [hud] *n* 突冠;通风橱 | tooth ~ 龈裹牙

hoof [hu:f] ([复] **hoofs** 或 **hooves** [hu:vz]) *n* 蹄

hoof-bound ['hu:fbaund] *a* (马等)挛缩足的 *n* 挛缩足

hook [huk] *n* 钩;针钩;钩状物 *vt* 钩住;引(人)上钩 *vi* 弯成钩状;钩住 | blunt ~ 钝钩(臀先露胎儿牵引用) / muscle ~, squint ~ 斜眼钩 / posterior palate ~ 提腭钩 / tracheostomy ~ 气管切开钩 | ~ up 钩住,钩起,与…挂上钩(with)

hooked [hukt] *a* 钩状的,有钩的

hooknose ['huknəuz] *n* 鹰鼻

hook-up ['hukʌp] *n* 缆络(为特殊诊断或治疗所安排的电路、器械及电极)

hookworm ['hukwə:m] *n* 钩虫 | American ~, New World ~ 美洲钩虫(即Necator americanus) / ~ of the dog 犬钩虫(即Ancylostoma caninum) / European ~, Old World ~ 十二指肠钩虫,十二指肠钩口线虫(即Ancylostoma duodenale) / ~ of the rat 鼠钩虫(即Nippostrongylus muris) / ~ of ruminants 反刍类钩虫(即Bunostomum)

hoolamite ['huləmait] *n* 浮石(测定一氧化碳用的试剂,含发烟硫酸、戊糖苷碘及浮石粉,遇一氧化碳即由淡灰色变成绿色)

Hoover's sign ['hu:və] (Charles F. Hoover) 胡佛征(①正常情况或真性麻痹仰卧时,一侧下肢用力压床,则另侧下肢上举,但癔病及诈病无此反应;②吸气时,两侧肋下缘向中移动,见于肺气肿,但在胸腔积液或气胸则仅有一侧移动)

HOP high oxygen pressure 高氧压;hydroxydaunomycin, oncovin, and prednisone 阿霉素-长春新碱-泼尼松(联合化疗治癌方案)

hope [həup] *n* 希望 *vt, vi* 希望,期待 | beyond(或past) ~ 没有希望 / ~ against ~ 抱一线希望 / in ~s of (或in the ~ of, in the ~ that) 怀着…的希望 / pin(或lay) one's ~(s) on 把希望寄托在…上

hopeful ['həupf*u*l] *a* 怀有希望的,有希望的 | **~ness** *n*

hopeless ['həuplis] *a* 没有希望的,绝望的;医治不好的 | **~ly** *ad* / **~ness** *n*

Hope's sign [həup] (James Hope) 霍普征(主动脉瘤时出现双重心搏)

Hopkins-Cole test ['hɔpkinz kəul] (Frederick G. Hopkins; Sidney W. Cole) 霍普金斯-科尔试验(检蛋白质)

Hoplopsyllus anomalus [ˌhɔplə'siləs ə'nɔmələs] 异胄蚤

Hopmann's polyp (papilloma) ['hɔpmən] (Carl M. Hopmann) 霍普曼息肉(乳头〈状〉瘤),鼻息肉

Hoppe-Seyler's test [ˌhɔpə'sailə] (Ernst F. I. Hoppe-Seyler) 霍佩-赛勒试验(检血一氧化碳、黄嘌呤)

hoquizil hydrochloride ['hɔkwizil] 盐酸胡喹嗪,盐酸喹哌异丁酯(支气管扩张药)

Hor. decub. hora decubitus【拉】就寝时

hordein ['hɔ:diin] *n* 大麦醇溶蛋白

hordeolum [hɔ'di:ələm] *n*【拉】睑腺炎,麦粒肿

hordeum ['hɔ:diəm] *n*【拉】大麦

horehound ['hɔ:haund] *n* 夏至草(用作祛痰、苦味健胃及驱虫药)

Hor. interm. horis intermediis【拉】在间隔时间内,中间时刻

horizon [hə'raizən] *n* 地平线;水平;人胚发育阶段

horizontal [ˌhɔri'zɔntəl] *a* 地平线的;水平的 *n* 水平线;水平面 | **~ly** *ad*

horizontalis [ˌhɔrizɔn'teilis] *a* 水平的;平行的

horme ['hɔ:mi] *n* 本能(源)

hormesis [hɔ:'mi:sis] *n*【希】毒物兴奋效应

hormic ['hɔ:mik] *a* 本性的,本性论的

hormion ['hɔ:miən] *n* 蝶枕点,犁蝶点,顶冠穴

Hormocardiol [ˌhɔ:mə*u*'kɑ:diɔl] *n* 蛙心激素(冠状血管舒张药)

Hormodendrum [ˌhə:mə*u*'dendrəm] *n* 着色芽生菌属,单孢枝霉属

hormonagogue [hɔ:'məunəgɔg] *a* 催激素的 *n* 催激素药

hormone ['hɔ:məun] *n* 激素 | adrenocortical ~, cortical ~ 肾上腺皮质激素 / adrenocorticotropic ~ 促(肾上腺)皮质激素 / androgenic ~s 雄激素 / anterior pituitary ~ (垂体)前叶激素 / chromaffin ~ 肾上腺素 / chromatophorotropic ~ 促黑激素,中叶素 / corpus luteum ~ 黄体激素,孕酮 / corticotropin releasing ~ (CRH) 促(肾上腺)皮质激素释放激素 / estrogenic ～s 雌激素 / follicle-stimulating ～ (FSH) 促卵泡激素 / follicle-stimulating hormone releasing ～ (FSH-RH) 促卵泡激素释放激素 / galactopoietic ～, lactation ～, lactogenic ～, mammotropic ～ 催乳激素 / gonadotropin releasing ～ (Gn-RH) 促性腺激素释放激素 / growth ～ (GH), chondrotropic ～, somatotrophic ～, somatotropic ～ 生长激素 / growth hormone releasing ～ (GH-RH) 生长激素释放激素 / juvenile ～ 虫卵发育素, 咽侧体激素(昆虫) / luteal ～ 黄体激素, 孕酮 / luteinizing ～, interstitial cell-stimulating ～ 黄体化激素, 促间质细胞激素 / luteinizing hormone releasing ～ (LH-RH) 促黄体生成激素释放激素 / luteotropic ～ 促黄体激素 / melanocyte-stimulating ～, melanophore-stimulating ～ 促黑素细胞激素 / orchidic ～, testicular ～, testis ～ 睾丸激素(睾酮) / posterior pituitary ～s (垂体) 后叶激素 / progestational ～ 孕酮 / P. U. ～ (pregnancy urine ～) 孕尿激素(孕尿中的绒膜促性腺激素) / releasing ～s 释放激素 / somatotropin release inhibiting ～ 生长激素释放抑制激素, 抑生长素 / somatotropin releasing ～ (SRH) 生长激素释放激素 / thyroid-stimulating ～ (TSH), thyrotropic ～ 甲状腺刺激激素, 促甲状腺激素 / thyrotropin releasing ～ (TRH) 促甲状腺激素释放激素 | **hormonal** [hɔː'məunl], **hormonic** [hɔː'mɔnik] *a*

hormonogen ['hɔːmənəˌdʒin] *n* 激素原, 前激素

hormonogenesis [ˌhɔːmənəu'dʒenisis], **hormonopoiesis** [ˌhɔːmənəupɔi'iːsis], **hormopoiesis** [ˌhɔːməupɔi'iːsis] *n* 激素生成 | **hormonogenic** [ˌhɔːmənəu'dʒenik], **hormonopoietic** [ˌhɔːmənəupɔi'etik], **hormopoietic** [ˌhɔːməupɔi'etik] *a*

hormonology [ˌhɔːmə'nɔlədʒi] *n* 内分泌学, 临床内分泌学

hormonopexic [ˌhɔːmənəu'peksik] *a* 激素固定的

hormonoprivia [hɔˌməunə'priviə] *n* 激素缺乏

hormonosis [ˌhɔːməu'nəusis] *n* 激素过多症(如可的松疗法时治疗使用的结果)

hormonotherapy [ˌhɔːmənəu'θerəpi] *n* 激素疗法, 内分泌疗法

horn [hɔːn] *n* 角; 角质; 角状物 | cicatricial ～ 瘢痕角 / coccygeal ～ 尾骨角 / sacral ～ 骶骨角

horned [hɔːnd] *a* 有角的; 角状的

Horner's law ['hɔːnə] (Johann F. Horner) 霍纳定律(一般的色盲经健康妇女由男性传于男性) | ～ syndrome (ptosis) 霍纳综合征(上睑下垂)(颈交感神经麻痹时, 眼球内陷、上睑下垂、下睑轻度抬高、瞳孔缩小、睑裂变窄、以及受累侧面部无汗、潮红)

Horner's muscle ['hɔːnə] (William E. Horner) 睑板张肌(眼轮匝肌的泪囊部)

Horner's sign ['hɔːnə] (David A. Horner) 霍纳征(见Spalding sign)

hornification [ˌhɔːnifi'keiʃən] *n* 角(质)化

hornskin ['hɔːnskin] *n* 漆皮(矫形外科用)

Horn's sign [hɔːn] (C. ten Horn) 霍恩征(急性阑尾炎时, 牵引右侧精索, 引起疼痛)

horny ['hɔːni] *a* 角的, 角制的, 角状的

horopter [hə'rɔptə] *n* 双眼单视界 | **horopteric** [ˌhɔːrɔp'terik] *a*

horrible ['hɔrəbl] *a* 可怕的, 恐怖的

horrify ['hɔrifai] *vt* 使恐怖

horripilation [ˌhɔripə'leiʃən] *n* 鹅皮, 立毛状态; 鸡皮疙瘩

horror ['hɔrə] *n* 【拉】恐惧 | ～ autotoxicus 恐惧自身中毒, 自身中毒禁忌

(埃利希〈Ehrlich〉等提出的术语，表示正常动物形成自身抗体的拒斥现象，认为此种抗体的形成可能导致抗体产生者自身破坏，这是由于存在于组织中的自身抗体与相应的抗原之间的反应结果所致，现称自身耐受性〈self-tolerance〉)

horse [hɔːs] *n* 马 | put the cart before the ~ 本末倒置

horsepower [ˈhɔːspauə] *n* 马力

horsepox [ˈhɔːspɔks] *n* 马天花，马痘

horseradish peroxidase [ˈhɔːsrædiʃ pəˈrɔksiˌdeis] 辣根过氧(化)物酶(用作生化测定的试剂，缩写为HRP)

horse-sickness [hɔːsˈsiknis] *n* 马传染病，马疫

Horsley's operation [ˈhɔːsli] (Victor A. H. Horsley) 霍斯利手术(切除皮质运动区以缓解上肢指痉病样和痉挛性运动) | ~ test 霍斯利试验(检葡萄糖) / ~ trephine 霍斯利环钻(一种可拆洗的环钻) / ~ wax (putty) 霍斯利蜡(油灰)(用以填塞小骨髓腔，以控制出血)

Hortega cell [hɔːˈteigə] (Pio del Rio Hortega) 小神经胶质细胞 | ~ method 霍特加法(一种使用碳酸氨银显示小神经胶质细胞的染色法)

hortobezoar[ˌhɔːtəuˈbiːzɔː] *n* 植物粪石

Horton's headache [ˈhɔːtn] (Bayard T. Horton) 偏头痛性神经痛 | ~ arteritis 巨细胞动脉炎，颞动脉炎 / ~ disease 偏头痛性神经痛；颞动脉炎 / ~ syndrome 霍顿综合征(①偏头痛性神经痛；②巨细胞动脉炎，颞动脉炎)

hortungskörper [ˌhɔːtuŋsˈkəːpə] *n* 【德】体内沉积物(人变老的一种现象)

Hor. un. spatio horae unius spatio 【拉】一小时后

hose [həuz] ([复] **hose〈s〉**) *n* 水龙管，软管

hospice [ˈhɔspis] *n* 济贫院，晚期患者收容所

hospitable [ˈhɔspitəbl] *a* 好客的；殷勤的；适宜的；易接受的 | **hospitably** *ad*

hospital [ˈhɔspitəl] *n* 医院 | base ~ 后方医院 / camp ~ 兵站医院 / closed ~ 不开放医院(只许本院医师诊治患者) / cottage ~ 诊疗所，(乡村)小医院 / day ~ 日间医院(见partial hospitalization) / evacuation ~ 转运医院，后送医院 / field ~ 野战医院 / lying-in ~，maternity ~ 产院 / night ~ 夜间医院(见partial hospitalization) / teaching ~ 教学医院

hospitalism [ˈhɔspitəlizəm] *n* 医务人员病(由于医院的特殊环境而引起的精神病态)；住医院癖，就医癖；(恋母)依赖性抑郁症(anaclitic depression, 见depression项下相应术语)

hospitalization [ˌhɔspitəlaiˈzeiʃən, -liˈz-] *n* 住院，入院；住院期 | partial ~ 部分住院(制)(对完全不需要全日住院的患者的一种精神治疗方案，医院有一套专门设施或安排，患者可以在白天来治疗，晚上回家〈日间医院 day hospital〉，或者白天在社区，晚上回来接受夜间治疗，并晚上留院〈夜间医院 night hospital〉，或在一周内从事正常活动后于周末来院接受治疗并留院〈周末医院weekend hospital〉)

hospitalize [ˈhɔspitəlaiz] *vt* (送患者)住院

host[1] [həust] *n* 主人；寄主，宿主(指寄生另一机体的动物或植物，或指接受其他机体器官或组织移植的接受者) | definitive ~，final ~，primary ~ 终宿主，最后宿主，首要宿主 / intermediate ~，alternate ~，intermediary ~，secondary ~ 中间宿主 / paratenic ~ 旁栖(中间)宿主，替代(中间)宿主 / ~ of predilection 专嗜宿主，最适宿主 / reservoir ~ 储存宿主

host[2] [həust] *n* 许多，大量；一大群

hostage [ˈhɔstidʒ] *n* 人质；抵押品

hostile [ˈhɔstail] *a* 敌方的；敌对的；不友善的，厌恶的(to) | ~**ly** *ad*

hostility [hɔsˈtiləti] *n* 敌意，敌视

hot [hɔt] (-tt-) *a* 热的；热烈的；激烈的；辛辣的；紧随的；强放射性的

hotbed [ˈhɔtbed] *n* 温床
hot-blooded [ˈhɔtˈblʌdid] *a* 易激动的;热切的
Hotchkiss' operation [ˈhɔtʃkis] (Lucius W. Hotchkiss) 霍奇基斯手术(治颊上皮瘤手术,即切除部分上颌骨和下颌骨,然后自舌及颈的一侧作缺损部的整形手术)
hothead [ˈhɔthed] *n* 鲁莽的人,性子急的人 | ~**ed** *a* 鲁莽的,急性子的
hothouse [ˈhɔtˌhaus] *n* 温室
hot line [hɔt lain] 热线(昼夜电话咨询服务,由非专业人员和精神卫生专业人员组成)
Hottentot bustle [ˈhɔtntɔt] 臀脂过多,女臀过肥(Hottentot为非洲南部的霍屯督人)
hottentotism [ˈhɔtntɔtizəm] *n* 剧烈口吃
hot-water-bottle [hɔtˈwɔːtəˌbɔtl], **hot-water-bag** [hɔtˈwɔːtəˌbæg] *n* 热水袋
hough [hɔk] *n* 后踝(牛,羊等)
Houghton's test [ˈhautən] (E. Mark Houghton) 霍顿试验(检麦角,即将麦角喂白色来克亨鸡,若鸡冠变深色,则麦角有药力)
Hounsfield unit [ˈhaunsfiːld] 亨斯非尔德单位(X线衰减单位,用于CT扫描)
hour [ˈauə] *n* 小时,时间;…点钟;[复]一段时间 | after ~s 工作(或学习)完毕后 / at all ~s 在任何时间,一直不断地 / (at) the eleventh ~ 在最后时刻;在危急之时 / by the ~ 按钟点 / ~ after ~ 一小时又一小时,连续地 / ~by ~ 每小时 / keep early(或good) ~s 早起早睡 / keep late(或bad) ~s 晚睡晚起 / off ~s 业余时间 / out of ~s 在上班时间之外 / the small(或wee) ~s 半夜1, 2, 3点钟 / zero ~ 零时;决定性的时刻,紧急关头
hourly [ˈauəli] *a* 每小时的;每小时一次的;时时刻刻的 *ad* 每小时一次地;时刻地,随时
house [haus] *n* 房子;住宅;家庭;机构 [hauz] *vt* 给…房子住;收藏;覆盖 *vi* 住;躲藏(up) | clean ~ 打扫、整理房间;去除一切不需要的事物 / keep ~ 持家,管理家务 / keep the ~ 家居不外出 / (as) safe as ~s 非常安全
housebound [ˈhausbaund] *a* (因病等)居家不出的
houseful [ˈhausful] *n* 满屋子;满座
household [ˈhaushəuld] *n* 家庭;户;家务 *a* 家庭的;家常的 | ~**er** *n* 户主
house-to-house [ˌhaustəˈhaus] *a* 挨家挨户的,逐户的
housewife [ˈhauswaif] ([复] **housewives** [ˈhauswaivz]) *n* 家庭主妇
housework [ˈhauswəːk] *n* 家务劳动
housing [ˈhauziŋ] *n* 住房供给;住房建筑;[总称]房屋,住房;遮盖物
Houssay animal [uːˈsai] (Bernardo A. Houssay) 乌赛动物(切除垂体和胰腺的实验动物) | ~ phenomenon 乌赛现象(胰腺切除的实验动物,因垂体切除术可引起低血糖及对胰岛素的过敏性明显增加)
Houston's muscle [ˈhjuːstən] (John Houston) 休斯顿肌,阴茎背静脉压肌(压迫阴茎背静脉的球海绵体肌的肌纤维) | ~ valve 休斯顿瓣,直肠横襞
hove [həuv] heave的过去式和过去分词
hoven [ˈhəuvən] *n* 胃气胀
Hoverbed [ˈhɔvəbed] *n* 气垫床(商品名,供烧伤患者用,患者整个身体支撑在一股温暖的无菌气流上,气流即沿床一些开口处向上流动)
Hovius' canal [ˈhəuviəs] (Jacob Hovius) 霍维斯管(某些哺乳动物眼球外壁上的涡静脉间的衔接管) | ~ circle 霍维斯环(一种密切吻合的睫静脉的巩膜内环形排列,见于人类以外的哺乳动物) / ~ plexus 霍维斯静脉丛(睫状体区内与巩膜静脉窦连接的静脉丛)
how [hau] *ad* 怎样,怎么;多少;多么 *n* 方式,方法 | ~ about ...? (你以为)…怎么样? / How come? 怎么会…的? / ~

goes it …? …的情况怎样? / how now? 那是怎么回事?这是什么意思? / How then? 这是什么意思? 后来怎样? 还有什么?

Howard's method ['hauəd] (Benjamin D. Howard) 霍华德法(一种人工呼吸法,患者仰卧,背下置一垫子,使其头部低于腹部,然后将其双臂高举过头,在下端肋骨处作向内及向上来回的加压,每分钟约十六次)

Howel-Evans' syndrome ['hauəl -'evənz] (W. Howel-Evans) 豪厄尔·埃文思综合征(5～15岁间出现的弥漫性掌跖角化病,伴晚年食管癌形成)

Howell-Jolly bodies ['hauəl ʒɔ'li] (W. H. Howell; Justin M. J. Jolly) 豪厄尔-若利小体(圆形或卵圆形小体,呈淡红或淡蓝色,出现于各种类型的贫血或白血病以及在脾切除后的红细胞内,可能为非正常的红细胞核残片)

Howell's bodies ['hauəl] (William H. Howell) 豪厄尔小体(见Howell-Jolly bodies) | ~ method 豪厄尔法(检血凝时间) / ~ test 豪厄尔试验(检凝血酶原)

however [hau'evə] *ad* 无论如何,不管怎样;可是,仍然

Howship's lacunae ['hauʃip] (John Howship) 吸收腔隙

howsoever [ˌhausəu'evə] *ad* 无论如何,不管怎样

Hoyne's sign [hɔin] (Archibald L. Hoyne) 霍因征(麻痹性或非麻痹性脊髓灰质炎时引发之征:患者仰卧,抬起双肩时头即后垂)

HP house physician 内科住院医师

Hp haptoglobin 结合珠蛋白,触珠蛋白

HPETE hydroperoxyeicosatetraenoic acid 氢过氧化二十碳四烯酸

HPF high-power field 高倍视野

HPG human pituitary gonadotropin 人垂体促性腺激素

HPL, hPL human placental lactogen 人胎盘催乳素

HPLC high-performance liquid chromatography 高效液相色谱法,高效液相层析法

HPRT hypoxanthine phosphoribosyltransferase 次黄嘌呤磷酸核糖基转移酶

HPV human papillomavirus 人乳头瘤病毒

HRA high right atrium 高右心房(电描记图)

HRCT high-resolution computed tomography 高分辨力计算体层摄影(术)

HRF histamine releasing factor 组胺释放因子

HRIG human rabies immune globulin 人狂犬病免疫球蛋白

HRP horseradish peroxidase 辣根过氧(化)物酶

HRSA Health Resources and Services Administration 卫生资源与卫生事业管理局(属美国公共卫生署)

HS house surgeon 外科住院医师

h. s. hora somni【拉】就寝时

HSA human serum albumin 人血清白蛋白

HSAN hereditary sensory and autonomic neuropathy 遗传性感觉和自主神经病变

HSAN-Ⅰ hereditary sensory and autonomic neuropathy (type Ⅰ) 遗传性感觉和自主神经病变(Ⅰ型)

HSAN-Ⅱ hereditary sensory and autonomic neuropathy (type Ⅱ) 遗传性感觉和自主神经病变(Ⅱ型)

HSAN-Ⅲ hereditary sensory and autonomic neuropathy (type Ⅲ) 遗传性感觉和自主神经病变(Ⅲ型)

HSF hydrazine sensitive factor 肼敏感因子

HSR homogeneously staining regions 匀染区

HSV herpes simplex virus 单纯疱疹病毒

5-HT 5-hydroxytryptamine 5-羟色胺

Ht 总远视(total hyperopia)的符号

HTACS human thyroid adenylate cyclase stimulators 人甲状腺腺苷酸环化酶刺激因子

HTC homozygous typing cells 纯合子分型细胞

^{3}H-TdR tritium-labeled thymidine 氚标记胸苷

HTL hearing threshold level 听阈级

HTLV human T-cell leukemia / lymphoma virus 人T细胞白血病 / 淋巴瘤病毒

H^+-transporting ATP synthase [træns'pɔ:tiŋ 'sinθeis] H^+-转运腺苷三磷酸合酶(亦称腺苷三磷酸酶, H^+-腺苷三磷酸酶,线粒体腺苷三磷酸酶)

Hua ['hju:ə] *n* 华螺属 | ~ ningpoensis 宁波华螺 / ~ toucheana 触发华螺

Hubbard tank ['hʌbəd] (Carl Hubbard) 哈伯特槽(供患者在水下练力的浴槽)

Huchard's disease [ju:'ʃɑ:] (Henri Huchard) 尤夏病(持续性动脉压过高,被认为是引起动脉硬化的原因) | ~ sign (symptom) 尤夏征(症状)(肺水肿时的一种反常叩响)

huddle ['hʌdl] *vi* 挤作一团(together);卷缩(up) *vt* 乱堆;缩成一团;草率地做 *n* (杂乱的)一团;一堆;混乱

hue [hju:] *n* 色彩,色调,颜色

Huebner-Herter disease ['hɔibnə 'hə:tə] (J. O. L. Huebner; Christian A. Herter) 婴儿型非热带性口炎性腹泻,乳糜泻

Hueck's ligament [hju:k] (Alexander F. Hueck) 许克韧带(虹膜角膜角小梁网)

Hueter's bandage ['hju:tə] (Karl Hueter) 许特绷带(会阴人字形绷带) | ~ line 许特线(当臂伸展时,连接肱骨上髁与鹰嘴尖的直线) / ~ maneuver 许特手法(插胃管时,用左食指将患者的舌向下及向前压下) / ~ sign 许特征(骨折断片间有纤维组织时,骨振动传递缺乏)

Huët-Pelger nuclear anomaly ['hjuet 'pelgə] (G. J. Huët; Karel Pelger) 许特-佩尔格尔核异常 (见Pelger-Huët nuclear anomaly)

huff [hʌf] *vt* 把…吹胀;激怒 *vi* 喷(或吹)气 *n* 发怒

huffy ['hʌfi] *a* 发怒的,易怒的 | **huffily** *ad*

hug [hʌg] (-gg-) *vt* 紧抱;坚持;紧靠 *n* 紧紧拥抱

huge [hju:dʒ] *a* 巨大的 | ~**ly** *ad*

Huggins operation ['hʌginz] (Charles B. Huggins) 哈金斯手术(治前列腺癌的睾丸切除术) | ~ test 哈金斯试验(检癌,即取患者血样,以碘乙酸处理并加热,血清白蛋白在健康人结块较快,癌症患者较慢)

Hughes' reflex [hju:z] (Charles H. Hughes) 休斯反射,男性反射 (virile reflex, 见reflex相应术语的第二解)

Hughes-Stovin syndrome [hju:z 'stəuvin] (John P. Hughes; Peter G. I. Stovin) 休斯-斯托文综合征(肺动脉和周围静脉血栓形成,特征为头痛、发热、咳嗽、视神经乳头水肿和咯血)

Huguenin's edema [igə'næŋ] (Gustave Huguenin) 于根南水肿(急性充血性脑水肿)

Huguier's canal [igi'ɛə] (Pierre C. Huguier) 鼓索小管 | ~ circle 于吉埃环(在子宫颈和子宫体结合部附近,由子宫动脉形成的环) / ~ sinus 于吉埃窦(鼓室前庭窗与蜗窗间的凹陷)

Huhner test ['hunə] (Max Huhner) 胡讷试验,性交后试验(检精子)

HuIFN human interferon 人干扰素

hull [hʌl] *n* 外壳 *vt* 去壳

hum [hʌm] (-mm-) *vi* 发哼哼声,哼鸣 *n* 嗡嗡声,哼鸣 | venous ~ 静脉哼鸣

human ['hju:mən] *a* 人的,人类的 *n* 人 | ~ being 人

humane [hju(:)'mein] *a* 仁慈的,人道的 | ~**ly** *ad*

humanism ['hju:mənizəm] *n* 人道主义
humanist ['hju:mənist] *n* 人道主义者 | **humanistic** [ˌhju:mə'nistik] *a* 人道主义的
humanitarian [hju(:)ˌmæni'tεəriən] *n* 博爱主义者;人道主义者 *a* 博爱的;人道主义的 | ~**ism** *n* 博爱主义;人道主义
humanity [hju(:)'mænəti] *n* 人性;人类;博爱
humankind [ˌhju:mən'kaind] *n* 人类
Human's sign ['hju:mən] (J. U. Human) 下颌回缩征(chin-retraction sign, 见sign项下相应术语)
Humatin ['hju:mətin] *n* 硫酸巴龙霉素(paromomycin sulfate)制剂的商品名
humble ['hʌmbl] *a* 谦逊的;卑贱的;粗陋的
humectant [hju'mektənt] *a* 致湿的 *n* 致湿物,致湿剂
humectation [ˌhjumek'teiʃən] *n* 致湿(作用)
humeral ['hju:mərəl] *a* 肱骨的
humeroradial [ˌhju:mərəu'reidjəl] *a* 肱桡的
humeroscapular [ˌhju:mərəu'skæpju:lə] *a* 肱(骨)肩胛的
humeroulnar [ˌhju:mərəu'ʌlnə] *a* 肱尺的
humerus ['hju:mərəs] ([复] **humeri** ['hju:mərai]) *n* 【拉】肱骨 | ~ varus 肱骨内弯
humic ['hju:mik] *a* 腐殖的 | ~ acid 腐殖酸
humid ['hju:mid] *a* 湿的;湿气重的 | ~**ly** *ad*
humidify [hju(:)'midifai] *vt* 使湿润 | **humidifier** *n* 增湿器,加湿器 / **humidification** [hju(:)ˌmidifi'keiʃən] *n* 湿化,增湿
humidistat [hju:'midistæt] *n* 恒湿器,湿度调节器
humidity [hju(:)'miditi] *n* 湿气;湿度 | absolute ~ 绝对湿度 / relative ~ 相对湿度
humin ['hju:min] *n* 腐殖酸;(水解蛋白)腐黑物
humoral ['hju:mərəl] *a* 体液的
humoralism ['hju:mərəlizəm], **humorism** ['hju:mərizəm] *n* 体液学说(一种废弃的学说,认为一切疾病都是由体液的变化引起的)
humorous ['hju:mərəs] *a* 有幽默感的 | ~**ly** *ad*
Humorsol ['hju:məsɔl] *n* 地美溴铵(demecarium bromide)溶液的商品名
humo(u)r ['hju:mə] ([复] **humors**, **humores** [hju:'mɔris]) *n* 液;体液;幽默;情绪 *vt* 使满足;迁就;使自己适应于 | aqueous ~ 水状液(眼房水) / crystalline ~ 晶状体;玻璃体 / ocular ~ 眼液(眼房水或玻璃体液) / vitreous ~ 玻璃体;玻璃体液
hump [hʌmp] *n* 驼背 *vt* 使作弓状隆起
humpback [ˌhʌmpbæk] *n* 脊柱后凸,驼背
Humphry's ligament ['hʌmfri] (George M. Humphry) 半月板股骨前韧带
Humulin ['hju:mjulin] *n* 重组DNA技术生产的人胰岛素(insulin human)制剂的商品名
humus ['hju:məs] *n* 【拉】腐殖土,腐殖质
hunch [hʌntʃ] *vt, vi* (使)隆起
hunchback ['hʌntʃbæk] *n* 驼背,脊柱后凸;驼背者 | ~**ed** *a* 驼背的
hundred ['hʌndrəd] *num* 百,百个 *n* [复] 数以百计,许多 | a ~ and one 许多 / a ~ percent 百分之百,完全 / by the ~ (或by ~s)数以百计,大批大批地 / ~s of 好几百,许许多多 / ninety-nine out of a ~ 百分之九十九,几乎全部
hundredfold ['hʌndrədfəuld] *a, ad* 一百倍
hundredth ['hʌndrədθ] *a* 第一百个;百分之一(的)
hung [hʌŋ] hang的过去式和过去分词

Hungary [hʌŋgəri] *n* 匈牙利[欧洲] | **Hungarian** [hʌŋ'gɛəriən] *a* 匈牙利的;匈牙利人;匈牙利语的 *n* 匈牙利人,匈牙利语

hunger ['hʌŋgə] *n* 饥饿;食欲;渴望(for, after) *vt* 挨饿;渴望(for, after) *vt* 使挨饿 | air ~ 空气饥(一种阵发性痛苦状呼吸困难) / calcium ~ 钙饥饿,缺钙症(在月经期或月经后的剧烈头痛) / chlorine ~ 氯饥饿,血氯离子缺乏(血内氯缺乏所致的渴望食盐) / hormone ~ 激素饥饿,激素缺乏(身体器官缺乏其保持生理功能所需特殊激素的状态)

hungry ['hʌŋgri] *a* 饥饿的;渴望的 | **hungrily** *ad*

hunker ['hʌŋkə] *vi* 蹲下(down) *n* [复]腿臀部

Hunner's ulcer ['hʌnə] (Guy LeRoy Hunner) 亨纳溃疡,全(膀胱)壁纤维变性(慢性间质性膀胱炎的一种损害,危及膀胱壁所有层,粘膜上呈现红褐色斑点)

hunt [hʌnt] *vt* 追猎,搜索;追获 *vi* 打猎;搜寻 *n* 打猎;搜索 | ~ down 搜寻…直至发现 / ~ up, ~ for 猎取;搜寻

hunterian [hʌn'tiəriən] (John Hunter) *a* 亨特的(如 ~ chancre 亨特下疳,硬下疳)

Hunter's canal ['hʌntə] (John Hunter) 亨特管,收肌管 | ~ gubernaculum 睾丸引带 / ~ operation 亨特手术(动脉瘤近侧即在第一侧支上方的动脉结扎术)

Hunter's glossitis ['hʌntə] (William Hunter) 亨特舌炎(见于恶性贫血,舌表面及舌缘呈光滑性萎缩)

Hunter's ligament ['hʌntə] (William Hunter) 子宫圆韧带 | ~ line (腹)白线

Hunter's syndrome, Hunter-Hurler syndrome ['huntə 'huələ] (Charles H. Hunter; Gertrud Hurler) 亨特综合征,亨特-胡尔勒综合征(粘多糖病的一型,临床上类似胡尔勒综合征,但无驼背和角膜混浊,其他症状为色素性视网膜炎、多毛、视神经乳头水肿、视神经萎缩、进行性聋,属于X染色体隐性遗传,亦称粘多糖〈贮积〉病II型)

Huntington's chorea (disease) ['hʌntiŋtən] (George Huntington) 亨廷顿舞蹈病(一种罕见的遗传性疾病,特征为慢性遗传性舞蹈病和精神衰退,最终导致痴呆,一般发病后15年即死亡,由常染色体显性遗传)

Hunt's atrophy [hʌnt] (James Ramsay Hunt) 亨特(肌)萎缩(神经性手部小肌萎缩,无感觉障碍) | ~ disease 亨特病(①肌阵挛性小脑协同失调;②见 Ramsay Hunt syndrome 第一解) / ~ neuralgia 亨特神经痛(见Ramsay Hunt syndrome 第一解) / ~ paradoxical phenomenon 亨特反常现象(变形性肌张力障碍时,令患者将原向背侧痉挛的足用力向跖侧屈曲,则背侧痉挛加强,若令患者伸足,反见其足向跖侧屈曲) / ~ striatal syndrome 亨特纹状体综合征(①旧纹状体综合征,特征为自动性联合运动麻痹、肌强直及震颤麻痹型节律性震颤,为纹状体的苍白球系统的萎缩或变性所致,亦称苍白球综合征、震颤麻痹综合征;②新纹状体综合征,特征为自动联合型自发性舞蹈状样运动,为纹状体的新纹状体系统或纹状体苍白球系统的萎缩或变性所致,亦称舞蹈病样综合征;③混合性纹状体综合征,特征为舞蹈病及麻痹震颤的各种合并症状,有手足徐动症、肌张力障碍和进行性痘状核变性) / ~ syndrome (见 Ramsay Hunt syndrome)

Hunt's method [hʌnt] (Reid Hunt) 亨特法(测甲状腺制剂的活性) | ~ reaction (test) 亨特反应(试验),乙腈反应(小白鼠受甲亢患者的血处理后,增加对乙腈的抵抗力)

Huppert's test ['hu:pət] (Hugo Huppert) 赫珀试验(检胆色素)

Hurler-Scheie syndrome ['huələ 'ʃaii] (G. Hurler; Harold G. Scheie) 胡尔勒-沙伊综合征(粘多糖病Ⅰ型3个等位基因疾病之一,其临床特征介于胡

尔勒综合征和沙伊综合征之间，系由L-艾杜糖苷酸酶缺乏所致，特征为颏后缩〈小颌症〉，症状包括智力迟钝、侏儒症、多发性骨发育不全、角膜混浊、耳聋、疝、关节强直〈爪形手〉及瓣膜性心脏病。患者可活到18～19岁或20几岁。亦称粘多糖病Ⅰ H/S型)

Hurler's syndrome (disease) ['huələ] (Gertrud Hurler) 胡尔勒综合征(病)(一种常染色体隐性遗传性疾病，特征为滴水嘴面形、鼻塌陷、体格矮小、耳聋、驼背、精神发育迟缓、角膜混浊等，亦称脂肪软骨营养不良、粘多糖〈贮积〉病Ⅰ型)

hurried ['hʌrid] *a* 匆促的，慌忙的，急速的，| ～**ly** *ad*

hurry ['hʌri] *vt* 使赶紧;催促;急派 *vi* 赶紧;匆忙 *n* 匆忙;急切;混乱 | ～ through 匆匆赶完 / ～ up 赶紧 / in a ～ 匆忙;很快地;一下子很容易地 / in no ～ 不急于

Hurst disease [hə:st] (Edward W. Hurst) 赫斯特病，急性坏死性出血性脑脊髓炎

hurt [hə:t] *vt, vi* 刺痛;(使受)伤痛;危害，损害 *n* 伤痛;伤害;(精神、感情上的)创伤

hurtful ['hə:tful] *a* 造成伤痛的;有害的(to)

Hürthle cells ['hə:tl] (Karl Hürthle) 许特尔细胞(大嗜酸细胞，有时见于甲状腺内的大细胞) | ～ cell tumor 许特尔细胞瘤(由许特尔细胞组成的一种甲状腺瘤)

Hurtley's test ['hə:tli] (William H. Hurtley) 赫特利试验(检乙酰乙酸)

husband ['hʌzbənd] *n* 丈夫

Huschke's canal ['huʃkə] (Emil Huschke) 胡施克管(鼓环管，由鼓环的小结连合而成的通道，一般在童年即已消失) | ～ foramen 胡施克孔(靠近鼓板内端的穿孔，由发育停止所致) / ～ ligaments 胃胰襞 / ～ valve 鼻泪管襞

hush [hʌʃ] *vt, vi* (使)不作声，(使)静下 *n* 静寂;沉默 | ～ up 不伸张出去;秘而不宣;压下(报告、讨论)而不张扬

husk [hʌsk] *n* 嘶哑;(牛、羊等的)蠕虫性气管炎

husky ['hʌski] *a* 喉咙发干的;沙哑的;结实的，强健的 | **huskily** *ad* / **huskiness** *n*

Hutchinson-Gilford disease, syndrome ['hʌtʃinsn 'gilfəd] (Jonathan Hutchinson; Hastings Gilford) 早老症

hutchinsonian [hʌtʃin'səuniən] (Jonathan Hutchinson) *a* 哈钦森的

Hutchinson's disease ['hʌtʃinsn] (Jonathan Hutchinson) 哈钦森病(①夏令痒疹;②匐行性血管瘤;③泰氏脉络膜炎〈见Tay's choroiditis〉) | ～ facies 哈钦森面容(眼外肌麻痹的一种特殊表现，眼球固定，眼眉提高和眼睑下垂) / ～ mask 哈钦森面具感觉(面部皮肤有一种面具感觉，常为脊髓痨性症状) / ～ patch 哈钦森斑(梅毒性角膜炎时角膜上的红色或橙黄色斑) / ～ pupil 哈钦森瞳孔(一个瞳孔散大，另一个瞳孔不散大) / ～ sign 哈钦森征(①先天性梅毒时的间质性角膜炎及角膜暗红变色;②哈钦森牙;③哈钦森三征) / ～ teeth 哈钦森牙，锯齿形牙(为先天性梅毒征，但不一定由先天梅毒引起) / ～ triad 哈钦森三征(弥漫性间质性角膜炎、耳迷路病及哈钦森牙，见于先天性梅毒)

Hutchison type (syndrome) ['hʌtʃisn] (Robert Hutchison) 哈奇森型(综合征)(成神经细胞瘤转移至颅内)

Hu-Tet ['hju:tet] *n* 人破伤风免疫球蛋白(tetanus immune human globulin)制剂的商品名

Hutinel's disease [i:ti'nel] (Victor H. Hutinel) 于廷内尔病(小儿结核性心包炎，伴有肝硬变)

Huxley's layer (membrane) ['hʌksli] (Thomas H. Huxley) 赫胥黎层(膜)(毛囊的内根鞘层)

huygenian [hai'dʒeniən] (Christian Huygens〈或Huyghens〉) *a* 惠更斯的(如 ~ eyepiece 惠更斯目镜)
HVA homovanillic acid 高香草酸
HVL half-value layer 半值层,半价厚度
Hy hyperopia 远视
hyal ['haiəl] *a* 舌骨的
hyal- 见hyalo-
hyalin ['haiəlin] *n* 透明蛋白,透明素;包囊质(包虫囊壁的构成物质) | hematogenous ~ 血透明质
hyaline ['haiəli:n] *a* 透明的,玻璃样的
hyalinization [ˌhaiə'linai'zeiʃən] *n* 玻璃样化,透明化
hyalinosis [ˌhaiəli'nəusis] *n* 透明变性 | ~ cutis et mucosae 皮肤粘膜透明变性,脂质蛋白沉积病
hyalinuria [ˌhaiəli'njuəriə] *n* 透明蛋白尿
hyalitis [ˌhaiə'laitis] *n* 玻璃体膜炎;玻璃体炎,玻璃体囊炎 | asteroid ~ 星形玻璃体炎 / ~ punctata 点状玻璃体炎 / ~ suppurativa 化脓性玻璃体炎 | **hyaloiditis** [ˌhaiəlɔi'daitis] *n*
hyalo-, hyal- [构词成分] 透明,玻璃体,玻璃液;玻璃样的
hyalogen [hai'ælədʒin] *n* 透明蛋白原
hyalohyphomycosis [ˌhaiələuˌhaifəu-mai'kəusis] *n* 透明丝状菌病,无色丝状菌病
hyaloid ['haiəlɔid] *a* 透明的,玻璃样的
hyaloidin [ˌhaiə'lɔidin] *n* 玻璃糖质(类似软骨质,但不含硫酸)
hyalomere ['haiələmiə] *n* (血小板)明区
hyalomitome [ˌhaiələu'mitəum] *n* 透明质,胞基质
Hyalomma [ˌhaiə'lɔmə] *n* 璃眼蜱属
hyalomucoid [ˌhaiələu'mju:kɔid] *n* 玻璃体粘液质
hyalonyxis [ˌhaiələu'niksis] *n* 玻璃体穿刺术
hyalophagia [ˌhaiələu'feidʒiə], **hyalophagy** [ˌhaiə'lɔfədʒi] *n* 食玻璃癖
hyaloplasm ['haiələplæzəm] *n* 透明质,胞基质;轴浆 | nuclear ~ 核透明质,核液,核淋巴 | **hyalotome** [hai'ælətəum] *n*
hyaloserositis [ˌhaiələuˌsiərə'saitis] *n* 透明性浆膜炎 | progressive multiple ~ 进行性多发性透明性浆膜炎
hyalosis [ˌhaiə'ləusis] *n* 玻璃体变性 | asteroid ~ 星形玻璃体变性(亦称星形玻璃体炎)
hyalosome [hai'æləsəum] *n* 拟核仁,透明体
hyalurate [ˌhaiə'ljureit], **hyaluronate** [ˌhaiə'ljurəneit] *n* 透明质酸盐(或酯)
hyaluronate lyase [ˌhaiə'ljurəneit 'laieis] 透明质酸裂解酶
hyaluronic acid [ˌhaiəlju'rɔnik] 透明质酸
hyaluronidase [ˌhaiəlju'rɔnideis] *n* 玻璃酸酶,透明质酸酶(针剂)
hyaluronoglucosaminidase [ˌhaiəljuˌrɔnəuˌglu:kəu'sæminideis] *n* 透明质酸氨基葡糖苷酶
hyaluronoglucuronidase[ˌhaiəljuˌrɔnəuˌglu:kjuə'rɔnideis] *n* 透明质酸葡糖醛酸酶
Hyate:C ['haieiˌsi:] 抗血友病因子(猪的)(antihemophilic factor 〈porcine〉)制剂的商品名
Hyazyme ['haiəzaim] *n* 透明质酸酶(hyaluronidase)制剂的商品名(针剂)
hybaroxia [ˌhaibə'rɔksiə] *n* 高压氧疗法
hybenzate [hai'benzeit] *n* 羟苯酰苯酸盐,邻-(4-羟基苯甲酰基)苯甲酸盐 [*O*-(4-hydroxybenzoyl) benzoate的USAN缩约词]
hybrid ['haibrid] *n* 杂种;混血儿 *a* 杂种的 | false ~ 假杂种 | **~ism** *n* 杂种性;杂交 / **~ity** [hai'bridəti] *n* 杂种性
hybridize ['haibridaiz] *vt, vi* (使)杂交,(使)杂混 | **hybridization** [ˌhaibridai'zeiʃən, -di'z-] *n* 杂交;杂化

hybridoma [ˌhaibri'dəumə] *n* 杂交瘤

hycanthone [hai'kænθəun] *n* 海恩酮，羟胺硫蒽酮(抗血吸虫药) | ～ mesylate 甲磺酸羟胺硫蒽酮

Hycodan ['haikədən] *n* 重酒石酸氢可酮(hydrocodone bitartrate)制剂的商品名

hydantoic acid [ˌhaidæn'təuik] 脲乙酸

hydantoin [hai'dæntəuin] *n* 乙内酰脲

hydantoinate [ˌhaidæn'təuineit] *n* 乙内酰脲盐

hydathode ['haidəθəud] *n* 排水器，排水孔(植物)

hydatid ['haidətid] *n* 棘球囊，棘球蚴囊，包虫囊;囊 | alveolar ～s 泡状棘球囊 / sessile ～ 睾丸附件

hydatidiform [ˌhaidə'tidifɔ:m] *a* 囊状的;棘球囊状的，包虫囊状的

hydatidosis [ˌhaidəti'dəusis] *n* 棘球蚴病，包虫病

hydatidostomy [ˌhaidəti'dɔstəmi] *n* 棘球囊切开引流术

hydatiduria [ˌhaidəti'djuəriə] *n* 棘球囊尿

Hydatigena [ˌhaidə'tidʒenə] *n* 绦虫属，带绦虫属(即Taenia)

hydatism ['haidətizəm] *n* 腔液音(腔内液体动荡声)

hydatoid ['haidətɔid] *n* 水状液，房水;玻璃体膜 *a* 水状液的，房水的

Hydeltra [hai'deltrə] *n* 泼尼松龙(prednisolone)制剂的商品名

Hydeltrasol [hai'deltrəsɔl] *n* 泼尼松龙磷酸钠(prednisolone sodium phosphate)制剂的商品名

Hydergine ['haidədʒi:n] *n* 海得琴，氢化麦角碱(商品名，血管舒张药)

hydnocarpate [ˌhidnə'kɑ:peit] *n* 次大风子油酸盐(或酯)

hydnocarpic acid [ˌhidnə'kɑ:pic] 次大风子油酸，环戊烯十一(烷)酸

Hydnocarpus [ˌhidnə'kɑ:pəs] *n* 大风子属

hydr- 见hydro-

hydracetin [hai'dræsitin] *n* 乙酰苯肼

hydracid [hai'dræsid] *n* (氢)卤酸

hydracrylic acid [ˌhaidrə'krilik] β-羟基丙酸，3-羟基丙酸

hydradenitis [ˌhaidrædi'naitis] *n* 汗腺炎

hydradenoma [ˌhaidrædi'nəumə] *n* 汗腺腺瘤

hydraeroperitoneum [haiˌdrɛərəperitəu'ni:əm] *n* 水气腹(腹腔积水充气)

hydragogue ['haidrəgɔg] *a* 致水泻的 *n* 水泻剂

hydralazine hydrochloride [hai'dræləzi:n] 盐酸肼屈嗪，盐酸肼酞嗪(抗高血压药)

hydramine ['haidrəmin] *n* 羟基胺

hydramnios [hai'dræmniɔs], **hydramnion** [hai'dræmniɔn] *n* 羊水过多

hydranencephaly [ˌhaidrænen'sefəli] *n* 积水性无脑(畸形)

Hydrangea [hai'dreindʒə] *n* 绣球(花)属，八仙花属

hydrangiography [haiˌdrændʒi'ɔgrəfi] *n* 淋巴管论;淋巴管X线造影(术)

hydrangiology [haiˌdrændʒi'ɔlədʒi] *n* 淋巴管学

hydrangiotomy [haiˌdrændʒi'ɔtəmi] *n* 淋巴管切开术

hydrargyri [hai'drɑ:dʒiri] (hydrargyrum的所有格) *n*【拉】汞，水银 | ～ bichloridum, ～ chloridum corrosivum 升汞 / ～ iodidum flavum 黄碘化亚汞 / ～ iodidum rubrum (红)碘化汞 / ～ oxidum flavum 黄氧化汞，黄降汞 / ～ salicylas 水杨酸汞

hydrargyria [ˌhaidrɑ:'dʒiriə], **hydrargyrism** [hai'drɑ:dʒirizəm], **hydrargyrosis** [haiˌdrɑ:dʒi'rəusis] *n* 汞中毒

hydrargyromania [haiˌdrɑ:dʒirəu'meiniə] *n* 汞中毒性精神病

hydrargyrorelapsing [haiˌdrɑ:dʒirəuri'læpsiŋ] *a* 汞(中毒)治疗后复发的

hydrargyrum [hai'drɑːdʒirəm] *n*【拉】汞,水银 | ～ ammoniatum 氯化氨基汞,白降汞 / ～ chloridum mite 甘汞 / ～ oleatum 油酸汞

hydrarthrosis [ˌhaidrɑː'θrəusis] *n* 关节积水 | intermittent ～ 间歇性关节积水 | **hydrarthrodial** *a*

hydrase ['haidreis] *n* 水化酶

hydratase ['haidrəteis] *n* 水合酶

hydrate ['haidreit] *n* 水合物,水化物 *vt, vi* (使)水合 | ～**d** *a* 水合的,水化的 / **hydration** [hai'dreiʃən] *n* 水合(作用),水化(作用)

hydraulic [hai'drɔːlik] *a* 水力的;水压的,液压的 | ～**s** [复] *n* 水力学

hydrazine ['haidrəziːn] *n* 肼,联胺

hydrazinolysis [ˌhaidrəzi'nɔləsis] *n* 肼解(作用)

hydrazoate [ˌhaidrə'zəueit] *n* 叠氮化物

hydrazoic acid [ˌhaidrə'zəuik] 叠氮酸

hydrazone ['haidrəzəun] *n* 腙

Hydrea [hai'driːə] *n* 羟基脲(hydroxyurea)制剂的商品名

hydremia [hai'driːmiə] *n* 血水分过多(症),稀血症

hydrencephalocele [ˌhaidren'sefələsiːl] *n* 积水性脑突出

hydrencephalomeningocele [ˌhaidrenˌsefələuməˈniŋgəsiːl] *n* 积水性脑膜突出

hydrencephalus [ˌhaidren'sefələs], **hydrencephaly** [ˌhaidren'sefəli] *n* 脑积水

hydrepigastrium [ˌhaidrepi'gæstriəm] *n* 腹膜腹肌间积水

Hydrergine ['haidrəːdʒiːn] *n* 麦角生物碱甲磺酸盐类(ergoloid mesylates)制剂的商品名

hydriatrics [ˌhaidri'ætriks] *n* 水疗法 | **hydriatric** *a*

hydric ['haidrik] *a* 氢的,含氢的

hydride ['haidraid] *n* 氢化物

hydrindicuria [ˌhaidrindi'kjuəriə] *n* 吲哚尿

hydriodic acid [ˌhaidri'ɔdik] 氢碘酸

hydrion [hai'draiən] *n* 氢离子

hydr(o)- [构词成分] 水,氢

hydroa [hi'drəuə] *n* 水疱,水疱病

hydroadipsia [ˌhaidrəuə'dipsiə] *n* 不渴(症),渴感缺乏

hydroappendix [ˌhaidrəuə'pendiks] *n* 阑尾积水

Hydrobiidae [ˌhaidrəu'biːidiː] *n* 觿螺科

Hydrobiinae [ˌhaidrəu'biːiniː] *n* 觿螺亚科

hydrobilirubin [ˌhaidrəuˌbili'ruːbin] *n* 氢胆红素

hydroblepharon [ˌhaidrəu'blefərɔn] *n* 睑水肿

hydrobromic acid [ˌhaidrəu'brəumik] 氢溴酸

hydrobromide [ˌhaidrəu'brəumaid] *n* 氢溴化物

hydrocaffeic acid [ˌhaidrəukə'fiːik] 二羟苯丙酸

Hydrocal ['haidrəkəl] *n* 含水煅石膏(商品名,用于牙科)

hydrocalycosis [ˌhaidrəuˌkæli'kəusis] *n* 肾盏积水

hydrocalyx [ˌhaidrəu'kæliks] *n* 肾盏积水,肾盏积液

hydrocarbon [ˌhaidrəu'kɑːbən] *n* 烃,碳氢化合物 | alicyclic ～ 脂环烃 / aliphatic ～ 脂肪族烃,链烃 / carcinogenic ～ 致癌性烃 / cyclic ～ 环烃 / saturated ～ 饱和烃 / unsaturated ～ 不饱和烃

hydrocarbonism [ˌhaidrəu'kɑːbənizəm], **hydrocarbarism** [ˌhaidrəu'kɑːbərizəm] *n* 碳氢化合物中毒

hydrocardia [ˌhaidrəu'kɑːdiə] *n* 心包积水

hydrocele ['haidrəsiːl] *n* 水囊肿;阴囊水囊肿 | cervical ～, ～ of neck 颈导管积水,颈导管水囊肿 / chylous ～ 乳

糜样水囊肿 / diffused ～ 弥漫性(精索)水囊肿 / encysted ～ 包绕性水囊肿 / bifunicular ～ 精索水囊肿 / hernial ～ 疝水囊肿 / scrotal ～ 阴囊水囊肿

hydrocelectomy [ˌhaidrəusiˈlektəmi] *n* 水囊肿切除术

hydrocenosis [ˌhaidrəusiˈnəusis] *n* 导液法

hydrocephalocele [ˌhaidrəuˈsefələsi:l] *n* 积水性脑突出

hydrocephaloid [ˌhaidrəuˈsefəlɔid] *a* 脑积水样的 *n* 类脑积水

hydrocephalus [ˌhaidrəuˈsefələs] *n* 脑积水，水脑 | communicating ～ 交通性脑积水 / obstructive ～, noncommunicating ～ 阻塞性脑积水 | **hydrocephaly** [ˌhaidrəuˈsefəli] *n* / **hydrocephalic** [ˌhaidrəusəˈfælik], **hydrocephalous** [ˌhaidrəuˈsefələs] *a*

Hydro-Chlor [ˈhaidrəuˌklɔ:] *n* 氢氯噻嗪(hydrochlorothiazide)制剂的商品名

hydrochloric acid [ˌhaidrəuˈklɔ:rik] 盐酸，氢氯酸

hydrochloride [ˌhaidrəuˈklɔ:raid] *n* 氢氯化物，盐酸化物，盐酸盐

hydrochloroplatinic acid [ˌhaidrəuˌklɔ(:)rəupləˈtinik] 氯铂酸

hydrochlorothiazide [ˌhaidrəuˌklɔ:rəuˈθaiəzaid] *n* 氢氯噻嗪，双氢克尿塞，双氢氯噻嗪(利尿药)

hydrocholecystis [ˌhaidrəuˌkəuliˈsistis] *n* 胆囊积水，胆囊水肿

hydrocholeresis [ˌhaidrəuˌkəuləˈri:sis] *n* (稀)胆液排泄增多 | **hydrocholeretic** [ˌhaidrəuˌkəuləˈretik] *a*

hydrocholesterol [ˌhaidrəukəˈlestərɔl] *n* 氢化胆甾醇，氢化胆固醇

hydrocinchonidine [ˌhaidrəusinˈkɔnidin] *n* 氢化辛可尼丁

hydrocinnamic acid [ˌhaidrəusiˈnæmik] 氢化桂皮酸，苯基丙酸

hydrocirsocele [ˌhaidrəuˈsə:səsi:l] *n* 精索静脉曲张水囊肿

hydrocodone [ˌhaidrəuˈkəudəun] *n* 氢可酮，二氢可待因酮(镇咳药) | ～ bitartrate 重酒石酸二氢可待因酮(镇咳药)

hydrocollidine [ˌhaidrəuˈkɔlidin] *n* 氢化可力丁

hydrocolloid [ˌhaidrəuˈkɔlɔid] *n* 水胶体 | irreversible ～ 不可逆性水胶体 / reversible ～ 可逆性水胶体

hydrocolpos [ˌhaidrəuˈkɔlpəs] *n* 阴道积液，阴道积水

hydroconion [ˌhaidrəuˈkəuniən] *n* 喷雾器，喷洒器

hydrocortamate [ˌhaidrəuˈkɔ:təmeit] *n* 氢可他酯，氢可松氨酯 | ～ hydrochloride 盐酸氢可松氨酯(合成糖皮质激素)

hydrocortisone [ˌhaidrəuˈkɔ:tisəun] *n* 氢化可的松，皮质(甾)醇(糖皮质激素) | ～ acetate 醋酸氢化可的松 / ～ cyclopentylpropionate, ～ cypionate 氢化可的松环戊丙酸酯 / ～ hemisuccinate 氢化可的松半琥酯 / ～ sodium phosphate 氢化可的松磷酸酯钠 / ～ sodium succinate 氢化可的松琥珀酸钠酯 / ～ valerate 戊酸氢化可的松

Hydrocortone [ˌhaidrəˈkɔ:təun] *n* 氢化可的松(hydrocortisone)制剂的商品名

hydrocumaric acid [ˌhaidrəukju:ˈmærik] β-苯酚丙酸

hydrocyanic acid [ˌhaidrəusaiˈænik] 氢氰酸，氰化氢

hydrocyanism [ˌhaidrəuˈsaiənizəm] *n* 氢氰酸中毒

hydrocyst [ˈhaidrəusist] *n* 水囊肿

hydrocystadenoma [ˌhaidrəuˌsistædiˈnəumə] *n* 汗腺腺瘤

hydrodelineation [ˌhaidrəudiˌliniˈeiʃən] *n* 注液划区(白内障手术时，用钝针在晶状体核层之间注射液体，以便划出核区)

hydrodiascope [ˌhaidrəuˈdaiəskəup]

n 散光矫正镜

hydrodictiotomy [ˌhaidrəuˌdikti'ɔtəmi] *n* 视网膜移位术

hydrodiffusion [ˌhaidrəudi'fju:ʒən] *n* 水中扩散

hydrodipsia [ˌhaidrəu'dipsiə] *n* 饮水(习性)

hydrodipsomania [ˌhaidrəuˌdipsəu'meinjə] *n* 剧渴性癫狂,发作性狂渴

hydrodissection [ˌhaidrəudi'sekʃən] *n* 注液切开(将少量液体,通常为等渗性盐溶液,注入晶状体囊,以便从晶状体皮质切开它的前面部分,在囊外手术和晶状体乳化法手术时便于对晶状体核进行操作)

hydrodiuresis [ˌhaidrəuˌdaijuə'ri:sis] *n* 水性多尿

HydroDIURIL [ˌhaidrəu'daijuril] *n* 氢氯噻嗪(hydrochlorothiazide)制剂的商品名

hydrodynamic [ˌhaidrəudai'næmik] *a* 水力的,水压的;流体动力学的 | ~**s** *n* 流体动力学

hydroelectric [ˌhaidrəui'lektrik] *a* 水电的;水力发电的;水电治疗的

hydroencephalocele [ˌhaidrəuen'sefələsi:l] *n* 积水性脑突出

hydroflumethiazide [ˌhaidrəuˌflumi'θaiəzaid] *n* 氢氟噻嗪(利尿药,用于治疗高血压和水肿)

hydrofluoric acid [ˌhaidrəuflu(:)'ɔrik] *n* 氢氟酸

hydrofluosilicic acid [ˌhaidrəuˌfluəsi'lisik] 氟硅酸(饮水氟化剂)

hydrogel ['haidrədʒel] *n* 水凝胶

hydrogen ['haidridʒən, 'haidrədʒən] *n* 氢 | arseniuretted ~ 砷化氢,胂 / ~ cyanide 氰化氢 / ~ disulfide 二硫化二氢 / heavy ~ 重氢 / light ~ 轻氢 / ~ monoxide 一氧化氢,水 / ~ peroxide 过氧化氢 / ~ selenide 硒化氢 / ~ sulfide, ~ sulfuretted 硫化氢 | ~**ous** [hai'drɔdʒinəs] *a* 氢的;含氢的

hydrogenase ['haidrədʒineis] *n* 氢化酶 | fumaric ~ 延胡索酸氢化酶

hydrogenate ['haidrədʒineit, hai'drɔdʒineit], **hydrogenize** ['haidrədʒinaiz, hai'drɔdʒinaiz] *vt* 使氢化;使还原 | **hydrogenation** [ˌhaidrəudʒə'neiʃən] *n* 氢化(作用)

hydrogenlyase [ˌhaidrədʒən'laieis] *n* 氢解酶,甲酸脱氢酶

hydrogenoid [hai'drɔdʒinɔid] *a* 湿性体质的(顺势疗法的术语)

hydrogenolysis [ˌhaidrədʒə'nɔlisis] *n* 氢解作用

Hydrogenomonas [haiˌdrəudʒənə'məunəs] *n* 氢单孢菌属

hydrogymnastic [ˌhaidrəudʒim'næstik] *a* 水中运动的 | ~**s** *n* 水中运动(治疗)学

hydrohalogen acid [ˌhaidrəu'hælədʒin] (氢)卤酸

hydrohematonephrosis [ˌhaidrəuˌhemətəuni'frəusis] *n* 肾积血尿

hydrohepatosis [ˌhaidrəuˌhepə'təusis] *n* 肝积水

hydrohymenitis [ˌhaidrəuˌhaimə'naitis] *n* 浆膜炎

hydrokinesitherapy [ˌhaidrəukaiˌni:si'θerəpi] *n* 水中运动疗法

hydrokinetic [ˌhaidrəukai'netik] *a* 流体动力的 | ~**s** *n* 流体动力学

hydrokollag [ˌhaidrəu'kɔlæg] *n* 石墨悬液(用于纤毛活动及淋巴引流的实验研究)

hydrol ['haidrɔl] *n* 二聚水分子;玉米糖母液

hydrolabile [ˌhaidrəu'leibail] *a* (组织内)水分不稳定的 | **hydrolability** [ˌhaidrəulə'biləti] *n* (组织内)水分不稳定性

hydrolabyrinth [ˌhaidrəu'læbirinθ] *n* 膜迷路积水

hydrolase ['haidrəleis] *n* 水解酶

hydrology [hai'drɔlədʒi] *n* 水文学,水理学

Hydrolose ['haidrələus] *n* 甲基纤维素(methylcellulose)制剂的商品名

hydro-lyase [ˌhaidrəu'laieis] *n* 水裂解酶

hydrolymph ['haidrəlimf] *n* 水淋巴，血淋巴(某些低等动物的水样营养液)

hydrolysate [hai'drɔlizeit] *n* 水解(产)物 | protein ～ 蛋白质水解物(用作特殊饮食，或供患者食用)

hydrolysis [hai'drɔlisis] ([复] **hydrolyses** [hai'drɔlisi:z]) *n* 水解(作用) | **hydrolytic** [ˌhaidəu'litik] *a* 水解的

hydrolyst ['haidrəlist] *n* 水解酶，水解催化剂

hydrolyte ['haidrəlait] *n* 水解质

hydrolyze ['haidrəlaiz] *vt, vi* (使)水解

hydroma [hai'drəumə] *n* 水囊瘤

hydromassage [ˌhaidrəumə'sɑ:ʒ] *n* 水按摩，漩水按摩

hydromel ['haidrəmel] *n* 蜂蜜水；水蜜剂

hydromeningitis [ˌhaidrəuˌmenin'dʒaitis] *n* 浆液性脑膜炎

hydromeningocele [ˌhaidrəumə'niŋgəsi:l] *n* 积水性脑膜突出

hydrometer [hai'drɔmitə] *n* (液体)比重计 | **hydrometric(al)** [ˌhaidrəu'metrik(əl)] *a* 液体比重测定法的 / **hydrometry** *n* 液体比重测定法

hydrometra [ˌhaidrəu'mi:trə] *n* 子宫积水

hydrometrocolpos [ˌhaidrəuˌmi:trəu'kɔlpəs] *n* 子宫阴道积水

hydromicrocephaly [ˌhaidrəuˌmaikrəu'sefəli] *n* 积水性小头

hydromorphone [ˌhaidrəu'mɔ:fəun] *n* 氢吗啡酮(麻醉镇痛药) | ～ hydrochloride 盐酸氢吗啡酮(亦称盐酸二氢吗啡酮)

Hydromox ['haidrəmɔks] *n* 喹乙宗(quinethazone)制剂的商品名

hydromphalus [hai'drɔmfələs] *n* 脐积水

hydromyelia [ˌhaidrəumai'i:liə] *n* 脊髓积水

hydromyelomeningocele [ˌhaidrəuˌmaiələuma'niŋgəsi:l], **hydromyelocele** [ˌhaidrəumai'eləsi:l] *n* 积水性脊髓膜突出

hydromyoma [ˌhaidrəumai'əumə] *n* 水囊性肌瘤

hydronaphthylamine [ˌhaidrəuˌnæfθi'læmin] *n* 氢化萘胺(散瞳药)

hydronephrosis [ˌhaidrəuni'frəusis] *n* 肾盂积水 | closed ～ 密闭性肾盂积水 / opened ～ 开放性肾盂积水 | **hydronephrotic** [ˌhaidrəune'frɔtik] *a*

hydronium [hai'drəuniəm] *n* 水合氢离子

hydro-oligocythemia [ˌhaidrəuˌɔligəusai'θi:miə] *n* 稀血性红细胞减少

hydropancreatosis [ˌhaidrəuˌpæŋkriə'təusis] *n* 胰积水

hydroparacumaric acid [ˌhaidrəuˌpærəkju:'mærik] 苯酚丙酸

hydroparotitis [ˌhaidrəuˌpærə'taitis] *n* 积水性腮腺炎

hydropenia [ˌhaidrəu'pi:niə] *n* (体内)缺水 | **hydropenic** ['haidrəˌpi:nik] *a*

hydropericarditis [ˌhaidrəuˌperikɑ:'daitis] *n* 积水性心包炎

hydropericardium [ˌhaidrəuˌperi'kɑ:diəm] *n* 心包积水

hydroperinephrosis [ˌhaidrəuˌperini'frəusis] *n* 肾周积水

hydroperion [ˌhaidrəu'periən] *n* 卵膜水

hydroperitoneum [ˌhaidrəuˌperitəu'ni:əm], **hydroperitonia** [ˌhaidrəuˌperi'təuniə] *n* 腹水

hydroperoxidase [ˌhaidrəpə'rɔksideis] *n* 氢过氧化物酶

hydroperoxide [ˌhaidrəupə'rɔksaid] *n* 氢过氧化物，过氧化氢物

hydroperoxy acid [ˌhaidrəupə'rɔksi] 过氧化氢酸

hydroperoxyeicosatetraenoic acid

[ˌhaidrəupəˌrɔksiaiˌkəusəˌtetrəi:'nəuik] 氢过氧化二十碳四烯酸

hydropexis [ˌhaidrəu'peksis], **hydropexia** [ˌhaidrəu'peksiə] *n* 水固定,水滞留 | **hydropexic** *a*

hydrophagocytosis [ˌhaidrəuˌfægəusai'təusis] *n* 饮液作用

Hydrophiidae [ˌhaidrə'faiidi:] *n* 海蛇科

hydrophilia [ˌhaidrəu'filiə], **hydrophilism** [hai'drɔfilizəm] *n* 吸水性,亲水性

hydrophilic [ˌhaidrəu'filik], **hydrophil** ['haidrəfil], **hydrophilous** [hai'drɔfiləs] *a* 吸水的,亲水的

hydrophobia [ˌhaidrəu'fəubjə] *n* 狂犬病(恐水病) | paralytic ～ 瘫痪型狂犬病

hydrophobic [ˌhaidrəu'fəubik] *a* 狂犬病的;疏水的 | **～ity** [ˌhaidrəufəu'bisəti] *n* 疏水性

hydrophorograph [ˌhaidrəu'fɔ:rəgrɑ:f] *n* 液流描记器

hydrophthalmos [ˌhaidrɔf'θælmɔs] *n* 水眼,眼积水 | ～ anterior 眼前部水眼 / ～ posterior 眼后部水眼 / ～ totalis 全眼球水眼 | **hydrophthalmia** [ˌhaidrɔf'θælmiə], **hydrophthalmus** [ˌhaidrɔf'θælməs] *n*

hydrophysometra [ˌhaidrəuˌfaisəu'mi:trə] *n* 子宫积水气

hydrophyte ['haidrəufait] *n* 水生植物

hydropic [hai'drɔpik] *a* 水肿的

hydropigenous [ˌhaidrəu'pidʒinəs] *a* 致水肿的,水肿性的

hydroplasma [ˌhaidrəu'plæzmə] *n* 透明质

hydroplasmia [ˌhaidrəu'plæzmiə] *n* 血浆变稀症,血浆稀薄

hydropneumatosis [ˌhaidrəuˌnju:mə'təusis] *n* 水气肿症,(组织内)水气积贮

hydropneumogony [ˌhaidrəunju:'mɔgəni] *n* 关节注气检查法

hydropneumopericardium [ˌhaidrəuˌnju:məuˌperi'kɑ:diəm] *n* 水气心包,心包积水气

hydropneumoperitoneum [ˌhaidrəuˌnju:məuˌperitəu'ni:əm] *n* 水气腹,腹腔积水气

hydropneumothorax [ˌhaidrəuˌnju:məu'θɔ:ræks] *n* 水气胸

hydroponics [ˌhaidrəu'pɔniks] *n* (植物)溶液栽培学 | **hydroponic** *a* / **hydroponicist** [ˌhaidrəu'pɔnisist], **hydroponist** [hai'drɔpənist] *n* 溶液栽培学家

hydropotherapy [ˌhaidrəupəu'θerəpi] *n* 腹水注射疗法

Hydropres ['haidrəpres] *n* 氢氯噻嗪-利血平(hydrochlorothiazide with reserpine)制剂的商品名

hydrops ['haidrɔps] *n*【拉;希】积水,水肿 | endolymphatic ～, labyrinthine ～ 内淋巴积水,(膜)迷路积水 / fetal ～ 胎儿水肿(发生于Rh阴性母亲血液中的抗体所致的溶血性疾病) / ～ pericardii 心包积水,水心包 / ～ spurius 假性积水,腹膜假粘液瘤 / ～ tubae 输卵管积水 / ～ tubae profluens 外溢性输卵管积水,间歇性输卵管积水 | **hydropic** [hai'drɔpik] *a* / **hydropsy** ['haidrɔpsi] *n*

hydropsychotherapy [ˌhaidrəuˌsaikəu'θerəpi] *n* 水浴心理疗法,精神病水疗法

hydropyonephrosis [ˌhaidrəuˌpaiəuni'frəusis] *n* 肾盂积尿脓

hydroquinone [ˌhaidrəu'kwinəun], **hydroquinol** [ˌhaidrəu'kwinəul] *n* 氢醌(脱色药)

hydroquinone-acetic acid [ˌhaidrəu'kwinəun ə'si:tik] 尿黑酸

hydrorachis [ˌhaidrəu'reikis] *n* 椎管积水

hydrorachitis [ˌhaidrəurə'kaitis] *n* 炎性椎管积水

hydrorrhea [ˌhaidrəu'ri:ə] *n* 溢液 | ～ gravidarum 妊娠溢液 / nasal ～ 鼻溢

液

hydrosalpinx [ˌhaidrəuˈsælpiŋks] *n* 输卵管积水 | intermittent ～ 间歇性输卵管积水，外溢性输卵管积水

hydrosarcocele [ˌhaidrəuˈsɑːkəsiːl] *n* 睾丸积水肉样肿

hydroscheocele [haiˈdrɔskiəsiːl] *n* 积水性阴囊疝

hydroscope [ˈhaidrəskəup] *n* 检水器，检湿器

hydrosol [ˈhaidrəsɔl] *n* 水溶胶

hydrosoluble [ˌhaidrəuˈsɔljubl] *a* 水溶性的

hydrosphygmograph [ˌhaidrəuˈsfigməgrɑːf] *n* 水柱(式)脉搏描记器

hydrospirometer [ˌhaidrəuspaiəˈrɔmitə] *n* 水柱(式)肺活量计

hydrostabile [ˌhaidrəuˈsteibail] *a* (组织内)水分稳定的

hydrostat [ˈhaidrəstæt] *n* 水压调节器

hydrostatics [ˌhaidrəuˈstætiks] *n* 流体静力学 | **hydrostatic(al)** [ˌhaidrəuˈstætik(əl)] *a* 流体静力(学)的

hydrosulfide [ˌhaidrəuˈsʌlfaid] *n* 氢硫化物

hydrosulfuric acid [ˌhaidrəusʌlˈfjuərik] 氢硫酸，硫化氢

hydrosulfurous acid [ˌhaidrəuˈsʌlfərəs] 硫代硫酸

hydrosynthesis [ˌhaidrəuˈsinθisis] *n* 水合成(作用)

hydrosyringomyelia [ˌhaidrəusiˌriŋgəumaiˈiːliə] *n* 脊髓积水空洞症

Hydrotaea [ˌhaidrəuˈtiːə] *n* 齿股蝇属 | ～ meteorica 速跃齿股蝇

hydrotaxis [ˌhaidrəuˈtæksis] *n* 趋水性(指能动的生物体或细胞) | **hydrotactic** [ˌhaidrəuˈtæktik] *a*

hydrotherapy [ˌhaidrəuˈθerəpi], **hydrotherapeutics** [ˌhaidrəuˌθerəˈpjuːtiks] *n* 水疗法 | **hydrotherapeutic** [ˌhaidrəuˌθerəˈpjuːtik] *a*

hydrothermal [ˌhaidrəuˈθəːməl] *a* 热水的，热液的

hydrothermic [ˌhaidrəuˈθəːmik] *a* 热水的(如热水浴)

hydrothionammonemia [ˌhaidrəuˌθaiəˌnæməˈniːmiə] *n* 氢硫化铵血

hydrothionemia [ˌhaidrəuˌθaiəˈniːmiə] *n* 硫化氢血

hydrothionuria [ˌhaidrəuˌθaiəˈnjuəriə] *n* 硫化氢尿

hydrothorax [ˌhaidrəuˈθɔːræks] 胸膜(腔)积水，水胸 | chylous ～ 乳糜胸

hydrotis [haiˈdrəutis] *n* 耳(内)积水

hydrotomy [haiˈdrɔtəmi] *n* 注水解剖术

hydrotropism [haiˈdrɔtrəpizəm] *n* 向水性(指不运动的生物体) | **hydrotropic** [ˌhaidrəuˈtrɔpik] *a*

hydrotubation [ˌhaidrəutjuˈbeiʃən] *n* 输卵管通液术

hydrotympanum [ˌhaidrəuˈtimpənəm] *n* 鼓室积水

hydroureter [ˌhaidrəujuəˈriːtə], **hydroureterosis** [ˌhaidrəujuəˌriːtəˈrəusis] *n* 输尿管积水

hydroureteronephrosis [ˌhaidrəujuəˌriːtərəuniˈfrəusis] *n* 输尿管肾盂积水

hydrouria [ˌhaidrəuˈjuəriə] *n* 稀尿，尿量增多

hydrous [ˈhaidrəs] *a* 含水的

hydrovarium [ˌhaidrəuˈvɛəriəm] *n* 卵巢积水

hydroxide [haiˈdrɔksaid] *n* 氢氧化物 | ferric ～ 氢氧化铁(砷中毒解毒药)

hydroxocobalamin [haiˌdrɔksəukəuˈbæləmin] *n* 羟钴胺，维生素B_{12a}(具有长效造血作用)

hydroxy [haiˈdrɔksi] *a* 羟(基)的

hydroxy- [前缀] 羟(基)

hydroxyacetanilide [haiˌdrɔksiæsiˈtænilaid] *n* 对乙酰氨基酚，扑热息痛(解热镇痛药)

hydroxyacetic acid [haidˌrɔksiəˈsiːtik] 羟乙酸，乙醇酸

hydroxy acid [haiˈdrɔksi] 羟酸

hydroxyacyl CoA [haiˌdrɔksiˈæsil] 羟

酰辅酶A

3-hydroxyacyl-CoA dehydrogenase [haiˌdrɔksi'æsil di:'haidrədʒəneis] 3-羟酰-辅酶A脱氢酶，3-羟酰CoA脱氢酶

3-hydroxyacyl CoA epimerase [haiˌdrɔksi'æsil kəu'ei i'piməreis] 3-羟酰辅酶A表异构酶，3-羟丁酰辅酶A表异构酶

hydroxyacyl coenzyme A [haiˌdrɔksi'æsil kəu'enzaim] 羟酰辅酶A

hydroxyacylglutathione hydrolase [haiˌdrɔksiˌæsilˌglu:tə'θaiəun 'haidrəleis] 羟酰基谷胱甘肽水解酶

hydroxyamphetamine [haiˌdrɔksiæm'fetəmin] *n* 羟苯丙胺(拟交感神经药、鼻内减轻充血药、加压素及散瞳药) | ~ hydrobromide 氢溴酸羟苯丙胺(肾上腺素能药，散瞳药)

hydroxyanthranilic acid [haiˌdrɔksiˌænθrə'nilik] 羟基氨基苯甲酸

hydroxyapatite [haiˌdrɔksi'æpətait] *n* 羟磷灰石

hydroxybenzene [haiˌdrɔksi'benzi:n] *n* 羟基苯，苯酚

***p*-hydroxybenzoic acid** [haiˌdrɔksiben'zəuik] 对羟苯甲酸

hydroxybutyrate [haiˌdrɔksi'bju:tileit] *n* 羟丁酸(盐或阴离子型)

3-hydroxybutyrate dehydrogenase [haiˌdrɔksi'bju:tireit di:'haidrədʒəneis] 3-羟丁酸脱氢酶

hydroxybutyric acid [haiˌdrɔksibju(:)'tirik] 羟(基)丁酸

4-hydroxybutyricaciduria, *γ*-hydroxybutyricaciduria [haiˌdrɔksibju:ˌtirikˌæsi'djuəriə] *n* 4-羟丁酸尿(症)，*γ*-羟丁酸尿(症)，琥珀酸半醛脱氢酶缺乏症

hydroxybutyryl [haiˌdrɔksi'bju:tiril] *n* 羟基丁酰(基)

3-hydroxybutyryl-CoA epimerase [haiˌdrɔksi'bjutiril kəu'ei i'piməreis] 3-羟丁酰辅酶A表异构酶(亦称3-羟酰辅酶A表异构酶)

hydroxychloroquine sulfate [haiˌdrɔksi'klɔ:rəkwin] 硫酸羟氯喹(抗疟药，红斑狼疮抑制药)

25-hydroxycholecalciferol [haiˌdrɔksiˌkəulikæl'sifərɔl] *n* 25-羟胆钙化(甾)醇，25-羟维生素D_3

hydroxycholesterol [haiˌdrɔksikə'lestərɔl] *n* 羟基胆甾醇，羟基胆固醇

hydroxycorticosteroid [haiˌdrɔksiˌkɔ:tikəu'stiərɔid] *n* 羟皮质类固醇 | 17-~ (17-OHCS) 17-羟皮质类固醇

17-hydroxycorticosteroid [haiˌdrɔksiˌkɔ:tikəu'sterɔid] *n* 17-羟皮质类固醇，17-羟皮质甾醇

17-hydroxycorticosterone [haiˌdrɔksiˌkɔ:tikəu'sterəun] *n* 17-羟皮质(甾)酮，氢(化)可的松

hydroxydione sodium succinate [haiˌdrɔksi'daiəun] 羟二酮琥钠(静脉麻醉药)

hydroxyeicosatetraenoic acid [haiˌdrɔksiaiˌkəusətetrəi:'nəuik] 羟基二十碳四烯酸

25-hydroxyergocalciferol [haiˌdrɔksiˌə:gəukæl'sifərɔl] *n* 25-羟麦角钙化(甾)醇，25-羟维生素D_2

hydroxyestrin benzoate [haiˌdrɔksi'i:strin] 苯(甲)酸雌二醇

2-hydroxyethanesulfonate [haiˌdrɔksiˌeθein'sʌlfəneit] *n* 2-羟乙磺酸盐

2-hydroxyethanesulfonic acid [haiˌdrɔksiˌeθeinsʌl'fɔnik] 2-羟乙磺酸

hydroxyethanoic acid [haiˌdrɔksieθə'nəuik] 羟基乙酸

hydroxyformobenzoylic acid [haiˌdrɔksiˌfɔ:məˌbenzəu'ilik] 羟甲醛苯甲酰酸

hydroxyglutamic acid [haiˌdrɔksiglu:'tæmik] 羟谷氨酸

hydroxyglutaric acid [haiˌdrɔksiglu:'tærik] 羟基戊二酸

hydroxyheptadecatrienoic acid [haiˌdrɔksiˌheptəˌdekətraii:'nəuik]

羟基十七碳三烯酸

5-hydroxyindoleacetic acid [haiˌdrɔksiˌindəulə'si:tik] 5-羟基吲哚乙酸

3-hydroxyisobutyryl [haiˌdrɔksiˌaisəu'bju:tiril] *n* 3-羟基异丁酰(基)

3-hydroxyisobutyryl-CoA hydrolase [haiˌdrɔksiˌaisəu'bju:tiril 'haidrəleis] 3-羟异丁酰-辅酶A水解酶，3-羟异丁酰-CoA水解酶

hydroxyisovaleric acid [haiˌdrɔksiˌaisəuvə'lerik] 羟基异戊酸

hydroxykynurenine [haiˌdrɔksi'kainjuərəˌni:n] *n* 羟基犬尿氨酸，羟基犬尿素

hydroxyl [hai'drɔksil] *n* 羟(基)，氢氧基 | ~**ic** [ˌhaidrɔk'silik] *a*

hydroxylamine [ˌhaidrɔk'siləmi:n] *n* 羟胺(用作还原剂)

hydroxylapatite [haiˌdrɔksil'æpətait] *n* 羟磷灰石

hydroxylase [hai'drɔksileis] *n* 羟化酶 | 11*β*-~ 11*β*-羟化酶，类固醇11*β*-单(加)氧酶 / 17*α*-~ 17*α*-羟化酶，类固醇17*α*-单(加)氧酶 / 21-~ 21-羟化酶，类固醇21-单(加)氧酶 / 27-~ 27-羟化酶，胆甾烷三醇26-单(加)氧酶

11*β*-hydroxylase deficiency 11*β*-羟化酶缺乏症(一种类固醇生成的常染色体隐性遗传病，类固醇11*β*-单〈加〉氧酶缺乏可致典型和非典型先天性肾上腺增生症的一型〈Ⅳ型〉)

17*α*-hydroxylase deficiency 17*α*-羟化酶缺乏症(一种类固醇生成的常染色体隐性遗传病，类固醇17*α*-单〈加〉氧酶缺乏可致先天性肾上腺增生症〈Ⅴ型〉)

18-hydroxylase deficiency 18-羟化酶缺乏症，皮质(甾)酮甲基氧化酶缺乏症

21-hydroxylase deficiency 21-羟化酶缺乏症(一种类固醇生成的常染色体隐性遗传病，类固醇21-单〈加〉氧酶缺乏有损于糖皮质激素生成的能力，若严重而又未治疗，则可致命。本症可致若干型先天性肾上腺增生症的一型〈Ⅲ型〉)

hydroxylysine [ˌhaidrɔksi'laisi:n] *n* 羟赖氨酸

hydroxylysyl galactosyltransferase [haiˌdrɔksi'laisil gəˌlæktəsil'trænsfəreis] 羟赖氨酰半乳糖(基)转移酶，原胶原半乳糖(基)转移酶

hydroxymandelic acid [haiˌdrɔksimæn'delik] 对羟苯羟乙酸

hydroxymethyl [haiˌdrɔksi'meθil] *n* 羟甲基

hydroxymethylbilane synthase [haiˌdrɔksiˌmeθil'bilein 'sinθeis] 羟甲基(原)胆色烷合酶(此酶缺乏，为一种常染色体显性性状，可致急性间歇性卟啉症。亦称胆色素原脱氨酶，尿卟啉原I合酶)

3-hydroxy-3-methylglutaric acid [haiˌdrɔksi ˌmeθilglu:'tærik] 3-羟基-3-甲基戊二酸

3-hydroxy-3-methylglutaricaciduria [haiˌdrɔksi ˌmeθilglu:ˌtærikˌæsi'djuəriə] *n* 3-羟基-3-甲基戊二酸尿(亦可写成*β*-hydroxy-*β*-methylglutaricaciduria)

3-hydroxy-3-methylglutaryl [haiˌdrɔksi ˌmeθil'glu:təril] *n* 3-羟基-3-甲基戊二酸单酰(基)(亦可写成*β*-hydroxy-*β*-methylglutaryl)

hydroxymethylglutaryl-CoA lyase [haiˌdrɔksiˌmeθilglu:'tæril kəu'ei 'laieis] 羟甲基戊二酰-辅酶A裂解酶，羟甲基戊二酰-CoA裂解酶(此酶缺乏，为一种常染色体隐性性状，可致3-羟基-3-甲基戊二酸尿)

hydroxymethylglutaryl-CoA reductase (NADPH) [haiˌdrɔksiˌmeθil'glu:təril kəu'ei ri'dʌkteis] 羟甲基戊二酸单酰辅酶A还原酶(NADPH)

hydroxymethylglutaryl-CoA synthase [haiˌdrɔksiˌmeθil'glu:təril 'sinθeis] 羟甲基戊二酸单酰辅酶A合酶

hydroxymethyltransferase [haiˌdrɔksiˌmeθil'trænsfəreis] *n* 羟甲基转移酶，转羟甲酶

hydroxynaphthoic acid [haiˌdrɔksi-næf'θəuik] 羟萘甲酸

hydroxynervone [haiˌdrɔksi'nə:vəun] *n* 羟烯脑苷脂,羟神经苷脂

4-hydroxy-2-oxoglutarate aldolase [haiˌdrɔksiˌɔksəu'glu:təreit 'ældəleis] 4-羟基-2-酮戊二酸醛缩酶

hydroxyphenamate [haiˌdrɔksi'fenə-meit] *n* 羟基丁氨酯,奥芬氨酯(弱安定药)

hydroxyphenylaminopropionic acid [haiˌdrɔksiˌfenilˌæminəupræupi'ɔnik] 酪氨酸

hydroxyphenylethylamine [hai-ˌdrɔksiˌfenileθi'læmin] *n* 酪胺

***p*-hydroxyphenylpyruvate** [hai-ˌdrɔksiˌfenil'paiəruveit] *n* 对羟苯丙酮酸(阴离子型,亦可写成4-hydroxy-phenylpyruvate)

4-hydroxyphenylpyruvate dioxygenase [haiˌdrɔksiˌfenil'paiəruveit di:-'ɔksidʒəneis] 4-羟苯(基)丙酮酸双(加)氧酶(此酶的遗传性缺乏,据认为可致酪氨酸代谢症,亦称对羟苯〈基〉丙酮酸氧化酶)

***p*-hydroxyphenylpyruvate oxidase** [haiˌdrɔksiˌfenil'paiəruveit 'ɔksi-deis] 对羟苯(基)丙酮酸氧化酶, 4-羟苯(基)丙酮酸双(加)氧酶

***p*-hydroxyphenylpyruvic acid** [hai-ˌdrɔksiˌfenilpai'ru:vik] 对羟苯丙酮酸(缩写为PHPP,亦可写成4-hydroxy-phenylpyruvic acid)

hydroxypregnenolone [haiˌdrɔksi-preg'ni:nələun] *n* 羟基孕(甾)烯醇酮

hydroxyprogesterone [haiˌdrɔksi-prəu'dʒestərəun] *n* 羟孕酮 | ~ caproate 羟孕酮己酸酯(合成孕激素)

17α-hydroxyprogesterone [haiˌdrɔk-siprə'dʒestərəun] *n* 17α-羟孕(甾)酮

17α-hydroxyprogesterone aldolase [haiˌdrɔksiprə'dʒestərəun 'ældəleis] 17α-羟孕(甾)酮醛缩酶(此酶活性缺乏称为17,20-裂解酶缺乏症,亦称17,20-裂解酶,17,20-碳链〈裂解〉酶)

hydroxyproline [haiˌdrɔksi'prəuli:n] *n* 羟脯氨酸

hydroxyprolinemia [haiˌdrɔksiˌprəu-li'ni:miə] *n* 羟脯氨酸血症(一种氨基酸代谢障碍,特征为血浆和尿内有过量的游离羟脯氨酸,系由羟脯氨酸氧化酶缺乏所致,可伴有精神发育迟缓,亦称4-羟-L-脯氨酸氧化酶缺乏症)

hydroxyproline oxidase [haiˌdrɔksi-'prəuli:n 'ɔksideis] 羟脯氨酸氧化酶(此酶缺乏为一种常染色体隐性性状,可致高羟脯氨酸血症)

2-hydroxypropionic acid [haiˌdrɔksi-ˌprəupi'ɔnik] 2-羟基丙酸,乳酸

hydroxypropyl methylcellulose [haiˌdrɔksi'prəupil] 羟丙基甲基纤维素(药用辅料)

8-hydroxyquinoline [haiˌdrɔksi'kwin-əˌli:n] 8-羟基喹啉,羟喹啉

hydroxystearic acid [haiˌdrɔksisti-'ærik] 羟硬脂酸

17-hydroxysteroid [haiˌdrɔksi'ste-rɔid] *n* 17-羟甾类, 17-羟类固醇

17*β*-hydroxysteroid dehydrogenase [haiˌdrɔksi'sterɔid di:'haidrədʒəneis] 17*β*-羟甾类脱氢酶,睾酮17*β*-脱氢酶

18-hydroxysteroid dehydrogenase [haiˌdrɔksi'sterɔid di:'haidrədʒəneis] 18-羟甾类脱氢酶(此酶的活性缺乏称为皮质〈甾〉酮甲基氧化酶缺乏症Ⅱ型)

3*β*-hydroxy-Δ^5-steroid dehydrogenase [haiˌdrɔksi'stiərɔid di:'haidrə-dʒəneis] 3*β*-羟-Δ^5-甾类脱氢酶(此酶的遗传性缺乏,可引起17-羟基孕烯醇酮在血内聚积,并导致先天性肾上腺增生症Ⅱ型)

3*β*-hydroxysteroid dehydrogenase deficiency 3*β*-羟甾类脱氢酶缺乏症(一种类固醇生成的常染色体隐性遗传性疾病,可致若干型先天性肾上腺增生症的一型〈Ⅱ型〉)

17*β*-hydroxysteroid dehydrogenase deficiency 17*β*-羟甾类脱氢酶缺乏

症(一种类固醇生成的常染色体隐性遗传病，由于缺乏睾丸酶即睾酮17β-脱氢酶所致。特征为男性假两性畸形伴青春期后男性化，有时为男子女性型乳房。血浆睾酮减少，雄烯二酮增加)

hydroxystilbamidine isethionate [haiˌdrɔksistil'bæmidi:n] 羟乙磺酸羟芪巴脒(抗真菌和抗原虫药)

hydroxytetracosanic acid [haiˌdrɔksiˌtetrəkə'sænik] α-羟(基)二十四(烷)酸

hydroxytetracycline [haiˌdrɔksiˌtetrə'saiklin] *n* 羟四环素，氧四环素，土霉素

5-hydroxytryptamine (5-HT) [haiˌdrɔksi'triptəmi:n] *n* 5-羟色胺

hydroxyurea [haiˌdrɔksi'juəriə] *n* 羟基脲(抗肿瘤药)

hydroxyvaline [haiˌdrɔksi'vælin] *n* 羟缬氨酸

25-hydroxyvitamin D [haiˌdrɔksi'vaitəmin] 25-羟基维生素D

25-hydroxyvitamin D_3 [haiˌdrɔksi'vaitəmin] 25-羟基维生素D_3，25-羟基胆钙化醇

hydroxyzine [hai'drɔksizi:n] *n* 羟嗪(安定药，解痉药，抗组胺药) | ～ hydrochloride 盐酸羟嗪，安泰乐 / ～ pamoate 双羟萘酸羟嗪

Hydrozoa [ˌhaidrəu'zəuə] *n* 水螅纲

hydrozoan [ˌhaidrəu'zəuən] *n* 水螅，水螅纲生物

hydruria [hai'druəriə] *n* 稀尿症，多尿症 | **hydruric** [hai'druərik] *a* 多尿的

hyenanchin [ˌhaii'næŋkin] *n* 南非野葛素(其作用类似士的宁)

Hygeia [hai'dʒi(:)ə] *n* 【希】健康女神(医神Aesculapius之女)

hygeiophrontis [ˌhaidʒiəu'frɔntis] *n* 疑病(症) | **hygeiophrontistic** [ˌhaidʒiəufrɔn'tistik] *a*

hygiene ['haidʒi:n] *n* 卫生，卫生学，保健(法) | industrial ～ 工业卫生 / mental ～ 心理卫生，精神卫生 / oral ～ 口腔卫生 / sex ～ 性卫生 / social ～ 社会(心理)卫生 | **hygienic** [hai'dʒi:nik] *a* 卫生的

hygienics [hai'dʒi:niks] *n* 卫生学

hygienism [hai'dʒi:nizəm] *n* 卫生，摄生

hygienist [hai'dʒi:nist] *n* 卫生学家 | dental ～ 牙科保健员(洁治员) | **hygieist** [hai'dʒi:ist] *n*

hygienization [ˌhaidʒi:nai'zeiʃən, -ni'z-] *n* 卫生化

hygieology, hygiology [ˌhaidʒi'ɔlədʒi] *n* 卫生学

hygiogenesis [ˌhaidʒiəu'dʒenisis] *n* 保健机制

hygrechema [ˌhaigri'ki:mə] *n* 水音(一种听诊音)

hygremometry [ˌhaigri'mɔmitri] *n* 血干燥物质测定法(测血红蛋白比例)

hygric ['haigrik] *a* 湿的，潮的

hygr(o)- [构词成分] 湿

hygroblepharic [ˌhaigrəubli'færik] *a* 润睑的

hygrograph ['haigrəgrɑ:f] *n* 湿度记录器

hygrology [hai'grɔlədʒi] *n* 湿度学

hygroma [hai'grəumə] ([复] **hygromas** 或 **hygromata** [hai'grəumətə]) *n* 水囊瘤 | ～ colli 颈部水囊瘤 / cystic ～ 水囊状淋巴管瘤 / ～ praepatellare 髌前囊炎 / subdural ～ 硬膜下水囊瘤 | ～**tous** [hai'grəumətəs] *a*

hygrometer [hai'grɔmitə] *n* 湿度计 | hair ～ 毛发湿度计 | **hygrometric** [ˌhaigrəu'metrik] *a* 湿度测定的 / **hygrometry** *n* 湿度测定法

hygromycin [ˌhaigrəu'maisin] *n* 潮霉素(抗生素类药) | ～ B 潮霉素B(抗蠕虫药，用于猪)

hygroscope ['haigrəskəup] *n* 验湿器 | **hygroscopic** [ˌhaigrəu'skɔpik] *a* 吸湿的，收湿的；湿度器的

Hygroton ['haigrətɔn] *n* 氯噻酮(chlorthalidone)制剂的商品名

Hykinone [ˈhaikinəun] *n* 维生素K_3,亚硫酸氢钠(menadione sodium bisulfite)的商品名

hyle [ˈhaili] *n*【希】原质,原始物质

hyle- 见hyl(o)-

Hylemyia [ˌhailəˈmaiə] *n* 黑蝇属

hylergography [ˌhailəˈgɔgrəfi] *n* 环境(对细胞)影响记录法

hylic [ˈhailik] *a* 物质的;髓质的(指胚胎的原髓组织)

hyl(o)-, hyle- [构词成分] 物质

hylogenesis [ˌhailəuˈdʒenisis], **hylogeny** [haiˈlɔdʒini] *n* 物质生成

hylology [haiˈlɔlədʒi] *n* 原始物质学

hylotropy [haiˈlɔtrəpi] *n* 恒质变形,保组变相(物质改变物理形态,化学成分不变) | **hylotropic** [ˌhailəuˈtrɔpik] *a*

hylozoism [ˌhailəˈzəuizəm] *n* 万物有生论 | **hylozoic** [ˌhailəˈzəuik] *a*

hymecromone [ˌhaimiˈkrəuməun] *n* 羟甲香豆素(利胆药)

hymen [ˈhaimen, -mən] *n*【希】处女膜 | circular ~, annular ~ 环状处女膜 / cribriform ~, fenestrated ~ 筛状处女膜 / denticular ~ 锯齿状处女膜 / falciform ~ 镰状处女膜 / imperforate ~ 无孔处女膜,处女膜闭锁 / infundibuliform ~ 漏斗形处女膜 / lunar ~ 半月形处女膜 / septate ~ 中隔处女膜 | ~**al** *a*

hymenectomy [ˌhaiməˈnektəmi] *n* 处女膜切除术

hymenitis [ˌhaiməˈnaitis] *n* 处女膜炎

hymenium [haiˈmi:niəm] ([复] **hymeniums** 或 **hymenia** [haiˈmi:niə]) *n* 子实层,子囊层 | **hymenial** *a*

hymen(o)- [构词成分] 膜;处女膜

hymenolepiasis [ˌhaimənəuleˈpaiəsis] *n* 膜壳绦虫病

Hymenolepididae [ˌhaimənəuˈlepidaidi:] *n* 膜壳(绦虫)科

Hymenolepis [ˌhaimiˈnɔləpis] *n* 膜壳绦虫属 | ~ diminuta 缩小膜壳绦虫,长膜壳绦虫 / ~ fraterna, ~ nana var. fraterna 鼠型短膜壳绦虫,鼠变异型短膜壳绦虫 / ~ lanceolata 矛形剑带绦虫(即Drepanidotaenia lanceolata) / ~ nana 短膜壳绦虫,微小膜壳绦虫

hymenology [ˌhaiməˈnɔlədʒi] *n* 膜学

Hymenomycetes [ˌhaimənəumaiˈsi:ti:z] *n* 层菌纲

Hymenoptera [ˌhaiməˈnɔptərə] *n* 膜翅目(昆虫)

hymenopteran [ˌhaiməˈnɔptərən] *n* 膜翅(目)昆虫 *a* 膜翅昆虫的 | **hymenopterous** [ˌhaiməˈnɔptərəs] *a*

hymenopterism [ˌhaiməˈnɔptərizəm] *n* 膜翅目昆虫螫症,蜂螫症

hymenorrhaphy [ˌhaiməˈnɔrəfi] *n* 处女膜缝术

Hymenostomatia [ˌhaiminəustəuˈmeiʃiə] *n* 膜口亚纲

Hymenostomatida [ˌhaiminəustəuˈmeitidə] *n* 膜口目

hymenotomy [ˌhaiməˈnɔtəmi] *n* 处女膜切开术

hyobasioglossus [ˌhaiəuˌbeisiəuˈglɔsəs] *n* 舌骨舌肌底部

hyodeoxycholic acid [ˌhaiəudi:ˌɔksiˈkəulik] 猪去氧胆酸, 3,6-二羟基胆烷酸

hyoepiglottic [ˌhaiəuˌepiˈglɔtik], **hyoepiglottidean** [ˌhaiəuˌepiglɔˈtidiən] *a* 舌骨会厌的

hyoglossal [ˌhaiəuˈglɔsəl] *a* 舌骨舌的

hyoglycocholic acid [ˌhaiəuˌglikəˈkəulik] 猪甘氨胆酸

hyoid [ˈhaiɔid] *a* 舌骨的;舌骨形的,(希腊字母) *υ* 形的

hyoscine [ˈhaiəsin] *n* 东莨菪碱

hyoscyamine [ˌhaiəˈsaiəmin] *n* 莨菪碱,天仙子胺(解痉药,散瞳药) | ~ hydrobromide 氢溴酸莨菪碱(作用和用途与阿托品〈atropine〉相似) / ~ sulfate 硫酸莨菪碱(作用和用途与阿托品相似)

Hyoscyamus [ˌhaiəˈsaiəməs] *n* 莨菪属

hyoscyamus [ˌhaiə'saiəməs] *n* 莨菪
Hyostrongylus rubidus [ˌhaiə*u*'strɔndʒiləs 'ru:bidəs] 淡红猪圆线虫
hyotaurocholic acid [ˌhaiə*u*ˌtɔ:rə'kəulik] 猪牛磺胆酸
hyothyroid [ˌhaiə*u*'θairɔid] *a* 舌骨甲状软骨的
hypacidemia [haiˌpæsi'di:miə] *n* 血酸过少
hypacusis [ˌhaipə'kjusis], **hypacusia** [ˌhaipə'kju:ziə] *n* 听觉减退,重听
hypadrenia [ˌhaipə'dri:niə] *n* 肾上腺功能减退,肾上腺功能不全
hypalbuminemia [ˌhaipælˌbju:mi'ni:miə], **hypalbuminosis**[ˌhaipælbju:mi'nəusis] *n* 血白蛋白减少
hypalgesia [ˌhaipæl'dʒi:zjə], **hypalgia** [hai'pældʒiə] *n* 痛觉减退 | **hypalgesic** [ˌhaipæl'dʒi:sik], **hypalgetic** [ˌhaipæl'dʒetik] *a*
hypamnios [hai'pæmniəs], **hypamnion** [hai'pæmniən] *n* 羊水过少
hypanakinesia [haiˌpænəkai'ni:ziə], **hypanakinesis** [haiˌpænəkai'ni:sis] *n* 蠕动缺失,蠕动功能减退,运动功能减退
hypaphorine [hai'pæfərin] *n* 下篦刺桐碱,色氨酸三甲基内盐
Hypaque ['haipeik] *n* 泛影葡铵-泛影钠(datrizoate meglumine and diatrizoate sodium)制剂的商品名
hyparterial [ˌhaipɑ:'tiəriəl] *a* 动脉下的
hypaxial [hai'pæksiəl] *a* 体轴下的
hypazoturia [hiˌpæzə*u*'tjuəriə] *n* 尿氮减少
hypemia [hai'pi:miə] *n* 贫血
hypenchyme ['haipenkaim] *n* 下胚叶(原肠腔内胚组织)
hypeosinophil [haiˌpi:ə'sinəfil] *n* 次嗜酸细胞 *a* 次嗜酸性的
hyper- [前缀] 过多,超过,上,高,重,过度
hyperabsorption [ˌhaipə(:)rəb'sɔ:pʃən] *n* (肠)吸收过多
hyperacanthosis [ˌhaipə(:)ˌrækən'θəusis] *n* 棘层增厚
hyperacid [ˌhaipə(:)'ræsid] *a* 酸过多的
hyperacidaminuria [ˌhaipə(:)ˌræsidæmi'njuəriə] *n* 尿氨基酸过多,高氨基酸尿
hyperacidity [ˌhaipə(:)rə'sidəti] *n* 酸过多,胃酸过多 | gastric ～ 胃酸过多(症)
hyperactive [ˌhaipə(:)'ræktiv] *a* 活动过强的;功能亢进的 | **hyperactivity** [ˌhaipə(:)ræk'tivəti] *n*
hyperacusis [ˌhaipə(:)rə'kju:sis], **hyperacousia** [ˌhaipə(:)rə'ku:ziə], **hyperacusia** [ˌhaipə(:)rə'kju:ziə] *n* 听觉过敏
hyperacute [ˌhaipə(:)rə'kju:t] *a* 过急性的,超急性的
hyperadenosis [ˌhaipə(:)ˌrædi'nəusis] *n* 腺增大
hyperadiposis [ˌhaipə(:)ˌrædi'pəusis], **hyperadiposity** [ˌhaipə(:)ˌrædi'pɔsəti] *n* 肥胖过度
hyperadrenalemia [ˌhaipə(:)rədri:nə'li:miə] *n* 血(内)肾上腺素过多,高肾上腺素血(症)
hyperadrenalism [ˌhaipə(:)rə'dri:nəlizəm], **hyperadrenia** [ˌhaipə(:)rə'dri:niə] *n* 肾上腺功能亢进
hyperadrenocorticism [ˌhaipə(:)rəˌdri:nə*u*'kɔ:tisizəm] *n* 肾上腺皮质功能亢进
hyperaemia [ˌhaipə(:)'ri:miə] *n* = **hyperemia**
hyperaemization [haipə(:)ˌri:mai'zeiʃən, -mi'z-] *n* = **hyperemization**
hyperaesthesia [ˌhaipə(:)ris'θi:zjə] *n* = **hyperesthesia** | **hyperaesthetic** [ˌhaipə(:)ris'θetik] *a* = **hyperesthetic**
hyperaffectivity [ˌhaipə(:)rəfek'tivəti] *n* 情感过强 | **hyperaffective** [ˌhaipə(:)rə'fektiv] *a*

hyperakusis [ˌhaipə(:)rəˈkju:sis] *n* 听觉过敏

hyper-β-alaninemia [ˌhaipə(:)ˌbeitəˌæləniˈni:miə] *n* 血(内)β-丙氨酸过多,高β-丙氨酸血(症)(亦称β-丙氨酸血症)

hyperalbuminemia [ˌhaipə(:)rælˌbju:miˈni:miə] *n* 血白蛋白过多

hyperalbuminosis [ˌhaipə(:)rælˌbju:miˈnəusis] *n* 白蛋白过多

hyperaldosteronemia [ˌhaipə(:)rælˌdɔstərəˈni:miə] *n* 血(内)醛固酮过多,高醛固酮血

hyperaldosteronism [ˌhaipə(:)rælˌdɔˈstərəˌnizəm] *n* 醛固酮过多症

hyperaldosteronuria [ˌhaipə(:)rælˌdɔˌstərəˈnjuəriə] *n* 尿(内)醛固酮过多,高醛固酮尿

hyperalgesia [ˌhaipə(:)rælˈdʒi:zjə] *n* 痛觉过敏 | auditory ~ 听觉性痛觉过敏 / muscular ~ 肌痛觉过敏 | **hyperalgia** [haipə(:)ˈrældʒiə] *n* / **hyperalgesic** [ˌhaipə(:)rælˈdʒi:sik], **hyperalgetic** [ˌhaipə(:)rælˈdʒetik] *a*

hyperalimentation [ˌhaipə(:)ˌræliˌmenˈteiʃən] *n* 营养过度 | parenteral ~ 胃肠外高营养,静脉高营养

hyperalimentosis [ˌhaipə(:)ˌrælimenˈtəusis] *n* 营养过度病

hyperalkalescence [ˌhaipə(:)ˌrælkəˈlesns], **hyperalkalinity** [ˌhaipə(:)ˌrælkəˈlinəti] *n* 碱性过度

hyperallantoinuria [ˌhaipə(:)ræˌlæntəiˈnjuəriə] *n* 尿(内)尿囊素过多

hyperalonemia [ˌhaipə(:)ˌræləuˈni:miə] *n* 血盐过多

hyperalphalipoproteinemia [ˌhaipə(:)ˌrælfəˌlipəuprəuti:ˈni:miə] *n* 血α-脂蛋白过多,高α-脂蛋白血(症)

hyperaminoacidemia [ˌhaipə(:)rəˌminəuˌæsiˈdi:miə] *n* 血氨基酸过多,高氨基酸血

hyperaminoaciduria [ˌhaipə(:)rəˌmi:nəuˌæsiˈdjuəriə] *n* 高氨基酸尿(症),氨基酸尿(症)

hyper-β-aminoisobutyricaciduria [ˌhaipə(:)rəˌmi:nəuˌaisəubju:ˌtirikˌæsiˈdjuəriə] *n* 高-β-氨基异丁酸尿(症),β-氨基异丁酸尿(症)

hyperammonemia [ˌhaipə(:)ˌræməuˈni:miə] *n* 血氨过多,高氨血(症) | cerebroatrophic ~ 大脑萎缩性血氨过多,雷特综合征(见Rett syndrome) / congenital ~, type Ⅰ 先天性高氨血症Ⅰ型,氨甲酰基磷酸合成酶缺乏症 / congenital ~, type Ⅱ 先天性高氨血症Ⅱ型,鸟氨酸氨甲酰基磷酸缺乏症 | **hyperammoniemia** [ˌhaipə(:)rəˌməuniˈi:miə] *n*

hyperammonuria [ˌhaipə(:)ˌræməuˈnjuəriə] *n* 尿氨过多,高氨尿

hyperamylasemia [ˌhaipə(:)ˌræmileiˈsi:miə] *n* 血淀粉酶过多

hyperanacinesia [ˌhaipə(:)ˌrænəsaiˈni:ziə], **hyperanakinesia** [ˌhaipə(:)ˌrænəkaiˈni:ziə] *n* 蠕动亢进,蠕动过强,运动过度,运动功能亢进

hyperandrogenism [ˌhaipə(:)ˈrændrədʒənizəm] *n* 雄激素过多症

hyperaphia [ˌhaipə(:)ˈreifiə] *n* 触觉过敏 | **hyperaphic** [ˌhaipə(:)ˈræfik] *a*

hyperarginemia [ˌhaipə(:)ˌrɑ:dʒiˈni:miə] *n* 血(内)精氨酸过多,高精氨酸血症

hyperarousal [ˌhaipə(:)rəˈrauzəl] *n* 觉醒过度

hyperazotemia [ˌhaipə(:)ˌræzəuˈti:miə] *n* 血氮过多,高氮血(症)

hyperazoturia [ˌhaipə(:)ˌræzəuˈtjuəriə] *n* 尿氮过多,高氮尿

hyperbaric [ˌhaipə(:)ˈbærik] *a* 高压的;高比重的 | **hyperbarism** *n* 高气压病

hyperbasophilic [ˌhaipə(:)ˌbeisəuˈfilik] *a* 强嗜碱性的

hyperbetalipoproteinemia [ˌhaipə(:)ˌbeitəˌlipəuˌprəuti:ˈni:miə] *n* 血(内)β-脂蛋白过多,高β-脂蛋白血症 | familial ~ 家族性高β-脂蛋白血症,家族性高脂蛋白血症

hyperbicarbonatemia [ˌhaipə(:)baiˌkɑ:bənei'ti:miə] *n* 血重碳酸盐过多,高重碳酸盐血

hyperbilirubinemia[ˌhaipə(:)ˌbiliˌru:bi'ni:miə] *n* 血(内)胆红素过多,高胆红素血症 | congenital ～ 先天性高胆红素血(症),克-奈综合征(见Crigler-Najjar syndrome) / conjugated ～ 结合性血胆红素过多症 / constitutional ～, ～I 体质性血胆红素过多症,血胆红素过多症I,吉尔伯(Gilbert)综合征 / neonatal ～ 新生儿血胆红素过多症 / unconjugated ～ 非结合性血胆红素过多症

hyperblastosis [ˌhaipə(:)blæs'təusis] *n* 组织增生

hyperbola [hai'pə:bələ] ([复] **hyperbolas** 或 **hyperbolae** [hai'pə:bəli:]) *n* 双曲线

hyperbolic(al) [ˌhaipə(:)'bɔlik(ə)l] *a* 双曲线的 | **hyperbolically** *ad*

hyperborean [ˌhaipə(:)bɔ:'ri(:)ən] *a* 极北的;寒冷的;北极人的 *n* 北极人

hyperbrachycephaly [ˌhaipə(:)ˌbræki'sefəli] *n* 头部过短(症) | **hyperbrachycephalic** [ˌhaipə(:)ˌbrækise'fælik] *a* 头部过短的(颅指数85.5或以上的)

hyperbradykininemia [ˌhaipə(:)ˌbrædiˌkaini'ni:miə] *n* 血(内)缓激肽过多,高缓激肽血症

hyperbradykininism [ˌhaipə(:)ˌbrædi'kaininizəm] *n* 缓激肽过多症

hyperbulia [ˌhaipə(:)'bju:liə] *n* 意志过强

hypercalcemia [ˌhaipə(:)kæl'si:miə] *n* 血(内)钙过多,高钙血症 | familial hypocalciuric ～ 家族性低尿钙性血钙过多症 / idiopathic ～ 特发性血钙过多(婴儿) | **hypercalcinemia** [ˌhaipə(:)ˌkælsi'ni:miə] *n*

hypercalcipexy [ˌhaipə(:)'kælsiˌpeksi] *n* 钙沉积过多

hypercalcitoninemia [ˌhaipə(:)ˌkælsitəni'ni:miə] *n* 血降钙素过多,高降钙素血症

hypercalciuria [ˌhaipə(:)ˌkælsi'juəriə], **hypercalcinuria** [ˌhaipə(:)ˌkælsi'njuəriə] *n* 尿钙过多,高钙尿症

hypercapnia [ˌhaipə(:)'kæpniə], **hypercarbia** [ˌhaipə(:)'kɑ:biə] *n* (血内)碳酸过多,高碳酸血 | **hypercapnie** [ˌhaipə(:)'kæpnik] *a*

hypercarotenemia [ˌhaipə(:)ˌkærəti:'ni:miə], **hypercarotinemia** [ˌhaipə(:)ˌkærəti'ni:miə] *n* 血胡萝卜素过多,高胡萝卜素血

hypercatabolism [ˌhaipə(:)kə'tæbəlizəm] *n* 分解代谢过度 | **hypercatabolic** [ˌhaipə:ˌkætə'bɔlik] *a*

hypercatharsis [ˌhaipə(:)kə'θɑ:sis] *n* 泻下过度,腹泻过度

hypercathartic [ˌhaipə(:)kə'θɑ:tik] *a* 导泻过度的,剧泻的

hypercellularity [ˌhaipə(:)ˌselju'lærəti] *n* 细胞过多(如骨髓中) | **hypercellular** [ˌhaipə(:)'seljulə] *a*

hypercementosis [ˌhaipə(:)ˌsi:men'təusis] *n* 牙骨质增生

hyperchloremia [ˌhaipə(:)klɔ:'ri:miə] *n* 血氯过多,高氯血症 | **hyperchloremic** [ˌhaipə(:)klɔ:'ri:mik] *a*

hyperchlorhydria [ˌhaipə(:)klɔ:'haidriə] *n* 胃酸过多(症)

hyperchloridation [ˌhaipə(:)ˌklɔ:rai'deiʃən] *n* 供盐过多

hyperchloruration [ˌhaipə(:)ˌklɔ:rjuə'reiʃən] *n* 氯化物过多

hyperchloruria [ˌhaipə(:)ˌklɔ:'rjuəriə] *n* 尿氯过多,高氯尿(症)

hypercholesterolemia [ˌhaipə(:)kəˌlestərɔ'li:miə] *n* 血胆固醇过多,血胆甾醇过多,高胆固醇血,高胆甾醇血 | familial ～ 家族性高胆固醇血症,家族性高脂蛋白血症II_a型 / **hypercholesteremia** [ˌhaipə(:)kəˌlestə'ri:miə], **hypercholesterinemia** [ˌhaipə(:)kəˌlestəri'ni:miə] *n* / **hyper-**

cholesterolemic [ˌhaipə(:)kəˌlestərɔ'li:mik], **hypercholesteremic** [ˌhaipə(:)kəˌlestə'ri:mik] *a*

hypercholesterolia [ˌhaipə(:)kəˌlestə'rɔliə] *n* (胆汁内)胆固醇过多

hypercholia [ˌhaipə(:)'kəuliə] *n* 胆汁(分泌)过多

hyperchondroplasia [ˌhaipə(:)ˌkɔndrəu'pleiziə] *n* 软骨增殖过多

hyperchromaffinism [ˌhaipə(:)krəu'mæfinizəm] *n* 嗜铬组织功能亢进

hyperchromatin [ˌhaipə(:)'krəumətin] *n* 深色染色质

hyperchromatism [ˌhaipə(:)'krəumətizəm], **hyperchromasia** [ˌhaipə(:)krəu'meiziə] *n* 着色过度,染色过深 | **hyperchromatic** [ˌhaipə(:)krəu'mætik] *a* 染深色的,浓染的;含染色质多的

hyperchromatopsia [ˌhaipə(:)ˌkrəumə'tɔpsiə] *n* 色视症

hyperchromatosis [ˌhaipə(:)ˌkrəumə'təusis] *n* 色素过多;着色过度,染色过深

hyperchromemia [ˌhaipə(:)krəu'mi:miə] *n* 血色指数过高

hyperchromia [ˌhaipə(:)'krəumiə] *n* 血红蛋白过多;着色过度,染色过深

hyperchromic [ˌhaipə(:)'krəumik] *a* 深色的,浓染的

hyperchylia [ˌhaipə(:)'kailiə] *n* 胃液(分泌)过多

hyperchylomicronemia [ˌhaipə(:)ˌkailəuˌmaikrəu'ni:miə] *n* 血(内)乳糜微粒过多,高乳糜微粒血症(亦称乳糜微粒血症) / familial ~ 家族性高乳糜微粒血症,家族性高脂蛋白血症I型

hypercinesia [ˌhaipə(:)si'ni:siə] *n* 运动过度,运动功能亢进

hypercoagulable [ˌhaipə(:)kəu'ægjuləbl] *a* 凝固性过高的 | **hypercoagulability** [ˌhaipə(:)kəuˌægjulə'biləti] *n*

hypercoria [ˌhaipə(:)'kɔ:riə] *n* 易饱症

hypercorticalism [ˌhaipə(:)'kɔ:tikəlizəm], **hypercorticism** [ˌhaipə(:)'kɔ:tisizəm] *n* 肾上腺皮质功能亢进

hypercortisolism [ˌhaipə(:)'kɔ:tiˌsəulizəm] *n* 皮质醇过多症;肾上腺皮质功能亢进

hypercreatinemia [ˌhaipə(:)kri:əti'ni:miə] *n* 高肌酸血症

hypercrine [ˌhaipə(:)'krin] *a* 内分泌功能亢进的

hypercrinism [ˌhaipə(:)'krainizəm], **hypercrinemia** [ˌhaipə(:)kri'ni:miə], **hypercrinia** [ˌhaipə(:)'kriniə], **hypercrisia** [ˌhaipə(:)'kriziə] *n* 内分泌过多,内分泌功能亢进

hypercryalgesia [ˌhaipə(:)ˌkraiæl'dʒi:zjə], **hypercryesthesia** [ˌhaipə(:)ˌkraiis'θi:zjə] *n* 冷觉过敏

hypercupremia [ˌhaipə(:)kju:'pri:miə] *n* 血铜过多,高铜血(症)

hypercupriuria [ˌhaipə(:)ˌkju:pri'juəriə] *n* 尿铜过多,高铜尿

hypercyanotic [ˌhaipə(:)ˌsaiə'nɔtik] *a* 高度发绀的,高度青紫的

hypercyesis [ˌhaipə(:)sai'i:sis] *n* 异期复孕(指卵)

hypercythemia [ˌhaipə(:)sai'θi:miə] *n* (血内)红细胞过多(症)

hypercytochromia [ˌhaipə(:)ˌsaitəu'krəumiə] *n* 血细胞染色过深

hypercytosis [ˌhaipə(:)sai'təusis] *n* 血细胞过多(尤指白细胞)

hyperdactyly [ˌhaipə(:)'dæktili], **hyperdactylia** [ˌhaipə(:)dæk'tiliə], **hyperdactylism** [ˌhaipə(:)'dæktilizəm] *n* 多指(趾)

hyperdicrotic [ˌhaipə(:)dai'krɔtik] *a* 强二波(脉)的 | **hyperdicrotism** [ˌhaipə(:)'daikrətizəm] *n* 强二波脉(现象)

hyperdiploid ['haipə(:)ˌdiplɔid] *a* 超二倍的,高二倍的,多倍的 *n* 超二倍体,高二倍体,多倍体(见polyploid) | ~**y** *n* 多倍性,超二倍性

hyperdipsia [ˌhaipə(:)'dipsiə] *n* 剧渴

hyperdistention [ˌhaipə(:)dis'tenʃən] *n* 膨胀过度

hyperdiuresis [ˌhaipə(:)ˌdaijuə'ri:sis] *n* 尿分泌过多,多尿

hyperdontia [ˌhaipə(:)'dɔnʃiə] *n* 牙(数)过多

hyperdynamia [ˌhaipə(:)dai'neimiə] *n* 肌活动过多,肌力过度 | ~ uteri 子宫收缩过度 | **hyperdynamic**[ˌhaipə(:)-dai'næmik] *a*

hypereccrisia [ˌhaipə(:)re'kriziə], **hypereccrisis** [ˌhaipə(:)'rekrisis] *n* 排泄过多 | **hypereccritic** [ˌhaipə(:)-re'kritik] *a*

hyperechema [ˌhaipə(:)ri:'ki:mə] *n* 听诊音过强

hyperechoic [ˌhaipə(:)rə'kəuik] *a* 高回声的,强回声的

hyperelectrolytemia [haipə(:)riˌlek-trəulai'ti:miə] *n* 血(内)电解质过多,高电解质血

hyperemesis [ˌhaipə(:)'remisis] *n* 剧吐 | ~ gravidarum 妊娠剧吐 / ~ lactentium 乳儿剧吐 | **hyperemetic** [ˌhaipə(:)ri'metik] *a*

hyperemia [ˌhaipə(:)'ri:miə] *n* 充血 | active ~, arterial ~, fluxionary ~ 主动性充血,动脉性充血,流动性充血 / collateral ~ 侧支充血 / leptomeningeal ~ 软脑(脊)膜充血 / passive ~, venous ~ 被动性充血,静脉性充血 | **hyperemic** [haipə(:)'ri:-mik] *a*

hyperemization [ˌhaipə(:)ˌri:mai'zei-ʃən, -mi'z-] *n* 致充血,人工充血法(尤其为了治疗目的而使用)

hyperemotivity [ˌhaipə(:)ˌriməu-'tivəti] *n* 情感过强

hyperencephalus [ˌhaipə(:)ren'sefə-ləs] *n* 缺顶露脑畸胎

hyperendemic [ˌhaipə(:)ren'demik] *a* 高度地方性的

hyperendocrinism [ˌhaipə(:)ren'dɔk-rinizəm], **hyperendocrinia** [ˌhai-pə(:)ˌrendəu'kriniə], **hyperendocrisia** [ˌhaipə(:)ˌrendəu'kriziə] *n* 内分泌过多,内分泌功能亢进

hyperenergia [ˌhaipə(:)re'nə:dʒiə] *n* 精力过盛,活动过度

hypereosinophilia [ˌhaipə(:)ˌri:əsinə-'filiə] *n* 嗜酸细胞增多症 | filarial ~ 丝虫性嗜酸细胞增多症,热带嗜酸细胞增多

hyperepinephrinemia [ˌhaipə(:)ˌrepi-ˌnefri'ni:miə] *n* 血肾上腺素过多,高肾上腺素血

hyperepinephry [ˌhaipə(:)ˌrepi'nefri] *n* 肾上腺功能亢进

hyperequilibrium [ˌhaipə(:)ˌri:kwi-'libriəm] *n* 平衡觉过敏,易晕性

hypererethism [ˌhaipə(:)'reriθizəm] *n* 兴奋过度

hyperergasia [ˌhaipə(:)rə'geisiə] *n* 活动力过强,功能活动亢进

hyperergia [ˌhaipə(:)'rə:dʒiə] *n* 活动力过强,功能活动亢进;超反应性,变应性过强,过敏

hyperergy ['haipə(:)ˌrə:dʒi] *n* 活动力过强;超反应性,反应性增高 | **hyperergic** [ˌhaipə(:)'rə:dʒik] *a*

hypererythrocythemia [ˌhaipə(:)ri-ˌriθrəusai'θi:miə] *n* 红细胞过多(症)

hyperesophoria [ˌhaipə(:)ˌresə'fəuriə] *n* 上内(向)隐斜视

hyperesthesia [ˌhaipə(:)ris'θi:zjə] *n* 感觉过敏 | acoustic ~, auditory ~ 听觉过敏 / cerebral ~ 大脑性感觉过敏 / gustatory ~ 味觉过敏 / muscular ~ 肌觉过敏 / oneiric ~ 睡梦性感觉过敏 / optic ~ 视觉过敏,光感过敏 / tactile ~ 触觉过敏 | **hyperesthetic** [ˌhaipə(:)ris'θetik] *a*

hyperestrinism [ˌhaipə(:)'restrini-zəm], **hyperestrogenism** [ˌhai-pə(:)'restrədʒinizəm], **hyperestrogenosis** [ˌhaipə(:)ˌrestrədʒə'nəusis] *n* 雌激素过多

hyperestrogenemia [ˌhaipə(:)ˌrestrədʒi'ni:miə], **hyperestrinemia** [ˌhaipə(:)restri'ni:miə] *n* 血雌激素过多，高雌激素血

hypereuryopia [ˌhaipə(:)ˌrjuəri'əupiə] *n* 睑裂过大，眼过度开大

hyperevolutism [ˌhaipə(:)ri:'vɔlju:tizəm] *n* 发育过度

hyperexcretory [ˌhaipə(:)reks'kri:təri] *a* 排泄过度的

hyperexophoria [ˌhaipə(:)ˌreksə'fəuriə] *n* 上外(向)隐斜视

hyperexplexia [ˌhaipə(:)ˌreks'pleksiə] *n* 肌张力过度

hyperextension [ˌhaipə(:)reks'tenʃən] *n* 伸展过度

hyperferremia [ˌhaipə(:)fe'ri:miə], **hyperferricemia** [ˌhaipə(:)ˌferi'si:miə] *n* 血铁过多，高铁血 | **hyperferemic** [ˌhaipə(:)fə'ri:mik] *a*

hyperfibrinogenemia [ˌhaipə(:)faiˌbrinəudʒi'ni:mi:ə] *n* 血纤维蛋白原过多，高纤维蛋白原血

hyperfiltration [ˌhaipə(:)fil'treiʃən] *n* 超过滤(肾小球滤过率升高，常为早期胰岛素依赖性糖尿病之征)

hyperflexion [ˌhaipə(:)'flekʃən] *n* 屈曲过度

hyperfolliculinemia [ˌhaipə(:)fəˌlikjuli'ni:miə] *n* 血滤泡素过多

hyperfolliculinism [ˌhaipə(:)fə'likjulinizəm] *n* 滤泡素过多

hyperfolliculinuria [ˌhaipə(:)fəˌlikjuli'njuəriə] *n* 尿滤泡素过多

hyperfractionation [ˌhaipə(:)ˌfrækʃə'neiʃən] *n* 高分割(放射治疗日程安排的细分部分，每次照射减少一定的剂量，但在总的治疗跨距中并不减少，以便在给予等量或较大的总放射剂量时减少副作用)

hyperfunctioning [ˌhaipə(:)'fʌŋkʃəniŋ] *n* 功能亢进

hypergalactia [ˌhaipə(:)gə'lækʃiə], **hypergalactosis** [ˌhaipə(:)ˌgælæk'təusis] *n* 乳汁(分泌)过多 | **hypergalactous** [ˌhaipə(:)gə'læktəs] *a*

hypergammaglobulinemia [ˌhaipə(:)ˌgæməˌglɔbjuli'ni:miə] *n* 血(内)丙球蛋白过多，高丙球蛋白血症，多丙球蛋白血症(常见于慢性传染病) | monoclonal ～ 单克隆高丙球蛋白血症，浆细胞恶性增生

hypergasia [ˌhaipə(:)'geisiə] *n* 活动力减弱

hypergastrinemia [ˌhaipə(:)ˌgæstri'ni:miə] *n* 血(内)胃泌素过多，高胃泌素血症

hypergenesis [ˌhaipə(:)'dʒenisis] *n* 发育过度 | **hypergenetic** [ˌhaipə(:)dʒi'netik] *a*

hypergenitalism [ˌhaipə(:)'dʒenitəlizəm] *n* 生殖器发育过度，性腺功能亢进

hypergeusesthesia [ˌhaipə(:)ˌgju:sis'θi:zjə], **hypergeusia** [ˌhaipə(:)'gju:siə] *n* 味觉过敏

hypergia [hai'pə:dʒiə] *n* 活动力减弱；变应性减弱，反应性减弱

hypergigantosoma [ˌhaipə(:)dʒaiˌgæntə'səumə] *n* 极度巨大发育，巨大畸形，巨人症

hyperglandular [ˌhaipə(:)'glændjulə] *a* 腺功能过强的

hyperglobulia [ˌhaipə(:)gləu'bju:liə], **hyperglobulism** [ˌhaipə(:)'glɔbjulizəm] *n* 红细胞过多(症)，红细胞增多

hyperglobulinemia [ˌhaipə(:)ˌglɔbjuli'ni:miə] *n* 血球蛋白过多，高球蛋白血症，多球蛋白血症

hyperglucagonemia [ˌhaipə(:)ˌglu:kəgɔ'ni:miə] *n* 血(内胰)高血糖素过多，高胰增血糖素血症

hyperglycemia [ˌhaipə(:)glai'si:miə] *n* 血糖过多，高血糖(症) | **hyperglycemic** *a* 血糖过多的，高血糖的 *n* 促血糖增高药

hyperglyceridemia [ˌhaipə(:)glisəri'di:miə] *n* 血甘油酯过多，高甘油酯血(通常为甘油三酯) | **hyperglyceridemic** *a*

hyperglycerolemia [ˌhaipə(:)ˌglisərɔ'li:miə] *n* 血(内)甘油过多,高甘油血(症)

hyperglycinemia [ˌhaipə(:)ˌglaisi'ni:miə] *n* 血甘氨酸过多,高甘氨酸血(为一种遗传性先天性疾病)

hyperglycinuria [ˌhaipə(:)ˌglaisi'njuəriə] *n* 尿(内)甘氨酸过多,高甘氨酸尿症

hyperglycistia [ˌhaipə(:)glai'sistiə] *n* 组织糖分过多

hyperglycodermia [ˌhaipə(:)ˌglaikəu'də:miə] *n* 皮肤糖分过多

hyperglycogenolysis [ˌhaipə(:)ˌglaikəudʒi'nɔlisis] *n* 糖原分解过度

hyperglycoplasmia [ˌhaipə(:)ˌglaikəu'plæzmiə] *n* 血浆糖分过多

hyperglycorrhachia [ˌhaipə(:)ˌglaikəu'reikiə] *n* 脑脊液糖分过多

hyperglycosemia[ˌhaipə(:)ˌglaikəu'si:miə], **hyperglykemia** [ˌhaipə(:)glai'ki:miə] *n* 血糖过多,高血糖(症)

hyperglycosuria [ˌhaipə(:)ˌglaikəu'sjuəriə] *n* 尿糖过多

hyperglycystia [ˌhaipə(:)glai'sistiə] *n* 组织糖分过多

hypergnosia [ˌhaipə(:)'nəusiə] *n* (妄想性)知觉过敏

hypergonadism [ˌhaipə(:)'gəunædizəm] *n* 性腺功能亢进

hypergonadotropic [ˌhaipə(:)ˌgɔnədəu'trɔpik] *a* 促性腺激素过多的

hyperguanidinemia [ˌhaipə(:)ˌgwænidi'ni:miə] *n* 血胍过多,高胍血(症)

hyperhedonia [ˌhaipə(:)hi'dəuniə], **hyperhedonism** [ˌhaipə(:)'hi:dənizəm] *n* 快感过盛,过度快感,欣快(症)

hyperhemoglobinemia [ˌhaipə(:)ˌhi:məuˌgləubi'ni:miə] *n* 血红蛋白过多,高血红蛋白血

hyperheparinemia [ˌhaipə(:)ˌhepəri'ni:miə] *n* 血肝素过多,高肝素血

hyperhepatia [ˌhaipə(:)hi'pætiə] *n* 肝功能亢进

hyperhidrosis [ˌhaipə(:)hai'drəusis] *n* 多汗(症) | **hyperhidrotic** [ˌhaipə(:)hai'drɔtik] *a* 多汗的,引起多汗的

hyperhormonal [ˌhaipə(:)'hɔ:məunəl], **hyperhormonic** [ˌhaipə(:)hɔ:'mɔnik] *a* 激素过多的

hyperhormonism [ˌhaipə(:)'hɔ:məunizəm] *n* 激素过多(症),内分泌功能亢进

hyperhydration [ˌhaipə(:)hai'dreiʃən] *n* 水分过多,多水

hyperhydrochloria [ˌhaipə(:)haidrəu'klɔ:riə], **hyperhydrochloridia** [ˌhaipə(:)haidrəuklɔ'ridiə] *n* 胃酸过多(症)

hyperhydroxyprolinemia [ˌhaipə(:)haiˌdrɔksiprəuli'ni:miə] *n* 血(内)羟脯氨酸过多,高羟脯氨酸血症

hyperhypercytosis [ˌhaipə(:)ˌhaipə(:)sai'təusis] *n* 中性粒细胞过多性白细胞增多

hyperhypocytosis [ˌhaipə(:)ˌhaipəusai'təusis] *n* 中性粒细胞过多性白细胞减少

hyperhypophysism [ˌhaipə(:)hai'pɔfisizəm] *n* 垂体功能亢进

hyperidrosis [ˌhaipə(:)rai'drəusis] *n* 多汗(症)

hyperimidodipeptiduria [ˌhaipə(:)ˌrimidəudaiˌpepti'djuəriə] *n* 高亚氨基二肽尿,氨酰基脯氨酸(二肽)酶缺乏症

hyperimmune [ˌhaipə(:)ri'mju:n] *a* 超免疫的(在血清中含有极丰富的特异性抗体)

hyperimmunity [ˌhaipə(:)ri'mju:nəti] *n* 超免疫性(比通常相同情况下显示更强的免疫性程度)

hyperimmunization [ˌhaipə(:)ˌrimju:nai'zeiʃən, -ni'z-] *n* 超免疫(作用)(多次注射加强剂量的抗原使产生较高的自动获得性免疫,或注射超免疫丙球蛋白使产生较高的被动获得性免疫)

hyperimmunoglobulinemia [ˌhaipə(:)ˌrimjunəuˌglɔbjuli'ni:miə] *n* 血免

疫球蛋白过多，高免疫球蛋白血症 | ～ E 高免疫球蛋白E血症(伴皮肤无反应性及缺乏抗体反应，如约伯综合征时。 见 Job's syndrome)

hyperinflation [ˌhaipə(:)rin'fleiʃən] *n* 膨胀过度(如肺)，充气过度

hyperingestion [ˌhaipə(:)rin'dʒestʃən] *n* 摄食过度

hyperinsulinar [ˌhaipə(:)'rinsjulinə] *a* 胰岛素(分泌)过多的

hyperinsulinemia [ˌhaipə(:)ˌrinsjuli'ni:miə] *n* 血胰岛素过多，高胰岛素血(症)

hyperinsulinism [ˌhaipə(:)'rinsjulinizəm] *n* 胰岛素分泌过多;胰岛素休克;血胰岛素过多，高胰岛素血(症)

hyperinterrenal [ˌhaipə(:)ˌrintə'ri:nəl] *a* 肾上腺皮质功能亢进的

hyperinterrenopathy [ˌhaipə(:)ˌrintəri'nɔpəθi] *n* 肾上腺皮质功能亢进病

hyperinvolution [ˌhaipə(:)ˌrinvə'lu:ʃən] *n* 复旧过度(如妊娠后子宫复旧过度)

hyperiodemia [ˌhaipə(:)ˌraiə'di:miə] *n* 血碘过多，高碘血

hyperirritability [ˌhaipə(:)ˌiritə'biləti] *n* 过度应激性，高度过敏

hyperisotonia [ˌhaipə(:)ˌraisəu'təuniə] *n* 高度等张性

hyperisotonic [ˌhaipə(:)ˌraisəu'tɔnik] *a* 高渗的

hyperkalemia [ˌhaipə(:)kə'li:miə], **hyperkaliemia** [ˌhaipə(:)ˌkæli'i:miə] *n* 血钾过多，高钾血 | **hyperkalemic** [ˌhaipə(:)kə'li:mik] *a*

hyperkeratinization [ˌhaipə(:)ˌkerəˌtinai'zeiʃən, -ni'z-] *n* 角化过度

hyperkeratosis [ˌhaipə(:)ˌkerə'təusis] ([复] **hyperkeratoses** [ˌhaipə:ˌkerə'təusi:z]) *n* 角化过度(症)，表皮角化病;角膜肥厚; 牲畜皮肤角化症 (亦称perkeratosis) | epidermolytic ～ 表皮松解性角化过度 / ～ follicularis in cutem penetrans, ～ follicularis et parafollicularis in cutem penetrans 真皮穿通性毛囊和毛囊旁角化过度 / ～ lenticularis perstans 持久性豆状角化过度 / ～ of palms and soles 掌跖角化过度，掌跖角皮病 / progressive dystrophic ～ 进行性营养不良性角化过度，遗传性残毁性角化瘤 | **hyperkeratotic** [ˌhaipə:ˌkerə'tɔtik] *a*

hyperketonemia [ˌhaipə(:)ˌki:təu'ni:miə] *n* 血酮过多，高酮血(症)

hyperketonuria [ˌhaipə(:)ˌki:təu'njuəriə] *n* 尿酮过多，多酮尿

hyperketosis [ˌhaipə(:)ki:'təusis] *n* 酮过多

hyperkinemia [ˌhaipə(:)kai'ni:miə] *n* 心输出量过多

hyperkinemic [ˌhaipə(:)kai'ni:mik] *a* 组织血流增多的 *n* 促组织血流增多剂

hyperkinesia [ˌhaipə(:)kai'ni:ziə] *n* 运动过度，运动功能亢进 | professional ～ 职业性运动过度，职业性神经功能病 | **hyperkinesis** [ˌhaipə(:)kai'ni:sis] *n* / **hyperkinetic** [ˌhaipə(:)kai'netik] *a*

hyperkoria [ˌhaipə(:)'kɔ:riə] *n* 易饱症

hyperlactacidemia [ˌhaipə(:)ˌlæktæsi'di:miə] *n* 血乳酸过多，高乳酸血(症)

hyperlactation [ˌhaipə(:)læk'teiʃən] *n* 泌乳过多，乳汁过多，泌乳期过久

hyperlecithinemia [ˌhaipə(:)ˌlesiθi'ni:miə] *n* 血卵磷脂过多，高卵磷脂血(症)

hyperlethal [ˌhaipə(:)'li:θəl] *a* 超致死量的

hyperleukocytosis [ˌhaipə(:)ˌlju:kəsai'təusis] *n* 白细胞过多

hyperleydigism [ˌhaipə(:)'laidigizəm] *n* 莱迪希间质细胞(Leydig's cells)功能亢进，雄激素分泌过多

hyperlipemia [ˌhaipə(:)li'pi:miə] *n* 血脂过多，高脂血症 | carbohydrate-induced ～ 碳水化合物引起的高脂血症，高脂蛋白血症Ⅳ型 / combined fat and carbohydrate-induced ～ 联合脂肪和碳水化合物引起的高脂

血症，家族性高脂蛋白血症Ⅴ型 / essential familial ～ 原发性家族性高脂血症，家族性高脂蛋白血症Ⅰ型 / familial fat-induced ～ 家族性脂肪引起的高脂血症，家族性高脂蛋白血症Ⅰ型 / idiopathic ～ 特发性高脂血症，家族性高脂蛋白血症Ⅰ型 / mixed ～ 混合高脂血症，家族性高脂蛋白血症Ⅱb和Ⅴ型

hyperlipidemia [ˌhaipə(:)ˌlipi'di:miə] *n* 血脂过多，高脂血症 | familial combined ～ 家族性联合高脂血症，家族性高脂蛋白血症Ⅱ，Ⅱb，和Ⅳ型 / mixed ～ 混合高脂血症，家族性高脂蛋白血症Ⅱb型 / multiple lipoprotein-type ～ 多发性脂蛋白型高脂血症，家族性高脂蛋白血症Ⅱ和Ⅳ型 | **hyperlipoidemia** [ˌhaipə(:)ˌlipɔi'di:miə] *n*

hyperlipoproteinemia [ˌhaipə(:)ˌlipəuˌprəuti:'ni:miə] *n* 血脂蛋白过多，高脂蛋白血症 | acquired ～ 获得性高脂蛋白血症 / familial ～ 家族性高脂蛋白血症(有五种类型:Ⅰ型亦称家族性脂蛋白脂酶缺乏症，家族性高乳糜微粒血症，原发性家族性高脂血症，家族性脂肪引起的高脂血症或特发性高脂血症。Ⅱ型有两种亚型:Ⅱa型，亦称低密度脂蛋白受体病，家族性高胆固醇血症，家族性高β脂蛋白血症;Ⅱb型，亦称家族性联合高脂蛋白血症或高脂血症，混合高脂蛋白血症或高脂血症。Ⅲ型亦称宽β脂蛋白病或脂蛋白血症，家族性血β脂蛋白异常症，家族性宽β高脂蛋白血症。Ⅳ型亦称家族性高前β脂蛋白血症，碳水化合物引起的高脂血症。Ⅴ型亦称家族性脂蛋白脂酶缺乏症，家族性高乳糜微粒血症伴高前β脂蛋白血症，联合脂肪和碳水化合物引起的高脂血症，混合高脂蛋白血症或高脂血症) / familial broad-beta ～ 家族性宽β高脂蛋白血症，家族性高脂蛋白血症Ⅲ型 / familial combined ～ 家族性联合高脂蛋白血症，家族性高脂蛋白血症Ⅱ和Ⅱb型 / mixed ～ 混合高脂蛋白血症，家族性高脂蛋白血症Ⅱb和Ⅴ型)

hyperliposis [ˌhaipə(:)li'pəusis] *n* 脂肪过多

hyperlithemia [ˌhaipə(:)li'θi:miə] *n* 血锂过多，高锂血

hyperlithic [ˌhaipə(:)'liθik] *a* 尿酸过多的

hyperlithuria [ˌhaipə(:)li'θjuəriə] *n* 尿(内)尿酸过多，高尿酸尿

hyperlordosis [ˌhaipə(:)lɔ'dəusis] *n* 脊柱前凸过度

hyperlucency [ˌhaipə(:)'lju:snsi] *n* 过度透亮，过度透光(超射线透射性)

hyperluteinization [ˌhaipə(:)ˌlju:ti:nai'zeiʃən, -ni'z-] *n* 黄体化过度，过度黄体化

hyperlutemia [ˌhaipə(:)lju:'ti:miə] *n* 血(内)黄体激素过多，高黄体激素血，高孕酮血

hyperlysinemia [ˌhaipə(:)ˌlaisi'ni:miə] *n* 血(内)赖氨酸过多，高赖氨酸血症(亦称L-赖氨酸:NAD氧化还原酶缺乏症，赖氨酸不耐症)

hypermagnesemia [ˌhaipə(:)ˌmægni'si:miə] *n* 血镁过多，高镁血(症)

hypermania [ˌhaipə(:)'meinjə] *n* 重(症)躁狂

hypermastia [ˌhaipə(:)'mæstiə] *n* 多乳腺;乳腺肥大

Hypermastigida [ˌhaipə(:)mæs'tidʒidə] *n* 超鞭毛目

hypermastigote [ˌhaipə(:)'mæstigəut] *n* 超鞭毛虫

hypermature [ˌhaipə(:)mə'tjuə] *a* 成熟过度的

hypermegasoma [ˌhaipə(:)ˌmegə'səumə] *n* (极度)巨大身体，巨大畸形

hypermelanotic [ˌhaipə(:)ˌmelə'nɔtik] *a* 黑色素沉着过多的

hypermenorrhea [ˌhaipə(:)ˌmenə'ri:ə] *n* 月经过多

hypermesosoma [ˌhaipə(:)ˌmesə'səumə] *n* 中(等以)上身材

hypermetabolism [ˌhaipə(:)me'tæbəlizəm] *n* 代谢增进，代谢亢进 | extrathyroidal ～ 非甲状腺性代谢亢进 | **hypermetabolic** [ˌhaipə(:)metəˈbɔlik] *a*

hypermetamorphosis [ˌhaipə(:)ˌmetəˈmɔːfəsis] *n* 思想变化过速,思维奔逸(见于躁狂症);对视觉刺激过分注意

hypermetaplasia [ˌhaipə(:)metəˈpleiziə] *n* 组织变形过度,间变过度

hypermethioninemia [ˌhaipə(:)məˌθaiəniˈniːmiə] *n* 血(内)蛋氨酸过多,高蛋氨酸血(症)

hypermetria [ˌhaipə(:)ˈmiːtriə] *n* 伸展过度,运动范围过度

hypermetrope [ˌhaipə(:)ˈmetrəup] *n* 远视者

hypermetropia [ˌhaipə(:)miˈtrəupiə] *n* 远视 | **hypermetropic** [ˌhaipə(:)miˈtrɔpik] *a*

hypermicrosoma [ˌhaipə(:)ˌmaikrə*u*ˈsəumə] *n* (过度)矮小身材(明显的侏儒症)

hypermimia [ˌhaipə(:)ˈmimiə] *n* 表情过分,表情(运动)过度(讲话时)

hypermineralization [ˌhaipə(:)ˌminərəlaiˈzeiʃən, -liˈz-] *n* 矿质过多

hypermnesia [ˌhaipə(:)mˈniːzjə] *n* 记忆过旺,记忆增强 | **hypermnesic** [ˌhaipə(:)mˈniːsik] *a* 记忆过旺的,记忆增强的;精神活动增强的

hypermodal [ˌhaipə(:)ˈməudəl] *a* 超众数的(在统计学上,指在变量曲线上位于众数的右方的数值或项目)

hypermorph [ˈhaipə(:)ˌmɔːf] *n* 上型身材者(躯短肢长身材者);超效等位基因,强效基因(一种突变基因,功效较强)

hypermotility [ˌhaipə(:)mə*u*ˈtiləti] *n* 运动过度,运动过强

hypermyotonia [ˌhaipə(:)maiə*u*ˈtəuniə] *n* 肌张力过度

hypermyotrophy [ˌhaipə(:)maiˈɔtrəfi] *n* 肌肥大

hypernanosoma [ˌhaipə(:)ˌnænəˈsəumə] *n* 极度矮小(并非绝对侏儒身材)

hypernasality [ˌhaipə(:)neiˈzæləti] *n* 鼻音过多

hypernatremia [ˌhaipə(:)nəˈtriːmiə] *n* 血钠过多,高钠血(症) | hypodipsic ～ 渴感减退性血钠过多 | **hypernatronemia** [ˌhaipə(:)ˌnætrəˈniːmiə] *n* / **hypernatremic** [ˌhaipə(:)nəˈtriːmik] *a*

hypernea [ˌhaipə(:)ˈniːə] *n* 精神活动亢进,精神活动增强

hyperneocytosis [ˌhaipə(:)ˌniːə*u*saiˈtəusis] *n* 幼稚(白)细胞过多性白细胞增多(症)

hypernephritis [ˌhaipə(:)nəˈfraitis] *n* 肾上腺炎

hypernephroid [ˌhaipə(:)ˈnefrɔid] *a* 肾上腺样的

hypernephroma [ˌhaipə(:)neˈfrəumə] *n* 肾上腺样瘤

hyperneurotization [ˌhaipə(:)njuəˌrɔtaiˈzeiʃən, -tiˈz-] *n* 神经功能加强法(神经移植)

hypernitremia [ˌhaipə(:)naiˈtriːmiə] *n* 血氮过多,高氮血(症)

hypernoia [ˌhaipə(:)ˈnɔiə] *n* 精神活动过度

hypernomic [ˌhaipə(:)ˈnɔmik] *a* 超规律的,过度的

hypernormal [ˌhaipə(:)ˈnɔːməl] *a* 超常的

hypernormocytosis [ˌhaipə(:)ˌnɔːmə*u*saiˈtəusis] *n* 中性粒细胞过多(症)

hypernutrition [ˌhaipə(:)nju(:)ˈtriʃən] *n* 营养过度

hyperontomorph [ˌhaipə(:)ˈrɔntəmɔːf] *n* 甲状腺功能亢进体型者

hyperonychia [ˌhaipə(:)rɔˈnikiə], **hyperonychosis** [ˌhaipə(:)ˌrɔniˈkəusis] *n* 甲状腺肥大

hyperope [ˈhaipə(:)rəup] *n* 远视者

hyperopia [ˌhaipə(:)ˈrəupiə] *n* 远视 | axial ～ 轴性远视 / curvature ～ 曲度远视 / facultative ～, relative ～ 条件性远视,相对远视 / index ～ 填质性远视(指数远视) / latent ～ 隐性远

视(潜伏远视) / manifest ～ 显性远视 / total ～ 总远视(显性远视加隐性远视) | **hyperopic** [ˌhaipə(:)'rɔpik] *a*

hyperorchidism [ˌhaipə(:)'rɔ:kidizəm] *n* 睾丸功能亢进

hyperorexia [ˌhaipə(:)rəu'reksiə] *n* 食欲过旺,善饥

hyperornithinemia [ˌhaipə(:)ˌɔ:niθi'ni:miə] *n* 高鸟氨酸血(症)(血浆内鸟氨酸过多)

hyperorthocytosis [ˌhaipə(:)ˌrɔ:θəusai'təusis] *n* 正比例性白细胞增多(症)

hyperosmia [ˌhaipə(:)'rɔzmiə], **hyperosphresia** [ˌhaipə(:)rɔs'fri:ziə] *n* 嗅觉过敏

hyperosmolality [ˌhaipə(:)ˌrɔsməu'læləti] *n* (体液)重量渗摩尔浓度过高,高(重量)渗摩尔浓度,高渗透压

hyperosmolarity [ˌhaipə(:)ˌrɔzməu'læriti] *n* 容积渗摩尔浓度过高,高容积渗摩尔浓度

hyperosmotic [ˌhaipə(:)rɔz'mɔtik] *a* 高渗的

hyperosteogeny [ˌhaipə(:)rɔsti'ɔdʒini] *n* 骨发育过度,骨质增生

hyperostosis [ˌhaipə(:)rɔs'təusis] *n* 骨肥厚 | flowing ～ 条纹状骨肥厚 / infantile cortical ～ 婴儿骨外层肥厚 | **hyperostotic** [ˌharpə(:)rɔs'tɔtik] *a*

hyperovaria [ˌhaipə(:)rəu'vɛəriə], **hyperovarianism** [ˌhaipə(:)rəu'vɛəriənizəm], **hyperovarism** [ˌhaipə(:)'rəuvərizəm] *n* 卵巢功能亢进

hyperoxaluria [ˌhaipə:ˌrɔksə'ljuəriə] *n* 尿草酸盐过多,高草酸盐尿

hyperoxemia [ˌhaipə(:)rɔk'si:miə] *n* 血酸过多

hyperoxia [ˌhaipə(:)'rɔksiə] *n* (组织内)氧过多 | **hyperoxic** [ˌhaipə(:)'rɔksik] *a* 氧过多的,含氧量高的

hyperoxidation [ˌhaipə(:)ˌrɔksi'deiʃən] *n* 氧化过度

hyperoxide [ˌhaipə(:)'rɔksaid] *n* 过氧化物

hyperpallesthesia [ˌhaipə(:)ˌpælis'θi:ziə] *n* 振动觉过敏

hyperpancreorrhea [ˌhaipə(:)ˌpæŋkriəu'ri:ə] *n* 胰液(分泌)过多

hyperparasite [ˌhaipə(:)'pærəsait] *n* 重寄生物(寄生于寄生虫的寄生物) | second degree ～ 第二级重寄生物 | **hyperparasitic** [ˌhaipə(:)pærə'sitik] *a* 重寄生的(在寄生物上寄生的)

hyperparasitism [ˌhaipə(:)'pærəsaitizəm] *n* 重寄生(现象)

hyperparathyroidism [ˌhaipə(:)ˌpærə'θairɔidizəm] *n* 甲状旁腺功能亢进

hyperparotidism [ˌhaipə(:)pə'rɔtidizəm] *n* 腮腺功能亢进

hyperpathia [ˌhaipə(:)'pæθiə] *n* 痛觉过敏

hyperpepsia [ˌhaipə(:)'pepsiə] *n* 胃酸过多性消化不良;消化过速

hyperpepsinemia [ˌhaipə(:)ˌpepsi'ni:miə] *n* 血(内)胃蛋白酶过多,高胃蛋白酶血

hyperpepsinia [ˌhaipə(:)pep'siniə] *n* 胃蛋白酶过多

hyperpepsinuria [ˌhaipə(:)ˌpepsi'njuəriə] *n* 尿(内)胃蛋白酶过多,高胃蛋白酶尿

hyperperistalsis [ˌhaipə(:)ˌperi'stælsis] *n* 蠕动过强

hyperpermeability [ˌhaipə(:)ˌpə:miə'biləti] *n* 渗透性过高

hyperpexia [ˌhaipə(:)'peksiə], **hyperpexy** [ˌhaipə(:)'peksi] *n* 固定(量)过多(组织)

hyperphagia [ˌhaipə(:)'feidʒiə] *n* 饮食过量,饮食亢进

hyperphalangia [ˌhaipə(:)fə'lændʒiə], **hyperphalangism** [ˌhaipə(:)fə'lændʒizəm] *n* 多节指(趾)

hyperphasia [ˌhaipə(:)'feiziə] *n* 言语过多,多语症

hyperphenylalaninemia [ˌhaipə(:)feniˌlæləni'ni:miə] *n* 血苯丙氨酸过多,高苯丙氨酸血

hyperphonesis [ˌhaipə(:)fəuˈni:sis] *n* 声响过强(听诊或叩诊音)

hyperphonia [ˌhaipə(:)ˈfəuniə] *n* 发声过强(如口吃时)

hyperphoria [ˌhaipə(:)ˈfəuriə] *n* 上隐斜视 | **hyperphoric** [ˌhaipə:ˈfəurik] *a*

hyperphosphatasemia[ˌhaipə(:)ˌfɔsfəteiˈsi:miə] *n* 血(内)磷酸酯酶过多，高磷酸酶血

hyperphosphatasia [ˌhaipə(:)ˌfɔsfəˈteiziə] *n* 磷酸酯酶过多

hyperphosphatemia [ˌhaipə(:)ˌfɔsfəˈti:miə] *n* 血磷酸盐过多，高磷酸盐血(症)

hyperphosphaturia [ˌhaipə(:)ˌfɔsfəˈtjuəriə] *n* 尿(内)磷酸盐过多，高磷酸盐尿

hyperphosphoremia[ˌhaipə(:)fɔsfəˈri:miə] *n* 血(内)磷酸盐过多，高磷酸盐血(症)

hyperphrenia [ˌhaipə(:)ˈfri:niə] *n* 精神兴奋过度;精神活动亢进

hyperpigmentation [ˌhaipə(:)ˌpigmənˈteiʃən] *n* 色素沉着过多，着色过度

hyperpinealism [ˌhaipə(:)ˈpainiəlizəm] *n* 松果体功能亢进

hyperpipecolatemia [ˌhaipə(:)ˌpipəˌkɔləˈti:miə] *n* 血(内)六氢吡啶羧酸过多，高六氢吡啶羧酸血(症)

hyperpituitarism [ˌhaipə(:)piˈtju:itərizəm] *n* 垂体功能亢进 | **hyperpituitary** [ˌhaipə(:)piˈtju:itəri] *a*

hyperplasia [ˌhaipə(:)ˈpleiziə] *n* 增生 | cementum ~ 牙骨质增生 / congenital adrenal ~ (CAH) 先天性肾上腺增生，肾上腺(性)性征综合征 / lipoid ~ 类脂组织增生 / neoplastic ~ 瘤性增生 / ovarian stromal ~ 泡膜细胞增生症(卵巢) / Swiss-cheese ~ 瑞士干酪样增生 | **hyperplastic** [ˌhaipə(:)ˈplæstik] *a*

hyperplasmia [ˌhaipə(:)ˈplæzmiə] *n* 血浆过多，巨大红细胞(红细胞的体积因吸收血浆而异常增大)

hyperplasminemia [ˌhaipə(:)ˌplæzmiˈni:miə] *n* 血(内)纤维蛋白溶酶过多，高纤维蛋白溶酶血

hyperploid [ˈhaipə(:)plɔid] *a* 超倍的，高倍的 *n* 超倍体，高倍体(指一个个体或细胞在不平衡的组合中含有多于典型数目的染色体) | ~**y** [ˌhaipə(:)ˈplɔidi] *n* 超倍性，高倍性

hyperpnea [ˌhaipə(:)ˈpni:ə] *n* 呼吸过度，呼吸深快 | **hyperpneic** [ˌhaipə(:)ˈpni:ik] *a*

hyperpolarization [ˌhaipə(:)ˌpəuləraiˈzeiʃən, -riˈz-] *n* 超极化

hyperpolypeptidemia [ˌhaipə(:)ˌpɔliˌpeptiˈdi:miə] *n* 血多肽过多，高多肽血

hyperponesis [ˌhaipə(:)pəuˈni:sis] *n* 皮质运动区活动过度 | **hyperponetic** [ˌhaipə(:)pəuˈnetik] *a*

hyperposia [ˌhaipə(:)ˈpəuziə] *n* 饮水过多，进液过多(短时期多饮症，参见polyposia)

hyperpostpituitary [ˌhaipə(:)ˌpəustpiˈtju:itəri] *a* 垂体后叶激素过多的

hyperpotassemia [ˌhaipə(:)ˌpɔtæˈsi:miə] *n* 血钾过多，高钾血(症)

hyperpragic [ˌhaipə(:)ˈprædʒik] *a* 精神活动过度的

hyperpraxia [ˌhaipə(:)ˈpræksiə] *n* 活动过度，动作过多

hyperprebetalipoproteinemia [ˌhaipə(:)pri:ˌbeitəˌlipəˌprəuti:ˈni:miə] *n* 血前β-脂蛋白过多，高前β-脂蛋白血症 | familial ~ 家族性高前β-脂蛋白血症，家族性高脂蛋白血症Ⅳ型

hyperpresbyopia [ˌhaipə(:)ˌprezbiˈəupiə] *n* 高度老视

hyperproinsulinemia [ˌhaipə(:)prə*u*ˌinsjuliˈni:miə] *n* 血胰岛素原过多，高胰岛素原血症

hyperprolactinemia [ˌhaipə(:)prə*u*ˌlæktiˈni:miə] *n* 血催乳素过多，高催乳素血症，高泌乳素血症 | **hyperprolactinemic** *a*

hyperprolanemia [ˌhaipə(:)ˌprəulə'ni:miə] *n* 血(内)促性腺激素过多,高促性腺激素血

hyperprolinemia [ˌhaipə(:)ˌprəuli'ni:miə] *n* 血脯氨酸过多,高脯氨酸血

hyperprosexia [ˌhaipə(:)prəu'seksiə] *n* 注意过强

hyperprosody [ˌhaipə(:)'prɔsədi] *n* 言语韵调过分

hyperproteinemia [ˌhaipə(:)prəuti:'ni:miə] *n* 血蛋白过多,高蛋白血

hyperproteosis [ˌhaipə(:)ˌprəuti'əusis] *n* 蛋白过多,蛋白摄食过多

hyperpselaphesia [ˌhaipə(:)ˌpselə'fi:ziə] *n* 触觉过敏

hyperpsychosis [ˌhaipə(:)sai'kəusis] *n* 精神活动亢进(伴思维奔逸)

hyperptyalism [ˌhaipə(:)'taiəlizəm] *n* 多涎(症),唾液(分泌)过多

hyperpyremia [ˌhaipə(:)pai'ri:miə] *n* 血碳过多,高碳血

hyperpyrexia [ˌhaipə(:)pai'reksiə] *n* 高热 | **hyperpyretic** [ˌhaipə(:)pai'retik], **hyperpyrexial** [ˌhaipə(:)pai'reksiəl] *a*

hyperreactive [ˌhaipə(:)ri(:)'æktiv] *a* 反应过度的

hyperreflexia [ˌhaipə(:)ri:'fleksiə] *n* 反射亢进,反射过强

hyperreninemia [ˌhaipə(:)ˌri:ni'ni:miə] *n* 血(内)紧张肽原酶过多,高血管紧张肽原酶血症,高肾素血症 | **hyperreninemic** *a*

hyperresonance [ˌhaipə(:)'rezənəns] *n* 反响过强

hypersalemia [ˌhaipə(:)sæ'li:miə] *n* 血盐过多,高盐血

hypersaline [ˌhaipə(:)'seilain] *a* 多盐的(给以大剂量食盐的治疗法)

hypersalivation [ˌhaipə(:)ˌsæli'veiʃən] *n* 多涎(症),唾液(分泌)过多

hypersarcosinemia [ˌhaipə(:)ˌsɑ:kəsi'ni:miə] *n* 血肌氨酸过多,高肌氨酸血

hypersecretion [ˌhaipə(:)si'kri:ʃən] *n* 分泌过多 | gastric ~ 胃液分泌过多,胃酸过多(症)

hypersecretory [ˌhaipə(:)si'kri:təri] *a* 分泌过多的

hypersegmentation [ˌhaipə(:)ˌsegmən'teiʃən] *n* 分裂过多,分节过多,分叶过多

hypersensibility [ˌhaipəˌsensi'biləti] *n* 过敏(性),超敏感性

hypersensitive [ˌhaipə(:)'sensitiv] *a* 过敏的,超敏感的

hypersensitivity [ˌhaipə(:)ˌsensi'tivəti] *n* 过敏性,过敏反应,超敏反应;变应性 | contact ~ 接触性过敏反应 / cutaneous basophil ~ 皮肤嗜碱粒细胞过敏反应 / delayed ~ (DH), delayed-type ~ (DTH) 迟发型过敏反应 / immediate ~ 速发型超敏反应,立即型超敏反应 / tuberculin-type ~ 结核菌素型过敏反应

hypersensitization [ˌhaipə(:)ˌsensitai'zeiʃən, -ti'z-] *n* 促过敏作用,致敏作用

hyperserotonemia [ˌhaipə(:)ˌsiərətəu'ni:miə] *n* 血(内)血清素过多,血5-羟色胺过多

hypersexuality [ˌhaipə(:)ˌseksju'æləti] *n* 性活动亢进,性亢进

hypersialosis [ˌhaipə(:)ˌsaiə'ləusis] *n* 多涎(症),唾液(分泌)过多

hyperskeocytosis [ˌhaipə(:)ˌskiəsai'təusis] *n* 幼稚(白)细胞过多性白细胞增多(症)

hypersomatatropism [ˌhaipə(:)səuˌmætə'trɔpizəm] *n* 生长激素分泌过多

hypersomia [ˌhaipə(:)'səumiə] *n* 巨大发育,巨人症

hypersomnia [ˌhaipə(:)'sɔmniə] *n* 睡眠过度,嗜睡(症)

hypersomnolence [ˌhaipə(:)'sɔmnələns] *n* 嗜睡(症)

hypersphyxia [ˌhaipə(:)'sfiksiə] *n* 血循环加速合并高血压

hypersplenism [ˌhaipə(:)'splenizəm],

hypersplenia [ˌhaipə(:)'spli:niə] *n* 脾功能亢进

hypersplenotrophy [ˌhaipə(:)spli'nɔtrəfi] *n* 脾(肿)大

hyperspongiosis [haipə(:)ˌspɔndʒi'əusis] *n* 海绵质增生

Hyperstat ['haipə(:)stæt] *n* 氯甲苯噻嗪,二氮嗪(diazoxide)制剂的商品名

hypersteatosis [ˌhaipə(:)stiə'təusis] *n* 皮脂分泌过多,皮脂溢

hyperstereoroentgenography [ˌhaipə(:)ˌstiəriəuˌrɔntgə'nɔgrəfi], **hyperstereoskiagraphy**[ˌhaipə(:)ˌstiəriəuskai'ægrəfi] *n* 增距立体X线摄影(术)

hypersthenia [ˌhaipə(:)'sθi:njə] *n* 体力过盛 | **hypersthenic** [ˌhaipə(:)'sθenik] *a*

hypersthenuria [ˌhaipə(:)sθi'njuəriə] *n* 尿浓缩过度,高渗尿

hypersuprarenalemia [ˌhaipə(:)ˌsju:prəˌri:nə'li:miə] *n* 血肾上腺素过多,高肾上腺素血

hypersuprarenalism [ˌhaipə(:)ˌsju:prə'ri:nəlizəm] *n* 肾上腺功能亢进

hypersusceptibility [ˌhaipə(:)səˌsepti'biləti] *n* 感受性过强,过敏性,超易感性

hypersympathicotonus [ˌhaipə(:)simˌpæθikəu'təunəs] *n* 交感神经张力过敏

hypertarachia [ˌhaipə(:)tə'rækiə] *n* 神经兴奋性过度

hypertaurodontism [ˌhaipə(:)ˌtɔ:rə'dɔntizəm] *n* 超牛牙(症)(牙根不分支的牛牙症)

hypertelorism [ˌhaipə(:)'ti:lərizəm] *n* (两器官间) 距离过远 | ocular ~, orbital ~ 两眼距离过远,眼距过宽症(有时伴精神发育不全)

Hypertensin [ˌhaipə(:)'tensin] *n* 加压素,增压素,血管紧张素胺(angiotensin amide)制剂的商品名

hypertensinase [ˌhaipə(:)'tensineis] *n* 血管紧张肽酶,血管紧张素酶,高血压蛋白酶

hypertensinogen [ˌhaipə(:)ten'sinədʒin] *n* 血管紧张肽原,血管紧张素原,高血压蛋白原

hypertension [ˌhaipə(:)'tenʃən] *n* 高血压,血压过高;张力过强,压力过高 | adrenal ~ 肾上腺(缺血)性高血压 / benign ~, red ~ 良性高血压,红色高血压 / benign intracranial ~ 脑假瘤 / essential ~, primary ~, idiopathic ~ 特发性高血压,原发性高血压 / malignant ~, accelerated ~, pale ~ 恶性高血压 / neuromuscular ~ 神经肌肉张力过强 / portal ~ 门静脉高血压,门静脉血压过高 / pulmonary ~ 肺动脉高血压(症),肺动脉血压过高 / renal ~ 肾性高血压 / secondary ~, symptomatic ~ 继发性高血压 / vascular ~ 高血压(症),血压过高 | **hypertensive** *a* 高血压的 *n* 高血压患者

hypertensor [ˌhaipə(:)'tensə] *n* 加压药,增(血)压药

Hyper-Tet ['haipə(:)ˌtet] *n* 人破伤风免疫球蛋白(tetanus immune human globulin)制剂的商品名

hypertetraploid [ˌhaipə(:)'tetrəplɔid] *a* 超四倍体的,高四倍体的 *n* 超四倍体,高四倍体(指一个个体或细胞在不平衡组合中含有多于四倍体的染色体〈4n+x〉)

hyperthecosis [ˌhaipə(:)θi'kəusis] *n* 滤囊泡膜细胞增殖,卵泡膜细胞增殖症

hyperthelia [ˌhaipə(:)'θi:liə] *n* 多乳头(畸形)

hyperthermal [ˌhaipə(:)'θə:məl] *a* 高温的,热的

hyperthermalgesia [ˌhaipə(:)ˌθə:məl'dʒi:ziə] *n* 热觉过敏

hyperthermesthesia [ˌhaipə(:)ˌθə:mis'θi:zjə], **hyperthermoesthesia** [ˌhaipə(:)θə:məuis'θi:zjə] *n* 热觉过敏

hyperthermia [ˌhaipə(:)'θə:miə] *n* 体温过高,高热 | malignant ~, ~ of anesthesia 恶性体温过高,麻醉性体温

过高 | **hyperthermy** [ˌhaipə(:)ˈθəː-mi] *n*

hyperthrombinemia [ˌhaipə(:)ˌθrɔm-biˈniːmiə] *n* 血(内)凝血酶过多,高凝血酶血

hyperthymergasia [ˌhaipə(:)ˌθaimə-ˈgeiziə] *n* 情感过盛,情感活泼 | **hyperthymergastic** [ˌhaipə(:)ˌθaimə-ˈgæstik] *a*

hyperthymia [ˌhaipə(:)ˈθaimiə] *n* 情感增盛 | **hyperthymic** *a*

hyperthymism [ˌhaipə(:)ˈθaimizəm] *n* 胸腺功能亢进

hyperthyroid [ˌhaipə(:)ˈθairɔid] *a* 甲状腺功能亢进的 *n* 甲状腺功能亢进患者

hyperthyroidism [ˌhaipə(:)ˈθairɔidi-zəm] *n* 甲状腺功能亢进(症) | masked ～ 掩蔽性甲状腺功能亢进(症) | **hyperthyrea** [ˌhaipə(:)ˈθairiə], **hyperthyreosis** [ˌhaipə(:)ˌθairiˈəusis], **hyperthyroidosis** [ˌhaipə(:)ˌθairɔi-ˈdəusis] *n*

hyperthyroxinemia [ˌhaipə(:)θaiˌrɔk-siˈniːmiə] *n* 血甲状腺素过多,高甲状腺素血症 | familial dysalbuminemic ～ 家族性白蛋白血异常性高甲状腺素血症(一种家族性常染色体显性遗传综合征)

hypertonia [ˌhaipə(:)ˈtəuniə] *n* 张力过强,压力过高 | ～ polycythaemica 红细胞增多性高血压 | **hypertonus** [ˌhaipə(:)ˈtəunəs] *n*

hypertonic [ˌhaipə(:)ˈtɔnik] *a* 高张的;高渗的 | ～**ity** [ˌhaipə(:)təuˈnisəti] *n* 高张性;高渗性

hypertoxic [ˌhaipə(:)ˈtɔksik] *a* 剧毒的 | ～**ity** [ˌhaipə(:)tɔkˈsisəti] *n* 剧毒性

hypertrichosis [ˌhaipə(:)triˈkəusis] *n* 多毛(症),毛过多 | ～ lanuginosa 胎毛过多 / ～ pinnae auris 耳翼多毛症(耳翼毛异常过度生长,可能是一种X连锁或常染色体显性遗传特性) / ～ universalis 全身性多毛(症)

hypertriglyceridemia [ˌhaipə(:)traiˌglisəraiˈdiːmiə] *n* 血甘油三酯过多,高甘油三酯血症 | carbohydrate-induced ～ 碳水化合物引起的高甘油三酯血症,家族性高脂蛋白血症Ⅲ型和Ⅳ型 / familial ～ 家族性高甘油三酯血症,家族性高脂蛋白血症Ⅳ型

hypertriploid [ˌhaipə(:)ˈtriplɔid] *a* 超三倍体的,高三倍体的 *n* 超三倍体,高三倍体(指一个个体或细胞在不平衡组合中含有多于三倍体的染色体〈3n+x〉)

hypertrophy [haiˈpəːtrəfi] *n* 肥大 | adaptive ～ 适应性肥大 / compensatory ～ 代偿性肥大 / complementary ～ 补偿性肥大 / concentric ～ 向心性肥大 / eccentric ～ 离心性肥大,扩张性肥大 / numeric ～ 增数性肥大 / pseudomuscular ～ 假性肌肥大,假肥大性肌营养不良 / quantitative ～ 数量性肥大,增生 / vicarious ～ 替代性肥大 | **hypertrophia** [ˌhaipə(:)-ˈtrəufiə] *n* / **hypertrophic** [ˌhai-pə(:)ˈtrɔfik] *a*

hypertropia [ˌhaipə(:)ˈtrəupiə] *n* 上斜眼

Hypertusis [ˌhaipə(:)ˈtʌsis] *n* 人百日咳免疫球蛋白(pertussis immune human globulin)制剂的商品名

hypertyrosinemia [ˌhaipə(:)ˌtairəusi-ˈniːmiə] *n* 血(内)酪氨酸过多,高酪氨酸血(症)

hyperuresis [ˌhaipə(:)rjuəˈriːsis] *n* 多尿症

hyperuricemia [ˌhaipə(:)ˌrjuəriˈsiː-miə], **hyperuricacidemia** [ˌhai-pə(:)ˌrjuəriˌkæsiˈdiːmiə] *n* 血(内)尿酸过多,高尿酸血(症) | **hyperuricemic** [ˌhaipə(:)ˌrjuəriˈsiːmik] *a*

hyperuricuria [ˌhaipə(:)ˌrjuəriˈkjuə-riə], **hyperuricaciduria** [ˌhai-pə(:)ˌrjuəriˌkæsiˈdjuəriə] *n* 尿(内)尿酸过多,高尿酸尿

hypervaccination[ˌhaipə(:)ˌvæksiˈnei-ʃən] *n* 超接种(对已预先免疫了的动物,再以足够的疫苗进一步接种〈一次或多

次〉，使其能对其他动物产生保护性血清)

hypervalinemia [ˌhaipə(:)væli'ni:miə] *n* 血缬氨酸过多，高缬氨酸血症

hypervascular [ˌhaipə(:)'væskjulə] *a* 血管过多的

hypervegetative [ˌhaipə(:)ˌvedʒi'teitiv] *a* 内脏型的，高自主性功能体型的(内脏功能即自主性神经功能占优势)

hyperventilation [ˌhaipə(:)ˌventi'leiʃən] *n* 通气过度(过量空气进入肺泡，致二氧化碳张力降低，最终导致碱中毒)；过度呼吸(常用于癫痫及手足搐搦时的检验方法) | **hyperventilate** [ˌhaipə(:)'ventileit] *vi, vt*

hyperviscosity [ˌhaipə(:)vis'kɔsəti] *n* 粘滞性过高，高粘滞性

hypervitaminosis [ˌhaipə(:)ˌvaitəmi'nəusis] *n* 维生素过多(症) | ～ A 维生素A过多症 / ～ D 维生素D过多症 | **hypervitaminotic** [ˌhaipə(:)ˌvaitəmi'nɔtik] *a*

hypervolemia [ˌhaipə(:)vɔ'li:miə] *n* (循环)血容量过多，血量增多 | **hypervolemic** [ˌhaipə(:)vɔ'li:mik] *a*

hypervolia [ˌhaipə(:)'vɔliə] *n* 水(含)量过多，液量过多

hypesthesia [ˌhaipis'θi:zjə] *n* 感觉减退，感觉迟钝 | **hypesthesic** [ˌhaipis'θi:sik], **hypesthetic** [ˌhaipis'θetik] *a*

hypha ['haifə] ([复] **hyphae** ['haifi:]) *n*【拉】菌丝 | ～l *a*

hyphedonia [ˌhaiphi'dəuniə] *n* 快感减少

hyphema [hai'fi:mə] *n* 眼前房出血，眼前房积血

hyphemia [hai'fi:miə] *n* 血量减少，贫血

hyphen ['haifən] *n* 连字符号(即-)

hyphephilia [ˌhifi'filiə] *n* 恋丝织物(色情)癖

hyphidrosis [ˌhaiphai'drəusis] *n* 少汗

Hyphomicrobiaceae [ˌhaifəumaiˌkrəubi:'eisii:] *n* 生丝微菌科

Hyphomicrobiales [ˌhaifəumaiˌkrəubi:'eili:z] *n* 生丝微菌目

Hyphomicrobium [ˌhaifəumai'krəubi:əm] *n* 生丝微菌属

Hyphomonas [ˌhaifəu'məunəs] *n* 生丝单胞菌属

Hyphomyces [ˌhaifəu'maisi:z] *n* 丝霉菌属 | ～ destruens 毁坏性丝霉菌

hyphomycete [ˌhaifəumai'si:t] *n* 丝状菌

Hyphomycetes [ˌhaifəumai'si:ti:z] *n* 丝状菌纲

hyphomycosis [ˌhaifəumai'kəusis] *n* 丝状菌病 | ～ destruens equi 马毁坏性丝状菌病

hyphylline [hai'filin] *n* 双羟丙茶碱，喘定(血管和支气管扩张药，强心药，利尿药)

hypisotonic [ˌhaipaisəu'tɔnik] *a* 低张的；低渗的

hypnagogic [ˌhipnə'gɔdʒik] *a* 催眠的，安眠的；入睡前的(指幻觉)

hypnagogue ['hipnəgɔg] *a* 催眠的 *n* 安眠药，催眠药

hypnalgia [hip'nældʒiə] *n* 睡眠疼痛

hypnic ['hipnik] *a* 催眠的，睡眠的

hypn(o)- [构词成分] 睡眠，催眠

hypnoanalysis [ˌhipnəuə'næləsis] *n* 催眠(精神)分析

hypnoanesthesia [ˌhipnəuˌænis'θi:zjə] *n* 催眠麻醉(法)

hypnocinematograph [ˌhipnəuˌsini'mætəgrɑ:f] *n* 睡眠动作记录仪

hypnocyst ['hipnəsist] *n* 静止囊肿

hypnodontics [ˌhipnəu'dɔntiks], **hypnodontia** [ˌhipnəu'dɔnʃiə] *n* 牙科催眠术

hypnogenesis [ˌhipnəu'dʒenisis] *n* 催眠 | **hypnogenetic** [ˌhipnəudʒi'netik], **hypnogenic** [hipnəu'dʒenik], **hypnogenous** [hip'nɔdʒinəs] *a*

hypnoid ['hipnɔid] *a* 催眠(状态)样的

hypnoidal [hip'nɔidl] *a* 催眠样的
hypnoidization [ˌhipnɔidai'zeiʃən] *n* 催眠样状态
hypnolepsy ['hipnəˌlepsi] *n* 发作性睡(眠)病
hypnology [hip'nɔlədʒi] *n* 催眠学
hypnonarcoanalysis[ˌhipnəuˌnɑ:kəuə'næləsis] *n* 催眠麻醉(精神)分析
hypnonarcosis [ˌhipnəunɑ:'kəusis] 催眠麻醉法
hypnopedia [ˌhipnəu'pi:diə] *n* 睡眠中教学,睡眠学习(如听录音)
hypnopompic [ˌhipnəu'pɔmpik] *a* 半醒前的;睡意朦胧(状态)的
hypnosia [hip'nəuziə] *n* 嗜眠(症)
hypnosis [hip'nəusis] ([复] **hypnoses** [hip'nəusi:z]) *n* 催眠;催眠状态
hypnosophy [hip'nɔsəfi] *n* 睡眠学
hypnotherapy [ˌhipnəu'θerəpi] *n* 催眠疗法
hypnotic [hip'nɔtik] *a* 催眠的;催眠性的 *n* 催眠药,安眠药 | ～**ally** *ad*
hypnotism ['hipnətizəm] *n* 催眠状态;催眠术 | **hypnotist** *n* 催眠术士
hypnotization [ˌhipnəutai'zeiʃən, –ti'z–] *n* 诱导催眠
hypnotize ['hipnətaiz] *vt* 催眠
hypnotoxin [ˌhipnəu'tɔksin] *n* 催眠毒素
hypnozoite [ˌhipnəu'zəuit] *n* 休眠体
hypo ['haipəu] *n* 皮下注射;皮下注射器;海波,硫代硫酸钠(用作相片定影剂)
hyp(o)– [前缀]下,低,少,减退,迟,在下,逊,不足,次,过少
hypoacidity [ˌhaipəuə'sidəti] *n* 酸过少,胃酸过少
hypoactivity [ˌhaipəuæk'tivəti] *n* 活动减退 | **hypoactive** [ˌhaipəu'æktiv] *a*
hypoacusis [ˌhaipəuə'kju:sis], **hypoacusia** [ˌhaipəuə'kju:ziə] *n* 听力减退,重听
hypoadenia [ˌhaipəuə'di:niə] *n* 腺功能减退
hypoadrenalemia [ˌhaipəuəˌdri:nə'li:miə] *n* 血肾上腺素过少,低肾上腺素血
hypoadrenalism [ˌhaipəuə'dri:nəlizəm], **hypoadrenia** [ˌhaipəuə'dri:niə] *n* 肾上腺功能减退
hypoadrenocorticism [ˌhaipəuəˌdri:nəu'kɔ:tisizəm] *n* 肾上腺皮质功能减退
hypoalbuminosis [ˌhaipəuælˌbju:mi'nəusis] *n* 白蛋白过少
hypoaldosteronemia [ˌhaipəuælˌdɔstərə'ni:miə] *n* 血(内)醛固酮过少,低醛固酮血
hypoaldosteronism[ˌhaipəuæl'dɔstərəˌnizəm] *n* 醛固酮减少症 | isolated ～ 孤立性醛固酮减少症
hypoaldosteronuria [ˌhaipəuælˌdɔstərə'njuəriə] *n* 尿(内)醛固酮过少,低醛固酮尿
hypoalgesia [ˌhaipəuæl'dʒi:siə] *n* 痛觉减退
hypoalimentation [ˌhaipəuˌælimen'teiʃən] *n* 营养不足,进食不足
hypoalkaline [ˌhaipəu'ælkəlain] *a* 碱性不足的 | **hypoalkalinity** [ˌhaipəuˌælkə'linəti] *n*
hypoalonemia [ˌhaipəuˌælə'ni:miə] *n* 血盐过少,低盐血
hypoalphalipoproteinemia [ˌhaipəuˌælfəˌlipəuˌprəuti:'ni:miə] *n* 低α脂蛋白血(症)(①血内高密度〈α〉脂蛋白缺乏;②丹吉尔〈Tangier〉病)
hypoaminoacidemia [ˌhaipəuˌæminəuˌæsi'di:miə] *n* 血氨基酸过少,低氨酸血
hypoandrogenism [ˌhaipəuæn'drəudʒinizəm] *n* 雄激素缺乏,雄激素不足
hypoazoturia [ˌhaipəuˌæzə'tjuəriə] *n* 尿氮过少,低氮尿
hypobaric [ˌhaipəu'bærik] *a* 低压的(气体);低密度的(溶液)
hypobarism [ˌhaipəu'bærizəm] *n* 低气压病
hypobaropathy [ˌhaipəubə'rɔpəθi] *n*

低气压病,高空病
hypobasophilism [ˌhaipə*u*bei'sɔfilizəm] *n* (脑)垂体功能减退
hypobetalipoproteinemia [ˌhaipə*u*ˌbeitəˌlipə*u*ˌprəuti:'ni:miə] *n* 血清β-脂蛋白过少,低β-脂蛋白血(症) | familial ～ 家族性低β-脂蛋白血(症)
hypobilirubinemia [ˌhaipəuˌbiliˌru:bi'ni:miə] *n* 血胆红素过少,低胆红素血
hypoblast ['haipəblæst] *n* 下胚层,内胚层 | **～ic** [ˌhaipə'blæstik] *a*
hypobranchial [ˌhaipə*u*'bræŋkiəl] *a* 鳃下的
hypobromite [ˌhaipə*u*'brəumait] *n* 次溴酸盐
hypobromous acid [ˌhaipə*u*'brəuməs] 次溴酸
hypocalcemia [ˌhaipə*u*kæl'si:miə] *n* 血钙过少,低钙血(症)
hypocalcemic [ˌhaipə*u*kæl'si:mik] *a* 血钙过少的,低钙血症的
hypocalcia [ˌhaipə*u*'kælsiə] *n* 钙过少,钙不足
hypocalcification [ˌhaipə*u*ˌkælsifi'keiʃən] *n* 钙化不全 | enamel ～ 釉质钙化不全,牙釉质发育不良
hypocalcipexy [ˌhaipəu'kælsiˌpeksi] *n* 钙沉积过少 | **hypocalcipectic** [ˌhaipəuˌkælsi'pektik] *a*
hypocalciuria [ˌhaipə*u*ˌkælsi'juəriə] *n* 尿钙过少,低钙尿(症)
hypocapnia [ˌhaipə*u*'kæpniə], **hypocarbia** [ˌhaipə*u*'kɑ:biə] *n* (血内)碳酸过少,低碳酸血 | **hypocapnic** [ˌhaipə*u*'kæpnik] *a*
hypocatalasemia [ˌhaipə*u*ˌkætəlei'si:miə] *n* 血过氧化氢酶过少,低过氧化氢酶血
hypocatalasia [ˌhaipəuˌkætə'leiziə] *n* 过氧化氢酶过少(症)
hypocellular [ˌhaipə*u*'seljulə] *a* 细胞过少的 | **～ity** [ˌhaipə*u*ˌselju'lærəti] *n*
hypocelom [ˌhaipə*u*'si:ləm] *n* 下体腔
hypocenter [ˌhaipə*u*'sentə] *n* 震源(核弹爆炸时)
hypochloremia [ˌhaipə*u*klɔ:'ri:miə], **hypochloridemia** [ˌhaipə*u*ˌklɔ:ri'di:miə] *n* 血氯过少,低氯血(症) | **hypochloremic** [ˌhaipə*u*klɔ:'ri:mik] *a*
hypochlorhydria [ˌhaipə*u*klɔ:'haidriə] *n* 胃酸过少(症)
hypochloridation [ˌhaipə*u*ˌklɔ:ri'deiʃən] *n* (组织)氯过少
hypochlorite [ˌhaipə*u*'klɔ:rait] *n* 次氯酸盐
hypochlorization [ˌhaipə*u*ˌklɔ:rai'zeiʃən] *n* (饮食)供盐减少,减盐疗法
hypochlorous acid [ˌhaipə*u*'klɔ:rəs] 次氯酸
hypochloruria [ˌhaipə*u*klɔ:'rjuəriə] *n* 尿氯过少,低氯尿
hypocholesterolemia [ˌhaipə*u*kəuˌlestərə*u*'li:miə], **hypocholesteremia** [ˌhaipə*u*kəuˌlestə'ri:miə], **hypocholesterinemia** [ˌhaipə*u*kəuˌlestəri'ni:miə] *n* 血胆固醇过少,血胆甾醇过少,低胆固醇血,低胆甾醇血 | **hypocholesterolemic** [ˌhaipə*u*kəuˌlestərə*u*'li:mik], **hypocholesteremic** [ˌhaipə*u*kəuˌlestə'ri:mik] *a*
hypocholia [ˌhaipə*u*'kəuliə] *n* 胆汁过少
hypocholuria [ˌhaipə*u*kəu'ljuəriə] *n* 尿(内)胆汁过少,低胆汁尿
hypochondria [ˌhaipə*u*'kɔndriə] *n* 季肋部(hypochondrium的复数);疑病(症)
hypochondriac [ˌhaipə*u*'kɔndriæk] *a* 疑病症的;季肋部的 *n* 疑病患者
hypochondriasis [ˌhaipə*u*kɔn'draiəsis] *n* 疑病(症) | **hypochondriacal** [ˌhaipə*u*kɔn'draiəkəl] *a*
hypochondrium [ˌhaipə*u*'kɔndriəm] ([复] **hypochondria** [ˌhaipə*u*'kɔndriə]) *n* 季肋部
hypochondroplasia [ˌhaipə*u*ˌkɔndrə*u*'pleiziə] *n* 季肋发育不全

hypochordal [ˌhaipəu'kɔ:dəl] *a* 脊索腹侧的

hypochromasia [ˌhaipəukrəu'meiziə] *n* 着色不足,染色过浅

hypochromatic [ˌhaipəukrəu'mætik] *a* 含染色体少的;染浅色的,淡染的

hypochromatism [ˌhaipəu'krəumətizəm] *n* 着色不足(尤指细胞核内染色质过少)

hypochromatosis [ˌhaipəuˌkrəumə'təusis] *n* 细胞核(染色质)消失,核溶解

hypochromemia [ˌhaipəukrəu'mi:miə] *n* 血色指数过低 | idiopathic ～ 特发性低色(指数)性贫血

hypochromia [ˌhaipəu'krəumiə] *n* 血红蛋白过少;着色不足(尤指细胞核内染色质过少) | **hypochromic** *a*

hypochromotrichia [ˌhaipəuˌkrəuməu'trikiə] *n* 毛(发)着色不足

hypochrosis [ˌhaipəu'krəusis] *n* 低色性贫血,血红蛋白过少性贫血

hypochylia [ˌhaipəu'kailiə] *n* 胃液(分泌)过少

hypocinesia [ˌhaipəusai'ni:ziə], **hypocinesis** [ˌhaipəusai'ni:sis] *n* 运动减少,少动症

hypocistis [ˌhaipəu'sistis], **hypocist** ['haipəsist] *n* 大花寄生草汁

hypocitremia [ˌhaipəusi'tri:miə] *n* 血枸橼酸过少,低枸橼酸血

hypocitruria [ˌhaipəusi'truəriə] *n* 尿枸橼酸过少,低枸橼酸尿

hypocoagulable [ˌhaipəukəu'ægjuləbl] *a* 凝固性过低的 | **hypocoagulability** [ˌhaipəukəuˌægjulə'biləti] *n*

hypocoelom [ˌhaipəu'si:ləm] *n* 下体腔

Hypocomatina [ˌhaipəuˌkəumə'tainə] *n* 腹纤毛亚目

hypocomplementemia [ˌhaipəuˌkɔmplimen'ti:miə] *n* 低补体血症 | **hypocomplementemic** [ˌhaipəuˌkɔmplimen'ti:mik] *a*

hypocondylar [ˌhaipəu'kɔndilə] *a* 髁下的

hypocone ['haipəkəun] *n* 次尖(上磨牙的远中舌尖)

hypoconid [ˌhaipəu'kəunid] *n* 下次尖(下磨牙的远中颊尖)

hypoconulid [ˌhaipəu'kɔnjulid] *n* 下次小尖(下磨牙的远中尖)

hypocorticalism [ˌhaipəu'kɔ:tikəlizəm], **hypocorticism** [ˌhaipəu'kɔ:tisizəm] *n* 肾上腺皮质功能减退

hypocotyl [ˌhaipə'kɔtil] *n* 下胚轴(植物)

Hypocreales [ˌhaipəukri'eili:z] *n* 肉座菌目

hypocrine ['haipəkrin] *a* 内分泌功能减退的

hypocrinism [ˌhaipəu'krainisəm], **hypocrinia** [ˌhaipəu'kriniə] *n* 内分泌过少

hypocrisy [hi'pɔkrəsi] *n* 伪善,虚伪

hypocupremia [ˌhaipəukju:'pri:miə] *n* 血铜过少,低铜血

hypocyclosis [ˌhaipəusai'kləusis] *n* 调视功能减退,调节功能减退

hypocystotomy [ˌhaipəusis'tɔtəmi] *n* 经会阴膀胱切开术

hypocythemia [ˌhaipəusai'θi:miə] *n* 红细胞减少(症)

hypocytosis [ˌhaipəusai'təusis] *n* 血细胞减少

hypodactyly [ˌhaipəu'dæktili] *n* 指(趾)缺少,缺指(趾)

hypodense ['haipəudens] *a* 低致密的(特指X线片上的物体或区域,其致密度比其他地方低)

hypoderm ['haipədə:m] *n* 皮下组织 | ～**al** [ˌhaipəu'də:məl] *a*

Hypoderma [ˌhaipəu'də:mə] *n* 皮下蝇属,皮蝇属 | ～ bovis 牛皮下蝇 / ～ lineatum 纹皮下蝇

hypodermatic [ˌhaipəudə:'mætik] *a* 皮下的

hypodermatoclysis [ˌhaipəudə:mə'tɔklisis] *n* 皮下灌注术,皮下输液

hypodermatomy [ˌhaipəudə:'mætəmi]

n 皮下切开术

hypodermiasis [ˌhaipə*u*dəːˈmaiəsis] *n* 皮下蝇蛆病

hypodermic [ˌhaipə*u*ˈdəːmik] *a* 皮下的;皮下注射的 *n* 皮下注射,皮下注射器 | ~**ally** *ad*

hypodermis [ˌhaipə*u*ˈdəːmis] *n* 皮下组织;真皮(昆虫)

hypodermoclysis [ˌhaipə*u*dəːˈmɔklisis] *n* 皮下灌注术,皮下输液

hypodermolithiasis [ˌhaipə*u*ˌdəːmə*u*liˈθaiəsis] *n* 皮下结石(症)

hypodiaphragmatic [ˌhaipə*u*ˌdaiəfrægˈmætik] *a* 膈下的

hypodiploid [ˌhaipə*u*ˌdiplɔid] *a* 亚二倍的,低二倍的 *n* 亚二倍体,低二倍体(指一个个体或细胞含有少于二倍体数目的染色体) | ~**y** [ˈhaipə*u*ˌdiplɔidi] *n* 亚二倍性,低二倍性

hypodipsia [ˌhaipə*u*ˈdipsiə] *n* 渴感减退 | **hypodipsic** [ˌhaipə*u*ˈdipsik] *a*

hypodontia [ˌhaipə*u*ˈdɔnʃiə] *n* 牙发育不全

hypodynamia [ˌhaipə*u*daiˈneimiə] *n* 力不足,乏力 | ~ cordis 心力不足 | **hypodynamic** [ˌhaipə*u*daiˈnæmik] *a*

hypoeccrisia [ˌhaipə*u*eˈkrisiə], **hypoeccrisis** [ˌhaipə*u*ˈekrisis] *n* 排泄过少 | **hypoeccritic** [ˌhaipə*u*eˈkritik] *a*

hypoechoic [ˌhaipə*u*əˈkəuik] *a* 低回声的,弱回声的

hypoelectrolytemia [ˌhaipə*u*iˌlektrə*u*laiˈtiːmiə] *n* 低电解质血

hypoemotivity [ˌhaipə*u*ˌiːmə*u*ˈtivəti] *n* 情感减弱,情感不足

hypoendocrinism [ˌhaipə*u*enˈdɔkrinizəm], **hypoendocrinia** [ˌhaipə*u*ˌendə*u*ˈkriniə], **hypoendocrisia** [ˌhaipə*u*ˌendə*u*ˈkriziə] *n* 内分泌过少,内分泌功能减退

hypoeosinophilia [ˌhaipə*u*ˌiːəsinəˈfiliə] *n* 嗜酸细胞减少

hypoepinephrinemia [ˌhaipə*u*ˌepiˌnefriˈniːmiə] *n* 血肾上腺素过少,低肾上腺素血

hypoequilibrium [ˌhaipə*u*ˌiːkwiˈlibriəm] *n* 平衡觉减退

hypoergasia [ˌhaipə*u*əːˈgeisiə] *n* (功能)活动力减弱

hypoergia [ˌhaipə*u*ˈəːdʒiə] *n* (功能)活动力减弱;反应力过低(对变应原低敏感性)

hypoergy [ˌhaipə*u*ˈəːdʒi] *n* 活动性减弱;低应性,反应性减低 | **hypoergic** *a*

hypoesophoria [ˌhaipə*u*ˌesəˈfəuriə] *n* 下内(向)隐斜视

hypoesthesia [ˌhaipə*u*isˈθiːzjə] *n* 感觉减退 | acoustic ~, auditory ~ 听觉减退 / gustatory ~ 味觉减退 / olfactory ~ 嗅觉减退 / tactile ~ 触觉减退 | **hypoesthetic** [ˌhaipə*u*isˈθetik] *a*

hypoestrogenemia [ˌhaipə*u*ˌiːstrədʒəˈniːmiə], **hypoestrinemia** [ˌhaipə*u*ˌiːstriˈniːmiə] *n* 血雌激素过少,低雌激素血

hypoevolutism [ˌhaipə*u*i(ː)ˈvɔljutizəm] *n* 发育迟缓,发育不良

hypoexophoria [ˌhaipə*u*ˌeksə*u*ˈfəuriə] *n* 下外(向)隐斜视

hypoferremia [ˌhaipə*u*fəˈriːmiə] *n* 血(内)铁过少

hypoferrism [ˌhaipə*u*ˈferizəm] *n* (组织)铁过少

hypofertile [ˌhaipə*u*ˈfəːtail] *n* 生殖力减低的 | **hypofertility** [ˌhaipə*u*fəˈtiləti] *a*

hypofibrinogenemia [ˌhaipə*u*faiˌbrinə*u*dʒiˈniːmiə] *n* 血纤维蛋白原过少

hypofunction [ˌhaipə*u*ˈfʌŋ*k*ʃən] *n* 功能减退

hypogalactia [ˌhaipə*u*gəˈlækʃiə] *n* 乳汁减少 | **hypogalactous** [ˌhaipə*u*gəˈlæktəs] *a*

hypogammaglobulinemia [ˌhaipə*u*ˌgæməˌglɔbjuːliˈniːmiə] *n* 血(内)丙球蛋

白过少，低丙球蛋白血症 | acquired ～ 获得性低丙球蛋白血症 / common variable ～ 常见变异型低丙球蛋白血症 / congenital ～ 先天性低丙球蛋白血症 / transient ～ of infancy 婴儿一时性低丙球蛋白血症 / X-linked ～, X-linked infantile ～ X连锁低丙球蛋白血症，婴儿X连锁低丙球蛋白血症 | **hypogammaglobulinemic** *a*

hypoganglionosis [ˌhaipəuˌgæŋgliəu'nəusis] *n* 肠肌丛神经节细胞缺乏症

hypogastric [ˌhaipəu'gæstrik] *a* 腹下部的，下腹的；髂内动脉的

hypogastrium [ˌhaipəu'gæstriəm] ([复] **hypogastria** [ˌhaipəu'gæstriə]) *n* 腹下部，下腹

hypogastropagus [ˌhaipəugæs'trɔpəgəs] *n* 下腹联胎

hypogastroschisis [ˌhaipəugæs'trɔskisis] *n* 下腹裂(畸形)

hypogenesis [ˌhaipəu'dʒenisis] *n* 发育不全 | polar ～ 极性发育不全(胚胎头尾两极发育不全，可形成畸形) | **hypogenetic** [ˌhaipəudʒi'netik] *a*

hypogenitalism [ˌhaipəu'dʒenitəlizəm] *n* 生殖腺发育不全

hypogeusesthesia [ˌhaipəuˌgjusis'θi:zjə], **hypogeusia** [ˌhaipəu'gju:ziə] *n* 味觉减退

hypoglandular [ˌhaipəu'glændjulə] *a* 腺功能减退的

hypoglobulia [ˌhaipəuglɔ'bju:liə] *n* 红细胞减少(症)

hypoglossal [ˌhaipəu'glɔsəl] *a* 舌下的

hypoglottis [ˌhaipəu'glɔtis] *n* 舌下部，舌下；舌下囊肿

hypoglucagonemia [ˌhaipəuˌglu:kəgɔ'ni:miə] *n* 血(内胰)高血糖素过少，低(胰)高血糖素血症

hypoglycemia [ˌhaipəuglai'si:miə] *n* 血糖过少，低血糖(症)|factitial ～, factitious ～ 人为血糖过少，假性低血糖 / fasting ～ 空腹性低血糖 / ketotic ～ 酮性低血糖 / leucine-induced ～ 亮氨酸诱导性低血糖 / mixed ～ 混合性低血糖 / reactive ～ 反应性低血糖 | **hypoglycemic** [ˌhaipəuglai'si:mik] *a* 低血糖的 *n* 降血糖药

hypoglycemosis [ˌhaipəuˌglaisi'məusis] *n* 低血糖症

hypoglycin [ˌhaipəu'glaisin], **hypoglycine** [ˌhaipəu'glaisi:n] *n* 降糖氨酸，甲叉环丙基丙氨酸(有A和B两型)

hypoglycogenolysis [ˌhaipəuˌglaikəudʒi'nɔlisis] *n* 糖原分解不足

hypoglycorrhachia [ˌhaipəuˌglaikəu'reikiə] *n* 脑脊液糖分过少

hypognathous [hai'pɔgnəθəs] *a* 下颌突出的；下颌寄生胎的

hypognathus [hai'pɔgnəθəs] *n* 下颌寄生胎

hypogonadism [ˌhaipəu'gəunədizəm] *n* 性腺功能减退(症)，性腺发育不足 | eugonadotropic ～ 促性腺激素正常性性腺功能减退 / hypergonadotropic ～, primary ～ 促性腺激素过多性性腺功能减退，原发性性腺功能减退 / hypogonadotropic ～, secondary ～ 促性腺激素不足性性腺功能减退，继发性性腺功能减退 | **hypogonadia** [ˌhaipəugəu'nædiə] *n*

hypogonadotropic [ˌhaipəuˌgɔnədəu'trɔpik] *a* 促性腺激素分泌不足的，低促性腺素性的

hypogranulocytosis [ˌhaipəuˌgrænjuləusai'təusis] *n* 粒细胞过少症

hypohemia [ˌhaipəu'hi:miə] *n* 贫血

hypohepatia [ˌhaipəuhi'pætiə] *n* 肝功能减退

hypohidrosis [ˌhaipəuhai'drəusis] *n* 少汗 | **hypohidrotic** [ˌhaipəuhai'drɔtik] *a*

hypohormonal [ˌhaipəuhɔ:'məunl], **hypohormonic** [ˌhaipəuhɔ:'mɔnik] *a* 激素不足的

hypohormonism [ˌhaipəu'hɔ:məunizəm] *n* 激素过少(症)，内分泌功能减退

hypohydration [ˌhaipəuhai'dreiʃən] *n*

(体内)水分过少,失水
hypohydrochloria [ˌhaipəuˌhaidrəu'klɔ:riə] *n* 胃酸过少(症)
hypohypnotic [ˌhaipəuhip'nɔtik] *a* 浅睡眠的,浅催眠的
hypohypophysism [ˌhaipəuhai'pɔfisizəm] *n* 垂体功能减退
hypoidrosis [ˌhaipəui'drəusis] *n* 少汗
hypoimmunity [ˌhaipəui'mju:nəti] *n* 低免疫性(降低的免疫性)
hypoinsulinemia[ˌhaipəuˌinsjuli'ni:miə] *n* 血胰岛素过少,低胰岛素血(症)
hypoinsulinism [ˌhaipəu'insjuliˌnizəm] *n* 胰岛素分泌过少
hypointense [ˌhaipəuin'tens] *a* 低强度的(具有比某一物体的强度较低的)
hypoiodidism [ˌhaipəuai'əudidizəm] *n* (体内)碘过少
hypoisotonic [ˌhaipəuˌaisəu'tɔnik] *a* 低渗的
hypokalemia [ˌhaipəukə'li:miə], **hypokaliemia** [ˌhaipəuˌkæli'i:miə] *n* 血钾过少,低钾血(症) | **hypokalemic** [ˌhaipəukə'li:mik] *a* 血钾过少的,低钾血的 *n* 降血钾药
hypokinemia [ˌhaipəukai'ni:miə] *n* 心输出量不足,心排血量过少
hypokinesia [ˌhaipəukai'ni:ziə], **hypokinesis** [ˌhaipəukai'ni:sis] *n* 运动减少,少动症 | **hypokinetic** [ˌhaipəukai'netik] *a*
hypolactasia [ˌhaipəulæk'teiziə] *n* 肠乳糖酶缺乏
hypolarynx [ˌhaipəu'læriŋks] *n* 声门下,喉下部
hypolemmal [ˌhaipəu'leməl] *a* 膜下的
hypolethal [ˌhaipəu'li:θəl] *a* 致死量以下的,小于致死量的
hypoleydigism [ˌhaipəu'laidigizəm] *n* 莱迪希(Leydig)间质细胞功能减退
hypolipemia [ˌhaipəuli'pi:miə] *n* 血脂过少,低脂血
hypolipidemic [ˌhaipəuˌlipi'di:mik] *a* 促血清脂质减少的
hypolipoproteinemia [ˌhaipəuˌlipəuˌprəuti:'ni:miə] *n* 血脂蛋白过少,低脂蛋白血(症)
hypoliposis [ˌhaipəuli'pəusis] *n* 脂质过少
hypoliquorrhea [ˌhaipəuˌlaikwə'riə] *n* 脑脊液不足
hypolutemia [ˌhaipəulju:'ti:miə] *n* 血(内)黄体激素过少,高孕酮血
hypolymphemia [ˌhaipəulim'fi:miə] *n* 血(内)淋巴细胞减少
hypomagnesemia[ˌhaipəuˌmægni'si:miə] *n* 血镁过少,低镁血(症)
hypomania [ˌhaipəu'meinjə] *n* 轻(症)躁狂 | **hypomanic** *a* / **hypomaniac** [ˌhaipəu'meiniæk] *n* 轻躁狂者
hypomastia [haipəu'mæstiə], **hypomazia** [ˌhaipəu'meiziə] *n* 乳腺过小
hypomegasoma [ˌhaipəuˌmegə'səumə] *n* 轻度巨大发育,高身材
hypomelancholia [ˌhaipəuˌmelən'kəuliə] *n* 轻性忧郁症
hypomelanosis [ˌhaipəuˌmelə'nəusis] *n* 黑素减少病 | idiopathic guttate ~ 特发性点状黑素减少病 / ~ of Ito 伊藤黑素减少病,无色素性色素失禁
hypomenorrhea [ˌhaipəuˌmenə'ri:ə] *n* 月经过少
hypomere ['haipəmiə] *n* (肌节)腹侧段;下中胚层,轴外中胚层
hypomesosoma [ˌhaipəuˌmesə'səumə] *n* 中(等以)下身材
hypometabolism [ˌhaipəume'tæbəlizəm] *n* 代谢减退 | **hypometabolic** [ˌhaipəuˌmetə'bɔlik] *a*
hypomethioninemia [ˌhaipəuməˌθaiəni'ni:miə] *n* 低蛋氨酸血(症)(血内蛋氨酸浓度减少)
hypometria [ˌhaipəu'mi:triə] *n* 伸展不足,运动范围不足
hypomicron [ˌhaipəu'maikrɔn] *n* 亚微粒,次微粒
hypomicrosoma [ˌhaipəuˌmaikrəu'səumə] *n* 矮小身材

hypomineralization [ˌhaipəuˌminərəlai'zeiʃən, -li'z-] *n* 矿质过少

hypomnesis [ˌhaipɔm'ni:sis] *n* 记忆减退

hypomodal [ˌhaipəu'məudl] *a* 低于众数的(在统计学上,指在变量曲线上位于众数的左方的数值或项目,即数值小于众数的变量)

hypomorph ['haipəmɔ:f] *n* 肢短体高者,下型身材者;亚效等位基因,减效基因(一种突发基因,其功效较弱) | ~**ic** [ˌhaipəu'mɔ:fik] *a*

hypomotility [ˌhaipəuməu'tiləti] *n* 运动不足,运动减弱

hypomyotonia [ˌhaipəuˌmaiəu'təuniə] *n* 肌张力减低

hypomyxia [ˌhaipəu'miksiə] *n* 粘液(分泌)减少

hyponanosoma [ˌhaipəuˌneinə'səumə] *n* 过小侏儒(畸形)

hyponasality [ˌhaipəunei'zæləti] *n* 鼻音过少

hyponatremia [ˌhaipəunə'tri:miə] *n* 血钠过少,低钠血(症) | depletional ~ 失水失钠性低钠血(症) / dilutional ~ 稀释性低钠血(症) / hyperlipemic ~ 高脂血性低钠血(症)

hyponatruria [ˌhaipəunə'truəriə] *n* 钠尿过少,低钠尿

hyponeocytosis [ˌhaipəuˌni(:)əusai'təusis] *n* 幼稚(白)细胞性白细胞过少(症)

hyponitremia [ˌhaipəunai'tri:miə] *n* 血氮过少,低氮血(症)

hyponitrous acid [ˌhaipəu'naitrəs] 次氮酸,次硝酸

hyponoia [ˌhaipəu'nɔiə], **hyponea** [ˌhaipəu'ni:ə] *n* 精神迟钝,精神活动不足

hyponoic [ˌhaipəu'nəuik] *a* 潜意识精神活动的

hyponychial [ˌhaipəu'nikiəl] *a* 甲下的

hyponychium [ˌhaipəu'nikiəm] *n* 甲下皮

hyponychon [hai'pɔnikən] *n* 甲下瘀斑

hypo-orchidia [ˌhaipəuɔ:'kidiə] *n* 睾丸内分泌功能减退

hypo-orchidism [ˌhaipəu'ɔ:kidizəm] *n* 睾丸功能减退

hypo-orthocytosis [ˌhaipəuˌɔ:θəusai'təusis] *n* 正比例性白细胞减少(症)

hypo-osmolality [ˌhaipəuˌɔzməu'læləti] *n* (体液)重量渗摩尔浓度降低

hypo-ovaria[ˌhaipəuəu'vεəriə], **hypo-ovarianism** [ˌhaipəuəu'vεəriənizəm] *n* 卵巢功能减退

hypopallesthesia [ˌhaipəuˌpælis'θi:zjə] *n* 振动觉减退

hypopancreatism [ˌhaipəu'pæŋkriətizəm] *n* 胰腺功能减退

hypopancreorrhea [ˌhaipəuˌpæŋkriəu'ri:ə] *n* 胰液分泌过少

hypoparathyroidism [ˌhaipəuˌpærə'θairɔidizəm], **hypoparathyreosis** [ˌhaipəupærəˌθairi'əusis] *n* 甲状旁腺功能减退(症)

hypopepsia [ˌhaipəu'pepsiə] *n* 消化不良

hypopepsinia [ˌhaipəupep'siniə] *n* 胃蛋白酶过少

hypoperfusion [ˌhaipəupə(:)'fjuʒən] *n* 血流灌注不足

hypoperistalsis [ˌhaipəuˌperi'stælsis] *n* 蠕动迟缓

hypopexia [ˌhaipəu'peksiə], **hypopexy** ['haipəˌpeksi] *n* 固定(量)不足(组织)

hypophalangism [ˌhaipəufə'lændʒizəm] *n* 少节指(趾)

hypophamine [hai'pɔfəmin] *n* 垂体胺 | alpha ~ α-垂体胺,催产素 / beta ~ β-垂体胺,加压素

hypopharyngoscope [ˌhaipəufə'riŋgəskəup] *n* 下咽(窥)镜 | **hypopharyngoscopy** [ˌhaipəuˌfæriŋ'gɔskəpi] *n* 下咽镜检查

hypopharynx [ˌhaipəu'færiŋks] *n* 下

咽(部),喉咽(部) | **hypopharyngeal** [ˌhaipəufəˈrindʒi:əl] *a*

hypophonesis [ˌhaipəufəuˈni:sis] *n* 声响过弱

hypophonia [ˌhaipəuˈfəuniə] *n*·发声过弱

hypophoria [ˌhaipəuˈfəuriə] *n* 下隐斜视

hypophosphatasia [ˌhaipəuˌfɔsfəˈteiziə] *n* 磷酸酯酶过少,低磷酸酯酶症

hypophosphate [ˌhaipəuˈfɔsfeit] *n* 连二磷酸盐,低磷酸盐

hypophosphatemia [ˌhaipəuˌfɔsfəˈti:miə] *n* 血磷酸盐过少,低磷酸盐血(症) | familial ～ 家族性低磷酸盐血症(一种X连锁显性遗传的磷酸盐代谢障碍,可能伴有抗维生素D佝偻病) | **hypophosphatemic** [ˌhaipəuˌfɔsfəˈti:mik] *a* / **hypophosphoremia** [ˌhaipəuˌfɔsfəuˈri:miə] *n*

hypophosphaturia[ˌhaipəuˌfɔsfəˈtjuəriə] *n* 尿(内)磷酸盐过少,低磷酸盐尿

hypophosphite [ˌhaipəuˈfɔsfait] *n* 次磷酸盐

hypophosphoric acid [ˌhaipəufɔsˈfɔrik] 低磷酸

hypophosphorous acid [ˌhaipəuˈfɔsfərəs] 次磷酸

hypophrenia [ˌhaipəuˈfri:niə] *n* 智力薄弱,低能(精神发育迟缓)

hypophrenic [ˌhaipəuˈfrenik] *a* 低能的;膈下的

hypophrenium [ˌhaipəuˈfri:niəm] *n* 膈下腔

hypophrenosis [ˌhaipəufriˈnəusis] *n* 智力薄弱症

hypophyseal [ˌhaipəuˈfiziəl] *a* 垂体的

hypophysectomize [ˌhaipəufiˈzektəmaiz] *vt* 切除垂体

hypophysectomy [haiˌpɔfiˈsektəmi], **hypophysiectomy** [ˌhaipəufiziˈektəmi] *n* 垂体切除术

hypophysial [ˌhaipəuˈfiziəl] *a* 垂体的

hypophysioportal, hypophyseoportal [ˌhaipəufiziəuˈpɔ:tl] *a* 垂体门脉的

hypophysioprivic [ˌhaipəuˌfiziəuˈprivik], **hypophysoprivic** [ˌhaiˌpɔfizəuˈpraivik] *a* 垂体分泌缺乏的

hypophysiotropic, hypophyseotropic [ˌhaipəuˌfiziəuˈtrɔpik] *a* 促垂体的

hypophysis [haiˈpɔfisis] ([复] **hypophyses** [haiˈpɔfisi:z]) *n* 垂体 | ～ cerebri (大脑)垂体 / pharyngeal ～ 咽垂体 / ～ sicca 干垂体后叶

hypophysitis [haiˌpɔfiˈsaitis] *n* 垂体炎

hypophysoma [haiˌpɔfiˈzəumə] *n* 垂体瘤

hypopiesia [ˌhaipəupaiˈi:ʃə –ˈi:ziə] *n* 血压过低,低血压

hypopiesis [ˌhaipəupaiˈi:sis] *n* 压力过低,低压 | **hypopietic** [ˌhaipəupaiˈetik] *a*

hypopigmentation [ˌhaipəuˌpigmenˈteiʃən] *n* 色素沉着不足,色素减退

hypopigmenter [ˌhaipəuˌpigˈmentə] *n* (皮肤)脱色剂

hypopinealism [ˌhaipəuˈpiniəlizəm] *n* 松果体功能减退

hypopituitarism [ˌhaipəupiˈtju(:)itərizəm] *n* 垂体功能减退 | **hypopituitary** [ˌhaipəupiˈtju(:)itəri] *a*

hypoplasia [ˌhaipəuˈpleiziə] *n* 发育不全,再生不良 | cartilage-hair ～ 软骨毛发发育不良 / enamel ～ 釉质发育不全 / focal dermal ～ 局灶性皮肤发育不良 / oligomeganephronic renal ～ 肾单位稀少巨大症性肾发育不全,肾单位稀少巨大症 / ～ of right ventricle 右心室发育不全 / thymic ～ 胸腺发育不良 | **hypoplastic** [ˌhaipəuˈplæstik] *a* / **hypoplasty** [ˈhaipəˌplæsti] *n*

hypoplasminogenemia [ˌhaipəuˌplæsminəudʒiˈni:miə] *n* 低纤溶酶原血症

hypoploid [ˈhaipəplɔid] *a* 亚倍的,低倍

的 *n* 亚倍体，低倍体(属于异倍体，少于正常二倍体数目的染色体，例如人体为45个染色体，即2n-1)

hypopnea [hai'pɔpni:ə] *n* 呼吸不足，呼吸不全 | **hypopneic** [ˌhaipɔp'ni:ik] *a*

hypoponesis [ˌhaipəupəu'ni:sis] *n* 皮质运动区活动不足

hypoporosis [ˌhaipəupə'rəusis] *n* 骨痂形成不全

hypoposia [ˌhaipəu'pəuziə] *n* 饮水过少，进液过少

hypopotassemia [ˌhaipəuˌpəutə'si:miə] *n* 血钾过少，低钾血(症) | **hypopotassemic** *a*

hypopotentia [ˌhaipəupəu'tenʃiə] *n* 电位过低(尤指大脑皮质电活动性减少)

hypopraxia [ˌhaipəu'præksiə] *n* 活动减退，动作减退

hypoprosody [ˌhaipəu'prɔsədi] *n* 言语韵调减少

hypoproteinemia[ˌhaipəuˌprəuti:'ni:miə] *n* 血蛋白过少，低蛋白血(症) | prehepatic ～ 肝前性血蛋白过少

hypoproteinia [ˌhaipəuˌprəu'ti:niə] *n* 蛋白过少，蛋白缺乏 | **hypoproteinic** [ˌhaipəuˌprəu'ti:nik] *a*

hypoproteinosis [ˌhaipəuˌprəuti:'nəusis] *n* 蛋白(质)缺乏症

hypoprothrombinemia [ˌhaipəuprəuˌθrɔmbi'ni:miə] *n* 血凝血酶原过少，低凝血酶原血(症)

hypopselaphesia [ˌhaipɔpˌselə'fi:ziə] *n* 触觉减退

hypopsychosis [ˌhaipəusai'kəusis] *n* 思想迟钝

hypopteronosis cystica [ˌhaipəte'rɔnəusis 'sistikə] 羽下囊肿病(鸟类)

hypoptyalism [haiˌpɔp'taiəlizəm] *n* 唾液(分泌)减少，缺涎症

hypopus [hai'pəupəs] *n* 休眠体，休眠稚虫(螨类)

hypopyon [hai'pəupiɔn] *n* 眼前房积脓

hyporeactive [ˌhaipəuri(:)'æktiv] *a* 反应不足的

hyporeflexia [ˌhaipəuri'fleksiə] *n* 反射减弱

hyporeninemia [ˌhaipəuˌri:ni'ni:miə] *n* 血(内)血管紧张肽原酶减少，低血管紧张肽原酶血症，低肾素血症 | **hyporeninemic** *a*

hyporrhea [ˌhaipəu'ri:ə] *n* 轻度出血

hyposalemia [ˌhaipəusə'li:miə] *n* 血盐过少，低盐血(症)

hyposalivation [ˌhaipəuˌsæli'veiʃən] *n* 唾液(分泌)减少，缺涎症

hyposarca [ˌhaipəu'sɑ:kə] *n* 全身水肿，普遍性水肿

hyposcheotomy [haiˌpɔski'ɔtəmi] *n* 睾丸鞘膜低位穿刺术

hyposcleral [ˌhaipəu'skliərəl] *a* 巩膜下的

hyposecretion [ˌhaipəusi'kri:ʃən] *n* 分泌过少

hyposensitive [ˌhaipəu'sensitiv] *a* 敏感减轻的，低敏感的 | **hyposensitivity** [ˌhaipəuˌsensi'tivəti] *n* 敏感减轻，低敏感性

hyposensitize [ˌhaipə'sensitaiz] *vt* 减弱…的敏感度，(使)脱敏(感) | **hyposensitization** [ˌhaipəuˌsensitai'zeiʃən, -ti'z-] *n* 降低敏感作用，脱敏作用

hyposexuality [ˌhaipəuˌseksju'æləti] *n* 性欲减退

hyposiagonarthritis [ˌhaipəusaiˌægənɑ:'θraitis] *n* 颞下颌关节炎

hyposialadenitis [ˌhaipəuˌsaiəˌlædi'naitis] *n* 颌下腺炎

hyposialosis [ˌhaipəuˌsaiə'ləusis] *n* 唾液(分泌)过少

hyposkeocytosis [ˌhaipəuˌskiəusai'təusis] *n* 幼稚(白)细胞性白细胞过少(症)

hyposmia [ˌhai'pɔzmiə] *n* 嗅觉减退

hyposmolarity [ˌhaiˌpɔzmə'lærəti] *n* 容积渗摩尔浓度过低

hyposmosis [ˌhaipɔz'məusis] *n* 低渗透，渗透力减弱

hyposomatotropism [ˌhaipəuˌsəumətəu'trəupizəm] *n* 生长激素过少症

hyposomia [ˌhaipəu'səumiə] *n* 身体发育不全

hyposomnia [ˌhaipəu'sɔmniə] *n* 失眠(症)

hypospadiac [ˌhaipəu'speidiæk] *n* 尿道下裂者

hypospadias [ˌhaipəu'speidiəs] *n* 尿道下裂 | balanic ～, balanitic ～, glandular ～ 龟头部尿道下裂 / female ～ 女性尿道下裂 / penoscrotal ～ 阴茎阴囊部尿道下裂 / perineal ～, pseudovaginal ～ 会阴部尿道下裂 | **hypospadia** *n*

hyposphresia [ˌhaipəs'fri:ziə] *n* 嗅觉减退

hyposplenism [ˌhaipəu'splenizəm] *n* 脾功能减退(症)

hypostasis [hai'pɔstəsis] ([复] **hypostases** [hai'pɔstəsi:z]) *n* (血液)坠积; 下位(以一基因或诸基因掩饰或抑制另一基因) | **hypostatic** [ˌhaipəu'stætik] *a*

hyposteatolysis [ˌhaipəuˌstiə'tɔlisis] *n* 脂肪分解不全

hyposteatosis [ˌhaipəuˌstiə'təusis] *n* 皮脂分泌不足

hyposthenia [ˌhaipɔs'θi:niə] *n* 衰弱, 体力不足 | **hyposthenic** [ˌhaipɔs'θenik] *a*

hypostheniant [ˌhaipɔs'θi:niənt] *a* 致衰弱的 *n* 致衰弱剂

hyposthenuria [ˌhaipɔsθi'njuəriə] *n* 低渗尿, 尿浓缩不足 | tubular ～ 肾小管性低渗尿

Hypostomatia [ˌhaipəustəu'meiʃiə] *n* 下口纤毛虫亚纲

hypostome ['haipəstəum] *n* 口下板(口下器)

hypostomia [ˌhaipəu'stəumiə] *n* 小嘴(畸形)

hypostomial [ˌhaipəu'stəumiəl] *a* 下口纤毛虫亚纲的

hypostosis [ˌhaipɔs'təusis] *n* 骨发育不全

hypostypsis [ˌhaipəu'stipsis] *n* 轻度收敛 | **hypostyptic** [ˌhaipəu'stiptik] *a*

hyposulfite [ˌhaipəu'sʌlfait] *n* 次硫酸盐

hyposuprarenalemia [ˌhaipəuˌsju:prəˌri:nə'li:miə] *n* 血肾上腺素过少, 低肾上腺素血(症)

hyposuprarenalism [ˌhaipəuˌsjuprə'ri:nəlizəm] *n* 肾上腺功能减退

hyposympathicotonus [ˌhaipəusimˌpæθikəu'təunəs] *n* 交感神经张力减退

hyposynergia [ˌhaipəusi'nə:dʒiə] *n* 协同(动作)不足

hypotaxia [ˌhaipəu'tæksiə] *n* 控制力减弱, 自制力减弱(如发生于催眠初期)

hypotelorism [ˌhaipəu'telərizəm] *n* (两器官间)距离过近 | ocular ～, orbital ～ 两眼距离过近

hypotension [ˌhaipəu'tenʃən] *n* 低血压 | chronic orthostatic ～, chronic idiopathic orthostatic ～, idiopathic orthostatic ～ 慢性直立性低血压, 慢性特发性直立性低血压, 特发性直立性低血压 / orthostatic ～, postural ～ 直立性低血压, 体位性低血压 / vascular ～ 血管性低血药 | **hypotensive** *a* 低血压的 *n* 低血压者

hypotensor [ˌhaipəu'tensə] *n* 降压药

hypotetraploid [ˌhaipəu'tetrəplɔid] *a* 亚四倍的, 低四倍的 *n* 亚四倍体, 低四倍体, (指一个个体或细胞在不平衡的组合中, 含有少于四倍体数目的染色体 〈4n-x〉)

hypothalamic [ˌhaipəuθə'læmik] *a* 下丘脑的

hypothalamotomy [ˌhaipəuˌθælə'mɔtəmi] *n* 下丘脑切断术(治精神病疾患)

hypothalamus [ˌhaipəu'θæləməs] *n* 丘脑下部, 下丘脑

hypothenar [hai'pɔθinə] *n, a* 小鱼际(的)

hypothermia [ˌhaipəu'θə:miə] *n* 低温,

降温，低体温 | endogenous ～ 内源性低体温 | **hypothermic** [ˌhaipəu'θə:mik], **hypothermal** [ˌhaipəu'θə:məl] *a* / **hypothermy** [ˌhaipəu'θə:mi] *n*

hypothesis [hai'pɔθisis] *n* 假设，假说 | alternative ～ 备择假设(在统计检验时与无效假设〈null hypothesis〉作比较的假设。符号为H_1或H_a) / biogenic amine ～ 生物胺假说(认为抑郁症与在大脑功能上很重要的受体部位缺乏儿茶酚胺特别是去甲肾上腺素有关，并认为情绪高涨与儿茶酚胺过多有关) / cardionector ～ 心动调节结构假说(认为心脏内有两个起搏点或心动调节结构，一个是窦房结〈atrionector〉，支配心房，另一个是房室束〈ventriculonector〉，支配心室) / gate ～ 闸门假说(即闸门学说， 见theory项下相应术语) / insular ～ 胰岛假说(糖尿病是由于胰岛功能失常所致) / lattice ～ 格子假说，万字格假说(认为抗原抗体反应为多价抗原与二价抗体之间的反应而构成万字格状的抗原-抗体复合物) / null ～ 无效假设，零假设(假定正在研究的效果是不存在的假设) / one gene-one polypeptide chain ～ 一基因一多肽链假说(基因为提供产生一个多肽链密码的DNA顺序。以前称为一基因一酶假说〈one gene-one enzyme hypothesis〉或一基因一蛋白假说〈one gene-one protein hypothesis〉。抗体基因是一例外，其可变部位和恒定部位的单个基因重新组合，提供单个多肽的密码) / sliding-filament ～ 滑动细丝假说(牵拉个别肌纤维可增加滑动收缩的蛋白成分〈肌动蛋白和肌球蛋白〉之间形成的张力增强桥的数目，从而加强下一次肌收缩的力量) / unitarian ～ 抗体一元论(认为抗体总是一种单一的变异血清球蛋白，虽然它与同原抗原反应能产生明显的结果，如凝集反应、沉淀反应、补体结合反应等) / wobble ～ 摇摆假说，变偶假说(克里克〈F. H. C. Crick〉为解释一种特异的tRNA分子如何能够把不同的密码子翻译成mRNA模板而提出的一种假说。据此假说，tRNA反密码子的第三碱基不一定与互补密码子配对〈而前两个碱基则与之配对〉，但能与几种mRNA密码子形成碱基配对)

hypothesize [hai'pɔθisaiz] *vi, vt* 假设，假定

hypothetical [ˌhaipəu'θetikəl] *a* 假设的；有前提的 | **hypothetic** *a* / ～**ly** *ad*

hypothrepsia [ˌhaipəu'θrepsiə] *n* 营养不良

hypothrombinemia [ˌhaipəuˌθrɔmbi'ni:miə] *n* 血(内)凝血酶过少，低凝血酶血(症)

hypothymergasia [ˌhaipəuˌθaimə'geiziə] *n* 情感低落性整体反应 | **hypothymergastic** [ˌhaipəuˌθaimə'gæstik] *a*

hypothymia [ˌhaipəu'θaimiə] *n* 情感减退 | **hypothymic** *a*

hypothymism [ˌhaipəu'θaimizəm] *n* 胸腺功能减退

hypothyroidation [ˌhaipəuˌθairɔi'deiʃən] *n* (促使)甲状腺功能减退(作用)

hypothyroidism [ˌhaipəu'θairɔidizəm], **hypothyrea** [ˌhaipəu'θairiə], **hypothyreosis** [ˌhaipəuˌθairi'əusis], **hypothyroidea** [ˌhaipəuθai'rɔidiə], **hypothyrosis** [ˌhaipəuθai'rəusis] *n* 甲状腺功能减退 | **hypothyroid** [ˌhaipəu'θairɔid] *a* 甲状腺功能减退的 *n* 甲状腺功能减退者

hypotonia [ˌhaipəu'təuniə] *n* 张力减退，压力过低 | benign congenital ～ 良性先天性张力减退 / ～ oculi 眼压过低 | **hypotonus** [hai'pɔtənəs], **hypotony** [hai'pɔtəni] *n* 张力减退，压力过低

hypotonic [haipəu'tɔnik] *a* 低张的；低渗的 | ～**ity** [ˌhaipəutə'nisəti] *n* 低张性；低渗性

hypotoxicity [ˌhaipəutɔk'sisəti] *n* 弱

毒性,低毒性

hypotransferrinemia [ˌhaipə*u*trænsˌferi'ni:miə] *n* 血(内)转铁蛋白过少,低转铁蛋白血

Hypotricha [ˌhaipə*u*'trikə] *n* 腹纤毛亚目

hypotrichiasis [ˌhaipə*u*tri'kaiəsis] *n* 先天性脱发,先天性秃

Hypotrichida [ˌhaipə*u*'trikidə] *n* 腹纤毛目

hypotrichosis [ˌhaipə*u*tri'kəusis] *n* 毛(发)稀少,稀毛(症)

hypotrichous [hai'pəutrikəs] *a* 下纤毛的(指某些纤毛虫)

hypotriploid [ˌhaipə*u*'triplɔid] *a* 亚三倍的 *n* 亚三倍体(指一个个体或细胞在不平衡的组合中,含有少于三倍体数目的染色体〈3n-x〉)

hypotrophy [hai'pɔtrəfi] *n* 生活力缺失;半自主生长,亚独立生长

hypotropia [ˌhaipə*u*'trəupiə] *n* 下斜视

hypotryptophanic [ˌhaipə*u*triptə'fænik] *a* 色氨酸缺乏的

hypotympanotomy[ˌhaipə*u*ˌtimpə'nɔtəmi] *n* 下鼓室开放术,鼓室下部切开术

hypotympanum [ˌhaipə*u*'timpənəm] *n* 下鼓室,鼓室下部

hypouremia [ˌhaipə*u*juə'ri:miə] *n* 血(内)尿素过少

hypouresis [ˌhaipə*u*juə'ri:sis] *n* 排尿减少

hypouricemia [ˌhaipə*u*ˌjuəri'si:miə] *n* 血(内)尿酸不足,低尿酸血症

hypouricuria [ˌhaipə*u*ˌjuəri'kjuəriə] *n* 尿内尿酸过少,低尿酸尿

hypourocrinia [ˌhaipə*u*ˌjuərə*u*'kriniə] *n* 尿分泌减少,尿量减少

hypovaria [ˌhaipə*u*'vεəriə], **hypovarianism** [ˌhaipə*u*'vεəriənizəm] *n* 卵巢功能减退

hypovegetative [ˌhaipə*u*ˌvedʒi'teitiv] *a* 躯体型的,低自主性功能体型的(躯体系统比内脏占优势)

hypovenosity [ˌhaipə*u*vi'nɔsəti] *n* 静脉(系统)发育不全

hypoventilation [ˌhaipə*u*ˌventi'leiʃən] *n* 肺换气不足,通气不足

hypovitaminosis [ˌhaipə*u*ˌvaitəmi'nəusis] *n* 维生素缺少(症),维生素缺乏(症)

hypovolemia [ˌhaipə*u*və'li:miə] *n* (循环)血容量减少,低血容量症 | **hypovolemic** *a*

hypovolia [ˌhaipə*u*'vəuliə] *n* 水(含)量过少,液量过少

hypoxanthine [ˌhaipə*u*'zænθi:n] *n* 次黄嘌呤,6-羟基嘌呤

hypoxanthine guanine phosphoribosyltransferase (HGPRT) [ˌhaipə*u*'zænθi:n 'gwɑ:ni:n ˌfɔsfə*u*ˌraibə*u*sil'trænsfəreis] 次黄嘌呤鸟嘌呤磷酸核糖基转移酶,次黄嘌呤磷酸核糖基转移酶

hypoxanthine oxidase [ˌhaipə*u*'zænθi:n 'ɔksideis] 次黄嘌呤氧化酶,黄嘌呤氧化酶

hypoxanthine phosphoribosyltransferase (HPRT) [ˌhaipə*u*'zænθi:n ˌfɔsfə*u*ˌraibə*u*sil'trænsfəreis] 次黄嘌呤磷酸核糖基转移酶(此酶活性缺乏,为一种X连锁性状,可致莱-尼〈Lesch-Nyhan〉综合征,亦称次黄嘌呤鸟嘌呤磷酸核糖基转移酶)

hypoxanthylic acid [ˌhaipə*u*zæn'θilik] 次黄(嘌呤核)苷酸,肌苷酸

hypoxemia [ˌhaipɔk'si:miə] *n* 血氧过少,低氧血

hypoxia [hai'pɔksiə] *n* 氧过少,缺氧,低氧 | anemic ~ 贫血性缺氧 / histotoxic ~ 组织中毒性缺氧 / hypoxic ~ 低氧性缺氧 / stagnant ~ 淤血性缺氧 | **hypoxic** *a*

hypoxia-ischemia [hai'pɔksiə is'ki:miə] 低氧-局部缺血(血供中断时组织内发生的病变,尤见于窒息的胎儿或婴儿)

hypoxidosis [haiˌpɔksi'dəusis] *n* 低氧

症

HypRho-D ['haiprəudi:] Rho(D)免疫血清球蛋白〔Rho(D) immune serum globulin〕制剂的商品名

hypsar(r)hythmia [ˌhipsə'riθmiə] *n* 高度节律失常(指一种脑电图异常，有时见于儿童，通常呈现痉挛或震颤发作〈肌阵挛〉，常与精神发育迟缓有关)

hypsi- [构词成分] 高

hypsibrachycephalic [ˌhipsiˌbrækisə'fælik] *a* 高阔头的

hypsicephaly [ˌhipsi'sefəli] *n* 尖头(畸形) | **hypsicephalic** [ˌhipsisə'fælik] *a*

hypsiconchous [ˌhipsi'kɔŋkəs] *a* 高眶的

hypsiloid ['hipsilɔid] *a* (希腊字母)Υ字形的

hypsistaphylia [ˌhipsistə'filiə] *n* 高狭腭

hypsistenocephalic [ˌhipsiˌstenəusə'fælik] *a* 高狭头的

hypso- [构词成分] 高

hypsocephalous [ˌhipsə'sefələs] *a* 尖头(畸形)的

hypsochrome ['hipsəkrəum] *n* 浅色团，向紫团 | **hypsochromic** [ˌhipsə'krəumik] *a*

hypsochromy [ˌhipsəu'krəumi] *n* 浅色团作用，向紫(吸收光带向较高频率移动，使色变浅)

hypsodont ['hipsədɔnt] *a* 长冠牙的(如食草哺乳动物)

hypsokinesis [ˌhipsəukai'ni:sis] *n* 后仰，后倾(见于震颤麻痹及其他肌震颤性综合征)

hypsonosus [hip'səunəsəs] *n* 高空病，高山病

hypsotherapy [ˌhipsəu'θerəpi] *n* 高地疗法

hypurgia [hai'pə:dʒiə] *n* 辅助因素，辅助疗法

hyrtenal ['hə:tinl] *n* 莲叶桐萜醛

Hyrtl's loop (anastomosis) ['hə:tl] (Jozsef Hyrtl) 希尔特尔襻(吻合)(偶见于颏舌骨肌中的左右舌下神经襻形吻合) | ~ recess 鼓室上隐窝 / ~ sphincter 希尔特尔括约肌(一种不完全的肌纤维带，位于肛门约10cm以上的直肠壁内，亦称直肠括约肌)

hysteralgia [ˌhistə'rældʒiə] *n* 子宫痛

hysteratresia [ˌhistərə'tri:ziə] *n* 子宫闭锁

hysterectomy [ˌhistə'rektəmi] *n* 子宫切除术 | abdominal ~ 腹式子宫切除术 / cesarean ~ 剖腹产子宫切除术 / chemical ~ 化学性子宫内膜破坏法 / subtotal ~, partial ~, supracervical ~, supravaginal ~ 次全子宫切除术，部分子宫切除术，颈上式子宫切除术，阴道上子宫切除术 / total ~, complete ~ 全子宫切除术

hysteresis [ˌhistə'ri:sis] *n* 滞后(现象) | protoplasmic ~ 原生质滞后现象(细胞衰老的一个假设的原因) | **hysteretic** [ˌhistə'retik] *a*

hystereurynter [ˌhistərjuə'rintə] *n* 宫口扩张袋(一种宫颈扩张袋)

hystereurysis [ˌhistə'rjuərisis] *n* 宫口扩张术

hysteria [his'tiəriə] *n* 癔病，歇斯底里 | anxiety ~ 焦虑性癔病 / canine ~ 犬惊病，犬癔病 / conversion ~ 转换性癔病 / dissociative ~ 分裂性癔病 / fixation ~ 固定(病位)性癔病 / ~ major 大发作性癔病，重癔病 / ~ minor 小发作性癔病，轻癔病 / monosymptomatic ~ 单一症状性癔病 | **hysterism** ['histərizəm] *n*

hysteriac [his'tiəriæk] *n* 癔病患者

hysteric [his'terik] *a* 癔病的，歇斯底里的 *n* 癔病患者 | ~**s** *n* 癔病发作，歇斯底里发作

hysterical [his'terikəl] *a* 癔病的，歇斯底里的

hystericism [his'terisizəm] *n* 癔病素质，歇斯底里素质

hysteriform [his'terifɔ:m] *a* 癔病样

的，歇斯底里样的
hyster(o)- [构词成分] 子宫;癔病
hysterobubonocele [ˌhistərəubju'bɔnəsi:l] *n* 腹股沟子宫疝
hysterocarcinoma [ˌhistərəuˌkɑ:si'nəumə] *n* 子宫癌
hysterocatalepsy [ˌhistərəu'kætəˌlepsi] *n* 癔病性僵住(症)，歇斯底里性僵住(症)
hysterocele ['histərəˌsi:l] *n* 子宫疝
hysterocleisis [ˌhistərəu'klaisis] *n* 子宫口闭合术
hysterocolpectomy [ˌhistərəukɔl'pektəmi] *n* 子宫阴道切除术
hysterocolposcope [ˌhistərəu'kɔlpəskəup] *n* 子宫阴道镜
hysterocystic [ˌhistərəu'sistik] *a* 子宫膀胱的
hysterocystocleisis [ˌhistərəuˌsistəu'klaisis] *n* 子宫膀胱缝术
hysterocystopexy [ˌhistərəu'sistəˌpeksi] *n* 膀胱子宫腹壁固定术
hysterodynia [ˌhistərəu'diniə] *n* 子宫痛
hysteroepilepsy [ˌhistərəu'epiˌlepsi] *n* 癔病性癫痫，歇斯底里性癫痫
hysteroepileptogenic [ˌhistərəuˌepiˌleptəu'dʒenik] *a* 致癔病性癫痫的
hysteroerotic [ˌhistərəui'rɔtik] *a* 癔病性色情的
hysterogenic [ˌhistərəu'dʒenik] *a* 致癔病的
hysterogram ['histərəgræm] *n* 子宫X线(照)片
hysterograph ['histərəgrɑ:f] *n* 子宫收缩描记器 | ~**y** [ˌhistə'rɔgrəfi] *n* 子宫收缩描记术;子宫造影(术)
hysteroid ['histərɔid], **hysteroidal** [ˌhistə'rɔidl] *a* 癔病样的，类歇斯底里的
hysterolaparotomy [ˌhistərəuˌlæpə'rɔtəmi] *n* 剖腹子宫切开术
hysterolith ['histərəˌliθ] *n* 子宫石
hysterology [ˌhistə'rɔlədʒi] *n* 子宫学
hysterolysis [ˌhistə'rɔlisis] *n* 子宫松解术
hysteromania [ˌhistərəu'meinjə] *n* 癔病性躁狂;慕男狂，女子色情狂
hysterometer [ˌhistə'rɔmitə] *n* 子宫测量器 | **hysterometry** *n* 子宫测量法
hysteromyoma [ˌhistərəumai'əumə] *n* 子宫肌瘤
hysteromyomectomy [ˌhistərəuˌmaiəu'mektəmi] *n* 子宫肌瘤切除术
hysteromyotomy [ˌhistərəumai'ɔtəmi] *n* 子宫肌切开术
hysteronarcolepsy [ˌhistərəu'nɑ:kəˌlepsi] *n* 癔病发作性睡病，歇斯底里性睡病
hysteroneurasthenia [ˌhistərəuˌnjuəræs'θi:njə] *n* 癔病性神经衰弱，歇斯底里性神经衰弱
hysteropathy [ˌhistə'rɔpəθi] *n* 子宫病
hysterope ['histərəup] *n* 癔病性视力障碍者
hysteropexy ['histərəpeksi], **hysteropexia** [ˌhistərəu'peksiə] *n* 子宫固定术
hysteropia [ˌhistə'rəupiə] *n* 癔病性视力障碍
hysteroptosia [ˌhistərɔp'təuziə], **hysteroptosis** [ˌhistərɔp'təusis] *n* 子宫下垂，子宫脱垂
hysterorrhaphy [histə'rɔ:rəfi] *n* 子宫固定术;子宫缝术
hysterorrhexis [ˌhistərəu'reksis] *n* 子宫破裂
hysterosalpingectomy [ˌhistərəuˌsælpiŋ'dʒektəmi] *n* 子宫输卵管切除术
hysterosalpingography [ˌhistərəuˌsælpiŋ'gɔgrəfi] *n* 子宫输卵管造影(术)
hysterosalpingo-oophorectomy [ˌhistərəusælˌpiŋgəu ˌəuɔfə'rektəmi] *n* 子宫输卵管卵巢切除术
hysterosalpingostomy [ˌhistərəuˌsælpiŋ'gɔstəmi] *n* 子宫输卵管吻合术
hysteroscope ['histərəˌskəup] *n* 子宫

镜,宫腔镜 | **hysteroscopy** [ˌhistə'rɔskəpi] *n* 宫腔镜检查

hysterospasm ['histərəˌspæzəm] *n* 子宫痉挛

hysterostat ['histərəstæt] *n* 子宫内镭管支持器,宫腔射源装置器

hysterostomatocleisis [ˌhistərəuˌstəumətəu'klaisis] *n* 宫口闭合术

hysterostomatome[ˌhistərəu'stəumətəum] *n* 宫口刀

hysterostomatomy[ˌhistərəustəu'mætəmi] *n* 宫口切开术

hysterosyphilis [ˌhistərəu'sifilis] *n* 梅毒性癔病,梅毒性歇斯底里(梅毒引起的癔病性神经功能病)

hysterotabetism [ˌhistərəu'teibitizəm] *n* 癔病脊髓痨

hysterothermometry [ˌhistərəuθəː'mɔmitri] *n* 子宫温度测量法

hysterotome ['histərətəum] *n* 子宫刀

hysterotomy [ˌhistə'rɔtəmi] *n* 子宫切开术(常用于取儿术) | abdominal ~ 腹式子宫切开术 / vaginal ~ 阴道式子宫切开术

hysterotrachelectasia [ˌhistərəuˌtreikəlek'teisiə] *n* 宫颈扩张术

hysterotrachelectomy [ˌhistərəuˌtreikə'lektəmi] *n* 宫颈切除术

hysterotracheloplasty [ˌhistərəu'treikələˌplæsti] *n* 宫颈成形术

hysterotrachelorrhaphy [ˌhistərəuˌtreikə'lɔːrəfi] *n* 宫颈缝术

hysterotrachelotomy [ˌhistərəuˌtreikə'lɔtəmi] *n* 宫颈切开术

hysterotraumatism[ˌhistərəu'trɔːmətizəm] *n* 创伤性癔病,创伤性歇斯底里 | **hysterotraumatic** [ˌhistərəutrɔː'mætik] *a*

hysterotubography [ˌhistərəutjuː'bɔgrəfi] *n* 子宫输卵管造影(术)

hysterovagino-enterocele [ˌhistərəuˌvædʒinəu'entərəsiːl] *n* 子宫阴道肠疝

Hytakerol [hai'tækərɔl] *n* 双氢速甾醇(dihydrotachysterol)制剂的商品名

Hytone ['haitəun] *n* 氢化可的松(hydrocortisone)制剂的商品名

Hytrin ['haitrin] *n* 盐酸特拉唑嗪(terazosin hydrochloride)制剂的商品名

Hyzyd ['hizid] *n* 异烟肼(isoniazid)制剂的商品名

Hz hertz 赫(兹)

I

I, i [ai] ([复] **I's, i's** [aiz]) *n* 英语的第9个字母

I 切牙(incisor)、元素碘(iodine)和次黄(嘌呤核)苷(inosine)的符号

I 电流(electric current)、(放射能)强度(intensity⟨of radiant energy⟩)和离子强度(ionic strength)的符号

-ia [构词成分] 情况

IAB intra-aortic balloon 主动脉内气囊(反搏)

IABP intra-aortic balloon pump 主动脉内气囊泵

IAEA International Atomic Energy Agency 国际原子能机构

IAHA immune adherance hemagglutination assay 免疫粘连血凝测定

iamatology [ˌaiæmə'tɔlədʒi] *n* 药疗学

IAPP islet amyloid polypeptide 胰岛淀粉状蛋白多肽

-iasis [构词成分] 病,病态

iathergy [ai'æθədʒi] *n* 治疗反应性(已免疫的个体在其结核菌素皮肤敏感性经特异性脱敏后,仍存留的免疫状态)

iatraliptic [ˌaiətrə'liptik] *a* 涂擦法的,擦药疗法的 | **~s** *n*

iatrarchy ['aiəˌtrɑːki] *n* 医师监视

iatreusiology [ˌaiətrusi'ɔlədʒi] *n* 治疗学,疗学

iatreusis [ˌaiə'truːsis] *n* 【希】疗法,治疗

-iatric [构词成分] 医疗术的

iatric(al) [ai'ætrik(əl)] *a* 医学的;医师的

-iatrics [构词成分] 医疗术

iatr(o)- [构词成分] 医师;医学

iatrochemistry [aiˌætrəu'kemistri] *n* 化学医学(派) | **iatrochemical** *a* / **iatrochemist** *n* 化学医学家

iatrogenesis [aiˌætrəu'dʒenisis] *n* 医源病发生

iatrogenic [ˌaiætrəu'dʒenik] *a* 医源性的,受医师影响的

iatrology [ˌaiə'trɔlədʒi] *n* 医学

iatromathematical [aiˌætrəuˌmæθi'mætikəl], **iatromechanical** [aiˌætrəumi'kænikəl] *a* 物理医学的

iatrophysics [aiˌætrəu'fiziks] *n* 物理医学(派);物理疗法 | **iatrophysical** *a* 物理医学的 / **iatrophysicist** *n* 物理医学家

iatrotechnics [aiˌætrəu'tekniks], **iatrotechnique** [aiˌætrəutek'niːk] *n* 治疗(技)术

-iatry [构词成分] 医疗术

IB inclusion body 包涵体

IBF immunoglobulin-binding factor 免疫球蛋白结合因子

ibidem [i'baidem] *ad* 【拉】出处同上

ibogaine [i'bəugəiːn] *n* 伊波加因(一种生物碱,具有抗抑郁和欣快作用)

ibotenic acid [ˌaibə'tenik] 鹅膏蕈氨酸

ibufenac [ai'bjuːfənæk] *n* 异丁芬酸,异丁苯乙酸(消炎镇痛药)

ibuprofen [ai'bjuːprəufen] *n* 布洛芬,异丁苯丙酸,对异丁基苯异丙酸(消炎镇痛药)

IC inspiratory capacity 吸气容量,深吸气量; irritable colon 激惹性结肠,结肠过敏

-ic [后缀] 属于…的,显示…特征的(如acidic);在化学上用以表示离子或酸,显示两种氧化状态中较高的一种,另一种

则以后缀-ous表示)

ICAM-1 intercellular adhesion molecule 1 胞间粘连分子1

ICAM-2 intercellular adhesion molecule 2 胞间粘连分子2

ICD International Classification of Diseases 国际疾病分类法(世界卫生组织); intrauterine contraceptive device 宫内节育器

ice [ais] *n* 冰;冰块 *vt* 冰冻;用冰覆盖 *vi* 结冰 (up, over) | dry ～ 干冰,碳酸雪,二氧化碳雪 | cut no ～ 不起作用,无效 / keep (sth) on ～ 保存…待以后再用

ice-cold ['ais'kəuld] *a* 冰冷的,极冷的

ice-cream ['aiskri:m] *a* 乳白色的

Iceland ['aislənd] *n* 冰岛[欧洲] | ～**er** *n* 冰岛人 / ～**ic** [ais'lændik] *a* 冰岛的;冰岛人的;冰岛语的 *n* 冰岛语

Iceland disease 冰岛病,慢性疲劳综合征,良性肌痛性脑脊髓炎

Iceland moss 冰岛苔

ich [ik] *n* 白点病(见ichthyophthiriasis)

ichnogram ['iknəgræm] *n* 足印

ichor ['aikɔ:] *n* 败液 | ～**ous** ['aikərəs] *a*

ichoremia, ichorrhemia [ˌaikə'ri:miə] *n* 败血病,败血症

ichoroid ['aikərɔid] *a* 败液样的

ichorrhea [aikə'ri:ə] *n* 败液溢

ichthammol ['ikθæmɔl] *n* 鱼石脂(用作局部皮肤抗感染药)

ichthyism ['ikθiizəm], **ichthyismus** [ˌikθi'izməs] *n* 鱼中毒

ichthy(o)- [构词成分] 鱼

ichthyoacanthotoxin [ˌikθiəuəˌkænθə'tɔksin] *n* 鱼刺毒

ichthyoacanthotoxism [ˌikθiəuəˌkænθə'tɔksizəm] *n* 鱼刺中毒

ichthyocolla [ˌikθiəu'kɔlə] *n* 鱼胶

ichthyohemotoxin [ˌikθiəuˌhi:mə'tɔksin] *n* 鱼血毒

ichthyohemotoxism [ˌikθiəuˌhi:mə'tɔksizəm] *n* 鱼血中毒

ichthyoid ['ikθiɔid] *a* 鱼样的

Ichthyol ['ikθiɔl] *n* 鱼石脂(ichthammol)制剂的商品名

ichthyology [ˌikθi'ɔlədʒi] *n* 鱼类学

ichthyolsulfonate [ˌikθiɔl'sʌlfəneit] *n* 鱼石脂磺酸盐

ichthyolsulfonic acid [ˌikθiɔlsʌl'fɔnik] 鱼石脂磺酸

ichthyootoxin [ˌikθiˌəuə'tɔksin] *n* 鱼卵毒

ichthyootoxism [ˌikθiˌəuə'tɔksizəm] *n* 鱼卵中毒

ichthyophagia [ˌikθiəu'feidʒiə] *n* 食鱼(生活)

ichthyophagous [ˌikθi'ɔfəgəs] *a* 食鱼的 | **ichthyophagy** [ˌikθi'ɔfədʒi] *n* 食鱼(生活)

ichthyophthiriasis [ˌikθiəu'θairiəsis] *n* 白点病,小瓜虫病(海鱼和淡水鱼因感染多子小瓜虫而发生的皮、鳃、眼的脓疱性皮疹)

Ichthyophthirius [ˌikθiəu'θairiəs] *n* 小瓜虫属 | ～ multifiliis 多子小瓜虫

ichthyosarcotoxin [ˌikθiəuˌsɑ:kə'tɔksin] *n* 鱼肉毒

ichthyosarcotoxism [ˌikθiəuˌsɑ:kə'tɔksizəm] *n* 鱼肉中毒

ichthyosiform [ˌikθi'əusifɔ:m] *a* (鱼)鳞癣状的

ichthyosis [ˌikθi'əusis] *n* 鱼鳞病,(鱼)鳞癣 | ～ congenita, congenital ～ 先天性鱼鳞病 / ～ hystrix 豪猪状鱼鳞病,高起鱼鳞病 / lamellar ～ 层板状鱼鳞病 / ～ linearis circumflexa 迂回线状鱼鳞病,回旋形线状鱼鳞病 / ～ palmaris et plantaris 掌跖角化病 / ～ uteri 子宫鳞癣 / ～ vulgaris, ～ simplex 寻常鱼鳞病,单纯鱼鳞病 / X-linked ～ X连锁鱼鳞病 | **ichthyotic** [ˌikθi'ɔtik] *a*

ichthyotoxic [ˌikθiəu'tɔksik] *a* 鱼毒的

ichthyotoxicology [ˌikθiəuˌtɔksi'kɔlədʒi] *n* 鱼毒学

ichthyotoxicum [ˌikθiəuˈtɔksikəm] *n* (鳗)鱼血清毒
ichthyotoxin [ˌikθiəuˈtɔksin] *n* 鱼毒
ichthyotoxism [ˌikθiəuˈtɔksizəm] *n* 鱼中毒
ick [ik] *n* 白点病(见ichthyophthiriasis)
ICN International Council of Nurses 国际护士理事会
icon [ˈaikɔn] *n* 影象,图象,肖象;映象,形象
iconography [ˌaikɔˈnɔgrəfi] *n* 影象学;影象塑造术
iconoscope [aiˈkɔnəskəup] *n* 光电摄象管
icosahedral [ˌaikəusəˈhi:drəl] *a* 二十面体的
icosanoic acid [ˌaikəusəˈnəuik] 二十(烷)酸,花生酸
ICP intracranial pressure 颅内压
ICRP International Commission on Radiological Protection 国际放射防护委员会
ICRU International Commission on Radiological Units and Measurements 国际放射单位与测量委员会
ICS International College of Surgeons 国际外科医师学会
ICSH interstitial cell-stimulating hormone 促间质细胞激素,促黄体生成激素(黄体化激素)
ICT insulin coma therapy 胰岛素昏迷疗法
ictal [ˈiktl] *a* 发作的
icterepatitis [ˌiktəˌrepəˈtaitis] *n* 黄疸性肝炎
icteric [ikˈterik] *a* 黄疸的
icteritious [ˌiktəˈriʃəs] *a* 黄疸的;黄疸色的
icter(o)- [构词成分] 黄疸
icteroanemia [ˌiktərəuəˈni:miə] *n* 溶血性黄疸贫血病
icterogenic [ˌiktərəuˈdʒenik] *a* 致黄疸的 | **~ity** [ˌiktərədʒiˈnisəti] *n* 致黄疸性
icterohematuria [ˌiktərəuˌheməˈtjuəriə] *n* 黄疸血尿 | **icterohematuric** *a*
icterohemoglobinuria [ˌiktərəuˌhi:məuˌgləubiˈnjuəriə] *n* 黄疸血红蛋白尿
icterohepatitis [ˌiktərəuˌhepəˈtaitis] *n* 黄疸性肝炎
icteroid [ˈiktərɔid] *a* 黄疸样的
icterus [ˈiktərəs] *n*【拉】黄疸 | chronic familial ~, congenital familial ~, congenital hemolytic ~ 遗传性球形红细胞症 / epidemic catarrhal ~ 流行性卡他性黄疸(一种轻型钩端螺旋体性黄疸) / febrile ~ 发热性黄疸(急性传染性肝炎) / ~ gravis 重黄疸(急性黄色肝萎缩) / ~ gravis neonatorum 新生儿重黄疸(亦称成红白细胞过多病) / ~ infectiosus 钩端螺旋体性黄疸 / ~ intermittens juvenilis 青年间歇性黄疸 / ~ neonatorum 新生儿黄疸 / nuclear ~ 核黄疸 / ~ praecox 早发性黄疸 / ~ simplex 传染性肝炎 / spirochetal ~ 钩端螺旋体性黄疸 / ~ typhoides 伤寒样黄疸(急性黄色肝萎缩)
ictus [ˈiktəs] ([复] **ictus⟨es⟩**) *n*【拉】暴发,发作,猝发;搏动,冲击 | ~ cordis 心搏 / ~ epilepticus 癫痫猝发 / ~ immunisatorius 冲击式免疫法,大量免疫法 / ~ sanguinis (脑)溢血猝发,卒中 / ~ solis 日射病,中暑
ICU intensive care unit (重症)监护室
icy [ˈaisi] *a* 冰的;多冰的;冰冷的
ID intradermal 真皮内的; inside diameter 内径
ID$_{50}$ median infective dose 平均感染量,半数感染量
Id. idem【拉】相同,同上
id [id] *n* 伊特,私我(精神分析法的术语);附发疹(全身或局部的无菌性皮疹)
-id [构词成分] 形状,形式,型;疹
-idae [后缀] 科(动物学)
Idamycin [ˌaidəˈmaisin] *n* 盐酸伊达比

星(idarubicin hydrochloride)制剂的商品名

idarubicin hydrochloride [ˌaidəˈru:bisin] 盐酸伊达比星,盐酸去甲氧柔红霉素(蒽环类抗肿瘤药,用于治疗急性髓性白血病,静脉内给药)

IDD insulin-dependent diabetes 胰岛素依赖性糖尿病

-ide [后缀] 二元化合物(如chloride, sulfide或carbide)

idea [aiˈdiə] *n* 观念,思想;意见,想法 | autochthonous ~ 自生观念 / compulsive ~, imperative ~ 强迫观念 / dominant ~ 优势观念 / fixed ~ 固定观念 / hyperquantivalent ~ 超价观念 / ~ of reference, referential ~ 牵连观念,关系观念 | at the bare ~ of 一想起…就… / get ~s into one's head 抱不切实际的想法

ideal [aiˈdiəl] *a* 理想的;完美的;观念的,概念的;空想的;唯心论的 *n* 理想;思想,观念 | ego ~ 自我理想

idealism [aiˈdiəlizəm] *n* 唯心主义,唯心论

idealistic [aiˌdiəˈlistik] *a* 唯心主义者的;唯心论的

idealize [aiˈdiəlaiz] *vt* 使理想化;使观念化 *vi* 形成理想(或观念) | **idealization** [aiˌdiəlaiˈzeiʃən, -liˈz-] *n*

ideally [aiˈdiəli] *ad* 理想地

ideate [aiˈdi(:)eit] *vt* 对…形成概念 *vi* 形成概念;想象

ideation [ˌaidiˈeiʃən] *n* 观念作用,思想作用 | ~**al** *a*

idée [iˈdei] *n*【法】观念 | ~ fixe 固定观念

identical [aiˈdentikəl] *a* 同一的;完全相同的,相等的 | ~**ly** *ad*

identification [aiˌdentifiˈkeiʃən] *n* 认出,识别;证明同一,等同;鉴同;鉴定;自居等同(精神分析) | cosmic ~ 自居万物思想,天人合一(妄想)(见于精神分裂症)

identify [aiˈdentifai] *vt* 使等同于,认为…一致(with);识别,鉴定,验明;确定…在分类学上的位置 *vi* (成为)一致 | **identifiable** *a* 可看作是相同的,可证明是同一的,可辨认的

identity [aiˈdentəti] *n* 同一性,一致性;身分;个性,特性 | ego ~ 自我一致性

ideodynamism [iˌdi:əuˈdainəmizəm] *n* 意想统制,观念统制,意念行动

ideogenetic [ˌaidiəudʒiˈnetik], **ideogenous** [ˌaidiˈɔdʒinəs] *a* 意想性的,观念性的

ideoglandular [ˌaidiəuˈglændjulə] *a* 意想性腺分泌的,观念性腺分泌的

ideokinetic [aiˌdi:əukaiˈnetik] *a* 意想性动作的,观念性动作的

ideological [ˌaidiəˈlɔdʒikəl] *a* 思想上的,意识形态的

ideologist [ˌaidiˈɔlədʒist] *n* 思想家,思想理论家

ideology [ˌaidiˈɔlədʒi] *n* 思想(体系),思想意识,意识形态,观念形态;观念学

ideometabolic [ˌaidiəumetəˈbɔlik] *a* 意想性代谢的,观念性代谢的

ideometabolism [ˌaidiəumeˈtæbəlizəm] *n* 意想性代谢,观念性代谢

ideomotion [ˌaidiəˈməuʃən] *n* 意想性动作,观念性动作

ideomotor [ˌaidiəˈməutə] *a* 意想性动作的,观念性动作的

ideomuscular [ˌaidiəuˈmʌskjulə] *a* 意想性肌动作的

ideophrenia [ˌaidiəuˈfri:niə] *n* 观念倒错 | **ideophrenic** [ˌaidiəuˈfrenik]

ideovascular [ˌaidiəuˈvæskjulə] *a* 意想性血管作用的(由观念作用、记忆或幻觉所引起的血管变化)

Ide test (reaction) [i:ˈde] (Sobei Ide; Tamao Ide) 井出试验(反应)(检梅毒)

idi(o)- [构词成分] 自体,自发,自生;特异

idioagglutinin [ˌidiəuəˈglu:tinin] *n* 自发凝集素

idioblapsis [ˌidiəuˈblæpsis] *n* 自发性食物过敏 | **idioblaptic** *a*

idioblast [ˈidiəblæst] *n* 细胞原体,生原体 | ~**ic** [ˌidiəˈblæstik] *a*

idiochromatin [ˌidiə*u*ˈkrəumətin] *n* 性染色质

idiochromidia [ˌidiə*u*krə*u*ˈmidiə] *n* 核外性染色质,性染色(小)粒

idiochromosome [ˌidiə*u*ˈkrəuməsəum] *n* 性染色体

idiocrasy [ˌidiˈɔkrəsi] *n* 特(异反)应性;特异体质 | **idiocratic** [ˌidiəˈkrætik] *a*

idiocy [ˈidiəsi] *n* 白痴 | amaurotic familial ～ 家族黑朦性白痴 / athetosic ～ 手足徐动性白痴,手足徐动症 / cretinoid ～ 克汀病性白痴,呆小病 / developmental ～ 发育性白痴 / genetous ～ 先天性白痴 / intrasocial ～ 合作性白痴(尚能从事一般职业) / mongolian ～ 先天愚型,伸舌样白痴 / moral ～ 悖德白痴 / plagiocephalic ～ 斜颅白痴,颅变形性白痴 / profound ～, absolute ～ 深度白痴 / sensorial ～ 感觉缺陷性白痴

idiogenesis [ˌidiəˈdʒenisis] *n* 自发病,疾病自发

idioglossia [ˌidiəˈglɔsiə] *n* 自解(言)语症 | **idioglottic** [ˌidiəˈglɔtik] *a*

idiogram [ˈi:diəgræm] *n* 染色体组型模式图

idioheteroagglutinin [ˌidiə*u*ˌhetərə*u*əˈglu:tinin] *n* 自发异种凝集素

idioheterolysin [ˌidiə*u*hetəˈrɔlisin] *n* 自发异种溶素

idiohypnotism [ˌidiə*u*ˈhipnətizəm] *n* 自我催眠

idioisoagglutinin [ˌidiə*u*ˌaisə*u*əˈglu:tinin] *n* 自发同种凝集素

idioisolysin [ˌidiə*u*aiˈsɔləsin] *n* 自发同种溶素

idiolalia [ˌidiə*u*ˈleiliə] *n* 新语症,语词新作

idiolog [ˈidiəlɔg] *n* 自解词

idiologism [ˌidiˈɔlədʒizəm] *n* 自解(言)语症

idiolysin [ˌidiˈɔləsin] *n* 自发溶素

idiom [ˈidiəm] *n* 成语;惯用语 | **～atic** [idiəˈmætik] *a*

idiomere [ˈidiəmiə] *n* 染色粒

idiomuscular [idiə*u*ˈmʌskjulə] *a* 肌本身的(收缩)

idioneural [ˌidiə*u*ˈnjuərəl] *a* 神经本身的,神经自身的

idiopathic [ˌidiəˈpæθik], **idiopathetic** [ˌidiə*u*pəˈθetik] *a* 自发的,特发的

idiopathy [ˌidiˈɔpəθi] *n* 自发病,特发病,特发症 | toxic ～ 中毒性自发病,毒性特发症

idiophore [ˈidiəfɔ:] *n* 原活质

idiophrenic [ˌidiə*u*ˈfrenik] *a* 脑本身的

idioplasm [ˈidiəplæzəm] *n* 种质,胚质

idiopsychologic [ˌidiə*u*ˌsaikəˈlɔdʒik] *a* 自发思想的,自发心理的

idioreflex [ˌidiə*u*ˈri:fleks] *n* 自发(性)反射

idioretinal [ˌidiə*u*ˈretinəl] *a* 视网膜自感性的

idiosome [ˈidiəˌsəum] *n* 胶粒,微胶粒;核旁体(指精母细胞的中心体及其周围的网体和线粒体)

idiospasm [ˈidiəspæzəm] *n* 局部痉挛

idiosyncrasy [ˌidiə*u*ˈsiŋkrəsi] *n* 特(异反)应性;特异体质 | **idiosyncratic** [ˌidiə*u*siŋˈkrætik] *a*

idiot [ˈidiət] *n* 白痴 | mongolian ～ 先天愚型,伸舌样白痴 / ～ savant [i:djˈəu sɑ:vɔŋ]【法】低能特才,学者性"白痴"(指在记忆、数学、音乐方面具有特定才能的低能者)

idiotic [ˌidiˈɔtik] *a* 白痴的,愚蠢的 | **～ally** *ad*

idiotope [ˈidiəˌtəup] *n* 特发位,差位(抗体分子可变区上能被其他抗体识别的特殊部位)

idiotopy [ˈidiəˌtɔpi] *n* 各部关系,各部相关

idiotoxin [ˌidiə*u*ˈtɔksin] *n* 变(态反)应原,特应性毒素

idiotrophic [ˌidiə*u*ˈtrɔfik] *a* 自选食物的

idiotropic [ˌidiə*u*ˈtrɔpik] *a* 自向性的

(指人格型)

idiotype [ˈidiətaip] *n* 个体基因型,个体遗传型 | **idiotypic** [ˌidiəuˈtipik] *a*

idiovariation [ˌidiəuˌvɛəriˈeiʃən] *n* 自发(性)变异,突变

idioventricular [ˌidiəuvenˈtrikjulə] *a* 心室自身的

idiozome [ˈidiəzəum] *n* = **idiosome**

iditol [ˈaiditɔl] *n* 艾杜糖醇

L-iditol 2-dehydrogenase [ˈaiditɔl diːˈhaidrədʒəneis] L-艾杜糖醇2-脱氢酶(亦称山梨〈糖〉醇脱氢酶)

IDL intermediate-density lipoprotein 中密度脂蛋白

idle [ˈaidl] *a* 空闲的;无用的,无效的;无根据的 *vt* 虚度,浪费(away);使空闲 *vi* 懒散,闲逛(about, along) | **idly** *ad* / ~**ness** *n*

idose [ˈaldəus] *n* 艾杜糖(一种己醛糖)

idoxuridine [aidɔkˈsuəridiːn] *n* 碘苷,5-碘脱氧尿苷,疱疹净(抗病毒药)

IDU idoxuridine 碘苷

iduronate [ˌaidjuˈrɔneit] *n* 艾杜糖醛酸(盐、酯或阴离子型)

iduronate-2-sulfatase [ˌaidjuˈrɔneit ˈsʌlfəteis] 艾杜糖醛酸-2-硫酸酯酶(此酶缺乏,为一种X连锁隐性性状,可致亨特〈Hunter〉综合征,即粘多糖贮积病Ⅱ型)

iduronic acid [ˌaidjuˈrɔnik] 艾杜糖醛酸

L-iduronidase [ˌaidjuˈrɔnideis] *n* L-艾杜糖苷酸酶(此酶的遗传性缺乏为一种常染色体隐性性状,可致粘多糖贮积病Ⅰ型)

i. e. [ˈaiˈiː]【拉】id est 就是;即(=that is)

IEP immunoelectrophoresis 免疫电泳

IF intrinsic factor 内在因子

if [if] *conj* 如果;要是;虽然,即使;是否 | ~ only 只要;要是…就好 / ~ so 要是这样

Ifex [ˈaifeks] *n* 无菌异环磷酰胺(sterile ifosfamide)制剂的商品名

IFN interferon 干扰素

ifosfamide [aiˈfɔsfəmaid] *n* 异环磷酰胺(抗肿瘤药)

Ig immunoglobulin 免疫球蛋白(主要有五种: IgA, IgD, IgE, IgG, IgM)

IGF insulin-like growth factor 胰岛素样生长因子

ignatia [igˈneiʃiə] *n*【拉】吕宋豆(含士的宁和马钱子碱,用作苦补剂)

igniextirpation [ˌigniˌekstəˈpeiʃən] *n* 烙除法

ignioperation [ˌigniˌɔpəˈreiʃən] *n* 热烙手术

ignipuncture [ˈigniˌpʌŋktʃə] *n* 火针术

ignis [ˈignis] *n*【拉】发热;火 | ~ infernalis 麦角中毒

ignisation [ˌignaiˈzeiʃən] *n* 人工热源照射法

ignite [igˈnait] *vt* 点燃;使灼热;使兴奋 *vi* 着火,变灼热 | **ignitable, ignitible** [igˈnaitəbl] *a* 可燃的 / ~**r, ignitor** *n* 点火器,点火剂

ignition [igˈniʃən] *n* 点火,燃,灼热

ignorance [ˈignərəns] *n* 无知,愚昧;不知

ignorant [ˈignərənt] *a* 无知的,愚昧的;不知道的 | ~**ly** *ad*

ignore [igˈnɔː] *vt* 不顾,不理,忽视

ignotine [ˈignətin] *n* 肌肽

IGT impaired glucose tolerance 葡萄糖耐量异常,糖耐量减低

IH infectious hepatitis 传染性肝炎

IHD ischemic heart disease 缺血性心脏病

IHS Indian Health Service 印第安人保健部(属美国公共卫生署)

IL interleukin 白细胞介素

il- 见in-

ILA International Leprosy Association 国际麻风协会

Ile isoleucine 异亮氨酸,异白氨酸

ileac [ˈiliæk] *a* 肠梗阻的;回肠的

ileadelphus [ˌiliəˈdelfəs] *n* 髂部联胎

ileal [ˈiliəl] *a* 回肠的

ileectomy [ˌili'ektəmi] *n* 回肠切除术
ileitis [ˌili'aitis] *n* 回肠炎 | distal ～, regional ～, terminal ～ 回肠末端炎,节段性回肠炎
ile(o)- [构词成分] 回肠
ileocecal [ˌiliə*u*'si:kəl] *a* 回盲肠的
ileocecostomy [ˌiliə*u*si'kɔstəmi] *n* 回肠盲肠吻合术
ileocecum [ˌiliə*u*'si:kəm] *n* 回盲肠
ileocolic [ˌiliə*u*'kɔlik], **ileocolonic** [ˌiliə*u*kə'lɔnik] *a* 回肠结肠的
ileocolitis [ˌiliə*u*kə'laitis] *n* 回肠结肠炎 | tuberculous ～ 结核性回肠结肠炎 / ～ ulcerosa chronica 慢性溃疡性回肠结肠炎
ileocolostomy [ˌiliə*u*kə'lɔstəmi] *n* 回肠结肠吻合术
ileocolotomy [ˌiliə*u*kə'lɔtəmi] *n* 回肠结肠切开术
ileocystoplasty [ˌiliə*u*'sistəˌplæsti] *n* 回肠膀胱成形术
ileocystostomy [ˌiliə*u*sis'tɔstəmi] *n* 回肠膀胱吻合术
ileoileostomy [ˌiliə*u*ˌili'ɔstəmi] *n* 回肠回肠吻合术
ileoproctostomy [ˌiliə*u*prɔk'tɔstəmi], **ileorectostomy** [ˌiliə*u*rek'tɔstəmi] *n* 回肠直肠吻合术
ileorectal [ˌiliə*u*'rektl] *a* 回肠直肠的(如瘘)
ileorrhaphy [ˌili'ɔrəfi] *n* 回肠缝术
ileosigmoid [ˌiliə*u*'sigmɔid] *a* 回肠乙状结肠的
ileosigmoidostomy [ˌiliə*u*ˌsigmɔi'dɔstəmi] *n* 回肠乙状结肠吻合术
ileostomy [ˌili'ɔstəmi] *n* 回肠造口术
ileotomy [ˌili'ɔtəmi] *n* 回肠切开术
ileotransversostomy [ˌiliə*u*ˌtrænsvəs'ɔstəmi] *n* 回肠横结肠吻合术
Iletin ['ilətin] *n* 胰岛素(insulin)制剂的商品名 | Lente ～ 胰岛素锌混悬液(insulin zinc suspension)制剂的商品名 / NPH ～ 低精蛋白锌胰岛素混悬液(insulin isophane suspension)制剂的商品名 / protamine, zinc & ～ 精蛋白锌胰岛素混悬液(protamine zinc insulin suspension)制剂的商品名 / regular ～ 胰岛素注射液(insulin injection)(普通胰岛素regular insulin)制剂的商品名 / Semilente ～ 非晶体胰岛素混悬液(prompt insulin zinc suspension)制剂的商品名 / Ultralente ～ 结晶性胰岛素锌混悬液(extended zinc insulin suspension)制剂的商品名
ileum ['iliəm] *n* 【拉】回肠 | duplex ～ 双回肠
ileus ['iliəs] *n* 肠梗阻 | adynamic ～, paralytic ～ 无力性肠梗阻,麻痹性肠梗阻 / dynamic ～, hyperdynamic ～ 动力性肠梗阻(机械性肠梗阻;痉挛性肠梗阻) / mechanical ～, occlusive ～ 机械性肠梗阻 / spastic ～ 痉挛性肠梗阻 / ～ subparta 孕性肠梗阻
Ilex ['aileks] *n* 冬青属
Ilheus encephalitis [i:'leiu:s] (Ilheus为巴西一地名,1944年首次在该地发现此病) 伊利乌斯脑炎(巴西蚊子传播的一种病毒性脑炎) | ～ virus 伊利乌斯病毒(黄病毒属的一种虫媒病毒,首次从巴西伊蚊和鳞蚊中分离出来;也见于巴拿马,其宿主可能是鸟,与圣路易斯病毒、日本乙型脑炎病毒和西尼罗河病毒有关)
ilia ['iliə] ilium的复数
iliac ['iliæk] *a* 髂的,髂骨的
iliadelphus [ˌiliə'delfəs] *n* 髂部联胎
ilicin ['ilisin] *n* 冬青素
Ilidar ['ilidɑ:] *n* 磷酸阿扎培汀(azapetine phosphate)制剂的商品名
ili(o)- [构词成分] 髂,髂骨
iliococcygeal [ˌiliə*u*kɔk'sidʒiəl] *a* 髂尾骨的
iliocolotomy [ˌiliə*u*kə'lɔtəmi] *n* 髂式结肠切开术
iliocostal [ˌiliə*u*'kɔstl] *a* 髂肋的
iliofemoral [ˌiliə*u*'femərəl] *a* 髂股的
iliofemoroplasty [ˌiliə*u*'femərə*u*ˌplæsti] *n* 髂股成形术

iliohypogastric [ˌiliəuˌhaipəu'gæstrik] *a* 髂下腹的
ilioinguinal [ˌiliəu'iŋgwinl] *a* 髂腹股沟的
iliolumbar [ˌiliəu'lʌmbə] *a* 髂腰的
iliolumbocostoabdominal [ˌiliəuˌlʌmbəuˌkɔstəuæb'dɔminl] *a* 髂腰肋腹的
iliometer [ˌili'ɔmitə] *n* 髂棘测量器
iliopagus [ˌili'ɔpəgəs] *n* 髂部联胎
iliopectineal [ˌiliəupek'tiniəl], **iliopubic** [ˌiliəu'pju:bik] *a* 髂耻的
iliopelvic [ˌiliəu'pelvik] *a* 髂盆的
iliopsoas ['iliəu'səuəs] *n* 髂腰肌
iliosacral [ˌiliəu'seikrəl] *a* 髂骶的
iliosciatic [ˌiliəusai'ætik] *a* 髂坐(骨)的
iliospinal [ˌiliəu'spainl] *a* 髂脊柱的
iliothoracopagus [ˌiliəuˌθɔ:rə'kɔpəgəs] *n* 髂胸联胎
iliotibial [ˌiliəu'tibiəl] *a* 髂胫的
iliotrochanteric [ˌiliəuˌtrəukæn'terik] *a* 髂转子的
ilioxiphopagus [ˌiliəuzai'fɔpəgəs] *n* 髂部剑突联胎
ilium ['iliəm] ([复] **ilia** ['iliə]) *n* 【拉】髂骨
ill [il] (worse, worst) *a* 有病的,不健康的;坏的;不良的 *n* 坏;罪恶;[常用复]病害,灾祸 *ad* 坏;不利地;不充分;几乎不 | föhn ～ (欧洲)热南风病 / quarter ～ 气肿性炭疽,黑腿病 | be ～ off 贫困;不幸 / be ～ with 患 / fall(或be taken) ～ 得病 / ～ at ease 不安,不自在 / look ～ 气色不好
illacrimation [iˌlækri'meiʃən] *n* 泪溢
illaqueation [ilˌækwi'eiʃən] *n* 倒睫拔除(法)
illegal [i'li:gəl] *a* 非法的 | ～**ity** [ˌili(:)'gæləti] *n* 违法 / ～**ly** *ad*
illegible [i'ledʒəbl] *a* 难以辨认的,字迹模糊的 | **illegibility** [iˌledʒi'biləti] *n* / **illegibly** [i'ledʒəbli] *ad*
illegitimate [ˌili'dʒitimit] *a* 非法的;私生的;不合理的,不合逻辑的 | ～**ly** *ad*
ill-founded ['il'faundid] *a* 无理由的,站不住脚的
illicit [i'lisit] *a* 违法的,不正当的 | ～**ly** *ad*
Illicium [i'lisiəm] *n* 【拉】八角(茴香)属
illimitable [i'limitəbl] *a* 无限的,不可计量的
illinition [ili'niʃən] *n* 涂擦法
illinium [i'linjəm] *n* 钷(元素钜的旧名)
illiteracy [i'litərəsi] *n* 文盲,无知
illiterate [i'litərit] *a* 文盲的,无知的 *n* 文盲,无知的人
illness ['ilnis] *n* 病 | compressed-air ～ 潜涵病,减压病 / mental ～ 精神疾患,精神病 / radiation ～ 放射病
illogical [i'lɔdʒikəl] *a* 不合逻辑的,无条理的 | ～**ity** [ˌilɔdʒi'kæləti] *n* / ～**ly** *ad*
ill-suited ['il'sju:tid] *a* 与…不适合的(to)
ill-timed ['il'taimd] *a* 不适时的
illuminant [i'lju:minənt] *a* 发光的,照明的 *n* 发光物,照明剂
illuminate [i'lju:mineit] *vt* 照亮,照明;阐明,启发
illumination [iˌlju:mi'neiʃən] *n* 照明,映光;阐明,启发;照度 | axial ～, central ～ 轴心照明,中心照明 / contact ～ 接触照明 / critical ～ 临界照明 / darkfield ～, dark-ground ～ 暗(视)野照明 / focal ～ 焦点照明 / through ～ 透照(法)
illuminative [i'lju:minətiv] *a* 照明的;使照亮的;阐明的;启发的
illuminator [iˌlju:mi'neitə] *n* 照明器,映光器
illumine [i'lju:min] *vt* 照亮,启发
illuminism [i'lju:minizəm] *n* 通神妄想,通神症,通神性幻觉状态
illusion [i'lju:ʒən] *n* 错觉,幻觉;假象 | passive ～ 被动错觉 | ～**al**, ～**ary** *a*
illusive [i'lju:siv] *a* 产生错觉的;虚幻的
illustrate ['iləstreit] *vt* (用图或例子等)说明,阐明 *vi* 举例

illustration [ˌiləs'treiʃən] *n* 说明,图解;例证

illustrative ['iləstreitiv] *a* 用作说明的;作为例证的

illustrious [i'lʌstriəs] *a* 辉煌的,卓越的,著名的;明亮的 | ~**ly** *ad*

illutation [ˌilə'teiʃən] *n* 泥浴疗法

Ilopan ['iləpæn] *n* 右泛醇(dexpanthenol)制剂的商品名

Ilotycin [ˌailəu'taisin] *n* 红霉素(erythromycin)制剂的商品名

Ilozyme ['iləzaim] *n* 胰脂肪酶(pancrelipase)制剂的商品名

IM intramuscularly 肌内(注射)

im- [前缀] 见in-;二价的亚氨基=NH

ima ['aimə] *a*【拉】最下的,最低的

imafen hydrochloride ['iməfən] 盐酸苯双咪唑(抗抑郁药)

image ['imidʒ] *n* 像,影象,图象;形象;印象;思想;意象 *vt* 使…成象;反映;想象;象征 | accidental ~ 意外象,后象 / acoustic ~, auditory ~ 听象,声象 / body ~ 体象 / eidetic ~ 遗觉象 / false ~ 虚象,假象 / heteronymous ~ 远复视象 / homonymous ~ 近复视象 / incidental ~ 副象,残象 / memory ~ 记忆影象 / mental ~ 意象,心象,表象 / mirror ~ 裂隙灯象;镜象 / negative ~ 负象,后象 / real ~, inverted ~ 实象,倒象 / virtual ~, direct ~, erect ~ 虚象,直接象 / visual ~, ocular ~ 视觉象,目象

imaginable [i'mædʒinəbl] *a* 可以想象得到的

imaginary [i'mædʒinəri] *a* 假想的,幻想的;虚数的

imagination [iˌmædʒi'neiʃən] *n* 想象,想象力;空想

imaginative [i'mædʒinətiv] *a* 富于想象力的,想象的

imagine [i'mædʒin] *vt* 想象;设想,料想 *vi* 想象起来 | (just) ~ (it)! 请想一想

imaging ['imidʒiŋ] *n* 成象 | electrostatic ~ 静电成象 / magnetic resonance ~ (MRI)磁共振成象

imago [i'meigəu] ([复] **imagoes, imagines** [i'mædʒini:z]) *n*【拉】成虫(昆虫);意象(心理)

imagocide [i'meigəusaid] *n* 杀成虫剂(尤指杀蚊剂)

imbalance [im'bæləns] *n* 不平衡,失调 | autonomic ~, vasomotor ~ 自主神经功能失调,血管运动功能失调 / sympathetic ~ 交感神经功能失调,迷走神经过敏

imbecile ['imbisi:l] *n* 痴愚者(智力商25-49) *a* 痴愚的 | moral ~ 悖德痴愚者

imbecilic [ˌimbi'silik] *a* 痴愚的

imbecility [ˌimbi'siləti] *n* 痴愚,愚痴 | moral ~ 悖德狂 / phenylpyruvic ~ 苯丙酮酸性精神幼稚症

imbed [im'bed] (-dd-) *vt* 包埋,植入

imbibe [im'baib] *vt* 喝,饮;浸渗,吸收 *vi* 喝,饮;吸收

imbibition [ˌimbi'biʃən] *n* 浸渗,吸胀(作用),吸液 | hemoglobin ~ 血红蛋白浸渗

imbricate ['imbrikeit] *vt, vi* (使)叠盖 ['imbrikit] *a* 叠盖的 | ~**d** ['imbrikeitid] *a* 叠瓦状的 / **imbrication** [ˌimbri'keiʃən] *n* 叠盖

imbrue [im'bru:] *vt* 沾污

ImD$_{50}$ median immunizing dose 半数免疫剂量

Imerslund-Graesbeck syndrome ['imə:slənd 'greisbek] (Olga Imerslund; Ralf G. Graesbeck) 伊-格综合征,家族性巨成红细胞贫血

Imerslund syndrome ['imə:slənd] (Olga Imerslund) 伊默斯伦综合征,家族性巨成红细胞贫血

I-Methasone [ai'meθəˌsəun] 磷酸钠地塞米松(dexamethasone sodium phosphate)制剂的商品名

Imferon ['imfiərɔn] *n* 右旋糖酐铁注射剂(iron dextran injection)制剂的商品名

imhoff tank ['imhɔf] (Karl Imhoff) 隐

化池

imidamine [ˌimi'dæmin] *n* 安他唑啉(antazoline, 抗组胺药,抗心律失常药)

imidazole [ˌimi'dæzəul] *n* 咪唑,异吡唑

imidazolylethylamine [ˌimiˌdæzəuliˌleθi'læmin] *n* 咪唑乙胺,组胺

imide ['imid] *n* 酰亚胺

imido- [前缀] 亚氨基

imidocarb hydrochloride [i'midəuka:b] 盐酸咪多卡,盐酸双咪苯脲,盐酸双咪唑啉苯基脲(抗原虫药)

imidodipeptide [ˌimidəudai'peptaid] *n* 亚氨二肽(C末端氨基酸为亚氨基酸的二肽)

imidodipeptiduria [ˌimidəudaiˌpepti'djuəriə] *n* 亚氨二肽尿(症)

imidogen [i'midədʒin] *n* 亚氨基

iminazole [ˌimi'næzəul] *n* 咪唑,异吡唑

imine [i'mi:n] *n* 亚胺

imino- [i'mi:nə] [前缀] 亚氨基

imino acid [i'mi:nə] 亚氨基酸

iminodipeptide [ˌiminəudai'peptaid] *n* 亚氨基二肽(N末端氨基酸为亚氨基酸的二肽)

iminoglycinuria [iˌmi:nəuˌglaisi'njuəriə] *n* 亚氨基甘氨酸尿

iminostilbene [ˌiminəu'stilbi:n] *n* 亚氨基芪

iminourea [iˌminəjuə'riə] *n* 胍

imipenem [ˌimi'penəm] *n* 亚胺培南(抗菌药)

imipramine [i'miprəmi:n] *n* 米帕明,丙米嗪(抗抑郁药) | ~ hydrochloride 盐酸丙米嗪(抗抑郁药)

imitate ['imiteit] *vt* 模仿,模拟,仿造 | **imitator** *n* 模拟器;模仿者

imitation [ˌimi'teiʃən] *n* 模仿,模拟,仿造;仿制品;拟态

imitative ['imitətiv] *a* 模仿的,模拟的,仿造的

Imlach's fat plug ['imlæk] (Francis Imlach) 英拉克脂肪块(有时存在于腹股沟外环内角的脂肪小块)

immaculate [i'mækjulit] *a* 纯洁的;无斑点的;无缺点的,无过失的

immanent ['imənənt] *a* 内在的;固有的

immaterial [ˌimə'tiəriəl] *a* 非物质的;无形的;不重要的

immature [ˌimə'tjuə] *a* 发育未全的;未成熟的;不完全的 | **immaturity** [imə'tjuərəti] *n*

immeasurable [i'meʒərəbl] *a* 无法计量的

immediate [i'mi:djət] *a* 直接的;紧靠的;立即的;直觉的

immediately [i'mi:djətli] *ad* 立即,马上;直接地 *conj* 一经…(立即)

immedicable [i'medikəbl] *a* 不治的,无法可治的

immense [i'mens] *a* 广大的,巨大的 | ~**ly** *ad* 大大地,无限地

immensity [i'mensəti] *n* 广大,巨大,无限

immerse [i'mə:s] *vt* 使沉浸于,使陷入(in)

immersion [i'mə:ʃən] *n* 沉浸,浸没,浸渍;专心,陷入 | homogeneous ~ 同质油浸(显微镜) / oil ~ 油浸法(显微镜) / water ~ 水浸法(显微镜)

immigrant ['imigrənt] *a* 移来的,移民的 *n* 移民,侨民

imminence ['iminəns] *n* 急迫,危急

imminent ['iminənt] *a* 急迫的,危急的 | ~**ly** *ad*

immiscible [i'misəbl] *a* 不可混和的

immitigable [i'mitigəbl] *a* 不能缓和的,不能减轻的

immix [i'miks] *vt, vi* 混合 | ~**ture** [i'mikstʃə] *n*

immobile [i'məubail] *a* 不动的,固定的,稳定的;不变的 | **immobility** [ˌiməu'biləti] *n* 不动(性);慢性脑积水病(牛)

immobilize [i'məubilaiz] *vt* 使不动,使固定 | **immobilization** [iˌməubilai'zeiʃən, -li'z-] *n* 制动术,固定术

immobilizer [i'məubiˌlaizə] *n* 固定器,

制动装置 | sternal-occipital-mandibular ～ (SOMI) 胸骨-枕骨-下颌骨组合制动装置(亦称SOMI orthosis)

immoderate [i'mɔdərit] *a* 无节制的;过度的;不合理的 | ～**ly** *ad* / **immoderation** [iˌmɔdə'reiʃən] *n*

immoral [i'mɔrəl] *a* 不道德的,邪恶的 | ～**ly** *ad* / ～**ity** [ˌimə'ræləti] *n* 不道德,道德败坏

immortal [i'mɔ:tl] *a* 不朽的 | ～**ity** [imɔ:'tæləti] *n*

immovable [i'mu:vəbl] *a* 不可移动的,固定的;不动的;坚定不移的

Immu-G ['imju(:)dʒi:] *n* 免疫球蛋白(immune globulin)制剂的商品名

immune [i'mju:n] *a* 免除的;不受影响的;有免疫力的;免疫的 *n* 免疫者

immunifacient [iˌmju:ni'feiʃənt] *a* 产生免疫的 *n* 免疫发生剂

immunifaction [iˌmju:ni'fækʃən] *n* 免疫(法),免疫接种,免疫作用

immunisin [i'mju:nizin] *n* 免疫素(抗体)

immunity [i'mju:nəti] *n* 免除;免疫力;免疫性 | acquired ～, adaptive ～ 获得(性)免疫,后天免疫,适应性免疫 / active ～, actual ～ 自动免疫,真正免疫 / adoptive ～ 继承性免疫,过继性免疫 / antibacterial ～ 抗菌免疫 / antiblastic ～ 抗菌发育免疫 / antitoxic ～ 抗毒素免疫 / antiviral ～ 抗病毒免疫 / artificial ～ 人工免疫 / bacteriolytic ～ 溶菌免疫 / cell-mediated ～ (CMI), cellular ～ 细胞介导免疫,细胞免疫 / concomitant ～ 伴随免疫,感染免疫 / congenital ～ 先天免疫 / cross ～ 交叉免疫 / genetic ～, inherited ～, familial ～ 遗传免疫,家族性免疫 / herd ～, community ～ 群体免疫 / humoral ～ 体液免疫 / innate ～, inherent ～ 天然免疫,固有免疫 / intrauterine ～, placental ～ 宫内免疫,胎盘免疫 / local ～, tissue ～ 局部免疫,组织免疫 / maternal ～ 母体免疫 / maturation ～ 成熟免疫 / mixed ～ 混合免疫 / native ～ 自然免疫,天然免疫 / natural ～ 天然免疫 / nonspecific ～ 非特异性免疫 / opsonic ～ 调理免疫(由于调理素存在而具有的免疫) / passive ～ 被动免疫 / phagocytic ～ 噬细胞免疫 / poston-colytic ～ 溶瘤后免疫 / preemptive ～ 先占免疫(干扰现象) / racial ～ 种系免疫,种族免疫 / residual ～ 残余免疫 / species ～ 种免疫 / specific ～ 特异性免疫 / T cell-mediated ～ (TCMI) T细胞介导免疫 / toxin-antitoxin ～ 毒素抗毒素免疫

immunization [ˌimju(:)nai'zeiʃən, -ni'z-] *n* 免疫(法),免疫接种,免疫作用 | active ～, isopathic ～ 自动免疫接种,同源免疫接种 / collateral ～ 间接免疫接种 / occult ～ 隐伏免疫作用 / passive ～ 被动免疫接种 / Rh ～, rhesus ～ Rh 免疫(作用)(Rh致敏) / side-to-side ～ 并排免疫接种,两侧免疫接种(抗原注射至身体一侧,而对应抗体注射至另一侧)

immunizator [ˌimju(:)nai'zeitə] *n* 免疫剂

immunize ['imju(:)naiz] *vt* 使免除;使免疫

immunoadjuvant [ˌimjunə*u*'ædʒəvənt] *n* 免疫佐剂

immunoadsorbent [ˌimjunə*u*əd'sɔ:bənt] *n* 免疫吸附剂,免疫吸着剂

immunoadsorption [ˌimjunə*u*æd'sɔ:pʃən] *n* 免疫吸附

immunoassay [ˌimjunə*u*'æsei] *n* 免疫测定 | enzyme ～ (EIA) 酶免疫测定

immunobiology [ˌimjunə*u*bai'ɔlədʒi] *n* 免疫生物学 | **immunobiological** [ˌmjunə*u*ˌbaiə'lɔdikəl] *a*

immunoblast [ˌimjunəu'blæst] *n* 成免疫细胞,免疫母细胞,淋巴母细胞 | ～**ic** *a*

immunoblot ['imjunə*u*ˌblɔt] *n* 免疫印染(经由抗原-抗体特异性反应分析或鉴

定蛋白质的一种技术，或由此产生的印染，如用于西部吸印技术或斑点吸引技术)

immunocatalysis [ˌimjunəukəˈtælisis] *n* 免疫催化作用

immunochemical [ˌimjunəuˈkemikəl] *a* 免疫化学的

immunochemistry [ˌimjunəuˈkemistri] *n* 免疫化学

immunochemotherapy [ˌimjunəuˌki:məuˈθerəpi] *n* 免疫化学疗法，免疫化疗

immunocompetence [ˌimjunəuˈkɔmpitəns] *n* 免疫活性，免疫能力 | **immunocompetent** *a*

immunocomplex [ˌimjunəuˈkɔmpleks] *n* 免疫复合物

immunocompromised [ˌimjunəuˈkɔmprəmaizd] *a* 免疫妥协的

immunoconglutinin [ˌimjunəukənˈglu:tinin] *n* 免疫胶固素

immunocyte [ˈimjunəsait] *n* 免疫细胞

immunocytoadherence [ˌimjunəuˌsaitəuədˈhiərəns] *n* 免疫细胞粘连

immunocytochemistry [ˌimjunəuˌsaitəuˈkemistri] *n* 免疫细胞化学

immunodeficiency [ˌimjunəudiˈfiʃənsi] *n* 免疫缺陷，免疫缺损(体液抗体介导的或免疫淋巴细胞介导的免疫应答缺陷) | combined ~ 联合免疫缺陷(指体液免疫和细胞免疫都有缺陷) / common variable ~, common variable unclassifiable ~ 常见的可变型免疫缺陷，常见的可变型不可分类性免疫缺陷 / ~ with hyper-IgM 高免疫球蛋白M性免疫缺陷 / severe combined ~ (SCID) 严重联合免疫缺陷 / ~ with short-limbed dwarfism 短肢侏儒症型免疫缺陷 / ~ with thymoma 胸腺瘤型免疫缺陷

immunodepression [ˌimjunəudiˈpreʃən] *n* 免疫抑制 | **immunodepressive** *a* 抑制免疫的 *n* 免疫抑制剂

immunodermatology [ˌimjunəuˌdə:məˈtɔlədʒi] *n* 免疫皮肤学

immunodetection [ˌimjunəudiˈtekʃən] *n* 免疫检测，免疫闪烁显象(即immunoscintigraphy)

immunodeviation [ˌimjunəuˌdi:viˈeiʃən] *n* 免疫偏移

immunodiagnosis [ˌimjunəuˌdaiəgˈnəusis] *n* 免疫诊断

immunodiffusion [ˌimjunəudiˈfju:ʒən] *n* 免疫扩散 | radial ~ (RID) 辐射状免疫扩散，单向辐射状扩散

immunodominance [ˌimjunəuˈdɔminəns] *n* 免疫显性

immunodominant [ˌimjunəuˈdɔminənt] *a* 免疫显性的

immunoelectrophoresis [ˌimju:nəuiˌlektrəufəˈri:sis] *n* 免疫电泳(法) | counter ~, countercurrent ~ 对流免疫电泳 / cross ~ 交叉免疫电泳 / reverse ~ 反向免疫电泳(将抗原与抗体位置倒置的一种免疫电泳技术) / rocket ~ 火箭免疫电泳

immunoenhancement [ˌimjunəuinˈhɑ:nsmənt] *n* 免疫促进，免疫增强

immunoferritin [ˌimjunəuˈferitin] *n* 免疫铁蛋白

immunogen [imju:nədʒən] *n* 免疫原

immunogenesis [ˌimjunəuˈdʒenisis] *n* 免疫发生

immunogenetics [ˌimjunəudʒiˈnetiks] *n* 免疫遗传学 | **immunogenetic** [ˌimju:nəudʒiˈnetik] *a* 免疫遗传的

immunogenic [ˌimjunəuˈdʒenik] *a* 免疫源的，致免疫的 | ~**ally** *ad* / ~**ity** [ˌimjunəudʒiˈnisəti] *n* 免疫原性

immunoglobulin [ˌimjunəuˈglɔbjulin] *n* 免疫球蛋白 | monoclonal ~ 单克隆免疫球蛋白 / secretory ~ 分泌型免疫球蛋白 / thyroid-binding inhibitory ~s (TBII) 甲状腺结合抑制性免疫球蛋白 / thyroid-stimulating ~s (TSI) 促甲状腺免疫球蛋白(亦称人甲状腺腺苷

酸环化酶刺激因子，以前称长效甲状腺刺激素)/TSH-binding inhibitory ～s (TBII) 促甲状腺激素结合抑制性免疫球蛋白(亦称TSH置换性抗体)

immunoglobulinopathy [ˌimjunəuˌglɔbjuli'nɔpəθi] *n* 免疫球蛋白病，丙球蛋白病

immunohematology [ˌimju:nəuˌhemə'tɔlədʒi] *n* 免疫血液学

immunoheterogeneity [ˌimjunəuˌhetərəudʒi'ni:əti] *n* 免疫不均性，免疫多相性，免疫异质性

immunoheterogenous [ˌimjunəuˌhetərəu'dʒi:nəs] *a* 免疫不均的，免疫多相的，免疫异质的

immunohistochemical [ˌimjunəuˌhistəu'kemikəl] *a* 免疫组织化学的

immunohistofluorescence [ˌimjunəuˌhistəuˌfluə'resəns] *n* 免疫组织荧光

immunohistology [ˌimjunəuhis'tɔlədʒi] *n* 免疫组织学 | **immunohistologic** [ˌimjunəuhistə'lɔdʒik] *a*

immunoincompetent [ˌimjunəuin'kɔmpitənt] *a* 无免疫活性的，免疫功能不全的

immunology [ˌimju'nɔlədʒi] *n* 免疫学 | **immunologic(al)** [ˌimjunəu'lɔdʒik(əl)] *a* / **immunologically** [ˌimjunə'lɔdʒikəli] *ad* / **immunologist** *n* 免疫学家

immunolymphoscintigraphy [ˌimjunəuˌlimfəusin'tigrəfi] *n* 免疫淋巴闪烁图检查(使用放射标记的单克隆抗体或肿瘤相关抗原特异性的抗体片段，对淋巴结内的转移性肿瘤进行闪烁图检测)

immunomodulation [ˌimjunəuˌmɔdju'leiʃən] *n* 免疫调变

immunomodulator [ˌimjunəu'mɔdjuˌleitə] *n* 免疫调变剂

immunoparasitology [ˌimjunəuˌpærəsai'tɔlədʒi] *n* 免疫寄生物学

immunoparesis [ˌimjunəupæ'ri:sis] *n* 免疫不全麻痹

immunopathogenesis [ˌimjunəuˌpæθə'dʒenisis] *n* 免疫发病机制

immunopathology [ˌimjunəupə'θɔlədʒi] *n* 免疫病理学 | **immunopathologic** [ˌimjunəuˌpæθə'lɔdʒik] *a*

immunoperoxidase [ˌimjunəupə'rɔksideis] *n* 免疫过氧化物酶

immunophenotype [ˌimjunəu'fi:nəutaip] *n* 免疫表型(造血肿瘤细胞的一种表型)

immunophysiology[ˌimjunəuˌfizi'ɔlədʒi] *n* 免疫生理学

immunopotency [ˌimjunəu'pəutənsi] *n* 免疫效价，免疫能力，免疫效能

immunopotentiation [ˌimjunəupəuˌtenʃi'eiʃən] *n* 免疫强化(利用佐剂或免疫刺激剂增强免疫应答)

immunopotentiator [ˌimjunəupəu'tenʃieitə] *n* 免疫强化剂(如疫苗，在注射时产生全身性免疫应答)

immunoprecipitation [ˌimjunəupriˌsipi'teiʃən] *n* 免疫沉淀反应(特异性抗体和抗原相互作用引起的)

immunoproliferative [ˌimjunəuprə'lifərətiv] *a* 免疫增生的(以淋巴细胞增生并产生免疫球蛋白为特征的)

immunoprophylaxis [ˌimjunəuˌprɔfi'læksis] *n* 免疫预防(法)

immunoprotein [ˌimju:nəu'prəuti:n] *n* 免疫蛋白

immunoradiometry [ˌimjunəuˌreidi'ɔmitri] *n* 免疫放射测定 | **immunoradiometric** [ˌimjunəuˌreidiəu'metrik] *a*

immunoreactant [ˌimjunəuri(:)'æktənt] *n* 免疫反应物 | glucagon ～s 高血糖素免疫反应物，肠高血糖素

immunoreaction [iˌmju:nəuri(:)'ækʃən] *n* 免疫反应(抗原与其抗体之间的反应，或抗原与对抗原致敏的免疫细胞之间的反应)

immunoreactive [ˌimjunəuri(:)'æktiv] *a* 免疫反应的

immunoreactivity [ˌimjunəuri(:)æk-

'tivəti] *n* 免疫反应性 | glucagon-like ~ 高血糖素样的免疫反应性,肠高血糖素

immunoregulation [ˌimjunəuˌregju'leiʃən] *n* 免疫调节

immunoresponsiveness [ˌimjunəuris'pɔnsivnis] *n* 免疫应答

immunoscintigraphy [ˌimjunəusin'tigrəfi] *n* 免疫闪烁显象(使用放射标记的单克隆抗体或与损害相关的抗原特异性的抗体片段,对损害进行闪烁显象)

immunoselection [ˌimjunəusi'lekʃən] *n* 免疫选择(法)(某些细胞系的生存由于表面抗原性极弱,因此对抗体和(或)免疫淋巴细胞极不感敏)

immunosenescence [ˌimjunəusi'nesns] *n* 免疫衰老(免疫系统随机体年龄增长而减弱和萎缩)

immunosorbent [ˌimjunəu'sɔːbənt] *n* 免疫吸附剂,免疫吸收剂(一种含抗原的不溶性支持物,用以从抗体混合物中吸收同种抗体)

immunostimulant [ˌimjunəu'stimjulənt] *a* 免疫刺激的 *n* 免疫刺激剂,免疫刺激物

immunostimulating [ˌimjunəu'stimjuˌleitiŋ] *a* 免疫刺激的

immunostimulation [ˌimjunəuˌstimju'leiʃən] *n* 免疫刺激(作用)

immunosuppression [ˌimjuːnəusə'preʃən] *n* 免疫抑制(法)(人工防止或减弱免疫应答) | **immunosuppressive** [ˌimjuːnəusə'presiv], **immunosuppressant** [ˌimjuːnəusə'presənt] *a* 抑制免疫的,免疫抑制的 *n* 免疫抑制剂

immunosurgery [iˌmjuːnəu'səːdʒəri] *n* 免疫外科

immunosurveillance [ˌimjunəusə'veiləns] *n* 免疫监视,免疫监督(指免疫系统的监视作用)

immunosympathectomy [ˌimjunəuˌsimpə'θektəmi] *n* 免疫交感神经破坏法,交感神经免疫去除术(静脉注射交感神经细胞主要蛋白质的抗血清至新生动物以达到破坏交感神经节)

immunotherapy [ˌimjuːnəu'θerəpi] *n* 免疫疗法

immunotoxin [ˌimjuːnəu'tɔksin] *n* 免疫毒素(抗毒素)

immunotransfusion [ˌimjuːnəutræns'fjuːʒən] *n* 免疫输血法,免疫输液

immunotropic [ˌimjunəu'trɔpik] *a* 向免疫的,亲免疫的

immunprotein [imju:'prəutiːn] *n* 免疫蛋白

immutable [i'mjuːtəbl] *a* 不可改变的,不变的 | **immutability** [iˌmjuːtə'biləti] *n* 不变性,不易性 / **immutably** *ad*

Imodium [ai'məudiəm] *n* 盐酸洛哌丁胺(loperamide hydrochloride)制剂的商品名

IMPA incisal mandibular plane angle 切牙下颌平面角

impact ['impækt] *n* 冲突,冲击(力),碰撞;影响,效果 *vt* 装紧;压紧(into, in);塞满;冲击,碰撞 | on ~ 碰撞时

impaction [im'pækʃən] *n* 压紧;撞击;嵌入,嵌塞;阻生(牙) | ceruminal ~ 耵聍嵌塞 / dental ~ 牙阻生 / fecal ~ 粪便嵌塞

impair [im'pεə] *vt* 削弱,减少,减低;损害,损伤 | ~**ment** *n*

impalpable [im'pælpəbl] *a* 摸不着的,不可触知的;极细微的

impaludation [ˌimpælju'deiʃən] *n* 疟热疗法

impar ['impɑː] *a*【拉】奇(数)的,无对的

imparidigitate [imˌpæri'didʒiteit] *a* 奇数指(趾)的

impart [im'pɑːt] *vt* 把…分给,给予;告诉,透露(to)

impartial [im'pɑːʃəl] *a* 公正的,无偏见的 | ~**ity** [imˌpɑːʃi'æləti] *n*

impassable [im'pɑːsəbl] *a* 不能通行的,不通的,不可逾越的 | **impassability** [imˌpɑːsə'biləti] *n* 不通

impassible [im'pæsəbl] *a* 不感疼痛的;

不受伤害的 | **impassibility** [imˌpæsi'biləti] *n* 无疼痛,麻木

impassion [im'pæʃən] *vt* 激起…的热情,激动

impassive [im'pæsiv] *a* 缺乏热情的,冷淡的;无感觉的 | **~ly** *ad* / **impassivity** [ˌimpæ'sivəti] *n*

impatent [im'peitənt] *a* 不通的,闭阻的 | **impatency** [im'peitənsi] *n*

impatience [im'peiʃəns] *n* 不耐烦,急躁;渴望

impatient [im'peiʃənt] *a* 不耐烦的,急躁的;急切的 | be ~ of 不能忍受,不耐烦;急于 | **~ly** *ad*

impedance [im'pi:dəns] *n* 阻抗(电) | acoustic ~ 声阻抗

impede [im'pi:d] *vt* 妨碍,阻止

impediment [im'pedimənt] *n* 妨碍,障碍(物)

impel [im'pel] (-ll-) *vt* 推动,推进;驱使,迫使

impend [im'pend] *vi* 悬挂;逼近(over);即将发生 | **~ing** *a* 即将发生的,来临的

impenetrable [im'penitrəbl] *a* 穿不过的,透不过的;费解的;顽固的

imperative [im'perətiv] *a* 绝对必要的,迫切的;强迫的,强制的 *n* 命令,规则 | **~ly** *ad*

imperceptible [impə'septəbl] *a* 感觉不到的,难以觉察的;细微的 | **imperceptibly** *ad*

imperception [ˌimpə'sepʃən] *n* 知觉缺乏,未感知

imperfect [im'pə:fikt] *a* 不完美的;未完成的;有缺陷的 | **~ion** [impə'fekʃən] *n* 不完善;缺陷 / **~ly** *ad*

imperforate [im'pə:fərit] *a* 不穿孔的;不通的,无孔的,闭锁的

imperforation [imˌpə:fə'reiʃən] *n* 不通,无孔,闭锁(畸形) | otic ~ 外耳道闭锁

imperial [im'piəriəl] *a* 特大的;英国法定的 | **~ly** *a*

imperialine [im'piəriˌælin] *n* 西贝母碱

imperil [im'peril] (-l⟨l⟩-) *vt* 使处于危险,危害

imperious [im'piəriəs] *a* 专横的;迫切的,强制的,不随意的 | **~ly** *ad* / **~ness** *n*

imperishable [im'periʃəbl] *a* 不朽的,不灭的

impermanent [im'pə:mənənt] *a* 非永久的,暂时的

impermeable [im'pə:mjəbl] *a* 不(渗)透的

impersonal [im'pə:sənl] *a* 非个人的,非特指某人的;非人力的 | **~ly** *ad*

impersonate [im'pə:səneit] *vt* 体现;扮演 | **impersonation** [imˌpə:sə'neiʃən] *n*

impertinent [im'pə:tinənt] *a* 不恰当的,不适合的;离题的

imperturbable [impə(:)'tə:bəbl] *a* 沉着的,冷静的 | **imperturbability** [impə(:)ˌtə:bə'biləti] *n*

impervious [im'pə:vjəs] *a* 不可渗透的,不能透过的;不受影响的 | **~ly** *ad* / **~ness** *n*

impetiginization [ˌimpiˌtidʒinai'zeiʃən, -ni'z-] *n* 脓疱化,脓疱病发生

impetigo [ˌimpi'taigəu] *n* 【拉】脓疱病 | bullous ~ 大疱性脓疱病 / chronic symmetric ~ 白糠疹 / ~ circinata 环状脓疱病 / ~ contagiosa, ~ vulgaris 触染性脓疱病,寻常脓疱病 / ~ neonatorum 新生儿脓疱病,大疱性脓疱病 / ~ pityroides 糠疹样脓疱病,白糠疹 / staphylococcal ~, staphylococcic ~ 葡萄球菌性脓疱病,大疱性脓疱病 | **impetiginous** [ˌimpi'tidʒinəs] *a*

impetuous [im'petjuəs] *a* 激烈的,迅疾的;急躁的 | **impetuosity** [imˌpetju'ɔsəti] *n* / **~ly** *ad*

impetus ['impitəs] *n* 动力;冲动,动能;起始(病)

impf-malaria ['impfmə,lɛəriə] *n*【德】接种性疟疾

impilation [,impai'leiʃən] *n* 红细胞钱串形成

impinge [im'pindʒ] *vi* 撞击，冲击(on, upon); 侵犯(on, upon)

implacentalia [,implæsən'teiliə] *n* 无胎盘类

implant[1] [im'plɑ:nt] *vt* 插入，埋入，移入

implant[2] ['implɑ:nt] *n* 植入物，移植物，移植片 | dental ～ 牙科植入物 / endodontic ～ 牙内植入物 / endometrial ～s 内膜植入片 / endosseous ～, endosteal ～ 骨内植入物 / intraperiosteal ～ 骨膜内植入物 / magnet ～ 磁性植入物, / osseointegrated ～ 骨内整合性植入物 / subperiosteal ～ 骨膜下植入物

implantation [,implɑ:n'teiʃən] *n* 植入法，移植术(如皮肤、神经、腱等);植入(胚泡在子宫内的);埋入法，植入法(如药物等) | eccentric ～ 偏心植入(胚泡) / filigree ～ 银网植入法(银网修补腹疝法) / hypodermic ～ 皮下植入法(药物) / interstitial ～ 间质植入(胚泡) / silk ～ 丝线植入法 / superficial ～, central ～, circumferential ～ 表面植入，中心植入，环形植入(胚泡) / teratic ～ 植入性(畸胎)畸形(不完全胎儿与几乎完全胎儿的部分融合)

implantodontics [,implɑ:ntə'dɔntiks], **implantodontology** [im,plɑ:ntədɔn'tɔlədʒi] *n* 植入牙医学 | **implantodontist** [im,plɑ:ntə'dɔntist], **implantologist** [,implɑ:n'tɔlədʒist] *n* 植入牙医学家;植牙医师

implantology [,implɑ:n'tɔlədʒi] *n* 植入学 | dental ～, oral ～ 植入牙医学

implement ['implimənt] *n* [常用复] 工具，器具 ['impliment] *vt* 贯彻，完成，履行

implicate ['implikeit] *vt* 含有…的意见;影响;使和…有关(in) | **implication** [,impli'keiʃən] *n* 牵连;含意;暗示 / **implicative** [im'plikətiv] *a* 含蓄的;牵连的

implicit [im'plisit] *a* 含蓄的;内隐的;无疑的，无保留的 | ～**ly** *ad*

implosion [im'pləuʒən] *n* 爆聚，内向爆炸;以恐治恐法(精神病学中用接触恐惧物的方法治疗恐怖症)

imply [im'plai] *vt* 含有…的意见;暗示

impolite [,impə'lait] *a* 不礼貌的

impolitic [im'pɔlitik] *a* 失策的，不得当的

imponderable [im'pɔndərəbl] *a* 没有重量的;不可称量的;无法正确估计的

import [im'pɔ:t] *vt* 进口，输入;意味，表明 *vi* 有关系 ['impɔ:t] *n* 进口，输入;含意;重要性 | **importation** [,impɔ:'teiʃən] *n* 进口，输入;进口货

importance [im'pɔ:təns] *n* 重要(性)，重大 | attach ～ to 重视

important [im'pɔ:tənt] *a* 重要的，重大的 | ～**ly** *ad*

importunate [im'pɔ:tjunit] *a* 强求的;迫切的，坚持的 | ～**ly** *ad*

importune [im'pɔ:tju:n] *vt* 向…强求;纠缠

impose [im'pouz] *vt* 征(税等);把…强加 | ～ on(或upon) 利用;施影响

imposing [im'pəuziŋ] *a* 给人深刻印象的 | ～**ly** *ad*

impossible [im'pɔsəbl] *a* 不可能的 | **impossibility** [im,pɔsə'biləti] *n* / **impossibly** *ad*

impotence ['impətəns], **impotency** ['impətənsi] *n* 阳痿;无能力

impotent ['impətənt] *a* 阳痿的;无能力的

impotentia [,impə'tenʃiə] *n*【拉】阳痿;无能力 | ～ coeundi 交媾不能 / ～ erigendi 勃起不能 / ～ generandi 生育不能

impoverish [im'pɔvəriʃ] *vt* 使穷困;使枯竭 | ～**ment** *n*

impracticable [im'præktikəbl] *a* 不能

实行的;不能用的 | **impracticability** [imˌpræktikə'biləti] *n* / ~**ness** *n* / **impracticably** *ad*

impractical [im'præktikəl] *a* 不切实际的,不现实的

imprecise [ˌimpri'sais] *a* 不精确的,不明确的

impregnate ['impregneit] *vt* 使受孕,使受精;浸渗 [im'pregnit] *a* 怀孕的;充满的;浸透的(with) | **impregnation** [ˌimpreg'neiʃən] *n* 受孕,受精;浸渗(作用)

impress [im'pres] *vt* 压印;铭刻;传递 ['impres] *n* 印记;特征;印象

impressio [im'presiəu] ([复] **impressiones** [imˌpresi'əuni:z]) *n* 【拉】压迹

impression [im'preʃən] *n* 压迹;印模(牙);印象,影响 | basilar ~ 扁后脑,扁颅底 / cardiac ~ 心压迹 / ~ of costoclavicular ligament 肋锁韧带压迹 / deltoid ~ of humerus 三角肌粗隆(肱骨) / dental ~ 牙印模 / digastric ~ 二腹肌窝(下颌骨) / digital ~s, digitate ~s 脑压迹 / final ~ 终印模 / hydrocolloid ~ 水胶模 / preliminary ~, primary ~ 初印模 / rhomboid ~ of clavicle 菱形压迹(锁骨),肋锁韧带压迹

impressionable [im'preʃənəbl] *a* 可塑的;易受影响的,敏感的

impressive [im'presiv] *a* 给人深刻印象的,感人的 | ~**ly** *ad*

imprint [im'print] *vt* 印;铭刻 ['imprint] *n* 印;痕迹,特征,深刻的印象

imprinting [im'printiŋ] *n* 印刻(作用)(动物在生命早期敏感发育时期,接触到适当的刺激后,很快学到物种独有的行为模式);铭记

imprison [im'prizn] *vt* 监禁,束缚 | ~**ment** *n*

improbable [im'prɔbəbl] 未必会的,不大可能(发生)的,未必确实的 | **improbability** [imˌprɔbə'biləti] *n*

improcreant [im'prəukriənt] *a* 无生育力的

improper [im'prɔpə] *a* 不适当的;不合理的,不正确的 | ~**ly** *ad*

impropriety [ˌimprə'praiəti] *n* 不适当,不正确

improve [im'pru:v] *vt* 改善,增进;利用 *vi* 变得更好;增加 | ~ upon(或on)对…作出改进 | ~**ment** *n* 改善,好转,增进

improvident [im'prɔvidənt] *a* 无远见的,不顾将来的,浪费的 | ~**ly** *ad*

imprudent [im'pru:dənt] *a* 轻率的,鲁莽的 | ~**ly** *ad*

impuberal [im'pju:bərəl] *a* 无阴毛的,未成年的

impuberism [im'pju:bərizəm] *n* 未成年,前青春期

impugn [im'pju:n] *vt* 指责,非难;对…表示怀疑

impulse ['impʌls] *n* 推动,冲力;冲动;搏动; *vt* 推动 | cardiac ~ 心冲动,心兴奋波;心搏动 / episternal ~ 胸骨上搏动/ nerve ~, neural ~ 神经冲动

impulsion [im'pʌlʃən] *n* 推动;冲动;癖 | wandering ~ 神游(症)

impulsive [im'pʌlsiv] *a* 冲动的;冲击的 | ~**ly** *ad* / ~**ness**

impure [im'pjuə] *a* 不纯的;不道德的

impurity [im'pjuəriti] *n* 不纯;杂质

impute [im'pju:t] *vt* 把…归因于,把…归咎于(to)

Imu ['i:mu] *n* 伊姆病(日本阿伊努人患的地方病,因情绪上受打击,而发生精神运动性疾患)

Imuran ['imjurən] *n* 硫唑嘌呤(azathioprine)制剂的商品名

IMV intermittent mandatory ventilation 间歇性强制通气,间歇指令通气

IMViC, imvic indole, methyl red, Voges-Proskauer, citrate 吲哚、甲基红、V-P、柠檬酸盐(表示大肠杆菌分类试验记忆法)

In 元素铟(indium)的符号

in[1] [in] *prep* 在…里;在…期间;在…过程

中;在…之内;在…方面;以,用;按;由于,为了;对于;在于;成为 *ad* 进,入;在里头;在家 | be ~ for 必定会遭到;参加 / be (或get) ~ on 参加;分享 / ~ all 总共 / ~ and out (of) 进进出出 / ~ that 因为

in[2] [in] *prep* 【拉】 = **in** (*prep*) | ~ articulo mortis 濒死,临终时 / ~ extremis 濒死,将死,临终时 / ~ ovo 卵内 / ~ situ 原地,原位 / ~ statuquo 按原样,依旧 / ~ tela 组织内 / ~ toto 全部地,全然;整体 / ~ utero 在子宫内 / ~ vacuo 在真空内 / ~ vitro 在试管内,在体外 / ~ vivo 在活体内

in- [前缀] 内,在内,向,朝(在l前为il-,在b,m,p前为im-,在r前为ir-);不,非,无(在l前为il-,在b,m,p前为im-,在r前为ir-)

INA International Neurological Association 国际神经病学协会

inability [ˌinəˈbiləti] *n* 无能,无力,不能

inaccessible [ˌinækˈsesəbl] *a* 达不到的,难接近的 | **inaccessibility** [ˌinækˌsesəˈbiləti] *n* 难接近性,格格不入

inaccuracy [inˈækjurəsi] *n* 不精密(性),不准确(度)

inaccurate [inˈækjurit] *a* 不精密的;不准确的 | ~**ly** *ad*

inacidity [ˌinəˈsidəti] *n* 无酸

inaction [inˈækʃən] *n* 无行动,不活跃,迟钝,无作用

inactivate [inˈæktiveit] *vt* 灭活,使不活动

inactivation [inˌæktiˈveiʃən] *n* 灭活,失活,灭能(作用),失效 | ~ of complement 补体灭活(破坏补体活性,一般将血清加温至56℃持续30min即产生) / heat ~ 热灭活(用热破坏生物学活性,如加热到56℃持续30min即可破坏血清中补体的活性) / X-~ X(染色体)失活(即莱昂化作用 lyonization)

inactivator [inˈæktiveitə] *n* 灭活剂,灭活酶 | anaphylatoxin ~ (AI) 过敏毒素灭活酶 / C3b ~ (C3b INA) C3b 灭活剂,因子I

inactive [inˈæktiv] *a* 不活跃的;迟钝的;静止性的,非活动性的;不旋光的 | **inactivity** [ˌinækˈtivəti] *n*

inactose [inˈæktəus] *n* 不旋糖

inadaptation [ˌinədæpˈteiʃən] *n* 不适应

inadequacy [inˈædikwəsi] *n* 不适当,不足;功能不全;闭锁不全,关闭不全

inadequate [inˈædikwit] *a* 不充足的,不适当的;功能不足的,功能不全的 | ~**ly** *ad*

inadmissible [ˌinədˈmisəbl] *a* 不能接纳的,不能承认的;不能允许的

inadvertence [ˌinədˈvəːtəns], **inadvertency** [ˌinədˈvəːtənsi] *n* 漫不经心,粗心大意,疏漏

inadvertent [ˌinədˈvəːtənt] *a* 粗心大意的,疏忽的;非故意的 | ~**ly** *ad*

inadvisable [ˌinədˈvaizəbl] *a* 不可取的,不妥当的,不明智的

inagglutinable [inəˈgluːtinəbl] *a* 不凝集的

inalimental [ˌinæliˈmentl] *a* 无营养的

inalterable [inˈɔːltərəbl] *a* 不可变更的,不变的

inane [iˈnein] *a* 空的,空虚的;无意义的 | ~**ly** *ad*

inanimate [inˈænimit] *a* 无生命的;无生机的

inanition [ˌinəˈniʃən] *n* 食物不足,营养不足

inapparent [ˌinəˈpærənt] *a* 隐性的,不显性的

inappetence [inˈæpitəns], **inappetency** [inˈæpitənsi] *n* 食欲不振 | **inappetent** *a*

inapplicable [inˈæplikəbl] *a* 不适用的(to)

inappreciable [ˌinəˈpriːʃəbl] *a* 小得难以觉察的,微不足道的

inappropriate [ˌinəˈprəupriit] *a* 不恰当的,不适宜的

Inapsine [in'æpsi:n] *n* 氟哌利多(droperidol)制剂的商品名

inapt [in'æpt] *a* 不适当的,不合适的(for);不熟练的;拙劣的(at) | ~**itude** [in'æptitju:d] *n*

inarticulate [ˌinɑ:'tikjulit] *a* 无关节的;脱臼的;(言语)无音节的,口齿不清的

inasmuch [inəz'mʌtʃ] *ad* 因为,由于(常与as连用)

inassimilable [ˌinə'similəbl] *a* 不(能)同化的

inattention [ˌinə'tenʃən] *n* 不注意,疏忽 | selective ~ 选择性忽略(①单侧忽略〈unilateral neglect〉,见neglect项下相应术语;②忽视或经筛选去除一些威胁性的、产生焦虑的或认为是次要的刺激)

inattentive [ˌinə'tentiv] *a* 不注意的,疏忽的

inaudible [in'ɔ:dəbl] *a* 听不见的 | **inaudibility** [inˌɔ:də'biləti] *n*

inaugural [i'nɔ:gjurəl] *a* 就职的;开始的

inaugurate [i'nɔ:gjureit] *vt* 开始,开创 | **inauguration** [iˌnɔ:gju'reiʃən] *n*

inauspicious [ˌinɔ:s'piʃəs] *a* 不祥的,不利的 | ~**ly** *ad*

inaxon [in'æksɔn] *n* 长轴索细胞

inborn ['inbɔ:n] *a* 先天的,生来的

inbred [in'bred] *a* 生来的,先天的;近亲繁殖的,近交的

inbreeding ['in'bri:diŋ] *n* 同系交配,近亲交配,近亲繁殖,近交

incalculable [in'kælkjuləbl] *a* 不可胜数的,无数的;难预测的

incallosal [ˌinkə'ləusəl] *a* 缺胼胝体的

incandescent [ˌinkæn'desnt] *a* 白炽的,白热的 | **incandescence** [ˌinkæn'desns] *n*

incapable [in'keipəbl] *a* 无能力的,不能的(of)

incapacitant [ˌinkə'pæsitənt] *n* 失能性毒剂,智能麻醉剂(精神性毒剂,暂时引起嗜睡、头晕、瘫痪等反应)

incapacitate [ˌinkə'pæsiteit] *vt* 使无能力,使残废

incapacity [ˌinkə'pæsəti] *n* 无能力 | renal ~ 肾功能不全

incarcerate [in'kɑ:səreit] *vt* 禁闭;箝闭 | ~**d** *a* / **incarceration** [inˌkɑ:sə'reiʃən] *n*

incarnate ['inkɑ:neit] *vt* 使成化身;使具体化,体现 [in'kɑ:nit] *a* 人体化的;实体化的;肉色的,玫瑰红的 | **incarnation** [ˌinkɑ:'neiʃən] *n* 化身;体现;入肉(长入或包入肉内)

incarnatio [ˌinkɑ:'neiʃiəu] *n* 【拉】入肉 | ~ unguis 嵌甲

incarnative [in'kɑ:nətiv] *a* 肉芽生长的 *n* 生肉芽剂

incasement [in'keismənt] *n* 被覆,包装

incautious [in'kɔ:ʃəs] *a* 不谨慎的,不小心的 | ~**ly** *ad*

incendiarism [in'sendjərizəm] *n* 纵火狂

incendiary [in'sendjəri] *a* 放火的,纵火的 *n* 纵火者;燃烧弹

incentive [in'sentiv] *n* 刺激,鼓励 *a* 刺激的,鼓励的

incertae sedis [in'sə:ti: 'si:dis]【拉】地位未确定(指生物分类上)

incertitude [in'sə:titju:d] *n* 不肯定,无把握;不安全

incessant [in'sesnt] *a* 不停的,持续不断的 | ~**ly** *ad*

incest ['insest] *n* 近亲通婚,(性)乱伦

inch [intʃ] *n* 英寸,吋;[复] 少许 *vt, vi* (使)渐进,(使)慢慢移动 | by ~es 缓慢地,一点一点地 / every ~ 完全,彻底 / ~ by ~ 一点一点地,渐渐地 / not give(或budge) an ~ 寸步不让 / to an ~ 精确地,丝毫不差地 / within an ~ of 差点儿 / within an ~ of one's life 差点儿丧命

inchacao [intʃə'kɑ:əu] *n* 【巴西】脚气(病)

inchoate ['inkəueit] *a* 才开始的,初期

的;未发达的,不完全的

incidence ['insidəns] *n* 发生,影响;发生率,发病率;入射

incident ['insidənt] *n* 事件,事情 *a* 易发生的,伴随而来的(to);入射的

incidental [ˌinsi'dentl] *a* 附带的,伴随的;偶然碰到的;易发生的(to) | ~**ly** *ad* 附带地,偶然地;顺便提及

incinerate [in'sinəreit] *vt* 焚化,灰化;火葬 *vi* 烧成灰 | **incineration** [inˌsinə'reiʃən] *n* 焚化,灰化,火葬

incinerator [in'sinəreitə] *n* 焚化者;火葬炉

incipient [in'sipiənt] *a* 初发的,初期的 | **incipience, incipiency** *n*

incisal [in'saizəl] *a* 切(开)的

incise [in'saiz] *vt* 切,切入,切开 | ~**d** *a*

incision [in'siʒən] *n* 切口;切开 | celiotomy ~ 腹壁切开 / confirmatory ~ 诊断性切开 / crucial ~ 十字切开 / hockey stick ~ 弯形切口 / lateral rectus ~ 腹直肌旁切口 / median ~ 正中切口 / paramedian ~ 正中旁切口 / relief ~ 减张切开

incisive [in'saisiv] *a* 切的,切入的;尖锐的,透彻的;切牙的 | ~**ly** *ad*

incisolabial [inˌsaizəu'leibiəl] *a* 切唇的

incisolingual [inˌsaizəu'liŋgwəl] *a* 切舌的

incisoproximal [inˌsaizəu'prɔksiməl] *a* 切邻的

incisor [in'saizə] *n* 切牙,门齿 | central ~, first ~, medial ~ 中切牙,中门齿 / lateral ~, second ~ 侧切牙,侧门齿 / shovel-shaped ~s 铲形切牙,铲形门齿

incisura [ˌinsai'sjuərə] ([复] **incisurae** [ˌinsai'sjuəri:]) *n* 【拉】切迹

incisure [in'saiʒə] *n* 切迹 | ~ of acetabulum 髋臼切迹 / clavicular ~ of sternum 锁骨切迹(胸骨) / costal ~s of sternum 肋骨切迹(胸骨) / inferior thyroid ~ 甲状软骨下切迹 / inferior vertebral ~, greater vertebral ~ 椎骨下切迹 / palatine ~, pterygoid ~ 翼切迹 / ~ of scapula, semilunar ~ 肩胛切迹 / sternal ~ 颈静脉切迹(胸骨) / superior thyroid ~ 甲状软骨上切迹 / superior vertebral ~, lesser vertebral ~ 椎骨上切迹 / ~ of tentorium of cerebellum 小脑幕切迹 / thoracic ~ 肋弓角 / umbilical ~ 脐(静脉)切迹

incitant [in'saitənt] *n* 刺激因素,激发因素(如引起传染病或诱发变应性反应);提神药,精神兴奋药 *a* 刺激的,激发的,兴奋的

incite [in'sait] *vt* 激励,刺激;促成 | ~**ment, incitation** [ˌinsai'teiʃən] *n*

incitogram [in'saitəgræm] *n* 冲动发放(组织和发动传出冲动的神经状态)

inclinable [in'klainəbl] *a* 倾向于…的;赞成…的;可使倾斜的

inclinatio [ˌinkli'neiʃiəu] ([复] **inclinationes** [ˌinkliˌneiʃi'əuni:z]) *n* 【拉】倾斜,斜度 | ~ pelvis 骨盆斜度

inclination [ˌinkli'neiʃən] *n* 倾斜,斜度;倾向,爱好 | condylar guidance ~, condylar guide ~ 髁导斜度 / lingual ~ 舌侧倾斜 / pelvic ~, ~ of pelvis 骨盆斜度

incline [in'klain] *vt* 倾斜;倾向,赞同,喜爱 *vt* 使倾斜;使倾向于 *n* 斜面,斜度 | pelvic ~, ~ of pelvis 骨盆斜度

inclinometer [ˌinkli'nɔmitə] *n* 眼径计

inclose [in'kləuz] *vt* = **enclose**

inclusion [in'klu:ʒən] *n* 包括,包含;内含物,包涵物;包涵,包埋 | cell ~ 细胞包涵物 / dental ~ 牙包埋 / fetal ~ 胎内胎(畸形) / intranuclear ~s 包涵体 / leukocyte ~s 白细胞包涵体,窦勒包涵体(见Döhle's inclusion bodies)

inclusive [in'klu:siv] *a* 包括的,包含的 | be ~ of 包括,包含 | ~**ly** *ad*

incoagulable [ˌinkəu'ægjuləbl] *a* 不凝的,不能凝固的 | **incoagulability**

[ˌinkəuˌægjulə'biləti] *n* 不凝性

incognizant [in'kɔgnizənt] *a* 没认识到的，没意识到的(of)

incoherent [ˌinkəu'hiərənt] *a* 无凝聚力的；松散的，不连贯的；语无伦次的 | **incoherence** *n* / ~**ly** *ad*

incombustible [ˌinkəm'bʌstəbl] *a* 不燃的 *n* 不燃物 | **incombustibility** ['inkəmˌbʌstə'biləti] *n* 不燃性

income ['inkəm] *n* 收入，收益，所得

incoming ['inˌkʌmiŋ] *a* 进来的，即将到来的 *n* 进来，到来；[复] 收入

incommensurate [inkə'menʃərit] *a* 不相称的，不适当的；不充足的(to, with)；不能相比的，不能用同一单位计量的

incommode [ˌinkə'məud] *vt* 使感不便，妨碍

incomparable [in'kɔmpərəbl] *a* 无比的，不能比较的(with, to)

incompatibility [ˌinkəmpætə'biləti] *n* 不相容性，不适合性；配合禁忌 | chemical ~ 化学性配合禁忌 / physiologic ~ 生理性配合禁忌 / therapeutic ~ 治疗性配合禁忌

incompatible [ˌinkəm'pætəbl] *a* 不相容的，不一致的(with)；配合禁忌的

incompetence [in'kɔmpitəns] *n* 不胜任，无能力，不合适；无行为能力，(法律上)无资格；功能不全；闭锁不全，关闭不全 | aortic ~ 主动脉瓣闭锁不全，主动脉关闭不全 / ~ of the cardiac valves 心瓣闭锁不全，心瓣关闭不全 / ileocecal ~ 回盲瓣闭锁不全 / relative ~ 相对性闭锁不全 / valvular ~ 瓣闭锁不全 | **incompetency** [in'kɔmpitənsi] *n*

incompetent [in'kɔmpitənt] *a* 不胜任的，不适合的；无能力的；无行为能力的，(法律上)无资格的；功能不全的 *n* 无能力者；无行为能力者 | ~**ly** *ad*

incomplete [ˌinkəm'pli:t] *a* 不完全的，不完善的 | ~**ly** *ad*

incomprehensible [inˌkɔmpri'hensəbl] *a* 不能理解的，难懂的

incomprehension [inˌkɔmpri'henʃən] *n* 缺乏理解，不了解

incomprehensive [inˌkɔmpri'hensiv] *a* 范围不广的；理解不深的 | ~**ly** *ad*

incompressible [ˌinkəm'presəbl] *a* 不能压缩的，不易压缩的

incomputable [ˌinkəm'pju:təbl] *a* 不能计算的，极大量的

inconceivable [ˌinkən'si:vəbl] *a* 不能想象的，不可理解的

inconclusive [ˌinkən'klu:siv] *a* 非决定性的，无确定结果的，非最后的 | ~**ly** *ad*

incondensable [ˌinkən'densəbl] *a* 不冷凝的；不能浓缩的，不能减缩的

inconformity [inkən'fɔ:məti] *n* 不一致，不符合(to, with)

incongruity [ˌinkɔŋ'gru(:)iti] *n* 不适合，不一致，不相称

incongruous [in'kɔŋgruəs] *a* 不调和的，不一致的(with)；不适合的，不合理的

inconsequent [in'kɔnsikwənt] *a* 不连贯的，前后不符的；不重要的 | **inconsequence** *n* / ~**ly** *ad*

inconsequential [inˌkɔnsi'kwenʃəl] *a* 不连贯的，前后不符的；不重要的 *n* 无关紧要的事物 | ~**ly** *ad*

inconsiderable [ˌinkən'sidərəbl] *a* 不值得考虑的；无足轻重的，微小的

inconsiderate [ˌinkən'sidərit] *a* 不替别人着想的；考虑不周的，轻率的 | ~**ly** *ad* / ~**ness** *n*

inconsistency [ˌinkən'sistənsi] *n* 不协调，不一致

inconsistent [ˌinkən'sistənt] *a* 不协调的，不一致的 | ~**ly** *ad*

inconspicuous [ˌinkən'spikjuəs] *a* 难以觉察的，不引人注意的，不显著的 | ~**ly** *ad*

inconstant [in'kɔnstənt] *n* 易变的，不定的，不恒定的 | **inconstancy** *n*

incontestable [ˌinkən'testəbl] *a* 无可争辩的，无可置疑的

incontinence [in'kɔntinəns] *n* 失禁;无节制 | active ~ 自动性失禁 / fecal ~, ~ of the feces, rectal ~ 大便失禁,直肠失禁 / intermittent ~ 间歇性失禁(尿) / overflow ~, paradoxical ~ 溢流性(尿)失禁,滞留性(尿)失禁,反常性(尿)失禁 / passive ~ 被动性失禁 / stress ~ (腹部)压迫性(尿)失禁 / urinary ~, ~ of urine 尿失禁

incontinent [in'kɔntinənt] *a* 不能自制的,失禁的;无节制的 | **~ly** *ad*

incontinentia [inˌkɔnti'nenʃiə] *n* 【拉】失禁;无节制 | ~ alvi 大便失禁 / ~ pigmenti 色素失禁 / ~ pigmenti achromians 无色素性色素失禁

incontrollable [ˌinkən'trəuləbl] *a* 不能控制的

incontrovertible [ˌinkəntrə'və:təbl] *a* 无可辩驳的,颠扑不破的

inconvenience [ˌinkən'vi:njəns] *n* 不方便,烦扰 *vt* 使感不便

inconvenient [ˌinkən'vi:njənt] *a* 不方便的,烦扰的 | **~ly** *ad*

inconvertible [ˌinkən'və:təbl] *a* 不可转化的,不可逆的 | **inconvertibility** [ˌinkənˌvə:tə'biləti] *n* 不可转化性,不可逆性

incoordinate [ˌinkə*u*'ɔ:dinit] *a* 不协调的,不对等的 | **incoordination** [ˌinkəuˌɔ:di'neiʃən] *n* 不协调;运动失调,协调不能

incorporate [in'kɔ:pəreit] *vt* 结合,合并;使混合;使具体化,体现 *vi* 合并,混合(with) [in'kɔ:pərit] *a* 一体化的;掺合的,混合的 | **incorporation** [inˌkɔ:pə'reiʃən] *n* 掺合,混合;合并,合体,合一(精神分析理论中,指外界对象合并于自己);社团,公司

incorporeal [ˌinkɔ:'pɔ:riəl] *a* 非物质的,精神的,无形的

incorporeity [inˌkɔ:pə'ri:əti] *n* 非物质性,无形体

incorrect [ˌinkə'rekt] *a* 不正确的,错误的 | **~ly** *ad* / **~ness** *n*

incorrigible [in'kɔridʒəbl] *a* 难以纠正的

incorruptible [ˌinkə'rʌptəbl] *a* 不易腐蚀的,不易败坏的 | **incorruptibility** [ˌinkəˌrʌptə'biləti] *n*

incostapedial [ˌinkɔstə'pi:diəl] *a* 砧镫(骨)的

incrassate [in'kræsit] *a* 增厚的 | **incrassation** [ˌinkræ'seiʃən] *n* 增厚;浓厚化,浓缩

increase [in'kri:s] *vt* 增加,增长,增殖,增进 *vi* 增加,繁殖 ['inkri:s] *n* 增加,增长,增殖,增进 | on the ~ 不断增长,正在增加

increasingly [in'kri:siŋli] *ad* 继续增加地,日益

incredible [in'kredəbl] *a* 不可相信的,难以置信的 | **incredibility** [inˌkredi'biləti] *n* / **incredibly** *ad*

incredulity [ˌinkri'dju:ləti] *n* 不相信,怀疑

incredulous [in'kredjuləs] *a* 不相信的,不轻信的(of);表示怀疑的 | **~ly** *ad*

increment ['inkrimənt] *n* 增加,增大;增值,增量 | absolute ~ 绝对增加 / relative ~ 相对增加 | **~al** [ˌinkri'mentl] *a*

increscent [in'kresnt] *a* 增大的

incretion [in'kri:ʃən] *n* 内分泌

incretodiagnosis [inˌkri:tə*u*ˌdaiəg'nəusis] *n* 内分泌病诊断法

incretogenous [ˌinkri'tɔdʒinəs] *a* 内分泌源的,激素源的

incretology [ˌinkri'tɔlədʒi] *n* 内分泌学

incretopathy [ˌinkri'tɔpəθi] *n* 内分泌病

incretory ['inkritəri] *a* 内分泌的

incretotherapy [inˌkri:tə*u*'θerəpi] *n* 内分泌疗法

incross ['inkrɔs] *n* 纯合体交配(相同的纯合体之间的交配)

incrustation [ˌinkrʌs'teiʃən] *n* 结痂;痂

incubate ['inkjubeit] *vt, vi* 孵育,孵化;(在恒温箱内)温育(早产婴儿);保温(将培养基或反应混合物保持在固定的温度下) *n* 孵育物

incubation [ˌinkju'beiʃən] *n* 孵育,孵化;潜伏;保温育婴(在恒温箱内温育早产婴儿);保温(将反应混合物保持在特定的温度的过程)

incubative ['inkjubeitiv] *a* 孵育的;潜伏期的

incubator ['inkjubeitə] *n* 恒温箱(早产婴儿保育箱);孵化器;恒温器(细菌培养器)

incubus ['iŋkjubəs] ([复] **incubuses** 或 **incubi** ['iŋkjubai]) *n* 梦魇,梦魔;沉重精神负担

incudal ['iŋkjudl] *a* 砧骨的

incudectomy [ˌiŋkju'dektəmi] *n* 砧骨切除术

incudiform [iŋ'kju:difɔ:m] *a* 砧形的,铁砧形的

incudomalleal [ˌiŋkjudə*u*'mæliəl] *a* 砧锤(骨)的

incudostapedial [ˌiŋkjudəustə'pi:diəl] *a* 砧镫(骨)的

incumbent [in'kʌmbənt] *a* 成为责任的,义不容辞的(on, upon);压(或覆盖)在上面的(on)

incur [in'kə:] (-rr-) *vt* 招致,引起;遭受,受到

incurable [in'kjuərəbl] *a* 不能治愈的 *n* 患不治之症者 | **incurability** [inˌkjuərə'biləti] *n* / **incurably** *ad*

incurious [in'kjuəriəs] *a* 无好奇心的,不感兴趣的,不关心的

incurrence [in'kʌrəns] *n* 招致,遭受

incursion [in'kə:ʃən] *n* 进入,流入;侵入,袭击 | **incursive** [in'kə:siv] *a*

incurvate ['inkə:veit] *a* 弯曲的,向内弯曲的 *vt, vi* (使)弯曲,(使)向内弯曲 | **incurvation** [ˌinkə:'veiʃən] *n* 内曲,弯曲

incurve [in'kə:v] *vt, vi* (使)弯曲,(使)向内弯曲 *n* 弯曲,内弯

incus ['iŋkəs] *n* 砧骨

incyclophoria [inˌsaiklə*u*'fəuriə] *n* 内旋转隐斜视

incyclotropia [inˌsaiklə*u*'trəupiə] *n* 内旋转斜视

in d. in dies【拉】每日

indacrinic acid [ˌində'krinik] 吲达克林酸(indacrinone的INN名)

indacrinone [ˌində'krainəun] *n* 茚达立酮,吲达克林酮(促尿酸排泄的利尿药)

indanedione [ˌindein'daiəun] *n* 茚满二酮

indapamide [in'dæpəmaid] *n* 吲达帕胺,茚磺苯酰胺(抗高血压药,利尿药)

Indecidua [ˌindi'sidjuə] *n* 无蜕膜类(动物)

indecision [ˌindi'siʒən] *n* 无决断力,犹豫不决,决定不能

indecisive [ˌindi'saisiv] *a* 非决定性的,非结论性的;犹豫不决的 | ~**ly** *ad*

indecomposable [inˌdi:kəm'pəuzəbl] *a* 不能分解的

indeed [in'di:d] *ad* 真正地,实际上;[加强语气] 确实,实在;[表示让步] 当然,固然;[表示进一层的意思] 甚至;[表示惊讶等] 真的;真是

indefatigable [ˌindi'fætigəbl] *a* 不倦的;努力不懈的

indefeasible [indi'fi:zəbl] *a* 不能取消的,不能废除的

indefectible [ˌindi'fektəbl] *a* 不易损坏的;无缺点的,完美的

indefensible [ˌindi'fensəbl] *a* 无法防御的;无法辩护的,站不住脚的

indefinable [ˌindi'fainəbl] *a* 难下定义的,模糊不清的

indefinite [in'definit] *a* 无定限的,无限期的;不明确的

indelible [in'delibl] *a* 洗不掉的,持久的 | **indelibly** *ad*

indemnify [in'demnifai] *vt* 保障,保护(from, against); 赔偿,补偿(for) | **indemnification** [inˌdemnifi'keiʃən] *n*

indemnity [in'demnəti] *n* 保障,保护;赔偿,补偿

indemonstrable [in'demənstrəbl] *a* 无法证明的,无法表明的

indenization [inˌdenai'zeiʃən, -ni'z-] *n* 移生,移地发育

indentation [ˌinden'teiʃən] *n* 压痕;切迹,凹入

independence [ˌindi'pendəns] *n* 独立(性),自主(性)

independent [ˌindi'pendənt] *a* 不依赖的,独立的 | ~ of 独立于…之外的,不受…支配的;与…无关的;不依赖…的 | ~**ly** *ad*

in-depth ['in'depθ] *a* 深入的,彻底的

Inderal ['indərəl] *n* 盐酸普萘洛尔(propranolol hydrochloride)制剂的商品名

Inderide ['indəraid] *n* 盐酸普萘洛尔-氢氯噻嗪(propranolol hydrochloride with hydrochlorothiazide)制剂的商品名

indescribable [ˌindis'kraibəbl] *a* 难以描述的

indestructible [ˌindis'trʌktəbl] *a* 破坏不了的,不可毁灭的 | **indestructibility** ['indisˌtrʌktə'biləti] *n* 不灭性

indeterminable [ˌindi'tə:minəbl] *a* 无法决定的,不能解决的;无法确定的,不能查明的 | **indeterminably** *ad*

indeterminate [ˌindi'tə:minit] *a* 不确定的,不明确的,模糊的,未解决的

indetermination ['inditə:mi'neiʃən] *n* 不确定,不明确,模糊不清;犹豫不决

index ['indeks] ([复] **indexes** 或 **indices** ['indisi:z]) *n* 食指;指标,示指;指数;索引 *vt* 做索引;指向,指明 | ACH ~ 臂胸髋指数(根据臂围〈arm girth〉、胸厚〈chest depth〉及髋宽〈hip width〉的测量表示儿童营养状况的指数) / altitudinal ~, height ~, length-height ~ 颅长高指数 / antitryptic ~ 抗胰蛋白酶指数(检癌) / auricular ~ 耳幅高指数 / auriculoparietal ~ 耳顶幅指数 / auriculovertical ~ 头耳高指数 / baric ~ 体重身长指数〔100×体重kg/(身长cm)^3〕/ basilar ~ 颅槽指数 / biochemical racial ~ 生物化学种族指数(红细胞中有凝集原A的人数百分率和有凝集原B的人数百分率之比,或血型Ⅱ的人数与血型Ⅲ的人数之比) / body build ~ 体格指数(体重除以身高的平方) / calcium ~ 血钙指数 / cardiothoracic ~ 心胸横径指数(心胸横径比率) / cephalic ~ 颅指数 / color ~ 血色指数 / coronofrontal ~ 冠额指数 / Cumulated Index Medicus 累积医学索引(美国国家医学图书馆年刊) / cytophagic ~ 细胞吞噬指数 / dental ~ 牙指数(牙长度乘100再除以鼻基底线长度) / generation ~ 各代增长指数(细菌) / gnathic ~, alveolar ~ 颌指数,颌突度 / hematopneic ~ 血氧合(作用)指数 / hemophagocytic ~, opsonocytophagic ~ 血吞噬指数,调理吞噬指数 / hemorenal ~, hemorenal salt ~ 尿血无机盐指数 / length-breadth ~ 颅长阔指数 / leukopenic ~ 白细胞减少指数 / lower leg-foot ~ 小腿足长指数 / Index Medicus 医学索引(美国国家医学图书馆月刊) / mitotic ~ 有丝分裂指数 / opsonic ~ 调理指数 / sedimentation ~ 血沉指数 / short increment sensitivity ~ (SISI) 短增量敏感指数 / spleen ~ 脾肿指数(居民中脾肿大的百分率,用于疟疾调查) / staphylo-opsonic ~ 葡萄球菌调理指数 / stimulation ~ (SI) 刺激指数 / thoracic ~ 胸径指数 / tuberculo-opsonic ~ 结核菌调理指数 / vertical ~ 颅长高指数 / vital ~ 生命指数,出生死亡比率

India ['indjə] *n* 印度[亚洲]

Indian ['indjən] *a* 印度的;印度人的;印第安人的 *n* 印度人;印第安人;印第安语

indican ['indikən] *n* 尿蓝母

indicanemia [ˌindikə'ni:miə] *n* 尿蓝母血
indicanmeter [ˌindikən'mi:tə] *n* 尿蓝母定量器
indicanorachia [ˌindikənə'reikiə] *n* 尿蓝母脑脊液
indicant ['indikənt] *a* 指示的 *n* 指征
indicanuria [ˌindikə'njuəriə] *n* 尿蓝母尿
indicarmine [ˌindi'kɑ:min] *n* 靛卡红，靛胭脂
indicate ['indikeit] *vt* 指示，指出;表明;需要
indicatio [ˌindi'keiʃiəu] *n*【拉】指征，适应证
indication [ˌindi'keiʃən] *n* 指示，指出;指征，适应证
indicative [in'dikətiv] *a* 指示的，表示的，预示的 | ～ of 表示，提示
indicator ['indikeitə] *n* 示指，食指;食指伸肌;指示剂;指示器 | anaerobic ～ 缺氧指示剂(亚甲蓝稀溶液在缺氧时被脱色)/ complex ～ 情结指示(精神分析) /radioactive ～ 放射性指示器 / redox ～ 氧化还原指示剂
indicatory [in'dikətəri] *a* 指示的，表示的(of)
indicophose ['indiˌkəufəuz] *n* 青幻视，蓝幻视
Indiella [ˌindi'elə] *n* 白色足霉菌属
indifference [in'difrəns] *n* 漠不关心，(情感)淡漠;不计较(to, towards);无关紧要，不在乎;中性
indifférence [anˌdife'rɑ:ns] *n*【法】淡漠，漠不关心 | belle ～ [ˌbelənˌdife'rɑ:ns] 泰然漠视(指癔症患者对自己躯体症状采取自满的态度)
indifferent [in'difrənt] *a* 不关心的，淡漠的;无关紧要的;中性的;无亲和力的 | ～**ly** *ad*
indigence ['indidʒəns], **indigency** ['indidʒənsi] *n* 贫困
indigenous [in'didʒinəs] *a* 原产的，本土的，土生的;生来的，固有的(to)
indigent ['indidʒənt] *a* 贫困的
indigested [ˌindi'dʒestid, ˌindai-] *a* 未消化的;考虑不充分的
indigestible [ˌindi'dʒestəbl, ˌindai-] *a* 不消化的;难理解的
indigestion [ˌindi'dʒestʃən, ˌindai-] *n* 消化不良，不消化;难理解 | acid ～ 胃酸过多性消化不良，胃酸过多(症) / fat ～ 脂肪消化不良，脂肪痢 / gastric ～ 胃消化不良 / intestinal ～ 肠消化不良 / nervous ～ 神经性消化不良 / sugar ～ 糖消化不良 | **indigestive** [ˌindi'dʒestiv, ˌindai-] *a*
indigitation [inˌdidʒi'teiʃən] *n* 套叠
indiglucin [ˌindi'glu:sin] *n* 靛糖
indigo ['indigəu] ([复] **indigo⟨e⟩s**) *n* 靛，靛蓝
indigogen ['indigəudʒən] *n* 靛原，靛白
indigopurpurine [ˌindigə*u*'pə:pjurin] *n* 靛紫红
indigotic [ˌindi'gɔtik] *a* 靛蓝的，靛青的
indigotin [ˌindi'gəutin] *n* 靛蓝，靛蓝色
indigotindisulfonate sodium [ˌindiˌgəutindai'sʌlfəneit] 靛蓝二磺酸钠(用于肾功能试验，亦称靛胭脂，可溶性靛蓝)
indirect [ˌindi'rekt, ˌindai'rekt] *a* 间接的 | ～**ly** *ad* / ～**ness** *n*
indirubin [ˌindi'ru:bin] *n* 靛红
indirubinuria [ˌindiˌru:bi'njuəriə] *n* 靛红尿
indiscernible [ˌindi'sə:nəbl] *a* 难辨别的，觉察不出的
indiscerptible [ˌindi'sə:ptəbl] *a* 不可溶解的
indiscreet [ˌindis'kri:t] *a* 不慎重的，轻率的 | ～**ly** *ad*
indiscrete [ˌindis'kri:t] *a* 不分开的;紧凑的
indiscretion [ˌindis'kreʃən] *n* 不慎重，轻率
indiscriminate [ˌindis'kriminit] *a* 不加区别的，不加选择的，无差别的，普遍的 | ～**ly** *ad*

indispensable [ˌindis'pensəbl] *a* 必不可少的，必需的(to, for)

indisposed [ˌindis'pəuzd] *a* 不愿的，不倾向的；不舒服的，有病的

indisposition [ˌindispə'ziʃən] *n* 不舒服，不适，违和；不愿(to)

indisputable [ˌindis'pju:təbl] *a* 无可争辩的，无可置疑的

indissoluble [ˌindi'sɔljubl] *a* 不可溶解的，不能分解的；稳定的，持久的

indistinct [ˌindis'tiŋkt] *a* 不清楚的，模糊的 | **~ly** *ad* / **~ness** *n*

indistinctive [ˌindis'tiŋktiv] *a* 无特色的，不显著的

indistingushable [ˌindis'tiŋgwiʃəbl] *a* 难区分的，不能辨别的，不易觉察的；无特征的

indium ['indiəm] *n* 铟(化学元素)

individual [ˌindi'vidjuəl, -dʒu-] *a* 个人的，个体的，个别的 *n* 个人，个体；个性，独特性 | **~ly** *ad* 各个地，独特地

individuality [ˌindiˌvidju'æləti, -dʒu-] *n* 个性，个人的特征；个体，个人

individualize [ˌindi'vidjuəlaiz, -dʒu-] *vt* 使具有个性，使有个人特色，使适应个别需要；一一列举，分别详述

individuate [ˌindi'vidjueit, -dʒu-] *vt* 使个体化，使具个性(或特色) | **individuation** [ˌindiˌvidju'eiʃən, -dʒu-] *n* 个性发生；个体化

indivisible [ˌindi'vizəbl] *a* 不可分的；不能除尽的 *n* 不可分的东西 | **indivisibility** ['indiˌvizi'biləti] *n* 不可分性

Indocin ['indəusin] *n* 吲哚美辛(indomethacin)制剂的商品名

Indoklon [in'dɔklɔn] *n* 氟替尔(flurothyl)制剂的商品名

indolaceturia [ˌindəuˌlæsi'tjuəriə] *n* 吲哚乙酸尿

indolamine [in'dɔləmi:n] *n* 吲哚胺(吲哚的衍生物，如5-羟色胺或褪黑激素)

indole ['indəul] *n* 吲哚

indoleacetic acid [ˌindəulə'si:tik] 吲哚乙酸

indolent ['indələnt] *a* 无痛的；懒惰的 | **indolence** ['indələns] *n* / **~ly** *ad*

indologenous [ˌindəu'lɔdʒinəs] *a* 吲哚生成的

indoluria [ˌindəu'ljuəriə] *n* 吲哚尿

indomethacin [ˌindəu'meθəsin] *n* 吲哚美辛，消炎痛，1-对氯苯甲酰-5-甲氧-2-甲基吲哚醋酸(消炎镇痛药)

Indonesia [ˌindəu'ni:zjə] *n* 印度尼西亚[亚洲] | **~n** *a* 印度尼西亚的；印度尼西亚人的；印度尼西亚语的 *n* 印度尼西亚人；印度尼西亚语

indoor ['indɔ:] *a* (在)室内的

indoors ['in'dɔ:z] *ad* 在屋内，进入室内 | keep(或stay) ~ 呆在家里，不外出

indophenol [ˌindəu'fi:nɔl] *n* 靛酚

indophenolase [ˌindəu'fi:nəuleis] *n* 靛酚酶

indophenol-oxidase [ˌindəuˌfi:nɔl-'ɔksideis] *n* 靛酚氧化酶，细胞色素氧化酶

indoprofen [ˌindəu'prəufən] *n* 吲哚洛芬，茚酮苯丙酸(消炎镇痛药)

indopropionic acid [ˌindəuprəupi-'ɔnik] 吲哚丙酸

indoramin [in'dɔrəmin] *n* 吲哚拉明(抗高血压药)

indoxole [in'dɔksəul] *n* 吲哚克索，双甲氧苯吲哚(退热、消炎药)

indoxyl [in'dɔksil] *n* 吲哚酚

indoxylemia [inˌdɔksi'li:miə] *n* 吲哚酚血

indoxylglucuronic acid[inˌdɔksilglu:-kjuə'rɔnik] 葡糖吲哚苷酸

indoxylic acid [ˌindɔk'silik] 羟吲哚酸

indoxyl-sulfate [in'dɔksil 'sʌlfeit] *n* 硫酸吲哚酚

indoxylsulfonic acid [inˌdɔksilsʌl-'fɔnik] 羟吲哚磺酸

indoxyluria [ˌindɔksi'ljuəriə] *n* 吲哚酚尿

indraft, indraught ['indrɑ:ft, -dræft] *n* 吸入，引入

indriline hydrochloride ['indrili:n]

盐酸茚屈林，盐酸苯茚二甲乙胺(中枢神经系统兴奋药)

indubitable [in'dju:bitəbl] *a* 不容置疑的，明确的

induce [in'dju:s] *vt* 诱导，诱发;引起，导致;归纳;感应 | ~**d** *a* (由外部力量)引起的，人工的;诱导的;感应的 | ~**r** *n* 诱导物，诱导剂

inducement [in'dju:smənt] *n* 引诱;诱因，动机

induct [in'dʌkt] *vt* 使入会;介绍;引入，引导

inductance [in'dʌktəns] *n* 电感;感应系数

inductile [in'dʌktail] *a* 不能拉长的，无延性的

induction [in'dʌkʃən] *n* 入门;吸入，归纳(法);诱导;感应 | autonomous ~ 自身感应 / complementary ~ 补偿感应 / somatic ~ 躯体诱导 / spinal ~ 脊髓诱导

inductive [in'dʌktiv] *a* 引入的;诱发的;归纳(法)的;感应的

inductogram [in'dʌktəgræm] *n* X线(照)片

inductor [in'dʌktə] *n* 诱导者，诱导物;诱导体;感应器，感应机

inductorium [ˌindʌk'tɔ:riəm] *n* 感应器

inductotherm [ˌin'dʌktəθə:m] *n* 感应电热器

inductothermy [in'dʌktəˌθə:mi] *n* 感应电热疗法

indue [in'dju:] *vt* 赋予，授与(with)

indulge [in'dʌldʒ] *vt* 使(自己)沉迷，放纵 *vi* 纵情，沉溺

indulgence [in'dʌldʒəns], **indulgency** [in'dʌldʒənsi] *n* 任性，沉溺;放纵;嗜好

indulgent [in'dʌldʒənt] *a* 纵容的，溺爱的 | ~**ly** *ad*

induline ['indjuli:n], **indulin** ['indjulin] *n* 引杜林，对氮蒽蓝(染料)

indulinophil [ˌindju'linəfil] *n* 嗜引杜林质 *a* 嗜引杜林的

indulinophilic [ˌindjulinə'filik] *a* 嗜引杜林的

indurate ['indjuəreit] *vt* 使硬化，使硬结 *vi* 变硬 ['indjuərit] *a* 硬化的 | ~**d** ['indjuəˌreitid], **indurative**['indjuərətiv] *a* 硬结的

induration [ˌindjuə'reiʃən] *n* 硬结 | black ~ 黑色硬结(见于肺炎) / brawny ~ (组织)硬结 / fibroid ~ 纤维性硬结，硬变 / granular ~ 颗粒性硬结，硬变 / gray ~ 灰色硬结(肺炎时或肺炎后肺组织硬结，但无色素沉着) / laminate ~, parchment ~ 层片硬结(下疳底) / penile ~ 阴茎硬结 / phlebitis ~ 静脉炎性硬结，硬结性蜂窝织炎 / plastic ~ 阴茎海绵体硬结症 / red ~ 红色硬结(间质性肺炎时)

indusium griseum [in'dju:ziəm 'grisiəm]【拉】灰被(胼胝体上回)

industrial [in'dʌstriəl] *a* 工业的，产业的

industrialize [in'dʌstriəlaiz] *vt* 使工业化 *vi* 工业化 | **industrialization** [inˌdʌstriəlai'zeiʃən, -li'z-] *n* 工业化

industrious [in'dʌstriəs] *a* 勤劳的，勤奋的 | ~**ly** *ad*

industry ['indəstri] *n* 工业，产业;勤劳

indwelling ['indweliŋ] *a* 留置的(指留在器官内的导管以便引流或给药等)

-ine [后缀] 生物碱，有机碱，卤素

inebriant [i'ni:briənt] *a* 致醉的 *n* 酩酊剂，致醉剂

inebriate [i'ni:brieit] *vt* 使醉 [i'ni:briit] *a* 酒醉的 *n* 醉汉 | **inebriation** [iˌni:bri'eiʃən] *n* 醉(状)

inebriety [ˌini(:)'braiəti] *n* 醉癖，习惯性酒醉

inedible [in'edibl] *a* 不可食的，不适合食用的

ineffaceable [ˌini'feisəbl] *a* 不能消除的，抹不掉的

ineffective [ˌini'fektiv] *a* 无效的，不起作用的 | ~**ly** *ad* / ~**ness** *n*

ineffectual [ˌini'fektjuəl] *a* 无效的，徒劳无益的 | ~**ly** *ad*

inefficacious [ˌinefi'keiʃəs] *a* 无效的，无效力的，疗效不好的 | ~**ly** *ad* / ~**ness** *n*

inefficacy [in'efikəsi] *n* 无效，无效力，无疗效

inefficient [ˌini'fiʃənt] *a* 无效的，无效力的；无能的 | **inefficiency** [ˌini'fiʃənsi] *n* / ~**ly** *ad*

inelastic [ˌini'læstik] *a* 无弹性的；无适应性的

inelegance [in'eligəns] *n* 不雅，粗俗，不精致，粗糙

inept [i'nept] *a* 不适当的，不符要求的 | ~**ly** *ad*

inequality [ˌini(:)'kwɔləti] *n* 不等，不同；不等式

ineradicable [ˌini'rædikəbl] *a* 不能根除的，根深蒂固的

Inermicapsifer [iˌnə:mi'kæpsifə] *n* 无头虫属

inert [i'nə:t] *a* 无活动力的；惰性的(如惰性气体)，不活泼的；无作用的，无效的 | ~**ness** *n*

inertia [i'nə:ʃjə] *n*【拉】惯性；不活动，无力，惰性 | colonic ~ 结肠无力 / immunological ~ 免疫惰性(母体对胎儿或胎儿对母体的组织相容性抗原发生一种不属免疫耐受性的特殊免疫抑制) / ~ uteri 子宫无力

inertial [i'nə:ʃjəl] *a* 惯性的

inescapable [ˌini'skeipəbl] *a* 逃避不了的，必然发生的

inessential ['ini'senʃəl] *a* 非必要的，无关紧要的

inestimable [in'estiməbl] *a* 难以计算的，无法估计的；极珍贵的

inevitable [in'evitəbl] *a* 不可避免的，必然(发生)的，难免的 | **inevitability** [inˌevitə'biləti] *n* / **inevitably** *ad*

inexact [ˌinig'zækt] *a* 不精确的，不准确的 | ~**itude** *n* / ~**ly** *ad*

inexcusable [ˌinik'skju:zəbl] *a* 不可原谅的；无法辩解的

inexhaustible [ˌinig'zɔ:stəbl] *a* 用不完的，无穷无尽的；不会疲劳的，不倦的

inexistent [ˌinig'zistənt] *a* 不存在的

inexorable [in'eksərəbl] *a* 不屈不挠的；无情的；无法制止的

inexpensive [ˌinik'spensiv] *a* 花费不多的，不贵的 | ~**ly** *ad*

inexperience [ˌinik'spiəriəns] *n* 缺乏经验，不熟练 | ~**d** *a* 无经验的，不熟练的

inexpert [in'ekspə:t, ˌinek'spə:t] *a* 不熟练的 [in'ekspə:t] *n* 生手 | ~**ly** *ad*

inexplicable [inik'splikəbl] *a* 不能说明的，费解的

inexplicit [ˌiniks'plisit] *a* 含糊的，模糊不清的

inexpressive [ˌinik'spresiv] *a* 无表情的；无表示的

inextensible [ˌinik'stensəbl] *a* 不能伸展的 | **inextensibility** [ˌinikˌstensə'biləti] *n* 无伸展性

inextinguishable [ˌinik'stiŋgwiʃəbl] *a* 不能消灭(或扑灭)的；不能遏制的

inextricable [in'ekstrikəbl] *a* 不能解决的；无法避免的

Inf. infunde【拉】注入，倒入

infallible [in'fæləbl] *a* 没有错误的；确实可靠的 | **infallibility** [inˌfælə'biləti] *n*

infancy ['infənsi] *n* 婴儿期；初期；[总称] 婴儿

infant ['infənt] *n* 婴儿 | floppy ~ 松软婴儿(见syndrome项下相应术语) / immature ~ 不成熟儿 / mature ~ 成熟儿 / newborn ~ 新生儿 / postmature ~, postterm ~ 过熟儿 / premature ~ 早产儿 / preterm ~ 早产儿 / term ~ 足月婴儿

infanticide [in'fæntisaid] *n* 杀害婴孩，杀婴者

infanticulture [in'fæntiˌkʌltʃə] *n* 育儿法

infantile ['infəntail] *a* 婴儿(期)的，幼

稚的

infantilism [in'fæntilizəm] *n* 幼稚型，婴儿型 | cachectic ～ 恶病质性幼稚型 / celiac ～ 粥样泻性幼稚型(乳糜泻) / dysthyroidal ～ 甲状腺功能障碍性幼稚型 / hepatic ～ 肝硬化性幼稚型 / hypophyseal ～, pituitary ～ 垂体性幼稚型，垂体性侏儒症 / intestinal ～ 肠性幼稚型(婴儿型非热带性口炎性腹泻) / lymphatic ～ 淋巴(体质)性幼稚型 / myxedematous ～ 粘液水肿性幼稚型，呆小病，克汀病 / regressive ～, reversive ～, tardy ～ 迟发幼稚型(成年期发育停顿) / renal ～ 肾性幼稚型，肾病性骨营养不良 / universal ～ 全身性幼稚型

infantorium [ˌinfən'tɔːriəm] *n* 婴儿医院

infarct [in'fɑːkt] *n* 梗死，梗塞 | anemic ～, pale ～, white ～ 贫血性梗死，白梗死 / bilirubin ～s 胆红素性梗死(尤见于新生儿肾锥体内) / bland ～ 单纯梗死(非感染性梗死) / calcareous ～ 钙盐沉着，石灰质梗死 / embolic ～ 栓子性梗死 / hemorrhagic ～, red ～ 出血性梗死，红梗死 / thrombotic ～ 血栓性梗死 / uric acid ～ 尿酸梗死，尿酸沉着(新生儿肾小管内)

infarctectomy [ˌinfɑːk'tektəmi] *n* 梗死切除术

infarction [in'fɑːkʃən] *n* 梗死形成，梗塞形成；梗死，梗塞 | myocardial ～, cardiac ～ 心肌梗死 / pulmonary ～ 肺梗死

infaust ['infaust] *a* 不利的，不良的

infect [in'fekt] *vt* 传染，感染 | ～**ed** *a* 传染的，受染的

infectible [in'fektəbl] *a* 能受感染的

infection [in'fekʃən] *n* 传染；感染；传染病 | airborne ～, aerial ～ 空气传染 / apical ～ (牙)根尖感染 / autochthonous ～ 本地性感染(由环境内，如病房的病原引起的感染) / colonization ～ 定居传染(侵入病菌对组织或在组织内附着和生长的一种传染) / cross ～ 交叉感染，交叉传染 / cryptogenic ～ 隐原性感染 / diaplacental ～ 经胎盘感染 / direct ～, contact ～ 直接传染，接触传染 / droplet ～ 飞沫传染 / dustborne ～ 尘埃传播传染 / endogenous ～ 内源性感染 / exogenous ～, ectogenous ～ 外源性感染 / focal ～ 灶性感染 / germinal ～ 胚性传染 / herd ～ 群体传染(流行病学术语，指一大群人或动物发生的传染) / iatrogenic ～ 医源性感染 / indirect ～ 间接传染 / latent ～ 潜伏感染 / mass ～ 重大感染(在血液循环中有大量病原微生物引起的感染) / mixed ～ 混合感染 / nosocomial ～ 医院感染 / opportunistic ～ 机会性感染 / phytogenic ～ 寄生植物性感染 / pyogenic ～ 脓性感染 / retrograde ～ 逆行性感染(在管腔内与分泌或排泄流向相反的上行感染，如泌尿道感染) / secondary ～ 继发感染，续发感染 / subclinical ～, inapparent ～, silent ～ 亚临床感染，隐性感染，不显性感染(无明显症状的感染，但这种感染是由能产生易于识别的疾病，如脊髓灰质炎或腮腺炎的微生物所引起) / terminal ～, agonal ～ 末期感染，濒死期感染 / vecto-borne ～ 虫传感染

infectiosity [inˌfekʃi'ɔsəti] *n* 传染度，感染度

infectious [in'fekʃəs] *a* 传染性的 | ～ nucleic acid 传染性核酸 | ～**ness** *n* 传染性，传染力

infective [in'fektiv] *a* 传染性的，感染性的 | **infectivity** [ˌinfek'tivəti] *n* 传染性，传染力

infecundity [ˌinfi'kʌndəti] *n* 不(生)育，无生育力

InFed ['infed] *n* 右旋糖酐铁注射剂(iron dextran injection)制剂的商品名

infer [in'fəː] (-rr-) *vt* 推论，推断；意味着，暗示 *vi* 作出推论 | ～**able** *a* 可推论的；可暗示的

inference ['infərəns] *n* 推论,推理

inferent ['infərənt] *a* 传入的,输入的

inferential [ˌinfə'renʃəl] *a* 推论的,推理的

inferior [in'fiəriə] *a* (位置)下方的;下等的;劣的,差的

inferiority [inˌfiəri'ɔrəti] *n* 下位;下等;自卑,卑劣,低劣 | constitutional psychopathic ～ 素质性病态人格性低劣 / psychopathic ～ 病态人格性低劣

inferolateral [ˌinfərəu'lætərəl] *a* 下侧的

inferomedian [ˌinfərəu'mi:djən] *a* 下中的

inferonasal [infiərəu'neizl] *a* 鼻下的

inferoposterior [ˌinfərəupɔs'tiəriə] *a* 下后的

inferotemporal [infiərəu'tempərəl] *a* 颞下的

infertile [in'fə:tail] *a* 不生育的;不结果实的

infertilitas [ˌinfə'tilitəs] *n* 【拉】不生育,不育症

infertility [ˌinfə'tiləti] *n* 不生育,不育症 | primary ～ 原发不育症(患者从未受孕) / secondary ～ 继发不育症(患者曾受孕)

infest [in'fest] *vt* 侵扰;寄生于 | ～**ation** [ˌinfes'teiʃən] *n* 侵扰;侵染,感染

infibulation [infibju:'leiʃən] *n* 锁阴术,阴部扣锁法

infiltrate ['infiltreit, in'filtreit] *vi, vt* (使)渗入,(使)透过(through, into);(使)浸润 *n* 渗入物,浸润物 | **infiltrative** ['infilˌtreitiv] *a*

infiltration [ˌinfil'treiʃən] *n* 渗入;浸润 | calcareous ～ 石灰质浸润 / calcium ～ 钙质浸润 / cellular ～ 细胞浸润 / epituberculous ～ 结核灶周围浸润,上部肺结核浸润 / fatty ～, adipose ～ 脂肪浸润 / gray ～, gelatinous 灰色浸润,胶样浸润(结核性胶样肺炎) / paraneural ～ 神经周麻醉 / sanguineous ～ 血(液)浸润 / tuberculous ～ 结核浸润 / urinous ～ 尿浸润,尿外渗

infinite ['infinit] *a* 无限的,无穷的;无穷大的 | ～**ly** *ad*

infirm [in'fə:m] *a* 虚弱的;不坚定的

infirmary [in'fə:məri] *n* 医务所,医务室,小医院

infirmity [in'fə:məti] *n* 体弱,虚弱;意志薄弱;虚弱病症

inflame [in'fleim] *vt* 使燃烧;使红(肿);使发炎;使极度激动 *vi* 红肿;激动;发炎

inflammable [in'flæməbl] *a* 易燃的;易激动的 *n* 易燃物

inflammagen [in'flæmədʒən] *n* 促炎物质

inflammation [ˌinflə'meiʃən] *n* 燃烧;激动;炎(症) | acute ～ 急性炎 / adhesive ～ 粘连性炎 / atrophic ～, cirrhotic ～, fibroid ～, sclerosing ～ 萎缩性炎,硬变性炎,纤维性炎,硬化性炎 / catarrhal ～ 卡他性炎 / chronic ～ 慢性炎 / croupous ～ 格鲁布性炎,假膜性炎 / diffuse ～ 弥漫性炎 / disseminated ～ 播散性炎 / exudative ～渗出性炎 / fibrinous ～ 纤维蛋白性炎 / focal ～ 局灶性炎 / hyperplastic ～, plastic ～, productive ～, proliferous ～ 增生性炎 / interstitial ～ 间质性炎 / metastatic ～ 转移性炎 / seroplastic ～ 浆液组织形成性炎 / suppurative ～, purulent ～ 化脓性炎,脓性炎

inflammatory [in'flæmətəri] *a* 炎的,炎性的

inflatable [in'fleitbl] *a* 可膨胀的

inflate [in'fleit] *vt* 使充气;使膨胀,使胀大 *vi* 进行充气;膨胀

inflation [in'fleiʃən] *n* 充气;膨胀;吹张,吹张法 | **inflator**, **inflater** [in'fleitə] *n* 充气者;充气机;吹张器

inflect [in'flekt] *vt* 内曲

inflection, **inflexion** [in'flekʃən] *n* 内曲,屈曲

inflexible [in'fleksəbl] *a* 不可弯曲的;

僵硬的;坚定的 | **inflexibility** [inˌfleksə'biləti] *n* / **inflexibly** *ad*

inflict [in'flikt] *vt* 使遭受,使承受 | **~ion** [in'flikʃən] *n* 打击,加给痛苦;伤害

inflorescence [ˌinflɔ(:)'resns] *n* 花序(植物)

inflow ['infləu] *n* 流入;流入物

influence ['influəns] *n* 影响(upon, on);势力 *vt* 影响;对…有作用

influent ['influənt] *a* 流入的 *n* 流入

influential [ˌinflu'enʃəl] *a* 有影响的;施以影响的 | **~ly** *ad*

influenza [ˌinflu'enzə] *n* 流行性感冒,流感 | ~ A 甲型流感 / Asian ~ 亚洲流感(1957年发生的甲型流感,据认为起源于中国) / avian ~ 禽流感(即新城病 Newcastle disease) / ~ B 乙型流感 / ~ C 丙型流感 / endemic ~ 地方性流感,类流感 / epidemic ~ 流行性感冒 / feline ~ 猫流感 / Hong Kong ~ 香港流感(1968年发生的甲型流感大流行,据认为起源于香港) / pandemic ~ 大流行性流感 / Russian ~ 俄罗斯流感(1978年发生的甲型流感大流行,据认为起源于前苏联) | **~l** *a*

influenzavirus [ˌinflu'enzəˌvaiərəs] *n* 流感病毒

influx ['inflʌks] *n* 流入,注入

infolding [in'fəuldiŋ] *n* 内折

inform [in'fɔ:m] *vt* 告诉,通知(of, about);使充满(with) *vi* 告发(against, on或upon)

informal [in'fɔ:məl] *a* 非正式的 | **~ity** [ˌinfɔ:'mæləti] *n* 非正式 / **~ly** *ad*

informant [in'fɔ:mənt] *n* 提供消息(情报)者;病史申述者

information [ˌinfə'meiʃən] *n* 通知;消息,情报;资料;信息 | **~al** *a*

informative [in'fɔ:mətiv], **informatory** [in'fɔ:mətəri] *a* 报告消息的,提供资料的 | **~ly** *ad*

informosome [in'fɔ:məsəum] *n* 信息体(mRNA和蛋白质的结合物,见于真核细胞的胞质中)

infra- [前缀] 下

infra-axillary [ˌinfrə'æksiləri] *a* 腋下的

infrabulge ['infrəbʌldʒ] *n* 膨出下(牙)

infraciliature [ˌinfrə'siliətʃə] *n* 下层纤毛结构

infraclass ['infrəklɑ:s] *n* 下纲(生物分类)

infraclavicular [ˌinfrəklə'vikjulə] *a* 锁骨下的

infraclusion [ˌinfrə'klu:ʒən] *n* 低殆,低咬合

infraconstrictor [ˌinfrəkən'striktə] *n* 咽下缩肌

infracortical [ˌinfrə'kɔ:tikəl] *a* 皮质下的,皮层下的

infracostal [ˌinfrə'kɔstl] *a* 肋骨下的

infracotyloid [ˌinfrə'kɔtilɔid] *a* 髋臼下的

infraction [in'frækʃən] *n* 不全骨折

infradentale [ˌinfrəden'teili] *n* 牙下点,龈下点(头颅测量学名词,在下颌骨中切牙之间齿龈前面的最高点)

infradian [ˌinfrə'di:ən, in'freidi:ən] *a* 超昼夜的

infradiaphragmatic [ˌinfrəˌdaiəfræg'mætik] *a* 膈下的

infraduction [ˌinfrə'dʌkʃən] *n* 下转,眼下转

infraglenoid [ˌinfrə'gli:nɔid] *a* 关节盂下的

infraglottic [ˌinfrə'glɔtik] *a* 声门下的

infrahyoid [ˌinfrə'haiɔid] *a* 舌骨下的

inframamillary [ˌinfrə'mæmiləri] *a* 乳头下的

inframammary [ˌinfrə'mæməri] *a* 乳房下的

inframandibular [ˌinfrəmæn'dibjulə] *a* 下颌下的

inframarginal [ˌinfrə'mɑ:dʒinl] *a* 缘下的

inframaxillary [ˌinfrə'mæksiləri] *a* 上

颌下的
infranuclear [ˌinfrə'nju:kliə] *a* 核下的
infraocclusion [infrəɔ'klu:ʒən] *n* 低殆,低咬合
infraorbital [ˌinfrə'ɔ:bitl] *a* 眶下的
infrapatellar [ˌinfrəpə'telə] *a* 髌下的
infraplacement [ˌinfrə'pleismənt] *n* 向下移位
infrapsychic [ˌinfrə'saikik] *a* 精神域以下的;自动性的
infrared ['infrə'red] *a* 红外(线)的,红下的 *n* 红外线,红外区
infrascapular [ˌinfrə'skæpjulə] *a* 肩胛下的
infrasonic [ˌinfrə'sɔnik] *a* 听域下的,次声的,亚声频的,亚声速的
infraspinous [ˌinfrə'spainəs] *a* 冈下的,棘突下的
infrasternal [ˌinfrə'stə:nl] *a* 胸骨下的
infrastructure [ˌinfrə'strʌktʃə] *n* 下部结构 | implant ~ 植入结构(见substructure项下相应术语)
infratemporal [ˌinfrə'tempərəl] *a* 颞下的
infratentorial [ˌinfrəten'tɔ:riəl] *a* 幕下的
infratonsillar [ˌinfrə'tɔnsilə] *a* 扁桃体下的
infratracheal [ˌinfrə'treikiəl] *a* 气管下的
infratrochlear [ˌinfrə'trɔkliə] *a* 滑车下的
infratubal [ˌinfrə'tju:bəl] *a* 管下的
infraturbinal [ˌinfrə'tə:binl] *n* 下鼻甲
infraumbilical [ˌinfrəʌm'bilikəl] *a* 脐下的
infravergence [ˌinfrə'və:dʒəns] *n* 下转(眼)
infraversion [ˌinfrə'və:ʒən] *n* 眼下斜;低位(牙);下转(两眼共轭性下转)
infrequent [in'fri:kwənt] *a* 很少发生的;偶有的,不寻常的 | **infrequency** [in'fri:kwənsi] *n* / ~**ly** *ad*
infriction [in'frikʃən] *n* 涂擦法(皮肤上涂擦药物)
infundibular [ˌinfʌn'dibjulə], **infundibulate** [ˌinfʌn'dibjulit] *a* 漏斗的
infundibulectomy [ˌinfʌnˌdibju'lektəmi] *n* 动脉圆锥切除术
infundibuliform [ˌinfʌn'dibjulifɔ:m] *a* 漏斗状的
infundibuloma [ˌinfʌndibju'ləumə] *n* (下丘脑)漏斗瘤
infundibulopelvic [ˌinfʌnˌdibjuləu'pelvik] *a* 漏斗骨盆的
infundibulum [ˌinfʌn'dibjuləm] ([复] **infundibula** [ˌinfʌn'dibjulə]) *n*【拉】漏斗;动脉圆锥 | crural ~ 股管 / ethmoidal ~ of cavity of nose, ~ of nose 鼻腔筛漏斗 / ethmoidal ~ of ethmoid bone 筛骨筛漏斗 / ~ of fallopian tube, ~ of uterine tube 输卵管漏斗 / ~ of heart 动脉圆锥 / ~ of hypothalamus 下丘脑漏斗 / infundibula of kidney 肾小盏 / ~ of urinary bladder 膀胱底
infuse [in'fju:z] *vt* (向…)注入,(向…)灌输;浸渍;泡制(药) *vi* 注;泡,浸 | ~**r** *n* 注入器;浸渍器
infusible [in'fju:zəbl] *a* 不熔的 | **infusibility** [infju:zə'biləti] *n* 不熔性,难熔性
infusion [in'fju:ʒən] *n* 灌输;浸,浸出;浸渍;浸液,浸剂;输注,注入 | cold ~ 冷浸剂 / meat ~ 肉浸液 / saline ~ 盐水输注
infusodecoction [inˌfju:zəudi'kɔkʃən] *n* 浸煎剂
Infusoria [ˌinfju:'zɔ:riə, -'sɔ:-] [复] *n*【拉】纤毛虫类
infusorial [ˌinfju:'zɔ:riəl] *a* 纤毛虫的
infusorian [ˌinfju:'zɔ:riən] *n* 纤毛虫 *a* 纤毛虫的
infusoriotoxin [ˌinfju:ˌzɔ:riəu'tɔksin] *n* 杀纤毛虫毒素
infusum [in'fju:səm] *n*【拉】浸剂
ingest [in'dʒest] *vt* 摄入,食入,摄食 |

~**ion** [in'dʒestʃən] *n* / ~**ive** *a*

ingesta [in'dʒestə] [复] *n*【拉】饮食物

ingestant [in'dʒestənt] *n* 食入物,摄食物

ingluvies [in'glu:vii:z] *n*【拉】嗉囊;瘤胃(反刍类的第一胃)

Ingrassia's process (apophysis) [in'grɑ:siə] (Giovanni F. Ingrassia) 蝶骨小翼 | ~ wings 蝶骨翼(包括大翼及小翼)

ingravescent [ˌingrə'vesnt] *a* 渐重的

ingredient [ˌin'gri:djənt] *n* 组成部分,成分

ingrowing ['inˌgrəuiŋ] *a* 向内长的,长入肌肉内的

ingrown ['ingrəun] *a* 长在内的,向内长的,长入肌肉内的;天生的,生来的

ingrowth ['ingrəuθ] *n* 向内生长;向内生长物 | epithelial ~ 上皮向内生长

inguen ['iŋgwən] ([复] **inguina** ['iŋgwinə]) *n* 【拉】腹股沟(旧名鼠蹊) | **inguinal** ['iŋgwinl] *a*

inguinoabdominal [ˌiŋgwinəuæb'dɔminl] *a* 腹股沟腹的

inguinocrural [ˌiŋgwinəu'kruərəl] *a* 腹股沟股的

inguinodynia [ˌiŋgwinəu'diniə] *n* 腹股沟痛

inguinolabial [ˌiŋgwinəu'leibjəl] *a* 腹股沟阴唇的

inguinoscrotal [ˌiŋgwinəu'skrəutl] *a* 腹股沟阴囊的

INH (*iso*n*i*cotine *h*ydrazine) 异烟肼(isoniazid)制剂的商品名

inhabit [in'hæbit] *vt* 居住于;栖居于 | ~**ed** *a* 载人(或生物)的

inhabitant [in'hæbitənt] *n* 居民,住户;栖居的动物

inhabitation [inˌhæbi'teiʃən] *n* 居住;栖居

inhalant [in'heilənt] *a* 吸入的 *n* 吸入剂,吸入物 | antifoaming ~ 止泡吸入剂(以蒸汽方式吸入,防止肺水肿患者呼吸道泡沫形成)

inhalation [ˌinhə'leiʃən] *n* 吸入(法);吸入剂 | isoproterenol sulfate ~ 硫酸异丙肾上腺素吸入剂

inhalator ['inhəleitə] *n* 吸入器;人工呼吸器

inhale [in'heil] *vt* 吸入 *vi* 吸气

inhaler [in'heilə] *n* 吸入器;滤气器;吸入者 | ether ~ 醚吸入器 / H. H. ~ 氧吸入器(治气体中毒患者,为Henderson和Haggard所发明,故名)

inhere [in'hiə] *vi* 生来即存在于,本质上属于(in)

inherence [in'hiərəns] *n* 内在(性),固有(性),基本属性

inherent [in'hiərənt] *a* 内在的,固有的,生来的

inherit [in'herit] *vt* 继承;遗传 | ~**able** [in'heritəbl] *a* 可继承的;可遗传的

inheritance [in'heritəns] *n* 遗传;继承;遗产 | alternative ~ 交替遗传 / amphigonous ~, biparental ~, duplex ~ 双亲遗传 / blending ~ 融合遗传 / codominant ~ 共显性遗传 / complemental ~ 互补遗传 / crisscross ~ 交叉遗传 / cytoplasmic ~ 细胞质遗传 / dominant ~ 显性遗传 / holandric ~ 男性遗传,限雄遗传 / hologynic ~ 女性遗传,限雌遗传 / homochronous ~ 同期遗传 / homotropic ~ 获得性遗传 / intermediate ~ 中间性遗传 / maternal ~ 母体(影响)遗传 / mendelian ~ 孟德尔遗传(见Mendel's law) / mitochondrial ~ 线粒体遗传 / polygenic ~, quantitative ~ 多基因遗传,数量遗传(由许多基因的积累作用所控制的数量性状的遗传,其中每个基因只有微小的作用) / quasidominant ~ 类显性遗传 / recessive ~ 隐性遗传 / sex-linked ~ 性连锁遗传,伴性遗传

inhibin [in'hibin] *n* 抑制素(睾丸分泌的水溶性激素)

inhibit [in'hibit] *vt* 抑制 *vi* 起抑制作用

inhibition [ˌinhi'biʃən] *n* 抑制 | allogenic ～ 同种抑制 / allosteric ～ 变构性抑制(一种酶抑制) / competitive ～, selective ～ 竞争性抑制,选择性抑制 / contact ～ 接触性抑制 / endproduct ～, feedback ～ 终产物抑制,反馈抑制 / enzyme ～ 酶抑制 / hemagglutination ～ (HI, HAI) 血凝抑制反应,红细胞凝集抑制反应 / noncompetitive ～ 非竞争性抑制 / proactive ～ 前摄抑制(早先学到的东西干扰新学到的东西的记忆,参见retroactive ～) / reciprocal ～ 交互抑制 / retroactive ～ 倒摄抑制(新学到的东西干扰早先学到的东西的记忆,参见proactive ～) / uncompetitive ～ 非竞争性抑制

inhibitive [in'hibitiv] *a* 抑制的

inhibitor [in'hibitə] *n* 抑制剂;抑制物 | angiotensin converting enzyme (ACE) ～s 血管紧张肽转化酶抑制剂 / $\overline{C1}$ ～ ($\overline{C1}$ INH) $\overline{C1}$抑制剂,补体$\bar{1}$抑制剂 / carbonic anhydrase ～ 碳酸酐酶抑制剂 / C1 esterase ～ C1酯酶抑制剂,补体1酯酶抑制剂 / cholesterol ～ 胆固醇抑制剂 / cholinesterase ～ 胆碱酯酶抑制剂,抗胆碱酯酶 / membrane attack complex ～ (MAC INH) 膜攻击复合物抑制剂,S蛋白 / monoamine oxidase ～ (MAOI) 单胺氧化酶抑制剂

inhibitory [in'hibitəri] *a* 抑制的

inhibitrope [in'hibitrəup] *n* 抑制倾向者

inhomogeneity [inˌhɔməudʒe'ni:iti] *n* 不纯一性,不同质性,不匀一性

inhomogeneous [ˌinˌhɔmə'dʒi:njəs] *a* 不纯一的,不同质的

inhuman [in'hju:mən] *a* 无人性的,非人的,野蛮的

inhumanity [ˌinhju(:)'mænəti] *n* 无人性,野蛮

iniac ['iniæk], **inial** ['iniəl] *a* 枕外隆凸尖的

iniad ['iniæd] *ad* 向枕外隆凸尖

iniencephalus [ˌinien'sefələs] *n* 枕骨裂脑露畸胎

iniencephaly [ˌinien'sefəli] *n* 枕骨裂脑露畸形

inimical [i'nimikəl] *a* 敌意的;有害的,不利的(to)

inio- [构词成分] 枕(骨)部

iniodymus [ˌini'ɔdiməs] *n* 枕部联胎

inion ['iniən] *n* 枕外隆凸尖

iniopagus [ˌini'ɔpəgəs] *n* 枕部联胎

iniops ['iniɔps] *n* 双脸畸胎

initial [i'niʃəl] *a* 初期的,开始的 *n* 首字母;原始细胞 | ～**ly** *ad* 最初,开始

initiate [i'niʃieit] *vt* 开始,起始,创始;发动;使入门;引进 | **initiator** [i'niʃieitə] *n* 开始者,发起者;起始物,起始因子;(树脂聚合)引发剂

initiation [iˌniʃi'eiʃən] *n* 开始,起始,创始;指引;加入

initiative [i'niʃiətiv] *a* 起始的,创始的;初步的 *n* 发端,创始;首创精神,主动(性) | have the ～ 掌握主动权 / on one's own ～ 主动地 / take the ～ 带头,采取主动

initiatory [i'niʃiətəri] *a* 起始的,创始的;初步的;入会的

initis [i'naitis] *n* 肌炎

inject [in'dʒekt] *vt* 注射,注入

injectable [in'dʒektəbl] *a* 可注射的 *n* 注射物

injected [in'dʒektid] *a* 注入的;充血的

injectio [in'dʒekʃiəu] ([复] **injectiones** [inˌdʒekʃi'əuni:z]) *n* 【拉】注射;注射液

injection [in'dʒekʃən] *n* 注射;注射液,针剂;充血 | adrenal cortex ～ 肾上腺皮质注射剂 / anatomical ～ 解剖(用)注射液 / circumcorneal ～ 角膜周围充血 / coarse ～ 大血管注射(液) / dextrose ～ 葡萄糖注射(液) / epifascial ～ 筋膜上注射 / ethiodized oil ～ 乙碘油注射剂 / fine ～ 小血管注射液 / fructose ～ 果糖注射液 / gaseous ～ 气体注射 / gelatin ～ 明胶注射液 / hypodermic ～, subcutaneous ～

皮下注射 / insulin ~ 胰岛素注射液 / intracutaneous ~, intradermal ~, intradermic ~, endermic ~ 皮内注射 / intramuscular ~ 肌内注射 / intrathecal ~ 鞘内注射 / intravascular ~ 血管(内)注射 / intravenous ~ 静脉(内)注射 / iodinated ^{125}I albumin ~ ^{125}碘化清蛋白注射剂 / iodinated I 131 albumin ~ ^{131}碘化清蛋白注射剂 / iron dextran ~ 葡聚糖铁注射剂 / iron sorbitex ~ 山梨糖醇铁注射剂 / jet ~ 喷射注射 / opacifying ~ 造影注射 / paraperiosteal ~ 骨膜旁注射 / parathyroid ~ 甲状旁腺注射剂 / parenchymatous ~ 主质内注射 / posterior pituitary ~ 垂体后叶注射液 / preservative ~ 防腐性注射剂 / protamine sulfate ~ 硫酸(鱼)精蛋白注射剂 / protein hydrolysate ~ 水解蛋白注射液 / sclerosing ~ 硬化性注射(如将枸橼酸钠注入血管，治静脉曲张及血管瘤等) / sensitizing ~, exciting ~, preparatory ~ 致敏性注射，准备性注射(第一次注射致敏性抗原) / sodium chloride ~ 氯化钠注射液 / sodium pertechnetate Tc 99m ~ 高锝酸钠^{99m}锝注射液 / technetium Tc 99m albumin aggregated ~ ^{99m}锝清蛋白聚集注射液 / vasopressin ~ 加压素注射剂(抗利尿药)

injector [in'dʒektə] *n* 注射器;注射者

injure ['indʒə] *vt* 损伤，损害 | ~**d** *a* 受损伤的

injurious [in'dʒuəriəs] *a* 有害的，致伤的

injury ['indʒəri] *n* 损伤，损害 | birth ~ 产伤 / blast ~ 爆发性损伤 / deceleration ~ 减速性损伤 / egg-white ~ 生物素缺乏 / steering-wheel ~ 驾驶盘损伤(驾驶员猛撞驾驶盘所致的胸部损伤，有时为心脏挫伤) / whiplash ~ 鞭子式损伤，颈椎过度屈伸损伤(第四和第五颈椎联接处脊柱和脊髓损伤，例如汽车相撞时由于身体的加速和减速过猛所致，因颈椎的活动度较大，上四个颈椎作用如皮鞭，下三个为鞭柄)

injustice [in'dʒʌstis] *n* 非正义;不公正

ink [iŋk] *n* 墨汁，墨水 *vi* 用墨水描(in)

inkling ['iŋkliŋ] *n* 暗示;微觉

inlaid ['in'leid] inlay的过去式和过去分词 *a* 镶嵌的

inland ['inlənd] *a* 内地的;国内的

inlay ['in'lei] (inlaid) *vt* 镶嵌;嵌入 ['inlei] *n* 镶嵌物;嵌体;内置法，嵌入法 | epithelial ~ 上皮嵌体;上皮内置(法) / gold ~, cast ~ 金嵌体 / porcelain ~ 瓷嵌体

inlet ['inlet] (inlet; -tt-) *vt* 嵌入，插入;引进 *n* 入口，进(水)口;小港 | pelvic ~ 骨盆入口，骨盆上口

inmate ['inmeit] *n* 同住者;(精神病院等)被收容者;(医院的)住院者

inmost ['inməust] *a* 最内的，最深入的;内心深处的

INN International Nonproprietary Names 国际非专利药名

innate ['i'neit] *a* 天生的，天赋的;遗传的，先天的 | ~**ly** *ad*

inner ['inə] *a* 内部的，里面的;内心的;精神的

innermost ['inəməust] *a* 最里面的，最深处的

innervate ['inə:veit] *vt* 使受神经支配

innervation [ˌinə:'veiʃən] *n* 神经支配，神经分布 | double ~ 双重神经支配 / reciprocal ~ 交互神经支配

innidiation [iˌnidi'eiʃən] *n* 移生，移地发育

innocence ['inəsəns] *n* 无罪;单纯;无知;无害;良性

innocent ['inəsnt] *a* 无罪的;单纯的;无知的;无害的;良性的 | ~**ly** *ad*

innocuous [i'nɔkjuəs] *a* 无害的，无毒的，良性的

innominatal [iˌnɔmi'neitl] *a* 无名的(如无名动脉，无名骨)

innominate [i'nɔminit] *a* 未定名的，无名的;匿名的

Innovar ['inəvɑ:] *n* 氟哌利多-枸橼酸芬太尼(droperidol and fentanyl citrate)50:1制剂的商品名(安定镇痛药)
innovate ['inəuveit] *vi* 革新,创新,变革(in, on, upon) | **innovator** *n* 革新者,创新者
innovation [ˌinəu'veiʃən] *n* 革新,创新,新方法
innoxious [i'nɔkʃəs] *a* 无害的
innumerable [i'nju:mərəbl] *a* 无数的,数不清的
innutrition [ˌinju(:)'triʃən] *n* 营养缺乏 | **innutritious** [ˌinju(:)'triʃəs] *a*
ino- [构词成分] 纤维
inoblast ['inəblæst] *n* 成结缔(组)织细胞,成纤维细胞
inobservance [ˌinəb'zə:vəns] *n* 忽视,违反 | **inobservant** [ˌinəb'zə:vənt] *a*
inoccipitia [iˌnɔksi'pitiə] *n* (脑)枕叶缺失
inochondritis [ˌinəukɔn'draitis] *n* 纤维软骨炎
inoculability [iˌnɔkjulə'biləti] *n* 可接种性
inoculable [i'nɔkjuləbl] *a* 可接种的
inoculate [i'nɔkjuleit] *vt* 接种;预防注射 | **inoculative** *a* / **inoculator** [i'nɔkjuleitə] *n* 接种者;注射者;接种器
inoculation [iˌnɔkju'leiʃən] *n* 接种;预防注射 | curative ～ 治疗接种 / protective ～ 预防接种
inoculum [i'nɔkjuləm] ([复] **inocula** [i'nɔkjulə]) *n* 【拉】接种物
inocyte ['inəsait] *n* 纤维细胞
inodorous [in'əudərəs] *a* 无香味的,无气味的
inoffensive [ˌinə'fensiv] *a* 无害的,不伤害人的;不令人讨厌的
inogen ['inədʒən] *n* 肌收缩原
inogenesis [ˌinəu'dʒenisis] *n* 纤维组织形成
inogenous [i'nɔdʒinəs] *a* 纤维组织原的
inoglia [i'nɔgliə] *n* 纤维胶质
inohymenitis [ˌinəuˌhaimə'naitis] *n* 纤维膜炎
inolith ['inəliθ] *n* 纤维石
inomyositis [ˌinəuˌmaiə'saitis] *n* 纤维肌炎
inoperable [in'ɔpərəbl] *a* 不能手术的,不宜手术的;不能实行的
inoperative [in'ɔpərətiv] *a* 不起作用的;不生效的
inopexia [ˌinəu'peksiə] *n* 血液自凝性
inophragma [ˌinəu'frægmə] *n* 基膜
inordinate [i'nɔ:dinit] *a* 紊乱的,不规则的;无节制的,过度的 | ～**ly** *ad*
inorganic [ˌinɔ:'gænik] *a* 无器官的,非器质性的;无机的;无机物的 *n* 无机物
inorganic pyrophosphatase [ˌinɔ:'gænik ˌpaiərəu'fɔsfəteis] 无机焦磷酸酶
inosclerosis [ˌinəuskliə'rəusis] *n* 纤维织硬化
inoscopy [i'nɔskəpi] *n* 纤维质消化检查
inosculate [i'nɔskjuleit] *vi, vt* (使)吻合,(使)连合 | **inosculation** [iˌnɔskju'leiʃən] *n*
inose ['inəus] *n* 肌醇,环己六醇
inosemia [ˌinəu'si:miə] *n* 肌醇血;纤维蛋白血
inosinate [i'nəusineit] *n* 肌苷酸盐,次黄(嘌呤核)苷酸盐
inosine ['inəsi:n] *n* 肌苷,次黄(嘌呤核)苷 | ～ monophosphate (IMP) 次黄(嘌呤核)苷酸,肌苷酸 / ～ triphosphate (ITP) 次黄苷三磷酸
inosinic acid [ˌinə'sinik] 次黄(嘌呤核)苷酸,肌苷酸
inositide [i'nəusitaid] *n* 肌醇化物
inositis [ˌinəu'saitis] *n* 纤维织炎
inositol [i'nəusitɔl] *n* 肌醇,环己六醇 | ～ niacinate 烟酸肌醇酯(周围血管扩张药) | **inosite** ['inəsait] *n*
inosituria [ˌinəusai'tjuəriə], **inositoluria** [ˌinəuˌsaitɔ'ljuəriə] *n* 肌醇尿
inostosis [ˌinɔs'təusis] *n* 骨质再生
inosuria [ˌinəu'sjuəriə] *n* 纤维蛋白尿;

肌醇尿

inotagma [ˌinəuˈtægmə] *n* 肌细胞收缩线

inotropic [ˌinəuˈtrɔpik] *a* 影响(肌)收缩力的,变力的 | negatively ~ 减弱肌收缩力的 / positively ~ 增强肌收缩力的

inotropism [iˈnɔtrəpizəm] *n* 肌收缩力变化,变力性

inpatient [ˈinˌpeiʃənt] *n* 住院病人

input [ˈinput] *n* 输入;输入端

inquest [ˈinkwest] *n* 验尸,检验

inquietude [inˈkwaiitjuːd] *n* 不安,焦虑

inquiline [ˈinkwilain] *n* 寄居物,寓栖动物(指寄居在另一生物体内的一种生物,但不从宿主中摄食营养)

inquire [inˈkwaiə] *vi* 询问;调查(into) *vt* 问,打听;调查 | ~ after 问起(某人)的健康(或生活)的情况 / ~ for 询问;要见 | ~**r** [inˈkwaiərə] *n* 询问者;调查人

inquiry [inˈkwaiəri] *n* 询问;调查;探究;问诊

inquisition [ˌinkwiˈziʃən] *n* 调查;讯问,审理

inructation [ˌinrʌkˈteiʃən] *n* 咽气声

inrush [ˈinrʌʃ] *n* 流入,涌入

insalivate [inˈsæliveit] *vt* (通过咀嚼)使(食物)混涎,和涎 | **insalivation** [inˌsæliˈveiʃən] *n* 混涎作用

insalubrious [ˌinsəˈljuːbriəs] *a* 有碍健康的,有碍卫生的 | **insalubrity** [ˌinsəˈljuːbrəti] *n*

insane [inˈsein] *a* 精神错乱的,精神失常的 | ~**ly** *ad*

insanitary [inˈsænitəri] *a* 不卫生的,有害健康的

insanity [inˈsænəti] *n* 精神错乱,精神病 | affective ~, emotional ~ 情感性精神病 / alcoholic ~ 乙醇中毒性精神病 / alternating ~ 更替性精神病,躁狂抑郁性精神病 / anticipatory ~ 先发性精神病 / circular ~, cyclic ~ 循环型精神病 / climacteric ~ 更年期精神病,更年期忧郁症 / communicated ~, simultaneous ~ 感应性精神病 / compound ~ 混合性精神病 / compulsive ~ 强迫性精神病 / consecutive ~ 衔接性精神病 / doubting ~ 猜疑性精神病 / homochronous ~ 同年龄性精神病 / hysteric ~ 癔病性精神病,焦虑性癔病 / manic-depressive ~ 躁狂抑郁性精神病,躁郁病 / moral ~ 悖德精神病 / periodic ~ 周期性精神病,定期精神错乱 / recurrent ~ 间歇性精神病 / toxic ~ 中毒性精神病

insatiable [inˈseiʃjəbl] *a* 不能满足的;不饱的 | **insatiability** [inˌseiʃjəˈbiləti] *n* 贪得无厌,不能满足;贪食不饱,不饱症 / **insatiably** *ad*

insatiate [inˈseiʃiit] *a* 不满足的

inscribe [inˈskraib] *vt* 刻(写);题写;牢记,铭记

inscriptio [inˈskripʃiəu] ([复] **inscriptiones** [inˌskripʃiˈəuniːz) *n* 【拉】划;药量记载

inscription [inˈskripʃən] *n* 划;药量记载 | tendinous ~ 腱划

insect [ˈinsekt] *n* 昆虫,虫

Insecta [inˈsektə] *n* 昆虫纲(六足纲)

insectarium [ˌinsekˈtɛəriəm] *n* 昆虫(饲养)室,养虫室

insecticide [inˈsektisaid] *a* 杀昆虫的 *n* 杀昆虫剂 | **insecticidal** [inˌsektiˈsaidl] *a*

insectifuge [inˈsektifjuːdʒ] *n* 驱昆虫剂

insectile [inˈsektail], **insectival** [ˌinsekˈtaivl] *a* (似)昆虫的

Insectivora [ˌinsekˈtivərə] *n* 食虫目(动物)

insectivore [inˈsektivɔː] *n* 食虫目动物

insectivorous [ˌinsekˈtivərəs] *a* 食虫的

insectology [ˌinsekˈtɔlədʒi] *n* 昆虫学

insecure [ˌinsiˈkjuə] *a* 不安全的,无保

障的 | ~**ly** *ad* / **insecurity** [ˌinsi'kjuərəti] *n*

inseminate [in'semineit] *vt* 对…施人工授精

insemination [inˌsemi'neiʃən] *n* 授精 | artificial ~ 人工授精,人工受孕 / donor ~, heterologous ~ 供者人工授精,异配(人工)受精 / homologous ~ 丈夫人工授精,同配(人工)授精

insenescence [ˌinsə'nesns] *n* 衰老

insensate [in'senseit] *a* 没有感觉的,无知觉的;没有理智的,无情的

insensible [in'sensəbl] *a* 无感觉的,麻木的;不省人事的 | **insensibility** [inˌsensə'biləti] *n* / **insensibly** *ad*

insensitive [in'sensitiv] *a* 感觉迟钝的;不敏感的(to) | **insensitivity** [inˌsensi'tivəti] *n*

inseparable [in'sepərəbl] *a* 分不开的,不可分割的

insert [in'sə:t] *vt* 插入,植入,嵌入 *vi* (肌肉)附着 ['insə:t] *n* 插入物,嵌入物 | intramucosal ~, mucosal ~ 粘膜内嵌入物

insertio [in'sə:ʃiəu] *n* 【拉】附着

insertion [in'sə:ʃən] *n* 插入,植入,嵌入;(肌肉的)附着 | parasol ~ 伞形附着(脐带) / velamentous ~ 帆状附着(脐带)

inset ['inset] *n* 插入物 ['in'set] (inset 或insetted; -tt-) *vt* 插入,嵌入

insheathed [in'ʃi:ðd] *a* 包于鞘内的,被包的

inshore ['in'ʃɔ:] *ad, a* 沿海(的);向海岸(的)

inside ['in'said] *n* 里面,内部;内侧 *a* 里面的,内部的 *ad* 在里面,在内部 *prep* 在…的里面,在…之内 | ~ of 在…之内;少于 / ~ out 里面翻到外面 / on the ~ 在(或从)里面

insidious [in'sidiəs] *a* 隐袭的,隐伏的 | ~**ly** *ad* / ~**ness** *n*

insight ['insait] *n* 洞察;自知力;顿悟

insignificant [insig'nifikənt] *a* 无意义的,无关紧要的 | **insignificance** [ˌinsig'nifikəns], **insignificancy** [ˌinsig'nifikənsi] *n* | ~**ly** *ad*

insipid [in'sipid] *a* 乏味的

insist [in'sist] *vi* 坚持;坚决要求,定要(on,upon) *vt* 坚持;坚决要求

insistence [in'sistəns], **insistency** [in'sistənsi] *n* 坚持,坚决主张;坚决要求

insistent [in'sistənt] *a* 坚持的;显著的

insofar [ˌinsəu'fɑ:] *ad* 到这个程度(或范围) | ~ as 在…的限度内,在…的范围内

insolate ['insəuleit] *vt* 曝晒

insolation [ˌinsəu'leiʃən] *n* 曝晒;日光浴;日射病,中暑 | asphyxial ~ 窒息性日射病 / hyperpyrexial ~ 高热性日射病

insoluble [in'sɔljubl] *a* 不溶解的 | **insolubility** [inˌsɔlju'biləti] *n* 不溶性

insolvable [in'sɔlvəbl] *a* 不能解决的

insomnia [in'sɔmniə] *n* 失眠(症) | ~**c** [in'sɔmniæk] *n* 失眠患者

insomnic [in'sɔmnik] *a* 失眠的

insomnious [in'sɔmniəs] *a* 失眠的,患失眠症的

insomuch [ˌinsəu'mʌtʃ] *ad* 到这样的程度,如此地(that);因为,由于(as)

insonate [in'səuneit] *vt* (使)接受超声波

insorption [in'sɔ:pʃən] *n* 内吸渗(指胃肠道的内含物进入循环血液内)

$InsP_3$ insitol 1,4,5-triphosphate 肌醇1,4,5-三磷酸

inspect [in'spekt] *vt* 检查,视察 | ~**ion** [in'spekʃən] *n* 检查,视察;望诊 / ~**or** *n* 检查员,视察员

inspectionism [in'spekʃənizəm] *n* 窥阴癖,窥淫癖

inspersion [in'spə:ʒən] *n* 撒粉法,扑粉法

inspirate ['inspireit] *vt* 吸气(吸入气体或空气)

inspiration [ˌinspə'reiʃən] *n* 吸(气);鼓

舞;灵感
inspirator ['inspəreitə] *n* 吸(入)器
inspiratory [in'spaiərətəri] *a* 吸入的,吸气的
inspire [in'spaiə] *vt* 吸入;鼓舞;激起;产生;注入 *vi* 吸入 | **inspiring** [in'spaiəriŋ] *a* 鼓舞人心的
inspirit [in'spirit] *vt* 鼓舞,使振作
inspirium [in'spaiəriəm] *n* 【拉】吸(气)
inspirometer [ˌinspaiə'rɔmitə] *n* 吸气测量计
inspissate [in'spiseit] *vt* (使)蒸浓,(使)浓缩 | **~d** [in'spiseitid] *a* 蒸浓的,浓缩的 / **inspissation** [ˌinspi'seiʃən] *n* 蒸浓法,浓缩法 / **inspissator** *n* 蒸浓器,浓缩器
instability [ˌinstə'biləti] *n* 不稳定性
instal(l) [in'stɔ:l] (-ll-) *vt* 任命;安装,设置
installation [ˌinstə'leiʃən] *n* 就任;装置,设备;设立
instance ['instəns] *n* 例子,事例,例证 *vt* 举…为例 | at the ~ of 应…之请,经…的提议 / for ~ 例如 / in the first ~ 首先,起初
instant ['instənt] *a* 紧急的;立即的,直接的;(食品)配制好的 *n* (某一)时刻;瞬息 | on the ~ 立即,马上 / the ~ 一…(就) | **~ly** *ad* 立即,即刻 *conj* 一…(就)
instantaneous [ˌinstən'teinjəs] *a* 瞬间的,瞬时的;即刻的,即时的 | **~ly** *ad*
instar ['instɑ:] *n* 【拉】龄期(幼虫两次蜕皮之间的时期)
instead [in'sted] *ad* 代替,顶替 | ~ of 代替,而不是…
instep ['instep] *n* 足背,足弓
instigate ['instigeit] *vt* 教唆,激励;煽动 | **instigation** [ˌinsti'geiʃən] *n* / **~-or** *n* 唆使者,激励者;煽动者
instil(l) [in'stil] (-ll-) *vt* 滴注 | **instillation** [ˌinsti'leiʃən] *n* 滴注法
instillator ['instiˌleitə] *n* 滴注器
instinct ['instiŋkt] *n* 本能;天性 | death ~ 死亡本能 / ego ~ 自我本能 / herd ~ 合群本能,群集本能 / mother ~ 母性本能 | have an ~ for 生性爱好,生来就…
instinctive [in'stiŋktiv] *a* 本能的;天性的 | **~ly** *ad*
institute ['institju:t] *n* 学会,协会;学院,(研究)所;基本原理 *vt* 建立;制定,开始 | ~s of medicine 医学基本原理(尤指生理学、病理学及医学教育近缘学科)
institution [ˌinsti'tju:ʃən] *n* 建立,制定;制度;机关,机构
institutionalization [ˌinstitju:ʃənəlai'zeiʃən, -li'z-] *n* 收容入院(常为精神病患者);适应收容环境(长期住院的患者过多依赖医院及医院的一套常规制度,因而他们独立活动的意志也就逐渐减少)
instruct [ˌin'strʌkt] *n* 教,指导;指示
instruction [in'strʌkʃən] *n* 教学,教育;指导,指示; [复] 用法说明;(计算机)指令
instructive [in'strʌktiv] *a* 教育的,指导性的;有教益的,有启发的 | **~ly** *ad*
instructor [in'strʌktə] *n* 指导者,教师;(美)大学讲师
instrument ['instrumənt] *n* 仪器,器械;工具 *vt* 用仪器装备 | **~al** [ˌinstru'mentl] *a*
instrumentality [ˌinstrumen'tæləti] *n* 手段,工具
instrumentarium [ˌinstrumen'tɛəriəm] *n* 全套器械,特组器械
instrumentation [ˌinstrumen'teiʃən] *n* 器械用法,器械操作法;测试设备;手段
insubstantial [insəb'stænʃəl] *a* 无实质的,非实在的;薄弱的
insuccation [ˌinsə'keiʃən] *n* 浸渍
insudate [in'sju:deit] *n* 蓄积物
insudation [ˌinsju'deiʃən] *n* 蓄积
insufferable [in'sʌfərəbl] *a* 难以忍受的
insufficiency [ˌinsə'fiʃənsi] *n* 不充分,不足;功能不全;闭锁不全,关闭不全 | active ~ 肌运动功能不全 / adrenal

~, capsular ~ 肾上腺功能不全,肾上腺功能减退 / aortic ~ 主动脉瓣闭锁不全 / cardiac ~ 心功能不全 / ~ of the externi 眼外直肌功能不全 / ~ of the eyelids 眼睑功能不全 / gastric ~, gastromotor ~ 胃运动功能不全,胃肌无力 / hepatic ~ 肝功能不全 / ~ of the interni 眼内直肌功能不全 / mitral ~ 左房室瓣闭锁不全 / muscular ~ 肌功能不全 / myocardial ~ 心肌功能不全 / parathyroid ~ 甲状旁腺功能减退 / pulmonary ~ 肺动脉瓣闭锁不全 / renal ~ 肾功能不全 / thyroid ~ 甲状腺功能减退 / tricuspid ~ 右房室瓣闭锁不全 / uterine ~ 子宫功能不全 / ~ of the valves, valvular ~ 心瓣闭锁不全 / velopharyngeal ~ 咽(腭)帆功能不全 / venous ~ 静脉功能不全

insufficient [ˌinsəˈfiʃənt] *a* 不足的,不够的;不适当的;功能不全的 | ~**ly** *ad*

insufficientia [ˌinsəˌfiʃiˈenʃiə] *n*【拉】功能不全;闭锁不全,关闭不全

insufflate [ˈinsəfleit] *vt* 吹入 | **insufflator** *n* 吹入器

insufflation [ˌinsəˈfleiʃən] *n* 吹入法,注气法;吹入剂 | cranial ~ 颅内注气 / endotracheal ~ 气管内吹入法(胸内手术时用,使肺充气) / ~ of the lungs 肺吹气法(为人工呼吸用) / perirenal ~ 肾周注气法(为肾上腺X线造影用) / tubla ~ 输卵管通气法(见Rubin's test)

insula [ˈinsjulə] ([复] **insulae** [ˈinsjuliː]) *n*【拉】岛;脑岛

insular [ˈinsjulə] *a* 岛的;胰岛的;脑岛的

insularine [ˈinsjulərin] *n* 海岛锡生藤碱

insular-pancreatotropic [ˌinsjuləˌpæŋkriətəuˈtrɔpik] *a* 促胰岛的

Insulatard NPH [ˈinsjulətɑːd] 低精蛋白锌胰岛素混悬液(isophane insulin suspension)制剂的商品名

insulation [ˌinsjuˈleiʃən] *n* 隔离;绝缘;绝缘材料

insulator [ˈinsjuˌleitə] *n* 绝缘体

insulin [ˈinsjulin] *n* 胰岛素 | extended ~ zinc suspension 结晶性胰岛素锌混悬液 / globin zinc ~ injection 珠蛋白锌胰岛素注射液 / ~ injection 胰岛素注射液 / isophane ~ suspension, NPH ~ (Neutral Protamine Hagedorn) 低精蛋白锌胰岛素混悬液,中效低精蛋白锌胰岛素 / Lente ~ 慢胰岛素,胰岛素锌混悬液(insulin zinc suspension)制剂的商品名 / prompt ~ zinc suspension 非晶体胰岛素锌混悬液 / protamine zinc ~ suspension 精蛋白锌胰岛素混悬液(长效胰岛素) / regular ~ 普通胰岛素 / Semilente ~ 非晶体胰岛素锌混悬液(prompt insulin zinc suspension)制剂的商品名 / three-to-one ~ 3:1 胰岛素混合剂(普通胰岛素与精蛋白锌胰岛素3:1混合剂) / Ultralente ~ 特慢胰岛素,结晶性胰岛素锌混悬液(extended insulin zinc suspension)制剂的商品名 / ~ zinc suspension 胰岛素锌混悬液

insulinase [ˈinsjulineis] *n* 胰岛素酶

insuline [ˈinsjulain] *n* 胰岛素

insulinemia [ˌinsjuliˈniːmiə] *n* 胰岛素血(症)

insulinlipodystrophy [ˌinsjulinˌlipəuˈdistrəfi] *n* 胰岛素性脂肪萎缩

insulinogenesis [ˌinsjuˌlinəuˈdʒenisis] *n* 胰岛素生成

insulinogenic [ˌinsjuˌlinəuˈdʒenik] *a* 胰岛素源的,胰岛素性的

insulinoid [ˈinsjulinɔid] *a* 胰岛素样的 *n* 类胰岛素

insulinoma [ˌinsjuliˈnəumə] *n* 胰岛瘤

insulinopenic [ˌinsjulinəuˈpiːnik] *a* 胰岛素分泌减少的

insulism [ˈinsjulizəm] *n* 胰岛功能亢进,胰岛素过多;胰岛素过多性休克

insulitis [ˌinsjuˈlaitis] *n* 胰岛炎

insulogenic [ˌinsjuləuˈdʒenik] *a* 胰岛素源的,胰岛素性的

insuloma [ˌinsju'ləumə] *n* 胰岛瘤
insulopathic [ˌinsjuləu'pæθik] *a* 胰岛素分泌异常的
insult ['insʌlt] *n* 损害，危害；发作 [in'sʌlt] *vt* 损害，危害
insultus [in'sʌltəs] *n*【拉】发作
insuperable [in'sju:pərəbl] *a* 不能克服的，不可战胜的
insupportable [ˌinsə'pɔ:təbl] *a* 不能容忍的；无根据的
insurance [in'ʃuərəns] *n* 安全保障，保险；保险费
insurmountable [ˌinsə(:)'mauntəbl] *a* 难以超越的，不可克服的
insusceptible [ˌinsə'septəbl] *a* 不受…影响的；不容许…的 | **insusceptibility** [ˌinsəˌseptə'biləti] *n* 不易感受性，无感受性；免疫性
intact [in'tækt] *a* 未经触动的，未受损的；完整的，无伤的
intake ['inteik] *n* 吸入，纳入；摄取(量) | caloric ～ 热量摄取 / fluid ～ 液体摄取
Intal ['intæl] *n* 色甘酸钠(cromolyn sodium)制剂的商品名
intangible [in'tændʒəbl] *a* 触摸不到的；难以确定的 | **intangibility** [inˌtændʒə'biləti] *n*
integral ['intigrəl] *a* 构成整体所必要的，组成的；完整的；积分的 *n* 整体；积分 | ～**ity** [ˌinti'græləti] *n* 完整性 / ～**ly** *ad*
integrant ['intigrənt] *a* 组成的，完整的 *n* 组成部分，要素
integrate ['intigreit] *vt* 使结合(with)，使并入(into)；求…积分 *vi* (与…)结合起来(with)
integration [ˌinti'greiʃən] *n* 结合，综合；同化(作用)；整合(作用)；积分(法) | biological ～ 生物整合 / primary ～ 初级整合(精神分析，指幼儿意识到自己的身体与心理和周围环境确有区别) / secondary ～ 次级整合(精神分析，初级整合后，心身各部分功能进一步协调统一，以适应社会性活动)
integrative ['intiˌgreitiv] *a* 综合的；一体化的
integrator ['intiˌgreitə] *n* 积分仪，求积仪；体表测量计
integrin ['intəgrin] *n* 整合素
integrity [in'tegrəti] *n* 完整，完全
integument [in'tegjumənt] *n* 体被，皮；珠被，包膜 | common ～ 皮，皮肤 | ～**ary** [inˌtegju'mentəri] *a* 体被的，皮的
integumentum [inˌtegju'mentəm] *n*【拉】体被，皮；珠被，包膜
intellect ['intilekt] *n* 智力，才智 | ～**ion** [ˌinti'lekʃən] *n* 理解，智力活动 / ～**tive** [ˌinti'lektiv] *a* 智力的，有智力的
intellectual [ˌinti'lektjuəl] *n* 知识分子 *a* 智力的，理智的 | ～**ly** *ad*
intellectualization [ˌintiˌlektjuəlai'zeiʃən, -li'z-] *n* 理智化
intelligence [in'telidʒəns] *n* 智力；情报；(计算机)智能 | artificial ～ 人工智能
intelligentsia, intelligentzia [inˌteli'dʒentsiə] *n* 知识分子；知识界
intelligible [in'telidʒəbl] *a* 可理解的，明白的 | **intelligibility** [inˌtelidʒə'biləti] *n* 可理解度，可懂度 / **intelligibly** *ad*
intemperance [in'tempərəns] *n* 无节制；饮酒过度，酗酒
intemperate [in'tempərit] *a* 无节制的；饮酒过度的 | ～**ly** *ad*
intend [in'tend] *vt* 想要，打算；意指
intended [in'tendid] *a* 打算中的，预期的
intense [in'tens] *a* 强烈的，紧张的；热切的 | ～**ly** *ad*
intensify [in'tensifai] *vt* 加强，加剧 *vi* 强化，剧化 | **intensification** [inˌtensifi'keiʃən] *n* 强化(作用)；增强
intensimeter [ˌinten'simitə] *n* X线强度计

intension [in'tenʃən] *n* 紧张,加强,强度;专心致志

intensionometer [inˌtensiə'nɔmitə] *n* X线强度量计

intensity [in'tensəti] *n* 强烈,剧烈;强度 | ~ of electric field 电场强度 / luminous ~ 发光强度 / ~ of roentgen rays X线强度

intensive [in'tensiv] *a* 加强的,增强的;集中的;深入细致的 *n* 加强器;加强剂

intensivist [in'tensivist] *n* 监护室医师

intent [in'tent] *a* 急切的;热心的 *n* 意图,目的 | to all ~s and purposes 实际上,实质上 | **~ly** *ad* / **~ness** *n*

intention [in'tenʃən] *n* 意图,意向,打算;愈合(见healing)

intentional [in'tenʃənl] *a* 有意(识)的,故意的 | **~ly** *ad*

inter [in'tə:] (-rr-) *vt* 埋葬

inter- [前缀] 间,中间

interaccessory [ˌintəræk'sesəri] *a* 副突间的(椎骨)

interacinar [ˌintə'ræsinə], **interacinous** [ˌintə'ræsinəs] *a* 腺泡间的

interact [ˌintər'ækt] *vi* 相互作用 | **~ive** *a*

interactant [ˌintər'æktənt] *n* 相互作用物;反应物

interaction [ˌintər'ækʃən] *n* 相互作用,交互作用 | drug ~ 药物相互作用

interagglutination [ˌintərəglu:ti'neiʃən] *n* 相互凝集反应

interalveolar [ˌintəræl'viələ] *a* 牙槽间的;小泡间的

interangular [ˌintər'æŋgjulə] *a* 角间的

interannular [ˌintər'ænjulə] *a* 环间的

interarticular [ˌintərɑ:'tikjulə] *a* 关节间的

interarytenoid [ˌintərˌæri'ti:nɔid] *a* 杓状软骨间的

interatrial [ˌintər'eitriəl], **interauricular** [ˌintərɔ:'rikjulə] *a* (心)房间的

interbrain ['intəbrein] *n* 间脑;丘脑

intercalary [in'tə:kələri] *a* 插入的,间介的

intercalate [in'tə:kəleit] *vt* 插入,间介 | **intercalation** [inˌtə:kə'leiʃən] *n* 插入(作用);嵌入;插语症

intercanalicular [ˌintəˌkænə'likjulə] *a* 小管间的

intercapillary [ˌintə'kæpiləri] *a* 毛细(血)管间的

intercarotic [ˌintəkə'rɔtik], **intercarotid** [ˌintəkə'rɔtid] *a* 颈动脉间的

intercarpal [ˌintə'kɑ:pl] *a* 腕骨间的

intercartilaginous [ˌintəˌkɑ:ti'lædʒinəs] *a* 软骨间的

intercavernous [ˌintə'kævənəs] *a* 腔间的

intercellular [ˌintə'seljulə] *a* (细)胞间的

intercentral [ˌintə'sentrəl] *a* 中枢间的

intercerebral [ˌintə'seribrəl] *a* 脑间的,脑半球间的

interchange [ˌintə'tʃeindʒ] *vt* 交换,交替 *vi* 交替发生 ['intə'tʃeindʒ] *n* 交换,交替;易位

interchangeable [intə'tʃeindʒəbl] *a* 可交换的,可交替的;可互换的

interchondral [ˌintə'kɔndrəl] *a* 软骨间的

intercilium [ˌintə'siliəm] *n* 眉间

interclavicular [ˌintəklə'vikjulə] *a* 锁骨间的

interclinoid [intə'klainɔid] *a* 床突间的

intercoccygeal [ˌintəkɔk'sidʒiəl] *a* 尾骨间的

intercolumnar [ˌintəkə'lʌmnə] *a* 柱间的

intercommunicate [ˌintəkə'mju:nikeit] *vt* 互相联系,互相通信 | **intercommunication** ['intəkəˌmju:ni'keiʃən] *n*

intercondylar [ˌintə'kɔndilə], **inter-**

condyloid [ˌintəˈkɔndilɔid], **intercondylous** [ˌintəˈkɔndiləs] *a* 髁间的
interconnect [ˈintəkəˈnekt] *vt* 使互相联系，使互相连结 | **～ion** [ˈintəkəˈnekʃən] *n*
interconversion [ˌintəkənˈvəːʃən] *n* 互变(现象)
intercostal [ˌintəˈkɔstl] *a* 肋间的
intercostohumeral [ˌintəkɔstəuˈhjuːmərəl] *a* 肋间臂的
intercourse [ˈintəkɔːs] *n* 交际，往来；性交 | sexual ～ 性交
intercricothyrotomy [ˌintəˌkraikəuθaiˈrɔtəmi] *n* 喉下部切开术，环甲膜切开术
intercristal [ˌintəˈkristl] *a* 嵴间的
intercross [ˌintəˈkrɔs] *vt, vi* (使)交叉；(使)杂交 *n* 互交(杂合体之间的交配)
intercrural [ˌintəˈkruərəl] *a* 股间的，脚间的
intercrystalline [intəˈkristəlain] *a* 晶粒间的
intercurrent [ˌintəˈkʌrənt] *a* 在过程中发生的；间发的，介入的
intercuspation [ˌintəkʌsˈpeiʃən] *n* 牙尖吻合
intercusping [ˌintəˈkʌspiŋ] *a* 牙尖吻合的
intercutaneomucous [ˌintəkjuˌteiniəuˈmjuːkəs] *a* 皮肤粘膜间的
interdeferential [ˌintəˌdefəˈrenʃəl] *a* 输精管间的
interdental [ˌintəˈdentl] *a* 牙间的
interdentale [ˌintədenˈteili] *n* 中切牙间点
interdentium [ˌintəˈdenʃiəm] *n* 牙间隙
interdependence [ˌintədiˈpendəns], **interdependency** [ˌintədiˈpendənsi] *n* 互相依赖，互相依存 | **interdependent** *a*
interdialytic [intəˌdaiəˈlitik] *a* 透析间期的(指血液透析疗法之间的时期)
interdict [ˌintəˈdikt] *vt* 禁止，制止 | **～ion** *n* / **～ory** *a*
interdigit [ˌintəˈdidʒit] *n* 指(趾)间隙
interdigital [ˌintəˈdidʒitl] *a* 指(趾)间的
interdigitate [intəˈdidʒiteit] *n* 并指(趾)；犬牙交错
interdigitation [ˌintəˌdidʒiˈteiʃən] *n* 并指(趾)；牙尖间砧
interest [ˈintrist] *n* 兴趣；注意，关心；利益；重要性 *vt* 使发生兴趣；使关心 | in the ～(s) of 为了…的利益，为了 / lose ～ 不再感兴趣；不再引起兴趣 / make ～ with sb 施加影响于某人 / take (an) ～ in 对…感兴趣 / to one's ～ 对某人有好处 / with ～ 有兴趣地
interested [ˈintristid] *a* 感兴趣的；注意的，关心的；有(利害)关系的
interesting [ˈintristiŋ] *a* 有趣味的，引起兴趣的 | in an ～ condition 怀孕 | **～ly** *ad*
interface [ˈintəfeis] *n* 界面，接触面；(计算机)接口 | dineric ～ 二液界面 | **interfacial** [ˌintəˈfeiʃəl] *a*
interfascicular [ˌintəfəˈsikjulə] *a* 束间的
interfemoral [ˌintəˈfemərəl] *a* 股间的
interfemus [ˌintəˈfiːməs] *n*【拉】股间，股内侧
interfere [ˌintəˈfiə] *vi* 干扰，干涉，阻碍；抵触 | ～ in 干涉 / ～ with 妨碍，打扰；与…抵触
interference [ˌintəˈfiərəns] *n* 干预，干涉；干扰；阻碍，障碍 | caspal ～ 牙尖阻碍 / occlusal ～s 咬合阻碍 / proactive ～ 前摄抑制(见inhibition项下相应术语) / retroactive ～ 倒摄抑制(见inhibition项下相应术语)
interfering [ˌintəˈfiəriŋ] *a* 干涉的
interferometer [ˌintəfiəˈrɔmitə] *n* 干涉仪 | **interferometry** *n* 干涉量度学
interferon [ˌintəˈfiərɔn] *n* 干扰素 | ～-α (IFN-α)干扰素α / ～-β (IFN-β) 干扰素β / epithelial ～, fibroblast ～, fibroepithelial ～ 上皮细胞

干扰素，成纤维细胞干扰素，纤维上皮细胞干扰素(干扰素β) / ～-γ (IFN-γ) 干扰素γ / immune ～ 免疫干扰素(干扰素γ) / leukocyte ～ 白细胞干扰素(干扰素α) / type Ⅰ ～ Ⅰ型干扰素(干扰素α和干扰素β) / type Ⅱ ～ Ⅱ型干扰素(干扰素γ)

interfibrillar [ˌintəˈfaibrilə], **interfibrillary** [ˌintəˈfaibriləri] *a* 原纤维间的

interfibrous [ˌintəˈfaibrəs] *a* 纤维间的

interfilamentous [ˌintəˌfiləˈmentəs] *a* 丝间的

interfilar [ˌintəˈfailə] *a* 网丝间的

interfrontal [ˌintəˈfrʌntl] *a* 额骨间的

interfurca [ˌintəˈfə:kə] ([复] **interfurcae** [ˌintəˈfə:si:]) *n* 牙根间区

interfuse [ˌintəˈfju:z] *vt* 使融合，使混合；使渗透，使充满 *vi* 融合，混合 | **interfusion** [ˌintəˈfju:ʒən] *n*

interganglionic [ˌintəˌgæŋgliˈɔnik] *a* 神经节间的

intergemmal [ˌintəˈdʒeməl] *a* 味蕾间的，芽间的

intergenic [ˌintəˈdʒenik] *a* (两个)基因间的

interglobular [ˌintəˈglɔbjulə] *a* 球间的

intergluteal [ˌintəˈglu:tiəl] *a* 臀间的

intergonial [ˌintəˈgəuniəl] *a* 下颌角间的

intergradation [ˌintəgrəˈdeiʃən] *n* 间渡，渐变 (指物种间的杂交繁殖) | primary ～ 初级间渡 / secondary ～ 次级间渡

intergrade [ˈintəgreid] *n* 中间级，中间期 | sex ～ 雌雄间体

intergranular [ˌintəˈgrænjulə] *a* (脑)粒细胞间的

intergyral [ˌintəˈdʒaiərəl] *a* 脑回间的

interhemicerebral [ˌintəˌhemiˈseribrəl], **interhemispheric** [ˌintəˌhemiˈsferik] *a* (脑)半球间的

interictal [ˌintəˈriktl] *a* 发作间的

interim [ˈintərim] *n* 间歇 *a* 间歇的，暂时的 | in the ～ 在此期间

interior [inˈtiəriə] *a* 内部的；内地的 *n* 内部；内地

interischiadic [ˌintərˌiskiˈædik] *a* 坐骨间的

interjacent [ˌintəˈdʒeisənt] *a* 处在中间的

interkinesis [ˌintəkaiˈni:sis] *n* 分裂间期(减数分裂的第一和第二次分裂之间的短暂间期)

interlabial [ˌintəˈleibjəl] *a* 唇间的

interlace [ˌintəˈleis] *vt, vi* (使)交错，(使)交织

interlamellar [ˌintələˈmelə] *a* 板间的，层间的

interleukin [ˌintəˈlju:kin] *n* 白细胞介素 | ～-1 (IL-1) 白细胞介素1 / ～-2 (IL-2) 白细胞介素2 / ～-3 (IL-3) 白细胞介素3

interligamentary [ˌintəˌligəˈmentəri], **interligamentous** [ˌintəˌligəˈmentəs] *a* 韧带间的

interlink [intəˈliŋk] *vt* 把…互相连结起来

interlobar [ˌintəˈləubə] *a* 叶间的

interlobitis [ˌintələuˈbaitis] *n* 叶间胸膜炎

interlobular [ˌintəˈlɔbjulə] *a* 小叶间的

interlocking [ˌintəˈlɔkiŋ] *n* (双胎)交锁

intermalleolar [ˌintəməˈli:ələ] *a* 踝间的

intermamillary [ˌintəˈmæmiləri] *a* 乳头间的

intermammary [ˌintəˈmæməri] *a* 乳房间的

intermarriage [ˌintəˈmæridʒ] *n* 近亲结婚，血族结婚；异种结婚

intermaxilla [ˌintəmækˈsilə] *n* 上颌间骨

intermaxillary [ˌintəˈmæksiləri] *a* (上)颌间的

intermediary [ˌintəˈmi:djəri] *a* 中间的；媒介的 *n* 中间阶段；媒介物；手段

intermediate [ˌintə(:)ˈmi:djət] *a* 中间

的 *n* 中间体,媒介物 *vi* 起媒介作用(between) | ~ly *ad* 在中间

intermedin [ˌintəˈmiːdin] *n* 中叶素(即促黑素细胞激素,为两栖类动物脑下垂体中叶所分泌,故名)

intermediolateral [ˌintəˌmiːdiəuˈlætərəl] *a* 中间(与)外侧的

intermedium [ˌintəˈmiːdjəm] ([复] **intermidiums** 或 **intermedia** [ˌintəˈmiːdjə]) *n* 中间体,媒介物

intermedius [ˌintəˈmiːdiəs] *n* 中间部 *a* 中间的

intermembranous [ˌintəˈmembrənəs] *a* 膜间的

intermeningeal [ˌintəmiˈnindʒiəl] *a* 脑脊膜间的

intermenstrual [ˌintəˈmenstruəl] *a* (月)经间期的,经间的

intermenstruum [ˌintəˈmenstruəm] *n* (月)经间期

intermetacarpal [ˌintəˌmetəˈkɑːpl] *a* 掌骨间的

intermetameric [ˌintəˌmetəˈmerik] *a* 体节间的

intermetatarsal [ˌintəˌmetəˈtɑːsəl] *a* 跖骨间的

intermingle [ˌintəˈmiŋgl] *vt* 使混合,使搀和 *vi* 混合(with)

intermission [ˌintəˈmiʃən] *n* 间歇;间歇期

intermit [ˌintə(ː)ˈmit] (-tt-) *vt, vi* (使)间断,(使)中断

intermitotic [ˌintəmaiˈtɔtik] *a* 有丝分裂间期的

intermittent [ˌintəˈmitənt] *a* 间歇的;周期性的 | **intermittence** [ˌintəˈmitəns] *n* 间歇,中止;周期性 / ~ly *ad*

intermix [ˌintəˈmiks] *vt, vi* (使)混合,(使)混杂

intermixture [ˌintəˈmikstʃə] *n* 混合,混合物

intermolecular [ˌintəməuˈlekjulə] *a* 分子间的

intermural [intəˈmjuərəl] *a* 壁间的

intermuscular [ˌintəˈmʌskjulə] *a* 肌间的

intern [ˈintəːn] *n* 实习医师 [inˈtəːn] *vi* 做实习医师

internal [inˈtəːnl] *a* 内的,内部的;内在的;体内的,内服的 *n* [复] 内脏,内部器官;本质 | ~ly *ad*

internalization [inˌtəːnəlaiˈzeiʃən, -liˈz-] *n* 内在化

internarial [ˌintəˈnɛəriəl] *a* 鼻孔间的

internasal [ˌintəˈneizəl] *a* 鼻骨间的

internatal [ˌintəˈneitl] *a* 臀间的

internation [ˌintəˈneiʃən] *n* 约束,禁闭(如对精神病患者)

international [ˌintəˈnæʃənl] *a* 国际的

International Nonproprietary Names 国际非专利药名

interne [inˈtəːn, ˈintəːn] *n* 【法】实习医师

interneuron [ˌintəˈnjuərɔn] *n* 中间神经元

internist [inˈtəːnist] *n* 内科医师

internode [ˈintənəud] *n* 结间部 | **internodal** [ˌintəˈnəudl] *a* 结间的

internodular [ˌintəˈnɔdjulə] *a* 小结间的,结间的

internship [ˈintəːnʃip] *n* 实习医师职位;实习医师(实习)期

internuclear [ˌintəˈnjuːkliə] *a* 核间的;(视网膜)核层间的

internuncial [ˌintəˈnʌnʃiəl] *a* 联络的(作为沟通神经细胞间或中枢间的媒介)

internus [inˈtəːnəs] *a* 内的,内部的(指位置较接近于器官或腔的中央)

interocclusal [ˌintərɔˈkluːsəl] *a* 殆面间的,咬合面间的

interoceptive [ˌintərəuˈseptiv] *a* 内感受的

interoceptor [ˌintərəuˈseptə] *n* 内感受器

interofection [ˌintərəuˈfekʃən] *n* 对内反应作用(身体对由于交感神经影响的体内内部环境改变的反应)

interofective [ˌintərəuˈfektiv] *a* 对内

反应的(指自主神经系统)

interogestate [ˌintərəu'dʒesteit] *a* 宫内发育的 *n* 宫内发育婴儿

interoinferiorly [ˌintərəuin'fiəriəli] *ad* 向内下

interolivary [ˌintər'ɔlivəri] *a* (脑)橄榄体间的

interorbital [ˌintər'ɔ:bitl] *a* 眶间的

interosculate [ˌintər'ɔskjuleit] *vi* 混合; 联系; 具有共同性 | **interosculation** [ˌintərˌɔskju'leiʃən] *n*

interosseal [ˌintər'ɔsiəl] *a* 骨间的;骨间肌的

interosseous [ˌintər'ɔsiəs] *a* 骨间的

interpalpebral [ˌintə'pælpibrəl] *a* 睑间的

interpandemic [ˌintəpæn'demik] *a* 大流行期间的

interparietal [ˌintəpə'raiitl] *a* 壁间的;顶骨间的

interparoxysmal [ˌintəˌpærək'sizməl] *a* 发作间期的

interpediculate [ˌintəpi'dikjulit] *a* 椎弓根间的,蒂间的

interpeduncular [ˌintəpi'dʌŋkjulə] *a* (脑)脚间的

interpenetrate [ˌintə'penitreit] *vt* 贯穿;渗透 *vi* 互相贯穿;互相渗透 | **interpenetration** ['intəˌpeni'treiʃən] *n*

interphalangeal [ˌintəfə'lændʒiəl] *a* 指(趾)节间的

interphase ['intəfeiz] *n* 分裂间期(两次连续的有丝分裂之间的时期)

interphyletic [ˌintəfai'letik] *a* (两型细胞间的)中间型的

interpial [ˌintə'paiəl] *a* 软脑膜间的

interplant ['intəplɑ:nt, -plænt] *n* 分植体(分离出来的胚胎部分,移植到另一胚胎所提供的相同环境中发育)

interplay ['intə'plei] *n, vi* 相互作用,相互影响

interpleural [ˌintə'pluərəl] *a* 胸膜间的

interpolar [ˌintə'pəulə] *a* 极间的

interpolation [inˌtə:pəu'leiʃən] *n* 插入,补入;移植(组织);插植法,内插法(依据观察的数字而决定一系列的中间值)

interpolymer ['intə'pɔlimə] *n* 互聚物

interposition [ˌintəpə'ziʃən] *n* 中间位,间位;介植,补植;插补术

interpositum [ˌintə'pɔzitəm] *a* 【拉】插入的,居间的 *n* 中间帆

interpret [in'tə:prit] *vt* 解释,说明;把…理解(为) *vi* 翻译,口译;解释 | ～**er** *n* 译员;解释者;翻译器

interpretation [inˌtə:pri'teiʃən] *n* 解释,阐明;翻译

interpretative [in'tə:pritətiv] *a* 解释的,阐明的

interprotometamere [ˌintəˌprəutə'metəmiə] *n* 原节间组织

interproximal [ˌintə'prɔksiməl] *a* 邻间的,邻接近端间的

interpubic [ˌintə'pju:bik] *a* 耻骨间的

interpupillary [ˌintə'pju:piləri] *a* 瞳孔间的

interradial [ˌintə'reidjəl] *a* 射线间的

interrelate [ˌintəri'leit] *vt, vi* (使)相互联系

interrelation [ˌintəri'leiʃən] *n* 相互关系,相互联系(性) | ～**ship** *n* 相互关系

interrenal [ˌintə'ri:nl] *a* 肾间的

interrupt [ˌintə'rʌpt] *vt* 中断,间断,阻断,中止;打断 | ～**ed** [ˌintə'rʌptid] *a* / ～**ion** [ˌintə'rʌpʃən] *n*

interscapilium [ˌintəskə'piljəm], **interscapulum** [ˌintə'skæpjuləm] *n* 肩胛间隙

interscapular [intə'skæpjulə] *a* 肩胛间的

intersciatic [ˌintəsai'ætik] *a* 坐骨间的

intersect [ˌintə'sekt] *vt* 横切,和…交叉 *vi* (线)相交,交叉

intersectio [ˌintə'sekʃiəu] ([复] **intersectiones** [ˌintəˌsekʃi'əuni:z]) *n* 【拉】交切,交叉;交切点

intersection [ˌintə'sekʃən] *n* 交切,交叉;交切点 | tendinous ～ 腱划

intersegment [ˌintə'segmənt] *n* 节间

| ~al [ˌintəseg'mentl] *a*

interseptal [ˌintə'septl] *a* 隔间的

interseptum [ˌintə'septəm] *n*【拉】隔膜

intersex ['intəseks] *n* 雌雄间性,间性;间性体,雌雄间体 | female ~ 雌间性,女性假两性体 / male ~ 雄间性,男性假两性体 / true ~ 真中间性,真两性体

intersexuality [ˌintəˌseksju'æləti] *n* 雌雄间性,间性 | **intersexual** [ˌintə'seksjuəl] *a*

intersolubility [ˌintəˌsɔlju'biləti] *n* 互溶性;互溶度

interspace ['intəspeis] *n* 间隙;星际 *vt* 用间隔隔开;填充…的间隙 | dineric ~ 两液界面

interspecific [ˌintəspi'sifik] *a* 种间的

intersperse [ˌintə'spə:s] *vt* 散布(between, among); 点缀(with) | **interspersion** [ˌintə'spə:ʃən] *n*

interspinal [intə'spainl], **interspinous** [intə'spainəs] *a* 椎间的,棘突间的,髂棘间的

interstage [ˌintə'steidʒ] *a* 级间的,级际的

intersternal [ˌintə'stə:nl] *a* 胸骨间的

interstice [in'tə:stis] *n* 小间隙

interstitial [ˌintə'stiʃəl] *a* 间隙的;间质的

interstitium [ˌintə'stiʃiəm] *n*【拉】小间隙;间质组织

intertarsal [ˌintə'tɑ:səl] *a* 跗骨间的

intertexture [ˌintə'tekstʃə] *n* 交织;交织物

intertransverse [ˌintətræns'və:s] *a* 横突间的

intertriginous [ˌintə'tridʒinəs] *a* 擦烂的

intertrigo [ˌintə'traigəu] *n* 擦烂 | ~ labialis 唇间擦烂

intertrochanteric [ˌintəˌtrəukæn'terik] *a* 转子间的

intertubercular [ˌintətju(:)'bə:kjulə], **intertuberous** [ˌintə'tju:bərəs] *a* 结节间的

intertubular [ˌintə'tju:bjulə] *a* 管间的

intertwine [ˌintə'twain] *vt, vi* (使)缠结

intertwist [ˌintə'twist] *vt, vi* (使)缠结 ['intəˌtwist] *n* 缠结,缠绕

interureteric [ˌintəˌjuəri'terik], **interureteral** [ˌintəjuə'ri:tərəl] *a* 输尿管间的

intervaginal [ˌintə'vædʒinəl] *a* 鞘间的

interval ['intəvəl] *n* 间隔,间距;间歇;间期 | atrioventricular ~, auriculoventricular ~ 房室(收缩)间期 / cardioarterial ~, c-a ~ 心搏动脉间期 / confidence ~ 置信区间(一种对未知参数的统计区间计算) / focal ~ 焦间距(前后焦点间的距离) / lucid ~ (神志)清明期 / postsphygmic ~ 脉后间期(心) / P-R ~ P-R间期(介于P波与QRS复合波之间的心电图部分) / presphygmic ~ 脉前间期(心) / QRST ~, Q-T ~ Q-T间期(心电图) / tolerance ~ 容许区间(一种具有特定概率的区间估算) | at ~s 不时;相隔一定的距离 / at long ~ 间或 / at regular ~s 每隔一定时间;每隔一定距离 / at short ~ 常常 | ~lic [intə(:)'vælik] *a*

intervalvular [ˌintə'vælvjulə] *a* 瓣膜间的

intervascular [ˌintə'væskjulə] *a* 血管间的

intervene [ˌintə'vi:n] *vi* 干涉,介入

intervenient [ˌintə'vi:niənt] *a* 干涉的,介入的 *n* 介入物

intervention [ˌintə'venʃən] *n* 干涉,干预,介入 | crisis ~ (精神病)危机干预;应急性措施 / surgical ~ 外科手术

interventricular [ˌintəven'trikjulə] *a* (心)室间的

intervertebral [ˌintə'və:tibrəl] *a* 椎(骨)间的

interview ['intəvju:] *n, vt* 接见,会见,访问;面谈,面试

intervillous [ˌintəˈviləs] *a* 绒毛间的
intervolve [ˌintə(:)ˈvɔlv] *vt, vi* 缠绕
interweave [ˌintəˈwi:v] (interwove 或 interweaved, interwoven 或 interweaved) *vt, vi* 使交织;使紧密结合;(使)混杂
intestine [inˈtestin] *n* 肠 | blind ～ 盲肠 / empty ～ 空肠 / iced ～ 糖衣肠,慢性纤维包裹性腹膜炎 / jejunoileal ～, mesenterial ～ 系膜小肠(指空肠与回肠) / large ～ 大肠 / segmented ～ 结肠 / small ～ 小肠 / straight ～ 直肠 | **intestinal** *a*
intestino-intestinal [inˌtestinəuinˈtestinl] *a* 肠肠的(两个不同部分的肠,如肠肠反射)
intestinum [ˌintesˈtainəm] ([复] **intestina** [ˌintesˈtainə]) *n*【拉】肠
intima [ˈintimə] *n* 内膜 | ～**l** *a*
intimacy [ˈintiməsi] *n* 亲密,熟悉
intimate[1] [ˈintimit] *a* 亲密的;熟悉的;内部的;私人的 *n* 熟友,知己 | ～**ly** *ad*
intimate[2] [ˈintimeit] *vt* 宣布,通知;暗示,提示
intimidate [inˈtimideit] *vt* 威吓 | **intimidation** [inˌtimiˈdeiʃən] *n*
intimitis [ˌintiˈmaitis] *n* 内膜炎
into [ˈintu, ˈintə] *prep* 进入到;到…里;成为;转入
intolerable [inˈtɔlərəbl] *a* 不能忍受的,无法容忍的;过度的,极端的 | **intolerably** *ad*
intolerance [inˈtɔlərəns] *n* 不耐(性) | congenital lactose ～ 先天性乳糖不耐症 / congenital lysine ～ 先天性赖氨酸不耐症,高赖氨酸血症 / congenital sucrose ～ 先天性蔗糖不耐症 / disaccharide ～ 双糖不耐症 / drug ～ 药物不耐性 / hereditary fructose ～ 遗传性果糖不耐症 / lactose ～ 乳糖不耐症(亦称双糖不耐症和乳糖酶缺乏症) / lysinuric protein ～ 赖氨酸尿性蛋白不耐症
intolerant [inˈtɔlərənt] *a* 不容忍的;偏狭的 | ～**ly** *ad* / ～**ness** *n*
intonation [intəuˈneiʃən] *n* 语调,声调
intorsion [inˈtɔ:ʃən] *n* 内扭转,内旋
intorter [ˈintɔtə] *n* 内旋肌
intoxation [ˌintɔkˈseiʃən] *n* 中毒
intoxicant [inˈtɔksikənt] *a* 致醉的;使中毒的 *n* 酒类饮料;中毒药
intoxicate [inˈtɔksikeit] *vt* 使喝醉;使中毒
intoxication [inˌtɔksiˈkeiʃən] *n* 中毒;醉(酒) | acid ～ (重度)酸中毒 / alcohol idiosyncratic ～ 特应性醉酒 / alkaline ～ (重度)碱中毒 / anaphylactic ～ 过敏性中毒,过敏性休克 / bongkrek ～ 米酵霉中毒 / intestinal ～ 肠中毒,自体中毒 / roentgen ～ X线中毒,放射病 / serum ～ 血清中毒,血清病 / water ～ 水中毒(水分过度积滞所致的状态)
intra- [前缀] 内,在内
intra-abdominal [ˌintrəæbˈdɔminl] *a* 腹内的
intra-acinous [ˌintrəˈæsinəs] *a* 腺泡内的
intra-alveolar [ˌintrəælˈviələ] *a* 肺泡内的
intra-appendicular [ˌintrəˌæpənˈdikjulə] *a* 阑尾内的
intra-arachnoid [ˌintrəəˈræknɔid] *a* 蛛网膜内的
intra-arterial [ˌintrəɑ:ˈtiəriəl] *a* 动脉内的
intra-articular [ˌintrəɑ:ˈtikjulə] *a* 关节内的
intra-atomic [ˌintrəəˈtɔmik] *a* 原子内的
intra-atrial [ˌintrəˈeitriəl], **intra-auricular** [ˌintrəɔ:ˈrikjulə] *a* 心房内的
intra-aural [ˌintrəˈɔ:rəl] *a* 耳内的
intrabronchial [ˌintrəˈbrɔŋkiəl] *a* 支气管内的
intrabuccal [ˌintrəˈbʌkəl] *a* 口内的,颊内的

intracanalicular [ˌintrəˌkænə'likjulə] *a* 小管内的
intracapsular [ˌintrə'kæpsjulə] *a* 囊内的
intracardiac [ˌintrə'kɑ:diæk] *a* 心内的
intracarpal [ˌintrə'kɑ:pl] *a* 腕内的
intracartilaginous [ˌintrəˌkɑ:ti'lædʒinəs] *a* 软骨内的
intracavitary [ˌintrə'kævitəri] *a* 腔内的
intracelial [ˌintrə'si:liəl] *a* 体腔内的
intracellular [ˌintrə'seljulə] *a* (细)胞内的
intracephalic [ˌintrəsə'fælik] *a* 脑内的
intracerebellar [ˌintrəˌseri'belə] *a* 小脑内的
intracerebral [ˌintrə'seribrəl] *a* 大脑内的
intracervical [ˌintrə'sə:vikəl] *a* (子宫)颈管内的
intrachondral [ˌintrə'kɔndrəl], **intrachondrial** [ˌintrə'kɔndriəl] *a* 软骨内的
intrachordal [ˌintrə'kɔ:dl] *a* 脊索内的
intracisternal [ˌintrəsis'tə:nl] *a* 脑池内的
intracolic [ˌintrə'kɔlik] *a* 结肠内的
intracordal [ˌintrə'kɔ:dl] *a* 心内的
intracorporeal [ˌintrəkɔ:'pɔ:riəl], **intracorporal** [ˌintrə'kɔ:pərəl] *a* 体内的
intracorpuscular [ˌintrəkɔ:'pʌskjulə] *a* 小体内的
intracostal [ˌintrə'kɔstl] *a* 肋内(面)的
intracranial [ˌintrə'kreinjəl] *a* 颅内的
intracrureus [ˌintrəkru'riəs] *n* 股间肌
intractable [in'træktəbl] *a* 难处理的;顽固的,难治的,难消除的,难控制的 | **intractability** [inˌtræktə'biləti] *n*
intracutaneous [ˌintrəkju(:)'teinjəs] *a* 皮内的 | ~**ly** *ad*
intracystic [ˌintrə'sistik] *a* 囊内的
intracytoplasmic [ˌintrəˌsaitəu'plæzmik] *a* 胞质内的
intradermal [ˌintrə'də:məl] *a* 真皮内的;皮内的
intradermoreaction [ˌintrəˌdə:məuri(:)'ækʃən] *n* 皮内反应
intraductal [ˌintrə'dʌktl] *a* 管内的
intraduodenal [ˌintrəˌdju(:)əu'di:nl] *a* 十二指肠内的
intradural [ˌintrə'djuərəl] *a* 硬膜内的
intraepidermal [ˌintrəˌepi'də:məl] *a* 表皮内的
intraepiphyseal [ˌintrəˌepi'fiziəl] *a* 骺内的
intraepithelial [ˌintrəˌepi'θi:liəl] *a* 上皮内的
intraerythrocytic [ˌintrəiˌriθrəu'sitik] *a* 红细胞内的
intrafascicular [ˌintrəfə'sikjulə] *a* 束内的
intrafat [ˌintrə'fæt] *a* 脂肪(组织)内的
intrafetation [ˌintrəfi:'teiʃən] *n* 胎内(成)胎
intrafilar [ˌintrə'failə] *a* 丝内的,网内的
intrafissural [ˌintrə'fiʃjurəl] *a* 裂内的
intrafistular [ˌintrə'fistjulə] *a* 瘘管内的
intrafollicular [ˌintrəfə'likjulə] *a* 滤泡内的
intrafusal [ˌintrə'fju:zəl] *a* 肌梭内的
intragalvanization [ˌintrəˌgælvənai'zeiʃən, -ni'z-] *n* 体腔流电疗法
intragastric [ˌintrə'gæstrik] *a* 胃内的
intragemmal [ˌintrə'dʒeməl] *a* 蕾内的,芽内的
intragenic [ˌintrə'dʒenik] *a* 基因内的
intraglandular [ˌintrə'glændjulə] *a* 腺内的
intraglobular [ˌintrə'glɔbjulə] *a* 球内的,小球内的(如红细胞内的)
intragyral [ˌintrə'dʒaiərəl] *a* 脑回内的
intrahepatic [ˌintrəhi'pætik] *a* 肝内的

intrahyoid [ˌintrəˈhaiɔid] *a* 舌骨内的
intraictal [ˌintrəˈiktl] *a* 发作中的,发作期内的
intraintestinal [ˌintrəinˈtestinl] *a* 肠内的
intrajugular [ˌintrəˈdʒʌgjulə] *a* 颈静脉内的(在颈静脉孔、颈静脉突或颈静脉之内的)
intralamellar [ˌintrələˈmelə] *a* 板内的
intralaryngeal [ˌintrələˈrindʒiəl] *a* 喉内的
intralesional [ˌintrəˈli:ʒənl] *a* 损害内的
intraleukocytic [ˌintrəˌlju:kəuˈsitik] *a* 白细胞内的
intraligamentous [ˌintrəˌligəˈmentəs] *a* 韧带内的
intralingual [ˌintrəˈliŋgwəl] *a* 舌内的
Intralipid [ˌintrəˈlipid] *n* 脂肪乳剂(intravenous fat emulsion)的商品名(含有以卵黄磷脂稳定的10%豆油,用以防治必需脂肪酸缺乏及在胃肠道外全面营养时提供高密度形式的热能)
intralobar [ˌintrəˈləubə] *a* 叶内的
intralobular [ˌintrəˈlɔbjulə] *a* 小叶内的
intralocular [ˌintrəˈlɔkjulə] *a* 小房内的
intraluminal [ˌintrəˈlju:minl] *a* 管腔内的
intramammary [ˌintrəˈmæməri] *a* 乳房内的
intramarginal [ˌintrəˈmɑ:dʒinl] *a* 边缘内的
intramastoiditis [ˌintrəˌmæstɔiˈdaitis] *n* 乳突窦炎,乳突腔炎
intramatrical [ˌintrəˈmætrikəl] *a* 基质内的
intramedullary [ˌintrəˈmedələri] *a* 髓内的(指脊髓内的,延髓内的,骨髓腔内的)
intramembranous [ˌintrəˈmembrənəs] *a* 膜内的
intrameningeal [ˌintrəmiˈnindʒiəl] *a* 脑(脊)膜内的
intramolecular [ˌintrəməuˈlekjulə] *a* 分子内的
intramural [ˌintrəˈmjuərəl] *a* (器官)壁内的
intramuscular [ˌintrəˈmʌskjulə] *a* 肌内的 | ~**ly** *ad*
intramyocardial [ˌintrəˌmaiəuˈkɑ:diəl] *a* 心肌内的
intranarial [ˌintrəˈnεəriəl] *a* 鼻孔内的
intranasal [ˌintrəˈneizəl] *a* 鼻内的
intranatal [ˌintrəˈneitl] *a* 产期内的
intraneural [ˌintrəˈnjuərəl] *a* 神经内的
intranuclear [ˌintrəˈnju:kliə] *a* 核内的
intraocular [ˌintrəˈɔkjulə] *a* 眼内的
intraoperative [ˌintrəˈɔpərətiv] *a* 手术(期)中的
intraoral [ˌintrəˈɔ:rəl] *a* 口内的
intraorbital [ˌintrəˈɔ:bitl] *a* (眼)眶内的
intraosseous [ˌintrəˈɔsiəs], **intraosteal** [ˌintrəˈɔstiəl] *a* 骨内的
intraovarian [ˌintrəəuˈvεəriən] *a* 卵巢内的
intraovular [ˌintrəˈəuvjulə] *a* 卵内的
intrapancreatic [ˌintrəˌpænkriˈætik] *a* 胰内的
intraparenchymatous [ˌintrəˌpærənˈkimətəs] *a* 实质内的
intraparietal [ˌintrəpəˈraiitl] *a* 壁内的;(脑)顶区内的
intrapartum [ˌintrəˈpɑ:təm] *a* 分娩期(内)的,产时的
intrapelvic [ˌintrəˈpelvik] *a* 骨盆内的
intrapericardial [ˌintrəˌperiˈkɑ:diəl] *a* 心包内的
intraperineal [ˌintrəˌperiˈni:əl] *a* 会阴内的
intraperitoneal [ˌintrəˌperitəˈni:əl] *a* 腹膜内的
intrapial [ˌintrəˈpiəl] *a* 软膜内的,软膜下的

intraplacental [ˌintrəplə'sentl] *a* 胎盘内的
intrapleural [ˌintrə'pluərəl] *a* 胸膜内的 | ～**ly** *ad*
intrapontine [ˌintrə'pɔntain] *a* 脑桥内的
intraprostatic [ˌintrəprɔs'tætik] *a* 前列腺内的
intraprotoplasmic [ˌintrəˌprəutə-'plæzmik] *a* 原生质内的
intrapsychic(al) [intrə'saikik(əl)] *a* 内心的
intrapulmonary [ˌintrə'pʌlmənəri] *a* 肺内的
intrapyretic [ˌintrəpai'retik] *a* 发热期内的
intrarachidian [ˌintrərə'kidiən] *a* 脊柱内的
intrarectal [ˌintrə'rektl] *a* 直肠内的
intrarenal [ˌintrə'ri:nl] *a* 肾内的
intraretinal [ˌintrə'retinl] *a* 视网膜内的
intrascleral [ˌintrə'skliərəl] *a* 巩膜内的
intrascrotal [ˌintrə'skrəutl] *a* 阴囊内的
intrasegmental [ˌintrəseg'mentəl] *a* 节段内的(在一个节段内的，如支气管肺段和脊髓节段)
intrasellar [ˌintrə'selə] *a* 蝶鞍内的
intraserous [ˌintrə'siərəs] *a* 血清内的
intraspinal [ˌintrə'spainl] *a* 脊柱内的
intrasplenic [ˌintrə'splenik, -'spli:-] *a* 脾内的
intrasternal [ˌintrə'stə:nl] *a* 胸骨内的
intrastitial [ˌintrə'stiʃəl] *a* 细胞内的；纤维内的
intrastromal [ˌintrə'strəuməl] *a* 基质内的
intrasynovial [ˌintrəsi'nəuviəl] *a* 滑膜(腔)内的
intratarsal [ˌintrə'tɑ:səl] *a* 跗骨内的
intratesticular [ˌintrətes'tikjulə] *a* 睾丸内的
intrathecal [ˌintrə'θi:kəl] *a* 鞘内的 | ～**ly** *ad*
intrathenar [ˌintrə'θi:nə] *a* 鱼际间的
intrathoracic [ˌintrəθɔ(:)'ræsik] *a* 胸内的，胸廓内的
intratonsiliar [ˌintrə'tɔnsilə] *a* 扁桃体内的
intratrabecular [ˌintrətrə'bekjulə] *a* 小梁内的
intratracheal [ˌintrə'treikiəl] *a* 气管内的
intratubal [ˌintrə'tjubəl] *a* 管内的(尤指输卵管内的)
intratubular [ˌintrə'tju:bjulə] *a* 小管内的
intratympanic [ˌintrətim'pænik] *a* 鼓室内的
intraureteral [ˌintrəjuə'ri:tərəl] *a* 输尿管内的
intraurethral [ˌintrəjuə'ri:θrəl] *a* 尿道内的
intrauterine [ˌintrə'ju:tərain] *a* 宫内的
intravaginal [ˌintrə'vædʒinl] *a* 阴道内的
intravasation [inˌtrævə'zeiʃən] *n* 内渗，进入血管(异物)
intravascular [ˌintrə'væskjulə] *a* 血管内的
intravenation [ˌintrəvi'neiʃən] *n* 进入静脉，注入静脉(异物)
intravenous [ˌintrə'vi:nəs] *a* 静脉内的 | ～**ly** *ad*
intraventricular [ˌintrəven'trikjulə] *a* 心室内的
intravertebral [ˌintrə'və:tibrəl] *a* 脊柱内的
intravesical [ˌintrə'vesikəl] *a* 膀胱内的
intravillous [ˌintrə'viləs] *a* 绒毛内的
intravital [ˌintrə'vaitl] *a* 生活期内的；活体(内)的
intra vitam [ˌintrə 'vaitəm]【拉】生活期间

intravitelline [ˌintrəvaiˈtelin] *a* 卵黄内的

intravitreous [ˌintrəˈvitriəs] *a* 玻璃体内的

intrazole [ˈintrəzəul] *n* 吲四唑(抗炎药)

intricacy [ˈintrikəsi] *n* 错综,复杂;[复] 错综复杂的事物

intricate [ˈintrikit] *a* 复杂的,错综的,难懂的 | ~**ly** *ad*

intrinsic(al) [inˈtrinsik(əl)] *a* 内在的,内源性的,固有的;内部的,体内的 | **intrinsically** *ad*

intriptyline hydrochloride [inˈtriptiliːn] 盐酸英曲替林,盐酸印替林(抗抑郁药)

intro- [前缀] 入内,在内

introduce [ˌintrəˈdjuːs] *vt* 引进;输入,传入,采用;介绍;提出;把…插入(into);导入 | ~**r** *n* 介绍人;传入者;插管器,喉管插入器

introduction [ˌintrəˈdʌkʃən] *n* 引进,传入,采用;介绍;导言,引言;入门

introductive [ˌintrəˈdʌktiv], **introductory** [ˌintrəˈdʌktəri] *a* 介绍的,导言的

introfier [ˈintrəˌfaiə] *n* 减张剂

introflexion [ˌintrəuˈflekʃən] *n* 内屈

introgastric [ˌintrəuˈgæstrik] *a* 入胃的

introgression [ˌintrəˈgrəʃən] *n* 基因渗入 | **introgressive** [ˌintrəˈgresiv] *a*

introitus [inˈtrəuitəs] [单复同] *n* 【拉】入口,口

introjection [ˌintrəˈdʒekʃən] *n* 内向投射(一种精神作用,使人视某一事件或特性为私有,而成为自我的一部分,或把对他人的敌意转向自己,造成自我敌对)

intromit [ˌintrəuˈmit] (-tt-) *vt* 插入;输入;让…进入 | **intromission** [ˌintrəuˈmiʃən] *n* / ~**tent** [ˌintrəuˈmitənt] *a* 输送的,输入的

intron [ˈintrɔn] *n* 内含子,基因内区

Intropin [ˈintrəpin] *n* 盐酸多巴胺(dopamine hydrochloride)制剂的商品名

introrsus [inˈtrɔːsəs] *a* 【拉】内转的,内翻的

introspection [ˌintrəuˈspekʃən] *n* 内省,自省 | **introspective** [ˌintrəuˈspektiv] *a*

introsusception [ˌintrəusəˈsepʃən] *n* 套叠,肠套叠

introversion [ˌintrəuˈvəːʃən] *n* 内翻,内向;(精神)内向,内倾 | **introversive** [ˌintrəuˈvəːsiv] *a*

introvert [ˌintrəuˈvəːt] *vt* 使内向 [ˈintrəuvəːt] *n* (精神)内向者,内倾(性格)者 [ˈintrəuvəːt] *a* 内向性格的

intrude [inˈtruːd] *vt* 硬挤;强加 *vi* 侵入,(向内)突入 | ~**r** *n* 入侵者

intrusion [inˈtruːʒən] *n* 侵入;(向内)突入

intubate [ˈintjubeit] *vt* 插管,插入喉管 | **intubation** [ˌintjuˈbeiʃən] *n* 插管(法)(尤指喉管插入法)

intubationist [ˌintjuˈbeiʃənist] *n* 插管术者

intubator [ˈintjubeitə] *n* 插管器,喉管插入器

intuit [inˈtju(ː)it] *vt, vi* 由直觉知道;直观

intuition [ˌintju(ː)ˈiʃən] *n* 直觉,直观;直觉知识 | ~**al** *a*

intuitive [inˈtju(ː)itiv] *a* 直觉的,直观的 | ~**ly** *ad*

intumesce [ˌintju(ː)ˈmes] *vi* 肿大;膨大,隆起

intumescence [ˌintju(ː)ˈmesns] *n* 肿大;膨大,隆起 | **intumescent** [ˌintju(ː)ˈmesnt] *a*

intumescentia [ˌintju(ː)məˈsenʃiə] ([复] **intumescentiae** [ˌintju(ː)məˈsenʃiiː]) *n* 【拉】肿大;膨大,隆起

intussusception [ˌintəsəˈsepʃən] *n* 套叠,肠套叠;内吸收(把食物吸收到机体内变成新的原生质) | agonic ~, postmortem ~ 濒死肠套叠 / retrograde ~ 逆行性套叠 | **intussusceptive** *a*

intussusceptum [ˌintəsəˈseptəm] *n*

【拉】肠套叠套入部

intussuscipiens [ˌintəsə'sipiəns] *n* 【拉】肠套叠鞘部

Inula ['injulə] *n* 旋覆花属(菊科)

inulase ['injuleis], **inulinase** ['injulineis] *n* 菊粉酶,土木香酶

inulin ['injulin] *n* 菊粉,土木香粉

inuloid ['injulɔid] *n* 类菊粉,类土木香粉

inunction [i'nʌŋkʃən] *n* 涂擦法; [复] 涂擦剂

inunctum [i'nʌŋktəm] *n* 涂擦剂 | ~ mentholis compositum 复方薄荷脑涂擦剂,复方薄荷脑软膏

inure [i'njuə] *vt* 使习惯(不利条件) | ~**ment** *n*

inutile [in'ju:tail] *a* 没用的,无益的 | **inutility** [ˌinju(:)'tiləti] *n* 无益,无用;废物

InV 印维异型, InV异型(InV源于病人名,表示人免疫球蛋白κ链恒定区上的异型抗原位置,有3种异型)

invaccination [inˌvæksi'neiʃən] *n* 偶然接种,意外接种(接种时因疏忽而接种了不是制备疫苗的微生物)

invade [in'veid] *vt* 侵入,侵袭 | ~**r** *n* 侵入物,侵入者

invaginate [in'vædʒineit] *vt, vi* 折入,凹入,内陷,内折;套叠

invagination [inˌvædʒi'neiʃən] *n* 折入,凹入,内陷,内折;套叠 | basilar ~ 扁后脑,扁颅底

invalid[1] [in'vælid] *a* 无效的

invalid[2] ['invəlid] *a* 有病的,衰弱的 *n* 病弱者,久病衰弱者

invalidate [in'vælideit] *vt* 使无效,使无力 | **invalidation** [inˌvæli'deiʃən] *n*

invalidism ['invəlidizəm] *n* 病弱,伤残

invalidity [ˌinvə'lidəti] *n* 无效力;病弱,劳动能力丧失

invaluable [in'væljuəbl] *a* 无法估价的,无价的

invariable [in'vɛəriəbl] *a* 不变的,恒定的,一律的 | **invariability** [inˌvɛəriə'biləti] *n* 不变,不变性 / **invariably** *ad* 不变地,永恒地,总是

invariant [in'vɛəriənt] *a* 不变的,恒定的 *n* 不变量,不变式 | **invariance** [in'vɛəviəns] *n* 不变性

invasin [in'veizin] *n* 侵袭素,透明质酸酶

invasion [in'veiʒən] *n* 侵入,侵害,侵袭;发病,发作

invasive [in'veisiv] *a* 侵入的,侵害的,侵袭的 | ~**ness** *n* 侵入力,侵袭力

invent [in'vent] *vt* 发明,创造

invention [in'venʃən] *n* 发明,创造

inventor [in'ventə] *n* 发明者,创制者

inventory ['invəntri] *n* 调查表 | Millon clinical multiaxial ~ (MCMI) 米伦临床多轴调查表 / Minnesota Multiphasic Personality Inventory (MMPI) 明尼苏达多相人格调查表

invermination [inˌvə:mi'neiʃən] *n* 蠕虫感染,蠕虫病

inverse ['in'və:s] *a* 倒转的,相反的 *n* 反面 [in'və:s] *vt* 使倒转,使成反面 | ~**ly** *ad* 相反地

Inversine [in'və:si:n] *n* 盐酸美加明 (mecamylamine hydrochloride)制剂的商品名

inversion [in'və:ʃən] 转化;内翻;反向,倒向; 性倒错; 倒位 (染色体畸变) | carbohydrate ~ 碳水化物转化,碳水化物水解(作用) / chromosome ~ 染色体倒位 / sexual ~ 性倒错,同性恋 / thermic ~ 体温反常 / ~ of uterus 子宫内翻 / visceral ~ 内脏(左右)易位,内脏反向 | **inversive** [in'və:siv] *a*

inversus [in'və:səs] *a* 【拉】反向的,倒向的

invert [in'və:t] *vt* 使颠倒,使内翻,转换;使转化 ['invə:t] *a* 转化的 *n* 性倒错者,同性恋者

invertase [in'və:teis] *n* 转化酶,蔗糖酶

Invertebrata [inˌvə:ti'breitə] *n* 无脊椎动物类

invertebrate [in'və:tibrit] *n* 无脊椎动物 *a* 无脊椎的
invertin [in'və:tin] *n* 转化酶,蔗糖酶
invertor [in'və:tə] *n* 内转肌
invertose ['invətəus] *n* 转化糖
invest [in'vest] *vt* 包埋,围模;投(资),投入;授予(with) *vi* 投资(in)
investigate [in'vestigeit] *vt, vi* 调查,调查研究 | **investigation** [inˌvesti'geiʃən] *n* / **investigative, investigatory** *a* / **investigator** *n* 调查者
investing [in'vestiŋ] *n* 包埋,围模
investment [in'vestmənt] *n* 包埋料,围模料;包埋法,围模法;投资
inveterate [in'vetərit] *a* 长期形成的,根深蒂固的;慢性顽固性的,绵延难治的
invigorate [in'vigəreit] *vt* 使强壮,使精力充沛;鼓舞 | **invigoration** [inˌvigə'reiʃən] *n* 增益精力,滋补;鼓舞 | ~**or** *n* 补药;鼓舞者
invincible [in'vinsəbl] *a* 不能克服的,无敌的 | **invincibility** [inˌvinsi'biləti] *n* / **invincibly** *ad*
inviscation [ˌinvis'keiʃən] *n* 食物混粘液(作用)
invisible [in'vizəbl] *a* 无形的,看不见的,微小得觉察不出的 | **invisibility** [inˌvizə'biləti] *n* / **invisibly** *ad*
invitation [ˌinvi'teiʃən] *n* 邀请;吸引
invite [in'vait] *vt* 邀请;请求;引起,招致
inviting [in'vaitiŋ] *a* 吸引人的,诱人的
invoke [in'vəuk] *vt* 祈求;行使;恳求;引起
involucre ['invəlu:kə] *n* 总苞
involucrum [ˌinvə'lu:krəm] ([复] **involucra** [ˌinvə'lu:krə]) *n* 总苞;包壳(死骨的)
involuntary [in'vɔləntəri] *a* 无意的;偶然的;不随意的 | **involuntarily** [in'vɔləntərili] *ad*
involuntomotory [inˌvɔləntəu'məutəri] *a* 不随意运动的
involute ['invəlu:t] *a* 错综复杂的 [ˌinvə'lu:t] *vi* 复旧;退化
involution [ˌinvə'lu:ʃən] *n* 错综复杂;内转;复旧;退化 | ~ of uterus 子宫复旧 / senile ~ 老年性退化 | ~**al** *a*
involve [in'vɔlv] *vt* 累及,牵涉;包含 | ~**d** *a* 累及的;复杂的;有关的;与…关系密切的(with) / ~**ment** *n*
invulnerable [in'vʌlnərəbl] *a* 不会受伤害的;无懈可击的
inward ['inwəd] *a* 里面的,内部的;向内的 *n* 里面,内部 *ad* 向内 | ~**ly** *ad* 在内部,向内
inwards ['inwədz] *ad* 向内
Io 元素锾(ionium)的符号
iobenzamic acid [ˌaiə*u*ben'zæmik] 碘苯扎酸,碘苯酰氨酸(诊断用胆囊造影剂)
iocarmate meglumine [ˌaiə*u*'kɑ:meit] 双碘酞葡胺,碘卡明(造影剂,用于腰骶神经根造影、脑室造影和膝关节造影)
iocarmic acid [ˌaiə*u*'kə:mik] 碘卡酸,双碘酞酸,碘卡明(见iocarmate meglumine)
iocetamic acid [ˌaiə*u*si'tæmik] 碘西他酸,碘醋胺酸(口服胆囊造影剂)
iodamide [ai'əudəmaid] *n* 碘达酸,碘酰胺(诊断用造影剂)
Iodamoeba [ˌaiədə'mi:bə] *n* 嗜碘变形虫属,嗜碘阿米巴属 | ~ buetschlii, ~ williamsi 布氏嗜碘变形虫,布氏嗜碘阿米巴 / ~ suis 猪嗜碘变形虫,猪嗜碘阿米巴
iodate ['aiədeit] *vt* 用碘处理,向…加碘 *n* 碘酸盐 | **iodation** [ˌaiə'deiʃən] *n* 碘化作用
iod-Basedow [ˌaiəud-'bæsidəu] *n* 碘性巴塞多病,碘性甲状腺功能亢进
iodemia [ˌaiə'di:miə] *n* 碘血
iodic [ai'ɔdik] *a* 碘的,含碘的,五价碘的 | ~ acid 碘酸
iodide ['aiədaid] *n* 碘化物
iodide peroxidase ['aiədaid pə'rɔksideis] 碘化物过氧(化)物酶(此酶缺乏,为一种常染色体隐性性状,影响有机碘

的形成，可致家族性甲状腺肿，亦称甲状腺过氧物酶）

iodimetry [ˌaiəˈdimitri] *n* 碘定量法

iodinate [aiˈəudineit] *vi* 碘化，碘处理 | **iodination** [ˌaiəudiˈneiʃən] *n* 碘化作用

iodine [ˈaiədiːn] *n* 碘 | butanol-extractable ～ 丁醇可提取的碘 / imidecyl ～ 咪癸碘(局部抗感染药) / povidone ～ 聚维酮碘，聚烯吡酮碘，聚乙烯吡咯酮碘(局部抗感染药) / protein-bound ～ 蛋白结合碘 / radioactive ～ 放射性碘

iodinophil [ˌaiəˈdinəfil] *a* 嗜碘的 *n* 嗜碘细胞，嗜碘体

iodinophilous [ˌaiədiˈnɔfiləs] *a* 嗜碘的

iodipamide [ˌaiəˈdipəmaid] *n* 胆影酸，碘肥胺(造影剂) | ～ meglumine, ～ methylglucamine 胆影葡胺，甲基葡胺碘肥胺(静脉胆道造影剂) / ～ sodium 胆影酸钠(静脉胆道造影剂)

iodism [ˈaiədizəm] *n* 碘中毒

iodize [ˈaiədaiz] *vt* 用碘(或碘化物)处理，加碘

iodoacetic acid [aiˌəudəuəˈsiːtik] 碘乙酸

iodoalphionic acid [aiˌɔdəuælfiˈɔnik] 碘阿芬酸，碘苯丙酸(诊断用药)

iodobrassid [aiˌəudəuˈbræsid] *n* 二碘顺芜酸乙酯(碘治疗及造影剂)

iodochlorhydroxyquin [aiˌəudəuˌklɔːhaiˈdrɔksikwin] *n* 氯碘羟喹，氯碘喹啉(抗阿米巴药)

iodocholesterol [aiˌəudəukəˈlestərɔl] *n* 碘胆固醇

iododerma [aiəudəuˈdəːmə] *n* 碘疹

iodoform [aiˈɔdəfɔːm], **iodoformum** [aiəudəuˈfɔːməm] *n* 碘仿，三碘甲烷(局部抗感染药)

iodoformism [aiəudəuˈfɔːmizəm] *n* 碘仿中毒

iodogenic [aiəudəuˈdʒenik] *a* 生碘的

iodoglobulin [aiəudəuˈglɔbjulin] *n* 碘球蛋白

iodohippurate sodium [aiˌəudəuˈhipjuəreit] 碘马尿酸钠(肾功能测定药)

iodolography [aiəudəuˈlɔgrəfi] *n* 碘油造影(术)

iodomethamate sodium [aiˌəudəuˈmeθəmeit] 碘多啥，甲碘吡酮酸钠(造影剂)

iodomethane [aiˌəudəuˈmeθein] *n* 碘代甲烷，甲基碘

iodomethylnorcholesterol [aiˌəudəuˌmeθilˌnɔːkəˈlestərɔl] *n* 碘甲基降胆固醇(^{131}碘-6β-碘甲基降胆固醇，一种^{131}碘标记的胆固醇类似物，用于肾上腺皮质的放射性核素显象。亦称NP-59)

iodometry [ˌaiəˈdɔmitri] *n* 碘定量法，碘量滴定法 | **iodometric** [ˌaiədəuˈmetrik] *a* 碘定量的

iodopanoic acid [aiˌəudəupəˈnɔik] 碘番酸(胆囊造影剂)

iodophenol [aiəudəuˈfiːnɔl] *n* 碘(苯)酚

***p*-iodophenylarsenic acid** [aiˌəudəuˌfenilˈɑːsnik] 对碘苯砷酸

iodophil [aiˈɔdəfil] *a* 嗜碘的 *n* 嗜碘细胞，嗜碘体

iodophilia [aiəudəuˈfiliə] *n* 嗜碘性

iodophor [aiˈɔdəfɔː] *n* 碘附(碘与一种载体如聚乙烯吡咯酮的化合物，兽医用作手术前皮肤消毒剂)

iodophthalein sodium [aiˌəudəuˈθæliːn] 四碘酚酞钠，碘酞钠(胆囊造影剂)

iodopsin [ˌaiəˈdɔpsin] *n* 视紫蓝质，视青紫素

iodopyracet [aiˌəudəuˈpaiərəset] *n* 碘吡拉啥，碘奥酮(尿路造影剂)

iodoquinol [aiˌəudəuˈkwinɔl] *n* 双碘喹啉(亦称双碘羟喹，抗阿米巴药)

iodo-salicylic acid [aiˌəudəusæliˈsilik] 碘(代)水杨酸

iodosobenzoic acid [ˌaiəˌdəusəubenˈzəuik] 氧碘(代)苯甲酸

iodosulfate [aiəudəuˈsʌlfeit] *n* 碘硫酸盐

iodotherapy [aiəudəuˈθerəpi] *n* 碘疗法

iodothyrine [aiəudəu'θaiərin] *n* 甲状腺碘质,碘化甲状腺素

iodothyroglobulin [aiəudəu,θairəu'glɔbjulin] *n* 碘甲状腺球蛋白

iodothyronine [aiəudəu'θairəni:n] *n* 碘甲腺原氨酸

iodotyrosine [aiəudəu'tairəsi:n] *n* 碘酪氨酸

iodotyrosine dehalogenase [aiəudəu'tairəsi:n di:'hælədʒəneis] 碘酪氨酸脱卤酶,碘酪氨酸脱碘酶

iodotyrosine deiodinase [aiəudəu'tairəsi:n di:'aiədineis] 碘酪氨酸脱碘酶(此酶的先天性缺乏,可致碘严重丧失,并导致甲状腺功能减退和甲状腺肿,亦称碘酪氨酸脱卤酶)

iodoventriculography [aiəudəuven,trikju'lɔgrəfi] *n* 碘剂脑室造影(术)

iodovolatilization [aiəudəu,vɔlətilai'zeiʃən, -li'z-] *n* (藻类)放碘作用

iodoxamic acid [aiəudɔk'sæmik] 碘沙酸,碘氧胺酸(胆囊造影剂)

iodoxybenzoic acid [,aiə,dɔksiben'zəuik] 二氧碘(代)苯甲酸

iodoxyl [,aiə'dɔksil] *n* 碘多啥,甲碘吡酮酸钠(造影剂)

iodoxyquinoline sulfonic acid [,aiə,dɔksi'kwinəli:n] 碘羟喹啉磺酸

iodum [ai'əudəm] *n*【拉】碘

ioduria [,aiə'djuəriə] *n* 碘尿

ioglicic acid [,aiəu'glisik] 碘格利酸,碘异酞氨酸(造影剂)

ioglycamic acid [,aiəuglai'sæmik] 碘甘卡酸,甘氨碘苯酸(胆囊造影剂)

iohexol [,aiəu'heksɔl] *n* 碘海醇,碘酞六醇(一种非离子型水溶性低同渗重摩不透射线造影剂,鞘内或血管内注射给药)

ion ['aiən, 'aiɔn] *n* 离子 | dipolar ~ 偶极离子,两性离子 / gram ~ 克离子,摩尔 / hydrogen ~ 氢离子 / hydronium ~ 水合氢离子

Ionamin [ai'əunəmin] *n* 芬特明(phentermine)制剂的商品名

ionic [ai'ɔnik] *a* 离子的 | ~**ity** [aiɔ'nisəti] *n* 电离度,离子性

ionium [ai'əuniəm] *n* 锾(元素钍的放射性核素)

ionization [,aiənai'zeiʃən, -ni'z-] *n* 电离,离子化;离子电渗作用 | avalanche ~ 雪崩式电离(因气体倍增而引起离子泛滥)

ionize ['aiənaiz] *vt, vi* (使)电离,离子化

ionocolorimeter [,aiənəu,kʌlə'rimitə] *n* 氢离子比色计

ionogen [ai'ɔnədʒən] *n* 离子化基团

ionogenic [ai,ɔnə'dʒenik] *a* 离子生成的

ionometer [,aiəu'nɔmitə] *n* 离子计(测量射线量的仪器)

ionone ['aiənəun] *n* 芷香酮,紫罗酮

ionophore ['aiənə,fɔ:, ai'ɔnəfɔ:] *n* 离子载体

ionophose ['aiənəu,fəuz] *n* 紫幻视

ionoscope [ai'ɔnəskəup] *n* (氧化亚氮)酸碱杂质测定器

ionosphere [ai'ɔnəsfiə] *n* 电离层(大气) | **ionospheric** [ai,ɔnə'sferik] *a*

ionotherapy [,aiənəu'θerəpi] *n* 离子电渗疗法,电离子透入疗法;紫外线疗法

ion-protein [aiən'prəuti:n] *n* 离子蛋白

iontophoresis [ai,ɔntəufə'ri:sis], **iontherapy** [,aiən'θerəpi] *n* 离子电渗疗法,电离子透入疗法 | **iontophoretic** [ai,ɔntəfəu'retik] *a*

iontoquantimeter [ai,ɔntəukwæn'timitə], **iontoradiometer** [ai,ɔntə,reidi'ɔmitə] *n* 离子计(测量射线量的仪器)

IOP intraocular pressure 眼(球)内压

iopamidol [,aiə'pæmidəul] *n* 碘帕醇,碘异酞醇(造影剂,用于脊髓造影)

iopanoic acid [,aiəpə'nɔik] 碘番酸(胆囊造影剂)

iophendylate [,aiə'fendileit] *n* 碘芬酯,碘苯酯,碘苯十一酸乙酯(脊髓造影

剂)

iophenoxic acid [ˌaiəfə'nɔksik] 碘芬酸,碘酚酸(胆囊造影剂)

iopydol [ˌaiəu'paidɔl] *n* 碘吡多,碘吡醇(造影剂,用于支气管造影)

iopydone [aiə'paidəun] *n* 碘吡酮,二碘吡啶酮(支气管造影剂)

ioseric acid [ˌaiəu'siərik] 碘丝酸(造影剂)

iosulamide meglumine [ˌaiə'sʌləmaid] 碘砜葡胺(造影剂)

iosumetic acid [ˌaiəusju:'metik] 碘琥酸(造影剂)

iota [ai'əutə] *n* 希腊语的第九个字母(I, τ);微小,一点儿

iotacism [ai'əutəsizəm] *n* 衣(i:)音滥用

iotetric acid [ˌaiəu'tetrik] 碘替酸,碘得酸(造影剂)

iothalamate [ˌaiəu'θæləmeit] *n* 碘酞酸盐 | ~ meglumine 碘酞葡胺 / ~ sodium 碘酞钠

iothalamic acid [ˌaiəu'θæləmik] 碘拉酸,碘酞酸(造影剂)

iothiouracil [aiəˌθaiəu'juərəsil] *n* 碘硫尿嘧啶(甲状腺抑制药)

iotroxic acid [ˌaiəu'trɔksik] 碘曲西酸,碘托酸(造影剂)

ioxaglate [ˌaiɔk'sægleit] *n* 碘克沙酸盐(或酯) | ~ meglumine 碘克沙酸葡胺(用作低同渗重摩不透射线造影剂) / ~ sodium 碘克沙酸钠(用作低同渗重摩不透射线造影剂)

ioxaglic acid [ˌaiɔk'sæglik] 碘克沙酸(一种低同渗重摩不透射线造影剂)

IP intraperitoneally 腹膜内; isoelectric point 等电点

IP_3 inositol 1,4,5-triphosphate 肌醇 1,4,5-三磷酸

IPAA International Psychoanalytical Association 国际精神分析协会

I-para primipara 初产妇

IPD intermittent peritoneal dialysis 间歇性腹膜透析

ipecac ['ipəkæk] *n* 吐根 | powdered ~ 吐根粉(用于吐根糖浆制剂)

ipecacuanhic acid [ˌipəkæ'kwænik] 吐根酸

ipodate ['aipədeit] *n* 碘泊酸,胺碘苯丙酸 | ~ calcium 碘泊酸钙,胺碘苯丙酸钙(造影剂,用于胆囊造影) / ~ sodium 碘泊酸钠,胺碘苯丙酸钠(造影剂,用于胆囊造影)

ipomea [ˌaipə'mi:ə] *n* 药薯(其根用作泻药)

Ipomoea [ˌaipə'mi:ə] *n* 番薯属(旋花科)

IPPB intermittent positive pressure breathing 间歇性正压呼吸

Ipral ['iprəl] *n* 普罗比妥(probarbital)制剂的商品名

ipratropium bromide [ˌiprə'trəupiəm] 异丙托溴铵(支气管扩张药)

iprindole [i'prindəul] *n* 伊普吲哚,胺丙环辛吲哚,胺丙吲哚(抗抑郁药)

iproniazid [ˌaiprə'naiəzid] *n* 异丙烟肼(单胺氧化酶抑制药,抗抑郁药,抗结核药)

ipronidazole [ˌaiprəu'naidəzəul] *n* 异丙硝唑,异丙硝哒唑(抗原虫药)

iproxamine hydrochloride [i'prɔksəmi:n] 盐酸异丙沙明,盐酸异丙芹胺(血管扩张药)

ipsation [ip'seiʃən], **ipsism** ['ipsizəm] *n* 手淫

ipsi- [构词成分] 相同的,同一的

ipsilateral [ˌipsi'lætərəl] *a* 同侧的

IPSP inhibitory postsynaptic potential 抑制性突触后电位

IPV poliovirus vaccine inactivated 灭活脊髓灰质炎病毒疫苗

IQ intelligence quotient 智商,智力商数

Ir 元素铱(iridium)的符号

ir- 见in-

Iran [i'rɑ:n] *n* 伊朗[亚洲] | ~**ian** [i'reinjən] *a* 伊朗的;伊朗人的;伊朗语(系)的 *n* 伊朗人;伊朗人语系

Iraq, Irak [i'rɑ:k] *n* 伊拉克[亚洲] | ~**i** [i'rɑ:ki] *a* 伊拉克的;伊拉克人

的，伊拉克人讲的阿拉伯语的 *n* 伊拉克人;伊拉克讲的阿拉伯语

irascible [i'ræsəbl] *a* 易怒的，性情暴躁的 | **irascibility** [iˌræsə'biləti] *n* 愤怒，易怒性

iraser [i'reisə] (*i*nfra-*r*ed *a*mplification by *s*timulated *e*mission of *r*adiation) *n* 红外激射;红外激射器

irate [ai'reit] *a* 发怒的，激怒的

IRC inspiratory reserve capacity 补吸气量; International Red Cross 国际红十字会

Ircon ['iəkɔn] *n* 富马酸亚铁(ferrous fumarate)制剂的商品名

Ireland ['aiələnd] *n* 爱尔兰[欧洲]

irid- 见irido-

iridal ['aiəridl] *a* 虹膜的

iridalgia [ˌaiəri'dældʒiə] *n* 虹膜痛

iridauxesis [ˌiridɔ:k'si:sis] *n* 虹膜肥厚

iridectasis [ˌiri'dektəsis] *n* 虹膜开大，瞳孔开大

iridectome [ˌiri'dektəum] *n* 虹膜刀

iridectomesodialysis [ˌiriˌdektəuˌmi:səudai'ælisis] *n* 虹膜分离切除术

iridectomize [ˌiri'dektəmaiz] *vt* 虹膜切除

iridectomy [ˌiri'dektəmi] *n* 虹膜切除术 | basal ~ 虹膜基部切除术 / complete ~, sector ~, total ~ 全虹膜切除术 / optic ~, optical ~ 光学虹膜切除术，视觉性虹膜切除术(造瞳术) / peripheral ~, stenopeic ~ 周边虹膜切除术，小孔形虹膜切除术 / preliminary ~, preparatory ~ 准备性虹膜切除术 / therapeutic ~ 治疗性虹膜切除术

iridectopia [ˌiridek'təupiə] *n* 虹膜异位

iridectropium [ˌiridek'trəupiəm] *n* 虹膜外翻

iridemia [ˌiri'di:miə] *n* 虹膜出血

iridencleisis [ˌiriden'klaisis] *n* 虹膜箝顿术(降眼内压)

iridentropium [ˌiriden'trəupiəm] *n* 虹膜内翻

irideremia [ˌiridə'ri:miə] *n* 无虹膜，虹膜缺失

irides ['iridi:z] iris的复数

iridescent [ˌiri'desnt] *a* 彩虹色的，晕色的 | **iridescence** [ˌiri'desns] *n*

iridesis [ai'ridəsis] *n* 虹膜固定术

iridiagnosis [ˌaiəridaiəg'nəusis] *n* 虹膜诊断

iridic [ai'ridik], **iridial** [ai'ridiəl], **iridian** [ai'ridiən] *a* 虹膜的

iridic acid [ai'ridik] 鸢尾根酸

iridium [ai'ridiəm, i'ridiəm] *n*【拉】铱(化学元素)

iridization [ˌiridai'zeiʃən, -di'z-] *n* 虹视，虹晕感觉(青光眼)

irid(o)- [构词成分] 虹膜

iridoavulsion [ˌiridəuə'vʌlʃən] *n* 虹膜撕脱

iridocapsulitis [ˌiridəukæpsju'laitis] *n* 虹膜晶状体囊炎

iridocele [ai'ridəsi:l] *n* 虹膜突出

iridochoroiditis [ˌiridəuˌkɔ:rɔi'daitis] *n* 虹膜脉络膜炎

iridocoloboma [ˌiridəuˌkɔlə'bəumə] *n* 虹膜缺损，虹膜裂开

iridoconstrictor [ˌiridəukən'striktə] *n* 虹膜收缩肌;缩瞳剂

iridocorneosclerectomy [ˌiridəuˌkɔ:niəusklə'rektəmi] *n* 虹膜角膜巩膜切除术

iridocyclectomy [ˌiridəusai'klektəmi] *n* 虹膜睫状体切除术

iridocyclitis [ˌiridəusai'klaitis] *n* 虹膜睫状体炎 | heterochromic ~ 异色性虹膜睫状体炎(亦称异色性眼色素层炎)

iridocyclochoroiditis [ˌiridəuˌsaikləuˌkɔ:rɔi'daitis] *n* 虹膜睫状体脉络膜炎

iridocystectomy [ˌiridəusis'tektəmi] *n* 虹膜囊切除术

iridocyte [ai'ridəsait] *n* 虹(色)细胞

iridodesis [ˌiri'dɔdisis] *n* 虹膜固定术

iridodiagnosis [ˌiridəuˌdaiəg'nəusis]

n 虹膜诊断

iridodialysis [ˌiridə*u*daiˈælisis] *n* 虹膜根部断离，虹膜松摇

iridodiastasis [ˌiridə*u*daiˈæstəsis] *n* 虹膜根部缺损(虹膜周缘的一种缺损，但未波及瞳孔的边缘，产生临床性的多瞳外貌)

iridodilator [ˌiridə*u*daiˈleitə] *n* 虹膜扩大肌;虹膜扩大剂

iridodonesis [ˌiridə*u*dəˈni:sis] *n* 虹膜震颤

iridokeratitis [ˌiridə*u*ˌkerəˈtaitis] *n* 虹膜角膜炎

iridokinesis [ˌiridə*u*kaiˈni:sis], **iridokinesia** [ˌiridə*u*kaiˈni:ziə] *n* 虹膜伸缩 | **iridokinetic** [ˌiridə*u*kaiˈnetik] *a*

iridoleptynsis [ˌiridə*u*lepˈtinsis] *n* 虹膜薄缩，虹膜萎缩

iridology [ˌiriˈdɔlədʒi] *n* 虹膜学

iridolysis [ˌiriˈdɔlisis] *n* 虹膜松解术

iridomalacia [ˌiridə*u*məˈleiʃiə] *n* 虹膜软化

iridomesodialysis [ˌiridə*u*ˌmi:sə*u*daiˈælisis] *n* 虹膜内缘粘着部分离

iridomotor [ˌiridə*u*ˈməutə] *a* 虹膜伸缩的，虹膜运动的

iridoncus [ˌiriˈdɔŋkəs] *n* 虹膜瘤，虹膜肿

iridopathy [ˌiriˈdɔpəθi] *n* 虹膜病

iridoperiphakitis [ˌiridə*u*ˌperifeiˈkaitis] *n* 虹膜晶状体囊炎

iridoplegia [ˌiridə*u*ˈpli:dʒiə] *n* 虹膜麻痹 | accommodation ~ 调节性虹膜麻痹 / complete ~ 完全虹膜麻痹 / sympathetic ~ 交感性虹膜麻痹 | **iridoparalysis** [ˌiridə*u*pəˈrælisis] *n*

iridoptosis [ˌiridɔpˈtəusis] *n* 虹膜脱垂

iridopupillary [ˌiridə*u*ˈpju:piləri] *a* 虹膜瞳孔的

iridorhexis [ˌiridə*u*ˈrəksis] *n* 虹膜破裂;虹膜撕裂法

iridoschisis [ˌiriˈdɔskisis] *n* 虹膜缺损;虹膜分裂

iridosclerotomy [ˌiridə*u*skliəˈrɔtəmi] *n* 虹膜巩膜切开术

iridosteresis [ˌiridə*u*stiˈri:sis] *n* 虹膜(部分或全部)缺失，虹膜(部分或全部)切除术

iridotasis [ˌiriˈdɔtəsis] *n* 虹膜展开术

iridotomy [ˌiriˈdɔtəmi] *n* 虹膜切开术

Iridoviridae [ˌiridə*u*ˈviridi:] *n* 虹彩病毒属

iridovirus [ˌiridə*u*ˈvaiərəs] *n* 虹色病毒

IRIS International Research Information Service 国际研究情报服务处

Iris [ˈaiəris] *n* 鸢尾属

iris [ˈaiəris] ([复] **irises** 或 **irides** [ˈaiəridi:z]) *n* 虹彩;虹膜;(蓝旗)鸢尾根 | ~ bombé, umbrella ~ 虹膜膨起 / Florentine ~ 南欧香菖根 / tremulous ~ 虹膜震颤

Irish [ˈaiəriʃ] *a* 爱尔兰的;爱尔兰人的;爱尔兰语的 | the ~ 爱尔兰人;爱尔兰语

irisin [ˈaiərisin] *n* 鸢尾糖，菖尾淀粉

irisopsia [ˌaiəriˈsɔpsiə] *n* 虹视

iritis [ˌaiəˈraitis] *n* 虹膜炎 | ~ catamenialis 经期前虹膜炎 / gouty ~, uratic ~ 痛风虹膜炎 / ~ papulosa 丘疹性虹膜炎 / plastic ~ 成形性虹膜炎 / serous ~ 浆液性虹膜炎 / spongy ~ 海绵状虹膜炎 | **iritic** [aiəˈritik] *a*

iritoectomy [ˌiritə*u*ˈektəmi] *n* 虹膜部分切除术

iritomy [aiˈritəmi] *n* 虹膜切开术

irium [ˈiriəm] *n* 月桂硫酸钠，十二烷硫酸钠

iron [ˈaiən] *n* 铁;烙铁，熨斗;铁剂 *vt* 烫，烫平 | ~ acetate 醋酸铁(收敛剂) / alcoholized ~, pulverized ~ 铁粉 / available ~ (食物)可利用铁，可吸收铁 / ~ citrate green 绿枸橼酸铁(用作肌内注射及皮下注射) / dialyzed ~ 渗析铁 / ~ glycerophosphate 甘油磷酸铁 / ~ iodobehanate 碘萮树酸铁，碘二十二碳酸铁(曾用于治淋巴结结核、萎黄病、佝偻病等) / ~ magnesium sulfate 硫酸铁镁(治贫血) / reduced ~ 还原铁 / ~ sorbitex 山梨醇铁(补血药) / ~ succinate 琥珀酸铁,丁二酸铁(可用于治胆石病) | ~ out 消除(困难等);烫平 / put(或lay) all ~s (或every ~) in the fire 试用种种手段,用尽一切方法

irony[1] ['aiəni] *a* 铁的,含铁的

irony[2] ['aiərəni] *n* 冷潮,反话

irotomy [ai'rɔtəmi] *n* 虹膜切开术

irradiance [i'reidjəns] *n* 光辉;辐照度

irradiancy [i'reidjənsi] *n* 光辉;射出光线 | **irradiant** *a*

irradiate [i'reidieit] *vt* 照耀,使发光;阐明;(用X线或其他放射线)照射,辐照 *vi* 发光 | **irradiative** *a* 有放射力的;有启发的 / **irradiator** *n* 辐照器

irradiation [iˌreidi'eiʃən] *n* 照耀,发光;阐明;照射,辐射;扩散,放散;光渗 | interstitial ~ 组织内照射法 / ultraviolet blood ~ 紫外线照血法 / whole-body ~ 全身辐照,全身照射

irradicable [i'rædikəbl] *a* 不能根除的

irrational [i'ræʃənl] *a* 非理性的,不合理的 | **~ity** [iˌræʃə'næləti] *n* / **~ly** *ad*

irrealizable [i'riəlaizəbl] *a* 不能实现的,不能达到的

irrecognizable [i'rekəgnaizəbl] *a* 不能认识的,不能辨认的

irrecoverable [ˌiri'kʌvərəbl] *a* 不能挽回的,不能恢复的;医治不好的

irreducible [ˌiri'dju:səbl] *a* 不能缩小的,不能降低的;不能复位的;不能还原的 | **irreducibility** [ˌiriˌdju:sə'biləti] *n* / **irreducibly** *ad*

irregular [i'regjulə] *a* 不齐的,不规则的,无规律的 | **~ly** *ad*

irregularity [iˌregju'lærəti] *n* 不齐,不规则,无规律 | ~ of pulse 脉律不齐,心律不齐,无节律

irreinoculability [ˌiriiˌnɔkjulə'biləti] *n* 再接种不能

irrelative [i'relətiv] *a* 无关系的(to);不相干的

irrelevant [i'relivənt] *a* 不相干的,不中肯的 | **irrelevance** [i'relivəns], **irrelevancy** [i'relivənsi] *n*

irremediable [ˌiri'mi:djəbl] *a* 医治不好的;不可挽回的

irremissible [ˌiri'misəbl] *a* 不能原谅的;不能避免的

irremovable [iri'mu:vəbl] *a* 不能切除的;不能移动的

irreparable [i'repərəbl] *a* 不可弥补的;不能恢复的

irreplaceable [ˌiri'pleisəbl] *n* 不能恢复原状的;不能替代的

irrepressible [ˌiri'presəbl] *a* 压抑不住的,控制不住的

irreproachable [ˌiri'prəutʃəbl] *a* 无可指责的,无缺点的

irresistible [ˌiri'zistəbl] *a* 不可抵抗的,不能压制的

irresolute [i'rezəlju:t] *a* 无决断的,犹豫不决的 | **irresolution** [iˌrezə'lju:ʃən] *n*

irrespective [ˌiris'pektiv] *a* 不顾的,不问的,不考虑的(of)

irrespirable [i'respirəbl, ˌiris'paiərəbl] *a* 不能呼吸的

irresponsible [ˌiris'pɔnsəbl] *a* 无责任感的;无责任能力的 | **irresponsibility** ['irisˌpɔnsə'biləti] *n*

irresponsive [ˌiris'pɔnsiv] *a* 无反应的(to);不答复的

irretention [ˌiri'tenʃən] *n* 不能保持;失禁(尤指小便)

irretentive [iri'tentiv] *a* 不能保持的,无保持力的(尤指记忆)

irretrievable [ˌiri'tri:vəbl] *a* 不能挽救的,不能恢复的,无法弥补的

irreversibility [ˌiriˌvə:sə'biləti] *n* 不可逆性 | ~ of conduction 传导不可逆性

irreversible [ˌiri'və:səbl] *a* 不可逆的 | **irreversibly** *ad*

irrevocable [i'revəkəbl] *a* 不能改变的,不能挽回的;不可取消的

irrigate ['irigeit] *vt* 灌溉;冲洗(伤口) | **irrigator** *n* 冲洗器

irrigation [ˌiri'geiʃən] *n* 灌溉;冲洗,冲洗法;冲洗液 | continuous ~ 连续冲洗法 / mediate ~ 间接冲洗法 / ~ of maxillary sinus 上颌窦冲洗 / sodium chloride ~ 氯化钠冲洗液

irrigoradioscopy [ˌirigəuˌreidi'ɔskəpi], **irrigoscopy** [ˌiri'gɔskəpi] *n* 灌肠X线透视检查,注洗X线检查法

irritability [ˌiritə'biləti] *n* 易怒;应激性,兴奋性,刺激感受性;兴奋增盛,过敏 | ~ of the bladder 膀胱过敏 / chemical ~ 化学应激性 / electric ~ 电应激性 / faradic ~ 感应电应激性 / galvanic ~ 流电应激性 / mechanical ~ 机械(刺激)应激性 / muscular ~ 肌应激性 / myotatic ~ 肌牵张应激性 / nervous ~ 神经应激性;神经过敏 / ~ of the stomach 胃过敏 / tactile ~ 接触应激性(细胞)

irritable ['iritəbl] *a* 易怒的,烦躁的;应激性的;过敏的

irritant ['iritənt] *a* 刺激(性)的;引起发炎的 *n* 刺激剂,刺激物

irritate ['iriteit] *vt* 激怒;使烦躁;刺激,使兴奋

irritation [ˌiri'teiʃən] *n* 激怒;刺激(作用);兴奋 | cerebral ~ 大脑刺激 / direct ~ 直接刺激 / functional ~ 功能性刺激

irritative ['iriteitiv] *a* 刺激的

irrupt [i'rʌpt] *vi* 侵入,闯入 | ~**ion** [i'rʌpʃən] *n* / ~**ive** [i'rʌptiv] *a*

IRV inspiratory reserve volume 补吸气量

IS intercostal space 肋间隙

ISA intrinsic sympathomimetic activity 内在拟交感神经活动

Isambert's disease [izɑ:m'bɛə] (Emile Isambert) 伊桑贝尔病(急性粟粒性咽喉结核)

isamoxole [ˌaisə'mɔksəul] *n* 双丁噁胺(平喘药)

isatin ['aisətin] *n* 靛红(用作试剂)

isauxesis [ˌisɔ:k'si:sis] *n* 均等增生,同度发育,等速增长(指个体的一个部分或各部分与整体长得一样快)

ischemia [is'ki:miə] *n* 局部缺血 | myocardial ~ 心肌缺血 | **ischemic** [is'kemik] *a*

ischesis [is'ki:sis] *n* 分泌物潴留

ischia ['iskiə] ischium的复数

ischiadelphus [ˌiskiə'delfəs] *n* 坐骨联胎

ischialgia [ˌiski'ældʒiə], **ischias** ['iskiəs] *n* 坐骨神经痛

ischiatic [ˌiski'ætik], **ischiac** ['iskiæk], **ischiadic** [ˌiski'ædik], **ischial** ['iskiəl] *a* 坐骨的

ischidrosis [ˌiski'drəusis] *n* 汗闭

ischiectomy [ˌiski'ektəmi] *n* 坐骨切除术

ischi(o)- [构词成分] 髋,坐骨

ischioanal [ˌiskiəu'einl] *a* 坐骨肛门的

ischiobulbar [ˌiskiəu'bʌlbə] *a* 坐骨尿道球的

ischiocapsular [ˌiskiəu'kæpsjulə] *a* 坐骨囊韧带的

ischiocele ['iskiəsi:l] *n* 坐骨孔疝

ischiococcygeal [ˌiskiəukɔk'sidʒiəl] *a* 坐骨尾骨的

ischiococcygeus [ˌiskiəukɔk'sidʒiəs] *n* 坐骨尾骨肌,尾骨肌

ischiodidymus [ˌiskiəu'didiməs] *n* 坐骨联胎

ischiodymia [ˌiskiəu'dimiə] *n* 坐骨联胎畸形

ischiodynia [ˌiskiəu'diniə] *n* 坐骨神经痛

ischiofemoral [ˌiskiəu'femərəl] *a* 坐骨股骨的

ischiofibular [ˌiskiəu'fibjulə] *a* 坐骨腓骨的

ischiohebotomy [ˌiskiəuhi'bɔtəmi] *n* 耻骨坐骨支切开术

ischiomelus [ˌiski'ɔmiləs] *n* 坐骨寄生肢畸胎

ischionitis [ˌiskiəuˈnaitis] *n* 坐骨结节炎

ischiopagia [ˌiskiəuˈpeidʒiə], **ischiopagy** [ˌiskiˈɔpədʒi] *n* 坐骨联胎畸形

ischiopagus [iskiˈɔpəgəs] *n* 坐骨联胎

ischiopubic [ˌiskiəuˈpju:bik] *a* 坐骨耻骨的

ischiorectal [ˌiskiəuˈrektl] *a* 坐骨直肠的

ischiosacral [ˌiskiəuˈseikrəl] *a* 坐骨骶骨的

ischiothoracopagus [ˌiskiəuˌθɔ:rəˈkɔpəgəs] *n* 坐骨胸部联胎，髂胸联胎

ischiovaginal [ˌiskiəuˈvædʒinl] *a* 坐骨阴道的

ischiovertebral [ˌiskiəuˈvə:tibrəl] *a* 坐骨脊椎的

ischium [ˈiskiəm] ([复] **ischia** [ˈiskiə]) *n*【拉】坐骨

isch(o)- [构词成分] 闭止，抑制，缺乏

ischogyria [ˌiskəuˈdʒaiəriə] *n* 脑回萎小

ischuria [isˈkjuəriə] *n* 尿闭 | ~ paradoxa 矛盾尿闭，奇异尿闭(患者虽排尿而膀胱仍过度膨胀) / ~ spastica 痉挛性尿闭 | **ischuretic** [ˌiskjuəˈretik] *a*

ISCP International Society of Comparative Pathology 国际比较病理学会

iseiconia, iseikonia [ˌaisiˈkəuniə] *n* 双侧象相同 | **iseiconic** [ˌaisiˈkɔnik] *a*

isethionate [ˌisəˈθaiəneit] *n* 羟乙磺酸盐(2-hydroxyethanesulfonate USAN 的缩约词)

isethionic acid [ˌiseθaiˈɔnik] 羟乙磺酸

ISGE International Society of Gastro-Enterology 国际胃肠病学会

ISH International Society of Hematology 国际血液学会

Ishihara's test [ˌiʃiˈhɑ:rə] (Shinobu Ishihara石原忍) 石原试验(①检色彩视力;②检梅毒的一种絮状试验，所用抗原为妊娠家兔肾脏的乙醇浸膏)

isinglass [ˈaiziŋglɑ:s] *n* 鱼胶 | Japanese ~ 琼脂，洋粉

island [ˈailənd] *n* 岛 *vt* 使成岛(状)，使呈岛状分布 | blood ~s 血岛 / cartilage ~s 软骨岛，软骨内骨 / olfactory ~s 嗅岛

islet [ˈailet] *n* 岛，小岛 | blood ~s 血岛

ISM International Society of Microbiologists 国际微生物学家学会

-ism [后缀] 中毒;行为，状态;主义

Ismelin [ˈisməlin] *n* 硫酸胍乙啶(guanethidine sulfate)制剂的商品名

ISO International Standards Organization 国际标准组织

iso- [前缀] 相等，均等;同族，同种;异构

isoadrenocorticism [ˌaisəuəˌdri:nəuˈkɔ:tisizəm] *n* 肾上腺皮质功能正常

isoagglutination [ˌaisəuəˌglu:tiˈneiʃən] *n* 同种凝集，同族凝集反应

isoagglutinin [ˌaisəuəˈglu:tinin] *n* 同种凝集素，同族凝集素

isoallele [ˌaisəuəˈli:l] *n* 同等位基因(只能通过特殊测验方法才能区别于正常基因的等位基因)

isoallelism [ˌaisəuəˈli:lizəm] *n* 同等位基因

isoalloxazine [ˌaisəuəˈlɔksəzi:n] *n* 异咯嗪

isoamylamine [ˌaisəuˌæmiˈlæmin] *n* 异戊胺

isoamylethylbarbituric acid [ˌaisəuˌæmilˌeθilbɑ:biˈtjuərik] 异戊基乙基巴比妥酸，异戊巴比妥

isoamyl nitrite [ˌaisəuˈæmil] 亚硝酸异戊酯(抗心绞痛药)

isoanaphylaxis [ˌaisəuˌænəfiˈlæksis] *n* 同种过敏性，同族过敏反应

isoandrosterone [ˌaisəuænˈdrɔstərəun] *n* 异雄甾酮

isoantibody [aisəuˈæntiˌbɔdi] *n* 同种抗体

isoantigen [ˌaisəuˈæntidʒən] *n* 同

种抗原

isoascorbic acid [ˌaisəuəs'kɔːbik] 异抗坏血酸,阿拉伯糖型抗坏血酸

isobar ['aisəubɑː] *n* 同量异位素;等压线 | ~**ic** [ˌaisəu'bærik] *a*

isobody ['aisəuˌbɔdi] *n* 同族体,同种抗体

isobolism [ai'sɔbəlizəm] *n* 均等兴奋性

isobornyl thiocyanoacetate [ˌaisəu'bɔːnil ˌθaiəuˌsaiənəu'æsiteit] 异龙脑硫氰醋酸酯,硫氰乙酸萜品酯(灭虱药)

isobucaine hydrochloride [ˌaisəu'bjuːkein] 盐酸异布卡因,盐酸异丁卡因(牙科局部麻醉药)

isobutamben [ˌaisəubjuː'tæmben] *n* 氨苯异丁酯,对氨苯酸异丁酯(局部麻醉药)

isobutane [ˌaisəu'bjuːtein] *n* 异丁烷

isobutanol [ˌaisəu'bjuːtənɔl] *n* 异丁醇

isobutyric acid [ˌaisəubju(ː)'tirik] 异丁酸

isocaloric [ˌaisəukə'lɔːrik] *a* 等热量的

isocarboxazid [ˌaisəukɑː'bɔksəzid] *n* 异卡波肼,异唑肼,异噁唑酰肼(单胺氧酶抑制药,抗抑郁药)

isocarveol [ˌaisəu'kɑːviɔl] *n* 异香芹醇,松香芹醇

isocellobiose [ˌaisəuˌselə'baiəus] *n* 异纤维二糖

isocellular [ˌaisəu'seljulə] *a* 等细胞的,相同细胞(构成)的

isocenter ['aisəuˌsentə] *n* 等中心(指最大或最小照射剂量点)

isocholesterol [ˌaisəukə'lestərɔl], **isocholesterin** [ˌaisəukə'lestərin] *n* 异胆甾醇,异胆固醇

isochromatic [ˌaisəukrəu'mætik] *a* 等色的

isochromatophil [ˌaisəukrəu'mætəfil] *a* 等嗜染的

isochromosome [ˌaisəu'krəuməsəum] *n* 等臂染色体

isochronia [aisəu'krəuniə], **isochronism** [ai'sɔkrənizəm] *n* 等时性;等时值(指肌肉与其神经间有相同的时值)

isochronous [ai'sɔkrənəs], **isochronal** [ai'sɔkrənl], **isochronic** [ˌaisəu'krɔnik] *a* 等时的

isochroous [ai'sɔkrəuəs] *a* 等色的

isocitrate [ˌaisəu'sitreit] *n* 异柠檬酸盐

isocitrate dehydrogenase (NAD⁺) [ˌaisəu'sitreit diː'haidrədʒəneis] 异柠檬酸脱氢酶(NAD⁺)

isocitrate dehydrogenase (NADP⁺) [ˌaisəu'sitreit diː'haidrədʒəneis] 异柠檬酸脱氢酶(NADP⁺)

isocitric acid [ˌaisəu'sitrik] 异柠檬酸

isocoagulase [ˌaisəukəu'ægjuleis] *n* 同功凝固酶

isocolloid [aisəu'kɔlɔid] *n* 等相胶体,等相胶质

isocomplement [ˌaisəu'kɔmplimənt] *n* 同种补体,同族补体

isocomplementophilic [ˌaisəuˌkɔmplimentəu'filik] *a* 亲同种补体的

isoconazole [ˌaisəu'kəunəzəul] *n* 异康唑,双二氯苯唑(抗细菌和抗真菌药)

isocoria [ˌaisəu'kɔːriə] *n* (两)瞳孔等大

isocortex [ˌaisəu'kɔːteks] *n* 同形皮质,新(脑)皮质

isocreatinine [ˌaisəukri'ætinin] *n* 异肌酸酐

Isocrin ['aisəkrin] *n* 双醋酚丁(oxyphenisatin acetate)制剂的商品名

isocyanide [ˌaisəu'saiənaid] *n* 胩,异腈,异氰化物

isocyclic [ˌaisəu'saiklik, -'sik-] *a* 等环的,同素环的(化合物);碳环的(化合物)

isocytolysin [ˌaisəusai'tɔlisin] *n* 同种溶细胞素

isocytosis [ˌaisəusai'təusis] *n* 细胞等大(尤指红细胞等大)

isocytotoxin [ˌaisəuˌsaitəu'tɔksin] *n* 同种细胞毒素

isodactylism [ˌaisəu'dæktilizəm] *n* 指等长

isodesmosine [ˌaisəu'desməsiːn] *n* 异

锁链(赖氨)素
isodiagnosis [ˌaisəuˌdaiəg'nəusis] *n* 血液接种诊断法
isodiametric [ˌaisəuˌdaiə'metrik] *a* 等径的
isodimorphism [ˌaisəudai'mɔ:fizəm] *n* 同二晶(现象) | **isodimorphous** [ˌaisəudai'mɔ:fəs] *a*
isodispersoid [ˌaisəudis'pə:sɔid] *n* 等相胶体,等相胶质
isodontic [ˌaisəu'dɔntik] *a* 同形牙的
isodose ['aisəudəus] *n* 同等(辐射)量
isodulcite [ˌaisəu'dʌlsait] *n* 鼠李糖
isodynamic [ˌaisəudai'næmik] *n* 等力的
isodynamogenic [ˌaisəudaiˌnæməu'dʒenik] *a* 生力均等的
isoeffect [ˌaisəui'fekt] *n* 等效(应)
isoelectric [ˌaisəui'lektrik] *a* 等电的,等电势的
isoenergetic [ˌaisəuˌenə'dʒetik] *a* 等能的
isoenzyme [ˌaisəu'enzaim] *n* 同功酶,同工酶
isoerucic acid [ˌaisəui'ru:sik] 异芥子酸,异二十二碳烯酸
isoetharine [ˌaisəu'eθəri:n] *n* 异他林,乙基异丙肾上腺素(支气管扩张药)
isoflupredone acetate [ˌaisəu'flju-pridəun] 异氟泼尼龙醋酸酯,醋异氟龙(抗炎药)
isoflurane [ˌaisəu'fljuərein] *n* 异氟烷(吸入麻醉药)
isoflurophate [ˌaisəu'fluərəfeit] *n* 异氟磷,氟磷酸二异丙酯(胆碱酯酶抑制药,缩瞳药)
isogamete [ˌaisəu'gæmi:t] *n* 同形配子 | **isogametic** [ˌaisəugə'metik] *a*
isogamety [ˌaisəu'gæməti] *n* 同形配子产生
isogamy, isogame [ai'sɔgəmi] *n* 同配生殖,同形配子结合 | **isogamous** [ai'sɔgəməs] *a*
isogeneic [ˌaisəudʒi'ni:ik] *a* 同基因的,同系的,同源的
isogeneric [ˌaisəudʒi'nə:rik] *a* 同属的(生物)
isogenesis [ˌaisəu'dʒenisis] *n* 同源,同式发育
isogenous [ai'sɔdʒinəs] *a* 同源的 | **isogeny** [ai'sɔdʒəni] *n*
isograft ['aisəugrɑ:ft] *n* 同系移植物,同基因移植物;同系移植,同型移植
isohemagglutination [ˌaisəuˌhemə-ˌglu:ti'neiʃən] *n* 同种血细胞凝集(作用),同族血凝反应
isohemagglutinin [ˌaisəuˌhemə'glu:-tinin] *n* 同种血细胞凝集素,同族血凝素
isohemolysin [ˌaisəuhi'mɔlisin] *n* 同种溶血素,同族溶血素
isohemolysis [ˌaisəuhi'mɔləsis] *n* 同种溶血,同族溶血 | **isohemolytic** [ˌaisəuˌhi:mə'litik] *a*
isohydric [ˌaisəu'haidrik] *a* 等氢离子的
isohypercytosis [ˌaisəuˌhaipə:sai'təu-sis] *n* 等比例白细胞增多
isohypocytosis [ˌaisəuˌhaipəusai'təu-sis] *n* 等比例白细胞减少
isoiconia [ˌaisəuai'kɔniə] *n* 双侧象相同 | **isoiconic** [ˌaisəuai'kɔnik] *a*
isoimmunization [ˌaisəuˌimju(:)nai-'zeiʃən, -ni'z-] *n* 同种免疫,同族免疫 | Rh ~ Rh同族免疫作用(Rh阴性者由于接受Rh阳性者的输血,或Rh阴性妇女怀有Rh阳性胎儿,而产生抗Rh凝集素)
isointense [ˌaisəuin'tens] *a* 等强度的(具有与某一物体的强度相同的)
isokinetic [ˌaisəukə'netik] *a* 等动力的(指一种操练,在肌肉缩短或伸长时,维持经常的旋力和张力)
isokreatinin [ˌaisəukri'ætinin] *n* 异肌酸酐
isolactose [ˌaisəu'læktəus] *n* 异乳糖
isolate ['aisəuleit] *vt* 隔离,孤立;分离,离析;隔绝,绝缘 *n* 分离菌;隔离种群 |

isolated *a* 隔离的,孤立的;分离的;单一性的
isolation [ˌaisəuˈleiʃən] *n* 隔离,孤立;分离,离析;隔绝,绝缘
isolator [ˈaisəuleitə] *n* 隔离者;隔离物,隔离包;绝缘体 | surgical ～ 外科隔离包,手术隔离包(用透明塑料制成,可分别容纳并隔离患者和医护人员)
isolecithal [ˌaisəuˈlesiθəl] *a* 等(卵)黄的,均(卵)黄的
isolette [ˌaisəˈlet] *n* 早产婴儿保育箱
isoleucine [ˌaisəuˈlju:si:n] *n* 异亮氨酸,异白氨酸
isoleucyl [ˌaisəuˈlu:sil] *n* 异亮氨酰
isoleukoagglutinin [ˌaisəuˌlju:kəəˈglu:tinin] *n* 同种白细胞凝集素,同族白细胞凝集素
isoleukocytosis [ˌaisəuˌlju:kəsaiˈtəusis] *n* 等比例白细胞增多
isologous [aiˈsɔləgəs] *a* 同基因的,同系的
isolog(ue) [ˈaisəulɔg] *n* 同构(异素)体
isolysergic acid [ˌaisəulaiˈsə:dʒik] 异麦角酸
isolysin [aiˈsɔlisin] *n* 同种溶素,同族溶素
isolysis [aiˈsɔləsis] *n* 同种溶解,同族溶解 | **isolytic** [ˌaisəuˈlitik] *a*
isomaltase [ˌaisəuˈmɔ:lteis] *n* 异麦芽糖酶,低聚1,6-α-葡糖苷酶
isomaltose [ˌaisəuˈmɔ:ltəus] *n* 异麦芽糖,糊精糖
isomastigote [ˌaisəuˈmæstigəut] *a* 等鞭毛的
isomer [ˈaisəumə] *n* (同分)异构体;同质异能素(原子核物理)
isomerase [aiˈsɔməreis] *n* (同分)异构酶
isomeric [ˌaisəuˈmerik] *a* (同分)异构的;同质异能的
isomeride [aiˈsɔməraid] *n* (同分)异构体
isomerism [aiˈsɔmərizəm] *n* (同分)异构(现象) | chain ～, nuclear ～ 异链(同分)异构,同核异构 / *cis-trans* ～ 顺-反异构,立体异构 / configurative ～ 立体异构 / conformational ～ 构象异构 / constitutional ～ 结构异构 / dynamic ～ 互变异构,同质异性 / functional group ～ (同分)功能基团异构 / geometric ～ 立体异构 / optical ～ 旋光异构 / position ～, substitution ～ 位置异构 / spatial ～, stereochemical ～ 立体异构 / structural ～ 结构异构
isomerization [aiˌsɔmərai'zeiʃən, -ri'z-] *n* (同分)异构化(作用)
isometheptene hydrochloride [ˌaisəuməˈθepti:n] 盐酸异美汀,盐酸甲异辛烯胺(肾上腺素能药,解痉药,血管扩张药)
isometheptene mucate [ˌaisəuməˈθepti:n ˈmju:keit] 半乳糖二酸异美汀,半乳糖二酸甲异辛烯胺(与氯醛比林〈dichloroalphenazone〉和对乙酰氨基酚〈acetaminophen〉合用,治疗血管性和紧张性头痛,口服给药)
isometric(al) [ˌaisəuˈmetrik(əl)] *a* 等长的;非等渗的
isometropia [ˌaisəuməˈtrəupiə] *n* (两眼)屈光相等
isometry [aiˈsɔmitri] *n* 等长,等距
isomicrogamete [ˌaisəuˌmaikrəuˈgæmi:t] *n* 同形小配子
isomorphism [ˌaisəuˈmɔ:fizəm] *n* 同形性;(异质)同晶(现象)
isomorphous [ˌaisəuˈmɔ:fəs], **isomorphic** [ˌaisəuˈmɔ:fik] *a* 同形的;(异质)同晶的
isomuscarine [ˌaisəuˈmʌskərin] *n* 异毒蕈碱
isomylamine hydrochloride [ˌaisəuˈmiləmi:n] 盐酸异戊拉明,盐酸异戊环胺(平滑肌松弛药)
isonaphthol [ˌaisəuˈnæfθɔl] *n* 异萘酚,β-萘酚
isonephrotoxin [ˌaisəuˌnefrəuˈtɔksin] *n* 同种肾毒素

isoniazid [ˌaisəuˈnaiəzid], **isonicotinoylhydrazine** [ˌaisəuˌnikətinəuilˈhaidrəzi:n], **isonicotinylhydrazine** [ˌaisəuˌnikəˌtinilˈhaidrəzi:n] *n* 异烟肼(抗结核药)

isonicotinic acid [ˌaisəuˌnikəˈtinik] 异烟酸

isonipecaine [ˌaisəuˈnipikein] *n* 哌替啶,度冷丁(麻醉镇痛药)

isonitrile [ˌaisəuˈnaitrail] *n* 异腈,胩,异氰化物

isonormocytosis [ˌaisəuˌnɔ:məusaiˈtəusis] *n* 等比例白细胞正常

iso-oncotic [ˌaisəuɔŋˈkɔtik] *a* 等膨胀压的

iso-osmotic [ˌaisəuɔzˈmɔtik] *a* 等渗的

Isopaque [ˈaisəuˌpeik] *n* 甲泛影钠(metrizoate sodium)制剂的商品名

Isoparorchis trisimilitubis [ˌaisəupəˈrɔ:kis traiˌsimilaiˈtju:bis] 三等管等睾吸虫,三似管等睾吸虫

isopathy [aiˈsɔpəθi] *n* 同源疗法 | **isopathic** [ˌaisəuˈpæθik] *a*

isopatin [aiˈsɔpətin] *n* 无蛋白免疫原

isopentenyl-diphosphate δ-isomerase [ˌaisəuˌpentinil-daiˈfɔsfeit aiˈsɔməreis] 异戊烯(基)二磷酸δ-异构酶

isophagy [aiˈsɔfədʒi] *n* 自溶,自体溶解

isophan [ˈaisəufən] *n* 同型杂种

isophane [ˈaisəufein] *a* 低精蛋白锌的 *n* 低精蛋白锌胰岛素

isophenolization [ˌaisəuˌfi:nɔlaiˈzeiʃən, -liˈz-] *n* 异酚处理法(注射异酚使交感神经麻痹或破坏)

isophoria [ˌaisəuˈfəuriə] *n* 两眼视线等平(无上下隐斜视)

Isophrin [ˈaisəfrin] *n* 盐酸苯福林,盐酸去氧肾上腺素(phenylephrine hydrochloride)制剂的商品名

isopia [aiˈsəupiə] *n* 两眼视力相等

isoplassont [ˌaisəuˈplæsɔnt] *n* 同种物

isoplastic [ˌaisəuˈplæstik] *a* 同基因的,同系的(指组织移植物)

isoprecipitin [ˌaisəupriˈsipitin] *n* 同种沉淀素,同族沉淀素

isopregnenone [ˌaisəuˈpregninəun] *n* 异孕烯酮,6-脱氢(逆)孕酮(人工合成的孕酮)

isoprenaline [ˌaisəuˈprenəli(:)n] *n* 异丙肾上腺素(见isoproterenol)

isoprene [ˈaisəupri:n] *n* 异戊二烯

isoprenoid [ˌaisəuˈpri:nɔid] *n* 类异戊二烯

isopropamide [ˌaisəuˈprəupəmaid] *n* 异丙酰胺

isopropamide iodide [ˌaisəuˈprəupəmaid] 异丙碘铵(抗胆碱能药,抗消化性溃疡药)

isopropanol [ˌaisəuˈprəupənɔl] *n* 异丙醇

isopropyl [ˌaisəuˈprəupil] *n* 异丙基 | ~ alcohol, ~ rubbing alcohol 异丙醇(消毒剂) / ~ myristate 十四酸异丙酯,肉豆蔻酸异丙酯(药用润滑剂)

isopropylaminoacetic acid [ˌaisəuˌprəupilˌæminəuəˈsi:tik] 异丙氨乙酸,缬氨酸

isopropylarterenol [ˌaisəuˌprəupilˌɑ:təˈri:nɔl] *n* 异丙肾上腺素,喘息定

isopropyl-benzanthracene [ˌaisəuˌprəupil benzˈænθrəsi:n] *n* 异丙苯并蒽

isoproterenol [ˌaisəuˌprəutəˈri:nɔl] *n* 异丙肾上腺素,喘息定,治喘灵(用作拟交感神经药、心兴奋剂及解痉药,亦用于缓解支气管痉挛) | ~ hydrochloride 盐酸异丙肾上腺素(支气管扩张药) / ~ sulfate 硫酸异丙肾上腺素(支气管扩张药)

isopter [aiˈsɔptə] *n* 等视力线

isopyknic [ˌaisəuˈpiknik] *a* 等固缩的,等致密的,等密度的

isopyknosis [ˌaisəupikˈnəusis] *n* 等固缩现象,致密(度)相等(染色体) | **isopyknotic** [ˌaisəupikˈnɔtik] *a* 等固缩的,等致密的

Isordil [ˈaisɔ:dil] *n* 硝酸异山梨酯(isosorbide dinitrate)制剂的商品名

isorhodeose [ˌaisəu'rəudiəus] *n* 异万年青糖,奎诺糖
isoriboflavin [ˌaisəu'raibəuˌfleivin] *n* 异核黄素
isorrhea [ˌaisəu'riə] *n* 水出纳相等,水平衡 | **isorrheic** [ˌaisəu'riik] *a*
isorrhopic [ˌaisəu'rɔpik] *a* 等价的,等值的
isorubin [ˌaisəu'ru:bin] *n* 新品红
isosaccharic acid [ˌaisəusə'kærik] 异葡萄糖二酸
isoscope ['aisəuskəup] *n* 眼动测位镜
isosensitization [ˌaisəuˌsensitai'zeiʃən, -tiz'-] *n* 同族致敏作用
isoserine [ˌaisəu'siərin] *n* 异丝氨酸
isoserotherapy [ˌaisəuˌsiərəu'θerəpi] *n* 同病血清疗法,恢复期血清疗法
isoserum [ˌaisəu'siərəm] *n* 同病血清
isosexual [ˌaisəu'seksjuəl] *a* 同性的
isosmotic [ˌaisɔz'mɔtik] *a* 等渗的 | ~**ity** [ˌaisɔzmə'tisəti] *n* 等渗性
isosorbide [ˌaisəu'sɔ:baid] *n* 异山梨醇(利尿药) | ~ dinitrate 硝酸异山梨酯(冠状动脉扩张药)
isospermotoxin [ˌaisəuˌspə:məu'tɔksin] *n* 同种精子毒素
Isospora [ai'sɔspərə] *n* 等孢子球虫属 | ~ belli 贝氏等孢子球虫,大等孢子球虫 / ~ bigemina 二联等孢子球虫 / ~ felis 猫等孢子球虫 / ~ hominis 人等孢子球虫 / ~ lacazei 鸟等孢子球虫 / ~ rivolta 犬等孢子球虫
isospore ['aisəuspɔ:] *n* 同形孢子
isosporiasis [aiˌsɔspə'raiəsis] *n* 等孢子球虫病
isosporous [ˌaisəu'spɔ:rəs, ˌai'sɔspərəs] *a* 具同形孢子的
isospory ['aisəuˌspɔ:ri, ai'sɔspəri] *n* 孢子同型
isostere ['aisəustiə] *n* (电子)等排物,等配物
isosthenuria [ˌaisɔsθe'njuəriə] *n* 等渗尿,等张尿
isostimulation [ˌaisəuˌstimju'leiʃən] *n* 同质刺激法
isosulfocyanic acid [ˌaisəuˌsʌlfəusai'ænik] 异硫氰酸
isothebaine [ˌaisəu'θi:beiin] *n* 异蒂巴因,异二甲基吗啡
isotherapy [ˌaisəu'θerəpi] *n* 同源疗法
isotherm ['aisəuθə:m] *n* 等温线,恒温线 | ~**al** [ˌaisəu'θə:məl], ~**ic** [ˌaisəu'θə:mik] *a* 等温(线)的
isothermognosis [ˌaisəuˌθə:məu'nəusis] *n* 等温感觉(痛、冷、热等刺激均引起温觉)
isothiazine hydrochloride [ˌaisəu'θaiəzi:n] 盐酸二乙异丙嗪(抗震颤麻痹药)
isothiocyanate [ˌaisəuˌθaiəu'saiəneit] *n* 异硫氰酸盐 | allyl ~ 异硫氰酸烯丙酯,烯丙基芥子油 / butyl ~ 异硫氰酸丁酯 / phenyl-ethyl ~ 异硫氰酸苯乙酯
isothiocyanic acid [ˌaisəuˌθaiəusai'ænik] 异硫氰酸
isothipendyl [ˌaisəu'θaipəndil] *n* 异西喷地,氮异丙嗪(抗组胺药)
isothromboagglutinin [ˌaisəuˌθrɔmbəuə'glu:tinin] *n* 同族血小板凝集素
isotone ['aisəutəun] *n* 同中子异荷素,等中子(异位)素
isotonia [ˌaisəu'təuniə] *n* 等张性;等渗性
isotonic [ˌaisəu'tɔnik] *a* 等张的;等渗的 | ~**ity** [ˌaisəutə'nisəti] *n* 等张性;等渗性
isotope ['aisəutəup] *n* 同位素 | radioactive ~ 放射性同位素 / stable ~ 稳定同位素 | **isotopic** [ˌaisəu'tɔpik] *a* / **isotopy** [ai'sɔtəpi] *n* 同位素学
isotopology [ˌaisəutəu'pɔlədʒi] *n* 同位素学
isotoxin [ˌaisəu'tɔksin] *n* 同种毒素,同族毒素 | **isotoxic** [ˌaisəu'tɔksik] *a*
isotransplant [ˌaisəu'trænsplɑ:nt] *n* 同系移植物,同基因移植物;同系移植
isotransplantation[ˌaisəuˌtrænsplɑ:n-

'teiʃən] *n* 同系移植,同基因移植术

isotretinoid [ˌaisə*u*'tretinɔid] *n* 异维A酸,异维甲酸,异维生素A酸

Isotricha [ai'sɔtrikə] *n* 等(纤)毛虫属

isotrimorphism [ˌaisə*u*trai'mɔ:fizəm] *n* 同三晶形(现象) | **isotrimorphous** [ˌaisə*u*trai'mɔ:fəs] *a*

isotron ['aisə*u*trɔn] *n* 同位素分析器

isotropic [ˌaisə*u*'trɔpik], **isotropous** [ai'sɔtrəpəs] *a* 各向同性的;单折射的,单折光的 | **isotropy** [ai'sɔtrəpi] *n*

isotropism [ai'sɔtrəpizəm] *n* 各向同性(现象)

isotype ['aisəˌtaip] *n* 同型(指免疫球蛋白重链或轻链类或亚类) | **isotypic** [ˌaisə*u*'tipik] *a*

isotypical [ˌaisə*u*'tipikəl] *a* 同型的(指同一类型的)

isouretin [ˌaisə*u*juə'ri:tin] *n* 氨基甲肟

isouric acid [ˌaisə*u*'juərik] 异尿酸

isovaleric acid [ˌaisə*u*və'lerik], **isovalerianic acid** [ˌaisə*u*vəˌliəri'ænik] 异戊酸

isovalericacidemia [ˌaisə*u*vəˌlerikˌæsi'di:miə] *n* 异戊酸血(症)

isovaleryl [ˌaisə*u*və'leril] *n* 异戊酰

isovaleryl-CoA dehydrogenase [ˌaisə*u*və'leril di:'haidrədʒəneis] 异戊酰-CoA脱氢酶,异戊酰辅酶A脱氢酶(此酶缺乏,为一种常染色体隐性性状,可致异戊酸血症)

isovalerylglycine [ˌaisə*u*vəˌleril'glaisi:n] *n* 异戊酰甘氨酸

isovolumic [ˌaisə*u*və'lju:mik] *a* 等容的(维持相同容量的)

Isovue ['aisəvju:] *n* 碘帕醇(iopamidol)制剂的商品名

isoxepac [ai'sɔksəpæk] *n* 伊索克酸,氧䓬乙酸(抗炎药)

isoxicam [ai'sɔksikəm] *n* 伊索昔康,异噁噻酰胺(抗炎药)

isoxsuprine hydrochloride [ai'sɔksjupri:n] 盐酸异克舒令,盐酸苯氧丙酚胺(血管扩张药)

isozyme ['aisə*u*zaim] *n* 同功酶

isradipine [is'rædipi:n] *n* 伊拉地平(其作用类似硝苯地平〈nifedipine〉,单独使用或与利尿药噻嗪类配伍治疗高血压,口服给药)

Israel ['izreiəl] *n* 以色列[亚洲];[总称]以色列人,犹太人

Israeli [iz'reili] *n* 以色列人;以色列语 *a* 以色列的;以色列人的

issuable ['isju(:)əbl, 'iʃju(:)əbl] *a* 可争论的;可能产生的;可发行的

issuance ['isju(:)əns, 'iʃju(:)əns] *n* 发行,颁布;发给

issue ['isju:, 'iʃju:] *n* 流出,流出物;结果,结局;问题;发行,(报刊)期,号;脓疮口 *vt* 使流出;发行;发表;发给 *vi* 出(来);流出(from);由…得出,由…产生(from);导致,造成(in) | at ~ 在争论中;在考虑中 / in ~ 在争论中 / in the ~ 结果,到头来 / join (take) ~ with 与…争论

IST insulin shock therapy 胰岛素休克疗法

isthmectomy [is'mektəmi] *n* 峡部切除术(甲状腺肿时)

isthmic ['ismik], **isthmian** ['ismiən] *a* 峡的

isthmitis [is'maitis] *n* 咽峡炎

isthmoplegia [ˌismə*u*'pli:dʒiə], **isthmoparalysis** [ˌismə*u*pə'rælisis] *n* 咽峡麻痹,咽峡瘫痪

isthmospasm ['isməspæzəm] *n* 峡痉挛(如输卵管峡痉挛或咽峡痉挛)

isthmus ['isməs] ([复] **isthmi** ['ismai]) *n* 峡 | aortic ~ 主动脉峡 / ~ of auditory tube, ~ of eustachian tube 咽鼓管峡 / ~ of cingulate gyrus, ~ of limbic lobe 扣带回峡 / ~ of fallopian tube 输卵管峡 / ~ of fauces, oropharyngeal ~, pharyngooral ~ 咽峡 / ~ of thyroid gland 甲状腺峡 / ~ of uterus 子宫峡

ISU International Society of Urology 国际泌尿学会

Isuprel ['aisjuprəl] *n* 异丙肾上腺素

(isoproterenol)制剂的商品名
isuria [ai'sjuəriə] *n* 平匀排尿
it [it] *pron* 这,那,它 | as ～ is(或was) 事实上,既然如此 / as ～ were 似乎,可以说是
ITA International Tuberculosis Association 国际结核病协会
itaconic acid [ˌitə'kɔnik] 衣康酸,甲烯基丁二酸
Italian [i'tæljən] *a* 意大利的;意大利人的;意大利语言的 *n* 意大利人;意大利语
italic [i'tælik] *a* 斜体的 *n* 斜体字
Italy ['itəli] *n* 意大利[欧洲]
Itard-Cholewa sign [i'tɑː kɔ'leivə] (Jean M. G. Itard; Erasmus R. Cholewa) 伊泰尔-科勒瓦征(耳硬化时鼓膜感觉消失)
Itard's catheter [i'tɑː] (Jean M. G. Itard) 伊塔尔导管(咽鼓管导管)
itate ['aiteit] *n* (乳中)亚硝酸氧化质
itch [itʃ] *n* 痒,痒病;渴望 *vi* 发痒;渴望(for) | bakers' ～ 揉面痒病 / barbers' ～ 须癣 / copra ～ 椰子螨皮炎 / Cuban ～ 轻型天花 / dhobie ～ 洗衣工痒病,洗衣员癣 / grain ～, barley ～, mattress ～, millers' ～, straw ～ 谷痒病 / grocers' ～ 食品店员痒病,杂货商样病 / ground ～, dew ～, miners' ～ 钩虫痒病,着地痒 / jock ～ 股癣 / mad ～ 假狂犬病 / seven-year ～ 疥疮,疥螨病 / swimmers' ～ 游泳者皮炎,尾蚴性皮炎,血吸虫皮炎 / winter ～ 冬令瘙痒
itching ['itʃiŋ] *n* 痒,瘙痒
itchy ['itʃi] *a* 生疥疮的;(发)痒的;渴望的
-ite [后缀] 矿物,岩石;身体,器官;亚…酸盐(如phosphite)
item ['aitəm] *ad* 又,同上 *n* 条;项(目)
itemize ['aitəmaiz] *vt* 逐条列记,详细说明
iter ['aitə] *n*【拉】导管,通路 | ～ ad infundibulum 漏斗口 / ～ a tertio ad quartum ventriculum 中脑水管 | ～al ['aitərəl] *a*
iterate ['itəreit] *vt* 反复重述,重复 | **iteration** [ˌitə'reiʃən] *n*
iteroparity [ˌitərəu'pærəti] *n* 反复生殖 | **iteroparous** [ˌitə'rɔpərəs] *a*
-ites [后缀] 水肿,浮肿
ithylordosis [ˌiθilɔː'dəusis] *n* 脊柱前凸
ithyokyphosis [ˌiθiəukai'fəusis], **ithycyphos** [ˌiθi'saifəus] *n* 脊柱后凸
itinerant [i'tinərənt] *a* 巡回的 *n* 巡回者
-itis ([复] **-itides**) [后缀] 炎
Ito nevus ['iːtəu] (Minor Ito) 伊藤痣(亦称肩峰三角肌褐青色痣)
Ito-Reenstierna test ['iːtəu riːn'stiənə] (Hayazo Ito 伊藤隼三; John Reenstierna) 伊藤-林斯蒂尔纳试验(软下疳皮内试验)
ITP idiopathic thrombocytopenic purpura 特发性血小板减少性紫癜
Itrumil ['itruːmil] *n* 碘硫尿嘧啶(iothiouracil)制剂的商品名
itself [it'self] *pron* 它自己,它本身,自身 | by ～ 单独地;独力地 / in ～ 本身,实质上 / of ～ 自行
IU immunizing unit 免疫单位; international unit 国际单位
IUCD, IUD intrauterine contraceptive device 宫内节育器
IUGR intrauterine growth retardation 宫内发育迟缓
IV intravenously 静脉内(静脉注射)
ivain ['aiveiin] *n* 麝蓍草素
ivaol ['aiveiɔl] *n* 麝蓍油
IVC inferior vena cava 下腔静脉
Ivemark's syndrome ['iːvəmɑːk] (Bjön I. I. Ivemark) 伊弗马克综合征(先天性脾脏发育不全,有心脏缺陷及部分内脏转位。亦称无脾综合征)
ivermectin [aivəː'mektin] *n* 伊维菌素,异阿凡曼菌素(抗寄生虫药)
ivory ['aivəri] *n* 象牙;牙(本)质;乳白色 *a* 象牙色的,乳白色的
IVP intravenous pyelogram 静脉肾盂

造影(照)片; intravenous pyelography 静脉肾盂造影(术)

IVRT isovolumic relaxation time 等容舒张时间

IVS interventricular septum (of heart) (心)室间隔

ivy ['aivi] *n* 常青藤 | poison ~ 毒漆，毒葛，野葛

Ivy's method ['aivi] (Andrew C. Ivy) 艾维法(测出血时间，即以标准穿刺刺伤前臂后引起出血持续时间)

Iwanoff's (Iwanow's) cysts [i'wænɔf] (Wladimir P. Iwanoff) 伊凡诺夫囊肿(见Blessig's cysts)

Ixodes [ik'səudi:z] *n* 硬蜱属 | ~ bicornis 双角硬蜱 / ~ calvepalpus 须硬蜱 / ~ crenulatus, ~ canisuga 草原硬蜱，犬硬蜱 / ~ frequens, ~ ovatus 常见硬蜱，卵形硬蜱 / ~ hexagonus 六角形硬蜱 / ~ holocyclus 全环硬蜱 / ~ pacificus 太平洋硬蜱 / ~ persulcatus 全沟硬蜱 / ~ pilosus 多毛硬蜱 / ~ putus 海鸟硬蜱 / ~ rasus 獾硬蜱 / ~ ricinus 蓖子硬蜱 / ~ rubicundus 浅红硬蜱 / ~ scapularis 肩突硬蜱 / ~ spinipalpus 刺须硬蜱

ixodiasis [ˌiksəu'daiəsis], **ixodism** ['iksədizəm] *n* 蜱病

ixodic [ik'sɔdik] *a* 蜱的

ixodid ['iksədid] *n, a* 硬蜱(的)

Ixodidae [ik'sɔdidi:] *n* 硬蜱科

Ixodides [ik'sɔdidi:z] *n* 蜱亚目

Ixodiphagus [ˌiksəu'difəgəs] *n* 食蜱蜂属 | ~ caucurtei 柯氏食蜱蜂

Ixodoidea [ˌiksəu'dɔidiə] *n* 蜱总科

Izar's reagent ['aizɑ:] (Guido Izar) 伊扎试剂(用等量亚油酸和蓖麻油酸配成)

-ize [后缀] 使成为，使…化；使…处理；类似于；使接受…活动方式

J

J, j [dʒei] ([复] **J's, j's** [dʒeiz]) *n* 英语的第10个字母

J 焦耳(joule)的符号

jaagsiekte [jɑ:g'si:kti], **jaagziekte** [jɑ:g'zi:kti] *n* 南非羊肺炎,肺腺瘤病

Jaboulay's amputation (operation) [ˌʒɑ:bu'lei] (Mathieu Jaboulay) 股盆部分切断术,腹盆间切断术 | ~ button 雅布累钮(肠吻合钮,用于肠吻合术)

Jaccoud's dissociated fever [ʒə'ku:] (Sigismond Jaccoud) 雅库分离性热(脉搏缓慢不整的发热,见于成人结核性脑膜炎) | ~ sign 雅库征(胸骨上切迹的主动脉隆起)

jacket ['dʒækit] *n* 短上衣;背心,背夹 | plaster-of-Paris ~ 石膏背心 / strait ~ 约束衣

jackscrew ['dʒækskru:] *n* 螺旋正牙器

Jackson appliance (crib) ['jæksn] (Victor Hugo Jackson) 杰克逊矫正器(正牙器)(一种可摘正牙矫正器)

jacksonian epilepsy [dʒæk'səuniən] (John H. Jackson) 杰克逊癫痫(皮质局限性癫痫)

Jackson's law ['dʒæksn] (John H. Jackson) 杰克逊定律(最晚发生的神经功能最早损坏) | ~ rule 杰克逊规律(癫痫发作后,低级神经功能先行恢复) / ~ syndrome 杰克逊综合征(第十、十一和十二脑神经麻痹,软腭、喉、半面舌麻痹,伴胸锁乳突肌及斜方肌麻痹)

Jackson's membrane (veil) ['dʒæksn] (Jabez N. Jackson) 杰克逊膜(帆)(一种细薄帘状或蛛网状附着物〈有人认为是腹膜层〉,从腹侧壁延伸至盲肠,覆盖盲肠,并引起肠梗阻)

Jackson's safety triangle ['dʒæksn] (Chevalier Jackson) 杰克逊安全三角(下界为甲状软骨的下边,尖端位于胸骨上切迹内,两边为胸锁乳突肌的内缘,之所以如此命名,是因为气管造口术时可通过此区安全地切开气管) | ~ sign 杰克逊征(气喘病样哮鸣)

Jackson's sign ['dʒæksn] (James Jackson, Jr.) 杰克逊征(肺结核时病灶部位呼气音延长)

Jacobaeus operation [ˌjɑ:kə'beiəs] (Hans C. Jacobaeus) 雅科贝厄斯手术(胸膜松解术,用胸腔镜检查和烙术治胸膜粘连)

jacobine ['dʒeikəbin] *n* 贾可宾,千里光碱(一种有毒的生物碱,可引起肝坏死)

Jacob's membrane ['dʒeikəb] (Arthur Jacob) 雅各布膜,(视网膜)杆体(锥体)层 | ~ ulcer 雅各布溃疡(睑侵蚀性溃疡)

Jacobson's canal ['dʒeikəbsn] (Ludwig L. Jacobson) 鼓室小管 | ~ cartilage 犁鼻软骨 / ~ nerve 鼓室神经 / ~ organ 犁鼻器 / ~ plexus 鼓室丛 / ~ sulcus 鼓室岬沟;颞骨鼓沟

Jacobson's retinitis ['jɑ:kɔbsən] (Julius Jacobson) 梅毒性视网膜炎

Jacobsthal's test ['jɑ:kɔbztəl] (Erwin W. J. Jacobsthal) 雅各布斯他尔试验(检梅毒的血清诊断:患者血清与梅毒肝脏乙醇浸出液按1:10混合,用暗视野观察沉淀结果,强阳性有块状沉淀,弱阳性有小脂肪颗粒密聚,阴性呈均匀细小的跳动颗粒;为华氏〈Wassermann〉试验的改良,其补体结合在低温下进行)

Jacod's syndrome (triad) [ʒɑ:'kəu]

(Maurice Jacod) 雅可综合征(三联征)(单侧盲和眼肌麻痹,伴面偏瘫或三叉神经痛,常由于蝶骨后肿瘤或某一损害造成对第2、第3、第4、第5和第6脑神经损伤所致)

Jacquet's dermatitis (erythema) [ʒɑː'kei] (Leonard M. L. Jacquet) 尿布皮炎

jactatio [dʒæk'teiʃiəu] *n* 【拉】辗转不安 | ~ capitis nocturna 夜间摇头(见于儿童)

jactitation [ˌdʒækti'teiʃən], **jactation** [dʒæk'teiʃən] *n* 辗转不安(指急性病患者)

jaculiferous [ˌdʒækju'lifərəs] *a* 具刺的

Jadassohn-Lewandowsky syndrome ['jɑːdəsəun levɑːn'dɔvski] (Josef Jadassohn; Felix Lewandowsky) 雅-列综合征,先天性厚甲

Jadassohn-Pellizari anetoderma ['jɑːdəsəun ˌpeli'zɑːri] (Josef Jadassohn; Pietro Pellizari) 雅-佩皮肤松弛(见Jadassohn's anetoderma)

Jadassohn's anetoderma ['jɑːdəsəun] (Josef Jadassohn) 雅达逊皮肤松弛(炎症或荨麻疹性皮疹后发生的原发性皮肤松弛) / ~ sebaceous nevus 脂腺痣 / ~ test 雅达逊试验,(尿道)冲洗试验(检后尿道病)

Jadelot's lines (furrows) [ʒəd'ləu] (Jean F. N. Jadelot) 惹德洛线(面纹),病容线(幼儿面部表现特定疾病类型的线纹)

Jaeger's test types ['jeigə] (Edward Jaeger von Jastthal) 耶格近距视力(试)标型

Jaffe-Lichtenstein disease ['dʒæfi 'liktənstain] (Henry L. Jaffe; Louis Lichtenstein) 雅-利病(囊性骨纤维瘤病,多发性骨纤维发育不良的一型,特点为骨髓腔扩大而骨皮质薄,腔内充满纤维组织〈纤维瘤〉)

Jaffé's reaction [jɑː'fei] (Max Jaffé) 雅费反应(检肌酸酐) | ~ test 雅费试验(检肌酸酐、葡萄糖及尿蓝母)

jagsiekte [jɑːg'siːkti], **jagziekte** [jɑːg'ziːkti] *n* 见jaagsiekte

jail [dʒeil] *n* 监狱;监禁 *vt* 监禁

Jakob's disease, Jakob-Creutzfeldt disease ['jɑːkɔb 'krɔitsfelt] (Alfons M. Jakob; Hans G. Creutzfeldt) 见Creutzfeldt-Jakob syndrome

Jaksch's anemia (disease) ['jɑːkʃ] (Rudolf von Jaksch) 雅克什贫血(婴儿假白血病性贫血) | ~ test 雅克什试验(检胃酸、尿葡萄糖、黑素、尿酸)

jalap ['dʒæləp] *n* 球根牵牛,药喇叭(其干块根可制泻药)

jalapinolic acid [ˌdʒæləpi'nɔlik] 药喇叭脂酸,11-羟基十六酸

jam[1] [dʒæm] *vt* 塞进,挤进,堵塞 *vi* 拥挤,堵塞,挤进 *n* 拥挤,堵塞

jam[2] [dʒæm] *n* 果酱

JAMA Journal of the American Medical Association 美国医学会杂志

Jamaica [dʒə'meikə] *n* 牙买加[拉丁美洲] | ~**n** *a* 牙买加的;牙买加人的 *n* 牙买加人

jamais vu ['ʒɑːme 'vjuː] 【法】见所未见,旧事如新症

Jan. January 一月,正月

Janet's disease [ʒɑː'nei] (Pierre M. F. Janet) 惹奈病(精神衰弱) | ~ test 惹奈试验(鉴别功能性和器质性之间的感觉丧失)

Janeway's lesion, spots ['dʒeinwei] (Edward Gamaliel Janeway) 詹韦损害、斑(亚急性细菌性心内膜炎时,手掌和足底常出现小的红斑性或出血性损害)

Janeway's sphygmomanometer ['dʒeinwei] (Theodore C. Janeway) 詹韦血压计

janiceps ['dʒæniseps] *n* 双面联胎 | ~ asymmetros 不对称双面联胎 / ~ parasiticus 寄生性双面联胎

Janimine ['dʒænimiːn] *n* 盐酸米帕明,

盐酸丙米嗪(imipramine hydrochloride)制剂的商品名

Janin's tetanus [ʒə'næn] (Joseph Janin) 头部破伤风

Jannetta procedure [dʒə'netə] (Peter J. Jannetta) 詹内特手术,微血管减压术

Janošík's embryo ['jɑ:nəusik] (Jan Janošík) 雅诺西克胚(具有3个主动脉弓和2个鳃囊的胚)

Jansen's disease ['jɑ:nsən] (W. Murk Jansen) 干骺端发育不全 | ~ test 杨森试验(检畸形性髋关节炎)

Jansen's operation ['jɑ:nsən] (Albert Jansen) 杨森手术(一种额窦手术)

Jansky-Bielschowsky disease ['jɑ:ski bil'ʃɔvski] (J. Jansky; Alfred Bielschowski) 杨-比病,婴儿晚期型家族性黑矇性白痴

Jansky's classification ['jɑ:nski] (Jan Jansky) 杨斯基分类(ABO血型分类,用罗马数字Ⅰ到Ⅳ表示之,分别相当于O型、A型、B型和AB型)

Janthinobacterium [ˌdʒænθinəbæk'tiəriəm] *n* 詹森菌属

Janthinosoma [ˌdʒænθinə'səumə] *n* 詹森蚊属 | ~ lutzi 卢(茨)氏詹森蚊 / ~ posticata 胶携詹森蚊

January ['dʒænjuəri] *n* 一月,正月

Japan [dʒə'pæn] *n* 日本[亚洲]

Japanese [ˌdʒæpə'ni:z] *a* 日本的;日本人的; *n* [单复同] 日本人;日语

japonic acid [dʒə'pɔnik] 儿茶鞣酸

Jaquet's apparatus [ʒɑ:'kei] (Alfred Jaquet) 雅盖记录仪(记录静脉和心脏搏动)

jar [dʒɑ:] *n* 缸,罐,瓶 | bell ~ 钟罩(用于实验室真空试验)

jararaca [ˌʒærə'rɑ:kə] *n* 巴西具窍蝮蛇

Jarcho-Levin syndrome ['dʒɑ:kəu 'levin] (Saul W. Jarcho; Paul M. Levin) 贾-列综合征(一种常染色体隐性遗传病,包括多发性脊椎缺损、胸短、肋骨畸形、指〈趾〉弯曲及并指〈趾〉畸形;有时存在泌尿生殖畸形,通常在婴儿期发生呼吸功能不全造成的死亡。亦称脊椎胸发育不全)

Jarcho's pressometer ['dʒɑ:kəu] (Julius Jarcho) 贾科(子宫造影)压力测量器

jargon ['dʒɑ:gən] *n* 行话,术语;胡言乱语,乱杂语

jargonaphasia [ˌdʒɑ:gɔnə'feiziə] *n* 乱杂性失语

Jarisch-Herxheimer reaction ['jɑ:riʃ'hə:kshaimə] (Adolf Jarisch; Karl Herxheimer) 雅里希-赫克斯海默反应(应用抗生素治疗二期梅毒和回归热后2小时内症状加重,但并非所有接受抗生素治疗的人均有此反应)

Jarjavay's muscle [ʒɑ:ʒɑ:'vei] (Jean F. Jarjavay) 尿道压肌

Jarotzky's (Jarotsky's) treatment [jɑ:'rɔtski] (Alexander Jarotzky) 雅若茨基疗法(胃溃疡饮食疗法)

Jarvis' operation ['dʒɑ:vis] (William C. Jarvis) 贾维斯手术(用金属绞勒器切除与下鼻甲相连的肥大组织的蒂)

Jatropha ['dʒætrəfə] *n* 麻风树属

jaundice ['dʒɔ:ndis] *n* 黄疸 *vt* 使患黄疸病 | acholuric ~ 无胆色素尿性黄疸 / acholuric familial ~, chronic acholuric ~ 家族性无胆色素尿性黄疸,慢性无胆色素尿性黄疸,遗传性球形红细胞症 / acute febrile ~, acute infectious ~ 急性发热性黄疸,急性传染性黄疸,传染性肝炎 / black ~ 黑色黄疸;新生儿黄疸 / blue ~ 青紫色黄疸,发绀 / epidemic catarrhal ~ 流行性卡他性黄疸 / hematohepatogenous ~ 血肝原性黄疸 / hemolytic ~ 溶血性黄疸,溶血性贫血 / hepatocellular ~ 肝细胞性黄疸 / hepatogenic ~, hepatogenous ~ 肝原性黄疸 / homologous serum ~, human serum ~ 同种血清性黄疸,人血清性黄疸,乙型肝炎 / infectious ~, infective ~ 传染性肝炎;钩端螺旋体性黄疸 / latent ~

潜伏性黄疸,隐性黄疸 / leptospiral ~, spirochetal ~ 钩端螺旋体性黄疸 / malignant ~ 恶性黄疸(大块性肝坏死) / regurgitation ~ 回流性黄疸 / retention ~ 潴留性黄疸

Javal's ophthalmometer [ʒə'væl] (Louis E. Javal) 惹瓦尔检眼计

jaw [dʒɔː] *n* 颌,颌骨 | bird-beak ~, parrot ~ 鹦鹉颌 / crackling ~ 弹响颌 / lower ~ 下颌 / phossy ~ 磷毒性颌骨坏死 / pipe ~ 烟斗颌(病) / upper ~ 上颌

jawbone ['dʒɔːbəun] *n* 颌骨

Jaworski's corpuscles (bodies) [jə'wɔːski] (Walery Jaworski) 雅沃尔斯基小体(螺旋状粘液小体,见于胃酸过多的胃液中) | ~ test 雅沃尔斯基试验(检葫芦胃)

JCV JC virus JC病毒(一种人多瘤病毒)

jealous ['dʒeləs] *a* 妒忌的

jealousy ['dʒeləsi] *n* 嫉妒,嫉羡

Jeanselme's nodules [ʒɑːn'selm] (Antoine E. Jeanselme) 让塞尔姆小结,关节旁结节(见于梅毒、雅司病等)

jecorize ['dʒekəraiz] *vt* 鱼肝油化(如用紫外线照射牛乳)

Jectofer ['dʒektəfə] *n* 山梨醇铁(iron sorbitex)制剂的商品名

jecur ['dʒiːkə] *n*【拉】肝

Jeddah ulcer ['dʒedə] 皮肤利什曼病(Jeddah为阿拉伯半岛一城市名)

Jefferson fracture ['dʒefəsn] (Sir Geoffrey Jefferson) 杰斐逊骨折(寰椎粉碎骨折) | ~ syndrome 杰斐逊综合征,海绵窦综合征(即cavernous sinus syndrome,见syndrome项下相应术语)

Jeffersonia [ˌdʒefə'səuniə] (T. Jefferson) *n* 鲜黄莲属(虎耳草科) | ~ diphylla 北美鲜黄莲(其根可作强壮、利尿、祛痰,大剂量可作催吐药)

Jefron ['dʒefrɔn] *n* 多糖铁(polyferose)制剂的商品名

jejunal [dʒi'dʒuːnəl] *a* 空肠的

jejune [dʒi'dʒuːn] *a* 干燥无味的;缺乏营养的;不成熟的

jejunectomy [ˌdʒidʒuː'nektəmi] *n* 空肠切除术

jejunitis [ˌdʒidʒuː'naitis] *n* 空肠炎

jejun(o)- [构词成分] 空肠

jejunocecostomy [dʒiˌdʒuːnəusi'kɔstəmi] *n* 空肠盲肠吻合术

jejunocolostomy [dʒiˌdʒuːnəukə'lɔstəmi] *n* 空肠结肠吻合术

jejunoileal [dʒiˌdʒuːnəu'iliəl] *a* 空肠回肠的

jejunoileitis [dʒiˌdʒuːnəuˌili'aitis] *n* 空肠回肠炎

jejunoileostomy [dʒiˌdʒuːnəuˌili'ɔstəmi] *n* 空肠回肠吻合术

jejunojejunostomy [dʒiˌdʒuːnəuˌdʒidʒuː'nɔstəmi] *n* 空肠空肠吻合术

jejunorrhaphy [ˌdʒidʒuː'nɔrəfi] *n* 空肠缝术

jejunostomy [ˌdʒidʒuː'nɔstəmi] *n* 空肠造口术

jejunotomy [ˌdʒidʒuː'nɔtəmi] *n* 空肠切开术

jejunum [dʒi'dʒuːnəm] *n*【拉】空肠

Jellinek's sign (symptom) ['jelinek] (Stefan Jellinek) 耶利内克征(症状)(甲状旁腺功能亢进时睑缘上常呈褐色色素沉着)

jelly ['dʒeli] *n* 胶状物;凝胶,胶冻 *vt, vi* (使)凝结,(使)成胶状 | cardiac ~ 心胶冻(胚胎) / contraceptive ~ 避孕胶冻 / cyclomethycaine sulfate ~ 硫酸环美卡因凝胶,硫酸环甲卡因凝胶(局部麻醉药) / enamel ~ 釉胶质 / glycerin ~ 甘油凝胶 / lidocaine hydrochloride ~ 盐酸利多卡因凝胶(局部麻醉药) / mineral ~, petroleum ~ 矿油凝胶,石油凝胶 / pramoxine hydrochloride ~ 盐酸普莫卡因凝胶,盐酸丙吗卡因凝胶(局部麻醉药)

Jendrassik's maneuver [jen'dræsik] (Ernst Jendrassik) 晏德腊西克手法(患者两手屈指钩住并用力向外拉,以试膝反射)

jennerization [ˌdʒenəraiˈzeiʃən, -riˈz-] *n* 减毒接种

Jenner's stain [ˈdʒenə] (Louis L. Jenner) 詹纳血液染剂

Jensen's classification [ˈjensən] (Orla Jensen) 晏森分类法(根据细菌对营养的特性分类)

Jensen's disease [ˈjensən] (Edmund Jensen) 晏森病,近视乳头性视网膜脉络膜炎

Jensen's sarcoma (tumor) [ˈjensən] (Carl O. Jensen) 晏森肉瘤(小鼠的一种恶性瘤,可移植于健鼠)

jeopardize, jeopardise [ˈdʒepədaiz] *vt* 使受危险,危害

jerk [dʒəːk] *n* 急拉,急推;急跳;反射 | biceps ～ 肱二头肌反射 / crossed ～ 交叉性反射 / elbow ～ 肘反射 / jaw ～ (下)颌反射 / quadriceps ～, knee ～ 四头肌反射,膝反射 / tendon ～ 腱反应 / triceps surae ～, Achilles ～, ankle ～ 小腿三头肌反射,踝反射

Jervell and Lange-Nielsen syndrome [jeˈvel ˈlɑːŋə ˈniːlsən] (Anton Jervell; Friedrik Lange-Nielsen) 耶维尔-朗厄·尼尔逊综合征(一种常染色体隐性遗传型Q-T间期延长综合征,特征为神经性聋和晕厥,有时伴心室纤维性颤动并猝死。参见Romano-Ward syndrome)

Jesionek lamp [jeˈsiənek] (Albert Jesionek) 耶济奥内克灯(一种人工太阳灯)

jet [dʒet] *vt, vi* 喷出,射出,喷射 *n* 喷射,喷注,喷气;喷嘴,喷射器;喷气式飞机

Jeuné's syndrome [ʒəːn] (Mathis Jaune) 惹恩综合征,窒息性胸廓营养不良

Jewett nail [ˈdʒuːət] (Eugene L. Jewett) 朱厄特钉(转子骨折内固定钉)

jhin jhinia [dʒinˈdʒiniə] 今今尼亚病(一种模仿性精神病,初见于加尔各答,足底痒,头部有压感,并全身震颤)

jigger [ˈdʒigə] *n* 沙蚤

jitter [ˈdʒitə] *n* 颤动现象(单纤维肌电描记法中,发生连续放电时的电势间间隔中的变化,通常以连续电势差的平均数表示之)

job [dʒɔb] *n* 工作;职责,任务;作用

Jobert's fossa [ʒəuˈbɛə] (Antoine J. Jobert de Lamballe) 若贝尔窝(腘内侧窝)

Job's syndrome [dʒəub] (Job为《旧约》中的人物,身患皮肤病及蒙受其他不幸)约伯综合征(为常染色体隐性遗传的中性粒细胞病,特征为葡萄球菌性寒性脓肿及湿疹,常伴有红发和白肤,以及高免疫球蛋白E血症,多见于女孩)

Jocasta complex [dʒəuˈkæstə] 柔卡斯塔情结,(母)恋子情结

Jochmann's test [ˈjɔhmən] (Georg Jochmann) 约赫曼试验(①鉴别结核性脓;②抗胰蛋白酶试验)

jodbasedow [ˌjɔdˈbæsidəu] *n* 碘性甲状腺功能亢进

Joest's bodies [jest] (Ernst Joest) 耶斯特小体(见于患博纳〈Borna〉病的动物脑内的核内包涵体)

Joffroy's reflex [ʒɔˈfrwɑː] (Alexis Joffroy) 若夫鲁瓦反射(痉挛性麻痹时压臀部即引起臀肌颤搐) | ～ sign 若夫鲁瓦征(突眼性甲状腺肿时患者眼突然向上,前额皱纹即消失)

jog [dʒɔg] (-gg-) *vt* 轻推;轻摇;唤起(记忆) *vi* 慢吞吞地走,缓步前进 *n* 轻推;轻摇;慢步,缓步

Johne's bacillus [ˈjɔnə] (Heinrich A. Johne) 副结核分支杆菌 | ～ disease 约尼病(牛慢性痢疾)

johnin [ˈjəunin] *n* 副结核(杆)菌素(类似结核菌素的一种物质,用于产生皮肤反应〈johnin reaction, 见reaction项下相应术语〉,以诊断牛的约尼〈Johne〉病)

Johnson's test [ˈdʒɔnsn] (George Johnson) 约翰逊试验(检白蛋白)

Johnson-Stevens disease [ˈdʒɔnsn ˈstiːvnz] (Frank C. Johnson; Albert M. Stevens) 约翰逊-史蒂文斯病(见

Stevens-Johnson syndrome)

join [dʒɔin] *vt* 连接,使结合;参加,加入 *vi* 联合,相遇;参加,加入(in);邻接,毗连 *n* 连接,结合;接合点,连接处

joint [dʒɔint] *n* 接合,接缝;关节 *a* 连接的,接合的;联合的,共同的 *vt* 连接,结合;(从关节处)切断 | amphidiarthrodial ～ 屈戍动关节 / ankle ～ 踝关节 / biaxial ～ 双轴关节 / bilocular ～ 双腔关节 / bleeders' ～, hemophilic ～ 出血性关节,血友病性关节 / cochlear ～, spiral ～ 蜗状关节 / composite ～, compound ～ 复合关节,复关节 / condyloid ～ 髁状关节 / dry ～, fringe ～ 慢性绒毛(增生)性关节炎 / elbow ～ 肘关节 / ellipsoidal ～ 椭圆关节 / false ～ 假关节 / flail ～ 连枷状关节 / gliding ～ 摩动关节 / hinge ～ 屈戌关节 / hip ～ 髋关节 / intercarpal ～s 腕骨间关节 / knee ～ 膝关节 / ligamentous ～ 韧带联合 / pivot ～, rotary ～, trochoid ～ 车轴关节,旋转关节 / sacrococcygeal ～ 骶尾联合 / saddle ～, sellar ～ 鞍状关节 / spheroidal ～, ball-and-socket ～, enarthrodial ～, multiaxial ～ 球窝关节,杵臼关节 / synovial ～, diarthrodial ～, freely movable ～, through ～ 滑膜关节,动关节 | out of ～ 脱节的;脱臼的;不协调的

jointed ['dʒɔintid] *a* 有接缝的;有关节的

jointly ['dʒɔintli] *ad* 联合地,共同地;连带地

joke [dʒəuk] *n* 玩笑,笑话;笑柄 *vi* 开玩笑

Jolles' test ['jɔləs] (Adolf Jolles) 约勒斯试验(检尿内胆色素、尿蓝母)

Jolly's bodies [ʒəu'li:] (Justin M. J. Jolly) 若利小体(见Howell-Jolly bodies)

Jolly's reaction ['jɔli] (Friedrich Jolly) 约利反应(检肌无力,肌肉对感应电刺激的反应消失,但仍有随意收缩力以及对直流电刺激的反应)

jolt [dʒəult] *vt, vi* (使)震摇,(使)颠簸 *n* 震摇,颠簸 | ～y *a*

Jonas' symptom ['jɔnəs] (Siegfried Jonas) 约纳斯症状(狂犬病时幽门痉挛)

Jones' albumosuria, cylinder, protein [dʒəunz] (见Bence Jones)

Jones' brace [dʒəunz] (Robert Jones) 琼斯支架(一种胸腰骶椎矫形器) / ～ fracture 琼斯骨折(第五跖骨骨干的骨折) / ～ position 琼斯位置(前臂锐屈,治肱骨内侧髁骨折)

Jones' nasal splint [dʒəunz] (John Jones) 琼斯鼻夹(鼻骨骨折用)

Jonnesco's fold [dʒəu'neskəu] (Thoma Jonnesco) 脏壁腹膜褶 | ～ fossa 十二指肠上隐窝,十二指肠空肠隐窝 / ～ operation 交感神经切除术

Jonston's arc ['dʒɔnstən] (Johns Jonston) 斑秃,斑形脱发

Jordan ['dʒɔ:dn] *n* 约旦[亚洲]

josamycin [dʒəusə'maisin] *n* 交沙霉素(一种大环内酯抗生素,其抗菌作用类似红霉素〈erythromycin〉)

Joseph clamp ['jəusif] (Jacques Joseph) 约瑟夫夹(鼻手术后使用的夹,用以改善鼻骨构架活动碎片的排列) | ～ knife 约瑟夫刀(用于鼻成形术) / ～ rhinoplasty 约瑟夫鼻成形术(用锯切除鼻背骨软骨隆起的鼻)

Joseph's disease ['jəusif] (Joseph为亚速尔群岛感染此病的家族) 约瑟夫病(见Azorean disease)

jot [dʒɔt] *n* 一点儿,少量 (-tt-) *vt* 草草记下(down)

Joubert's syndrome [ʒu:'ber] (Marie Joubert) 儒贝尔综合征(一种常染色体隐性遗传综合征,包括小脑蚓部部分或全部发育不全,伴张力减低、发作性呼吸深快、智力迟钝及眼运动异常;大部分患者于婴儿期死亡)

joule [dʒu:l] (James P. Joule) *n* 焦耳(功或能量单位,符号为J)

Joule's equivalent [dʒu:l] (James P.

Joule) 焦耳当量(热功当量,符号为J)

Jourdain's disease [ʒuə'dæn] (Anselme L. B. B. Jourdain) 儒丹病(牙槽脓炎)

journal ['dʒə:nl] *n* 日报;杂志;定期刊物

journalist ['dʒə:nəlist] *n* 新闻工作者,报界人士 | ~**ic** [ˌdʒə:nə'listik] *a* 新闻工作者的;报刊的

journey ['dʒə:ni] *n* 旅行,旅程;历程 *vi* 旅行

joy [dʒɔi] *n* 欢乐,高兴,乐趣 *vi* 欢欣,高兴

joyful ['dʒɔiful] *a* 快乐的,使人喜悦的 | ~**ly** *ad*

juccuya [ju'ku:jə] *n* 溃疡(型)皮肤利什曼病

judge [dʒʌdʒ] *vt, vi* 判断;鉴定,识别,评价 *n* 法官;评判员;裁判员;鉴赏家

judg(e)ment ['dʒʌdʒmənt] *n* 判断(力);鉴定,评价;见解

judicious [dʒu(:)'diʃəs] *a* 明断的;明智的,审慎的

jug [dʒʌg] *n* 罐,大壶,盂 (-gg-) *vt* 把…放入壶(或罐)中;燉,煨

juga ['dʒu:gə] jugum的复数

jugal ['dʒu:gəl] *a* 轭的;颧骨的

jugale [dʒu:'geili] *n* 颧点

jugate ['dʒu:geit] *a* 共轭的,联锁的;有隆突的,有嵴的

juglandic acid [dʒu'glændik] 胡桃皮酸

Juglans ['dʒu:glənz] *n* 胡桃属

juglans ['dʒu:glənz] *n* 灰胡桃(根皮)

juglone ['dʒʌgləun] *n* 胡桃醌,5-羟萘醌

jugomaxillary [ˌdʒu:gə*u*'mæksiləri] *a* 颧颌的

jugular ['dʒʌgjulə] *a* 颈的;颈静脉的 *n* 颈静脉

jugulate ['dʒʌgjuleit] *vt* 顿挫,陡止(疾病的恶化) | **jugulation** [ˌdʒʌgju'leiʃən] *n* 顿挫疗法,陡止疗法

jugum ['dʒu:gəm] *n*【拉】轭,隆凸 | ~ penis 阴茎钳

juice [dʒu:s] *n* 汁,液 | appetite ~ 食欲液 / cherry ~ 樱桃汁 / gastric ~ 胃液 / intestinal ~ 肠液 / pancreatic ~ 胰液 / press ~ 榨出汁 / raspberry ~ 红覆盆子汁

juicy ['dʒu:si] *a* 多液汁的

Jul. July 七月

julep ['dʒu:lep] *n* 甜酒;(服药水用的)糖浆水

July [dʒu'lai] *n* 七月

jumentous [dʒu'mentəs] *a* 有兽腥气的

jump [dʒʌmp] *vi* 跳,跳跃;跳越(over);猛增 *vt* 跳过,越过;(使)跳跃 *n* 跳跃;猛增;转变;[复]舞蹈病,震颤性谵妄 | at a full ~ 全速地(的) / from the ~ 从开始 / ~ at 欣然接受 / ~ on 叱责

jumper ['dʒʌmpə] *n* 跳跃病患者;神经质性跳跃者

jumping ['dʒʌmpiŋ] *a* 跳跃的 *n* 跳跃病(见Gilles de la Tourette's syndrome) | ~ the bite 反殆矫正

Jun. June 六月

junction ['dʒʌŋ*k*ʃən] *n* 连接,接(合)处;接点,(接)界 | dentinocemental ~, cementodentinal ~ 牙(本)质牙骨质界 / dentinoenamel ~, amelodentinal ~ 牙(本)质釉质界 / manubriogladiolar ~ 胸骨软骨结合 / myoneural ~, neuromuscular ~ 肌神经接点 / sclerocorneal ~ 角膜巩膜(接)界,角膜巩膜缘 / tendinous ~s 腱结合 | ~**al** *a* 结合的,接合的

junctura [dʒʌŋk'tjuərə] ([复] **juncturae** [dʒʌŋk'tjuəri:]) *n*【拉】结合,接合;关节

juncture ['dʒʌŋ*k*tʃə] *n* 结合;接合点;时机

June [dʒu:n] *n* 六月

Jungbluth's vasa propria (vessels) ['juŋblu:t] (Hermann Jungbluth) 荣格布路特固有血管(早期胚羊膜下滋养血管)

jungle ['dʒʌngl] *n* 丛林,密林

Jüngling's disease ['jeŋliŋ] (Otto Jüngling) 肉样瘤病,结节病

Jung's method [juŋ] (Carl G. Jung) 荣格法,精神分析法

Jung's muscle [juŋ] (Karl G. Jung) 耳郭锥状肌

junior ['dʒu:njə] *a* 年少的,较年幼的;(等级、地位)较低的;三年级(生)的 *n* 年少者;等级较低的;晚辈;三年级生

juniper ['dʒu:nipə] *n* 杜松(实)

junk [dʒʌŋk] *n* 麻絮敷料;麻醉品(俚语,尤指海洛因)

Junker inhaler (apparatus, bottle) ['dʒʌŋkə] (Ferdinand E. Junker) 琼克吸入器(瓶状吸入器,氯仿麻醉时用)

junket ['dʒʌŋkit] *n* 乳冻(食品)

Junod's boot [ʒu'nəu] (Victor T. Junod) 朱诺靴(引血靴)

Jürgensen's sign ['jə:gənsən] (Theodor von Jügrensen) 于根森征(急性肺结核听诊时有时可听到细微的捻发音)

jurisprudence [ˌdʒuəris'pru:dəns] *n* 法学,法理学 | dental ~ 牙(科)法医学 / medical ~ 法医学

jurist ['dʒuərist] *n* 法理学家;律师,法官

jury ['dʒuəri] *n* 陪审团

jury-mast ['dʒuərimɑ:st] *n* 正头支柱(脊椎结核病时用以支持头部)

juscul. jusculum【拉】肉汤

jusculum ['dʒʌskjuləm] *n*【拉】肉汤

just [dʒʌst] *a* 正义的;应得的;合理的;正确的 *ad* 正,恰;刚;仅仅 | ~ about 差不多,几乎 / ~ as 正像;正当…的时候 / ~ as it is 恰好如此,完全照原样 / ~ as …, so … 正像…一样,…也 / ~ now 刚才,一会儿以前;现在;此刻 / ~ the same 完全一样;(虽然…)还是,仍然 / ~ so 正是如此,一点不错 / not ~ … but 不仅…而且…

justice ['dʒʌstis] *n* 公正,正当;正确,合法 | do ~ (to) 公平对待,适当地处理 / do oneself ~ 充分发挥自己的能力,公正待己

justify ['dʒʌstifai] *vt* 证明为正当,为…辩护 | **justifiable** *a* 证明为正当的;有理的 / **justification** [ˌdʒʌstifi'keiʃən] *n* 证明为正当,正当的理由

justo major ['dʒʌstəu 'meidʒə] 大于正常,过大(指pelvis aequabiliter justo major 均大骨盆)

justo minor ['dʒʌstəu 'mainə] 小于正常,过小(指pelvis aequabiliter justo minor均小骨盆)

Justus' test ['dʒustus] (J. Justus) 贾斯特斯试验(检梅毒)

jut [dʒʌt] (-tt-) *vt, vi* (使)突出,(使)伸出(out, up) *n* 突出(部),伸出(部)

jute [dʒu:t] *n* 黄麻;黄麻纤维(以前用作外科敷料)

juvantia [dʒu'vænʃiə] *n* 佐药,缓和药

juvenile ['dʒu:vinail] *a* 青少年的;幼稚的 *n* 青少年;幼畜

juvenility [ˌdʒu:vi'niləti] *n* 年轻;幼稚

juxta- [构词成分] 接近,近旁

juxta-articular [ˌdʒʌkstəɑ:'tikjulə] *a* 近关节的,关节旁的

juxtaepiphyseal [ˌdʒʌktəepi'fiziəl] *a* 近骺的

juxtaglomerular [ˌdʒʌkstəgləu'merjulə] *a* 近肾小球的

juxtallocortex [dʒʌkˌstæləu'kɔ:teks] *n* 中间皮质

juxtangina [dʒʌks'tændʒinə] *n* 咽肌炎

juxtapose ['dʒʌkstəpəuz] *vt* 把…并列,使并置 | **juxtaposition** [ˌdʒʌkstəpə'ziʃən] *n* 并列,并置,对合

juxtapyloric [ˌdʒʌkstəpai'lɔrik] *a* 近幽门的

juxtaspinal [dʒʌkste'spainl] *a* 近脊柱的,脊柱旁的

juxtavesical [ˌdʒʌkstə'vesikəl] *a* 近膀胱的,膀胱旁的

K

K, k [kei] ([复] **K's, k's** [keiz]) *n* 英语的第11个字母

K 元素钾(potassium【拉kalium】)的符号;开(kelvin,开尔文温标的计量单位)的符号

K 平衡常数(equilibrium constant)的符号

K_a 酸离解常数(acid dissociation constant)的符号

K_b 碱离解常数(base dissociation constant)的符号

K_d 离解常数(dissociation constant)的符号

K_{eq} 平衡常数(equilibrium constant)的符号

K_M, K_m 米氏常数(Michaelis constant)的符号

K_{sp} 溶度积常数(solubility product constant)的符号

K_w 水离子积(ion product of water)的符号

k 千(kilo-)的符号

k 玻耳兹曼常数(Boltzmann's constant)的符号

κ kappa 希腊语的第10个字母;为两种免疫球蛋白轻链中的一个的符号

Kabikinase [ˌkæbi'kaineis] *n* 链激酶(streptokinase)制剂的商品名

kabure [kə'buəri] *n* 蚴疹,血吸虫蚴疹

Kader's operation ['kɑ:də] (Bronislaw Kader) 卡德尔手术(胃瓣状造口术)

Kaes-Bekhterev layer [keiz bek'terev] (Theodor Kaes; Vladimir M. Bekhterev) 克斯-别赫捷列夫层(见Bekhterev's layer)

Kaes' feltwork [keiz] (Theodor Kaes) 克斯神经纤维网(在大脑皮质内) | ~ line 克斯线(大脑皮质外粒层内的薄纤维层)

KAF conglutinogen activating factor (factor I) 胶固素原活化因子(因子I)

Kafka's test (reaction) ['kɑ:fkə] (Victor Kafka) 卡夫卡试验(反应)(检脑脊髓梅毒)

KAFO knee-ankle-foot orthosis 大腿矫形器

Kafocin [kei'fəusin] *n* 头孢来星(cephaloglycin)制剂的商品名

Kahlbaum's disease ['kɑ:lbaum] (Karl L. Kahlbaum) 紧张症型精神分裂症,紧张症

Kahler's disease ['kɑːlə] (Otto Kahler) 多发性骨髓瘤 | ~ law 卡勒定律(脊神经升支定律,即脊神经后根的升支支在脊髓内连续从根区通向正中面)

Kahn's test [kɑ:n] (Reuben L. Kahn) 康氏试验(一种梅毒沉淀反应试验,检梅毒)

kahweol ['kɑ:wiɔl] *n* 咖啡白脂

kaif [kif] *n*【阿拉伯】梦样舒畅(如用麻醉品后)

kainic acid ['keinik] 卡因酸

kain(o)- 见cen(o)- 第一解

kaiserling ['kaizəliŋ] *n* 凯泽林(凯泽林溶液;用凯泽林溶液保存的标本)

Kaiserling's method ['kaizəliŋ] (Karl Kaiserling) 凯泽林法(博物馆标本的保色法) | ~ solution (fixative) 凯泽林溶液(标本固定、保色、保存用)

Kaiserstuhl disease ['kaizəʃtul] (Kaiserstuhl为德国一地区) 凯泽斯杜

病(二次大战前在德国葡萄园工人中发生的一种慢性砷中毒，由于葡萄上使用含砷的杀虫剂所致)

kak- 以kak-起始的词，同样见以cac-起始的词

kakidrosis [ˌkæki'drəusis] *n* 臭汗

kakke ['kɑ:kei] *n*【日】脚气(病)

kakodyl ['kækədil] *n* 二甲胂

kakosmia [kæ'kɔzmiə] *n* 恶臭；恶臭(气味)幻觉

kakotrophy [kæ'kɔtrəfi] *n* 营养不良

kala-azar ['kɑ:lə ə'zɑ:] *n* 黑热病，内脏利什曼病 | Mediterranean ～，canine ～，infantile ～ 地中海黑热病，犬利什曼病，婴儿黑热病

kaladana [ˌkælə'deinə] *n* 牵牛子

kalafungin [ˌkerlə'fʌndʒin] *n* 卡拉芬净，卡拉霉素(抗真菌抗生素)

kalagua [kə'lɑ:gwə] *n* 卡拉瓜(南美产，治肺结核的药物)

kalemia [kə'li:miə]，**kaliemia** [keili'i:miə] *n* 血钾过多，高钾血(症)

kali ['keilai, 'kɑ:li] *n*【德】钾 | ～ arsenicosum 亚砷酸钾

kaligenous [kæ'lidʒinəs] *a* 产生碳酸钾的

kalimeter [kə'limitə] *n* 碱定量器，碳酸定量器

kaliopenia [ˌkeiliə*u*'pi:niə] *n* 血钾过少，低钾血(症) | **kaliopenic** [ˌkeiliə*u*'pi:nik] *a*

kalium ['keiliəm] *n*【拉】钾

kaliuresis [ˌkeilijuə'ri:sis] *n* 钾尿排泄，利钾作用 | **kaliuretic** [ˌkeilijuə'retik] *a* (促)钾尿排泄的，利钾的 *n* 钾尿排泄药，利钾剂

kallak ['kælək] *n* 爱斯基摩(化脓性)皮炎

kallidin ['kælidin] *n* 赖氨酰缓激肽(即lysyl-bradykinin，一种十肽的激肽，缓激肽〈bradykinin〉称为kallidin I或kallidin-9，赖氨酰缓激肽称为kallidin Ⅱ或kallidin-10)

Kallikak ['kælikæk] *n* 卡利卡克家族(美国社会学家H. H. Goddard描述的一个虚构的新泽西家族，该家族有两个分支，一个是由非常聪明而有成就的成员组成，另一支则显示智力缺陷、道德败坏、犯罪率高，据此提出一种理论，即这些特性都是由遗传决定的)

kallikrein [kæli'kri:in] *n* 血管舒缓素，激肽释放酶 | plasma ～ 血浆激肽释放酶 / tissue ～ 组织激肽释放酶

kallikreinogen [ˌkæli'kri:nədʒin] *n* 血管舒缓素原，激肽释放酶原

Kallmann's syndrome ['kɑ:lmɑ:n] (Franz J. Kallmann) 卡尔曼综合征，促性腺激素分泌不足性无睾症

Kalmia ['kælmiə] *n* 山月桂属(其叶用于治梅毒、腹泻及慢性炎症)

Kalmuk idiocy ['kælmuk] 伸舌样白痴(一种伴有唐氏综合征〈Down's syndrome〉的严重精神发育迟缓，Kalmuk为蒙古族名)

kaluresis [ˌkæljuə'ri:sis] *n* 钾尿排泄，利钾作用 | **kaluretic** [ˌkæljuə'retik] *a* (促)钾尿排泄的，利钾的 *n* 钾尿排泄药，利钾剂

kalymana-bacterium [ˌkæli'meineibæk'tiəriəm] *n* 性病肉芽肿杆菌

kamala ['kæmələ] *n* 卡马拉，吕宋楸荚粉，粗糠柴(曾用作泻药)

Kambin's triangular working zone ['kæmbin] (Parviz Kambin) 坎宾三角工作区(无明显血管和神经结构的三角区，在显微椎间盘切除术时可安全接近腰盘。前界为脊神经，下界为下一个下椎板的上缘，后界为上关节突的侧缘)

Kaminer's reaction ['kæminə] (Gisa Kaminer) 卡米纳反应(见Freund reaction)

Kampuchea [kɑ:m'pu:tʃiə] *n* 柬埔寨[亚洲]

kanamycin [ˌkænə'maisin] *n* 卡那霉素(抗生素类药) | ～ sulfate 硫酸卡那霉素

Kanavel's sign [kə'neivəl] (Allen B. Kanavel) 卡纳佛尔征(腱鞘感染时，掌

内接近小指基底部2.5cm处有一最强压痛点)

kangaroo [ˌkæŋgəˈruː] *n* 袋鼠(尾部的腱可作结扎线)

Kanner's syndrome [ˈkɑːnə] (Leo Kanner) 卡纳综合征,孤独症

kansasiin [kænˈzæsiin] *n* 堪萨斯杆菌素(用于过敏性皮肤试验)

Kantor's sign [ˈkæntə] (John L. Kantor) 坎特征,线样征(结肠X线摄影时,可见一条造影剂通过充盈缺损的线样构型)

Kantrex [ˈkæntrəks] *n* 硫酸卡那霉素(kanamycin sulfate)制剂的商品名

kanyemba [ˌkæniˈembə] *n* 坏疽性直肠结肠炎

Kaochlor [ˈkeiəklɔː] *n* 氯化钾(potassium chloride)制剂的商品名

kaodzera [ˌkeiɔdˈziərə] *n* 罗得西亚锥虫病

kaolin [ˈkeiəlin] *n* 白陶土,高岭土

kaolinosis [ˌkeiəliˈnəusis] *n* 白陶土肺,肺白陶土沉着病

Kaon [ˈkeiən] *n* 葡萄糖酸钾(potassium gluconate)制剂的商品名

Kaplan-Meier survival curve (method) [ˈkæplən ˈmæiə] 卡普兰-迈耶存活曲线(法)(能由随机调查数据计算出的对存活曲线的相容估计,亦称乘积极限估计)

Kaplan's test [ˈkæplən] (David M. Kaplan) 卡普兰试验(检脊髓液球蛋白及白蛋白)

Kaposi's sarcoma [ˈkæpəuʃi] (Moritz Kaposi Kohn) 卡波西肉瘤(皮肤多发性出血性肉瘤) | ~. varicelliform eruption 卡波西水痘样疹(急性痘疮样脓疱病)

kappa [ˈkæpə] *n* 希腊语的第10个字母(K, κ);卡巴粒(某些草履虫的细胞中含有DNA,结构复杂而又能自体复制的颗粒)

Kappadione [ˌkæpəˈdaiəun] *n* 磷钠甲萘醌,甲萘二酚二磷酸酯四钠(menadiol sodium diphosphate)制剂的商品名

kara-kurt [ˈkærəˌkuət] *n* 红带毒珠

karaya [kɑːrɑːjə] *n* 卡拉牙胶,梧桐胶

Karell's diet [ˈkærəl] (Philip Kerell) 卡列尔饮食(每日饮800ml牛乳,治疗肾炎和心脏病) | ~ treatment (cure) 卡列尔疗法(以卧床及卡列尔饮食治心脏病和肾病)

Karnofsky scale [kɑːˈnɔfski] (David A. Karnofsky) 卡诺夫斯基量表(测患者执行功能的能力和进行正常活动的能力,评分范围从0〈患者为无功能者或死亡者〉到100〈功能完全正常者〉)

Karplus' sign [ˈkɑːplʌs] (Johann P. Karplus) 卡普拉斯征(一种语响改变,胸膜腔积液处听诊时,患者发元音u,而听到的是a音)

Karroo syndrome [kəˈruː] 卡罗综合征(见于南非卡罗地区青年中的一种病症,包括高热、消化道紊乱及颈淋巴结有压痛)

Kartagener's syndrome (triad) [kɑːˈtægənə] (Manes Kartagener) 卡塔格内综合征(三征)(右位心〈内脏易位〉、支气管扩张、鼻窦炎)

Karyamoebina falcata [ˌkæriæmiˈbainə fælˈkeitə] 镰状丛核变形虫

karyapsis [ˌkæriˈæpsis] *n* 核接合

karyenchyma [ˌkæriˈenkimə], **karyochylema** [ˌkæriəukaiˈliːmə] *n* 核液

kary(o)- [构词成分] 核(见caryo-)

karyochromatophil [ˌkæriəukrəuˈmætəfil] *a* 核嗜色的,核嗜染性的

karyochrome [ˈkæriəˌkrəum] *n* 核(深)染色细胞

karyoclasis [ˌkæriˈɔkləsis] *n* 核断裂 | **karyoclastic** [ˌkæriəuˈklæstik] *a* 核断裂的;分裂中止的,无丝分裂的

karyocyte [ˈkæriəsait] *n* 有核细胞

karyogamy [ˌkæriˈɔgəmi] *n* 核配合,核融合 | **karyogamic** [ˌkæriəuˈgæmik] *a*

karyogen [ˈkæriədʒən] *n* 核铁质

karyogenesis [ˌkæriəuˈdʒenisis] *n* 核

生成 | **karyogenic** [ˌkæriəuˈdʒenik] *a* 核生成的,生核的

karyogonad [ˌkæriəuˈgəunəd] *n* 小核,生殖核

karyokinesis [ˌkæriəukaiˈni:sis] *n* (细胞)核分裂,有丝分裂 | asymmetrical ~ 不对称核分裂 / hyperchromatic ~ 染色质过多性核分裂 / hypochromatic ~ 染色质过少性核分裂 | **karyokinetic** [ˌkæriəukaiˈnetik] *a*

karyoklasis [ˌkæriˈɔkləsis] *n* 核断裂 | **karyoklastic** [ˌkæriəuˈklæstik] *a* 核断裂的;分裂中止的,无丝分裂的

karyolobism [ˌkæriəuˈləubizəm] *n* (细胞)核分叶 | **karyolobic** *a*

karyology [ˌkæriˈɔlədʒi] *n* 细胞核学

karyolymph [ˈkæriəlimf] *n* 核液,核淋巴

karyolysis [ˌkæriˈɔlisis] *n* (细胞)核溶解 | **karyolytic** [ˌkæriəuˈlitik] *a* 核溶解的,溶核的

Karyolysus lacertarum [kæriˈɔlisəslæsəˈtɛərəm] 蜥蜴溶核簇虫

karyomastigont [ˌkæriəuˈmæstigɔnt] *n* 核鞭毛

karyomegaly [ˌkæriəuˈmegəli] *n* 核(过)大

karyomere [ˈkæriəˌmiə] *n* 染色粒;染色体泡(只含有一小部分正常核的小泡,常见于不正常的有丝分裂)

karyometry [ˌkæriˈɔmitri] *n* 细胞核测量法,核测定法

karyomicrosome [ˌkæriəuˈmaikrəsəum] *n* 核微粒体

karyomit [ˈkæriəmit] *n* 核网丝;染色体

karyomitome [ˌkæriˈɔmitəum] *n* 核网丝

karyomitosis [ˌkæriəumaiˈtəusis] *n* (细胞)核分裂,有丝分裂 | **karyomitotic** [ˌkæriəumaiˈtɔtik] *a*

karyomorphism [ˌkæriəuˈmɔ:fizəm] *n* 核形(尤指白细胞)

karyon [ˈkæriɔn] *n* 细胞核,核

karyonide [ˈkæriənaid] *n* 核系

karyophage [ˈkæriəˌfeidʒ] *n* 噬核细胞;噬核体

karyoplasm [ˈkæriəˌplæzəm] *n* 核质,核浆 | ~**ic** [ˌkæriəˈplæzmik] *a*

karyoplast [ˈkæriəplæst] *n* 核体

karyoplastin [ˌkæriəuˈplæstin] *n* 副染色质

karyopyknosis [ˌkæriəupikˈnəusis] *n* 核固缩 | **karyopyknotic** [ˌkæriəupikˈnɔtik] *a*

karyoreticulum [ˌkæriəuriˈtikjuləm] *n* 核网

karyorrhexis [ˌkæriəˈreksis] *n* 核破裂,核碎裂 | **karyorrhectic** *a*

karyosome [ˈkæriəˌsəum] *n* 染色质核仁,核粒

karyospherical [ˌkæriəuˈsferikəl] *a* 核球的

karyostasis [ˌkæriˈɔstəsis] *n* 核静止,核静止期 | **karyostatic** [ˌkæriəuˈstætik] *a*

karyota [ˌkæriˈəutə] *n* 有核细胞

karyotheca [ˌkæriəˈθi:kə] *n* 核膜

karyotin [ˈkæriətin] *n* 核染色质,核质

karyotype [ˈkæriətaip] *n* 染色体组型,核型 | **karyotypic** [ˌkæriəuˈtipik] *a*

karyozoic [ˌkæriəuˈzəuik] *a* 核内寄生的

Kasabach-Merritt syndrome [ˈkæsəbæk ˈmerit] (Haig Haigouni Kasabach; Katharine Krom Merritt) 卡-梅综合征(发生在婴儿的综合征,表现为皮肤和脾脏巨大血肿,伴血小板减少性紫癜和纤维蛋白原缺乏血症,亦称血管瘤血小板减少综合征)

kasai [kəˈsai] *n* 开赛病(发生在扎伊尔的一种综合征,表现为贫血、皮肤脱色和水肿,所有这些症状可能继发于铁的缺乏)

kasal [ˈkeisəl] *n* 碱性磷酸钠铝(食品添加剂)

Kashin-Bek disease [ˈkɑ:ʃi:n bek] (Nikolai I. Kashin〈或Kaschin〉; E. V. Bek〈或Beck〉) 卡-贝病,大骨节病

(一种周围关节和脊柱的缓慢进行性慢性致残性变性病，主要发生于儿童，为西伯利亚东部、中国北方和朝鲜的地方病。据认为此病系由摄食分枝孢镰刀菌〈Fusarium sporotrichiella〉污染的谷粒所致。亦称地方性变形性骨关节炎)

Kast's syndrome [kɑ:st] (Alfred Kast) 卡斯特综合征(见Maffucci's syndrome)

kat 卡特尔(katal)的符号

kat-, kata- [前缀] 下，向下，在下；依照；对抗(见cat-, cata-)

katachromasis [ˌkætə'krəuməsis] *n* 末期核变(子染色体重组子核的过程)

katadidymus [ˌkætə'didiməs] *n* 下身联胎，双上身联胎

katal ['kætəl] *n* 卡特尔(酶活性测量单位，1凯特尔相当于每秒种催化1摩尔基质的反应速率的酶活性的量)

katalase ['kætəleis] *n* 过氧化氢酶，触酶

kataphylaxis [ˌkætəfi'læksis] *n* 炎灶趋向性(指抗体、白细胞)；(机体)防卫力毁灭

katathermometer [ˌkætəθə'mɔmitə] *n* 干湿球温度计，卡他温度计

Katayama [ˌkɑ:tɑ:'jɑ:mə] *n* 钉螺属(即Oncomelania)

Katayama disease [ˌkɑ:tɑ:'jɑ:mə] 日本血吸虫病

Katayama's test [ˌkɑ:tɑ:'jɑ:mə] (Kunika Katayama 片山国嘉) 片山试验(检碳氧血红蛋白)

katechin ['kætitʃin] *n* 卡底钦，布路姆(Blum)物质(血内抗甲状腺作用的物质)

katharometer [ˌkæθə'rɔmitə] *n* 导热析气计

kathepsin [kə'θepsin] *n* 组织蛋白酶

kathisophobia [ˌkæθisə*u*'fəubjə] *n* 静坐恐怖，静坐不能

katholysis [kə'θɔlisis] *n* 阴极电解法

Kathon ['kæθɔn] *n* 甲基异噻唑啉酮-甲基氯异噻唑啉酮(methylisothiazolinone and methylchloroisothiazolinone)制剂的商品名

katine ['keitin] *n* 阿拉伯茶叶碱

kation ['kætaiən] *n* 阳离子，阴向离子

katolysis [kə'tɔlisis] *n* 不完全分解，中间分解(尤指消化过程)

katotropia [ˌkætə'trəupiə], **katophoria** [ˌkætə'fɔ:riə] *n* 下隐斜视，下斜视

katzenjammer ['kætsen'jæmə] *n*【德】宿酒病，酒后病

Katz formula [kɑ:ts] (Johann R. Katz) 卡茨公式〔平均血沉率＝$(S_1+\frac{S_2}{2})/2$，其中S_1为1h结束时清液柱高度的毫米数，S_2则为2h结束时的高度〕

Kauffmann-White classification ['kɔ:fmɑ:n hwait] (Fritz Kauffmann; P. B. White) 考-怀分类(血清学鉴定沙门菌属各菌种对O,H和Vi抗血清的反应的一种分类表)

Kaufman-McKusick syndrome ['kɔ:fmən mə'kju:sik] (Robert L. Kaufman; Victor A. McKusick) 考-麦综合征(一种罕见的常染色体隐性遗传性子宫阴道积水病，伴轴后多指〈趾〉畸形、先天性心脏缺损及随后有时为两侧肾盂积水。男性表现症状包括尿道下裂和明显的阴囊缝)

Kawasaki disease [ˌkɑ:wɑ:'sɑ:ki:] 川崎病(一种罕见的综合征，常与儿童有关，亦见之于成人，特征为高热持续5天以上、眼周充血、口唇干红、手足发红、肢体肿胀以及指尖脱屑。Kawasaki〈川崎〉为日本东京湾一城市名)

Kawasaki syndrome [ˌkɑ:wɑ:'sɑ:ki] (Tomisaku Kawasaki) 川崎综合征，粘膜皮肤淋巴结综合征(即mucocutaneous lymph node syndrome, 见syndrome项下相应术语)

Kay Ciel ['keisi:'el] 氯化钾(potassium chloride)制剂的商品名

Kayexalate [kei'eksəleit] *n* 聚苯乙烯磺酸钠(sodium polystyrene sulfonate)制剂的商品名

Kayser-Fleischer ring ['kaizə-

'flaiʃə] (Bernhard Kayser; Bruno Fleischer) 凯泽尔-弗莱舍尔环(角膜外缘的绿色环，见于肝豆状核变性及假硬化)

Kayser's disease ['kaizə] (Bernhard Kayser) 肝豆状核变性

Kazanjian forceps [kə'zænjən] (Varaztad Hovhannes Kazanjian) 卡赞言钳(用以切除鼻背隆凸的切钳) | ~ operation 卡赞言手术(颊沟加深术，改善义齿固位)

kb kilobase 千碱基

kbp kilobase pairs 千碱基对

kCi kilocurie 千居里

kcps kilocycles per second 千赫，千周/秒

kD, kDa kilodalton 千道尔顿

Ke Ke标记(一种抗原标记，以区别人免疫球蛋白λ轻链亚型，亦称Kern)

Kearns-Sayre syndrome [kə:ns 'seiə] (Thomas P. Kearns; George P. Sayre) 克-塞综合征(进行性眼肌麻痹、视网膜色素变性、肌病、共济失调及心脏传导缺陷，为常染色体显性遗传，于15岁前发病)

Keating-Hart's fulguration (method, treatment) ['ki:tiŋ hɑ:t] (Walter V. de Keating-Hart) 基廷·哈特疗法(外表癌电灼术)

kebocephaly [ˌkebə'sefeli] *n* 猴头畸形

ked [ked] *n* 羊蜱蝇

Keegan's operation ['ki:gən] (Denis F. Keegan) 基根手术(人工鼻成形术)

keel [ki:l] *n* 幼鸭败血病(幼鸭败血性肠炎，由鸭沙门菌引起)

keen [ki:n] *a* 尖锐的;敏锐的;强烈的;渴望的 | be ~ about 喜爱，对…着迷 / ~ on 喜爱;渴望 | ~**ly** *ad*

Keen's operation [ki:n] (William W. Keen) 脐切除术 | ~ sign 基恩征(腓骨波特〈Pott〉骨折时，踝部直径增大)

keep [ki:p] (kept) *vt* 保存;保持;看守;遵守;赡养 *vi* 保持(某一状态);继续不断 *n* 保持，保养 | ~ at 坚持(做)，使不停地做 / ~ away 站开，使离开 / ~ back 留在后面;隐瞒;阻止;留下 / ~ down 卧下，蹲下;控制;缩减;咽下，吞下 / ~ from 阻止，使免于;抑制 / ~ in 使(火)不灭;抑制(感情);隐瞒;不出家门 / ~ in with 和…友好 / ~ off 让开，不接近;不让…接近 / ~ on [常接 … ing] 继续(进行)，继续下去 / ~ oneself to oneself 不与人来往 / ~ out 使…在外，不准进入 / ~ out of (使)置身于…之外，不参加 / ~ to 坚持，保持，固守 / ~ to oneself 不交际，不与人来往;保守秘密 / ~ under 控制，压制 / ~ under observation 仔细观察 / ~ up 维持，坚持;继续 / ~ up with 跟上;保持联系

keeper ['ki:pə] *n* 看守者;看护人

keeping ['ki:piŋ] *n* 保管，保存;看守;供养;饲养，饲育;一致，协调 | in ~ with 与…一致;与…协调 / out of ~ with 与…不一致，与…不协调

Keflex ['kefleks] *n* 头孢氨苄(cephalexin)制剂的商品名

Keflin ['keflin] *n* 头孢噻吩钠(cephalothin sodium)制剂的商品名

Keftab ['keftæb] *n* 盐酸一水头孢氨苄(cephalexin hydrochloride monohydate)制剂的商品名

Kefzol ['kefzɔl] *n* 头孢唑林钠(cefazolin sodium)制剂的商品名

Kehrer's reflex ['kεərə] (Ferdinand Kehrer) 克勒尔反射(听睑反射，用触觉或温觉刺激外耳道最深部和鼓室，则睑闭)

Kehr's incision [kεə] (Hans Kehr) 克尔切口(一种大面积腹部切开法) | ~ sign 克尔征(有些脾破裂时，左肩剧痛)

keirospasm ['kairəspæzəm] *n* 修面痉挛(理发师职业性神经功能病，表现为手指、手和前臂肌肉痉挛性收缩)

Keith-Flack node ['ki:θ 'flæk] (Arthur Keith; Martin W. Flack) 窦房结

Keith's bundle [ki:θ] (Arthur Keith) 窦房束 | ~ node 窦房结

Keith's low ionic diet [ki:θ] (Norman M. Keith) 基思低离子饮食(治慢性肾炎)

kelectome ['ki:lektəum] *n* 瘤组织剪钳

Kelene ['keli:n] *n* 氯乙烷(ethyl chloride)制剂的商品名

Keller operation ['kelə] (Col. William L. Keller) 凯勒手术(为矫正踇外翻所做的手术,即矢状切除第一跖骨头的内侧突,并切除近端踇趾骨的基底部)

Kelling's test ['keliŋ] (Georg Kelling) 凯林试验(检胃乳酸、食管憩室、胃癌)

Kelly's operation ['keli] (Howard A. Kelly) 凯利手术(治妇女尿失禁) | ~ sign 凯利征(若用动脉钳拨动输尿管时,可引起其蛇或蠕虫样收缩) / ~ speculum 凯利直肠窥器

keloid ['ki:lɔid] *n* 疤痕疙瘩 | acne ~ 痤疮性疤痕疙瘩,头部乳头状皮炎 / ~ of gums 龈纤维瘤病

kelosomus [ki:lə'sɛuməs] *n* 露脏畸胎

kelotomy [ki'lɔtəmi] *n* (绞窄性)疝切开术

kelp [kelp] *n* 海藻

kelvin ['kelvin] *n* 开(开尔文温标的计量单位,缩写为K)

Kelvin scale ['kelvin] (William T. Kelvin) 开氏温标,绝对温标

Kemadrin ['kemədrin] *n* 盐酸丙环定(procyclidine hydrochloride)制剂的商品名

Kempner diet ['kempnə] (Walter Kempner) 肯普纳饮食(高血压病和慢性肾病饮食)

Kenacort ['kenəkɔ:t] *n* 曲安西龙(triamcinolone)制剂的商品名

Kenalog ['kenəlɔg] *n* 曲安奈德(triamcinolone acetonide)制剂的商品名

Kendall's method ['kendl] (Edward C. Kendall) 肯德尔法(检甲状腺组织中的碘)

Kendall's rank correlation coefficient (tau) ['kendl] (Maurice George Kendall) 肯德尔秩相关系数(τ)(一种非参数性相关量,计算如下:一组 *n* 次观察数据样本,按变量值以递增次序排列;然后观察另一相应的变量值,在顺序中后一种观察数据的数要超过前一种观察数据中每一个数,并计算之,最后计数的总和乘以4,除以*n*⟨*n*-1⟩,并减1而得出−1和+1之间的值)

Kennedy classification ['kenidi] (Edward Kennedy) 肯尼迪分类法(部分无牙状态及部分义齿的分类法,根据无牙间隙相对于残存牙的位置所作的分类)

Kennedy's syndrome ['kenidi] (Robert F. Kennedy) 肯尼迪综合征(损害侧有眼球后视神经炎、中心盲点和视神经萎缩,对侧视神经乳头水肿,为脑额叶肿瘤向下压迫所致)

kennel ['kenl] *n* 下水道;阴沟

Kenny's treatment ['keni] (Elizabeth Kenny) 肯尼疗法(用湿热绒布敷裹小儿麻痹患者的背与四肢,俟痛止,施被动运动,而后教以自动运动)

ken(o)- [构词成分] 空,空间;以ken(o)-起始的词,同样见以cen(o)-起始的词

kenotoxin ['ki:nəˌtɔksin] *n* 疲倦毒素(由于肌肉收缩在肌内产生的)

Kent-His bundle [kent his] (A. F. Stanley Kent; Wilhelm His, Jr.) 房室束

kentrokinesis [ˌkentrəukai'ni:sis] *n* 中枢性运动 | **kentrokinetic** [ˌkentrəukai'netik] *a*

Kent's bundle [kent] (Albert F. Stanley Kent) 房室肌束(哺乳类及人)

Kenya ['ki:njə, 'kenjə] *n* 肯尼亚[非洲] | **~n** *a* 肯尼亚的;肯尼亚人的 *n* 肯尼亚人

kephal- 见cephal-

kephalophosphoric acid [ˌkefələufɔs'fɔrik] 脑磷脂磷酸

Kepone ['ki:pəun] *n* 开蓬,十氯酮(chlordecone)的商品名(杀虫药)

kept [kept] keep的过去式和过去分词

Kerandel's sign (symptom) [ˌkerən'del] (Jean F. Kerandel) 克兰德尔征(症状)(轻听骨隆突处后引起深部感觉过敏并伴疼痛〈常稍后发生〉，见于非洲锥虫病患者)

keraphyllocele [ˌkerə'filəsi:l] *n* 角质瘤(马蹄)

kerasin ['kerəsin] *n* 角苷脂

keratalgia [ˌkerə'tældʒiə] *n* 角膜痛

keratan sulfate ['kerətæn] 硫酸角质素

keratansulfaturia [ˌkerətænˌsʌlfə'tjuəriə] *n* 硫酸角质素尿症，莫尔基奥(Morquio)综合征

keratectasia [ˌkerətek'teiziə] *n* 角膜扩张，角膜突出

keratectomy [ˌkerə'tektəmi] *n* 角膜切除术(一般治前葡萄肿)

keratic [kə'rætik] *a* 角的;角蛋白的;角膜的

keratin ['kerətin] *n* 角蛋白 | false ~ 假角蛋白

keratinase ['kerətineis] *n* 角蛋白酶

keratinize ['kerətinaiz] *vi* 角(质)化 | **keratinization** [ˌkerəˌtinai'zeiʃən, -ni'z-] *n*

keratinocyte [kə'rætinəsait] *n* 角(质)化细胞，角质形成细胞

keratinoid ['kerətinɔid] *n* 角衣片(一种肠溶片)

keratinosome [kə'rætinəˌsəum] *n* 角蛋白粒，角质粒(亦称膜被颗粒，奥德兰德〈Odland〉小体)

keratinous [kə'rætinəs] *a* 角质的;角蛋白的

keratitis [ˌkerə'taitis] *n* 角膜炎 | acne rosacea ~ 酒渣鼻角膜炎 / hypopyon ~ 前房积脓性角膜炎 / mycotic ~ 角膜真菌病 / punctate ~ 点状角膜炎 / ribbon-like ~, band ~, ~ bandelette 带状角膜炎 / serpiginous ~ 匐行性角膜炎，匐行性角膜溃疡 / striate ~, alphabet ~ 条状角膜炎 / trachomatous ~ 沙眼性角膜炎，血管翳 / trophic ~, neuroparalytic ~ 营养性角膜炎，神经麻痹性角膜炎

kerat(o)- [构词成分] 角质;角膜

keratoacanthoma [ˌkerətəuˌækən'θəumə] *n* 角化棘皮瘤

keratocele ['kerətəsi:l] *n* 角膜后(弹性)层突出

keratocentesis [ˌkerətəusen'ti:sis] *n* 角膜穿刺术

keratoconjunctivitis [ˌkerətəukənˌdʒʌŋkti'vaitis] *n* 角结膜炎 | epidemic ~, shipyard ~, viral ~ 流行性角结膜炎，船坞角结膜炎，病毒性角结膜炎 / flash ~ 电光性角结膜炎，闪光性角结膜炎 / phlyctenular ~ 小泡性角结膜炎 / ~ sicca 干燥性角结膜炎

keratoconus [ˌkerətəu'kəunəs] *n* 圆锥形角膜

keratocyst ['kerətəusist] *n* 角质囊肿

keratocyte ['kerətəˌsait] *n* 角膜细胞

keratoderma [ˌkerətəu'də:mə] *n* 皮肤角质层;皮肤角化病，角皮病 | ~ blennorrhagicum 脓溢性角皮病 / ~ climactericum 绝经期角皮病，更年期角皮病 / diffuse palmoplantar ~ 弥漫性掌跖角化病 / palmoplantar ~, ~ palmare et plantare 掌跖角皮病 | **keratodermia** [ˌkerətəu'də:miə] *n*

keratodermatocele [ˌkerətəu'də:mətəsi:l] *n* 角膜后(弹性)层突出

keratoectasia [ˌkerətəuek'teiziə] *n* 角膜扩张，角膜突出

keratogenesis [ˌkerətəu'dʒenisis] *n* 角质生成 | **keratogenetic** [ˌkerətəudʒi'netik] *a* 角质生成的，生角质的

keratogenous [ˌkerə'tɔdʒinəs] *a* 生角质的，角质增生的

keratoglobus [ˌkerətəu'gləubəs] *n* 球形角膜

keratohelcosis [ˌkerətəuhel'kəusis] *n* 角膜溃疡

keratohemia [ˌkerətəu'hi:miə] *n* 角膜血沉着

keratohyalin [ˌkerətəu'haiəlin] *n* (表

皮)角质透明蛋白,透明角蛋白

keratohyaline [ˌkerətəu'haiəlain] *a* 角质性(与)透明的,透明角质性的

keratoid ['kerətɔid] *a* 角质样的

keratoiditis [ˌkerətɔi'daitis] *n* 角膜炎

keratoiridocyclitis [ˌkerətəuˌiridəusik'laitis] *n* 角虹膜睫状体炎

keratoiridoscope [ˌkerətəuai'ridəskəup] *n* 角虹膜镜

keratoiritis [ˌkerətəuai'raitis] *n* 角虹膜炎 | hypopyon ～ 前房积脓性角膜炎

keratoleptynsis [ˌkerətəulep'tinsis] *n* 结膜遮盖角膜术

keratoleukoma [ˌkerətəulju:'kəumə] *n* 角膜白斑

keratolysis [ˌkerə'tɔlisis] *n* 角质层分离,角质松解离 | pitted ～, ～ plantare sulcatum 窝状角质松解,凹陷性角质松解,足跖沟状角质松解 | **keratolytic** [ˌkerətəu'litik] *a* 角质层分离的 *n* 角质层分离剂,角质离解剂

keratoma [ˌkerə'təumə] ([复] **keratomas** 或 **keratomata** [ˌkerə'təumətə]) *n* 角化瘤;角质瘤(马蹄) | ～ hereditarium multilans 遗传性断肢性角化瘤,遗传性残毁性角化瘤 / ～ plantare sulcatum 足跖沟状角化瘤 / ～ senile 老年角化瘤,光化性角化病

keratomalacia [ˌkerətəumə'leiʃiə] *n* 角膜软化

keratome ['kerətəum] *n* 角膜刀

keratometer [ˌkerə'tɔmitə] *n* 角膜散光计,角膜曲面计 | **keratometric** [ˌkerətəu'metrik] *a* 角膜散光测量的 / **keratometry** *n* 角膜散光测量法

keratomileusis [ˌkerətəumi'lju:sis] *n* 屈光性角膜移植术,屈光性角膜成形术

keratomycosis [ˌkerətəumai'kəusis] *n* 角膜真菌病,角膜霉菌病 | ～ linguae 黑舌(病)

keratonosus [ˌkerə'tɔnəsəs] *n* 角膜病

keratonyxis [ˌkerətəu'niksis] *n* 角膜穿刺

keratopathy [ˌkerə'tɔpəθi] *n* 角膜病 | band ～, band-shaped ～ 带状角膜病

keratophakia [ˌkerətəu'feikiə] *n* 角膜透镜移植术

keratoplasty ['kerətəˌplæsti] *n* 角膜成形术,角膜移植术 | optic ～ 复明角膜成形术,光学角膜移植术 / tectonic ～ 整复性角膜成形术

keratoprotein [ˌkerətəu'prəuti:n] *n* 角质蛋白

keratorhexis, keratorrhexis [ˌkerətəu'reksis] *n* 角膜破裂

keratoscleritis [ˌkerətəuskliə'raitis] *n* 角巩膜炎

keratoscope ['kerətəskəup] *n* 角膜镜 | **keratoscopy** [ˌkerə'tɔskəpi] *n* 角膜镜检查

keratose ['kerətəus] *a* 角质的

keratosis [ˌkerə'təusis] ([复] **keratoses** [ˌkerə'təusi:z]) *n* 角化病 | actinic ～, solar ～, senile ～ 光化性角化病 / arsenic ～, arsenical ～ 砷角化病 / ～ blennorrhagica 脓溢性角化病 / ～ linguae 舌角化病,舌白斑病 / ～ obturans 阻塞性角化病,耵聍栓塞 / seborrheic ～ 皮脂溢性角化病 | **keratotic** [ˌkerə'tɔtik] *a*

keratosulfate, keratosulphate [ˌkerətəu'sʌlfeit] *n* 硫酸角质素

keratotome [kə'rætətəum] *n* 角膜刀

keratotomy [ˌkerə'tɔtəmi] *n* 角膜切开术 | delimiting ～ 限界性角膜切开术

keratotorus [ˌkerətəu'tɔ:rəs] *n* 角膜隆凸

keraunoneurosis [kəˌrɔ:nəunjuə'rəusis] *n* 闪电性神经(功能)病

Kerckring's folds (valves) ['kə:kriŋ] (Theodorus Kerckring) 环状襞 | ～ ossicles 克尔克林小骨(早期生命形成枕骨底部的小骨)

kerectasis [kə'rektəsis] *n* 角膜突出,角膜扩张

kerectomy [kə'rektəmi] *n* 角膜(部分)切除术

kerion [ˈkiəriən] *n* 脓癣
keritherapy [ˌkeriˈθerəpi] *n* 石蜡浴疗法;石蜡疗法
Kerlone [kəːˈləun] *n* 盐酸倍他洛尔(betaxolol hydrochloride)制剂的商品名
kerma [ˈkəːmə] (*k*inetic *e*nergy *r*eleased in *ma*terial) *n* 比释动能(表示每单位质量的被照射基质由非带电粒子转移给带电粒子的动能的计量单位)
kermes [ˈkəːmiːz] *n* 胭脂虫,冬青虫(提供一种红色素,用作染料)
Kern Kern标记(见Ke)
kern [kəːn] *n* 核
kernel [ˈkəːnl] *n* 核,仁;原子实,原子核
kernicterus [kəˈniktərəs] *n* (脑)核黄疸症(通常是重症新生儿黄疸的后遗症,亦称胆红素脑病)
Kernig's sign [ˈkəːnig] (Vladimir M. Kernig) 克尼格征(仰卧时,患者容易伸腿,起坐时或大腿屈向腹部仰卧时,则不能伸腿,为一种脑膜炎的体征)
Kernohan's notch [ˈkəːnəhæn] (James W. Kernohan) 坎诺汉切迹(在某些小脑幕疝病例中,脑干对着小脑幕向下移位在大脑脚内造成一条沟)
keroid [ˈkerɔid] *a* 角质样的;角膜样的
kerosene, kerosine [ˈkerəsiːn] *n* 煤油
kerotherapy [ˌkerəuˈθerəpi] *n* 石蜡浴疗法;石蜡疗法
kerril [ˈkeril] *n* 毒海蛇(印度洋产)
Kerr's sign [kəː] (Henry H. Kerr) 克尔征(脊髓损害时躯体平面下的皮肤纹理改变)
Keshan disease 克山病(一种致命性充血性心肌病,首次发现于中国克山的儿童)
Kesling appliance [ˈkesliŋ] (Harold D. Kesling) 凯斯林矫正器(用以治疗磨牙症) | ～ spring 凯斯林弹簧(用于固定正牙装置以分隔牙齿,便于放置环带)
Kestenbaum's sign [ˈkestənbaum] (Alfred Kestenbaum) 凯斯顿波姆征(小动脉横穿视神经盘缘的数目减少,可作为视神经萎缩的标准)
Ketaject [ˈketədʒekt] *n* 盐酸氯胺酮(ketamine hydrochloride)制剂的商品名
ketal [ˈkiːtəl] *n* 缩酮,酮缩醇
Ketalar [ˈkiːtələ] *n* 盐酸氯胺酮(ketamine hydrochloride)制剂的商品名
ketamine hydrochloride [ˈkiːtəmiːn] 盐酸氯胺酮(全身麻醉药)
Ketaset [ˈketəset] *n* 盐酸氯胺酮(ketamine hydrochloride)制剂的商品名
ketazocine [kiːˈteizəsiːn] *n* 酮佐辛,酮唑辛(镇痛药)
ketazolam [kiːˈteizəlæm] *n* 凯他唑仑,酮唑草(弱安定药)
keten [ˈkiːtən], **ketene** [ˈkiːtiːn] *n* 烯酮类;乙烯酮
kethoxal [kiˈθɔksəl] *n* 凯托沙,乙氧丁酮醛(抗病毒药)
ketimine [ˈkiːtimiːn] *n* 酮亚胺
ketipramine fumarate [kiːˈtiprəmiːn] 富马酸凯替帕明,富马酸氧丙咪嗪(抗抑郁药)
keto- [前缀] 酮(基)
keto acid [ˈkiːtəu] 酮酸
3-ketoacid CoA transferase [ˌkiːtəuˈæsid kəuˈei ˈtrænsfəreis] 3-酮酸辅酶A转移酶
keto acid decarboxylase [ˈkiːtəu ˈæsid ˌdiːkɑːˈbɔksileis] 酮酸脱羧酶,分α-酮酸脱氢酶
α-keto acid dehydrogenase [ˈkiːtəu ˈæsid diːˈhaidrədʒəneis] α-酮酸脱氢酶
α-keto acid dehydrogenase deficiency α-酮酸脱氢酶缺乏症(①硫辛酰氨脱氢酶缺乏症;②任何一种α-酮酸脱氢酶复合物缺乏)
ketoacidemia [ˌkiːtəuˌæsiˈdiːmiə] *n* 酮酸血症
ketoacid-lyase [ˌkiːtəuˌæsidˈlaieis] *n* 酮酸裂解酶
ketoacidosis [ˌkiːtəuˌæsiˈdəusis] *n* 酮酸中毒

ketoaciduria [ˌki:təuˌæsi'djuəriə] *n* 酮酸尿症 | branched-chain ～ 支链酮酸尿症,槭糖浆尿病

ketoacyl [ˌki:təu'æsil] *n* 酮酰(酮酸酰基)

3-ketoacyl-CoA thiolase [ˌki:təu-'æsil 'kəuei 'θaiəleis] 3-酮酰CoA硫解酶,3-酮酰辅酶A硫解酶,乙酰-CoA *C*-酰基转移酶

α-**ketoadipate** [ˌki:təuə'dipeit] *n* *α*-酮己二酸(阴离子型)

α-**ketoadipate dehydrogenase** [ˌki:-təuə'dipeit di:'haidrədʒəneis] *α*-酮己二酸脱氢酶(此酶缺乏可致*α*-酮己二酸尿症)

α-**ketoadipic acid** [ˌki:təuə'dipik] *α*-酮己二酸(亦可写成2-ketoadipic acid)

α-**ketoadipicacidemia** [ˌki:təuəˌdipik-ˌæsi'di:miə] *n* *α*-酮己二酸血(症)

α-**ketoadipicaciduria** [ˌki:təuəˌdipik-ˌæsi'djuəriə] *n* *α*-酮己二酸尿(症)

keto-aldehyde [ˌki:təu'ældihaid] *n* 酮醛

ketoaminoacidemia [ˌki:təuəˌmi:nəu-ˌæsi'di:miə] *n* 酮氨基酸血症,槭糖浆尿病

β-**ketobutyric acid** [ˌki:təubju:'tirik] *β*-丁酮酸,乙酰乙酸

ketocaproic acid [ˌki:təukə'prəuik] 己酮酸

ketocholanic acid [ˌki:təukəu'lænik] 酮胆烷酸

ketoconazole [ˌki:təu'kɔnəzəul] *n* 酮康唑,酮哌嗯咪唑(口服抗真菌药)

Keto-Diastix [ˌki:təu'daiəstiks] *n* 测定尿酮尿糖试纸(商品名)

ketogenesis [ˌki:təu'dʒenisis] *n* 酮(体)生成 | **ketogenetic** [ˌki:təudʒi-'netik] *a*

ketogenic [ˌki:təu'dʒenik] *a* 生酮的,生成酮(体)的

α-**ketoglutarate** [ˌki:təu'glu:təreit] *n* *α*-酮戊二酸(阴离子形式)

α-**ketoglutarate dehydrogenase** [ˌki:təu'glu:təreit di:'haidrədʒəneis] *α*-酮戊二酸脱氢酶

α-**ketoglutaric acid** [ˌki:təuglu:'tærik] *α*-酮戊二酸

ketoheptose [ˌki:təu'heptəus] *n* 庚酮糖

ketohexokinase [ˌki:təuˌheksəu'kai-neis] *n* 己酮糖激酶(此酶的遗传性缺乏可致原发性果糖尿症,亦称果糖激酶)

ketohexonic acid [ˌki:təuhek'sɔnik] 己酮糖酸

ketohexose [ˌki:təu'heksəus] *n* 己酮糖

ketohydroxyestrin [ˌki:təuhaiˌdrɔksi-'estrin] *n* 雌酮

α-**ketoisovalerate dehydrogenase** [ˌki:təuˌaisəu'væləreit di:'haidrə-dʒəneis] *α*-酮异戊酸脱氢酶

ketol ['ki:tɔl] *n* 乙酮醇

ketol-isomerase [ˌki:tɔl-ai'sɔməreis] *n* 乙酮醇异构酶

ketolysis [ki:'tɔlisis] *n* 解酮(作用) | **ketolytic** [ˌki:təu'litik] *a*

ketone ['ki:təun] *n* 酮;甲酮 | dimethyl ～ 二甲酮,丙酮

ketonemia [ˌki:təu'ni:miə] *n* 酮血(症)

ketonic [ki:'tɔnik] *a* 酮的 | ～ acid 酮酸

ketonization [ˌki:təunai'zeiʃən, -ni'z-] *n* 酮基化(作用)

ketonuria [ˌki:təu'njuəriə] *n* 酮尿(症)

ketonurine [ˌki:təu'njuərin] *n* 食物性酮尿

ketopentose [ˌki:təu'pentəus] *n* 酮戊糖

ketoplasia [ˌki:təu'pleiziə] *n* 酮体生成 | **ketoplastic** [ˌki:təu'plæstik] *a*

ketopregnene [ˌki:təu'pregni:n] *n* 氧代孕烯

ketoprofen [ˌki:təu'prəufən] *n* 酮洛芬,苯酮苯丙酸(非类固醇性抗炎药)

β-**ketoreductase** [ˌki:təuri'dʌkteis] *n* *β*-酮还原酶

9-ketoreductase [ˌki:təuri'dʌkteis] *n*

9-酮还原酶,前列腺素-E_2 9-还原酶

ketorolac tromethamine [ˈki:təurəˌlæk] 酮咯酸氨丁三醇(非甾类抗炎药,用以短期处理疼痛,肌内或口服给药)

ketose [ˈki:təus] *n* 酮糖

ketoside [ˈki:təsaid] *n* 酮(糖)苷

ketosis [ki:ˈtəusis] *n* 酮病

ketostearic acid [ˌki:təustiˈærik] 酮硬脂酸

ketosteroid [ˌki:təuˈsterɔid] *n* 甾酮类,酮甾类,酮固醇类

17 β-ketosteroid reductase [ˌki:təuˈsterɔid riˈdʌkteis] 17β-酮甾类还原酶,睾酮17β-脱氢酶

ketosuccinic acid [ˌki:təusəkˈsinik] 酮丁二酸,草酰乙酸

ketosuria [ˌki:təuˈsjuəriə] *n* 酮糖尿

keto-tetrahydrophenanthrene [ˌki:təu ˌtetrəˌhaidrəufiˈnænθri:n] *n* 酮四氢菲(一种致癌物质)

ketotetrose [ˌki:təuˈtetrəus] *n* 酮丁糖

3-ketothiolase, β-ketothiolase [ˌki:təuˈθaiəleis] *n* 3-酮硫解酶,β-酮硫解酶,乙酰CoA *C*-酰基转移酶

β-ketothiolase deficiency β-酮硫解酶缺乏症,α-甲基乙酰乙酸尿(症)

ketotic [ki:ˈtɔtik] *a* 酮病的

ketotifen [ˌki:təuˈtaifən] *n* 酮替芬,甲哌噻庚酮(抗组胺药,平喘药)

ketotriose [ˌki:təuˈtraiəus] *n* 酮丙糖

ketourine [ˌki:təuˈjuərin] *n* 食物性酮尿

ketoxime [ki:ˈtɔksaim] *n* 酮肟

kettle [ˈketl] *n* 壶,锅

Kety-Schmidt method [ki:ti ʃmit] (Seymour S. Kety; Carl F. Schmidt) 基-施法(测定脑组织血液灌流量的方法)

keV kilo electron volts 千电子伏特

key [ki:] *n* 钥匙;解答(to);关键;电钥;栓体;键;调 *a* 主要的,关键的,基本的 *vt* 调节…的音调;准备,适合(to) | torquing ~ 扭转键(一种正牙器) | ~ up (about, for) 使紧张;使激动,激励

keynote [ˈki:nəut] *n* 基调;同治药性

Key-Retzius connective tissue sheath [ˈki: ˈretsiəs] (Ernst A. H. Key; Magnus G. Retzins) 凯-雷济厄斯结缔组织鞘(神经内膜) | ~ foramen 第四脑室外侧孔

kg kilogram 千克,公斤

khellin [ˈkelin] *n* 凯林,呋喃并色酮(抗高血压药,血管舒张药)

kibisitome [kaiˈbisitəum] *n* 晶状体囊刀

kick [kik] *vi, vt, n* 踢 | ~ about 漫游;(在某处)未被注意;粗暴待人(或处理某事) / ~ against(或at) 反对或不喜欢(做某事) / ~ out 解雇 / ~ up 引起(麻烦等)

kidinga pepo [kiˈdingə ˈpi:pəu] 类登革热(发生于桑给巴尔)

kidney [ˈkidni] *n* 肾 | amyloid ~, lardaceous ~, waxy ~ 淀粉样肾 / arteriosclerotic ~ 动脉硬化性肾 / artificial ~ 人工肾 / cake ~, clump ~, lump ~ 饼状肾,块状肾 / cyanotic ~ 淤血肾 / definite ~, hind ~ 后肾 / disk ~ 盘状肾 / doughnut ~ 环状肾 / flea-bitten ~ 蚤咬状肾 / fused ~ 融合肾,并肾 / head ~, primordial ~ 前肾 / hypermobile ~, movable ~, wandering ~ 游动肾,游走肾 / polycystic ~ 多囊肾 / sacciform ~ 囊状肾,扩张肾 / supernumerary ~ 额外肾

Kielland's (Kjelland) forceps [ˈki:lənd] (Christian Kielland) 基耶兰德钳(一种产钳,用于枕横位时旋转胎头)

Kienböck-Adamson points [ˈki:nbek ˈædəmsn] (Robert Kienböck; Horatio G. Adamson) 金伯克-亚当森点(X线治疗发癣的定位点)

Kienböck disease [ˈki:nbek] (Robert Kienböck) 金伯克病(腕半月骨慢性进行性骨软骨病;脊髓外伤性空腔形成) / ~ dislocation 金伯克脱位(半月骨脱位) / ~ phenomenon 金伯克现象(脓

胸时,病侧膈肌在吸气时上升,呼气时下降)

Kiernan's spaces ['kiənən] (Francis Kiernan) 基尔南间隙(肝小叶间淋巴隙)

Kiesselbach's area (space) ['ki:səlbɑ:h] (Wilhelm Kiesselbach) 基塞尔巴赫区(间隙)(鼻中隔前下方易出血区)

kiestein [kai'esti:n] *n* 孕尿翳,孕尿皮(孕妇尿表面有皮样形成)

kil [kil] *n* 黑海白粘土(消毒后可作软膏基质,用于皮肤病)

Kilian's line ['kiliən] (Hermann F. Kilian) 基利安线(骶岬隆凸线)

kill [kil] *vt* 杀死;毁掉;消磨(时间);使终止;中和,抵消 *vi* 杀死,消灭 *n* 杀,杀伤 | ~ off 消灭,杀光 | **~er** *n* 杀人者,凶手;杀伤细胞

killeen ['kili:n] *n* 角叉菜

Killian-Freer operation ['kiliən 'fri:ə] (Gustav Killian; Otto 〈Tiger〉 Freer) 基-弗手术(鼻中隔粘膜下切除术,其中包括切除鼻中隔软骨、犁骨和筛骨垂直板)

Killian's operation ['kiliən] (Gustav Killian) 基利安手术(治额窦积脓)

Killian's test ['kiliən] (John A. Killian) 基利安试验(检糖耐量)

kilo- [构词成分] 千(k)

kilobar ['kiləubɑ:] *n* 千巴(旧压强单位,现用Pa帕〈斯卡〉)

kilobase ['kiləubeis] *n* 千碱基(用以表示核酸顺序长度的单位,缩写为kb)

kilocalorie ['kiləu,kæləri] *n* 千卡,大卡(旧热量单位,现用J〈焦耳〉)

kilocurie [,kiləu'kjuəriə] *n* 千居里(旧放射强度单位,现用Bq贝可〈勒尔〉)

kilocycle ['kiləusaikl] *n* 千周

kilodalton [,kiləu'dɔ:ltən] *n* 千道尔顿(质量单位,缩写为kD或kDa)

kilogram(me) ['kiləugræm] *n* 千克(kg),公斤

kilogram-meter, kilogram-metre ['kiləugræm'mi:tə] *n* 千克米,公斤米(kg · m)(功的单位)

kilohertz ['kiləuhə:ts] *n* 千赫〈兹〉(kHz)

Kiloh-Nevin syndrome ['kailəu 'nevin] (Leslie G. Kiloh; Samuel Nevin) 卡-内综合征(①上睑下垂和进行性外眼肌麻痹患者的眼肌病;②骨间前综合征(即anterior interosseous syndrome, 见syndrome项下相应术语)

kiloliter, kilolitre ['kiləu,li:tə] *n* 千升(kl)

kilomegacycle [,kiləu'megə,saikl] *n* 千兆周(kMc)(用于电磁波频率)

kilometer, kilometre ['kiləu,mi:tə] *n* 千米,公里(km)

kilonem ['kiləunem] *n* 千能母(旧营养值单位,相当于667卡,现用J〈焦耳〉)

kilounit [,kiləu'ju:nit] *n* 千单位(ku)

kilovoit ['kiləuvəult] *n* 千伏(特)(kV)

kilowatt ['kiləuwɔt] *n* 千瓦(特)(kW)

kilurane ['kiljuərein] *n* 千铀单位(旧放射性能单位,现用Bq贝可〈勒尔〉)

Kimberley horse disease ['kimbəli] 金伯利马病(西澳大利亚东北部金伯利区的一种马病,亦称踯躅病)

Kimmelstiel-Wilson syndrome ['kiməlsti:l 'wilsn] (Paul Kimmelstiel; Clifford Wilson) 毛细管间性肾小球硬化症

Kimpton-Brown tube ['kimptən braun] (Arthur R. Kimpton) 金普顿-布朗管(一种输血管,间接输血用)

kimputu [ki:m'pu:tu] *n* 【非洲】回归热

Kimura's disease [ki:'mu:rɑ:] (Tetsuji Kimura) 木村病,血管淋巴样增生

kin [kin] *n* 家族;家属,亲属;亲属关系 *a* 有亲属关系的(to) | (near) of ~ 近亲的 / next of ~ 最近的亲属(们)

kinanesthesia [,kinænis'θi:zjə] *n* 运动觉缺失

kinase ['kaineis] *n* 激酶

kind [kaind] *n* 种,类;性质 *a* 仁慈的,好

意的,亲切的 | a ～ of 几分,稍稍 / in ～ 以实物 / nothing of the ～ 毫不相似(的事物),决非如此(的事物) / of a ～ 同一种类的;徒有其名的 / something of the ～ 类似的事物

kindergarten ['kindəgɑ:tn] *n* 幼儿园

kindle ['kindl] *vt, vi* 点燃;(感情)激动

kindling ['kindliŋ] *n* 诱发(脑生理学中的一种改变,系由反复阈下电刺激引起,最后结果可能是致癫痫性改变或者是不太明显的但却是慢性的行为改变)

kindly ['kaindli] *a* 仁慈的,友好的;宜人的 *ad* 仁慈地,友好地;自然地

kindness ['kaind*n*is] *n* 仁慈,和气,好意

kindred ['kindrid] *n* 宗族;亲缘族;亲属 *a* 宗族的;亲属的;同种的,同源的,类似的

kine-, kin(o)- [构词成分] 运动

kinematics [ˌkini'mætiks, -kai-] *n* 运动学 | **kinematic(al)** *a*

kinematograph [ˌkini'mætəgrɑ:f] *n* 运动描记器

kineplasty ['kiniˌplæsti], **kineplastics** [ˌkini'plæstiks] *n* 运动成形切断术

kinesalgia [ˌkini'sældʒiə], **kinesialgia** [kaiˌni:si'ældʒiə] *n* 动痛,运动痛

kinescope ['kiniskəup] *n* 眼折射计

kinesia [ki'ni:ziə] *n* 晕动病

kinesiatrics [kaiˌni:si'ætriks] *n* 运动疗法

kinesics [kai'ni:siks] *n* 运动学,动力学 | **kinesic** *a* 运动的,动的,动力的

kinesi-esthesiometer [kaiˌni:siisˌθi:zi'ɔmitə] *n* 肌动觉测量器

kinesigenic [kaiˌni:si'dʒenik] *a* 运动引起的

kinesimeter [ˌkini'simitə] *n* 运动测量器;皮肤感觉计

kinesin [kai'ni:sin] *n* 动力蛋白

kinesi(o)- [构词成分] 运动,活动

kinesiodic [kaiˌni:si'ɔdik] *a* 运动道的(指运动冲动传导的)

kinesiology [kiˌni:si'ɔlədʒi, kai-] *n* 运动学

kinesiometer [kiˌni:si'ɔmitə] *n* 运动测量器;皮肤感觉计

kinesioneurosis [kiˌni:siə*u*njuə'rəusis] *n* 运动(性)神经功能病

kinesiphony [ˌkini'sifəni] *n* 蜂音器疗法

kinesitherapy [kiˌni:si'θerəpi], **kinesiotherapy** [kiˌni:siəu'θerəpy] *n* 运动疗法

kinesodic [ˌkini'sɔdik] *a* 运动道的(指运动冲动传导的)

kinesthesia [ˌkinis'θi:zjə], **kinesthesis** [ˌkinis'θi:sis] *n* 运动觉,动觉 | **kinesthetic** [ˌkinis'θetik] *a*

kinesthesiometer [ˌkinisˌθi:zi'ɔmitə] *n* 肌动觉测量器

kinetia [ki'ni:ʃiə] kinety的复数

kinetic [kai'netik, ki'netik] *a* 动力(学)的;(运)动的;活动的

kinetics [ki'netiks, kai-] *n* 动力学 | **kineticist** [kai'netisist] *n* 动力学家

kinetid [ki'ni:tid] *n* 运动体,动粒(纤毛原虫基本的重复的结构单位)

kinetin [kai'ni:tin] *n* 激动素,N^6-呋喃甲基腺嘌呤(一种植物生长因子)

kinetism ['kinitiz*ə*m] *n* (肌肉)运动能力

kinet(o)- [构词成分] 运动

kinetocardiogram [kiˌni:tə*u*'kɑ:diəgræm] *n* 心振动图

kinetocardiography [kiˌni:tə*u*ˌkɑ:di'ɔgrəfi] *n* 心振动描记术

kinetochore [kai'ni:təkɔ:] *n* 动粒(即着丝粒,着丝点)

kinetocyte [kai'ni:təsait] *n* 活动细胞,动细胞

kinetodesma [kaiˌni:tə*u*'desmə] ([复] **kinetodesmata** [kaiˌni:tə*u*'desmətə]) *n* 动丝

kinetodesmos [kaiˌni:tə*u*'desmɔs] *n* 动丝

kinetofragment [kiˌni:tə*u*'frægmənt] *n* 动基片

Kinetofragminophorea [kaiˌni:təu-ˌfrægminəu'fɔ:riə] *n* 动基片纲

kinetogenic [kiˌni:təu'dʒenik] *a* 促动的,引起运动的

kinetographic [kaiˌni:təu'græfik] *a* 描记运动的

kinetoplasm [ki'ni:təplæzəm] *n* 动质,动浆

kinetoplast [ki'ni:təplæst], **kinetonucleus** [kiˌni:təu'nju:kliəs] *n* 动基粒,动核

kinetoplastid [kiˌni:təu'plæstid] *a* 动基体目原生动物的

Kinetoplastida [kiˌni:təu'plæstidə] *n* 动基体目

kinetoscope [ki'ni:təskəup] *n* 人体运动电影照相机 | **kinetoscopy** [ˌkini'tɔskəpi] *n* 人体运动电影照相术

kinetosis [ˌkini'təusis] ([复] **kinetoses** [ˌkini'təusi:z]) *n* 晕动病

kinetosome [ki'ni:təsəum] *n* 动体,基体,毛基体

kinetotherapy [kiˌni:təu'θerəpi] *n* 运动疗法

kinety [kai'ni:ti] ([复] **kinetia, kineties**) *n* 动体(总体),动体列(亦称动体系)

kingdom ['kiŋdəm] *n* 领域;界(动物,植物,矿物)

Kingella [kiŋ'gelə] (Elizabeth O. King) *n* 金氏菌属 | ~ dentitrificans 脱氮金氏菌 / ~ indologenes 生吲哚金氏菌

Kingsley appliance (plate) ['kiŋsli] (Norman W. Kingsley) 金斯莱矫正器(基托) | ~ splint 金斯莱夹(上颌骨骨折用)

King syndrome [kiŋ] (J. O. King) 金氏综合征(恶性体温过高的一型,患者同样显示具有特征的躯体畸形,其中包括身材矮小、特征性面容、脊柱后侧凸、鸡胸、隐睾病、迟发性运动发育、进行性肌病及心血管结构缺损)

King unit [kiŋ] (Earl J. King) 金氏单位(一种磷酸酶效能单位)

kinic acid ['kinik] 奎尼酸

kinin ['kainin] *n* 激肽 | C2 ~ C2激肽

kininase ['kainineis] *n* 激肽酶 | ~ Ⅰ 激肽酶Ⅰ,丝氨酸羧肽酶 / ~ Ⅱ 激肽酶Ⅱ,肽基二肽酶A

kininogen [kai'ninəˌdʒən] *n* 激肽原

kink [kiŋk] *n* (线、丝等)扭结,纠缠;(颈、背等处的)肌肉痉挛;(计划等)缺陷 *vt, vi* (使)扭结;(使)纠缠 | ileal ~ 回肠扭结

kinky ['kiŋki] *a* 纠缠的,扭结的;卷曲的

kino ['kai:nəu] *n* 奇诺(曾用作收敛药)

kino- [构词成分] 动,运动

kinocentrum [ˌkinəu'sentrəm, ˌkai-] *n* 中心体

kinocilium [ˌkainəu'siljəm] ([复] **kinocilia** [ˌkainəu'siliə]) *n* 动纤毛

kinohapt ['kainəhæpt] *n* 触觉计

kinology [ki'nɔlədʒi, kai-] *n* 运动学

kinomometer [ˌkinəu'mɔmitə, ˌkai-] *n* 指腕动度测量器

kinoplasm ['kainəplæzəm] *n* 动质,动浆 | **kinoplastic** [ˌkainəu'plæstik] *a*

Kinorhyncha [ˌkinəu'rinkə] *n* 动吻纲

kinosphere ['kainəsfiə] *n* 星体

kinotoxin [ˌkainəu'tɔksin] *n* 疲劳毒素

kinovin [ki'nəuvin] *n* 奎诺温,金鸡纳(皮)苷

kinship ['kinʃip] *n* 家属关系,血缘关系

kion(o)- 以kion(o)-起始的词,同样见以ciono-起始的词

kiotome ['kaiətəum] *n* 悬壅垂刀

kiotomy [kai'ɔtəmi] *n* 悬雍垂切除术

Kirchner's diverticulum ['kiəknə] (Wilhelm Kirchner) 咽鼓管憩室

Kirk's amputation [kə:k] (Norman T. Kirk) 柯克切断术(在股骨踝上方的一种腱成形性切断术)

Kirmisson's operation [ˌkiəmi:'sɔŋ] (Edouard Kirmisson) 基尔米松手术(将跟腱移植于腓长肌,治畸形足)

Kirschner wire ['kiəʃnə] (Martin Kirschner) 基施纳钢丝(骨骼牵引时用)

Kirstein's method [ˈkiəstain] (Alfred Kirstein) 基尔施泰因法(直接检喉法)

Kisch's reflex [kiʃ] (Bruno Kisch) 基施反射(见Kehrer's reflex)

kiss [kis] *vt* 吻 *vi* 接吻

kit [kit] *n* 用具包;工具箱;成套用具 | a first-aid ～ 急救药箱,急救包

kitasamycin [ˌkitəsəˈmaisin] *n* 吉他霉素,柱晶白霉素(抗生素类药)

Kitasatoa [ˌkaitəsɑːˈtəuə] *n* 北里杆菌属

Kitasato's filter [kitəˈsɑːtəu] (Shibasaburo Kitasato 北里柴三郎) 北里滤器(素瓷滤器)

kitchen [ˈkitʃin] *n* 厨房

kitol [ˈkaiˌtɔl] *n* 鲸醇(加热则产生维生素A)

Kittel's treatment [ˈkitəl] (M. J. Kittel) 基特尔疗法(用按摩和推拿法以消散沉积在痛风性关节中的尿酸盐)

kj knee jerk 膝反射

Kjeldahl's method (test) [ˈkeldɑːl] (Johan G. C. Kjeldahl) 基耶达法(试验)(检一种有机化合物中的氮量)

kl kiloliter 千升

Klapp's creeping treatment [klæp] (Rudolf Klapp) 克拉普爬行疗法(对脊椎侧凸者练习脊柱运动的方法)

Klatskin's tumor [ˈklætskin] (Gerald Klatskin) 克拉斯金瘤,肝门胆管癌

Klebs' disease [klebz] (Theodor A. E. Klebs) 克雷伯病,肾小球肾炎

Klebsiella [ˌklebsiˈelə] (T. A. E. Klebs) *n* 克雷伯杆菌属 | ～ oxytoca 催产克雷伯杆菌 / ～ planticola 植物克雷伯杆菌 / ～ pneumoniae ozaenae, ～ ozaenae 臭鼻肺炎克雷伯杆菌,臭鼻克雷伯杆菌 / ～ pneumoniae rhinoscleromatis, ～ rhinoscleromatis 鼻硬结肺炎克雷伯杆菌,鼻硬结克雷伯杆菌

Klebsielleae [ˌklebsiˈeliiː] *n* 克雷伯杆菌科

Klebs-Löffler bacillus [ˈklebz ˈleflə] (T. A. E. Klebs; Friederich A. J. Löffler) 克-吕杆菌,白喉棒状杆菌,白喉杆菌

kleeblattschädel [ˌkleiblætˈʃeidel] *n* 【德】三叶草叶形头颅,苜蓿状颅

Kleine-Levin syndrome [ˈklainə ˈlevin] (Willi Kleine; Max Levin) 克莱恩-莱文综合征(周期性嗜睡、贪食,可持续数周,通常发生于青春期男孩)

Klein-Waardenburg syndrome [klain ˈvɑːdənbəːg] (David Klein; Petrus J. Waardenburg) 克-瓦综合征(见Waardenburg's syndrome第二解)

Kleist's sign [klaist] (Karl Kleist) 克莱斯特征(检查者用数个手指轻轻抬起患者手指时,如患者手指钩住检查者手指,提示大脑额叶及丘脑损伤)

Klemm's sign [klem] (Paul Klemm) 克累姆征(慢性阑尾炎时,X线片上常见右下腹鼓胀)

Klemperer's tuberculin [ˈklempərə] (Felix and Georg Klemperer) 牛结核菌素

klepto- [构词成分] 偷窃

kleptolagnia [ˌkleptəˈlægniə] *n* 偷窃性色情狂

kleptomania [ˌkleptəˈmeinjə] *n* 偷窃狂 | ～**c** [ˌkleptəˈmeiniæk] *n* 偷窃狂者

Klieg eye [kliːg] 电影(性)眼(拍电影时由强烈灯光所引起的眼病)

Klimow's test [ˈklimɔf] (Ivan Alex. Klimow) 克利莫夫试验(检尿血)

Klinefelter's syndrome [ˈklainfeltə] (Harry F. Klinefelter) 克兰费尔特综合征(特征为睾丸小伴细精管透明性变,不同程度的男性化,精子缺乏与不育,尿中促性腺激素排泄增加,患者趋于身高腿长,约一半有男子女性型乳房,主要与性染色体组分为XXY型有关)

Kline's test [klain] (Benjamin S. Kline) 克兰试验(检梅毒)

Klippel-Feil sign [kliˈpel fail] (Maurice Klippel; André Feil) 克利佩尔-费尔征(挛缩手指被牵伸时,则拇指屈曲与内收,为锥体束疾患的指征) | ~ syndrome 克利佩尔-费尔综合征(先天颈椎缺少或融合,使颈部短缩,颈部活动受限)

Klippel's disease [kli'pel] (Maurice Klippel) 关节炎性全身假瘫

Klippel-Trénaunay syndrome [kli'pel treinə'nei] (Maurice Klippel; Paul Trénaunay) 克-特综合征(一种罕见的病症,通常累及一肢体,特征为骨及相关软组织肥大、皮肤大血管瘤、持久性鲜红斑痣及皮肤脉管曲张)

Klippel-Trénaunay-Weber syndrome [kli'pel treinə'nei 'webə] (M. Klippel; P. Trénaunay; Frederick P. Weber) 克-特-韦综合征(见Klippel-Trénaunay syndrome)

Klippel-Weil sign [kli'pel vail] (Maurice Klippel; Mathieu P. Weil) 克-魏征(检查者将患者屈曲的手指伸直时,如拇指屈曲与内收,提示锥体束病)

kliseometer [ˌklisi'ɔmitə] *n* 骨盆斜度计

klismaphilia [ˌklizmə'filiə] *n* 灌肠性欲倒错(利用灌肠取得性兴奋)

Kloeckera ['kli:kərə] *n* 克勒克酵母属 | ~ apiculatus 尖端酵母

Klonopin ['klɔnəpin] *n* 氯硝西泮(clonazepam)制剂的商品名

Klumpke's paralysis, Klumpke-Dejerine paralysis, syndrome ['klumpkə ˌdeʒə'ri:n] (Madame A. Klumpke Dejerine; Joseph J. Dejerine) 克隆普克麻痹,克隆普克-代热林麻痹、综合征(臂麻痹的下丛型,臂、手肌肉萎缩性麻痹,由于第八颈神经和第一胸神经损害所致,常发生于臀位娩出的婴儿)

Klüver-Bucy syndrome ['kli:və 'bjusi] (Heinrich Klüver; Paul Clancy Bucy) 克-布综合征(两侧额叶切除后出现的异常行为,表现为用口检查各种物体、运动与情感反应减退、视觉刺激过分注意和性抑制力缺乏)

Kluyvera ['klaivərə] (A. J. Kluyver) *n* 克罗非菌属

Km 同种异型的标记

km kilometer 千米,公里

Knapp's forceps [næp] (Herman J. Knapp) 纳普镊,转轴镊(压碎沙眼小粒镊) | ~ operation 纳普手术(治内障) / ~ streaks (striae) 纳普线(纹)(网状血管样线条,偶见于出血后的视网膜)

Knapp's test [knæp] (Karl Knapp) 克纳普试验(检尿糖、胃中有机酸)

knead [ni:d] *vt* 捏,搓,揉;按摩 | **~ing** *n* 揉捏法

knee [ni:] *n* 膝;膝状物 | ~ of aquaeductus fallopii 面神经管膝 / back ~ 膝反屈,翻膝 / beat ~ 膝蜂窝织炎 / football ~ 足球员膝病 / housemaid's ~ 髌前囊炎 / in ~, knock ~ 膝外翻 / ~ of internal capsule 内囊膝 / locked ~ 膝闭锁 / out ~ 膝内翻,弓形腿 / rugby ~ 橄榄球员膝病(胫骨粗隆骨软骨病) / septic ~ 化脓性膝关节炎

kneecap ['ni:kæp] *n* 髌,膝盖骨;护膝

knee-gall ['ni:gɔ:l] *n* 膝肿(马膝关节背侧腕鞘膨胀)

kneel [ni:l] (knelt或kneeled) *vi* 跪

Knemidokoptes [ˌni:midəu'kɔpti:z] *n* 鸟疥螨属 | ~ gallinae 鸡疥螨

knew [nju:] know的过去式

knife [naif] ([复] **knives** [knaivz]) *n* 刀 | cataract ~ 内障刀 / cautery ~ 烙刀 / electric ~, endotherm ~ 电热刀 / hernia ~ 疝刀

knismogenic [ˌnisməu'dʒenik] *a* 发痒的

knit [nit] (-tt-) *vt, vi* 编结;皱起;接合(断骨等);(使)紧密结合

knitting ['nitiŋ] *n* 编织;骨愈合

knob [nɔb] *n* 球形突出物;捏手;钮;结,隆凸 | surfers' ~s 冲浪者结节 / synaptic ~s 突触小结,突触小丘

knock [nɔk] *vi, vt* 打,敲,击 *n* 敲击,打击;叩音 | pericardial ~ 心包叩音 | ~ about(或around) (在某处)未被注意;漫游;粗暴待人(或处理某事) / ~ down 击倒;撞倒;降价 / ~ off 把…敲掉;击倒;停止(工作);杀害;扣除;结束(工作) / ~ out 敲空;击倒;使震惊;使失去效能;破坏;(药物)使人入睡 / ~ over 弄倒,打翻

knock-knee [ˈnɔkni:] *n* 膝外翻

Knoepfelmacher's butter meal [ˌknepfəlˈmɑ:hə] (Wilhelm Knoepfelmacher) 克内费尔马赫尔奶油餐(用于小孩喂养)

knokkelkoorts [ˈnɔkəlkuəts] *n* 印度尼西亚登革热

knot [nɔt] *n* 结 *vt, vi* 打结 | clove-hitch ~ 双眼结 / false ~ 假结(脐带);顺结,十字结 / friction ~, double ~ 双结 / granny ~ 顺结,十字结 / net ~ 染色质核仁,核粒 / primitive ~, protochordal ~ 原结 / reef ~, sailor's ~, square ~ 帆结,水手结,方结,反结 / stay ~ 合结 / surfers' ~s 冲浪者结节 / surgeons' ~, surgical ~ 外科结 / syncytial ~s 合胞体结 / true ~ 真结(脐带)

know [nəu] (knew, known) *vt* 知道,了解;认识,熟悉;识别 *vi* 知道,了解 | all one ~s 力所能及的一切,尽全力地 / ~ better (than) 很懂得,很明白(而不至于) / ~ from 分辨 / ~ of 听说过

knowing [ˈnəuiŋ] *a* 知道的;有知识的;故意的 *n* 知道,认识 | **~ly** *ad* 故意地

knowledge [ˈnɔlidʒ] *n* 知识,学问;认识;知道,了解 | to (the best of) one's ~ 据某人所知

known [nəun] know的过去分词 *a* 大家知道的,已知的 | be ~ as 称为;以…知名;被认为是 / be ~ for 因…而众所周知 / be ~ to 为…所知

knuckle [ˈnʌkl] *n* 指节;膨出部 *vt* 用指节扣打(或压、摩、触) | aortic ~ 主动脉弓节

knuckling [ˈnʌkliŋ] *n* 球节前突(马)

Kobelt's tubes [ˈkɔ:belt] (George L. Kobelt) 科贝尔特管(卵巢冠横管) | ~ tubules 科贝尔特小管(①卵巢旁体小管;②旁睾小管)

Kober's test [ˈkəubə] (Philip A. Kober) 科贝尔试验(检雌激素及牛乳蛋白质)

Kobert's test [ˈkɔ:bεət] (Eduard R. Kobert) 科贝特试验(检血红蛋白)

KOC kathodal (cathodal) opening contraction 阴极断电收缩

Kocher-Debré-Sémélaigne syndrome [ˈkɔhə dəˈbrei seimeiˈleniə] (Emil Theodor Kocher; Robert Debré: Georges Sémélaigne) 柯-德-塞综合征(见Debré-Sémélaigne syndrome)

kocherization [ˌkɔheraiˈzeiʃən, -riˈz-] *n* 柯赫尔处置(暴露胆总管壶腹)

Kocher's forceps [ˈkɔhə] (Emil T. Kocher) 科赫尔钳(手术时夹持组织或压出血组织用) | ~ operation 科赫尔手术(①踝关节切除法;②肱骨喙突下脱位整复法;③舌切除术;④移动十二指肠的一种方法;⑤幽门切除术) / ~ reflex 科赫尔反射(压迫睾丸时的腹肌收缩)

Koch's bacillus [kɔh] (Robert Koch) 科赫杆菌(结核杆菌) | ~ phenomenon 科赫现象(结核菌再感染剧烈反应) / ~ postulates 科赫要点(确定病原体的四要点:①在该疾病的每一病人体内须寻出微生物;②微生物在纯培养物内须能生长发育;③纯培养物接种于易感的动物时再产生此病;④从实验致病的动物中须能寻得同样的微生物) / ~ reaction 科赫反应,结核菌素反应(试验) / ~ tuberculin 科赫结核菌素(新结核菌素和旧结核菌素)

Koch's node [kɔh] (Walter Koch) 房室结

Koch-Weeks bacillus (hemophilus) [kɔh wi:ks] (Robert Koch; John

E. Weeks) 结膜炎嗜血杆菌

Koeberlé's forceps [ˌki:bə'lei] (Eugène Koeberlé) 止血钳

Koebner's phenomenon ['kebnə] (Heinrich Koebner) 凯布内现象,同形现象(一种皮肤反应,见于某些皮肤病,如银屑病、扁平苔藓、传染性湿疹样皮炎,表现为在未受累的皮肤上出现典型皮肤病的损害,亦称同形反应)

Koenecke's reaction, test [ki'nek] 克内克反应、试验(检骨髓功能)

Kogoj's pustule ['kəugɔi] (Franjo Kogoj) 科戈伊脓疱(即科戈伊海绵状脓疱spongiform pustule of Kogoj)

koha ['kɔhə] *n* 隐花青(一种日本药物,据说有促进伤口愈合的功效)

Köhler-Pellegrini-Stieda [kelə ˌpelei'gri:ni 'sti:də] (Alban Köhler; Augusto Pellegrini; Alfred Stieda) 克勒-佩莱格利尼-施蒂达病 (见Pellegrini's disease)

Köhler's bone disease ['kelə] (Alban Köhler) 克勒骨病(①儿童足舟骨病;②第二跖骨病) | ～ second disease 克勒第二病(第二跖骨病)

Kohlrausch's folds (valves) ['kəulrauʃ] (Otto L. B. Kohlrausch) 科尔劳施褶(瓣),直肠横襞

Kohn's pores [kəun] (Hans kohn) 肺泡间孔

Kohnstamm's phenomenon ['kəunstəm] (Oscar F. Kohnstamm) 后继性运动(见after-movement)

koil(o)- [构词成分] 洼,凹

koilocyte ['kɔiləuˌsait] *n* 中空细胞

koilocytosis [ˌkɔiləusai'təusis] *n* 中空细胞病

koilocytotic [ˌkɔiləusai'tɔtik] *a* 中空细胞的

koilonychia [ˌkɔiləu'nikiə] *n* 凹甲,匙状甲,反甲

koilorrhachic [ˌkɔiləu'rækik] *a* 腰椎后凸的

koilosternia [ˌkɔiləu'stə:niə] *n* 漏斗(状)胸

koin(o)- 见cen(o)-

koinonia [kɔi'nəuniə] *n*【希】联合作用(指细胞)

koinotropy [kɔi'nɔtrəpi] *n* 向群性(对社会和公共关系有兴趣) | **koinotropic** [ˌkɔinə'trɔpik] *a*

kojic acid ['kəudʒik] 曲酸

koktigen ['kɔktidʒən] *n* 煮沸疫苗

Kolantyl [kə'læntil] *n* 氧化铝-氧化镁(alumina and magnesia)制剂的商品名

Kölliker's column ['kelikə] (Rudolf A. von Kölliker) 肌柱,肌原纤维 | ～ interstitial granules 克利克尔间质粒,肌浆间质粒 / ～ membrane 网状膜(蜗管) / ～ nucleus 中央灰质(脊髓)

Kollmann's dilator ['kɔlmən] (Arthur Kollmann) 科尔曼扩张器(可屈尿道扩张器)

Kolmer's test ['kɔlmə] (John A. Kolmer) 科尔默试验(检梅毒和细菌性疾病)

Kolmogorov-Smirnov test [kɔl'mɔgərɔv 'smiənɔv] (Andrei N. Kolmogorov; Nicolai V. Smirnov) 高尔莫哥罗夫-斯米诺夫检验(拟合适度的统计检验,检查样本是否符合特定的理论分布函数,或两种样本是否来自同一群体)

kolp- 以kolp-起始的词,同样见以colp-起始的词

kolypeptic [ˌkəuli'peptik] *a* 抑制消化的,调整消化的

kolytic [kəu'litik] *a* 抑制的,沉静气质的

Konakion [ˌkɔnə'kaiɔn] *n* 维生素K_1(phytonadione)制剂的商品名

Kondoleon's operation [kɔn'dəuliən] (Emmerich Kondoleon) 康多累昂手术(切除皮下组织,治象皮病)

König's operation ['kenig] (Franz König) 柯尼格手术(治先天性髋脱位) | ～ syndrome 柯尼格综合征(便秘与腹泻交替发生,伴腹痛、鼓胀以及在右髂

窝可闻及气过水声)

König's rods [ˈkenig] (Charles J. König) 柯尼格(音)杆(为一系列的钢杆，敲击每一根钢杆即发出一定音调的律音)

koniocortex [ˌkəuniə*u*ˈkɔ:teks] *n* 粒状皮质(大脑感觉区)

koniology [ˌkə*u*niˈɔlədʒi] *n* 尘埃学

konometer [kə*u*ˈnɔmitə], **konimeter** [kə*u*ˈnimitə] *n* 尘埃计算器，计尘器

Konsyl [ˈkɔnsil] *n* 车前草吸水性胶浆剂(psyllium hydrophilic muciloid)的商标

koomis [ˈku:mis] *n* 霉乳酒

kopf-tetanus [kɔpfˈtet*ə*nəs] *n* 头部破伤风

kophemia [kəuˈfi:miə] *n* 辨语聋，听性聋

kopiopia [ˌkəupiˈəupiə] *n* 眼疲劳

Koplik's spots (sign) [ˈkɔplik] (Henry Koplik) 科泼力克斑(征)(颊粘膜和舌粘膜上出现小而不规则的鲜红斑，中央有蓝白色小点，见于麻疹前驱期)

Kopp's asthma [kɔp] (Johann H. Kopp) 喘鸣性喉痉挛

kopr- 以kopr-起始的词，同样见以copr-起始的词

kopratin [ˈkɔprətin] *n* 次高铁血红素

koprosterin [ˌkɔprəˈstiərin] *n* 粪甾醇，粪甾烷醇

Korányi-Grocco triangle [kɔˈrænji-ˈgrɔkəu] (Baron F. von Korányi; Pietro Grocco) 科兰伊-格罗科三角(见Grocco sign第一解)

Korányi's auscultation (percussion) [kɔˈrænji] (Baron Friedrich von Korányi) 科兰伊听诊法(叩诊法)(以一手的食指轻敲垂直置于患部的另一手的食指的第二关节) | ～ sign 科兰伊征(叩击胸椎棘突时，背侧段叩诊音增强，为胸腔积液之征)

Korányi's treatment[kɔˈrænji] (Alexander von Korányi) 科兰伊疗法(从前用苯治白血病)

Korea [kəˈriə, kɔ(:)ˈriə] *n* 朝鲜[亚洲] | ～**n** *a* 朝鲜的；朝鲜人的；朝鲜语的 *n* 朝鲜人；朝鲜语

koro [ˈkəurəu] *n* 柯罗病，缩阴症(一种特定文化背景下的急性妄想综合征，见于马来人，患者认为阴茎正在缩入腹内而消失，一旦发生，即将死亡)

korocyte [ˈkɔ:rəsait] *n* 幼稚(中性)粒细胞，杆状中性粒细胞

koronion [kəˈrəuniɔn] ([复] **koronia** [kəˈrəuniə]) *n* (下颌骨)冠突尖

koroscopy [kəˈrɔspəki] *n* 瞳孔检影法，视网膜镜检查，视网膜检影法

Korotkoff's method [kəˈrɔtkəf] (Nicolai S. Korotkoff) 科罗特科夫法(用听诊法测定血压) | ～ sounds 科罗特科夫音(听诊测血压时听到动脉扩张音) / ～ test 科罗特科夫试验(检动脉瘤的侧支循环)

Korsakoff's (Korsakov's) psychosis (disease, syndrome) [ˈkɔ:səkəf] (Sergei S. Korsakoff) 科尔萨科夫精神病(病、综合征)(酒毒性精神病，一种慢性型出血性脑上部灰质炎，亦称多神经炎性精神病、精神中毒性脑病、慢性酒毒性谵妄)

Körte-Ballance operation [ˈkiətə ˈbæləns] (Werner Körte; Charles A. Ballance) 科尔特-巴朗斯手术(面神经和舌下神经吻合术)

kosam [ˈkəusəm] *n* 苦参子，鸦胆子(其籽有时用于治腹泻、痢疾及子宫出血)

Koshevnikoff's (Koschewnikow's, Kozhevnikov's) disease, epilepsy [kəˈʃevnikɔf] (Alexei J. Koshevnikoff) 持续性不全癫痫

Kossel's test [ˈkɔsəl] (Albrecht Kossel) 科塞尔试验(检次黄嘌呤)

Köster's nodule [ˈkestə] (Karl Köster) 克斯特尔小结(含有巨细胞的结核结节，四周有双层细胞围绕)

Kostmann's syndrome [ˈkɔstmən] (Rolf Kostmann) 科斯曼综合征，婴儿遗传性粒细胞缺乏症

Kottmann's test (reaction) ['kɔtmən] (K. Kottmann) 科特曼试验(反应)(检甲状腺功能)

koumiss ['ku:mis] *n* 霉乳酒 | kefir ~ 发酵乳霉乳酒

Kovalevsky's canal [ˌkɔvə'levski] (Alexander O. Kovalevsky) 神经肠管

Kowarsky's test [kə'vɑ:ski] (Albert Kowarsky) 科瓦尔斯基试验(检尿糖;检糖尿病)

Koyter's muscle ['kɔitə] (Volcherus Koyter) 皱眉肌

KP keratitic precipitates 角膜后沉着物

K-Phos ['keifɔs] *n* 磷酸二氢钾(monobasic potassium phosphate)制剂的商品名

Kr 元素氪(krypton)的符号

Krabbe's disease (leukodystrophy) ['kræbi:] (Knud H. Krabbe) 克拉贝病(一种家族型脑白质病,亦称家族性弥漫性婴儿脑硬化、球样细胞性脑白质营养不良)

Kraepelin's classification ['kreipeilin] (Emil Kraepelin) 克雷佩林分类(辨别精神分裂症及躁狂抑郁性精神病)

krait [kreit] *n* 金环蛇(印度等地产)

Krameria [krə'miəriə] (J. G. H. and W. H. Kramer) *n* 拉坦尼属

Kraske's operation ['kræski] (Paul Kraske) 克拉斯克手术(切除尾骨和部分骶骨以便接近直肠癌)

kratom ['krɑ:tɔm] *n* 克腊托姆(一种咀嚼剂)

kratometer [krei'tɔmitə] *n* 棱镜矫视器

krauomania [ˌkrɔ:ə'meinjə] *n* 节律性抽搐

kraurosis [krɔ:'rəusis] *n* 干皱 | ~ penis 阴茎干皱症,干燥性龟头炎 / ~ vulvae 外阴干皱

Krause's bulbs, corpuscle [krauz] (Wilhelm J. F. Krause) 克劳泽小体(球状小体) | ~ line, membrane 克劳泽线(膜),Z盘(横纹肌间线)

Krause's ligament ['krauzə] (Karl F. T. Krause) 骨盆横韧带 | ~ valve 克劳泽瓣(泪囊襞)

Krause's operation [krauz] (Fedor V. Krause) 克劳泽手术(硬膜外切除三叉神经节以治疗三叉神经痛)

Krause-Wolfe graft ['krauzə 'vɔlf] (Fedor Krause; John R. Wolfe) 克劳泽-沃尔夫移植片(全层皮移植片)

kreatin ['kri:ətin] *n* 肌酸

krebiozen [kri'baiəzen] *n* 克力生物素(由美国食品及药物管理局鉴定为与肌酸同一物质,据称该物质治癌有效。美国已禁止出售)

Krebs cycle [krebz] (Hans A. Krebs) 三羧酸循环

Krebs' leukocyte index ['krebz] (Carl Krebs) 克雷布斯白细胞指数(中性粒细胞的百分比以淋巴细胞的百分比除之所得的数)

kre(o)- [构词成分] 以kre(o)-起始的词,同样见以cre(o)-起始的词

kreotoxicon [ˌkriə'tɔksikɔn] *n* 肉毒质

kreotoxin [ˌkriə'tɔksin] *n* 肉毒素

kreotoxism [ˌkriə'tɔksizəm] *n* 肉中毒

kresofuchsin [ˌkresə'fu:ksin] *n* 甲酚品红

kresol ['kresɔl] *n* 甲(苯)酚,煤酚(防腐消毒用)

Kretschmann's space ['kretʃmən] (Friedrich Kretschmann) 克雷奇曼间隙(鼓室上隐窝内的凹陷区)

Kretschmer types ['kretʃmə] (Ernst Kretschmer) 克雷奇默尔体型(认为体型与人格有关,如瘦长型为类精神分裂人格,矮胖型为和谐人格)

Kretz's granules [krets] (Richard Kretz) 克雷茨粒(肝硬化小结) | ~ paradox 克雷茨奇异现象(正常动物注射中和的毒素-抗毒素混合物不产生不利作用,以前已主动免疫接种过毒素的动物则情况相反)

Kreysig's sign ['kraiziʃ] (Friedrich L. Kreysig) 克赖济希征(见Heim-

Kreysig sign)

krinin [ˈkrinin] *n* 激泌素

Krishaber's disease [ˌkri:shəˈbɛə] (Maurice Krishaber) 克里萨贝病(一种神经功能病，表现为心动过速、失眠、眩晕、感觉过敏等症状，亦称脑–心综合征)

Kristeller's method (expression, technique) [ˈkristələ] (Samuel Kristeller) 克里斯特勒法(压出法、操作法)(胎儿压出法)

Kromayer's burn [ˈkrəumaiə] (Ernst L. F. Kromayer) 紫外线灼伤 | ～ lamp 克罗迈尔灯(水银石英灯，放出紫外线)

Krompecher's carcinoma (tumor) [ˈkrəumpekə] (Edmund Krompecher) 侵蚀性溃疡

kromskop [ˈkrəumskəup] *n*【德】原色摄影装置(用于病理标本)

Kronecker's center [ˈkrəunekə] (Karl H. Kronecker) 克罗内克尔中枢(心抑制中枢) | ～ puncture 克罗内克尔穿刺(穿刺心抑制中枢)

Krönig's field (area) [ˈkreiniʃ] (Georg Krönig) 克勒尼希区(肺尖的胸部叩响区) | ～ isthmus 克勒尼希峡(肩上的狭长带状叩响区，并连接胸与背的较大叩响区，位于肺尖〈克勒尼希区〉)

Krönlein's hernia [ˈkreinlain] (Rudolf U. Krönlein) 腹股沟腹膜前疝 | ～ operation 克伦来因手术(切除眼眶外壁以清除眶内肿瘤)

Krukenberg's hand (arm) [ˈkru:kənbə:g] (Hermann Krukenberg) 克鲁肯贝格手(臂)(前臂叉形残株假手)

Krukenberg's spindle [ˈkru:kənbə:g] (Friedrich E. Krukenberg) 克鲁肯贝格梭(角膜后面垂直梭状棕红色浑浊) | ～ tumor 克鲁肯贝格瘤(一种特殊型卵巢癌，通常从胃肠道癌〈尤其从胃癌〉转移而得，特征为粘液样变性区并有印指环状细胞，亦称粘液细胞癌)

Krukenberg's veins [ˈkru:kənbə:g] (Adolph Krukenberg) 肝中央静脉

Kruse's brush [ˈkru:zə] (Walther Kruse) 克鲁泽刷(细白金丝刷，用以接种培养基表面)

kryoscopy [kraiˈɔskəpi] *n* (溶液)冰点测定法，冰点降低测定法

krypt(o)- 以krypt(o)-起始的词，同样见以crypt(o)-起始的词

krypton [ˈkriptɔn] *n* 氪(化学元素)

17-KS 17-ketosteroid 17-酮甾类

KSC kathodal (cathodal) closing contraction 阴极通电收缩

KST kathodal (cathodal) closing tetanus 阴极通电强直

KUB kidney, ureter and bladder 肾、输尿管及膀胱

kubisagari [kuˌbisəˈgɑ:ri], **kubisgari** [ˌkubisˈgɑ:ri] *n* 垂头病(日本流行的一种麻痹性眩晕)

Kufs' disease [ku:fs] (H. Kufs) 库福斯病(青年后期家族性黑朦痴呆)

Kugelberg-Welander syndrome [ˈku:gəlbə:g ˈveləndə] (Eric K. H. Kugelburg; Lisa Welander) 库–韦综合征(一种遗传性青少年型肌萎缩，通常作为常染色体隐性性状遗传，系由脊髓前角损害所致。本征特点为10或20岁内〈主要在2岁和17岁之间〉起病，下肢和骨盆带近端肌肉萎缩和无力，然后累及远端肌肉和肌颤搐。亦称青少年〈脊髓性〉肌萎缩或近端脊髓性肌萎缩)

Kuhlmann's test [ˈku:lmən] (Frederick Kuhlmann) 库尔曼智力测验(比奈〈Binet〉智力测验的一种改良，以适合婴儿智力测验)

Kühne's methylene blue [ˈki:nə] (Heinrich Kühne) 屈内亚甲蓝(酚溶液内亚甲蓝和无水乙醇的混合物)

Kühne's muscular phenomenon [ˈki:nə] (Wilhelm F. Kühne) 屈内肌现象(持续电流通过活肌纤维引起由阳极至阴极的波动) | ～ terminal plates 屈内终板(肌梭内神经运动终板) / ～ spindle 肌梭

Kuhn's mask [ku:n] (Ernst Kuhn) 库

恩面罩(治疗肺结核的面罩)

Kuhn's tube [ku:n] (Franz Kuhn) 库恩管(气管内麻醉用)

Kuhnt-Junius disease ['ku:nt 'ju:niəs] (Hermann Kuhnt; Paul Junius) 库-尤病,盘状黄斑变性

Kuhnt's illusion [ku:nt] (Hermann Kuhnt) 库恩特视错觉(用单眼看相似间距,似乎颞视野较鼻视野小)

kukuruku [ˌkuku'ruku] *n* 库库鲁库病(尼日利亚库库鲁库地区病,似黄热病)

Kulchitsky's cells [kul'tʃitski] (Nicolai K. Kulchitsky) 库尔契茨基细胞(胃肠嗜银细胞)

Kulenkampff's anesthesia ['kulənkɑ:mpf] (Dietrich Kulenkampff) 库伦坎普夫麻醉(臂丛阻滞麻醉)

Külz's cast (cylinder) [kilts] (Rudolph E. Külz) 屈尔茨管型,昏迷(兆)管型(见于糖尿病性昏迷) | ～ test 屈尔茨试验(检β-羟丁酸)

kumiss, kumyss ['ku:mis] *n* 霉乳酒

Kümmell's disease (spondylitis), Kümmell-Verneuil disease ['kimel ˌvɛə'neii:] (Hermann Kümmell; Aristide A. S. Verneuil) 坎梅尔病,坎-韦病,外伤后脊椎炎(脊椎受压骨折)

Kunkel's syndrome ['kuŋkel] (Henry George Kunkel) 孔凯尔综合征,狼疮样肝炎

Küntscher nail ['kintʃə] (Gerhard Küntscher) 金切尔钉(骨髓腔内插钉)

Kupffer's cells ['kupfə] (Karl W. von Kupffer) 枯否细胞(肝星形细胞)

kupramite ['kjuprəmait] *n* 防氨面罩

Kupressoff's center [ku'presəf] (Ivan Kupressoff) 库普雷索夫中枢(排尿中枢)

Kurloff's (Kurlov's) bodies ['kuələf] (Mikhail G. Kurloff) 库尔洛夫体(豚鼠淋巴细胞原虫)

Kurthia ['kuətiə] (Heinrich Kurth) 库尔特杆菌属

kuru ['kuəru] *n* 库鲁病,新几内亚震颤病(一种由病毒引起的慢性进行性神经系统疾病,仅在新几内亚福雷〈Fore〉族及相邻的土著人中发现,主要症状为躯干与四肢共济失调、震颤及构语障碍)

Kurunegala ulcer [ˌkuərunei'gɑ:lə] 热带化脓病(Kurunegala为斯里兰卡一地区名)

Kusnezovia[ˌku:sni'zəuviə] (S. I. Kusnezov) *n* 库兹涅佐夫菌属

Küss' experiment [ki:s] (Emil Küss) 屈斯实验(注射阿片和颠茄溶液于膀胱内,若不产生中毒症状,即示膀胱上皮对这些物质无透通性)

Kussmaul-Kien respiration ['kusmaul 'ki:n] (Adolf Kussmaul; Alphonse M. J. Kien) 库斯毛尔-基恩呼吸,空气饥(air hunger, 见hunger项下相应术语)

Kussmaul-Landry paralysis ['kusmaul 'lændri] (Adolf Kussmaul; Jean B. O. Landry) 急性热病性多神经炎

Kussmaul-Maier disease ['kusmaul 'maiə] (Adolf Kussmaul; Rudolf Maier) 见Kussmaul disease

Kussmaul's aphasia ['kusmaul] (Adolph Kussmaul) 库斯毛尔失语(有意识的不语,如精神错乱时) | ～ disease 结节性动脉外膜炎,结节性多动脉炎 / ～ paralysis 急性热病性多神经炎 / ～ pulse 奇脉,逆脉 / ～ respiration 库斯毛尔呼吸,空气饥 (air hunger, 见hunger项下相应术语) / ～ sign 库斯毛尔征(①吸气时颈静脉出现怒张,见于纵隔心包炎及纵隔瘤;②胃病时由于毒素吸收作用所致的昏迷及惊厥;③奇脉)

Küstner's law ['kistnə] (Otto E. Küstner) 屈斯特纳定律(卵巢囊肿扭转方向为其蒂所在侧的对侧,如卵巢囊肿在左侧,其蒂的扭转方向向右,如在右侧,则向左) | ～ sign 屈斯特纳征(卵巢皮样囊肿时可在子宫前方中线上呈现一囊性肿物)

Kutrol [ˈkjutrɔl] *n* 尿抑胃素(urogastrone)制剂的商品名

kuttarosome [kʌˈtærəsəum] *n* 并杆小体

Küttner's ganglion [ˈkitnə] 屈特诺淋巴结,(颈)二腹肌淋巴结(位于内颈静脉上正在二腹肌后腹下的大淋巴结,形成舌的主要淋巴终支)

Kuwait, Kuweit [kəˈweit] *n* 科威特[亚洲]

kV kilovolt 千伏(特)

kVp kilovolt peak 千伏峰位

kW kilowatt 千瓦(特)

kwashiorkor [kwɑːʃiˈɔːkə] *n* 夸希奥科病,蛋白质缺乏症,恶性营养不良病(为一种严重蛋白缺乏综合征,特征为发育迟缓、皮肤毛发变色、水肿及肝脏病理性变化,包括脂肪浸润、坏死和纤维变性,四肢及背部呈红色,可能脱皮,并有深色斑点,首见于非洲,现全世界主要是热带和亚热带都有发现,此病与营养不良有关) | marasmic ～ 消瘦性恶性营养不良病

kwaski [ˈkwɑːski] *n* 寒战病

Kwell [kwel] *n* 林旦(lindane)试剂的商品名

kW-hr kilowatt-hour 千瓦(特)小时

kyan(o)- 以kyan(o)-起始的词,同样见以cyano-起始的词

kyanophane [ˈkaiənəfein] *n* 视青质,视蓝质(视网膜内)

kyestein [kaiˈestiːn] *n* 孕尿翳,孕尿皮(有时在不新鲜的尿表面上见到一种膜,以前认为是孕征)

kyllosis [kiˈləusis] *n* 畸形足

kymatism [ˈkaimətizəm] *n* 肌纤维颤搐

kymocyclograph [ˌkaiməˈsaikləgrɑːf] *n* 运动描记器

kymogram [ˈkaiməgræm] *n* 记波图

kymograph [ˈkaiməgrɑːf] *n* 记波器 | ～**ic** [ˌkaiməˈgræfik] *a*

kymography [kaiˈmɔgrəfi] *n* 记波法,记波摄影(术) | roentgen ～ X线记波法,X线记波摄影(术)

kymotrichous [ˌkaiməˈtrikəs] *a* 卷发的

Kynex [ˈkaineks] *n* 磺胺甲氧嗪(sulfamethoxypyridazine)制剂的商品名

kynocephalus [ˌkainəˈsefələs] *n* 狗头畸胎

kynurenic acid [ˌkinjuəˈrenik] 犬尿烯酸

kynureninase [ˌkainjuəˈrenineis] *n* 犬尿氨酸酶

kynurenine [kaiˈnjuərini:n, ˈkain-], **kynurenin** [ˌkainjuəˈriːnin] *n* 犬尿氨酸,犬尿素

kynurenine 3-hydroxylase [kaiˈnjuəriniːn haiˈdrɔksileis] 犬尿氨酸3-羟化酶,犬尿氨酸3-单(加)氧酶

kynurenine 3-monooxygenase [kaiˈnjuəriniːn ˌmɔunəuˈɔksidʒineis] 犬尿氨酸3-单(加)氧酶(亦称犬尿氨酸3-羟化酶)

kyogenic [ˌkaiəˈdʒenik] *a* 引起妊娠的,致孕的

kyphos [ˈkaifəs] *n* 脊柱后凸,驼背

kyphoscoliosis [ˌkaifəuˌskɔliˈəusis] *n* 脊柱后侧凸

kyphosis [kaiˈfəusis] *n* 【希】脊柱后凸,驼背 | ～ dorsalis juvenilis 幼年期脊柱后凸 | **kyphotic** [kaiˈfɔtik] *a*

kyphotone [ˈkaifətəun] *n* 驼背矫正器

kyrin [ˈkairin] *n* 三肽

Kyrle's disease [ˈkəːlə] (Joseph Kyrle) 克尔病(一种罕见的慢性角化病,其特征为丘疹样皮疹和在毛囊及小汗腺管内角化过度的锥形栓形成,经表皮侵入真皮,引起异物巨细胞反应和疼痛,亦称真皮穿通性毛囊及毛囊旁角化过度)

kyrtorrhachic [ˌkəːtəˈrækik] *a* 腰椎前凸的

kysth(o)- [构词成分] 阴道;以kysth(o)-起始的词,同样见以colp(o)-起始的词

kyt(o)- 以kyt(o)-起始的词,同样见以cyt(o)-起始的词

L

L, l [el] ([复] **L's l's** [elz]) *n* 英语的第12个字母

L 朗伯(lambert)、左(left)、升(liter)、肺(lung)、轻链(light chain)和腰椎(lumbar vertebrae) (L_1～L_5)的符号

L. 磅(libra【拉】)的符号

L 自感(self-induction)和发光率(luminance)的符号

L_0 无毒界量(limes nul)的符号

L+, L_+ 致死界量(limes tod)的符号

l liter 升(SI的符号)

l. 韧带(ligamentum【拉】)的符号

l 长度(length)的符号

l- levo- 左旋

λ lambda 希腊语的第11个字母；波长(wavelength)、衰变常数(decay constant)以及两种免疫球蛋白轻链之一的符号

L0 无毒界量(limes nul)的符号

La 元素镧(lanthanum)的符号

L & A light and accommodation (瞳孔)对光和调节反应

lab [læb] *n* 实验室，化验室，研究室

Labarraque's solution [ˌlæbə'ræk] (Antoine G. Labarraque) 拉巴腊克溶液(用等量水稀释的次氯酸钠)

Labbé's triangle [lə'bei] (Léon Labbé) 拉贝三角(胃三角) | ～ vein 上吻合静脉

label ['leibl] *n* 标签，瓶签；标记 (-b⟨b⟩-) *vt* 贴标签；做标记；把…称为；把…列为(as)；(用放射性核素)使(元素或原子)示踪 | radioactive ～ 放射性标记

labetalol [lə'betələl] *n* 拉贝洛尔，柳胺心定(β和α受体阻滞药，用于治疗高血压) | ～ hydrochloride 盐酸拉贝洛尔，盐酸柳胺心定(β肾上腺素能阻滞药，用于治疗高血压)

labia ['leibiə] labium的复数

labial ['leibjəl] *a* 唇的

labialism ['leibiəlizəm] *n* 唇音滥用

labially ['leibjəli] *ad* 向唇

labiate ['leibieit] *a* 唇形的；有唇的

labichorea [ˌleibikɔ'riə] *n* 唇肌痉挛性口吃

Labidognatha [ˌlæbi'dɔgnəθə] *n* 钳腭亚目

labile ['leibail] *a* 不稳定的，易变的 | ～ acid 不稳定酸 / heat ～ 不耐热的 | **lability** [lə'biləti] *n* 不稳定性，易变性

labio- [构词成分] 唇

labioalveolar [ˌleibiəuæl'viələ] *a* 唇牙槽的；牙槽唇侧的

labioaxiogingival [ˌleibiəuˌæksiəu'dʒindʒivəl] *a* 唇牙轴龈的

labiocervical [ˌleibiəu'sə:vikəl] *a* 唇颈的；唇龈的

labiochorea [ˌleibiəukɔ'riə] *n* 唇肌痉挛性口吃

labioclination [ˌleibiəuklai'neiʃən] *n* 唇侧倾斜(牙)

labiodental [ˌleibiəu'dentl] *a* 唇齿的 *n* 唇齿音

labiogingival [ˌleibiəu'dʒindʒivəl] *a* 唇龈的

labioglossolaryngeal [ˌleibiəuˌglɔsəulə'rindʒiəl] *a* 唇舌喉的

labioglossopharyngeal [ˌleibiəuˌglɔsəufə'rindʒiəl] *a* 唇舌咽的

labiograph ['leibiəˌgrɑ:f] *n* 唇动描记器

labioincisal [ˌleibiəuin'saizəl] *a* 唇牙切(面)的

labiolingual [ˌleibiəu'liŋgwəl] *a* 唇舌的

labiology [ˌleibi'ɔlədʒi] *n* 唇运动学;唇学 | **labiologic** [ˌleibiəu'lɔdʒik] *a*

labiomancy ['leibiəˌmænsi] *n* 唇读,唇谈法

labiomental [ˌleibiəu'mentl] *a* 唇颏的

labiomycosis [ˌleibiəumai'kəusis] *n* 唇真菌病,唇霉菌病

labionasal [ˌleibiəu'neizəl] *a* 唇鼻的 *n* 唇鼻音

labiopalatine [ˌleibiəu'pælətin] *a* 唇腭的

labioplacement [ˌleibiəu'pleismənt] *n* 唇向移位

labioplasty ['leibiəˌplæsti] *n* 唇成形术

labiotenaculum [ˌleibiəuti'nækjuləm] *n* 固唇器

labioversion [ˌleibiəu'vəːʃən] *n* 唇向移位

labium ['leibiəm] ([复] **labia** ['leibiə]) *n*【拉】唇;[复]阴唇

laboratorian [ˌlæbərə'tɔːriən] *n* 检验师,化验员

laboratory [lə'bɔrətəri, 'læbərətəri] *n* 实验室,检验室,化验室,研究室;药厂;实验课

Laborde's forceps [lə'bɔːd] (Jean B. V. Laborde) 拉博德钳(持舌钳,用于拉博德法以刺激呼吸) | ~ method 拉博德法(以节奏性牵舌动作刺激呼吸中枢,治疗窒息患者) / ~ sign (test) 拉博德征(试验)(检死征)

laborious [lə'bɔːriəs] *a* 吃力的,困难的;勤劳的

labo(u)r ['leibə] *n* 劳动;努力,工作;分娩,生产;阵痛 *vi* 劳动,努力争取(for);分娩 *vt* 详尽阐述;使辛勤工作 | atonic ~ 子宫乏力性分娩 / complicated ~ 并发症分娩 / dry ~ 干产 / false ~, mimetic ~ 假(临)产 / habitual premature ~ 习惯性早产 / immature ~ 早产 / induced ~, artificial ~ 引产 / instrumental ~ 器械分娩 / missed ~ 死胎不下 / multiple ~ 多胎分娩 / obstructed ~ 梗阻性分娩 / postmature ~, postponed ~, delayed ~ 逾期分娩,过期分娩 / precipitate ~ 急产 / premature ~ 早产 / prolonged ~, protracted ~ 滞产 / spontaneous ~ 顺产,自然分娩 | ~**er** ['leibərə] *n* 劳动者,工人

labrale [lə'breili] *n* 唇(皮缘)中点,唇缘(人体测量名词) | ~ inferius 下唇中点,下唇缘 / ~ superius 上唇中点,上唇缘

labrocyte ['læbrəsait] *n* 肥大细胞

labrum ['leibrəm] ([复] **labra** ['leibrə]) *n*【拉】唇,缘

laburinine [lə'bjuərini:n] *n* 金雀花碱,野靛碱

labyrinth ['læbərinθ] *n* 迷路;迷宫 | acoustic ~ 听迷路,(耳)蜗 / cortical ~ (肾)皮质迷路 / bony ~, osseous ~ 骨迷路 / ~ of ethmoid, ethmoidal ~, olfactory ~ 筛骨迷路 / membranous ~ 膜迷路 / statokinetic ~, nonacoustic ~ 位觉迷路(前庭及半规管)

labyrinthectomy [ˌlæbərin'θektəmi] *n* 迷路切除术

labyrinthi [ˌlæbə'rinθai] labyrinthus 的复数

labyrinthine [ˌlæbə'rinθain], **labyrinthian** [ˌlæbə'rinθiən] **labyrinthic** [ˌlæbə'rinθik] *a* 迷路的;迷宫的;迷宫似的

labyrinthitis [ˌlæbərin'θaitis] *n* 迷路炎,内耳炎 | circumscribed ~ 局限性迷路炎

labyrinthodont [ˌlæbə'rinθədɔnt] *n, a* 迷齿亚纲动物(的)

Labyrinthomorpha [ˌlæbəˌrinθə'mɔːfə] *n* 盘蜷门

labyrinthotomy [ˌlæbərin'θɔtəmi] *n* 迷路切开术

Labyrinthulea [ˌlæbərin'θjuːliə] *n* 盘根足虫纲

Labyrinthulida [ˌlæbərinˈθjuːlidə] *n* 盘根足虫目
labyrinthus [ˌlæbəˈrinθəs] ([复] **labyrinthi** [ˌlæbəˈrinθai]) *n*【拉】迷路
lac [læk] ([复] **lacta** [ˈlæktə]) *n*【拉】乳;紫胶,虫胶
laccase [ˈlækeis] *n* 漆酶
Laccifer [ˈlæksifə] *n* 胶蚧属
lace [leis] *n* 带子;花边,饰带 *vt* 用带子缚紧;用带子穿过,交织
lacerate [ˈlæsəreit] *vt* 撕裂,裂伤,划破(软组织等);伤害(感情) [ˈlæsərit] *a* 撕碎了的,划破了的 | ~**d** *a* 撕裂的 / **lacerable** [ˈlæsərəbl] *a* 可撕裂的,易划破的 / **laceration** [ˌlæsəˈreiʃən] *n* 撕裂,划破;破口,撕裂伤
lacertofulvin [ləˌsəːtəˈfʌlvin] *n* 蛇黄质
lacertus [ləˈsəːtəs] *n* (肌)纤维束
Lachesis [ˈlækisis] *n*【拉;希】饭匙倩属(蝰科)
Lachnospira [ˌlæknəuˈspaiərə] *n* 毛螺菌属 | ~ multiparis 多对毛螺菌
lachry- 以lachry-起始的词,同样见以lacri-起始的词
lack [læk] *n, vt, vi* 缺乏 | for(或by, from, through) ~ of 因缺乏…
lacmus [ˈlækməs] *n* 石蕊
lacri- [构词成分] 泪
lacrima [ˈlækrimə] ([复] **lacrimae** [ˈlækrimiː]) *n*【拉】泪
lacrimal, lacrymal [ˈlækriməl] *a* 泪的
lacrimalin [læˈkrimәlin] *n* 促流泪素
lacrimase [ˈlækrimeis] *n* 泪(腺)酶
lacrimation, lacrymation [ˌlækriˈmeiʃən] *n* 流泪
lacrimator, lachrymator [ˈlækriˌmeitə] *n* 催泪剂
lacrimatory, lachrymatory [ˈlækriməˌtəri] *a* 催泪的
lacrimonasal [ˌlækriməuˈneizəl] *a* 泪鼻的
lacrimotome [ˈlækrimətəum] *n* 泪管刀
lacrimotomy [ˌlækriˈmɔtəmi] *n* 泪器切开术
lacta [ˈlæktə] lac的复数
lactacidemia [lækˌtæsiˈdiːmiə] *n* 乳酸血
lactacidin [lækˈtæsidin] *n* 拉克塔西丁(一种由乳酸与水杨酸组成的食物防腐剂)
lactacidogen [ˌlæktəˈsidədʒən] *n* 6-磷酸果糖
lactaciduria [lækˌtæsiˈdjuəriə] *n* 乳酸尿
lactagogue [ˈlæktəgɔg] *a* 催乳的 *n* 催乳药
lactalbumin [ˌlæktælˈbjumin] *n* 乳白蛋白,乳清蛋白
lactam [ˈlæktəm] *n* 内酰胺
β-lactamase [ˈlæktəmeis] *n* β-内酰胺酶(亦称头孢菌素酶,青霉素酶)
lactamide [lækˈtæmid] *n* 乳酰胺
Lactarius [lækˈteiriəs] *n* 乳菇属
lactaroviolin [ˌlæktərəˈvaiəlin] *n* 乳菇紫素(旧名乳紫林)
lactase [ˈlækteis] *n* 乳糖酶 | adult ~ deficiency 成人乳糖酶缺乏症,二糖不耐症Ⅲ / ~ deficiency 乳糖酶缺乏症,乳糖不耐症 / intestinal ~ deficiency 肠乳糖酶缺乏症,二糖不耐症Ⅲ
lactate [ˈlækteit] *n* 乳酸(阴离子形式) *vi* 分泌乳汁;授乳 | lactic acid ~ 乳酸乳酸盐
L-lactate dehydrogenase (LDH) [ˈlækteit diːˈhaidrədʒəneis] L-乳酸脱氢酶
lactation [lækˈteiʃən] *n* 泌乳;泌乳期;哺乳,授乳 | ~**al** *a*
lacteal [ˈlæktiəl] *a* 乳的 *n* 乳糜管
lactein [ˈlæktiːn] *n* 炼乳
lactenin [ˈlæktinin] *n* 乳抑菌素,乳烃素
lactescence [lækˈtesns] *n* 乳状,乳汁状;乳色
lactic [ˈlæktik] *a* 乳的;乳酸性的 | ~

acid 乳酸
lacticacidemia [ˌlæktikˌæsi'di:miə] *n* 乳酸血(症)
LactiCare ['lækti,kɛə] *n* 氢化可的松(hydrocortisone)制剂的商品名
lacticemia [ˌlækti'si:miə] *n* 乳酸血
lactiferous [læk'tifərəs], **lactigerous** [læk'tidʒərəs] *a* 生乳的,输乳的
lactifuge ['læktifju:dʒ] *a* 回乳的,止乳的 *n* 回乳药,止乳药
lactigenous [læk'tidʒinəs] *a* 生乳的,泌乳的
lactim ['læktim] *n* 内酰亚胺
lactimorbus [ˌlækti'mɔ:bəs] *n* 乳毒病
lactin ['læktin] *n* 乳糖
lactinated ['lækti,neitid] *a* 含乳糖的
lactivorous [læk'tivərəs] *a* 乳食的
lact(o)- [构词成分] 乳,乳酸
Lactobacillaceae [ˌlæktəuˌbæsi'lei-sii:] *n* 乳(酸)杆菌科
Lactobacilleae [ˌlæktəubə'silii:] *n* 乳(酸)杆菌族
lactobacillin [ˌlæktəubə'silin] *n* 乳(酸)杆菌素
Lactobacillus [ˌlæktəubə'siləs] *n* 乳(酸)杆菌属 | ～ acidophilus 嗜酸乳杆菌 / ～ bifidus 双叉乳杆菌 / ～ bulgaricus 保加利亚乳杆菌
lactobacillus [ˌlæktəubə'siləs] ([复] **lactobacilli** [ˌlæktəubə'silai]) *n* 乳(酸)杆菌
Lactobacteriaceae [ˌlæktəubækˌtiəri-'eisii:] *n* 乳(酸)杆菌科(旧名,现称Lactobacillaceae)
lactobutyrometer [ˌlæktəuˌbjuti'rɔ-mitə] *n* 乳脂计
lactocele ['læktəsi:l] *n* 乳腺囊肿;乳性鞘膜积液
lactochrome ['læktəkrəum] *n* 核黄素,维生素B_2
lactoconium [læktə'kəuniəm] *n* 乳微粒
lactocrit ['læktəkrit] *n* 乳脂计
lactodensimeter [ˌlæktəuden'simitə] *n* 乳比重计
lactofarinaceous [ˌlæktəuˌfæri'nei-ʃəs] *a* 乳和谷粉的
lactoferrin ['læktəuˌferin] *n* 乳铁蛋白,乳铁传递蛋白
lactoflavin ['læktəˌfleivin] *n* 核黄素,维生素B_2
lactogen ['læktədʒən] *n* 催乳激素 | human placental ～ 人胎盘催乳激素(亦称绒毛膜生长催乳激素,胎盘生长激素)
lactogenesis [ˌlæktəu'dʒenisis] *n* 生乳,乳生成 | **lactogenic** *a*
lactoglobulin [ˌlæktəu'glɔbjulin] *n* 乳球蛋白 | immune ～s 免疫乳球蛋白(动物初乳中存在的一种抗体〈免疫球蛋白〉)
lactolin ['læktəlin] *n* 炼乳
lactometer [læk'tɔmitə] *n* 乳比重计
lactone ['læktəun] *n* 内酯;乳酸干溜液
lactonic acid [læk'tɔnik] 半乳糖酸
lacto-ovovegetarian [ˌlæktəuˌəuvəu-ˌvedʒi'tɛəriən] *n* 乳蛋素食者
lactophenin [ˌlæktəu'fi:nin] *n* 乳酸乙氧苯胺(镇静、解热药)
lactophosphate [ˌlæktəu'fɔsfeit] *n* 乳磷酸盐
lactoprecipitin [ˌlæktəupri'sipitin] *n* 乳沉淀素
lactoprotein [ˌlæktəu'prəuti:n] *n* 乳蛋白(质)
lactorrhea [ˌlæktəu'ri:ə] *n* 乳溢
lactosazone [ˌlæktəu'seizəun] *n* 乳糖脎
lactoscope ['læktəskəup] *n* 乳酪计
lactose ['læktəus] *n* 乳糖 | beta ～ β-乳糖
lactoserum [ˌlæktə'siərəm] *n* (抗)乳血清
lactoside ['læktəusaid] *n* 乳糖苷 | ceramide ～ 酰基鞘氨醇乳糖苷,神经酰胺乳糖苷(亦称胞糖脂H)
lactosidosis [ˌlæktəusai'dəusis] ([复] **lactosidoses** [ˌlæktəusai'dəusi:z]) *n*

乳糖苷沉积症 | ceramide ～ 酰基鞘氨醇乳糖苷沉积症，乳糖基酰基鞘氨醇过多症

lactosum [læk'tәusәm] *n* 乳糖

lactosuria [ˌlæktә*u*'sjuәriә] *n* 乳糖尿

lactosylceramide [lækˌtәusil'serәmaid] *n* 乳糖基酰基鞘氨醇，酰基鞘氨醇乳糖苷

lactotherapy [ˌlæktә*u*'θerәpi] *n* 乳食疗法

lactotoxin [ˌlæktә*u*'tɔksin] *n* 乳毒素

lactotransferrin [ˌlæktә*u*træns'ferin] *n* 乳运铁蛋白

lactotrope ['læktә*u*trәup] *n* 泌乳细胞，催乳细胞

lactotroph ['læktә*u*trәuf] *n* 泌乳细胞，催乳细胞

lactotrophin [ˌlæktә*u*'trәufin], **lactotropin** [ˌlæktә*u*'trәupin] *n* 泌乳素，催乳激素

lactovegetarian [ˌlæktә*u*ˌvedʒi'tεәriәn] *a* 乳与蔬菜的 *n* 乳品素食者

lactovegetarianism [ˌlæktә*u*ˌvedʒә'tεәriәˌnizәm] *n* 乳品素食主义

lactoyl ['læktәil] *n* 乳酰(基)

lactoylglutathione [ˌlæktәilˌglu:tә'θaiәun] *n* 乳酰谷胱甘肽

lactoylglutathione lyase [ˌlæktә*u*ilˌglu:tә'θaiәun 'laieis] 乳酰谷胱甘肽裂解酶(以前称乙二醛酶I)

Lactuca [læk'tju:kә] *n*【拉】莴苣属

lactulose ['læktju:lәus] *n* 乳果糖，半乳糖苷果糖(泻药)

lacuna [lә'kju:nә] ([复] **lacunae** [lә'kju:ni]) *n*【拉】腔隙，陷窝；缺损，裂隙(如视野中的暗点) | absorption ～ 吸收腔隙 / cerebral lacunae 脑腔隙 / great ～ of urethra, ～ magna 尿道舟状窝 / intervillous ～, trophoblastic ～ 绒毛间腔隙，滋养层腔隙 / parasinoidal lacunae 窦外侧陷窝，窦旁窦 / lacunae of urethra, urethral lacunae 尿道腔隙 / ～ of vesseles 血管腔隙 | ～**r** *a*

lacune [lә'kju:n] *n* 腔隙，陷窝

lacunule [lә'kju:nju:l] *n* 小腔隙，小陷窝

lacus ['leikәs] [单复同] *n*【拉】湖 | ～ lacrimalis 泪湖

ladder ['lædә] *n* 梯

laddergram ['lædәgræm] *n* 阶梯图(即ladder diagram，见diagram项下相应术语)

Ladd-Franklin theory [læd'fræŋklin] (Christine Ladd-Franklin) 莱德-富兰克林学说(关于色觉的一种学说，即红、绿、蓝刺激物质是由复合性感光分子的适当光波在神经末梢释放的)

Ladd's syndrome [læd] (William E. Ladd) 莱德综合征(十二指肠先天性梗阻，由于盲肠旋转不良形成腹膜带所致)

lade [leid] (laded, laded或laden) *vt, vi* 装；塞满，汲取(液体)

laden ['leidn] lade的过去分词 *a* 装满的，充满了的(with)

Ladendorff's test ['lɑ:dәndɔf] (August Ladendorff) 拉登多夫试验(检血)

Ladin's sign ['leidin] (Louis J. Ladin) 莱丁征(为妊娠之征，宫前壁中线宫体宫颈交界处的环形区，指触有波动感，随妊娠增大)

ladle ['leidl] *n* 勺，杓

lae- 以lae-起始的词，同样见以le-起始的词

Laelaps ['li:læps] *n* 蛎螨属(即棘蛎螨属Echinolaelaps)

Laënnec's catarrh [ˌleiә'nek] (René T. H. Laënnec) 拉埃奈克卡他(气喘性支气管炎，痰粘且呈珠形) | ～ cirrhosis 拉埃奈克肝硬变(萎缩性门静脉性肝硬变，与慢性饮酒过度有密切关系，在早期由于急性饮酒损伤，肝大可能反映肝细胞的脂肪浸润，并伴坏死和炎症) / ～ disease 拉埃奈克病(即拉埃奈克肝硬变) / ～ pearls 拉埃奈克珠(见于支气管气喘) / ～ sign 拉埃奈克征(支气管性气喘患者的痰中出现圆形胶质块〈拉埃奈克珠〉)

Laetrile ['leiətril] *n* *l*-扁桃腈-β-葡萄糖醛酸(*l*-mandelonitrile-β-glucuronic acid)的商品名(据称具有抗肿瘤性质,此词有时可以和amygdalin〈苦杏仁苷〉换用)

laeve ['li:və] *a* 无绒毛的(如平滑绒毛膜 chorion laeve)

laev(o)- 以laev(o)-起始的词,同样见以lev(o)-起始的词

Lafora's bodies [lə'fɔ:rə] (Gonzalo R. Lafora) 拉福拉体(胞质内的包涵体,见于肌阵挛性癫痫) | ~ disease 肌阵挛性癫痫 / ~ sign 拉福拉征(挖鼻孔动作被视为早期脑脊膜炎之征)

Lag. lagena【拉】瓶,壶

lag [læg] (-gg-) *vi* 落后;迟延 *n* 迟滞期;迟滞 | nitrogen ~ 氮迟滞

lagena [lə'dʒi:nə] *n*【拉】瓶,壶;(蜗管)顶盲端;听壶(低等动物的听器)

lageniform [lə'dʒenifɔ:m] *a* 烧瓶形的,瓶形的

lagging ['lægiŋ] *n* 迟延(指细胞分裂后期染色体从赤道板向两极移动的延迟)

Lagochilascaris minor [ˌlægə*u*kai'læskəris 'mainə] 小兔唇蛔虫

lagophthalmos [ˌlægɔf'θælmɔs], **lagophthalmus** [ˌlægɔf'θælməs] *n* 兔眼

Lagrange's operation [lə'grɑ:nʒe] (Pierre F. Lagrange) 巩膜虹膜切除术

la grippe [lə'grip] *n*【法】流行性感冒

LAH left anterior hemiblock 左前半支传导阻滞

laid [leid] lay[1]的过去式和过去分词

lain [lein] lie[1]的过去分词

laiose ['laiəus] *n* 莱奥糖(糖尿病人尿中的一种左旋糖)

laity ['leiiti] *n* 外行(人)

lake[1] [leik] *vi, vt* 血细胞溶解 *n* 湖 | lacrimal ~ 泪湖 / marginal ~ 缘湖(靠近胎盘边缘,亦称缘窦) / subchorial ~ 绒毛膜下窦(在胎盘边缘,亦称绒毛膜下腔) / venous ~ 静脉湖(常见于老人唇部、耳朵和面部的丘疹或大疱)

lake[2] [leik] *n* 色淀;胭脂红

Lake's pigment [leik] (Richard Lake) 莱克涂剂(一种乳酸、甲醛液、酚和水的混合物,用于喉结核止痛)

laky ['leiki] *a* 血细胞溶解的;胭脂红的,深红色的

laliatry [lə'laiətri] *n* 言语病学

lallation [lə'leiʃən] *n* 婴儿样语

Lallemand's bodies [ləl'mɑ:ŋ] (Claude F. Lallemand) 拉尔孟体(见Bence Johnes cylinders)

lalo- [构词成分] 言语

lalognosis [ˌlæləg'nəusis] *n* 言语理解

lalopathology [ˌlæləupə'θɔlədʒi] *n* 言语病理学

lalopathy [lə'lɔpəθi] *n* 言语障碍

lalophobia [ˌlælə'fəubiə] *n* 谈话恐怖,恐语症

laloplegia [ˌlælə*u*'pli:dʒiə] *n* 言语器官麻痹

lalorrhea [ˌlælə*u*'riə] *n* 多言癖

Lalouette's pyramid [ˌlælu'et] (Pierre Lalouette) 甲状腺锥体叶

Lamarck's theory [lə'mɑ:k] (Jean B. P. A. M. de Lamarck) 拉马克学说(认为物种通过不断加强和完善适应性状,便能逐渐转变成新种,而且这些获得性状能遗传给后代)

Lamaze method [lə'mɑ:z] (Fernand Lamaze) 拉马士法(一种准备分娩的心理预防法,包括教育待产妇有关妊娠生理和分娩以及一些促进分娩的技术,如练习呼吸和分娩时屏气)

lamb [læm] *n* 羔羊,羔羊肉

lambda ['læmdə] *n* 希腊语的第11个字母(Λ, λ);人字缝尖

lambdacism ['læmdəsizəm], **lambdacismus** [læmdə'sizməs] *n* 言语中r音发l音;l发音不准

lambdoid ['læmdɔid] *a* 希腊字母λ形的;人字形的

lambert ['læmbət] (Johann H. Lambert) *n* 朗伯(旧亮度单位,现用坎〈德拉〉)

Lambert-Eaton syndrome [ˈlæmbət ˈi:tən] (Edward H. Lambert; Lealdes Mckendree Eaton) 兰-伊综合征(见Eaton-Lambert syndrome)

Lambert's cosine law [ˈlʌmbə:t] (Johann H. Lambert) 朗伯特余弦定律(平行光线对于一吸收面的辐射强度与其入射角余弦成比例)

Lambert's treatment [ˈlæmbə(:)t] (Alexander Lambert) 兰伯特疗法(戒鸦片瘾)

Lamblia [ˈlæmbliə] (Vilem D. Lambl) *n* 兰(伯)氏鞭毛虫属(即贾第鞭毛虫属Giardia) | ~ intestinalis 肠兰(伯)氏鞭毛虫(即兰〈伯〉氏贾第鞭毛虫Giardia lamblia)

lambliasis [læmˈblaiəsis], **lambliosis** [læmbliˈəusis] *n* 兰(伯)氏鞭毛虫病

Lambotte's treatment [læmˈbɔt] (Albin Lambotte) 兰博特疗法(骨折牵伸疗法)

lame [leim] *a* 跛的,跛行的; | **~ly** *ad* / **~ness** *n*

lame foliacée [ˈlæm fɔliəˈsei]【法】叶状板(某些痣内含有,亦称foliate lamina)

lamel [ˈlæməl] *n* 眼片(眼用薄片剂)

lamella [ləˈmelə] ([复] **lamellae** [ləˈmeli:]) *n*【拉】薄片,薄板;片层,板层;眼片(眼用薄片剂) | articular ~ 关节软骨板 / circumferential ~, basic ~ 环板 / concentric ~ 同心板 / enamel lamellae 釉板 / endosteal ~ 骨内板 / interstitial ~, ground ~, intermediate ~ 间骨板 / osseous ~ 骨板 / periosteal ~, peripheral ~ 骨膜板 / vitreous ~ 玻璃层,脉络膜基底层 | **~r** *a* 板的,层的;板状的,层状的

lamellasome [ləˈmeləsəum] *n* 片层体(一种胞质内包涵体)

lamelliform [ləˈmelifɔ:m] *a* 薄片形的,片层状的

lamellipodia [ləˌmeliˈpəudiə] ([单] **lamellipodium** [ləˌmeliˈpəudiəm]) *n* 板状伪足

lament [ləˈment] *vi, vt* 悲痛,哀悼,痛惜

lamentable [ˈlæməntəbl] *a* 可悲的;令人惋惜的 | **lamentably** *ad*

lamina [ˈlæminə] ([复] **laminae** [ˈlæmini:]) *n*【拉】板,层 | alar ~ 翼板(神经管) / anterior limiting ~ 前界膜,前弹性层(角膜) / basal ~ 基底层 / basal ~ of choroid 脉络膜基底层 / basal ~ of ciliary body 睫状体基底层 / cribriform ~ 筛状板 / dental ~, dentogingival ~ 牙板,牙龈板 / episcleral ~ 巩膜上层 / labial ~ 唇板 / palatine ~ of maxilla 上颌腭突 / posterior limiting ~ 后界膜,后弹性层(角膜) / proper ~ of mesentery 肠系膜固有层 / ~ of thyroid cartilage 甲状软骨板 / ungual laminae 甲床嵴 / white laminae of cerebellum 小脑髓板 | **~l**, **~r**, **~ry** *a* 板状的,层状的

laminagram [ˈlæminəgræm] *n* (X线)体层(照)片

laminagraph [ˈlæminəgrɑ:f] *n* (X线)体层照相机 | **~y** [ˌlæmiˈnægrəfi] *n* (X线)体层摄影(术)

laminaplasty [ˈlæminəˌplæsti] *n* 椎板成形术

Laminaria [ˌlæmiˈnɛəriə] *n* 昆布属

laminarin [ˌlæmiˈnɛərin] *n* 昆布多糖,海带多糖 | ~ sulfate 硫酸海带多糖(具有抗血脂和抗凝作用)

laminarinase [ˌlæmiˈnɛərineis] *n* 昆布多糖酶,海带多糖酶

laminate [ˈlæmineit] *vt, vi* 分成薄片;分层,成层 | **~d** *a* 层状的,分层的;叠层的,层压的

lamination [ˌlæmiˈneiʃən] *n* 叠合,层压;叠片结构,层压结构

laminectomy [ˌlæmiˈnektəmi] *n* 椎板切除术

laminin [ˈlæminin] *n* 层粘素,层粘连蛋白

laminitis [ˌlæmiˈnaitis] *n* 板炎,蹄叶炎

(马)

laminogram [ˈlæminəgræm] *n* (X线)体层(照)片

laminography [ˌlæmiˈnɔgrəfi] *n* (X线)体层摄影(术)

laminoplasty [ˈlæminə*u*ˌplæsti] *n* 椎板成形术

laminotomy [ˌlæmiˈnɔtəmi] *n* 椎板切开术

lamp [læmp] *n* 灯 | arc ～ 弧光灯 / carbon arc ～ 炭弧灯 / cold quartz mercury vapor ～ (人工)太阳灯,冷光石英水银灯 / mignon ～ 微型灯(用于膀胱镜检查等) / slit ～ 裂隙灯 / tungsten arc ～ 钨弧灯 / ultraviolet ～ 紫外线灯

lampas [ˈlæmpəs] *n* 腭嵴红肿(马)

Lamprocystis [ˌlæmprəˈsistis] *n* 闪囊菌属

Lampropedia [ˌlæmprəˈpediə] *n* 俊片菌属

lamprophonia [ˌlæmprəˈfəuniə] *n* 发声清晰,语音清晰 | **lamprophonic** [ˌlæmprəˈfɔnik] *a*

Lamus [ˈleiməs] *n* 莱末蝽属(现归属锥蝽属Panstrongylus和Triatoma)

lamziekte [ˈlæmziːkti] *n*【荷】骨毒病,肉毒病(牛)

lana [ˈlænə] ([复] **lanae** [ˈlæniː]) *n*【拉】羊毛

lanatoside C [ləˈnætəsaid] *n* 毛花甙C,西地兰(强心药)

lanaurin [ˈlænɔːrin] *n* 羊毛黄

lance [lɑːns, læns] *n* 柳叶刀,小刀 *vt* 用柳叶刀切割

Lancefield classification [ˈlænsfiːld] (Rebecca C. Lancefield) 兰斯菲尔德分类(根据沉淀素试验将溶血性链球菌进行血清学分类)

lanceolate [ˈlænsiəlit] *a* 柳叶刀形的

Lancereau-Mathieu disease [ˌlɑːŋsəˈrəu ˈmætijuː] (Etienne Lancereau; Albert Mathieu) 钩端螺旋体性黄疸

Lancereaux's diabetes [ˌlɑːŋsəˈrəu] (Etienne Lancereaux) 郎瑟罗糖尿病(伴有明显消瘦)

Lancet coefficient [ˈlɑːnsit, ˈlæn-] (The Lancet为英国一家医学期刊名)兰塞特系数,苯酚系数(化合物的消毒能力与苯酚的比较值)

lancinate [ˈlɑːnsineit, ˈlæn-] *vt* 撕裂;刺,刀刺 | **lancinating** [ˈlɑːnsiˌneitiŋ, ˈlæn-] *a* 刀刺般的;撕裂性的 / **lancination** [ˌlɑːnsiˈneiʃən, ˈlæn-] *n*

Lancisi's nerves, stria [lænˈtʃiːsi] (Giovanni M. Lancisi) 胼胝体外侧纵纹与胼胝体内侧纵纹

land [lænd] *n* 陆地,地面;土地;地带;国土 *vt* 使登陆;使到达;使(飞机等)降落;使处于 *vi* 上岸,登陆;到达

Landau's color test (reaction) [ˈlʌndau] (Leopold Landau) 兰道色试验(检梅毒)

landmark [ˈlæn*d*mɑːk] *n* 界标;里程碑;明显标志

Landolt's bodies [lɑːŋˈdɔl] (Edmund Landolt) 朗多尔体(视网膜杆状体和锥体之间的长形小体) | ～ operation 朗多尔手术(用上睑的双蒂或桥式皮瓣形成下睑)

Landouzy-Dejerine dystrophy (atrophy) [læŋˈduːzi deʒəˈriːn] (L. T. J. Landouzy; Joseph J. Dejerine) 兰杜兹-代热林营养不良(萎缩)(一种良性的肌营养不良,亦称面肩肱型肌营养不良)

Landouzy-Grasset law [læŋˈduːzi-grəˈsei] (L. T. J. Landouzy; Joseph Grasset) 兰杜兹-格腊塞定律(一侧大脑半球病变时,如有瘫痪则头偏向同侧,如有肌痉挛则偏向对侧)

Landouzy's disease [læŋˈduːzi] (Louis T. J. Landouzy) 钩端螺旋体性黄疸 | ～ dystrophy (type) 兰杜兹营养不良(型)(见Landouzy-Dejerine dystrophy)

Landry's paralysis (disease, palsy, syndrome) [læŋˈdriː] (Jean B. O.

Landry) 急性热病性多神经炎

Landsteiner's classification ['lændstainə] (Karl Landsteiner) 兰斯泰纳分类(一种ABO血型系)

Landström's muscle ['lʌndstrem] (John Landström) 兰斯特勒姆肌(眼球筋膜内肌纤维)

lane [lein] *n* 狭路;通路;小巷

Lane's band (kink) [lein] (William A. Lane) 莱恩带(纽结),回肠纽结 | ~ disease 莱恩病(慢性肠停滞,慢性便秘时小肠梗阻) / ~ operation 莱恩手术(一种回肠吻合术) / ~ plates 莱恩(接骨)板(用于固定骨折)

Langdon Down's disease ['læŋdən daun] (John H. Down) 兰登·唐氏病(见Down's syndrome)

Langenbeck's amputation ['lʌŋənbek] (Bernhard R. K. von Langenbeck) 朗根贝克切断术(从外向内切瓣) | ~ incision 朗根贝克切口(在半月状线上与腹直肌肌纤维平行的切开法) / ~ triangle 朗格贝克三角(股骨颈三角)

Langerhans' cells (corpuscles) ['lʌŋəhɑ:nz] (Paul Langerhans) 朗格汉斯细胞,朗氏细胞(表皮生发层深部的星形细胞;角膜细胞间隙中不规则的游走细胞) | ~ islands (areas, bodies, islets) 胰岛 / ~ layer 表皮粒层

Langer's axillary arch ['lʌŋə] (Carl R. von Edenberg von Langer) 朗格腋弓 | ~ lines 皮纹(线) / ~ muscle 朗格肌(臂弓)

Lange's operation ['lʌŋə] (Fritz Lange) 丝线植入法(人工腱移植术)

Lange's solution ['lʌŋə] (Carl Lange) 胶态金溶液 | ~ test (reaction) 朗格试验(反应)(①检脑脊液蛋白-球蛋白,以诊断脑脊髓梅毒,亦称胶态金试验、金反应;②检尿内丙酮)

Langhans' cells ['lʌŋhɑ:nz] (Theodor Langhans) 朗格汉斯细胞,多角形细胞(表皮)(构成细胞滋养层的多面形上皮细胞;结核性结节巨细胞) / ~ layer, ~ stria 细胞滋养层

Langley's ganglion ['læŋli] (John N. Langley) 兰利神经节(某些动物神经细胞在下颌腺门的集结) | ~ granules 兰利粒(分泌浆液腺的细胞粒) / ~ nerves 立毛神经

language ['læŋgwidʒ] *n* 语言;代码(如计算机上的)

languid ['læŋgwid] *a* 疲倦的,无精神的 | ~**ly** *ad*

languish ['læŋgwiʃ] *vi* 变得衰弱无力,失去活力

languor ['læŋgə] *n* 疲倦,无力 | ~**ous** ['læŋgərəs] *a* / ~**ously** *ad*

laniary ['læniəri] *a* 适于撕裂的,短刀形的(指犬牙)

Lankesterella ranarum [læŋˌkestə'relə rə'nɛərəm] (Edwin R. Lankester) 蛙兰(克)氏球虫

Lankesteria culicis [ˌlæŋkis'tiəriə 'kjulisis] 蚊兰(克)氏原虫

Lannois-Gradenigo syndrome [lə'nwa: grədə'ni:gəu] 拉-格综合征(见Gradenigo's syndrome)

lanoceric acid [ˌlænə'serik] 羊毛蜡酸,二羟三十(烷)酸

lanolin ['lænəlin] *n* 羊毛脂 | anhydrous ~ 无水羊毛脂

lanosterol [lə'nɔstərɔl] *n* 羊毛甾醇

Lanoxin [lə'nɔksin] *n* 地高辛(digoxin)制剂的商品名

Lanterman-Schmit incisures ['lʌntmæn ʃmit] (A. J. Lanterman; Henry D. Schmit) 兰-施切迹(即incisures of Lanterman, 见Lanterman's incisures)

Lanterman's incisures (clefts) ['lʌntmæn] (A. J. Lanterman) 兰特曼切迹(裂)(神经元髓鞘上通向神经鞘细胞体的细胞质通道,在鞘内呈斜线形或条状)

lantern ['læntən] *n* 提灯,幻灯

lanthanic ['lænθənik] *a* 无症状的(疾病)

lanthanin [ˈlænθənin] *n* 嗜酸染色质
lanthanum [ˈlænθənəm] *n* 镧(化学元素)
lanuginous [ləˈnjudʒinəs] *a* (被以)胎毛的
lanugo [ləˈnjugəu] *n* 【拉】胎毛,毳,柔毛
lanum [ˈleinəm] *n* 羊毛脂
Lanz's operation [lɑ:nts] (Otto Lanz) 兰茨手术(治象皮病) | ~ point 兰茨点(表明阑尾位置的点,位于两髂前上棘的连线上,距右棘1/3处)
LAO left anterior oblique 左前斜位
Laos [lauz] *n* 老挝[亚洲]
LAP leucocyte adhesion protein 白细胞粘连蛋白; leukocyte alkaline phosphatase 白细胞碱性磷酸酶; lyophilized anterior pituitary (tissue) (低压)冻干垂体前叶(组织)
lap[1] [læp] *n* 互搭;重叠部分 (-pp-) *vt* 用…包住;使形成部分重叠 *vi* 被包住;部分重叠
lap[2] [læp] (-pp-) *vi, vt, n* 舐
lapactic [ləˈpæktik] *a* 泻下的,致泻的
laparectomy [ˌlæpəˈrektəmi] *n* 腹壁部分切除术
lapar(o)- [构词成分] 腰,胁腹,腹
laparocele [ˈlæpərəusi:l] *n* 腹(壁)疝
laparocholecystotomy [ˌlæpərəuˌkəulisisˈtɔtəmi] *n* 剖腹胆囊造口术
laparocolectomy [ˌlæpərəukəˈlektəmi] *n* 剖腹结肠切除术,结肠切除术
laparocolostomy [ˌlæpərəukəˈlɔstəmi] *n* 剖腹结肠造口术
laparocolotomy [ˌlæpərəukəˈlɔtəmi] *n* 剖腹结肠切开术
laparocystectomy [ˌlæpərəusisˈtektəmi] *n* 剖腹囊肿切除术
laparocystidotomy [ˌlæpərəuˌsistiˈdɔtəmi] *n* 剖腹膀胱切开术
laparocystotomy [ˌlæpərəusisˈtɔtəmi] *n* 宫外胎儿取出术;剖腹囊肿切开术
laparoenterostomy [ˌlæpərəuˌentəˈrɔstəmi] *n* 剖腹肠造口术
laparoenterotomy [ˌlæpərəuˌentəˈrɔtəmi] *n* 剖腹肠切开术
laparogastroscopy [ˌlæpərəugæsˈtrɔskəpi] *n* 剖腹胃检查法
laparogastrostomy [ˌlæpərəugæsˈtrɔstəmi] *n* 剖腹胃造口术
laparogastrotomy [ˌlæpərəugæsˈtrɔtəmi] *n* 剖腹胃切开术
laparohepatotomy [ˌlæpərəuˌhepəˈtɔtəmi] *n* 剖腹肝切开术
laparohysterectomy [ˌlæpərəuˌhistəˈrektəmi] *n* 剖腹子宫切除术
laparohystero-oophorectomy [ˌlæpərəuˌhistərəuˌəuɔfəˈrektəmi] *n* 剖腹子宫卵巢切除术
laparohysterosalpingo-oophorectomy [ˌlæpərəuˌhistərəusælˌpiŋgəuˌəuɔfəˈrektəmi] *n* 剖腹子宫输卵管卵巢切除术
laparohysterotomy [ˌlæpərəuˌhistəˈrɔtəmi] *n* 剖腹子宫切开术
laparoileotomy [ˌlæpərəuˌiliˈɔtəmi] *n* 剖腹回肠切开术
laparomonodidymus [ˌlæpərəuˌmɔnəuˈdidiməs] *n* 双上身畸胎
laparomyitis [ˌlæpərəumaiˈaitis] *n* 腹肌炎
laparomyomectomy [ˌlæpərəuˌmaiəˈmektəmi] *n* 剖腹肌瘤切除术
laparonephrectomy [ˌlæpərəuneˈfrektəmi] *n* 剖腹肾切除术
laparorrhaphy [ˌlæpəˈrɔrəfi] *n* 腹壁缝术
laparosalpingectomy [ˌlæpərəuˌsælpiŋˈdʒektəmi] *n* 剖腹输卵管切除术
laparosalpingo-oophorectomy [ˌlæpərəusælˌpiŋgəuˌəuɔfəˈrektəmi] *n* 剖腹输卵管卵巢切除术
laparosalpingotomy [ˌlæpərəuˌsælpiŋˈgɔtəmi] *n* 剖腹输卵管切开术
laparoscope [ˈlæpərəskəup] *n* 腹腔镜 | **laparoscopy** [ˌlæpəˈrɔskəpi] *n* 腹腔镜检查
laparosplenectomy [ˌlæpərəuspli-

'nektəmi] *n* 剖腹脾切除术

laparosplenotomy [ˌlæpərəuspli'nɔtəmi] *n* 剖腹脾切开术

laparotomaphilia [ˌlæpəˌrɔtəmə'filiə] *n* 剖腹手术癖

laparotome ['læpərətəum] *n* 剖腹刀

laparotomy [ˌlæpə'rɔtəmi] *n* 剖腹术

laparotyphlotomy [ˌlæpərəutif'lɔtəmi] *n* 剖腹盲肠切开术

Lapicque's constant [lə'pi:k] (Louis Lapicque) 拉皮克常数(将无感电阻换算为直流电当量所使用的数值0.37) | ~ law 拉皮克定律(神经时值与神经纤维直径成反比)

Lapidus operation ['læpidəs] (Paul W. Lapidus) 拉皮德斯手术(矫正踇外翻手术)

lapinize ['læpinaiz] *vt* 使…兔化 | **lapinization** [ˌlæpinai'zeiʃən, -ni'z-] *n* 兔化法(将病毒通过家兔传代作为减轻病毒毒性的方法)

lapis ['læpis] *n*【拉】石 | ~ albus 白石(硅氟化钙) / ~ calaminaris 炉甘石, 异极石 / ~ imperialis, ~ infernalis, ~ lunaris 硝酸银

lapse [læps] *n* 失误;跌落,下降;偏离;(时间)间隔 *vi* 背离(from);陷入;(时间)流逝;消失,终止;失效 *vt* 使失效

lapsus ['læpsəs] *n*【拉】下垂,滑落;失误 | ~ calami 笔误 / ~ linguae 失言 / ~ memoriae 失忆,遗忘

lapyrium chloride [lə'piəriəm] 拉匹氯铵(表面活性剂)

Larat's treatment [lə'ræ] (Jules L. F. A. Larat) 拉腊疗法(电疗白喉性腭麻痹)

lard [lɑ:d] *n* 豚脂,猪油 *vt* 涂油于 | benzoinated ~ 安息香豚脂,苯甲酸豚脂

lardacein [lɑ:'deisi:n] *n* 豚脂状蛋白

lardaceous [lɑ:'deiʃəs] *a* 豚脂状的;含有豚脂状蛋白的

Lardennois' button [ˌlɑ:dən'wɑ:] (Henri Lardennois) 拉德努瓦钮(一种肠吻合钮)

large [lɑ:dʒ] *a* 大的 | at ~ 逍遥自在地;详尽地;普遍的,一般的;笼统地 / by and ~ 总的说来,大体上,基本上 / in (the) ~ 大规模地;一般地 | ~**ly** *ad* 大量地;大部分;主要地

Largon ['lɑ:gɔn] *n* 盐酸丙酰马嗪,盐酸丙酰异丙嗪(propiomazine hydrochloride)制剂的商品名

Lariam ['læriæm] *n* 盐酸甲氟喹(mefloquine hydrochloride)

laricic acid [lə'risik] 落叶松酸

larithmics [lə'riθmiks] *n* 人口学(人口数量的研究)

Larix ['lɛəriks] *n*【拉】落叶松属

larixin [lə'riksin] *n* 落叶松酸

larkspur ['lɑ:kspə:] *n* 飞燕草子(灭虱药)

Larodopa [ˌlɑ:rə'dəupə] *n* 左旋多巴(levodopa)制剂的商品名

Laron dwarf [lə'rɔn] (Zvi Laron) 拉隆侏儒(骨骼生长迟缓的人是由于合成胰岛素样因子 I 的能力受损所致,通常因生长激素受体缺损之故。本病为常染色体隐性性状遗传)

Larotid ['lɑ:rətid] *n* 阿莫西林,羟氨苄青霉素(amoxicillin)制剂的商品名

Larrey's amputation (operation) [lɑ:'rei] (Dominique J. Larrey) 拉雷切断术(肩关节肱骨断离术) | ~ bandage 拉雷绷带(多头胶边绷带) / ~ cleft ~ 胸肋三角 / ~ spaces 胸肋三角隙

Larsen's disease, Larsen-Johansson disease ['lɑ:sn jəu'hɑ:nsn] (Christian M. F. S. Larsen; Sven Johansson) 拉尔逊病、拉尔逊-约翰逊病(一种髌骨病,X线显示髌骨下极副骨化中心形成)

Larsen's syndrome ['lɑ:sn] (Loren J. Larsen) 拉尔逊综合征(腭裂,扁平面容,多处关节先天性脱位和足畸形)

larva ['lɑ:və] ([复] **larvae** ['lɑ:vi:]) *n*【拉】幼虫(昆虫),蚴(蠕虫) | cutaneous

～ migrans 皮肤游走性幼虫疹 / ～ currens 肛周匍行症,类圆线虫病 / ～ migrans 游走性幼虫疹,匍行症,幼虫移行症 / ocular ～ migrans 眼幼虫移行症 / visceral ～ migrans 内脏幼虫移行症 | ～l *a* 幼虫的,蚴的;隐蔽的,潜在的

larvate [ˈlɑːveit], **larvaceous** [lɑːˈveiʃəs] *a* 隐蔽的,潜在的(指病或病的症状)

larvicide [ˈlɑːvisaid] *n* 杀幼虫剂,杀蚴剂 *vt* 对…施杀幼虫剂 | Panama ～ 杀按蚊幼虫剂 | **lavicidal** [ˌlɑːviˈsaidəl] *a*

larviposition [ˌlɑːvipəˈziʃən] *n* 产幼虫(现象)

larvivorous [lɑːˈvivərəs], **larviphagic** [ˌlɑːviˈfeidʒik] *a* 食幼虫的(尤指食孑孓的鱼)

laryngalgia [ˌlærinˈgældʒiə] *n* 喉痛

laryngeal [ləˈrindʒiəl, ˌlærinˈdʒi(ː)əl] *a* 喉的

laryngectomee [ˌlærinˈdʒektəmiː], **laryngect** [ˈlærindʒekt] *n* 喉切除患者

laryngectomy [ˌlærinˈdʒektəmi] *n* 喉切除术

laryngemphraxis [ˌlærindʒemˈfræksis] *n* 喉梗阻,喉阻塞

laryngendoscope [ˌlærinˈdʒendəskəup] *n* 喉(内)镜

larynges [ləˈrindʒiːz] larynx的复数

laryngismus [ˈlærinˈdʒizməs] *n* 喉痉挛 | ～ paralyticus 麻痹性喉痉挛,喘鸣症(马) / ～ stridulus 喘鸣性喉痉挛 | **laryngismal** *a*

laryngitis [ˌlærinˈdʒaitis] *n* 喉炎 | croupous ～ 格鲁布性喉炎 / diphtheritic ～ 白喉性喉炎 / ～ stridulosa 喘鸣性喉痉挛 | **laryngitic** [ˌlærinˈdʒitik] *a*

laryng(o)- [构词成分] 喉

laryngocele [ləˈriŋgəsiːl] *n* 喉囊肿 | ventricular ～ 喉室囊肿

laryngocentesis [ləˌriŋgəusenˈtiːsis] *n* 喉穿刺术

laryngofissure [ləˌriŋgəˈfiʃə], **laryngofission** [ləˌriŋgəˈfiʃən] *n* 喉正中切开术,喉(正中)裂开术

laryngogram [ləˈriŋgəgræm] *n* 喉X线(照)片

laryngograph [ləˈriŋgəgrɑːf] *n* 喉动描记器 | ～y [ˌlæriŋˈgɔgrəfi] *n* 喉论;喉描记(法);喉摄影术

laryngohypopharynx [ləˌriŋgəuˌhaipəuˈfæriŋks] *n* 喉(下)咽部(包括咽下部的后壁、梨状隐窝和喉的毗连部分)

laryngology [ˌlæriŋˈgɔlədʒi] *n* 喉科学 | **laryngological** [ləˌriŋgəˈlɔdʒikəl] *a* / **laryngologist** *n* 喉科学家

laryngomalacia [ləˌriŋgəuməˈleiʃiə] *n* 喉软化(如先天性喉喘鸣时),喉软骨软化病

laryngometry [ˌlæriŋˈgɔmitri] *n* 喉测量法

laryngoparalysis [ləˌriŋgəupəˈrælisis] *n* 喉麻痹

laryngopathy [ˌlæriŋˈgɔpəθi] *n* 喉病

laryngophantom [ˌlæriŋgəuˈfæntəm] *n* 喉模型

laryngopharyngeal [ləˌriŋgəufəˈrindʒiːəl] *a* 喉咽的

laryngopharyngectomy [ləˌriŋgəuˌfærinˈdʒektəmi] *n* 喉咽切除术

laryngopharyngeus [ləˌriŋgəufəˈrindʒiəs] *n* 咽下缩肌

laryngopharyngitis [ləˌriŋgəuˌfærinˈdʒaitis] *n* 喉咽炎

laryngopharynx [ləˌriŋgəuˈfæriŋks] *n* 喉咽(部),下咽(部)

laryngophony [ˌlæriŋˈgɔfəni] *n* 喉听诊音

laryngophthisis [ˌlæriŋˈgɔfθisis] *n* 喉结核

laryngoplasty [ləˈriŋgəˌplæsti] *n* 喉成形术

laryngoplegia [ləˌriŋgəuˈpliːdʒiə] *n* 喉麻痹

laryngoptosis [ləˌriŋgəuˈtəusis] *n* 喉

下垂

laryngopyocele [lə,riŋgəu'paiəsi:l] *n* 喉脓囊肿

laryngorhinology [lə,riŋgəurai'nɔlədʒi] *n* 鼻喉科学

laryngorrhagia [,læriŋgəu'reidʒiə] *n* 喉出血

laryngorrhaphy [,læriŋ'gɔrəfi] *n* 喉缝术

laryngorrhea [,læriŋgəu'ri:ə] *n* 喉粘液溢

laryngoscleroma [lə,riŋgəusklie'rəumə] *n* 喉硬结

laryngoscope [lə'riŋgəskəup] *n* 喉镜

laryngoscopy [,læriŋ'gɔskəpi] *n* 喉镜检查 | direct ～ 直接喉镜检查 / indirect ～, mirror ～ 间接喉镜检查 / suspension ～ 仰垂喉镜检查,悬吊喉镜检查 | **laryngoscopic(al)** [lə,riŋgəu'skɔpik(əl)] *a* / **laryngoscopist** *n* 喉镜检查专家

laryngospasm [lə'riŋgə,spæzəm] *n* 喉痉挛

laryngostasis [,læriŋ'gɔstəsis] *n* 喉阻塞,格鲁布,哮吼

laryngostat [lə'riŋgəstæt] *n* 喉镭疗支持器,喉施镭器

laryngostenosis [lə,riŋgəusti'nəusis] *n* 喉狭窄

laryngostomy [,læriŋ'gɔstəmi] *n* 喉造口术,喉切开术

laryngostroboscope [lə,riŋgəu'strəubəskəup] *n* 喉动态镜

laryngotome [lə'riŋgətəum] *n* 喉刀

laryngotomy [,læriŋ'gɔtəmi] *n* 喉切开术 | complete ～ 全喉切开术 / inferior ～ 喉下部切开术,环甲膜切开术 / median ～ 喉正中切开术,甲状软骨切开术 / superior ～, subhyoid ～, thyrohyoid ～ 喉上部切开术,甲状舌骨膜切开术

laryngotracheal [lə,riŋgəu'treikiəl] *a* 喉气管的

laryngotracheitis [lə,riŋgəu,treiki'aitis] *n* 喉气管炎 | avian ～, infectious ～ 鸟喉气管炎,传染性喉气管炎

laryngotracheobronchitis [lə,riŋgəu,treikiəubrɔŋ'kaitis] *n* 喉气管支气管炎

laryngotracheobronchoscopy [lə,riŋgəu,treikiəubrɔŋ'kɔskəpi] *n* 喉气管支气管镜检查

laryngotracheoscopy [lə,riŋgəu,treiki'ɔskəpi] *n* 喉气管镜检查,经口气管镜检查

laryngotracheotomy [lə,riŋgəu,treiki'ɔtəmi] *n* 喉气管切开术

laryngovestibulitis [lə,riŋgəuves,tibju'laitis] *n* 喉前庭炎

laryngoxerosis [lə,riŋgəuziə'rəusis] *n* 喉干燥(症)

larynx ['læriŋks] ([复] **larynges** [lə'rindʒi:z]) *n* 喉 | artificial ～ 人工喉,假喉

lasalocid [lə'sæləsid] *n* 拉沙洛西,拉沙里菌素(家禽抗球虫药)

Lasan ['leisæn] *n* 地蒽酚,蒽林(anthralin)制剂的商品名

lasanum ['læsənəm] *n* 产科椅

lase [leiz] *vi* 放射激光

Lasègue's disease [lə'seig] (Ernest C. Lasègue) 拉塞格病(迫害狂) | ～ sign (syndrome) 拉塞格征(综合征)(坐骨神经痛时,当膝伸展时髋部弯曲疼痛,但当膝屈曲时无痛,此与髋关节病引起的病痛有别)

laser ['leizə] (*l*ight *a*mplification by *s*timulated *e*mission of *r*adiation) *n* 激光;激光器 | argon ～ 氩激光器(用于光凝固) / carbon-dioxide ～ 二氧化碳激光器(用于切除和切开组织并使之汽化) / dye ～ 染料激光器(用于光动力疗法) / helium-neon ～ 氦-氖激光器(用作激光器在不可见光波长操作时的导向光束) / ion ～ 离子激光器 / krypton ～ 氪激光器(用于光凝固) / neodynium:yttrium-aluminum-garnet (Nd:YAG) ～ 钕:钇-铝-石榴石激光器

(用于光凝固和光挥发)

lash [læʃ] *n* 鞭打;睫毛 *vt* 鞭打;急伸(手脚) | ~ out 痛打;痛斥

Lasiohelea [ˌlæsiə'hi:liə] *n* 蠛蠓属

Lasix ['leisiks] *n* 呋塞米,呋喃苯胺酸(furosemide)制剂的商品名

Lassa fever, virus ['lɑ:sə] (Lassa为尼日利亚一城市,拉沙热于1959年首次报道) 拉沙热、病毒(分别见fever, virus项下相应术语)

Lassar's paste, plain zinc paste ['lʌsə] (Oskar Lassar) 拉萨尔糊(剂)(水杨酸氧化锌糊) | ~ betanaphthol paste 拉萨尔β-萘酚糊

lassitude ['læsitju:d] *n* 无力,倦怠

last[1] [lɑ:st] *a* 最后的;刚过去的 *ad* 最后;上一次 *n* 最后;末尾 | at (long) ~ 终于 / breathe one's ~ 断气,死 / ~ but not least 最后但并不是最不重要的(一点) / ~ but one (two) 倒数第二(第三) / every ~ 每一 / to the ~ 到最后

last[2] [lɑ:st] *vi* 持续;支持;耐久 *vt* 够…之用,经受住

lasting ['lɑ:stiŋ] *a* 持久的,耐久的

lastly ['lɑ:stli] *ad* 最后

latah ['lɑ:tə] *n* 拉塔病(一种文化特异性综合征,主要见于马来人和其他东南亚人,表现为极其受暗示、模仿言语、模仿行动、秽亵言语、混乱和自动服从症)

Lat. dol. lateri dolenti【拉】朝向痛侧

late [leit] *a* 迟的;晚期的;新近的;已故的;前任的 *ad* 迟,晚;在晚期;不久前,最近 | at the ~st 最迟,至迟 / early and ~ 从早到晚 / early or ~ (=sooner or ~r) 迟早 / keep ~ hours 晚睡晚起 / no ~r than 不迟于… / of ~ 近来,最近 / of ~ years 近年来 / sit up ~ 深夜不睡

latebra ['lætibrə] *n*【拉】卵黄心

lately ['leitli] *ad* 最近,不久前

latency ['leitənsi] *n* 潜伏期;潜伏,隐伏

latent ['leitənt] *a* 潜伏的,潜在的;隐性的 | ~ly *ad*

latentiation [leiˌtenʃi'eiʃən] *n* 潜伏化作用(在药理学上,指对一种生物活性化合物进行化学改变,以影响它的吸收、分布等,被改变了的化合物口服后通过生物学过程转变为有活性的化合物)

later ['leitə] *ad* 以后,随后 | ~.on 以后;随后

laterad ['lætəræd] *ad* 侧向

lateral ['lætərəl] *a* 侧的,外侧的;旁边的

lateralis [ˌlælə'reilis] *a*【拉】侧的,外侧的

laterality [ˌlætə'ræləti] *n* 偏利,偏侧性(指惯用一侧器官〈手、足、耳、眼〉) | crossed ~ 交叉偏利 / dominant ~ 同侧偏利

lateritious [ˌlætə'riʃəs], **latericeous** [ˌlætə'riʃəs] *a* 红砖灰状的,土红色的

latero- [构词成分] 侧,旁

lateroabdominal [ˌlætərəuæb'dɔminl] *a* 腹旁的

laterodeviation [ˌlætərəuˌdi:vi'eiʃən] *n* 侧向偏斜,侧偏

lateroduction [ˌlætərəu'dʌkʃən] *n* 侧转,侧展(眼)

lateroflexion [ˌlætərəu'flekʃən] *n* 侧屈,旁屈

lateroposition [ˌlætərəupə'ziʃən] *n* 偏侧变位

lateropulsion [ˌlætərəu'pʌlʃən] *n* 侧步,横行

laterotorsion [ˌlætərəu'tɔ:ʃən] *n* 侧旋,外旋(眼)

lateroversion [ˌlætərəu'və:ʃən] *n* 侧倾(如子宫)

latex ['leiteks] ([复] **latexes** 或 **latices** ['leitisi:z]) *n*【拉】乳汁,胶乳(植物)

Latham's circle ['leiθəm] (Peter M. Latham) 莱瑟姆圈(心包浊音区)

lathe [leið] *n* 车床 | dental ~ 牙医车床

lather ['lɑ:ðə] *n* 泡沫 *vt* 以泡沫布满 *vi* 起泡沫

lathy ['lɑ:θi] *a* 板条状的;瘦长的

lathyrism [ˈlæθirizəm] *n* 山黧豆中毒 | **lathyritic** [ˌlæθiˈritik] *a*

lathyrogen [ˈlæθirədʒən] *n* 致山黧豆中毒物,山黧豆中毒因子 | **lathyrogenic** [ˌlæθirəˈdʒenik] *a* 致山黧豆中毒的

Lathyrus [ˈlæθərəs] *n* 山黧豆属

latices [ˈlætisi:z] latex的复数

Latin [ˈlætin] *a* 拉丁的;拉丁人的;拉丁语的 *n* 拉丁人;拉丁语 | ～ America 拉丁美洲 / ～-American *a* 拉丁美洲的 / ～ American *n* 拉丁美洲人

latissimus [ləˈtisiməs] *a*【拉】最阔的

latitude [ˈlætitju:d] *n* 纬度;地区 | **latitudinal** [ˌlætiˈtju:dinl] *a*

latrine [ləˈtri:n] *n* 坑厕,沟厕

latrodectism [ˌlætrə*u*ˈdektizəm] *n* 毒蛛中毒

Latrodectus [ˌlætrə*u*ˈdektəs] *n* 毒蛛属

LATS long-acting thyroid stimulator 长效甲状腺刺激素

LATS-p LATS protector 长效甲状腺刺激素保护剂

latter [ˈlætə] *a* 最近的;后面的;后者的 | the ～ 后者

latter-day [ˈlætədei] *a* 近代的,现代的

lattice [ˈlætis] *n* 格子;晶格,点阵;网络 *vt* 把…制成格子状

latus[1] [ˈleitəs] *a* 阔的

latus[2] [ˈleitəs] ([复] **latera** [ˈleitərə])【拉】侧;胁腹

Latzko's cesarean section [ˈlɑ:tskəu] (Wilhelm Latzko) 腹膜外剖腹产术

Lauber's disease [ˈləubə] (Hans Lauber) 罗勃病,白点状眼底

laudable [ˈlɔ:dəbl] *a* 值得称赞的;健康的

laudanum [ˈlɔ:dənəm] *n* 阿片酒,阿片酊

laugh [lɑ:f] *vi* (大)笑;发笑 *n* 笑,笑声 | canine ～, sardonic ～ 痉笑 | ～ at 嘲笑;漠视 / ～ off (或away) 对…一笑置之

laughing [ˈlɑ:fiŋ] *a* 笑的,带着笑的;可笑的 *n* 笑

laughter [ˈlɑ:ftə] *n* 笑,大笑 | compulsive ～, forced ～, obsessive ～ 强制性痴笑(精神分裂症的一种症状)

Laugier's hernia [ˌləuʒiˈɛə] (Stanislas Laugier) 洛日埃疝(陷窝韧带股疝) | ～ sign 洛日埃征(桡骨茎突和尺骨茎突在同一水平上,见于桡骨下端骨折)

Laumonier's ganglion [ləuˌmɔniˈɛə] (Jean B. P. N. R. Laumonier) 颈动脉神经节;颈动脉下神经节

launch [lɔ:ntʃ] *vt* 发射;发动;开展;开办 *vi* 投入(into);着手进行(on, upon) *n* 发射 | ～ out 开始新的事情;评述 / ～ out into 开始从事,着手进行

laundry [ˈlɔ:ndri] *n* 洗衣;洗衣房

Launois-Cléret syndrome[ləuˈnwɑ:kleiˈrei] (Pierre-Emile Launois; M. Cléret) 肥胖性生殖器退化

laurate [ˈlɔ:reit] *n* 月桂酸盐(酯或阴离子型)

laurel [ˈlɔrəl] *n* 月桂树,月桂;桂冠,荣誉

Laurence-Biedl syndrome, Laurence-Moon-Biedl syndrome [ˈlɔrəns mu:n ˈbi:dl] (John Z. Laurence; R. C. Moon; Arthur Biedl) 劳伦斯-比德尔综合征、劳伦斯-穆恩-比德尔综合征(肥胖、生殖功能减退、色素性视网膜炎、智能缺陷等综合征)

laureth 9 [ˈlɔreθ] 聚乙二醇单十二醚(杀精子剂和表面活性剂)

lauric acid [ˈlɔrik], **laurostearic acid** [ˌlɔrəustiˈærik] 月桂酸,十二(烷)酸

laurocerasus [ˌlɔrəˈserəsəs] *n* 月桂樱(树)

Lauth's canal, sinus [laut] (Ernst A. Lauth) 巩膜静脉窦

Lauth's ligament [laut] (Thomas Lauth) 寰椎横韧带

Lauth's violet [lɔ:θ] (Charles Lauth) 盐酸硫堇

LAV lymphadenopathy-associated virus 淋巴结病相关病毒

lavage [læ'vɑ:dʒ] *vt* 灌洗(肠、胃等);洗(伤口) *n* 【法】灌洗;洗出法 | ～ of the blood, blood ～, systemic ～ 血液毒素洗出法 / ether ～ (腹腔内)乙醚洗法 / gastric ～ 洗胃 / intestinal ～ 洗肠 / peritoneal ～ 腹腔灌洗 / pleural ～ 胸膜腔灌洗

Lavandula [lə'vændjulə] *n* 【拉】薰衣草属

lavation [læ'veiʃən] *n* 灌洗,洗出法

lavatory ['lævətəri] *n* 盥洗室,厕所;马桶

Lavdovski's nucleoid [læv'dɔvski] (Mikhail D. Lavdovski) 中心体

lave [leiv] *vt* 洗,冲洗;沿…流 *vi* 洗 | ～**ment** *n* 灌洗,洗出法

Lavema [lə'vi:mə] *n* 酚丁(oxyphenisatin)制剂的商品名

Laveran' bodies, corpuscles [læv'ræn] (Charles Louis Alphonse Laveran) 莱佛兰体,疟原虫

laveur [lə'və:] *n* 【法】灌洗器

lavish ['læviʃ] *a* 过分丰富的;大量的浪费的 *vt* 慷慨地给予;乱花(钱等) | ～**ly** *ad*

law [lɔ:] *n* 法律;法则,定律,规则 | all-or-none ～ 全或无定律(心肌受刺激,将收缩至极限,或全不收缩) / ～ of avalanche 雪崩定律,爆发定律(外周的单一感觉可能引起脑内多种感觉) / ～ of average localization 平均定位定律(内脏疼痛在活动性最小的脏器内定位最准确) / biogenetic ～ 生物发生律(个体发生重演种系发生; recapitulation theory, 见theory项下相应术语) / ～ of contrary innervation 拮抗神经支配定律(见Meltzer's law) / ～ of denervation 神经去除定律(去除神经的结构对化学刺激的敏感性增高) / ～ of diffusion 扩散(定)律(神经中枢建立的任何活动,对全身均可有扩散式的影响) / ～ of the heart 心脏定律(心脏每次收缩所释放的能量是构成肌壁的纤维长度的简单函数) / ～ of independent assortment 独立分配定律(减数分裂时,每对基因各自独立分离) / ～ of segregation 分离定律(每代中①纯显性,②按显性三隐性一的比例产生子代的显性,与③纯隐性的比率为1∶2∶1) | be within (outside) the ～ 合(不合)法

lawful ['lɔ:ful] *a* 合法的;法定的 | ～**ly** *ad*

lawless ['lɔ:lis] *a* 不为法律控制的;非法的,不法的 | ～**ly** *ad* / ～**ness** *n*

lawn [lɔ:n] *n* 菌苔

Lawrence-Seip syndrome ['lɔrəns saip] (Robert Daniel Lawrence; Martin Fredrik Seip) 劳-赛综合征,脂肪萎缩性糖尿病

lawrencium [lɔ:'rensiəm] *n* 铹(化学元素)

lawsone ['lɔ:səun] *n* 散沫花素, 2-羟(基)-1,4-萘醌

Lawsonia [lɔ:'səuniə] *n* 散沫花属

lax [læks] *a* 松弛的;易通便的;腹泻的;不严格的 | ～**ly** *ad*

laxation [læk'seiʃən] *n* 松弛;排粪,轻泻

laxative ['læksətiv] *a* 轻泻的 *n* 轻泻药 | bulk ～ 容积性泻药

laxator [læk'seitə] *n* 松弛肌

laxity ['læksəti] *n* 松弛,无紧张;轻泻(性);疏忽

lay[1] [lei] (laid) *vt* 放,搁;使倒下;敷设;布置,安排;使处于某种状态;拟订;提出 | ～ about 进攻;痛打,痛斥 / ～ aside (或by) 把…放在一边,把…搁置起来;把…留待后用,积蓄 / ～ at 归咎于 / ～ away 把…留待后用,积蓄 / ～ down 放下,使躺下;交出,献出;规定,制定;建造 / ～ in 贮存 / ～ off 停止工作(或活动),休息 / ～ on 安装;长(肉),增(重) / ～ oneself open to 使自己遭到 / ～ open 揭露;擦伤 / ～ out 展示;

布置,安排 / ～ over 涂,覆盖;压倒,胜过;使延期 / ～ to 把…归于;努力于 / ～ up 贮存,储蓄;搁置; [常用被动语态] (因病)卧床

lay[2] [lei] *a* 外行的,非专业性的

lay[3] [lei] lie[1]的过去式

layer ['leiə] *n* 层 | ambiguous ～ 疑层(大脑皮质第二层) / bacillary ～ (视网膜)杆体(锥体)层 / basal ～ 脉络膜基底层;基底层 / basement ～ 基层,基膜 / cerebral ～ 脑层(视网膜第五至第九层) /circular ～ of eardrum, circular ～ of tympanic membrane 鼓膜环层 / columnar ～ 杆体(锥体)层;套层 / compact ～ 致密层(蜕膜) / cuticular ～ 表皮层(柱状上皮细胞) / deep ～ of triangular ligament 尿生殖膈上筋膜 / germ ～, blastodermic ～ 胚层 / germinative ～ of epidermis 表皮生发层 / granule ～ 小脑粒层 / half-value ～ 半值层,半价厚度 / horny ～ of epidermis 表皮角质层 / ～ of rods and cones 杆(体)锥(体)层 / trophic ～, vegetative ～ 滋养层,内胚层 / yellow ～ 血沉棕黄层

layette [lei'et] *n* 新生儿衣被

layman ['leimən] *n* 门外汉,外行

lazaretto [ˌlæzə'retəu] *n* 传染病院,隔离病院;检疫留验站

lazy ['leizi] *a* 懒惰的,懒散的 *vi* 懒惰,懒散 | **lazily** *ad* / **laziness** *n*

lb libra【拉】磅

LBBB left bundle branch block 左束支传导阻滞

LBW low birth weight 低出生体重

LCA left coronary artery 左冠状动脉

LCAD deficiency long-chain acyl-CoA dehydrogenase deficiency 长链酰基辅酶A脱氢酶缺乏症

LCAT lecithin-cholesterol acyltransferase 卵磷脂-胆固醇酰基转移酶

LCIS lobular carcinoma in situ 原位小叶癌

LD lethal dose 致死量; light difference 光差; late deceleration 晚期减速

LD_{50} median lethal dose 半数致死量

LDA left dorsoanterior 背左前(胎位)

LDH lactic dehydrogenase 乳酸脱氢酶

LDL low-density lipoproteins 低密度脂蛋白; loudness discomfort level 响度不适级

L-dopa 左旋多巴

LDP left dorsoposterior 背左后(胎位)

LE left eye 左眼; lupus erythematosus 红斑狼疮

leach [li:tʃ] *vt* 沥滤(液体);滤取,滤去 *vi* 滤掉 *n* 沥滤;沥滤器 | ～**able** *a* 可沥滤的,可滤去(或滤取)的

leaching ['li:tʃiŋ] *n* 沥滤(法),沥取(法),浸沥(法)

lead[1] [li:d] *vt* 领导;带领,致使;过(某种生活);引导 *vi* 领导;引,通(to);导致(to) *n* 领导,引导;榜样;提示;导程,导联 *a* 领头的;最重要的,以显著地位刊载的 | bipolar ～ 双极导程 / esophageal ～ 食管导程 / precordial ～s 胸(前)导程,心前导程 / unipolar ～ 单极导程 | ～ off 开始,开头 / ～ on 率领(或带领)…继续前进;诱使…继续下去 / ～ out 开始 / ～ up to 把…一直带领到;导致 / take the ～ 领先,带头,做榜样

lead[2] [led] *n* 铅 *a* 铅的;含铅的 | ～ acetate, sugar of ～ 醋酸铅,铅糖(试剂、收敛剂) / ～ arsenate 砷酸铅(杀虫剂) / black ～ 黑铅,石墨 / ～ chloride 氯化铅(试剂) / ～ chromate 铬酸铅,铬黄,贡黄(染剂) / ～ monoxide 一氧化铅,密陀僧(试剂) / ～ nitrate 硝酸铅(试剂) / radioactive ～ (放)射铅 / red ～ 红铅,四氧化铅,铅丹 / white ～ 铅白,碳酸铅白,碱式碳酸铅

leader ['li:də] *n* 领袖,领导;腱(旧名)

leading ['li:diŋ] *n* 领导;指导,引导 *a* 领导的;最主要的,第一位的

leaf [li:f] ([复] **leaves** [li:vz]) *n* 叶;(书刊等)一张;箔片;扉门,门扇 *vi* 生叶,长叶(out) | in ～ 生有叶子的;叶茂的 / turn over a new ～ 翻开新的一页,重

新开始 / ～ through 翻阅

leaflet ['li:flit] *n* 小叶(尤指心瓣的尖)

leafy ['li:fi] *a* 叶状的

league [li:g] *n* 同盟,联盟;联合会;种类,范畴 | in ～ (with) 和…联合着

leak [li:k] *vi* 漏,渗 *vt* 使(空气、液体等)渗漏 *n* 漏

leakage ['li:kidʒ] *n* 漏;漏出;漏出物;漏失量

leaky ['li:ki] *a* 漏的,渗漏的 | **leakiness** *n* 泄漏程度

lean[1] [li:n] (leaned [lent, li:nd] 或 leant [lent]) *vi* 倾斜;靠,倚;依赖 *vt* 使倾斜 *n* 倾向;倾斜

lean[2] [li:n] *a* 瘦的;贫弱的,歉收的 *n* 瘦肉 *vt* 使变瘦 | ～**ness** *n*

leaning ['li:niŋ] *n* 倾斜;倾向(towards)

Leão's spreading depression [lei'ɑ:] (A. A. P. Leão) 雷阿扩张性阻抑(从大脑皮质记录的正常电节律的阻抑,同时从刺激区或皮质损坏区向外扩张,扩散率十分接近偏头痛的视觉先兆。亦称扩散性阻抑)

leap [li:p] (leapt或leaped) *vi* 跳,跃 *vt* (使)跃过 *n* 跳跃;飞跃,跃进 | by ～s and bounds 飞跃地,极迅速地

learn [lə:n] (learnt 或 learned) *vt* 学习;学会;听到,认识到;记住 *vi* 学习;获悉,听到 | ～**er** *n* 学习者;初学者

learned ['lə:nid] *a* 有学问的;学术上的 | ～**ly** *ad*

learning ['lə:niŋ] *n* 学习;知识,学问 | insight ～ 顿悟学习,洞察学习 / latent ～ 潜伏学习(指动物未加以强化的学习,如予以强化或奖赏,效果就明显)

leash [li:ʃ] *n* 索 *vt* 用皮带缚住;束缚,抑制

least [li:st] [little的最高级] *a* 最小的,最少的;最不重要的 *ad* 最小,最少;最不 *n* 最小,最少;最不重要 | at (the) ～ 至少,起码;无论如何 / ～ of all 最不 / not in the ～ 一点也不,丝毫不

leather ['leðə] *n* 皮革 *a* 皮革(制)的 *vt* 用皮革包盖

leathern ['leðə(:)n] *a* 皮革制的;皮革样的

leathery ['leðəri] *a* 似皮革的;坚韧的

leave[1] [li:v] (left) *vt* 离开;留下;把…留在;把…交给;剩下;遗忘;使…处于(某种状态);听任,让 *vi* 离去;出发,动身 | ～ alone 不管,不理会 / ～ behind 留下,忘带;遗留;把…丢在后面,超过 / ～ off (使)停止;不再使用 / ～ out 省去,略去;遗漏;没有考虑,不考虑 / ～ over 留下,剩下 / ～ sth as it is 听任某事自然发展

leave[2] [li:v] *n* 许可,同意;假期;离去 | on ～ 休假 / sick ～ 病假 / take one's ～ 离去

leaven ['levn] *n* 发酵剂,曲 *vt* 使发酵;使渐变

leavening ['levniŋ] *n* 发酵;发酵剂;引起渐变的因素;影响

leavings ['li:viŋz] *n* [复] 剩余,残渣

Lebanese [ˌlebə'ni:z] *a* 黎巴嫩的;黎巴嫩人的 *n* [单复同] 黎巴嫩人

Lebanon ['lebənən] *n* 黎巴嫩[亚洲]

leben ['lebən] *n*【阿拉伯】发酵乳饮料

Leber's congenital amaurosis [lei'bə:] (Theodor Leber) 勒伯尔先天性黑矇(一种常染色体隐性遗传性疾病,出生时或出生后双目即告失明,常伴有视神经萎缩和视网膜血管稀少等症状,此型较少见) | ～ optic atrophy 勒伯尔视神经萎缩(男性遗传性疾病,主要症状为双侧性进行性视神经萎缩,大约出现于20岁左右,被认为是X连锁遗传特性) / ～ corpuscle 勒伯尔小体(胸腺小体) / ～ disease 勒伯尔病(见勒伯尔视神经萎缩及勒伯尔先天性黑矇) / ～ plexus 勒伯尔静脉丛(在睫状体区内与巩膜静脉窦相连)

Lebistes [li'bisti:z] *n* 虹鳉属 | ～ reticulatus 虹鳉(普通称为"百万鱼",食孑孓)

Leboyer method (technique) [lə-bɔ:'jei] (Frederick Leboyer) 勒博耶分娩法(此法基于这样一种理论,认为分

娩时使用暴力会导致婴儿情绪创伤，影响儿童的性格及其一生，故此法强调分娩必需轻巧协调和有节制，轻柔地处理婴儿)

lecanopagus [ˌlekə'nɔpəgəs] *n* 腰下联胎

Lecat's gulf [lə'kɑ:] (Claude N. Lecat) 勒卡湾(尿道球膨大)

leche de higuerón ['leitʃei dei ˌi:gei'rɔn]【西】野无花果乳汁(驱虫药)

lechopyra [ˌlekə'paiərə] *n* 产褥热

lecithal ['lesiθəl] *a* 卵黄的

lecithalbumin [ˌlesi'θælbjumin] *n* 卵磷脂白蛋白

lecithid ['lesiθid] *n* 蛇毒溶血卵磷脂 | cobra ～ 蝮蛇毒溶血卵磷脂

lecithin ['lesiθin] *n* 卵磷脂，磷脂酰胆碱

lecithinase ['lesiθineis] *n* 卵磷脂酶 | ～ A 卵磷脂酶A(磷酸脂酶A_1和磷酸脂酶A_2) / ～ B 卵磷脂酶B(溶血磷酸脂酶) / ～ C 卵磷脂酶C(磷酸脂酶C) / ～ D 卵磷脂酶D(磷酸脂酶D)

lecithin-cholesterol acyltransferase (LCAT) ['lesiθin kə'lestərɔl ˌæsil'trænsfəreis] 卵磷脂-胆固醇酰基转移酶，磷脂酰胆固醇*O*-酰基转移酶 | familial ～ deficiency 家族性卵磷脂-胆固醇酰基转移酶缺乏症

lecithin-cholesterol acyltransferase (LCAT) deficiency 卵磷脂胆固醇酰基转移酶缺乏症(一种常染色体隐性遗传病，由于LCAT不能酯化血浆胆固醇所致；胆固醇和磷脂酰胆碱在血浆和组织内蓄积，从而导致角膜混浊、贫血和常为蛋白尿症。各类脂蛋白显示异常)

lecithinemia [ˌlesiθi'ni:miə] *n* 卵磷脂血症

lecith(o)- [构词成分] 卵黄

lecithoblast ['lesiθəˌblæst] *n* 成卵黄细胞

lecithoprotein [ˌlesiθəu'prəuti:n] *n* 卵磷脂蛋白

lecithovitellin [ˌlesiθəuvai'telin] *n* 卵黄悬胶液

Leclanché's cell [ˌleklən'ʃei] (Georges Leclanché) 勒克朗谢电池(一种电动势电池)

lectin ['lektin] *n* 植物凝集素(在凝集红细胞时，表现了血型的特异性，亦称外源凝集素)

lectotype ['lektətaip] *n* 选型(细菌培养物等)

lecture ['lektʃə] *n* 演讲；讲课；讲稿 *vi* 讲演 *vt* 向…讲演 | ～**r** ['lektʃərə] *n* 演讲者；讲师

led [led] lead¹的过去式和过去分词

ledbänder ['ledbendə] *n*【德】宾格内带(见Büngner's bands)

Le Dentu's suture [lə dɔŋ'tju:] (Jean François-Auguste Le Dentu) 勒当屠缝术(腱分裂缝术)

Lederer's anemia (disease) ['ledərə] (Max Lederer) 莱德勒贫血(病)(急性溶血性贫血的一种)

Leduc's current [lə'duk] (Stéphane A. N. Leduc) 勒杜克电流(等强断续直流)

leech [li:tʃ] *n* 水蛭，蛭，蚂蟥 *vt* 用水蛭给…抽血 | American ～ 美洲水蛭(即北美巨蛭 Macrobdella decora) / artificial ～ 人工吸血器，人工水蛭 / land ～ 山蛭(即山蛭属Haemadipsa) / medicinal ～ 医用水蛭，医蛭(即Hirudo medicinalis)

leeching ['li:tʃiŋ] *n* 水蛭吸血法

lees [li:z] *n* [复] 渣滓，糟，沉积物

Lee's ganglion [li:] (Robert Lee) 宫颈神经节

Leeuwenhoekia australiensis [ˌlju:en'həukiə ɔsˌtreili'ensis] (Antonj van Leeuwenhoek) 澳洲里汶恙螨

Le Fort amputation [lə 'fɔ:] (Léon-Clement Le Fort) 勒福尔切断术(皮罗果夫〈Pirogoff〉切断术的一种改良法，即将跟骨横锯而非直锯) | ～ fracture 勒福尔骨折(双侧上颌横形骨折) / ～ operation 勒福尔手术，阴道闭合

术(沿中线将阴道前后壁连在一起，以修复子宫脱垂) / ～ sound 勒福尔探子(带有联结线形探条的螺旋头，用于通过紧缩的尿道狭窄) / ～ suture 勒福尔缝术(用于缝合腱断裂)

left¹ [left] *a* 左边的，左侧的 *n* 左，左边 *ad* 在左边，向左

left² [left] leave¹的过去式和过去分词

left-hand ['lefthænd] *a* 左边的；左手的；善用左手的

left-handed ['left'hændid] *a* 左手的；善用左手的，左利的；反时针的，向左旋转的

leg [leg] *n* 腿(尤指小腿) | badger ～ 獾腿(两腿长短不等) / baker ～ 膝外翻 / bandy ～ 膝内翻 / bayonet ～ 枪刺形腿 / black ～ 黑腿病，气肿性炭疽 / bow ～ 弓形腿，膝内翻 / deck ～s, tropical ～ 甲板腿，热带腿(热带乘船旅行者的下肢水肿) / elephant ～ 象皮病 / milk ～ 股白肿 / red ～ 蛙腿红肿病 / restless ～s 多动腿(小腿麻痛感，不断活动可以消除) / rider's ～ 骑马者腿病(内收肌劳损) / scissor ～ 剪形腿 / white ～ 股白肿 | be on(或upon) one's ～s 站着；(病后)能起来走动 / feel(或find) one's ～s (婴孩)开始能站起(或行走) / get(或set) sb on his ～s 使某人恢复健康 / on one's(或its) last ～s 十分疲乏；垂死；临近结束 / stand on one's own ～s 自立，自主 / stretch one's ～s (坐久后)走一走，散散步

legacy ['legəsi] *n* 遗产

legal ['li:gəl] *a* 法律(上)的；合法的；正当的 *n* 法定权利 | **～ly** *ad*

legality [li(:)'gæləti] *n* 合法性；(法律上的)义务

legalize ['li:gəlaiz] *vt* 使合法化 | **legalization** [ˌli:gəlai'zeiʃən, -li'z-] *n*

Legal's disease [lei'gɑ:l] (Emmo Legal) 累加尔病(咽鼓室炎性头痛) | ～ test 累加尔试验(检丙酮及吲哚)

Legg's disease, Legg-Calvé-Perthes disease ['leg kəl'vei 'pə:təz] (Arthur T. Legg; Jacques Calvé; Georg C. Perthes) 股骨小头骺骨软骨病，幼年变形性骨软骨炎

leghemoglobin [ˌlegˌhi:məu'gləubin] *n* 豆血红蛋白

legible ['ledʒəbl] *a* 易读的，字迹清楚的 | **legibility** [ˌledʒi'biləti] *n* 易读性，字迹清晰性 | **legibly** *ad*

Legionella [ˌli:dʒə'nelə] *n* 军团杆菌属(1976年在费城美国退伍军人大会上首次确认的疾病中分离的一属细菌) | ～ pneumophila 嗜肺性军团杆菌

legionella [ˌli:dʒə'nelə] ([复] **legionellae** [ˌli:dʒə'neli:]) *n* 军团杆菌

Legionellaceae [ˌli:dʒəne'leisii:] *n* 军团杆菌科

legionellosis [ˌli:dʒəne'ləusis] *n* 军团杆菌病

legionnaires' disease [ˌli:dʒə'nεəz] 军团病(见disease项下相应术语)

legislation [ˌledʒis'leiʃən] *n* 立法；法规

legitimacy [li'dʒitiməsi] *n* 合法性，正统性

legitimate [li'dʒitimit] *a* 合法的，正统的；合理的 *vt* 使合法；证明…有理 | **～ly** *ad* / **legitimation** [liˌdʒiti'meiʃən] *n*

legless ['leglis] *a* 无腿的

legume ['legju:m] *n* 豆，(豆)荚

legumelin [ˌlegju:'mi:lin] *n* 豆白蛋白，豆清蛋白

legumin [li'gju:min] *n* 豆球蛋白

leguminivorous [leˌgju:mi'nivərəs] *a* 豆食的

leguminous [le'gju:minəs] *a* 豆科的

leiasthenia [ˌlaiæs'θi:njə] *n* 平滑肌无力

Leichtenstern's encephalitis (type) ['laiʃtənstə:n] (Otto M. Leichtenstern) 出血性脑炎 | ～ sign (phenomenon) 来希敦斯坦征(现象)(脑脊髓膜炎时，轻叩四肢骨，患者迅即退缩)

Leigh disease, syndrome [li:] (Archibald Denis Leigh) 利氏病、综合征，

亚急性坏死性脑脊髓病

Leiner's disease ['lainə] (Karl Leiner) 脱屑性红皮病 | ～ test 莱内试验(检酪蛋白)

leio- [构词成分] 平滑

leiodermia [ˌlaiəu'də:miə] *n* 滑泽皮

leiodystonia [ˌlaiəudis'təuniə] *n* 平滑肌张力障碍

Leiognathus bacoti [lai'ɔgnəθəs bə'kɔti] 巴(科特)氏刺脂螨(即巴〈科特〉氏禽刺螨 Ornithonyssus bacoti)

leiomyoblastoma [ˌlaiəuˌmaiəublæs'təumə] *n* 成平滑肌瘤,上皮样平滑肌瘤

leiomyofibroma [ˌlaiəuˌmaiəufai'brəumə] *n* 平滑肌纤维瘤

leiomyoma [ˌlaiəumai'əumə] *n* 平滑肌瘤 | epithelioid ～, bizarre ～ 上皮样平滑肌瘤〈亦称成平滑肌瘤〉/ ～ uteri 子宫平滑肌瘤 / vascular ～ 血管平滑肌瘤

leiomyomatosis [ˌlaiəuˌmaiəumə'təusis] *n* 平滑肌瘤病 | ～ peritonealis disseminata 播散性腹膜平滑肌瘤病

leiomyosarcoma [ˌlaiəuˌmaiəusɑ:'kəumə] *n* 平滑肌肉瘤

leiotrichous [lai'ɔtrikəs] *a* (毛)发滑泽的

leiphemia [lai'fi:miə] *n* 血液缺乏

Leishman-Donovan body ['li:ʃmən 'dɔnəvən] (William B. Leishman; Charles Donovan) 利-杜小体,无鞭毛体

Leishmania [li:ʃ'meiniə] (William B. Leishman) *n* 利什曼(原)虫属 | ～ aethiopica, ～ tropica aethiopica 埃塞俄比亚利什曼原虫,埃塞俄比亚热带利什曼原虫 / ～ braziliensis, ～ brasiliensis 巴西利什曼原虫 / ～ braziliensis braziliensis 巴西利什曼原虫巴西亚种 / ～ braziliensis guyanensis 巴西利什曼原虫圭亚那亚种 / ～ braziliensis panamensis 巴西利什曼原虫巴拿马亚种 / ～ donovani 杜(诺凡)氏利什曼原虫 / ～ donovani chagasi 杜氏利什曼原虫恰加斯亚种 / ～ donovani donovani 杜氏利什曼原虫杜氏亚种 / ～ donovani infantum, ～ infantum 杜氏利什曼原虫婴儿亚种,婴儿利什曼原虫 / ～ major, ～ tropica major 大型利什曼原虫,大型热带利什曼原虫 / ～ mexicana 墨西哥利什曼原虫 / ～ mexicana amazonensis 墨西哥利什曼原虫亚马逊亚种 / ～ mexicana mexicana 墨西哥利什曼原虫墨西哥亚种 / ～ peruviana 秘鲁利什曼原虫 / ～ pifanoi, ～ mexicana pifanoi 玻氏利什曼原虫,玻氏墨西哥利什曼原虫 / ～ tropica, ～ nilotica 热带利什曼原虫,尼罗河利什曼原虫

leishmania [li:ʃ'meiniə] *n* 利什曼(原)虫

leishmanial [li:ʃ'meiniəl] *a* 利什曼原虫的;锥体虫的

leishmaniasis [ˌli:ʃmə'naiəsis] *n* 利什曼病 | American ～ 美洲利什曼病(新大陆型利什曼病) / canine ～ 犬利什曼病(婴儿型内脏利什曼病) / cutaneous ～ 皮肤利什曼病 / diffuse cutaneous ～, anergic cutaneous ～, ～ tegmentaria diffusa 弥漫性皮肤利什曼病 / infantile ～ 婴儿利什曼病(婴儿型内脏利什曼病) / mucocutaneous ～ 粘膜皮肤利什曼病 / New World ～ 新大陆型利什曼病 / Old World ～ 旧大陆型利什曼病 / post-kala-azar dermal ～ 黑热病后皮肤利什曼病 / ～ recidivans, lupoid ～ 复发性利什曼病,狼疮样利什曼病 / rural ～ 农村型利什曼病 / urban ～ 城区型利什曼病 / visceral ～ 内脏利什曼病

leishmanicidal [ˌli:ʃməni'saidl] *a* 杀利什曼(原)虫的

leishmanid ['li:ʃmənid] *n* 利什曼结节

leishmanin ['li:ʃmənin] *n* 利什曼原虫素(用于皮肤试验,检皮肤利什曼病)

leishmaniosis [ˌli:ʃməni'əusis] *n* 利什曼病

leishmanoid ['li:ʃmənɔid] *a* 类利什曼病的 *n* 利什曼疹,利什曼斑,皮肤利什曼斑 | dermal ~, post-kala-azar dermal ~ 皮肤利什曼斑,黑热病后皮肤利什曼斑(即黑热病后皮肤利什曼病)

Leishman's chrome cells ['li:ʃmən] (William B. Leishman) 利什曼色素细胞(黑水热时所见的嗜碱性粒性白细胞) | ~ stain 利什曼染剂(曙红和亚甲蓝溶液)

leistungskern ['laistuŋskən] *n* 【德】功能核心(细胞)

leisure ['leʒə, 'li:ʒə] *n* 空闲,闲暇 *a* 空闲的 | at ~ 闲着的,有空的;从容不迫地 / at one's ~ 当有空的时候

Leksell apparatus ['leksəl] (Lars Leksell) 莱克塞尔定位器(用于立体定位外科的莱克塞尔技术) | ~ technique 莱克塞尔技术(一种立体定位技术,使用弧形制导系统和立方体形支架使头部定位,并标以三维定向的X, Y和Z坐标)

Lelaps ['li:læps] *n* 棘蛎螨属(即Echinolaelaps) | ~ echidninus 毒棘蛎螨(即Echinolaelaps echidninus)

Leloir's disease [li:l'wɑ:] (Henri C. Leloir) 盘状红斑狼疮

lema ['li:mə] *n* 睑皮脂

Lembert's suture [læm'bɛə] (Antoine Lembert) 郎贝尔缝术(胃肠外科手术中常用的一种内翻缝术)

lemic ['li:mik] *a* 疫病的

Lemieux-Neemeh syndrome [lə'mju: 'neimei] (Guy Lemieus; Jean A. Neemeh) 勒-内综合征(一种常染色体显性遗传综合征,包括进行性神经性肌萎缩,伴进行性聋)

lemma ['lemə] *n* 膜,衣,鞘

lemmoblast ['leməblæst] *n* 成神经膜细胞

lemmoblastic [ˌleməu'blæstik] *a* 成神经膜的

lemmocyte ['leməsait] *n* 神经膜细胞

lemniscus [lem'niskəs] ([复] **lemnisci** [lem'nisai]) *n* 【拉】丘系(蹄系) | lateral ~ 外侧丘系 / medial ~ 内侧丘系 / optic ~ 视束 / spinal ~ 脊髓丘系 / trigeminal ~ 三叉丘系

lemography [li'mɔgrəfi] *n* 疫病论,疫病论文集

lemology [li'mɔlədʒi] *n* 传染病学(尤指疫病学)

lemon ['lemən] *n* 柠檬 *a* 柠檬色的;柠檬味的 | ~y *a* 柠檬的;有柠檬香味的

lemonade [ˌlemə'neid] *n* 柠檬水

lemoparalysis [ˌli:məupə'rælisis] *n* 食管麻痹,食管瘫痪

lemostenosis [ˌleməusti'nəusis] *n* 食管狭窄,咽狭窄

Lempert's fenestration operation ['lempə:t] (Julius Lempert) 兰珀特开窗术(用于治耳硬化症,即在外半规管钻上一小窗,然后在瘘管上置一层皮瓣,只要新通道保持畅通,听力即有明显改善)

Lemuroidea [ˌlemju'rɔidiə] *n* 狐猴亚目

Lenard rays [le'nɑ:d] (Philipp Lenard) 勒纳射线(通过放电管外的阴极射线)

Lenègre's disease [lə'negrə] (Jean Lenègre) 勒内格病(获得性完全性心传导阻滞,由于传导系统原发性变性所致)

Lenetran ['lenitræn] *n* 美芬噁酮(mephenoxalone)制剂的商品名

length [leŋθ] *n* 长,长度;(一)段,(一)节;(时间)长短,期间 | crown-heel ~ 顶踵长度(系人胚、胎儿、婴儿的颅最高点至足跟的长度,类同成人的立高) / crown-rump ~ 顶臀长度(系人胚、胎儿、婴儿的颅最高点至臀部的长度,类同成人的坐高) / focal ~ 焦距 / foot ~ 足长度(估计胎儿的年龄) / greatest ~ 最大长度(测量早期胚胎) / wave ~ 波长 | at full ~ 全身平伸地;极为详细地 / at ~ 最后,终于;详细地 / go to any ~ (或great ~s) 竭尽全力

lengthen ['leŋθən] *vt, vi* (使)延长,(使)变长,(使)延伸

lengthways [ˈleŋθweiz], **lengthwise** [ˈleŋθwaiz] *a, ad* 纵长的(地)

lengthy [ˈleŋθi] *a* 过长的，漫长的

leniceps [ˈleniseps] *n* 短柄产钳

leniquinsin [ˌleniˈkwinsin] *n* 来尼喹新，藜胺喹(抗高血压药)

lenitive [ˈlenitiv] *a* 润泽的，缓和的 *n* 润泽药

Lennhoff's index [ˈlenhɔf] (Rudolf Lennhoff) 伦霍夫指数(躯干长腹围指数，即胸骨切迹至耻骨联合的距离除以最大腹围乘上100所得之数) | ~ sign 伦霍夫征(深吸气时，最后一根肋骨下及肝包虫囊上方出现的横沟)

Lennox-Gastaut syndrome [ˈlenɔks gæsˈtəu] (W. G. Lennox; Henri J. P. Gastaut) 伦-格综合征(一种非典型失神性癫痫，特征为弥漫性慢棘波，常伴有弛缓性强直性或阵挛性癫痫发作以及智力迟钝；可能有其他神经病学异常或多发性癫痫发作型。与典型的失神性癫痫不同，非典型的失神性癫痫可能持续到成年期。亦称癫痫小发作变型)

Lennox syndrome [ˈlenəks] (William G. Lennox) 伦诺克斯综合征(见Lennox-Gastaut syndrome)

lenperone [ˈlenpərəun] *n* 仑哌隆，氟苯哌丁酮(安定药)

lens [lenz] *n* 透镜，镜片；晶状体 | achromatic ~ 消色差透镜 / acrylic ~ 丙烯透镜 / aplanatic ~ 消球差透镜 / apochromatic ~ 复消色差透镜 / biconcave ~ 双凹透镜 / bicylindrical ~ 双圆柱透镜 / bifocal ~ 双焦点透镜 / bispherical ~ 双球面透镜 / cataract ~ (白)内障镜片 / compound ~ 复合透镜 / concave ~ 凹透镜 / concavo-convex ~ 凹凸透镜 / contact ~ 接触透镜，隐形眼镜片 / converging ~, convex ~ 会聚透镜，凸透镜 / crossed ~ 最小球差单透镜 / crystalline ~ 晶状体 / immersion ~ 浸没透镜 / iseikonic ~ 眼象平衡透镜 / orthoscopic ~ 无畸透镜 / periscopic ~ 周视透镜 / planoconcave ~ 平凹透镜 / planoconvex ~ 平凸透镜 / prosthetic ~, artificial ~ 人工晶状体 / toric ~ 复曲面透镜 / trial ~ 试镜片

lensometer [lenˈzɔmitə] *n* 检镜片计

lent [lent] lend的过去式和过去分词

Lentard [ˈlentɑːd] *n* 胰岛素锌混悬液(insulin zinc suspension)制剂的商品名

lente [lent] *a* 长效的

lentectomize [lenˈtektəmaiz] *vt* 切除晶状体

lentectomy [lenˈtektəmi] *n* 晶状体切除术

lenticel [ˈlentisel] *n* 舌根腺

lenticonus [ˌlentiˈkəunəs] *n* 圆锥形晶状体

lenticula [lenˈtikjulə] *n*【拉】豆状核

lenticular [lenˈtikjulə] *a* 透镜的，透镜状的；晶状体的；豆状核的

lenticulo-optic [lenˌtikjuləuˈɔptik] *a* 豆状核丘脑的

lenticulostriate [lenˌtikjuləuˈstraiit] *a* 豆状核纹状体的

lenticulothalamic [lenˌtikjuləuθəˈlæmik] *a* 豆状核丘脑的

lentiform [ˈlentifɔːm] *a* 透镜状的；豆状的

lentigines [lenˈtidʒiniːz] lentigo的复数

lentiginosis [lenˌtidʒiˈnəusis] *n* 着色斑病，雀斑样痣病 | progressive cardiomyopathic ~ 进行性心肌病性着色斑病(见Moynahan's syndrome第一解)

lentiginous [lenˈtidʒinəs] *a* 着色斑的，雀斑样痣的

lentiglobus [ˌlentiˈgləubəs] *n* 球形晶状体

lentigo [lenˈtaigəu] ([复] **lentigines** [lenˈtidʒiniːz]) *n*【拉】着色斑，小痣，雀斑样痣 | ~ maligna, malignant ~ 恶性小痣，恶性雀斑样痣 / nevoid ~ 痣样雀斑，雀斑样痣；斑痣 / senile ~,

~ senilis 老年性雀斑样痣 / ~ simplex 单纯性雀斑样痣;痣样雀斑 / solar ~ 日光性着色斑;老年性雀斑样痣

lentitis [len'taitis] *n* 晶状体炎

Lentivirinae [ˌlentivi'raini:] *n* 慢病毒亚科

Lentivirus ['lentiˌvaiərəs] *n* 慢病毒属

lentivirus ['lentiˌvaiərəs] *n* 慢病毒

lentula ['lentʃu:lə] *n* 根管糊剂螺旋形输送器(即lentulo)

lentulo ['lentʃu:ləu, len'tu:ləu] *n* 根管糊剂螺旋形输送器(用于牙根管疗法)

Lenz's syndrome [lents] (Widukind D. Lenz) 伦茨综合征(一种X连锁性状遗传综合征,包括单侧或双侧眼小或无眼畸胎、指〈趾〉异常、窄肩、双拇指及其他骨骼异常;牙、泌尿生殖器及心血管缺陷也可能发生)

leontiasis [ˌli:ən'taiəsis] *n* 狮面(瘤型麻风) | ~ ossea, ~ ossium 骨性狮面(亦称巨头)

Leontodon [li'ɔntədɔn] *n* 狮齿菊属,蒲公英属

Leopold's law ['leiəpɔld] (Christian G. Leopold) 利奥波德定律(胎盘附着于子宫后壁时,输卵管则会聚于前壁,胎盘如附着于子宫前壁,则卧位时输卵管转向后方,与宫体轴平行)

Leo's test ['leiəu] (Hans Leo) 莱奥试验(检游离盐酸)

leotropic [ˌli:ə'trɔpik] *a* 左蟠的,左旋的

leper ['lepə] *n* 麻风病人,麻风病患者

lepidic [li'pidik] *a* 鳞屑的;胚层的

lepid(o)- [构词成分] 鳞,鳞屑

Lepidoptera [ˌlepi'dɔptərə] *n* 鳞翅目

lepocyte ['lepəsait] *n* 有壁细胞

Leporipoxvirus [ˌlepəri'pɔksˌvaiərəs] *n* 兔痘病毒属

lepothrix ['lepəθriks] *n* 腋毛菌病,结节性毛菌病

leprechaunism ['leprəˌkɔ:nizəm] *n* 矮妖精貌综合征(面貌如传说中的矮妖精,内分泌严重紊乱)

leprid ['leprid], **lepride** ['lepraid] *n* 麻风疹

leprology [le'prɔlədʒi] *n* 麻风学 | **leprologist** *n* 麻风学家

leproma [le'prəumə] *n* 麻风结节,麻风瘤 | **~tous** *a*

lepromin ['leprəmin] *n* 麻风菌素

leprosarium [ˌleprə'sɛəriəm], **leprosary, leprosery** ['leprəsəri] *n* 麻风病院,麻风病人隔离区

leprostatic [ˌleprə'stætik] *a* 抑制麻风菌的 *n* 制麻风(菌)药

leprosy ['leprəsi] *n* 麻风 | borderline ~, dimorphous ~, intermediate ~ 界线类麻风,双型性麻风,中间型麻风 / borderline lepromatous ~ 界线类偏瘤型麻风 / borderline tuberculoid ~ 界线类偏结核样型麻风 / indeterminate ~, uncharacteristic ~ 未定型麻风 / lazarine ~ 残毁性麻风 / lepromatous ~ 瘤型麻风 / rat ~, murine ~ 鼠麻风 / reactional ~ 反应性麻风 / tuberculoid ~ 结核样型麻风 / water-buffalo ~ 水牛麻风 | **leprotic** [le'prɔtik] *a*

leprous ['leprəs] *a* 麻风的;患麻风的

leptandra [lep'tændrə] *n* 黑根,北美草本威灵仙(用作泻药)

leptazol ['leptəzɔl] *n* 戊四氮,五甲烯四氮唑(中枢兴奋药)

lept(o)- [构词成分] 薄,细,狭,软

leptocephalus [ˌleptəu'sefələs] *n* 狭长头者

leptocephaly [ˌleptəu'sefəli] *n* 狭长头 | **leptocephalic** [ˌleptəusə'felik], **leptocephalous** [ˌleptəu'sefələs] *a*

leptochromatic [ˌleptəukrəu'mætik] *a* 细染色质网的

Leptocimex [ˌleptəu'saimeks] *n* 细臭虫属(即臭虫属Cimex) | ~ boueti 卜氏细臭虫(即卜氏臭虫Cimex boueti)

Leptoconops [ˌleptəu'kəunəps] *n* 细蠓属

leptocyte ['leptəsait] *n* 薄红细胞

leptocytosis [ˌleptəusai'təusis] *n* 薄红细胞增多

leptodactyly [ˌleptəu'dæktili] *n* 细长指(趾) | **leptodactylous** [ˌleptəu'dæktiləs] *a*

Leptodera pellio [lep'təudərə 'peliəu] 生殖器小杆线虫

leptodontous [ˌleptəu'dɔntəs] *a* 细长牙的

leptokurtic [ˌleptəu'kəːtik] *a* 峰态的

leptomeningeal [ˌleptəumə'nindʒiəl] *a* 柔脑膜的

leptomeninges [ˌleptəumə'nindʒiːz] leptomeninx的复数

leptomeningioma [ˌleptəuməˌnindʒi'əumə] *n* 柔脑膜瘤

leptomeningitis [ˌleptəuˌmenin'dʒaitis] *n* 柔脑膜炎 | ～ interna 内层柔脑膜炎 / sarcomatous ～ 肉瘤性柔脑膜炎

leptomeningopathy [ˌleptəuˌmeniŋ'gɔpəθi] *n* 柔脑膜病

leptomeninx [ˌleptəu'meniŋks] ([复] **leptomeninges**[ˌleptəumə'nindʒiːz]) *n* 柔脑膜

Leptomitus [lep'tɔmitəs] *n* 细丝菌属(Absidia的旧名)

leptomonad [ˌleptəu'məunæd] *a* 细滴虫的 *n* 细滴虫

Leptomonas [ˌleptəu'məunəs] *n* 细滴虫属

leptomonas [ˌleptəu'məunəs] *n* 细滴虫

Leptomyxida [ˌleptəu'miksidə] *n* 细胶丝目

leptonema [ˌleptəu'niːmə] *n* 细线,细线期(原指细线状的染色体,加以引伸,指这一时期)

leptonomorphology [ˌleptənəumɔː'fɔlədʒi] *n* 膜形态学

leptopellic [ˌleptəu'pelik] *a* 狭骨盆的

leptophonia [ˌleptəu'fəuniə] *n* 声弱 | **leptophonic** [ˌleptəu'fɔnik] *a*

leptoprosope [lep'tɔprəsəup] *n* 窄面人

leptoprosopia [ˌleptəuprə'səupiə] *n* 窄面(长颅) | **leptoprosopic** [ˌleptəuprə'səupik] *a*

Leptopsylla [ˌleptə'silə] *n* 细蚤属 | ～ segnis, ～ musculi 缓慢细蚤

leptorrhine ['leptərain] *a* 窄鼻的(鼻指数在48以下)

leptoscope ['leptəskəup] *n* 测膜镜

leptosomatic [ˌleptəusəu'mætik] *a* 瘦长型的

leptosome ['leptəsəum] *n* 瘦长型者

Leptospira [ˌleptə'spaiərə] *n* 钩端螺旋体属 | ～ australis, ～ interrogans serogroup australis 澳大利亚钩端螺旋体,澳大利亚问号血清型钩端螺旋体 / ～ autumnalis, ～ interrogans serogroup autumnalis 秋季热钩端螺旋体,秋季问号血清型钩端螺旋体 / ～ bataviae, ～ interrogans serogroup bataviae 巴达维亚钩端螺旋体,巴达维亚问号血清型钩端螺旋体 / ～ biflexa 双曲钩端螺旋体 / ～ canicola, ～ interrogans serogroup canicola 犬钩端螺旋体,犬型问号血清型钩端螺旋体 / ～ grippotyphosa, ～ interrogans serogroup grippotyphosa 流感伤寒钩端螺旋体,流感伤寒型问号血清型钩端螺旋体 / ～ hebdomidis, ～ interrogans serogroup hebdomidis 七日热钩端螺旋体,七日热问号血清型钩端螺旋体 / ～ hyos 猪钩端螺旋体 / ～ icterohaemorrhagiae, ～ interrogans serogroup icterohaemorrhagiae 出血性黄疸钩端螺旋体,出血性黄疸问号血清型钩端螺旋体 / ～ illini 伊林钩端螺旋体 / ～ interrogans 问号钩端螺旋体 / ～ pomona, ～ interrogans serogroup pomona 波摩那钩端螺旋体,波摩那问号血清型钩端螺旋体 / ～ pyrogenes, ～ interrogans serogroup pyrogenes 致热钩端螺旋体,致热问号血清型钩端螺旋体

leptospira [ˌleptə'spaiərə], **leptospire** ['leptəspaiə] *n* 钩端螺旋体 | **lepto-**

spiral *a*

Leptospiraceae [ˌleptəuspaiə'reisii:] *n* 钩端螺旋体科

leptospirosis [ˌleptəuspaiə'rəusis] *n* 钩端螺旋体病 | benign ～, anicteric ～ 良性钩端螺旋体病 / ～ icterohemorrhagica 出血性黄疸钩端螺旋体病,钩端螺旋体性黄疸

leptospiruria [ˌleptəuspi'rjuərə] *n* 钩端螺旋体尿

leptostaphyline [ˌleptə'stæfilain] *a* 窄腭的(腭指数为79.9或少于79.9)

leptotene ['leptəti:n] *n* 细线期(减数分裂的一个时期,染色体呈细长如线)

Leptothrix ['leptəθriks] *n* 纤发菌属

leptothrix ['leptəθriks] *n* 纤发菌

Leptotrichia [ˌleptəu'trikiə] *n* 纤毛菌属 | ～ buccalis 颊纤毛菌

leptotrichosis [ˌleptəutri'kəusis] *n* 纤毛菌病 | ～ conjunctivae 结膜纤毛菌病 | **leptothricosis** [ˌleptəuθrai'kəusis] *n*

Leptotrombidium [ˌleptəutrɔm'bidiəm] *n* 纤恙螨亚属

Leptus ['leptəs] *n* 【拉】蚲,恙虫属(旧名) | ～ akamushi 红恙螨(即Trombicula akamushi)

Lerch's percussion [lə:tʃ] (Otto Lerch) 落槌叩诊

leresis [lə'ri:sis] *n* 冗谈,饶舌

lergotrile ['lə:gətrail] *n* 麦角腈(泌乳素抑制剂) | ～ mesylate 甲磺酸麦角腈(抗震颤麻痹药)

Leriche's disease [lə'ri:ʃ] (René Leriche) 外伤后骨质疏松(症) | ～ syndrome 勒里施综合征(主动脉末端梗阻引起的综合征,一般见于男性,特征为髋、股或腿部在活动时疲劳,股动脉搏动缺失和阳萎,下肢经常苍白和冰冷)

Léri's sign ['leiri] (André Léri) 累里征(偏瘫侧手及腕被动屈曲时,肘部无正常屈曲运动)

Leritine ['leritain] *n* 阿尼利定(anileridine)制剂的商品名

Lermoyez's syndrome [ˌlə:mɔi'jei] (Marcel Lermoyez) 莱穆瓦耶综合征(耳鸣、耳聋、随之发生眩晕,眩晕发生后即消失)

les local excitatory state 局部刺激状态

lesbian ['lezbiən] *a* 女子同性恋的 *n* 女子同性恋 | ～**ism** *n*

Lesch-Nyhan syndrome [leʃ 'naiən] (Michael Lesch; William L. Nyhan, Jr.) 莱–尼综合征(一种罕见的X连锁遗传嘌呤代谢病,由于次黄嘌呤磷酸核糖基转移酶缺乏所致,特征为身体和精神发育迟缓、有咬指咬唇的强迫性自残行为、舞蹈手足徐动症、痉挛性大脑性麻痹及肾功能损害,另为鸟嘌呤合成过度,由此而引起高尿酸血和尿酸尿)

Leser-Trélat sign ['leizə 'tri:lə] (Edmund Leser; Ulysse Trélat, Jr.) 累–特征(突然发生脂溢性角化病,并迅速变大增多,可能是内脏尤其是胃肠道恶性肿瘤的体征)

lesion ['li:ʒən] *n* 损害,损伤 | coin ～ 钱币形损害(指瘤) / gross ～ 肉眼损害 / histologic ～ 组织损害(一种显微镜可见损害) / impaction ～ 嵌塞损害,碰撞损害 / indiscriminate ～ 散在性损害 / initial syphilitic ～ 下疳 / local ～ 局部损害 / peripheral ～ 神经末梢损害 / primary ～ 原发损害,梅毒初期损害,下疳 / ring-wall ～ 环状(出血性)损害(见于恶性贫血) / systemic ～ 器官系统损害 / total ～ 全部损害 / trophic ～ 营养性损害 / wire-loop ～ 线圈损害(播散性红斑狼疮时)

Lesotho [lə'səutəu] *n* 莱索托[非洲]

less [les] [little的比较级] *a* 较少的;比较小的 *ad* 较少地 *n* 较少,更少 *prep* 减去 | any the ～ 更少(或更小)一些 / no ～ (than) (和…)一样,不少(于…),不亚(于…) / still(或much, even) ～ 更不必说,何况

lessen ['lesn] *vt* 减少,减轻;缩小 *vi* 变少,变小,减轻

lesser ['lesə] [little的比较级] *a* 较小

的，更小的；次要的 *ad* 更少(或更小)地，较少(或较小)地

Lesser's test ['lesə] (Fritz Lesser) 累塞尔试验(含碘的分泌物用甘汞处理时变成黄色)

Lesshaft's space (triangle) ['leshɑ:ft] (Peter F. Lesshaft) 勒斯哈夫特间隙(三角)(斜方形：前界外斜肌，后界背阔肌，上界后锯肌，下界内斜肌，常为脓头出现或疝发生之处)

lesson ['lesn] *n* 课；功课；［常用复］课程；一节课；教训 *vt* 给…上课；教训

lest [lest] *conj* 唯恐，免得

LET linear energy transfer 线性能量传递

let [let] (let; -tt-) *vt* 让；使流出；放出；假设；允许；让…进入(或通过) | ~ alone 更不用说；不打扰，不干涉，不管，不碰 / ~ be 听任，不打扰 / ~ blood 放血 / ~ down 放下；放低，使失望，辜负 / ~ in 让…进来，放进 / ~ in for 使某人(或自己)遭到 / ~ loose 释放，放出；发出，吐出 / ~ off 放掉(蒸汽等)；准许…暂时停止工作；不加以惩罚 / ~ on 泄露，泄露秘密；假装 / ~ oneself go 尽情欢乐，彻底休息；不注重外表 / ~ out 让…出去，放出；泄露 / ~ pass 放过，不追究 / ~ through 让…通过 / ~ up 减小，松弛；减缓；停止(工作)

let-down ['letdaun] *n* 失望；下降，减退；射乳 | milk ~ 射乳

lethal ['li:θəl] *a* 致死的 | **~ity** [li'θæləti] *n* 致死率 / **~ly** *ad*

lethargic [le'θɑ:dʒik] *a* 昏睡的，嗜眠的；冷淡的 | **~ally** *ad*

lethargus [li'θɑ:gəs] *n* 非洲昏睡病

lethargy ['leθədʒi] *n* 昏睡，嗜眠 | African ~ 非洲昏睡病，非洲锥虫病 / hysteric ~ 癔病性嗜眠 / induced ~ (催眠)诱导性迷睡 / lucid ~ 清醒呆滞

lethe ['li:θi(:)] *n*【希】记忆缺失，完全遗忘 | **~ral** ['li:θərəl] *a*

letimide hydrochloride ['letimaid] 盐酸来替米特，盐酸乙胺噁嗪酮(镇痛药)

Letter ['letə] *n* 左甲状腺素钠(levothyrexine sodium)制剂的商品名

letter ['letə] *n* 字母，文字；信件 | test ~ 视力(试)标型(视力表) | by ~ 以书信形式 / to the ~ 严格按照字句

letterbox ['letəbɔks] *n* 信箱

Letterer-Siwe disease ['letərə 'sivə] (Erich Letterer; Sture A. Siwe) 累-赛病(婴儿非类脂网状内皮组织增殖，很可能是一种常染色体隐性遗传特性，其特征为出血性倾向、湿疹样皮疹、肝脾肿大和淋巴结肿大、进行性贫血)

letup ['letʌp] *n* 停止；减缓，放松

Leu leucine 亮氨酸，白氨酸

leucemia [lju:'si:miə] *n* 白血病

leucine ['lju:si(:)n] *n* 亮氨酸，白氨酸

leucine aminopeptidase (LAP) ['lju:sin ˌæminəu'peptideis] 亮氨酸氨肽酶

leucinethylester [ˌlju:sinˌeθil'estə] *n* 亮氨酸乙酯

leucinimide [ˌlju:si'nimaid] *n* 环缩二亮氨酸

leucinosis [lju:si'nəusis] *n* 亮氨酸过多(症)，亮氨酸病

leucinuria [ˌlju:si'njuəriə] *n* 亮氨酸尿

leucismus [lju:'sizməs] *n* 白变 | ~ pilorum (头)发白变

leucitis [lju:'saitis] *n* 巩膜炎

leuc(o)- ［构词成分］白(见leuko-)

leucocyte ['lju:kəsait] *n* 白细胞

leucocytopenia [ˌlju:kəsaitəu'pi:niə] *n* 白细胞减少

leucocytosis [ˌlju:kəsai'təusis] *n* 白细胞增多

Leucocytozoon [ˌlju:kəˌsaitə'zəuɔn] *n* 白细胞球虫属

leucocytozoonosis [ˌlju:kəuˌsaitəuˌzəuəu'nəusis] *n* 白细胞球虫病(家禽的一种急性疟疾样原虫病)

leucofluorescein [ˌlju:kəuˌfluə'resi:n] *n* 白荧光素，无色荧光素

Leucoium [lju:'kəuiəm] *n*【拉；希】雪

片莲属(石蒜科)

leucomycin [ˌljuːkəu'maisin] *n* 柱晶白霉素,吉他霉素(抗生素类药)

Leuconostoc [ˌljuːkəu'nɔstɔk] *n* 明串珠菌属,白联珠菌属 | ～ cremoris, ～ citrovorum 乳脂明串珠菌,嗜柠檬酸明串珠菌 / ～ dextranicum 葡聚糖明串珠菌 / ～ lactis 乳明串珠菌 / ～ mesenteroides 肠系膜样明串珠菌 / ～ oenos 酒明串珠菌

leucopterin [ljuː'kɔptərin] *n* 白蝶呤

leucosin ['ljuːkəsin] *n* 谷白蛋白

Leucothrix ['ljuːkəuθriks] *n* 亮发菌属

leucotomy [ljuː'kɔtəmi] *n* 脑白质切断术

Leucotrichaceae [ˌljuːkəuˌtri'keisiiː] *n* 亮发菌科

leucovorin [ljuː'kɔvərin] *n* 亚叶酸,甲酰四氢叶酸(抗贫血药) | ～ calcium 亚叶酸钙,甲酰四氢叶酸钙

leucyl ['ljuːsil] *n* 亮氨酰(基)

leucyl aminopeptidase ['ljuːsil əˌminəu'peptideis] 亮氨酰氨肽酶(亦称胞液氨肽酶,缩写为LAP)

Leudet's tinnitus (bruit, sign) [le'dei] (Théodor E. Leudet) 勒代耳鸣(耳鸣杂音、征)(由耳内部肌肉不随意收缩所产生)

leu-enkephalin [ˌljuːen'kefəlin] *n* 亮氨酸脑啡肽亮脑腓肽

leukapheresis [ˌljuːkəfə'riːsis] *n* 白细胞除去法,白细胞提取法

leukemia [ljuː'kiːmiə] *n* 白血病 | acute nonlymphocytic ～ (ANLL) 急性非淋巴细胞白血病 / acute promyelocytic ～ 急性早幼粒细胞白血病 / adult T-cell ～ 成人T细胞白血病 / aleukemic ～, aleukocythemic ～ 白细胞不增多白血病,非白血性白血病 / basophilic ～ 嗜碱细胞白血病 / bovine ～ 牛白血病 / chronic granulocytic ～, chronic myelocytic ～ 慢性粒细胞白血病,慢性髓细胞白血病 / eosinophilic ～ 嗜酸细胞白血病 / granulocytic～粒细胞白血病 / hairy-cell 毛细胞白血病 / hemoblastic ～, hemocytoblastic ～ 成血细胞白血病 / lymphatic ～, lymphoblastic ～, lymphocytic ～, lymphogenous ～, lymphoid ～ 淋巴白血病,淋巴细胞白血病 / lymphosarcoma cell ～ 淋巴肉瘤细胞白血病 / mast-cell ～ 肥大细胞白血病 / megakaryoblastic ～ 巨核细胞白血病,出血性血小板增多 / megakaryocytic ～ 巨核细胞型白血病,出血性血小板增多 / micromyeloblastic ～ 小原粒型白血病 / monocytic ～ 单核细胞白血病 / myeloblastic ～ 原始粒细胞白血病 / myelocytic ～, myelogenous ～, myeloid granulocytic ～ 髓细胞白血病,骨髓粒细胞白血病 / myelomonocytic ～ 粒-单核细胞型白血病 / plasmacytic ～ 浆细胞白血病 / promyelocytic ～ 前髓细胞白血病 / stem cell ～, blast cell ～, embryonal ～, undifferentiated cell ～ 干细胞白血病,未分化细胞白血病 | **leukemic** *a*

leukemid [ljuː'kiːmid] *n* 白血病疹

leukemogen [ljuː'kiːmədʒən] *n* 致白血病物质

leukemogenesis [ljuːˌkiːməu'dʒənisis] *n* 白血病生成

leukemogenic [ljuːˌkiːməu'dʒenik] *a* 致白血病的

leukemoid [ljuː'kiːmɔid] *a* 白血病样的,类白血病的

leukencephalitis [ˌljuːkenˌsefə'laitis] *n* 脑白质炎

Leukeran ['ljuːkerən] *n* 苯丁酸氮芥(chlorambucil)制剂的商品名

leukexosis [ˌljuːkek'səusis] *n* 死白细胞聚集

leukin ['ljuːkin] *n* 白细胞(杀菌)素

Leukine ['ljuːkain] *n* 粒-巨噬细胞集落刺激因子(sargramostim)制剂的商品名

leuk(o)-, leuc(o)- [构词成分] 白,白细

胞

leukoagglutinin [ˌlju:kəuəˈglu:tinin] *n* 白细胞凝集素

leukoblast [ˈlju:kəblæst] *n* 成白细胞 | granular ～ 前髓细胞,早幼粒细胞

leukoblastosis [ˌlju:kəblæsˈtəusis] *n* 白细胞组织增生

leukocidin [ˌlju:kəuˈsaidin] *n* 杀白细胞素

leukocoria [ˌlju:kəuˈkɔ:riə] *n* 白瞳(症),瞳孔泛白

leukocrit [ˈlju:kəukrit] *n* 白细胞比容

leukocyte [ˈlju:kəsait] *n* 白细胞 | agranular ～s 无粒白细胞 / basophilic ～ 嗜碱白细胞 / endothelial ～ 内皮性白细胞 / eosinophilic ～ 嗜酸粒细胞,嗜伊红白细胞 / granular ～s (granulocytes) 粒性白细胞,粒细胞 / heterophilic ～s 嗜异性白细胞 / hyaline ～ 单核细胞 / lymphoid ～s 淋巴细胞,无粒白细胞 / mast ～ 肥大细胞,嗜碱粒细胞 / motile ～ 运动性白细胞 / neutrophilic ～ 中性粒细胞,中性白细胞 / nongranular ～s 无粒白细胞(包括淋巴细胞和单核细胞) / nonmotile ～ 非动性白细胞 / polymorphonuclear ～ 多形核白细胞 / polynuclear neutrophilic ～ 多形核中性粒细胞 / transitional ～ 单核细胞(旧称) | **leukocytic** [ˌlju:kəˈsitik], **leukocytal** [ˌlju:kəˈsaitl] *a*

leukocythemia [ˌlju:kəsaiˈθi:miə] *n* 白血病

leukocytoblast [ˌlju:kəˈsaitəblæst] *n* 成白细胞

leukocytogenesis [ˌlju:kəˌsaitəuˈdʒenisis] *n* 白细胞形成

leukocytoid [ˈlju:kəˌsaitɔid] *a* 白细胞样的

leukocytology [ˌlju:kəsaiˈtɔlədʒi] *n* 白细胞学

leukocytolysin [ˌlju:kəsaiˈtɔlisin] *n* 白细胞溶素

leukocytolysis [ˌlju:kəsaiˈtɔlisis] *n* 白细胞溶解 | venom ～ 蛇毒性白细胞溶解 | **leukocytolytic** [ˌlju:kəˌsaitəˈlitik] *a* 白细胞溶解的 *n* 致白细胞溶解剂

leukocytoma [ˌlju:kəsaiˈtəumə] *n* 白细胞瘤

leukocytometer [ˌlju:kəsaiˈtɔmitə] *n* 白细胞计数器

leukocytopenia [ˌlju:kəsaitəuˈpi:niə] *n* 白细胞减少

leukocytophagy [ˌlju:kəsaiˈtɔfədʒi] *n* 吞噬白细胞现象(网状内皮系统的组织细胞吞噬和破坏白细胞的现象)

leukocytoplania [ˌlju:kəˌsaitəuˈpleiniə] *n* 白细胞游出

leukocytopoiesis [ˌlju:kəˌsaitəupɔiˈi:sis] *n* 白细胞生成

leukocytosis [ˌlju:kəsaiˈtəusis] *n* 白细胞增多 | absolute ～ 绝对性白细胞增多 / agonal ～, terminal ～ 濒死期白细胞增多 / basophilic ～ 嗜碱白细胞增多 / mononuclear ～ 单核细胞增多 / neutrophilic ～ 中性粒细胞增多 / pathologic ～ 病理性白细胞增多 / physiologic ～ 生理性白细胞增多 / pure ～ 单纯性白细胞增多 / relative ～ 比较性白细胞增多 / toxic ～ 中毒性白细胞增多 | **leukocytotic** [ˌlju:kəsaiˈtɔtik] *a*

leukocytotaxis [ˌlju:kəˌsaitəuˈtæksis] *n* 白细胞趋向性

leukocytotherapy [ˌlju:kəˌsaitəuˈθerəpi] *n* 白细胞疗法

leukocytotoxicity [ˌlju:kəˌsaitəutɔkˈsisəti] *n* 白细胞毒性,白细胞毒力

leukocytotoxin [ˌlju:kəˌsaitəuˈtɔksin] *n* 白细胞毒素

leukocytotropic [ˌlju:kəˌsaitəuˈtrɔpik] *a* 白细胞趋向性的,诱白细胞的

Leukocytozoon [ˌlju:kəˌsaitəˈzəuɔn] *n* 白细胞虫属

leukocyturia [ˌlju:kəsaiˈtjuəriə] *n* 白细胞尿

leukoderivative [ˌlju:kəudiˈrivətiv] *n*

白色衍生物

leukoderma [ˌljuːkəˈdəːmə] *n* 白斑病 | ～ acquisitum centrifugum 离心性获得性白斑病 / ～ colli 颈部白斑病 | ～**tous** [ˌljuːkəˈdəːmətəs], **leukodermic** [ˌljuːkəˈdəːmik] *a* / **leukodermia** [ˌljuːkəˈdəːmiə] *n*

leukodextrin [ˌljuːkəuˈdekstrin] *n* 无色糊精

leukodystrophy [ˌljuːkəuˈdistrəfi] *n* 脑白质营养不良 | globoid ～, globoid cell ～ 球样细胞性脑白质营养不良 / hereditary cerebral ～, sudanophilic ～ 遗传性脑白质营养不良，嗜苏丹性脑白质营养不良，家族性脑中叶硬化 / metachromatic ～ 异染性脑白质营养不良(一种脑白质病，遗传方式属常染色体隐性，其特征为在神经和非神经组织中鞘脂类〈硫脂类〉积聚，中枢神经系统中髓磷脂弥漫性缺失，亦称异染性脑白质病，异质性脑白质病，硫脂沉积症) / spongiform ～ 海绵状脑白质营养不良

leukoedema [ˌljuːkəui(ː)ˈdiːmə] *n* 白斑水肿

leukoencephalitis [ˌljuːkəuenˌsefəˈlaitis] *n* 脑白质炎；饲料中毒(马) | acute hemorrhagic ～ 急性出血性脑白质炎 / ～ periaxialis concentrica 同中心性轴周脑白质炎

leukoencephalopathy [ˌljuːkəuenˌsefəˈlɔpəθi] *n* 脑白质病 | metachromatic ～ 异染性脑白质病(见leukodystrophy项下相应术语) / progressive multifocal ～ 进行性多病灶性脑白质病 / subacute sclerosing ～ 亚急性硬化性脑白质病，亚急性硬化性全脑炎 | **leukoencephaly** [ˌljuːkəuenˈsefəli] *n*

leukoerythroblastosis [ˌljuːkəuiˌriθrəublæsˈtəusis] *n* 成白红细胞增多病(亦称成白红细胞性贫血、骨髓病性贫血)

leukogram [ˈljuːkəgræm] *n* 白细胞象

leukokeratosis [ˌljuːkəuˌkerəˈtəusis] *n* 粘膜白斑病

leukokinesis [ˌljuːkəukaiˈniːsis] *n* 白细胞移动 | **leukokinetic** [ˌljuːkəukaiˈnetik] *a*

leukokinetics [ˌljuːkəukaiˈnetiks] *n* 白细胞动态学

leukokinin [ˌljuːkəuˈkainin] *n* 白细胞激肽

leukokoria [ˌljuːkəuˈkɔːriə] *n* 白瞳(症)，瞳孔泛白

leukokraurosis [ˌljuːkəukrɔːˈrəusis] *n* 外阴干皱

leukolymphosarcoma [ˌljuːkəuˌlimfəusɑːˈkəumə] *n* 淋巴肉瘤细胞性白血病

leukolysin [ˌljuːkəˈlaisin, ljuːˈkɔlisin] *n* 白细胞溶素

leukolysis [ljuːˈkɔlisis] *n* 白细胞溶解 | **leukolytic** [ˌljuːkəˈlitik] *a*

leukoma [ljuːˈkəumə] ([复] **leukomata** [ˌljuːˈkəumətə]) *n* 角膜白斑 | adherent ～ 粘连性角膜白斑 | ～**tous** [ljuˈkəumətəs] *a*

leukomaine [ˌljuːkəˈmein] *n* 蛋白碱 | **leukomainic** [ˌljuːkəˈmeinik] *a*

leukomainemia [ˌljuːkəmeiˈniːmiə] *n* 蛋白碱血

leukomonocyte [ˌljuːkəuˈmɔnəsait] *n* 淋巴细胞

leukomyelitis [ˌljuːkəuˌmaiəˈlaitis] *n* 脊髓白质炎

leukomyelopathy [ˌljuːkəuˌmaiəˈlɔpəθi] *n* 脊髓白质病

leukomyoma [ˌljuːkəumaiˈəumə] *n* 白色肌瘤，脂肌瘤

leukon [ˈljuːkɔn] *n* 白细胞系

leukonecrosis [ˌljuːkəuneˈkrəusis] *n* 白色坏疽

leukonychia [ˌljuːkəuˈnikiə] *n* 白甲病

leukopathia [ˌljuːkəuˈpæθiə] *n* 白斑病 | ～ punctata reticularis symmetrica 对称性网点状白斑病，特发性点状黑素过少症 | **leukopathy** [ljuːˈkɔpəθi] *n*

leukopedesis [ˌljuːkəupiˈdiːsis] *n* 白细

胞渗出

leukopenia [ˌljuːkəu'piːniə] *n* 白细胞减少 | basophil ～, basophilic ～ 嗜碱白细胞减少 / congenital ～ 先天性中性粒细胞减少 / malignant ～, pernicious ～ 恶性白细胞减少,粒细胞缺乏症 | **leukopenic** *a*

leukophagocytosis [ˌljuːkəuˌfægəsai'təusis] *n* 吞噬白细胞现象(见leukocytophagy)

leukophyl(l) ['ljuːkəfil] *n* 叶白(色)素(可转为原叶绿素)

leukophyte ['ljuːkəufait] *n* 白化植物(不含叶绿素的一种藻,即无色藻)

leukoplakia [ˌljuːkəu'pleikiə] *n* (粘膜)白斑病,粘膜白斑 | ～ buccalis 颊粘膜白斑病 / ～ lingualis 舌白斑病 / oral ～ 口白斑病 / speckled ～ 颗粒性白斑 / ～ vulvae 外阴白斑病,外阴干皱 | **leukoplasia** [ˌljuːkəu'pleiziə] *n*

leukoplastid [ˌljuːkə'plæstid], **leukoplast** ['ljuːkəplæst] *n* 白色体

leukopoiesis [ˌljuːkəpɔi'iːsis] *n* 白细胞生成 | **leukopoietic** [ˌljuːkəpɔi'etik] *a*

leukopoietin [ˌljuːkəupɔi'iːtin] *n* 白细胞生成素;粒细胞生成素

leukoprecipitin [ˌljuːkəupri'sipitin] *n* 白细胞沉淀素(对白细胞抗原具有特异性的一种沉淀素)

leukoprophylaxis [ˌljuːkəuprɔfi'læksis] *n* 白细胞预防法(通过人工的方法增加血中白细胞数以便获得对外科感染的免疫性)

leukopsin [ljuː'kɔpsin] *n* 视白质

leukorrhagia [ˌljuːkə'reidʒiə] *n* 白带过多

leukorrhea [ˌljuːkə'riə] *n* 白带 | menstrual ～, periodic ～ 经期白带 | ～l *a*

leukosarcoma [ˌljuːkəsɑː'kəumə] *n* 白血病性肉瘤

leukosarcomatosis [ˌljuːkəsɑːˌkəumə'təusis] *n* 白血病性肉瘤病

leukoscope ['ljuːkəskəup] *n* 色盲测验器

leukosis [ljuː'kəusis] ([复] **leukoses** [ljuː'kəusiːz]) *n* 造白细胞组织增生 | avian ～, fowl ～ 家禽造白细胞组织增生 / lymphoid ～ 造淋巴细胞组织增生 / myeloblastic ～ 造成髓细胞组织增生 / myelocytic ～ 造髓细胞组织增生

leukotaxin(e) [ˌljuːkə'tæksin] *n* 白细胞诱素(组织损伤时出现的一种晶体含氮多肽,可从炎症渗出液中分出,能促进白细胞增多,增高毛细管渗透性和促使白细胞渗出)

leukotaxis [ˌljuːkə'tæksis] *n* 白细胞趋向性 | **leukotactic** *a* 白细胞趋向性的,诱白细胞的

leukotherapy [ˌljuːkəu'θerəpi] *n* 白细胞疗法 | preventive ～ 预防性白细胞疗法(见leukoprophylaxis)

Leukothrix ['ljuːkəuθriks] *n* 亮发菌属

leukothrombin [ˌljuːkəu'θrɔmbin] *n* 白细胞凝血酶

leukotome ['ljuːkətəum] *n* 脑白质切断器

leukotomy [ljuː'kɔtəmi] *n* 脑白质切断术 | transorbital ～ 经眼眶白质切断术

leukotoxic [ˌljuːkə'tɔksik] *a* 毒害白细胞的

leukotoxicity [ˌljuːkətɔk'sisəti] *n* 白细胞毒性(对白细胞有毒性)

leukotoxin [ˌljuːkə'tɔksin] *n* 白细胞毒素

Leukotrichaceae [ˌljuːkəutri'keisiiː] *n* 亮发菌科

leukotrichia [ˌljuːkə'trikiə] *n* 白发

leukotriene [ˌljuːkəu'traiiːn] *n* 白细胞三烯,白三烯(一类具有生物活性的化合物,其功能为调节变态反应和炎症反应,白三烯A, B, C, D和E加上下标表明分子中的双键数。有些⟨LTB_4⟩促进白细胞运动,有些⟨LTC_4、LTD_4和LTE_4⟩构

成过敏性慢反应物质，从而引起支气管收缩以及其他变态反应)

leukourobilin [ˌlju:kəjuərə'bailin] *n* 白色尿胆素

leukovirus ['lju:kəuˌvaiərəs] *n* 白血病病毒

Leunbach's paste [ˌlɔiən'bɑ:h] (Jonathan H. Leunbach) 洛因巴赫糊(以前曾用于注入子宫引起流产)

leupeptin [ˌlju:'peptin] *n* 亮肽素

Levaditi's stain [ˌlevə'di:ti] (Constantin Levaditi) 列瓦迪提染剂(染螺旋体)

levallorphan tartrate [ˌlevə'lɔ:fæn] 酒石酸左洛啡烷，酒石酸烯丙左吗喃(麻醉药，拮抗药)

levamfetamine [ˌlivæm'fetəmi:n] *n* 左(旋)苯丙胺(食欲抑制药) | ～ succinate 琥珀酸左(旋)苯丙胺 | **levamphetamine** *n*

levamisole hydrochloride [li'væmisəul] 盐酸左旋咪唑，盐酸左旋四咪唑(抗蠕虫药，也是免疫增强剂，用于癌症以刺激免疫反应)

levan ['levæn] *n* 果聚糖，左聚糖

levansucrase [ˌlevæn'su:kreis] *n* 蔗糖6-果糖基转移酶，果聚糖蔗糖酶

levarterenol [ˌlevɑ:tə'ri:nɔl] *n* 去甲肾上腺素(升压药) | ～ bitartrate 重酒石酸去甲肾上腺素(血管加压药)

Levatol ['levətɔl] *n* 硫酸喷布洛尔(penbutolol sulfate)制剂的商品名

levator [lə'veitə] ([复] **levators** 或 **levatores** [ˌlevə'tɔ:ri:z]) *n* 提肌;骨片提拉器

level ['levl] *n* 水平面;水平，水准;级别，地位;高度;级，等级，程度 *a* 水平的;同高度的，同程度的;均匀不变的;等位的 (-l⟨l⟩-) *vt* 使成水平;使同等;把…对准(at);使均匀 *vi* 变平;拉平(with) | confidence ～ 置信度 / ～s of consciousness 意识程度，神志清醒程度，意识水准 / isoelectric ～ 等电位(心电图基线) / significance ～, ～ of significance, *α*-～ 显著性水平(统计检测无效假设时用) | do one's ～ best 全力以赴 / draw ～ (with) (和…)拉平，(同…)相齐 / find one's(或its) own ～ 找到相称的位置 / ～ off(或out) 把…弄平;变平;达到平衡，稳定 / on a ～ with 和…同一水准，和…相等 / on the ～ 说真话，不耍花招

level-headed [ˌlevl'hedid] *a* 头脑冷静的

lever ['li:və, 'levə] *n* 杆，杠杆;途径，工具 *vt* 用杠杆移动 *vi* 用杠杆

leverage ['li:vəridʒ, 'levəridʒ] *n* 杠杆作用;杠杆率;力量，影响

levicellular [ˌlevi'seljulə] *a* 平滑细胞的

levidulinose [li'vidjulinəus] *n* 甘露三糖

levigation [ˌlevi'geiʃən] *n* 研磨，研碎，研末

Levin's tube [lə'vin] (Abraham L. Levin) 列文管(经鼻胃肠管)

Lévi's syndrome ['leivi] (E. Léopold Lévi) 阵发性甲状腺功能亢进

levitation [ˌlevi'teiʃən] *n* (躯体)飘浮太空感;(严重烧伤患者的)支持系统

lev(o)- [构词成分] 左，向左;左旋

levocardia [ˌli:vəu'kɑ:diə] *n* 左位心 | isolated ～ 孤立性左位心 / mixed ～ 混合性左位心

levocardiogram [ˌli:vəu'kɑ:diəgræm] *n* 左心电图

levocarnitine [ˌli:vəu'kɑ:niti:n] *n* 左卡尼汀(用于治疗原发性系统性卡尼汀⟨carnitine⟩缺乏症，口服给药)

levoclination [ˌli:vəuklai'neiʃən] *n* 左旋(眼)

levodopa [ˌli:vəu'dəupə] *n* 左旋多巴，左多巴(抗胆碱能药，抗震颤麻痹药)

Levo-Dromoran [ˌli:vəu'drəumərən] *n* 酒石酸左啡诺(levorphanol tartrate)制剂的商品名

levoduction [ˌli:vəu'dʌkʃən], **levocycloduction** [ˌli:vəuˌsaikləu'dʌkʃən] *n* 左旋(眼)

levofuraltadone [ˌli:vəufjuə'ræltədəun] *n* 左呋喃他酮,左旋呋吗唑酮(抗菌药,抗原虫药)

levogram ['levəgræm] *n* 左心电图;轴左偏心电图(表明左心室肥大)

levogyral [li:vəu'dʒaiərəl] *a* 左旋的

levogyration [ˌli:vəudʒaiə'reiʃən] *n* 左旋

Levoid ['li:vɔid] *n* 左甲状腺素钠(levothyroxine sodium)制剂的商品名

levomepromazine [ˌli:vəumə'prəuməzi:n] *n* 左美丙嗪,左旋甲丙嗪(即甲氧异丁嗪methotrimeprazine,镇痛药,安定药)

levomethadyl acetate [ˌli:vəu'meθədil] 左醋美沙朵,左旋乙酰美沙酮,左旋乙酰美散痛(麻醉止痛药,用于治海洛因瘾)

levonordefrin [ˌli:vəu'nɔ:difrin] *n* 左旋异肾上腺素(血管收缩药)

levonorgestrel [ˌli:vəunɔ:'dʒestrel] *n* 左炔诺孕酮(与雌激素组分结合,用作口服避孕药)

Levophed ['levəufed] *n* 重酒石酸去甲肾上腺素(norepinephrine bitartrate)制剂的商品名

Levoprome ['levəuprəum] *n* 左美丙嗪(methotrimeprazine)制剂的商品名

levopropoxyphene napsylate [ˌli:vəuprə'pɔksifi:n 'næpsileit] 萘磺酸左丙氧吩(镇咳药)

levopropylcillin potassium [ˌli:vəuˌprəupil'silin] 左普匹西林钾,左旋苯氧丙基青霉素钾(抗菌药)

levorotary [ˌli:vəu'rəutəri], **levorotatory** [ˌli:vəu'rəutəˌtəri] *a* 左旋的

levorotation [ˌli:vəurəu'teiʃən] *n* 左旋

levorphanol tartrate [li'vɔ:fənəul] 酒石酸左啡诺,酒石酸羟甲左吗喃(麻醉性镇痛药)

levosin ['li:vəsin] *n* 利沃辛(小麦、黑麦、麸中的一种淀粉)

levotartaric acid [ˌli:vəutɑ:'tærik] 左旋酒石酸

levothyroxine sodium [ˌli:vəuθai'rɔksi:n] 左甲状腺素钠(甲状腺激素)

levotorsion [ˌli:vəu'tɔ:ʃən] *n* 左旋(眼)

levoversion [ˌli:vəu'və:ʃən] *n* 左转(眼)

levoxadrol hydrochloride [li:'vɔksədrɔl] 盐酸左嗯屈尔,盐酸二苯哌啶二嗯烷(局部麻醉药,平滑肌松弛药)

Levret's forceps [lə'vrei] (André Levret) 利夫雷产钳(一种改良的原始产钳) | ～ law 利夫雷定律(前置胎盘的脐带为边缘性附着)

Lev's disease [lev] (Maurice Lev) 列夫病(获得性完全性心传导阻滞,由于心脏骨骼硬化所致)

Levugen ['levjudʒən] *n* 果糖(fructose)制剂的商品名

levulan ['levjulən] *n* 果聚糖

levulin ['levjulin] *n* 块茎糖,多缩左旋糖

levulinic acid [ˌlevju'linik] 乙酰丙酸

levulosan [ˌlevju'ləusən] *n* 果聚糖(如菊粉)

levulosazone [ˌlevju'ləusəzəun] *n* 果糖脎

levulose ['levjuləus] *n* 左旋糖,果糖

levulosemia [ˌlevjulə'si:miə] *n* 果糖血(症)

levulosuria [ˌlevjulə'sjuəriə] *n* 果糖尿

levurid(e) ['levjurid] *n* 念珠菌疹

Lévy-Roussy syndrome [lei'vi: ru'si:] (Gabrielle Lévy; Gustave Roussy) 雷维-罗西综合征(见Roussy-Lévy syndrome)

Lewandowsky-Lutz disease [levɑ:n'dɔvski lu:ts] (F. Lewandowsky; Wilhelm Lutz) 列-鲁病,疣状表皮发育不良

Lewandowsky's nevus elasticus [levɑ:n'dɔvski] (Felix Lewandowsky) 列文道夫斯基弹力纤维痣,结缔组织痣

lewisite ['lju(:)isait] *n* (W. Lee Lewis) 路易士毒气(一种致命的军用毒气)

Lewisohn's method [ˈlju(:)isn] (Richard Lewisohn) 路易逊法(血内加枸橼酸钠的一种间接输血法)

Lewis-Pickering test [ljuːis ˈpikəriŋ] (T. Lewis; George W. Pickering) 刘-皮试验(使用迅速升温的方法,使待检部分产生血管扩张,以检外周循环状况)

Lewis' reaction [ljuːis] (Thomas Lewis) 刘易斯反应,风团潮红反应(即 wheal and flare reaction, 见reaction项下相应术语)

Lewy bodies [ˈleivi] (Frederic H. Lewy) 雷维小体(向心性多层的圆形小体,见于震颤麻痹患者的中脑一些神经元的胞浆液泡内)

Leyden jar [ˈlaidən] 莱登瓶(用作电流的电容器或聚电器)

Leyden-Möbius dystrophy, type [ˈlaidən ˈmiːbiəs] (E. V. von Leyden; Paul J. Möbius) 肢带肌营养不良(进行性肌营养不良)

Leyden's ataxia [ˈlaidən] (Ernst V. von Leyden) 假脊髓痨 | ～ crystals 莱登晶体(嗜酸粒细胞破碎后晶体,亦称气喘晶体,白细胞晶体) / ～ disease 莱登病(周期性呕吐)

leydigarche [ˌlaidiˈgɑːki] *n* 睾丸功能开始

Leydig's cells [ˈlaidiʃ] (Franz von Leydig) 莱迪希细胞(①睾丸间质细胞,亦称间介细胞;②不排出粘液于上皮表面的粘液细胞) | ～ aplasia 睾丸间质细胞发育不全 / ～ cylinders 莱迪希圆柱体(被原生质所隔开的肌纤维束) / ～ duct 中肾管

Lf 絮状反应限量(limes flocculating)的符号

LFA left frontoanterior 额左前(胎位)

LFA-1 leukocyte function-associated antigen 1 白细胞功能相关抗原1

LFA-2 leukocyte function-associated antigen 2 白细胞功能相关抗原2

LFA-3 leukocyte function-associated antigen 3 白细胞功能相关抗原3

L-form L-型, L-相变种(L phase variant)

LFP left frontoposterior 额左后(胎位)

LFT left frontotransverse 额左横(胎位)

LH luteinizing hormone 黄体化激素,黄体生成激素

Lhermitte's sign [ˈlɛəmit] (Jean Lhermitte) 莱尔米特征(当患者将头向前屈曲时,发生突然的、短暂的电击样休克感觉向下扩散到全身,主要见于多发性脑脊髓硬化、脊髓变性及颈髓损伤)

LH-RH luteinizing hormone-releasing hormone 促黄体(生成)激素释放激素

Li 元素锂(lithium)的符号

LIA leukemia-associated inhibitory activity 白细胞相关抑制活性

liability [ˌlaiəˈbiləti] *n* 责任,义务;易遭受,有…倾向

liable [ˈlaiəbl] *a* 对…责任的,有义务的;有…倾向的,易于…的(to)

liar [ˈlaiə] *n* 谎言者

liberate [ˈlibəreit] *vt* 解放;释出,放出 | **liberator** *n* 解放者;释放剂 | **liberation** [ˌlibəˈreiʃen] *n* 解放;释放(作用),游离(作用)

Liberia [laiˈbiəriə] *n* 利比里亚[非洲] | ～**n** *a* 利比里亚的;利比里亚人的 *n* 利比里亚人

liberomotor [ˌlibərəˈməutə] *a* 随意运动的

liberty [ˈlibəti] *n* 自由;特许(权) | at ～ 自由;可以,允许;有空,闲着 / take liberties (或take ～) with 对…放肆随便,随意对待

libidinal [liˈbidinəl] *a* 性欲的,色情的;力必多的

libidinous [liˈbidinəs] *a* 好色的,淫荡的 | ～**ly** *ad* / ～**ness** *n*

libido [liˈbiːdəu, liˈbaidəu] ([复] **libidines** [liˈbidiniːz]) *n*【拉】性欲;欲望;力必多,欲力 | bisexual ～ 两性性欲 / ego ～ 自爱欲,恋己癖

Libman-Sacks disease (syndrome)

['libmən 'sæks] (Emanuel Libman; Benjamin Sacks) 利伯曼-萨克斯病(综合征),非典型性疣状心内膜炎

Libman's sign ['libmən] (Emanuel Libman) 利伯曼征(乳突骨尖部剧烈触痛,但无压痛)

libra ['li:brə, 'laibrə] *n* ([复] **librae** ['li:bri:, 'lai-])【拉】磅

library ['laibrəri] *n* 图书馆;文库(在遗传学上指一套克隆的DNA片断,这些片断一起代表整个基因组或者由某一特别组织转录的基因群。亦称DNA文库)

librate [lai'breit] *vi* 摆动;保持平衡 | **libratory** ['laibrətəri] *a* / **libration** [lai'breiʃən] *n*

Libritabs ['libritæbz] *n* 氯氮䓬(chlordiazepoxide)制剂的商品名

Librium ['libriəm] *n* 盐酸氯氮䓬(chlordiazepoxide hydrochloride)制剂的商品名

Libya ['libiə] *n* 利比亚[非洲] | ~**n** *a* 利比亚的;利比亚人的 *n* 利比亚人

lice [lais] louse的复数

Liceida [li'saidə] *n* 无丝目

license, licence ['laisəns] *n* 许可(证),执照 *vt* 发许可证给…;准许

licentiate [lai'senʃiit] *n* 执照持有人;开业证持有人

lichen ['laikən] *n* 地衣;苔藓 | ~ chronicus simplex, ~ simplex chronicus 慢性单纯性苔藓、神经性皮炎 / ~ nitidus 光泽苔藓 / ~ obtusus corneus 角质性钝头苔藓 / ~ planus 扁平苔藓 / ~ ruber moniliformis 念珠状红苔藓 / ~ sclerosus et atrophicus 硬化性萎缩性苔藓 / ~ scrofulosorum, ~ scrofulosus 瘰疬性苔藓 / ~ spinulosus, ~ pilaris 小棘苔藓,毛发苔藓 / ~ striatus 线状苔藓 / ~ tropicus 热带苔藓,粟疹 / ~ urticatus 荨麻疹性苔藓,丘疹性荨麻疹 | ~**ous** ['laikinəs], ~**ose** ['laikinəus] *a*

lichenase ['laikəneis] *n* 地衣多糖酶,昆布多糖酶

lichenification [ˌlaikənifi'keiʃən] *n* 苔藓样变,苔藓化

licheniformin [laiˌkeni'fɔ:min] *n* 地衣形菌素

lichenin ['laikənin] *n* 地衣淀粉,地衣多糖

lichenoid ['laikənɔid] *a* 苔藓样的

Lichtheimia [lik'θaimiə] *n* 毛霉菌属(犁头霉属Absidia的旧名)

Lichtheim's aphasia ['liʃthaim] (Ludwig Lichtheim) 利希特海姆失语(可重复他人语言,但无自发说话能力) | ~ disease 利希特海姆病(亚急性脊髓混合变性) / ~ plaque 利希特海姆斑(恶性贫血时大脑白质的变性区) / ~ sign 利希特海姆征(皮质性失语患者不能言语,但能用手指示意) / ~ syndrome 利希特海姆综合征(亚急性脊髓混合变性) / ~ test 利希特海姆测验(检查失语症)

Licnophorina [ˌliknəufəu'rainə] *n* 簸箕虫亚目

licorice ['likəris] *n* 甘草

lid [lid] *n* 盖;睑 | granular ~s 沙眼

Lida-Mantle [ˌlaidə'mæntl] *n* 利多卡因(lidocaine)制剂的商品名

lidamidine [lai'dæmidi:n] *n* 利达脒,盐酸二甲苯甲脒脲(止泻药)

lidamine ['laidəmi:n] *n* 利达明(止泻药)

Liddell and Sherrington reflex (Edward G. T. Liddell; Sir Charles S. Sherrington) 牵张反射

Lidex ['laideks] *n* 氟轻松醋酸酯(fluocinonide)制剂的商品名

lidocaine ['laidəkein] *n* 利多卡因(局部麻醉及抗心律失常药) | ~ hydrochloride 盐酸利多卡因(局部麻醉药)

lidofenin [ˌlaidəu'fenin] *n* 利多苯宁,二甲苯双酸(测肝功能)

lidoflazine [ˌlaidəu'fleizi:n] *n* 利多氟嗪,利多福心,立得安(冠状动脉扩张药)

lie[1] [lai] (lay, lain; lying) *vi* 躺;卧;被平放;展现;位于;处于某种状态 *n* 位置;状

态;产式 | longitudinal ～ 纵产式 / transverse ～ 横产式 | ～ by 躺在…边上;近在手边;被搁置不用;休息

lie² [lai] (lied; lying) *vi* 说谎;欺骗;造成错觉 *vt* 谎骗 *n* 谎言;假象

Lieben's test (reaction) ['li:bən] (Adolf Lieben) 李本试验(反应)(检尿丙酮)

Lieberkühn's ampulla ['li:bəkwi:n] (Johann N. Lieberkühn) 利贝昆壶腹(肠绒毛内乳糜管壶腹) | ～ glands (crypts, follicles) 肠腺

Liebermann-Burchard reaction ['li:bəmɑ:n 'bə:khɑ:d] (Carl T. Liebermann; H. Burchard) 李-伯反应(胆固醇氯仿混合液中加入浓缩于醋酐的硫酸后即产生绿色) | ～ test 李-伯试验(检胆固醇)

Liebermann's test ['li:bəmɑ:n] (Leo von S. Liebermann) 李伯曼试验(检蛋白质)

Liebermeister's furrow ['li:bəmaistə] (Carl von Liebermeister) 肋压迹(肝) | ～ grooves 利贝迈斯特沟(肝表面上的发育沟) / ～ rule 利贝迈斯特规律(发热性心动过速时,体温每升高1℃,脉率每分种约增加8次)

Liebig's test ['li:biʃ] (Justus von Liebig) 利比希试验(检胱氨酸) | ～ theory 利比希学说(易氧化的烃类为动物提供热能的食物)

lien ['laiən] *n* 【拉】脾 | ～ mobilis 游动脾 | **～al** [lai'i:nəl] *a*

lienculus [lai'enkjuləs] *n* 副脾

lienectomy [ˌlaiə'nektəmi] *n* 脾切除术

lienitis [ˌlaiə'naitis] *n* 脾炎

lien(o)- [构词成分] 脾

lienocele [lai'i:nəsi:l] *n* 脾疝

lienography [ˌlaii'nɔgrəfi] *n* 脾造影(术)

lienomalacia [laiˌi:nə*u*mə'leiʃiə] *n* 脾软化

lienomedullary [laiˌi:nə*u*'medələri] *a* 脾骨髓的

lienomyelogenous [laiˌi:nə*u*maiə'lɔdʒinəs] *a* 脾骨髓原的

lienomyelomalacia [laiˌi:nə*u*maiələ*u*mə'leiʃiə] *n* 脾骨髓软化

lienopancreatic [laiˌi:nə*u*ˌpæŋkri'ætik] *a* 脾胰的

lienopathy [ˌlaii'nɔpəθi] *n* 脾病

lienorenal [laiˌi:nə'ri:nəl] *a* 脾肾的

lienotoxin [laiˌi:nə*u*'tɔksin] *n* 脾毒素

lientery ['laiəntəri] *n* 消化不良性腹泻 | **lienteric** [ˌlaiən'terik] *a*

lienunculus [ˌlaiə'nʌŋkjuləs] *n* 副脾

Liepmann's apraxia ['li:pmɑ:n] (Hugo C. Liepmann) 利普曼运用不能(四肢并不麻痹,却不能作协调运动)

Liesegang's phenomenon (striae, waves) ['li:zəgʌŋ] (Ralph E. Liesegang) 利泽甘现象(纹、波)(两种电解质在溶胶中扩散和遇合时所形成的环状、波状、纹状沉淀)

Lieskeela [li:ski:'elə] (Lieske) *n* 利斯克菌属 | ～ bifida 双歧利斯克菌

lieu [lju:] *n* 场所(一般仅用于in ～〈of〉中) | in ～ (of) 作为(…的)替代

Lieutaud's triangle (body) [lju'tɔ:] (Joseph Lieutaud) 膀胱三角 | ～ uvula (luette) 膀胱悬雍垂

LIF left iliac fossa 左髂窝; leukocyte inhibitory factor 白细胞抑制因子

life [laif] ([复] **lives** [laivz]) *n* 生命;[总称] 生物;寿命;一生;生活 | animal ～ 动物;动物性生活 / intellectual ～, mental ～, psychic ～ 精神生活 / intrauterine ～, uterine 宫内寿命,宫内存活 / vegetative ～ 植物;植物性生活 | all one's ～ 一生 / a matter of ～ and death 生死攸关的事情 / at large(或big) as ～ 与原物一般大小;实际上,的确 / bring to ～ 使苏醒 / change of ～ 绝经 / come to ～ 苏醒过来 / for ～ 终身 / in ～ 一生中;世间 / nothing in ～ 毫无,一点也没有 / take one's (own) ～ 自杀 / to the ～

逼真地 / true to ～ 逼真的

lifeblood ['laifblʌd] *n* 生命必需的血液;生命线

lifeless ['laiflis] *a* 无生命的;单调的,没有生气的 | ～**ly** *ad* / ～**ness** *n*

lifelong ['laiflɔŋ] *a* 毕生的,终身的

lifesaving ['laifˌseiviŋ] *a* 救生用的,救生的 *n* 救生(法)

life-span ['laif'spæn] *n* 寿命;平均生命期

lifetime ['laiftaim] *n* 一生,终身;寿命(原子能)

lifibrate [li'faibreit] *n* 利贝特,降脂哌啶,降脂新,新安妥明(抗高血脂药)

lift [lift] *vt* 提起,举起,提高 *vi* 被提(或举)起,升起:(云、雾等)消散 *n* 提,升,吊,举;电梯,升降机

lig. ligament, ligamentum 韧带

ligament ['ligəmənt] *n* 韧带 | accessory ～ 副韧带 / broad ～ 阔韧带 / cardinal ～ 主韧带,基本韧带 / check ～s of axis 翼状韧带 / cotyloid ～ 髋关节盂缘,髋臼唇 / crural ～ 腹股沟韧带 / spring ～ 跟舟跖侧韧带 / triangular ～ of linea alba 白线支座 | ～**ous** [ˌligə'mentəs] *a*

ligamentopexy [ˌligəˌmentəu'peksi], **ligamentopexis** [ˌligəˌmentəu'peksis] *n* 圆韧带固定术,吊宫术

ligamentum [ˌligə'mentəm] ([复] **ligamenta** [ˌligə'mentə]) *n*【拉】韧带

ligand ['laigənd, 'ligənd] *n* 配位子,配体(能和某一结构的互补位置相结合的分子,如氧是血红蛋白的配合基)

ligase ['laigeis, 'ligeis] *n* 连接酶

ligate ['laigeit] *vt* 结扎

ligation [lai'geiʃən] *n* 结扎(术),(结)扎法 | pole ～ 两极扎法(甲状腺) / tubal ～ 输卵管结扎(术)

ligature ['ligətʃuə] *n* 结扎线,缚线;(结)扎法 *vt* 结扎 | chain ～ 锁链样扎法 / elastic ～ 弹性结扎线 / interlacing ～, interlocking ～ 交叉扎法 / kangaroo ～ 袋鼠腱结扎线 / lateral ～ 侧扎法 / occluding ～ 闭塞性扎法 / provisional ～ 临时结扎线 / soluble ～ 可溶化结扎线 / suboccluding ～ 轻闭塞性扎法 / terminal ～ 末端扎法 / thread-elastic ～ (牙列矫形)弹性结扎线

light[1] [lait] *n* 光,光线;日光;发光体;灯;眼光;见解(lighted或lit) *vt* 点燃 | actinic ～ 光化性光 / ～ difference 光差 / diffused ～ 弥散光 / idioretinal ～ 视网膜自发光感 / infrared ～ 红外线 / intrinsic ～ 内在光感(视网膜) / ～ minimum 最低度光觉 / polarized ～ 偏振光 / reflected ～ 反射光 / refracted ～ 折射光 / ultraviolet ～ 紫外线 | bring … to ～ 暴露 / by the ～ of nature 本能地,自然而然地 / come to ～ 暴露 / in ～ 被光线照着 / in ～ of 按照,根据 / in the ～ of 以…的模样;按照,根据;当作 / see the ～ (of day) 出世;问世,出版;领悟 / stand in one's own ～ 背光;对自己不利 / throw(或shed) ～ on 使明了,说明

light[2] [lait] *a* 轻的;轻微的;少量的;易醒的;晕眩的;易消化的;淡食的;松软的;浅(色)的 *ad* 轻地(lighted或lit) *vi* 突然降临(on upon);偶然碰到;偶然得到 | ～ in the head 头晕;头脑简单 / make ～ of 轻视,藐视;视…不足道 | ～**ish** *a* (颜色)有点淡的

lighten[1] ['laitn] *vt* 照亮,使明亮 *vi* 发亮,变亮

lighten[2] ['laitn] *vt* 减轻(…的负荷);使轻松 *vi* 变轻,变得轻松

lightening ['laitniŋ] *n* 孕腹轻松,胎儿下降感(产前数星期子宫下降所致的感觉)

light-headed ['lait'hedid] *a* 头晕的;轻率的 | ～**ness** *n*

lighting ['laitiŋ] *n* 照明,采光

lightly ['laitli] *ad* 轻轻地,轻微地;轻易地

lightning ['laitniŋ] *n* 闪电 *vi* 闪电 *a* 闪电样的

Lightwood's syndrome ['laitwu:d] (Reginald Lightwood) 赖特伍德综合征,肾小管性酸中毒

ligneous ['ligniəs] *a* 木的,木质的;木样的

Lignières' test (reaction) [li:'njɛə] (José Lignières) 利尼埃尔试验(反应)(一种结核菌素皮肤反应)

lignin ['lignin] *n* 木(质)素

lignocaine ['lignəkein] *n* 利多卡因,二乙氨基乙酰二甲苯胺(局部麻醉及抗心律失常药)

lignocellulose [ˌlignə'seljuləus] *n* 木质纤维素

lignocerate [ˌlignəusiəreit] *n* 二十四(烷)酸(盐、酯或阴离子型)

lignoceric acid [ˌlignə'serik] 二十四(烷)酸

lignum ['lignəm] *n*【拉】木 | ～ sanctum, ～ vitae 愈创木

ligroin(e) ['ligrəuin] *n* 石油英,轻石油

like¹ [laik] *a* 相像的,相同的 *prep* 像,如同 *n* 同样(或同类)的人(或事物) | and the ～ 等等,以及诸如此类 / (as) ～ as not 很可能 / as ～ as two peas (in a pod) 一模一样 / feel ～ 想要 / look ～ 像要,看来也许 / nothing ～ 没有什么能比得上… / something ～ 几分像;大约 / ～ that 就像上述那样的(地)

like² [laik] *vi* 喜欢,愿意 *vt* 喜欢,愿意;希望,想;适合于 *n* [常用复] 爱好 | if you ～ 如果你愿意;如果你愿意这样理解 / ～ it or not [用作插入语] 不管你喜欢不喜欢

likelihood ['laiklihud] *n* 可能(性);似然 | in all ～ 十之八九,极有可能

likely ['laikli] *a* 很可能的;(像是)可靠的,可信的;有希望的 *ad* 多半;很可能 | as ～ as not 很可能

liken ['laikən] *vt* 把…比作(to)

likeness ['laiknis] *n* 类似,相像;外表,表象

likewise ['laikwaiz] *ad* 同样地;也,又

liking ['laikiŋ] *n* 喜欢,爱好 | have a ～ for 喜欢… / take a ～ for(或to) 对…产生好感,喜欢上… / to sb's ～ 配某人胃口,合某人的意

Lilienthal's probe ['liliənˌθæl] (Howard Lilienthal) 利连撒尔探子(检弹探子)

lily ['lili] *n* 百合,百合花

limb [lim] *n* 肢 | anacrotic ～ (脉波)升脚,升支 / lower ～ 下肢 / pectoral ～, thoracic ～ 上肢 / pelvic ～ 下肢 / phantom ～ 幻肢 / upper ～ 上肢 | out on a ～ 孤立无援,处于困境(尤指意见或争论) | ～**less** *a* 无肢的

limber ['limbə] *a* 易弯曲的,柔软的,可塑的;富于弹性的 *vt* 使柔软(up)

limberneck ['limbənek] *n* 鸡垂颈病

Limbitrol ['limbitrɔl] *n* 阿米替林-氯氮䓬(amitriptyline and chlordiazepoxide)复合剂的商品名

limbus ['limbəs] ([复] **limbi** ['limbai]) *n*【拉】缘 | ～ of cornea 角膜缘 | **limbic** ['limbik], **limbal** ['limbəl] *a* 缘的

lime [laim] *n* 石灰,氧化钙;酸柚,枸橼 | ～ arsenate 砷酸石灰(杀昆虫剂) / chlorinated ～ 氯化石灰,含氯石灰,漂白粉 / slaked ～ 熟石灰,消石灰,氢氧化钙 / soda ～ 苏打石灰,钠石灰 / sulfurated ～ 硫化石灰

limen ['laimən] ([复] **limina** ['liminə]) *n*【拉】阈 | ～ of insula 岛阈 / ～ of twoness 两触点区别阈,两点阈

limes ['laimi:z] *n* 界量,限量 | ～ dose 限量(指L+ dose, L_0 dose, Lf dose和 Lr dose, 见dose项下各相关术语)

liminal ['liminəl] *a* 易觉的;阈的,阈限的

liminometer [ˌlimi'nɔmitə] *n* 反射阈计

limit ['limit] *n* 限度;界限;范围;极限 *vt* 限定;限制;减少 | assimilation ～, saturation ～ 同化限度,饱和限度 / audibility ～ 可听限度 / ～ of flocculation 絮状限度(用以表示毒素、类毒

素和抗毒素的强度的术语) / ～ of perception 视觉限度 / quantum ～ 量子限,最短波长 | go beyond(或over) the ～ 超过限度 / to the (utmost) ～ 到顶点 / within ～s 在一定范围之内,适当地 / within the ～s of 在…的范围内 / without ～ 无限(制)地 | ～**able** *a* 可限制的 / ～**less** *a* 无限制的;无限的

limitans ['limitənz] *n*【拉】界膜

limitation [ˌlimi'teiʃən] *n* 限界,限制,限度,局限 | eccentric ～ 偏心性限界(指视野) / genetic ～ 遗传限度(指所有细胞必需依其所属特殊种类的标准发生反应)

limitative ['limiteitiv] *a* 限制(性)的

limit dextrinase ['dekstrineis] 极限糊精酶,α-糊精酶

limited ['limitid] *a* 有限的;局限的

limitrophic [ˌlimi'trɔfik] *a* 控制营养的

Limnatis [lim'neitis] *n* 软水蛭属 | ～ nilotica 尼罗河水蛭(亦称埃及水蛭 Hirudo aegyptiaca)

limnology [lim'nɔlədʒi] *n* 湖沼学

limo ['laiməu] *n*【拉】柠檬

limonene ['limənі:n] *n* 柠檬烯,柠烯

limonis [lai'məunis] *a*【拉】柠檬的

limonite ['limənait] *n* 褐铁矿

limophthisis [lai'mɔfθisis] *n* 饥饿性虚损

limosis [lai'məusis] *n* 善饥症

limotherapy [ˌlaiməu'θerəpi] *n* 饥饿疗法

limp[1] [limp] *vi, n* 跛行 | ～**ingly** *ad*

limp[2] [limp] *a* 柔软的;软弱的,无力的 | ～**ly** *ad* / ～**ness** *n*

linamarin [ˌlinə'mεərin] *n* 亚麻苦苷

Lincocin [lin'kəusin] *n* 盐酸林可霉素(lincomycin hydrochloride)制剂的商品名

lincomycin [ˌliŋkəu'maisin] *n* 林可霉素(抗生素类药) | ～ hydrochloride 盐酸林可霉素(抗生素类药)

linctus ['liŋktəs], **lincture** ['liŋktʃə] *n* 舐剂,药糖剂

lindane ['lindein] *n* 林丹,γ-六六六,丙体六六六(抗寄生虫药)

Lindau's disease, Lindau-von Hippel disease ['lindau vɔn 'hipəl] (Arvid Lindau; Eugen von Hippel) 林道病、林道-(冯)希佩尔病(见Hippel-Lindau disease)

Lindbergh pump ['lindbə:g] (Charles A. Lindbergh) 林白泵(一种灌注泵,用于长期保存离体器官)

Lindemann's cannula ['lindəmən] (August Lindemann) 林德曼套管(输血套管) | ～ method 林德曼法(输血法)

line [lain] *n* 线;绳索;路线;界线;(书页中的)行;系;(皮肤上的)条纹;行列;家系;血统 *vt* 划线;使有线条;使起皱纹;使排成一列 *vi* 排队,排齐(up) | abdominal ～ 腹线 / adrenal ～, white adrenal ～ 肾上腺性白线(腹部手指划痕后发生的白线,见于肾上腺功能不良) / atropic ～ 眼旋转轴平面方向线 / base ～ 底线 / base-apex ～ 底尖线,折光角等分线 / blood ～ 血统 / blue ～ 蓝线,铅线(慢性铅中毒) / cell ～ 细胞系(指原代细胞培养以后的传代培养物) / established cell ～ 确立细胞株 / lead ～ 蓝线,铅线(铅中毒) / lower lung ～ 肺下界线 / mammary ～ 乳头线 / median ～ 正中线,中线 / primitive ～ 原线,原条 / recessional ～s 退缩线 / ～ of sight 视线 / visual ～ 视线,视轴 | all along the ～ 在全线,到处;在每一点上 / bring(或come, get) into ～ (with) 使协调起来,使一致 / come(或fall) into ～ 排齐;取得一致,符合 / down the ～ 完全地,彻底地 / draw the ～ at 不干,不接受 / hold the ～ 不挂断电话,保持线路通畅;坚定不移,不肯退让 / in ～ 成一直线,整齐;一致,协调 / in ～ for 即将获得,可以得到 / in ～ with 跟…一致,符合 / ～ out 划线标明,标出 / ～ through 划掉,勾销 / out of ～ 不成一直线;不一

致，不协调 / ～up (使)排列起来 / read between the ～s 体会字里行间的言外之意 / take a strong ～ 干得起劲 / under the ～ 在赤道，正在赤道上的

linea ['liniə] ([复] **lineae** ['linii:]) *n*【拉】线

lineage ['liniidʒ] *n* 谱系 | cell ～ 细胞谱系

lineal ['liniəl] *a* 直系的；世系的；线的；线状的 | ～**ly** *ad*

lineament ['liniəmənt] *n* [常用复] 面貌；面部轮廓；特征

linear ['liniə] *a* 线的，直线的；线形的；长度的；线性的

linen ['linin] *n* 亚麻布；内衣裤；床单(或台布等)

Lineola [lini:'əulə] *n* 线丝菌属

liner ['lainə] *n* 衬里，衬垫 | cavity ～ 龋洞分离剂；护洞剂，洞衬剂

Lineweaver-Burk equation ['lainwi:və bə:k] (Hans Lineweaver; Dean Burk) 莱因威弗-伯克方程式(为米凯利斯-门顿〈Michaelis-Menten〉酶动力学方程式的重排；$1/v=(K_m/V_{max})(1/[S])+1/V_{max}$，其中$v$，为反应常数，[S]为底物浓度，$V_{max}$为最大速度，$K_m$为米氏〈Michaelis〉常数。如果酶反应按照米凯利斯-门顿动力学进行，则$1/v$对$1/[S]$的标绘将为一直线，见Lineweaver-Burk plot)

Lineweaver-Burk plot ['lainwi:və bə:k] (Hans Lineweaver; Dean Burk) 莱因威弗-伯克图(为米凯利斯-门顿〈Michaelis-Menten〉方程式的双倒数变换图，其中$1/v$作为$1/[S]$的函数作图。当x-截距在$-1/K_m$，y-截距在$1/V_{max}$时，可得一条直线)

linger ['liŋgə] *vi* 逗留；苟延；拖延 *vt* 拖延 | ～**ing** ['liŋgəriŋ] *a* 拖延的，逗留不去的

lingua ['liŋgwə] ([复] **linguae** ['liŋgwi:]) *n*【拉】舌 | ～ frenata 结舌，舌系带短缩 / ～ geographica 地图样舌 / ～ nigra, ～ villosa nigra 黑舌(病) / ～ plicata 裂缝舌

lingual ['liŋgwəl] *a* 舌的 | ～**ly** *ad* 向舌

linguale [liŋ'gweili] *n* 舌点(下颌联合舌面上端的一点)

lingualis [liŋ'gweilis] ([复] **linguales** [liŋ'gweiliz]) *a*【拉】舌的

Linguatula [liŋ'gwætjulə] *n* 舌形虫属 | ～ serrata, ～ rhinaria 鼻腔舌形虫，锯齿状舌形虫

linguatuliasis [liŋˌgwætju'laiəsis], **linguatulosis** [liŋˌgwætju'ləusis] *n* 舌形虫病，五口虫病

linguatulid [liŋ'gwætjulid] *n* 舌形虫

Linguatulidae [liŋgwə'tju:lidi:] *n* 舌形虫科

linguiform ['liŋgwifɔ:m] *a* 舌形的

linguistic [liŋ'gwistik] *a* 语言的

linguistics [liŋ'gwistiks] *n* 语言学

lingula ['liŋgjulə] ([复] **lingulae** ['liŋgjuli:]) *n*【拉】小舌 | ～**r** *a*

lingulate ['liŋgjulit] *a* 舌形的，舌状的

lingulectomy [ˌliŋgju'lektəmi] *n* 肺小舌切除术，肺舌叶切除术

lingu(o)- [构词成分] 舌

linguoaxial [ˌliŋgwə'æksiəl] *a* 舌轴的

linguoaxiogingival [ˌliŋgwəˌæksiəu'dʒindʒivəl] *a* 舌轴龈的

linguocervical [ˌliŋgwə'sə:vikəl] *a* 舌(牙)颈的；舌龈的

linguoclination [ˌliŋgwəuklai'neiʃən] *n* 舌侧倾斜

linguoclusion [ˌliŋgwə'klu:ʒən] *n* 舌侧错𬌗，舌侧错位咬合

linguodental [ˌliŋgwə'dentəl] *a* 舌牙的，舌齿的 *n* 舌齿音

linguodistal [ˌliŋgwə'distəl] *a* 舌侧远中的

linguogingival [ˌliŋgwəu'dʒindʒivəl] *a* 舌龈的

linguoincisal [ˌliŋgwəuin'saizəl] *a* 舌牙切面的，舌切的

linguomesial [ˌliŋgwə'mi:zjəl] *a* 舌侧近中的

linguo-occlusal [ˌliŋgwəuə'klu:zəl] *a* 舌𬌗的
linguopapillitis [ˌliŋgwəuˌpæpi'laitis] *n* 舌乳头炎
linguoplacement [ˌliŋgwə'pleismənt] *n* 舌向移位,舌侧移位(牙)
linguopulpal [ˌliŋgwə'pʌlpəl] *a* 舌侧髓的
linguoversion [ˌliŋgwə'və:ʃən] *n* 舌向移位,舌向错位
liniment ['linimənt] *n* 搽剂,擦剂 | camphor ~ 樟脑搽剂 / medicinal soft soap ~ 药用软皂搽剂
linimentum [ˌlini'mentəm] *n*【拉】搽剂,擦剂
linin ['lainin] *n* 核丝
lining ['lainiŋ] *n* 衬里;衬料
linitis [li'naitis] *n* 胃蜂窝织炎 | ~ plastica 皮革状胃,硬变性胃炎
link [liŋk] *n* 链环;环节;连接;联系;键 *vt, vi* 连接(起来);联系;环接
linkage ['liŋkidʒ] *n* 键;键合;连接,结合;连锁(在遗传学上指等位基因存在于同一染色体上) | sex ~ 性连锁
linked [liŋkt] *a* 连接的,结合的
linkup ['liŋkʌp] *n* 连接,联系;连接物
linn(a)ean [li'ni:ən] (Carolus Linnaeus) *a* 林奈的,林奈分类系统的
Linodil ['linədil] *n* 烟酸肌醇酯(inisitol niacinate)制剂的商品名
Linognathus [li'nɔgnəθəs] *n* 长颚虱属
linoleate [li'nəulieit] *n* 亚油酸(盐、酯或阴离子型) | ethyl ~ 亚油酸乙酯
linoleic acid [ˌlinə'li:ik], **linolic acid** [li'nəulik] 亚油酸,十八碳二烯-9,12-酸
linolein [li'nəuli:n] *n* 亚麻油脂
linolenic acid [ˌlinə'li:nik] 亚麻酸,十八碳三烯-9,12,15-酸
linseed ['linsi:d] *n* 亚麻子
Linser's method ['linsə] (Paul Linser) 林泽尔法(注射氯化汞治静脉曲张)
Linstowiidae [linstə'waiidi:] *n* 连士(绦虫)科
lint [lint] *n* 绒布(外科用敷料)
lintin ['lintin], **lintine** ['linti:n] *n* 脱脂绒布
Linton shunt ['lintɔn] (Robert R. Linton) 林顿分流术,脾肾静脉分流术
linum ['lainəm] *n* 亚麻子
liny ['laini] *a* 似线的;细的;有皱纹的
lio- 以lio-起始的词,同样见以leio-起始的词
Lioresal [lai'ɔ:rəsæl] *n* 巴氯芬(baclofen)制剂的商品名
liothyronine [ˌlaiə'θairəni:n] *n* 碘塞罗宁,三碘甲状腺氨酸 | ~ sodium 三碘甲状腺氨酸钠
liotrix ['laiətriks] *n* 复方甲状腺素,三碘合剂(三碘甲状腺氨酸钠与左甲状腺素钠按重量1:4的合剂)
lip [lip] *n* 唇;嘴(唇)状物;(伤口的)边缘 | cleft ~ 唇裂
lipacidemia [ˌlipæsi'di:miə] *n* 脂酸血
lipaciduria [ˌlipæsi'djuəriə] *n* 脂酸尿
liparocele [li'pærəsi:l] *n* 阴囊脂瘤;脂肪疝
liparodyspnea [ˌlipərəu'dispni:ə] *n* 肥胖性呼吸困难
liparoid ['lipərɔid] *a* 脂肪的,脂肪样的
lipase ['laipeis, 'lipeis] *n* 脂(肪)酶 | acid ~ 酸性脂(肪)酶 / pancreatic ~ 胰脂(肪)酶,三酰甘油脂(肪)酶 | **lipasic** [lai'peisik] *a* 脂酶的;分解脂肪的
lipasuria [ˌlipei'sjuəriə] *n* 脂酶尿
lipectomy [li'pektəmi] *n* 脂肪切除术
lipedema [ˌlipi'di:mə] *n* 脂肪水肿(皮下脂肪过多兼水肿)
lipemia [li'pi:miə], **lipidemia** [ˌlipi'di:miə] *n* 脂血(症) | **lipemic** [li'pi:mik] *a*
lipese ['lipi:s] *n* 合脂酶
lipid ['lipid, 'laipid] *n* 脂(类),脂质,类脂 | ~ A (类)脂质A | ~**ic** [li'pidik] *a* / **lipide** ['lipaid, 'laipaid] *n*
lipidase ['lipideis] *n* 脂类酶,脂质酶(统称)
lipidol ['lipidɔl] *n* 脂醇

lipidolysis [ˌlipi'dɔlisis] *n* 脂类分解 | **lipidolytic** [ˌlipidə'litik] *a* 分解脂类的

lipidosis [ˌlipi'dəusis] *n* 脂沉积症(亦称 lipid storage disease) | cerebroside ~ 脑苷脂沉积症，戈谢病(Gaucher disease) / galactosylceramide ~ 半乳糖苷酰鞘氨醇脂沉积症，克拉贝病(Krabbe's disease) / glucosylceramide ~ 葡糖苷酰鞘氨醇脂沉积症，戈谢病(Gaucher's disease) / hereditary dystopic ~ 遗传性异位脂沉积症，法布莱病(Fabry's disease) / sphigomyelin ~ 鞘磷脂沉积症，尼-皮病(Niemann-Pick disease) / sulfatide ~ 硫脂沉积症，异染性脑白质营养不良

lipidtemns ['lipidtəmz] *n* 脂肪分解产物(如甘油和脂肪酸)

lipiduria [ˌlipi'djuəriə] *n* 脂类尿

lipin ['lipin] *n* 脂(类)，脂质

Lipiodol [li'paiədɔl] *n* 碘化油(iodized oil)的商品名(用作造影剂)

lip(o)- [构词成分] 脂，脂肪

lipoadenoma [ˌlipə*u*ˌædi'nəumə] *n* 脂肪腺瘤

lipoamide [ˌlipə*u*'æmaid] *n* 硫辛酰胺

lipoamide dehydrogenase [ˌlipə*u*'æmaid di:'haidrədʒəneis] 硫辛酰胺脱氢酶(dihydrolipoamide dehydrogenase〈二氢硫辛酰胺脱氢酶〉的不正确名)

lipoamide dehydrogenase deficiency 硫辛酰胺脱氢酶缺乏症(一种常染色体隐性遗传氨基酸病，特征为新生儿起病，蓄积和排泄乳酸、丙酮酸和α-酮戊二酸，支链受损及幼儿期即死亡)

lipoarthritis [ˌlipə*u*ɑ:'θraitis] *n* 关节脂肪组织炎

lipoatrophy [ˌlaipə*u*'ætrəfi] *n* 脂肪萎缩；脂肪营养不良 | insulin ~ 胰岛素性脂肪萎缩(胰岛素反复注射处的局限性脂肪萎缩)

lipoblast ['lipəblæst] *n* 成脂细胞

lipoblastoma [ˌlipə*u*blæs'təumə] *n* 成脂细胞瘤

lipoblastomatosis [ˌlipə*u*ˌblæstə*u*mə'təusis] *n* 成脂细胞瘤病(多发性成脂细胞发生，局部扩散，但无转移倾向)

lipocaic [ˌlipə*u*'keiik] *n* 胰抗脂肪肝因素

lipocardiac [ˌlipə*u*'kɑ:diæk] *a* 脂肪心的

lipocatabolic [ˌlipə*u*ˌkætə'bɔlik] *a* 脂肪分解代谢的

lipocele ['lipəsi:l] *n* 脂肪突出，脂肪疝

lipocellulose [ˌlipə*u*'seljuləus] *n* 脂肪纤维素(脂类和纤维素组成的一种杂己聚糖)

lipoceratous [ˌlipə*u*'serətəs] *a* 尸蜡(样)的

lipocere ['lipəsiə] *n* 尸蜡

lipochondria [ˌlipə*u*'kɔndriə] *n* 脂粒体

lipochondrodystrophy [ˌlipə*u*ˌkɔndrə*u*'distrəfi] *n* 脂肪软骨营养不良

lipochondroma [ˌlipə*u*kɔn'drəumə] *n* 脂肪软骨瘤

lipochrome ['lipəkrəum] *n* 脂色素

lipochromemia [ˌlipə*u*krəu'mi:miə] *n* 脂色素血(症)

lipochromogen [ˌlipə*u*'krəumədʒən] *n* 脂色素原

lipoclasis [li'pɔkləsis] *n* 脂肪分解 | **lipoclastic** [ˌlipə'klæstik] *a* 分解脂肪的

lipocorticoid [ˌlipə'kɔ:tikɔid] *n* 脂肪(肾上腺)皮质激素类(尤指肝内)

lipocyanine [ˌlipə'saiənin] *n* 脂蓝质

lipocyte ['lipəsait] *n* 脂细胞；贮脂细胞(肝内)

lipodieresis [ˌlipə*u*dai'iərisis] *n* 脂肪分解 | **lipodieretic** [ˌlipə*u*daiiə'retik] *a* 分解脂肪的

lipodystrophia [ˌlipə*u*dis'trəufiə] *n* 【拉】脂肪营养不良，脂肪代谢障碍 | ~ intestinalis 肠性脂肪营养不良 / ~ progressiva 进行性脂肪营养不良

lipodystrophy [ˌlipə*u*'distrəfi] *n* 脂肪

营养不良，脂肪代谢障碍 | intestinal ～肠性脂肪营养不良 / partial ～, progressive ～ 部分脂肪营养不良，进行性脂肪营养不良 / total ～, congenital progressive ～, generalized ～, progressive congenital 全身性脂肪营养不良，先天性进行性脂肪营养不良

lipoferous [li'pɔfərəs] *a* 带脂肪的；嗜苏丹的

lipofibroma [ˌlipəufai'brəumə] *n* 脂肪纤维瘤

lipofuscin [ˌlipəu'fʌsin] *n* 脂褐质

lipofuscinosis [ˌlipəuˌfʌsi'nəusis] *n* 脂褐质沉积症 | neuronal ceroid ～ 神经元蜡样脂褐质沉积症

lipogenesis [ˌlipəu'dʒenisis] *n* 脂肪生成 | **lipogenic** [ˌlipəu'dʒenik], **lipogenetic** [ˌlipəudʒi'netik] *a* 脂肪生成的，生脂肪的

lipogenous [li'pɔdʒinəs] *a* 生脂肪的

lipogranuloma [ˌlipəugrænju'ləumə] *n* 脂肪肉芽肿

lipogranulomatosis [ˌlipəuˌgrænjuləumə'təusis] *n* 脂肪肉芽肿病

lipohemarthrosis [ˌlipəuˌhemɑ:'θrəusis] *n* 关节积脂血病

lipohemia [ˌlipəu'hi:miə] *n* 脂血(症)

Lipo-Hepin [ˌlipəu'hepin] *n* 肝素钠(heparin sodium)制剂的商品名

lipohistiodieresis [ˌlipəuˌhistiəudai'iərisis] *n* 组织内脂肪消失

lipohyalin [ˌlipəu'haiəlin] *n* 透明素脂质，透明质脂肪

lipohypertrophy [ˌlipəuhai'pə:trəfi] *n* 脂肪肥大(皮下脂肪肥大) | insulin ～ 胰岛素性脂肪肥大(胰岛素注射时皮下脂肪局限性肥大，由于胰岛素的生脂肪作用所致)

lipoic acid [li'pəuik] 硫辛酸

lipoid ['lipɔid] *a* 脂样的，类脂的 *n* 脂(类)，脂质，类脂 | acetone-insoluble ～s 丙酮不溶性脂类(梅毒补体结合试验时用作抗原) / anisotropic ～ 双折射脂类 | ～**al** [li'pɔidl] *a* 脂样的，类脂的

lipoidemia [ˌlipɔi'di:miə] *n* 脂血(症)

lipoidic [li'pɔidik] *a* 脂样的，类脂的

lipoidolytic [liˌpɔidəu'litik] *a* 分解脂类的

lipoidosis [ˌlipɔi'dəusis] *n* 脂(质)沉积(症)，类脂沉积(症) | arterial ～ 动脉脂沉积症，(动脉)粥样硬化 / cerebroside ～ 脑苷脂沉积症，戈谢病(Gaucher's disease) / cholesterol ～ 胆固醇沉积症，汉-许-克病(Hand-Schüller-Christian disease) / ～ cutis et mucosae 皮肤粘膜脂沉积症，脂质蛋白沉积症 / phosphatide ～ 磷脂沉积症 / renal ～ 肾(脏)脂沉积症，脂性肾变病

lipoidproteinosis [ˌlipɔidˌprəuti:'nəusis] *n* 类脂蛋白质沉积症

lipoidsiderosis [ˌlipɔidsidə'rəusis] *n* 类脂铁质沉积症

lipoiduria [ˌlipɔi'djuəriə] *n* 脂尿

lipolipoidosis [ˌlipəuˌlipɔi'dəusis] *n* 脂肪类脂沉积症

lipolysis [li'pɔlisis] *n* 脂(肪分)解 | **lipolytic** [ˌlipəu'litik] *a* 分解脂肪的

lipoma [li'pəumə] ([复] **lipomas** 或 **lipomata** [li'pəumətə]) *n* 脂(肪)瘤 | diffuse ～ 弥漫性脂瘤，弥漫性脂肪过多症 / fetal fat cell ～ 胎儿性脂肪细胞脂肪瘤，蛰伏脂瘤 / telangiectatic ～ 毛细管扩张性脂瘤，血管脂(肪)瘤 | ～**tous** [li'pəumətəs] *a*

lipomatoid [li'pəumətɔid] *a* 脂瘤样的

lipomatosis [ˌlipəumə'təusis] *n* 脂(肪)过多症

lipomeningocele [ˌlipəumə'niŋgəsi:l] *n* 脂性脑膜膨出

lipomeria [ˌlaipə'miəriə] *n* 缺肢(畸形)

lipometabolism [ˌlipəume'tæbəlizəm] *n* 脂肪代谢 | **lipometabolic** [ˌlipəuˌmetə'bɔlik] *a*

lipomicron [ˌlipəu'maikrɔn] *n* 血脂粒

lipomucopolysaccharidosis [ˌlipəuˌmju:kəuˌpɔlisækəri'dəusis] *n* 脂粘多糖贮积病，粘脂沉积病I型

lipomyelomeningocele [ˌlipəuˌmaiələumə'niŋgəsi:l] *n* 脂性脊髓脊膜突出

lipomyohemangioma [ˌlipəuˌmaiəuhiˌmændʒi'əumə] *n* 脂肌血管瘤

lipomyoma [ˌlipəumai'əumə] *n* 脂肌瘤

lipomyxoma [ˌlipəumik'səumə] *n* 粘液脂瘤

liponephrosis [ˌlipəuni'frəusis] *n* 脂性肾变病

liponeurocyte [ˌlipəu'njuərəsait] *n* 脂神经细胞

Liponyssus [ˌlipəu'nisəs] *n* 刺脂螨属(即禽刺螨属Ornithonyssus) | ～ bacoti 巴氏刺脂螨(即巴氏禽刺螨Ornithonyssus bacoti) / ～ bursa 囊形刺脂螨(即囊禽刺螨Ornithonyssus bursa) / ～ sylviarum 林刺脂螨(即林禽刺螨Ornithonyssus sylviarum)

lipopathy [li'pɔpəθi] *n* 脂质代谢病

lipopenia [ˌlipəu'pi:niə] *n* 脂肪减少 | **lipopenic** *a*

lipopeptid [ˌlipəu'peptid] *n* 脂肽

lipopexia [ˌlipəu'peksiə] *n* 脂肪蓄积 | **lipopexic** [ˌlipəu'peksik], **lipopectic** [ˌlipəu'pektik] *a*

lipophage ['lipəfeidʒ] *n* 噬脂细胞

lipophagia [ˌlipəu'feidʒiə] *n* 噬脂(性); 脂肪耗失，脂肪分解 | ～ granulomatosis 噬脂性肉芽肿，肠性脂肪营养不良

lipophagy [li'pɔfədʒi] *n* 噬脂(性);脂肪耗失，脂肪分解 | **lipophagic** [ˌlipəu'feidʒik] *a*

lipophanerosis [ˌlipəuˌfænə'rəusis] *n* 脂粒显现

lipophil ['lipəfil] *a* 亲脂的 *n* 亲脂体

lipophilia [ˌlipə'filiə] *n* 亲脂性;肥胖倾向 | **lipophilic** [ˌlipə'filik] *a*

lipophore ['lipəfɔ:] *n* 黄色素细胞

lipoplasty [ˌlipəu'plæsti] *n* 脂肪整复(见liposuction)

lipopolysaccharide [ˌlipəuˌpɔli'sækəraid] *n* 脂多糖

lipoprotein [ˌlipə'prəuti:n, ˌlaipə'prəuti:n] *n* 脂蛋白 | familial ～ deficiency 家族性脂蛋白缺乏症 / familial high-density ～ (HDL) deficiency 家族性高密度脂蛋白缺乏症，丹吉尔病(Tangier disease) / high-density ～ (HDL) 高密度脂蛋白(亦称α-脂蛋白) / intermediate-density ～ (IDL) 中密度脂蛋白 / low-density ～ (LDL) 低密度脂蛋白(亦称β-脂蛋白) / Lp(a) ～ Lp(a)脂蛋白(亦称HDL_1和下沉前β-脂蛋白) / very low-density ～ (VLDL) 极低密度脂蛋白(亦称前β-脂蛋白) / ～ X X 脂蛋白(一种异常低密度脂蛋白，游离胆固醇含量高和蛋白含量异常，见于胆汁淤积病人)

lipoproteinemia [ˌlipəuˌprəuti:'ni:miə] *n* 脂蛋白血症

lipoprotein lipase [ˌlipəuˌprəuti:n 'lipeis, 'laipeis] 脂蛋白脂(肪)酶(此酶的遗传性缺乏可致家族性高脂蛋白血症I型)

lipoprotein lipase (LPL) deficiency, familial 家族性脂蛋白脂(肪)酶缺乏症，家族性高脂蛋白血症I型和V型

lipoproteinosis [ˌlipəuˌprəuti:'nəusis] *n* 脂蛋白沉积症

liporhodin [ˌlipə'rəudin] *n* 脂红质

liposarcoma [ˌlipəusɑ:'kəumə] *n* 脂肉瘤

liposis [li'pəusis] *n* 脂肪过多症

liposoluble [ˌlipəu'sɔljubl] *a* 脂溶的

liposome ['lipəsəum] *n* 脂质体

lipostomy [lai'pɔstəmi] *n* 无口(畸形)

liposuction [ˌlipəu'sʌkʃən] *n* 脂肪抽吸法，脱脂整容术(通过高压真空装置，由切口经皮下将插管插入，手术除去局限性脂肪沉积)

Liposyn ['lipəsin] *n* 静脉脂肪乳剂(intravenous fat emulsion)的商品名(含10%用卵磷脂稳定的红花油，在长期全胃肠外营养时，用以防止必需脂肪酸的缺乏)

lipotroph ['lipətrɔf] *n* 促脂肪增多细胞

lipotrophy [li'pɔtrəfi] *n* 脂肪增多 | **lipotrophic** [ˌlipə'trɔfik] *a*

lipotropic [ˌlipə'trɔpik] *a* 亲脂肪的，促

脂肪的;抗脂肪肝的 *n* 抗脂肪肝剂

lipotropin [ˌlipəˈtrəupin, ˌlaipəˈtrəupin] *n* 促脂素,脂肪动用激素,脂(肪)酸释放激素,促脂解(激)素

β-lipotropin [ˌlipəˈtrəupin] *n* β-促脂素,β-向脂素

lipotropism [liˈpɔtrəpizəm], **lipotropy** [liˈpɔtrəpi] *n* 亲脂性;抗脂肪肝现象

lipotuberculin [ˌlipəutju(:)ˈbə:kjulin] *n* 类脂结核菌素(在溶液或乳剂内含有分支杆菌脂肪组分的一种结核菌素制剂)

lipovaccine [ˌlipəˈvæksi:n] *n* 类脂菌苗(在植物油中混悬微生物所制备的一种菌苗,能使抗原物质延缓吸收)

lipovitellin [ˌlipəvaiˈtelin] *n* 卵黄脂磷蛋白

lipoxanthine [ˌlipəˈzænθin] *n* 脂黄质

lipoxin [liˈpɔksin] *n* 脂毒素

lipoxygenase [liˈpɔksidʒəneis], **lipoxidase** [liˈpɔksideis] *n* 脂(肪)氧合酶

lipoxysm [liˈpɔksizəm] *n* 油酸中毒

lipoyl [ˈlipɔil] *n* 硫辛酰(基)

lipoyl transacetylase [ˈlipɔil trænsˈæsitileis] 硫辛酰转乙酰酶,二氢硫辛酰胺乙酰(基)转移酶

lippa [ˈlipə] *n* 睑缘炎

lipping [ˈlipiŋ] *n* 唇状(X线)阴影;唇状突出

lippitude [ˈlipitju:d] *n* 睑缘炎

lip-reading [ˈlipˌri:diŋ] *n* (聋者从他人嘴唇的动作了解话意的)唇读法,读唇

Lipschütz bodies [ˈlipʃjits] (Benjamin Lipschütz) 利普许茨体(核内包涵体,见于单纯性疱疹) | ～ cell 中心细胞 / ～ ulcer (disease) 急性外阴溃疡

lipsotrichia [ˌlipsəˈtrikiə] *n* 脱发,脱毛

lipuria [liˈpjuəriə] *n* 脂(肪)尿 | **lipuric** [liˈpjuərik] *a*

Liq. liquor 液,溶液,液剂

Liquamar [ˈlikwəmɑ:] *n* 苯丙香豆素(phenprocoumon)制剂的商品名

liquefacient [ˌlikwiˈfeiʃənt] *a* 液化的 *n* 解凝剂

liquefaction [ˌlikwiˈfækʃən] *n* 液化(作用) | **liquefactive** *a*

liquefy [ˈlikwifai] *vt, vi* (使)溶化,(使)液化 | **liquefiable** *a* 能液化的 / **liquefier** *n* 液化器;液化剂

liquescent [liˈkwesnt] *a* 变液的,液化的 | **liquescence** *n*

liquid [ˈlikwid] *a* 液体的,液态的;流动的,易变的 *n* 液体

liquidate [ˈlikwideit] *vt* 肃清;消灭;取消 | **liquidation** [ˌlikwiˈdeiʃən] *n*

liquidity [liˈkwidəti] *n* 流动性

liquidize [ˈlikwidaiz] *vt* 使液化

liquiform [ˈlikwifɔ:m] *a* 液状的

liquogel [ˈlikwədʒel] *n* 液胶体,液状凝胶

liquor [ˈlikə] ([复] **liquors, liquores** [laiˈkwɔ:ri:z]) *n* 液,汁;溶液,液剂;(蒸馏制成的)酒 *vt* 用液态物质处理;把…浸于水中

liquorice [ˈlikəris] *n* 甘草

liquorrhea [ˌlaikwəˈriə] *n* (体)液排出过多,液溢

Lisacort [ˈlisəkɔ:t] *n* 泼尼松,强的松(prednisone)制剂的商品名

Lisch nodules [liʃ] (Karl Lisch) 列希结节(神经纤维瘤病时发生的虹膜错构瘤)

Lisfranc's amputation [lisˈfrɑ:ŋ] (Jacques Lisfranc) 利斯弗朗切断术(①肩关节切断术;②跖跗关节切断术) | ～ joint 跗跖关节 / ～ ligament 利斯弗朗韧带(楔跖韧带) / ～ tubercle 斜角肌结节

lisinopril [laiˈsinəpril] *n* 赖诺普利(依那普利〈enalapril〉激活型的赖氨酸衍生物,一种血管紧张素转换酶抑制剂,用于治疗高血压)

lisp [lisp] *vi, vt, n* 牙语,咬舌发音(如将s, z读作th)

lisping [ˈlispiŋ] *n* 牙语,咬舌发音

Lissauer's marginal zone [ˈlisauə]

(Heinrich Lissauer) 利骚厄缘区(脊髓外周与后角尖间的白质) | ~ paralysis 卒中型麻痹性痴呆 / ~ tract (column) 背外侧束

Lissencephala [ˌlisen'sefələ] *n* 缺脑回动物类(脑回甚少或无的胎盘动物)

lissencephalia [ˌlisensə'feiliə], **lissencephaly** [ˌlisen'sefəli] *n* 无脑回(畸形)

lissencephalic [ˌlisensə'fælik] *a* 缺脑回的(动物);缺脑回动物的;无脑回(畸形)的

lissive ['lisiv] *a* (促)肌肉弛缓的,解痉挛的

list [list] *n* 表,一览表;目录;名单 *vt* 记入目录;列举 | critical ~ 病危名单 / sick ~ 病人名单,病人册

listen ['lisn] *vi, n* 听;倾听(to) | ~ in 收听,监听 / on the ~ 在注意地听着 / ~ out 注意听

Listeria [lis'teriə] (Joseph Lister) *n* 李斯特菌属 | ~ monocytogenes 产单核细胞李斯特菌 | **listerial** *a* 李斯特菌的 / **Listerella** [ˌlistə'relə] *n*

listeriosis [lisˌteri'əusis], **listerellosis** [ˌlistərə'ləusis] *n* 李斯特菌病

listerism ['listərizəm] *n* 防腐无菌法

Listing's law ['listiŋ] (Johann B. Listing) 利斯廷定律(当眼球运动离静止位置时,在第二位置的转动角,与眼围绕垂直于视线第一第二位置的固定轴上转动时相同) | ~ plane 利斯廷平面(垂直于眼前后轴的横垂直面)

listless ['listlis] *a* 没精神的;不想活动的,倦怠的 | **~ly** *ad* / **~ness** *n*

Liston's forceps ['listən] (Robert Liston) 利斯顿钳(剪骨钳) | ~ knives 利斯顿刀(长刃切断刀) / ~ operation 利斯顿手术(上颌骨切除术)

liter ['li:tə] *n* 升(l. L)(容量单位)

literacy ['litərəsi] *n* 识字;阅读及书写能力

literal ['litərəl] *a* 文字(上)的;字面的;确切的 | **~ly** *ad* 照字义,逐字地;确实

literature ['litəritʃə] *n* 著作;文学;文献

-lith [构词成分] 石,结石

lithagogectasia [ˌliθəgəudʒek'teiziə] *n* 尿道扩张取石术

lithagogue ['liθəgɔg] *a* 排石的,驱石的 *n* 驱石剂

Lithane ['liθein] *n* 碳酸锂(lithium carbonate)制剂的商品名

lithangiuria [ˌliθændʒi'juəriə] *n* 尿路结石

litharge ['liθɑ:dʒ] *n* 密陀僧,一氧化铅

lithate ['liθeit] *n* 尿酸盐

lithe [laið], **lithesome** ['laiðsəm] *a* 柔软的;易弯曲的

lithecbole [li'θekbəli] *n* 结石排出

lithectasy [li'θektəsi] *n* 尿道扩张取石术

lithectomy [li'θektəmi] *n* 切(开取)石术,(结)石切除术(尤指膀胱石切除术)

lithemia [li'θi:miə] *n* 尿酸(盐)血症 | **lithemic** *a*

lithia ['liθiə] *n* 氧化锂

lithiasis [li'θaiəsis] *n* 结石(病) | **lithiasic** [ˌliθi'æsik] *a* 结石病的

lithic ['liθik] *a* 结石的;锂的 | ~ acid 尿酸

lithium ['liθiəm] *n* 锂(化学元素) | ~ bromide 溴化锂(中枢神经系统抑制药) / ~ carbonate 碳酸锂(治躁狂抑郁性精神病药)

lith(o)- [构词成分] 石,结石

lithocenosis [ˌliθəusi'nəusis] *n* 碎石清除术

lithocholate [ˌliθəu'kəuleit] *n* 石胆酸(解离型)

lithocholic acid [ˌliθə'kəulik] 石胆酸

lithocholylglycine [ˌliθəuˌkəulil'glaisi:n] *n* 石胆酰甘氨酸

lithocholyltaurine [ˌliθəuˌkəulil'tɔ:ri:n] *n* 石胆酰牛磺酸

lithoclast ['liθəklæst] *n* 碎石器

lithoclysmia [ˌliθə'klizmiə] *n* (膀胱)灌药溶石法

lithocystotomy [ˌliθəusis'tɔtəmi] *n* 膀

胱切(开取)石术

lithodialysis [ˌliθəudaiˈælisis] *n* 溶石术;碎石术

lithogenesis [ˌliθəuˈdʒenisis] *n* 结石形成,结石发生 | **lithogenous** [liˈθɔdʒinəs] *a* 结石形成的,成结石的

lithogenic [ˌliθəuˈdʒenik] *a* 结石生成的,促结石形成的

lithokelyphopedion [ˌliθəuˌkelifəˈpi:diən] *n* 胎膜胎儿石化

lithokelyphos [ˌliθəˈkelifɔs] *n* 胎膜石化

lithokonion [ˌliθəˈkəuniən] *n* 碎石器

litholabe [ˈliθəlæb] *n* 持石器

litholapaxy [liˈθɔləˌpæksi] *n* 碎石洗出术

lithology [liˈθɔlədʒi] *n* 结石学

litholysis [liˈθɔlisis] *n* 结石溶解

litholyte [ˈliθəlait] *n* 溶石液灌注器

litholytic [ˌliθəˈlitik] *a* 溶石的 *n* 溶石剂

lithometer [liˈθɔmitə] *n* 结石测定器

lithomoscus [ˌliθəˈmɔskəs] *n* 牛胎石化

lithomyl [ˈliθəmil] *n* 膀胱碎石器

lithonephria [ˌliθəˈnefriə] *n* 肾石病

lithonephritis [ˌliθəuneˈfraitis] *n* 结石性肾炎

lithonephrotomy [ˌliθəuneˈfrɔtəmi] *n* 肾石切除术

lithontriptic [ˌliθɔnˈtriptik] *a* 碎石的

lithopedion [ˌliθəˈpi:diən] *n* 胎儿石化,石胎

lithophone [ˈliθəfəun] *n* 听石探杆

lithoscope [ˈliθəskəup] *n* 膀胱石(窥)镜

Lithostat [ˈliθəstæt] *n* 醋羟胺酸(acetohydroxamic acid)制剂的商品名

lithotome [ˈliθətəum] *n* 切石刀

lithotomy [liˈθɔtəmi] *n* 切(开取)石术,(结)石切除术(尤指膀胱石切除术) | bilateral ~ 两侧切石术,横行切石术 / median ~, prerectal ~ 正中切石术,直肠前切石术 / perineal ~ 经会阴切石术 / rectal ~, rectovesical ~ 经直肠切石术 / suprapubic ~, high ~ 耻骨上切石术,高位切石术 / vaginal ~, vesicovaginal ~ 经阴道切石术 | **lithotomic** [ˌliθəˈtɔmik] *a* / **lithotomist** *n* 切石术者

lithotony [liˈθɔtəni] *n* 造瘘取石术

lithotresis [ˌliθəˈtri:sis] *n* 结石钻孔术

lithotripsy [ˈliθəˌtripsi] *n* 碎石术 | **lithotriptic** [ˌliθəˈtriptik] *a* 碎石术的,碎石的

lithotriptoscope [ˌliθəˈtriptəskəup] *n* 碎石膀胱镜

lithotriptoscopy [ˌliθəutripˈtɔskəpi] *n* 膀胱镜碎石术

lithotrite [ˈliθətrait], **lithotriptor** [ˈliθəˌtriptə] *n* 碎石器

lithotrity [liˈθɔtriti] *n* 碎石术

lithotroph [ˈliθətrəuf] *n* 无机营养菌

lithous [ˈliθəs] *a* 石的,结石的

lithoxiduria [ˌliθɔksiˈdjuəriə] *n* 黄嘌呤尿

lithuresis [ˌliθjuəˈri:sis] *n* 石尿症

lithureteria [ˌliθjuərəˈtiəriə] *n* 输尿管结石病

lithuria [liˈθjuəriə] *n* 石尿

litmocidin [ˌlitməˈsaidin] *n* 石蕊样放线菌素,变色放线菌素

litmus [ˈlitməs] *n* 石蕊

Litomosoides carinii [ˌlitəuməˈsɔidi:z kəˈriniai] 棉鼠丝虫

litre [ˈli:tə] *n*=**liter**

Litten's diaphragm phenomenon (sign) [ˈlitən] (Moritz Litten) 利滕膈现象(征)(呼吸时胸廓下部可移动的水平凹陷)

litter [ˈlitə] *n* 担架;同窝仔(多产动物一胎所生的仔)

little [ˈlitl] (比较级less或lesser,最高级least) *a* 小的;少的,不多的;短暂的; *ad* 少量地,一点儿;毫不 *n* 没有多少 | a ~, a ~ bit 少许 / after a ~ 过了一会儿 / by ~ and ~, ~ by ~ 一点一点地,逐渐地 / for a ~ 一会儿 / in ~ 小规模地;缩小地 / ~ or nothing 简直没

有 / make ～ of 不重视;难了解 / no ～ 许多 / not a ～ 许多,很 / the ～ 仅有的一点

Little's area ['litl] (James L. Little) 利特尔区(见Kiesselbach's area)

Little's disease ['litl] (William J. Little) 利特尔病(四肢先天性痉挛性强直,从出生之日起即有,为一种大脑痉挛性瘫痪,由于锥体束缺乏发育所致,可能伴有各种疾病,包括产伤、胎儿缺氧,或母亲在妊娠期生病,在临床上,此病特点为肌无力、步行困难等。亦称痉挛性双瘫)

Littre's crypts ['litr] (Alexis Littre) 包皮腺 | ～ glands 包皮腺;男尿道腺 / ～ hernia 憩室疝 / ～ operation 利特雷手术(腹股沟部结肠切开术)

littritis [li'traitis] *n* 尿道腺炎

Litzmann's obliquity ['litsmən] (Karl K. T. Litzmann) 利次曼倾斜(后头盆倾势不均)

live[1] [liv] *vi* 活着,生存;生活;居住 *vt* 过(生活),度过 | ～ by 靠…过活 / ～ off 靠…生活 / ～ on 继续活着;以…为主食;靠…生活 / ～ out 活过(某一段时间);住在外面 / ～ through 度过,经受住 / ～ up to 实践;做到

live[2] [laiv] *a* 活的,有生命的;充满活力的;尚在争论中的;(空气)清新的 *ad* 以现场直播方式

liveborn ['laivbɔ:n] *a* 活产的

livedo [li'vi:dəu] *n*【拉】青斑

livedoid ['lividɔid] *a* 青斑样的

lively ['laivli] *a* 活泼的;活跃的;快活的;生动的 *ad* 活泼地;轻快地 | **liveliness** *n*

liver ['livə] *n* 肝 | albuminoid ～, amyloid ～, lardaceous ～, waxy ～ 淀粉样肝 / biliary cirrhotic ～ 胆汁性肝硬变 / brimstone ～ 硫(黄)色肝 / bronze ～ 青铜色肝 / cirrhotic ～ 硬变肝 / degraded ～ 分叶肝 / frosted ～, icing ～, sugar-icing ～ 糖衣肝,结霜样肝(慢性增生性肝周炎) / hobnail ～ 鞋钉状肝,结节性肝硬变,萎缩性门脉性肝硬变(肝表面由于硬化而形成鞋钉状点) / infantile ～ 小儿胆汁性肝硬变 / iron ～ 铁沉着肝 / nutmeg ～ 肉豆蔻肝 / pigmented ～ 肝色素沉着 / sago ～ 西米肝,淀粉样肝 / stasis ～ 淤血肝 / wandering ～ 游动肝

liver phosphorylase ['livə fɔs'fɔrileis] 肝磷酸化酶(糖原磷酸化酶的肝同功酶)

liver phosphorylase deficiency 肝磷酸化酶缺乏症,糖原贮积病VI型

liver phosphorylase kinase ['livə fɔs'fɔrileis 'kaineis] 肝磷酸化酶激酶(磷酸化酶激酶的肝同功酶)

liver phosphorylase kinase deficiency 肝磷酸化酶激酶缺乏症,磷酸化酶b激酶缺乏症

liverwort ['livəwə:t] *n* 苔类植物,地钱

lives [laivz] life的复数

livestock ['liv,stɔk] *n* 家畜,牲畜

livetin ['laivətin] *n* 卵黄蛋白

livid ['livid] *a* 青紫的(由于挫伤或充血而呈现)

lividity [li'vidəti] *n* 绀,青紫 | postmortem ～ 尸斑

Livierato's sign [,li:viə'rɑ:təu] (Panagino Livierato) 利韦拉托征(沿剑突脐线叩击前腹,可刺激腹部交感神经而引起血管收缩)

living ['liviŋ] *a* 活的;现存的;起作用的;活跃的;生活的 *n* 生活,生计;活着

Livingston's triangle ['liviŋstən] (Edward M. Livingston) 利文斯顿三角(髂耻脐三角,阑尾时,触诊敏感区)

Livi's index ['livi] (Rodolfo Livi) 利维指数($100\times\sqrt[3]{P/6}$,其中P=体重〈g〉×身高〈cm〉)

livor ['laivə] ([复] **livores** [lai'vɔri:z]) *n*【拉】绀,青紫 | ～ mortis 尸斑

Lixaminol [lik'sæminɔl] *n* 氨茶碱(aminophylline)制剂的商品名

lixiviate [lik'sivieit] *vt* 浸滤,浸提;去碱 | **lixiviation** [,liksivi'eiʃən] *n*

lixivium [lik'siviəm] *n*【拉】浸滤液;灰汁,碱汁

lizard ['lizəd] *n* 蜥蜴

Lizars' operation ['laizəz] (John Lizars) 利扎斯手术(一种上颌骨切除术)

LLL left lower lobe (of the lung) 左下叶(肺)

LM light minimum 最小明视光度; linguomesial 舌侧近中的

LMA left mentoanterior 颏左前(胎位)

LMF lymphocyte mitogenic factor 淋巴细胞致有丝分裂因子

LMP left mentoposterior 颏左后(胎位); last menstrual period 末次经期,末次月经

LMT left mentotransverse 颏左横(胎位)

LNPF lymph node permeability factor 淋巴结通透性因子

LOA left occipitoanterior 枕左前(胎位)

Loa ['ləuə] *n* 罗阿(丝虫)属 | ～ loa 罗阿丝虫,眼丝虫

load [ləud] *n* 负载,负荷;装载,充填 *vt* 装载;使负担;装满;使(某物)增加重量 *vi* 装货 | occlusal ～ 殆(面)负荷

loading ['ləudiŋ] *n* 负荷(试验)(如组氨酸负荷试验)

loaf [ləuf] ([复] **loaves** [ləuvz]) *n* (一条)面包;圆锥形糖块;面包形食品

loaiasis [ˌləuə'aiəsis] *n* 罗阿丝虫病

loan [ləun] *n* 贷款;借出 | on ～ 出借(书)

loath [ləuθ] *a* 不愿意的,厌恶的 | nothing ～ 很愿意,很乐意

loathe [ləuð] *vt* 厌恶,憎恨

lobar ['ləubə] *a* 叶的

lobate ['ləubeit] *a* 有叶的,叶状的

lobation [ləu'beiʃən] *n* 叶状形成 | renal ～ 肾叶形成(X片上出现肾表面小切迹,表示肾叶的位置)

lobe [ləub] *n* 叶 | azygos ～ 奇叶(右肺) / ～s of cerebrum 大脑叶 / hepatic ～s, ～s of liver 肝叶 / ～s of lung 肺叶 / optic ～s 视叶(四叠体)

lobectomy [ləu'bektəmi] *n* 叶切除术(切除甲状腺、肝、脑或肺的一叶)

lobelia [ləu'bi:ljə] *n* 北美山梗菜,祛痰菜

lobeline ['lɔbəli:n] *n* 洛贝林,山梗菜碱(呼吸中枢兴奋药,目前用于戒烟制剂)

lobendazole [ləu'bendəzəul] *n* 洛苯达唑,罗苯哒唑,2-苯并咪唑氨甲酸乙酯(兽用抗蠕虫药)

lobi ['ləubai] lobus的复数

lobite ['ləubait] *a* 限于一叶的

lobitis [ləu'baitis] *n* 叶炎(尤指肺叶炎)

Loboa loboi [ləu'bəuə 'ləubɔi] 罗布菌,罗布芽生菌(为疤痕疙瘩性芽生菌病的致病因子)

lobocyte ['ləubəsait] *n* 分叶核白细胞

lobopodium [ˌləubə'pəudiəm] ([复] **lobopodia** [ˌləubə'pəudiə]) *n* 叶状伪足

Lobo's disease ['ləubəu] (Jorge Lobo) 洛伯病,疤痕疙瘩性芽生菌病

Lobosea [ləu'bəusiə] *n* 叶足纲

lobotomy [ləu'bɔtəmi] *n* 叶切断术(精神外科学中指脑叶纤维切断术) | frontal ～, prefrontal ～ 额叶切断术,前额叶切断术,前额叶白质切断术 / transorbital ～ 经眼眶额叶切断术,经眼眶白质切断术

Lobstein's disease (syndrome) ['lɔbstain] (Johann F. G. C. M. Lobstein) 成骨不全 | ～ ganglion 洛布斯坦神经节(内脏大神经节)

lobster ['lɔbstə] *n* 龙虾;龙虾肉

lobulated ['lɔbjuˌleitid] *a* 分成小叶的

lobulation [ˌlɔbju'leiʃən] *n* 分成小叶,小叶状 | portal ～ 门小叶形成

lobule ['lɔbju:l] *n* 小叶 | **lobular** ['lɔbjulə], **lobulate** ['lɔbjuleit] *a*

lobulose ['lɔbjuləus], **lobulous** ['lɔbjuləs] *a* 小叶的

lobulus ['lɔbjuləs] ([复] **lobuli** ['lɔbjulai]) *n*【拉】小叶

lobus ['ləubəs] ([复] **lobi** ['ləubai]) *n*

【拉】叶

local [ˈləukəl] *a* 地方的，本地的；局部的，局限性 | ~**ly** *ad*

locality [ləuˈkæləti] *n* 位置，地点；发生地，所在地

localization [ˌləukəlaiˈzeiʃən, -liˈz-] *n* 定位(作用)；局部化，局限；前定位 | cerebral ~ 大脑(中枢)定位 / germinal ~ 胚区定位 / selective ~, elective ~ (细菌)选择性定位

localize, localise [ˈləukəlaiz] *vt* 使限制于局部；使地方化；确定…的起源；集中 *vi* 局限，集中 | **localizable** [ˈləukəlaizəbl] *a* 可限制于局部的，可定域的

localized [ˈləukəlaizd] *a* 局限的

localizer [ˈləukəˌlaizə] *n* (眼内异物)定位器

locate [ləuˈkeit] *vt* 确定…的位置(或范围)；把…设置在，使…坐落于；探出，找出

location [ləuˈkeiʃən] *n* 定位；位置，部位 | ~**al** *a*

locator [ləuˈkeitə] *n* 定位器 | electro-acoustic ~ 电声(异物)定位器

Loc. dol. loco dolenti【拉】用于痛处

lochia [ˈləukiə] *n*【希】恶露(产后一二周阴道排泄物) | ~ alba, ~ purulenta 白色恶露 / ~ sanguinolenta 脓性恶露 / ~ cruenta, ~ rubra 红恶露，血性恶露 | ~**l** *a*

lochiocolpos [ˌləukiəˈkɔlpəs] *n* 阴道积恶露

lochiocyte [ˈləukiəsait] *n* 恶露细胞

lochiometra [ˌləukiəˈmi:trə] *n* 子宫积恶露

lochiometritis [ˌləukiəumiˈtraitis], **lochometritis** [ˌləukəumiˈtraitis] *n* 产后子宫炎，产褥期子宫炎

lochiorrhea [ˌləukiəˈri:ə], **lochiorrhagia** [ˌləukiəˈreidʒiə] *n* 恶露过多

lochioschesis [ˌləukiˈɔskisis], **lochiostasis** [ˌləukiˈɔstəsis] *n* 恶露潴留

loci [ˈləusai] locus的复数

lock [lɔk] *n* 锁；固定；闭锁；同步 *vt* 锁上；使固定；阻塞 *vi* 锁住；连接；紧闭；塞住 | ~ in (把人或动物)关起来 / ~ onto 跟踪(目标) / ~ out 关在门外 / ~ up 锁住；监禁；禁闭 | **-ed** *a* 交锁的

locker [ˈlɔkə] *n* 小箱，抽屉，衣帽柜

Locke's solution (fluid) [lɔk] (Frank S. Locke) 洛克溶液(一种氯化钠、氯化钙、氯化钾、碳酸氢钠和葡萄糖溶液，用于生理实验，维持哺乳动物心脏搏动)

lockjaw [ˈlɔkdʒɔ:] *n* 牙关紧闭；破伤风

Lockwood's ligament [ˈlɔkwud] (Charles B. Lockwood) 洛克伍德韧带(眼球悬韧带)

loco [ˈləukəu] ([复] **loco⟨e⟩s**) *n*【西】洛苛草，疯草；洛苛草中毒；洛苛草中毒的家畜 *vt* 用疯草毒害

Locoid [ˈləukɔid] *n* 氢化可的松丁酸酯(hydrocortisone butyrate)制剂的商品名

locoism [ˈləukəizəm] *n* 洛苛草中毒

locomotion [ˌləukəˈməuʃən] *n* 行动，运动 | brachial ~ 臂运动，臂力摆荡 | **locomotive** [ˈləukəˌməutiv, ləukəˈməutiv] *a* 行动的，运动的 *n* 火车头，机车 / **locomotory** [ˌləukəˈməutəri] *a*

locomotor [ˈləukəˌməutə] *n* 有运动力的人(或物) [ˌləukəˈməutə] *a* 运动的；运动器官的

locomotorium [ˌləukəməuˈtɔ:riəm] *n* 运动器 | **locomotorial** *a*

locoregional [ˌləukəuˈri:dʒənəl] *a* 局部区域的

Locorten [ləuˈkɔ:tən] *n* 特戊酸氟米松(flumethasone pivalate)制剂的商品名

loculate [ˈlɔkjuleit] *a* 分为小腔的

Loculoascomycetidae [ˌlɔkjuləˌæskəmaiˈsi:tidi:] *n* 腔菌亚纲

loculus [ˈlɔkjuləs] ([复] **loculi** [ˈlɔkjulai]) *n*【拉】小腔 | **locular** [ˈlɔkjulə] *a*

locum [ˈləukəm] *n*【拉】地点，部位 | ~ tenens, ~ tenent 代理开业医师

locus [ˈləukəs] ([复] **loci** [ˈləusai]) *n*【拉】位置，部位；座位，位点(在遗传学上

指基因在染色体上的特殊位置) | ～ ceruleus, ～ cinereus, ～ ferrugineus 蓝斑 / complex ～ 复合座位,基因综合体 / H-2 ～ H-2位点(小鼠的主要组织相容性位点,具有至少33种以上同种异体抗原特异性的20多个等位基因,推测由两个基因团H-2k和H-2D组成, H-2k紧靠着着丝粒) / heteromorphic ～ 异形位点(以两个或两个以上的等位形式存在的位点) / ～ minoris resistentiae 最小抵抗部 / operator ～ 操纵基因 / ～ ruber 红核

lodge [lɔdʒ] *n* 小屋;传达室 *vt* 留宿;容纳 *vi* 寄宿

lodg(e)ment ['lɔdʒmənt] *n* 沉淀;沉积物;住宿

lodoxamide tromethamine [ləu'dɔksəmi:n] 洛草氨酸氨丁三醇,氰苯草氨酸氨基丁三醇(平喘药和抗过敏药)

Loeb's deciduoma [ləub] (Leo Loeb) 洛勃蜕膜瘤(通过孕酮作用在豚鼠子宫内产生类似胎盘母体部的瘤样结构) | ～ decidual reaction 洛勃蜕膜反应(在黄体发育正常时,子宫粘膜可因玻璃珠或其他刺激物的存在而形成蜕膜瘤)

Loefflerella [ˌleflə'relə] *n* 吕弗勒菌属(旧名,现归入假单胞菌属Pseudomonas)

loempe ['lempi] *n* 脚气(病)

Loevit's cell ['li:fit] (Moritz Loevit) 成红细胞,有核红细胞

Loewi's test (reaction, symptom) ['leivi] (Otto Loewi) 勒维试验(反应、症状)(于眼结膜囊内滴入3滴1∶1000的氯化肾上腺素,5min后再滴3滴,如有糖尿病、胰腺功能不全及甲状腺功能亢进时,便引起瞳孔扩大)

löffleria [lef'liəriə] (F. A. J. Löffler) *n* 隐性白喉,无症状白喉,非典型白喉

Löffler's coagulated serum medium ['leflə] (Friederich A. J. Löffler) 吕弗勒凝固血清培养基(用于分离白喉杆菌) | ～ serum 吕弗勒血清(含葡萄糖和血清的肉汤,即吕弗勒凝固血清或培养基) / ～ alkaline methylene blue stain 吕弗勒碱性亚甲蓝染剂(用以显示白喉杆菌颗粒的一种简单染剂)

Löffler's endocarditis (disease) ['leflə] (Wilhelm Löffler) 缩窄性心内膜炎 | ～ syndrome (eosinophilia, pneumonia) 吕弗勒综合征(嗜酸细胞增多、肺炎),单纯性肺嗜酸细胞浸润症(特征为暂时性肺浸润的一种疾病,伴血内嗜酸白细胞增加)

logadectomy [ˌlɔgə'dektəmi] *n* 结膜切除术

logaditis [ˌlɔgə'daitis] *n* 巩膜炎

logagnosia [ˌlɔgəg'nəuziə] *n* 言语不能,失语(症)

logagraphia [ˌlɔgə'græfiə] *n* 书写不能,失写(症)

logamnesia [ˌlɔgæm'ni:zjə] *n* 感觉性失语,记言不能

logaphasia [ˌlɔgə'feizjə] *n* 表达性失语症

logarithm ['lɔgəriðəm] *n* 对数 | **～mic** [ˌlɔgə'riðmik] *a*

logasthenia [ˌlɔgæs'θi:niə] *n* 言语理解困难

logic ['lɔdʒik] *n* 逻辑(学);逻辑性

logical ['lɔdʒikəl] *a* 逻辑上的,符合逻辑的 | **～ly** *ad*

log(o)- [构词成分] 词,言语

logoclonia [ˌlɔgə'klɔniə], **logoklony** ['lɔgəˌklɔni] *n* 言语痉挛,痉语(症)

logogram ['lɔgəugræm] *n* 疾病鉴诊图

logokophosis [ˌlɔgəukəu'fəusis] *n* 词聋,听觉性失语

logomania [ˌlɔgəu'meinjə] *n* 多语症

logopathy [lɔ'gɔpəθi] *n* (中枢性)言语障碍

logopedics [ˌlɔgəu'pi:diks] *n* 言语矫治学,言语矫正法 | **logopedia** [ˌlɔgəu'pi:diə] *n*

logoplegia [ˌlɔgəu'pli:dʒiə] *n* 发音器(官)麻痹,语器(官)麻痹

logorrhea [ˌlɔgəu'riːə] *n* 多语症

logoscope ['lɔgəskəup] *n* 疾病鉴诊器，症状鉴别器 | **logoscopy** [lə'gɔskəpi] *n* 疾病鉴诊器用法

logospasm ['lɔgəspæzəm] *n* 痉语

-logy [后缀] 学，论;言语

Lohnstein's saccharimeter ['lɔːn-stain] (Theodor Lohnstein) 洛恩斯坦尿糖定量器(一种进行尿糖定量发酵试验的仪器)

loiasis [ləu'aiəsis] *n* 罗阿丝虫病

loimic ['lɔimik] *a* 疫病的

loimographia [ˌlɔimə'greifiə] *n* 疫病论

loimology [lɔi'mɔlədʒi] *n* 疫病学，传染病学

loin [lɔin] *n* 腰(部)

Lolipid [ləu'lipid] *n* 吉非贝齐(gemfibrozil)制剂的商品名

Lombardi's sign [lɔm'bɑːdi] (Antonio Lombardi) 伦巴迪征(在第七颈椎及头三根胸椎棘突区出现静脉曲张，见于早期肺结核)

lometraline hydrochloride [ləu'metrəliːn] 盐酸洛美曲林，盐酸氯甲萘满(安定药，抗震颤麻痹药)

lomofungin [ləumə'fʌndʒin] *n* 洛蒙真菌素，洛蒙霉素

lomosome ['ləuməsəum] *n* 缘饰体(真菌)

Lomotil ['ləumətil] *n* 盐酸地芬诺酯-阿托品(diphenoxylate hydrochloride and atropine)制剂的商品名

lomustine [ləu'mʌstiːn] *n* 洛莫司汀，罗氮芥，环已亚硝脲，氯乙环已亚硝脲(抗肿瘤药)

Lonchocarpus [ˌlɔŋkə'kɑːpəs] *n* 醉鱼豆属(豆科)

lone [ləun] *a* 孤独的;寂寞的;人迹稀少的

lonely ['ləunli] *a* 孤独的;寂寞的;荒凉的，人迹稀少的 | **loneliness** *n*

long¹ [lɔŋ] *a* 长的，远的;长久的，长期的 *ad* 长久，长期地;始终 *n* 长时间，长时期 | any ～er [用于否定句] (不)再 / as ～ as 达…之久，长达;只要 / at (the) ～est (指日期)至多，最晚 / before ～ 不久以后 / for ～ 长久 / ～ (,～) ago 很久(很久)以前 / ～ since 很久以前;很久以来 / no ～er 不再 / so ～ as 只要 / the ～ and (the) short of it 概括的意思，总的意思

long² [lɔŋ] *vi* 渴望(for)

long-chain-fatty-acid-CoA ligase [lɔŋ tʃein 'fæti 'æsid kəu'ei 'laigeis] 长链脂肪酸辅酶A连接酶(亦称酰基辅酶A合成酶)

long-drawn ['lɔŋ'drɔːn] *a* 长期的，拖长的

longevity [lɔn'dʒevəti] *n* 寿命，长寿;长期供职

long-headed ['lɔŋ'hedid] *a* 头颅长的;有远见的

longilineal [ˌlɔndʒi'liniəl] *a* 细长形的，长形的;细长(体)型的

longimanous [ˌlɔndʒi'mænəs] *a* 长手的

longing ['lɔŋiŋ] *n* 热望，渴望 *a* 渴望的 | ～**ly** *ad*

longipedate [ˌlɔndʒi'pedeit] *a* 长脚的

longiradiate [ˌlɔndʒi'reidieit] *a* 长放线状的，长突的

longish ['lɔŋiʃ] *a* 稍长的，略长的

longissimus [lɔn'dʒisiməs] *a* 【拉】最长的 *n* 最长肌

longitude ['lɔndʒitjuːd] *n* 经度

longitudinal [ˌlɔndʒi'tjuːdinəl] *a* 经度的;纵(向)的

longitudinalis [ˌlɔŋdʒiˌtjuːdi'neilis] *a* 【拉】纵的 *n* 纵肌

longitypical [ˌlɔndʒi'tipikəl] *a* 细长形的，长形的

Long's formula (coefficient) [lɔŋ] (John H. Long) 朗氏公式(系数)(尿液比重的最后两个数字乘以2.6〈朗氏系数〉所得之积，接近于1L尿中固体的G〈格令，grain〉数)

long-sighted ['lɔŋ'saitid] *a* 远视的;有

远见的

longsightedness ['lɔŋ'saitidnis] *n* 远视

long-standing ['lɔŋˌstændiŋ] *a* 长期的,长期存在的

long-suffering ['lɔŋ'sʌfəriŋ] *a* 长期忍受苦难的

long-term ['lɔŋtə:m] *a* 长期的

longus ['lɔŋgəs] *a*【拉】长的 *n* 长肌

look [luk] *vi* 看;注意;看上去 *vt* 瞧;留心,注意;期待 *n* 看;脸色;外表;面容,表情 | ~ about 四下环顾;四处寻找;察看,考虑 / ~ after 照顾,照料;目送 / ~ around 掉头看,环顾;察看;慎重考虑 / ~ at 看,查看;考虑;着眼于 / ~ back 回顾;[用于否定句] 停止不前,倒退 / ~ down on(或upon) 瞧不起,轻视 / ~ for 寻找;期待 / ~ forward to 盼望 / ~ in (顺便)看望 / ~ into 窥视;浏览(书刊);观察,调查 / ~ on(或upon) 观看;旁观;看待;面向 / ~ oneself 看上去和平常一样,不改常态 / ~ out 朝外看;留神,提防;找出 / ~ out for 照料,照看;察看 / ~ over 察看,检查 / ~ round 掉头看,环顾;察看;慎重考虑 / ~ through 透过…看去,看穿;审核,仔细查看 / ~ to 照管,看管;留心,注意;指望 / ~ up 查阅;看望;好转;向上看 / ~ up and down 检查外表 / ~ up to 尊敬 / ~ well(ill) 看上去健康(有病)

lookout ['luk'aut] *n* 警戒,注意;前途;远景

loop [lu:p] *n* 襻,环,套圈 *vt* 打环;扣住;使成圈 *vi* 打环;成圈 | archoplasmic ~ 假膜 / capillary ~s 毛细血管襻 / ~ of hypoglossal nerve 颈襻 / lenticular ~ 豆状核襻 / peduncular ~ 脑脚襻 / platinum ~ 铂环,白金耳 / subclavian ~ 锁骨下襻 / ventricular ~ 室襻(胚心早期U形襻)

loopful ['lu:pful] *n* 铂环量,菌环量

loose [lu:s] *a* 松的,疏松的;解开的;不严格的;不确切的;咳得出痰的 *ad* 松散地 *vt* 释放,解开 *vi* 变松,松弛 | come(或get) ~ 松掉 / let ~ 释放,放出,发出 | **~ly** *ad* / **~ness** *n*

loosen ['lu:sn] *vt, vi* 解开,(使)变松,(使)松弛;(使肠)通畅;咳得出痰来

loosening ['lu:sniŋ] *n* 松弛(在精神病学中指一种思维障碍,表现为观念联想减少,变得支离破碎,因而缺乏逻辑性,见于精神分裂症)

Looser-Milkman syndrome ['ləuzə 'milkmən] (Emil Looser; Louis A. Milkman) 路-米综合征(见Milkman's syndrome)

Looser's transformation zones ['ləuzə] (Emil Looser) 卢塞变形区,假骨折线(骨X线片所见的暗线,据认为系表示某些骨病发生的疲劳骨折病理性治愈期)

LOP left occipitoposterior 枕左后(胎位)

loperamide hydrochloride[ləu'perəmaid] 盐酸洛哌丁胺,盐酸氯苯哌酰胺(减蠕动药)

loph(o)- [构词成分] 脊,丛

lophodont ['lɔfədɔnt] *a* 脊牙型的

Lophomonadina [ˌlɔfəuˌməunə'dainə] *n* 缨滴虫亚目

Lophomonas [ˌlɔfəu'məunəs] *n* 缨滴虫属

Lophophora [lə'fɔfərə] *n* 魔根属 | ~ williamsii 魔根,威廉斯仙人球

lophophorine [lə'fɔfərin] *n* 魔根碱

Lophotrichea [ˌləufə'trikiə] *n* 偏端丛毛菌类

lophotrichous [lə'fɔtrikəs] *a* 偏端丛毛的

Lopid ['ləupid] *n* 吉非贝齐(gemfibrozil)制剂的商品名

Lopressor [ləu'presə] *n* 酒石酸美托洛尔(metoprolol tartrate)制剂的商品名

lopsided ['lɔp'saidid] *a* 倾侧的;不平衡的

Lopurin [ˌləu'pjuərin] *n* 别嘌醇(allopurinol)制剂的商品名

loquacity [ləu'kwæsəti] *n* 多言,饶舌

Lorain-Lévi dwarfism (syndrome) [lɔ'rei lei'vi:] (P. J. Lorain; E. L. Lévi) 洛-雷侏儒(综合征),垂体性幼稚型

Lorain's infantilism (disease, type) [lɔ'rei] (Paul J. Lorain) 垂体性幼稚型

lorajmine hydrochloride [lɔ:'rædʒmi:n] 盐酸劳拉义明,盐酸缓脉灵氯乙酯(抗心律失常药)

lorazepam [lɔ:'ræzəpæm] *n* 劳拉西泮,氯羟去甲安定(抗焦虑药)

lorbamate [lɔ:'bɑ:meit] *n* 劳氨酯(肌肉松弛药)

lorcainide hydrochloride [lɔ:'keinaid] 盐酸劳卡尼,盐酸哌苯醋胺(抗心律失常药)

lordoscoliosis [ˌlɔ:dəuˌskɔli'əusis] *n* 脊柱前侧凸

lordosis [lɔ:'dəusis] *n* 脊柱前凸 | **lordotic** [lɔ:'dɔtik] *a*

Lorenz's operation ['lɔrənts] (Adolf Lorenz) 洛伦茨手术(治先天性髋关节脱位,包括脱位还原及使股骨头固定于残余髋臼,直至臼形成为止) | ~ osteotomy 洛伦茨切骨术(股骨颈V型切骨术) / ~ sign 洛伦茨征(脊柱关节强直,尤指胸腰段,偶见于早期结核)

Loreta's operation [lɔ'ri:tə] (Pietro Loreta) 洛雷塔手术(胃切开术以扩张幽门)

Lorfan ['lɔ:fæn] *n* 酒石酸左洛啡烷(levallorphan tartrate)制剂的商品名

lorica [ləu'raikə] ([复] **loricae** [ləu'raiki:]) *n* 甲(壳)

loricate ['lɔ:rikeit] *a* 有甲(壳)的

Loridine ['lɔ:ridi:n] *n* 头孢噻啶(cephaloridine)制剂的商品名

lose [lu:z] (lost) *vt* 遗失,丧失,使失去 *vi* 受损失;失败

loss [lɔ(:)s] *n* 丧失,遗失;损失;丢失;失败;降低 | at a ~ 困惑,不知所措

Lossen's rule (law) ['lɔsən] (Herman F. Lossen) 洛森规律(定律)(血友病仅由女性遗传,而由男性继承)

lost [lɔst] lose的过去式和过去分词 *a* 失去的,丧失的

LOT left occipitotransverse 枕左横(胎位)

Lot. lotio【拉】洗液,洗剂

lot [lɔt] *n* 抽签;份额;命运;(一)批 (-tt-) *vt* 划分 *vi* 抽签 | a great(或good) ~ 大量 / cast(或throw) in one's ~ with 与…共命运 / ~s and ~s (of) 许许多多的

lota ['ləutə] *n* 品他病(即pinta)

lotio ['ləuʃiəu] *n*【拉】洗液,洗剂

Lotioblanc [ˌləuʃiəu'blæŋk] *n* 白色洗液(white lotion)制剂的商品名

lotion ['ləuʃən] *n* 洗液,洗剂 | amphotericin B ~ 两性霉素B洗液(外用抗真菌药) / benzyl benzoate-chlorophenothane-benzocaine ~ 苯甲酸苄酯-滴滴涕-苯佐卡因洗液(外用杀疥螨药和灭虱药) / betamethasone dipropionate ~ 二丙酸倍他米松洗液(外用糖皮质激素) / betamethasone valerate ~ 戊酸倍他米松洗液(抗炎药) / dimethisoquin hydrochloride ~ 盐酸奎尼卡因洗液(用作局部麻醉药以止痛、止痒及皮肤烧伤) / flurandrenolide ~ 氟氢缩松洗液,丙酮缩氟氢羟龙洗液(外用糖皮质激素) / hydrocortisone ~ 氢化可的松洗液(外用抗炎药,治胆固醇反应的皮病) / lindane ~, gamma benzene hexachloride ~ 林丹洗液,γ-六六六洗液(外用灭虱药和杀疥螨药) / methylbenzethonium chloride ~ 甲苄索氯铵洗液,氯化甲苄乙氧铵洗液(局部抗感染药) / nystatin ~ 制霉菌素洗液(外用抗真菌药) / selenium sulfide ~ 二硫化硒洗液(外用抗真菌药,治花斑癣,亦可用作角质层分离剂以及治疗头皮、皮脂溢性皮炎和头皮屑) / white ~ 白色洗液,含硫洗液(表面收敛和保护剂)

Lotrimin [ləu'trimin] *n* 克霉唑(clotrimazole)制剂的商品名

Lotrisone ['ləutriˌsəun] *n* 二丙酸苯佐米松(benzomethazone dipropionate)制剂的商品名

lotus ['ləutəs] *n* 莲,荷

Lotusate ['ləutəseit] *n* 他布比妥(talbutal)制剂的商品名

louchettes [lu'ʃet] *n*【法】斜视矫正(眼)镜

loud [laud] *a* 响亮的,大声的;喧闹的 *ad* 大声地 | ~**ly** *ad* / ~**ness** *n* 响度

loudspeaker ['laud'spi:kə] *n* 扬声器,喇叭

Louis-Bar syndrome [lu(:)'i:bɑ:] (Denise Louis-Bar) 路易巴综合征,毛细管扩张性共济失调

Louis's angle ['lu(:)i:] (Pierre C. A. Louis) 胸骨角 | ~ law 路易定律(①肺结核一般始于左肺;②任何部位的结核必伴之以在肺内定位)

loupe [lu:p] *n*【法】放大镜 | corneal ~ 角膜放大镜(检角膜)

louse [laus] ([复] **lice** [lais]) *n* 虱 | biting ~ 啮毛虱,禽虱(食毛目虱的统称) / body ~, clothes ~ 体虱,衣虱 / chicken ~ 鸡虱,鸡皮刺螨 / crab ~, pubic ~ 阴虱 / head ~ 头虱 / sucking ~ 吸吮虱(虱目虱的统称)

lousicide ['lausisaid] *n* 灭虱剂

lousiness ['lauzinis] *n* 多虱,虱病

lousy ['lauzi] *a* 多虱的

lovastatin ['ləuvəˌstætin] *n* 洛伐他汀(一种胆固醇生物合成抑制剂,用于治疗高胆固醇血症)

love [lʌv] *n* 爱,爱情,恋爱;性爱 *vt* 爱,喜爱 | be in ~ (with) (跟…)恋爱 / fall in ~ (with) 爱上(…) / for ~ or money 无论如何

lovesick ['lʌvsik] *a* 患相思病的

low [ləu] *a* 低的;浅的;低声的;少的;不足的;低等的;营养差的,体质弱的;没精神的 *ad* 向下地;低声地;营养差地 *n* 低地;低水平 | at ~est 至少,最低 / bring ~ 使跌落;使恶化 / lie ~ 平躺;隐匿,潜伏 / run ~ 减少

Löwenberg's canal ['leivənbə:g] (Benjamin B. Löwenberg) 勒文伯格管(在耳蜗盖膜上的蜗管部分) | ~ forceps 勒文伯格钳(增殖体钳) / ~ scala 中阶,蜗管

Löwenstein's culture medium ['leivənstain] (Ernst Löwenstein) 勒文斯坦培养基(培养血内结核杆菌)

Löwenthal's tract ['leivəntəl] (Wilhelm Löwenthal) 顶盖脊髓束

lowering ['ləuəriŋ] *n* 减少 | vapor pressure ~ 蒸气压减少

Lower's rings ['ləuə] (Richard Lower) 心纤维环 | ~ tubercle 静脉间结节

Löwe's ring ['leivə] (Karl F. Löwe) 勒弗环(视野内由黄斑所致的环)

Lowe's syndrome (disease) [ləu] (Charles U. Lowe) 洛氏综合征(病),眼脑肾综合征(oculocerebrorenal syndrome, 见syndrome项下相应术语)

Lowe-Terrey-MacLachlan syndrome [ləu 'tɛəri mək'læklən] (C. U. Lowe; Mary Terrey; Elsie A. MacLachlan) 洛-特-麦综合征,眼脑肾综合征(即oculocerebrorenal syndrome, 见syndrome项下相应术语)

low-grade ['ləu'greid] *a* (热度)低的;低级的;低质量的

Löwitt's bodies, lymphocytes ['leivit] (Moritz Löwitt) 淋巴原细胞

Lowman balance board ['ləumən] (Charles LeRoy Lowman) 娄曼平底足平衡板(矫正平脚)

Lown-Ganong-Levine syndrome [laun 'gænən lə'vain] (Bernard Lown; William F. Ganong; Samuel A. Levine) 朗-甘-莱综合征(一种预激综合征〈preexcitation syndrome〉,特征为心电图异常,P-R间期短,QRS复合波正常,伴房性心动过速)

low-spirited ['ləu'spiritid] *a* 沮丧的,精神不振的

Lowy's test ['ləui] (Otto Lowy) 娄伊

试验(检癌)

loxapine [ˈlɔksəpiːn] *n* 洛沙平,克塞平(三环类抗精神病药) | ～ succinate 琥珀酸洛沙平(用以治疗精神分裂症,口服)

loxarthron [lɔksˈɑːθrɔn], **loxarthrosis** [ˌlɔksɑːˈθrəusis] *n* 关节斜弯

loxia [ˈlɔksiə] *n* 斜颈,捩颈

Loxitane [ˈlɔksitein] *n* 洛沙平(loxapine)制剂的商品名

loxophthalmus [ˌlɔksɔfˈθælməs] *n* 斜视,斜眼

Loxosceles [lɔkˈsɔsəliːz] *n* 花蛛属 | ～ laeta 棕花蛛 / ～ reclusa 褐皮花蛛

Loxoscelidae [ˌlɔksɔˈselidiː] *n* 花蛛科

loxoscelism [lɔkˈsɔsəlizəm] *n* 棕花蛛咬中毒 | viscerocutaneous ～ 内脏皮肤型棕花蛛咬中毒

loxotomy [lɔkˈsɔtəmi] *n* 卵圆形切断术

Loxotrema ovatum [ˌlɔksəˈtriːmə əuˈveitəm] 横川后殖吸虫(即Metagonimus yokogawai)

loyal [ˈlɔiəl] *a* 忠实的,忠诚的 | ～**ly** *ad*

lozenge [ˈlɔzindʒ] *n*【法】锭剂,糖锭

Lozol [ˈləuzɔl] *n* 吲达帕胺(indapamide)制剂的商品名

Lp(a) lipoprotein little A antigen 脂蛋白(a)抗原

LPF low-power field 低倍视野

LPH left posterior hemiblock 左后半支传导阻滞

LPN licensed practical nurse 有照护士

LPS lipopolysaccharide 脂多糖

LPV lymphotropic papovavirus 亲淋巴乳多空病毒

Lr limes reacting 反应限量

LSA left sacroanterior 骶左前(胎位); Licentiate of Society of Apothecaries 领有药学会开业证书者

LScA left scapuloanterior 肩左前(胎位)

LScP left scapuloposterior 肩左后(胎位)

LSD lysergic acid diethylamide 麦角二乙胺(致幻药)

LSO lumbosacral orthosis 腰骶支具

LSP left sacroposterior 骶左后(胎位)

LST left sacrotransverse 骶左横(胎位)

LT lymphotoxin 淋巴毒素

LTB$_4$, LTC$_4$, etc. 各种白细胞三烯的符号(见leukotriene)

LTF lymphocyte transforming factor 淋巴细胞转化因子

LTR long terminal repeats 长末端重复

Lu 元素镥(lutetium)的符号

Lubarsch's crystals [ˈlubɑːʃ] (Otto Lubarsch) 鲁巴尔希结晶(存于睾丸内,类似精液结晶)

lubb [lʌb] *n* 路布(摹拟第一心音)

lubb-dupp [lʌbˈdʌp] *n* 路布杜普(摹拟第一和第二心音)

lubricant [ˈljuːbrikənt] *a* 润滑的 *n* 润滑剂

lubricate [ˈljuːbrikeit] *vt* 使润滑 *vi* 起润滑作用 | **lubrication** [ljuːbriˈkeiʃən] *n* 润滑(作用) / **lubricator** *n* 润滑剂;润滑器

Lucae's probe [ˈluːkei] (August Lucae) 路卡探子(耳按摩探子,治疗卡他性中耳炎)

lucanthone hydrochloride [luˈkænθəun] 盐酸硫恩酮(抗血吸虫药)

Lucas' sign [ˈljuːkəs] (Richard C. Lucas) 鲁卡斯征(佝偻病早期腹胀)

Lucatello's sign [ˌlukəˈteləu] (Luigi Lucatello) 路卡太洛征(甲状腺功能亢进患者腋下体温比口腔体温高0.2～0.3°C)

Luciani's triad [ˌlutʃiˈæni] (Luigi Luciani) 路恰尼三征(无力、张力缺乏和起立不能,为小脑疾病3个主要症状)

Lucibacterium [ˌljuːsibækˈtiːəriəm] *n* 射光杆菌属

lucid [ˈljuːsid] *a* 清明的,透明的;神志清醒的 | ～**ity** [ljuːˈsidəti] *n* 明白,清晰;清醒度(神志) | ～**ly** *ad*

lucidification [ljuːˌsidifiˈkeiʃən] *n* 清明化,透明化(胞质)

luciferase [lju:'sifəreis] *n* 虫荧光素酶
luciferin [lju:'sifərin] *n* 虫荧光素
lucifugal [lju:'sifjugəl] *a* 避光的，离光的
Lucilia [lu:'siliə] *n* 绿蝇属 | ～ caesar 凯撒绿蝇 / ～ cuprina 铜绿蝇 / ～ illustris 亮绿蝇 / ～ regina 暗伏绿蝇(即Phormia regina) / ～ sericata 丝光绿蝇(即Phaenicia sericata)
Lucio leprosy ['lu:ʃəu] (R. Lucio) 露西奥麻风(一种皮肤呈弥漫性瘤型浸润的麻风) | ～ phenomenon 露西奥现象(发生于弥漫性瘤型麻风的局部加剧反应)
lucipetal [lju:'sipətl] *a* 趋光的，向光的
lucium ['lju:siəm] *n* 稀土金属元素混合物
luck [lʌk] *n* 运气，侥幸 | in ～ 走运，运气好 / out of ～ 倒霉 / worse ～ 不幸地 | ～**less** *a* 不幸的
lückenschädel ['likənʃeidəl] *n* 【德】颅盖缺裂
Lücke's test ['likə] (George A. Lücke) 吕克试验(检马尿酸)
lucky ['lʌki] *a* 幸运的；吉利的 | **luckily** ['lʌkili] *ad* / **luckiness** *n*
lucotherapy [ˌlju:kəu'θerəpi] *n* 光线疗法
Luc's operation [luk] (Henri Luc) 路克手术(见Caldwell-Luc operation)
Ludloff's sign ['ludlɔf] (Karl Ludloff) 路德洛夫征(坐位时股三角底部肿胀和瘀斑，同时举腿不能，为股骨大转子骨骺创伤性分离之征)
Ludwig's angina ['ludviʃ] (Wilhelm F. von Ludwig) 路德维希咽峡炎(脓性颌下腺炎，通常由链球菌感染所致)
Ludwig's angle ['ludviʃ] (Daniel Ludwig) 胸骨角
Ludwig's ganglion ['ludviʃ] (Karl F. W. Ludwig) 路德维希神经节(与心丛相连，接近心右房的神经节) | ～ theory 路德维希学说(泌尿学说，即尿是由肾小球过滤过程而形成，再吸收是由于扩散过程在泌尿管内发生)
Luer's syringe ['luə] 路厄注射器(一种玻璃注射器，静脉内和皮下注射用)
lues ['lju:i:z] *n* 【拉】 梅毒 | **luetic** [lju(:)'etik] *a*
luetin ['lju:ətin] *n* 梅毒螺旋体素
luette [lju'et] *n*【法】悬雍垂
Luft's disease [luft] (Rolf Luft) 鲁夫特病(横纹肌代谢亢进病，由于线粒体数量及类型异常而产生细胞呼吸过盛所致，特征为多汗、虚弱无力、进行性软弱和基础代谢率异常增高)
lug [lʌg] *n* 支托
Lugol's caustic [lu'gɔl] (Jean G. A. Lugol) 卢戈尔腐蚀剂(一份碘和碘化钾溶于二份水中) | ～ solution 卢戈尔溶液(浓碘溶液)
luic ['lju:ik] *a* 梅毒的
Lukes-Collins classification [lu:ks 'kɔlinz] (L. J. Lukes; R. D. Collins) 路-科分类法(根据假定的细胞来源的一种非霍奇金〈non-Hodgkin〉淋巴瘤分类法，强调B细胞、T细胞和淋巴细胞性淋巴瘤之间的区别，B细胞和T细胞型有若干亚型，可依据恶性等级排列)
lukewarm ['lju:k-wɔ:m] *a* 微温的
LUL left upper lobe 左上叶(肺)
luliberin [lju:'libərin] *n* 促黄体(生成)激素释放激素
lull [lʌl] *vt* 使安静；使缓和 *vi* 变平静 *n* 暂息，间歇
lullaby ['lʌləbai] *n* 催眠曲
lumbago [lʌm'beigəu] *n* 腰痛 | ischemic ～ 缺血性腰痛
lumbar ['lʌmbə] *a* 腰的
lumbarization [ˌlʌmbərai'zeiʃən, -ri'z-] *n* 腰椎化
lumber¹ ['lʌmbə] *n* 无用杂物；木料
lumber² ['lʌmbə] *vi* 笨重地移动
lumbo- [构词成分] 腰
lumboabdominal [ˌlʌmbəuæb'dɔminəl] *a* 腰腹的
lumbocolostomy [ˌlʌmbəukə'lɔstəmi] *n* 腰部结肠造口术

lumbocolotomy [ˌlʌmbəukə'lɔtəmi] *n* 腰部结肠切开术
lumbocostal [ˌlʌmbəu'kɔstəl] *a* 腰肋的
lumbocrural [ˌlʌmbəu'kruərəl] *a* 腰股的
lumbodorsal [ˌlʌmbəu'dɔ:səl] *a* 腰背的
lumbodynia [ˌlʌmbəu'diniə] *n* 腰痛
lumboiliac [ˌlʌmbəu'iliæk] *a* 腰髂的
lumboinguinal [ˌlʌmbəu'iŋgwinəl] *a* 腰腹股沟的
lumbosacral [ˌlʌmbəu'seikrəl] *a* 腰骶的
lumbrical ['lʌmbrikəl] *a* 蚯蚓的，蚓状的 *n* 蚓状肌
lumbricide ['lʌmbrisaid] *n* 杀蛔虫药
lumbricoid ['lʌmbrikɔid] *a* 蚯蚓状的(一般指蛔虫)
lumbricosis [ˌlʌmbri'kəusis] *n* 蛔虫病
Lumbricus [ləm'brikəs] *n*【拉】蚯蚓属
lumbricus [ləm'brikəs] ([复] **lumbrici** ['lʌmbrisai]) *n*【拉】蛔虫;蚯蚓
lumbus ['lʌmbəs] *n*【拉】腰(部)
lumen ['lju:min] ([复] **lumens** 或 **lumina** ['lju:minə]) *n* 腔;流明(光通量单位) | residual ~ 遗腔，残留腔(垂体中的颅颊囊残余)
lumichrome ['lju:mikrəum] *n* 光色素，二甲(基)异咯嗪
lumiflavin [ˌlju:mi'fleivin] *n* 光黄素，三甲(基)异咯嗪
Luminal ['ljuminæl] *n* 苯巴比妥(phenobarbital)制剂的商品名
luminal ['lju:minl] *a* 腔的
luminescence [ˌlju:mi'nesns] *n* 发光 | **luminescent** *a*
luminiferous [ˌlju:mi'nifərəs] *a* 发光的
luminophore ['lju:minəfɔ:] *n* 发光团;发光体
luminosity [ˌlju:mi'nɔsəti] *n* 发光度，明度;发光体
luminous ['lju:minəs] *a* 发光的;光明的;易懂的
lumirhodopsin [ˌlu:mirə'dɔpsin] *n* 光视紫红(质)
lump [lʌmp] *n* 块，肿块;总共;大量 *a* 成块(成团)的 *vt* 使成块;概括 *vi* 结块;成堆 | all of a ~ 一齐;成了一团;全部发肿 / ~ in the throat (因感情激动而)喉咙哽住 / in a(或one) ~ 一次全部地 / in(或by) the ~ 总共，全数地;总的说来
lumpectomy [lʌm'pektəmi] *n* 肿块切除术(手术切除乳腺癌仅可触知的病灶，亦称tylectomy;手术切除肿块)
lumps [lʌmps] [复] *n* 羽下囊肿病(鸟类)
lumpy ['lʌmpi] *a* 多块的;凹凸不平的;笨重的
Lumsden's center ['lʌmzdən] (Thomas W. Lumsden) 呼吸调节中枢
lunacy ['lju:nəsi] *n* 疯狂，精神错乱
lunar ['lju:nə] *a* 月的;银的
lunare [lju:'nɛəri] *n* 月骨
lunate(d) ['lju:neit(id)] *a* 月状的，半月形的
lunatic ['lju:nətik] *a* 精神错乱的 *n* 精神病患者
lunatomalacia [ljuˌneitəumə'leiʃiə] *n* 月骨软化
lunch [lʌntʃ] *n* 午餐 *vi* 吃午餐 *vt* 为…供应午餐
Lund-Browder classification [lʌnd braud] (C. C. Lund; N. C. Browder) 伦-白分类(一种儿童烧伤程度的分类)
lune [lju:n] *n* 月牙形，半月形
lung [lʌŋ] *n* 肺 | arc-welder ~ 电弧焊工肺，肺铁末沉着病，铁尘肺 / artificial ~ 人工肺(即氧合器 oxygenator) / black ~, coalminer's ~, miners' ~ 矿工肺，炭末沉着病，炭肺 / book ~, book-~ 书肺(某些蛛形纲动物的呼吸气管) / brown ~ 棕色肺(即棉尘肺) / cardiac ~ 心力衰竭性肺充血 / drowned ~ 溺水肺(指肺不张) / eosinophilic ~ 嗜酸(细胞)性肺，热带嗜酸细胞增多症 / farmer's ~, harvest-

er's ～, thresher's ～ 农民肺，脱粒工(尘)肺(吸入发霉草灰尘引起的肺病)／hyperlucent ～ 单侧肺气肿／iron ～ 铁肺(德林克〈Drinker〉人工呼吸器的俗名)／masons' ～ 肺石末沉着病／pigeon-breeder's ～, bird-breeder's ～ 养鸽者肺，养鸟者肺(对鸟粪产生获得性过敏所致的一种呼吸道疾病，可能导致肺纤维变性)／shock ～ 休克肺，成人呼吸窘迫综合征／silofiller's ～ 地窖装填工肺(一种罕见的急性支气管炎，因吸入氮氧化物所致)／trench ～ 战壕肺(第一次世界大战时见于战壕，特征为急促呼吸发作)／vanishing ～ 消失肺，肺泡消失肺／wet ～ 肺积水，肺水肿／white ～ 白肺(婴儿梅毒性肺炎)

lungmotor [ˈlʌŋməutə] *n* 肺充气机

lungworm [ˈlʌŋwəːm] *n* 肺蠕虫(如肺吸虫)

lunula [ˈljuːnjulə] ([复] **lunulae** [ˈljuːnjuliː]) *n*【拉】弧影 | ～ of nail 甲弧影／lunulae of semilunar valves 半月瓣弧影

lupeose [ˈljuːpiəus] *n* 羽扇豆糖，水苏四糖

lupiform [ˈljuːpifɔːm] *a* 狼疮状的；粉瘤状的

lupinosis [ljuːpiˈnəusis] *n* 羽扇豆中毒(指家畜等)

lupoid [ˈljuːpɔid] *a* 狼疮状的 *n* 类狼疮(一种肉样瘤)

lupus [ˈljuːpəs] *n* 狼疮 | chilblain ～ erythematosus 冻疮样红斑狼疮／cutaneous ～ erythematosus 皮肤红斑狼疮／discoid ～ erythematosus (DLE) 盘状红斑狼疮／drug-induced ～ 药物引起的狼疮／～ erythematosus (LE) 红斑狼疮／hypertrophic ～ erythematosus 增殖性红斑狼疮／～ nephritis 狼疮性肾炎／neonatal ～, transient neonatal systemic ～ erythematosus 新生儿狼疮，暂时性新生儿系统性红斑狼疮／systemic ～ erythematosus (SLE) 系统性红斑狼疮／～ tumidus 肿胀性狼疮／～ vulgaris 寻常狼疮

Luque instrumentation [ˈluːkei] (Eduardo R. Luque) 路凯器械用法(矫正脊柱侧凸的一种方法，使用金属杆和丝在腰区施行前脊柱融合术) | ～ rod 路凯杆(一种坚硬的具有波状轮廓的不锈钢杆，用于路凯器械用法)

lure [ljuə] *n* 诱惑，吸引力 *vt* 引诱，吸引

lurid [ˈljuərid] *a* (脸色等)苍白的；灰黄的 | ～**ly** *ad*／～**ness** *n*

Luride [ˈljuːraid] *n* 氟化钠(sodium fluoride)制剂的商品名

lurk [ləːk] *vi, n* 潜伏，潜在

Luschka's bursa [ˈluʃkɑː] (Hubert von Luschka) 咽扁桃体 | ～ crypts 卢施卡隐窝(胆囊粘膜)／～ duct 卢施卡管(胆囊腺管)／～ gland 尾骨球／～ muscles 卢施卡肌(含有肌组织的子宫骶韧带)

lust [lʌst] *n* 欲望；性欲；渴望 *vi* 贪求；渴望(after, for) | ～**ful** *a* 贪欲的；好色的

lustre, luster [ˈlʌstə] *n* 光泽，光辉 *vt* 使有光泽 *vi* 有光泽，发光

lustrous [ˈlʌstrəs] *a* 有光泽的，有光采的

lusty [ˈlʌsti] *a* 强壮的，有力的，精力充沛的；强烈的；贪欲的 | **lustily** *ad*

lusus naturae [ˈljuːsəs nəˈtjuəriː]【拉】先天畸形

lute [ljuːt] *n* 封泥 *vt* 密封

luteal [ˈljuːtiəl] *a* 黄体的

lutecium [ljuːˈtiːʃiəm] *n* 镥(化学元素)

luteectomy [ˌljuːtiˈektəmi] *n* 黄体切除术

lutein [ˈljuːtiin] *n* 黄体素；脂色素 | serum ～ 血清黄体素 | ～**ic** [ˌljuːtiˈinik] *a* 黄体素的，黄体的；黄体化的

luteinization [ˌljuːtiinaiˈzeiʃən] *n* 黄体化(过程)，黄素化

Lutembacher's syndrome (complex, disease) [ˈluːtəmˌbɑːhə] (René Lutembacher) 鲁藤巴赫综合征(病)(左房室瓣狭窄伴有房间隔缺损)

luteohormone [ˌlju:tiə'hɔ:məum] *n* 孕酮,黄体酮
luteoid ['lju:tiɔid] *n* 类黄体素
luteolysin [ˌlju:ti'ɔlisin] *n* 黄体溶素,溶黄体素 | uterine ~ 子宫黄体溶素,前列腺素$F_{2\alpha}$
luteolysis [ˌlju:ti'ɔlisis] *n* 黄体溶解,溶黄体
luteoma [ˌlju:ti'əumə] *n* 黄体瘤
luteose ['lju:tiəus] *n* 淡黄青霉多糖
luteotroph ['lju:tiəuˌtrəuf] *n* 泌乳细胞,催乳细胞
luteotropic [ˌlju:tiə'trɔpik], **luteotrophic** [ˌlju:tiə'trɔfik] *a* 促黄体的
luteotropin [ˌlju:tiə'trəupin], **luteotrophin** [ˌlju:tiə'trəufin] *n* 催乳激素,泌乳激素
lutetium [lju:'ti:ʃiəm] *n* 镥(化学元素)
Lutrexin [lju:'treksin] *n* 卵黄素(lututrin)制剂的商品名
Lutromone ['lju:trəməun] *n* 黄体酮(progesterone)制剂的商品名
lutropin ['lju:trɔpin] *n* 促黄体激素
lututrin ['lu:tjutrin] *n* 卵黄素,黄体弛子宫素(子宫弛缓药,治功能性痛经)
Lutzomyia [ˌlu:tzə'maiə] *n* 罗蛉属
lux [lʌks] *n* 勒(克司),米烛光(照明单位,法定单位符号为lx)
luxate ['lʌkseit] *vt* 使脱位,使脱骱 |
luxatio [lʌk'seiʃiəu] *n*【拉】脱位,脱骱 | ~ coxae congenita 先天性髋脱位 / ~ erecta 直举性肱骨脱位 / ~ imperfecta 挨伤 / ~ perinealis 股骨会阴部脱位
luxation [lʌk'seiʃən] *n* 脱位,脱骱
Luxemb(o)urg ['lʌksəmbə:g] *n* 卢森堡[欧洲]
luxuriant [lʌg'zjuəriənt] *a* 丰富的,过盛的,过多的 | **luxuriance** [lʌg'zjuəriəns] *n* 丰富,过多;杂种旺势
luxurious [lʌg'zjuəriəs] *a* 纵欲的;沉溺的;尽情享受的
luxury ['lʌkʃəri] *n* 奢侈
luxus ['lʌksəs] *n*【拉】过盛,过多

Luys' body, nucleus [lju'i:z] (Jules B. Luys) 丘脑下体,丘脑下部核 | ~ body syndrome 偏身颤搐
Luys' segregator (separator) [lju'i:z] (Georges Luys) 吕伊斯分(隔采)尿器
LVAD left ventricular assist device 左心室辅助装置
LVEDP left ventricular end-diastolic pressure 左心室舒张末期压
LVEDV left ventricular end-diastolic volume 左心室舒张末期容积
LVET left ventricular ejection time 左心室射血时间
LVH left ventricular hypertrophy 左心室肥大
LVN licensed vocational nurse 有照职业护士
Lw lawrencium 铹
lyase ['laieis] *n* 裂解酶,裂合酶
17,20-lyase deficiency 17,20-裂解酶缺乏症(由于缺乏17α-羟孕〈甾〉酮醛缩酶所致的一种类固醇生成病)
lycanthropy [lai'kænθrəpi], **lycomania** [ˌlaikə'meinjə] *n* 变狼妄想
lycetamine [lai'si:təmi:n] *n* 氨棕己胺(局部抗菌药)
Lychnis githago ['likis gi'θeigəu] 毒莠草,麦仙翁(即Agrostemma githago)
lycine ['laisi:n] *n* 甜菜碱
lycopene ['laikəpi:n] *n* 番茄红素
lycopenemia [ˌlaikəpi'ni:miə] *n* 番茄红素血
Lycoperdaceae [ˌlaikəupə:'deisii:] *n* 马勃科
Lycoperdales [ˌlaikəpə'deili:s] *n* 马勃目
Lycoperdon [ˌlaikə'pə:dɔn] *n* 马勃属
lycoperdonosis [ˌlaikəˌpə:də'nəusis] *n* 马勃(孢子)病
Lycopodium [ˌlaikə'pəudjəm] *n* 石松属
lycopodium [ˌlaikə'pəudjəm] *n* 石松子(孢子)

lycorexia [ˌlaikə'reksiə] *n* 狼样贪食,极度善饥

lycorine ['likərin] *n* 石蒜碱

Lycoris ['likəris] *n* 石蒜属

Lycosa tarentula [lai'kəusə tə'rentjulə] 欧狼蛛

lydimycin [lidi'maisin] *n* 利地霉素(抗真菌抗生素)

lye [lai] *n* 碱液,灰汁

Lyell's disease, syndrome ['laiəl] (Alan Lyell) 莱尔病、综合征,毒性表皮坏死松解

lying ['laiiŋ] lie的现在分词

lying-in [ˌlaiiŋ'in] ([复] **lyings-in** 或 **lying-ins**) *n* 产褥期,产后期 *a* 产褥期的,产后的

Lyme disease (arthritis) [laim] (1975年首次在美国康涅狄州Old Lyme报道) 莱姆病(由博氏疏螺旋体〈Borrelia burgdorferi〉引起的复发性多系统性疾病,大部分病例开始为游走性慢性红斑〈直径至少5cm〉,继以各种不同表现,其中包括肌痛、大关节关节炎并累及神经和心血管系统) / ~ borreliosis 莱姆疏螺旋体病(一些由博氏疏螺旋体引起的并有相同表现的疾病的统称,其中包括莱姆病、慢性萎缩性肢端皮炎、班伐尔特〈Bannwarth〉综合征和游走性慢性红斑)

Lymnaea [lim'ni:ə] *n* 椎实螺属

lymph [limf] *n* 淋巴,淋巴液;浆,苗 | animal ~ 动物苗;动物淋巴 / aplastic ~, corpuscular ~ 非机化性淋巴,非成形性淋巴 / bovine ~, calf ~ 牛痘苗,牛痘浆 / croupous ~ 假膜性淋巴 / euplastic ~, fibrinous ~ 机化性淋巴,纤维蛋白性淋巴 / glycerinated ~ 甘油(化)痘浆 / humanized ~ 人痘浆 / inflammatory ~ 炎性淋巴 / intravascular ~ 淋巴管内淋巴 / plastic ~ 成形性淋巴,机化性淋巴 / vaccine ~ 痘苗、痘浆

lympha ['limfə] *n*【拉】淋巴

lymphaden ['limfədən] *n* 淋巴结

lymphadenectasis [limˌfædi'nektəsis] *n* 淋巴结膨大

lymphadenectomy [limˌfædi'nektəmi] *n* 淋巴结切除术

lymphadenhypertrophy [limˌfædənhai'pə:trəfi] *n* 淋巴结肥大

lymphadenia [ˌlimfə'di:niə] *n* 淋巴组织增生 | ~ ossea 多发性骨髓瘤

lymphadenitis [limˌfædi'naitis] *n* 淋巴结炎 | caseous ~, paratuberculous ~ 干酪性淋巴结炎,异处结核性淋巴结炎 / nonbacterial regional ~, regional ~ 非细菌性区域性淋巴结炎,猫抓病,猫抓热 / tuberculous ~ 结核性淋巴结炎

lymphadenocele [lim'fædinəuˌsi:l] *n* 淋巴结囊肿

lymphadenocyst [lim'fædinəuˌsist] *n* 淋巴结囊肿

lymphadenogram [lim'fædinəuˌgræm] *n* 淋巴结造影(照)片

lymphadenography [limˌfædi'nɔgrəfi] *n* 淋巴结造影(术)

lymphadenoid [lim'fædinɔid] *a* 淋巴结样的(组织)

lymphadenoleukopoiesis [limˌfædinəuˌlju:kəpɔi'i:sis] *n* 淋巴组织性白细胞生成

lymphadenoma [ˌlimfædi'nəumə] *n* 淋巴(组织)瘤

lymphadenopathy [limˌfædi'nɔpəθi] *n* 淋巴结病 | angioimmunoblastic ~, angioimmunoblastic ~ with dysproteinemia (AILD)血管免疫母细胞性淋巴结病,血内蛋白异常性血管免疫母细胞性淋巴结病(亦称免疫母细胞性淋巴结病) / dermatopathic ~ 皮肤淋巴结病 / giant follicular ~ 巨滤泡性淋巴结病,巨滤泡性淋巴瘤 / immunoblastic ~ 免疫母细胞性淋巴结病,血管免疫母细胞性淋巴结病 / tuberculous ~ 结核性淋巴结病,结核性淋巴结炎

lymphadenosis [limˌfædi'nəusis] *n* 淋巴组织增生 | aleukemic ~ 非白血病

性淋巴组织增生 / ～ benigna cutis 良性皮肤淋巴组织增生 / leukemic ～ 白血病性淋巴组织增生，慢性淋巴细胞性白血病

lymphadenotomy [limˌfædiˈnɔtəmi] *n* 淋巴结切开术

lymphadenovarix [limˌfædinəuˈvɛəriks] *n* 淋巴结增大

lymphagogue [ˈlimfəgɔg] *n* 利淋巴药，催淋巴剂

lymphangeitis [ˌlimfændʒiˈaitis] *n* 淋巴管炎

lymphangial [limˈfændʒiəl] *a* 淋巴管的

lymphangiectasia [limˌfændʒiekˈteiziə] *n* 淋巴管扩张 | intestinal ～ 肠淋巴管扩张

lymphangiectasis [limˌfændʒiˈektəsis] *n* 淋巴管扩张 | **lymphangiectatic** [limˌfændʒiekˈtætik] *a*

lymphangiectomy [limˌfændʒiˈektəmi] *n* 淋巴管切除术

lymphangiitis [limˌfændʒiˈaitis] *n* 淋巴管炎

lymphangioadenography [limˌfændʒiəuˌædiˈnɔgrəfi] *n* 淋巴系造影(术)

lymphangioendothelioma [limˌfændʒiəuˌendəuθi:liˈəumə] *n* 淋巴管内皮瘤

lymphangiofibroma [limˌfændʒiəufaiˈbrəumə] *n* 淋巴管纤维瘤

lymphangiogram [limˈfændʒiəgræm] *n* 淋巴管造影(照)片

lymphangiography [limˌfændʒiˈɔgrəfi] *n* 淋巴管造影(术) | pedal ～ 足淋巴管造影(术)

lymphangioitis [limˌfændʒiəuˈaitis] *n* 淋巴管炎

lymphangiology [limˌfændʒiˈɔlədʒi] *n* 淋巴管学

lymphangioma [limˌfændʒiˈəumə] *n* 淋巴管瘤 | cavernous ～ 海绵状淋巴管瘤 / ～ circumscriptum 局限性淋巴管瘤，曲张性淋巴管瘤 / cystic ～ 囊状淋巴管瘤 / fissural ～ 胎缝性淋巴管瘤 / ～ simplex 单纯性淋巴管瘤

lymphangiomyomatosis [limˌfændʒiəuˌmaiəuməˈtəusis] *n* 淋巴管肌瘤病

lymphangiophlebitis [limˌfændʒiəufliˈbaitis] *n* 淋巴管静脉炎

lymphangioplasty [limˈfændʒiəˌplæsti] *n* 淋巴管成形术

lymphangiosarcoma [limˌfændʒiəusɑ:ˈkəumə] *n* 淋巴管肉瘤

lymphangiotomy [limˌfændʒiˈɔtəmi] *n* 淋巴管切开术

lymphangitis [ˌlimfænˈdʒaitis] *n* 淋巴管炎 | gummatous ～ 树胶肿性淋巴管炎(即屠宰工人帚霉病cladiosis) | **lymphangitic** [ˌlimfænˈdʒitik] *a*

lymphapheresis [ˌlimfəfəˈri:sis] *n* 淋巴细胞除去法，淋巴细胞提取法

lymphatic [limˈfætik] *a* 淋巴的；淋巴(素)质的 *n* 淋巴管

lymphaticostomy [limˌfætiˈkɔstəmi] *n* 淋巴管造口术

lymphatism [ˈlimfətizəm] *n* 淋巴体质；淋巴质，粘液质

lymphatitis [ˌlimfəˈtaitis] *n* 淋巴系炎

lymphatogenous [ˌlimfəˈtɔdʒinəs] *a* 淋巴生成的

lymphatology [ˌlimfəˈtɔlədʒi] *n* 淋巴学

lymphatolysin [ˌlimfəˈtɔlisin] *n* 淋巴组织溶素

lymphatolysis [ˌlimfəˈtɔlisis] *n* 淋巴组织破坏，淋巴组织溶解 | **lymphatolytic** [ˌlimfətəˈlitik] *a* 溶解淋巴组织的

lymphatome [ˈlimfətəum] *n* 淋巴组织切除器

lymphectasia [ˌlimfekˈteiziə] *n* 淋巴性扩张；淋巴管扩张

lymphedema [ˌlimfi(:)ˈdi:mə] *n* 淋巴水肿 | congenital ～ 先天性淋巴水肿 / ～ praecox 原发性淋巴水肿 / ～ tarda 迟发性淋巴水肿(35岁后发生)

lymphemia [lim'fi:miə] *n* 淋巴性白血病

lymphenteritis [ˌlimfentə'raitis] *n* 浆液性肠炎

lymphepithelioma [ˌlimfepiˌθi:li'əumə] *n* 淋巴上皮瘤,淋巴上皮癌

lymphization [ˌlimfai'zeiʃən, -fi'z-] *n* 淋巴生成

lymphnoditis [ˌlimfnəu'daitis] *n* 淋巴结炎

lymph(o)- [构词成分] 淋巴

lymphoblast ['limfəblæst] *n* 成淋巴细胞,原始淋巴细胞 | **~ic** [ˌlimfə'blæstik] *a*

lymphoblasthemia [ˌlimfəblæst'hi:miə] *n* 成淋巴细胞增多(症)

lymphoblastoma [ˌlimfəblæs'təumə] *n* 成淋巴细胞瘤 | **~tous** *a*

lymphoblastomatosis [ˌlimfəˌblæstəumə'təusis] *n* 成淋巴细胞瘤病

lymphoblastomid [ˌlimfə'blæstəumid] *n* 成淋巴细胞瘤疹

lymphoblastosis [ˌlimfəblæs'təusis] *n* 成淋巴细胞增多(症)

lymphocele ['limfəuˌsi:l] *n* 囊状淋巴管瘤

lymphocerastism [ˌlimfəusi'ræstizəm] *n* 淋巴细胞生成

lymphocinesia [ˌlimfəusai'ni:ziə] *n* 内淋巴流动(半规管);淋巴循环

Lymphocryptovirus [ˌlimfəu'kriptəˌvaiərəs] *n* 淋巴隐病毒;淋巴隐病毒属

lymphocystis [ˌlimfəu'sistis] *n* 淋巴囊肿(海洋鱼和淡水鱼的一种常见慢性非致命性疾病,系淋巴囊肿病毒所致)

Lymphocystivirus [ˌlimfəu'sistiˌvaiərəs] *n* 淋巴囊肿病毒;淋巴囊肿病毒属

lymphocytapheresis [ˌlimfəuˌsaitəfə'ri:sis] *n* 淋巴细胞除去法,淋巴细胞提取法

lymphocyte ['limfəsait] *n* 淋巴细胞 | amplifier T-~ 放大性T淋巴细胞,强化性T淋巴细胞 / B-~s, "bursa-equivalent" ~s, thymus-independent ~s B淋巴细胞,囊等同淋巴细胞,不依赖胸腺的淋巴细胞(亦称B细胞) / cytotoxic T ~s (CTL) 细胞毒性T淋巴细胞 / large granular ~s 大颗粒淋巴细胞 / T-~s, thymusdependent ~s T淋巴细胞,胸腺依赖性淋巴细胞(亦称T细胞) | **lymphocytic** [ˌlimfə'sitik] *a*

lymphocythemia [ˌlimfəsai'θi:miə] *n* 淋巴细胞增多(症)

lymphocytoblast [ˌlimfə'saitəblæst] *n* 成淋巴细胞,原始淋巴细胞

lymphocytoma [ˌlimfəsai'təumə] *n* 假淋巴瘤;淋巴细胞瘤 | ~ cutis 皮肤淋巴细胞瘤 | **~tous** *a*

lymphocytomatosis [ˌlimfəˌsaitəumə'təusis] *n* 淋巴细胞瘤病

lymphocytopenia [ˌlimfəˌsaitəu'pi:niə] *n* 淋巴细胞减少

lymphocytopheresis [ˌlimfəuˌsaitəufə'ri:sis] *n* 淋巴细胞除去法,淋巴细胞提取法

lymphocytopoiesis [ˌlimfəˌsaitəupɔi'i:sis] *n* 淋巴细胞生成 | **lymphocytopoietic** [limfəˌsaitəupɔi'etik] *a*

lymphocytorrhexis [ˌlimfəˌsaitə'reksis] *n* 淋巴细胞破裂

lymphocytosis [ˌlimfəsai'təusis] *n* 淋巴细胞增多(症) | acute infectious ~ 急性传染性淋巴细胞增多 | **lymphocytotic** [ˌlimfəsai'tɔtik] *a*

lymphocytotoxicity [ˌlimfəˌsaitəutɔk'sisəti] *n* 淋巴细胞毒性

lymphocytotoxin [ˌlimfəˌsaitə'tɔksin] *n* 淋巴细胞毒素

lymphoduct ['limfədʌkt] *n* 淋巴管

lymphoepithelioma [ˌlimfəˌepiˌθi:li'əumə] *n* 淋巴上皮瘤,淋巴上皮癌

lymphoganglin [ˌlimfəu'gæŋglin] *n* 淋巴结激素(一种假定的激素)

lymphogenesis [ˌlimfəu'dʒenisis] *n* 淋巴生成

lymphogenous [lim'fɔdʒinəs] *a* 成淋巴的;淋巴源的

lymphoglandula [ˌlimfəu'glændjulə]

([复] **lymphoglandulae** [ˌlimfəuˈglændjuliː]) *n* 淋巴结

lymphogonia [ˌlimfəuˈgəuniə] *n* 淋巴原细胞

lymphogram [ˈlimfəgræm] *n* 淋巴系造影(照)片

lymphogranuloma [ˌlimfəuˌgrænjuˈləumə] *n* 淋巴肉芽肿 | ～ malignum 恶性淋巴肉芽肿,霍奇金(Hodgkin)病 / ～ venereum, ～ inguinale 性病性淋巴肉芽肿,腹股沟淋巴肉芽肿,第五性病

lymphogranulomatosis [ˌlimfəuˌgrænjuləuməˈtəusis] *n* 淋巴肉芽肿病;霍奇金(Hodgkin)病 | benign ～ 良性淋巴肉芽肿病,肉样瘤病 / ～ cutis 皮肤淋巴肉芽肿病(霍奇金病皮肤表现) / ～ inguinalis 腹股沟淋巴肉芽肿 / ～ maligna 恶性淋巴肉芽肿病,霍奇金病

lymphography [limˈfɔgrəfi] *n* 淋巴系造影(术)

lymphohistiocytic [ˌlimfəuˌhistiəˈsitik] *a* 淋巴组织细胞的(淋巴细胞与组织细胞的)

lymphohistioplasmacytic [ˌlimfəuˌhistiəuˌplæsməˈsitik] *a* 淋巴组织浆细胞的(淋巴细胞,组织细胞与浆细胞的)

lymphoid [ˈlimfɔid] *a* 淋巴样的;淋巴组织样的;淋巴的,淋巴系统的

lymphoidectomy [ˌlimfɔiˈdektəmi] *n* 淋巴组织切除术

lymphoidocyte [limˈfɔidəsait] *n* 淋巴样细胞,成血细胞

lymphoidotoxemia [limˌfɔidəutɔkˈsiːmiə] *n* 淋巴毒血症

lymphokentric [ˌlimfəuˈkentrik] *a* 刺激淋巴细胞生成的 | ～ acid 淋巴细胞生长酸

lymphokine [ˈlimfəkain] *n* 淋巴因子,淋巴激活素

lymphokinesis [ˌlimfəukaiˈniːsis] *n* 内淋巴流动(半规管);淋巴循环

lymphology [limˈfɔlədʒi] *n* 淋巴学

lympholysis [limˈfɔlisis] *n* 淋巴组织溶解 | cell-mediated ～ (CML) 细胞介导淋巴细胞溶解

lympholytic [ˌlimfəuˈlitik] *a* 溶淋巴细胞的

lymphoma [limˈfəumə] *n* 淋巴(组织)瘤 | African ～ 非洲淋巴瘤(即伯基特淋巴瘤Burkitt's lymphoma) / convoluted T-cell ～ 卷曲核T细胞淋巴瘤 / cutaneous T-cell ～ 皮肤T细胞淋巴瘤 / ～ cutis 皮肤淋巴瘤 / diffuse ～ 弥漫性淋巴瘤(亦称淋巴肉瘤) / follicular ～ 滤泡性淋巴瘤 / follicular center cell ～ 滤泡中心细胞淋巴瘤 / giant follicle ～, giant follicular ～ 巨滤泡性淋巴瘤 / granulomatous ～ 肉芽肿性淋巴瘤,霍奇金(Hodgkin)病 / histiocytic ～ 组织细胞性淋巴瘤(亦称网状细胞肉瘤) / lymphoblastic ～ 成淋巴细胞淋巴瘤 / malignant ～ of cattle, bovine malignant ～ 牛恶性淋巴瘤 / Mediterranean ～ 地中海淋巴瘤,α-重链病 / mixed lymphocytic-histiocytic ～ 混合淋巴细胞-组织细胞性淋巴瘤 / nodular ～ 结节状淋巴瘤 / non-Hodgkin's ～s 非霍奇金淋巴瘤 / plasmacytoid lymphocytic ～ 浆细胞样淋巴细胞性淋巴瘤 / pleomorphic ～ 多形性淋巴瘤 / poorly-differentiated lymphocytic ～ 低分化淋巴细胞性淋巴瘤 / small B-cell ～ 小B细胞淋巴瘤 / small lymphocytic T-cell ～ 小淋巴细胞性T细胞淋巴瘤 / T-cell ～s T细胞淋巴瘤 / U-cell (undefined) ～ 不明细胞淋巴瘤 / undifferentiated ～ 未分化淋巴瘤(亦称多形性淋巴瘤) / well-differentiated lymphocytic ～ 高分化淋巴细胞性淋巴瘤(亦称淋巴细胞瘤)

lymphomatoid [limˈfəumətɔid] *a* 淋巴瘤样的

lymphomatosis [ˌlimfəuməˈtəusis] *n* 淋巴瘤病

lymphomatous [limˈfəumətəs] *a* 淋巴瘤的

lymphomyxoma [ˌlimfəumikˈsəumə]

n 淋巴粘液瘤

lymphonodulus [ˌlimfə'nɔdjuləs] ([复] **lymphonoduli** [ˌlimfə'nɔdjulai]) *n*【拉】淋巴小结

lymphonodus [ˌlimfə'nəudəs] ([复] **lymphonodi** [ˌlimfə'nəudai]) *n*【拉】淋巴结

lymphopathia [ˌlimfə'pæθiə] *n* 淋巴(组织)病,淋巴肉芽肿 | ～ venereum 性病性淋巴肉芽肿,腹股沟淋巴肉芽肿

lymphopathy [lim'fɔpəθi] *n* 淋巴(组织)病 | ataxic ～ 共济失调性淋巴(组织)病

lymphopenia [ˌlimfə*u*'pi:niə] *n* 淋巴细胞减少

lymphoplasia [ˌlimfə*u*'pleiziə] *n* 淋巴组织形成 | cutaneous ～ 皮肤淋巴组织形成,皮肤淋巴细胞瘤

lymphoplasm ['limfəplæzəm] *n* 海绵质

lymphoplasmapheresis [ˌlimfə*u*ˌplæzməfə'ri:sis] *n* 淋巴细胞与血浆除去法,淋巴细胞与血浆提取法

lymphoplasmia [ˌlimfə*u*'plæzmiə] *n* 红细胞失色症

lymphoplasty ['limfəˌplæsti] *n* 淋巴管成形术

lymphopoiesis [ˌlimfə*u*pɔi'i:sis] *n* 淋巴组织生成;淋巴细胞生成 | **lymphopoietic** [ˌlimfə*u*pɔi'etik] *a*

lymphoproliferative [ˌlimfə*u*prə*u*'lifərətiv] *a* 淋巴组织增生的

lymphoreticular [ˌlimfə*u*ri'tikjulə] *a* 淋巴网状内皮细胞的

lymphoreticulosis [ˌlimfə*u*riˌtikju'ləusis] *n* 淋巴网状内皮细胞增生(症) | benign ～ 良性淋巴网状内皮细胞增生(症),猫抓病

lymphorrhage ['limfəreidʒ] *n* 淋巴细胞集积(在肌内)

lymphorrhea [ˌlimfə'ri:ə], **lymphorrhagia** [ˌlimfə'reidʒiə] *n* 淋巴溢

lymphorrhoid ['limfərɔid] *n* 肛周淋巴管扩张,淋巴管痔

lymphosarcoleukemia [ˌlimfə*u*ˌsɑ:kə*u*lju:'ki:miə] *n* 淋巴肉瘤细胞性白血病

lymphosarcoma [ˌlimfə*u*sɑ:'kəumə] *n* 淋巴肉瘤 | fascicular ～, sclerosing ～ 硬化性淋巴肉瘤

lymphosarcomatosis [ˌlimfə*u*ˌsɑ:kəumə'təusis] *n* 淋巴肉瘤病

lymphoscintigraphy [ˌlimfə*u*sin'tigrəfi] *n* 淋巴闪烁图检查(检测淋巴结转移性肿瘤) | radiocolloid ～ 放射性胶体淋巴闪烁图检查

lymphosporidiosis [ˌlimfə*u*spəˌridi'əusis] *n* 淋巴孢子虫病,兽疫性淋巴管炎

lymphostasis [lim'fɔstəsis] *n* 淋巴淤滞

lymphotaxis [ˌlimfə'tæksis] *n* 淋巴细胞趋向性

lymphotism ['limfətizəm] *n* 淋巴组织发育障碍

lymphotome ['limfətəum] *n* 增殖体切除器

lymphotoxemia [ˌlimfə*u*tɔk'si:miə] *n* 淋巴毒血症

lymphotoxin [ˌlimfə'tɔksin] *n* 淋巴细胞毒素

lymphotrophy [lim'fɔtrəfi] *n* 淋巴营养性

lymphotropic [ˌlimfə*u*'trɔpik] *a* 亲淋巴的

lymphous ['limfəs] *a* 淋巴的;含淋巴的

lymph-vascular [limf'væskjulə] *a* 淋巴管的

Lynchia maura ['linkiə 'mɔ:rə] 拟虱蝇(即Pseudolynchia canariensis)

lynestrenol [li'nestrinɔl] *n* 利奈孕酮,炔雌烯醇(孕激素类药)

Lynoral ['linɔrəl] *n* 炔雌醇(ethinyl estradiol)制剂的商品名(雌激素类药)

lyo- [构词成分] 溶解

lyochrome ['laiəkrəum] *n* 黄素

lyogel ['laiədʒel] *n* 水凝胶,多液凝胶

Lyon hypothesis ['laiən] (Mary F.

Lyon) 莱昂假说(在胚胎发育的早期,所有哺乳动物的体细胞中X染色体多于一个时,所有X染色体均以随机方式失活,而成为性染色质)

lyonization [ˌlaiənai'zeiʃən, -ni'z-] (Mary F. Lyon) *n* 莱昂化作用(指细胞中X染色体多于一个时,X染色体以随机方式失活的过程或状况,亦称异染质化,X染色体失活。同样见Lyon hypothesis)

lyonized ['laiənaizd] *a* 莱昂化的(根据莱昂假说,指细胞中失活的X染色体)

lyophil ['laiəfil] *n* 亲液物;亲液胶体,亲媒胶体

lyophile ['laiəfail] *n* 亲液物;亲液胶体,亲媒胶体 *a* 亲液的,亲媒的

lyophilic [ˌlaiə*u*'filik] *a* 亲液的,亲媒的

lyophilize [lai'ɔfilaiz] *vt* (低压)冻干 | **lyophilization** [laiˌɔfilai'zeiʃən, -li'z-] *n* (低压)冻干法,真空冷冻干燥法

lyophilizer [lai'ɔfilaizə] *n* (低压)冻干器

lyophobe ['laiəfəub] *n* 疏液物;疏液胶体 | **lyophobic** [ˌlaiə'fəubik] *a* 疏液的;疏媒的(胶体)

lyosol ['laiəsɔl] *n* 水溶胶,液体溶胶

lyosorption [ˌlaiə*u*'sɔ:pʃən] *n* 溶媒吸附(作用),吸收溶剂(作用)

lyotropic [ˌlaiə*u*'trɔpik] *a* 易溶的

Lyperosia irritans [ˌlaipə'rəusiə 'iritəns] 扰角蝇(即扰血蝇Haematobia irritans)

Lyponyssus [ˌlaipə'nisəs] *n* 刺脂螨属(即禽刺螨属Ornithonyssus)

lypressin [lai'presin] *n* 赖氨酸加压素(治尿崩症用的制尿药)

lyra ['laiərə] *n*【拉;希】琴,琴形物

lyre ['laiə] *n* 琴,琴形物

Lys lysine 赖氨酸

lysate ['laiseit] *n* (细胞)溶解产物,溶胞产物;溶成剂(用人工消化方法从动物器官中获得的药物制剂)

lysatin ['lisətin] *n* 溶解素(原由Drechsel测定为源于酪蛋白的一种要素,后来证明是赖氨酸和精氨酸的混合物)

lyse [laiz] *vt, vi* 溶解,溶化

lysemia [lai'si:miə] *n* 血液分解

lysergic acid [li'sə:dʒik] 麦角酸 | ~ diethylamide (LSD) 麦角二乙胺(致幻药)

lysergide ['laisədʒaid] *n* 麦角二乙胺(致幻药)

lysidin ['lisidin] *n* 甲咪唑啉(用作尿酸溶剂) | ~ bitartrate 重酒石酸甲咪唑啉

lysimeter [lai'simitə] *n* 溶度测定器,溶度计

lysin ['laisin] *n* 溶素,溶解素 | beta ~ β溶素(某些动物血清中一种较耐热的杀菌性成分,在56~60°C, 30~40min时并不失活) / immune ~ 免疫溶素(一种溶细胞性抗体,与细胞性抗原相互作用,以便介导补体溶解细胞的作用)

lysine ['laisi:n] *n* 赖氨酸

lysine carboxypeptidase ['laisi:n kɑ:ˌbɔksi'peptideis] 赖氨酸羧肽酶(亦称精氨酸羧肽酶,激肽酶 I)

lysine dehydrogenase ['laisi:n di:'haidrədʒəneis] 赖氨酸脱氢酶(此酶的遗传性缺乏,可致先天性赖氨酸不耐症)

lysine ketoglutarate reductase ['laisi:n ˌki:tə*u*'glju:təreit ri'dʌkteis] 赖氨酸酮戊二酸还原酶,酵母氨酸脱氢酶(NADP⁺,L⁻赖氨酸形成的)

lysine-ketoglutarate reductase deficiency 赖氨酸酮戊二酸还原酶缺乏症,高赖氨酸血症

L-lysine: NAD oxidoreductase ['laisi:n ˌɔksidə*u*ri'dʌkteis] L-赖氨酸: NAD 氧化还原酶,赖氨酸脱氢酶

L-lysine: NAD oxidoreductase deficiency L-赖氨酸: NAD 氧化还原酶缺乏症,先天性赖氨酸不耐症

lysinogen [lai'sinədʒən] *n* 溶素原

lysinogenesis [ˌlaisinə*u*'dʒenisis] *n* 溶素生成

lysinosis [ˌlisi'nəusis] *n* 肺棉屑沉着

病，棉屑肺

lysinuria [ˌlaisiˈnjuəriə] *n* 赖氨酸尿(症)

lysis [ˈlaisis], **lyses** [ˈlaisi:z] *n* 溶解，分解；松解术；渐退，消散(指症状) | hot-cold ～ 冷却溶解(物质经培养后置于室温下过夜而引起的溶解)

lys(o)- [构词成分] 溶解，溶化

lysocephalin [ˌlaisəuˈsefəlin] *n* 溶血脑磷脂

lysochrome [ˈlaisəkrəum] *n* 溶色素，脂肪染色剂

lysocythin [ˌlaisəuˈsaiθin] *n* 溶细胞素

Lysodren [ˈlaisədrən] *n* 米托坦(mitotane)制剂的商品名

lysogen [ˈlaisədʒən] *n* 溶素原

lysogenesis [ˌlaisəˈdʒenisis] *n* 溶素生成，致溶解性 | **lysogenic** [ˌlaisəˈdʒenik] *a* 生成溶素的，引起溶解的；溶源性的

lysogenicity [ˌlaisəudʒiˈnisəti], **lysogeny** [laiˈsɔdʒini] *n* 致溶解性；产噬菌体；溶源性，溶源现象

lysokinase [ˌlaisəuˈkaineis] *n* 溶解激酶

lysolecithin [ˌlaisəuˈlesiθin] *n* 溶血卵磷脂

lysophosphatidate [ˌlaisəuˌfɔsfəˈtaideit] *n* 溶血磷脂酸(阴离子型)

lysophosphatide [ˌlaisəuˈfɔsfətaid] *n* 溶血磷脂

lysophosphatidic acid [ˌlaisəuˌfɔsfəˈtidik] 溶血磷脂酸

lysophospholipase [ˌlaisəuˌfɔsfəuˈlaipeis, -ˈlip-] *n* 溶血磷脂酶

lysophospholipid [ˌlaisəuˌfɔsfəuˈlipid] *n* 溶血磷脂

lysosomal [ˌlaisəˈsəuməl] *a* 溶酶体的

lysosomal α-glucosidase [ˌlaisəuˈsəuməl glu:ˈkəusideis] 溶酶体α-葡糖苷酶，葡聚糖1，4-α-葡糖苷酶

lysosomal α-glucosidase deficiency 溶酶体α-葡糖苷酶缺乏症，糖原贮积病Ⅱ型

lysosome [ˈlaisəsəum] *n* 溶酶体 | primary ～ 初级溶酶体 / secondary ～ 次级溶酶体 | **lysosomal** [ˌlaisəˈsəuməl] *a*

lysostaphin [ˌlaisəuˈstæfin] *n* 溶葡萄球菌素

lysotype [ˈlaisətaip] *n* 噬菌体型

lysozyme [ˈlaisəzaim] *n* 溶菌酶

lysozymuria [ˌlaisəuzaiˈmjuəriə] *n* 溶菌酶尿

lyssa [ˈlisə] *n* 【希】狂犬病，瘈咬病；舌中隔 | **lyssic** [ˈlisik] *a* 狂犬病的

Lyssavirus [ˈlisəˌvaiərəs] *n* 狂犬病病毒属

lyss(o)- [构词成分] 狂犬病

lyssodexis [ˌlisəuˈdeksis] *n* 狂犬咬伤

lyssoid [ˈlisɔid] *a* 狂犬病样的

lyssophobia [ˌlisəuˈfəubjə] *n* 狂犬病恐怖，瘈咬病恐怖

Lyster tube [ˈlistə] (William J. L. Lyster) 利斯特管(玻璃管内含次氯酸钙，饮水消毒用)

lysyl [ˈlaisil] *n* 赖氨酰(基)

lysyl hydroxylase [ˈlaisil haiˈdrɔksileis] 赖氨酰羟化酶(此酶活性缺乏为一种常染色体隐性性状，可致埃勒斯-当洛斯〈Ehlers-Danlos〉综合征Ⅵ型，在EC命名法中称原胶原-赖氨酸5-双〈加〉氧酶)

lysyl oxidase [ˈlaisil ˈɔksideis] 赖氨酰氧化酶(此酶活性缺乏以及在埃勒斯-当洛斯〈Ehlers-Danlos〉综合征Ⅸ型〈X连锁遗传皮肤松垂〉和门克士〈Menkes〉综合征时发生伴随的生理结果，似乎继发于铜代谢或运输的缺乏)

lyterian [laiˈtiəriən] *a* (病势)渐退的，消散的

lytic [ˈlitik] *a* 溶解的，溶素的；松解的；渐退的

Lytta [ˈlitə] *n* 芫菁属 | ～ vesicatoria 西班牙芫菁(亦称Cantharis vesicatoria)

lytta [ˈlitə] *n* 狂犬病

lyxonic acid [likˈsɔnik] 来苏糖酸

lyxose ['liksəus] *n* 来苏糖

lyze [laiz] *vt, vi* 溶解,溶化

M

M, m [em] ([复] **M's, m's** [emz]) *n* 英语的第13个字母

M 百万,兆(10^6)(mega)、摩尔浓度(molar[1])、磨牙(molar[2])、摩(morgan)、粘液状(菌落)(mucoid 〈colony〉)、近视(myopia)以及第一心音低频成分的符号

M. 混和(misce)和合剂(mistura)的符号

M 互感(mutual inductance)、摩尔量(molar mass)和摩尔浓度(molar[1])的符号

M_1 左房室瓣关闭(mitral valve closure)的符号

M_r 相对分子量(relative molecular mass)的符号

m 中位数(median)、米(meter)和毫(milli-)的符号

m. 量滴(minim)和肌(musculus【拉】)的符号

m 质量(mass)和(重量)摩尔的(molal)的符号

m- 间(位)(meta-)的化学符号

μ mu希腊语的第12个字母;线性衰减系数(linear attenuation coefficient)、总体均数(population mean)、微(micro-)、微米(micron)、电泳泳动度(electrophoretic mobility)和重链IgM的符号

MA mental age 智力年龄,心理年龄; meter angle 米角,公尺角; Master of Arts 文学硕士

mA 毫安(培)(milliampere)的符号

μA 微安(培)(microampere)的符号

MAC membrane attack complex 膜攻击复合体

Mac. macerare【拉】浸渍,浸软

Macaca [mə'kækə] *n* 猕猴属 | ~ cynomulgus 南美猕猴 / ~ mulatta 猕猴,罗猴,恒河猴

MACC methotrexate, Adriamycin, cyclophosphamide, and CCNU 甲氨蝶呤-阿霉素-环磷酰胺-环己亚硝脲(联合化疗治癌方案)

MacConkey's agar, broth[mə'kɔnki] (Alfred T. MacConkey) 麦康基琼脂(肉汤)(分离大肠菌类用,亦称麦康基胆盐琼脂)

Mace [meis] *n* 麦斯催泪剂(商品名)

mace [meis] *n* 肉豆蔻衣

macerate ['mæsəreit] *vt, vi* 浸软,浸渍 | **maceration** [ˌmæsə'reiʃən] *n* / **macerative** *a* / **macerator** ['mæsəreitə] *n* 浸渍器

Macewen's operation [mə'kju:ən] (William Macewen) 麦克尤恩手术(①股骨髁上楔形切骨治膝外翻;②疝根治术) | ~ sign 麦克尤恩征(脑积水及脑脓肿时,叩诊额骨,颞骨和顶骨接缝后的颅骨,则反响叩音较正常强) / ~ triangle 麦克尤恩三角(颞骨乳突窝)

Machado-Joseph disease[mə'ʃɑ:dəu 'dʒəusif] 神经系统亚速尔病(发现于亚速尔群岛后裔的家族, Machado和Joseph为受患家族)

Mache unit ['mɑ:ʃə] (Heinrich Mache) 马谢单位(溶液中镭射气浓度单位)

machine [mə'ʃi:n] *n* 机器,机械 | heart-lung ~ 人工心肺机

machinery [mə'ʃi:nəri] *n* 机器,机械(总称);(机器的)运转部分;机构

Macht's test [mækt] (David I. Macht) 麦克特试验(检血清对白羽扇豆

苗生长的效果，恶性贫血及其他不正常血液的血清可使其苗生长缓慢)

macies ['meiʃii:z] *n*【拉】消瘦

MAC INH membrane attack complex inhibitor 膜攻击复合体抑制剂

macintosh ['mækintɔʃ] (Charles Macintosh) *n* 橡皮防水布，不透水布(曾用作外科敷料)

macis ['meisis] *n*【拉】肉豆蔻衣

MacKay-Marg electronic tonometer [mə'kei mɑ:g] (Ralph S. Mackay; Elwin Marg) 麦-马电子眼压计(带有平芯直接放在角膜上测量眼内压的电子压平眼压计)

Mackenrodt's ligament ['mʌkənrɔt] (Alwin K. Mackenrodt) 直肠子宫襞 | ~ operation 马肯罗特手术(阴道式圆韧带固定术，用以矫正子宫后移位)

Mackenzie's disease [mə'kenzi] (James Mackenzie) 麦肯齐病，X病(X disease, 见disease项下相应术语)

Mackenzie's syndrome [mə'kenzi] (Stephen Mackenzie) 麦肯齐综合征(即Jackson's syndrome)

Maclagan's thymol turbidity test [mək'lɑ:gən] (Noel F. Maclagan) 麦克拉根麝香草酚混浊度试验(检肝代谢紊乱)

MacLean-Maxwell disease [mək'lein 'mækswəl] (Charles M. MacLean; James L. Maxwell) 麦克莱恩-马克斯韦尔病(跟骨的一种慢性疾病，特征为跟骨后三分之一肿大，并有压痛)

MacLeod's capsular rheumatism [mək'laud] (Roderick MacLeod) 麦克劳德关节囊风湿病(一种类风湿性关节炎，有渗出液进入滑液囊、粘液囊及关节囊鞘中)

Macleod's syndrome [mə'klaud] (William Mathieson Macleod) 麦克劳德综合征(单侧透明肺综合征，见Swyer-James syndrome)

MacMunn's test [mək'mʌn] (Charles A. MacMunn) 麦克莫恩试验(检尿蓝母)

MacQuarrie's test [mə'kwɔri] (F. W. MacQuarrie) 麦夸里试验(以铅笔及纸，试一般机械操作能力)

Macracanthorhynchus [ˌmækrəˌkænθə'riŋkəs] *n* 巨吻棘头虫属 | ~ hirudinaceus 猪巨吻棘头虫

macradenous [mæ'krædinəs] *a* 巨腺的

macrencephaly [ˌmækrən'sefəli], **macrencephalia** [məˌkrensə'feiliə] *n* 巨脑

macr(o)- [构词成分] 巨，大，长

macroadenoma [ˌmækrəuˌædə'nəumə] *n* 巨腺瘤(直径超过10mm的一种垂体腺瘤)

macroaggregate [ˌmækrə'ægrigeit] *n* 大集合物

macroaleuriospore [ˌmækrəuə'ljuəriəspɔ:] *n* 大粉状孢子，大侧生孢子

macroamylase [ˌmækrəu'æmileis] *n* 巨淀粉酶，大分子淀粉酶

macroamylasemia [ˌmækrəuæmilə'si:miə] *n* 巨淀粉酶血症 | **macroamylasemic** *a*

macroanalysis [ˌmækrəuə'nælisis] *n* 常量分析

Macrobdella [ˌmækrəu'delə] *n* 巨蛭属 | ~ decora 北美巨蛭

macrobiota [ˌmækrəubai'əutə] *n* 大生物区(系)

macrobiotic [ˌmækrəubai'ɔtik] *a* 大生物区的；长寿的，延年的 | **~s** *n* 长寿法(如通过节食方式)

macroblast ['mækrəblæst] *n* 大成红细胞

macroblepharia [ˌmækrəubli'fɛəriə] *n* 巨睑

macrobrachia [ˌmækrəu'breikiə] *n* 巨臂

macrocardius [ˌmækrəu'kɑ:diəs] *n* 巨心畸胎

macrocephaly [ˌmækrəu'sefəli], **macrocephalia** [ˌmækrəusə'feiliə], **ma-**

crocephalus [ˌmækrəuˈsefələs] *n* 巨头 | **macrocephalous** [ˌmækrəuˈsefələs], **macrocephalic** [ˌmækrəusəˈfælik] *a*

macrocheilia, macrochilia [ˌmækrəuˈkailiə] *n* 巨唇

macrocheiria, macrochiria [ˌmækrəuˈkaiəriə] *n* 巨手

macrochemistry [ˌmækrəuˈkemistri] *n* 常量化学(可以用肉眼观察化学反应的化学) | **macrochemical** *a*

macroclitoris [ˌmækrəuˈklitəris] *n* 巨阴蒂

macrocnemia [ˌmækrɔkˈni:miə] *n* 巨小腿

macrocolon [ˌmækrəuˈkəulən] *n* 巨结肠

macroconidium [ˌmækrəukəˈnidiəm] ([复] **macroconidia** [ˌmækrəukəˈnidiə]) *n* 大分生孢子

macrocornea [ˌmækrəuˈkɔ:niə] *n* 巨角膜

macrocosm [ˈmækrəkɔzəm] *n* 宏观世界;大宇宙

macrocrania [ˌmækrəuˈkreiniə] *n* 巨颅

macrocyclic [ˌmækrəuˈsiklik] *a* 大环的(大环有机化合物的,一般含有15个以上的原子)

macrocyst [ˈmækrəusist] *n* 巨囊;大包囊,产囊体

macrocytase [ˌmækrəuˈsaiteis] *n* 巨噬细胞溶解酶

macrocyte [ˈmækrəusait] *n* 大红细胞,巨红细胞 | **macrocytic** [ˌmækrəuˈsitik] *a*

macrocythemia [ˌmækrəusaiˈθi:miə], **macrocytosis** [ˌmækrəusaiˈtəusis] *n* 大红细胞症

macrodactyly [ˌmækrəuˈdæktili], **macrodactylia** [ˌmækrəudækˈtiliə] *n* 巨指(趾)

Macrodantin [ˌmækrəuˈdæntin] *n* 呋喃妥因,呋喃坦啶(nitrofurantoin)制剂的商品名

macrodontia [ˌmækrəuˈdɔnʃiə], **macrodontism** [ˌmækrəuˈdɔntizəm] *n* 巨牙 | **macrodontic** [ˌmækrəuˈdɔntic], **macrodont** [ˈmækrədɔnt] *a*

macrodystrophia [ˌmækrəudisˈtrəufiə] *n* 营养异常性巨大发育 | ~ lipomatosa progressiva 进行性脂瘤性巨大发育

macroelement [ˌmækrəuˈelimənt] *n* 常量元素

macroencephaly [ˌmækrəuenˈsefəli] *n* 巨脑

macroerythroblast [ˌmækrəuiˈriθrəublæst] *n* 大成红细胞

macroesthesia [ˌmækrəuisˈθi:zjə] *n* 物体巨大感,触物显大症

macrofauna [ˌmækrəuˈfɔ:nə] *n* 大(体)动物区系(某一地区能用肉眼看到的动物)

macroflora [ˌmækrəuˈflɔ:rə] *n* 大(体)植物区系(某一地区能用肉眼看到的植物)

macrogamete [ˌmækrəuˈgæmi:t] *n* 大配子,巨配子

macrogametocyte [ˌmækrəugəˈmi:təsait] *n* 大配子体,大配子母细胞

macrogamont [ˌmækrəuˈgæmɔnt] *n* 大配子母细胞

macrogenesy [ˌmækrəuˈdʒenisi] *n* 巨大发育,巨人症

macrogenia [ˌmækrəuˈdʒeniə] *n* 巨颏

macrogenitosomia [ˌmækrəuˌdʒenitəuˈsəumiə] *n* 生殖器巨大畸形,巨生殖器巨体 | ~ precox 早熟性巨生殖器巨体

macrogingivae [ˌmækrəudʒinˈdʒaivi:] *n* 龈纤维瘤病

macroglia [mæˈkrɔgliə] *n* 大(神经)胶质细胞

macroglobulin [ˌmækrəuˈglɔbjulin] *n* 巨球蛋白

macroglobulinemia [ˌmækrəuˌglɔbjuliˈni:miə] *n* 巨球蛋白血(症)

macroglossia [ˌmækrə*u*'glɔsiə] *n* 巨舌,舌肥大

macrognathia [ˌmækrə*u*'neiθiə] *n* 巨颌

macrogol ['mækrəgɔl] *n* 聚乙二醇,碳蜡

macrography [mæ'krɔgrəfi], **macrographia** [ˌmækrə*u*'greifiə] *n* 巨大字体

macrogyria [ˌmækrə*u*'dʒaiəriə] *n* 巨脑回

macrolabia [ˌmækrə*u*'leibiə] *n* 巨唇

macrolecithal [ˌmækrə*u*'lesiθəl] *a* 巨(卵)黄的

macroleukoblast [ˌmækrə*u*'lju:kəblæst] *n* 巨成白细胞

macrolide ['mækrəlaid] *n* 大环内酯物

macrolymphocyte [ˌmækrə*u*'limfəsait] *n* 大淋巴细胞

macrolymphocytosis [mækrə*u*ˌlimfəsai'təusis] *n* 大淋巴细胞增多

macromania [ˌmækrə*u*'meinjə] *n* 夸大狂,夸大妄想;显大性妄想(指外界物体或自己肢体显大)

macromastia [ˌmækrə*u*'mæstiə], **macromazia** [ˌmækrə*u*'meiziə] *n* 巨乳房

macromelia [ˌmækrə*u*'mi:liə] *n* 巨肢

macromelus [mæ'krɔmiləs] *n* 巨肢畸胎

macromere ['mækrəmiə] *n* 大(分)裂球

macromethod ['mækrəˌmeθəd] *n* 大体方法,肉眼方法;常量法

macromimia [ˌmækrə*u*'mimiə] *n* 模仿过分

macromolecule [ˌmækrə*u*'mɔlikju:l] *n* 大分子 | **macromolecular** [ˌmækrəumə*u*'lekjulə] *a*

Macromonas [ˌmækrə*u*'məunəs] *n* 大单胞菌属,大极毛硫细菌属

macromonocyte [ˌmækrə*u*'mɔnə*u*sait] *n* 巨单核细胞

macromyeloblast [ˌmækrə*u*'maiələblæst] *n* 巨成髓细胞

macronodular [ˌmækrə*u*'nɔdjulə] *a* 巨结的

macronormoblast [ˌmækrə*u*'nɔ:məblæst] *n* 巨成红细胞

macronucleus [ˌmækrə*u*'nju:kliəs] *n* 大核,滋养核 | **macronuclear** *a*

macronutrient [ˌmækrə*u*'nju:triənt] *n* 大量营养素,大量营养物(需要相当数量的一种必需营养素,如钙、氯化物、镁、磷、钾和钠)

macronychia [ˌmækrə*u*'nikiə] *n* 巨(指)甲

macro-orchidism [ˌmækrə*u*'ɔ:kidizəm] *n* 巨睾丸

macropathology [ˌmækrə*u*pə'θɔlədʒi] *n* 大体病理学,肉眼病理学

macrophage ['mækrəfeidʒ] *n* 巨噬细胞,大食细胞 | alveolar ～ 肺泡巨噬细胞(亦称尘细胞) / armed ～s 武装的巨噬细胞 / fixed ～ 固定巨噬细胞 / free ～, inflammatory ～ 游走巨噬细胞,炎症巨噬细胞 | **macrophagus** [mæ'krɔfəgəs] *n* / **macrophagic** [ˌmækrə'fædʒik] *a*

macrophagocyte [ˌmækrə*u*'fægəsait] *n* 巨噬细胞

macrophallus [ˌmækrə*u*'fæləs] *n* 巨阴茎

macrophthalmia [ˌmækrɔf'θælmiə] *n* 巨眼 | **macrophthalmous** *a*

macropia [mæ'krəupiə] *n* 视物显大症

macroplasia [ˌmækrə*u*'pleiziə], **macroplastia** [ˌmækrə*u*'plæstiə] *n* 过度发育

macropodia [ˌmækrə*u*'pəudiə] *n* 巨足

macropolycyte [ˌmækrə*u*'pɔlisait] *n* 大多核白细胞

macroprolactinoma [ˌmækrə*u*prə*u*ˌlækti'nəumə] *n* 巨泌乳素瘤,巨催乳激素瘤

macropromyelocyte [ˌmækrə*u*prə*u*'maiələsait] *n* 巨前髓细胞

macroprosopia [ˌmækrə*u*prə'səupiə] *n* 巨面

macropsia [mæ'krɔpsiə] *n* 视物显大症
macrorhinia [ˌmækrəu'riniə] *n* 巨鼻
macroscelia [ˌmækrəu'si:liə] *n* 巨腿
macroscopic [ˌmækrəu'skɔpik] *a* 肉眼可见的，目视的；宏观的
macroscopy [mæ'krɔskəpi] *n* 肉眼检查，粗视检查；宏观 | **macroscopical** [ˌmækrəu'skɔpikəl] *a* 肉眼检查的；肉眼可见的，目视的；宏观的
macroshock ['mækrəuˌʃɔk] *n* 强震荡（心脏病学使用的术语，表示电流通过完整皮肤两个区域的中到高电平电流；约100mA就能引起心室纤维性颤动）
macrosigmoid [ˌmækrəu'sigmɔid] *n* 巨乙状结肠，乙状结肠扩张
macrosis [mæ'krəusis] *n* 巨大；体积增加
macrosmatic [ˌmækrɔs'mætik] *a* 嗅觉敏锐的
macrosomatia [ˌmækrəusə'meiʃiə] *n* 巨体 | ~ adiposa congenita 先天肥胖性巨体 | **macrosomia** [ˌmækrəu'səumiə] *n*
macrosplanchnic [ˌmækrəu'splæŋknik] *a* 巨脏的，巨腹的
macrospore ['mækrəspɔ:] *n* 大孢子
macrostereognosia [ˌmækrəuˌstiəriəu'nəuʒə] *n* 物体巨大感
macrostomia [ˌmækrəu'stəumiə] *n* 巨口，颊横裂
macrostructural [ˌmækrəu'strʌktʃərəl] *a* 大体构造的，巨大结构的
macrotia [mæ'krəuʃiə] *n* 巨耳畸形
macrotome ['mækrətəum] *n* 大切片刀
macrotooth ['mækrətu:θ] （[复] **macroteeth** ['mækrəti:θ]）*n* 巨牙
macula ['mækjulə] （[复] **maculas** 或 **maculae** ['mækjuli:]）*n*【拉】斑（点）| acoustic ~e 位觉斑，听斑 / false ~ 假性黄斑 / ~ lutea retinae 视网膜黄斑 / Mongolian ~ 胎斑（初生时青紫斑）| ~r *a*
maculate ['mækjulit] *a* 有斑点的 | **maculation** [ˌmækju'leiʃən] *n* 成斑（点）
macule ['mækju:l] *n* 斑（点）
maculocerebral [ˌmækjuləu'seribrəl] *a* 黄斑（与）脑的
maculopapule [ˌmækjuləu'pæpju:l] *n* 斑丘疹 | **maculopapular** *a*
maculopathy [ˌmækju'lɔpəθi] *n* 黄斑病 | bull's eye ~ 牛样眼黄斑病（视网膜黄斑环形区色素增加，伴变性，见于某些中毒状态、斑状角膜营养不良、施塔加特〈Stargardt〉病及其他病）
maculovesicular [ˌmækjuləuvi'sikjulə] *a* 斑疹水疱的
MacWilliam's test [mək'wiljəm] (John A. MacWilliam) 麦克威廉试验（检尿白蛋白）
mad [mæd] *a* 发狂的；患狂犬病的
Madagascar [ˌmædə'gæskə] *n* 马达加斯加［非洲］| **Madagascan** *a* 马达加斯加的，马达加斯加人的 *n* 马达加斯加人
madarosis [ˌmædə'rəusis] *n* 睫毛脱落；眉毛脱落
MADD multiple acyl CoA dehydrogenation deficiency 多酰基辅酶A脱氢作用缺乏，戊二酸尿Ⅱ型
madden ['mædn] *vt, vi* （使）发疯，（使）发狂
madder ['mædə] *n* 欧茜草（根）
Maddox prism ['mædɔks] (Ernest E. Maddox) 马多克斯棱镜（两个棱镜以其基底相连，用以测眼球的扭转力）| ~ rods 马多克斯杆（一套平行的圆柱状玻璃杆，检隐斜视）
made [meid] make的过去式和过去分词 *a* 人工制造的；定制的
Madelung's deformity ['mɑ:dəluŋ] (Otto W. Madelung) 曲腕畸形 | ~ disease 马德隆病（①曲腕畸形；②弥漫性对称性颈脂瘤病）/ ~ neck 马德隆颈（弥漫性对称性颈脂瘤病）
madhouse ['mædhaus] *n* 疯人院
madness ['mædnis] *n* 狂，疯狂
Madurella [ˌmædju'relə] *n* 马杜拉分支

菌属

maduromycosis [mæˌdjuərəmaiˈkəusis] *n* 足分支菌病

maedi [ˈmaiθə] *n* 绵羊肺腺瘤病(由病毒引起的冰岛绵羊慢性进行性肺病)

MAF macrophage activating factor 巨噬细胞激活因子

mafenide [ˈmæfənaid] *n* 磺胺米隆(磺胺类抗菌药) | ~ acetate 醋酸磺胺米隆(局部抗感染药) / ~ hydrochloride 盐酸磺胺米隆(局部抗感染药)

Maffucci's syndrome [məˈfu:tʃi] (Angelo Maffucci) 马富西综合征(内生软骨瘤病合并多发性皮肤或内脏血管瘤)

Mag. magnus【拉】大的

magaldrate [ˈmægəldreit] *n* 镁加铝,氢氧化镁铝(抗酸药)

Magan [ˈmægən] *n* 阿司匹林镁,水杨酸镁(magnesium salicylate)制剂的商品名

magazine [ˌmægəˈzi:n] *n* 杂志

mageiric [məˈdʒaiərik] *a* 烹调的,饮食的

magenblase [ˌmɑ:gənˈblɑ:zə] *n*【德】胃泡(在胃X线片上,造影餐明亮区上方的暗区,显示胃上部有气体积存)

Magendie-Hertwig sign [məʒæŋˈdi:-ˈhə:tviʃ] (François Magendie; Richard Hertwig) (眼球)反侧偏斜

Magendie's foramen [məʒæŋˈdi:] (François Magendie) 第四脑室正中孔 | ~ law 马让迪定律(见Bell's law) / ~ solution 马让迪液(硫酸吗啡注射液) / ~ spaces 马让迪隙(蛛网膜下池)

magenstrasse [ˌmɑ:gənˈʃtrɑ:sə] *n*【德】胃路,胃道,胃管

magenta [məˈdʒentə] *n* 品红,复红 | acid ~ 酸性品红 / basic ~ 碱性品红 / ~ O 副品红

magersucht [ˈmɑ:gəzuht] *n*【德】消瘦症

maggot [ˈmægət] *n* 蛆 | Congo floor ~ 黄燥蝇蛆(刚果地板蛆) / rat-tail ~ 蜂蝇蛆(长尾蛆) / sheep ~ 丝光绿蝇蛆(羊蝇蛆)

magic [ˈmædʒik] *n* 魔术,魅力 *a* 巫术的,魔术的;神奇的,不可思议的

magical [ˈmædʒikəl] *a* 巫术的,魔术的;不可思议的,奇妙的 | ~**ly** *ad*

magisterial [ˌmædʒisˈtiəriəl] *a* 长官的;教师的;有权威的;硕士的

magistery [ˈmædʒisˌteri] *n* 沉淀物;精巧制剂

magistral [ˈmædʒistrəl] *a* 按处方配制的

Magitot's disease [ˌmɑ:ʒiˈtɔ:] (Emile Magitot) 马吉托病(牙槽骨膜炎)

magma [ˈmægmə] *n* 乳浆剂;糊状粘质 | bentonite ~ 皂粘土乳(浆) / bismuth ~ 铋乳(浆) / dihydroxyaluminum aminoacetate ~ 氨乙酸二羟铝乳浆剂 / magnesia ~ 镁乳(浆) / ~ reticulare 网状粘质

Magnacort [ˈmægnəkɔ:t] *n* 氢可他酯(hydrocortamate)制剂的商品名

Magnan's movement [ˈmɑ:njɑ:ŋ] (Valentin J. J. Magnan) 马尼安运动(麻痹性痴呆患者舌外伸时的前后伸缩动作) | ~ symptom (sign) 马尼安症状(征)(慢性可卡因中毒时,皮内觉有圆体)

magnesemia [ˌmægniˈsi:miə] *n* 镁血(症)

magnesia [mægˈni:ʃə, -ʒə] *n* 苦土,氧化镁 | ~ alba 白苦土,碳酸镁 / ~ calcinata 煅镁,氧化镁 / ~ carbonata 碳酸镁 / ~ usta 煅镁,氧化镁

magnesite [mægˈni:sait] *n* 菱镁矿,碳酸镁

magnesium [mægˈni:zjəm] *n* 镁 | ~ chloride 氯化镁(试剂、以前用作轻泻药) / ~ hydroxide 氢氧化镁(轻泻药及抗胃酸药) / ~ oxide 氧化镁(抗胃酸药) / ~ peroxide 过氧化镁(抗胃酸药) / ~ stearate 硬脂酸镁(撒粉及片剂润滑剂) / ~ sulfate 硫酸镁(泻药) / ~ trisilicate 三硅酸镁(抗胃酸药)

magnet ['mægnit] *n* 磁铁,磁体,磁石 | permanent ～ 永(久)磁铁 / temporary ～ 暂时磁铁

magnetic [mæg'netik] *a* 磁的;有磁性的

magnetism ['mægnitizəm] *n* 磁力,磁性;磁学 | animal ～ 动物磁力(Mesmer所主张的一种假设的力量,可传至他人进行治疗性催眠术)

magnetize ['mægnitaiz] *vt, vi* (使)磁化;(使)起磁 | **magnetization** [ˌmægnitai'zeiʃən, -ti'z-] *n*

magnetocardiograph [mægˌni:təu'kɑ:diəgrɑ:f] *n* 磁心动描记器

magnetoconstriction [mægˌni:təukɔn'strikʃən] *n* 磁性伸缩

magnetoelectricity [mægˌni:təuˌilek'trisəti] *n* 磁电

magnetoencephalograph [mægˌni:təuen'sefələgrɑ:f] *n* 磁脑电描记器

magnetoinduction[mægˌni:təuin'dʌkʃən] *n* 磁感应

magnetology [ˌmægni'tɔlədʒi] *n* 磁学

magnetometer [ˌmægni'tɔmitə] *n* 磁强计;地磁仪

magneton ['mægnitɔn] *n* 磁子

magnetotherapy [mægˌni:təu'θerəpi] *n* 磁力疗法

magnetron ['mægnitrɔn] *n* 磁控(电子)管

magnetropism [mæg'netrəpizəm] *n* 应磁性,向磁性

Magnevist ['mægnəvist] *n* 钆喷酸二甲基葡胺(gadopentetate dimeglumine)制剂的商品名

magnicellular [ˌmægni'seljulə] *a* 大细胞性的

magnification [ˌmægnifi'keiʃən] *n* 放大;放大率;放大倍数

magnificent [mæg'nifisnt] *a* 壮丽的,宏伟的

magnifier ['mægnifaiə] *n* 放大器;放大(透)镜

magnify ['mægnifai] *vt* 放大,扩大

magnitude ['mægnitju:d] *n* 巨大,重大;重要性;大小;量 | of the first ～ 最重要

magnocellular [ˌmægnəu'seljulə] *a* 大细胞性的

Magnolia [mæg'nəuljə] *n* 木兰属

magnolia [mæg'nəuliə] *n* 木兰皮

magnum ['mægnəm] *a*【拉】大的 *n* 头状骨

Mag-Tab ['mægtæb] *n* 乳酸镁(magnesium lactate)制剂的商品名

Maher's disease ['meihə] (James J. E. Maher) 阴道周组织炎

Mahler's sign ['mɑ:lə] (Richard A. Mahler) 马勒尔征(血栓形成时,脉数不断增多,而体温并不随之上升)

ma huang [mɑ: 'huɑ:ŋ] 麻黄

maidenhead ['meidnhed] *n* 处女膜

maidenhood ['meidnhud], **maidhood** ['meidhud] *n* 处女时期

Maier's sinus ['maiə] (Rudolf Maier) 迈尔窦(泪囊憩室)

maim [meim] *vt* 残伤,使残废 *n* 残伤,残废

main[1] [mɛn] *n*【法】手 | ～ d'accoucheur 助产(士)手 / ～ de tranchées 战壕手病 / ～ en crochet 钩针手(第三、四指屈曲手) / ～ en griffe 爪形手 / ～ en lorgnette 短指手 / ～ en pince 钳形手,手裂(畸形),裂手(畸形) / ～ en singe 猴手 / ～ en squelette 枯骨状手 / ～ fourché 龙虾爪手,手裂(畸形),裂手(畸形) / ～ succulente 腊肠样手

main[2] [mein] *n* 体力;力量;主要部分,要点 *a* 主要的,总的 | in(或for) the ～ 基本上,大体上 | ～**ly** *ad* 大体上;主要地

Mainini [mai'nini] 见Galli Mainini

maintain [men'tein] *vt* 保持,维持;保养,维修;坚持 | ～**able** *a* 可维持的;可维修的;可坚持的

maintenance ['meint(ə)nəns] *n* 保持,维持;保养,维修;坚持

maisin ['meizin] *n* 玉蜀黍蛋白

maisonneuve [ˌmeizɔ'nev] *n* 尿道刀(见Maisonneuve's urethrotome)

Maisonneuve's amputation [ˌmeizɔ'nev] (Jules G. F. Maisonneuve) 梅宗讷夫切断术(先切破骨,然后切除软组织部分) | ~ bandage 梅宗讷夫绷带(一种巴黎石膏绷带) / ~ urethrotome 梅宗讷夫尿道刀(直达狭窄处方始露出的一种尿道刀)

Maissiat's band (ligament, tract) [ˌmeisi'ɑː] (Jacques H. Maissiat) 髂胫带,髂胫束

maize [meiz] *n* 玉蜀黍,玉米 *a* 黄色的

maizenate ['meizəneit] *n* 玉米酸盐

Majocchi's disease (purpura) [mə'jɔki] (Domenico Majocchi) 毛细管扩张性环状紫癜

majoon [mə'jun] *n* 印度大麻

major ['meidʒə] *a* 较大的;成年的;主要的;严重的 *n* 成年人;主课;专科学生 *vi* 主修,专攻(in)

majority [mə'dʒɔrəti] *n* 大多数;成年,法定年龄

make [meik] (made) *vt* 做,制造;构成,组成;使…成为;使得;引起,产生;实行;估计;使(电路)接通 *vi* 开始;似乎要;趋向 *n* 制造(法);构造;体格;(电路)接通 | ~ after 追逐,跟随 / ~ against 和…相违反;不利于,有害于 / ~ as if(或as though) 假装,装作 / ~ at 攻击,扑向 / ~ away with 偷走;除去;吃掉;杀死 / ~ believe 假装 / ~ for 走向;有助于,导致 / ~ from 由…制造…, 用…为原料制取… / ~ into 把…制成…;使转变为 / ~ it 规定时间;办成功;赶到;(病痛)好转,得救 / ~ of 用…制造…;了解,明白;对待,处理;重视 / ~ off (匆忙)逃走 / ~ off with 偷走 / ~ or mar(或break)或成功,或失败 / ~ out 辨别出,断定;理解;书写,填写;证明,把…说成;完成;设法应付;自称,声称 / ~ out of 用…制造出…;理解,了解 / ~ over 改变,改造;转让 / ~ through with 完成 / ~ up 配制;组成;编制,捏造;弥补,偿还;安排;(争吵、争论后)和解;化装,打扮 / ~ up for 补偿 / ~ up to 巴结,奉承

makeup, make-up ['meikʌp] *n* 组成,结构;性格,特质,体格;编排;化妆,化妆品

making ['meikiŋ] *n* 制造;形成;发展;成功的原因(或手段);[常用复] 素质,内在因素 | in the ~ 正在制造;正在形成

makr(o)- 以makr(o)-起始的词,同样见以macr(o)-起始的词

mal [mɑːl] *n*【法】病 | ~ de caderas (南美)马锥虫病 / ~ de Cayemme 象皮病 / ~ comitial 癫痫(羊痫疯) / grand ~, haut ~ 癫痫大发作 / ~ de Meleda 梅勒达病(见于Meleda岛上居民的掌跖角化病) / ~ de mer 晕船 / ~ morado 旋盘尾丝虫皮炎(皮肤呈蓝色或淡紫红色,尤见于躯干和上肢) / ~ perforant 足部穿通性溃疡 / petit ~ 癫痫小发作 / ~ del pinto 品他病(即pinta)

mala ['meilə] *n*【拉】颊;颧骨

malabsorption [ˌmæləb'sɔːpʃən] *n* 吸收障碍 | congenital lactose ~ 先天性乳糖吸收障碍,二糖不耐症Ⅱ / congenital sucrose-isomaltose ~ 先天性蔗糖-异麦芽糖吸收障碍,二糖不耐症Ⅰ / familial glucose-galactose ~ 家族性葡糖-半乳糖吸收障碍

Malacarne's pyramid [ˌmælə'kɑːnei] (Michele V. G. Malacarne) 马拉卡内锥体(小脑蚓锥体后端) | ~ space (antrum) 马拉卡内隙(后穿质)

malacia [mə'leiʃiə] *n* 软化;嗜调味品癖 | metaplastic ~ 囊状纤维性骨炎 / myeloplastic ~ 成骨不全 / porotic ~ 骨痂形成性软化

malacic [mə'leisik] *a* 软化的

malac(o)- [构词成分] 软化,软

malacoma [ˌmælə'kəumə] *n* 软化

malacoplakia [ˌmæləkəu'pleikiə] *n* 软化斑(指空腔器官的粘膜) | ~ vesicae 膀胱软化斑

malacosarcosis [ˌmæləkəusɑ:'kəusis] *n* 肌软化

malacosis [ˌmælə'kəusis] *n* 软化

malacosteon [ˌmælə'kɔstiɔn] *n* 骨软化

malacotic [ˌmælə'kɔtik] *a* 软化的;软的(指牙)

malactic [mə'læktik] *a* 软化的,润滑的 *n* 润滑药

maladie [ˌmælə'di:] *n*【法】(疾)病 | ～ bleue 蓝色病,紫绀病 / ～ bronzéo 流行性血红蛋白尿;艾迪生(Addison)病 / ～ de Capdepont 牙(本)质生长不全 / ～ des jambes 足病(见于美国路易斯安那州的稻农,可能为脚气病) / ～ de Nicolas et Favre 性病性淋巴肉芽肿 / ～ de plongeurs 海葵皮炎 / ～ de Roger 罗杰病(见Roger's disease) / ～ du sommeil 昏睡病,非洲锥虫病 / ～ des tics 抽搐病(见Gilles de la Tourette syndrome)

maladjusted [ˌmælə'dʒʌstid] *a* 调节得不好的;适应不良的 | **maladjustment** *n* 失调;(社会生活)适应不良

malady ['mælədi] *n* 病

Malagasy [ˌmælə'gæsi] ([复] **Malagasy** 或 **Malagasies**) *n* 马尔加什人;马尔加什语 *a* 马尔加什的;马尔加什人的;马尔加什语的

malagma [mə'lægmə] *n*【希】润滑剂,泥罨剂

malaise [mæ'leiz] *n*【法】不适,欠爽

malakoplakia [ˌmæləkəu'pleikiə] *n* 软化斑(指空腔器官的粘膜)

malalignment, malalinement [ˌmælə'lainmənt] *n* 排列不齐(指牙)

malapropos [ˌmæl'æprəpəu, ˌmælæprə'pəu] *a, ad* 不合时宜的(地);不适当的(地)

malar ['meilə] *a* 颊的;颧骨的 *n* 颧骨

malaria [mə'lɛəriə] *n* 疟(疾) | algid ～, cold ～ 寒冷型疟 / bilious remittent ～ 黄疸弛张疟 / cerebral ～ 脑型疟 / falciparum ～, malignant tertian ～, pernicious ～, subtertian ～ 镰状疟原虫疟,恶性间日疟,恶性疟 / hemolytic ～ 溶血性疟,黑水热 / hemorrhagic ～ 出血性疟 / induced ～, therapeutic ～ 诱发热 / ovale ～ 卵型疟 / quartan ～ 三日疟 / quotidian ～ 日发疟 / tertian ～ 间日疟 / transfusion ～ 输血疟 / vivax ～, benign tertian ～ 间日疟原虫疟,间日疟,良性间日疟 | **～l, ～n, malarious** *a*

malariacidal [məˌlɛəriə'saidl] *a* 杀疟原虫的

malariology [məˌlɛəri'ɔlədʒi] *n* 疟疾学 | **malariologist** *n* 疟疾学家

malariometry [məˌlɛəri'ɔmitri] *n* 疟疾统计

malariotherapy [məˌlɛəriəu'θerəpi], **malariatherapy** [məˌlɛəriə'θerəpi] *n* 疟热疗法

malaris [mə'lɛəris] *a*【拉】颊的;颧骨的

Malassezia [ˌmælə'si:ziə] (Louis C. Malassez) *n* 马拉色霉菌属,糠疹癣菌 | ～ furfur, ～ macfadyani, ～ tropica 糠秕马拉色霉菌

Malassez's disease [ˌmælə'seiz] (Louis C. Malassez) 马拉色病(睾丸囊肿) | ～ rests 马拉色上皮剩余(一种在牙周膜中赫特维希〈Hertwig〉鞘的上皮剩余,有时发展成牙囊肿)

malassimilation [ˌmæləˌsimi'leiʃən] *n* 同化不全,同化不良

malate ['meileit, 'mæleit] *n* 苹果酸盐(或酯)

malate dehydrogenase ['meileit, 'mæleit di:'haidrədʒəneis] 苹果酸脱氢酶(亦称苹果酸-NAD脱氢酶)

malate dehydrogenase (oxaloacetate-decarboxylating) (NADP$^+$) ['meileit, 'mæleit di:'haidrədʒəneis] 苹果酸脱氢酶(草酰乙酸脱羧)(NADP$^+$)

malathion [ˌmælə'θaiɔn] *n* 马拉硫磷(杀虫药)

Malawi [mə'lɑ:wi] *n* 马拉维[非洲]

malaxate ['mæləkseit] *vt* 捏,揉(如制

药丸) | **malaxation** [ˌmælək'seiʃən] *n* 揉捏法

Malay [mə'lei] *a* 马来亚的;马来西亚的;马来人的;马来语的 *n* 马来人;马来语 | ~**an** [mə'leiən] *a, n*

Malaysia [mə'leiziə, mə'leiʃə] *n* 马来西亚[亚洲] | ~**n** *a* 马来西亚的;马来西亚人的 *n* 马来西亚人

Malcotran ['mælkətrən] *n* 溴甲后马托品(homatropine methylbromide)制剂的商品名

maldevelopment [ˌmældi'veləpmənt] *n* 发育不良

maldigestion [ˌmældi'dʒestʃən] *n* 消化不良

Maldive ['mɔ(:)ldiv; 'mældaiv] *n* 马尔代夫[亚洲]

male [meil] *a* 男性的,雄性的 *n* 男性,男子,雄性生物

maleic acid [mə'li:ik] 顺丁烯二酸,马来酸

malemission [ˌmæli'miʃən] *n* 射精不良

Malerba's test [mə'lə:bə] (Pasquale Malerba) 马莱尔巴试验(检丙酮)

maleruption [ˌmæli'rʌpʃən] *n* 错位长出(牙)

malethamer [mə'leθəmə] *n* 马来他姆,聚马来乙烯,马来酐乙烯聚合物(减蠕动药)

4-maleylacetoacetate [ˌmæliələˌsi:təu'æsiteit] *n* 4-马来酰乙酰乙酸

maleylacetoacetate isomerase ['meili-, 'mæliiləˌsi:təu'æsiteit ai'sɔməreis] 马来酰乙酰乙酸异构酶

malformation [ˌmælfɔ:'meiʃən] *n* 畸形,变形 | **malformed** [ˌmæl'fɔ:md] *a*

malfunction [mæl'fʌŋkʃən] *vi* 失灵;功能失常 *n* 失灵;功能障碍,功能不良

Malgaigne's amputation [mæl'gein] (Joseph F. Malgaigne) 马尔盖尼切断术(距骨下切断术) | ~ hooks 马尔盖尼钩(髌钩) / ~ luxation 马尔盖尼脱位(牵引肘,桡骨头半脱位) / ~ triangle 颈动脉上三角

Malherbe's calcifying epithelioma [mɑ:'lεəb] (Albert Malherbe) 马莱伯钙化上皮瘤,毛母质瘤

Mali ['mɑ:li] *n* 马里[非洲]

maliasmus [ˌmæli'æsməs] *n* (马)鼻疽

malic acid ['mælik, 'meilik] 苹果酸,羟基丁二酸

malic enzyme ['meilik, 'mælik] 苹果酸酶

malign [mə'lain] *a* 有害的;恶性的

malignancy [mə'lignənsi], **malignance** [mə'lignəns] *n* 恶性,毒性;恶性肿瘤,癌

malignant [mə'lignənt] *a* 有害的;恶性的(指肿瘤) | ~**ly** *ad*

malignin [mə'lignin] *n* 毒曲菌素

malignogram [mə'lignəgræm] *n* 癌发生图

mali-mali ['mɑ:li'mɑ:li] *n* 麻立病(菲律宾的一种痉跳病)

malinger [mə'liŋgə] *vi* 诈病,装病 | ~**er** [mə'liŋgərə] *n* 诈病者,装病者

malingering [mə'liŋgəriŋ] *n* 诈病,装病

malinterdigitation [ˌmælintəˌdidʒi'teiʃən] *n* 异常牙尖间殆

malleable ['mæliəbl] *a* (金属)有展性的;易适应的 | **malleability** [ˌmæliə'biləti] *n* 展性

mallear ['mæliə], **malleal** ['mæliəl] *a* 锤骨的

malleation [ˌmæli'eiʃən] *n* 锤击样(手肌)颤搐

mallein ['mæli:n] *n* (马)鼻疽菌素

malleoidosis [ˌmæliɔi'dəusis] *n* 类鼻疽

malleoincudal [ˌmæliəu'iŋkjudəl] *a* 锤骨砧骨的

malleolus [mə'li:ələs] ([复] **malleoli** [mə'li:əlai]) *n* 【拉】踝 | external ~, lateral ~, outer ~ 外踝 / inner ~, internal ~, medial ~ 内踝 | **malleolar** *a*

Malleomyces [ˌmæliə'maisi:z] *n* 鼻疽杆菌属 | ～ mallei 鼻疽杆菌 / ～ pseudomallei, ～ whitmori 假鼻疽杆菌,惠特莫尔鼻疽杆菌
malleotomy [ˌmæli'ɔtəmi] *n* 踝切离术;锤骨切开术
mallet ['mælit] *n* 锤,槌
malleus ['mæliəs] ([复] **mallei** ['mæliai]) *n*【拉】锤骨;(马)鼻疽
mallochorion [ˌmælə'kɔ:riɔn] *n* 原绒(毛)膜
Mallophaga [mæ'lɔfəgə] *n* 食毛目(蛃)
Mallory's bodies ['mæləri] (Frank B. Mallory) 马洛里小体(①营养性肝硬变时肝细胞内透明的内质网;②猩红热时皮肤上皮细胞及淋巴间隙内的原虫样小体) | ～ acid fuchsin, orange G, and aniline blue stain, ～ triple stain 马洛里酸性品红、橙黄G及苯胺蓝染剂,马洛里三重染剂(染结缔组织和分泌粒) / ～ phosphotungstic acid-hematoxylin stain 马洛里磷钨酸苏木精染剂(染细胞核与胞浆的细微结构以及结缔组织纤维)
Mallory-Weiss syndrome ['mæləri wais] (G. K. Mallory; Soma Weiss) 马-魏综合征(典型者在严重呕吐或干呕数小时或数天之后出现呕血或黑粪,纵行位于食管胃连接处或略低的部位可查出一处或多处胃粘膜裂缝样撕裂伤)
mallotoxin ['mæləˌtɔksin] *n* 楸毒素,粗糠柴毒素
mallow ['mæləu] *n* 锦葵
Mall's formula [mæl] (Franklin P. Mall) 马尔公式(胎龄〈天数〉等于从头顶至臀部胎长毫米数的平方根×100)
malnourished [ˌmæl'nʌriʃt] *a* 营养不良的
malnutrition [ˌmælnju:'triʃən] *n* 营养不良 | malignant ～, protein ～ 恶性营养不良,蛋白质营养不良(见kwashiorkor)
malocclusion [ˌmælɔ'klu:ʒən] *n* 错䝙,错位咬合 | closed-bite ～ 短面错䝙,紧咬合 / open-bite ～ 开䝙,开位错䝙
malodorous [mæ'ləudərəs] *a* 恶臭的
malodo(u)r [mæ'ləudə] *n* 恶臭
malonate-semialdehyde dehydrogenase (acetylating) ['mæləneit ˌsemi'ældihaid di:'haidrədʒəneis ə'setileitiŋ] 丙二酸半醛脱氢酶(乙酰化的)
malonic acid [mə'lɔnik] 丙二酸
malonyl ['mælənil] *n* 丙二酰(基)
malonyl CoA ['mælənil kəu'ei] 丙二酸单酰辅酶A
malonyl coenzyme A ['mælənil kəu'enzaim] 丙二酸单酰辅酶A
malpighian bodies (corpuscles) of kidney [mæl'pigiən] (Marcello Malpighi) 肾小体 | ～ bodies (corpuscles) of spleen 脾淋巴滤泡,脾淋巴小结 / ～ cell 角(质)化细胞 / ～ glomeruli 肾小球 / ～ layer, ～ rete 表皮生发层 / ～ stigma 马尔皮基小孔(脾静脉上小静脉的入口) / ～ tuft 肾小球
Malpighi's pyramids [mæl'pigi] (Marcello Malpighi) 肾锥体 | ～ vesicles 肺泡
malposed [mæl'pəuzd] *a* 错位的,异位的
malposition [ˌmælpə'ziʃən] *n* 错位,异位
malpractice [mæl'præktis], **malpraxis** [mæl'præksis] *n* 治疗失当,医疗差错;过失行为,违法行为
malpresentation [ˌmælprezen'teiʃən] *n* 先露异常(胎儿产式异常)
malrotation [ˌmælrə*u*'teiʃən] *n* 旋转不良(如脊柱)
malt [mɔ(:)lt] *n* 麦芽
Malta ['mɔ:ltə] *n* 马耳他[欧洲]
maltase ['mɔ:lteis] *n* 麦芽糖酶
Maltese [ˌmɔ:l'ti:z] *a* 马耳他的;马耳他人的;马耳他语的 *n* 马耳他人;马耳他语
malthusian [mæl'θju:zjən] (Thomas R. Malthus) *a* 马尔萨斯的 | ～ law 马尔萨斯人口论(一种说明人口增加的速

度，超过人口赖以为生的物质增加速度的假设) | ~**ism** *n* 马尔萨斯人口论

maltobiose [ˌmɔ:ltəu'baiəus] *a* 麦芽糖

maltodextrin [ˌmɔ:ltəu'dekstrin] *n* 麦芽(糖)糊精

maltoflavin [ˌmɔ:ltəu'fleivin] *n* 麦芽黄素

maltol ['mɔ:ltɔl] *n* 落叶松皮素

maltosazone [ˌmɔ:ltəu'seizəun] *n* 麦芽糖脎

maltose ['mɔ:ltəus] *n* 麦芽糖

maltoside ['mɔ:ltəsaid] *n* 麦芽(糖)苷

maltosuria [ˌmɔ:ltəu'sjuəriə] *n* 麦芽糖尿

maltotriose [ˌmɔ:ltəu'traiəus] *n* 麦芽三糖

maltum ['mæltəm] *n*【拉】麦芽

malturned [mæl'tə:nd] *a* 错扭转的(指以中央轴扭转的牙齿)

Malucidin [ˌmælju'saidin] *n* 苹果杀菌素(商品名，可使狗、猫和绵羊堕胎的酵母浸膏)

malum ['meiləm] *n*【拉】(疾)病

malunion [mæ'lju:njən] *n* (骨)连接不正

Malva ['mælvə] *n*【拉】锦葵属

malvaria [mæl'vɛəriə] *n* 紫红因子尿

Maly's test ['mɑ:li] (Richard L. Maly) 马利试验(检胃液游离盐酸、胃内容物游离盐酸)

mamanpian [məˌmɑ:npi'ɑ:ŋ] *n* 初发雅司疹

mamba ['mɑ:mbə] *n* 窄头眼镜蛇

mamelon ['mæmələn] *n*【法】切结(牙)；乳头状物

mamilla [mæ'milə] ([复] **mamillae** [mæ'mili:]) *n*【拉】乳头；乳头状物

mamillaria [ˌmæmi'lɛəriə] *n* 深层粟疹

mamillary ['mæmiləri] *a* 乳头的，乳头状的

mamillate(d) ['mæmileit(id)] *a* 乳头状的；有乳头的；乳头状突起的 | **mamillation** [ˌmæmi'leiʃən] *n* 乳头形成；乳头状隆凸

mamilliform [mə'milifɔ:m] *a* 乳头状的

mamilliplasty [mə'miliˌplæsti] *n* 乳头成形术

mamillitis [ˌmæmi'laitis] *n* 乳头炎

mamma ['mæmə] ([复] **mammae** ['mæmi:]) *n*【拉】乳房 | accessory ~e, supernumerary ~e 额外乳房 / ~ areolata 乳晕 / ~ masculina, ~ virilis 男性乳房

mammal ['mæməl] *n* 哺乳动物 | ~**ian** [mæ'meiljən] *a, n*

mammalgia [mə'mældʒiə] *n* 乳房痛

Mammalia [mæ'meiljə] *n* 哺乳纲

mammalogy [mæ'mælədʒi] *n* 哺乳动物学 | **mammalogist** *n* 哺乳动物学家

mammaplasty ['mæməˌplæsti] *n* 乳房成形术 | reduction ~ 乳房复位成形术

mammary ['mæməri] *a* 乳房的

mammatroph ['mæmətrəuf] *n* 泌乳细胞，催乳细胞

mammectomy [mə'mektəmi] *n* 乳房切除术

mammiferous [mæ'mifərəs] *a* 有乳房的；哺乳类的

mammiform ['mæmifɔ:m] *a* 乳房形的

mammilla [mæ'milə] ([复] **mammillae** [mæ'mili:]) *n*【拉】乳头 | **mammillary** ['mæmiləri] *a*

Mammillaria [ˌmæmi'lɛəriə] *n* 鸡冠仙人掌属

mammillate(d) ['mæmileit(id)] *a* 乳头状的；有乳头的；乳头状突起的 | **mammillation** [ˌmæmi'leiʃən] *n* 乳头形成；乳头状隆凸

mammilliform [mə'milifɔ:m] *a* 乳头形的

mammillitis [ˌmæmi'laitis] *n* 乳头炎 | bovine ulcerative ~ 牛溃疡性乳头炎

mammiplasia [ˌmæmi'pleiziə] *n* 乳房组织增生

mammitis [mæ'maitis] *n* 乳腺炎,乳房炎

mamm(o)- [构词成分] 乳房

mammogen ['mæmədʒən] *n* (垂体)激乳腺素,乳腺发育激素

mammogenesis [ˌmæmə'dʒenisis] *n* 乳腺发育

mammogram ['mæməgræm] *n* 乳房X线(照)片

mammography [mæ'mɔgrəfi] *n* 乳房X线摄影(术)

mammoplasia [ˌmæmə'pleiziə] *n* 乳房组织增生 | adolescent ~ 青年期乳房组织增生

mammoplasty ['mæməˌplæsti] *n* 乳房成形术

mammose [mə'məus] *a* 大乳房的;有乳头的

mammoth ['mæməθ] *n* 猛犸(古生物) *a* 巨大的

mammotomy [mæ'mɔtəmi] *n* 乳房切开术

mammotroph ['mæmətrəuf] *n* 泌乳细胞,催乳细胞

mammotrophic [ˌmæmə'trɔfik] *a* 激乳腺的

mammotropic [ˌmæmə'trɔpik] *a* 激乳腺的

mammotropin [mə'mɔtrəpin] *n* 催乳激素

Man. manipulus【拉】一把,少量

man [mæn] ([复] **men** [men]) *n* 人;男人;[单] [不用冠词] 人类 | as a(或one) ~ 一致地 / be one's own ~ 不受他人支配,他完全控制自己 / ~ and boy 一辈子,从小到大 / to a ~ 全体无例外地,人人

manaca ['mænəkə] *n* 番茉莉(治痛风和风湿病)

manage ['mænidʒ] *vt, vi* 办理,处理,管理;操纵;设法(对付)

manageable ['mænidʒəbl] *a* 易处理的,易管理的;能操纵的

management ['mænidʒmənt] *n* 管理,处理;治疗

manager ['mænidʒə] *n* 经理,管理人

Manchester (operation) ['mæntʃistə] (Manchester为英国一港市) 曼彻斯特手术(一种子宫脱垂手术,包括扩张宫颈和刮宫术,修补阴道前壁,切断宫颈阴道部,缩短主要韧带及后阴道会阴缝术)

manchette [mæn'ʃet] *n*【法】领(精子颈部)

manchineel [ˌmænki'ni:l] *n* 马疯木

mancinism ['mænsainizəm] *n* 左利,善用左手

mandama [mæn'dæmə] *n* 蟾皮病

mandate ['mændeit] *n* 命令,训令

mandatory ['mændətəri] *a* 命令的,强制性的,义务的

Mandelamine [ˌmændə'læmi:n] 孟德拉明,孟德立酸乌洛托品(methenamine mandelate)制剂的商品名

mandelate ['mændəleit] *n* 扁桃酸盐(或酯)

mandelic acid [mæn'delik] 扁桃酸、苯乙醇酸(尿路抗菌药)

mandible ['mændibl] *n* 下颌骨 | **mandibular** [mæn'dibjulə] *a*

mandibula [mæn'dibjulə] ([复] **mandibulae** [mæn'dibjuli:]) *n*【拉】下颌骨

mandibulectomy [mænˌdibju'lektəmi] *n* 下颌骨切除术

mandibulopharyngeal [mænˌdibjuləfə'rindʒiəl] *a* 下颌(骨)咽的

Mandragora [mæn'drægərə] *n*【拉】毒参茄属

mandrake ['mændreik] *n* 毒参茄;普达非伦根,北美鬼臼根

mandrel, mandril ['mændril] *n* 夹轴针(牙科器械上的)

mandrin ['mændrin] *n* 导尿管导子,管心针

maneuver [mə'nu:və] *n* 手法,操作法

manful ['mænful] *a* 勇敢的;果断的

manganate ['mæŋgəneit] *n* 锰酸盐

manganese [ˌmæŋgə'ni:z, 'mæŋgəni:z]

n 锰 | ～ butyrate 丁酸锰(曾用以治皮肤病) / ～ glycerophosphate 甘油磷酸锰(曾用作补血药及神经强壮药) / ～ hypophosphite 次磷酸锰(用作营养素及曾用作补血药)

manganic [mæŋ'gænik] *a* 锰的,三价锰的 | ～ acid 锰酸

manganism ['mæŋgənizəm] *n* 锰中毒

manganite ['mæŋgənait] *n* 亚锰酸盐

manganous ['mæŋgənəs] *a* 亚锰的,二价锰的 | ～ acid 亚锰酸

manganum ['mæŋgənəm] *n*【拉】锰

mange [meindʒ] *n* (家畜的)疥癣 | demodectic ～, follicular ～ 犬毛囊蠕螨病 / sarcoptic ～ 兽疥癣

mango ['mæŋgəu] *n* 杧果

Mangoldt's epithelial grafting ['mɑːngəult] (Heinrich von Mangoldt) 曼戈尔特上皮移植术(用剃刀从表皮切下上皮组织覆盖伤口)

mangosteen ['mæŋgɔstiːn] *n* 倒捻子(收敛药)

mangostin ['mæŋgɔstin] *n* 倒捻子素

manhood ['mænhud] *n* 成年;成年期;[总称]男子

mania ['meinjə] *n*【希】躁狂,狂 | acute hallucinatory ～ 急性幻觉性躁狂 / akinetic ～ 无动性躁狂 / ～ à potu 震颤性谵妄 / dancing ～ 舞蹈狂 / doubting ～ 疑虑癖,疑虑性强迫症 / puerperal ～ 产后躁狂 / reasoning ～ 推理狂 / transitory ～ 暂时性躁狂 / unproductive ～ 缄默性躁狂

maniac ['meiniæk] *a* 躁狂的 *n* 躁狂者

maniacal [mə'naiəkəl] *a* 躁狂的

manic ['meinik] *a* 躁狂的

manic-depressive ['meinik di'presiv] *a* 躁狂抑郁的 *n* 躁狂抑郁症患者

manifest ['mænifest] *a* 明白的,明显的 *vt* 显示,表示,出现;证明 *vi* 出现,显露

manifestation [ˌmænifes'teiʃən] *n* 表示,表现

manifold ['mænifəuld] *a* 多种的,多方面的;许许多多的 *n* 歧管,支管

manikin ['mænikin] *n* 人体模型

maniloquism [mə'niləkwizəm] *n* (手)指语

maniluvium [ˌmæni'ljuːviəm] *n* 手浴

Manip. manipulus【拉】一把,少量

maniphalanx [ˌmæni'feilæŋks] *n* 手指骨

manipulate [mə'nipjuleit] *vt* 熟练地使用,处理;操作;控制 | **manipulative, manipulatory** *a* (用手)操作的;操纵的

manipulation [məˌnipju'leiʃən] *n* 处理;控制,操纵;操作法;推拿(术) | conjoined ～ 双手操作法 / genetic ～ 基因操作,基因人工操纵(即遗传工程)

manipulus [mə'nipjuləs] *n*【拉】一把,少量

mankind [mæn'kaind] *n* 人类;['mænkaind] *n* 男子,男性

manly ['mænli] *a* 男性的;适合男子的 *ad* 男子般地;果断地

man-made ['mæn'meid] *a* 人造的,人工的

manna ['mænə] *n*【拉】甘露,木蜜

mannan ['mænən] *n* 甘露聚糖(见于植物中)

Mann-Bollman fistula ['mæn 'bɔlmən] (Frank C. Mann; Jesse L. Bollman) 曼-博尔曼瘘(在一段分离的肠管做一个人工开口,其近端缝合于腹壁,而远端则与十二指肠或小肠的其他部分做端边吻合,用于动物实验)

manner ['mænə] *n* 方式,方法;态度;习惯;种类;[复]礼貌;生活方式 | all ～ of 各种 / by all ～ of means 当然,一定 / by any ～ of means 无论如何 / by no ～ of means 决不,并没有 / in a ～ 在某种意义上,在一定程度上,有点 / in like ～ 同样地 / not by any ～ of means 决不 / (as) to the ～ born 从小就习惯,生来就适合

mannerism ['mænərizəm] *n* 装相,作态;刻板姿态

manninotriose [ˌmæninə'traiəus] *n* 甘露三糖,木蜜三糖

mannitan ['mænitæn] *n* 一缩甘露醇

mannitic acid ['mænitik] 甘露酸

mannitol ['mænitɔl] *n* 甘露(糖)醇(利尿药以及用于肾功能诊断性试验) | ~ hexanitrate 甘露六硝酯(血管扩张药) | **mannite** ['mænait] *n*

mannitose ['mænitəus] *n* 甘露糖

Mannkopf's sign (symptom) ['mɑ:nkɔpf] (Emil W. Mannkopf) 曼科普夫征(症状)(压迫痛点,则脉数增加,诈痛时不增加)

mannocarolose [ˌmænəu'kærələus] *n* 甘露多糖

mannohydrazone [ˌmænəu'haidrəzəun] *n* 甘露糖腙

mannoketoheptose [ˌmænəuˌki:təu'heptəus] *n* 甘露庚糖

mannonic acid [mə'nɔnik] 甘露糖酸

mannopyranose [ˌmænəu'paiərənəus] *n* 甘露吡喃糖,甘露糖

mannosaccharic acid [ˌmænəusə'kærik] 甘露糖二酸

mannosamine [mə'nəusəmi:n] *n* 甘露糖胺

mannosan ['mænəsən] *n* 甘露聚糖

mannose ['mænəus] *n* 甘露糖

mannose-1-phosphate guanylyltransferase (GDP) ['mænəus 'fɔsfeit ˌgwɑ:nilil'trænsfəreis] 甘露糖-1-磷酸鸟苷酰转移酶(GDP)

mannose-6-phosphate isomerase ['mænəus 'fɔsfeit ai'sɔməreis] 甘露糖-6-磷酸异构酶(亦称磷酸甘露糖异构酶)

α-**mannosidase** ['mænəsideis] *n* *α*-甘露糖苷酶(此酶溶酶体型缺乏为一种常染色体隐性性状,可致甘露糖苷过多症)

β-**mannosidase** ['mænəsideis] *n* *β*-甘露糖苷酶

mannoside ['mænəsaid] *n* 甘露糖苷

mannosidosis [ˌmænəsi'dəusis] *n* 甘露糖苷过多症

mannosidostreptomycin [ˌmænəuˌsaidəuˌstreptəu'maisin] *n* 甘露糖链霉素,链霉素B

mannosocellulose [mæˌnəusə'seljuləus] *n* 甘露糖纤维素

Mann's sign [mæn] (John D. Mann) 曼氏征(①突眼性甲状腺肿时两眼不在同一水平线上;②外伤性神经官能症时,头皮对恒定电流的阻抗减弱)

mannuronic acid [ˌmænjuə'rɔnik] 甘露糖醛酸

Mann-Whitney test [mæn 'hwitni] (Henry Berthold Mann; Donald Ransom Whitney) 曼-惠试验,秩和检验(即rank sum test, 见test项下相应术语)

Mann-Williamson ulcer ['mæn 'wiljəmsn] (Frank C. Mann; Carl S. Williamson) 曼-威廉森溃疡(实验动物行胃切除术或胃肠吻合术后产生的进行性消化性溃疡)

manoeuvre [mə'nu:və] *n* = **maneuver**

manometer [mə'nɔmitə] *n* 测压计,(液体)压力计 | aneroid ~ 无液压力计 | **manometric(al)** [ˌmænə'metrik(əl)] *a* 测压计的;测压的;随压力变化的 | **manometry** *n* 测压法

manoptoscope [mæ'nɔptəskəup] *n* 主视检查器(测眼优势)

manoscopy [mæ'nɔskəpi] *n* 气体密度检查法

manpower ['mænpauə] *n* 人力

Man. pr. mane primo【拉】清晨

mansa ['mænsə] *n* 洋蕺菜根

Mansil ['mænsil] *n* 澳沙尼喹(oxamniquine)制剂的商品名

Mansonella [ˌmænsə'nelə] *n* 曼森线虫属 | ~ ozzardi 奥(扎尔德)氏曼森线虫 / ~ perstans 常现曼森线虫 / ~ streptocerca 链尾曼森线虫

mansonellosis [ˌmænsənə'ləusis], **mansonelliasis** [ˌmænsənə'laiəsis] *n* 曼森线虫病

Mansonia [mæn'səuniə] *n* 曼蚊属

Mansonioides [ˌmænsəni'ɔidi:z] *n* 曼

蚊亚属 | ~ annulifera 多环曼蚊

Manson's hemoptysis ['mænsn] (Patrick Manson) 曼森咯血(由于肺部感染卫氏并殖吸虫〈Paragonimus westermani〉所致，亦称寄生虫性咯血) | ~ schistosomiasis (disease) 曼森血吸虫病

mantle ['mæntl] *n* 外套 | brain ~ (大脑)皮质 / chordomesodermal ~ 中胚层索膜 / myoepicardial ~ 心肌心外膜套

Mantoux conversion [mɑ:ŋ'tu:] (Charles Mantoux) 芒图转化，结核菌素试验阳转(由结核菌素试验阴性转化为结核菌素试验阳性) | ~ reversion 芒图逆转，结核菌素试验阴转(结核菌素试验阳性随时间消逝变为结核菌素试验阴性，见于用卡介苗免疫者，芒图逆转表明需再接种卡介苗) / ~ test (reaction) 芒图试验(反应)(皮内注射0.1ml结核菌素，连续注射其逐渐增加的浓度直到反应发生为止，亦称皮内结核菌素试验)

manual ['mænjuəl] *a* 手的，手工的，用手的；体力的 *n* 手册，指南 | ~**ly** *ad*

manubrium [mə'nju:briəm] ([复] **manubria** [mə'nju:briə]) *n*【拉】柄 | ~ of malleus 锤骨柄 / ~ of sternum 胸骨柄

manudynamometer [ˌmænjuˌdainə'mɔmitə] *n* 器械冲力计

manufactory [ˌmænju'fæktəri] *n* 工厂，制造厂

manufacture [ˌmænju'fæktʃə] *n* (大量)制造；产品 *vt* (大量)制造

manure [mə'njuə] *n* 肥料；粪肥 *vt* 施肥

manus ['meinəs] [单复同] *n*【拉】手

manuscript ['mænjuskript] *n* 手稿，原稿 | in ~ 尚未付印的

many ['meni] *a* 许多的 *pron* [用作复] 许多；许多人 *n* 多数 | ~ a (或an, another) [后接单数名词] 许多的，多的，一个又一个的 / a good ~ 很多，相当多 / a great ~ 许许多多，极多 / as ~ 一样多的，同样数目的 / as ~ as 和…一样多 / as(或like) so ~ 像同数的…一样 / be one too ~ for 胜过…，非…所能敌 / half as ~ again 加半倍，一倍半 / the ~ 多数人；人民，群众

manyplies ['meniˌplaiz] *n* 重瓣胃(反刍类的第三胃)

manzanita [ˌmænzə'nitə] *n*【西】美熊果

Manz's glands [mɑ:nts] (Wilhelm Manz) 曼茨腺，球结膜囊状腺(睑缘上的腺性凹陷)

Manzullos's test [mæn'zuləu] (Alfredo Manzullo) 曼佐罗试验，亚碲酸钾试验(检白喉)

MAO monoamine oxidase 单胺氧化酶

MAOI monoamine oxidase inhibitor 单胺氧化酶抑制剂

Maolate ['meiəleit] *n* 氯苯甘油氨酯(chlorphenesin carbamate)制剂的商品名

MAP mean arterial pressure 平均动脉压

map [mæp] *n* 地图；图，图型 *vt* 绘制…的地图；制订(out) | fate ~ 囊胚发育图(表示将来胚胎正常发育) / genetic ~ 基因图(示基因在染色体上的直线排列) / linkage ~ 连锁图(示基因在同一染色体上的相对位置和距离)

mapping ['mæpiŋ] *n* 定位，绘图(示基因在染色体上的相对位置)

maprotiline [mə'prəutili:n] *n* 马普替林(抗抑郁药)

Mar. March 三月

mar [mɑ:] (-rr-) *vt* 损坏，毁坏，弄糟

Marañón's sign (reaction) [mɑ:'rɑ:njɔn] (Gregorio Marañón) 马拉尼翁征(反应)(刺激喉头皮肤引起的一种血管舒缩反应，见于突眼性甲状腺肿) | ~ syndrome 马拉尼翁综合征(包括脊柱侧凸、扁平足及卵巢功能不全的综合征)

Maranta [mə'ræntə] *n* 竹芋属

marasmoid [mə'ræzmɔid] *a* 消瘦样的

marasmus [mə'ræzməs] *n* 消瘦，消耗

| enzootic ～ 地方性牛羊消瘦病，丛林病 / nutritional ～ 消瘦性恶性营养不良病 | **marasmic** [mə'ræzmik], **marantic** [mə'ræntik], **marasmatic** [ˌmærəz'mætik] *a*

marble ['mɑːbl] *n* 大理石

marbleization [ˌmɑːbəlai'zeiʃən, -li'z-] *n* 大理石状纹理

Marburg disease (hemorrhagic fever) ['mɑːburk] (Marburg为德国一城市，1967年首次报道此病) 马尔堡病(出血性热)(见disease项下相应术语) | ～ virus 马尔堡病毒(见virus项下相应术语)

marc [mɑːk] *n*【法】浸渍渣，残渣

Marcaine [mɑː'kein] *n* 麻卡因，盐酸布比卡因(bupivacaine hydrochloride)制剂的商品名

March [mɑːtʃ] *n* 三月

march [mɑːtʃ] *vi* 前进;通过;进行，进展 *vt* 使行进 *n* 前进，进行(在神经病学中，指癫痫活动在大脑皮质运动区中前进)，行军 | on the ～ 行军中;进行中

Marchand's adrenals (organs) ['mɑːʃənd] (Felix J. Marchand) 马尔尚肾上腺(器官)(阔韧带内的副肾上腺) | ～ cell 马尔尚细胞(外膜细胞，周皮细胞)

marche à petits pas [mɑːʃ ə pə'tiː pɑ]【法】小步步态(见于脑动脉硬化强直)

Marchesani's syndrome [mɑːkə'sɑːni] (Oswald Marchesani) 马克萨尼综合征(一种常染色体显性或隐性性状遗传的先天性结缔组织病，特征为短头、短指〈趾〉、身材矮小、胸廓宽大及肌肉系统发达、关节活动度减少、球形晶状体、晶状体异位、近视及青光眼，亦称先天性中胚叶增生性营养不良，球形晶状体-短身材综合征)

Marchiafava-Bignami disease [ˌmɑːkiə'fɑːvə biː'njɑːmi] (Ettore Marchiafava; Amico Bignami) 马基法瓦-比恩亚米病(胼胝体进行性变性)

Marchiafava-Micheli disease (syndrome) [ˌmɑːkiə'fɑːvə mi'keili] (Ettore Marchiafava; F. Micheli) 阵发性夜间血红蛋白尿

Marchi's balls ['mɑːki] (Vittorio Marchi) 马尔基小球(髓鞘质变性时所产生的节片，呈椭圆形或卵圆形，用马尔基法染色后呈褐色) | ～ globules 马尔基小体(经马尔基法染色的髓鞘分解球，见于脊髓变性) / ～ method 马尔基法(显示变性神经纤维的染色法，先将组织在重铬酸钾溶液中固定，以防止正常髓鞘纤维被锇酸着色) / ～ reaction 马尔基反应(神经髓鞘用锇酸处理后不能褪色的反应) / ～ tract 顶盖脊髓束

marcid ['mɑːsid] *a* 消瘦的，消耗的

marcov ['mɑːkɔv] *n* 消瘦，消耗

Marcus Gunn ['mɑːkəs gʌn] 见Gunn

marcy ['mɑːsi] *n* 马尔西病毒(伴有无热型病毒性腹泻的病毒)

Maréchal's test, Maréchal-Rosin test [ˌmɑːrei'ʃɑːl 'rɔːzin] (Louis E. Maréchal; Heinrich Rosin) 马雷夏尔试验、马雷夏尔-罗辛试验(检尿内胆色素)

marennin [mə'renin] *n* 马瑞尼蠔绿

Marezine ['mɑːriːziːn] *n* 盐酸赛克利嗪(cyclizine hydrochloride)制剂的商品名

marfanoid ['mɑːfənɔid] *a* 马方(Marfan)综合征的

Marfan's puncture (epigastric puncture, method) [mɑː'fɑːŋ] (Bernard-Jean A. Marfan) 马方穿刺(上腹部穿刺、法)(穿刺心包) | ～ sign 马方征(患伤寒病时、舌面有苔，舌尖呈红色三角，此现象极罕见) / ～ syndrome 马方综合征(一种先天性结缔组织病，特征为指、趾极为细长、两侧晶状体异位，心血管异常〈一般为升主动脉扩张〉以及其他身体缺陷，系常染色体显性遗传)

margaric acid [mɑː'gærik] 十七(烷)酸

margarid ['mɑːgərid] *a* 珠状的

margarine [ˌmɑːdʒə'riːn, 'mɑːgəriːn] *n*

人造奶油,珠脂

margaritoma [ˌmɑːgəriˈtəumə] *n* 珠光瘤,胆脂瘤

margarone [ˈmɑːgərɔn] *n* 软脂酮,十七(烷)酮,棕榈酮

Margaropus [mɑːˈgærəpəs] *n* 巨肢蜱属 | ~ annulatus 具环牛蜱(即Boophilus annulatus) / ~ winthemi 巨肢蜱

margin [ˈmɑːdʒin] *n* (边)缘;界限;余地;差数 *vt* 加边于;加旁注于 | ciliary ~ of iris 虹膜睫状缘 / dentate ~ 齿状线,梳状线,肛门皮肤线 | ~**al** *a* (边)缘的;界限的

marginate [ˈmɑːdʒineit] *vt* 加边于 [ˈmɑːdʒinit] *a* 有边缘的 | **margination** [ˌmɑːdʒiˈneiʃən] *n* 边缘;着边,壁立(炎症初期时,白细胞粘着于血管壁)

marginoplasty [mɑːˈdʒinəˌplæsti] *n* (睑)缘成形术

margo [ˈmɑːgəu] ([复] **margines** [ˈmɑdʒiniːz]) *n* 【拉】缘

mariahuana, mariajuana [ˌmæriəˈhwɑːnə] *n* 大麻

mariculture [ˌmæriˈkʌltʃə] *n* 海产养殖

Marie-Bamberger disease [məˈriː ˈbɑːmbəːgə] (Pierre Marie; Eugen Bamberger) 肥大性肺性骨关节病

Marie-Foix sign [məˈriː fwɑː] (Pierre Marie; Charles Foix) 马-福征(横压跗骨或用力屈曲足趾时,即使下肢不能随意运动,小腿也会回缩)

Marie's ataxia [məˈriː] (Pierre Marie) 遗传性小脑性运动失调 | ~ disease 马里病(肢端肥大症;肥大性肺性骨关节病) / ~ hypertrophy 马里肥大(骨膜炎所致的关节软组织肥大) / ~ sign 马里征(突眼性甲状腺肿时,身体或四肢震颤) / ~ syndrome 马里综合征(垂体分泌异常性肢端巨大症;肥大性肺性骨关节病)

Marie-Strümpell disease (syndrome) [məˈriː ˈstrimpəl] (Pierre Marie; Adolf von Strümpell) 类风湿性脊椎炎

Marie-Tooth disease [məˈriː ˈtuːθ] (Pierre Marie; Howard H. Tooth) 进行性神经性(腓骨)肌萎缩

marigold [ˈmærigəuld] *n* 金盏花

marihuana, mariguana, marijuana [ˌmæriˈhwɑːnə] *n* 大麻

marine [məˈriːn] *a* 海的;海生的;航海的;海上的

Marinesco-Sjögren syndrome [mæriˈneskəu ˈʃəugren] (G. Marinesco; Karl G. T. Sjögren) 马-斯综合征(为常染色体隐性性状遗传的综合征,包括小脑性共济失调、精神和躯体生长发育迟缓、先天性白内障、咀嚼无力、薄脆甲及头发稀少且角化不全)

Marinesco's succulent hand (sign) [ˌmæriˈneskəu] (Georges Marinesco) 马里内斯科浮胀手(手皮肤青紫和冷厥并有水肿,见于脊髓空洞症)

marinobufagin [ˌmærinəuˈbjuːfədʒin] *n* 海蟾蜍毒素

Marinol [ˈmerinɔl] *n* 屈大麻酚(dronabinol)制剂的商品名

marinotherapy [ˌmærinəuˈθerəpi] *n* 海滨治疗,海滨疗养

Marion's disease [məriˈɔn] (Jean B. C. G. Marion) 马里翁病(由于膀胱颈肌层肥厚或泌尿道丛状开大肌纤维缺如所致的先天性后尿道阻塞)

Mariotte's experiment [ˌmæriˈɔt] (Edme Mariotte) 马里奥特实验(检眼盲点)|~ law 马里奥特定律(见Boyle's law) / ~ spot 盲点

mariposia [ˌmæriˈpəuziə] *n* 饮(用)海水

marisca [məˈriskə] ([复] **mariscae** [məˈriskiː]) *n* 痔 | ~**l** *a*

marital [ˈmæritl] *a* 婚姻的

maritonucleus [ˌmæritəˈnjuːkliəs] *n* 受精卵核

Marjolin's ulcer [ˌmɑːʒəuˈlæn] (Jean N. Marjolin) 马乔林溃疡,疣状溃疡(旧瘢痕处的溃疡)

mark [mɑːk] *n* 符号,标记;痕迹,斑点;标

志，特征；分数；目标 *vt* 作记号于；表明；表示…的特征；记下；打分数 | beauty ～ 美人斑 / birth ～ 胎记，胎痣 / pock ～ 痘痕 / portwine ～ 葡萄酒色痣，烟色痣莓 / raspberry ～, strawberry ～ 莓状痣，海绵状血管瘤 | beside the ～ 没有打中目标；不切题，不相关 / beyond the ～ 越出界限；过度，过分 / hit the ～ 打中目标；达到目的 / make one's ～ 获得成功(或声誉) / ～ down 记下 / ～ off 划分出 / ～ out 划分出；规划 / ～ out for 选定…为… / ～ time 停顿不前，暂缓进行 / miss the ～ 没打中目标，没达到目的 / not (quite) up to the ～ 身体不太舒服 / over the ～ 超过限度 / wide of the ～ 远未射中目标；毫不相关

marked [mɑːkt] *a* 有标记的；显著的 | ～**ly** [ˈmɑːkidli] *ad*

marker [ˈmɑːkə] *n* 标记，标志 | cell-surface ～ 细胞表面标记(在特殊类型细胞表面上的抗原决定簇) / genetic ～ 遗传标记(用以研究群体中基因的分布和连锁分析)

marking [ˈmɑːkiŋ] *n* 斑纹，记号

Marlow' test [ˈmɑːləu] (Frank W. Marlow) 马尔洛试验(检隐斜视)

marma [ˈmɑːmə] *n* 马尔玛(古代印度对于人体一重要部位的称呼，这个部位如受伤害，即可致严重后果或死亡)

marmoration [ˌmɑːməˈreiʃən] *n* 大理石状纹理

marmoreal [mɑːˈmɔːriəl], **marmorean** [mɑːˈmɔːriən] *a* 大理石的，大理石状的

marmot [ˈmɑːmət] *n* 土拨鼠

Marogen [ˈmɑːrədʒən] *n* α型红细胞生成素(epoetin alfa)

maroon [məˈruːn] *n* 栗色，紫酱色 *a* 栗色的，紫酱色的

Maroteaux-Lamy syndrome [mærəˈtɔː ləˈmi] (Pierre Maroteaux; M. Lamy) 马洛托-拉梅综合征(粘多糖病的一种，为常染色体隐性遗传，十分类似胡尔勒〈Hurler〉综合征，只是面部畸形不十分显著，关节僵硬最小，智力未受损伤，亦称粘多糖〈贮积〉病Ⅵ型)

Marplan [ˈmɑːplæn] *n* 异卡波肼(isocarboxazid)制剂的商品名

marriage [ˈmæridʒ] *n* 结婚，婚姻

married [ˈmærid] *a* 已婚的

Marriott's method [ˈmæriɔt] (William McKim Marriott) 马里奥特法(检碱储量)

marrow [ˈmærəu] *n* 髓(尤指骨髓) | bone ～ 骨髓 / depressed ～ 骨髓功能减退 / fat ～, yellow (bone) ～ 黄骨髓 / red (bone) ～ 红骨髓 / spinal ～ 脊髓

marrowbrain [ˈmærəubrein] *n* 末脑；脑脊髓

marry [ˈmæri] *vt* 娶，嫁，和…结婚 *vi* 结婚；结合

mars [mɑːz] *n*【拉】铁

marsh [mɑːʃ] *n* 沼地，沼泽

Marshall Hall 见Hall

Marshall's fold [ˈmɑːʃəl] (John Marshall) 左腔静脉(上)襞，左腔静脉索(心包) | ～ vein 左房斜静脉

Marsh's disease [ˈmɑːʃ] (Henry Marsh) 突眼性甲状腺肿

Marsh's test [ˈmɑːʃ] (James Marsh) 马什试验(检砷或锑)

marsupial [mɑːˈsjuːpjəl] *a* 有袋(类)的；袋状的 *n* 有袋类(动物)

Marsupialia [mɑːˌsjupiˈeiliə] *n* 有袋目

marsupialization [mɑːˌsjuːpjəlaiˈzeiʃən, -liˈz-] *n* 袋形缝术，造袋术，造口术

marsupium [mɑːˈsjuːpjəm] ([复] **marsupia** [mɑːˈsjuːpiə]) *n*【拉】阴囊；袋(指动物的育儿袋或卵袋) | marsupia patellaris 翼状襞

Marteiliida [ˌmɑːtiˈlaiidə] *n* 闭合孢子虫目(即Occlusosporida)

martial [mɑːʃəl] *a* 战争的，军事的；含铁的，铁的

Martinotti's cell [ˌmɑːtiˈnɔti] (Giovanni Martinotti) 马尔提诺蒂细胞(大

脑皮质多形层内的梭形细胞)

Martin's bandage ['mɑ:tin] (Henry A. Martin) 马丁绷带(薄弹性橡胶绷带) | ～ disease 马丁病(过劳性足骨膜关节炎) / ～ operation 马丁手术(阴囊水囊肿根治手术)

Martorell's syndrome [mɑ:tə'rel] (Fernando Martorell Otzet) 马托雷尔综合征,无脉病

martyr ['mɑ:tə] *n* 殉难者,烈士;(因疾病等)长期受苦者 *vt* 折磨

marvel ['mɑ:vəl] *n* 奇迹 (-l⟨l⟩-) *vi* 惊奇(at) *vt* 对…感到惊奇

marvel(l)ous ['mɑ:vələs] *a* 奇异的,奇迹般的;极好的,妙极的 | ～**ly** *ad*

masc mass concentration 质量浓度

maschaladenitis [ˌmæskəˌlædi'naitis] *n* 腋腺炎

maschaloncus [ˌmæskə'lɔŋkəs] *n* 腋窝瘤

masculation [ˌmæskju'leiʃən] *n* 男征发生

masculine ['mæskjulin] *a* 男性的,雄性的 | **masculinity** [ˌmæskju'linəti] *n* 男子本性,男性

masculinize ['mæskjulinaiz] *vt* 男性化 | **masculinization** [ˌmæskjulinai'zeiʃən, -ni'z-] *n*

masculinovoblastoma [ˌmæskjuliˌnəuvəublæs'təumə] *n* 男化卵巢瘤,卵巢类脂质细胞瘤

masculonucleus [ˌmæskjulə'nju:kliəs] *n* 雄胚质,雄性原核

maser ['meizə] (*m*icrowave *a*mplification by *s*timulated *e*mission of *r*adiation) *n* 微波激射器;微波激射,脉泽

mash [mæʃ] *n* 麦芽汁,麦芽浆 *vt* 制成麦芽浆;捣碎,捣烂

mask [mɑ:sk] *n* 口罩,面罩,面具 *vt* 掩盖;掩蔽 | BLB ～ BLB面罩(由Boothby, Lovelace和Bulbulian 设计的飞行员用供氧面具,亦用于临床) / death ～ 尸体面模 / ecchymotic ～ 瘀斑状面色 / meter ～ 氧量计面具(飞行员用) / ～ of pregnancy 妊娠面斑 / tabetic ～ 脊髓痨性面具感

masked [mɑ:skt] *a* 潜伏的,潜在的,掩蔽的,隐蔽的

masochism ['mæsəkizəm] *n* 受虐狂 | **masochist** ['mæsəkist] *n* 受虐狂者 / **masochistic** [ˌmæsə'kistik] *a*

Mas. pil. massa pilularum【拉】丸块

mass [mæs] *n* 质,物质;块,丸块,团;质量(符号为*m*);群众;许多 *a* 群众的;大量的;总的 *vt, vi* 集中;集聚 | achromatic ～ 非染色质 / appendiceal ～, appendix ～ 阑尾块 / atomic ～ 原子质量 / body cell ～ 体细胞总量 / electronic ～ 电子质量 / ferrous carbonate ～ 碳酸亚铁丸块 / injection ～ 注射物质(一种悬液或溶液,一般有色,注入血管或其他组织间隙,使之显示,便于解剖或切割) / inner cell ～ 内细胞群 / intermediate ～ 中间块,丘脑间粘连 / intermediate cell ～ 中间细胞群,肾节 / lean body ～ 无脂体重,无脂肪体 / mercury ～, blue ～ 汞丸块,蓝丸块 / pill ～, pilular ～ 丸块 / tigroid ～es 虎斑(小体) / ventrolateral ～ 腹外侧块(胚胎) | in the ～ 总体上,整个儿地 / the (great) ～ of 大多数,大部分 / the ～es 群众,民众

massa ['mæsə] ([复] **massae** ['mæsi:]) *n*【拉】质,物质;块,丸,团

massage ['mæsɑ:ʒ, mə'sɑ:ʒ] *n, vt* 按摩,推拿 | auditory ～ 鼓膜按摩 / cardiac ～, heart ～ 心脏按摩,心脏挤压 / electrovibratory ～ 电震颤按摩 / hydropneumatic ～ 水气按摩 / tremolo ～ 机械震颤按摩 / vapor ～ 蒸汽变压按摩(法) / vibratory ～ 振动按摩(法)

Masselon's spectacles [ˌmæsə'lɔŋ] (Miche J. Masselon) 马塞龙眼镜,睑垂镜,上睑下垂矫正眼镜

masseter [mæ'si:tə] *n* 咬肌 | ～**ic** [ˌmæsi'terik] *a*

Masset's test [mə'sei] (Alfred A.

Masset) 马塞试验(检尿内胆色素)
masseur [mæ'səː] *n* 【法】男按摩员;按摩器
masseuse [mæ'səːz] *n* 【法】女按摩员
massicot ['mæsikɔt] *n* 铅黄,铅丹,一氧化铅
massive ['mæsiv] *a* 大块的,整块的;大量的;大规模的
Masson stain ['mæsən] (C. L. Pierre Masson) 马森染剂(一种三色染剂,染结缔组织)
massotherapy [ˌmæsəu'θerəpi] *n* 按摩疗法
MAST military or medical antishock trousers 军用或医用抗休克裤
mastadenitis [ˌmæstædi'naitis] *n* 乳腺炎
mastadenoma [ˌmæstædi'nəumə] *n* 乳腺瘤
Mastadenovirus [mæst'ædinəuˌvaiərəs] *n* 乳腺腺病毒属
mastalgia [mæs'tældʒiə] *n* 乳腺痛
mastatrophy [mæs'tætrəfi], **mastatrophia** [ˌmæstə'trəufiə] *n* 乳腺萎缩
mastauxe [mæs'tɔːksi] *n* 乳房增大
mastectomy [mæs'tektəmi] *n* 乳房切除术 | extended radical ~ 次广泛根治性乳房切除术 / modified radical ~ 改良式根治性乳房切除术 / radical ~ 根治性乳房切除术 / segmental ~, partial ~ 乳房部分切除术 / simple ~, total ~ 单纯乳房切除术,全乳房切除术 / subcutaneous ~ 乳房皮下切除术
master ['mɑːstə] *n* (男)主人;(学院)院长;师傅,能手 *a* 主人的;支配的;熟练的;优秀的;主要的,总的 *vt* 控制,制服;精通,掌握,熟练 | be ~ of 控制,掌握 / be one's own ~ 独立,自主
Master "2-step" exercise test ['mɑːstə] (Arthur M. Master) 马斯特二阶运动试验(检冠状动脉供血不足:一种心电图试验,被试者反复上下梯阶,每级高22.5cm,其运动量〈登梯数〉依年龄、体重及性别而定其标准,于运动刚停止时以及然后于2min与6min后立即各作心电图一次)
masterful ['mɑːstəful] *a* 熟练的,巧妙的
Masterone ['mæstərəun] *n* 屈他雄酮丙酸酯(dromostanolone propionate)制剂的商品名
masterpiece ['mɑːstəpiːs] *n* 杰作
mastery ['mɑːstəri] *n* 控制;优势;精通
masthelcosis [ˌmæsθəl'kəusis] *n* 乳房溃疡,乳腺溃疡
mastic ['mæstik] *n* 洋乳香,熏陆香
masticate ['mæstikeit] *vt, vi* 咀嚼 | **mastication** [ˌmæsti'keiʃən] *n* / **masticator** *n* 咀嚼者,咀嚼器官
masticatory ['mæstikeitəri] *a* 咀嚼的;咀嚼器官的 *n* 咀嚼剂
mastiche ['mæstiki] *n* 【拉】洋乳香、熏陆香
mastichic acid [mæ'stikik] 熏陆香脂酸
Mastigomycotina [ˌmæstigəuˌmaikəu'tainə] *n* 鞭毛(真)菌亚门
mastigont ['mæstigɔnt] *n* 鞭毛
Mastigophora [ˌmæsti'gɔfərə] *n* 鞭毛纲
mastigophoran [ˌmæsti'gɔfərən] *n* 鞭毛虫 | **mastigophorous** *a*
mastigote ['mæstigəut] *n* 鞭毛虫
mastitis [mæs'taitis] *n* 乳腺炎,乳房炎 | gargantuan ~ 乳房巨大性乳腺炎 / parenchymatous ~, glandular ~ 实质性乳腺炎 / puerperal ~ 产褥期乳腺炎 / retromammary ~, submammary ~ 乳腺周炎 / stagnation ~ 乳汁潴留性乳腺炎
mast(o)- [构词成分] 乳房;乳突
mastocarcinoma [ˌmæstəuˌkɑːsi'nəumə] *n* 乳(房)癌
mastoccipital [ˌmæstɔk'sipitl] *a* 乳突枕骨的
mastochondroma [ˌmæstəukɔn'drəumə], **mastochondrosis** [ˌmæstəu-

kɔn'drəusis] *n* 乳房软骨瘤

mastocyte ['mæstəsait] *n* 肥大细胞

mastocytoma [ˌmæstə*u*sai'təumə] *n* 肥大细胞瘤

mastocytosis [ˌmæstə*u*sai'təusis] *n* 肥大细胞增生病 | diffuse ~, diffuse cutaneous ~ 弥漫性肥大细胞增生病, 弥漫性皮肤肥大细胞增生病 / systemic ~ 系统性肥大细胞增生病

mastodynia [ˌmæstə*u*'diniə] *n* 乳房痛

mastogram ['mæstəgræm] *n* 乳房X线(照)片

mastography [mæs'tɔgrəfi] *n* 乳房X线摄影(术)

mastoid ['mæstɔid] *a* 乳头状的;乳突的 *n* 乳突

mastoidal [mæs'tɔidl] *a* 乳突的

mastoidale [ˌmæstɔi'deili] *n* 乳突尖

mastoidalgia [ˌmæstɔi'dældʒiə] *n* 乳突痛

mastoidea [mæs'tɔidiə], **mastoideum** [mæs'tɔidiəm] *n* 乳突部(颞骨)

mastoidectomy [ˌmæstɔi'dektəmi] *n* 乳突切除术

mastoideocentesis [mæsˌtɔidiə*u*sen'ti:sis] *n* 乳突穿刺术

mastoiditis [ˌmæstɔi'daitis] *n* 乳突炎 | ~ externa 外乳突炎,乳突骨膜炎 / ~ interna 内乳突炎、乳突气房炎 / sclerosing ~ 硬化型乳突炎 / silent ~ 隐性乳突炎,无症状乳突炎

mastoidoplasty ['mæstɔidəˌplæsti] *n* 乳突成形术

mastoidotomy [ˌmæstɔi'dɔtəmi] *n* 乳突凿开术

mastoidotympanectomy [mæsˌtɔidə*u*ˌtimpə'nektəmi] *n* 根治乳突切除术,乳突根治术

mastomenia [ˌmæstə*u*'mi:niə] *n* 乳房倒经

mastoncus [mæs'tɔŋkəs] *n* 乳房瘤,乳腺瘤

masto-occipital [ˌmæstə*u* ɔk'sipitl] *a* 乳突枕骨的

mastoparietal [ˌmæstə*u*pə'raiitl] *a* 乳突顶骨的

mastopathy [mæs'tɔpəθi], **mastopathia** [ˌmæstə*u*'pæθiə] *n* 乳腺病,乳房病

mastopexy ['mæstəpeksi] *n* 乳房固定术

Mastophora [mæs'tɔfərə] *n* 秘鲁毒蛛属 | ~ gasteracanthoides 秘鲁毒蛛

mastoplasia [ˌmæstə*u*'pleiziə], **mastoplastia** [ˌmæstə*u*'plæstiə] *n* 乳房组织增生

mastoplasty ['mæstəˌplæsti] *n* 乳房成形术

mastoptosis [ˌmæstəp'təusis] *n* 乳房下垂,悬垂乳房

mastorrhagia [ˌmæstə*u*'reidʒiə] *n* 乳腺出血

mastoscirrhus [ˌmæstə*u*'s*k*irəs] *n* 乳腺硬癌

mastosis [mæs'təusis] ([复] **mastoses** [mæs'təusi:z]) *n* 乳房病,乳腺病

mastosquamous [mæstə*u*'skweiməs] *a* 乳突鳞部的

mastostomy [mæs'tɔstəmi] *n* 乳房切开引流术

mastotic [mæs'tɔtik] *a* 乳房病的,乳腺病的

mastotomy [mæs'tɔtəmi] *n* 乳房切开术

masturbate ['mæstəbeit] *vi, vt* 行手淫 | **masturbation** [ˌmæstə'beiʃən] *n* 手淫 / **masturbator** *n* 手淫者

Masugi's nephritis [mɑ:'su:gi] (Matazo Masugi) 马杉肾炎(即肾毒性血清肾炎nephrotoxic serum nephritis, 见 nephritis 项下相应术语)

masurium [mə'sjuəriəm] *n* 钨(元素锝的旧名)

mat[1] [mæt] *n* 席;垫;丛,簇 (-tt-) *vt, vi* (使)缠结

mat[2] [mæt] *a* 无光泽的;表面粗糙的,不光滑的

Matas' band ['mætəs] (Rudolph Matas) 马塔斯带(铝质带,用以暂时关闭大血管,检侧支循环情况) | ~ operation 动脉瘤内缝术 / ~ test 马塔斯试验(检侧支循环)

match¹ [mætʃ] *n* 火柴

match² [mætʃ] *n* 比赛;对手;相配者,配偶 *vt* 比得上;和…相配;使相称;使比较 *vi* 相配,相适合;结婚 | cross ~ 交叉配血

matching ['mætʃiŋ] *n* 配合 | ~ of blood 配血,血液配合 / cross ~ 交叉配血

mate [meit] *n* 同事,同伴;配偶;配对物 *vt, vi* (使)成配偶;(使)交配;使紧密配合

maté [mə 'tei] *n* 巴拉圭茶,冬青茶

Mátéfy test (reaction) [mə 'teifi] (László Mátéfy) 马太菲试验(反应)(早期诊断肺结核血清试验)

mater ['meitə] *n* 【拉】脑膜,脊膜 | dura ~ 硬膜 / pia ~ 软膜

materia [mə'tiəriə] ([复] **materiae** [mə'tiərii:]) *n* 【拉】物质 | ~ medica 药物学;药物

material [mə'tiəriəl] *a* 物质的;身体的;实质性的 *n* 物质;原料,材料;资料;[复] 必需品 | base ~ 基质 / cross-reacting ~ (CRM) 交叉反应物质(突变型顺反子所产生的一种蛋白质) / genetic ~ 遗传物质 / raw ~ 原料 / tissue equivalent ~ 组织等效物质,组织等效材料 | **~ly** *ad* 物质上;实质上;大大地

materialism [mə'tiəriəlizəm] *n* 唯物主义,唯物论 | **materialist** *n* 唯物主义者 | **materialistic** [məˌtiəriə'listik] *a* 唯物主义的;唯物主义者的

materialize [mə'tiəriəlaiz] *vt* 使物质化,使具体化 *vi* 物质化,具体化,成为事实;实现 | **meterialization** [məˌtiəriəlai'zeiʃən, -li'z-] *n*

materies [mə'tiərii:z] *n* 【拉】物质 | ~ morbi 致病物质 / ~ peccans 病因物,致病物质

maternal [mə'tə:nl] *a* 母亲的;母系的;母性的

maternity [mə'tə:nəti] *n* 母性;产院

maternohemotherapy [məˌtə:nəuˌhi:məu'θerəpi] *n* 母血疗法(注射母血至婴儿,过去曾用此法企图将麻疹、脊髓灰质炎等免疫力从母亲转移给儿童)

math [mæθ] *n* 数学

mathematical [ˌmæθi'mætikəl] *a* 数学(上)的;精确的 | **~ly** *ad*

mathematics [ˌmæθi'mætiks] *n* 数学

Mathieu's disease [məti'ju:] (Albert Mathieu) 钩端螺旋体性黄疸

matico [mə'ti:kəu]. *n* 马替可(叶),狭叶胡椒(叶)(以前用作收敛、止血药)

mating ['meitiŋ] *n* 交配 | assortative ~, assorted ~, assortive ~, nonrandom ~ 选择性交配,非随机交配 / backcross ~ 回交,逆代杂交 / random ~ 随机交配,随机配种

matlazahuatl [mətˌlɑ:zə'*h*wɑ:tl] *n* 地方性斑疹伤寒(墨西哥)

matrass ['mætrəs] *n* (长颈)卵形瓶

matrical ['mætrikəl], **matricial** [mə'triʃəl] *a* 基质的,基层的,母质的

Matricaria [ˌmætri'kεəriə] *n* 【拉】母菊属

matrilineal [ˌmætri'liniəl] *a* 母系的

matrimony ['mætriməni] *n* 婚姻;婚姻生活

matrix ['meitriks] ([复] **matrixes** 或 **matrices** ['meitrisi:z]) *n* 【拉】基层,基质,母质;床;型片(牙) | amalgam ~ 汞合金型片 / fluid ~ 液体基质 / hair ~ 毛基质 / interterritorial ~ 区间基质 / nail ~ 甲床 / territorial ~ 区基质(软骨)

matroclinous [ˌmætrə'klainəs], **matriclinous** [ˌmætri'klainəs] *a* 母传的,偏母的(母性遗传特征的)

matrocliny [ˌmætrə'klaini] *n* 母(性遗)传,偏母遗传

matron ['meitrən] *n* 主妇;女管理员;护士长;保姆

matt [mæt] *a* 无光泽的

matter ['mætə] *n* 物质;事情,问题;要

紧(事);脓 *vi* 有关系,要紧;化脓,出脓 | gelatinous ~ 胶质 / gray ~ of nervous system 灰质 / radiant ~ 辐射质 / white ~ of nervous system 白质 | a ~ of (表示数量)若干,几个;左右,上下 / a ~ of course 理所当然的事 / as a ~ of fact 事实上,其实 / as ~s stand (或as the ~ stands) 照目前的情况 / for that ~ (或for the ~ of that) 就此而言,至于那个 / in the ~ of 在…上,就…而论 / make no ~ 没有关系,不要紧 / no ~ how(what, when, where, who, whether)... 不管怎样(什么,何时,哪里,谁,是否) … / what ~ if 即使…又何妨

mattress ['mætris] *n* 褥垫,床垫

Matulane ['mætjulein] *n* 盐酸丙卡巴肼,盐酸甲苄肼(procarbazine hydrochloride)制剂的商品名(抗肿瘤药)

maturant ['mætʃurənt] *n* 催脓药

maturate ['mætjureit, -tʃu-] *vi, vt* (使)成熟;(使)化脓 | **maturation** [ˌmætju'reiʃən, -tʃu-] *n* 成熟;化脓

mature [mə'tjuə, -'tʃu] *a* 成熟的;成年人的 *vt, vi* (使)成熟;(使)成长 | **~ly** *ad*

maturity [mə'tjuərəti, -'tʃuə-] *n* 成熟,成年;成熟期,发身期

Matut. matutinus【拉】晨间

matutinal [ˌmætju(:)'tainl, mə'tju:tinl] *a* 晨间的,早晨的

matzoon [mæt'zju:n] *n* 乳冻(一种发酵乳)

Mauchart's ligament ['mauʃɑ:t] (Burkhard D. Mauchart) 翼状韧带

Maumené's test [məum'nei] (Edme J. Maumené) 莫默内试验(检尿葡萄糖)

Maunoir's hydrocele ['məunwɑ:] (Jean P. Maunoir) 颈导管水囊肿

Maurer's dots (clefts, spots, stippling) ['maurə] (Georg Maurer) 毛雷尔小点(裂、点、点彩)(恶性疟的红细胞内红色不规则小点)

Mauriac's syndrome [ˌmɔ:ri'æk] (Pierre Mauriac) 莫里阿克综合征(侏儒症、肝大、肥胖、迟缓性性成熟伴糖尿病)

Mauriceau's lance [ˌmɔ:ri'səu] (François Mauriceau) 莫里索柳叶刀(切胎尖刀) | ~ maneuver 莫里索手法(臀先露时胎头后出娩出法)

Mauritania [ˌmɔ(:)ri'teinjə] *n* 毛里塔尼亚[非洲] | **~n** *n* 毛里塔尼亚人 *a* 毛里塔尼亚的;毛里塔尼亚人的

Mauritius [mə'riʃəs] *n* 毛里求斯[非洲] | **Mauritian** [mə'riʃən] *n* 毛里求斯人 *a* 毛里求斯的,毛里求斯人的

Mauthner's cell ['mautnə] (Ludwig Mauthner) 毛特讷细胞(在鱼类和两栖类后脑中分出毛特讷纤维的大细胞) | ~ fiber 毛特讷纤维(从鱼类和两栖类的后脑延伸到脊髓尾端的轴索,是尾部兴奋的最后共同路径) / ~ membrane (sheath) 轴膜 / ~ test 毛特讷试验(检色盲)

mauve [məuv] *n, a* 紫红色(的)

mauvein ['məuvi:n] *n* 苯胺紫(指示剂)

mawseed ['mɔ:si:d] *n* 罂粟子

Maxair [mæk'sɛə] *n* 醋酸吡布特罗(pirbuterol acetate)制剂的商品名

Maxcy's disease ['mæksi] (Kenneth F. Maxcy) 马克西病(美国东南部地方性斑疹伤寒)

MaxEPA [mæksˌi:pi:'ei] *n* 二十碳五烯酸-二十二碳六烯酸(eicosapentaenoic acid and docosahexaenoic acid)制剂的商品名

Maxibolin [mæk'sibəlin] *n* 乙雌烯醇(ethylestrenol)制剂的商品名

Maxidex ['mæksiˌdeks] *n* 眼用地塞米松悬液(dexamethasone ophthalmic suspension)制剂的商品名

Maxiflor ['mæksiˌflɔ:] *n* 双醋二氟拉松(diflorasone diacetate)制剂的商品名

maxilla [mæk'silə] ([复] **maxillas** 或 **maxillae** [mæk'sili:]) *n* 上颌骨 | inferior ~ 下颌骨 | **maxillary** [mæk'siləri, 'mæksi-] *a*

maxillectomy [ˌmæksi'lektəmi] *n* 上

颌骨切除术

maxillitis [ˌmæksi'laitis] *n* 上颌骨炎

maxillodental [mækˌsiləu'dentl] *a* 上颌牙的

maxilloethmoidectomy [ˌmæksiləuˌeθmɔi'dektəmi] *n* 上颌筛骨切除术

maxillofacial [mækˌsiləu'feiʃəl] *a* 上颌面的

maxillojugal [mækˌsiləu'dʒu:gəl] *a* 上颌颧的

maxillolabial [mækˌsiləu'leibjəl] *a* 上颌唇的

maxillomandibular [mækˌsiləumæn'dibjulə] *a* 上下颌的

maxillopalatine [mækˌsiləu'pælətain] *a* 上颌腭的

maxillopharyngeal [mækˌsiləufə'rin'dʒi:əl] *a* 上颌咽的

maxillotomy [ˌmæksi'lɔtəmi] *n* 上颌骨切开术

maxim ['mæksim] *n* 格言,准则

maximal ['mæksiməl] *a* 最大的,最高的

maximize ['mæksimaiz] *vt* 把…增加到最大限度 | **maximization** [ˌmæksimai'zeiʃən, -mi'z-] *n*

maximum ['mæksiməm] ([复] **maxima** ['mæksimə]) *n* 最大(量),最高(量),最大限度;顶点;极限 *a* 最大的,最高的;顶点的 | tubular ～ 肾小管最大排泄量,肾小管排泄最高限

Maxipen ['mæksipən] *n* 非奈西林钾(phenethicillin potassium)制剂的商品名

Maxitate ['mæksiteit] *n* 甘露六硝酯(六)硝酸酯(mannitol hexanitrate)制剂的商品名

maxwell ['mækswel] (James C. Maxwell) *n* 麦克斯韦(旧磁通量单位,现用韦〈伯〉〈Wb〉)

Maxwell's ring ['mækswel] (Patrick W. Maxwell) 马克斯韦尔环(一种类似勒韦〈Löwe〉环,但较纤细而微弱) | ～ spot 视网膜斑

May [mei] *n* 五月

may [mei] (might) *v aux* 可以;可能;祝,愿 | as best one ～ 尽最大努力 / as the case ～ be 看情况,根据具体情况 / ～(或might) (just) as well 还是…的好,最好… / ～ as well … as …(做)…与(做)…一样 / ～ well 很可能

maybe ['meibi:] *ad* 大概,可能

Maydl's operation ['meidl] (Karel Maydl) 梅德尔手术(①结肠造口术,将结肠牵出切口,在下面垫一玻璃棒,保持其位置直至粘连形成;②导输尿管入直肠中,用于膀胱外翻)

mayer ['meiə] (Julius R. von Mayer) *n* 迈尔(比热容单位,1 mayer=10^3J〈kg · K〉)

Mayer-Rokitansky-Küster-Hauser syndrome ['maiə ˌrɔki'tʌnski 'ki:stə 'hauzə] (August F. J. K. Mayer; Karl F. von Rokitansky; Hermann Küster; G. A. Hauser) 迈-罗-屈-豪综合征(副中肾管发育缺陷,先天性阴道缺失及子宫未成熟〈典型者仅有双角残留物〉,而输卵管、卵巢、女性第二性征及生长均正常)

Mayer's hemalum ['meiə] (Paul Mayer) 迈尔苏木精明矾染剂(由氧化苏木精、明矾、麝香草脑和90%乙醇的水溶液制成的染剂) | ～ muchematein 迈尔明矾苏木精染剂(使粘液着色的特殊染剂)

Mayer's test (reagent) ['meiə] (Ferdinand F. Mayer) 迈尔试验(试剂)(检生物碱)

mayfly ['meiflai] *n* 蜉蝣

mayhem ['meihem] *n* 伤残,残废

mayidism ['meiaidizəm] *n* 糙皮病,蜀黍红斑,陪拉格

Mayo Robson 见Robson

Mayor's scarf [mεə] (Mathias L. Mayor) 梅尔三角巾(固定上肢)

Mayo's operation ['meiəu] (William J. Mayo and Charles H. Mayo) 梅奥手术(①切除胃幽门端,缝合十二指肠和

胃，再施行一独立性后侧胃空肠吻合术；②脐疝根治术时腹肌腱膜折叠缝术；③静脉曲张的皮下治疗法）| ～ sign 梅奥征（下颌肌肉松弛，指示麻醉已达到深度）

maytansine [mei'tænsi:n] *n* 美登素，美坦新（抗肿瘤药）

May-White syndrome [mei hwait] (Duane L. May; Harry H. White) 梅-怀综合征（一种罕见的常染色体显性遗传综合征，表现为肌阵挛、小脑性共济失调和耳聋）

maza ['mæzə] *n*【希】胎盘

maze [meiz] *n* 迷宫，迷津（用于测验实验动物学习和记忆能力）

mazic ['meizik] *a* 胎盘的

Mazicon ['meizikɔn] *n* 氟马西尼（flumazenil）制剂的商品名

mazindol ['meizindɔl] *n* 马吲哚，氯苯咪吲哚（食欲抑制药）

maz(o)- [构词成分] 乳房，乳腺；同样见以mamm(o)-和mast(o)-起始的词

mazodynia [ˌmeizə'diniə] *n* 乳房痛

mazopexy ['meizəˌpeksi] *n* 乳房固定术

mazoplasia [ˌmeizə'pleiziə] *n* 乳房组织增生

mazun ['meizən] *n* 美成（一种发酵乳，由水牛或山羊奶制成）

Mazzini's test [mə'zini] (L. Y. Mazzini) 梅齐尼试验（一种诊断梅毒用的絮状试验）

Mazzoni's corpuscles [mæ'dzəuni] (Vittorio Mazzoni) 马佐尼小体（感觉神经末梢，类似克劳泽〈Krause〉小体）

MB Medicinae Baccalaureus【拉】医学士

m. b. misce bene【拉】混合均匀，混匀

MBP myelin basic protein 髓磷脂碱性蛋白

MBq 兆贝可（勒尔）（megabecquerel）的符号

mbundu [əm'bu:ndu:] *n* 姆本杜毒（一种西非洲的毒物，得自马钱科植物）

MC Magister Chirurgiae【拉】外科硕士；Medical Corps 军医队

mC 毫库（仑）（millicoulomb）的符号

μC 微库（仑）（microcoulomb）的符号

MCA 3-methylcholanthrene 3-甲基胆蒽

MCAD deficiency medium-chain acyl-CoA dehydrogenase deficiency 中链酰基辅酶A脱氢酶缺乏症

McArdle's disease (syndrome) [mə'kɑ:dl] (Brian McArdle) 麦卡德病（综合征），糖原贮积病（V型）

McBride operation [mæk'braid] (Earl D. McBride) 麦克布赖德手术（为矫正踇外翻而切除第一跖骨头的内侧突手术）

McBurney's incision [mæk'bə:ni] (Charles McBurney) 麦克伯尼切口（髂前上棘内按腹外斜肌肌纤维方向切口，入内则按肌纤维方向分别切开腹内斜肌和腹横肌）| ～ operation 麦克伯尼手术（腹股沟疝根治手术）/ ～ point 麦克伯尼点（急性阑尾炎压痛点）/ ～ sign 麦克伯尼征（距脐到髂前上棘三分之二的点有压痛，为阑尾炎之征）

McCarthy's reflex [mə'kɑ:θi] (Daniel J. McCarthy) 麦卡锡反射（轻触眶上神经时眼轮匝肌收缩）

McClure-Aldrich test [mə'kluə 'ɔ:ldritʃ] (William B. McClure; Charles A. Aldrich) 麦克卢尔-奥尔德里奇试验（皮内注射0.8%氯化钠溶液，中毒时氯化钠吸收速度〈亦即肿块消失的速度〉较正常者慢）

McCune-Albright syndrome [mə'kju:n 'ɔ:lbrait] (Donovan J. McCine; Fuller Albright) 麦-奥综合征（见Albright syndrome）

MCD mean of consecutive difference 连续差平均值

McDonald's maneuver [mək'dɔnəld] (Ellice McDonalu) 麦克唐纳法（测量腹围以推算孕期）| ～ rule 麦克唐纳规律（从耻骨连合上缘到宫底的腹围长度

厘米数除以3.5，即孕期的阴历月数，只适用于妊娠6个月后）

MCF macrophage chemotactic factor 巨噬细胞趋化因子

Mcg Mcg标记(区别人免疫球蛋白λ轻链亚型的一种抗原标记)

mcg 微克(microgram)的符号

McGinn-White sign [mək'gin *h*wait] (Sylvester McGinn; Paul D. White) 麦克金-怀特征(Ⅲ导联呈Q波及末段倒置的T波，Ⅱ导联S-T段与T波低位及胸导联V_2与V_3的T波倒置，为严重性肺栓塞引起右心室扩张的心电图所显示者，外加急性肺源性心脏病的临床体征)

MCH mean corpuscular hemoglobin 平均红细胞血红蛋白量

MCHB Maternal and Child Health Bureau 妇幼保健处(属卫生资源与卫生事业管理局)

MCHC mean corpuscular hemoglobin concentration 平均红细胞血红蛋白浓度

MCi 兆居里(megacurie)的符号

mCi 毫居里(millicurie)的符号

μCi 微居里(microcurie)的符号

mCi-hr millicurie-hour 毫居里-小时

MCI/MI a mixture of methylchloroisothiazolinone and methylisothiazolinone 甲氯异噻唑啉酮-甲基异噻唑啉酮合剂

McKusick-Kaufman syndrome [mə'kju:sik 'kaufmən] (Victor A. McKusick; Robert L. Kaufman) 麦-考综合征(见Kaufman-McKusick syndrome)

McLean's formula (index) [mək'lein] (Franklin C. McLean) 麦克莱恩公式(指数)(计算肾脏排脲指数，即

$$\frac{每24h脲克数\sqrt{每升尿内脲克数}\times 8.96}{体重/千克\times\langle 每升血内脲克数\rangle^2}$$

）

MCMI Millon clinical multiaxial inventory 米伦临床多轴调查表

Mc Murray's sign [mək'mʌri] (Thomas P. Mc Murray) 麦克默里征(用手活动膝部时听到软骨的咔嗒声，提示半月板损伤) | ～ test 麦克默里试验(检半月板撕裂)

McNaughten 见M'Naughten

McPheeters' treatment [mək'fi:təz] (Herman O. McPheeters) 麦克菲特斯疗法(治静脉曲张性溃疡，即用橡皮海绵缚于溃疡处，并指令患者尽量多走路)

Mcps megacycles per second 兆周/秒

M-CSF macrophage colony-stimulating factor 巨噬细胞集落刺激因子

MCT mean circulation time 平均循环时间

MCV mean corpuscular volume 平均红细胞容积

MD Medicinae Doctor【拉】医学博士

Md 元素钔(mendelevium)的符号

MDA methylenedioxyamphetamine 甲撑二氧苯丙胺; mento-dextra anterior 颏右前(胎位)

MDP mento-dextra posterior 颏右后(胎位); methylene diphosphonate 亚甲基二膦酸

MDT mento-dextra transversa 颏右横(胎位)

Me 甲基(methyl)的符号

meal [mi:l] *n* 膳食，餐；粗粉 | bismuth ～ 铋餐 / butter ～ 奶油餐(一种含奶油、糖、奶的浓缩食物) / liver ～ 肝粉 / motor test ～ 胃肠运动试餐(X线检查) / opaque ～ 造影餐，不透光餐 / retention ～ 滞留(试验)餐 / test ～ 试餐，试(验)食

mean[1] [mi:n] (meant) *vt* 表示…的意思，意味着；意指；打算 *vi* 用意；具有意义 | be meant to 应该；必须，不得不

mean[2] [mi:n] *a* 吝啬的；卑鄙的；低劣的(指能力)；简陋的；不适的

mean[3] [mi:n] *a* 中间的；中等的；平均的 *n* 中间；平均数，均值 | arithmetic ～ 算术平均数 / geometric ～ 几何平均数 / population ～ 总体均数 / sample ～ 样品平均(值)

meaning ['mi:niŋ] *n* 意义，意思；意图 *a* 意味深长的；有(某种)意图的 | ～**less** *a*

无意义的

means [mi:nz] [复] *n* [常用作单] 方法,手段;工具 | by all (manner of) ～ 尽一切办法;一定,务必 / by any ～ 无论如何 / by fair ～ or foul 用正当或不正当的手段,不择手段地 / by ～ of 用,依靠 / by no (manner of) ～ 决不,并没有 / by some ～ or other 用某种方法

Mean's sign [mi:n] (James H. Mean) 米氏征(突眼性甲状腺肿时向上凝视可见眼球迟滞)

meantime ['mi:nˌtaim], **meanwhile** ['mi:nˌ*h*wail] *ad* 当时;同时 *n* 其时,其间 | in the ～ 在此期间;当其时,同时

measles ['mi:zlz] [复] *n* [用作单或复] 麻疹;(家畜)囊尾蚴病 | bastard ～, German ～ 风疹 / black ～, hemorrhagic ～ 黑麻疹,出血性麻疹 / pork ～ 猪囊尾蚴病 / three-day ～ 三日麻疹,风疹

measly ['mi:zli] *a* 含囊尾蚴的,米珠的

measurable ['meʒərəbl] *a* 可测量的 | **measurably** *ad* 适度地;显著地;觉察得出地

measure ['meʒə] *n* 尺寸;测量;度量;量器;程度;措施 *vt* 量;估量 *vi* 量 | beyond (或above, out of) ～ 无可估量,极度,过分 / for good ～ 作为额外增添,另外 / in (a) great(或large) ～ 在很大程度上,多半,大部分 / in a(或some) ～ 在一定程度上,一部分,有几分 / know no ～ 无止境,极度 / ～ up 合格,符合标准 / ～ up to(或with) 符合,达到,够得上 / set ～s to 限制,约束 / take ～s 采取措施 / take sb's ～, get the ～ of sb 给某人量尺寸;估量某人(的能力、品格等) / within ～ 适当地,不过分 / without ～ 过度,过分

measured ['meʒəd] *a* 量过的;按标准的;慎重的

measurement ['meʒəmənt] *n* 量度,测量,测定

meat [mi:t] *n* 食用肉类;食用部分,肉

meatal [mi'eitl] *a* 道的

meatometer [ˌmi:ə'tɔmitə] *n* 尿道口计

meatoplasty ['mi:ətəˌplæsti] *n* 耳道成形术

meatorrhaphy [ˌmi:ə'tɔrəfi] *n* 尿道口缝术

meatoscope [mi'ætəskəup] *n* 尿道口(窥)镜

meatoscopy [ˌmi:ə'tɔskəpi] *n* 尿道口镜检查 | ureteral ～ 输尿管口镜检查

meatotome [mi'ætətəum], **meatome** ['mi:ətəum] *n* 尿道口刀

meatotomy [ˌmi:ə'tɔtəmi] *n* 尿道口切开术

meatus [mi'eitəs] ([复] **meatus⟨es⟩**) *n* 【拉】 道 | external acoustic ～, external auditory ～ 外耳道 / fish-mouth ～ 鱼口式尿道口 / internal acoustic ～, internal auditory ～ 内耳道 / urinary ～ 尿道口

meaty ['mi:ti] *a* 肉的,多肉的

Meban ['mi:bæn] *n* 去氢依米丁(dehydroemetine)制剂的商品名

Mebaral ['mebərəl] *n* 甲苯比妥(mephobarbital)制剂的商品名

mebendazole [mi'bendəzəul] *n* 甲苯咪唑,甲苯达唑(抗蠕虫药)

mebeverine hydrochloride [mi'bevəri:n] 盐酸美贝维林,盐酸甲苯凡林(平滑肌松弛药)

mebutamate [mi'bjutəmeit] *n* 美布氨酯,甲基眠尔通,甲戊氨酯(抗高血压药)

mecamine ['mekəmin] *n* 美加明,四甲双环庚胺(抗高血压药)

mecamylamine hydrochloride [ˌmekə'miləmin] 盐酸美加明,盐酸四甲双环庚胺(神经节阻断药,用作抗高血压药)

MeCbl methylcobalamin 甲钴胺

meCCNU semustine 司莫司汀,赛氮芥,甲环亚硝脲,甲基罗氮芥,甲基氯乙环己亚硝脲

mechanical [mi'kænikəl] *a* 机械的,力学的

mechanicoreceptor [miˌkænikəuri'septə] *n* 机械(性刺激)感受器

mechanicotherapeutics [miˌkænikəuˌθerə'pju:tiks], **mechanicotherapy** [miˌkænikəu'θerəpi] *n* 力学疗法,机械疗法

mechanics [mi'kæniks] *n* 力学,机械学 | animal ～ 动物力学,生物力学,生物机械学 / body ～ 躯体力学 / developmental ～ 实验胚胎学

mechanism ['mekənizəm] *n* 机械结构,机构;机理,机制;机械论(认为生命现象乃基于控制整个无机界的同一物理及化学定律) | countercurrent ～ 逆流机制(肾脏浓缩尿的机制,它取决于亨勒〈Henle〉襻和直小管的解剖排列) / defense ～, escape ～ 防御机制,防卫机制,逃避机制(一种表现精神紧张减少的心理机制) / ～ of labor 分娩机制 / mental ～ 心理机制 / neutralizing ～ 中和机制(一种中和梦境的心理机制) / oculogyric ～ 眼动机制(与眼球运动有关的一系列神经中枢) / outgoing ～ 表示机构,表达机构(用言语、书写或手势以说明文字或表达思想的器械) / ping-pong ～ 乒乓机制(一底物与酶起反应并离解成一产物的过程,依附在酶上有一个功能簇,在另一次反应中,改变了的酶将所依附的功能簇转变成另一个底物,形成另一个产物并释放出原来形式的酶) / somatic ～ 躯体机构 / splanchnic ～ 内脏机构

mechanist ['mekənist] *n* 机械论者(认为生命所有现象仅是物理和化学性的)

mechanize ['mekənaiz] *vt* 使机械化 | **mechanization** [ˌmekənai'zeiʃən, -ni'z-] *n* 机械化

mechan(o)- [构词成分] 机械

mechanocyte ['mekənəsait] *n* 成纤维细胞

mechanogymnastics [ˌmekənəudʒim'næstiks] *n* (应用)器械体操

mechanology [ˌmekə'nɔlədʒi] *n* 机械学

mechanoreceptor [ˌmekənəuri'septə] *n* 机械(性刺激)感受器

mechanosensory [ˌmekənəu'sensəri] *a* 机械性感觉的

mechanotherapy [ˌmekənəu'θerəpi] *n* 力学疗法,机械疗法

mechanothermy [ˌmekənə'θə:mi] *n* 按摩生热法,力学热疗法

mechlorethamine [ˌmeklɔ'reθəmi:n] *n* 氮芥(抗肿瘤药)

Mechnikov 见Metchnikoff

mecillinam [mi'silinəm] *n* 美西林,氮䓬脒青霉素(抗生素类药)

mecism ['mi:sizəm] *n* 过长

mecistocephalic [miˌsistəusə'fælik], **mecistocephalous** [miˌsistəu'sefələs] *a* 长头的(颅指数小于71)

Mecistocirrhus [miˌsistəu'sirəs] *n* 长刺线虫属 | ～ digitatus 指形长刺线虫

meckelectomy [ˌmekə'lektəmi] *n* 蝶腭神经节切除术

Meckel's band (ligament) ['mekəl] (Johann F. Meckel 〈Senior〉) 梅克尔带(韧带)(锤骨前韧带的一部分) | ～ cavity (space) 梅克尔腔,三叉腔(含半月神经节的硬膜腔) / ～ ganglion 蝶腭神经节

Meckel's cartilage (rod) ['mekəl] (Johann F. Meckel 〈Junior〉) 梅克尔软骨(第一鳃弓软骨,鼓室下颌软骨) | ～ diverticulum 梅克尔憩室(卵黄管的遗迹) / ～ plane 梅克尔平面(通过耳点和牙槽中点的平面) / ～ syndrome 梅克尔综合征(为常染色体隐性遗传,最常见的特征为前额倾斜、后脑膜膨出、多指〈趾〉畸形及多囊肾,死于围生期,亦称头颅异常和内脏囊肿)

Meclan ['meklæn] *n* 甲氯环素磺基水杨酸盐(meclocycline sulfosalicylate)制剂的商品名

meclizine hydrochloride ['mekli-zi:n] 盐酸美克洛嗪,盐酸氯苯甲嗪,盐酸敏克静(抗组胺药,用作止吐药)

meclocycline sulfosalicylate [ˌmekləu'saikli:n] 甲氯环素磺基水杨酸盐(一种四环素抗生素,用于治疗寻常痤疮,局部用药)

meclofenamate [miˌkləufə'næmeit] *n* 甲氯芬那酸,甲氯灭酸(为甲氯灭酸的结合型,用作meclofenamate sodium〈甲氯灭酸钠〉,以治骨关节炎和类风湿性关节炎)

meclofenamic acid [miˌkləufə'næmik] 甲氯芬那酸,甲氯灭酸,抗炎酸(非甾类消炎药)

meclofenoxate [miˌkləufə'nɔkseit] *n* 甲氯芬酯(此药据称在氧浓度减少时有助于细胞代谢)

Meclomen [mi'kləumin] *n* 甲氯灭酸钠(meclofenamate sodium)制剂的商品名

mecloqualone [ˌmeklə'kwɔləun] *n* 甲氯喹酮(催眠镇静药)

mecobalamin [ˌmikə*u*'bæləmin] *n* 甲钴胺(抗贫血药)

mecocephalic [ˌmikə*u*sə'fælik] *a* 长头的

meconate ['mekəneit] *n* 袂康酸盐

meconic acid [mi'kɔnik] 袂康酸

meconiorrhea [miˌkəuniə'ri:ə] *n* 胎粪溢

meconism ['mekənizəm] *n* 阿片瘾,阿片中毒

meconium [mi'kəunjəm] *n* 胎粪;阿片

mecrylate [mi'krileit] *n* 美克立酯,氰丙烯酸甲酯(外科用组织粘合剂)

mecystasis [mi'sistəsis] *n* 等张性(肌纤维)长度增加

MED minimal effective dose 最小有效量; minimal erythema dose 最小红斑量

medazepam hydrochloride [mi'dæzəpæm] 盐酸美达西泮,盐酸去氧安定(弱安定药)

meddle ['medl] *vi* 干涉,干预

Medex ['medeks]【法】(**médecin extension**) *n* 军医召募方案(召募原军队卫生员进行培训使之成为助理医师的方案)

medi ['maiθə] *n* 见maedi

media ['mi:djə] *n*【拉】medium的复数;(血管)中层

mediad ['mi:diæd] *ad* 向中

medial ['mi:djəl] *a* 内侧的,近中的;中层的

medialecithal [ˌmi:diə'lesiθəl] *a* 中(卵)黄的

medialis [ˌmi:di'eilis] *a*【拉】内侧的,近中的

median ['mi:djən] *a* 中央的,正中的 *n* 中线;正中;中(位)数

medianus [ˌmi:di'einəs] *a*【拉】正中的

mediaometer [ˌmi:diə'ɔmitə] *n* 眼介质屈光计

mediastina [ˌmi:diæs'tainə] mediastinum的复数

mediastinal [ˌmi:diæs'tainl] *a* 纵隔的

mediastinitis [ˌmi:diæsti'naitis] *n* 纵隔炎 | fibrous ～, indurative ～ 纤维性纵隔炎,硬化性纵隔炎

mediastinogram [ˌmi:diæs'tainəgræm] *n* 纵隔X线(照)片

mediastinography [ˌmi:diˌæsti'nɔgrəfi] *n* 纵隔X线摄影(术)

mediastinopericarditis [ˌmi:diˌæstinə*u*ˌperikɑ:'daitis] *n* 纵隔心包炎

mediastinoscope [ˌmi:diə'stainəskəup] *n* 纵隔镜 | **mediastinoscopic** [ˌmi:diˌæstinə'skɔpik] *a* 纵隔镜的;纵隔镜检查的 / **mediastinoscopy** [ˌmi:diˌæsti'nɔskəpi] *n* 纵隔镜检查

mediastinotomy [ˌmi:diˌæsti'nɔtəmi] *n* 纵隔切开术

mediastinum [ˌmi:diæs'tainəm] ([复] **mediastina** [ˌmi:diæs'tainə]) *n*【拉】纵隔

mediastinus [ˌmi:diæs'tainəs] *n*【拉】(内外科)助理医师

mediate ['mi:dieit] *vi* 居间;处于中间地位;调解 *vt* 作为引起…的媒介;传递;调解 ['mi:diit] *a* 间接的,居间的

mediation [ˌmi:di'eiʃən] *n* 间介(作用),

居间(作用) | chemical ～ 化学间介作用

mediator ['mi:dieitə] *n* 间介器，传递器；介质，介体

medic ['medik] *n* 医学生

medicable ['medikəbl] *a* 可治疗的

Medicaid ['medikeid] *n* 医疗补助方案(美国联邦、州和地方税收中拨款补助低收入的人支付住院和医疗费用的方案)

medical ['medikəl] *a* 医学的，医疗的；内科的 | ～**ly** *ad*

medicament [me'dikəmənt] *n* 药物，药剂

medicamentosus [ˌmedikəmen'təusəs] *a*【拉】药物的，药剂的

medicamentous [ˌmedikə'mentəs] *a* 药物的，药剂的

Medicare ['medikɛə] *n* 医疗保险方案(美国社会保险管理局对65岁以上老年人提供医疗保险的方案)

medicaster ['mediˌkæstə] *n* 庸医

medicate ['medikeit] *vt* 用药治疗，投药；加药，使含药 | ～**d** *a* 含药(物)的，药制的 / **medicative** *a* 加入药物的；医药的，药用的，医治的

medication [ˌmedi'keiʃən] *n* 药疗法，投药法；药物，药剂 | conservative ～ 补养药疗法 / dialytic ～ 渗透药疗法，矿泉饮料法 / hypodermatic ～ 皮下投药法 / ionic ～ 离子透药疗法 / sublingual ～ 舌下投药法 / substitutive ～ 代替(药)疗法 / transduodenal ～ 十二指肠内投药法

medicator ['mediˌkeitə] *n* 涂药器

medicephalic [ˌmidisə'fælik] *a* 头正中(静脉)的

medicinal [me'disinl] *a* 医药的，药用的，医治的

medicine ['med*i*sin] *n* 药品，药物；医学；内科学 | aviation ～ 航空医学 / clinical ～ 临床医学 / comparative ～ 比较医学 / compound ～ 复方药物 / domestic ～ 家庭医疗 / dosimetric ～ 剂量学 / emergency ～ 急救医学 / environmental ～ 环境医学 / experimental ～ 实验医学 / family ～ 家庭医学 / folk ～ 民间医药 / forensic ～, legal ～ 法医学 / geriatric ～ 老年医学，老年病学，老人学 / group ～ 联合医疗(如联合诊所) / holistic ～ 整体医学(把人当作一个不可分割的有机整体的医学) / Indian ～ 印第安医学(北美的一种民间医学) / internal ～ 内科学 / mental ～ 精神病学 / nuclear ～ (原子)核医学 / oral ～ 口腔医学，口腔内科学 / patent ～ 成药，专卖药(指不要处方就能买到的现成药) / physical ～ 物理医学，理疗学 / preclinical ～ 基础医学 / preventive ～ 预防医学 / proprietary ～ 特许专卖药 / psychologic ～ 精神病学，心理医学 / psychosomatic ～ 身心医学 / rational ～ 合理医学 / social ～ 社会医学 / socialized ～, state ～ 国家公费医疗 / space ～ 宇宙医学 / sports ～ 运动医学 / static ～ 饮食医学(以饮食、排泄量和体重的关系为医疗的根据) / suggestive ～ 暗示疗法 / tropical ～ 热带病学，热带医学 / veterinary ～ 兽医学

medico ['medikəu] *n* 医生

medicochirurgic [ˌmedikə*u*kai'rə:dʒik] *a* 内外科的

medicodental [ˌmedikə*u*'dentl] *a* 内科与牙科的

medicolegal [ˌmedikə*u*'li:gəl] *a* 法医学的

medicomechanical [ˌmedikə*u*mi'kænikəl] *a* 药物与机械(治疗)的

medicophysics [ˌmedikə*u*'fiziks] *n* 医学物理学

medicopsychology [ˌmedikə*u*sai'kɔlədʒi] *n* 医学心理学 | **medicopsychological** [ˌmedikə*u*ˌsaikə'lɔdʒikəl] *a*

medicosocial [ˌmedikə*u*'səuʃəl] *a* 医学社会的

medicotopographical [ˌmedikə*u*ˌtəupə'græfikəl] *a* 临床(与)局部解剖学的

medicozoological [ˌmedikə*u*zəuə'lɔdʒikəl] *a* 医用动物学的

medicus ['medikəs] ([复] **medici** ['medisai]) *n* 【拉】医师(尤指内科医师)

medieval [ˌmedi'i:vəl] *a* 中世纪的

medifrontal [ˌmi:di'frʌntl] *a* 额中部的

Medin's disease ['meidi:n] (Oskar Medin) 脊髓灰质炎

mediocarpal [ˌmi:diə*u*'kɑ:pl] *a* 腕骨间的,腕骨中部的

medioccipital [ˌmi:diɔk'sipitl] *a* 枕中(部)的

mediolateral [ˌmi:diə*u*'lætərəl] *a* 中间外侧的,中侧的

medionecrosis [ˌmi:diə*u*ne'krəusis] *n* (主动脉)中层坏死 | ~ of aorta 主动脉中层坏死

mediotarsal [ˌmi:diə*u*'tɑ:səl] *a* 跗中部的

Medipren ['mediˌpren] *n* 布洛芬(ibuprofen)制剂的商品名

mediscalenus [ˌmi:diskə'li:nəs] *n* 中斜角肌

medisect ['mi:disekt] *vt* 正中切开

meditation [ˌmedi'teiʃən] *n* 沉思;默念 | transcendental ~ (印度教的)超脱静坐(默念一段祷文使身心放松的方法)

Mediterranean [ˌmeditə'reinjən] *n, a* 地中海(的)

medium ['mi:djəm] ([复] **mediums** 或 **media** ['mi:djə]) *n* 方法,手段;媒质,介质;培养基 *a* 中等的,中间的 | active ~ 活性介质 / clearing ~ 透明介质,澄清剂 / contrast ~ 造影剂,对比剂 / culture ~ 培养基 / disperse ~, dispersion ~, dispersive ~ 分散媒,分散介质 / HAT ~ HAT培养基(含次黄嘌呤hypoxanthine,氨喋呤aminopterin和胸苷thymidine的组织培养基,用于体细胞融合实验) / mounting ~ 封固剂 / nutrient ~ 营养培养基 / radiolucent ~ 透射线造影剂 / radiopaque ~ 不透射线造影剂 / refracting media 屈光介质 / separating ~ 分离介质,分离剂

medius ['mi:diəs] *a* 【拉】中间的

MEDLARS ['medlɑ:z] (*MED*ical *L*iterature *A*nalysis and *R*etrieval *S*ystem) 医学文献分析和检索系统(美国国家医学图书馆的一个计算机化文献目次系统,由此产生医学索引〈Index Medicus〉)

MEDLINE ['medlain] (*MED*LARS on-*line*) 联机医学文献分析和检索系统(一种计算机化的文献目次检索系统,是MEDLARS的联机部分)

medorrhea [ˌmedə'ri:ə] *n* 尿道溢,后淋

medrogestone [medrə'dʒestəun] *n* 美屈孕酮,二甲去氢孕酮(孕激素类药)

Medrol ['medrɔl] *n* 甲泼尼龙(methylprednisolone)制剂的商品名

medronate disodium ['medrəneit] 甲撑二磷酸二氢二钠(药物佐剂)

medroxyprogesterone acetate [meˌdrɔksiprə*u*'dʒestərəun] 甲羟孕酮醋酸酯,安宫黄体酮(孕激素类药)

medrysone ['medrisəun] *n* 甲羟松(合成糖皮质激素)

medulla [me'dʌlə] ([复] **medullas** 或 **medullae** [me'dʌli:]) *n* 【拉】髓(质) | adrenal ~, suprarenal ~ 肾上腺髓质 / ~ oblongata 延髓 / spinal ~ 脊髓 | **~ry** [me'dʌləri, 'medə-] *a* 髓的,髓状的

medullated ['medəleitid] *a* 有髓(鞘)的

medullation [ˌmedə'leiʃən] *n* 髓鞘形成

medullectomy [ˌmedə'lektəmi] *n* 髓质切除术

medullitis [ˌmedə'laitis] *n* 骨髓炎;脊髓炎

medullization [ˌmedəlai'zeiʃən, -li'z-] *n* (骨)髓形成,(骨)髓化

medulloadrenal [meˌdʌlə*u*ə'dri:nl], **medulliadrenal** [meˌdʌliə'dri:nl] *a* 肾上腺髓质的

medulloarthritis [meˌdʌlə*u*ɑ:'θraitis]

n 关节骨髓炎
medulloblast [me'dʌləublæst] *n* 成神经管细胞
medulloblastoma [meˌdʌləublæs'təumə] *n* 成神经管细胞瘤
medulloencephalic [meˌdʌləuensi'fælik] *a* 脑脊髓的
medulloepithelioma [meˌdʌləuˌepiˌθi:li'əumə] *n* 髓上皮瘤
medulloid ['medəlɔid] *n* 类(肾上腺)髓质素
medullosuprarenoma [meˌdʌləuˌsju:prəri:'nəumə] *n* 肾上腺髓质瘤,嗜铬细胞瘤
medullotherapy [meˌdʌləu'θerəpi] *n* 脊髓疗法(狂犬病的预防疗法)
medusa [mi'dju:zə] *n* 水母,海蜇
medusocongestin [miˌdju:səukən'dʒestin] *n* 水母毒素
Mees' line [mi:z] (R. A. Mees) 米士线(指甲上出现一条或多条白色横行条纹,与砷中毒和其他微量元素中毒有关,见于麻风、败血症、主动脉夹层动脉瘤和急慢性肾衰竭)
meet [mi:t] (met) *vt* 遇见;迎接;会见;符合 *vi* 相遇;接触;会合;开会 | ~ one's end(或fate) 死,送命 / ~ up with 偶尔碰见 / ~ with (偶尔)遇见,碰到;得到;遭受 / ~ with one's death 死去
meeting ['mi:tiŋ] *n* 会议;集会;会合;会见
mefenamic acid [ˌmefə'næmik] 甲芬那酸,甲灭酸(消炎镇痛药)
mefenorex hydrochloride [mə'fenəreks] 盐酸美芬雷司,盐酸氯丙苯丙胺(食欲抑制药)
mefexamide [mə'feksəmaid] *n* 美非沙胺,甲苯氧酰胺(中枢神经系统兴奋药)
mefloquine ['mefləkwin] *n* 甲氟喹(抗疟药)
Mefoxin [mə'fɔksin] *n* 头孢西丁钠(cefoxitin sodium)制剂的商品名
mefruside ['mefrusaid] *n* 美夫西特,倍可降(降压利尿药)
MEG magnetoencephalograph 脑磁波描记器
mega- [构词成分] 巨,大(见megalo-);兆,百万(10^6)
megabecquerel [ˌmegəbekə'rel] *n* 兆贝可(勒尔)(放射性强度单位,10^6Bq)
megabladder [ˌmegə'blædə] *n* 巨膀胱,膀胱扩张
megacalycosis [ˌmegəˌkæli'kəusis] *n* 巨肾盏
megacardia [ˌmegə'kɑ:diə] *n* 心肥大
megacaryoblast [ˌmegə'kæriəblæst] *n* 成巨核细胞,原(始)巨核细胞
megacaryocyte [ˌmegə'kæriəˌsait] *n* 巨核细胞
Megace [mə'geis] *n* 甲地孕酮(megestrol acetate)制剂的商品名
megacecum [ˌmegə'si:kəm] *n* 巨盲肠
megacephaly [ˌmegə'sefəli] *n* 巨头 | **megacephalic** [ˌmegəse'fælik], **megacephalous** [ˌmegə'sefələs] *a*
megacholedochus [ˌmegəkə'ledəkəs] *n* 巨总胆管(总胆管异常扩大)
megacolon [ˌmegə'kəulən] *n* 巨结肠
megacurie [ˌmegə'kjuəri] *n* 兆居里(旧放射单位,$=10^6$Ci,现用贝可〈勒尔〉〈Bq〉)
megacycle ['megəˌsaikl] *n* 兆周(一百万周)
megacystis [ˌmegə'sistis] *n* 巨膀胱,膀胱扩张
megadontia [ˌmegə'dɔnʃiə], **megadontism** [ˌmegə'dɔntizəm] *n* 巨牙 | **megadont** ['megədɔnt], **megadontic** [ˌmegə'dɔntik] *a*
megaduodenum [ˌmegəˌdju(:)əu'di:nəm] *n* 巨十二指肠
megadyne ['megəˌdain] *n* 兆达因(旧功的单位,$=10^6$dyn,现用牛〈顿〉〈N〉)
megaesophagus [ˌmegəi(:)'sɔfəgəs] *n* 巨食管,食管扩张
megagametophyte [ˌmegəgə'mi:təfait] *n* 大配子体
megahertz ['megəhə:ts] *n* 兆赫(兹)

(10^6Hz,10^6周/s)

megakaryoblast [ˌmegəˈkæriəblæst] *n* 成巨核细胞,原(始)巨核细胞

megakaryocyte [ˌmegəˈkæriəsait] *n* 巨核细胞 | ~**ic** [ˌmegəˌkæriəˈsitik] *a*

megakaryocytopoiesis [ˌmegəˌkæriəuˌsaitəupɔiˈi:sis] *n* 巨核细胞生成

megakaryocytosis [ˌmegəˌkæriəsaiˈtəusis] *n* 巨核细胞增多症

megakaryophthisis [ˌmegəˌkæriəˈθaisis] *n* (骨髓)巨核细胞缺乏症

megalakria [ˌmegəˈlækriə] *n* 肢端肥大症

megalecithal [ˌmegəˈlesiθəl] *a* 多(卵)黄的

megalencephalon [ˌmegəlenˈsefəlɔn], **megalencephaly** [ˌmegəlenˈsefəli] *n* 巨脑

megalgia [meˈgældʒiə] *n* 剧痛(如在肌风湿病时)

megal(o)- [构词成分] 巨,大

megaloblast [ˈmegələuˌblæst] *n* 巨成红细胞,巨幼细胞 | ~**ic** [ˌmegələuˈblæstik] *a*

megaloblastoid [ˌmegələuˈblæstɔid] *a* 巨成红细胞样的,巨幼细胞样的

megalobulbus [ˌmegələuˈbʌlbəs] *n* 十二指肠冠过大(X线片)

megalocardia [ˌmegələuˈkɑ:diə] *n* 心肥大

megalocaryocyte [ˌmegələuˈkæriəsait] *n* 巨核细胞

megalocephaly [ˌmegələuˈsefəli], **megalocephalia** [ˌmegələusəˈfeiliə] *n* 巨头 | **megalocephalic** [ˌmegələusəˈfælik] *a*

megaloceros [ˌmegəˈlɔsərəs] *n* 有角畸胎

megalocheiria [ˌmegələuˈkaiəriə] *n* 巨手

megaloclitoris [ˌmegələuˈklitəris] *n* 巨阴蒂

megalocornea [ˌmegələuˈkɔ:niə] *n* 巨角膜,球形角膜

megalocystis [ˌmegələuˈsistis] *n* 巨膀胱,膀胱扩张

megalocyte [ˈmegələsait] *n* 巨红细胞

megalocytosis [ˌmegələusaiˈtəusis] *n* 巨红细胞症

megalodactyly [ˌmegələuˈdæktili], **megalodactylia** [ˌmegələudækˈtiliə], **megalodactylism** [ˌmegələuˈdæktilizəm] *n* 巨指(趾) | **megalodactylous** [ˌmegələuˈdæktiləs] *a*

megalodontia [ˌmegələuˈdɔnʃiə] *n* 巨牙

megaloesophagus [ˌmegələui(:)ˈsɔfəgəs] *n* 巨食管,食管扩张

megalogastria [ˌmegələuˈgæstriə] *n* 巨胃

megaloglossia [ˌmegələuˈglɔsiə] *n* 巨舌

megalographia [ˌmegələuˈgræfiə], **megalography** [ˌmegəˈlɔgrəfi] *n* 巨大字体

megalohepatia [ˌmegələuhiˈpætiə] *n* 巨肝,肝肿大

megalokaryocyte [ˌmegələuˈkæriəsait] *n* 巨核细胞

megalomania [ˌmegələuˈmeinjə] *n* 夸大狂 | ~**c** [ˌmegələuˈmeiniæk] *a* 夸大狂的 *n* 夸大狂者

megalomelia [ˌmegələuˈmi:liə] *n* 巨肢

megalomicin potassium phosphate [ˌmegələuˈmaisin] 美加米星A磷酸二氢钾,巨霉素磷酸二氢钾(抗生素类药)

megalonychia [ˌmegələuˈnikiə] *n* 巨(指)甲

megalopenis [ˌmegələuˈpi:nis] *n* 巨阴茎

megalophthalmos [ˌmegəlɔfˈθælmɔs] *n* 巨眼 | anterior ~ 巨角膜,球形角膜 | **megalophthalmus** [ˌmegəlɔfˈθælməs] *n*

megalopia [ˌmegəˈləupiə], **megalopsia** [ˌmegəˈlɔpsiə] *n* 视物显大症

megaloplastocyte [ˌmegələuˈplæstəˌsait] *n* 巨血小板

megalopodia [ˌmegələuˈpəudiə] *n* 巨足

megalopolis [megəˈlɔpəlis] *n* 特大城市;人口稠密区 | **megalopolitan** [ˌmegələuˈpɔlitən] *a* 特大城市的 *n* 特大城市的居民

Megalopyge [ˌmegələuˈpidʒi] *n* 绒蠹属 | ～ opercularis 壳盖绒蠹

megaloscope [ˈmegələskəup] *n* 放大镜,扩大镜

megalosplenia [ˌmegələuˈspli:niə] *n* 巨脾,脾(肿)大

megalospore [ˈmegələˌspɔ:] *n* 大孢子;大孢子癣菌

Megalosporon [ˌmegəˈlɔspərɔn] *n* 大孢子癣菌属

megalosporon [ˌmegəˈlɔspərɔn] *n* 大孢子癣菌

megalosyndactyly [ˌmegələusinˈdæktili] *n* 巨并指(趾)

megalothymus [ˌmegələuˈθaiməs] *n* 巨胸腺,胸腺肥大

megaloureter [ˌmegələujuəˈri:tə] *n* 巨输尿管(没有明显原因的先天性输尿管扩张,亦称先天性或原发性巨输尿管、原发性输尿管张力缺乏和输尿管神经肌发育异常) | congenital ～, primary ～ 先天性巨输尿管,原发性巨输尿管(即巨输尿管) / reflux ～ 逆流性巨输尿管(输尿管扩张伴膀胱输尿管逆流现象)

-megaly [构词成分] 大,增大(症),肿大

megaphone [ˈmegəfəun] *n* 扩声器,扩音器,喊话器

megaprosopous [ˌmegəˈprɔsəpəs] *a* 巨面的

megarectum [ˌmegəˈrektəm] *n* 巨直肠,直肠扩张

Megarhinini [ˌmegəˈrainini] *n* 巨蚊族

Megarhinus [megəˈrainəs] *n* 巨蚊属

megascopic [ˌmegəsˈkɔpik] *a* 放大了的;肉眼可见的,根据肉眼观察的 | ～-ally *ad*

Megaselia [ˌmegəˈsi:liə] *n* 巨沟蝇属

megaseme [ˈmegəsi:m] *n* 巨眶(眶指数为89或超过89)

megasigmoid [ˌmegəˈsigmɔid] *n* 巨乙状结肠,乙状结肠扩张

megasoma [ˌmegəˈsəumə] *n* 巨体,身材高大

Megasphaerea [ˌmegəˈsfi:riə] *n* 巨球型菌属

megasporangium [ˌmegəspɔ:ˈrændʒiəm] ([复] **megasporangia** [ˌmegəspɔ:ˈrændʒiə]) *n* 大孢子囊

megaspore [ˈmegəspɔ:] *n* 大孢子;大分生孢子 | **megasporic** [megəˈspɔ:rik] *a*

Megatrichophyton [ˌmegəˌtraikəˈfaitɔn] *n* 巨毛癣菌属

Megatrypanum [ˌmegəˈtripənəm] *n* 巨锥虫亚属

megaunit [ˈmegəˌju:nit] *n* 兆单位,100万国际单位(IU)(10^6倍于标准单位)

megaureter [ˌmegəjuəˈri:tə] *n* 巨输尿管,输尿管扩张

megavitamin [ˌmegəˈvaitəmi:n] *n* 大剂量维生素

megavolt [ˈmegəvəult] *n* 兆伏(特)(10^6V)

megavoltage [ˌmegəˈvɔltidʒ] *n* 兆伏数(10^6V),巨电压(电离放射疗法时大于1兆伏的电压)

megestrol acetate [məˈdʒestrɔl] 甲地孕酮,甲地羟孕酮醋酸酯,妇宁片(黄体激素,抗肿瘤药)

Megimide [ˈmedʒimaid] *n* 贝美格(bemegride)制剂的商品名

Méglin's point [meiˈglæn] (J. A. Méglin) 梅格兰点,腭孔点(腭神经自腭大孔出现之点)

meglumine [ˈmeglumi:n] *n* 葡甲胺,甲基葡胺(用以制备某些不透X线的造影剂) | ～ diatrizoate 泛影葡胺(尿路、心血管造影剂) / ～ iodipamide 胆影葡胺(胆道造影剂) / ～ iothalamate 碘酞葡胺(脑血管、尿路、周围动脉造影剂)

meglutol [ˈmegljutɔl] *n* 美格鲁托,羟甲戊二酸(抗高脂蛋白血症药)

megohm [ˈmegəum] *n* 兆欧(姆) ($10^6\Omega$)

megophthalmos [megɔf'θælmɔs] *n* 巨眼,牛眼

megoxycyte [me'gɔksisait] *n* 巨嗜酸细胞

megoxyphil [me'gɔksifil] *n* 巨粒嗜酸粒细胞

megrim ['mi:grim] *n* 偏头痛

mehlnährschaden [ˌmeilnɛə'ʃɑ:dən] *n*【德】谷粉营养障碍(一种营养缺乏综合征,类似夸希奥科病kwashiorkor)

meibomian cyst[mai'bəumiən](Heinrich Meibom) 迈博姆囊肿(睑板腺囊肿,霰粒肿) | ~ foramen 舌盲孔 / ~ glands 睑板腺 / ~ stye 迈博姆睑腺炎(睑板腺炎)

meibomianitis [maiˌbəumiə'naitis], **meibomitis** [ˌmaibə'maitis] *n* 睑板腺炎

Meige's disease [meʒ] (Henri Meige) 迈热病(见Milroy's disease)

Meigs' capillaries [megz] (Arthur V. Meigs) 梅格斯毛细管(心肌毛细管) | ~ test 梅格斯试验(检乳脂)

Meigs' syndrome ['megz] (Joe V. Meigs) 梅格斯综合征(腹水和水胸伴有卵巢纤维瘤及其他盆腔肿瘤)

meio- [构词成分] 减少,不足,减缩

meiogenic [ˌmaiəu'dʒenik] *a* 致减数分裂的,引起减数分裂的

meiosis [mai'əusis] ([复] **meioses** [mai'əusi:z]) *n*【希】减数分裂,成熟分裂 | **meiotic** [mai'ɔtik] *a*

Meirowsky phenomenon [mai'rɔfski] (Emil Meirowsky) 迈洛夫斯基现象(黑色素颜色变深现象:黑色素经过长波紫外线照射后也许由于氧化作用其颜色在数秒钟内开始变深,数分钟到数小时内完成)

Meissner's corpuscles ['maisnə] (Georg Meissner) 触觉小体(乳头内) | ~ ganglion 迈斯纳神经节(肠粘膜下丛神经节) / ~ plexus 粘膜下丛

mel [mel] *n*【拉】蜂蜜,蜜浆

melagra [me'lægrə] *n* 肢痛(肢肌肉痛)

melalgia [me'lældʒiə] *n* 肢痛(肢神经痛)

melancholia [ˌmelən'kəuljə] *n* 忧郁症 | affective ~ 情感性忧郁症 / agitated ~ 激越性忧郁症 / ~ with delirium 谵妄性忧郁症 / involutional ~ 衰老期忧郁症,更年期忧郁症 / recurrent ~ 周期性忧郁症 / ~ religiosa 宗教性忧郁症 / ~ simplex 单纯性忧郁症 / stuporous ~, ~ attonita 木僵性忧郁症 | ~**c** [ˌmelən'kəuliæk] *a* 忧郁症的 *n* 忧郁症患者

melancholic [ˌmelən'kɔlik] *a* 忧郁的;忧郁症的 *n* 忧郁症患者

melancholy ['melənkəli] *n* 忧郁,忧郁症 *a* 忧郁的

melanemesis [ˌmelə'nemisis] *n* 黑色呕吐

melanemia [ˌmelə'ni:miə] *n* 黑血(症)

mélangeur [ˌmeilɑ:n'ʒə:] *n*【法】血液混合管

Melania [mi'leiniə] *n* 川蜷螺属

melanic [mi'lænik] *a* 黑变病的,黑色素沉着病的

melanicterus [ˌmelə'niktərəs] *n* 黑色黄疸

melaniferous [ˌmelə'nifərəs] *a* 含黑素的

melanin ['melənin] *n* 黑(色)素 | artificial ~, factitious ~ 人造黑素

melanism ['melənizəm] *n* 黑化,黑变病,黑素沉着病 | industrial ~ 工业黑化(由于捕食动物的选择压力,栖息在煤灰漫布区域里的生物群体逐渐黑化,未黑化的个体被吃掉,只有具备黑化基因型的个体能成活并繁殖) / metallic ~ 银质沉着病 | **melanistic** [ˌmelə'nistik] *a*

melanize ['melənaiz] *vt* 使黑素过多,使产生黑变病 | **melanization** [ˌmelənai'zeiʃən, -ni'z-] *n*

melan(o)- [构词成分] 黑

melanoacanthoma [ˌmelənəuˌækæn'θəumə] *n* 黑棘皮瘤

melanoameloblastoma [ˌmelənəuəˌmeləublæs'təumə] *n* 黑素成釉细胞瘤
melanoblast ['melənəuˌblæst] *n* 成黑素细胞
melanoblastoma [ˌmelənəublæsˌtəumə] *n* 成黑素细胞瘤，恶性黑素瘤
melanoblastosis [ˌmelənəublæs'təusis] *n* 成黑素细胞增多症
melanocarcinoma [ˌmelənəuˌkɑ:si'nəumə] *n* 黑(素)癌
melanocyte ['melənəuˌsait] *n* 黑素细胞 | dendritic ～ 树突状黑素细胞 | **melanocytic** [ˌmelənəu'sitik] *a*
melanocytoma [ˌmelənəusai'təumə] *n* 黑素细胞瘤 | compound ～ 复合性黑素细胞瘤 / dermal ～ 真皮黑素细胞瘤(蓝痣;细胞性蓝痣)
melanocytosis [ˌmelənəusai'təusis] *n* 黑素细胞增多，黑素细胞增生病 | oculodermal ～ 眼、皮肤黑素细胞增生病(即太田痣nevus of Ota)
melanoderm ['melənəudə:m] *n* 黑种人
melanoderma [ˌmelənəu'də:mə] *n* 黑皮病 | parasitic ～ 寄生性黑皮病 / senile ～ 老年黑皮病
melanodermatitis [ˌmelənəuˌdə:mə'taitis] *n* 黑皮炎 | ～ toxica lichenoides 中毒性苔藓样黑皮炎
melanodermic [ˌmelənəu'də:mik] *a* 黑皮的
melanoepithelioma [ˌmelənəuˌepiθi:li'əumə] *n* 黑素上皮癌，恶性黑瘤
melanoflocculation [ˌmelənəuˌflɔkju'leiʃən] *n* 黑(色)素絮凝反应(检疟疾)
melanogen ['melənəudʒən] *n* 黑素原
melanogenesis [ˌmelənəu'dʒenisis] *n* 黑素生成 | **melanogenic** [ˌmelənəu'dʒenik] *a*
melanoglossia [ˌmelənəu'glɔsiə] *n* 黑舌(病)
melanoid ['melənɔid] *a* 黑素样的 *n* 类黑素，人造黑素
Melanolestes [ˌmelənəu'lesti:z] *n* 小墨蝽 | ～ picipes 刺唇蝽
melanoleukoderma [ˌmelənəuˌlju:kə'də:mə] *n* 黑白皮病，黑白斑(如慢性砷中毒时) | ～ colli 颈部黑白皮病，颈部梅毒白斑病
melanoma [ˌmelə'nəumə] ([复] **melanomas** 或 **melanomata** [ˌmelə'nəumətə]) *n* 黑素瘤 | acral-lentiginous ～, subungual ～ 肢端雀斑样痣性黑素瘤，甲下黑素瘤 / amelanotic ～ 无黑素性黑素瘤 / benign juvenile ～, juvenile ～ 良性幼年黑素瘤，幼年黑素瘤 / lentigo maligna ～ 恶性雀斑样痣黑素瘤 / malignant ～ 恶性黑素瘤 / nodular ～ 结节性黑素瘤 / superficial spreading ～ 浅表性扩张性黑素瘤 | ～**tous** *a*
melanomatosis [ˌmeləˌnəumə'təusis] *n* 黑(素)瘤病
melanonychia [ˌmelənəu'nikiə] *n* 黑甲
melanophage ['melənəufeidʒ] *n* 噬黑素细胞
melanophore ['melənəufɔ:] *n* 黑素细胞
melanophorin [ˌmelə'nɔfərin] *n* 黑素细胞刺激素
melanoplakia [ˌmelənə'pleikiə] *n* 粘膜黑斑
melanoprecipitation [ˌmelənəupriˌsipi'teiʃən] *n* 黑素沉淀反应(检疟疾)
melanoptysis [ˌmelə'nɔptisis] *n* 咳黑痰(如炭末沉着病时)
melanosarcoma [ˌmelənəusɑ:'kəumə] *n* 黑(素)肉瘤
melanosarcomatosis [ˌmelənəusɑ:ˌkəumə'təusis] *n* 黑(素)肉瘤病
melanoscirrhus [ˌmelənəu'skirəs] *n* 黑硬癌，黑(素)癌
melanosis [ˌmelə'nəusis] *n* 黑变病;黑素沉着病 | ～ coli 结肠黑变病 / ～ sclerae 巩膜黑变病 / tar ～ 焦油性黑变病
melanosome ['melənəusəum] *n* 黑素体，黑素粒(黑素细胞内含黑素的颗粒)

melanotic [ˌmelə'nɔtik] *a* 黑色素的;黑变病的,黑素沉着病的

melanotrichia [ˌmelənəu'trikiə] *n* 毛黑变,黑毛发 | ~ linguae 黑舌(病)

melanotroph ['melənəuˌtrəuf] *n* 促黑激素细胞

melanotropic [ˌmelənəu'trɔpik] *a* 向黑(色)素的

melanotropin ['melənəuˌtrəupin] *n* 促黑素细胞激素

melanous ['melənəs] *a* 黑发的,黑肤的,面黝黑的

melanthin [me'lænθin] *n* 毛茛籽皂素

melanuria [ˌmelə'njuəriə], **melanuresis** [ˌmelənjuə'ri:sis] *n* 黑尿 | **melanuric** [ˌmelə'njuərik] *a*

melanurin [ˌmelə'njuərin] *n* 尿黑质

melarsoprol [me'lɑ:səprəul] *n* 美拉胂醇,硫胂蜜胺(抗锥虫药)

melasma [mi'læzmə] *n* 黑斑病(亦称黄褐斑,妊娠面斑) | ~ addisonii, ~ suprarenale 艾迪生(黑斑)病,肾上腺性黑斑病(即Addison's disease)

melatonin [ˌmelə'təunin] *n* 褪黑激素,N-乙酰-5-甲氧基色胺(松果体的激素)

Meleda disease ['meleidə] 梅勒达病,家族性掌跖角化过度(症)(梅勒达为亚德里亚海东部一小岛名)

melena [mə'li:nə] *n* 黑粪症;呕黑 | ~ neonatorum 新生儿黑粪症 / ~ spuria 假性黑粪症 / ~ vera 真性黑粪症

Meleney's ulcer (chronic undermining ulcer) [mi'li:ni] (Frank Lamont Meleney) 米兰尼溃疡(慢性穿凿性溃疡)(进行性协同性坏疽) | ~ synergistic gangrene 米兰尼协同性坏疽(进行性协同性坏疽)

melengestrol acetate [melən'dʒestrɔl] 醋酸美仑孕酮,醋酸甲烯雌醇,甲烯雌醇-17-醋酸酯(孕激素,抗肿瘤药)

melenic [mə'li:nik] *a* 黑粪的

meletin ['melətin] *n* 槲皮素,槲皮黄素,栎精

melezitose [mə'lezitəus] *n* 松三糖

meli- [构词成分] 蜜,糖

melibiase [ˌmeli'baieis] *n* 蜜二糖酶

melibiose [ˌmeli'baiəus] *n* 蜜二糖

melicera [ˌmeli'siərə], **meliceris** [ˌmeli'siəris] *n* 蜜样囊 *a* 粘稠的,糖浆状的

melicitose [mə'lisitəus] *n* 松三糖

melilotic acid [ˌmeli'lɔtik] 黄木犀酸,邻羟苯丙酸

melilotoxin [ˌmelilə'tɔksin] *n* 草木犀毒素,双香豆素

melioidosis [ˌmi:liɔi'dəusis] *n* 类鼻疽

Melissa [mə'lisə] *n* 蜜蜂花属,滇荆芥属

melissic acid [mi'lisik] 蜂花酸,三十(烷)酸

melissotherapy [məˌlisəu'θerəpi] *n* 蜂毒疗法

melitensis [ˌmeli'tensis] *n* 波状热,布鲁(杆)菌病

melitin ['melitin] *n* 波状热菌素,布鲁菌素

melitis [mə'laitis] *n* 颊炎

melit(o)- [构词成分] 蜜,糖

melitoptyalism [ˌmelitə'taiəlizəm] *n* 糖涎(涎内含葡萄糖分泌)

melitoptyalon [ˌmelitə'taiəlɔn] *n* 糖涎(涎内产生的葡萄糖)

melitose ['melitəus], **melitriose** [ˌme'litraiəus] *n* 蜜三糖,棉子糖

melitracen hydrochloride [ˌmeli'treisən] 盐酸美利曲辛,盐酸四甲蒽丙胺(抗抑郁药)

Melittangium [ˌmeli'tændʒiəm] *n* 蜂窝囊菌属

melituria [ˌmeli'tjuəriə] *n* 糖尿(症) | ~ inosita 肌醇糖尿 | **melituric** [ˌmeli'tjuərik] *a*

melizame ['melizeim] *n* 四唑氧酚(甜味剂)

melizitose [mə'lizitəus] *n* 松三糖

Melkersson-Rosenthal syndrome ['melkəsən 'rəuzentɑ:l] (Ernst Gustaf Melkersson; Curt Rosenthal) 麦-罗综合征(见Melkersson's syndrome)

Melkersson's syndrome [ˈmelkəsən] (Ernst Gustaf Melkersson) 麦克逊综合征(为常染色体显性遗传综合征,通常始于儿童期或青春期,主要特征为慢性非炎性面部水肿〈通常局限于口唇〉及复发性外周性面部麻痹,有时有舌裂。伴有眼部症状,可包括兔眼、眼部烧灼感、睑松垂、眼睑水肿、角膜混浊、眼球后神经炎及双侧复发性眼球突出)

Mellaril [ˈmeləril] *n* 盐酸硫利达嗪(thioridazine hydrochloride)制剂的商品名

mellitic acid [meˈlitik] 苯六(羧)酸,苯六甲酸

mellitum [məˈlaitəm] ([复] **melliti** [məˈlaitai]) *n*【拉】蜜剂

mellituria [ˌmeliˈtjuəriə] *n* 糖尿(症)

mel(o)- [构词成分] 肢

melodidymus [ˌmeləˈdidiməs] *n* 额外肢畸胎

melomelus [məˈlɔmiləs] *n* 赘肢畸胎

meloncus [məˈlɔŋkəs] *n* 颊瘤

melonoplasty [məˈlɔnəˌplæsti] *n* 颊成形术

Melophagus [məˈlɔfəgəs] *n* 蜱蝇属 | ~ ovinus 羊蜱蝇

meloplasty [ˈmeləˌplæsti] *n* 颊成形术

melorheostosis [ˌmeləˌriɔsˈtəusis] *n* 肢骨纹状肥大

melosalgia [ˌmeləˈsældʒiə] *n* 下肢痛

meloschisis [məˈlɔskisis] *n* 颊横裂

melotia [məˈləuʃiə] *n* 颊耳畸形

Melotte's metal [meˈlɔt] (George W. Melotte) 梅洛特合金(铋铅锡软合金,有时用于牙科)

melotus [miˈləutəs] *n* 颊耳畸胎

melphalan [ˈmelfələn] *n* 美法仑,苯丙氨酸氮芥(抗肿瘤药)

melt [melt] *vt, vi, n* (使)溶解,(使)溶化;(使)消失

Meltzer-Lyon test (method) [ˈmeltsəˈ laiən] (S. J. Meltzer; B. B. Vincent Lyon) 梅尔泽·莱昂试验(法)(检胆管病)

Meltzer's law [ˈmeltsə] (Samuel J. Meltzer) 梅尔泽定律(拮抗神经支配定律,即所有生命活动均经常受两种相反的力量控制,一方面是增强或引起作用,另一方面则为抑制) | ~ method (anesthesia) 梅尔泽法(麻醉)(含麻醉性蒸汽的空气通过气管内导管的吹入用法,用于胸外科手术)

MEM macrophage electrophoretic mobility (test) 巨噬细胞电泳泳动度(试验)

member [ˈmembə] *n* 成员,会员;肢,肢体 | ~**ship** *n* 成员资格;全体成员

memberment [ˈmembəmənt] *n* 各部配列式(体内各部配置情形)

membra [ˈmembrə] membrum的复数

membrana [memˈbreinə] ([复] **membranae** [memˈbreini:]) *n*【拉】膜

membranaceous [ˌmembrəˈneiʃəs] *a* 膜性的,膜状的

membranate [ˈmembrəneit] *a* 膜性的

membrane [ˈmembrein] *n* 膜 | adventitious ~ 异位膜 / alveolodental ~ 牙周膜 / anal ~ 肛膜,肛板 / basement ~ 基膜 / birth ~s 衣胞(即羊膜及绒毛膜) / buccopharyngeal ~ 颊咽膜(咽颅底筋膜;口咽膜) / chorioallantoic ~ 绒(毛)膜尿囊 / cloacal ~ 泄殖腔膜,一穴肛膜 / costocoracoid ~ 喙锁筋膜 / cyclitic ~ 睫状体炎性假膜 / enamel ~ 釉膜;牙护膜 / endoneural ~ 神经鞘,神经膜 / exocoelomic ~ 胚外体腔膜 / false ~, accidental ~ 假膜 / germinal ~ 胚盘,胚层 / glassy ~ 玻璃膜;基底层 / gradocol ~s 超滤膜(应用在超滤法中的一种薄膜) / ground ~ 基膜 / haptogen ~ 凝膜(蛋白质组成的膜) / homogeneous ~ 均质膜(胎盘绒毛的) / interspinal ~ 棘间膜,棘(突)间韧带 / ion-selective ~ 离子选择膜 / keratogenous ~ 甲床 / meconic ~ 胎肛膜 / medullary ~ 骨内膜 / mucous ～ 粘膜 / nictitating ～ 瞬膜 / oral ～ 口膜，咽颅底筋膜 / ovular ～ 卵黄膜 / proligerous ～ (载)卵丘 / prophylactic ～, pyophylactic ～ 防脓膜 / purpurogenous ～ 眼色素上皮层 / slit ～ 裂孔膜，裂隙滤过膜 / striated ～ 透明带 / submucous ～ 粘膜下组织 / tarsal ～ 睑板 / tympanic ～ 鼓膜 / unit ～ 单位膜 / vitreous ～ 玻璃体膜;透明膜(毛根);脉络膜基底层;角膜后界层

membranectomy [ˌmembrəˈnektəmi] *n* 膜切除术

membranelle [ˌmembrəˈnel] *n* 微膜，小膜

membraniform [memˈbreinifɔːm] *a* 膜样的，膜状的

membranin [ˈmembrənin] *n* 膜蛋白

membranocartilaginous [ˌmembrənəuˌkɑːtiˈlædʒinəs] *a* 膜(与)软骨性的

membranoid [ˈmembrənɔid] *a* 膜样的

membranolysis [ˌmembreiˈnɔləsis] *n* 细胞膜破裂

membranous[memˈbreinəs, ˈmembrənəs] *a* 膜的，膜性的，膜样的

membrum [ˈmembrəm] ([复] **membra** [ˈmembrə]) *n* 【拉】肢，肢体 | ～ inferius 下肢 / ～ muliebre 阴蒂 / ～ superius 上肢 / ～ virile 阴茎

memorable [ˈmemərəbl] *a* 难忘的;值得注意的

memorial [miˈmɔːriəl] *a* 记忆的;纪念的，追悼的

memorize, memorise [ˈmeməraiz] *vt* 记住，熟记;存储 | ～**r** *n* 存储器

memory [ˈmeməri] *n* 记忆;纪念;存储，存储器 | anterograde ～ 远事记忆，顺行性记忆 / coast～热带性遗忘 / echoic ～ 回声记忆 / iconic ～ 映象记忆，瞬时形象记忆 / immunologic ～ 免疫记忆(指免疫系统对第二次接触抗原的应答能力比第一次更快且更强) / kinesthetic ～ 动觉记忆 / long-term ～ 长期记忆，长时记忆 / screen ～ 映幕记忆，掩蔽性记忆(用以掩蔽其他不愉快或痛苦的回忆) / short-term ～ 短期记忆，短时记忆 / visual ～, eye ～ 视觉记忆 | beyond (within) the ～ of men 有史以前(以来) / to the best of one's ～ 就记忆所及

memotine hydrochloride [ˈmeməti:n] 盐酸美莫汀，盐酸甲氧苯异喹(抗病毒药)

MEN multiple endocrine neoplasia 多发性内分泌腺瘤

men [men] man的复数

menace [ˈmenəs] *n* 恐吓，威胁 *vt, vi* (进行)恐吓，(进行)威胁

menacme [məˈnækmi] *n* 经潮期

menadiol sodium diphosphate [ˌmenəˈdaiɔl] 磷钠甲萘醌，甲萘二酚二磷酸酯四钠(维生素K制剂)

menadione [ˌmenəˈdaiəun] *n* 维生素K_3，甲萘醌(止血药) | ～ sodium bisulfite 维生素K_3亚硫酸氢钠(止血药) | **menaphthone** [məˈnæfθəun] *n*

Menagen [ˈmenədʒən] *n* 雌酮(estrone)制剂的商品名

menalgia [məˈnældʒiə] *n* 痛经

menaquinone [ˌmenəˈkwinəun] *n* 甲基萘醌类(亦称维生素K_2)

menarche [məˈnɑːki] *n* 月经初潮 | **menarchal** [məˈnɑːkəl], **menarcheal, menarchial** [məˈnɑːkiəl] *a*

mend [mend] *vt* 修理，修补;改正;治愈，使恢复健康 *vi* 渐愈，好转 *n* 修补;好转，痊愈 | on the ～ (或on the ～ing hand)(病情或事态)在好转中

Mendel-Bekhterev reflex (sign), Mendel's reflex, Mendel's dorsal reflex of foot [ˈmendəl bekˈterjev] (Kurt Mendel; V. M. Bekhterev) 孟德尔-别赫捷列夫反射(征)、孟德尔反射、孟德尔足背反射(轻叩足背时，通常引起第二到第五趾向背侧屈曲，但在某些器质性神经病变时，则导致足趾向跖侧屈曲)

Mendeléeff's (Mendeleev's) law

[ˌmendəˈlejəf] (Dimitri I. Mendeléeff) 门捷列夫定律(周期律)

mendelevium [ˌmendəˈliːviəm] *n* 钔(化学元素)

mendelian [menˈdiːljən] (Gregor J. Mendel) *a* 孟德尔的 | ~ characters 孟德尔性状(在遗传学中指动物或植物所显示各别的特殊的性状，这些性状取决于生物体的基因组成，可能是隐性的，也可能是显性的) / ~ law 孟德尔定律(见Mendel's law)

mendelism [ˈmendəlizəm] *n* 孟德尔遗传学说(见mendelian characters及Mendel's law)

mendelizing [ˈmendəˌlaiziŋ] *a* 孟德尔(遗传)方式的

Mendel's law [ˈmendəl] (Gregor J. Mendel) 孟德尔定律(遗传律，即在某一特征或性状上，子代的特征并非介于父母之间，而是从父母中之一遗传得来，现今孟德尔定律常以独立分配定律〈law of independent assortment〉及分离定律〈law of segregation〉表示之)

Mendelsohn's test [ˈmendəlsəun] (Martin A. Mendelsohn) 门德尔松试验(检心肌效率，即根据运动所致心跳加速及复原时间的快慢而测定之)

Mendel's test [ˈmendəl] (Felix Mendel) 孟德尔试验(见Mantoux test)

Menest [ˈmenist] *n* 酯化雌激素(esterified estrogen)制剂的商品名

Ménétrier's disease [ˌmeineitriˈɛə] (Pierre Ménétrier) 巨大肥厚性胃炎

Menformon [ˈmenfɔːmɔn] *n* 雌酮(estrone)制剂的商品名

Menge's pessary [ˈmeŋgə] (Karl Menge) 门格子宫托(环状有柄子宫托)

menhidrosis [ˌmenhiˈdrəusis], **menidrosis** [ˌmeniˈdrəusis] *n* 月经代偿性出汗，出汗倒经

Ménière's disease (syndrome) [ˌmeniˈɛə] (Prosper Ménière) 梅尼埃病(综合征)，耳性眩晕病

meningeal [miˈnindʒiəl] *a* 脑(脊)膜的

meningematoma [miˌnindʒeməˈtəumə] *n* 硬脑(脊)膜血肿

meningeocortical [miˌnindʒiəˈkɔːtikəl] *a* 脑膜脑皮质的

meningeoma [miˌnindʒiˈəumə] *n* 脑(脊)膜瘤

meningeorrhaphy [miˌnindʒiˈɔrəfi] *n* 脑(脊)膜缝术

meninges [miˈnindʒiːz] (meninx的复数) *n*【希】脑(脊)膜

meninghematoma [miˌnindʒheməˈtəumə] *n* 硬脑(脊)膜血肿

meninginitis [ˌmenindʒiˈnaitis] *n* 软膜蛛网膜炎，柔脑(脊)膜炎

meningioma [miˌnindʒiˈəumə] *n* 脑(脊)膜瘤 | angioblastic ~ 成血管细胞性脑(脊)膜瘤，成血管细胞瘤

meningiomatosis [miˌnindʒiˌəuməˈtəusis] *n* 多发性脑(脊)膜瘤，脑(脊)膜(纤维)瘤病

meningism [miˈnindʒizəm], **meningismus** [ˌmeninˈdʒisməs] *n* 假性脑(脊)膜炎

meningitis [ˌmeninˈdʒaitis] ([复] **meningitides** [ˌmeninˈdʒitidiːz]) *n* 脑(脊)膜炎 | African ~ 非洲脑膜炎，昏睡病 / cerebral ~ 脑膜炎 / cerebrospinal ~ (CSM) 脑脊膜炎 / epidemic cerebrospinal ~, meningococcic ~ 流行性脑脊膜炎，脑膜炎双球菌性脑膜炎 / external ~ 硬脑(脊)膜外层炎 / gummatous ~ 树胶肿性脑膜炎 / internal ~ 硬脑(脊)膜内层炎 / mumps ~ 流行性腮腺炎性脑膜炎 / posterior ~ 后(颅凹)脑膜炎 / purulent ~ 化脓性脑膜炎 / simple ~ 单纯性脑膜炎 / spinal ~ 脊膜炎 / sterile ~ 无菌性脑膜性 / torula ~, torular ~ 串酵母菌性脑膜炎 / tubercular ~, tuberculous ~ 结核性脑膜炎 / viral ~, aseptic ~, acute aseptic ~, benign lymphocytic ~, lymphocytic ~ 病毒性脑膜炎，无菌性脑膜炎，急性无菌性脑膜炎，良性淋巴细

胞性脑膜炎,淋巴细胞性脑膜炎 | **meningitic** [ˌmenin'dʒitik] *a*

mening(o)- [构词成分] 脑膜,脊膜

meningoarteritis [məˌniŋgəuˌɑ:tə'raitis] *n* 脑膜动脉炎

meningoblastoma [məˌniŋgəublæs'təumə] *n* 成脑(脊)膜细胞瘤

meningocele [mə'niŋgəsi:l] *n* 脑(脊)膜突出 | spurious ~ 假性脑膜膨出

meningocephalitis [məˌniŋgəuˌsefə'laitis], **meningocerebritis** [məˌniŋgəuseri'braitis] *n* 脑膜脑炎

meningococcemia [məˌniŋgəukɔk'si:miə] *n* 脑膜炎球菌血症 | acute fulminating ~ 急性暴发性脑膜炎球菌血症

meningococcic [məˌniŋgəu'kɔksik], **meningococcal** [məˌniŋgəu'kɔkəl] *a* 脑膜炎球菌的

meningococcidal [məˌniŋgəukɔk'saidl] *a* 杀脑膜炎球菌的

meningococcin [məˌniŋgəu'kɔksin] *n* 脑膜炎球菌素

meningococcosis [məˌniŋgəukɔ'kəusis] *n* 脑膜炎球菌病

meningococcus [məˌniŋgəu'kɔkəs] ([复] **meningococci** [məˌniŋgəu'kɔksai]) *n* 脑膜炎球菌

meningocortical [məˌniŋgəu'kɔ:tikəl] *a* 脑膜皮质的

meningocyte [mə'niŋgəsait] *n* 脑膜(组织)细胞

meningoencephalitis [məˌniŋgəuenˌsefə'laitis] *n* 脑膜脑炎 | eosinophilic ~ 嗜酸性脑膜脑炎,嗜酸性脑膜炎 / mumps ~ 腮腺炎性脑膜脑炎 / primary amebic ~ 原发性阿米巴脑膜脑炎 / syphilitic ~ 梅毒性脑膜脑炎,全身性麻痹症,麻痹性痴呆

meningoencephalocele [məˌniŋgəuen'sefələsi:l] *n* 脑脑膜突出

meningoencephalomyelitis [məˌniŋgəuenˌsefələuˌmaiə'laitis] *n* 脑脊膜脑脊髓炎

meningoencephalomyelopathy [məˌniŋgəuenˌsefələuˌmaiə'lɔpəθi] *n* 脑脊膜脑脊髓病

meningoencephalopathy [məˌniŋgəuenˌsefə'lɔpəθi] *n* 脑膜脑病

meningofibroblastoma [məˌniŋgəuˌfaibrəublæs'təumə] *n* 脑(脊)膜成纤维细胞瘤,脑(脊)膜瘤

meningogenic [məˌniŋgəu'dʒenik] *a* 脑膜源性的

meningoma [ˌmenin'gəumə] *n* 脑(脊)膜瘤

meningomalacia [məˌniŋgəumə'leiʃiə] *n* 脑膜软化

meningomyelitis [məˌniŋgəuˌmaiə'laitis] *n* 脊髓脊膜炎,脊膜脊髓炎

meningomyelocele [məˌniŋgəu'maiələsi:l] *n* 脊髓脊膜突出

meningomyeloencephalitis [məˌniŋgəuˌmaiələuenˌsefə'laitis] *n* 脑脊膜脑脊髓炎

meningomyeloradiculitis [məˌniŋgəuˌmaiələurəˌdikju'laitis] *n* 脊膜脊髓神经根炎

meningo-osteophlebitis [məˌniŋgəuˌɔstiəufli'baitis] *n* 骨膜骨静脉炎

meningopathy [ˌmenin'gɔpəθi] *n* 脑(脊)膜病

meningopneumonitis [məˌniŋgəunju:məu'naitis] *n* 脑膜肺炎

meningorachidian [məˌniŋgəurə'kidiən] *a* 脊膜脊髓的

meningoradicular [məˌniŋgəurə'dikjulə] *a* 脑(脊)膜神经根的

meningoradiculitis [məˌniŋgəurəˌdikju'laitis] *n* 脑(脊)膜神经根炎

meningorecurrence [məˌniŋgəuri'kʌrəns] *n* (梅毒)脑膜再发(抗梅毒治疗诱发的梅毒性脑膜炎)

meningorrhagia [məˌniŋgəu'reidʒiə] *n* 脑(脊)膜出血

meningorrhea [məˌniŋgəu'ri:ə] *n* 脑(脊)膜渗血

meningosis [ˌmenin'gəusis] *n* (骨间)

膜性附着

meningothelioma [məˌniŋgəuˌθi:li'əumə] *n* 脑(脊)膜瘤

meningovascular [məˌniŋgəu'væskjulə] *a* 脑(脊)膜血管的

meninguria [ˌmenin'gjuəriə] *n* 膜片尿

meninx ['mi:niŋks] ([复] **meninges** [mi'nindʒi:z]) *n*【希】脑(脊)膜

meniscal [mi'niskəl] *a* 半月板的

meniscectomy [ˌmeni'sektəmi] *n* 半月板切除术

menischesis [ˌmeni'ski:sis] *n* 经闭,闭经

menisci [mi'nisai] meniscus的复数

meniscitis [ˌmeni'saitis] *n* 半月板炎

meniscocyte [mi'niskəsait] *n* 新月形红细胞,镰状红细胞

meniscocytosis [miˌniskəsai'təusis] *n* 新月形红细胞症,镰状红细胞性贫血

meniscosynovial [miˌniskəusi'nəuviəl] *a* 半月板滑膜的

Meniscus [mi'niskəs] *n* 半月菌属

meniscus [mi'niskəs] ([复] **meniscuses** 或 **menisci** [mi'nisai]) *n*【拉】半月板;弯月面,新月面;凹凸透镜 | articular ~, joint ~ 关节半月板 / converging ~ 会聚透镜,正透镜 / diverging ~ 分散透镜,负透镜 / negative ~ 负透镜,凸凹透镜 / positive ~ 正透镜,凹凸透镜 / tactile menisci 触盘,触觉半月板

menispermine [ˌmeni'spə:mi:n] *n* 印防己碱

Menispermum [ˌmeni'spə:məm] *n* 蝙蝠葛属

Menkes' syndrome ['meŋkəz] (John H. Menkes) 门克士综合征(遗传性铜吸收异常,特点为大脑严重变性及动脉病变,导致在婴儿期死亡,头发稀疏脆弱并在显微镜下呈卷缩状,系X连锁隐性性状遗传。亦称扭结发综合征,硬质毛发综合征)

men(o)- [构词成分] 月经

menolipsis [ˌmenə'lipsis] *n* 停经

menometrorrhagia [ˌmenəuˌmetrə'reidʒiə] *n* 异常子宫出血,子宫功能性出血(月经期或不规则子宫出血过多);月经频多

menopause ['menəpɔ:z] *n* 绝经(期) | artificial ~ 人工绝经 / ~ praecox 早期绝经 | **menopausal** [ˌmenə'pɔ:zəl] *a*

menoplania [ˌmenə'pleiniə] *n* 异位月经,代偿性月经

menorrhagia [ˌmenə'reidʒiə] *n* 经血过多,月经过多

menorrhalgia [ˌmenə'rældʒiə] *n* 经痛,痛经

menorrhea [ˌmenə'ri:ə] *n* 行经,月经;月经过多 | ~l *a*

menoschesis [mə'nɔskisis] *n* 经闭,闭经

menostasia [ˌmenəu'steiziə], **menostasis** [ˌmenəu'steisis] *n* 经闭;绝经

menostaxis [ˌmenəu'stæksis] *n* 经期延长;月经淋漓

menotropins [ˌmenə'trəupinz] *n* 尿促性素,促生育素,促月经素(绝经期后人尿中的提取物,亦称促卵泡激素,绝经期促性腺激素)

Menrium ['menriəm] *n* 氯氮䓬-水溶性酯化雌激素(chlordiazepoxide and water-soluble esterified estrogens)制剂的商品名

mens [menz] *n*【拉】精神,意志;心

mensis ['mensis] ([复] **menses** ['mensi:z]) *n*【拉】月经

menstrual ['menstruəl] *a* 月经的

menstruant ['menstruənt] *n* 有月经者

menstruate ['menstrueit] *vi* 行经

menstruation [ˌmenstru'eiʃən] *n* 月经,行经 | anovular ~, anovulatory ~, nonovulational ~ 无排卵性月经,不排卵性月经 / delayed ~ 初经迟延 / difficult ~ 月经困难,痛经 / infrequent ~ 月经稀少 / regurgitant ~, retrograde ~ 逆行月经 / scanty ~

月经过少 / suppressed ～ 经闭 / vicarious ～ 代偿性月经，异位月经 | **menstruous** ['menstruəs] *a*

menstruum ['menstruəm] *n* 溶媒

mensual ['mensjuəl] *a* 按月的，每月的

mensurable ['menʃurəbl] *a* 可量的

mensuration [ˌmensjuəreiʃən] *n* 测量，测诊

mentagrophyton [ˌmentə'grɔfitən] *n* 须疮菌(现名须发癣菌Trichophyton mentagrophytes)

mental[1] ['mentl] *a* 精神的，脑力的，智力的，心理的;精神病的 | ～**ly** *ad* 精神上，智力上

mental[2] ['mentl] *a* 颏的

mentalis [men'teilis] *a*【拉】颏的 *n* 颏肌

mentality [men'tæləti] *n* 智力，智能;心态，心性

mentation [men'teiʃən] *n* 精神活动，精神作用

Mentha ['menθə] *n*【拉】薄荷属 | ～ canadensis 加拿大薄荷，野薄荷 / ～ piperita 欧薄荷 / ～ pulegium 欧亚薄荷 / ～ spicata, ～ viridis 留兰香，绿薄荷

menthol ['menθɔl] *n* 薄荷醇，薄荷脑，莶醇(局部止痒药)

menthyl ['menθil] *n* 薄荷酯，薄荷基，莶基

menticide ['mentisaid] *n* 精神摧毁，洗脑

mentimeter [men'timitə] *n* 智力测验器

mention ['menʃən] *n, vt* 叙述;说到，提及 | make ～ of 提及… / not to ～ (或without ～ing) 更不必说

ment(o)- [构词成分] 颏

mentoanterior [ˌmentəuæn'tiəriə] *n* 颏前位(胎位)

mentolabial [ˌmentəu'leibjəl] *a* 颏唇的

menton ['mentɔn] *n* 颏(下)点

mentoplasty ['mentəuˌplæsti] *n* 颏成形术

mentoposterior [ˌmentəupɔs'tiəriə] *n* 颏后位(胎位)

mentotransverse [ˌmentəutræns'vəːs] *n* 颏横位(胎位)

mentula ['mentjulə] *n*【拉】阴茎

mentulagra [ˌmentju'lægrə] *n* 阴茎异常勃起;痛性阴茎勃起

mentulate ['mentjulit] *a* 巨阴茎的

mentum ['mentəm] *n*【拉】颏

menu ['menjuː] *n* 菜单

Menyanthes [ˌmeni'ænθiːz] *n* 睡菜属

meobentine sulfate [ˌmiːəu'bentiːn] 硫酸甲氧苯汀，硫酸甲氧苄胍(抗心律失常的心抑制药)

Meonine ['miːənin] *n* 消旋蛋氨酸(racemethionine)制剂的商品名

mepacrine hydrochloride ['mepəkrin] 盐酸米帕林，盐酸阿的平(抗疟药)

mepartricin [mə'pɑːtrisin] *n* 美帕曲星，甲帕霉素(抗真菌和抗原虫药)

mepazine acetate ['mepəziːn] 乙酸密哌嗪，乙酸甲哌啶嗪(安定药)

mepenzolate bromide [mə'penzəleit] 溴美喷酯，溴化甲哌佐酯，宁胃适(口服抗胆碱能药)

meperidine hydrochloride [mə'peridiːn] 盐酸哌啶，盐酸哌替啶(镇痛药)

Mephaquine ['mefəkwin] *n* 盐酸甲氟喹(mefloquine hydrochloride)制剂的商品名

mephenamine [mə'fenəmiːn] *n* 邻甲苯海拉明(即奥芬那君orphenadrine，解痉药)

mephenesin [mə'fenisin] *n* 美芬新，甲酚甘油醚，甲苯丙醇(骨骼肌松弛药)

mephenoxalone [ˌmefə'nɔksələun] *n* 美芬噁酮，甲苯噁酮，甲氧苯氧甲基噁唑啉酮(安定药)

mephentermine sulfate [mə'fentəmiːn] 硫酸美芬丁胺，硫酸甲苯丁胺(肾上腺素能药，用作血管加压药，升压药)

mephenytoin [mə'fenitəuin] *n* 美芬妥英，3-甲基苯乙妥因(抗惊厥药，抗癫痫

药)

mephitic [mə'fitik] *a* 污气的,臭气的

mephitis [mə'faitis] *n*【拉】臭气

mephobarbital [ˌmefə'bɑ:bitæl] *n* 甲苯比妥,甲基苯巴比妥(抗惊厥及镇静药)

Mephyton ['mefitɔn] *n* 维生素K_1(phytonadione)制剂的商品名

mepivacaine hydrochloride [mə'pivəkein] 盐酸甲哌卡因,盐酸卡波卡因(局部麻醉药)

Meprane ['mi:prein] *n* 美雌酚二丙酸酯,丙甲雌酚二丙酸酯(promethestrol dipropionate)制剂的商品名

meprednisone [mə'prednisəun] *n* 甲泼尼松,甲基强的松(合成糖皮质激素)

meprobamate [mə'prəubəmeit, ˌmeprə'bæmeit] *n* 甲丙氨酯,氨甲丙二酯,安宁,眠尔通(安定药) | isopropyl ~ 异丙安宁(即卡立普多carisoprodol,安定药,肌肉松弛药)

Meprospan [mə'prəuspən] *n* 甲丙氨酯(meprobamate)制剂的商品名

Meprotabs [mə'prəutæbs] *n* 甲丙氨酯(meprobamate)制剂的商品名

meprylcaine hydrochloride ['meprilkein] 盐酸美普卡因,盐酸甲丙卡因(局部麻醉药)

mepyramine maleate [mə'pirəmi:n] 马来酸美吡拉敏,马来酸甲氧苄二胺(抗感染药)

mepyrapone [me'paiərəpəun] *n* 甲双吡丙酮,甲吡酮(即美替拉酮metyrapone,用于下丘脑垂体功能试验)

mEq., meq. milliequivalent 毫(克)当量

mequidox ['mekwidɔks] *n* 美喹多司,甲喹氧(抗菌药)

MER the mathanol extraction residue of BCG 卡介苗的甲醇提取残留物

meralgia [mə'rældʒiə] *n* 股痛 | ~ paresthetica 感觉异常性股痛

meralluride [mə'ræljuraid] *n* 美拉鲁利,汞鲁来(汞利尿药)

merbromin [mə'brəumin] *n* 汞溴红,红汞(局部抗菌药)

mercaptan [mə'kæptæn] *n* 硫醇

mercaptide [mə'kæptaid] *n* 硫醇盐

mercaptoethanol [məˌkæptə'eθənɔl] *n* 巯基乙醇

β-mercaptoethylamine [məˌkæptəu'eθiləˌmi:n] *n* β-巯基乙胺

mercaptol [mə'kæptɔl] *n* 缩硫醇

mercaptomerin [ˌməkæp'tɔmərin] *n* 硫汞林(利尿药)

6-mercaptopurine [məˌkæptə'pjuəri:n] *n* 6-巯(基)嘌呤,乐疾宁(抗肿瘤药)

mercapturic acid [məˌkæp'tjuərik] 硫醚氨酸

Mercier's bar (valve) [məsi'ei] (Louis A. Mercier) 输尿管间襞,输尿管间嵴 | ~ catheter 梅尔西埃导管(弯头软导管,用于前列腺肥大病人)

mercocresols [ˌməkə'kri:sɔlz] *n* 汞克利索,汞甲酚剂(灭菌药)

mercupurin [mə:'kju:pərin] *n* 汞罗茶碱,汞茶碱(mercurophylline的旧名,利尿药)

mercuramide [mə:'kjuərəmaid] *n* 汞撒利(利尿药)

mercurammonium [məˌkjuərə'məuniəm] *n* 氨基汞 | ~ chloride 氯化氨基汞,白降汞

mercurate ['mə:kjureit] *vt* 使汞化,用汞处理

mercurial [mə:'kjuəriəl] *a* 水银的,汞的 *n* 汞制剂

Mercurialis [məˌkjuəri'eilis] *n* 山靛属 | ~ annua 法国山靛(曾用作利尿、抗梅毒药)

mercurialism [mə:'kjuəriəlizəm] *n* 汞中毒,水银中毒

mercurialize [mə:'kjuəriəlaiz] *vt* 用汞剂治疗 | **mercurialization** [mə:ˌkjuəriəlai'zeiʃən, -li'z-] *n* (持续小量)汞剂治疗,汞剂化

mercurialized [mə:'kjuəriəlaizd] *a* 用

汞剂治疗的;含汞的

mercuric [mə:'kjuərik] *a* 汞的,二价汞的 | ~ benzoate 苯甲酸汞(曾用于治疗梅毒) / ~ chloride 氯化汞,升汞(消毒防腐药) / ~ cyanide 氰化汞(曾用于治疗梅毒) / ~ oxycyanide 氧氰化汞(曾用作抗菌和抗梅毒药) / red ~ iodide 红碘化汞(曾用作抗菌药) / ~ salicylate 水杨酸汞(曾用于治疗梅毒) / yellow ~ oxide 黄氧化汞,黄降汞(眼科用局部抗感染药)

Mercurochrome [mə:'kjuərəkrəum] *n* 汞溴红,红汞(merbromin)制剂的商品名

mercurophylline [ˌmə:kjurə'filin] *n* 汞罗茶碱,汞茶碱(利尿药)

mercurous ['mə:kjurəs] *a* 亚汞的,一价汞的 | ~ chloride 氯化亚汞,甘汞(消毒防腐药) / yellow ~ iodide 黄碘化亚汞(曾用于治疗梅毒)

mercury ['mə:kjuri] *n* 汞,水银 | ammoniated ~ 氯化氨基汞,白降汞(局部抗感染药) / ~ bichloride, ~ perchloride 氯化汞,升汞(曾用于治疗梅毒,现用作消毒剂) / ~ with chalk 汞白垩(治阴虱病) / French ~ 法国山靛(曾用作利尿、抗梅毒药) / mild ~ chloride 甘汞,氯化亚汞(消毒防腐药)

Mercuzanthin [ˌmə:kju'zænθin] *n* 汞罗茶碱,汞茶碱(mercurophyline)制剂的商品名(利尿药)

mere [miə] *a* 仅仅的,只不过的;纯粹的 | ~**ly** *ad*

-mere [构词成分] 节段,部分

merergasia [ˌmerə'geiziə] *n* 轻精神病 | **merergastic** [ˌmerə'gæstik] *a*

merethoxylline procaine [ˌmerə'θɔksili:n] 汞乙氧茶碱普鲁卡因(用于治疗继发于充血性心力衰竭和肾病综合征所致的水肿)

Meretoja type familial amyloid polyneuropathy (syndrome) [meirei'təujə] (J. Meretoja) 梅莱托耶型家族性淀粉样蛋白多神经病,芬兰型家族性淀粉样蛋白多神经病)

merge [mə:dʒ] *vi, vt* (使)合并;(使)结合;(使)渐渐消失 | ~**nce** ['mə:dʒəns] *n*

meridian [mə'ridiən] *n* 子午线,经线;经络(针灸);顶点;全盛时期 *a* 子午线的,经线的;顶点的;全盛时期的 | ~ of cornea 角膜子午线 / ~s of eyeball 眼球子午线

meridianus [məˌridi'einəs] ([复] **meridiani** [məˌridi'einai]) *n* 【拉】子午线,经线

meridional [mə'ridiənl] *a* 子午线的,经线的

merisis ['merisis] *n* (细胞)分裂性增大

merism ['merizəm] *n* 节构造

meristem ['meristem] *n* 分生组织 | ~**atic** [ˌmeristi'mætik] *a*

meristic [mə'ristik] *a* 对称(排列)的

meristoma [ˌmeri'stəumə] *n* 分生组织瘤

merit ['merit] *n* 优点,价值;功绩 *vt* 值得,应受

meritorious [meri'tɔ:riəs] *a* 有功的;可称赞的

Merkel-Ranvier cells ['mə:kəl rɑ:nvi'ɛə] (F. S. Merkel; Louis A. Ranvier) 默-郎细胞(表皮基层的明细胞,含有儿茶酚胺颗粒,类似黑素细胞)

Merkel's cells (corpuscles, disks, tactile cells) ['mə:kəl] (Friedrich S. Merkel) 默克尔细胞(小体、盘、触觉细胞),触盘,触觉半月板

Merkel's filtrum ['mə:kəl] (Karl L. Merkel) 喉室沟 | ~ muscle 角环肌

mermithid ['mə:miθid] *a* 索虫科的

Mermithidae [mə'miθidi:] *n* 索虫科

Mermithoidea [ˌmə:mi'θɔidiə] *n* 索虫总科

mero- [构词成分] 部分,局部;股

meroacrania [ˌmerəuə'kreinjə] *n* 部分无颅(畸形)

meroanencephaly [ˌmerəuˌænən'sefəli] *n* 部分无脑(畸形)

meroblastic [ˌmerə'blæstik] *a* 部分分裂的,不全(卵)裂的
merocoxalgia [ˌmi:rəukɔk'sældʒiə] *n* 髋股痛
merocrine ['merəkri:n] *a* 部分分泌的,局(部分)泌的
merocyst ['merəusist] *n* 裂殖子囊
merocyte ['merəsait] *n* 剩余精核
merodiastolic [ˌmerəudaiə'stɔlik] *a* 部分舒张(期)的
meroergasia [ˌmerəuə:'geiziə] *n* 轻精神病
merogamy [mə'rɔgəmi] *n* 配子小型;小体配合
merogastrula [ˌmerə'gæstrulə] *n* 偏裂卵原肠胚
merogenesis [ˌmerə'dʒenisis] *n* 卵裂 | **merogenetic** [ˌmerədʒi'netik] *a*
merogenic [ˌmerə'dʒenik] *a* 卵裂的,节裂的
merogony [mə'rɔgəni] *n* 卵片发育,(无核)卵块发育 | diploid ～ 二倍卵片发育 / parthenogenetic ～ 单性卵片发育 | **merogonic** [ˌmerə'gɔnik] *a*
meromelia [ˌmerə'mi:liə] *n* 部分缺肢畸形
meromicrosomia [ˌmerəuˌmaikrəu'səumiə] *n* 部分躯干过小,部分体小
meromorphosis [ˌmerəumɔ:'fəusis] *n* 再生不全,复原不全
meromyarial [ˌmerəumai'ɛəriəl], **meromyarian** [ˌmerəumai'ɛəriən] *a* 少肌型的
meromyosin [ˌmerə'maiəsin] *n* 酶解肌球蛋白
meronecrosis [ˌmiərəune'krəusis], **meronecrobiosis** [ˌmiərəuˌnekrəubai'əusis] *n* 细胞坏死
meront ['merɔnt] *n* 子粘变体,分裂体
meropia [mə'rəupiə] *n* 部分失明,部分盲
merorachischisis [ˌmiərərə'kiskisis] *n* 部分脊柱裂,脊柱不全裂
merosmia [mə'rɔsmiə] *n* 嗅觉减退
merostotic [ˌmerɔs'tɔtik] *a* 骨段的,部分骨段的
merotomy [mə'rɔtəmi] *n* 分节,节裂(尤指细胞)
merozoite [ˌmerə'zəuait] *n* 裂殖子;裂体性孢子
merozygote [ˌmerə'zaigəut] *n* 部分合子,局部接合子,半合子
Merphenyl ['mə:fenil] *n* 苯汞化合物(phenylmercuric compounds)制剂的商品名
merry ['meri] *a* 愉快的,快活的
mersalyl ['mə:səlil] *n* 汞撒利(利尿药)
Merseburg triad ['mɛəzəbuəg] 梅尔泽堡三征(突眼性甲状腺肿的特征,即甲状腺肿、突眼及心动过速,梅尔泽堡为德国一地名)
Merthiolate [mə'θaiəleit] *n* 硫柳汞(thimerosal)制剂的商品名
Merulius [mə'ruliəs] *n* 干朽真菌属
merycism ['merisizəm], **merycismus** [ˌmeri'sizməs] *n* 反刍
Merzbacher-Pelizaeus disease ['mɛətsbʌhə ˌpeili'zaiəs] (Ludwig Merzbacher; Friedrich Pelizaeus) 家族性脑中叶硬化
mesad ['mi:sæd] *ad* 向中线,向中
mesal ['mi:səl] *a* 正中的;中线的
mesalamine [mə'sæləmi:n], **mesalazine** [mə'sæləzi:n] *n* 氨水杨酸(5-氨基水杨酸,柳氮磺胺吡啶的活性代谢产物,用于治疗轻度到中度远侧溃疡性结肠炎、直肠乙状结肠炎和直肠炎)
mesameboid [ˌmesə'mi:bɔid] *n* 成血细胞
mesangiocapillary [meˌsændʒiəu'kæpiləri] *a* 肾小球系膜毛细血(管)的
mesangium [me'sændʒiəm] *n* 肾小球系膜 | **mesangial** *a*
mesaraic [ˌmesə'reiik] *a* 肠系膜的
mesarteritis [ˌmesɑ:tə'raitis] *n* 动脉中层炎
mesaticephalic [meˌsætise'fælik] *a* 中脑的;中型头的

mesatikerkic [meˌsæti'kə:kik] *a* 中等肱桡指数的(肱桡指数在75～80之间)
mesatipellic [meˌsæti'pelik], **mesatipelvic** [meˌsæti'pelvik] *a* 中型骨盆的
mesaxon [me'sæksɔn] *n* 轴突系膜
mescal [mes'kæl] *n*【墨】威廉斯仙人球;龙舌兰酵汁,龙舌兰酒
mescaline ['meskəli:n] *n* 麦司卡林,仙人球毒碱;三甲氧苯乙胺
mescalism ['meskəlizəm] *n* 仙人球瘾
meseclazone [mi'sekləzəun] *n* 美西拉宗,甲氧唑嘌酮(抗炎药)
mesectic [me'sektik] *a* 正常血氧的(血氧分解曲线正常)
mesectoblast [me'sektəblæst] *n* 中外胚层,外中胚层
mesectoderm [me'sektədə:m] *n* 中外胚层
mesencephalitis [ˌmesenˌsefə'laitis] *n* 中脑炎
mesencephalohypophyseal [ˌmesenˌsefələuhaipəu'fiziəl] *a* 中脑垂体的
mesencephalon [ˌmesen'sefəlɔn], **mesencephal** [me'sensifəl] *n* 中脑 | **mesencephalic** [meˌsensi'fælik] *a*
mesencephalotomy [ˌmesenˌsefə'lɔtəmi] *n* 中脑切开术
mesenchyma [ˌmes'eŋkimə], **mesenchyme** ['mesəŋkaim] *n* 间充质 | **mesenchymal** [ˌmes'eŋkiməl] *a*
mesenchymoma [ˌmesənkai'məumə] *n* 间叶瘤,间充质瘤
mesenterectomy [ˌmesəntə'rektəmi] *n* 肠系膜切除术
mesenteric [ˌmesən'terik] *a* 肠系膜的
mesenteriolum [miˌsentə'raiələm] *n* 小肠系膜 | ～ appendicis vermiformis, ～ processus vermiformis 阑尾系膜
mesenteriopexy [ˌmesən'teriəˌpeksi] *n* 肠系膜固定术
mesenteriorrhaphy [ˌmesənˌteri'ɔrəfi] *n* 肠系膜缝术
mesenteriplication [ˌmesənˌteriplai'keiʃən] *n* 肠系膜折术
mesenteritis [ˌmesəntə'raitis] *n* 肠系膜炎
mesenterium [ˌmesən'tiəriəm] *n* 肠系膜
mesenteron [me'sentərɔn] *n* 中肠 | ～**ic** [meˌsentə'rɔnik] *a*
mesentery ['mesəntəri] *n* 肠系膜 | caval ～ 腔静脉系膜 / common ～, dorsal common ～ 背侧总肠系膜 / dorsal ～ 背肠系膜,背侧总肠系膜 / ～ of vermiform appendix 阑尾炎膜
mesentoderm [mi'sentədə:m] *n* 中内胚层
mesentomere [mi'sentəmiə] *n* 中内裂球
mesentorrhaphy [ˌmesən'tɔrəfi] *n* 肠系膜缝术
mesepithelium [ˌmesepi'θi:ljəm] *n* 间皮
MeSH [meʃ] *M*edical *S*ubject *H*eadings 医学主题词(美国国家医学图书馆出版的词汇,为MEDLARS所采用)
mesh [meʃ] *n* 筛眼,筛孔;网眼
meshwork ['meʃwə:k] *n* 网 | trabecular ～ 小梁网
mesiad ['mi:ziæd] *ad* 向中线,向中
mesial ['mi:ziəl] *a* 正中的;近中的 | ～**ly** *ad* 向中线
mesien ['mi:ziən] *a* 正中面的
mesi(o)- [构词成分] 近中
mesiobuccal [ˌmi:ziəu'bʌkəl] *a* 近中颊(侧)的
mesiobucco-occlusal [ˌmi:ziəuˌbʌkəuɔ'klu:zəl] *a* 近中颊䩄面的
mesiobuccopulpal [ˌmi:ziəuˌbʌkəu'pʌlpl] *a* 近中颊髓的
mesiocervical [ˌmi:ziəu'sə:vikəl] *a* 近中颈的;近中龈的
mesioclination [ˌmi:ziəuklai'neiʃən, -kli-] *n* 近中倾斜(牙)
mesioclusion [ˌmi:ziə'kluʒən] *n* 近中

殆

mesiodens ['mi:ziədənz] ([复] **mesiodentes** [ˌmi:ziəu'denti:z]) *n* 额外牙,楔形牙,正中多生牙

mesiodistal [ˌmi:ziəu'distl] *a* 近中远中的

mesiogingival [ˌmi:ziəu'dʒindʒivəl] *a* 近中龈的

mesioincisodistal [ˌmi:ziəuinˌsaisəu'distl] *a* 近中切远中的

mesiolabial [ˌmi:ziəu'leibjəl] *a* 近中唇(侧)的

mesiolabioincisal [ˌmi:ziəuˌleibiəuin'saizəl] *a* 近中唇切的

mesiolingual [ˌmi:ziəu'liŋgwəl] *a* 近中舌侧的

mesiolinguoincisal [ˌmi:ziəuˌliŋgwəuin'saizəl] *a* 近中舌切的

mesiolinguo-occlusal [ˌmi:ziəuˌliŋgwəuɔ'klu:zəl] *a* 近中舌侧殆面的

mesiolinguopulpal [ˌmi:ziəuˌliŋgwəu'pʌlpl] *a* 近中舌(侧)髓的

mesion ['mi:ziɔn] *n* 正中面

mesio-occlusal [ˌmi:ziəuɔ'klu:zəl] *a* 近中殆面的

mesio-occlusion [ˌmi:ziəuɔ'klu:ʒən] *n* 近中殆

mesio-occlusodistal [ˌmi:ziəuɔˌklu:səu'distl] *a* 近中殆远中的

mesiopulpal [ˌmi:ziəu'pʌlpl] *a* 近中髓的

mesiopulpolabial [ˌmi:ziəuˌpʌlpəu'leibjəl] *a* 近中髓唇的

mesiopulpolingual [ˌmi:ziəupʌlpə'liŋgwəl] *a* 近中髓舌(侧)的

mesioversion [ˌmi:ziəu'və:ʒən] *n* 近中向位,近中错位

mesiris [me'saiəris] *n* 虹膜中层

mesitylene [mi'sitili:n] *n* 均三甲苯,1,3,5-三甲苯

mesitylenic acid [miˌsiti'lenik] 二甲基苯甲酸

mesityluric acid [miˌsiti'ljuərik] 二甲基苯甲酰甘氨酸

mesmerism ['mezmərizəm] (Franz A. Mesmer) *n* 催眠术 | **mesmeric** [mez'merik] *a*

mesmerize ['mezməraiz] *vt* 对…施催眠术,催眠 | **mesmerization** [ˌmezmərai'zeiʃən, -ri'z-] *n* 施催眠术

mesna ['meznə] *n* 美司钠,巯乙磺酸钠(一种巯基化合物,与尿毒素抗肿瘤药如异环磷酰胺〈ifosfamide〉或环磷酰胺〈cyclophosphamide〉合用,口服或静脉内给药,因它可使这些药物的代谢产物失活,从而减少对膀胱的损伤)

mes(o)- [前缀] 正中,中间;中位;内消旋

meso-aortitis [ˌmesəuˌeiɔ:'taitis] *n* 主动脉中层炎

mesoappendicitis [ˌmesəuəˌpendi'saitis] *n* 阑尾系膜炎

mesoappendix [ˌmesəuə'pendiks] *n* 阑尾系膜

mesoarium [ˌmesə'ɛəriəm] *n* 卵巢系膜 | **mesoarial** [ˌmesə'ɛəriəl] *a*

mesobacterium [ˌmesəubæk'tiəriəm] ([复] **mesobacteria** [ˌmesəubæk'tiəriə]) *n* 中型细菌

mesobilin [ˌmesəu'bailin] *n* 中胆色素

mesobilirubin [ˌmesəubili'ru:bin] *n* 中胆红素

mesobilirubinogen [ˌmesəuˌbiliru'binədʒən] *n* 中胆红素原,四氢中胆红素,中胆色烷

mesobiliviolin [ˌmesəubili'vaiəlin] *n* 中胆紫素

mesoblast ['mesəublæst] *n* 中胚层 | **~ic** [ˌmesəu'blæstik] *a*

mesoblastema [ˌmesəublæs'ti:mə] *n* 中胚层细胞

mesobronchitis [ˌmesəubrɔŋ'kaitis] *n* 支气管中层炎

mesocardia [ˌmesəu'kɑ:diə] *n* (正)中位心

mesocardium [ˌmesəu'kɑ:diəm] *n* 心系膜 | arterial ~ 动脉性心系膜 / dorsal ~ 背心系膜 / lateral ~ 侧心系膜,肺嵴 / venous ~ 静脉性心系膜

/ ventral ～ 腹心系膜

mesocarpal [ˌmesə*u*'kɑ:pl] *a* 腕骨间的

mesocecum [ˌmesə*u*'si:kəm] *n* 盲肠系膜 | **mesocecal** *a*

mesocephalic [ˌmesə*u*sə'fælik] *a* 中脑的;中型头的(颅指数在76.0～80.9之间)

mesocephalon [ˌmesə*u*'sefəlɔn] *n* 中脑

Mesocestoides [ˌmesə*u*ses'tɔidi:z] *n* 中殖孔(绦虫)属

Mesocestoididae [ˌmesə*u*ses'tɔididi:] *n* 中殖孔(绦虫)科

mesochondrium [ˌmesə*u*'kɔndriəm] *n* 软骨基质

mesochoroidea [ˌmesə*u*kɔ:'rɔidiə] *n* 脉络(膜)中层

mesococcus [ˌmesə*u*'kɔkəs] ([复] **mesococci** [ˌmesə*u*'kɔksai]) *n* 中型球菌

mesocolon [ˌmesə*u*'kəulən] *n* 结肠系膜 | ascending ～, right ～ 升结肠系膜 / descending ～, left ～ 降结肠系膜 / sigmoid ～, iliac ～, pelvic ～ 乙状结肠系膜 / transverse ～ 横结肠系膜 | **mesocolic** [ˌmesə'kɔlik] *a*

mesocolopexy [ˌmesə'kəuləˌpeksi] *n* 结肠系膜固定术

mesocoloplication [ˌmesə*u*ˌkəuləplai'keiʃən] *n* 结肠系膜折术

mesocord ['mesəkɔ:d] *n* 脐带系膜

mesocornea [ˌmesə*u*'kɔ:niə] *n* 角膜中层,角膜固有质

mesocortex [ˌmezə*u*'kɔ:teks] *n* 中间皮质(亦称juxtallocortex)

mesocranial [ˌmesə*u*'kreinjəl], **mesocranic** [ˌmesə*u*'kreinik] *a* 中型头的(颅指数在75～79.9之间)

Mesocricetus [ˌmesə*u*krai'si:təs] *n* 仓鼠属 | ～ aurius 金仓鼠

mesocuneiform [ˌmesə*u*'kju:niifɔ:m] *n* 第二楔骨

mesocyst ['mesəsist] *n* 胆囊系膜

mesocytoma [ˌmesə*u*sai'təumə] *n* 结缔组织瘤

mesoderm ['mesədə:m] *n* 中胚层,中胚叶 | extraembryonic ～ 胚外中胚层 / gastral ～ 原肠中胚层 / peristomal ～ 口缘中胚层 / splanchnic ～ 脏壁中胚层 | ～**al** [ˌmesə'də:məl], ～**ic** [ˌmesə'də:mik] *a*

mesodiastolic [ˌmesə*u*ˌdaiə'stɔlik] *a* 舒张期中的

mesodont ['mesədɔnt] *a* 中型牙的(牙指数在42～44之间)

mesodontic [ˌmesəu'dɔntik] *n* 中型牙的

mesodontism [ˌmesə*u*'dɔntizəm] *a* 中型牙(或牙指数在42～44之间)

mesoduodenum [ˌmesə*u*ˌdju(:)ə*u*'di:nəm] *n* 十二指肠系膜(胚胎早期) | **mesoduodenal** *a*

mesoepididymis [ˌmesə*u*ˌepi'didimis] *n* 附睾系膜

mesoesophagus [ˌmesə*u*i(:)'sɔfəgəs] *n* 食管系膜

mesogastrium [ˌmesə*u*'gæstriəm], **mesogaster** [ˌmesə*u*'gæstə] *n* 胃系膜 | **mesogastric** *a*

mesoglea [ˌmesə*u*'gli:ə] *n* 中胶层,中胶质

mesoglia [mi'sɔgliə] *n* 少突(神经)胶质,间(神经)胶质;小神经胶质 | ～**l** *a*

mesoglioma [ˌmesə*u*glai'əumə] *n* 间(神经)胶质瘤,少突(神经)胶质瘤

mesogluteus [ˌmesə*u*'glutiəs] *n* 臀中肌 | **mesogluteal** *a*

mesognathous [mi'sɔgnəθəs], **mesognathic** [ˌmesɔg'neiθik] *a* 中型颌的(颌指数在98～103之间)

Mesogonimus [ˌmesə'gɔniməs] *n* 中殖(吸虫)属 | ～ heterophyes 异形异形吸虫(即Heterophyes heterophyes)

mesohemin [ˌmesə*u*'hi:min] *n* 中氯化血红素

mesohyloma [ˌmesə*u*hai'ləumə] *n* 间皮瘤

mesohypoblast [ˌmesə*u*'haipəblæst] *n* 中内胚层

mesoileum [ˌmesəuˈiliəm] *n* 回肠系膜
***meso*-inositol** [ˌmesəuiˈnəusitɔl] *n* 肌醇,内消旋肌醇
mesojejunum [ˌmesəudʒiˈdʒu:nəm] *n* 空肠系膜
mesolecithal [ˌmesəuˈlesiθəl] *a* 中(等卵)黄的
mesology [meˈsɔlədʒi] *n* 生态学
mesolymphocyte [ˌmesəuˈlimfəsait] *n* 中型淋巴细胞
mesomelic [ˌmesəuˈmelik] *a* 肢中部的
mesomere [ˈmesəumiə] *n* 中(分)裂球;中段(中胚层)
mesomeric [ˌmesəuˈmerik] *a* 内消旋的;中介的
mesomerism [miˈsɔmərizəm] *n* 稳变异构(现象),缓变异构(现象);中介(现象)
mesometrium [ˌmesəuˈmi:triəm] *n* 子宫系膜;子宫肌层
mesomorph [ˈmesəumɔ:f] *n* 中胚层体型者;中型身材者 | **~y** *n* 中胚层体型;中型身材 / **~ic** [ˌmesəˈmɔ:fik] *a*
mesomucinase [ˌmesəuˈmju:sineis] *n* 中粘蛋白酶
mesomula [miˈsɔmjulə] *n* 中实肠胚
meson [ˈmi:zɔn, ˈmesɔn] *n* 正中面;介子(中电子) | **~ic** [mi:ˈzɔnik, meˈsɔnik] *a*
mesonasal [ˌmesəuˈneizəl] *a* 鼻中部的
mesonephroma [ˌmesəuniˈfrəumə] *n* 中肾瘤(卵巢)
mesonephros [ˌmesəuˈnefrɔs] ([复] **mesonephroi** [ˌmesəuˈnefrɔi]), **mesonephron** [ˌmesəuˈnefrɔn] *n* 中肾 | **mesonephric** *a*
meso-omentum [ˌmesəuəuˈmentəm] *n* 网膜系膜
meso-ontomorph [ˌmesəuˈɔntəmɔ:f] *n* 矮胖体型者
mesopallium [ˌmesəuˈpæliəm] *n* 旧(大脑)皮质,原(大脑)皮质
mesopexy [ˈmesəuˌpeksi] *n* 肠系膜固定术
mesophile [ˈmesəfail] *n* 嗜(常)温菌
mesophilic [ˌmesəˈfilik] *a* 嗜(常)温的,适温的(指细菌)
mesophlebitis [ˌmesəufliˈbaitis] *n* 静脉中层炎
mesophragma [ˌmesəuˈfrægmə] *n* 中线(横纹肌)
mesophryon [miˈsɔfriɔn] *n* 眉间
mesophyll [ˈmesəufil] *n* 叶肉 | **~ic** [mesəuˈfilik], **~ous** [ˌmesəuˈfiləs] *a*
mesopia [meˈsəupiə] *n* 暮视,中等照明视力 | **mesopic** [meˈsɔpik] *a*
Mesopin [ˈmesəpin] *n* 甲溴后马托品(homatropine methylbromide)制剂的商品名
mesopneumon [ˌmesəuˈnju:mɔn] *n* 肺系膜,胸膜连系
mesoporphyrin [ˌmesəuˈpɔ:firin] *n* 中卟啉
mesoprosopic [ˌmesəuprəˈsɔpik] *a* 中型(颜)面的
mesopsychic [ˌmesəuˈsaikik] *a* 精神发育中期的
mesopulmonum [ˌmesəupʌlˈməunəm] *n* 肺系膜
mesorachischisis [ˌmesəurəˈkiskisis] *n* 脊柱不全裂
mesorchium [meˈsɔ:kiəm] *n* 睾丸系膜 | **mesorchial** *a*
mesorectum [ˌmesəuˈrektəm] *n* 直肠系膜
mesoretina [ˌmesəuˈretinə] *n* 视网膜中层
mesoridazine [ˌmesəuˈridəzi:n] *n* 美索达嗪,甲砜哒嗪(安定药) | ~ besylate, ~ benzenesulfonate 美索达嗪苯磺酸盐,苯磺酸甲砜哒嗪
mesoropter [ˌmesəuˈrɔptə] *n* 眼球正位
mesorrhaphy [meˈsɔrəfi] *n* 肠系膜缝术
mesorrhine [ˈmesərain] *a* 中型鼻的(鼻指数在48~53之间)
mesosalpinx [ˌmesəuˈsælpiŋks] *n* 输卵管系膜
mesoscapula [ˌmesəuˈskæpjulə] *n* 肩

胛冈

mesoseme ['mesəusi:m] *a* 中型眶的(眼眶指数在83～89之间)

mesosigmoid [ˌmesəu'sigmɔid] *n* 乙状结肠系膜

mesosigmoiditis [ˌmesəuˌsigmɔi'daitis] *n* 乙状结肠系膜炎

mesosigmoidopexy [ˌmesəusig'mɔidəˌpeksi] *n* 乙状结肠系膜固定术

mesoskelic [ˌmesəu'skelik] *a* 中型腿的

mesosoma [ˌmesəu'səumə] *n* 中等身材 | ～**tous** *a*

mesosome ['mesəusəum] *n* 间体(某些细菌细胞膜的向内陷入部分，各种间体与DNA复制以及与蛋白质分泌有关)

mesostaphyline [ˌmesəu'stæfilain] *a* 中型腭的(腭指数在80～84.9之间)

mesostenium [ˌmesəu'sti:niəm] *n* 小肠系膜

mesosternum [ˌmesəu'stə:nəm] *n* 胸骨体

mesostroma [ˌmesəu'strəumə] *n* 中基质

mesosyphilis [ˌmesəu'sifilis] *n* 二期梅毒

mesosystolic [ˌmesəusis'tɔlik] *a* 收缩中期的

mesotarsal [ˌmesəu'tɑ:səl] *a* 跗骨间的

***meso*-tartaric acid** [ˌmesəutɑ:'tærik] 内消旋酒石酸，中酒石酸

mesotaurodontism [ˌmi:səuˌtɔ:rəu'dɔntizəm] *n* 中牛牙

mesotendineum [ˌmesəuten'diniəm], **mesotendon** [ˌmesəu'tendən], **mesotenon** [ˌmesəu'tenən] *n* 腱系膜

mesothelioma [ˌmesəuˌθi:li'əumə] ([复] **mesotheliomas** 或 **mesotheliomata** [ˌmesəuˌθi:li'əumətə]) *n* 间皮瘤

mesothelium [ˌmesəu'θi:ljəm] ([复] **mesothelia** [ˌmesəu'θi:ljə]) *n* 间皮 | **mesothelial** *a*

mesothenar [me'sɔθinə] *n* 拇收肌

mesothorium [ˌmesə'θɔ:riəm] *n* 新钍(用以治癌)

mesotocin [ˌmesəu'tɔsin] *n* 中催产素，8-异亮催产素

mesotron ['mesəutrɔn] *n* 介子(中电子) | ～**ic** [ˌmesəu'trɔnik] *a*

mesotropic [ˌmesəu'trɔpik] *a* 腔中央的

mesotympanum [ˌmesəu'timpənəm] *n* 中鼓室

mesouranic [ˌmesəujuə'rænik] *a* 中型腭的(见mesuranic)

mesovarium [ˌmesəu'vɛəriəm] *n* 卵巢系膜

mesoxalic acid [meˌzɔk'sælik] 丙酮二酸

Mesozoa [ˌmesəu'zəuə] *n* 中生动物(一群小的寄生物，与原生动物和后生动物的关系尚未明确)

mess [mes] *n* 伙食，一份食品，足够吃一顿的量；混乱；困境 *vt* 给…供膳；搞乱，弄脏，妨碍 *vi* 供膳；陷入混乱；干涉

message ['mesidʒ] *n* 通讯，消息，信息

messenger ['mesindʒə] *n* 信使 | second ～ 第二信使(环腺苷酸或环鸟苷酸，为激素作用的介体，主要位于细胞质膜上)

messy ['mesi] *a* 凌乱的；混乱的；肮脏的；把身体弄脏的 | **messily** *ad* / **messiness** *n*

mesterolone [mes'terələun] *n* 美睾酮，1-甲氢睾酮(雄激素类药)

Mestinon ['mestinɔn] *n* 溴吡斯的明(pyridostigmine bromide)制剂的商品名

mestranol ['mestrənɔl] *n* 美雌醇，炔雌醇甲醚(雌激素类药)

mesuprine hydrochloride ['mesjuprin] 盐酸美舒令，盐酸胺丙磺苯胺(血管扩张药，平滑肌松弛药)

mesuranic [ˌmesjuə'rænik] *a* 中型腭的(上颌牙槽指数在110.0～114.9之间)

mesylate ['mesileit] *n* 甲磺酸盐(methanesulfonate的USAN缩约词)

Met methionine 蛋氨酸，甲硫氨酸

met¹ [met] meet的过去式和过去分词

met² [met] *n* 梅脱(测机体产热的一个单位：在静坐时产生的代谢热，每小时每平方米身体面积为209kJ〈千焦〉)

meta- [前缀] 变，转；后，旁，次；间(位)；偏(位)

meta-arthritic [ˌmetəɑːˈθritik] *a* 关节炎后的

metabasis [məˈtæbəsis] ([复] **metabases** [məˈtæbəsiːz]) *n* 疾病转变；转移，迁徙(病理过程由身体的一个区向另一个区部位的转移或变化)

metabiosis [ˌmetəbaiˈəusis] *n* 共生，共栖

metabolimeter [ˌmetəbəˈlimitə] *n* 基础代谢计 | **metabolimetry** *n* 基础代谢测量法

metabolism [meˈtæbəlizəm] *n* (新陈)代谢 | ammonotelic ~ 排铵代谢 / basal ~ 基础代谢 / endogenous ~ 内源性代谢 / energy ~ 能(量)代谢 / excess ~ of exercise 运动过量代谢 / exogenous ~ 外源性代谢 / inborn error of ~ 先天性代谢病 / intermediary ~ 中间代谢 / urotelic ~ 排尿素代谢 / uricotelic ~ 排尿酸代谢 | **metabolic** [ˌmetəˈbɔlik] *a*

metabolite [meˈtæbəlait] *n* 代谢产物 | essential ~ 主要代谢产物

metabolize [meˈtæbəlaiz] *vt, vi* (使)产生代谢变化，引起代谢 | **metabolizable** [meˈtæbəˌlaizəbl] *a* 可代谢的

metabolon [meˈtæbəlɔn] *n* 蜕变中间物质

metabromsalan [ˌmetəˈbrɔmsələn] *n* 美溴沙仑，间二溴柳苯胺(消毒防腐药)

metabutethamine hydrochloride [ˌmetəbjuˈteθəmin] 盐酸美布他明，盐酸间丁乙胺(牙科用局部麻醉药)

metabutoxycaine hydrochloride [ˌmetəbjuˈtɔksikein] 盐酸美布卡因，盐酸间丁氧卡因(牙科用局部麻醉药)

metacarpal [ˌmetəˈkɑːpl] *a* 掌的 *n* 掌骨

metacarpectomy [ˌmetəkɑːˈpektəmi] *n* 掌骨切除术

metacarpophalangeal [ˌmetəˌkɑːpəufəˈlændʒiəl] *a* 掌指的

metacarpus [ˌmetəˈkɑːpəs] ([复] **metacarpi** [ˌmetəˈkɑːpai]) *n* 掌

metacele [ˈmetəsiːl] *n* 第四脑室后部，后室；后体腔

metacentric [ˌmetəˈsentrik] *a* 中间着丝点的，具中间着丝粒的(指着丝粒位于中央部位的染色体，因此两臂的长度相等)

metacercaria [ˌmetəsəːˈkɛəriə] ([复] **metacercariae** [ˌmetəsəːˈkɛərii:]) *n* 后囊蚴

metachemistry [ˌmetəˈkemistri] *n* 原子结构化学；超级化学 | **metachemical** [ˌmetəˈkemikəl] *a*

metachromasia [ˌmetəkrəuˈmeiziə], **metachromatism** [ˌmetəˈkrəumətizəm], **metachromia** [ˌmetəˈkrəumiə] *n* 异染性，变色反应性，变色现象

metachromatic [ˌmetəkrəuˈmætik], **metachromic** [ˌmetəˈkrəumik] *a* 异染性的

metachromatin [ˌmetəˈkrəumətin] *n* 异染质

metachromatophil [ˌmetəkrəuˈmætəfil] *n* 嗜异染细胞

metachromophil [metəˈkrəuməfil], **metachromophile** [ˌmetəˈkrəuməfail] *a* 嗜异染的

metachromosome [ˌmetəˈkrəuməsəum] *n* 后期染色体

metachronous [miˈtækrənəs] *a* 异时的

metachrosis [ˌmetəˈkrəusis] ([复] **metachroses** [metəˈkrəusiːz]) *n* 变色(指动物)

metachysis [miˈtækisis] *n* 输血

metacinesis [ˌmetəsaiˈniːsis] *n* 中期分裂(有丝分裂时子星体互相分离)

metacoele [ˈmetəsiːl] *n* 第四脑室后部，

后室;后体腔

metacoeloma [ˌmetəsiːˈləumə] *n* 后体腔

metacone [ˈmetəkəun] *n* 上后尖,后尖(上磨牙的远中颊尖)

metaconid [ˌmetəˈkɔnid] *n* 下后尖(下磨牙的近中舌尖)

metaconule [ˌmetəˈkɔnjuːl] *n* 后小尖(哺乳动物上磨牙的上后尖与原尖之间的小尖,有时也见于人)

metacortandracin [ˌmetəkɔːˈtændrəsin] *n* 泼尼松,强的松(即prednisone,合成糖皮质激素)

metacortandralone [ˌmetəkɔːˈtændrələun] *n* 泼尼松龙,强的松龙,氢化泼尼松(即prednisolone,合成糖皮质激素)

metacresol [ˌmetəˈkriːsɔl] *n* 间甲酚(最强防腐剂) | ~ acetate 醋酸间甲酚酯(用于真菌感染) / ~ purple, ~ sulfonphthalein 甲酚紫,间甲酚磺酞

metacyesis [ˌmetəsaiˈiːsis] *n* 宫外妊娠,宫外孕

metaduodenum [ˌmetədju(ː)əuˈdiːnəm] *n* 后十二指肠(胚)

metafemale [ˌmetəˈfiːmeil] *n* 超雌(性染色体异常,雌性中核型为XXX,亦称X三体)

metagaster [ˌmetəˈgæstə] *n* 后肠管(胎)

metagastrula [ˌmetəˈgæstrulə] *n* 后原肠胚

metagelatin [ˌmetəˈdʒelətin] *n* 变性明胶(用草酸处理过的明胶)

metagenesis [ˌmetəˈdʒenisis] *n* 世代交替 | **metagenetic** [ˌmetədʒiˈnetik] *a*

metagglutinin [ˌmetəˈglutinin] *n* 部分凝集素,变性凝集素

metaglobulin [ˌmetəˈglɔbjulin] *n* 纤维蛋白原

metagonimiasis [ˌmetəˌgɔniˈmaiəsis] *n* 后殖吸虫病

Metagonimus [ˌmetəˈgɔniməs] *n* 后殖吸虫属 | ~ yokogawai, ~ ovatus 横川后殖吸虫

metagranulocyte [ˌmetəˈgrænjuləsait] *n* 晚幼粒细胞

metagrippal [ˌmetəˈgripl] *a* 流感后遗的

metahemoglobin [ˌmetəˌhiːməuˈgləubin] *n* 正铁血红蛋白,高铁血红蛋白

Metahydrin [ˌmetəˈhaidrin] *n* 三氯噻嗪(trichlormethiazide)制剂的商品名

metaicteric [ˌmetəikˈterik] *a* 黄疸后的

metainfective [ˌmetəinˈfektiv] *a* 传染后的

metaiodobenzylguanidine [ˌmetəˌaidəuˌbenzilˈgwaːnidiːn] *n* (偏)碘苄基胍(一种以^{123}I或^{131}I标记的去甲肾上腺素类似物,被神经内分泌细胞所吸收,并在激素储存囊内浓缩,用于肾上腺髓质显象及嗜铬细胞瘤定位,缩写为MIBG)

metakinesis [ˌmetəkaiˈniːsis] *n* 中期分裂;中期

metal [ˈmetl] *n* 金属 | alkali ~ 碱金属 / alkaline earth ~s 碱土金属 / bell ~ 钟铜(锡铜合金)

metalbumin [meˈtælbjumin] *n* 假粘蛋白,变清蛋白

metaldehyde [meˈtældəhaid] *n* 聚乙醛(曾用作消毒药)

metallaxis [ˌmetəˈlæksis] *n* 【希】(器官)变形

metallergy [meˈtælədʒi] *n* 变型变态反应(机体经特异性致敏后,能与其他抗原反应,其临床表现与对原致敏抗原的反应相同)

metallesthesia [ˌmetəlisˈθiːzjə] *n* 金属(触)觉

metallic [miˈtælik] *a* 金属的;金属制的

metallize [ˈmetəlaiz] *vt* 敷金属 | ~d *a* / **metallization** [ˌmetəlaiˈzeiʃən, -liˈz-] *n* 敷金属(法)

metallizing [ˈmetəlaiziŋ] *n* 敷金属的

metallocarboxypeptidase [məˌtæləukɑːˌbɔksiˈpeptideis] *n* 金属羧肽酶

metallocyanide [miˌtæləu'saiənaid] *n* 氰化金属

metalloendopeptidase [məˌtæləuˌendəu'peptideis] *n* 金属肽链内切酶

metalloenzyme [meˌtæləu'enzaim] *n* 金属(结合)酶,含金属酶

metalloflavoprotein [meˌtæləuˌfleivəu'prəuti:n] *n* 金属黄素蛋白

Metallogenium [miˌtæləu'dʒi:niəm] *n* 生金菌属

metalloid ['metəlɔid] *n* 非金属;类金属 *a* 金属样的

metallophilic [miˌtæləu'filik] *a* 嗜金属的(指细胞)

metalloplastic [miˌtæləu'plæstik] *a* 金属修补术的

metalloporphyrin [miˌtæləu'pɔ:firin] *n* 金属卟啉

metalloprotein [miˌtæləu'prəuti:n] *n* 金属蛋白

metalloscopy [ˌmetə'lɔskəpi] *n* 金属反应检查(法)

metallotherapy [miˌtæləu'θerəpi] *n* 金属疗法

metallurgy [me'tælədʒi] *n* 冶金学,冶金术 | **metallurgic(al)** [metə'lə:dʒik(əl)] *a*

metal-sol ['metlˌsɔl] *n* 金属溶胶

metamer ['metəmə] *n* 位变异构体,同质异性体

metamere ['metəmiə] *n* 体节,节

metamerism [mi'tæmərizəm] *n* 位变异构(现象),同质异性;分节(一种结构类型系列重复排列成节) | **metameric** [ˌmetə'merik] *a*

Metamine ['metəmi:n] *n* 磷酸三乙硝胺(trolnitrate phosphate)制剂的商品名

metamonad [ˌmetə'məunæd] *n* 鞭毛虫类

metamorphopsia [ˌmetəmɔ:'fɔpsiə] *n* 视物变形症 | ~ varians 变易性视物变形症

metamorphose [ˌmetə'mɔ:fəuz] *vt, vi* (使)变形;(使)变质

metamorphosis [ˌmetə'mɔ:fəsis] *n* 变态;变形;变质 | fatty ~ 脂肪变态 / ovulational ~ 排卵变态 / retrograde ~, retrogressive ~ 退行性变态 / revisionary ~ 返祖性组织变态,退化 / tissue ~ 组织变态 / viscous ~, platelet ~, structural ~ 粘性变态,血小板变态,结构变态 | **metamorphotic** [ˌmetəmɔ:'fɔtik], **metamorphic** [ˌmetə'mɔ:fik] *a*

Metamucil [ˌmetə'mjusil] *n* 车前子亲水胶浆(psyllium hydrophilic mucilloid)制剂的商品名

metamyelocyte [ˌmetə'maiələsait] *n* 晚幼粒细胞

Metandren [mi'tændren] *n* 甲睾酮,甲基睾丸素(methyltestosterone)制剂的商品名

metanephrine [ˌmetə'nefrin] *n* 间甲肾上腺素,3-*O*-甲基肾上腺素

metanephrogenic [ˌmetəˌnefrəu'dʒenik] *a* 生后肾的

metanephros [ˌmetə'nefrɔs] ([复] **metanephroi** [ˌmetə'nefrɔi]), **metanephron** [metə'nefrɔn] *n* 后肾 | **metanephric** [ˌmetə'nefrik] *a*

metaneutrophil [ˌmetə'nju:trəfil] *a* 中性异染的

metanucleus [ˌmetə'nju:kliəs] *n* 成熟期卵核

metapeptone [ˌmetə'peptəun] *n* 变性(蛋白)胨

metaphase ['metəfeiz] *n* 中期(细胞分裂)

Metaphedrin [ˌmetə'fedrin] *n* 硝甲酚汞-麻黄碱(nitromersol and ephedrine)制剂的商品名

Metaphen ['metəfen] *n* 硝甲酚汞,米他芬(nitromersol)制剂的商品名

metaphor ['metəfə] *n* 隐喻 | ~**ical** [ˌmetə'fɔrikəl] *a*

metaphosphate [ˌmetə'fɔsfeit] *n* 偏磷酸盐

metaphosphoric acid [ˌmetəfɔs'fɔrik] 偏磷酸

metaphrenia [ˌmetə'fri:niə] *n* 精神变态

metaphysical [ˌmetə'fizikəl] *a* 形而上学的;先验的

metaphysics [ˌmetə'fiziks] *n* 形而上学,玄(理)学

metaphysis [mi'tæfisis] ([复] **metaphyses** [mi'tæfisi:z]) *n* 干骺端 | **metaphyseal, metaphysial** [ˌmetə'fiziəl] *a*

metaphysitis [ˌmetəfi'saitis] *n* 干骺端炎

metaplasia [ˌmetə'pleizjə] *n* (组织)转化,化生,组织变形 | agnogenic myeloid ~ 特发性骨髓外化生(原因不明的骨髓外造血,亦称非白血病性骨髓组织增生,成白红细胞性贫血) / ~ pulp 牙髓转化 | **metaplastic** [ˌmetə'plæstik] *a* (组织)转化的,化生的;后成质的

metaplasis [me'tæpləsis] *n* 完全发育期

metaplasm ['metəplæzəm] *n* 后成质,滋养质,副浆 | **~ic** [ˌmetə'plæzmik] *a*

metapneumonic [ˌmetənju(:)'mɔnik] *a* 肺炎后的

metapodialia [ˌmetəˌpəudi'eiliə] *n* 掌跖骨(掌骨与跖骨的合称)

metapophysis [ˌmetə'pɔfisis] *n* 椎骨乳状突

Metaprel ['metəpril] *n* 硫酸异丙喘宁,硫酸间羟喘息定(metaproterenol sulfate)制剂的商品名

metaprotein [ˌmetə'prəuti:n] *n* 变性蛋白

metaproterenol sultate [ˌmetəprəu'terinɔl] 硫酸异丙喘宁,硫酸间羟喘息定(β-肾上腺素能药,支气管扩张药)

metapsychics [ˌmetə'saikiks] *n* 心理玄学,心灵学(研究意识范围以外的心理现象的学科)

metapsychology [ˌmetəsai'kɔlədʒi] *n* 心理玄学,心灵学(研究心理作用和心理"结构"的各种哲理,靠逻辑推理,而未为实验或观察所证实;在精神分析中此种哲理涉及心理过程的心理分域〈潜意识、自我、超自我〉和经济学〈精神能力或兴奋的量〉)

metapyrone [ˌmetə'paiərəun] *n* 甲双吡丙酮,甲吡酮(即美替拉酮metyrapone,用于下丘脑垂体功能试验)

metaraminol [ˌmetə'ræminɔl] *n* 间羟胺,间羟基去甲麻黄碱(升压药)

metarchon [me'tɑ:kɔn] *n* 害虫诱惑剂

metargon [me'tɑ:gɔn] *n* 重氩

metarhodopsin [ˌmetərə'dɔpsin] *n* 变视紫红(质),间视紫质,介视紫质

metarsenic acid [met'ɑ:snik] 偏砷酸

metarteriole [ˌmetɑ:'tiəriəul] *n* 后小动脉,前毛细血管

metarubricyte [ˌmetə'rubrisait] *n* 正染性幼红细胞,晚幼红细胞

metasaccharic acid [ˌmetəsə'kærik] 甘露糖二酸

metasomatome [ˌmetə'səumətəum] *n* 原椎(骨)间凹痕

metastable ['metəsteibl] *a* 亚稳的(相对稳定的,非完全安定的)

metastannic acids [ˌmetə'stænik] 偏锡酸

metastasectomy [meˌtæstə'sektəmi] *n* 转移瘤切除术,转移灶切除术

metastasis [mə'tæstəsis] ([复] **metastases** [mə'tæstəsi:z]) *n* 转移,迁徙;[复]转移瘤,转移灶 | biochemical ~ 生物化学性转移,代谢性转移 / calcareous ~ 钙质转移 / paradoxical ~, retrograde ~ 逆行转移 | **metastatic** [ˌmetə'stætik] *a*

metastasize [mə'tæstəsaiz] *vi* 转移,迁徙

metasternum [ˌmetə'stə:nəm] *n* 剑突(胸骨)

Metastrongylidae [ˌmetəstrɔn'dʒilidi:] *n* 后圆线虫科

Metastrongylus [ˌmetə'strɔndʒiləs] *n* 后圆线虫属 | ~ elongatus 长后圆线

虫

metasynapsis [ˌmetəsiˈnæpsis], **metasyndesis** [ˌmetəsinˈdi:sis] *n* 衔接联合(染色体)

metasyncrisis [ˌmetəˈsinkrisis] *n* 废物排除

metasyphilis [ˌmetəˈsifilis] *n* 变性梅毒(先天梅毒的一种,有全身障碍而没有梅毒疹);终期梅毒,四期梅毒(脊髓痨或麻痹性痴呆)

metasyphilitic [ˌmetəsifiˈlitik] *a* 梅毒后的;变性梅毒的;终期梅毒的

metatarsal [ˌmetəˈtɑ:səl] *a* 跖的 *n* 跖骨

metatarsalgia [ˌmetətɑ:ˈsældʒiə] *n* 跖(骨)痛

metatarsectomy [ˌmetətɑ:ˈsektəmi] *n* 跖骨切除术

metatarsophalangeal [ˌmetəˌtɑ:səufəˈlændʒiəl] *a* 跖趾的

metatarsus [ˌmetəˈtɑ:səs] *n* 跖;跗基节(昆虫腿的跗节的最后一节)

Metatensin [ˌmetəˈtensin] *n* 三氯噻嗪-利血平(trichlorme-thiazide with reserpine)制剂的商品名

metathalamus [ˌmetəˈθæləməs] *n* 丘脑后部,后丘脑

Metatheria [ˌmetəˈθi:əriə] *n* 后兽亚纲

metatherian [ˌmetəˈθi:əriən] *n* 后兽亚纲的动物

metathesis [meˈtæθəsis] *n* 病变移植;复分解(作用),置换(作用),易位(作用) | **metathetic(al)** [ˌmetəˈθetik(əl)] *a*

metathrombin [ˌmetəˈθrɔmbin] *n* 变性凝血酶,无活力凝血酶

metatroph [ˈmetətrəuf] *n* 腐物寄生菌

metatrophia [metəˈtrəufiə] *n* 营养不良性萎缩;饮食改变

metatrophic [ˌmetəˈtrɔfik] *a* 腐物寄生的,嗜有机质的

metatrophy [miˈtætrəfi] *n* 营养不良性萎缩;饮食改变;腐物寄生性营养

metatypic(al) [ˌmetəˈtipik(əl)] *a* 异型的,变型的(指肿瘤)

metavanadate [ˌmetəˈvænədeit] *n* 偏钒酸盐

metavanadic acid [ˌmetəvəˈnædik] 偏钒酸

metaxalone [meˈtæksələun] *n* 美他沙酮,间噁酮(平滑肌松弛药)

metaxenia [ˌmetəˈzi:niə] *n* 果实直感(见xenia);孕势(ectogony的误用名,见ectogony)

metaxeny [miˈtæksini] *n* 转换寄生

Metazoa [ˌmetəˈzəuə] *n* 后生动物门,多细胞动物门(原生动物以外的一切动物均属之)

metazoon [ˌmetəˈzəuɔn] ([复] **metazoa** [ˌmetəˈzəuə]) *n* 后生动物(有时指多细胞动物) | **metazoal** [ˌmetəˈzəuəl] *a* | **metazoan** [ˌmetəˈzəuən] *a, n*

Metchnikoff's law [ˈmetʃnikɔf] (Elie Metchnikoff) 梅契尼可夫定律(学说)(身体一旦受到细菌侵袭时,多形核白细胞和大单核细胞很快变为具有保护作用的吞噬细胞) | ~ theory 梅契尼可夫学说(认为细菌和其他有害成分在体内由吞噬细胞附着和破坏,有害物质和吞噬细胞之间的相互作用产生炎症)

Metchnikovellida [ˌmetʃnikəˈvelidə] *n* 异型目

metecious [miˈti:ʃəs] *a* 异栖的,异种(宿主)寄生性的

metencephalon [ˌmetenˈsefəlɔn] ([复] **metencephala** [ˌmetenˈsefələ]), **metencephal** [meˈtensifəl] *n* 后脑 | **metencephalic** [meˌtensiˈfælik] *a*

metencephalospinal [ˌmetensefələuˈspainl] *a* 后脑脊髓的

met-enkephalin [ˌmetenˈkefəlin] *n* 甲硫氨酸脑啡肽

meteorism [ˈmi:tjərizəm] *n* 鼓胀,腹中积气

meteorology [ˌmi:tjəˈrɔlədʒi] *n* 气象学

meteoropathology [ˌmi:tjərəupəˈθɔlədʒi] *n* 气候病理学

meteoropathy [ˌmiːtjəˈrɔpəθi] *n* 气候病

meteororesistant [ˌmiːtjərəuriˈzistənt] *a* 对气候不敏感的

meteorosensitive [ˌmiːtjərəˈsensitiv] *a* 对气候敏感的

meteorotropism [ˌmiːtjəˈrɔtrəpizəm] *n* 气候影响性(反应) | **meteorotropic** [ˌmiːtjərəˈtrɔpik] *a* 受气候影响的

metepencephalon [ˌmetepenˈsefəlɔn] *n* 末脑

meter[1] [ˈmiːtə] *n* 米,公尺(符号为m)

meter[2] [ˈmiːtə] *n* 计,表,量器 *vi* 用表测量(或计量);计量(或按规定量)供给 | dosage ～ 放射量计 / flicker ～ 闪变光度计 / light ～ 光计 / peak flow ～ 最大流量计(测定用力呼气早期气流量的仪器) / rate ～ 速率计(一种辐射测定仪,其放射发射量与瞬时辐射强度〈放射性发射率〉成正比)

-meter [构词成分] 计,表,量器

metergasis [ˌmetəˈgeisis] *n* 功能变化,机能变化

metestrus [metˈestrəs, -ˈiːs-], **metestrum** [metˈestrəm, -ˈiːs-] *n* 动情后期

metformin [metˈfɔːmin] *n* 甲福明,二甲双胍(口服降血糖药)

methacholine [ˌmeθəˈkəuliːn] *n* 醋甲胆碱,乙酰甲胆碱 | ～ bromide 溴醋甲胆碱,溴化乙酰甲胆碱(用法与氯化乙酰甲胆碱同) / ～ chloride 氯醋甲胆碱,氯化乙酰甲胆碱(胆碱能药,主要治心血管系统疾病)

methacrylate [meˈθækrileit] *n* 甲基丙烯酸酯(用于医药和牙科);甲基丙烯酸树脂

methacrylic acid [ˌmeθəˈkrilik] 甲基丙烯酸

methacycline [ˌmeθəˈsaiklin] *n* 美他环素,甲烯土霉素(抗生素类药) | ～ hydrochloride 盐酸甲烯土霉素(抗菌药)

methadone hydrochloride [ˈmeθədɔn] 盐酸美沙酮,盐酸美散痛(镇痛药)

methadyl acetate [ˈmeθədil] 醋美沙朵,乙酰美沙醇(麻醉镇痛药)

methallenestril [ˌmeθæliˈnestril] *n* 美沙雌酸,甲氧萘二甲戊酸(雌激素类药)

methallibure [meˈθælibjuə] *n* 美他硫脲,甲烯丙双硫脲(用作猪垂体前叶激活剂)

methamphetamine [ˌmeθæmˈfetəmiːn] *n* 去氧麻黄碱(中枢兴奋药,升压药) | ～ hydrochloride 盐酸去氧麻黄碱(中枢兴奋药)

methanal [ˈmeθənæl] *n* 甲醛

methandriol [meˈθændriɔl] *n* 美雄醇,甲雄烯二醇(雄激素,同化激素类药)

methandrostenolone [meˌθændrəuˈstenələun] *n* 美雄酮,去氢甲睾酮(雄激素,同化激素类药)

methane [ˈmeθein] *n* 甲烷,沼气

methanesulfonate [ˌmeθeinˈsʌlfəneit] *n* 甲磺酸盐(或酯)

methanesulfonic acid [ˌmeθeinsʌlˈfɔnik] 甲磺酸

Methanobacteriaceae [ˌmeθənəubækˌtiːriˈeisiiː] *n* 甲烷杆菌科

Methanobacterium [ˌmeθənəubækˈtiəriəm] *n* 甲烷杆菌属

Methanococcus [ˌmeθənəuˈkɔkəs] *n* 甲烷球菌属

methanogen [ˈmeθənəuˌdʒən] *n* 产甲烷细菌

methanogenic [ˌmeθənəuˈdʒenik] *a* 产甲烷的

methanol [ˈmeθənɔl] *n* 甲醇,木醇(溶媒,溶剂)

methanolysis [ˌmeθəˈnɔlisis] *n* 甲醇分解

Methanomonadaceae [ˌmeθənəuˌməunəˈdeisiiː] *n* 甲烷单胞菌科(即甲基球菌科Methylococcaceae)

Methanomonas [ˌmeθənəuˈməunəs] *n* 甲烷单胞菌属

Methanosarcina [ˌmeθənəusɑːˈsainə] *n* 甲烷八叠球菌属

methantheline bromide [məˈθænθilin] 溴甲胺太林，溴本辛(抗胆碱能药)

methapyrilene [ˌmeθəˈpiriliːn] *n* 美沙吡林，噻吡二胺(抗组胺药) | ～ fumarate 富马酸噻吡二胺(抗组胺药) / ～ hydrochloride 盐酸噻吡二胺(抗组胺药)

methaqualone [meˈθækwələun] *n* 甲喹酮，安眠酮(催眠镇静药) | ～ hydrochloride 盐酸甲喹酮(催眠镇静药)

metharbital [meˈθɑːbitæl] *n* 美沙比妥，甲基巴比妥(抗惊厥药，抗癫痫药)

methazolamide [meθəˈzəuləmaid] *n* 醋甲唑胺，甲醋唑胺(碳酸酐酶抑制药，治青光眼药)

methdilazine [meθˈdailəziːn] *n* 甲地嗪，甲吡咯嗪(抗组胺药，止痒药) | ～ hydrochloride 盐酸甲地嗪，盐酸甲吡咯嗪(抗组胺药，止痒药)

methectic [meˈθektik] *a* 各级智力的

methemalbumin [ˌmethemælˈbjuːmin] *n* 正铁白蛋白，高铁白蛋白(亦称假高铁血红蛋白)

methemalbuminemia [ˌmethemælˌbjuːmiˈniːmiə] *n* 正铁白蛋白血症，高铁白蛋白血症

metheme [ˈmethiːm] *n* 正铁血红素，高铁血红素

methemoglobin [metˌhiːməuˈgləubin] *n* 正铁血红蛋白，高铁血红蛋白

methemoglobinemia [ˌmethiːməuˌgləubiˈniːmiə] *n* 正铁血红蛋白血(症)，高铁血红蛋白血(症) | **methemoglobinemic** [ˌmethiːməuˌgləubiˈniːmik] *a* 正铁血红蛋白血症的 *n* 致正铁血红蛋白血症药

methemoglobin reductase (NADH) [metˌhiːməuˈgləubin riˈdʌkteis] 高铁血红蛋白还原酶(NADH)，细胞色素-b_5还原酶

methemoglobin reductase (NADPH) [metˌhiːməuˈgləubin riˈdʌkteis] 高铁血红蛋白还原酶(NADPH)

methemoglobinuria [ˌmethiːməuˌgləubiˈnjuəriə] *n* 正铁血红蛋白尿，高铁血红蛋白尿

methenamine [ˌmeθeˈnæmin] *n* 乌洛托品，环六亚甲基四胺(尿路抗菌药) | ～ hippurate 马尿酸乌洛托品(尿路抗菌药) / ～ mandelate 孟德立胺，孟德立酸乌洛托品(尿路抗菌药)

methenolone [miˈθenələun] *n* 美替诺龙，1-甲雄烯醇酮(同化激素类药) | ～ acetate 醋酸美替诺龙，1-甲雄烯醇酮醋酸酯 / ～ enanthate 庚酸美替诺龙，1-甲雄烯醇酮庚酸酯

5,10-methenyltetrahydrofolate [ˌmeθənilˌtetrəˌhaidrəuˈfəuleit] *n* 5,10-次甲基四氢叶酸

methenyltetrahydrofalate cyclohydrolase [ˌmeθənilˌtetrəˌhaidrəuˈfəuleit ˌsaikləuˈhaidrəleis] 次甲基四氢叶酸环化脱水酶

5,10-methenyltetrahydrofolate synthetase [ˌmeθənilˌtetrəˌhaidrəuˈfəuleit ˈsinθəteis] 5,10-次甲基四氢叶酸合成酶，5-甲酰四氢叶酸环连接酶

Methergine [ˈmeθəːdʒin] *n* 马来酸甲麦角新碱(methylergonovine maleate)制剂的商品名

methestrol diproprionate [ˈmeθestrɔl] 二丙酸美雌酚，丙甲雌酚二丙酸酯(即promethestrol dipropionate，雌激素类药)

methetoin [meˈθetəuin] *n* 美替妥英，1-甲基苯乙妥英(抗惊厥药，用于治疗癫痫)

methexenyl [meˈθeksinil] *n* 环己巴比妥(即海索比妥hexobarbital，催眠镇静药)

methicillin sodium [meθiˈsilin] 甲氧西林钠，甲氧苯青霉素钠(抗菌药)

methilepsia [ˌmeθiˈlepsiə] *n* 酒狂

methimazole [meˈθiməzəul] *n* 甲巯咪唑，他巴唑(抗甲状腺药)

methine ['meθain] *n* 次甲，甲川(即 methylidyne)

methiodal sodium [me'θaiədl] 碘甲磺钠，碘甲磺酸钠(尿路造影剂)

methionic acid [ˌmeθai'ɔnik] 甲二磺酸

methionine [me'θaiəni:n] *n* 蛋氨酸，甲硫氨酸(一种天然氨基酸，为饮食的必需成分)

methionine adenosyltransferase [mə'θaiəni:n əˌdenəsil'trænsfəreis] 甲硫氨酸腺苷基转移酶

methionine synthase [me'θaiəni:n 'sinθeis] 甲硫氨酸合酶

methionyl [me'θaiənil] *n* 甲硫氨酰(基)

methisazone [me'θisəzəun] *n* 美替沙腙，甲吲噻腙，甲红硫脲(抗病毒药)

Methium ['meθiəm] *n* 氯己双铵(hexamethonium chloride)制剂的商品名

methixene hydrochloride [me'θiksi:n] 盐酸美噻吨，盐酸甲哌噻吨(平滑肌松弛药)

methocarbamol [ˌmeθəu'kɑ:bəmɔl] *n* 美索巴莫，氨甲酸愈甘醚酯(骨骼肌松弛药)

Methocel ['meθəsel] *n* 甲基纤维素(methylcellulose)制剂的商品名

method ['meθəd] *n* 方法，法 | A. B. C. (alum, blood, clay) ～ A. B. C. 法(明矾、血、粘土沉淀清洁法) / absorption ～ 吸收法(从特异性免疫血清中分离和选择性去除凝集素) / acid hematin ～ 酸性高铁血红素测定法(检血红蛋白) / autoclave ～ 压热器法(检血钙及血脲) / brine flotation ～ 盐水浮集法(检卵浓度) / cathartic ～ 宣泻法，泻法(一种治疗精神神经病法，即用适当的引导问题，使患者从模糊不清和无形恐惧中恢复到完全清醒) / closed-plaster ～ 石膏固定法(治创伤、哆开骨折及骨髓炎) / cubicle ～ 分间隔离法(治疗接触传染病患者) / direct ～ 直接(眼底检查)法 / direct aeration ～ 直接灌气法(检血脲) / direct centrifugal flotation ～ 直接离心浮集法(检钩虫卵) / flash ～ 快速牛奶消毒法 / flotation ～ 浮集法，浮选法(检粪中虫卵) / gasometric ～ 气体定量法(检脲) / gold number ～ 金值法(胶体金试验，检脑脊液球蛋白) / holding ～ 持久牛奶消毒法 / Japanese ～ 日本裱片方法 / lime ～ 石灰发生甲醛气法 / panoptic ～ 全染法，全显法 / permutit ～ 人造浮石法(检尿氨) / probit ～ 机率度法(测定半数致死量) / rhythm ～ 安全期避孕法 / turbidity ～ 比浊法(检白蛋白) / uranium acetate ～ 乙酸铀法(检磷) / urease ～s 脲酶法

methodic(al) [mi'θɔdik(əl)] *a* 有方法的，有条理的

methodism ['meθədizəm] *n* 方法医学 | **methodist** *n* 方法医学派(根据少数简单法则和理论治病的古代医学派)；方法医学派者

methodology [ˌmeθə'dɔlədʒi] *n* 方法论，方法学 | **methodologic(al)** [ˌmeθədə'lɔdʒik(əl)] *a* / **methodologist** *n* 方法论者，方法学者

methohexital [ˌmeθə'heksitæl] *n* 美索比妥，甲己炔巴比妥(供制备制作钠盐用) | ～ sodium 美索比妥钠，甲己炔巴比妥钠(静脉用全身麻醉药)

methopholine [ˌmeθəu'fəulin] *n* 甲氧夫啉，甲氧苯啉(镇痛药)

methopromazine maleate [ˌmeθəu'prəuməzi:n] 马来酸美索丙嗪，马来酸甲氧丙嗪(中枢抑制药)

methotrexate [ˌmeθə'trekseit] *n* 甲氨蝶呤(抗肿瘤药)

methotrimeprazine [ˌmeθətrai'meprəzi:n] *n* 甲氧异丁嗪(镇痛药，供肌内注射，亦称左美丙嗪levomepromazine)

methoxamine hydrochloride [me'θɔksəmi:n] 盐酸甲氧明，盐酸甲氧胺(肾上腺素能药，用作血管加压药)

methoxsalen [me'θɔksələn] *n* 甲氧沙林，甲氧补骨脂素(紫外线照射促使白癜

风再着色，对银屑病产生光毒性反应，亦用作促晒黑药和防晒药)

methoxychlor [me'θɔksiklɔ:] *n* 甲氧氯，甲氧滴滴涕(杀虫药)

methoxyflurane [meˌθɔksi'fluərein] *n* 甲氧氟烷(吸入性麻醉药)

methoxyl [me'θɔksil] *n* 甲氧基

methoxyphenamine hydrochloride [meˌθɔksi'fenəmi:n] 盐酸甲氧那明，盐酸甲氧苯丙甲胺(肾上腺素能药，主要用作支气管扩张药)

methoxypromazine maleate [meˌθɔksi'prəuməzi:n] 马来酸美索丙嗪，马来酸甲氧丙嗪(中枢抑制药)

8-methoxypsoralen [meˌθɔksi'sɔrələn] *n* 甲氧沙林，甲氧补骨脂素(见methoxsalen)

methphenoxydiol [ˌmeθfeˌnɔksi'daiɔl] *n* 愈创木酚甘油醚(即guaifenesin)

methscopolamine bromide [ˌmeθskə'pɔləmi:n] 甲溴东莨菪碱，溴甲东莨菪碱(抗胆碱能药)

methsuximide [ˌmeθ'sʌksimaid] *n* 甲琥胺(抗惊厥药，用于治疗癫痫小发作和精神运动性癫痫)

methyclothiazide [ˌmeθiklə'θaiəzaid] *n* 甲氯噻嗪(利尿药，用于治疗高血压和水肿)

methyl ['meθil, 'mi:θail] *n* 甲基 | ～ chloride 氯甲烷(局部喷雾麻醉药) / ～ iodide 碘甲烷(局部麻醉药) / ～ methacrylate 甲基丙烯酸甲酯(有时用于外科和牙科手术) / ～ salicylate 水杨酸甲酯，冬绿油(风湿性疾病、腰痛、坐骨神经痛时用作表面搽剂) / ～ sulfonate 磺酸甲酯(一种无腐蚀性、无毒性晶状防腐剂)

methylacetic acid [ˌmeθilə'si:tik] 丙酸

α-methylacetoacetic acid [ˌmeθiləˌsi:təuə'si:tik] α-甲基乙酰乙酸

α-methylacetoaceticaciduria [ˌmeθiləˌsi:təuəˌsi:tikˌæsi'djuəriə] *n* α-甲基乙酰乙酸尿(症)

α-methylacetoacetyl [ˌmeθiləˌsi:təu'æsəti:l] *n* α-甲基乙酰乙酰基

α-methylacetoacetyl CoA-β-ketothiolase [ˌmeθiləˌsi:təu'æsitil ˌki:təu'θaiəleis] α-甲基乙酰乙酰基辅酶A-β-酮硫解酶，乙酰-CoA 酰基转移酶

α-methylacetoacetyl CoA thiolase [ˌmeθiləˌsi:təu'æsəti:l kəu'ei 'θaiəleis] α-甲基乙酰乙酰基辅酶A硫解酶(此酶缺乏为一种常染色体隐性性状，可致α-甲基乙酰乙酸尿症)

methylal ['meθiləl] *n* 甲缩醛，甲醛缩二甲醇(催眠麻醉药，在某些化学反应时似甲醛)

methylamine [ˌmeθilə'mi:n, ˌmeθi'læmi:n] *n* 甲胺(一种气体尸碱)

methyl-aminoacetic acid [ˌmeθilˌæminəuə'si:tik] 甲(基)甘氨酸，肌氨酸

methylamino acid [ˌmeθil'æminəu] 甲基氨基酸

methylarsinate [ˌmeθi'lɑ:sineit] *n* 甲(基)砷酸盐

methyl-arsinic acid [ˌmeθil'ɑ:sinik] 甲基砷酸

***N*-methyl-D-aspartate (NMDA)** ['meθil əs'pɑ:teit] *N*-甲基-D-天冬氨酸(一种神经递质，类似谷氨酸，见于中枢神经系统，合成制备用于实验研究谷氨酸递质的兴奋机制)

methylate ['meθileit] *n* 甲醇盐 *vi* 甲基化，加甲基 | ～**d** 甲基化的 / **methylation** [ˌmeθi'leiʃən] *n* 甲基化(作用)

methylatropine nitrate [ˌmeθi'lætrəpin] 甲硝阿托品(抗胆碱能药)

methylaurin [meθil'ɔ:rin] *n* 甲(基)蔷薇色酸

methylazoxymethanol [ˌmeθilæˌzɔksi'meθənɔl] *n* 甲基氧化偶氮甲醇(经肠道细菌水解苏铁苷〈cycasin〉后形成的一种致癌物质)

methylbenzethonium chloride [ˌmeθilˌbenzi'θəunjəm] 甲苄索氯铵，氯化甲苄乙氧铵(消毒防腐药)

methylcellulose [ˌmeθil'seljuləus] *n*

甲基纤维素(用作药品制剂中的悬浮、增粘、赋形剂，口服用作泻药，在某些眼科手术中局部用于结膜以保护和润滑角膜)

methylchloroformate [ˌmeθilˌklɔ:rəu'fɔ:meit] *n* 氯甲酸甲酯(一种催泪性毒气)

methylchloroisothiazolinone [ˌmeθilˌklɔ:rəuˌaisəuθaiə'zəulinəun] *n* 甲氯异噻唑啉酮(见methylisothiazolinone)

3-methylcholanthrene [ˌmeθilkəu'lænθri:n] *n* 3-甲(基)胆蒽

methylcobalamin [ˌmeθilkəu'bæləmin] *n* 甲钴胺

methylcreosol [ˌmeθil'kriəsɔl] *n* 甲基木溜油酚，甲基甲氧甲酚

3-methylcrotonic acid [ˌmeθilkrəu'tɔnik] 3-甲基巴豆酸，3-甲基丁烯酸

methylcrotonoyl-CoA carboxylase [ˌmeθilkrəu'tɔnəil kɑ:'bɔksileis] 甲基巴豆酰-CoA羧化酶，甲基巴豆酰辅酶A羧化酶(此酶的遗传性缺陷可致β-甲基巴豆酰甘氨酸尿症)

3-methylcrotonyl [ˌmeθil'krəutəˌnil] *n* 3-甲基巴豆酰

3-methylcrotonyl CoA carboxylase deficiency 3-甲基巴豆酰CoA羧化酶缺乏症(亦称β-甲基巴豆酰甘氨酸尿症)

3-methylcrotonylglycine [ˌmeθilˌkrəutənil'glaisi:n] *n* 3-甲基巴豆酰甘氨酸

β-methylcrotonylglycinuria [ˌmeθilˌkrəutənilˌglisi'njuəriə] β-甲基巴豆酰甘氨酸尿症(患者可能出现精神发育迟缓、中枢神经系统功能障碍和肌萎缩)

methylcytosine [ˌmeθil'saitəsin] *n* 甲基胞嘧啶

methyldichlorarsin [ˌmeθilˌdaiklɔ'rɑ:sin] *n* 甲基二氯砷(一种致命的糜烂性毒气)

methyldihydromorphinone [ˌmeθildaiˌhaidrə'mɔ:finəun] *n* 甲氢吗啡酮，甲基二氢吗啡酮

methyldopa [ˌmeθil'dəupə] *n* 甲基多巴(抗高血压药)

methyldopate hydrochloride [ˌmeθil'dəupeit] 盐酸甲基多巴乙酯(抗高血压药，静脉输液)

methylene ['meθili:n] *n* 甲叉，亚甲(基)，甲撑 | ～ blue 亚甲蓝，美蓝(解毒药) / ～ chloride, ～ dichloride, ～ bichloride 二氯甲烷(曾用作小手术麻醉药)

methylenedioxyamphetamine (MDA) [ˌmeθili:ndaiˌɔksiæm'fetəmi:n] *n* 甲撑二氧苯丙胺(本品具有致幻性质，被广泛滥用，造成依赖性)

methylenetetrahydrofolate dehydrogenase ($NADP^+$) [ˌmeθili:nˌtetrəˌhaidrəu'fəuleit di:'haidrədʒəneis] 甲叉四氢叶酸脱氢酶**($NADP^+$)**

5,10-methylenetetrahydrofolate reductase ($FADH_2$) [ˌmeθili:nˌtetrəˌhaidrəu'fəuleit ri'dʌkteis] 5,10-甲叉四氢叶酸还原酶($FADH_2$)(此酶缺乏为一种常染色体隐性性状，可致高胱氨酸尿症)

methylenetetrahydrofolate (THF) reductase deficiency 甲叉四氢叶酸还原酶缺乏症(主要临床征象是中枢神经系统损害)

methylenophil [ˌmeθi'li:nəfil] *n* 嗜亚甲蓝质 *a* 嗜亚甲蓝的

methylenophilous [ˌmeθili:'nɔfiləs] *a* 嗜亚甲蓝的

methylergonovine maleate [ˌmeθilˌə:gəu'nəuvi:n] 马来酸甲麦角新碱(催产药)

methylglucamine [ˌmeθil'glu:kəmi:n] *n* 甲葡糖胺，甲基葡胺

3-methylglutaconic acid [ˌmeθilglu:tə'kɔnik] 3-甲基戊烯二酸

3-methylglutaconicaciduria [ˌmeθilˌglu:təˌkɔnikˌæsi'djuəriə] *n* 3-甲基戊烯二酸尿(症)

3-methylglutaconyl [ˌmeθilˌglu:tə'kɔnil] *n* 3-甲基戊烯二酸单酰(基)

methylglutaconyl-CoA hydratase [ˌmeθilˌglu:tə'kɔnil kəu'ei 'haidrəteis] 甲基戊烯二酸单酰辅酶A水化酶(此酶缺乏为一种常染色体隐性性状,可致3-甲基戊烯二酸尿症)

3-methylglutaric acid [ˌmeθilglu:'tærik] 3-甲基戊二酸

methylglyoxal [ˌmeθilglai'ɔksəl] *n* 甲基乙二醛,丙酮醛

methylglyoxalase [ˌmeθilglai'ɔksəleis] *n* 甲基乙二醛酶,乳酰谷胱甘肽裂解酶

methylglyoxalidin [ˌmeθilˌglaiɔk'sælidin] *n* 甲咪唑啉(抗风湿药)

methylguanidine [ˌmeθil'gwænidin] *n* 甲(基)胍

methylguanidinoacetic acid [ˌmeθilˌgwænidinəuə'si:tik] 甲基胍(基)乙酸,肌酸

methylhexaneamine [ˌmeθilhek'seinəmi:n], **methylhexamine** [ˌmeθil'heksəmi:n] *n* 甲己胺

methylhydantoic acid [ˌmeθilˌhaidæn'təuik] 甲基脲乙酸

methylhydantoin [ˌmeθilhai'dæntəuin] *n* 甲内酰脲,甲脲乙醇酸酐

methylhydroxybenzoic acid [ˌmeθilhaiˌdrɔksiben'zəuik] 甲(基)对羟苯甲酸,甲基水杨酸

methylic [me'θilik] *a* 甲(基)的

methylidyne [mi:'θilidain] *n* 次甲,甲川(亦称methine)

methylindol [ˌmeθil'indəul] *n* 甲苯吲哚,粪臭素

methylisothiazolinone [ˌmeθilˌaisəuθaiə'zəulinəun] 甲基异噻唑啉酮(一种防腐剂,与甲氧异噻唑啉酮〈methylchloroisothiazolinone〉合用,用作广谱抗真菌和抗生素药,用于化妆品、游泳池杀虫剂及各种工业制剂,为接触变应性的常见病因,高浓度时可致化学烧伤)

methylmaleic acid [ˌmeθilmə'li:ik] 甲基顺丁烯二酸,柠康酸

methylmalonic acid [ˌmeθilmə'lɔnik] 甲基丙二酸

methylmalonicacidemia [ˌmeθilməˌlɔnikˌæsi'di:miə] *n* 甲基丙二酸血(症)(①为一种常染色体隐性遗传氨基酸病,特征为血内和尿内甲基丙二酸过多,亦称甲基丙二酸尿;②血内甲基丙二酸过多)

methylmalonicaciduria [ˌmeθilməˌlɔnikˌæsi'djuəriə] *n* 甲基丙二酸尿(症)(①尿内甲基丙二酸过多;②甲基丙二酸血)

methylmalonyl [ˌmeθil'mælənil] *n* 甲基丙二酸单酰(基)

methylmalonyl-CoA epimerase [ˌmeθil'mælənil kəu'ei i'piməreis] 甲基丙二酸单酰-CoA表异构酶,甲基丙二酸单酰辅酶A表异构酶(亦称甲基丙二酸单酰-CoA消旋酶)

methylmalonyl-CoA mutase [ˌmeθil'mælənil kəu'ei 'mju:teis] 甲基丙二酸单酰-CoA变位酶,甲基丙二酸单酰辅酶A变位酶(此酶缺乏为一种常染色体隐性性状,可致甲基丙二酸血症)

methylmalonyl-CoA racemase [ˌmeθil'mælənil kəu'ei 'reisimeis] 甲基丙二酸单酰-CoA消旋酶,甲基丙二酸单酰辅酶A消旋酶,甲基丙二酸单酰-CoA表异构酶

methylmercaptan [ˌmeθilmə'kæptən] *n* 甲硫醇

methylmorphine [ˌmeθil'mɔ:fi:n] *n* 甲基吗啡,可待因

Methylococcaceae [ˌmeθiləukɔk'keisii:] *n* 甲基球菌科

Methylococcus [ˌmeθiləu'kɔkəs] *n* 甲基球菌属

Methylomonadaceae [ˌmeθiləuˌməunə'deisii:] *n* 甲基单胞菌科(即甲基球菌科Methylococcaceae)

Methylomonas [ˌmeθiləu'məunəs] *n* 甲基单胞菌属(旧称甲烷单胞菌属Methanomonas)

3-methyl-2-oxobutanoate dehydrogenase (lipoamide) ['meθil ˌɔksəu-

ˌbju:tə'nəueit di:'haidrədʒəneis ˌlipəu'æmaid] 3-甲基-2-酮丁酸脱氢酶(硫辛酰胺)(亦称α-酮异戊酸脱氢酶)

methylparaben [ˌmeθil'pærəbən] *n* 羟苯甲酯，尼泊金甲酯，对羟苯甲酸甲酯(抗真菌药，用作药物制剂的防腐药)

methylparafynol [ˌmeθilˌpærə'fainɔl]，**methylpentynol** [ˌmeθil'pəntinɔl] *n* 甲戊炔醇(催眠镇静药)

methylpentose [ˌmeθil'pentəus] *n* 甲基戊糖

methylphenidate hydrochloride [ˌmeθil'fenideit] 盐酸哌醋甲酯(中枢兴奋药)

methylphenylhydrazine [ˌmeθilˌfi:nil'haidrəzin] *n* 甲(基)苯肼

methylphenyl levulosazone [ˌmeθil'fenil ˌlevju'ləuseizəun] 果糖甲苯脎

methylprednisolone [ˌmeθil'prednisələun] *n* 甲泼尼龙，甲强龙，甲基强的松龙，6-甲强的松龙(合成糖皮质激素) | ~ acetate 醋酸甲泼尼龙，醋酸6-甲强的松龙 / ~ hemisuccinate 半琥珀酸甲泼尼龙，半丁二酸6-甲强的松龙 / ~ sodium phosphate 磷钠甲泼尼龙，磷酸钠6-甲强的松龙 / ~ sodium succinate 琥钠甲泼尼龙，丁二酸钠6-甲强的松龙

methylprotocatechuic acid [ˌmeθilˌprəutəu'kætitʃu:ik] 4-羟基-3-甲氧基苯甲酸，香草酸

methylpurine [ˌmeθil'pjuərin] *n* 甲(基)嘌呤

methylpyrapone [ˌmeθil'paiərəpəun] *n* 甲双吡丙酮，甲吡酮(即美替拉酮metyrapone，用于下丘脑垂体功能试验)

methylpyridine [ˌmeθil'piridin] *n* 甲(基)吡啶

methylquinoline [ˌmeθil'kwinəlin] *n* 甲(基)喹啉

methylrosaniline chloride [ˌmeθilrəu'zænilin] 甲紫，龙胆紫(消毒防腐药)

10-methylstearic acid [ˌmeθilsti'ærik] 10-甲基硬脂酸，结核菌硬脂酸

methylsuccinic acid [ˌmeθilsək'sinik] 甲基琥珀酸，焦酒石酸

methyltestosterone [ˌmeθiltes'tɔstərəun] *n* 甲睾酮，甲基睾丸素(雄激素类药)

methyltetrahydrofolate [ˌmeθilˌtetrəˌhaidrəu'fəuleit] *n* 甲基四氢叶酸

5-methyltetrahydrofolate-homocysteine *S*-methyltransferase [ˌmeθilˌtetrəˌhaidrəu'fəuleitˌhəuməu'sisti:in ˌmeθil'trænsfəreis] 5-甲基四氢叶酸-高半胱氨酸*S*-甲基转移酶(此酶活性降低，可致高胱氨酸尿症，伴发育迟缓和神经异常，以及低蛋氨酸血症)

methyltheobromine [ˌmeθilˌθiə'brəumi:n] *n* 甲基可可豆碱，咖啡因

methylthionine chloride [ˌmeθil'θaiənin] 亚甲蓝，美蓝(解毒药)

methylthiouracil [ˌmeθilˌθaiə'juərəsil] *n* 甲硫氧嘧啶，甲基硫尿嘧啶(抗甲状腺药)

methyltransferase [ˌmeθil'trænsfəreis] *n* 转甲基酶，甲基转移酶

5-methyluracil [ˌmeθil'juərəsil] *n* 5-甲基尿嘧啶，胸腺嘧啶

methyluramine [ˌmeθiljuə'ræmin] *n* 甲(基)胍

methylxanthine [ˌmeθil'zænθin] *n* 甲基黄嘌呤

methynodiol diacetate [meˌθinə'daiəul] 双醋甲异炔诺醇(孕激素)

methyprylon [ˌmeθi'prailɔn] *n* 甲乙哌酮(催眠镇静药)

methysergide [ˌmeθi'sə:dʒaid] *n* 美西麦角，二甲麦角新碱(5-羟色氨拮抗药，具有直接血管收缩作用) | ~ maleate 马来酸二甲麦角新碱(镇痛药，治疗某些患者的血管性偏头痛)

metiamide [mi'taiəmaid] *n* 甲硫米特，甲硫咪胺，甲咪硫脲(组胺拮抗药)

metiapine [mi'taiəpi:n] *n* 甲硫平，甲哌硫氮䓬(安定药，治精神分裂症)

Meticortelone [ˌmeti'kɔ:tiləun] *n* 泼尼松龙，氢化泼尼松(prednisolone)制

剂的商品名

Meticorten [ˌmetiˈkɔ:tən] *n* 泼尼松，强的松(prednisone)制剂的商品名

meticulous [miˈtikjuləs] *a* 过细的，细致的 | ～**ly** *ad*

metizoline hydrochloride [miˈtizəli:n] 盐酸美替唑啉，盐酸甲噻嗯唑啉(肾上腺素能药，具有血管收缩作用)

metmyoglobin [metˌmaiəuˈgləubin] *n* 正铁肌红蛋白

metoclopramide hydrochloride [ˌmetəˈkləuprəmaid] 盐酸甲氧氯普胺(镇吐药)

metocurine iodide [ˌmetəuˈkjuəri:n] 碘甲筒箭毒(骨骼肌松弛药)

metoestrus [metˈestrəs, –ˈi:s–], **metoestrum** [metˈestrəm, –ˈi:s–] *n* 动情后期

metogest [ˈmetəudʒest] *n* 16，16–二甲诺龙(一种激素)

metolazone [meˈtəuləzəun] *n* 美托拉宗，甲苯喹唑酮(利尿药，用于治疗高血压和水肿)

metonymy [miˈtɔnimi] *n* 换喻语言，近似性代语(一种语言障碍，见于精神分裂症) | **metonymic(al)** [ˌmetəˈnimik(əl)] *a*

metopagus [meˈtɔpəgəs] *n* 额部联胎

metopic [miˈtɔpik] *a* 额的

metopimazine [ˌmetəuˈpiməzi:n] *n* 美托哌丙嗪，甲磺哌丙嗪(镇吐药)

metopion [meˈtəupjən] *n* 额中点

Metopirone [ˌmetəuˈpaiərəun] *n* 美替拉酮(metyrapone)制剂的商品名

metopism [ˈmetəpizəm] *n* 囟门不闭

metop(o)– [构词成分] 额

metopodynia [ˌmetəpəuˈdiniə] *n* 额痛

metopon [ˈmetəpɔn] *n* 美托酮，甲氢吗啡酮(镇痛药)

metopopagus [ˌmetəˈpɔpəgəs] *n* 额部联胎

metoposcopy [ˌmetəˈpɔskəpi] *n* 相额术

metoprine [ˈmetəupri:n] *n* 氯苯氨啶(抗肿瘤药)

metoprolol [miˈtəuprələul] *n* 美托洛尔，甲氧乙心安，美多心安(β受体阻滞药，治高血压)

metoprolol tartrate [ˌmetəuˈprəulɔl] 酒石酸美托洛尔(心脏选择性β–肾上腺素能阻滞药，用于治疗高血压、慢性心绞痛和心肌梗死)

Metorchis [meˈtɔ:kis] *n* 次睾吸虫属

metoserpate hydrochloride [ˌmetəuˈsə:peit] 盐酸美托舍酯，盐酸18–表甲基利血酸甲酯(兽用镇静药)

metoxeny [miˈtɔksəni] *n* 转换寄生 | **metoxenous** [miˈtɔksənəs] *a*

metra [ˈmi:trə] *n*【希】子宫

metra– 见metro–

metralgia [miˈtrældʒiə] *n* 子宫痛

metraterm [ˈmi:trətə:m] *n* 子宫末段，小宫(绦虫)

metratonia [ˌmi:trəˈtəuniə] *n* 子宫无力，宫张力缺乏

metratrophia [ˌmi:trəˈtrəufiə] *n* 子宫萎缩

Metrazol [ˈmetrəzɔl] *n* 戊四氮，戊四唑(pentylenetetrazol)制剂的商品名

metre [ˈmi:tə] *n* 米，公尺(即meter)

metrechoscopy [ˌmetrəˈkɔskəpi] *n* 量听望联(合)诊法

metrectasia [ˌmi:trekˈteiziə] *n* 子宫扩张(指非怀孕子宫)

metrectomy [miˈtrektəmi] *n* 子宫切除术

metrectopia [ˌmi:trekˈtəupiə] *n* 子宫异位，子宫移位

Metreton [ˈmetritɔn] *n* 磷酸钠泼尼松龙(prednisolone sodium phosphate)制剂的商品名

metreurynter [ˌmi:truəˈrintə] *n* 宫颈扩张袋

metreurysis [miˈtruərisis] *n* 宫颈扩张术

metria [ˈmi:triə] *n* 产后子宫炎

metric [ˈmetrik] *a* 米的，公尺的；(以米)测量的；公制的，米制的

metrical ['metrikəl] *a* 测量的,度量的

metrifonate, metriphonate [ˌmetri'fəuneit] *n* 美曲膦酯,敌百虫(杀虫药)

metriocephalic [ˌmetriəusə'fælik] *a* 中型头的(头长高指数在72~77之间)

metritis [mi'traitis] *n* 子宫炎 | ~ dissecans, dissecting ~ 分割性子宫炎 / puerperal ~ 产褥期子宫炎

metrizamide [mi'trizəmaid] *n* 甲泛葡胺,甲泛影酰胺,甲基泛影酰胺脱氧葡萄糖(造影剂)

metrizoate sodium [ˌmetri'zəueit] 甲泛影酸钠(诊断性造影剂)

metr(o)- [构词成分] 子宫;同样见 hyster(o)-

metrocarcinoma [ˌmi:trəuˌkɑ:si'nəumə] *n* 子宫癌

metrocele ['mi:trəsi:l] *n* 子宫疝

metrocolpocele [ˌmi:trəu'kɔlpəsi:l] *n* 子宫阴道突出

metrocystosis [ˌmi:trəusis'təusis] *n* 子宫囊肿形成

metrocyte ['mi:trəsait] *n* 母细胞

metrodynia [ˌmi:trəu'diniə] *n* 子宫痛

metroendometritis [ˌmi:trəˌendəumi'traitis] *n* 宫体内膜炎,宫肌层内膜炎

metrofibroma [ˌmi:trəufai'brəumə] *n* 子宫纤维瘤

metrogenous [mi'trɔdʒinəs] *a* 子宫源的

metrography [mi'trɔgrəfi] *n* 子宫X线摄影(术),子宫X线造影(术)

metroleukorrhea [ˌmi:trəuˌlju:kə'ri:ə] *n* 子宫白带

metrology [mi'trɔlədʒi] *n* 度量衡学,计量学;度量衡制,计量制

metrolymphangitis [ˌmi:trəuˌlimfæn'dʒaitis] *n* 子宫淋巴管炎

metromalacia [ˌmi:trəuˌmə'leiʃiə], **metromalacoma** [ˌmi:trəumælə'kəumə] *n* 子宫软化

metromenorrhagia [ˌmi:trəuˌmenə'reidʒiə] *n* 月经过多

metronidazole [ˌmetrə'naidəzəul] *n* 甲硝唑,甲硝哒唑,灭滴灵(抗毛滴虫及阿米巴药)

metronoscope [mi'trɔnəskəup] *n* 眼肌失调矫正器

metroparalysis [ˌmi:trəupə'rælisis] *n* 子宫麻痹

metropathia [ˌmi:trəu'pæθiə] *n* 子宫病 | ~ hemorrhagica 功能性子宫出血病,自发性子宫出血

metropathy [mi'trɔpəθi] *n* 子宫病 | syncytiotrophoblastic ~ 合胞体滋养层子宫病,合胞体细胞子宫内膜炎 | **metropathic** [ˌmi:trəu'pæθik] *a*

metroperitoneal [ˌmi:trəuˌperitəu'ni:əl] *a* 子宫腹膜的,子宫腹腔相通的

metroperitonitis [ˌmi:trəuˌperitəu'naitis] *n* 子宫腹膜炎

metrophlebitis [ˌmi:trəufli'baitis] *n* 子宫静脉炎

Metropine ['metrəpin] *n* 甲硝阿托品(methylatropine nitrate)制剂的商品名

metroplasty [ˌmi:trə'plæsti] *n* 子宫成形术

metropolis [mi'trɔpəlis] *n* 主要都市,大城市;产地,生地(指特殊菌种滋生地)

metropolitan [ˌmetrə'pɔlitən] *a* 主要都市的;大城市的 *n* 大城市居民

metroptosis [ˌmi:trə'təusis] *n* 子宫下垂,子宫脱垂

metrorrhagia [ˌmi:trə'reidʒiə] *n* 子宫出血,子宫不规则出血 | **metrorrhagic** [ˌmi:trə'rædʒik] *a*

metrorrhea [ˌmi:trə'ri:ə] *n* 子宫液溢

metrorrhexis [ˌmi:trə'reksis] *n* 子宫破裂

metrosalpingitis [ˌmi:trəuˌsælpin'dʒaitis] *n* 子宫输卵管炎

metrosalpingography [ˌmi:trəuˌsælpiŋ'gɔgrəfi] *n* 子宫输卵管造影(术)

metroscope ['mi:trəskəup] *n* 子宫镜

metrostasis [mi'trɔstəsis] *n* 定长状态(肌纤维活动时原长度不变)

metrostaxis [ˌmi:trəu'stæksis] *n* 子宫

渗血

metrostenosis [ˌmi:trəusti'nəusis] *n* 子宫狭窄

metrotherapy [ˌmetrəu'θerəpi] *n* 测算疗法(如精确测算损伤关节随意运动的增加程度,使患者了解其进步的情况)

metrotomy [mi'trɔtəmi] *n* 子宫切开术

metrotoxin [ˌmi:trəu'tɔksin] *n* 子宫毒素(由孕妇子宫产生的物质,能抑制卵巢功能)

metrotubography [ˌmi:trəutju'bɔgrəfi] *n* 子宫输卵管造影(术)

-metry [构词成分] 测定,定量,测量

M. et sig. misce et signa【拉】混合及写明用法

Mett's (Mette) method [met] (Emil L. P. Mett ⟨Mette⟩) 梅特法(检验胃蛋白酶活力) | ~ test 梅特试验(测验胃蛋白酶) / ~ tubes 梅特管(检胃蛋白酶活力)

Metubine [mi'tju:bin] *n* 碘甲筒箭毒(metocurine iodide)制剂的商品名

metula ['metjulə] *n* 梗基

meturedepa [ˌmetjuəri'dipə] *n* 美妥替哌,四甲尿烷亚胺,双二甲磷酰胺乙酯(抗肿瘤药)

Metycaine ['metikein] *n* 哌罗卡因(piperocaine)制剂的商品名

metyrapone [me'tirəpəun] *n* 美替拉酮,甲双吡丙酮,甲吡酮(用于下丘脑垂体功能试验) | ~ tartrate 酒石酸美替拉酮,酒石酸甲双吡丙酮

metyrosine [mi'taiərəsi:n] *n* 甲基酪氨酸(抗高血压药)

Meulengracht's diet ['mɔilənɡræht] (Einar Meulengracht) 莫伊伦格腊赫特饮食(胃溃疡饮食) | ~ method 莫伊伦格腊赫特法(检血清胆色素)

MeV megaelectron volt 兆电子伏(特)

Mevacor ['mevəkɔ:] *n* 洛伐他汀(lovastatin)制剂的商品名

mevalonate [me'væləneit] *n* 甲羟戊酸

mevalonate kinase [mə'væləneit 'kaineis] 甲羟戊酸激酶(此酶缺乏,可致甲羟戊酸尿症)

mevalonic acid [ˌmevə'lɔnik] 甲羟戊酸,3-甲(基)-3, 5-二羟(基)戊酸

mevalonicaciduria [ˌmevəˌlɔnikˌæsi'djuəriə] *n* 甲羟戊酸尿(症)(一种遗传性氨基酸病,由于甲羟戊酸激酶缺乏所致,特征为尿内大量排泄甲羟戊酸,伴发育延迟、张力减退、肝脾肿大、不能茁壮成长等临床症状)

Mexate ['mekseit] *n* 甲氨蝶呤钠(methotrexate sodium)制剂的商品名

Mexican ['meksikən] *n* 墨西哥人 *a* 墨西哥的;墨西哥人的

Mexico ['meksikəu] *n* 墨西哥[拉丁美洲]

mexiletine hydrochloride ['meksilәti:n] 盐酸美西律(口服抗心律失常药,其结构和作用与利多卡因⟨lidocaine⟩相类似,用于治疗室性心律失常)

Mexitil ['meksitil] *n* 盐酸美西律(mexiletine hydrochloride)制剂的商品名

mexrenoate potassium [meks'renəeit] 孕甲酯丙酸钾(醛固酮拮抗药)

Meyer-Archambault loop ['maiə ɑ:ʃɑ:m'bəu] (A. Meyer; La Salle Archambault) 麦-阿襻(见Meyer's loop)

Meyer-Betz disease ['maiə bets] (Friedrich Meyer-Betz) 麦耶·贝茨病(一种罕见的病因不明的家族病,特点为肌红蛋白尿发作,可能由于极度劳累或某种感染促使肌肉不同程度的压痛、肿胀及软弱无力,可能伴有慢性弥漫性肌病或营养不良。亦称特发性或家族性肌红蛋白尿)

Meyer-Schwickerath and Weyers syndrome ['maiə 'ʃvikərɑ:t 'vaiə] (Gerhard R. E. Meyer-Schwickerath; Helmut Weyers) 麦-魏综合征,眼牙指(趾)发育不良

Meyer's disease ['maiə] (Hans W. Meyer) 麦耶病(咽部腺样体增殖)

Meyer's line ['maiə] (Georg H. von Meyer) 麦耶线(跗趾轴线) | ~ organ 麦耶器官(舌后部两侧轮廓乳头区) / ~

sinus 麦耶窦(外耳道底鼓膜前的小凹)

Meyer's loop ['maiə] (Adolf B. Meyer) 麦耶襻(视辐射某些纤维在向后转向前环绕侧脑室下角所形成的襻)

Meynert's bundle, fasciculus, tract ['mainət] (Theodor H. Meynert) 后屈束 | ~ cells 迈内特细胞(大脑皮质距状裂内孤独的锥体细胞) / ~ commissure 迈内特连合(视上背侧或上方连合)

Meynet's nodes [mei'nei] (Paul C. H. Meynet) 迈内结(风湿病时,关节囊及腱内的小结,尤见于儿童)

mezereum [mi'ziəriəm], **mezereon** [mi'ziəriən] *n* 紫花欧瑞香

Mezlin ['mezlin] *n* 美洛西林钠(mezlocillin sodium)制剂的商品名

mezlocillin [ˌmezlə'silin] *n* 美洛西林,磺唑氨苄青霉素,硫苯咪唑青霉素(抗生素类药)

μF 微法(拉)(microfarad)的符号

M. flac. membrana flaccida【拉】松弛膜,鼓膜松弛部

M. ft. mistura fiat【拉】制成合剂

Mg 元素镁(magnesium)的符号

mg 毫克(milligram)的符号

mγ 毫微克,纳克(milligamma 〈millimicrogram, micromilligram或nanogram〉)的符号

μg 微克(microgram)的符号

μγ 微微克,皮克(microgamma 〈micromicrogram 或 picogram〉)的符号

MHA-TP microhemagglutination assay-*Treponema-pallidum* 梅毒螺旋体微量血细胞凝集测定

MHC major histocompatibility complex 主要组织相容性复合体

MHD minimum hemolytic dose 最小溶血量

mho [məu] *n* 姆(欧)(旧电导单位)

MI myocardial infarction 心肌梗死

miana [mai'ænə] *n* 回归热(指中东地区)

Mianeh bug ['miənei] 波斯锐缘蜱(Mianeh为伊朗城市名)

mianserin hydrochloride [mi:'ænsərin] 盐酸米安色林,盐酸甲苯吡草(5-羟色胺抑制药,抗组胺药)

miasma [mi'æzmə, mai'æzmə], **miasm** ['maiəzəm] *n* 瘴毒,瘴气 | **miasmatic** [ˌmiəz'mætik, maiəz'mætik], **miasmic** [mai'æzmik] *a*

Mibelli's porokeratosis [mi'beli] (Vittorio Mibelli) 汗孔角化病

MIBG metaiodobenzylguanidine (偏)碘苄基胍

mibolerone [mai'bəuləræun] *n* 米勃酮, 7α,17-二甲诺龙(雄激素类药,同化激素)

mica ['maikə] *n*【拉】云母;小片,小粒 | **~ceous** [mai'keiʃəs] *a* 云母的;碎屑状的

MicaTin ['maikətin] *n* 硝酸咪康唑(miconazole nitrate)制剂的商品名

mication [mai'keiʃən] *n* 急促动作(如瞬目)

micatosis [ˌmaikə'təusis] *n* 云母屑肺,云母尘肺

mice [mais] mouse的复数

micelle [mai'sel], **micella** [mai'selə] ([复] **micellae** [mai'seli:]) *n* 胶粒,胶束;微团,分子团 | **micellar** *a*

Michaelis constant [mi'keilis] (Leonor Michaelis) 米氏常数(表示酶反应速度为最大速度一半时的底物浓度)

Michaelis-Gutmann bodies [mi'keilis 'gutmən] (Leonor Michaelis; C. Gutmann) 米-古小体(见于膀胱软斑病灶内的小体)

Michaelis-Menten equation [mi'keilis 'mentən] (Leonor Michaelis; Maude Lenore Menten) 米-门方程式(酶动力学的基本方程式:$V=\frac{V_{max}[S]}{K_m+[S]}$其中$V$为酶催化反应的"起始速度",[S]为底物,$V_{max}$为最大速度,$K_m$为米氏常数)

Michaelis's rhomboid [mi'keiliz] (Gustav A. Michaelis) 米氏菱形区(骼

后上棘小凹、臀肌线和髂后上棘末端沟形成的盆腔后侧上方的菱形区)

Michel's deafness [mi:'ʃel] (E. M. Michel) 米歇尔聋(由于内耳全部未发育而引起的先天性聋)

miconazole nitrate [mi'kɔnəzəul] 硝酸咪康唑,硝酸双氯苯咪唑(抗真菌药)

micra ['maikrə] micron的复数

micracoustic [ˌmaikrə'ku:stik] *a* 听弱声的 *n* 弱声助听器

micranatomy [ˌmaikrə'nætəmi] *n* 显微解剖学;组织学

micrangium [mai'krændʒiəm] *n* 微血管(一般指毛细血管)

micranthine [mai'krænθin] *n* 小花芫碱

micrencephalon [ˌmaikren'sefəlɔn] *n* 脑过小

micrencephaly[ˌmaikren'sefəli], **micrencephalia** [ˌmaikrensi'feiliə] *n* 脑过小 | **micrencephalous** [ˌmaikrən'sefələs] *a*

micrergy ['maikrədʒi] *n* 显微操作术

micr(o)- [构词成分] 小,细,微

microabscess [ˌmaikrəu'æbsis] *n* 微观脓肿(仅在显微镜下能看到的极小脓肿)

microadenoma [ˌmaikrəuˌædi'nəumə] *n* 微腺瘤

microadenopathy [ˌmaikrəuˌædi'nɔpəθi] *n* 细淋巴管病

microaerophile [ˌmaikrəu'ɛərəfail] *n* 微(量)需氧菌,微需氧微生物

microaerophilic [ˌmaikrəu'ɛərəˌfilik], **microaerophilous** [ˌmaikrəuˌɛə'rɔfiləs] *a* 微需氧的,微量需氧的

microaerotonometer [ˌmaikrəuˌɛərəutəu'nɔmitə] *n* 微量血气计

microaggregate [ˌmaikrəu'ægrigeit] *n* 小颗粒(聚集体)

microalbuminuria [ˌmaikrəuˌælbjumi'njuəriə] *n* 微白蛋白尿(症)(尿内白蛋白排出量过稀,以致无法用常规方法测得,常见于胰岛素依赖性糖尿病超过滤时)

microaleuriospore[ˌmaikrəuə'ljuəriəspɔ:] *n* 小粉状孢子

microammeter [ˌmaikrəu'æmitə] *n* 微安(培)计

microampere [ˌmaicrəu'æmpɛə] *n* 微安(培)(符号为μA)

microanalysis [ˌmaikrəuə'næləsis] *n* 微量分析

microanastomosis [ˌmaikrəuəˌnæstə'məusis] *n* 微吻合术

microanatomy [ˌmaikrəuə'nætəmi] *n* 组织学(尤指器官学)

microaneurysm [ˌmaikrəu'ænjuərizəm] *n* 微动脉瘤

microangiopathy [ˌmaikrəuˌændʒi'ɔpəθi] *n* 微血管病 | diabetic ~ 糖尿病性微血管病 | **microangiopathic** [ˌmaikrəuˌændʒiəu'pæθik] *a*

microangioscopy [ˌmaikrəuˌændʒi'ɔskəpi] *n* 毛细管显微镜检查

Microascaceae [ˌmaikrəuæs'keisii:] *n* 小囊菌属

Microascales [ˌmaikrəuæs'keili:z] *n* 小囊菌目

Microbacterium [ˌmaikrəubæk'tiəriəm] *n* 微杆菌属,小细菌属 | ~ flavum 黄色微杆菌 / ~ lacticum 乳酸微杆菌

microbacterium [ˌmaikrəubæk'tiəriəm] ([复] **microbacteria** [ˌmaikrəubæk'tiəriə]) *n* 微杆菌;微生物

microbalance ['maikrəuˌbæləns] *n* 微量天平

microbar ['maikrəbɑ:] *n* 微巴(旧压强单位,$=10^{-6}$巴,现用Pa帕〈斯卡〉)

microbe ['maikrəub] *n* 微生物 | **microbial** [mai'krəubiəl], **microbic** [mai'krəubik] *a* / **microbian** [mai'krəubiən] *a, n*

microbicide [mai'krəubisaid] *n* 杀微生物剂 | **microbicidal** [maiˌkrəubi'saidl] *a* 杀微生物的

microbioassay [ˌmaikrəuˌbaiəu'æsei]

n 微生物测定(法)

microbiology [ˌmaikrə*u*baiˈɔlədʒi] *n* 微生物学 | **microbiologic(al)** [ˌmaikrə*u*baiəˈlɔdʒikəl] *a* / **microbiologist** *n* 微生物学家

microbiota [ˌmaikrə*u*baiˈəutə] *n* 微生物区系,微生物丛

microbiotic [ˌmaikrə*u*baiˈɔtik] *a* 微生物区系的;微生物的

Microbispora [ˌmaikrə*u*baiˈspɔ:rə] *n* 小双孢菌属

microblast [ˈmaikrəblæst] *n* 小成红血细胞(直径为5μ或更小者)

microblepharia [ˌmaikrə*u*bliˈfɛəriə], **microblepharism**[ˌmaikrə*u*ˈblefərizəm], **microblepharon** [ˌmaikrə*u*ˈblefərɔn], **microblephary** [ˌmaikrə*u*ˈblefəri] *n* 小(眼)睑

microbody [ˈmaikrəˌbɔdi] *n* 微体(细胞)

microbrachia [ˌmaikrə*u*ˈbreikiə] *n* 细臂,臂过小

microbrachius [ˌmaikrə*u*ˈbreikiəs] *n* 细臂者

microbrenner [ˌmaikrə*u*ˈbrenə] *n* 尖头电烙器

microbubble [ˈmaikrə*u*ˌbʌbl] *n* 微泡

microburet [ˌmaikrə*u*bjuəˈret] *n* 微量滴定管

microcalix, microcalyx [ˌmaikrə*u*ˈkæliks] *n* 微肾盏

microcalorie, microcalory [ˌmaikrə*u*ˈkæləri] *n* 小卡(使1 ml蒸馏水从0℃上升到1°C所需的热量)

microcardia [ˌmaikrə*u*ˈkɑ:diə] *n* 心过小

microcaulia [ˌmaikrə*u*ˈkɔ:liə] *n* 小阴茎

microcentrum [ˌmaikrə*u*ˈsentrəm] *n* 中心体

microcephalus [ˌmaikrə*u*ˈsefələs] *n* 小头者

microcephaly [ˌmaikrə*u*ˈsefəli], **microcephalia** [ˌmaikrə*u*səˈfeiliə], **microcephalism** [ˌmaikrə*u*ˈsefəlizəm] *n* 小头 | **microcephalic** [ˌmaikrə*u*səˈfælik], **microcephalous** [ˌmaikrə*u*ˈsefələs] *a*

microcheilia [ˌmaikrə*u*ˈkailiə] *n* 小唇

microcheiria [ˌmaikrə*u*ˈkaiəriə] *n* 小手,手过小

microchemistry [ˌmaikrə*u*ˈkemistri] *n* 微量化学 | **microchemical** *a*

microcinematography [ˌmaikrə*u*ˌsiniməˈtɔgrəfi] *n* 显微电影摄影(术)

microcirculation [ˌmaikrə*u*ˌsə:kjuˈleiʃən] *n* 微循环(直径小于100μm的微细血管中的血液循环)

microcirculatory [ˌmaikrə*u*ˈsə:kjulətəri] *a* 微循环的

microclimate [ˌmaikrə*u*ˈklaimit] *n* 微气候,小气候(如指病媒昆虫的气候环境)

microclyster [ˌmaikrə*u*ˈklistə] *n* 微量灌肠(小量直肠灌法)

microcnemia [ˌmaikrə*u*ˈni:miə] *n* 小腿过短

Micrococcaceae [ˌmaikrə*u*kɔˈkeisii:] *n* 微球菌科

Micrococcus [ˌmaikrə*u*ˈkɔkəs] *n* 微球菌属

micrococcus [ˌmaikrə*u*ˈkɔkəs] ([复] **micrococci** [ˌmaikrə*u*ˈkɔksai]) *n* 微球菌

microcolon [ˌmaikrə*u*ˈkəulən] *n* 小结肠

microcolony [ˈmaikrə*u*ˌkɔləni] *n* 小菌落,微菌落

microconcentration [ˌmaikrə*u*ˌkɔnsənˈtreiʃən] *n* 微浓缩

microconidium [ˌmaikrə*u*kəuˈnidiəm] ([复] **microconidia** [ˌmaikrə*u*kəuˈnidiə]) *n* 小分生孢子

microcoria [ˌmaikrə*u*ˈkɔ:riə] *n* 小瞳孔

microcornea [ˌmaikrə*u*ˈkɔ:niə] *n* 小角膜

microcoulomb [ˌmaikrə*u*ˈku:lɔm] *n* 微库(仑) (电量单位, $=10^{-6}$C, 符号为

μC)

microcoustic [ˌmaikrəuˈku:stik] *a* 听弱声的 *n* 弱声助听器

microcrania [ˌmaikrəuˈkreiniə] *n* 小颅，颅过小(颅腔直径减少，而相对地面部过大)

microcrystal [ˌmaikrəuˈkristl] *n* 微晶(体)

microcrystalline [ˌmaikrəuˈkristəlain, -lin] *a* 微晶的，细晶质的

microcurie [ˌmaikrəuˈkjuəri] *n* 微居里(旧放射性强度单位，$=10^{-6}$居里，或放射性物质在每秒内有3.7×10^4次核蜕变，符号为μCr)

microcurie-hour [ˌmaikrəuˈkjuəriˌauə] *n* 微居里-小时(旧照射剂量单位，相当于在每秒3.7×10^4次原子蜕变的放射性物质下照射一小时的剂量，缩写为μC-hr)

Microcyclus [ˌmaikrəuˈsaikləs] *n* 微环菌属

microcyst [ˈmaikrəsist] *n* 微囊；小孢囊

microcystometer [ˌmaikrəusisˈtɔmitə] *n* 袖珍膀胱内压测量器

microcytase [ˌmaikrəuˈsaiteis] *n* 小噬细胞消化酶

microcyte [ˈmaikrəsait] *n* 小红细胞(直径为5μ或更小者) | **microcytic** [ˌmaikrəuˈsitik] *a*

microcythemia [ˌmaikrəusaiˈθi:miə], **microcytosis** [ˌmaikrəusaiˈtəusis] *n* 小红细胞症

microcytotoxicity [ˌmaikrəuˌsaitəutɔkˈsisəti] *n* 微量细胞毒(性)

microdactyly [ˌmaikrəuˈdæktili], **microdactylia** [ˌmaikrəudækˈtiliə] *n* 细指(趾)，指(趾)过小

microdensitometer [ˌmaikrəuˌdensiˈtɔmitə] *n* 显微光密度计

microdermatome [ˌmaikrəuˈdə:mətəum] *n* 微(植)皮刀

microdetermination [ˌmaikrəudiˌtə:miˈneiʃən] *n* 微量测定(法)

microdiskectomy [ˌmaikrəudisˈkektəmi] *n* 显微椎间盘切除术 | arthroscopic ～ 关节镜显微椎间盘切除术

microdissection [ˌmaikrəudiˈsekʃən] *n* 显微解剖

microdont [ˈmaikrəudɔnt], **microdontous** [ˌmaikrəuˈdɔntəs] *a* 小牙的(牙指数在42以下)

microdontia [ˌmaikrəuˈdɔnʃiə], **microdentism** [ˌmaikrəuˈdentizəm], **microdontism** [ˌmaikrəuˈdɔntizəm] *n* 小牙，牙过小 | **microdontic** *a*

microdosage [ˈmaikrəuˌdəusidʒ] *n* 微小剂量

microdose [ˈmaikrədəus] *n* 微量，小量

microdrepanocytic [ˌmaikrəuˌdrepənəuˈsitik] *a* 小镰状细胞的

microdrepanocytosis [ˌmaikrəuˌdrepənəusaiˈtəusis] *n* 小镰状细胞病，镰状红细胞珠蛋白生成障碍性贫血(病)

microecology [ˌmaikrəuiˈkɔlədʒi] *n* 微观生态学(寄生物生态学的分支，研究寄生物与其宿主提供的环境之间的关系)

microecosystem [ˌmaikrəuˌi:kəuˈsistim] *n* 微生态系(自然的或为实验目的在实验室建立的微型生态系统)

microelectrode [ˌmaikrəuiˈlektrəud] *n* 微电极

microelectronics [ˌmaikrəuilekˈtrɔniks] *n* 微电子学 | **microelectronic** *a* 微电子(学)的

microelectrophoresis [ˌmaikrəuiˌlektrəufəˈri:sis] *n* (显)微电泳，微量电泳 | **microelectrophoretic** [ˌmaikrəuiˌlektrəufəˈretik] *a*

microelement [ˌmaikrəuˈelimənt] *n* 微量元素

Microellobosporia [ˌmaikrəuˌeləbɔˈspɔ:riə] *n* 小荚孢囊菌属

microembolus [ˌmaikrəuˈembələs] ([复] **microemboli** [ˌmaikrəuˈembəlai]) *n* 微栓子

microencephaly [ˌmaikrəuenˈsefəli]

n 脑过小
microenvironment [ˌmaikrəuin'vaiərənmənt] *n* 小环境,微环境
microerythrocyte [ˌmaikrəui'riθrəsait] *n* 小红细胞
microestimation [ˌmaikrəuˌesti'meiʃən] *n* 微量测定(法)
microevolution [ˌmaikrəuˌi:və'lju:ʃən] *n* 微观进化,种内进化(从短期角度探讨生物进化的历程,常涉及物种的分化)
microfarad [ˌmaikrəu'færəd] *n* 微法(拉)(电容单位,$=10^{-6}$F,符号为μF)
microfauna [ˌmaikrəu'fɔ:nə] *n* 微动物区系(某一地区的仅在显微镜下能看到的极小的动物)
microfibril [ˌmaikrəu'faibril] *n* 微原纤维,微纤维
microfilament [ˌmaikrəu'filəmənt] *n* 微丝(直径约60Å,见于细胞质基质)
microfilaremia [ˌmaikrəuˌfilə'ri:miə] *n* 微丝蚴血
microfilaria [ˌmaikrəufi'lɛəriə] *n* 微丝蚴 | ～ bancrofti 班(克罗夫特)氏微丝蚴 / ～ diurna 昼现微丝蚴 / ～ streptocerca 旋盘尾微丝蚴
microfilm ['maikrəfilm] *n* 显微胶片,小型胶片 *vt* 摄制显微胶片
microflora [ˌmaikrəu'flɔ:rə] *n* 微(生)植物区系,微植物丛
microfluorometry [ˌmaikrəuˌfluə'rɔmitri] *n* 显微荧光测定法(即细胞光度测定法cytophotometry)
microfracture [ˌmaikrəu'fræktʃə] *n* 小骨折
microgamete [ˌmaikrəu'gæmi:t] *n* 小配子,雄配子
microgametocyte [ˌmaikrəugə'mi:təsait] *n* 小配子体,小配子细胞
microgametophyte[ˌmaikrəugə'mi:təfait] *n* 小配子体
microgamma [ˌmaikrəu'gæmə] *n* 微微克,皮克(10^{-12}g, 即picogram)
microgamont [ˌmaikrəu'gæmɔnt] *n* 小配子母细胞
microgamy [mai'krɔgəmi] *n* 配子小型;小体配合
microgastria [ˌmaikrəu'gæstriə] *n* 小胃,胃过小
microgenesis [ˌmaikrəu'dʒenisis] *n* 矮小发育,发育过小
microgenia [ˌmaikrəu'dʒeniə] *n* 小颏
microgenitalism [ˌmaikrəu'dʒenitəlizəm] *n* 小生殖器,生殖器过小
microglia [mai'krɔgliə] *n* 小神经胶质(细胞) | ～l *a*
microgliocyte [mai'krɔgliəusait], **microgliacyte** [mai'krɔgliəsait] *n* 小神经胶质细胞
microglioma [ˌmaikrəuglai'əumə] *n* 小神经胶质细胞瘤
microgliomatosis [ˌmaikrəuˌglaiəuməˈtəusis] *n* 小神经胶质细胞瘤病,脑网状细胞肉瘤
microglobulin [ˌmaikrəu'glɔbjulin] *n* 微球蛋白
β_2-microglobulin [ˌmaikrəu'glɔbjulin] *n* β_2-微球蛋白
microglossia [ˌmaikrəu'glɔsiə] *n* 小舌,舌过小
micrognathia [ˌmaikrəu'neiθiə] *n* 小颌,下颌过小
microgonioscope [ˌmaikrəu'gəuniəskəup] *n* 前房角镜
microgram ['maikrəgræm] *n* 微克(10^{-6}g,符号为μg)
micrograph ['maikrəgrɑ:f] *n* 微动描记器;显微照片 | electron ～ 电子显微照片
micrography [mai'krɔgrəfi] *n* 显微镜描记法;字体过小;显微镜检查 | **micrographic** [ˌmaikrəu'græfik] *a*
microgyria [ˌmaikrəu'dʒaiəriə] *n* 小脑回,多小脑回
microgyrus [ˌmaikrəu'dʒaiərəs] ([复] **microgyri** [ˌmaikrəu'dʒaiərai]) *n* 小脑回
microhematocrit [ˌmaikrəuhi:'mæ-

təkrit] *n* 微量血细胞比容(用毛细管及高速离心机快速测定血细胞比容)

microhepatia [ˌmaikrəuhiˈpætiə] *n* 小肝

microhistology [ˌmaikrəuhisˈtɔlədʒi] *n* 显微组织学

microhm [ˈmaikrəum] *n* 微欧(姆)(百万分之一欧姆)

microincineration [ˌmaikrəuinˌsinəˈreiʃən] *n* 微量灰化法(组织灰化后，从其灰烬中辨别其成分)

microinfarct [ˌmaikrəuˈinfɑːkt] *n* 微梗塞

microinjector [ˌmaikrəuinˈdʒektə] *n* 微量注射器

microinvasion [ˌmaikrəuinˈveiʒən] *n* 微管侵袭(指恶性细胞微小蔓延侵入原位癌邻近组织) | **microinvasive** [ˌmaikrəuinˈveisiv] *a*

Micro-K [ˌmaikrəuˈkei] 氯化钾(potassium chloride)制剂的商品名

microkinematography [ˌmaikrəuˌkiniməˈtɔgrəfi] *n* 显微电影摄影(术)

microlaryngoscopy [ˌmaikrəuˌlæriŋˈgɔskəpi] *n* 显微喉镜检查

microleakage [ˌmaikrəuˈliːkədʒ] *n* 微漏(微量液体、碎屑和细菌漏入牙修复体或它的粘固粉与洞制备的邻近表面之间的显微间隙，也可能通过牙本质进入牙髓)

microlecithal [ˌmaikrəuˈlesiθəl] *a* 小(卵)黄的

microlentia [ˌmaikrəuˈlenʃiə] *n* 小晶状体

microlesion [ˌmaikrəuˈliːʒən] *n* 小损害，微小损伤

microleukoblast [ˌmaikrəuˈljuːkəblæst] *n* 成髓细胞，原(始)粒细胞

microliter [ˈmaikrəuˌliːtə] *n* 微升(千分之一毫升，或百万分之一升，缩写为 μl)

microlith [ˈmaikrəliθ] *n* 小结石，细石

microlithiasis [ˌmaikrəuliˈθaiəsis] *n* 小结石病，微石症 | ～ alveolaris pulmonum, pulmonary alveolar ～ 肺泡微石症

micrology [maiˈkrɔlədʒi] *n* 显微科学

microlymphoidocyte [ˌmaikrəulimˈfɔidəsait] *n* 小淋巴样细胞

micromandible [ˌmaikrəuˈmændibl] *n* 小颌，下颌过小

micromanipulator [ˌmaikrəuməˈnipjuˌleitə] *n* 显微操作器(一种显微镜附件)

micromanometer [ˌmaikrəuməˈnɔmitə] *n* 微量(液体)测压计 | **micromanometric** [ˌmaikrəumænəˈmetrik] *a* 微量(液体)测压的

micromastia [ˌmaikrəuˈmæstiə], **micromazia** [ˌmaikrəuˈmeiziə] *n* 小乳房，乳房过小

micromaxilla [ˌmaikrəumækˈsilə] *n* 小上颌骨，上颌骨过小

micromegalopsia [ˌmaikrəuˌmegəˈlɔpsiə] *n* 视物显大显小交替症

micromelia [ˌmaikrəuˈmiːliə] *n* 细肢，小肢，四肢短小(畸形)

micromelus [maiˈkrɔmiləs] *n* 细肢者，小肢者

micromere [ˈmaikrəmiə] *n* 小(分)裂球

micrometabolism [ˌmaikrəumeˈtæbəlizəm] *n* 微体(新陈)代谢

micrometastasis [ˌmaikrəumiˈtæstəsis] *n* 微转移 | **micrometastatic** [ˌmaikrəuˌmetəˈstætik] *a*

micrometeorology [ˌmaikrəuˌmiːtjəˈrɔlədʒi] *n* 微气象学，地面气象学

micrometer¹ [maiˈkrɔmitə] *n* 测微计 | diffraction ～ 眼晕测定器;红细胞折光晕测量器 / eyepiece ～, ocular ～ (接)目镜测微计 / filar ～ 螺旋测微计 / stage ～ (显微镜)镜台测微计

micrometer² [ˈmaikrəuˌmiːtə] *n* 微米(10^{-6}m，符号为 μm)

micromethod [ˌmaikrəuˈmeθəd] *n* 微量法，微量测定(法)

micrometry [maiˈkrɔmitri] *n* 测微法 | **micrometric(al)** [ˌmaikrəuˈmetrik(ə)l] *a*

micromicro- [前缀] 微微(10^{-12},现改用皮〈可〉pico-,符号为p)

micromicrocurie [ˌmaikrəuˌmaikrəu'kjuəri] *n* 微微居里,皮居里($10^{-6}\mu$Ci,或10^{-12}Ci)

micromicron [ˌmaikrəu'maikrɔn] *n* 微微米,皮米($10^{-6}\mu$m,或10^{-9}mm,或10^{-12}m)

micromolar [ˌmaikrəu'məulə] *a* 微摩尔的

micromolecular [ˌmaikrəuməu'lekjulə] *a* 小分子的

Micromonospora [ˌmaikrəumə'nɔspərə] *n* 小单孢菌属,单孢丝菌属 | ~ keratolyticum 溶角质小单孢菌 / ~ purpurea 紫色小单孢菌

Micromonosporaceae [ˌmaikrəuməuˌnɔspə'reisii:] *n* 小单孢菌科

micromonosporin[ˌmaikrəumə'nɔspərin] *n* 单孢丝菌素,小单孢菌素

Micromyces [mai'krɔmisi:z] *n* 小霉菌属

micromyelia [ˌmaikrəumai'i:liə] *n* 小脊髓

micromyeloblast [ˌmaikrəu'maiələblæst], **micromyelolymphocyte** [ˌmaikrəuˌmaiələu'limfəsait] *n* 小成髓细胞,小骨髓淋巴细胞

micron ['maikrɔn] ([复] **microns** 或 **micra** ['maikrə]) *n* 微米(10^{-3}mm,或10^{-6}m,现为micrometer取代,符号为μm);微粒(10^{-3} ~ 10^{-5}cm)

Micronase ['maikrəuneis] *n* 格列本脲(glyburide)制剂的商品名

microne ['maikrəun] *n* 微粒(10^{-5}~10^{-3}cm)

microneedle [ˌmaikrəu'ni:dl] *n* 显微操作针

microneme ['maikrəni:m] *n* 微线体,短丝

microneurography [ˌmaikrəunjuə'rɔgrəfi] *n* 微神经学(用微电极研究个体神经纤维或纤维束的传导)

microneurosurgery [ˌmaikrəuˌnjuərəu'sə:dʒəri] *n* 显微神经外科,显微神经手术

micronize ['maikrənaiz] *vt* 微粒化

micronodular [ˌmaikrəu'nɔdjulə] *a* 小结的

micronormoblast [ˌmaikrəu'nɔ:məblæst] *n* 小幼红细胞

micronucleus [ˌmaikrəu'nju:kliəs] *n* 小核,微核(纤毛虫细胞中形状较小的生殖核,区别于大形的营养核);核仁 | **micronuclear** [ˌmaikrəu'nju:kliə] *a*

micronutrient [ˌmaikrəu'nju:triənt] *n* 微量营养素,微量养料

micronychia [ˌmaikrəu'nikiə], **micronychosis** [ˌmaikrəuni'kəusis] *n* 指(趾)甲过小

micro-orchidia [ˌmaikrəuɔ:'kidiə], **micro-orchidism** [ˌmaikrəu'ɔ:kidizəm] *n* 小睾丸

microorganism [ˌmaikrəu'ɔ:gənizəm] *n* 微生物 | **microorganic**[ˌmaikrəuɔ:'gænik], **~al** [ˌmaikrəuɔ:gə'nizməl] *a*

microparasite [ˌmaikrəu'pærəsait] *n* 微寄生物,寄生性微生物 | **microparasitic** [ˌmaikrəuˌpærə'sitik] *a*

micropathology [ˌmaikrəupə'θɔlədʒi] *n* 显微病理学;微生物病理学

micropenis [ˌmaikrəu'pi:nis] *n* 小阴茎

microperfusion [ˌmaikrəupə(:)'fju:ʒən] *n* 微量灌注

microphage ['maikrəfeidʒ], **microphagocyte** [ˌmaikrəu'fægəsait], **microphagus** [mai'krɔfəgəs] *n* 小噬细胞

microphakia [ˌmaikrəu'feikiə] *n* 小晶状体

microphallus [ˌmaikrəu'fæləs] *n* 小阴茎

microphone ['maikrəfəun] *n* 扩音器,传声器;微音器 | cardiac catheter- ~ 心音导管

microphonia [ˌmaikrəu'fəuniə] *n* 声

弱症

microphonic [ˌmaikrəˈfɔnik] *a* 传声的 *n* 耳蜗微音电位 | cochlear ~s 耳蜗微音效应,耳蜗微音电位

microphonograph [ˌmaikrəuˈfəunəgrɑːf] *n* 微音传声器(聋者学话用)

microphotograph [ˌmaikrəuˈfəutəgrɑːf] *n* 显微照片 | ~**ic** [ˌmaikrəuˌfəutəˈgræfik] *a* / ~**y** [ˌmaikrəufəˈtɔgrəfi] *n* 显微摄影(术)

microphthalmia [ˌmaikrɔfˈθælmiə] *n* 小眼,眼过小

microphthalmos [ˌmaikrɔfˈθælməs] *n* 小眼

microphthalmoscope [ˌmaikrɔfˈθælməskəup] *n* 显微眼底镜

microphthalmus [ˌmaikrɔfˈθælməs] *n* 小眼,眼过小;小眼者

microphysics [ˌmaikrəuˈfiziks] *n* 微粒物理学

microphyte [ˈmaikrəfait] *n* 微(生)植物 | **microphytic** [ˌmaikrəuˈfitik] *a*

micropia [maiˈkrəupiə] *n* 视物显小症

micropinocytosis [ˌmaikrəuˌpainəusaiˈtəusis] *n* 微胞饮作用

micropipet(te) [ˌmaikrəupiˈpet] *n* 微量吸移管,微量移液管

micropituicyte [ˌmaikrəupiˈtju(ː)sait] *n* 小垂体(后叶)细胞

microplasia [ˌmaikrəuˈpleiziə] *n* 矮小,侏儒症

microplastocyte [ˌmaikrəuˈplæstəsait] *n* 小血小板

microplethysmography [ˌmaikrəuˌpleθisˈmɔgrəfi] *n* 微差体积描记法

micropodia [ˌmaikrəuˈpəudiə] *n* 小足,足过小

micropolariscope [ˌmaikrəupəuˈlæriskəup] *n* 偏振(光)显微镜

micropolygyria [ˌmaikrəuˌpɔliˈdʒaiəriə] *n* 小脑回,多小脑回

Micropolyspora [ˌmaikrəuˌpɔliˈspɔːrə] *n* 小多孢菌属 | ~ faeni 费(恩)氏小多孢菌

micropore [ˈmaikrəpɔː] *n* 微孔

microprecipitation [ˌmaikrəupriˌsipiˈteiʃən] *n* 微量沉淀(反应)

micropredation [ˌmaikrəupriˈdeiʃən] *n* 依附寄生

micropredator [ˌmaikrəuˈpredətə] *n* 依附寄生物

microprint [ˈmaikrəprint] *n* 显微印制卡

microprobe [ˈmaikrəprəub] *n* (显)微探子(显微手术用) | laser ~ 激光(显)微探子,激光显微刀(显微手术用)

microprojection [ˌmaikrəuprəˈdʒekʃən] *n* 显微投影

microprojector [ˌmaikrəuprəˈdʒektə] *n* 显微投影器,显微映象器

microprolactinoma [ˌmaikrəuprəuˌlæktiˈnəumə] *n* 小泌乳素瘤,小催乳激素瘤

microprosopus [ˌmaikrəuprəˈsəupəs] *n* 小面者(胎儿)

micropsia [maiˈkrɔpsiə] *n* 视物显小症 | **microptic** [maiˈkrɔptik] *a*

micropus [maiˈkrəupəs] *n* 小足者

micropyle [ˈmaikrəpail] *n* 卵孔,珠孔 | **micropylar** [ˌmaikrəuˈpailə] *a*

microradiogram [ˌmaikrəuˈreidiəgræm] *n* 显微放射照片,X线放大摄影(照)片

microradiography [ˌmaikrəuˌreidiˈɔgrəfi] *n* 显微放射摄影(术),X线放大摄影(术)

microrchidia [ˌmaikrɔːˈkidiə] *n* 小睾丸

microrefractometer [ˌmaikrəuˌriːfrækˈtɔmitə] *n* 显微折射计

microrespirometer [ˌmaikrəuˌrespiˈrɔmitə] *n* 微量呼吸计

microrhinia [ˌmaikrəuˈriniə] *n* 小鼻

microroentgen [ˌmaikrəuˈrɔntjən, ˌmaikrəuˈrɔntgən] *n* 微伦琴(百万分之一伦琴,缩写为μR)

microscelous [maiˈkrɔskiləs] *a* 短腿的

Microscilla [ˌmaikrəu'silə] *n* 微颤菌属

microscler ['maikrəskliə] *a* 长形的

microscope ['maikrəskəup] *n* 显微镜 | acoustic ～ 声学显微镜 / beta ray ～ β(射)线显微镜 / binocular ～ 双目显微镜,双筒显微镜 / capillary ～ 毛细血管显微镜 / color-contrast ～ 色对比显微镜 / comparison ～ 比较显微镜 / compound ～ 复式显微镜 / dark-field ～ 暗视野显微镜 / electron ～ 电子显微镜 / epic ～ 不透明显微镜 / fluorescence ～ 荧光显微镜 / hypodermic ～ 皮下显微镜 / infrared ～ 红外线显微镜 / integrating ～ 累计显微镜 / interference ～ 干涉显微镜 / ion ～ 离子显微镜 / laser ～ 激光显微镜 / light ～ 光学显微镜 / operating ～ 手术显微镜 / phase ～, phase-contrast ～ 相差显微镜 / polarizing ～ 偏振光显微镜 / projection X-ray ～ 投影(式)X线显微镜 / rectified polarizing ～ 校正偏振光显微镜 / reflecting ～ 反射显微镜 / scanning ～, scanning electron ～ 扫描显微镜,扫描电子显微镜 / schlieren ～ 纹影显微镜(显示标本中折射率的差异) / simple ～ 单式显微镜 / slit lamp ～ 裂隙灯显微镜 / stereoscopic ～ 实体显微镜,双目显微镜 / stroboscopic ～ 动态显微镜 / transmission electron ～ 透射电子显微镜,透视电镜 / trinocular ～ 三目显微镜 / ultra ～ 超显微镜 / ultrasonic ～ 超声显微镜 / ultraviolet ～ 紫外线显微镜 / X-ray ～ X光显微镜

microscopic(al) [ˌmaikrəs'kɔpik(əl)] *a* 显微镜的;用显微镜可见的;微观的;显微的

microscopist [mai'krɔskəpist] *n* 显微镜学家,显微镜工作者

microscopy [mai'krɔskəpi] *n* 显微镜检查,显微术 | clinical ～ 临床显微镜检查 / electron ～ 电子显微术 / fluorescence ～ 荧光显微术 / fundus ～ 眼底显微镜检查 / immunofluorescent ～ 免疫荧光显微术 / television ～ 电视显微术

microsecond ['maikrəuˌsekənd] *n* 微秒(百万分之一秒,符号为μs)

microsection [ˌmaikrəu'sekʃən] *n* 显微切片

microseme ['maikrəsi:m] *a* 小眼型的(眼眶指数在83或83以下)

microshock ['maikrəuˌʃɔk] *n* 微震荡(心脏病学使用的术语,表示直接用于心肌组织的低电平电流;小到0.1mA就能引起心室纤维性颤动)

Microsiphonales [ˌmaikrəuˌsaifə'neili:z] *n* 发癣菌目

microslide ['maikrəslaid] *n* 显微镜玻片,载玻片

microsmatic [ˌmaikrɔs'mætik] *a* 嗅觉减退的

microsoma [ˌmaikrəu'səumə] *n* 矮小(身材矮小,但非侏儒)

microsome ['maikrəsəum] *n* 微粒体 | **microsomal** [ˌmaikrəu'səuməl] *a*

microsomia [ˌmaikrəu'səumiə], **microsomatia** [ˌmaikrəusə'meiʃiə] *n* 矮小(身材)

microspectrophotometer [ˌmaikrəuˌspektrəufə'tɔmitə] *n* 显微分光光度计,测微分光光度计

microspectroscope [ˌmaikrəu'spektrəskəup] *n* 显微分光镜

microsphere ['maikrəsfiə] *n* 中心体,中心球

microspherocyte [ˌmaikrəu'sfiərəsait] *n* (小)球形红细胞

microspherocytosis [ˌmaikrəuˌsfiərəsai'təusis] *n* (小)球形红细胞症

microspherolith [ˌmaikrəu'sfiərəliθ] *n* 小球状石

microsphygmia [ˌmaikrəu'sfigmiə], **microsphygmy** [ˌmaikrəu'sfigmi] *n* 微脉,细脉

Microspira [ˌmaikrəu'spaiərə] *n* 小螺

旋菌属

Microspironema [ˌmaikrəuˌspaiərə'ni:mə] *n* 密螺旋体属

microsplanchnic [ˌmaikrəu'splæŋknik], **microsplanchnous** [ˌmaikrəu'splæŋknəs] *a* 小内脏型的(体型)

microsplenia [ˌmaikrəu'spli:niə] *n* 小脾,脾过小 | **microsplenic** [ˌmaikrəu'splenik] *a*

Microspora [mai'krɔspərə] *n* 微孢子门

microsporangium [ˌmaikrəuspə'rændʒiəm], ([复] **microsporangia** [ˌmaikrəuspə'rændʒiə]) *n* 小孢子囊

microspore ['maikrəspɔ:] *n* 小孢子 | **microsporic** [ˌmaikrəu'spɔ:rik] *a*

Microsporea [ˌmaikrəu'spɔ:riə] *n* 微孢子纲

microsporid [mai'krɔspərid] *n* 小孢子菌疹

Microsporida [ˌmaikrəu'spɔ:ridə] *n* 微孢子目

microsporidan [ˌmaikrəu'spɔ:ridən] *n* 微孢子虫;微孢子门原虫 *a* 微孢子门原虫的

Microsporidia [ˌmaikrəuspə'ridiə] *n* 微孢子目

microsporidian [ˌmaikrəuspə'ridiən] *n* 微孢子虫

Microsporon [mai'krɔspərɔn] *n* 小孢子菌属

microsporophyll [ˌmaikrə'spɔ:rəfil] *n* 小孢子叶

microsporosis [ˌmaikrəuspə'rəusis] *n* 小孢子菌病

Microsporum [mai'krɔspərəm] *n* 小孢子菌属 | ~ audouini 奥杜安小孢子菌 / ~ canis, ~ felineum, ~ lanosum 犬小孢子菌,猫小孢子菌,羊毛状小孢子菌 / ~ furfur 糠秕小孢子菌 / ~ gypseum 石膏样小孢子菌

microstat ['maikrəstæt] *n* 显微镜(载物)台

microsthenic [ˌmaikrəu'sθenik] *a* 肌力弱的

microstomia [ˌmaikrəu'stəumiə] *n* 小口,口过小

microstrabismus [ˌmaikrəustrə'bizməs] *n* 微斜视

microsurgery [ˌmaikrəu'sə:dʒəri] *n* 显微外科,显微手术

microsyringe [ˌmaikrəu'sirindʒ] *n* 微量调节注射器

Microtatobiotes [ˌmaikrəuˌteitəubai'əuti:z] *n* 最小微生物纲(包含立克次体目、病毒目)

microtechnic [ˌmaikrəu'teknik] *n* 显微技术

microthelia [ˌmaikrəu'θi:liə] *n* 小乳头,乳头过小

Microthoracina [ˌmaikrəuθɔ:'ræsinə] *n* 小胸虫亚目

microthrombosis [ˌmaikrəuθrɔm'bəusis] *n* 小血栓形成

microthrombus [ˌmaikrəu'θrɔmbəs] *n* 小血栓

microtia [mai'krəuʃiə] *n* 小耳,耳过小;小耳畸形

microtiter [ˌmaikrəu'taitə] *n* 微量滴定

microtome ['maikrətəum] *n* 切片机(将组织切成薄片,供显微镜研究用) | freezing ~ 冷冻切片机 / rocking ~ 摇动切片机 / rotary ~ 轮转切片机 / sliding ~ 滑动切片机

microtomy [mai'krɔtəmi] *n* 组织切片术

microtonometer [ˌmaikrəutəu'nɔmitə] *n* 微测压计(测定动脉血液中氧和二氧化碳张力)

microtransfusion [ˌmaikrəutræns'fju:ʒən] *n* 小(量)输血

microtrauma [ˌmaikrəu'trɔ:mə] *n* 轻(外)伤,微伤

Microtrombidium akamushi [ˌmaikrəutrɔm'bidiəm ækə'muʃi:] 红恙螨(即Trombicula akamushi)

microtron ['maikrətrɔn] *n* 电子回旋

加速器

microtropia [ˌmaikrəu'trəupiə] *n* 微斜视

microtubule [ˌmaikrəu'tju:bju:l] *n* 微管(许多能运动的细胞,尤其是红细胞胞浆基质内的长而空的柱状结构,在有丝分裂纺锤体中发现有微管) | subpellicular ～ 表膜下微管

Microtus [mai'krəutəs] *n* 田鼠属 | ～ montebelli 野田鼠

microtus [mai'krəutəs] *n* 小耳者,耳过小者

microunit ['maikrəˌju:nit] *n* 微单位(百万分之一⟨10^{-6}⟩标准单位,缩写为μU)

microvascular [ˌmaikrəu'væskjulə] *a* 微血管的,微脉管的

microvasculature [ˌmaikrəu'væskjulətʃə] *n* 微脉管系统

microvillus [ˌmaikrəu'viləs] ([复] **microvilli** [ˌmaikrəu'vilai]) *n* 微绒毛(细胞游离表面的微小突起)

microviscosimeter [ˌmaikrəuˌviskəu'simitə] *n* 微量粘度计

microvivisection [ˌmaikrəuˌvivi'sekʃən] *n* 显微活体解剖

microvolt ['maikrəvəult] *n* 微伏(特)(百万分之一伏特,符号为μV)

microvoltometer [ˌmaikrəuvəul'tɔmitə] *n* 微电位计,微伏计

microvolumetry [ˌmaikrəuvɔ'lju:mitri] *n* 微容量计数法

microwatt ['maikrəwɔt] *n* 微瓦(特)(百万分之一瓦特,符号为μW)

microwave ['maikrəweiv] *n* 微波

Microx [mai'krɔks] Mykrox 以前的名称

microxycyte [mai'krɔksisait], **microxyphil** [mai'krɔksifil] *n* 小嗜酸细胞

microzoaria [ˌmaikrəuzəu'ɛəriə] *n* 微生物(统称)

microzoon [ˌmaikrəu'zəuɔn] ([复] **microzoa** [ˌmaikrəu'zəuə]) *n* 微(生)动物

micrurgy ['maikrə:dʒi] *n* 显微手术,显微操作术 | **micrurgic** [mai'krə:dʒik] *a* 显微操作的

Micrurus [mai'kruərəs] *n* 小尾眼镜蛇属,珊瑚毒蛇属

miction ['mikʃən] *n* 排尿

micturate ['miktjuəreit] *vi* 排尿 | **micturition** [ˌmiktjuə'riʃən] *n*

MID minimum infective dose 最小感染量

mid [mid] *a* 中央的,中间的

midabdomen [mid'æbdəmən] *n* 中腹,中腹部

midaflur ['maidəflju] *n* 咪达氟,氨达氟(镇静药)

Midamor ['maidəmɔ:] *n* 盐酸阿米洛利(amiloride hydrochloride)制剂的商品名

midaxilla [ˌmidæk'silə] *n* 腋窝中点,腋中

midazolam ['mideizəˌlæm] *n* 咪达唑仑,咪唑二氮䓬(苯⟨并⟩二氮䓬类安定药) | ～ maleate 马来酸咪达唑仑(苯⟨并⟩二氮䓬类镇静药,用于诱导麻醉,静脉内给药)

midbody ['midˌbɔdi] *n* 中体,中间体(有丝分裂后期纺锤体赤道区形成的颗粒体;亦指躯干中区)

midbrain ['midˌbrein] *n* 中脑

midcarpal [mid'kɑ:pl] *a* 腕骨间的

midday ['middei] *n* 正午,日中

Middeldorpf's triangle (splint) ['midəldɔ:pf] (Albrecht T. Middeldorpf) 米德尔多夫三角(夹)(三角形夹板,用于肱骨骨折)

middiastolic [ˌmiddaiə'stɔlik] *a* 中1/3舒张期的

middle ['midl] *a* 中间的;中等的 *n* 中央,中间,中部 | in the ～ of 在…当中;在…的中途

middle-aged ['midl'eidʒd] *a* 中年的

middlepiece ['midlpi:s] *n* 中段(精子头和尾之间的部分)

middle-sized ['midlsaizd] *a* 中等大小的,中等尺寸的

midepigastrium ['mid,epi'gæstriəm] *n* 腹中上部

midface ['mid,feis] *n* 面中部(包括鼻、鼻根和眉间)

midfoot ['midfut] *n* 足中段(包括舟骨、骰骨和楔骨部分)

midfrontal [mid'frʌntl] *a* 额中(部)的

midge [midʒ] *n* 蠓,蚋 | owl ～ 白蛉

midget ['midʒit] *n* 躯体矮小,正常侏儒;微型 *a* 小型的

midgetism ['midʒitizəm] *n* 侏儒症

midgut ['mid,gʌt] *n* 中肠

Midicel ['midisel] *n* 磺胺甲氧嗪(sulfamethoxypyridazine)制剂的商品名

mid-line ['midlain] *n* 中线

midnight ['midnait] *n* 午夜

midoccipital [,midɔk'sipitl] *a* 枕中(部)的

midpain ['mid,pein] *n* 经间痛

midperiphery [,midpe'rifəri] *n* 视网膜赤道部

midpiece ['midpi:s] *n* 补体中段(在早期免疫学说中指豚鼠血清的优球蛋白部分,相当于补体的C1部分)

midplane ['mid,plein] *n* 正中平面(盆腔中段平面)

midriff ['midrif] *n* 膈

midsection [mid'sekʃən] *n* 正中切开

midst [midst] *n* 正中,中央,中间 | first, ～, and last 彻头彻尾,始终 / from(或out of) the ～ of 自…之中 / in our(your, their) ～ 在我们(你们,他们)当中 / in the ～ of 在…之中

midsternum [mid'stə:nəm] *n* 胸骨体

midstream ['midstri:m] *n* 中流;中段

midtarsal [mid'tɑ:səl] *a* 跗骨间的

midtegmentum [,midteg'mentəm] *n* 被盖中部

midway ['midwei] *n* 中途 *a* 中途的 *ad* 在中途

midwife ['midwaif] ([复] **midwives** ['midwaivz]) *n* 助产士,接生员 | **～ry** ['midwifəri] *n* 助产学,产科学

Mierzejewski effect [,miəzi'jefski] (Jan L. Mierzejewski) 米尔泽耶夫斯基效应(脑灰质及白质的不对称性发育,灰质过多)

Miescheria [mi:'ʃiəriə] (J. F. Miescher) *n* 米(舍尔)氏肉孢子虫属

Miescher's tubule, tube ['mi:ʃə] (Johann F. Miescher) 米(舍尔)氏小管、管,肉孢子虫囊

MIF melanocyte-stimulating hormone inhibiting factor 促黑素细胞激素抑制因子; migration inhibiting factor 游走抑制因子

might[1] [mait] *n* 力量,威力,能力 | with (或by) ～ and main 尽全力

might[2] [mait] may的过去式 *v aux* 可能,也许,可以;会,能 | ～ well 很可能 / ～ (just) as well 还是…的好,最好

mighty ['maiti] *a* 强大的,有力的

migraine ['mi:grein, 'maigrein] *n* 偏头痛 | abdominal ～ 腹型偏头痛 / fulgurating ～ 闪电状偏头痛 / ophthalmic ～ 眼型偏头痛 / ophthalmoplegic ～ 眼肌麻痹性(周期性)偏头痛 | **migrainous** ['maigreinəs] *a*

migraineur [,mi:grei'nə:] *n*【法】偏头痛患者

migrainoid ['maigrənɔid] *a* 类偏头痛的

migrate [mai'greit] *vi* 迁移;移动;移行,游走 | **migration** [mai'greiʃən] *n*

migrateur [,mi:grə'tə:] *n*【法】流浪癖者

migratory ['maigrətəri] *a* 迁移的;流动的;移行的,游走的

Migula's classification ['migulə] (Walter Migula) 米古拉细菌分类法

Mikedimide [mai'kedimaid] *n* 贝美格(bemegride)制剂的商品名

Mikulicz's cells ['mikjulitʃ] (Johann von Mikulicz-Radecki) 米库利奇细胞(鼻硬结细胞,内含鼻硬结杆菌,亦称泡沫细胞) | ～ angle 米库利奇角(由两平

面形成的角，一经股骨骺长轴，另一经股骨干长轴，该角正常为130°，亦称偏角或偏倾角) / ～ clamp 米库利奇结肠夹(钳)(袋形缝术后压碎结肠近段和远段之间的中隔所使用的夹) / ～ disease (syndrome) 米库利奇病(综合征)(原指泪腺及涎腺慢性良性炎症性肿大，有人扩大此病范围，即泪腺及涎腺肿大，伴其他疾病如Sjögren综合征、结节病、红斑狼疮、白血病及结核病，并称之为米库利奇综合征) / ～ drain 米库利奇引流敷料 / ～ operation 米库利奇手术(①胸锁乳突肌切除术，治疗斜颈；②见Heineke-Mikulicz pyloroplasty；③跗骨切除术；④分期肠切除术) / ～ pad 米库利奇垫(纱布折成的垫，用于外科手术)

milammeter [mi'læmitə] *n* 毫安(培)计

mild [maild] *a* 温和的，缓和的，轻度的

mildew ['mildju:] *n* 霉；植物霉病 *vt, vi* (使)发霉 | ～**y** *a* 发霉的

milenperone [mi'lenpərəun] *n* 咪仑哌隆，苯哌咪酮(安定药)

Miles' operation [mailz] (William E. Miles) 迈尔斯手术(腹部会阴直肠癌切除术)

milestone ['mailstəun] *n* 里程碑

milfoil ['milfɔil] *n* 洋蓍草

milia ['miliə] milium的复数

Milian's erythema [mi:'ljɑ:n] (Gaston A. Milian) 米利安红斑(注射胂凡纳明后7～9天所引起的猩红热样疹，伴不适和发热) | ～ sign 米利安征(头部及面部的皮下炎症不犯耳部，而皮肤病可犯耳部)

miliaria [ˌmili'ɛəriə] *n* 粟粒疹，痱子 | ～ crystallina, ～ alba 晶状粟粒疹，白痱 / ～ rubra 红色粟粒疹，痱子

miliary ['miliəri] *a* 粟粒状的，粟粒性的

Milibis ['milibis] *n* 甘铋胂(glycobiarsol)制剂的商品名

milieu [mi'lju:] *n* 【法】周围，环境 | ～ extérieur 外环境 / ～ intérieur 内环境(指细胞周围的血液和淋巴)

Miliolina [ˌmiliə'lainə] *n* 粟虫亚目

milipertine [mili'pə:ti:n] *n* 米利哌汀，苯哌乙吲(安定药)

military ['militəri] *a* 军事的

milium ['miliəm] ([复] **milia** ['miliə]) *n* 【拉】粟粒疹 | colloid ～ 胶状粟粒疹 / milia neonatorum 新生儿粟粒疹

milk [milk] *n* 乳，奶；牛奶；乳状物；乳剂 | acidophilus ～ 酸乳 / adapted ～ 适应乳(适于婴儿消化的) / certified ～ 给证牛乳 / condensed ～ 炼乳 / diabetic ～ 低乳糖乳 / dialyzed ～ 透析乳 / fortified ～ 强化乳(加乳脂或蛋白的乳) / grade A ～ 甲级乳 / homogenized ～ 匀脂乳 / laboratory ～ 配方乳 / litmus ～ 石蕊乳(细菌培养基) / metallized ～ 金属强化乳 / modified ～ 加工乳(使成分与人乳近似) / perhydrase ～ 过氧化氢乳 / skimmed ～ 脱脂乳 / uviol ～ 紫外线消毒乳 / vegetable ～ 植物合成乳 / virgin's ～ 铅乳(碱式醋酸铅与牛乳合成的洗剂) / witch's ～ 新生儿乳，婴乳 | cry over spilt ～ 作无益的后悔 / in ～ 在授乳期中的

milking ['milkiŋ] *n* 挤奶；挤出(从管道中挤出，如用手指沿尿道向外挤压)

milk-leg ['milkleg] *n* 股白肿；产后髂股栓塞性静脉炎

Milkman's syndrome ['milkmæn] (Louis A. Milkman) 米尔克曼综合征(一种全身性骨病，特征为长扁骨内有多发性透明吸收带)

milkpox ['milkpɔks] *n* 乳白痘，类天花

milksick ['milksik] *n* 白蛇根中毒

milky ['milki] *a* 乳汁的；牛奶的；乳状的；乳色的

Millard-Gubler syndrome (paralysis) [mi'jɑ: 'gublə] (Auguste L. J. Millard; Adolphe M. Gubler) 米耶-古布累综合征(麻痹)(影响身体一侧肢体及对侧面神经的交叉性麻痹，伴眼外展运动麻痹，系脑桥梗塞所致)

Millard's test ['miləd] (Henry B. Millard) 米勒德试验(检白蛋白)

Millar's asthma ['milə] (John Millar) 喘鸣性喉痉挛

Miller-Abbott tube ['milə 'æbət] (T. Grier Miller; William O. Abbott) 米勒-艾波特管(一种双腔肠管,用于治疗小肠梗阻,有时亦用于诊断)

Miller syndrome ['milə] (Marvin Miller) 米勒综合征(广泛性面部和肢体缺陷综合征,特征为颧骨发育不全、斜下睑裂、小颌、唇腭裂、杯形耳、下睑外翻、轴后肢缺乏及并指〈趾〉畸形。心脏缺陷和耳聋并不常见。本综合征可能是常染色体隐性性状。亦称轴后肢体面骨骨发育不全)

millet ['milit] *n* 黍,小米

milli- [前缀] 毫,千分之一(符号为m)

milliammeter [mili'æmitə], **milliamperemeter** [ˌmili'æmpεəmitə] *n* 毫安(培)计

milliampere [ˌmili'æmpεə] *n* 【法】毫安(培)(千分之一安培,符号为mA)

milliampere-minute [ˌmili'æmpεə-'minit] *n* 毫安(培)分(电量单位,每分钟输出1mA电流)

milliard ['miljɑ:d] *n* 十亿

millibar ['milibɑ:] *n* 毫巴(千分之一巴,符号为mbar)

millicoulomb [ˌmili'ku:lɔm] *n* 毫库仑(电量单位,$=10^{-3}$C,符号为mC)

millicurie ['miliˌkjuəri] *n* 毫居里(旧放射能量单位,$=10^{-3}$Ci,或放射性物质量单位,其核蜕变数为每秒3.7×10^{7}次)

millicurie-hour ['miliˌkjuəriˌhauə] *n* 毫居里小时(累积放射能量单位,符号为mCi-hr)

milliequivalent [ˌmilii'kwivələnt] *n* 毫(克)当量(符号为mEq)

milligamma [ˌmili'gæmə] *n* 毫微克,纳克(即nanogram, ng)

milligram(me) ['miligræm] *n* 毫克(千分之一克,符号为mg)

Millikan rays ['milikən] (Robert A. Millikan) 宇宙线

Millikan-Siekert syndrome ['milə-kən 'si:kə:t] (Clark H. Millikan; Robert G. Siekert) 米-西综合征,椎动脉及基底动脉功能不全

millilambert ['miliˌlæmbət] *n* 毫朗伯(旧亮度单位,千分之一朗伯,现用cd坎〈德拉〉)

millilitre, milliliter ['miliˌli:tə] *n* 毫升(千分之一升,符号为ml)

millimeter, millimetre ['miliˌmi:tə] *n* 毫米(千分之一米,符号为mm)

millimicr(o)- [前缀] 毫微,纳(用10^{-9}来表示,现由前缀nano-所取代,符号为n)

millimicrocurie [ˌmiliˌmaikrəu'kjuəri] *n* 毫微居里,纳居里(10^{-9}Ci, nCi)

millimicrogram [ˌmili'maikrəgræm] *n* 毫微克,纳克(10^{-9}g, ng)

millimicroliter [ˌmilimai'krɔli:tə] *n* 毫微升,纳升(10^{-9}L,nl)

millimicrometer [ˌmilimai'krɔmitə] *n* 毫微米,纳米(10^{-9}m, nm)

millimolar [ˌmili'məulə] *a* 毫摩尔的(符号为mM)

millimole ['miliməul] *n* 毫摩尔,毫模(符号为mmol)

milling-in ['miliŋ-in] *n* 咀嚼正殆法,咀嚼定殆法

millinormal [ˌmili'nɔ:məl] *a* 毫当量的,千分之一当量的

million ['miljən] *n* 百万

millions ['miljənz] *n* 食孑孓鱼,百万鱼

milliosmol(e) [ˌmili'ɔzməul, -'ɔs-] *n* 毫渗模,毫渗量,毫渗摩尔(符号为mOsm)

millipede ['milipi:d] *n* 千足虫

milliphot ['milifɔt] *n* 毫辐透(旧照度单位,=0.001ph,约1英尺烛光)

millirad ['miliræd] *n* 毫拉德(旧辐射剂量单位,$=10^{-3}$rad)

millirem ['milirem] *n* 毫雷姆(旧吸收剂量单位,符号为mrem)

milliroentgen ['milirɔntjən, 'milirɔnt-gən] *n* 毫伦琴(剂量单位,$=10^{-3}$伦琴,符号为mR)

millisecond ['miliˌsekənd] *n* 毫秒(千

分之一秒,符号为ms)

milliunit ['mili,ju:nit] *n* 毫单位(千分之一单位,符号为mU)

millivolt ['milivəult] *n* 毫伏(特)(千分之一伏特,符号为mV)

Millon's test (reaction, reagent) ['milɔn] (Auguste N. E. Millon) 米隆试验(反应、试剂)(检蛋白质及含氮化合物)

Mills' disease [milz] (Charles K. Mills) 米尔斯病,上行性偏瘫(最终发展成四肢麻痹,其病因不明)

Mills-Reincke phenomenon [milz 'rainkə] (Hiram F. Mills; J. J. Reincke) 米尔斯-赖因克现象(净化用水后一切疾病的死亡率均降低)

Milontin [mai'lɔntin] *n* 苯琥胺(phensuximide)制剂的商品名

Milpath ['milpæθ] *n* 甲丙氨酯-曲地氯铵(meprobamate and tridihexethyl chloride)制剂的商品名

milphae ['milfi:], **milphosis**[mil'fəusis] *n* 眉毛脱落;睫毛脱落

milrinone ['milrinəun] *n* 米力农(强心药)

Milroy's disease (edema) ['milrɔi] (William F. Milroy) 米尔罗伊病(水肿)(先天性遗传性下肢淋巴水肿)

Milton's edema ['miltən] (John L. Milton) 血管神经性水肿

Miltown ['miltaun] *n* 眠尔通,甲丙氨酯(meprobamate)制剂的商品名

Mima polymorpha ['mi:mə ,pɔli'mɔ:fə] 多形模仿菌(即醋酸钙不动杆菌 Acinetobacter calcoaceticus)

mimbane hydrochloride ['mimbein] 盐酸米姆本,盐酸甲基育亨烷(镇痛药)

mimesis [mi'mi:sis, mai-] *n* 模仿,模拟;拟态;疾病模仿 | **mimetic** [mi'metik, mai-] *a*

mimetism ['mimitizəm] *n* 拟态,模仿性

mimic ['mimik] *a* 模仿的,模拟的;拟态的;模仿疾病的 *n* 仿制品(mimicked; mimicking) *vt* 模仿,摹拟;酷似 | genetic ～ 遗传模拟(见genocopy)

mimicry ['mimikri] *n* 模仿;仿制品;拟态(一种动物和另一种动物的外表的相似性)

mimmation [mi'meiʃən] *n* m音滥用

mimosis [mi'məusis] *n* 模拟;拟态;疾病模仿

min. minimum【拉】最小,最低,极小;最低点;最小量,最低量,最低数

Minamata disease [,minə'mɑ:tə] 水俣病(烷基汞中毒所致的一种严重的神经疾病,其特征一般为周围及口周感觉异常、运动失调、构语困难和周边视觉丧失,并导致严重永久性神经病和精神病或死亡。1953～1958年间日本水俣湾海洋食物含大量烷基汞化合物,食用后即得此病)

Mincard ['minkɑ:d] *n* 氨美啶(aminometradine)制剂的商品名

mind [maind] *n* 心,精神;心理;理智;意向;记忆 *vt, vi* 当心,注意;照应;介意 | bear(或keep) in ～ 记住 / be in one's right ～ 精神正常,精神健全 / be in two ～s 三心两意,犹豫不决 / be of one ～ 同心协力,相一致 / be of the same ～ 意见相同;保持原来的意见 / be out of one's ～ 精神不正常,发狂 / bring(或call) to ～ 想起;使被想起 / change one's ～ 改变主意 / give one's ～ to 专心于 / give (sb) a piece of one's ～ 对(某人)直言不讳或责备 / go out of one's ～ 被遗忘 / have a (good或great) ～ to (很)想做某事 / have half a ～ to 有点想做某事 / have sth in ～ 记得某事,想到某事,想要做某事 / keep one's ～ on 专心于 / know one's own ～ 有自己的想法,有决断 / make up one's ～ 下决心,决意 / never ～ 不要紧,没关系,不用担心 / on one's ～ 压在某人心上,心事重重 / out of one's ～ 精神错乱,(因忧虑等而)发狂(with) / put in ～ 想起某事 / set one's ～ on 决心要,很想要 /

take one's ～ off 使某人不想(某事),转移某人(对某事)的注意 / to one's ～ 根据某人的意见,如某人所想

Mindererus [mində'riərəs] (Raymund Minderer) | spirit of ～ 醋酸铵溶液

mindful ['maindful] *a* 留心的,注意的,不忘的(of) | **～ly** *ad*

mindless ['maindlis] *a* 不注意的,不留心的,忘却的(of)

mine ['main] *n* 矿 | **～r** *n* 矿工

mineral ['minərəl] *n* 矿(物)质;无机物 *a* 矿(物)质的;无机的 | ～ acid 矿物酸;无机酸

mineralize ['minərəlaiz] *vt* 使矿物化;使含无机化合物 | **mineralization** [ˌminərəlai'zeiʃən, -ri'z-] *n* 矿化(作用);供给矿质(法)

mineralocorticoid [ˌminərələu'kɔ:tikɔid] *n* 盐(肾上腺)皮质激素,矿质(肾上腺)皮质激素

mineralogy [ˌminə'rælədʒi] *n* 矿物学 | **mineralogical** [ˌminərə'lɔdʒikəl] *a* / **mineralogist** *n* 矿物学家

Minerva jacket [mi'nə:və] (Minerva 为罗马智慧女神,此背心酷似她的盔甲,故名) 密涅瓦背心(一种煅石膏背心,包括躯干和头,耳、面在外,用于颈椎骨折和斜颈手术后)

mingin ['mindʒin] *n* 明京(尿中的一种含氮物质)

mingle ['miŋgl] *vt, vi* (使)混合

mini- [构词成分] 极小的,微型的

miniature ['minjətʃə] *n* 雏型,缩样,小型物 *a* 小型的,小规模的 | in ～ 小型的,在小规模上

minify ['minifai] *vt* 缩减,缩小 | **minification** [ˌminifi'keiʃən] *n*

minilaparotomy [ˌminiˌlæpə'rɔtəmi] *n* 小切口开腹术

Mini-Lix ['miniliks] *n* 氨茶碱(aminophylline)制剂的商品名

minim ['minim] *n* 量滴(旧液量单位, =1/60液量打兰,或0.0616ml);微小物 *a* 微小的,最小的

minimal ['miniməl] *a* 最低限度的,最小的

minimize ['minimaiz] *vt* 使减到最少;把…估计得最低 | **minimization** [ˌminimai'zeiʃən, -mi'z-] *n*

minimum ['miniməm] ([复] **minima** ['minimə]) *n*【拉】最小(量),最低(量) *a* 最小的,最低的 | ～ audibile, ～ audible (最小)听阈 / ～ cognoscibile 最小辨视阈 / ～ legibile 最小明视阈 / light ～, ～ visibile 最小明视光度 / ～ sensibile 意识阈,知觉阈 / ～ separable 最小辨距阈

Minin light ['minin] (A. V. Minin) 米宁灯(一种治疗用灯,所发出的光可作紫光与紫外线治疗)

miniplate ['minipleit] *n* 小骨板

Minipress ['minipres] *n* 盐酸哌唑嗪(prazosin hydrochloride)制剂的商品名

Minisporida [ˌmini'spɔ:ridə] *n* 小孢子目

minister ['ministə] *n* 部长

ministry ['ministri] *n* 部(政府部门)

Minitran [minitræn] *n* 硝酸甘油(nitroglycerin)制剂的商品名

minium ['miniəm] *n*【拉】铅丹,四氧化铅,红铅

Minizide ['minizaid] *n* 盐酸哌唑嗪-多噻嗪(prazosin hydrochloride with polythiazide)制剂的商品名

Minkowski-Chauffard syndrome [min'kɔvski ʃəu'fɑ:] (Oskar Minkowski; Anatole-Marie-Emile Chauffard) 遗传性球形红细胞症

Minkowski's figure [min'kɔvski] (Oskar Minkowski) 明科夫斯基值(用数字表示纯肉食时尿中葡萄糖与氮之比,禁食时为2.8:1) | ～ method 明科夫斯基法(用气体扩张结肠后,进行肾触诊检查)

Minocin [mi'nəusin] *n* 盐酸米诺环素,盐酸二甲胺四环素(minocycline hydrochloride)制剂的商品名

minocycline [minəu'saiklain, -kli:n] *n* 米诺环素,二甲胺四环素(抗生素类药) | ~ hydrochloride 盐酸米诺环素,盐酸二甲胺四环素(抗生素类药)

minor ['mainə] *a* 较少的;少数的;不重要的;未成年的;(疾病等)不严重的;(大学中)次要学科的 *n* 未成年者;(大学中)次要学科,选修科

minority [mai'nɔrəti] *n* 未成年;少数;少数民族

Minor's disease ['minɔ:] (Lazar S. Minor) 米诺尔病(中央性脊髓出血) | ~ sign 米诺尔征(坐骨神经痛患者由坐位起立时,以健侧支撑身体,一手置于背后,弯曲患腿,并以健腿保持平衡)

Minot-Murphy diet (treatment) ['mainət 'mə:fi] (George R. Minot; William P. Murphy) 米诺特-墨菲饮食疗法(食物中加生肝或肝精治恶性贫血)

Minot-von Willebrand syndrome ['mainɔt fɔn 'vilibrɑ:nt] (Francis Minot; Erick A. von Willebrand) 迈诺特-冯威勒布兰特综合征(见Willebrand's disease)

minoxidil [mi'nɔksidil] *n* 米诺地尔,长压定,敏乐定(抗高血压药)

mint ['mint] *n* 薄荷 | wild ~ 北美野薄荷,加拿大薄荷

Mintezol ['mintizɔl] *n* 噻苯达唑(thiabendazole)制剂的商品名

minus ['mainəs] *prep* 减(去) *a* 负的,减的 *n* 负数;负号;负量

minute[1] ['minit] *n* 分;分(钟);片刻,[复] 记录 | half a ~ 片刻 / in a ~ 马上,立刻 / the ~ (that) 一…(就) / to the ~ 一分不差,恰好 / up to the ~ 最新的,最新式的

minute[2] [mai'nju:t] *a* 微小的;精密的;详细的 *n* 微(小)体 | double ~s 双微体(无着丝粒染色体断片,为基因放大所创造,并新近才被整合成染色体;双微体是肿瘤标记,提示实体性肿瘤,预后不良)

minuthesis [mi'nju:θisis] *n*【希】感觉器疲劳

MIO minimal identifiable odor 最低可嗅度

mio- [构词成分] 减少,不足,减缩

miocardia [ˌmaiəu'kɑ:diə] *n* 心收缩

Miochol ['maiəkɔl] *n* 氯乙酰胆碱(acetylcholine chloride)制剂的商品名

miodidymus [ˌmaiəu'didiməs] *n* 后顶联胎,枕联双头畸胎

miolecithal [ˌmaiəu'lesiθəl] *a* 少(卵)黄的

mionectic [ˌmaiəu'nektik] *a* 低氧的,少氧的(血)

miophone ['maiəfəun] *n* 肌音听测器

mioplasmia [ˌmaiəu'plæzmiə] *n* 血浆减少

miopragia [ˌmaiəu'preidʒiə] *n* 功能减弱

miopus ['maiəpəs] *n* 单面双头畸胎

miosis [mai'əusis] *n* 瞳孔缩小,缩瞳;成熟分裂,减数分裂;(疾病)减退期 | spastic ~, irritative ~ 痉挛性瞳孔缩小,刺激性瞳孔缩小 | **miotic** [mai'ɔtik] *a* 缩瞳的;减数分裂的 *n* 缩瞳药

miostagmin [ˌmaiəu'stægmin] *n* 微滴(感染动物血清中的一种假设的物质,能与抗原结合降低此混合物的表面张力)

miracidium [ˌmaiərə'sidiəm] ([复] **miracidia** [ˌmaiərə'sidiə]) *n* 毛蚴,纤毛幼虫

miracle ['mirəkl] *n* 奇迹

miraculin [mi'rækjulin] *n* 改味糖蛋白

miraculous [mi'rækjuləs] *a* 不可思议的,奇迹般的,非凡的

Miradon ['mirədɔn] *n* 茴茚二酮(anisindione)制剂的商品名

mirage ['mirɑ:ʒ] *n* 海市蜃楼,幻景;幻想

mire[1] ['maiə] *n* 淤泥 | in the ~ 陷入困境

mire[2] [miə] *n*【法】梯形目标(检眼计臂上数字之一,其影象反射到角膜上,影象改变即可测量散光程度)

mirincamycin hydrochloride [mi'rinkəˌmaisin] *n* 盐酸米林霉素,盐酸

米林可霉素(抗菌药和抗疟药)

mirror [ˈmirə] *n* 镜,返光镜 *vt* 反映,反射 | concave ～ 凹面(返光)镜 / convex ～ 凸面(返光)镜 / frontal ～, head ～ 额镜,头镜 / mouth ～, dental ～ 口腔镜 / nasographic ～ 鼻通气检验镜 / plane ～ 平面(返光)镜

miryachit [miˈriətʃit] *n*【俄】西伯利亚痉跳病

mis-action [misˈækʃən] *n* 行为失检,错误行为(由于自我的正常压抑失去效力所致)

misadventure [ˌmisədˈventʃə] *n* 不幸的事,灾难

misadvise [ˌmisədˈvaiz] *vt* 给…错误的劝告 | **misadvice** [ˌmisədˈvais] *n*

misanthropia [ˌmisænˈθrəupiə], **misanthropy** [misˈænθrəpi] *n* 厌恶人类,厌世,愤世嫉俗,嫌人症

misapply [ˌmisəˈplai] *vt* 误用,滥用 | **misapplication** [ˌmisæpliˈkeiʃən] *n*

misapprehend [ˌmisˌæpriˈhend] *vt* 误解,误会 | **misapprehension** [ˌmisˌæpriˈhenʃən] *n*

misbehave [ˌmisbiˈheiv] *vt* 行为不当,举止不端

misbehavio(u)r [ˌmisbiˈheivjə] *n* 不正当举动(或行为)

misbrand [misˈbrænd] *vt* 贴错(药品、食品等)的标记

miscalculate [misˈkælkjuleit] *vt, vi* 算错 (数量等); 错误地估计 | **miscalculation** [ˌmiskælkjuˈleiʃən] *n*

miscarriage [misˈkæridʒ] *n* (计划等)失败;(孕妇)流产

miscarry [misˈkæri] *vi* (计划等)失败;(孕妇)流产

misce [ˈmisi:] *vt*【拉】混合,混和(符号为M.)

miscegenation [ˌmisidʒiˈneiʃən] *n* 种族(间)通婚

miscellaneous [ˌmisiˈleinjəs] *a* 混杂的,各种各样的

mischance [misˈtʃɑ:ns] *n* 不幸,灾难

mischief [ˈmis-tʃif] *n* 损害,伤害;顽皮,恶作剧

mischievous [ˈmistʃivəs] *a* 有害的;顽皮的,恶作剧的 | ～**ly** *ad* / ～**ness** *n*

miscible [ˈmisibl] *a* 能溶和的,可混合的

misconceive [ˌmiskənˈsi:v] *vt, vi* 误解,(对…)有错误看法(of) | **misconception** [ˌmiskənˈsepʃən] *n*

misconduct [ˌmiskənˈdʌkt] *vt* 对…处置不当 [misˈkɔndəkt] *n* 处置不当;不端的行为 | ～ oneself with 与…通奸

misconstrue [ˌmiskənˈstru:] *vt* 曲解,误解 | **misconstruction** [ˌmiskənˈstrʌkʃən] *n*

miscount [ˌmisˈkaunt] *vt, vi, n* 误算,算错

misdate [ˌmisˈdeit] *vt* 写错日期,弄错日期

misdiagnosis [ˌmisˌdaiəgˈnəusis] *n* 误诊

miserable [ˈmizərəbl] *a* 悲惨的,痛苦的 | **miserably** *ad*

miserere mei [ˌmizəˈrɛəri ˈmeii]【拉】肠扭转;肠绞痛

misery [ˈmizəri] *n* 痛苦,悲惨,不幸

misfortune [misˈfɔ:tʃən] *n* 不幸,灾难

misgive [misˈgiv] (misgave, misgiven) *vt, vi* (使)疑虑(或担心,害怕)

mishap [ˈmishæp] *n* 不幸,灾祸

misidentification [ˌmisaiˌdentifiˈkeiʃən] *n* 错误认同,错认(不能正确认同患者所知的人和物,由于精神模糊或记忆丧失所致) | delusional ～ 妄想性错认(错误认为人或物身心均已改变所致)

misinterpret [ˌmisinˈtə:prit] *vt* 曲解,解释错 | **misinterpretation** [ˌmisinˌtə:priˈteiʃən] *n*

misjudge [misˈdʒʌdʒ] *vt, vi* 判断错,估计错 | **misjudg(e)ment** *n*

mislead [misˈli:d] (misled) *vt* 引入歧途;使误解

mismarriage [ˌmisˈmæridʒ] *n* 不相配的婚姻

mismatch [mis'mætʃ] *vt, n* (使)失配,失谐

mis(o)- [构词成分]厌恶,憎恨

misogamy [mi'sɔgəmi] *n* 厌婚症,婚姻嫌忌 | **misogamist** [mi'sɔgəmist] *n* 厌恶婚姻者

misogyny [mi'sɔdʒini] *n* 厌女症,女人嫌忌

misoneism [ˌmaisəu'ni:izəm] *n* 厌新(症),守旧主义 | **misoneist** *n* 厌新者,守旧者

misonidazole [ˌmaisəu'nidəzəul] *n* 米索硝唑,醚醇硝唑(抗滴虫、抗原虫药)

misoprostol [ˌmaisə'prɔstɔl] *n* 米索前列醇(合成的前列腺素E_1类似物,口服治疗由于长期使用非类固醇性抗炎药物疗法所引起的胃刺激)

misplace [mis'pleis] *vt* 误放

misprint [mis'print] *vt* 印错,误印 ['misˌprint] *n* 印刷错误

mispronounce [ˌmisprə'nauns] *vt, vi* 发错音,读错音 | **mispronunciation** [ˌmisprənʌnsi'eiʃən] *n*

misquote [mis'kwəut] *vt, vi* 错误地引用,误引 | **misquotation** [ˌmiskwəu'teiʃən] *n*

misread [mis'ri:d] (**misread** [mis'red]) *vt* 错读

miss [mis] *vt* 未击中,未达到;未觉察;错过;免于;发觉没有;遗漏(out) *vi* 未击中,失败 *n* 击不中,得不到,达不到;避免 | give sth a ～ 避开某物,略去某物 | **～ed** *a* 稽留的,滞留的

missense ['misˌsens] *n, a* 错义(的)

missexual [mis'seksjuəl] *a* 性平衡失调的

misshape [mis'ʃeip] *vt* 使成畸形 | **～n** *a*

missile ['misail, 'misəl] *n* 投射器;导弹

mission ['miʃən] *n* 代表团;慈善机构;使命,任务 *vt* 派遣

mist [mist] *n* 雾;迷糊不清;眼翳 *vt, vi* (使)变得模糊

mist. mistura【拉】合剂

mistake [mis'teik] (mistook, mistaken) *vt, vi* 弄错;估计错 *n* 错误;误会;过失 | and no ～ 无疑地,的确 / by ～ 错误地 / make no ～ 切莫怀疑,别弄错 / ～ for 误认为,错认为 | **mistakable** *a* 易弄错的,易误解的

mistaken [mis'teikən] mistake的过去分词 *a* 错误的,弄错的

mistime [mis'taim] *vt* 使…不合时宜;估计错…的时间

mistletoe ['misəltəu] *n* 槲寄生,槲寄生属植物

mistranslate [ˌmistræns'leit] *vt* 错译,误译 | **mistranslation** [ˌmistræns'leiʃən] *n*

mistrust [mis'trʌst] *n, vt, vi* 不信任,不相信,怀疑 | **～ful** *a*

mistura [mis'tjuərə] *n*【拉】合剂(符号为M.) | ～ cretae 白垩合剂 / ～ glycyrrhizae composita 复方甘草合剂,棕色合剂 / ～ oleobalsamica 油香树脂合剂 / ～ pectoralis 祛痰合剂,舒胸合剂

misty ['misti] *a* 有雾的;模糊的

misunderstand [ˌmisʌndə'stænd] (misunderstood) *vt* 误会,误解 | **～ing** *n*

misuse [mis'ju:z] *vt* 误用,滥用 [mis'ju:s] *n* 误用,滥用

MIT monoiodotyrosine 一碘酪氨酸

Mit. mitte【拉】送,发

mitapsis [mi'tæpsis] *n* 染色质粒融合

mitchella [mi'tʃelə] *n* 挛果藤(曾用作子宫收缩药)

Mitchell operation ['mitʃəl] (Charles L. Mitchell) 米切尔手术(为矫正踇外翻而对第一跖骨做远侧骨切除手术)

Mitchell's disease ['mitʃəl] (Silas W. Mitchell) 红斑性肢痛病 | ～ treatment 米切尔疗法(通过绝对卧床休息、按摩、电疗等治神经衰弱、癔病等)

mite [mait] *n* 螨 | auricular ～ 耳螨 / bird ～, chicken ～, poultry ～ 鸟螨,鸡螨(即鸡皮刺螨Dermanyssus gallinae) / borrowing ～ 疥螨 / cheese ～ 长食酪螨(即Tyrophagus longior) / copra ～ 长粉螨(即卡氏食酪螨Tyrophagus castellani) / depluming ～ 弃羽螨(即鸡疥螨Knemidokoptes gallinae) / face ～ 脸螨(即毛囊蠕螨Demodex folliculorum) / flour ～ 粉螨,蛘螨(即粗脚食酪螨Tyrophagus farinae) / fowl ～ 鸡螨 / hair follicle ～ 毛囊螨(即毛囊蠕螨Demodex folliculorum) / harvest ～ 秋蜱 / itch ～ 疥螨 / kedani ～ 红恙螨(即Trombicula akamushi) / louse ～, straw ～ 虱螨 / mange ～ 兽疥螨 / meal ～ 蛘螨 / mouse ～ 鼠螨 / mower's ～, red ～ 恙螨 / onion ～ 洋葱螨(即Acarus rhyzoglypticus hyacinthi) / rat ～ 鼠螨,刺脂螨 / scab ～ 痒螨 / spider ～ 革螨 / spinning ～ 刺螨(即苜蓿苔螨Bryobia praetiosa) / tropical fowl ～ 囊禽刺螨(即Ornithonyssus bursa) / tropical rat ～ 热带鼠螨(即柏氏禽刺螨Ornithonyssus bacoti)

mitella [mai'telə] *n*【拉】臂吊带,臂悬带

Mithracin ['miθrəsin] *n* 光辉霉素(mithramycin)制剂的商品名

mithramycin [ˌmiθrə'maisin] *n* 光辉霉素(即普卡霉素plicamycin,抗肿瘤抗生素)

mithridatism ['miθriˌdeitizəm] *n* 人工耐毒法(日常服用逐渐增量的毒物而获得对毒物的耐受性)

miticidal [ˌmaiti'saidl] *a* 杀螨的,杀疥虫的

miticide ['maitisaid] *n* 杀螨药,杀疥虫药

mitigate ['mitigeit] *vt, vi* (使)缓和;(使)镇静;(使)减轻 | **mitigation**[ˌmiti'geiʃən] *n* / **mitigative** ['mitigətiv], **mitigatory** ['mitigətəri] *a* / **mitigator** ['mitigeitə] *n* 缓和剂

mitis ['maitis] *a*【拉】轻的,缓和的

mito- [构词成分] 线

mitochondrial ATPase [ˌmaitəu'kɔndriəl eiti:'pi:eis] 线粒体腺苷三磷酸酶,H^+-转运腺苷三磷酸合酶

mitochondrion [ˌmaitə'kɔndriɔn] ([复] **mitochondria** [ˌmaitə'kɔndriə]) *n* 线粒体(细胞质中的一种细胞器) | **mitochondrial** [ˌmaitə'kɔndriəl] *a*

mitocromin [ˌmaitə'krəumin] *n* 丝裂霉素(抗肿瘤抗生素)

mitogen ['maitədʒən] *n* 有丝分裂原,分裂素 | pokeweed ～ 美洲商陆有丝分裂原

mitogenesia [ˌmaitəudʒi'ni:ziə] *n* 有丝分裂发生

mitogenesis [ˌmaitəu'dʒenisis] *n* 有丝分裂发生;促有丝分裂(作用) | **mitogenetic** [ˌmaitəudʒi'netik] *a*

mitogenic [ˌmaitəu'dʒenik] *a* 促有丝分裂的

mitokinetic [ˌmaitəukai'netik] *a* 有丝分裂动能的

mitomalcin [ˌmaitəu'mælsin] *n* 米托马星,丝裂马菌素(抗肿瘤抗生素)

mitome ['maitəum] *n* 原生质网,胞质网丝

mitomycin [ˌmaitəu'maisin] *n* 丝裂霉素(抗肿瘤抗生素)

mitoplasm ['maitəˌplæzəm] *n* 核染质

mitoschisis [mai'tɔskisis] *n* 有丝分裂,(间接)核分裂

mitosin ['maitəsin] *n* (核)分裂激素

mitosis [mai'təusis] ([复] **mitoses** [mai'təusi:z]) *n* 有丝分裂(细胞间接分裂的一种方法) | heterotypic ～ 异型有丝分裂 / homeotypic ～ 同型有丝分裂 / pathologic ～ 病理性有丝分裂 / pluripolar ～, multicentric ～ 多极有丝分裂 | **mitotic** [mai'tɔtik] *a*

mitosome ['maitəsəum] *n* 纺锤剩体(从在先的有丝分裂的纺锤体纤维中所形成的小体)

mitosper ['maitəspə] *n* 米托司培,丝裂帕菌素(抗肿瘤药)

mitospore ['maitəspɔː] *n* 有丝分裂孢子

mitotane ['maitətein] *n* 米托坦，邻对滴滴滴，邻氯苯对氯苯二氯乙烷(抗肿瘤药)

mitoxantrone hydrochloride [ˌmaitəu'zæntrəun] 盐酸米托蒽醌(一种蒽二酮族抗肿瘤药，静脉内给药，治疗急性非淋巴细胞白血病)

mitral ['maitrəl] *a* 僧帽状的；僧帽瓣的，左房室瓣的

mitralism ['maitrəlizəm] *n* 左房室瓣病素质

mitralization [ˌmaitrəlai'zeiʃən, -li'z-] *n* 左房室瓣狭窄阴影(X线片上)

Mitsuda antigen ['mitsuˌdɑː] (Kensuke Mitsuda 健辅光田) 光田抗原，麻风菌素 | ~ reaction 光田反应，麻风菌素晚期反应(皮内注射麻风菌素后3～4周，在注射部位出现丘疹结节损害，这表示对麻风杆菌的细胞免疫，而不是感染麻风杆菌) / ~ test 光田试验，麻风菌素试验(即lepromin test，见test项下相应术语)

mittelschmerz ['mitəlʃmɛəts] *n* 【德】经间痛

mittor ['mitə] *n* 神经传器，神经元接头

Mivacron ['maivəˌkrɔn] *n* 米伐氯铵(mivacurium chloride)制剂的商品名

mivacurium chloride [ˌmaivə'kjuəriəm] 米伐氯铵(一种短时间非去极化神经肌肉阻断剂，静脉内给药，用作全身麻醉的辅助剂，便于气管插管及在机械通气时促使骨骼肌松弛)

mix [miks] *vt, vi* (使)混合；(使)混和；配制，调制 *n* 混合(物)，搀和(物) | ~ up 搅匀，拌和，混淆 | **~ed** *a* 混合性的

mixidine ['miksidiːn] *n* 米克昔定，米克西定，二甲氧苯乙亚氨甲基吡咯烷(冠状血管扩张药)

mixoscopia [ˌmiksə'skəupiə] *n* 性交窥视癖

mixotroph ['miksətrəuf] *n* 兼养微生物

mixotrophic [ˌmiksə'trɔfik] *a* 混合营养的，兼养的

Mixtard ['mikstɑːd] *n* 混合注射液(商品名，含30％胰岛素注射液〈普通胰岛素〉和70％低精蛋白锌胰岛素混悬液)

mixture ['mikstʃə] *n* 合剂，混合物 | A. C. E. ~ ACE合剂(乙醇、氯仿、乙醚混合而成) / brown ~ 棕色合剂，复方甘草合剂(镇咳祛痰药) / chalk ~ 白垩合剂 / expectorant ~, pectoral ~ 祛痰合剂 / racemic ~ 消旋(混合)物 / T.-A. ~, toxin-antitoxin ~ 毒素抗毒素合剂 / triple dye-soap ~ 三重染料肥皂合剂

Miyagawanella [ˌmaijəˌgeiwə'nelə] (Yoneji Miyagawa 宫川米次) *n* 宫川体属

Miyasato disease [ˌmiːjɑː'sɑːtəu] (Miyasato为先证者的姓氏) α_2-抗血纤维蛋白酶缺乏症

MK monkey lung 猴肺(细胞培养)

MKS meter-kilogram-second system 米千克秒制

mL, ml 毫升(milliliter)的符号

μl 微升(microliter)的符号

MLA mento-laeva anterior 颏左前(胎位); Medical Library Association 医学图书馆协会

MLBW moderately low birth weight (infant) 中等低出生体重(儿)

MLC mixed lymphocyte culture 混合淋巴细胞培养

MLD median lethal dose 半数致死量; minimum lethal dose 最小致死量

MLNS mucocutaneous lymph node syndrome 粘膜皮肤淋巴结综合征

MLP mento-laeva posterior 颏左后(胎位)

MLR mixed lymphocyte reaction 混合淋巴细胞反应

MLT mento-laeva transversa 颏左横(胎位)

MM mucous membranes 粘膜

mM 毫摩尔(millimolar)的符号

μM 微摩尔(micromolar)的符号

mm 毫米(millimeter)的符号

mμ 毫微米(millimicron)的符号

μm 微米(micrometer)的符号

mμCi millimicrocurie 毫微居里(10^{-9}Ci, 见nanocurie)

$\mu\mu$Ci micromicrocurie 微微居里(10^{-12} Ci, 见picocurie)

mmHg millimeter of mercury 毫米汞柱

MMIHS megacystis-microcolon-intestinal hypoperistalsis syndrome 巨膀胱-小结肠-肠蠕动迟缓综合征

MMPI Minnesota Multiphasic Personality Inventory 明尼苏达多相人格调查表

MMR measles-mumps-rubella (vaccine) 麻疹-腮腺炎-风疹(疫苗)

Mn 元素锰(manganese)的符号

M'Naghten (McNaughten) rule [mək'nɔ:tən] 麦克诺登原则(精神病患者不负刑事责任的原则。M'Naghten为英国一精神病患者,1843年病发时杀人,法庭判其无罪。此原则现仍在美国司法中沿用)

mnemism ['ni:mizəm] *n* (细胞)记忆印迹学说(见mnemic theory, 见theory项下相应术语)

mnemonic [ni(:)'mɔnik], **mnemic** ['ni:mik] *a* 记忆的

mnemonics [ni(:)'mɔniks] *n* 记忆术;[用作复]记忆力培养法

mnemotechnics [ˌni:mə'tekniks] *n* 记忆术

MO Medical Officer 医官

Mo 元素钼(molybdenum)的符号

Moban ['məubən] *n* 盐酸吗茚酮(molindone hydrochloride)制剂的商品名

mobile ['məubail] *a* 可(活)动的,流动的;易变的

Mobilina [ˌməubi'lainə] *n* 游动亚目

mobility [məu'biləti] *n* 可动性,移动性;移动度,迁移率 | electrophoretic ~ 电泳泳动度

mobilization [ˌməubilai'zeiʃən, -li'z-] *n* (使)活动法,松动术;动员 | stapes ~ 镫骨松动术(治聋)

mobilize ['məubilaiz] *vt* 动员;使活动,松动 *vi* 动员 | **mobilizable** ['məubilaizəbl] *a* 可活动的,可移动的

mobilometer [ˌməubi'lɔmitə] *n* 淌度计(量液体的稠度)

Mobiluncus [ˌməubi'lʌŋkəs] *n* 游动钩菌属

Möbius' disease ['mi:biəs] (Paul J. Möbius) 默比厄斯病(周期性偏头痛兼眼肌麻痹) | ~ sign 默比厄斯征(突眼性甲状腺肿时,左右眼球不能聚合于一定位置) / ~ syndrome 默比厄斯综合征(脑神经运动核发育不全或先天萎缩,特征为先天性双侧面瘫,兼有单侧或双侧眼外展肌麻痹,有时伴脑神经特别是动眼神经、三叉神经和舌下神经受累及肢体异常)

MOCA methotrexate, Oncovin, cyclophosphamide, and Adriamycin 甲氨蝶呤-长春新碱-环磷酰胺-阿霉素(联合化疗治癌方案)

moccasin ['mɔkəsin] *n* 噬鱼蝮蛇

mocezuelo [ˌməusi'zweiləu] *n*【墨】新生儿牙关紧闭,新生儿破伤风

mock-up ['mɔkʌp] *n* 模型机(供试验或教学用)

modal ['məudl] *a* 形式的;形态的;方式的;(统计学中)众数的

modaline ['mɔdəli:n] *n* 莫达林,甲哌吡嗪,2-甲基-3-哌啶基吡嗪(抗抑郁药)

modality [məu'dæləti] *n* 形式,方式;药征;用药程式(顺势疗法派所用的名词);感觉体(如味觉)

mode [məud] *n* 方式;样式,风尚;众数(在统计学上指在一个变异曲线中频率最高的值)

model ['mɔdl] *n* 模式,模型;模范;样式 *vt, vi* 作(…的)模型 | animal ~ 动物模型

modeling ['mɔdliŋ] *n* 造型(一种行为矫正法,指导病人模仿他人的行为)

moderate ['mɔdərit] *a* 中等的,适度的,

温和的;有节制的 *n* 稳健派 [ˈmɔdəreit] *vt, vi* (使)变和缓;(使)减轻

moderation [mɔdəˈreiʃən] *n* 适度,中等;缓和,节制 | in ~ 适中地,有节制地

moderator [ˈmɔdəreitə] *n* 缓和器;减速器;调节者;调节子;减速剂(核化学和核物理学中的一种物质,如石墨或铍,以减缓亚原子粒子流或辐射)

Moderil [ˈmɔdəril] *n* 瑞西那明(rescinnamine)制剂的商品名

modern [ˈmɔdən] *a* 现代的,近代的;时新的 *n* 现代人

modernize [ˈmɔdənaiz] *vt, vi* (使)现代化 | **modernization** [ˌmɔdənaiˈzeiʃən, -niˈz-] *n* 现代化

modest [ˈmɔdist] *a* 谦虚的;不过分的;少量的;朴素的;羞怯的 | ~**ly** *ad*

modesty [ˈmɔdisti] *n* 谦逊;节制;朴素;羞怯

modicum [ˈmɔdikəm] *n* 一小部分;少量

modification [ˌmɔdifiˈkeiʃən] *n* 矫正,改变 | behavior ~ 行为矫正,行为改变 / racemic ~ 外消旋(变)体

modificatory [ˈmɔdifiˌkeitəri] *a* 缓和的;减轻的;更改的

modifier [ˈmɔdifaiə] *n* 变更者;修改者;[复] 变更因子,变更基因,修饰因子,修饰基因(多因子,多基因)

modify [ˈmɔdifai] *vt* 缓和;减轻;修改 | **modifiable** [ˈmɔdifaiəbl] *a* 可缓和的;可更改的

modioliform [ˌməudiˈəulifɔːm] *a* 轴状的,毂状的

modiolus [məuˈdaiələs] *n*【拉】蜗轴

modish [ˈməudiʃ] *a* 时髦的,流行的 | ~**ly** *ad*

Mod. praesc. modo praescripto【拉】依指示方式

modulate [ˈmɔdjuleit] *vt* 调整,调节,适应;调制

modulation [ˌmɔdjuˈleiʃən] *n* 调节,调整,适应 | antigen ~ 抗原调节

modulator [ˌmɔdjuˈleitə] *n* 调节者;调制器,调幅器;调质

Moduretic [ˌmɔdjuˈretik] *n* 盐酸阿米洛利-氢氯噻嗪(amiloride hydrochloride with hydrochlorothiazide)制剂的商品名

MODY maturity-onset diabetes of youth 青年成熟期突发型糖尿病

Moebius [ˈmiːbiəs] 见Möbius

Moeller-Barlow disease [ˈmelə bɑːləu] (J. O. L. Moeller; Thomas Barlow) 默勒-巴洛病(佝偻病时骨膜下血肿)

Moeller's glossitis [ˈmelə] (Julius O. L. Moeller) 默勒舌炎,慢性舌乳头炎,光滑舌

Moeller's reaction [ˈmelə] (Afred Moeller) 默勒反应(鼻内结核菌素反应)

Moenckeberg[ˈmenkibəːg] 见Mönckeberg

Moentjang tina 桐油中毒

Moe plate [məu] (John H. Moe) 莫氏板(股骨转子间骨折内固定的一种不锈钢板)

Moerner-Sjöqvist method (test) [ˈməːnə ˈsjekvist] (Carl T. Moerner; John A. Sjöqvist) 默尔纳-斯耶克维斯特法(试验)(检尿中脲)

mogi- [构词成分] 困难

mogiarthria [mɔdʒiˈɑːθriə] *n* 发声困难

mogilalia [mɔdʒiˈleiliə] *n* 出语困难,口吃

mogiphonia [mɔdʒiˈfəuniə] *n* 发声困难

Mohrenheim's fossa [ˈmɔrənhaim] (J. J. F. von Mohrenheim) 锁骨下窝

Mohr's test [mɔə] (Francis Mohr) 莫尔试验(检胃内容物的盐酸)

Mohr syndrome [mɔr] (Otto L. Mohr) 莫尔综合征(一种常染色体隐性遗传病,特征为短指〈趾〉、指〈趾〉弯曲、多指〈趾〉、并指〈趾〉及双侧踇趾多并畸形,颅、面、舌、腭及下颌骨异常,并有发作性神经肌肉紊乱。亦称口-面-指〈趾〉综合征Ⅱ型)

Mohs hardness number [məuz] (Friedrich Mohs) 莫氏硬度值

Mohs' technique (chemosurgery, surgery) [məuz] (Frederic Edward Mohs) 莫氏技术(化学外科、外科)(一种切除皮肤瘤的化学外科术)

moiety ['mɔiəti] *n* 等分,一半;一部分 | carbohydrate ~ 碳水化物部分 / corrin ~ 咕啉部分

moist [mɔist] *a* 湿的,湿性的;有分泌物的

moisten ['mɔisn] *vt* 弄湿 *vi* 变潮湿

moisture ['mɔistʃə] *n* 湿气,潮湿;湿度;水分,含水量

moisturize ['mɔistʃəraiz] *vt, vi* (使)增加水分,(使)恢复水分

mol [məul] *n* 摩尔,克分子,模

molal ['məuləl] *a* (重量)摩尔的,(重量)克分子的,重模的(符号为*m*) | **~ity** [məu'læləti] *n* 重量摩尔浓度,重量克分子浓度,重模浓度

molar[1] ['məulə] *a* (容积)摩尔的,(容积)克分子的,容模的 *n* 摩尔浓度,克分子浓度(符号为M, mol或*M*) | **~ity** [məu'læriti] *n* 容积摩尔浓度,容积克分子浓度,容模浓度

molar[2] ['məulə] *a* 磨的;磨牙的;块的;胎块的 *n* 磨牙(符号为M) | impacted ~ 阻生磨牙 / mulberry ~ 桑椹状磨牙 / sixth-year ~ 第一恒磨牙,六岁磨牙 / third ~ 第三磨牙 / twelfth-year ~ 第二恒磨牙,十二岁磨牙

molariform [məu'lærifɔ:m] *a* 磨牙形的

molaris [məu'leiris] *a* 宜磨的 *n* 磨牙 | ~ tertius 第三磨牙

molasses [mə'læsiz] *n* 糖蜜 | sugarhouse ~ 糖浆 / West India ~ 西印度糖蜜

molc molar concentration 容积摩尔浓度,容积克分子浓度,容模浓度

mold[1] [məuld] *n* 模型,铸模 *vt* 对…产生影响;形成

mold[2] [məuld] *n* 霉,霉菌 *vt, vi* (使)发霉 | slime ~ 粘菌 / white ~ 白霉

molding ['məuldiŋ] *n* 塑型,造型;(分娩时)胎头变形 | border ~, tissue ~ 边缘整塑,组织整塑 / compression ~ 压迫塑型 / injection ~ 注入整塑

moldy ['məuldi] *a* 发霉的

mole[1] [məul] *n* 胎块;痣 | blood ~ 血性胎块 / false ~ 假胎块 / fleshy ~ 肉样胎块 / hairy ~ 毛痣 / hydatid ~, hydatidiform ~, cystic ~, vesicular ~ 水泡状胎块,葡萄胎 / invasive ~, malignant ~, metastasizing ~ 侵袭性葡萄胎,恶性葡萄胎,绒(毛)膜腺瘤 / pigmented ~ 色(素)痣 / stone ~ 石化胎块 / true ~ 真性胎块 / tubal ~ 输卵管胎块

mole[2] [məul] *n* 摩尔,克分子(量),克模

molecular [məu'lekjulə] *a* 分子的 | **~ity** [məuˌlekju'lærəti] *n* 分子性,分子状态;分子数

molecule ['mɔlikju:l] *n* 分子 | cell interaction (CI) ~s, CI ~s 细胞相互作用因子(细胞相互作用基因的产物) / diatomic ~ 二原子分子 / hexatomic ~ 六原子分子 / monatomic ~ 单原子分子 / nonpolar ~ 无极分子 / polar ~ 有极分子 / tetratomic ~ 四原子分子 / triatomic ~ 三原子分子

molilalia [ˌmɔli'leiliə] *n* 出语困难,口吃

molimen [mə'laimən] ([复] **molimina** [mə'liminə]) *n* 【拉】功能紧张,违和

molindone hydrochloride [mə'lindəun] 盐酸吗茚酮,盐酸吗啉吲酮(抗精神病药)

Mol-Iron [məul 'aiən] *n* 硫酸亚铁(ferrous sulfate)制剂的商品名

Molisch's test (reaction) ['mɔliʃ] (Hans Molisch) 莫利施试验(反应)(检尿葡萄糖、尿蛋白质)

mollescuse [mɔ'leskju:s] *n* 软化

Mollicutes [ˌmɔli'kjuti:z] *n* 柔膜体纲

mollify ['mɔlifai] *vt* 平息,使平静;使软;

缓和,减轻 | **mollification** [ˌmɔlifi'keiʃən] *n*

mollin ['mɔlin] *n* 软皂脂(一种含甘油肥皂脂肪的外用润滑基质)

mollities [mɔ'liʃii:z] *n*【拉】软化

Moll's glands [mɔl] (Jacob A. Moll) 结膜睫腺

mollusc ['mɔləsk] *n* 软体动物

Mollusca [mɔ'lʌskə] *n* 软体动物门

molluscacidal [mɔˌlʌskə'saidl] *a* 灭螺的,灭软体动物的

molluscacide [mɔ'lʌskəsaid], **molluscicide** [mɔ'lʌsisaid] *n* 灭螺剂,软体动物杀灭剂

molluscum [mɔ'lʌskəm] *n*【拉】软疣 | ~ contagiosum 传染性软疣 | **molluscous** [mɔ'lʌskəs] *a*

mollusk ['mɔləsk] *n* 软体动物

Moloney test [mə'ləuni] (Peter J. Moloney) 莫洛尼试验(测对白喉类毒素的迟发型敏感性:皮内注射0.1ml 1∶10的白喉类毒素至前臂内侧,12～24h红肿硬结大于12mm者为阳性,亦称类毒素反应)

molt [məult] *vi, vt, n* 蜕皮;换羽

molten ['məultən] melt的过去分词 *a* 熔融的,熔化的

molting ['məultiŋ] *n* 蜕皮;换羽

Mol wt molecular weight 分子量

molybdate [mɔ'libdeit] *n* 钼酸盐

molybdenosis [mɔˌlibdi'nəusis] *n* (慢性)钼中毒

molybdenum [mɔ'libdinəm] *n* 钼(化学元素)

molybdic [mɔ'libdik] *a* 钼的,六价钼的 | ~ acid 钼酸

molybdoenzyme [mɔˌlibdə*u*'enzaim] *n* 钼酶

molybdoflavoprotein [mɔˌlibdə*u*'fleivə*u*ˌprəuti:n] *n* 钼黄素蛋白

molybdoprotein [mɔˌlibdə*u*'prəuti:n] *n* 钼蛋白

molybdopterin [ˌmɔlib'dɔptərin] *n* 钼蝶呤

molybdous [mɔ'libdəs] *a* 亚钼的,四价钼的

moment ['məumənt] *n* 时刻,瞬间;重大;阶段;力矩 | at any ~ 在任何时候,随时 / at the ~ 此刻;那时 / for the ~ 暂时,目前 / in a ~ 立即,立刻 / never(或not) for a ~ 决不,从来没有 / of the ~ 此刻,现在 / on(或upon) the ~ 立刻,马上 / the ~ 一…(就…),正当…的一刹那间 / to the ~ 恰好,不差片刻

momentary ['məuməntəri] *a* 瞬间的,短暂的 | **momentarily** ['məuməntərili, ˌməumən'terili] *ad*

momentous [mə*u*'mentəs] *a* 重大的,重要的 | ~**ly** *ad* / ~**ness** *n*

momentum [mə*u*'mentəm] ([复] **momentums** 或 **momenta** [mə*u*'mentə]) *n*【拉】冲力;力量;动量

mometasone furoate [mɔ'metəˌsəun] 糠酸莫米松(合成皮质类固醇,局部用于缓解皮质类固醇反应性皮病时的炎症及瘙痒症)

monacid [mɔ'næsid] *a* 一元酸的,一价酸的

Monaco ['mɔnəkəu] *n* 摩纳哥[欧洲]

monad ['mɔnæd] *n* 单胞(原)虫,单胞(球)菌;一价物,一价基;单体,单倍体数(减数分裂时四体的一部分) | ~**ic(al)** [mɔ'nædik(əl)] *a*

Monadidae [mɔ'nædidi:] *n* 纤毛滴虫属

monadin ['mɔnədin] *n* 纤毛滴虫

Monadina [ˌmɔnə'dainə] *n* 纤毛滴虫属

Monakow's syndrome [mɔ'nɑ:kɔv] (Constantin von Monakow) 莫纳科夫综合征(脉络膜前动脉闭塞时损伤的对侧出现偏瘫,有时伴偏身麻木和偏盲) / ~ theory 莫纳科夫学说,神经功能联系不能 / ~ tract (bundle, fasciculus) 红核脊髓束

Monaldi's drainage [mɔ'nældi] (V. Monaldi) 莫纳迪引流法(用吸引引流法引流肺结核空洞)

monamide [mɔ'næmid] *n* 一酰胺

monamine [mɔ'næmin] *n* 一元胺,单胺
monaminergic [mɔˌnæmi'nəːdʒik] *a* 单胺能的
monamino acid [mɔ'næminəu] 一氨基酸
monangle ['mɔnæŋgl] *a* 单角形的 *n* 单角器(牙科)
monarthric [mɔ'nɑːθrik], **monarticular** [ˌmɔnɑː'tikjulə] *a* 单关节的
monarthritis [ˌmɔnɑː'θraitis] *n* 单关节炎 | ~ deformans 变形性单关节炎
Monas ['məunəs] *n* 单胞菌属;滴虫属
monaster [mɔ'næstə] *n* 单星体(有丝分裂前期结束时出现)
monathetosis [ˌmɔnæθi'təusis] *n* 单肢(手足)徐动症
monatomic [ˌmɔnə'tɔmik] *a* 一价的;一价碱的;一原子的
monauchenos [mɔ'nɔːkinəs] *n* 单颈联胎,单颈双头畸胎
monaural [mɔ'nɔːrəl] *a* 单耳的
monavalent [mɔ'nævələnt] *a* 一价的,单价的
monavitaminosis [ˌmɔnəˌvaitəmi'nəusis] *n* 单维生素缺乏病
monaxon [mɔ'næksɔn] *n* 单轴神经元 | ~ic [ˌmɔnæk'sɔnik] *a*
Mönckeberg's arteriosclerosis (calcification, degeneration, mesarteritis, sclerosis) ['menkəbəːg] (Johann G. Mönckeberg) 门克伯格动脉硬化(钙化、变性、动脉中层炎、硬化)(动脉中层硬化,伴有钙质广泛沉着)
Monday ['mʌndi] *n* 星期一 | ~**s** *ad* 每星期一
mondial ['mɔndiəl] *a* 全世界范围的
Mondonesi reflex [ˌmɔndə'neizi] (Filippo Mondonesi) 蒙多内西反射,眼球颜面反射(bulbomimic reflex, 见reflex项下相应术语)
Mondor's disease ['mɔndɔː] (Henri Mondor) 蒙道尔病(胸部的皮下大静脉炎)
monecious [mə'niːʃəs] *a* 雌雄同株的;雌雄同体的
monensin [mə'nensin] *n* 莫能星,莫能菌素,莫能菌酸(兽用抗细菌、抗真菌和抗原虫的抗生素)
moner ['məunə] *n* 无核原生质团
Monera [məu'niərə] *n* 无核原虫类,原核原虫类
monerula [mə'nerjulə] ([复] **monerulae** [mə'nerjuliː]) *n* 无核裂卵
monesia [mə'niːziə] *n* 【拉】巴西金叶树浸膏(收敛健胃药)
monesthetic [ˌmɔnis'θetik] *a* 单感觉的
monestrous [mɔ'nestrəs] *a* 一次动情(期)的,单动情性的(每年仅有一次求偶期的)
Monge's disease ['mɔnge] (Carlos Monge) 蒙盖病,慢性高山病
Mongolia [mɔŋ'gəuljə] *n* 蒙古[亚洲]
Mongolian [mɔŋ'gəuljən] *a* 蒙古的;蒙古人的;蒙古语的 *n* 蒙古人;蒙古语
mongolian [mɔŋ'gəuljən] *a* 先天愚型的,伸舌样白痴的
mongolism ['mɔŋgəlizəm] *n* 先天愚型,伸舌样白痴(即唐氏综合征,见Down's syndrome) | translocation ~ 易位先天愚型,易位伸舌样白痴(见syndrome项下translocation Down syndrome)
Mongoloid ['mɔŋgəlɔid] *a* 蒙古人种的;蒙古人的,蒙古族的 *n* 蒙古族
mongoloid ['mɔŋgəlɔid] *a* 先天愚型样的 *n* 先天愚型样者
Moniezia [ˌmɔni'iːziə] *n* 蒙尼茨(绦虫)属
monilated ['mɔniˌleitid] *a* 念珠状的
monilethrix [mə'niliθriks] *n* 串珠形发
Monilia [mə'niliə] *n* 念珠菌属(旧名,现称Candida);丛梗孢属
Moniliaceae [məˌnili'eisiː] *n* 丛梗孢科,念珠菌科
monilial [mə'niliəl] *a* 念珠菌的
Moniliales [məˌnili'eiliːz] *n* 丛梗孢目,念珠菌目
moniliasis [mɔni'laiəsis], **moniliosis**

[mə,nili'əusis] *n* 念珠菌病

moniliform [mə'nilifɔ:m] *a* 念珠形的

Moniliformis [mə,nili'fɔ:mis] *n* 念珠棘虫属

moniliid [mə'niliid] *n* 念珠菌疹

Monistat ['məunistæt] *n* 咪康唑(miconazole)制剂的商品名

monition [məu'niʃən] *n* 劝告,警告;预兆

monitor ['mɔnitə] *n* (学校的)班长;劝告(警告)者;监听器,监视器;放射量探测器;监护员;(病人)监护仪 *vt, vi* 检验;监视,监听,监护,监控

monkey ['mʌŋki] *n* 猴,猿 | rhesus ～ 罗猴,恒河猴,猕猴(即Macaca mulatta)

monkeypox ['mʌŋkipɔks] *n* 猴痘

Monneret's pulse [mɔnə'rei] (Jules A. E. Monneret) 蒙讷雷脉(迟软而洪,见于黄疸时)

mon(o)- [构词成分] 单,一

monoacid [,mɔnə'æsid] *a* 一价酸的,一元酸的 *n* 一元酸

monoacylglycerol [,mɔnəu,æsil'glisərɔl] *n* 单酰基甘油,单酸甘油酯

monoacylglycerol lipase [,mɔnəu,æsil'glisərɔl 'laipeis] 单酰基甘油脂(肪)酶

monoamide [,mɔnəu'æmaid] *n* 一酰胺

monoamine [,mɔnəuə'mi:n, -'æmin] *n* 单胺

monoamine oxidase [,mɔnəuə'mi:n 'ɔksideis] 单胺氧化酶,胺氧化酶(含黄素)

monoaminergic [,mɔnəu,æmi'nə:dʒik] *a* 单胺能的

monoaminodicarboxylic acid [,mɔnəu,æminəudaikɑ:bɔk'silik] 一氨基二羧酸

monoaminodiphosphatide [,mɔnəu,æminəudai'fɔsfətaid] *n* 一氨二磷脂

monoaminomonocarboxylic acid [,mɔnəuæminəu,mɔnəukɑ:bɔk'silik] 一氨基一羧基酸

monoaminomonophosphatide [,mɔnəu,æminəu,mɔnə'fɔsfətaid] *n* 一氨一磷脂

monoamnionic [,mɔnəu,æmni'ɔnik] *a* 单羊膜的,一卵性的

monoanesthesia [,mɔnəu,ænis'θi:zjə] *n* 单麻木,局部麻木

monoarticular [,mɔnəuɑ:'tikjulə] *a* 单关节的

monoatomic [,mɔnəuə'tɔmik] *a* 单原子的

monobacillary [,mɔnəubə'siləri], **monobacterial** [,mɔnəubæk'tiəriəl] *a* 单杆菌的,一种杆菌的

monobasic [,mɔnəu'beisik] *a* 一价碱的,一元碱的 | ～ acid 一元酸

monobenzone [,mɔnə'benzəun] *n* 莫诺苯宗,对苄氧酚(脱色剂)

monoblast ['mɔnəublæst] *n* 成单核细胞,原(始)单核细胞

monoblastoma [,mɔnəublæs'təumə] *n* 成单核细胞瘤

monoblepsia [,mɔnəu'blepsiə] *n* 单眼视(症);单色视(觉)

monobrachia [,mɔnəu'breikiə] *n* 单臂畸形

monobrachius [,mɔnəu'breikiəs] *n* 单臂畸胎

monobromated [,mɔnəu'brəumeitid] *a* 一溴化的

monobromophenol [,mɔnəu,brəumə'fi:nɔl] *n* 一溴酚,一溴苯酚

monocalcic [,mɔnəu'kælsik] *a* 一钙的

monocarboxylic acid [,mɔnəu,kɑ:bɔk'silik] 一元羧酸

monocardian [mɔnəu'kɑ:diən] *a* 单腔心的(如鲨鱼)

monocelled ['mɔnəuseld], **monocellular** [,mɔnəu'seljulə] *a* 单细胞的

monocephalus [,mɔnəu'sefələs] *n* 单头联胎

Monocercomonoides [,mɔnəu,sə:kəməu'nɔidi:z] *n* 类单鞭滴虫属

monochloride [,mɔnəu'klɔ:raid] *n* 一

氯化物

monochloroacetic acid [ˌmɔnəuˌklɔ(:)rəuə'si:tik] 一氯乙酸,一氯醋酸

monochlorothymol [ˌmɔnəuˌklɔ:rə'θaimɔl] *n* 氯麝酚(抗菌药)

monochord ['mɔnəukɔ:d] *n* 单音(测听)弦

monochorea [ˌmɔnəukɔ'riə] *n* 单(肢)舞蹈病,局部舞蹈病

monochorionic [ˌmɔnəuˌkɔ:ri'ɔnik], **monochorial** [ˌmɔnəu'kɔ:riəl] *a* 单绒(毛)膜的(双胎)

monochroic [ˌmɔnəu'krəuik] *a* 单色的

monochromasy [ˌmɔnəu'krəuməsi] *n* 全色盲,单色视觉

monochromat [ˌmɔnəu'krəumæt] *n* 全色盲者

monochromatic [ˌmɔnəukrəu'mætik] *a* 单色的;单色光的;单染色的

monochromatism [ˌmɔnəu'krəumətizəm] *n* 全色盲,单色视觉 | cone ~ 锥体全色盲 / rod ~ 杆体全色盲

monochromatophil [ˌmɔnəukrəu'mætəfil] *a* 单染色的 *n* 单染细胞

monochromophilic [ˌmɔnəuˌkrəumə'filik] *a* 单染色的

Monocid ['mɔnəsid] *n* 头孢尼西钠(cefonicid sodium)制剂的商品名

monocle ['mɔnɔkl] *n* 单(片)眼镜;单眼绷带 | **~d** *a*

monoclinic [ˌmɔnəu'klinik] *a* 单斜晶(系)的

monoclonal [ˌmɔnəu'kləunl] *a* 单细胞系的,单克隆的

monocontaminated [ˌmɔnəukən'tæmiˌneitid] *a* 单种(菌)感染的;单种(污染物)污染的

monocontamination [ˌmɔnəukənˌtæmi'neiʃən] *n* 单种(菌)感染(动物实验时);单种(污染物)污染

monocorditis [ˌmɔnəukɔ:'daitis] *n* 单声带炎

monocranius [ˌmɔnəu'kreiniəs] *n* 单头联胎

monocrotism [mə'nɔkrətizəm] *n* 单波脉(现象) | **monocrotic** [ˌmɔnəu'krɔtik] *a* 单波(脉)的

monocular [mə'nɔkjulə] *a* 单眼的;单目镜的(显微镜)

monoculus [mə'nɔkjuləs] *n* 单眼绷带;独眼畸胎

monocyclic [ˌmɔnəu'saiklik] *a* 单环的,一环的

monocyesis [ˌmɔnəusai'i:sis] *n* 单胎妊娠

Monocystis [ˌmɔnəu'sistis] *n* 单囊胞虫属;单房簇虫属

monocytangina [ˌmɔnəusai'tændʒinə] *n* 传染性单核细胞增多症

monocyte ['mɔnəsait] *n* 单核细胞 | **monocytic** [ˌmɔnə'sitik] *a* 单核细胞的;单核细胞系的

monocytoid [ˌmɔnə'saitɔid] *a* 单核细胞样的

monocytopenia [ˌmɔnəusaitə'pi:niə] *n* 单核细胞减少(症)

monocytopoiesis [ˌmɔnəuˌsaitəupɔi'i:sis] *n* 单核细胞生成

monocytosis [ˌmɔnəusai'təusis] *n* 单核细胞增多(症)

monodactyly [ˌmɔnəu'dæktili], **monodactylia** [ˌmɔnəudæk'tiliə], **monodactylism** [mɔnəu'dæktilizəm] *n* 单指(趾)(畸形)

monodal [mɔ'nəudl] *a* 高频电导联的

monodermoma [ˌmɔnəudə'məumə] *n* 单胚叶瘤

monodiplopia [ˌmɔnəudi'pləupiə] *n* 单眼复视

Monodontus [ˌmɔnəu'dɔntəs] *n* 单齿虫属

monoecious [mə'ni:ʃəs] *a* 雌雄同体的,雌雄同株的 | **monoecism** [mə'ni:sizəm] *n*

monoester [ˌmɔnəu'estə] *n* 单酯

monoethanolamine [ˌmɔnəuˌeθə'nəuləmi:n] *n* 单乙醇胺,氨基乙醇(表面活性剂) | ~ oleate 单乙醇胺油酸盐(硬

化药)

monofilm [ˈmɔnəfilm] *n* 单(层)分子膜

monogametic [ˌmɔnəugəˈmetik] *a* 单型配子的

monogamy [məˈnɔgəmi] *n* 一夫一妻制;单配(指动物的交配) | **monogamous** [məˈnɔgəməs], **monogamic** [mɔnəˈgæmik] *a*

monoganglial [ˌmɔnəˈgæŋgliəl] *a* 单神经节的

monogastric [ˌmɔnəˈgæstrik] *a* 单腹的,单胃的

monogen [ˈmɔnəudʒən] *n* 一价元素;单种血清

monogenesis [ˌmɔnəuˈdʒenisis] *n* 单性生殖,无性生殖;一元发生说(认为一切生物皆源于单一细胞) | **monogenetic** [ˌmɔnəudʒiˈnetik] *a* 一元发生的;无性生殖的

monogenic [ˌmɔnəuˈdʒenik] *a* 单基因的

monogerminal [ˌmɔnəuˈdʒəːminl] *a* 单胚性的,一卵生的

monoglyceride [ˌmɔnəuˈglisəraid] *n* 单酸甘油脂

monoglyceride acyltransferase [ˌmɔnəuˈglisəraid ˌæsilˈtrænsfəreis] 单酰甘油酯酰基转移酶,2-酰基甘油-*O*-酰基转移酶

monograph [ˈmɔnəgrɑːf] *n* 专著,专题著作;专论 | **~ic** [ˌmɔnəˈgræfik] *a* 专题性的,专著的

monohybrid [ˌmɔnəuˈhaibrid] *n* 单性杂种,单基因杂种

monohydrate [ˌmɔnəuˈhaidreit] *n* 一水合物,一水化物 | **~d** *a* 一水化物的,一羟(基)的

monohydric [ˌmɔnəuˈhaidrik] *a* 一氢的

monoideism [ˌmɔnəuˈaidiizəm] *n* 单一意念,单一观念

monoinfection [ˌmɔnəuinˈfekʃən] *n* 单菌性传染

monoiodotyrosine [ˌmɔnəuaiˌəudəˈtaiərəsiːn] *n* 一碘酪氨酸

monokaryon [ˌmɔnəuˈkæriɔn] *n* 单核

monokaryote [ˌmɔnəuˈkæriəut] *n* 单倍体核细胞

monokaryotic [ˌmɔnəuˌkæriˈɔtik] *a* 单核的;单倍体核细胞的

monoketoheptose [ˌmɔnəukiːtəuˈheptəus] *n* 庚酮糖

monokine [ˈmɔnəkain] *n* 单核因子

monolayer [ˈmɔnəˌleiə, ˌmɔnəˈleiə] *n* 单分子层;单层细胞 *a* 单层的

monolene [ˈmɔnəliːn] *n* 烃油

monolepsis [ˌmɔnəuˈlepsis] *n* 单系遗传,片亲遗传(只有一个亲本的性状传于子代)

monolocular [ˌmɔnəuˈlɔkjulə] *a* 单腔的,单房的

monolog(ue) [ˈmɔnəlɔg] *n* 独白;(使别人无法插嘴的)滔滔不绝言语

monomania [ˌmɔnəuˈmeinjə] *n* 单狂,偏狂 | ˌ**~c** [ˌmɔnəuˈmeiniæk] *n* 单狂者,偏狂者 / **~cal** [ˌmɔnəuməˈnaiəkəl] *a*

monomaxillary [ˌmɔnəuˈmæksiləri] *a* 单颌的

monomelic [ˌmɔnəuˈmelik] *a* 单肢的

monomer [ˈmɔnəmə] *n* 单体(比较简单的分子单位)

monomeric [ˌmɔnəˈmerik] *a* 单体的;单基因的

monometallic [ˌmɔnəumiˈtælik] *n* 一金属的,单金属的

monomethylhydrazine [ˌmɔnəuˌmeθilˈhaidrəziːn] *n* 单甲基肼(在鹿花菌属〈Gyromitra〉许多菌蕈中发现的一种毒素,充当吡哆醇的拮抗物,患者食后6h以上即发生头痛、头晕、不适、呕吐,有时发展成谵妄、昏迷和惊厥)

monomicrobic [ˌmɔnəumaiˈkrəubik] *a* 单微生物的,一种细菌的

monomolecular [ˌmɔnəuməuˈlekjulə] *a* 单分子的

monomoria [ˌmɔnəuˈmɔːriə] *n* 单狂,偏狂

monomorphic [ˌmɔnəuˈmɔːfik], **monomorphous** [ˌmɔnəuˈmɔːfəs] *a* 单形的

monomorphism [ˌmɔnəuˈmɔːfizəm] *n* 单态性,单态现象

monomphalus [məˈnɔmfələs] *n* 脐部联胎

monomyoplegia [ˌmɔnəuˌmaiəˈpliːdʒiə] *n* 单肌麻痹,单肌瘫(痪)

monomyositis [ˌmɔnəuˌmaiəˈsaitis] *n* 单肌炎

Mononchus [məˈnɔŋkəs] *n* 单齿(线虫)属

mononephrous [ˌmɔnəuˈnefrəs] *a* 单肾的

mononeural [ˌmɔnəuˈnjuərəl] *a* 单神经的

mononeuric [ˌmɔnəuˈnjuərik] *a* 单神经元的

mononeuritis [ˌmɔnəunjuəˈraitis] *n* 单神经炎 | ~ multiplex 多发性单神经炎,多神经炎

mononeuropathy [ˌmɔnəunjuəˈrɔpəθi] *n* 单神经病 | cranial ~ 单脑神经病

mononoea [ˌmɔnəuˈniːə] *n* 单一思想

mononuclear [ˌmɔnəuˈnjuːkliə] *a* 单核的 *n* 单核细胞

mononucleate [ˌmɔnəuˈnjuːklieit] *a* 单核的

mononucleosis [ˌmɔnəuˌnjuːkliˈəusis] *n* 单核细胞增多(症) | cytomegalovirus ~ 巨细胞病毒性单核细胞增多(症) / infectious ~ 传染性单核细胞增多(症) / post-transfusion ~ 输血后单核细胞增多(症)(即postperfusion syndrome, 见syndrome项下相应术语)

mononucleotide [ˌmɔnəuˈnjuːkliətaid] *n* 单核苷酸 | flavin ~ (FMN) 黄素单核苷酸

monooctanoin [ˌmɔnəuˌɔktəˈnəuin] *n* 单辛酸(一种半合成甘油衍生物,用于溶解胆总管和肝内胆管的胆固醇结石,经导管连续输注给药)

mono-osteitic [ˌmɔnəuˌɔstiˈitik] *a* 单骨炎的

mono-ovular [ˌmɔnəuˈɔvjulə] *a* 单卵的

monooxygenase [ˌmɔnəuˈɔksidʒiˌneis] *n* 单(加)氧酶 | unspecific ~ 非特异性单(加)氧酶

monoparesis [ˌmɔnəupəˈriːsis] *n* 单肢轻瘫

monoparesthesia [ˌmɔnəuˌpærisˈθiːzjə] *n* 单肢感觉异常

monopathy [məˈnɔpəθi] *n* 单病,局部病

monopenia [ˌmɔnəuˈpiːniə] *n* 单核(白)细胞减少症

monophagia [ˌmɔnəuˈfeidʒiə], **monophagism** [məˈnɔfədʒizəm] *n* 偏食(嗜食一种食物);单食(日进一餐)

monophasia [ˌmɔnəuˈfeiziə] *n* 单语症(只能讲单个词或短语的失语症)

monophasic [ˌmɔnəuˈfeizik] *a* 单相的

monophenol monooxygenase [ˌmɔnəuˈfiːnɔl ˌmɔnəuˈɔksidʒiˌneis] 单酚单(加)氧酶

monophenyl oxidase [ˌmɔnəuˈfenil ˈɔksideis] 单苯基氧化酶,单酚单(加)氧酶

monophosphate [ˌmɔnəuˈfɔsfeit] *n* 一磷酸盐

monophthalmus [ˌmɔnɔfˈθælməs] *n* 独眼畸胎

monophyletic [ˌmɔnəufaiˈletik] *a* 一元的(起于或源自单细胞型的) | **monophyletism** [ˌmɔnəuˈfailətizəm] *n* 一元论(monophyletic theory, 见theory项下相应术语) | **monophyletist**[ˌmɔnəuˈfailətist] *n* 一元论者

monophyodont [ˌmɔnəuˈfaiədɔnt] *a* 单套牙的(恒牙)

monopia [məˈnəupiə] *n* 独眼(畸形)

monoplasmatic [ˌmɔnəuplæzˈmætik] *a* 单质的

monoplast [ˈmɔnəuplæst] *n* 单(一成分的)细胞

monoplegia [ˌmɔnə*u*'pliːdʒiə] *n* 单瘫 | **monoplegic** [ˌmɔnə*u*'pliːdʒik] *a*

monoploid ['mɔnəplɔid] *a* 单倍的 *n* 单倍体,一倍体(细胞仅含有一组染色体的个体) | ～**y** *n* 单倍性,一倍性

monopodia [ˌmɔnə*u*'pəudiə] *n* 单足(畸形) | ～**l** *a*

monopoiesis [ˌmɔnə*u*pɔi'iːsis] *n* 单核细胞生成

monopolar ['mɔnəˌpəulə] *a* 单极的

monopolist [mə'nɔpəlist] *n* 垄断者,专利者

monopolize [mə'nɔpəlaiz] *vt* 垄断 | **monopolization** [məˌnɔpəlai'zeiʃən, -li'z-] *n* / ～**r** *n* 垄断者,专利者

monopoly [mə'nɔpəli] *n* 垄断(者);专利(权);专利者

monops ['mɔnəps] *n* 独眼畸胎

monopsychosis [ˌmɔnə*u*sai'kəusis] *n* 单狂,偏狂

Monopsyllus [ˌmɔnə*u*'siləs] *n* 单蚤属 | ～ anisus 不等单蚤,横滨角叶蚤

monoptychial [ˌmɔnə*u*'taikiəl] *a* 单层的(指腺体细胞成单层排列在基膜上)

monopus ['mɔnəpəs] *n* 单足畸胎

monorchid [mɔ'nɔːkid], **monorchis** [mɔ'nɔːkis] *n* 单睾丸者

monorchism ['mɔnəkizəm], **monorchia** [mɔ'nɔːkiə], **monorchidism** [mɔ'nɔːkidizəm] *n* 单睾丸(畸形) | **monorchidic** [ˌmɔnə'kidik] *a*

Monorchotrema [mɔˌnɔːkə*u*'triːmə] *n* 单睾孔(吸虫)属

monorecidive [ˌmɔnə*u*ri'sidiv] *n* 再发性下疳

monorhinic [mɔnə'rinik] *a* 单鼻孔的

monosaccharide [ˌmɔnə*u*'sækəraid], **monosaccharose** [ˌmɔnə*u*'sækərəus], **monose** ['mɔnəus] *n* 单糖

monosexual [ˌmɔnə*u*'seksjuəl] *a* 单性的

monosodium glutamate [ˌmɔnə*u*-'səudjəm 'gluːtəmeit] 谷氨酸钠,谷氨酸单钠(治肝昏迷药)

monosome ['mɔnəsəum] *n* 单染色体;单核糖体

monosomian [ˌmɔnə*u*'səumiən] *n* 单体联胎

monosomy [mɔnə'səumi] *n* 单体性(正常二倍体的染色体中有一对缺少一个成员〈2*n*-1〉) | **monosomic** [ˌmɔnə'səumik] *a* 单体性的 *n* 单体生物

monospasm ['mɔnə*u*spæzəm] *n* 局部痉挛,单处痉挛

monospecific [ˌmɔnə*u*spi'sifik] *a* 单一特异性的

monospermy ['mɔnə*u*ˌspəːmi] *n* 单精受精 | **monospermic** [ˌmɔnə*u*'spəːmik] *a*

Monosporium [ˌmɔnə*u*'spɔːriəm] *n* 单孢子菌属 | ～ apiospermum 梨形单孢子菌

Monostoma [ˌmɔnə*u*'stəumə], **Monostomum** [ˌmɔnə*u*'stəuməm] *n* 单盘(吸虫)属

monostotic [ˌmɔnɔs'tɔtik] *a* 单骨性的

monostratal [ˌmɔnə*u*'streitl] *a* 单层的

monostratified [ˌmɔnə*u*'strætifaid] *a* 单层(排列)的

monosubstituted [ˌmɔnə*u*'sʌbstiˌtjuːtid] *a* 一原子置换的,单基置换的

monosymptom [ˌmɔnə*u*'simptəm] *n* 单症状 | ～**atic** [ˌmɔnə*u*ˌsimptə'mætik] *a*

monosynaptic [ˌmɔnə*u*si'næptik] *a* 单突触的

monosyphilid [ˌmɔnə*u*'sifilid], **monosyphilide** [ˌmɔnə*u*'sifilaid] *n* 单发(性)梅毒疹

Monotard ['mɔnətɑːd] *n* 胰岛素锌混悬液(insulin zinc suspension)制剂的商品名

monoterminal [ˌmɔnə*u*'təːminl] *a* 单极的(仅用单一电极作治疗,以地线为第二电极)

Monothalamida [ˌmɔnə*u*θə'læmidə] *n* 单室目

monotherapy [ˌmɔnə*u*'θerəpi] *n* 单一

疗法(用单一药物治病)

monothermia [ˌmɔnəuˈθə:miə] *n* 体温(全日)恒定

monothetic [ˌmɔnəuˈθetik] *a* 单一原则的

monothioglycerol [ˌmɔnəuˌθaiəuˈglisərɔl] *n* 硫代甘油(用作药物制剂的防腐剂)

monotic [mɔˈnɔtik] *a* 单耳的

monotocous [məˈnɔtəkəs] *a* 单胎分娩的

monotonous [məˈnɔtənəs] *a* 单调的,使人厌倦的

monotony [məˈnɔtəni] *n* 单调,千篇一律;无变化

Monotremata [ˌmɔnəuˈtri:mətə] *n* 单孔目

monotreme [ˈmɔnəutri:m] *n* 单孔类 | **monotrematous** [ˌmɔnəuˈtremətəs] *a*

monotricha [məˈnɔtrikə] *n* 单鞭毛菌,偏端单毛菌

monotrichous [məˈnɔtrikəs], **monotrichic** [ˌmɔnəuˈtrikik] *a* 单鞭毛的,偏端单毛的

monotropic [ˌmɔnəuˈtrɔpik] *a* 单亲的,单嗜的(仅影响一种特殊细菌或一种组织的)

monounsaturated [ˌmɔnəuʌnˈsætʃəreitid] *a* 单不饱和的

monoureide [ˌmɔnəuˈjuəriid] *n* 一酰脲,一脲化物

monovalent [ˌmɔnəuˈveilənt] *a* 一价的,单价的 | **monovalence, monovalency** *n*

monovular [mɔˈnɔvjulə] *a* 单卵的

monovulatory [mɔˈnɔvjulətəri] *a* 排单卵的

monoxenic [ˌmɔnəuˈzenik] *a* 单种菌(感染)的(实验动物)

monoxenous [məˈnɔksənəs] *a* 单栖的,单(宿主)寄生的 | **monoxeny** [məˈnɔksəni] *n*

monoxide [mɔˈnɔksaid, məˈnɔksaid] *n* 一氧化物

monoxygenase [mɔˈnɔksidʒəneis] *n* 单氧合酶

monozygosity [ˌmɔnəuzaiˈgɔsəti] *n* 单合子发育(状态),单卵发育(状态)

monozygotic [ˌmɔnəuzaiˈgɔtik] *a* 单合子的,单卵的

monozygous [ˌmɔnəuˈzaigəs] *a* 单合子的,单卵的

Monro-Richter line [mənˈrəu ˈriʃtə] (Alexander Monro; August G. Richter) 门罗-里希特线(自脐至左髂前上棘的线)

Monro's bursa [mənˈrəu] (Alexander Monro 〈Secundus〉) 鹰嘴腱内囊 | ~ foramen 室间孔 / ~ line 门罗线(从脐至髂前上棘的直线) / ~ sulcus 丘脑下部沟,下丘脑沟

mons [mɔnz] ([复] **montes** [ˈmɔnti:z]) *n* 【拉】山,阜 | ~ pubis, ~ veneris 阴阜 / ~ ureteris 输尿管阜

Monsonia [mɔnˈsəuniə] *n* 多蕊老鹳草属(若干种在医学上用作收敛药并用于痢疾)

monster [ˈmɔnstə] *n* 畸胎 *a* 大的 | acardiac ~ 无心畸胎 / autositic ~ 自养(畸)胎 / celosomian ~ 露脏畸胎 / compound ~ 复体畸胎 / cyclopic ~ 独眼畸胎 / double ~, twin ~ 双畸胎,联胎 / emmenic ~ 行经畸胎(行经女婴) / endocymic ~ 胎内寄生胎 / hair ~ 多毛畸胎 / monoaxial ~ 单轴畸胎 / parasitic ~ 寄生畸胎 / polysomatous ~ 多体畸胎 / single ~ 单体畸胎 / sirenoform ~ (无足)并腿畸胎 / triplet ~ 三体畸胎,三联胎

monstricide [ˈmɔnstrisaid] *n* 畸胎毁除术

monstrosity [mɔnˈstrɔsəti] *n* 畸形;畸胎

monstrous [ˈmɔnstrəs] *a* 畸形的;怪异的

monstrum [ˈmɔnstrəm] ([复] **monstra** [ˈmɔnstrə]) *n*【拉】畸胎

montage [mun'tɑːʒ] *n* 组合,安装(头皮上一排电极组合,在某一区或整个脑多处部位作若干次同时脑电图记录)

montanic acid [mɔn'tænik] 褐煤酸,二十八(烷)酸

Monteggia's dislocation [mɔn'tedʒə] (Giovanni B. Monteggia) 蒙特吉亚脱位(使股骨头接近髂前上棘的髋关节脱位) | ~ fracture 蒙特吉亚骨折(尺骨骨干骨折兼桡骨头脱位)

montes ['mɔntiːz] mons的复数

Montgomery's follicles [mənt'gʌməri] (William F. Montgomery) 蒙哥马利滤泡(见Naboth's follicles) | ~ glands, ~ tubercles 乳晕腺

month [mʌnθ] *n* (一个)月 | ~ after ~ 一月又一月,每月 / ~ by ~ 逐月 / ~ in, ~ out 月月,每月

monthly ['mʌnθli] *a* 每月(一次)的, *n* 月刊 *ad* 每月(一次)

monticulus [mɔn'tikjuləs] ([复] **monticuli** [mɔn'tikjulai]) *n*【拉】小山 | ~ cerebelli 小脑小山

mood [muːd] *n* 心境,情绪 | pure ~ 内向心境(如忧虑、抑郁或愉快)

mood-congruent [muːd kən'gruːənt] *a* 心境协调的(精神病特征)

mood-incongruent [muːdˌinkən'gruːənt] *a* 心境不协调的(精神病特征)

moody ['muːdi] *a* 喜怒无常的;忧郁的 | **moodiness** *n*

moon ['muːn] *n* 月亮,月球

Moon's teeth (molars) [muːn] (Henry Moon) 穆恩磨牙(先天性梅毒患者的第一磨牙,小而呈圆顶形)

moonstruck ['muːnstrʌk] *a* 狂乱的,精神错乱的

moony ['muːni] *a* 月亮(状)的;精神恍惚的

Mooren's ulcer ['murən] (Albert Mooren) 莫伦溃疡(角膜慢性匐行性溃疡)

Moore's fracture [muə] (Edward M. Moore) 穆尔骨折(桡骨下端骨折兼尺骨头脱位)

Moore's syndrome [muə] (Matthew T. Moore) 腹型癫痫

Moore's test [muə] (John Moore) 穆尔试验(检右旋糖或任何碳水化合物)

Moorhead foreign body locator ['muəhed] (John J. Moorhead) 穆尔黑德(金属)异物探索器

MOPP mechlorethamine, Oncovin, procarbazine, and prednisone 氮芥-长春新碱-丙卡巴肼-泼尼松(联合化疗治癌方案)

moral ['mɔrəl] *a* 道德(上)的;精神上的

morale [mɔ'rɑːl] *n* 士气,风纪;信念;道德

morality [mə'ræləti] *n* 道德,品行

Morand's foot [mɔ'rɑːn] (Sauveur F. Morand) 莫朗足(八趾足) | ~ foramen 舌盲孔 / ~ spur 禽距

morantel tartrate [mə'ræntəl] 酒石酸莫仑太尔,酒石酸噻烯氢嘧啶(兽用抗蠕虫药)

Morax-Axenfeld conjunctivitis ['mɔːræks 'æksənfelt] (Victor Morax; Theodor Axenfeld) 莫拉-阿克森费尔德结膜炎(结膜炎嗜血杆菌所致的一种结膜炎,亦称双杆菌结膜炎) | ~ diplococcus (bacillus, hemophilus) 结膜炎嗜血杆菌,结膜炎莫拉菌

Moraxella [ˌmɔːræk'selə] (Victor Morax) *n* 莫拉菌属 | ~ bovis 牛莫拉菌,牛嗜血杆菌 / ~ lacunata 结膜炎莫拉菌,结膜炎嗜血杆菌 / ~ liquefaciens 液化莫拉菌

morbid ['mɔːbid] *a* 疾病的,病态的 | **~ly** *ad* / **~ness** *n*

morbidity [mɔː'bidəti] *n* 病态,成病,发病;发病率

morbidostatic [ˌmɔːbidə'stætik] *a* 阻止疾病的

morbific(al) [mɔː'bifik(əl)], **morbigenous** [mɔː'bidʒənəs] *a* 致病的

morbilli [mɔː'bilai] *n*【拉】麻疹

morbilliform [mɔː'bilifɔːm] *a* 麻疹样

的

Morbillivirus [mɔ:'bili,vaiərəs] *n* 麻疹病毒属

morbillous [mɔ:'biləs] *a* 麻疹的

morbus ['mɔ:bəs] *n* 【拉】(疾)病 | ~ coxae senilis 老年性髋关节病 / ~ moniliformis 念珠状病,念珠状红苔藓

MORC Medical Officers Reserve Corps 军医预备队

morcellation [,mɔ:sə'leiʃən], **morcellement** [,mɔ:səl'mɔŋ] *n* 分碎术

mordant ['mɔ:dənt] *a* 剧烈的,腐蚀的;媒染的 *n* 媒染剂;腐蚀剂

Mor. dict. more dicto【拉】用法口授

more [mɔ:] *a* [many, much的比较级] 更多的,较多的;另外的,附加的 *n* 更多的数量,另外的一些 *ad* [much的比较级] 更多,更;倒不如说;另外,再;而且 | all the ~ 更加,越发 / ~ and ~ 越来越(多) / ~ often than not 多半,大概,通常 / ~ or less 或多或少,多少有点,大约 / ~ than 非常 / ~ … than … 与其说…(指后者),不如说…(指前者) / no ~ 不再(存在),也不 / no ~ than 不过,仅仅 / no ~ … than 同…一样不 / not ~ than 至多,不超过 / not ~ … than 不比…更 / the ~ …, the ~ 愈…愈… / (and) what is ~ 而且,更重要的是

Morel ear [mɔ'rel] (Benoit A. Morel) 莫雷尔耳(耳畸形发育,其特征为耳轮、对耳轮和舟状窝发育异常,耳大而光滑,沟折不显,边缘菲薄) | ~ syndrome 莫雷尔综合征(额骨肥厚、肥胖、头痛、神经障碍及有精神病的倾向)

Morel-Kraepelin disease [mɔ'rel 'kreipəlin] (B. A. Morel; Emil Kraepelin) 精神分裂症

Morelli's test (reaction) [mɔ'reli] (F. Morelli) 莫雷利试验(反应)(鉴别渗出液与漏出液)

moreover [mɔ:'rəuvə] *ad* 再者,加之;此外,而且

mores ['mɔ:ri:z] *n*【拉】风俗,习惯

Moreschi's phenomenon [mɔ'reski] (Carlo Moreschi) 莫雷斯基现象,补体结合现象(fixation of complement, 见fixation项下相应术语)

Morestin's operation (method) [,mɔres'tæn] (Hippolyte Morestin) 莫雷斯坦手术(法)(股骨髁内分离的膝关节断离术)

Moretti's test [mɔ'reti] (E. Moretti) 莫雷蒂试验(检伤寒的一种尿色泽反应)

Morgagni-Adams-Stokes syndrome [mɔ'gɑ:nji 'ædəmz stəuks] (Giovanni B. Morgagni; Robert Adams; William Stokes) 莫尔加尼-亚当斯-斯托克斯综合征(见Adams-Stokes disease)

morgagnian [mɔ'gɑ:niən] *a* 莫尔加尼(Giovanni B. Morgagni)的

Morgagni's appendix [mɔ'gɑ:nji] (Giovanni B. Morgagni) 莫尔加尼附件(卵巢冠囊状附件;睾丸附件) | ~ caruncle 前列腺中叶 / columns of ~ 肛柱,直肠柱 / crypt of ~ 尿道舟状窝;肛窦,直肠窦

morgan ['mɔ:gən] (Thomas H. Morgan) *n* 摩(染色体图距单位,符号为M)

Morganella [mɔ:gə'nelə] (H. de R. Morgan) *n* 摩根菌属 | ~ morganii 摩氏摩根菌

Morgan's bacillus ['mɔ:gən] (Harry de R. Morgan) 摩根(变形)杆菌

morgue [mɔ:g] *n*【法】停尸室,太平间

moria ['mɔ:riə] *n*【希】(儿)童样痴呆,诙谐状痴呆

moribund ['mɔ(:)ribʌnd] *a* 濒死的

Moringa [mə'riŋgə] *n* 辣木属

Morison's pouch ['mɔrisn] (James R. Morison) 莫里森陷凹(肝下的腹膜陷凹,肝下方至右肾右侧,向下至横结肠系膜)

moritannic acid [,mɔri'tænik] 五羟二苯酮

Morita therapy [mɔ'ri:tə] (Shomei Morita) 森田疗法(坐禅疗法)

Moritz reaction ['mɔrits] (Friedrich H. L. Moritz) 莫里茨反应(试验)(见 Rivalta's reaction)
Mörner's body ['mə:nə] (Carl A. H. Mörner) 核白蛋白 | ~ reagent 梅尔内尔试剂(福尔马林1份、蒸馏水45份、浓硫酸55份组成的溶液，用于检酪氨酸试验) / ~ test 梅尔内尔试验(①检酪氨酸;②硝基氢氰酸盐试验，检半胱氨酸)
Mornidine ['mɔ:nidi:n] *n* 匹哌马嗪(pipamazine)制剂的商品名
morning ['mɔ:niŋ] *n* 早晨，上午;初期
Morocco [mə'rɔkəu] *n* 摩洛哥[非洲] | **Moroccan** [mə'rɔkən] *a* 摩洛哥(人)的 *n* 摩洛哥人
moron ['mɔ:rɔn] *n* 愚鲁者(智商为50~69) | **~ic** [mɔ'rɔnik] *a* / **~ity** [mə'rɔnəti], **~ism, morosis** [mə'rəusis] *n* 愚鲁
Moro's reaction (test) ['mɔ:rəu] (Ernst Moro) 莫罗反应(试验)(用5ml旧结核菌素与5g无水羊毛脂配成的软膏在皮肤区敷贴，以后出现苍白或红色丘疹，此种试验业已被其他结核菌素皮上试验所取代) | ~ reflex, ~ embrace reflex 莫罗反射、莫罗紧抱反射(将婴儿置于桌上，重击其任一侧的桌面，婴儿手臂突然伸出作拥抱状，亦称惊吓反射)
-morph [构词成分] 形态，形
morphallaxis [mɔ:fə'læksis] ([复] **morphallaxes** [ˌmɔ:fə'læksi:z]) *n* 变形再生 | **morphallactic** *a*
morphea [mə'fi:ə] *n* 硬斑病(亦称局限性硬皮病) | generalized ~ 泛发性硬斑病 / guttate ~ 滴状硬斑病(亦称白点病) / linear ~, ~ linearis 线状硬斑病
morpheme ['mɔ:fi:m] *n* 语素，词素
morphina [mɔ:'finə] ([复] **morphinae** [mɔ:'fini:]) *n* 【拉】吗啡
morphine ['mɔ:fi:n] *n* 吗啡 | dimethyl ~ 二甲基吗啡，蒂巴因(thebaine) / ~ hydrochloride 盐酸吗啡(麻醉镇痛药，英国和德国常用) / ~ sulfate 硫酸吗啡(麻醉镇痛药，美国常用) | **morphia** ['mɔ:fjə], **morphium** ['mɔ:fiəm] *n* / **morphinic** [mɔ:'finik] *a*
morphinism ['mɔ:finizəm] *n* 吗啡瘾，吗啡中毒 | **morphinistic** [ˌmɔ:fi'nistik] *a*
morphinist ['mɔ:finist] *n* 吗啡瘾者，吗啡中毒者
morphinium [mɔ:'finiəm] *n* 【拉】吗啡
morphinization [ˌmɔ:finai'zeiʃən, -ni'z-] *n* 吗啡作用，吗啡影响
morphinomania [ˌmɔ:finəu'meinjə], **morphiomania** [ˌmɔ:fiəu'meinjə] *n* 吗啡瘾;吗啡狂
morph(o)- [构词成分] 形态，形
morphodifferentiation [ˌmɔ:fəuˌdifəˌrenʃi'eiʃən] *n* 形态分化
morphogenesis [ˌmɔ:fəu'dʒenisis], **morphogenesia** [ˌmɔ:fəudʒi'ni:ziə], **morphogeny** [mɔ:'fɔdʒini] *n* 形态发生，形态形成，形态建成 | **morphogenetic** [ˌmɔ:fəudʒi'netik] *a*
morphography [mɔ:'fɔgrəfi] *n* 形态论
morphology [mɔ:'fɔlədʒi] *n* 形态学 | **morphologic(al)** [ˌmɔ:fə'lɔdʒik(əl)] / **morphologist** *n* 形态学家
morpholysis [mɔ:'fɔlisis] *n* 形态残毁，形态崩坏
morphometry [mɔ:'fɔmitri] *n* 形态测定法
morphon ['mɔ:fɔn] *n* 单体(形态)
morphophyly [mɔ:'fɔfili] *n* 成形发育
morphophysics [ˌmɔ:fəu'fiziks] *n* 形态物理学
morphoplasm ['mɔ:fəˌplæzəm] *n* 成形质
morphosis [mɔ:'fəusis] *n* 【希】形态构成 | **morphotic** [mɔ:'fɔtik] *a*
-morphous [构词成分] 形态，形
morpio ['mɔ:piəu], **morpion** ['mɔ:piən] ([复] **morpiones** [ˌmɔ:pi'əuni:z]) *n* 【拉】阴虱
Morquio's syndrome (disease) [mɔ:'ki:əu] (Louis Morquio) 莫尔基奥综

合征(病)(一种罕见的粘多糖病，病孩开始走路时变得明显，特征为严重侏儒症，尤其躯干矮小、短颈、胸骨隆凸、膝外翻、扁平足及鸭步态，与胡尔勒〈Hurler〉综合征相对照，精神发育迟缓无或轻微，面部畸形不太显著，角膜混浊以及耳聋程度轻微，除或许有主动脉瓣病以外，无心血管变化，为常染色体隐性遗传，亦称粘多糖〈贮积〉病IV型，硫酸角质素尿)

Morquio-Ullrich disease [mɔ:'ki:əu 'ulriʃ] (Louis Morquio; Otto Ullrich) 莫尔基奥-乌尔里希病(见Morquio's syndrome)

morrhua ['mɔ:rjuə] *n*【拉】鳕鱼

morrhuate ['mɔ:rjueit] *n* 鱼肝油酸盐

morrhuic acid ['mɔ:rjuik] *n* 鱼肝油酸

morrhuin ['mɔ:rjuin] *n* 鳕肝尸胺

mors [mɔ:z] *n*【拉】死亡 | ~ thymica 胸腺病性死亡

morsal ['mɔ:səl] *a* 殆面的

morsel ['mɔ:səl] *n* (食物的)一口;少量;片断

Mor. sol. more solito【拉】照常规、

morsulus ['mɔ:sjuləs] *n* 锭剂

morsus ['mɔ:səs] *n*【拉】咬，螫 | ~ diaboli 输卵管缴 / ~ humanus 人咬伤

mortal ['mɔ:tl] *a* 不能免死的，必死的;致死的 | ~**ly** *ad* 致命地

mortality [mɔ:'tæləti] *n* 必死性;死亡率 | actual ~ 实际死亡率(一百万人寿保险者经过一百年的死亡数) / annual actual ~ 每年实际死亡率(每一百个人寿保险者的死亡数) / perinatal ~ 产期(前后)死亡率 / tabular ~ 图表死亡率(寿命图表中表示每一千个人寿保险者的预期死亡率)

mortalogram [mɔ:'tæləgræm] *n* 死亡率图

mortar ['mɔ:tə] *n* 臼，钵，乳钵，研钵

mortician [mɔ:'tiʃən] *n* 殡仪业者

Mortierella [mɔ:tiə'relə] *n* 被孢霉属

Mortierellaceae [ˌmɔ:tiəre'leisii:] *n* 被孢霉科

mortification [ˌmɔ:tifi'keiʃən] *n* 禁欲，节食;坏疽

mortify ['mɔ:tifai] *vt* 抑制，克制 *vi* 禁欲;生坏疽

mortinatality [ˌmɔ:tinei'tæləti] *n* 死产率

mortisemblant [ˌmɔ:ti'semblənt] *a* 死样的，似死的

Morton's cough ['mɔ:tn] (Richard Morton) 莫顿咳(肺结核的剧咳，引起呕吐，因而损失营养)

Morton's disease (foot, neuralgia, toe) ['mɔ:tən] (Thomas G. Morton) 跖(骨)痛 | ~ test 摩顿试验(检跖骨痛)

mortuary ['mɔ:tjuəri] *n* 停尸室，太平间 *a* 丧葬的;死亡的

morula ['mɔ:rulə] *n* 桑葚胚，桑葚体 | ~**r** *a* 桑葚胚的;桑葚状的 / ~**tion** [ˌmɔ:ru'leiʃən] *n* 桑葚(胚)形成

moruloid ['mɔ:rulɔid] *a* 桑葚样的 *n* 桑葚状菌落

Morvan's disease ['mɔ:væn] (Augustin M. Morvan) 莫旺病(脊髓空洞症;见莫旺综合征②) | ~ syndrome 莫旺综合征(①脊髓空洞症;②脊髓空洞症的表现，特征为双手皮下组织增厚，使手变得松软、肿胀、青紫和冰冷，伴手指尖无痛性溃疡及手与前臂感觉异常和萎缩，亦称无痛性瘭疽，莫旺病)

mosaic [məu'zeiik] *n* 镶嵌体，嵌合体(在遗传学上指由单一合子内不同基因型所组成具有两种或两种以上细胞群的个体;在胚胎学上指某些生物种〈如海胆〉受精卵的情况，此时早期细胞所生成的细胞浆可决定将来身体某些部分的发育);花斑病，花叶病(在植物病理学上，一种病毒性疾病，其特征为叶成斑状)

mosaicism [məu'zeiisizəm] *n* 镶嵌性(在遗传学上指由单一合子内不同基因型所组成的两个或两个以上细胞群的个体同时存在的状态) | erythrocyte ~ 红细胞镶嵌性

Moschcowitz's disease ['mɔskəwits] (Eli Moschcowitz) 莫斯科维茨

病(血栓形成性血小板减少性紫癜) | ~ test (sign) 莫斯科维茨试验(征)(检动脉硬化症,以埃斯马赫〈Esmarch〉驱血带阻断下肢血流5min后松去,正常者下肢颜色于数秒内即恢复,但动脉硬化者的下肢颜色甚慢恢复,亦称充血试验)

Moschcowitz's operation ['mɔskəwits] (Alexis V. Moschcowitz) 莫斯科维茨手术(经由腹股沟修复股疝手术)

Mosenthal's test ['mɔzənθəl] (Herman O. Mosenthal) 莫森索尔试验(检肾功能)

Moser's serum ['mɔːzə] (Paul Moser) 莫塞尔血清,猩红热链球菌免疫血清(由猩红热患者血中的链球菌免疫马后所制备的抗链球菌血清)

Mosetig-Moorhof bone wax (filling) [mɔ'setiʃ 'mɔːhɔf] (Albert von Mosetig-Moorhof) 莫塞提·莫尔霍夫骨蜡(填料)(无菌骨空隙蜡填料)

Mosler's diabetes ['mɔslə] (Karl F. Mosler) 莫斯勒糖尿病(肌醇尿性糖尿病)

mOsm 毫渗模,毫渗量,毫渗摩尔(milliosmol)的符号

mosquito [məs'kiːtəu] ([复] **mosquitoes**) *n* 蚊 | anautogenous ~ 非自生蚊 / arygamous ~ 旷生蚊 / autogenous ~ 自生蚊 / house ~ 家蚊 / steyogamous ~ 局生蚊 / tiger ~ 虎斑蚊,埃及伊蚊

mosquitocidal [məsˌkiːtəu'saidl] *a* 灭蚊的

mosquitocide [məs'kiːtəusaid] *n* 杀蚊剂

moss [mɔs] *n* 藓,苔藓植物 | Ceylon ~ 锡兰苔,石花菜 / Iceland ~ 冰岛苔,冰岛衣 / Irish ~, pearl ~, salt rock ~ 角叉菜,爱兰苔 / juniper ~ 杜松苔

Mosse's syndrome ['mɔsə] (Max Mosse) 莫塞综合征(真性红细胞增多症伴肝硬化)

Mosso's ergograph ['mɔsəu] (Angelo Mosso) 莫索测指力器(记录手指屈曲力和频率) | ~ sphygmomanometer 莫索血压计

Moss's classification [mɔs] (William L. Moss) 莫斯分类(一种用罗马数字I–IV表示的ABO血型分类法,Ⅰ,Ⅱ,Ⅲ,Ⅳ分别相当于AB,A,B和O血型)

most [məust] *a* [many, much的最高级] 最多的;多数的 *n* 大多数(人);最大量;大部分 *ad* [much的最高级] 最,最多,十分,非常 | at (the) ~ 至多,不超过 / make the ~ of 尽量利用,极为重视 / ~ and least 统统,毫无例外

mostly ['məus(t)li] *ad* 多半;主要地,通常

Motais' operation [mɔ'teiz] (Ernst Motais) 莫太斯手术(睑下垂手术,即将眼球上直肌肌腱的中部移植到上睑)

mote [məut] *n* 尘埃;微屑

moth [mɔθ] *n* 蛾,蠹 | brown-tail ~ 褐尾蠹(即Euproctis chrysorrhoea) / flannel ~ 绒蛾 / io ~ 巨斑刺蛾(即Automeris io) / meal ~ 大斑粉螟 / tussock ~ 白斑天幕毒蛾(即Hemerocampa leucostigma)

mothball ['mɔθbɔːl] *n* 除蠹丸,卫生球(即樟脑丸) *vt* 封存,保藏

mother ['mʌðə] *n* 母(亲) *vt* 产生;照顾,保护 | ~ of vinegar 醋母,醋酸杆菌,醋母杆菌

motile ['məutail, 'məutil] *a* 能动的,自动的 | **motility** [məu'tiləti] *n* 能动性,机动性,能动力

motilin [məu'tilin] *n* 胃动素(由肠嗜铬细胞分泌一种多肽激素,能促进胃肠活动,并刺激胃蛋白酶分泌)

motion ['məuʃən] *n* 运动;动作;大便;[复] 粪便 | in ~ 在开动着,在运转着,在运动中 / put(或set) sth in ~开动某物,使某物运转;调动某物 | ~**less** *a* 不动的,静止的

motivate ['məutiveit] *vt* 促动,激发,诱导;成为…的动机 | **motivation** [ˌməuti'veiʃən] *n* 动机,动力

motive ['məutiv] *n* 动机,目的 *a* 发动

的,运动的

motoceptor ['məutəˌseptə] *n* 运动感受器(指肌感受器)

motofacient [ˌməutəu'feiʃənt] *a* 促动的,发动的

motoneuron [ˌməutəu'njuərɔn] *n* 运动神经元

motor ['məutə] *n* 原动力;发动机;汽车;运动原(指影响或产生运动的肌肉、运动神经或中枢);传动器(假肢部件) *a* 运动的 | plastic ～ 成形传动器(指截肢残端组织用于使假肢获得活动)

motorgraphic [ˌməutə'græfik] *a* 描记运动的

motorial [məu'tɔ:riəl] *a* 运动的;运动中枢的;运动器官的

motoricity [ˌməutə'risəti] *n* 运动力

motorium [məu'tɔ:riəm] *n*【拉】运动中枢;运动器官;意志(在心理学上,为指导有目的活动的心理功能)

motorius [məu'tɔ:riəs] *n*【拉】运动神经

motorogerminative [ˌməutərə'dʒə:mineitiv] *a* 动胚的,成肌的(指中胚层的一部分)

motorpathy [məu'tɔ:pəθi] *n* 运动疗法,体操疗法

Motrin ['mɔtrin] *n* 布洛芬(ibuprofen)制剂的商品名

MOTT mycobacteria other than tubercle bacilli 非结核杆菌的分支杆菌

mottle ['mɔtl] *vt* 使呈杂色,使成斑状 *n* 杂色斑点 | ～**d** *a* 斑色的,花斑状的

mottling ['mɔtliŋ] *n* 斑(状阴)影,斑点状阴影

Mott's law of anticipation [mɔt] (Fredrick W Mott) 莫特提前出现律(后代精神病者比上代精神病者发病年龄提早,目前证明此定律并非真实)

mouche [mu:ʃ] ([复] **mouches**) *n*【法】斑点;蝇 | ～s volantes 飞蝇幻视

moulage [mu:'lɑ:ʒ] *n*【法】蜡模(型)

mould [məuld] *n, vt* 见mold

moulding ['məuldiŋ] *n* (分娩时)胎头变形;塑型

mounding ['maundiŋ] *n* 肌耸起,肌耸肿(肌受击时所产生)

mount [maunt] *vi* 登,增长,上升 *vt* 登上;安装;制作标本和载片,置标本于载片上,封固(显微镜的)载片 *n* 登;底座;(显微镜的)载片

mountain ['mauntin] *n* 山,[复] 山脉;大量,大堆(of) | make a ～ (out) of a molehill 小题大作

mountainous ['mauntinəs] *a* 多山的;巨大的

mountant ['mauntənt] *n* 封固剂(如天然树脂、多聚物或甘油,将标本包埋其中,以便显微镜研究)

mountebank ['mauntibæŋk] *n* 走江湖卖假药的人;江湖医生

mounting ['mauntiŋ] *n* 装片,封固,封藏(标本);装置,上殆架 | split cast ～ 分模装置(一种牙模型)

Mount-Reback syndrome [maunt'ri:bæk] (L. A. Mount; S. Reback) 蒙-里综合征(一种罕见的常染色体显性遗传病,特征为舞蹈手足徐动症阵发性发作和张力障碍性运动,伴角膜上凯-弗〈Kayser-Flelscher〉环。儿童期及青年期发病,并不影响意识改变。亦称阵发性或家族性阵发性舞蹈手足徐动症)

Mount's syndrome [maunt] (Lester A. Mount) 蒙特综合征(见Mount-Reback syndrome)

mourning ['mɔ:niŋ] *n* 悲伤,哀悼

mouse [maus] ([复] **mice** [mais]) *n* 小鼠;游动小体 | C. F. W ～ (cancer-free white mouse) 无癌小鼠 / joint ～ 关节内游动体,关节鼠 / nude ～, nu / nu ～ 裸鼠,无胸腺小鼠 / peritoneal ～ 腹膜腔游动体 / pleural ～ 胸膜鼠(胸膜炎时纤维组织造成的异物,见于X线检查)

mousepox ['mauspɔks] *n* (小)鼠痘,传染性缺肢畸形

mousetrap ['maustræp] *n* 捕鼠器

moustache [məs'tɑ:ʃ] *n* 髭;触须

mouth [mauθ] *n* 口 | Ceylon sore ～

热带性口炎性腹泻 / denture sore ～ 托牙口疮 / dry ～ 口干燥 / glass-blowers' ～ (吹玻璃者)腮腺增大 / tapir ～ 貘状口,突唇口,撅嘴 / trench ～ 战壕口炎,坏死性溃疡性龈炎 / white ～ 鹅口疮,霉菌性口炎 | run at the ～ 流口水

mouthful ['mauθful] *n* 满口,一口;少量

mouth-to-mouth ['mauθtə'mauθ] *a* 口对口的(指人工呼吸法)

mouthwash ['mauθwɔʃ] *n* 漱口药

movable ['mu:vəbl] *a* 可移动的;活动的

move [mu:v] *vt* 移动;开动;感动;提议 *vi* 移动,离开,迁移;采取行动 *n* 移动

movement ['mu:vmənt] *n* 运动,活动;排粪;迁移;调动 | active ～ 主动运动 / ameboid ～ 阿米巴运动,变形运动 / angular ～ 角动(指两骨间的角度发生改变) / associated ～ 联合运动(如眼) / automatic ～ 自动性运动 / border ～ 边缘性运动 / border tissue ～ 周边组织性运动 / bowel ～ 肠运动,排粪 / ciliary ～ 纤毛运动 / excessive ～ 运动过度,运动功能亢进 / fetal ～ 胎动 / free mandibular ～ 下颌自由运动 / functional mandibular ～s 下颌功能性运动 / hinge ～ 铰链式运动 / intermediary ～s, intermediate ～ 颌中运动 / opening ～ 张开(口)运动 / passive ～ 被动运动 / pendular ～ 摆(摇运)动(消化时小肠的一种运动) / posterior opening ～ 后部张开(口)运动 / rapid eye ～ (REM) 快(速)眼动(见于作梦睡眠) / saccadic eye ～ 眼扫动,眼疾动 / scissors ～ 剪式运动(一种瞳孔反射运动,表示不规则散光) / segmentation ～ 节段运动(消化时小肠运动方式之一) / sleep ～ 睡眠运动(植物的一种感性运动) / vermicular ～s 蠕动(肠)

mover ['mu:və] *n* 行动者;原动力 | prime ～ 原动力;原动肌

moving ['mu:viŋ] *a* 移动的,活动的;动人的

moxa ['mɔksə] *n*【日】灸料,艾,灼烙剂

moxalactam [ˌmɔksə'læktæm] *n* 拉氧头孢,羟羧氧酰胺菌素(抗生素类药)

moxazocine [mɔk'seizəsi:n] *n* 莫沙佐辛,甲氧唑辛(镇痛药,镇咳药)

moxibustion [ˌmɔksi'bʌstʃən] *n* (艾)灸术

moxnidazole [mɔks'nidəzəul] *n* 吗硝唑,吗嗯硝唑,吗嗯哒唑(抗原虫药,抗滴虫药)

moyamoya ['mɔiəˌmɔiə] *n*【日】烟雾阴影(动脉造影照片所见)

Moynahan's syndrome ['mɔinəhən] (E. J. Moynahan) 莫伊纳罕综合征(①多发性对称性着色斑、先天性左房室瓣狭窄、侏儒、生殖器发育不全和精神发育迟缓,亦称进行性心肌病性着色斑病;②一种家族性先天性综合征,包括头皮上毛发生长迟缓、癫痫、精神发育迟缓和脑电图异常)

Moynihan's cream ['mɔinjən] (Berkeley G. A. Moynihan) 莫伊尼汉乳膏(敷伤用) | ～ test 莫伊尼汉试验(检葫芦胃)

Mozambique [ˌməuzəm'bi:k] *n* 莫桑比克[非洲]

6-MP 6-mercaptopurine 6-巯基嘌呤,巯基嘌呤(抗肿瘤药)

mp melting point 熔点

MPD maximum permissible dose 最大容许剂量

MPH Master of Public Health 公共卫生硕士

MPO myeloperoxidase 髓过氧化物酶

MPS mononuclear phagocyte system 单核吞噬细胞系统; mucopolysaccharidosis 粘多糖(贮积)病

MR mitral regurgitation 左房室瓣回流

mR 毫伦琴(milliroentgen)的符号

μR 微伦琴(microroentgen)的符号

MRA Medical Record Administrator 医疗档案管理员,病案管理员

MRACP Member of Royal Australasian College of Physicians 澳大利西亚皇家内科医师学会会员

mrad 毫拉德(millirad)的符号

MRC Medical Reserve Corps 军医预备队

MRCP Member of the Royal College of Physicians 皇家内科医师学会会员

MRCPE Member of the Royal College of Physicians of Edinburgh 爱丁堡皇家内科医师学会会员

MRCP (Glasg) Member of the Royal College of Physicians and Surgeons of Glassgow *qua* Physician 格拉斯哥皇家内外科医师学会(内科医师)会员

MRCPI Member of the Royal College of Physicians of Ireland 爱尔兰皇家内科医师学会会员

MRCS Member of the Royal College of Surgeons 皇家外科医师学会会员

MRCSE Member of the Royal College of Surgeons of Edinburgh 爱丁堡皇家外科医师学会会员

MRCSI Member of the Royal College of Surgeons of Ireland 爱尔兰皇家外科医师学会会员

MRCVS Member of the Royal College of Veterinary Surgeons 皇家外科兽医学会会员

MRD minimum reacting dose 最小反应剂量

MRDM malnutrition-related diabetes mellitus 营养不良相关性糖尿病

mrem millirem 毫雷姆

MRF melanocyte-stimulating hormone releasing factor 促黑素细胞激素释放因子

MRI magnetic resonance imaging 磁共振成象

MRL Medical Record Librarian 病案管理员(现称Medical Record Administrator)

mRNA messenger RNA 信使核糖核酸

MS Master of Surgery 外科硕士; mitral stenosis 左房室瓣狭窄; multiple sclerosis 多发性硬化

ms 毫秒(millisecond)的符号

μs 微秒(microsecond)的符号

MS Contin [ˈkɔntin] 硫酸吗啡(morphine sulfate)制剂的商品名

msec 毫秒(millisecond)的符号

MSG monosodium glutamate 谷氨酸钠,谷氨酸单钠(治肝昏迷药)

MSH melanocyte-stimulating hormone 促黑素细胞激素

MSL midsternal line 胸骨中线

MT Medical Technologist 医学技术员; membrana tympani 鼓膜

mtDNA mitochondrial DNA 线粒体DNA,线粒体脱氧核糖核酸

MTX methotrexate 甲氨蝶呤(抗肿瘤药)

Mu Mache unit 马谢单位(镭射气浓度单位)

mu 毫单位(milliunit)的符号

mu [mju:] *n* 希腊语的第12个字母(M, μ);微米

m.u. mouse unit 小鼠单位(雌激素的生物鉴定单位)

μu 微单位(microunit)的符号

MUAP motor unit action potential 运动单位动作电位

Muc. mucilago【拉】胶浆,粘浆

mucase [ˈmju:keis] *n* 粘多糖酶

much [mʌtʃ] (more, most) *a* 很多的;大量的 *n* 许多,大量 *ad* 非常,很;…多,更…;差不多 | as ～ 同样多少的;同样的事物 / as ～ as 尽…那样多;差不多,几乎等于 / as ～ … as … …跟…到同一程度 / be too ～ for 非…力所能及 / half as ～ again 加半倍,一倍半 / how ～ 多少;到什么程度 / make ～ of 重视,充分利用;悉心照顾 / ～ as … 虽然很… / ～ at one 几乎相同,几乎等价 / ～ less 更不 / ～ more 更加,何况 / not ～ of a 不是一个好的 / not so ～ … as 与其…不如 / not think ～ of 对…估价不高 / so ～ 那么多,全是 / that (this) ～ 那(这)样多,那(这)些 / up to ～ 有很大价值的 / without so

～ as 甚至于不…

Mucha-Habermann disease [ˈmu:kə ˈhɑ:bəmən] (Viktor Mucha; Rudolf Habermann) 急性苔藓样糠疹

Mucha's disease [ˈmu:kə] (Viktor Mucha) 急性苔藓样糠疹

Much-Holzmann reaction [muh ˈhɔltsmən] (Hans Much; V. Holzmann) 穆赫-霍尔兹曼反应(见Much's reaction)

Much's granules [muh] (Hans C. R. Much) 穆赫粒(结核病痰中的粒状及杆状结核菌，不能以染抗酸菌的常法染之，但可用革兰法染色，可视为变性的结核菌) | ～ reaction 穆赫反应(眼镜蛇毒对红细胞的溶血作用有抑制的反应，据报道此反应见于精神分裂症及躁郁症，但未被以后的研究所证实，亦称精神性反应)

muci- [构词成分] 粘蛋白;粘液

mucic acid [ˈmju:sik] 粘酸，半乳糖二酸

mucicarmine [ˌmju:siˈkɑ:min] *n* 粘蛋白卡红，粘蛋白胭脂红

mucicarminophilic [ˌmju:siˌkɑ:minə*u*ˈfilik] *a* 嗜粘蛋白卡红的，嗜粘蛋白胭脂红的

muciferous [mju:ˈsifərəs] *a* 分泌粘液的，生粘液的

mucification [ˌmju:sifiˈkeiʃən] *n* 粘液化

muciform [ˈmju:sifɔ:m] *a* 粘液样的

mucigen [ˈmju:sidʒən] *n* 粘蛋白原

mucigenous [mju:ˈsidʒinəs] *a* 生粘液的

mucigogue [ˈmju:sigɔg] *a* 催粘液的，促粘液分泌的 *n* 催粘液剂，粘液分泌促进剂

mucihematein [ˌmju:siˈhi:mətiin] *n* 粘蛋白氧化苏木精

mucilage [ˈmju:silidʒ] *n* 胶浆，粘浆;胶水 | acacia ～ 阿拉伯胶浆(药物悬胶剂) / tragacanth ～ 西黄耆胶浆(保护剂)

mucilaginous [ˌmju:siˈlædʒinəs] *a* 胶浆性的，胶粘的，粘性的

mucilago [ˌmju:siˈlɑ:gəu] *n*【拉】胶浆，粘浆

mucilloid [ˈmju:silɔid] *n* 胶浆剂

mucilloid [ˈmju:silɔid] *n* 胶浆剂 | psyllium hydrophilic ～ 车前子亲水胶浆(用于治单纯性便秘)

mucin [ˈmju:sin] *n* 粘蛋白 | gastric ～ 胃粘蛋白(治消化性溃疡)

mucinase [ˈmju:sineis] *n* 粘多糖酶

mucinoblast [mju:ˈsinəblæst] *n* 成粘液细胞

mucinogen [mju:ˈsinədʒən] *n* 粘蛋白原

mucinoid [ˈmju:sinɔid] *a* 粘蛋白样的 *n* 类粘蛋白

mucinolytic [ˌmju:sinə*u*ˈlitik] *a* 粘蛋白分解的

mucinosis [ˌmju:siˈnəusis] *n* 粘蛋白沉积症 | follicular ～ 毛囊皮脂腺粘蛋白沉积症 / papular ～ 丘疹性粘蛋白沉积症，粘液水肿性苔癣

mucinous [ˈmju:sinəs] *a* 粘蛋白的，粘蛋白状的

mucinuria [ˌmju:siˈnjuəriə] *n* 粘蛋白尿

muciparous [mju:ˈsipərəs] *a* 分泌粘液的，生粘液的

mucitis [mju:ˈsaitis] *n* 粘膜炎

Muckle-Wells syndrome [ˈmʌkl welz] (Thomas James Muckle; Michael Vernon Wells) 默-韦综合征(一种常染色体显性遗传，特征为淀粉样变性，累及肾脏，引起肾炎、复发性荨麻疹、耳聋和四肢疼痛)

muc(o)- [构词成分] 粘液

mucoantibody [ˌmju:kə*u*ˈæntibɔdi] *n* 粘液抗体(在粘膜表面与粘液相混的局部抗体，一般是IgA)

mucocartilage [ˌmju:kə*u*ˈkɑ:tilidʒ] *n* 粘液软骨

mucocele [ˈmju:kəsi:l] *n* 粘液囊肿;粘液息肉 | suppurating ～ 化脓性粘液

囊肿

mucociliary [ˌmju:kəu'siliəri] *a* 粘液纤毛的

mucoclasis [mju:'kɔkləsis] *n* 粘膜毁除术

mucocolitis [ˌmju:kəukɔ'laitis] *n* 粘液性结肠炎

mucocolpos [ˌmju:kəu'kɔlpɔs] *n* 阴道粘液蓄积

mucocutaneous [ˌmju:kəukju(:)'teinjəs] *a* 粘膜(与)皮肤的

mucocyst ['mju:kəsist] *n* 粘液囊

mucocyte ['mju:kəsait] *n* 粘液变细胞(胞浆呈粘液变性的少突神经胶质细胞)

mucoderm ['mju:kədə:m] *n* 粘膜固有层 | ~**al** [ˌmju:kəu'də:məl] *a*

mucoenteritis [ˌmju:kəuentə'raitis] *n* 粘液性肠炎(过敏性肠综合征irritable bowel syndrome的旧称)

mucoepidermoid [ˌmju:kəuˌepi'də:mɔid] *a* 粘液表皮样的

mucofibrous [ˌmju:kəu'faibrəs] *a* 粘液纤维的

mucoflocculent [ˌmju:kəu'flɔkjulənt] *a* 含粘液细丝的

mucoglobulin [ˌmju:kəu'glɔbjulin] *n* 粘球蛋白

mucoid ['mju:kɔid] *a* 粘液样的 *n* 类粘蛋白

mucoitin sulfate [mju:'kəuitin] 硫酸粘多糖，硫酸粘液素

mucoitin sulfuric acid [mju:'kəuitin] 硫酸粘多糖，硫酸粘液素

mucolemma [ˌmju:kəu'lemə] *n* 粘蛋白膜

mucolipid [ˌmju:kəu'lipid] *n* 粘脂质

mucolipidosis [ˌmju:kəuˌlipi'dəusis] *n* 粘脂(贮积)病 | ~ Ⅰ 粘脂病Ⅰ型(亦称脂粘多糖病) / ~ Ⅱ粘脂病Ⅱ型(亦称Ⅰ-细胞病，包涵体纤维细胞病) / ~ Ⅲ 粘脂病Ⅲ型(亦称假胡尔勒〈Hurler〉多种营养不良) / ~ Ⅳ 粘脂病Ⅳ型(特征为早期角膜混浊、精神运动性阻滞及溶酶体贮积，据称属常染色体隐性遗传)

mucolytic [ˌmju:kəu'litik] *a* 溶解粘液的 *n* 粘液溶解药

mucomembranous [ˌmju:kəu'membrənəs] *a* 粘膜的

Mucomyst ['mju:kəmist] *n* 乙酰半胱氨酸(acetylcysteine)制剂的商品名

muconic acid [mju:'kɔnik] 己二烯二酸，粘康酸

mucoperichondrium [ˌmju:kəuˌperi'kɔndriəm] *n* 粘膜(性)软骨膜 | **mucoperichondrial** [ˌmju:kəuˌperi'kɔndriəl] *a*

mucoperiosteal [ˌmju:kəuˌperi'ɔstiəl] *a* (含)粘膜骨膜的

mucoperiosteum [ˌmju:kəuˌperi'ɔstiəm] *n* 粘膜骨膜

mucopolysaccharidase [ˌmju:kəuˌpɔli'sækəraideis] *n* 粘多糖酶

mucopolysaccharide [ˌmju:kəuˌpɔli'sækəraid] *n* 粘多糖

mucopolysaccharidosis [ˌmju:kəupɔliˌsækəri'dəusis] ([复] **mucopolysaccharidoses** [ˌmju:kəuˌpɔliˌsækəri'dəusi:z]) *n* 粘多糖(贮积)病 | ~ Ⅰ, MPS Ⅰ粘多糖病Ⅰ型(原指胡尔勒综合征Hurler's syndrome，现包括以α-L-艾杜糖苷酸酶缺乏、尿中排泄硫酸皮肤素和硫酸乙酰肝素为特征的任何病) / ~ IH, MPS Ⅰ H 粘多糖病H型(即胡尔勒综合征Hurler syndrome) / ~ I H/S, MPS Ⅰ H/S 粘多糖病I H/S型(即胡-沙综合征Hurler-Scheie syndrome) / ~ IS, MPS I S 粘多糖病IS型(即沙伊综合征Scheie syndrome) / ~ Ⅱ, MPS Ⅱ粘多糖病Ⅱ型(即亨特综合征Hunter syndrome) / ~ Ⅲ, MPS Ⅲ粘多糖病Ⅲ型(即桑菲利波综合征Sanfilippo syndrome) / ~ Ⅳ, MPS Ⅳ粘多糖病Ⅳ型(即莫尔基奥综合征Morquio syndrome) / ~ V, MPS V 粘多糖病V型(为沙伊综合征Scheie syndrome的前称，现归入粘多糖病S型) / ~ Ⅵ, MPS Ⅵ 粘多糖病Ⅵ型(即马-

拉综合征Maroteaux-Lamy syndrome) / ～ Ⅶ 粘多糖病Ⅶ型(即斯赖综合征Sly syndrome)

mucoprotein [ˌmju:kəu'prəuti:n] *n* 粘蛋白

mucopurulent [ˌmju:kəu'pjuərulənt] *a* 粘液脓性的

mucopus ['mju:kəpʌs] *n* 粘液性脓

Mucor ['mju:kə] *n*【拉】毛霉菌属，白霉属 | ～ corymbifer 伞状毛霉菌 / ～ mucedo 蜂毛霉菌，霉白霉菌 / ～ pusillus 微小毛霉菌 / ～ racemosus 总头毛霉菌，葡萄状毛霉菌 / ～ ramosus 分支状毛霉菌 / ～ rhizopodiformis 根足状毛霉菌

Mucoraceae [ˌmju:kə'reisii:] *n* 毛霉菌科

mucoraceous [ˌmju:kə'reiʃəs] *a* 毛霉菌的

Mucorales [ˌmju:kə'reili:z] *n* 毛霉菌目

mucorin ['mju:kərin] *n* 毛霉蛋白

mucormycosis [ˌmju:kəmai'kəusis] *n* 毛霉菌病

mucosa [mju:'kəusə] ([复] **mucosas** 或 **mucosae** [mju:'kəusi:]) *n* 粘膜 | ～l *a*

mucosanguineous [ˌmju:kəusæŋ'gwiniəs] *a* 粘液血性的

mucosedative [ˌmju:kəu'sedətiv] *a* 润滑粘膜的

mucoserous [ˌmju:kəu'siərəs] *a* 粘液浆液性的

mucosin [mju:'kəusin] *n* 粘精，粘膜素

mucositis [ˌmju:kəu'saitis] *n* 粘膜炎 | ～ necroticans agranulocytica 粒细胞缺乏性坏死性粘膜炎

mucosity [mju:'kɔsəti] *n* 粘性

mucosocutaneous [mju:ˌkəusəukju(:)'teinjəs] *a* 粘膜皮肤的

mucostatic [ˌmju:kəu'stætik] *a* 抑制粘液分泌的

mucosulfatidosis [ˌmju:kəuˌsʌlfəti'dəusis] *n* 粘硫脂病，多硫酸酯酶缺乏症

mucotome ['mju:kətəum] *n* 植粘膜刀，粘膜刀

mucous ['mju:kəs] *a* 粘液的，分泌粘液的

mucoviscidosis [ˌmju:kəuˌvisi'dəusis] *n* (胰管)粘稠物阻塞症，胰纤维性囊肿病，胰囊性纤维变性，粘液粘稠病

mucro ['mju:krəu] ([复] **mucrones** [mju:'krəuni:z]) *n*【拉】尖，突 | ～ baseos cartilaginis arytaenoideae (杓状软骨)声带突 / ～ cordis 心尖 / ～ sterni 剑突(胸骨)

mucronate ['mju:krənit], **mucronated** ['mju:krəneitid] *a* 棘状的，具短尖的(叶端)

mucroniform [mju:'krɔnifɔ:m] *a* 棘状的，具短尖的

Mucuna [mju:'kju:nə] *n* 黎豆属，油麻藤属

mucus ['mju:kəs] *n*【拉】粘液

mud [mʌd] *n* 泥 (-dd-) *vt* 使沾上污泥；把…弄脏

muddy ['mʌdi] *a* 多泥的，泥泞的；泥状的 *vt* 把…弄脏

muffle ['mʌfl] *vt* 包裹；抑压 *n* 烘炉

muffler ['mʌflə] *n* 消声器

MUGA multiple gated acquisition (scanning) 多次闸门探测(扫描)

muggy ['mʌgi] *a* 闷热的，湿热的

muguet [mu'gwei] *n*【法】霉菌性口炎，鹅口疮

Muirhead's treatment ['mjuəhed] (Archibald L. Muirhead) 米尔黑德疗法(注入最大可耐量的肾上腺素及口服肾上腺皮质治艾迪生〈Addison〉病)

Muir-Torre syndrome ['mjuə 'tɔri] (E. G. Muir; Douglas P. Torre) 缪-托综合征(见Torre's syndrome)

mular ['mju:lə] *a* 骡的(本词亦用于人类某种秘鲁疣，因与骡的此病特征相似)

mulatto [mju(:)'lætəu] ([复] **mulattoes**) *n* 黑白混血儿

mulberry ['mʌlbəri] *n* 桑树，桑葚

Mulder's angle ['mʌldə] (Johannes Mulder) 穆尔德角(坎珀尔〈Camper〉面线与自鼻根至蝶枕缝连接线交叉所形成的角)

Mulder's test ['mʌldə] (Gerardus J. Mulder) 穆尔德试验(检葡萄糖、蛋白质)

mule [mju:l] *n* 骡

Mules' operation [mju:lz] (Philip H. Mules) 米尔斯手术(眼球内容剜出，插入人工玻璃体)

muliebria [ˌmju:li'ebriə] *n* 【拉】女生殖器

muliebrity [ˌmju:li'ebrəti] *n* 女子特性，女性；男子女性征

mull [mʌl] *n* 软布(曾用于手术) | plaster ~ 硬膏布

muller ['mʌlə] *n* 平底乳钵(研磨器)

Müller-Haeckel law ['milə 'hekəl] (Fritz Müller; Ernst H. Haeckel) 生物发生律(biogenetic law, 见law项下相应术语)

müllerian [mi'liəriən] (Johannes P. Müller) *a* 苗勒的(如 ~ duct副中肾管)

müllerianoma [miˌliəriə'nəumə] *n* 苗勒管瘤

Müllerius [mi'leriəs] *n* 苗(勒)氏线虫属 | ~ capillaris 毛细苗(勒)氏线虫

Müller-Jochmann test ['milə 'jɔkmən] (Edward Müller; George Jochmann) 苗勒-约克曼试验(①鉴别结核性脓；②抗胰蛋白酶试验)

Müller's capsule ['milə] (Johannes P. Müller) 肾小球囊 | ~ duct (canal) 副中肾管 / ~ maneuver (experiment) 苗勒手法(实验)(呼气时声门关闭，再强吸气，荧光镜透视检查时用以产生胸内负压，而让胸腔内血管充血，有助于识别食道血管曲张及区别血管与非血管的结构) / ~ tubercle 苗勒结节(中肾管及副中肾管向下生长而突出于生殖窦中)

Müller's fibers (cells, radial cells) ['milə] (Heinrich Müller) 苗勒纤维(细胞、辐射细胞)(视网膜内神经胶质的支持纤维，亦称支柱纤维) | ~ muscle 睫状肌环状纤维；眼眶肌

Müller's fluid (liquid) ['milə] (Hermann F. Müller) 苗勒液(溶液)(一种组织硬固液，含有重铬酸钾、硫酸钠和水)

Müller's sign ['milə] (Friedrich von Müller) 苗勒征(主动脉瓣闭锁不全的一种体征：悬雍垂搏动，扁桃体与腭帆发红，与心搏同时出现)

Müller's test ['milə] (Edward Müller) 苗勒试验(检胱氨酸及结核性脓)

Müller's test (reaction) ['milə] (Rudolf Müller) 苗勒试验(反应)(检梅毒)

multangular [ˌmʌl'tæŋgulə] *a* 多角的

multi- [构词成分] 多，多数

multiallelic [ˌmʌltiə'lelik] *a* 多等位基因的

multiarticular [ˌmʌltiɑ:'tikjulə] *a* 多关节的

multibacillary [ˌmʌlti'bæsiləri] *a* 多种杆菌的

multicapsular [ˌmʌlti'kæpsjulə] *a* 多囊的，多被膜的

multicell ['mʌltisel] *n* 多细胞体

multicellular [ˌmʌlti'seljulə] *a* 多细胞的；多空隙的

multicellularity [ˌmʌltiˌselju'lærəti] *n* 多细胞性

multicentric [ˌmʌlti'sentrik] *a* 多中心的 | ~**ity** [ˌmʌltisen'trisəti] *n* 多中心性

Multiceps ['mʌltiseps] *n* 多头绦虫属 | ~ multiceps 多头绦虫 / ~ serialis 链形多头绦虫

multicontaminated [ˌmʌltikən'tæmineitid] *a* 多种(菌)感染的，多种(污染物)污染的

multicuspid [ˌmʌlti'kʌspid], **multicuspidate** [ˌmʌlti'kʌspideit] *a* 多尖的

multicystic [ˌmʌlti'sistik] *n* 多囊的

multidentate [ˌmʌlti'denteit] *a* 多牙的；多牙状突起的

multielectrode [ˌmʌltiiˈlektrəud] *n* 多电极

multifactorial [ˌmʌltifækˈtɔːriəl] *a* 多因子的,多因素的;多遗传因子的

multifarious [ˌmʌltiˈfɛəriəs] *a* 多种多样的

multifid [ˈmʌltifid] *a* 多裂的

multifidus [mʌlˈtifidəs] *n*【拉】多裂肌

multifocal [ˌmʌltiˈfəukəl] *a* 多(病)灶的;多疫源地的

multiform [ˈmʌltifɔːm] *a* 多形的,多态的 | ~**ity** [ˌmʌltiˈfɔːməti] *n*

multiganglionic [ˌmʌltiˌgæŋgliˈɔnik] *a* 多(神经)节的

multigenic [ˌmʌltiˈdʒenik] *a* 多基因的

multigesta [ˌmʌltiˈdʒestə] *n* 经(产)孕妇

multiglandular [ˌmʌltiˈglændjulə] *a* 多腺性的

multigravida [ˌmʌltiˈgrævidə] *n* 经(产)孕妇 | grand ~ 多孕妇(妊娠6次或6次以上的孕妇)

multihallucalism [ˌmʌltiˈhæləkəlizəm], **multihallucism** [ˌmʌltiˈhæləsizəm] *n* 多踇(趾)畸形

multi-infection [ˌmʌltiinˈfekʃən] *n* 多菌传染

multilateral [ˌmʌltiˈlætərəl] *a* 多边的

multilineal [ˌmʌltiˈliniəl] *a* 多线的

multilobar [ˌmʌltiˈləubə] *a* 多叶的

multilobular [ˌmʌltiˈlɔbjulə] *a* 多小叶的

multilocular [ˌmʌltiˈlɔkjulə] *a* 多腔的,多房的

multimammae [ˌmʌltiˈmæmiː] *n* 多乳房(畸形)

multimodal [ˌmʌltiˈməudl] *a* 多峰的

multinodular [ˌmʌltiˈnɔdjulə] *a* 多小结的

multinucleate [ˌmʌltiˈnjuːkliit], **multinuclear** [ˌmʌltiˈnjuːkliə] *a* 多核的

multipara [mʌlˈtipərə] ([复] **multiparas** 或 **multiparae** [mʌlˈtipəriː]) *n* 经产妇 | grand ~ 多产妇(妊娠6次或6次以上,而且胎儿都能存活)

multiparity [ˌmʌltiˈpærəti] *n* 经产;多胎产

multiparous [mʌlˈtipərəs] *a* 经产的;多胎产的,多胞胎的

multipartial [ˌmʌltiˈpɑːʃəl] *a* 多型的(血清)

multiple [ˈmʌltipl] *a* 多数的;多发的;多样的,复合的;多重的,多倍的 *n* 倍数

multiplex [ˈmʌltipleks] *a* 复合的,多样的;多重的

multiplicate [ˈmʌltiplikeit] *a* 复合的,多样的;多重的,多倍的

multiplication [ˌmʌltipliˈkeiʃən] *n* 倍增;增殖,繁殖;多重化;乘法

multiplicitas [ˌmʌltiˈplisitəs] *n* 多重(畸形),过多(畸形) | ~ cordis 多心畸形

multiplicity [ˌmʌltiˈplisəti] *n* 复合;多样;复杂;大量

multiply[1] [ˈmʌltiplai] *vt, vi* 增加;增殖,繁殖;乘

multiply[2] [ˈmʌltipli] *ad* 多样地;多倍地;复杂地

multipolar [ˌmʌltiˈpəulə] *a* 多极的

multipollicalism [ˌmʌltiˈpɔlikəlizəm] *n* 多拇(指)畸形

multirooted [ˌmʌltiˈruːtid] *a* 多根的(磨牙)

multirotation [ˌmʌltirəuˈteiʃən] *n* 变异旋光

multisensitivity [ˌmʌltiˌsensiˈtivəti] *n* 多敏感性(对不止一种抗原〈变应原〉有变态反应)

multisensory [ˌmʌltiˈsensəri] *a* 多种感觉(并用)的(指中枢神经系统某些神经元,能对一种以上的感觉输入起反应)

multisynaptic [ˌmʌltisiˈnæptik] *a* 多突触的

multiterminal [ˌmʌltiˈtəːminl] *a* 多端钮的,多末端的

multituberculate [ˌmʌltitju(ː)ˈbəːkjulit] *a* 多结节的

multitude ['mʌltitju:d] *n* 大批,众多,大量

multivalent [ˌmʌlti'veilənt] *a* 多价的 | **multivalence** *n*

Multivalvulida [ˌmʌltiˌvælvju'laidə] *n* 多壳目

multivariate [ˌmʌlti'vɛərieit] *a* 多变量的

mummification [ˌmʌmifi'keiʃən] *n* 干尸化,木乃伊化,干性坏疽

mummy ['mʌmi] *n* 木乃伊,干尸

mummying ['mʌmiiŋ] *n* 木乃伊样裹身

mumps [mʌmps] [复] *n* [用作单或复] 流行性腮腺炎 | iodine ～ 碘中毒性腮腺炎

mumu ['mu:mu:] *n* 精索水肿(可兼发阴囊、附睾、睾丸肿胀)

Münchausen's syndrome [men'ʃauzən] 闵希豪生综合征(以著名夸张故事《吹牛男爵历险记》中的主人公冯·闵希豪生男爵得名,表现为幻想性虚构病史,到处求医或住院癖)

Münchmeyer's disease ['minʃmaiə] (Ernst Münchmeyer) 明希迈尔病(弥漫性进行性骨化性多肌炎)

munity ['mju:niti] *n* 易感性

Munk's disease [muŋk] (Fritz Munk) 脂性肾变病

Munro Kerr cesarean section [mʌn'rəu kə:(r)] (John M. Munro Kerr) 孟罗·克尔剖腹产术(经膀胱子宫襞横向切开子宫下段,但不使膀胱移位) / ～ incision 孟罗·克尔切口(为剖腹产术所作的子宫下段横向切口) / ～ maneuver 孟罗·克尔手法(确定产妇骨盆和胎头的比例)

Munro's microabscess (abscess) [mʌn'rəu] (William J. Munro) 孟罗小脓肿(脓肿)(固缩多形核白细胞的小灶性集合,位于角化不全的角质层中,为活动性银屑病的主要组织学特征,亦见于皮脂溢性皮炎和赖特尔〈Reiter〉病)

Munro's point [mʌn'rəu] (John. C. Munro) 孟罗点(脐至左髂前上棘的直线中点,为腹腔穿刺点)

Munson's sign ['mʌnsən] (Edward S. Munson) 蒙生征(患者眼球向下转动时下睑异常突出,系角膜曲度异常〈圆锥形角膜〉所引起)

MUP motor unit potential 运动单位电位

mupirocin [mju'pirəsin] *n* 莫匹罗星(从荧光假单胞菌〈Pseudomonas fluorescens〉发酵衍生的一种抗菌药,对葡萄球菌和非肠性链球菌有效,局部用于治疗脓疱病)

mural ['mjuərəl] *a* 壁的,腔壁的

muramic acid [mju'ræmik] 胞壁酸,2-葡糖胺-3-乳酸醚

muramidase [mju'ræmideis] *n* 胞壁质酶,溶菌酶

Murchison-Pel-Ebstein fever ['mə:tʃisn pel 'ebstain] (Charles Murchison; Pieter K. Pel; Wilhelm Ebstein) 默基森-佩尔-埃布斯坦热(霍奇金〈Hodgkin〉病患者的一型热病,其特征为多日的不规则性发热,间以周期性体温正常)

murder ['mə:də] *n*, *vt* 凶杀,谋杀 | ～**er** *n* 凶手

murderous ['mə:dərəs] *a* 杀人的 | ～**ly** *ad*

Murel ['mjuərəl] *n* 戊沙溴铵(valethamate bromide)制剂的商品名

Murex ['mjuəreks] *n* 紫螺属 | ～ purpurea 紫螺

murexide [mjuə'reksaid] *n* 骨螺紫,紫脲酸铵,红紫酸铵

murexine [mjuə'reksin] *n* 骨螺毒素

muriatic [ˌmjuəri'ætik] *a* 氯化物的,盐的 | ～ acid 盐酸,氢氯酸

muriform ['mjuərifɔ:m] *a* 砖格状的(在细菌学中用以描述具有横膈和纵隔的芽胞)

Murimyces [ˌmjuəri'maisi:z] *n* 鼠胸膜肺炎菌属(现归入支原体属Mycoplasma)

murine ['mjuərin] *a* 鼠的

murivirus [ˌmjuəri'vaiərəs] (*m*ild *u*p-per *r*espiratory+*virus*) *n* 鼻病毒(现称rhinovirus)

murmur ['mə:mə] *n* 咕哝,低语声;杂音 *vt* 低声说 *vi* 发低沉的声音 | accidental ~ 偶发性杂音 / amphoric ~ 空瓮性呼吸音 / aortic ~ 主动脉瓣杂音 / attrition ~ 摩擦杂音(由心包炎引起) / bellows ~ 风箱(状杂)音 / blood ~, hemic ~ 血性杂音 / cardiopulmonary ~, cardiorespiratory ~ 心肺杂音,心搏呼吸杂音 / crescendo ~ 渐强性杂音 / deglutition ~ 吞咽杂音 / diastolic ~ 舒张期杂音 / hour-glass ~ 沙漏样杂音 / humming-top ~ 地牛音,静脉哼鸣 / machinery ~ 机鸣状杂音 / obstructive ~, direct ~ 阻塞性杂音,直接杂音 / organic ~ 器质性杂音 / pulmonic ~ 肺动脉瓣杂音 / systolic ~ 收缩期杂音 / to-and-fro ~, seesaw ~ 来回性杂音 / vesicular ~ 肺泡呼吸音

muromonab-CD3 [ˌmjuərə'məunæb] 鼠单克隆抗体-CD3(一种鼠单克隆抗人T细胞CD3抗原的抗体,用作免疫抑制剂,治疗肾移植的急性同种异体移植物排斥,静脉内给药)

Murphy button ['mə:fi] (John B. Murphy) 墨菲钮(肠吻合钮) | ~ method 墨菲法(①动脉缝术;②直肠滴注法;③腹膜炎的一种疗法,见墨菲疗法) / ~ percussion 墨菲叩诊,四指叩诊 / ~ sign 墨菲征(胆囊病的一种触诊体征,当医生手指在患者右肋弓下的肝缘下深压时,患者不能深吸气) / ~ test 墨菲试验(患者坐时,双手交臂前胸,检查者以拇指置于患者第十二肋骨下部并作短促戳击,以测定深部压痛及肌肉强直,亦称墨菲肾脏冲击诊) / ~ treatment 墨菲疗法(①胸膜腔内注射氮使肺萎陷治疗肺结核;②腹膜炎的一种疗法:置患者于斜卧位,以利于从腹部引流至骨盆内,然后用生理盐水缓慢冲洗结肠)

Murray Valley encephalitis (disease) ['mə:ri 'væli] 墨累溪谷脑炎(病)(1950年和1951年流行于澳洲墨累溪谷的一种病毒性脑炎,以后证明是20年代澳大利亚X脑炎的复发,由一种感染鸟和蚊的黄病毒所致,流行病很少发生,儿童感染此病最为严重) | Murray Valley encephalitis virus 墨累溪谷脑炎病毒(黄病毒属的蚊传病毒,抗原上与日本脑炎病毒有关,为墨累溪谷脑炎的病原体)

Murri's disease ['muəri] (Augusto Murri) 间歇性血红蛋白尿,阵发性血红蛋白尿

Mus [mʌs] *n*【拉】鼠属 | ~ alexandrinus 屋顶鼠,埃及鼠 / ~ decumanus, ~ norvegicus 褐鼠,沟鼠 / ~ musculus 小家鼠 / ~ rattus 黑鼠

Musca ['mʌskə] *n*【拉】蝇属 | ~ autumnalis 秋家蝇 / ~ domestica 家蝇 / ~ domestica nebulo 户蝇 / ~ domestica vicina 舍蝇 / ~ luteola 黄燥蝇,黄火蝇 / ~ sorbens 山蝇,山市家蝇 / ~ vomitoria 反吐丽蝇(即Calliphora vomitoria)

musca ['mʌskə] ([复] **muscae** ['mʌski:]) *n*【拉】蝇 | ~e hispanicae 斑蝥,芫青 / ~e volitantes 飞蝇幻视

muscacide ['mʌskəsaid] *a* 杀蝇的 *n* 杀蝇剂

muscardine ['mʌskədi:n] *n* 白僵病,蚕硬化病

muscarine ['mʌskəri(:)n] *n* 蝇蕈碱,蕈毒碱 | **muscarinic** [ˌmʌskə'rinik] *a*

muscarinism ['mʌskərinizəm] *n* 蕈毒碱中毒

muscegenetic [mʌsidʒi'netik] *a* 引起飞蝇幻视的

muscicide ['mʌsisaid] *a* 杀蝇的 *n* 杀蝇剂

Muscidae ['mʌsidi:] *n* 蝇科

muscimol ['mʌskimɔl] *n* 蝇蕈醇,氨甲基羟异噁唑(在捕蝇蕈属〈Amanita〉各蕈种中发现的一种神经毒素,化学结构和作用与鹅膏氨蕈氨酸〈ibotenic acid〉

相似)
Muscina [mə'sainə] *n* 腐蝇属
muscle ['mʌsl] *n* 肌 | agonistic ~ 主动肌 / antagonistic ~ 对抗肌, 拮抗肌 / antigravity ~s 抗引力肌 / appendicular ~ 肢体肌 / cardiac ~ 心肌 / congenerous ~s 协同肌(若干肌肉唤起同一动作) / epimeric ~ 上段(中胚层)肌 / extrinsic ~ 外附肌 / hamstring ~s 腘绳肌群 / hypaxial ~s, subvertebral ~s 轴下肌, 椎下肌 / hypomeric ~ 下段(中胚层)肌 / inspiratory ~s 吸(气)肌 / intrinsic ~ 内附肌 / involuntary ~ 不随意肌 / iridic ~s 虹膜肌 / nonstriated ~, smooth ~, unstriated ~ 平滑肌 / striated ~, striped ~ 横纹肌 / voluntary ~ 随意肌 / visceral ~, organic ~ 脏腑肌 / yoked ~s 共轭肌
muscle phosphofructokinase [mʌsl ˌfɔsfəuˌfrʌktəu'kaineis] 肌磷酸果糖激酶(6-磷酸果糖激酶的肌同功酶)
muscle phosphofructokinase deficiency 肌磷酸果糖激酶缺乏症, 糖原贮积病Ⅶ型
muscle phosphorylase ['mʌsl fɔs'fɔrileis] 肌磷酸化酶(糖原磷酸化酶的肌同功酶)
muscle phosphorylase deficiency 肌磷酸化酶缺乏症, 糖原贮积病Ⅴ型
musculamine [ˌmʌskju'læmin] *n* 肌胺
muscular ['mʌskjulə] *a* 肌(肉)的; 肌肉发达的, 壮健的 | **~ity** [ˌmʌskju'lærəti] *n* 肌肉发达, 壮健
muscularis [ˌmʌskju'lɛəris] *a* 【拉】肌的 *n* 肌层
muscularize ['mʌskjuləraiz] *vi* 肌化, 肌组织化
musculation [ˌmʌskju'leiʃən] *n* 肌肉系统; 肌活动
musculature ['mʌskjulətʃə] *n* 肌肉系统
musculi ['mʌskjulai] musculus的复数
musculoaponeurotic [ˌmʌskjuləuˌæpənjuə'rɔtik] *a* 肌腱膜的
musculocutaneous [ˌmʌskjuləukju(:)'teinjəs], **musculodermic** [ˌmʌskjuləu'də:mik] *a* 肌皮的
musculoelastic [ˌmʌskjuləui'læstik] *a* 肌(与)弹性组织的
musculointestinal [ˌmʌskjuləuin'testinl] *a* 肌(与)肠的
musculomembranous [ˌmʌskjuləu'membrənəs] *a* 肌性膜性的
Musculomyces [ˌmʌskjuləu'maisi:z] *n* 肌丝菌属(现归入支原体属Mycoplasma)
musculophrenic [ˌmʌskjuləu'frenik] *a* 肌膈的
musculoprecipitin [ˌmʌskjuləupri'sipitin] *n* 肌沉淀素(用以区别各种肉类)
musculoskeletal [ˌmʌskjuləu'skelitl] *a* 肌(与)骨骼的
musculospiral [ˌmʌskjuləu'spaiərəl] *a* 肌螺旋的
musculospiralis [ˌmʌskjuləuspai'reilis] *n* 桡神经
musculotendinous [ˌmʌskjuləu'tendinəs] *a* 肌腱的
musculotonic [ˌmʌskjuləu'tɔnik] *a* 肌收缩力的
musculotropic [ˌmʌskjuləu'trɔpik] *a* 向肌性的(对肌组织有特别亲和或影响力的)
musculus ['mʌskjuləs] ([复] **musculi** ['mʌskjulai]) *n* 【拉】肌(详见附录)
museum [mju(:)'ziəm] *n* 博物馆; 展览馆
mush [mʌʃ] *n* 软块; 玉米粥
mushbite ['mʌʃbait] *n* 蜡殆片法, 咬蜡法
mushroom ['mʌʃrum] *n* 蕈, 蘑菇 *a* 蘑菇形的 *vi* 迅速增长
music ['mju:zik] *n* 音乐
musical ['mju:zikəl] *a* 音乐的
musicogenic [ˌmju:zikəu'dʒenik] *a* 音乐性的

musicotherapy [ˌmjuːzikəuˈθerəpi] *n* 音乐疗法

musk [mʌsk] *n* 麝香;麝

musky [ˈmʌski] *a* 麝香气味的,麝香似的

mussel [ˈmʌsl] *n* 蛤贝,贝壳类

Musset's sign [mjuːˈse] (Louis C. A. de Musset 法国诗人,死于主动脉瓣闭锁不全) 缪塞征(头节律性跳动,见于主动脉瘤及主动脉瓣闭锁不全)

mussitation [ˌmʌsiˈteiʃən] *n* 无声嗫语(口唇蠕动,但不出声)

mustard [ˈmʌstəd] *n* 芥子;芥属植物 | black ~, brown ~ 黑芥(内服催吐药及外用抗刺激剂) / nitrogen ~s 氮芥类(有些用于治癌) / L-phenylalanine ~ 左旋苯丙氨酸氮芥(即美法仑melphalan,抗肿瘤药) / uracil ~ 尿嘧啶氮芥,尿嘧啶芥(即乌拉莫司汀uramustine,抗肿瘤药) / white ~, yellow ~ 白芥(用途与黑芥同)

Mustard operation [ˈmʌstəd] (William Thornton Mustard) 默斯塔德手术(大血管错位时,为纠正解剖缺陷利用心包组织造一个心房内挡板)

Mustargen [ˈmʌstədʒən] *n* 盐酸氮芥(mechlorethamine hydrochloride)制剂的商品名

muster [ˈmʌstə] *vt* 集合;收集;合计,组成;鼓起 *vi* 集合,聚集 *n* 集合;聚集,样品 | pass ~ 及格,符合要求

mutable [ˈmjuːtəbl] *a* 可变的,易变的 | **mutability** [ˌmjuːtəˈbiləti] *n* 可突变性,易变性

mutacism [ˈmjuːtəsizəm] *n* 无音字母不正确发音; m音滥用

mutafacient [ˌmjuːtəˈfeiʃənt] *a* 诱变的

mutagen [ˈmjuːtədʒən] *n* 诱变剂,诱变因素 | ~**ic** [ˌmjuːtəˈdʒenik] *a* 诱变的

mutagenesis [ˌmjuːtəˈdʒenisis] *n* 诱变,引起突变

mutagenicity [ˌmjuːtədʒiˈnisəti] *n* 诱变性

Mutamycin [ˌmjuːtəˈmaisin] *n* 丝裂霉素(mitomycin)制剂的商品名

mutant [ˈmjuːtənt] *a* 变异的 *n* 突变种,突变体,突变型

mutarotase [ˌmjuːtəˈrəuteis] *n* 变旋酶

mutarotation [ˌmjuːtərəuˈteiʃən] *n* 变旋(现象)

mutase [ˈmjuːteis] *n* 变位酶

mutate [mjuːˈteit] *vt, vi* (使)变异,(使)突变

mutation [mju(ː)ˈteiʃən] *n* 变化,转变;突变(生物的遗传物质发生可遗传的变异) | auxotrophic ~ 营养缺陷性突变 / chromosomal ~ 染色体(性)突变 / frameshift ~ 移码突变 / genomic ~ 染色体组突变(改变个体正常染色体数目的突变) / induced ~ 诱导突变(由于实验性人工引入的外来因素而引起的突变) / missense ~ 错义突变(指DNA上的遗传密码或mRNA上的密码子的突变,引起了编码的错乱,导致产生不同氨基酸) / natural ~ 自然突变(未涉及任何已知外界因素所出现的遗传突变) / nonsense ~ 无义突变(一个密码子的变化导致这个密码子无法形成一个氨基酸) / ploidic ~ 倍增性突变(基因组突变的一种,染色体数目增加一个单倍组) / point ~ 点突变(染色体上的一种突变,形态上无明显变化) / silent ~ 同义突变,缄默突变 / somatic ~ 体细胞突变(发生在体细胞中的突变,为嵌合体的出现提供基础) | ~**al** *a*

mute [mjuːt] *a* 哑的 *n* 哑人 | deaf ~ 聋哑人

mutein [ˈmjuːtiːn] *n* 突变蛋白质

mutilate [ˈmjuːtileit] *vt* 使断肢;致残废 | **mutilation** [ˌmjuːtiˈleiʃən] *n* (肢体或器官)残毁,残缺;阉割

Mutisia [mjuˈtiziə] *n* 帚菊木属 | ~ viciaefolia 巢菜叶帚菊木

mutism [ˈmjuːtizəm] *n* 哑症,缄默症 | akinetic ~ 无动性缄默,运动不能性缄默 / deaf ~ 聋哑症 / elective ~ 选择性缄默症(儿童的一种精神障碍) / hysterical ～ 癔病性缄默症

muton ['mju:tɔn] *n* 突变子(DNA分子链上能够引起突变的最小单位)

mutter ['mʌtə] *vi, vt, n* 轻声低语

mutual ['mju:tʃuəl, 'mju:tjuəl] *a* 相互的;共同的 | ～**ly** *ad*

mutualism ['mju:tʃuəlizəm, 'mju:tjuəlizəm] *n* 共生,共栖(不同种类的两种生物彼此得到一定利益的共生) | **mutualist** *n* 共生生物,共栖生物

muzolimine [mju:'zəulimi:n] *n* 莫唑胺,氯苄唑胺(利尿药,降压药)

muzzle ['mʌzl] *n* 口套(狗,马)

MV Medicus Veterinarius【拉】兽医(师)

Mv 元素钔(mendelevium)的符号

mV 毫伏(特)(millivolt)的符号

μV 微伏(特)(microvolt)的符号

M-VAC methotrexate, vinblastine, doxorubicin, and cisplatin 甲氨蝶呤-长春碱-阿霉素-顺铂(联合治疗移行细胞癌方案)

MVP mitral valve prolapse 左房室瓣脱垂

MW molecular weight 分子量

μW 微瓦(特)(microwatt)的符号

Mx Medex 军医召募方案

My myopia 近视

my mayer 迈尔(比热容单位)

myalgia [mai'ældʒiə] *n* 肌痛 | ～ abdominis 腹肌痛 / ～ capitis 头肌痛,头痛 / ～ cervicalis 颈肌痛,斜颈,捩颈 / epidemic ～ 流行性肌痛,流行性胸膜痛 / lumbar ～ 腰痛 | **myalgic** *a*

Myambutol [mai'æmbjutɔl] *n* 盐酸乙胺丁醇(ethambutol hydrochloride)制剂的商品名

Myanesin [mai'ænisin] *n* 美芬新(mephenesin)制剂的商品名

myasis [mai'eisis] *n* 蝇蛆病

myasthenia [ˌmaiæs'θi:niə] *n* 肌无力,肌衰弱 | angiosclerotic ～ 血管硬化性肌无力 / ～ gravis, ～ gravis pseudoparalytica 重症肌无力 | **myasthenic** [ˌmaiæs'θenik] *a*

myatonia [ˌmaiə'təuniə], **myatony** [mai'ætəni] *n* 肌弛缓,肌张力缺乏

myatrophy [mai'ætrəfi] *n* 肌萎缩

myautonomy [ˌmaiɔ:'tɔnəmi] *n* 肌(动)反应延缓

Mycelex ['maisəleks] *n* 克霉唑(clotrimazole)制剂的商品名

mycelioid [mai'si:liɔid] *a* 菌丝状的,菌丝样的

mycelium [mai'si:liəm] ([复] **mycelia** [mai'si:liə]) *n* 菌丝体 | **mycelial** [mai'si:liəl], **mycelian** [mai'si:liən] *a*

mycete ['maisi:t] *n* 霉菌,真菌

mycethemia [ˌmaisi'θi:miə] *n* 霉菌血症

mycetismus [ˌmaisi'tizməs], **mycetism** ['maisitizəm] *n* 蕈中毒

mycet(o)- 见myc(o)-

mycetogenic [maiˌsi:təu'dʒenik], **mycetogenous** [ˌmaisi'tɔdʒinəs] *a* 霉菌所致的,霉菌原的

mycetoma [ˌmaisi'təumə] *n* 足分支菌病,足菌肿 | actinomycotic ～ 放线菌性足菌肿 / eumycotic ～ 真菌性足菌肿

Mycetozoida [ˌmaisi:təu'zɔidə], **Mycetozoa** [maiˌsi:təu'zəuə] *n* 粘菌虫类

mycid ['maisid] *n* 霉菌疹,皮真菌疹

Mycifradin [mai'sifrədin] *n* 硫酸新霉素(neomycin sulfate)制剂的商品名

Myciguent ['maisigwent] *n* 硫酸新霉素(neomycin sulfate)制剂的商品名

myc(o)-, mycet(o)- [构词成分] 霉菌

mycoagglutinin [ˌmaikəuə'glu:tinin] *n* 霉菌凝集素,真菌凝集素

mycobacteria [ˌmaikəubæk'tiəriə] mycobacterium的复数

Mycobacteriaceae [ˌmaikəubækˌtiəri'eisii:] *n* 分支杆菌科

mycobacteriosis [ˌmaikəubækˌtiəri'əusis] *n* 分支杆菌病

Mycobacterium [ˌmaikəubæk'tiəriəm] *n* 分支杆菌属 | ~ avium-intracellulare 鸟胞内分支杆菌 / ~ bovis 牛分支杆菌 / ~ butyricum 乳酪分支杆菌 / ~ leprae 麻风分支杆菌，麻风杆菌 / ~ lepraemurium 鼠麻风分支杆菌 / ~ marinum 海分支杆菌 / ~ paratuberculosis 副结核分支杆菌 / ~ phlei 草分支杆菌 / ~ smegmatis 耻垢分支杆菌 / ~ tuberculosis 结核分支杆菌，结核杆菌

mycobacterium [ˌmaikəubæk'tiəriəm] ([复] **mycobacteria** [ˌmaikəubæk'tiəriə]) *n* 分支杆菌 | anonymous mycobacteria, atypical mycobacteria 无名分支杆菌，非典型分支杆菌，非结核分支杆菌 / Group Ⅰ-Ⅳ mycobacteria Ⅰ-Ⅳ类分支杆菌，非结核分支杆菌

mycobactin [ˌmaikəu'bæktin] *n* 分支杆菌生长素

Mycocandida [ˌmaikəu'kændidə] *n* 念珠菌属

mycocidin [ˌmaikəu'saidin] *n* 杀枝曲菌素

Mycococcus [ˌmaikəu'kɔkəs] *n* 芽生球菌属

Mycoderma [ˌmaikəu'də:mə] *n* 生膜菌属 | ~ aceti 醋生膜菌，化醋菌 / ~ dermatitidis 皮炎生膜菌，皮炎芽生菌 / ~ immite 粗球孢子菌

mycoderma [ˌmaikəu'də:mə] *n* 粘膜

mycodermatitis [ˌmaikəuˌdə:mə'taitis], **mycodermomycosis** [ˌmaikəuˌdə:məmai'kəusis] *n* 念珠菌病

mycoflora [ˌmaikəu'flɔ:rə] *n* 真菌区系；真菌志（在某一特定地区内存在的或具有特征的真菌数目和品种）

mycohemia [ˌmaikəu'hi:miə] *n* 真菌血症，霉菌血症

mycolic acid [mai'kɔlik] 结核环脂酸，霉菌酸

mycology [mai'kɔlədʒi] *n* 真菌学，霉菌学 | **mycologic(al)** [ˌmaikəu'lɔdʒik(əl)] *a* / **mycologist** *n* 真菌学家，霉菌学家

mycomyringitis [ˌmaikəuˌmirin'dʒaitis] *n* 霉菌性鼓膜炎，鼓膜霉菌病

Myconostoc [ˌmaikəu'nɔstɔk] *n* 裂殖霉菌属

mycopathology [ˌmaikəupə'θɔlədʒi] *n* 真菌病理学

mycophage ['maikəfeidʒ] *n* 噬霉菌体，噬真菌体

mycophagy [mai'kɔfədʒi] *n* 蘑菇食用；噬(真)菌(作用)

mycophenolic acid [ˌmaikəufi'nɔlik] 麦考酚酸，霉酚酸

Mycoplana [ˌmaikəu'pleinə] *n* 支动杆菌属

Mycoplasma [ˌmaikəu'plæzmə] *n* 支原体属 | ~ fermentans 发酵支原体 / ~ gallisepticum 鸡败血支原体 / ~ granularum 颗粒支原体 / ~ hominis 人支原体 / ~ hyorhinis 猪鼻炎支原体 / ~ mycoides 蕈状支原体 / ~ orale, ~ pharyngis 口腔支原体，咽支原体 / ~ pneumoniae 肺炎支原体 / ~ salivarium 唾液支原体

mycoplasma [ˌmaikəu'plæzmə] ([复] **mycoplasmas** 或 **mycoplasmata** [ˌmaikəu'plæzmətə]) *n* 支原体，类菌质体 | T ~ T支原体，小支原体(T代表tiny) / T-strain ~ T株支原体，解脲脲原体 | ~l *a*

Mycoplasmas [ˌmaikəu'plæzməz] *n* 支原体目

Mycoplasmataceae [ˌmaikəuˌplæzmə'teisii:] *n* 支原体科

Mycoplasmatales [ˌmaikəuˌplæzmə'teili:z] *n* 支原体目

mycoplasmosis [ˌmaikəuplæz'məusis] *n* 支原体病，支原菌病

mycoprecipitin [ˌmaikəupri'sipitin] *n* 霉菌沉淀素，真菌沉淀素

mycoproteination [ˌmaikəuˌprəuti:'neiʃən] *n* 死菌接种，菌蛋白接种

mycopus ['maikəpəs] *n* 脓性粘液

mycorrhiza [ˌmaikə'raizə] *n* 菌根 |

~l *a*

mycose ['maikəus] *n* 海藻糖

mycoside ['maikəsid] *n* 海藻糖苷

mycosis [mai'kəusis] *n* 真菌病，霉菌病，肉芽肿病 | cutaneous ~ 皮霉菌病，皮真菌病 / ~ fungoides 蕈样霉菌病，蕈样肉芽肿 / ~ intestinalis 肠霉菌病，肠炭疽 / ~ leptothrica 纤毛菌病 / splenic ~ 脾霉菌病，铁质沉着性脾大

mycostasis [mai'kɔstəsis] *n* 霉菌制阻

mycostat ['maikəstæt] *n* 制霉(菌)药

Mycostatin [ˌmaikəu'stætin] *n* 制霉菌素(nystatin)制剂的商品名

mycosterol [mai'kɔstərɔl] *n* 霉菌甾醇，酵母甾醇

mycotic [mai'kɔtik] *a* 真菌病的，霉菌病的

Mycotoruloides [ˌmaikəuˌtɔrə'lɔidi:z] *n* 念珠菌属

mycotoxicosis [ˌmaikəuˌtɔksi'kəusis] *n* 霉菌(毒素)中毒；蕈中毒

mycotoxin [ˌmaikəu'tɔksin] *n* 霉菌毒素

mycotoxinization [ˌmaikəuˌtɔksinai'zeiʃən, -ni'z-] *n* 霉菌毒素接种

mycteric [mik'terik] *a* 鼻腔的

mycteroxerosis [ˌmiktərəuziə'rəusis] *n* 鼻腔干燥

mydaleine [mai'deiliin] *n* 腐脏尸胺

mydatoxine [ˌmaidə'tɔksin] *n* 腐脏毒胺

Mydriacyl [mai'draiəsil] *n* 托吡卡胺(tropicamide)制剂的商品名

mydriasis [mi'draiəsis] *n*【希】瞳孔开大(生理性开大)；瞳孔散大(疾病性散大)；瞳孔扩大(药物性扩大) | alternating ~, bounding ~, springing ~ 交替性瞳孔开大

mydriatic [ˌmidri'ætik] *a* 瞳孔开大的，散瞳的 *n* 扩瞳药，散瞳药

myectomy [mai'ektəmi] *n* 肌(部分)切除术

myectopia [ˌmaiek'təupiə], **myectopy** [mai'ektəpi] *n* 肌异位

myelacephalus [ˌmaiələ'sefələs] *n* 下级无头畸胎

myelalgia [ˌmaiə'lældʒiə] *n* 脊髓痛

myelanalosis [ˌmaiəˌlænə'ləusis] *n* 脊髓痨

myelapoplexy [ˌmaiə'læpəpleksi] *n* 脊髓出血

myelasthenia [ˌmaiəlæs'θi:niə] *n* 脊髓性神经衰弱

myelatelia [ˌmaiələ'ti:liə] *n* 脊髓发育不全

myelatrophy [ˌmaiə'lætrəfi] *n* 脊髓萎缩

myelauxe [ˌmaiə'lɔ:ksi] *n* 脊髓肥大

myelemia [ˌmaiə'li:miə] *n* 髓细胞性血症，骨髓性白血病

myelencephalitis [ˌmaiəlenˌsefə'laitis] *n* 脑脊髓炎

myelencephalon [ˌmaiəlen'sefəlɔn] *n* 末脑；脑脊髓

myelencephalospinal [ˌmaiəlenˌsefələu'spainl] *a* 脑脊髓的

myeleterosis [ˌmaiəˌletə'rəusis] *n* 脊髓病变

myelin ['maiəlin] *n* 髓磷脂；髓鞘质 | ~ic [ˌmaiə'linik] *a*

myelinated ['maiəliˌneitid] *a* 有髓(鞘)的

myelinization [ˌmaiəlinai'zeiʃən, -ni'z-], **myelination** [ˌmaiəli'neiʃən] *n* 髓鞘形成

myelinoclasis [ˌmaiəli'nɔkləsis] *n* 髓鞘破坏，髓鞘消失，脱髓鞘(病变) | acute perivascular ~ 急性血管周围脱髓鞘病，急性播散性脑脊髓炎 / central pontine ~ 中心性脑桥髓鞘破坏 / postinfection perivenous ~ 传染病后静脉周围脱髓鞘病，传染病后脑脊髓病

myelinogenesis [ˌmaiəˌlinəu'dʒenisis] *n* 髓鞘形成

myelinogenetic [ˌmaiəˌlinəudʒi'netik] *a* 生髓(鞘)的

myelinogeny [ˌmaiəli'nɔdʒini] *n* (神经纤维)髓鞘形成
myelinolysin [ˌmaiəli'nɔlisin] *n* 溶髓鞘质素
myelinolysis [ˌmaiəli'nɔlisis] *n* 髓鞘破坏，髓鞘脱失 | central pontine ～ 中心性脑桥髓鞘破坏
myelinopathy [ˌmaiəli'nɔpəθi] *n* 髓鞘质病
myelinosis [ˌmaiəli'nəusis] *n* 脂肪分解性髓磷脂生成
myelinotoxic [ˌmaiəlinəu'tɔksik] *a* 对髓鞘有毒性的;致脱髓鞘的
myelinotoxicity [ˌmaiəlinəutɔk'sisəti] *n* 髓鞘毒性
myelitis [ˌmaiə'laitis] *n* 脊髓炎;骨髓炎 | acute ～ 急性脊髓炎 / apoplectiform ～ 突发性脊髓炎，卒中性脊髓炎 / ascending ～ 上行性脊髓炎 / bulbar ～ 延髓炎 / central ～ 中心性脊髓炎，脊髓灰质炎 / cornual ～ 脊髓灰质角炎 / descending ～ 下行性脊髓炎 / focal ～ 局灶性脊髓炎 / interstitial ～, sclerosing ～ 间质性脊髓炎，硬化性脊髓炎 / systemic ～ 系统性脊髓炎 | **myelitic** [ˌmaiə'litik] *a*
myel(o)- [构词成分] 髓，脊髓
myeloablation [ˌmaiələuæb'leiʃən] *n* 重度骨髓抑制 | **myeloablative** [maiələu'æblətiv] *a*
myeloarchitecture [ˌmaiələu'ɑ:kiˌtektʃə] *n* 脑皮质(神经)纤维结构;(脊髓与脑干)神经束结构
myeloblast ['maiələuˌblæst] *n* 成髓细胞，原(始)粒细胞
myeloblastemia [ˌmaiələublæs'ti:miə] *n* 成髓细胞血症
myeloblastoma [ˌmaiələublæs'təumə] *n* 成髓细胞瘤
myeloblastomatosis [ˌmaiələuˌblæstəumə'təusis] *n* 成髓细胞瘤病
myeloblastosis [ˌmaiələublæs'təusis] *n* 成髓细胞过多症，成髓细胞血症;成髓细胞性白血病
myelocele ['maiələusi:l] *n* 脊髓突出
myeloclast ['maiələuklæst] *n* 破髓鞘细胞
myelocone ['maiələukəun] *n* 脑脂尘
myelocyst ['maiələusist] *n* 脊髓囊肿
myelocystic [ˌmaiələu'sistik] *a* 髓性(及)囊性的;脊髓囊肿的
myelocystocele [ˌmaiələu'sistəsi:l] *n* 脊髓囊肿状突出;脊髓脊膜突出
myelocystomeningocele [ˌmaiələuˌsistəumə'niŋgəsi:l] *n* 脊髓脊(髓)膜囊肿状突出，脊髓脊膜突出
myelocyte ['maiələusait] *n* 髓细胞;神经系统灰质细胞
myelocythemia [ˌmaiələusai'θi:miə] *n* 髓细胞血症
myelocytic [ˌmaiələu'sitik] *a* 髓细胞的
myelocytoma [ˌmaiələusai'təumə] *n* 髓细胞瘤，慢性髓细胞性白血病
myelocytosis [ˌmaiələusai'təusis] *n* 髓细胞增多症，髓细胞血症
myelodysplasia [ˌmaiələudis'pleiziə] *n* 脊髓发育不良，骨髓增生异常 | **myelodysplastic** [ˌmaiələudis'plæstik] *a*
myeloencephalic [ˌmaiələuˌensi'fælik] *a* 脑脊髓的
myeloencephalitis [ˌmaiələuenˌsefə'laitis] *n* 脑脊髓炎 | eosinophilic ～ 嗜酸细胞性脑脊髓炎 / epidemic ～ 流行性脑脊髓炎，流行性脑灰质炎
myelofibrosis [ˌmaiələufai'brəusis] *n* 骨髓纤维变性，骨髓纤维化(症) | osteosclerosis ～ 骨硬化性骨髓纤维化(症)，骨髓硬化
myelofugal [ˌmaiə'lɔfjugəl] *a* 离脊髓的
myelogenesis [ˌmaiələu'dʒenisis] *n* 骨髓发生;髓鞘发生
myelogenous [ˌmaiə'lɔdʒinəs], **myelogenic** [ˌmaiələu'dʒenik] *a* 骨髓性的
myelogeny [ˌmaiə'lɔdʒini] *n* 髓鞘发生
myelogone ['maiələugəun], **myelogo-**

nium [ˌmaiələu'gəuniəm] *n* 髓原细胞 | **myelogonic** [ˌmaiələu'gəunik] *a*

myelogram ['maiələugræm] *n* 脊髓造影(照)片;骨髓细胞分类(计数)象

myelography [ˌmaiə'lɔgrəfi] *n* 脊髓造影(术) | oxygen ~ 脊髓氧造影(术)

myeloid ['maiələid] *a* 骨髓的;脊髓的;髓细胞样的

myeloidin [ˌmaiə'lɔidin] *n* 类髓磷脂(视网膜色素细胞内)

myeloidosis [ˌmaiələi'dəusis] *n* 骨髓组织增生

myelokentric [ˌmaiələu'kentrik] *a* 促髓细胞形成的

myelolipoma [ˌmaiələuli'pəumə] *n* 髓脂瘤

myelolymphangioma [ˌmaiələulimˌfændʒi'əumə] *n* 象皮病

myelolysis [ˌmaiə'lɔlisis] *n* 髓鞘质分解 | **myelolytic** [ˌmaiələu'litik] *a*

myeloma [ˌmaiə'ləumə] ([复] **myelomas** 或 **myelomata** [ˌmaiə'ləumətə]) *n* 骨髓瘤 | endothelial ~ 内皮(细胞)性骨髓瘤 / multiple ~, plasmacell ~ 多发性骨髓瘤,浆细胞性骨髓瘤

myelomalacia [ˌmaiələumə'leiʃiə] *n* 脊髓软化

myelomatoid [ˌmaiə'ləumətɔid] *a* 骨髓瘤样的

myelomatosis [ˌmaiələumə'təusis] *n* 骨髓瘤(病),多发性骨髓瘤

myelomenia [ˌmaiələu'mi:niə] *n* 脊髓倒经

myelomeningitis [ˌmaiələuˌmenin'dʒaitis] *n* 脊髓脊膜炎

myelomeningocele [ˌmaiələumə'niŋgəsi:l] *n* 脊髓脊膜突出

myelomere ['maiələumiə] *n* 髓节

myelomonocyte [ˌmaiələu'mɔnəsait] *n* 骨髓单核细胞,髓细胞

myelomyces [ˌmaiə'lɔmisi:z] *n* 髓样癌

myeloneuritis [ˌmaiələunjuə'raitis] *n* 脊髓神经炎

myelonic [ˌmaiə'lɔnik] *a* 脊髓的,髓样的

myelo-opticoneuropathy [ˌmaiələuˌɔptikəunjuə'rɔpəθi] *n* 脊髓视神经病 | subacute ~ 亚急性脊髓视神经病

myelopathy [ˌmaiə'lɔpəθi] *n* 脊髓病;骨髓病 | **myelopathic** [ˌmaiələu'pæθik] *a*

myeloperoxidase (MPO) [ˌmaiələupə'rɔksideis] *n* 髓过氧化物酶

myeloperoxidase (MPO) deficiency 髓过氧化物酶缺乏症

myelopetal [ˌmaiə'lɔpitl] *a* 向脊髓的

myelophage ['maiələuˌfeidʒ] *n* 噬髓鞘质细胞

myelophthisic(al) [ˌmaiələu'θaisik(əl)] *a* 脊髓痨的;骨髓痨的

myelophthisis [ˌmaiə'lɔfθisis] *n* 脊髓痨;骨髓痨,全骨髓萎缩

myeloplast ['maiələuplæst] *n* 骨髓白细胞

myeloplax ['maieləˌplæks], **myeloplaque** [mai'eləplæk] *n* 骨髓多核巨细胞

myeloplegia [ˌmaiələu'pli:dʒiə] *n* 脊髓麻痹,脊髓瘫痪

myelopoiesis [ˌmaiələupɔi'i:sis] *n* 骨髓组织生成,骨髓细胞生成 | ectopic ~, extramedullary ~ 异位性骨髓组织生成

myelopore ['maiələupɔ:] *n* 脊髓孔

myeloproliferative [ˌmaiələuprəu'lifəreitiv] *a* 骨髓增生的,骨髓增殖的

myeloradiculitis [ˌmaiələurəˌdikju'laitis] *n* 脊髓神经根炎

myeloradiculodysplasia [ˌmaiələurəˌdikjuləudis'pleiziə] *n* 脊髓神经根发育异常

myeloradiculopathy [ˌmaiələurəˌdikju'lɔpəθi] *n* 脊髓神经根病

myelorrhagia [ˌmaiələu'reidʒiə] *n* 脊髓出血

myelosarcoma [ˌmaiələusɑ:'kəumə] *n* 骨髓肉瘤

myelosarcomatosis [ˌmaiələusɑ:-

ˌkəumə'təusis] *n* 骨髓肉瘤病

myeloschisis [ˌmaiə'lɔskisis] *n* 脊髓裂

myeloscintogram [ˌmaiələu'sintəgræm] *n* 脊髓闪烁图

myelosclerosis [ˌmaiələuskliə'rəusis] *n* 脊髓硬化;骨髓硬化症;骨髓纤维变性

myelosis [ˌmaiə'ləusis] *n* 骨髓组织增生;脊髓瘤形成;脊髓(变性)病 | aleukemic ～, nonleukemic ～, chronic nonleukemic ～ 非白血病性骨髓组织增生,慢性非白血病性骨髓增生,特发性骨髓外化生 / funicular ～ 索性脊髓(变性)病

myelospongium [ˌmaiələu'spɔndʒiəm] *n* 髓管网

myelosuppression [ˌmaiələusə'preʃən] *n* 骨髓抑制

myelosuppressive [ˌmaiələusə'presiv] *a* 骨髓抑制的 *n* 骨髓抑制剂

myelosyphilis [ˌmaiələu'sifilis] *n* 脊髓梅毒

myelosyphilosis [ˌmaiələuˌsifi'ləusis] *n* 梅毒性脊髓病

myelosyringosis [ˌmaiələuˌsiriŋ'gəusis] *n* 脊髓空洞症

myelotherapy [ˌmaiələu'θerəpi] *n* 骨髓疗法

myelotome [mai'elətəum] *n* 脊髓切片器;脊髓刀

myelotomy [ˌmaiə'lɔtəmi] *n* 脊髓切开术 | commissural ～ 脊髓连合部切开术

myelotoxic [ˌmaiələu'tɔksik] *a* 骨髓中毒的;骨髓病性的 | **～ity** [ˌmaiələutɔk'sisəti] *n* 骨髓中毒性

myelotoxin [ˌmaiələu'tɔksin] *n* 骨髓细胞毒素

myenteron [mai'entərɔn] *n* 肠肌层 | **myenteric** [ˌmaien'terik] *a*

myesthesia [ˌmaiis'θi:zjə] *n* 肌(肉感)觉

myiasis [mai'aiəsis] *n* 蝇蛆病 | creeping ～ 匐行蝇蛆病,游走性蝇蛆病 / cutaneous ～, dermal ～, ～ dermatosa 皮肤蝇蛆病 / intestinal ～ 肠蝇蛆病 / ～ linearis 线状蝇蛆病,匐行蝇蛆病,游走性蝇蛆病 / traumatic ～ 创伤性蝇蛆病

myiocephalon [ˌmaiaiəu'sefəlɔn], **myiocephalum** [ˌmaiaiəu'sefələm] *n* 角膜穿孔性虹膜脱出

myiodesopsia [ˌmaiaiəudi'sɔpsiə] *n* 飞蝇幻视

myiosis [mai'jəusis] *n* 蝇蛆病

myitis [mai'aitis] *n* 肌炎

myk(o)- 以myk(o)-起始的词,同样见以myc(o)-起始的词

Mykrox ['maikrɔks] *n* 美托拉宗(metolazone)制剂的商品名

Mylaxen [mai'læksin] *n* 己芴溴铵(hexafluorenium bromide)制剂的商品名

Myleran ['milərən] *n* 马利兰,白消安(busulfan)制剂的商品名

Mylicon ['mailikɔn] *n* 二甲硅油(simethicone)制剂的商品名

Mymethasone [mai'meθəˌsəun] *n* 地塞米松(dexamethasone)制剂的商品名

my(o)- [构词成分] 肌

myoadenylate deaminase [ˌmaiəu'ædinileit, ˌmaiəuə'denileit di:'æmineis] 肌腺苷酸脱氨酶

myoadenylate (AMP) deaminase deficiency 肌腺苷酸脱氨酶缺乏症

myoalbumin [ˌmaiəuæl'bjumin] *n* 肌清蛋白,肌白蛋白

myoarchitectonic [ˌmaiəuˌɑ:kitek'tɔnik] *a* 肌结构的

myoasthenia [ˌmaiəuæs'θi:niə] *n* 肌无力

myoatrophy [ˌmaiəu'ætrəfi] *n* 肌萎缩

myoblast ['maiəblæst] *n* 成肌细胞 | **～ic** [ˌmaiəu'blæstik] *a*

myoblastoma [ˌmaiəublæs'təumə] *n* 成肌细胞瘤 | granular cell ～ 颗粒细胞成肌细胞瘤 | **myoblastomyoma** [ˌmaiəuˌblæstəumai'əumə] *n*

myobradia [ˌmaiə*u*'breidiə] *n* 肌反应迟钝

myocardiac [ˌmaiə*u*'kɑːdiæk] *a* 心肌的;(非炎性)心肌病的

myocardial [ˌmaiə*u*'kɑːdiəl] *a* 心肌的

myocardiogram [ˌmaiə*u*'kɑːdiəgræm] *n* 心肌运动(描记)图

myocardiograph [ˌmaiə*u*'kɑːdiəgrɑːf] *n* 心肌运动描记器

myocardiolysis [ˌmaiə*u*ˌkɑːdi'ɔlisis] *n* 心肌破坏

myocardiopathy [ˌmaiə*u*ˌkɑːdi'ɔpəθi] *n* (非炎性)心肌病 | alcoholic ~ 乙醇性心肌病 / chagasic ~ 恰加斯心肌病

myocardiorrhaphy [ˌmaiə*u*ˌkɑːdi'ɔrəfi] *n* 心肌缝术

myocardiosis [ˌmaiə*u*kɑːdi'əusis] (非炎性)心肌病

myocarditis [ˌmaiə*u*kɑː'daitis] *n* 心肌炎 | acute bacterial ~ 急性细菌性心肌炎 / acute isolated ~, idiopathic ~ 急性孤立性心肌炎,特发性心肌炎 / fibrous ~ 纤维性心肌炎,慢性间质性心肌炎 / fragmentation ~ 断裂性心肌炎 / rheumatic ~ 风湿性心肌炎 | **myocarditic** [ˌmaiə*u*kɑː'ditik] *a*

myocardium [ˌmaiə*u*'kɑːdiəm] *n* 心肌(层)

myocardosis [ˌmaiə*u*kɑː'dəusis] *n* (非炎性)心肌病

myocele ['maiəsiːl] *n* 肌突出

myocelialgia [ˌmaiə*u*ˌsiːli'ældʒiə] *n* 腹肌痛

myocelitis [ˌmaiə*u*siː'laitis] *n* 腹肌炎

myocellulitis [ˌmaiə*u*ˌselju'laitis] *n* 肌蜂窝织炎

myoceptor ['maiəˌseptə] *n* 肌感受器(终板)

myocerosis [ˌmaiə*u*si'rəusis] *n* 肌蜡样变性

myochorditis [ˌmaiə*u*kɔː'daitis] *n* 声带肌炎

myochrome ['maiəkrəum] *n* 肌色素

Myochrysine [ˌmaiə*u*'kraisin] *n* 金硫丁二钠(gold sodium thiomalate)制剂的商品名

myocinesimeter [ˌmaiə*u*sini'simitə] *n* 肌收缩计

myoclonia [ˌmaiə*u*'kləuniə] *n* 肌阵挛(症) | ~ epileptica 癫痫性肌阵挛 / ~ fibrillaris multiplex 多发性纤维性肌阵挛,肌纤维颤搐 / fibrillary ~ 纤维颤动性肌阵挛 / pseudoglottic ~ 假性声门肌阵挛,呃逆

myoclonus [mai'ɔklənəs] *n* 肌阵挛 | ~ multiplex 多发性肌阵挛 / palatal ~ 腭肌阵挛 | **myoclonic** [ˌmaiə*u*'klɔnik] *a*

myocoele ['maiəsiːl] *n* 肌节腔

myocolpitis [ˌmaiə*u*kɔl'paitis] *n* 阴道肌层炎

myocomma [ˌmaiə*u*'kɔmə] *n* 肌节;肌(节间)隔,肌障(胎)

myocrismus [ˌmaiə*u*'krisməs] *n* 肌音(收缩声)

myoctonine [mai'ɔktənin] *n* 牛扁碱,肉乌头碱

myoculator [mai'ɔkjuˌleitə] *n* 眼肌运动矫正器

myocyte ['maiəsait] *n* 肌细胞;肌丝层(原虫外胞浆内层)

myocytolysis [ˌmaiə*u*sai'tɔlisis] *n* 肌细胞破坏,肌纤维破坏 | focal ~ of heart 灶性心肌纤维破坏

myocytoma [ˌmaiə*u*sai'təumə] *n* 肌细胞瘤

myodegeneration [ˌmaiə*u*di'dʒenə'reiʃən] *n* 肌变性

myodemia [ˌmaiə*u*'diːmiə] *n* 肌脂肪变性

myodesopsia [ˌmaiə*u*de'sɔpsiə] *n* 飞蝇幻视

myodiastasis [ˌmaiə*u*dai'æstəsis] *n* 肌分离

myodiopter [ˌmaiə*u*dai'ɔptə] *n* 睫状肌屈光度

myodynamic [ˌmaiə*u*dai'næmik] *a* 肌力的

myodynamics [ˌmaiəudaiˈnæmiks] *n* 肌动力学(肌肉活动的生理学)

myodynamometer [ˌmaiəuˌdainəˈmɔmitə] *n* 肌力计

myodynia [ˌmaiəuˈdiniə] *n* 肌痛 | hysterical ~ 癔病性肌痛(一般在卵巢区)

myodystonia [ˌmaiəudisˈtəuniə], **myodystony** [ˌmaiəuˈdistəni] *n* 肌张力障碍

myodystrophia [ˌmaiəudisˈtrəufiə] *n* 肌营养不良,肌营养障碍;肌强直性营养不良 | ~ fetalis 胎儿性肌营养不良,先天性肌发育不全

myodystrophy [ˌmaiəuˈdistrəfi] *n* 肌营养不良,肌营养障碍

myoedema [ˌmaiəui(:)ˈdi:mə] *n* 肌水肿;肌耸起

myoelastic [ˌmaiəuiˈlæstik] *a* 肌弹性的

myoelectric(al) [ˌmaiəuiˈlektrik(əl)] *a* 肌电的

myoendocarditis [ˌmaiəuˌendəukɑ:ˈdaitis] *n* 心肌(心)内膜炎

myoepithelioma [ˌmaiəuˌepiθi:liˈəumə] *n* 肌上皮(细胞)瘤

myoepithelium [ˌmaiəuˌepiˈθi:ljəm] *n* 肌上皮 | **myoepithelial** *a*

myofascitis [ˌmaiəufəˈsaitis] *n* 肌筋膜炎

myofiber [ˌmaiəuˈfaibə] *n* 肌纤维

myofibril [ˌmaiəuˈfaibril] *n* 肌原纤维 | ~**lar** [ˌmaiəuˈfaibrilə] *a*

myofibrilla [ˌmaiəufaiˈbrilə] ([复] **myofibrillae** [ˌmaiəufaiˈbrili:]) *n* 肌原纤维

myofibroblast [ˌmaiəuˈfaibrəblæst] *n* 成肌纤维细胞

myofibroma [ˌmaiəufaiˈbrəumə] *n* 肌纤维瘤,平滑肌瘤

myofibrosis [ˌmaiəufaiˈbrəusis] *n* 肌纤维变性,肌纤维化 | ~ cordis 心肌纤维变性

myofibrositis [ˌmaiəuˌfaibrəuˈsaitis] *n* 肌纤维鞘炎;肌束膜炎

myofilament [ˌmaiəuˈfiləmənt] *n* 肌丝(在横纹肌原纤维中)

myofunctional [ˌmaiəuˈfʌŋkʃənl] *a* 肌功能的,肌机能的

myogelosis [ˌmaiəudʒiˈləusis] *n* 肌硬结

myogen [ˈmaiədʒin] *n* 肌浆蛋白,肌蛋白

myogenesis [ˌmaiəuˈdʒenisis] *n* 肌生成,肌发生 | **myogenetic** [ˌmaiəudʒiˈnetik] *a*

myogenic [ˌmaiəuˈdʒenik], **myogenous** [maiˈɔdʒinəs] *a* 生肌的;肌(源)性的

myoglia [maiˈɔgliə] *n* 肌胶质

myoglobin [ˌmaiəuˈgləubin] *n* 肌红蛋白

myoglobinuria [ˌmaiəuˌgləubiˈnjuəriə] *n* 肌红蛋白尿

myoglobulin [ˌmaiəuˈglɔbjulin] *n* 肌球蛋白(已被myosin替代)

myoglobulinuria [ˌmaiəuˌglɔbjuliˈnjuəriə] *n* 肌球蛋白尿(已被myosinuria替代)

myognathus [maiˈɔgnəθəs] *n* 下颌寄生畸胎

myogram [ˈmaiəgræm] *n* 肌动(描记)图

myograph [ˈmaiəgrɑ:f] *n* 肌动描记器 | ~**ic** [ˌmaiəˈgræfik] *a* 肌动描记的 / ~**y** [maiˈɔgrəfi] *n* 肌动描记(法);肌学;肌组织X线摄影(术)

myohematin [ˌmaiəuˈhemətin] *n* 肌色质,肌高铁血红素

myohemoglobin [ˌmaiəuˌhi:məuˈgləubin] *n* 肌红蛋白

myohypertrophia [ˌmaiəuˌhaipə(:)ˈtrəufiə] *n* 肌肥大 | ~ kymoparalytica 麻痹性肌营养障碍,麻痹性肌肥大

myoid [ˈmaiɔid] *a* 肌样的 *n* 肌样质,肌样体 | cone ~ 锥体肌样部 / rod ~ 杆体肌样部 / visual cell ~ 视(觉)细胞肌样部

myoidem [maiˈɔidem], **myoidema** [ˌmaiɔiˈdi:mə] *n* 肌水肿;肌耸起

myoideum [mai'ɔidiəm] *n* 肌肉组织

myoidism [maiəu'idizəm] *n* 自发性肌收缩

***myo*-inositol** [ˌmaiəui'nəusitɔl] *n* 肌醇

myo-inositol-1(or 4)-monophosphatase [ˌmaiəui'nəusitɔl ˌmɔnəu'fɔsfəteis] 肌醇-1(或4)-一磷酸(酯)酶

myoischemia [ˌmaiəuis'ki:miə] *n* 肌局部缺血

myokerosis [ˌmaiəuki'rəusis] *n* 肌蜡样变性

myokinase [ˌmaiəu'kaineis] *n* 肌激酶,腺苷酸激酶

myokinesimeter [ˌmaiəukini'simitə] *n* 肌收缩计

myokinesis [ˌmaiəukai'ni:sis] *n* 肌运动,肌位移(尤指肌纤维的位移) | **myokinetic** [ˌmaiəukai'netik] *a*

myokinin [ˌmaiəu'kinin] *n* 肌碱

myokymia [ˌmaiəu'kimiə] *n* 肌纤维颤搐,多发性纤维性肌阵挛

myolemma [ˌmaiəu'lemə] *n* 肌纤维膜,肉膜

myolin ['maiəlin] *n* 肌(纤维)素

myolipoma [ˌmaiəuli'pəumə] *n* 肌脂瘤

myology [mai'ɔlədʒi], **myologia** [ˌmaiə'ləudʒiə] *n* 肌学 | **myologic(al)** [ˌmaiə'lɔdʒik(əl)] *a*

myolysis [mai'ɔlisis] *n* 肌溶解 | ~ cardiotoxica 中毒性心肌溶解 / nodular ~ 小结性(舌)肌溶解

myoma [mai'əumə] ([复] **myomas** 或 **myomata** [mai'əumətə]) *n* 肌瘤 | ball ~ 球形肌瘤 / myoblastic ~ 成肌细胞瘤 / ~ previum 前置肌瘤,子宫平滑肌瘤 / ~ sarcomatodes 肉瘤化肌瘤,平滑肌肉瘤 / ~ striocellulare 横纹肌瘤 / ~ telangiectodes 血管扩张性肌瘤,血管平滑肌瘤 | ~**tous** [mai'ɔmətəs] *a*

myomagenesis [maiˌəumə'dʒenisis] *n* 肌瘤形成,肌瘤发生

myomalacia [ˌmaiəumə'leiʃiə] *n* 肌软化

myomatectomy [ˌmaiəumə'tektəmi] *n* 肌瘤切除术

myomatosis [ˌmaiəumə'təusis] *n* 肌瘤病,多发性肌瘤

myomectomy [ˌmaiəu'mektəmi] *n* 肌瘤切除术,平滑肌瘤切除术;肌(部分)切除术

myomelanosis [ˌmaiəuˌmelə'nəusis] *n* 肌黑变

myomere ['maiəmiə] *n* 肌节

myometer [mai'ɔmitə] *n* 肌收缩计,肌力计

myometritis [ˌmaiəumi'traitis] *n* 子宫肌(层)炎

myometrium [ˌmaiəu'mi:triəm] *n* 子宫肌层 | **myometrial** *a*

myomohysterectomy [ˌmaiəuməuˌhistə'rektəmi] *n* 肌瘤子宫切除术

myomotomy [ˌmaiəu'mɔtəmi] *n* 肌瘤切开术

myon [maiɔn] *n* 肌,肌单位

myonecrosis [ˌmaiəune'krəusis] *n* 肌坏死 | clostridial ~ 气性坏疽

myoneme ['maiəni:m] *n* 肌纤丝(原虫)

myonephropexy [ˌmaiəu'nefrəpeksi] *n* 肌式肾固定术

myoneural [ˌmaiəu'njuərəl] *a* 肌神经的

myoneuralgia [ˌmaiəunjuə'rældʒiə] *n* 肌神经痛

myoneure ['maiənjuə] *n* 肌神经细胞

myonosus [mai'ɔnəsəs] *n* 肌病

myonymy [mai'ɔnimi] *n* 肌命名法

myopachynsis [ˌmaiəupə'kinsis] *n* 肌肥大

myopalmus [ˌmaiəu'pælməs] *n* 肌颤搐

myoparalysis [ˌmaiəupə'rælisis], **myoparesis** [ˌmaiəu'pærisis] *n* 肌麻痹,肌瘫痪

myopathy [mai'ɔpəθi], **myopathia** [ˌmaiəu'pæθiə] *n* 肌病 | **myopathic** [ˌmaiəu'pæθik] *a*

myope ['maiəup] *n* 近视者

myopericarditis [ˌmaiəuperikɑ:'daitis] *n* 心肌心包炎
myophage ['maiəfeidʒ] *n* 噬肌细胞
myophagism [mai'ɔfədʒizəm] *n* 肌萎缩
myophone ['maiəfəun] *n* 肌音听诊器
myophosphorylase [ˌmaiəufɔs'fɔrileis] *n* 肌磷酸化酶
myophosphorylase deficiency 肌磷酸化酶缺乏症，糖原贮积病V型
myopia [mai'əupiə] *n* 近视 | chromic ～ 远距色盲 / curvature ～ 曲度性近视 / index ～ 媒质性近视(屈光性近视) / prodromal ～ 前驱期近视 | **myopic** [mai'ɔpik] *a*
myoplasm ['maiəplæzəm] *n* 肌浆，肌质
myoplasty ['maiəˌplæsti] *n* 肌成形术 | **myoplastic** [ˌmaiəu'plæstik] *a*
myopolar [ˌmaiəu'pəulə] *a* 肌极的
myoprotein [ˌmaiəu'prəuti:n] *n* 肌蛋白(质)
myopsis [mai'ɔpsis] *n* 飞蝇幻视
myopsychic [ˌmaiəu'saikik] *a* 肌(与)精神的(指肌肉活动的记忆影象)
myopsychopathy [ˌmaiəusai'kɔpəθi], **myopsychosis** [ˌmaiəusai'kəusis] *n* 精神性肌病(肌病伴精神障碍)
myoreceptor [ˌmaiəuri'septə] *n* 肌感受器
myorrhaphy [mai'ɔrəfi] *n* 肌缝术
myorrhexis [ˌmaiəu'reksis] *n* 肌断裂
myosalgia [ˌmaiəu'sældʒiə] *n* 肌痛
myosalpingitis [ˌmaiəuˌsælpin'dʒaitis] *n* 输卵管肌(层)炎
myosalpinx [ˌmaiəu'sælpiŋks] *n* 输卵管肌层
myosan ['maiəsen] *n* 变性(及不溶性)肌凝蛋白
myosarcoma [ˌmaiəusɑ:'kəumə] *n* 肌肉瘤
myoschwannoma [ˌmaiəuʃvʌ'nəumə] *n* 神经鞘瘤
myosclerosis [ˌmaiəusklíə'rəusis] *n* 肌硬化
myoscope ['maiəskəup] *n* 肌缩观测器；眼肌矫正器
myoseism ['maiəsaizəm] *n* 肌颤搐
myoseptum [ˌmaiəu'septəm] *n* 肌节；肌(节间)隔，肌障(胎)
myoserum [ˌmaiəu'siərəm] *n* 肌汁，肉汁
myosin ['maiəsin] *n* 肌球蛋白 | vegetable ～ 自主性肌球蛋白
myosin ATPase 肌球蛋白ATP酶，肌球蛋白腺苷三磷酸酶(亦称肌动球蛋白)
myosinogen [ˌmaiəu'sinədʒən] *n* 肌浆蛋白，肌蛋白
myosinuria [ˌmaiəusi'njuəriə] *n* 肌球蛋白尿
myosis [mai'əusis] *n* 瞳孔缩小，缩瞳
myositis [ˌmaiəu'saitis] *n* 肌炎 | epidemic ～ 流行性肌炎，流行性胸膜痛 / primary multiple ～, acute disseminated ～ 原发性多发性肌炎，急性播散性肌炎，假毛线虫病 / progressive ossifying ～ 进行性骨化性肌炎 / rheumatoid ～ 类风湿性肌炎，纤维织炎 / trichinous ～ 旋毛虫性肌炎 | **myositic** [ˌmaiəu'sitik] *a*
myospasia [ˌmaiəu'speiziə] *n* 肌阵挛
myospasm ['maiəspæzəm] *n* 肌痉挛
myospasmia [ˌmaiəu'spæzmiə] *n* 肌痉挛病
myosteoma [maiˌɔsti'əumə] *n* 肌骨瘤
myosthenic [ˌmaiɔs'θenik] *a* 肌力的
myosthenometer [ˌmaiəusθe'nɔmitə] *n* 肌力测量器
myostroma [ˌmaiəu'strəumə] *n* 肌基质
myostromin [ˌmaiəu'strəumin] *n* 肌基质蛋白
myosuria [ˌmaiəu'sjuəriə] *n* 肌球蛋白尿
myosuture [ˌmaiəu'sju:tʃə] *n* 肌缝术
myosynizesis [ˌmaiəuˌsini'zi:sis] *n* 肌粘连
myotactic [ˌmaiəu'tæktik] *a* 肌(触)觉的

myotamponade [ˌmaiəu'tæmpəneid] *n* 胸肌填塞法

myotasis [mai'ɔtəsis] *n* 肌伸张 | **myotatic** [ˌmaiəu'tætik] *a*

myotenontoplasty [ˌmaiəuti'nɔntəˌplæsti] *n* 肌腱成形术

myotenositis [ˌmaiəuˌtenə'saitis] *n* 肌腱炎

myotenotomy [ˌmaiəuti'nɔtəmi] *n* 肌腱切断术

myothermic [ˌmaiəu'θə:mik] *a* 肌温的

myotic [mai'ɔtik] *a* 缩瞳的 *n* 缩瞳药

myotility [ˌmaiəu'tiləti] *n* 肌收缩力

myotome ['maiətəum] *n* 肌刀;肌节;同神经肌丛

myotomic [ˌmaiəu'tɔmik] *a* 肌节的

myotomy [mai'ɔtəmi] *n* 肌切开术

Myotonachol [ˌmaiəu'təunəkɔl] *n* 氯贝胆碱(bethanechol chloride)制剂的商品名

myotone ['maiətəun] *n* 肌强直,肌强直性痉挛

myotonia [ˌmaiəu'təuniə] *n* 肌强直 | ~ acquisita 后天性肌强直 / ~ atrophica 萎缩性肌强直,肌强直性营养不良 / ~ congenita, ~ hereditaria 先天性肌强直 / ~ dystrophica 肌强直性营养不良 / ~ neonatorum 新生儿肌强直 | **myotonic** [ˌmaiəu'tɔnik] *a* 肌强直的;肌紧张的

myotonoid [mai'ɔtənɔid] *a* 肌强直样的

myotonometer [ˌmaiəutəu'nɔmitə] *n* 肌张力测量器

myotonus [mai'ɔtənəs] *n* 肌强直,肌强直性痉挛

myotony [mai'ɔtəni] *n* 肌强直

myotrophy [mai'ɔtrəfi] *n* 肌营养 | **myotrophic** [ˌmaiəu'trɔfik] *a* 增加肌重量的;肌营养的

myotropic [ˌmaiəu'trɔpik] *a* 亲肌的,向肌的

myotubular [ˌmaiəu'tju:bjulə] *a* 肌管的

myotubule [ˌmaiəu'tju:bju:l], **myotube** ['maiətju:b] *n* 肌管

myovascular [ˌmaiəu'væskjulə] *a* 肌血管的

myrcene ['mə:si:n] *n* 月桂烯,桂叶烯

myria- [构词成分] 无数;万(=10^4)

myriachit [mi'riətʃit] *n*【俄】西伯利亚痉跳病

myriad ['miriəd] *n* 无数,极大数量 *a* 无数的

Myriangiales [ˌmiriˌændʒi'eili:z] *n* 多腔菌目

myriapod ['miriəpɔd] *n* 多足虫(指蜈蚣、千足虫)

Myriapoda [ˌmiri'æpədə] *n* 多足纲

myrica [mi'raikə] *n* 蜡果杨梅(根皮)

myricin ['mirisin] *n* 蜂蜡素,软脂酸蜂酯;杨梅脂

myricyl ['mirisil] *n* 蜂花基,三十烷基

myringa [mi'riŋgə] *n*【拉】鼓膜

myringitis [ˌmirin'dʒaitis] *n* 鼓膜炎 | bullous ~ 大疱性鼓膜炎

myring(o)- [构词成分] 鼓膜

myringodectomy [miˌriŋgəu'dektəmi], **myringectomy** [ˌmirin'dʒektəmi] *n* 鼓膜切除术

myringodermatitis [miˌriŋgəuˌdə:mə'taitis] *n* 鼓膜外层炎

myringomycosis [miˌriŋgəumai'kəusis] *n* 鼓膜霉菌病,霉菌性鼓膜炎 | ~ aspergillina 鼓膜曲霉菌病

myringoplasty [mi'riŋgəˌplæsti] *n* 鼓膜成形术

myringorupture [miˌriŋgəu'rʌptʃə] *n* 鼓膜破裂

myringostapediopexy [miˌriŋgəustə'pi:diəuˌpeksi] *n* 鼓膜镫骨固定术

myringotome [mi'riŋgətəum] *n* 鼓膜刀

myringotomy [ˌmiriŋ'gɔtəmi] *n* 鼓膜切开术

myrinx ['mairiŋks, 'miriŋks] *n* 鼓膜

myristate [mi'risteit, 'mi:-] *n* 肉豆蔻酸,肉豆蔻酸盐(或酯),十四(烷)酸盐(或

酯) | isopropyl ～ 十四酸异丙酯

Myristica [mi'ristikə] *n* 肉豆蔻属

myristica [mi'ristikə] *n* 肉豆蔻

myristic acid [mi'ristik] 肉豆蔻酸，十四(烷)酸

myristicene [mi'ristisi:n] *n* 肉豆蔻萜

myristicol [mi'ristikɔl] *n* 肉豆蔻脑

myristin [mi'ristin] *n* 肉豆蔻酯，三肉豆蔻酸甘油酯

myrmecia [mə:'mi:ʃiə] *n* 蚁冢状疣

myronate ['mairəneit] *n* 黑芥子硫苷酸盐 | potassium ～ 黑芥子硫苷酸钾

myronic acid [mai'rɔnik] 黑芥子硫苷酸

myrosin ['mairəsin], **myrosinase** [mai'rəusineis] *n* 葡糖硫苷酶

myrrh [mə:] *n* 没药;没药树;没药树脂 | ～**ic** ['mə:rik] *a* 没药的;没药树(脂)的

myrrholin ['mə:rəlin] *n* 没药林(没药与脂肪等量混合剂，用作木溜油的赋形剂)

myrtenol ['mə:tinɔl] *n* 桃金娘烯醇，香桃木醇

myrtiform ['mə:tifɔ:m] *a* 桃金娘形的

myrtle ['mə:tl] *n* 桃金娘

Myrtus ['mə:təs] *n* 桃金娘属 | ～ communis, L. (Myrtaceae) 桃金娘(其叶用作防腐剂和收敛剂)

Mysoline ['maisəli:n] *n* 扑米酮(primidone)制剂的商品名

mysophilia [ˌmaisə'filiə] *n* 恋秽癖，嗜污癖

mysophobia [ˌmaisə'fəubjə] *n* 污秽恐怖，极端好洁癖 | **mysophobic** *a*

mysophobiac [ˌmaisə'fəubiæk] *n* 污秽恐怖者

mysterious [mis'tiəriəs] *a* 神秘的，不可思议的 | ～**ly** *ad*

mystery ['mistəri] *n* 神秘;不可思议的事物，谜

mystic ['mistik] *a* 神秘的 *n* 神秘主义者

mystical ['mistikəl] *a* 神秘的

mysticism ['mistisizəm] *n* 神秘主义

mystin ['mistin] *n* 米斯廷(含甲醛及亚硝酸钠的牛奶防腐剂)

mytacism ['maitəsizəm] *n* m音滥用

Mytelase ['maitəleis] *n* 安贝氯铵，酶斯的明(ambenonium chloride)制剂的商品名

myth [miθ] *n* 神话，奇异故事

mythomania [ˌmiθə'meinjə] *n* 谎语癖;神话癖，奇异故事癖

mythophobia [ˌmiθə'fəubjə] *n* 神话恐怖，奇异故事恐怖

mytilocongestin [ˌmitiləukən'dʒestin] *n* 蛤贝充血毒(素)

mytilotoxin [ˌmitiləu'tɔksin] *n* 蛤贝毒，淡菜毒

mytilotoxism [ˌmitiləu'tɔksizəm] *n* 蛤贝中毒，淡菜中毒

myxadenitis [ˌmiksædi'naitis] *n* 粘液腺炎

myxadenoma [ˌmiksædi'nəumə] *n* 粘液腺瘤

myxameba [ˌmiksə'mi:bə] *n* 粘液阿米巴

myxangitis [ˌmiksæn'dʒaitis], **myxangoitis** [ˌmiksæŋgə'aitis] *n* 粘液(腺)管炎

myxasthenia [ˌmiksæs'θi:niə] *n* 粘液分泌功能衰弱，粘液(分泌)不足

myxedema [ˌmiksi'di:mə] *n* 粘液(性)水肿 | congenital ～ 先天性粘液水肿，呆小病，克汀病 / infantile ～ 婴儿粘液水肿 / operative ～ 手术性粘液水肿，甲状腺切除后粘液水肿 | ～**tous** [ˌmiksi'demətəs] *a*

myxedematoid [ˌmiksi'demətɔid] *a* 粘液(性)水肿样的

myxidiotie [mik'sidiəti], **myxidiocy** [mik'sidiəsi] *n* 粘液水肿性白痴

Myxidium [mik'sidiəm] *n* 两极虫属

myxiosis [ˌmiksi'əusis] *n* 粘液排泄

myx(o)- [构词成分] 粘液

myxoadenoma [ˌmiksəuˌædi'nəumə] *n* 粘液腺瘤

Myxobacterales [ˌmiksəubæktə'reili:z] *n* 粘液菌目，粘细菌目

myxoblastoma [ˌmiksə*u*blæs'təumə] *n* 成粘液细胞瘤

Myxobolus [ˌmiksə'bəuləs] *n* 粘液丸虫属 | ～ cyprini 鱼痘粘液丸虫 / ～ pfeifferi 发否粘液丸虫

myxochondrofibrosarcoma [ˌmiksə*u*ˌkɔndrə*u*ˌfaibrə*u*sɑ:'kəumə] *n* 粘液软骨纤维肉瘤

myxochondroma [ˌmiksə*u*kɔn'drəumə] *n* 粘液软骨瘤

myxochondrosarcoma [ˌmiksə*u*ˌkɔndrə*u*sɑ:'kəumə] *n* 粘液软骨肉瘤

Myxococcaceae [ˌmiksə*u*kɔ'keisii:] *n* 粘液球菌科，粘球菌科

Myxococcus [ˌmiksə*u*'kɔkəs] *n* 粘液球菌属，粘球菌属

myxocystitis [ˌmiksə*u*sis'taitis] *n* 膀胱粘膜炎

myxocystoma [ˌmiksə*u*sis'təumə] *n* 粘液(样)囊瘤

myxocyte ['miksəsait] *n* 粘液细胞

myxoenchondroma [ˌmiksə*u*ˌenkɔn'drəumə] *n* 粘液软骨瘤

myxoendothelioma [ˌmiksə*u*ˌendə*u*ˌθi:li'əumə] *n* 粘液内皮瘤

myxofibroma [ˌmiksə*u*fai'brəumə] *n* 粘液纤维瘤

myxofibrosarcoma [ˌmiksə*u*ˌfaibrə*u*sɑ:'kəumə] *n* 粘液纤维肉瘤

Myxogastria [ˌmiksə*u*'gæstriə] *n* 粘腹菌亚纲

myxoglioma [ˌmiksə*u*glai'əumə] *n* 粘液神经胶质瘤

myxoglobulosis [ˌmiksə*u*ˌglɔbju'ləusis] *n* 粘液球囊肿(阑尾)

myxoid ['miksɔid] *a* 粘液样的

myxoinoma [ˌmiksə*u*i'nəumə] *n* 粘液纤维瘤

myxolipoma [ˌmiksə*u*li'pəumə] *n* 粘液脂瘤

myxoma [mik'səumə] ([复] **myxomas** 或 **myxomata** [mik'səumətə]) *n* 粘液瘤 | enchondromatous ～ 软骨粘液瘤 / erectile ～ 血管性粘液瘤 | ～**tous** *a*

myxomatosis [ˌmiksə*u*mə'təusis] *n* (多发性)粘液瘤病；粘液瘤变性 | ～ cuniculi, infectious ～ 传染性粘液瘤病(由病毒引起的一种兔类传染病)

Myxomycetes [ˌmiksə*u*mai'si:ti:z] *n* 粘菌纲

myxomyoma [ˌmiksə*u*mai'əumə] *n* 粘液肌瘤

myxoneurosis [ˌmiksə*u*njuə'rəusis] *n* 粘液(分泌)神经功能病 | intestinal ～ 肠粘液神经功能病，粘液性结肠炎

myxopapilloma [ˌmiksə*u*ˌpæpi'ləumə] *n* 粘液乳头瘤

myxopoiesis [ˌmiksə*u*pɔi'i:sis] *n* 粘液生成

myxorrhea [ˌmiksə'ri:ə] *n* 粘液溢

myxosarcoma [ˌmiksə*u*sɑ:'kəumə] *n* 粘液肉瘤 | ～**tous** *a*

Myxosoma [ˌmiksə*u*'səumə] *n* 粘体虫属

myxosporan [ˌmiksə*u*'spɔ:rən] *n* 粘孢子原虫

myxospore ['miksəspɔ:] *n* 粘孢子

Myxosporea [ˌmiksə*u*'spɔ:riə] *n* 粘孢子纲

Myxosporidia [ˌmiksə*u*spə'ridiə] *n* 粘孢子目，胶孢子目

myxovirus ['miksə*u*ˌvaiərəs] *n* 粘液病毒

Myxozoa [ˌmiksə*u*'zəuə] *n* 粘原虫门

myxozoan [ˌmiksə*u*'zəuən] *n, a* 粘原虫(的)

myzesis [mai'zi:sis] *n* 吸，吮

Myzomyia [ˌmaizə'maijə] *n* 迈蚊亚属(按蚊的一亚属)

Myzorhynchus [ˌmaizə'riŋkəs] *n* 吻蚊亚属(按蚊的一亚属)

N

N, n ［en］(［复］**N's, n's**［enz］) *n* 英语的第14个字母

N 牛(顿)(newton)、氮(nitrogen)和当量(溶液)(normal〈solution〉)的符号

N 当量(normal)、数(number)、阿伏伽德罗数(Avogadro's number)、中子数(neutron number)和(统计学中的)群体大小(population size)的符号

***N*-** ［前缀］基

N_A 阿伏伽德罗数(Avogadro's number)的符号

n 纳(诺)(nano-)、屈光指数，屈光率(refractive index)和中子(neutron)的符号

n. 神经(nervus【拉】)的符号

n (单倍体)染色体数(chromosome number)、屈光指数，屈光率(refractive index)和(统计学中的)样本大小(sample size)的符号

***n*-** 正(链)的(normal)的符号

n_D 屈光指数，屈光率(refractive index)的符号

ν nu 希腊语第13个字母；自由度(degrees of freedom)、频率(frequency)、中微子(neutrino)和运动粘度(kinematic viscosity)的符号

NA Nomina Anatomica 解剖学名词 numerical aperture 数值孔径

Na 元素钠(sodium)的符号

nabidrox ［'næbidrɔks］ *n* 庚苯吡醇(抗高血压药)

nabilone ［'næbiləun］ *n* 大麻隆，庚苯吡酮(弱安定药和止吐药)

nabothian ［nə'bəuθiən］ *a* 纳博特的(见 Naboth)

Naboth's follicles (cysts, glands, ovules, vesicles) ［nə'bɔt］ (Martin Naboth) 纳博特滤泡(囊、腺、卵状小体)，子宫颈腺囊肿(宫颈粘膜上的腺体腔闭塞所致)

nabumetone ［nə'bju:məˌtəun］ *n* 萘丁美酮(非类固醇性抗炎药，用于治疗骨关节炎和类风湿关节炎，口服给药)

nacreous ［'neikriəs］, **nacrous** ［'neikrəs］ *a* 真珠色的，具珠光的

Nacton ［'næktən］ *n* 泊尔定甲硫酸盐(poldine methylsulfate)制剂的商品名

NAD nicotinamide-adenine dinucleotide 烟酰胺腺嘌呤二核苷酸，辅酶Ⅰ; no appreciable disease 无明显疾病

NAD^+ the oxidized form of NAD NAD的氧化型，辅酶Ⅰ，烟酰胺腺嘌呤二核苷酸，二磷酸吡啶核苷酸(DPN^+)

NADH the reduced form of NAD NAD的还原型，还原型烟酰胺腺嘌呤二核苷酸，还原型辅酶Ⅰ，还原型二磷酸吡啶核苷酸(DPNH)

NADH cytochrome *b_5* reductase ［'saitəkrəum ri'dʌkteis］ NADH细胞色素b_5还原酶，细胞色素b_5还原酶

NADH dehydrogenase (ubiquinone) ［di:'haidrədʒəneis ju'bikwinəun］ NADH脱氢酶(泛醌)

NADH-methemoglobin reductase ［met'hi:məuˌgləubin ri'dʌkteis］ NADH 高铁血红蛋白还原酶，细胞色素b_5还原酶

NADH oxidase ［'ɔksideis］ NADH氧化酶，NADH过氧化物酶

NADH peroxidase ［pə'rɔksideis］ *n* NADH过氧化物酶

NADH-Q reductase ［ri'dʌkteis］

NADH-Q还原酶， NADH脱氢酶(泛醌)

nadide ['neidaid] *n* 辅酶Ⅰ,烟酰胺腺嘌呤二核苷酸,二磷酸吡啶核苷酸(醇和麻醉药拮抗药)

NAD⁺kinase ['kaineis] NAD⁺激酶

nadolol [nei'dəulɔl] *n* 纳多洛尔,萘羟心安(抗肾上腺素能〈β-受体〉药)

NADP nicotinamide-adenine dinucleotide phosphate 辅酶Ⅱ,烟酰胺腺嘌呤二核苷酸磷酸

NADP⁺ the oxidized form of NADP NADP的氧化型,辅酶Ⅱ,烟酰胺腺嘌呤二核苷酸磷酸,三磷酸吡啶核苷酸(TPN^+)

NADPH the reduced form of NADP NADP的还原型,还原型辅酶Ⅱ, 还原型烟酰胺腺嘌呤二核苷酸磷酸,还原型三磷酸吡啶核苷酸(TPNH)

NADPH-cytochrome P-450 reductase ['saitəkrəum ri'dʌkteis] NADPH-细胞色素P-450还原酶,NADPH-高铁血红蛋白还原酶

NADPH-ferrihemoprotein reductase[ˌferiˌhi:məu'prəuti:n ri'dʌkteis] NADPH-高铁血红蛋白还原酶(亦称细胞色素P-450还原酶)

NADPH methemoglobin reductase [met'hi:məuˌgləubin ri'dʌkteis] NADPH 高铁血红蛋白还原酶(此酶在红细胞内,其生理意义不明)

NADPH oxidase ['ɔksideis] NADPH氧化酶(此酶系统的遗传性缺陷导致慢性肉芽肿病)

NAD(P)⁺ transhydrogenase (AB specific) [træns'haidrədʒəneis spə'sifik] NAD(P)⁺转氢酶(AB特异性的)(此来自心脏的酶,其NAD⁺为A特异性的,NADP⁺则为B特异性的)

NAD⁺ synthase (glutamine-hydrolyzing) ['sinθeis 'glu:təmi:n 'haidrəuˌlaiziŋ] NAD⁺合酶(谷氨酰胺水解的)

Naegeli's law ['neigəli] (Otto Naegeli) 内格利定律(嗜酸粒细胞数目,如有正常数目的一半、或正常、或较正常为多时,均不可能是伤寒,即使出现少数嗜酸粒细胞,诊断时亦应特别谨慎) | ~ leukemia 内格利白血病,急性髓细胞单核细胞白血病

Naegeli's syndrome ['neigəli:] (Oskar Naegeli) 内格利综合征(内格利色素细胞痣,见Franceschetti-Jadassohn syndrome) | ~ incontinentia pigmenti 内格利色素失禁(见Franceschetti-Jadassohn syndrome)

Naegleria [nei'gli:riə] (F. P. O. Naegler) *n* 耐格里(原虫)属 | ~ fowleri 福(勒)氏耐格里原虫,福(勒)氏耐格里阿米巴(可引起原发性阿米巴脑膜脑炎)

naegleriasis [ˌneigli'raiəsis] *n* 耐格里原虫病

naepaine ['ni:pein] *n* 纳衣卡因,纳帕因(其盐酸盐用于眼科局部麻醉药)

nafarelin acetate [ˌnæfə'relin] 醋酸那法瑞林(促性腺激素释放激素的合成制剂,用于治疗中枢性早熟,通过鼻喷雾剂给药)

nafcillin [næf'silin] *n* 萘夫西林,乙氧萘青霉素,新青霉素Ⅲ(抗生素类药)

nafenopin [nə'fenəpin] *n* 萘酚平,萘苯丁酸,降脂素,四氢萘苯氧异丁酸(降血脂药)

Naffziger's operation ['næfzigə] (Howard C. Naffziger) 纳夫济格手术(切除眼眶上壁和外壁,以治眼球突出) | ~ syndrome 纳夫济格综合征,前斜角肌综合征(scalenus syndrome, 见syndrome项下相应术语)

nafomine malate ['næfəmi:n] 苹果酸萘甲羟胺,苹果酸甲萘甲氧胺(肌肉松弛药)

nafoxidine hydrochloride [næ'fɔksidi:n] 盐酸萘福昔定,盐酸萘氧啶(抗雌激素药,用于治疗乳腺癌)

nafronyl oxalate ['næfrənil] 草酸萘呋胺酯(血管扩张药,用于治疗外周和脑血管疾患)

naftalofos ['næftəˌləufɔs] *n* 萘酞磷，驱虫磷，萘酞酸亚胺磷酸二乙酯(兽用抗蠕虫药)

naftifine hydrochloride ['næftifi:n] 盐酸奈替芳，盐酸桂萘甲胺(抗真菌药)

nagana [nə'gɑ:nə] *n* 非洲锥虫病

naganol ['nægənɔl] *n* 舒拉明钠(suramin sodium, 抗锥体虫病药)

Nägele's obliquity ['neigələ] (Franz K. Nägele) 内格勒倾斜(前头盆倾势不匀，前顶骨对准产道的胎头位置，顶骨间直径对骨盆上口是斜位) | ~ pelvis 内格勒骨盆(偏斜骨盆) / ~ rule 分娩日期规律(预产期的计算法，自最后一次月经的第一天减去三个月再加七天)

Nägeli's maneuver (method, treatment) ['neigəli] (Otto Nägeli) 内格利手法(法、疗法)(治疗鼻出血时，将一手置于枕部下方，另一手置于颌下，将病人头部向上牵拉，以止鼻出血)

Nagel's test ['nɑ:gəl] (Willibald A. Nagel) 纳格尔试验(检色彩视力)

Nageotte bracelets [nɑ:'ʒjɔ:t] (Jean Nageotte) 纳热奥特带(在朗〈飞〉氏〈Ranvier〉结轴索上覆盖环棘之带) | ~ cell 纳热奥特细胞(脑脊液中的一种细胞，患病时数目大量增多)

Nagler effect ['nɑ:glə] (Joseph Nagler) 纳格勒效应(置于高频率电场的充气管可作引起单向电流的整流器)

Nagler's reaction (test) ['næglə] (F. P. O. Nagler) 纳格勒反应(试验)(人血清中加入产气荚膜〈梭状芽胞〉杆菌毒素后产生混浊，表示血清中有该菌存在，出现不透明现象是由于该毒素的卵磷脂酶的作用，抗血清则可抑制此反应)

nail [neil] *n* 甲，爪；钉 *vt* 钉；使固定 | double-edge ~s 双缘甲 / egg-shell ~ 蛋壳状甲 / fracture ~ 骨折钉 / hippocratic ~ 杵状指 / ingrown ~ 内长甲，嵌甲 / parrot beak ~ 鹦鹉嘴状指甲 / pitted ~ 点状凹陷甲 / spoon ~ 匙状甲 / turtleback ~ 龟背甲

nailbed ['neilbed] *n* 甲床

nail-biting ['neilˌbaitiŋ] *n* 咬甲癖

nailing ['neiliŋ] *n* 插钉术 | intramedullary ~, marrow ~, medullary ~ 骨髓腔内插钉术

Nairobi eye [naiə'rəubi] (Nairobi为肯尼亚首都) 内罗毕眼，班蝥汁性结膜炎 | ~ sheep disease 内罗毕绵羊病(一种绵羊和山羊传染病，表现为急性出血性胃肠炎，绿色水样腹泻，粘液脓性鼻涕和呼吸困难)

naive [neiv], **naïve** [nɑ:'i:v] *a* 天真的；朴素的 | **~ly** *ad*

Naja ['neidʒə] *n* 眼镜蛇属

naja ['nɑ:dʒə] *n*【阿拉伯】眼镜蛇(其毒液亦是顺势疗法的制剂)

Na^+, K^+-ATPase [eiti:'pi:eis] Na^+, K^+-腺苷三磷酸酶(EC命名法中称为Na^+/K^+-exchanging ATPase)

Nakayama's reagent [nɑ:kɑ:'jɑ:mɑ:] (M. Nakayama) 中山试剂(氯化铁0.4g，浓盐酸1ml和95%乙醇99ml) | ~ test 中山试验(检胆色素)

naked ['neikid] *a* 裸体的，无掩饰的，裸露的 | **~ly** *ad* / **~ness** *n*

Na^+/K^+-exchanging ATPase [eks'tʃændʒiŋ eiti:'pi:eis] Na^+/ K-交换腺苷三磷酸酶(Na^+, K^+-ATPase的EC命名法)

nalbuphine hydrochloride ['nælbjufi:n] 盐酸纳布啡，盐酸环丁甲羟氢吗啡(镇痛药和麻醉药拮抗药)

Nalfon ['nælfɔn] *n* 非诺洛芬钙(fenoprofen calcium)制剂的商品名

nalidixate sodium [næli'dikseit] 萘啶酸钠(抗菌药)

nalidixic acid [ˌnæli'diksik] 萘啶酸，萘啶酮酸(抗菌药，用于治疗尿路感染)

Nalline ['næli:n] *n* 烯丙吗啡(nalorphine)制剂的商品名

nalmexone hydrochloride [næl'meksəun] 盐酸纳美酮，盐酸戊烯二氢吗啡酮(吗啡拮抗药，麻醉药拮抗药)

nalorphine ['næləfi:n, næ'lɔ:fi:n] *n* 烯

丙吗啡(吗啡拮抗药)

naloxone hydrochloride [næ'lɔksəun] 盐酸纳洛酮,盐酸烯丙羟吗啡酮(麻醉药拮抗药)

naltrexone [næl'treksəun] *n* 纳曲酮,环丙甲羟二羟吗啡酮(麻醉药拮抗药)

name [neim] *n* 姓;名字;名称 *vt* 给…取名;列举,说出 | British Approved Name (BAN) 英国采用药名(英国药典委员会批准的非专利药名) / generic ～ 类名(化学);非专利名称,属名(生物学) / International Nonproprietary Name (INN) 国际非专利药名 / non-proprietary ～ 非专利药名 / proprietary ～ 专利药名 / systemic ～ 系统名(称),学名(根据化合物的化学结构而定的物质的名称) / trivial ～ 通用名(在化学命名法中不反映化学结构的物质的名称,许多通用名都是半系统名) / United States Adopted Name (USAN) 美国采用药名(美国药物命名委员会采用的非专利商标名称) | by ～ 名叫,用名字 / by(或of, under) the ～ of 名叫 / in the ～ of 以…的名义,代表…;凭… / not to be ～d on(或in) the same day with 与…不可同日而语,比…差得多 / of ～ 有名的

namely ['neimli] *ad* 即,也就是

Namibia [nə'mi:biə] *n* 纳米比亚[非洲]

NAN *N*-acetylneuraminic acid *N*-乙酰神经氨酸

nandrolone ['nændrələun] *n* 南诺龙,诺龙,19-去甲睾酮(雄激素,同化激素类药) | ～ cyclotate 双环辛烯酸诺龙 / ～ decanoate 癸酸诺龙 / ～ phenpropionate 苯丙酸诺龙

nanism ['neinizəm] *n* 矮小,侏儒症 | muliberey ～ 肌肝脑眼侏儒症(本词表示肌〈*mu*scle〉、肝〈*li*ver〉、脑〈*b*rain〉、眼〈*ey*e〉缺陷) / pituitary ～ 垂体性侏儒症,垂体性幼稚型 / renal ～ 肾性侏儒症 / senile ～ 早老性侏儒症,早老症 / symptomatic ～ 症状性侏儒症(伴骨化、出牙和性功能发育不全)

Nannizzia [nə'niziə] *n* 奈尼兹皮真菌属

nann(o)- 见nan(o)-

Nannocystis [ˌnænəu'sistis] *n* 侏囊菌属

nano- [构词成分] 矮,小;纳(诺),毫微(10^{-9})

nanocephaly [ˌneinəu'sefəli], **nanocephalia** [ˌnænəusə'feiliə] *n* 小头(畸形) | **nanocephalous** [ˌneinəu'sefələs] *a* 小头的,头小的

nanocormia [ˌneinəu'kɔ:miə] *n* 小躯干

nanocurie [ˌneinəu'kjuəri] *n* 纳居里,毫微居里(旧放射性强度单位,=10^{-9}Ci)

nanogram ['neinəgræm] *n* 纳克,毫微克(重量单位,=10^{-9}g)

nanoid ['neinɔid] *a* 矮小的,侏儒样的

nanoliter [ˌneinəu'li:tə] *n* 纳升,毫微升(容量单位,=10^{-9}l)

nanomelia [ˌneinəu'mi:liə] *n* 小肢,短肢 | **nanomelous** [nei'nɔmiləs] *a*

nanomelus [nei'nɔmiləs] *n* 小肢者,短肢者

nanometer [ˌneinəu'mi:tə] *n* 纳米,毫微米(长度单位,=10^{-9}m)

nanophthalmia [ˌnænɔf'θælmiə], **nanophthalmos** [ˌnænɔf'θælmɔs] *n* 小眼

Nanophyetus salmincola [nei'nəufaiitəs sæl'minkələ] 鲑隐孔吸虫(即Troglotrema salmincola)

nanoplankton [ˌneinəu'plæŋktɔn] *n* 微小浮游生物,微型浮游生物

nanosecond [ˌnænəu'sekənd] *n* 纳秒,毫微秒(10^{-9}s)

nanosomia [ˌneinəu'səumiə], **nanosoma** [ˌneinəu'səumə] *n* 矮小,侏儒症

nanosomus [neinəu'səuməs] *n* 矮小,侏儒

nanounit [ˌneinəu'ju:nit] *n* 纳单位,毫微单位(10^{-9}u)

nanous ['neinəs] *a* 矮小的

nanukayami [ˌnɑːnjukəˈjɑːmi] *n* 七日热(一种钩端螺旋体病)
nanus [ˈneinəs] *n*【拉】侏儒，矮人
NAP nasion, point A, pogonion 鼻根点、A点和颏点(连接而成面凸角)
nap [næp] (-pp-) *vi* (白天)小睡，打盹 *n* (白天的)小睡，瞌睡 | have(或take) a ～ 睡午觉，打盹
nape [neip] *n* 项，颈背
napelline [neiˈpelin] *n* 欧乌头碱，苦乌头碱
napex [ˈneipeks] *n* 枕下部
naphazoline hydrochloride [næˈfæzəliːn] *n* 盐酸萘甲唑啉(血管收缩药)
naphtalin [ˈnæftəlin] *n* 萘
naphtalinum [ˌnæftəˈlainəm], **naphthalinum** [ˌnæfθəˈlainəm] *n*【拉】萘
naphtha [ˈnæfθə] *n*【拉】石油精，石脑油 | ～ aceti, vinegar ～ 醋酸乙酯，乙酸乙酯 / wood ～ 甲醇
naphthalene [ˈnæfθəliːn] *n* 萘
naphthamine [ˈnæfθəmin] *n* 乌洛托品(尿路消毒药)
naphthionic acid [næfθiˈɔnik] 氨基萘磺酸(其钠盐用作止血药)
naphthol [ˈnæfθɔl] *n* 萘酚
naphtholate [ˈnæfθəleit] *n* 萘酚化物
naphtholcarboxylic acid [ˌnæfθəlˌkɑːbɔkˈsilik] 萘酚羧酸，羟基萘甲酸
naphtholdisulfonic acid [ˌnæfθəldaisʌlˈfɔnik] 二磺酸萘酚
naphtholism [ˈnæfθəlizəm] *n* 萘酚中毒
naphtholsulfonic acid [ˌnæfθəlsʌlˈfɔnik] 磺酸萘酚
naphtholum [næfˈθəuləm] *n*【拉】萘酚
naphthoresorcine [ˌnæfθəuriˈsɔːsin] *n* 萘酚雷琐辛，萘酚间苯二酚
naphthyl [ˈnæfθil] *n* 萘基 | ～ alcohol, phenol ～ 萘酚 / ～ benzoate 苯甲酸萘酚(即苯佐萘酚〈benzonaphthol〉，肠道抗菌药) / ～ lactate 乳酸萘酯，β-萘酚乳酸酯 / ～ phenol 萘酚
naphthylamine [næfˈθiləmiːn] *n* 萘胺
naphthylaminosulfonic acid [ˌnæfθilˌæminəusʌlˈfɔnik] 氨基萘磺酸
naphthylmercapturic acid [ˌnæfθilˌməːkæpˈtjuərik] 萘硫醇尿酸，萘乙酰半胱氨酸
naphthylpararosaniline [ˌnæfθilˌpærərəuˈsænilin] *n* 萘基玫瑰苯胺
naphtol [ˈnæftəl] *n* 萘酚
napiform [ˈneipifɔːm] *n* 芫菁状的，大头菜形的
napkin [ˈnæpkin] *n* 餐巾；尿布
NAPNES National Association for Practical Nurse Education and Services 全国经验护士教育与服务协会
nappy [ˈnæpi] *n* 尿布
naprapath [ˈnæprəpæθ] *n* 推拿疗病者
naprapathy [nəˈpræpəθi] *n* 推拿疗病派
naproxen [nəˈprɔksən] *n* 萘普生，甲氧萘丙酸(非类固醇性抗炎药，用于治骨关节炎和类风湿性关节炎，也可作为萘普生钠使用)
naproxol [nəˈprɔksəul] *n* 萘普索，甲氧萘丙醇(抗炎、解热、镇痛药，用于治类风湿性关节炎，口服)
napsylate [ˈnæpsileit] *n* 萘磺酸盐(2-naphthalene sulfonate的USAN缩约词)
Naqua [ˈnækwə] *n* 三氯噻嗪(trichlormethiazide)制剂的商品名
Naquival [ˈnækwiˌvæl] *n* 三氯噻嗪-利血平(trichlormethiazide with reserpine)制剂的商品名
naranol hydrochloride [ˈnɑːrənəul] 盐酸那仑诺，盐酸萘喃吡醇(安定药)
narasin [ˈnɑːrəsin] *n* 甲基盐霉素(兽用抗球虫药和生长刺激剂)
Narath's operation [ˈnɑːrət] (Albert Narath) 纳拉特手术(门静脉阻塞时，将网膜固定于腹壁皮下组织，以建立侧支循环)
Narcan [ˈnɑːkən] *n* 盐酸纳洛酮(naloxone hydrochloride)制剂的商品名

narcohypnia [ˌnɑːkəuˈhipniə] *n* 乍醒麻木

narcohypnosis [ˌnɑːkəuhipˈnəusis] *n* 麻醉(药)催眠

narcolepsy [ˈnɑːkəˌlepsi] *n* 嗜眠症,发作性睡(眠)病 | **narcoleptic** [ˌnɑːkəˈleptik] *a*

narcoma [nɑːˈkəumə] *n* 麻醉性昏睡

narcose [ˈnɑːkəus] *a* 昏糊的,麻醉(状态)的

narcosine [ˈnɑːkəsiːn] *n* 那可丁(镇咳药)

narcosis [nɑːˈkəusis] ([复] **narcoses** [nɑːˈkəusiːz]) *n* 麻醉 | basal ~, basis ~ 基础麻醉 / insufflation ~ 吹入麻醉 / intravenous ~ 静脉麻醉(法) / medullary ~ 脊髓麻醉 / rausch ~ 酩酊麻醉,浅乙醚麻醉

narcostimulant [ˌnɑːkəuˈstimjulənt] *a* 麻醉(与)兴奋性的

narcosynthesis [ˌnɑːkəuˈsinθisis] *n* 精神综合法,精神分析法,(精神)麻醉分析

narcotic [nɑːˈkɔtik] *a* 麻醉的 *n* 麻醉剂,麻醉药

narcotico-acrid [nɑːˌkɔtikəuˈækrid] *a* 麻辣的

narcotico-irritant [nɑːˌkɔtikəuˈiritənt] *a* 麻醉刺激性的

narcotile [ˈnɑːkətail] *n* 乙基氯,氯乙烷

narcotine [ˈnɑːkətiːn] *n* 那可丁(镇咳药)

narcotism [ˈnɑːkətizəm] *n* 麻醉(法);麻醉品嗜好,麻醉剂成瘾

narcotize [ˈnɑːkətaiz] *vt* 使麻醉 | **narcotization** [ˌnɑːkəutaiˈzeiʃən, -tiˈz-] *n*

narcous [ˈnɑːkəs] *a* 昏糊的,麻醉(状态)的

nard [nɑːd] *n* 甘松香,甘松

Nardil [ˈnɑːdil] *n* 硫酸苯乙肼(phenelzine sulfate)制剂的商品名

naris [ˈnɛəris] ([复] **nares** [ˈnɛəriːz]) *n* 鼻孔 | anterior ~, external ~ 前鼻孔 / posterior nares, internal nares 后鼻孔 | **narial** [ˈnɛəriəl], **narine** [ˈnɛəriːn] *a*

Narone [ˈnɑːrəun] *n* 安乃近(dipyrone)制剂的商品名

narrate [nəˈreit] *vt, vi* 讲述,叙述 | **narration** [nəˈreiʃən] *n*

narrative [ˈnærətiv] *a* 叙述的,叙事体的 *n* 记事,叙述

narrow [ˈnærəu] *a* 狭的;范围狭小的;勉强的;严密的,精细的 *vt, vi* (使)变狭;收缩 | **~ly** *ad* 狭窄地;勉强地;严密地,仔细地 / **~ness** *n*

nasal [ˈneizəl] *a* 鼻的;鼻音的 *n* 鼻音;鼻骨 | **~ity** [neiˈzæləti] *n* 鼻音性 / **~ly** *ad* 以鼻音

Nasalide [ˈneizəlaid] *n* 氟尼缩松(flunisolide)制剂的商品名

nasalis [neiˈzeilis] *a*【拉】鼻的

nascent [ˈnæsnt, ˈneisnt] *a* 初生的,新生的 | **nascence** [ˈnæsns], **nascency** [ˈnæsnsi] *n* 发生,起源

nasioiniac [ˌneiziəuˈiniæk] *a* 鼻根枕外隆凸的

nasion [ˈneiziɔn] *n* 鼻根;鼻根点 | **nasial** [ˈneiziəl] *a*

nasitis [neiˈzaitis] *n* 鼻炎

Nasmyth's membrane [ˈnæsmiθ] (Alexander Nasmyth) 原发性釉护膜

NAS-NRC National Academy of Sciences-National Research Council 国家科学院-国家研究委员会

nas(o)- [构词成分] 鼻

nasoantral [ˌneizəuˈæntrəl] *a* 鼻上颌窦的

nasoantritis [ˌneizəuænˈtraitis] *n* 鼻上颌窦炎

nasoantrostomy [ˌneizəuænˈtrɔstəmi] *n* 鼻上颌窦造口术

nasobronchial [ˌneizəuˈbrɔŋkiəl] *a* 鼻支气管的

nasobuccal [ˌneizəuˈbʌkəl] *a* 鼻颊的

nasociliary [ˌneizəuˈsiliəri] *a* 鼻睫(状)的

nasoethmoidal [ˌneizəueθ'mɔidəl] *a* 鼻筛(骨)的,筛鼻(骨)的
nasofrontal [ˌneizəu'frʌntl] *a* 鼻额骨的
nasogastric [ˌneizəu'gæstrik] *a* 鼻胃的
nasograph ['neizəgrɑ:f] *n* 鼻描记器
nasolabial [ˌneizəu'leibjəl] *a* 鼻唇的
nasolacrimal [ˌneizəu'lækriməl] *a* 鼻泪的
nasomanometer [ˌneizəumə'nɔmitə] *n* 鼻压计
nasonnement [ˌneizɔn'mɔŋ] *n*【法】鼻音
naso-oral [ˌneizəu'ɔ:rəl] *a* 鼻口的
nasopalatine [ˌneizəu'pælәti:n] *a* 鼻腭的
nasopharyngeal [ˌnaizəufə'rindʒiəl] *a* 鼻咽的
nasopharyngitis [ˌneizəuˌfærin'dʒaitis] *n* 鼻咽炎
nasopharyngolaryngoscope [ˌneizəufəˌriŋgəulə'riŋgəskəup] *n* 鼻咽喉镜
nasopharyngoscope [ˌneizəufə'ringəskəup] *n* 电(光)鼻咽镜
nasopharynx [ˌneizəu'færiŋks] *n* 鼻咽
nasorostral [ˌneizəu'rɔstrəl] *a* 鼻蝶(骨)嘴的
nasoscope ['neizəskəup] *n* (电光)鼻镜,鼻窥器
nasoseptal [ˌneizəu'septl] *a* 鼻中隔的
nasoseptitis [ˌneizəusep'taitis] *n* 鼻中隔炎
nasosinusitis [ˌneizəuˌsainju'saitis] *n* 鼻旁窦炎,鼻窦炎
nasospinale [ˌneizəuspai'neili] *n* 鼻下点,前鼻棘点
nasoturbinal [ˌneizəu'tə:binəl] *a* 鼻鼻甲的
Nassellarida [ˌnæsə'lɛəridə] *n* 罩笼虫目
Nassulida [nei'sulidə] *n* 篮口目
Nassulidea [ˌneisu'lidiə] *n* 篮口总目
Nassulina [nei'sulinə] *n* 篮口亚目
nastic ['næstik] *a* 感性的(指树叶或植物其他部分对外界刺激的一种反应,与来自刺激的方向无关)
nastinic acid [næs'tinik] 分支菌脂酸
nasty ['nɑ:sti] *a* 肮脏的;(气味等)难闻的;难处理的;严重的 | **nastily** *ad* / **nastiness** *n*
nasus ['neisəs] *n*【拉】鼻
natal ['neitl] *a* 分娩的,生产的;臀的
natality [nei'tæləti] *n* 出生率
nataloin [nei'tæləin] *n* 纳塔尔芦荟素
natamycin [ˌnætə'maisin] *n* 那他霉素,纳他霉素,游霉素(抗生素类药)
natant ['neitənt] *a* 漂浮的,浮游的
natatorial [ˌneitə'tɔ:riəl], **natatory** ['neitətəri] *a* 游泳的;用于游泳的
nates ['neiti:z] natis的复数
natimortality [ˌneitimɔ:'tæləti] *n* 死产率
nation ['neiʃən] *n* 民族;国家;国民
national ['næʃənl] *a* 民族的;国家的,国民的,全国的 *n* 国民(尤指侨居于外国的) | ～**ly** *ad* 在全国范围内
National Formulary (美国)国家处方集
nationality [ˌnæʃə'næləti] *n* 国籍;民族
nationalize ['næʃənəlaiz] *vt* 使国有化;使具有某国国籍 | **nationalization** [ˌnæʃənəlai'zeiʃən, -li'z-] *n*
nationwide ['neiʃən'waid] *a* 全国性的
natis [neitis] ([复] **nates** ['neiti:z]) *n*【拉】臀
native ['neitiv] *a* 天生的;本地的,本国的;土著的;天然的;出生(地)的 *n* 本地人,本国人;土著
Natolone ['nætələun] *n* 孕烯诺龙(pregnenolone)制剂的商品名
natremia [nə'tri:miə] *n* 钠血(症)
natrium ['neitriəm] *n*【拉】钠
natriuresis [ˌneitrijuə'ri:sis], **natruresis** [ˌnætru:'ri:sis] *n* 钠尿排泄,利钠作用 | **natriuretic** [ˌneitrijuə'retik], **natruretic** [ˌnætru:'retik] *a* 促钠尿排泄的,利钠的 *n* 促钠尿排泄药,

利钠剂

natron ['neitrən] *n* 天然碳酸钠，苏打

natrum ['neitrəm] *n* 钠

natural ['nætʃərəl] *a* 自然界的；天然的，自然的；(父母)生身的；私生的 *n* 没有正常智力的人，白痴 | come ～ to sb 轻而易举的，很容易学会的

naturally ['nætʃərəli] *ad* 自然地；天然地；生来；当然 | come ～ to sb 见natural

nature ['neitʃə] *n* 自然界；本性，性能；性格；性质 | a call of ～ 要大便(或小便)的感觉 / against ～ 违反自然的(地)，奇迹般的(地) / (be) true to ～ 逼真 / by ～ 生性，本性上 / contrary to ～ 违反自然的(地)，奇迹般的(地) / ease (或relieve) ～ 大便，小便 / in ～ 性质上；实际上；在世界上，在任何地方；究竟 / in a state of ～ 处于原始状态；裸体；野生 / in(或of) the ～ of 具有…的性质的 / in(或by, from) the ～ of things (或of the case) 理所当然地，必然地

Naturetin [ˌnætju'ri:tin] *n* 苄氟噻嗪(bendroflumethiazide)制剂的商品名

naturopath ['neitʃərəpæθ] *n* 自然医(术)士

naturopathy [ˌneitʃə'rɔpəθi] *n* 自然医术(不用药物，利用空气、阳光、水、热等自然因素进行治疗) | **naturopathic** [ˌneitʃərəu'pæθik] *a*

naught [nɔ:t] *n* 无；零 | all for ～ 徒然，无用 / a thing of ～ 无价值的东西，无用之物 / care ～ for 对…不感兴趣；对…毫不关心；认为…无价值 / come to ～, go for ～ (计划等)落空 / set at ～ 蔑视，轻视

naughty ['nɔ:ti] *a* 顽皮的

Nauheim bath ['nauhaim] 瑙海姆水浴(在德国瑙海姆地方，患者浸入含有碳酸盐的温水内进行浴疗) | ～ treatment 瑙海姆疗法(见Schott's treatment)

Naumanniella [nauˌmæni'elə] *n* 瑙曼菌属

Naunyn-Minkowski method ['naunin min'kəuski] (Bernard Naunyn; Oscar Minkowski) 瑙宁-明可斯基法(用气体扩张结肠后，进行肾触诊检查)

Nauru [nɑ:'u:ru:] *n* 瑙鲁[西太平洋]

nausea ['nɔ:sjə] *n* 恶心 | ～ gravidarum 妊娠期恶心 / ～ marina, ～ navalis 航海性恶心，晕船 | **～nt** ['nɔ:siənt] *a* 使恶心的 *n* 恶心药

nauseate ['nɔ:sieit] *vt, vi* (使)恶心，作呕；(使)厌恶 | **nauseation** [ˌnɔ:si'eiʃən] *n*

nauseating ['nɔ:sieitiŋ] *a* 令人作呕的；令人厌恶的 | **～ly** *ad*

nauseous ['nɔ:sjəs] *a* 恶心的，致恶心的；使人厌恶的 | **～ly** *ad* / **～ness** *n*

Navane ['nævein] *n* 替沃噻吨(thiothixene)制剂的商品名

navel ['neivəl] *n* 脐 | blue ～ 蓝脐，脐部积血(见Cullen's sign) / enamel ～ 釉结

navicula [nə'vikjulə] *n*【拉】舟状窝

navicular [nə'vikjulə] *a* 舟状的

navicularthritis [nəˌvikjulə'θraitis] *n* 舟骨关节炎(指马前足)

Nb 元素铌(niobium)的符号

N. B., NB, n. b. nota bene【拉】注意，留心

NBS National Bureau of Standards 国家标准局

NBT nitroblue tetrazolium 四唑氮蓝(见test项下相应术语)

NBTE nonbacterial thrombotic endocarditis 非细菌性血栓性心内膜炎

NCF neutrophil chemotactic factor 中性粒细胞趋化因子

NCHS National Center for Health Statistics 全国卫生统计中心

NCI National Cancer Institute 全国癌症研究所

nCi nanocurie 纳居里(10^{-9}Ci)

NCMH National Committee for Mental Hygiene 全国精神卫生委员会

NCN National Council of Nurses 全国护士理事会
NCRP, NCRPM National Committee on Radiation Protection and Measurements 全国辐射防护与测量委员会
NCV nerve conduction velocity 神经传导速度
Nd 元素钕(neodymium)的符号
NDA National Dental Association 全国牙科协会
nDNA nuclear DNA 核DNA，核脱氧核糖核酸
NDV Newcastle disease virus 新城鸡瘟病毒
Nd:YAG neodymium:yttrium-aluminum-garnet 掺钕:钇-铝-石榴石(激光器)
Ne 元素氖(neon)的符号
nealogy [niːˈælədʒi] *n* 幼动物学
near [niə] *ad* (空间、时间)接近，近 *a* (空间、时间)近的，接近的 *prep* 接近，靠近 *vt, vi* 接近;走近 | a ～ escape 九死一生 / ～ at hand 在近旁，在手边 / ～ upon (时间)将近
nearby [ˈniəbai] *a* 附近的 *ad* 在附近 *prep* 在…的附近
nearly [ˈniəli] *ad* 差不多，几乎 | not ～ 远非，相差很远
near-sight [ˈniəsait] *n* 近视
nearsighted [ˈniəˈsaitid] *a* 近视的 | **～ness** *n*
nearthrosis [ˌniɑːˈθrəusis] *n* 人造关节;假关节
neat [niːt] *a* 整洁的，整齐的;匀称的;好的;灵巧的;平滑的;纯净的 | **～ly** *ad* / **～ness** *n*
Nebcin [ˈnebsin] *n* 硫酸妥布霉素(tobramycin sulfate)制剂的商品名
nebenagglutinin [ˌneibənəˈgluːtinin] *n* 副凝集素，部分凝集素
nebenkern [ˌneibənˈkəːn] *n*【德】副核
nebramycin [ˌnebrəˈmaisin] *n* 尼拉霉素，暗霉素(抗生素类药)
nebula [ˈnebjulə] ([复] **nebulae** [ˈnebjuliː]或 **nebulas**) *n*【拉】薄翳，角膜云翳;(尿的)混浊;喷雾剂 | ～ epinephrinae hydrochloridi 盐酸肾上腺素喷雾(剂) | **～r** *a*
nebularine [nebjuˈlɛərin] *n* 水粉蕈素
nebulize [ˈnebjulaiz] *vt* 喷雾，喷洒 | **nebulization** [ˌnebjulaiˈzeiʃən, -liˈz-] *n* 雾化;喷雾法 / **nebulizer** [ˈnebjulaizə] *n* 喷雾器，喷洒器
nebulous [ˈnebjuləs], **nebulose** [ˈnebjuləus] *a* 星云的，星云状的;模糊不清的
Nebupent [ˈnebjupent] *n* 羟乙磺酸喷他脒(pentamidine isethionate)制剂的商品名
Necator [niˈkeitə] *n* 板口线虫属 | ～ americanus 美洲板口线虫，美洲钩虫
necatoriasis [niˌkeitəuˈraiəsis] *n* 板口线虫病
necessary [ˈnesisəri] *a* 必需的，必要的;必然的 *n* [常用复]必需品;必须做的事 | **necessarily** *ad* 必定，必然
necessitate [niˈsesiteit] *vt* 使成为必需 | **necessitation** [niˌsesiˈteiʃən] *n* 迫使，被迫
necessity [niˈsesəti] *n* 需要，必要性;必然(性);必需品;贫困，危急 | pharmaceutic(al) ～ 调剂辅助剂，调剂用剂(如防腐剂、溶媒、软膏基质、矫味剂等) | be under the ～ of doing sth 必须做某事，不得不做某事 / of ～ (或by ～) 必然地，不可避免地
neck [nek] *n* 颈 | ～ of ankle bone 距骨颈 / bull ～ 牡牛颈(颈淋巴结肿大，如恶性白喉时) / Nithsdale ～ 甲状腺肿 / ～ of urinary bladder 膀胱颈 / uterine ～, ～ of uterus 子宫颈 / webbed ～ 蹼颈，翼状颈皮 / wry ～ 斜颈，捩颈 | ～ and crop 干脆，彻底 / on (或over) the ～ of 紧跟在…后面 / risk one's ～ 冒生命危险
neck-band [ˈnekbænd] *n* 领圈，围颈带
necklace [ˈneklis] *n* 项圈
necrectomy [nekˈrektəmi] *n* 坏死(组

织)切除术
necremia [nek'ri:miə] *n* 血(细胞)活力丧失
necrencephalus [ˌnekren'sefələs] *n* 脑软化
necr(o)- [构词成分] 坏死,尸体
necrobacillosis [ˌnekrəuˌbæsi'ləusis] *n* 坏死杆菌病
necrobiosis [ˌnekrəubai'əusis] *n* 渐进性坏死 | ~ lipoidica diabeticorum, ~ lipoidica 糖尿病脂质渐进性坏死,脂质渐进性坏死 | **necrobiotic** [ˌnekrəubai'ɔtik] *a*
necrocytosis [ˌnekrəusai'təusis] *n* 细胞坏死
necrocytotoxin [ˌnekrəusaitəu'tɔksin] *n* 坏死细胞毒素
necrogenic [ˌnekrəu'dʒenik], **necrogenous** [ne'krɔdʒinəs] *a* 死质性的,坏死源的
necrohormone [ˌnekrəu'hɔ:məun] *n* 坏死激素
necrology [ne'krɔlədʒi] *n* 死亡统计;死亡统计学 | **necrologic(al)** [ˌnekrəu'lɔdʒik(əl)] *a* / **necrologist** *n* 死亡统计学家
necrolysis [ne'krɔlisis] *n* 坏死松解 | toxic epidermal ~ 毒性表皮坏死松解
necromania [ˌnekrəu'meiniə] *n* 恋尸狂,恋尸癖
necrometer [ne'krɔmitə] *n* 尸体测量器
necromimesis [ˌnekrəumai'mi:sis] *n* 死亡妄想;装死
necronectomy [ˌnekrəu'nektəmi] *n* 坏死(组织)切除术
necrophagous [ne'krɔfəgəs] *a* 食尸的,食腐肉的
necrophilia [ˌnekrəu'filiə], **necrophilism** [ne'krɔfilizəm], **necrophily** [ne'krɔfili] *n* 恋尸狂,恋尸癖;奸尸 | **necrophilic** [ˌnekrəu'filik], **necrophilous** [ne'krɔfiləs] *a* 恋尸癖的;食腐的
necrophobia [ˌnekrəu'fəubjə] *n* 死亡恐怖;尸体恐怖
necropneumonia [ˌnekrəunju(:)'məunjə] *n* 肺坏疽
necropsy ['nekrɔpsi], **necroscopy** [ne'krɔskəpi] *n* 尸体剖检,验尸
necrosadism [ˌnekrəu'seidizəm] *n* 残毁尸体色情(狂)
necrose ['nekrəus] *vt, vi* (使)发生坏死
necrosin ['nekrəsin] *n* 坏死素
necrosis [ne'krəusis] ([复] **necroses** [ne'krəusi:z]) *n* 坏死 | aseptic ~ 无菌性坏死 / bacillary ~ 坏死杆菌病 / central ~ 中心性坏死 / cheesy ~, caseous ~ 干酪样坏死 / coagulation ~, ischemic ~ 凝固性坏死,缺血性坏死 / colliquative ~, liquefaction ~ 液化性坏死 / dry ~ 干性坏死 / focal ~ 局灶性坏死 / hyaline ~ 透明坏死,玻璃样坏死 / massive hepatic ~ 大块肝坏死(旧称急性黄色萎缩) / medial ~ 主动脉中层坏死 / mercurial ~ 汞中毒性坏死 / moist ~ 湿性坏死 / mummification ~ 干性坏疽 / peripheral ~ (肝小叶)周围性坏死 / phosphorus ~ 磷中毒性坏死 / pressure ~ 压迫性坏死 / ~ progrediens 进行性坏死,进行性腐肉形成 / progressive emphysematous ~ 气性坏疽 / simple ~ 单纯性坏死 / subcutaneous fat ~ (新生儿)皮下脂肪坏死(假硬化病) / superficial ~ 表层坏死 | **necrotic** [ne'krɔtik] *a*
necrospermia [ˌnekrəu'spə:miə], **necrozoospermia** [ˌnekrəuˌzəuə'spə:miə] *n* 死精症(精液中的精子死亡或不活动) | **necrospermic** *a*
necrotizing ['nekrəˌtaiziŋ] *a* 引起坏死的,坏死性的
necrotomy [ne'krɔtəmi] *n* 尸体解剖;死骨切除 | osteoplastic ~ 骨成形性死骨切除
necrotoxin [ˌnekrəu'tɔksin] *n* 坏死毒素

Necturus [nek'tju:rəs] *n* 泥螈属

NED no evidence of disease 无疾病迹象

need [ni:d] *n* 需要,必要; [复]需求 *vt* 需要 *v aux* 需要,必须 | at ~ 紧急时 / be(或stand) in ~ of 需要… / do one's ~s 解大(小)便 / had ~ 应该,必须 / have ~ of(或for) 需要 / if ~ be 如果需要的话

needle ['ni:dl] *n* 针 *vt* 用针缝;用针刺 | aneurysm ~ 动脉瘤针(用于结扎血管) / aspirating ~ 吸液针 / cataract ~ 内障针 / discission ~ 晶状体刺开针 / hypodermic ~ 皮下注射针 / knife ~ 刀针(用于白内障和其他眼科手术) / ligature ~ 结扎针 / stop ~ 有档针

needless ['ni:dlis] *a* 不需要的 | ~**ly** *ad*

needling ['ni:dliŋ] *n* 针刺,针术

needs [ni:dz] *ad* [现只与must连用]一定,必须 | must ~ 偏偏,偏要;必须,不得不 / ~ must 必须,不得不

Neef's hammer [neif] (Christopher E. Neef) 内夫锤(电流启闭锤)

Neelsen ['ni:lsən] 见Ziehl-Neelsen

neencephalon [ˌni:en'sefələn] *n* 新脑(大脑皮质及其所属)

NEFA nonesterified fatty acids 非酯化脂肪酸

nefluorophotometer [niˌfluərə*u*fə*u*-'tɔmitə] *n* 荧光比浊计,荧光散射浊度计(即fluoronephelometer)

nefopam hydrochloride ['nefəpæm] *n* 盐酸奈福泮,盐酸甲苯噁唑辛(镇痛药,肌肉松弛药)

Negatan ['negətæn] *n* 间甲酚磺酸-甲醛缩聚物(negatol)制剂的商品名

negate [ni'geit] *vt* 否定,否认;取消,使无效

negation [ni'geiʃən] *n* 否定,否认;虚无,不存在

negative ['negətiv] *a* 否定的,否认的;消极的;阴性的;负的;底片的 *n* 否定;底片;负数;阴电 *vt* 否定;否认 | in the ~ 否定地 | ~**ly** *ad* 否定地;消极地

negativism ['negətivizəm] *n* 否定态度;违拗症,抗拒症

negatol ['negətɔl] *n* 间甲酚磺酸-甲醛缩聚物(杀寄生虫药,杀菌和抑菌药,局部用于子宫颈)

negatoscope ['negətəskəup] *n* 看片灯,读片灯(看X线片)

negatron ['negətrɔn] *n* 负电子,阴电子

NegGram ['negræm] *n* 萘啶酸(nalidixic acid)制剂的商品名

neglect [ni'glekt] *vt, n* 忽视,忽略;疏忽 | unilateral ~ 单侧忽略(偏侧失用症,不能注意身体整饰和一侧的刺激而不是另一侧,通常由于如中风后中枢神经系统损害所致,亦称选择性忽略)

neglectful [ni'glektf*u*l] *a* 疏忽的,不注意的(of) | ~**ly** *ad* / ~**ness** *n*

negligence ['neglidʒəns] *n* 疏忽,疏忽行为

negligent ['neglidʒənt] *a* 疏忽的 | ~**ly** *ad*

negligible ['neglidʒəbl] *a* 可以忽略的,微不足道的

Negri bodies ['neigri] (Adelchi Negri) 内格里小体(见于狂犬病动物的神经细胞内和细胞突中的卵圆形或圆形包涵体)

Negri-Jacod syndrome ['neigri ʒɑ:-'kəu] (Silvio Negri; Maurice Jacod) 内-雅综合征(见Jacod's syndrome)

Negro ['ni:grəu] ([复] **Negroes**) *n* 黑人 *a* 黑人的

Negro's phenomenon ['neigrəu] (Camillo Negro) 内格罗现象,齿轮现象(cogwheel phenomenon, 见phenomenon项下相应术语)

NEI National Eye Institute 国立眼科研究所

neighborwise ['neibəwaiz] *a, ad* 邻向(形容被移植的胚细胞或组织的可塑性行为,适于新的异常部位)

neighbo(u)r ['neibə] *n* 邻人;邻接的东

西 *a* 邻接的,邻近的 *vt* 邻近,邻接 *vi* 位于附近

neighbo(u)rhood ['neibəhud] *n* 邻近,附近;邻里;地区 | in the ～ of 在…附近;大约

Neill-Mooser bodies [ni:l 'mu:sə] (Mather H. Neill; H. Mooser) 尼尔-穆塞体(充满立克次体的大单核细胞,见于接种鼠型斑疹伤寒的实验动物的阴囊肿胀炎性渗出物中) | ～ reaction 尼尔-穆塞反应(实验动物接种鼠型斑疹伤寒立克次体后的反应,在阴囊肿胀的炎性渗出物中含有充满立克次体的大单核细胞)

Neisser-Doering phenomenon [ˌnaisə 'deiriŋ] (Ernst Neisser; Hans Doering) 奈瑟-德林现象(抗溶血物质所致的人类血清正常溶血作用的抑制现象,有时见于肾硬变及动脉硬化)

Neisseria [nai'siəriə] *n* 奈瑟菌属 | ～ catarrhalis 卡他奈瑟菌,粘膜炎奈瑟菌 / ～ flavescens 浅黄色奈瑟菌 / ～ gonorrhoeae 淋病奈瑟菌,淋(病双)球菌 / ～ lactamica 乳酰胺奈瑟菌 / ～ meningitidis 脑膜炎奈瑟菌 / ～ mucosa 粘液奈瑟菌 / ～ sicca 干燥奈瑟菌 / ～ subflava 微黄色奈瑟菌

Neisseriaceae [naiˌsiəri'eisii:] *n* 奈瑟菌科

neisserial [nai'siəriəl] *a* 奈瑟菌属的

Neisser's diplococcus ['naisə] (Albert L. S. Neisser) 奈瑟双球菌,淋(病双)球菌 | ～ syringe 奈瑟尿道注射器(用于淋病)

Neisser-Wechsberg phenomenon ['naisə 'veksbə:g] (Max Neisser; Friedrich Wechsberg) 奈瑟-韦克伯格现象,补体转向现象,补体偏向现象(complement deviation, 见deviation项下相应术语) | ～ test 奈瑟-韦克伯格试验,杀菌试验(测定病人血液杀菌力的一种试验)

neither ['naiðə, 'ni:ðə] *a* (两者)都不的 *pron* 两者中无一 *conj* 也不 *ad* 也不 | ～ … nor … 既不…也不…

nekr(o)- 以nekr(o)-起始的词,同样见以necr(o)-起始的词

nekton ['nektɔn] *n* 自游生物

Nélaton's catheter [neilə'tɔ:n] (Auguste Nélaton) 内拉通导管,软导管(一种用橡皮做的软导管) | ～ line 内拉通线(髂前上棘至坐骨结节的线) / ～ operation 内拉通手术(肩关节切断术) / ～ probe 内拉通探杆,缶头探子 / ～ sphincter 内拉通括约肌(直肠内的肌束,位于与前列腺相同的高度)

nelavane ['neləvæn] *n* 非洲锥虫病

Nelson's syndrome ['nelsən] (Don H. Nelson) 纳尔逊综合征(库欣〈Cushing〉综合征患者两侧肾上腺切除后发生的一种产生ACTH的垂体肿瘤,特征为肿瘤侵袭性生长和皮肤色素沉着过度)

nem [nem] (由德文Nahrungs Einheit Milch字首组成) *n* 奶牧(儿童食物的营养价值单位,相当于1g母乳的营养价)

Nema ['ni:mə] *n* 四氯乙烯(tetrachloroethylene)制剂的商品名

nema ['ni:mə] *n*【希】线虫

nemaline ['neməli:n] *a* 线样的,杆状的

nemathelminth [ˌnemə'θelminθ] *n* 线虫

Nemathelminthes [ˌneməθəl'minθi:z] *n* 线形动物门

nemathelminthiasis [ˌneməˌθelmin'θaiəsis] *n* 线虫病

nematicide [ne'mætisaid] *a* 杀线虫的 *n* 杀线虫剂

nematization [ˌnemətai'zeiʃən, -ti'z-] *n* 线虫感染

nemat(o)- [构词成分] 线,线虫

nematoblast ['nemətəblæst] *n* 精子细胞

Nematocera [ˌnemə'tɔsərə] *n* 长角亚目(昆虫)

nematocide ['nemətəsaid] *a* 杀线虫的 *n* 杀线虫剂

nematocyst ['nemətəsist] *n* 刺丝囊(腔肠动物类的一种小刺毛)

Nematoda [ˌneməˈtəudə] *n* 线虫纲
nematode [ˈnemətəud] *n* 线虫
nematodesma [ˌni:mətə*u*ˈdezmə] ([复] **nematodesmata** [ˌni:mətə*u*ˈdezmətə]) *n* 丝带,线带(某些纤毛原生动物的器官,亦称丝泡,线泡)
nematodiasis [ˌnemətə*u*ˈdaiəsis] *n* 线虫病
Nematodirus [ˌnemətəˈdairəs] *n* 细颈线虫属
nematoid [ˈnemətɔid] *a* 线形的;线虫的
nematology [ˌneməˈtɔlədʒi] *n* 线虫学 | **nematologist** *n* 线虫学家
Nematomorpha [ˌnemətə*u*ˈmɔ:fə] *n* 线形(虫)纲
nematosis [ˌneməˈtəusis] *n* 线虫寄生,线虫病
nematospermia [ˌnemətə*u*ˈspə:miə] *n* 长尾精虫
Nembutal [ˈnembju:tæl] *n* 戊巴比妥钠(sodium pentobarbital)制剂的商品名
Nemertea [neˈmə:tiə], **Nemertina** [neməˈtainə] *n* 纽形动物门
nemertean [neməˈtiən] *a* 纽形动物的 *n* 纽形动物
nemic [ˈnemik] *a* 线虫的
Nencki's test [ˈnentski] (Marcellus von Nencki) 能斯基试验(检吲哚)
ne(o)- [构词成分] 新
neoadjuvant [ˌni:ə*u*ˈædjuvənt] *n* 新佐剂(本词用以表示在必要的第2次治疗方式之前的预先癌治疗〈通常为化学治疗和放射治疗〉)
Neo-Antergan [ˌni(:)ə*u* ˈæntəgən] *n* 马来酸新安替根,马来酸甲氧苄二胺(pyrilamine maleate)制剂的商品名
neoantigen [ˌni(:)ə*u*ˈæntidʒən] *n* 新抗原,肿瘤抗原(存在于肿瘤细胞中的一种核内抗原,如T抗原)
neoantimosan [ˌni(:)ə*u*ænˈtiməsən] *n* 锑波芬,福锑(治血吸虫病药)
neoarsphenamine [ˌni(:)ə*u*ɑ:sˈfenəmi:n] *n* 新胂凡纳明,九一四(以前用作抗梅毒药)
neoarthrosis [ˌni(:)ə*u*ɑ:ˈθrəusis] *n* 人造关节;假关节
neobiogenesis [ˌni(:)ə*u*ˌbaiə*u*ˈdʒenisis] *n* 新生物发生,新生源说(认为生命曾一再从无机物产生)
Neobiotic [ˌni(:)ə*u*baiˈɔtik] *n* 硫酸新霉素(neomycin sulfate)制剂的商品名
neoblastic [ˌni(:)ə*u*ˈblæstik] *a* 新组织的
Neo-Calglucon [ˌni(:)ə*u* ˈkælglu:kɔn] *n* 葡乳醛酸钙(calcium glubionate)制剂的商品名
neocerebellum [ˌni(:)ə*u*ˌseriˈbeləm] *n* 新小脑
neocinchophen [ˌni(:)ə*u*ˈsiŋkəfən] *n* 新辛可芬(镇痛、解热、促尿酸尿药)
neocinetic [ˌni(:)ə*u*saiˈnetik] *a* 新(成)运动区的
Neo-Cobefrin [ˌni(:)ə*u* ˈkɔbifrin] *n* 左旋异肾上腺素(levonordefrin)制剂的商品名
neocortex [ˌni(:)ə*u*ˈkɔ:teks] *n* 新(大脑)皮质
neocyte [ˈni(:)ə*u*sait] *n* 未成熟白细胞
neocytosis [ˌni(:)ə*u*saiˈtəusis] *n* 未成熟白细胞血症
neodarwinism [ˌni(:)ə*u*ˈdɑ:winizəm] *n* 新达尔文学说(认为物种的进化主要是自然选择,从而排除获得性性状遗传)
Neodecadron [ˌni(:)ə*u*di:ˈkɑ:drɔn] *n* 磷酸钠地塞米松(dexamethasone sodium phosphate)制剂的商品名
neodiathermy [ˌni(:)ə*u*ˈdaiəˌθə:mi] *n* 短波透热法,短波透热电疗法
Neo-Diloderm [ˌni(:)ə*u*ˈdailədə:m] *n* 二氯松含硫酸新霉素(dichlorisone containing neomycin sulfate)制剂的商品名
neodymium [ˌni(:)ə*u*ˈdimiəm] *n* 钕(化学元素)
neoencephalon [ˌni(:)ə*u*enˈsefəlɔn] *n* 新脑(指大脑皮质及其所属)
neofetal [ˌni(:)ə*u*ˈfi:tl] *a* 幼胎的
neofetus [ˌni(:)ə*u*ˈfi:təs] *n* 幼胎(约第八

周胎儿)

neoformation [ˌni(:)əufɔ:'meiʃən] *n* 新生物，赘生物

neoformative [ˌni(:)əu'fɔ:mətiv] *a* 新生的

neogala [ni'ɔgələ] *n* 初乳

neogenesis [ˌni(:)əu'dʒenisis] *n* 新生 | **neogenetic** [ˌni(:)əudʒi'netik] *a*

neogermitrine [ˌni(:)əu'dʒə:mitri:n] *n* 新吉密春(绿藜芦的生物碱之一)

neoglottis [ˌni(:)əu'glɔtis] *n* 新声门(手术再造的声门，亦称假声门pseudoglottis) | **neoglottic** *a*

neoglycogenesis [ˌni(:)əuˌglaikəu'dʒenisis] *n* 糖原异生(作用)

Neogregarinida [ˌni(:)əuˌgregə'rainidə] *n* 新簇目

Neohetramine [ˌni(:)əu'hi:trəmin] *n* 盐酸宋齐拉明，盐酸苄嘧二胺 (thonzylamine hydrochloride)制剂的商品名

neo-hippocratism [ˌni(:)əuhi'pɔkrətizəm] *n* 新希波克拉底医派(强调观察与临床医学)

Neo-Hombreol [ˌni(:)əu 'hɔmbriɔl] *n* 丙酸睾酮(testosterone propionate)制剂的商品名

neohymen [ˌni(:)əu'haimen] *n* 假膜

neokinetic [ˌni(:)əukai'netik] *a* 新(成)运动区的

neolallia [ˌni(:)əu'læliə], **neolallism** [ˌni(:)əu'lælizəm] *n* 新语症(如精神分裂症患者说话时加入许多新词)

neologism [ni(:)'ɔlədʒizəm] *n* 新词，语词创新；新语词症(精神病者或谵妄病者所作无意义的语句)

Neoloid ['ni:əlɔid] *n* 蓖麻油(castor oil)制剂的商品名

neomembrane [ˌni(:)əu'membrein] *n* 假膜

neomin ['ni:əmin] *n* 新霉素(即neomycin)

neomorph ['ni:əmɔ:f] *n* 新形体，新形态(进化过程中刚获得的部分或器官)；新效等位基因(一个突变基因引起与正常基因不相同的新的质效应)

neomorphism [ˌni(:)əu'mɔ:fizəm] *n* 新(形体)形成

neomycin [ˌni(:)əu'maisin] *n* 新霉素(抗生素类药) | ~ palmitate 棕榈酸新霉素 / ~ sulfate 硫酸新霉素

neon ['ni:ɔn] *n* 氖(化学元素)

neonatal [ˌni(:)əu'neitl] *a* 新生(期)的(产后开头四周内的)，新生儿的

neonate ['ni(:)əneit] *a* 新生的 *n* 新生儿

neonatology [ˌni(:)əunei'tɔlədʒi] *n* 新生儿学 | **neonatologist** *n* 新生儿学家

neontology [ˌni:ɔn'tɔlədʒi] *n* 近代生物学

neopallium [ˌni(:)əu'pæliəm] *n* 新(大脑)皮质

neophrenia [ˌni(:)əu'fri:niə] *n* 儿童期精神病

neoplasia [ˌni(:)əu'pleiziə] *n* 瘤形成 | multiple endocrine ~ (MEN) 多发性内分泌腺瘤形成

neoplasm ['ni(:)əuplæzəm] *n* 新生物，赘生物，(肿)瘤 | histoid ~ 组织样瘤 / organoid ~ 器官样瘤

neoplastic [ˌni(:)əu'plæstik] *a* 新生物的，赘生的，(肿)瘤的；瘤形成的

neoplastigenic [ˌni(:)əuplæsti'dʒenik] *a* 引起(肿)瘤的

Neopsylla [ni:'ɔpsillə] *n* 新蚤属

neopterin [ni'ɔptərin] *n* 新蝶呤

neoquassin [ˌni(:)əu'kwæsin] *n* 新苦楝素，新苦木苦素

Neorickettsia [ˌni(:)əuri'ketsiə] *n* 新立克次体属

Neoschoengastia [ˌni(:)əuʃein'gæstiə] *n* 新棒恙螨属 | ~ americana 美洲新棒恙螨

Neosporidia [ˌni(:)əuspə'ridiə] *n* 新胞子亚纲

neostigmine [ˌni(:)əu'stigmin] *n* 新斯的明(一种胆碱能药，用于重症肌无力) | ~ bromide 溴新斯的明 / ~

methylsulfate 甲基硫酸新斯的明
neostomy [ni'ɔstəmi] *n* (器官)造口术
neostriatum [ˌni(:)əustrai'eitəm] *n* 新纹状体
NeoSynalar [ˌni:əu'sinəlɑ:] *n* 硫酸新霉素-氟轻松(neomycin sulfate and fluocinolone acetonide)制剂的商品名
Neo-Synephrine [ˌni:əu si'nefrin] *n* 盐酸苯福林，盐酸去氧肾上腺素(phenylephrine hydrochloride)制剂的商品名
neoteny [ni'ɔtini] *n* 幼体性熟，幼态持续
neothalamus [ˌni(:)əu'θæləməs] *n* 新丘脑
Neothylline [ˌni(:)əu'θilin] *n* 二羟丙茶碱(dyphylline)制剂的商品名
Neotoma [ni'ɔtəmə] *n* 林鼠属 | ～ lepida荒漠林鼠
Neotrizine [ˌni(:)əu'traizi:n] *n* 三磺嘧啶，磺胺嘧啶-磺胺甲基嘧啶-磺胺二甲嘧啶(trisulfapyrimidines)制剂的商品名
neotype ['ni(:)əutaip] *n* 新型(菌株);新模标本
neovascularization[ˌni(:)əuˌvæskjulərai'zeiʃən, -ri'z-] *n* 新血管形成;血管再生
Nepal [ni'pɔ:l] *n* 尼泊尔[亚洲] | ～**ese** [ˌnepɔ:'li:z] *a* 尼泊尔的;尼泊尔人的 *n* 尼泊尔人
nepenthe [ne'penθi], **nepenthes** [ne'penθi:z] *n* (古希腊人用的)忘忧药;使人忘忧的东西
nepenthic [ne'penθik] *a* 忘忧的
Nepeta ['nepətə] *n* 假荆芥属
nepetalactone [ˌnepətə'læktəun] *n* 假荆芥内酯
nephel(o)- [构词成分] 云，雾，浑浊
nephelometer [ˌnefi'lɔmitə] *n* 比浊计，浊度计 | photoelectric ～ 光电比浊计 | **nephelometry** *n* 浊度测定法，比浊法
nephelopia [ˌnefi'ləupiə] *n* 角膜翳性视力障碍，角膜混浊性视力障碍
nephelopsychosis [ˌnefiləusai'kəusis] *n* 恋云癖
nephradenoma [ˌnefrædi'nəumə] *n* 肾腺瘤
nephralgia [ne'frældʒiə] *n* 肾痛 | **nephralgic** *a*
Nephramine ['nefrəmi:n] *n* 肾胺(商品名，一种含有8种必需氨基酸晶体溶液，但不含肽，肾衰竭时用作全胃肠外营养的成分)
nephrapostasis [ˌnefrə'pɔstəsis] *n* 肾脓肿
nephratonia [ˌnefrə'təuniə]; **nephratony** [ne'frætəni] *n* 肾弛缓
nephrauxe [ne'frɔ:ksi] *n* 肾增大，肾胀大
nephrectasia [ˌnefrek'teiziə], **nephrectasis**[ne'frektəsis], **nephrectasy** [ne'frektəsi] *n* 肾扩张，囊状肾
nephrectomize [ne'frektəmaiz] *vt, vi* 肾切除
nephrectomy [ne'frektəmi] *n* 肾切除术 | abdominal ～, anterior ～ 经腹肾切除术 / lumbar ～, posterior ～ 经腰肾切除术 / paraperitoneal ～ 腹膜旁肾切除术
nephredema [ˌnefri'di:mə] *n* 肾盂积水，肾充血
nephrelcosis [ˌnefrel'kəusis] *n* 肾溃疡
nephremia [ne'fri:miə] *n* 肾充血
nephric ['nefrik] *a* 肾的
nephridium [ne'fridiəm] *n* 肾管(胚胎) | **nephridial** [ne'fridiəl] *a*
nephritic [ne'fritik] *a* 肾炎的;肾的 *n* 治肾病药
nephritis [ne'fraitis] ([复] **nephritides** [ne'fritidi:z]) *n* 肾炎 | acute ～, croupous ～ 急性肾炎 / Balkan ～ 巴尔干肾炎(一种十分缓慢的进行性间质性肾炎，亦称巴尔干肾病) / chloroazotemic ～ 氯氮血症性肾炎 / degenerative ～ 变性肾炎，肾变病 / glomerulocapsular ～ 肾小球被膜性

肾炎 / lipomatous ～ 脂肪瘤性肾炎 / lupus ～ 狼疮性肾炎 / nephrotoxic serum ～ 肾毒性血清肾炎(由于注射抗肾抗原的异种抗体后所产生的一种抗体介导肾小球性肾炎的动物模型) / nephrotoxic ～ 肾毒性肾炎 / potassium-losing ～ 失钾性肾炎 / ～ of pregnancy 妊娠期肾炎 / productive ～ 增殖性肾炎 / salt-losing ～ 失盐性肾炎 / saturnine ～ 铅毒性肾炎 / transfusion ～ 输血性肾炎 / tubal ～, tubular ～ 肾小管肾炎 / vascular ～ 肾硬化,肾硬变

nephritogenic [niˌfritəuˈdʒenik] *a* 致肾炎的

nephr(o)- [构词成分] 肾

nephroabdominal [ˌnefrəuæbˈdɔminl] *a* 肾腹的

nephroangiosclerosis [ˌnefrəuˌændʒiəuskliəˈrəusis] *n* 肾血管硬化

nephroblastoma [ˌnefrəublæsˈtəumə] *n* 肾母细胞瘤

nephrocalcinosis [ˌnefrəuˌkælsiˈnəusis] *n* 肾钙质沉着

nephrocapsectomy[ˌnefrəukæpˈsektəmi], **nephrocapsulectomy** [ˌnefrəukæpsjuˈlektəmi] *n* 肾被膜剥除术

nephrocapsulotomy [ˌnefrəuˌkæpsjuˈlɔtəmi] *n* 肾被膜切开术

nephrocardiac [ˌnefrəuˈkɑːdiæk] *a* 肾心(脏)的

nephrocele [ˈnefrəsiːl] *n* 肾突出

nephrocolic [ˌnefrəuˈkɔlik] *a* 肾结肠的 *n* 肾绞痛

nephrocolopexy [ˌnefrəuˈkəuləˌpeksi] *n* 肾结肠固定术

nephrocoloptosis [ˌnefrəuˌkəulɔpˈtəusis] *n* 肾结肠下垂

nephrocystanastomosis [ˌnefrəuˌsistəˌnæstəˈməusis] *n* 肾膀胱吻合术

nephrocystitis [ˌnefrəusisˈtaitis] *n* 肾膀胱炎

nephrocystosis [ˌnefrəusisˈtəusis] *n* 肾囊肿形成

nephroerysipelas [ˌnefrəuˌeriˈsipiləs] *n* 肾炎性丹毒

nephrogastric [ˌnefrəuˈgæstrik] *a* 肾胃的

nephrogenic [ˌnefrəuˈdʒenik], **nephrogenous** [neˈfrɔdʒinəs] *a* 肾源性的,肾发生的

nephrogram [ˈnefrəgræm] *n* 肾造影(照)片

nephrography [neˈfrɔgrəfi] *n* 肾造影(术)

nephrohemia [ˌnefrəuˈhiːmiə] *n* 肾充血

nephrohydrosis [ˌnefrəuhaiˈdrəusis] *n* 肾盂积水

nephrohypertrophy [ˌnefrəuhaiˈpəːtrəfi] *n* 肾肥大

nephroid [ˈnefrɔid] *a* 肾形的,肾样的

nephrolith [ˈnefrəliθ] *n* 肾石

nephrolithiasis [ˌnefrəuliˈθaiəsis] *n* 肾石病

nephrolithotomy [ˌnefrəuliˈθɔtəmi] *n* 肾石切除术

nephrology [neˈfrɔlədʒi] *n* 肾病学 | **nephrologist** *n* 肾病学家

nephrolysine [neˈfrɔlisin] *n* 溶肾素,肾毒素

nephrolysis [neˈfrɔlisis] *n* 肾溶解;肾松解术 | **nephrolytic** [ˌnefrəuˈlitik] *a*

nephroma [neˈfrəumə] *n* 肾瘤 | embryonal ～ 胚胎性肾瘤

nephromalacia [ˌnefrəuməˈleiʃiə] *n* 肾软化

nephromegaly [ˌnefrəuˈmegəli] *n* 巨肾,肾肥大

nephromere [ˈnefrəmiə] *n* 肾节,原肾节

nephron [ˈnefrɔn] *n* 肾单位 | lower ～ 下部肾单位

nephroncus [neˈfrɔŋkəs] *n* 肾瘤

nephronophthisis [ˌnefrɔˈnɔfθisis] *n* 肾消耗病 | familial juvenile ～ 家族性青少年肾消耗病(亦称髓质囊肿病)

nephro-omentopexy [ˌnefrəuəu'mentəˌpeksi] *n* 肾网膜固定术

nephroparalysis [ˌnefrəupə'rælisis] *n* 肾麻痹

nephropathia [ˌnefrəu'pæθiə] *n* 肾病

nephropathy [ne'frɔpəθi] *n* 肾病 | analgesic ～ 镇痛药性肾病(由于服用大量含有非那西丁镇痛药所致) / Balkan ～ 巴尔干肾病(见nephritis项下相应术语) / gouty ～ 痛风性肾病 / hypazoturic ～ 低氮尿性肾病 / hypochloruric ～, dropsical ～ 低氯尿性肾病,水肿性肾病 / IgA ～ IgA肾小球性肾炎 / membranous ～ 膜性肾病 / reflux ～ 返流性肾病 | **nephropathic** [ˌnefrəu'pæθik] *a*

nephropexy ['nefrəˌpeksi] *n* 肾固定术

nephrophagiasis [ˌnefrəufə'dʒaiəsis] *n* 肾毁蚀病(寄生虫所致)

nephrophthisis [ne'frɔfθisis] *n* 肾结核;肾消耗病

nephropoietic [ˌnefrəupɔi'etik] *a* 生成肾组织的

nephropoietin [ˌnefrəupɔi'i:tin] *n* 生肾素,促肾组织生成素

nephroptosis [ˌnefrɔp'təusis], **nephroptosia** [ˌnefrɔp'təusiə] *n* 肾下垂

nephropyelitis [ˌnefrəuˌpaiə'laitis] *n* 肾盂肾炎

nephropyelography [ˌnefrəuˌpaiə'lɔgrəfi] *n* 肾盂造影(术)

nephropyelolithotomy [ˌnefrəuˌpaiələuli'θɔtəmi] *n* 剖肾肾盂石切除术,剖肾肾盂取石术

nephropyeloplasty [ˌnefrəu'paiələuˌplæsti] *n* 肾盂成形术

nephropyosis [ˌnefrəupai'əusis] *n* 肾化脓

nephrorosein [ˌnefrəu'rəuziin] *n* 尿红素

nephrorrhagia [ˌnefrəu'reidʒiə] *n* 肾出血

nephrorrhaphy [ne'frɔrəfi] *n* 肾缝术

nephrosclerosis [ˌnefrəuskliə'rəusis] *n* 肾硬化,肾硬变(病) | arteriolar ～, intercapillary ～ 小动脉性肾硬化,毛细管间性肾硬化 / benign ～, hyaline arteriolar ～ 良性肾硬化,良性肾硬变(病) / malignant ～, hyperplastic arteriolar ～ 恶性肾硬化,恶性肾硬变(病) / senile ～ 老年性肾硬化 | **nephroscleria** [ˌnefrəu'skliəriə] *n*

nephroscope ['nefrɔskəup] *n* 肾镜

nephroscopy [ni'frɔskəpi] *n* 肾镜检查

nephrosis [ne'frəusis] ([复] **nephroses** [ne'frəusi:z]) *n* 肾变病,肾病 | larval ～ 隐性肾变病(临床表现为蛋白尿)

nephrosonephritis [neˌfrəusəune'fraitis] *n* 肾变病肾炎 | hemorrhagic ～, Korean hemorrhagic ～ 出血性肾变病肾炎,流行性出血热

nephrosonography [ˌnefrəusəu'nɔgrəfi] *n* 肾超声波检查,肾声象图检查

nephrospasis [ˌnefrəu'spæsis] *n* 悬垂肾

nephrosplenopexy [ˌnefrəu'splinəˌpeksi] *n* 肾脾固定术

nephrostolithotomy [ˌnifrəustəuli'θɔtəmi] *n* 肾造口取石术

nephrostoma [ˌnefrəu'stəumə], **nephrostome** ['nefrəstəum] *n* 肾孔(胚胎)

nephrostomy [ne'frɔstəmi] *n* 肾造口术

nephrotic [ne'frɔtik] *a* 肾变病的,肾病的

nephrotome ['nefrətəum] *n* 肾节,原肾节,中板

nephrotomogram [ˌnefrəu'təuməgræm] *n* 肾体层摄影(照)片

nephrotomography [ˌnefrəutə'mɔgrəfi] *n* 肾体层摄影(术)

nephrotomy [ne'frɔtəmi] *n* 肾切开术 | abdominal ～ 经腹肾切开术 / anatrophic ～ 防萎缩肾切开术 / lumbar ～ 经腰肾切开术

nephrotoxic [ˌnefrəu'tɔksik] *a* 肾中毒

的 | ~ity [ˌnefrəutɔk'sisəti] *n* 肾中毒性

nephrotoxin [ˌnefrəu'tɔksin] *n* 肾毒素,溶肾素

nephrotresis [ˌnefrəu'tri:sis] *n* 肾造口术

nephrotropic [ˌnefrəu'trɔpik] *a* 向肾性的

nephrotuberculosis [ˌnefrəutju(:)ˌbə:kju'ləusis] *n* 肾结核

nephrotyphoid [ˌnefrəu'taifɔid] *n* 肾型伤寒

nephrotyphus [ˌnefrəu'taifəs] *n* 肾型斑疹伤寒(伴血尿)

nephroureterectomy [ˌnefrəujuəˌri:tə'rektəmi] *n* 肾输尿管切除术

nephroureterocystectomy [ˌnefrəujuəˌri:tərəusis'tektəmi] *n* 肾输尿管膀胱切除术

nephrozymase [ˌnefrəu'zaimeis] *n* 肾酿酶

nephrozymosis [ˌnefrəuzai'məusis] *n* 肾发酵病

nephrydrosis [ˌnefri'drəusis] *n* 肾盂积水 | **nephrydrotic** [ˌnefri'drɔtik] *a*

Neptazane ['neptəzein] *n* 醋甲唑胺(methazolamide)制剂的商品名

neptunium [nep'tju:niəm] *n* 镎(化学元素)

nequinate [nə'kwineit] *n* 奈喹酯,苄氧喹甲酯(禽类抑球虫药)

Nerium ['ni:riəm] *n* 夹竹桃属

Nernst equation [nernst] (Walther Hermann Nernst) 能斯脱方程式(电化学反应所产生的电压方程式:

$$E=E^0-\frac{RT}{zF}\ln Q$$

式中E为所产生的电压,E^0为该反应的标准还原电位,R为气体常数,T为绝对温度,z为反应中转移的电子数,F为法拉第常数,Q为反应商,ln为自然对数。该式还可得出可扩散离子穿过膜的浓度所产生的膜电位,在此情况下,E^0为零,z为离子电荷,Q为膜两侧浓度比) | ~ potential 能斯脱电位(在膜中经膜孔可扩散的离子,其浓度梯度穿过膜所产生的电压,而相反电荷的离子则不能穿过此膜,见Nernst equation)

nerol ['nirɔl] *n* 橙花醇

neroli ['niərəli] *n* 橙花油

nerve [nə:v] *n* 神经;勇敢;力量 *vt* 给…以勇气(力量) | accelerator ~s 加速神经 / afferent ~, centripetal ~, esodic ~ 传入神经,向中神经 / anabolic ~ 促同化神经 / autonomic ~s 自主神经 / cranial ~s 脑神经,颅神经 / crotaphitic ~ 上颌神经 / depressor ~ 减压神经,抑制神经 / efferent ~, exodic ~, centrifugal ~ 传出神经,离中神经 / eighth cranial ~, eighth ~ 第八脑神经,听神经 / eleventh cranial ~, eleventh ~ 第十一脑神经,副神经 / fifth cranial ~, fifth ~ 第五脑神经,三叉神经 / first cranial ~s, first ~s 第一脑神经,嗅神经 / fourth cranial ~, fourth ~ 第四脑神经,滑车神经 / gangliated ~ 有节神经,交感神经 / inhibitory ~ 抑制神经 / motor ~ 运动神经 / ninth cranial ~, ninth ~ 第九脑神经,舌咽神经 / pain ~ 痛觉神经 / pilomotor ~s 立毛神经 / second cranial ~, second ~ 第二脑神经,视神经 / seventh cranial ~, seventh ~ 第七脑神经,面神经 / sixth cranial ~ sixth ~ 第六脑神经,展神经 / somatic ~s 体干神经 / sudomotor ~s 泌汗神经 / sympathetic ~ 交感神经 / tenth cranial ~, tenth ~ 第十脑神经,迷走神经 / third cranial ~, third ~ 第三脑神经,动眼神经 / twelfth cranial ~, twelfth ~ 第十二脑神经,舌下神经 / vasoconstrictor ~ 血管收缩神经 / vasodilator ~ 血管舒张神经 / vasomotor ~ 血管舒缩神经,血管运动神经 / vasosensory ~ 血管感觉神经 | be all ~s 高度不安,神经紧张 / get on one's ～ 使…烦扰 / lose one's ～ 变得慌张,不知所措 / ～ oneself 鼓起勇气,振作起来 / regain one's ～ 恢复镇静 / strain every ～ 竭力

nerveless [ˈnəːvlis] *a* 没有劲的,无力的;无神经的

nervi [ˈnəːvai] nervus的复数

nervimotility [ˌnəːviməuˈtiləti] *n* 神经运动力

nervimotion [ˌnəːviˈməuʃən] *n* 神经(兴奋性)运动

nervimotor [ˌnəːviˈməutə] *a* 运动神经的

nervimuscular [ˌnəːviˈmʌskjulə], **nervomuscular** [ˌnəːvə*u*ˈmʌskjulə] *a* 神经肌肉的

nervonate [nəːˈvɔneit] *n* 神经酸,二十四(碳)烯酸(盐、酯或阴离子型)

nervone [ˈnəːvəun] *n* 神经苷脂,烯脑苷脂

nervonic acid [nəːˈvɔnik] 神经酸,二十四(碳)烯酸

nervous [ˈnəːvəs] *a* 神经的;神经质的,神经过敏的;易激动的,紧张不安的 | ～ly *ad* / ～ness *n* 神经质,神经过敏

nervous breakdown [ˈnəːvəs ˈbreikdaun] 神经崩溃,精神崩溃

nervus [ˈnəːvəs] ([复] **nervi** [ˈnəːvai]) *n* 【拉】神经(详见附录)

Nesacaine [ˈnesəkein] *n* 盐酸氯普鲁卡因(chloroprocaine hydrochloride)制剂的商品名

nescient [ˈnesiənt] *a* 无知的,没有知识的 | ～ of … 对…一无所知 / **nescience** [ˈnesiəns] *n*

nesidiectomy [neˌsidiˈektəmi] *n* 胰岛切除术

nesidioblast [neˈsidiə*u*ˌblæst] *n* 成胰岛细胞

nesidioblastoma [neˌsidiə*u*blæsˈtəumə] *n* 成胰岛细胞瘤

nesidioblastosis [neˌsidiə*u*blæsˈtəusis] *n* 胰岛细胞增殖症

nesslerize [ˈnesləraiz] *vt* 用奈氏(Nessler)试剂处理 | **nesslerization** [ˌnesləraiˈzeiʃən, -riˈz-] *n* 奈氏试剂处理法

Nessler's reagent (solution, test) [ˈneslə] (A. Nessler) 奈(斯勒)氏试剂(溶液、试验)(5%碘化钾、2.5%氯化汞和16%氢氧化钾的水溶液,检验水中氨量)

nest [nest] *n* 巢,穴 | bird's ～s 心内膜袋 / cancer ～s 癌细胞巢 / cell ～ 细胞巢 / swallow's ～ 小脑禽巢

nesteostomy [ˌnestiˈɔstəmi] *n* 空肠造口术

nestotherapy [ˌnestə*u*ˈθerəpi], **nestitherapy** [ˌnestiˈθerəpi], **nestiatria** [ˌnestiˈeitriə] *n* 饥饿疗法

net[1] [net] *n* 网;网状物 (-tt-) *vt, vi* (把…)编结成网 | achromatic ～ 无色网 / chromidial ～ 核外染色质网 / nerve ～ 神经网

net[2] [net] *a* 纯净的 *n* 净数,净重,净值;要点;要旨 (-tt-) *vt* 净得;得到

nethalide [ˈneθəlaid] *n* 萘心定,萘乙醇异丙胺(即丙萘洛尔pronethalol, β-受体阻滞药)

nether [ˈneðə] *a* 下面的

Netherlands [ˈneðələndz] *n* [the ～] 荷兰[欧洲] (=**Holland**) | **Netherlander** [ˈneðələndə] *n* 荷兰人

nethermost [ˈneðəməust] *a* 最下面的;最低的

Netherton's syndrome [ˈneθətən] (Earl Weldon Netherton) 内塞顿综合征(一种先天性综合征,包括层板状鱼鳞病或迂回线状鱼鳞病、毛发缺失、特异反应性素质,有时为精神发育迟缓和氨基酸尿,一般认为是常染色体隐性遗传)

netilmicin sulfate [ˌnetilˈmaisin] 硫酸奈替米星,硫酸乙基紫苏霉素,硫酸乙基西梭霉素(抗菌药)

Netromycin [ˌnetrə*u*ˈmaisin] *n* 硫酸奈替米星(netilmicin sulfate)制剂的商品名

nettle [ˈnetl] *n* 荨麻

Nettleship-Falls type ocular albi-

nism ['netəlʃip fɔ:lz] (Edward Nettleship; Harold F. Falls) 内-福型眼白化病, X连锁(内氏〈Nettleship〉型)眼白化病

network ['netwə:k] *n* 网,网状物,网状构造;网络 | cell ~ 原生质网,胞质网丝 / idiotype-anti idiotype ~ 独特型-抗独特型网络(B细胞的一种调节机制) / neurofibrillar ~ 神经原纤维网 / peritarsal ~ 眼睑淋巴管网 / subpapillary ~ 乳头下毛细血管网(皮肤) / venous ~ 静脉网

neu [nju:] *n* 神经鞘,神经膜

Neubauer-Fischer test ['nɔibauə 'fiʃə] (Otto Neubauer) 甘氨酰色氨酸试验(检胃癌)

Neubauer's artery ['nɔibauə] (Johann E. Neubauer) 甲状腺最下动脉

Neuberg ester ['nɔibəg] (Carl Neuberg) 诺勃酯,果糖-6-磷酸

Neuber's treatment ['nɔibə] (Gustav A. Neuber) 诺伊贝尔疗法(用碘仿甘油治疗骨关节结核) | ~ tubes 诺伊贝尔管(骨引流管)

Neufeld nail ['nju:feld] (Alonzo J. Neufeld) 纽菲尔德钉(用于股骨转子间骨折的内部固定)

Neufeld's phenomenon ['nɔifeld] (Fred Neufeld) 诺伊菲尔德现象(肺炎球菌溶解于胆盐溶液中) | ~ reaction (test) 诺伊菲尔德反应(试验)(肺炎球菌与特异性免疫血清相混时,除有凝集反应外,该菌周围部膨大,亦称肺炎球菌荚膜肿胀反应)

Neumann's cells ['nɔimən] (Ernst Neumann) 诺伊曼细胞(骨髓内的有核红细胞) | ~ sheath 诺伊曼鞘,牙质小管鞘

Neumann's law ['nɔimən] (Franz E. Neumann) 诺伊曼定律(类似成分的化合物其分子热量相等)

Neumann's method ['nɔimən] (Heinrich Neumann) 诺伊曼法(骨膜下注射可卡因及肾上腺素,为耳部手术局部麻醉法)

Neupogen ['nju:pədʒən] *n* 人粒细胞集落刺激因子(filgrastim)制剂的商品名

neurad ['njuəræd] *ad* 向神经

neuradynamia [ˌnjuərədai'neimiə] *n* 神经衰弱

neuragmia [njuə'rægmiə] *n* 神经撕除术

neural ['njuərəl] *a* 神经的

neuralgia [njuə'rældʒə] *n* 神经痛 | cranial ~ 脑神经痛 / geniculate ~, otic ~ 膝状神经痛,耳神经痛 / hallucinatory ~ 幻觉性神经痛 / nasociliary ~ 鼻睫部神经痛 / peripheral ~ 周围神经痛 / postherpetic ~ 带状疱疹(后)神经痛 / red ~ 红斑性肢痛病 / reminiscent ~ 回忆性神经痛,痕迹性神经痛 / sciatic ~ 坐骨神经痛 / sphenopalatine ~ 蝶腭节神经痛 / stump ~ 残肢神经痛 / trigeminal ~, trifacial ~ 三叉神经痛 | **neuralgic** *a*

neuralgiform [njuə'rældʒifɔ:m] *a* 神经痛样的

neuraminic acid [ˌnjuərə'minik] 神经氨(糖)酸,甘露糖胺丙酮酸

neuraminidase [ˌnjuərə'minideis] *n* 神经氨酸酶,唾液酸酶

neuranagenesis [ˌnjuərænə'dʒenisis] *n* 神经再生

neurapophysis [ˌnjuərə'pɔfisis] *n* 神经突

neurapraxia [ˌnjuərə'præksiə] *n* 神经失用症,功能性麻痹

neurarchy ['njuərɑ:ki] *n* 神经控制(作用)

neurarthropathy [ˌnjuərɑ:'θrɔpəθi] *n* 神经性关节病

neurasthenia [ˌnjuəræs'θi:niə] *n* 神经衰弱 | angioparalytic ~, angiopathic ~, pulsating ~ 血管麻痹性神经衰弱,搏动感性神经衰弱 / cardiac ~, cardiovascular ~ 神经性循环衰弱 / grippal ~ 流感后神经衰弱 / obsessive ～ 强迫性神经衰弱, 精神衰弱 | **neurasthenic** [ˌnjuərænsˈθenik] *a* 神经衰弱的 *n* 神经衰弱者

neurastheniac [ˌnjuərænsˈθi:niæk] *n* 神经衰弱患者

neuratrophia [ˌnjuərəˈtrəufiə], **neuratrophy** [ˌnjuəˈrætrəfi] *n* 神经萎缩, 神经营养不良 | **neuratrophic** [ˌnjuərəˈtrɔfik] *a* 神经萎缩的, 神经营养不良的 *n* 神经萎缩者

neuraxis [njuəˈræksis] *n* 轴突, 轴索; 中枢神经系统 | **neuraxial** [ˌnjuəˈræksiəl] *a* 轴索的

neuraxon [njuəˈræksɔn] *n* 轴突, 轴索

neure [ˈnjuə] *n* 神经元

neurectasia [ˌnjuərekˈteiziə] *n* 神经牵伸术

neurectomy [njuəˈrektəmi] *n* 神经(部分)切除术 | gastric ～ 迷走神经切断术 / opticociliary ～ 视神经睫状神经切除术

neurectopia [ˌnjuərekˈtəupiə], **neurectopy** [njuəˈrektəpi] *n* 神经异位

neurenteric [ˌnjuərenˈterik] *a* 神经管(与)原肠的

neurepithelium [ˌnjuərepiˈθi:ljəm] *n* 神经上皮 | **neurepithelial** *a*

neurergic [njuəˈrə:dʒik] *a* 神经作用的

neurexeresis [ˌnjuərekˈserəsis] *n* 神经抽出术

neurhypnology [ˌnjuəhipˈnɔlədʒi] *n* 催眠学

neuriatry [njuəˈraiətri] *n* 神经病治疗学

neuridine [ˈnjuəridi:n] *n* 精胺, 脑胺

neurilemma [ˌnjuəriˈlemə] *n* 神经鞘, 神经膜 | ～l [ˌnjuəriˈleməl], ～tic [ˌnjuəriləˈmætik], ～tous [ˌnjuəriˈlemətəs] *a*

neurilemmitis [ˌnjuəriləˈmaitis] *n* 神经鞘炎

neurilem(m)oma [ˌnjuəriləˈməumə] *n* 神经鞘瘤 | acoustic ～ 听神经(鞘)瘤

neurility [njuəˈriləti] *n* 神经性能

neurimotility [ˌnjuərimәuˈtiləti] *n* 神经运动力

neurimotor [ˌnjuəriˈməutə] *a* 运动神经的

neurine [ˈnjuərin] *n* 神经(毒)碱

neurinoma [ˌnjuəriˈnəumə] *n* 神经鞘瘤 | acoustic ～ 听神经(鞘)瘤

neurite [ˈnjuərait] *n* 轴突

neuritis [njuəˈraitis] *n* 神经炎 | adventitial ～ 神经鞘炎 / alcoholic ～ 酒毒(中毒)性神经炎 / brachial ～ 神经痛性肌萎缩 / central ～, parenchymatous ～ 中心性神经炎, 实质性神经炎 / dietetic ～, endemic ～ 脚气病, 地方性神经炎 / disseminated ～, multiple ～ 播散性神经炎, 多神经炎 / fallopian ～ 骨管性面神经炎 / interstitial hypertrophic ～ 肥大性间质性神经炎, 进行性肥大性间质性神经病 / intraocular ～ 眼内神经炎, 视神经网膜部神经炎 / jake ～ 姜酒性神经炎, 姜酒中毒性麻痹 / pressure ～ 压迫性神经炎 / radiation ～ 放射性神经炎 / radicular ～ 神经根炎 / retrobulbar ～, orbital optic ～, postocular ～ 球后视神经炎 / sciatic ～ 坐骨神经炎, 坐骨神经痛 / serum ～ 血清神经炎, 血清神经病(serum neuropathy, 见neuropathy项下相应术语) / shoulder-girdle ～ 神经痛性肌萎缩 | **neuritic** [njuəˈritik] *a*

neur(o)- [构词成分] 神经

neuroacanthocytosis [ˌnjuərəuəˌkænθəusaiˈtəusis] *n* 神经棘红细胞症, 舞蹈样运动棘红细胞症 (见choreoacanthocytosis)

neuroallergy [ˌnjuərəuˈælədʒi] *n* 神经变(态反)应性

neuroamebiasis [ˌnjuərəuˌæmiˈbaiəsis] *n* 神经型阿米巴病, 阿米巴性神经炎

neuroanastomosis [ˌnjuərəuəˌnæstəˈməusis] *n* 神经吻合术

neuroanatomy [ˌnjuərəuəˈnætəmi] *n*

神经解剖学

neuroarthropathy [ˌnjuərəuɑːˈθrɔpəθi] *n* 神经性关节病

neuroastrocytoma [ˌnjuərəuˌæstrəusaiˈtəumə] *n* 神经星形细胞瘤

neurobehavioral [ˌnjuərəubiˈheivjərəl] *a* 神经行为的

neurobiologist [ˌnjuərəubaiˈɔlədʒist] *n* 神经生物学家

neurobiology [ˌnjuərəubaiˈɔlədʒi] *n* 神经生物学

neurobiotaxis [ˌnjuərəuˌbaiəuˈtæksis] *n* 神经细胞趋生物性

neuroblast [ˈnjuərəblæst] *n* 成神经细胞

neuroblastoma [ˌnjuərəublæsˈtəumə] *n* 成神经细胞瘤，神经母细胞瘤

neurocanal [ˌnjuərəukəˈnæl] *n* 神经管(椎管)

neurocardiac [ˌnjuərəuˈkɑːdiæk] *a* 神经心脏的

neurocentrum [ˌnjuərəuˈsentrəm] *n* 髓椎体(胚胎) | **neurocentral** *a*

neuroceptor [ˈnjuərəˌseptə] *n* 神经受体

neuroceratin [ˌnjuərəuˈserətin] *n* 神经角蛋白

neurochemistry [ˌnjuərəuˈkemistri] *n* 神经化学

neurochitin [ˌnjuərəuˈkaitin] *n* 神经壳质

neurochondrite [ˌnjuərəuˈkɔndrait] *n* 胚神经弓(胚胎)

neurochorioretinitis [ˌnjuərəuˌkɔriəuˌretiˈnaitis] *n* 视神经脉络膜视网膜炎

neurochoroiditis [ˌnjuərəuˌkɔːrɔiˈdaitis] *n* 视神经脉络膜炎

neurocirculatory [ˌnjuərəuˈsəːkjulətəri] *a* 神经(与)循环系统的

neurocladism [njuəˈrɔklədizəm] *n* 神经分支新生

neuroclonic [ˌnjuərəuˈklɔnik] *a* 神经性阵挛的

neurocoele [ˈnjuərəsiːl] *n* 神经管腔(脑室和脊髓管腔的统称)

neurocommunications [ˌnjuərəukəˌmjuːniˈkeiʃən] *n* 神经通信学(神经学的分支，研究神经系统内信息的传递与整合)

neurocranium [ˌnjuərəuˈkreinjəm] *n* 脑颅 | **neurocranial** *a*

neurocrine [ˈnjuərəkrain] *a* 神经内分泌的；神经性分泌的 *n* 神经(作用)性激素

neurocrinia [ˌnjuərəuˈkriniə] *n* 神经性分泌作用

neurocristopathy [ˌnjuərəukrisˈtɔpəθi] *n* 神经嵴病

neurocutaneous [ˌnjuərəukju(ː)ˈteinjəs] *a* 神经(与)皮肤的；皮神经的

neurocysticercosis [ˌnjuərəuˌsistisəˈkəusis] *n* 神经型囊尾蚴病(中枢神经系统感染猪肉绦虫的蚴型〈囊尾蚴〉，临床表现十分多变，取决于囊虫的位置和数目，其中包括癫痫发作，脑积水以及许多其他神经功能障碍，常伴有特征性的损害，用计算机体摄影及磁共振成象可见之)

neurocyte [ˈnjuərəsait] *n* 神经细胞

neurocytology [ˌnjuərəusaiˈtɔlədʒi] *n* 神经细胞学

neurocytolysin [ˌnjuərəusaiˈtɔlisin] *n* 溶神经细胞素

neurocytoma [ˌnjuərəuˈsaitəumə] *n* 神经细胞瘤，神经上皮瘤

neurodealgia [ˌnjuərəudiˈældʒiə] *n* 视网膜痛

neurodeatrophia [ˌnjuərəudiəˈtrəufiə] *n* 视网膜萎缩

neurodegenerative [ˌnjuərəudiˈdʒenərətiv] *a* 神经变性的

neurodendrite [ˌnjuərəuˈdendrait], **neurodendron** [ˌnjuərəuˈdendrɔn] *n* 树突

neuroderm [ˈnjuərədəːm] *n* 神经外胚层

neurodermatitis [ˌnjuərəuˌdəːməˈtaitis] *n* 神经性皮炎 | exudative ～, nummular ～ 渗出性神经性皮炎，钱币状神经性皮炎，钱币状湿疹

neurodiagnosis [ˌnjuərəuˌdaiəg'nəusis] *n* 神经病诊断

neurodin [njuə'rəudin] *n* 纽罗丁，镇神定，乙酰基对羟基苯乌拉坦(止神经痛及解热药)

neurodynamic [ˌnjuərəudai'næmik] *a* 神经动力的，神经能的

neurodynia [ˌnjuərəu'diniə] *n* 神经痛

neuroectoderm [ˌnjuərəu'ektədə:m] *n* 神经外胚层 | ～**al** [ˌnjuərəuˌektəu'də:məl] *a*

neuroeffector [ˌnjuərəui'fektə] *a* 神经效应器的(指连接点)

neuroelectricity [ˌnjuərəuilek'trisəti] *n* 神经电

neuroelectrotherapeutics [ˌnjuərəuˌilektrəuˌθerə'pju:tiks] *n* 神经病电疗法

neuroencephalomyelopathy [ˌnjuərəuenˌsefələuˌmaiə'lɔpəθi] *n* 神经脑脊髓病

neuroendocrine [ˌnjuərəu'endəukrin] *a* 神经内分泌的

neuroendocrinology [ˌnjuərəuˌendəukri'nɔlədʒi] *n* 神经内分泌学

neuroenteric [ˌnjuərəuen'terik] *a* 神经管(与)原肠的

neuroepidermal [ˌnjuərəuˌepi'də:məl] *a* 神经表皮的

neuroepithelioma [ˌnjuərəuˌepiˌθi:li'əumə] *n* 神经上皮瘤

neuroepithelium [ˌnjuərəuˌepi'θi:ljəm] *n* 神经上皮 | **neuroepithelial** *a*

neurofiber [ˌnjuərəu'faibə] *n* 神经纤维 | afferent ～s 传入(神经)纤维 / association ～s 联络(神经)纤维 / commissural ～s 连合(神经)纤维 / efferent ～s 传出(神经)纤维 / postganglionic ～s 节后(神经)纤维 / preganglionic ～s 节前(神经)纤维 / projection ～s 投射(神经)纤维 / somatic ～s 躯体(神经)纤维 / tangential ～s 切线(神经)纤维 / viseral ～s 内脏(神经)纤维

neurofibra [ˌnjuərəu'faibrə] ([复] **neurofibrae** [ˌnjuərəu'faibri:]) *n* 【拉】 神经纤维 | ～e afferentes 传入(神经)纤维 / ～e associationes 联络(神经)纤维 / ～e commissurales 连合(神经)纤维 / ～e efferentes 传出(神经)纤维 / ～e postganglionares 节后(神经)纤维 / ～e preganglionares 节前(神经)纤维 / ～e projectiones 投射(神经)纤维 / ～e somaticae 躯体(神经)纤维 / ～e tangontiales 切线(神经)纤维 / ～e viscerales 内脏(神经)纤维

neurofibril [ˌnjuərəu'faibril] *n* 神经原纤维 | ～**lar** [ˌnjuərəufai'brilə] *a*

neurofibrilla [ˌnjuərəufai'brilə] ([复] **neurofibrillae** [ˌnjuərəufai'brili:]) *n* 【拉】 神经原纤维

neurofibroma [ˌnjuərəufai'brəumə] *n* 神经纤维瘤

neurofibromatosis [ˌnjuərəuˌfaibrəumə'təusis] *n* 神经纤维瘤病，多发性神经纤维瘤

neurofibrosarcoma [ˌnjuərəuˌfaibrəusɑ:'kəumə] *n* 神经纤维肉瘤

neurofilament [ˌnjuərəu'filəmənt] *n* 神经微丝

neurofixation [ˌnjuərəufik'seiʃən] *n* 神经固定

neurogangliitis [ˌnjuərəuˌgæŋgli'aitis] *n* 神经节炎

neuroganglion [ˌnjuərəu'gæŋgliən] *n* 神经节

neurogastric [ˌnjuərəu'gæstrik] *a* 胃神经的

neurogen ['njuərədʒin] *n* 介质，传递质；神经原质

neurogenesis [ˌnjuərəu'dʒenisis] *n* 神经发生 | **neurogenetic** [ˌnjuərəudʒi'netik] *a*

neurogenetics [ˌnjuərəudʒi'netiks] *n* 神经遗传学(研究对神经系统的遗传影

响，其中包括神经系统的胚胎发育以及有遗传碱基的神经障碍)

neurogenic [ˌnjuərəuˈdʒenik] *a* 发生神经的;神经原(性)的 | ~**ally** *ad*

neurogenous [njuəˈrɔdʒinəs] *a* 神经原(性)的

neuroglia [njuəˈrɔgliə] *n* 神经胶质 | interfascicular ~ 束间神经胶质 | ~l [njuəˈrɔgliəl], ~r [njuəˈrɔgliə] *a*

neurogliocyte [njuəˈrɔgliəˌsait] *n* 神经胶质细胞

neurogliocytoma [njuəˌrɔgliəusai'təumə] *n* 神经胶质细胞瘤

neuroglioma [ˌnjuərəuglaiˈəumə] *n* 神经胶质瘤

neurogliosis [njuəˌrɔgliˈəusis], **neurogliomatosis** [ˌnjuərəuˌglaiəumə'təusis] *n* 神经胶质瘤病

neuroglycopenia [ˌnjuərəuˌglaikəu'pi:niə] *n* 神经低血糖症

neurogram [ˈnjuərəgræm] *n* 神经印迹

neurography [njuəˈrɔgrəfi] *n* 神经论，神经学

neurohistology [ˌnjuərəuhisˈtɔlədʒi] *n* 神经组织学

neurohormone [ˌnjuərəuˈhɔ:məun] *n* 神经激素 | **neurohormonal** *a*

neurohumor [ˌnjuərəuˈhju:mə] *n* 神经元介质，神经体液(神经元内形成的一种化学物质，能激活或改变邻近神经元、肌肉或腺体的功能) | ~**al** *a*

neurohumoralism [ˌnjuərəuˈhju:mərəlizəm] *n* 神经元介质说(自主神经对末梢器官的作用是由已激活的神经末端释放化学物质的介质〈即neurohumor〉所致的)

neurohypnology [ˌnjuərəuhipˈnɔlədʒi] *n* 催眠学 | **neurohypnologist** *n* 催眠学家

neurohypophysectomy [ˌnjuərəuˌhaipəufiˈzektəmi] *n* 垂体神经部切除术，垂体后叶切除术

neurohypophysis [ˌnjuərəuhaiˈpɔfisis] *n* 神经垂体，垂体神经部，脑下垂体后叶 | **neurohypophyseal, neurohypophysial** [ˌnjuərəuˌhaipəuˈfiziəl] *a*

neuroid [ˈnjuərɔid] *a* 神经样的

neuroimmunology [ˌnjuərəuˌimjuˈnɔlədʒi] *n* 神经免疫学 | **neuroimmunologic** [ˌnjuərəuˌimjunəˈlɔdʒik] *a*

neuroinduction [ˌnjuərəuinˈdʌkʃən] *n* 神经感应，精神暗示

neuroinidia [ˌnjuərəuiˈnidiə] *n* 神经细胞营养不良

neurokeratin [ˌnjuərəuˈkerətin] *n* 神经角蛋白

neurokinet [ˌnjuərəuˈkinet] *n* 神经叩击器

neurokyme [ˈnjuərəkaim] *n* 神经能

neurolabyrinthitis [ˌnjuərəuˌlæbirinˈθaitis] *n* 神经迷路炎

neurolathyrism [ˌnjuərəuˈlæθirizəm] *n* 山黧豆中毒

neurolemma [ˌnjuərəuˈlemə] *n* 神经鞘，神经膜

neurolemmitis [ˌnjuərəuleˈmaitis] *n* 神经鞘炎

neurolemmoma [ˌnjuərəuleˈməumə] *n* 神经鞘瘤

neuroleptanalgesia [ˌnjuərəuˌleptænælˈdʒi:ziə] *n* 安定镇痛(法) | **neuroleptanalgesic** *a* 安定镇痛的 *n* 安定镇痛药

neuroleptanesthesia [ˌnjuərəuˌleptænisˈθi:ziə] *n* 安定麻醉(法) | **neuroleptanesthetic** [ˌnjuərəuˌleptænisˈθetik] *a* 安定麻醉的 *n* 安定麻醉剂

neuroleptic [ˌnjuərəuˈleptik] *a* 抑制精神的，神经安定的 *n* 精神抑制药(安定药)

neurolipomatosis [ˌnjuərəuliˌpəumə'təusis] *n* 神经脂瘤病 | ~ dolorosa 痛性肥胖症

neurology [njuəˈrɔlədʒi] *n* 神经学，神经病学 | **neurologic(al)** [ˌnjuərəˈlɔdʒik(əl)] *a* / **neurologist** *n* 神经学

家，神经病学家 / **neurologia** [ˌnjuərəu'ləudʒiə] *n*

neurolues [ˌnjuərəu'lju:i:z] *n* 神经梅毒

neurolymphomatosis [ˌnjuərəuˌlimfəumə'təusis] *n* 神经淋巴瘤病

neurolysin [njuə'rɔlisin] *n* 溶神经素

neurolysis [njuə'rɔlisis] *n* 神经松解术；神经疲惫；神经组织崩解 | **neurolytic** [ˌnjuərəu'litik] *a* 松解神经的；破坏神经的；神经疲惫的

neuroma [njuə'rəumə] ([复] **neuromas** 或 **neuromata** [njuə'rəumətə]) *n* 神经瘤 | fascicular ~, medullated ~ 有髓(鞘)神经瘤 / ganglionar ~, ganglionated ~, ganglionic ~ 神经(节)细胞性神经瘤 / multiple ~ 多发性神经瘤，神经瘤病 / myelinic ~ 有髓(鞘)神经瘤 / plexiform ~ 丛状神经瘤 / ~ telangiectodes, nevoid ~ 毛细血管扩张性神经瘤，痣样神经瘤 | ~**tous** [njuə'rɔmətəs] *a*

neuromalacia [ˌnjuərəumə'leiʃiə], **neuromalakia** [ˌnjuərəumə'leikiə] *n* 神经软化

neuromatosis [ˌnjuərəumə'təusis] *n* 神经瘤病

neuromechanism [ˌnjuərəu'mekənizəm] *n* 神经结构

neuromeningeal [ˌnjuərəumi'nindʒiəl] *a* 神经脑(脊)膜的

neuromere ['njuərəmiə] *n* 髓管节，神经管节

neurometrics [ˌnjuərəu'metriks] *n* 神经测量法(一种计算机辅助的测定脑功能的方法，即通过对诸如脑电图这样一些试验的结果进行定量分析，或通过对诱发电位进行测定)

neuromimesis [ˌnjuərəumai'mi:sis] *n* 模仿病 | **neuromimetic** [ˌnjuərəumai'metik] *a* 模仿病的；模仿神经冲动的 *n* 神经冲动模仿物

neuromittor [ˌnjuərəu'mitə] *n* 神经传导器，神经元接头

neuromodulation [ˌnjuərəuˌmɔdju'leiʃən] *n* 神经调节(作用)

neuromodulator [ˌnjuərəu'mɔdjuleitə] *n* 神经调质(除神经递质以外的一种物质，由某一神经元释放并将信息传递给邻近的或远处的神经元，增强或阻遏它们的活动。神经肽常常是神经调质)

neuromotor [ˌnjuərəu'məutə] *a* 神经(肌)运动的

neuromuscular [ˌnjuərəu'mʌskjulə], **neuromyal** [ˌnjuərəu'maiəl], **neuromyic** [ˌnjuərəu'maiik] *a* 神经肌肉的

neuromyasthenia [ˌnjuərəuˌmaiæs'θi:niə] *n* 神经肌无力 | epidemic ~ 流行性神经肌无力(亦称良性肌痛性脑脊髓炎和冰岛病)

neuromyelitis [ˌnjuərəuˌmaiə'laitis] *n* 神经脊髓炎

neuromyopathy [ˌnjuərəumai'ɔpəθi] *n* 神经肌病 | carcinomatous ~ 癌性神经肌病 | **neuromyopathic** [ˌnjuərəuˌmaiəu'pæθik] *a*

neuromyositis [ˌnjuərəuˌmaiəu'saitis] *n* 神经肌炎

neuromyotonia [ˌnjuərəuˌmaiəu'təuniə] *n* 神经肌强直

neuron ['njuərɔn] 神经元 | central ~ 中枢神经元 / intercalary ~, internuncial ~ 中间神经元 / long ~ 轴索 / projection ~ 投射神经元(传递神经元) / pyramidal ~ 锥体细胞 / short ~ 短轴索 | ~**e** ['njuərəun] *n* / ~**al** ['njuərənəl], ~**ic** [njuə'rɔnik] *a*

neuronagenesis [ˌnjuərəunə'dʒenisis] *n* 神经元发育不全

neuronatrophy [ˌnjuərɔ'nætrəfi] *n* 神经元萎缩，神经元硬化病

neuronephric [ˌnjuərəu'nefrik] *a* 肾(与)神经系统的

neuronevus [ˌnjuərəu'ni:vəs] *n* 真皮内痣

neuronin ['njuərənin] *n* 轴索蛋白

neuronitis [ˌnjuərə*u*'naitis] *n* 神经元炎
neuronopathy [ˌnjuərə*u*'nɔpəθi] *n* 神经元病
neuronophage [nju*ə*'rɔnəfeidʒ] *n* 噬神经细胞
neuronophagia [ˌnjuərɔnə*u*'feidʒiə], **neuronophagy** [ˌnjuərɔ'nɔfədʒi] *n* 噬神经细胞作用
neuronosis [ˌnjuərə*u*'nəusis] *n* 神经病
neuronotropic [nju*ə*ˌrɔnə*u*'trɔpik] *a* 亲神经元的,向神经元的
neuronymy [nju*ə*'rɔnimi] *n* 神经命名法
neuro-ophthalmology [ˌnjuərə*u*ˌɔf-θæl'mɔlədʒi] *n* 神经眼科学,眼神经学
neuro-otology [ˌnjuərə*u*əu'tɔlədʒi] *n* 神经耳科学,耳神经学
neuropacemaker [ˌnjuərə*u*'peismei-kə] *n* 神经起搏器(减轻由于神经损伤所致的疼痛的一种植入装置)
neuropapillitis [ˌnjuərə*u*ˌpæpi'laitis] *n* 视神经乳头炎,视神经炎
neuroparalysis [ˌnjuərə*u*pə'rælisis] *n* 神经性麻痹 | **neuroparalytic** [ˌnjuə-rə*u*ˌpærə'litik] *a*
neuropath ['njuərəpæθ] *n* 神经病患者
neuropathogenesis [ˌnjuərə*u*ˌpæθə-'dʒenisis] *n* 神经病发病机制,神经病发生
neuropathogenicity [ˌnjuərəuˌpæ-θə*u*dʒi'nisiti] *n* 致神经病性,神经发病性
neuropathology [ˌnjuərə*u*pə'θɔlədʒi] *n* 神经病理学 | **neuropathologist** *n* 神经病理学家
neuropathy [nju*ə*'rɔpəθi] *n* 神经病 | progressive hypertrophic interstitial ~ 进行性肥大性间质性神经病,肥大性间质性神经炎 / serum ~ 血清神经病(注射异种蛋白后2~8天引起颈神经或臂丛的神经异常) | **neuropathic** [ˌnjuərə'pæθik] *a*
neuropeptide [ˌnjuərə*u*'peptaid] *n* 神经肽
neurophage ['njuərəfeidʒ] *n* 噬神经细胞
neuropharmacology [ˌnjuərə*u*ˌfɑː-mə'kɔlədʒi] *n* 神经药理学 | **neuropharmacological** [ˌnjuərə*u*fɑːməkə-'lɔdʒikəl] *a*
neurophilic [ˌnjuərə*u*'filik] *a* 亲神经的,向神经的
neurophonia [ˌnjuərə*u*'fəuniə] *n* 神经性叫喊(有时类似某些动物的叫声)
neurophthalmology [ˌnjuərɔfθæl'mɔ-lədʒi] *n* 神经眼科学
neurophthisis [nju*ə*'rɔfθisis] *n* 神经组织消耗
neurophysin [ˌnjuərə*u*'faisin] *n* 后叶激素运载蛋白
neurophysiology [ˌnjuərə*u*ˌfizi'ɔlədʒi] *n* 神经生理学
neuropil ['njuərəpil], **neuropile** ['njuərəpail], **neuropilem** [nju*ə*rə*u*-'pailəm] *n* 神经毡,神经纤维网
neuroplasm ['njuərə*u*plæzəm] *n* 神经浆,神经胞质 | ~**ic** [ˌnjuərə*u*'plæz-mik] *a*
neuroplasty ['njuərəˌplæsti] *n* 神经成形术
neuroplexus [ˌnjuərə*u*'plẹksəs] *n* 神经丛
neuropodium [ˌnjuərə*u*'pəudiəm] ([复] **neuropodia** [ˌnjuərə*u*'pəu-diə]), **neuropodion** [ˌnjuərə*u*'pəu-diɔn] *n* 神经终丝
neuropore ['njuərəpɔː] *n* 神经孔(胚胎)
neuropotential [ˌnjuərə*u*pəu'tenʃəl] *n* 神经电位,神经能
neuroprobasia [ˌnjuərə*u*prə'beiziə] *n* 沿神经蔓延(指病毒活动)
neuropsychiatry [ˌnjuərə*u*sai'kaiə-tri] *n* 神经精神病学 | **neuropsychiatric** [ˌnjuərə*u*ˌsaiki'ætrik] *a* / **neuropsychiatrist** *n* 神经精神病学家
neuropsychic [ˌnjuərə*u*'saikik] *a* 神经精神的

neuropsychology [ˌnjuərəusaiˈkɔlədʒi] *n* 神经心理学 | **neuropsychological** [ˌnjuərəusaikəˈlɔdʒikəl] *a*

neuropsychopathy [ˌnjuərəusaiˈkɔpəθi] *n* 神经精神病

neuropsychopharmacology [ˌnjuərəuˌsaikəuˌfɑːməˈkɔlədʒi] *n* 神经精神药理学

neuroradiology [ˌnjuərəuˌreidiˈɔlədʒi] *n* 神经系放射学

neurorelapse [ˌnjuərəuriˈlæps], **neurorecidive** [ˌnjuərəuˌresiˈdiːv], **neurorecurrence** [ˌnjuərəuriˈkʌrəns] *n* 神经梅毒复发

neuroretinitis [ˌnjuərəuˌretiˈnaitis] *n* 视神经(视)网膜炎

neuroretinopathy [ˌnjuərəuˌretiˈnɔpəθi] *n* 视神经(视)网膜病

neuroroentgenography [ˌnjuərəuˌrɔntgəˈnɔgrəfi] *n* 神经系放射学

neurorrhaphy [njuəˈrɔrəfi] *n* 神经缝术

Neurorrhyctes hydrophobiae[ˌnjuərəuˈriktiːz ˌhaidrəuˈfəubiiː] 狂犬病包涵体，内格里小体(见Negri bodies)

neurosarcocleisis [ˌnjuərəuˌsɑːkəuˈklaisis] *n* 神经移入肌肉术(治神经痛)

neurosarcoma [ˌnjuərəusɑːˈkəumə] *n* 神经肉瘤

neuroscience [ˌnjuərəuˈsaiəns] *n* 神经科学

neuroscientist [ˌnjuərəuˈsaiəntist] *n* 神经科学家

neurosclerosis [ˌnjuərəuskliəˈrəusis] *n* 神经硬化

neurosecretion [ˌnjuərəusiˈkriːʃən] *n* 神经分泌 | **neurosecretory** [ˌnjuərəusiˈkriːtəri] *a*

neurosegmental [ˌnjuərəusegˈmentl] *a* 神经节段的

neurosensory [ˌnjuərəuˈsensəri] *a* 感觉神经的，感音神经性的

neurosis [njuəˈrəusis] ([复] **neuroses** [njuəˈrəusiːz]) *n* 神经功能病，神经(官能)症 | accident ~ (意外)事故性神经症 / anxiety ~ 焦虑(性神经)症 / cardiac ~ 心脏神经功能病，神经性循环衰弱 / combat ~ 战争神经症 / expectation ~ 期待性焦虑症 / obsessional ~ 强迫性神经症 / occupation ~, craft ~, professional ~ 职业性神经症 / vegetative ~ 自主性神经症，肢痛症，红皮水肿性多神经病

neuroskeletal [ˌnjuərəuˈskelitl] *a* 神经(与)骨骼肌的

neuroskeleton [ˌnjuərəuˈskelitn] *n* 内骨骼

neurosome [ˈnjuərəsəum] *n* 神经细胞(胞)体；神经微粒

neurospasm [ˈnjuərəspæzəm] *n* 神经性痉挛

neurosplanchnic [ˌnjuərəuˈsplæŋknik] *a* 脑脊髓(与)交感神经系统的

neurospongioma [ˌnjuərəuˌspɔndʒiˈəumə] *n* 神经胶质瘤

neurospongium [ˌnjuərəuˈspɔndʒiəm] *n* 神经海绵质，神经胶质；神经纤维网

Neurospora [njuəˈrɔspərə] *n* 链孢霉属

neurostatus [ˌnjuərəuˈsteitəs] *n* 神经系统状态(记录病史时)

neurosthenia [ˌnjuərəuˈsθiːniə] *n* 神经能过旺

neurosurgeon [ˌnjuərəuˈsəːdʒən] *n* 神经外科医师

neurosurgery [ˌnjuərəuˈsəːdʒəri] *n* 神经外科学

neurosurgical [ˌnjuərəuˈsəːdʒikəl] *a* 神经外科的

neurosuture [ˌnjuərəuˈsjuːtʃə] *n* 神经缝术

neurosyphilis [ˌnjuərəuˈsifilis] *n* 神经梅毒 | ectodermogenic ~ 外胚层性神经梅毒 / meningeal ~ 脑膜神经梅毒 / meningovascular ~ 脑膜血管性神经梅毒 / mesodermogenic ~ 中胚层性神经梅毒 / paretic ~ 麻痹性神经梅毒，麻痹性痴呆 / tabetic ~ 脊髓痨性神经梅毒，脊髓痨

neurotagma [ˌnjuərəu'tægmə] *n* 神经细胞(线状)排列

neurotendinous [ˌnjuərəu'tendinəs] *a* 神经(与)腱的

neurotensin [ˌnjuərəu'tensin] *n* 神经降压素，神经紧张肽(一种十三肽，最初从牛丘脑提出，可引起血管扩张和低血压)

neuroterminal [ˌnjuərəu'tə:minəl] *n* 神经终器

neurothele [ˌnjuərəu'θi:li] *n* 神经乳头(真皮)

neurotic [njuə'rɔtik] *a* 神经功能病的，神经(官能)症的；神经过敏的，神经质的 *n* 神经过敏者，神经质者 | ～**ism** [njuə'rɔtisizəm] *n* 神经过敏症

neurotigenic [njuəˌrɔti'dʒenik] *a* 致神经功能病的，致神经(官能)症的

neurotization [ˌnjuərɔti'zeiʃən] *n* 神经再生；神经移植术

neurotmesis [ˌnjuərɔt'mi:sis] *n* 神经断伤

neurotology [ˌnjuərəu'tɔlədʒi] *n* 神经耳科学，耳神经学

neurotome ['njuərətəum] *n* 神经刀；神经管节

neurotomography [ˌnjuərəutə'mɔgrəfi] *n* 神经(X线)体层摄影(术)

neurotomy [njuə'rɔtəmi] *n* 神经切断术；神经解剖 | radiofrequency ～ 射频神经切断术 / retrogasserian ～ 半月神经节后根切断术

neurotonia [ˌnjuərəu'təuniə] *n* 神经张力不稳定；神经牵伸术

neurotonic [ˌnjuərəu'tɔnik] *a* 对神经有牵伸作用的；使神经强壮的 *n* 神经强壮剂

neurotonometer [ˌnjuərəutəu'nɔmitə] *n* 皮肤紧张度计

neurotony [njuə'rɔtəni] *n* 神经牵伸术

neurotoxia [ˌnjuərəu'tɔksiə] *n* 神经中毒症(把神经衰弱看作一种中毒)

neurotoxic [ˌnjuərəu'tɔksik] *a* 神经中毒的，毒害神经的 | ～**ity** [ˌnjuərəutɔk'sisəti] *n* 神经中毒性

neurotoxin [ˌnjuərəu'tɔksin] *n* 神经毒素

neurotransducer [ˌnjuərəutræns'dju:sə] *n* 神经传导器(合成和释放激素的一种神经元，起到神经系统和垂体之间功能性连接的作用)

neurotransmission [ˌnjuərəutræns'miʃən] *n* 神经传递

neurotransmitter [ˌnjuərəutrans'mitə] *n* 神经递质

neurotrauma [ˌnjuərəu'trɔ:mə] *n* 神经外伤

neurotrophasthenia [ˌnjuərəuˌtrəufæs'θi:niə] *n* 神经营养不足

neurotrophy [njuə'rɔtrəfi] *n* 神经营养 | **neurotrophic** [ˌnjuərəu'trɔfik] *a*

neurotropic [ˌnjuərəu'trɔpik] *a* 向神经的，亲神经的

neurotropism [njuə'rɔtrəpizəm], **neurotropy** [njuə'rɔtrəpi] *n* 向神经性，亲神经性；神经趋向性

neurotrosis [ˌnjuərəu'trəusis] *n* 神经外伤

neurotubule [ˌnjuərəu'tju:bjul] *n* 神经微管，神经小管

neurovaccine [ˌnjuərəu'væksin], **neurovariola** [ˌnjuərəuvə'raiələ] *n* 兔脑疫苗，兔脑痘苗(在家兔脑内生长的病毒制备的疫苗)

neurovaricosis [ˌnjuərəuˌværi'kəusis] *n* 神经纤维曲张

neurovascular [ˌnjuərəu'væskjulə] *a* 神经血管的

neurovegetative [ˌnjuərəu'vedʒitətiv] *a* 自主性神经系统的

neurovirulence [ˌnjuərəu'virjuləns] *n* 神经毒力(指病原体毒害神经的能力)

neurovirulent [ˌnjuərəu'virjulənt] *a* 神经毒力的

neurovirus [ˌnjuərəu'vaiərəs] *n* 神经病毒(经神经组织传代而改变的一种疫苗病毒)

neurovisceral [ˌnjuərəu'visərəl] *a* 脑

脊髓(与)交感神经系统的
neurula ['njuərulə] *n* 神经胚
neurulation [ˌnjuəru'leiʃən] *n* 神经胚形成
neururgic [njuə'rə:dʒik] *a* 神经活动的,神经作用的
neurypnology [ˌnjuərip'nɔlədʒi] *n* 催眠学
Neusser's granules ['nɔisə] (Edmund von Neusser) 诺伊瑟粒(白细胞核周的嗜碱性小粒)
neuter ['nju:tə] *a* 无性的;无性生殖的
neutral ['nju:trəl] *a* 中立的;中性的;无作用的
neutralism ['nju:trəlizəm] *n* 中立;种间共处(两种不同种而共存的生物之间无相互作用)
neutrality [nju(:)'træləti] *n* 中性,中和性;无作用(性)
neutralization [ˌnju:trəlai'zeiʃən, -li'z-] *n* 中和(作用),中和反应 | viral ~ 病毒中和(作用)(抗体或抗体加补体使病毒失去感染力的作用)
neutralize ['nju:trəlaiz] *vt, vi* (使)中和;(使)成为无效
neutramycin [ˌnju:trə'maisin] *n* 中性霉素(获自龟裂链霉菌的一种抗菌物质)
Neutrapen ['nju:trəpen] *n* 青霉素酶(penicillinase)冻干制备的商品名
Neutra-Phos-K [ˌnju:trə 'fɔs kei] 磷酸钾(potassium phosphate)制剂的商品名
neutretto [nju:'tretəu] *n* 中介子
neutrino [nju:'tri:nəu] *n* 中微子
neutroclusion [ˌnju:trə'klu:ʒən] *n* 中性𬌗,中性咬合
neutrocyte ['nju:trəsait] *n* 中性白细胞,中性粒细胞
neutrocytopenia [ˌnju:trə*u*ˌsaitə*u*'pi:niə] *n* 中性白细胞减少(症),中性粒细胞减少(症)
neutrocytophilia [ˌnju:trə*u*ˌsaitə*u*'filiə], **neutrocytosis** [ˌnju:trə*u*sai'təusis] *n* 中性白细胞增多(症),中性粒细胞增多(症)
neutroflavine [ˌnju:trə*u*'fleivin] *n* 吖啶黄
neutron ['nju:trɔn] *n* 中子 | epithermal ~ 超热能中子 / fast ~ 快中子 / intermediate ~ 中能中子 / slow ~ 慢中子;热(能)中子 / thermal ~ 热(能)中子
neutropenia [ˌnju:trə*u*'pi:niə] *n* 中性白细胞减少(症),中性粒细胞减少(症) | chronic benign ~ of childhood 儿童慢性良性中性粒细胞减少症 / chronic hypoplastic ~ 慢性再生不良性中性粒细胞减少症 / congenital ~ 先天性中性粒细胞减少症(亦称先天性白细胞缺乏症,先天性白细胞减少) / familial benign chronic ~ 家族性良性慢性中性粒细胞减少症 / idiopathic ~, malignant ~ 恶性中性粒细胞减少,粒细胞缺乏症 / primary splenic ~, hypersplenic ~ 原发性脾性中性粒细胞减少 / transitory neonatal ~ 新生儿一过性中性粒细胞减少症(可能为同种免疫型)
neutrophil ['nju:trəfil] *n* 中性白细胞,中性粒细胞 *a* 嗜中性的 | filamented ~ 连丝核中性白细胞 / giant ~ 大多核白细胞 / juvenile ~ 晚幼粒细胞 / nonfilamented ~ 无连丝核中性粒细胞 / rod ~, stab ~ 杆状核中性粒细胞,带状核粒细胞
neutrophilia [ˌnju:trə*u*'filiə] *n* 中性细胞增多(症),中性粒细胞增多(症)
neutrophilic [ˌnju:trə*u*'filik] *a* 嗜中性的(可用中性染剂着色的);非嗜血性的(指蚊)
neutrophilopenia [ˌnju:trə*u*ˌfilə*u*'pi:niə] *n* 中性白细胞减少(症),中性粒细胞减少(症)
neutropism ['nju:trəpizəm] *n* 向神经性,亲神经性
neutrotaxis [ˌnju:trə*u*'tæksis] *n* 中性白细胞趋向性,中性粒细胞趋向性
never ['nevə] *ad* 永不,决不;从来没有;

不要 | ～ so 非常 / ～ so much as 甚至不 / ～ the [后接比较级] 毫不(更…)

nevermore ['nevə'mɔ:] *ad* 永不再,决不再

nevertheless [ˌnevəðə'les] *ad, conj* 仍然,不过;然而

nevi ['ni:vai] nevus的复数

nev(o)- [构词成分] 痣,胎痣

nevoblast ['ni:vəublæst] *n* 成痣细胞

nevocarcinoma [ˌni:vəuˌkɑ:si'nəumə] *n* 痣癌,黑色素癌

nevocyte ['ni:vəusait] *n* 痣细胞 | **nevocytic** [ni:vəu'sitik] *a*

nevoid ['ni:vɔid] *a* 痣样的

nevolipoma [ˌni:vəuli'pəumə] *n* 痣脂瘤,脂瘤痣

nevoxanthoendothelioma [ˌni:vəuˌzænθəuˌendəuˌθi:li'əumə] *n* 痣黄色内皮瘤

Nevskia ['nevskiə] *n* 涅瓦河菌属(涅瓦河〈Neva〉为俄罗斯河名)

nevus ['ni:vəs] ([复] **nevi** ['ni:vai]) *n* 【拉】痣 | bathing trunk ～ 游泳裤式痣 / blue rubber bleb ～ 蓝橡皮奶头样大疱性痣 / chromatophore ～ of Naegeli 内格利色素细胞痣(见Franceschetti-Jadassohn syndrome) / dysplastic ～ 发育不良性痣 / giant congenital pigmented ～, giant hairy ～, giant pigmented ～ 巨大先天性色素痣,巨大色痣,巨大色素痣 / halo ～ 晕痣 / hepatic ～ 肝斑痣,肝出血性梗死 / ～ of Ito, ～ fuscoceruleus acromiodeltoideus 伊藤痣,肩峰三角肌褐青色痣 / junction ～, junctional ～ 交界痣 / ～ of Ota, Ota's ～, ～ fuscoceruleus ophthalmomaxillaris 太田痣,眼上颌部褐青色痣 / spider ～, stellar ～ 蜘蛛痣,蛛状痣 / strawberry ～ 草莓状痣,海绵状血管瘤 / verrucoid ～ 疣状痣

new [nju:] *a* 新的

newborn ['nju:bɔ:n] *a* 新生的 *n* 新生儿

Newcastle disease ['nju:kɑ:sl] 新城病(鸡的病毒性肺炎及脑脊髓炎,此疫病可传至人类,新城〈Newcastle〉为英国港市名)

New Guinea [nju: 'gini] 新几内亚(岛)[西太平洋]

newly ['nju:li] *ad* 新近,最近;重新

news [nju:z] *n* 新闻,消息

newspaper ['nju:sˌpeipə] *n* 报纸

newton ['nju:tn] *n* 牛(顿)(力的单位,符号为N)

Newton's law ['nju:tn] (Isaac Newton) 牛顿定律,万有引力定律 | ～ rings 牛顿环、牛顿圈(由于光波作用,透明薄膜〈如肥皂泡〉表面上所见的彩色环)

New World ['nju: 'wə:ld] 西半球;美洲

New Zealand [nju: 'zi:lənd] 新西兰[大洋洲] | New Zealander 新西兰人

nexeridine hydrochloride [nek'seridi:n] 盐酸奈西利定,盐酸胺苯环己醋酯(镇痛药)

nexin ['neksin] *n* 连接素(连接纤毛和鞭毛内外层成对的微管)

next [nekst] *a* 紧接(在后)的;下一个的,其次的;隔壁的 *ad* 其次;然后;贴近;下次 *prep* 靠近,贴近 *n* 下一个人(或物) | in the ～ place 其次,第二点 / ～ to …旁边的,…之后的;次于,近于;几乎 / the ～ best 仅次于最好的 / the ～ but one 下下个

nexus ['neksəs] [单复同] *n* 结合,接合;结合膜,融合膜(缝隙连接)

Nezelof's syndrome ['nezilɔf] (C. Nezelof) 纳泽洛夫综合征(一组异质的免疫缺陷病,表现为细胞免疫力极度缺乏,体液免疫缺乏则程度不一。免疫球蛋白水平可能正常或增加,但抗体对免疫的反应可能缺乏。患者对低度或机会致病菌如白色念珠菌、卡氏肺囊虫和巨细胞病毒的感染高度敏感。常染色体隐性遗传和X连锁遗传均有报道,亦称伴免疫球蛋白的细胞免疫缺陷)

NF National Formulary 国家处方集

NFLPN National Federation for Licensed Practical Nurses 全国有照护士联合会

ng nanogram 纳克(10^{-9}g)

n'gana [nə'gɑːnə] *n* 非洲锥虫病

NGF nerve growth factor 神经生长因子

NHC National Health Council 全国卫生理事会

NHLBI National Heart, Lung, and Blood Institute 国立心肺和血液研究所

NHMRC National Health and Medical Research Council 全国卫生与医学研究委员会

NHS National Health Service 国家卫生局(英国)

NH_2-terminal 氨基末端(见N-terminal)

Ni 元素镍(nickel)的符号

NIA National Institute on Aging 国立衰老研究所

NIAAA National Institute on Alcohol Abuse and Alcoholism 全国酗酒和酒精中毒研究所

niacin ['naiəsin] *n* 烟酸,尼克酸,抗糙皮病维生素,维生素PP

niacinamide [ˌnaiəsi'næmaid] *n* 烟酰胺,尼克酰胺,抗糙皮病维生素

NIAID National Institute of Allergy and Infectious Diseases 国立变态反应与传染病研究所

nialamide [nai'æləmaid] *n* 尼亚拉胺,丙酰苄胺异烟肼(抗抑郁药)

Niamid ['naiəmid] *n* 尼亚拉胺(nialamide)制剂的商品名

NIAMSD National Institute of Arthritis and Musculoskeletal and Skin Diseases 国立关节炎、肌骨骼病和皮肤病研究所

nib [nib] *n* 尖头,尖端(牙科充填器的工作部位)

nibroxane [nai'brɔksein] *n* 硝溴生,硝溴噁烷(局部用抗微生物药)

Nicalex ['nikəleks] *n* 烟酸铝(aluminum nicotinate)制剂的商品名

Nicaragua [ˌnikə'rægjuə] *n* 尼加拉瓜[拉丁美洲] | ~**n** *n* 尼加拉瓜人 *a* 尼加拉瓜的;尼加拉瓜人的

nicardipine hydrochloride [ni'kɑːdipiːn] 盐酸尼卡地平,盐酸硝吡胺甲酯(血管扩张药)

niccolum ['nikələm] *n*【拉】镍

nice [nais] *a* 美好的,合宜的;细心的;微妙的 | ~**ly** *ad*

nicergoline [nai'səːgəliːn] *n* 尼麦角林,麦角溴烟酯(血管扩张药)

nicety ['naisəti] *n* 美好;准确;细微的区别 | to a ~ 精细入微地,恰到好处地

niche [nitʃ] *n* 壁龛,龛,龛影(如X线片所见或肉眼所见器官上的凹陷);小境 | ecologic(al) ~ 生态小境(生物体在其群落或生态系统中所占的地位) / enamel ~ 釉隙

NICHHD National Institute of Child Health and Human Development 国立儿童健康与人类发展研究所

nick [nik] *n* 断口,缺口,切口 | in the ~ (of time) 正是时候,正在关键时刻

nickel ['nikl] *n* 镍 *vt* 把…镀镍 | ~ carbonyl 羰基镍(用于工业,可能产生严重肺水肿和呼吸困难)

nicking ['nikiŋ] *n* 血管局部缩窄,血管凹痕(动脉性高血压时视网膜血管局部收缩)

Nicklès' test [niː'klei] (François J. J. Nicklès) 尼克累试验(鉴别蔗糖与葡萄糖)

niclosamide [ni'kləusəmaid] *n* 氯硝柳胺(抗蠕虫药)

Nicoladoni's sign [ˌnikələ'dəuni] (Carl Nicoladoni) 尼可拉唐尼征(见Branham's sign)

Nicolas-Favre disease [nikɔ'lɑː'fɑːvr] (Joseph Nicolas; M. Favre) 性病性淋巴肉芽肿

Nicollela [nikə'lelə] (Charles J. H.

Nicolle) *n* 尼科尔(原)虫属

Nicol prism ['nikɔl] (William Nicol) 尼科尔棱镜(两块冰洲石胶合在一起，把光线裂分为二，一部分〈普通光〉全部折射，另一部分〈极光〉则通过)

Niconyl ['naikənil] *n* 异烟肼(isoniazid)制剂的商品名

Nicorette ['nikəˌret] *n* 烟碱口香糖(商品名，内含nicotine polacrilex戒烟用)

Nicotiana [ˌnikəʃi'einə] *n* 烟草属

nicotinamide [ˌnikə'tinəmaid] *n* 烟酰胺，尼克酰胺 | ～ adenine dinucleotide (NAD) 烟酰胺腺嘌呤二核苷酸(以前亦称辅酶I，二磷酸吡啶核苷酸) / ～ adenine dinucleotide phosphate (NADP) 烟酰胺腺嘌呤二核苷酸磷酸(以前亦称辅酶Ⅱ，三磷酸吡啶核苷酸) / ～ mononucleotide (NMN) 烟酰胺单核苷酸

nicotinamidemia [ˌnikətiˌnæmi'di:miə] *n* 烟酰胺血(症)

nicotinate [ˌnikə'tineit] *n* 烟酸，尼克酸(解离型) | ～ ribonucleotide 烟酸核(糖核)苷酸

nicotine ['nikəti(:)n] *n* 烟碱，尼古丁

nicotinic acid [ˌnikə'tinik] 烟酸，尼克酸

nicotinism ['nikətinizəm] *n* 烟碱中毒

nicotinolytic [ˌnikətinəu'litik] *a* 解烟碱(毒)的

nicotinuric acid [ˌnikəti'njuərik] 烟酰甘氨酸，烟尿酸

β-nicotyrine [ni'kəutairin] *n* 烟碱烯，β-烟碱烯，二烯烟碱，尼可他因

nicoumalone [nai'ku:mələun] *n* 新抗凝(即醋硝香豆素acenocoumarin，抗凝药)

Nicozide ['nikəzaid] *n* 异烟肼(isoniazid)制剂的商品名

nictate ['nikteit], **nictitate** ['niktiteit] *vi* 瞬眼，眨眼 | **nictation** [nik'teiʃən], **nictitation** [ˌnikti'teiʃən] *n*

NIDA National Institute on Drug Abuse 国立药物滥用研究所

nidation [nai'deiʃən] *n* 营巢，着床(孕卵在子宫内)

NIDD non-insulin-dependent diabetes 非胰岛素依赖性糖尿病

NIDDK National Institute of Diabetes and Digestive and Kidney Diseases 国立糖尿病、消化系疾病和肾病研究所

NIDR National Institute of Dental Research 国立牙科研究所

nidus ['naidəs] ([复] **niduses** 或 **nidi** ['naidai]) *n* 【拉】巢，核；病灶；发源地 | ～ avis, ～ hirundinis 小脑禽巢 | **nidal** ['naidl] *a*

Niemann-Pick cells ['ni:mən 'pik] (Albert Niemann; Ludwig Pick) 尼曼-皮克细胞(尼曼-皮克病患者骨髓和脾内所含圆形、卵圆形或多边形细胞)

Niemann's disease (splenomegaly), Niemann-Pick disease ['ni:mən 'pik] (Albert Niemann; Ludwig Pick) 尼曼病(脾大)、尼曼-皮克病(一种遗传性疾病，其特征为肝脾肿大，皮肤呈棕黄色，神经系统受累及，肝、脾、肺、淋巴结、骨髓内有泡沫样网状细胞或组织细胞，此等细胞贮存磷脂，主要是卵磷脂和鞘髓磷脂，亦称类脂组织细胞增多症、鞘脂沉积病、鞘髓磷脂沉积病)

Niewenglowski's ray [njeven'glɔvski] (Gaston H. Niewenglowski) 涅温格洛夫斯基线(物质受阳光照射后所发出的光线)

nifedipine [nai'fedipi:n] *n* 硝苯地平，硝苯啶，硝苯吡啶(冠状动脉扩张药)

nifungin [nai'fʌndʒin] *n* 尼芬净，硝呋菌素(抗生素类药)

nifuradene [nai'fjuərədi:n] *n* 硝呋拉定，硝呋唑烯，呋喃咪酮(抗菌药)

nifuraldezone [ˌnaifjuə'rældizəun] *n* 硝呋地腙，硝呋氨氧腙(抗菌药)

nifuratel [nai'fjuərətəl] *n* 硝呋拉太，硝呋噁酮，呋喃巯唑酮(抗菌、抗真菌、抗滴虫药)

nifuratrone [nai'fjuərətrəun] *n* 硝呋

隆,呋喃氮酮(抗菌药)

nifurdazil [nai'fjuədəzil] *n* 硝呋达齐,硝呋羟乙咪酮(抗菌药)

nifurimide [nai'fjuərimaid] *n* 硝呋米特,硝呋甲咪酮(抗菌药)

nifurmerone [nai'fjuməraun] *n* 硝呋美隆,硝呋氯乙酮(抗真菌药)

nifuroxime [ˌnaifjuə'rɔksim] *n* 硝呋醛肟(抗真菌药,抗原虫药)

nifurpirinol [ˌnaifju'piərinɔl] *n* 硝呋吡醇(抗菌药)

nifurquinazol [ˌnaifju'kwinəzɔl] *n* 硝呋奎唑,呋喃喹胺醇(抗菌药)

nifursemizone [ˌnaifju'semizəun] *n* 硝呋米腙,硝糠乙腙(抗原虫药,对组织滴虫属有效,用于家禽)

nifursol ['naifjusɔl] *n* 硝呋索尔,硝呋柳肼(抗原虫药,对组织滴虫属有效,用于家禽)

nifurtimox [nai'fjutimɔks] *n* 硝呋莫司,硝呋噻氧(抗锥虫药)

Niger ['naidʒə] *n* 尼日尔[非洲]

Nigeria [nai'dʒiəriə] *n* 尼日利亚[非洲] | ~**n** *n* 尼日利亚人 *a* 尼日利亚的;尼日利亚人的

night [nait] *n* 夜,夜间 | all ~ (long) 整夜 / at ~ 天黑时,在夜里;晚上 / at ~s 在夜里经常 / by ~ 在夜间,趁黑夜 / ~ and day 夜以继日地,日夜不停地

nightly ['naitli] *a* 晚上的,夜间的;每夜的

nightmare ['naitmεə] *n* 梦魇,恶梦

nightshade ['naitʃeid] *n* 茄属植物 | deadly ~ 颠茄叶

nighttime ['naittaim] *n* 夜间

NIGMS National Institute of General Medical Sciences 国立综合医学科学研究所

nigra ['naigrə] *n*【拉】黑质 | ~l *a*

nigrescent [nai'gresnt] *a* 发黑的,转黑的 | **nigrescence** [nai'gresns] *n*

nigricans ['naigrikəns] *a*【拉】微黑的

nigrities [nai'griʃii:z] *n*【拉】发黑,黑变 | ~ linguae 黑舌(病)

nigrosin ['naigrəsin] *n* 苯胺黑

nigrostriatal [ˌnaigrəustrai'eitəl] *a* 黑质纹状体的(指一束神经纤维)

NIH National Institutes of Health 国立卫生研究院

nihilism ['naihilizəm] *n* 虚无妄想;虚无主义 | therapeutic ~ 治疗的虚无主义

nikethamide [ni'keθəmaid] *n* 尼可刹米(中枢兴奋药)

Nikiforoff's method [ˌni:ki'fɔrɔf] (Mikhail Nikiforoff) 尼基弗罗夫法(固定血片法,即将血片放入无水醇、纯乙醚或等量的醇和乙醚中5~15min)

Nikolsky's sign [ni'kɔlski] (Petr V. Nikolsky) 尼科尔斯基征(表皮层轻擦即容易剥离,见于寻常天疱疮)

Nilevar ['nailivə] *n* 诺乙雄龙(norethandrolone)制剂的商品名

nimazone ['niməzəun] *n* 尼马宗,腈胺唑酮(抗炎药)

nimble ['nimbl] *a* 敏捷的,灵活的 | ~**ness** *n* / **nimbly** *ad*

Nimeh's method ['ni:mi] (William Nimeh) 尼梅法(一种测肝脾体积的方法,分别在肝区和脾区拍出的平片上测定之)

NIMH National Institute of Mental Health 国立精神卫生研究所

nimidane ['nimidein] *n* 尼米旦,环硫苯胺(兽用杀螨药)

nimodipine [nai'məudipi:n] *n* 尼莫地平,硝苯吡酯(血管扩张药)

Nimotop ['naimətɔp] *n* 尼莫地平(nimodipine)制剂的商品名

NINCDS National Institute of Neurological and Communicative Disorders and Stroke 国立神经障碍、语言交往障碍和中风研究所

nine [nain] *num* 九 | ~ tenths 十之八九,几乎全部 / ~ times out of ten 几乎每次,十之八九,常常

ninefold ['nainfəuld] *a, ad* 九倍;九重

nineteen ['nain'ti:n] *num* 十九

nineteenth ['nain'ti:nθ] *num* 第十九

ninetieth ['naintiiθ] *num* 第九十;九十分之一(的)

ninety ['nainti] *num* 九十

Ninhydrin [nin'haidrin] *n* (水合)茚三酮,水合苯并戊三酮(triketohydrindene hydrate)制剂的商品名

NINR National Institute for Nursing Research 国立护理研究所

ninth [nainθ] *num* 第九

niobium [nai'əubiəm] *n* 铌(化学元素)

Nionate ['naiəneit] *n* 葡萄糖酸亚铁(ferrous gluconate)制剂的商品名

NIOSH National Institute of Occupational Safety and Health 国立职业安全与卫生研究所

nip [nip] (-pp-) *vt, vi, n* 夹,钳,捏,咬

Nipent ['naipent] *n* 喷司他丁(pentostatin)制剂的商品名

niperyt ['naipərit] *n* 戊四硝酯,硝酸戊四醇酯(即pentaerythritol tetranitrate, 口服抗心绞痛药)

niphablepsia [ˌnifə'blepsiə], **niphotyphlosis** [ˌnifəutif'ləusis] *n* 雪盲

nipper ['nipə] *n* 夹,钳,镊子

nipple ['nipl] *n* 乳头;橡皮奶头

Nippostrongylus [ˌnipəu'strɔŋdʒiləs] *n* 日圆线虫属 | ~ brasiliensis 巴西日圆线虫 / ~ muris 鼠日圆线虫

Nipride ['niprid] *n* 硝普钠(sodium nitroprusside)制剂的商品名

niridazole [ni'ridəzəul] *n* 尼立达唑,硝噻哒唑,硝唑咪(抗血吸虫药)

nisbuterol mesylate [nis'bju:tərɔl] 尼司特罗甲磺酸盐,茴丁苄醇甲磺酸盐(支气管扩张药)

Nisentil ['naisəntil] *n* 阿法罗定(alpha-prodine)制剂的商品名

nisin ['naisin] *n* 乳酸链球菌肽

nisobamate [ˌnaisəu'bɑ:meit] *n* 尼索氨酯,异丙双氨酯(弱安定药,镇静药和催眠药)

nisoxetine [ni'sɔksəti:n] *n* 尼索西汀,愈苯丙胺(抗抑郁药)

Nissen operation ['nisən} (Rudolph Nissen) 尼森手术(即胃底折术)

Nissl bodies (granules, substance) ['nisl] (Franz Nissl) 尼(斯尔)氏体,虎斑小体(组成神经细胞浆中网状组织的大颗粒,可被碱性染料染色,其主要成分为核糖核蛋白) | ~ degeneration 尼(斯尔)氏变性(神经断离后神经细胞所起的变性) / ~ method of staining 尼(斯尔)氏染色法(染神经细胞体)

nisterime acetate [nai'stiəri:m] 尼司特林醋酯,雄硝肟醋酯(雄激素)

nisus ['naisəs] *n*【拉】努力,奋发

nit [nit] *n* 虮,虱卵

Nitabuch's stria (layer, zone) ['ni:təbuh] (Raissa Nitabuch) 尼塔布赫纹(层、带)(胎盘发育中的一层类纤维蛋白,沿蜕膜表面发生,滋养层与蜕膜在此消失)

nitarsone [nai'tɑ:səun] *n* 硝苯胂酸(抗原虫药,对组织滴虫属有效,用于家禽)

nitavirus [ˌnaitə'vaiərəs] (*n*uclear *i*nclusion *t*ype *A*) *n* 尼他病毒,A型核包涵体病毒

niter ['naitə] *n* 硝石,硝酸钾(即niter)

nithiamide [nai'θaiəmaid] *n* 醋胺硝唑,胺硝噻唑(兽用抗生素)

niton ['naitɔn] *n* 氡,镭射气

nitramine [nai'træmin] *n* 硝(基)胺

nitramisole hydrochloride [nai'træmisəul] 盐酸硝咪唑,盐酸硝苯咪唑(抗蠕虫药)

nitratase ['naitrəteis] *n* 硝酸盐酶,硝酸还原酶

nitrate ['naitreit] *n* 硝酸盐,硝酸酯 *vt* 使硝化

nitrate reductase ['naitreit ri'dʌkteis] 硝酸还原酶(细菌培养中的硝酸盐还原试验,对鉴定肠杆菌科、分支杆菌和某些厌氧菌是有用的,亦称硝酸盐酶)

nitration [nai'treiʃən] *n* 硝化(作用)

nitrazepam [nai'træzəpæm] *n* 硝西泮,硝基安定(苯二氮草类安定药,用作抗惊厥和催眠药)

nitre ['naitə] *n* 硝石,硝酸钾 | cubic ~ 硝酸钠

nitremia [nai'tri:miə] *n* 氮血(症)

nitric ['naitrik] *a* (含)氮的 | ~ acid 硝酸

nitridation [ˌnaitri'deiʃən] *n* 氮化(作用)

nitride ['naitraid] *n* 氮化物

nitrify ['naitrifai] *vt, vi* (使)硝化 | **nitrification** [ˌnaitrifi'keiʃən] *n* 硝化(作用) / **nitrifier** ['naitrifaiə] *n* 硝化菌

nitrifying ['naitrifaiiŋ] *a* 硝化的

nitrilase ['naitrileis] *n* 腈水解酶

nitrile ['naitril] *n* 腈

nitrilotriacetic acid [ˌnaitriləutraiə'si:tik] 次氮基三乙酸(一种螯合剂,见于合成的去污剂中,此酸大量使用系肾癌和膀胱癌的基因外致癌物质)

nitrite ['naitrait] *n* 亚硝酸盐(或酯)

nitritoid ['naitritɔid] *a* 亚硝酸盐样的

nitrituria [ˌnaitri'tjuəriə] *n* 亚硝酸盐尿

nitro- [前缀] 硝基

nitro-amine ['naitrəuəˌmi:n] *n* 硝(基)胺

nitro-anisol [ˌnaitrəu'ænisɔl] *n* 硝基茴香醚

Nitrobacter [ˌnaitrəu'bæktə] *n* 硝化杆菌属(亦称硝化囊菌属)

Nitrobacteraceae [ˌnaitrəuˌbæktə'reisii:] *n* 硝化杆菌科

nitrobacterium [ˌnaitrəubæk'tiəriəm] ([复] **nitrobacteria** [ˌnaitrəubæk'tiəriə]) *n* 硝化菌

nitrobenzene [ˌnaitrəu'benzi:n], **nitrobenzol** [ˌnaitrəu'benzɔl] *n* 硝基苯

nitroblue tetrazolium ['naitrəblu:ˌtetrə'zəuliəm] 四唑氮蓝

nitrocellulose [ˌnaitrəu'seljuləus] *n* 硝化纤维素,火棉 | **nitrocellulosic** [ˌnaitrəuselju'lɔsik] *a*

Nitrococcus [ˌnaitrəu'kɔkəs] *n* 硝化球菌属

nitrocycline [ˌnaitrəu'saikli:n] *n* 硝环素,硝基四环素,硝基去甲去羟四环素

Nitrocystis [ˌnaitrəu'sistis] *n* 硝化囊菌属,硝化杆菌属

Nitro-Dur ['naitrədə] 硝酸甘油(nitroglycerin)制剂的商品名

nitroferrocyanic acid [ˌnaitrəuˌferəusai'ænik] *n* 亚硝基铁氰酸

nitrofuran [ˌnaitrəu'fjuərən] *n* 硝基呋喃

nitrofurantoin [ˌnaitrəufjuə'ræntɔin] *n* 呋喃妥因,呋喃呾啶(尿路抗菌药)

nitrofurazone [ˌnaitrəu'fjuərəzəun] *n* 呋喃西林,呐呋醛(局部抗菌药)

nitrogen ['naitrədʒən] *n* 氮 | alloxuric ~ 嘌呤氮 / amide ~ 酰胺氮 / ~ dioxide 二氧化氮 / ~ monoxide 氧化亚氮,笑气 / ~ mustards 氮芥 / nomadic ~ (大气)游离氮 / nonprotein ~ 非蛋白氮 / ~ pentoxide 硝酸酐,五氧化二氮 / ~ peroxide, ~ tetroxide 过氧化氮,四氧化二氮 / rest ~ 余氮

nitrogenase ['naitrədʒəneis] *n* 固氮酶

nitrogen-fixing ['naitrədʒən 'fiksiŋ] *a* 固氮的(指细菌)

nitrogenization [ˌnaitrəudʒənai'zeiʃən, -ni'z-] *n* 氮化(作用),充氮(作用)

nitrogenous [nai'trɔdʒinəs] *a* 含氮的

nitroglycerin [naitrəu'glisərin] *n* 硝酸甘油,三硝酸甘油酯(抗心绞痛药)

Nitroglyn ['naitrəglin] *n* 硝酸甘油(nitroglycerin)制剂的商品名

nitrohydrochloric acid [ˌnaitrəuˌhaidrəu'klɔ:rik] 王水

nitromannite [ˌnaitrəu'mænait] *n* 甘露六硝酯(即mannitol hexanitrate, 抗心绞痛药)

nitromersol [ˌnaitrəu'mə:sɔl] *n* 硝甲酚汞,米他芬(消毒防腐药)

nitrometer [nai'trɔmitə] *n* 氮定量器,量氮器

nitromethane [ˌnaitrəu'meθein] *n* 硝

基甲烷
nitromifene citrate [nai'trəumifi:n] 枸橼酸硝米芬,枸橼酸硝灭芬(雌激素拮抗药)
nitromuriatic acid [ˌnaitrə*u*ˌmjuəri'ætik] 王水
nitron ['naitrɔn] *n* 硝酸灵;镭射气分子量
nitronaphthalene [ˌnaitrə*u*'næfθəli:n], **nitronaphthalin** [ˌnaitrə*u*'næfθəlin] *n* 硝基萘
nitrophenol [ˌnaitrə*u*'fi:nɔl] *n* 硝基(苯)酚
2-nitropropane [ˌnaitrə*u*'prəupein] *n* 2-硝基丙烷(用作溶剂、火箭推进剂和汽油添加剂,致癌)
nitropropiol [ˌnaitrə*u*'prəupiɔl] *n* (邻)硝基苯丙烯酸
nitroprotein [ˌnaitrə*u*'prəuti:n] *n* 硝基蛋白,硝化蛋白
nitroprussic acid [ˌnaitrə*u*'prʌsik] 亚硝基铁氰酸
nitroprusside [ˌnaitrə*u*'prʌsaid] *n* 硝普盐
nitrosaccharose [ˌnaitrə*u*'sækərəus] *n* 硝化蔗糖,硝糖
nitrosalol [ˌnaitrə*u*'sælɔl] *n* 硝基萨罗,硝基水杨酸苯酯
nitrosamine [nai'trəusəmi:n] *n* 亚硝胺
nitrosate ['naitrəseit] *vt, vi* 亚硝基化
nitrosation [ˌnaitrə*u*'seiʃən] *n* 亚硝基化
nitroscanate [ˌnaitrə*u*'skæneit] *n* 硝硫氰酯,硝异硫氰二苯醚(兽用抗蠕虫药)
nitrose ['naitrəus] *n* 硝酸类(硝酸及亚硝酸的统称)
nitrosification [naiˌtrəusifi'keiʃən] *n* 亚硝化(作用)(氨氧化成亚硝酸盐)
nitrosifying [ni'trəusiˌfaiiŋ] *a* 亚硝化的
nitroso- [前缀] 亚硝基
nitrosobacterium [naiˌtrəusə*u*bæk'tiəriəm] ([复] **nitrosobacteria** [naiˌtrəusə*u*bæk'tiəriə]) *n* 亚硝化菌
Nitrosococcus [ˌnaitrəusə*u*'kɔkəs] *n* 亚硝化球菌属
Nitrosocystis [naiˌtrəusə*u*'sistis] *n* 亚硝化囊菌属
***N*-nitrosodimethylamine** [naiˌtrəusə*u*dai'meθiləˌmi:n] *n* *N*-亚硝基二甲胺(一种黄色液体亚硝胺,曾用于火箭燃料,用作抗氧化剂及其他用途,致癌。亦称二甲基亚硝胺)
***N*-nitrosodiphenylamine** [naiˌtrəusə*u*dai'feniləˌmi:n] *n* *N*-亚硝基二苯胺(一种二环亚硝胺,橡胶硫化时用作加速剂,致癌。亦称二苯亚硝胺)
Nitrosogloea [naiˌtrəusə*u*'gli:ə] *n* 亚硝化胶菌属
nitroso-indol [naiˌtrəusə*u*'indɔl] *n* 亚硝基吲哚
Nitrosolobus [naiˌtrəusə*u*'ləubəs] *n* 亚硝化叶菌属 | ~ multiformis 多形亚硝化叶菌
Nitrosomonas [ˌnaitrəusə*u*'məunəs] *n* 亚硝化单胞菌属
Nitrosospira [naiˌtrəusə*u*'spaiərə] *n* 亚硝化螺菌属
nitrososubstitution [naiˌtrəusə*u*ˌsʌbsti'tju:ʃən] *n* 亚硝基取代(作用)
nitrosourea [naiˌtrəusə*u*'juəriə] *n* 亚硝基脲
Nitrospina [ˌnaitrə*u*'spainə] *n* 硝化脊菌属 | ~ gracilis 硝化薄脊菌
Nitrostat ['naitrəstæt] *n* 硝酸甘油(nitroglycerin)制剂的商品名
nitrosugars [ˌnaitrə*u*'ʃugəz] *n* 硝化糖类,硝基糖类
nitrosyl ['naitrəsil] *n* 亚硝酰基
nitrous ['naitrəs] *a* 亚硝的 | ~ acid 亚硝酸 / ~ oxide 一氧化亚氮,笑气(麻醉药)
Nitrovas ['naitrəvæs] *n* 硝酸甘油(nitroglycerin)制剂的商品名
nitroxanthic acid [ˌnaitrə*u*'zænθik] 苦味酸,三硝基酚

nitroxyl [nai'trɔksil], **nitryl** ['nai-tril] *n* 硝酰基
nival ['naivəl] *a* 多雪的
nivazol ['naivəzɔl] *n* 尼伐可醇，炔孕吡唑(糖皮质激素)
nivemycin [ˌnivə'maisin] *n* 新霉素
nivimedone sodium [ni'vaimidəun] 尼维美酮钠，双甲硝茚酮钠(抗过敏药)
Nix [niks] *n* 扑灭司林(permethrin)制剂的商品名
nizatidine [ni'zeitidi:n] *n* 尼扎替丁(组胺H_2受体阻滞药，用于治疗十二指肠溃疡)
Nizoral ['naizərɔl] *n* 酮康唑(ketoconazole)制剂的商品名
nl nanoliter 纳升(10^{-9}l)
NLN National League for Nursing 全国护理联合会
Nm. nux moschata【拉】肉豆蔻
nm nanometer 纳米(10^{-9}m)
NMA National Medical Association 全国医学协会
NMDA *N*-methyl-D-aspartate *N*-甲基-D-天冬氨酸
NMR nuclear magnetic resonance 核磁共振
NMRI Naval Medical Research Institute 海军医学研究所
NMS neuroleptic malignant syndrome 抗精神病药恶性综合征
N-Multistix ['mʌltistiks] 测尿样试纸(商品名，测尿内蛋白、葡萄糖、酮、胆红素、潜血、尿胆素原、亚硝酸盐，并指示尿的pH)
nn. nervi【拉】神经
NND *New and Nonofficial Drugs*《非法定新药集》(美国医学会以前出版的年刊)
No 元素锘(nobelium)的符号
No. numero【拉】号码，数目
no [nəu] *ad* 不，不是;并非 *a* 没有;决非，并非;不许;不可能 ([复] **no⟨e⟩s**) *n* 拒绝;否定，否认;不
Noack's syndrome ['nəuɑ:k] (Margot Noack) 诺亚克综合征，尖头、多及并指(趾)畸形Ⅰ型
nobelium [nəu'beliəm] *n* 锘(化学元素)
Nobel prize ['nəubel] (Alfred B. Nobel) 诺贝尔奖金
Noble's position ['nəubl] (Charles P. Noble) 诺布尔位置(患者站立，上身向前屈，以手臂支撑，用于检查肾脏)
nobody ['nəubədi] *pron* 谁也不;没有人，无人
Nocardia [nəu'kɑ:diə] (Edmond I. É. Nocard) *n* 诺卡菌属 | ~ asteroides 星形诺卡菌 / ~ brasiliensis 巴西诺卡菌 / ~ farcinica 皮疽诺卡菌 / ~ madurae 马杜拉诺卡菌
Nocardiaceae [nəuˌkɑ:di'eisii:] *n* 诺卡菌科
nocardial [nəu'kɑ:diəl] *a* 诺卡(放线)菌的
nocardin [nəu'kɑ:din] *n* 诺卡(放线)菌素
nocardioform [nəu'kɑ:diəˌfɔ:m] *n* 诺卡型的(一种分裂成细菌型或球菌型的短暂的菌丝体)
Nocardiopsis [nəuˌkɑ:di'ɔpsis] *n* 诺卡土壤菌属
nocardiosis [nəukɑ:di'əusis], **nocardiasis** [ˌnəukɑ:'daiəsis] *n* 诺卡(放线)菌病
Nocard's bacillus [nɔ'kɑ:] (Edmond I. É. Nocard) 诺卡菌，鼠伤寒沙门菌
Nochtia nochti ['nɔktiə 'nɔkti] 猴胃线虫
noci- [构词成分] 伤害
nociassociation [ˌnəusiəˌsəusi'eiʃən] *n* 伤害性联合反应(如外科手术时)
nociception [ˌnəusi'sepʃən] *n* 痛觉
nociceptive [ˌnəusi'septiv] *a* 感受伤害的(指感受神经元对疼痛感觉而言)
nociceptor [ˌnəusi'septə] *n* 伤害感受器
nocifensor [ˌnəusi'fensə] *n* 防伤害系统，伤害防卫系统
noci-influence [ˌnəusi'influəns] *n* 伤

害性影响

nociperception [ˌnəusipə'sepʃən] *n* 伤害性知觉

nocodazole [nəu'kəudəzəul] *n* 诺考达唑,噻氨酯哒唑(抗肿瘤药)

Noct. nocte【拉】(在)夜间

noctalbuminuria [ˌnɔktælˌbju:mi'njuəriə] *n* 夜蛋白尿(症)

noctambulism [nɔk'tæmbjulizəm], **noctambulation** [ˌnɔktæmbju'leiʃən] *n* 梦行(症) | **noctambulic** [ˌnɔktæm'bju:lik] *a* / **noctambulist** [nɔk'tæmbjulist] *n* 梦行者

Noctec ['nɔktək] *n* 水合氯醛(chloral hydrate)制剂的商品名(催眠药)

noctiphobia [ˌnɔkti'fəubjə] *n* 黑夜恐怖

Noct. maneq. nocte maneque【拉】早晚(晚上和早晨)

nocturia [nɔk'tjuəriə] *n* 夜尿症

nocturnal [nɔk'tə:nl] *a* 夜间的,夜发的,夜间活动的 | ~**ly** *ad* / ~**ity** [ˌnɔktə:'næləti] *n* 夜间活动性

nocuous ['nɔkjuəs] *a* 有害的,有毒的

nod [nɔd] (-dd-) *vi, vt, n* 点头;瞌睡

node [nəud] *n* 结,结要节 | hemal ~s, hemolymph ~s 血淋巴结 / lymph ~ 淋巴结 / sentinel ~, signal ~ 信号结(锁骨上肿大的淋巴结,常是腹部肿瘤第一个体征) / singer's ~, teacher's ~ 声带结节,结节性声带炎 / triticeous ~ 麦粒软骨 | **nodal** ['nəudl] *a*

nodi ['nəudai] nodus的复数

nodose ['nəudəus] *a* 有结的,结节状的 | **nodosity** [nəu'dɔsəti] *n* 结节性,结节状;结节

nodular ['nɔdjulə] *a* 小结的,结的;小结状的,结节性的

nodulated ['nɔdjuleitid] *a* 有结的,有小结的

nodulation [ˌnɔdju'leiʃən] *n* 小结形成,小结化

nodule ['nɔdju:l] *n* 结,小结;小丘 | aggregate ~s 淋巴集结,集合淋巴小结 / apple jelly ~s 苹果酱状结节(狼疮) / juxta-articular ~s 关节旁结节 / lentiform ~ 豆状突 / lymphatic ~s 淋巴小结 / milkers' ~s 挤乳者结节 / pearly ~ 珠样小结(牛型结核病的一种小结) / primary ~ 初级淋巴小结(无生发中心) / pulp ~ 髓石 / secondary ~s 次级淋巴小结(生发中心) / singers' ~, teachers' ~ 声带小结(结节性声带炎时) / ~s tabac 含铁结节 / triticeous ~ 麦粒软骨 / ~ of vermis 蚓部小结 / vestigial ~ 残遗结节,耳郭结节

nodulous ['nɔdjuləs] *a* 有节的,结节的

nodulus ['nɔdjuləs] ([复] **noduli** ['nɔdjulai]) *n*【拉】结,小结

nodus ['nəudəs] ([复] **nodi** ['nəudai]) *n*【拉】结,结节

noematachograph [nəuˌi:mə'tækəgrɑ:f] *n* 思考速度描记器

noematachometer [nəuˌi:mətə'kɔmitə] *n* 思考速度测验器

noematic [ˌnəui:'mætik] *a* 思考的,思想的;心理过程的

noesis [nəu'i:sis] *n*【希】认识,识别;智力 | **noetic** [nəu'etik] *a*

noeud [nju:] *n*【法】结,结节

nogalamycin [nəuˌgælə'maisin] *n* 诺拉霉素(抗肿瘤抗生素)

Noguchia [nɔ'gu:tʃiə] *n* (Hideyo Noguchi 野口英世) 野口菌属 | ~ cuniculi 兔野口菌 / ~ granulosis 颗粒性野口菌 / ~ simiae 猩猩野口菌,猿野口菌

Noguchi's culture medium [nɔ'gu:tʃi] (Hideyo Noguchi 野口英世) 野口(组织)培养基(含有无菌的新鲜的兔肾组织,用于培养螺旋体) | ~ reaction 野口反应(①华氏〈Wassermann〉反应的一种改良法:抗原用狗和牛的肝、心提取的脂类物质,用人红细胞,溶血素用家兔抗人正常红细胞的抗血清,抗原和溶血素在溶液中迅速失效,故用一定长度

滤纸〈0.5mm方块〉分别浸渍后以干燥形式保存之;②全身麻痹和脊髓痨时所见的一种反应) / ～ luetin reaction 野口梅毒螺旋体素反应(此法目前已不再使用) / ～ reagent 野口试剂(丁酸10份和0.9%氯化钠90份) / ～ test 野口试验(①见野口反应;②检球蛋白)

noise [nɔiz] *n* 喧闹;响声;噪声,杂音

noiseless ['nɔizlis] *a* 无噪声的;声音很轻的 | ～**ly** *ad* / ～**ness** *n*

noisome ['nɔisəm] *a* 有害的,有毒的;恶臭的;可厌的

noisy ['nɔizi] *a* 喧闹的 | **noisily** *ad* **noisiness** *n*

noli-me-tangere [ˌnəulaimi:'tændʒəri] *n*【拉】侵蚀性溃疡

nolinium bromide [nəu'liniəm] *n* 诺利溴铵,溴苯胺嗪(抗分泌和抗溃疡药)

Nolvadex ['nɔlvəˌdeks] *n* 枸橼酸他莫昔芬(tamoxifen citrate)制剂的商品名

noma ['nəumə] *n* 走马疳,坏疽性口炎 | ～ vulvae 阴部走马疳,腐蚀性外阴炎

nomadic [nəu'mædik] *a* 游动的,无定的,游离的

nomen ['nəumən] ([复] **nomina** ['nəuminə]) *n*【拉】名词 | nomina generalia 普通(解剖)名词,一般(解剖)名词

nomenclature [nəu'menklətʃə, 'nəumenˌkleitʃə] *n* 命名法;名称,名词,术语;术语表 | binomial ～ 双(命)名法

nomifensine maleate [ˌnɔmi'fensi:n] 马来酸诺米芬新,马来酸氨苯甲异喹(中枢神经系统兴奋药,用作抗抑郁药)

Nomina Anatomica ['nəuminə ænə'tɔmikə] 解剖学名词(国际解剖学名词委员会采用)

nominal ['nɔminl] *a* 名义上的,有名无实的;命名的,称名的

nom(o)- [构词成分] 法规,惯例

nomogenesis [ˌnəumə'dʒenisis] *n* 循规进化说

nomogram [ˌnɔməgræm], **nomograph** ['nɔməgrɑ:f] *n* 列线图,计算图

nomography [nəu'mɔgrəfi] *n* 列线图解法 | **nomographic** [ˌnɔmə'græfik, ˌnəumə'græfik] *a*

nomotopic [ˌnəumə'tɔpik] *a* 正位发生的

non- [前缀] 不,非,无

nona ['nəunə] *n* 南欧嗜眠性脑炎

nonacosane [ˌnəunə'kəusein] *n* 二十九(碳)烷

nonadherent [ˌnɔnəd'hiərənt] *a* 非粘连的

nonage ['nəunidʒ] *n* 未成年(18岁以下);未成熟期

nonan ['nəunæn] *a* 第九日(再发)的

nonantigenic [ˌnɔnænti'dʒenik] *a* 非抗原性的

nonapeptide [ˌnɔnə'peptaid] *n* 九肽

nonaqueous [ˌnɔn'eikwiəs] *a* 非水(性)的

nonce [nɔns] *n* 眼下,当前 *a* 一度发生(或使用)的 | for the ～ 目前,暂且

nonchalance ['nɔnʃələns] *n* 漠不关心;冷淡;若无其事

nonchalant ['nɔnʃələnt] *a* 漠不关心的,冷淡的,若无其事的 | ～**ly** *ad*

non compos mentis [nɔn 'kɔmpəs 'mentis]【拉】精神不健全

nonconductor [ˌnɔnkən'dʌktə] *n* 非导体

nondepolarizer [ˌnɔndi:'pəuləraizə] *n* 非去极化剂,非退极化剂

non-disjunction [ˌnɔndis'dʒʌŋkʃən] *n* 不离开,不分离(细胞分离中期,成对染色体不互相分开的现象,结果一个子细胞得到两个染色体,而另一个则缺了这一染色体)

none [nʌn] *pron* [用作单或复] 没有人;没有任何东西;… 中任何人(或事物)都不 *ad* 一点也不(too) | have ～ of 不参与,不容许,不接受 / ～ but 只有 / ～ the less 仍然,依然

noneffective [ˌnɔni'fectiv] *a* 无效力的;无战斗力的

nonelastic [ˌnɔni'læstik] *a* 无弹性的
nonelectrolyte [ˌnɔni'lektrəulait] *n* 非电解质,不电离质
nonentity [nɔn'entəti] *n* 不存在
nonessential [ˌnɔni'senʃəl] *a* 非本质的,不重要的,非必需的
nonesterified fatty acid [ˌnɔnes'terifaid] 游离脂肪酸,非酯化脂肪酸
nonexistence [ˌnɔnig'sistəns] *n* 不存在 | **nonexistent** [ˌnɔnig'sistənt] *a*
nongranulocyte [nɔn'grænjuləusait] *n* 非粒性白细胞
nonheme [nɔn'hi:m] *a* 非血红素的(指蛋白质内的铁)
nonhomogeneity [nɔnˌhɔməudʒe'ni:əti] *n* 非同种性,非纯一性;非同质性,非均匀性
nonigravida [ˌnəuni'grævidə] *n* 第九次孕妇
noninfectious [ˌnɔnin'fekʃəs] *a* 非传染性的
noninflammable [ˌnɔnin'flæməbl] *a* 不燃的
non-inflammatory [ˌnɔnin'flæmətəri] *a* 非炎性的
non-invasive [ˌnɔnin'veisiv] *a* 非侵害的,非侵袭的;非侵入性的,非介入性的
noninvolution [ˌnɔninvə'lu:ʃən] *n* 复旧不能(如子宫的)
nonipara [nəu'nipərə] *n* 九产妇
nonmetal [ˌnɔn'metl] *n* 非金属
nonmyelinated [nɔn'maiəliˌneitid], **nonmedullated** [nɔn'medəleitid] *a* 无髓(鞘)的
Nonne-Apelt reaction (phase, test) ['nɔnə 'ɑ:pelt] (Max Nonne; F. Apelt) 农内-阿佩尔特反应(期、试验)(取2ml脑脊液与等量中性的饱和硫酸铵溶液混合,3min后与另一个只含有脑脊液的试管比较,若无差异或仅有微弱乳光出现,则为阴性反应,若显现乳白色或混浊则为阳性期1,表示液内有大量球蛋白,而知有神经疾病,正常液仅用热和乙酸处理,就变成混浊,称为阳性期2)
Nonne-Milroy-Meige syndrome ['nɔnə 'milrɔi 'meʒə] (Max Nonne; William F. Milroy; Henri Meige) 农内-米尔罗伊-迈热综合征(见Milroy's disease)
Nonne's syndrome ['nɔnə] (Max Nonne) 农内综合征(遗传性小脑性共济失调) | ~ test 农内试验(检脑脊液球蛋白过多)
non-neuronal [ˌnɔnjuə'rəunəl] *a* 非神经元的
non-nucleated [nɔn'nju:kliˌeitid] *a* 无核的
nonocclusion [ˌnɔnɔ'klu:ʒən] *n* 开聆,无聆
nonoliguric [nɔnˌɔli'gjuərik] *a* 非少尿的
nononcogenic [ˌnɔnɔŋkəu'dʒenik] *a* 非致瘤的
nonopaque [ˌnɔnəu'peik] *a* 透X线的,透光的
nonoperative [nɔn'ɔpərətiv] *a* 非手术(治疗)的 | ~**ly** *ad*
nonose ['nɔnəus] *n* 壬糖
nonoxynol [nəu'nɔksinəul] *n* 壬苯醇醚,壬苯聚醇,对壬基苯氧聚乙氧乙醇(即nonylphenoxy polyethoxyethanol,壬苯聚醇4,15和30为非离子化表面活性药,壬苯聚醇9用作杀精子药,壬苯聚醇10用作药物表面活性药)
nonparametric [ˌnɔnpærə'metrik] *a* 非参数的
nonparous [nɔn'pærəs] *a* 未经产的
nonphotochromogen [ˌnɔnfəutəu'krəumədʒən] *n* 非光照产色菌
nonproductive ['nɔnprə'dʌktiv] *a* 不能生产的;非生产性的;(咳嗽)干咳的
nonprotein ['nɔn'prəuti:n] *n* 非蛋白质
nonradiable [nɔn'reidiəbl] *a* 不透放射线的
non repetat. non repetatur【拉】不要重复,不要重配
nonresponder [nɔnri'spɔndə] *n* 非应

答者(指人或动物接种某一病毒后在受到该病毒攻击时未显示免疫应答)

nonrotation [ˌnɔnrəuˈteiʃən] *n* 未(能)旋转

nonsecretor [ˌnɔnsiˈkri:tə] *n* 非分泌型者(指具有A或B血型,而其唾液和其他分泌液中不含有特殊的〈A或B〉物质的人)

nonself [ˈnɔnself] *a* 非自身的(在免疫学中指外来的抗原)

nonsense [ˈnɔnsəns] *n* 胡说,废话;无意义,无义

nonsensical [nɔnˈsensikəl] *a* 无意义的;愚蠢的,荒谬的 | **~ly** *ad*

nonseptate [nɔnˈsepteit] *a* 无中隔的,无间隔的

non sequitur [nɔn ˈsekwitə]【拉】不根据前提的推理

nonsexual [ˌnɔnˈseksjuəl] *a* 无性别的,无性的

non-smoker [ˌnɔnˈsməukə] *n* 非吸烟者

nonspecific [ˌnɔnspiˈsifik] *a* 非特异性的

non-suppurative [nɔnˈsʌpjuərətiv] *a* 非化脓性的

nonsurgical [nɔnˈsə:dʒikəl] *a* 非外科的

nontaster [nɔnˈteistə] *n* 尝味不能者,非尝味者,味盲(指对一种特殊试验物质如用于某些遗传研究的苯硫脲不能尝出苦味的人)

nonunion [nɔnˈju:njən] *n* 不结合,骨不连合

nonvalent [nɔnˈveilənt] *a* 无价的,惰性的

nonviable [nɔnˈvaiəbl] *a* 不能生活的,不能存活的

nonyl [ˈnəunil] *n* 壬(烷)基

noon [nu:n] *n* 中午,正午;最高点,全盛期

Noonan's syndrome [ˈnu:nən] (Jacqueline Anne Noonan) 努南综合征(蹼颈、上睑下垂、性腺功能减退、先天性心脏病及身材矮小,即无性腺发育不全的特纳〈Turner〉综合征的表型,在女性特纳综合征确认之前称之为男性特纳综合征)

noopsyche [ˈnəuəˌsaiki] *n* 理智,智力精神

Noorden treatment [ˈnɔ:dən] (Carl H. von Noorden) 诺尔登疗法,燕麦食疗法(oatmeal treatment, 见treatment项下相应术语)

noothymopsychic [ˌnəuəˌθaiməuˈsaikik] *a* 理智情感的

nootropic [ˌnəuəˈtrɔpik] *a* 向精神的,亲精神的(对器质性受损的认知或对神经系统的功能有积极影响的,指某些药物)

nopalin G [ˈnəupælin] *n* 蓝曙红

NOPHN National Organization for Public Health Nursing 全国公共卫生护理组织

nor [nɔ:] *conj* 也不;不

noradrenaline [ˌnɔ:rəˈdrenəli:n] *n* 去甲肾上腺素(升压药)

noradrenergic [ˌnɔ:rədrəˈnə:dʒik] *a* 去甲肾上腺素能的

noramidopyrine [nɔ:ˌræmidəuˈpaiəri:n] *n* 安乃近,去甲氨基比林(解热镇痛药)

norandrostenolone [nɔ:ˌrændrəuˈstenələun] *n* 去甲雄甾烯醇酮,诺龙(即南诺龙nandrolone,雄激素,同化激素类药)

Norcuron [nɔ:ˈkjuərɔn] *n* 维库溴铵(vecuronium bromide)制剂的商品名

nordauism [nɔ:ˈdauizəm] *n* 诺道病(见Nordau's disease)

Nordau's disease [ˈnɔ:dau] (Max S. Nordau) 诺尔道病,变质症,精神变质(指身体、精神的衰退或变质)

nordefrin hydrochloride [nɔ:ˈdefrin] 盐酸异肾上腺素(肾上腺素能药,具有明显的中枢兴奋作用,需要收缩血管时常使用左旋异肾上腺素levonordefrin)

no-reflow [nəuˈri:fləu] *n* 无回流

(见phenomenon项下相应术语)

norepinephrine [ˌnɔːrepiˈnefrin] *n* 去甲肾上腺素 | ~ bitartrate 重酒石酸去甲肾上腺素

norethandrolone [ˌnɔːreθˈændrələun] *n* 诺乙雄龙,乙诺酮(合成雄激素)

norethindrone [nɔːˈreθindrəun] *n* 炔诺酮(孕激素) | ~ acetate 醋炔诺酮

norethisterone [ˌnɔːreˈθistərəun] *n* 炔诺酮(孕激素)

norethynodrel [ˌnɔːreˈθainədrəl] *n* 异炔诺酮(孕激素)

Norflex [ˈnɔːfleks] *n* 枸橼酸奥芬那君(orphenadrine citrate)制剂的商品名

norfloxacin [nɔːˈflɔksəsin] *n* 诺氟沙星(一种抗菌有机酸,对耐青霉素的淋病奈瑟菌有效,口服给药)

norflurane [nɔːˈfluːrein] *n* 诺氟烷,偏四氟乙烷(吸入麻醉药)

Norgesic [nɔːˈdʒesik] *n* 枸橼酸奥芬那君(orphenadrine citrate)制剂的商品名

norgestimate [nɔːˈdʒestimeit] *n* 诺孕酯,肟炔诺酯(孕激素)

norgestomet [nɔːˈdʒestəmit] *n* 诺孕美特,诺甲醋孕酮(孕激素)

norgestrel [nɔːˈdʒestrəl] *n* 炔诺孕酮,甲基炔诺酮,18-甲炔诺酮(高效孕激素,与雌激素合用作为口服避孕药)

norhyoscyamine [nɔːˌhaiəuˈsaiəmiːn] *n* 去甲莨菪碱

norleucine [nɔːˈljuːsiːn] *n* 正亮氨酸,正白氨酸

Norlutate [nɔːˈljuːteit] *n* 醋炔诺酮(norethindrone acetate)制剂的商品名

Norlutin [nɔːˈljuːtin] *n* 炔诺酮(norethindrone)制剂的商品名

norm [nɔːm] *n* 标准,规格,准则;定额;平均数;常模,正常

norma [ˈnɔːmə] *n*【拉】外观(颅)

normal [ˈnɔːməl] *a* 正常的,正规的,标准的;正(链)的;规度的;当量的 *n* 正常物;正常状态(或数量、程度等);标准 | ~**ly** *ad* / **normality** [nɔːˈmæləti] *n* 正常状态;规度;当量浓度

normalize [ˈnɔːməlaiz] *vt* 使正常化,使标准化,使规度化 | **normalization** [ˌnɔːməlaiˈzeiʃən, -liˈz-] *n*

normergy [nɔːˈməːdʒi] *n* 反应正常 | **normergic** [nɔːˈməːdʒik] *a*

normetanephrine [nɔˌmetəˈnefrin] *n* 去甲变肾上腺素,去甲-3-*O*-甲基肾上腺素

norm(o)- [构词成分] 正常,标准

normoblast [ˈnɔːməˌblæst] *n* 正成红细胞,幼红细胞,中幼红细胞 | basophilic ~, early ~ 嗜碱性正成红细胞,早幼红细胞 / orthochromatic ~, acidophilic ~, eosinophilic ~, late ~, oxyphilic ~ 正染性正成红细胞,晚幼红细胞 / polychromatic ~, intermediate ~ 多染性正成红细胞,中幼红细胞 | ~**ic** [ˌnɔːməˈblæstik] *a*

normoblastosis [ˌnɔːməublæsˈtəusis] *n* 正成红细胞过多(症)

normocalcemia [ˌnɔːməukælˈsiːmiə] *n* 血钙正常 | **normocalcemic** [ˌnɔːməukælˈsiːmik] *a*

normocapnia [ˌnɔːməuˈkæpniə] *n* 血碳酸正常 | **normocapnic** *a*

normocholesterolemia [ˌnɔːməukəˌlestərəuˈliːmiə] *n* 血胆固醇正常 | **normocholesterolemic** *a*

normochromasia [ˌnɔːməukrəuˈmeiziə] *n* 正常染色反应;血(细胞)色正常

normochromia [ˌnɔːməuˈkrəumiə] *n* 血(细胞)色正常 | **normochromic** *a*

normochromocyte [ˌnɔːməuˈkrəuməsait] *n* 正(常)色红细胞

normocrinic [ˌnɔːməuˈkrinik] *a* 正常分泌的,内分泌(作用)正常的

normocyte [ˈnɔːməsait] *n* (正常)红细胞 | **normocytic** [ˌnɔːməˈsitik] *a*

Normocytin [ˌnɔːməuˈsaitin] *n* 浓缩结晶维生素B_{12}(concentrated crystalline vitamin B_{12})制剂的商品名

normocytosis [ˌnɔːməusaiˈtəusis] *n* 血细胞正常

Normodyne [ˈnɔːmədain] *n* 盐酸拉贝洛尔(labetalol hydrochloride)制剂的商品名

normoerythrocyte [ˌnɔːməuiˈriθrəusait] *n* (正常)红细胞

normoglycemia [ˌnɔːməuglaiˈsiːmiə] *n* 血糖量正常 | **normoglycemic** *a*

normokalemia [ˌnɔːməukəˈliːmiə] *n* 血钾正常 | **normokalemic** *a*

normolineal [ˌnɔːməuˈliniəl] *a* 正(常)线的

normomastic [ˌnɔːməuˈmæstik] *a* 正洋乳香的

normo-orthocytosis [ˌnɔːməuˌɔːθəusaiˈtəusis] *n* 等比例白细胞增多(白细胞总数增多,百分率正常)

normoproteinemia [ˌnɔːməuˌprəutiːˈniːmiə] *n* 血蛋白正常

normosexual [ˌnɔːməuˈseksjuəl] *a* 正常性欲的

normoskeocytosis [ˌnɔːməuˌskiəusaiˈtəusis] *n* 正数未成熟白细胞症(血象左移)

normospermic [ˌnɔːməuˈspəːmik] *a* 精子正常的

normosthenuria [ˌnɔːməusθəˈnjuəriə] *n* 尿比重正常;排尿正常

normotension [ˌnɔːməuˈtenʃən] *n* 压力正常;张力正常;血压正常 | **normotensive** *a* 压力正常的;张力正常的;血压正常的 *n* 血压正常者

normothermia [ˌnɔːməuˈθəːmiə] *n* 体温正常,温度正常 | **normothermic** *a*

normotonia [ˌnɔːməuˈtəuniə] *n* 张力正常 | **normotonic** [ˌnɔːməuˈtɔnik] *a*

normotrophic [ˌnɔːməuˈtrɔfik] *a* 发育正常的

normouricemia [ˌnɔːməuˌjuəriˈsiːmiə] *n* 血(内)尿酸正常 | **normouricemic** *a*

normouricuria [ˌnɔːməuˌjuəriˈkjuəriə] *n* 尿(内)尿酸正常 | **normouricuric** *a*

normovolemia [ˌnɔːməuvəˈliːmiə] *n* 血量正常 | **normovolemic** *a*

Norodin [ˈnɔːrədin] *n* 盐酸去氧麻黄碱(methamphetamine hydrochloride)制剂的商品名

Noroxin [nɔːˈrɔksin] *n* 诺氟沙星(norfloxacin)制剂的商品名

Norpace [ˈnɔːpeis] *n* 磷酸丙吡胺(disopyramide phosphate)制剂的商品名

Norpramin [ˈnɔːprəmin] *n* 盐酸地昔帕明(desipramine hydrochloride)制剂的商品名

norpseudoephedrine [nɔːpsjudəuiˈfedriːn] *n* 去甲麻黄碱(神经系统兴奋药)

Norrie's disease [ˈnɔːri] (Gordon Norrie) 诺里病(一种先天性X连锁遗传病,包括视网膜异常而引起两侧失明,以后可能发生智力迟钝和耳聋。亦称遗传性眼球萎缩)

Norris's corpuscles [ˈnɔris] (Richard Norris) 诺里斯小体(血清中无色透明小体)

norsulfazole [nɔːˈsʌlfəzəul] *n* 磺胺噻唑(磺胺类药)

north [nɔːθ] *n* 北方 *a* 北方的 *ad* 在(向、自)北方

northeast [ˈnɔːθˈiːst] *n* 东北

northeastern [nɔːθˈiːstən] *a* 东北的

northern [ˈnɔːðən] *a* 北方的,北部的

northernmost [ˈnɔːðənməust] *a* 最北端的,极北的

northwest [ˈnɔːθˈwest] *n* 西北 *a* 位于西北的,朝西北的 *ad* 在(从、向)西北

nortriptyline hydrochloride [nɔːˈtriptiliːn] 盐酸去甲替林(抗抑郁药)

nortropinon [nɔːˈtrəupinɔn] *n* 去甲托品酮

Norvasc [ˈnɔːvæsk] *n* 苯磺酸氨氯地平(amlodipine besylate)制剂的商品名

Norwalk gastroenteritis [ˈnɔːwɔːk] (Norwalk为美国俄亥俄州一城市) 诺沃克胃肠炎(诺沃克病毒所致的胃肠炎) | ~ virus 诺沃克病毒(见virus项下相应术语)

Norway [ˈnɔːwei] *n* 挪威[欧洲]
Norwegian [nɔːˈwiːdʒən] *a* 挪威的;挪威人的;挪威语的 *n* 挪威人;挪威语
nosazontology [nɔˌsæzɔnˈtɔlədʒi] *n* 病因学
noscapine [ˈnɔskəpiːn] *n* 那可丁,诺司卡品(镇咳药) | ~ hydrochloride 盐酸诺司卡品
nose [nəuz] *n* 鼻;鼻状物 *vt* 闻出 *vi* 嗅,闻(at, about) | brandy ~ 酒渣鼻,红斑痤疮 / cleft ~ 鼻裂(畸形) / hammer ~, potato ~ 鼻赘,肥大性酒渣鼻 / saddle ~, saddle-back ~, sway-back ~ 鞍鼻,塌鼻 | blow one's ~ 擤鼻子 / ~ to ~ 面对面地 / run at the ~ 流鼻涕
nosebleed [ˈnəuzbliːd] *n* 鼻出血,鼻衄
nosegay [ˈnəuzgei] *n* 花束,束
Nosema [nəuˈsiːmə] *n* 微孢子虫属,小孢子虫属;脑胞内原虫属,脑炎微孢子虫属(即Encephalitozoon) | ~ apis 蜜蜂微粒子虫 / ~ bombycis 蚕微粒子虫 / ~ cuniculi 兔微粒子虫(即Encephalitozoon cuniculi)
nosematosis [nəuˌsiːməˈtəusis] *n* 微粒子虫病,小孢子虫病;脑胞内原虫病,脑炎微孢子虫病(即encephalitozoonosis)
nosencephalus [ˌnəusenˈsefələs] *n* 颅脑不全畸胎
nosepiece [nəuzˈpiːs] *n* (显微镜的)物镜旋座
nosetiology [ˌnɔsiːtiˈɔlədʒi] *n* 病因学,病原学
nosiheptide [ˌnəusiˈheptaid] *n* 诺西肽,诺肽菌素(兽用生长刺激剂)
nos(o)- [构词成分] 疾病
nosochthonography [ˌnɔsɔkθəuˈnɔgrəfi] *n* 疾病地理学
nosocomial [ˌnɔsəˈkəumiəl] *a* 医院的
nosode [ˈnɔsəud] *n* 病质药(疾病产物,用于治疗)
nosogenesis [ˌnɔsə*u*ˈdʒenisis], **nosogeny** [nə*u*ˈsɔdʒini] *n* 发病机制,发病机理
nosogenic [ˌnɔsə*u*ˈdʒenik] *a* 致病的,病原的
nosogeography [ˌnɔsə*u*dʒiˈɔgrəfi] *n* 疾病地理学
nosographer [nəuˈsɔgrəfə] *n* 病情学家
nosography [nəuˈsɔgrəfi] *n* 病情学
nosohemia [ˌnɔsə*u*ˈhiːmiə] *n* 血液病
nosointoxication [ˌnɔsə*u*inˌtɔksiˈkeiʃən] *n* 病质中毒
nosology [nə*u*ˈsɔlədʒi] *n* 疾病分类学 | **nosologic(al)** [ˌnɔsəˈlɔdʒik(əl)] *a*
nosomania [ˌnɔsə*u*ˈmeinjə] *n* 疑病妄想,疑病症
nosometry [nə*u*ˈsɔmitri] *n* 发病率计算法
nosomycosis [ˌnɔsə*u*maiˈkəusis] *n* 霉菌病,真菌病
nosonomy [nə*u*ˈsɔnəmi] *n* 疾病分类法
nosoparasite [ˌnɔsə*u*ˈpærəsait] *n* 病情寄生物,病时寄生物
nosophilia [ˌnɔsə*u*ˈfiliə] *n* 患病癖,罹病癖
nosophobe [ˈnɔsəfəub] *n* 疾病恐怖者
nosophobia [ˌnɔsə*u*ˈfəubjə] *n* 疾病恐怖,患病恐怖
nosophyte [ˈnɔsəfait] *n* 植物性病原体
nosopoietic [ˌnɔsə*u*pɔiˈetik] *a* 发病的,病源性的
Nosopsyllus [ˌnɔsə*u*ˈsiləs] *n* 病蚤属 | ~ fasciatus 具带病蚤
nosotaxy [ˈnɔsəˌtæksi] *n* 疾病分类(法)
nosotherapy [ˌnɔsə*u*ˈθerəpi] *n* 以病治病法
nosotoxic [ˌnɔsə*u*ˈtɔksik] *a* 中毒病的 | **~ity** [ˌnɔsə*u*tɔkˈsisəti] *n* 中毒病性
nosotoxicosis [ˌnɔsə*u*ˌtɔksiˈkəusis] *n* 中毒病
nosotoxin [ˌnɔsə*u*ˈtɔksin] *n* 疾病毒素
nosotrophy [nə*u*ˈsɔtrəfi] *n* 病人护养法
nosotropic [ˌnɔsə*u*ˈtrɔpik] *a* 抗病的,针对疾病的
nostalgia [nɔsˈtældʒiə] *n* 怀乡症,思家症 | **nostalgic** [nɔsˈtældʒik] *a*

nostomania [ˌnɔstəuˈmeiniə] *n* 怀乡狂,思家狂

nostril [ˈnɔstril] *n* 鼻孔

nostrum [ˈnɔstrəm] *n*【拉】秘方

Nostyn [ˈnɔstin] *n* 依克替脲(ectylurea)制剂的商品名

not [nɔt] *ad* 不,不会 | as likely as ~ 很可能 / as soon as ~ 再也乐意不过地 / ~ all that 不那么…(地) / ~ but that (或 ~ but what) 虽然 / if ~ 不然的话,要不是,即使不 / ~ that 并不是说 / ~ that … but that … 不是(因为)…而是(因为)… / Not that I know of. 据我所知并不是那样

nota bene [ˈnəutə ˈbiːni]【拉】注意,留心

notable [ˈnəutəbl] *a* 值得注意的;显著的 *n* 名人,显要人物

notalgia [nəuˈtældʒiə] *n* 背痛

notancephalia [ˌnəutənsəˈfeiliə] *n* 无后颅(畸形)

notanencephalia [ˌnəutənensəˈfeiliə] *n* 无小脑(畸形)

notation [nəuˈteiʃən] *n* 符号,标志(法);注释

notch [nɔtʃ] *n* 切迹 | acetabular ~, cotyloid ~ 髋臼切迹 / auricular ~ 耳前切迹 / dicrotic ~, aortic ~ 重搏切迹(脉波) / gastric ~ 角切迹(胃) / marsupial ~ 小脑后切迹 / trigeminal ~ 三叉神经压迹 | ~**ed** [ˈnɔtʃt] *a* 切迹状的,有缺口的

note [nəut] *n* 笔记;注释;便条;标记;注意;音,律音;音符 *vt* 记下,摘下;注意(到);特别提到;指明,表明 | compare ~s 交换意见;讨论 / make(或take) a ~ (或~s) of 把…记下来 / strike the right ~ 说(写或做)得恰当 / take ~ of 注意(到)…

noted [ˈnəutid] *a* 著名的 | ~**ly** *ad* / ~**ness** *n*

notencephalocele [ˌnəutenˈsefələˌsiːl] *n* 后脑突出

notencephalus [ˌnəutenˈsefələs] *n* 后脑突出畸胎

noteworthy [ˈnəutˌwəːði] *a* 值得注意的;显著的 | **noteworthily** *ad* / **noteworthiness** *n*

nothing [ˈnʌθiŋ] *n* 没有东西,没有什么;不存在(的东西) *ad* 一点也不,并不 | all to ~ 百分之百的 / be ~ to 对…来说无足轻重;不能与…相比 / ~ but 只是,只不过是 / come to ~ 失败,没有结果 / for ~ 免费;徒然,没有结果;没有理由 / have ~ in one 不足道,无可取 / have ~ to do with 和…无关;和…不往来 / leave ~ to be desired 完美无缺 / like ~ on earth 世间稀有的,珍奇的 / make ~ of 对…等闲视之;不能理解;不能解决(或应用、对付) / no ~ 什么也没有 / ~ if not 确实;非常,极其 / ~ less than 不亚于,不少于;和…一模一样,完全是 / ~ like 没有什么能比得上… / ~ like (或near) as(或so)…as… 远远不像…那样… / ~ much 很少 / ~ short of 简直不比…差,简直可以说 / there is ~ for it but to 除了…以外别无他法 / think ~ of 把…看成平常,把…看成不重要 / to say ~ of 更不用说,何况

Nothnagel's bodies [ˈnɔtnəgəl] (Carl W. H. Nothnagel) 诺特纳格尔小体(直径为15~60μ的卵形或圆形小体,见于肉食者的粪便内) | ~ syndrome 诺特纳格尔综合征(大脑脚病灶所致的一侧眼动神经麻痹伴小脑性共济失调) / ~ type 诺特纳格尔型(肢端感觉异常)

notice [ˈnəutis] *n* 通告,通知;注意 *vt* 注意;通知;提到 *vi* 注意 | at short ~ 一俟通知(马上就…) / bring sth to sb's ~ 使某人注意某事 / come into ~ 引起注意 / give ~ 通知 / have ~ 接到通知 / serve ~ 正式通知,宣布 / sit up and take ~ 蓦地注意起来;健康渐渐恢复 / take ~ 注意;(婴孩)开始懂事 / till(或until) further ~ 在另行通知以前 / without ~ 不预先通知地,不另行通知地

noticeable ['nəutisəbl] *a* 显而易见的,显著的;重要的,值得注意的
notifiable ['nəutifaiəbl] *a* 须报告卫生当局的,应具报的,应报告的
notification [ˌnəutifi'keiʃən] *n* 通知;通知单
notify ['nəutifai] *vt* 通知;报告,宣布
notion ['nəuʃən] *n* 概念;想法;打算
notional ['nəuʃənl] *a* 概念的;象征性的;不根据实际的
not(o)- [构词成分] 背,脊
notochord ['nəutəkɔ:d] *n* 脊索
notochordoma [ˌnəutəukɔ:'dəumə] *n* 脊索瘤
Notoedres [ˌnəutəu'edri:z] *n* 耳螨属 | ~ cati 猫耳螨
notogenesis [ˌnəutəu'dʒenisis] *n* 脊索形成
notomelus [nəu'tɔmiləs] *n* 背肢畸胎(背部寄生肢)
notorious [nəu'tɔ:riəs] *a* 臭名昭著的,声名狼藉的 | ~**ly** *a* / ~**ness** *n*
not-self ['nɔtself] *n* 非自身(此术语表示对机体自己来说是外来的抗原成分,机体通过体液免疫或细胞介导免疫排除这种非自身抗原)
notwithstanding [ˌnɔtwiθ'stændiŋ] *prep* 尽管 *ad* 尽管,还是
noumenon ['nu:minən, 'nau-] *n* 本体,实体 | **noumenal** ['nu:mənəl, 'nau-]
nourish ['nʌriʃ] *vt* 养育;滋养;怀抱(希望等) | ~**ing** *a* 滋养的,富于营养的 / ~**ment** *n* 营养;营养品,食物
nousic ['nu:sik] *a* 智力的
Nov. November 十一月
Novaldin [nəu'vældin] *n* 安乃近(dipyrone)制剂的商品名
Novantrone [nəu'væntrəun] *n* 盐酸米托蒽醌(mitoxandrone hydrochloride)制剂的商品名
novelty ['nɔvəlti] *n* 新颖,新奇
November [nəu'vembə] *n* 十一月
novobiocin [ˌnəuvəu'baiəsin] *n* 新生霉素(抗生素类药) | ~ calcium 新生霉素钙 / ~ sodium 新生霉素钠
Novocain ['nəuvəkein] *n* 奴佛卡因,盐酸普鲁卡因(procaine hydrochloride)制剂的商品名
novoscope ['nəuvəskəup] *n* 叩听诊器
Novrad ['nɔvræd] *n* 萘磺酸左丙氧芬(levopropoxyphene napsylate)制剂的商品名
Novy's rat disease ['nəuvi] (Frederick G. Novy) 诺维鼠病(在实验鼠中发现的一种病毒性疾病)
now [nau] *ad* 现在,目前;立刻 *conj* 既然,由于 *n* 现在,此刻 *a* 现在的,现任的 | (every) ~ and again, (every) ~ and then 时而,不时 / from ~ on 从现在起,今后 / just ~ 刚才,一会儿以前;现在,眼下;立刻 / ~ … ~(或then) … 时而…,时而… / ~ that 既然,由于 / up to ~ 到目前为止
nowadays ['nauədeiz] *ad* 现今,现在 *n* 现今,当今
noway(s) ['nəuwei(z)], **nowise** ['nəuwaiz] *ad* 决不,一点也不
nowhere ['nəuhwεə] *ad* 任何地方都不;远远在后面 *n* 无处;不知道的地方 | be ~ 一无所得,一事无成;失败 / ~ near 离…很远
noxa ['nɔksə] ([复] **noxae** ['nɔksi:]) *n*【拉】害因,病因,病原
noxious ['nɔkʃəs] *a* 有害的,有毒的 | ~**ly** *ad* / ~**ness** *n*
nozzle ['nɔzl] *n* 嘴,喷嘴,吹口
Np 元素镎(neptunium)的符号
NP-59 iodomethylnorcholesterol 碘甲基降胆固醇
NPA National Perinatal Association 全国围生期协会
NPN nonprotein nitrogen 非蛋白氮
NPO nil per os【拉】禁食
NRC normal retinal correspondence 正常视网膜对应
NREM non-rapid eye movements 非快眼动(睡眠)

ns nanosecond 纳秒(10^{-9}s)
NSAIA nonsteroidal anti-inflammatory analgesic 非类固醇性消炎镇痛药
NSAID nonsteroidal anti-inflammatory drug 非类固醇性消炎药
NSCLC non-small cell lung carcinoma (or cancer) 非小细胞肺癌
NSNA National Student Nurse Association 全国护士生协会
NSR normal sinus rhythm 正常窦性节律
NST nonstress test 非应激试验
N-terminal ['tə:minl] *n* N末端，氨基末端(多肽链的氨基〈NH_2〉末端，通常写在左侧)
NTP normal temperature and pressure 正常温度与压力; National Toxicology Program 国家毒理学计划
nu nanounit 纳单位(10^{-9}U)
nu [nju:] *n* 希腊语的第12个字母(N, ν)
nubecula [nju'bekjulə] *n* 薄翳，角膜翳;尿微混浊(症);位觉砂，耳石
nubile ['nju:bail] *a* (指女子)适合结婚的，可以结婚的 | **nubility** [nju:'biləti] *n* (女子)适合结婚，适婚性
nubilous ['nju:biləs] *a* 多雾的，云雾弥漫的;模糊的，不明确的
nucha ['nju:kə] ([复] **nuchae** ['nju:ki:]) *n*【拉】项，颈背 | ~**l** *a*
nucin ['nju:sin] *n* 胡桃素，胡桃皮酸
nucis ['nju:sis] *a* 核果的
Nuck's canal, diverticulum ['nuk] (Anton Nuck) 腹膜鞘突
nuclear ['nju:kliə] *a* (原子)核的，核心的
nuclease ['nju:klieis] *n* 核酸酶 | purine ~ 嘌呤核酸酶
nucleate ['nju:kliit] *a* 有核的 ['nju:klieit] *vt, vi* (使)成核(心)，使集结 | ~**d** ['njuklieitid] *a* 有核的 / **nucleation** [ˌnju:kli'eiʃən] *n* 成核(现象);核晶过程，核子作用
nuclei ['nju:kliai] nucleus的复数
nucleic acid [nju:'kli:ik] 核酸 | infectious ~ ~ 感染性核酸
nucleide ['nju:kliaid] *n* 核酸金属化物
nucleiform ['nju:kliifɔ:m] *a* 核状的
nuclein ['nju:kliin] *n* 核素，核质
nucleinic acid [nju:kli'inik] 核酸
nucle(o)- [构词成分] 核
nucleocapsid [ˌnju:kliəu'kæpsid] *n* 核壳体，核蛋白壳，壳包核酸，病毒粒子
nucleochylema [ˌnju:kliəukai'li:mə] *n* 核汁，核液
nucleochyme ['nju:kliəkaim] *n* 核液，核淋巴
nucleocytoplasmic [ˌnju:kliəuˌsaitəu'plæzmik] *a* 核(与)质的
nucleofugal [ˌnju:kli'ɔfjugəl] *a* 离核的
nucleoglucoprotein [ˌnju:kliəuˌglu:kəu'prəuti:n] *n* 核糖蛋白
nucleohistone [ˌnju:kliəu'histəun] *n* 核组蛋白
nucleohyaloplasm [ˌnju:kliəuhai'æləplæzəm] *n* 核透明质，核丝
nucleoid ['nju:kliɔid] *a* 拟核的，核样的 *n* 核状小体(红细胞中心);拟核，类核;病毒核心(病毒的遗传物质〈核酸〉，位于病毒粒子的中心)
nucleokeratin [ˌnju:kliəu'kerətin] *n* 核角蛋白
nucleolar [nju:'kli:ələ] *a* 核仁的
nucleole ['nju:kliəul] *n* 核仁
nucleoli [nju:'kli:əlai] nucleolus的复数
nucleoliform [ˌnju:kli'ɔlifɔ:m], **nucleoloid** ['nju:kliəlɔid] *a* 核仁样的
nucleolin [nju:'kli:əlin] *n* 核仁素
nucleolinus [ˌnju:kliəu'lainəs] *n* 核仁内粒，核点
nucleolonema [ˌnju:kliˌəuləu'ni:mə], **nucleoloneme** [ˌnju:kli'əuləni:m] *n* 核仁丝，核仁线
nucleolus [nju:'kliələs] ([复] **nucleoli** [nju:'kli:əlai]) *n*【拉】核仁 | chromatin ~, false ~, nucleinic ~ 染色质核仁，核粒

nucleolymph [ˈnjuːkliəlimf] *n* 核液，核淋巴

nucleomicrosome [ˌnjuːkliəuˈmaikrəusəum] *n* 核微粒体

nucleon [ˈnjuːkliɔn] *n* 核子

nucleonic [ˌnjuːkliˈɔnik] *a* 核的;核子的

nucleonics [ˌnjuːkliˈɔniks] *n* 核子学

nucleopetal [ˌnjuːkliˈɔpitəl] *a* 向核的

nucleophaga [ˌnjuːkliˈɔfəgə] *n* 噬核菌

nucleophagocytosis [ˌnjuːkliəuˌfægəusaiˈtəusis] *n* 噬核现象

nucleophile [ˈnjuːkliəfail] *n* 亲核物质 | **nucleophilic** [ˌnjuːkliəuˈfilik] *a* 亲核的

nucleophosphatase [ˌnjuːkliəuˈfɔsfəteis] *n* 核酸磷酸酶

nucleoplasm [ˈnjuːkliəplæzəm] *n* 核质，核浆 | ～**ic** [ˌnjuːkliəuˈplæzmik] *a*

nucleoprotamine [ˌnjuːkliəuprəuˈtæmin] *n* 核精蛋白，鱼精蛋白

nucleoprotein [ˌnjuːkliəuˈprəutiːn] *n* 核蛋白 | deoxyribose ～ 脱氧核糖核蛋白 / ribose ～ 核糖核蛋白

nucleoreticulum [ˌnjuːkliəuriˈtikjuləm] *n* 核网

nucleosidase [ˌnjuːkliəuˈsaideis] *n* 核苷酶

nucleoside [ˈnjuːkliəˌsaid] *n* 核苷

nucleoside-diphosphate kinase [ˈnjuːkliəsaid daiˈfɔsfeit ˈkaineis] 二磷酸核苷激酶

nucleoside monophosphate kinase [ˈnjuːkliəˌsaid ˌmɔnəuˈfɔsfeit ˈkaineis] 核苷酸激酶

nucleoside-phosphate kinase [ˈnjuːkliəsaid ˈfɔsfeit ˈkaineis] 磷酸核苷激酶

nucleoside phosphorylase [ˈnjuːkliəˌsaid fɔsˈfɔːrileis] 核苷磷酸化酶

nucleosin [ˈnjuːkliəsin] *n* 胸腺生成素

nucleosis [ˌnjuːkliˈəusis] *n* 核增生

nucleosome [ˈnjuːkliəˌsəum] *n* 核小体

nucleospindle [ˌnjuːkliəuˈspindl] *n* 核纺锤体

nucleotherapy [ˌnjuːkliəuˈθerəpi] *n* 核素疗法

nucleotidase [ˌnjuːkliəˈtaideis] *n* 核苷酸酶

5′-nucleotidase [ˌnjuːkliəˈtaideis] *n* 5′-核苷酸酶

nucleotide [ˈnjuːkliətaid] *n* 核苷酸 | cyclic ～s 环核苷酸

nucleotide cyclase [ˈnjuːkliətaid ˈsaikleis] 核苷酸环化酶

nucleotide polymerase [ˈnjuːkliətaid pɔˈliməreis] 核苷酸聚合酶

nucleotidyl [ˌnjuːkliəuˈtaidil] *n* 核苷酸(基)

nucleotidylexotransferase [ˌnjuːkliəˌtaidilˌeksəuˈtrænsfəreis] *n* 核苷酸外转移酶，DNA核苷酸外转移酶

nucleotidyltransferase [ˌnjuːkliəuˌtaidilˈtrænsfəreis] *n* 核苷酸转移酶

nucleotoxin [ˌnjuːkliəuˈtɔksin] *n* 核毒素

nucleus [ˈnjuːkliəs] ([复] **nucleuses** 或 **nuclei** [ˈnjuːkliai]) *n* 核;(细)胞核;环 | ambiguous ～ 疑核 / ～ of atom, atomic ～ 原子核 / auditory nuclei 听神经核 / basal ～ 下橄榄核;[复] 基底神经节 / caudate ～ 尾核 / daughter ～ 子核 / diploid ～ 二倍体核 / fertilization ～ 受精核，合核 / free ～ 游离核 / germ ～, germinal ～ 原核，前核 / gonad ～ 生殖核，小核 / gray ～ 灰质(脊髓) / haploid ～ 单元核，单倍核，减数核 / ～ intercalatus 闰核(在迷走神经的背核和舌下神经核之间的一群神经细胞) / large cell auditory ～ 前庭神经外侧核 / reproductive ～ 生殖核，小核 / somatic ～, trophic ～ 巨核，大核，滋养核 / triangular ～ 楔束核

nuclide [ˈnjuːklaid] *n* (原子)核素 | radioactive ～ 放射性核素 | **nuclidic** [njuːˈklidik] *a*

nude [njuːd] *a* 裸体的;光秃的 *n* 裸体

者;裸体 | ~**ly** *ad* / ~**ness** *n*

nudism [ˈnju:dizəm] *n* 裸体主义

nudophobia [ˌnjudəuˈfəubjə] *n* 裸体恐怖

Nuel's space [ni:ˈel] (Jean P. Nuel) 纽尔间隙(耳蜗指细胞长突之间的间隙)

nufenoxole [ˌnju:fiˈnɔksəul] *n* 奴芬克索,氮环苯唑(抗蠕动药)

NUG necrotizing ulcerative gingivitis 坏死性溃疡性龈炎

Nuhn's glands [nun] (Anton Nuhn) 舌尖腺

nuisance [ˈnju:sns] *n* 损害,妨害;讨厌;公害

null [nʌl] *a* 无效的;不存在的;无用的;零位的 | ~ and void 无效

nullipara [nəˈlipərə] *n* 未产妇

nulliparity [ˌnʌliˈpærəti] *n* 未经产

nulliparous [nəˈlipərəs] *a* 未经产的

nullisomic [ˌnʌliˈsɔmik] *a* 缺对染色体的

numb [nʌm] *a* 麻木的,感觉缺失的 *vt* 使麻木 | ~**ly** *ad* / ~**ness** *n*

number [ˈnʌmbə] *n* 数,值 *vt* 给…编号;总计;把…算作,认为(among, in, with) *vi* 计(数) | acetyl ~ 乙酰值 / atomic ~ 原子序数 / chromosome ~ 染色体数 / CT ~s CT值(在CT扫描时,在标度上为每一个象素定的衰减值,水为0,密度骨为+1000,空气为-1000) / dibucaine ~ 地布卡因值(表示用地布卡因在血清样品上抑制胆碱酯酶的百分数,用以鉴别正常和异常血清胆碱酯酶表型。正常的或一般的约为80,中间的约60,异常的或非典型的约为20) / hydrogen ~ 氢值 / iodine ~ 碘值 / isotopic ~ 同位素数 / polar ~ 极性值 / saponification ~ 皂化值 / thiocyanogen ~ 硫氰酸值 / transport ~ 迁移数 / wave ~ 波数 | ~s of 相当多,不少 / a ~ of 若干,许多 / any ~ of 许多 / beyond ~ 多得数不清 / by the ~s 合拍地;系统地,按常规地,机械地 / in ~ 在数字上,总共 / in round ~s 以整数表示,以约数表示;大概,总而言之 / to the ~ of 达到…的数目,合计数为… / without ~ 多得数不清 | ~**less** *a* 无号码的;数不清的

numerable [ˈnju:mərəbl] *a* 可数的,可计数的

numeral [ˈnju:mərəl] *a* 数的;示数的 *n* 数字

numerate [ˈnju:məreit] *vt* 数,计算,读(数)

numeration [nju:məˈreiʃən] *n* 计算,读数

numerator [ˈnju:məreitə] *n* 计算者;计数器;分子(数学)

numerical [nju(:)ˈmerikəl] *a* 数字的,用数字表示的;数值的 | ~**ly** *ad*

numerous [ˈnju:mərəs] *a* 为数众多的;许多

nummular [ˈnʌmjulə] *a* 钱币形的;钱串状的

Numorphan [njuˈmɔ:fæn] *n* 盐酸羟吗啡酮(oxymorphone hydrochloride)制剂的商品名

nunnation [nʌˈneiʃən] *n* n音滥用

Nupercainal [ˌnju:pəˈkeinəl] *n* 地布卡因(dibucaine)制剂的商品名

Nupercaine [ˈnju:pəkein] *n* 地布卡因(dibucaine)制剂的商品名

nuptial [ˈnʌpʃəl] *a* 婚姻的,结婚的 *n* [复]婚礼

nuptiality [ˌnʌpʃiˈæləti] *n* 婚姻率

N-Uristix [ˈjuəristiks] 测尿中亚硝酸盐、葡萄糖和蛋白质试纸的商品名

Nuromax [ˈnjuərəˌmæks] *n* 多沙氯铵(doxacurium chloride)制剂的商品名

nurse [nə:s] *n* 保姆;护士 *vt* 喂奶;护理,照料;培育 *vi* 喂奶,吃奶;看护病人 | charge ~, head ~ 护士长 / clinical ~ specialist 临床护理专家 / clinician ~ 临床护士 / community ~, district ~ 地段护士 / dry ~ 保姆,(婴儿)保育员 / general duty ~ 普通护士 / graduate ~, trained ~ 毕业护士 / hospital ~ 病室护士 / licensed practical ～ 有照护士 / monthly ～ 产褥护士 / occupational health ～ 职业卫生护士 / practical ～ 经验护士(未经护校毕业而有实际经验的人员) / private ～, private duty ～ 私人护士,私人值班护士 / probationer ～ 护生 / public health ～, community health ～, visiting ～ 公共卫生护士,社区保健护士,访视护士 / Queen's ～ 地段护士(英国) / registered ～ 注册护士 / scrub ～ 手术助理护士 / special ～ 私人护士,特约护士;专门护士 / student ～ 护生 / wet ～ 奶妈,乳母

nurse-midwife [nə:s'midwaif] *n* 助产护士

nurse-midwifery [nə:s'midwifəri, nə:s'midwaifiri] *n* 助产护士学

nursery ['nə:sri] *n* 婴儿室;托儿所 | day ～, day care ～ 日托托儿所

nursing ['nə:siŋ] *n* 保育;喂乳(法),护理(法)

nursling ['nə:sliŋ] *n* 乳婴,婴儿

nurture ['nə:tʃə] *n* 营养物;养育;环境因素 *vt* 给…营养物;养育

Nussbaum's experiment ['nusbaum] (Moritz Nussbaum) 努斯鲍姆实验(结扎动物肾动脉,使肾小球与血液循环分离)

Nussbaum's narcosis ['nusbaum] (Johann N. Nussbaum) 努斯鲍姆麻醉法(用醚或氯仿作全身麻醉前,先注射吗啡)

nut [nʌt] *n* 核果,坚果 | betel ～ 槟榔

nutation [nju'teiʃən] *n* 点头(尤指不随意性点头) | ～**al** *a*

nutatory ['njutətəri] *a* 点头的

nutgall ['nʌtgɔ:l] *n* 没食子,五倍子

nutmeg ['nʌtmeg] *n* 肉豆蔻

Nutracort ['nju:trəˌkɔ:t] *n* 氢化可的松(hydrocortisone)制剂的商品名

nutrient ['nju:triənt] *a* 营养的,滋养的 *n* 营养素,营养物 | essential ～s 必需营养素 / secondary ～ 次级营养素(刺激肠内微生物区系藉以合成其他营养素的物质)

nutrilite ['nju:trilait] *n* 微量营养素

nutriment ['nju:trimənt] *n* 营养;营养品,食物 | ～**al** [ˌnju:tri'mentl] *a* 有营养的,滋养的

nutriology [ˌnju:tri'ɔlədʒi] *n* 营养学

nutrition [nju(:)'triʃən] *n* 营养;营养品 | adequate ～ 适量营养 / total parenteral ～ 全胃肠外营养,全静脉营养 | ～**al** *a* 营养的

nutritionist [nju(:)'triʃənist] *n* 营养学家

nutritious [nju(:)'triʃəs] *a* 有营养的,滋养的 | ～**ly** *ad* / ～**ness** *n*

nutritive ['nju:tritiv] *a* 营养的,滋养的 | ～**ly** *ad*

nutriture ['nju:tritʃə] *n* 营养状况

nutrix ['nju:triks] *n* 奶妈,乳母

nutrose ['nju:trəus] *n* 钠酪蛋白

nutshell ['nʌtʃel] *n* 果壳 | in a ～ 简括地说,一句话

Nuttallia [nə'tæliə] (George H. F. Nattall) *n* 纳脱原虫属(即巴贝虫属Babesia) | ～ equi 马纳脱原虫,马巴贝虫,马梨浆虫 / ～ gibsoni 犬纳脱原虫

nux [nʌks] *n* 【拉】 核果,坚果 | ～ moschata 肉豆蔻 / ～ vomica 马钱子,番木鳖(苦味健胃及中枢兴奋药)

nyacyne ['naiəsain] *n* 新霉素(即neomycin)

nyad ['naiæd] *n* 稚虫,若虫,蛹

nyctalbuminuria[ˌniktelˌbju:mi'njuəriə] *n* 夜蛋白尿

nyctalgia [nik'tældʒiə] *n* 夜痛(睡时痛)

nyctalope ['niktələup] *n* 夜盲者

nyctalopia [ˌniktə'ləupiə] *n* 夜盲(症)(昼视) | **nyctalopic** [ˌniktə'lɔpik] *a*

nyctaphonia [ˌniktə'fəuniə] *n* 夜间失声

nycterine ['niktərain] *a* 夜间的,夜发的;暧昧的,隐蔽的

nyct(o)- [构词成分] 夜

nyctohemeral [ˌniktəu'hemərəl],

nycterohemeral [ˌniktərə'hemərəl] *a* 昼夜的

nyctophilia [ˌniktəu'filiə] *n* 嗜夜癖

nyctophobia [ˌniktəu'fəubjə] *n* 黑夜恐怖,黑暗恐怖,恐夜症

nyctophonia [ˌniktəu'fəuniə] *n* 白昼失声(夜能发声)

Nyctotherus [nik'tɔθərəs] *n* 肠(肾)虫属 | ~ cordiformis 心形肠(肾)虫 / ~ ovalis 卵形肠(肾)虫

nyctotyphlosis [ˌniktəutif'ləusis] *n* 夜盲症(昼视)

nycturia [nik'tjuəriə] *n* 夜尿症

NYD not yet diagnosed 尚未诊断

Nydrazid ['naidrəzid] *n* 异烟肼(isoniazid)制剂的商品名

nylestriol [nai'lestriɔl] *n* 羟炔雌醚,炔雌三醇环戊醚(雌激素)

nylidrin hydrochloride ['nilidrin] 盐酸布酚宁,盐酸苄丙酚胺(周围血管扩张药)

nylon ['nailən] *n* 尼龙

nymph [nimf] *n* 若虫,蛹

nympha ['nimfə] ([复] **nymphae** ['nimfi:]) *n*【拉】小阴唇

nymphectomy [nim'fektəmi] *n* 小阴唇切除术

nymphitis [nim'faitis] *n* 小阴唇炎

nympho- [构词成分] 小阴唇

nymphocaruncular [ˌnimfəukə'rʌŋkjulə] *a* 小阴唇处女膜痕的

nymphohymeneal [ˌnimfəuhai'meniəl] *a* 小阴唇处女膜的

nymphomania [ˌnimfəu'meinjə] *n* 慕男狂 | ~**c** [ˌnimfəu'meiniæk] *a* 慕男狂的 *n* 慕男狂者

nymphoncus [nim'fɔŋkəs] *n* 小阴唇肿

nymphotomy [nim'fɔtəmi] *n* 小阴唇切开术;阴蒂切开术

Nyssen-van Bogaert syndrome ['naisen vɑ:n 'bəugεət] (René Nyssen; Ludo van Bogaert) 奈森-范博格特综合征,异染性脑白质营养不良(成年型)

Nyssorhynchus [ˌnisəu'riŋkəs] *n* 刺蚊亚属(按蚊属)

nystagmic [nis'tægmik] *a* 眼球震颤的

nystagmograph [nis'tægməgrɑ:f] *n* 眼球震颤描记器

nystagmoid [nis'tægmɔid], **nystagmiform** [nis'tægmifɔ:m] *a* 眼球震颤样的

nystagmus [nis'tægməs] *n* 眼球震颤,眼震 | aural ~ 耳源性眼球震颤 / caloric ~ 温热性眼球震颤 / end-position ~ 终末位注视性眼球震颤 / fixation ~ 注视性眼球震颤 / head ~ 旋转性头震颤(动物) / lateral ~ 摆动性眼球震颤 / ocular ~ 眼病性眼球震颤 / palatal ~ 腭震颤,腭帆提肌痉挛 / paretic ~ 不全麻痹性眼球震颤 / rhythmical ~, resilient ~, jerking ~ 节律性眼球震颤 / undulatory ~, vibratory ~, oscillating ~ 振动性眼球震颤 / vestibular ~, labryrinthine ~ 前庭性眼球震颤,迷路性眼球震颤 / visual ~ 视源性眼球震颤

nystagmus-myoclonus [nis'tægməs mai'ɔklənəs] *n* 眼球震颤肌阵挛症

nystatin ['nistətin] *n* 制霉菌素(抗生素类药)

nystaxis [nis'tæksis] *n* 眼球震颤,眼震

Nysten's law [nis'tɑ:ŋ] (Pierre H. Nysten) 奈斯当定律(尸僵定律,即尸僵最先出现于咀嚼肌,次为脸部和颈部肌肉,再则为上躯干和手臂肌肉,最后为腿和足肌肉)

nyxis ['niksis] *n* 穿刺术

O

O, o [əu] ([复] **O's, o's** [əuz]) *n* 英语的第15个字母

O 元素氧(oxygen)和O型(菌)(ohne Hauch)的符号

O. 品脱(octarius 【拉】)和眼(oculus【拉】)的符号

o- 正,邻(ortho-)的化学符号

o omicron 希腊语的第15个字母

Ω 希腊语大写字母omega;欧姆(ohm)的符号

ω omega 希腊语第24个字母;角频率(angular frequency)或角速度(angular velocity)的符号

ω- 末位的(离主要功能基最远的碳原子的符号,如*ω*-oxidation)

OA ocular albunism 眼白化病 | OA1 ocular albunism, type 1 眼白化病1型 / OA2 ocular albunism, type 2 眼白化病2型(见Forsius-Eriksson syndrome)

OAF osteoclast activating factor 破骨细胞激活因子

oaf [əuf] *n* 白痴;精神发育不全者

oak [əuk] *n* 栎树,橡树 | poison ~ 槲叶毒葛

oakum ['əukəm] *n* 麻絮(过去用于制作外科敷料)

OAP oncovin, ara-C, and prednisone 长春新碱-阿糖胞苷-泼尼松(联合化疗治癌方案)

oari(o)- 以oari(o)-起始的词,同样见以oophor(o)-和ovari(o)-起始的词

oasis [əu'eisis] ([复] **oases** [əu'eisi:z]) *n* (沙漠中的)绿洲;健岛(病变区中的健康组织)

OAT ornithine aminotransferase 鸟氨酸转氨酶

oat [əut] *n* 燕麦

oath [əuθ] *n* 誓言 | ~ of Hippocrates, hippocratic ~ 希波克拉底誓言(关于医生道德的一段誓词)

OB obstetrics 产科学

obcecation [ˌɔbsi'keiʃən] *n* 部分盲

obducent [ɔb'dju:snt] *a* 覆盖的

obduction [ɔb'dʌkʃən] *n* 尸体解剖,尸体剖验

obedience [ə'bi:djəns] *n* 服从,顺从

obedient [ə'bi:djənt] *a* 服从的,顺从的 | ~**ly** *ad*

O'Beirne's sphincter [əu'bεən] (James O'Beirne) 奥贝恩括约肌(在乙状结肠与直肠连接处的大肠壁内的环状肌纤维)

obeliad [əu'bi:liæd] *ad* 向顶孔间点

obelion [əu'bi:liən] *n* 顶孔间点 | **obeliac** [əu'bi:liæk] *a*

Obermayer's test ['ɔ:bəˌmaiə] (Friedrich Obermayer) 奥伯梅尔试验(检尿蓝母)

Obermüller's test ['ɔ:bəmilə] (Kuno Obermüller) 奥伯米勒试验(检胆固醇)

Ober's operation ['əubə] (Frank R. Ober) 奥伯手术(关节囊切开术) | ~ test (sign) 奥伯试验(征)(患者卧于左侧,左大腿与小腿均屈曲,检查者提患者右腿使之外展并伸直,若检查者突然放手,患者右腿仍保持在原位而并不掉下来,则有股筋膜张肌挛缩及阔筋膜挛缩的现象)

Oberst's method ['ɔ:bəst] (Maximilian Oberst) 奥伯斯特法(皮下结缔组织内注射盐水或蒸馏水所产生的局部麻

醉法)

obese [əu'bi:s] *a* 过度肥胖的,肥大的

obesitas [əu'bi:sitəs] *n*【拉】肥胖,多脂

obesity [əu'bi:səti] *n* 肥胖,多脂 | adult-onset ~, hypertrophic ~ 成年型肥胖症 / exogenous ~, alimentary ~, simple ~ 外源性肥胖症,饮食性肥胖症,单纯性肥胖症 / hyperinsulinar ~ 胰岛功能亢进性肥胖症 / hyperinterrenal ~ 肾上腺皮质功能亢进性肥胖症 / hyperplasmic ~ 原生质增生性肥胖症 / hypogonad ~ 性腺功能减退性肥胖症 / hypoplasmic ~ 原生质减少性肥胖症 / hypothyroid ~ 甲状腺功能减退性肥胖症 / life-long ~, hyperplastic-hypertrophic ~ 终身性肥胖症 / morbid ~ 病态性肥胖症

obesogenous [əubi:'sɔdʒinəs] *a* 致肥胖的

Obesumbacterium [əuˌbi:səmbæk'tiəriəm] *n* 脂肝菌属

obex ['əubeks] *n*【拉】闩(脑)

obey [ə'bei] *vt* 服从,听从

obfuscate ['ɔbfʌskeit] *vt* 使模糊,使发暗 | **obfuscation** [ˌɔbfʌs'keiʃən] *n* 模糊化,发暗

obidoxime chloride [əubi'dɔksi:m] 双复磷,氯化双异烟醛肟甲醚(胆碱酯酶复活药,解毒药)

obituary [ə'bitjuəri] *n* 讣告

object ['ɔbdʒikt] *n* 物体;对象;目的;客观 [əb'dʒekt] *vi* 反对(to) *vt* 提出…作为反对的理由

objectify [əb'dʒektifai] *vt* 使客观化;使具体化,具体表现

objection [əb'dʒekʃən] *n* 反对,异议(to, against);缺点;妨碍

objectionable [əb'dʒekʃənəbl] *a* 引起反对的;令人不愉快的 | ~**ness** *n* / **objectionably** *ad*

objective [əb'dʒektiv] *a* 客观的;真实的;对象的,目标的;他觉的 *n* 目标,目的;(接)物镜 | achromatic ~ 消色差物镜 / apochromatic ~ 复消色差物镜 / dry ~ 干物镜 / flat field ~ 平视野物镜 / fluorite ~ 萤石物镜 / immersion ~ 油(浸没物)镜 / semiapochromatic ~ 半复消色差物镜

objectivity [ˌɔbdʒek'tivəti] *n* 客观性,客观现实

obligate ['ɔbligeit] *vt* 强制…做某事 ['ɔbligit] *a* 专性的(如专性厌氧菌);必需的;有义务的

obligation [ˌɔbli'geiʃən] *n* 义务;职责,责任 | be under an ~ (to do ...) 有责任去(做…),有义务去(做…)

obligatory [ɔ'bligətəri] *a* 强制性的;应尽的,义不容辞的;专性的 | **obligatorily** *ad*

oblige [ə'blaidʒ] *vt* 迫使;责成;使满足;使感激

oblique [ə'bli:k] *a* 斜的,倾斜的 *vi* 倾斜,歪 | ~**ly** *ad*

obliquity [ə'blikwəti] *n* 倾斜,斜度 | ~ of pelvis 骨盆斜度

obliquus [əb'laikwəs] *a*【拉】斜的,倾斜的 *n* 斜肌

obliterate [ə'blitəreit] *vt* 涂抹;消灭,使消失

obliteration [əˌblitə'reiʃən] *n* 消灭,消失(因疾病、变性、外科手术、照射法等使之完全消除) | cortical ~ 脑皮质消失,皮质色素缺乏(大脑皮质区神经节细胞消失)

oblivion [ə'bliviən] *n* (被)忘却,健忘;漠视 | fall(或sink) into ~ 渐被忘却;废而不用

oblivious [ə'bliviəs] *a* 忘却的,健忘的;不在意的,不顾(of或to)

oblong ['ɔblɔŋ] *a* 长方形的;椭圆形的;拉长的,延长的 *n* 长方形,椭圆形

oblongata [ˌɔblɔŋ'geitə] *a*【拉】长方形的;延长的(有时用来指延髓)

oblongatal [ˌɔblɔŋ'geitl] *a* 延髓的

obmutescence [ˌɔbmju:'tesns] *n* 失音,失声 | **obmutescent** *a*

obnoxious [əb'nɔkʃəs] *a* 引起反感的;讨厌的;易受…的 | ~**ly** *ad* / ~**ness** *n*

obnubilation [ɔbˌnju:bi'leiʃən] *n* 神志不清,意识混浊

O'Brien akinesia [ə*u*'braiən] (Cecil S. O'Brien) 奥布赖恩运动不能(直接在第七脑神经眶支上注射麻醉液所产生的眼轮匝肌麻痹,使眼球有较佳的外露)

obscene [əb'si:n] *a* 猥亵的,诲淫的;令人厌恶的,可憎的 | ~**ly** *ad*

obscure [əb'skjuə] *a* 昏暗的;不清楚的;隐匿的; *vt* 使暗;使不明显,使难理解 | ~**ly** *ad*

obscurity [əb'skjuərəti] *n* 暗淡;不清;隐匿;难解

observable [əb'zə:vəbl] *a* 可遵守的;看得见的,观察得到的;值得注意的,显著的 | **observably** *ad*

observance [əb'zə:vəns] *n* 遵守,奉行;注意,观察;惯例

observant [əb'zə:vənt] *a* 严格遵守…的;留心的;当心的

observation [ˌɔbzə(:)'veiʃən] *n* 观察;监视;(观察后发表的)言论,意见;(观察)资料

observe [əb'zə:v] *vt* 遵守;注意到,观测;评述 *vi* 注意,观察;评论(on, upon)

observer [əb'zə:və] *n* 遵守者;观察者;监测者;评论者

observerscope [əb'zə:vəskəup] *n* 双臂内镜(两人用内镜),示教窥镜

obsess [əb'ses] *vt* 使着迷;使烦扰

obsession [əb'seʃən] *n* 强迫症,强迫观念 | **obsessive** [əb'sesiv] *a* 强迫(症)的

obsessive-compulsive [əb'sesiv kəm'pʌlsiv] *a* 强迫观念与行为的

obsolescent [ˌɔbsə*u*'lesnt] *a* 逐渐被废弃的,逐渐过时的;废退的 | **obsolescence** *n*

obsolete ['ɔbsəli:t] *a* 已废弃的;已不用的;(器官)不明显的;不发育的,废退的

obstacle ['ɔbstəkl] *n* 障碍,妨碍

obstetrics [əb'stetriks] *n* 产科学 | **obstetric(al)** *a* 产科学的,产科的 / **obstetrician** [ˌɔbste'triʃən] *n* 产科医师

obstinacy ['ɔbstinəsi] *n* 顽固,固执;(病痛等)难治

obstinate ['ɔbstinit] *a* 顽固的,固执的;难治的 | ~**ly** *ad*

obstipation [ˌɔbsti'peiʃən] *n* 顽强便秘

obstruct [əb'strʌkt] *vt* 妨碍,阻塞

obstruction [əb'strʌkʃən] *n* 阻塞,梗阻 | false colonic ~ 假结肠梗阻 / intestinal ~ 肠梗阻

obstructive [əb'strʌktiv] *a* 妨碍的;引起阻塞的,阻塞性的 | ~**ly** *ad*

obstruent ['ɔbstruənt] *a* 梗阻的,阻塞的 *n* 止泻药

obtain [əb'tein] *vt* 获得,得到 *vi* 流行,通行 | ~**able** *a* 可获得的 / ~**ment** *n*

obtrude [əb'tru:d] *vt* 强加,强行(on, upon) *vi* 强加于人;打扰(on, upon) | **obtrusion** [əb'tru:ʒən] *n*

obtund [ɔb'tʌnd] *vt* 变钝;缓和,抑制(疼痛等)

obtundent [ɔb'tʌndənt] *a* 使感觉迟钝的;止痛的 *n* 缓和药,安抚药

obturate ['ɔbtjuəreit] *vt* 封闭,充填,填塞

obturation [ˌɔbtjuə'reiʃən] *n* 充填,填塞;闭塞(肠梗阻的一种) | canal ~ 根管充填

obturator ['ɔbtjuəˌreitə] *n*【拉】充填器,填塞器,充填体;闭孔肌;闭孔

obtuse [əb'tju:s] *a* 钝的;钝形的;迟钝的(智力) | ~**ly** *ad* / ~**ness** *n*

obtusion [əb'tju:ʒən] *n* 感觉迟钝

obviate ['ɔbvieit] *vt* 排除;避免,预防

obvious ['ɔbviəs] *a* 明显的,显著的 | ~**ly** *ad* / ~**ness** *n*

OCA oculocutaneous albunism 眼皮肤白化病

occasion [ə'keiʒən] *n* 机会;场合;原因;理由;需要 *vt* 引起 | as(或when) ~ requires 在必要时 / as ~ serves 一有适当的机会,当时机有利时 / give ~ to 引起 / improve the ~ 因势利导 / on ~ 间或,有时 / on the ~ of 在…的时候 / rise to the ~ 起来应付紧急

局面,应付裕如 / take this(或that) ~ to 利用机会,乘机

occasional [ə'keiʒənl] *a* 偶然的,非经常的 | ~**ly** *ad*

occipital [ɔk'sipitl] *a* 枕骨的,枕部的

occipitalis [ɔkˌsipi'teilis] *n*【拉】枕肌

occipitalization [ɔkˌsipitəlai'zeiʃən, -li'z-] *n* 寰枕骨性接合,寰(椎)枕骨化

occipitoanterior [ɔkˌsipitəuæn'tiəriə] *a* 枕前位(胎位)

occipitoatloid [ɔkˌsipitəu'ætlɔid] *a* 枕寰的

occipitoaxoid [ɔkˌsipitəu'æksɔid] *a* 枕枢的

occipitobasilar [ɔkˌsipitəu'bæsilə] *a* 枕部颅底的

occipitobregmatic [ɔkˌsipitəubreg'mætik] *a* 枕部前囟的

occipitocalcarine [ɔkˌsipitəu'kælkərain] *a* 枕叶禽距的

occipitocervical [ɔkˌsipitəu'sə:vikəl] *a* 枕颈的

occipitofacial [ɔkˌsipitəu'feiʃəl] *a* 枕(部颜)面的

occipitofrontal [ɔkˌsipitəu'frʌntl] *a* 枕额的

occipitomastoid [ɔkˌsipitəu'mæstɔid] *a* 枕乳突的

occipitomental [ɔkˌsipitəu'mentl] *a* 枕颏的

occipitoparietal [ɔkˌsipitəupə'raiitl] *a* 枕顶的

occipitoposterior [ɔkˌsipitəupɔs'tiəriə] *a* 枕后位(胎位)

occipitotemporal [ɔkˌsipitəu'tempərəl] *a* 枕颞的

occipitothalamic [ɔkˌsipitəuθə'læmik] *a* 枕叶丘脑的

occiput ['ɔksipʌt] *n* 枕(骨)部;(昆虫)后头

occlude [ɔ'klu:d] *vt* 闭塞,闭合 *vi* 殆,咬合

occluder [ɔ'klu:də] *n* 殆器,咬合器

occlusal [ɔ'klu:səl] *a* 闭合的;殆(面)的,咬合(面)的

occlusion [ɔ'klu:ʒən] *n* 闭塞,闭合;吸留;殆,咬合 | abnormal ~ 异常殆 / acentric ~, eccentric ~ 离正(中)殆 / anatomic ~ 解剖性咬合 / anterior ~, protrusive ~ 前殆,前伸殆 / capsular ~ 肾被囊(肾)固定术 / centric ~, central ~ 正中殆 / coronary ~ 冠状动脉闭塞 / distal ~, postnormal ~ 远中殆,错后殆 / edge-to-edge ~, end-to-end ~ 对刃殆,对边殆 / enteromesenteric ~ 肠肠系膜栓塞 / functional ~ 功能性殆 / labial ~ 唇(向)殆 / mesial ~, prenormal ~ 近中殆,错前殆 / normal ~, neutral ~ 正常殆,中性殆 / ~ of pupil 瞳孔闭合 / retrusive ~ 后退殆 / traumatic ~, hyperfunctional 创伤性殆,过用殆 / traumatogenic ~ 致创伤性殆 | **occlusive** [ɔ'klu:siv] *a*

occlusocervical [ɔˌklu:səu'sə:vikəl] *a* 殆颈的,咬合颈的

occlusometer [ˌɔklu'sɔmitə] *n* 殆力计,咬合力计,下颌动力计

occlusorehabilitation [ɔˌklu:səuˌri:həˌbili'teiʃən] *n* 殆关系恢复法,咬合关系恢复法

Occlusosporida [ɔˌklu:səu'spɔ:ridə] *n* 闭合孢子虫目

occult [ɔ'kʌlt] *a* 隐的,隐伏的,潜隐的;难懂的

occupancy ['ɔkjupənsi] *n* 占有,占用;居住;占有(或占用、居住)期间;存留期间(指用一种特殊方法给予的单位量的物质,在被排出或破坏之前,存留于身体或占有身体某一部分的期间)

occupation [ˌɔkju'peiʃən] *n* 占领;占有;居住;职业;工作 | ~**al** *a* 职业的

occupy ['ɔkjupai] *vt* 占领;占用;使从事

occur [ə'kə:] *vi* (-rr-) 发生;出现;被想到

occurrence [ə'kʌrəns] *n* 发生;出现;(偶发)事件

ocean ['əuʃən] *n* 海洋

Oceania [ˌəuʃi'einjə], **Oceanica**

[ˌəuʃiˈænikə] *n* 大洋洲 | **Oceanian** [əuʃiˈeinjən] *a* 大洋洲的;大洋洲人的 *n* 大洋洲人

oceanic [ˌəuʃiˈænik] *a* 海洋的

Oceanospirillum [ˌəuʃiˌeinəuspiˈriləm] *n* 海洋螺菌属

ocellus [əuˈseləs] ([复] **ocelli** [əuˈselai]) *n* 【拉】单眼(昆虫及其他无脊椎动物的);眼点(昆虫复眼内的);眼样色斑 | **ocellar** *a*

ochlesis [ɔkˈliːsis] *n* 拥挤病

ochlophobia [ˌɔkləuˈfəubjə] *n* 人群恐怖,恐群症

Ochrobium [əuˈkrəubiəm] *n* 赭菌属 | ~ tectum 遮盖赭菌

ochrometer [əuˈkrɔmitə] *n* 毛细管血压计

Ochromonadidae [ˌɔkrəməˈnædidiː] *n* 赭球虫科

Ochromyia [ˌəukrəˈmaijə] *n* 瘤蝇属(即Cordylobia)

ochronosis [ˌəukrəˈnəusis], **ochronosus** [ˌəukrəˈnəusəs] *n* 褐黄病 | **ochronotic** [ˌəukrəˈnɔtik] *a*

Ochsner's muscle [ˈɔksnə] (Albert J. Ochsner) 奥克斯纳肌(胆总管口末端十二指肠肌的肌增厚) | ~ ring 奥克斯纳环(入胆总管的胰管口环形粘膜增厚) / ~ treatment 奥克斯纳疗法(禁食、抽胃液、肛门插管排气以减少肠蠕动,促使腹膜粘连的一种阑尾炎疗法)

Ocimum [ˈɔsiməm] *n* 罗勒属

ocrylate [ˈɔkrileit] *n* 奥克立酯,氰丙烯酸辛酯(组织粘合剂)

OCT ornithine carbamoyltransferase 鸟氨酸氨甲酰基转移酶; oxytocin challenge test 催产素激惹试验

Oct. October 十月

octa- [构词成分] 八

octabenzone [ˌɔktəˈbenzəun] *n* 奥他苯酮,辛苯酮(防晒药)

octacosane [ˌɔktəˈkəusein] *n* 二十八(碳)烷

octacosanol [ˌɔktəkəuˈseinɔl] *n* 二十八(烷)醇

octadecanoate [ˌɔktəˌdekəˈnəueit] *n* 十八酸盐,硬脂酸盐(stearate的系统名)

octadecanoic acid [ˌɔktəˌdekəˈnəuik] 十八(烷)酸,硬脂酸

octamethyl pyrophosphoramide [ˌɔktəˈmeθil ˌpaiərəufɔsˈfɔrəmaid] 八甲磷胺(胆碱酯酶抑制药,用作杀虫药)

octamylose [ɔkˈtæmiləus] *n* 八聚淀粉糖

octan [ˈɔktən] *a* 每八日(再发)的

octane [ˈɔktein] *n* 辛烷

octanoic acid [ˌɔktəˈnəuik] 辛酸(抗真菌药)

octapeptide [ˌɔktəˈpeptaid] *n* 八肽

octaploid [ˈɔktəplɔid] *a* 八倍体的 *n* 八倍体(具有八组染色体的个体或细胞) | ~y *n* 八倍性

octarius [ɔkˈtεəriəs] *n* 【拉】品脱(一加仑的八分之一,英制1pt=0.568L,美制1pt=0.55L)

octavalent [ˌɔktəˈveilənt] *a* 八价的

octave [ˈɔktiv, ˈɔkteiv] *n* 倍频程,八度音

octazamide [ɔkˈteizəmaid] *n* 奥他酰胺,辛唑酰胺(镇痛药)

octet [ˈɔktet] *n* 八隅体,八角体(指一组相同的或相似的物体,如一个原子核外壳的八个电子群)

octicizer [ˌɔktiˈsaizə] *n* 2-乙基己二苯酯磷酸(药物制剂的增塑剂)

octigravida [ˌɔktiˈgrævidə] *n* 第八次孕妇

Octin [ˈɔktin] *n* 异美汀(isometheptene)制剂的商品名

octipara [ɔkˈtipərə] *n* 八产妇

October [ɔkˈtəubə] *n* 十月

octodrine [ˈɔktədriːn] *n* 奥托君,异辛胺(肾上腺素能药,具有血管收缩和局部麻醉作用)

octofollin [ˌɔktəˈfɔlin] *n* 辛(烷)雌酚,苯雌酚

Octomitus [ɔkˈtɔmitəs] *n* 微小鞭毛虫属(即六鞭虫属Hexamita) | ~ hom-

odontosis [ˌɔdɔn'təusis] *n* 出牙;牙发生

Odontostomatida [ˌɔdɔntəuˌstəumə'taidə] *n* 齿口目

odontotechny [ɔ'dɔntəˌtekni] *n* 牙科技术学,牙医学

odontotheca [ɔˌdɔntəu'θi:kə] *n* 牙囊

odontotomy [ˌɔdɔn'tɔtəmi] *n* 牙造洞术,牙切开术

odontotripsis [ɔˌdɔntəu'tripsis] *n* 牙磨损,牙磨耗症

odorant ['əudərənt] *n* 臭气物质 *a* 臭的;香的

odoratism [ˌəudə'reitizəm] *n* 香(豌)豆中毒(实验动物)

odoriferous [ˌəudə'rifərəs] *a* 散发气味的,有香气的,香的;发臭味的,臭的

odorimeter [ˌəudə'rimitə] *n* 气味测量计 | **odorimetry** *n* 气味测量法

odoriphore [əu'dɔ:rifɔ:] *n* 生臭基,生臭团

odorivector [ˌəudəri'vektə] *n* 发香质

odorography [ˌəudə'rɔgrəfi] *n* 气味论

odorous ['əudərəs] *a* 有气味的;香的;臭的 | ~**ly** *ad* / ~**ness** *n*

odo(u)r ['əudə] *n* 气味;香气;臭气 | butcher shop ~ 肉店气味(黄热病患者发出的气味) / minimal identifiable ~ 最小嗅分辨阈 | ~**less** *a* 没有气味的

ODP occipito-dextra posterior 枕右后(胎位)

ODT occipito-dextra transversa 枕右横(胎位)

O'Dwyer's tubes [əu'dwaiə] (Joseph P. O'Dwyer) 奥德外耶管(插管套管)

odynacusis [ˌəudinə'ku:sis] *n* 听音痛,听声痛

-odynia [构词成分] 痛

odyn(o)- [构词成分] 痛

odynometer [ˌəudi'nɔmitə] *n* 痛觉计

odynophagia [ˌɔdinəu'feidʒiə], **odynphagia** [ˌəudin'feidʒiə] *n* 吞咽痛

oe- 以oe-起始的词,同样见以e-起始的词

Oeciacus [i:'saiəkəs] *n* 燕臭虫属

oedema [i(:)'di:mə] *n* 水肿(即edema)

oedipism ['i:dipizəm] *n* 眼自伤(即edipism)

Oehler's symptom ['i:lə] (Johannes Oehler) 厄勒症状(间歇性跛行症时足部发冷及苍白)

oenanthol [i:'nænθɔl] *n* 庚醛

oenanthylic acid [i:næn'θilik] 庚酸

oersted ['ə:sted] (Hans C. Oersted) 奥(斯特)(旧磁场强度单位,现用安〈培〉每米,1Oe ≙ 79.57747A/m)

Oertel's treatment ['ə:təl] (Max J. Oertel) 厄特尔疗法(运动节食疗法以治心脏病等)

oesophageal [i:ˌsɔfə'dʒi(:)əl] *a* 食管的(即esophageal)

oesophag(o)- 以oesophag(o)-起始的词,同样见以esophag(o)-起始的词

oesophagostomiasis [i:ˌsɔfəgəustə'maiəsis] *n* 结节线虫病

Oesophagostomum [i:ˌsɔfə'gɔstəməm] *n* 结节线虫属 | ~ bifurcum, ~ apiostomum, ~ brumpti 猴结节线虫 / ~ brevicaudum, ~ suis 短尾结节线虫 / ~ columbianum 哥伦比亚结节线虫 / ~ dentatum 有齿结节线虫 / ~ longicaudum 长尾结节线虫 / ~ radiatum, ~ inflatum 辐射结节线虫,牛结节线虫 / ~ stephanostomum 猩猩结节线虫

oesophagus [i:'sɔfəgəs] *n* 食管,食道(即esophagus)

Oestreicher's reaction ['i:straiʃə] (A. Oestreicher) 伊斯特赖歇尔反应,黄嘌呤醇反应(xanthydrol reaction,见reaction项下相应术语)

oestriasis [es'traiəsis] *n* 狂蝇蛆病

Oestridae ['estrədi:] *n* 狂蝇科

oestrogen ['i:strədʒən, 'es-] *n* 雌激素(即estrogen)

oestrone ['i:strəun, 'es-] *n* 雌酮(即estrone)

Oestrus ['estrəs] *n* 狂蝇属 | ~ ovis, ~ hominis 羊狂蝇,人体狂蝇

oestrus ['i:strəs, 'es-], **oestrum** ['i:strəm, 'es-] *n* 动情期(即estrus, estrum) | **oestrous** ['i:strəs, 'es-], **oestrual** ['i:struəl, 'es-] *a* (即estrous, estrual)

of [强ɔv, 弱əv] *prep* (属于,关于)…的 | all ~ a … 在(暂时的)…状态中 / ~ all … 在所有的…中偏偏(或竟然)… / ~ course 当然,自然 / ~ oneself 自然而然地,自动地

OFD oral-facial-digital 口-面-指(趾)(综合征)

off [ɔ:f] *ad* 离,距;(脱离)掉;完,光 *prep* 从,从…离开(或去掉);与…相隔 *a* 较远的;反(面)的;分支的;停止了的;较差的

offence, offense [ə'fens] *n* 冒犯;攻击

offend [ə'fend] *vt* 冒犯,触犯;使…不舒服 *vi* 犯过错;违反;犯罪 | **~er** *n* 冒犯者,犯罪者

offensive [ə'fensiv] *a* 冒犯的;讨厌的;进攻的 | **~ly** *ad* / **~ness** *n*

offer ['ɔfə] *vt* 提出,提供;试图;呈现出 *vi* 出现 *n* 提供;提议;意图 | ~ itself(或themselves) 呈现,出现

offering ['ɔfəriŋ] *n* 提供,礼物;捐献物;出售物

offhand ['ɔ:f'hænd] *ad* 立即,事先无准备地 *a* 事先无准备的,临时的

office ['ɔfis] *n* 办公室,办事处;职务 | admission ~ 入院处

officer ['ɔfisə] *n* 官员;办事员;军官

official [ə'fiʃəl] *a* 法定的,官方的,正式的 *n* 官员,行政人员

officinal [ˌɔfi'sainl] *a* 药房常备有售的

offscouring ['ɔ(:)fskauəriŋ] *n* [常用复] 废物,垃圾,污物

offset ['ɔ(:)fset] *n* 分支,旁路(offset; -tt-) *vt* 抵销,补偿,使平衡 *vi* 形成分支

offshoot ['ɔ(:)fʃu:t] *n* 分枝;分株

offspring ['ɔ(:)fspriŋ] *n* 儿女;子孙,后代,子代;结果,产物

ofloxacin [ə'flɔksəsin] *n* 氧氟沙星(广谱抗菌药)

often ['ɔ:fn] *ad* 常常,经常 | as ~ as 每当 / as ~ as not 往往 / more ~ than not 多半 / ~ and ~ 经常 / ~ as 虽然

Ogata's method [ɔ'gɑ:tə] (M. Ogata, 绪方正清) 绪方(氏)法(击胸以刺激呼吸的一种方法)

ogee ['əudʒi:] *n, a* S形曲线(的)

Ogen ['əudʒən] *n* 哌嗪雌酮硫酸酯(estropipate)制剂的商品名

Ogilvie's syndrome ['əugilvi] (William H. Ogilvie) 奥吉尔维综合征(一种类似梗阻引起的结肠膨胀,但无机械性梗阻的证据,常由于交感神经供应缺陷所致。亦称假性结肠梗阻)

ogive ['əudʒaiv] *n* S形曲线(用于生物统计学)

ogo ['əugəu] *n* 毁形性鼻咽炎

Ogston's line ['ɔgstn] (Alexander Ogston) 奥格斯顿线(从股骨结节至髁间切迹的线) | ~ operation 奥格斯顿手术(①膝外翻的股骨内髁切除术;②矫正扁平足弓的跗骨楔状切除术)

Oguchi's disease [ɔ'gutʃi] (Chuta Oguchi, 小口忠太) 小口(氏)病(见于日本的一种先天性夜盲症)

Ohara's disease [ɔ'hɑ:rə] (Hachiro Ohara 大原八郎) 大原(氏)病(日本兔热病)

OH-Cbl hydroxocobalamin 羟钴胺,维生素B_{12a}

17-OHCS 17-hydroxycorticosteroid 17-羟皮质类固醇

ohm [əum] *n* 欧(姆)(电阻单位,符号为Ω)

ohmammeter ['əumæˌmi:tə] *n* 欧安计

ohmmeter ['əumˌmi:tə] *n* 欧姆计

Ohm's law [əum] (George S. Ohm) 欧姆定律(电流)(电流强度的改变与电动势成正比,与电阻成反比)

ohne Hauch ['ɔ:ne hauh]【德】O型(菌)

OIC osteogenesis imperfecta congenita 先天性成骨不全

-oid [后缀] …样的,…状的,如…的

Oidiomycetes [əuˌidiəumai'si:ti:z] *n* 念珠菌类,卵丝真菌类

oidiomycosis [əuˌidiəumai'kəusis] *n* 念珠菌病 | **oidiomycotic** [əuˌidiəumai'kɔtik] *a*

Oidium [əu'idiəm] *n* 卵状菌属(旧名),念珠菌属;粉孢属

OIH orthoiodohippurate 邻碘马尿酸盐

oikoid ['ɔikɔid] *n* 红细胞基质

oikosite ['ɔikəsait] *n* 定居寄生物

oil [ɔil] *n* 油 *vt* 加油于,涂油 | almond ～ 扁桃(仁)油 / bergamot ～ 香柠檬油,香柑油 / betula ～, wintergreen ～ 桦木油,冬绿油,水杨酸甲酯 / cade ～ 杜松焦油 / camphorated ～ 樟脑油,樟脑擦剂 / caraway ～ 藏茴香油,贳蒿油 / castor ～, ricinus ～ 蓖麻油 / cedar ～ 香柏油,红桧油 / cinnamon ～, cassia ～ 桂皮油 / citronella ～ 香茅油,雄刈萱油 / cod liver ～ 鱼肝油 / coriander ～ 芫荽油,胡荽油 / corn ～ 玉蜀黍油 / cottonseed ～ 棉子油 / ～ of dill 莳萝油 / drying ～ 干性油 / empyreumatic ～ 干溜油,焦油 / eucalyptus ～ 桉油 / fixed ～, expressed ～, fatty ～ 不挥发油,脂肪油 / halibut liver ～ 庸鲽鱼肝油,大比目鱼肝油 / iodized ～ 碘(化)油(子宫及输卵管X线摄影的造影剂) / light white mineral ～ 轻质液状石蜡 / linseed ～, flaxseed ～ 亚麻油 / ～ of male fern 绵马油 / mineral ～ 矿物油,石油;液体石蜡 / ～ of mirbane 硝基苯 / myrcia ～, bay ～ 玉桂油 / myristica ～, nutmeg ～ 肉豆蔻油 / nondestearinated cod liver ～ 硬脂鱼肝油 / olive ～, sweet ～ 齐墩果油,橄榄油 / orange ～ 橙皮油 / peanut ～, arachis ～, groundnut ～ 花生油 / peppermint ～ 欧薄荷油 / pine ～ 松油 / sesame ～, gingilli ～ 麻油,芝麻油 / spearmint ～ 绿薄荷油 / ～ of spike 宽叶熏衣草油 / sweet birch ～ 香桦油,水杨酸甲酯 / theobroma ～ 可可豆油,可可脂 / volatile ～, distilled ～, essential ～ 挥发油 / white mineral ～ 液状石蜡 | ～ and vinegar 截然不同(或水火不相容)的东西 / pour ～ on the flame(s) (或on fire)火上加油

oily ['ɔili] *a* (含)油的;油状的;浸透油的

oinomania [ˌɔinəu'meinjə] *n* 震颤谵妄;纵酒狂;间发性酒狂

ointment ['ɔintmənt] 软膏(剂),油膏 | anthralin 蒽林软膏,蒽三酚软膏(局部抗湿疹药) / bacitracin ～ (枯草)杆菌肽软膏(表面抗菌素) / benzocaine ～, ethyl aminobenzoate ～ 苯佐卡因软膏,氨基苯甲酸乙酯软膏(局部麻醉药) / blue ～ 蓝(色)软膏,弱汞软膏 / chloramphenicol ophthalmic ～ 氯霉素眼膏 / compound resorcinol ～ 复方雷琐辛软膏(局部抗真菌药及角质层分离剂) / hydrocortisone acetate ～ 醋酸氢化可的松软膏(表面肾上腺皮质类固醇) / hydrophilic ～ 亲水性软膏 / ichthammol ～ 鱼石脂软膏(皮肤科制剂) / mild (strong) mercurial ～ 弱(强)汞软膏(表面杀寄生物药) / neomycin sulfate ～ 硫酸新霉素软膏(表面抗细菌药) / thimerosal ～ 硫柳汞软膏(抗菌药) / zinc (oxide) ～ 氧化锌软膏(外用收敛药及保护剂)

Oken's body (corpus) ['ɔ:kən] (Lorenz Oken) 中肾 | ～ canal 中肾管

O.L. oculus laevus【拉】左眼

Ol. oleum【拉】油

-ol [后缀] 醇,酚

OLA occipito-laeva anterior 枕左前(胎位)

olamine ['ɔləmi:n] *n* 乙醇胺,氨基乙醇,胆胺(ethanolamine的USAN缩约词)

old [əuld] *a* 年老的;古代的;旧的; …岁的 | as of ～ 一如以前,照旧 / from of ～ 自古以来;很久以来 / of ～ 古时的,从前的;很久前 / ～ and young (或 young and ～)老老少少

Oldfield's syndrome [ˈəuldfi:ld] (Michael C. Oldfield) 奥尔德菲尔德综合征(家族性结肠息肉病,伴有广泛性皮脂囊肿)
Olea [ˈəuliə] *n* 齐墩果属,洋橄榄属
olea [ˈəuliə] *n* 【拉】 齐墩果,洋橄榄;油(oleum的复数)
oleaginous [ˌəuliˈædʒinəs] *a* 油脂性的,油状的
oleander [ˌəuliˈændə] *n* 夹竹桃
oleandomycin phosphate [ˌəuliˈændəˌmaisin] 磷酸竹桃霉素(抗生素类药)
oleandrin [ˌəuliˈændrin] *n* 夹竹桃甙(强心药)
oleandrism [ˌəuliˈændrizəm] *n* 夹竹桃中毒
oleanol [əuˈli:ənɔl] *n* 鱼肝油醇
olease [ˈəulieis] *n* 油酸酶
oleaster [ˌəuliˈæstə] *n* 野生橄榄;胡颓子属植物
oleate [ˈəulieit] *n* 油酸盐;油酸制剂
olecranal [əuˈlekrənl] *a* 鹰嘴的
olecranarthritis [əuˌlekrənɑ:ˈθraitis] *n* 肘关节炎
olecranarthrocace [əuˌlekrənɑ:ˈθrɔkəsi] *n* 肘关节结核
olecranarthropathy [əuˌlekrənɑ:ˈθrɔpəθi] *n* 肘关节病
olecranoid [əuˈlekrənɔid] *a* 鹰嘴状的
olecranon [əuˈlekrənɔn] *n* 鹰嘴
olefin [ˈəuləfin] *n* 烯(属)烃
olefinic acid [ˌəuləˈfinik] 烯脂酸
oleic [əuˈli:ik] *a* 油的 | ～ acid 油酸
olein [ˈəuliin] *n* 甘油三油酸酯,(三)油酸甘油酯
olenitis [əuleˈnaitis] *n* 肘关节炎
ole(o)- [构词成分] 油
oleoarthrosis [ˌəuliəuɑ:ˈθrəusis] *n* 关节注油疗法
oleochrysotherapy [ˌəuliəuˌkrisəuˈθerəpi] *n* 金油疗法
oleocreosote [ˌəuliəuˈkri:əsəut] *n* 油酸木溜油
oleodipalmitin [ˌəuliəudaiˈpælmitin] *n* 一油二棕榈脂,甘油二软脂酸油酸酯
oleodistearin [ˌəuliəudaiˈstiərin] *n* 一油二硬脂,甘油二硬脂酸油酸酯
oleogranuloma [ˌəuliəuˌgrænjuˈləumə], **oleoma** [ˌəuliˈəumə] *n* 石蜡瘤
oleoinfusion [ˌəuliəuinˈfju:ʒən] *n* 油浸剂
oleomargarine [ˌəuliəuˈmɑ:dʒərin] *n* 人造奶油,珠脂
oleometer [ˌəuliˈɔmitə] *n* 油纯度计
oleonucleoprotein [ˌəuliəuˌnju:kliəˈprəuti:n] *n* 油核蛋白,脂酪蛋白
oleopalmitate [ˌəuliəuˈpælmiteit] *n* 油棕榈酸盐
oleoperitoneography [ˌəuliəuˌperitəuniˈɔgrəfi] *n* 碘油腹膜(X线)造影(术)
oleoresin [ˌəuliəuˈrezin] *n* 油树脂 | aspidium ～ 绵马油树脂(驱肠虫药,治肠绦虫感染) / capsicum ～ 辣椒油树脂,辣椒浸膏(刺激剂和驱风药)
oleoresina [ˌəuliəuriˈzainə] ([复] **oleoresinae** [ˌəuliəuriˈzaini:]) *n* 【拉】油树脂
oleosaccharum [ˌəuliəuˈsækərəm] *n* 油糖剂
oleostearate [ˌəuliəuˈstiəreit] *n* 油硬脂酸盐
oleosus [ˌəuliˈəusəs] *a* 【拉】油润的,油滑的
oleotherapy [ˌəuliəuˈθerəpi] *n* 油疗法
oleothorax [ˌəuliəuˈθɔ:ræks] *n* (人工)油胸
oleotine [ˌəuliˈəutain] *n* 人造奶油(一种加蛋白胨的油脂)
oleovitamin [ˌəuliəuˈvaitəmin] *n* 维生素油剂 | ～ A 维生素A油 / ～ A and D 维生素A、D油 / ～ D_2 钙化(甾)醇 / ～ D_3 活化7-脱氢胆固醇 / synthetic ～ D 合成维生素D油
oleoyl [əuˈli:əil] *n* 油酰
oleum [ˈəuliəm] ([复] **olea** [ˈəuliə]) *n* 【拉】油
olfact [ˈɔlfækt] *n* 嗅阈值,嗅觉系数(气

味单位，最小可嗅量，即物质在溶液中发出的气味可为大多数正常人嗅知的最小浓度)

olfactie [ɔl'fækti:], **olfacty** [ɔl'fækti] *n* 嗅距单位(按嗅觉计测定管的距离)

olfaction [ɔl'fækʃən] *n* 嗅，嗅觉 | **olfactory** *a*

olfactism [ɔl'fæktizəm] *n* 嗅联觉，牵连嗅觉(指其他感觉刺激引起嗅觉)

olfactology [ˌɔlfæk'tɔlədʒi] *n* 嗅觉学

olfactometer [ˌɔlfæk'tɔmitə] *n* 嗅觉计，嗅觉测量器 | **olfactometric** [ˌɔlfæktəu'metrik] *a* 嗅觉测量(法)的 / **olfactometry** *n* 嗅觉测量(法)

olfactus [ɔl'fæktəs] *n* 嗅敏度单位

oligakisuria [ˌɔligæki'sjuəriə] *n* 尿次(数)减少

oligemia [ˌɔli'dʒi:miə] *n* 血量减少 | **oligemic** *a*

oligergasia [ˌɔligə'geiziə] *n* 整体反应欠缺(即精神发育不全或低能)

oligergastic [ˌɔligə'gæstik] *n* (脑)发育不全性精神障碍

olig(o)- [构词成分] 少，缺少

oligoamnios [ˌɔligəu'æmniɔs] *n* 羊水过少

oligoblast ['ɔligəublæst] *n* 成少突神经胶质细胞

oligocardia [ˌɔligəu'kɑ:diə] *n* 心动过缓

oligochromasia [ˌɔligəukrəu'meiziə] *n* 染色过浅，着色不足

oligochromemia [ˌɔligəukrəu'mi:miə] *n* 血红蛋白过少

oligocystic [ˌɔligəu'sistik] *a* 少囊的

oligocythemia [ˌɔligəusai'θi:miə] *n* 红细胞减少(症) | **oligocythemic** [ˌɔligəusai'θemik] *a* / **oligocytosis** [ˌɔligəusai'təusis] *n*

oligodactyly [ˌɔligəu'dæktili] *n* 少指(趾)(畸形)

oligodendrocyte [ˌɔligəu'dendrəsait] *n* 少突神经胶质细胞

oligodendroglia [ˌɔligəuden'drɔgliə], **oligodendria** [ˌɔligəu'dendriə] *n* 少突神经胶质

oligodendroglioma [ˌɔligəuˌdendrəuglai'əumə], **oligodendroblastoma** [ˌɔligəuˌdendrəublæs'təumə] *n* 少突神经胶质(细胞)瘤，成少突神经胶质细胞瘤

oligodipsia [ˌɔligəu'dipsiə] *n* 渴感过少

oligodontia [ˌɔligəu'dɔnʃiə] *n* 少牙(畸形)

oligodynamic [ˌɔligəudai'næmik] *a* 微量活动的，微量作用的

oligoencephalon [ˌɔligəuen'sefəlɔn] *n* 脑过小

oligoerythrocythemia [ˌɔligəuiˌriθrəusai'θi:miə] *n* 红细胞减少(症)

oligogalactia [ˌɔligəugə'lækʃiə] *n* 乳汁减少

oligogenic [ˌɔligəu'dʒenik] *a* 寡基因的，少基因的(指某些遗传性状)

oligogenics [ˌɔligəu'dʒeniks] *n* 节(制生)育

oligoglia [ˌɔli'gɔgliə] *n* 少突神经胶质

oligoglobulia [ˌɔligəuglɔ'bju:liə] *n* 红细胞减少(症)

oligo-1,4-1,4-glucantransferase [ˌɔligəuˌglu:kæn'trænsfəreis] *n* 低聚-1, 4-1, 4-葡聚糖转移酶

oligo-1,6-glucosidase ['ɔligəu glu:'kəusideis] 低(聚)-1, 6-葡糖苷酶(α-dextrinase的EC命名法)

oligoglucoside [ˌɔligəu'glu:kəsaid] *n* 低聚葡糖苷

oligohemia [ˌɔligəu'hi:miə] *n* 血量减少

oligohydramnios [ˌɔligəuhai'dræmniɔs] *n* 羊水过少

oligohydruria [ˌɔligəuhai'drjuəriə] *n* 尿过浓，尿(中)水分过少

Oligohymenophorea [ˌɔligəuˌhaiminəu'fɔriə] *n* 寡膜纲

oligohypermenorrhea [ˌɔligəuˌhaipə:ˌmenə'ri:ə] *n* 稀发月经过多(月经稀而量多)

oligohypomenorrhea [ˌɔligəuˌhaipəuˌmenəˈri:ə] *n* 稀发月经过少(月经稀而量少)

oligolecithal [ˌɔligəuˈlesiθəl] *a* 少(卵)黄的

oligoleukocythemia [ˌɔligəuˌlju:kəsaiˈθi:miə], **oligoleukocytosis** [ˌɔligəuˌlju:kəsaiˈtəusis] *n* 白细胞减少

oligomeganephronia [ˌɔligəuˌmegəniˈfrəuniə] *n* 先天性肾单位减少症伴代偿肥大 | **oligomeganephronic** [ˌɔligəuˌmegəneˈfrɔnik] *a*

oligomenorrhea [ˌɔligəuˌmenəˈri:ə] *n* 月经过少,月经稀发

oligomer [ˈɔligəmə] *n* 低聚物,低聚体

oligometallic [ˌɔligəumiˈtælik] *a* 少量金属的

oligomorphic [ˌɔligəuˈmɔ:fik] *a* 少数发育型的(指微生物)

oligonatality [ˌɔligəuneiˈtæləti] *n* 低出生率

oligonecrospermia [ˌɔligəuˌnekrəuˈspə:miə] *n* 精子死灭(及)过少

oligonitrophilic [ˌɔligəuˌnaitrəuˈfilik] *a* 嗜微量氮的

oligonucleotide [ˌɔligəuˈnjukliətaid] *n* 低(聚)核苷酸,寡核苷酸

oligo-ovulation [ˌɔligəuˌəuvjuˈleiʃən] *n* 排卵过少

oligopeptide [ˌɔligəuˈpeptaid] *n* 寡肽

oligophosphaturia [ˌɔligəuˌfɔsfəˈtjuəriə] *n* 尿磷酸盐减少,低磷酸盐尿

oligophrenia [ˌɔligəuˈfri:niə] *n* 智力发育不全,精神幼稚病 | moral ~ 悖德狂 / phenylpyruvic ~, ~ phenylpyruvica 苯丙酮酸性精神幼稚病,苯丙酮尿性智力发育不全 / polydystrophic ~ 多种营养不良性智力发育不全 | **oligophrenic** [ˌɔligəuˈfrenik] *a* 智力发育不全的,精神幼稚病的 *n* 智力发育不全者,精神幼稚病患者

oligoplasmia [ˌɔligəuˈplæzmiə] *n* 血浆减少

oligoplastic [ˌɔligəuˈplæstik] *a* 少胞质的,细胞浆过少的

oligopnea [ˌɔligɔˈpni:ə] *n* 肺换气不足

oligoposia [ˌɔligəuˈpəuziə], **oligoposy** [ˌɔliˈgɔpəsi] *n* 饮料(摄取)过少

oligoptyalism [ˌɔligəuˈtaiəlizəm] *n* 唾液(分泌)减少

oligopyrene [ˌɔligəuˈpaiəri:n], **oligopyrous** [ˌɔligəuˈpaiərəs] *a* 少核质的,少染色质的

oligosaccharide [ˌɔligəuˈsækəraid] *n* 低聚糖,寡糖

oligosialia [ˌɔligəusaiˈeiliə] *n* 唾液(分泌)过少,缺涎症

oligosideremia [ˌɔligəuˌsidəˈri:miə] *n* 血铁减少,低铁血

oligospermia [ˌɔligəuˈspə:miə], **oligospermatism** [ˌɔligəuˈspə:mətizəm] *n* 精子减少,精液缺乏,少精液症

Oligosporidia [ˌɔligəuspəˈridiə] *n* 少孢子虫亚目

oligosynaptic [ˌɔligəusiˈnæptik] *a* 少突触的

Oligotrichida [ˌɔligəuˈtrikidə] *n* 寡毛目

Oligotrichina [ˌɔligəutriˈkainə] *n* 寡毛亚目

oligotrophy [ˌɔliˈgɔtrəfi], **oligotrophia** [ˌɔligəuˈtrəufiə] *n* 营养不足,营养过少 | **oligotrophic** [ˌɔligəuˈtrɔfik] *a*

oligozoospermatism [ˌɔligəuˌzəuəuˈspə:mətizəm], **oligozoospermia** [ˌɔligəuˌzəuəuˈspə:miə] *n* 精子减少,精液缺乏

oliguria [ˌɔliˈgjuəriə], **oliguresis** [ˌɔligjuəˈri:sis] *n* 尿过少,少尿 | **oliguric** [ˌɔliˈgjuərik] *a*

olisthy, olisthe [əuˈlisθi] *n* 滑脱(关节)

oliva [əuˈlaivə] ([复] **olivae** [əuˈlaivi:]) *n* 【拉】橄榄体 | ~ cerebellaris (小脑)齿状核

olivary [ˈɔlivəri] *a* 橄榄状的

olive [ˈɔliv] *n* (洋)橄榄;橄榄体 | inferior ~ 下橄榄体 / spurge ~ 紫花欧

瑞香 / superior ～ 上橄榄体

Oliver's sign [ˈɔlivə] (William S. Oliver) 气管牵引感(见于主动脉弓动脉瘤)

Oliver's test [ˈɔlivə] (George Oliver) 奥利佛试验(检白蛋白、糖、吗啡、胆汁酸)

olivifugal [ˌɔliˈvifjugəl] *a* 离橄榄体的

olivipetal [ˌɔliˈvipətl] *a* 向橄榄体的

olivopontocerebellar [ˌɔlivəuˌpɔntəuˌseriˈbelə] *a* 橄榄体脑桥小脑的

Ollier's disease [ˌɔliˈɛə] (Léopold L. X. E. Ollier) 软骨发育异常,软骨发育不良 | ～ law 奥利埃定律(两平行骨在其端点由韧带相连时,若其中之一停止生长,则另一的生长亦受阻) / ～ layer 生骨层(骨膜最内层)

Ollier-Thiersch graft [ˌɔliˈɛə tiəʃ] (L. L. X. E. Ollier; Karl Thiersch) 奥利埃-蒂尔施移植物(有表皮及一小部真皮的薄条皮移植片)

Ol. oliv. oleum olivae【拉】齐墩果油,(洋)橄榄油

olophonia [ˌɔləˈfəuniə] *n* 器官性发声困难,器官性发声不良

OLP occipito-laeva posterior 枕左后(胎位)

olsalazine sodium [ɔlˈsæləziːn] 奥沙拉秦钠(用于治疗溃疡性结肠炎,口服给药)

Olshausen's operation [ˈɔlshauzən] (Robert von Olshausen) 奥尔斯豪森手术(将子宫固定或缝合于腹壁,治子宫后倾)

Olshevsky tube [ɔlˈʃevski] (Dimitry E. Olshevsky) 奥尔舍夫斯基管(一种X线管,仅使较强射线透过靶并屏护管内其余部分)

OLT occipito-laeva transversa 枕左横(胎位)

o. m. omni mane【拉】每晨

-oma [后缀] 瘤

omacephalus [ˌəuməˈsefələs] *n* 头不全无上肢畸胎

omagra [əuˈmeigrə] *n* 肩(关节)痛风

omalgia [əuˈmældʒiə] *n* 肩痛

omarthritis [ˌəumɑːˈθraitis] *n* 肩关节炎

omasitis [ˌəuməˈsaitis] *n* 重瓣胃炎

omasum [əuˈmeisəm] *n*【拉】重瓣胃(反刍类的第三胃)

Ombrédanne's operation [ɔːmbreiˈdæn] (Louis Ombrédanne) 翁布雷丹手术(①治疗尿道下裂;②经越阴囊的睾丸固定术)

ombrophore [ˈɔmbrəfɔː] *n* 碳酸水淋浴器

omega [ˈəumigə] *n* 希腊语的第24个即最后一个字母(Ω, ω) | ～ melancholicum 忧郁症皱眉面容(眉间皮肤皱纹似希腊字母ω)

omega peptidase [əuˈmiːgə ˈpeptideis] ω-肽酶

omeire [əuˈmairi] *n* 乳酒(西南非洲一种用乳酿成的酒)

omen [ˈəumen] *n* 预兆 *vt* 预示,预告

Omenn's syndrome [ˈəumen] (Gilbert S. Omenn) 奥曼综合征,组织细胞性髓性网状细胞增生病

omenta [əuˈmentə] omentum的复数

omental [əuˈmentl] *a* 网膜的

omentectomy [ˌəumenˈtektəmi] *n* 网膜切除术

omentitis [ˌəumenˈtaitis] *n* 网膜炎

omentopexy [əuˈmentəˌpeksi], **omentofixation** [əuˌmentəufikˈseiʃən] *n* 网膜固定术

omentoplasty [əuˈmentəˌplæsti] *n* 网膜成形术

omentoportography [əuˌmentəupɔːˈtɔgrəfi] *n* 网膜门静脉造影(术)

omentorrhaphy [ˌəumenˈtɔrəfi] *n* 网膜缝术

omentosplenopexy [əuˌmentəuˈspliːnəˌpeksi] *n* 网膜脾固定术

omentotomy [ˌəumenˈtɔtəmi] *n* 网膜切开术

omentovolvulus [əuˌmentəuˈvɔlvjuləs] *n* 网膜扭转

omentum [əu'mentəm]([复] **omenta** [əu'mentə]) *n*【拉】网膜 | colic ～, gastrocolic ～, greater ～, ～ majus 胃结肠韧带,大网膜 / gastrohepatic ～, ～ minus 小网膜 / gastrosplenic ～, splenogastric ～ 胃脾韧带 / lesser ～ 肝胃韧带;小网膜 / pancreaticosplenic ～ 胰脾韧带

omentumectomy [əuˌmentə'mektəmi] *n* 网膜切除术

omeprazole [əu'meprəzəul] *n* 奥美拉唑(一种取代的苯并咪唑,用作胃酸分泌抑制剂,治疗症状性胃食管反流病,口服给药)

omicron [əu'maikrɔn, 'ɔmi-] 希腊语的第15个字母(O, o)

ominous ['ɔminəs] *a* 不吉的;预兆的(of) | ～**ly** *ad*

omissible [əu'misəbl] *a* 可以省去的

omission [əu'miʃən] *n* 省略;忽略

omissive [əu'misiv] *a* 省略的;疏忽的

omit [əu'mit] (-tt-) *vt* 省去;遗漏,忽略

omitis [əu'maitis] *n* 肩炎

ommatidium [ˌəumə'tidiəm] *n* 小眼(节肢动物的复眼)

Ommaya reservoir [ɔ'maijɑ:] (Ayub Khan Ommaya) 奥马耶贮器(植入帽状腱膜下方的一种装置,以便通过置于侧脑室的导管取出液体或滴注药物)

ommochrome ['ɔməkrəum] *n* 眼色素(某些动物的色氨酸代谢产物)

Omn. bih. omni bihora【拉】每2h

Omn. hor. omni hora【拉】每小时

omnifarious [ˌɔmni'fɛəriəs] *a* 各种各样的

Omnipaque ['ɔmnipeik] *n* 碘海醇(iohexol)制剂的商品名

Omnipen ['ɔmnipen] *n* 氨苄西林,氨苄青霉素(ampicillin)制剂的商品名

omnipotence [ɔm'nipətəns] *n* 全能 | ～ of thought 全能妄想

omnivorous [ɔm'nivərəs] *a* 杂食的

Omn. noct. omni nocte【拉】每夜

om(o)- [构词成分] 肩

omocephalus [ˌəuməu'sefələs] *n* 头不全无上肢畸胎

omoclavicular [ˌəuməuklə'vikjulə] *a* 肩锁的

omodynia [ˌəuməu'diniə] *n* 肩痛

omohyoid [ˌəuməu'haiɔid] *a* 肩胛舌骨的

omophagia [ˌəuməu'feidʒiə] *n* 生食癖 | **omophagist** [ˌəu'mɔ:fədʒist] *n* 生食癖者 / **omophagous** [əu'mɔ:fəgəs], **omophagic** [ˌəuməu'fædʒik] *a*

omoplata [ˌəuməu'plætə] *n* 肩胛骨

omosternum [ˌəuməu'stə:nəm] *n* 胸锁关节间软骨

OMPA octamethyl pyrophosphoramide 八甲磷胺(杀虫药)

omphalectomy [ˌɔmfə'lektəmi] *n* 脐切除术

omphalelcosis [ˌɔmfəlel'kəusis] *n* 脐溃疡

omphalic [ɔm'fælik] *a* 脐的

omphalitis [ɔmfə'laitis] *n* 脐炎 | ～ of birds 禽脐炎

omphal(o)- [构词成分] 脐

omphaloangiopagus [ˌɔmfələuˌændʒi'ɔpəgəs] *n* 脐血管联胎 | **omphaloangiopagous** *a*

omphalocele ['ɔmfələuˌsi:l] *n* 脐突出

omphalochorion [ˌɔmfələu'kɔ:riɔn] *n* 脐绒毛膜(绒〈毛〉膜卵黄囊胎盘)

omphalodidymus [ˌɔmfələu'didiməs] *n* 腹部联胎

omphalogenesis [ˌɔmfələu'dʒenisis] *n* 脐形成

omphaloischiopagus [ˌɔmfələuiski'ɔpəgəs] *n* 脐坐骨联胎

omphaloma [ˌɔmfə'ləumə], **omphaloncus** [ˌɔmfə'lɔŋkəs] *n* 脐瘤

omphalomesenteric [ˌɔmfələuˌmesən'terik], **omphalomesaraic** [ˌɔmfələumesə'reiik] *a* 脐肠系膜的

omphalopagus [ˌɔmfə'lɔpəgəs] *n* 脐部联胎

omphalophlebitis [ˌɔmfələufli'baitis] *n* 脐静脉炎;(幼小动物患的)脐炎
omphalorrhagia [ˌɔmfələ'reidʒiə] *n* 脐出血
omphalorrhea [ˌɔmfələ'ri:ə] *n* 脐液溢
omphalorrhexis [ˌɔmfələ'reksis] *n* 脐破裂
omphalos ['ɔmfəlɔs] *n* 脐;中心点
omphalosite ['ɔmfələˌsait] *n* 脐营养(无心)畸胎
omphalotomy [ˌɔmfə'lɔtəmi] *n* 断脐术
omphalus ['ɔmfələs] *n* 脐
Om. quar. hor. omni quadrante hora【拉】每一刻钟,每15min
omunono [ˌɔmju'nəunəu] *n* 雅司病(即yaws)
on [ɔn] *prep* 在…上;靠近…;向着;在…时候;根据,按照;关于;从事…,处于…情况中;通过…,以…方式 *ad* 开(灯、自来水、煤气等);(进行或继续)下去 *a* 在发生(或进行着)的;起着作用的; | and so ~ 等等 / be(或get) ~ to … 知道,意识到(情况) / just ~ 差不多 / ~ and off 断断续续地 / ~ and ~ 继续不停地 / ~ with 穿上,戴上;开始;继续
o. n. omni nocte【拉】每夜
onanism ['əunənizəm] *n* 手淫;性交中断
onaye [əu'nɑ:ji] *n* 棕色毒毛旋花子素
once [wʌns] *ad* 一次;曾经,一度;一旦… *conj* 一旦…(就…) *n* 一次,一回 | all at ~ 突然 / at ~ 立刻,马上;同时 / (just) for ~ 就这一次 / more than ~ 不止一次 / ~ again, ~ more, ~ over 再一次 / ~ and again 一而再,再三 / ~ (and) for all 一次了结地,彻底地,永远地 / ~ in a while 偶尔,间或 / ~ too often 又(多了)一次 / ~ upon a time 从前
Onchocerca [ˌɔŋkəu'sə:kə] *n* 盘尾(丝虫)属 | ~ cervicalis 马颈盘尾丝虫 / ~ gibsoni 吉(布逊)氏盘尾丝虫,牛盘尾丝虫 / ~ volvulus, ~ caecutiens 旋盘尾丝虫
onchocerciasis [ˌɔŋkəusə'kaiəsis], **onchocercosis** [ˌɔŋkəusə'kəusis] *n* 盘尾丝虫病
onchocercoma [ˌɔŋkəusə:'kəumə] *n* 盘尾丝虫瘤
Onciola [ɔŋ'saiələ] *n* 棘头虫属 | ~ canis 犬棘头虫
onco- [构词成分] 瘤,肿
Oncocerca [ˌɔŋkəu'sə:kə] *n* 盘尾(丝虫)属
oncocyte ['ɔnkəˌsait] *n* 嗜酸瘤细胞 | **oncocytic** [ˌɔnkəu'sitik] *a*
oncocytoma [ˌɔŋkəusai'təumə] *n* 大嗜酸粒细胞瘤(甲状腺)
oncocytosis [ˌɔŋkəusai'təusis] *n* 嗜酸瘤细胞化生
oncodnavirus [ɔn'kɔdnəˌvaiərəs] *n* 致肿瘤DNA病毒,致癌DNA病毒
oncofetal [ˌɔnkəu'fi:tl] *a* 癌胚的
oncogene ['ɔŋkədʒi:n] *n* 肿瘤基因,癌基因
oncogenesis [ˌɔŋkəu'dʒenisis] *n* 瘤形成,瘤发生 | **oncogenetic** [ˌɔŋkəudʒi'netik] *a*
oncogenic [ˌɔŋkəu'dʒenik] *a* 致瘤的
oncogenicity [ˌɔŋkəudʒi'nisəti] *n* 致瘤性
oncogenous [ɔŋ'kɔdʒinəs] *a* 瘤源性的;致瘤的
oncoides [ɔŋ'kɔidi:z] *n* 膨大,隆起
oncolipid [ˌɔŋkəu'lipid] *n* 肿瘤脂质
oncology [ɔŋ'kɔlədʒi] *n* 肿瘤学 | **oncologic** [ˌɔŋkə'lɔdʒik] *a* / **oncologist** *n* 肿瘤学家
oncolysate [ɔn'kɔliseit] *n* 肿瘤溶解剂
oncolysis [ɔŋ'kɔlisis] *n* 瘤细胞溶解,溶瘤作用 | **oncolytic** [ˌɔŋkəu'litik] *a*
oncoma [ɔŋ'kəumə] *n* (肿)瘤
Oncomelania [ˌɔŋkəumi'leiniə] *n* 钉螺属
oncometer [ɔŋ'kɔmitə] *n* 器官体积测量器
oncornavirus [ɔn'kɔnəˌvaiərəs] *n* 致肿瘤RNA病毒,致癌RNA病毒

oncosis [ɔŋ'kəusis] *n* 肿瘤病
oncosphere ['ɔŋkəsfiə] *n* 六钩蚴,钩球蚴
oncotherapy [ˌɔŋkə*u*'θerəpi] *n* 肿瘤治疗
oncothlipsis [ˌɔŋkə*u*'θlipsis] *n* 肿瘤压迫
oncotic [ɔŋ'kɔtik] *a* 膨胀的,膨胀引起的
oncotomy [ɔŋ'kɔtəmi] *n* 肿块切开术
oncotropic [ˌɔŋkə*u*'trɔpik] *a* 亲瘤的,向瘤的(对肿瘤细胞具有特殊亲和力或吸引力的)
Oncovin ['ɔnkəvin] *n* 硫酸长春新碱(vincristine sulfate)制剂的商品名
Oncovirinae [ˌɔŋkə*u*vi'raini:] *n* 肿瘤病毒亚科
oncovirus ['ɔnkə*u*ˌvaiərəs] *n* 肿瘤病毒,致癌病毒
Ondine's curse [ɔn'di:n] (Ondine为德国神话中的海仙女) 原发性肺泡换气不足
ondometer [ɔn'dɔmitə] *n* 波数计
one [wʌn] *a* 一致的,唯一的;某一 *num* 一,一个 *pron* 一个(任何)人;一个 | at ～ 一致 / be all ～ to 都一样 / ～ after the other, ～ after another 一个接一个地,接连地 / ～ and all 个个都,全部 / ～ another 互相 / ～ by ～ 一个一个地,依次地 / taken(或taking) ～ with another 总的看来 / ten to ～ 十之八九,很可能 / the all and the ～ 全部,整体
-one [后缀] 酮
oneiric [əu'naiərik] *a* 梦的,梦样的
oneirism [əu'naiərizəm] *n* 梦样状态,醒梦状态,梦幻症
oneir(o)- [构词成分] 梦
oneiroanalysis [əuˌnaiərə*u*ə'næləsis] *n* 梦态(精神)分析(药物催眠后发掘其意识和潜意识人格)
oneirodynia [əuˌnaiərə*u*'diniə] *n* 梦魇,恶梦
oneirogenic [ˌəunairə*u*'dʒenik] *a* 致梦的,引起梦的
oneirogmus [ˌəunai'rɔgməs] *n* 梦遗(精)
oneiroid ['əunairɔid] *a* 梦样的
oneirology [ˌəunai'rɔlədʒi] *n* 梦学
oneirophrenia [əuˌnaiərə*u*'fri:niə] *n* 梦呓性精神病,梦状精神分裂症
oneiroscopy [ˌəunai'rɔskəpi] *n* 析梦,(精神病)析梦诊断
oneself [wʌn'self] *pron* 自己,自身;亲自 | be ～ (人)处于正常状态 / be ～ again 恢复健康 / by ～ 单独地,独自地 / come to ～ 苏醒;恢复理智 / for ～ 为自己;独自地,亲自地
one-shot ['wʌnʃɔt] *a* 一次完成的;只一次性的
one-way ['wʌnˌwei] *a* 单行的,单向的,单程的
onion ['ʌnjən] *n* 洋葱
oniric [əu'naiərik] *a* 梦的,梦样的
onirogenic [ˌəunairə*u*'dʒenik] *a* 致梦的,引起梦的
oniroid ['əunairɔid] *a* 梦样的
onium ['əunjəm] *n* 𬭩(指氮有最大同价原子时的阳离子,如铵离子NH_4^+,其化合物包括甜菜碱、胆碱和氧化胺)
onkinocele [ɔn'kinəsi:l] *n* 腱鞘肿
onlay ['ɔnlei] *n* 高嵌体(放在器官或组织表面上的移植物)
only ['əunli] *a* 唯一的;最好的 *ad* 只,仅仅;反而 *conj* 不过,可是 | not ～ … but(also) … 不但…而且… / ～ just 刚刚才,恰好 / ～ not 简直是,几乎跟…一样 / ～ that 要不是 / ～ too 非常,实在
onobaio [ˌəunə'beijəu] *n* 欧博克箭毒(非洲欧博克〈Obok〉的一种强力箭毒,对心脏有抑制作用)
onomatology [ˌɔnə*u*mə'tɔlədʒi] *n* 命名学,名词学
onomatomania [ˌɔnə*u*ˌmætə*u*'meinjə] *n* 强迫性观念插入,称名癖
onomatophobia [ˌɔnə*u*ˌmætə*u*'fəubjə] *n* 名称恐怖,姓名恐怖

onomatopoiesis [ˌɔnəuˌmætəupɔi'i:sis] *n* 新语症,词语创新(指精神病患者)

onset ['ɔnset] *n* 起病,开始,病发作 | at the ~ 起病时

onslaught ['ɔnslɔ:t] *n* 猛击,猛攻

ontic ['ɔntik] *a* 实体的,具有实体的 | ~**ally** *ad*

Ontjom ['ɔntjɔm] *n* 发酵花生饼(爪哇及苏门答腊人做的饼,有时会引起中毒,其中一个体征为黄疸)

onto ['ɔntu] *prep* 到…上(面)

ontogeny [ɔn'tɔdʒəni], **ontogenesis** [ˌɔntəu'dʒenisis] *n* 个体发生,个体发育 | **ontogenic** [ˌɔntəu'dʒenik], **ontogenetic** [ˌɔntəudʒi'netik] *a*

onward ['ɔnwəd] *ad* 向前,在前面 *a* 向前的 | **onwards** *ad*

onyalai [ˌəuni'æleii], **onyalia** [ˌəuni'æliə] *n* 奥尼赖病(血小板减少性紫癜的一型,见于非洲)

onychatrophia [ˌəunikə'trəufiə], **onychatrophy** [ˌɔnik'ætrəfi] *n* 甲萎缩

onychauxis [ˌɔni'kɔ:ksis] *n* 甲肥厚

onychectomy [ˌɔni'kektəmi] *n* 甲切除术

onychia [əu'nikiə], **onychitis** [ˌɔni'kaitis] *n* 甲床炎

onych(o)- [构词成分] 甲,爪

onychoclasis [ˌɔni'kɔkləsis] *n* 甲折断

onychodystrophy [ˌɔnikəu'distrəfi] *n* 甲营养不良

onychogenic [ˌɔnikəu'dʒenik] *a* 生甲的,长甲的

onychogram [ɔ'nikəgræm] *n* 指甲毛细管搏动图

onychograph [ɔ'nikəgrɑ:f] *n* 指甲毛细管搏动描记器

onychogryphosis [ˌɔnikəugri'fəusis], **onychogryposis** [ˌɔnikəugri'pəusis] *n* 甲弯曲,钩甲,弯甲症

onychoheterotopia [ˌɔnikəuˌhetərəu'təupiə] *n* 指(趾)甲异位

onychoid ['ɔnikɔid] *a* 指甲样的

onycholysis [ˌɔni'kɔlisis] *n* 甲剥离,甲脱离

onychomadesis [ˌɔnikəumə'di:sis] *n* 无甲,甲缺乏

onychomalacia [ˌɔnikəumə'leiʃiə] *n* 甲软化,软甲

onychomycosis [ˌɔnikəumai'kəusis] *n* 甲真菌病,甲癣 | dermatophytic ~ 甲癣

onycho-osteodysplasia [ˌɔnikəuˌɔstiəudis'pleiziə] *n* 甲-骨发育不良(亦称关节-甲发育不良、甲-髌骨综合征)

onychopathology [ˌɔnikəupə'θɔlədʒi] *n* 指(趾)甲病理学

onychopathy [ˌɔni'kɔpəθi] *n* 甲病 | **onychopathic** [ˌɔnikəu'pæθik] *a*

onychophagia [ˌɔnikəu'feidʒiə], **onychophagy** [ˌɔni'kɔfədʒi] *n* 咬甲癖 | **onychophagist** [ˌɔni'kɔfədʒist] *n* 咬甲癖者

onychoptosis [ˌɔnikɔ'ptəusis] *n* 甲脱落

onychorrhexis [ˌɔnikəu'reksis] *n* 脆甲症,甲脆折

onychoschizia [ˌɔnikəu'skiziə] *n* 甲裂

onychosis [ˌɔni'kəusis] *n* 甲病

onychotillomania [ˌɔnikəuˌtilə'meinjə] *n* 剔甲癖

onychotomy [ˌɔni'kɔtəmi] *n* 甲切开术

onym ['ɔnim] *n* 术语

O'nyong-nyong [əu'niɔŋniɔŋ] *n* 奥尼翁-尼翁(一种急性非致命性发热性疾病,系由按蚊传播的甲病毒所致,见于乌干达、肯尼亚、坦桑尼亚、马拉维和塞内加尔。临床上类似登革热和基孔肯雅病〈chikungunya〉,特征为淋巴结炎、关节痛和极痒的麻疹样皮疹,亦称翁尼翁-尼翁热)

onyx ['ɔniks] *n* 【希】爪甲,甲;眼前房积脓

onyxis [ɔ'niksis] *n* 嵌甲

oo- [构词成分] 卵,蛋

ooblast ['əuəblæst] *n* 成卵细胞

oocenter [ˌəuə'sentə] *n* 卵中心体
oocephalus [ˌəuə'sefələs] *n* 卵形头者
oocinesia [ˌəuəsi'ni:ziə] *n* 卵核分裂
oocinete [ˌəuə'sini:t] *n* 动合子(见ookinete)
oocyan [ˌəuə'saiən], **oocyanin** [ˌəuə'saiənin] *n* 胆绿素,蛋壳青素
oocyesis [ˌəuəsai'i:sis] *n* 卵巢妊娠
oocyst ['əuəsist] *n* 卵囊,卵袋
oocytase [ˌəuə'saiteis] *n* 溶卵酶,卵细胞溶(解)酶
oocyte ['əuəsait] *n* 卵母细胞
oocytin [ˌəuə'saitin] *n* 促(卵)受精膜生成素
oogamy [əu'ɔgəmi] *n* 异配生殖 | **oogamous** [əu'ɔgəməs] *a*
oogenesis [ˌəuə'dʒenisis] *n* 卵子发生 | **oogenetic** [ˌəuədʒi'netik] *a*
oogenic [ˌəuə'dʒenik] *a* 生卵的
oogonium [ˌəuə'gəuniəm] ([复] **oogoniums** 或 **oogonia** [ˌəuə'gəuniə]) *n* 卵原细胞
ookinesis [ˌəuəki'ni:sis] *n* 卵核分裂
ookinete [ˌəuəki'ni:t] *n* 动合子(蚊体内疟原虫的授精型)
oolemma [ˌəuə'lemə] *n* 卵黄膜;透明带
Oomycetes [ˌəuə*u*mai'si:ti:z] *n* 卵菌纲
oophagy [ə*u*'ɔfədʒi], **oophagia** [ˌəuə'feidʒiə] *n* 卵食(生活)(指昆虫)
oophoralgia [ˌəuɔfə'rældʒiə] *n* 卵巢痛
oophorectomize [ˌəuɔfə'rektəmaiz] *vt* 卵巢切除
oophorectomy [ˌəuɔfə'rektəmi] *n* 卵巢切除术
oophoritis [ˌəuɔfə'raitis] *n* 卵巢炎
oophor(o)- [构词成分] 卵巢
oophorocystectomy [əuˌɔfərə*u*sis'tektəmi] *n* 卵巢囊肿切除术
oophorocystosis [əuˌɔfərə*u*sis'təusis] *n* 卵巢囊肿形成
oophorogenous [əuˌɔfə'rɔdʒinəs] *a* 卵巢源的,卵巢性的
oophorohysterectomy [əuˌɔfərə*u*ˌhistə'rektəmi] *n* 卵巢子宫切除术
oophoroma [əuˌɔfə'rəumə] *n* 卵巢瘤
oophoron [əu'ɔfərɔn] *n* 卵巢
oophoropathy [əuˌɔfə'rɔpəθi] *n* 卵巢病
oophoropexy [əu'ɔfərə*u*ˌpeksi] *n* 卵巢固定术
oophoroplasty [əu'ɔfərə*u*ˌplæsti] *n* 卵巢成形术
oophorosalpingectomy [əuˌɔfərə*u*ˌsælpin'dʒektəmi] *n* 卵巢输卵管切除术,输卵管卵巢切除术
oophorosalpingitis [əuˌɔfərə*u*ˌsælpin'dʒaitis] *n* 卵巢输卵管炎
oophorostomy [əuˌɔfə'rɔstəmi] *n* 卵巢(囊肿)造口(引流)术
ooplasm ['əuəplæzəm] *n* 卵质,卵浆
ooporphyrin [ˌəuə'pɔ:firin] *n* 卵壳(原)卟啉
oorhodein [ˌəuə'rəudi:n] *n* 蛋红素,卵红素
oosome ['əuəsəum] *n* 卵小体,生殖细胞决定体
oosperm ['əuəspə:m] *n* 受精卵
oosphere ['əuəsfiə] *n* 卵球
Oospora [əu'ɔspərə] *n* 卵孢子菌属 | ~ catenata, ~ fragilis 链状卵孢子菌,脆弱卵孢子菌 / ~ lactis 乳卵孢子菌 / ~ tozenri 黑色卵孢子菌
oosporangium [ˌəuəspə'rændʒiəm] *n* 卵孢子鞘,卵孢子囊
oospore ['əuəspɔ:] *n* 卵孢子 | **oosporic** [ˌəuə'spɔrik] *a*
ootheca [əuə'θi:kə] *n* 卵囊,卵鞘;卵巢 | ~l *a*
oothec(o)- 以oothec(o)-起始的词,同样见以oophor(o)-和ovari(o)-起始的词
ootherapy [ˌəuə'θerəpi] *n* 卵巢制剂疗法
ootid ['əuətid] *n* 卵细胞
ootype ['əuətaip] *n* 卵模(腔)
ooxanthine [ˌəuə'zænθin] *n* 卵壳黄素
ooze [u:z] *n* 渗出(物),分泌(物) *vt, vi* 渗出,分泌出
oozooid [ˌəuə'zəuɔid] *n* 卵生体

oozy ['u:zi] *a* 渗出的,分泌出的;有粘液的

opacification [əuˌpæsifi'keiʃən] *n* 浑浊化(指角膜或晶状体);不透光

opacity [əu'pæsəti] *n* 混浊,不透明;不透X线,不透光;不透明区,浊斑

opalescent [ˌəupə'lesnt] *a* 乳光的,乳色的 | **opalescence** [ˌəupə'lesns] *n*

opalescin [ˌəupə'lesin] *n* 乳光蛋白

opalgia [əu'pældʒiə] *n* 面神经痛

Opalina [ˌəupə'lainə] *n* 扁纤毛虫属,蛙片虫属 | ~ ranarum 蛙扁纤毛虫

Opalinata [ˌəupəlai'neitə] *n* 蛙片亚门

Opalinatea [ˌəupəli'neitiə] *n* 蛙片纲

opaline ['əupəli:n] *a* 乳光的,蛋白石的

opalinid [ˌəupə'linid] *n, a* 蛙片亚门原虫(的)

Opalinida [ˌəupə'linidə] *n* 蛙片目

opalisin [əu'pælisin] *n* 人乳光蛋白

opaque [əu'peik] *a* 不透X线的,不透光的,不透明的 | ~**ly** *ad* / ~**ness** *n*

opeidoscope [əu'paidəskəup] *n* 喉声振动检查器

open ['əupən] *a* 开(着)的;公开的,坦率的;哆开的,开放的;电路阻断的;未阻塞的,未关闭的 *vt* (打)开;展开;开放;切开 *vi* 开;开始;展现 | be ~ to 对…开放的;愿接受(或考虑)…的,易受…的;可…的 / in the ~ 在户外,在野外 / into the ~ 公开化;出现 / keep one's eyes ~ 留心看着,注意;保持警惕 / lay ~ 摊开;揭露 / ~ into(或on, onto) 通往 / ~ out (打)开,张开;开辟;展现,揭示,表明 / ~ up (打)开,张开;开辟;揭露,展现;开始 | ~**ly** *ad* 公开地;直率地

open-air [ˌəupən'ɛə] *a* 户外的;露天的

opening ['əupniŋ] *n* 孔,口;开始,开端 | ~ in adductor magnus muscle 大(内)收肌孔 / aortic ~ in diaphragma 主动脉裂孔 / ~ to lesser sac of peritoneum 网膜孔 / ovarian ~ of uterine tube 输卵管腹腔口 / ~ for vena cava 腔静脉孔 / ~ of vermiform appendix 阑尾口

operability [ˌɔpərə'biləti] *n* 可手术性;手术率

operable ['ɔpərəbl] *a* 可行手术的

operant ['ɔperənt] *n* 自发反应(心理学)

operate ['ɔpəreit] *vi* 操作;运转;起作用,奏效;动手术(on) *vt* 操作,开动;对…施行手术 *n* 受过实验性手术者(与正常对照者进行比较)

operating ['ɔpəreitiŋ] *a* 手术的;工作的

operation [ˌɔpə'reiʃən] *n* 操作;作用;手术(on, for) | cosmetic ~ 整容术 / equilibrating ~ 平衡手术(对麻痹性眼肌的直接对抗肌施行腱切断术) / Indian ~ 印度式手术(额部皮瓣鼻成形术) / interval ~ 间期手术(在疾病两次急性发作的间期所施行的手术,如对阑尾炎) / Italian ~, tagliacotian ~ 意大利式手术(臂部皮瓣鼻成形术) / magnet ~ 磁铁(吸金属异物)术(用强力磁铁吸出眼球内的铁片或钢片) / major ~ 大手术 / mastoid ~ 乳突切除术 / mika ~ 米卡手术(尿道球部造瘘术,藉以达到避孕的目的) / open ~ 开放性手术 / plastic ~ 成形手术 / radical ~ 根治手术 / shelf ~ 关节造顶术,关节再造成形术 / shelving ~ 支架手术(先天性髋脱位手术) | come(或go) into ~ 施行;生效;开始工作(或运转) / in ~ 操作中,运转着;生效,实施中 / put into ~ 使实施,使生效;使开始工作(或运转)

operative ['ɔpərətiv] *a* 操作的;起作用的;手术的;有效的,活动的

operator ['ɔpəreitə] *n* 操作人员,操纵员;手术者;操纵基因

operatory ['ɔpərəˌtɔri] *n* (为患者提供治疗的)牙科操作区

opercula [əu'pə:kjulə] operculum的复数

opercular [əu'pə:kjulə] *a* 盖的

operculectomy [əuˌpə:kju'lektəmi] *n* 牙粘膜盖切除术(用于未长出牙)

operculitis [əuˌpə:kju'laitis] *n* (牙)冠周炎

operculum [əu'pə:kjuləm] ([复] **opercula** [əu'pə:kjulə]) *n*【拉】盖,岛盖;盖(昆虫),厣(软体动物),鳃盖(鱼) | frontal ~ 岛盖额部 / fronto-parietal ~ 岛盖顶部 / occipital ~ 枕盖 / temporal ~ 岛盖颞部 / trophoblastic ~ 滋养层盖

operon ['ɔpərɔn] *n* 操纵子(指由一个操纵基因和紧密相连的若干结构基因所组成的染色体)

ophiasis [əu'faiəsis] *n*【希】匐行性脱发,蛇行性脱发

Ophidia [ɔ'fidiə] *n* 蛇亚目

ophidic [ɔ'fidik] *a* 蛇的

ophidism ['ɔfidizəm], **ophidiasis** [ˌəufi'daiəsis] *n* 蛇咬中毒

Ophiophagus hannah [ˌəufi'ɔfəgəs 'hænə] (印度)扁颈眼镜蛇

ophiotoxemia [ˌəufiətɔk'si:miə], **ophitoxemia** [ˌəufitɔk'si:miə] *n* 蛇咬中毒

Ophryoglenina [ˌɔfriəugli'nainə] *n* 睫杆亚目

ophryon ['ɔfriɔn] *n* 印堂,眉间中点

ophryosis [ˌɔfri'əusis] *n* 眉痉挛

Ophthaine ['ɔfθein] *n* 盐酸丙美卡因(proparacaine hydrochloride)制剂的商品名

ophthalmagra [ˌɔfθæl'mægrə] *n* 眼骤痛

ophthalmalgia [ˌɔfθæl'mældʒiə] *n* 眼痛

ophthalmatrophia [ˌɔfθælmə'trəufiə] *n* 眼萎缩

ophthalmectomy [ˌɔfθæl'mektəmi] *n* 眼球摘除术

ophthalmencephalon [ˌɔfθælmen'sefəlɔn] *n* 视脑(视网膜、视神经及脑内视觉器官的总称)

ophthalmia [əf'θælmiə] *n* 眼炎 | actinic ray ~ 光化性眼炎 / catarrhal ~, mucous ~ 卡他性眼炎,粘膜性眼炎(严重型单纯性结膜炎) / Egyptian ~ 沙眼 / electric ~, flash ~ 电光性眼炎 / granular ~ 粒性结膜炎 / jequirity ~ 相思豆(中毒性)眼炎 / ~ neonatorum 新生儿眼炎,新生儿眼脓溢 / purulent ~ 脓性眼炎,睑脓溢 / scrofulous ~ 瘰疬性眼炎(结核性角膜结膜炎) / spring ~ 春季卡他性眼炎 / strumous ~ 小泡性角膜结膜炎 / sympathetic ~, migratory ~, transferred ~ 交感性眼炎,移动性眼炎(亦称交感性眼色素层炎)

ophthalmiac [ɔf'θælmiæk] *n* 眼炎患者

ophthalmiatrics [ˌɔfθælmi'ætriks] *n* 眼病治疗学,眼科治疗学

ophthalmic [ɔf'θælmik] *a* 眼的

ophthalmitis [ˌɔfθæl'maitis] *n* 眼炎 | **ophthalmitic** [ˌɔfθæl'mitik] *a*

ophthalm(o)- [构词成分] 眼

ophthalmoblennorrhea [ɔfˌθælməuˌblenə'ri:ə] *n* 脓性眼炎

ophthalmocele [ɔf'θælməsi:l] *n* 眼球突出

ophthalmocopia [ɔfˌθælməu'kəupiə] *n* 眼疲劳,视力衰弱

ophthalmodesmitis [ɔfˌθælməudez'maitis] *n* 眼腱炎

ophthalmodiaphanoscope [ɔfˌθælməudaiə'fænəskəup] *n* 眼透照镜

ophthalmodiastimeter [ɔfˌθælməuˌdaiəs'timitə] *n* 眼距计,眼距测量器

ophthalmodonesis [ɔfˌθælməudəu'ni:sis] *n* 眼颤动

ophthalmodynamometer [ɔfˌθælməudainə'mɔmitə] *n* 视网膜血管血压计;辐辏近点计 | **ophthalmodynamometry** *n* 视网膜血管血压测定法;辐辏近点测定法

ophthalmodynia [ɔfˌθælməu'diniə] *n* 眼痛

ophthalmoeikonometer [ɔfˌθælməuˌaikə'nɔmitə] *n* 眼影象计

ophthalmograph [ɔf'θælməgrɑ:f] *n* 眼球运动照相机

ophthalmography [ˌɔfθæl'mɔgrəfi] *n* 眼球运动照相法;眼科专著

ophthalmogyric [ɔfˌθælməu'dʒaiərik] *a* 眼球转动的,眼动的

ophthalmoleukoscope [ɔfˌθælməu'lju:kəskəup] *n* 旋光色觉镜

ophthalmolith [ɔf'θælməliθ] *n* 眼石,泪石

ophthalmology [ˌɔfθæl'mɔlədʒi] *n* 眼科学 | **ophthalmologic(al)** [ˌɔfθælmə'lɔdʒik(əl)] *a* | **ophthalmologist** *n* 眼科医生,眼科学家

ophthalmomalacia [ɔfˌθælməumə'leiʃiə] *n* 眼球软化

ophthalmometer [ˌɔfθæl'mɔmitə] *n* 检眼计,(眼)屈光计 | **ophthalmometry** *n* 眼屈光测量法

ophthalmometroscope [ɔfˌθælmə'metrəskəup] *n* 检眼屈光镜

ophthalmomycosis [ɔfˌθælməumai'kəusis] *n* 眼真菌病

ophthalmomyiasis [ɔfˌθælmə'maijəsis] *n* 眼(羊狂蝇)蛆病

ophthalmomyitis [ɔfˌθælməumai'aitis], **ophthalmomyositis** [ɔfˌθælməumaiə'saitis] *n* 眼肌炎

ophthalmomyotomy [ɔfˌθælməumai'ɔtəmi] *n* 眼肌切开术

ophthalmoneuritis [ɔfˌθælməunjuə'raitis] *n* 眼神经炎

ophthalmoneuromyelitis [ɔfˌθælməuˌnjuərəumaiə'laitis] *n* 视神经脊髓炎

ophthalmopathy [ˌɔfθæl'mɔpəθi] *n* 眼病

ophthalmophacometer [ɔfˌθælməufei'kɔmitə] *n* 晶状体屈光计

ophthalmophantom [ɔfˌθælmə'fæntəm] *n* 模型眼;眼球固定器(动物实验)

ophthalmophlebotomy [ɔfˌθælməufli'bɔtəmi] *n* 眼静脉切开术

ophthalmophthisis [ˌɔfθæl'mɔfθisis] *n* 眼球皱缩,眼球软化

ophthalmoplasty [ɔf'θælməˌplæsti] *n* 眼成形术

ophthalmoplegia [ɔfˌθælmə'pli:dʒiə] *n* 眼肌麻痹 | basal ~ 颅底性眼肌麻痹 / exophthalmic ~ 突眼性眼肌麻痹 / fascicular ~ 脑桥束性眼肌麻痹 | **ophthalmoplegic** *a*

ophthalmoptosis [ɔfˌθælmɔ'ptəusis] *n* 眼球突出

ophthalmoreaction [ɔfˌθælməuri(:)'ækʃən] *n* 眼反应

ophthalmorrhagia [ɔfˌθælmə'reidʒiə] *n* 眼出血

ophthalmorrhea [ɔfˌθælmə'ri:ə] *n* 眼渗血

ophthalmorrhexis [ɔfˌθælmə'reksis] *n* 眼球破裂

ophthalmoscope [ɔf'θælməskəup] *n* 检眼镜,眼底镜 | binocular ~ 双目检眼镜,立体检眼镜 / direct ~ 直接检眼镜 / indirect ~ 间接检眼镜 | **ophthalmoscopic** [ɔfˌθælmə'skɔpik] *a*

ophthalmoscopy [ˌɔfθæl'mɔskəpi] *n* 检眼镜检查(法) | direct ~ 检眼镜直接检查(法) / indirect ~ 检眼镜间接检查(法) / medical ~ 检眼镜诊断法 / metric ~ 检眼镜屈光检查(法)

ophthalmospectroscope [ɔfˌθælmə'spektrəskəup] *n* 分光检眼镜

ophthalmospectroscopy [ɔfˌθælməuspek'trɔskəpi] *n* 分光检眼法

ophthalmostasis [ˌɔfθæl'mɔstəsis] *n* 眼球固定法

ophthalmostat [ɔf'θælməstæt] *n* 眼球固定器

ophthalmostatometer [ɔfˌθælməustə'tɔmitə] *n* 眼球突出计

ophthalmosteresis [ɔfˌθælməustə'ri:sis] *n* 无眼,眼缺失

ophthalmosynchysis [ɔfˌθælmə'sinkisis] *n* 眼内渗液

ophthalmothermometer [ɔfˌθælməuθə'mɔmitə] *n* 眼温度计

ophthalmotomy [ˌɔfθæl'mɔtəmi] *n* 眼球切开术

ophthalmotonometer [ɔfˌθælməutəu'nɔmitə] *n* 眼压计 | **ophthalmoto-**

nomerty *n* 眼压测量法

ophthalmotoxin [ɔf,θælmə'tɔksin] *n* 眼毒素

ophthalmotrope [ɔf'θælmətrəup] *n* 眼肌模型

ophthalmotropometer [ɔf,θælməutrə'pɔmitə] *n* 眼转动计，斜视计 | **ophthalmotropometry** *n* 眼转动测量法，斜视测量法

ophthalmovascular [ɔf,θælmə'væskjulə] *a* 眼血管的

ophthalmoxerosis [ɔf,θælməuziə'rəusis] *n* 眼干燥，干眼病

ophthalmoxyster [ɔf,θælmɔk'sistə] *n* 结膜刮匙

Ophthetic [ɔf'θetik] *n* 盐酸丙美卡因(proparacaine hydrochloride)制剂的商品名

Ophthochlor ['ɔfθəklɔ:] *n* 氯霉素(chloramphenicol)制剂的商品名

-opia [构词成分] 眼，视力

opian ['əupiən], **opianine** [əu'paiənin] *n* 那可丁(镇咳药)

opianic acid [,əupi'ænik] 阿片酸，二甲氧苯醛酸

opiate ['əupiit] *n* 阿片制剂(亦指任何诱发睡眠的药物)

Opie paradox ['əupi] (Eugene L. Opie) 奥皮奇异现象(坏死性局部过敏反应，具有保护性机制作用)

opilação [,əupilə'sɑ:əu] *n*【葡】南美锥虫病

opilation [,əupi'leiʃən] *n* 南美锥虫病

opinion [ə'pinjən] *n* 意见，主张；鉴定；评价 | be of the ～ that 认为

opinionated [ə'pinjəneitid] *a* 固执己见的，武断的

opioid ['əupiɔid] *n* 类阿片(指任何一种合成麻醉剂) *a* 类阿片的，阿片样的(指天然存在的肽，如脑啡肽)

opiomania [,əupiə'meinjə] *n* 阿片瘾

opiomaniac [,əupiə'meiniæk] *n* 阿片瘾者

opiophagism [,əupi'ɔfədʒizəm], **opiophagy** [əupi'ɔfədʒi] *n* (吞)阿片瘾

opipramol hydrochloride [əu'piprəmɔl] 盐酸奥匹哌醇，盐酸羟乙哌草(抗抑郁药)

opisthe [əu'pisθi] *n* 后子体，后端子代(原生动物通过横裂所产生的后端的子体)

opisthenar [ə'pisθənɑ:] *n* 手背

opisthencephalon [ə,pisθen'sefəlɔn] *n* 小脑

opisthiobasial [ə,pisθiəu'beisiəl] *a* 颅后点(与)颅底点的

opisthion [ə'pisθiɔn] *n* 颅后点(枕骨大孔后缘的中点)

opisthionasial [ə,pisθiəu'neiziəl] *a* 颅后点(与)鼻根中点的

opisth(o)- [构词成分] 背，后面

opisthocranion [ə,pisəu'kreiniɔn] *n* 颅后最远点

opisthogenia [ə,pisθəu'dʒi:niə] *n* 缩颏，退缩颏

opisthognathism [,əupis'θəunəθizəm] *n* (退)缩颌，后退颌

opisthomastigote [,əupisθəu'mæstigəut] *n* 后鞭毛体

opisthoporeia [ə,pisθəupə'raiə] *n* 反步症，退行症，后冲步态

Opisthorchis [,əupis'θɔ:kis] *n* 后睾(吸虫)属 | ～ felineus 猫后睾吸虫 / ～ noverca 犬后睾吸虫 / ～ sinensis 华支睾吸虫(即Clonorchis sinensis) / ～ viverrini 麝猫后睾吸虫

opisthorchosis [,əupisθɔ:'kəusis], **opisthorchiasis** [,əupisθɔ:'kaiəsis] *n* 后睾吸虫病

opisthotic [,əupis'θɔtik] *a* 耳后的

opisthotonoid [,əupis'θɔtənɔid] *a* 角弓反张样的

opisthotonos [,əupis'θɔtənɔs], **opisthotonus** [,əupis'θɔtənəs] *n* 角弓反张

Opitz-Frias syndrome ['əupits 'fri:əs] (J. M. Opitz; Jaime L. Frias) 奥-弗综合征(见Opitz's syndrome)

Opitz's disease ['ɔ:pits] (Hans Opitz) 奥皮茨病,血栓静脉炎性脾大

Opitz's syndrome ['əupits] (John M. Opitz) 奥皮茨综合征(一种常染色体显性遗传综合征,包括器官距离过远和疝,男性者表现为尿道下裂、隐睾病及叉形阴囊。心脏异常、喉气管畸形、肛门闭锁、肾缺损、肺发育不全以及下斜睑裂亦可能存在。亦称G综合征,器官距离过远-尿道下裂综合征)

opium ['əupjəm] *n* 阿片,鸦片 | denarcotized ~, deodorized ~ 除臭阿片 / granulated ~ 粒状阿片,阿片粒 / lettuce ~ 毒莴苣浓汁 / powdered ~ 阿片粉

opobalsamum [ˌəupə'bælsəməm] *n* 麦加香脂

opocephalus [ˌəupə*u*'sefələs] *n* 无口鼻独眼并耳畸胎

opodeldoc [ˌɔpə*u*'deldɔk] *n* 肥皂樟脑搽剂

opodidymus [ˌəupə*u*'didiməs], **opodymus** [ə*u*'pɔdiməs] *n* 双面畸胎

opossum [ə'pɔsəm] *n* 负鼠

opotherapy [ˌəupə*u*'θerəpi] *n* 液汁疗法(尤指器官制剂疗法)

Oppenheim's disease (syndrome) ['ɔpənhaim] (Hermann Oppenheim) 先天肌弛缓 | ~ sign (reflex) 奥本海姆征(反射)(向下摩胫骨内侧则拇趾背屈,见于锥体束疾病)

opponens [ə'pəunenz] *a*【拉】对向的 *n* 对向肌

opponent [ə'pəunənt] *a* 对立的,对抗的

opportune ['ɔpətju:n] *a* 恰好的,及时的 | ~**ly** *ad*

opportunist ['ɔpətju:nist] *n* 机会主义者;机会致病菌 | ~**ic** [ˌɔpətju:'nistik] *a* 机会性的,机会致病性的

opportunity [ˌɔpə'tju:nəti] *n* 机会

oppose [ə'pəuz] *vt* 反对;使相对,使对抗 *vi* 反对 | as ~d to 与…相反(不同或对照) / be ~d to 反对;是…之对

opposite ['ɔpəzit] *a* 对面的,相对的;相反的,对立的;对生的 *n* 对立面 *ad* 在对面 *prep* 在…的对面

opposition [ˌɔpə'ziʃən] *n* 反对,反抗;相反

oppositipolar [əˌpɔziti'pəulə] *a* 对极的

oppress [ə'pres] *vt* 压迫,压抑;使烦恼

oppression [ə'preʃən] *n* 压迫,压抑;苦闷

oppressive [ə'presiv] *a* 压迫的,压抑的;烦闷的 | ~**ly** *ad* / ~**ness** *n*

OPRT orotate phosphoribosyltransferase 乳清酸磷酸核糖基转移酶

-opsia [构词成分] 视力

opsialgia [ˌɔpsi'ældʒiə] *n* 膝状神经节神经痛,面神经痛

opsigenes [ɔp'sidʒəni:z] *n* 智牙

opsin ['ɔpsin] *n* 视蛋白

opsinogen [ɔp'sinədʒən] *n* 调理素原

opsinogenous [ˌɔpsi'nɔdʒinəs] *a* 产生调理素的

opsiometer [ˌɔpsi'ɔmitə] *n* 视力计

opsiuria [ˌɔpsi'juəriə] *n* 饥尿(症)

opsoclonia [ˌɔpsə'kləuniə], **opsoclonus** [ˌɔpsə'kləunəs] *n* 视性眼阵挛,斜视眼阵挛

opsogen ['ɔpsədʒən] *n* 调理素原

opsomania [ˌɔpsə*u*'meinjə] *n* 美味癖,珍馐癖

opsoniferous [ˌɔpsə'nifərəs] *a* 含调理素的

opsonify [ɔp'sɔnifai] *vt* 受调理(素作用) | **opsonification** [ɔpˌsɔnifi'keiʃən] *n* 调理作用,调理素作用

opsonin ['ɔpsənin] *n* 调理素(指能使细菌和其他细胞易被吞噬的一种抗体,亦指能使细菌易被吞噬的一种非抗体物质) | immune ~ 免疫调理素(在体内或体外与同种抗原相结合后能使一种颗粒性抗原对吞噬作用敏感的一种抗体) | **opsone** ['ɔpsəun] *n* / **opsonic** [ɔp'sɔnik] *a*

opsonist ['ɔpsənist] *n* 调理素专家

opsonize ['ɔpsənaiz] *vt* 受调理(素作用) | **opsonization** [ˌɔpsənai'zeiʃən,

-ni'z-] *n* 调理作用,调理素作用

opsonocytophagic [ˌɔpsənəusaitəu'fædʒik] *a* 调理素细胞吞噬的(指血液在有血清调理素和同种白细胞时的吞噬活性)

opsonogen [ɔp'sɔnədʒən] *n* 调理素原

opsonology [ˌɔpsə'nɔlədʒi] *n* 调理素学

opsonometry [ˌɔpsə'nɔmitri] *n* 调理素定量法

opsonophilia [ˌɔpsənəu'filiə] *n* 亲调理素性 | **opsonophilic** *a* 亲调理素的

opsonophoric [ˌɔpsənəu'fɔrik] *a* 带调理素的;调理素簇的

opsonotherapy [ˌɔpsənəu'θerəpi] *n* 调理素疗法(应用菌苗疗法增强血液的调理素的作用)

opt [ɔpt] *vi* 选择(for)

Optef ['ɔptef] *n* 氢化可的松(hydrocortisone)制剂的商品名

optesthesia [ˌɔptis'θi:zjə] *n* 视觉

optic ['ɔptik] *a* 眼的;视力的

optical ['ɔptikəl] *a* 眼的;视力的;视觉的;光学的 | ~**ly** *ad*

optician [ɔp'tiʃən] *n* 眼镜师

opticianry [ɔp'tiʃənri] *n* 眼科光学

opticist ['ɔptisist] *n* 光学家

opticochiasmatic [ˌɔptikəuˌkaiæz'mætik] *a* 视交叉的

opticociliary [ˌɔptikəu'siliəri] *a* 视(神经)睫状神经的

opticokinetic [ˌɔptikəukai'netik] *a* 眼运动的

opticonasion [ˌɔptikəu'neisiən] *n* 视神经孔鼻根间径(视神经孔后缘至鼻根中点间的距离)

opticopupillary [ˌɔptikəu'pju:piləri] *a* 视神经瞳孔的

optics ['ɔptiks] *n* 光学 | fiber ~ 纤维光学

optimal ['ɔptiməl] *a* 最适的,最佳的

optimeter [ɔp'timitə] *n* 视力计

optimism ['ɔptimizəm] *n* 乐观,乐观主义 | **optimistic(al)** [ˌɔpti'mistik(əl)] *a* 乐观的 / ~**ally** *ad*

optimize ['ɔptimaiz] *vi* 表示乐观 *vt* 乐观地对待,使尽可能完善 | **optimization** [ˌɔptimai'zeiʃən, -mi'z-] *n* 最佳化,最优化

optimum ['ɔptiməm] *n* 最佳,最适;最适当食物量

option ['ɔpʃən] *n* 选择;选择权

optional ['ɔpʃənl] *a* 可任意选择的,非强制的 | ~**ly** *ad*

optist ['ɔptist] *n* 验光师

opt(o)- [构词成分] 视,视力

optoblast ['ɔptəblæst] *n* 成视细胞(视网膜内)

optochiasmic [ˌɔptəukai'æzmik] *a* 视交叉的

optogram ['ɔptəgræm] *n* 视网膜象

optokinetic [ˌɔptəukai'netik] *a* 视觉运动的

optomeninx [ˌɔptəu'mi:niŋks] *n* 视网膜

optometer [ɔp'tɔmitə] *n* 视力计

optometrist [ɔp'tɔmitrist] *n* 验光师

optometry [ɔp'tɔmitri] *n* 视力测定法,验光(法) | **optometric(al)** [ˌɔptə'metrik(əl)] *a*

optomyometer [ˌɔptəumai'ɔmitə] *n* 眼肌力计

optophone ['ɔptəfəun] *n* 光声机(变光波为声波)

optotype ['ɔptətaip] *n* 试视力字体

opulent ['ɔpjulənt] *a* 富裕的;丰富的 | **opulence** ['ɔpjuləns] *n* / ~**ly** *ad*

Opuntia [əu'pʌnʃiə] *n* 仙人掌属

OPV polivirus vaccine live oral 口服脊髓灰质炎病毒活疫苗

OR operating room 手术室

or [ɔ:, ə] *conj* 或,还是;大约,或许;或者说;否则 | ~ else 否则,不然就 / ~ so 大约,左右,上下

ora¹ ['əurə] ([复] **orae** ['əuri:]) *n*【拉】缘 | ~ serrata retinae 视网膜锯齿缘

ora² os的复数

Orabilex [ˌɔrə'baileks] *n* 丁碘桂酸钠(bunamiodyl)制剂的商品名

orad ['əuræd, 'ɔ:-] *ad* 向口
Oragrafin [ˌɔrə'græfin] *n* 胺碘苯丙酸钙盐或钠盐(the calcium or the sodium salt of ipodate)制剂的商品名
oral ['ɔ:rəl] *a* 口的;口头的;口服的 | ～**ly** *ad*
orale [ɔ:'reili] *n* 切牙颌内缝终点
orality [ɔ:'ræləti] *n* 口欲性欲,口欲色情(据心理分析学说,一切感觉、冲动和个性品质均源于性心理发育的口欲期)
oralogy [ɔ:'rælədʒi] *n* 口腔学
Oramorph ['ɔ:rəˌmɔ:f] *n* 硫酸吗啡(morphine sulfate)制剂的商品名
orange ['ɔrindʒ] *n* 橙,柑;橙色,橙黄,桔黄 | ethyl ～ 乙橙 / ～ G, wool ～ 橙黄G,毛橙 / methyl ～, gold ～, ～ Ⅲ 甲橙,金橙,橙黄Ⅲ, 半日花素 / victoria ～ 维多利亚橙黄(组织学上用作染色剂)
orangeophil [ɔ'rændʒiəfil] *a* 嗜橙黄的 *a* 嗜橙黄细胞(亦称α-嗜酸细胞)
orangutan [əu'ræŋu:ˌtæn] *n* 猩猩(常用作实验研究)
Oranixon [ˌɔrə'niksɔn] *n* 美芬新(mephenesin)制剂的商品名
Orasone ['ɔ:rəˌsəun] *n* 泼尼松(prednisone)制剂的商品名
Ora-Testryl [ˌəurə'testril] *n* 氟羟甲睾酮(fluoxymesterone)制剂的商品名
Orbeli phenomenon (effect) [ɔ:'beili] (Leon A. Orbeli) 奥尔别利现象(效应)(当神经-肌肉准备反应由于疲劳而减弱时,刺激交感神经可使肌肉收缩亢进)
orbicular [ɔ:'bikjulə] *a* 环状的,圆的
orbiculare [ɔ:ˌbikju'lɛəri] *n*【拉】豆状突(砧骨)
orbiculus [ɔ:'bikjuləs] ([复] **orbiculi** [ɔ:'bikjulai]) *n*【拉】小环,盘
orbit ['ɔ:bit] *n* 眶;轨道 | ～**al** *a*
orbita ['ɔ:bitə] ([复] **orbitae** ['ɔ:biti:]) *n*【拉】眶
orbitale [ˌɔ:bi'teili] *n* 眶最下点(眶下缘最低点)
orbitalis [ˌɔ:bi'teilis] *a*【拉】眶的
orbitography [ˌɔ:bi'tɔgrəfi] *n* 眶造影(术)(用X线摄影和计算机体层摄影使眶及其内容物显影)
orbitonasal [ˌɔ:bitəu'neizəl] *a* 眶鼻的
orbitonometer [ˌɔ:bitəu'nɔmitə] *n* 眶压计 | **orbitonometry** *n* 眶压测量法
orbitopagus [ˌɔ:bi'tɔpəgəs] *n* 眶部联胎(寄生胎在眼眶部)
orbitopathy [ˌɔ:bi'tɔpəθi] *n* 眶病
orbitostat ['ɔ:bitəstæt] *n* 眶轴计
orbitotemporal [ˌɔ:bitəu'tempərəl] *a* 眶颞的
orbitotomy [ˌɔ:bi'tɔtəmi] *n* 眶切开术
Orbivirus ['ɔ:biˌvaiərəs] *n* 环状病毒属
orbivirus ['ɔ:biˌvaiərəs] *n* 环状病毒
orcein ['ɔ:siin, ɔ:'si:in] *n* 地衣红,苔红素
orchectomy [ɔ:'kektəmi] *n* 睾丸切除术
orchella [ɔ:'ʃelə] *n* 地衣紫,海石蕊紫
orchialgia [ɔ:ki'ældʒiə] *n* 睾丸痛
orchic ['ɔ:kik] *a* 睾丸的
orchichorea [ˌɔ:kikɔ'riə] *n* 睾丸颤搐
orchidalgia [ˌɔ:ki'dældʒiə] *n* 睾丸痛
orchidectomy [ˌɔ:ki'dektəmi] *n* 睾丸切除术
orchidic [ɔ:'kidik] *a* 睾丸的
orchiditis [ˌɔ:ki'daitis] *n* 睾丸炎
orchid(o)- [构词成分] 睾丸
orchidocelioplasty [ˌɔ:kidəu'si:liəuˌplæsti] *n* 隐睾移植术(移入腹腔)
orchidoepididymectomy [ˌɔ:kidəu-ˌepiˌdidi'mektəmi] *n* 睾丸附睾切除术
orchidometer [ˌɔ:ki'dɔmitə] *n* 睾丸测量器 | Prader ～ 普雷德睾丸测量器(一串睾丸形塑料模型,根据其体积标以立方厘米,用作测量睾丸在生殖器发育中的大小)
orchidoncus [ˌɔ:ki'dɔŋkəs] *n* 睾丸瘤
orchidopathy [ˌɔ:ki'dɔpəθi] *n* 睾丸病
orchidopexy ['ɔ:kidəˌpeksi] *n* 睾丸固定术
orchidoplasty ['ɔ:kidəˌplæsti] *n* 睾丸

成形术
orchidoptosis [ˌɔːkidɔ'ptəusis] *n* 睾丸下垂
orchidorrhaphy [ˌɔːki'dɔrəfi] *n* 睾丸缝术,睾丸固定术
orchidotherapy [ˌɔːkidəu'θerəpi] *n* 睾丸制剂疗法
orchidotomy [ˌɔːki'dɔtəmi] *n* 睾丸切开术
orchiectomy [ˌɔːki'ektəmi] *n* 睾丸切除术
orchiencephaloma [ˌɔːkienˌsefə'ləuma] *n* 睾丸脑状癌,胚胎性癌
orchiepididymitis [ˌɔːkiˌepiˌdidi'maitis] *n* 睾丸附睾炎
orchilytic [ˌɔːki'litik] *a* 溶睾丸组织的,破坏睾丸组织的
orchi(o)- [构词成分]睾丸
orchiocatabasis [ˌɔːkiəukə'tæbəsis] *n* 睾丸下降
orchiocele ['ɔːkiəˌsiːl] *n* 睾丸突出;阴囊疝;睾丸瘤
orchiococcus [ˌɔːkiəu'kɔkəs] *n* 睾丸炎(双)球菌
orchiodynia [ˌɔːkiəu'diniə] *n* 睾丸痛
orchiomyeloma [ˌɔːkiəuˌmaiə'ləumə] *n* 睾丸髓样瘤,睾丸浆细胞瘤
orchioncus [ˌɔːki'ɔŋkəs] *n* 睾丸瘤
orchioneuralgia [ˌɔːkiəunjuə'rældʒiə] *n* 睾丸(神经)痛
orchiopathy [ˌɔːki'ɔpəθi] *n* 睾丸病
orchiopexy [ˌɔːkiəu'peksi], **orchiorrhaphy** [ˌɔːki'ɔrəfi] *n* 睾丸固定术,睾丸缝术
orchioplasty ['ɔːkiəˌplæsti] *n* 睾丸成形术
orchioscheocele [ˌɔːki'ɔskiəˌsiːl] *n* 睾丸阴囊疝,阴囊疝瘤
orchioscirrhus [ˌɔːkiəu'skirəs] *n* 睾丸硬变
orchiotomy [ˌɔːki'ɔtəmi] *n* 睾丸切开术
Orchis ['ɔːkis] *n* 红门兰属
orchis ['ɔːkis] *n*【希】睾丸
orchitis [ɔː'kaitis] *n* 睾丸炎 | **orchitic** [ɔː'kitik] *a*
orchitolytic [ˌɔːkitəu'litik] *a* 溶睾丸组织的,破坏睾丸组织的
orchotomy [ɔː'kɔtəmi] *n* 睾丸切开术
orcinol ['ɔːsinɔl], **orcin** ['ɔːsin] *n* 地衣酚,5-甲基间苯二酚
order ['ɔːdə] *n* 次序,顺序;秩序;等级,种类;目(生物分类);命令,指令;医嘱 *vt* 安排,料理;命令,指令;开医嘱 | by ～ of 奉…之命 / draw up in ～ 使排整齐 / in ～ 整齐;秩序井然;状况良好;适宜,妥当 / in ～ that 为了…,以…为目的 / in ～ to 为了…,以…为目的 / in short ～ 在短期内,迅速地 / on the ～ of 属于…同类的,跟…相似的 / out of ～ 不整齐;次序颠倒;身体不适的,有病的;状况不佳;发生故障;不适宜,不妥当 / take ～ to (do) 采取适当手段去(做…) / take ～ with 安排,处理 / the ～ of nature 自然的规律 / the ～ of the day 议事日程;风气 / under the ～s of 受…指挥,奉…之命
orderly ['ɔːdəli] *a* 整洁的,有条理的 *ad* 依次地,有规则地 *n* 男护理员 | **orderliness** *n* 整洁,有条理,有秩序
ordinal ['ɔːdinl] *a* 顺序的,依次的 *n* 序数
ordinarily ['ɔːdinərəli] *ad* 通常,一般
ordinary ['ɔːdinəri] *a* 普通的;平常的 | in the ～ way 按照常例,通常 / out of the ～ 不平常的,非凡的
ordinate ['ɔːdinit] *n* 纵座标
Ord's operation [ɔːd] (William M. Ord) 奥德手术(新形成的关节粘连的剥离术)
ordure ['ɔːdjuə] *n* 排泄物,粪便
ore [ɔː] *n* 矿,矿石
orectic [ɔ'rektik] *a* 开胃的,促食欲的
oreoselinum [ˌɔriəsi'lainəm] *n*【拉】防葵
Oretic [ɔ'retik] *n* 氢氯噻嗪(hydrochlorothiazide)制剂的商品名
Oreticyl [ɔ'retisil] *n* 氢氯噻嗪-去甲氧利血平(hydrochlorothiazide with de-

serpidine)制剂的商品名

Oreton [ˈɔritən] *n* 丙酸睾酮,丙酸睾丸素(testosterone propionate)制剂的商品名

orexia [əuˈreksiə], **orexis** [əuˈreksis] *n* 食欲

orexigenic [əuˌreksiˈdʒenik] *a* 开胃的

oreximania [əuˌreksiˈmeinjə] *n* 多食癖,贪食癖

orf [ɔːf] *n* 羊触染性深脓疱(由病毒引起,可传染给人);羊痘,羊天花

Orfila museum [ˌɔːfiˈlɑː] (Mathieu J. B. Orfila) 奥尔菲拉解剖学博物馆(在巴黎医学院)

organ [ˈɔːgən] *n* 器官,器;机构 | acoustic ~, spiral ~ 听器,螺旋器 / cement ~ 牙骨质器 / genital ~s, reproductive ~s 生殖器 / parenchymal ~, parenchymatous ~ 主质器官,实质器官 / primitive fat ~ 肩胛间腺 / rudimentary ~ 原基,始基;残遗器官,残余器官 / segmental ~ 分节器(前肾、中肾和后肾的合称) / sense ~s, sensory ~s 感觉器 / ~ of shock, shock ~ 休克器官(过敏性休克时发生反应的器官) / target ~ 靶器官(受特殊激素影响的器官) / vestigial ~ 残遗器官 / ~ of vision, visual ~ 视器

organa [ˈɔːgənə] organum 和 organon 的复数

organacidia [ˌɔːgənəˈsidiə] *n* 有机酸症,有机酸存在(如胃内)

organella [ˌɔːgəˈnelə] ([复] **organellae** [ˌɔːgəˈneliː]) *n*【拉】细胞器;小器官

organelle [ˌɔːgəˈnel] *n* 细胞器;小器官

organic [ɔːˈgænik] *a* 器官的,器的;有生命的;有机体的;有机的;器质性的 | ~ acid 有机酸 | ~**ally** *ad*

organicism [ɔːˈgænisizəm] *n* 器质病说(认为一切症状均由器质性疾病所致);机体说(认为身体每一器官均有其特殊构造) | **organicist** [ɔːˈgænisist] *n* 器质病说者

Organidin [ɔːˈgænidin] *n* 碘化甘油,碘丙甘油(iodinated glycerol)制剂的商品名

organism [ˈɔːgənizəm] *n* 生物(体);(有)机体 | nitrifying ~s 硝化菌 / nitrosifying ~s 亚硝化菌 / pleuropneumonia-like ~s (PPLO) 类胸膜肺炎菌

organization [ˌɔːgənaiˈzeiʃən, -niˈz-] *n* 组织,机构,有机体;机化(血栓或坏死组织) | ~**al** *a*

organize [ˈɔːgənaiz] *vt* 组织,构成;使有机化,使成有机体 *vi* 成有机体

organizer [ˈɔːgənaizə] *n* 组织导体,组织中心,组织原(胚胎的一部分,对于另一部分具有形态建成刺激作用,可促使后者分化) | nucleolar ~, nucleolus ~ 核仁组织导体,核仁组成中心

organ(o)- [构词成分] 器官,有机

organochlorine [ˌɔːgənəuˈklɔːriːn] *n* 有机氯

organofaction [ˌɔːgənəuˈfækʃən] *n* 器官形成

organoferric [ˌɔːgənəuˈferik] *a* 有机铁的

organogel [ɔːˈgænədʒel] *n* 有机凝胶

organogen [ɔːˈgænədʒən] *n* 有机物元素

organogenesis [ˌɔːgənəuˈdʒenisis], **organogeny** [ˌɔːgəˈnɔdʒeni] *n* 器官发生 | **organogenetic** [ˌɔːgənəudʒiˈnetik] *a*

organogenic [ˌɔːgənəuˈdʒenik] *a* 器官原的,器官性的

organography [ɔːgəˈnɔgrəfi] *n* 器官X线摄影(术) | **organographic** [ˌɔːgənəuˈgræfik] *a*

organoid [ˈɔːgənɔid] *a* 器官样的 *n* 类器官 | cytoplasmic ~s 胞浆类器官,细胞器

organoleptic [ˌɔːgənəuˈleptik] *a* 传入感觉器的;特殊感觉的

organology [ˌɔːgəˈnɔlədʒi] *n* 器官学 | **organologic(al)** [ˌɔːgənəˈlɔdʒik(əl)] *a* / **organologist** *n* 器官学专家

organoma [ˌɔːgəˈnəumə] *n* 器官瘤(如皮样囊肿)

organomegaly [ˌɔːgənə*u*ˈmegəli] *n* 内脏巨大

organomercurial [ˌɔːgənə*u*məːˈkjuəriəl] *a* 有机汞的(指含汞的有机化合物,如利尿的硫汞灵)

organometallic [ɔːgənə*u*miˈtælik] *a* 有机金属的

organon [ˈɔːgənɔn] ([复] **organa** [ˈɔːgənə]) *n*【希】器官,器

organonomy [ˌɔːgəˈnɔnəmi] *n* 有机生活论,有机生活规律

organopathy [ˌɔːgəˈnɔpəθi] *n* 器官病

organopexy [ˌɔːgənəuˈpeksi], **organopexia** [ˌɔːgənə*u*ˈpeksiə] *n* 器官固定术(尤指子宫)

organophilism [ɔːgəˈnɔfilizəm] *n* 亲器官性 | **organophilic** [ˌɔːgənə*u*ˈfilik] *a* 亲器官的

organophosphate [ˌɔːgənə*u*ˈfɔsfeit] *n* 有机磷酸盐

organophosphorus [ˌɔːgənə*u*ˈfɔsfərəs] *n* 有机磷

organoscopy [ˌɔːgəˈnɔskəpi] *n* 内脏镜检查

organotaxis [ˌɔːgənə*u*ˈtæksis] *n* 趋器官性

organotherapy [ˌɔːgənə*u*ˈθerəpi] *n* 器官疗法,内脏制剂疗法

organotrope [ɔːˈgænətrəup] *n* 亲器官剂

organotrophic [ˌɔːgənə*u*ˈtrɔfik] *a* 器官营养的;有机营养的(指细菌)

organotropism [ˌɔːgəˈnɔtrəpizəm], **organotropy** [ˌɔːgəˈnɔtrəpi] *n* 亲器官性 | **organotropic** [ˌɔːgənə*u*ˈtrɔpik] *a* 亲器官的

organ-specific [ˈɔːgən spiˈsifik] *a* 器官特异性的(局限于某一特殊器官,或仅对某一特殊器官有作用,如器官特异性抗原)

organule [ˈɔːgənjul] *n* 感觉终器,感觉末梢(如味蕾)

organum [ˈɔːgənəm] ([复] **organa** [ˈɔːgənə]) *n*【拉】器官,器

orgasm [ˈɔːgæzəm] *n* 性欲高潮,性乐高潮 | **orgasmic** [ɔːˈgæzmik], **orgastic** [ɔːˈgæstik] *a*

orgotein [ˈɔːgətiːn] *n* 奥古蛋白,肝蛋白(从血细胞、肝等产生的一种有协同作用的物质,由小牛肝提取,作为铜锌混合螯合物,具有抗炎性质,曾用作抗风湿药)

orient [ˈɔːrient] *vt* 调整;使定位,使定向;使适应(to)

orientation [ˌɔːrienˈteiʃən] *n* 定位,定向(作用)

orifice [ˈɔrifis] *n* 孔;口,管口 | abdominal ~ of uterine tube 输卵管腹腔口 / aortic ~ 主动脉口 / atrioventricular ~, auriculoventricular ~ 房室口 / cardiac ~ 贲门 / duodenal ~ of stomach 幽门 / external ~ of uterus 子宫外口 / hymenal ~ 处女膜口,阴道口 / pilosebaceous ~s 毛囊皮脂腺口,毛囊口 / pulmonary ~ 肺动脉口 / root canal ~, canal ~ 牙根管口 / vesicourethral ~, internal ~ of urethra 尿道内口 | **orificial** [ˌɔriˈfiʃəl] *a*

orificialist [ɔriˈfiʃəlist] *n* 管口外科医师

orificium [ˌɔriˈfiʃiəm] ([复] **orificia** [ˌɔriˈfiʃiə]) *n*【拉】口,管口

origin [ˈɔridʒin] *n* 起源;起因,起端

original [əˈridʒənəl] *a* 最初的,原始的;独创的 *n* 原文,原物

originality [əˌridʒiˈnæləti] *n* 新颖,独创性

originate [əˈridʒineit] *vi* 发源;发生(from) *vt* 引起;创始,发明 | **origination** [əˌridʒiˈneiʃən] *n* / **originative** *a* / **originator** *n* 创始人,发明者;起源,起因

Orimune [ˈɔrimjuːn] *n* 口服脊髓灰质炎病毒活疫苗(live oral poliovirus vaccine)制剂的商品名

Orinase ['ɔrineis] *n* 甲苯磺丁脲(tolbutamide)制剂的商品名

orinotherapy [ɔːˌrainəu'θerəpi] *n* 高山疗法

ormetoprim [ɔː'metəprim] *n* 奥美普林(抗菌药)

Ormond's disease ['ɔːmən] (John K. Ormond) 奥蒙德病，腹膜后纤维变性

Orn ornithine 鸟氨酸

ornidazole [ɔː'nidəzəul] *n* 奥硝唑，氯醇硝唑(抗感染药)

Ornidyl ['ɔːniˌdil] *n* 盐酸依氟鸟氨酸(eflornithine hydrochloride)制剂的商品名

ornithine ['ɔːniθiːn, -θin] *n* 鸟氨酸

ornithine aminotransferase ['ɔːniθiːn əˌminəu'trænsfəreis] 鸟氨酸转氨酶(此酶缺乏，为一种常染色体隐性性状，可致脉络膜和视网膜环状萎缩。在EC命名法中称为ornithine-oxo-acid transaminase)

ornithine carbamoyltransferase ['ɔːniθiːn ˌkɑːbəˌmɔil'trænsfəreis] 鸟氨酸氨甲酰基转移酶(亦称鸟氨酸转氨甲酰酶，缩写为OCT)

ornithine carbamoyltransferase (OCT) deficiency 鸟氨酸氨甲酰基转移酶(一种X连锁氨基酸病，其特征性体征包括高氨血症、神经异常及乳清酸尿症。亦称鸟氨酸转氨甲酰酶缺乏症)

ornithine decarboxylase ['ɔːniθiːn ˌdiːkɑː'bɔksileis] 鸟氨酸脱羧酶

ornithine-keto-acid aminotransferase ['ɔːniθiːn'kiːtəu'æsid əˌminəu'trænsfəreis] 鸟氨酸酮酸转氨酶，鸟氨酸转氨酶

ornithinemia [ˌɔːniθi'niːmiə] *n* 鸟氨酸血(症)，高尿氨酸血(症)

ornithine-oxo-acid transaminase ['ɔːniθin 'ɔksəu 'æsid træns'æmineis] 鸟氨酸氧(代)酸转氨酶(ornithine aminotransferase的EC命名法)

ornithine transcarbamoylase ['ɔːniθiːn ˌtrænskɑːbə'mɔileis], **ornithine transcarbamylase (OTC)** [trænskɑː'bæmileis] 鸟氨酸转氨甲酰酶，鸟氨酸氨甲酰基转移酶

Ornithodoros [ˌɔːni'θɔdərəs] *n* 钝缘蜱属 | ~ coriaceus 皮革钝缘蜱

Ornithonyssus [ˌɔːniθə'nisəs] *n* 禽刺螨属 | ~ bacoti 柏氏禽刺螨(热带鼠螨) / ~ bursa 囊禽刺螨 / ~ sylviarum 林禽刺螨

ornithosis [ˌɔːni'θəusis] *n* 鸟疫，饲鸟病(可传染人，称鹦鹉热，鸟类的一种病毒性疾病)

ornithuric acid [ˌɔːni'θjuərik] 鸟尿酸

oro-[1] [构词成分] 口

oro-[2] [构词成分] 血清(见orrho-)

oro-immunity [ɔːrəui'mjuːnəti] *n* 血清免疫，被动免疫

orokinase [ˌɔːrəu'kineis] *n* 唾液淀粉激酶，唾涎致活酶

orolingual [ˌɔːrəu'liŋgwəl] *a* 口舌的

oromandibular [ˌəurəumæn'dibjulə] *a* 口下颌(骨)的

oromaxillary [ˌɔːrəu'mæksiləri] *a* 口上颌的

oromeningitis [ˌɔːrəuˌmenin'dʒaitis] *n* 浆膜炎

oronasal [ˌɔːrəu'neizəl] *a* 口鼻的

oropharynx [ˌɔːrəu'færiŋks] *n* 口咽(部)

Oropsylla [ˌɔːrəu'silə] *n* 山蚤属 | ~ idahoensis 爱达荷山蚤 / ~ montana 蒙大拿山蚤 / ~ silantiewi 谢氏山蚤，长须山蚤，旱獭山蚤

orosomucoid [ˌɔːrəsəu'mjuːkɔid] *n* 血清类粘蛋白，α_1-酸性糖蛋白

orotate ['ɔːrəteit] *n* 乳清酸(解离型)

orotate phosphoribosyltransferase (OPRT) ['ɔːrəteit ˌfɔsfəuˌraibəusil'trænsfəreis] 乳清酸磷酸核糖基转移酶

orotherapy [ˌɔːrəu'θerəpi] *n* 乳清疗法；血清疗法

orotic acid [ɔː'rɔtik] 乳清酸

oroticaciduria [ɔːˌrɔtikˌæsi'djuəriə] *n*

乳清酸尿
orotidine [ɔː'rɔtidiːn] *n* 乳清酸核苷
orotidine 5'-phosphate decarboxylase (ODC) [ɔː'rɔtidiːn 'fɔsfeit ˌdiːkɑː'bɔksileis] 乳清酸核苷5'-磷酸脱羧酶(缺乏ODC活性,为一种常染色体隐性性状,可致乳清酸尿Ⅱ型)
orotidylate [əˌrɔti'dileit] *n* 乳清酸核苷酸(解离型)
orotidylate decarboxylase [ɔːˌrɔti'dileit ˌdiːkɑː'bɔksileis] 乳清酸核苷酸脱羧酶,乳清酸核苷-5'-磷酸脱羧酶
orotidylic acid [əˌrɔti'dilik] 乳清酸核苷酸(磷酸化乳清酸核苷,一般指乳清酸核苷5'-磷酸)
Oroya fever [ɔ'rɔiə] 奥罗亚热(巴尔通体病急性发热贫血阶段,奥罗亚为秘鲁地名)
orpanoxin [ˌɔːpə'nɔksin] *n* 奥帕诺辛,苯呋丙酸(抗炎药)
orphan ['ɔːfən] *n, a* 孤儿(的) *vt* 使成孤儿 | ~**hood** *n* 孤儿身分,孤儿状态
orphanage ['ɔːfənidʒ] *n* 孤儿院;孤儿
orphenadrine [ɔː'fenədrin] *n* 奥芬那君,邻甲苯海拉明(解痉药) | ~ citrate 枸橼酸奥芬那君,枸橼酸邻甲苯海拉明(骨骼肌松弛药) / ~ hydrochloride 盐酸奥芬那君,盐酸邻甲苯海拉明(抗震颤麻痹药)
orpiment ['ɔːpimənt] *n* 雌黄,三硫化二砷
orrho- [构词成分] 血清;浆液
orrhoimmunity [ˌɔːrəui'mjuːnəti] *n* 血清免疫,被动免疫
orrhology [ɔː'rɔlədʒi] *n* 血清学
orrhomeningitis [ˌɔːrəuˌmenin'dʒaitis] *n* 浆膜炎
orrhoreaction [ˌɔːrəuri(ː)'ækʃən] *n* 血清反应
orrhotherapy [ˌɔːrəu'θerəpi] *n* 血清疗法 | **orrhotherapeutic** [ɔːrəuˌθerə'pjuːtik] *a*
orris ['ɔris] *n* 香菖(做牙粉、香水等用)
Orr treatment (method, technic) [ɔː] (Hiram W. Orr) 奥尔疗法(治哆开骨折及骨髓炎)
orsellinic acid [ɔsə'linik] 苔色酸,4,6-二羟-2-甲苯甲酸
Orsi-Grocco method ['ɔːsi 'grɔkəu] (Francesco Orsi; Pietro Grocco) 奥西-格罗科法(心脏的触叩诊)
orthergasia [ˌɔːθə'geiziə] *n* 功能正常
orthesis [ɔː'θiːsis] ([复] **ortheses** [ɔː'θiːsiːz]) *n* 整直法,矫正法
orthetics [ɔː'θetiks] *n* 矫正器修配学 | **orthetic** *a* 整直的,矫正的 / **orthetist** ['ɔːθətist] *n* 矫正器修配者,整直师
ortho- [构词成分] 直的,正的,正常的;正,原,邻(化学)
ortho-acid [ˌɔːθəu'æsid] *n* 正酸,原酸
orthoarsenic acid [ˌɔːθəu'ɑːsnik] 砷酸
orthoarteriotony [ˌɔːθəuˌɑːtiəri'ɔtəni] *n* 正常(动脉)血压
orthobiosis [ˌɔːθəubai'əusis] *n* 正常生活
orthoboric acid [ˌɔːθəu'bɔːrik] 硼酸
orthocephalic [ˌɔːθəusə'fælik], **orthocephalous** [ˌɔːθəu'sefələs] *a* 正颅型的 | **orthocephaly** [ˌɔːθəu'sefəli] *n* 正颅型,正头型
orthochorea [ˌɔːθəukɔ'riə] *n* 立位舞蹈病
orthochromatic [ˌɔːθəukrəu'mætik] *a* 正染的;正色的(指一种照相乳剂,除红色外对任何颜色都敏感的)
orthochromia [ˌɔːθəu'krəumiə] *n* 血色正常,正(常)血色(血红蛋白含量正常)
orthochromophil [ˌɔːθəu'krəuməfil] *a* (中性染剂)正染性的
Orthoclone OKT3 ['ɔːθəukləun] 鼠单克隆抗体-CD3(muromonab-CD3)制剂的商品名
orthocresol [ˌɔːθəu'kriːsɔl] *n* 邻甲酚
orthocytosis [ˌɔːθəusai'təusis] *n* 血细胞全熟,血细胞正常
orthodactylous [ˌɔːθəu'dæktiləs] *a* 直

指(趾)的

orthodentin [ˌɔːθəu'dentin] *n* 直型牙本质,正牙质(见于哺乳动物的牙齿)

orthodeoxia [ˌɔːθəudiː'ɔksiə] *n* 直立低氧血症

orthodiagram [ˌɔːθəu'daiəgræm] *n* 矫形X线(照)片

orthodiagraph [ˌɔːθəu'daiəgrɑːf] *n* 矫形用X线机

orthodiascope [ˌɔːθəu'daiəskəup] *n* 矫形用X线透视机 | **orthodiascopy** [ˌɔːθəudai'æskəpi] *n* 矫形X线透视

orthodichlorobenzene [ˌɔːθəudaiˌklɔ(ː)rə'benziːn] *n* 邻二氯苯(用作喷雾杀虫剂)

orthodigita [ˌɔːθəu'didʒitə] *n* 指(趾)矫形术

orthodontics [ˌɔːθəu'dɔntiks], **orthodontia** [ˌɔːθəu'dɔnʃiə], **orthodontology** [ˌɔːθəudɔn'tɔlədʒi] *n* 正牙学,正畸学 | **orthodontic** *a* 牙正常的 / **orthodontist** *n* 正牙学家

orthodromic [ˌɔːθəu'drɔmik] *a* 顺行的,顺向传导的(神经纤维)

orthogenesis [ˌɔːθəu'dʒenisis] *n* 定向进化,直向进化;直生说,定向进化学说(认为进化的过程是固定的,向预定的方向演变) | **orthogenetic** [ˌɔːθəudʒi'netik] *a*

orthogenics [ˌɔːθəu'dʒeniks] *n* 优生学

orthoglycemic [ˌɔːθəuglai'siːmik] *a* 血糖正常的

Orthognatha [ɔː'θɔgnəθə] *n* 直颚蛛亚目

orthognathia [ˌɔːθɔg'næθiə] *n* 正颌学 | **orthognathic** [ˌɔːθɔg'neiθik] *a* 正颌学的;直颌的,正颌的

orthognathous [ɔː'θɔgnəθəs] *a* 直颌的 | **orthognathism** [ˌɔːθɔg'neisizəm] *n*

orthogonal [ɔː'θɔgənl] *a* 互相垂直的,直角的,正交的;矩形的

orthograde ['ɔːθəgreid] *a* 直体步行的(指两足动物)

orthohydroxybenzoic acid [ˌɔːθəuhaiˌdrɔksiben'zəuik] 邻羟基苯甲酸,水杨酸

orthoiodohippurate [ˌɔːθəuˌaiədəu'hipjureit] *n* 邻碘马尿酸盐

orthomelic [ˌɔːθəu'miːlik] *a* 肢体矫形的

orthometer [ɔː'θɔmitə] *n* 突眼比较计

orthomolecular [ˌɔːθəuməu'lekjulə] *a* 正分子的

orthomorphia [ˌɔːθəu'mɔːfiə] *n* 矫形术

Orthomyxoviridae [ˌɔːθəuˌmiksəu'viridiː] *n* 正粘病毒科

orthomyxovirus [ˌɔːθəu'miksəuˌvaiərəs] *n* 正粘病毒

orthoneutrophil [ˌɔːθəu'njuːtrəfil] *a* (中性染剂)正染性的

ortho-oxybenzoic acid [ˌɔːθəuˌɔksiben'zəuik] 邻羟基苯甲酸,水杨酸

orthop(a)edics [ˌɔːθəu'piːdiks] *n* 矫形外科学,矫形学 | dental ~, dentofacial ~ 牙矫正术,正牙学,牙面矫正术,颌面矫形学 | **orthop(a)edic** *a* 矫形的;矫形外科的 / **orthopedist** *n* 矫形外科医师

orthopantograph [ˌɔːθəu'pæntəˌgrɑːf] *n* 曲面全颌摄片,全景X线片

Orthopantomograph [ˌɔːθəu'pæntəməugrɑːf] *n* 曲面体层全颌摄影机(商品名,用于曲面体层摄影〈pantomography〉的仪器)

orthopercussion [ˌɔːθəupə'kʌʃən] *n* 直指叩诊法

orthophenanthrolene [ˌɔːθəufi'nænθrəliːn] *n* 邻二氮杂菲(指示剂)

orthophenolase [ˌɔːθəu'fiːnəleis] *n* 邻酚酶

orthophony [ɔː'θɔfəni] *n* 发声正常

orthophoria [ˌɔːθə'fɔːriə] *n* 位置正常,正位;视轴正常,直视 | asthenic ~ 眼肌衰弱性直视 | **orthophoric** [ɔːθə'fɔːrik] *a*

orthophosphate [ˌɔːθəu'fɔsfeit] *n* 正

磷酸盐

orthophosphoric acid [ˌɔːθəufɔs'fɔrik] 正磷酸

orthophrenia [ˌɔːθəu'friːniə] *n* 精神正常

orthopia [ɔː'θəupiə] *n* 斜视预防,斜视矫正

orthoplastocyte [ˌɔːθəu'plæstəsait] *n* 正常血小板

orthoplessimeter [ˌɔːθəupli'simitə] *n* 直位叩诊板

orthopnea [ˌɔːθɔ'pniːə] *n* 端坐呼吸 | **orthopneic** [ˌɔːθɔ'pniːik] *a*

orthopod ['ɔːθəpɔd] *n* 矫形外科医师

Orthopoxvirus ['ɔːθəuˌpɔksˌvaiərəs] *n* 正痘病毒属

orthopoxvirus ['ɔːθəuˌpɔksˌvaiərəs] *n* 正痘病毒

orthopraxy ['ɔːθəpræksi], **orthopraxis** [ˌɔːθəu'præksis] *n* 机械矫形术

orthopsychiatry [ˌɔːθəusai'kaiətri] *n* 行为精神病学 | **orthopsychiatric** [ˌɔːθəuˌsaiki'ætrik] *a* / **orthopsychiatrist** *n* 行为精神病学家

Orthoptera [ɔː'θɔptərə] *n* 直翅目

orthoptics [ɔː'θɔptiks] *n* 视轴矫正法 | **orthoptic** *a* 视轴矫正的 / **orthoptist** *n* 视轴矫正师

orthoptoscope [ɔː'θɔptəskəup] *n* 视轴矫正器

orthorhombic [ˌɔːθəu'rɔmbik] *a* 正交(晶)的,斜方(晶)的

orthoroentgenography [ˌɔːθəuˌrɔntge'nɔgrəfi] *n* 矫形X线(术)

orthorrhachic [ˌɔːθəu'rækik] *a* 直腰椎的

orthoscope ['ɔːθəskəup] *n* 水检眼镜(用一层水中和角膜屈光,检眼用) | **orthoscopic** [ˌɔːθəu'skɔpik] *a* / **orthoscopy** [ɔː'θɔskəpi] *n* 水检眼镜检查

orthosis [ɔː'θəusis] ([复] **orthoses** [ɔː'θəusiːz]) *n* 整直器,矫正器

orthoskiagraph [ˌɔːθəu'skaiəgrɑːf] *n* 矫形用X线摄影机 | ~**y** [ˌɔːθəuskai'ægrəfi] *n* 矫形X线(术)

orthostatic [ˌɔːθə'stætik] *a* 直立的,直体的

orthostatism ['ɔːθəˌstætizəm] *n* 直立位,直立姿势

orthostereoscope [ˌɔːθəu'stiəriəskəup] *n* 矫形用立体X线机

orthosympathetic [ˌɔːθəuˌsimpə'θetik] *a* (正)交感神经的(与副交感〈颅骶〉部分相对)

orthotast ['ɔːθətæst] *n* 正骨器

orthoterion [ˌɔːθəu'tiəriɔn] *n* 牵伸器,牵引器

orthotherapy [ˌɔːθəu'θerəpi] *n* 矫形疗法

orthotics [ɔː'θɔtiks] *n* 整直学,矫正学,矫形器修配学 | **orthotic** *a* 整直的,矫正的 / **orthotist** ['ɔːθətist] *n* 整直师,矫正师,矫正器修配者

ortho-tolueno-azo-beta-naphthol [ˌɔːθəuˌtɔlju'iːnəuˌæzəuˌbeitə'næfθɔl] 邻甲苯偶氮-*β*-萘酚(一种用于加工柑橘果的有毒染料)

orthotonos [ɔː'θɔtənɔs], **orthotonus** [ɔː'θɔtənəs] *n* 挺直性痉挛,身体强直

orthotopic [ˌɔːθəu'tɔpik] *a* 常位的,正位的

orthotyphoid [ˌɔːθəu'taifɔid] *n* (正)伤寒

orthovoltage [ˌɔːθəu'vɔltidʒ] *n* 常压,中压,平压(X线治疗时电压为30～400kV)

Orthoxine [ɔː'θɔksiːn] *n* 甲氧那明(methoxyphenamine)制剂的商品名

orthropsia [ɔː'θrɔpsiə] *n* 暮视(症)

orthuria [ɔː'θjuəriə] *n* 尿次(数)正常

Ortner's syndrome ['ɔːtnə] (Norbert Ortner) 奥特纳综合征(喉麻痹伴心脏病,由于主动脉与扩张的肺动脉之间的喉返神经压迫所致)

Ortolani's click (sign) [ɔːtəu'lɑːni] (Marius Ortolani) 奥托拉尼卡嗒音(征)(髋关节先天脱位时,当大腿外展屈曲时听到的卡嗒音)

Orudis [ə'ru:dis] *n* 酮洛芬(ketoprofen)制剂的商品名
Oryza [əu'raizə] *n*【拉;希】稻属
oryzenin [əu'raizənin] *n* 米谷蛋白
O. S. oculus sinister【拉】左眼
Os 元素锇(osmium)的符号
os[1] [ɔs] ([复] **ora** ['ɔrə]) *n*【拉】口 | external ～ of uterus 子宫外口,子宫口
os[2] [ɔs] ([复] **ossa** ['ɔsə]) *n*【拉】骨(详见附录)
osamine ['əusəmi:n] *n* 糖胺(如葡萄糖胺)
OSAS obstructive sleep apnea syndrome 阻塞性睡眠呼吸暂停综合征
osazone ['əusəzəun] *n* 脎
Osbil ['ɔsbil] *n* 碘苯扎酸(iobenzamic acid)制剂的商品名
oscedo [ɔ'si:dəu] *n*【拉】呵欠
oscheal ['ɔskiəl] *a* 阴囊的
oscheitis [ˌɔski'aitis] *n* 阴囊炎
oschelephantiasis [ˌɔskəlifən'taiəsis] *n* 阴囊象皮病
osche(o)- [构词成分] 阴囊
oscheocele ['ɔskiəˌsi:l] *n* 阴囊瘤;阴囊肿大
oscheohydrocele [ˌɔskiə*u*'haidrəsi:l] *n* 阴囊(鞘膜)水囊肿
oscheolith ['ɔskiəliθ] *n* 阴囊石
oscheoma [ˌɔski'əumə], **oscheoncus** [ˌɔski'ɔŋkəs] *n* 阴囊瘤
oscheoplasty ['ɔskiəˌplæsti] *n* 阴囊成形术
oschitis [ˌɔs'kaitis] *n* 阴囊炎
Oscillaria [ˌɔsi'lɛəriə] *n* 颤藻属
oscillate ['ɔsileit] *vi, vt* (使)振动;(使)振荡,(使)摆动;(使)动摇 | **oscillatory** ['ɔsileitəri] *a*
oscillation [ˌɔsi'leiʃən] *n* 振荡,振动,摆动 | bradykinetic ～ 缓慢摆动(见于流行性脑炎)
oscillator ['ɔsiˌleitə] *n* 振荡器
oscillo- [构词成分] 振动,震动,摆动
oscillogram [ɔ'siləgræm] *n* 示波图
oscillograph [ɔ'siləgrɑ:f] *n* 示波器 | ～**ic** [ɔˌsilə'græfik] *a*
oscillometer [ˌɔsi'lɔmitə] *n* 示波计 | **oscillometric** [ˌɔsilə*u*'metrik] *a* 示波的,示波计的 / **oscillometry** *n* 示波测量法
oscillopsia [ˌɔsi'lɔpsiə] *n* 振动幻视
oscilloscope [ɔ'siləskəup] *n* 示波器 | **oscilloscopic** [ɔˌsilə*u*'skɔpik] *a*
Oscillospira [ˌɔsilə*u*'spaiərə] *n* 颤螺菌属
Oscillospiraceae [ˌɔsilə*u*spaiə'reisii:] *n* 颤螺菌科
oscine ['ɔsin] *n* 异东莨菪醇
Oscinis pallipes ['ɔsinis 'pælipi:z] 套膜蝇(即Hippelates pallipes)
oscitate ['ɔsiteit] *vi* 呵欠 | **oscitation** [ˌɔsi'teiʃən] *n*
osculant ['ɔskjulənt] *a* 中间型的;接触的,连结的
osculate ['ɔskjuleit] *vt, vi* 接触;共有(特性) | **osculation** [ˌɔskju'leiʃən] *n* / **osculatory** ['ɔskjulətəri] *a*
osculum ['ɔskjuləm] ([复] **oscula** ['ɔskjulə]) *n*【拉】小口,细孔
-ose [后缀] 糖
Osgood-Haskins test ['ɔzgud 'hæzkinz] (Edwin E. Osgood; Howard D. Haskins) 奥-哈试验(检白蛋白)
Osgood-Schlatter disease ['ɔzgud 'ʃlætə] (Robert B. Osgood; Carl Schlatter) 奥斯古德-施莱特病(胫骨粗隆骨软骨病,亦称青年期胫骨骨突炎)
OSHA Occupational Safety and Health Administration 职业安全与卫生管理局
-osis [后缀] 病,病态(同样见-sis)
Osler's disease ['əuzlə] (William Osler) 奥斯勒病(①真性红细胞增多;②遗传性出血性毛细血管扩张) | ～ nodes 奥斯勒结(小而高起的肿胀压痛区,约豌豆大,呈蓝色,但有时呈淡红或红色,偶有变白的中心,最常见于指尖或趾尖、大小鱼际或足底,为亚急性细菌性心内膜

炎的特征性病变) / ～ phenomenon 奥斯勒现象(血小板离开血循环后即凝集) / ～ sign 奥斯勒征(①恶性心内膜炎时，手足皮肤上呈现痛性红斑小肿胀；②奥斯勒结) / ～ triad 奥斯勒三征(毛细血管扩张、毛细血管脆性增加和遗传性出血性素质)

Osler-Vaquez disease ['əuzlə və'kei] (William Osler; Louis H. Vaquez) 真性红细胞增多

Osler-Weber-Rendu disease ['əuzlə 'webə rɔŋ'dju:] (William Osler; Frederick P. Weber; Henri J. L. M. Rendu) 遗传性出血性毛细血管扩张

Oslo meal (breakfast) ['ɔzləu] 奥斯陆早餐(供学童用的一种餐食，奥斯陆为挪威首都)

osmate ['ɔzmeit] *n* 锇酸盐

osmatic [ɔz'mætik] *a* 嗅觉的；有嗅觉的，嗅觉正常的(指动物种类)

osmazome ['ɔzməzəum] *n* 肉香质

osmesis [ɔz'mi:sis] *n*【希】嗅

osmesthesia [ˌɔzmis'θi:zjə] *n* 嗅觉

osmic ['ɔzmik] *a* 锇的 | ～ acid 锇酸

osmicate ['ɔzmikeit] *vt* 用锇酸染色，加锇酸

osmics ['ɔzmiks] *n* 嗅觉学

osmidrosis [ˌɔzmi'drəusis] *n* 臭汗，腋臭

osmification [ˌɔzmifi'keiʃən] *n* 锇(或锇酸)处理

osmiophilic [ˌɔzmiəu'filik] *a* 嗜锇(或嗜锇酸)的，亲锇(或亲锇酸)的

osmiophobic [ˌɔzmiəu'fəubik] *a* 厌锇(或厌锇酸)的，疏锇(或疏锇酸)的

osmium ['ɔzmiəm] *n* 锇(化学元素) | ～ tetroxide 四氧化锇(制组织标本时用作固定液)

osm(o)¹- [构词成分] 嗅，嗅觉

osm(o)²- [构词成分] 渗透

osmoceptor ['ɔzməˌseptə] *n* 渗(透)压感受器；嗅觉感受器

osmolality [ˌɔzməu'læləti] *n* 同渗重摩，重量摩尔渗透压浓度

osmolar [ɔz'məulə] *a* 摩尔渗透压的

osmolarity [ˌɔzməu'lærəti] *n* 同渗容摩，摩尔渗透压浓度

osmole ['ɔzməul] *n* 渗摩，渗模，渗量(用摩尔表示的渗透压单位)

osmology [ɔz'mɔlədʒi] *n* 嗅学，嗅觉学；渗透学

osmolute ['ɔzməˌlju:t] *n* 渗质

osmometer [ɔz'mɔmitə] *n* 渗(透)压计；嗅觉计

osmonosology [ˌɔzməunəu'sɔlədʒi] *n* 嗅觉障碍学

osmophilic [ˌɔzmə'filik] *a* 趋渗的，易渗的

osmophobia [ˌɔzməu'fəubiə] *n* 臭气恐怖，恐臭症

osmophore ['ɔzməfɔ:] *n* 生臭基，生臭团

osmoreceptor [ˌɔzməuri'septə] *n* 渗(透)压感受器；嗅觉感受器

osmoregulation [ˌɔzməuˌregju'leiʃən] *n* 渗透调节 | **osmoregulatory** [ˌɔzməu'regjulətəri] *a* 调节渗透的

osmoscope ['ɔzməskəup] *n* 嗅镜，助嗅器

osmose ['ɔzməus] *vt, vi* (使)渗透

osmosis [ɔz'məusis] *n* 渗透(作用) | **osmotic** [ɔz'mɔtik] *a* / **osmotically** *ad*

osmosology [ˌɔzməu'sɔlədʒi] *n* 渗透学

osmostat ['ɔzməˌstæt] *n* 渗(透)压控制器

osmotaxis [ˌɔzməu'tæksis] *n* 趋渗性

osmotherapy [ˌɔzməu'θerəpi] *n* 渗透疗法

osmyl ['ɔzmil] *n* 气味，臭

osone ['əusəun] *n* 邻酮醛糖

osphresi(o)- [构词成分] 嗅，嗅觉

osphresiology [ˌɔsfrizi'ɔlədʒi] *n* 嗅觉学

osphresiometer [ˌɔsfrizi'ɔmitə] *n* 嗅觉计，嗅觉测量器

osphresis [ɔs'fri:sis] *n* 嗅觉 | **osphretic** [ɔs'fretik] *a*

osphyarthrosis [ˌɔsfiɑːˈθrəusis] *n* 髋关节炎
osphyomyelitis [ˌɔsfiəuˌmaiəˈlaitis] *n* 腰髓炎
osphyotomy [ˌɔsfiˈɔtəmi] *n* 腰部切开术
ossa [ˈɔsə] os的复数(见os²)
ossature [ˈɔsətʃə] *n* 骨骼
ossein [ˈɔsiin] *n* 骨胶原
osselet [ˈɔsilet] *n* 马膝骨赘
osseoalbumoid [ˌɔsiəuˈælbjumɔid] *n* 骨硬蛋白
osseoaponeurotic [ˌɔsiəuæpənjuəˈrɔtik] *a* 骨(与)腱膜的
osseocartilaginous [ˌɔsiəukɑːtiˈlædʒinəs] *a* 骨软骨的
osseofibrous [ˌɔsiəuˈfaibrəs] *a* 骨(与)纤维组织的
osseointegration [ˌɔsiəuˌintəˈgreiʃən] *n* 骨整合
osseomucin [ˌɔsiəuˈmjuːsin] *n* 骨粘素
osseomucoid [ˌɔsiəuˈmjuːkɔid] *n* 骨(类)粘蛋白
osseosonometer [ˌɔsiəusəuˈnɔmitə] *n* 骨导听力计 | **osseosonometry** *n* 骨导听力检查
osseous [ˈɔsiəs] *a* 骨的，骨性的
ossicle [ˈɔsikl] *n* 小骨 | epactal ～s, intercalcar ～s 缝间骨 / sphenoturbinal ～s 蝶骨甲 | **ossicular** [ɔˈsikjulə], **ossiculate** [ɔˈsikjulit] *a*
ossicula [ɔˈsikjulə] ossiculum的复数
ossiculectomy [ˌɔsikjuˈlektəmi] *n* 听小骨切除术
ossiculoplasty [ˌɔsikjuləˈplæsti] *n* 听骨链成形术
ossiculotomy [ˌɔsikjuˈlɔtəmi] *n* 听小骨切开术
ossiculum [ɔˈsikjuləm] ([复] **ossicula** [ɔˈsikjulə]) *n*【拉】小骨
ossidesmosis [ˌɔsidesˈməusis] *n* 骨(与)腱形成;腱骨化
ossiferous [ɔˈsifərəs] *a* 生骨的
ossific [ɔˈsifik] *a* 骨化的，成骨的
ossification [ˌɔsifiˈkeiʃən] *n* 骨化 | cartilaginous ～, endochondral ～ 软骨骨化 / metaplastic ～ 化生性骨化 / perichondral ～ 软骨膜(下)骨化
ossifluence [ɔˈsifluəns] *n* 骨软化
ossiform [ˈɔsifɔːm] *a* 骨样的
ossify [ˈɔsifai] *vt, vi* (使)骨化，(使)成骨
ossifying [ˈɔsiˌfaiiŋ] *a* 骨化的
ossiphone [ˈɔsifəun] *n* 骨导助听器
ostalgia [ɔsˈtældʒiə] *n* 骨痛
ostarthritis [ˌɔstɑːˈθraitis] *n* 骨关节炎
osteal [ˈɔstiəl] *a* 骨的，骨性的
ostealbumoid [ˌɔstiˈælbjumɔid] *n* 骨硬蛋白
ostealgia [ˌɔstiˈældʒiə] *n* 骨痛
osteameba [ˌɔstiəˈmiːbə] *n* 骨小体
osteanabrosis [ˌɔstiænəˈbrəusis] *n* 骨萎缩
osteanagenesis [ˌɔstiˌænəˈdʒenisis] *n* 骨再生
osteanaphysis [ˌɔstiəˈnæfisis] *n* 骨再生
ostearthritis [ˌɔstiɑːˈθraitis] *n* 骨关节炎
ostearthrotomy [ˌɔstiɑːˈθrɔtəmi] *n* 骨关节端切除术
ostectomy [ɔsˈtektəmi], **osteectomy** [ˌɔstiˈektəmi] *n* 骨切除术
osteectopia [ˌɔstiekˈtəupiə], **osteectopy** [ˌɔstiˈektəpi] *n* 骨异位
ostein [ˈɔstiin] *n* 骨胶原
osteite [ˈɔstiait] *n* 骨化中心
osteitis [ˌɔstiˈaitis] *n* 骨炎 | carious ～, necrotic ～ 骨髓炎 / caseous ～ 干酪样骨炎，结核性骨疽 / central ～ 骨内膜炎 / condensing ～, formative ～, sclerosing ～ 致密性骨炎，骨质增生性骨炎，硬化性骨炎 / ～ fibrosa cystica, ～ fibrosa cystica generalisata 囊性纤维性骨炎，全身性囊性纤维性骨炎 / productive ～ 增生性骨炎，骨质象牙化 / secondary hyperplastic ～ 继发性增殖性骨炎，肥大性肺性骨关节病

ostembryon [ɔs'tembriɔn] *n* 胎儿石化,石胎

ostempyesis [ˌɔstempai'i:sis] *n* 骨化脓

Ostensin [ɔs'tensin] *n* 曲美替定甲硫酸盐(trimethidinium methosulfate)制剂的商品名

oste(o)- [构词成分] 骨

osteoacusis [ˌɔstiəuə'ku:sis] *n* 骨传导

osteoanagenesis [ˌɔstiəuˌænə'dʒenisis] *n* 骨再生,成骨,骨发育

osteoanesthesia [ˌɔstiəuænis'θi:zjə] *n* 骨感觉缺失,骨无感觉

osteoaneurysm [ˌɔstiəu'ænjuərizəm] *n* 骨内动脉瘤

osteoarthritis [ˌɔstiəuɑ:'θraitis] *n* 骨(性)关节炎 | hyperplastic ~ 增殖性骨关节炎, 肥大性肺性骨关节病 | **osteoarthritic** [ˌɔstiəuɑ:'θritik] *a*

osteoarthropathy [ˌɔstiəuɑ:'θrɔpəθi] *n* 骨关节病 | hypertrophic pneumic ~, hypertrophic pulmonary ~, pulmonary ~, secondary hypertrophic ~ 肥大性肺性骨关节病

osteoarthrosis [ˌɔstiəuɑ:'θrəusis] *n* 骨关节病(非炎性慢性关节炎)

osteoarthrotomy [ˌɔstiəuɑ:'θrɔtəmi] *n* 骨关节端切除术

osteoarticular [ˌɔstiəuɑ:'tikjulə] *a* 骨关节的

osteoblast ['ɔstiəˌblæst] *n* 成骨细胞 | ~**ic** [ˌɔstiəu'blæstik] *a*

osteoblastoma [ˌɔstiəublæs'təumə] *n* 成骨细胞瘤

osteocachexia [ˌɔstiəukə'keksiə] *n* 骨性恶病质, 慢性骨病 | **osteocachectic** [ˌɔstiəukə'kektik] *a*

osteocalcin [ˌɔstiəu'kælsin] *n* 骨钙素(一种维生素K依赖性钙结合骨蛋白,骨内最丰富的非胶原蛋白, 血清浓度增加是病态骨更新增加的标志)

osteocamp ['ɔstiəkæmp] *n* 切骨矫形器

osteocampsia [ˌɔstiəu'kæmpsiə], **osteocampsis** [ˌɔstiəu'kæmpsis] *n* 骨屈曲(如佝偻病时)

osteocartilaginous [ˌɔstiəukɑ:ti'lædʒinəs] *a* 骨软骨的

osteocele ['ɔstiəsi:l] *n* 阴囊骨瘤, 睾丸骨瘤;骨性疝

osteocementum [ˌɔstiəusi'mentəm] *n* 骨样牙骨质

osteochondral [ˌɔstiəu'kɔndrəl] *a* 骨软骨的;骨(与骨)关节软骨的

osteochondritis [ˌɔstiəukɔn'draitis] *n* 骨软骨炎

osteochondrodysplasia [ˌɔstiəuˌkɔndrəudis'pleiziə] *n* 骨软骨发育不良

osteochondrodystrophia [ˌɔstiəuˌkɔndrəudis'trəufiə], **osteochondrodystrophy** [ˌɔstiəukɔndrəu'distrəfi] *n* 骨软骨营养不良

osteochondrofibroma [ˌɔstiəuˌkɔndrəufai'brəumə] *n* 骨软骨纤维瘤

osteochondrolysis [ˌɔstiəukɔn'drɔlisis] *n* 骨软骨脱离, 分离性骨软骨炎

osteochondroma [ˌɔstiəukɔn'drəumə] *n* 骨软骨瘤

osteochondromatosis [ˌɔstiəuˌkɔndrəumə'təusis] *n* 骨软骨瘤病

osteochondromyxoma [ˌɔstiəuˌkɔndrəumik'səumə] *n* 骨软骨粘液瘤

osteochondropathia [ˌɔstiəuˌkɔndrəu'pæθiə] *n* 骨软骨病

osteochondropathy [ˌɔstiəuˌkɔn'drɔpəθi] *n* 骨软骨病 | polyglucose (dextran) sulfate-induced ~ 硫酸缩合葡萄糖(葡聚糖)引起的骨软骨病

osteochondrophyte [ˌɔstiəu'kɔndrəfait] *n* 骨软骨瘤

osteochondrosarcoma [ˌɔstiəuˌkɔndrəusɑ:'kəumə] *n* 骨软骨肉瘤

osteochondrosis [ˌɔstiəukɔn'drəusis] *n* 骨软骨病

osteochondrous [ˌɔstiəu'kɔndrəs] *a* 骨软骨的

osteoclasia [ˌɔstiəu'kleiziə] *n* 折骨术(骨的吸收和破坏)

osteoclasis [ˌɔstiˈɔkləsis], **osteoclasty** [ˈɔstiəˌklæsti] *n* 折骨术(外科的骨折或再骨折)

osteoclast [ˈɔstiəˌklæst] *n* 破骨细胞;折骨器 | **～ic** [ˌɔstiəuˈklæstik] *a* 折骨的;破坏骨的

osteoclastoma [ˌɔstiəuklæsˈtəumə] *n* 破骨细胞瘤

osteocomma [ˌɔstiəuˈkɔmə] *n* 单骨,骨件

osteocope [ˈɔstiəˌkəup] *n* 骨剧痛(常为梅毒骨病症状) | **osteocopic** [ˌɔstiəˈkɔpik] *a*

osteocranium [ˌɔstiəˈkreinjəm] *n* 骨颅(在骨化期的胎儿头颅)

osteocystoma [ˌɔstiəusisˈtəumə] *n* 骨囊瘤

osteocyte [ˈɔstiəsait] *n* 骨细胞

osteodentin [ˌɔstiəuˈdentin] *n* 骨性牙质

osteodentinoma [ˌɔstiəudentiˈnəumə] *n* 骨牙质瘤

osteodermia [ˌɔstiəuˈdə:miə] *n* 皮(肤)骨化

osteodesmosis [ˌɔstiəudesˈməusis] *n* 骨(与)腱形成;腱骨化

osteodiastasis [ˌɔstiəudaiˈæstəsis] *n* 骨分离

osteodynia [ˌɔstiəuˈdiniə] *n* 骨痛

osteodysplasty [ˌɔstiəudisˈplæsti] *n* 骨发育异常

osteodystrophia [ˌɔstiəudisˈtrəufiə] *n* 骨营养不良 | ～ cystica 囊性骨营养不良 / ～ fibrosa 纤维性骨营养不良

osteodystrophy [ˌɔstiəuˈdistrəfi] *n* 骨营养不良 | renal ～ 肾性骨营养不良

osteoectasia [ˌɔstiəuekˈteiziə] *n* 骨膨胀症 | familial ～ 家族性骨膨胀症,青少年骨外层变形肥厚

osteoectomy [ˌɔstiəuˈektəmi] *n* 骨切除术

osteoenchondroma [ˌɔstiəuˌenkɔnˈdrəumə] *n* 骨软骨瘤

osteoepiphysis [ˌɔstiəuiˈpifisis] *n* 骨骺

osteofibrochondrosarcoma [ˌɔstiəuˌfaibrəuˌkɔndrəusɑ:ˈkəumə] *n* 骨纤维软骨肉瘤

osteofibroma [ˌɔstiəufaiˈbrəumə] *n* 骨纤维瘤,纤维骨瘤

osteofibromatosis [ˌɔstiəuˌfaibrəuməˈtəusis] *n* 骨纤维瘤病 | cystic ～ 囊性骨纤维瘤病

osteofluorosis [ˌɔstiəufluəˈrəusis] *n* 骨氟中毒(骨骼变化,一般包括骨软化和骨硬化,由于慢性摄入过量氟化物所致)

osteogen [ˈɔstiədʒen] *n* 成骨质

osteogenesis [ˌɔstiəuˈdʒenisis] *n* 骨生成,骨发生 | ～ imperfecta (OI) 成骨不全 / ～ imperfecta cystica 囊性成骨不全 | **osteogenetic** [ˌɔstiəudʒiˈnetik] *a* / **osteogeny** [ˌɔstiˈɔdʒəni] *n*

osteogenic [ˌɔstiəuˈdʒenik], **osteogenous** [ˌɔstiˈɔdʒinəs] *a* 成骨的

osteogram [ˈɔstiəgræm] *n* 椎骨图

osteography [ˌɔstiˈɔgrəfi] *n* 骨论

osteohalisteresis [ˌɔstiəuhəˌlistəˈri:sis] *n* 骨质缺乏

osteohemachromatosis [ˌɔstiəuˌheməˌkrəuməˈtəusis] *n* 骨血色素沉着(症)(动物)

osteohydatidosis [ˌɔstiəuˌhaidətiˈdəusis] *n* 骨棘球蚴病

osteoid [ˈɔstiɔid] *a* 骨样的 *n* 类骨质,前骨质

osteoinduction [ˌɔstiəuinˈdʌkʃən] *n* 骨诱导(促骨生成的作用或过程)

osteolathyrism [ˌɔstiəuˈlæθirizəm] *n* 香(豌)豆中毒性骨病(实验动物)

osteolipochondroma [ˌɔstiəuˌlipəukɔnˈdrəumə] *n* 骨脂软骨瘤

osteolipoma [ˌɔstiəuliˈpəumə] *n* 骨脂瘤

osteology [ˌɔstiˈɔlədʒi], **osteologia** [ˌɔstiəˈlɔdʒiə] *n* 骨骼学 | **osteological** [ˌɔstiəˈlɔdʒikəl] *a* / **osteologist** [ɔstiˈɔlədʒist] *n* 骨骼学家

osteolysis [ˌɔsti'ɔlisis] *n* 骨质溶解 | **osteolytic** [ˌɔstiəu'litik] *a* 溶骨的

osteoma [ˌɔsti'əumə] ([复] **osteomas** 或 **osteomata** [ˌɔsti'əumətə]) *n* 骨瘤 | cavalryman's ～ 骑士骨瘤(股长收肌附着处的骨瘤) / compact ～ 密质骨瘤 / giant osteoid ～ 巨大骨样骨瘤，成骨细胞瘤

osteomalacia [ˌɔstiəumə'leiʃiə], **osteomalacosis** [ˌɔstiəumælə'kəusis] *n* 骨软化(症) | **osteomalacic** [ˌɔstiəumə'leisik] *a*

osteomatoid [ˌɔsti'əumətɔid] *a* 骨瘤样的

osteomatosis [ˌɔstiəumə'təusis] *n* 骨瘤病

osteomere ['ɔstiəmiə] *n* 单骨，骨件

osteometry [ˌɔsti'ɔmitri] *n* 骨测量法

osteomiosis [ˌɔstiəumai'əusis] *n* 骨碎裂

osteomyelitis [ˌɔstiəuˌmaiə'laitis] *n* 骨髓炎 | conchiolin ～ 珍珠工骨髓炎(骨髓内有矿尘沉着) / typhoid ～ 伤寒性骨髓炎 / ～ variolosa 天花性骨髓炎 | **osteomyelitic** [ˌɔstiəuˌmaiə'litik] *a*

osteomyelodysplasia [ˌɔstiəuˌmaiələudis'pleisiə] *n* 骨髓发育不良

osteomyelography [ˌɔstiəumaiə'lɔgrəfi] *n* 骨髓X线摄影(术)

osteomyxochondroma [ˌɔstiəuˌmiksəukɔn'drəumə] *n* 骨粘液性软骨瘤，骨软骨粘液瘤

osteon ['ɔstiɔn], **osteone** ['ɔstiəun] *n* 骨单位(密质骨构造的基本单位)

osteonecrosis [ˌɔstiəune'krəusis] *n* 骨坏死

osteonectin [ˌɔstiəu'nektin] *n* 骨连接素(一种结合胶原和钙的磷蛋白，用作矿化的调节剂，存在于骨内和血小板内)

osteoneuralgia [ˌɔstiəunjuə'rældʒiə] *n* 骨神经痛

osteonosus [ˌɔsti'ɔnəsəs] *n* 骨病

osteo-odontoma [ˌɔstiəuˌɔdɔn'təumə] *n* 釉质牙瘤

osteopath ['ɔstiəpæθ] *n* 骨疗法医士，按骨术医士

osteopathia [ˌɔstiəu'pæθiə] *n* 骨病

osteopathology [ˌɔstiəupə'θɔlədʒi] *n* 骨病理学

osteopathy [ˌɔsti'ɔpəθi] *n* 骨病；骨疗法，按骨术，整骨术 | disseminated condensing ～ 播散性致密性骨病，脆弱性骨硬化 / hunger ～, alimentary ～ 饥饿性骨病，营养不良性骨病 / myelogenic ～ 骨髓性骨病 | **osteopathic** [ˌɔstiəu'pæθik] *a*

osteopecilia [ˌɔstiəupə'siliə] *n* (全身)脆弱性骨硬化

osteopedion [ˌɔstiəu'pi:diɔn] *n* 胎儿石化，石胎

osteopenia [ˌɔstiəu'pi:niə] *n* 骨质稀少，骨质减少 | **osteopenic** [ˌɔstiəu'penik] *a*

osteoperiosteal [ˌɔstiəuˌperi'ɔstiəl] *a* 骨骨膜的

osteoperiostitis [ˌɔstiəuˌperiɔs'taitis] *n* 骨骨膜炎 | alveolodental ～ 牙槽骨骨膜炎，牙周炎

osteopetrosis [ˌɔstiəupi'trəusis] *n* 骨硬化症，骨(质)石化病

osteophage ['ɔstiəfeidʒ] *n* 噬骨细胞

osteophagia [ˌɔstiəu'feidʒiə] *n* 食骨癖

osteophlebitis [ˌɔstiəufli'baitis] *n* 骨静脉炎

osteophone ['ɔstiəfəun] *n* (骨导)助听器

osteophony [ˌɔsti'ɔfəni] *n* 骨导音，骨传导

osteophore ['ɔstiəfɔ:] *n* 碎骨钳

osteophyma [ˌɔstiəu'faimə] *n* 骨赘

osteophyte ['ɔstiəˌfait] *n* 骨赘 | **osteophytic** [ˌɔstiə'fitik] *a*

osteophytosis [ˌɔstiəufai'təusis] *n* 骨赘病

osteoplaque ['ɔstiəplæk] *n* 骨层

osteoplast ['ɔstiəplæst] *n* 成骨细胞

osteoplastic [ˌɔstiəu'plæstik] *a* 成骨

的;骨成形的 | **osteoplasty** [ˈɔstiəˌplæsti] *n* 骨成形术,骨整形术

osteoplastica [ˌɔstiəuˈplæstikə] *n* 囊状纤维性骨炎

osteopoikilosis [ˌɔstiəuˌpɔikiˈləusis] *n* (全身) 脆弱性骨硬化 | **osteopoikilotic** [ˌɔstiəuˌpɔikiˈlɔtik] *a*

osteoporosis [ˌɔstiəupəˈrəusis] *n* 骨质疏松(症) | **osteoporotic** [ˌɔstiəupəˈrɔtik] *a*

osteopsathyrosis [ˌɔstiɔpˌsæθiˈrəusis] *n* 骨脆症,成骨不全

osteoradionecrosis [ˌɔstiəuˌreidiəuneˈkrəusis] *n* 放射性骨坏死

osteorrhagia [ˌɔstiəuˈreidʒiə] *n* 骨出血

osteorrhaphy [ˌɔstiˈɔrəfi] *n* 骨缝术

osteosarcoma [ˌɔstiəusɑːˈkəumə] *n* 骨肉瘤 | ~**tous** [ˌɔstiəusɑːˈkəumətəs] *a*

osteosarcomatosis [ˌɔstiəusɑːˌkəuməˈtəusis] *n* 骨肉瘤病(多发性骨肉瘤同时发生;同步多中心骨肉瘤)

osteosclerosis [ˌɔstiəuskliəˈrəusis] *n* 骨硬化 | **osteosclerotic** [ˌɔstiəuskliəˈrɔtik] *a*

osteoscope [ˈɔstiəskəup] *n* X线测骨器

osteoseptum [ˌɔstiəuˈseptəm] *n* 骨性(鼻)中隔

osteosis [ˌɔstiˈəusis] *n* 骨质生成,骨化(病) | parathyroid ~ 甲状旁腺性骨化病,囊性纤维性骨炎

osteostixis [ˌɔstiəuˈstiksis] *n* 骨穿刺术

osteosuture [ˈɔstiəsjuːtʃə] *n* 骨缝术

osteosynovitis [ˌɔstiəuˌsinəˈvaitis] *n* 骨滑膜炎

osteosynthesis [ˌɔstiəuˈsinθisis] *n* 骨缝术,骨接合术

osteotabes [ˌɔstiəuˈteibiːz] *n* 骨髓痨,骨耗病

osteotelangiectasia [ˌɔstiəuteˌlændʒiekˈteiziə] *n* 毛细血管扩张性骨肉瘤

osteothrombophlebitis [ˌɔstiəuˌθrɔmbəufliˈbaitis] *n* 骨血栓静脉炎

osteothrombosis [ˌɔstiəuθrɔmˈbəusis] *n* 骨内(静脉)血栓形成

osteotome [ˈɔstiəˌtəum] *n* 骨凿

osteotomoclasis [ˌɔstiəutəˈmɔkləsis], **osteotomoclasia** [ˌɔstiəuˌtəuməˈkleiziə] *n* 折骨矫形术

osteotomy [ˌɔstiˈɔtəmi] *n* 骨切开术,切骨术 | block ~ 大块切骨术 / cuneiform ~ 楔形切骨术 / cup-and-ball ~ 杵臼样切骨术 / hinge ~ 铰链样切骨术,屈戌状切骨术 / pelvic ~ 耻骨切开术 / subtrochanteric ~ 转子下切骨术 / transtrochanteric ~ 经转子切骨术

osteotribe [ˈɔstiəˌtraib], **osteotrite** [ˈɔstiəˌtrait] *n* 骨锉

osteotrophy [ˌɔstiˈɔtrəfi] *n* 骨营养

osteotylus [ˌɔstiˈɔtiləs] *n* 骨痂

osteotympanic [ˌɔstiəutimˈpænik] *a* 颅鼓(室)的,颅骨耳鼓的,骨鼓的

Ostertagia [ˌɔstəˈteidʒiə] (Robert von Ostertag) *n* 胃线虫属

osthexia [ɔsˈθeksiə], **osthexy** [ˈɔsθeksi] *n* 骨化异常

ostiole [ˈɔstiəul] *n* 小孔,孔口 | **ostiolar** *a*

ostitis [ɔsˈtaitis] *n* 骨炎

ostium [ˈɔstiəm] ([复] **ostia** [ˈɔstiə]) *n*【拉】口,门口 | **ostial** [ˈɔstiəl] *a*

ostomate [ˈɔstəmeit] *n* 造口者(曾受肠造口术或输尿管造口术者)

ostomy [ˈɔstəmi] *n* 造口术,造瘘术,吻合术

ostosis [ɔsˈtəusis] *n* 骨生成,骨发生

ostraceous [ɔsˈtreiʃəs] *a* 蠔壳状的,蛎壳状的

ostracosis [ˌɔstrəˈkəusis] *n* 蠔壳状(骨)变性

ostreasterol [ˌɔstriˈæstərɔl] *n* 牡蛎甾醇

ostreotoxism [ˌɔstriəuˈtɔksizəm] *n* 牡蛎中毒,蠔中毒

Ostrum-Furst syndrome [ˈɔstrəm fəːst] (Herman W. Ostrum; William

Furst) 奥-弗综合征(先天性颈部骨性联接、扁颅底及施普伦格〈Sprengel〉畸形)

Oswaldocruzia [ɔzˌwɑːldəu'kruːziə] (G. Oswaldo Cruz) *n* 渥氏线虫属

OT old term in anatomy 解剖学旧名词; old tuberculin 旧结核菌素

otacoustic [ˌəutə'kuːstik] *a* 助听的

otalgia [əu'tældʒiə] *n* 耳痛 | geniculate ~ 膝状神经节耳痛 / reflex ~ 反射性耳痛 / tabetic ~ 脊髓痨性耳痛 | **otagra** [əu'tægrə] *n* / **otalgic** [əu'tældʒik] *a* 耳痛的 *n* 耳痛药

otaphone ['əutəfəun] *n* 助听器

OTC over the counter 柜台有售非处方药(指根据法律不需要处方即可出售的药物); ornithine transcarbamoylase 鸟氨酸转氨甲酰酶

OTD organ tolerance dose 器官耐受量(放射量)

otectomy [əu'tektəmi] *n* 耳组织切除术(指内耳和中耳)

othelcosis [ˌəuthel'kəusis] *n* 耳溃疡；耳化脓

othematoma [ˌəuthiːmə'təumə] *n* 耳血肿

othemorrhea [ˌəuthemə'riːə] *n* 耳出血

other ['ʌðə] *a* 其他的,另外的;不同的 *pron* 另外的人(或事物),其他的人(或事物) *ad* 另外地;不同地 | each ~ 互相 / none ~ than … 不是别人(或他物)而正是 / of all ~s 在所有的当中(表示唯一、突出等) / ~ from 不同于 / ~ than 不同于,非;除了 / quite ~ 完全不同的 / the ~ day 几天前

otherwise ['ʌðəwaiz] *ad* 另外,别样;在其他方面;要不然,否则 *a* 另外的,不那样的;其他方面的 | and ~ 等等,及其他 / or ~ 或其反面

othygroma [ˌəuthai'grəumə] *n* 耳水瘤

otiatrics [ˌəuti'ætriks], **otiatry** [əu'taiətri] *n* 耳病治疗学 | **otiatric** [ˌəuti'ætrik] *a*

otic ['əutik] *a* 耳的

oticodinia [ˌəutikəu'dinjə], **oticodinosis** [ˌəutikəudi'nəusis] *n* 耳病性眩晕

otiobiosis [ˌəutiəubai'əusis] *n* 耳蜱病

Otiobius [əuti'əubiəs] *n* 耳蜱属,残喙蜱属

otitis [əu'taitis] *n* 耳炎 | ~ externa 外耳炎 / furuncular ~ 外耳道疖 / ~ interna 内耳炎 / ~ media 中耳炎 / mucosis ~, mucosus ~ 粘液链球菌性耳炎 | **otitic** [əu'titik] *a*

ot(o)- [构词成分] 耳

otoacariasis [ˌəutəuˌækə'raiəsis] *n* 耳螨病

otoantritis [ˌəutəuæn'traitis] *n* 鼓窦炎

otobiosis [ˌəutəubai'əusis] *n* 耳蜱病

Otobius [əu'təubiəs] *n* 耳蜱属,残喙蜱属

otoblennorrhea [ˌəutəuˌblenə'riːə] *n* 耳粘液溢

otocariasis [ˌəutəukə'raiəsis] *n* 耳螨病

Otocentor [ˌəutəu'sentə] *n* 暗眼蜱属(即Anocentor) | ~ nitans 明暗眼蜱(即Anocentor nitans)

otocephalus [ˌəutəu'sefələs] *n* 无下颌并耳畸胎

otocephaly [ˌɔtəu'sefəli] *n* 无下颌并耳畸形

otocerebritis [ˌəutəuseri'braitis] *n* 中耳(炎)性脑炎

otocleisis [ˌəutəu'klaisis] *n* 耳道闭合

otoconite [əu'tɔkənait] *n* 位觉砂,耳石

otoconium [ˌəutəu'kəunjəm] ([复] **otoconia** [ˌəutəu'kəunia]) *n* 【拉】位觉砂,耳石

otocranium [ˌəutəu'kreinjəm] *n* 耳颅 | **otocranial** *a*

otocyst ['əutəsist] *n* 听泡(胚胎);听囊(低等动物) | ~**ic** [ˌəutəu'sistik] *a*

Otodectes [ˌəutəu'dektiːz] *n* 耳螨属

otodynia [ˌəutəu'diniə] *n* 耳痛

otoencephalitis [ˌəutəuenˌsefə'laitis]

n 中耳(炎)性脑炎

otoganglion [ˌəutəu'gæŋgliən] *n* 耳神经节

otogenous [əu'tɔdʒinəs], **otogenic** [ˌəutəu'dʒenik] *a* 耳源性的

otography [əu'tɔgrəfi] *n* 耳论,耳学

otohemineurasthenia [ˌəutəuˌhemiˌnjuəræs'θi:niə] *n* 神经衰弱性单耳听力减退

otolaryngology [ˌəutəuˌlæriŋ'gɔlədʒi] *n* 耳鼻咽喉(科)学 | **otolaryngologist** *n* 耳鼻咽喉(科)学家

otolith ['əutəliθ], **otolite** ['əutəlait] *n* 位觉砂,耳石 | ~**ic** [ˌəutə'liθik] *a*

otolithiasis [ˌəutəuli'θaiəsis] *n* 位觉砂病,耳石病

otology [əu'tɔlədʒi] *n* 耳科学 | **otologic** [ˌəutə'lɔdʒik] *a* / **otologist** *n* 耳科医师,耳科学家

otomastoiditis [ˌəutəuˌmæstɔi'daitis] *n* 耳乳突炎

otomucormycosis [ˌəutəuˌmju:kəmai'kəusis] *n* 耳毛霉菌病

otomyasthenia [ˌəutəuˌmaiæs'θi:niə] *n* 耳肌无力性听力减退,听肌无力

Otomyces [ˌəutəu'maisi:z] *n* 耳真菌属 | ~ hageni, ~ purpureus 人耳真菌

otomycosis [ˌəutəumai'kəusis] *n* 耳真菌病,真菌性耳炎 | ~ aspergillina 耳曲霉菌病

otomyiasis [ˌəutəu'maijəsis] *n* 耳蛆病

otoncus [əu'tɔŋkəs] *n* 耳(肿)瘤

otonecrectomy [ˌəutəunə'krektəmi] *n* 耳坏死组织切除术

otoneuralgia [ˌəutəunjuə'rældʒiə] *n* 耳神经痛

otoneurasthenia [ˌəutəuˌnjuəræs'θi:niə] *n* 耳病性神经衰弱

otoneurology [ˌəutəunjuə'rɔlədʒi] *n* 耳神经科学,神经耳科学 | **otoneurologic** [ˌɔtəuˌnjuərə'lɔdʒik] *a*

otopathy [əu'tɔpəθi] *n* 耳病

otopharyngeal [ˌəutəufə'rindʒiəl] *a* 耳咽的

otophone ['əutəfəun] *n* 助听器;耳听诊管

otopiesis [ˌəutəu'paiiisis] *n* 鼓膜内陷;内耳受压症

otoplasty ['əutəˌplæsti] *n* 耳成形术

otopolypus [ˌəutəu'pɔlipəs] *n* 耳息肉

otopyorrhea [ˌəutəupaiə'ri:ə] *n* 耳脓溢

otopyosis [ˌəutəupai'əusis] *n* 耳化脓

otor ['əutə] *a* 耳的

otorhinolaryngology [ˌəutəuˌrainəuˌlæriŋ'gɔlədʒi] *n* 耳鼻咽喉(科)学

otorhinology [ˌəutəurai'nɔlədʒi] *n* 耳鼻科学

otorrhagia [ˌəutəu'reidʒiə] *n* 耳出血

otorrhea [ˌəutəu'ri:ə] *n* 耳溢液,耳漏 | cerebrospinal fluid ~ 脑脊液耳溢液

otosalpinx [ˌəutəu'sælpiŋks] *n* 咽鼓管

otoscleronectomy [ˌəutəuˌskliərəu'nektəmi], **otosclerectomy** [ˌəutəuskliə'rektəmi] *n* 硬化听骨切除术

otosclerosis [ˌəutəuskliə'rəusis] *n* 耳硬化(症) | **otosclerotic** [ˌəutəuskliə'rɔtik] *a*

otoscope ['əutəskəup] *n* 耳镜 | **otoscopy** [əu'tɔskəpi] *n* 耳镜检查

otosis [əu'təusis] *n* 错听

otospongiosis [ˌəutəuˌspɔndʒi'əusis] *n* 耳硬化症

otosteal [əu'tɔstiəl] *a* 耳骨的

otosteon [əu'tɔstiɔn] *n* 位觉砂,耳石;听小骨

ototomy [əu'tɔtəmi] *n* 耳切开术

ototoxic [ˌəutəu'tɔksik] *a* 耳毒性的(对第八脑神经或听觉及平衡器官有毒性作用的) | ~**ity** [ˌəutəutɔk'sisəti] *n*

Otrivin ['əutrivin] *n* 盐酸赛洛唑啉(xylometazoline hydrochloride)制剂的商品名

Otto disease ['ɔtəu] (Adolph W. Otto) 奥托病(髋臼骨关节突出;〈髋〉关节内陷) | ~ pelvis 奥托骨盆(骨盆的髋臼内陷,使股骨头突入骨盆腔内)

Ott's test [ɔt] (Isaac Ott) 奥特试验(检

尿核白蛋白)
OU oculus uterque【拉】每眼
ouabain [wɑː'beiin] *n* 哇巴因,毒毛花甙G(强心药)
Ouchterlony technique ['ɔkteˌləuni] (Oryan T. G. Ouchterlony) 二维双向扩散
Oudin current [u'dæn] (Paul Oudin) 奥丁电流(高压的高频电流,用于透热疗法) | ~ resonator 奥丁共振器(连接在高频电流源上的线圈,用于电疗法)
ought [ɔ:t] *v aux* 应当,必须
oulectomy [u'lektəmi] *n* 疤痕切除术;龈切除术
oulitis [u'laitis] *n* 龈炎
oulonitis [ˌulə'naitis] *n* 牙髓炎
oulorrhagia [ˌulə'reidʒiə] *n* 龈出血
ounce [auns] *n* 盎司,英两(常衡=1/16磅,或28.3495g;药衡=1/12磅,或31.103g) | fluid ~ 流质英两(药衡=8液量打兰,或合29.57ml)
-ous [前缀] 具有…的,充满…的;亚…的
out [aut] *ad* 出,外出;显现;突出地;彻底地 *a* 外面的;不可能的;熄灭 *vi* 外出;暴露;为人所共知;说出(with) *prep* 通过…而出;沿着…而去 *n* 外面,外部;外出;外观 | all ~ 完全地,竭尽全力 / be ~ for 力图要,一心为 / be ~ to 力图(伤害等) / from ~ (of) 从…中出来 / from ~ to ~ 从一端到另一端 / ~ and about (尤指病人在病愈后)能够外出走动 / ~ and away 远远地,大大地 / ~ and home 往返,来回 / ~ and ~ 十足地,彻头彻尾地 / ~ of 在…外,离开…;从…里面;出于,由于;缺乏,没有;放弃,丧失;越出…之外;用…(制成);来自 / ~ of it 不加人,不在内;跟不上,脱节,搞错
outbalance [aut'bæləns] *vt* 重于,重量超过
outbreak ['autbreik] *n* (突然)发生,暴发,流行,发作
outbreeding ['autbri:diŋ] *n* 异系交配,远系交配,远交(完全不相关的个体的交配)
outburst ['autbə:st] *n* 爆发
outcome ['autkʌm] *n* 结果,后果
outdated [aut'deitid] *a* 过时的
outdo [aut'du:] (outdid, outdone) *vt* 胜过,超越 | ~ oneself 超过自己原有水平;尽了自己最大的努力
outdoor ['autdɔ:] *a* 户外的,室外的
outdoors ['aut'dɔ:z] *ad* 在户外,向户外 *n* 露天,野外
outer ['autə] *a* 外部的,外侧的,外面的
outermost ['autəməust] *a* 最外面的
outfall ['autfɔ:l] *n* 河口;出口
outfit ['autfit] *n* 全套工具,全套装备 (-tt-) *vt* 装备,配备 *vi* 得到装备
outflow ['autfləu] *n* 流出;流出物;流出量 [əut'fləu] *vi* 流出
outgrow [aut'grəu] (outgrew, outgrown) *vt* 长得比…快,生长速度超过,过度生长
outgrowth ['autgrəuθ] *n* 长出,派出;旁枝;结果;赘疣
outing ['autiŋ] *n* 出游,户外活动
outlast [aut'lɑ:st] *vt* 比…经久,比…活得长
outlet ['aut-let] *n* 出口 | pelvic ~ 骨盆出口,骨盆下口
outlier ['autlaiə] *n* 无关项(在统计学中指一项观察离资料的中心题太远,以致被认为是一项明显的错误,应该从资料中去掉,而不管是否能找出此偏差的原因)
outline ['autlain] *n* 外形,轮廓;略图,大纲;要点 *vt* 概括;画出…的轮廓
outlive [aut'liv] *vt* 比…活得长,比(某物)经久;老到超过…的程度
outlook ['aut-luk] *n* 观点,看法;前景,展望 | on the ~ 眼望着,留心着
outlying ['autlaiiŋ] *a* 远离中心(或主体)的;无关的,题外的
outmost ['autməust] *a* 最外面的
outnumber [aut'nʌmbə] *vt* 比…多,在数量上超过
outpatient ['autˌpeiʃənt] *n* 门诊病人

outpocketing [aut'pɔkitiŋ] *n* 外包缝合法

outpouching ['autpautʃiŋ] *n* 凸出,外突

outpour [aut'pɔ:] *vt, vi* (使)泻出,(使)倾泻 | ['autpɔ:] *n*

output ['autput] *n* 产量,产品;排出量,输出量;排泄物 | cardiac ~ 心输出量 / energy ~ 能(量)排出量 / stroke ~ 每搏输出量 / urinary ~ 尿排出量

outrage ['autreidʒ] *n* 暴行;伤害;暴怒;违法行为 *vt* 对…施暴行;伤害;违(法)

outrageous [aut'reidʒəs] *a* 蛮横的,残暴的

outreach [aut'ri:tʃ] *vt, vi* 超出…的范围;胜过;伸出去 *n* 伸出,展开

outright ['autrait] *a* 直率的;彻底的,全部的 [aut'rait] *ad* 直率地;彻底地;完全地;立即

outrush ['autrʌʃ] *n* 冲出,流出

outset ['autset] *n* 开端,开始

outshine [aut'ʃain] (outshone) *vt* 比…更亮;胜过,优于 *vi* 发光

outside ['aut'said] *n* 外面;外表;外界 *a* 外部的;外界的 *ad* 向外面;在室外;外表上 *prep* 向…外;在…外;超出…(的范围) | at the (very) ~ 至多,充其量 / ~ and in 里里外外 / ~ in 里面翻到外面,彻底地 / ~ of 向…外,在…外;超出…(的范围)

outsize ['autsaiz] *n* 超过标准的尺寸 *a* 特大的,太大的

outskirts ['autskə:ts] *n* 外边,郊区

outspread ['aut'spred] (outspread) *vt, vi* (使)伸开,(使)展开 ['autspred] *a* 伸开的,展开的 *n* 伸开,展开

outstanding [aut'stændiŋ] *a* 凸出的;杰出的,显著的;未解决的 | ~ly *ad*

outstay [aut'stei] *vt* 比…住得久;在持久力上超过

outstretch [aut'stretʃ] *vt* 伸出,伸展;伸展得超出…的范围

outstrip [aut'strip] (-pp-) *vt* 越过;胜过,超过

outward ['autwəd] *a* 外面的,外表的;明显的;向外的;肉体的 *ad* 向外 *n* 外表,外形 | ~ly *ad* 向外;外表上,在外

outwards ['autwədz] *ad* 向外

outwear [aut'wεə] (outwore, outworn) *vt* 穿坏;用旧;耗尽(力气等);比…经久(或耐用);忍耐着度过

outweigh [aut'wei] *v* 在重量上超过;在价值(或重要性等)上超过…

ova ['əuvə] ovum的复数

oval ['əuvəl] *a* 卵圆的,卵形的

ovalbumin [əu'vælbjumin] *n* 卵白蛋白,卵清蛋白

ovalocytary [ˌəuvələu'saitəri] *a* 卵形红细胞的

ovalocyte ['əuvələuˌsait] *n* 卵形红细胞

ovalocytosis [əuˌvæləsai'təusis] *n* 卵形红细胞症

ovarialgia [əuˌvεəri'ældʒiə] *n* 卵巢痛

ovarian [əu'vεəriən] *a* 卵巢的,卵巢性的

ovariectomy [ˌəuvəri'ektəmi] *n* 卵巢切除术

ovari(o)- [构词成分] 卵巢

ovariocele [əu'vεəriəˌsi:l] *n* 卵巢突出

ovariocentesis [əuˌvεəriəusen'ti:sis] *n* 卵巢穿刺术

ovariocyesis [əuˌvεəriəusai'i:sis] *n* 卵巢妊娠

ovariodysneuria [əuˌvεəriəudis'njuəriə] *n* 卵巢神经痛

ovariogenic [əuˌvεəriə'dʒenik] *a* 卵巢源的,卵巢性的

ovariohysterectomy [əuˌvεəriəuˌhistə'rektəmi] *n* 卵巢子宫切除术,子宫卵巢切除术

ovariopathy [əuˌvεəri'ɔpəθi] *n* 卵巢病

ovariopexy [əuˌvεəriə'peksi] *n* 卵巢固定术

ovariorrhexis [əuˌvεəriə'reksis] *n* 卵巢破裂

ovariosalpingectomy [əuˌvεəriəuˌsælpin'dʒektəmi] *n* 卵巢输卵管切除

术,输卵管卵巢切除术

ovariostomy [əuˌvɛəri'ɔstəmi] *n* 卵巢囊肿造口引流术

ovariotestis [əuˌvɛəriəu'testis] *n* 卵睾体,两性生殖腺(卵巢睾丸并存)

ovariotherapy [əuˌvɛəriəu'θerəpi] *n* 卵巢制剂疗法

ovariotomy [əuˌvɛəri'ɔtəmi] *n* 卵巢切开术,卵巢切除术;卵巢肿瘤切除术 | abdominal ～ 剖腹卵巢切除术 / vaginal ～ 阴道式卵巢切除术

ovariotubal [əuˌvɛəriəu'tju:bəl] *a* 卵巢输卵管的

ovaritis [ˌəuvə'raitis] *n* 卵巢炎

ovarium [əu'vɛəriəm] ([复] **ovaria** [əu'vɛəriə]) *n*【拉】卵巢

ovarotherapy [ˌəuvərəu'θerəpi] *n* 卵巢制剂疗法

ovary ['əuvəri] *n* 卵巢 | adenocystic ～ 腺囊肿性卵巢 / oyster ～ 牡蛎状卵巢(一般见于水泡状胎块)

ovaserum [ˌəuvə'siərəm] *n* 抗卵蛋白血清

ovate ['əuveit] *a* 卵(圆)形的(叶)

OVD occlusal vertical dimension 殆垂直距离

oven ['ʌvn] *n* 炉;烘箱 | in the same ～ 处于相同的困境

over ['əuvə] *prep* 在…上方,在…上面;在…对面;在…以上,超过;在…期间;在…方面,关于,由于;遍及,从头至尾经过…;通过…的通讯途径 *ad* 翻倒;越过;在那边;从头至尾地,全部地;过分地,太;结束,完了;再 *a* 外面的,过分的 | all ～ 全部结束;浑身,到处 / ～ again 再一遍,重新 / ～ against 在…对面;与…相反 / ～ all 遍,从一头到另一头 / ～ and above 除…之外(还);在…之上,高于…;重于 / ～ and ～ (again) 反复,再三

overact [ˌəuvər'ækt] *vi* 活动过度

overaction [ˌəuvər'ækʃən] *n* 活动过度,作用过度

overactive [ˌəuvər'æktiv] *a* 活动过度的

overactivity [ˌəuvərˌæk'tivəti] *n* 活动过度,过度活跃

overage [ˌəuvər'eidʒ] *a* 过老的;超龄的

overall ['əuvərɔ:l] *a* 全面的;综合的 *ad* 总的说来 *n* 宽大的罩衫;[复] 工装裤 | operating ～s 手术外套

overbite ['əuvəbait] *n* 覆殆,覆咬合 | horizontal ～ 平覆殆 / vertical ～ 直覆殆

overburden [ˌəuvə'bə:dn] *vt* 使负担过重;使过劳

overcast ['əuvəkɑ:st] *n* 覆盖 *a* 阴暗的;遮盖的; ['əuvə'kɑ:st] (overcast) *vt* 覆盖;使阴暗 *vi* 阴暗起来

overclosure [ˌəuvə'kləuʒə] *n* 超闭合(牙),咬合过度 | reduced interarch distance ～ 殆间距离减少的咬合过度

overcoat ['əuvəkəut] *n* 大衣

overcome [ˌəuvə'kʌm] (overcame, overcome) *vt* 战胜,克服;压倒 *vi* 得胜

overcompensation [ˌəuvəˌkɔmpen'seiʃən] *n* 过度代偿,过度补偿

overcorrection [ˌəuvəkə'rekʃən] *n* 矫正过度(指使用过强的镜片矫正视力缺陷)

overcrowd [ˌəuvə'kraud] *vt* 挤满,拥塞

overdenture [ˌəuvə'dentʃə] *n* 外托牙,覆盖托牙

overdetermination [ˌəuvədiˌtə:mi'neiʃən] *n* 多因素决定(在精神分析上指梦或症状的每一成分是多种因素的结果)

overdevelop [ˌəuvədi'veləp] *vt* 过度发展;发育过度;使显影过度 | ～**ment** *n*

overdosage [ˌəuvə'dəusidʒ] *n* 超剂量

overdose ['əuvədəus] *n* 过量(用药) ['əuvə'dəus] *vt* 使…服药过量

overdrive ['əuvədraiv] *n* 超律(法)(用药物或电起搏器增加心率,以克服异位性心律)

overdue ['əuvə'dju:] *a* 迟到的,延误的;过度的;期待已久的

overeat [ˌəuvər'i:t] (overate, overeaten) *vi* 吃得过饱,暴食

overemphasize [ˌəuvər'emfəsaiz] *vt, vi* 过分强调

overeruption [ˌəuvəri'rʌpʃən] *n* 超殆,超咬合

overestimate [ˌəuvər'estimeit] *vt* 过高估计,过高评价 [ˌəuvər'estimit] *n* 过高的估计,过高的评价 | **overestimation** ['əuvərˌesti'meiʃən] *n*

overexert ['əuvərig'zə:t] *vt* 用力过度 | ~**ion** [ˌəuvərig'zə:ʃən] *n*

overexpose [ˌəuvəriks'pəuz] *vt* 感光过度,曝光过度 | **overexposure** [ˌəuvəriks'pəuʒə] *n*

overextend [ˌəuvəriks'tend] *vt* 伸展过度 | **overextension** [ˌəuvəriks'tenʃən] *n*

overfatigue [ˌəuvəfə'ti:g] *vt* 使疲劳过度 *n* 过度疲劳

overfeeding ['əuvə'fi:diŋ] *n* 喂养过度

overfill [ˌəuvə'fil] *vt* 使过分充满 *vi* 溢出

overflow [ˌəuvə'fləu] *vt* 使涨满,从…中溢出 *vi* 充满;洋溢(with) ['əuvəfləu] *n* 溢流,溢出

overfull ['əuvə'ful] *a* 太满的,过多的 *ad* 过度

overgrafting [ˌəuvə'grɑ:ftiŋ] *n* 覆盖移植(法)

overgrow [ˌəuvə'grəu] (overgrew, overgrown) *vt* 在…上长满 *vi* 长得过大(或过多);长满(with)

overgrown [ˌəuvə'grəun] overgrow的过去分词 ['əuvəgrəun] *a* 长得太大的;畸形发展的

overgrowth ['əuvəgrəuθ] *n* 生长过度,肥大,增生

overhang [ˌəuvə'hæŋ] *vt* 突出于…上 *vi* 悬垂;伸出,突出 ['əuvəhæŋ] *n* 悬垂,突出;悬突(充填料过多,超出牙洞的边缘)

overhaul [ˌəuvə'hɔ:l] *vt* 仔细检查,彻底检修;赶上,追上 ['əuvəhɔ:l] *n* 仔细检查,彻底检修

overheat [ˌəuvə'hi:t] *vt* 使过热 *vi* 变得过热,过分激动

overhung [ˌəuvə'hʌŋ] overhang的过去式和过去分词

overhydration [ˌəuvəhai'dreiʃən] *n* (体内)水份过多

overinflation [ˌəuvərin'fleiʃən] *n* 膨胀过度 | nonobstructive pulmonary ~ 非阻塞性肺膨胀过度,代偿性肺气肿 / obstructive pulmonary ~ 阻塞性肺膨胀过度,局限性阻塞性肺气肿

overjet ['əuvədʒet], **overjut** ['əuvədʒʌt] *n* 覆盖,平覆盖

overlaid [ˌəuvə'leid] overlay[1]的过去式和过去分词

overlain [ˌəuvə'lein] overlie的过去分词

overlap [ˌəuvə'læp] (-pp-) *vt, vi* (与…)重叠 ['əuvəlæp] *n* 重叠,交错 | horizontal ~ 横重叠(牙),水平覆盖 / vertical ~ 纵重叠(牙),垂直覆盖,覆殆

overlay[1] [ˌəuvə'lei] (overlaid) *vt* 在…上铺(或盖,涂)(with) ['əuvəlei] *n* 增加,续加;高嵌体(牙) | emotional ~, psychogenic ~ 情绪性症状加重,精神性症状加重

overlay[2] [ˌəuvə'lei] overlie的过去式

overleap [ˌəuvə'li:p] (**overleapt** 或 **overleaped** [ˌəuvə'lept]) *vt* 越过;忽略,忽视

overlie [ˌəuvə'lai] (overlay, overlain; overlying) *vt* 躺在…上面;覆在…上面;压在…上面;压得…闷死

overload ['əuvə'ləud] *vt* 使超载 ['əuvələud] *n* 过载,超载

overlong ['əuvə'lɔŋ] *a, ad* 太长(的)

overlook [ˌəuvə'luk] *vt* 眺望;检查;看漏,忽略

overly ['əuvəli] *ad* 过度地

overlying [ˌəuvə'laiiŋ] overlie的现在分词

overmuch ['əuvə'mʌtʃ] *a* 过多的 *ad* 过多地;过度地 *n* 过量,剩余

overnight ['əuvə'nait] *ad, a* 在前一天晚上(的);一夜(间)(的);突然(的)

overpass [ˌəuvə'pɑ:s] *vt* 通过;超过;忽

视，不注意 ['əuvəˌpɑ:s] *n* 上跨桥;上跨路

overplus ['əuvəplʌs] *n* 剩余，过多

overpopulated [ˌəuvə'pɔpjuleitid] *a* 人口过剩的

overpopulation ['əuvəˌpɔpju'leiʃən] *n* 人口过剩

overproductivity [ˌəuvəˌprɔdʌk'tivəti] *n* 精神过旺

overproof [ˌəuvə'pru:f] *a* (含酒精度)超过标准的;过于浓烈的

overrate [ˌəuvə'reit] *vt* 对…估计(或估价)过高

overreaching [ˌəuvə'ri:tʃiŋ] *n* 交突致伤(马的后蹄踢前蹄)

overreact [ˌəuvəri(:)'ækt] *vi* 反应过度;反作用过强(to)

overresponse [ˌəuvəris'pɔns] *n* 反应过度

overriding [ˌəuvə'raidiŋ] *n* (骨折端)重叠，架叠

overrun [ˌəuvə'rʌn] (overran, overrun; -nn-) *vt* 溢出;超越 *vi* 溢出，超过限度 *n* 超越限度，超越量

oversaw [ˌəuvə'sɔ:] oversee的过去式

oversea(s) ['əuvə'si:(z)] *ad* (向)海外;(向)国外 *a* 外国的，在国外的

oversee [ˌəuvə'si:] (oversaw, overseen) *vt* 俯瞰，了望;监视;检查，视察 | ~**r** ['əuvəˌsi(:)ə] *n* 监工;监督

oversensitive [ˌəuvə'sensitiv] *a* 过分敏感的，过于灵敏的

oversexed [ˌəuvə'sekst] *a* 性欲过度的

oversight ['əuvəsait] *n* 忽略;细心照料

oversimplify [ˌəuvə'simplifai] *vt, vi* (使)过分简单化 | **oversimplification** ['əuvəˌsimplifi'keiʃən] *n*

oversize ['əuvəsaiz] *a* 太大的 *n* 特大型

oversleep [ˌəuvə'sli:p] *vi* 睡过度;睡过头

overspread [ˌəuvə'spred] (overspread) *vt* 布满

overstain ['əuvə'stein] *vt* 染色过度

overstrain [ˌəuvə'strein] *vt, vi* (使)过度紧张，(使)过度劳累 ['əuvəstrein] *n* 紧张过度，用力过度，伤力

overstress ['əuvəstres] *n* 紧张过度

oversupply [ˌəuvəsə'plai] *vt* 过度供给 *n* 过多的供应

overt ['əuvə:t] *a* 公开的，明显的 | ~**ly** *ad*

overtake [ˌəuvə'teik] (overtook, overtaken) *vt* 赶上，超过;突然侵袭

overthrow [ˌəuvə'θrəu] (overthrew, overthrown) *vt* 推翻;打倒;废除 ['əuvəθrəu] *n* 推翻;打倒

overtime ['əuvətaim] *n* 超过规定的时间 *a, ad* 超过规定时间(的) [ˌəuvə'taim] *vt* 使(曝光等)超过时间

overtoe ['əuvətəu] *n* 踇内翻

overtone ['əuvətəun] *n* 陪音，泛音 | psychic ~ 联想印象，泛想

overtop [ˌəuvə'tɔp] (-pp-) *vt* 高出，超过

overtransfusion [ˌəuvətræns'fju:ʒən] *n* 输血过多，输液过多

overturn [ˌəuvə'tə:n] *vt* 推翻;使翻转 *vi* 翻身;倒下 *n* 推翻;翻转

overuse ['əuvə'ju:s] *n* 过度的使用 [ˌəuvə'ju:z] *vt* 把…使用过度;把…使用过久

overvalue [ˌəuvə'vælju:] *vt* 对…估计过高

overventilation [ˌəuvəˌventi'leiʃən] *n* 换气过度(肺)

overview ['əuvəvju:] *n* 总的看法，一般观察

overweight [ˌəuvə'weit] *vt* 使超重 *a* 超重的 ['əuvəweit] *n* 超重;过重，肥胖

overwhelm [ˌəuvə'welm] *vt* 覆盖;淹没;压倒;制服 | ~**ing** *a* 势不可挡的;压倒的

overwork ['əuvə'wə:k] *vt, vi* (使)过劳 ['əuvəwə:k] *n* 额外的工作，工作过度，过劳

overwrought ['əuvə'rɔ:t] *a* 过度劳累的;过度兴奋的

overzealous [ˌəuvə'zeləs] *a* 过分热心

的

ovi [ˈəuvai] *n* 卵,蛋(ovum的所有格) | ~ albumin 卵白,卵清,蛋清 / ~ vitellus 卵黄

ovi- 见ovo-

ovicidal [ˌəuviˈsaidl] *a* 杀卵的

ovicide [ˈəuvisaid] *n* 杀卵剂,灭卵剂

oviduct [ˈəuvidʌkt] *n* 输卵管 | **oviducal** [ˌəuviˈdju:kəl], **oviductal** [ˌəuviˈdʌktəl] *a*

oviferous [əuˈvifərəs] *a* 产卵的

oviform [ˈəuvifɔ:m] *a* 卵形的

ovigenesis [ˌəuviˈdʒenisis] *n* 卵(子)发生 | **ovigenetic** [ˌəuvidʒiˈnetik] *a*

ovigenic [ˌəuviˈdʒenik], **ovigenous** [əuˈvidʒinəs] *a* 生卵的

ovigerm [ˈəuvidʒə:m] *n* 原卵,胚卵

ovination [ˌəuviˈneiʃən] *n* 羊痘接种

ovine [ˈəuvain] *a* 羊的

ovinia [əuˈviniə] *n* 羊天花,羊痘

oviparous [əuˈvipərəs] *a* 卵生的 | **oviparity** [ˌəuviˈpærəti] *n*

oviposit [ˌəuviˈpɔzit] *vi* 产卵 | **~ion** [ˌəuvipəˈziʃən] *n* / **~or** *n* (昆虫)产卵器,产卵管

ovisac [ˈəuvisæk] *n* 囊状卵泡

ovist [ˈəuvist] *n* 卵原论者(认为未发育的胚胎预先形成存在于卵内)

ovium [ˈəuviəm] *n* 成熟卵

ov(o)-, ovi- [构词成分] 卵,蛋

ovocenter [ˈəuvəˌsentə] *n* 卵中心体

ovocyte [ˈəuvəsait] *n* 卵母细胞

ovoflavin [ˌəuvəˈfleivin] *n* 核黄素,维生素B_2

ovogenesis [ˌəuvəˈdʒenisis] *n* 卵(子)发生

ovoglobulin [ˌəuvəˈglɔbjulin] *n* 卵球蛋白

ovogonium [ˌəuvəˈgəuniəm] *n* 卵原细胞

ovoid [ˈəuvɔid] *a* 卵(圆)形的; *n* 卵形体(疟原虫);卵形物 | **~al** [ˈəuvɔidəl] *a*

ovolactovegetarian [ˌəuvəuˌlæktəuˌvedʒiˈtɛəriən] *n* 乳蛋素食者,乳蛋素食主义者

ovolactovegetarianism [ˌəuvəuˌlæktəuˌvedʒiˈtɛəriənizəm] *n* 乳蛋素食主义

ovolysin [əuˈvɔlisin] *n* 溶卵白素

ovolytic [ˌəuvəˈlitik] *a* 溶卵白的

ovomucin [ˌəuvəˈmju:sin] *n* 卵粘蛋白

ovomucoid [ˌəuvəˈmju:kɔid] *n* 卵类粘蛋白

ovoplasm [ˈəuvəplæzəm] *n* 卵质,卵浆

ovoprecipitin [ˌəuvəupriˈsipitin] *n* 卵(白)沉淀素

ovoserum [ˌəuvəˈsiərəm] *n* 卵(白蛋白抗)血清(用卵白蛋白免疫的动物的血清,该血清能沉淀同种动物的卵白蛋白)

ovotestis [ˌəuvəuˈtestis] *n* 卵精巢,卵睾体,两性生殖腺(卵巢睾丸并存)

ovotherapy [ˌəuvəuˈθerəpi] *n* 卵巢制剂疗法

ovotransferrin [ˌəuvəutrænsˈferin] *n* 卵转铁蛋白

ovovegetarian [ˌəuvəuˌvedʒiˈtɛəriən] *n* 蛋品素食者,蛋品素食主义者

ovovegetarianism [ˌəuvəuˌvedʒiˈtɛəriənizəm] *n* 蛋品素食主义

ovoverdin [ˌəuvəˈvə:din] *n* 虾卵绿蛋白,龙虾子青蛋白

ovovitellin [ˌəuvəuvaiˈtelin] *n* 卵黄磷蛋白

ovoviviparous [ˌəuvəuviˈvipərəs] *a* 卵胎生的 | **ovoviviparity** [ˌəuvəuˌviviˈpærəti] *n*

Ovrette [ɔvˈret] *n* 炔诺孕酮(norgestrel)制剂的商品名

ovula [ˈɔvjulə] ovulum的复数

ovular [ˈəuvjulə] *a* 原卵的;卵状小体的

ovulase [ˈəuvjuleis] *n* 卵酶,卵分裂酶

ovulate [ˈəuvjuleit] *vi* 排卵

ovulation [ˌəuvjuˈleiʃən] *n* 排卵 | amenstrual ~ 无月经排卵 / paracyclic ~, supplementary ~ 周期外排卵 | **ovulatory** [ˈəuvjulətəri] *a*

ovule [ˈəuvju:l] *n* 原卵,卵泡内卵;卵状小体,小卵;胚珠,幼籽 | graafian ~s

卵泡原卵 / primitive ～, primordial ～ 原卵

ovulogenous [ˌəuvju'lɔdʒinəs] *a* 生小卵的;小卵性的

ovulum ['ɔvjuləm] ([复] **ovula** ['ɔvjulə]) *n*【拉】原卵,卵泡内卵;卵状小体,小卵

ovum ['əuvəm] ([复] **ova** ['əuvə]) *n*【拉】卵,卵子 | alecithal ～, oligolecithal ～ 无黄卵,少黄卵 / blighted ～ 萎缩卵,枯萎卵 / cleidoic ～ 有壳卵(爬行类、鸟类) / macrolecithal ～ 多黄卵 / miolecithal ～, microlecithal ～ 少黄卵 / permanent ～ 永久卵,能受精卵 / primitive ～, primordial ～ 原卵

owe [əu] *vt* 欠(债等);应该把…归功于(to);怀有

Owen's lines ['əuin] (Richard Owen) 欧文线(纵切面上所见之线,为牙冠牙质深部内球间隙的分界层,亦称外廓线)

owing ['əuiŋ] *a* 应给予的 | ～ to 由于

own [əun] *a* 自己的;特有的;嫡亲的 *vt* 有,拥有;承认 *vi* 承认(to) | hold one's ～ 坚守住,坚持住,支撑住 / of one's ～ 属于某人自己的 / on one's ～ 单独地,独自地 / ～ up (to) 承认 | ～**er** *n* 所有人,物主

Owren's disease ['əuren] (Paul A. Owren) 奥伦病,(凝血)因子Ⅴ缺乏

ox [ɔks] ([复] **oxen** ['ɔksən]) *n* 牛;去势公牛

ox- 见oxy-

oxacid [ɔks'æsid] *n* 含氧酸

oxacillin sodium [ˌɔksə'silin] 苯唑西林钠,苯唑青霉素钠(抗生素类药)

Oxaine ['ɔksein] *n* 奥昔卡因(oxethazaine)制剂的商品名

oxalaldehyde [ˌɔksəl'ældihaid] *n* 乙二醛

oxalate ['ɔksəleit] *n* 草酸盐

oxalated ['ɔksəˌleitid] *a* 草酸盐处理的,草酸盐抗凝的

oxalation [ˌɔksə'leiʃən] *n* 草酸盐处理

oxalemia [ˌɔksə'li:miə] *n* 草酸盐血

oxalic acid [ɔk'sælik] 草酸,乙二酸

Oxalid ['ɔksəlid] *n* 羟布宗(oxyphenbutazone)制剂的商品名

oxalism ['ɔksəlizəm] *n* 草酸中毒

oxaloacetate [ˌɔksələ'æsiteit] *n* 草酰乙酸盐(或酯);草酰乙酸(阴离子形式)

oxaloacetic acid [ˌɔksələə'si:tik] 草酰乙酸,丁酮二酸

oxalosis [ˌɔksə'ləusis] *n* 草酸盐沉积症,原发性高草酸盐尿症

oxaluria [ˌɔksə'ljuəriə] *n* 草酸尿,高草酸盐尿

oxaluric acid [ˌɔksə'ljuərik] 草尿酸,脲基乙酮酸

oxalyl ['ɔksəlil] *n* 乙二酰(基),草酰(基)

oxalylurea [ˌɔksəli'ljuəriə] *n* 草酰脲,乙二酰脲

oxamic acid [ɔk'sæmik] 草氨酸,草酰一胺

oxamide [ɔk'sæmid] *n* 草酰胺

oxamniquine [ɔk'sæmnikwin] *n* 奥沙尼喹,羟氨喹(抗血吸虫药)

oxanamide [ɔk'sænəmaid] *n* 奥沙那胺,氧酰胺(安定药)

oxandrolone [ɔk'sændrələun] *n* 氧雄龙,氧甲氢龙(雄激素,同化激素类药)

oxantel pamoate ['ɔksəntel] 双羟萘酸奥克太尔,双羟萘酸甲嘧烯酚(抗蠕虫药)

oxaprozin [ˌɔksə'prəuzin] *n* 噁丙嗪(消炎药)

oxarbazole [ɔk'sɑ:bəzəul] *n* 奥沙巴唑,苯酰咔唑酸(平喘药)

oxatomide [ɔk'seitəmaid] *n* 奥沙米特,苯咪唑嗪(抗过敏药,平喘药)

oxazepam [ɔk'sæzipæm] *n* 奥沙西泮,去甲羟安定,氯羟氧二氮䓬(安定药)

oxethazaine [ɔk'seθəzein] *n* 奥昔卡因,羟乙卡因(局部麻醉药)

oxetorone fumarate [ɔk'setərəun] 富马酸奥昔托隆,富马酸苯呋噁庚胺(镇痛药,对治偏头痛特别有效)

oxfendazole [ɔks'fendəzəul] *n* 奥芬达

唑，磺唑氨酯(抗蠕虫药)

oxgall [ˈɔksgɔ:l] *n* 牛胆汁

oxibendazole [ˌɔksiˈbendəzəul] *n* 奥苯达唑，氧苯达唑(兽用抗蠕虫药)

oxidant [ˈɔksidənt] *n* 氧化剂

oxidase [ˈɔksideis] *n* 氧化酶 | direct ～ (oxygenase), primary ～ 直接氧化酶(〈加〉氧酶) / indirect ～ (peroxidase) 间接氧化酶(过氧物酶)

oxidate [ˈɔksideit] *vt* 使氧化

oxidation [ˌɔksiˈdeiʃən] *n* 氧化(作用) | **oxidative** [ˈɔksideitiv] *a*

oxidation-reduction [ˌɔksiˈdeiʃən-riˈdʌkʃən] *n* 氧化还原作用

oxide [ˈɔksaid] *n* 氧化物 | arsenous ～ 三氧化二砷 / stannic ～ 氧化锡，二氧化锡

oxidize [ˈɔksidaiz] *vi, vt* (使)氧化 | **～r** *n* 氧化剂

oxidopamine [ˌɔksiˈdəupəmi:n] *n* 羟多巴胺(抗青光眼药)

oxidoreductase [ˌɔksidəuriˈdʌkteis] *n* 氧化还原酶

oxidosis [ˌɔksiˈdəusis] *n* 酸中毒

oxifungin hydrochloride [ˌɔksiˈfʌndʒin] 盐酸奥昔芬净，盐酸苯氧吡三嗪(抗真菌药)

oxilorphan [ˌɔksiˈlɔ:fæn] *n* 奥昔啡烷，环丙吗喃醇，环丙甲基吗喃二醇(麻醉药拮抗药)

oxim(e) [ˈɔksim] *n* 肟

oximeter [ɔkˈsimitə] *n* 血氧计，光电血氧计 | **oximetry** *n* 血氧定量法

oximinotransferase [ɔkˌsiminəuˈtrænsfəreis] *n* 转肟酶，肟基转移酶

oxine [ɔkˈsi:n] *n* 羟喹啉

oxiperomide [ˌɔksiˈperəmaid] *n* 奥哌咪酮，苯氧哌咪酮(安定药)

oxiramide [ɔkˈsirəmaid] *n* 奥昔拉米，哌苄酰胺(心抑制药，具有抗心律失常作用)

oxirane [ˈɔksirein] *n* 环氧乙烷

oxisuran [ˌɔksiˈsjuərən] *n* 奥昔舒仑，亚磺酰吡啶(抗肿瘤药)

oxmetidine mesylate [ɔksˈmetidi:n ˈmesileit] 奥美替丁甲磺酸盐(组胺H_2受体拮抗药)

oxo- 氧(代)(在正式命名法中取代keto-所采用的前缀，如oxoglutarate取代ketoglutarate，带有以keto-为前缀的术语是美国的常用形式)

3-oxoacid CoA-transferase [ˌɔksəuˈæsid kəuˈei ˈtrænsfəreis] 3-氧(代)酸辅酶A转移酶(亦称3-酮酸辅酶A转移酶)

oxo-acid-lyase [ˌɔksəuˌæsidˈlaieis] 氧(代)酸裂解酶

oxogestone phenpropionate [ˌɔksəuˈdʒestəun] 奥索孕酮苯丙酸酯，苯丙羟诺酮苯丙酸酯(孕激素)

oxoglutarate dehydrogenase (lipoamide) [ˌɔksəuˈglu:təreit di:ˈhaidrədʒəneis ˌlipəuˈæmaid] 酮戊二酸脱氢酶(硫辛酰胺)(α-ketoglutarate dehydrogenase的EC命名法)

2-oxoglutaric acid [ˌɔksəuglu:ˈtærik] 2-酮戊二酸(即α-ketoglutaric acid)

2-oxoisovalerate dehydrogenase (lipoamide) [ˌɔksəuˌaisəuˌvæləreit di:ˈhaidrədʒəneis] 2-氧(代)异戊酸脱氢酶(硫辛酰胺)(即α-酮异戊酸脱氢酶〈硫辛酰胺〉α-ketoisovalerate dehydrogenase 〈lipoamide〉)

oxolinic acid [ˌɔksəuˈlinik] 奥索利酸，噁喹酸(抗菌药)

oxonium [ɔkˈsəunjəm] *n* 氧鎓，鉾(四价氧)

oxophenarsine hydrochloride [ˌɔksəufiˈnɑ:sin] 盐酸氧芬胂，盐酸氨酚氧胂(一种胂剂，具有杀螺旋体和抗锥虫作用，很少用于治疗梅毒和锥虫病)

5-oxoprolinase (ATP-hydrolyzing) [ˌɔksəuˈprəulineis] 5-羟脯氨酸酶(ATP水解的)(亦称焦谷氨酸酶)

5-oxoproline [ˌɔksəuˈprəuli:n] *n* 5-羟脯氨酸(亦称焦谷氨酸)

5-oxoprolinuria [ˌɔksəuˌprəuliˈnjuəriə] *n* 5-羟脯氨酸尿(亦称焦谷氨酸尿)

oxozone ['ɔksəzəun] *n* 双氧气
oxpentifylline [ˌɔkspin'tifili:n] *n* 己酮可可碱(血管扩张药)
oxprenolol hydrochloride [ɔks'prenələl] 盐酸氧烯洛尔，盐酸烯丙氧心安(β–肾上腺素能阻滞药)
Oxsoralen [ɔk'sɔrələn] *n* 甲氧沙林，甲氧补骨脂素(methoxsalen)制剂的商品名
oxtriphylline [ɔks'trifili:n] *n* 胆茶碱(利尿药，支气管扩张药)
oxy- [构词成分] 尖锐，锐敏;氧化，氧(有时用羟)
oxyacetic acid [ˌɔksiə'si:tik] 羟乙酸，乙醇酸
oxyachrestia [ˌɔksiə'krestiə] *n* 神经元内血糖不足
oxyacid [ˌɔksi'æsid] *n* 含氧酸
oxyacoia [ˌɔksiə'kɔiə] *n* 听觉锐敏，听觉亢进
oxyamygdalic acid [ˌɔksiəmig'dælik] 苯酚羟乙酸，对羟苯羟乙酸
oxybenzene [ˌɔksi'benzi:n] *n* 酚，苯酚
oxybenzoic acid [ˌɔksiben'zəuik] 邻羟苯甲酸，水杨酸
oxybenzone [ˌɔksi'benzəun] *n* 羟苯甲酮，羟甲氧苯酮(遮光剂)
oxyblepsia [ˌɔksi'blepsiə] *n* 视觉锐敏，视觉亢进
oxybutynin chloride [ˌɔksi'bju:tinin] 奥昔布宁，盐酸羟丁宁(抗胆碱能药，对平滑肌有直接抗痉挛作用)
oxybutyria [ˌɔksibju'tiriə], **oxybutyricacidemia**[ˌɔksibjuˌtirikˌæsi'di:miə] *n* 羟丁酸尿，羟丁酸血
oxybutyric acid [ˌɔksibju:'tirik] 羟丁酸
oxycalorimeter [ˌɔksikælə'rimitə] *n* 耗氧热量计
oxycanthine [ɔksi'kænθin] *n* 刺檗碱
Oxycel ['ɔksisel] *n* 氧化纤维素(oxidized cellulose)制剂的商品名
oxycephaly [ˌɔksi'sefəli], **oxycephalia** [ˌɔksisə'feiliə] *n* 尖头(畸形) | **oxycephalic** [ˌɔksisə'fælik], **oxycephalous** [ˌɔksi'sefələs] *a*
oxychloride [ˌɔksi'klɔ:raid] *n* 氯氧化物
oxychlorosene [ˌɔksi'klɔ:rəsi:n] *n* 奥昔氯生，氧氯苯磺酸，羟氯生(局部抗感染药) | ~ sodium 羟氯生钠(局部抗感染药)
oxycholine [ˌɔksi'kəulin] *n* 羟基胆碱，毒蕈碱
oxychromatic [ˌɔksikrə*u*'mætik] *a* 嗜酸染色的
oxychromatin [ˌɔksi'krəumətin] *n* 嗜酸染色质
oxycinesia [ˌɔksisai'ni:ziə] *n* 动时痛
oxycodone hydrochloride [ˌɔksi'kəudəun] 盐酸羟考酮，盐酸羟氢可待酮(麻醉性镇痛药)
oxycyanide [ˌɔksi'saiənaid] *n* 氧氰化物
oxydendron [ˌɔksi'dendrɔn] *n* 酸浆树
oxydesis [ˌɔksi'di:sis] *n* (血)结酸力 | **oxydetic** [ˌɔksi'detik] *a*
oxydoreductase [ˌɔksidə*u*ri'dʌkteis] *n* 氧化还原酶
oxyecoia [ˌɔksii'kɔiə] *n* 听觉锐敏，听觉亢进
oxyesthesia [ˌɔksiis'θi:zjə] *n* 感觉锐敏，感觉亢进
oxyetherotherapy [ˌɔksiˌi:θərə*u*'θerəpi] *n* 氧醚疗法(过去用于治肺部感染及百日咳)
oxygen ['ɔksidʒən] *n* 氧 | ~ acid 含氧酸 / excess ~ 超耗氧(超过身体静止状态需要量所用的氧量)
oxygenase ['ɔksidʒiˌneis] *n* 氧合酶，(加)氧酶
oxygenate [ɔk'sidʒineit] *vt* 氧合，充氧 | **oxygenation** [ˌɔksidʒi'neiʃən] *n* 氧合(作用)，充氧(作用) / **oxygenator** [ˌɔksidʒi'neitə] *n* 氧合器
oxygenic [ˌɔksi'dʒenik], **oxygenous** [ɔk'sidʒinəs] *a* 氧的，含氧的
oxygeusia [ˌɔksi'gju:ziə] *n* 味觉锐敏，

味觉亢进

oxyhematoporphyrin [ˌɔksiˌhemətəuˈpɔːfirin] *n* 氧血卟啉

oxyheme [ˈɔksihiːm], **oxyhemochromogen** [ˌɔksiˌhiːməuˈkrəumədʒən] *n* 血红素，正铁血红素，高铁血红素

oxyhemocyanine [ˌɔksiˌhiːməuˈsaiənin] *n* 氧合血蓝蛋白，氧合血青蛋白

oxyhemoglobin [ˌɔksiˌhiːməuˈgləubin] *n* 氧合血红蛋白

oxyhemogram [ˌɔksiˈhiːməgræm] *n* 血氧谱

oxyhemograph [ˌɔksiˈhiːməgrɑːf] *n* 血氧测定器

oxyhydrocephalus [ˌɔksiˌhaidrəuˈsefələs] *n* 尖头脑积水

oxyhyperglycemia [ˌɔksiˌhaipəglaiˈsiːmiə] *n* 陡急高血糖，快速血糖过多(此病有轻微糖尿，口服葡糖耐量曲线为每100ml升高约180～200mg，但摄入葡糖后2.5h即可回复至空腹时的血糖值)

oxyiodide [ˌɔksiˈaiədaid] *n* 氧碘化物

oxykrinin [ɔksiˈkrinin] *n* 促胰液素

oxylalia [ɔksiˈleiliə] *n* 言语急促

oxylase [ɔksiˈleis] *n* 氧化酶

Oxylone [ˈɔksiləun] *n* 氟米龙(fluorometholone)制剂的商品名

oxymetazoline hydrochloride [ˌɔksimeˈtæzəliːn] 盐酸羟甲唑啉，盐酸羟间唑啉(肾上腺素能药，用作血管收缩药)

oxymetholone [ˌɔksiˈmeθələun] *n* 羟甲烯龙，康复龙，羟次甲氢龙(雄激素，同化激素类药)

oxymetry [ɔkˈsimitri] *n* 血氧定量法

Oxymonadida [ˌɔksiməuˈnædidə] *n* 锐滴虫目

Oxymonas [ˌɔksiˈməunəs] *n* 锐滴虫属

oxymorphone hydrochloride [ˌɔksiˈmɔːfəun] 盐酸羟吗啡酮(镇痛药)

oxymyoglobin [ˌɔksiˌmaiəuˈgləubin] *n* 氧合肌红蛋白

oxymyohematin [ˌɔksiˌmaiəuˈhemətin] *n* 氧化肌细胞色素

oxynaphthoic acid [ˌɔksinæfˈθəuik] 羟萘甲酸

oxynervon [ˌɔksiˈnəːvɔn] *n* 羟基神经苷脂，羟基烯脑苷脂

oxyneurine [ˌɔksiˈnjuərin] *n* 甜菜碱

oxynitrilase [ˌɔksiˈnaitrileis] *n* 醇腈(醛化)酶，氧腈酶，苦杏仁腈酶

oxyntic [ɔkˈsintik] *a* 泌酸的

oxyntomodulin [ɔkˌsintəuˈmɔdjulin] 胃泌酸调节素(肠高血糖素的主要形式)

oxyopia [ˌɔksiˈəupiə] *n* 视觉锐敏，视觉亢进

oxyopter [ˌɔksiˈɔptə] *n* 视度(视力的一种单位)

oxyosis [ˌɔksiˈəusis] *n* 酸中毒

oxyosmia [ˌɔksiˈɔsmiə], **oxyosphresia** [ˌɔksiɔsˈfriːziə], 嗅觉锐敏，嗅觉亢进

oxyparaplastin [ˌɔksiˌpærəˈplæstin] *n* 嗜酸副染色质

oxypathia [ˌɔksiˈpeiθiə] *n* 感觉锐敏，感觉亢进

oxyperitoneum [ˌɔksiˌperitəuˈniːəm] *n* 人工氧腹，腹腔注氧

oxypertine [ˌɔksiˈpəːtiːn] *n* 奥昔哌汀，氧苯哌吲哚(抗抑郁药)

oxyphenbutazone [ˌɔksifənˈbjuːtəzəun] *n* 羟布宗，羟基保泰松(消炎镇痛药)

oxyphencyclimine hydrochloride [ˌɔksifənˈsaiklimiːn] 盐酸羟苄利明，盐酸羟苯环嘧(抗胆碱药，用于治消化性溃疡和胃肠道痉挛)

oxyphenisatin [ˌɔksifiˈnaisətin] *n* 酚丁(泻药) | ～ acetate 双醋酚丁(泻药)

oxyphenonium bromide [ˌɔksifiˈnəuniəm] 奥芬溴铵，安胃灵(副交感神经阻滞药)

oxyphenylacetic acid [ˌɔksiˌfeniləˈsiːtik] 对羟苯乙酸

oxyphenylethylamine [ˌɔksiˌfeniˌleθiˈlæmin] *n* 酪胺

oxyphil ['ɔksifil] *n* 嗜酸(性)细胞,许特尔(Hürthle)细胞 *a* 嗜酸(性)的
oxyphilic [ˌɔksi'filik], **oxyphilous** [ɔk'sifiləs] *a* 嗜酸(性)的
oxyphonia [ˌɔksi'fəuniə] *n* 尖音
oxyphorase ['ɔksiˌfɔreis] *n* 带氧酶
Oxyphotobacteria [ˌɔksiˌfəutəubæk'tiəriə] *n* 带氧发光菌纲
oxyplasm ['ɔksiplæzəm] *n* 嗜酸(性)胞质
oxypropionic acid [ˌɔksiˌprəupi'ɔnik] α-羟基丙酸,乳酸
oxyproteic acid [ˌɔksiprəu'ti:ik] 氧蛋白酸(肽类)
oxyproteinic acid [ˌɔksiprəu'ti:inik] 羟基蛋白酸
oxypurinase [ˌɔksi'pjuərineis] *n* 羟嘌呤酶,氧嘌呤酶
oxypurine [ˌɔksi'pjuərin] *n* 羟基嘌呤
oxypurinol [ˌɔksi'pjuərinɔl] *n* 奥昔嘌醇,别嘌呤二醇,羟嘌呤醇(黄嘌呤氧化酶抑制剂)
oxyquinoline [ˌɔksi'kwinəli:n] *n* 羟喹啉(在杀真菌剂制备中用作制菌剂和制真菌剂,并用作消毒剂,也用作螯合剂) | ~ sulfate 硫酸羟喹啉(在药物制剂时用作络合剂,也用作局部防腐消毒药)
oxyrenin [ˌɔksi'ri:nin] *n* 氧肾素,氧高血压蛋白原酶
oxyrhine ['ɔksirain] *a* 尖鼻的
oxysalt ['ɔksisɔ:lt] *n* 含氧酸盐
oxysantonin [ˌɔksi'sæntənin] *n* 氧山道年
Oxyspirura [ˌɔksispaiə'ru:rə] *n* 尖旋尾线虫属 | ~ mansoni 曼氏尖旋尾线虫
oxytalan [ɔk'sitələn] *n* 耐酸纤维(一种结缔组织纤维,存于牙周膜和牙龈中)
oxytalanolysis [ɔkˌsitələ'nɔlisis] *n* 耐酸纤维溶解
oxytetracycline [ˌɔksiˌtetrə'saiklain] *n* 土霉素,氧四环素(抗生素类药) | ~ calcium 土霉素钙(抗菌药) ~ hydrochloride 盐酸氧四环素,盐酸土霉素(抗细菌及抗立克次体药)
oxytocia [ɔksi'təusiə] *n* 分娩急速 | **oxytocic** [ɔksi'təusik] *a* 催产的 *n* 催产药,催生药
oxytocin [ˌɔksi'təusin] *n* 催产素,缩宫素(子宫收缩药)
oxytoluic acid [ˌɔksitə'ljuik] 甲基水杨酸
oxytropism [ɔk'sitrəpizəm] *n* 亲氧性(活细胞对氧刺激的反应)
oxytuberculin [ˌɔksitju(:)'bə:kjulin] *n* 氧化结核菌素
oxyuria [ˌɔksi'juəriə], **oxyuriasis** [ˌɔksijuə'raiəsis], **oxyuriosis** [ˌɔksiˌjuəri'əusis] *n* 蛲虫病
oxyuricide [ˌɔksi'juərisaid] *n* 杀蛲虫药
oxyurid [ɔksi'juərid] *n, a* 蛲虫(的)
oxyurifuge [ˌɔksi'juərifju:dʒ] *n* 驱蛲虫药
Oxyuris [ˌɔksi'juəris] *n* 尖尾线虫属,蛲虫属 | ~ equi 马尖尾线虫 / ~ incognita 未定尖尾线虫(大约为住根异皮线虫) / ~ vermicularis 蠕形住肠线虫,蛲虫(即Enterobius vermicularis)
oxyuroid [ɔksi'juərɔid] *a* 蛲虫的
Oxyuroidea [ˌɔksijuə'rɔidiə] *n* 尖尾总科,蛲虫总科
oyster ['ɔistə] *n* 牡蛎,蚝
Oz Oz标记(一种抗原标记,以区别人免疫球蛋白λ轻链亚型)
oz ounce 英两
ozena [əu'zi:nə] *n* 臭鼻(症) | ~ laryngis 臭鼻性喉症,萎缩性喉炎 | **ozenous** ['əuzinəs] *a*
ozolinone [əu'zəulinəun] *n* 奥唑林酮,哌噻乙酸(利尿药)
ozonator ['əuzəˌneitə] *n* 臭氧发生器
ozone ['əuzəun] *n* 臭氧 | ~-ether 臭氧乙醚(乙醚、过氧化氢、醇合剂,用作防腐剂及治百日咳和糖尿病) | **ozonic** [əu'zɔnik], **ozonous** ['əuzənəs] *a* 臭氧的;含臭氧的
ozonide ['əuzənaid] *n* 臭氧化物
ozonize ['əuzənaiz] *vt* 使臭氧化 *vi* 变

成臭氧 | **ozonization** [ˌəuzəunai'zeiʃən, -ni'z-] *n* 臭氧作用 / ~**r** *n* 臭氧施放器(将臭氧用于伤口、瘘管等)
ozonolysis [ˌəuzəu'nɔlisis] *n* 臭氧分解
ozonometer [ˌəuzəu'nɔmitə] *n* 臭氧计
ozonophore [əu'zəunəfɔː] *n* 原浆粒(细胞的);红细胞
ozonoscope [əu'zəunəskəup] *n* 臭氧检验器
ozonosphere [əu'zəunəsfiə] *n* 臭氧层
ozostomia [ˌəuzə'stəumiə] *n* 口臭(症)

P

P, p [pi:] ([复] **P's, p's** [pi:z]) *n* 英语的第16个字母

P 磷(phosphorus)、磷酸基(phosphate group)、对(位)(para)、秭(peta-)、泊(poise)、后的(posterior)、前磨牙(premolar)和瞳孔(pupil)的符号

P 功率(power)和概率(probability)的符号

P_1 亲代(parental generation)的符号

P_2 肺动脉第二心音(pulmonic second sound)的符号

Pco_2 二氧化碳分压(carbon dioxide partial pressure or tension)的符号

P_i 正磷酸盐(orthophosphate)的符号

Po_2 氧分压(oxygen partial pressure or tension)的符号

p 皮(可)(pico-)、质子(proton)和染色体短臂(the short arm of a chromosome)的符号

p 动量(momentum)和概率(probability)的符号

***p*-** 对(位)(para-²)的符号

Π 希腊语大写字母pi，在数学上用以表示乘积

π pi，希腊语第16个字母，数学上为圆周率的符号，约为3.1415926536；渗透压(osmotic pressure)的符号

Φ phi，希腊语第21个字母

Ψ psi，希腊语第23个字母；(分子生物学中)假尿(嘧啶核)苷(pseudouridine)的符号

PA posteroanterior 后前(位)的；physician assistant 内科助理医师；pulmonary artery 肺动脉

Pa 元素镤(protactinium)的符号；帕(斯卡)(pascal)的符号

Paas's disease [pɑ:z] (H. R. Paas) 帕斯病(一种家族性疾病，主征为骨骼畸形，如髋外翻、指趾过短、脊柱侧凸、脊椎炎等)

PAB, PABA para-aminobenzoic acid 对氨基苯甲酸

Pabalate ['pæbəleit] *n* 水杨酸钠-对氨苯甲酸钠(sodium salicylate and aminobenzoate sodium)制剂的商品名

Pabanol ['pæbənɔl] *n* 对氨苯甲酸(aminobenzoic acid)制剂的商品名

PAC premature atrial complex 期前心房复合波

pacchionian depressions [ˌpæki'əuniən] (Antonio Pachioni) 颗粒小凹 | ~ foramen 膈孔(蝶鞍) / ~ granulation (bodies, glands) 蛛网膜粒

pace [peis] *n* (一)步，进度，速度 *vt* 用步子测(off)；为…定速度；跑在…前面 *vi* 踱步 | at a good ~ 相当快地 / keep ~ (with) (和…)并驾齐驱 / set the ~ 领先，起带头作用

pacemaker ['peismeikə] *n* 起搏器；起搏点 | artificial ~ (人工)起搏器(心) / asynchronous ~ 异步起搏器(心) / cardiac ~ 起搏点(心)，窦房结 / cilium ~ 纤毛起搏点(细胞) / demand ~ 按需起搏器(心) / ectopic ~ 异位起搏点(窦房结以外的心起搏点) / external ~ 体外起搏器(心) / implanted ~ 植入式起搏器，体内起搏器(心) / radio-frequency ~ 射频起搏器(心) / synchronous ~ 同步起搏器(心) / wandering ~ 移动性起搏点

pachismus [pə'kizməs] *n* 肥厚

pachonychia [ˌpækəu'nikiə] *n* 甲肥厚

pachy- [构词成分] 厚,硬,肥,粗

pachyacria [ˌpækiˈeikriə] *n* 肢软部肥厚

pachyblepharon [ˌpækiˈblefərɔn], **pachyblepharosis** [ˌpækiˌblefəˈrəusis] *n* 睑缘肥厚

pachycephaly [ˌpækiˈsefəli], **pachycephalia** [ˌpækisəˈfeiliə] *n* 颅骨肥厚 | **pachycephalic** [ˌpækisəˈfælik], **pachycephalous** [ˌpækiˈsefələs] *a*

pachycheilia [ˌpækiˈkailiə] *n* 唇肥厚

pachychromatic [ˌpækikrəuˈmætik] *a* 粗染色质线的

pachycolpismus [ˌpækikɔlˈpizməs] *n* 肥厚性阴道炎

pachydactyly [ˌpækiˈdæktili], **pachydactylia** [ˌpækidækˈtiliə] *n* 指(趾)肥大

pachyderma [ˌpækiˈdə:mə] *n* 皮肥厚,厚皮

pachydermatocele [ˌpækidə:ˈmætəsi:l] *n* 神经瘤性象皮病

pachydermatous [ˌpækiˈdə:mətəs], **pachydermic** [ˌpækiˈdə:mik] *a* 厚皮的

pachydermoperiostosis [ˌpækiˌdə:məˌperiɔsˈtəusis] *n* 厚皮性骨膜病

pachyemia [ˌpækiˈi:miə], **pachyhemia** [ˌpækiˈhi:miə] *n* 血液浓缩 | **pachyhematous** [ˌpækiˈhemətəs] *a*

pachyglossia [ˌpækiˈglɔsiə] *n* 舌肥厚,厚舌

pachygnathous [pəˈkignəθəs] *a* 巨颌的

pachygyria [ˌpækiˈdʒaiəriə] *n* 巨脑回

pachyleptomeningitis [ˌpækiˌleptəuˌmeninˈdʒaitis] *n* 硬软脑膜炎,硬软脊膜炎

pachymeningitis [ˌpækiˌmeninˈdʒaitis] *n* 硬脑膜炎,硬脊膜炎 | external ~ 硬脑膜外层炎,硬脊膜外层炎 / internal ~ 硬脑膜内层炎,硬脊膜内层炎

pachymeningopathy [ˌpækiˌmeniŋˈgɔpəθi] *n* 硬脑膜病,硬脊膜病

pachymeninx [ˌpækiˈmi:niŋks] ([复] **pachymeninges** [ˌpækimiˈnindʒi:z]) *n* 硬脑(脊)膜

pachymucosa [ˌpækimju:ˈkəusə] *n* 粘膜肥厚

pachynema [ˌpækiˈni:mə] *n* 粗线期(有丝分裂的DNA合成后期,染色质呈粗的纽丝状)

pachynesis [ˌpækiˈni:sis] *n* 线粒体粗肿

pachynsis [pəˈkinsis] *n* 【希】肥厚 | **pachyntic** [pəˈkintik] *a*

pachyonychia [ˌpækiəuˈnikiə] *n* 甲肥厚,厚甲

pachyostosis [ˌpækiɔsˈtəusis] *n* 骨肥厚

pachypelviperitonitis [ˌpækiˌpelviˌperitəuˈnaitis] *n* 肥厚性盆腔腹膜炎

pachyperiosteoderma [ˌpækiperiˌɔstiəˈdə:mə] *n* 厚皮性骨膜病

pachyperiostitis [ˌpækiˌperiɔsˈtaitis] *n* 肥厚性骨膜炎

pachyperitonitis [ˌpækiperitəuˈnaitis] *n* 肥厚性腹膜炎

pachypleuritis [ˌpækipluəˈraitis] *n* 肥厚性胸膜炎,纤维胸

pachypodous [pəˈkipədəs] *a* 足肥厚的

pachyrhizid [ˌpækiˈraizid] *n* 豆薯苷

pachysalpingitis [ˌpækiˌsælpinˈdʒaitis] *n* 肥厚性输卵管炎,实质性输卵管炎(亦称输卵管主质炎)

pachysalpingo-ovaritis [ˌpækisælˌpiŋgəuˌəuvəˈraitis] *n* 肥厚性输卵管卵巢炎

pachysomia [ˌpækiˈsəumiə] *n* 躯体肥厚

pachytene [ˈpækiti:n] *n* 粗线期(生殖细胞减数分裂过程中,接在联会〈synapsis〉后的阶段,同源染色体线变短、变粗及相互扭缠)

pachyvaginalitis [ˌpækiˌvædʒinəˈlaitis] *n* 肥厚性鞘膜炎

pachyvaginitis [ˌpækiˌvædʒiˈnaitis] *n* 肥厚性阴道炎 | cystic ~ 囊性肥厚性

阴道炎,气肿性阴道炎

Pacific [pə'sifik] *a* 太平洋的 | the ～ 太平洋

pacific [pə'sifik] *a* 和平的;温和的,平静的

pacing ['peisiŋ] *n* 定速,调速,起搏 | cardiac ～ (人工)起搏法(心)

Pacini's corpuscles [pə'tʃi:ni], **pacinian corpuscles** [pə'siniən] (Filippo Pacini) 环层小体

Paci's operation ['pɑ:tʃi] (Agostino Paci) 帕奇手术(先天性髋脱位手术)

pack [pæk] *n* 包,捆;(包)裹法;塞子,填塞物 *vt, vi* 包装,包裹 | cold ～ 冷裹法 / dry ～ 干裹法 / full ～ 全身裹法 / half ～ 半身裹法 / hot ～ 热裹法 / one sheet ～ 单层布裹法 / periodontal ～ 牙周填塞物 / three-quarters ～ 四分之三裹法(上至腋部) / wet ～, wet-sheet ～ 湿裹法 | be ～ed with 挤满了 / ～ in 吸引 / ～ it in 停止(活动) / ～ up 停止工作;(机器)不运转

package ['pækidʒ] *n* 包裹 *vt* 包装

packer ['pækə] *n* 填塞器(将敷料填塞子宫、阴道等用)

packing ['pækiŋ] *n* 包装;(用纱布、棉花等)填塞(伤口或腔);填料,填塞物;包扎法,(包)裹法

paclitaxel [ˌpækli'tæksəl] *n* 紫杉酚(从太平洋短叶紫杉〈Taxus brevifolia〉中分离,用于研究性治疗卵巢癌和黑素瘤)

pad [pæd] *n* 垫,托;纱布垫 *vt* (用软物)填塞,衬填 | abdominal ～ 腹垫(吸收腹部伤口排出物) / dinner ～ 胃托 / fat ～ 颊脂垫;髌后脂垫 / gum ～s 龈垫 / kidney ～ 肾托 / knuckle ～s 指拐垫,指节垫 / periarterial ～ 动脉周(围)垫,近血管球体 / sucking ～, suctorial ～ 吸垫,颊脂垫体,颊脂体

Padgett's dermatome ['pædʒet] (Earl C. Padgett) 帕杰特植皮刀

padimate A ['pædimeit] 二甲氨苯酸戊酯(遮光剂)

padimate O ['pædimeit] 二甲氨苯酸辛酯(遮光剂)

pae- 以pae-起始的词,同样见以pe-起始的词

Paecilomyces [pi:ˌsiləu'maisi:z] *n* 类青霉菌属,拟青霉菌属

Paederus ['pi:dərəs] *n* 毒隐翅虫属,隐翅虫属

paed(o)- 见ped(o)-

PAF platelet activating factor 血小板激活因子

PAF-acether [ə'si:θə] 血小板激活因子-乙酰乙酯

PAGE polyacrylamide gel electrophoresis 聚丙烯酰胺凝胶电泳

page [peidʒ] *n* 页 *vt* 标记…的页数 *vi* 翻书页

Pagenstecher's circle ['pɑ:gənˌstekə] (Alexander Pagenstecher) 帕根斯特赫尔环(在腹壁上表明移动性腹部肿瘤位置的点联起来,形成一个环,环的中心即为肿瘤的附着点) | ～ ointment 帕根斯特赫尔软膏(含黄氧化汞) / ～ linen thread 帕根斯特赫尔亚麻线(用作缝线)

pagetic [pə'dʒetik] *a* 变形性骨炎的

pagetoid ['pædʒitɔid] *a* 变形性骨炎样的

Paget's abscess ['pædʒit] (James Paget) 佩吉特脓肿(再发性脓肿) | ～ cells 佩吉特细胞(见于乳头佩吉特病的变性细胞) / ～ disease 佩吉特病(①变形性骨炎;②乳晕和乳头炎性癌变,常伴输乳管癌和深部乳房癌,常发生于中年妇女) / ～ quiet necrosis 佩吉特静性坏死(长骨干表层局部坏死和死骨片形成) / ～ test 佩吉特试验(中心最硬的即肿瘤,中心不硬的是囊肿)

Pagitane ['pædʒitein] *n* 盐酸赛克立明(cycrimine hydrochloride)制剂的商品名

pagon ['pægɔn] *n* 冰内生物

pagophagia [ˌpeigəu'feidʒiə] *n* 食冰癖(也许与缺铁有关)

pagoplexia [ˌpeigəu'pleksiə] *n* 冻疮

-pagus [构词成分] 联胎

PAH, PAHA para-aminohippuric acid 对氨基马尿酸(检肾功能)

Pahvant Valley fever, plague ['pɑ:vənt] 土拉菌病,兔热病(Pahvant为美国犹他州的一个山谷)

PAI plasminogen activator inhibitor 纤溶酶原激活物抑制剂

paid [peid] pay的过去式和过去分词

pain [pein] *n* (疼)痛,痛苦;[复]辛劳;分娩阵痛 *vt* 使(疼)痛,使痛苦 *vi* 作痛,觉得痛 | aching ~ 痠痛,酸痛 / bearing-down ~ 坠痛(分娩第二期) / boring ~, terebrant ~, terebrating ~ 锥痛 / bursting ~ 撕裂痛 / central ~ 中枢性痛 / dilating ~s (子宫)扩张期痛 / expulsive ~s 娩出期痛 / false ~s 假阵痛 / gas ~s 胀痛 / girdle ~ (腰)束带样痛 / growing ~s 发育期痛 / homotopic ~ 同位痛,损伤处痛 / ideogenous ~ 意念性疼痛 / imperative ~ 强迫性(疼)痛(精神衰弱) / labor ~s 阵痛,分娩痛 / lancinating ~ 刀刺性痛 / lightning ~s, fulgurant ~, shooting ~s 闪痛,射痛(脊髓痨) / middle ~, intermenstrual ~ 经间痛 / mind ~ 精神性痛 / phantom limb ~ 假肢痛,幻肢痛 / postprandial ~ 食后痛 / premonitory ~s 先兆阵痛 / psychic ~ 精神性疼痛 / psychogenic ~ 心因性疼痛,精神性疼痛 / referred ~, heterotopic ~ 牵涉性痛,异位痛 / root ~ 神经根痛 / soul ~ 精神性痛 / spot ~s 斑点状痛 / starting ~s 睡眠早期痛 / wandering ~ 游走性痛 | at ~s (或at the ~s) 尽力,用心,下苦功 / be in ~ 疼痛;在苦恼中 / go to great ~s 费很大劲 / spare no ~s 不遗余力,全力以赴 / take ~s 尽力,费苦心,耐心

pained [peind] *a* 痛苦的;(感情上)受了伤害的

painful ['peinful] *a* 疼痛的,痛苦的 | ~**ly** *ad* / ~**ness** *n*

painkiller ['peinkilə] *n* 止痛药

painless ['peinlis] *a* 无痛的 | ~**ly** *ad* / ~**ness** *n*

pain-reliever [ˌpeinri'li:və] *n* 解痛物品

painstaking ['peinzˌteikiŋ] *a* 辛勤的,艰苦的 | ~**ly** *ad*

paint [peint] *vt* 画;涂;搽 *vi* 绘画 *n* 颜料;涂料,涂剂;油漆 | antiseptic ~ 抗体护层(指分泌在粘膜表面上的免疫球蛋白A,防止同种抗原的物质侵入,起到局部保护作用) | ~**ing** *n* 绘画 / ~**er** *n* 绘画者;漆工

pair [pɛə] *n* 一对,一双,一副;对,偶 *vi* 成对,配对,交配 *vt* 使成对 | base ~ 碱基对(由氢键结合起来的两对〈鸟嘌呤和胞嘧啶,腺嘌呤和胸腺嘧啶〉中任何一对嘌呤和嘧啶的配对组成DNA,在组成RNA时,尿嘧啶代替胸腺嘧啶) / buffer ~ 缓冲偶 | a ~ of 一对,一双,一副 / in ~s 成对地,成双地

pairing ['pɛəriŋ] *n* 配对,成对 | base ~ 碱基配对(嘌呤与嘧啶通过氢键形成碱基对,见pair) / somatic ~ 体细胞染色体配对

pajaroello [pəhərəu'eljəu] *n* 皮革钝缘蜱(即Ornithodoros coriaceus)

Pajot's hook [pɑ:'ʒɔ:] (Charles Pajot) 帕若钩(用于胎儿断头术) | ~ law 帕若定律(一个实体若容纳在另一个具有平滑壁的体中,必趋于适合该平滑壁的形状,此定律支配着分娩时胎儿的旋转运动) / ~ maneuver 帕若手法(顺骨盆入口的轴作产钳牵引术,一手握住产钳扣锁处向下拉至骨盆底,另一手作水平面牵引) / ~ method 帕若法(用帕若钩断胎头法)

Pakistan [ˌpɑ:kis'tɑ:n] *n* 巴基斯坦[亚洲]

Pakistani [ˌpɑ:kis'tɑ:ni] *a* 巴基斯坦的 *n* 巴基斯坦人

pakurin ['pækjurin] *n* 帕库林(一种箭毒,对心脏可产生与洋地黄相似的作用)

palaeocerebellum [ˌpæliəuˌseri'be-

ləm] *n* 旧小脑,原小脑
palaeocortex [ˌpæliəuˈkɔ:teks] *n* 旧(大脑)皮质
palata [pæˈleitə] palatum的复数
palatable [ˈpælətəbl] *a* 可口的,美味的
palate [ˈpælit] *n* 腭 | artificial ~ 人造腭 / cleft ~ 腭裂 / falling ~ 垂腭 / gothic ~ 尖(拱)腭 / pendulous ~ 悬雍垂 / primary ~, premaxillary ~ 初腭 / secondary ~ 继发腭 | **palatal** [ˈpælətl], **palatine** [ˈpælətain] *a*
palategraph [ˈpælitgra:f] *n* 腭动描记器
palatiform [pəˈlætifɔ:m] *a* 腭形的
palatitis [ˌpæləˈtaitis] *n* 腭炎
palat(o)- [构词成分] 腭
palatoglossal [ˌpælətəuˈglɔsəl] *n* 腭舌的
palatognathous [ˌpæləˈtɔgnəθəs] *a* 腭裂的
palatograph [ˈpælətəgra:f] *n* 腭动描记器 | ~**y** [ˌpæləˈtɔgrəfi] *n* 腭动描记术
palatomaxillary [ˌpælətəuˈmæksiləri] *a* 腭上颌的
palatomyograph [ˌpælətəuˈmaiəgra:f] *n* 腭肌运动描记器,腭动描记器 | ~**y** [ˌpælətəumaiˈɔgrəfi] *n* 腭动描记法
palatonasal [ˌpælətəuˈneizəl] *a* 腭鼻的
palatopagus [ˌpæləˈtɔpəgəs] *n* 腭(对称)联胎
palatopharyngeal [ˌpælətəufəˈrinˈdʒiəl] *a* 腭咽的
palatoplasty [ˈpælətəˌplæsti] *n* 腭成形术
palatoplegia [ˌpælətəuˈpli:dʒiə] *n* 腭麻痹
palatoproximal [ˌpælətəuˈprɔksiməl] *a* 腭(舌)邻面的(上颌牙)
palatorrhaphy [ˌpæləˈtɔrəfi] *n* 腭裂缝术,腭修补术
palatosalpingeus [ˌpælətəusælˈpindʒiəs] *n* 腭帆张肌
palatoschisis [ˌpæləˈtɔskisis] *n* 腭裂
palatostaphylinus [ˌpælətəuˌstæfiˈlainəs] *n* 腭悬雍垂肌
palatouvularis [ˌpælətəuˌju:vjuˈlɛəris] *n* 悬雍垂肌
palatum [ˌpæˈleitəm] ([复] **palata** [pæˈleitə]) *n*【拉】腭
pale [peil] *a* 苍白的;淡色的 *vi, vt* (使)变苍白;(使)变暗淡 | ~**ly** *ad* / ~**ness** *n*
paleencephalon [ˌpælienˈsefəlɔn], **paleoencephalon** [ˌpæliəuenˈsefəlɔn] *n* 旧脑,原脑(除大脑皮质及其附件以外的大脑全部)
pale(o)- [构词成分] 老,古,旧
paleocerebellum [ˌpæliəuˌseriˈbeləm] *n* 旧小脑,原小脑 | **paleocerebellar** *a*
paleocortex [ˌpæliəu ˈkɔ:teks] *n* 旧(大脑)皮质
paleogenesis [ˌpæliəuˈdʒenisis] *n* 重演性发生(祖代的特征重现于以后各代) | **paleogenetic** [ˌpæliəudʒiˈnetik] *a*
paleokinetic [ˌpæliəukaiˈnetik], **paleocinetic** [ˌpæliəusaiˈnetik] *a* 古旧运动的(指纹状体所控制的自动性联合运动)
paleoneurology [ˌpæliəunjuəˈrɔlədʒi] *n* 古神经病学
paleontology [ˌpæliɔnˈtɔlədʒi] *n* 古生物学
paleopallium [ˌpæliəuˈpæljəm] *n* 旧(大脑)皮质,原(大脑)皮质
paleopathology [ˌpæliəupəˈθɔlədʒi] *n* 古生物病理学
paleosensation [ˌpæliəsenˈseiʃən] *n* 旧感觉(指痛觉及温度感觉)
paleostriatum [ˌpæliəustraiˈeitəm] *n* 旧纹状体,原纹状体 | **paleostriatal** *a*
paleothalamus [ˌpæliəuˈθæləməs] *n* 旧丘脑,原丘脑
Palestine [ˈpælistain] *n* 巴勒斯坦[亚洲] | **Palestinian** [ˌpælesˈtiniən] *a* 巴勒斯坦的,巴勒斯坦人的 *n* 巴勒斯坦人
pali-, palin- [构词成分] 重复,向后

palikinesia [ˌpælikaiˈni:ziə], **palicinesia** [ˌpælisaiˈni:ziə] *n* (病态)重复动作

palilalia [ˌpæliˈleiliə] *n* 重复言语

palin- 见pali-

palindrome [ˈpælindrəum] *n* 回文,旋转对称顺序(在遗传学上一种顺读和倒读都一样的DNA或RNA顺序)

palindromia [ˌpælinˈdrəumiə] *n* (病的)复发,再发 | **palindromic**[ˌpælinˈdrɔmik] *a*

palinesthesia [ˌpælinisˈθi:zjə] *n* (全身麻醉的)复苏,苏醒

palingenesis [ˌpælinˈdʒenisis] *n* 再生;重演性发生(祖代的特征重现于以后各代)

palingraphia [ˌpælinˈgreifiə] *n* (病态)重复书写

palinmnesis [ˌpæliˈni:sis] *n* (往事)回忆

palinopsia [ˌpæliˈnɔpsiə] *n* 视象存留,视后象稽延持续

palinphrasia [ˌpælinˈfreiziə], **paliphrasia** [ˌpæliˈfreiziə] *n* (病态)重复言语

palisade [ˈpæliseid] *n* 栅栏(指某些细菌染色涂片上细胞的排列)

palladium [pəˈleidiəm] *n* 钯(化学元素);钯制剂(顺势疗法的钯制剂)

pallanesthesia [ˌpælænisˈθi:zjə] *n* 振动(感)觉缺失

pallesthesia [ˌpælisˈθi:zjə] *n* 振动(感)觉,骨感觉 | **pallesthetic** [ˌpælisˈθetik] *a*

pallhypesthesia [ˌpælhaipisˈθi:zjə] *n* 振动(感)觉减退

pallial [ˈpæliəl] *a* (大脑)皮质的

palliate [ˈpælieit] *vt* 减轻,缓和(痛苦、疾病等) | **palliation** [ˌpæliˈeiʃən] *n*

palliative [ˈpæliətiv, -ˌeitiv] *a* 减轻的,缓和的,治标的,姑息的 *n* 姑息剂,治标剂 | ~**ly** *ad*

pallid [ˈpælid] *a* 无血色的,病状的

pallidal [ˈpælidəl] *a* 苍白球的

pallidectomy [ˌpæliˈdektəmi] *n* 苍白球切除术

pallidin [ˈpælidin] *n* 梅毒螺旋体悬液(用先天性梅毒死婴肺制备的悬液,用于梅毒的皮肤试验)

pallidoansection [ˌpælidəuænˈsekʃən] *n* 苍白球豆状核袢切除术

pallidoansotomy [ˌpælidəuænˈsɔtəmi] *n* 苍白球豆状核袢切开术

pallidofugal [ˌpæliˈdɔfjugəl] *a* 离苍白球的

pallidoidosis [ˌpælidɔiˈdəusis] *n* 兔梅毒

pallidotomy [ˌpæliˈdɔtəmi] *n* 苍白球切开术

pallidum [ˈpælidəm] *n*【拉】苍白球 | ~ Ⅰ 内侧苍白球 / ~ Ⅱ 外侧苍白球

pallium [ˈpæliəm] *n*【拉】(大脑)皮质

pallmellin [pælˈmelin] *n* 胶群藻色素

pallor [ˈpælə] *n* 苍白,灰白

palm[1] [pɑ:m] *n* 棕榈

palm[2] [pɑ:m] *n* 掌,手掌,掌面 *vt* 用手掌抚摩 | handball ~ 手球员掌(一种掌部挫伤)

palma [ˈpælmə] ([复] **palmae** [ˈpælmi:]) *n*【拉】掌;棕榈

palmanesthesia [ˌpælmænisˈθi:zjə] *n* 振动(感)觉缺失

palmar [ˈpælmə] *a* 掌的

palmaris [pælˈmeiris] *a* 掌的 *n* 掌肌

palmature [ˈpælmətʃə] *n* 蹼指

palmesthesia [ˌpælmisˈθi:zjə] *n* 振动(感)觉 | **palmesthetic** [ˌpælmisˈθetik] *a*

palmital [ˈpælmitl] *n* 棕榈醛,软脂醛

palmitate [ˈpælmiteit] *n* 棕榈酸,软脂酸,十六(烷)酸;棕榈酸盐

palmitic acid [pælˈmitik] 棕榈酸,软脂酸,十六(烷)酸

palmitin [ˈpælmitin] *n* (三)棕榈酸甘油酯

palmitoleate [ˌpælmiˈtəulieit] *n* 棕榈油酸盐(酯或阴离子型)

palmitoleic acid [ˌpælmitəuˈli:ik] 棕

榈油酸，十六(碳)烯-9-酸

palmitone ['pælmitəun] *n* 棕榈酮，软脂酮

palmitoyl [ˌpælmi'təuil] *n* 棕榈酰，软脂酰

palmus ['pælməs] *n* 心跳，心悸；痉跳病 | **palmodic** [pæl'mɔdik] *a*

palp [pælp] *n* (触)须，触器(昆虫) | ~**al** *a*

palpable ['pælpəbl] *a* 可触知的 | **palpably** *ad*

palpate[1] ['pælpeit] *vt* (诊断时的)摸，触，按

palpate[2] ['pælpeit] *a* 有触器的，有触须的

palpation [pæl'peiʃən] *n* 触诊，扪诊 | bimanual ~ 双手触诊 / light touch ~ 轻触诊

palpatometry [ˌpælpə'tɔmitri] *n* 痛压测验法

palpatopercussion [ˌpælpətəupəː'kʌʃən] *n* 触叩诊

palpebra ['pælpibrə] ([复] **palpebrae** ['pælpibriː]) *n* 【拉】睑 | ~ inferior 下睑 / ~ superior 上睑 / ~ tertius 第三睑，瞬膜 | ~**l** ['pælpibrəl] *a*

palpebrate ['pælpibreit] *vi* 霎眼(瞬目) *a* 有睑的

palpebration [ˌpælpi'breiʃən] *n* 霎眼；霎眼过频，瞬目过多

palpebritis [ˌpælpi'braitis] *n* 睑炎

palpitate ['pælpiteit] *vi* 心悸 | **palpitant** ['pælpitənt] *a* / **palpitation** [ˌpælpi'teiʃən] *n*

PALS periarterial lymphoid sheath 动脉周淋巴鞘

Pal's stain [pɑːl] (Jocob Pal) 帕尔染剂(染有髓神经)

palsy ['pɔːlzi] *n* 麻痹，瘫痪 *vt* 使瘫痪 | birth ~ 产伤麻痹 / brachial ~ 上肢麻痹，臂瘫痪 / crossed ~, transverse ~ 交叉性麻痹 / crossed leg ~ 交腿性麻痹 / diver's ~ 潜水员麻痹，潜水员病，减压病 / facial ~ 面神经麻痹，面瘫 / hammer ~ 锤手麻痹 / printer's ~ 印刷工麻痹，锑毒性麻痹 / scrivener's ~ 书写麻痹，书写痉挛 / shaking ~ 震颤性麻痹 / spastic bulbar ~ 假延髓性麻痹 / wasting ~ 棘肌萎缩

Paltauf's dwarf ['pɑːltauf] (Arnold Paltauf) 垂体性矮小 | ~ nanism (dwarfism) 淋巴(体质)性侏儒症

paludal [pə'ljuːdəl, 'pæljudəl] *a* 沼泽的，沼生的

paludism ['pæljudizəm] *n* 疟疾

Paludrine ['pæljudrin] *n* 盐酸氯胍(proguanil hydrochloride)制剂的商品名

palustral [pə'lʌstrəl] *a* 沼泽的；疟疾的

2-PAM pralidoxime 解磷定(解有机磷中毒药)

L-PAM melphalan 美法仑，苯丙氨酸氮芥(抗肿瘤药)

pamaquine ['pæməkwin] *n* 帕马喹，扑疟喹(抗疟药) | ~ naphthoate 双羟萘酸扑疟喹(作为抗疟药现主要被伯氨喹〈primaquine〉所取代)

pamatolol sulfate [ˌpæmə'təulɔl] 硫酸帕马洛尔，硫酸氨甲酯心定(β-受体阻滞药)

Pamelor ['pæmələ] *n* 盐酸去甲替林(nortriptyline hydrochloride)制剂的商品名

Pamine ['pæmiːn] *n* 甲溴东莨菪碱(methscopolamine bromide)制剂的商品名

Pamisyl ['pæmisil] *n* 对氨水杨酸(aminosalicylic acid)制剂的商品名

pamoate ['pæməueit] *n* 双羟萘酸盐，双羟水杨酸盐

pamphlet ['pæmflit] *n* 小册子

pampiniform [pæm'pinifɔːm] *a* 蔓状的，卷须状的

pampinocele [pæm'pinəsiːl] *n* 精索静脉曲张

pamplegia [pæm'pliːdʒiə] *n* 全麻痹，全瘫

PAN polyarteritis nodosa 结节性多动脉炎

Pan [pæn] *n* 灵长属(包括黑猩猩和大猩猩在内的一类灵长类动物)

pan [pæn] *n* 锅，盘

pan- [前缀] 全，全部，总，泛

panacea [ˌpænə'siə] *n* 万灵药；万应药 | ～**n** *a*

Panafil ['pænəfil] *n* 叶绿酸铜复合物-木瓜蛋白酶-脲(chlorophyllin copper complex, papain, and urea)制剂的商品名

panagglutinable [ˌpænə'glu:tinəbl] *a* 泛凝集的，全可凝集的(能被同种内任何型血清所凝集的，例如指能被所有型的人血清凝集的红细胞)

panagglutination [ˌpænəˌglu:ti'neiʃən] *n* 泛凝集(反应)，全凝集(反应)

panagglutinin [ˌpænə'glu:tinin] *n* 泛凝集素，全凝集素

Panama [ˌpænə'mɑ:, 'pænəmɑ:] *n* 巴拿马[拉丁美洲] | **Panamanian** [ˌpænə'meinjən] *a* 巴拿马的；巴拿马人的 *n* 巴拿马人

panangiitis [ˌpænændʒi'aitis] *n* 全血管炎，血管诸层炎

pananxiety [ˌpænæng'zaiəti] *n* 泛焦虑症

panaris ['pænəris] *n* 甲沟炎，瘭疽 | analgesic ～ 无痛性瘭疽(见Morvan's syndrome第二解)

panarteritis [ˌpænɑ:tə'raitis] *n* 全身动脉炎；全动脉炎，动脉诸层炎

panarthritis [ˌpænɑ:'θraitis] *n* 全关节炎，全身关节炎

Panas' operation [pə'nɑ:] (Photinos Panas) 帕纳手术(上睑下垂手术)

panasthenia [ˌpænæs'θi:niə] *n* 神经衰弱

panatrophy [pæ'nætrəfi] *n* 全身萎缩

panautonomic [pænˌɔ:təu'nɔmik] *a* 全自主神经系统的

Panax ['peinæks] *n* 人参属 | ～ ginseng 人参 / ～ pseudo-ginseng 三七，田三七，参三七

panblastic [pæn'blæstik] *a* 全胚层的

pancarditis [ˌpænkɑ:'daitis] *n* 全心炎，心包(心)肌(心)内膜炎

panchontee [pænʃɔn'ti:] *n* 印度乳胶

panchrest ['pænkrest] *n* 万应药

panchromatic [ˌpænkrəu'mætik] *a* 全色的，泛色的(指照相乳剂)

panchromia [pæn'krəumiə] *n* 全染性

Pancoast's suture ['pæŋkəust] (Joseph Pancoast) 潘科斯特缝术(一种成形缝术)

Pancoast's syndrome ['pæŋkəust] (Henry. K. Pancoast) 潘科斯特综合征(①肺尖部有X线阴影、臂神经痛、臂手肌萎缩以及霍纳〈Horner〉综合征，见于肺尖附近的肿瘤，由于臂丛累及所致；②一个或一个以上肋骨后部的骨质溶解，有时亦累及相应的脊椎) | ～ tumor 肺沟瘤

pancolectomy [ˌpænkəu'lektəmi] *n* 全结肠切除术

pancreas ['pæŋkriəs] ([复] **pancreata** ['pæŋkriətə]) *n* 胰(腺) | accessory ～ 副胰(腺) / annular ～ 环状胰(腺) / dorsal ～ 背胰(胚) / lesser ～ 钩突(胰) / ventral ～ 腹胰 | **pancreatic** [ˌpæŋkri'ætik] *a*

Pancrease ['pæŋkrieis] *n* 胰脂肪酶(pancrelipase)制剂的商品名

pancreatalgia [ˌpæŋkriə'tældʒiə], **pancrealgia** [ˌpæŋkri'ældʒiə] *n* 胰痛

pancreatectomy [ˌpæŋkriə'tektəmi] *n* 胰切除术

pancreatic elastase Ⅱ [ˌpæŋkri'ætik i'læsteis] 胰弹性蛋白酶Ⅱ

pancreatic lipase [ˌpæŋkri'ætik 'laipeis] 胰脂肪酶

pancreatic(o)- [构词成分] 胰管

pancreaticoduodenal [ˌpæŋkriˌætikəuˌdju(:)əu'di:nl] *a* 胰十二指肠的

pancreaticoduodenostomy [ˌpæŋkriˌætikəuˌdju(:)əudi:'nɔstəmi] *n* 胰管十二指肠吻合术

pancreaticoenterostomy [ˌpæŋkriˌætikəuˌentə'rɔstəmi] *n* 胰管小肠吻合术

pancreaticogastrostomy [ˌpæŋkriˌætikəugæs'trɔstəmi] *n* 胰管胃吻合术

pancreaticojejunostomy [ˌpæŋkriˌætikəuˌdʒidʒu'nɔstəmi] *n* 胰管空肠吻合术

pancreaticosplenic [ˌpæŋkriætikəu'splenik] *a* 胰脾的

pancreatin ['pæŋkriətin] *n* 胰酶(助消化药)

pancreatism ['pæŋkriətizəm] *n* 胰活动

pancreatitis [ˌpæŋkriə'taitis] *n* 胰(腺)炎 | calcareous ～ 结石性胰炎 / centrilobar ～ 小叶中心性胰炎 / perilobar ～ 小叶周围性胰炎

pancreat(o)- [构词成分] 胰(腺)

pancreatoblastoma [ˌpæŋkriətəublæs'təumə] *n* 胰胚细胞瘤(一种罕见的恶性胰腺瘤,原因不明,通常侵犯儿童)

pancreatoduodenectomy [ˌpæŋkriətəuˌdju(:)əudi'nektəmi] *n* 胰头十二指肠切除术

pancreatoduodenostomy [ˌpæŋkriətəuˌdju(:)əudi'nɔstəmi] *n* 胰管十二指肠吻合术

pancreatoenterostomy [ˌpæŋkriətəuˌentə'rɔstəmi] *n* 胰管小肠吻合术

pancreatogenous [ˌpæŋkriə'tɔdʒinəs], **pancreatogenic** [ˌpæŋkriətəu'dʒenik] *a* 胰发生的,胰源性的

pancreatogram [ˌpæŋkri'ætəgræm] *n* 胰造影(照)片

pancreatography [ˌpæŋkriə'tɔgrəfi] *n* 胰造影(术) | endoscopic retrograde ～ 内窥镜逆行胰管造影(术)

pancreatoid [pæŋ'kri:ətɔid] *a* 胰样的

pancreatolipase [ˌpæŋkriətəu'lipeis] *n* 胰脂酶

pancreatolith [ˌpæŋkri'ætəliθ] *n* 胰石

pancreatolithectomy [ˌpæŋkriətəli'θektəmi] *n* 胰石切除术

pancreatolithiasis [ˌpæŋkriətəli'θaiəsis] *n* 胰石病

pancreatolithotomy [ˌpæŋkriətəli'θɔtəmi] *n* 胰切开取石术

pancreatolysis [ˌpæŋkriə'tɔlisis] *n* 胰组织破坏 | **pancreatolytic** [ˌpæŋkriətəu'litik] *a* 破坏胰组织的

pancreatoncus [ˌpæŋkriə'tɔnkəs] *n* 胰瘤

pancreatopathy [ˌpæŋkriə'tɔpəθi] *n* 胰病

pancreatotomy [ˌpæŋkriə'tɔtəmi], **pancreatomy** [pæŋkri'ætəmi] *n* 胰切开术

pancreatotropic [ˌpæŋkriətəu'trɔpik], **pancreatropic** [ˌpæŋkriə'trɔpik] *a* 向胰(腺)的,促胰(腺)的

pancreectomy [ˌpæŋkri'ektəmi] *n* 胰切除术

pancrelipase [ˌpæŋkri'laipeis] *n* 胰脂肪酶

pancreolithotomy [ˌpæŋkriəuli'θɔtəmi] *n* 胰切开取石术

pancreolysis [ˌpæŋkri'ɔlisis] *n* 胰组织破坏 | **pancreolytic** [ˌpæŋkriəu'litik] *a* 破坏胰组织的

pancreopathy [ˌpæŋkri'ɔpəθi] *n* 胰病

pancreoprivic [ˌpæŋkriəu'privik] *a* 无胰的

pancreotherapy [ˌpæŋkriəu'θerəpi] *n* 胰制剂疗法

pancreotropic [ˌpæŋkriəu'trɔpik] *a* 向胰(腺)的,促胰(腺)的

pancreozymin ['pæŋkriəuˌzaimin] *n* 促胰酶素(十二指肠分泌的一种激素,能促使胰酶分泌)

pancuronium bromide [ˌpænkju'rəuniəm] 泮库溴铵,溴化双哌雄双酯(非去极化性骨骼肌松弛药)

pancystitis [ˌpænsis'taitis] *n* 全膀胱炎

pancytolysis [ˌpænsai'tɔlisis] *n* 各类血细胞溶解

pancytopenia [ˌpænsaitəu'pi:niə] *n* 各

类血细胞减少

pancytosis [ˌpænsaiˈtəusis] *n* 各类血细胞增多

pandemic [pænˈdemik] *a* 大流行的,泛流行的 *n* 大流行病 | **~ity** [ˌpændeˈmisəti] *n* 大流行状态

Pander's islands [ˈpændə] (Heinrich C. Pander) 潘德尔血岛(在胚脏壁中由小球样物质组成的微红黄素,发育成为血液及血管) | ~ layer 中胚层脏壁层 / ~ nucleus 丘脑下核

pandiculation [ˌpændikjuˈleiʃən] *n* 伸体呵欠,欠伸

Pándy's test (reaction) [ˈpændi] (Kálmán Pándy) 潘迪试验(反应)(检脑脊液球蛋白)

panel [ˈpænl] *n* 名簿,名单;专门小组;英国保险医师名簿

panelectroscope [ˌpæniˈlektrəskəup] *n* 通用电光(窥)镜(检身体各种器官,如胃、直肠、尿道等)

panencephalitis [ˌpænenˌsefəˈlaitis] *n* 全脑炎 | subacute sclerosing ~ 亚急性硬化性全脑炎

panendography [ˌpænenˈdɔgrəfi] *n* 广视野膀胱镜描记法

panendoscope [pænˈendəskəup] *n* 广视野膀胱镜 | **panendoscopy** [ˌpænənˈdɔskəpi] *n* 广视野膀胱镜检查

panepizootic [pænˌepizəuˈɔtik] *a* 兽疫大流行的 *n* 大流行动物病

panesthesia [ˌpænisˈθi:zjə] *n* 全部感觉,总感觉 | **panesthetic** [ˌpænisˈθetik] *a*

Paneth's cells [ˈpɑ:neit] (Josef Paneth) 帕内特细胞(肠腺的嗜酸细胞)

pang [pæŋ] *n* 剧痛,猝然刺痛 | breast ~ 心绞痛 / brow ~ 眶上神经痛;偏头痛

pangamic acid [pænˈgæmik] 泮加酸,泛配子酸(维生素B_{15})

pangen [ˈpændʒin] *n* 胚芽;泛子(生命力最小单位)

pangenesis [pænˈdʒenisis] *n* 泛生论(生殖时母体每一个细胞均为微粒的一种学说)

panglossia [pænˈglɔsiə] *n* 饶舌,多辩

Pangonia [pænˈgəuniə] *n* 剧虻属

Panhematin [pænˈhi:mətin] *n* 氯高铁血红素(hemin)制剂的商品名

panhematopenia [pænˌhemətəuˈpi:niə] *n* 各型血细胞减少

panhematopoietic [pænˌhemətəupɔiˈetik] *a* 全造血系的

panhemocytophthisis [ˌpænhi:məusaiˈtɔfθisis] *n* 各型血细胞变性,各型血细胞形成不全

Panheprin [pænˈheprin] *n* 肝素钠(heparin sodium)制剂的商品名

panhydrometer [ˌpænhaiˈdrɔmitə] *n* 通用(液体)比重计

panhyperemia [ˌpænhaipə:ˈri:miə] *n* 全身充血,全身多血

panhypogammaglobulinemia [pænˌhaipəugæməˌglɔbju:liˈni:miə] *n* 全丙球蛋白过少血症

panhypogonadism [pænˌhaipəˈgəunədizəm] *n* 全性腺功能减退

panhypopituitarism [pænˌhaipəupiˈtju:itərizəm] *n* 全垂体功能减退(症)

panhysterectomy [ˌpænhistəˈrektəmi] *n* 全子宫切除术

panhystero-oophorectomy [pænˌhistərəuˌəuɔfəˈrektəmi] *n* 全子宫卵巢切除术

panhysterosalpingectomy [pænˌhistərəuˌsælpinˈdʒektəmi] *n* 全子宫输卵管切除术

panhysterosalpingo-oophorectomy [pænˌhistərəuˌsælpiŋgəuˌəuɔfəˈrektəmi] *n* 全子宫输卵管卵巢切除术

panic [ˈpænik] *n* 恐慌,惊恐;极度焦虑 | acute homosexual ~, homosexual ~ 急性同性恋惊恐反应,同性恋惊恐反应(一种极度焦虑反应,无意识恐惧被认为是同性恋者或屈从于同性恋冲动所诱发)

panic-stricken [ˈpænikˌstrikən] *a* 惊

慌失措的

panimmunity [ˌpæniˈmju:nəti] *n* 全免疫，泛免疫，多种免疫(对几种细菌和病毒感染都具有免疫性)

Panizza's plexus [pæˈnidzə] (Bartolomeo Panizza) 帕尼扎丛(包皮系带外侧窝内的两个淋巴管丛)

panleukopenia [ˌpænlju:kəuˈpi:niə] *n* 猫传染性粒细胞缺乏症，猫肠炎，猫瘟

panmeristic [ˌpænməˈristik] *a* 泛生的

panmixis [pænˈmiksis], **panmixia** [pænˈmiksiə] *n* 杂交，随机交配

Panmycin [pænˈmaisin] *n* 四环素(tetracycline)制剂的商品名

panmyeloid [pænˈmaiəlɔid] *a* 全骨髓的

panmyelopathy [ˌpænmaiəˈlɔpəθi], **panmyelopathia** [ˌpænmaiələuˈpæθiə] *n* 全骨髓病

panmyelophthisis [pænˌmaiəˈlɔfθisis] *n* 全骨髓萎缩，全骨髓再生障碍，再生障碍性贫血

panmyelosis [ˌpænmaiəˈləusis] *n* 全骨髓增生

Panner's disease [ˈpænə] (Hans J. Panner) 潘纳病(肱骨小头的骨软骨病)

panneurosis [ˌpænjuəˈrəusis] *n* 泛神经症(包括焦虑、转换症状、强迫症和恐怖症)

panniculalgia [pəˌnikjuˈlældʒiə] *n* 脂膜痛，脂肪痛

panniculectomy [pəˌnikju:ˈlektəmi] *n* 脂膜切除术

panniculitis [pəˌnikjuˈlaitis] *n* 脂膜炎 | LE ~, lupus ~ 红斑狼疮性脂膜炎，狼疮性脂膜炎，深部红斑狼疮 / relapsing febrile nodular nonsuppurative ~ 复发性发热性结节性非化脓性脂膜炎(亦称结节性非化脓性脂膜炎) / subacute nodular migratory ~ 亚急性结节性游走性脂膜炎

panniculus [pəˈnikjuləs] ([复] **panniculi** [pəˈnikjulai]) *n* 【拉】膜

pannus [ˈpænəs] *n* 【拉】血管翳，角膜翳；关节翳；脂膜

panodic [pəˈnɔdik] *a* 四周放射的，多向传导的(神经)

panophobia [ˌpænəˈfəubiə] *n* 泛恐怖症

panophthalmitis [ˌpænɔfθælˈmaitis], **panophthalmia** [ˌpænɔfˈθælmiə] *n* 全眼球炎

panoptic [pæˈnɔptik] *a* 全染(色)的

panorama [ˌpænəˈrɑ:mə] *n* 全景；概观；概论 | **panoramic** [ˌpænəˈræmik] *a*

panosteitis [ˌpænɔstiˈaitis], **panostitis** [ˌpænɔsˈtaitis] *n* 全骨炎

panotitis [ˌpænəuˈtaitis] *n* 全耳炎

panphobia [pænˈfəubjə] *n* 泛恐怖症

panplegia [pænˈpli:dʒiə] *n* 全麻痹，全瘫

panproctocolectomy [pænˌprɔktəukəuˈlektəmi] *n* 全直肠结肠切除术

panretinal [pænˈretinəl] *a* 全视网膜的

Pansch's fissure [ˈpʌnʃ] (Adolf Pansch) 顶间沟

pansclerosis [ˌpænskliəˈrəusis] *n* 全硬化

panseptum [pænˈseptəm] *n* 全鼻中隔

pansinusectomy [ˌpænsainəˈsektəmi] *n* 全鼻旁窦切除术

pansinusitis [ˌpænsainəˈsaitis], **pansinuitis** [ˌpænsainəˈaitis] *n* 全鼻旁窦炎

panspermatist [pænˈspə:mətist] *n* 泛生说者(亦称panspermist，参见panspermy)

panspermia [pænˈspə:miə], **panspermatism** [pænˈspə:mətizəm] *n* 病原普遍存在说；生物发生，生源说(见biogenesis)

panspermy [pænˈspə:mi] *n* 泛生说(认为大气充满看不见的动植物胚芽或生殖体) | **panspermic** *a*

pansphygmograph [pænˈsfigməgrɑ:f] *n* 心脉搏胸(运)动描记器

pansporoblast [ˌpænˈspɔ:rəblæst] *n* 泛成孢子细胞，泛孢子母细胞

Pansporoblastina [ˌpænspɔ:ˌrəublæs-

'tainə] *n* 泛成孢子虫亚目

Panstrongylus [pæn'strɔndʒiləs] *n* 锥蝽属 | ~ geniculatus 弯节锥蝽 / ~ infestans 骚扰锥蝽(即Triatoma infestans) / ~ megistus 大锥蝽

pant [pænt] *vi* 气喘;(心等)悸动;剧跳;渴望(for或after) *n* 气喘;心跳

pantachromatic [ˌpæntəkrəu'mætik] *a* 全消色差的

pantalgia [pæn'tældʒiə] *n* 全身痛

pantamorphia [ˌpæntə'mɔːfiə] *n* 全畸形

pantamorphic [ˌpæntə'mɔːfik] *a* 全畸形的,无形体的

pantanencephaly [ˌpæntənen'sefəli] *n* 全无脑(胎儿)

pantankyloblepharon [pænˌtæŋkiləu'blefərɔn] *n* 全睑球粘连

pantatrophia [ˌpæntə'trəufiə], **pantatrophy** [pæn'tætrəfi] *n* 全身营养不良,全身萎缩

Panteric [pæn'terik] *n* 胰酶(pancreatin)制剂的商品名

pantetheine [ˌpænti'θiːin] *n* 泛硫乙胺,泛酰巯基乙胺

panthenol ['pænθənɔl] *n* 泛醇(维生素类药)

pantherapist [pæn'θerəpist] *n* 综合治疗医师

panthodic [pæn'θɔdik] *a* 四周放射的,多向传导的(神经)

Pantholin ['pænθəlin] *n* 泛酸钙(calcium pantothenate)制剂的商品名

panting ['pæntiŋ] *n* 喘气,气促(呼吸困难)

pant(o)- [构词成分] 全,全部,总,泛

pantochromism [ˌpæntəu'krəumizəm] *n* 多色(现象)

pantogamy [pæn'tɔgəmi] *n* 杂交,自由交配

pantograph ['pæntəgrɑːf] *n* 缩放仪,比例绘图仪

pantomography [ˌpæntəu'mɔgrəfi] *n* 曲面体层摄影(术)(亦称全景X线摄影〈术〉) | **pantomographic** [pænˌtəumə'græfik] *a*

pantomorphia [ˌpæntəu'mɔːfiə] *n* 全对称;多形性(如阿米巴)

pantomorphic [ˌpæntəu'mɔːfik] *a* 一切形态的,多形的

Pantopaque [pæntə'peik] *n* 碘芬酯(iophendylate)制剂的商品名

pantophobia [ˌpæntəu'fəubjə] *n* 泛恐怖症 | **pantophobic** *a*

pantoscopic [ˌpæntəu'skɔpik] *a* 双光的(眼镜)

pantothen ['pæntəθən] *n* 泛酸

pantothenate [pæn'təuθəneit] *n* 泛酸盐

pantothenic acid [ˌpæntə'θenik] 泛酸,遍多酸

pantothenol [ˌpæntə'θiːnɔl] *n* 泛醇;右泛醇

pantoyltaurine [ˌpæntɔil'tɔːri(ː)n] *n* 泛磺酸

pantropic [pæn'trɔpik], **pantotropic** [ˌpæntəu'trɔpik] *a* 泛向的(对许多组织有亲和力的;对三个胚胎层中任何一个胚层的衍生物均侵袭的)

panturbinate [pæn'təːbineit] *n* 全鼻甲

Panum's area ['pɑːnuːm] (Peter L. Panum) 视网膜融合区

panus ['peinəs] *n* (非化脓性)淋巴结炎

panuveitis [ˌpænjuvi'aitis] *n* 全葡萄膜炎

Panwarfin [pæn'wɔːfin] *n* 华法林钠(warfarin sodium)制剂的商品名

panzerherz ['pænzəhəːz] *n* 【德】装甲心(心包石灰质沉着)

panzootic [ˌpænzəu'ɔtik] *a* 动物大流行的

PAP peroxidase-antiperoxidase 过氧物酶-抗过氧物酶

pap [pæp] *n* 面包糊,软食(物)

papain [pə'peiin, -'pai-] *n* 木瓜蛋白酶;木瓜蛋白酶消化剂

Papanicolaou's stain [ˌpɑːpə'niːkə-

ˌlau] (George N. Papanicolaou) 巴帕尼科拉乌染剂(取自呼吸道、消化道或生殖泌尿道各种身体分泌物的染色涂片法,检查其中脱落细胞,以检测是否有恶性过程) | ～ test (smear) 巴帕尼科拉乌试验(涂片)(一种表皮脱落细胞学染色法,以检查和诊断各种病况,尤用于妇女生殖道恶性和恶性前病况的检查和诊断,亦用于评价内分泌功能及诊断诸如呼吸道和肺、胃肠道、泌尿道、乳房等器官的恶性变化)

Papaver [pəˈpævə] *n* 罂粟属

papaverine [pəˈpævərin] *n* 罂粟碱 | ～ hydrochloride 盐酸罂粟碱(平滑肌松弛药)

papaw [pəˈpɔː] *n* 番木瓜

papaya [pəˈpaiə] *n* 番木瓜;番木瓜汁

papayotin [pəˈpaiətin] *n* 番木瓜酶,番木瓜蛋白酶

paper [ˈpeipə] *n* 纸;论文;考卷 | alkanin ～ 紫朱草素试纸 / amboceptor ～ 介体试纸 / articulating ～, occluding ～ 咬合纸,殆纸 / azolitmin ～ 石蕊素试纸 / biuret ～ 双缩脲试纸 / filter ～ 滤纸 / litmus ～ 石蕊(试)纸 / niter ～, asthma ～, saltpeter ～ 硝石纸(用作艾或哮喘时吸入用) / test ～ 试纸 / turmeric ～ 姜黄(试)纸 | on ～ 以书面形式;在名义上;只在理论上

papery [ˈpeipəri] *a* (薄或硬)似纸的

papescent [pəˈpesənt] *a* 面包糊状的

Papez circuit [pəˈpez] (James W. Papez) 帕佩士回路(边缘系统包括海马、大脑穹窿、乳头体、丘脑前核和扣带回的一种神经元回路,与情绪的体验以及对情绪的反应有关)

papiliform [pəˈpilifɔːm] *a* 乳头状的

papilla [pəˈpilə] ([复] **papillae** [pəˈpiliː]) *n* 【拉】乳头;乳头状突起 | acoustic ～ 螺旋器 / bile ～ 胆汁乳头,十二指肠大乳头 / optic ～ 视神经乳头 / palatine ～ 腭(前)乳头,切牙乳头,门齿乳头

papillary [pəˈpiləri] *a* 乳头的,乳头状的;乳突的

papillate [ˈpæpileit] *a* 乳头状的

papillectomy [ˌpæpiˈlektəmi] *n* 乳头切除术(肾)

papilledema [ˌpæpili(ː)ˈdiːmə] *n* 视神经乳头水肿

papilliferous [ˌpæpiˈlifərəs] *a* 有乳头的

papillitis [ˌpæpiˈlaitis] *n* 视神经乳头炎;乳头炎 | necrotizing ～, necrotizing renal ～ 肾乳头坏死

papilloadenocystoma [pəˌpiləuˌædinəusisˈtəumə] *n* 乳头状腺囊瘤

papillocarcinoma [pəˌpiləuˌkɑːsiˈnəumə] *n* 乳头状癌

papilloma [ˌpæpiˈləumə] ([复] **papillomas** 或 **papillomata** [ˌpæpiˈləumətə]) *n* 乳头(状)瘤 | **～tous** [ˌpæpiˈləumətəs] *a*

papillomatosis [ˌpæpiˌləuməˈtəusis] *n* 乳头(状)瘤病 | confluent and reticulate ～ 融合性网状乳头瘤病

Papillomavirinae [ˌpæpiˌləuməviˈraini:] *n* 乳头瘤病毒亚科

Papillomavirus [ˌpæpiˈləuməˌvaiərəs] *n* 乳头瘤病毒属

papillomavirus [ˌpæpiˈləuməˌvaiərəs] *n* 乳头瘤病毒

Papillon-Lefèvre syndrome [ˌpæpiˈjɔn ləˈfei] (M. M. Papillon; Paul Lefèvre) 巴-勒综合征(掌跖角化病伴牙周病)

papilloretinitis [pəˌpiləuretiˈnaitis] *n* 乳头视网膜炎

papillosphincterotomy [ˌpæpiləuˌsfiŋktəˈrɔtəmi] *n* (十二指肠)乳头括约肌切开术

papillotome [ˈpæpiləˌtəum] *n* 乳头切开刀

Papin's digester [pəˈpæn] (Denis Papin) 帕宾热压浸渍器

Papio [ˈpeipiˌəu] *n* (西非)狒狒属

papoid [ˈpæpɔid] *n* 番木瓜消化酶(商业制剂)

Papovaviridae [pəˌpəuvə'viridi:] *n* 乳多空病毒科,乳头多瘤空泡病毒科

papovavirus [pə'pəuvəˌvaiərəs] (*pa*pilloma *po*lyoma *va*cuolating agent +*virus*) *n* 乳多空病毒,乳头多瘤空泡病毒 | lymphotropic ~ (LPV) 亲淋巴乳多空病毒

Pappenheim's stain ['pʌpənhaim] (Artur Pappenheim) 帕彭海姆染剂(用以鉴别红细胞嗜碱粒及核碎片)

pappose ['pæpəus] *a* 有软毛的;有冠毛的(菊科)

pappus ['pæpəs] *n* 软毛,柔毛,胎毛;冠毛(植物)

paprika [pæ'prikə] *n* 辣椒;辣椒粉

Pap test (smear) [pæp] 巴氏试验(涂片)(见Papanicolaou's test)

Papua New Guinea ['pæpjuə nju:'gini] 巴布亚新几内亚[南太平洋]

papulation [ˌpæpju'leiʃən] *n* 丘疹形成

papule ['pæpju:l] *n* 丘疹 | dry ~ 干丘疹(下疳丘疹) / moist ~, mucous ~ 湿丘疹,尖锐湿疣,性病湿疣 / pearly penile ~s 阴茎珍珠状丘疹 / piezogenic ~s, painful piezogenic pedal ~s 压力性丘疹,痛性压力性足部丘疹(亦称痛性脂肪突出) / prurigo ~ 丘疹性痒疹 / split ~s 皲裂性丘疹,裂开丘疹 | **papula** ['pæpjulə] *n* / **papular** *a*

papuloerythematous [ˌpæpjuləuˌeri'θemətəs] *a* 丘疹性红斑的

papuloid ['pæpjulɔid] *a* 丘疹样的,丘疹的

papulopustular [ˌpæpjuləu'pʌstjulə] *a* 丘疹脓疱的

papulosis [ˌpæpju'ləusis] *n* 丘疹病 | lymphomatoid ~ 淋巴瘤样丘疹病 / malignant atrophic ~ 恶性萎缩性丘疹病

papulosquamous [ˌpæpjuləu'skweiməs] *a* 丘疹鳞屑的

papulovesicular [ˌpæpjuləuvi'sikjulə] *a* 丘疹水疱性的

papyraceous [ˌpæpi'reiʃəs] *a* 纸状的

Paquelin's cautery [ˌpɑ:ki'læn] (Claude A. Paquelin) 巴圭林烙器(此器有一白金点,烙术时使用)

par [pɑ:] *n*【拉】对,双

para ['pære] *n* 产次(指产过能存活的婴儿者称之,用数序表示分娩可存活婴儿的妊娠次数,如para 0 〈0产〉,para 1 〈1产〉,para 2 〈2产〉等,其数序不指多胎分娩的婴儿数)

para-[1], **par-** [前缀] 类,副,拟;旁,周;倒错,错乱,异常

para-[2] [前缀] 对(位)(化学);副,仲(化学)

paraactinomycosis [ˌpærəˌæktinəu-mai'kəusis] *n* 假放线菌病

para-agglutinin [ˌpærəə'glu:tinin] *n* 副凝集素

para-albuminemia [ˌpærəælˌbju:mi'ni:miə] *n* 副白蛋白血症,双白蛋白血症,拟清蛋白血症

para-aminobenzenesulfonamide [ˌpærəˌæminəuˌbenzi:nsʌl'fɔnəmaid] *n* 对氨基苯磺酰胺,氨苯磺胺

para-aminobenzoate [ˌpærəˌæminəu'benzəueit] *n* 对氨基苯甲酸盐

para-aminobenzoic acid [ˌpærəˌæminəuben'zəuik] 对氨苯甲酸

para-aminohippurate [ˌpærəˌæminəu'hipjuəreit] *n* 对氨基马尿酸盐

para-aminohippuric acid [ˌpærəˌæminəuhi'pjuərik] 对氨马尿酸

para-aminosalicylic acid [ˌpærəˌæminəuˌsæli'silik] 对氨水杨酸

para-analgesia [ˌpærəˌænæl'dʒi:zjə] *n* 下身痛觉缺失

para-anesthesia [ˌpærə ˌænis'θi:zjə] *n* 下身感觉缺失

para-aortic [ˌpærəei'ɔ:tik] *a* 主动脉旁的

para-appendicitis [ˌpærəəˌpendi'saitis] *n* 阑尾旁炎

parabanic acid [ˌpærə'bænik] 仲班酸,乙二酰脲

Parabasalidea [ˌpærəˌbeisə'lidiə] *n* 副

基总目

parabiont [pə'ræbiɔnt], **parabion** [pə'ræbiɔn] *n* 联体者,间生体者(组成联体生活的单个机体)

parabiosis [ˌpærəbai'əusis] *n* 并生,联体生活,间生态(相联的双生或用外科手术方法将两个实验动物联合在一起,本词亦指神经的传导性和兴奋性暂受阻抑) | dialytic ～ 渗析性联体生活 / vascular ～ 血管性联体生活 | **parabiotic** [ˌpærəbai'ɔtik] *a*

parablast ['pærəblæst] *n* 副胚层 | ～**ic** [ˌpærə'blæstik] *a*

parablepsia [pærə'blepsiə] *n* 错视

parabola [pə'ræbələ] *n* 抛物线

parabolic(al) [ˌpærə'bɔlik(əl)] *a* 抛物线(状)的

paraboloid [pə'ræbəlɔid] *n* 抛物面

parabolus [pə'ræbələs] ([复] **paraboli** [pə'ræbəlai]) *n* 贫病救助员

parabulia [ˌpærə'bju:liə] *n* 意志倒错

paracarbinoxamine [ˌpærəˌkɑ:bi'nɔksəmin] *n* 氯苯吡醇胺,吡氯苄氧胺(即卡比沙明carbinoxamine, 抗组胺药)

paracardiac [ˌpærə'kɑ:diæk] *a* 心旁的

paracarmine [ˌpærə'kɑ:min] *n* 副卡红,副胭脂红

paracasein [ˌpærə'keisi:n] *n* 衍酪蛋白,副酪蛋白

paracellulose [ˌpærə'seljuləus] *n* 副纤维素

paracenesthesia [ˌpærəˌsi:nis'θi:zjə] *n* 自身感觉异常,一般感觉不佳

paracentesis [ˌpærəsen'ti:sis] *n* (放液)穿刺术 | abdominal ～ 腹腔穿刺术 / aqueous ～ 角膜穿刺术 | **paracentetic** [ˌpærəsen'tetik] *a*

paracentral [ˌpærə'sentrəl] *a* 旁中央的,近中心的

paracephalus [ˌpærə'sefələs] *n* 头不全畸胎

paracerebellar [ˌpærəseri'belə] *a* 小脑侧部的

paracervix [ˌpærə'sə:viks] *n* 宫颈旁组织

paracetaldehyde [pəˌræsi'tældihaid] *n* 三聚乙醛

paracetamol [pəˌræsi'tæmɔl] *n* 对乙酰氨基酚,扑热息痛,醋氨酚(解热镇痛药)

parachloralose [ˌpærə'klɔ:rələus] *n* 聚氯醛糖

parachloramine [ˌpærə'klɔ:rəmin] *n* 氯苯甲嗪(即美克洛嗪meclozine, 抗组胺药)

parachlorometaxylenol [ˌpærəˌklɔ:rəuˌmetə'zailənɔl] *n* 对氯间二甲苯酚,氯二甲酚

parachlorophenol [ˌpærəˌklɔ:rə'fi:nɔl] *n* 对氯酚,对氯苯酚(抗菌药) | camphorated ～ 樟脑对氯酚

paracholera [ˌpærə'kɔlərə] *n* 类霍乱病

paracholesterin [ˌpærəkə'lestərin] *n* 副胆固醇,衍胆甾醇

parachordal [ˌpærə'kɔ:dəl] *a* 脊索旁的

Parachordodes [ˌpærəkɔ:'dəudi:z] *n* 拟绳铁线虫属

parachromatin [ˌpærə'krəumətin] *n* 副染色质,副核染质

parachromatism [ˌpærə'krəumətizəm], **parachromatopsia** [ˌpærəˌkrəumə'tɔpsiə] *n* 色盲

paracinesia [ˌpærəsai'ni:siə], **paracinesis** [ˌpærəsai'ni:sis] *n* 运动倒错

paracnemis [ˌpærək'ni:mis], **paracnemidion** [ˌpærəkni:'midiən] *n* 腓骨

Paracoccidioides brasiliensis [ˌpærəkɔkˌsidi'ɔidi:z brəˌsili'ensis] 巴西芽生菌,巴西类球孢子菌

paracoccidioidomycosis [ˌpærəkɔkˌsidiˌɔidəumai'kəusis] *n* 巴西芽生菌病,类球孢子菌病

Paracoccus [ˌpærə'kɔkəs] *n* 副球菌属

paracolitis [ˌpærəkɔ'laitis] *n* 结肠周炎

Paracolobactrum [ˌpærəˌkəulə'bæktrəm] *n* 副大肠菌属

paracolpitis [ˌpærəkɔl'paitis] *n* 阴道周(组织)炎

paracolpium [ˌpærə'kɔlpiəm] *n* 阴道

周组织

paracone [ˈpærəkəun] *n* 上前尖,上颌磨牙近中颊尖

paraconid [ˌpærəˈkəunid] *n* 下前尖,下颌磨牙近中颊尖

paracortex [ˌpærəˈkɔ:teks] *n* 副皮质(胸腺依赖区)

paracousis [ˌpærəˈku:sis] *n* 听觉倒错,错听

paracoxalgia [ˌpærəkɔkˈsældʒiə] *n* 类髋关节痛

paracresol [ˌpærəˈkri:sɔl] *n* 对甲酚

paracrine [ˈpærəkrin] *n* 旁分泌

paracrystals [ˌpærəˈkristlz] [复] *n* 酝晶,不全晶体(如烟草花叶病病毒的晶体)

paracusis [ˌpærəˈku:sis], **paracusia** [ˌpærəˈku:ziə] *n* 听觉倒错,错听,误听

paracystic [ˌpærəˈsistik] *a* 膀胱旁的

paracystitis [ˌpærəsisˈtaitis] *n* 膀胱周炎

paracystium [ˌpærəˈsistiəm] *n* 膀胱周组织

paracytic [ˌpærəˈsitik] *a* 异常细胞的;细胞旁的

paradental [ˌpærəˈdentl] *a* 牙科的;牙周的,牙旁的

paradentitis [ˌpærədenˈtaitis] *n* 牙周炎

paradentium [ˌpærəˈdenʃiəm] *n* 牙周组织

paradentosis [ˌpærədenˈtəusis] *n* 牙周病

paraderm [ˈpærədə:m] *n* 生胚卵黄

paradesmose [ˌpærəˈdesməus] *n* 副连丝

paradidymis [ˌpærəˈdidimis] *n* 旁睾 | **paradidymal** *a* 旁睾的;睾丸旁的

paradimethylaminobenzaldehyde [ˌpærədaiˌmeθiləˌmi:nəuben'zældihaid] *n* 对二甲氨基苯甲醛

Paradione [ˌpærəˈdaiəun] *n* 甲乙双酮(paramethadione)制剂的商品名

paradiphenylbiuret [ˌpærədaiˌfenilˈbaijuəret] *n* 对二苯基双缩脲

paradipsia [ˌpærəˈdipsiə] *n* 渴感倒错

paradox [ˈpærədɔks] *n* 反论,奇论,相矛盾,奇异现象

paradoxic(al) [ˌpærəˈdɔksik(əl)] *a* 反论的,反常的,自相矛盾的,奇异的,逆理的 | ~**ly** *ad* / ~**ness** *n*

paradysentery [ˌpærəˈdisəntri] *n* 副痢疾,类痢疾

paraeccrisis [ˌpærəˈekrisis] *n* 分泌障碍;排泄障碍

paraepilepsy [ˌpærəepiˈlepsi] *n* 局限性癫痫小发作

paraequilibrium [ˌpærəˌi:kwiˈlibriəm] *n* 平衡感觉障碍,前庭性眩晕

paraesophageal [ˌpærəi(:)ˌsɔfəˈdʒi(:)əl] *a* 食管周围的

parafalx [ˌpærəˈfælks] *a* 镰周的(近大脑镰或近小脑镰的)

Par. aff. pars affecta【拉】患部,损伤部

paraffin [ˈpærəfin] *n* 石蜡 *vt* 用石蜡涂(或浸透) | chlorinated ~ 氯化石蜡 / hard ~ 固体石蜡,硬石蜡 / liquid ~ 液状石蜡 / pliable ~ 石蜡敷糊(裹灼伤或其他伤口用) / white soft ~ 白凡士林,白软石蜡

paraffinoma [ˌpærəfiˈnəumə] *n* 石蜡瘤

Parafilaria [ˌpærəfiˈlεəriə] *n* 副丝虫属 | ~ multipapillosa 多乳头副丝虫

Paraflex [ˈpærəfleks] *n* 氯唑沙宗(chlorzoxazone)制剂的商品名

paraflocculus [ˌpærəˈflɔkjuləs] *n* 副绒球,旁绒球(小脑)

Parafon forte [ˈpærəfɔn ˈfɔ:tei] 氯唑沙宗(chlorzoxazone)制剂的商品名

paraformaldehyde [ˌpærəfɔ:ˈmældihaid] *n* 多聚甲醛,仲甲醛

Parafossarulus [ˌpærəfɔˈsærələs] *n* 沼螺属 | ~ sinensis 中华沼螺

parafunction [ˈpærəˌfʌŋkʃən] *n* 功能异常,功能倒错 | ~**al** [ˌpærəˈfʌŋkʃənl] *a*

paragammacism [ˌpærəˈgæməsizəm]

n g, k, ch发音障碍或发音不正

paraganglioma [ˌpærəˌgæŋgli'əumə] *n* 神经节细胞瘤,副神经节瘤,嗜铬细胞瘤 | medullary ～ 嗜铬细胞瘤 / nonchromaffin ～ 非嗜铬性副神经节瘤,化学感受组织瘤

paraganglion [ˌpærə'gæŋgliən] ([复] **paraganglia** [ˌpærə'gæŋgliə]) *n* 副神经节,嗜铬体

paragelatose [ˌpærə'dʒelətəus] *n* 衍明胶眎

paragenitalis [ˌpærəˌdʒeni'teilis] *n* 副生殖器(旁睾或卵巢旁体)

parageusia [ˌpærə'gju:ziə] *n* 味觉倒错,味觉异常 | **parageusic** [ˌpærə'gju:sik] *a*

paragglutination [ˌpærəˌglu:ti'neiʃən] *n* 副凝集反应,类属凝集反应,组凝集反应,族凝集反应

paraglobulin [ˌpærə'glɔbjulin] *n* 副球蛋白

paraglobulinuria[ˌpærəˌglɔbjuli'njuəriə] *n* 副球蛋白尿

paraglossia [ˌpærə'glɔsiə], **paraglossitis** [ˌpærəglɔ'saitis] *n* 舌下(组织)炎

paragnathus [pæ'rægnəθəs] *n* 颌旁寄生胎

paragnosis [ˌpærəg'nəusis] *n* 死后诊断

paragonimiasis [ˌpærəˌgɔni'maiəsis], **paragonimosis** [ˌpærəˌgɔni'məusis] *n* 并殖吸虫病,肺吸虫病

Paragonimus [ˌpærə'gɔniməs] *n* 并殖吸虫属 | ～ africanus 非洲并殖吸虫 / ～ kellicotti 猫肺并殖吸虫 / ～ westermani, ～ ringeri 卫(斯特曼)氏并殖吸虫,肺吸虫

Paragordius [ˌpærə'gɔ:diəs] *n* 拟铁线虫属

paragrammatism [ˌpærə'græmətizəm] *n* 语法倒错性言语障碍

paragranuloma [ˌpærəˌgrænju'ləumə] *n* 类肉芽肿

paragraph ['pærəgrɑ:f] *n* (文章的)段,节 *vt* 将…分段

paragraphia [ˌpærə'græfiə] *n* 书写倒错,错写

Paraguay ['pærəgwai] *n* 巴拉圭[拉丁美洲] | ～**an** [ˌpærə'gwaiən] *a* 巴拉圭的;巴拉圭人的 *n* 巴拉圭人

parahemophilia [ˌpærəˌhi:mə'filiə] *n* 副血友病(由于凝血因子V缺乏所致)

parahepatic [ˌpærəhi'pætik] *a* 肝旁的

parahepatitis [ˌpærəˌhepə'taitis] *n* 肝周炎

paraheredity [ˌpærəhi'redəti] *n* 假遗传(指性状不是从母细胞遗传给子细胞,而是通过外来的介质从受影响的细胞传给正常细胞)

parahippocampal [ˌpærəˌhipəu'kæmpəl] *a* 海马旁的

parahormone [ˌpærə'hɔ:məun] *n* 副激素

parahypnosis [ˌpærəhip'nəusis] *n* 睡眠异常

parahypophysis [ˌpærəhai'pɔfisis] *n* 副垂体

parainsulin [ˌpærə'insjulin] *n* 类胰岛素

parakeratinized [ˌpærə'kerətiˌnaizd] *a* 角化不全的

parakeratosis [ˌpærəˌkerə'təusis] *n* 角化不全 | ～ scutularis, ～ ostracea 发痂性角化不全,蛎壳状角化不全 / ～ variegata 多样性类银屑病,网状类银屑病

parakinesia [ˌpærəkai'ni:ziə] *n* 运动倒错 | **parakinetic** [ˌpærəkai'netik] *a*

Paral [pə'ræl] *n* 副醛,三聚乙醛(paraldehyde)制剂的商品名

paralactic acid [ˌpærə'læktik] 副乳酸,右旋乳酸

paralalia [ˌpærə'leiliə] *n* 言语障碍,构音倒错,错语症 | ～ literalis 字音倒错,构音倒错

paralambdacism [ˌpærə'læmdəsizəm] *n* l发音不正

paralbumin [ˌpærəl'bju:min] *n* 副清

蛋白,副白蛋白,拟清蛋白

paraldehyde [pæ'rældihaid] *n* 副醛,三聚乙醛(催眠镇静药)

paraldehydism [pæ'rældi͵haidizəm] *n* 三聚乙醛中毒

paralepsy ['pærə͵lepsi] *n* 情绪突变,心境突变,精神猝变

paralexia [͵pærə'leksiə] *n* 阅读倒错,错读 | **paralexic** *a*

paralgesia [͵pærəl'dʒi:siə], **paralgia** [pæ'rældʒiə] *n* 痛觉异常 | **paralgesic** [͵pærəl'dʒi:sik] *a*

paralinin [͵pærə'lainin] *n* 核基质,核液,核淋巴

parallagma [͵pærə'lægmə] *n*【希】骨移位

parallax ['pærəlæks] *n* 视差 | binocular ～ 两眼视差 / crossed ～, heteronymous ～ 交叉性视差,异侧性视差 / direct ～, hemonymous ～ 直接性视差,同侧性视差 | **parallactic** [͵pærə'læktik] *a*

parallel ['pærəlel] *a* 平行的;并联的;相同的,类似的 *n* 平行线(或面);类似的人(物或事);比较 *vt* 与…相似;与…平行

parallelism ['pærə͵lelizəm] *n* 平行;类似;平行论(认为心理活动与脑活动是并行的,并不相互影响)

parallelometer [͵pærəle'lɔmitə] *n* 平行线面测量器

parallergy [pæ'rælədʒi], **parallergia** [͵pærə'lə:dʒiə] *n* 副变(态反)应性 | **parallergic** [͵pærə'lə:dʒik] *a*

paralogia [͵pærə'ləudʒiə] *n* 逻辑倒错,推理倒错(推理能力损害) | thematic ～ 主题性逻辑倒错

paralogism [pə'rælədʒizəm] *n* 逻辑倒错,推理倒错(精神病患者使用无意义的或不合逻辑的语言) | **paralogistic** [pə͵rælə'dʒistik] *a*

paralogy [pə'rælədʒi] *n* 貌似(解剖上的相似)

paralyse ['pærəlaiz] *vt* 使麻痹,使瘫痪

paralysis [pə'rælisis] ([复] **paralyses** [pə'rælisi:z]) *n* 麻痹,瘫痪 | ～ agitans 震颤(性)麻痹 / alternate ～, alternating ～ 交叉性偏瘫 / ambigus-accessorius ～ 疑核副神经核性麻痹 / anesthesia ～ 麻醉后麻痹 / association ～, bulbar ～ 联合麻痹,延髓性麻痹 / asthenobulbospinal ～, bulbospinal ～ 无力性延髓脊髓性麻痹,重症肌无力 / birth ～ 产伤麻痹 / conjugate ～ 同向性麻痹,同向运动麻痹(眼肌) / essential ～ 自发性麻痹,急性脊髓前角灰质炎 / facial ～ 面神经麻痹,面瘫 / flaccid ～ 弛缓性麻痹 / general ～, general ～ of the insane 全身麻痹症,麻痹性痴呆 / histrionic ～ 表情性麻痹(部分面肌麻痹) / immunological ～ 免疫麻痹(对特异性抗原的免疫应答缺乏) / incomplete ～ 不全麻痹,轻瘫 / infantile ～ 小儿麻痹,脊髓灰质炎 / lead ～ 铅毒性麻痹 / mimetic ～ 表情肌麻痹,面肌麻痹,面瘫 / peroneal ～ 腓神经麻痹,交腿性麻痹 / vasomotor ～ 血管舒缩神经麻痹

paralysor ['pærə͵laizə] *n* 麻痹剂,阻化剂,阻滞剂

paralyssa [͵pærə'lisə] *n* 蝙蝠咬恐水病(见于中南美洲)

paralytic [͵pærə'litik] *a* 麻痹的,瘫痪的 *n* 麻痹者,瘫痪病人

paralytogenic [͵pærə͵litəu'dʒenik] *a* 致麻痹的

paralyzant ['pærə͵laizənt] *a* 致麻痹的 *n* 麻痹剂,阻化剂

paralyze ['pærəlaiz] *vt* 使麻痹,使瘫痪 | **paralyzation** [͵pærəlai'zeiʃən, -liz-] *n* / **paralyzer, paralyzor** *n* 麻痹剂,阻化剂,阻滞剂

paramagnetic [͵pærəmæg'netik] *a* 顺磁的 | **paramagnetism** [͵pærə'mægnitizəm] *n* 顺磁性

paramania [͵pærə'meinjə] *n* 情感反常(为情感倒错〈parathymia〉的一种)

paramastigote [͵pærə'mæstigəut] *a*

副鞭毛的

paramastitis [ˌpærəmæs'taitis] *n* 乳腺周炎

paramastoid [ˌpærə'mæstɔid] *a* 乳突旁的,乳突周的

paramastoiditis [ˌpærəˌmæstɔi'daitis] *n* 乳突周炎

parameatal [ˌpærəmi'eitl] *a* 开口周围的,通道周围的

paramecin [ˌpærə'mi:sin] *n* 草履虫素

Paramecium [ˌpærə'mi:siəm] *n* 草履虫属 | ~ coli 结肠草履虫,结肠小袋虫

paramecium [ˌpærə'mi:siəm] ([复] **paramecia** [ˌpærə'mi:siə]) *n* 草履虫

paramedian [ˌpærə'mi:diən] *a* 正中旁的

paramedic ['pærəˌmedik] *n* 护理人员,医务辅助人员

paramedical [ˌpærə'medikəl] *a* 关系医学的,与医学有关的;医务辅助人员的

paramenia [ˌpærə'mi:niə] *n* 月经障碍

parameningococcus [ˌpærəmiˌniŋgəu'kɔkəs] *n* 类脑膜炎球菌,副脑膜炎球菌

parameniscitis [ˌpærəmeni'saitis] *n* 半月板周炎

parameniscus [ˌpærəmi'niskəs] *n* 半月板周部

paramesial [ˌpærə'mi:siəl] *a* 正中旁的

parameter [pə'ræmitə] *n* 参数(本身不能用直接法精确测定的一种数量或函数,例如血压和脉率是心血管功能的参数,血液内和尿内的葡萄糖浓度是糖代谢的参数)

paramethadione [ˌpærəmeθə'daiəun] *n* 甲乙双酮,对甲双酮(抗癫痫药)

paramethasone [ˌpærə'meθəsəun] *n* 帕拉米松 | ~ acetate 醋酸帕拉米松,醋酸对氟米松(用作糖皮质激素,具有抗炎和抗变应性作用)

parametric [ˌpærə'metrik] *a* 子宫旁的;参数的

parametritis [ˌpærəmi'traitis] *n* 子宫旁(组织)炎 | **parametritic** [ˌpærəmi'tritik] *a*

parametrium [ˌpærə'mi:triəm] *n* 子宫旁组织 | **parametrial** *a* 子宫旁组织的;子宫旁的

paramidoacetophenone [pæˌræmidəuæsitəu'fi:nəun] *n* 对氨苯乙酮

paramimia [ˌpærə'mimiə] *n* 表情倒错

paramitome [ˌpærə'maitəum] *n* 透明质,丝间质

paramnesia [ˌpæræm'ni:ziə] *n* 记忆错误;追溯性曲解

Paramoeba [ˌpærə'mi:bə] *n* 副变形虫属

paramolar [ˌpærə'məulə] *n* 副磨牙

Paramonostomum parvum [ˌpærəməu'nɔstəməm 'pɑ:vəm] 鸡拟单口吸虫

paramount ['pærəmaunt] *a* 最高的,至上的,首要的

paramphistomiasis [pæˌræmfistəu'maiəsis] *n* 同盘吸虫病

Paramphistomum [ˌpæræm'fistəuməm] *n* 同盘(吸虫)属 | ~ cervi 鹿同盘吸虫

paramucin [ˌpærə'mju:sin] *n* 副粘蛋白

paramusia [ˌpærə'mju:ziə] *n* 歌唱倒错,错唱

paramutable [ˌpærə'mju:təbl] *a* 可发生副突变的

paramutagenic [ˌpærəˌmju:tə'dʒenik] *a* 副突变原的

paramutation [ˌpærəmju'teiʃən] *n* 副突变(在杂合体中某一基因影响同一座位上另一等位基因的表现)

paramyelin [ˌpærə'maiəlin] *n* 衍髓磷脂,副髓磷脂

paramyloidosis [pəˌræmilɔi'dəusis] *n* 副淀粉样变性

paramylum [pə'ræmiləm] *n* 副淀粉

paramyoclonus [ˌpærəmai'ɔklənəs] *n* 肌阵挛(状态)

paramyosin [ˌpærə'maiəsin] *n* 副肌球蛋白

paramyosinogen [ˌpærəˌmaiəu'sinədʒən] *n* 副肌球蛋白原

paramyotonia [ˌpærəˌmaiəu'təuniə] *n* 肌强直病，强直性肌痉挛病

paramyotonus [ˌpærəmai'ɔtənəs], **paramyotone** [ˌpærə'maiətəun] *n* 肌强直(状态)

Paramyxa [ˌpærə'miksə] *n* 无孔属

Paramyxea [ˌpærə'miksiə] *n* 无孔纲

Paramyxida [ˌpærə'miksidə] *n* 无孔目

Paramyxoviridae [ˌpærəˌmiksəu'viridi:] *n* 副粘病毒科

Paramyxovirus [ˌpærə'miksəuˌvaiərəs] *n* 副粘病毒属

paramyxovirus [ˌpærə'miksəuˌvaiərəs] *n* 副粘病毒

paranalgesia [ˌpærænæl'dʒi:zjə] *n* 下身痛觉缺失

Paranaplasma [pæˌrænə'plæzmə] *n* 类无形体属

paranea [ˌpærə'ni:ə] *n* 妄想狂，偏执狂

paraneoplastic [ˌpærəˌni:əu'plæstik] *a* 副肿瘤性的

paranephric [ˌpærə'nefrik] *a* 肾旁的；肾上腺的

paranephritis [ˌpærəne'fraitis] *n* 肾上腺炎；肾周炎

paranephroma [ˌpærəne'frəumə] *n* 肾上腺样瘤

paranephros [ˌpærə'nefrɔs] *n* 肾上腺

paranesthesia [ˌpærænis'θi:zjə] *n* 下身感觉缺失

paraneural [ˌpærə'njuərəl] *a* 神经旁的

parangi [pə'rændʒi] *n* 雅司病(即yaws)

para-nitrosulfathiazole [ˌpærəˌnaitrəuˌsʌlfə'θaiəzəul] *n* 对硝基磺胺噻唑(抗菌药，用于治疗非特异性溃疡性结肠炎和直肠炎)

paranoia [ˌpærə'nɔiə] *n* 妄想狂，偏执狂 | acute hallucinatory ~ 急性幻觉性妄想狂 / litigious ~ 诉讼妄想狂 / querulous ~ 诉怨妄想狂 | **paranoic** [ˌpærə'nəuik] *a*

paranoiac [ˌpærə'nɔiæk] *a* 妄想狂的，偏执狂的 *n* 妄想狂者，偏执狂者

paranoid ['pærənɔid] *a* 类妄想狂的，类偏(执)狂的

paranoidism [ˌpærə'nɔidizəm] *n* 类妄想狂状态，类偏(执)狂状态

paranomia [ˌpærə'nəumiə] *n* 命名错误(见于失语症)

paranormal [ˌpærə'nɔ:məl] *a* 超正常的，超自然的

paranosis [ˌpærə'nəusis] *n* 因病获益，疾病获益 | **paranosic** *a*

paranucleolus [ˌpærənju:'kli:ələs] *n* 副核仁

paranucleus [ˌpærə'nju:kliəs] *n* 副核 | **paranuclear** *a* 核旁的；副核的

paraomphalic [ˌpærəɔm'fælik] *a* 脐旁的

paraoperative [ˌpærə'ɔpərətiv] *a* 辅助手术的(如器械与手套的管理、消毒等)

paraoral [ˌpærə'ɔ:rəl] *a* 非经口(给药)的

paraortic [ˌpærei'ɔ:tik] *a* 主动脉旁的

paraosmia [ˌpærə'ɔsmiə] *n* 嗅觉倒错

parapancreatic [ˌpærəˌpæŋkri'ætik] *a* 胰旁的

paraparesis [ˌpærə'pærisis] *n* 下身轻瘫，下肢轻瘫，轻截瘫

parapedesis [ˌpærəpe'di:sis] *n* 胆汁移行倒错(胆色素移行于毛细血管内)

paraperitoneal [ˌpærəˌperitəu'ni:əl] *a* 腹膜旁的

parapertusis [ˌpærəpə'tʌsis] *n* 副百日咳，轻百日咳

parapestis [ˌpærə'pestis] *n* 轻鼠疫

paraphasia [ˌpærə'feiziə] *n* 言语错乱，错语 | **paraphasic** [ˌpærə'feisik] *a*

paraphasis [pə'ræfəsis] *n* 终脑顶突(动物)

paraphemia [ˌpærə'fi:miə] *n* 错语性失语症

paraphenylenediamine [ˌpærəˌfeni-li:n'daiəmi:n] *n* 对苯二胺(染发剂)

paraphia [pə'reifiə] *n* 触觉倒错

paraphilia [ˌpærə'filiə] *n* 性欲倒错 | ~**c** [ˌpærə'filiæk] *a* 性欲倒错的 *n* 性欲倒错者

paraphimosis [ˌpærəfai'məusis] *n* 箝

顿包茎(包茎包皮退缩,引起龟头痛性肿胀)

paraphobia [ˌpærə'fəubjə] *n* 轻(度)恐怖

paraphonia [ˌpærə'fəuniə] *n* 声音变调 | ~ puberum 青春期(男性)声音变调

paraphora [pə'ræfərə] *n* 轻度精神障碍

paraphrasia [ˌpærə'freizjə] *n* 言语无序,言语倒错

paraphrenia [ˌpærə'fri:niə] *n* 妄想痴呆,妄想症 | **paraphrenic** [ˌpærə'fri:nik] *a* 妄想痴呆的 *n* 妄想痴呆患者

paraphrenitis [ˌpærəfri'naitis] *n* 膈周(组织)炎

paraphronia [ˌpærə'frəuniə] *n* 性情变易,性格变易

paraphysis [pə'ræfisis] *n* (脑上)旁突体;侧丝 | **paraphyseal** [ˌpærə'fiziəl] *a*

parapineal [ˌpærə'painiəl] *a* 松果体旁的(指某些蜥蜴)

paraplasm ['pærəplæzəm] *n* 透明质;副质;异常增生物 | ~**ic** [ˌpærə'plæzmik] *a*

paraplastic [ˌpærə'plæstik] *a* 异常增生的

paraplastin [ˌpærə'plæstin] *n* 副网质,副网素(副染色质样物质)

Paraplatin [ˌpærə'plætin] *n* 卡帕(carboplatin)制剂的商品名

paraplegia [ˌpærə'pli:dʒiə] *n* 截瘫,下身麻痹 | flaccid ~ 弛缓性截瘫 / senile ~, tetanoid ~ 老年性截瘫,破伤风样截瘫 / ~ superior 上肢截瘫 | **paraplegic** [ˌpærə'pli:dʒik], **paraplectic** [ˌpærə'plektik] *a*

paraplegiform [ˌpærə'pledʒifɔ:m] *a* 截瘫样的

parapleuritis [ˌpærəpluə'raitis] *n* 胸壁炎,胸壁胸膜炎

paraplexus [ˌpærə'pleksəs] *n* 侧脑室脉络丛

parapneumonia [ˌpærənju(:)'məunjə] *n* 类肺炎

parapodium [ˌpærə'pəudiəm] *n* 站立支架(瘫痪儿童用)

parapophysis [ˌpærə'pɔfisis] *n* (椎骨)副横突(动物)

parapoplexy [pə'ræpəˌpleksi] *n* 类卒中,类中风

Parapoxvirus [ˌpærə'pɔksvaiərəs] *n* 副痘病毒属

parapoxvirus [ˌpærə'pɔksvaiərəs] *n* 副痘病毒

parapraxia [ˌpærə'præksiə], **parapraxis** [ˌpærə'præksis] *n* 动作倒错;失误动作

paraproctitis [ˌpærəprɔk'taitis] *n* 直肠周炎

paraproctium [ˌpærə'prɔkʃiəm] *n* 直肠周组织,直肠旁组织

paraprofessional [ˌpærəprə'feʃənl] *n* 辅助性专业人员;有关的卫生专业人员 *a* 辅助专职人员的

paraprostatitis [ˌpærəprɔstə'taitis] *n* 前列腺周炎

paraprotein [ˌpærə'prəuti:n] *n* 异常蛋白,副蛋白,病变蛋白

paraproteinemia [ˌpærəprəuti:'ni:miə] *n* 异常蛋白血(症),副蛋白血(症),病变蛋白血(症)

parapsis [pə'ræpsis], **parapsia** [pə'ræpsiə] *n* 触觉倒错

parapsoriasis [ˌpærəsə'raiəsis] *n* 类银屑病 | ~ guttata, guttate ~ 点滴状类银屑病 / poikilodermic ~, poikilodermatous ~ 皮肤异色病性类银屑病 / retiform ~, ~ varigata 网状类银屑病,多样性类银屑病 / ~ varioliformis acuta 急性痘疮样类银屑病,急性苔藓样糠疹 / ~ varioliformis chronica 慢性痘疮样类银屑病,慢性苔藓样糠疹

parapsychology [ˌpærəsai'kɔlədʒi] *n* 心灵学,心灵心理学(研究传心术、超人视力等)

parapyknomorphous [ˌpærəˌpiknəu'mɔ:fəs] *a* 轻度致密排列的,轻度密列

的(指某些神经细胞)
parapyle ['pærəpail] *n* 星状旁口
parapyramidal [ˌpærəpi'ræmidl] *a* 锥体旁的
paraquat ['pærei'kwæt] *n* 百草枯，对草快(除莠剂)
pararabin [pə'ræræbin] *n* 副阿拉伯胶素
parareaction [ˌpærəri(:)'ækʃən] *n* 偏执反应，妄想反应(指偏执狂及类偏狂状态)
pararectal [ˌpærə'rektəl] *a* 直肠旁的
parareducine [ˌpærəri'dju:sin] *n* 副还原碱，副蛋白碱(尿内发现的一种蛋白毒碱)
parareflexia [ˌpærəri'fleksiə] *n* 反射紊乱
pararenal [ˌpærə'ri:nl] *a* 肾旁的
pararhizoclasia [ˌpærəˌraizəu'kleiziə] *n* 牙根周溃坏
pararhotacism [ˌpærə'rəutəsizəm] *n* r 发音不正
pararosaniline [ˌpærərəu'zæniliːn] *n* 副品红，副蔷薇苯胺，副玫瑰苯胺 | ～ pamoate 副品红双羟萘酸盐(抗血吸虫药)
pararosolic acid [ˌpærərəu'zɔlik] 玫瑰色酸，玫红酸
pararrhythmia [ˌpærə'riθmiə] *n* 并行心律，两律性心律失常
pararthria [pə'rɑ:θriə] *n* 发声障碍
Parasaccharomyces [ˌpærəˌsækərəu'maisi:z] *n* 类酵母菌属
parasacral [ˌpærə'seikrəl] *a* 骶骨旁的
Parasal ['pærəsæl] *n* 对氨水杨酸(aminosalicylic acid)制剂的商品名
parasalpingeal [ˌpærəsæl'pindʒiəl] *a* 输卵管旁的，输卵管周的
parasalpingitis [ˌpærəˌsælpin'dʒaitis] *n* 输卵管周炎
parascapular [ˌpærə'skæpjulə] *a* 肩胛周的
Parascaris [pæ'ræskəris] *n* 副蛔虫属 | ～ equorum 马副蛔虫
parascarlatina [ˌpærəˌskɑ:lə'ti:nə], **parascarlet** [ˌpærə'skɑ:lit] *n* 婴儿玫瑰疹，幼儿急疹，猝发疹
parasecretion [ˌpærəsi'kri:ʃən] *n* 分泌紊乱，分泌异常，分泌过多
parasellar [ˌpærə'selə] *a* 蝶鞍旁的
parasexual [ˌpærə'seksjuəl] *a* 准性的，超性的
parasexuality [ˌpærəˌseksju'æləti] *n* 性欲倒错，性欲异常，性变态
parasigmatism [ˌpærə'sigmətizəm] *n* s及z发音不正
parasinoidal [ˌpærəsai'nɔidl] *a* 窦旁的
parasite ['pærəsait] *n* 寄生虫，寄生物；寄生胎 | accidental ～, incidental ～ 偶然寄生物 / allantoic ～ 尿囊寄生物 / celozoic ～ 体腔寄生物 / diheteroxenic ～ 二宿主性寄生物 / eurytrophic ～ 广食性寄生物 / facultative ～ 兼性寄生物(能独立生存的寄生物) / malarial ～ 疟原虫 / obligatory ～ 专性寄生物(不能独立生存的寄生物) / spurious ～ 假性寄生物 / stenotrophic ～ 狭食性寄生物 / teratoid ～ 寄生(畸)胎
parasitemia [ˌpærəsai'ti:miə] *n* 寄生物血症(尤指血内疟原虫)
parasitic(al) [ˌpærə'sitik(əl)] *a* 寄生物的，寄生的 | ～**ally** *ad*
parasiticide [ˌpærə'sitisaid] *a* 杀寄生物的 *n* 杀寄生物药 | **parasiticidal** [ˌpærəˌsiti'saidəl] *a*
parasitifer [ˌpærə'sitifə] *n* 宿主
parasitism ['pærəˌsaitizəm] *n* 寄生(生活)；寄生物感染
parasitization [ˌpærəˌsaitai'zeiʃən, -ˌsi-; -ti'z-] *n* 寄生物感染
parasitize ['pærəsaitaiz] *vt* 寄生于
parasitogenic [ˌpærəˌsaitəu'dʒenik, -ˌsi-] *a* 寄生物原的，寄生物所致的
parasitoid ['pærəˌsaitɔid] *a* 寄生物样的
parasitology [ˌpærəsai'tɔlədʒi] *n* 寄生物学，寄生虫学 | **parasitological**

[ˌpærəsaitə'lɔdʒikəl] *a* / **parasitologist** *n* 寄生物学家,寄生虫学家

parasitosis [ˌpærəsai'təusis] ([复] **parasitoses** [ˌpærəsai'təusi:z]) *n* 寄生物病,寄生虫病

parasitotropic [ˌpærəˌsaitəu'trɔpik], **parasitotrope** [ˌpærə'saitətrəup] *a* 亲寄生物的

parasitotropy [ˌpærəsai'tɔtrəpi], **parasitotropism** [ˌpærəsai'tɔtrəpizəm] *n* 亲寄生物性

parasoma [ˌpærə'səumə] *n* 副核

parasomnia [ˌpærə'sɔmniə] *n* 深眠状态

paraspadias [ˌpærə'speidiəs] *n* 尿道旁裂

paraspasm ['pærəspæzəm] *n* 两侧痉挛

paraspasmus [ˌpærə'spæzməs] *n* 两侧痉挛 | ~ facial 面部两侧痉挛

paraspecific [ˌpærəspi'sifik] *a* 类特异性的,旁特异性的(作用)

parasplenic [ˌpærə'splenik] *a* 脾旁的

parasternal [ˌpærə'stə:nl] *a* 胸骨旁的

parasthenia [ˌpæræs'θi:niə] *n* 功能异常

parastruma [ˌpærə'stru:mə] *n* 甲状旁腺肿

parasuicide [ˌpærə'sjuisaid] *n* 自杀企图(一种表面上自杀企图,如服毒或自残,但死亡并不是目的)

parasympathetic [ˌpærəˌsimpə'θetik] *a* 副交感(神经)的

parasympathicotonia [ˌpærəsimˌpæθikəu'təuniə] *n* 副交感神经过敏,迷走神经过敏

parasympathin [ˌpærə'simpəθin] *n* 副交感神经素

parasympatholytic [ˌpærəˌsimpəθəu'litik] *a* 副交感(神经)的,副交感(神经)阻滞的 *n* 抗副交感(神经)药,副交感(神经)阻滞药

parasympathomimetic [ˌpærəˌsimpəθəumi'metik] *a* 拟副交感(神经)的,类副交感(神经)的 *n* 拟副交感(神经)药,类副交感(神经)药

parasynanche [ˌpærə'sinæŋki] *n* 腮腺炎;喉肌炎

parasynapsis [ˌpærəsi'næpsis], **parasyndesis** [ˌpærəsin'di:sis] *n* 平行联会(染色体)

parasynovitis [ˌpærəˌsinə'vaitis] *n* 滑液囊周炎

parasyphilis [ˌpærə'sifilis], **parasyphilosis** [ˌpærəˌsifi'ləusis] *n* 终期梅毒,四期梅毒 | **parasyphilitic** [ˌpærəˌsifi'litik] *a*

parasystole [ˌpærə'sistəli] *n* 平行收缩(心)

paratarsium [ˌpærə'tɑ:siəm] *n* 跗旁组织

paratartaric acid [ˌpærətɑ:'tærik] 消旋酸

parataxis [ˌpærə'tæksis] *n* 互补性,趋旁位性 | **paratactic** *a*

paratenic [ˌpærə'tenik] *a* 旁栖的(中间宿主)

paratenon [ˌpærə'tenən] *n* 腱旁组织

paratereseomania [ˌpærətəˌri:siəu'meinjə] *n* 窥视癖,窥阴癖,窥淫癖

parathion [ˌpærə'θaiɔn] *n* 对硫磷,E六〇五,一六〇五(有机磷杀虫剂)

parathormone [ˌpærə'θɔ:məun] *n* 甲状旁腺激素

parathymia [ˌpærə'θaimiə] *n* 情感倒错

parathyrin [ˌpærə'θairin] *n* 甲状旁腺激素

parathyroid [ˌpærə'θairɔid] *a* 甲状旁腺的 *n* 甲状旁腺 | ~**al** [ˌpærəθai'rɔidl] *a*

parathyroidectomize [ˌpærəˌθairɔi'dektəmaiz] *vt* 切除甲状旁腺

parathyroidectomy [ˌpærəˌθairɔi'dektəmi] *n* 甲状旁腺切除术

parathyroidin [ˌpærəθai'rɔidin] *n* 甲状旁腺提取物

parathyroidoma [ˌpærəˌθairɔi'dəumə] *n* 甲状旁腺瘤

parathyropathy [ˌpærəθai'rɔpəθi] *n* 甲状旁腺病

parathyroprival [ˌpærəˌθairəu'praivəl], **parathyroprivic** [ˌpærəˌθairəu'privik], **parathyroprivous**[ˌpærəθai'rɔprivəs] *a* 甲状旁腺缺失的,无甲状旁腺的

parathyroprivia [ˌpærəθairəu'praiviə] *n* 甲状旁腺缺失状态

parathyrotoxicosis [ˌpærəˌθairəutɔksi'kəusis] *n* 甲状旁腺中毒症

parathyrotropic [ˌpærəˌθairəu'trɔpik], **parathyrotrophic** [ˌpærəˌθairəu'trɔfik] *a* 促甲状旁腺的

paratoloid [ˌpærə'təulɔid], **paratoloidin** [ˌpærətəu'lɔidin] *n* 结核菌素

paratonia [ˌpærə'təuniə] *n* 伸展过度

paratope ['pærətəup] *n* 对位,互补位(抗体分子上与抗原表位相结合的部位) | **paratopic** [ˌpærə'tɔpik] *a*

paratose ['pærətəus] *n* 泊雷糖(一种不常见的糖,是沙门菌菌体抗原的一种多糖)

paratrachoma [ˌpærətrə'kəumə] *n* 类沙眼

paratrophic [ˌpærə'trɔfik] *a* 活物寄生的,嗜活质的

paratrophy [pə'rætrəfi] *n* 营养不良,营养障碍;(活物)寄生性营养

paratuberculosis [ˌpærətju(:)ˌbə:kju'ləusis] *n* 类结核;副结核 | **paratuberculous** [ˌpærətju(:)'bə:kjuləs] *a*

paratype ['pærətaip] *n* 副型(细菌);对位型,互补型(一类或一族相关的对位)

paratyphlitis [ˌpærətif'laitis] *n* 盲肠旁炎

paratyphoid [ˌpærə'taifɔid] *a* 伤寒样的 *n* 副伤寒

paratypic(al) [ˌpærə'tipik(əl)] *a* 副型的,异型的

paraumbilical [ˌpærəʌmbi'laikəl] *a* 脐旁的

paraungual [ˌpærə'ʌŋgwəl] *a* 甲旁的

paraurethra [ˌpærəjuə'ri:θrə] *n* 副尿道

paraurethral [ˌpærəjuə'ri:θrəl] *a* 尿道旁的

paraurethritis [ˌpærəˌjuəri'θraitis] *n* 尿道旁炎,尿道周炎

parauterine [ˌpærə'ju:tərain] *a* 子宫旁的

paravaccinia [ˌpærəvæk'siniə] *n* 副牛痘(疹)

paravaginal [ˌpærə'vædʒinəl] *a* 阴道旁的

paravaginitis [ˌpærəˌvædʒi'naitis] *n* 阴道旁炎,阴道周炎

paravenous [ˌpærə'vi:nəs] *a* 静脉旁的

paravertebral [ˌpærə'və:tibrəl] *a* 脊柱旁的,椎旁的

paravitaminosis [ˌpærəˌvaitəmi'nəusis] *n* 类维生素缺乏病

paraxial [pæ'ræksiəl] *a* 轴旁的

paraxon [pæ'ræksɔn] *n* 轴索侧支,旁轴索

Parazoa [pærə'zəuə] *n* 侧生动物

parazone ['pærəzəun] *n* 明带(在釉柱层内,见于牙的横切面)

parbendazole [pæ'bendəzəul] *n* 帕苯达唑,丁苯咪酯(兽用抗蠕虫药)

parcel ['pɑ:sl] *n* 小包,包裹 (-l⟨l⟩-) *vt* 分摊,分配(out)

parch [pɑ:tʃ] *vt* 烘干,烤干

parconazole hydrochloride [pæ'kəunəzəul] 盐酸帕康唑,盐酸苯炔噁咪唑(抗真菌药)

pardon ['pɑ:dn] *vt, n* 原谅,宽恕

pare [pεə] *vt* 削(果皮等);剪(指甲等) | ~ down(或away) (逐渐)削减,减少

parectasis [pæ'rektəsis], **parectasia** [ˌpærek'teiziə] *n* 膨胀过度

parectropia [ˌpærek'trəupiə] *n* (精神性)运用不能,失用症

Paredrine ['pærədri:n] *n* 氢溴酸羟苯丙胺 (hydroxyamphetamine hydrobromide)制剂的商品名

paregoric [ˌpærə'gɔrik] *n* 阿片樟脑酊,复方樟脑酊

paregorism [ˈpærəˌgɔrizəm] *n* 阿片樟脑酊瘾
pareidolia [ˌpæraiˈdəuliə] *n* 幻想性视错觉
parelectronomic [ˌpærilektrəuˈnɔmik] *a* 无电反应的
parelectronomy [ˌpærilekˈtrɔnəmi] *n* 电反应降低
pareleidin [pæreˈli:idin] *n* 副角蛋白(副油粒蛋白)
parencephalia [ˌpærensəˈfeiliə] *n* 脑不全(畸形) | **parencephalous** [ˌpærenˈsefələs] *a*
parencephalocele [ˌpærenˈsefələusi:l] *n* 小脑突出
parencephalon [ˌpærenˈsefəlɔn] *n* 小脑
parenchyma [pəˈreŋkimə] *n*【希】实质,主质 | ～ of lens 晶状体质 / ～ of testis 睾丸实质 | **～l, ～tous** [ˌpæreŋˈkimətəs] *a*
parenchymatitis [ˌpæreŋˌkiməˈtaitis] *n* 实质炎
parenchymula [ˌpæreŋˈkimjulə] *n* 实胚
Parendomyces [ˌpærendəuˈmaisi:z] *n* 皮内真菌亚属
parent [ˈpɛərənt] *n* 父,母,[复] 双亲;祖先;(动植物的)亲本;母体
parentage [ˈpɛərəntidʒ] *n* 出身,家系,系谱;父母的身分
parental [pəˈrentl] *a* 父(或母)的;父母的,双亲的;亲本的,亲代的
parenteral [pæˈrentərəl, pə-] *a* 肠胃外的,不经肠的,非肠道的(采取消化道以外的其他途径,如皮下、肌肉、静脉内注射) | **～ly** *ad*
parepididymis [ˌpærepiˈdidimis] *n* 旁睾
parepigastric [ˌpærepiˈgæstrik] *a* 上腹旁的
parergasia [ˌpærəˈgeiziə] *n* 动作倒错;乖戾精神反应
parergastic [ˌpærəˈgæstik] *n* 乖戾精神病
paresis [ˈpærisis] ([复] **pareses**[ˈpærisi:z]) *n* 不全性麻痹,轻瘫;全身麻痹症,麻痹性痴呆 | galloping ～ 奔马型全身麻痹 / general ～ 全身麻痹症,麻痹性痴呆 / juvenile ～ 少年型全身麻痹 / stationary ～ 静止型全身麻痹 | **paretic** [pəˈretik] *a*
Parest [ˈpærist] *n* 盐酸甲喹酮(methaqualone hydrochloride)制剂的商品名
paresthesia [ˌpærisˈθi:ziə] *n* 感觉异常,异感症 | **paresthetic** [ˌpærisˈθetik] *a*
parfocal [pɑ:ˈfəukəl] *a* 正焦点的
pargyline hydrochloride [ˈpɑ:gili:n] 盐酸帕吉林(抗高血压药)
Parham band [ˈpɑ:rəm] (F. W. Parham) 帕勒姆带,金属带(固定长骨折断处)
parhedonia [ˌpɑ:hiˈdəuniə] *n* 快感倒错(生殖器的)
parhormone [pɑ:ˈhɔ:məun] *n* 类激素,副激素(指任何影响其他器官或组织功能的身体代谢产物,例如二氧化碳)
parica [ˈpærikə] *n* 帕立卡(巴西麻醉性鼻烟)
paricine [pəˈrisin] *n* 杷日辛,杷日素(一种喹啉生物碱)
paries [ˈpɛəri:z] ([复] **parietes** [pəˈraiiti:z]) *n*【拉】壁
parietal [pəˈraiitl] *a* 壁的;顶骨的
parietitis [pəˌraiiˈtaitis] *n* (器官)壁层炎
parietofrontal [pəˌraiitəuˈfrʌntl] *a* 顶额的
parietography [pəˌraiiˈtɔgrəfi] *n* 脏壁X线摄影(术) | gastric ～ 胃壁造影(术),胃壁X线摄影(术)
parieto-occipital [pəˌraiitəuɔkˈsipitl] *a* 顶枕的
parietosphenoid [pəˌraiitəuˈsfi:nɔid] *a* 顶蝶的
parietosquamosal [pəˌraiitəuskwəˈməusəl] *a* 顶鳞的

parietotemporal [pəˌraiitəu'tempərəl] *a* 顶颞的

parietovisceral [pəˌraiitəu'visərəl], **parietosplanchnic**[pəˌraiitəu'splæŋknik] *a* 壁(与内)脏的

Parinaud's oculoglandular syndrome (conjunctivitis) [pəri'nɔ:] (Henri Parinaud) 帕里诺眼腺综合征(结膜炎)(纤毛菌性结膜炎，经常为一侧，一般为滤泡型，继之耳前淋巴结触痛和肿大，常由于感染纤毛菌所致，或可能伴有其他疾病，如猫抓热、腹股沟淋巴肉芽肿、土拉菌病) | ~ ophthalmoplegia 帕里诺眼肌麻痹(两眼向上同向运动麻痹，但无辐辏运动麻痹，伴中脑病灶，例如松果体肿瘤)

pari passu ['pɑ:ri 'pɑ:su]【拉】一致，按同一比例，按同一程度

paristhmitis [ˌpæris'maitis] *n* 扁桃体炎

parity[1] ['pærəti] *n* 同等，相等;类似，相同

parity[2] ['pærəti] *n* 产次(见para);经产状况(指妇女产过存活婴儿的状况)

Parker's fluid ['pɑ:kə] (George H. Parker) 帕克液(甲醛和乙醇的混合固定液)

Parkhill screws ['pɑ:khil] (Clayton Parkhill) 帕克希尔螺旋(夹)(固定骨折用)

parkinsonism ['pɑ:kinsənizəm] *n* 帕金森神经功能障碍 | postencephalitic ~ 脑炎后帕金森神经功能障碍，帕金森综合征(震颤麻痹综合征) | **parkinsonian** [ˌpɑ:kin'səuniən] *a* 帕金森的(如~ syndrome 帕金森综合征〈震颤麻痹综合征〉);帕金森神经功能障碍的

Parkinson's disease ['pɑ:kinsn] (James Parkinson) 帕金森病(震颤麻痹) | ~ facies (sign) 帕金森面容(征)(一种呆板的假面状面容，瞬目少，为帕金森神经功能障碍特有之征)

Park's aneurysm [pɑ:k] (Henry Park) 帕克动脉瘤(两个静脉与一个扩张动脉所形成的动静脉瘤)

Parlodel ['pɑ:ləˌdel] *n* 甲磺酸溴隐亭(bromocriptine mesylate)制剂的商品名

Parnate ['pɑ:neit] *n* 硫酸反苯环丙胺(tranylcypromine sulfate)制剂的商品名

paroccipital [ˌpærɔk'sipitl] *a* 枕骨旁的

parodontal [ˌpærəu'dɔntl] *a* 牙旁的

parodontid [ˌpærəu'dɔntid] *n* 龈瘤

parodontitis [ˌpærəudɔn'taitis] *n* 牙周炎

parodontium [ˌpærəu'dɔnʃiəm] *n* 牙周组织，牙周膜

parodontopathy [ˌpærəudɔn'tɔpəθi] *n* 牙周病(非炎性牙周组织病)

parodontosis [ˌpærəudɔn'təusis] *n* 牙周病(非炎性退化性牙周组织病)

parolivary [pæ'rɔlivəri] *a* 橄榄体旁的

paromomycin ['pærəməuˌmaisin] *n* 巴龙霉素(抗生素类药) | ~ sulfate 硫酸巴龙霉素(抗阿米巴药)

paromphalocele [ˌpærɔm'fæləsi:l] *n* 脐旁疝

paroniria [pærə'naiəriə] *n* 魇梦，恶梦

paronychia [ˌpærə'nikiə] *n* 甲沟炎 | ~l *a*

paroophoritis [ˌpærəuɔfə'raitis] *n* 卵巢旁体炎;卵巢旁(组织)炎

paroophoron [ˌpærəu'ɔfərɔn] *n* 卵巢旁体

parophthalmia [ˌpærɔf'θælmiə] *n* 眼周(组织)炎

parophthalmoncus [ˌpærɔfθæl'mɔŋkəs] *n* 眼旁肿瘤

paropsis [pə'rɔpsis] *n* 视觉异常，视觉障碍

parorchidium [ˌpærɔ:'kidiəm] *n* 睾丸异位

parorchis [pə'rɔ:kis] *n* 附睾

parorexia [ˌpærə'reksiə] *n* 食欲倒错，异食癖

parosmia [pæ'rɔzmiə], **parosphresia**

[ˌpærɔs'friːziə], **parosphresis** [ˌpærɔs'friːsis] *n* 嗅觉倒错

parosteal [pæ'rɔstiəl] *a* 骨旁的,骨膜外面的

parosteitis [ˌpærɔsti'aitis], **parostitis** [ˌpærɔs'taitis] *n* 骨周炎

parosteosis [ˌpærɔsti'əusis], **parostosis** [ˌpærɔs'təusis] *n* 骨膜外组织骨化

parotic [pə'rɔtik] *a* 耳旁的

parotid [pə'rɔtid] *a* 耳旁的 *n* 腮腺

parotidean [pəˌrɔti'diən] *a* 腮腺的

parotidectomy [pəˌrɔti'dektəmi] *n* 腮腺切除术

parotidoscirrhus [pəˌrɔtidəu'skirəs], **parotidosclerosis** [pəˌrɔtidəuskliə'rəusis] *n* 腮腺硬化

parotin ['pærətin, pə'rəutin] *n* 腮腺激素,唾液激素

parotitis [ˌpærə'taitis] *n* 腮腺炎 | celiac ~ 腹病性腮腺炎 / epidemic ~ 流行性腮腺炎 | **parotiditis** [pəˌrɔti'daitis] *n* / **parotitic** [ˌpærə'titik] *a*

parous ['pærəs] *a* 经产的

parovarian [ˌpærəu'vɛəriən] *a* 卵巢旁的;卵巢冠的

parovariotomy [ˌpærəuˌvɛəri'ɔtəmi] *n* 卵巢冠切除术

parovaritis [ˌpærəuvə'raitis] *n* 卵巢冠炎

parovarium [ˌpærəu'vɛəriəm] *n* 卵巢冠

paroxysm ['pærəksizəm] *n* 发作,阵发 | ~**al** [ˌpærək'sizməl] *a*

Parpanit [pɑː'pænit] *n* 盐酸卡拉美芬(caramiphen hydrochloride)制剂的商品名

parrot ['pærət] *n* 鹦鹉

Parrot's atrophy of the newborn [pə'rɔː] (Jules M. Parrot) 帕罗新生儿萎缩,原发性婴儿萎缩(或消瘦) | ~ disease (pseudoparalysis) 梅毒性假麻痹 / ~ sign (node) 帕罗征(结节)(①捏颈部皮肤时瞳孔散大,见于脑膜炎;②患先天梅毒的婴儿其头颅外骨板上的骨结节呈臀形) / ~ ulcer 帕罗溃疡(见于鹅口疮)

Parry's disease ['pæri] (Caleb H. Parry) 突眼性甲状腺肿

pars [pɑːz] ([复] **partes** ['pɑːtiːz]) *n* 【拉】部,部分

Parsidol ['pɑːsidɔl] *n* 盐酸二乙异丙嗪(ethopropazine hydrochloride)制剂的商品名

Parsons' disease ['pɑːsnz] (James Parsons) 突眼性甲状腺肿

pars planitis [pɑːz plæ'naitis] 扁平部睫状体炎

part [pɑːt] *n* 部分;(身体的)部位;零件 *vt, vi* (使)分开,(使)分解 | presenting ~ 先露部 | for one's ~ 至于某人,对某人说来 / for the most ~ 就绝大部分而言,在极大程度上,多半 / in ~ 在某种程度上,部分地 / on the ~ of 就…而言,在…一边;由…表现出来的 / play (或act) a ~ 扮演一个角色,在…中起一份作用,参与…(in) / take ~ (in) 参与(…), 参加(…) / take ~ with (或 take the ~ of) 与…站在一边,支持 / the better ~ 较好的办法;较大(或较多)的部分

Part. aeq. partes aequales【拉】等分

partake [pɑː'teik] (partook, partaken) *vi* 参与,参加;分享,分担(带有某种性质或特征)

partal ['pɑːtl] *a* 分娩的

parthenocarpy ['pɑːθinəuˌkɑːpi] *n* 单性结实

parthenogenesis [ˌpɑːθinəu'dʒenisis], **parthogenesis** [pɑːθə'dʒenisis] *n* 单性生殖,孤雌生殖

parthenophobia [ˌpɑːθinəu'fəubjə] *n* 处女恐怖

partial ['pɑːʃəl] *a* 部分的,不完全的 | ~**ly** *ad*

participant [pɑː'tisipənt] *a* 有份的,参与的 *n* 参与者

participate [pɑː'tisipeit] *vi* 参与,分享

(in);带有(of) | **participation** [pɑ:ˌtisi'peiʃən] *n*

particle ['pɑ:tikl] *n* 颗粒,粒子,微粒,质点 | C ～ C颗粒(一种无感染性的RNA病毒,推测是所有活细胞的正常存在的病毒,而且推测它是各种类型癌肿的致病原因) / viral ～ 病毒(成熟)粒子,病毒体

particular [pə'tikjulə] *a* 特殊的;特别的 *n* (可分类或列举的)项目,细节 | go (或enter) into ～s 详细叙述 / in ～ 特别,尤其 | ～**ly** *ad*

particularity [pəˌtikju'lærəti] *n* 特殊性,特征;精确性,详细

particularize [pə'tikjuləraiz] *vt, vi* 例举; 特别举出, 详述 | **particularization** [pəˌtikjulərai'zeiʃən, -ri'z-] *n*

particulate [pə'tikjulit] *a* 微粒的,颗粒的;粒子组合的 *n* 微粒,颗粒

partigen ['pɑ:tidʒən] *n* 部分抗原(抗原结构的一种假说,认为抗原是部分抗原的混合物)

partimute ['pɑ:timju:t] *n* 聋哑;聋哑者

partimutism [ˌpɑ:ti'mju:tizəm] *n* 聋哑症

parting ['pɑ:tiŋ] *a* 分开的,分离的;临终的 *n* 分裂,分离;死亡

partinium [pɑ:'tiniəm] *n* 铝钨合金

partite ['pɑ:tait] *a* 分成若干部分的

partition [pɑ:'tiʃən] *n* 分隔,分配;隔壁,隔膜 *vt* 分隔 | oropharyngeal ～ 口咽隔膜

partitioning [pɑ:'tiʃəniŋ] *n* 分隔 | gastric ～ 分胃术(一种胃成形术,用于治肥胖症,亦称胃分隔)

partitive ['pɑ:titiv] *a* 区分的,分隔的 | ～**ly** *ad*

partly ['pɑ:tli] *ad* 部分地,不完全地;在一定程度上

partner ['pɑ:tnə] *n* 伙伴,合作者;配偶体 *vt* 同…合作(或合伙) *vi* 做伙伴,当配手

partogram ['pɑ:təgræm] *n* 产程图

partricin [pɑ:'trisin] *n* 帕曲星,抑念珠菌素(抗生素类药)

parturient [pɑ:'tjuəriənt] *a* 临产的,分娩的 *n* 产妇

parturifacient [ˌpɑ:tjuəri'feiʃənt] *a* 催产的 *n* 催产药

parturiometer [ˌpɑ:tjuəri'ɔmitə] *n* 分娩力计

parturition [pɑ:tjuə'riʃən] *n* 分娩,生产

partus ['pɑ:təs] *n*【拉】分娩,生产

Part. vic. partitis vicibus 均分剂量

parulis [pə'rulis] *n* 龈脓肿

parumbilical [ˌpærʌmbi'laikəl] *a* 脐旁的

paruria [pə'rjuəriə] *n* 排尿异常

parvicellular [ˌpɑ:vi'seljulə] *a* 小细胞性的

Parvobacteriaceae [ˌpɑ:vəubækˌtiəri'eisii:] *n* 短小杆菌科

parvoline ['pɑ:vəlin] *n* 衍腐肉毒碱,二乙基吡啶

Parvoviridae [ˌpɑ:vəu'viridi:] *n* 细小病毒科

Parvovirus ['pɑ:vəuˌvaiərəs] *n* 细小病毒属

parvovirus ['pɑ:vəuˌvaiərəs] *n* 细小病毒

parvule ['pɑ:vju:l] *n* 小丸,小粒

Paryphostomum [ˌpæri'fɔstəuməm] *n* 缘口(吸虫)属

PAS para-aminosalicylic acid 对氨水杨酸; periodic acid-Schiff 过碘酸-席夫(染色)

pascal [pæs'kæl, 'pæskəl] *n* 帕斯卡,帕(压强单位,$1Pa=1N/m^2$,符号为Pa)

Pascal's law [pɑ:s'kɑ:l] (Blaise Pascal) 帕斯卡尔定律(液体在任何点所受的压力,必向各方向均等地传递)

Paschen's bodies (corpuscles, granules) ['pʌʃən] (Enrique Paschen) 帕兴体(小体、粒)(天花、牛痘时组织细胞内的包涵体)

Paschutin's degeneration [pə'ʃutin] (Viktor V. Paschutin) 帕舒廷变性(见

于糖尿病)

PASG pneumatic antishock garment 充气抗休克服

paspalism ['pæspəlizəm] *n* 雀稗中毒

pass [pɑ:s] *vi* 经过;消失;变化;交流;及格 *vt* 经过;通过;度过;传递,传达;略过;排泄 *n* 经过;及格 | bring to ～ 使发生,使实现 / come to ～ 发生,产生 / ～ away 终止,停止;死亡 / ～ down(或on) 把…传下来 / ～ for 被认为…,被当做… / ～ off 终止,停止;发生 / ～ out 晕倒;毕业;分派 / ～ over(或by) 不注意,忽略,省略 / ～ water 小便

passable ['pɑ:səbl] *a* 可通行的;合格的,尚可的

passably ['pɑ:səbli] *ad* 可通行地;尚好

passage ['pæsidʒ] *n* 道,通道;(文章等的)一段,一节;通过;排便;继代移种(法),传代 *vi* 通过,经过 | blind ～ 盲目传代(将传染性接种物接种至实验动物、鸡胚或组织培养后,在未表现明显病变前连续传代) / false ～ 假性通道(创伤或疾病造成) / serial ～ 连续传代(将含有传染因子的组织、渗出液或其他材料接种至实验动物连续传代)

Passavant's bar (cushion, pad, ridge) ['pʌsəvənt] (Philip G. Passavant) 帕萨凡特隆起(吞咽时由腭咽括约肌收缩引起的咽后壁隆起,腭裂患者说话时也有此隆起)

passenger ['pæsindʒə] *n* 旅客,过客(如过客病毒 ～ virus); 娩出物(分娩时的胎儿或胎膜)

passer ['pɑ:sə] *n* 传递者,传送器 | foil ～ 传箔器(将金箔通过退火焰或从退火盘传送到备填洞,使之坚实,亦称持箔器)

Passiflora [ˌpæsi'flɔrə] *n* 西番莲属

passing ['pɑ:siŋ] *a* 经过的;目前的,暂时的;附带的;合格的,通过的 *n* 经过,通过;消逝;死亡 | in ～ 顺便,附带地

passion ['pæʃən] *n* 热情; [复] 感情

passionate ['pæʃənit] *a* 热情的;易动情的;易怒的 | ～ly *ad*

passivate ['pæsiveit] *vt* 使钝化 | **passivation** [ˌpæsi'veiʃən] *n* 钝化(作用)

passive ['pæsiv] *a* 被动的;消极的 | ～**ly** *ad* / ～**ness** *n*

passivism ['pæsivizəm] *n* 被动性性倒错,受鸡奸

passivity [pæ'sivəti] *n* 被动性;消极状态;受支配妄想

Past. Pasteurella 巴斯德菌属

past [pɑ:st] *a* 过去的 *n* 过去 *prep* 过;超越 *ad* 过

pasta ['pæstə] ([复] **pastae** ['pæsti:]) *n*【拉】糊剂,泥膏剂

paste [peist] *n* 糊,糊状物,糊剂,泥膏剂 *vt* 用浆糊粘贴 | bipp ～ 铋泼糊,铋碘仿石蜡糊 / zinc oxide ～ 氧化锌糊 / zipp ～ 氧化锌碘仿糊(含氧化锌、碘仿、液状石蜡)

pasteboard ['peistbɔ:d] *n* 纸板 *a* 纸板做的

paster ['peistə] *n* 贴片(贴在双焦点镜上的圆形或椭圆形部分,视近物时用之)

pastern ['pæstən] *n* 骹(马足的第一、二趾骨所占据的部分)

Pasteur-Chamberland filter [pɑ:s'tə: ʃɑ:mbə'lɑ:ŋ] (Louis Pasteur; Charles E. Chamberland) 巴-尚滤柱(一种素瓷滤器)

Pasteurella [ˌpæstə'relə] *n* 巴斯德菌属 | ～ haemolytica 溶血性巴斯德菌 / ～ multocida, ～ septica 多杀巴斯德菌,出血败血性巴斯德菌 / ～ pestis 鼠疫巴斯德菌,鼠疫杆菌 / ～ pseudotuberculosis 假结核性巴斯德菌 / ～ tularensis 土拉巴斯德菌,野兔热杆菌

Pasteurellaceae [ˌpæstərə'leisii:] *n* 巴斯德菌科

Pasteurelleae [ˌpæstə'relii:] *n* 巴斯德菌族

pasteurellosis [ˌpæstərə'ləusis] *n* 巴斯德菌病

Pasteuria [pæs'tə:riə] *n* 巴斯德芽菌属

Pasteuriaceae [pæsˌtə:ri'eisii:] *n* 巴斯德芽菌科

pasteurization [ˌpæstərai'zeiʃən, -ri'z-] *n* 巴(斯德)氏消毒法，低热消毒法

pasteurize ['pæstəraiz] *vt* 施行巴(斯德)氏消毒 | ~**r** *n* 巴(斯德)氏消毒器

Pasteur's effect (reaction) [pɑ:s'tə:] (Louis Pasteur) 巴斯德效应(反应)(氧存在，则葡萄糖利用糖酵解率减少以及乳酸盐积累受到组织或微生物的抑制) | ~ solution (culture medium, fluid, liquid) 巴斯德溶液(用于真菌培养) / ~ theory 巴斯德学说(认为疾病发作而获得的免疫力是由于疾病微生物生长所必需的物质耗竭所致)

Pastia's sign (lines) ['pæstiə] (C. Pastia) 帕斯蒂阿征(线)(猩红热时在肘前窝、腹股沟区以及腕部体表折痕出现出血性线纹，始见于皮疹初起，脱屑后仍存在)

pastil ['pæstil], **pastille** [pæs'ti:l] *n* 锭剂，软锭剂;芳香熏剂;射线测验纸碟

pasty ['peisti] *a* 糊状的;苍白的;轻度浮肿的，虚胖的

PAT paroxysmal atrial tachycardia 阵发性房性心动过速

pat[1] [pæt] *ad* 适当地，及时地，立即 | stand ~ 坚持，不改变主张

pat[2] [pæt] *n* (用掌等)轻拍;轻拍声 *vt, vi* 轻拍

Patau's syndrome [pɑ:'tau] (Klaus Patau) 巴多综合征，13三体综合征(即trisomy 13 syndrome, 见syndrome项下相应术语)

patch [pætʃ] *n* 补片;斑 *vt* 修补 | cottonwool ~es 棉絮斑(棉团斑) / herald ~ 前驱斑(玫瑰糠疹的初期病灶) / mucous ~ 粘膜斑，扁头湿疣 / salmon ~ 粉黄色斑(梅毒患者的角膜内) / shagreen ~ 鲨革样斑 / smoker's ~ 吸烟斑，粘膜白斑病 / soldiers' ~es 乳色斑(心包) / white ~ 白斑

patchouli [pə'tʃu:li] *n* 绿叶刺蕊草(主要用于香料)

patefaction [ˌpæti'fækʃən] *n* 割开，开放

Patein's albumin [pə'tæn] (Patein) 醋溶性白蛋白

patella [pə'telə] *n* 髌(骨) | floating ~ 浮游髌(骨) / slipping ~ 移位髌(骨) | ~**r** *a*

patellapexy [pə'teləˌpeksi] *n* 髌(骨)固定术

Patella's disease [pə'telə] (Vincenzo Patella) 帕太拉病(结核病患者于纤维性狭窄后的幽门狭窄)

patellectomy [ˌpæti'lektəmi] *n* 髌(骨)切除术

patelliform [pə'telifɔ:m] *a* 髌样的

patellofemoral [pəˌteləu'femərəl] *a* 髌股的

patellometer [ˌpæti'lɔmitə] *n* 膝盖反射计

patency ['peitənsi] *n* 开放，未闭

patent ['peitənt] *a* 开放的，不闭的;明显的;专利的 *n* 专利(权) *vt* 给予…专利权(或证)

patently ['peitəntli, 'pætəntli] *ad* 明显地

paternal [pə'tə:nl] *a* 父亲的;像父亲的;父系的，父本的 | ~**ly** *ad*

Paterson-Brown Kelly syndrome ['pætəsn braun 'keli] (D. R. Paterson; Adam Brown Kelly) 帕特森-布朗-凯利综合征(见Plummer-Vinson syndrome)

Paterson-Kelly syndrome ['pætəsn-'keli] (D. R. Paterson; Adam B. Kelly) 帕特森-凯利综合征(见Plummer-Vinson syndrome)

Paterson's bodies, nodules ['pætəsn] (Robert Paterson) 软疣小体

Paterson's syndrome ['pætəsn] (Donald R. Paterson) 帕特森综合征(见Plummer-Vinson syndrome)

Patey's operation ['peiti] (David Howard Patey) 佩蒂手术(改良式根治性乳房切除术)

path [pɑ:θ] *n* 道,径 | condyle ～ 髁道 / generated occlusal ～ 动殆道 / incisor ～ 切(牙)道 / ～ of insertion 置入路线,就位道 / ionization ～ 电离道(电离辐射通过物质时产生的离子对的轨迹,亦称电离径迹) / milled-in ～s 磨道 / occlusal ～ 殆道

pathema [pə'θi:mə] ([复] **pathemas** 或 **pathemata** [pə'θemətə]) *n* 【希】疾病

pathergasia ['pæθə,geiziə] *n* (变态)精神病 | minor ～s 轻性精神病(或神经官能症)

pathergization [,pæθədʒai'zeiʃən] *n* 过(敏反)应化

pathergy ['pæθədʒi], **pathergia** [pə'θə:dʒiə] *n* 过(敏反)应性,病(理反)应性;多(种反)应性,泛应性,多价变态反应 | **pathergic** *a*

pathetic [pə'θetik] *a* 可怜的,悲哀的;感情的

pathfinder ['pɑ:θ,faində] *n* 尿道狭窄探针;牙根管探针;探索者;开拓者

Pathilon ['pæθilɔn] *n* 曲地氯铵(tridihexethyl chloride)制剂的商品名

path(o)- [构词成分] 病

pathoamine [,pæθə'æmin] *n* 尸毒,尸碱,动物性生物碱

pathoanatomical [,pæθəu,ænə'tɔmikəl] *a* 病理解剖的

pathoanatomy [,pæθəuə'nætəmi] *n* 病理解剖学

pathobiology [,pæθəubai'ɔlədʒi] *n* 病理学

pathobolism [pə'θɔbəlizəm] *n* 代谢异常,病理性代谢

Pathocil ['pæθəsil] *n* 双氯西林钠,双氯青霉素钠(dicloxacillin sodium)制剂的商品名

pathoclisis [,pæθəu,klisis] *n* 特异感受性,特异亲和性

pathocrinia [,pæθəu'kriniə] *n* 分泌功能异常 | **pathocrine** ['pæθəkrin] *a*

pathodontia [,pæθə'dɔnʃiə] *n* 牙病学,牙科病理学

pathoformic [,pæθə'fɔ:mik] *a* 病初的(指精神障碍开始时的症状)

pathogen ['pæθədʒin] *n* 病原体,致病菌,病原菌

pathogenesis [,pæθə'dʒenisis] *n* 发病机制 | drug ～ 药物致病机制 | **pathogenesy** [,pæθə'dʒenisi], **pathogeny** [pə'θɔdʒini] *n* / **pathogenetic** [,pæθədʒi'netik] *a*

pathogenic [pæθə'dʒenik] *a* 致病的,病源的 | ～**ally** *ad*

pathogenicity [,pæθədʒi'nisəti] *n* 致病性,病源性

pathoglycemia [,pæθəuglai'si:miə] *n* 血糖异常

pathognomonic [pə,θɔgnə'mɔnik], **pathognostic** [,pæθəg'nɔstik] *a* 特殊(病征)的,特定的,能确定诊断的(病征)

pathognomy [pə'θɔgnəmi] *n* 病征学

pathography [pə'θɔgrəfi] *n* 病情记录

pathoklisis [,pæθəu'klisis] *n* 特异感受性,特异亲和性

pathologic [,pæθə'lɔdʒik] *a* 病理的 | ～**al** *a* 病理学的;病理的

pathologicoanatomic [,pæθə,lɔdʒikəuænə'tɔmik] *a* 病理解剖的

pathology [pə'θɔlədʒi] *n* 病理学 | general ～ 病理学总论 / internal ～, medical ～ 内科病理学 / mental ～ 精神病理学 / solidistic ～ 固体病理学 / special ～ 病理学各论 / surgical ～ 外科病理学 | **pathologist** [pə'θɔlədʒist] *n* 病理学家

patholysis [pə'θɔlisis] *n* 疾病消除

pathomaine ['pæθəmein] *n* 尸毒碱

pathomania [pæθə'meinjə] *n* 悖德狂,悖德精神病(无谵妄性躁狂)

pathometabolism [,pæθəumə'tæbəlizəm] *n* 病理性代谢

pathometer [pə'θɔmitə] *n* 发病率记录器

pathomimesis [,pæθəumai'mi:sis],

pathomimia [ˌpæθəu'mimiə], **pathomimicry** [ˌpæθə'mimikri] *n* 疾病模仿,模仿病;诈病,装病

pathomorphism [ˌpæθəu'mɔːfizəm], **pathomorphology** [ˌpæθəumɔː'fɔlədʒi] *n* 病理形态学

pathoneurosis [ˌpæθəunjuə'rəusis] *n* 病位性神经症,躯体(性)神经功能病

pathonomia [pæθəu'nəumiə], **pathonomy** [pə'θɔnəmi] *n* 疾病规律学,病律论

patho-occlusion [ˌpæθəuɔ'kluːʒən] *n* 错𬌗,错位咬合

pathophilia [ˌpæθəu'filiə] *n* 疾病适应性

pathophobia [ˌpæθəu'fəubiə] *n* 疾病恐怖,恐病症

pathophoresis [ˌpæθəufə'riːsis] *n* 疾病传播 | **pathophoric** [ˌpæθə'fɔrik], **pathophorous** [pə'θɔfərəs] *a* 传播疾病的

pathophysiology [ˌpæθəuˌfizi'ɔlədʒi] *n* 病理生理学

pathopoiesis [ˌpæθəupɔi'iːsis] *n* 致病(作用);罹病性

pathopsychology [ˌpæθəusai'kɔlədʒi] *n* 病理心理学

pathopsychosis [ˌpæθəusai'kəusis] *n* 器质性精神病(如脑肿病、脑炎等引起的精神病)

pathoroentgenography [ˌpæθəuˌrɔntge'nɔgrəfi], **pathoradiography** [ˌpæθəuˌreidi'ɔgrəfi] *n* X线病理学,病理X线学

pathosis [pə'θəusis] *n* 病态

pathotropism [pə'θɔtrəpizəm] *n* 亲病灶性(药物传到病区的倾向)

pathway ['pɑːθwei] *n* 小路,径,通道;路径,途径 | biosynthetic ~ 生物合成途径 / internuncial ~ (神经)联系路径 / pentose phosphate ~ 戊糖磷酸途径 / reentrant ~ 再参予路径(心过早搏动或异位搏动联结成正常搏动的机制)

-pathy [构词成分] 病;痛苦;疗法

patience ['peiʃəns] *n* 忍耐,容忍

patient ['peiʃənt] *a* 忍耐的,有耐力的 *n* 病人,患者 | ~ of 能忍受…的,容许(或具有)…意义的 | ~**ly** *ad*

Patrick's test (sign) ['pætrik] (Hugh T. Patrick) 帕特里克试验(征)(患者仰卧,大腿与膝均弯曲,外踝放到另一腿的膝盖上,压被试腿的膝盖,若引起疼痛,则表明有髋关节炎)

patrilineal [ˌpætri'liniəl] *a* 父系的

patrimony ['pætriməni] *n* 遗产 | **patrimonial** [ˌpætri'məunjəl] *a* 祖传的

patroclinous [ˌpætrə'klainəs] *a* 父系遗传的,父传的,偏父的

patrogenesis [ˌpætrə'dʒenisis] *n* 雄核发育;孤雄生殖

patten ['pætn] *n* 屐(髋关节病患者用)

pattern ['pætən] *n* 型式,模型,图型,范型 *vt* 摹制,仿造 | action ~ 动作模式 / behavior ~ 行为模式 / muscle ~ 肌范型 / occlusal ~ 𬌗型 / startle ~ 惊骇反应型式 / stimulus ~ 刺激模式 / wax ~ 蜡型

patulin ['pætjulin] *n* 棒曲霉素

patulous ['pætjuləs] *a* 扩展的,开放的,膨胀的

pauci- [构词成分] 少

pauciarticular [ˌpɔːsiɑː'tikjulə] *a* 少关节的

paucibacillary [ˌpɔːsibə'siləri] *a* 含菌少的

paucine ['pɔːsin] *n* 巴柯碱(获自非洲植物pauco的坚果)

paucisynaptic [ˌpɔːsisi'næptik] *a* 少突触的

paucity ['pɔːsəti] *n* 少量,缺乏

Paul-Bunnell-Davidsohn test [pɔːl bʌ'nel 'deividsn] (J. R. Paul; W. W. Bunnell; Israel Davidsohn) 保-邦-戴试验(异嗜性抗体吸收试验)

Paul-Bunnell test (reaction) [pɔːl bʌ'nel] (John R. Paul; Walls W. Bunnel) 保罗-邦内尔试验(反应)(试验血内是否有嗜异性抗体存在的一种方

法，用以证实临床诊断和血液学诊断传染性单核细胞增多症，此试验的依据是，传染性单核细胞增多症病人的灭活血清可凝集绵羊红细胞，亦称嗜异性抗体反应)

Paul-Mixter tube [pɔ:l 'mikstə] (Frank T. Paul; Samuel J. Mixter) 保罗-米克斯特管(肠引流管，暂时性肠减压用)

Paul's test [pɔ:l] (Gustav Paul) 保罗试验(将可疑的脓疹之脓擦入已被划破的兔眼中，如果是天花性或牛痘性脓，则该兔可在36～48h内发生结合膜上皮增生) | ～ treatment 保罗疗法(将淋巴液用于皮肤，治慢性风湿病)

paunch [pɔ:ntʃ] *n* 瘤胃(见rumen)

pause [pɔ:z] *n* 中止，暂停，间歇 *vi* 中止，暂停 | compensatory ～ 代偿性间歇(心室过早收缩后的间歇)

Pautrier's microabscess (abscess) [pɔ:tri'ei] (Lucien M. A. Pautrier) 波特利埃小脓肿(脓肿)(界线分明的真菌病细胞聚集，位于T-细胞淋巴瘤和蕈样肉芽肿的非海绵形成的表皮内囊泡中)

pave [peiv] *vt* 铺 | ～**ment** *n* 路面；底；人行道

pavé [pɑ:'vei, 'pævei] *n*【法】铺面(一种微膜状细胞器)

pavementing ['peivməntiŋ] *n* 铺壁(白细胞附着在损伤部位的血管壁上)

Paveril ['pævəril] *n* 二氧林(dioxyline)制剂的商品名(血管扩张药)

pavilion [pə'viljən] *n* 亭，阁，馆；分馆式病房；扩张部；耳郭 | ～ of the ear 耳廓 / ～ of the oviduct 输卵管伞 / ～ of the pelvis 骨盆扩张部，骨盆上部

pavlovian conditioning [pæv'lɔviən] (I. P. Pavlov) 巴甫洛夫条件反射，经典条件反射

Pavlov's method ['pɑ:vlɔv] (Ivan P. Pavlov) 巴甫洛夫法(唾液条件反射) | ～ pouch 巴甫洛夫小胃(用于实验性研究胃生理学) / ～ stomach 巴甫洛夫胃(狗胃的一部分，和胃的其他部分相通而分离，借一瘘管开口于腹壁，以研究胃分泌)

pavor ['peivə] *n*【拉】惊，惊悸 | ～ diurnus 昼惊(小儿午睡时惊悸) / ～ nocturnus 夜惊，梦惊

Pavulon ['pævjulɔn] *n* 泮库溴铵(pancuronium bromide)制剂的商品名

Pavy's disease ['peivi] (Frederick W. Pavy) 周期性蛋白尿

paw [pɔ:] *n* 爪 | monkey ～ 猿状手(正中神经损害所致的情况，拇指不能内收及外展，无法与其余手指接触)

Pawlik's triangle (trigone) ['pɑ:vlik] (Karel J. Pawlik) 帕弗利克三角(阴道三角)

pawpaw ['pɔ:pɔ:] *n* 番木瓜，万寿果

Paxipam ['pæksiˌpæm] *n* 哈拉西泮(halazepam)制剂的商品名

pay [pei] (paid) *vt* 支付；给予(注意等) *vi* 付款；付出代价 *n* 支付；工资 | ～ back 偿付；报答 / ～ for 偿还；受到惩罚，得到报应 / ～ off 偿清，贿赂；成功

Payr's clamp [paiə] (Erwin Payr) 派尔夹(一种挤压夹，于用胃、肠和结肠切除) | ～ disease 派尔病(便秘，伴左上腹疼痛，由于横结肠和降结肠之间的粘连而扭结并阻塞所致，亦称脾曲综合征) / ～ method 派尔法(血管吻合法)

pazoxide [pə'zɔksaid] *n* 帕佐昔特，二氯环戊嗪(抗高血压药)

PB Pharmacopoeia Britannica 英国药典

Pb 元素铅(plumbum)的符号

PBG porphobilinogen 胆色素原

PBI protein-bound iodine 蛋白结合碘

PBZ 枸橼酸曲吡那敏-盐酸曲吡那敏(tripelennamine citrate and tripelennamine hydrochloride)制剂的商品名

PC phosphocreatine 磷酸肌酸(有时用于表示phosphatidyl choline 磷脂酰胆碱)

P. C. pondus civile【拉】常衡制(英制)

p. c. post cibum【拉】饭后，食后

PCA passive cutaneous anaphylaxis 被动皮肤过敏反应

PCB polychlorinated biphenyl 多氯化联(二)苯

PcB near point of convergence to the intercentral base line 从近集合点至中枢间底线

PCE pseudocholinesterase 假胆碱酯酶

PCG phonocardiogram 心音图

pCi picocurie 皮居里(10^{-12}Ci)

Pco_2 二氧化碳分压(carbon dioxide partial pressure或tension)的符号，亦可写成PCO_2, pCO_2, pCO_2

PCP phecyclidine hydrochloride 盐酸苯环利定

PCR polymerase chain reaction 聚合酶链反应

PCT porphyria cutanea tarda 迟发性皮肤卟啉症

PCV packed cell volume 血细胞压积

PCWP pulmonary capillary wedge pressure 肺毛细(血)管楔压

PD interpupillary distance 瞳孔间距离; prism diopter 棱镜屈光度; peritoneal dialysis 腹膜透析

Pd 元素钯(palladium)的符号

PDA patent ductus arteriosus 动脉导管未闭; posterior descending (coronary) artery (冠状)后降动脉(冠状动脉后室间支)

PE phosphatidylethanolamine 磷脂酰乙醇胺

pea [pi:] ([复] **peas⟨e⟩** [pi:z]) *n* 豌豆 | as like as two ~s 一模一样

peace [pi:s] *n* 和平;平静 | at ~ 处于和平(或平静)状态

peak [pi:k] *n* 峰 *a* 最高的，高峰的 *vi, vt* 达到最高点;(使)成峰状 | kilovolt ~ kV峰值(X线机使用的)

Péan's forceps [pei'æn] (Jules É, Péan) 佩昂(止血)钳 | ~ operation 佩昂手术(手术进行时结扎血管的髋关节切断术)

peanut ['pi:nʌt] *n* 花生

pear [pɛə] *n* 梨

pearl [pə:l] *n* 珠，珍珠;小珠(药)，珠剂;痰珠(早期支气管哮喘发作所见的圆形硬块痰) *vt* 使成珠状 *vi* 成珠子状 *a* 珍珠(状)的 | epidermic ~s, epithelial ~s 上皮珠 / gouty ~ 痛风珠(痛风病人耳软骨上的尿酸钠结石)

pearlash ['pə:læʃ] *n* 珍珠灰，粗碳酸钾

pear-shaped ['pɛəʃeipt] *a* 梨状的

Pearson's product-moment correlation coefficient ['piəsn] (Karl Pearson) 皮尔逊积矩相关系数(即积矩系数product moment coefficient, 见coefficient项下相应术语)

peasant ['pezənt] *n* 农民

peat [pi:t] *n* 泥炭，泥煤(用作泥炭浴及吸收性干敷料) | ~**y** *a*

peau [pəu] *n* 【法】皮，皮肤 | ~ de changrin [pəu də ʃɑ:'grein]【法】鲨革样皮 / ~ d'orange [pəu də 'rɑ:ndʒ]【法】桔皮状皮肤，桔皮

pebble ['pebl] *n* 小石，水晶，水晶透镜

pébrine [pe'bri:n] *n*【法】(蚕)微粒子病

pecazine ['pi:kəzi:n] *n* 哌卡嗪(即密哌嗪mepazine，安定药)

peccant ['pekənt] *a* 有病的，不健康的，致病的

peccatiphobia [ˌpekəti'fəubjə] *n* 犯罪恐怖

pechyagra [ˌpeki'eigrə] *n* 肘痛风

pecil(o)- 以pecil(o)-起始的词，同样见以poikil(o)-起始的词

Pecquet's cistern (reservoir) [pe'kei] (Jean Pecquet) 乳糜池 | ~ duct 胸(导)管

pectase ['pekteis] *n* 果胶酶

pecten ['pektən] ([复] **pectines** ['pektini:z]) *n* 梳，栉;肛门梳;栉膜(动物)

pectenine ['pektinin] *n* 仙人梳碱

pectenitis [ˌpekti'naitis] *n* 肛门梳炎

pectenosis [ˌpekti'nəusis] *n* 肛门梳(纤维)硬结

pectenotomy [ˌpekti'nɔtəmi] *n* 肛门

梳切开术

pectic acid ['pektik] 果胶酸

pectin ['pektin] *n* 果胶 | **pectic, pectinous** ['pektinəs] *a*

pectinase ['pektineis] *n* 果胶酶

pectinate(d) ['pektineit(id)], **pectiniform** [pek'tinifɔ:m] *a* 梳状的,栉状的

Pectinatus [ˌpekti'neitəs] *n* 梳状菌属

pectineal [pek'tiniəl] *a* 耻骨的

pectization [ˌpektai'zeiʃən, -ti'z-] *n* 胶凝(作用)

Pectobacterium [ˌpektəubæk'tiəriəm] *n* 果胶杆菌属(亦称欧文菌属Erwinia)

pectolytic [ˌpektə'litik] *a* 果胶溶解的

pectora ['pektərə] pectus的复数

pectoral ['pektərəl] *a* 胸的;祛痰的,舒胸的

pectoralgia [ˌpektə'rældʒiə] *n* 胸痛,胸肌痛

pectoralis [ˌpektə'reilis] *a*【拉】胸的

pectoriloquy [ˌpektə'riləkwi] *n* 胸语音 | aphonic ～ 低音胸语音 / whispered ～, whispering ～ 低音胸语音,耳语胸语音

pectorophony [ˌpektə'rɔfəni] *n* 语音增强

pectose ['pektəus] *n* 果胶糖

pectous ['pektəs] *a* 果胶的,含果胶的,果胶状的

pectunculus [pek'tʌŋkjuləs] *n* 小梳(在中脑水管中)

pectus ['pektəs] ([复] **pectora** ['pektərə]) *n*【拉】胸

peculiar [pi'kju:ljə] *a* 特有的,独具的,特殊的;乖僻的 | ～**ly** *ad*

pedal ['pedl] *a* 足的,脚的

pedarthrocace [ˌpi:dɑ:'θrɔkəsi] *n* 儿童关节疡

pedatrophia [ˌpi:də'trɔfiə] *n* 儿童消瘦

pederast ['pedəræst] *n* 好男色者

pederasty ['pedəræsti] *n* 鸡奸,男色

pederin ['pedərin] *n* 岬毒素

pederosis [ˌpi:də'rəusis] *n* 娈童色情(鸡奸儿童)

pedes ['pi:di:z] pes的复数

pedia- [构词成分] 儿童

pediadontia [ˌpi:diə'dɔnʃiə], **pediadontology** [ˌpi:diədɔn'tɔlədʒi] *n* 儿童牙科学 | **pediadontist** [ˌpi:diə'dɔntist] *n* 儿童牙科学家

Pediaflor ['pi:diəflɔ:] *n* 氟化钠(sodium fluoride)制剂的商品名

pedialgia [ˌpedi'ældʒiə] *n* 足底痛,足神经痛

Pediamycin [ˌpi:diə'maisin] *n* 红霉素琥乙酯,红霉素琥珀酸乙酯(erythromycin ethylsuccinate)制剂的商品名

pediatrician [ˌpi:diə'triʃən], **pediatrist** [ˌpi:di'ætrist] *n* 儿科医师,儿科学家

pediatrics [ˌpi:di'ætriks], **pediatry** ['pi:diˌætri] *n* 儿科学 | **pediatric** [ˌpi:di'ætrik] *a*

pedication [ˌpedi'keiʃən] *n* 鸡奸,男色

pedicel ['pedisəl] *n* 蒂;花梗 | **pedicellate** [pe'disilit], **pedicellated** ['pedisəˌleitid] *a* 有蒂的

pedicellation [ˌpedisə'leiʃən] *n* 蒂生成

pedicle ['pedikl] *n* 蒂(如肿瘤的蒂);花梗 | ～ of vertebral arch 椎弓根

pedicled ['pedikld] *a* 有蒂的

pedicular [pi'dikjulə] *a* 虱的

pediculate [pi'dikjulit] *a* 有蒂的

pediculation [piˌdikju'leiʃən] *n* 虱传染;蒂形成

pediculi [pi'dikjulai] pediculus的复数

pediculicide [pi'dikjulisaid] *a* 灭虱的 *n* 灭虱药

Pediculidae [ˌpedi'kju:lidi:] *n* 虱科

Pediculoides [piˌdikju'lɔidi:z] *n* 虱螨属(现名Pyemotes) | ～ ventricosus 袋形虱螨(即Pyemotes ventricosus)

pediculosis [piˌdikju'ləusis] *n* 虱病

pediculous [pi'dikjuləs] *a* 有虱的

Pediculus [pi'dikjuləs] *n* 虱属 | ～ humanis capitis 头虱 / ～ humanis corporis 衣虱,体虱 / ～ inguinalis, ～ pubis 阴虱

pediculus [pi'dikjuləs] ([复] **pediculi** [pi'dikjulai]) *n* 虱;蒂
pedicure ['pedikjuə] *n* 足疗法;手足医
pedigree ['pedigri:] *n* 家谱,谱系,系谱;纯种系谱(指家畜)
pediluvium [ˌpedi'lju:viəm] *n* 足浴
Pediococcus [ˌpi:diəu'kɔkəs] *n* 片球菌属
pediodontia [ˌpi:diəu'dɔnʃiə] *n* 儿童牙科学
pedionalgia [ˌpi:diəu'nældʒiə] *n* 足底痛,跖痛
pediphalanx [ˌpedi'feilæŋks] *n* (足)趾
pedistibulum [ˌpedi'stibjuləm] *n*【拉】镫骨
peditis [pi'daitis] *n* 蹄骨炎(马)
ped(o)-[1], **paed(o)-** [构词成分] 儿童
ped(o)-[2], **pedi-** [构词成分] 足
pedodontics [ˌpi:dəu'dɔntiks], **pedodontia** [ˌpi:dəu'dɔnʃiə] *n* 儿童牙科学 | **pedodontist** *n* 儿童牙科学家
pedodynamometer [ˌpedəudainə'mɔmitə] *n* 脚力测定器
pedogamy [pi'dɔgəmi] *n* 同配生,同系交配
pedogenesis [ˌpi:dəu'dʒenisis] *n* 幼体生殖
pedograph ['pedəgrɑ:f] *n* 脚印
pedology [pi'dɔlədʒi] *n* 儿童发育学 | **pedologic(al)** [ˌpi:də'lɔdʒik(əl)] *a* / **pedologist** *n* 儿童发育学家
pedometer [pi'dɔmitə] *n* 步数计,计步器
Pedomicrobium [ˌpi:dəumai'krəubiəm] *n* 土微菌属
pedomorphism [ˌpi:dəu'mɔ:fizəm] *n* 稚态,幼稚形态 | **pedomorphic** *a*
pedopathy [pi'dɔpəθi] *n* 足病,脚病
pedophilia [ˌpi:də'filiə] *n* 恋童癖(在精神病学中指成人对儿童的性欲而言) | **pedophilic** *a* 爱儿童的;恋童癖的
pedophobia [ˌpi:də'fəubjə] *n* 儿童恐怖
pedorthics [pi'dɔ:θiks] *n* 足整直法,足矫正法(按处方设计、制造、安装和修改鞋及有关足的装置以减轻足和肢的疼痛或残疾的情况) | **pedorthic** *a* 足整直的,足矫正的 / **pedorthist** [pi'dɔ:θist] *n* 足整直师,足矫正师
peduncle [pi'dʌŋkl] *n* 脚,蒂,茎 | cerebral ~ 大脑脚 / ~ of flocculus 绒球脚 / olfactory ~ 嗅(叶)脚 / pineal ~, ~ of pineal body 松果体脚 | **peduncular** [pi'dʌŋkjulə] *a*
pedunculated [pi'dʌŋkjuleitid] *a* 有脚的,有蒂的
pedunculotomy [piˌdʌŋkju'lɔtəmi] *n* 大脑脚切断术
pedunculus [pi'dʌŋkjuləs] *n*【拉】脚,蒂,茎
peel [pi:l] *vt* 去皮 *vi* 脱皮 *n* 皮,果皮 | bitter orange ~ 苦橙皮 / lemon ~ 柠檬皮
peenash ['pi:næʃ] *n* 鼻蝇蛆病
PEEP positive end-expiratory pressure 呼气末正压
peep [pi:p] *n, vi* 偷看,窥
PEFR peak expiratory flow rate 峰值呼气流速,最高呼气流速,最大呼吸流速
PEG pneumoencephalography 气脑造影术; polyethylene glycol 聚乙二醇
peg [peg] *n* 钉 | rete ~s 表皮突,钉突
PEG-ADA PEG-adenosine deaminase 聚乙二醇-腺苷脱氨酶(见pegademase)
pegademase [peg'ædəmeis] *n* 聚乙二醇-腺苷脱氨酶(从牛肠取得的腺苷脱氨酶〈adenosine deaminase〉与聚乙二醇〈polyethylene glycols〉共价结合,用于严重免疫缺陷患者腺苷脱氨酶缺乏症的替补疗法,肌内给药)
Peganone ['pegənəun] *n* 乙苯妥英(ethotoin)制剂的商品名
peglicol 5-oleate [pi'glaikɔl] 聚乙二醇5-油酸酯(制药时用作乳化剂,亦称polyoxyl 5-oleate)
pegology [pi'gɔlədʒi] *n* 矿泉学(尤指药用矿泉)
pegoxol 7-stearate [pe'gɔksəul] 聚乙二醇7-硬脂酸酯(制药时用作乳化剂)

peinotherapy [ˌpainəu'θerəpi] *n* 饥饿疗法

pelade [pe'læd] *n*【法】斑秃

peladophobia [ˌpelədəu'fəubjə] *n* 秃发恐怖

pelage ['pelidʒ, pə'lɑːʒ] *n*【法】毛发

pelagic [pe'lædʒik] *a* 海洋的,海栖的

pelagism ['pelədʒizəm] *n* 晕船

Pelamis ['peləmis] *n* 海蛇属 | ~ bicolor 双色海蛇

pelargonic acid [ˌpelɑː'gɔnik] 壬酸

Pel-Ebstein fever (disease, pyrexia) [pel 'ebʃtain] (Pieter K. Pel; Wilhelm Ebstein) 佩-埃热(病、发热)(一种周期热,偶见于霍奇金〈Hodgkin〉病) | ~ symptom 慢性间歇热(霍奇金病)

Pelecypoda [ˌpeli'sipədə] *n* 斧足类

Pelger-Huët nuclear anomaly ['pelgə 'hjuet] (Karel Pelger; G. J. Huët) 佩尔格尔-休特核异常(本症共有两型,一为遗传型缺陷,影响中性粒细胞的细胞核正常分叶,另一型为非遗传性的,其表现症状与遗传型相仿,在某些贫血和白血病中可以看到)

Pelger's nuclear anomaly ['pelgə] (Karel Pelger) 佩尔格核异常(白细胞中的多形核细胞的核异常,这是一种人类遗传性疾病)

pelidisi [ˌpeli'disi] *n* (从拉丁文pondus decies linearis divisus sidentis 创造出来的词)皮里迪西指数(用坐高〈cm〉除以10×体重〈g〉的立方根即得出小儿营养状况的指数:90或90以下为营养不足,95~100为营养良好,101或101以上为营养过多)

pelidnoma [ˌpelid'nəumə] *n* 青紫斑

peliosis [ˌpiːli'əusis] *n*【希】紫癜

Pelizaeus-Merzbacher disease [ˌpeili'zaiəs 'məːzbəhə] (Friedrich Pelizaeus; Ludwig Merzbacher) 家族性中叶性硬化(一种家族型脑白质病)

pellagra [pə'leigrə] *n* 糙皮病,玉米红斑病 | ~l [pə'lægrəl] *a*

pellagragenic [pəˌlægrə'dʒenik] *a* 致糙皮病的

pellagramin [pə'lægrəmin] *n* 烟酸

pellagrazein [ˌpelə'greiziin], **pellagrocein** [ˌpelə'grəusiin] *n* 蜀黍毒碱

pellagrin [pə'leigrin, pə'lægrin] *n* 糙皮病患者

pellagroid [pə'lægrɔid] *n* 类糙皮病

pellagrology [ˌpelə'grɔlədʒi] *n* 糙皮病学 | **pellagrologist** *n* 糙皮病学家

pellagrosis [ˌpelə'grəusis] *n* 糙皮病(糙皮病皮肤综合征,特征为皮肤色素沉着、红斑及角化过度)

pellagrous [pə'lægrəs], **pellagrose** [pə'lægrəus] *a* 糙皮病的

pellant ['pelənt] *a* 去垢的,清除的

pellate ['peleit] *vt* 清除,排除

Pellegrini's disease [ˌpelei'griːni], **Pellegrini-Stieda disease** [ˌpelei'griːni 'stiːdə] (Augusto Pellegrini; Alfred Stieda) 佩莱格利尼病,佩莱格利尼-施蒂达病(外伤引起的一种病,其特征为膝内、外侧韧带上部半月状骨质形成)

pellet ['pelit] *n* 小丸,小糖丸

pellicle ['pelikl] *n* 薄膜,表膜;表皮 | **pellicular** [pe'likjulə], **pelliculous** [pe'likjuləs] *a*

Pellizzi's syndrome [pe'liːzi] (G. B. Pellizzi) 松果体综合征(即epiphyseal syndrome,见syndrome项下相应术语)

pellote [pei'jəutə] *n* 拍约他,仙人球膏(制自墨西哥仙人球的麻醉剂)

pellucid [pe'ljuːsid, pə-] *a* 透明的,清澈的

pel(o)- [构词成分] 泥

Pelobiontida [ˌpiːləubai'ɔntidə] *n* 泥生目

Pelodictyon [ˌpiːləu'diktiən] *n* 暗网菌属

pelohemia [ˌpiːləu'hiːmiə] *n* 血液浓缩

peloid ['piːlɔid] *a* 泥样的(治疗用,如用作裹法、浴疗)

pelology [pi'lɔlədʒi] *n* 泥土学

Pelomyxa [ˌpi:ləu'miksə] *n* 多核变形虫属 | ～ carolinensis 卡罗林多核变形虫

Pelonema [ˌpi:ləu'ni:mə] *n* 暗线菌属

Pelonemataceae [ˌpi:ləuˌni:mə'teisii:] *n* 暗线菌科

Peloploca [pi'lɔpləkə] *n* 暗辫菌属

Peloplocaceae [ˌpi:ləuplə'keisii:] *n* 暗辫菌科

Pelosigma [ˌpi:ləu'sigmə] *n* 暗屈曲菌属

pelosine [pi'ləusin] *n* 比比林，甘蜜树皮碱

pelotherapy [ˌpi:ləu'θerəpi], **pelopathy** [pi'lɔpəθi] *n* 泥土疗法，泥疗

Pel's crises [pel] (Pieter K. Pel) 脊髓痨性眼危象

pelta ['peltə] *n* 小盾

peltate ['pelteit] *a* 盾形的

peltation [pel'teiʃən] *n* 血清防护(抗血清或疫苗接种后的防护作用)

pelves ['pelvi:z] pelvis的复数

pelvic ['pelvik] *a* 骨盆的

pelvicaliceal, pelvicalyceal [ˌpelviˌkæli'si:əl] *a* 肾盂肾盏的

pelvicellulitis [ˌpelviˌselju'laitis] *n* 盆腔蜂窝织炎

pelvicephalography [ˌpelviˌsefə'lɔgrəfi] *n* 骨盆胎头X线测量术

pelvicephalometry [ˌpelviˌsefə'lɔmitri] *n* 骨盆胎头测量法

pelvifemoral [ˌpelvi'femərəl] *a* 骨盆股骨的

pelvifixation [ˌpelvifik'seiʃən] *n* 盆腔器官固定术

pelvilithotomy [ˌpelvili'θɔtəmi], **pelviolithotomy** [ˌpelviəuli'θɔtəmi] *n* 肾盂切开取石术

pelvimeter [pel'vimitə] *n* 骨盆测量器，骨盆计

pelvimetry [pel'vimitri] *n* 骨盆测量(法) | combined ～ 骨盆(内外径)合并测量法 / digital ～ 骨盆指量法 / external ～ 骨盆外径测量法 / instrumental ～ 骨盆器械测量法 / internal ～ 骨盆内径测量法

pelviography [ˌpelvi'ɔgrəfi] *n* 盆腔X线摄影(术)

pelvioileoneocystostomy [ˌpelviəuˌiliəuˌniəusis'tɔstəmi] *n* 肾盂回肠膀胱吻合术

pelvioneostomy [ˌpelviəuni'ɔstəmi] *n* 输尿管肾盂吻合术

pelvioperitonitis [ˌpelviəuˌperitəu'naitis] *n* 盆腔腹膜炎

pelvioplasty ['pelviəuˌplæsti] *n* 骨盆成形术;肾盂成形术

pelvioradiography [ˌpelviəuˌreidi'ɔgrəfi] *n* 盆腔X线摄影(术)

pelvioscopy [ˌpelvi'ɔskəpi] *n* 盆腔检查

pelviostomy [ˌpelvi'ɔstəmi] *n* 肾盂造口术

pelviotomy [ˌpelvi'ɔtəmi] *n* 骨盆切开术;肾盂切开术

pelviperitonitis [ˌpelviˌperitəu'naitis] *n* 盆腔腹膜炎

pelvirectal [ˌpelvi'rektəl] *a* 骨盆直肠的

pelviroentgenography [ˌpelviˌrɔntge'nɔgrəfi], **pelviradiography** [ˌpelviˌreidi'ɔgrəfi] *n* 盆腔X线摄影(术)

pelvis ['pelvis] ([复] **pelvises** 或 **pelves** ['pelvi:z]) *n*【拉】骨盆，盂，肾盂 | false ～, greater ～, large ～ 假骨盆，大骨盆 / giant ～ 均大骨盆 / infantile ～, juvenile ～ 婴儿样骨盆 / lesser ～, small ～, true ～ 小骨盆，真骨盆 / renal ～ 肾盂 / spider ～ 蜘蛛样肾盂

pelvisacrum [pelvi'seikrəm] *n* (骨)盆骶骨 | **pelvisacral** *a*

pelviscope ['pelviskəup] *n* 骨盆(外形)X线检查器

pelviscopy [pel'viskəpi] *n* 盆腔检查;肾盂X线透视检查

pelvisection [ˌpelvi'sekʃən] *n* 骨盆切开术

pelvisternum [ˌpelvi'stəːnəm] *n* 耻骨联合软骨
pelvitherm ['pelviθəːm] *n* 骨盆器官热疗器
pelvitomy [pel'vitəmi] *n* 骨盆切开术
pelvitrochanterian [ˌpelviˌtrəukæn'tiəriən] *a* 骨盆转子的
pelviureteral [ˌpelvijuə'riːtərəl] *a* 肾盂输尿管的
pelviureteroradiography [ˌpelvijuəˌriːtərəˌreidi'ɔgrəfi] *n* 肾盂输尿管造影(术)
pelvoscopy [pel'vɔskəpi] *n* 肾盂检查(法)
pelvospondylitis [ˌpelvəuˌspɔndi'laitis] *n* 骨盆部脊椎炎 | ～ ossificans 骨化性骨盆部脊椎炎,类风湿性脊椎炎
pelyc(o)- 以pelyc(o)-起始的词,同样见以pelvi-和pyelo-起始的词
pemerid nitrate ['pemərid] 硝酸哌美立特,硝酸五甲哌丙胺(镇咳药)
pemoline ['peməliːn] *n* 匹莫林,苯异妥英(中枢神经系统兴奋药)
pemphigoid ['pemfigɔid] *a* 天疱疮样的 *n* 类天疱疮 | benign mucosal ～, benign mucous membrane ～ 良性粘膜类天疱疮 / cicatricial ～ 疤痕性类天疱疮 / localized bullous ～, localized chronic ～ 局限性大疱性类天疱疮,局限性慢性类天疱疮
pemphigus ['pemfigəs] *n* 天疱疮 | benign ～ vegetans 良性增殖性天疱疮 / Brazilian ～, South American ～, wildfire ～ 巴西天疱疮,南美天疱疮,野火天疱疮(即fogo selvagem)
pempidine tartrate ['pempidiːn] 酒石酸五甲哌啶,潘必啶酒石酸盐(抗高血压药)
penatin ['penətin] *n* 点青霉素
Penbritin [pen'britin] *n* 氨苄西林,氨苄青霉素(ampicillin)制剂的商品名
penbutolol sulfate [pen'bjuːtəlɔl] 硫酸喷布洛尔,硫酸环戊丁心安(抗肾上腺素能药,*β*-受体阻滞药)
pencil ['pensl] *n* 铅笔;笔(状)剂
pendelluft ['pendəlˌluːft] *n*【德】摆动呼吸(空气在肺内来回流动,结果造成死腔通气增加)
Pende's sign ['pendə] (Nicola Pende) 潘德征(指鼻试验时臂回缩现象,见于小脑疾病)
pending ['pendiŋ] *a* 悬而未决的; *prep* 在…期间,在…之中;在…之前
Pendred's syndrome ['pendred] (Vaughan Pendred) 彭德莱综合征(童年中期出现的一种遗传性综合征,表现为先天性双侧神经性聋,伴甲状腺肿形成,而无甲状腺功能减退,其主要生化特点是甲状腺素生物合成有部分缺陷)
pendulous ['pendjuləs] *a* 悬垂的,下垂的 | **～ly** *ad* / **～ness** *n*
pendulum ['pendjuləm] *n* (钟等的)摆 | **pendular** ['pendjulə] *a* 摆动的
Penecort ['penəˌkɔːt] *n* 氢化可的松(hydrocortisone)制剂的商品名
penectomy [pi'nektəmi] *n* 阴茎切除术
penetrability [ˌpenitrə'biləti] *n* 可穿透性
penetrable ['penitrəbl] *a* 能透过的
penetrance ['penitrəns] *n* 穿透性,渗透性;透入度;外显率(在遗传学上指基因与其相应有关遗传性状的表现的个体的比率)
penetrate ['penitreit] *vt, vi* 透过;看穿,识破;渗透
penetrating ['penitreitiŋ] *a* 穿透的;渗透的;深(入)的
penetration [ˌpeni'treiʃən] *n* 穿透术;穿透,透入,穿入
penetrology [ˌpeni'trɔlədʒi] *n* 透射学
penetrometer [ˌpeni'trɔmitə] *n* (X线)透度计,(X线)硬度计
penfluridol [pen'fluridɔl] *n* 五氟利多(安定药)
-penia [构词成分] 缺乏,不足,减少
penial ['piːniəl] *a* 阴茎的
penicidin [ˌpeni'saidin] *n* 潘尼西丁(即棒曲霉素)

penicillamine [ˌpenisi'læmin] *n* 青霉胺(抗类风湿性关节炎药)

penicilli [ˌpeni'silai] penicillus的复数

penicilliary [ˌpeni'siliəri] *a* 毛笔形的，帚形的

penicillic acid [ˌpeni'silik] 青霉酸，帚菌酸

penicillin [ˌpeni'silin] *n* 青霉素 | aluminum ~ 青霉素铝 / benzyl ~ potassium 青霉素钾，苄青霉素钾 / benzyl ~ sodium 青霉素钠，苄青霉素钠 / clemizole ~ 克咪西林，氯咪唑青霉素，氯苄咪唑青霉素 / dimethoxyphenyl ~ sodium 甲氧苯青霉素钠 / ~ G 青霉素，苄青霉素 / isoxazolyl ~ 异噁唑青霉素 / ~ N 青霉素N，头孢菌素N(即阿地西林adicillin) / ~ O 青霉素O，丙烯硫甲青霉素 / ~ O potassium 青霉素O钾 / ~ O sodium 青霉素O钠 / potassium phenoxymethyl ~ 苯氧甲基青霉素钾，青霉素V钾 / ~ V benzathine 苄星青霉素V / ~ V hydrabamine 哈胺青霉素V，海巴明青霉素V / ~ V potassium 青霉素V钾

penicillinase [ˌpeni'silineis] *n* 青霉素酶

penicillin-fast [ˌpeni'silinfɑ:st] *a* 抗青霉素的，耐青霉素的

penicilliosis [ˌpenisili'əusis] *n* 青霉病(肺部感染)

Penicillium [ˌpeni'siliəm] ([复] **penicillia** [ˌpeni'siliə]) *n* 青霉属 | ~ chrysogenum 产黄青霉 / ~ citrinum 桔青霉 / ~ glaucum, ~ crustaceum 灰绿青霉，皮壳青霉 / ~ notatum 特异青霉，点青霉 / ~ uticale, ~ patulum 展青霉

penicilloyl-polylysine [ˌpeni'silɔil ˌpɔli'laisi:n] *n* 青霉噻唑酰-聚赖氨酸(由聚赖氨酸和青霉烯酸制备，青霉素过敏者在皮内注射后20min内出现疹块和红斑反应)

penicillus [ˌpeni'siləs] ([复] **penicilli** [ˌpeni'silai]) *n*【拉】笔毛(脾内微动脉丛)

Peniculina [piˌnikju'lainə] *n* 咽膜亚目

peniculus [pi'nikjuləs] ([复] **peniculi** [pi'nikjulai]) *n* 毛撮(见于某些纤毛原虫口腔的左壁)

penillamine [ˌpeni'læmin] *n* 青霉酸衍胺

penilloaldehyde [ˌpeniləu'ældihaid] *n* 青霉醛

penis ['pi:nis] ([复] **penises** 或 **penes** ['pi:ni:z]) *n*【拉】阴茎 | clubbed ~ (勃起时)杵状阴茎弯曲 / webbed ~ 蹼状阴茎 | **penile** ['pi:nail] *a*

penischisis [pi:'niskisis] *n* 阴茎裂

penitis [pi:'naitis] *n* 阴茎炎

penniform ['penifɔ:m], **pennate** ['peneit] *a* 羽状的

Penn seroflocculation reaction [pen] (Harry S. Penn) 佩恩血清絮状反应(检癌)

pennyroyal [ˌpeni'rɔiəl] *n* 薄荷类植物

pennyweight ['peniˌweit] *n* 便士重量(英衡量，约一英两的1/20=1.555g)

penology [pi:'nɔlədʒi] *n* 刑法学，刑事学

penoscrotal [ˌpi:nəu'skrəutl] *a* 阴茎阴囊的

Penrose drain ['penrəuz] (Charles B. Penrose) 彭罗斯引流管(卷烟式引流管)

pension ['penʃən] *n* 抚恤金，退休金 *vt* 给予…抚恤金(或退休金等)

pent-, penta- [构词成分] 五

pentabasic [ˌpentə'beisik] *a* 五元的；五价的

pentachromic [ˌpentə'krəumik] *a* 五色的，五色觉的

pentacyclic [ˌpentə'saiklik, -'sik-] *a* 五环的

pentad ['pentæd] *n* (构成一组的)五个；五年；五天；五价物

pentadactyl [ˌpentə'dæktil] *a* 五指(趾)的

pentaene ['pentəi:n] *n* 五烯

pentaerythritol [ˌpentəiˈriθritɔl], **pentaerythrityl** [ˌpentəiˈriθritil] *n* 季戊四醇 | ～ tetranitrate 戊四硝酯，硝酸戊四醇酯，四硝季戊四醇(抗心绞痛药)

pentagastrin [ˌpentəˈgæstrin] *n* 五肽胃泌素

pentalogy [penˈtælədʒi] *n* 五联症

pentamer [ˈpentəmə] *n* 五聚物(化学)；五壳粒(病毒)

pentamethazene [ˌpentəˈmeθəzi:n] *n* 氮戊溴铵，喷他明(即azamethonium，抗高血压药)

pentamethylenediamine [ˌpentəˌmeθili:nˈdaiəmi:n] *n* 五甲烯二胺，尸胺

pentamethylenetetrazol [ˌpentəˌmeθili:nˈtetrəzɔl] *n* 戊四氮，五甲烯四氮唑(中枢兴奋药)

pentamethylmelamine [ˌpentəˌmeθilˈmeləmi:n] *n* 五甲蜜胺(正在研究的抗肿瘤药)

pentamidine [penˈtæmidi:n] *n* 喷他脒，戊烷脒(抗感染药)

pentane [ˈpentein] *n* 戊烷

pentanoic acid [ˌpentəˈnəuik] 戊酸

pentapeptide [ˌpentəˈpeptaid] *n* 五肽

pentapiperide methylsulfate [ˌpentəˈpaipəraid] 甲硫酸戊哌立特，甲硫酸戊哌啶酯(抗胆碱能药)

pentapiperium methylsulfate [ˌpentəpaiˈperiəm] 戊哌铵甲硫酸盐，甲硫酸戊哌啶酯(抗胆碱能药)

pentaploid [ˈpentəplɔid] *a* 五倍的 *n* 五倍体(指一个体或细胞具有五组染色体) | ～**y** *n* 五倍性

pentapyrrolidinium bitartrate [ˌpentəpiˌrəuliˈdiniəm] 酒石酸戊双吡铵，喷托铵酒石酸盐(神经节阻滞药，用作抗高血压药)

pentasomy [ˌpentəˈsəumi] *n* 五染色体性

Pentaspan [ˈpentəˌspæn] *n* 喷他淀粉(pentastarch)制剂的商品名

pentastarch [ˈpentəˌstɑ:tʃ] *n* 喷他淀粉(用作白细胞除去法中的佐剂，以增加红细胞沉降率)

Pentastoma [penˈtæstəmə] *n* 舌形虫属，五口虫属

pentastomiasis [ˌpentəstəuˈmaiəsis] *n* 舌形虫病，五口虫病

pentastomid [ˌpentəˈstəumid] *n* 舌形虫

Pentastomida [ˌpentəˈstəumidə] *n* 舌形虫纲

pentatomic [ˌpentəˈtɔmik] *a* 五原子的，五元的

Pentatrichomonas [ˌpentəˌtrikəˈməunəs] *n* 五鞭毛滴虫属

pentavaccine [ˌpentəˈvæksi:n] *n* 五联疫苗，五联菌苗(含有5种微生物的疫苗，例如含伤寒杆菌、副伤寒杆菌甲和乙、霍乱弧菌和布鲁菌的死菌苗)

pentavalent [ˌpentəˈveilənt] *a* 五价的

pentazocine [penˈtæzəsi:n] *n* 镇痛新，喷他佐辛(镇痛药) | ～ hydrochloride 盐酸镇痛新 / ～ lactate 乳酸镇痛新

pentdyopent [pentˈdaiəpent] *n* 525物质(在一些疾病的尿内发现的一种血色素分解产物，当怀疑某一器官有病时，若尿内无此物质，则可认为是对肝病的否定)

pentene [ˈpenti:n] *n* 戊烯

pentetate calcium trisodium [ˈpentiteit] 喷替酸钙钠，三胺五乙酸三钠钙，二乙撑三胺五乙酸三钠钙(用作螯合剂，治疗钚中毒)

pentetic acid [penˈti:tik] 喷替酸，三胺五乙酸，二乙撑三胺五乙酸(螯合剂)

penthienate bromide [penˈθaiəneit] 喷噻溴铵，溴化戊噻吩铵酯(抗胆碱能药，主要用于治疗胃溃疡)

Penthrane [ˈpenθrein] *n* 甲氧氟烷(methoxyflurane)制剂的商品名(吸入麻醉药)

penthrit [ˌpenθrit] *n* 硝酸戊四醇酯，四硝季戊四醇，戊四硝酯(抗心绞痛药)

pentizidone sodium [penˈtizidəun] 戊齐酮钠，戊胺唑酮钠(抗菌药)

pentobarbital [ˌpentə*u*ˈbɑ:bitæl] *n* 戊巴比妥(催眠镇静药) | ～ sodium 戊巴比妥钠(安眠药,用作镇静、抗惊厥、麻醉前给药等)

pentobarbitone [ˌpentə*u*ˈbɑ:bitəun] *n* 戊巴比妥(催眠镇静药)

pentolinium tartrate [ˌpentə*u*ˈliniəm] 喷托铵酒石酸盐,酒石酸戊双吡铵(神经节阻滞药,用作抗高血压药)

pentone [ˈpentəun] *n* 缬烯炔,异戊烯炔,2-甲基丁烯-[1]-炔-[3]

pentosan [ˈpentəsæn] *n* 戊聚糖 | methyl ～ 甲基戊聚糖

pentosazone [penˈtəusəzəun] *n* 戊糖脎

pentose [ˈpentəus] *n* 戊糖

pentosemia [ˌpentə*u*ˈsi:miə] *n* 戊糖血(症)

pentosenucleic acid [ˌpentəusnju:ˈkli:ik] 戊糖核酸

pentosidase [penˈtɔsideis] *n* 戊糖苷酶

pentoside [ˈpentəsaid] *n* 戊糖苷

pentostatin [ˌpentə*u*ˈstætin] *n* 喷司他丁,戊咪二氮䓬(实验性用于治疗对α-干扰素无反应的毛细胞白血病。亦称去氧助间型霉素)

pentosuria [ˌpentəuˈsjuəriə] *n* 戊糖尿 | **pentosuric** *a*

pentosyl [ˈpentəsil] *n* 戊糖基

pentosyltransferase [ˌpentəsilˈtrænsfəreis] *n* 戊糖基转移酶,转戊糖酶

Pentothal [ˈpentəθəl] *n* 硫喷妥钠(thiopental sodium)制剂的商品名

pentoxide [penˈtɔksaid] *n* 五氧化物

pentoxifylline [ˌpentɔkˈsifilin] *n* 己酮可可碱(冠状血管扩张药)

pentrinitrol [ˌpentraiˈnaitrəul] *n* 戊硝醇,三硝季戊四醇,季戊四醇三硝酸酯

Pentritol [ˈpentritɔl] *n* 戊四硝酯(pentaerythritol tetranitrate)制剂的商品名

Pentryate [penˈtraieit] *n* 三硝季戊四醇,季戊四醇三硝酸酯(pentaerythritol trinitrate)制剂的商品名

pentulose [ˈpentjuləus] *n* 酮戊糖

pentylenetetrazol [ˌpentili:nˈtetrəzɔl] *n* 戊四氮,戊四唑(中枢兴奋药)

penumbra [pəˈnʌmbrə] *n* 半影(①有部分照明的阴影区,它围绕本影〈umbra〉;②在X线摄影时结构边缘周围的模糊区) | ischemic ～ 局部缺血性半影(围绕重度局部缺血区的中度局部缺血性脑组织区,血液流入此区可能得到加强,以防止脑梗塞扩散)

penumoencephalitis [ˌnju:mə*u*enˌsefəˈlaitis] *n* 新城病(见Newcastle disease)

penumoencephalogram [ˌnju:mə*u*enˈsefələgræm] *n* 气脑造影(照)片

Pen-Vee [ˈpen vi:] *n* 青霉素V(penicillin V)制剂的商品名

Penzoldt-Fisher test [ˈpenzɔld ˈfiʃə] (Franz Penzoldt; Emil Fisher) 彭佐尔德-费希尔试验(检苯酚)

Penzoldt's test, reagent [ˈpenzɔld] (Franz Penzoldt) 彭佐尔德试验、试剂(检丙酮、尿葡萄糖)

peonin chloride [ˈpiənin] 氯化芍药花甙

peotillomania [ˌpi:ə*u*tiləuˈmeinjə] *n* 扰阳癖;假性手淫

peotomy [piˈɔtəmi] *n* 阴茎切除术

peplomer [ˈpepləumə] *n* (病毒)包膜子粒,膜粒

peplos [ˈpepləs] *n* 包膜(病毒外面所包被的一层脂蛋白质外膜)

pepo [ˈpi:pəu] *n* 南瓜子

pepper [ˈpepə] *n* 胡椒 *vt* 加胡椒粉于 | cayenne ～ 辣椒

peppermint [ˈpepəmint] *n* 薄荷

Pepper's syndrome (type) [ˈpepə] (William Pepper) 佩珀综合征(型)(右肾上腺发生成神经细胞瘤时,其子瘤大多局限于肝)

peppery [ˈpepəri] *a* 胡椒的;辛辣的;暴躁的

pepsic [ˈpepsik] *a* 消化的;胃蛋白酶的

pepsin [ˈpepsin], **pepsinum** [pepˈsainəm] *n* 胃蛋白酶

pepsinate ['pepsineit] *vt* 胃蛋白酶处理

pepsinia [pep'siniə] *n* 胃蛋白酶分泌

pepsiniferous [ˌpepsi'nifərəs] *a* 生成胃蛋白酶的,分泌胃蛋白酶的

pepsinogen [pep'sinədʒin] *n* 胃蛋白酶原

pepsinogenous [ˌpepsi'nɔdʒinəs] *a* 生成胃蛋白酶的

pepsinuria [ˌpepsi'njuəriə] *n* 胃蛋白酶尿

pepsitensin [ˌpepsi'tensin] *n* 胃酶(解)血管紧张肽

pepstatin [pep'stætin] *n* 胃酶抑素(治胃溃疡)

Peptavlon [pep'tævlɔn] *n* 五肽胃泌素(pentagastrin)制剂的商品名

peptic ['peptik], *a* 消化的;胃蛋白酶的

peptid ['peptid] *n* 肽

peptidase ['peptideis], **peptase** ['pepteis] *n* 肽酶

peptide ['peptaid] *n* 肽 | corticotropin-like intermediate lobe ~ (CLIP) 促肾上腺皮质激素样中叶肽 / *N*-formylmethionyl ~s *N*-甲酰甲硫氨酰肽 / vasoactive intestinal ~ (VIP) 血管活性肠肽,血管活性肠多肽

peptide hydrolase ['peptaid 'haidrəleis] 肽水解酶,肽酶

peptidergic [ˌpeptri'də:dʒik] *a* 肽能的

peptidoglycan [ˌpeptidəu'glaikən] *n* 肽聚糖

peptidy1-dipeptidase ['peptidil dai'peptideis] 肽基-二肽酶

peptidyl-dipeptidase A ['peptidil dai'peptideis] 肽基-二肽酶A(亦称二肽基羧肽酶I)

peptinotoxin [ˌpeptinəu'tɔksin] *a* 胃消化毒素

peptization [ˌpeptai'zeiʃən, -ti'z-] *n* 胶溶(作用)

Peptococcaceae [ˌpeptəukɔ'keisii:] *n* 消化球菌科

Peptococcus [ˌpeptəu'kɔkəs] *n* 消化球菌属 | ~ anaerobius 厌氧消化球菌 / ~ asaccharolyticus 不解糖消化球菌 / ~ constellatus 星群消化球菌 / ~ magnus 大消化球菌

peptogenic [ˌpeptəu'dʒenik], **peptogenous** [pep'tɔdʒinəs] *a* 生胃蛋白酶的;生胨的;助消化的

peptohydrochloric acid [ˌpeptəuˌhaidrə'klɔrik] 胃蛋白酶盐酸

peptolysis [pep'tɔlisis] *n* 胨分解(作用) | **peptolytic** [peptəu'litik] *a* 胨分解的 *n* 解胨剂

peptone ['peptəun] *n* 胨,蛋白胨 | casein ~, milk ~ 酪(蛋白)胨 | **peptonic** [pep'tɔnik] *a* 胨的,含胨的

peptonize ['peptənaiz] *vt* 使胨化

peptonoid ['peptənɔid] *n* 类胨

peptonuria [ˌpeptəu'njuəriə] *n* 胨尿

Peptostreptococcus [ˌpeptəuˌstreptəu'kɔkəs] *n* 消化链球菌属 | ~ anaerobius 厌氧消化链球菌 / ~ lanceolatus 矛形消化链球菌 / ~ micros 微小消化链球菌 / ~ parvulus 短小消化链球菌 / ~ productus 产生消化链球菌

peptotoxin [ˌpeptəu'tɔksin] *n* 胨毒素

per [强pə:; pə] *prep* 【拉】经,由,靠;每 | ~ **annum** ['ænəm] 每年 / ~ **anum** ['einəm] 由肛 / ~ **capita** ['kæpitə] 每人,按人口(计算) / ~ **contiguum** [kən'tigjuəm] 接触 / ~ **continuum** [kən'tinjuəm] 连续 / ~ **contra** ['kɔntrə] 相反的,反之 / ~ **cutem** ['kju:təm] 经皮 / ~ **diem** ['daiəm] 每日 / ~ **mensem** ['mensəm] 每月 / ~ **os** [ɔs] 口服,经口 / ~ **primam,** ~ **primam intentionem** ['praiməm intenʃi'əunəm] 由第一期愈合 / ~ **rectum** ['rektəm] 经直肠 / ~ **saltam** ['sæltʌm] 一跃;骤发 / ~ **se** [sei, si:] 本身;本来,本质上 / ~ **secundam,** ~ **secundam intentionem** [si'kundəm intenʃi'əunəm] 由第二期愈合 / ~ tertiam, ~ tertiam intentionem ['tə:ʃiəm intenʃi'əunəm] 由第三期愈合 / ~ **tubam** ['tju:bəm] 由管;由耳咽管 / ~ **vaginam** [və'dʒainəm] 由阴道,经阴道 / ~ **vias naturales** ['vaiəs nætju'reili:z] 循自然径路

per- [前缀] 完全,彻底,非常;(化学)高,过,全

peracephalus [ˌpə:rə'sefələs] *n* 无上体畸胎

peracetate [pə:'ræsitit] *n* 过醋酸盐

peracetic acid [pə:rə'si:tik] 过氧乙酸(强氧化剂)

peracid [pə:'ræsid] *n* 过酸,高酸

peracidity [ˌpə:rə'sidəti] *n* 过酸性,高酸性

peracute [ˌpə:rə'kju:t] *a* 极急性的,甚剧的

Perandren [pə:'rændrən] *n* 睾酮,睾丸素(testosterone)制剂的商品名

Peranema [ˌperə'ni:mə] *n* 袋鞭虫属

perarticulation [ˌpə:rɑ:tikju'leiʃən] *n* 动关节

Perazil ['perəzil] *n* 盐酸氯环利嗪(chlorcyclizine hydrochloride)制剂的商品名

perborate [pə:'bɔ:reit] *n* 过硼酸盐

perboric acid [pə:'bɔ:rik] 过硼酸

perceive [pə'si:v] *vt* 察觉,看见 | **perceivable** *a* 可察觉的,可看到的;可理解的

percent, per cent [pə'sent] *n* 百分之…

percentage [pə'sentidʒ] *n* 百分数,百分率;比例,部分

percentile [pə'sentail, pə'sentil] *a* 百分率的 *n* 百分位数(值)

percentual [pə'sentjuəl] *a* 百分率的

percept ['pə:sept] *n* 感觉,知觉;印象;知觉对象

perceptible [pə'septəbl] *a* 可感觉到的,察觉得到的 | **perceptibility** [pəˌseptə'biləti] *n* 感觉力,认识能力 / **perceptibly** *ad*

perception [pə'sepʃən] *n* 知觉;概念 | depth ~ 深度知觉 / extrasensory ~ (ESP) 超感官知觉 / facial ~ 面部定向知觉 / stereognostic ~ 实体知觉 | ~**al** *a*

perceptive [pə'septiv] *a* 知觉的 | ~**ly** / ~**ness**

perceptivity [pə:sep'tivəti] *n* 知觉,感知力;感受性

perceptorium [ˌpə:sep'tɔ:riəm] *n* 感觉中枢

perceptual [pə'septjuəl] *a* 感性的,(五官所)知觉的 | ~**ly** *ad*

perchlorate [pə:'klɔ:reit] *n* 高氯酸盐,过氯酸盐

perchloric acid [pə:'klɔ:rik] 高氯酸,过氯酸

perchloride [pə:'klɔ:raid] *n* 高氯化物

perchlormethane [ˌpə:klɔ:'meθein] *n* 四氯化碳

perchlormethylformate [ˌpə:klɔ:ˌmeθil'fɔ:meit] *n* 双光气,聚光气(一种毒气)

perchloroethylene [pə:ˌklɔ:rə'eθili:n] *n* 四氯乙烯(抗蠕虫药)

percine ['pə:sin] *n* 鲈精蛋白

percipient [pə'sipiənt] *a* 知觉的 *n* 感觉者,感知者

Percocet ['pə:kəset] *n* 盐酸羟考酮-醋米诺芬(oxycodone hydrochloride and acetominophen)制剂的商品名

percolate ['pə:kəleit] *vt, vi* (使)渗漉,(使)渗滤 *n* 渗漉液,渗出液,滤出液 | **percolation** [ˌpə:kə'leiʃən] *n* 渗漉法,渗滤

percolator ['pə:kəˌleitə] *n* 渗漉器,渗滤器

Percoll ['pə:kɔl] *n* 硅石胶态悬浮液(colloidal suspension of silica)的商品名(用于密度梯度离心)

percomorph ['pə:kəmɔ:f] *n, a* 鲈形类鱼(的)(其肝油富有维生素A和D)

percuss [pə:'kʌs] *vt* 敲,叩,击;叩诊

percussible [pəː'kʌsəbl] *a* 可以叩知的

percussion [pəː'kʌʃən] *n* 叩击;叩诊(法) | auscultatory ～ 听叩诊 / bimanual ～ 双手叩诊 / coin ～ 钱币叩诊(见test项下相应术语) / deep ～ 重叩诊 / drop ～, drop stroke ～ 落槌叩诊 / finger ～ 指叩诊 / immediate ～, direct ～ 直接叩诊(即不用叩诊板) / mediate ～, pleximetric ～ 间接叩诊(即使用叩诊板) / piano ～ 四指叩诊 / slapping ～ 拍叩(诊) / strip ～ 带条叩诊 / threshold ～ 阈叩诊(以手指轻叩玻璃叩诊棒,该棒的一端套一橡皮帽,置于一肋间,棒与胸壁成一角度而与欲定界的脏器边缘相平行,此法使叩诊振动局限于一小区域) / topographic ～ 定界叩诊

percussive [pəː'kʌsiv] *a* 叩诊的 | **～ly** *ad* / **～ness** *n*

percussopunctator [pəːˌkʌsəu'pʌŋkteitə] *n* 多尖刺针,梅花针

percussor [pəː'kʌsə] *n* 叩诊器

percutaneous [ˌpəːkju(ː)'teinjəs] *a* 经皮的

percuteur [ˌpəːku'təː] *n*【法】叩诊器

pereirine [pə'riːrin] *n* 拍雷林(美洲热带树树皮的一种生物碱,用作解疟、解热和补药)

perencephaly [ˌpəːren'sefəli] *n* 脑囊肿

perennial [pə'renjəl] *a* 多年生的,常年性的

Perez's sign [pei'reiθ] (Jorje Perez) 佩雷兹征(患者将双臂举起再放下时,则在胸骨可听到摩擦音,为纵隔瘤和主动脉弓动脉瘤之征)

perfect ['pəːfikt] *a* 完美的;正确的;熟练的 [pə(ː)'fekt, 'pəːfikt] *vt* 使完美;使熟练 | **～ly** *ad* / **～ness** *n*

perfection [pə'fekʃən] *n* 尽善尽美;完成;改善; [复] 成就,优点 | to ～ 完全地;好极 | **～ism** *n* 至善主义(一种人格特征,树立不可能达到的标准,最终导致沮丧和自我谴责)

perflation [pə'fleiʃən] *n* 吹气引流法,吹入法;自然通气

perforans ['pəːfərənz] *a*【拉】穿通的(肌或神经) | ～ manus 指深屈肌

perforate ['pəːfəreit] *vt, vi* 穿孔(于) ['pəːfərit] *a* 穿孔的 | **perforated** *a*

perforation [ˌpəːfə'reiʃən] *n* 穿孔,穿破;穿孔术

perforative ['pəːfəreitiv] *a* 能穿孔的

perforator ['pəːfəˌreitə] *n* 穿孔器

perforatorium [ˌpəːfərə'tɔːriəm] *n* 顶体(精子)

perform [pə'fɔːm] *vt* 施行,执行,完成;表演 *vi* 行动,进行;表演 | **～able** *a* 可执行的;可完成的 / **～er** *n* 执行者;表演者

performance [pə'fɔːməns] *n* 施行,执行,完成;工作,成绩;行动;表演

perfrication [ˌpəːfrai'keiʃən] *n* (用软膏)涂擦,擦药法

perfrigeration [pəˌfridʒə'reiʃən] *n* 冻疮

perfume ['pəːfjuːm] *n* 香味;香水;香料 [pəː'fjuːm] *vt* 使发香

perfusate [pə'fjuːzeit] *n* 灌注液

perfuse [pə(ː)'fjuːz] *vt* 洒;灌注;使充满 | **perfusion** [pə(ː)'fjuːʒən] *n* 洒;灌注(法);灌注液

perfusionist [pə(ː)'fjuːʒənist] *n* 灌注者(心肺分流术时操作心肺机的技术人员)

pergolide mesylate ['pəːgəlaid 'mesileit] 甲磺酸培高利特,甲磺酸硫丙麦角林(多巴胺激动药)

perhexiline maleate [pə'heksiliːn] 马来酸哌克昔林,马来酸环己哌啶,心舒宁,冠心宁(冠状动脉扩张药)

peri- [前缀] 周围,周

periacinal [ˌperi'æsinl], **periacinous** [ˌperi'æsinəs] *a* 腺泡周的

Periactin [ˌperi'æktin] *n* 盐酸赛庚啶(cyproheptadine hydrochloride)制剂的商品名

periadenitis [ˌperiˌædi'naitis] *n* 腺周

炎

periadventitial [ˌperiˌædven'tiʃəl] *a* 外膜周的

perialienitis [ˌperiˌeiljə'naitis] *n* 异物周炎

periampullary [ˌperi'æmpuˌləri] *a* 壶腹周围的

perianal [ˌperi'einl] *a* 肛周的

periangiitis [ˌperiændʒi'aitis] *n* 血管周炎

periangiocholitis [ˌperiˌændʒiəukəu-'laitis] *n* 胆管周炎

periangioma [ˌperiændʒi'əumə] *n* 血管周瘤

perianth ['periænθ] *n* 花被(包括花萼和花冠)

periaortic [ˌperiei'ɔːtik] *a* 主动脉周的

periaortitis [ˌperiˌeiɔː'taitis] *n* 主动脉周炎

periapex [ˌperi'eipeks] *n* 根尖周组织(牙)

periapical [ˌperi'æpikəl] *a* 根尖周的

periappendicitis [ˌperiəˌpendi'saitis] *n* 阑尾周炎

periappendicular [ˌperiˌæpen'dikju-lə] *a* 阑尾周的

periapt ['periæpt] *n* 祛病符,护身符,避邪符

periaqueductal [ˌperiˌækwi'dʌktl] *a* 水管周(围)的

periarterial [ˌperiɑː'tiəriəl] *a* 动脉周的

periarteritis [ˌperiɑːtə'raitis] *n* 动脉外膜炎,动脉周炎

periarthric [ˌperi'ɑːθrik], **periarticular** [ˌperiɑː'tikjulə] *a* 关节周的

periarthritis [ˌperiɑː'θraitis] *n* 关节周炎

periatrial [ˌperi'eitriəl] *a* 心房周的

periauricular [ˌperiɔː'rikjulə] *a* 耳廓周的;心房周的

periaxial [ˌperi'æksiəl] *a* 轴周的

periaxillary [ˌperi'æksiləri] *a* 腋窝周的

periaxonal [ˌperi'æksɔnl] *a* 轴突周的

periblast ['periblæst] *n* 胚周区,胚周层

peribronchial [ˌperi'brɔŋkiəl] *a* 支气管周的

peribronchiolar [ˌperibrɔŋki'əulə] *a* 细支气管周的

peribronchiolitis [ˌperiˌbrɔŋkiəu'lai-tis] *n* 细支气管周炎

peribronchitis [ˌperibrɔŋ'kaitis] *n* 支气管周炎

peribulbar [ˌperi'bʌlbə] *a* 眼球周的

peribursal [ˌperi'bəːsəl] *a* 粘液囊周的

pericaliceal, pericalyceal [ˌperiˌkæli-'siːəl] *a* 肾盏周的

pericallosal [ˌperikə'ləusəl] *n* 胼胝体周的

pericanalicular [ˌperiˌkænə'likjulə] *a* 小管周的

pericapillary [ˌperi'kæpiˌləri] *a* 毛细管周的

pericapsular [ˌperi'kæpsjulə] *a* 囊周的,关节囊周的

pericardial [ˌperi'kɑːdiəl], **pericardiac** [ˌperi'kɑːdiæk] *a* 心包的

pericardiectomy [ˌperiˌkɑːdi'ektəmi], **pericardectomy** [ˌperikɑː'dektəmi] *n* 心包切除术

pericardiocentesis [ˌperiˌkɑːdiəusen-'tiːsis], **pericardicentesis** [ˌperi-ˌkɑːdisen'tiːsis] *n* 心包(放液)穿刺术

pericardiolysis [ˌperiˌkɑːdi'ɔlisis] *n* 心包松解术

pericardiomediastinitis [ˌperiˌkɑː-diəuˌmiːdiæsti'naitis] *n* 心包纵隔炎

pericardiophrenic [ˌperiˌkɑːdiəu'fre-nik] *a* 心包隔的

pericardiopleural [ˌperiˌkɑːdiəu'pluə-rəl] *a* 心包胸膜的

pericardiorrhaphy [ˌperiˌkɑːdi'ɔrəfi] *n* 心包缝术

pericardiostomy [ˌperiˌkɑːdi'ɔstəmi] *n* 心包造口术

pericardiotomy [ˌperiˌkɑːdi'ɔtəmi], **pericardotomy** [ˌperikɑː'dɔtəmi] *n*

心包切开术

pericarditis [ˌperikɑː'daitis] *n* 心包炎 | adhesive ~ 粘连性心包炎 / carcinomatous ~ 癌性心包炎 / constrictive ~ 缩窄性心包炎 / ~ externa et interna 内外层心包炎 / ~ villosa 绒毛状心包炎,绒毛心 | **pericarditic** [ˌperikɑː'ditik] *a*

pericardium [ˌperi'kɑːdiəm] ([复] **pericardia** [ˌperi'kɑːdiə]) *n* 心包 | adherent ~ 粘连性心包 / bread-and-butter ~ 黄油面包状心包,纤维蛋白性心包 / fibrous ~ 心包纤维层(壁层) / parietal ~ 心包壁层 / serous ~ 心包浆膜层(脏层) / shaggy ~ 粗糙心包 / visceral ~, cardiac ~ 心包脏层(心外膜)

pericarp ['perikɑːp] *n* 果皮

pericaryon [ˌperi'kæriɔn] *n* 核周体

pericecal [ˌperi'siːkəl] *a* 盲肠周(围)的

pericecitis [ˌperisi'saitis] *n* 盲肠周炎

pericellular [ˌperi'seljulə] *a* 细胞周的

pericemental [ˌperisi'mentl] *a* 牙周膜的

pericementitis [ˌperiˌsiːmen'taitis] *n* 牙周膜炎 | apical ~ 根尖牙周膜炎,根尖脓肿

pericementoclasia [ˌperisiˌmentəu'kleiziə] *n* 牙周膜溃坏

pericementum [ˌperisi'mentəm] *n* 牙周膜

pericentral [ˌperi'sentrəl] *a* 中枢周(围)的

pericentriolar [ˌperiˌsentri'əulə] *a* 中心粒周的

pericephalic [ˌperisə'fælik] *a* 头周的

pericholangitis [ˌperiˌkəulæn'dʒaitis] *n* 胆管周炎

pericholecystitis [ˌperiˌkəulisis'taitis] *n* 胆囊周炎 | gaseous ~ 气肿性胆囊炎

perichondritis [ˌperikɔn'draitis] *n* 软骨膜炎

perichondrium [ˌperi'kɔndriəm] *n* 软骨膜 | **perichondrial** *a*

perichondroma [ˌperikɔn'drəumə] *n* 软骨膜瘤

perichord ['perikɔːd] *n* 脊索膜 | **~al** [ˌperi'kɔːdl] *a*

perichoroidal [ˌperikɔː'rɔidl], **perichorioidal** [ˌperiˌkɔːri'ɔidl] *a* 脉络膜周的,脉络膜外的

perichrome ['perikrəum] *n* 周染细胞(一种神经细胞,在此细胞内尼氏〈Nissl〉体成行排列在细胞膜下)

periclasia [ˌperi'kleiziə] *n* 牙周溃坏

Periclor ['periklɔː] *n* 培曲氯醛(petrichloral)制剂的商品名

pericolic [ˌperi'kɔlik] *a* 结肠周的

pericolitis [ˌperikɔ'laitis] *n* 结肠周炎 | ~ dextra 升结肠周炎 / membranous ~ 膜性结肠周炎 / ~ sinistra 降结肠周炎 | **pericolonitis** [ˌperiˌkəulə'naitis] *n*

pericolpitis [ˌperikɔl'paitis] *n* 阴道周炎

periconchal [ˌperi'kɔŋkəl] *a* 耳甲周的

periconchitis [ˌperikɔŋ'kaitis] *n* 眶骨膜炎

pericorneal [ˌperi'kɔːniəl] *a* 角膜周的

pericoronal [ˌperi'kɔrənl] *a* (牙)冠周的

pericoronitis [ˌperiˌkɔrə'naitis] *n* (牙)冠周炎

pericoxitis [ˌperikɔk'saitis] *n* 髋关节周炎

pericranitis [ˌperikrei'naitis] *n* 颅骨膜炎

pericranium [ˌperi'kreinjəm] ([复] **pericrania** [peri'kreinjə]) *n* 颅骨膜 | **pericranial** *a*

pericycle [ˌperi'saikl] *n* 中柱鞘(植物)

pericystic [ˌperi'sistik] *a* 囊周的;膀胱周的

pericystitis [ˌperisis'taitis] *n* 囊周炎;膀胱周炎

pericystium [ˌperi'sistiəm] *n* 囊周膜

pericyte ['perisait] *n* 周皮细胞,外膜细

胞

pericytial [ˌperi'saiʃəl] *a* 细胞周的

pericytoma [ˌperisai'təumə] *n* 周皮细胞瘤

peridectomy [ˌperi'dektəmi] *n* 球结膜环状切除术

perideferentitis [ˌperiˌdefərən'taitis] *n* 输精管周炎

peridendritic [ˌperiden'dritik] *a* 树状突周的

peridens ['peridens] *n* 牙周牙,牙弓外牙

peridental [ˌperi'dentl] *a* 牙周的,牙周膜的

peridentium [ˌperi'denʃiəm] *n* 牙周组织

periderm ['peridə:m] *n* (胚胎)皮上层;表皮 | ~**al** [ˌperi'də:məl], ~**ic** [ˌperi'də:mik] *a*

peridesmic [ˌperi'dezmik] *a* 韧带周的;韧带膜的

peridesmitis [ˌperidez'maitis] *n* 韧带膜炎

peridesmium [ˌperi'dezmiəm] *n* 韧带膜

Peridex ['perideks] *n* 葡糖酸氯己定(chlorhexidine gluconate)制剂的商品名

perididymis [ˌperi'didimis] *n* 睾丸鞘膜

perididymitis [ˌperiˌdidi'maitis] *n* 睾丸鞘膜炎

peridium [pə'ridiəm] ([复] **peridia** [pə'ridiə]) *n* 包被

peridiverticulitis [ˌperiˌdaivətikju'laitis] *n* 憩室周炎

peridontium [ˌperi'dɔnʃiəm] *n* 牙周组织

peridontoclasia [ˌperiˌdɔntə*u*'kleiziə] *n* 牙周组织溃坏

periductal [ˌperi'dʌktl], **periductile** [ˌperi'dʌktail] *a* 导管周的

periduodenitis [ˌperiˌdju(:)ə*u*di'naitis] *n* 十二指肠周炎

peridural [ˌperi'djuərəl] *a* 硬膜外的

peridurogram [ˌperi'djuərəgræm] *n* 硬膜外造影(照)片

peridurography [ˌperidjuə'rɔgrəfi] *n* 硬膜外造影(术)

periencephalitis [ˌperienˌsefə'laitis] *n* 脑表层炎

periencephalography [ˌperienˌsefə'lɔgrəfi] *n* 脑膜造影(术)

periencephalomeningitis [ˌperienˌsefələ*u*ˌmenin'dʒaitis] *n* 脑皮质脑膜炎

perienteric [ˌperien'terik] *a* 肠周的

perienteritis [ˌperiˌentə'raitis] *n* 肠周炎,肠腹膜炎

perienteron [ˌperi'entərɔn] *n* 肠周腔(胚)

periependymal [ˌperie'pendiməl] *a* (脑)室管膜周的

periepithelioma [ˌperiˌepiθi:li'əumə] *n* 周皮上皮瘤,肾上腺皮质癌

periesophageal [ˌperii:'sɔfədʒiəl] *a* 食管周的

periesophagitis [ˌperii:ˌsɔfə'dʒaitis] *n* 食管周炎

perifascicular [ˌperifə'sikjulə] *a* 束周的(神经或肌纤维束周的)

perifistular [ˌperi'fistjulə] *a* 瘘管周的

perifocal [ˌperi'fəukəl] *a* 病灶周的

perifollicular [ˌperifə'likjulə] *a* 滤泡周的(一般指毛囊周的)

perifolliculitis [ˌperifəˌlikju'laitis] *n* 毛囊周炎 | ~ capitis abscedens et suffodiens 头部脓肿性穿凿性毛囊周炎 / superficial pustular ~ 浅表性脓疱性毛囊周炎

perigangliitis [ˌperigæŋgli'aitis] *n* 神经节周炎

periganglionic [ˌperiˌgæŋgli'ɔnik] *a* 神经节周(围)的

perigastric [ˌperi'gæstrik] *a* 胃周的

perigastritis [ˌperigæs'traitis] *n* 胃周炎,胃腹膜炎

perigemmal [ˌperi'dʒeməl] *a* 味蕾周

的

periglandular [ˌperi'glændjulə] *a* 腺周的

periglandulitis [ˌperiˌglændju'laitis] *n* 腺周炎

periglial [ˌperi'glaiəl] *a* 神经胶质细胞周的

periglossitis [ˌperiglɔ'saitis] *n* 舌周炎

periglottic [ˌperi'glɔtik] *a* 舌周的

periglottis [ˌperi'glɔtis] *n* 舌粘膜

perigraft ['perigræft] *n* 移植物周围的

perihepatic [ˌperihi'pætik] *a* 肝周的

perihepatitis [ˌperiˌhepə'taitis] *n* 肝周炎 | ～ chronica hyperplastica 慢性增生性肝周炎，糖衣肝，结霜样肝 / gonococcal ～ 淋球菌性肝周炎

perihernial [ˌperi'hə:njəl] *a* 疝周的

perihilar [ˌperi'hailə] *a* 门周的(如肺门周围的)

peri-insular [ˌperi'insjulə] *a* 岛周的(尤指脑岛周围的)

peri-islet [ˌperi'ailit] *a* 胰岛周围的

perijejunitis [ˌperiˌdʒidʒu:'naitis] *n* 空肠周炎

perikaryon [ˌperi'kæriɔn] ([复] **perikarya** [ˌperi'kæriə]) *n* 核周体

perikeratic [ˌperikə'rætik] *a* 角膜周的

perikyma [ˌperi'kaimə] ([复] **perikymata** [ˌperi'kaimətə]) *n* 釉面横纹(恒牙)

peril ['peril] *n* (严重的)危险，冒险 (-l⟨l⟩-) *vt* 置…于危险中

perilabyrinth [ˌperi'læbərinθ] *n* 迷路周组织

perilabyrinthitis [ˌperiˌlæbərin'θaitis] *n* 迷路周炎

perilaryngeal [ˌperilə'rindʒiəl] *a* 喉周的

perilaryngitis [ˌperiˌlærin'dʒaitis] *n* 喉周炎

perilemma [ˌperi'lemə] *n* 外膜

perilenticular [ˌperilen'tikjulə] *a* 晶状体周的(眼)

perilesional [ˌperi'li:ʒənl] *a* 损害周围的，病灶周围的

periligamentous [ˌperiˌligə'mentəs] *a* 韧带周的

perilobar [ˌperi'ləubə] *a* 叶周的

perilobulitis [ˌperilɔbju'laitis] *n* 肺小叶周炎

perilous ['periləs] *a* 危险的，冒险的 | ～**ly** *ad* / ～**ness** *n*

perilymph ['perilimf], **perilympha** [ˌperi'limfə] *n* 外淋巴(内耳骨迷路与膜迷路之间的液体)

perilymphadenitis [ˌperiˌlimfædi'naitis] *n* 淋巴结周炎

perilymphangeal [ˌperilim'fændʒiəl] *a* 淋巴管周的

perilymphangitis [ˌperiˌlimfæn'dʒaitis] *n* 淋巴管周炎

perilymphatic [ˌperilim'fætik] *a* 外淋巴的；淋巴管周的

perimastitis [ˌperimæs'taitis] *n* 乳腺周炎，乳腺间质炎

perimedullary [ˌperi'medələri] *a* 髓周的(延髓或骨髓)

perimeningitis [ˌperiˌmenin'dʒaitis] *n* 硬脑膜炎，硬脊膜炎

perimeter [pə'rimitə] *n* 周，周边，周界线；周长；视野计 | bed ～ 床边视野计 / dental ～ 牙周计

perimetric [ˌperi'metrik] *a* 视野计的；子宫周的；子宫外膜的 | ～**al** *a*

perimetritis [ˌperimi'traitis] *n* 子宫外膜炎，子宫浆膜炎 | **perimetritic** [ˌperimi'tritik] *a*

perimetrium [ˌperi'mi:triəm] *n* 子宫外膜，子宫浆膜

perimetrosalpingitis [ˌperiˌmetrəuˌsælpin'dʒaitis] *n* 子宫输卵管周炎 | encapsulating ～ 包围性子宫输卵管周炎

perimetry [pə'rimitri] *n* 视野检查法

perimolysis [ˌperi'mɔlisis] *n* 牙冠硬质崩解

perimycin [peri'maisin] *n* 真菌霉素，表霉素

perimyelis [ˌperi'maiəlis] *n* 髓周膜，骨内膜

perimyelitis [ˌperiˌmaiə'laitis] *n* 骨内膜炎；脊髓膜炎

perimyelography [ˌperiˌmaiə'lɔgrəfi] *n* 脊髓周造影(术)

perimylolysis [ˌperimi'lɔlisis] *n* 牙冠硬质崩解

perimyocarditis [ˌperiˌmaiəukɑː'daitis] *n* 心包心肌炎

perimyoendocarditis [ˌperiˌmaiəuˌendəukɑː'daitis] *n* 心包(心)肌(心)内膜炎，全心炎

perimyositis [ˌperiˌmaiəu'saitis] *n* 肌周炎

perimysiitis [ˌperiˌmisi'aitis], **perimysitis** [ˌperimi'saitis] *n* 肌束膜炎

perimysium [ˌperi'misiəm] ([复] **perimysia** [peri'misiə]) *n* 肌束膜 | **perimysial** [ˌperi'misiəl] *a*

perinatal [ˌperi'neitl] *a* 围生期的(医学统计学上认为开始于妊娠完成28周，及终止于产后1～4周不等)

perinatology [ˌperinə'tɔlədʒi] *n* 围生医学 | **perinatologist** *n* 围生医学家，围生期医生

perineal [ˌperi'niːəl] *a* 会阴的

perineocele [ˌperi'niːəsiːl] *n* 会阴疝

perineometer [ˌperini'ɔmitə] *n* 会阴收缩力计

perineoplasty [ˌperi'niːəˌplæsti] *n* 会阴成形术

perineorrhaphy [ˌperini'ɔrəfi] *n* 会阴修复术，会阴缝术

perineoscrotal [ˌperiniːəu'skrəutl] *a* 会阴阴囊的

perineotomy [ˌperini'ɔtəmi] *n* 会阴切开术

perineovaginal [ˌperiˌniːəu'vædʒinəl] *a* 会阴阴道的

perineovaginorectal [ˌperiˌniːəuˌvæˌdʒinəu'rektl] *a* 会阴阴道直肠的

perineovulvar [ˌperiˌniːəu'vʌlvə] *a* 会阴外阴的

perinephric [ˌperi'nefrik] *a* 肾周的

perinephritis [ˌperine'fraitis] *n* 肾周炎 | **perinephritic** [ˌperine'fritik] *a*

perinephrium [ˌperi'nefriəm] *n* 肾周膜，肾外膜 | **perinephrial** *a*

perineum [ˌperi'niːəm] ([复] **perinea** [ˌperi'niːə]) *n* 会阴

perineural [ˌperi'njuərəl] *a* 神经周的

perineuritis [ˌperinjuə'raitis] *n* 神经束膜炎 | **perineuritic** [ˌpərinjuə'ritik] *a*

perineurium [ˌperi'njuəriəm] *n* 神经束膜 | **perineurial** *a*

perinuclear [ˌperi'njuːkliə] *a* 核周的

periocular [ˌperi'ɔkjulə] *a* 眼周的

period ['piəriəd] *n* 期，时期 | absolute refractory ～ 绝对不应期(指神经或肌纤维对刺激不能反应) / child-bearing ～ 生育期 / G_1 ～ DNA合成前期 / G_2 ～ DNA合成后期 / gestational ～ 妊娠期 / half-life ～ 半衰期(放射性物质) / lag ～ 迟滞期，延缓期(细菌培养) / latency ～ 潜伏期；性成熟前期 / latent ～ 潜伏期 / M ～ 有丝分裂期 / menstrual ～，monthly ～ 月经期 / postsphygmic ～，～ of isometric relaxation 脉搏后期，等长舒张期(心) / presphygmic ～，～ of isometric contraction 脉搏前期，等长收缩期(心) / quarantine ～ 检疫期，留验期 / refractory ～ 不应期 / relative refractory ～ 相对不应期 / S ～ DNA合成期 / safe ～ 安全期(避孕) / silent ～ 静止期，和缓期 / sphygmic ～，ejection ～ 脉搏期，射血期(心室)

periodate [pə'raiədeit] *n* 过碘酸盐，高碘酸盐

periodic [ˌpiəri'ɔdik] *a* 周期性的，间发性的，定期的

periodic acid [ˌperai'ɔdik] 过碘酸，高碘酸

periodical [ˌpiəri'ɔdikəl] *a* 定期的，周期的 *n* 期刊，杂志 | ～**ly** *ad* 周期地，间歇地

periodicity [ˌpiəriə'disəti] *n* 周期性，间发性 | filarial ～ 丝虫周期性 / lunar ～ (生殖现象的)月周期性 / malarial ～ 疟疾周期性

periodontal [ˌperiɔ'dɔntl] *a* 牙周的，牙周膜的

periodontics [ˌperiɔ'dɔntiks], **periodontia** [ˌperiɔ'dɔnʃiə] *n* 牙周病学 | **periodontic** *a* / **periodontist** *n* 牙周病学家

periodontitis [ˌperiɔdɔn'taitis] *n* 牙周炎 | apical ～ 根尖牙周炎

periodontium [ˌperiɔ'dɔnʃiəm] *n* 牙周组织，牙周膜，牙槽骨膜

periodontoclasia [ˌperiɔdɔntəu'kleiziə] *n* 牙周溃坏

periodontology [ˌperiɔdɔn'tɔlədʒi] *n* 牙周病学

periodontopathy [ˌperiɔdɔn'tɔpəθi] *n* 牙周病

periodontosis [ˌperiɔdɔn'təusis] *n* 牙周变性

periomphalic [ˌperiɔm'fælik] *a* 脐周的

perionychia [ˌperiɔ'nikiə] *n* 甲周脓炎，甲周炎

perionychium [ˌperiɔ'nikiəm] *n* 甲周皮，甲周表皮

perionyx [ˌperi'əuniks] *n* (指)甲上皮残遗(胎儿)

perioophoritis [ˌperiˌəuɔfə'raitis] *n* 卵巢周炎

perioophorosalpingitis [ˌperiəuˌɔfərəuˌsælpin'dʒaitis] *n* 卵巢输卵管周炎

periroothecitis [periˌəuəθi'saitis] *n* 卵巢周炎

perioperative [ˌperi'ɔpərətiv] *a* 手术前后的，手术期间的(自住院手术至出院)

periophthalmic [ˌperiɔf'θælmik] *a* 眼周的

periophthalmitis [ˌperiˌɔfθæl'maitis], **periophthalmia** [ˌperiɔf'θælmiə] *n* 眼周(组织)炎

periople ['periˌɔpl] *n* 蹄外膜

perioptometry [ˌperiɔp'tɔmitri] *n* 视野检查法

perioral [ˌperi'ɔ:rəl] *a* 口周的

periorbit(a) [ˌperi'ɔ:bit(ə)] *n* 眶骨膜

periorbital [ˌperi'ɔ:bitəl] *a* 眶周的；眶骨膜的

periorbititis [ˌperiˌɔ:bi'taitis] *n* 眶骨膜炎

periorchitis [ˌperiɔ:'kaitis] *n* 睾丸鞘膜炎

periorchium [ˌperi'ɔ:kiəm] *n* 睾丸鞘膜

periost ['periɔst] *n* 骨膜

periosteal [ˌperi'ɔstiəl] *a* 骨膜的

periosteitis [ˌperiɔsti'aitis] *n* 骨膜炎

periosteoedema [ˌperiˌɔstiəui(:)'di:mə], **periosteodema** [ˌperiˌɔstiəu'di:mə] *n* 骨膜水肿

periosteoma [ˌperiɔsti'əumə] *n* 骨膜瘤

periosteomyelitis [ˌperiˌɔstiəuˌmaiə'laitis], **periosteomedullitis** [ˌperiˌɔstiəuˌmedju'laitis] *n* 全骨炎；骨膜骨髓炎

periosteophyte [ˌperi'ɔstiəfait] *n* 骨膜骨赘

periosteorrhaphy [ˌperiˌɔsti'ɔrəfi] *n* 骨膜缝术

periosteosis [ˌperiˌɔsti'əusis] *n* 骨膜瘤形成

periosteotome [ˌperi'ɔstiətəum] *n* 骨膜刀

periosteotomy [ˌperiˌɔsti'ɔtəmi] *n* 骨膜切开术

periosteum [ˌperi'ɔstiəm] *n* 骨膜 | alveolar ～ 牙槽骨膜，牙周膜 | **periosteous** *a*

periostitis [ˌperiɔs'taitis] *n* 骨膜炎

periostoma [ˌperiɔs'təumə] *n* 骨膜瘤

periostomedullitis [ˌperiˌɔstəuˌmedju'laitis] *n* 全骨炎；骨膜骨髓炎

periostosis [ˌperiɔs'təusis] *n* 骨膜骨赘形成 | hyperplastic ～ 婴儿骨外层肥

厚

periostosteitis [ˌperiɔsˌtɔsti'aitis] *n* 骨膜骨炎

periostotome [ˌperi'ɔstətəum] *n* 骨膜刀

periostotomy [ˌperiɔs'tɔtəmi] *n* 骨膜切开术

periotic [ˌperi'ɔtik] *a* 耳周的(尤指内耳周的) *n* 耳周骨

periovaritis [ˌperiˌəuvə'raitis] *n* 卵巢周炎

periovular [ˌperi'əuvjulə] *a* 卵周的

peripachymeningitis [ˌperiˌpækiˌmenin'dʒaitis] *n* 硬脑膜外周炎,硬脊膜外周炎

peripancreatic [ˌperiˌpæŋkri'ætik] *a* 胰周的

peripancreatitis [ˌperiˌpæŋkriə'taitis] *n* 胰周炎

peripapillary [ˌperi'pæpiləri] *a* 视乳头周(围)的

peripartum [ˌperi'pɑ:təm] *n* 分娩前后,围生期

peripatellar [ˌperipə'telə] *a* 髌骨周的

peripatetic [ˌperipə'tetik] *a* 逍遥的,游走的 | ~**ally** *ad*

peripenial [ˌperi'pi:niəl] *a* 阴茎周的

peripericarditis [ˌperiˌperikɑ:'daitis] *n* 心包周炎

periphacitis [ˌperifə'saitis], **periphakitis** [ˌperifə'kaitis] *n* 晶状体囊炎

peripharyngeal [ˌperifə'rindʒiəl] *a* 咽周的

peripherad [pə'rifəræd] *ad* 向外周,向周围,向末梢

peripheral [pə'rifərəl], **peripheric** [ˌperi'ferik] *a* 外周的,周围的;末梢的 | ~**ly** *ad*

peripheralis [pəˌrifə'reilis] *a*【拉】外周的,周围的,末梢的

peripheraphose [pə'rifərəfəus] *n* 外周性影幻视

peripherocentral [pəˌrifərəu'sentrəl] *a* 外周中枢性的

peripheroceptor [pəˌrifərəu'septə] *n* 外周感受器

peripheromittor [pəˌrifərəu'mitə] *n* 周围传器,外周传器

peripherophose [pə'rifərəfəuz] *n* 外周性光幻视

periphery [pə'rifəri] *n* 外周(部),周围(部)

periphlebitis [ˌperifli'baitis] *n* 静脉周炎 | **periphlebitic** [ˌperifli'bitik] *a*

periphoria [ˌperi'fəuriə] *n* 旋向隐斜视,旋转隐斜视

periphrastic [ˌperi'fræstik] *a* 啰嗦话的,赘语的(常见于精神分裂症患者的言语和书写) | ~**ally** *ad*

periphrenitis [ˌperifri'naitis] *n* 膈周炎

Periplaneta [ˌperiplə'ni:tə] *n* 大蠊属

periplasm ['periplæzəm] *n* 周质,胞质 | ~**ic** [ˌperi'plæsmik] *a*

peripleural [ˌperi'pluərəl] *a* 胸膜周的

peripleuritis [ˌperipluə'raitis] *n* 胸膜周炎

periplocin [ˌperi'pləusin] *n* 杠柳甙,萝摩毒甙(强心药,作用同洋地黄)

periplocymarin [ˌperipləu'saimərin] *n* 杠柳苦甙,萝摩苦甙

periplogenin [ˌperi'plɔdʒinin] *n* 杠柳甙元,萝摩毒甙元

peripneumonia [ˌperinju(:)'məunjə], **peripneumonitis** [ˌperiˌnju:məu'naitis] *n* 肺胸膜炎,胸膜肺炎

peripolar [ˌperi'pəulə] *a* 极周的

peripolesis [ˌperipə'li:sis] *n* 周边运动,集合现象(淋巴细胞聚集在巨噬细胞周围的现象)

periporitis [ˌperipə'raitis] *n* 汗孔周炎

periportal [ˌperi'pɔ:tl] *a* 门静脉周的

periproctic [ˌperi'prɔktik] *a* 直肠周的

periproctitis [ˌperiprɔk'taitis] *n* 直肠周炎

periprostatic [ˌperiprɔs'tætik] *a* 前列腺周的

periprostatitis [ˌperiˌprɔstə'taitis] *n*

前列腺周炎
peripyema [ˌperipai'iːmə] *n* 牙周脓溢
peripylephlebitis [ˌperiˌpailifli'baitis] *n* 门静脉周炎
peripyloric [ˌperipai'lɔːrik] *a* 幽门周的
periradicular [ˌperirə'dikjulə] *a* 根周的(尤指牙根周围的)
perirectal [ˌperi'rektl] *a* 直肠周的
perirectitis [ˌperirek'taitis] *n* 直肠周炎
perirenal [ˌperi'riːnl] *a* 肾周的
perirhinal [ˌperi'rainl] *a* 鼻周的
perirhizoclasia [ˌperiˌraizəu'kleisiə] *n* (牙)根周溃坏
perisalpingitis [ˌperiˌsælpin'dʒaitis] *n* 输卵管腹膜炎
perisalpingo-ovaritis [ˌperiˌsælpiŋgəuˌəuvə'raitis] *n* 输卵管卵巢周炎
perisalpinx [ˌperi'sælpiŋks] *n* 输卵管腹膜
perisclerium [ˌperi'skliəriəm] *n* 骨化软骨膜
periscopic [ˌperi'skɔpik] *a* 大角度的，周视的(指显微透镜和眼镜透镜)
perish ['periʃ] *vi* 死亡，消灭;腐烂
perishable ['periʃəbl] *a* 易腐的，易死的 *n* 易腐之物(尤指食物) | **perishability** [ˌperiʃə'biləti] *n* / ～**ness** *n*
perisigmoiditis [ˌperiˌsigmɔi'daitis] *n* 乙状结肠周炎
perisinuous [ˌperi'sinjuəs] *a* 窦周的
perisinusitis [ˌperiˌsainə'saitis], **perisinuitis** [ˌperiˌsainju'aitis] *n* 窦周炎
perispermatitis [ˌperiˌspəːmə'taitis] *n* 精索周炎
perisplanchnic [ˌperi'splæŋknik] *a* 内脏周的
perisplanchnitis [ˌperisplæŋk'naitis] *n* 内脏周炎
perisplenic [ˌperi'splenik] *a* 脾周的
perisplenitis [ˌperispli'naitis] *n* 脾周炎
perispondylic [ˌperispɔn'dilik] *a* 椎骨周的
perispondylitis [ˌperiˌspɔndi'laitis] *n* 椎骨周炎
Perisporiaceae [ˌperiˌspɔːri'eisiiː] *n* 暗绒菌科
Perissodactyla [pəˌrisəu'dæktilə] *n* 奇蹄目
perissodactylous [pəˌrisəu'dæktiləs] *a* 奇(数)指(趾)的
peristalsis [ˌperi'stælsis] ([复] **peristalses** [ˌperi'stælsiːz]) *n* 蠕动 | mass ～ 总蠕动 / retrograde ～, reversed ～ 逆蠕动 | **peristaltic** [ˌperi'stæltik] *a* / **peristaltically** *ad*
peristaltin [ˌperi'stæltin] *n* 波希鼠李甙
peristaphyline [ˌperi'stæfilain] *a* 悬雍垂周的
peristasis [pə'ristəsis] *n* 环境;初期淤滞(炎症变化的一个阶段)
peristomatous [ˌperi'stəumətəs] *a* 口周的
peristome ['peristəum], **peristoma** [peri'stəumə] *n* 围口部;壳口，口缘(原生动物) | **peristomial** [ˌperi'stəumiəl] *a*
peristrumitis [ˌperistru'maitis] *n* 甲状腺肿周炎
peristrumous [ˌperi'struməs] *a* 甲状腺肿周的
perisynovial [ˌperisi'nəuviəl] *a* 滑膜周的
perisyringitis [ˌperiˌsirin'dʒaitis] *n* 汗腺管周炎 | ～ chronica nasi 鼻红粒病
perisystolic [ˌperisis'tɔlik] *a* (心)收缩前期的;(心)收缩前的
peritectomy [ˌperi'tektəmi] *n* 球结膜环状切除术
peritendineum [ˌperiten'diniəm] *n* 腱鞘
peritendinitis [ˌperiˌtendi'naitis], **peritenonitis** [ˌperiˌtenə'naitis], **peritenontitis** [ˌperiˌtenən'taitis] *n*

腱鞘炎
peritendinous [ˌperi'tendinəs] *a* 腱鞘周的
peritenon [ˌperi'tenɔn] *n* 腱鞘
peritenoneum [ˌperiˌtenəu'ni:əm] *n* 腱鞘
perithecium [ˌperi'θi:siəm] *n* 子囊壳 | **perithecial** *a*
perithelioma [ˌperiˌθi:li'əumə] *n* 周皮瘤，血管外皮细胞瘤
perithelium [ˌperi'θi:ljəm] *n* 周皮 | **perithelial** *a*
perithoracic [ˌperiθɔ:'ræsik] *a* 胸周的
perithyroiditis [ˌperiˌθairɔi'daitis], **perithyreoiditis** [ˌperiˌθairiɔi'daitis] *n* 甲状腺囊炎
peritomist [pə'ritəmist] *n* 包皮环切术者
peritomize [pə'ritəmaiz] *vt* 球结膜环状切开;包皮环切
peritomy [pə'ritəmi] *n* 球结膜环状切开术;包皮环切术
peritoneal [ˌperitəu'ni:əl] *a* 腹膜的
peritonealgia [ˌperiˌtəuni'ældʒiə] *n* 腹膜痛
peritonealize [ˌperitəu'ni:əlaiz] *vt* 用腹膜被覆
peritoneocentesis [ˌperiˌtəuniəusen'ti:sis] *n* 腹腔穿刺术
peritoneoclysis [ˌperiˌtəuniəu'klaisis] *n* 腹(膜)腔输液术
peritoneography [ˌperitəuni'ɔgrəfi] *n* 腹膜造影(术)
peritoneomuscular [ˌperitəuˌni:əu'mʌskjulə] *a* 腹膜肌的
peritoneopathy [ˌperitəuni'ɔpəθi] *n* 腹膜病
peritoneopericardial [ˌperitəuˌni:əuˌperi'kɑ:diəl] *a* 腹膜心包的
peritoneopexy [ˌperi'təuniəˌpeksi] *n* 腹膜固定术(经阴道固定子宫)
peritoneoplasty [ˌperi'təuniəˌplæsti] *n* 腹膜成形术
peritoneoscope [ˌperi'təuniəˌskəup] *n* 腹腔镜 | **peritoneoscopy** [ˌperiˌtəuni'ɔskəpi] *n* 腹腔镜检查
peritoneotome [ˌperitəu'ni:ətəum] *n* (脊神经)腹膜区
peritoneotomy [ˌperiˌtəuni'ɔtəmi] *n* 腹膜切开术
peritoneovenous [ˌperitəuˌni:ə'vi:nəs] *a* 腹腔静脉的(指腹腔静脉分流术)
peritoneum [ˌperitəu'niəm] *n* 腹膜 | abdominal ~, parietal ~ 腹膜壁层 / intestinal ~, visceral ~ 腹膜脏层
peritonism ['peritənizəm] *n* 假性腹膜炎
peritonitis [ˌperitəu'naitis] *n* 腹膜炎 | encysted ~ 包围性腹膜炎 / general ~ 弥漫性腹膜炎 / meconium ~ 胎粪性腹膜炎 / silent ~ 潜伏性腹膜炎
peritonization [ˌperitəunai'zeiʃən, -ni'z-] *n* 腹膜被覆术，腹膜成形术
peritonize ['peritənaiz] *vt* 用腹膜被覆
peritonsillar [ˌperi'tɔnsilə] *a* 扁桃体周的
peritonsillitis [ˌperiˌtɔnsi'laitis] *n* 扁桃体周炎
peritracheal [ˌperi'treikiəl] *a* 气管周的
Peritrate ['peritreit] *n* 戊四硝酯(pentaerythritol tetranitrate)制剂的商品名
peritrich ['peritrik] *n* 缘毛虫 *a* 围口纤毛的
Peritrichia [ˌperi'trikiə] *n* 缘毛亚纲
Peritrichida [ˌperi'trikidə] *n* 围口纤毛目
peritrichous [pə'ritrikəs], **peritrichal** [pi'ritrikəl], **peritrichic** [ˌperi'trikik] *a* 周毛的(指细菌细胞);围口纤毛的(指纤毛虫)
peritrochanteric [ˌperiˌtrəukæn'terik] *a* 转子周的
perituberculosis [ˌperitju(:)ˌbə:kju'ləusis] *n* 类结核;副结核
perityphlic [ˌperi'tiflik] *a* 盲肠周的
perityphlitis [ˌperitif'laitis] *n* 盲肠周

炎

periumbilical [ˌperiˌʌmbi'laikəl] *a* 脐周的

periungual [ˌperi'ʌŋgwəl] *a* 甲周的

periureteral [ˌperijuə'ri:tərəl], **periureteric** [ˌperiˌjuəri'terik] *a* 输尿管周的

periureteritis [ˌperijuˌri:tə'raitis] *n* 输尿管周炎

periurethral [ˌperijuə'ri:θrəl] *a* 尿道周的

periurethritis [ˌperiˌjuəri'θraitis] *n* 尿道周炎

periuterine [ˌperi'ju:tərain] *a* 子宫周的

periuvular [ˌperi'ju:vjulə] *a* 悬雍垂周的

perivaginal [ˌperi'vædʒinəl] *a* 阴道周的

perivaginitis [ˌperiˌvædʒi'naitis] *n* 阴道周炎

perivascular [ˌperi'væskjulə] *a* 血管周的

perivascularity [ˌperiˌvæskju'lærəti] *n* 血管周浸润(状态)

perivasculitis [ˌperiˌvæskju'laitis] *n* 血管周炎

perivenous [ˌperi'vi:nəs] *a* 静脉周的

periventricular [ˌperiven'trikjulə] *a* (心、脑)室周的

perivertebral [ˌperi'və:tibrəl] *a* 椎骨周的

perivesical [ˌperi'vesikəl] *a* 膀胱周的

perivesicular [ˌperivi'sikjulə] *a* 精囊周的

perivesiculitis [ˌperiviˌsikju'laitis] *n* 精囊周炎

perivisceral [ˌperi'visərəl] *a* 内脏周的

perivisceritis [ˌperiˌvisə'raitis] *n* 内脏周炎

perivitelline [ˌperivai'telin] *a* 卵黄周的

perixenitis [ˌperize'naitis] *n* (组织或器官内)异物周炎

perkeratosis [ˌpə:kerə'təusis] *n* 牲畜X病,牲畜皮肤角化症

Perkinsea [pə'kinsiə] *n* 拍琴纲

Perkinsida [pə'kinsidə] *n* 拍琴目

perlapine ['pə:ləpi:n] *n* 哌拉平,甲哌嗪二苯氮䓬(催眠药)

perlèche [pə'leʃ] *n* 【法】 传染性口角炎,念珠菌性口角炎

Perlia's nucleus ['pə:liə] (Richard Perlia) 佩利阿核(动眼神经内侧核)

Perls' anemia bodies [pə:ls] (Max Perls) 珀尔斯贫血性小体(恶性贫血患者血中一种小而活动的杆状小体) | ～ test (stain) 珀尔斯试验(染色)(检含铁血黄素)

perlsucht ['pə:lzuht] *n* 【德】牛(肠系膜和腹膜)结核病

permanence ['pə:mənəns] *n* 永久(性),持久(性)

permanent ['pə:mənənt] *a* 永久的,持久的 | ～**ly** *ad*

permanganate [pə:'mæŋgənit] *n* 高锰酸盐

permanganic acid [ˌpə:mæn'gænik] 高锰酸,过锰酸

permeability [ˌpə:mjə'biləti] *n* 渗透性,透过性;通透性;磁导率

permeable ['pə:mjəbl] *a* 可渗透的,可透过的 | **permeably** *ad*

permease ['pə:mieis] *n* 透(性)酶

permeate ['pə:mieit] *vt, vi* 渗透,透过 | **permeation** [ˌpə:mi'eiʃən] *n*

permethrin [pə'meθrin] *n* 扑灭司林,二氯苯醚菊酯,苄氯菊酯(局部杀虫药)

permissible [pə(:)'misəbl] *a* 可允许的,容许的 | **permissibility** [ˌpə(:)ˌmisə'biləti] *n* / **permissibly** *ad*

permission [pə(:)'miʃən] *n* 允许,许可

permissive [pə(:)'misiv] *n* 容许的,受纳的 | ～**ly** *ad* / ～**ness** *n*

permit [pə(:)'mit] (-tt-) *vt* 允许,许可 *vi* 容许 ['pə:mit] *n* 许可;许可证 | operating ～ 手术许可书,手术同意单

Permitil ['pə:mitil] *n* 盐酸氟奋乃静

(fluphenazine hydrochloride)制剂的商品名
permselectivity [ˌpəːmsəlekˈtivəti] *n* 选择通透性(限制大分子通透肾小球毛细管壁)
perna [ˈpəːnə] *n* 全氯萘
pernasal [pəˈneizəl] *a* 经鼻的
perneiras [pɛəˈneirəs] *n* 脚气(病)(巴西人对beriberi的称呼)
perniciosiform [pəːˌniʃiˈəusifɔːm] *a* 恶性样的,似乎恶性的
pernicious [pəːˈniʃəs] *a* 有害的,恶性的 | ~**ly** *ad* / ~**ness** *n*
pernio [ˈpəːniəu] *n*【拉】冻疮
pero- [构词成分] 残缺,不全
perobrachius [ˌpiːrəuˈbreikiəs] *n* 臂不全畸胎
perocephalus [ˌpiːrəuˈsefələs] *n* 头不全畸胎
perochirus [ˌpiːrəuˈkairəs] *n* 手不全畸胎
perocormus [ˌpiːrəuˈkɔːməs] *n* 躯干不全畸胎
perodactylus [ˌpiːrəuˈdæktiləs] *n* 指(趾)不全畸胎
peromelia [ˌpiːrəuˈmiːliə] *n* 四肢不全(畸形)
peromelus [piˈrɔmiləs] *n* 四肢不全畸胎,缺肢畸胎
peronarthrosis [ˌperənɑːˈθrəusis] *n* 鞍状关节
perone [pəˈrəuni] *n* 腓骨 | ~**al** [ˌperəˈniəl] *a* 腓骨的,腓侧的
peroneotibial [ˌperəˌniəuˈtibiəl] *a* 胫腓骨的
peronia [piˈrəuniə] *n* 发育不全性畸形,残缺
Peronosporales [ˌperənəuspɔˈreiliːz] *n* 斜尖状孢子菌目
Per. op. emet. peracta operatione emetici【拉】催吐药作用过去后
peropus [ˈpiːrəpəs] *n* 下肢不全畸胎
peroral [pəˈrɔːrəl] *a* 经口的,由口的,口服的
perosis [pəˈrəusis] *n* 骨短粗病(鸡) | **perotic** [pəˈrɔtik] *a*
perosomus [ˌpiːrəuˈsəuməs] *n* 躯干不全畸胎
perosplanchnia [ˌpiːrəuˈsplæŋkniə] *n* 内脏不全(畸形)
perosseous [pəˈrɔsiəs] *a* 经骨的
peroxidase [pəˈrɔksideis] *n* 过氧(化)物酶
peroxide [pəˈrɔksaid] *n* 过氧(化)物
peroxisome [pəˈrɔksisəum] *n* 过氧(化)物酶体;微体
peroxy- [前缀] 过氧
peroxyacetic acid [pəˌrɔksiəˈsiːtik] 过氧乙酸(消毒防腐药)
peroxydol [pəˈrɔksidɔl] *n* 过硼酸钠
perpendicular [ˌpəːpənˈdikjulə] *a* 垂直的,成直角的 *n* 垂直,垂直线 | ~**ity** [ˌpəːpənˌdikjuˈlærəti] *n* 垂直,直立 / ~**ly** *ad*
perpetual [pəˈpetjuəl] *a* 永久的,不断的,永远的;(职位等)终身的
perpetuate [pəːˈpetjueit] *vt* 使永久存在,使不朽;使延长 | **perpetuation** [pəːˌpetjuˈeiʃən] *n*
perpetuity [ˌpəːpiˈtju(ː)əti] *n* 永久,不朽
perphenazine [pəˈfenəziːn] *n* 奋乃静,羟哌氯丙嗪(强安定药,用作抗精神病药,亦用作止吐药)
perplex [pəˈpleks] *vt* 困惑;使复杂化 | ~**ing** *a* 使人困惑的,错综复杂的 / ~**ingly** *ad*
perplexed [pəˈplekst] *a* 困惑的,复杂的 | ~**ly** [pəˈpleksidli] *ad*
perplexity [pəˈpleksəti] *n* 困惑,令人困惑的事物;纠缠,扭结
Perrin-Ferraton disease [ˈperæn ˌferəˈtɔn] (Maurice Perrin; Louis Ferraton) 弹响髋,髋关节弹响
Perroncito's apparatus (spirals) [ˌpərɔnˈtʃiːtəu] (Aldo Perroncito) 佩朗契托器(神经复生时的末端线网)
Perry bag [ˈperi] (Murie Perry) 佩里

袋(一种回肠造瘘袋)

persalt [ˈpəːsɔːlt] *n* 过酸盐

Persantine [pəˈsæntiːn] *n* 潘生丁,双嘧达莫(dipyridamole)制剂的商品名

perseverance [ˌpəːsiˈviərəns] *n* 坚持,坚韧不拔 | **perseverant** [ˌpəːsiˈviərənt] *a* 能坚持的

perseverate [pə(ː)ˈsevəreit] *vi* 患持续言语症;患持续动作症

perseveration [pə(ː)ˌsevəˈreiʃən] *n* 持续动作,持续症 | clonic ～ 持续性阵挛 / tonic ～ 持续性强直(姿势) | **perseverative** [pə(ː)ˈsevəreitiv] *a*

persevere [ˌpəːsiˈviə] *vi* 坚持(in, at, with) | **persevering** *a*

Persia [ˈpəːʃə] *n* 波斯(现称Iran伊朗)[亚洲]

Persian [ˈpəːʃən] *a* 波斯的;波斯人的;波斯语的 *n* 波斯人;波斯语

persist [pəːˈsist] *vi* 坚持(in);持续

persistence [pəːˈsistəns], **persistency** [pəːˈsistənsi] *n* 坚持,持续,持久性;(视觉等)暂留,存留;余辉时间

persistent [pəːˈsistənt] *a* 坚持的,持续的,存留的 | ～**ly** *ad*

persister [pəˈsistə] *n* 耐药株(在细菌学上指对药物一般毒性浓度表现抗性的微生物,而非遗传学上的抗性)

person [ˈpəːsn] *n* 人 | in ～ 亲自;身体上,外貌上

persona [pəːˈsəunə] ([复] **personae** [pəːˈsəuniː]) *n* 人;面具人格,伪装人格

personal [ˈpəːsənl] *a* 个人的,私人的;本人的;亲自的 | ～**ly** *ad* 亲自地;作为一个人;就自己而言

personalistics [ˌpəːsənəˈlistiks] *n* 人格论

personality [ˌpəːsəˈnæləti] *n* 人格;个性 | affective ～ (disorder) 情感性人格(障碍),循环情感性气质 / alternating ～ 交替性人格 / antisocial ～ (disorder) 反社会人格(障碍) / avoidant ～ (disorder) 回避人格(障碍) / borderline ～ (disorder) 边缘人格(障碍) / compulsive ～ 强迫性人格 / cycloid ～ (disorder), cyclothymic ～ (disorder) 循环情感性人格(障碍),循环情感性气质 / dependent ～ (disorder) 依赖型人格(障碍) / double ～, dual ～ 双重人格 / epileptoid ～ (disorder) 癫痫型人格(障碍),间歇性暴发性障碍 / explosive ～ 暴发型人格,暴躁性格,间歇性暴发性障碍 / histrionic ～ (disorder), hysterical ～ 戏剧性人格(障碍),癔症性人格 / inadequate ～ (适应能力)不足型人格,缺陷人格 / multiple ～ 多重人格 / narcissistic ～ (disorder) 自恋性人格(障碍) / obsessive ～, obsessive-compulsive ～ (disorder) 强迫性人格(障碍) / passive-aggressive ～ (disorder) 被动-攻击性人格(障碍) / psychopathic ～ 变态人格,病态人格 / sadistic ～ (disorder) 虐待狂人格(障碍) / schizoid ～, seclusive ～, shut-in ～ 精神分裂样人格,孤僻人格 / schizotypal ～ (disorder) 精神分裂型人格(障碍) / sociopathic ～ 社会病态人格,反社会人格 / split ～ 人格分裂

personalize [ˈpəːsənəlaiz] *vt* 使个人化;使人格化 | **personalization** [ˌpəːsənəlaiˈzeiʃən, -liˈz-] *n*

personification [pə(ː)ˌsɔnifiˈkeiʃən] *n* 拟人化,人格化;化身,体现;典型

personify [pə(ː)ˈsɔnifai] *vt* 拟(某物)为人,使人格化;表现,体现;是…的化身

personnel [ˌpəːsəˈnel] *n* 全体人员

personology [ˌpəːsəˈnɔlədʒi] *n* 人格学 | **personologic** [ˌpəːsənəˈlɔdʒik] *a*

perspective [pəˈspektiv] *a* 透视的 *n* 透视;区别力,洞察;远景,前景;观点 | in ～ 正确地 | ～**ly** *ad*

perspiratio [ˌpəːspəˈreiʃiəu] *n*【拉】出汗;汗

perspiration [ˌpəːspəˈreiʃən] *n* 出汗;汗 | insensible ～ 不显汗 / sensible ～ 显汗

perspiratory [pəsˈpaiərətəri] *a* 出汗的

perspire [pəs'paiə] *vi, vt* 出汗
persuade [pə'sweid] *vt* 说服,使…相信 | **persuadable, persuasible** [pə'sweisəbl] *a* 可说服的,可使相信的
persuasion [pə'sweiʒən] *n* 说服,说服力;说服,劝导(心理治疗)
persuasive [pə'sweisiv] *a* 有说服力的 | ~**ly** *ad* / ~**ness** *n*
persulfate [pə'sʌlfeit] *n* 过硫酸盐
persulfide [pə'sʌlfaid] *n* 过硫化物
persulfuric acid [ˌpə:sʌl'fjuərik] 过硫酸
pertain [pə:'tein] *vi* 从属(to);有关(to);适合于(to)
Perthes' disease ['pə:ti:z] (Georg C. Perthes) 佩特兹病(骨骺的骨软骨病) | ~ incision 佩特兹切口(暴露胆囊用) / ~ test 佩特兹试验(检静脉曲张侧支循环)
Pertik's diverticulum ['pə:tik] (Otto Pertik) 佩尔提克憩室(过深的咽隐窝)
pertinacious [pə:ti'neiʃəs] *a* 坚持的;难消除的,顽固的 | ~**ly** *ad*
pertinent ['pə:tinənt] *a* 恰当的,中肯的;有关的,相干的(to) | ~**ly** *ad*
Pertofrane ['pə:təfrein] *n* 盐酸地昔帕明(desipramine hydrochloride)制剂的商品名
pertubation [ˌpə:tju'beiʃən] *n* 输卵管灌气法
pertucin [pə:'tju:sin] *n* 穿孔假胞菌素
perturb [pə'tə:b] *vt* 使不安,烦扰;使紊乱,扰乱
perturbation [ˌpə:tə:'beiʃən] *n* 不安,烦扰;紊乱,扰乱,微扰
pertussis [pə'tʌsis] *n* 百日咳 | **pertussal** [pə'tʌsəl] *a*
pertussoid [pə'tʌsɔid] *a* 百日咳样的 *n* 百日咳样咳嗽
Peru [pə'ru:, pi'ru:] *n* 秘鲁[拉丁美洲]
Peruvian [pə'ru:vjən] *a* 秘鲁的;秘鲁人的 *n* 秘鲁人
pervade [pə:'veid] *vt* 蔓延,渗透,遍及 | **pervasion** [pə:'veiʒən] *n*
pervasive [pə:'veisiv] *a* 蔓延的,渗透的,遍布的 | ~**ly** *ad* / ~**ness** *n*
perverse [pə'və:s] *a* 反常的 | ~**ly** *a* / ~**ness** *n*
perversion [pə'və:ʃən] *n* 倒错,乖常,颠倒;性反常行为(精神病学) | sexual ~ 性欲倒错,性变态
perversity [pə'və:səti] *n* 反常
perversive [pə'və:siv] *a* 反常的,造成反常的
pervert [pə:'və:t] *vt* 使反常;误用 ['pə:və:t] *n* 反常者;性欲倒错者,性欲反常者
perverted [pə'və:tid] *a* 反常的;性欲反常的;曲解的 | ~**ly** *ad* / ~**ness** *n*
pervigilium [ˌpə:vi'dʒiljəm] *n* 失眠(症)
pervious ['pə:vjəs] *a* 可渗透的,可透过的 | ~**ness** *n*
pes [pi:z] ([复] **pedes** ['pi:di:z]) *n* 【拉】足,脚
pessary ['pesəri] *n* 子宫托,阴道环;阴道栓(剂) | cup ~ 杯状子宫托 / diaphragm ~ 膈状子宫托 / doughnut ~ 环状子宫托 / lever ~ 杠杆子宫托 / ring ~ 环状子宫托 / stem ~ 有柄子宫托
pessimisitic [ˌpesi'mistik] *a* 悲观的,悲观主义的 | ~**ally** *ad*
pessimism ['pesimizəm] *n* 悲观,悲观主义 | therapeutic ~ 医疗悲观主义(不相信药物治疗) | **pessimist** *n* 悲观论者
pessimum ['pesiməm] *n* 劣性(指刺激过强或过频)
pest [pest] *n* 有害动物,害虫;鼠疫,瘟疫 | chicken ~, fowl ~ 家禽疫,鸡瘟
peste [pest] *n* 【法】瘟疫 | ~ des petits ruminants (PPR) 小反刍动物疫(一种高度致命的绵羊和山羊病毒性疾病,在中非和西非以及中东流行,由麻疹病毒属〈Morbillivirus〉病毒所致,特征为发热、坏死性口炎和肺炎。亦称pest of small ruminants, 口炎-肺肠炎综合征)

pesticemia [ˌpesti'si:miə] *n* 鼠疫菌血症;败血性鼠疫

pesticide ['pestisaid] *n* 灭害剂,除害剂,杀虫剂,农药

pestiferous [pes'tifərəs] *a* 致疫的,传疫的 | ~**ly** *ad* / ~**ness** *n*

pestilence ['pestiləns] *n* 疫病;疫病流行

pestilent ['pestilənt] *a* 致命的,有害的;传染性的 | ~**ly** *ad*

pestilential [ˌpesti'lenʃəl] *a* 疫病的

pestis ['pestis] *n*【拉】鼠疫,瘟疫 | ~ambulans, ~ minor 轻鼠疫,不卧床鼠疫 / ~ bubonica 腺鼠疫,腹股沟淋巴结鼠疫 / ~ fulminans, ~ major 暴发性鼠疫,重鼠疫 / ~ siderans 电击状鼠疫,败血性鼠疫 / ~ variolosa 天花

Pestivirus ['pestiˌvaiərəs] *n* 瘟病毒属

pestle ['pesl, 'pestl] *n* 研棒,杵 *vt, vi* (用杵)捣,研碎

pestology [pes'tɔlədʒi] *n* 鼠疫学

PET position emission tomography 正电子发射体层摄影(术)

pet [pet] *n* 玩赏动物 *a* 宠爱的

peta- [构词成分] 秭(10^{15})

-petal [构词成分] 求,向,趋

petalo- [构词成分] 花瓣,叶

petalobacteria [ˌpetələubæk'tiəriə] *n* 瓣菌

petechia [pi'ti:kiə] ([复] **petechiae** [pi'ti:kii:]) *n*【拉】瘀点,瘀斑 | **petechial** *a*

Peterman test ['pi:təmən] (Mynie G. Peterman) 彼德曼试验,梅毒玻片试验(诊断梅毒的一种血清学试验,0.05ml灭活的病人血清与0.01ml稀释的牛心抗原混匀,在载玻内置37°C灭活10min后,镜检结果)

Petersen's bag ['peitəsən] (C. F. Petersen) 彼得逊袋(施行耻骨上膀胱切开术时用的直肠吹张袋)

Peters' ovum ['peitəz] (Hubert Peters) 彼得斯卵(胎)(受精13~14日的卵)

pethidine ['peθidin] *n* 哌替啶,度冷丁,麦啶(麻醉镇痛药) | ~ hydrochloride 盐酸哌替啶,盐酸唛啶

petiolate(d) ['petiəleit(id)], **petioled** ['petiəuld] *a* 有柄的

petiole ['petiəul] *n* 柄,茎 | epiglottic ~ 会厌软骨柄

petiolus [pi'taiələs] *n*【拉】柄,茎

petit mal [pə'ti:'mɑ:l]【法】(癫痫)小发作

Petit's canal [pə'ti:] (Françoís P. Du Petit) 小带间隙,悬器隙 | ~ sinus 主动脉窦

Petit's hernia [pə'ti:] (Jean L. Petit) 腰三角疝 | ~ ligament 子宫骶韧带 / ~ triangle 腰三角

Petit's law [pə'ti:] (Alexis T. Petit) 波替定律(一切元素的原子其热容量都相等)

Petrén's diet (treatment) [pei'tren] 佩特伦饮食(疗法)(曾用于治糖尿病,含极少量蛋白质和碳水化合物,以及含大量脂肪,主要是奶油)

Pétrequin's ligament [peitr'kæn] (Joseph P. E. Pétrequin) 佩特尔坎韧带(下颌关节囊前面增厚部)

petrichloral [ˌpetri'klɔ:rəl] *n* 培曲氯醛,季戊四醇四氯醛(催眠镇静药)

Petri dish ['peitri,'pi:-] (Julius R. Petri) 皮氏培养皿 | ~ plate 皮氏平碟(一种佩特里细菌培养皿) / ~ test (reaction) 皮氏试验(反应)(检蛋白质)

petrifaction [ˌpetri'fækʃən], **petrification** [ˌpetrifi'keiʃən] *n* 石化;石人化,僵化,发呆 | **petrifactive** *a*

petrify ['petrifai] *vt* 石化;使僵化,使发呆

pétrissage [ˌpeitri'sɑ:ʒ] *n*【法】揉捏法

petroccipital [ˌpetrɔk'sipitl] *a* 岩枕的

petrol ['petrəl] *n* 汽油

petrolatoma [ˌpetrəulə'təumə] *n* 液状石蜡瘤

petrolatum [ˌpetrəu'leitəm], **petrolate** ['petrəleit] *n* (黄)软石脂,(黄)凡士林,石油凝胶

petroleum [pi'trəuljəm] *n* 石油

petrolization [ˌpetrəlai'zeiʃən, -li'z-] *n* 石油洒播法,石油治蚊法,石油杀孑孓法

petromastoid [ˌpetrəu'mæstɔid] *a* 岩(部)乳(突)的 *n* 耳外骨

petro-occipital [ˌpetrəuɔk'sipitl] *a* 岩枕的

petropharyngeus [ˌpetrəufə'rindʒiəs] *n* 岩咽肌

petrosal [pi'trəusəl] *a* 岩部的(颞骨)

petrosalpingostaphylinus [ˌpetrəusælˌpiŋgəuˌstæfi'lainəs] *n* 腭帆提肌

petrosectomy [ˌpetrəu'sektəmi] *n* (颞骨)岩锥切除术

petroselinic acid [ˌpetrəusə'linik] 岩芹酸,十八碳-6-烯酸

petrositis [ˌpetrəu'saitis] *n* 岩锥炎,(颞骨)岩部炎

petrosomastoid [piˌtrəusə'mæstɔid] *a* 岩(锥)乳(突)的 *n* 耳外骨

petrosphenoid [ˌpetrəu'sfi:nɔid] *a* 岩(锥)蝶(骨)的

petrosphere ['petrəsfiə] *n* 地壳

petrosquamosal [ˌpetrəuskwei'məusəl], **petrosquamous** [ˌpetrəu'skweiməs] *a* 岩鳞(部)的

petrostaphylinus [ˌpetrəuˌstæfi'lainəs] *n* 腭帆提肌

petrous ['petrəs] *a* 岩石样的,石状的

petrousitis [ˌpetrəu'saitis] *n* 岩锥炎,(颞骨)岩部炎

Petruschky's litmus whey [pe'truʃki] (Johannes Petruschky) 佩特鲁希基石蕊乳清(用石蕊染成深紫红色的乳清,用作培养基) | ~ spinalgia 佩特鲁希基脊痛(支气管淋巴结结核时引起的肩胛间区压痛)

Pette-Döring panencephalitis ['petə 'deriŋ] (Heinrich W. Pette; Gerhard Döring) 彼-窦全脑炎(亚急性脑炎的一型,特征为累及大脑的灰质和白质,基底神经节为多发部位)

Pettenkofer's test ['petənkɔfə] (Max J. von Pettenkofer) 佩滕科弗试验(检尿胆汁酸) | ~ theory 佩滕科弗学说(认为流行病〈例如伤寒〉是在地下水处于低水位时发生,致病菌并不直接自患者传播至健康人,但经过干燥的土壤而成熟)

petty ['peti] *a* 小的,微小的;小规模的;次要的 | **pettily** *ad* / **pettiness** *n*

pettymorrel [ˌpeti'mɔrəl] *n* 见Aralia

Petzetaki's test (reaction) [ˌpetsei'tɑ:ki] 佩泽塔基试验(反应)(检伤寒)

Peutz-Jeghers syndrome [pə:tz 'dʒegəz] (J. L. A. Peutz; Harold Jeghers) 佩-吉综合征(一种遗传性综合征,特征为胃肠道息肉〈通常为小肠错构瘤〉合併皮肤与粘膜的大量黑色素沉着,常见并发症为胃肠道出血及肠套叠,为常染色体显性性状遗传)

pexic ['peksik] *a* 固定的(指组织有固定力的)

pexin ['peksin] *n* 凝乳酶

pexinogen [pek'sinədʒən] *n* 凝乳酶原

pexis ['peksis], **pexia** ['peksiə] *n* 固定;固定术

-pexy [构词成分] 固定,固定术

Peyer's patches (glands, insulae, plaques) ['pajə] (Johann C. Peyer) 派伊尔结,集合淋巴结(小肠粘膜下淋巴组织集结)

peyote [pei'jəuti:], **peyotl** [pei'jəutl] *n* 拍约他,仙人球膏(制自墨西哥仙人球的一种兴奋剂)

Peyronie's disease [peirɔ'ni:] (François de la Peyronie) 佩罗尼病(阴茎海绵体硬结,产生纤维性痛性阴茎勃起,亦称纤维性海绵体炎)

Peyrot's thorax [pei'rəu] (Jean J. Peyrot) 佩罗胸(斜卵圆形胸,见于大量胸膜渗出物)

Pezizales [ˌpezi'zeili:z] *n* 盘菌目

Pfannenstiel's incision ['fænənsti:l] (Hermann J. Pfannenstiel) 凡能斯提尔切开(耻骨上腹部横行半月状切开)

Pfeifferella [ˌfaifə'relə] *n* 发否菌属,鼻

疽杆菌属 | ～ mallei 鼻疽发否杆菌,鼻疽杆菌

Pfeiffer's bacillus ['faifə] (Richard F. J. Pfeiffer) 发否杆菌,流感嗜血杆菌 | ～ law 发否定律(注射能抗某一疾病的免疫血清于另一动物体内,能破坏该病的病原菌) / ～ phenomenon (reaction) 霍乱弧菌溶菌现象(霍乱弧菌被注射到已被免疫了的豚鼠腹腔内,即丧失活动能力,并随之溶解,如溶菌血清注入正常豚鼠腹腔也可得到同样结果)

Pfeiffer's disease, glandular fever ['faifə] (Emil Pfeiffer) 传染性单核白细胞增多(症)

Pflüger's law ['fli:gə] (Edward F. W. Pflüger) 弗吕格定律(极兴奋法则,极收缩法则,即阴极电紧张时神经兴奋,阳极电紧张时神经兴奋消失,在相反条件下则否) | ～ cords 卵巢管;涎液小管 / ～ tubes 卵巢管

pfropfhebephrenia [ˌ*p*frɔ*p*fhi:bi'fri:niə] *n* 嫁接性青春型精神分裂症

pfropfschizophrenia [ˌ*p*frɔ*p*fskizəu'fri:niə] *n* 嫁接性精神分裂症

Pfuhl-Jaffé sign [ful 'jɑ:fi] (Eduard Pfuhl; Max Jaffé) 富-雅征(脓气胸时,用力吸气,脓液才可从试探性穿刺针孔或切口流出,真性气胸时则需呼气方使脓液流出)

Pfuhl's sign [ful] (Adam Pfuhl) 富尔征(穿刺放液术时,如该渗出液的流出随吸气而增加则为膈下脓肿,如减少则为脓气胸,但膈膜麻痹时则无此差别)

PG prostaglandin 前列腺素; Pharmacopoeia Germanica 德国药典

pg picogram 皮克(10^{-12}g)

PGD₂, PGE₂, PGF₂α, PGI₂, etc. 各种前列腺素的符号:前列腺素D_2,前列腺素E_2,前列腺素$F_{2\alpha}$,前列腺素I_2等

Ph 药典(Pharmacopeia)和苯基(phenyl)的符号

pH 氢离子指数,pH值

PHA phytohemagglutinin 植物血凝素

phacitis [fə'saitis] *n* 晶状体炎

phac(o)- [构词成分] 晶状体,透镜;痣

phacoanaphylaxis [ˌfækə*u*ˌænəfi'læksis] *n* 晶状体蛋白过敏性

phacocele ['fækəsi:l] *n* 晶状体突出

phacocyst ['fækəsist] *n* 晶状体囊

phacocystectomy [ˌfækə*u*sis'tektəmi] *n* 晶状体囊(部分)切除术(治白内障)

phacocystitis [ˌfækə*u*sis'taitis], **phacohymenitis** [ˌfækə*u*ˌhaimə'naitis] *n* 晶状体囊炎

phacoemulsification [ˌfækə*u*iˌmʌlsifi'keiʃən] *n* 晶状体乳化法(一种晶状体摘除术)

phacoerysis [ˌfækə*u*e'ri:sis] *n* 晶状体吸出术

phacoglaucoma [ˌfækə*u*glɔ:'kəumə] *n* 晶状体性青光眼

phacoid ['fækɔid] *a* 透镜状的

phacoiditis [ˌfækɔi'daitis] *n* 晶状体炎

phacoidoscope [fə'kɔidəskəup] *n* 晶状体镜

phacolysin [fə'kɔlisin] *n* 晶状体溶素(一种晶状体白蛋白,治早期白内障)

phacolysis [fə'kɔlisis] *n* 晶状体刺开术;晶状体溶解

phacolytic [ˌfækə*u*'litik] *a* 晶状体溶解的

phacoma [fə'kəumə] *n* 晶状体瘤

phacomalacia [ˌfækə*u*mə'leiʃiə] *n* 晶状体软化,软内障

phacomatosis [ˌfækə*u*mə'təusis] *n* 斑痣性错构瘤病

phacometachoresis [ˌfækə*u*ˌmetəkə'ri:sis], **phacometecesis** [ˌfækə*u*ˌmetə'si:sis] *n* 晶状体移位

phacometer [fə'kɔmitə] *n* 检镜片计,晶状体屈光度计

phacopalingenesis [ˌfækə*u*ˌpælin'dʒenisis] *n* 晶状体再生

phacoplanesis [ˌfækə*u*plə'ni:sis] *n* 晶状体游动

phacosclerosis [ˌfækə*u*skliə'rəusis] *n* 晶状体硬化(一种硬内障)

phacoscope ['fækəskəup] *n* 晶状体镜

| phacoscopy [fə'kɔskəpi] *n* 晶状体镜检查

phacoscotasmus [ˌfækəuskə'tæzməs] *n* 晶状体混浊

phacotherapy [ˌfækəu'θerəpi] *n* 日光疗法,日光浴

phacotoxic [ˌfækəu'tɔksik] *a* 晶状体毒性的

phacozymase [ˌfækəu'zaimeis] *n* 晶状体酶

Phaenicia [feni'ʃiə] *n* 绿蝇属 | ~ cuprina 铜绿蝇 / ~ sericata 丝光绿蝇

phae(o)- 以phae(o)-起始的词,同样见以pheo-起始的词

Phaeocalpida [ˌfi:əu'kælpidə] *n* 暗瓮目

Phaeoconchida [ˌfi:əu'kɔnkidə] *n* 暗贝目

Phaeocystida [ˌfi:əu'sistidə] *n* 暗囊目

Phaeodarea [ˌfi:əu'dɛəriə] *n* 稀孔虫纲

Phaeodendrida [ˌfi:əu'dendridə] *n* 暗树目

phaeodium [ˌfi:əu'di:əm] *n* 暗块(某些海洋浮游生物原虫具有的褐色小球和碎片,也写成pheodium)

Phaeogromida [ˌfi:əu'grɔmidə] *n* 暗天目

phaeohyphomycosis [ˌfi:əuˌhaifəu-mai'kəusis] *n* 暗色丝状菌病

Phaeosphaerida [ˌfi:əu'sfiəridə] *n* 暗球目

phage [feidʒ] *n* 噬菌体

phagedena [ˌfædʒi'di:nə] *n* 崩蚀性溃疡,蚀疮 | **phagedenic** [ˌfædʒi'denik] *a*

phagelysis ['feidʒlaisis] *n* 噬菌体溶解作用

-phagia, -phagy [构词成分] 噬,食

phag(o)- [构词成分] 吞噬

phagocaryosis [ˌfægəukæri'əusis] *n* 核噬作用

phagocytable ['fægəuˌsaitəbl] *a* 可被吞噬的

phagocyte ['fægəusait] *n* (吞)噬细胞 | alveolar ~s 肺泡吞噬细胞;尘细胞 / endothelial ~ 内皮吞噬细胞,内皮细胞 / globuliferous ~ 血细胞吞噬细胞 / melaniferous ~ 血色素吞噬细胞 / mobile ~ 游走吞噬细胞 / sessile ~ 固定吞噬细胞 | **phagocytic** [ˌfægəu'sitik] *a*

phagocytin [ˌfægəu'saitin] *n* 吞噬素,吞噬细胞素(中性粒细胞内的一种杀菌物质)

phagocytize ['fægəuˌsaitaiz, -ˌsi-] *vt* 吞噬(对某物显示吞噬活性)

phagocytoblast [ˌfægəu'saitəblæst] *n* 成(吞)噬细胞

phagocytolysis [ˌfægəusai'tɔlisis] *n* (吞)噬细胞溶解 | **phagocytolytic** [ˌfægəusaitəu'litik] *a*

phagocytose [ˌfægəu'saitəus] *vt* 吞噬(包围及破坏细菌及其他异物)

phagocytosis [ˌfægəusai'təusis] *n* 吞噬作用 | induced ~ 诱发性吞噬作用 / spontaneous ~ 自发吞噬作用 / surface ~ 表面吞噬作用 | **phagocytotic** [ˌfægəusai'tɔtik] *a*

phagodynamometer [ˌfægəuˌdainə'mɔmitə] *n* 嚼力计

phagokaryosis [ˌfægəuˌkæri'əusis] *n* 核吞噬作用(细胞核的吞噬作用)

phagology [fə'gɔlədʒi] *n* 噬菌体学 | **phagological** [ˌfægəu'lɔdʒikəl] *a*

phagolysis [fə'gɔlisis] *n* 吞噬细胞溶解 | **phagolytic** [ˌfægəu'litik] *a*

phagolysosome [ˌfægəu'laisəsəum] *n* 吞噬溶酶体

phagomania [ˌfægəu'meinjə] *n* 贪食癖

phagophobia [ˌfægəu'fəubjə] *n* 进食恐怖,恐食症

phagoplasm ['feigəplæsm] *n* 吞噬浆

phagosome ['fægəsəum] *n* 吞噬体

phagotroph ['fægətrɔf] *n* 营养吞噬体(动物式营养微生物)

phagotrophic [ˌfægə'trɔfik] *a* 吞噬营养的,动物式营养的

phagotype ['fægətaip] *n* 噬菌体型

phakitis [fə'kaitis] *n* 晶状体炎
phak(o)- 以phak(o)-起始的词，同样见以phac(o)-起始的词
phakoma [fə'kəumə] *n* 晶状体瘤
phakomatosis [ˌfækəumə'təusis] *n* 斑痣性错构瘤病
phalacrosis [ˌfælə'krəusis] *n* 秃(发)病，脱发
phalangeal [fə'lændʒiəl] *a* 指(趾)骨的
phalangectomy [ˌfælən'dʒektəmi] *n* 指(趾)骨切除术
phalanges [fæ'lændʒi:z] phalanx的复数
phalangette [ˌfælən'dʒet] *n* 末节指(趾)骨 | drop ~ 末节指骨下垂
phalangitis [ˌfælən'dʒaitis] *n* 指(趾)骨炎
phalangization [ˌfæləndʒai'zeiʃən, -dʒi-] *n* 假指成形术
phalangophalangeal [fəˌlæŋgəufə'lændʒiəl] *a* 二节指(趾)骨之间的
phalangosis [ˌfælæn'gəusis] *n* 多行睫，倒睫
phalanx ['fælæŋks] ([复] **phalanges** [fæ'lændʒi:z]) *n* 指(趾)骨 | ungual ~ 末节指(趾)骨
Phalen's maneuver ['feilən] (George S. Phalen) 费伦手法(检查腕管综合征：握紧充分曲屈或伸展的患侧手腕30～60s，或置血压计袖袋于患臂，充气至收缩压与舒张压之间的点30～60s，腕管即缩小)
Phallales [fə'leili:z] *n* 鬼笔目
phallalgia [fæ'lældʒiə] *n* 阴茎痛
phallanastrophe [ˌfælæ'næstrəfi] *n* 阴茎上曲
phallaneurysm [fæ'lænjuərizəm] *n* 阴茎动脉瘤
phallectomy [fæ'lektəmi] *n* 阴茎切除术
phalli ['fælai] phallus的复数
phallic ['fælik] *a* 阴茎的
phalliform ['fælifɔ:m] *a* 阴茎状的
phallin ['fælin] *n* 毒菌溶血苷(制自条蕈)
phallitis [fæ'laitis] *n* 阴茎炎
phall(o)- [构词成分] 阴茎
phallocampsis [ˌfæləu'kæmpsis] *n* 阴茎弯曲
phallocrypsis [ˌfæləu'kripsis] *n* 阴茎退缩，缩阴
phallodynia [ˌfæləu'diniə] *n* 阴茎痛
phalloid ['fælɔid] *a* 阴茎样的
phalloidin(e) [fə'lɔidin] *n* 次毒蕈环肽，毒伞素
phalloncus [fæ'lɔŋkəs] *n* 阴茎肿
phalloplasty ['fæləˌplæsti] *n* 阴茎成形术
phallorrhagia [ˌfæləu'reidʒiə] *n* 阴茎出血
phallorrhea [ˌfæləu'ri:ə] *n* 阴茎溢液(男性淋病)
phallotomy [fæ'lɔtəmi] *n* 阴茎切开术
Phallus ['fæləs] *n* 鬼笔属
phallus ['fæləs] ([复] **phalluses** 或 **phalli** ['fælai]) *n* 阴茎；(胚胎的)初阴
phaner(o)- [构词成分] 显，明
phanerogam ['fænərəugæm] *n* 显花植物
phanerogenic [ˌfænərəu'dʒenik], **phanerogenetic** [ˌfænərəudʒi'netik] *a* 原因明显的
phaneroplasm ['fænərəplæzəm] *n* 明体，明质
phaneroscope ['fænərəskəup] *n* 皮肤透照镜
phanerosis [ˌfænə'rəusis] *n* 显现，显形
phanerosterol [ˌfænə'rɔstərɔl] *n* 显花植物甾醇
Phanodorn ['fænədɔ:n] *n* 环己巴比妥(cyclobarbital)制剂的商品名
phantasia [fæn'teiziə] *n* 幻想，空想
phantasm ['fæntæzəm] *n* 幻象，幻觉
phantasmatology [ˌfæntæzmə'tɔlədʒi], **phantasmology** [ˌfæntæz'mɔlədʒi] *n* 幻象学
phantasmatomoria [fænˌtæzmətə'mɔ:riə] *n* 童样幻想，幻想性童样痴呆

phantasy ['fæntəsi] *n* 幻想,空想

phantogeusia [ˌfæntə'gju:ziə] *n* 幻味觉(口中有异味觉,一般为金属味或咸味)

phantom ['fæntəm] *n* 幻象,幻觉;人体模型 *a* 幻象的,幻觉的

phantosmia [fæn'tɔzmiə] *n* 嗅幻觉

phanurane ['fænju:rein] *n* 烯睾丙内酯(即坎利酮canrenone, 醛甾酮拮抗药)

pha(o)- 以pha(o)-起始的词,同样见以phe(o)-起始的词

phar, pharm pharmacy 药学,药剂学;药房; pharmaceutical 药的,制药的;药学的; pharmacopeia 药典

Phar B Pharmaciae Baccalaureus【拉】药学学士

Phar C Pharmaceutical Chemist 药物化学家

pharcidous ['fɑ:sidəs] *a* 皱纹的

Phar D Pharmaciae Doctor【拉】药学博士

Phar G Graduate in Pharmacy 药学毕业生

Phar M Pharmaciae Magister【拉】药学硕士

pharmacal ['fɑ:məkəl] *a* 药的,药物的;药学的

pharmaceutic [fɑ:mə'sju:tik] *a* 药学的;制药的;药用的

pharmaceutical [fɑ:mə'sju:tikəl] *a* 药的,制药的;药学的 *n* 药品,药剂 | **~ly** *ad*

pharmaceutics [ˌfɑ:mə'sjutiks] *n* 药剂学;药学制剂

pharmaceutist [ˌfɑ:mə'sju:tist], **pharmacist** ['fɑ:məsist] *n* 药剂师,调剂员;药商

pharmaco- [构词成分] 药,药学

pharmacoangiography [ˌfɑ:məkəuændʒi'ɔgrəfi] *n* 药物性血管造影(术)(应用血管扩张药和血管收缩药操纵血液流动以增强显影的血管造影)

pharmacochemistry [ˌfɑ:məkəu'kemistri] *n* 药物化学

pharmacodiagnosis [ˌfɑ:məkəuˌdaiəg'nəusis] *n* 药物诊断

pharmacodynamics [ˌfɑ:məkəudai'næmiks] *n* 药效学 | **pharmacodynamic** *a* 药效的

pharmacoeconomics [ˌfɑ:məkəuˌekə'nɔmiks] *n* 药物经济学(研究关于药物疗法费用的经济因素,其中包括这些因素对卫生保健制度和社会的影响)

pharmacoendocrinology [ˌfɑ:məkəuˌendəukri'nɔlədʒi] *n* 药物内分泌学

pharmacogenetics [ˌfɑ:məkəudʒi'netiks] *n* 药物遗传学

pharmacognosy [ˌfɑ:mə'kɔgnəsi], **pharmacognostics** [ˌfɑ:məkɔg'nɔstiks] *n* 生药学

pharmacography [ˌfɑ:mə'kɔgrəfi] *n* 药物记载学

pharmacokinetics [ˌfɑ:məkəukai'netiks] *n* 药物动力学

pharmacology [ˌfɑ:mə'kɔlədʒi] *n* 药理学 | **pharmacologic(al)** [ˌfɑ:məkə'lɔdʒik(əl)] *a* / **pharmacologically** [ˌfɑ:məkə'lɔdʒikəli] *ad* / **pharmacologist** *n* 药理学家

pharmacomania [ˌfɑ:məkəu'meinjə] *n* 药物癖

pharmacometrics [ˌfɑ:məkəu'metriks] *n* 药物测量学

pharmacon ['fɑ:məkɔn] *n* 药,药物

pharmaco-oryctology [ˌfɑ:məkəuˌɔrik'tɔlədʒi] *n* 矿物药物学

pharmacopedia [ˌfɑ:məkə'pi:diə], **pharmacopedics** [ˌfɑ:məkə'pi:diks] *n* 制药学

pharmacophilia [ˌfɑ:məkəu'filiə] *n* 嗜药癖

pharmacophobia [ˌfɑ:məkəu'fəubjə] *n* 药物恐怖,恐药症

pharmacophore ['fɑ:məkəˌfɔ:] *n* 药效基团

pharmacop(o)eia [ˌfɑ:məkə'pi:ə] *n* 药典 | **~l** *a*

pharmacopsychosis [ˌfɑːməkəusai'kəusis] *n* 药物性精神病

pharmacoroentgenography [ˌfɑːməkəuˌrɔntge'nɔgrəfi], **pharmacoradiography** [ˌfɑːməkəuˌreidi'ɔgrəfi] *n* 药物X线检查法

pharmacotherapeutics [ˌfɑːməkəuˌθerə'pjuːtiks] *n* 药物治疗学

pharmacotherapy [ˌfɑːməkəu'θerəpi] *n* 药物疗法

pharmacy ['fɑːməsi] *n* 药学;药剂学;制药,配药;药房 | chemical ~ 药物化学 / galenic ~ 植物药学

Pharm D Doctor of Pharmacy 药学博士

pharyngalgia [ˌfærin'gældʒiə] *n* 咽痛

pharyngeal [ˌfærin'dʒiːəl, fə'rindʒi-], **pharyngal** [fə'riŋgəl] *a* 咽的

pharyngectasia [ˌfærindʒek'teisiə] *n* 咽扩张,咽突出

pharyngectomy [ˌfærin'dʒektəmi] *n* 咽(部分)切除术

pharyngemphraxis [ˌfærindʒem'fræksis] *n* 咽阻塞

pharyngeus [ˌfærin'dʒiːəs] *a*【拉】咽的

pharyngismus [ˌfærin'dʒizməs], **pharyngism** ['færindʒizəm] *n* 咽痉挛

pharyngitic [ˌfærin'dʒitik] *a* 咽炎的

pharyngitid [fə'rindʒaitid] *n* 咽炎疹

pharyngitis [ˌfærin'dʒaitis] *n* 咽炎 | acute ~, catarrhal ~ 急性咽炎,卡他性咽炎 / croupous ~, membranous ~ 格鲁布性咽炎,膜性咽炎 / follicular ~, glandular ~ 滤泡性咽炎,腺性咽炎

pharyng(o)- [构词成分] 咽

pharyngoamygdalitis [fəˌriŋgəuəˌmigdə'laitis] *n* 咽扁桃体炎

pharyngocele [fə'riŋgəsiːl] *n* 咽突出

pharyngoceratosis [fəˌriŋgəuˌserə'təusis] *n* 咽角化病

pharyngoconjunctivitis [fəˌriŋgəukənˌdʒʌŋkti'vaitis] *n* 咽结膜炎

pharyngodynia [fəˌriŋgəu'diniə] *n* 咽痛

pharyngoepiglottic [fəˌriŋgəuˌepi'glɔtik], **pharyngoepiglottidean** [fəˌriŋgəuˌepiglɔ'tidiən] *a* 咽会厌的

pharyngoesophageal [fəˌriŋgəui(ː)'sɔfəˌdʒi(ː)əl] *a* 咽食管的

pharyngoglossal [fəˌriŋgəu'glɔsəl] *a* 咽舌的

pharyngoglossus [fəˌriŋgəu'glɔsəs] *n* 咽舌肌

pharyngokeratosis [fəˌriŋgəuˌkerə'təusis] *n* 咽角化病

pharyngolaryngeal [fəˌriŋgəulə'rindʒiəl] *a* 咽喉的

pharyngolaryngitis [fəˌriŋgəuˌlærin'dʒaitis] *n* 咽喉炎

pharyngolith [fə'riŋgəliθ] *n* 咽石

pharyngology [ˌfæriŋ'gɔlədʒi] *n* 咽科学

pharyngolysis [ˌfæriŋ'gɔlisis] *n* 咽(肌)麻痹,咽瘫

pharyngomaxillary [fəˌriŋgəu'mæksiləri] *a* 咽颌的

pharyngomycosis [fəˌriŋgəumai'kəusis] *n* 咽真菌病

pharyngonasal [fəˌriŋgəu'neizəl] *a* 咽鼻的

pharyngo-oral [fəˌriŋgəu'ɔːrəl] *a* 咽口的

pharyngopalatine [fəˌriŋgəu'pælətain] *a* 咽腭的

pharyngopathy [ˌfæriŋ'gɔpəθi] *n* 咽病

pharyngoperistole [fəˌriŋgəupə'ristəli] *n* 咽狭窄

pharyngoplasty [fə'riŋgəˌplæsti] *n* 咽成形术

pharyngoplegia [ˌfæriŋgəu'pliːdʒiə], **pharyngoparalysis** [fəˌriŋgəupə'rælisis] *n* 咽(肌)麻痹,咽瘫

pharyngorhinitis [fəˌriŋgəurai'naitis] *n* 咽鼻炎

pharyngorhinoscopy [fəˌriŋgəurai-

'nɔskəpi] *n* 鼻咽镜检查

pharyngorrhagia [ˌfæriŋgə'reidʒiə] *n* 咽出血

pharyngorrhea [ˌfæriŋgə'ri:ə] *n* 咽粘溢液

pharyngosalpingitis [fəˌriŋgəuˌsælpin'dʒaitis] *n* 咽咽鼓管炎

pharyngoscleroma [fəˌriŋgəuskliə'rəumə] *n* 咽硬结

pharyngoscope [fə'riŋgəskəup] *n* 咽镜，咽窥器 | **pharyngoscopy** [ˌfæriŋ'gɔskəpi] *n* 咽镜检查

pharyngospasm [fəˌriŋgəspæzəm] *n* 咽痉挛

pharyngostenosis [fəˌriŋgəusti'nəusis] *n* 咽狭窄

pharyngostoma [ˌfæriŋ'gɔstəmə] *n* 咽部造口

pharyngostomy [ˌfæriŋ'gɔstəmi] *n* 咽造口术

pharyngotherapy [fəˌriŋgəu'θerəpi] *n* 咽病疗法(尤指传染病时鼻咽冲洗法)

pharyngotome [fə'riŋgətəum] *n* 咽刀

pharyngotomy [ˌfæriŋ'gɔtəmi] *n* 咽切开术 | external ～ 咽外切开术 / internal ～ 咽内切开术 / lateral ～ 咽侧切开术

pharyngotonsillitis [fəˌriŋgəuˌtɔnsi'laitis] *n* 咽扁桃体炎

pharyngotyphoid [fəˌriŋgəu'taifɔid] *n* 咽型伤寒

pharyngoxerosis [fəˌriŋgəuziə'rəusis] *n* 咽干燥

pharynx ['færiŋks] *n*【希】咽

phase [feiz] *n* 阶段;相;期 | anal ～ 肛欲期(精神分析，儿童性心理发育的第二期) / alpha ～ 动情期(卵巢周期) / apophylactic ～ 易感受期(见negative ～) / beta ～ 黄体期(卵巢周期) / continuous ～ 连续相，分散媒，分散介质 / ～ of decline 衰退期 / disperse ～, internal ～ 分散相，内相 / erythrocytic ～ 红细胞内期(疟原虫) / estrin ～ 动情增殖期，增生期 / exponential ～ 指数(生长)期(指细菌，即对数期，见logarithmic ～) / external ～ 外相，分散媒，分散介质 / genital ～ 性器恋期(精神分析，性心理成熟期) / hematic ～ 血相(一种液晶相) / inductive ～ 诱导期(从接触抗原后到出现可测出的免疫应答以前的这段时间) / lag ～ 迟滞期，延缓期 / latency ～ 潜伏期;性成熟前期 / logarithmic ～ 对数期(细菌繁殖速度最快的时期) / meiotic ～, reduction ～ 减数期(染色体) / negative ～ 阴性期(注射相应抗原后，血液抗体量暂时性下降) / oral ～ 口欲期(精神分析，儿童性心理发育最早期) / phallic ～ 阳具期(精神分析，指婴儿性心理发育的第三期) / postmeiotic ～ 减数后期(染色体) / premeiotic ～, prereduction ～ 减数前期(染色体) / smectic ～ 近晶相(一种液晶相) / stance ～ 起步期 / stationary ～ 静止相，稳定期(细菌) / swing ～ 摆动期(走步初期) / synaptic ～ 染色体联会期 | in ～ 同相的(地);同时协调的(地) / out of ～ 异相的(地)，非同时协调的(地) / ～ in 分阶段引人，逐步采用 / ～ out 使逐步结束，逐步停止活动

phas(e)in ['feisin] *n* 菜豆凝集素(能使红细胞凝集)

phaseolamin [fəˌsi:ə'lɑ:min] *n* 菜豆素

phaseolin [fə'si:əlin] *n* 菜豆球蛋白，菜豆素

phaseolunatin [ˌfeisiə'ljunətin] *n* 亚麻苦甙，棉豆甙

phasmid ['fæzmid] *n* 尾觉器;尾感器线虫

Phasmidia [fæz'midiə] *n* 尾觉器亚纲

Phazyme ['feizaim] *n* 二甲硅油(simethicone)制剂的商品名

PhB British Pharmacopoeia 英国药典

PhD Doctor of Philosophy 哲学博士

Phe phenylalanine 苯丙氨酸

phellandrene [fə'lændri:n] *n* 水芹烯

Phelps' operation [felps] (Abel M. Phelps) 费尔普斯手术(畸形足手术)

Phe-Mer-Nite ['fi: mə nait] 硝酸苯汞(phenylmercuric nitrate)制剂的商品名

Phemerol ['fi:mərɔl] *n* 苄乙铵(benzethonium)制剂的商品名

Phemister graft ['femist] (Dallus Burton Phemister) 费密斯特移植物(一种骨移植物) | ~ operation 费密斯特手术(使用松质骨的外置移植物,不用内固定,以治疗稳定但不连的骨折)

phemitone ['femitəun] *n* 甲苯巴比妥(抗惊厥及镇静药)

phen- [前缀] 苯(基)

phenacaine hydrochloride ['fenəkein] *n* 盐酸非那卡因(用于结膜表面麻醉药)

phenacemide [fi'næsimaid] *n* 苯乙酰脲(精神运动性癫痫和癫痫大发作时用作抗惊厥药)

phenacetin [fi'næsitin] *n* 非那西丁,对乙酰氨基苯乙醚(解热镇痛药)

phenacetolin [ˌfenə'setəlin] *n* 非那西托林(一种指示剂)

phenaglycodol [ˌfenə'glaikədɔl] *n* 非那二醇,对氯苯戊二醇(安定药)

phenakistoscope [ˌfi:nə'kistəskəup] *n* 频闪观测器,动态镜

phenanthrene [fi'nænθri:n] *n* 菲

phenanthroline [fi'nænθrəli:n] *n* 二氮菲,邻二氮杂菲

phenantoin ['fenənˌtəuin] *n* 3-甲基苯乙妥因(即美芬妥英mephenytoin, 抗惊厥药)

phenarsazine chloride [fe'nɑ:səzi:n] 氯化吩砒嗪,二苯胺氯胂

phenate ['fi:neit] *n* 酚盐

phenazocine hydrobromide [fi'næzəsi:n] 氢溴酸非那佐辛(合成的麻醉性镇痛药)

phenazone ['fenəzəun] *n* 非那宗,安替比林(解热镇痛药)

phenazopyridine hydrochloride [ˌfenəzəu'piridi:n] 盐酸非那吡啶,盐酸苯偶氮吡胺,盐酸苯重氮吡啶(泌尿道镇痛药,从前用作泌尿道抗菌药)

phenbutazone sodium glycerate [fen'bju:təzəun] 甘油保泰松钠(抗炎药)

phencyclidine hydrochloride [fen'saiklidi:n] 盐酸苯环利定,盐酸苯环己哌啶(兽用强效镇痛药和麻醉药)

phendimetrazine tartrate [ˌfendai'metrəzi:n] 酒石酸苯甲曲秦,酒石酸苯双甲吗啉(食欲抑要制药,口服给药)

phene [fi:n] *n* 表型性状(由基因所控制的遗传表型性状的泛称)

phenelzine sulfate ['fenəlzin] 硫酸苯乙肼(单胺氧化酶抑制剂,用作抗抑郁药)

Phenergan ['fenəgən] *n* 非那根,盐酸异丙嗪(promethazine hydrochloride)制剂的商品名

phenethicillin [fiˌneθi'silin] *n* 非奈西林,苯氧乙基青霉素 | ~ potassium 苯氧乙基青霉素钾

phenethylbiguanide [feˌneθil'baigwɑ:naid] *n* 苯乙双胍,苯乙福明(即phenformin, 降血糖药)

phenetidin [fi'netidin] *n* 非那替丁,氨基苯乙醚

phenetidinuria [fiˌnetidi'njuəriə] *n* 非那替丁尿,氨基苯乙醚尿

phenetole ['fenitɔl] *n* 乙氧苯,苯乙醚

phenformin hydrochloride [fen'fɔ:min] 盐酸苯乙福明,盐酸苯乙双胍(口服降血糖药,美国已不再使用)

phengophobia [ˌfengəu'fəubjə] *n* 畏光,羞明

phenic acid ['fi:nik] 石炭酸,苯酚

phenindamine tartrate [fi'nindəmi:n] 酒石酸苯茚胺(抗组胺药)

phenindione [ˌfenin'daiəun] *n* 苯茚二酮(抗凝血药)

pheniramine maleate [fə'nirəmin] 马来酸非尼拉敏,抗感明(抗组胺药)

phenmetrazine hydrochloride [fen'metrəzi:n] 盐酸芬美曲秦,盐酸苯甲吗啉(中枢神经系统兴奋药,食欲抑制药)

phen(o)- ［构词成分］显出,表现;［前缀］苯酚,苯基

phenobarbital [ˌfi:nəuˈbɑ:bitəl] *n* 苯巴比妥(抗惊厥及镇静催眠药) | ~ sodium 苯巴比妥钠 | **phenobarbitone** [ˌfi:nəuˈbɑ:bitəun] *n*

phenocopy [ˈfi:nəˌkɔpi] *n* 表型模拟,拟表型(一种环境条件引起的表型,与某一特定基因所产生的表型相似);表型模拟者;表型模拟特征

phenodeviant [ˌfi:nəuˈdi:viənt] *n* 表型偏差体

phenodin [ˈfi:nədin] *n* 羟高铁血红素(治卟啉症药)

phenogenetics [ˌfi:nəudʒiˈnetiks] *n* 表型遗传学

phenol [ˈfi:nɔl] *n* 酚,石炭酸 | liquefied ~ 液化酚 / ~ red 酚红,酚磺酞(肾功能诊断药) / ~ salicylate 水杨酸苯酯 | ~**ic** [fiˈnɔlik] *a*

phenolase [ˈfi:nəleis] *n* 酚酶

phenolate [ˈfi:nəleit] *vt* 用酚消毒 *n* 酚盐

phenolated [ˈfi:nəˌleitid] *a* 加酚的,含酚的

Phenolax [ˈfi:nəlæks] *n* 酚酞(phenolphthalein)制剂的商品名

phenolemia [ˌfi:nɔˈli:miə] *n* 酚血(症)

phenolization [ˌfi:nəlaiˈzeiʃən, -liˈz-] *n* 酚处置,石炭酸处置

phenology [fiˈnɔlədʒi] *n* 物候学 | **phenological** [ˌfi:nəˈlɔdʒikəl] *a* / **phenologist** *n* 物候学家

phenolphthalein [ˌfi:nɔlˈθæli:n] *n* 酚酞(泻药)

phenol sulfatase [ˈfi:nɔl ˈsʌlfəteis] 苯硫酸(酯)酶,芳基硫酸酯酶

phenolsulfonphthalein [ˌfi:nɔlˌsʌlfəunˈθæli:n] *n* 酚磺酞,酚红(肾功能测定药)

phenoltetrachlorophthalein [ˌfi:nɔlˌtetrəˌklɔ:rəˈθæli:n] *n* 四氯酚酞(肝功能试剂)

phenoltetraiodophthalein [ˌfi:nɔlˌtetrəˌaiədəuˈθæli:n] *n* 四碘酚酞(其钠盐用作肝功能试剂及胆囊造影剂)

phenoluria [ˌfi:nɔˈljuəriə] *n* 酚尿,石炭酸尿

phenom [ˈfi:nɔm] *n* 同型种

phenomenology [fiˌnɔmiˈnɔlədʒi] *n* 现象学(精神病理学的一个分科)

phenomenon [fiˈnɔminən] ([复] **phenomena** [fiˈnɔminə]) *n* 现象 | abstinence ~ 脱瘾现象 / anaphylactoid ~ 类过敏性现象,假过敏反应 / aqueous-influx ~, glass-rod ~ 房水输入现象,玻璃棒现象 / arm ~ 臂现象(见Pool's phenomenon) / blanching ~ 转白现象(见Schultz-Charlton reaction) / cheek ~ 颊反射现象(见于脑膜炎) / cogwheel ~ 齿轮现象(张力过度的肌肉受到被动性牵扯时,即产生抵抗,这种抵抗现象有时呈现为不规则的跳动) / fixation ~ 结合现象(补体结合〈fixation of the complement〉,见fixation项下相应术语) / finger ~ 伸指现象(半身不遂时)(①加压豌豆骨时,全部手指或拇指及食指伸展,亦称戈登〈Gordon〉征;②苏克现象,见Souques' phenomenon) / hip-flexion ~ 屈髋现象(截瘫患者起卧时,瘫痪髋关节屈曲) / interference ~ 干扰现象(①一药物干扰另一药物的疗效;②同时感染另一可能有关或可能无关的病毒以干扰某一病毒的复制或毒力,亦称先占免疫) / jaw-winking ~ 眨眼动颌现象(见Gunn's syndrome) / LE ~ 红斑狼疮现象(形成红斑狼疮细胞的过程) / no-reflow ~ 无回流现象(大脑血流量在长时间全脑局部缺血后得以恢复时,最初为充血,继之血液灌注逐渐下降,直至几乎无血流量) / orbicularis ~ 眼轮匝肌现象(见Westphal-Piltz phenomenon) / prezone ~, prozone ~ 前带现象,前区现象(见prozone) / psi ~ 精神现象 / radial ~ 桡神经现象(手指向掌侧弯曲时,腕部不能随意地向背侧弯曲) / rash-extinction ~ 红疹消退现象(见

Schultz-Charlton reaction) / rebound ～ 回缩现象(使患者屈肘,而后紧握其腕部强使伸直,如突然松握,则患者前臂向其身体回缩,为小脑病灶的体征) / reclotting ～ 触变性,摇溶性 / second set ～ 二次现象(第二次移植同样的异体组织后,移植物加速和加强排斥,亦称二次排斥) / shot-silk ～ 闪缎样现象(视网膜) / toe ～ 伸趾现象(见Babinski's reflex) / tongue ～ 舌现象(轻吹舌头可引起舌收缩及出现深度下陷,见于手足搐搦) / zone ～ 界现象,(区)带现象(沉淀反应时,上清液中可以有三种不同的区带:抗体过剩带、等价带和抗原过剩带)

phenon [ˈfiːnɔn] *n* 同型种

phenopropazine hydrochloride [ˌfiːnəuˈprəupəziːn] 盐酸二乙异丙嗪,盐酸普罗吩胺 (即ethopropazine hydrochloride, 抗震颤麻痹药)

phenothiazine [ˌfiːnəuˈθaiəziːn] *n* 酚噻嗪(抗蠕虫药)

phenotype [ˈfiːnətaip] *n* 表现型,表型(个体可见的性状,由于基因型和环境因素共同制约的);表型相同者 | Bombay ～ 孟买表现型(ABO血型系基因与另一位点的罕见的隐性基因相互作用后产生的罕见的表现型,表现为H抗原完全缺失,血细胞中没有A、B和H抗原,而血清含抗A、抗B和抗H抗原) | **phenotypic(al)** [ˌfiːnəuˈtipik(əl)] *a* / **phenotypically** *ad*

Phenoxene [fiˈnɔksiːn] *n* 盐酸氯苯沙明(chlorphenoxamine hydrochloride)制剂的商品名

phenoxide [feˈnɔksaid] *n* 苯氧化物,(苯)酚盐

phenoxy- [前缀] 苯氧基

phenoxybenzamine hydrochloride [fiˌnɔksiˈbenzəmiːn] 盐酸苯氧苄胺,盐酸酚苄明(α-肾上腺素能阻滞药,用作抗高血压药)

phenozygous [fiˈnɔzigəs] *a* 突颧的

phenprocoumon [fenˈprəukumən] *n* 苯丙香豆素(抗凝血药)

phenpromethamine hydrochloride [ˌfenprəuˈmeθəmiːn] 盐酸苯丙甲胺(血管收缩药)

phenpropionate [fenˈprəupiəneit] *n* 苯丙酸盐;苯丙酸酯(3-phenylpropionate的USAN缩约词)

phensuximide [fenˈsʌksimaid] *n* 苯琥胺(抗癫痫药)

phentermine [ˈfentəːmiːn] *n* 芬特明,苯(叔)丁胺,α, α-二甲苯乙胺(食欲抑制药) | ～ hydrochloride 盐酸苯丁胺(食欲抑制药)

phentolamine [fenˈtɔləmiːn] *n* 酚妥拉明,苄胺唑啉(抗肾上腺素能药) | ～ hydrochloride 盐酸酚妥拉明 / ～ mesylate 甲磺酸酚妥拉明

Phenurone [ˈfenjuərəun] *n* 苯乙酰脲(phenacemide)制剂的商品名

phenyl [ˈfenil, ˈfiːnil] *n* 苯基 | ～ carbinol 苄醇,苯甲醇 / ～ salicylate 水杨酸苯酯

phenylacetic acid [ˌfeniləˈsiːtik] 苯乙酸

phenylacetylurea [ˌfenilˌæsitiljuəˈriə] *n* 苯乙酰脲(抗癫痫药)

phenylalanine [ˌfeniˈlæləni(ː)n] *n* 苯丙氨酸

phenylalanine hydroxylase [ˌfeniˈlælənin haiˈdrɔksileis] 苯丙氨酸羟化酶,苯丙氨酸4-单(加)氧酶

phenylalanine hydroxylase deficiency 苯丙氨酸羟化酶缺乏症,苯丙酮尿症

phenylalaninemia [ˌfeniˌlæləniˈniːmiə] *n* 苯丙氨酸血症,高苯丙氨酸血症

phenylalanine monooxygenase [ˌfeniˈlælənin ˌmɔnəuˈɔksidʒəneis] 苯丙氨酸单(加)氧酶(此酶缺乏可致高苯丙氨酸血症)

phenylalanyl [ˌfeniˈlælənil] *n* 苯丙氨酰(基)

***N*-phenylanthranilic acid** [ˌfenəlˌænθrəˈnilik] *N*-苯氨茴酸,邻苯氨基苯

甲酸

phenylbutazone [ˌfenil'bju:təzəun] *n* 保泰松,二苯丁唑酮(消炎镇痛药)

phenylcarbinol [ˌfenil'kɑ:binɔl] *n* 苄醇,苯甲醇(局部麻醉药,消毒防腐药)

phenyldimethylpyrazolon [ˌfenildaiˌmeθilpai'reizəlɔn] *n* 苯二甲基吡唑酮,安替比林(解热镇痛药)

phenylene ['fi:nili:n] *n* 亚苯基

***p*-phenylenediamine** [ˌpærəˌfenəli:n'daiəmi:n] 对苯二胺(用作染发、服装和织品的染料,用作摄影的显影剂,本品为强变应原,可致接触性皮炎和支气管哮喘)

phenylephrine hydrochloride [ˌfeni'lefrin] 盐酸苯福林,盐酸去氧肾上腺素(肾上腺素能药,用作血管收缩药和升压药)

phenylethylbarbituric acid [ˌfeniˌleθilbɑ:bi'tjuərik] 苯基乙基巴比土酸,苯巴比妥(催眠镇静药)

phenylglycolic acid [ˌfenilglai'kɔlik] 苯乙醇酸,杏仁酸

phenylglycuronic acid [ˌfenilˌglaikju'rɔnik] 苯葡萄糖醛苷酸

phenylhydrazine [ˌfenil'haidrəzin] *n* 苯肼

phenylic [fi:'nilik] *a* 苯基的 | ~ acid 酚,苯酚,石炭酸

phenylindanedione [ˌfenilin'deindiəun] *n* 苯茚二酮(抗凝血药)

phenylketonuria (PKU1) [ˌfenilˌki:təu'njuəriə] *n* 苯丙酮尿症(即高苯丙氨酸血症Ⅰ型,亦称PKU_1) | atypical ~ 非典型性苯丙酮尿症(即高苯丙氨酸血症Ⅴ型) / maternal ~ 母体苯丙酮尿(患苯丙酮尿症孕妇的宫内发育〈与孕妇的基因型无关〉,可导致经常流产,在存活的非苯丙酮尿症后代中可致精神发育迟缓、小头畸形、低出生体重等) / ~ Ⅱ 苯丙酮尿Ⅱ型(即高苯丙氨酸血Ⅳ型) / ~ Ⅲ 苯丙酮尿症Ⅲ型(即高苯丙氨酸血症Ⅴ型) | **phenylketonuric** *a*

phenyllactic acid [ˌfeni'læktik] 苯乳酸

phenylmercuric [ˌfenilmə:'kjuərik] *n* 苯汞基 | ~ acetate 醋酸苯汞(消毒防腐药) / ~ nitrate 硝酸苯汞(消毒防腐药)

phenylmethanol [ˌfenil'meθənɔl] *n* 苄醇,苯甲醇(局部麻醉药,消毒防腐药)

phenylpropanolamine hydrochloride [ˌfenilˌprəupə'nɔlæmin] 盐酸苯丙醇胺,盐酸去甲麻黄碱(血管收缩药,中枢神经系统兴奋药,减食欲药)

phenylpropylmethylamine hydrochloride[ˌfenilˌprəupilˌmeθi'læmi:n] 盐酸苯丙甲胺(血管收缩药)

phenylpyruvic acid [ˌfenilpai'ruvik] 苯丙酮酸

phenylpyruvicaciduria [ˌfenilpaiˌruvikˌæsi'djuəriə] *n* 苯丙酮尿

phenylthiourea [ˌfenilˌθaiəjuə'ri:ə], **phenylthiocarbamide** [ˌfenilˌθaiəkɑ:'bæmid] *n* 苯硫脲(用于遗传学研究,人们对这种化合物的味觉的显性性状是遗传的,约70%的人能尝出它的苦味,其余的人则尝不出)

phenyltoloxamine citrate [ˌfeniltɔ'lɔksəmi:n] 枸橼酸苯托沙敏,枸橼酸苄苯醇胺(抗组胺药)

phenyramidol hydrochloride [ˌfeni'ræmidɔl] 盐酸非尼拉朵,盐酸苯吡氨醇(镇痛药,骨骼肌松弛药)

phenytoin ['fenitəuin] *n* 苯妥英(抗惊厥药,心脏抑制药,抗癫痫药) | ~ sodium 苯妥英钠

phe(o)- [构词成分] 棕色,暗褐色,暗黑色;同样见以phae(o)-起始的词

pheochrome ['fi:əkrəum] *a* 嗜铬的

pheochromoblast [ˌfi:ə'krəuməblæst] *n* 成嗜铬细胞

pheochromoblastoma [ˌfi:əˌkrəuməblæs'təumə] *n* 成嗜铬细胞瘤

pheochromocyte [ˌfi:ə'krəuməsait] *n* 嗜铬细胞

pheochromocytoma [ˌfi:əˌkrəuməsai'təumə] *n* 嗜铬细胞瘤

pheophytin [ˌfi:əˈfaitin] *n* 脱镁叶绿素

pheresis [fəˈri:sis] *n* 除去法,提取法(从供者抽血,分离并保留一部分〈如血浆、白细胞等〉,剩下的再输回给供者。它包括血浆提取法、白细胞提取法等。称apheresis更加恰当)

pheromone [ˈferəməun] *n* 信息素,外激素(由一个体释放而影响同种生物的行为的化合物) | alarm ~ 警报信息素(蚯蚓对有害的刺激分泌出一种粘液,为同种其他生物所回避)

phetharbital [feˈθɑ:bitəl] *n* 非沙比妥,苯二乙巴比妥(抗惊厥药)

PhG Graduate in Pharmacy 药学毕业生; Pharmacopoeia Germanica 德国药典

phi [fai] *n* 希腊语的第21个字母(Φ, *φ*)

phial [ˈfaiəl] *n* 管形瓶,小药瓶

phialide [ˈfaiəlaid] *n* 瓶梗

Phialophora [ˌfaiəˈlɔfərə] *n* 瓶霉属 | ~ verrucosa 疣状瓶霉

phialophore [ˈfaiələfə:] *n* 瓶梗托

phialospore [ˈfaiələspɔ:] *n* 瓶梗孢子

-phil, -phile [构词成分] 嗜,亲

philagrypnia [ˌfailəˈgripniə] *n* 少睡习惯

Philasterina [ˌfilæstəˈrainə] *n* 嗜海星亚目

-philia [构词成分] (不正常的)癖好;嗜,亲

philiater [fiˈlaiətə] *n* 医学爱好者

-philic [构词成分] 嗜…的,亲…的

Philippe-Gombault tract [fiˈlip gɔmˈbəu] (Claudius Philippe; François A. A. Gombault) 菲利普-贡博束(见Gombault-Philippe triangle)

Philippine [ˈfilipi:n] *a* 菲律宾的;菲律宾人的

Philippines [ˈfilipi:nz] *n* [the ~] 菲律宾[亚洲]

Philip's glands [ˈfilip] (Robert W. Philip) 菲利普淋巴结(患结核儿童锁骨上部的淋巴结肿大)

phillyrin [ˈfilirin] *n* 连翘甙,非丽甙(具有抗疟作用)

philosophic(al) [ˌfiləˈsɔfik(əl)] *a* 哲学家的;哲学上的 | ~**ally** *ad*

philosophy [fiˈlɔsəfi] *n* 哲学;人生观;(某一学科的)基本原理

philothion [ˌfailəˈθaiɔn] *n* 谷胱甘肽

philter, philtre [ˈfiltə] *n* 春药,催情药 *vt* 用春药迷惑,使兴奋

philtrum [ˈfiltrəm] ([复] **philtra** [ˈfiltrə]) *n* 人中(上唇中央部);春药,催情药

phimosiectomy [faiˌməusiˈektəmi] *n* 包皮环切术

phimosis [faiˈməusis] *n*【希】包茎 | ~ vaginalis 阴道闭锁 | **phimotic** [faiˈmɔtik] *a*

pHisoHex [ˈfaisəheks] *n* 六氯酚(hexachlorophene)乳剂的商品名

phlebalgia [fliˈbældʒiə] *n* 静脉痛

phlebanesthesia [ˌflebænisˈθi:zjə] *n* 静脉(注射)麻醉法

phlebangioma [ˌflebændʒiˈəumə] *n* 静脉瘤

phlebarteriectasia [ˌflebɑ:ˌtiəriekˈteizjə] *n* 动静脉扩张

phlebasthenia [ˌflebæsˈθi:niə] *n* 静脉壁无力

phlebectasia [ˌflebekˈteizjə], **phlebectasis** [fliˈbektəsis] *n* 静脉扩张

phlebectomy [fliˈbektəmi] *n* 静脉切除术

phlebectopia [ˌflebekˈtəupiə], **phlebectopy** [fliˈbektəpi] *n* 静脉异位

phlebemphraxis [ˌflebemˈfræksis] *n* 静脉梗阻

phlebexairesis [ˌflebekˈsaiərəsis] *n* 静脉抽出术

phlebismus [fliˈbizməs] *n* 阻塞性静脉膨胀

phlebitis [fliˈbaitis] *n* 静脉炎 | adhesive ~, plastic ~, proliferative ~ 粘连性静脉炎 / obliterating ~, obstructive ~ 闭塞性静脉炎 / productive ~ 静脉硬化 | **phlebitic** [fliˈbitik] *a*

phleb(o)- [构词成分] 静脉

phleboclysis [fli'bɔklisis] *n* 静脉输液法 | drip ~, slow ~ 点滴静脉输液法

phlebofibrosis [ˌflebəufai'brəusis] *n* 静脉纤维变性

phlebogenous [fli'bɔdʒinəs] *a* 静脉原的

phlebogram ['flebəgræm] *n* 静脉造影(照)片;静脉搏动描记图

phlebograph ['flebəgrɑ:f] *n* 静脉搏动描记器

phlebography [fli'bɔgrəfi] *n* 静脉造影(术);静脉搏动描记法;静脉论

phleboid ['flebɔid] *a* 静脉样的

phlebolith ['flebəliθ] *n* 静脉石

phlebolithiasis [ˌflebəuli'θaiəsis] *n* 静脉石病

phlebology [fli'bɔlədʒi] *n* 静脉学

phlebomanometer [ˌflebəumə'nɔmitə] *n* 静脉血压计

phlebometritis [ˌflebəumi'traitis] *n* 子宫静脉炎

phlebonarcosis [ˌflebəunɑ:'kəusis] *n* 静脉(注射)麻醉法

phlebopexy ['flebəˌpeksi] *n* 静脉固定术

phlebophlebostomy [ˌflebəufli'bɔstəmi] *n* 静脉静脉吻合术

phlebophthalmotomy [ˌflebɔfθæl'mɔtəmi] *n* 眼静脉切开术

phlebopiezometry [ˌflebəuˌpaiə'zɔmitri] *n* 静脉压检查法

phleboplasty ['flebəˌplæsti] *n* 静脉成形术

phleborheography [ˌflebəuri'ɔgrəfi] *n* 静脉流变描记法(用于诊断深静脉血栓形成)

phleborrhagia [ˌflebəu'reidʒiə] *n* 静脉出血

phleborrhaphy [fli'bɔrəfi] *n* 静脉缝术

phleborrhexis [ˌflebəu'reksis] *n* 静脉破裂

phlebosclerosation [ˌflebəuˌskliərə'zeiʃən] *n* 静脉硬化法

phlebosclerosis [ˌflebəusklia'rəusis] *n* 静脉硬化

phlebosis [fli'bəusis] *n* (非炎性)静脉病

phlebostasis [fli'bɔstəsis], **phlebostasia** [ˌflebə'steizjə] *n* 静脉止血法;静脉淤滞法(上止血带)

phlebostenosis [ˌflebəusti'nəusis] *n* 静脉狭窄

phlebothrombosis [ˌflebəuθrɔm'bəusis] *n* 静脉血栓形成

phlebotome ['flebətəum] *n* 静脉刀

phlebotomist [fli'bɔtəmist] *n* 静脉切开者,静脉切开医师;放血者,放血医师

phlebotomize [fli'bɔtəmaiz] *vt, vi* (给…)放血,行静脉切开放血术

Phlebotomus [fli'bɔtəməs] *n* 白蛉属 | ~ argentipes 银足白蛉 / ~ chinensis 中华白蛉 / ~ intermedius 中间白蛉 / ~ macedonicum 马其顿白蛉 / ~ major wui 硕大白蛉吴氏亚种 / ~ mongolensis 蒙古白蛉 / ~ noguchi 野口白蛉 / ~ papatasii 巴浦白蛉(传染白蛉热) / ~ perniciosus 恶毒白蛉 / ~ sergenti 司氏白蛉 / ~ verrucarum 疣肿白蛉

phlebotomy [fli'bɔtəmi] *n* 静脉切开术,放血术 | bloodless ~ 静脉淤滞法(上止血带)

Phlebovirus ['flebəuˌvaiərəs] *n* 白蛉热病毒;白蛉病毒属

phlegm [flem] *n* 粘液(旧时体液学说的四液之一);粘痰

phlegmasia [fleg'meiziə] *n*【希】炎(症),热 | thrombotic ~ 血栓性静脉炎,股白肿 | **phlegmonosis** [ˌflegməu'nəusis] *n*

phlegmatic(al) [fleg'mætik(əl)] *a* 粘液质的;迟钝的,冷淡的 | ~**ally** *ad*

phlegmon ['flegmən] *n* 蜂窝织炎 | ~**ous** *a*

phlegmona ['flegmənə] *n*【拉】蜂窝织炎

phlobaphene ['fləubəfi:n] *n* 栎鞣红

phloem ['fləuem] *n* 韧皮部
phlogistic [flɔ'dʒistik] *a* 炎的,炎性的
phlogisticozymoid [flɔˌdʒistikəu'zaimɔid] *n* 炎性类酶
phlogiston [flɔ'dʒistən] *n* 燃素(假设的易燃物质所含的成分)
phlog(o)- [构词成分] 炎
phlogocyte ['flɔgəsait] *n* 浆细胞
phlogocytosis [ˌflɔgəusai'təusis] *n* (血内)浆细胞增多
phlogogen ['flɔgədʒən] *n* 致炎(物)质,酿炎物
phlogogenic [ˌflɔgəu'dʒenik], **phlogogenous** [fləu'gɔdʒinəs] *a* 致炎的
phlogotherapy [ˌflɔgəu'θerəpi] *n* 非特异疗法
phlogotic [flə'gətik] *a* 炎的,炎性的
phloretic acid [flə'retik] 根皮酸,β-苯酚丙酸
phlorhizin [flə'raizin], **phloridzin** [flə'ridzin], **phlorizin** [flə'raizin] *n* 根皮苷
phlorhizinize [flə'raizinaiz], **phloridzinize** [flə'ridzinaiz] *vt* 根皮苷处理
phloroglucin [ˌflɔrə'glusin], **phloroglucinol** [ˌfləɔrə'glusinɔl] *n* 间苯三酚,藤黄酚,根皮酚
phlorol ['flɔrɔl] *n* 邻乙基(苯)酚
phlorose ['flɔrəus] *n* 根皮糖,葡萄糖
phlorrhizin [flə'raizin] *n* 根皮苷
phloryl ['flɔril] *n* 木溜油精
phloxine ['flɔksin] *n* 焰红染料(对癌细胞有破坏作用)
phlyctena [flik'ti:nə] ([复] **phlyctenae** [flik'ti:ni:]), **phlycten** ['fliktən] *n* 水泡(灼伤所致);小(水)疱(内含淋巴,见于结膜) | **phlyctenar** ['fliktinə] *a*
phlyctenoid ['fliktinɔid] *a* 水泡样的;小疱样的
phlyctenosis [ˌflikti'nəusis] *n* 小泡病,小水疱病
phlyctenotherapy [ˌfliktinəu'θerəpi] *n* 水疱浆疗法
phlyctenula [flik'tenjulə] ([复] **phlyctenulae** [flik'tenjuli:]) *n*【拉】小(水)疱
phlyctenule ['fliktənju:l] *n* 小(水)疱(角膜或结膜的溃烂小结) | **phlyctenular** [flik'tenjulə] *a* 小疱(形成)的
phlyctenulosis [ˌfliktənju'ləusis] *n* 小水疱病
phobia ['fəubiə] *n* 恐怖症 | simple ～ 单纯型恐怖症(包括孤独恐怖、广场恐怖、动物恐怖、高处恐怖等) / social ～ 社会恐怖(如在公共场所言语或表现恐怖、使用公厕恐怖、在公共场所进食恐怖) | **phobic** *a*
phobophobia [fəubəu'fəubjə] *n* 恐怖(体验)恐怖(精神衰弱时对自己的恐怖体验感到恐怖)
Phocas' disease [fə'kɑ:z] (B. G. Phocas) 福卡斯病(慢性结节性乳腺炎,伴有许多小结节)
phocomelia [ˌfəukə'mi:liə] *n* 短肢畸形,海豹肢畸形(臂腿缺如,手足直接与躯干相连)
phocomelus [fə'kɔmiləs] *n* 短肢畸胎,海豹肢畸胎
phon [fəun] *n* 呐(响度单位)
phonacoscope [fəu'nækəskəup] *n* 叩听诊器
phonacoscopy [ˌfəunə'kɔskəpi] *n* 叩听诊法
phonal ['fəunəl] *a* 音的,声音的
phonarteriogram [ˌfəunɑ:'tiəriəgræm] *n* 动脉音图
phonarteriographic [ˌfəunɑ:ˌtiəriə'græfik] *a* 动脉音描记法的;动脉音图的
phonarteriography [ˌfəunɑ:ˌtiəri'ɔgrəfi] *n* 动脉音描记法
phonasthenia [ˌfəunæs'θi:niə] *n* 发声无力,发音无力
phonation [fə'neiʃən] *n* 发声,发音 | subenergetic ～ 发声过弱,发音过弱 / superenergetic ～ 发声过强,发音过强

| **phonatory** ['fəunətəri] *a*

phonautograph [fəu'nɔ:təgrɑ:f] *n* 语音描记器

phone [fəun] *n* 单音

phoneme ['fəuni:m] *n* 音素

phonendoscope [fə'nendəuskəup] *n* 扩音听诊器

phonendoskiascope [fəˌnendəu'skaiəskəup] *n* X线透视扩音听诊器(心)

phonetic [fəu'netik] *a* 语声的,语音的 | ～**ally** *ad* 根据语音,在语音上

phonetics [fəu'netiks] *n* 语声学,语音学

phoniatrician [ˌfəuniə'triʃən] *n* 语音矫正师

phoniatrics [ˌfəuni'ætriks] *n* 语音矫正法

phonic ['fəunik] *a* 声音的,语音的

phonism ['fəunizəm] *n* 音联觉(指由于光、嗅、味觉等刺激或思想引起的声音感觉)

phon(o)- [构词成分] 音,声

phonoangiography [ˌfəunəuˌændʒi'ɔgrəfi] *n* 血管音描记法

phonoauscultation [ˌfəunəuɔ:skʌl'teiʃən] *n* 音叉听诊法

phonocardiogram [ˌfəunəu'kɑ:diəgræm] *n* 心音图

phonocardiograph [ˌfəunəu'kɑ:diəgrɑ:f] *n* 心音描记器 | ～**y** [ˌfəunəuˌkɑ:di'ɔgrəfi] *n* 心音描记法 / ～**ic** [ˌfəunəuˌkɑ:diə'græfik] *a* 心音图的;心音描记的

phonocatheter [ˌfəunəu'kæθitə] *n* 检音导管

phonocatheterization [ˌfəunəuˌkæθitərai'zeiʃən, -ri'z-] *n* 检音导管插入(术)

phonoelectrocardioscope [ˌfəunəuiˌlektrəu'kɑ:diəskəup] *n* 心音心电直视描记器

phonogram ['fəunəgræm] *n* 录声片,录音片(如录心音);声图

phonology [fəu'nɔlədʒi] *n* 语声学,语音学

phonomania [ˌfɔnə'meinjə] *n* 杀人狂

phonomassage [ˌfəunəu'mæsɑ:ʒ] *n* 音波按摩法(用以治耳病)

phonometer [fəu'nɔmitə] *n* 声强度计

phonomyoclonus [ˌfəunəumai'ɔklənəs] *n* 有音肌阵挛

phonomyogram [ˌfəunəu'maiəgræm] *n* 肌音图

phonomyography [ˌfəunəumai'ɔgrəfi] *n* 肌音描记法

phonopathy [fəu'nɔpəθi] *n* 发声器官病,发音器官病

phonophobia [ˌfəunə'fəubjə] *n* 高声恐怖,声响恐怖,恐响症

phonophore ['fəunəfɔ:] *n* 听(小)骨

phonophotography [ˌfəunəufə'tɔgrəfi] *n* 声波照相术

phonopneumomassage [ˌfəunəuˌnju:məu'mæsɑ:ʒ] *n* 音波(空气)按摩法(中耳)

phonopsia [fəu'nɔpsiə] *n* 音幻视,闻声见色

phonoreception [ˌfəunəuri'sepʃən] *n* 声感受,感声

phonoreceptor [ˌfəunəuri'septə] *n* 声感受器

phonorenogram [ˌfəunəu'ri:nəgræm] *n* 检音肾动脉搏动图

phonoscope ['fəunəskəup] *n* 心音波照相器;内脏叩听器 | **phonoscopy** [fəu'nɔskəpi] *n* 心音波照相检查;内脏叩听检查

phonoselectoscope [ˌfəunəusi'lektəskəup] *n* 高音听诊器

phonostethograph [ˌfəunəu'steθəgrɑ:f] *n* 听诊录音机

phorbol ['fɔ:bɔl] *n* 佛波醇 | ～ ester 佛波醇酯(强力辅致癌物,常在研究中使用以增强用致癌物诱发遗传突变或肿瘤)

-phore [构词成分] 带有…的,携带者

-phoresis [构词成分] 移动,透入;传递

phoria ['fəuriə] *n* 隐斜眼

phoriascope ['fəuriəskəup] *n* 隐斜视矫正镜

Phormia ['fɔ:miə] *n* 伏蝇属 | ~ regina 伏蝇

phoroblast ['fɔrəblæst] *n* 成纤维细胞

phorocyte ['fɔrəsait] *n* 结缔组织细胞

phorocytosis [ˌfɔrəsai'təusis] *n* 结缔组织细胞增生

phorologist [fə'rɔlədʒist] *n* 疫源探查者

phorology [fə'rɔlədʒi] *n* 带菌(者)学

phorometer [fə'rɔmitə] *n* 隐斜视计 | **phorometry** [fə'rɔmitri] *n* 隐斜视测定法

phorone ['fɔrəun] *n* 佛尔酮,二缩三丙酮,二异亚丙基丙酮

phoro-optometer [ˌfəurəɔp'tɔmitə] *n* 综合屈光检查仪

Phoroptor [fə'rɔptə] *n* 综合屈光检查仪(商品名)

phoroscope ['fəurəskəup] *n* 固定试眼架

phorotone ['fəurətəun] *n* 眼肌操练器

phorozoon [ˌfəurə'zəuɔn] *n* 无性世代,无性体

phose [fəuz] *n* (主观的)光觉,色觉;光幻觉,色幻觉

phosgene ['fɔzdʒi:n] *n* 光气,碳酰氯

phosgenic [fɔz'dʒenik] *a* 发光的

phosis ['fəusis] *n* (主观的)光觉产生,色觉产生;光幻觉产生,色幻觉产生

PhosLo [fɔ:z'ləu] *n* 醋酸钙(calcium acetate)制剂的商品名

phosphagen ['fɔsfədʒən] *n* 磷酸原(一组高能磷酸化合物,包括磷酸肌酸和磷酸精氨酸)

phosphagenic [ˌfɔsfə'dʒenik] *a* 生成磷酸盐的

phosphaminase [fɔs'fæmineis] *n* 氨基磷酸酶

phosphatase ['fɔsfəteis] *n* 磷酸(酯)酶 | acid ~ 酸性磷酸(酯)酶 / alkaline ~ 碱性磷酸(酯)酶

phosphate ['fɔsfeit] *n* 磷酸盐,磷酸酯 | acid ~ 酸式磷酸盐 / arginine ~ 磷酰精氨酸 / calcium ~ 磷酸钙 / carbamyl ~ 氨甲酰磷酸 / creatine ~ 磷酸肌酸 / dibasic magnesium ~ 磷酸氢镁(缓泻药) / earthy ~ 土金属磷酸盐 / guanidine ~ 磷酸胍 / polyestradiol ~ 聚磷酸雌二醇(雌激素,用于治疗前列腺癌) / soluble ferric ~ 可溶性磷酸铁(补血药) / stellar ~ 星状磷酸盐 / tribasic magnesium ~, trimagnesium ~ 磷酸镁(抗胃酸药) / triose ~ 丙糖磷酸,磷酸丙糖

phosphated ['fɔsfeitid] *a* 含磷酸盐的

phosphatemia [ˌfɔsfə'ti:miə] *n* 磷酸盐血

phosphatese ['fɔsfəti:s] *n* 磷酸酯合成酶

phosphatic [fɔs'fætik] *a* 磷酸盐的,含磷酸盐的

phosphatidate [ˌfɔsfə'taideit] *n* 磷脂酸;磷脂酸盐(酯或根)

phosphatidate cytidylyltransferase [ˌfɔsfə'taideit ˌsaitidilil'trænsfəreis] 磷脂酸胞苷酰转移酶

phosphatidate phosphatase [ˌfɔsfə'taideit 'fɔsfəteis] 磷脂酸磷酸(酯)酶

phosphatide ['fɔsfətaid] *n* 磷脂

phosphatidic acid [ˌfɔsfə'taidik] 磷脂酸

phosphatidosis [ˌfɔsfəti'dəusɪs] ([复] **phosphatidoses** [ˌfɔsfəti'dəusi:z]) *n* 磷脂沉积(症)

phosphatidyl [ˌfɔsfə'taidil] *n* 磷脂酰

phosphatidylcholine [ˌfɔsfəˌtaidil'kəuli:n] *n* 磷脂酰胆碱(缩写为PC,亦称卵磷脂)

phosphatidylcholine-sterol *O*-acyltransferase [ˌfɔsfəˌtaidil'kəulin'sterɔl ˌæsil'trænsfəreis] 磷脂酰胆碱-甾醇*O*-酰基转移酶(此酶缺乏,为常染色体隐性性状,称为卵磷脂-胆甾醇酰基转移酶〈LCAT〉缺乏症。亦称卵磷脂-胆甾醇酰基转移酶)

phosphatidylethanolamine [ˌfɔsfə-

ˌtaidilˌeθənɔ'læmi:n] *n* 磷脂酰乙醇胺

phosphatidylinositol [ˌfɔsfəˌtaidili'nəusitɔl] *n* 磷脂酰肌醇

phosphatidylinositol deacylase [ˌfɔsfəˌtaidili'nəusitɔl di:'æsileis] 磷脂酰肌醇脱酰(基)酶

1-phosphatidylinositol phosphodiesterase [ˌfɔsfəˌtaidili'nəusitɔl ˌfɔsfədai'estəreis] 1-磷脂酰肌醇磷酸二酯酶

phosphatidylserine [ˌfɔsfəˌtaidil'siərin] *n* 磷脂酰丝氨酸

phosphatoptosis [ˌfɔsfətɔp'təusis] *n* 磷酸盐沉着

phosphaturia [ˌfɔsfə'tjuəriə] *n* 磷酸盐尿;磷酸盐沉着 | **phosphaturic** *a*

phosphene ['fɔsfi:n] *n* 压眼闪光,光幻视 | accommodation ~ 调节性光幻视

phosphide ['fɔsfaid] *n* 磷化物

phosphine ['fɔsfi:n] *n* 磷化氢,膦;碱性染革黄棕

phosphite ['fɔsfait] *n* 亚磷酸盐

phosphoamidase [ˌfɔsfə'æmideis] *n* 磷酰胺酶

phosphoarginine [ˌfɔsfə'ɑ:dʒinin] *n* 磷酸精氨酸

phosphocarnic acid [ˌfɔsfə'kɑ:nik] 磷肉酸

phosphocozymase [ˌfɔsfə*u*kəu'zaimeis] *n* 辅酶Ⅱ,烟酰胺腺嘌呤二核苷酸磷酸

phosphocreatine [ˌfɔsfə*u*'kriətin] *n* 磷酸肌酸

phosphodiester [ˌfɔsfə*u*dai'estə] *n* 磷酸二酯

phosphodiesterase [ˌfɔsfədai'estəreis] *n* 磷酸二酯酶

phospho*enol*pyruvate [ˌfɔsfəˌi:nɔl'paiəruveit] *n* 磷酸烯醇丙酮酸

phospho*enol*pyruvate carboxykinase (GTP) [ˌfɔsfəˌi:nɔl'paiəruveit kɑ:ˌbɔksi'kaineis] 磷酸烯醇丙酮酸羧基激酶(GTP)(线粒体或细胞溶质中此酶缺乏,为一种常染色体隐性性状,可致婴儿低血糖)

phosphoesterase [ˌfɔsfə'estəreis] *n* 磷酸酯酶,磷酸酶

phosphofructaldolase [ˌfɔsfəfrʌk'tældəleis] *n* 磷酸果糖醛缩酶,果糖二磷酸醛缩酶

phosphofructokinase [ˌfɔsfəˌfrʌktə'kaineis] *n* 磷酸果糖激酶

6-phosphofructokinase [ˌfɔsfəˌfrʌktə'kaineis] *n* 6-磷酸果糖激酶(此肌同功酶缺乏为一种常染色体隐性性状,可致糖原贮积病Ⅶ型。亦称磷酸果糖激酶1)

6-phosphofructo-2-kinase [ˌfɔsfəˌfrʌktə'kaineis] *n* 6-磷酸果糖-2-激酶(亦称磷酸果糖激酶2)

phosphofructokinase 1 [ˌfɔsfəˌfrʌktə'kaineis] *n* 磷酸果糖激酶1, 6-磷酸果糖激酶

phosphofructokinase 2 [ˌfɔsfəˌfrʌktə'kaineis] *n* 磷酸果糖激酶2, 6-磷酸果糖-2-激酶

phosphoglobulin [ˌfɔsfə*u*'glɔbjulin] *n* 磷酸球蛋白

phosphoglucokinase [ˌfɔsfə*u*ˌglu:kəu'kaineis] *n* 磷酸葡糖激酶

phosphoglucomutase [ˌfɔsfə*u*ˌglu:kə*u*'mju:teis] *n* 磷酸葡糖变位酶

phosphogluconate [ˌfɔsfə'glu:kəneit] *n* 磷酸葡糖酸

phosphogluconate 2-dehydrogenase (decarboxylating) [ˌfɔsfə*u*'glu:kəneit di:'haidrədʒəneis] 磷酸葡糖酸2-脱氢酶(脱羧)

6-phosphogluconolactonase [ˌfɔsfəˌglu:kənə*u*'læktəneis] *n* 6-磷酸葡糖酸内酯酶

phosphoglucoprotein [ˌfɔsfəˌglu:kə*u*'prəuti:n] *n* 磷糖蛋白

phosphoglucose isomerase [ˌfɔsfə*u*'glu:kəus ai'sɔməreis] 磷酸葡糖异构酶,葡糖-6-磷酸异构酶

3-phosphoglyceraldehyde [ˌfɔsfə*u*ˌglisə'rældihaid] *n* 3-甘油醛磷酸, 3-磷酸甘油醛

phosphoglycerate [ˌfɔsfəu'glisəreit] *n* 磷酸甘油酸

phosphoglycerate kinase [ˌfɔsfəu'glisəreit 'kaineis] 磷酸甘油酸激酶(此酶缺乏为一种X连锁性状,可致溶血性贫血、精神发育迟缓、行为异常和神经系统异常)

phosphoglycerate mutase [ˌfɔsfəu'glisəreit 'mju:teis] 磷酸甘油酸变位酶

phosphoglyceric acid [ˌfɔsfəugli'serik] *n* 磷酸甘油酸

phosphoglyceride [ˌfɔsfəu'glisəraid] *n* 磷酸甘油酯

phosphoglyceromutase [ˌfɔsfəuˌglisərəu'mju:teis] *n* 磷酸甘油酸变位酶

phosphoglycoprotein [ˌfɔsfəˌglaikəu'prəuti:n] *n* 磷糖蛋白

phosphoguanidine [ˌfɔsfəu'gwænidi:n] *n* 磷酸胍

phosphohexoisomerase [ˌfɔsfəuˌheksəuai'sɔməreis] *n* 磷酸己糖异构酶

phosphohexokinase [ˌfɔsfəuˌheksəu'kaineis] *n* 磷酸己糖激酶

phosphoinositide [ˌfɔsfəi'nəusitaid] *n* 磷酸肌醇

phosphoketolase [ˌfɔsfəu'ki:təleis] *n* 磷酸酮醇酶

phospholamban [ˌfɔsfəu'læmbæn] *n* 肌浆网磷酸受钙蛋白(一种分子量为22 000肌浆网的膜结合多肽,在磷酸化作用时通过环腺苷酸依赖性蛋白激酶,它可激活钙泵,促使肌浆网吸收和贮存钙,从而导致心肌舒张)

phospholipase [ˌfɔsfəu'lipeis] *n* 磷脂酶

phospholipid [ˌfɔsfəu'lipid], **phospholipin** [ˌfɔsfəu'lipin] *n* 磷脂

phospholipidemia [ˌfɔsfəulipi'di:miə] *n* 磷脂血

phosphomannomutase [ˌfɔsfəˌmænəu'mju:teis] 磷酸甘露糖变位酶

phosphomannose isomerase [ˌfɔsfəu'mæməus ai'sɔməreis] 磷酸甘露糖异构酶,甘露糖-6-磷酸异构酶

phosphomolybdic acid [ˌfɔsfəumə'libdik] 磷钼酸

phosphomonoester [ˌfɔsfəuˌmɔnə'estə] *n* 磷酸单酯

phosphomonoesterase [ˌfɔsfəuˌmɔnəu'estəreis] *n* 磷酸单酯酶

phosphomutase [ˌfɔsfəu'mju:teis] *n* 磷酸变位酶,转磷酸酶

phosphonate ['fɔsfəneit] *n* 膦酸盐(阴离子或酯)

phosphonecrosis [ˌfɔsfəune'krəusis] *n* 磷毒性颌骨坏死

phosphonic acid [fɔs'fɔnik] 膦酸

phosphonium [fɔs'fəuniəm] *n* 鏻(根)

phosphonuclease [ˌfɔsfəu'nju:klieis] *n* 核苷酸酶

phosphopenia [ˌfɔsfəu'pi:niə] *n* (体内)磷质减少

phosphoprotein [ˌfɔsfəu'prəuti:n] *n* 磷蛋白

phosphoprotein phosphatase [ˌfɔsfəu'prəuti:n 'fɔsfəteis] 磷蛋白磷酸酶(亦称蛋白磷酸酶)

phosphoptomaine [ˌfɔsfəu'təumein] *n* 磷尸碱

phosphopyruvate carboxykinase [ˌfɔsfəu'paiəruveit kɑ:ˌbɔksi'kaineis] 磷酸丙酮酸羧基激酶,磷酸烯醇丙酮酸羧基激酶(GTP)

phosphopyruvate hydratase [ˌfɔsfə'paiəruveit 'haidrəteis] 磷酸丙酮酸水合酶(亦称烯醇酶)

phosphor ['fɔsfə] *n* 磷光体;黄磷

phosphorate ['fɔsfəreit] *vt* 使与磷化合,使含磷 | ~**d** *a*

phosphorescence [ˌfɔsfə'resns] *n* 磷光 | **phosphorescent** *a* 发磷光的

phosphoretted ['fɔsfəˌretid] *a* 与磷化合的,含磷的

phosphoriboisomerase [ˌfɔsfəuˌraibəuai'sɔməreis] *n* 磷酸核糖异构酶,核糖-5-磷酸异构酶

phosphoribokinase [ˌfɔsfəuˌraibəu'kaineis] *n* 磷酸核糖激酶

phosphoribosylamine [ˌfɔsfəuˌraibəu'siləmi:n] *n* 磷酸核糖胺

phosphoribosylpyrophosphate [ˌfɔsfəuˌraibəusilˌpairəu'fɔsfeit] *n* 磷酸核糖焦磷酸

phosphoribosylpyrophosphate synthetase[ˌfɔsfəuˌraibəusilˌpaiərəu'fɔsfeit 'sinθiteis] 磷酸核糖焦磷酸合成酶，核糖磷酸焦磷酸激酶

phosphoribosyltransferase [ˌfɔsfəuˌraibəusil'trænsfəreis] *n* 转磷酸核糖基酶，磷酸核糖基转移酶

phosphoribulokinase [ˌfɔsfəuˌraibjuləu'kaineis] *n* 磷酸核酮糖激酶

phosphoric [fɔs'fɔrik] *a* 磷的 | ~ acid 磷酸

phosphoric acid, diluted [fɔs'fɔrik] 稀磷酸(用作药物制剂的溶媒和口服胃酸化药)

phosphoric acid, glacial [fɔs'fɔrik] 冰磷酸，偏磷酸

phosphorism ['fɔsfərizəm] *n* 慢性磷中毒

phosphorized ['fɔsfəraizd] *a* 含磷的

phosphorolysis [ˌfɔsfə'rɔlisis] *n* 磷酸分解(作用)

phosphoroscope ['fɔsfərəuskəup] *n* 磷光测定器，磷光镜

phosphorous ['fɔsfərəs] *a* 亚磷的 | ~ acid 亚磷酸

phosphorpenia [ˌfɔsfə'pi:niə] *n* (体内)磷质减少

phosphoruria [ˌfɔsfə'rjuəriə] *n* 磷尿

phosphorus ['fɔsfərəs] *n* 磷(化学元素) | radioactive ~, ^{32}P, labelled ~ 放射性磷，磷^{32}，标志磷

phosphoryl ['fɔsfəril] *n* 磷酰(基)

phosphorylase [fɔs'fɔ:rileis] *n* 磷酸化酶 | hepatic ~ deficiency 肝磷酸化酶缺乏症，糖原贮积病Ⅵ型 / muscle ~ deficiency 肌磷酸化酶缺乏症，糖原贮积病Ⅴ型

phosphorylase kinase [fɔs'fɔ:rileis 'kaineis] 磷酸化酶激酶(肝内缺乏此酶为一种X连锁隐性性状，可致磷酸化酶b激酶缺乏症)

phosphorylase *b* kinase [fɔs'fɔrileis 'kaineis] 磷酸化酶*b*激酶，磷酸化酶激酶

phosphorylase *b* kinase deficiency 磷酸化酶*b*激酶缺乏症(一种X连锁糖原贮积病，由于肝内磷酸化酶激酶缺乏所致，其特征在受患男性为肝大，有时为空腹性低血糖和某种程度的生长迟缓，但一般为良性。它的分类，作为糖原贮积病的一种特殊类型，一直是有争议的，曾包括在Ⅵ型内，并称为Ⅷ型和〈以前称为〉Ⅸ型)

[phosphorylase]phosphatase [fɔs'fɔ:rileis 'fɔsfəteis] [磷酸化酶] 磷酸酶

phosphorylate ['fɔsfərileit] *vt* 磷酸化

phosphorylation [ˌfɔsfəri'leiʃən] *n* 磷酸化(作用) | oxidative ~ 氧化磷酸化(作用) / substrate-level ~ 底物水平磷酸化(作用)

phosphorylysis [ˌfɔsfə'rilisis] *n* 磷酸分解(作用)

phosphosugar [ˌfɔsfə'ʃugə] *n* 磷糖

phosphotransacetylase [ˌfɔsfəuˌtrænsə'setileis] *n* 磷酸转乙酰酶，磷酸乙酰基转移酶

phosphotransferase [ˌfɔsfəu'trænsfəreis] *n* 磷酸转移酶，转磷酸酶

phosphotriose [ˌfɔsfəu'traiəus] *n* 丙糖磷酸，磷酸丙糖

phosphotungstate [ˌfɔsfəu'tʌŋsteit] *n* 磷钨酸盐

phosphotungstic acid [ˌfɔsfəu'tʌŋstik] 磷钨酸

phosphovitellin [ˌfɔsfəuvai'telin] *n* 卵黄高磷蛋白

phosphuresis [ˌfɔsfjuə'ri:sis] *n* 磷(酸盐)尿排泄 | **phosphuretic** [ˌfɔsfjuə'retik] *a* 促磷(酸盐)尿排泄的

phosphuret ['fɔsfjuret] *n* 磷化物

phosphuretted [ˌfɔsfjuˌretid] *a* 与磷化合的，含磷的

phosphuria [fɔs'fjuəriə] *n* 磷酸盐尿;磷酸盐沉着

phosvitin [fɔs'vaitin] *n* 卵黄高磷蛋白

photalgia [fəu'tældʒiə] *n* 光痛(如眼痛)

photallochromy [fəu'tæləˌkrəumi] *n* 光照变色性

photaugiaphobia [fəuˌtɔːdʒiə'fəubjə] *n* 光耀恐怖;闪光恐怖

phot(e) [fəut] *n* 辐透,厘米烛光(照度单位)

photechy ['fəutəki] *n* 辐射感应性

photerythrous [ˌfəuti'riθrəs] *a* 仅感红光的

photesthesis [ˌfəutis'θiːsis] *n* 光觉;(对)光敏感,畏光

photic ['fəutik] *a* 光的,感光的

photism ['fəutizəm] *n* 色、光联觉,色、光幻觉(伴有听觉、味觉、嗅觉或触觉的一种色觉)

phot(o)- [构词成分] 光

photoablation [ˌfəutəuæb'leiʃən] *n* 光挥发(作用)(由激光器发射紫外线照射而引起的组织发光)

photoactinic [ˌfəutəuæk'tinik] *a* (发出)光化射线的;能产生光化作用的

photoactive [ˌfəutəu'æktiv] *a* 光敏的

photoallergy [ˌfəutəu'ælədʒi] *n* 光变应性,对光过敏 | **photoallergic** [ˌfəutəuə'ləːdʒik] *a*

photoautotroph [ˌfəutəu'ɔːtətrəuf] *n* 光能自养生物

photoautotrophic [ˌfəutəuˌɔːtə'trɔfik] *a* 光能自养的

photobacteria [ˌfəutəubæk'tiəriə] *n* 发光细菌

Photobacterium [ˌfəutəubæk'tiəriəm] *n* 发光菌属

photobacterium [ˌfəutəubæk'tiəriəm] *n* 发光菌

photobiologic(al) [ˌfəutəuˌbaiə'lɔdʒik(əl)] *a* 光生物学的

photobiology [ˌfəutəubai'ɔlədʒi] *n* 光生物学,生物光学

photobiotic [ˌfəutəubai'ɔtik] *a* 需光生成的,感光生存的

photocatalysis [ˌfəutəukə'tælisis] *n* 光催化(作用) | **photocatalytic** [ˌfəutəuˌkætə'litik] *a*

photocatalyst [ˌfəutəu'kætəlist], **photocatalyzer** [ˌfəutəu'kætəˌlaizə] *n* 光催化剂,光触媒

photoceptor [ˌfəutəu'septə] *n* 光感受器

photochemistry [ˌfəutəu'kemistri] *n* 光化学 | **photochemical** *a*

photochemotherapy [ˌfəutəuˌkemə'θerəpi] *n* 光化学疗法

photochromogen [ˌfəutəu'krəumədʒən] *n* 光照产色菌

photochromogenicity [ˌfəutəuˌkrəuməudʒe'nisəti] *n* 光照产色性 | **photochromogenic** [ˌfəutəuˌkrəuməu'dʒenik] *a* 光照产色的

photocoagulation [ˌfəutəukəuˌægju'leiʃən] *n* 光(照性)凝固(法),光致凝固法(用于视网膜病等)

photoconvulsive [ˌfəutəukən'vʌlsiv] *a* 光致惊厥的,光致发作的

photocutaneous [ˌfəutəukjuː'teinjəs] *n* 光照性皮肤(变化)的

photodermatitis [ˌfəutəuˌdəːmə'taitis] *n* 光照性皮炎

photodermatosis [ˌfəutəuˌdəːmə'təusis] *n* 光照性皮肤病

photodetector [ˌfəutəudi'tektə] *n* 光检测器

photodisruption [ˌfəutəudis'rʌpʃən] *n* 光致破裂(由激光引起分子快速电离所致的组织破裂)

photodromy [fəu'tɔdrəmi] *n* 光动现象(趋光或避光的现象,如悬浮液中的粒子)

photodynamic [ˌfəutəudai'næmik] *a* 光动力的

photodynamics [ˌfəutəudai'næmiks] *n* 光动力学

photodynesis [ˌfəutəudai'niːsis] *n* 光致(胞质)流动

photodynia [ˌfəutəuˈdiniə] *n* 光痛

photodysphoria [ˌfəutəudisˈfəuriə] *n* 羞明，畏光

photoelectric [ˌfəutəuiˈlektrik] *a* 光电的

photoelectron [ˌfəutəuiˈlektrɔn] *n* 光电子

photoelement [ˌfəutəuˈelimənt] *n* 光元素

photoerythema [ˌfəutəuˌeriˈθiːmə] *n* 光照性红斑

photoesthetic [ˌfəutəuisˈθetik] *a* 光感的，感光的

photofluorogram [ˌfəutəuˈfluərəgræm] *n* 荧光X线(照)片

photofluorography [ˌfəutəuˌfluəˈrɔgrəfi] *a* 荧光X线摄影(术) | **photofluorographic** [ˌfəutəuˌfluərəuˈgræfik] *a* 荧光摄影的

photofluoroscope [ˌfəutəufluˈɔrəskəup] *n* 荧光X线摄影机

photogastroscope [ˌfəutəuˈgæstrəskəup] *n* 胃内照相器，胃内照相装置

photogene [ˈfəutədʒiːn] *n* 后象，余象

photogenic [ˌfəutəuˈdʒenik] *a* 光所致的，光源性的；发光的 | ～**ally** *ad*

photogram [ˈfəutəgræm] *n* 照片

photograph [ˈfəutəgrɑːf] *n* 照片 *vt* 为…拍照 *vi* 拍照 | take a ～ 拍照片

photographic [ˌfəutəuˈgræfik] *a* 摄影(术)的 | ～**ally** *ad*

photography [fəˈtɔgrəfi] *n* 摄影术

photohalide [ˌfəutəuˈhælaid] *n* 感光性卤化物

photohematachometer [ˌfəutəuˌheməteˈkɔmitə] *n* 血流速度照相器

photohenric [ˌfəutəuˈhenrik] *a* 光亨(利)的

photoheterotroph [ˌfəutəuˈhetərətrəuf] *n* 光能异养生物

photoheterotrophic [ˌfəutəuˌhetərəuˈtrɔfik] *a* 光能异养的

photohmic [fəuˈtəumik] *a* 光欧(姆)的

photoinactivation [ˌfəutəuinˌæktiˈveiʃən] *n* 光照灭活(用光对某一物质，例如补体，进行灭活)

photokinesis [ˌfəutəukaiˈniːsis] *n* 趋光性，感光运动 | **photokinetic** [ˌfəutəukaiˈnetik] *a*

photokymograph [ˌfəutəuˈkaiməgrɑːf] *n* 光转筒记录器，记录照相机

photolethal [ˌfəutəuˈliːθəl] *a* 光线致死的

photology [fəuˈtɔlədʒi] *n* 光学

photoluminescence [ˌfəutəuˌljuːmiˈnesns] *n* 光致发光

photolysis [fəuˈtɔlisis] *n* 光解(作用) | **photolytic** [ˌfəutəuˈlitik] *a*

photolyte [ˈfəutəlait] *n* 光解物

photoma [fəuˈtəumə] *n* 闪光

photomagnetic [ˌfəutəumægˈnetik] *a* 光磁的

photomagnetism [ˌfəutəuˈmægnitizəm] *n* 光磁性

photometer [fəuˈtɔmitə] *n* 光度计 | flicker ～ 闪光光度计，闪变光度计

photomethemoglobin [ˌfəutəumetˌhiːməuˈgləubin] *n* 光变性血红蛋白(光作用于高铁血红蛋白的产物)

photometry [fəuˈtɔmitri] *n* 光度学，光度术 | flicker ～ 闪光光度术，闪变光度术

photomicrograph [ˌfəutəuˈmaikrəgrɑːf] *n* 显微照片 *vt* 拍摄显微照片 | ～**ic** [ˌfəutəumaikrəˈgræfik] *a* 显微摄影的 / ～**y** [ˌfəutəumaiˈkrɔgrəfi] *n* 显微摄影(术)

photomicroscope [ˌfəutəuˈmaikrəskəup] *n* 照相显微镜，显微摄影镜

photomicroscopy [ˌfəutəumaiˈkrɔskəpi] *n* 显微摄影(术)

photomorphogenesis [ˌfəutəuˌmɔːfəuˈdʒenisis] *n* 光形态发生作用

photomyoclonic [ˌfəutəuˌmaiəuˈklɔnik] *n* 光致肌阵挛的

photomyogenic [ˌfəutəuˌmaiəuˈdʒenik] *n* 光致肌阵挛的

photon [ˈfəutɔn] *n* 光子

photoncia [fə'tɔnsiə] *n* 光源(性)肿
photone ['fəutəun] *n* 光幻视
photo-onycholysis [ˌfəutəuˌəuni'kɔlisis] *n* 光甲松解,光甲剥离
photo-ophthalmia [ˌfəutəuɔf'θælmiə] *n* 强光眼炎 | flash ～ 强闪光眼炎
photoparoxysmal [ˌfəutəuˌpærək'sizməl] *a* 光致发作的
photopathy [fə'tɔpəθi] *n* 光源(性)病;光刺激反应性
photoperceptive [ˌfəutəupə'septiv] *a* 光感受的,感光的,光觉的
photoperiod [ˌfəutəu'piəriəd] *n* 光周期(一个生物每天需要光照的时间) | **～ic** [ˌfəutəupiəri'ɔdik] *a* / **～ism** [ˌfəutəu'piəriədizəm] *n* 光周期现象,光周期性(动物和植物对于光周期发生一定反应的生理反应) / **～icity** [ˌfəutəupiəriə'disəti] *n* 光周期性
photopharmacology [ˌfəutəuˌfɑ:mə'kɔlədʒi] *n* 光药理学
photopheresis [ˌfəutəufə'ri:sis] *n* 光除去法,光提取法(一种治疗皮肤T细胞淋巴瘤技术,服用光敏性化学药品如甲氧沙林〈methoxsalen〉后,血液脱离患者,经紫外线放射源循环,然后输回。据认为治疗效果可刺激宿主免疫系统)
photophilic [ˌfəutəu'filik] *a* 嗜光的
photophobia [ˌfəutəu'fəubjə] *n* 畏光,羞明 | **photophobic** [ˌfəutəu'fəubik] *a*
photophore ['fəutəfɔ:] *n* 透照灯,内腔照明器(检鼻、喉)
photophosphorylation [ˌfəutəuˌfɔsfəri'leiʃən] *n* 光合磷酸化(作用)
photophthalmia [ˌfəutɔf'θælmiə] *n* 强光眼炎
photopia [fəu'təupiə] *n* 光适应 | **photopic** [fəu'tɔpik] *a*
photopigment [ˌfəutəu'pigmənt] *n* 感光色素(一种色素,如视色素,光存在时并不稳定)
photoproduct ['fəutəˌprɔdʌkt] *n* 光合物
photoprotection [ˌfəutəuprə'tekʃən] *n* 光照保护法(用光照保护细胞)
photopsia [fəu'tɔpsiə], **photopsy** [fəu'tɔpsi] *n* 火花幻视,闪光幻觉
photopsin [fəu'tɔpsin] *n* 光视蛋白(视网膜锥的蛋白成分,和视网膜结合形成光化色素)
photoptarmosis [ˌfəutəutɑ:'məusis] *n* 感光喷嚏
photoptometer [ˌfəutɔp'tɔmitə] *n* 光觉计
photoptometry [ˌfəutɔp'tɔmitri] *n* 光觉测验法
photoradiation [ˌfəutəuˌreidi'eiʃən] *n* 光辐射,光动力疗法
photoradiometer [ˌfəutəˌreidi'ɔmitə] *n* X线(辐射)量计
photoreaction [ˌfəutəuri(:)'ækʃən] *n* 光反应
photoreactivation [ˌfəutəuri(:)ˌækti'veiʃən] *n* 光致复活(作用)
photoreceptor [ˌfəutəuri'septə] *n* 光感受器,感光器 | **photoreception** [ˌfəutəuri'sepʃən] *n* 感光(作用)(检辐射能,一般波长为3 900～7 700 Å,在可见光的范围) / **photoreceptive** *a* 感光的
photorespiration [ˌfəutəuˌrespə'reiʃən] *n* 光呼吸(作用)
photoretinitis [ˌfəutəureti'naitis] *n* 光照性视网膜炎
photoreversal [ˌfəutəuri'və:səl] *n* 光致复活(作用)
photoscan ['fəutəskæn] *n* 光扫描图
photoscanner [ˌfəutəu'skænə] *n* 光扫描器
photoscope ['fəutəskəup] *n* 透视镜(荧光屏) | **photoscopy** [fəu'tɔskəpi] *n* (X线)透视检查
photosensitive [ˌfəutəu'sensitiv] *a* 光敏感的,感光的 | **photosensitivity** [ˌfəutəuˌsensi'tivəti] *n* 光敏感性,感光性,光过敏
photosensitize [ˌfəutəu'sensitaiz] *vt*

使感光 | **photosensitization** [ˌfəutəuˌsensitai'zeiʃən, -ti'z-] *n* 感光过敏(作用),光致敏(作用),光感作用

photostable ['fəutəˌsteibl] *a* 不感光的,耐光的

photostethoscope [ˌfəutəu'steθəskəup] *n* 光波显音器(用以记录胎儿心搏)

photosynthesis [ˌfəutəu'sinθəsis] *n* 光合作用 | **photosynthetic** [ˌfəutəusin'θetik] *a* 光合的

phototaxis [ˌfəutəu'tæksis] *n* 趋光性(指细胞和微生物在光影响下的活动) | **phototactic** [ˌfəutəu'tæktik] *a* 趋光的

phototherapy [ˌfəutəu'θerəpi] *n* 光线疗法

phototherm y ['fəutəθə:mi] *n* 辐射热作用,光热作用 | **photothermal** [ˌfəutəu'θə:məl] *a* 辐射热的,光热的

phototimer ['fəutəutaimə] *n* 照相计时器

phototonus [fə'tɔtənəs] *n* 光紧张(原生质受光影响所致的一种刺激状态) | **phototonic** [ˌfəutə'tɔnik] *a*

phototoxic [ˌfəutəu'tɔksik] *a* 光毒的 | ~**ity** [ˌfəutəutɔk'sisəti] *n* 光毒性

phototoxis [ˌfəutəu'tɔksis] *n* 光线损害,射线损害,辐射损害

phototransduction [ˌfəutəutræns'dʌkʃən] *n* 光转导,视转导

phototrophic [ˌfəutəu'trɔfik] *a* 光营养的

phototropism [fəu'tɔtrəpizəm] *n* 向光性;光色互变(现象) | **phototropic** [ˌfəutəu'trɔpik] *a* 向光的

phototurbidometric [ˌfəutəutə:bidə'metrik] *a* 光电比浊(计)的

photoxylin [fə'tɔksilin] *n* 木髓火棉

photronreflectometer [ˌfəutrɔnˌri:flek'tɔmitə] *n* 光电反射计

photuria [fə'tjuəriə] *n* 发光尿

PHPPA *p*-hydroxyphenylpyruvic acid 对羟苯丙酮酸

Phragmidiothrix [fræg'midiəθriks] *n* 三股菌属

Phragmobasidiomycetes [ˌfrægməubəˌsidiəumai'si:ti:z] *n* 栅担子菌纲

Phragmobasidiomycetidae [ˌfrægməubəˌsidiəumai'setidi:] *n* 栅担子菌亚纲

phragmoplast ['frægməplæst] *n* 成膜体(有丝分裂时,在其内形成中体的桶状纺锤体)

phren [fren] *n* 【希】膈;精神,意志

phrenalgia [fri'nældʒiə] *n* 膈痛;精神性痛

phrenectomy [fri'nektəmi] *n* 膈切除术;膈神经切除术

phrenemphraxis [ˌfrenem'fræksis] *n* 膈神经压轧术

phrenetic [fri'netik] *a* 疯狂的,精神错乱的 *n* 躁狂患者

phrenic ['frenik] *a* 膈的;精神的

phrenicectomized [ˌfreni'sektəmaizd] *a* 膈神经切除的

phrenicectomy [ˌfreni'sektəmi] *n* 膈神经切除术

phreniclasia [ˌfreni'kleiziə], **phreniclasis** [ˌfreni'kleisis] *n* 膈神经压轧术

phrenicoexeresis [ˌfrenikəuek'serisis], **phrenicoexairesis** [ˌfrenikəuek'sairisis] *n* 膈神经抽出术

phreniconeurectomy [ˌfrenikəunjuə'rektəmi] *n* 膈神经切除术

phrenicotomy [ˌfreni'kɔtəmi] *n* 膈神经切断术

phrenicotripsy [ˌfrenikəu'tripsi] *n* 膈神经压轧术

phrenitis [fri'naitis] *n* 脑炎;谵妄;膈炎

phren(o)- [构词成分] 膈;膈神经;精神,意志

phrenocardia [ˌfrenəu'kɑ:diə] *n* 心血管神经衰弱

phrenocolic [ˌfrenəu'kɔlik] *a* 膈结肠的

phrenocolopexy [ˌfrenəu'kəuləpeksi]

n 膈结肠固定术

phrenodynia [ˌfrenəu'diniə] *n* 膈痛

phrenogastric [ˌfrenəu'gæstrik] *a* 膈胃的

phrenoglottic [ˌfrenəu'glɔtik] *a* 膈声门的

phrenograph ['frenəgrɑ:f] *n* 膈动描记器

phrenohepatic [ˌfrenəuhi'pætik] *a* 隔肝的

phrenology [fri'nɔlədʒi] *n* 颅相学,骨相学 | **phrenological** [ˌfrenə'lɔdʒikəl] *a* / **phrenologist** *n* 颅相学者,骨相学者

phrenopericarditis [ˌfrenəuˌperikɑ:'daitis] *n* 膈心包炎

phrenoplegia [ˌfrenəu'pli:dʒiə] *n* 膈瘫痪

phrenoptosis [ˌfrenɔp'təusis] *n* 膈下垂

phrenosin ['frenəsin] *n* 羟脑苷脂

phrenosinic acid [frenəu'sinik] 脑羟酸,羟二十四酸

phrenospasm ['frenəspæzəm] *n* 膈痉挛

phrenosplenic [ˌfrenəu'splenik] *a* 膈脾的

phrenosterol [ˌfrenəu'sterɔl] *n* 脑甾醇

phrenotropic [ˌfrenəu'trɔpik] *a* 向精神的,作用于精神的

phrictopathic [ˌfriktəu'pæθik] *a* 寒战的

phronema [frə'ni:mə] *n* 联想中枢部(指大脑皮质部分)

phrynin ['frainin] *n* 蟾毒,蟾蜍毒素

phrynoderma [ˌfrinə'də:mə] *n* 蟾皮病,毛囊角化过度

phrynolysin [frai'nɔlisin] *n* 蟾溶素,蟾毒素

phthalate ['θæleit] *n* 邻苯二甲酸盐,酞酸盐

phthalein ['θæliin] *n* 酞 | alphanaphthol ～ α-萘酚酞 / orthocresol ～ 邻甲酚酞

phthaleinometer [ˌθælii'nɔmitə] *n* 酞定量器,酞量计

phthalic acid ['θælik] 酞酸,苯二酸

phthalin ['θælin] *n* 还原酞,酞灵

phthalylsulfacetamide [ˌθælilˌsʌlfə'setəmaid], **phthalylsulfonazole** [ˌθælilsʌl'fɔnəzəul] *n* 酞磺醋胺(肠道抗菌药)

phthalylsulphathiazole [ˌθælilˌsʌlfə'θaiəzəul] *n* 酞磺胺噻唑(肠道抗菌药)

phthinoid ['θainɔid] *a* 痨病样的

phthiocerol [ˌθaiə'siərɔl] *n* 结核菌醇

phthiocol ['θaiəkɔl] *n* 结核萘醌,2-羟-3-甲基-1,4-萘醌(由结核分支杆菌产生的一种抗菌素,具有维生素K活性)

phthiotic acid [θai'ɔtik] 结核菌酸

phthiriasis [θi'raiəsis] *n* 虱病 | ～ inguinalis, pubic ～ 阴虱病

Phthirus ['θirəs] *n* 阴虱属 | ～ pubis 阴虱

phthisic ['θaisik] *a* 痨病的 *n* 痨病患者;气喘(俗名)

phthisical ['θaisikəl] *a* 痨病的

phthisicky ['θaisiki] *a* 气喘的,患气喘病的

phthisiogenesis [ˌθaisiəu'dʒenisis] *n* 致痨,成痨,痨病发生

phthisiogenetic [ˌθaisiəudʒi'netik], **phthisiogenic** [ˌθaisiəu'dʒenik] *a* 致痨病的,痨病发生的

phthisiology [ˌθaisi'ɔlədʒi] *n* 痨病学,肺痨学,结核病学

phthisiotherapeutical [ˌθaisiəuˌθerə'pju:tikəl] *a* 痨病治疗的

phthisiotherapeutist [ˌθaisiəuˌθerə'pju:tist], **phthisiotherapist** [ˌθaisiəu'θerəpist] *n* 痨病治疗学家

phthisiotherapy [ˌθaisiəu'θerəpi], **phthisiotherapeutics** [ˌθaisiəuˌθerə'pju:tiks] *n* 痨病治疗

phthisis ['θaisis] ([复] **phthises** ['θaisi:z]) *n* 痨病;肺痨,肺结核 | abdominal ～ 腹痨(肠及肠系膜淋巴结结

核) / bacillary ～ 杆菌性痨病，结核病 / black ～, colliers' ～, miner's ～ 炭末沉着病，炭肺 / diabetic ～ 糖尿病性肺结核 / dorsal ～ 脊椎结核 / essential ～ (of the eye) 特发性眼痨，眼球软化 / flax dressers' ～ 亚麻沉着病 / glandular ～ 淋巴结结核 / grinders' ～ 硅肺结核 / Mediterranean ～ 波状热，布鲁(杆)菌病 / ocular ～ 眼痨，眼球软化 / potters' ～ 硅肺结核 / pulmonary ～ 肺结核 / stone cutters' ～ 石末沉着病，石末肺

phyco- [构词成分] 藻

phycobilin [ˌfaikəuˈbilin] *n* 藻胆色素

phycochrome [ˈfaikəkrəum] *n* 藻色素；蓝绿藻

phycochromoprotein [ˌfaikəuˌkrəuməuˈprəutiːn] *n* 藻色蛋白

phycocyanin [ˌfaikəuˈsaiənin] *n* 藻青蛋白

phycocyanogen [ˌfaikəusaiˈænədʒin] *n* 藻青蛋白原，藻蓝蛋白原

phycoerythrin [ˌfaikəuˈeriθrin] *n* 藻红蛋白

phycology [faiˈkɔlədʒi] *n* 藻类学 | **phycologist** *n* 藻类学家

phycomycete [ˌfaikəuˈmaisiːt] *n* 藻菌 | **phycomycetous** [ˌfaikəumaiˈsiːtəs] *a*

Phycomycetes [ˌfaikəumaiˈsiːtiːz], **Phycomycetae** [ˌfaikəumaiˈsiːtiː] *n* 藻菌纲

phycomycosis [ˌfaikəumaiˈkəusis] *n* 藻菌病 | cerebral ～ 脑藻菌病 / ～ entomophthorae 鼻藻菌病 / subcutaneous ～ 皮下藻菌病 | **phycomycetosis** [ˌfaikəumaisiˈtəusis] *n*

phygogalactic [ˌfaigəugəˈlæktik] *a* 止乳的

phyla [ˈfailə] phylum的复数

phylacagogic [faiˌlækəˈgɔdʒik] *a* 促成防御素的(能诱发形成防御素或保护性抗体的)

phylactic [faiˈlæktik] *a* 防御的，防御作用的

phylactotransfusion [faiˌlæktəutrænsˈfjuːʒən] *n* 防御输液，免疫输液

phylaxin [faiˈlæksin] *n* 防御素(保护机体防止感染及感染后果的物质，有两种防御素，御菌素和毒素防御素)

phylaxiology [faiˌlæksiˈɔlədʒi] *n* 防御(素)学

phylaxis [faiˈlæksis] *n* 【希】防御作用

phyletic [faiˈletik] *a* 门的(生物分要类)；系统发育的，种系发生的 | ～**ally** *ad*

Phyllacanthina [ˌfiləkænˈθainə] *n* 叶棘虫亚目

Phyllanthus [fiˈlænθəs] *n* 叶下珠属 | ～ engleri 恩格叶下珠，毒叶下珠

phyllidea [fiˈlidiə] *n* 吸叶(绦虫)

phyll(o)- [构词成分] 叶

Phyllobacterium [ˌfiləubækˈtiəriəm] *n* 叶杆菌属

phyllochlorin [ˌfiləuˈklɔːrin] *n* 叶绿素蛋白

phyllode [ˈfiləud] *a* 叶状的(指肿瘤切面)

phylloerythrin [ˌfiləuˈeriθrin] *n* 叶赤素

phyllolith [ˈfiləliθ] *n* 叶石(见于肾结核的空洞内)

Phyllopharyngidea [ˌfiləufærinˈdʒidiə] *n* 叶咽总目

phylloporphyrin [ˌfiləuˈpɔːfirin] *n* 叶卟啉

phyllopyrrole [ˌfiləˈpirəul] *n* 叶吡咯

phylloquinone [ˌfiləuˈkwinəun] *n* 叶绿醌，维生素K_1

phylloxanthine [filɔkˈsænθin] *n* 叶黄素

phylobiology [ˌfailəubaiˈɔlədʒi] *n* 种系生物学

phylogeny [ˌfaiˈlɔdʒini], **phylogenesis** [ˌfailəˈdʒenisis] *n* 系统发育，种系发生(生物种族的发展史) | **phylogenetic** [ˌfailəudʒiˈnetik], **phylogenic** [failəˈdʒenik] *a*

phylum ['failəm] ([复] **phyla** ['failə]) *n*【拉】门(生物分类)

phyma ['faimə] ([复] **phymata** ['faimətə]) *n*【希】(皮肤)肿块,(皮肤)结块,肿瘤

phymatoid ['faimətɔid] *a* 肿块样的,肿瘤样的

phymatorhusin [ˌfaimətə'rusin], **phymatorrhysin** [ˌfaimətə'risin] *n* 肿瘤黑(色)素

phymatosis [ˌfaimə'təusis] *n* 肿块病,肿瘤病

Physalia [fai'seiliə] *n* 僧帽水母属

physaliform [fai'sælifɔ:m] *a* 气泡样的

physaliphore [fai'sælifɔ:] *n* 细胞内空泡;空泡细胞

physaliphorous [ˌfisə'lifərəs], **physaliferous** [ˌfisə'lifərəs] *a* 含空泡的

physalis [fai'sælis] ([复] **physalides** [fai'sælidi:z]) *n* 空泡细胞

physallization [ˌfisəlai'zeiʃən, -li'z-] *n* 泡沫形成,成泡(作用)

Physaloptera [ˌfisə'lɔptərə] *n* 泡翼线虫属 | ~ caucasica 高加索泡翼线虫 / ~ mordens 咬泡翼线虫 / ~ rara 稀泡翼线虫 / ~ truncata 截尾泡翼线虫

physalopteriasis [ˌfisəlɔptə'raiəsis] *n* 泡翼线虫病

Physarida [fi'sɑ:ridə] *n* 无钙目

physeal ['fiziəl] *a* 生长的,长骨体生长部的

physiatrics [ˌfizi'ætriks], **physiatry** ['fiziˌætri] *n* 物理治疗学,理疗学 | **physiatrist** [ˌfizi'ætrist], **physiatrician** [ˌfiziə'triʃən] *n* 理疗医师,理疗学家

physic ['fizik] *n* 医学,药物(尤指泻药) (physicked, physicking) *vt* 给…服(泻)药;治愈

physical ['fizikəl] *a* 物质的;身体的,躯体的,体格的;自然的,物理的 *n* 体格检查 | ~**ly** *ad*

physician [fi'ziʃən] *n* 医师,内科医师 | ~ assistant 助理医师 / attending ~ 主治医师 / chief ~ 主任医师 / emergency ~ 急症医师 / family ~ 家庭医师 / house ~, resident ~ 住院医师

physicist ['fizisist] *n* 物理学家

Physick's operation ['fizik] (Philip S. Physick) 菲西克手术(用切割镊作虹膜圆片切除,以造一个人工瞳孔) | ~ pouches 菲西克囊(直肠瓣之间的炎症性小囊,有粘液性排出物)

physicochemical [ˌfizikəu'kemikəl] *a* 物理化学的 | ~**ly** *ad*

physicogenic [ˌfizikəu'dʒenik] *a* 身体(原)因的;物理原(因)的

physicotherapeutics [ˌfizikəuˌθerə'pju:tiks], **physicotherapy** [ˌfizikəu'θerəpi] *n* 物理治疗,理疗

physics ['fiziks] *n* 物理学

physinosis [ˌfizi'nəusis] *n* 物理原(因)病

physio- [构词成分] 自然;生理

physiochemistry [ˌfiziəu'kemistri] *n* 生理化学 | **physiochemical** [ˌfiziəu'kemikəl] *a*

physiocracy [ˌfizi'ɔkrəsi] *n* 自然疗法

physiogenesis [ˌfiziə'dʒenisis] *n* 胚胎学

physiognomy [ˌfizi'ɔgnəmi] *n* 面相法;面部表情,面容;面容诊断 | **physiognomic(al)** [ˌfiziə'nɔmik(əl)] *a*

physiognosis [ˌfiziɔg'nəusis] *n* 面容诊断法

physiologic(al) [ˌfiziə'lɔdʒik(əl)] *a* 生理学的,生理的 | ~**ally** *ad*

physiologicoanatomical [ˌfiziəˌlɔdʒikəuˌænə'tɔmikəl] *a* 生理解剖学的

physiology [ˌfizi'ɔlədʒi] *n* 生理学 | general ~ 生理学总论,普通生理学 / morbid ~, pathologic ~ 病理生理学 / special ~ 生理学各论,器管生理学 | **physiologist** *n* 生理学家

physiolysis [ˌfizi'ɔlisis] *n* 自然分解

physiomedicalism [ˌfiziəu'medikəlizəm] *n* 草药医派 | **physiomedical**

[ˌfiziəu'medikəl] *a*
physiometry [ˌfizi'ɔmitri] *n* 生理功能测定
physioneurosis [ˌfiziəunjuə'rəusis] *n* 躯体(性)神经功能病,躯体神经症
physionomy [ˌfizi'ɔnəmi] *n* 自然规律学
physiopathic [ˌfiziəu'pæθik] *a* 躯体(性)神经功能病的;非精神性神经功能障碍的
physiopathologic [ˌfiziəuˌpæθə'lɔdʒik] *a* 病理生理的
physiopathology [ˌfiziəupə'θɔlədʒi] *n* 病理生理学
physiophyly [ˌfizi'ɔfili] *n* (身体)功能进化
physiotherapy [ˌfiziəu'θerəpi] *n* 物理治疗,理疗 | **physiotherapeutic** [ˌfiziəuˌθerə'pju:tik] *a* / **physiotherapeutist** [ˌfiziəuˌθerə'pju:tist], **physiotherapist** [ˌfiziəu'θerəpist] *n* 理疗医师,理疗学家
physique [fi'zi:k] *n* 体格,体型
physis ['faisis] *n* 长骨体生长部
physo- [构词成分] 气,空气
physocele ['faisəsi:l] *n* 气瘤;疝气囊
Physocephalus [ˌfaisə'sefələs] *n* 膨首线虫属
physocephaly [ˌfaisə'sefəli] *n* 头气肿
physohematometra [ˌfaisəuˌhemətəu'mi:trə] *n* 子宫积血气
physohydrometra [ˌfaisəuhaidrəu'mi:trə] *n* 子宫积水气
physometra [ˌfaisəu'mi:trə] *n* 子宫积气
Physopsis [fai'sɔpsis] *n* 瓶形螺亚属
physopyosalpinx [ˌfaisəuˌpaiəu'sælpiŋks] *n* 输卵管积脓气
Physostigma [ˌfaisəu'stigmə] *n* 毒扁豆属
physostigmine [ˌfaisəu'stigmi:n] *n* 毒扁豆碱(拟胆碱药,缩瞳药)
physostigminism [ˌfaisəu'stigminizəm] *n* 毒扁豆碱中毒
phytagglutinin [ˌfaitə'glu:tinin] *n* 植物凝血(毒)素
phytalbumin [fai'tælbjumin] *n* 植物白蛋白
phytalbumose [fai'tælbjuməus] *n* 植物蛋白脲
phytanate ['faitəneit] *n* 植烷酸盐(或阴离子型)
phytanic acid [fai'tænik] 植烷酸
phytanic acid α-hydroxylase [fai'tænik] 植烷酸α-羟化酶(此酶缺乏为一种常染色体隐性性状,是雷弗素姆〈Refsum〉病的原因)
phytase ['faiteis] *n* 肌醇六磷酸酶,植酸酶(旧称)
phytate ['faiteit] *n* 肌醇六磷酸,植酸(phytic acid的阴离子形式)
-phyte [构词成分] 植物;附长物,赘生物
phytic acid [ˌfaitik] 植酸,肌醇六磷酸
phytin ['faitin] *n* 非丁,肌醇六磷酸钙镁,植酸钙镁
phyt(o)- [构词成分] 植物
phytoalexin [ˌfaitəuə'leksin] *n* 植物抗毒素
phytoanaphylactogen [ˌfaitəuˌænəfi'læktədʒən] *n* 植物过敏原(来源植物的、能诱发过敏反应的抗原)
phytobezoar [ˌfaitəu'bi:zɔ:] *n* 植物粪石
phytochemistry [ˌfaitəu'kemistri] *n* 植物化学
phytochinin [ˌfaitəu'kinin] *n* 植物促代谢素(由某些草叶分离的一种物质,据说类似胰岛素,对碳水化合物代谢有作用)
phytocholesterol [ˌfaitəukɔ'lestərɔl] *n* 植物甾醇
phytochrome ['faitəkrəum] *n* (植物)光敏色素
phytodemic [ˌfaitəu'demik] *n* 植物流行病
phytodetritus [ˌfaitəudi'traitəs] *n* 植物腐质,植物碎屑
phytoflagellate [ˌfaitəu'flædʒileit] *n*

植鞭毛虫

phytogenesis [ˌfaitə'dʒenisis], **phytogeny** [fai'tɔdʒini] *n* 植物发生 | **phytogenetic(al)** [ˌfaitəudʒi'netik(əl)] *a*

phytogenous [fai'tɔdʒinəs], **phytogenic** [ˌfaitə'dʒenik] *a* 植物源的，植物性生长的

phytoglobulin [ˌfaitəu'glɔbjulin] *n* 植物球蛋白

phytohemagglutinin [ˌfaitəuˌhemə'glu:tinin] *n* 植物血细胞凝集素，植物血凝素

phytohormone [ˌfaitəu'hɔ:məun] *n* 植物激素

phytoid ['faitɔid] *a* 植物样的

phytol ['faitɔl] *n* 植醇，叶绿醇(用于制备维生素E及维生素K_1)

Phytomastigophora [ˌfaitəuˌmæsti'gɔfərə] *n* 植鞭毛纲

Phytomastigophorea [ˌfaitəuˌmæstiˌgɔfə'ri:ə] *n* 植鞭毛纲

phytomastigophorean [ˌfaitəuˌmæstiˌgɔfə'ri:ən] *n* 植鞭毛虫

phytomelin [ˌfaitəu'melin] *n* 芦丁，路丁，芸香甙

phytomitogen [ˌfaitəu'maitədʒən] *n* 植物有丝分裂原(植物中提取的、能使人细胞进行有丝分裂的物质)

Phytomonadina [ˌfaitəumɔnə'dainə] *n* 植滴虫目

Phytomonas [fai'tɔmənəs] *n* 植物单胞菌属

phytonadione [ˌfaitəunə'daiəun], **phytomenadione** [ˌfaitəuˌmenə'daiəun] *n* 植物甲萘醌，维生素K_1(止血药)

phytone ['faitəun] *n* 植物蛋白胨

phytonosis [fai'tɔnəsis] *n* 植物原(因)病

phytoparasite [ˌfaitəu'pærəsait] *n* 寄生植物

phytopathogenic [ˌfaitəuˌpæθə'dʒenik] *a* 致植物病的

phytopathology [ˌfaitəupə'θɔlədʒi] *n* 植物病理学；植物原(因)病病理学

phytopathy [fai'tɔpəθi] *n* 植物病

phytophagous [fai'tɔfəgəs] *a* 食植物的，素食的

phytopharmacology [ˌfaitəuˌfɑ:mə'kɔlədʒi] *n* 植物药理学

phytopharmacy [ˌfaitəu'fɑ:məsi] *n* 植物药剂学

phytophotodermatitis [ˌfaiteuˌfəutəudə:mə'taitis] *n* 植物日光性皮炎

phytoplankton [ˌfaitəu'plæŋktən] *n* 浮游植物

phytoplasm ['faitəplæzəm] *n* 植物原浆，植物原生质

phytoprecipitin [ˌfaitəupri'sipitin] *n* 植物沉淀素

phytosensitinogen [ˌfaitəuˌsensi'tinədʒən] *n* 植物致敏原，植物过敏原

phytosis [fai'təusis] *n* 植物寄生病

phytosterol [fai'tɔstərɔl], **phytosterin** [fai'tɔstərin] *n* 植物甾醇，植物固醇

phytosterolemia [faiˌtɔstərə'li:miə] *n* 植物甾醇血(症)，谷甾醇血(症)

phytosterolin [ˌfaitəu'stiərəlin] *n* 植物甾醇甙

phytotherapy [ˌfaitəu'θerəpi] *n* 植物药疗法

phytotoxic [ˌfaitəu'tɔksik] *a* 植物毒性的；抑制植物生长的 | ～**ity** [ˌfaitəutɔk'sisəti] *n* 植物毒性

phytotoxin [ˌfaitəu'tɔksin] *n* 植物毒素

phytotrichobezoar [ˌfaitəutraikəu'bi:zɔ:] *n* 植物毛粪石

phytotron ['faitətrɔn] *n* 植物人工气候室(研究植物生长用)

phytovitellin [ˌfaitəuvai'telin] *n* 植物卵黄磷蛋白

phytoxylin [fai'tɔksilin] *n* 植木胶(类似火棉胶的物质)

PI phosphatidylinositol 磷脂酰肌醇

pI 某一物质在等电点的pH值

pi [pai] *n* 希腊语的第16字母(Π, π);圆周率(π)

pia ['paiə] *a*【拉】柔的,软的 | ～ mater 软膜

pia-arachnitis [ˌpaiəˌəræk'naitis], **piarachnitis** [ˌpaiəræk'naitis] *n* 软膜蛛网膜炎,柔脑膜炎

pia-arachnoid [ˌpaiəə'ræknɔid], **piarachnoid** [ˌpaiə'ræknɔid] *n* 软膜蛛网膜,柔脑膜

pia-glia [paiə 'glaiə] *n* 软膜神经胶(质)层

pia-intima ['paiə 'intimə] 软膜神经胶(质)层(即pia-glia)

pial ['paiəl], **piamatral** [ˌpaiə'meitrəl] *a* 软膜的

pia mater ['pai 'meitə] 软膜 | ～ ～ encephali 软脑膜 / ～ ～ spinalis 软脊膜

pian [pi'ɑ:n] *n*【法】雅司病(即yaws) | ～ bois 森林雅司病(良性型利什曼病,有时侵袭鼻粘膜,见于圭亚那和哥斯达黎加的森林区) / hemorrhagic ～ 出血性疣,秘鲁疣

piarhemia [ˌpaiə'hi:miə] *n* 脂血(症)

piastrinemia [paiˌæstri'ni:miə] *n* 血小板增多(症)

piblokto [pi'blɔktəu] *n* 匹勃罗柯托病(主要在爱斯基摩妇女中的一种文化特异综合征,表现为赤身裸体在雪地中尖叫、奔跑,有时有自杀或杀人倾向)

pica ['paikə] *n*【拉】异食癖,食欲倒错(见于孕妇、缺铁及缺锌患者和营养不良的儿童)

piceous ['paisiəs] *a* 沥青的,沥青状的

pick[1] [pik] *n* 镐;牙签

pick[2] [pik] *vt, vi* 挖,凿;摘;挑选 *n* 挖,凿;挑选;选出物 | ～ off 摘下,摘掉 / ～ out 选出;区别出;领会 / ～ over 在…里挑选 / ～ up 捡起;获得;学会;测知;(藉仪器)看到,使恢复(精神、健康等);加快

pickling ['pikliŋ] *n* 酸浸;浸渍(以清洁金属的表面)

Pick's bodies [pik] (Arnold Pick) 皮克体(皮克病患者神经元中所见的胞浆内微丝状包涵体) | ～ disease 皮克病,局限性脑萎缩,脑叶萎缩

Pick's cells [pik] (Ludwig pick) 皮克细胞(见Niemann-Pick cells) | ～ disease 皮克病(见Niemann-Pick disease)

Pick's disease, syndrome [pik] (Friedel Pick) 皮克病、综合征(腹水和纤维化肝病,伴缩窄性心包炎,亦称心包性假性肝硬变)

pickwickian syndrome [pik'wikiən] (从狄更斯〈Dickens〉小说《匹克威克外传》〈Pickwick Papers〉中对胖孩的描写而得名) 匹克威克综合征(肥胖、嗜眠、肺换气不足和红细胞增多综合征)

pico- [构词成分] 皮(可),微微(10^{-12})

picocurie [ˌpaikəu'kjuəri] *n* 皮居里,微微居里(旧放射性单位,$=10^{-12}$Ci)

picogram ['paikəgræm] *n* 皮克,微微克(10^{-12}g)

picopicogram [ˌpaikəu'paikəgræm] *n* 皮皮克(10^{-12}pg,或10^{-24}g)

Picornaviridae [piˌkɔ:nə'viridi:] *n* 小核糖核酸病毒科,小RNA病毒科

picornavirus [pai'kɔ:nəˌvaiərəs] (pico + *ri*bo*n*ucleic *a*cid + *virus*) *n* 小核糖核酸病毒,小RNA病毒

picounit [ˌpaikəu'ju:nit] *n* 皮单位(10^{-12}_{u})

picramic acid [pai'kræmik] 氨基苦味酸

picrate ['pikreit] *n* 苦味酸盐

picric acid ['pikrik] 苦味酸,三硝基酚

picrin ['pikrin] *n* 紫花洋地黄苦素

picr(o)- [构词成分] 苦

picrocarmine [ˌpikrəu'kɑ:min] *n* 苦味酸卡红,苦胭脂红

picrogeusia [ˌpikrəu'gju:siə] *n* 苦味异常

picrol ['pikrɔl] *n* 皮克罗尔,二碘雷琐辛一磺酸钾

picronigrosin [ˌpikrəu'naigrəsin] *n*

苦味酸苯胺黑(苦味酸与苯胺黑的醇溶液,用作染剂)

picropodophyllin [ˌpikrəuˌpɔdə'filin] *n* 普达非伦苦素,鬼臼苦素

Picrorrhiza [ˌpikrə'raizə] *n* 胡黄连属

picrosaccharometer [ˌpikrəuˌsækə'rɔmitə] *n* 糖尿定量器

picrosclerotine [ˌpikrəu'skliərətin] *n* 麦角苦碱

picrosulfuric acid [ˌpikrəusʌl'fjuərik] 苦硫酸

picrotoxin [ˌpikrəu'tɔksin] *n* 印防己毒素,苦味毒(中枢兴奋药)

picrotoxinism [ˌpikrəu'tɔksinizəm] *n* 印防己毒素中毒

pictograph ['piktəgrɑːf] *n* 剪影儿童视力表

pictorial [pik'tɔːriəl] *a* 图片的,用图片表示的 *n* 画报 | ~**ize** [pik'tɔːriəlaiz] *vt* 用图片表示 / ~**ization** [pikˌtɔːriəlai'zeiʃən, -li'z-] *n* | ~**ly** *ad*

picture ['piktʃə] *n* 画;图,象,图片,照片 *vt* 画,用图表示;描述;把…摄成电影 | blood ~ 血象 | out of the ~ 不相干的,在本题以外的

picturize ['piktʃəraiz] *vt* 用图画表现;把…拍成电影

PID pelvic inflammatory disease 盆腔炎症性疾病

PIE pulmonary interstitial emphysema 间质性肺气肿

piebaldism [pai'bɔːldizəm] *n* 斑驳(状态),花斑;部分白花病

piece [piːs] *n* 块,片,段,件,个;部分 *vt* 修补,拼合 | principal ~, chief ~ 主段(精子尾的主要部分) / secretory ~ 分泌片,分泌成分(分泌IgA的糖肽成分) | ~ by ~ 一点一点地;逐渐地 / all to ~s 完全地,彻底地 / go to ~s 崩溃,瓦解;身体(或精神上)垮下来 / in one ~ 未受损坏,仍完整;未受伤害 / of a ~ 性格上一致;(言行)一致

pied [paid] *a* 斑驳的,杂色的

piedra [pi'eidrə] *n* (热带)毛孢子菌病,毛结节病 | black ~ 黑毛结节病 / white ~ 白毛结节病

Piedraia [ˌpaiə'draiə] *n* 毛孢子菌属

Piedraiaceae [ˌpaiədri'eisiiː] *n* 毛孢子菌科

pier [piə] *n* 桥基,基牙(亦称中间桥基)

pierce [piəs] *vt* 穿孔,刺破 *vi* 穿入,刺入 | ~**r** *n* 钻孔器

piercing ['piəsiŋ] *a* (风)刺骨的;(声音)尖锐刺耳的;敏锐的 | ~**ly** *ad*

Pierre Robin syndrome [pi'jɛərəu'bæn] (Pierre Robin) 比埃·洛宾综合征(小颌、腭裂及舌下垂,无咽反射)

Piersol's point ['piəsɔl] (George A. Piersol) 皮索尔点(示膀胱口的位置)

piesesthesia [paiˌiːzis'θiːzjə], **piezesthesia** [ˌpaiizis'θiːzjə] *n* 压觉

piesimeter [paii'simitə] *n* 压力计(测皮肤对压力的敏感度)

-piesis [构词成分] 压

piezallochromy [ˌpaii'zæləkrəumi] *n* 压致变色,压碎变色

piezocardiogram [paiˌiːzəu'kɑːdiəgræm] *n* 心动压力图

piezochemistry [paiˌiːzəu'kemistri] *n* 压力化学

piezoelectric [paiˌiːzəui'lektrik] *a* 压电的 | ~**ity** [paiˌiːzəuilek'trisəti] *n* 压电(现象)

piezometer [ˌpaiə'zɔmitə] *n* 压力计,压觉计;眶压计

PIF prolactin inhibiting factor 催乳素抑制因子; proliferation inhibitory factor 增生抑制因子

pifarnine [pi'fɑːniːn] *n* 哌法宁,椒烯哌嗪(抗胃溃疡药)

pig [pig] *n* 猪

pigeon ['pidʒin] *n* 鸽子 | ~ breast, ~ chest 鸡胸

pigeon-breasted ['pidʒinˌbrestid], **pigeon-chested** ['pidʒinˌtʃestid] *a* 鸡胸的

pigeon-toed ['pidʒintəud] *a* 足内翻的

pigment ['pigmənt] *n* 色素;色料;涂剂

| bile ～ 胆色素 / ceroid ～ 蜡样色素(鼠肝硬变色素) / lipochrome ～ 脂色素 / malarial ～ 疟色素 / melanotic ～ 黑(色)素 / wear and tear ～s 衰竭色素，脂色素 | ～al [pig'mentl], ～ary ['pigmentəri] *a*

pigmentation [ˌpigmən'teiʃən] *n* 色素沉着，着色 | carotinoid ～ 胡萝卜素类沉着，皮橙色病 / malarial ～ 疟色素沉着

pigmented ['pigməntid] *a* 色素沉着的，着色的

pigmentogenesis [ˌpigməntə*u*'dʒenisis] *n* 色素生成

pigmentogenic [ˌpigməntə*u*'dʒenik] *a* 色素生成的，产生色素的

pigmentolysin [ˌpigmən'tɔlisin] *n* 色素溶素

pigmentolysis [ˌpigmən'tɔlisis] *n* 色素溶解

pigmentophage [pig'mentəfeidʒ] *n* 噬色细胞

pigmentophore [pig'mentəfɔ:] *n* 输色素细胞

pigmentum [pig'mentəm] *n*【拉】涂剂;色素

Pignet's formula (index, standard) [pi:'njei] (Maurice-Charles-Joseph Pignet) 比内公式(F=H-〈C+W〉, H表示身高〈cm〉, C为最大呼气时的胸围〈cm〉, W为体重〈kg〉,当F少于10,此人被列为非常强壮,10～15为强壮,15～20为良好,20～25为尚可,25～30为衰弱,30以上为非常衰弱)

piitis [pai'aitis] *n* 软脑(脊)膜炎

pikromycin [pikrə*u*'maisin] *n* 苦霉素

Pil. pilula, pilulae【拉】药丸，丸剂

Pila ['pailə] *n* 球螺属 | ～ conica 锥球螺 / ～ polita 光球螺

pila ['pailə] ([复] **pilae** ['paili:]) *n*【拉】柱(如骨内小梁)

pilar ['pailə], **pilary** ['piləri] *a* 毛的，毛发的

pilaster [pi'læstə] *n* 壁柱

pilch [piltʃ] *n* 尿布垫

Pilcher bag ['piltʃə] (Lewis S. Pilcher) 皮尔彻袋(附有导尿管的前列腺止血袋)

pile [pail] *n* 堆;电堆;核反应堆;[复] 痔 *vt, vi* 堆积，积累 | esophageal ～ 食管静脉曲张 / muscular ～ 肌电堆 / prostatic ～ 前列腺静脉曲张 / sentinel ～ 前哨痔 / thermoelectric ～ 热电堆 / voltaic ～ 伏打电堆 | ～ it on 夸张 / ～ up 堆积，积聚

pileus ['pailiəs] *n*【拉】胎头羊膜;菌盖，菌伞

pili ['pailai] pilus的复数

pilial ['pailiəl] *a* 毛发的

piliate ['pailieit] *a* 有菌毛的(指细菌)

Pilidae ['pilidi:] *n* 球螺科

piliferous [pai'lifərəs] *a* 有毛的

piliform ['pailifɔ:m] *a* 毛样的

Pilimelia [ˌpili'meliə] *n* 发仙菌属

pilimiction [ˌpaili'mikʃən], **pilimictio** [ˌpaili'mikʃiəu] *n* 毛尿症

pilin ['pailin] *n* 菌毛素，菌毛蛋白

Pilisuctorina [ˌpili,sʌktə*u*'rainə] *n* 毛吸管虫亚目

pill [pil] *n* 药丸，丸剂 *vt* 把…做成药丸，使成丸状 | A. B. S. ～ ABS丸，芦荟素颠茄士的宁丸 / blue ～ 蓝色丸，汞丸 / chalybeate ～s 红色补丸 / compound cathartic ～ 复方泻丸 / enteric ～ 肠溶丸剂 / hexylresorcinol ～s 己基间苯二酚丸，己基雷琐辛丸 / radio ～ 遥测丸，遥测囊(即telemetering capsule，见capsule项下相应术语)

pillar ['pilə] *n* 支柱，柱，脚 | ～ of diaphragm 膈脚

pillbox ['pilbɔks] *n* 药丸盒

pillet ['pilit] *n* 小药丸，小糖丸

pillion [pi'ljən] *n* 暂用假腿

pillow ['piləu] *n* 枕头;垫 *vt* 把…搁在枕上 *vi* 靠在枕上

pill-rolling [pil'rəuliŋ] 滚丸(动作)(一种手的帕金森震颤)

pil(o)- [构词成分] 毛，发

pilobezoar [ˌpailə'bi:zɔ:] *n* 毛团,毛粪石

pilocarpine [ˌpailə'kɑ:pin] *n* 匹鲁卡品,毛果芸香碱(缩瞳药,用于治疗青光眼) | ～ hydrochloride 盐酸毛果芸香碱 / ～ nitrate 硝酸毛果芸香碱

Pilocarpus [ˌpailə'kɑ:pəs] *n* 毛果芸香属

pilocystic [ˌpailə'sistik] *a* 囊样含毛的(指某些皮样瘤)

pilocytic [ˌpailə'sitik] *a* 纤维状细胞的

piloerection [ˌpailəui'rekʃən] *n* 立毛,竖毛

pilojection [ˌpailə*u*'dʒekʃən] *n* 射毛(疗)法(用气枪将毛射入动脉瘤的囊内,作为囊内血栓的核心,用以治颅内囊状动脉瘤)

piloleiomyoma [ˌpailə*u*ˌlaiə*u*mai'əumə] *n* 毛平滑肌瘤

pilology [pai'lɔlədʒi] *n* 毛发学

pilomatricoma [ˌpailə*u*ˌmeitri'kəumə], **pilomatrixoma** [ˌpailə*u*ˌmeitrik'səumə] *n* 毛母质瘤

pilomotor [ˌpailə*u*'məutə] *a* 毛发运动的(指竖毛)

pilonidal [ˌpailə'naidl] *a* 藏毛的

pilose ['pailəus] *a* 被毛的,多毛的 | **pilosity** [pai'lɔsəti] *n* 细毛被;多毛

pilosebaceous [ˌpailə*u*si'beiʃəs] *a* 毛囊皮脂腺的

Piltz's reflex ['pilts] (Jan Piltz) 注意性瞳孔反射 | ～ sign 皮尔茨征(注意性瞳孔反射; 见Westphal-Piltz phenomenon)

Piltz-Westphal phenomenon [pilts-'vestfʌl] (Jan Piltz; A. K. O. Westphal) 皮尔茨-韦斯特法尔现象(见Westphal-Piltz phenomenon)

pilula ['piljulə] ([复] **pilulae** ['piljuli:]) *n*【拉】丸剂

pilular ['piljulə] *a* 药丸状的;药丸的,丸剂的

pilule ['pilju:l] *n* 小丸剂,小糖丸

pilus ['pailəs] ([复] **pili** ['pailai]) *n*【拉】毛,发; [复] 菌毛(亦称伞毛,纤毛) | ～ cuniculatus ([复] pili cuniculati) 内生毛 / F ～ F菌毛,性菌毛,致育纤毛 / ～ incarnatus recurvus ([复] pili incarnati recurvi) 反曲性内嵌毛 / pili multigemini 多生毛,多生发

Pima ['pimə] *n* 碘化钾(potassium iodide)制剂的商品名

pimaric acid [pi'mærik] 海松酸

pimelic acid [pi'melik] 庚二酸

pimelitis [ˌpimi'laitis] *n* 脂肪组织炎

pimel(o)- [构词成分] 脂肪

pimeloma [ˌpime'ləumə] *n* 脂(肪)瘤

pimelopterygium [ˌpimələ*u*tə'ridʒiəm] *n* 脂肪性翼状胬肉

pimelorthopnea [ˌpiməˌlɔ:θɔ'pni:ə] *n* 肥胖性端坐呼吸(躺下时则难以呼吸)

pimelosis [ˌpimə'ləusis] *n* 脂肪化;肥胖(病)

pimeluria [ˌpimə'ljuəriə] *n* 脂尿症

Pimenta [pi'mentə] *n* 玉桂属,香椒属

pimenta [pi'mentə] *n* 玉桂子,香椒(牙买加胡椒)

piminodine esylate [pi'minədi:n] 乙磺酸匹米诺定,乙磺酸去痛定(麻醉止痛药)

pimozide ['paiməzaid] *n* 匹莫齐特,哌迷清,双氟苯丁哌啶苯并咪唑酮(抗精神病药)

Pimpinella [ˌpimpi'nelə] *n* 茴芹属

pimpinellin [ˌpimpi'nelin] *n* 茴芹苦素

pimple ['pimpl] *n* 丘疹,小脓疱

pimply ['pimpli], **pimpled** ['pimpld] *a* 有丘疹的,多脓疱的

pin [pin] *n* 针,钉 (-nn-) *vt* (用针等)别住,(用针等)钉住 | ～ down 使受到约束;牵制;使某人明确表态;确定 / ～s and needles (手、脚的)发麻,针刺感

pinacyanole [ˌpinə'saiənəul] *n* 松柏氰醇

Pinard's maneuver [pi'nɑ:] (Adolphe Pinard) 比纳手法(臀先露分娩时足牵引手法)

pince-ciseaux [pæns-si'zəu] *n* 【法】镊剪,有刃镊(用于虹膜切开术)
pincement [pæns'mɔŋ] *n* 【法】拧按法
pincers ['pinsəz] [复] *n* [用作单或复] 镊子,钳子;乳牙(马)
pincette [pæn'set] *n* 【法】小钳子,小镊子
pinch [pintʃ] *vt* 捏,拧 *vi* (向里)挤压,收缩 *n* 捏,拧,夹 | at(或in) a ～ 在紧要关头,必要时
pindolol ['pindələl] *n* 吲哚洛尔(β受体阻滞药)
pine[1] [pain] *n* 松树,松木 | white ～ 白松(复方白松糖浆的成分)
pine[2] [pain] *vt* 衰弱,消瘦(away);渴望(for, after)
pineal ['piniəl] *a* 松果体的;松果状的
pinealectomy [ˌpiniə'lektəmi] *n* 松果体切除术
pinealism ['piniəlizəm] *n* 松果体功能障碍
pinealoblastoma [ˌpiniələublæs'təumə], **pineoblastoma** [ˌpiniəublæs'təumə] *n* 成松果体细胞瘤
pinealocyte ['piniələsait] *n* 松果体细胞
pinealoma [ˌpiniə'ləumə], **pinealocytoma** [ˌpiniələusai'təumə], **pineocytoma** [ˌpiniəusai'təumə] *n* 松果体瘤
pinealopathy [ˌpiniə'lɔpəθi] *n* 松果体病
pinene ['paini:n] *n* 蒎烯
pinguecula [piŋ'gwekjulə], **pinguicula** [piŋ'gwikjulə] *n* 结膜黄斑
pinhead ['pinhed] *n* 针头,钉头;傻瓜,笨蛋 | ～**ed** ['pinˌhedid] *a* 愚蠢的
piniform ['pinifɔ:m] *a* 圆锥形的
pining ['painiŋ] *n* 地方性牛羊消瘦病
pink [piŋk] *n* 石竹;石竹花;粉红色 *a* 粉红色的 *vt, vi* (使)变粉红色 | in the ～ 非常健康 | ～**ish** *a* 带粉红色的 / ～**ness** *n*
pinkeye ['piŋkai] *n* 红眼(急性触染性结膜炎)
Pinkus disease ['pinkus] (Felix Pinkus) 光泽苔藓
pinledge ['pinlidʒ] *n* 针架(牙结构内一种平台或肩台,准备钻针孔用)
pinna ['pinə] ([复] **pinnae** ['pini:]) *n* 【拉】耳郭;翼,羽 | ～l ['pinl] *a*
pinnaglobin [ˌpinə'gləubin] *n* 江瑶珠蛋白(一种楔形软体动物江瑶的棕色呼吸色素)
pinocarveol [ˌpainə'kɑ:viɔl] *n* 松香芹醇
pinocyte ['pinəsait, 'pai-] *n* 胞饮细胞,饮液细胞
pinocytic [ˌpinəu'sitik, ˌpai-] *a* 胞饮细胞的;胞饮作用的
pinocytosis [ˌpainəusai'təusis, ˌpi-] *n* 胞饮作用,饮液作用,吞饮作用(细胞通过吸液小体的形成,把液体小滴摄入的作用) | **pinocytotic** [ˌpainəusai'tɔtik, ˌpi-] *a*
pinosome ['painəsəum, 'pi-] *n* 胞饮泡,饮液体,胞饮小体(胞饮作用中,细胞膜凹陷围拢后形成的充满液体的空泡,亦称吞噬体)
Pinoyella [ˌpainə'jelə] *n* 发癣菌属,毛癣菌属(即Trichophyton) | ～ simii 猴发癣菌,猴毛癣菌(即Trichophyton simii)
pinpoint ['pinpɔint] *vt* 为…准确定位,指出…的位置 *n* 针尖;一点 *a* 针尖的;微小的,精确的
Pins' sign [pins] (Emil Pins) 平斯征(心包渗液时在左肩胛下角叩诊可闻及气管呼吸音及浊音)
pint [paint] *n* 品脱(旧容量单位,美国制为16液量盎司,473.17ml,英国制为20液量盎司,568.25ml)
pinta ['pi:ntə] *n* 品他病(美洲热带地方密螺旋体性皮肤病)
pintado [pi:n'tɑ:dəu] *n* 品他病患者
pintid ['pintid] *n* 品他疹
pinus ['painəs] *n* 【拉】松果体
pinworm ['pinwə:m] *n* 蛲虫

pi(o)- ［构词成分］脂，脂肪；同样见lip(o)起始的词

pioepithelium ［ˌpaiəepiˈθi:ljəm］*n* 含脂上皮，脂变上皮

pion ［ˈpaiɔn］*n* π介子

pioneer ［ˌpaiəˈniə］*n* 先驱者，倡导者；先驱生物 *a* 最早的，首创的 *vi* 当先驱 *vt* 开辟，倡导

pionemia ［ˌpaiəˈni:miə］*n* 脂血(症)

Piophila ［paiˈɔfilə］*n* 酪蝇属 | ～ casei 酪蝇，细蝇

piorthopnea ［ˌpaiɔ:θɔˈpni:ə］*n* 肥胖性端坐呼吸(躺下时呼吸困难)

pioscope ［ˈpaiəskəup］*n* 乳脂计

Piotrowski's sign ［ˌpiəˈtrɔvski］(Alexander Piotrowski) 皮奥特罗夫斯基征(叩诊胫骨前肌时引起足向背屈及外旋现象，当此反射过多时，即表明中枢神经系统的器质性疾病，亦称胫前肌征或胫前肌反射)

PIP phosphatidylinositol 4-phosphate 磷脂酰肌醇4-磷酸

PIP_2 phosphatidylinositol 4,5-biphosphate 磷脂酰肌醇4,5-二磷酸

pipamazine ［paiˈpæməzi:n］*n* 匹哌马嗪，哔哌吗嗪(止吐药)

pipamperone ［piˈpæmpirəun］*n* 匹泮哌隆，酰胺哌啶酮，酰胺哌丁苯(安定药，用以治疗精神分裂症)

Pipanol ［ˈpipənɔl］*n* 盐酸苯海索(trihexyphenidyl hydrochloride)制剂的商品名

pipazethate hydrochloride ［piˈpæziθeit］盐酸匹哌氮酯，盐酸哔哌氮嗪酯(非麻醉性镇咳药)

pipe ［paip］*n* 管，导管，输送管；烟斗 *vt* 用管道输送(液体、气体等)；传送

pipecolic acid ［ˌpipəˈkəulik］哌可酸，2-六氢吡啶羧酸

pipenzolate bromide ［paiˈpenzəleit］溴哌喷酯，溴化哌羟苯酯(抗胆碱能药)

Piper ［ˈpaipə］*n* 胡椒属

piperacetazine ［ˌpaipərəˈsetəzi:n］*n* 哌西他嗪，哌乙酰嗪，乙酰哌普嗪(抗精神病药)

piperacillin sodium ［paiˈperəˌsilin］哌拉西林钠，氧哌嗪青霉素钠，哔哌青霉素钠(抗菌药)

piperazidine ［ˌpaipəˈræzidi:n］*n* 哌嗪，哌哔嗪，胡椒嗪，对二氮己环(即piperazine，抗蠕虫药)

piperazine ［ˈpaipərəzi:n, piˈperəzi:n］*n* 哌嗪，哌哔嗪，胡椒嗪，对二氮己环(抗蠕虫药) | ～ citrate 枸橼酸哌嗪，驱蛔灵 / ～ edetate calcium 哌嗪依地酸钙 / ～ estrone sulfate 哌嗪雌酮硫酸酯，硫酸雌酮哌嗪(雌激素类药) / ～ phosphate 磷酸哌嗪

piperic acid ［paiˈperik, pi-］胡椒酸

piperidine ［paiˈperidi:n, pi-］*n* 哌啶，六氢吡啶

piperidione ［ˌpaipəriˈdaiəun］*n* 乙哌双酮，二乙哌啶二酮(即地海哌酮dihyprylone，镇静药，镇咳药)

piperidolate hydrochloride ［ˌpaipəˈridəleit］盐酸哌立度酯，盐酸乙哌苯乙酯(抗胆碱能药，解痉药)

piperine ［ˈpaipəri:n, pi-］*n* 胡椒碱(杀虫药)

piperism ［ˈpaipərizəm, pi-］*n* 胡椒中毒

piperocaine hydrochloride ［ˈpaipərəkein］盐酸哌罗卡因，盐酸哔哌卡因(局部麻醉药)

piperonyl butoxide ［paiˈperənil bjuˈtɔksaid］胡椒基丁醚(一种增效剂，与除虫菊酯〈pyrethrins〉结合，用于杀虫剂和灭虱剂)

piperoxan hydrochloride ［ˌpaipəˈrɔksæn］盐酸哌罗克生，盐酸哌氧环烷(α-肾上腺素能阻滞药)

pipet(te) ［piˈpet, pai-］*n* 吸(量)管，移液管，滴管 *vt* (用移液管)移液

pipitzahoac ［paiˌpitzəhəuˈæk］*n* 墨西哥菊根(用作泻药)

Pipizan［ˈpaipizæn］*n* 哌嗪(piperazine)制剂的商品名

pipobroman ［ˌpaipəˈbrəumən］*n* 哌泊

溴烷,溴丙哌嗪(抗肿瘤药)

piposulfan [pipə'sʌlfən] *n* 哌泊舒凡,嗪消安,哌酰硫烷(抗肿瘤药)

pipotiazine palmitate [ˌpipəu'taiəzi:n] 棕榈酸哌泊塞嗪,哌普嗪棕榈酸酯,安棕酯(安定药)

pipoxolan hydrochloride [pi'pɔksələn] 盐酸哌泊索仑,盐酸二苯哌噁烷(肌肉松弛药)

Pipracil ['piprəsil] *n* 哌拉西林钠(piperacillin sodium)制剂的商品名

pipradrol hydrochloride ['paiprədrɔl] 盐酸哌苯甲醇(中枢神经系统兴奋药)

piprozolin [ˌiprəu'zəulin] *n* 哌普唑林,哌噻唑酯(利胆药)

Piptocephalus [ˌpiptəu'sefələs] *n* 头珠霉属

piquant ['pi:kənt] *a* 辛辣的,开胃的 | **piquancy** *n*

piquizil hydrochloride ['pikwizil] 盐酸哌喹齐尔,盐酸喹哌丁酯(支气管扩张药)

piqûre [pi'kuə] *n*【法】穿刺(尤指糖尿穿刺)

Piracaps ['pairəkæps] *n* 盐酸四环素(tetracycline hydrochloride)制剂的商品名

pirandamine hydrochloride [piə'rændəmi:n] 盐酸吡喃达明,盐酸吡喃茚胺(抗抑郁药)

pirbenicillin sodium [piˌbeni'silin] 吡苄西林钠,吡苄青霉素钠,吡啶氨苄青霉素钠(抗菌药)

pirbuterol acetate [pi'bju:tərəul] 醋酸吡布特罗,醋酸吡丁醇(β-肾上腺素能支气管扩张药)

pirbuterol hydrochloride [pi'bju:tərɔl] 盐酸吡布特罗,盐酸吡丁醇(支气管扩张药)

Pirenella [ˌpaiərə'nelə] *n* 小塔螺属 | ～ conica 锥形小塔螺(异形吸虫的中间宿主)

pirenzepine hydrochloride [ˌpirən'zipi:n] 盐酸哌仑西平,盐酸哌吡二氮䓬(胃酸过多和消化性溃疡时用于抑制胃液分泌)

pirfenidone [pi'fenidɔn] *n* 吡非尼酮,甲苯吡啶酮(抗炎、解热药)

piriform ['pirifɔ:m] *a* 梨状的,梨形的

Pirogoff's amputation [ˌpirə'gɔf] (Nikolai I. Pirogoff) 皮罗果夫切断术(一种在踝部的切断术) | ～ angle 静脉角(颈内静脉和锁骨下静脉连接而形成之角)

pirolate ['pirəleit] *n* 匹罗酯,嘧喹乙酯(平喘药)

pirolazamide [ˌpirə'leizəmaid] *n* 吡拉酰胺,咯嗪酰胺(抗心律失常药)

piroplasm ['pairəplæzm] *n* 梨浆虫

Piroplasma [ˌpairə'plæzmə] *n* 梨浆虫属(现名巴贝虫属Babesia)

Piroplasmia [ˌpairəplæz'mi:ə] *n* 梨浆虫亚纲

piroplasmid [ˌpairə'plæzmid] *a, n* 梨浆虫(的)

Piroplasmida [ˌpairə'plæzmidə] *n* 梨浆虫目

piroplasmosis [ˌpairəplæz'məusis] *n* 梨浆虫病,巴贝虫病

piroxicam [pi'rɔksikæm] *n* 吡罗昔康,吡氧噻嗪,炎痛喜康(抗炎药)

pirprofen [pi'prəufən] *n* 吡洛芬,吡丙芬(抗炎药)

Pirquet's reaction (cutireaction, test) [pə'kei] (Clemens F. von Pirquet) 皮尔盖反应(皮肤反应、试验)(加2小滴旧结核菌素在皮肤上轻微划痕后24～48h出现红肿疹块,阳性试验表示以前有感染,但不能区分临床疾病)

pis [pi:] *n*【法】排尿

piscicide ['pisisaid] *n* 杀鱼剂

Piscidia [pi'sidiə] *n* 毒鱼豆属 | ～ erythrina 牙买加毒鱼豆

piscidin [pi'saidin] *n* 牙买加毒鱼豆素

pisiform ['paisifɔ:m] *a* 豌豆状的 *n* 豌豆骨

pisiformis [ˌpaisi'fɔ:mis] *a*【拉】豌豆

形的;豌豆大小的

Piskacek's sign [ˈpiskətʃek] (Ludwig Piskacek) 皮斯卡切克征(宫体在妊娠时呈不对称增大)

piss [pis] *vi, vt* 撒尿,小便 *n* 尿,小便

pistil [ˈpistil] *n* 雌蕊

piston [ˈpistən] *n* 活塞(如注射器活塞)

PIT plasma iron turnover 血浆铁转换率

pit [pit] *n* 窝,凹,点隙;痘凹 (-tt-) *vt* 使成凹 | anal ~ 肛凹,肛窝 / arm ~ 腋窝 / basilar ~ 底凹(齿冠) / chrome ~s 铬蚀性溃疡,铬溃疡 / costal ~ 下肋凹 / gastric ~s 胃小凹 / nasal ~, olfactory ~ 鼻窝,嗅窝 / postanal ~ 尾小凹 / ~ of stomach 胸口,胃窝

pita [ˈpi:tə] *n* 迭瓦癣

pitch[1] [pitʃ] *n* 沥青;树脂,松脂 *vt* 用沥青涂 | black ~, naval ~ 黑(色)松脂 / Burgundy ~ (挪威)云杉脂,白树脂 / Canada ~ 加拿大松脂 / liquid ~ 普通松焦油 / mineral ~ 沥青

pitch[2] [pitʃ] *vt* 投,掷;调整,为…定调 *vi* 投,掷 *n* 投掷;音高,音调

pitchblende [ˈpitʃblend] *n* 沥青铀矿

pith [piθ] *n* 木髓 *vt* 刺毁脑脊髓

pithecoid [ˈpiθikɔid] *a* 猿样的

pithiatic [ˌpiθiˈætik] *a* 可说服治疗的(指癔病症)

pithiatism [piˈθaiətizəm] *n* (可说服治疗的)暗示病;说服疗法(治疗神经和精神疾病)

pithiatry [piˈθaiətri] *n* 说服疗法 | **pithiatric** [ˌpiθiˈætrik] *a*

pithing [ˈpiθiŋ] *n* 脑脊髓刺毁法

pithode [ˈpaiθəud] *n* 核纺锤体

pithy [ˈpiθi] *a* 有髓的,多髓的,似髓的 | **pithily** *ad* / **pithiness** *n*

Pitocin [piˈtəusin] *n* 催产素,缩宫素(oxytocin)制剂的商品名

Pitres' sections [piˈtres] (Jean A. Pitres) 皮特尔脑横切面 | ~ sign 皮特尔征(①脊髓痨患者阴囊及睾丸感觉过敏;②胸膜炎积水时胸骨向前移位)

Pitressin [piˈtresin] *n* 加压素(vasopressin)注射剂的商品名

pitted [ˈpitid] *a* 有凹痕的;有纹孔的

pitting [ˈpitiŋ] *n* 凹痕,凹陷,凹人;纹孔;诱获

pituicyte [piˈtju(:)isait] *n* 垂体(后叶)细胞

pituita [piˈtju(:)itə] *n*【拉】(稠)粘液

pituitarigenic [piˌtju(:)itəriˈdʒenik] *a* 垂体源(性)的

pituitarism [piˈtju(:)itərizəm] *n* 垂体功能障碍

pituitarium [piˌtju(:)iˈtɛəriəm] *n*【拉】垂体

pituitary [piˈtju:itəri] *a* 垂体的;(稠)粘液的 *n* 垂体 | anterior ~ 垂体前叶 / pharyngeal ~ 咽垂体 / posterior ~ 垂体后叶 / whole ~ 全垂体

pituitary-adrenal [piˌtju:itəriəˈdri:nl] *a* 垂体肾上腺的

pituitectomy [piˌtju(:)iˈtektəmi] *n* 垂体切除术

pituitous [piˈtju(:)itəs] *a* (稠)粘液的

Pituitrin [piˈtju(:)itrin] *n* 后叶素,垂体后叶(posterior pituitary)注射剂的商品名

pituitrism [piˈtju(:)itrizəm] *n* 垂体功能障碍

pity [ˈpiti] *n* 怜悯,同情;憾事

pityriasis [ˌpitiˈraiəsis] *n* 糠疹 | ~ alba, ~ simplex 白糠疹,单纯糠疹 / ~ capitis 头皮糠疹 / ~ linguae 地图样舌 / ~ rosea 玫瑰糠疹,蔷薇糠疹 / ~ rubra pilaris 毛发红糠疹

pityroid [ˈpitirɔid] *a* 糠状的

Pityrosporum [ˌpitiˈrɔspərəm] *n* 糠秕孢子菌属 | ~ orbiculare 环状糠秕孢子菌 / ~ ovale 卵状糠秕孢子菌 | **Pityrosporon** [ˌpitiˈrɔspərɔn] *n*

pivalate [ˈpivəleit] *n* 特戊酸盐,三甲基醋酸(或酯)(trimethylacetate的USAN缩约词)

pivalic acid [paiˈvælik] 特戊酸,三甲基醋酸

pivampicillin hydrochloride [piˌvæmpi'silin] 盐酸匹氨西林,盐酸匹氨青霉素(抗菌素类药)

pivot ['pivət] *n* 枢轴;柱,桩(牙);支点 *a* 枢轴的 *vi* (在枢轴上)移动 | occlusal ～ 𬌗面桩

pivotal ['pivətl] *a* 枢轴的;中枢的;关键性的 | ～**ly** *ad*

pix [piks] *n*【拉】焦油,沥青

pixel ['piksəl] *n* 象素(电视显示屏表示单位的二维区)

pizotyline [pi'zəutili:n] *n* 苯噻啶(抗抑郁药,5-羟色胺抑制药,偏头痛特效药)

PJRT permanent junctional reciprocating tachycardia 永久性交界性往复式心动过速

PJT paroxysmal junctional tachycardia 阵发性交界性心动过速

PK puruvate kinase 丙酮酸激酶

pK_a 酸的电离常数(K_a)的负对数;当缓冲系统的pK_a值和pH值相等时,缓冲力最大

PKU, PKU1 phenylketonuria 苯(丙)酮尿(症)

place [pleis] *n* 地方;地位;位置 *vt* 放置,安置 | give ～ 让位于…,被…所代替 / in(或out of) ～ 在(或不在)适当的地位;适当(或不适当)的 / in ～ of 代替 / in the first ～ 首先,第一点;原先,本来 / in the next ～ 其次,第二点 / make ～ for 为…腾出地位;让位于…,退居…之后 / take ～ 发生,产生;进行,举行 / take the ～ of 代替

placebo [plə'si:bəu] *n* 安慰剂,无效(对照)剂;安慰治疗

placement ['pleismənt] *n* 放置,安排 | linqual ～ (牙向)舌移位

placenta [plə'sentə] ([复] **placentas** 或 **placentae** [plə'senti:]) *n* 胎盘 | adherent ～ 粘连胎盘 / battledore ～ 球拍状胎盘 / bilobate ～, bilobed ～, bipartite ～, dimidiate ～, duplex ～ 双叶胎盘 / choriovitelline ～, yolk-sac ～ 绒(毛)膜卵黄囊胎盘,卵黄囊胎盘 / deciduate ～, deciduous ～ 蜕膜胎盘 / fundal ～ 宫底胎盘 / horseshoe ～ 马蹄形胎盘 / multilobate ～, multilobed ～ 多叶胎盘 / ～ percreta 穿透性胎盘 / ～ praevia 前置胎盘 / retained ～, incarcerated ～ 胎盘留滞,牢固胎盘 / trilobate ～, tripartite ～, triplex ～ 三叶胎盘 / zonary ～, zonular ～ 环状胎盘 | ～**l** *a*

Placentalia [ˌplæsən'teiliə] *n* 有胎盘类,胎盘动物类

placentation [ˌplæsən'teiʃən] *n* 胎盘形成

placentin [plə'sentin] *n* (牛)干胎盘粉

placentitis [ˌplæsən'taitis] *n* 胎盘炎

placentogenesis [pləˌsentə'dʒenisis] *n* 胎盘发生

placentogram [plə'sentəgræm] *n* 胎盘造影(照)片

placentography [ˌplæsən'tɔgrəfi] *n* 胎盘造影(术) | indirect ～ 间接胎盘造影(术)

placentoid [plə'sentɔid] *a* 胎盘样的

placentology [ˌplæsən'tɔlədʒi] *n* 胎盘学 | **placentologist** *n* 胎盘学家

placentolysin [ˌplæsən'tɔlisin] *n* 胎盘溶素

placentoma [ˌplæsən'təumə] *n* 胎盘瘤

placentopathy [ˌplæsən'tɔpəθi] *n* 胎盘病

placid ['plæsid] *a* 平静的,安静的 | ～**ity** [plæ'siditi] / ～**ness** *n* / ～**ly** *ad*

Placido's disk ['plɑ:sidəu] (A. Placido) 普莱西多盘(检角膜)

Placidyl ['plæsidil] *n* 乙氯维诺(ethchlorvynol)制剂的商品名

placode ['plækəud] *n* 基板 | dorsolateral ～s 背外侧基板 / epibranchial ～s 腮背基板

placoderm ['plækədə:m] *n* 盾皮鱼

Placodermi ['plækəˌdə:mi] *n* 盾皮鱼纲

placoid ['plækɔid] *a* 板状的

plagiocephaly [ˌpleidʒiə'sefəli], **plagiocephalism** [ˌpleidʒiə'sefəlizəm] *n* 斜头(畸形) | **plagiocephalic** [ˌpleidʒiəsə'fælik] *a*

plague [pleig] *n* 鼠疫,瘟疫 *vt* 使染瘟疫;折磨,烦扰 | ambulatory ~, larval ~ 轻鼠疫,不卧床鼠疫 / bubonic ~, glandular ~ 腺鼠疫,腹股沟淋巴结鼠疫 / premonitory ~ 前驱(轻)鼠疫 / pneumonic ~ 肺鼠疫 / septicemic ~, siderating ~ 败血性鼠疫,电击状鼠疫 / white ~ 结核(病)

plain [plein] *a* 清楚的,简单的,单纯的,不掺杂的 | ~**ly** *ad* / ~**ness** *n*

plakins ['pleikinz] *n* 血小板溶素

plan [plæn] *n* 计划,规划;图样 *vt* 计划,打算;设计 *vi* 订计划,想办法

plana ['pleinə] planum的复数

planarian [plə'nɛəriən] *n* 涡虫

planchet ['plæntʃit] *n* 金属盘(存放放射性样本)

Planck's constant [plɑ:ŋk] (Max K. E. L. Planck) 普郎克常数,量子常数 (h=6.625×10^{-34}J/s) | ~ theory 普郎克学说,量子论(quantum theory, 见theory项下相应术语)

Planctomyces [ˌplænktəu'maisi:z] *n* 浮游菌属

plane [plein] *a* 平的,平坦的,平面的 *n* 平面,水平,程度;飞机 | auriculoinfraorbital ~, eye-ear ~ 眼耳平面 / bite ~, occlusal ~, ~ of occlusion 㖞平面 / cove ~ 波动面(心电图) / datum ~ 基准水平面 / guide ~ 导面 / horizontal ~ 水平面,横剖面 / median ~, midsagittal ~ 正中矢状平面 / mesiodistal ~ 近中远中平面 / nasion-postcondylare ~ 髁鼻平面 / principal ~ 主(轴)平面 / ~ of regard 注视平面 / sagittal ~ 矢状平面 / spinous ~ 棘突平面 / transpyloric ~ 幽门平面(躯干横切面) / vertical ~ 垂直面,矢状面

planigram ['plænigræm] *n* X线体层(照)片,X线断层(照)片

planigraphy [plə'nigrəfi] *n* X线体层摄影(术),X线断层摄影(术)

planimeter [plə'nimitə] *n* 面积计

planing ['pleiniŋ] *n* (皮肤)整平法(用于消除疤痕、纹身、色痣等)

planithorax [ˌplæni'θɔ:ræks] *n* 胸部平面图

plankton ['plæŋktən] *n* 浮游生物 | ~**ic** [plæŋk'tɔnik] *a*

planned [plænd] *a* 有计划的

planning ['plæniŋ] *n* 计划,规划 | family ~ 计划生育

Planobispora [ˌpleinəubai'spɔ:rə] *n* 浮游双孢菌属

planocellular [ˌpleinəu'seljulə] *a* 扁平细胞的

Planococcus [ˌplænəu'kɔkəs] *n* 浮游球菌属

planoconcave [ˌpleinəu'kɔnkeiv] *a* 平凹的

planoconvex [ˌpleinəu'kɔnveks] *a* 平凸的

planocyte ['plænəsait] *n* 游走细胞

planogram ['pleinəgræm] *n* X线体层(照)片,X线断层(照)片

planography [plə'nɔgrəfi] *n* X线体层摄影(术),X线断层照摄影(术)

Planomonospore [ˌpleinəumə'nɔspɔ:rə] *n* 浮游单孢菌属

planorbid [plə'nɔ:bid] *n* 扁卷螺 *a* 扁卷螺的

Planorbidae [plə'nɔ:bidi:] *n* 扁卷螺科

Planorbis [plə'nɔ:bis] *n* 扁卷螺属

planotopokinesia [ˌplænəuˌtɔpəukai'ni:ziə] *n* 平面定位障碍

plant [plɑ:nt] *n* 植物,作物;工厂;场,站 *vt* 栽种,播种

plantaginis semen [plæn'tædʒinis 'si:mən]【拉】车前子

Plantago [plæn'teigəu] *n* 车前属

plantalgia [plæn'tældʒiə] *n* 足底痛

planta pedis ['plæntə 'pi:di:z]【拉】足底,跖(亦称足底区)

plantar [ˈplæntə] *a* 足底的,跖的

plantaris [plænˈtɛəris] *a*【拉】足底的,跖的 *n* 跖肌

plantation [plænˈteiʃən] *n* 植入,栽植(如牙或其他组织的植入);种植园

plantigrade [ˈplæntigreid] *a* 跖行的

planula [ˈplænjulə] *n* 二胚层胚;浮浪幼体(腔肠动物) | invaginate ～ 原肠胚

planum [ˈpleinəm] ([复] **plana** [ˈpleinə]) *n*【拉】平面

planuria [pleiˈnjuriə] *n* 异位排尿

plaque [plɑːk] *n*【法】斑(块),空斑,蚀斑 | bacterial ～, dental ～ 菌斑,牙斑 / fibromyelinic ～s 纤维髓磷脂斑 / opaline ～ 乳光斑,梅毒粘膜斑 / senile ～s 老年斑

Plaquenil [ˈpleikwinil] *n* 硫酸羟氯喹(hydroxychloroquine sulfate)制剂的商品名

Plasbumin [plæzˈbjumin] *n* 人清蛋白(albumin human)制剂的商品名

-plasia [构词成分] 生长,发育,形成

plasm [ˈplæzəm] *n* 浆,血浆;原生质,原浆 | germ ～ 种质(亲代传递给子代的遗传物质)

-plasm [构词成分] 浆,原生质

plasma [ˈplæzmə] *n* 浆,血浆;原生质,原浆 | albumose ～, peptone ～ 脘血浆,胨血浆 / antihemophilic human ～ 抗血友病性人血浆 / blood ～ 血浆 / isoimmune ～ 同族免疫血浆 / muscle ～ 肌浆 / normal human ～ 正常人血浆 / pooled ～ 混合血浆 / salt ～ 中性盐血浆 / seminal ～ 精液浆

plasmablast [ˈplæzməblæst] *n* 成浆细胞,原始浆细胞

plasmacyte [ˈplæzməsait] *n* 浆细胞 | **plasmacytic** [ˌplæzməˈsitik] *a*

plasmacytoma [ˌplæzməsaiˈtəumə] *n* 浆细胞瘤 | multiple ～ of bone 多发性骨髓瘤(即multiple myeloma)

plasmacytosis [ˌplæzməsaiˈtəusis] *n* 浆细胞增多(症)

plasmagel [ˈplæzmədʒel] *n* 原生质凝胶

plasmagene [ˈplæzmədʒiːn] *n* 细胞质基因 | **plasmagenic** [ˌplæzməˈdʒenik] *a*

plasmahaut [ˈplæzməhaut] *n*【德】胞质膜

plasmal [ˈplæzməl] *n* 体液素,浆醛

plasmalemma [ˌplæzməˈlemə] *n* 质膜

plasmalogen [plæzˈmælədʒən] *n* 缩醛磷脂

Plasmanate [ˈplæzməneit] *n* 人血浆蛋白部分(human plasma protein fraction)制剂的商品名

plasmapheresis [ˌplæzməfəˈriːsis] *n* 血浆除去法,血浆提取法

plasmarrhexis [ˌplæzməˈreksis] *n* 胞质溶解

plasmatherapy [ˌplæzməˈθerəpi] *n* 血浆疗法

plasmatic [plæzˈmætik] *a* 浆的,血浆的;原生质的,原浆的

plasmatogamy [ˌplæzməˈtɔgəmi] *n* 胞质融合

plasmatorrhexis [ˌplæzmətəˈreksis] *n* 细胞破裂,胞质破裂

plasmatosis [ˌplæzməˈtəusis] *n* 胞质液化

plasmic [ˈplæzmik] *a* 浆的,血浆的;原生质的,原浆的;富于原生质的

plasmid [ˈplæzmid] *n* 质粒 | conjugative ～ 转移性质粒(接合时从一个细菌细胞转移到另一个细菌细胞的质粒) / F ～ F质粒(存在于F^+细菌细胞中的转移性质粒) / F' ～ F'质粒(一种杂种F质粒,也含有一段宿主染色体) / R ～ R质粒(亦称抗性质粒,抗性因子)

plasmin [ˈplæzmin] *n* 血浆酶,(血)纤维蛋白溶酶,胞浆素

plasminic acid [plæzˈminik] 胞浆素酸

plasminogen [plæzˈminədʒən] *n* (血)纤维蛋白溶酶原,纤溶酶原(纤维蛋白溶解药)

plasminogen activator [plæzˈminədʒən ˈæktiˌveitə] 纤维蛋白溶酶原激活

剂

plasm(o)- [构词成分] 血浆,浆,胞浆

plasmocyte ['plæzməsait] *n* 浆细胞

plasmocytoma [ˌplæzməsai'təumə] *n* 浆细胞瘤

plasmodesm ['plæzmədezm], **plasmodesma** [ˌplæzmə'dezmə] *n* 胞间连丝

plasmodesmata [ˌplæzmə'dezmətə] *n* 胞间连丝(plasmodesm或plasmodesma的复数)

plasmodia [plæz'məudiə] plasmodium的复数

plasmodial [plæz'məudiəl] *a* 疟原虫的;原形体的;合胞体的

plasmodiblast [plæz'məudiblæst] *n* 滋养层

plasmodicidal [ˌplæzməudi'saidl] *a* 杀疟原虫的

plasmodicide [plæz'məudisaid] *n* 杀疟原虫药

Plasmodiidae [ˌplæzməu'daiidi:] *n* 疟原虫科

Plasmodiophora brassicae [ˌplæzməudai'ɔfərə 'bræsiki:] 甘蓝根肿菌

Plasmodiophorea [ˌplæzməuˌdaiəu'fəuriə] *n* 原质纲

Plasmodiophorida [ˌplæzməuˌdaiəu'fɔ:ridə] *n* 原质目

plasmoditrophoblast [plæzˌməudai'trɔfəblæst] *n* 合胞体滋养层

Plasmodium [plæz'məudiəm] *n* 疟原虫属 | ~ falciparum 恶性疟原虫 / ~ malariae 三日疟原虫 / ~ ovale 卵形疟原虫 / ~ vivax 间日疟原虫

plasmodium [plæz'məudiəm] ([复] **plasmodia** [plæz'məudiə]) *n* 疟原虫;原形体,原质团;合胞体 | exoerythrocytic ~ 红细胞外型疟原虫

Plasmodroma [ˌplæzmə'drəumə] *n* 质走亚门

plasmogamy [plæz'mɔgəmi] *n* 原生质融合,胞质配合

plasmogen ['plæzmədʒən] *n* 原生质,原浆

plasmoid ['plæsmɔid] *n* 类浆(细胞的一种异常蛋白成分)

plasmology [plæz'mɔlədʒi] *n* 原生质学,原浆学

plasmolysis [plæz'mɔlisis] *n* 质壁分离(植物细胞由于渗透压作用而失水,致使细胞质脱离细胞壁而收缩) | **plasmolytic** [ˌplæzmə'litik] *a*

plasmolyze ['plæzməlaiz] *vt, vi* (使)胞质皱缩,(使)质壁分离 | **plasmolyzable** [ˌplæzmə'laizəbl] *a* / **plasmolyzability** [ˌplæzməˌlaizə'biləti] *n* 胞质皱缩性,质壁分离性

plasmoma [plæz'məumə] *n* 浆细胞瘤

plasmon ['plæzmɔn] *n* 细胞质基因组,胞质团

plasmonucleic acid [ˌplæzməunju:'kli:ik] 胞浆核酸,核糖核酸

plasmoptysis [plæz'mɔptisis] *n* 胞质逸出

plasmorrhexis [ˌplæzmə'reksis] *n* 红细胞(浆)迸出,红细胞破碎

plasmoschisis [plæz'mɔskisis] *n* 胞浆分裂;红细胞分裂

plasmosin ['plæzməsin] *n* 胞浆蛋白

plasmosome ['plæzməsəum] *n* 真核仁,核小体;[复] 线粒体

plasmotomy [plæz'mɔtəmi] *n* 原质团分割

plasmotrophoblast [ˌplæzməu'trɔfəblæst] *n* 合胞体滋养层

plasmotropism [plæz'mɔtrəpizəm] *n* 原浆破坏 | **plasmotropic** [ˌplæzməu'trɔpik] *a*

plasome ['plæzəum] *n* 微胶粒(原生质的假设单位)

plasson ['plæsɔn] *n* 无核细胞原浆,全能原浆

-plast [构词成分] 原始细胞

plastein ['plæsti:n] *n* 改制蛋白,(合成)类蛋白

plaster ['plɑ:stə, 'plæ-] *n* 石膏,灰泥;硬膏(剂),膏药 *vt* 敷膏药于…;敷石膏于…

| adhesive ～ 橡皮膏,绊创膏 / belladonna ～ 颠茄硬膏 / dental ～ 牙科石膏 / diachylon ～, lead ～ 铅硬膏,油酸铅硬膏 / ～ of Paris 煅石膏,干燥硫酸钙

plastic ['plæstik, 'plɑːstik] *a* 成形的,整形的,整复的;可塑的 *n* [常用复] 塑料,塑料制品 | ～**ally** *ad*

plasticity [plæs'tisəti] *n* 成形性;可塑性(生物对环境的适应性)

plasticize ['plæstisaiz] *vt, vi* (使)成为可塑 | ～**r** *n* 成形剂,增塑剂 / **plasticization** [ˌplæstisai'zeiʃən, -si'z-] *n*

plastid ['plæstid] *n* 质体(任何基本的结构单位,如细胞;细胞内除核和中心体以外的细胞器,例如淀粉体)

plastidogenetic [plæsˌtidəudʒi'netik] *a* 质体形成的,细胞形成的

plastin ['plæstin] *n* 网质,网素(指核丝或透明质);海绵质

plastiosome ['plæstiəsəum] *n* 线粒体

plastochondria [ˌplæstə'kɔndriə] *n* 粒状线粒体,粒体

plastocont, plastokont ['plæstəkənt] *n* 杆状线粒体

plastodynamia [ˌplæstəudai'neimiə] *n* 发育力

plastogamy [plæs'tɔgəmi] *n* 胞质融合,胞质配合

plastogel ['plæstədʒel] *n* 塑性凝胶

plastomere ['plæstəmiə] *n* 质体区,线粒体区

plastoquinone [ˌplæstəu'kwinəun] *n* 质体醌

plastosome ['plæstəsəum] *n* 线粒体

plastron ['plæstrən] *n*【法】胸板(胸骨与肋软骨的合称)

-plasty [构词成分] 成形术,整形术,整复术

plate [pleit] *n* (金属)板,片,盘;底片,感光板;极板;托基,基托;平皿 | alar ～, dorsolateral ～ 翼板 / anal ～ 肛膜,肛板 / bite ～ 殆板,殆托 / blood ～s 血小板 / clinoid ～ 床板(在蝶鞍后) / cortical ～ 外板 / cough ～ 咳皿(培养百日咳杆菌) / deck ～, dorsal ～, roof ～ 顶板 / die ～ 成型板 / foot ～ 底板(镫骨) / streak ～ 划线培养平皿

plateau [plæ'təu] ([复] **plateaus** 或 **plateaux** [plæ'təuz]) *n* 高原;平高线;平顶,坪 | tibial ～ 胫骨坪(胫骨接近股骨髁内外侧的骨面) / ventricular ～ 心室坪(心室压曲线的最高段)

platelet ['pleitlit] *n* (血)小板 | blood ～ 血小板

plateletpheresis [ˌpleitlitfə'riːsis] *n* 血小板除去法,血小板提取法

platform ['plætfɔːm] *n* 平台,台;站台

platinectomy [ˌplæti'nektəmi] *n* 镫骨足板切除术

plating ['pleitiŋ] *n* 平皿接种;骨折镶片法;电镀

platinic [plə'tinik] *a* (正)铂的,四价铂的

platinize ['plætinaiz] *vt* 镀铂 | **platinization** [ˌplætinai'zeiʃən, -ni'z-] *n*

platinochloric acid [ˌplætinəu'klɔːrik] 氯铂酸

platinode ['plætinəud] *n* 铂极

Platinol ['plætinɔl] *n* 顺铂(cisplatin)制剂的商品名

platinosis [ˌplæti'nəusis] *n* 铂中毒

platinous ['plætinəs] *a* 亚铂的,二价铂的

platinum ['plætinəm] *n* 铂(化学元素) | ～ chloride 氯化铂 / ～ diamminodichloride 顺氯氨铂,顺铂(抗肿瘤药)

***cis*-platinum II** 顺铂,顺氯氨铂(抗肿瘤药)

platy- [构词成分] 阔,扁平

platybasia [ˌplæti'beisiə] *n* 扁颅底,扁后脑,后颅(骨)凹陷症

platycelous [ˌplæti'siːləs] *a* 前凹后凸的

platycephaly [ˌplæti'sefəli] *n* 扁头 |

platycephalic [ˌplætisə'fælik], platycephalous *a*

platycnemia [ˌplætik'ni:miə] *n* 扁胫骨(左、右侧扁) | **platycnemic** *a*

platycoria [ˌplæti'kɔ:riə] *n* 瞳孔开大

platycrania [ˌplæti'kreinjə] *n* 扁颅

platycyte ['plætisait] *n* 扁平细胞

platyglossal [ˌplæti'glɔsəl] *a* 阔舌的

platyhelminth [ˌplæti'helminθ] *n* 扁虫,扁形动物

Platyhelminthes [ˌplætihel'minθi:z] *n* 扁形动物门

platyhieric [ˌplætihai'erik] *a* 阔骶(骨)的

platyknemia [ˌplætik'ni:miə] *n* 扁胫骨

platykurtic [ˌplæti'kə:tik] *n* 峰态扁平,低峰态

platymeria [ˌplæti'miriə] *n* 扁股骨 | **platymeric** [ˌplæti'mirik] *a*

platymorphia [ˌplæti'mɔ:fiə] *n* 扁型眼,浅型眼 | **platymorphic** [ˌplæti'mɔ:fik] *a*

platymyarial [ˌplætimai'ɛəriəl], **platymyarian** [ˌplætimai'ɛəriən] *a* 扁肌型的

platymyoid [ˌplæti'maiɔid] *a* 扁肌样的

platyopia [ˌplæti'əupiə] *n* 阔面 | **platyopic** [ˌplæti'ɔpik] *a*

platypellic [ˌplæti'pelik], **platypelloid** [ˌplæti'pelɔid] *a* 阔骨盆的,扁平的

platyphylline [ˌplæti'filin] *n* 阔叶千里光碱,狗舌草碱

platypnea [plə'tipni:ə] *n* 平卧呼吸(端坐时所致的呼吸困难在平卧时得以缓解)

platypodia [ˌplæti'pəudiə] *n* 扁平足

Platyrrhina [ˌplæti'rainə] *n* 阔鼻科

platyrrhine ['plætirain] *a* 阔鼻的

platysma [plə'tizmə] *n* 【希】(颈)阔肌 | ~**l** *a*

platyspondylisis [ˌplætispɔn'dilisis], **platyspondylia** [ˌplætispɔn'diliə] *n* 扁椎骨

Platysporina [ˌplætispə'rainə] *n* 扁孢子亚目

platystaphyline [ˌplætis'tæfilain] *a* 阔腭的

platystencephaly [ˌplætisten'sefəli], **platystencephalia** [ˌplætiˌstensi'feiliə], **platystencephalism** [ˌplætiˌsten'sefəlizəm] *n* 扁长头 | **platystencephalic** [ˌplætistensə'fælik] *a*

platytrope ['plætitrəup] *n* 对侧部,两侧对称部

plauracin ['plɔ:rəsin] *n* 普劳拉星,游金菌素(抗生素类药,兽用生长刺激剂)

plausible ['plɔ:zəbl] *a* 似乎有理的,似乎可能的

Plaut's angina (ulcer) [plaut] (Hugo C. Plaut) 坏死性溃疡性龈口炎,坏死性溃疡性龈炎

play [plei] *vi* 玩,游戏;起作用 *vt* 玩 *n* 游戏;(体育)运动;作用,活动(范围) | bring(或call) into ~ 发挥,调动 / come into ~ 开始活动(或起作用) / ~ along (with) 参与,与…合作 / ~ back 播放,放声 / ~ down 贬低 / ~ up 渲染;使苦恼,使恼火

Playfair's treatment ['pleifɛə] (William S. Playfair) 普莱费尔疗法(休息与进食疗法)

plead [pli:d] (pleaded或pled) *vi* 辩护,申明(for);恳求(with) *vt* 以…作为答辩,以…为理由(或借口) | ~**able** *a* 可辩护的

pleasant ['pleznt] *a* 令人愉快的,舒适的 | ~**ly** *ad* / ~**ness** *n*

please [pli:z] *vt* 使高兴,使满意 *vi* 满意,喜欢 | as you ~ 随你喜欢,随你的意思

pleasing ['pli:ziŋ] *a* 使人愉快的,合意的 | ~**ly** *ad* / ~**ness** *n*

pleasurable ['pleʒərəbl] *a* 令人愉快的,舒适的 | **pleasurably** *ad*

pleasure ['pleʒə] *n* 愉快,高兴;乐趣,意

愿 | with ～ 愉快地，高兴地；十分愿意

Plectomycetes [ˌplektəumaiˈsi:ti:z] *n* 不整子囊菌纲，锤形菌纲

plectron [ˈplektrɔn] *n* 锤型(某些杆菌在孢子形成期所呈现的形式)

plectrum [ˈplektrəm] *n* 悬雍垂；锤骨；颞骨茎突

PLED periodic lateralized epileptiform discharge 周期性一侧性癫痫样放电

pledge [pledʒ] *n* 誓言，保证 *vt* 保证 | Nightingale ～ 南丁格尔誓言(护理专业的道德准则誓言)

pledget [ˈpledʒit] *n* 小拭子

plegaphonia [ˌplegəˈfəuniə] *n* 叩喉听诊法

-plegia [构词成分] 麻痹，瘫痪

pleiades [ˈplaiədi:z] *n* 淋巴结肿块

pleio- 见pleo-

pleiochloruria [ˌplaiəukləˈrjuəriə] *n* 尿氯过多

pleionexia [ˌplaiəˈneksiə] *n* 贪婪癖；贪氧性

pleiotropy [plaiˈɔtrəpi], **pleiotropia** [ˌplaiəˈtrəupiə], **pleiotropism** [plaiˈɔtrəpizəm] *n* 多向性(亲多种组织)；多效性(单一基因制约多种性状的作用) | **pleiotropic** [ˌplaiəˈtrɔpik] *a*

plektron [ˈplektrɔn] *n*【希】锤型(见plectron)

plenary [ˈpli:nəri] *a* 完全的，绝对的；全体出席的 | **plenarily** *ad*

Plendil [ˈplendil] *n* 非洛地平(felodipine)制剂的商品名

pleniloquence [pliˈniləkwəns] *n* 多言症，多言癖

plenitude [ˈplenitju:d] *n* 完全；充足，丰富

plentiful [ˈplentiful] *a* 大量的，丰富的 | ～**ly** *ad* / ～**ness** *n*

plenty [ˈplenti] *n* 丰富，大量 *pron* 大量(of) *ad* 十分 | in ～ 大量；富裕

pleo- [构词成分] 过多，增多，多

pleochroism [ˌpli(:)ˈɔkrəizəm], **pleochromatism** [ˌpli(:)əˈkrəumətizəm] *n* 多色(现象)，多向色性 | **pleochroic** [ˌpli(:)əˈkrəuik], **pleochromatic** [ˌpli(:)əkrəuˈmætik] *a*

pleocytosis [ˌpli(:)əsaiˈtəusis] *n* 脑脊液(淋巴)细胞增多

pleokaryocyte, pleocaryocyte [ˌpli(:)əˈkæriəsait] *n* 多核细胞

pleomastia [ˌpli(:)əˈmæstiə], **pleomazia** [ˌpli(:)əˈmeiziə] *n* 多乳房(畸形) | **pleomastic** *a*

pleomorphism [pli(:)əˈmɔ:fizəm] *n* 多形性 | **pleomorphic, pleomorphous** *a* 多形的

pleonasm [ˈpli(:)ənæzəm] *n* 赘余畸形

pleonectic [ˌpli(:)əˈnektik] *a* 贪氧的，多氧的(指血液的含氧量超过正常)

pleonexia [ˌpli(:)əˈneksiə], **pleonexy** [ˌpli(:)əˈneksi] *n* 贪婪癖；贪氧性

pleonosteosis [ˌpli(:)əˌnɔstiˈəusis] *n* 骨化过早，骨化过度

pleonotia [pli(:)əˈnəuʃiə] *n* 多耳(畸形)

pleoptics [pliˈɔptiks] *n* 弱视眼操练(疗)法

plerocercoid [ˌplirəˈsə:kɔid] *n* 全尾蚴，裂头蚴

plerosis [pliˈrəusis] *n* 补复，修复(如病后补复失去的组织)

Plesch's percussion [ˈpleiʃ] (Johann Plesch) *n* 普累施叩诊，铅笔叩诊，肋间叩诊(叩打肋间部，避免肋骨振动，用作叩诊板的手指第一指间关节屈成直角) | ～ test 普累施试验(检未闭动脉导管)

Plesiomonas [ˌpli:siəˈməunəs] *n* 毗邻单胞菌属

plesiomorphism [ˌpli:siəˈmɔ:fizəm] *n* 形态相似 | **plesiomorphous** *a*

plessesthesia [ˌplesisˈθi:zjə] *n* 触叩诊

plessigraph [ˈplesigrɑ:f] *n* 划界叩诊板

plessimeter [pleˈsimitə] *n* 叩诊板；皮象板，透皮玻片 | **plessimetric** [ˌplesiˈmetrik] *a*

plessor [ˈplesə] *n* 叩诊槌

plethora ['pleθərə] *n* 多血质,多血(症);过多 | **plethoric** [pli'θɔrik] *a* / **plethorically** *ad*

plethysmogram [pli'θizməgræm] *n* 体积描记图

plethysmograph [pli'θizməgrɑ:f] *n* 体积描记器 | ~**ic** [pli,θizmə'græfik] *a* / ~**y** [,pliθiz'mɔgrəfi] *n* 体积描记法

pleura ['pluərə] ([复] **pleurae** ['pluəri:]) *n* 胸膜 | cervical ~ 胸膜顶 / costal ~ 肋胸膜,肋椎部(胸膜) / diaphragmatic ~ 膈胸膜,膈部(胸膜) / mediastinal ~ 纵隔胸膜,纵隔部(胸膜) / parietal ~ 胸膜壁层 / pulmonary ~, visceral ~ 肺胸膜,胸膜脏层 | ~**l** *a*

pleuracentesis [,pluərəsen'ti:sis] *n* 胸腔穿刺术

pleuracotomy [,pluərə'kɔtəmi] *n* 胸膜切开术,胸膜腔切开术

pleuralgia [pluə'rældʒiə] *n* 胸膜痛 | **pleuralgic** [pluə'rældʒik] *a*

pleuramnion [pluə'ræmniɔn] *n* 体壁羊膜

pleurapophysis [,pluərə'pɔfisis] *n* 椎骨侧突,椎肋(颈椎或腰椎)

pleurectomy [pluə'rektəmi] *n* 胸膜(部分)切除术

pleurisy ['pluərisi] *n* 胸膜炎 | adhesive ~, dry ~ 粘连性胸膜炎,干性胸膜炎 / blocked ~ 阻断性胸膜炎 / encysted ~ 包裹性胸膜炎 / exudative ~, wet ~, ~ with effusion 渗出性胸膜炎,湿性胸膜炎 / plastic ~ 成形性胸膜炎 / pulmonary ~, visceral ~ 肺胸膜炎,胸膜脏层炎 | **pleuritis** [pluə'raitis] *n* / **pleuritic** [pluə'ritik] *a*

pleuritogenous [,pluəri'tɔdʒinəs] *a* 致胸膜炎的

pleur(o)- [构词成分] 胸膜

pleurobronchitis [,pluərə*u*brɔŋ'kaitis] *n* 胸膜支气管炎

pleurocele ['pluərəsi:l] *n* 胸膜突出,胸膜疝

pleurocentesis [,pluərə*u*sen'ti:sis] *n* 胸腔穿刺术

pleurocentrum [,pluərə*u*'sentrəm] *n* 单侧椎(骨)体,半侧椎(骨)体

Pleuroceridae [,pluərə*u*'seridi:] *n* 肋角螺科

pleurocholecystitis [,pluərə*u*,kəulisis'taitis] *n* 胸膜胆囊炎

pleuroclysis [pluə'rɔklisis] *n* 胸膜腔灌洗术

pleurocutaneous [,pluərəukju'teinjəs] *a* 胸膜(与)皮肤的

pleurodesis [,pluə'rɔdisis] *n* 胸膜固定术

pleurodont ['pluərədɔnt] *n* 连骨牙

pleurodynia [,pluərə'diniə] *n* 胸膜痛,肋肌痛(阵发性肋间肌痛)

pleurogenous [pluə'rɔdʒinəs], **pleurogenic** [,pluərə'dʒenik] *a* 胸膜原(性)的

pleurography [pluə'rɔgrəfi] *n* 胸膜腔X线摄影(术)

pleurohepatitis [,pluərə*u*,hepə'taitis] *n* 胸膜肝炎

pleurolith ['pluərəliθ] *n* 胸膜石

pleurolysis [pluə'rɔlisis] *n* 胸膜松解术

pleuromelus [,pluərə'mi:ləs] *n* 胸部多肢畸胎

Pleuromonas [,pluərə'məunəs] *n* 侧滴毛虫属

pleuron['pluərɔn] ([复] **pleura**['pluərə]) *n* 侧板(昆虫)

Pleuronematina [,pluərə*u*,ni:mə'tainə] *n* 口帆亚目

pleuroparietopexy [,pluərə*u*pə'raiətə,peksi] *n* 胸膜胸壁固定术

pleuropericardial [,pluərə*u*,peri'kɑ:diəl] *a* 胸膜心包的

pleuropericarditis [,pluərə*u*,perikɑ:'daitis] *n* 胸膜心包炎

pleuroperitoneal [,pluərə*u*,peritə*u*'ni:əl] *a* 胸膜腹膜的

pleuropneumonia [,pluərə*u*nju(:)-

'məunjə] *n* 胸膜肺炎

pleuropneumonia-like [ˌpluərəu-nju(:)'məunjəˌlaik] *a* 类胸膜肺炎的(指一种滤过性微生物)

pleuropneumonolysis [ˌpluərəuˌnju:-mə'nɔlisis] *n* 胸膜肺松解术

pleuropulmonary [ˌpluərəu'pʌlmənə-ri] *a* 胸膜肺的

pleurorrhea [ˌpluərə'ri:ə] *n* 胸膜腔渗液

pleuroscopy [pluə'rɔskəpi] *n* 胸膜腔镜检查

pleurosomus [ˌpluərə'səuməs], **pleu-rosoma** [ˌpluərə'səumə] *n* 体侧露脏畸胎(肠突出及一侧上肢发育不全)

Pleurostomatida [ˌpluərəustə'mæti-də] *n* 侧口目

pleurothotonos [ˌpluərə'θɔtənɔs], **pleurothotonus** [ˌpluərə'θɔtənəs] *n* 侧弓反张

pleurotin [pluə'rəutin] *n* 灰侧耳菌素(对疖的葡萄球菌和结核杆菌有效)

pleurotome ['pluərətəum] *n* 肺节(由一脊神经后根的传入纤维分布的肺区)

pleurotomy [pluə'rɔtəmi] *n* 胸膜切开术

pleurotyphoid [ˌpluərə'taifɔid] *n* 胸膜型伤寒(急性胸膜炎并发伤寒)

pleurovisceral [ˌpluərə'visərəl] *a* 胸膜内脏的

plexal ['pleksəl] *a* (血管、淋巴、神经等)丛的

plexectomy [plek'sektəmi] *n* 丛切除术

plexiform ['pleksifɔ:m] *a* 丛状的

pleximeter [plek'simitə], **plexome-ter** [plek'sɔmitə] *n* 叩诊板;皮象板,透皮玻片 | **pleximetric** [ˌpleksi'me-trik] *a* / **pleximetry** [plek'simitri] *n* 板叩诊(法);皮象板检查

plexitis [plek'saitis] *n* 神经丛炎

plexogenic ['pleksəˌdʒenik] *a* 丛原的

plexopathy [plek'sɔpəθi] *n* 丛病 | lumbar ～ 腰丛病

plexor ['pleksə] *n* 叩诊槌

plexus ['pleksəs] ([复] **plexus** 或 **plexuses**) *n* (血管、淋巴、神经等)丛 | cardiac ～ 心丛 / carotid ～ 颈内动脉丛 / celiac ～ 腹腔丛;腹腔淋巴丛 / choroid ～ of third ventricle 第三脑室脉络丛 / common carotid ～ 颈总动脉丛 / crural ～ 股丛 / defer-ential ～ 输精管丛 / epigastric ～, so-lar ～ 腹腔丛 / hemorrhoidal ～ 直肠丛 / hypogastric ～ 腹下丛 / infe-rior choroid ～ 第四脑室脉络丛 / lat-eral ～ 侧脑室脉络丛 / spermatic ～ 精索丛 / vidian ～ 翼管神经丛

-plexy [构词成分] 发作,中风

pliable ['plaiəbl] *a* 易弯的,柔韧的;能适应的 | **pliability** [ˌplaiə'biliti], **～-ness** *n* 柔韧(性),柔顺(性);能适应(性) / **pliably** *ad*

plica ['plaikə] ([复] **plicae** ['plaisi:]) *n* 【拉】(皱)襞,褶

plicadentin [ˌplaikə'dentin] *n* 放射状牙质

plicamycin [ˌplaikə'maisin] *n* 普卡霉素,光辉霉素(抗肿瘤抗生素,以前称 mithramycin)

plicate ['plaikit], **plicated** ['plaikei-tid] *a* 有襞的,折襞的,具褶的

plication [plai'keiʃən] *n* 折襞,折术

plicotomy [plai'kɔtəmi] *n* (鼓膜)襞切断术

pli courbe [pli: ku:b] 【法】 角回(即 gyrus angularis)

pliers ['plaiəz] *n* 钳子,镊

Plimmer's bodies ['plimə] (Henry G. Plimmer) 普林默小体(癌细胞内小包涵体) | ～salt 酒石酸锑钠

plinth [plinθ], **plint** [plint] *n* 操练椅

-ploid [构词成分] 倍体

ploidy ['plɔidi] *n* 倍性

plombage [plɔm'bɑ:ʒ] *n* 【法】 充填术(用甲基丙烯酸甲酯球充填一部分胸部,作为人工气胸时注射空气的代用品)

plombierung [plɔm'bi:ruŋ] *n* 【德】 充

填术(如患骨髓炎时,用碘仿制剂充填骨缺损部)
plop [plɔp] *n* 啪嗒声 | tumor ～ 肿瘤啪嗒声(心脏舒张早期发出的声音,由一个带蒂房性瘤的运动引起,但极易与开放性锐声或第3心音相混淆)
plosive ['pləusiv] *n, a* 爆破(语)音(的)
plot [plɔt] *vt* 标绘;制图,作图 *n* 图,图表
plotolysin [ˌpləutə'laisin] *n* 鲇毒溶血素
plotospasmin [ˌpləutə'spæzmin] *n* 鲇毒痉挛素
plototoxin [ˌpləutə'tɔksin] *n* 鲇毒,鲇毒质
PLT primed lymphocyte typing 预处理的淋巴细胞分型; *p*sittacosis-*l*ymphogranuloma venereum-*t*rachoma (group of organisms) 鹦鹉热-性病性淋巴肉芽肿-沙眼(菌群)
pluck [plʌk] *vt* 摘,拔;弹;不录取 *vi* 拉,拖 *n* (一)拉,(一)拖;精神,勇气 | ～ up 鼓起;振作精神
plug [plʌg] *n* 塞子,栓;充填剂,填料;插头 (-gg-) *vt* 塞,堵 | epithelial ～ 上皮栓(胚) / mucous ～ 宫颈粘液塞 / vaginal ～, copulation ～ 阴道塞 / yolk ～ 卵黄栓 | ～ in (使)插上插头以接通电源
plugger ['plʌgə] *n* (牙科用的)充填器 | amalgam ～ 汞合金充填器 / back-action ～, reverse ～ 回力充填器 / foot ～ 足形充填器
Plugge's test['plugə] (Pieter C. Plugge) 普拉吉试验(检酚)
plumage ['plu:midʒ] *n* 羽
plumbage [plum'bɑ:ʒ] *n* 充填术
plumbagin [plʌm'beidʒin] *n* 白花丹素,蓝茉莉素,5-羟基维生素K_3
plumbago [plʌm'beigəu] *n* 石墨 | **plumbaginous** [plʌm'bædʒinəs] *a*
plumbeous ['plʌmbiəs] *a* (似)铅的;含铅的
plumbic ['plʌmbik] *a* 铅的,四价铅的
plumbiferous [plʌm'bifərəs] *a* 含铅的,产铅的
plumbism ['plʌmbizəm] *n* 铅中毒
plumbotherapy [ˌplʌmbə*u*'θerəpi] *n* 铅疗法
plumbous ['plʌmbəs] *a* 亚铅的,二价铅的
plumbum ['plʌmbəm] *n*【拉】铅(化学元素)
plume [plu:m] *n* 羽毛,羽状物
plumelet ['plu:mlit] *n* 小羽毛
plumericin [ˌplumə'raisin] *n* 鸡蛋花素(有灭菌作用)
Plummer's disease ['plʌmə] (Henry S. Plummer) *n* 普鲁默病(单纯性甲状腺腺瘤毒性形成,成为甲状腺功能亢进) | ～ sign 普鲁默征(突眼性甲状腺肿时不能踏上椅子或上阶梯)
Plummer-Vinson syndrome ['plʌmə 'vinsn] (Henry S. Plummer; Porter P. Vinson) 普鲁默-文森综合征(咽下困难,伴舌炎、低血色素性贫血、脾肿大及口、咽和食道上端萎缩。亦称缺铁性咽下困难)
plumose ['plu:məus] *a* 有羽毛的,羽毛状的 | ～**ly** *ad*
plump [plʌmp] *a* 丰满的 *vt, vi* (使)丰满;(使)鼓起 | ～**ish** *a* 较丰满的 / ～**ly** *ad* / ～**ness** *n*
plumpy ['plʌmpi] *a* 丰满的
plumula ['plʌmjulə] *n* 胚芽;细沟(中脑水管上壁)
plumy ['plu:mi] *a* 绒毛(状)的,有羽毛的
plunge [plʌndʒ] *vt, vi* (使)遭受;(使)陷入,(使)投入 *n* 投入,陷入 | take the ～ 冒险尝试,采取断然行动
plurality [pluə'ræləti] *n* 复数,多数;许多
pluri- [构词成分] 多数,多
pluriceptor [ˌpluəri'septə] *n* 多簇受体
pluricytopenia [ˌpluəriˌsaitə*u*'pi:niə] *n* 多种血细胞减少(再生障碍性贫血)
pluridyscrinia [ˌpluəridis'kriniə] *n* 多种分泌障碍
pluriglandular [ˌpluəri'glændjulə] *a*

多腺性的

plurigravida [ˌpluəri'grævidə] *n* 经产孕妇

plurilocular [ˌpluəri'lɔkjulə] *a* 多腔的,多房的

plurimenorrhea [ˌpluəriˌmenə'ri:ə] *n* 多次行经

plurinatality [ˌpluərinei'tæləti] *n* 高产率

plurinuclear [ˌpluəri'nju:kliə] *a* 多核的

pluriorificial [pluəriˌɔ:ri'fiʃəl] *a* 多孔的

pluripara [pluə'ripərə] *n* 经产妇(多于一次生产者)

pluriparity [ˌpluəri'pærəti] *n* 经产,多产次

pluripolar [ˌpluəri'pəulə] *a* 多极的

pluripotentiality [ˌpluəripəˌtenʃi'æləti] *n* 多能性(指胚细胞发育的能力或可能的多种发育途径) | **pluripotential** [ˌpluəripə'tenʃəl], **pluripotent** [pluə'ripətənt] *a* 多能的

pluriresistant [ˌpluəriri'zistənt] *a* 抗多种药的

pluritissular [ˌpluəri'tisjulə] *a* 多种组织的

pluriviseral [ˌpluəri'visərəl] *a* 多种内脏的,多种器官的

plus [plʌs] *prep* 加,加上 *a* 正的;(菌丝体)阳性的 *n* 正号,加号

plutonium [plu:'təunjəm] *n* 钚(化学元素)

Pm 元素钷(promethium)的符号

PMB polymorphonuclear basophil leukocytes 嗜碱性多形核白细胞

PME polymorphonuclear eosinophil leukocytes 嗜酸性多形核白细胞

PMI point of maximal impulse 最强心尖搏动点

P mitrale [pi: mai'treili] P波左房室瓣型(在心电描记法中一型异常宽阔有切迹的P波,表明大左心房去极化延长,常与左房室瓣病有关)

PMM pentamethylmelamine 五甲蜜胺

PMMA polymethyl methacrylate 聚甲基丙烯酸甲酯

PMN polymorphonuclear neutrophil leukocytes 多形核中心粒细胞

PMR proportionate mortality ratio 比例死亡率

PMSG pregnant mare serum gonadotropin 孕马血清促性腺激素

-pnea [构词成分] 呼吸

pneo- [构词成分] 呼吸;以pneo-起始的词,同样见以spiro-(2)起始的词

pneogaster ['ni:əˌgæstə] *n* 呼吸道(胚)

pneogram ['ni:əgræm] *n* 呼吸描记图

pneograph ['ni:əgrɑ:f] *n* 呼吸描记器

pneometer [ni'ɔmitə] *n* 呼吸计,呼吸(气)量计,肺量计

pneoscope ['ni:əskəup] *n* 呼吸描记器

PNET primitive neuroectodermal tumor 原始神经外胚层瘤

pneuma- 见pneumato-

pneumal ['nju:məl] *a* 肺的

pneumarthrogram [nju(:)'mɑ:θrəgræm] *n* 关节充气造影(照)片

pneumarthrography [ˌnjumɑ:'θrɔgrəfi] *n* 关节充气造影(术)

pneumarthrosis [ˌnju:mɑ:'θrəusis] *n* 关节积气;关节充气术

pneumascope ['nju:məskəup] *n* 呼吸描记器

pneumathemia [ˌnju:mə'θi:miə] *n* 气血症,气栓

pneumatic [nju(:)'mætik] *a* 空气的,气体的;呼吸的;(可)充空气(或气体)的;气动的 | ~**ally** *ad*

pneumatics [nju(:)'mætiks] *n* 气体力学

pneumatinuria [ˌnju:məti'njuəriə] *n* 气尿

pneumatism ['nju:mətizəm] *n* 精气论,精气学说

Pneumatist ['nju:mətist] *n* 精气论者

pneumatization [ˌnju:mətai'zeiʃən, -ti'z-] *n* 气腔形成(尤指在颞骨内形成)

pneumatized ['nju:mətaizd] *a* 充气的,含有气腔的
pneumat(o)-, pneuma- [构词成分] 气,气体;呼吸
pneumatocardia [ˌnju:mətəu'kɑ:diə] *n* 心(腔)积气
pneumatocele [nju(:)'mætəsi:l] *n* 肺膨出;气瘤,气囊 | extracranial ~, ~ cranii 头皮下气瘤(颅骨骨折后) / intracranial ~ 颅腔积气
pneumatocephalus [ˌnju:mətəu'sefələs] *n* 颅腔积气
pneumatodyspnea [ˌnju:mətəudis'pni:ə] *n* 气肿性呼吸困难
pneumatogram [nju(:)'mætəgræm] *n* 呼吸描记图
pneumatograph [nju(:)'mætəgrɑ:f] *n* 呼吸描记器
pneumatology [ˌnju:mə'tɔlədʒi] *n* 气体(治疗)学;气体力学
pneumatometer [ˌnju:mə'tɔmitə] *n* 呼吸计,呼吸(气)量计 | **pneumatometry** *n* 呼吸(气)量测定(法)
pneumatophore [nju(:)'mætəfɔ:] *n* 气囊,浮囊;救生氧气袋,氧气囊
pneumatorrachis [ˌnju:mə'tɔrəkis] *n* 椎管积气
pneumatoscope [ˌnju(:)'mætəskəup] *n* 口腔听诊器
pneumatosis [ˌnju:mə'təusis] *n* 积气(症)
pneumatotherapy [ˌnju:mətəu'θerəpi] *n* 气体疗法 | cerebral ~ 气脑疗法
pneumaturia [ˌnju:mə'tjuəriə] *n* 气尿
pneumatype ['nju:mətaip] *n* 呼气象(用以诊断鼻阻塞)
pneumectomy [nju:'mektəmi] *n* 肺部分切除术
pneumencephalography [ˌnju:menˌsefə'lɔgrəfi] *n* 气脑造影(术)
pneum(o)- [构词成分] 肺;气;呼吸
pneumoalveolography [ˌnju:məuˌælviə'lɔgrəfi] *n* 肺泡X线摄影(术),肺泡X线造影(术)
pneumoamnios [ˌnju:məu'æmniɔs] *n* 羊水积气
pneumoangiogram [ˌnju:məu'ændʒiəgræm] *n* 肺血管造影(照)片
pneumoangiography [ˌnju:məuˌændʒi'ɔgrəfi] *n* 肺血管造影(术)
pneumoarthrography [ˌnju:məuɑ:'θrɔgrəfi] *n* 关节充气造影(术)
pneumobacillus [ˌnju:məubə'siləs] *n* 肺炎杆菌
pneumobilia [ˌnju:məu'biliə] *n* 气性胆汁,胆道积气
pneumobulbar [ˌnju:məu'bʌlbə], **pneumobulbous** [ˌpju:məu'bʌlbəs] *a* 肺(与)延髓的
pneumocardial [ˌnju:məu'kɑ:diəl] *a* 肺心的
pneumocardiograph [ˌnju:məu'kɑ:diəgrɑ:f] *n* 肺心描记器 | ~**y** [ˌnju:məuˌkɑ:di'ɔgrəfi] *n* 肺心描记法
pneumocele ['nju:məˌsi:l] *n* 肺膨出;气瘤;气囊
pneumocentesis [ˌnju:məusen'ti:sis] *n* 肺穿刺术
pneumocephalon [ˌnju:məu'sefəlɔn], **pneumocephalus** [ˌnju:məu'sefələs] *n* 颅腔积气
pneumocholecystitis [ˌnju:məuˌkəulisis'taitis] *n* 气肿性胆囊炎
pneumochysis [nju(:)'mɔkisis] *n* 肺水肿
pneumococcemia [ˌnju:məukɔk'si:miə] *n* 肺炎球菌血症
pneumococcidal [ˌnju:məukɔk'saidl] *a* 杀肺炎球菌的
pneumococcolysis [ˌnju:məukɔ'kɔlisis] *n* 肺炎球菌溶解
pneumococcosis [ˌnju:məukɔ'kəusis] *n* 肺炎球菌病
pneumococcosuria [ˌnju:məuˌkɔkə'sjuəriə] *n* 肺炎球菌尿
pneumococcus [ˌnju:mə'kɔkəs] ([复] **pneumococci** [ˌnju:mə'kɔk(s)ai]) *n*

肺炎球菌 | **pneumococcal** [ˌnju:məˈkɔkəl], **pneumococcic** [ˌnju:məˈkɔksik] *a*

pneumocolon [ˌnju:məˈkəulən] *n* 气结肠,结肠积气

pneumoconiosis [ˌnju:məuˌkɔniˈəusis] *n* 肺尘埃沉着病,尘肺 | talc ~ 肺滑石沉着病,滑石肺

pneumocrania [ˌnju:məˈkreinjə], **pneumocranium**[ˌnju:məˈkreinjəm] *n* 颅腔积气

pneumocystiasis [ˌnju:məusisˈtaiəsis] *n* 肺囊虫病,间质性浆细胞性肺炎

pneumocystic [ˌnju:məˈsistik] *a* 肺囊虫的,肺囊虫所致的

Pneumocystis [ˌnju:məˈsistis] *n* 肺囊虫属 | ~ carinii 卡氏肺囊虫

pneumocystography [ˌnju:məusisˈtɔgrəfi] *n* 膀胱充气造影(术)

pneumocystosis [ˌnju:məusisˈtəusis] *n* 肺囊虫病(间质性浆细胞性肺炎)

pneumocystotomography [ˌnju:məuˌsistəutəˈmɔgrəfi] *n* 膀胱充气体层摄影(术)

pneumocyte [ˈnju:məsait] *n* 肺细胞

pneumoderma [ˌnju:məuˈdə:mə] *n* 皮下气肿

pneumodograph [nju(:)ˈmɔdəgrɑ:f] *n* (鼻)呼吸气量描记器

pneumodynamics [ˌnju:məudaiˈnæmiks] *n* 呼吸动力学

pneumoempyema [ˌnju:məuˌempaiˈi:mə] *n* 气脓胸

pneumoencephalocele [ˌnju:məuenˈsefələsi:l] *n* 颅腔积气

pneumoencephalography (PEG) [ˌnju:məuenˌsefəˈlɔgrəfi] *n* 气脑造影(术)

pneumoencephalomyelogram[ˌnju:məuenˌsefələumaiˈeləgræm] *n* 气脑脊髓造影(照)片

pneumoencephalomyelography [ˌnju:məuenˌsefələuˌmaiəˌlɔgrəfi] *n* 气脑脊髓造影(术)

pneumoencephalos [ˌnju:məuenˈsefəlɔs] *n* 脑积气,气脑

pneumoenteritis [ˌnju:məuˌentəˈraitis] *n* 肺肠炎

pneumofasciogram [ˌnju:məuˈfæsiəgræm] *n* 筋膜间隙充气造影(照)片

pneumogalactocele [ˌnju:məugəˈlæktəsi:l] *n* 气乳瘤

pneumogastric [ˌnju:məˈgæstrik] *a* 肺(与)胃的

pneumogastrography [ˌnju:məugæsˈtrɔgrəfi] *n* 胃充气造影(术)

pneumogastroscopy [ˌnju:məugæsˈtrɔskəpi] *n* 充气胃镜检查

pneumogram [ˈnju:məgræm] *n* 呼吸描记图;充气(照)片

pneumograph [ˈnju:məgrɑ:f] *n* 呼吸描记器

pneumography [nju(:)ˈmɔgrəfi] *n* 肺解剖学;呼吸描记法;充气造影(术) | cerebral ~ 脑室充气造影(术) / retroperitoneal ~ 腹膜后充气造影(术)

pneumogynogram [ˌnju:məuˈgainəgræm] *n* 女生殖器充气X线(照)片

pneumohemia [ˌnju:məˈhi:miə] *n* 气血症,气栓

pneumohemopericardium [ˌnju:məuˌhi:məuˌperiˈkɑ:diəm] *n* 气血心包,心包积气血

pneumohemothorax [ˌnju:məuˌhi:məˈθɔ:ræks] *n* 气血胸

pneumohydrometra [ˌnju:məuˌhaidrəˈmi:trə] *n* 子宫积气水

pneumohydropericardium [ˌnju:məuˌhaidrəuˌperiˈkɑ:diəm] *n* 气水心包,心包积气水

pneumohydrothorax [ˌnju:məuˌhaidrəˈθɔ:ræks] *n* 气水胸

pneumokidney [ˈnju:məˌkidni] *n* 肾盂积气

pneumokoniosis [ˌnju:məuˌkɔniˈəusis] *n* 肺尘埃沉着病,尘肺

pneumolith [ˈnju:məliθ] *n* 肺石

pneumolithiasis [ˌnju:məuliˈθaiəsis]

n 肺石病
pneumology [nju(:)'mɔlədʒi] *n* 肺病学
pneumolysis [nju(:)'mɔlisis] *n* 肺松解术
pneumomalacia [ˌnju:məumə'leiʃiə] *n* 肺软化
pneumomassage [ˌnju:məumə'sɑ:ʒ] *n* (鼓膜)空气按摩法
pneumomediastinogram [ˌnju:məuˌmi:diæs'tainəgræm] *n* 纵隔充气造影(照)片
pneumomediastinography [ˌnju:məuˌmi:diˌæsti'nɔgrəfi] *n* 纵隔充气造影(术)
pneumomediastinum [ˌnju:məuˌmi:diæs'tainəm] *n* 纵隔积气
pneumomelanosis [ˌnju:məuˌmelə'nəusis] *n* 肺黑变病
pneumometer [nju(:)'mɔmitə] *n* 呼吸计,呼吸(气)量计
pneumomycosis [ˌnju:məumai'kəusis] *n* 肺真菌病,肺霉菌病
pneumomyelography [ˌnju:məuˌmaiə'lɔgrəfi] *n* 气脊髓造影(术)
pneumonectasis [ˌnju:mə'nektəsis], **pneumonectasia** [ˌnju:məunek'teiziə] *n* 肺气肿
pneumonectomy [ˌnju:mə'nektəmi] *n* 肺切除术
pneumonedema [ˌnju:məuni(:)'di:mə] *n* 肺水肿
pneumonemia [ˌnju:mə'ni:miə] *n* 肺充血
pneumonere ['nju:məniə] *n* 肺终芽
pneumonia [nju(:)'məunjə] *n* 肺炎 | apex ～, apical ～ 肺尖炎,肺尖部肺炎 / aspiration ～ 吸入性肺炎 / bilious ～ 黄疸性肺炎 / caseous ～, cheesy ～ 干酪样肺炎 / central ～, core ～ 中央肺炎 /cerebral ～ 脑型肺炎 / croupous ～ 格鲁布性肺炎 / dermal ～ 皮内注射性肺炎(向家兔皮肤内注射肺炎双球菌引起的肺炎) / desquamative ～, parenchymatous ～ 脱屑性肺炎,实质性肺炎 / double ～ 双侧肺炎 / giant cell ～ 巨细胞性肺炎 / hypostatic ～ 坠积性肺炎 / lipid ～, lipoid ～, oil-aspiration ～ 脂质性肺炎,油吸入性肺炎 / lobar ～ 大叶性肺炎 / lobular ～ 小叶(性)肺炎,支气管肺炎 / plague ～ 鼠疫性肺炎,肺鼠疫 / pneumocystis ～, Pneumocystis carinii ～ 肺囊虫性肺炎,卡氏肺囊虫性肺炎,间质性浆细胞性肺炎 / transplantation ～ 移植肺炎 / woolsorter's ～ 毛工肺炎,炭疽性肺炎 | **pneumonic** [nju(:)'mɔnik] *a* 肺的;肺炎的
pneumonitis [ˌnju:məu'naitis] *n* 肺炎,局限性肺炎 | aspiration ～ 吸入性肺炎 / feline ～ 猫肺炎 / mouse ～ 鼠肺炎 / pneumocystis ～ 肺囊虫性肺炎,间质性浆细胞性肺炎
pneumon(o)- [构词成分] 肺
pneumonocele [nju(:)'mɔnəsi:l] *n* 肺膨出;气瘤;气囊
pneumonocentesis [nju(:)ˌməunəusen'ti:sis] *n* 肺穿刺术
pneumonocirrhosis [nju(:)ˌməunəusi'rəusis] *n* 肺硬变
pneumonococcus [ˌnju:mənəu'kɔkəs] *n* 肺炎(双)球菌
pneumonoconiosis, pneumonokoniosis [nju(:)ˌməunəukɔni'əusis] *n* 肺尘埃沉着病,尘肺
pneumonocyte [nju(:)'mɔnəsait] *n* 肺细胞
pneumonoenteritis [nju(:)ˌməunəuˌentə'raitis] *n* 肺肠炎
pneumonograph [nju(:)'mɔnəgrɑ:f] *n* 肺X线(照)片 | ～**y** [ˌnju:mə'nɔgrəfi] *n* 肺X线造影(术)
pneumonolipoidosis [nju(:)ˌməunəuˌlipɔi'dəusis] *n* 脂质性肺炎
pneumonolysis [ˌnju:mə'nɔlisis] *n* 肺松解术 | extrapleural ～ 胸膜外肺松解术 / intrapleural ～ 胸膜内肺松解术

pneumonomelanosis [nju(:)ˌməunəu-melə'nəusis] *n* 肺黑变病

pneumonometer [ˌnju:mə'nɔmitə] *n* 呼吸计,呼吸(气)量计(一种肺量计)

pneumonomoniliasis [nju(:)ˌməunəu-ˌməuni'laiəsis] *n* 肺念珠菌病

pneumonomycosis [nju(:)ˌməunəu-mai'kəusis] *n* 肺真菌病,肺霉菌病

pneumonopaludism [nju(:)ˌməunə-'pæljudizəm] *n* 肺型疟疾,疟性肺炎硬变

pneumonopathy [ˌnju:mə'nɔpəθi] *n* 肺病 | eosinophilic ～ 嗜酸细胞性肺病

pneumonopexy [nju(:)'məunəˌpeksi] *n* 肺固定术

pneumonophthisis [ˌnju:mənɔf'θai-sis] *n* 肺结核

pneumonopleuritis [nju(:)ˌməunəu-pluə'raitis] *n* 肺胸膜炎

pneumonoresection [nju(:)ˌməunəu-ri:'sekʃən] *n* 肺部分切除术

pneumonorrhagia [nju(:)ˌməunə'rei-dʒiə] *n* 肺出血

pneumonorrhaphy [ˌnju:mə'nɔrəfi] *n* 肺缝术

pneumonosis [ˌnju:mə'nəusis] *n* 肺病

pneumonotherapy [nju(:)ˌməunəu-'θerəpi] *n* 肺病疗法

pneumonotomy [ˌnju:mə'nɔtəmi] *n* 肺切开术

Pneumonyssoides [ˌnju:məuni'sɔi-di:z] *n* 类肺刺螨属

Pneumonyssus [ˌnju:mə'nisəs] *n* 肺刺螨属

pneumopaludism [ˌnju:mə'pæljudi-zəm] *n* 肺型疟疾,疟性肺尖硬变

pneumopathy [nju(:)'mɔpəθi] *n* 肺病

pneumopericardium [ˌnju:məuˌperi-'kɑ:diəm] *n* 气心包,心包积气

pneumoperitoneum [ˌnju:məuˌperi-təu'ni:əm] *n* 气腹 | **pneumoperitoneal** [ˌnju:məuˌperitəu'ni:əl] *a*

pneumoperitonitis [ˌnju:məuˌperitəu-'naitis] *n* 气性腹膜炎

pneumopexy ['nju:məˌpeksi] *n* 肺固定术

pneumophagia [ˌnju:mə'feidʒiə] *n* 吞气症

pneumophone ['nju:məfəun] *n* 中耳压力计

pneumophonia [ˌnju:mə'fəuniə] *n* 肺性发声(表现为呼吸声的发声困难)

pneumopleuritis [ˌnju:məupluə'rai-tis] *n* 肺胸膜炎

pneumopleuroparietopexy [ˌnju:-məuˌpluərəupə'raiətəˌpeksi] *n* 肺胸膜壁层固定术

pneumoprecordium [ˌnju:məupri:-'kɔ:djəm] *n* 心前间隙积气

pneumopreperitoneum [ˌnju:məu-pri:ˌperitəu'ni:əm] *n* 腹膜前腔积气;腹膜前腔充气术

pneumopyelography [ˌnju:məuˌpaii-'lɔgrəfi] *n* 肾盂充气造影(术)

pneumopyopericardium [ˌnju:məu-ˌpaiəˌperi'kɑ:diəm] *n* 气脓心包,心包积脓气

pneumopyothorax [ˌnju:məuˌpaiə'θɔ:-ræks] *n* 气脓胸

pneumorachicentesis [ˌnju:məuˌrei-kisen'ti:sis] *n* 椎管穿刺注气法

pneumorachis [ˌnju:məu'reikis] *n* 脊髓积气,椎管注气法(一种X线检查法)

pneumoradiography [ˌnju:məuˌreidi-'ɔgrəfi] *n* X线充气造影(术)

pneumoresection [ˌnju:məuri:'sek-ʃən] *n* 肺部分切除术

pneumoretroperitoneum [ˌnju:məu-ˌretrəuˌperitəu'ni:əm] *n* 腹膜后腔积气,腹膜后气肿

pneumoroentgenogram [ˌnju:məu-rɔnt'genəgræm] *n* X线充气造影(照)片

pneumoroentgenography [ˌnju:məu-ˌrɔntge'nɔgrəfi] *n* X线充气造影(术)

pneumorrhagia [ˌnju:mə'reidʒiə] *n* 肺出血

pneumosepticemia [ˌnju:məuˌsepti-

'siːmiə] *n* 肺炎败血病

pneumoserosa [ˌnjuːməusi'rəusə] *n* 关节腔充气(透视)法

pneumoserothorax [ˌnjuːməuˌsiərə'θɔːræks] *n* 浆液气胸

pneumosilicosis [ˌnjuːməuˌsili'kəusis] *n* 硅肺

pneumotachometer [ˌnjuːməutæ'kɔmitə] *n* 呼吸速度测定器

pneumotachygraph [ˌnjuːməu'tækigrɑːf], **pneumotachograph** [ˌnjuːməu'tækəgrɑːf] *n* 呼吸速度描记器

pneumotaxic [ˌnjuːmə'tæksik] *a* 调节呼吸的

pneumotherapy [ˌnjuːməu'θerəpi] *n* 气体疗法;肺病治疗

pneumothermomassage [ˌnjuːməuˌθəːməumə'sɑːʒ] *n* 压缩热气按摩法

pneumothorax [ˌnjuːməu'θɔːræks] *n* 气胸 | artificial ~, induced ~, therapeutic ~ 人工气胸 / clicking ~ 卡嗒音气胸(每次心搏动时,患者感到有卡嗒音) / closed ~ 闭合性气胸 / diagnostic ~ 诊断性气胸 / open ~ 开方性气胸 / tension ~, pressure ~ 张力性气胸

pneumotomography [ˌnjuːməutə'mɔgrəfi] *n* X线充气体层摄影(术)

pneumotomy [nju(ː)'mɔtəmi] *n* 肺切开术

pneumotropism [nju(ː)'mɔtrəpizəm] *n* 亲肺性 | **pneumotropic** [ˌnjuːmə'trɔpik] *a* 亲肺的;亲肺炎球菌的

pneumotympanum [ˌnjuːməu'timpənəm] *n* 鼓室积气

pneumotyphoid [ˌnjuːməu'taifɔid] *n* 肺型伤寒

pneumotyphus [ˌnjuːməu'taifəs] *n* 肺炎伤寒(肺炎与伤寒并发)

pneumouria [ˌnjuːməu'juəriə] *n* 气尿

Pneumovax ['njuːməˌvæks] *n* 肺炎球菌疫苗(pneumococcal vaccine)的商品名(含14种肺炎球菌荚膜多糖〈抗原〉) | ~ 23 肺炎球菌疫苗23的商品名(含23种肺炎球菌荚膜多糖)

pneumoventriculi [ˌnjuːməuven'trikjulai], **pneumoventricle** [ˌnjuːməu'ventrikl] *n* 脑室积气

pneumoventriculography [ˌnjuːməuvenˌtrikju'lɔgrəfi] *n* 脑室充气造影(术)

Pneumovirus ['njuːməuˌvaiərəs] *n* 肺病毒属

pneusis ['njuːsis] *n* 【希】呼吸

PNH paroxysmal nocturnal hemoglobinuria 阵发性夜间血红蛋白尿

PO per os 【拉】经口,口服

Po_2 氧分压(oxygen partial pressure or tension)的符号,也可写成pO_2, pO_2

Po 元素钋(polonium)的符号

POA pancreatic oncofetal antigen 胰癌胚抗原

Pocill. pocillum 【拉】小杯

pock [pɔk] *n* 痘疱 *vt* 使留有痘痕,使有麻点

pocket ['pɔkit] *n* 袋,囊;容器 *a* 袖珍的,小型的 *vt* 装袋 | gingival ~, supragingival ~ 龈袋 / infrabony ~, intra-alveolar ~, intrabony ~, subcrestal ~ 骨下袋,骨内袋

pockety ['pɔkiti] *a* 囊形的,有囊状特征的

pockmark ['pɔkmɑːk] *n* 痘痕,麻子

Pocul. poculum 【拉】杯

poculum ['pɔkjuləm] *n* 【拉】杯

pod- 见podo-

podagra [pəu'dægrə] *n* (足)痛风 | ~l, **podagric, podagrous** ['pɔdəgrəs] *a*

podalgia [pəu'dældʒiə] *n* 足痛(如由痛风或风湿病所致)

podalic [pəu'dælik] *a* 足的,脚的

Podangium [pəu'dændʒiəm] *n* 足囊粘菌属

podarthritis [ˌpɔdɑː'θraitis] *n* 足关节炎

podedema [ˌpɔdi'diːmə] *n* 足水肿

podencephalus [ˌpɔden'sefələs] *n* 有茎露脑畸胎

podgy ['pɔdʒi] *a* 矮胖的
podiatry [pəu'daiətri] *n* 足医术 | **podiatrist** *n* 足医 / **podiatric** [ˌpəudi'ætrik] *a*
podium ['pəudiəm] ([复] **podia** ['pəudiə]) *n*【拉】足,吸足
pod(o)- [构词成分] 足,脚
podocyte ['pɔdəsait] *n* 足状突细胞(肾小球内)
pododerm ['pɔdədə:m] *n* 蹄部真皮
pododynamometer [ˌpɔdəˌdainə'mɔmitə] *n* 腿肌力计,足力计
pododynia [ˌpɔdə'diniə] *n* 足(底)神经痛
podogram ['pɔdəgræm] *n* 足印
podograph ['pɔdəgrɑ:f] *n* 足印器
podology [pəu'dɔlədʒi] *n* 足医术
podophyllin [ˌpɔdə'filin] *n* 鬼臼树脂(腐蚀药,泻药)
Podophyllotoxin [ˌpɔdəˌfilə'tɔksin] *n* 鬼臼毒素,鬼臼脂素,足叶草毒素(抗肿瘤药)
Podophyllum [ˌpɔdə'filəm] *n* 鬼臼属
podophyllum [ˌpɔdəˌfiləm] *n* 鬼臼(根)
podopompholyx [ˌpəudə'pɔmfəliks] *n* 跖汗疱,足底汗疱
podotrochilitis [ˌpɔdətrəki'laitis] *n* 马舟骨炎
poe- 以poe-起始的词,同样见以pe-起始的词
Poecilia [pi:'siliə] *n* 鳉属(柳条鱼) | ~ reticulata 网纹鳉
poecil(o)- 以poecil(o)-起始的词,同样见以poikil(o)-起始的词
Poehl's test [pel] (Alexander V. von Poehl) 珀尔试验(检霍乱弧菌)
pogoniasis [ˌpəugəu'naiəsis] *n* 多须;妇女生须
pogonion [pə'gəuniən] *n* 颏点
pOH 表示溶液中氢氧离子近似浓度的符号
Pohl's test [pɔl] (Julius H. Pohl) 波尔试验(检球蛋白)
poi [pɔi] *n* 夏威夷芋泥饼(变态反应的婴儿食用)
-poiesis [构词成分] 产生,生,造
poietin [pɔi'i:tin] *n* 促白细胞生成素
poikilergasia [ˌpɔikilə'geiziə] *n* 精神病体质
poikilionia [pɔiˌkili'əuniə] *n* 血(无机)离子浓度变异
poikil(o)- [构词成分] 异,变,不规则
poikiloblast ['pɔikiləuˌblæst] *n* 异形成红细胞
poikilocarynosis [ˌpɔikiləuˌkæri'nəusis] *n* 异型细胞形成
poikilocyte ['pɔikiləuˌsait] *n* 异形红细胞
poikilocytosis [ˌpɔikiləusai'təusis], **poikilocythemia** [pɔiˌkiləsai'θi:miə] *n* 异形红细胞症
poikilodentosis [ˌpɔikiləuden'təusis] *n* 斑釉(症)
poikiloderma [ˌpɔikiləu'də:mə] *n* 皮肤异色病 | ~ vasculare atrophicans 血管萎缩性皮肤异色病
poikilodermatomyositis [ˌpɔikiləuˌdə:mətəumaiə'saitis] *n* 异色性皮肌炎
poikilonymy [ˌpɔiki'lɔnimi] *n* 名称混乱
poikiloplastocyte [ˌpɔikiləu'plæstəsait] *n* 异形血小板
poikiloploid ['pɔikiləuˌplɔid] *a* 异倍性的,异倍体的 *n* 异倍体(指一个个体具有不同的细胞,其染色体的数目也不相同) | ~**y** ['pɔikiləuˌplɔidi] *n* 异倍性
poikilosmosis [ˌpɔikilɔz'məusis] *n* 变渗压(细胞或组织对直接环境调节其渗透压浓度的过程) | **poikilosmotic** [ˌpɔikilɔz'mɔtik] *a*
poikilostasis [ˌpɔikiləu'steisis] *n* 变异停滞(身体状态〈内环境〉保持稳定)
poikilotherm [pɔi'kiləˌθə:m] *n* 变温动物,冷血动物
poikilothermy [ˌpɔikiləu'θə:mi], **poikilothermism** [ˌpɔikiləu'θə:mizəm] *n* 变温(性);温度变化适应性 | **poikilothermal, poikilothermic** *a*

变温的(动物);能适应温度变化的

poikilothrombocyte [pɔiˌkilə'θrɔmbəsait] *n* 异形血小板

poikilothymia [ˌpɔikiləu'θaimiə] *n* 心情变异

point [pɔint] *n* 点,尖(端);时刻;穴位(针灸);论点;特点;分(数) *vt* 弄尖;加强(up);指出(out) *vi* 指向(to, at, towards);表明(to, at, towards);(脓肿等)出现脓头 | ~ A A点(X线照相头颅测量名词,在外侧头部摄片上测定,亦称切牙骨下点) / ~ of an abscess 脓肿现头 / alveolar ~ (上)牙槽中点 / apophysiary ~ 鼻下点;棘突压痛点 / ~ Ar (下颌)关节突点(即articulare) / ~ B B点(X线照相头颅测量名词,在外侧头部摄片上测定,亦称颏上点) / ~ Ba 颅底点(即basion) / ~ Bo (枕骨)髁后点(即Bolton ~) / boiling ~ 沸点 / cardinal ~s 方位基点;骨盆主点 / critical ~ 临界点 / ~ of incidence 投射点,入射点 / isoelectric ~ 等电点 / leak ~ 泄漏点,阈值(指血糖) / melting ~ 熔点 / mental ~ 颏点 / paper ~ 纸尖,纸捻 / principal ~s 方位基点 / thermal death ~ 杀菌温度 / trigger ~ 扳机点(身体受压力或其他刺激时出现特殊感觉或症状的点) / vaccine ~ 痘苗点(一小骨片或羽毛,一端沾有牛痘浆) / vital ~ 生命点(延髓内呼吸中枢,刺穿此点即引起死亡) | a ~ of view 观点,着眼点 / at all ~s 在各方面,充分地 / at the ~ of 靠近,将近…的时候 / beside the ~ 离题,不中肯 / come to a ~ 变尖,变尖锐;到紧要关头 / come to the ~ 说到要点,抓住关键,说到紧要关头 / in ~ 恰当的,中肯的 / in ~ of 就…而言,关于 / in ~ of fact 实际上 / keep to the ~ 扣住要点,紧扣主题 / make a ~ of 决心(或坚持)做,要求特别注意 / off(或away from) the ~ 不切题,离题 / on(或upon) the ~ of 即将…之时,正要…的时候 / stretch(或strain) a ~ 把…作为例外,变通处理;作出让步 / to a ~ 在每一点上 / to the ~ 中肯,扼要 / to the ~ of 到达…的程度

pointed ['pɔintid] *a* 尖的;(言语等)尖锐的;明显的,突出的 | ~**ly** *ad* / ~**ness** *n*

pointer ['pɔintə] *n* 指示针,指示器;(骨隆突)挫伤

pointillage [ˌpwɑːnti'jɑːʒ] *n*【法】指尖按摩法

Poirier's glands [pwɑːri'ɛə] (Paul Poirier) 普瓦里埃腺(甲状腺峡上缘圆锥状韧带上的淋巴结) | ~ line 普瓦里埃线(从鼻额角至人字缝尖上方的连线)

poise [pɔiz] *n* 平衡;沉着;砝码,秤锤;泊(粘度单位) *vt* 使平衡,使保持均衡 *vi* 平衡;悬着

Poiseuille's law [pwɑː'zəːjə] (Jean L. M. Poiseuille) 普瓦泽伊定律(管内流量:①与沿着管内长度的压力下降成正比,与管的半径的四次幂成正比;②与管的长度和流体粘度成反比) | ~space 普瓦泽伊间隙(血管腔的边缘部,没有液体流动,如靠近血管内壁,红细胞实际上并不移动,而排成一层,液体的内层在此层上滑动)

poison ['pɔizn] *n* 毒,毒药,毒物 *vt* 使中毒,毒杀,放毒于 | acrid ~ 苛烈性毒,刺激性毒 / acronarcotic ~, acrosedative ~ 刺激麻醉性毒 / arrow ~ 箭毒 / fatigue ~ 疲劳毒素 / fugu ~, puffer ~ 河豚毒素 / gonyaulax ~, clam ~, mussel ~, shellfish ~ 蛤贝毒 / hemotropic ~ 亲红细胞毒 / mitotic ~ 有丝分裂抑制剂(阻抑细胞分裂的毒物) / muscle ~ 肌毒 / toot ~ 毒空木毒 / vascular ~ 血管毒 / whelk ~ 蛾螺毒

poisoning ['pɔizniŋ] *n* 中毒 | akee ~ 阿吉中毒,(西非)荔枝果中毒 / arsenic ~ 砷中毒 / blood ~ 败血病 / broom ~ 金雀花中毒 / carbon monoxide ~ 一氧化碳中毒 / dural ~ 铝镁合金中毒 / fish ~ 鱼肉中毒 / food ~ 食物

中毒 / fugu ～, puffer ～, tetraodon ～ 河豚中毒 / milk ～ (牛羊)震颤病;乳毒病(人) / O_2 ～ 氧中毒,换气过度 / tobacco ～ 烟草中毒 / trinitrotoluene ～, T. N. T. ～ 三硝基甲苯中毒 / whelk ～ 蛾螺中毒

poisonous ['pɔiznəs] *a* 有毒的,有害的 | ～**ly** *ad* / ～**ness** *n*

poitrinaire [ˌpwɑːtri'nɛə] *n* 【法】(慢性)胸肺病患者

pokeweed ['pəukwiːd], **pokeroot** ['pəukruːt] *n* 美洲商陆

Poland ['pəulənd] *n* 波兰[欧洲]

polar ['pəulə] *a* 极的

Polaramine [pəu'lærəmiːn] *n* 马来酸右氯苯那敏(dexchlorpheniramine maleate)制剂的商品名

polarimeter [ˌpəulə'rimitə] *n* 偏振计,旋光计 | **polarimetric** [pəuˌlæri'metrik] *a* 测定偏振的,测定旋光的 / **polarimetry** *n* 偏振测定(法),旋光测量法

polariscope [pəu'læriskəup] *n* 偏振(光)镜,旋光镜 | **polariscopic** [ˌpəulæri'skɔpik] *a* 偏振镜的,旋光镜的;偏振镜检查的,旋光镜检查的 / **polariscopy** [ˌpəulə'riskəpi] *n* 偏振镜检查,旋光镜检查

polaristrobometer [pəuˌlæristrə'bɔmitə] *n* 精密旋光计,精密偏振计

polarity [pəu'lærəti] *n* 极性;极性现象 | dynamic ～ 机能极性(神经细胞)

polarization [ˌpəulərai'zeiʃən, -ri'z-] *n* 极化;偏振(化) | circular ～ 圆偏振 / elliptical ～ 椭圆偏振 / plane ～ 平面偏振,线偏振 / rotatory ～ 旋偏振

polarize ['pəuləraiz] *vt, vi* (使)极化;(使)偏振化 | **polarizable** *a* 可极化的 / ～**r** *n* 偏振器、偏振镜

polarogram [pəu'lærəgræm] *n* 极谱

polarograph [pəu'lærəgrɑːf] *n* 极谱仪 | ～**ic** [pəuˌlærə'græfik] *a* 极谱法的 / ～**ically** *ad* / ～**y** [ˌpəulə'rɔgrəfi] *n* 极谱法

Polaroid ['pəulərɔid] *n* (人造)偏振片(商品名)

polaroplast [pəu'lærəplæst] *n* 极胞体(微孢子虫的细胞器)

poldine methylsulfate ['pɔldin] 泊尔定甲硫酸盐(抗胆碱能药)

pole[1] [pəul] *n* 杆,柱

pole[2] [pəul] *n* 极,磁极,电极 | anterior ～ of lens 晶状体前极 / negative ～ 负极,阴极 / positive ～ 正极,阳极 / twin ～ 孖极,双极(神经细胞) / vegetal ～, vegetative ～, vitelline ～ 自主性极,卵黄极

poli ['pəulai] polus的复数

policapram [ˌpɔli'keiprəm] *n* 聚己酰胺(片剂粘合剂)

policeman [pə'liːsmən] *n* 淀帚(一端包有橡皮的玻璃棒,在化学分析时用作搅拌棒)

policlinic [ˌpɔli'klinik] *n* 市立(医院)门诊部;综合门诊所,分科门诊所

poliencephalitis [ˌpɔlienˌsefə'laitis] *n* 脑灰质炎

poliencephalomyelitis [ˌpɔlienˌsefələumaiə'laitis] *n* 脑脊髓灰质炎

polio ['pəuliəu] *n* 脊髓灰质炎

poli(o)- [构词成分] 灰质

poliocidal [ˌpəuliəu'saidl] *a* 杀脊髓灰质炎病毒的

polioclastic [ˌpəuliəu'klæstik] *a* 破坏(神经系统)灰质的(指脊髓灰质炎、流脑和狂犬病的病毒);向神经的,亲神经的

poliodystrophy [ˌpəuliəu'distrəfi], **poliodystrophia**[ˌpəuliəudis'trəufiə] *n* 脑灰质萎缩,脑灰质营养不良症

polioencephalitis [ˌpəuliəuenˌsefə'laitis] *n* 脑灰质炎 | acute bulbar ～ 急性延髓灰质炎,急性延髓性麻痹 / inferior ～ 脑下部灰质炎,延髓性麻痹 / posterior ～ 脑后部灰质炎,第四脑室后部灰质炎

polioencephalomalacia [ˌpəuliəuenˌsefələuməˈleiʃiə] *n* 脑灰质软化(牛羊等高度致命性疾病,亦称假脑软化,大脑皮质坏死)

polioencephalomeningomyelitis [ˌpəuliə*u*enˌsefələ*u*məˌniŋgə*u*ˌmaiə'laitis] *n* 脑脊髓灰质脑脊膜炎

polioencephalomyelitis [ˌpəuliə*u*enˌsefələ*u*ˌmaiə'laitis] *n* 脑脊髓灰质炎

polioencephalopathy [ˌpəuliə*u*enˌsefə'lɔpəθi] *n* 脑灰质病

polioencephalotropic [ˌpəuliə*u*enˌsefələ*u*'trɔpik] *a* 亲脑灰质的;向神经的,亲神经的

poliomyelencephalitis [ˌpəuliə*u*ˌmaiəlenˌsefə'laitis] *n* 脑脊髓灰质炎

poliomyeliticidal [ˌpəuliə*u*ˌmaiə'laitiˌsaidl] *a* 杀脊髓灰质炎病毒的

poliomyelitis [ˌpəuliə*u*ˌmaiə'laitis] *n* 脊髓灰质炎 | acute anterior ～ 急性脊髓前角灰质炎 / acute lateral ～ 急性脊髓侧角灰质炎 / ascending ～ 上行性脊髓灰质炎 / bulbar ～ 延髓型脊髓灰质炎 / cerebral ～ 脑型脊髓灰质炎,脑灰质炎 / postinoculation ～ 接种后脊髓灰质炎 / postvaccinal ～ 种痘后脊髓灰质炎,接种疫苗后脊髓灰质炎

poliomyeloencephalitis [ˌpəuliə*u*ˌmaiələ*u*enˌsefə'laitis] *n* 脑脊髓灰质炎

poliomyelopathy [ˌpəuliə*u*ˌmaiə'lɔpəθi] *n* 脊髓灰质病

polioneuromere [ˌpəuliə*u*'njuərəmiə] *n* 脊髓灰质原节

polioplasm ['pɔliəˌplæzəm] *n* 网质(细胞内)

poliosis [ˌpɔli'əusis] *n* 白发(症),灰发(症)

poliovirus ['pəuliə*u*ˌvaiərəs] *n* 脊髓灰质炎病毒 | ～ muris 鼠脊髓灰质炎病毒

polipropene [ˌpɔli'prəupi:n] *n* 1-丙烯同聚物(片剂赋形剂)

Polish ['pəuliʃ] *a* 波兰的;波兰人的;波兰语的 *n* 波兰语

polish ['pɔliʃ] *vt* 磨光 *vi* 变光滑 *n* 磨光,光泽,光滑

polishing ['pɔliʃiŋ] *n* 磨光; [复] 磨下物(如rice ～s 米糠,富含维生素B)

polisography [ˌpɔli'sɔgrəfi] *n* 多次(曝光)X线摄影(术)

politzerization [ˌpɔlitsərai'zeiʃən, -ri'z-] (Adam Politzer) *n* 中耳吹气法,咽鼓管吞咽吹气法 | negative ～ 中耳(负压)吸液法

Politzer's bag ['pɔlitsə] (Adam Politzer) 波利策袋(咽鼓管吹气囊) | ～ cone (鼓膜)光锥 / ～ speculum 波利策耳镜 / ～ test 波利策试验(检一侧耳聋:将音叉置于鼻孔前,吞咽时只有正常侧耳方能听到) / ～ treatment 波利策疗法(患者作吞咽运动时吹气入鼻孔,以治中耳病)

polkissen [pəul'kisən] *n*【德】近血管球细胞,近肾小球细胞

poll [pəul] *n* 后头(尤指动物头的后部);选举投票;民意测验

pollakidipsia [ˌpɔləki'dipsiə] *n* 频渴,渴感过频

pollakiuria [ˌpɔləki'juəriə], **pollakisuria** [ˌpɔləki'sjuəriə] *n* 频尿

pollantin [pɔ'læntin] *n* 花粉抗毒素(曾用于治枯草热)

polled [pəuld] *a* 无角的(指培育无角之牛,研究其遗传性状)

pollen ['pɔlən] *n* 花粉

pollenarium [ˌpɔli'nɛəriəm] *n* 储花粉室

pollenogenic [ˌpɔlinə'dʒenik] *a* 花粉引起的

pollex ['pɔleks] ([复] **pollices** ['pɔlisi:z]) *n*【拉】拇指,拇 | **pollical** *a*

pollicization [ˌpɔlisai'zeiʃən, -si'z-] *n* 拇指整复

pollination [ˌpɔli'neiʃən] *n* 授粉(作用),传粉(作用)

pollinosis, pollenosis [ˌpɔli'nəusis] *n* 花粉病,枯草热(旧名)

pollodic [pə'lɔdik] *a* 四周放射的,多向传导的(神经)

pollutant [pə'lju:tənt] *n* 污染物

pollute [pə'lju:t] *vt* 弄脏,污染,玷污
pollution [pə'lju:ʃən] *n* 污染;遗精 | air ～ 空气污染 / diurnal ～, ～ nimiae 昼遗(精)
polocyte ['pəuləsait] *n* 极细胞,极体
polonium [pə'ləuniəm] *n* 钋(化学元素)
poloxalene [pɔ'lɔksəli:n] *n* 泊洛沙林,聚羟亚烃(一种液体泊洛沙姆〈poloxamer〉,作药剂的表面活性剂)
poloxalkol [pɔ'lɔksælkɔl] *n* 泊洛沙姆188,聚羟亚烃188(即poloxamer188)
poloxamer [pɔ'lɔksəmə] *n* 泊洛沙姆,聚羟亚烃(聚羟乙烯聚羟丙烯共聚物,可以作表面活性剂、乳化剂或稳定剂) | ～ 182L 泊洛沙姆188L,聚羟亚烃182L(食品添加剂和药物辅助剂) / ～ 188 泊洛沙姆188,聚羟亚烃188(口服泻药) / ～ 331 泊洛沙姆331,聚羟亚烃331(食品添加剂)
polster ['pəulstə] *n* (如在管壁上的)小膨出
poltophagy [pɔl'tɔfədʒi] *n* 嚼烂,细嚼
polus ['pəuləs] ([复] **poli** ['pəulai]) *n* 【拉】极
poly ['pɔli] *n* 多形核白细胞
poly- [构词成分] 多,多数
poly A polyadenylate 多(聚)腺苷酸盐(酯或阴离子型); polyadenylic acid 多(聚)腺苷酸
polyacid [ˌpɔli'æsid] *a* 多(价)酸的 *n* 多元酸
polyacoustic [ˌpɔliə'ku:stik] *a* 扩音的,扩声的
polyacrylamide [ˌpɔliə'kriləmaid] *n* 聚丙烯酰胺
polyacrylonitrile [ˌpɔliəˌkriləu'naitril] *n* 聚丙烯腈(用作血液透析器膜)
polyadenia [ˌpɔliə'di:niə] *n* 假白血病
polyadenitis [ˌpɔliˌædi'naitis] *n* 多腺炎 | malignant ～ 腺鼠疫,腹股沟淋巴结鼠疫
polyadenoma [ˌpɔliˌædi'nəumə] *n* 多腺瘤
polyadenomatosis [ˌpɔliˌædinəumə'təusis] *n* 多腺瘤病
polyadenopathy [ˌpɔliˌædi'nɔpəθi] *n* 多腺病
polyadenosis [ˌpɔliˌædi'nəusis] *n* 多腺病(尤指内分泌腺体的)
polyadenylate [ˌpɔliə'denileit] *n* 多(聚)腺苷酸盐(酯或阴离子型)
polyadenylated [ˌpɔliə'denileitid] *a* 有多(聚)腺苷酸尾的
polyadenylation [ˌpɔliəˌdeni'leiʃən] *n* 多(聚)腺苷酸化(作用)
polyadenylic acid [ˌpɔliˌædə'nilik] 多(聚)腺苷酸
polyagglutinability [ˌpɔliəˌglu:tinə'biləti] *n* 多(种可)凝集性
polyalcoholism [ˌpɔli'ælkəhɔlizəm] *n* 混合乙醇中毒
polyalgesia [ˌpɔliæl'dʒi:zjə] *n* 多处痛觉
polyandry [ˌpɔli'ændri] *n* (一妻)多夫配合;(一雌)多雄配合 | **polyandric** *a*
Polyangiaceae [ˌpɔliˌændʒi'eisii:] *n* 多囊粘菌科
polyangiitis [ˌpɔliˌændʒi'aitis] *n* 多血管炎,多脉管炎
Polyangium [ˌpɔli'ændʒiəm] *n* 多囊粘菌属
poly A polymerase ['pɔli ei pə'liməreis] 多(聚)腺苷酸聚合酶,多(聚)核苷酸腺苷酰(基)转移酶
polyarteritis [ˌpɔliˌɑ:tə'raitis] *n* 多动脉炎
polyarthric [ˌpɔli'ɑ:θrik], **polyarticular** [ˌpɔliɑ:'tikjulə] *a* 多关节的
polyarthritis [ˌpɔliɑ:'θraitis] *n* 多关节炎 | chronic villous ～ 慢性多关节滑膜炎 / ～ destruens 类风湿性关节炎 / tuberculous ～ 结核性多关节炎,肥大性肺性骨关节病 / vertebral ～ 椎骨多关节炎
polyase ['pɔlieis] *n* 多糖酶,聚合酶
Polya's operation ['pɔljə] (Jenö 〈Eugene〉 Polya) 波尔亚手术(大部胃

切除术后,胃空肠吻合术)
polyatomic [ˌpɔliə'tɔmik] *a* 多原子的
polyauxotroph [ˌpɔli'ɔ:ksətrəuf] *n* 多营养缺陷体,多重营养缺陷型(需要多种生长因子的有机体,尤指一种突变体) | **~ic** [ˌpɔliɔ:ksə'trɔfik] *a* 多养的
polyavitaminosis [ˌpɔlieiˌvaitəmi'nəusis] *n* 多种维生素缺乏病
polyaxon [ˌpɔli'æksɔn] *n* 多轴突(神经)细胞
polyaxonic [ˌpɔliæk'sɔnik] *a* 多轴突的
polyazin [ˌpɔli'æzin] *n* 多氮化合物
polybasic [ˌpɔli'beisik] *a* 多碱(价)的,多元的
polyblast ['pɔliblæst] *n* 多母细胞,多原始细胞(阿米巴样游走的单核噬细胞,见于炎性渗出物中,本词现与free macrophage同义)
polyblennia [ˌpɔli'bleniə] *n* 粘液分泌过多
polycarbophil [ˌpɔli'kɑ:bəfil] *n* 聚卡波非(导泻药)
polycellular [ˌpɔli'seljulə] *a* 多细胞的;多空隙的
polycentric [ˌpɔli'sentrik] *a* 多中心的;具多着丝点的,具多着丝粒的 | **~ity** [ˌpɔlisen'trisəti] *n*
polyceptor [ˌpɔli'septə] *n* 多受体(能结合若干不同补体的一种介体)
polycheiria [ˌpɔli'kaiəriə] *n* 多手(畸形)
polychemotherapy [ˌpɔliˌkeməu'θerəpi] *n* 综合化学疗法
polychloruria [ˌpɔliklɔ'rjuəriə] *n* 尿氯增多,多氯尿
polycholia [ˌpɔli'kəuliə] *n* 胆汁分泌过多
polychondritis [ˌpɔlikɔn'draitis] *n* 多软骨炎
polychondropathy [ˌpɔlikɔn'drɔpəθi], **polychondropathia** [ˌpɔliˌkɔndrəu'pæθiə] *n* 多软骨病
polychrest ['pɔlikrest] *a* 有多种用途的 *n* 万应药
polychromasia [ˌpɔlikrəu'meiziə] *n* 多染(色)性;多染(性)细胞增多
polychromate [ˌpɔli'krəumeit] *n* 多色觉者,正常色觉者
polychromatic [ˌpɔlikrəu'mætik] *a* 多色的
polychromatocyte [ˌpɔlikrəu'mætəsait] *n* 多染(性)细胞
polychromatocytosis [ˌpɔlikrəuˌmætəsai'təusis] *n* 多染(性)细胞增多(症)
polychromatophil [ˌpɔlikrəu'mætəfil], **polychromophil** [ˌpɔli'krəuməfil] *n* 多染(性)细胞 *a* 多染(色)性的
polychromatophilia [ˌpɔliˌkrəumətə'filiə], **polychromatia** [ˌpɔlikrəu'meiʃiə], **polychromophilia** [ˌpɔlikrəumə'filiə] *n* 多染(色)性;多染(性)细胞增多 | **polychromatophilic** [ˌpɔliˌkrəumətə'filik] *a* 多染(色)性的
polychromatosis [ˌpɔliˌkrəumə'təusis] *n* 多染(性)细胞增多
polychrome ['pɔlikrəum] *a* 多色的
polychromemia [ˌpɔlikrəu'mi:miə] *n* 血色质增多
polychromic [ˌpɔli'krəumik] *a* 多色的
polychylia [ˌpɔli'kailiə] *n* 乳糜过多
Polycillin [ˌpɔli'silin] *n* 氨苄西林,氨苄青霉素(ampicillin)制剂的商品名
polyclinic [ˌpɔli'klinik] *n* 综合门诊所,分科门诊所;综合医院,分科医院
polyclonal [ˌpɔli'kləunl] *a* 多细胞系的,多细胞株的,多克隆的
polyclonia [ˌpɔli'kləuniə] *n* 多肌阵挛病
polycoria [ˌpɔli'kɔ:riə] *n* 多瞳(畸形),多瞳症;储备质过多
polycrotism [pɔ'likrətizəm] *n* 多波脉(现象) | **polycrotic** [ˌpɔli'krɔtik] *a*
polycyclic [ˌpɔli'saiklik, -'sik-] *a* 多环的
Polycycline [ˌpɔli'saikli:n] *n* 四环素(tetracycline)制剂的商品名
polycyesis [ˌpɔlisai'i:sis] *n* 多胎妊娠
polycystic [ˌpɔli'sistik] *a* 多囊的

Polycystinea [ˌpɔlisis'tiniə] *n* 多孔虫纲

polycystoma [ˌpɔlisis'təumə] *n* 多囊瘤(尤指乳腺)

polycyte ['pɔlisait] *n* 多核白细胞

polycythemia [ˌpɔlisai'θi:miə] *n* 红细胞增多(症) | ～ hypertonica 高血压性红细胞增多症 / ～ vera, myelopathic ～, primary ～, ～ rubra, splenomegalic ～ 真性红细胞增多,红细胞增多(症),骨髓病性红细胞增多,原发性红细胞增多,脾大性红细胞增多

polydactyly [ˌpɔli'dæktili], **polydactylia** [ˌpɔlidæk'tiliə], **polydactylism** [pɔli'dæktilizəm] *n* 多指(趾)(畸形)

polydentia [ˌpɔli'denʃiə] *n* 多牙,额外牙

polydeoxyribonucleotide [ˌpɔlidi:ˌɔksiˌraibəu'nju:kliətaid] *n* 多聚脱氧核(糖核)苷酸,脱氧核糖核酸

polydeoxyribonucleotide synthase (ATP) [ˌpɔlidi:ˌɔksiˌraibəu'nju:kliətaid'sinθiteis] 多(聚)脱氧核(糖核)苷酸合酶(亦称DNA连接酶,多〈聚〉核苷酸连接酶)

polydipsia [ˌpɔli'dipsiə] *n* 烦渴,多饮,极度善渴

polydispersoid [ˌpɔlidis'pə:sɔid] *n* 多分散胶体(含有不同分散度的胶体)

polydyscrinia [ˌpɔlidis'kriniə] *n* 多种分泌障碍

polydysplasia [ˌpɔlidis'pleiziə] *n* 多种发育障碍 | hereditary ectodermal ～ 遗传性外胚层发育障碍(先天性外胚层缺陷)

polydysspondylism [ˌpɔlidi'spɔndilizəm] *n* 多脊髓畸形症

polydystrophy [ˌpɔli'distrəfi] *n* 多(处)营养不良,多(处)营养障碍 | **polydystrophic** [ˌpɔlidis'trɔfik] *a*

polyelectrolyte [ˌpɔlii'lektrəulait] *n* 聚合解质,高(分子)电解质

polyembryoma [ˌpɔliˌembri'əumə] *n* 多胚瘤

polyembryony [ˌpɔliem'bri:əni] *n* 多胚(现象)

polyemia [ˌpɔli'i:miə] *n* 多血(症)

polyendocrine [ˌpɔli'endəukrain, -krin-] *a* 多(种)内分泌腺的

polyendocrinoma [ˌpɔliˌendəukrai'nəumə] *n* 多(种)内分泌腺腺瘤病

polyendocrinopathy [ˌpɔliˌendəukri'nɔpəθi] *n* 多(种)内分泌腺病

polyene [pə'li:n, 'pɔlii:n] *n* 多烯(烃),聚烯

polyerg ['pɔliə:g] *n* 多能血清(单种血清而作用于异种抗原)

polyergic [ˌpɔli'ə:dʒik] *a* 多能的,多方面作用的

polyester [ˌpɔli'estə] *n* 聚酯

polyesthesia [ˌpɔliis'θi:zjə] *n* 多处感觉,一物多感(症),复觉 | **polyesthetic** [ˌpɔliis'θetik] *a*

polyestradiol phosphate [ˌpɔliˌestrə'daiɔl, ˌpɔlies'treidiɔl] 聚磷酸雌二醇(雌激素,用于治疗前列腺癌)

polyestrous [ˌpɔli'estrəs] *a* 多次动情(期)的

polyethadene [ˌpɔli'eθədi:n] *n* 聚依他定(抗酸药)

polyether [ˌpɔli'i:θə] *n* 聚醚,多醚(用作印模材料)

polyethylene [ˌpɔli'eθili:n] *n* 聚乙烯 | ～ glycol 聚乙二醇(药用辅料)

polyferose [ˌpɔli'ferəus] *n* 多糖铁(补血药)

polyfolliculinic [ˌpɔlifəˌlikju'linik] *a* 卵泡素过多的

Polygala [pə'ligələ] *n* 远志属

polygalactia [ˌpɔligə'lækʃiə] *n* 泌乳过多

polygalacturonase[ˌpɔligəlæk'tjuərəneis] *n* 多聚半乳糖醛酸酶

polygalic acid [ˌpɔli'gælik] 远志酸,美远志酸

polygalin [pə'ligəlin] *n* 美远志皂甙元

polygamy [pə'ligəmi] *n* 多婚(多配偶的

性关系，一妻多夫或一夫多妻);多配性(一雌多雄或一雄多雌) | **polygamous** [pəˈligəməs] *a*

polyganglionic [ˌpɔliˌgæŋgliˈɔnik] *a* 多神经节的;多淋巴结的

polygeline [ˌpɔliˈdʒeli:n] *n* 聚明胶肽(血容量减少时用作血浆增容剂)

polygen [ˈpɔlidʒən] *n* 多种价元素;多簇抗原(具有两个或两个以上抗原特异性〈抗原决定簇〉的复合抗原，经接种到动物体内后，每一决定簇能刺激机体产生一种特异性抗体)

polygene [ˈpɔlidʒi:n] *n* 多基因(一群非等位基因相互作用，以同一方式制约同一性状，以致其作用是累加的) | **polygenic** [ˌpɔliˈdʒenik] *a*

polygenesis [ˌpɔliˈdʒenisis] *n* 多元发生 | **polygenetic** [ˌpɔlidʒiˈnetik] *a*

polyglandular [ˌpɔliˈglændjulə] *a* 多腺的

polyglucoside [ˌpɔliˈglu:kəusaid] *n* 多聚葡糖苷

polyglycolic acid [ˌpɔliglaiˈkɔlik] 聚乙醇酸(制外科缝线用)

polygnathus [pəˈlignəθəs] *n* 颌部寄生胎

Polygonatum [ˌpɔligəˈneitəm] *n* 黄精属

polygram [ˈpɔligræm] *n* 多种波动(描记)图

polygraph [ˈpɔligrɑ:f] *n* 多种波动描记器(如同时描记各种生理反应，如呼吸运动、脉波、血压及心理电流反射，俗名测谎器) | ~**ic** [ˌpɔliˈgræfik] *a*

polygyny [pəˈlidʒini] *n* 一夫多妻(配合);一雄多雌(配合) | **polygynous** *a*

polygyria [ˌpɔliˈdʒaiəriə] *n* 多回脑，脑回过多

polyhedral [ˌpɔliˈhedrəl] *a* 多面体的

polyhexose [ˌpɔliˈheksəus] *n* 聚己糖

polyhidrosis [ˌpɔlihaiˈdrəusis, -hi-] *n* 多汗(症)

polyhistiocytoma [ˌpɔliˌhistiəusaiˈtəumə] *n* 多组织细胞瘤，小细胞骨肉瘤

polyhybrid [ˌpɔliˈhaibrid] *n* 多性杂种

polyhydramnios [ˌpɔlihaiˈdræmniəs] *n* 羊水过多

polyhydric [ˌpɔliˈhaidrik] *a* 多羟(基)的

polyhydruria [ˌpɔlihaiˈdrjuriə] *n* 尿液过淡，淡尿

Polyhymenophorea [ˌpɔliˌhaimənəuˈfɔ:riə] *n* 多膜纲

polyhypermenorrhea [ˌpɔliˌhaipə:ˌmenəˈri:ə] *n* 月经频繁(量)过多，月经频发

polyhypomenorrhea [ˌpɔliˌhaipəuˌmenəˈri:ə] *n* 月经频繁(量)过少

polyidrosis [ˌpɔliaiˈdrəusis, -iˈd-] *n* 多汗(症)

polyinfection [ˌpɔliinˈfekʃən] *n* 混合感染

polyionic [ˌpɔliaiˈɔnik] *a* 多离子的

polyisoprenoid [ˌpɔliˈaisəupriˌnɔid] *n* 类聚异戊二烯

polykaryocyte [ˌpɔliˈkæriəsait] *n* 多核细胞

polykinety [ˌpɔliˈkainiti] *n* 多动体列(一排紧密排列的纤毛，以逆时针的螺旋形下降至围口纤毛原生动物的漏斗)

Polykol [ˈpɔlikɔl] *n* 聚羟亚烃(poloxalkol)制剂的商品名

polylactic acid [ˌpɔliˈlæktik] 聚乳酸(用作牙拔除部位的外科敷裹材料，用于预防术后牙槽骨炎)

polylecithal [ˌpɔliˈlesiθəl] *a* 多(卵)黄的

polyleptic [ˌpɔliˈleptik] *a* 多次复发的

polylysine [ˌpɔliˈlaisin] *n* 聚赖氨酸

polymastia [ˌpɔliˈmæstiə], **polymazia** [ˌpɔliˈmeiziə] *n* 多乳房

Polymastigida [ˌpɔliˌmæstiˈgaidə] *n* 多鞭毛(虫)目

polymastigote [ˌpɔliˈmæstigəut] *a* 多鞭毛的

polymelia [ˌpɔliˈmi:liə] *n* 多肢(畸形)

polymelus [pəˈliməlәs] *n* 多肢畸胎

polymenorrhea [ˌpɔliˌmenəˈri:ə], **polymenia** [ˌpɔliˈmi:niə] *n* 月经频繁

polymer [ˈpɔlimə] *n* 聚合物 | addition ~ 加聚物 / condensation ~ 缩聚物

polymerase [ˈpɔliməreis, pəˈli-] *n* 聚合酶,多聚酶

polymeria [ˌpɔliˈmiriə] *n* 多肢体(畸形)

polymeric [ˌpɔliˈmerik] *a* 聚合的

polymerid [pəˈlimərid] *n* 聚合物

polymerism [pəˈlimərizəm] *n* 聚合(现象)

polymerize [pəˈliməraiz] *vt, vi* (使)聚合 | **polymerization** [ˌpɔliməraiˈzeiʃən, -riˈz-] *n* 聚合(作用)

polymetacarpia [ˌpɔliˌmetəˈkɑ:piə] *n* 多掌骨(畸形)

polymetaphosphate [ˌpɔliˌmetəˈfɔsfeit] *n* 多聚偏磷酸

polymetatarsia [ˌpɔliˌmetəˈtɑ:siə] *n* 多跖骨(畸形)

polymethyl [ˌpɔliˈmeθil] *n* 聚甲基 | ~ methacrylate 聚甲基丙烯酸甲酯

polymethylmethacrylate [ˌpɔliˌmeθilmeˈθækrileit] *n* 聚甲基丙烯酸甲酯

polymicrobial [ˌpɔlimaiˈkrəubiəl], **polymicrobic** [ˌpɔlimaiˈkrəubik] *a* 多种微生物的

polymicrogyria [ˌpɔliˌmaikrəuˈdʒaiəriə] *n* 多小脑回

polymicrolipomatosis [ˌpɔliˌmaikrəuˌlipəuməˈtəusis] *n* 多发性(皮下)小脂瘤

polymicrotome [ˌpɔliˈmaikrətəum] *n* 多片切片机

Polymnia [pəˈlimniə] *n* 杯苞菊属

polymorph [ˈpɔlimɔ:f] *n* 多形核白细胞

polymorphic [ˌpɔliˈmɔ:fik] *a* 多形的,多型的,多形态的

polymorphism [ˌpɔliˈmɔ:fizəm] *n* 多形性,多型性;多态性,多态现象 | balanced ~ 平衡多态现象 / genetic ~ 遗传多态现象 / restriction fragment length ~ (RFLP) 限制性片段长度多态性(在分子遗传学中指DNA序列的一种多态性,可依据一种特定的限制性内切酶消化所产生的DNA片段长度的不同而检出之)

polymorphocellular [ˌpɔliˌmɔ:fəˈseljulə] *a* 多形细胞的

polymorphocyte [ˌpɔliˈmɔ:fəsait] *n* 多形核细胞

polymorphonuclear [ˌpɔliˌmɔ:fəˈnju:kliə] *a* 多形核的 *n* 多形核白细胞 | filament ~ 丝连多形核白细胞 / nonfilament ~ 非丝连多形核白细胞

polymorphous [ˌpɔliˈmɔ:fəs] *a* 多形的,多型的,多形态的

Polymox [ˈpɔlimɔks] *n* 阿莫西林,羟氨苄青霉素(amoxicillin)制剂的商品名

polymyalgia [ˌpɔlimaiˈældʒiə] *n* 多肌痛

polymyarian [ˌpɔlimaiˈɛəriən] *a* 多肌型的

polymyoclonus [ˌpɔlimaiˈɔklənəs] *n* 肌阵挛病;多肌阵挛

polymyopathy [ˌpɔlimaiˈɔpəθi] *n* 多肌病

polymyositis [ˌpɔliˌmaiəˈsaitis] *n* 多肌炎,多发性肌炎 | trichinous ~ 毛线虫性多肌炎,毛线虫病

polymyxin [ˌpɔliˈmiksin] *n* 多粘菌素 | ~ B sulfate 硫酸多粘菌素B

polynesic [ˌpɔliˈni:sik] *a* 多灶性的

polyneural [ˌpɔliˈnjuərəl], **polyneuric** [ˌpɔliˈnjuərik] *a* 多神经性的

polyneuralgia [ˌpɔlinjuəˈrældʒiə] *n* 多神经痛

polyneuritis [ˌpɔlinjuəˈraitis] *n* 多神经炎 | ~ cerebralis menieriformis 梅尼埃病样多发性脑神经炎 / endemic ~ 地方性多神经炎,脚气(病) / Jamaica ginger ~ 姜酒中毒性多神经炎 / ~ potatorum 酒毒性多神经炎 | **polyneuritic** [ˌpɔlinjuəˈritik] *a*

polyneuromyositis [ˌpɔliˌnjuərəuˌmaiəˈsaitis] *n* 多神经肌炎

polyneuropathy [ˌpɔlinjuəˈrɔpəθi] *n* 多神经病

polyneuroradiculitis [ˌpɔliˌnjuərəurəˌdikju'laitis] *n* 多神经根炎

polynuclear [ˌpɔli'nju:kliə], **polynucleated** [ˌpɔli'nju:kliˌeitid] *a* 多核的;多形核的

polynucleate [ˌpɔli'nju:kliit] *a* 多核的

polynucleolar [ˌpɔlinju:'kli:ələ] *a* 多核仁的

polynucleotidase [ˌpɔli'nju:kliətaideis] *n* 多核苷酸酶

polynucleotide [ˌpɔli'nju:kliətaid] *n* 多核苷酸

polynucleotide adenylyltransferase [ˌpɔli'nju:kliətaid ˌædinilil'trænfəreis] 多核苷酸腺苷酰(基)转移酶(亦称多〈聚〉腺苷酸聚合酶)

polynucleotide phosphorylase [ˌpɔli'nju:kliətaid fɔs'fɔ:rileis] 多核苷酸磷酸化酶,多(聚)核(糖核)苷酸核苷酸基转移酶

polyodontia [ˌpɔliəu'dɔnʃiə] *n* 多牙,额外牙

polyol ['pɔliɔl] *n* 多羟基化合物(亦称多元醇)

polyol dehydrogenase ['pɔliɔl di:'haidrədʒəneis] 多元醇脱氢酶,L-艾杜糖醇2-脱氢酶

polyoma [ˌpɔli'əumə] *n* 多瘤(由多瘤病毒所致的小鼠腮腺瘤)

Polyomavirinae [ˌpɔliˌəuməvi'raini:] *n* 多瘤病毒亚科

Polyomavirus [ˌpɔliˌəuməˌvaiərəs] *n* 多瘤病毒属

polyomavirus [ˌpɔli'əuməˌvaiərəs] *n* 多瘤病毒

polyonychia [ˌpɔliə'nikiə] *n* 多甲(畸形)

polyopia [ˌpɔli'əupiə] *n* 视物显多症 | binocular ~ 双眼视物显多症,复视 / ~ monophthalmica 单眼视物显多症,单眼复视 | **polyopsia** [ˌpɔli'ɔpsiə], **polyopy** ['pɔliˌəupi] *n*

polyorchidism [ˌpɔli'ɔ:kidizəm], **polyorchism** [ˌpɔli'ɔ:kizəm] *n* 多睾(畸形)

polyorchis [ˌpɔli'ɔ:kis] *n* 多睾者

polyostotic [ˌpɔliɔs'tɔtik] *a* 多骨的

polyotia [ˌpɔli'əuʃiə] *n* 多耳(畸形)

polyovular [ˌpɔli'əuvjulə] *a* 多卵的

polyovulatory [ˌpɔli'əuvjulətəri] *a* 多排卵的

polyoxyethylene 50 stearate [ˌpɔliˌɔksi'eθili:n] 聚氧乙烯50硬脂酸酯(亦称聚乙二醇50硬脂酸酯)

polyoxyl [ˌpɔli'ɔksil] *n* 聚乙二醇 | ~ 5 oleate 聚乙二醇5-油酸酯 / ~ 10 oleate ether 聚乙二醇10-油醚 / ~ 50 stearate 聚乙二醇50-硬脂酸酯,聚氧乙烯50-硬脂酸酯

polyp ['pɔlip] *n* 息肉 | adenomatous ~ 腺瘤性息肉 / cardiac ~ 心腔内息肉 / choanal ~s 后鼻孔息肉 / endometrial ~s 子宫内膜息肉 / gelatinous ~ 胶状息肉,粘液瘤 / hydatid ~ 囊状息肉 / juvenile ~s, retention ~s 幼年息肉,滞留息肉 / ~s of larynx 喉息肉 / lymphoid ~s 淋巴样息肉 / nasal ~s 鼻息肉

polypapilloma tropicum [ˌpɔliˌpæpi'ləumə 'trɔpikəm] *n* 雅司病(即yaws)

polyparasitism [ˌpɔli'pærəsitizəm] *n* 多类寄生虫感染

polyparesis [ˌpɔlipə'ri:sis] *n* 麻痹性痴呆,全身麻痹症

polypathia [ˌpɔli'pæθiə] *n* 多病同发

polypectomy [ˌpɔli'pektəmi] *n* 息肉切除术

polypeptidase [ˌpɔli'peptideis] *n* 多肽酶

polypeptide [ˌpɔli'peptaid] *n* 多肽 | gastric inhibitory ~ (GIP) 抑胃多肽 / pancreatic ~ 胰多肽 / vasoactive intestinal ~ (VIP) 血管活性肠多肽

polypeptidemia [ˌpɔliˌpepti'di:miə] *n* 多肽血(症)

polypeptidorrhachia [ˌpɔliˌpeptidə'reikiə] *n* 多肽脑脊液症

polyperiostitis [ˌpɔliˌperiɔs'taitis] *n* 多骨膜炎

polyphagia [ˌpɔli'feidʒiə] *n* 贪食(症),多食;杂食(吃各类食物)

polyphalangia [ˌpɔlifə'lændʒiə], **polyphalangism** [ˌpɔlifə'lændʒizəm] *n* 多指(趾)骨(畸形)

polypharmaceutic [ˌpɔlifɑ:mə'sju:tik] *a* 复方的,多味药的

polypharmacy [ˌpɔli'fɑ:məsi] *n* 复方药剂,多味药剂;给药过多

polyphase ['pɔlifeiz] *a* 多相的;多型胶体的(具有若干型胶体的)

polyphasic [ˌpɔli'feizik] *a* 多相的;有不同颗粒的(分散相内有不同颗粒的)

polyphenic [ˌpɔli'fenik] *a* 多向性的;多效性的

polyphenol oxidase [ˌpɔli'fi:nɔl ɔksideis] 多酚氧化酶

polyphobia [ˌpɔli'fəubjə] *n* 多种事物恐怖,多样恐怖

polyphosphoinositide [ˌpɔliˌfɔsfəui'nəusitaid] *n* 多磷酸肌醇

polyphrasia [ˌpɔli'freiziə] *n* 多言(症)

polyphyletic [ˌpɔlifai'letik] *a* 多元的,多系的,多源的

polyphyletism [ˌpɔli'failətizəm] *n* 多元说,多系学说,多源论(polyphyletic theory, 见theory项下相应术语) | **polyphyletist** *n* 多元说者

polyphyodont [ˌpɔli'faiədɔnt] *a* 多套牙的,多次换牙的

polypi ['pɔlipai] polypus的复数

polypiform [pə'lipifɔ:m] *a* 息肉状的

polypionia [ˌpɔlipai'əuniə] *n* 肥胖,多脂

polyplasmia [ˌpɔli'plæzmiə] *n* 血浆过多

polyplastic [ˌpɔli'plæstik] *a* 多种构造的;多种变形的,多塑性的

polyplastocytosis [ˌpɔliˌplæstəusai'təusis] *n* 血小板增多

Polyplax ['pɔliplæks] *n* 鳞虱属

polyplegia [ˌpɔli'pli:dʒiə] *n* 多肌麻痹

polypleurodiaphragmotomy [ˌpɔliˌpluərəuˌdaiəfræg'mɔtəmi] *n* 多肋切断膈切开术

polyploid ['pɔliplɔid] *a* 多倍的 *n* 多倍体(一个个体或细胞具有两组以上的同源染色体) | ~**y** *n* 多倍性

polypnea [ˌpɔli'pni(:)ə] *n* 呼吸急促,气促

polypodia [ˌpɔli'pəudiə] *n* 多足(畸形)

polypoid ['pɔlipɔid] *a* 息肉状的,息肉样的

polypoidosis [ˌpɔlipɔi'dəusis] *n* 息肉状腺瘤病

polyporin [pə'liporin] *n* 多孔菌素

polyporous [pə'lipərəs] *a* 多孔的

Polyporus [pə'lipərəs] *n* 多孔菌属

polyposia [ˌpɔli'pəuziə] *n* 饮水过多,进液过多 (长时期多饮症, 参见hyperposia)

polyposis [ˌpɔli'pəusis] *n* 息肉病 | familial ~, ~ coli, familial intestinal ~, multiple familial ~ 家族性息肉病,结肠息肉病,家族性肠息肉病,多发性家族性息肉病 / ~ gastrica, ~ ventriculi 胃息肉病

polypotome [pə'lipətəum] *n* 息肉刀

polypotrite [pə'lipətrait] *n* 息肉夹碎器

polypous ['pɔlipəs] *a* 息肉的,息肉状的

polypragmasy [ˌpɔli'prægməsi] *n* 复方药剂,多味药剂;给药过多

polypropylene [ˌpɔli'prəupiˌli:n] *n* 聚丙烯(医学用途包括制造外科铸模和膜氧合器用的半透膜)

polyptychial [ˌpɔli'taikiəl] *a* 多层的,复层的(指腺体)

polypus ['pɔlipəs] ([复] **polypi** ['pɔlipai]) *n* 【拉】息肉 | ~ angiomatodes 血管瘤性息肉 / ~ cysticus, ~ hydatidosus 囊状息肉 / ~ telangiectodes 血管扩张性息肉

polyradiculitis [ˌpɔlirəˌdikju'laitis] *n* 多神经根炎

polyradiculoneuritis [ˌpɔlirəˌdikjuləunjuə'raitis] *n* 多神经根神经炎

polyradiculoneuropathy [ˌpɔlirəˌdikjuləunjuə'rɔpəθi] *n* 多神经根神经病

polyribonucleotide [ˌpɔliˌraibəu'nju:kliətaid] *n* 多(聚)核(糖核)苷酸

polyribonucleotide nucleotidyltransferase [ˌpɔliˌraibəu'nju:kliətaid ˌnju:kliəˌtaidil'trænsfəreis] 多(聚)核(糖核)苷酸核苷酸基转移酶(亦称多〈聚〉核苷酸磷酸化酶)

polyribosome [ˌpɔli'raibəsəum] *n* 多核糖体,多核(糖核)蛋白体(由一条信使RNA和许多核糖体串连在一起形成的复合结构)

polyrrhea [ˌpɔli'ri:ə] *n* 液溢

polysaccharide [ˌpɔli'sækəraid] *n* 多糖 | bacterial ～s 细菌多糖 / capsular ～ 荚膜多糖(特异性荚膜物质) / gastric ～ 胃粘液多糖 / immune ～s 免疫多糖(能作为特异性抗原的多糖) / pneumococcus ～ 肺炎球菌多糖 / O-specific ～ O-特异多糖(脂多糖的杂多糖链的可变部分) | **polysaccharose** [ˌpɔli'sækərəus] *n*

polysarcia [ˌpɔli'sɑ:siə] *n* 多脂,肥胖 | **polysarcous** [ˌpɔli'sɑ:kəs] *a*

polyscelia [ˌpɔli'si:liə] *n* 多腿(畸形)

polyscelus [pə'lisələs] *n* 多腿畸胎

polyscope ['pɔliskəup] *n* (电光)透照镜

polysensitivity [ˌpɔliˌsensi'tivəti] *n* 多种敏感性

polysensory [ˌpɔli'sensəri] *a* 多种感觉能的(指大脑皮质和皮质下区的某些神经元)

polyserositis [ˌpɔlisiərə'saitis] *n* 多浆膜炎 | familial recurrent ～, periodic ～, recurrent ～ 家族性地中海热

polysialia [ˌpɔlisai'eiliə] *n* 多涎,唾液分泌过多

polysiloxane [ˌpɔli'sailɔksein] *n* 聚硅氧烷

polysinusectomy [ˌpɔliˌsainə'sektəmi] *n* 多鼻窦切除术

polysinusitis [ˌpɔlisainə'saitis], **polysinuitis** [ˌpɔliˌsainju'aitis] *n* 多鼻窦炎

polysomaty [ˌpɔli'səuməti] *n* 体细胞多倍性 | **polysomatic** [ˌpɔlisəu'mætik] *a*

polysome ['pɔlisəum] *n* 多核糖体,多核(糖核)蛋白体(见 polyribosome)

polysomia [ˌpɔli'səumiə] *n* 多体(畸形)

polysomnography [ˌpɔlisɔm'nɔgrəfi] *n* 多导睡眠描记法(评估睡眠障碍有可能的生物学原因)

polysomus [ˌpɔli'səuməs] *n* 多体畸胎

polysomy [ˌpɔli'səumi] *n* 多体性(由于染色体不分离所致的一种特别的染色体过多现象) | **polysomic** *a* 多体(畸形)的 *n* 多体性者

polysorbate [ˌpɔli'sɔ:beit] *n* 聚山梨酯,聚山梨醇酯(表面活性剂)

polyspermia [ˌpɔli'spə:miə], **polyspermism** [ˌpɔli'spə:mizəm] *n* 精液过多;多精受精,多精入卵

polyspermy [ˌpɔli'spə:mi] *n* 多精受精,多精入卵

polyspike ['pɔlispaik] *n* 多(波)峰的(指脑电波的复合波)

polysplenia [ˌpɔli'spliniə] *n* 多脾

polystichia [ˌpɔli'stikiə] *n* 多列睫

polystyrene [ˌpɔli'staiəri:n] *n* 聚苯乙烯

polysulfide [ˌpɔli'sʌlfaid] *n* 多硫化(合)物

polysuspensoid [ˌpɔlisəs'pensɔid] *n* 多度悬胶(体)

polysynaptic [ˌpɔlisi'næptik] *a* 多突触的

polysyndactyly [ˌpɔlisin'dæktili] *n* 多指(趾)并指(趾)(畸形)

polysynovitis [ˌpɔliˌsinə'vaitis] *n* 多滑膜炎

polysyphilide [ˌpɔli'sifilaid] *n* 多梅毒疹

polytef ['pɔlitef] *n* 聚四氟乙烯(亦称 polytetrafluoroethylene, PTFE)

polytendinitis [ˌpɔliˌtendi'naitis] *n*

多腱炎

polytendinobursitis [ˌpɔlitendinəuˈbəːˈsaitis] *n* 多腱滑囊炎

polytene [ˈpɔlitiːn] *a* 多染色线的，多线的

polytenosynovitis [ˌpɔliˌtenəuˌsinəuˈvaitis] *n* 多腱鞘炎

polyteny [ˌpɔliˈtiːni] *n* 多染色线(现象)，多线性(染色线在染色体中的复制现象，不分裂成明显的子染色体)

polytetrafluoroethylene (PTFE) [ˌpɔliˌtetrəˌfluərəˈeθiliːn] 聚四氟乙烯(即polytef)

polythelia [ˌpɔliˈθiːliə], **polythelism** [ˌpɔliˈθiːlizəm] *n* 多乳头(畸形)

polythene [ˈpɔliθiːn] *n* 聚乙烯

polythetic [ˌpɔliˈθetik] *a* 多原则的(指分类学)

polythiazide [ˌpɔliˈθaiəzaid] *n* 泊利噻嗪，多噻嗪(利尿降压药)

polytocous [pəˈlitəkəs] *a* 多胎分娩的

polytomogram [ˌpɔliˈtɔməgræm] *n* 多轨迹X线体层(照)片

polytomography [ˌpɔlitəˈmɔgrəfi] *n* 多轨迹体层摄影(术) | **polytomographic** [ˌpɔliˌtəuməˈgræfik] *a*

polytrauma [ˌpɔliˈtrɔːmə] *n* 多发性损伤(发生一个以上身体系统的损伤)

polytrichia [ˌpɔliˈtrikiə], **polytrichosis** [ˌpɔlitriˈkəusis] *n* 多毛(症)

Polytrichum [pəˈlitrikəm] *n* 金发藓属

polytrophia [ˌpɔliˈtrəufiə], **polytrophy** [pəˈlitrəfi] *n* 营养过度 | **polytrophic** [ˌpɔliˈtrɔfik] *a*

polytropic [ˌpɔliˈtrɔpik], **polytropous** [pəˈlitrəpəs] *a* 多嗜的，多亲的(亲多种组织或细菌的)

polyunguia [ˌpɔliˈʌŋgwiə] *n* 多甲(畸形)

polyunsaturated [ˌpɔliʌnˈsætʃəreitid] *a* 多不饱和的

polyurethane [ˌpɔliˈjuərəθein] *n* 聚乌拉坦，聚氨基甲酸乙酯(牙科用作沟封闭剂)

polyuria [ˌpɔliˈjuəriə] *n* 多尿(症)，尿频 | **polyuric** *a*

polyvalent [ˌpɔliˈveilənt] *a* 多价的 | **polyvalence** *n*

polyvinyl [ˌpɔliˈvainil] *n* 聚乙烯，乙烯聚合体

polyvinylacetate [ˌpɔliˌvainiˈlæsiteit] *n* 聚乙酸乙烯酯

polyvinylbenzene [ˌpɔliˌvainilˈbenziːn] *n* 聚苯乙烯

polyvinylchloride [ˌpɔliˌvainilˈklɔːraid] *n* 聚氯乙烯

polyvinylpyrrolidone [ˌpɔliˌvainilpiˈrɔlidəun] *n* 聚乙烯吡咯酮，聚烯吡酮(即聚维酮povidone)

Pomatiopsis [pəuˌmætiˈɔpsis] *n* 仿圆口螺属 | ～ cicinnatiensis 辛辛那提仿圆口螺 / ～ lapidaria 石栖仿圆口螺

pomatum [pəˈmeitəm], **pomade** [pəˈmeid] *n* 香膏剂，发膏剂，头油

POMC pro-opiomelanocortin 阿片促黑激素皮质素原

pomegranate [ˈpɔmˌgrænit] *n* 石榴

POMP prednisone, oncovin, methotrexate, and 6-mercaptopurine 泼尼松-长春新碱-甲氨蝶呤-6-巯基嘌呤(联合化疗治癌方案)

Pompe's disease [ˈpɔmpə] (Johann C. Pompe) 庞普病，糖原贮积病(Ⅱ型)

pompholyhemia [ˌpɔmfəliˈhiːmiə] *n* 气泡血症

pompholyx [ˈpɔmfəliks] *n* 汗疱

pomum adami [ˈpəuməm əˈdɑːmi]【拉】喉结，喉隆凸

ponceau B [pɔnˈsəu] *n* 丽春红B，比布里希猩红 | ～ 3B 丽春红3B，猩红

Poncet's disease [pɔnˈsei] (Antonin Poncet) 蓬塞病(结核性风湿病) | ～ operation 蓬塞手术(会阴切开术；会阴尿道造口术) / ～ rheumatism 结核性风湿病

Pond. pondere【拉】按重量

ponder [ˈpɔndə] *vt* 深思，考虑，衡量 *vi* 深思

ponderable ['pɔndərəbl] *a* 可衡量的，有重量的

ponderal ['pɔndərəl] *a* 重量的

Pondimin ['pɔndimi:n] *n* 盐酸芬氟拉明(fenfluramine hydrochloride)制剂的商品名

pondostatural [ˌpɔndə'stætʃərəl] *a* 体重(与)身材的

ponesiatrics [pəuˌni:si'ætriks] *n* 活动训练(疗)法(用示波器、肌电描记器等查出误指的神经生理反应，以便识别和纠正之)

Ponfick's shadow ['pɔnfik] (Clemens E. Ponfick) 红细胞影

Pongidae [pɔndʒidi:] *n* 猩猩科

pon(o)- [构词成分] 疲劳;疼痛

ponograph ['pəunəgrɑ:f] *n* 疲劳描记器

ponos ['pəunəs] *n* 婴儿黑热病(地中海型内脏利什曼病)

pons [pɔnz] ([复] **pontes** ['pɔnti:z]) *n* 【拉】 桥;脑桥 | **pontile** ['pɔnti:l], **pontine** ['pɔnti:n] *a*

pons-oblongata [ˌpɔnzɔblɔŋ'geitə] *n* 脑桥延髓

Ponstel ['pɔnstel] *n* 甲芬那酸(mefenamic acid)制剂的商品名

Pontiac fever ['pɔntiæk] 庞蒂亚克热(见fever项下相应术语)

pontibrachium [ˌpɔnti'breikiəm] *n* 脑桥臂

pontic ['pɔntik] *n* 桥体(牙)

ponticulus [pɔn'tikjuləs] ([复] **ponticuli** [pɔn'tikjulai]) *n*【拉】小桥，前桥 | **ponticular** *a*

pontil ['pɔntil] *a* 脑桥的

pontile ['pɔntail, 'pɔnti:l] *a* 脑桥的

pontine ['pɔntain, 'pɔnti:n] *a* 脑桥的

pontis ['pɔntis] pons的所有格

pontobulbar [ˌpɔntəu'bʌlbə] *a* 脑桥延髓的

pontobulbia [ˌpɔntəu'bʌlbiə] *n* 脑桥延髓空洞症

Pontocaine ['pɔntəkein] *n* 丁卡因(tetracaine)制剂的商品名

pontocerebellar [ˌpɔntəuˌseri'belə] *a* 脑桥小脑的

pontocerebellum [ˌpɔntəuˌseri'beləm] *n* 脑桥小脑，新小脑

pontomedullary [ˌpɔntəu'medʌləri] *a* 脑桥延髓的

pontomesencephalic [ˌpɔntəuˌmesənsə'fælik] *a* 脑桥中脑的

pontoon [pɔn'tu:n] *n* 小肠襻

pontopeduncular [ˌpɔntəupi'dʌŋkjulə] *a* 脑桥小脑脚的

pool [pu:l] *n* 池，库;淤血 *vt* (几分血液或血浆)混合 | gene ～ 基因库(某一群体中所有成员具有的基因总数) / metabolic ～ 代谢池，代谢库(身体内变异及反应物质的总质量，有无数物质连续不断地往来其间)

pooled [pu:ld] *a* 混合的，集合的

Pool-Schlesinger sign [pu:l 'ʃleiziŋə] (E. H. Pool; Hermann Schlesinger) 普尔-施勒辛格尔征(见Schlesinger's sign)

Pool's phenomenon [pu:l] (Eugene H. Pool) 普尔现象(①见Schlesinger's sign;②臂现象: 前臂伸展，举臂至头上方后，臂肌即收缩，以致引起臂丛牵张，见于手术后手足抽搦)

poor [puə, pɔə] *a* 贫穷的，贫乏的;劣的，不良的;可怜的，不幸的 | ～**ness** *n*

poor-risk ['puərisk] *a* 经不起风险的

popin ['pɔpin] *n* 波平(在巴巴多斯所使用的一种治阿米巴痢疾的糖苷)

poples ['pɔpli:s] *n*【拉】腘 | **popliteal** [pɔp'litiəl] *a*

poppy ['pɔpi] *n* 罂粟

popular ['pɔpjulə] *a* 民众的，人民的;普及的，通俗的，流行的;大众喜爱的 | ～**ly** *ad*

popularize ['pɔpjuləraiz] *vt* 使普及，推广 | **popularization** [ˌpɔpjulərai'zeiʃən, -ri'z-] *n*

population [ˌpɔpju'leiʃən] *n* 人口，人数;全体居民，总体;群体，种群 | genetic ～ 同类群，混交群体(即deme)

populous ['pɔpjuləs] *a* 人口稠密的;挤满的

POR problem-oriented record 面向问题记录(见record项下相应术语)

poradenitis [ˌpəurædi'naitis] *n* 淋巴肉芽肿,淋巴结炎 | ~ nostras, subacute inguinal ~, ~ venerea 性病性淋巴肉芽肿 | **poradenia** [ˌpəurə'di:niə] *n*

poradenolymphitis [pəuˌrædinəulim'faitis] *n* 性病性淋巴肉芽肿

Porak-Durante syndrome [pəu'ræk dju'rɑ:nt] (Charles Porak; Gustave Durante) 波-杜综合征,隐性遗传型成骨不全(Ⅱ型)

poral ['pɔ:rəl] *a* 孔的,有孔的

porcelain ['pɔ:səlin] *n* 瓷,瓷料;瓷器 *a* 瓷制的 | **porcel(l)aneous** [ˌpɔ:sə'leiniəs] *a* 瓷的,瓷状的

porcine ['pɔ:sain] *a* 猪的

pore [pɔ:] *n* 孔,门 | biliary ~ 胆总管 / birth ~ 出生孔,子宫末段(绦虫) / gustatory ~, taste ~ 味孔 / slit ~s 裂孔(亦称滤隙) / sweat ~, ~ of sweat duct 汗孔

porencephalia [ˌpɔ:rensi'feiliə], **porencephaly** [ˌpɔ:ren'sefəli] *n* 脑穿通(畸形);孔洞脑(畸形) | **porencephalic** [ˌpɔ:rensi'fælik], **porencephalous** [ˌpɔ:ren'sefələs] *a*

porencephalitis [ˌpɔ:renˌsefə'laitis] *n* 穿通性脑炎;孔洞脑炎

porfiromycin [ˌpɔ:firəu'maisin] *n* 泊非霉素,甲基丝裂霉素(抗肿瘤抗生素)

Porges-Meier test (reaction) ['pɔ:gəs 'maiə] (Otto Porges; Georg Meier) 波格斯-迈尔试验(反应)(检梅毒:取1%卵磷脂生理盐水乳液与等量血清混合,静置5h,随后加病人血清,如为梅毒患者,卵磷脂沉淀)

Porges-Salomon test ['pɔ:gəs 'zʌlɔmɔn] (Otto Porges; Hugo Salomon) 波格斯-扎洛蒙试验(检梅毒:取1%甘氨胆酸钠溶液与等量病人清亮的新鲜血清混合,如为梅毒血清,液体表面有絮状物形成)

pori ['pəurai] porus的复数

Porifera [pə'rifərə] *n* 多孔动物门(海绵动物门)

porin ['pɔ:rin] *n* 外膜蛋白

poriomania [ˌpɔ:riəu'meinjə] *n* 漂泊癖,漂游狂

porion ['pəuriən] *n* 外耳门上缘中点;切牙管后缘中点

pork ['pɔ:k] *n* 猪肉

por(o)- [构词成分] 管,通道,开口,孔;骨痂,结合

porocele ['pɔ:rəsi:l] *n* 厚硬性阴囊疝

porocephaliasis [ˌpɔ:rəuˌsefə'laiəsis], **porocephalosis** [ˌpɔ:rəuˌsefə'ləusis] *n* 蛇舌状虫病

Porocephalida [ˌpɔ:rəusi'fælidə] *n* 蛇舌状虫目

Porocephalidae [ˌpɔ:rəusi'fælidi:] *n* 蛇舌状虫科

Porocephalus [ˌpɔ:rəu'sefələs] *n* 蛇舌状虫属,洞头虫属 | ~ armillatus 腕带蛇舌状虫(即Armillifer armillatus) / ~ constrictus 狭缩蛇舌状虫 / ~ denticulatus 锯齿蛇舌状虫(鼻腔舌形虫蚴)

porokeratosis [ˌpɔ:rəuˌkerə'təusis] *n* 汗孔角化病 | disseminated superficial actinic ~ 播散性表浅性光化性汗孔角化病 | **porokeratotic** [ˌpɔ:rəuˌkerə'tɔtik] *a*

poroma [pə'rəumə] *n* 汗孔瘤 | eccrine ~ 小汗腺汗孔瘤

poropathy [pə'rɔpəθi] *n* 毛孔透药疗法

poroplastic [ˌpɔ:rəu'plæstik] *a* 多孔柔韧的

porosis [pə'rəusis] *n* 骨痂形成;空洞形成 | cerebral ~ 孔洞脑(畸形)

porosity [pə'rɔsəti] *n* 多孔(性);孔

porotic [pə'rɔtik] *a* 促结缔组织生长的,促骨痂形成的

porotomy [pə'rɔtəmi] *n* 尿道口切开术

porous ['pɔ:rəs] *a* 多孔的;能渗透的 |

~ly *ad* / ~ness *n*

porphin ['pɔːfin] *n* 卟吩

porphobilinogen [ˌpɔːfəubaiˈlinədʒən] *n* 胆色素原

porphobilinogen deaminase [ˌpɔːfəubaiˈlinədʒən diːˈæmineiz] 胆色素原脱氨酶,羟甲基(原)胆色烷合酶

porphobilinogen synthase [ˌpɔːfəubaiˈlinədʒən ˈsinθeis] 胆色素原合酶(此酶遗传性缺乏可致卟啉症,类似急性间歇性卟啉症。亦称δ-氨基-γ-酮戊酸脱水酶)

porphobilinogenuria [ˌpɔːfəubaiˌlinəudʒəˈnjuəriə, -bi-] *n* 胆色素原尿

porphyran [ˈpɔːfirən] *n* 金属卟啉

porphyria [pɔːˈfiriə, pɔːˈfairiə], **porphyrism** [ˈpɔːfirizəm] *n* 卟啉症,紫质症

porphyrin [ˈpɔːfirin] *n* 卟啉

porphyrinemia [ˌpɔːfiriˈniːmiə] *n* 卟啉血

porphyrinogen [ˌpɔːfiˈrinədʒən] *n* 卟啉原,还原卟啉

porphyrinopathy [ˌpɔːfiriˈnɔpəθi] *n* 卟啉代谢病

porphyrinuria [ˌpɔːfiriˈnjuəriə], **porphyruria** [ˌpɔːfiˈrjuəriə] *n* 卟啉尿

porphyrismus [ˌpɔːfiˈrisməs] *n* 卟啉病性精神障碍

porphyrization [ˌpɔːfiraiˈzeiʃən, -riˈz-] *n* 粉碎,研碎,研细

porphyropsin [ˌpɔːfiˈrɔpsin] *n* 视紫(质)

porphyroxine [ˌpɔːfiˈrɔksin] *n* 阿片紫碱

porphyryl [ˈpɔːfiril] *n* 初卟啉,去铁血红素

porridge [ˈpɔridʒ] *n* 麦片粥,粥

Porro's cesarean section [ˈpɔːrəu] (Edoardo Porro) 波罗剖腹产术,剖腹产子宫切除术

porta [ˈpɔːtə] ([复] **portae** [ˈpɔːtiː]) *n* 【拉】门 | ~ of lung 肺门 / ~ of spleen 脾门

portable [ˈpɔːtəbl] *a* 可携带的,轻便的,手提(式)的 | **portability** [ˌpɔːtəˈbiləti] *n* 可携带性,轻便

portacaval [ˌpɔːtəˈkeivəl] *a* 门(静脉与)腔静脉的

portacid, porte-acid [pɔːtˈæsid] *n* 移酸滴管

portal [ˈpɔtl] *n* 门,入口 *a* 门的(尤指肝门的);门静脉的 | ~ of entry 侵入门户(细菌或其他致病因子入侵机体的途径) / hepatic ~ 肝门

portcaustic [pɔːtˈkɔːstik], **portecaustique** [ˌpɔːtkɔːˈstiːk] *n* 腐蚀药把持器

porte-aiguille [ˌpɔːteiˈgiːl] *n* 【法】(外科医师用的)持针器

porte-ligature [ˌpɔːtˈligətʃə] *n* 深部结扎器,缚线把持器

porte-meche [pɔːtˈmeʃ] *n* 【法】填塞条器

porte-noeud [pɔːtˈne] *n* 【法】瘤蒂结扎器

porte-polisher [pɔːtˈpɔliʃə] *n* 握柄磨光器

Porter's sign [ˈpɔːtə] (William H. Porter) 波特尔征,气管牵引感(见于主动脉弓动脉瘤)

Porter's test [ˈpɔːtə] (William H. Porter) 波特试验(检过量尿酸、尿蓝母)

Porteus maze test [ˈpɔːtiəs] (Stanley D. Porteus) 鲍德斯迷津试验(检智力)

portio [ˈpɔːʃiəu] ([复] **portiones** [ˌpɔːʃiˈəuniːz]) *n* 【拉】部,部分

portion [ˈpɔːʃən] *n* 部分;一份 *vt* 把…分成份额;分配

portligature [ˌpɔːtˈligətʃə] *n* 深部结扎器,缚线把持器

portoenterostomy [ˌpɔːtəuentəˈrɔstəmi] *n* 肝门肠造口术

portogram [ˈpɔːtəgræm], **portovenogram** [ˌpɔːtəuˈviːnəgræm] *n* 门静脉造影(照)片

portography [pɔːˈtɔgrəfi], **portovenography** [ˌpɔːtəuviˈnɔgrəfi] *n* 门静脉造影(术)

portosystemic [ˌpɔːtəusis'temik] *a* 门体循环的(连接门静脉和体静脉循环的)

Portugal ['pɔːtjugəl] *n* 葡萄牙[欧洲]

Portuguese [pɔːtju'giːz] *a* 葡萄牙的;葡萄牙人的;葡萄牙语的 *n* 葡萄牙人;葡萄牙语

porus ['pəurəs] ([复] **pori** ['pəurai]) *n*【拉】孔,门

Posada's mycosis, Posada-Wernicke disease [pə'sɑːdə 'vəːniki] (Alejandro Posada; Robert Wernicke) 球孢子菌病

pose [pəuz] *vt* 摆好姿势;提出;形成 *vi* 摆好姿势;假装(as) *n* 姿势,姿态

posed [pəuzd] *a* (牙)位置的 | normally ~, regularly ~ 正常位置的

-posia [构词成分] 饮

posit ['pɔzit] *vt* 安置;假定,断定

position [pə'ziʃən] *n* 位置;姿势;立场,形势;见解;(胎)位 *vt* 把…放在适当的位置;给…定位 | anatomical ~解剖位置 / coiled ~ 蜷腿位置 / dorsal ~ 背卧位,仰卧位 / dorsal elevated ~ 头高背卧位 / dorsal inertia ~ 惯性背卧位 / dorsal recumbent ~ 曲膝背卧位 / English ~, left lateral recumbent ~, obstetrical ~ 左侧偃卧位,分娩卧位 / horizontal ~ 平仰卧位 / jack-knife ~ 折刀状卧位(仰卧,肩部垫高,腿屈曲) / knee-chest ~ 膝胸卧位 / knee-elbow ~, genucubital ~ 膝肘卧位,膝胸卧位 / kneeling-squatting ~ 蹲位 / lithotomy ~, dorsosacral ~ 膀胱切石卧位,切会阴卧位 / prone ~ 俯卧位,伏卧位 / semiprone ~ 半俯卧位 / semireclining ~ 半卧位,半坐位 / supine ~ 仰卧位,背卧位 / trans ~ 反式构型,反式排列 | in a ~ to (do sth) 能够(做某事) / in(out of) ~ 在(不在)适当的位置 | **~al** *a* / **~er** *n* 定位器(牙)

positive ['pɔzətiv] *a* 确定的,积极的;绝对的;正的,阳性的 | **~ly** *ad* / **~ness** *n*

positrocephalogram [ˌpɔzitrə'sefələu-græm] *n* 阳电子脑瘤定位(描记)图

positron ['pɔzitrɔn] *n* 阳电子,正电子

Posner's test (reaction) ['pɔsnə] (Carl Posner) 波斯纳试验(反应)(检尿中白蛋白来源)

posology [pə*u*'sɔlədʒi] *n* 剂量学 | **po-sologic** [ˌpəusə'lɔdʒik] *a*

possess [pə'zes] *vt* 占有,具有;掌握;控制 | be ~ed of 占有,具有 / ~ oneself of 取得,获得 | **~or** *n* 占有人;持有人

possession [pə'zeʃən] *n* 有,拥有;所有权 | come into ~ of sth 占有(或获得)某物 / come into sb's ~ (某物)被某人占有 / in ~ of sth 占有某物 / in the ~ of sb 为某人所有 / take ~ of 占有,占领 | **~al** *a*

possessive [pə'zesiv] *a* 占有的,所有的 | **~ly** *ad* / **~ness** *n*

possibility [ˌpɔsə'biləti] *n* 可能,可能性;可能的事 | by any ~ 有可能,万一,也许

possible ['pɔsəbl] *a* 可能的;合理的 | as ... as ~ 尽可能…,愈…愈好 / do one's ~ 尽力,竭力 / if ~ 如果可能的话

Possum ['pɔsəm] (*P*atient-*O*perated *S*elector *M*echanism) 病人操作选择机(为残疾者设计的一种机械装置的商品名,患者只要正确无误地对其呼吸,就可打电话、按铃、开电视机、关灯、打字,或做其他一些工作)

post[1] [pəust] *n* 杆,柱;桩

post[2] [pəust] *prep*【拉】在后 | **~-cibum** ['saibəm] 饭后,食后 / **~-coitum** [kəu'aitəm] 性交后,交媾后 / **~meridiem** [mə'ridiəm] 午后,下午 / **~mortem** ['mɔːtəm] 死后 / **~-partum** ['pɑːtəm] 产后

post- [前缀] 在后,后

postabortal [pəustə'bɔːtl] *a* 流产后的

postaccessual [pəustæk'seʃuəl] *a* 阵发(发作)后的

postacetabular [ˌpəustæsə'tæbjulə] *a*

髋臼后的

postacidotic [ˌpəustæsiˈdɔtik] *a* 酸中毒后的

postadolescence [ˌpəustædəuˈlesns] *n* 壮年期 | **postadolescent** *a* 壮年期的 *n* 壮年人

postalbumin [ˌpəustˈælbjumin] *n* 后清蛋白,后白蛋白(一种血清蛋白)

postanal [pəustˈeinəl] *a* 肛门后的

postanesthetic [ˌpəustænisˈθetik] *a* 麻醉后的

postapoplectic [ˌpəustæpəˈplektik] *a* 卒中后的

postaurale [ˌpəustɔːˈreili] *n* 耳廓后点(人体测量学名词)

postauricular [ˌpəustɔːˈrikjulə] *n* 耳后的

postaxial [pəustˈæksiəl] *a* 轴后的

postbrachial [pəustˈbreikiəl] *a* 臂后部的

postbrachium [pəustˈbreikiəm] *n* 四叠体下臂

postbuccal [pəustˈbʌkəl] *a* 颊后的

postbulbar [pəustˈbʌlbə] *a* 球后的;延髓后的;十二指肠球部后的

postcapillary [ˌpəustˈkæpiləri] *a* 后毛细管的 *n* 后毛细管,毛细静脉

postcardiotomy [ˌpəustˌkɑːdiˈɔtəmi] *a* 心脏切开术后的

postcatheterization [pəustˌkæθəˌtəraiˈzeiʃən] *a* 插导管术后的

postcava [pəustˈkeivə] *n* 下腔静脉 | ~l *a*

postcecal [pəustˈsiːkəl] *a* 盲肠后的

postcentral [pəustˈsentrəl] *a* 中央后的,中枢后的

postcentralis [ˌpəustsenˈtreilis] *n* 【拉】中央后沟

postcesarean [ˌpəustsi(ː)ˈzεəriən] *a* 剖腹产后的

postcibal [pəustˈsaibl] *a* 食后的

postcisterna [ˌpəustsisˈtəːnə] *n* 大池,小脑延髓池

postclavicular [ˌpəustkləˈvikjulə] *a* 锁骨后的

postclimacteric [ˌpəustklaiˈmæktərik] *a* 更年(期)后的;经绝后的

postcondylar [pəustˈkɔndilə] *a* 髁后的

postcondylare [ˌpəustkɔndiˈlεə] *n* (枕骨)髁后点

postconnubial [ˌpəustkəˈnjuːbiəl] *a* 婚后的

postconvulsive [ˌpəustkənˈvʌlsiv] *a* 惊厥后的,抽搐后的

postcordial [pəustˈkɔːdiəl] *a* 心后的

postcornu [pəustˈkɔːnju] *n* 后角(侧脑室)

postcranial [pəustˈkreinjiəl] *a* 颅后的,颅下的

postcubital [pəustˈkjuːbitl] *a* 肘后的,前臂背侧的

postcyclodialysis [pəustˌsaiklədaiˈælisis] *a* 睫状体分离术后的

postdevelopmental [ˌpəustdiˌveləpˈmentl] *a* 发育期后的

postdiastolic [ˌpəustdaiəsˈtɔlik] *a* 舒张期后的

postdicrotic [ˌpəustdaiˈkrɔtik] *a* 重波后的

postdigestive [ˌpəustdiˈdʒəstiv] *a* 消化后的

postdiphtheric [ˌpəustdifˈθerik], **postdiphtheritic** [ˌpəustdifθiˈritik] *a* 白喉后的

postdormitum [pəustˈdɔːmitəm] *n* 半醒状态 | **postdormital** *a*

postecdysis [pəustˈekdisis] *n* 蜕皮后期

postembryonic [ˌpəustembriˈɔnik] *a* 胚后期的

postencephalitic [ˌpəustenˌsefəˈlitik] *a* 脑炎后的

postepileptic [ˌpəustepiˈleptik] *a* 癫痫发作后的

posteriad [pɔsˈtiəriæd] *ad* 向体躯后面

posterior [pɔsˈtiəriə] *a* 后的,后面的;以后的;其次的 *n* [常用复] 臀部;后部 | ~ity [pɔsˌtiəriˈɔrəti] *n* 在后 / ~ly *ad*

posterity [pɔs'terəti] *n* 后代

postero- [构词成分] 后部,在后

posteroanterior [ˌpɔstərəuæn'tiəriə] *a* 后前(位)的

posteroclusion [ˌpɔstərə'klu:ʒən] *n* 后𬌗,远中𬌗

posteroexternal [ˌpɔstərəueks'tə:nl] *a* 后外的

posteroinferior [ˌpɔstərəuin'fiəriə] *a* 后下的

posterointernal [ˌpɔstərəuin'tə:nl] *a* 后内的

posterolateral [ˌpɔstərəu'lætərəl] *a* 后外侧的

posteromedial [ˌpɔstərəu'mi:diəl] *a* 后中的

posteromedian [ˌpɔstərəu'mi:diən] *a* 后正中的

posteroparietal [ˌpɔstərəupə'raiitl] *a* 顶骨后部的

posterosuperior [ˌpɔstərəusju:'piəriə] *a* 后上的

posterotemporal [ˌpɔstərəu'tempərəl] *a* 颞骨后部的

posterula [pɔs'terjulə] *n* 【拉】 后鼻腔(鼻甲与鼻后孔之间的腔隙)

postesophageal [pəusti(:)ˌsɔfə'dʒi:əl] *a* 食管后的

postethmoid [pəust'eθmɔid] *a* 筛骨后的

postexed [pəus'tekst] *a* 后屈的

postexion [pəus'tekʃən] *n* 后屈

postfebrile [pəust'fi:brail] *a* 发热后的

postganglionic [ˌpəustgæŋgli'ɔnik] *a* (神经)节后的

postglenoid [pəust'gli:nɔid] *a* 关节盂后的

postglomerular [ˌpəustgləu'merjulə] *a* 肾小球后的

postgraduate [ˌpəust'grædjuit] *a* 大学毕业后的,大学研究院的 *n* 研究生

postgrippal [pəust'gripl] *a* 流行性感冒后的

posthemiplegic [ˌpəusthemi'pli:dʒik] *a* 偏瘫后的

posthemorrhage [pəust'heməridʒ] *n* 继发性出血

posthemorrhagic [pəustˌhemə'rædʒik] *a* 出血后的

posthepatic [ˌpəusthi'pætik] *a* 肝后的

posthepatitic [ˌpəusthepə'titik] *a* 肝炎后的

postherpetic [ˌpəusthə:'petik] *a* 带状疱疹后的

posthetomy [pɔs'θetəmi] *n* 包皮环切术

posthioplasty ['pɔsθiəˌplæsti] *n* 包皮成形术

posthitis [pɔs'θaitis] *n* 包皮炎

postholith ['pɔsθəliθ] *n* 包皮垢石

posthumous ['pɔstjuməs, -tʃu] *a* 死后的;父死后出生的,遗腹的 | ~**ly** *ad*

posthyoid [pəust'haiɔid] *a* 舌骨后的

posthypnotic [ˌpəusthip'nɔtik] *a* 催眠后的

posthypoglycemic [pəustˌhaipəuglai'si:mik] *a* 低血糖后的

posthypophysis [ˌpəusthai'pɔfisis] *n* 垂体后叶

posthypoxic [ˌpəusthi'pɔksik] *n* 低氧后的,氧过少后的

postictal [pəus'tiktl] *a* 发作后的(如急性癫痫发作)

posticus [pɔs'taikəs] *a* 【拉】 后的,后面的

postinfarction [ˌpəustin'fɑ:kʃən] *a* 梗死后的,梗塞后的(尤指心肌梗死后的)

postinfluenzal [ˌpəustinflu'enzəl] *a* 流行性感冒后的

postischial [pəust'iskiəl] *a* 坐骨后的

postligation [ˌpəustlai'geiʃən] *a* (血管)结扎后的

postmalarial [ˌpəustmə'lɛəriəl] *a* 疟疾后的

postmastectomy [ˌpəustmæs'tektəmi] *a* 乳房切除术后的

postmastoid [pəust'mæstɔid] *a* (颞骨)

乳突后的

postmature [ˌpəustmə'tjuə] *a* 过度成熟的(如婴儿)

postmaturity [ˌpəustmə'tjuərəti] *n* 过度成熟(指婴儿)

postmaximal [pəust'mæksiməl] *a* 最高度后的

postmeatal [ˌpəustmi'eitl] *a* 道后的,管口后的

postmediastinum [ˌpəustmi:diæs'tainəm] *n* 后纵隔 | **postmediastinal** [ˌpəustmi:diæs'tainl] *a* 纵隔后的;后纵隔的

postmeiotic [ˌpəustmai'ɔtik] *a* 减数分裂后的

postmenopausal [ˌpəustmenə'pɔ:zəl] *a* 经绝后的

postmenstrua [pəust'menstruə] *n* 经后期

postmeridian [pəustmə'ridiən] *a* 午后的,午后发生的

postmesenteric [ˌpəustmesən'terik] *a* 肠系膜后的,肠系膜后部的

postminimus [pəust'miniməs] *n* 副生小指(趾)

postmiotic [ˌpəustmai'ɔtik] *a* 减数分裂后的

postmitotic [ˌpəustmai'tɔtik] *a* (细胞)有丝分裂期后的

postmortal [pəust'mɔ:tl] *a* 死后的

postmortem [pəust'mɔ:tem] *a* 死后的;事后的 *n* 尸体解剖,验尸;事后剖析

postnares [pəust'nɛəri:s] *n* 后鼻孔 | **postnarial** *a*

postnasal [pəust'neizəl] *a* 鼻后的

postnatal [pəust'neitl] *a* 出生后的,生后的,产后的

postnecrotic [ˌpəustne'krɔtik] *a* 坏死后的

postneuritic [ˌpəustnjuə'ritik] *a* 神经炎后的

postnuptial [ˌpəust'nʌpʃəl] *a* 婚后的 | ~**ly** *ad*

postocular [pəust'ɔkjulə] *a* 眼球后的

postoperative [pəust'ɔpərətiv] *a* 手术后的 | ~**ly** *ad*

postoral [pəust'ɔ:rəl] *a* 口后的

postorbital [pəust'ɔ:bitl] *a* 眶后的

postpalatine [pəust'pælətain] *a* 腭后的,腭骨后的

postpaludal [pəust'pæljudəl] *a* 疟疾后的

postparalytic [ˌpəustpærə'litik] *a* 麻痹后的

postpartal [pəust'pɑ:təl] *a* 产后的

postpartum [ˌpəust'pɑ:təm] *a* 产后的

postpharyngeal [pəustfə'rindʒiəl] *a* 咽后的

postpituitary [pəustpi'tju:itəri] *a* 垂体后叶的

postpone [pəust'pəun] *vt* 延缓,使延期 | **postponable** *a* 可以延缓的 / ~**ment** *n*

postponent [pəust'pəunənt] *a* 延期的,延缓的

postprandial [pəust'prændiəl] *a* 饭后的,食后的 | ~**ly** *ad*

postpuberal [pəust'pju:bərəl], **postpubertal** [pəust'pju:bətl], **postpubescent** [ˌpəustpju(:)'besnt] *a* 青春期后的

postpuberty [pəust'pju:bəti], **postpubescence** [ˌpəustpju(:)'besns] *n* 少壮时期,青春期后时期

postpycnotic [ˌpəustpik'nɔtik] *a* 固缩后的(指红细胞)

postradiation [ˌpəustreidi'eiʃən] *a* 照射后的,放射后的

postrenal [pəust'ri:nəl] *a* 肾后的

postrolandic [ˌpəustrəu'lændik] *a* 中央沟后的

postsacral [pəust'seikrəl] *a* 骶骨后的,骶骨下的

postscapular [pəust'skæpjulə] *a* 肩胛骨后的

postscarlatinal [ˌpəustskɑ:lə'ti:nl] *a* 猩红热后的

Post sing. sed. liq. post singulas

sedes liquidas【拉】每次稀便后

postsinusoidal [ˌpəustsainə'sɔidəl] *a* 窦状隙后的

postsphenoid [pəust'sfi:nɔid] *n* 后蝶骨(结合后的蝶骨)

postsphygmic [pəust'sfigmik] *a* 脉波后的

postsplenectomy [ˌpəustspli'nektəmi] *a* 脾切除术后的

postsplenic [pəust'splenik] *a* 脾后的

poststenotic [ˌpəuststi'nɔtik] *a* 狭窄后的

poststertorous [pəust'stə:tərəs] *a* (麻醉)鼾息期后的

post-streptococcal [pəustˌstreptəu'kɔkəl] *a* 链球菌感染后的

postsylvian [pəust'silviən] *a* 大脑侧裂后的

postsynaptic [ˌpəustsi'næptik] *a* 突触后的

post-tarsal [pəust'tɑ:səl] *a* 睑板后的;跗骨后的

postterm [pəust'tə:m] *a* 过期的(指妊娠或新生儿)

post-tibial [pəust'tibiəl] *a* 胫骨后的

post-transcriptional [ˌpəusttræns'kripʃənl] *a* 转录后的

post-traumatic [ˌpəusttrɔ:'mætik] *a* 外伤后的

post-tussis [pəust'tʌsis] *a*【拉】咳后的

post-typhoid [pəust'taifɔid] *a* 伤寒后的

postulate ['pɔstjuleit] *vt* 要求;假定 *n* 假定,原则 | **postulation** [ˌpɔstjuleiʃən] *n* 假定;要求

posture ['pɔstʃə] *n* 姿势,体位;态度 *vt* (使)取某种姿势(或态度等) | **postural** *a*

posturography [ˌpɔstʃə'rɔgrəfi] *n* 姿势描记术

postuterine [pəust'ju:tərain] *a* 子宫后的

postvaccinal [pəust'væksinl] *a* 接种后的

postvaccinial [ˌpəustvæk'siniəl] *a* 种痘后的

postvital [pəust'vaitl] *a* 死后(染色)的

postwar ['pəust'wɔ:] *a* 战后的

postzone ['pəustzəun] *n* 后带(见zone of antigen excess)

postzoster [pəust'zɔstə] *a* 带状疱疹后的

postzygotic [ˌpəustzai'gɔtik] *a* (受精完成并形成)合子后的

pot [pɔt] *n* 罐,缸,锅,壶

Potaba ['pəutəbə] *n* 对氨苯甲酸钾(aminobenzoate potassium)制剂的商品名

potable ['pəutəbl] *a* 可饮的 *n* 饮料

pot AGT potential abnormality of glucose tolerance 葡萄糖耐量潜在异常

Potain's apparatus [pəu'tein] (Pierre C. E. Potain) 波坦吸引器 | ~ sign 波坦征(①主动脉扩张时,在主动脉弓上叩诊,其浊音界超越胸骨柄至右侧第三肋软骨处;②金属音色)

Potamon ['pɔtəmən] *n* 溪蟹属

potash ['pɔtæʃ] *n* 钾碱,碳酸钾 | caustic ~ 苛性钾,氢氧化钾 / sulfurated ~ 含硫钾,硫化钾

potassa [pə'tæsə] *n*【拉】氢氧化钾

potassemia [ˌpɔtə'si:miə] *n* 高钾血(症)

potassic [pə'tæsik] *a* 含钾的

potassiomercuric [pəˌtæsiəumə:'kjuərik] *a* 含钾汞的 | ~ iodide 碘化钾汞

potassium [pə'tæsjəm] *n* 钾 | ~ aspartate and magnesium aspartate 天冬氨酸钾和天冬氨酸镁(用作营养物) / ~ bicarbonate 碳酸氢钾 / ~ bromide 溴化钾(镇静药) / ~ chloride 氯化钾(电解质补充剂) / ~ glucaldrate 葡铝酸钾(抗酸药) / ~ gluconate 葡萄糖酸钾(电解质补充剂,用以预防和治疗低血钾症) / ~ hydroxide 氢氧化钾,苛性钾 / ~ metaphosphate 聚偏磷酸钾(药物制剂中用作缓冲剂) / ~ permanganate 高锰酸钾(消毒防腐药) / ～ phenoxymethyl penicillin 苯氧甲基青霉素钾，青霉素V钾 / ～ sorbate 山梨酸钾(药物制剂中用作防腐剂)

Potassium Triplex [pə'tæsjəm 'traipleks] 三联钾(Randall's solution)的商品名

potation [pəu'teiʃən] *n* 饮(酒);(酒类)饮料

potato [pə'teitəu] ([复] **potatoes**) *n* 马铃薯

potency ['pəutənsi] *n* 力，效力，能力(尤指性交能力、药物的效能和效力、胚胎的发育能力) | prospective ～ 发育能力(胚胎) / reactive ～ 反应能力(胚胎) | **potence** ['pəutəns] *n*

potent ['pəutənt] *a* 有力的;有效力的;有性交能力的 | ～**ly** *ad*

potentia [pəu'tenʃiə] *n*【拉】力，能力

potential [pəu'tenʃəl] *a* 潜在的，有可能性的 *n* 电位，电势;潜力，潜势;可能 | action ～ 动作电位 / after-～ 后电位 / bioelectric ～ 生物电位 / biotic ～ 生物潜能 / cochlear ～ 蜗电位 / decalcification ～, caries-producing ～ 脱钙潜势，生龋潜势 / demarcation ～ 损伤电位 / electrode ～ 电极电位 / evoked cortical ～s 皮层激发电位 / excitatory postsynaptic ～ (EPSP) 兴奋性突触后电位 / inhibitory postsynaptic ～ (IPSP) 抑制性突触后电位 / generator ～ 发生器电位 / negative after-～ 负后电位 / negative summating ～ 负总和电位 / pacemaker ～ 起搏点电位 / positive after-～ 正后电位 / receptor ～ 感受器电位 / redox ～ 电极电位;氧化还原电位，氧还电位 / reproductive ～ 生殖潜能，生物潜能 / resting ～ 静息电位，休止电位 / spike ～ 锋电位 / standard electrode ～, standard reduction ～ (E°) 标准电极电位，标准还原电位 (E°) / transmembrane ～ 跨膜电位 / zeta ～ Z电位

potentiality [pəu,tenʃi'æləti] *n* 潜在性，可能性，潜力

potentiate [pə'tenʃieit] *vt* 增强，强化(预先或同时使用另一药物以增强药物的效能) | **potentialization** [pəu,tenʃəlai'zeiʃən, -li'z-], **potentiation** [pəu,tenʃi'eiʃən] *n* / **potentiator** *n* 增效剂

potentiometer [pə,tenʃi'ɔmitə] *n* 电位计;分压器

potification [,pəutifi'keiʃən] *n* 饮水淡化法(如海水淡化)

potion ['pəuʃən] *n* 剂量;饮剂

potocytosis [,pəutəusai'təusis] *n* 细胞摄液作用，细胞饮液作用

potomania [,pəutəu'meinjə] *n* (饮)酒狂;震颤性谵妄

Pottenger's sign ['pɔtəndʒə] (Francis M. Pottenger) 波顿格征(①肺炎及胸膜炎触诊时的肋间肌僵硬;②轻触诊时，有不同程度的阻力，表明〈1〉实质器官，若与中空器官比较，〈2〉肺和胸膜病灶，若与正常器官比较)

Potter's syndrome ['pɔtə] (Edith L. Potter) 波特综合征(一种罕见病征，有其典型面容，伴肾脏发育不全及其他缺陷，表现为面部扁平，眼距增宽，内眦赘皮，下睑下皱褶，耳大、低位及下垂，小颌及颏下皮肤皱褶，骨畸形如畸形足及关节挛缩亦属常见，婴儿出生后不久即死亡)

Potter treatment ['pɔtə] (Caryl A. Potter) 波特疗法(治小肠瘘)

Potter version ['pɔtə] (Irving W. Potter) 波特倒转术(臀先露分娩时徒手进行子宫腔内胎儿倒转术)

Pott's abscess [pɔt] (Percivall Pott) 波特脓肿(脊椎结核病脓肿) | ～ aneurysm 波特动脉瘤(动静脉瘤性静脉曲张) / ～ disease 波特病(脊椎结核病) / ～ fracture 波特骨折(腓骨下端骨折，同时胫骨下部关节亦有严重损伤，通常是内踝部分破裂，或内外侧韧带破裂) / ～ paraplegia, ～ paralysis 波特截瘫

(脊柱骨疽性或脊椎结核性截瘫)

Potts operation [pɔts] (Willis J. Potts) 波特手术(主动脉肺动脉吻合术,作为先天性肺动脉瓣狭窄的一种姑息疗法)

potus ['pəutəs] *n*【拉】饮剂

pouch [pautʃ] *n* (盲)囊,窝,陷凹 | abdominovesical ~ 腹壁膀胱陷凹 / branchial ~ 鳃囊 / craniobuccal ~, craniopharyngeal ~ 颅颊囊,颅咽囊 / ileocecal ~ 回盲隐窝 / laryngeal ~ 喉小囊 / paracystic ~ 膀胱旁窝 / pararectal ~ 直肠旁窝(直肠子宫陷凹侧部) / paravesical ~, obturator ~ 膀胱旁窝,闭孔囊 / pharyngeal ~, visceral ~ 咽囊 / rectouterine ~, rectovaginal ~ 直肠子宫陷凹,直肠阴道陷凹 / uterovesical ~, vesicouterine ~ 膀胱子宫陷凹

pouchitis [pautʃ'aitis] *n* 囊炎(粘膜发炎)

poudrage [pu'drɑːʒ] *n*【法】撒粉法,施用粉剂 | pleural ~ 胸膜撒粉法(用粉剂促使胸膜粘连)

poultice ['pəultis] *n* 泥罨剂,泥敷剂 *vt* 敷泥罨剂 | mustard ~ 芥子泥罨

poultry ['pəultri] *n* 家禽

pound [paund] *n* 磅(重量单位,1常衡磅=453.592g,药剂磅=373.242g);英磅

Poupart's ligament [pu'pɑː] (François Poupart) 腹股沟韧带 | ~ line 普帕尔线(腹壁上经腹股沟韧带中点的垂直线)

pour [pɔː, pɔə] *vt* 倒,灌,注 *vi* 倾泻,流注

Povan ['pəuvən] *n* 恩波维铵(pyrvinium pamoate)制剂的商品名

poverty ['pɔvəti] *n* 贫困,贫乏,缺少 | emotional ~ 情感贫乏 / ~ of movement 运动缺乏(见于震颤麻痹患者)

povidone ['pəuvidəun] *n* 聚维酮,聚烯吡酮,聚乙烯吡咯酮(血容量补充药)

povidone-iodine ['pəuvidəun 'aiədain] 聚维酮碘,聚烯吡酮碘,聚乙烯吡咯酮碘(局部抗感染药)

Powassan encephalitis [pəu'wɑːsæn] (Powassan为加拿大安大略省一城市,1958年首次在该地观察到此病) 波瓦生脑炎(病毒性脑炎的一型,由蜱传病毒所致,十分类似俄罗斯春夏型脑炎) | ~virus 波瓦生病毒(黄病毒属的一种蜱传病毒,可致美国和加拿大东部地区脑炎)

powder ['paudə] *n* 粉,粉末;粉剂,散剂 *vt* 使成粉末;搽粉于 *vi* 变成粉末;搽粉 | bleaching ~ 漂白粉 / compound chalk ~ 复方白垩散(治腹泻) / compound licorice ~ 复方甘草散 / dusting ~ 撒粉,扑粉 / impalpable ~ 极细粉 / ipecac and opium ~ 阿片吐根散 / sodium bicarbonate and calcium carbonate ~, Sippy ~ No.1 碳酸氢钠碳酸钙散,一号西皮散 / sodium bicarbonate and magnesium oxide ~, Sippy ~ No.2 碳酸氢钠氧化镁散,二号西皮散 / tolnaftate ~ 发癣退散,癣退散(局部抗真菌药)

power ['pauə] *n* 力,能力;功率;放大率;权力;幂,乘方 | candle ~ 烛光 / carbon dioxide-combining ~, CO_2-combining ~ 二氧化碳结合力 / resolving ~ 分辨力

powerful ['pauəful] *a* 强有力的,效力大的 | ~ly *ad* / ~ness *n*

powerless ['pauəlis] *a* 无力量的,软弱的 | ~ly *ad* / ~ness *n*

pox [pɔks] *n* 痘 | Kaffir ~ 轻型天花,乳白痘,类天花

Poxviridae [ˌpɔks'viridiː] *n* 痘病毒科

poxvirus ['pɔksˌvaiərəs] *n* 痘病毒

PP punctum proximum【拉】近点(调节近点)

PP_i pyrophosphate 焦磷酸(盐或酯)

PPD purified protein derivative (of tuberculin) 纯蛋白衍生物(结核菌素)

ppg picopicogram 皮皮克(10^{-24}g)

PPLO pleuropneumonia-like organisms 类胸膜肺炎菌

ppm parts per million 百万分之几

PPR peste des petits ruminants 小反刍动物疫

Ppt precipitate 沉淀(物); prepared 制备的,精制的

P pulmonale [pi: ˌpʌlmə'neili] P波肺病型(在心电描记法中的一型,在Ⅱ, Ⅲ及aV_F导联中的高峰P波,表明右心房扩大,常与肺病有关)

PR prosthion (上)牙槽中点; pulmonic regurgitation 肺动脉回流; punctum remotum【拉】远点(调节远点)

Pr presbyopia 老视; prism 棱镜,棱晶; 元素镨(praseodymium)的符号

PRA panel-reactive antibody 组反应性抗体

practicable ['præktikəbl] *a* 能实行的,适用的 | **practicability** [ˌpræktikə'biləti] *n* 可行性,实用性;实用物 / ~-**ness** *n* / **practicably** *ad*

practical ['præktikəl] *a* 实践的,实际的;实用的 | for (all) ~ purposes 实际上 | ~**ity** [ˌprækti'kæləti] *n* 实践性,实际性;实用性

practically ['præktikəli] *ad* 实际上,事实上;从实际出发;几乎

practice ['præktis] *n* 实践,实行;练习,实习;惯例;行医,医业,开业 | contract ~ 特约医疗 / family ~ 家庭医疗 / general ~ 综合医疗 / group ~ 集体医疗 / panel ~ 保险医业 | in ~ 在实践中,实际上;熟练的;在开业中 / make a ~ of 经常进行… / out of ~ 久不练习,荒疏 / put in(或into) ~ 实行,实施

practise ['præktis] *vt, vi* 实践,实行;练习;养成…的习惯;(医生)开业

practised, practiced ['præktist] *a* 有经验的,熟练的

practitioner [præk'tiʃənə] *n* 行医者,医师 | general ~ 通科医师,(非专科)普通开业医师 / nurse ~ 开业护士

practolol ['præktələl] *n* 普拉洛尔,醋氨心安,心得宁(*β*-受体阻滞药)

Prader-Willi syndrome ['prɑ:də 'vilə] (Andrea Prader; Heinrich Willi) 普-威综合征(一种先天性病征,特征为圆面、杏型眼、斜视、前额低、性腺功能减退、贪食、早期肌张力减退、不能茁壮成长及智力迟钝)

prae- 见pre-

praecox ['pri:kɔks] *a*【拉】早发的

praeputium [pri'pju:ʃiəm] *n*【拉】包皮

praevia ['pri:viə], **praevius** ['pri:viəs] *a*【拉】前置的,在前的

pragmatagnosia [ˌprægmətæg'nəuziə] *n* 物体认识不能,物体失认

pragmatamnesia [ˌprægmətæm'ni:ziə] *n* 物体记忆不能,物体遗忘

pralidoxime [ˌpræli'dɔksi:m] *n* 解磷定(胆碱酯酶再活化剂) | ~ chloride 氯解磷定(解毒药) / ~ iodide 碘解磷定(解毒药) / ~ mesylate 甲磺酸解磷定(解毒药)

prandial ['prændiəl] *a* 膳食的

pranolium chloride [prei'nəuliəm] 普拉氯铵,氯萘氧丙铵(具有抗心律失常作用的心抑制药)

Prantal ['præntəl] *n* 二苯马尼甲硫酸盐(diphemanil methylsulfate)制剂的商品名

praseodymium [ˌpreiziəu'dimiəm] *n* 镨(化学元素)

Prasinomonadida [ˌpreisinəuməˈnædidə] *n* 溪滴虫目

P. rat. aetat. pro ratione aetatis【拉】与年龄成正比

pratique [prə'ti:k] *n*【法】(海港)检疫证书

Pratt's test [præt] (Joseph H. Pratt) 普腊特试验(检肾功能)

Prausnitz-Küstner reaction (test) ['prausnits 'kistnə] (Carl W. Prausnitz; Heinz Küstner) 普劳斯尼茨-屈斯特纳反应(试验)(检人体的反应素〈IgE〉的皮肤反应。皮内注射特应性人体的血清,在非特应性人体身上即产生

过敏性反应，经12小时或更长时间后注射抗原于同一部位，在被转移的血清中存在反应素〈IgE〉抗体，即导致典型的风疹块和潮红反应。由于有传播血清肝炎的危险性，而且血清IgE现在可用RAST和RIST测定，故此试验不再使用）

praxiology [ˌpræksiˈɔlədʒi] *n* 人类行为学

praxis [ˈpræksis] *n* 行为；实践；惯例

prazepam [ˈpræzəpæm] *n* 普拉西泮，环丙二氮䓬(肌肉松弛药，安定药)

praziquantel [ˌpreiziˈkwɔntəl] *n* 吡喹酮，环吡异喹酮(抗蠕虫药)

prazosin hydrochloride [ˈpreizəsin] 盐酸哌唑嗪(口服抗高血压药)

pre- [前缀] 在前

preadaptation [ˌpri:ædæpˈteiʃən] *n* 预先适应，前适应

preadipocyte [pri:ˈædipəˌsait] *n* 前脂肪细胞(脂肪细胞的前体)

preadult [ˌpri:ˈædʌlt] *a* 成年期前的

preagonal [pri:ˈægənl], **preagonic** [pri:əˈgɔnik] *a* 濒死前的

prealbumin [pri:ælˈbju:min] *n* 前清蛋白，前白蛋白(即transthyretin)

prealbuminuric [ˌpri:ˌælbjumiˈnjuərik] *a* 蛋白尿前期的

preamble [pri(:)ˈæmbl] *n* 序言，绪论；开端

preanal [pri:ˈeinəl] *a* 肛门前的

preanesthesia [ˌpri:ænisˈθi:zjə] *n* 前驱麻醉，准备麻醉 | **preanesthetic** [ˌpri:ænisˈθetik] *a* 前驱麻醉的 *n* 前驱麻醉药

preantiseptic [ˌpri:æntiˈseptik] *a* 防腐法(发现)以前的(时期)

preaortic [ˌpri:eiˈɔ:tik] *a* 主动脉前的

prearrange [pri:əˈreindʒ] *vt* 预先安排，预定 | ~**ment** *n*

preaseptic [ˌpri:eiˈseptik] *a* 无菌外科以前的(时期)

preataxic [ˌpri:əˈtæksik] *a* 运动失调前的，共济失调前的

preaurale [ˌpri:ɔ:ˈreili] *n* 耳廓前点(头颅测量名词，自耳廓后点之直线，垂直于耳廓的长轴，与耳廓基底相遇之点)

preauricular [ˌpri:ɔ:ˈrikjulə] *a* 耳前的

preaxial [pri:ˈæksiəl] *a* 轴前的

prebacillary [pri:ˈbæsiləri] *a* 细菌感染前的

prebacteriological [ˌpri:bækˌtiəriəˈlɔdʒikəl] *a* 细菌学发展以前的

prebase [ˈpri:beis] *n* 舌根前部

prebeta-lipoprotein [ˌpri:ˌbeitəˌlipəuˈprəuti:n] *n* 前β-脂蛋白 | sinking ~ 下沉前β-脂蛋白，Lp(a)脂蛋白

prebetalipoproteinemia [ˌpri:ˌbeitəˌlipəuˌprəuti:ˈni:miə] *n* 前β-脂蛋白血症，高前β-脂蛋白血症

prebiotic [ˌpri:baiˈɔtik] *a* 生物(出现)前的

prebladder [pri:ˈblædə] *n* 膀胱口前腔(在前列腺囊内膀胱口前的宽腔)

prebrachium [pri:ˈbreikiəm] *n* 四叠体上臂(上丘臂)

precancer [ˈpri:kænsə] *n* 初癌，前期癌

precancerosis [ˌpri:kænsəˈrəusis] *n* 初癌状态，前期癌状态

precancerous [pri:ˈkænsərəs] *a* 癌前的，癌变前的

precapillary [pri:ˈkæpiləri] *n* 前毛细血管，后小动脉

precarcinogen [ˌpri:kɑ:ˈsinədʒən] *n* 前致癌物，前致癌剂(本身不具致癌作用，但进入动物体后能转变为致癌因子的物质)

precarcinomatous [ˌpri:kɑ:siˈnɔmətəs] *a* 癌前期的

precardiac [pri:ˈkɑ:diæk] *a* 心前的

precardium [pri:ˈkɑ:diəm] *n* 心口，心窝，心前区

precarious [priˈkεəriəs] *a* 不稳定的，不确定的，危险的 | ~**ly** *ad* / ~**ness** *n*

precartilage [pri:ˈkɑ:tilidʒ] *n* 前软骨(胚胎软骨组织)

precaution [priˈkɔ:ʃən] *n* 预防，预防措施；谨慎 | ~**ary** *a* 预防的

precava [pri'keivə] *n* 上腔静脉

precede [pri(:)'si:d] *vt* 先于…,位于…之前,比…优先 *vi* 在前面,居前

precedence [pri(:)'si:dəns] *n* (次序、时间、重要性等的)领先,在前;优先 | take(或have) ~ of(或over) 优先于…,地位在…之上

precedent ['presidənt] *n* 先例;惯例 | without ~ 无前例的

preceding [pri(:)'si:diŋ] *a* 在前的,在先的

precementum [ˌpri:si'mentəm] *n* 前期牙骨质

precentral [pri:'sentrəl] *a* 中央前的,中枢前的

prechordal [pri:'kɔ:dəl] *a* 脊索前的

precious ['preʃəs] *a* 宝贵的,珍贵的 | ~**ly** *ad* / ~**ness** *n*

precipitable [pri'sipitəbl] *a* 可沉淀的 | **precipitability** [priˌsipitə'biləti] *n* 沉淀度,沉淀性

precipitant [pri'sipitənt] *n* 沉淀剂

precipitate [pri'sipiteit] *vt* 加速,促使;使突然发生;使沉淀 *vi* 突然陷入;沉淀 [pri'sipitit] *a* 匆忙的,突然的 [pri'sipitit] *n* 沉淀,沉淀物 | keratic ~s 角膜后沉着物 / sweet ~ 甜味沉淀(物),甘汞 / white ~ 白色沉淀(物),白降汞,氯化氨基汞 | **precipitating** *a* 沉淀的 / **precipitator** *n* 沉淀器

precipitation [priˌsipi'teiʃən] *n* 加速,促进;沉淀(作用),沉淀反应 | group ~ 类属沉淀反应,组沉淀反应,族沉淀反应(一组密切相关的微生物所具有共同的抗原能被特异性抗血清的沉淀素沉淀的现象)

precipitin [pri'sipitin] *n* 沉淀素 | heat ~ 加热沉淀素

precipitinogen [priˌsipi'tinədʒən] *n* 沉淀原,沉淀素原 | ~**ic** [priˌsipitinəu'dʒenik] *a* / **precipitogen** [pri'sipitədʒən] *n*

precipitoid [pri'sipitɔid] *n* 类沉淀素

precirrhosis [ˌpri:si'rəusis] *n* 前期肝硬变

précis ['preisi:] ([复] **précis** ['preisi:z]) *n* 摘要,概要 *vt* 摘…的要点

precise [pri'sais] *a* 精确的,明确的 | ~**ly** *ad* / ~**ness** *n*

precision [pri'siʒən] *n* 精确(性),精密(度) *a* 精确的,精密的

preclavicular [ˌpri:klə'vikjulə] *a* 锁骨前的

preclinical [pri:'klinikəl] *a* 临证前期的(临床症状表现前的);临床前的

preclival [pri:'klaivəl] *a* (小脑)斜坡前的

preclotting [pri:'klɔtiŋ] *n* 预凝血(植入前使患者血液通过一种针织人造血管的间隙,利用纤维蛋白和血小板配置在间隙内,使植入物不易为血液透过,植入后受者的纤维性向内生长物取代纤维蛋白-血小板网)

preclude [pri'klu:d] *vt* 预防,排除,阻止

precocious [pri'kəuʃəs] *a* 早熟的 | ~**ly** *ad* / ~**ness** *n*

precocity [pri'kɔsəti] *n* 早熟,过早发育

precognition [ˌpri:kɔg'niʃən] *n* 早知,预见,预知

precoid ['pri:kɔid] *a* 类早发痴呆的

precollagenous [ˌpri:kə'lædʒinəs] *a* 前胶原的

precommissure [pri:'kɔmisjuə] *n* 前连合

preconceive [ˌpri:kən'si:v] *vt* 预想,预先形成(意见等)

preconception [ˌpri:kən'sepʃən] *n* 预想,先入之见;偏见

preconcert [ˌpri:kən'sə:t] *vt* 预定,预先同意

precondition [ˌpri:kən'diʃən] *vt* 预先准备,预先处理 *n* 前提,先决条件

preconscious [pri:'kɔnʃəs] *a* 前意识的

preconvulsant [ˌpri:kən'vʌlsənt], **preconvulsive** [ˌpri:kən'vʌlsiv] *a* 惊厥前的,抽搐前的

precordialgia [ˌpri:kɔ:di'ældʒiə] *n* 心

口痛，心前痛

precordium [pri:'kɔ:djəm] ([复] **precordia** [pri:'kɔ:djə]) *n* 心口，心窝，心前区 | **precordial** *a*

precornu [pri:'kɔ:nju] *n* 侧脑室前角

precostal [pri:'kɔstl] *a* 肋骨前的

precritical [pri:'kritikəl] *a* 危象前的

precuneal [pri:'kju:niəl] *a* 楔叶前的

precuneus [pri:'kju:njəs] *n* 楔前叶 | **precuneate** [pri:'kju:nieit] *a*

precursor [pri(:)'kə:sə] *n* 先质，前体；先兆，预兆；先驱

precursory [pri(:)'kə:səri] *a* 先兆的，预兆的；先驱的；初步的

predacious [pri'deiʃəs] *a* 捕食性的

predation [pri'deiʃən] *n* 捕食，掠食（指生物体）

predator ['predətə] *n* 捕食者，捕食动物

predecease [pri:di'si:s] *vt, vi* （比…）先死

predecessor ['pri:disesə] *n* 前辈，祖先

predentin [pri:'dentin] *n* 前期牙(本)质，原牙质

predetermine [ˌpri:di'tə:min] *vt* 预先决定 | **predetermination** [ˌpri:diˌtə:mi'neiʃən] *n*

prediabetes [ˌpri:daiə'bi:ti:z] *n* 前驱糖尿病

prediastole [ˌpri:dai'æstəli] *n* （心）舒张前期 | **prediastolic** [ˌpri:daiə'stɔlik] *a* （心）舒张前期的；（心）舒张前的

predicrotic [ˌpri:dai'krɔtik] *a* 重波前的

predict [pri'dikt] *vt, vi* 预言，预见 | ～**or** *n* 预言者，预见者

predictable [pri'diktəbl] *a* 可预言的，可预见的 | **predictability** [priˌdiktə'biləti] *n* 预见性

prediction [pri'dikʃən] *n* 预言，预见，预报

predigest [ˌpri:di'dʒest, ˌpri:dai'dʒest] *vt* 预先消化，使(食物)易消化 | ～**ion** [ˌpri:di'dʒestʃən, ˌpri:dai'dʒestʃən] *n*

predilection [ˌpri:di'lekʃən] *n* 偏爱，好发(部位)

predispose [ˌpri:dis'pəuz] *vt, vi* （使）倾向于；（使）易感染（或接受）(to) | **predisposing** *a* 素因性的，造成素因的 / **predisposition** [ˌpri:ˌdispə'ziʃən] *n* 素因，素质

prediverticular [pri:ˌdaivə:'tikjulə] *a* 憩室前的

Prednicen-M ['predniˌsen] 泼尼松(prednisone)制剂的商品名

prednimustine [ˌpredni'mʌsti:n] *n* 泼尼莫司汀，松龙苯芥（抗肿瘤药）

prednisolone [pred'nisələun] *n* 泼尼松龙，强的松龙，氢化泼尼松（糖皮质激素）| ～ acetate 强的松龙醋酸酯 / ～ sodium phosphate 强的松龙磷酸钠 / ～ sodium succinate for injection 注射用强的松龙琥珀酸钠 / ～ succinate 强的松龙琥珀酸酯 / ～ tebutate, ～ butylacetate 强的松龙叔丁乙酯

prednisone ['prednisəun] *n* 泼尼松，强的松（糖皮质激素）

predominant [pri'dɔminənt] *a* 占优势的，主要的；突出的；流行的 | **predominance** *n* 优势，优越；显著，突出 / ～**ly** *ad*

predominate [pri'dɔmineit] *vi* 占优势 [pri'dɔminit] *a* （见predominant）

predormitum [pri'dɔ:mitəm] *n* 睡前期，半睡期 | **predormital** *a* 睡前的 / **predormitium** [ˌpri:dɔ:'miʃiəm] *n*

preeclampsia [ˌpri:e'klæmpsiə] *n* 先兆子痫，子痫前期

preejection [ˌpri:i'dʒekʃən] *n* 排出前的，射出前的

preelacin [pri:'eləsin] *n* 前变性弹力蛋白，前弹力素

preembryo [pri:'embriəu] *n* 胚前期（表示受精卵发育植入前阶段，受精后头两周发生）

preepiglottic [ˌpri:epi'glɔtik] *a* 会厌前的

preeruptive [ˌpri:i'rʌptiv] *a* （发）疹前的

pre-erythrocytic [ˌpri:iˌriθrəu'sitik] *a* 红细胞前期的

preestablish [ˌpri:is'tæbliʃ] *vt* 预先设立,预先制定

preexcitation [pri:ˌeksai'teiʃən] *n* 预激(心室部分过早兴奋);预激综合征(见 Wolff-Parkinson-White-syndrome) | ventricular ~ 室性预激综合征(见 Wolff-Parkinson-White syndrome)

preexist [pri:ig'zist] *vt, vi* 先(于…而)存在 | **~ence** *n*

preface ['prefis] *n* 序言,前言 *vt* 给…作序,作为…的开端

prefer [pri'fə:] (-rr-) *vt* 宁可,宁愿(选择);更喜欢

preferable ['prefərəbl] *a* 更可取的,更好的(to) | **preferably** *ad*

preference ['prefərəns] *n* 优先(选择);偏爱

preferential [ˌprefə'renʃəl] *a* 优先的

prefigure [pri:'figə] *vt* 预示,预兆

prefix ['pri:fix] *n* 前缀 *vt* 给…加前缀;把…置于前面

preflagellate [pri:'flædʒeleit] *a* 鞭毛期前的

preform [pri:'fɔ:m] *vt* 预先形成

preformation [ˌpri:fɔ:'meiʃən] *n* 预先形成;先成说,预成说(早期生理学家认为完全成形的动植物原是以微小形式存在于生殖细胞之中) | **~ist** *n* 先成说者

prefrontal [pri:'frʌntl] *a* 额叶前部的 *n* 筛骨中心部

prefunctional [pri:'fʌŋkʃənl] *a* 功能前的

preganglionic [ˌpri:gæŋgli'ɔnik] *a* (神经)节前的

pregenital [pri:'dʒenitl] *a* 性前期的(生殖器发育前的)

preglomerular [ˌpri:gləu'merjulə] *a* 肾小球前的

Pregl's test ['preigl] (Fritz Pregl) 普雷格尔试验(检肾功能)

pregnancy ['pregnənsi] *n* 妊娠,怀孕;怀孕期 | cervical ~ 宫颈管妊娠 / combined ~, heterotopic ~ 复妊娠,异位妊娠 / cornual ~ 宫角妊娠 / ectopic ~, extrauterine ~ 子宫外妊娠,宫外孕 / exochorial ~ 绒毛膜外妊娠 / false ~, spurious ~ 假妊娠 / hysteric ~, nervous ~, phantom ~ 精神(因素)性假妊娠 / incomplete ~ 未足月妊娠 / interstitial ~, intramural ~, mural ~, parietal ~ 输卵管子宫间妊娠 / intraligamentary ~ 阔韧带内妊娠 / molar ~ 葡萄胎妊娠 / precocious ~ 幼女妊娠 / sarcofetal ~ 胎及葡萄胎妊娠 / sarcohysteric ~ 葡萄胎假妊娠 / stump ~ 残端妊娠 / tubal ~, fallopian ~, oviductal ~ 输卵管妊娠 / tuboligamentary ~, mesenteric ~ 输卵管阔韧带妊娠

pregnane ['pregnein] *n* 孕(甾)烷

pregnanediol [ˌpregnein'daiɔl] *n* 孕(甾)二醇

pregnanetriol [ˌpregnein'traiɔl] *n* 孕三醇

pregnant ['pregnənt] *a* 妊娠的,有孕的 | fall ~ 怀孕

pregnene ['pregni:n] *n* 孕(甾)烯

pregneninolone [ˌpregni:'ninələun] *n* 孕烯炔醇酮,羟脱水孕酮,17-乙炔睾酮

pregnenolone succinate [preg'ni:nələun] 孕烯诺龙琥珀酸酯,孕烯醇酮琥珀酸酯(糖皮质激素,用以治疗类风湿性关节炎)

pregonium [pri:'gəuniəm] *n* 下颌角前凹(前颏点)

pregranular [pri:'grænjulə] *a* 颗粒期前的

pregravidic [ˌpri:grə'vidik] *a* 妊娠前的

prehallux [pri:'hælʌks] *n* 蹈前骨

preheat ['pri:'hi:t] *vt* 预热

prehemiplegic [ˌpri:hemi'pli:dʒik] *a* 偏瘫前的

prehensile [pri:'hensail] *a* (适于)抓握的,捕捉的

prehension [pri'henʃən] *n* 领会,理解,

掌握;抓握,捕捉

prehepaticus [ˌpri:hiˈpætikəs] *n* 前肝间质,初肝间质(指胚胎)

Prehn's sign [prein] (D. T. Prehn) 普雷恩征(附睾睾丸炎时提托阴囊可缓解疼痛,但睾丸扭转时则否)

prehormone [pri:ˈhɔ:məun] *n* 前激素

prehyoid [pri:ˈhaiɔid] *a* 舌骨前的

prehypophysis [ˌpri:haiˈpɔfisis] *n* 垂体前叶 | **prehypophyseal, prehypophysial** [ˌpri:haipəuˈfiziəl] *a*

preictal [pri:ˈiktl] *a* 发作前的(如急性癫痫发作)

preicteric [pri:ikˈterik] *a* 黄疸出现前的(肝病期)

preimmunization [pri:ˌimju:naiˈzeiʃən, -niˈz-] *n* 预先免疫;幼时免疫接种(幼儿期进行人工免疫,如用卡介苗免疫)

preinduction [ˌpri:inˈdʌkʃən] *n* 隔代诱发,前代影响

preinvasive [pri:inˈveisiv] *a* 侵袭前的,蔓延前的

preiotation [ˌpri:aiəuˈteiʃən] *n* i音读作y音

Preiser's disease [ˈpraizə] (Georg K. F. Preiser) 普赖泽病(外伤后腕舟骨骨质疏松及萎缩)

Preisz-Nocard bacillus [prais nəuˈkɑ:d] (Hugo von Preisz; E. I. E. Nocard) 假结核棒状杆菌

prejudice [ˈpredʒudis] *n* 偏见,成见

prekallikrein [pri:ˌkæliˈkri:in] *n* 前激肽释放酶,激肽释放酶原

prelacrimal [pri:ˈlækriməl] *a* 泪囊前的

prelacteal [pri:ˈlæktiəl] *a* 哺乳前的

prelaryngeal [ˌpri:lærinˈdʒi:əl] *a* 喉前的

preleukemia [pri:ljuːˈki:miə] *n* 白血病前期,前白血病 | **preleukemic** [pri:ljuːˈki:mik] *a*

prelimbic [pri:ˈlimbik] *a* 缘前的(尤指卵圆窝缘前的)

preliminary [pri:ˈliminəri] *a* 预备的,前驱的,初步的 | ~ to 在…之前

prelipold [pri:ˈlipɔid] *a* 类脂前(阶段)的 *n* 前类脂

pre-β-lipoprotein [ˌpri:beitəˌlipəuˈprəuti:n] *n* 前β-脂蛋白

preload [ˈpri:ləud] *n* 前负荷(舒张末期心脏的机械性状态)

prelocalization [ˌpri:ˌləukəlaiˈzeiʃən, -liˈz-] *n* 前定位

prelocomotion [ˌpri:ləukəˈməuʃən] *n* 行走前运动(幼儿)

prelude [ˈprelju:d] *n* 序言,序幕;预兆 *vt* (为…)作序;成为(…的)预兆 *vi* 作序言

prelum [ˈpri:ləm] *n*【拉】压,加压;加压器

premalignant [ˌpri:məˈlignənt] *a* 恶化前的,癌(症)前期的

premaniacal [ˌpri:məˈnaiəkəl] *a* 躁狂(发作)前的

Premarin [ˈpremərin] *n* 结合雌激素(conjugated estrogens)制剂的商品名

premarital [pri:ˈmæritl] *a* 婚前的

premature [ˌpreməˈtjuə, pri:məˈtjuə] *a* 早熟的,早产的,早现的 *n* 早产儿 | ~ly *ad* / **prematurity** *n* 早熟

premaxilla [ˌpri:mækˈsilə] *n* 切牙骨,门齿骨

premaxillary [pri:ˈmæksiləri, -mækˈsi-] *a* 颌骨前的;切牙骨的 *n* 切牙骨,门齿骨

premedical [priˈmedikəl] *a* 医预科的

premedicant [pri:ˈmedikənt] *n* 前驱药,术前(用)药

premedication [ˌpri:mediˈkeiʃən] *n* 前驱给药法,术前用药法

premeditate [pri(:)ˈmediteit] *vt, vi* 预先思考 | **premeditation** [pri(:)mediˈteiʃən] *n*

premeiotic [ˌpri:maiˈɔtik] *a* 减数分裂前的

premenarche [ˌpri:miˈnɑ:ki] *n* 初经前期 | **premenarchal** [ˌpri:miˈnɑ:kəl], **premenarcheal** [ˌpri:miˈnɑ:kiəl] *a*

premenopause [ˌpri:menə'pɔ:z] *n* 绝经前期

premenstruum [pri:'menstruəm] ([复] **premenstrua** [pri:'menstruə]) *n*【拉】经前期 | **premenstrual** *a* (月)经(期)前的

premie ['pri:mi] *n* 早产婴儿

premise ['premis] *n* 前提 *vt* 预述,提出…为前提,假定 *vi* 作出前提

premitotic [ˌpri:mai'tɔtik] *a* 有丝分裂前的

premium ['pri:mjəm] *n* 奖赏,奖金;保险费 | at a ～ 非常珍贵,很受重视 / put a ～ to 奖励,鼓励

premolar [ˌpri:'məulə] *n* 前磨牙,双尖牙 *a* 磨牙前的

premonition [ˌpri:mə'niʃən] *n* 预感,先兆,预兆 | **premonitory** [pri'mɔnitəri] *a*

premonocyte [pri:'mɔnəsait] *n* 前单核细胞,幼单核细胞

premorbid [pri'mɔ:bid] *a* 发病前的

premortal [pri:'mɔ:tl] *a* 死前的

premunition [ˌpri:mju:'niʃən] *n* 相对免疫,传染(病后)免疫

premunitive [pri:'mju:nitiv] *a* 预防接种的;传染(病后)免疫的

premyeloblast [pri:'maiələblæst] *n* 前成髓细胞,原成髓细胞

premyelocyte [pri:'maiələˌsait] *n* 前髓细胞,早幼粒细胞

prenarcosis [ˌpri:nɑ:'kəusis] *n* 先驱麻醉

prenarcotic [ˌpri:nɑ:'kɔtik] *a* 麻醉(产生)前的

prenares [pri'nεəri:z] *n* (前)鼻孔

prenasale [ˌpri:nei'zeili] *n* 鼻尖点,鼻前点(头颅测量名词)

prenatal [pri:'neitl] *a* 产前的,出生前的

preneoplastic [ˌpri:ni(:)əu'plæstik] *a* 肿瘤(发生)前的

prenylamine [pre'niləmi:n] *n* 普尼拉明,心可定(冠状动脉扩张药)

preoccupation [pri:ˌɔkju'peiʃən] *n* 先占;偏见;全神贯注

preoperative [ˌpri:'ɔpərətiv] *a* 手术前的 | ～**ly** *ad*

preoptic [pri:'ɔptik] *a* 视交叉前的

preoral [pri:'ɔ:rəl] *a* 口前的

preoxygenation [pri:ˌɔksidʒi'neiʃən] *n* 预充氧(呼吸)法(预防减压病)

prepalatal [pri:'pælətl] *a* 腭前的

preparalytic [ˌpri:pærə'litik] *a* 麻痹前的

preparation [ˌprepə'reiʃən] *n* 准备,制备;制剂,制品;标本 | allergenic protein ～s 变应原性蛋白制剂(用于变应性病的诊断、预防和脱敏) / cavity ～ 洞制(备)法 / corrosion ～ 腐蚀标本 / heart-lung ～ 心肺标本 / impression ～ 按压标本,印片标本

preparative [pri'pærətiv] *a* 准备的,预备的 *n* 准备,预备;介体,溶血素

preparator ['prepəˌreitə] *n* 介体,溶血素

preparatory [pri'pærətəri] *a* 准备的,预备的 | ～ to 作为…的准备;在…之前 | **preparatorily** *ad*

prepare [pri'pεə] *vt* 准备,预备;使有准备;配制 *vi* 预备,作好准备

prepartal [pri:'pɑ:tl], **prepartum** [pri:'pɑ:təm] *a* 分娩前的,产前的

prepatellar [ˌpri:pə'telə] *a* 髌前的

prepatent [pri:'peitənt] *a* 显露前的,潜伏期的

Pre-Pen ['pri:pen] *n* 青霉噻唑酰多聚赖氨酸(benzylpenicilloyl polylysine)制剂的商品名

preperception [ˌpri:pə'sepʃən] *n* 预觉,预感

preperforative [pri:'pə:fəreitiv] *a* 穿孔前的

preperitoneal [ˌpri:peritəu'ni:əl] *a* 腹膜前的,腹膜外的

prephthisis [pri:'θaisis] *n* 初期肺结核,早期肺结核

preplacental [ˌpri:plə'sentl] *a* 胎盘形

成前的

preponderance [pri'pɔndərəns] *n* 优势,优越 | ventricular ～ 心室优势(两侧心室发育不称) | **preponderant** *a* 占优势的,压倒的

preponderate [pri'pɔndəreit] *vi* 占优势

preposterous [pri'pɔstərəs] *a* 反常的,乖戾的 | ～**ly** *ad*

prepotency [pri'pəutənsi] *n* 优性,优先遗传,遗传优势(一个个体具有较其他个体更强的传递某一特殊性状于下一代的能力) | **prepotent** *a*

prepotential [ˌpri:pəu'tenʃəl] *n* 前电位

preprandial [pri:'prændiəl] *a* 食前的

preprohormone [ˌpri:prəu'hɔ:məun] *n* 前激素原

preproinsulin [ˌpri:prəu'insjulin] *n* 前胰岛素原

preprophage [pri:'prəufeidʒ] *n* 早期前噬菌体

preproprotein [ˌpri:prəu'prəuti:n] *n* 前蛋白原

preprosthetic [ˌpri:prɔs'θetik] *a* 修复(术)前的,前假体的

preprotein [pri:'prəuti:n] *n* 前蛋白

prepuberty [pri:'pju:bəti], **prepubescence** [ˌpri:pju:'besns] *n* 青春期前时期,青春前期 | **prepuberal** [pri:'pju:bərəl], **prepubertal** [pri:'pju:bətl], **prepubescent** [ˌpri:pju:'besnt] *a* 青春期前的

prepuce ['pri:pju:s] *n* 包皮 | redundant ～ 包皮过长 | **preputial** [pri'pju:ʃəl] *a*

preputiotomy [priˌpju:ʃi'ɔtəmi] *n* 包皮切开术

preputium [pri'pju:ʃiəm] *n* 包皮 | ～ clitoris 阴蒂包皮 / ～ penis 阴茎包皮

prepyloric [ˌpri:pai'lɔ:rik] *a* 幽门前的

prerectal [pri:'rektl] *a* 直肠前的

prerenal [pri:'ri:nl] *a* 肾前的

prerennin [pri:'renin] *n* 前凝乳酶,凝乳酶原

prereproductive [ˌpri:riprə'dʌktiv] *a* 童年期的,青春期前的

prerequisite [pri:'rekwizit] *a* 必须先具备的,先决条件的,必要的(to) *n* 先决条件,前提,必要条件(for)

preretinal [pri:'retinl] *a* 视网膜前的

presacral [pri:'seikrəl] *a* 骶骨前的,骶前的

presage ['presidʒ] *n* 预感,预兆 *vt* 预感,预示,预兆,预言 *vi* 预言

Presamine ['presəmi:n] *n* 盐酸米帕明,盐酸丙米嗪(imipramine hydrochloride)制剂的商品名

presby- [构词成分] 老,老年

presbyatrics [ˌprezbi'ætriks, ˌpres-] *n* 老年医学,老年病学

presbycardia [ˌprezbi'kɑ:diə, ˌpres-] *n* 老年心脏病

presbycusis [ˌprezbi'kju:sis, ˌpres-], **presbyacusia** [ˌprezbiə'kju:siə, ˌpres-] *n* 老年(性)聋

presbyesophagus [ˌprezbii(:)'sɔfəgəs, ˌpres-] *n* 老年性食管(指食管运动功能的改变,由于年老而发生退化性变化的结果所致)

presbyope ['prezbiəup, 'pres-] *n* 老视者

presbyophrenia [ˌprezbiə'fri:niə, ˌpres-] *n* 老年性精神障碍,老年精神病态

presbyopia [ˌprezbi'əupiə, ˌpres-], **presbytia** [prez'biʃiə, pres-], **presbytism** ['prezbitizəm, 'pres-] *n* 老视 | **presbyopic** [ˌprezbi'ɔpik, ˌpres-] *a*

prescapula [pri:'skæpjulə] *n* 肩胛骨上部

prescapular [pri:'skæpjulə] *a* 肩胛骨前的;肩胛骨上部的

preschool [pri:'sku:l] *a* 学龄前的,入学前的 | ～**er** *n* 学龄前儿童

prescience ['presiəns] *n* 早知,预见 | **prescient** *a* | **presciently** *ad*

presclerotic [ˌpri:skliə'rɔtik] *a* 硬化前的

prescribe [pris'kraib] *vt, vi* 命令，指定；开处方

prescript ['pri:skript] *n* 命令，指示，规定

prescription [pris'kripʃən] *n* 命令，指示，规定；处方，药方 | shotgun ～ 散弹式处方(一种包括多种药物的不合理的处方，期望其中有一、二种药物能奏效) | make up a ～ 配方 / write out a ～ 开药方

prescriptive [pri'skriptiv] *a* 规定的，指示的

presecretin [pri:si'kri:tin] *n* 前促胰液素

presegmenter [ˌpri:seg'mentə] *n* 裂殖前体(疟原虫)

presence ['prezns] *n* 出席，在场，存在 | ～ of mind 镇定，沉着

presenile [pri:'si:nail] *a* 早老的 | **presenility** [ˌpri:si'niləti] *n*

presenium [pri:'si:niəm] *n* 老年前期

present[1] ['preznt] *a* 现在的，目前的，出席的；正在处理(或考虑)中的 *n* 现在，目前 | at ～ 现在，目前 / for the ～ 暂时，暂且 / ～ to 出现在 / up to the ～ 直到现在，至今

present[2] [pri'zent] *vt* 介绍，赠送；提出；呈现，传递 *vi* (胎)先露；到来(指病人来检查、治疗等) | ～ itself 出现 / ～ oneself 出席，到场 / ～ with a symptom 呈现出某一症状

presentation [ˌprezen'teiʃən] *n* 介绍；赠送；呈现，显示；先露(产式)；传递 | antigen ～ 抗原传递(巨噬细胞的活动，即摄取和部分消化抗原，然后将其表面上已加工的抗原传递给B淋巴细胞和T淋巴细胞) / breech ～, pelvic ～ 臀先露 / footling ～ 足先露 / head ～ 头先露 / longitudinal ～, polar ～ 纵产位 / oblique ～ 斜产位 / parietal ～ 顶先露 / placental ～ 前置胎盘 / transverse ～, torso ～, trunk ～ 横产位 / vertex ～ 顶先露

present-day ['preznt'dei] *a* 当前的，当代的

presentiment [pri'zentimənt] *n* 预感(尤指不祥的)

presently ['prezəntli] *ad* 一会儿，不久；现在，目前

presentment [pri'zentmənt] *n* 叙述；呈现；提出

preservation [ˌprezə:'veiʃən] *n* 保藏，保存，防腐

preservative [pri'zə:vətiv] *a* 保存的，防腐的 *n* 防腐剂，保存剂

preserve [pri'zə:v] *vt* 保护，防护，保藏，防腐，保存 | **preservable** *a* 可保存的，可储藏的 | ～**r** *n* 保存者；防腐物

presinusoidal [ˌpri:sainə'sɔidəl] *a* 窦状隙前的

presomite [pri:'səumait] *n* 体节前胚胎

prespermatid [pri:'spə:mətid] *n* 前精细胞，次级精母细胞

presphenoid [pri:'sfi:nɔid] *n* 蝶骨前部

presphygmic [pri:'sfigmik] *a* 脉波前的

prespinal [pri:'spainl] *a* 棘前的

prespondylolisthesis [pri:ˌspɔndiləu-lis'θisis] *n* 初期脊椎前移

press [pres] *vt* 压，按；压榨；催促；逼迫 *vi* 压，重压 *n* 压，按；报刊；出版界 | be ～ed for 缺少 / ～ for 迫切要求 / ～ on 使心情沉重；强迫接受 / ～ on(或 forward) with 加紧；决心继续

pressing ['presiŋ] *a* 紧迫的，迫切的，恳切的 *n* 压，按

pressometer [pre'sɔmitə] *n* 压力测量器

pressor ['presə] *a* 加压的，增压的

pressoreceptive [ˌpresəuri'septiv], **pressosensitive** [ˌpresəu'sensitiv] *a* 压力感受的

pressoreceptor [ˌpresəuri'septə] *n* 压力感受器

pressure ['preʃə] *n* 压，压力，压迫 *vt*

对…施加压力 | after ~ 后压觉, 残余压觉 / arterial ~ 动脉(血)压 / atmospheric ~ 大气压 / back ~ 反压, 回压 / blood ~ 血压 / central venous ~ (CVP) 中心静脉压 / cerebrospinal ~ 脑脊液压 / diastolic ~ 舒张压(心) / occlusal ~ 𬌗压 / partial ~ 分压 / positive end-expiratory ~ (PEEP) 呼气末正压 / pulmonary capillary wedge ~ 肺毛细血管楔压 / selection ~ 选择压力(决定某等位基因频率的某基因所产生的效应) / systolic ~ 收缩压(心) | bring ~ to bear on(或upon) 对…施加压力 / under (the) ~ of 在…的压力下

presternum [pri'stə:nəm] *n* 胸骨柄

prestige [pres'ti:ʒ] *n* 威信, 威望

presubiculum [ˌpri:sju'bikjuləm] *n* (海马)下脚前部, 海马回钩前部

presumable [pri:'zju:məbl] *a* 可假定的, 可推测的 | **presumably** *ad* 推测起来, 大概, 可能

presume [pri'zju:m] *vt, vi* 假定, 推测; 意味着 | ~ upon (on) 把期望寄托在…, 指望; (不正当地)利用, 滥用

presumption [pri'zʌmpʃən] *n* 假定, 设想; 推测; 专横, 自以为是

presumptive [pri'zʌmptiv] *a* 推定的, 假定的; 预期的, 预定的 | ~**ly** *ad*

presuppose [ˌpri:sə'pəuz] *vt* 预先假定; 预料, 推测; 以…为先决条件; 含有 | **presupposition** [ˌpri:sʌpə'ziʃən] *n* 预想(的事); 先决条件

presuppurative [pri:'sʌpjuərətiv] *a* 化脓前的

presylvian [pri:'silviən] *a* 大脑侧裂前支的

presymptom [pri:'simptəm] *n* 先兆, 前驱症状

presymptomatic [ˌpri:simptə'mætik] *a* 症状发生前的

presynaptic [ˌpri:si'næptik] *a* 突触前的

presystole [pri:'sistəli] *n* (心)收缩前期 | **presystolic** [ˌpri:sis'tɔlik] *a* (心)收缩期前的

pretarsal [pri:'tɑ:səl] *a* 跗骨前的; 睑板前的

pretectal [pri:'tektəl] *a* 顶盖前的

pretectum [pri:'tektəm] *n* 顶盖前区 (即pretectal area)

pretend [pri'tend] *vt* 假托, 借口; 假装; 自命, 自称 *vi* 假装, 伪称; 自封, 妄求(to)

pretension [pri'tenʃən] *n* 要求, 主张; 借口, 托词, 意图

preternatural [ˌpri:tə(:)'nætʃərəl] *a* 超自然的; 异常的, 不可思议的 | ~**ly** *ad*

pretext ['pri:tekst] *n* 借口, 托词

prethcamide ['preθkəmaid] *n* 克罗丙胺–克罗乙胺复合剂, 巴酰丙酰胺–巴酰乙酰胺复合剂(呼吸兴奋药)

prethyroideal [ˌpri:θai'rɔidiəl], **prethyroidean** [ˌpri:θai'rɔidiən] *a* 甲状腺前的; 甲状软骨前的

pretibial [pri:'tibiəl] *a* 胫骨前的, 胫前的

pretracheal [pri:trə'ki:əl] *a* 气管前的

pretragal [pri:'treigəl] *a* 耳屏前的

pretty ['priti] *a* 漂亮的, 优良的 *ad* 相当, 颇 | ~ much, ~ nearly, ~ well 几乎 / ~ soon 不久

pretuberculosis [ˌpri:tju(:)ˌbə:kju'ləusis] *n* 初期结核病

pretuberculous [ˌpri:tju(:)'bə:kjuləs] *a* 结核发生前的

pretympanic [ˌpri:tim'pænik] *a* 鼓室前的

preurethritis [ˌpri:juəri'θraitis] *n* 前尿道炎

prev AGT previous abnormality of glucose tolerance 葡萄糖耐量既往异常

prevail [pri'veil] *vi* 胜(过); 获胜; 流行 | ~ on(或upon, with) 说服, 劝说; 诱使

prevailing [pri'veiliŋ] *a* 占优势的; 主要的; 流行的, 盛行的

prevalent ['prevələnt] *a* 流行的, 盛行的 | **prevalence** ['prevələns] *n*

prevent [pri'vent] *vt* 防止,预防,阻止(from) *vi* 妨碍,阻止 | ~**able** *a* 可防止的,可预防的,可阻止的

prevention [pri'venʃən] *n* 预防

preventive [pri'ventiv] *a* 预防的 *n* 预防措施;预防药

preventorium [ˌpriven'tɔ:riəm] *n* 防病疗养院(尤指防痨疗养院)

preventriculus [ˌpri:ven'trikjuləs] *n* 贲门

prevertebral [pri'və:tibrəl] *a* 椎骨前的

prevesical [pri:'vesikəl] *a* 膀胱前的

previable [pri:'vaiəbl] *a* 还不能生活的(指不能在子宫外生存的胎儿)

preview ['pri:'vju:] *vt, n* 展望,预观

previous ['pri:vjəs] *a* 先的,以前的 | ~ to 在前,在…以前 | ~**ly** *ad*

prevision [pri(:)'viʒən] *n, vt* 预见,预知,预测

previtamin [pri:'vaitəmin] *n* 前维生素(维生素先质) | ~ H 胡萝卜素

Prévost's law [prei'vɔ] (Jean L. Prévost) 普雷沃定律(一侧大脑有病时,头偏向病侧) | ~ sign 普雷沃征(偏瘫时头与眼球联合偏斜)

pre-war ['pri:'wɔ:] *a* 战前的

prey [prei] *n* 牺牲品,牺牲者 | be(或become, fall) (a) ~ to 成为…的牺牲品;受…的折磨

Preyer's reflex ['praiə] (Thierry W. Preyer) 普赖厄反射(由听觉刺激产生的耳不随意运动) | ~ test 普赖厄试验(检血一氧化碳)

prezone ['pri:zəun] *n* 前带,前区(见prozone)

prezygapophysis [ˌpri:zaigə'pɔfisis] *n* 椎骨上关节突

prezygotic [pri:zai'gɔtik] *a* 合子形成前的

prezymogen [pri'zaimədʒən] *n* 前酶原

PRF prolactin releasing factor 泌乳素释放因子,催乳激素释放因子

priapism ['praiəpizəm] *n* 阴茎异常勃起 | secondary ~ 继发性阴茎异常勃起

priapitis [ˌpraiə'paitis] *n* 阴茎炎

priapus [prai'eipəs] *n* 阴茎

price [prais] *n* 价格;代价,价值 | above (或beyond, without) ~ 极其珍贵的,无价之宝的 / at any ~ 无论花多少代价,无论如何 / at a ~ 以很高代价

Price-Jones curve (method) ['prais 'dʒəunz] (Cecil Price-Jones) 普赖斯·琼斯曲线(法)(表示红细胞大小变异的图解曲线)

prick [prik] *vt* 刺(穿);刺伤,刺痛 *vi* 刺;(感到)刺痛 *n* 刺;刺痛,刺伤 | ~ off (或out) 挑选出;移植(幼苗) / ~ up one's ear 侧耳倾听

pricking ['prikiŋ] *n* 刺;刺痛感

prickle ['prikl] *n* 刺;刺痛(感) *vt* 使感到刺痛 *vi* 引起刺痛,感到刺痛

prickly ['prikli] *a* 多刺的;针刺般痛的

pride [praid] *n* 骄傲,自大;自豪

Priessnitz compress (bandage) ['pri:snits] (Vincenz Priessnitz) 冷湿敷布

Priestley's mass ['pri:stli] (Joseph Priestley) 普里斯特利物质(前牙上的绿色沉淀物)

prilocaine hydrochloride ['priləkein] 盐酸丙胺卡因(局部麻醉药)

Prilosec ['priləsek] *n* 奥美拉唑(omeprazole)制剂的商品名

primacy ['praiməsi] *n* 主导,首位,卓越

primal ['praiməl] *a* 最初的,原始的;主要的

primaquine phosphate ['priməkwin] 磷酸伯氨喹(抗疟药)

primarily ['praimərili] *ad* 首先,起初;主要地,基本地

primary ['praiməri] *a* 最初的;主要的;基本的;初级的,初期的;原发的

primate ['praimeit] *n* 灵长类

Primates [prai'meiti:z] *n* 灵长目

Primaxin [prai'mæksin] *n* 亚胺培南-西司他丁钠(imipenem and cilastatin sodium)制剂的商品名

prime [praim] *a* 最初的;基本的;原有的;主要的,最好的 *n* 最初,初期;最佳状态;全盛时期

primed [praimd] *a* 预处理的,已接触抗原的(指免疫系统的细胞已处在被某一抗原特异性地激活的状态)

prime mover ['praim 'məuvə] 原动肌肉

primer ['praimə] *n* 底料;引物,引子 | cavity ~ 牙洞底料

primeverose [prai'mevərəus] *n* 樱草糖

primidone ['primidəun] *n* 扑米酮,扑痫酮,去氧苯比妥(抗癫痫药)

primigravid [ˌpraimi'grævid] *a* 初孕的,初次妊娠的

primigravida [ˌpraimi'grævidə] *n* 初孕妇

primipara [prai'mipərə] ([复] **primiparae** [prai'mipəri:]) *n* 初产妇,一产产妇(产过一次能存活的婴孩者)

primiparity [ˌpraimi'pærəti] *n* 初产,一次产次(一次能存活的孩子的分娩过程)

primiparous [prai'mipərəs] *a* 初产的,一次产妇的

primite ['praimait] *n* 簇虫前胞

primitiae [prai'miʃii:] *n*【拉】前羊水,初羊水

primitive ['primitiv] *a* 初级的,原始的 | ~**ly** *ad* / ~**ness** *n*

primordial [prai'mɔ:diəl] *a* 原始的

primordium [prai'mɔ:diəm] ([复] **primordia** [prai'mɔ:diə]) *n*【拉】原基,始基

primverose ['primvərəuz] *n* 樱草糖,报春花糖

Prinadol ['prinədɔl] *n* 氢溴酸非那佐辛(phenazocine hydrobromide)制剂的商品名

princeps ['prinseps] *a*【拉】主要的,首要的

principal ['prinsəpəl] *a* 主要的;最重要的 | ~**ly** *ad*

Principen ['prinsipen] *n* 氨苄西林,氨苄青霉素(ampicillin)制剂的商品名

principle ['prinsəpl] *n* 原则,原理;成分,要素,物质 | active ~ 有效成分 / antianemia ~, hematinic ~ 抗贫血物质 / follicle-stimulating ~ 促卵泡成熟(激)素,绒(毛)膜促性腺激素A / immediate ~, organic ~, proximate ~ 直接成分,有机成分,近似成分 / luteinizing ~ 促黄体生成激素,绒(毛)膜促性腺激素B / pleasure ~ 快乐原则,唯乐原则 / reality ~ 现实原则,唯实原则 / ultimate ~ 化学元素 | in ~ 原则上,大体上 / on ~ 根据原则,按照原则

Pringle's disease ['priŋgl] (John J. Pringle) 皮脂腺腺瘤

Prinivil ['prinivil] *n* 赖诺普利(lisinopril)制剂的商品名

Prinizide ['prinizaid] *n* 赖诺普利-氢氯噻嗪(lisinopril and hydrochlorothiazide)复合制剂的商品名

Prinos ['prainɔs] *n* 冬青属

print [print] *n* 印刷,刊印;指纹,皮纹 *vt* 印,印刷;取指纹 | in ~ 已出版的;(书等)在销售的 / out of ~ (书等)已售完的;已绝版的 | ~**er** *n* 印刷工人,排字工人

prion ['praiɔn] *n* 蛋白侵袭子,蛋白病毒,朊病毒

prior ['praiə] *a* 在前的,居先的,更重要的(to) *ad* 在前,居先(to)

priority [prai'ɔrəti] *n* 先,前;优先,优先权;优先项目

Priscoline hydrochloride ['priskəli:n] 盐酸妥拉唑啉(tolazoline hydrochloride)制剂的商品名

prism ['prizəm] *n* 棱晶;棱镜 | enamel ~ 釉柱(牙)

prisma ['prizmə] ([复] **prismata** ['prizmətə]) *n*【希】棱晶;棱镜

prismatic [priz'mætik] *a* 棱晶的,棱晶形的

prismoid [ˈprizmɔid] *a* 棱晶样的
prismoptometer [ˌprizmɔpˈtɔmitə], **prisoptometer** [ˌprizɔpˈtɔmitə] *n* 三棱镜视力计
prismosphere [ˈprizməsfiə] *n* 棱球镜
prison [ˈprizn] *n* 监狱;监禁
prisoner [ˈpriznə] *n* 囚犯;刑事被告;俘虏;失去自由的人(或动物)
privacy [ˈpraivəsi] *n* 隐退,隐居,独处;秘密,隐私
private [ˈpraivit] *a* 私人的,私有的;民间的 *n* [复] 私处,阴部,外生殖器 | in ～ 私下的(地),秘密的(地) | ～**ly** *ad*
privilege [ˈprivilidʒ] *n* 特权
privileged [ˈprivilidʒd] *a* 有特权的;特许的
Privine hydrochloride [ˈpraivin] 盐酸萘甲唑林(naphazoline hydrochloride)制剂的商品名
prize[1] [praiz] *vt* 珍视;估价,评价 *n* 奖品,赠品 *a* 得奖的
prize[2] [praiz] *n* 捕获;意外收获
prize[3] [praiz] *vt* 见pry[2]
PRL, Prl prolactin 泌乳素,催乳激素
prn pro re nata【拉】需要时,必要时
Pro proline 脯氨酸
pro [prəu] *ad* 正面地,在赞成方面 *n* [常用复] 正面,赞成;赞成者(见con)
pro- [前缀] 前,原
proaccelerin [ˌprəuækˈselərin] *n* 前加速因子(凝血因子V,亦称促凝血球蛋白原,易变因子)
pro-actinium [ˌprəuækˈtiniəm] *n* 镤(化学元素)
Proactinomyces [ˌprəuæktinəuˈmaisi:z] *n* 原放线菌属
proactinomycin [prəuˌæktinəuˈmaisin] *n* 原放线菌素
proactivator [prəuˈæktiveitə] *n* 激活剂前体(在酶的作用下能转化为激活剂的物质) | C3 ～ (C3PA) C3激活剂前体,B因子
proadifen hydrochloride [prəuˈædifən] 盐酸普罗地芬,盐酸双苯戊二氨酯,盐酸双苯戊酸二乙氨乙酯(非特异性增效药)
proal [ˈprəuəl] *a* 向前运动的
proamnion [prəuˈæmniən] *n* 前羊膜
proarrhythmia [ˌprəuəˈriθmiə] *n* 前心律失常(药物引起的或药物加重的心律失常)
proarrhythmic [ˌprəuəˈriθmik] *a* 前心律失常的(引起或加重心律失常的)
proatlas [prəuˈætləs] *n* 前寰椎
proazamine [prəˈæzəmi:n] *n* 异丙嗪(抗组胺药)
probability [ˌprɔbəˈbiləti] *n* 可能性;概率,几率 | significance ～ 显著性概率,P值 | in all ～ 很可能,多半
probable [ˈprɔbəbl] *a* 或然的,大概的,很可能的,很有希望的 | **probably** *ad*
probacteriophage [ˌprəubækˈtiəriəfeidʒ] *n* 前噬菌体
proband [ˈprəubænd] *n* 先证者(指一个家系中最先发现受影响的个人,男性为propositus,女性为proposita)
probang [ˈprəubæŋ] *n* 除鲠器,食管探子 | ball ～ 球头除鲠器 / bristle ～, horse hair ～ 马鬃除鲠器 / sponge ～ 海绵除鲠器
Pro-Banthine [prəbænˈθain] *n* 普鲁本辛,溴丙胺太林(propantheline bromide)制剂的商品名
probarbital [prəuˈbɑ:bitæl] *n* 普鲁比妥,丙巴比妥(催眠镇静药)
probation [prəˈbeiʃən] *n* 检验,鉴定;试用,见习 | ～**al**, ～**ary** *a* 试用的 / ～**er** *n* 见实生;实习护士
probe [prəub] *n* 探子,探针;探查 *vt, vi* 探查 | blood flow ～ 血流量探测器 / bullet ～ 检弹探子 / drum ～ 声探子 / electric ～, telephonic ～ 电声探子 / eyed ～ 有孔探子 / fiberoptic ～ 纤维光导探子 / lacrimal ～ 泪管探子 / meerschaum ～ 海泡石探子(检铅弹) / oligonucleotide ～ 寡核苷酸探针 / pocket ～ 袋探子 / root canal ～ 根管探子 / scissors ～ 长剪探子 /

uterine ～ 子宫探子 / vertebrated ～ 有节探子 / wire ～ 钢丝探子

probenecid [prə'benisid] *n* 丙磺舒，羧苯磺胺(促尿酸排泄药，抗痛风药)

probit ['prɔbit] *n* 概率单位(由百分率变换来的一种变量，主要用于半数效量的统计分析)

problem ['prɔbləm] *n* 问题;难题 *a* 成为问题的

problematic(al) [ˌprɔblə'mætik(əl)] *a* 成问题的，疑难的 | ～**ally** *ad*

probucol ['prəubjukəul] *n* 普罗布考，丙丁酚(抗胆固醇血症药)

procainamide hydrochloride [prə'keinəmaid] 盐酸普鲁卡因胺(抗心律失常药)

procaine ['prəukein] *n* 普鲁卡因(局部麻醉药) | ～ amide hydrochloride 盐酸普鲁卡因胺(即procainamide hydrochloride) / ～ hydrochloride 盐酸普鲁卡因

procallus [prə'kæləs] *n* 前驱胼胝，胼胝前肉芽组织

Procan ['prəukæn] *n* 盐酸普鲁卡因胺(procainamide hydrochloride)制剂的商品名

procarbazine hydrochloride [prə'kɑːbəziːn] 盐酸丙卡巴肼，盐酸甲基苄肼(抗肿瘤药)

procarboxypeptidase [ˌprəukɑːˌbɔksi'peptideis] *n* 羧肽酶原

procarcinogen [ˌprəukɑː'sinədʒən] *n* 前致癌物

Procardia [prə'kɑːdiə] *n* 硝苯地平，硝苯啶(nifedipine)制剂的商品名

procaryon [prə*u*'kæriɔn] *n* 原核

procaryosis [ˌprəukæri'əusis] *n* 原核状态

Procaryotae [prə*u*ˌkæri'əutiː] *n* 原核生物界

procaryote [prə*u*'kæriəut] *n* 原核生物(指细菌) | **procaryotic** [ˌprəukæri'ɔtik] *a*

procatarctic [ˌprəukə'tɑːktik] *a* 素因性的(指病因)

procatarxis [ˌprəukə'tɑːksis] *n* 素因，素质

procedure [prə'siːdʒə] *n* 过程;步骤，程序，操作 ¦ periodic acid / Schiff ～ 过碘酸/席夫法 / push-back ～ 推后操作(见technique项下相应术语) / V–Y ～ V–Y法(修补皮肤缺损的一种方法)

proceed [prə'siːd] *vi* 进行;着手;发生

procelous [prə*u*'siːləs] *a* 前凹的

procentriole [prə*u*'sentriəul] *n* 原中心粒

procephalic [ˌprəusə'fælik] *a* 头前部的

procercoid [prə*u*'səːkɔid] *n* 前尾蚴，原尾蚴

process ['prɔses, 'prəuses] *n* 过程;方法;突，突起 *vt* 加工，处理 | A. B. C. ～ A. B. C.法(明矾、血、粘土沉淀清洁法，即A. B. C. method) / acromial ～, acromion ～ 肩峰 / floccular ～ 绒球(小脑) / folian ～ 锤骨前突 / malar ～ 颧突(上颌骨) / palpebral ～ 泪腺睑部 / sucker ～ 吸盘，吸足 / synovial ～ 滑膜(皱)襞 / temporal ～ of mandible 下颌状冠突 / vermiform ～ 阑尾 / xiphoid ～ 剑突 | in ～ 在进行中 / in (the) ～ of 在…的过程中

procession [prə'seʃən] *n* 行进

processor ['prəusesə] *n* 加工者;信息处理机

processus [prə*u*'sesəs] ([复] **processus** [prə*u*'sesəs]) *n*【拉】突

procheilon [prə*u*'kailɔn] *n* 唇尖，(上)唇结节

Prochlorophyta [ˌprəuklɔrə*u*'faitə] *n* 原绿藻门

prochlorpemazine [ˌprəuklɔː'peməziːn] *n* 甲哌氯丙嗪，丙氯拉嗪(即prochlorperazine, 止吐药)

prochlorperazine [ˌprəuklɔː'perəziːn] *n* 丙氯拉嗪，甲哌氯丙嗪(止吐药) | ～ edisylate 乙二磺酸丙氯拉嗪，乙二磺酸甲哌氯丙嗪(止吐药，安定药) / ～

maleate 马来酸丙氯拉嗪，马来酸甲哌氯丙嗪(止吐药，安定药)

prochondral [prəu'kɔndrəl] *a* 软骨形成前的

prochordal [prəu'kɔ:dəl] *a* 脊索前的

prochoresis [ˌprəukə'ri:sis] *n* (食物)推进(运动)

prochorion [prəu'kɔ:riɔn] *n* 前绒毛

Prochownick's method [prəu'kɔvnik] (Ludwig Prochownick) 普罗霍夫尼克法(新生儿窒息时的人工呼吸法，即使其头向后仰，同时压迫其胸壁)

prochromatin [prəu'krəumətin] *n* 前染色质(指构成真核仁的物质)

prochromosome [prəu'krəuməsəum] *n* 前染色体(在静止核中所见的类似染色体的构造)

prochymosin [prəu'kaiməsin] *n* 前凝乳酶，凝乳酶原

procidentia [ˌprəusai'denʃiə] *n* 【拉】脱垂

procinonide [prəu'sinənaid] *n* 普西奈德，肤轻松丙酯(肾上腺皮质类固醇)

proclaim [prə'kleim] *vt* 公布，宣告，表明

proclivity [prə'kliváti] *n* 癖性；倾向(to, towards, for)

procoagulant [ˌprəukəu'ægjulənt] *a* 促凝血的 *n* 前凝血质

procollagen [prəu'kɔlədʒən] *n* 原胶原

procollagen C-endopeptidase [prəu'kɔlədʒən ˌendəu'peptideis] 原胶原C端肽链内切酶

procollagen C-proteinase [prəu'kɔlədʒən 'prəuti:neis] 原胶原C端蛋白酶，原胶原C端肽链内切酶

procollagen galactosyltransferase [prəu'kɔlədʒən gəˌlæktəsil'trænsfəreis] 原胶原半乳糖基转移酶

procollagen glucosyltransferase [prəu'kɔlədʒən ˌglu:kəsil'trænsfəreis] 原胶原葡糖基转移酶

procollagen-lysine 5-dioxygenase [prəu'kɔlədʒən 'laisi:n dai'ɔksidʒəneis] 原胶原-赖氨酸5-双(加)氧酶(lysyl hydroxylase的EC命名法)

procollagen N-endopeptidase [prəu'kɔlədʒən endəu'peptideis] 原胶原N端肽链内切酶

procollagen N-proteinase [prəu'kɔlədʒən 'prəuti:neis] 原胶原N端蛋白酶，原胶原N端肽链内切酶

procollagen peptidase[prəu'kɔlədʒən 'peptideis] 原胶原肽酶(特别用于表示原胶原N端肽链内切酶和原胶原C端肽链内切酶)

procollagen-proline dioxygenase [prəu'kɔlədʒən 'prəuli:n dai'ɔksidʒəneis] 原胶原-脯氨酸双(加)氧酶(prolyl 4-hydroxylase的EC命名法)

procollagen-proline 3-dioxygenase [prəu'kɔlədʒən 'prəupli:n dai'ɔksidʒəneis] 原胶原-脯氨酸3-双(加)氧酶(prolyl 3-hydroxylase的EC命名法)

proconceptive [ˌprəukən'septiv] *a* 助(受)孕的 *n* 助孕药

proconvertin [ˌprəukən'və:tin] *n* 前转化素，原转变素，转变加速因子前体(凝血因子Ⅶ)

procrastinate [prəu'kræstineit] *vi, vt* 拖延，耽搁 | **procrastination** [prəuˌkræsti'neiʃən] *n* / **procrastinator** *n* 拖延者

procreate ['prəukrieit] *vt, vi* 生殖，生育 | **procreation** [ˌprəukri'eiʃən] *n* / **procreative** *a* 生殖的，能生殖的

Procrit ['prəukrit] *n* 重组人红细胞生成素(α型红细胞生成素)(recombinant human erythropoietin〈epoietin alfa〉)制剂的商品名

proctalgia [prɔk'tældʒiə] *n* 肛部痛 | ~ fugax 痉挛性肛部痛

proctatresia [ˌprɔktə'tri:ziə] *n* 肛门闭锁

proctectasia [ˌprɔktek'teiziə] *n* 直肠扩张

proctectomy [prɔk'tektəmi] *n* 直肠切除术

proctencleisis [ˌprɔkten'klaisis] *n* 直肠狭窄
procteurynter ['prɔktju:ˌrintə] *n* 直肠扩张器
procteurysis [prɔk'tjuərisis] *n* 直肠扩张术
proctitis [prɔk'taitis] *n* 直肠炎 | epidemic gangrenous ～ 流行性坏疽性直肠炎 / radiation ～, factitious ～ 放射性直肠炎,人工性直肠炎(如对子宫颈或子宫进行放射治疗所致)
proct(o)- [构词成分] 直肠,肛部
proctocele ['prɔktəsi:l] *n* 直肠突出
proctoclysis [prɔk'tɔklisis] *n* 直肠滴注法
proctococcypexy [ˌprɔktə*u*'kɔksiˌpeksi] *n* 直肠尾骨固定术
proctocolectomy [ˌprɔktə*u*kəu'lektəmi] *n* 直肠结肠切除术
proctocolitis [ˌprɔktə*u*kɔ'laitis] *n* 直肠结肠炎
proctocolonoscopy [ˌprɔktə*u*ˌkəulə'nɔskəpi] *n* 直肠结肠镜检查
proctocolpoplasty [ˌprɔktə*u*'kɔlpəˌplæsti] *n* 直肠阴道瘘成形术
proctocystoplasty [ˌprɔktə*u*'sistəˌplæsti] *n* 直肠膀胱成形术
proctocystotomy [ˌprɔktə*u*sis'tɔtəmi] *n* 直肠膀胱切开术
proctod(a)eum [ˌprɔktə'di:əm] *n* 肛道 | **proctod(a)eal** *a*
proctodone ['prɔktədəun] *n* 后肠激素(昆虫)
proctodynia [ˌprɔktə*u*'diniə] *n* 肛部痛
Proctofoam-HC ['prɔktə*u*fəum] 气溶胶泡沫-HC(aerosol form)的商品名(含1% 醋酸氢化可的松和1% 盐酸丙吗卡因,用以缓解肛门直肠炎症、疼痛、肿胀和瘙痒症
proctogenic [ˌprɔktə*u*'dʒenik] *a* 直肠性的
proctology [prɔk'tɔlədʒi] *n* 直肠病学 | **proctologic(al)** [ˌprɔktə'lɔdʒik(əl)] *a* / **proctologist** *n* 直肠病学家
proctoparalysis [ˌprɔktə*u*pə'rælisis], **proctoplegia** [ˌprɔktə*u*'pli:dʒiə] *n* 直肠(肛门)麻痹
proctoperineoplasty [ˌprɔktə*u*ˌperi'ni:əˌplæsti], **proctoperineorrhaphy** [ˌprɔktə*u*ˌperini'ɔrəfi] *n* 直肠会阴成形术,直肠会阴缝术
proctopexy ['prɔktəˌpeksi] *n* 直肠固定术
proctoplasty ['prɔktəˌplæsti] *n* 直肠成形术
proctopolypus [ˌprɔktə*u*'pɔlipəs] *n* 直肠息肉
proctoptosis [ˌprɔktɔp'təusis] *n* 脱肛,直肠脱垂
proctorrhagia [ˌprɔktə'reidʒiə] *n* 直肠出血
proctorrhaphy [prɔk'tɔrəfi] *n* 直肠缝术
proctorrhea [ˌprɔktə'ri:ə] *n* 肛液溢
proctoscope ['prɔktəskəup] *n* 直肠镜 | **proctoscopic** [ˌprɔktə*u*'skɔpik] *a* 直肠镜的;直肠镜检查的 / **proctoscopy** [prɔk'tɔskəpi] *n* 直肠镜检查
proctosigmoid [ˌprɔktə*u*'sigmɔid] *n* 直肠乙状结肠
proctosigmoidectomy [ˌprɔktə*u*ˌsigmɔi'dektəmi] *n* 直肠乙状结肠切除术
proctosigmoiditis [ˌprɔktə*u*ˌsigmɔi'daitis] *n* 直肠乙状结肠炎
proctosigmoidopexy [ˌprɔktə*u*sig'mɔidəˌpeksi] *n* 直肠乙状结肠固定术
proctosigmoidoscope [ˌprɔktə*u*sig'mɔidəskəup] *n* 直肠乙状结肠镜
proctosigmoidoscopy [ˌprɔktə*u*ˌsigmɔi'dɔskəpi] *n* 直肠乙状结肠镜检查
proctospasm ['prɔktəspæzəm] *n* 直肠痉挛
proctostasis [prɔk'tɔstəsis] *n* 直肠积粪
proctostenosis [ˌprɔktə*u*sti'nəusis] *n* 直肠狭窄
proctostomy [prɔk'tɔstəmi] *n* 直肠造

口术
proctotome ['prɔktətəum] *n* 直肠刀
proctotomy [prɔk'tɔtəmi] *n* 直肠切开术 | external ～ 直肠外切开术 / internal ～ 直肠内切开术
proctotoreusis [ˌprɔktə*u*tə'ru:sis], **proctotresia** [ˌprɔktə*u*'tri:ziə] *n* 锁肛穿孔术
proctovalvotomy [ˌprɔktə*u*væl'vɔtəmi] *n* 直肠瓣切开术
procumbent [prəu'kʌmbənt] *a* 伏卧的
procure [prə'kjuə] *vt* (努力)取得，获得 | **procurable** *a* 可获得的
procursive [prə*u*'kə:siv] *a* 前奔的
procurvation [ˌprəukə:'veiʃən] *n* 前弯，前屈
procuticle [prə*u*'kju:tikl] *n* 前表皮(某些甲壳动物和节肢动物的外骨骼层)
procyclidine hydrochloride [prə'saiklidi:n] 盐酸丙环定(抗胆碱能药，用作骨骼肌松弛药，治疗震颤麻痹)
prodigiosin [prəuˌdidʒi'əusin] *n* 灵杆菌素
prodigious [prə'didʒəs] *a* 巨大的；异常的，惊人的 | ～**ly** *ad*
prodigy ['prɔdidʒi] *n* 奇迹；天才，奇才，神童
prodolic acid [prə*u*'dɔlik] 普罗度酸，丙喋乙酸(抗炎药)
prodroma ['prɔdrəmə, prə*u*'drəumə] ([复] **prodromata** [prə*u*'drəumətə]) *n* 前驱症状
prodrome ['prəudrəum] *n* 前驱症状 | **prodomal** [prə*u*'drəuməl, 'prɔdrəməl], **prodromic** [prə*u*'drɔmik] *a*
pro-drug ['prəudrʌg] *n* 前体药物，药物前体，潜药
produce [prə'dju:s] *vt* 生产，制造；产生，引起；提出 *vi* 生产，制造 ['prɔdju:s] *n* 产量；出产；产品
product ['prɔdʌkt] *n* 产品，产物；(乘)积 | cleavage ～ 分解产物，分裂产物 / contact activation ～ 接触性活化产物(凝血因子Ⅶ和Ⅵ相互作用的产物，其功能为在内源性凝血激酶形成时激活凝血因子Ⅸ) / decay ～ 衰变产物(亦称子体) / end ～ 最终产物 / fibrinolytic split ～ 溶纤维蛋白性裂解产物(纤维蛋白原片段或由纤维蛋白溶酶降解的纤维蛋白) / fission ～ 核裂产物 / primary gene ～ 一级基因产物(特异性蛋白质或多肽分子，常为酶)
production [prə'dʌkʃən] *n* 产生，生成；(总)产量；产品
productive [prə'dʌktiv] *a* 生产的；产生…的(of)；产生新组织的(炎症)；生痰的(咳嗽) | ～**ly** *ad*
productivity [ˌprɔdʌk'tivəti] *n* 生产力；生产能力
proecdysis [prəu'ekdisis] *n* 蜕皮前期
proem ['prəuem] *n* 序言；开端 | ～**ial** [prəu'i:miəl] *a* 导言的；前驱的，前奏的
proencephalon [ˌprəuen'sefəlɔn] *n* 前脑
proencephalus [ˌprəuen'sefələs] *n* 裂额露脑畸胎
proenzyme [prəu'enzaim] *n* 前酶，酶原
proerythroblast [ˌprəui'riθrəblæst] *n* 原成红细胞，原(始)红细胞
proerythrocyte [ˌprəui'riθrəsait] *n* 前红细胞
proestrogen [prəu'estrɔdʒən] *n* 前雌激素
proestrus [prəu'estrəs], **proestrum** [prəu'estrəm] *n* 动情前期，发情前期
Proetz's test ['prəuts] (Arthur W. Proetz) 普雷茨试验(嗅敏度试验)
profadol hydrochloride ['prəufədəul] 盐酸普罗法朵，盐酸甲丙吡酚(麻醉性镇痛药)
-profen [后缀] 表示布洛芬(ibuprofen)型(丙酸衍生物)的一种抗炎药
profenamine [prə'fenəmi:n] *n* 普鲁吩胺，二乙异丙嗪(即ethopropazine, 抗震颤麻痹药)
proferment [prəu'fə:mənt] *n* 前酶，酶原

profess [prə'fes] *vt* 表示,声称;自称;以…为职业;当…学科的教授;(以教授身份)讲授 *vi* 承认

profession [prə'feʃən] *n* 职业 | the ~ 同行,同业

professional [prə'feʃənl] *a* 职业的,职业性的 | ~**ism** *n* 职业特性 / ~**ly** *ad*

professionalize [prə'feʃənəlaiz] *vt* 使职业化,使专业化

Professional Standards Review Organization 职业标准评定组织(见PSRO)

professor [prə'fesə] *n* 教授 | assistant ~ 助理教授 / associate ~ 副教授 | ~**ial** [ˌprɔfe'sɔriəl] *a* / ~**ship** *n* 教授职位(或身份)

Profeta's immunity [prəu'feitə] (Giuseppe Profeta) 普罗费塔免疫(梅毒患者的某些子女被认为对梅毒感染有免疫) | ~ law 普罗费塔定律(梅毒患者所生子女对梅毒具有免疫性)

profibrinolysin [ˌprəufaibri'nɔlisin] *n* 纤维蛋白溶酶原,纤维溶酶原

Profichet's syndrome (disease) [ˌprəufi'ʃei] (Georges C. Profichet) 普罗菲歇综合征(病)(大关节附近皮下结石,伴有溃疡、萎缩及神经方面的症状)

proficient [prə'fiʃənt] *a* 熟练的,精通的(at, in) | **proficiency** *n* / ~**ly** *ad*

profile ['prəufail] *n* 外形,全貌,轮廓,侧面图 | antigenic ~ 抗原全貌,抗原轮廓(一种组织或细胞的全部抗原内容和结构)

profilometry [ˌprəufi'lɔmətri] *n* 剖面测定 | urethral pressure ~ 尿道压力剖面测定

profit ['prɔfit] *n* 益处 *vt, vi* 有益 | ~ by(或from) 得益;利用 | ~**less** *a* 无益的

proflavine [prəu'fleivin] *n* 原黄素(消毒防腐药)

profluvium [prəu'fluviəm] *n*【拉】溢出,流出

profondometer [ˌprəufən'dɔmitə] *n* 深部异物计,异物定位器

profound [prə'faund] *a* 深的,造诣深的;深刻的 | ~**ly** *ad* / ~**ness** *n*

profundaplasty [prə'fʌndəˌplæsti], **profundoplasty** [prə'fʌndəuˌplæsti] *n* 股深动脉成形术

profundity [prə'fʌndəti] *n* 深度

profundus [prə'fʌndəs] *a*【拉】深的

profuse [prə'fju:s] *a* 非常丰富的,大量的 | ~**ly** *ad*

profusion [prə'fju:ʒən] *n* 丰富,大量

progamous ['prɔgəməs] *a* 受精前的(卵)

progaster ['prəugæstə] *n* 原肠

progastrin [prəu'gæstrin] *n* 前(促)胃液素

progenia [prə*u*'dʒi:niə] *n* 凸颌

progenital [prə*u*'dʒenitl] *a* 生殖器外面的,外阴的

progenitive [prə*u*'dʒenitiv] *a* 生殖的,有生殖力的

progenitor [prə*u*'dʒenitə] *n* 先祖,祖先,祖代(如~ cells 远祖细胞,前期细胞)

progeny ['prɔdʒini] *n* 子孙,后裔;后代,子代

progeria [prə*u*'dʒiəriə] *n* 早老,早衰;(儿童的)早老症,早衰症(亦称早老性侏儒症)

progestagen [prə*u*'dʒestədʒən] *n* 结合孕激素(孕激素类)

progestational [ˌprəudʒes'teiʃənl] *a* 孕前的,促孕的

progesteroid [prə*u*'dʒestərɔid] *n* 类孕酮;孕酮类(包括孕酮和有类似作用的化合物)

progesterone [prə*u*'dʒestərəun] *n* 黄体酮,孕酮(孕激素类药)

progestin [prə*u*'dʒestin] *n* 孕激素(类);孕酮,黄体酮

progestogen [prə*u*'dʒestədʒən] *n* 孕激素(类)

progestomimetic [prə*u*ˌdʒestə*u*mai'metik] *a* 拟孕酮的,类孕酮的

proglossis [prəu'glɔsis] *n* 舌尖

proglottid [prəu'glɔtid], **proglottis** [prəu'glɔtis] ([复] **proglottides** [prəu'glɔtidi:z]) *n* 节片(绦虫)

proglumide [prəu'glu:maid] *n* 丙谷胺,丙谷酰胺(抗胆碱能药)

Proglycem [prəu'glaisəm] *n* 口服二氮嗪,口服氯甲苯噻嗪(oral diazoxide)制剂的商品名

prognathism ['prɔgnəθizəm], **prognathia** [prəg'neiθiə] *n* 凸颌,下颌前突

prognathometer [ˌprɔgnə'θɔmitə] *n* 颌凸测量器,颌凸计

prognathous ['prɔgnəθəs], **prognathic** [prɔg'næθik] *a* 凸颌的

prognose [prɔg'nəus] *vt* 预测(疾病的过程和结局)

prognosis [prɔg'nəusis] *n* 预后

prognostic [prəg'nɔstik] *a* 预后的 *n* 预后性症状

prognosticate [prəg'nɔstikeit] *vt* 预言,预示;预测(疾病的结局) | **prognostication** [prəgˌnɔsti'keiʃən] *n*

prognostician [ˌprɔgnɔs'tiʃən] *n* 预后专家

progoitrin [prə'gɔitrin] *n* 前致甲状腺肿素,致甲状腺肿素原

progonoma [ˌprəugə'nəumə] *n* 突变瘤 | melanotic ～ 黑素突变瘤,黑素沉着性神经外胚层瘤

program(me) ['prəugræm] *n* 计划,纲要;(计算机)程序 *vt, vi* (为计算机)编制程序

progranulocyte [prəu'grænjuləˌsait] *n* 前髓细胞,早幼粒细胞

progravid [prəu'grævid] *a* 孕前的,黄体期的

progress ['prəugres] *n* 进步,进展 [prəu'gres] *vi* 前进,进步 | in ～ 在进行中,在发展中

progression [prəu'greʃən] *n* 前进,进行;步态 | backward ～ 后退(见于某些神经疾病的动作) / cross-legged ～ 交叉步态 / metadromic ～ 奔走步态(流行性脑炎后遗症的征状,患者难于缓步,却能疾走)

progressive [prəu'gresiv] *a* 进步的;向前进的;进行性的;渐进的 | ～**ly** *ad* / ～**ness** *n*

proguanil hydrochloride [prə'gwænil] 盐酸氯胍(抗疟药)

Progynon [prə'dʒinɔn] *n* 雌二醇(estradiol)制剂的商品名

ProHIBiT [prə'hibit] *n* 流感嗜血杆菌b结合疫苗(*Haemophilus influenza* b conjugate vaccine)制剂的商品名

prohibit [prə'hibit] *vt* 禁止;阻止

prohibition [ˌprəuhi'biʃən] *n* 禁止

prohibitive [prəu'hibitiv] *a* 禁止性的

prohormone [prəu'hɔ:məun] *n* 激素原,前激素

proinsulin [prəu'insjulin] *n* 胰岛素原,前胰岛素

pro-invasin [ˌprəuin'veisin] *n* 前侵袭素(透明质酸酶的前体)

project ['prɔdʒekt] *n* 方案,计划;设计,科研项目;工程;射影,投影 [prə'dʒekt] *vt* 设计,规划;使凸出,使突出;投射 *vi* 凸出,突出

projecting [prə'dʒektiŋ] *a* 凸出的,突出的

projection [prə'dʒekʃən] *n* 设计,规划;投射,投影;突出 | eccentric ～ 牵涉性(感觉)投射 / erroneous ～ 投影错误(由于眼肌无力或麻痹所致) / thalamocortical ～s 丘脑皮质投射

prokallikrein [prəuˌkæli'kri:in] *n* 激肽释放酶原,前激肽释放酶

prokaryon [prəu'kæriɔn] *n* 原核;原核生物(指细菌)

prokaryosis [ˌprəukæri'əusis] *n* 原核状态

Prokaryotae [prəuˌkæri'əuti:] *n* 原核生物界

prokaryote [prəu'kæriəut] *n* 原核生物 | **prokaryotic** [ˌprəukæri'ɔtik] *a* 原核的;原核生物的

Proketazine [prəu'ki:təzi:n] *n* 马来酸卡奋乃静(carphenazine maleate)制剂的商品名

prolabium [prəu'leibiəm] *n* 唇缘

prolactin [prəu'læktin] *n* 泌乳素,催乳(激)素

prolactinoma [prəuˌlækti'nəumə] *n* 泌乳素瘤,催乳素瘤

prolamin [prəu'læmin] *n* 醇溶谷蛋白

prolan ['prəulæn] *n* 绒(毛)膜促性腺激素(~ A 为促卵泡素,绒膜促性腺激素A, ~ B 为促黄体生成素,绒膜促性腺激素B)

prolapse ['prəulæps] *n* 脱垂,脱出 [prəu'læps] *vi, vt* 脱垂,下垂 | anal ~, ~ of anus 脱肛 / ~ of the cord 脐带脱垂 / frank ~ 子宫全部脱垂 / ~ of the iris 虹膜脱出 / rectal ~, ~ of rectum 直肠脱垂,脱肛

prolapsus [prəu'læpsəs] *n*【拉】脱垂,脱出

Prolastin [prə'læstin] *n* (人)α_1-蛋白酶抑制剂(alpha$_1$-proteinase inhibitor 〈human〉)制剂的商品名

prolepsis [prəu'lepsis] *n* 提早发作 | **proleptic** *a*

Proleukin [prə'lju:kin] *n* 阿德斯白细胞素(aldesleukin)制剂的商品名

proleukocyte [prəu'lju:kəsait] *n* 前白细胞

prolidase ['prəulideis] *n* 氨酰基脯氨酸(二肽)酶

prolidase deficiency ['prəulideis] 氨酰基脯氨酸(二肽)酶缺乏症(一种常染色体隐性遗传性氨基酸病,由于氨酰基脯氨酸二肽酶缺乏所致。临床表现包括慢性皮肤损害、运动或认知发育受损、反复感染和骨骼畸形)

proliferate [prəu'lifəreit] *vi, vt* 增生,增殖;多育 / **proliferation** [prəuˌlifə'reiʃən] *n* / **proliferative, proliferous** [prəu'lifərəs] *a*

prolific [prəu'lifik] *a* 多产的,多育的,繁殖的;丰富的,富于…的(of, in)

proligerous [prəu'lidʒərəs] *a* 多育的,繁殖的

prolinase ['prəulineis] *n* 脯氨酰氨基酸(二肽)酶

proline ['prəuli:n] *n* 脯氨酸

proline dehydrogenase ['prəuli:n di:'haidrədʒəneis] 脯氨酸脱氢酶(此酶缺乏,为一种常染色体隐性性状,是高脯氨酸血症 I 型的原因。亦称脯氨酸氧化酶)

prolinemia [ˌprəuli'ni:miə] *n* 脯氨酸血

proline oxidase ['prəuli:n 'ɔksideis] 脯氨酸氧化酶,脯氨酸脱氢酶

proline racemase ['prəuli:n 'reisəmeis] 脯氨酸消旋酶

prolintane hydrochloride [prəu'lintein] 盐酸普罗林坦,盐酸苯咯戊烷,盐酸丙苯乙吡咯(抗抑郁药)

Prolixin [prəu'liksin] *n* 盐酸氟奋乃静(fluphenazine hydrochloride)制剂的商品名

Proloid ['prəulɔid] *n* 甲状球蛋白(thyroglobulin)制剂的商品名

prolong [prəu'lɔŋ], **prolongate** [prəu'lɔŋgeit] *vt* 延长 | **prolongation** [ˌprəulɔŋ'geiʃən] *n*

Proluton [prəu'lju:tɔn] *n* 黄体酮(progesterone)制剂的商品名

prolyl ['prəulil] *n* 脯氨酰

prolyl dipeptidase ['prəulil dai'peptideis] 脯氨酰二肽酶,脯氨酰氨基酸(二肽)酶

prolyl 3-hydroxylase ['prəulil hai'drɔksileis] 脯氨酰3-羟化酶(在EC命名法中称procollagen-proline 3-dioxygenase)

prolyl 4-hydroxylase ['prəulil hai'drɔksileis] 脯氨酰4-羟化酶(在EC命名法中称procollagen-proline dioxygenase)

prolymphocyte [prəu'limfəsait] *n* 前淋巴细胞,幼淋巴细胞

promanide ['prəumənaid] *n* 葡胺苯砜钠(即glucosulfone sodium, 抗麻风药)

promastigote [prəu'mæstigəut] *n* 前鞭毛体,前鞭毛型

promazine hydrochloride ['prəu-məzi:n] 盐酸丙嗪(抗精神病药)

promegakaryocyte [ˌprəumegə'kæriə-sait] *n* 前巨核细胞,幼巨核细胞

promegaloblast [prəu'megələuˌblæst] *n* 原巨成红细胞,原(始)巨红细胞

prometaphase [prəu'metəfeiz] *n* 前中期(指有丝分裂时期,一般自细胞核膜解体时起)

promethazine hydrochloride [prəu-'meθəzi:n] 盐酸异丙嗪(抗组胺药,具有镇静、止吐作用)

promethestrol dipropionate [prəu-'meθestrɔl] 丙甲雌酚二丙酸酯(亦称美雌酚二丙酸酯methestrol dipropionate, 合成雌激素)

promethium [prə'mi:θiəm] *n* 钷(化学元素)

promine ['prəumi:n] *n* 生长促进素,促细胞素(促进细胞的分裂和生长)

prominence ['prɔminəns] *n* 隆凸,凸;突出,显著 | tubal ~ 咽鼓管圆枕,咽鼓管隆凸 | bring sth (或come) into ~ 突出,出众

prominent ['prɔminənt] *a* 突起的,显著的,重要的 | **~ly** *ad*

prominentia [ˌprɔmi'nenʃiə] ([复] **prominentiae** [ˌprɔmi'nenʃii:]) *n* 【拉】隆凸,凸

promise ['prɔmis] *n* 允诺,(有)希望 *vt* 允诺,有…的指望 *vi* 允诺,作出保证 | ~ oneself 指望,指望获得

promising ['prɔmisiŋ] *a* 有希望的,有可能成功的

promitosis [ˌprəumai'təusis] *n* 原有丝分裂

promonocyte [prəu'mɔnəsait] *n* 前单核细胞,幼单核细胞

promontorium [ˌprɔmən'tɔ:riəm] ([复] **promontoria** [ˌprɔmən'tɔ:riə]) *n*【拉】岬

promontory ['prɔməntəri] *n* 岬

promote [prə'məut] *vt* 促进,助长 | **~r, promotor** *n* 助催化剂,促催化剂;启动子,启动区(位于调节基因和操纵基因之间的一段DNA或染色体)

promotion [prə'məuʃən] *n* 促进,助长

promoxolane [prə'mɔksəlein] *n* 普罗索仑,丙噁烷(骨骼肌松弛药、安定药)

prompt [prɔmpt] *a* 迅速的,及时的 *vt* 促使,引起,激起 | **~ly** *ad* / **~ness** *n*

promtitude ['prɔmptitju:d] *n* 敏捷,迅速,果断

promyelocyte [prəu'maiələsait] *n* 前髓细胞,早幼粒细胞

pronate ['prəuneit] *vt* 使…旋前,内转;使伏卧 *vi* 俯卧 | **pronation** [prəu-'neiʃən] *n* 旋前;伏卧,俯卧

pronatoflexor [prəuˌneitəu'fleksə] *n* 旋前屈肌

pronator [prəu'neitə] *n*【拉】旋前肌

prone [prəun] *a* 旋前的;伏的,俯的;有…倾向的,易于…的(to) | **~ness** *n*

pronephros [prəu'nefrɔs] ([复] **pronephroi** [prəu'nefrɔai]), **pronephron** [prəu'nefrɔn] *n* 前肾

Pronestyl [prə'nestil] *n* 盐酸普鲁卡因胺(procainamide hydrochloride)制剂的商品名

pronethalol [prəu'neθəlɔl], **pronetalol** [prəu'netəlɔl] *n* 丙萘洛尔,萘心定,萘乙醇异丙胺(β-受体阻滞药)

prong [prɔŋ] *n* 尖头(如牙根)

pronograde ['prəunəgreid] *a* 俯身步行的(行走时身体与地面平行)

pronometer [prəu'nɔmitə] *n* 前臂旋转计

pronormoblast [prəu'nɔ:məblæst] *n* 原正成红细胞,原(始)红细胞

pronounce [prə'nauns] *vt* 宣布,宣称;发…的音 *vi* 发表意见;作出判断;发音 | **~able** *a* 可发音的,读得出的

pronounced [prə'naunst] *a* 发出音的;显著的,明显的

pronouncement [prə'naunsmənt] *n* 声明;见解

Prontosil ['prɔntəsil] *n* 百浪多息(商品名,磺胺类药)

pronucleus [prəu'nju:kliəs] *n* 原核,前核 | female ～ 卵原核,雌原核 / male ～ 精原核,雄原核

pronunciation [prəˌnʌnsi'eiʃən] *n* 发音(法),读法

proof [pru:f] *n* 证据;证明;耐性;检验;校正 *a* 不能透过的;耐…的(against) *vt* 检验;使有耐力,使不被透过

pro-opiocortin [prəuˌəupiəu'kɔ:tin] *n* 阿片皮质素原

pro-opiomelanocortin (POMC) [prəuˌəupiəuˌmelənəu'kɔ:tin] (*pro*-＋endogenous *opio*ids＋*melano*cyte stimulating hormone＋*corti*cotropin＋-*in*) *n* 阿片促黑激素皮质素原(分子量为31 000原激素,为ACTH、促脂素、促黑〈细胞〉激素和内源性类阿片活性肽〈内啡肽和脑啡肽〉的前体)

pro-otic [prəu'ɔtik] *a* 耳前的

prop [prɔp] *n* 支柱;支持物,支器 (-pp-) *vt* 支撑,维持

Propadrine ['prəupədri:n] *n* 盐酸苯丙醇胺(phenylpropanolamine hydrochloride)制剂的商品名

propafenone hydrochloride [ˌprəupə'fi:nəun] 盐酸普罗帕酮,盐酸苯丙酰苯心安(抗心律失常药)

propaganda [ˌprɔpə'gændə] *n* 宣传

propagate ['prɔpəgeit] *vt* 繁殖;传播 *vi* 繁殖 | **propagative** *a*

propagation [ˌprɔpə'geiʃən] *n* 繁殖;传播,散播

propagule ['prɔpəgju:l] *n* 繁殖体

propane ['prəupein] *n* 丙烷

propanidid [prə'pænidid] *n* 丙泮尼地,普尔安,3-甲氧-4-二乙氨甲酰甲氧基苯乙酸丙酯(短效麻醉药)

propanoic acid [ˌprəupə'nəuik] 丙酸(propionic acid的系统名)

propanolide [prə'pænəlaid] *n* 丙内酯,β-丙内酯(消毒药)

propantheline bromide [prə'pænθəli:n] 溴丙胺太林,普鲁本辛(抗胆碱能药)

proparacaine hydrochloride [prə'pærəkein] 盐酸丙美卡因(局部麻醉药,结膜局部应用)

propatyl nitrate ['prəupətil] 丙帕硝酯,硝二羟甲丁醇(冠状动脉扩张药)

propedeutic [ˌprəupi'dju:tik] *a* 初步教育的,预备教育的 | ～**s** [复] *n*

propel [prə'pel] (-ll-) *vt* 推进,推动 | ～**ler** *n* 推进器,螺旋浆

propene ['prəupi:n] *n* 丙烯

2-propenenitrile [ˌprəupi:n'naitrail] *n* 2-丙烯腈,丙烯腈

propenyl [prə'pi:nil] *n* 丙烯基

propepsin [prəu'pepsin] *n* 前胃蛋白酶,胃蛋白酶原

propeptone [prəu'peptəun] *n* 前蛋白胨,半脲

propeptonuria [ˌprəupeptə'njuəriə] *n* 前蛋白胨尿,半脲尿

proper ['prɔpə] *a* 适合的,适当的;正当的;特有的,专门的(to);出色的,漂亮的;固有的,本来的;完全的,彻底的;真的;精确的;本身的 *ad* 完全,彻底

properdin ['prəupədin] *n* 备解素,裂解素,P因子

properitoneal [ˌprəuperitəu'ni:əl] *a* 腹膜外的,腹膜前的

properly ['prɔpəli] *ad* 适当地,正当地;严格地(说来);完全,彻底

property ['prɔpəti] *n* 性质,特性;财产,所有(权) | colligative ～ 依数性(指溶液的性质)

prophage ['prəufeidʒ] *n* 原噬菌体,前噬菌体

prophase ['prəufeiz] *n* 前期(指有丝分裂和减数分裂过程的最早一个时期)

prophenpyridamine [ˌprəufənpi'ridəmi:n] *n* 非尼拉敏,抗感明(即pheniramine, 抗组胺药)

prophet ['prɔfit] *n* 预言者

prophylactic [ˌprɔfi'læktik] *a* 预防的 *n* 预防药,预防剂

prophylaxis [ˌprɔfiˈlæksis] ([复] **prophylaxes** [ˌprɔfiˈlæksiːz]) *n* 预防 | causal ～ 病因预防 / dental ～, oral ～ 牙病预防,口腔病预防

Prophyllin [prəˈfilin] *n* 叶绿酸铜复合物丙酸钠(chlorophyllin copper complex and sodium propionate)制剂的商品名

propicillin [ˌprəupiˈsilin] *n* 丙匹西林,苯氧苯基青霉素(即左普匹西林钾levopropylcillin potassium, 抗生素类药)

propinquity [prəuˈpiŋkwiti] *n* (时间、地点上的)接近,邻近;(血统上的)近亲关系

propiodal [prəˈpaiədl] *n* 安妥碘(碘制剂)

propiolactone [ˌprəupiəˈlæktəun] *n* 丙内酯,*β*-丙烯内酯(消毒药)

propiomazine hydrochloride [ˌprəupiəˈmeiziːn] 盐酸丙酰马嗪(镇静药,分娩时用作止吐药)

propionate [ˈprəupiəneit] *n* 丙酸盐

propionate carboxylase [ˈprəupiəneit kɑːˈbɔksileis] 丙酸羧化酶,丙酰-CoA羧化酶

Propionibacteriaceae [ˌprəupiˌɔnibækˌtiəriˈeisiiː] *n* 丙酸杆菌科

Propionibacterium [ˌprəupiˌɔnibækˈtiəriəm] *n* 丙酸杆菌属 | ～ acnes 痤疮丙酸杆菌 / ～ freudenreichii 费氏丙酸杆菌 / ～ granulosum 颗粒丙酸杆菌 / ～ jensenii 詹氏丙酸杆菌

propionic acid [ˌprəupiˈɔnik] 丙酸

propionicacidemia [ˌprəupiˌɔnikæsiˈdiːmiə] *n* 丙酸血

propionitrile [ˌprəupiəuˈnaitril] *n* 丙腈,乙基氰

propionyl [ˈprəupiənil] *n* 丙酰(基)

propionyl-CoA carboxylase [ˈprəupiənil kɑːˈbɔksileis] 丙酰-CoA羧化酶,丙酰辅酶A羧化酶(此酶活性缺乏,为一种常染色体隐性性状,可致丙酸血症)

propiram fumarate [ˈprəupiræm] 富马酸丙吡兰,富马酸丙吡胺(镇痛药)

proplasmacyte [prəuˈplæzməsait] *n* 前浆细胞,幼浆细胞

proplasmin [prəuˈplæzmin] *n* 前纤维蛋白溶酶,纤维蛋白溶酶原

Proplast [ˈprəuplæst] *n* 四氟乙烯均聚物(一种异源体材料的商品名,为玻璃体碳纤维和四氟乙烯的多孔复合材料,用于粘膜下层植入)

proplastid [prəuˈplæstid] *n* 前质体,原质体

propons [ˈprəupɔns] *n* 前桥,小桥

proporphyrinogen oxidase [prəupɔːfiˈrinədʒən, prəupɔːˈfrinədʒən ˈɔksideis] 原卟啉原氧化酶

proportion [prəˈpɔːʃən] *n* 比,比率,比例;均衡;容积,大小;部分 *vt* 使成比例;使相称 | mutant ～ 突变体比例 | in ～ as 按…的比例,依…的程度而变 / in ～ to 与…成比例,与…相称 / out of ～ 不成比例,不相称

proportional [prəˈpɔːʃənl] *a* 成比例的,相称的(to) | **～ly** *ad*

proportionate [prəˈpɔːʃənit] *a* 成比例的,相称的(to) [prəˈpɔːʃəneit] *vt* 使成比例,使相称 | **～ly** *ad*

proposal [prəˈpəuzəl] *n* 提出;建议;求婚

propose [prəˈpəuz] *vt* 提议,建议;打算,计划;求(婚) *vi* 作出计划,打算;求婚(to)

proposition [ˌprɔpəˈziʃən] *n* 提议,建议;陈述,主张,命题

propositus [prəˈpɔzitəs] ([复] **propositi** [prəˈpɔsitai]) *n* 先证者(见proband)

propound [prəˈpaund] *vt* 提出(问题,计划等)供考虑(或解决)

propoxycaine hydrochloride [prəˈpɔksikein] 盐酸丙氧卡因(局部麻醉药)

propoxyphene [prəˈpɔksifiːn] *n* 丙氧芬,右丙氧芬(镇痛药) | ～ hydrochloride 盐酸丙氧芬(镇痛药) / ～ napsylate 萘磺酸丙氧芬(镇痛药)

propranolol [prəˈprænəlɔl] *n* 普萘洛尔,萘心安,心得安(*β*受体阻滞药) | ～

hydrochloride 盐酸普萘洛尔(抗心律失常药,抗高血压药)
proprietary [prə'praiətəri] *n* 专卖药,专利药 *a* 专有的,专卖的
proprioceptive [ˌprəupriə*u*'septiv] *a* 本体感受的
proprioceptor [ˌprəupriə*u*'septə] *n* 本体感受器
propriodentium [ˌprəupriə*u*'denʃiəm] *n* 牙固有组织
propriospinal [ˌprəupriə*u*'spainl] *a* 脊髓固有的
proprotein [prə*u*'prəuti:n] *n* 前蛋白
proptometer [prə*u*'tɔmitə] *n* 突眼计
proptosis [prɔp'təusis] *n* 突出,前垂(尤指眼)
propulsion [prə'pʌlʃən] *n* 推进;前冲步态,慌促步态 | **propulsive** *a*
propyl ['prəupil] *n* 丙基 | ～ gallate 没食子酸丙酯,棓酸丙酯(抗氧化剂) | ～**ic** [prə'pilik] *a*
propylene ['prəupili:n] *n* 丙烯 | ～ glycol 1,2-丙二醇(用作致湿剂和溶剂)
propylhexedrine [ˌprəupil'heksədri:n] *n* 丙己君,环己丙甲胺(血管收缩药,使鼻粘膜减轻充血)
propyliodone [ˌprəupi'laiədəun] *n* 丙碘酮(支气管造影剂)
propylparaben [ˌprəupil'pærəbən] *n* 羟苯丙酯(抗真菌药,药物制剂时用作防腐药)
propylthiouracil [ˌprəupilˌθaiə'juərəsil] *n* 丙硫氧嘧啶(抗甲状腺药)
proquazone ['prəukwəzəun] *n* 普罗喹宗,丙喹酮(抗炎药)
pro re nata [prəu ri: 'neitə]【拉】需要时,必要时
prorenin ['prəuri:nin] *n* 前肾素,前血管紧张肽原酶
prorennin [prə*u*'renin] *n* 前凝乳酶,凝乳酶原
prorenoate potassium [prə*u*'renəeit] 丙利酸钾,环丙睾酮丙酸钾(醛甾酮拮抗药)
proro- [构词成分] 突出的前端
Prorocentrum [ˌprəurə*u*'sentrəm] *n* 原甲藻属
Prorodontina [prə*u*ˌrəudɔn'tainə] *n* 前管亚目
proroxan hydrochloride [prə*u*'rɔksən] 盐酸普罗克生,盐酸丙咯噁烷(抗肾上腺素能〈α-受体阻滞〉药)
prorsad ['prɔ:sæd] *ad* 向前,前向
prorubricyte [prə'rubrisait] *n* 嗜碱性正成红细胞,早幼红细胞
proscillaridin [prə*u*si'læridin] *n* 海葱次甙(强心药)
prosecretin [ˌprəusi'kri:tin] *n* 前促胰液素
prosection [prə*u*'sekʃən] *n* (示教)解剖
prosector [prə*u*'sektə] *n*【拉】(示教)解剖员
prosencephalon [ˌprɔsen'sefəlɔn] *n* 前脑
prosimian [prəu'simiən] *n* 原猿,原猴
proso- [前缀] 前,前部
prosoc(o)ele ['prɔsəsi:l] *n* 前脑腔
prosodemic [ˌprɔsə'demik] *a* (以个人接触的方式)缓渐流行的(指疾病)
prosody ['prɔsədi] *n* 语调,语韵;韵律学
prosogaster ['prɔsəˌgæstə] *n* 前肠
prosopagnosia [ˌprɔsəpæg'nəusiə] *n* 面容失认
prosopalgia [ˌprɔsə'pældʒiə] *n* 三叉神经痛 | **prosopalgic** *a*
prosopantritis [ˌprɔsəpæn'traitis] *n* 额窦炎
prosopectasia [ˌprɔsəpek'teiziə] *n* 巨面
prosophenosia [ˌprɔsəfi'nəusiə] *n* 面容失认
prosoplasia [ˌprɔsə'pleisiə] *n* (组织)分化异常;进行性分化
prosop(o)- [构词成分] 面,面部
prosopoanoschisis [ˌprɔsəpə*u*ə'nɔskisis] *n* 面斜裂
prosopodiplegia [ˌprɔsəpəudai'pli:dʒiə] *n* 面肢双瘫(面和一侧下肢瘫痪)

prosopodysmorphia [ˌprɔsəpəudis'mɔːfiə] *n* 单侧面萎缩,半面萎缩

prosoponeuralgia [ˌprɔsəpəunjuə'rældʒiə] *n* 面部神经痛

prosopopagus [ˌprɔsə'pɔpəgəs] *n* 面部联胎

prosopoplegia [ˌprɔsəpəu'pliːdʒiə] *n* 面神经麻痹,面瘫 | **prosopoplegic** *a*

prosoposchisis [ˌprɔsə'pɔskisis] *n* 面裂(畸形)

prosopospasm [prə'səupəspæzəm] *n* 面肌痉挛

prosoposternodymus [ˌprɔsəpeustəːnə'diməs] *n* 面胸骨联胎畸形

prosopothoracopagus [ˌprɔsəpəuˌθɔːrə'kɔpəgəs] *n* 面胸联胎

prospect ['prɔspekt] *n* 展望,希望 | in ~ 在望,有希望

prospective [prə'spektiv] *a* 预期的,未来的

prostacyclin [ˌprɔstə'saiklin] *n* 前列环素,前列腺环素

prostacyclin synthase [ˌprɔstə'saiklin 'sinθeis] 前列环素合酶,前列腺素-I合酶

prostaglandin [ˌprɔstə'glændin] *n* 前列腺素 | ~ D_2 (PGD_2) 前列腺素D_2 / ~ E_1 (PGE_1) 前列腺素E_1(用作前列地尔alprostadil) / ~ E_2 (PGE_2) 前列腺素E_2(即非专利药名地诺前列酮dinoprostone) / ~ $F_{2\alpha}$ ($PGF_{2\alpha}$) 前列腺素$F_{2\alpha}$(即非专利药名地诺前列素dinoprost) / ~ $F_{2\alpha}$ ($PGF_{2\alpha}$) tromethamine 前列腺素$F_{2\alpha}$缓血酸胺盐(即地诺前列素氨丁三醇盐 dinoprost tromethamine) / ~ G_2 (PGG_2) 前列腺素G_2 / ~ H_2 (PGH_2) 前列腺素H_2/ ~ I_2 (PGI_2) 前列腺素I_2(即前列环素prostacyclin)

prostaglandin-D synthase [ˌprɔstə'glændin 'sinθeis] 前列腺素-D合酶(亦称内过氧化物-D-异构酶,前列腺素-H_2 D-异构酶)

prostaglandin endoperoxide synthase [prɔstə'glændin ˌendəupe'rɔksaid 'sinθeis] 前列腺素内过氧化物合酶

prostaglandin-E_2 reductase [ˌprɔstə'glændin ri'dʌkteis] 前列腺素-E_2还原酶

prostaglandin-E synthase [ˌprɔstə'glændin 'sinθeis] 前列腺素-E合酶(亦称内过氧化物-E-异构酶,前列腺素-H_2 E-异构酶)

prostaglandin-H_2 D-isomerase [ˌprɔstə'glændin ai'sɔməreis] 前列腺素-H_2 D-异构酶,前列腺素-D合酶

prostaglandin-H_2 E-isomerase [ˌprɔstə'glændin ai'sɔməreis] 前列腺素-H_2 E-异构酶,前列腺素-E合酶

prostaglandin-I synthase [ˌprɔstə'glændin 'sinθeis] 前列腺素-I合酶(此酶主要在血管壁的内皮内起作用。亦称前列环素合酶)

prostaglandin synthase [ˌprɔstə'glændin 'sinθeis] 前列腺素合酶,前列腺素内过氧化物合酶

prostalene ['prɔstəliːn] *n* 前列他林,前列烯(一种前列腺素)

prostanoid ['prɔstənɔid] *n* 前列腺素类(化合物)

Prostaphlin [prə'stæflin] *n* 苯唑西林钠,苯唑青霉素钠(oxacillin sodium)制剂的商品名

prostata ['prɔstətə] *n* 前列腺

prostatalgia [ˌprɔstə'tældʒiə] *n* 前列腺痛

prostatauxe [ˌprɔstə'tɔːksi] *n* 前列腺肥大

prostate ['prɔsteit] *n*, *a* 前列腺(的) | **prostatic** [prɔs'tætik] *a*

prostatectomy [ˌprɔstə'tektəmi] *n* 前列腺切除术 | perineal ~ 经会阴前列腺切除术 / retropubic prevesical ~ 耻骨后膀胱前前列腺切除术 / suprapubic transvesical ~ 耻骨上经膀胱前列腺切除术 / transurethral ~ 经尿道前列腺切除术

prostatelcosis [ˌprɔstətel'kəusis] *n* 前

列腺溃疡

prostaticovesical [prɔsˌtætikəu'vesikəl] *a* 前列腺膀胱的

prostaticovesiculectomy [prɔsˌtæti'kəuviˌsikju'lektəmi] *n* 前列腺精囊切除术

prostatism ['prɔstətizəm] *n* 前列腺病态 | vesical ~ 膀胱(尿潴留)性前列腺病态 | **prostateria** [ˌprɔstə'tiəriə] *n*

prostatisme [prɔstə'ti:zəm] *n*【法】前列腺病态 | ~ sans prostate 非前列腺肥大性前列腺病态

prostatitis [ˌprɔstə'taitis] *n* 前列腺炎 | **prostatitic** *a*

prostatocystitis [ˌprɔstətəusis'taitis] *n* 前列腺膀胱炎

prostatocystotomy [ˌprɔstətəusis'tɔtəmi] *n* 前列腺膀胱切开术

prostatodynia [ˌprɔstətəu'diniə] *n* 前列腺痛

prostatography [ˌprɔstə'tɔgrəfi] *n* 前列腺X线摄影(术)

prostatolith [prɔs'tætəliθ] *n* 前列腺石

prostatolithotomy [ˌprɔstətəuli'θɔtəmi] *n* 前列腺石切除术

prostatomegaly [ˌprɔstətəu'megəli] *n* 前列腺肥大

prostatometer [ˌprɔstə'tɔmitə] *n* 前列腺测量器

prostatomyomectomy [ˌprɔstətəuˌmaiəu'mektəmi] *n* 前列腺肌瘤切除术

prostatorrhea [ˌprɔstətə'ri:ə] *n* 前列腺液溢

prostatotomy [ˌprɔstə'tɔtəmi], **prostatomy** [prɔs'tætəmi] *n* 前列腺切开术

prostatotoxin [ˌprɔstətəu'tɔksin] *n* 前列腺毒素

prostatovesiculectomy [ˌprɔstətəuviˌsikju'lektəmi] *n* 前列腺精囊切除术

prostatovesiculitis [ˌprɔstətəuviˌsikju'laitis] *n* 前列腺精囊炎

prostaxia [prə'stæksiə] *n* 体内蛋白质(分散)稳定

prosternation [ˌprəustə'neiʃən] *n* 躯干前曲症

prostheca [prɔs'θi:kə] ([复] **prosthecae** [prɔs'θi:ki:]) *n* 菌柄(原核细胞的附器);臼叶(某些昆虫的可动性上颚附器)

Prosthecochloris [prɔsˌθi:kə'klɔ:ris] *n* 突柄绿菌属

Prosthecomicrobium [prɔsˌθi:kəmai'krəubiəm] *n* 突柄微菌属

prosthesis [prɔs'θi:sis] ([复] **prostheses** [prɔs'θi:si:z]) *n* 修复术;假体(用人造器具代替人体缺损的部分,如假眼、假牙、假肢等) | Cape Town ~ 开普敦修复术(开普敦大学发展起来的一种主动脉瓣代替物,结合心肺分流术插入之) / dental ~ 假牙修复术 / maxillofacial ~ 颌面修复术 / ocular ~ 假眼;眼镜 | **prosthetic** [prɔs'θetik] *a* 修复的;假体的

prosthetics [prɔs'θetiks] *n* 修复学,装补学(假体、假眼、假牙) | dental ~ 假牙修复学,假牙修复术 | **prosthetist** ['prɔsθətist] *n* 修复学家

prosthion (PR) ['prɔsθiɔn] *n* (上)牙槽中点

prosthodontics [ˌprɔsθə'dɔntiks], **prosthodontia** [ˌprɔsθə'dɔnʃiə] *n* 假牙修复学,假牙修复术 | **prosthodontic** *a* / **prosthodontist** *n* 假牙修复学家

Prosthogonimus [ˌprɔsθə'gɔniməs] *n* 前殖吸虫属 | ~ macrorchis 巨睾前殖吸虫

prosthokeratoplasty [ˌprɔsθə'kerətəˌplæsti] *n* 假角膜修复术,假角膜成形术

Prostigmin [prə'stigmin] *n* 新斯的明(neostigmine)制剂的商品名

Prostin E$_2$ ['prɔstin] 前列腺素E$_2$,地诺前列酮(dinoprostone)制剂的商品名

Prostin F$_2$ Alpha ['prɔstin] 前列腺素F$_{2\alpha}$缓血酸胺盐,地诺前列素氨丁三醇(dinoprost tromethamine)制剂的商品

名

Prostin-VR ['prɔstin] 前列地尔(alprostandil)制剂的商品名

Prostomatina [prəˌstəumə'tainə] *n* 前口亚目

prostrate ['prɔstreit] *a* 俯卧的,平卧的;衰竭的,疲惫的 [prɔs'treit] *vt* 使俯卧;使平卧;使衰竭,使疲惫

prostration [prɔs'treiʃən] *n* 俯卧,平卧;衰竭,虚脱 | heat ~ 中暑衰竭,中暑虚脱 / nervous ~ 神经衰弱

prot- 见proto-

protactinium [ˌprəutæk'tiniəm] *n* 镤(化学元素)

protagon ['prəutəgɔn] *n* 初磷脂

protal ['prəutl] *a* 先天的;最先的;最初的

Protalba [prəu'tælbə] *n* 原藜芦碱甲(protoveratrine A)制剂的商品名

protalbumose [prəu'tælbjuməus] *n* 原脲,初脲

protaminase [prəu'tæmineis] *n* 鱼精蛋白酶,羧肽酶B

protamine ['prəutəmi(:)n] *n* 鱼精蛋白 | ~ sulfate 鱼精蛋白硫酸盐(肝素拮抗药)

Protaminobacter [ˌprəutəˌmainəu'bæktə] *n* 精蛋白杆菌属

protan ['prəutæn] *n* 红色觉变常者;红色盲基因,第一色盲基因(指患有红色盲或红色弱的个体) *a* 红色觉变常的

protandry [prəu'tændri] *n* 雄性先熟(动物),雄蕊先熟(植物) | **protandrous** [prəu'tændrəs] *a*

protanomal [ˌprəutə'nɔməl] *n* 红色弱者,第一色弱者

protanomaly [ˌprəutə'nɔməli] *n* 红色觉变常(亦称红色弱或第一色弱) | **protanomalous** [ˌprəutə'nɔmələs] *a*

protanope ['prəutənəup] *n* 红色盲者

protanopia [ˌprəutə'nəupiə], **protanopsia** [ˌprəutə'nɔpsiə] *n* 红色盲,第一色盲 | **protanopic** [ˌprəutə'nɔpik] *a*

Protaphane NPH ['prəutəfein] 低精蛋白锌胰岛素混悬液(isophane insulin suspension)制剂的商品名

Protea ['prəutiə] *n*【拉】南非山龙眼属

protean ['prəutiən] *a* 变形的 *n* 朊;变态朊(一种不溶的衍生朊)

proteantigen [ˌprəuti'æntidʒən] *n* 蛋白抗原

protease ['prəutieis] *n* 蛋白酶 | fig-tree ~ 无花果蛋白酶

protect [prə'tekt] *vt* 保护,防护(from, against)

protectant [prə'tektənt] *a* 保护的,防护的 *n* 保护剂,防护剂

protectin [prə'tektin] *n* 橡皮纸(用于手术)

protection [prə'tekʃən] *n* 保护,防护

protective [prə'tektiv] *a* 保护的,防护的 *n* 保护剂,防护剂

protector [prə'tektə] *n* (催化)保护质;保护器,保护装置 | LATS ~ 长效甲状腺刺激素保护剂

Proteeae [prə'ti:ii:] *n* 变形杆菌族

proteid(e) ['prəuti:d] *n* 蛋白(质) | **proteidic** [ˌprəuti'idik] *a*

proteidin ['prəuti:din] *n* 蛋白溶菌素 | pyocyanase ~ 绿脓菌蛋白溶菌素

proteidogenous [ˌprəuti:'dɔdʒinəs] *a* 生蛋白(质)的

protein ['prəuti:n] *n* 蛋白(质) | alcohol-soluble ~ 醇溶蛋白 / allosteric ~ 变构蛋白,别构蛋白 / amyloid A (AA) ~ 淀粉样A蛋白,AA蛋白 / amyloid light chain (AL) ~ 淀粉样轻链蛋白,AL蛋白 / ~ C 蛋白C,补体蛋白 / C4 binding ~ C4结合蛋白,补体4结合蛋白 / carrier ~ 载体蛋白(在体外或在体内与半抗原结合的蛋白,使半抗原能激发免疫应答) / cationic ~s 阴离子蛋白 / conjugated ~ 结合蛋白 / cord ~s 脐蛋白 / C-reactive C-反应蛋白 / denatured ~ 变性蛋白 / derived ~ 衍生蛋白 / encephalitogenic ~ 致脑炎蛋白,髓磷脂碱性蛋白 /

fibrillar ～ 纤维状蛋白 / ～ hydrolysate 蛋白质水解产物 / immune ～s 免疫蛋白(免疫球蛋白) / incomplete ～, partial ～ 不完全蛋白 / iron-sulfur ～ 铁硫蛋白质 / M ～ M蛋白质(一种与大肠杆菌细胞膜有关的膜结合载体蛋白) / myelin basic ～ (MBP) 髓磷脂碱性蛋白 / myeloma ～ 骨髓瘤蛋白 / native ～ 天然蛋白 / plasma ～s 血浆蛋白 / racemized ～ 消旋蛋白 / ～ S 蛋白S(一种维生素K依赖性血浆蛋白) / S ～ S蛋白质(一种补体系统调节蛋白) / serum ～s 血清蛋白 / serum amyloid A (SAA) ～ 血清淀粉样A蛋白, SSA蛋白 / staphylococcal ～ A 葡萄球菌蛋白A / whole ～ 全蛋白(未分裂的蛋白) | ～**aceous** [ˌprəutii'neiʃəs] *a*

proteinase ['prəuti:neis] *n* 蛋白酶 | clothes-moth ～ 衣蠹蛋白酶

proteinemia [ˌprəuti:'ni:miə] *n* 蛋白血症 | broad-beta ～ 宽-*β*(脂)蛋白血症 / floating-beta ～ 漂浮-*β*(脂)蛋白血症, 宽-*β*脂蛋白病

protein-glutamine γ-glutamyltransferase ['prəuti:n 'glu:təmi:n ˌglu:təmil'trænsfəreis] 蛋白质-谷氨酰胺γ-谷氨酰基转移酶(亦称转谷氨酰胺酶)

proteinic [prəu'ti:nik, ˌprəuti'inik] *a* 蛋白(质)的

protein kinase ['prəuti:n 'kaineis] 蛋白激酶

proteinochrome [ˌprəu'ti:nəkrəum] *n* 蛋白色素

proteinochromogen [ˌprəuti:nə'krəumədʒən] *n* 蛋白色素原

proteinogen [ˌprəuti'inədʒən] *n* 蛋白原

proteinogenous [ˌprəuti:'nɔdʒinəs] *a* 生蛋白的

proteinogram [prəu'ti:nəgræm] *n* (血清)蛋白谱

proteinology [ˌprəuti:'nɔlədʒi] *n* 蛋白(质)学

proteinosis [ˌprəuti:'nəusis] *n* 蛋白沉积(症) | lipid ～ 类脂蛋白沉积症, 皮肤粘膜类脂沉积症

proteinotherapy [ˌprəuti:nəu'θerəpi] *n* 蛋白疗法

proteinphobia [ˌprəuti:n'fəubjə] *n* 蛋白食恐怖, 荤食恐怖

protein phosphatase ['prəuti:n 'fɔsfəteis] 蛋白磷酸酶, 磷蛋白磷酸酶

proteinpolysaccharide [ˌprəuti:nˌpɔli'sækəraid] *n* 蛋白多糖(结缔组织基质的成分)

protein-tyrosine kinase ['prəuti:n 'tairəsi:n 'kaineis] 蛋白-酪氨酸激酶(此酶活性存在于某些膜蛋白内, 为某些致癌基因的产物, 本反应在控制细胞生长中起到一定作用)

protein-tyrosine-phosphatase ['prəuti:n 'tairəsi:n 'fɔsfəteis] 蛋白-酪氨酸-磷酸酶(此酶活性调节蛋白-酪氨酸激酶的活性, 从而可能减少或抑制细胞生长和肿瘤发生)

proteinuria [ˌprəuti:'njuəriə] *n* 蛋白尿(症) | accidental ～, adventitious ～ 偶发性蛋白尿 / cardiac ～ 心脏性蛋白尿 / colliquative ～ 溶化性蛋白尿 / cyclic ～, ～ of adolescence 周期性蛋白尿, 青春期蛋白尿 / effort ～, athletic ～ 用力性蛋白尿, 运动性蛋白尿 / emulsion ～ 乳剂性蛋白尿 / orthostatic ～ 直立性蛋白尿 / postural ～ 体位性蛋白尿 | **proteinuric** *a*

proteoclastic [ˌprəutiə'klæstik] *a* 裂蛋白的

proteoglycan [ˌprəutiə'glaikæn] *n* 蛋白多糖, 蛋白聚糖

Proteoglypha [ˌprəuti'ɔglifə] *n* 前牙类, 沟牙类(毒蛇)

proteohormone [ˌprəutiəu'hɔ:məun] *n* 蛋白激素

proteolipid [ˌprəutiə'lipid], **proteolipin** [ˌprəutiə'lipin] *n* (含)蛋白脂质

proteolysin [ˌprəuti'ɔlisin] *n* 蛋白分

解素，蛋白水解素

proteolysis [ˌprəutiˈɔlisis] *n* 蛋白分解(作用)，蛋白水解(作用) | **proteolytic** [ˌprəutiəˈlitik] *a* 蛋白分解的，蛋白水解的 *n* 蛋白分解酶，蛋白水解酶

proteometabolism[ˌprəutiə*u*meˈtæbəlizəm] *n* 蛋白代谢 | **proteometabolic** [ˌprəutiə*u*ˌmetəˈbɔlik] *a*

Proteomyces [ˌprəutiə*u*ˈmaisiːz] *n* 毛孢子菌属

proteopepsis [ˌprəutiə*u*ˈpepsis] *n* 蛋白消化 | **proteopeptic** *a*

proteopexy [ˈprəutiəˌpeksi] *n* 蛋白固定 | **proteopexic** [ˌprəutiə*u*ˈpeksik], **proteopectic** [ˌprəutiə*u*ˈpektik] *a*

proteophilic [ˌprəutiə*u*ˈfilik] *a* 嗜蛋白的(指某些细菌)

proteose [ˈprəutiəus] *n* 脲(蛋白质的不完全分解物)

Proteosoma [ˌprəutiə*u*ˈsəumə] *n* 变幻虫属

proteosotherapy [ˌprəutiəusə*u*ˈθerəpi] *n* 脲疗法

proteosuria [ˌprəutiəuˈsjuəriə] *n* 脲尿

proteotherapy [ˌprəutiə*u*ˈθerəpi] *n* 蛋白(质)疗法

proteotoxin [ˌprəutiə*u*ˈtɔksin] *n* 蛋白毒素(细菌蛋白和宿主血清相互作用而形成的毒性蛋白质，例如过敏毒素)；内毒素

proter [ˈprəutə] *n* 前子体，前端细胞(原生动物横裂后形成的前端的子体)

Proteroglypha [ˌprəutərəˈglifə] *n* 前牙类，沟牙类(毒蛇)

Proteromonadida [ˌprəutəˌrəumə*u*ˈnædidə] *n* 原滴虫目

Proteromonas [ˌprəutərəˈməunəs] *n* 原滴虫属

protest [prəˈtest] *vt, vi* 抗议，反对(against)

proteuria [ˌprəutiˈjuəriə] *n* 蛋白尿(症) | **proteuric** *a*

Proteus [ˈprəutiəs, -tjuːs] *n* 变形杆菌属 | ～ hydrophilus 嗜水变形杆菌 / ～ inconstans 无定形杆菌，无恒变形杆菌 / ～ melanovogenes 嗜水气单胞菌 / ～ mirabilis 奇异变形杆菌 / ～ morgani 摩根变形杆菌 / ～ penneri 羽状变形杆菌 / ～ rettgeri 雷特格变形杆菌 / ～ vulgaris 普通变形杆菌

proteus [ˈprəutiəs] ([复] **protei** [ˈprəutiai]) *n* 变形杆菌

prothallus [prəuˈθæləs] *n* 原叶体(植物)

prothipendyl hydrochloride [prə*u*ˈθaipendil] 盐酸丙硫喷地，盐酸氮丙嗪(抗组胺药，镇静药)

prothrombin [prə*u*ˈθrɔmbin] *n* 凝血酶原，前凝血酶(凝血因子Ⅱ)

prothrombinase [prə*u*ˈθrɔmbineis] *n* 凝血酶原酶，促凝血酶原激酶 | extrinsic ～ 外源性促凝血酶原激酶 / intrinsic ～ 内源性促凝血酶原激酶

prothrombinogenic [prə*u*ˌθrɔmbinə*u*ˈdʒenik] *a* 促凝血酶原(凝血因子Ⅱ)的

prothrombinopenia [prə*u*ˌθrɔmbinə*u*ˈpiːniə] *n* 前凝血酶减少(症)

prothyl [ˈprəuθil] *n* 玄质，始质(见protyl)

prothymia [prə*u*ˈθimiə] *n* 精神活泼

prothymocyte [prə*u*ˈθaiməsait] *n* 前胸腺细胞

protide [ˈprəutaid] *n* 蛋白(质)

protidemia [ˌprəutiˈdiːmiə] *n* 蛋白血(症)

protinium [prə*u*ˈtiniəm] *n* 氕(氢的同位素)

protiodide [prə*u*ˈtaiədaid] *n* 低碘化物，亚碘化物

protirelin [prə*u*ˈtairəlin] *n* 普罗瑞林，促甲状腺激素释放激素(促甲状腺素释放药)

protist [ˈprəutist] *n* 原生生物 | eukaryotic ～, higher ～ 真核原生生物 / prokaryotic ～, lower ～ 原核原生生物

Protista [prə*u*ˈtistə] *n*【希】原生生物

protistology [ˌprəutisˈtɔlədʒi] *n* 原生

物学，微生物学 | **protistologist** *a* 原生物学家，微生物学家

protium ['prəutjəm] *n* 氕(氢的同位素)

prot(o)- [构词成分] 原，原始，第一，初

proto-actinium [ˌprəutə*u*æk'tinjəm] *n* 镤(化学元素)

protoalbumose [ˌprəutə*u*'ælbjuməus] *n* 原际，初际

protoanemonin [ˌprəutə*u*ə'nemənin] *n* 原白头翁素

protobiology [ˌprəutə*u*bai'ɔlədʒi] *n* 原生物学(研究比细菌还微小的生命类型，如病毒)

protobios [ˌprəutə*u*'baiɔs], **protobe** ['prəutəub] *n* 噬菌体

protoblast ['prəutəblæst] *n* 胚细胞，裸细胞；卵核；原(分)裂球 | **~ic** [ˌprəutəu'blæstik] *a*

protobrochal [ˌprəutə*u*'brəukəl] *a* 卵发育初期的

Protocalliphora [ˌprəutə*u*kə'lifərə] *n* 原丽蝇属

protocaryon [ˌprəutə*u*'kæriɔn] *n* 原核，初核

protocatechuic acid [ˌprəutə*u*ˌkæti'tʃu:ik] 原儿茶酸，3，4-二羟苯甲酸(平喘消炎药)

protochloride [ˌprəutə*u*'klɔ:raid] *n* 低氯化物，亚氯化物

protochlorophyll [ˌprəutə*u*'klɔ:rəfil] *n* 原叶绿素

protochondral [ˌprəutə*u*'kɔndrəl] *a* 前软骨的

protochondrium [ˌprəutə*u*'kɔndriəm] *n* 前软骨

Protociliata [ˌprəutə*u*ˌsili'eitə] *n* 原纤毛亚纲

protociliate [ˌprəutə'siliit] *n* 原纤毛虫

Protociliatia [ˌprəutəˌsili'eiʃiə] *n* 原纤毛虫亚纲

Protococcidiida [ˌprəutə*u*ˌkɔksi'daiidə] *n* 原球孢子菌目

protocol ['prəutəkɔl] *n* 科学实验报告；原始记录(尸体剖检、实验或病案时用)

protocone ['prəutəkəun] *n* 原尖(上磨牙的近中颊尖)

protoconid [ˌprəutə*u*'kəunid] *n* 下原尖(下磨牙的近中颊尖)

protocooperation [ˌprəutə*u*kəuˌɔpə'reiʃən] *n* 原始互助，基本互助(指生物与生物之间)

protocoproporphyria [ˌprəutə*u*ˌkɔprəpɔ:'firiə] *n* 原粪卟啉症(指胆汁及粪内原卟啉与粪卟啉过多)

protodiastolic [ˌprəutə*u*ˌdaiəs'tɔlik] *a* 舒张初期的(即直接在第二心音后)

protoduodenum [ˌprəutə*u*dju(:)ə*u*'di:nəm] *n* 前十二指肠，十二指肠头(从幽门到十二指肠乳头部)

protoelastose [ˌprəutə*u*i'læstəus] *n* 原弹性蛋白际，半弹性硬蛋白

protofibril [ˌprəutə*u*'faibril] *n* 初纤维

protogaster ['prəutə*u*ˌgæstə] *n* 原肠

protoglobulose [ˌprəutə*u*'glɔbjuləus] *n* 原球蛋白际

protogonocyte [ˌprəutə*u*'gəunəsait] *n* 原生殖细胞，原性(原)细胞

protogyny [prə'tɔdʒini] *n* 雌性先熟(动物)，雌蕊先熟(植物) | **protogynous** [prə'tɔdʒinəs] *a*

protoheme ['prəutəhi:m] *n* 血红素

protohemin [ˌprəutə*u*'hemin] *n* 氯化血红素

protohydrogen [ˌprəutə*u*'haidrədʒən] *n* 氕(氢的同位素)

protoiodide [ˌprəutə'aiədaid] *n* 低碘化物，亚碘化物

protokylol hydrochloride [ˌprəutə'kailɔl] 盐酸普罗托醇，盐酸胡椒喘定(肾上腺素能药，支气管扩张药)

Protomastigida [ˌprəutə*u*mæs'tidʒidə] *n* 原鞭毛(虫)目

protomere ['prəutəmiə] *n* 原粒，胶粒，微胶粒

protomerite [ˌprəutə'miərait] *n* (簇虫)前节

protometer [prəu'tɔmitə] *n* 突眼计，眼球突出测量器

Protominobacter [prəu'tɔminə-ˌbæktə] *n* 原胺菌属

Protomonadina [ˌprəutəuˌmɔnəu'dai-nə] *n* 原鞭毛(虫)目

proton ['prəutɔn] *n* 质子 | **protonic** [prəu'tɔnik] *a*

protonephridium [ˌprəutəunə'fri-diəm] *n* 原肾管

protonephron [ˌprəutəu'nefrɔn], **pro-tonephros** [ˌprəutəu'nefrɔs] *n* 原肾,前肾

protoneuron [ˌprəutəu'njuərɔn] *n* 第一神经元(在周围反射弧中);初神经元(低等动物)

protonitrate [ˌprəutəu'naitreit] *n* 低硝酸盐

proto-oncogene [ˌprəutəu'ɔŋkədʒi:n] *n* 原致癌基因

Protopam ['prəutəpæm] *n* 解磷定(pralidoxime)制剂的商品名

protopathic [ˌprəutəu'pæθik] *a* 粗觉的,原始感觉的

protopecten [ˌprəutəu'pektən] *n* 果胶糖

protophyllin [ˌprəutəu'filin] *n* 原叶绿素,氢化叶绿素

Protophyta [ˌprəutəu'faitə] *n* 原生植物类

protophyte ['prəutəfait] *n* 原生植物

protophytology [ˌprəutəufai'tɔlədʒi] *n* 原生植物学

protopine ['prəutəpin] *n* 普托品,原阿片碱,前阿片碱

protoplasia [prəutəu'pleisiə] *n* 初期组织形成

protoplasm ['prəutəuplæzəm] *n* 原生质,原浆 | functional ～ 动质,动浆 / superior ～ 内质网 / totipotential ～ 全能原生质,全能原浆 | ～**ic** [ˌprəu-təu'plæzmik], ～**atic** [ˌprəutəu-plæz'mætik] *a*

protoplast ['prəutəplæst] *n* 原物,原型;原生质体 | ～**ic** [ˌprəutəu'plæstik] *a*

protoporphyria [ˌprəutəupɔ:'firiə] *n* 原卟啉症 | erythrohepatic ～, erythropoietic ～ 红细胞肝性原卟啉症,红细胞生成性原卟啉症

protoporphyrin [ˌprəutəu'pɔ:firin] *n* 原卟啉

protoporphyrinogen [ˌprəutəuˌpɔ:fi-'rinədʒən] *n* 原卟啉原

protoporphyrinogen oxidase [ˌprəu-təupɔ:fi'rinədʒən 'ɔksideis] 原卟啉原氧化酶(此酶的遗传性缺乏,为一种常染色体显性性状,是混合性卟啉症的原因)

protoporphyrinuria [ˌprəutəuˌpɔ:firi-'njuəriə] *n* 原卟啉尿

protoproteose [ˌprəutəu'prəutiəus] *n* 原脲,初脲

protopsis [prəu'tɔpsis] *n* 眼球突出

protosalt ['prəutəsɔ:lt] *n* 低盐,低价金属盐

protospasm ['prəutəspæzəm] *n* 先兆痉挛(皮质性癫痫早期轻痉挛)

Protospirura [ˌprəutəuspai'ru:rə] *n* 原旋线虫属 | ～ gracilis 细原旋线虫

Protosteliia [ˌprəutəusti'aiiə] *n* 原星亚纲

Protosteliida [ˌprəutəusti'laiidə] *n* 原星目

protostoma [ˌprəutəu'stəumə] *n* 胚孔

Protostomatida [ˌprəutəustəu'mæti-də] *n* 原口目

protostome ['prəutəstəum] *n* 原口动物

Protostomia [ˌprəutəu'stəumiə] *n* 原口动物类

Protostrongylus [ˌprəutəu'strɔndʒi-ləs] *n* 原圆线虫属 | ～ rufescens 红色原圆线虫

protosulfate [ˌprəutəu'sʌlfeit] *n* 低硫酸盐

protosyphilis [ˌprəutəu'sifilis] *n* 初期梅毒

Prototheca [ˌprəutəu'θi:kə] *n* 原壁菌属

protothecosis [ˌprəutəuθi'kəusis] *n* 原壁菌病

Prototheria [ˌprəutəu'θiəriə] *n* 原兽亚纲

prototoxoid [ˌprəutəu'tɔksɔid] *n* 强性类毒素,强亲和性类毒素(见protoxoid)

prototroph ['prəutətrəuf] *n* 矿质寄生物;原(营)养型微生物 | ~**ic** [ˌprəutəu'trɔfik] *a* 矿质寄生的,嗜无机物质的,原(营)养型的

prototropy [prə'tɔtrəpi] *n* 质子移变(作用),质子转移(作用)

prototype ['prəutətaip] *n* 原型,样品;标准,典型;原始型

protoveratrine [ˌprəutəu'verətri:n] *n* 原藜芦碱

protovertebra [ˌprəutəu'və:tibrə] *n* 体节;原椎(骨)

protoxide [prəu'tɔksaid] *n* 低氧化物,亚氧化物

protoxoid [prəu'tɔksɔid], **protoxeoid** [prəu'tɔksiɔid] *n* 前类毒素,强性类毒素,强亲和性类毒素(一种对抗毒素的亲和力比毒素还强的类毒素)

Protozoa [ˌprəutəu'zəuə] *n* 原生动物门

protozoa [ˌprəutəu'zəuə] protozoon的复数 | ~**l** *a* 原生动物的,原虫的

protozoacide [ˌprəutəu'zəuəsaid] *a* 杀原生动物的,杀原虫的 *n* 杀原生动物药,杀原虫药

protozoagglutinin[ˌprəutəuˌzəuə'glu:tinin] *n* 原虫凝集素(在原虫感染时血内形成的凝集素,能与入侵的原虫发生凝集反应)

protozoan [ˌprəutəu'zəuən] *n, a* 原生动物(的),原虫(的) | **protozoon** [ˌprəutəu'zəuɔn] *n* ([复] **protozoa** [ˌprəutəu'zəuə]) *n* / **protozoic** *a*

protozoiasis [ˌprəutəuzəu'aiəsis], **protozoosis** [ˌprəutəuzəu'əusis] *n* 原生动物病,原虫病

protozoology [ˌprəutəuzəu'ɔlədʒi] *n* 原生动物学

protozoophage [ˌprəutəu'zəuəfeidʒ] *n* 噬原虫细胞

protozootherapy [ˌprəutəuˌzəuəu'θerəpi] *n* 原生动物病疗法,原虫病疗法

protract [prə'trækt] *vt* 延长,伸展

protracted [prə'træktid] *a* 延长的;长期的,持久的;停滞的

protraction [prə'trækʃən] *n* 延长,伸展;(颌)前伸 | mandibular ~ 下颌前伸 / maxillary ~ 上颌前伸

protractor [prə'træktə] *n* 钳取器

protransglutaminase [prəuˌtrænzglu:'tæmineis] *n* 转谷氨酰胺酶原

protriptyline hydrochloride [prəu'triptili:n] 盐酸普罗替林,盐酸丙氨环庚烯(抗抑郁药)

protrude [prə'tru:d] *vt, vi* (使)伸出,(使)突出 | ~**nt** *a*

protrusio [prə'tru:ziəu] *n*【拉】前突,突出 | ~ acetabuli 髋臼前突,(髋)关节内陷

protrusion [prə'tru:ʒən] *n* 伸出,前突,突出 | bimaxillary ~ 双颌前突 / intrapelvic ~ 骨盆内前突,(髋)关节内陷

protrusive [prə'tru:siv] *a* 伸出的,突出的

protrypsin [prəu'tripsin] *n* 前胰蛋白酶,胰蛋白酶原

protuberance [prə'tju:bərəns] *n* 隆凸 | ~ of chin 颏隆凸 / laryngeal ~ 喉结 / palatine ~ 腭圆枕,腭隆凸 / transverse occipital ~ 枕骨圆枕 / tubal ~ 咽鼓管圆枕,咽鼓管隆凸

protuberant [prə'tju:bərənt] *a* 隆凸的;显著的

protuberantia [prətju:bə'rænʃiə] *n*【拉】隆凸

protyl(e) ['prəutil] *n* 玄质,始质(一种假想中的物质,认为一切化学元素均由此形成)

proud [praud] *a* 骄傲的,自豪的;肉芽组织生长过多的(如赘肉) | ~ of … 以…自豪,以…为荣 | ~**ly** *ad*

pro-UK prourokinase 尿激酶前体

prourokinase (pro-UK) [ˌprəujuərəu'kaineis] *n* 尿激酶前体(用作治疗性血栓溶解,亦称单链尿激酶型纤溶酶原激

活剂)

provable ['pru:vəbl] *a* 可证明的,可证实的

prove [pru:v] *vt* 证明,证实;检验,试验 *vi* 证明是,表明是 | ~ out 证明是适合的,证明是令人满意的 | ~**n** *a* 被证实的

Provell [prə'vel] *n* 原藜芦碱甲、乙(protoveratrines A and B)制剂的商品名

Proventil [prə'ventil] *n* 沙丁胺醇(albuterol)制剂的商品名

proventriculus [ˌprəuven'trikjuləs] *n* 前胃(指鸟胃腺体部和某些无脊椎动物〈如昆虫〉前肠的一部分)

Provera [prə'verə] *n* 安宫黄体酮,甲羟孕酮醋酸酯(medroxyprogesterone acetate)制剂的商品名

proverb ['prɔvə(:)b] *n* 谚语,格言

provertebra [prə'və:tibrə] *n* 体节

provide [prə'vaid] *vt* 提供(for);装备,供给(with);规定 *vi* 作准备(for, against);规定

provided (that) [prə'vaidid] *conj* 以…为条件,假如

Providencia [ˌprɔvi'densiə] (Providence 在美国罗得岛) *n* 普罗维登斯菌属(以前划入变形杆菌属〈Proteus〉的一种,即无恒变形杆菌) | ~ alcalifaciens 产碱普罗维登斯菌(亦称无恒变形杆菌亚群A) / ~ rettgeri 雷氏普罗维登斯菌(亦称雷氏变形杆菌) / ~ stuartii 斯氏普罗维登斯菌(亦称无恒变形杆菌亚群B)

providing (that) [prə'vaidiŋ] *conj* 以…为条件,假如

province ['prɔvins] *n* 省;(学术)领域,范围

provirus [prəu'vaiərəs] *n* 前病毒,原病毒(动物病毒的染色体组,与宿主细胞的染色体整合,从而复制所有的子细胞)

provision [prə'viʒən] *n* 供应,预备;[复] 食物 *vt* 向…供应粮食(或必需品等)

provisional [prə'viʒənl] *a* 临时的,暂时性的 | ~**ly** *ad*

provisory [prə'vaizəri] *a* 有附带条件的;临时的 | **provisorily** *ad*

provitamin [prəu'vaitəmin] *n* 维生素原,前维生素(一种维生素的前身,前维生素A为胡罗卜素,麦角甾醇称为前维生素D)

provocation [ˌprɔvə'keiʃən] *n* 刺激,激发(作用)

provocative [prə'vɔkətiv] *a* 刺激的,激发…的(of)(指激发征状、反射、反应或疗效的出现) | ~**ly** *ad*

provoke [prə'vəuk] *vt* 激发,引起

Prowazek-Greeff bodies [prɔ'vɑ:tseik greif] (S. J. M. von Prowazek; Carl R. Greeff) 普-格小体,沙眼小体

Prowazek's bodies [prɔ'vɑ:tseik] (Stanislas J. M. von Prowazek) 普罗瓦泽克小体(①沙眼小体;②天花及牛痘小体)

proxazole ['prɔksəzəul] *n* 普罗沙唑,胺丙噁二唑(平滑肌松弛药,消炎镇痛药) | ~ citrate 枸橼酸普罗沙唑,枸橼酸胺丙噁二唑

Pro-X dipeptidase [dai'peptideis] 脯氨酰氨基酸二肽酶(亦称脯氨酰二肽酶)

proxemics [prɔk'si:miks] *n* 空间关系学,距离效应学(研究人际间相互作用的空间距离的效应以及人际间相互关系定向的影响)

proximad ['prɔksimæd] *ad* 向近侧,向近端

proximal ['prɔksiməl] *a* 接近的,邻近的,近端的 | ~**ly** *ad*

proximalis [ˌprɔksi'meilis] *a*【拉】接近的,邻近的

proximate ['prɔksimit] *a* 邻近的,近似的

proximity [prɔk'siməti] *n* 接近,近似

proximoataxia [ˌprɔksiməuə'tæksiə] *n* 近端运动失调,近端共济失调

proximobuccal [ˌprɔksiməu'bʌkəl] *a* 邻颊的(后牙)

proximoceptor [ˌprɔksiməu'septə] *n*

触觉感受器

proximolabial [ˌprɔksiməu'leibiəl] *a* 邻唇的(前牙)

proximolingual [ˌprɔksiməu'liŋgwəl] *a* 邻舌的(牙)

Prozac ['prəuzæk] *n* 盐酸氟西汀(fluoxetine hydrochloride)制剂的商品名

prozone ['prəuzəun] *n* 前带,前区(在凝集或沉淀反应时,抗体浓度相对高的区不产生反应。当抗体浓度低于前区时,则产生反应。此现象可能只因抗体过剩,或可能因封闭抗体或血清中有非特异性抑制物所致) | **prozonal** ['prəuzənl] *a* 附肌带前的;前带的,前区的

prozymogen [prəu'zaimədʒən] *n* 前酶原

PRPP phosphoribosylpyrophosphate 磷酸核糖焦磷酸

PRU peripheral resistance unit 外周阻力单位

prudence ['pru:dəns] *n* 谨慎,慎重;深思远虑

prudent ['pru:dənt] *a* 谨慎的,慎重的;深思远虑的 | ~**ly** *ad*

pruinate ['pru:ineit] *a* 霜状的,霜掩状的

Prulet ['prju:lit] *n* 双醋酚丁(oxyphenisatin acetate)制剂的商品名

Prunella [pru'nelə] *n* 夏枯草属

prunin ['pru:nin] *n* 野黑樱素(用于胸部及神经性疾病)

Prunus ['pru:nəs] *n* 【拉】 李属 | ~ americana 美国刺李 / ~ amygdala 苦扁桃(树) / ~ armeniaca 杏(树) / ~ domestica 杏梅,洋李 / ~ laurocerasus 月桂樱(树) / ~ persica 桃(树) / ~ serotina 黑野樱 / ~ spinosa 黑刺李 / ~ virginiana (黑)野樱桃(树)

prurigo [pruə'raigəu] *n* 【拉】 痒疹 | ~ agria 重痒疹 / ~ mitis 轻痒疹 / ~ simplex 单纯痒疹 / summer ~ 夏令痒疹 | **pruriginous** [pruə'ridʒinəs] *a*

pruritogenic [ˌpruəritəu'dʒenik] *a* 引起瘙痒的

pruritus [pruə'raitəs] *n* 瘙痒 | essential ~ 自发性瘙痒 / ~ hiemalis 冬令瘙痒 / senile ~ 老年瘙痒 / symptomatic ~ 症状性瘙痒(如伴有黄疸) / ~ valvae 外阴瘙痒,外阴干皱 | **pruritic** [pruə'ritik] *a*

Prussak's fibers ['pru:sɑ:k] (Alexander Prussak) 普鲁萨克纤维(自锤骨短突末端至鼓切迹的两根短纤维) | ~ pouch (space) 鼓膜上隐窝

prussiate ['prʌʃiit, 'prʌsieit] *n* 氰化物

prussic acid ['prʌsik] 氢氰酸

pry[1] [prai] *vi, n* 窥探;打听(into)

pry[2] [prai] *vt* 橇,揭开(off) | ~ out (of) (设法使某人)说出

Prymnesiida [ˌprimni'saiidə] *n* 定鞭目

PS phosphatidylserine 磷脂酰丝氨酸; pulmonary stenosis 肺动脉瓣狭窄

ps per second 每秒

PSA prostate-specific antigen 前列腺特异性抗原

psalis ['seilis] *n* 【希】(脑)穹窿

psalterium [sæl'tiəriəm] *n* 海马连合;反刍胃 | **psalterial** *a*

Psalydolytta [ˌsælidə'litə] *n* 链芫青属

Psamminida [sə'minidə] *n* 无线目

psamm(o)- [构词成分] 沙

psammocarcinoma [ˌsæməuˌkɑ:si'nəumə] *n* 沙癌

psammoma [sæ'məumə] *n* 沙样瘤

psammosarcoma [ˌsæməusɑ:'kəumə] *n* 沙肉瘤

psammotherapy [ˌsæməu'θerəpi] *n* 沙浴疗法

psammous ['sæməs] *a* 沙的

psauoscopy [sɔ:'ɔskəpi] *n* 摩动诊法

pselaphesia [selə'fi:ziə] *n* 触觉

psellism ['selizəm] *n* 口吃,讷吃

pseudacousma [ˌpsju:də'ku:zmə], **pseudacousis** [ˌpsju:də'ku:sis] *n* 听幻觉

pseudactinomycosis [psju:ˌdæktinəumai'kəusis] *n* 假放线菌病

pseudagraphia [ˌpsjuːdə'greifiə] *n* 假性失写(症)

pseudalbuminuria [ˌpsjuːdælˌbjuːmi'njuəriə] *n* 假蛋白尿,偶发性蛋白尿

Pseudallescheria [ˌpsjuːdæləs'kiəriə] *n* 假霉样真菌 | ~ boydii 波伊德假霉样真菌

pseudallescheriasis [ˌpsjuːdæleskə'raiəsis] *n* 波伊德假霉样真菌病

Pseudamphistomum [ˌpsjuːdæm'fistəumən] *n* 伪端盘吸虫属 | ~ truncatum 截形伪端盘吸虫

pseudangina [ˌpsjuːdæn'dʒainə] *n* 假心绞痛

pseudankylosis [ˌpsjuːdæŋki'ləusis] *n* 假(性)关节强硬

pseudaphia [ˌpsjuː'deifiə] *n* 触幻觉

pseudarrhenia [ˌpsjuːdə'riːniə] *n* 女性假两性畸形

pseudarthritis [ˌpsjuːdɑː'θrɑitis] *n* 假(性)关节炎

pseudarthrosis [ˌpsjuːdɑː'θrəusis] *n* 假关节

Pseudechis porphyriacus [sjuː'dekis pɔ'firiəkəs] 澳洲黑蛇

pseudencephalus [ˌpsjuːden'sefələs] *n* 假脑畸胎

pseudesthesia [ˌpsjuːdis'θiːzjə] *n* 假感觉,幻觉;联觉,牵连感觉

pseudinoma [ˌpsjuːdi'nəumə] *n* 假瘤,假性瘤,幻想瘤;假纤维瘤

pseud(o)- [构词成分] 假,伪

pseudoacanthosis [ˌpsjuːdəuˌækən'θəusis] *n* 假性棘皮症 | ~ nigricans 假性黑(色)棘皮症

pseudoacephalus [ˌpsjuːdəuei'sefələs] *n* 假无头畸胎

pseudoactinomycosis [ˌpsjuːdəuˌæktinəumai'kəusis] *n* 假放线菌病

pseudoagglutination [ˌpsjuːdəuəˌgluːti'neiʃən] *n* 假凝集反应,假血凝反应

pseudoagraphia [ˌpsjuːdəuə'græfiə] *n* 假性失写(症)

pseudoalbuminuria [ˌpsjuːdəuˌælbjumi'njuəriə] *n* 假蛋白尿,偶发性蛋白尿

pseudoalleles [ˌpsjuːdəuə'liːlz] *n* 拟等位基因(此基因看来似乎是等位的,其位点虽不同,但是紧密相连的;形成杂合子的等位基因,很像野生型,而不像任何一种的突变型) | **pseudoallelic** [ˌpsjuːdəuə'lelik] *a*

pseudoallelism [ˌpsjuːdəu'ælilizəm] *n* 拟等位现象

pseudoalveolar [ˌpsjuːdəuæl'viələ] *a* 假牙槽的

Pseudoamphistomum [ˌpsjuːdəuæm'fistəməm] *n* 伪端盘吸虫属

pseudoanaphylaxis [ˌpsjuːdəuˌænəfi'læksis] *n* 假过敏反应,假过敏症(注射已用琼脂、高岭土、淀粉及其他物质处理过的血清或注射其他非特异性蛋白引起的类似过敏反应的一种反应) | **pseudoanaphylactic** *a* 假过敏性的

pseudoanemia [ˌpsjuːdəuə'niːmiə] *n* 假贫血

pseudoaneurysm [ˌpsjuːdəu'ænjuərizəm] *n* 假动脉瘤

pseudoangina [ˌpsjuːdəuæn'dʒainə] *n* 假心绞痛

pseudoankylosis [ˌpsjuːdəuˌæŋki'ləusis] *n* 假(性)关节强硬

pseudoanodontia [ˌpsjuːdəuˌænə'dɔnʃiə] *n* 假无牙,埋伏牙

pseudoantagonist [ˌpsjuːdəuæn'tægənist] *n* 假拮抗肌

pseudoapoplexy [ˌpsjuːdəu'æpəˌpleksi] *n* 假卒中(似中风,但无脑出血情况)

pseudoappendicitis [ˌpsjuːdəuəˌpendi'saitis] *n* 假阑尾炎

pseudoarthrosis [ˌpsjuːdəuɑː'θrəusis] *n* 假关节

pseudoasthma [ˌpsjuːdəu'æsmə] *n* 假气喘,假性哮喘,阵发性呼吸困难

pseudoathetosis [ˌpsjuːdəuˌæθi'təusis] *n* 假性手足徐动症

pseudoatrophoderma colli [ˌpsjuːdəuˌætrəfəu'dəːmə 'kɔli] 颈部假性皮

萎缩

pseudobacillus [ˌpsjuːdəubəˈsiləs] *n* 假杆菌

pseudobacterium [ˌpsjuːdəubækˈtiəriəm] *n* 假(无芽胞杆)菌

pseudobasedow [ˌpsjuːdəuˈbæsidəu] *n* 假性毒性甲状腺肿,类巴塞多病

pseudobronchiectasis [ˌpsjuːdəuˌbrɔŋkiˈektəsis] *n* 假支气管扩张

pseudobulbar [ˌpsjuːdəuˈbʌlbə] *a* 假延髓病的,似延髓病的

pseudocartilage [ˌpsjuːdəuˈkɑːtilidʒ] *n* 假软骨,软骨样组织

pseudocartilaginous [ˌpsjuːdəuˌkɑːtiˈlædʒinəs] *a* 假软骨的

pseudocast [ˈpsjuːdəkɑːst] *n* 假管型(一种尿中的沉积物,类似真管型,为粘液丝或棉线等粘着而成)

pseudocele [ˈpsjuːdəsiːl] *n* 透明隔腔

pseudocephalocele [ˌpsjuːdəuˈsefələsiːl] *n* 假性脑突出(非先天性的,由于头颅损伤或疾病所致)

pseudochancre [ˌpsjuːdəuˈʃæŋkə] *n* 假下疳

pseudocholecystitis [ˌpsjuːdəuˌkəulisisˈtaitis] *n* 假胆囊炎(由于食物过敏反应引起的类似胆囊炎症状)

pseudocholesteatoma [ˌpsjuːdəuˌkəulistiəˈtəumə] *n* 假胆脂瘤(慢性中耳炎症时的鼓室内)

pseudocholinesterase (PCE) [ˌpsjuːdəuˌkəuliˈnestəreis] *n* 拟胆碱酯酶

pseudochorea [ˌpsjuːdəukɔˈriə] *n* 假性舞蹈病

pseudochromesthesia [ˌpsjuːdəuˌkrəumisˈθiːzjə] *n* 假色觉,色幻觉

pseudochromidrosis [ˌpsjuːdəuˌkrəumiˈdrəusis] *n* 假色汗(症)(产色素细菌作用所致)

pseudochromosome [ˌpsjuːdəuˈkrəuməsəum] *n* 假染色体,拟染色体(精母细胞中的杆状高尔基〈Golgi〉体)

pseudochylous [ˌpsjuːdəuˈkailəs] *a* 假乳糜的(似乳糜,但不含脂肪)

pseudocirrhosis [ˌpsjuːdəusiˈrəusis] *n* 假(肝)硬变 | pericardial ~ of the liver, pericarditic ~ 心包炎性假肝硬变

pseudoclaudication [ˌpsjuːdəuklɔːdiˈkeiʃən] *n* 假跛行

pseudoclonus [ˌpsjuːdəuˈkləunəs] *n* 假阵挛,短时阵挛

pseudocoarctation [ˌpsjuːdəuˌkəuɑːkˈteiʃən] *n* 假缩窄,假缩小(X线造影所见的一种主动脉扭结,可能是一种主动脉弓异常) | ~ of the aorta 主动脉假缩窄

pseudocoele [ˈpsjuːdəsiːl] *n* 透明隔腔

pseudocoelom [ˌpsjuːdəuˈsiːləm] *n* 假体腔

pseudocoelomate [ˌpsjuːdəuˈsiːləmeit] *a* 有假体腔的 *n* 假体腔动物

pseudocolloid [ˌpsjuːdəuˈkɔlɔid] *n* 假胶体(一种粘液样物质,有时见于卵巢囊内) | ~ of lips 唇假胶体,唇粘膜皮脂腺肿大

pseudocoloboma [ˌpsjuːdəuˌkɔləˈbəumə] *n* 假虹膜缺损

pseudocolony [ˌpsjuːdəuˈkɔləni] *n* 假菌落,假集落

pseudocoma [ˌpsjuːdəuˈkəumə] *n* 假性昏迷,关闭综合征(即locked-in syndrome,见syndrome项下相应术语)

pseudocopulation [ˌpsjuːdəuˌkɔpjuˈleiʃən] *n* 假(性)抱合,拟交配

pseudo-corpus luteum [ˌpsjuːdəuˌkɔːpəs ˈljuːtiəm] 假黄体

pseudocowpox [ˌpsjuːdəuˈkaupɔks] *n* 假牛痘,挤乳员结节

pseudocoxalgia [ˌpsjuːdəukɔkˈsældʒiə] *n* 假(性)髋关节痛(股骨小头骨骺骨软骨病)

pseudocrisis [ˈpsjuːdəkraisis] *n* 假极期,假(热度)骤退

pseudocroup [ˌpsjuːdəuˈkruːp] *n* 假格鲁布(喘鸣性喉痉挛;胸腺性气喘)

pseudocyanin [ˌpsjuːdəuˈsaiənin] *n* 假异花(青)色苷

pseudocyesis [ˌpsju:dəusai'i:sis] *n* 假妊娠，假孕

pseudocylindroid [ˌpsju:dəusi'lindrɔid] *n* 假圆柱状体

pseudocyst ['psju:dəsist] *n* 假(性)囊肿

pseudodementia [ˌpsju:dəudi'menʃiə] *n* 假(性)痴呆

pseudodextrocardia [ˌsju:dəuˌdekstrəu'kɑ:diə] *n* 假右位心

pseudodiabetes [ˌpsju:dəuˌdaiə'bi:ti:z] *n* 假糖尿病，亚临床型糖尿病

pseudodiastolic [ˌpsju:dəuˌdaiə'stɔlik] *a* 假舒张(期)的

pseudodiphtheria [ˌpsju:dəudif'θiəriə] *n* 假白喉

pseudodominant [ˌpsju:dəu'dɔminənt] *n* 拟显性

pseudodysentery [ˌpsju:dəu'disəntri] *n* 假痢疾

pseudoedema [ˌpsju:dəui(:)'di:mə] *n* 假水肿

pseudoembryonic [ˌpsju:dəuˌembri'ɔnik] *a* 假胚的

pseudoemphysema [ˌpsju:dəuˌemfi'zi:mə] *n* 假气肿

pseudoencephalomalacia [ˌpsju:dəuenˌsefələuma'leiʃiə] *n* 假脑软化(牛、羊等致命性疾病)

pseudoendometritis [ˌpsju:dəuˌendəumi'traitis] *n* 假(性)子宫内膜炎

pseudoeosinophil [ˌpsju:dəuˌi:ə'sinəfil] *a* 假(性)嗜酸性的

pseudoephedrine [ˌpsju:dəui'fedrin] *n* 假麻黄碱，伪麻黄碱 | ~ hydrochloride 盐酸假麻黄碱(减轻鼻充血药，支气管扩张药)

pseudoepilepsy [ˌpsju:dəu'epilepsi] *n* 假性癫痫，假癫痫发作

pseudoepiphysis [ˌpsju:dəui'pifisis] *n* 假骺

pseudoesthesia [ˌpsju:dəuis'θi:zjə] *n* 假感觉，幻觉

pseudoexfoliation [ˌpsju:dəueksˌfəuli'eiʃən] *n* 假表皮脱落，假鳞皮样脱落

pseudoexophoria [ˌpsju:dəuˌeksə'fəuriə] *n* 假性外隐斜视

pseudoexophthalmos [ˌpsju:dəuˌeksɔf'θælmɔs] *n* 假眼球突出，假突眼

pseudoextrophy [ˌpsju:dəu'ekstrəfi] *n* 假膀胱外翻

pseudofarcy ['psju:dəˌfɑ:si] *n* 假性马皮疽，兽疫性淋巴管炎

pseudofluctuation [ˌpsju:dəuˌflʌktju'eiʃən] *n* 假波动

pseudofolliculitis [ˌpsju:dəufəˌlikju'laitis] *n* 假毛囊炎(亦称须癣，须部假毛囊炎)

pseudofracture [ˌpsju:dəu'fræktʃə] *n* 假骨折

pseudofructose [ˌpsju:dəu'frʌktəus] *n* 假果糖

pseudoganglion [ˌpsju:dəu'gæŋgliən] *n* 假神经节

pseudogene ['psju:dəudʒi:n] *n* 假基因(一种DNA序列，在碱基顺序上类似活动基因，但不被转录)

pseudogestation [ˌpsju:dəudʒes'teiʃən] *n* 假妊娠

pseudogeusesthesia [ˌpsju:dəuˌgju:sis'θi:zjə] *n* 味幻觉，假味觉

pseudogeusia [ˌpsju:dəu'gju:ziə] *n* 味幻觉

pseudoglanders [ˌpsju:dəu'glændəz] *n* 假(马)鼻疽，假鼻疽溃疡性淋巴管炎

pseudoglioma [ˌpsju:dəuglai'əumə] *n* 假神经胶质瘤

pseudoglobulin [ˌpsju:dəu'glɔbjulin] *n* 拟球蛋白，伪球蛋白，假球蛋白

pseudoglottis [ˌpsju:dəu'glɔtis] *n* 假声门 | **pseudoglottic** *a*

pseudoglucosazone [ˌpsju:dəuˌglu:kə'seizəun] *n* 假葡萄糖脎

pseudogonorrhea [ˌpsju:dəuˌgɔnə'ri:ə] *n* 假淋病，非淋球菌性尿道炎

pseudogout ['psju:dəgaut] *n* 假痛风，软骨钙质沉着病

pseudographia [ˌpsju:dəu'græfiə] *n* 假性书写

pseudogynecomastia [ˌpsjuːdəuˌgainikəu'mæstiə] *n* 假性(男子)女性型乳房

pseudohallucination [ˌpsjuːdəuhəˌluːsi'neiʃən] *n* 假(性)幻觉,伪幻觉

pseudohaustration [ˌpsjuːdəuhɔːs'treiʃən] *n* 假结肠袋(造影片上出现水肿粘膜岛有规律地排列在溃疡深部的肌层之间,类似结肠壁正常的袋形结构)

pseudohelminth [ˌpsjuːdəu'helminθ] *n* 假蠕虫

pseudohemagglutination [ˌpsjuːdəuˌheməˌgluːti'neiʃən] *n* 假血凝反应(由于缗钱状形成所致的红细胞聚集)

pseudohematuria [ˌpsjuːdəuˌhiːmə'tjuəriə] *n* 假血尿

pseudohemophilia [ˌpsjuːdəuːˌhiːmə'filiə] *n* 假血友病

pseudohemoptysis [ˌpsjuːdəuhiː'mɔptisis] *n* 假咯血

pseudohereditary [ˌpsjuːdəuhi'reditəri] *a* 假(性)遗传的,拟遗传的

pseudohermaphrodite [ˌpsjuːdəuhə'mæfrədait] *n* 假两性体,假半阴阳体 | female ～ 女性假两性体 / male ～ 男性假两性体

pseudohermaphroditism [ˌpsjuːdəuhə'mæfrədaitizəm] *n* 假两性畸形,假半阴阳 | female ～ 女性假两性畸形 / male ～ 男性假两性畸形 | **pseudohermaphrodism** [ˌpsjuːdəuhə'mæfrədizəm] *n*

pseudohernia [ˌpsjuːdəu'həːnjə] *n* 假疝

pseudoheterotopia [ˌpsjuːdəuˌhetərəu'təupiə] *n* 假异位

pseudohydrocephalus [ˌpsjuːdəuˌhaidrəu'sefələs] *n* 假脑积水

pseudohydronephrosis [ˌpsjuːdəuˌhaidrəuni'frəusis] *n* 假肾盂积水(肾旁囊肿)

pseudohyoscyamine [ˌpsjuːdəuhaiə'saiəmin] *n* 假莨菪碱,去甲莨菪碱

pseudohyperkalemia [ˌpsjuːdəuˌhaipə(ː)kæ'liːmiə] *n* 假血钾过多,假高血钾症

pseudohypertension [ˌpsjuːdəuˌhaipə(ː)'tenʃən] *n* 假高血压(由血压计读出,尤见于老年患者,由于动脉壁顺应性丧失所致)

pseudohypertrichosis [ˌpsjuːdəuˌhaipə(ː)tri'kəusis] *n* 假多毛(症)(出生后胎毛不脱)

pseudohypertrophy [ˌpsjuːdəuhai'pəːtrəfi] *n* 假肥大 | muscular ～ 假性肌肥大 | **pseudohypertrophic** [ˌpsjuːdəuˌhaipə(ː)'trɔfik] *a*

pseudohypoaldosteronism [ˌpsjuːdəuˌhaipəuæl'dɔstiərəunizəm] *n* 假性醛固酮减少(症)

pseudohyponatremia [ˌpsjuːdəuˌhaipəunə'triːmiə] *n* 假低钠血(症)

pseudohypoparathyroidism [ˌpsjuːdəuˌhaipəuˌpærə'θairɔidizəm] *n* 假性甲状旁腺功能减退(症)

pseudohypophosphatasia [ˌpsjuːdəuˌhaipəuˌfɔsfə'teiziə] *n* 假磷酸酶过少(症)

pseudohypothyroidism [ˌpsjuːdəuˌhaipəu'θairɔidizəm] *n* 假性甲状腺功能减退(症)

pseudoicterus [ˌpsjuːdəu'iktərəs] *n* 假黄疸

pseudoinfarction [ˌpsjuːdəuin'fɑːkʃən] *n* 假心肌梗塞

pseudoion [ˌpsjuːdəu'aiən] *n* 假离子

pseudoisochromatic [ˌpsjuːdəuˌaisəukrəu'mætik] *a* 假同色的,假等色的

pseudoisocyanin [ˌpsjuːdəuˌaisəu'saiənin] *n* 假异花(青)色苷

pseudojaundice [ˌpsjuːdəu'dʒɔːndis] *n* 假黄疸

pseudokeratin [ˌpsjuːdəu'kerətin] *n* 拟角蛋白,假角蛋白

pseudolamellar [ˌpsjuːdəulə'melə] *a* 假板层的

pseudoleukemia [ˌpsjuːdəuˌljuː'kiːmiə] *n* 假白血病 | ～ cutis 皮肤假白

血病 / ～ lymphatica 淋巴性假白血病 / myelogenous ～ 骨髓性假白血病 | **pseudoleukocythemia** [ˌpsjuːdəuˌljuːkəusaiˈθiːmiə] *n*

pseudolipoma [ˌpsjuːdəuliˈpəumə] *n* 假脂瘤，神经病性水肿

pseudolithiasis [ˌpsjuːdəuliˈθaiəsis] *n* 假结石病

pseudologia [ˌpsjuːdəuˈləudʒiə] *n* 谎言癖 | ～ fantastica 幻想性谎言癖

pseudoluxation [ˌpsjuːdəulʌkˈseiʃən] *n* 假脱位

pseudolymphoma [ˌpsjuːdəulimˈfəumə] *n* 假淋巴瘤(亦称淋巴细胞瘤)

Pseudolynchia [ˌpsjuːdəuˈlintʃiə] *n* 拟虱蝇属 | ～ canariensis, ～ maurah 拟虱蝇，鸽虱蝇

pseudomalfunction [ˌpsjuːdəumælˈfʌŋkʃən] *n* 假功能不良(在心脏起搏术语中，指起搏器明显功能不良，实际上由于一种人为现象造成，如心电描记法分析时出现机械性错误)

pseudomalignancy [ˌpsjuːdəuməˈlignənsi] *n* 假恶性(病)

pseudomamma [ˌpsjuːdəuˈmæmə] *n* 假乳房(见于卵巢皮样囊肿上)

pseudomania [ˌpsjuːdəuˈmeinjə] *n* 假躁狂；虚构性自罪(症)；谎言癖

pseudomasturbation [ˌpsjuːdəuˌmæstəˈbeiʃən] *n* 假性手淫，抚阳癖

pseudomegacolon [ˌpsjuːdəuˈmegəˌkəulən] *n* 假巨结肠

pseudomelanoma [ˌpsjuːdəuˌmeləˈnəumə] *n* 假黑素瘤

pseudomelanosis [ˌpsjuːdəuˌmeləˈnəusis] *n* 假黑变病

pseudomelia [ˌpsjuːdəuˈmiːliə] *n* 幻肢 | ～ paraesthetica 感觉异常性幻肢

pseudomembrane [ˌpsjuːdəuˈmembrein] *n* 假膜 | **pseudomembranous** *a*

pseudomembranelle [ˌpsjuːdəuˈmembrənel] *n* 假微膜

pseudomeningitis [ˌpsjuːdəuˌmeninˈdʒaitis] *n* 假性脑膜炎

pseudomenstruation [ˌpsjuːdəuˌmenstruˈeiʃən] *n* 假月经

pseudomethemoglobin [ˌpsjuːdəumethiːməuˈgləubin] *n* 假正铁血红蛋白，正铁血白蛋白

pseudomicrocephalus [ˌpsjuːdəuˌmaikrəuˈsefələs] *n* 假性小头者

pseudomilium [ˌpsjuːdəuˈmiliəm] *n* 假粟粒疹，胶状粟粒疹

pseudomonad [ˌpsjuːdəuˈməunæd] *n* 假单胞菌

Pseudomonadaceae [ˌpsjuːdəuˌmɔnəˈdeisiiː] *n* 假单胞菌科

Pseudomonadales [ˌpsjuːdəuˌməunəˈdeiliːz] *n* 假单胞菌目

Pseudomonadineae [ˌpsjuːdəuˌməunəˈdainiiː] *n* 假单胞菌亚目

Pseudomonas [ˌpsjuːdəuˈməunəs] *n* 假单胞菌属 | ～ acidovorans 食酸假单胞菌 / ～ aeruginosa 绿脓假单胞菌，绿脓杆菌 / ～ alcaligenes 产碱假单胞菌 / ～ cepacia, ～ multivorans 葱头假单胞菌，多食假单胞菌 / ～ diminuta 缺陷假单胞菌 / ～ fluorescens 荧光假单胞菌 / ～ mallei 鼻疽假单胞菌 / ～ maltophila 嗜麦芽假单胞菌 / ～ pertucinogena 穿孔假单胞菌(亦称百日咳博代菌Ⅳ相) / ～ pickettii, ～ thomasii 皮氏假单胞菌，托氏假单胞菌 / ～ polycolor 多色假单胞菌 / ～ pseudoalcaligenes 类产碱假单胞菌 / ～ pseudomallei 类鼻疽假单胞菌 / ～ putida, ～ eisenbergii 恶臭假单胞菌，艾氏假单胞菌，/ ～ putrefaciens 腐败假单胞菌(亦称腐败互生单胞菌) / ～ pyocyanea 绿脓假单胞菌，绿脓杆菌 / ～ reptilivora 爬虫假单胞菌 / ～ septica 败血假单胞菌 / ～ stutzeri, ～ stanieri 施氏假单胞菌，斯氏假单胞菌 / ～ syncyanea 产蓝假单胞菌 / ～ testosteroni 睾丸酮假单胞菌 / ～ vesicularis 泡囊假单胞菌(亦称泡囊棒状杆菌)

Pseudomonilia [ˌpsjuːdəuməˈniliə] *n* 假念珠菌属

pseudomorphine [ˌpsjuːdəuˈmɔːfiːn] *n* 假吗啡,脱氢吗啡

pseudomotor [ˌpsjuːdəuˈməutə] *a* 假运动的

pseudomucin [ˌpsjuːdəuˈmjuːsin] *n* 假粘蛋白

pseudomyiasis [ˌpsjuːdəumaiˈaiəsis] *n* 假蝇蛆病

pseudomyopia [ˌpsjuːdəumaiˈəupiə] *n* 假(性)近视

pseudomyxoma [ˌpsjuːdəumikˈsəumə] *n* 假粘液瘤 | ～ peritonei 腹膜假粘液瘤(亦称假性积水)

pseudonarcotic [ˌpsjuːdəunɑːˈkɔtik] *a* 假麻醉的

pseudonarcotism [ˌpsjuːdəuˈnɑːkətizəm] *n* 假麻醉(状态)

pseudoneoplasm[ˌpsjuːdəuˈni(ː)əuplæzəm] *n* 假瘤;幻想瘤

pseudoneuritis [ˌpsjuːdəunjuəˈraitis] *n* 假视神经炎

pseudoneuroma [ˌpsjuːdəunjuəˈrəumə] *n* 假神经瘤

pseudoneuronophagia [ˌpsjuːdəunjuəˌrəunəˈfeidʒiə] *n* 假性噬神经细胞现象

Pseudonocardia [ˌpsjuːdəunəuˈkɑːdiə] *n* 假诺卡菌属

pseudonucleolus [ˌpsjuːdəunjuːˈkliːələs] *n* 假核仁,染色质核仁,核粒

pseudonym [ˈpsjuːdənim] *n* 假名,笔名

pseudonystagmus [ˌpsjuːdəunisˈtægməs] *n* 假眼球震颤

pseudo-obstruction [ˌpsjuːdəuəbsˈtrʌkʃən] *n* 假梗阻 | intestinal ～ 假肠梗阻

pseudo-ochronosis [ˌpsjuːdəuˌəukrəˈnəusis] *n* 假褐黄病

pseudo-optogram [ˌpsjuːdəuˈɔptəgræm] *n* 假视网膜象

pseudo-osteomalacia [ˌpsjuːdəuˌɔstiəuməˈleiʃiə] *n* 假性骨软化(骨盆)

pseudo-ovum [ˌpsjuːdəuˈəuvəm] *n* 假卵(见于卵巢粒层细胞瘤)

pseudopannus [ˌpsjuːdəuˈpænəs] *n* 假角膜翳(有时见于触染性软疣)

pseudopapilla [ˌpsjuːdəupəˈpilə] *n* 假乳头

pseudopapilledema [ˌpsjuːdəuˌpæpiliˈdiːmə] *n* 假视神经乳头水肿

pseudoparalysis [ˌpsjuːdəupəˈrælisis] *n* 假麻痹,假瘫 | ～ agitans 震颤(性假)麻痹 / arthritic general ～ 关节炎性全身假瘫 / congenital atonic ～ 先天肌无力性假麻痹,先天肌弛缓

pseudoparaphrasia [ˌpsjuːdəuˌpærəˈfreiziə] *n* 假性言语无序,假性言语倒错

pseudoparaplegia [ˌpsjuːdəupærəˈpliːdʒiə] *n* 假截瘫

pseudoparasite [ˌpsjuːdəuˈpærəsait] *n* 假寄生物

pseudoparesis [ˌpsjuːdəupəˈriːsis] *n* 假性全身麻痹

pseudopelade [ˌpsjuːdəuˈpiːleid] *n* 假斑秃

pseudopellagra [ˌpsjuːdəupəˈlægrə] *n* 假性糙皮病

pseudopeptone [ˌpsjuːdəuˈpeptəun] *n* 假蛋白胨,类卵粘蛋白

pseudopericardial [ˌpsjuːdəuˌperiˈkɑːdiəl] *a* 假心包的

pseudoperitonitis [ˌpsjuːdəuˌperitəuˈnaitis] *n* 假腹膜炎

pseudoperoxidase [ˌpsjuːdəupəˈrɔksideis] *n* 假过氧化物酶

pseudophakia [ˌpsjuːdəuˈfeikiə] *n* 假晶状体(症) | ～ fibrosa 纤维性假晶状体(症)

pseudophotesthesia [ˌpsjuːdəuˌfəutisˈθiːzjə] *n* 光联觉,连带光觉

pseudophthisis [psjuːˈdɔfθaisis] *n* 假痨病(非结核性痨病)

Pseudophyllidea [ˌpsjuːdəufiˈlidiə] *n* 假叶目

pseudophyllidean[ˌpsjudəufiˈlidiən]

a 假叶目绦虫的

pseudoplasm [ˌ*psj*uːdəplæzəm] *n* 假瘤,自消瘤

pseudoplasmodium [ˌ*psj*uːdə*u*plæz'məudiəm] *n* 假原质团

pseudoplegia [ˌ*psj*uːdə*u*'pliːdʒiə] *n* 癔病性麻痹;假麻痹,假瘫

pseudopneumonia [ˌ*psj*uːdə*u*nju(ː)'məuniə] *n* 假肺炎

pseudopodiospore [ˌ*psj*uːdə*u*'pəudiəspɔː] *n* 伪足孢子,变形虫样孢子

pseudopodium [ˌ*psj*uːdə*u*'pəudiəm] ([复] **pseudopodia** [ˌ*psj*uːdə*u*'pəudiə]), **pseudopod** ['*psj*uːdəpɔd] *n* 伪足

pseudopoliomyelitis [ˌ*psj*uːdə*u*ˌpɔliə*u*maiə'laitis] *n* 假脊髓灰质炎(由肠病毒而不是由脊髓灰质炎病毒所致)

pseudopolycythemia [ˌ*psj*uːdə*u*ˌpɔlisai'θiːmiə] *n* 假性红细胞增多

pseudopolymelia [ˌ*psj*uːdə*u*ˌpɔli'miːliə] *n* 多肢幻觉,多处幻觉(除手足幻觉外,还包括鼻、乳头和阴茎头的幻觉) | ～ paraesthetica 感觉异常性多肢幻觉,多处感觉倒错

pseudopolyp [ˌ*psj*uːdə*u*'pɔlip] *n* 假息肉

pseudopolyposis [ˌ*psj*uːdə*u*ˌpɔli'pəusis] *n* 假息肉病

pseudopregnancy [ˌ*psj*uːdə*u*'pregnənsi] *n* 假妊娠,假孕;子宫内膜经前期

pseudoprognathism [ˌ*psj*uːdə*u*'prɔgnəθizəm] *n* 假凸颌(畸形)(由于错牙合造成牙排列改变所致)

pseudoproteinuria [ˌ*psj*uːdə*u*ˌprəutiː'njuəriə] *n* 假性蛋白尿,偶发性蛋白尿

pseudopseudohypoparathyroidism [ˌ*psj*uːdə*u*ˌpsjuːdə*u*haipə*u*ˌpærə'θairɔidizəm] *n* 假性假甲状旁腺功能减退(症)

pseudopsia [*psj*uː'dɔpsiə] *n* 视错觉,假视觉,视幻觉

pseudopsychosis [ˌ*psj*uːdə*u*sai'kəusis] *n* 假精神病,甘塞综合征(见Ganser syndrome)

pseudopterygium [ˌ*psj*uːdə*u*tə'ridʒiəm] *n* 假(性)翳状胬肉,瘢痕翳状胬肉

pseudoptosis [ˌ*psj*uːdə*u*'*p*təusis] *n* 假(性)睑下垂

pseudoptyalism [ˌ*psj*uːdə*u*'taiəlizəm] *n* 假流涎(由于咽下困难所致)

pseudopuberty [ˌ*psj*uːdə*u*'pjuːbəti] *n* 假青春期(第二性征和副生殖器官的发育并不伴有青春期促性腺激素水平)

pseudorabies [ˌ*psj*uːdə*u*'reibiːz] *n* 假性狂犬病 | bovine ～ 牛假性狂犬病

pseudoreaction [ˌ*psj*uːdə*u*ri(ː)'ækʃən] *n* 假反应,假阳性反应(皮内试验中的一种皮肤反应,并非对试验中的特异性蛋白质的反应,而由于用于产生毒素培养基中的蛋白质所引起)

pseudoreduction [ˌ*psj*uːdə*u*ri'dʌkʃən] *n* 拟减数(由于联会,染色体数目明显减半)

pseudoreminiscence [ˌ*psj*uːdə*u*remi'nisns] *n* 假(性)回忆,虚谈症

pseudoretinitis pigmentosa [ˌ*psj*uːdə*u*ˌreti'naitis ˌpigmən'təusə] 假性色素性视网膜炎

pseudorheumatism [ˌ*psj*uːdə*u*'ruːmətizəm] *n* 假风湿病

pseudorickets [ˌ*psj*uːdə*u*'rikits] *n* 假佝偻病,肾病性骨营养不良

pseudosarcoma [ˌ*psj*uːdə*u*sɑː'kəumə] *n* 假肉瘤

pseudoscarlatina [ˌ*psj*uːdə*u*ˌskɑːlə'tiːnə] *n* 假猩红热(由败血性中毒所致)

pseudosclerema [ˌ*psj*uːdə*u*skliə'riːmə] *n* 假硬化病(新生儿皮下脂肪组织坏死)

pseudosclerosis [ˌ*psj*uːdə*u*skliə'rəusis] *n* 假硬化症 | spastic ～ 痉挛性假硬化症

pseudoscrotum [ˌ*psj*uːdə*u*'skrəutəm] *n* 假阴囊

pseudoseizure [ˌ*psj*uːdə*u*'siːʒə] *n* 假癫痫发作(类似癫痫发作,但纯系心理性原因,缺少癫痫的脑电图特征,患者可凭意

志的动作加以停止。亦称假癫痫,癔症性癫痫)

pseudosmia [psjuː'dɔzmiə] *n* 假嗅觉,嗅幻觉

pseudosolution [ˌpsjuːdəusə'ljuːʃən] *n* 假溶液(有时指胶体溶液)

pseudostoma [psjuː'dɔstəmə] *n* 假孔(在染银色的内皮细胞间)

pseudostrabismus [ˌpsjuːdəustrə'bisməs] *n* 假性斜视

pseudostrophanthin [ˌpsjuːdəuːstrə'fænθin] *n* 假毒毛旋花子甙

pseudostructure [ˌpsjuːdəu'strʌktʃə] *n* 网状基质(见于活体染色法后的红细胞)

pseudotetanus [ˌpsjuːdəu'tetənes] *n* 假破伤风

pseudothrill ['psjuːdəθril] *n* 假震颤

pseudotoxin [ˌpsjuːdəu'tɔksin] *n* (颠茄)假毒素(取自颠茄叶)

pseudotrachoma [ˌpsjuːdəutrə'kəumə] *n* 假沙眼

pseudotrichinosis [ˌpsjuːdəuˌtriki'nəusis] *n* 假毛线虫病,皮肌炎

pseudotrismus [ˌpsjuːdəu'trisməs] *n* 假牙关紧闭

pseudotropine [psjuː'dɔtrəpin] *n* 假托品(托品的分解产物)

pseudotruncus arteriosus [ˌpsjuːdəu'trʌnkəs ɑːˌtiəri'əusəs] 假性动脉干(法乐〈Fallot〉四联征中最严重型)

pseudotubercle [ˌpsjuːdəu'tjuːbəːkl] *n* 假结核(结)节

pseudotuberculoma[ˌpsjuːdəutjuːˌbəːkju'ləumə] *n* 假结核瘤 | ～ silicoticum 硅沉着性假结核瘤

pseudotuberculosis [ˌpsjuːdəutjuːˌbəːkjuː'ləusis] *n* 假结核病 | ～ hominis streptothrica 链丝菌(性假结核)病

pseudotumor [ˌpsjuːdəu'tjuːmə] *n* 假瘤,幻想瘤 | ～ cerebri 假脑瘤

pseudotyphus [ˌpsjuːdəu'taifəs] *n* 假斑疹伤寒

pseudouremia [ˌpsjuːdəujuə'riːmiə] *n* 假尿毒症(见于肾小球性肾炎及高血压脑病时)

pseudouridine [ˌpsjuːdəu'juəridin] *n* 假尿(嘧啶核)苷

pseudovacuole [ˌpsjuːdəu'vækjuːəul] *n* 假空泡(某些红细胞内)

pseudovalve ['psjuːdəvælv] *n* 假瓣膜

pseudoventricle [ˌpsjuːdəu'ventrikl] *n* 透明隔腔,第五脑室

pseudovermicule [ˌpsjuːdəu'vəːmikjuːl], **pseudovermiculus** [ˌpsjuːdəuvəː'mikjuləs] *n* 假孕虫(疟原虫发育中的一个时期)

pseudovertigo [ˌpsjuːdəu'vəːtigəu] *n* 假性眩晕(类似眩晕,但无旋转感觉的一种头晕,在众多可能的原因中有换气过度、起立性低血压和恐慌病)

pseudovirion [ˌpsjuːdəu'vaiəriɔn] *n* 假病毒(粒子)(由寄主细胞的DNA和病毒的外壳所组成的颗粒)

pseudovoice ['psjuːdəvɔis] *n* 假喉音

pseudovomiting [ˌpsjuːdəu'vɔmitiŋ] *n* 假呕吐(反胃)

pseudoxanthine [ˌpsjuːdəu'zænθin] *n* 假黄嘌呤

pseudoxanthoma [ˌpsjuːdəuzæn'θəumə] *n* 假黄瘤 | ～ elasticum 弹力纤维性假黄瘤(亦称弹性痣)

pseudozooglea [ˌpsjuːdəuˌzəuə'gliːə] *n* 假菌胶团

psi [psai] *n* 希腊语的第23个字母(Ψ,ψ)

psicofuranine [ˌsaikə'fjuərənin] *n* 狭霉素C,阿洛酮糖腺苷(一种核苷抗生素,具有抗菌、抗肿瘤作用)

psilocin ['sailəsin] *n* 二甲-4-羟色胺(致幻药)

psilocybin [ˌsailə'saibin] *n* 赛洛西宾,二甲-4-羟色胺磷酸(致幻药)

psittacine ['sitəsain] *a* 鹦鹉的

psittacosis [ˌsitə'kəusis] *n* 鹦鹉热

PSM presystolic murmur 收缩前期杂音

psoas ['səuəs] *n* 腰(大)肌

psodymus ['sɔdiməs] *n* 腰部联胎

psoitis [səu'aitis] *n* 腰(大)肌炎

psomophagia [ˌsəumə'feidʒiə], **psomophagy** [səu'mɔfədʒi] *n* 囫囵吞咽, 不细嚼吞咽

psoralen ['sɔrələn] *n* 补骨脂素

Psorcon ['sɔ:kɔn] *n* 双醋二氟拉松(diflorasone diacetate)制剂的商品名

psorenteritis [ˌsɔrentə'raitis] *n* 疥状肠变化

psoriasiform [ˌsɔri'æsifɔ:m] *a* 银屑病样的,牛皮癣样的

psoriasis [sɔ'raiəsis] *n* 银屑病,牛皮癣 | ～ annularis, ～ annula, ～ circinata 环状银屑病 / ～ arthropathica 关节病性银屑病 / ～ buccalis 颊粘膜白斑(病) /～ discoidea 盘状银屑 / ～ figurata 图案状银屑病 / ～ guttata, guttate ～ 滴状银屑病 / ～ gyrata 回状银屑病 / ～ linguae 舌白斑(病) / ～ palmaris et plantaris, volar ～ 掌跖银屑病 / ～ pustular ～ 脓疱性银屑病 / ～ rupioides 蛎壳状银屑病 / ～ universalis 全身性银屑病 | **psoriatic** [ˌsɔri'ætik] *a* 银屑病的,牛皮癣的 *n* 银屑病患者,牛皮癣患者

Psorophora [sə'rɔfərə] *n* 鳞蚊属

psorophthalmia [ˌsɔrɔf'θælmiə] *n* 疥状睑缘炎,溃疡性睑缘炎

Psoroptes [sə'rɔpti:z] *n* 痒螨属 | ～ cuniculi 兔痒螨 / ～ equi 马痒螨

PSP phenolsulfonphthalein 酚磺酞,酚红

PSRO Professional Standards Review Organization 职业标准评定组织(美国地区、州或社区的医生及有关的保健工作者的组织,建立的目的在于检查通过医疗保险方案〈Medicare〉、医疗补助方案〈Medicaid〉以及妇幼保健方案〈Maternal and Child Health Program〉所支付的保健服务情况,保证所提供的服务在医务上是必要的,是符合职业标准的,而且是最经济、最适当的机构所提供的)

PSVT paroxysmal supraventricular tachycardia阵发性室上性心动过速

psychalgia [sai'kældʒiə], **psychalgalia** [ˌsaikæl'geiliə] *n* 精神痛苦;精神性疼痛 | **psychalgic** [sai'kældʒik] *a*

psychanalysis [ˌsaikə'nælisis] *n* 精神分析,心理分析

psychanopsia [saikə'nɔpsiə] *n* 精神性盲

psychasthene ['saikəsθi:n] *n* 精神衰弱者

psychataxia [ˌsaikə'tæksiə] *n* 精神失调(表现为注意力涣散、情绪激动等)

psyche ['saiki] *n*【希】精神,心灵,心理

psychedelia [ˌsaiki'di:ljə] *n* 致幻药

psychedelic [ˌsaiki'delik] *a* 致幻觉的 *n* 致幻药 / ～**cally** *ad*

psychergograph [sai'kə:gəgrɑ:f] *n* 心理反应描记器

psychiatry [sai'kaiətri] *n* 精神病学 | biological ～ 生物精神病学(着重研究生物化学、神经病学以及药理学方面的原因和治疗方法) / community ～ 社区精神病学 /cross-cultural ～, transcultural ～ 跨文化精神病学(研究比较不同社会、国家和文化对精神病态和心理健康的影响) / descriptive ～ 描述性精神病学(观察和研究各种可见、可触、可听的外界因素) / dynamic ～ 动力精神病学 / existential ～ 存在主义精神病学(以Kierkegaard, Heidegger, Jaspers等人的存在主义〈existential philosophy〉为基础的精神病学,该主义认为一个人应对自己的存在负责) / forensic ～ 法医精神病学 / organic ～ 器质性精神病学;生物精神病学 / orthomolecular ～ 正分子精神病学(此精神病学所依据的理论是:精神疾病是由于脑的分子环境失调所致,认为只有恢复正常体内如维生素一类物质的最适水平才能治愈) | **psychiatrics** [ˌsaiki'ætriks] *n* / **psychiatrist** *n* 精神病学家 / **psychiatric(al)** [ˌsaiki'ætrik(əl)] *a* / **psychiatrically** *ad*

psychic(al) ['saikik(əl)] *a* 精神的，心理的 | ～ **ally** *ad*
psychics ['saikiks] *n* 心理学;心灵学
psychism ['saikizəm] *n* 心灵论(认为所有动物有一种液体扩散于全身因而获得生命)
psych(o)- [构词成分] 精神，心理
psychoacoustics [ˌsaikəuə'ku:stiks] *n* 心理声学
psychoactive [ˌsaikəu'æktiv] *a* 对精神起作用的(如精神作用药物)
psychoalgalia [ˌsaikəuæl'geiliə] *n* 精神痛苦;精神性疼痛
psychoanaleptic [ˌsaikəuˌænə'leptik] *a* (促)精神兴奋的 *n* 精神兴奋药(抗抑郁药)
psychoanalysis [ˌsaikəuə'næləsis] *n* 精神分析，心理分析 | **psychoanalyst** [ˌsaikəu'ænəlist] *n* 精神分析学家 / **psychoanalytic(al)** [ˌsaikəuænə'litik(əl)] *a* / **psychoanalytically** *ad*
psychoanalyze [ˌsaikəu'ænəlaiz] *vt* 用精神分析法医治或研究
psychoauditory [ˌsaikəu'ɔ:ditəri] *a* 精神性听觉的
psychobiology [ˌsaikəubai'ɔlədʒi] *n* 精神生物学，生物心理学 | **psychobiological** [ˌsaikəubaiə'lɔdʒikəl] *a*
psychocatharsis [ˌsaikəukə'θɑ:sis] *n* 精神疏泄，心理疏泄
psychocentric [ˌsaikəu'sentrik] *a* 精神中枢的，心理中枢的
psychochemistry [ˌsaikəu'kemistri] *n* 精神化学
psychochrome ['saikəkrəum] *n* 精神色觉
psychochromesthesia [ˌsaikəuˌkrəumis'θi:zjə] *n* 色联觉(如闻声觉色)
psychocortical [ˌsaikəu'kɔ:tikəl] *a* 精神皮层的，心理皮层的
psychocutaneous [ˌsaikəukju:'teinjəs] *a* 精神(与)皮肤(病)的，心理(与)皮肤(病)的
psychodelic [ˌsaikəu'delik] *a* 致幻觉的 *n* 致幻药
psychodiagnosis [ˌsaikəuˌdaiəg'nəusis], **psychodiagnostics** [ˌsaikəudaiəg'nɔstiks] *n* 心理(测验)诊断法
Psychodidae [sai'kəudidi:] *n* 毛蛉科
psychodometer [ˌsaikəu'dɔmitə] *n* 心理活动测时器 | **psychodometry** *n* 心理活动测时法
Psychodopygus [ˌsaikəudə'paigəs] *n* 毛蛉属
psychodrama [ˌsaikəu'drɑ:mə] *n* 心理剧，精神表演疗法(使精神病人表演他们各自在日常生活中相冲突情况的一种治疗方法)
psychodynamics [ˌsaikəudai'næmiks] *n* 精神动力学，心理动力学 | **psychodynamic** *a* / **psychodynamically** *ad*
psychodysleptic [ˌsaikəudis'leptik] *a* 致幻觉的 *n* 致幻药
psychogalvanometer [ˌsaikəuˌgælvə'nɔmitə] *n* 精神流电计，心理流电计
psychogenesis [ˌsaikəu'dʒenisis] *n* 精神发生，心理发生 | **psychogenetic** [ˌsaikəudʒi'netik] *a*
psychogenic [ˌsaikəu'dʒenik], **psychogenous** [sai'kɔdʒinəs] *a* 精神性的，心因性的 | **psychogenically** *ad*
psychogeriatrics [ˌsaikəuˌdʒeri'ætriks] *n* 老年精神病学
psychogogic [ˌsaikəu'gɔdʒik] *a* 促进精神(作用)的
psychogram ['saikəgræm] *n* 心理记录表;心理性视幻象
psychograph ['saikəgrɑ:f] *n* 心理记录表;心理记录
psychokinesia [ˌsaikəukai'ni:ziə] *n* 精神激动(由于精神抑制缺陷所致)
psychokinesis [ˌsaikəukai'ni:sis] *n* 精神冲动;精神激动 | **psychokinetic** [ˌsaikəukai'netik] *a*
psychokym ['saikəkim] *n* 精神元气，神经元气
psycholagny ['saikəuˌlægni] *n* 意淫

psycholepsy [ˌsaikəuˈlepsi] *n* 精神猝变,情绪猝变

psycholeptic [ˌsaikəuˈleptik] *a* 抑制精神的 *n* 精神抑制药(安定药)

psycholinguistics [ˌsaikəuliŋˈgwistiks] *n* 心理语言学

psychologize [saiˈkɔlədʒaiz] *vi* 研究心理学;从心理学的观点推究 *vt* 用心理学分析

psychology [saiˈkɔlədʒi] *n* 心理学 | abnormal ～ 变态心理学 / analytic ～, analytical ～ 分析心理学,精神分析学 / behavioristic ～ 行为主义心理学 / child ～ 儿童心理学 / clinical ～ 临床心理学 / cognitive ～ 认知心理学 / constitutional ～ 素质心理学 / depth ～ 深蕴心理学,精神分析学 / gestalt ～ 格式塔心理学,完形心理学 / hormic ～ 策动心理学 | **psychologist** *n* 心理学家 / **psychologic(al)** [ˌsaikəˈlɔdʒik(əl)] *a* / **psychologically** *ad*

psychometer [saiˈkɔmitə] *n* 心理测量器;智力测验器

psychometrics [ˌsaikəuˈmetriks] *n* 心理测量学;心理测量

psychometry [saiˈkɔmitri] *n* 心理测量;智力测验 | **psychometric(al)** [ˌsaikəuˈmetrik(əl)] *a* 心理测量的;心理测量学的 / **psychometrician** [saiˌkɔməˈtriʃən] *n* 心理测量医师,心理测量学家

psychomotor [ˌsaikəuˈməutə] *a* 精神运动性的

psychoneural [ˌsaikəuˈnjuərəl] *a* 精神神经的,心理神经的

psychoneurosis [ˌsaikəunjuəˈrəusis] ([复] **psychoneuroses** [ˌsaikəunjuəˈrəusi:z]) *n* 精神神经(功能)病 | defense ～ 防御性精神神经病 | **psychoneurotic** [ˌsaikəunjuəˈrɔtik] *a* 精神神经(功能)病的 *n* 精神神经(功能)病患者

psychonomy [saiˈkɔnəmi] *n* 心理规律学

psychopath [ˈsaikəpæθ] *n* 精神变态者,变态人格者,病态人格者 | sexual ～ 性欲性精神变态者

psychopathia [ˌsaikəuˈpæθiə] *n* 精神变态,变态人格,病态人格 | ～ sexualis 性欲性精神变态,性变态,性倒错

psychopathic [ˌsaikəuˈpæθik] *a* 精神变态的,变态人格的 *n* 精神变态者

psychopathology [ˌsaikəupəˈθɔlədʒi] *n* 精神病理学,病理心理学 | **psychopathological** [ˌsaikəupæθəˈlɔdʒikəl] *a* / **psychopathologist** *n* 精神病理学家,病理心理学家

psychopathy [saiˈkɔpəθi] *n* 精神病态,变态人格,病态人格

psychopharmacology [ˌsaikəuˌfɑ:məˈkɔlədʒi] *n* 精神药理学 | **psychopharmacologic(al)** [ˌsaikəufɑ:məkəˈlɔdʒik(əl)] *a*

psychophylaxis [ˌsaikəufiˈlæksis] *n* 精神病预防,心理卫生

psychophysics [ˌsaikəuˈfiziks] *n* 精神物理学 | **psychophysical** *a* / **psychophysicist** *n* 精神物理学家

psychophysiology [ˌsaikəuˌfiziˈɔlədʒi] *n* 精神生理学 | **psychophysiologic(al)** [ˌsaikəuˌfiziəˈlɔdʒik(əl)] *a*

psychoplasm [ˈsaikəplæzəm] *n* 精神原质,精神元气;玄质,始质(见protyl)

psychoplegia [ˌsaikəuˈpli:dʒiə] *n* 急性痴呆,精神麻痹

psychoplegic [ˌsaikəuˈpli:dʒik] *a* 抑制精神的 *n* 精神抑制药(安定药)

psychopneumatology [ˌsaikəuˌnju:məˈtɔlədʒi] *n* 心身学;心灵学

psychoprophylaxis [ˌsaikəuˌprɔfiˈlæksis] *n* 精神病预防,心理卫生 | **psychoprophylactic** [ˌsaikəuˌprɔfiˈlæktik] *a*

psychoreaction [ˌsaikəuri(:)ˈækʃən] *n* 精神病性(血清)反应(见Much's reaction)

psychorrhexis [ˌsaikəuˈreksis] *n* 精神

崩溃

psychosedation [ˌsaikəusi'deiʃən] *n* 精神镇静(法)

psychosedative [ˌsaikəu'sedətiv] *a* 精神镇静的 *n* 精神镇静药

psychosensory [ˌsaikəu'sensəri], **psychosensorial**[ˌsaikəusen'sɔ:riəl] *a* 精神(性)感觉的，心理感觉的

psychosexual [ˌsaikəu'seksjuəl] *a* 性心理的

psychosine ['saikəˌsi:n] *n* (神经)鞘氨醇半乳糖苷

psychosis [sai'kəusis] ([复] **psychoses** [sai'kəusi:z] *n* 精神病 | affective ～ 情感性精神病 / alcoholic ～ 酒精中毒性精神病 / bipolar ～ 双相性精神病，双相性精神障碍 / brief reactive ～ 短暂反应性情神病(对生活中令人悲痛的事件的一种反应，出现一系列精神病症状:思维不连贯、妄想、幻觉、混乱或紧张型行为，起病突然，但不到一个月即消失) / involutional ～ 更年期精神病 / manic ～ 躁狂性精神病 / manic-depressive ～ 躁狂抑郁性精神病，躁郁病 / schizoaffective ～ 分裂情感性精神病，混合型精神病 / symbiotic ～, symbiotic infantile ～ 共生性精神病，婴儿与母共生性精神病(见于2～4岁儿童，他们与抚养人关系不正常，表现为强烈的分离焦虑、严重的退化、不会说实用的话和孤独症；现包括在儿童期综合性精神发育障碍之列) / unipolar ～ 单相性精神病，重性抑郁症

psychosocial [ˌsaikəu'səuʃəl] *a* 精神社会的，心理社会的

psychosolytic [saiˌkəusə'litik] *a* 抗精神病的 *n* 抗精神病药(强安定药)

psychosomatic [ˌsaikəusəu'mætik] *a* 身心的，心身的 | ～**ally** *ad*

psychosomaticist [ˌsaikəusəu'mætəsist] *n* 身心医学家

psychosomimetic [saiˌkəusəumai'metik] *a* 拟精神病的 *n* 拟精神病药，致幻药

psychostimulant [ˌsaikəu'stimjulənt] *a* 精神刺激的 *n* 精神刺激剂，精神兴奋药

psychosurgery [ˌsaikəu'sə:dʒəri] *n* 精神外科 | **psychosurgical** [ˌsaikəu'sə:dʒikəl] *a*

psychotechnics [ˌsaikəu'tekniks] *n* 心理技术学(用心理学方法研究社会问题及其他问题)

psychotherapeutics [ˌsaikəuˌθerə'pju:tiks] *n* 精神治疗，心理治疗 | **psychotherapeutic** *a*

psychotherapy [ˌsaikəu'θerəpi] *n* 精神治疗，心理治疗 | brief ～ 短暂心理治疗 / existential ～ 存在主义心理治疗(以Kierkegaard, Herdegger, Jaspers 等人的存在主义〈existential philosophy〉为基础的治疗，其重点不在于合理思考，而在于目前的相互作用和情感体验上) / group ～ 集体心理治疗 / personologic～人格心理治疗 / supportive ～ 支持性心理治疗

psychotic [sai'kɔtik] *a* (患)精神病的，*n* 精神病患者

psychotogenic [saiˌkɔtə'dʒenik] *a* 致精神病的

psychotomimetic [saiˌkɔtəumai'metik] *a* 拟精神病的 *n* 拟精神病药，致幻药

psychotonic [ˌsaikəu'tɔnik] *a* (促)精神兴奋的 *n* 精神兴奋药(抗抑郁药)

psychotropic [ˌsaikəu'trɔpik] *a* 亲精神的(常指影响精神状态的药物)

psychr(o)- [构词成分] 冷，寒冷

psychroalgia [ˌsaikrəu'ældʒiə] *n* 冷痛

psychroesthesia [ˌsaikrəuis'θi:zjə] *n* 冷觉;寒冷感，感冷

psychrolusia [ˌsaikrəu'lu:ziə] *n* 冷水浴

psychrometer [sai'krɔmitə] *n* 干湿球湿度计 | sling ～ 手摇干湿球湿度计

psychrophile ['saikrəfail] *n* 嗜冷生物

psychrophilic [ˌsaikrəu'filik] *a* 嗜冷的(指细菌)

psychrophore ['saikrəfɔ:] *n* 冷却导管,尿道施冷管

psychrotherapy [ˌsaikrəu'θerəpi] *n* 冷疗(法)

psyllium ['siliəm] *n* 欧车前

PT prothrombin time 凝血酶原时间

Pt 元素铂(platinum)的符号

PTA plasma thromboplastin antecedent 血浆促凝血酶原激酶前体(凝血因子XI); pure tone average 纯音听阈均值

ptarmic ['tɑ:mik] *a* 引嚏的

ptarmus [tɑ:məs] *n* 痉挛性喷嚏

PTC plasma thromboplastin component 血浆促凝血酶原激酶组分(凝血因子IX); phenylthiocarbamide 苯硫脲

PteGlu pteroylglutamate or pteroylglutamic acid 蝶酰谷氨酸

PTEN pentaerythritol tetranitrate 硝酸戊四醇酯,戊四硝酯

pteridine ['teridin] *n* 蝶啶

Pteridophyta [ˌteri'dɔfitə] *n* 蕨类植物门

pteridophyte [tə'ridəfait] *n* 蕨类植物

pterin ['terin] *n* 蝶呤

pterion ['teriən] *n* 翼点(额、顶、颞骨与蝶骨大翼交接之点,在眶骨外角突后面约3cm处)

pternalgia [tə'nældʒiə] *n* 跟痛

pteroic acid [tə'rəuik] 蝶酸

pteropterin [te'rɔptərin] *n* 蝶罗呤,蝶酰三谷氨酸(亦称干酪乳杆菌发酵因子)

pteroylglutamate [ˌterɔil'glu:təmeit] *n* 蝶酰谷氨酸,叶酸(阴离子型)

pteroylglutamic acid [ˌterɔilglu:'tæmik] 蝶酰谷氨酸,叶酸

pteroylpolyglutamate [ˌterɔilˌpɔli-'glu:təmeit] *n* 蝶酰多聚谷氨酸盐

pteroyltriglutamic acid [ˌterɔiltrai-glu:'tæmik] 蝶酰三谷氨酸(即pteropterin)

pterygium [tə'ridʒiəm] *n* 【希】翼状胬肉 | **pterygial** *a*

pterygoid ['terigɔid] *a* 翼状的

pterygomandibular [ˌterigəumæn'dibjulə] *a* 翼突下颌的

pterygomaxillary [ˌterigəu'mæksiləri] *a* 翼突上颌的

pterygopalatine [ˌterigəu'pælətin] *a* 翼突腭的

PTFE polytetrafluoroethylene 聚四氟乙烯

PTH parathroid hormone 甲状旁腺激素

Pthirus ['θirəs] *n* 阴虱属

ptilosis [tai'ləusis] *n* 睫毛脱落;驼鸟毛尘肺

ptomaine ['təumein, təu'mein] *n* 尸碱,尸毒,肉毒胺

ptomainemia [ˌtəumei'ni:miə] *n* 尸碱血

ptomainotoxism [ˌtəumeinəu'tɔksizəm] *n* 尸碱中毒

ptomatine ['təumətin] *n* 尸碱,尸毒,肉毒胺

ptomatopsia [ˌtəumə'tɔpsiə], **ptomatopsy** [ˌtəumə'tɔpsi] *n* 尸体剖检

ptomatropine [təu'mætrəpin] *n* 尸阿托品

ptosed [təust] *a* 下垂的

ptosis ['təusis] *n* 下垂;上睑下垂 | ~ adiposa, false ~ 脂肪性上睑下垂,假上睑下垂 / waking ~, morning ~ 清晨上睑下垂 | **ptotic** ['tɔtik] *a*

-ptosis [构词成分] 下垂

PTT partial thromboplastin time 部分促凝血酶原激酶时间

ptyalagogue [tai'æləgɔg] *a* 催涎的 *n* 催涎药

ptyalectasis [ˌtaiə'lektəsis] *n* 涎管扩张

ptyalin ['taiəlin] *n* 涎液素,涎淀粉酶,唾液淀粉酶

ptyalinogen [ˌtaiə'linədʒən] *n* 涎淀粉酶原

ptyalism ['taiəlizəm] *n* 涎分泌过多,流涎,多涎(症)

ptyalith ['taiəliθ] *n* 涎石

ptyalize ['taiəlaiz] *vt* 催涎
ptyal(o)- [构词成分] 涎,唾液
ptyalocele [tai'æləsi:l] *n* 涎(液)囊肿 | sublingual ～ 舌下囊肿
ptyalogenic [ˌtaiələ*u*'dʒenik] *a* 涎原的,涎性的
ptyalography [ˌtaiə'lɔgrəfi] *n* 涎管(X线)造影(术)
ptyalolithiasis [ˌtaiələ*u*li'θaiəsis] *n* 涎石症
ptyalolithotomy [ˌtaiələ*u*li'θɔtəmi] *n* 涎石切除术
ptyaloreaction [ˌtaiələ*u*ri(:)'ækʃən] *n* 涎反应
ptyalorrhea [ˌtaiələ'ri:ə] *n* 涎分泌过多,流涎
ptyalose ['taiələus] *n* 涎糖,麦芽糖
ptyocrinous [tai'ɔkrinəs] *a* 粒性分泌的,离泌的(指单细胞腺体如杯状细胞的分泌)
Pu 元素钚(plutonium)的符号
pubarche [pju(:)'bɑ:ki] *n* 阴毛初长,阴毛初现
puberal ['pju:bərəl] *a* 青春期的
pubertas [pju(:)'bə:təs] *n*【拉】青春期 | ～ praecox 性早熟
puberty ['pju:bə(:)ti] *n* 青春期 | **pubertal** *a*
puberulic acid [pju(:)'berulik] 软毛青霉酸
puberulonic acid [pju(:)ˌberu'lɔnik] 软毛青霉酮酸
pubes ['pju:bi:z] *n* pubis的复数;阴毛;阴阜;耻骨区
pubescence [pju(:)'besns] *n* 青春期;有毛 | **pubescent** *a*
pubic ['pju:bik] *a* 耻骨的
pubioplasty ['pju:biəˌplæsti] *n* 耻骨成形术
pubiotomy [ˌpju:bi'ɔtəmi] *n* 耻骨切开术
pubis ['pju:bis] ([复] **pubes** ['pju:bi:z]) *n*【拉】耻骨
pubisure ['pju:bisjuə] *n* 阴毛
public ['pʌblik] *a* 公众的;社会的;公共的;公开的;政府的,公立的 *n* 公众,大众 | in ～ 公开地,当众 | ～**ly** *ad* 当众,公开地,明显地
publication [ˌpʌbli'keiʃən] *n* 公布,发表;出版;出版物
publicity [pʌb'lisəti] *n* 公开(性);宣传
publish ['pʌbliʃ] *vt* 公布,发表;出版 | ～**er** *n* 出版者
pubococcygeal [ˌpju:bə*u*kɔk'sidʒiəl] *a* 耻骨尾骨的,耻骨尾骨肌的
pubofemoral [ˌpju:bə*u*'femərəl] *a* 耻骨股骨的
puboprostatic [ˌpju:bə*u*prɔs'tætik] *a* 耻骨前列腺的
puborectal [ˌpju:bə*u*'rektl] *a* 耻骨直肠的,耻骨直肠肌的
pubotibial [ˌpju:bə*u*'tibiəl] *a* 耻骨胫骨的
pubovesical [ˌpju:bə*u*'vesikəl] *a* 耻骨膀胱的
PUBS percutaneous umbilical blood sampling 经皮脐血抽样
pucker ['pʌkə] *vt* 使起皱,使缩拢 *n* 皱纹
pudding ['pudiŋ] *n* 布丁(一种甜食)
pudendagra [ˌpju:den'dægrə] *n* 阴部痛
pudendum [pju(:)'dendəm] ([复] **pudenda** [pju(:)'dendə]) *n*【拉】阴部 | female ～ 女阴 | **pudendal, pudic** ['pju:dik] *a*
pudgy ['pʌdʒi] *a* 矮胖的
pudicity [pju:'disəti] *n* 羞怯,贞洁
puericulture ['pjuəriˌkʌltʃə] *n* 育儿法
puericulturist [ˌpjuəri'kʌltʃərist] *n* 育儿专家
puerile ['pjuərail] *a* 童年的,儿童的,幼稚的
puerpera [pju(:)'ə:pərə] *n* 产妇
puerperalism [pju(:)'ə:pərəlizəm] *n* 产褥病
puerperant [pju(:)'ə:pərənt] *a* 分娩的,产后的 *n* 产妇

puerperium [ˌpju:ə'piəriəm] *n*【拉】产褥期,产后期 | **puerperal** [pju(:)'ə:pərəl] *a*

Puerto Rico ['pwə:təu 'ri:kəu] 波多黎各(岛)[拉丁美洲] | **Puerto Rican** ['pwə:təu 'rikən] 波多黎各的;波多黎各人的;波多黎各人

puff [pʌf] *n* (一)阵,烟团;吹气音;疏松(染色体上) *vi* 吹气;喘气 *vt* 吹;使气急;使膨胀 | chromosome ～s 染色体疏松(昆虫巨唾腺染色体中RNA和DNA合成的活性位点) / veiled ～ 微哑吹气音(一种肺动脉瓣杂音) | ～ and blow (或～ and pant)喘气,气急 / ～ out 使充气,使膨胀;吹熄 / ～ up 肿胀,肿起;骄傲自大

puffing ['pʌfiŋ] *n* 疏松部(染色体上的)

puffy ['pʌfi] *a* 虚肿的,浮肿的 | **puffiness** *n*

pugil ['pju:dʒil], **pugillus** [pju'dʒiləs] *n* 一撮,一把

pukateine [pju'kætiin] *n* 蒲卡特因(一种生物碱)

pulegone ['pju:ligəun] *n* 长叶薄荷酮

Pulex ['pju:leks] *n* 【拉】蚤属 | ～ cheopis 印度客蚤,鼠疫蚤(即Xenopsylla cheopis) / ～ irritans, ～ dugesi 人蚤,扰蚤,长喙蚤 / ～ penetrans 穿皮蚤(即穿皮潜蚤Tunga penetrans) / ～ serraticeps 犬栉头蚤(即Ctenocephalides canis)

pulex ['pju:leks] ([复] **pulices** ['pju:lisi:z]) *n*【拉】蚤

Pulheems ['pʌlhi:mz] (英国武装部队记录征募新兵身体和精神状态的)医学分类法(P为physical capacity 体力,U为upper limbs 上肢,L为lower limbs 下肢,H为hearing〈acuity〉听敏度,EE为eyesight 视力〈视敏度〉,M为mental capacity 心理能量S 为stability〈emotional〉〈情绪〉稳定)

pulicicide [pju:'lisisaid] *n* 灭蚤药

Pulicidae [Pju:'lisidi:] *n* 蚤科

pull [pul] *vt* 拉,拔;牵拉肌肉 *n* 拉,拔肌肉;牵拉伤 | ～ apart 扯断,撕开;找出…错处,批评 / ～ at 用力拉;大口喝;深吸 / ～ away 脱身,脱出;离开 / ～ down 使体质减弱,使精神不振;拉倒,摧毁 / ～ off 脱(衣帽等);努力实现 / ～ oneself together 振作起来,恢复镇定 / ～ out 拔出;离开;恢复健康 / ～ round (使)恢复健康,(使)复原 / ～ through (使)渡过(危险等);(使)恢复健康 / ～ up 拔起;(使)停下

Pullularia [ˌpʌlju'lɛəriə] *n* 芽霉菌属 | ～ pullulans 产糖芽霉菌

pullulate ['pʌljuleit] *n* 出芽,生芽,发芽 | **pullulation** [ˌpʌlju'leiʃən] *n*

pulmo ['pʌlməu] ([复] **pulmones** [pʌl'məuni:z]) *n*【拉】肺

pulmo- [构词成分] 肺

pulmoaortic [ˌpʌlməueiˈɔ:tik] *a* 肺(与)主动脉的

pulmogram ['pʌlməgræm] *n* 肺X线(照)片

pulmolith ['pʌlməliθ] *n* 肺石

pulmometer [pʌl'mɔmitə] *n* 肺容量计 | **pulmometry** *n* 肺容量测定法

pulmonary ['pʌlmənəri], **pulmonal** ['pʌlmənl] *a* 肺的

pulmonectomy [ˌpʌlməu'nektəmi] *n* 肺切除术

pulmonic [pʌl'mɔnik] *a* 肺的;肺动脉的

pulmonitis [ˌpʌlməu'naitis] *n* 肺炎

pulmon(o)- [构词成分] 肺

pulmonohepatic [ˌpʌlmənəuhi'pætik] *a* 肺肝的

pulmonology [ˌpʌlmə'nɔlədʒi] *n* 肺脏学(研究肺的解剖、生理和病理的科学) | **pulmonologist** *n* 肺脏学家

pulmonoperitoneal [ˌpʌlmənəuˌperitəu'niəl] *a* 肺(与)腹膜的

pulmotor ['pʌlməutə] *n* 自动供氧人工呼吸器

pulp [pʌlp] *n* 髓;果肉,果浆;纸浆 *vt, vi* (使)成浆状 | coronal ～ 冠髓 / dead ～, devitalized ～, necrotic ～, nonvital ～ 坏死性牙髓,失活髓 / digital ～ 指(趾)垫 / exposed ～ 露髓 / mummified ～ 干尸化牙髓 / red ～, splenic ～ 红髓,脾髓 / wood ～ 木纸浆 | ～**al** *a*

pulpa [ˈpʌlpə] ([复] **pulpae** [ˈpʌlpiː]) *n*【拉】髓;果肉,果浆

pulpalgia [pʌlˈpældʒiə] *n* 牙髓痛

pulpectomy [pʌlˈpektəmi] *n* 牙髓摘除术

pulpefaction [ˌpʌlpiˈfækʃən], **pulpation** [pʌlˈpeiʃən] *n* 成髓,髓化

pulpiform [ˈpʌlpifɔːm] *a* 髓样的

pulpitis [pʌlˈpaitis] ([复] **pulpitides** [pʌlˈpitidiːz]) *n* 牙髓炎 | anachoretic ～ 细菌性牙髓炎 / hypertrophic ～ 肥大性牙髓炎

pulpless [ˈpʌlplis] *a* 无髓的(牙)

pulpoaxial [ˌpʌlpəuˈæksiəl] *a* 髓轴的

pulpobuccoaxial [ˌpʌlpəuˌbʌkəuˈæksiəl] *a* 髓颊轴的

pulpodistal [ˌpʌlpəuˈdistl] *a* 髓远中的

pulpodontics [ˌpʌlpəuˈdɔntiks], **pulpodontia** [ˌpʌlpəuˈdɔnʃiə] *n* 牙髓病学

pulpolabial [ˌpʌlpəuˈleibjəl] *a* 髓唇的

pulpolingual [ˌpʌlpəuˈliŋgwəl] *a* 髓舌的

pulpolinguoaxial [ˌpʌlpəuˌliŋgwəuˈæksiəl] *a* 髓舌轴的

pulpomesial [ˌpʌlpəuˈmiːziəl] *a* 髓近中的

pulpotomy [pʌlˈpɔtəmi] *n* 牙髓切断术

pulpy [ˈpʌlpi], **pulpous** [ˈpʌlpəs] *a* 果肉状的;软的,髓样的 | **pulpiness** *n*

pulque [ˈpʌlki] *n* 龙舌兰汁酒

pulsate [ˈpʌlseit] *vi* 搏动(如心脏)

pulsatile [ˈpʌlsətail] *a* 搏动的

pulsatilla [ˌpʌlsəˈtilə] *n* 洋白头翁

pulsation [pʌlˈseiʃən] *n* 搏动(如心脏) | expansile ～ 扩张性搏动 / suprasternal ～ 胸骨上搏动

pulsative [ˈpʌlsətiv] *a* 搏动的

pulsator [pʌlˈseitə] *n* 搏动式人工呼吸器

pulsatory [ˈpʌlsətəri] *a* 能搏动的

pulse [pʌls] *n* 脉搏;脉冲 *vt, vi* (使)搏动 | abdominal ～, epigastric ～ 腹部(主动脉)脉搏 / abrupt ～ 促脉 / anacrotic ～ 升线一波脉 / anadicrotic ～ 升线二波脉 / anatricrotic ～ 升线三波脉 / bigeminal ～, coupled ～ 二联脉 / catadicrotic ～ 降线二波脉 / catatricrotic ～ 降线三波脉 / dicrotic ～ 二波脉,重搏脉 / entopic ～ 闪光感性心搏 / equal ～ 均脉 / frequent ～ 数脉 / full ～ 洪脉 / infrequent ～ 稀脉,迟脉 / intermittent ～, dropped-beat ～ 间歇脉 / jerky ～, sharp ～, vibrating ～ 急冲脉 / monocrotic ～ 单波脉 / nail ～ 甲部搏动 / paradoxical ～ 奇脉,逆脉 / pistor-shot ～ 射击脉,弹射脉 / plateau ～ 丘状脉,徐脉 / polycrotic ～ 多波脉 / quadrigeminal ～ 四联脉 / quick ～, short ～ 促脉,短脉 / running ～ 奔逸脉,颤脉 / tricrotic ～ 三波脉 / trigeminal ～ 三联脉 / trip-hammer ～, water-hammer ～ 水冲状脉 / undulating ～ 波状脉 / vermicular ～ 蠕动脉 / wiry ～ 弦脉 | feel(或take) sb's ～ 诊脉 | ～**less** *a* 无脉的

pulsion [ˈpʌlʃən] *n* 推出,压出

pulsus [ˈpʌlsəs] ([复] **pulsus**) *n*【拉】脉搏

pultaceous [pʌlˈteiʃəs] *a* 髓样的,软糊状的

pulv. pulvis【拉】散剂,粉剂

pulverizable [ˈpʌlvəraizəbl], **pulverable** [ˈpʌlvərəbl] *a* 可研成粉末的

pulverize [ˈpʌlvəraiz] *vt* 使成粉末,粉碎,研碎 *vi* 变成粉状,变成尘埃 | **pulverization** [ˌpʌlvəraiˈzeiʃən] *n* 粉碎,研末

pulverulent [pʌlˈverjulənt] *a* 粉的,粉状的,粉样的 | **pulverulence** *n*

pulvinar [pʌlˈvainə] *n*【拉】枕,丘脑后结节

pulvinate [ˈpʌlvineit] *a* 枕状的,垫状的

pulvis [ˈpʌlvis] *n*【拉】散剂,粉剂

pumice [ˈpʌmis], **pumex** [ˈpju:meks] *n* 浮石(牙科用作研磨剂)

pump [pʌmp] *n* 泵,唧筒 *vt* 压出,抽吸(液体或气体) | air ~ 排气泵,抽气泵 / blood ~ 血液泵(通过体外循环装置的管道推动血液) / breast ~ 吸乳器 / calcium ~ 钙泵 / cardiac balloon ~ 心脏气囊泵 / infusion-withdrawal ~ 注液吸液泵 / peristaltic ~ 蠕动泵 / sodium ~, sodium-potassium ~, Na^+-K^+ ~ 钠泵,钠-钾泵 / stomach ~ 胃泵,胃吸引器

pump-oxygenator [pʌmp ɔksidʒineitə] *n* 泵式充氧器(一般用作体外循环的血液充氧,以便心脏手术时使心肺得到缓解)

puna [ˈpu:nə] *n* 高山病

punch [pʌntʃ] *n* 打孔凿,钻孔器 *vt* 冲出(孔),打孔 | kidney ~ 肾脏冲击诊 / pin ~ 牙针钻孔器 / plate ~ 托板打孔凿,穿板器 / rubber dam ~ 橡皮障钻孔器

punchdrunk [ˈpʌntʃdrʌŋk] *a* 拳击手酩酊样的(脑病) *n* 拳击手痴呆,拳击手外伤性脑病

punched-out [ˈpʌntʃtaut] *n* 凿缘(凿孔状边缘)

puncta [ˈpʌŋktə] punctum的复数

punctate [ˈpʌŋkteit] *a* 点状的 | **punctation** [pʌŋkˈteiʃən] *n*

punctiform [ˈpʌŋktifɔ:m] *a* 点状的(细菌学中指极细小的菌落)

punctio [ˈpʌŋkʃiəu] *n*【拉】穿刺(术)

punctograph [ˈpʌŋktəgrɑ:f] *n* (异物)定位X线摄影机

punctual [ˈpʌŋktjuəl, ˈpʌŋktʃuəl] *a* 准时的;精确的;点状的

punctuate [ˈpʌŋktjueit, ˈpʌŋktʃueit] *vt* 加标点于;强调 *vi* 点标点 | **punctuation** [ˌpʌŋktjuˈeiʃən, ˌpʌŋktʃuˈeiʃən] *n* 点标点,(密码)标点法

punctum [ˈpʌŋktəm] ([复] **puncta** [ˈpʌŋktə]) *n*【拉】点,尖

punctumeter [pʌŋkˈtʌmitə] *n* 眼调节计

punctura [pʌŋkˈtjuərə] *n*【拉】穿刺(术)

puncturatio [ˌpʌŋktjuəˈreiʃiəu] *n*【拉】穿刺

puncture [ˈpʌŋktʃə] *n* 穿刺(术);刺伤 *vt* 刺,刺穿 *vi* 被刺穿 | cisternal ~, cranial ~, intracisternal ~, suboccipital ~ 小脑延髓池穿刺 / diabetic ~ 糖尿穿刺 /epigastric ~ 上腹部穿刺 / exploratory ~ 试探穿刺 / heat ~ 发热穿刺(穿刺动物脑底引起发热) / lumbar ~ 腰椎穿刺 / spinal ~ 椎管穿刺 / splenic ~ 脾穿刺 / sternal ~ 胸骨穿刺 / thecal ~ 脊椎(膜)穿刺 / tonsil ~ 扁桃体穿刺 / ventricular ~ 脑室穿刺

pungent [ˈpʌndʒənt] *a* 冲味的,刺激味的;辛辣的 | ~**ly** *ad* / **pungency** *n*

punish [ˈpʌniʃ] *vt* 惩罚,处罚 | ~**ment** *n*

punizin [ˈpju:nizin] *n* 紫螺紫素

Punnett square [ˈpʌnit] (Reginald Crundall Punnett) 庞纳特方格(见checkerboard)

Puntius [ˈpʌnitəs] *n* 须鲃属 | ~ javanicus 爪哇须鲃

PUO pyrexia of unknown origin 原因不明的发热

pupa [ˈpju:pə] ([复] **pupas** 或 **pupae** [ˈpju:pi:]) *n*【拉】蛹 | ~**l** *a*

pupil [ˈpju:pil] *n* 瞳孔 | bounding ~ 弹跃性瞳孔(交替性瞳孔散大和缩小现象) / cat's-eye ~ 猫眼状瞳孔(瞳孔细长) / keyhole ~ 钥孔状瞳孔 / pinhole ~ 针孔状瞳孔 / skew ~s 斜瞳孔 / stiff ~ 强直性瞳孔 / tonic ~ 紧张性瞳孔 | ~**lary** [ˈpju:piləri] *a*

pupilla [pju:ˈpilə] ([复] **pupillae** [pju:ˈpili:]) *n*【拉】瞳孔

pupillatonia [ˌpju:piləˈtəuniə] *n* 瞳孔

反应消失

Pupillidae [pju:'pilidi:] *n* 虹蛹螺科

pupill(o)- [构词成分] 瞳孔

pupillograph [pju:'piləgrɑ:f] *n* 瞳孔描记器(检查瞳孔反应)

pupillometer [ˌpju:pi'lɔmitə] *n* 瞳孔计 | **pupillometry** *n* 瞳孔测量法

pupillomotor [ˌpju:piləu'məutə] *a* 瞳孔运动的

pupilloplegia [ˌpju:piləu'pli:dʒiə] *n* 瞳孔反应消失

pupilloscope [pju:'piləskəup] *n* 瞳孔反应检查器;视网膜镜

pupilloscopy [ˌpju:pi'lɔskəpi] *n* 视网膜镜检查

pupillostatometer [pju:ˌpiləustə'tɔmitə] *n* 瞳孔距离计

pupillotonia [ˌpju:piləu'təuniə] *n* 瞳孔紧张症

purblind ['pə:blaind] *a* 半盲的

purchase ['pə:tʃəs] *n,vt* 购买,购置

Purdy's method ['pə:di] (Charles W. Purdy) 珀迪法(离心定量测定白蛋白、氯化物、硫酸盐等) | ~ test 珀迪试验(检白蛋白)

pure [pjuə] *a* 纯的,纯净的;完全的 | ~ and simple 完完全全的,十足的 | ~**ly** *ad* / ~**ness** *n*

purgación [ˌpuəgəsi'ɔn] *n* 【西】淋病

purgation [pə:'geiʃən] *n* 净化;催泻,通便

purgative ['pə:gətiv] *a* 净化的;催泻的 *n* 泻药

purge [pə:dʒ] *vt, vi* (使)净化;催泻 *n* 净化;泻药

puric ['pjuərik] *a* 脓的;嘌呤的

puriform ['pjuərifɔ:m] *a* 脓样的

purify ['pjuərifai] *vt* 使纯化;使净化;精制,提纯 *vi* 纯化;净化 | **purification** [ˌpjuərifi'keiʃən] *n*

purinase ['pjuərineis] *n* 嘌呤酶

purine ['pjuəri(:)n] *n* 嘌呤 | amino ~ 氨基嘌呤 / methyl ~s 甲基嘌呤

purinemia [ˌpjuəri'ni:miə] *n* 嘌呤血(症) | **purinemic** *a*

purine-nucleoside phosphorylase ['pjuəri:n 'nju:kliəsaid fɔs'fɔ:rileis] 嘌呤-核苷磷酸化酶(此酶活性缺乏,为一种常染色体隐性性状,可致细胞免疫缺陷)

Purinethol ['pjuəri:nθɔl] *n* 巯嘌呤(mercaptopurine)制剂的商品名

purinolytic [ˌpjuərinə'litik] *a* 分解嘌呤的

purinometer [ˌpjuəri'nɔmitə] *n* 尿嘌呤定量器

purity ['pjuərəti] *n* 纯净;纯度

Purkinje-Sanson mirror images [pə'kindʒi sɑ:ŋ'sɔŋ] (J. E. Purkinje; Louis J. Sanson) 浦肯野-桑松镜象(见 Purkinje's images)

Purkinje's cells [pə'kindʒi] (Johannes E, von Purkinje) 浦肯野细胞(存于小脑皮质中层内) | ~ fibers 浦肯野纤维(在心内膜下组织内的心肌纤维,其稠密的网形成窦房结和房室结) / ~ images 普肯野(影)象(在角膜前面和晶状体前后面的三个投射象,两个前面象是虚象,非倒象,一个后面象是实象、倒象,用于研究晶状体面在调节时的运动) / ~ network 浦肯野网,心内膜下支 / ~ phenomenon 浦肯野现象(若照光的强度减低时,同等明亮但颜色不同的区域成为明亮不同的现象)/ ~ shift 浦肯野移动(最强视力区随着照光的强度减少在光谱中从黄区移至紫区) / ~ vesicle 浦肯野泡,胚泡,生发泡(未成熟卵的核)

Purodigin [ˌpjuərə'daidʒin] *n* 结晶洋地黄毒甙(crystalline digitoxin)制剂的商品名

purohepatitis [ˌpjuərəuˌhepə'taitis] *n* 脓性肝炎,肝脓肿

puromucous [ˌpjuərə'mju:kəs] *a* 粘液脓性的

puromycin [ˌpjuərəu'maisin] *n* 嘌罗霉素,嘌呤霉素(抗生素类药) | ~ hydrochloride 盐酸嘌呤霉素

puron ['pjuərɔn] *n* 氧嘌呤

purple ['pə:pl] *n* 紫色,紫 *a* 紫(色)的 *vt*, *vi* (使)成紫色 | bromcresol ~ 溴甲酚紫(测氢离子浓度) / tyrian ~, royal ~ 泰尔红紫,皇紫(一种古代的紫色染料) / visual ~ 视紫质,视紫红质

purplish ['pə:pliʃ] *a* 淡紫色的

purpose ['pə:pəs] *n* 意图,目的;决心;效用,效果 *vt* 决意(做),打算(做) | answer (或fulfil, serve) one's ~(s) (或the ~) 管用,能解决问题 / for (all) practical ~s 实际上 / for the ~ of 为…目的 / of set ~ 故意地 / on ~ 为了;故意地 / to little(或no, some, good) ~ 效果很少(毫无,有一些,良好) / to the ~ 中肯的;合适的 | **~ly** *ad* 特意地;故意地

purposeful ['pə:pəsful] *a* 有目的的,有意义的 | **~ly** *ad*

purposeless ['pə:pəslis] *a* 无目的的,无意义的 | **~ly** *ad*

Purpura ['pə:pjurə] *n* 荔枝螺属

purpura ['pə:pjurə] *n* 紫癜 | allergic ~ 变应性紫癜 / anaphylactoid ~ 过敏性紫癜,类过敏性紫癜 / ~ hyperglobulinemica 高球蛋白血症性紫癜(反复发生紫癜并伴有血清中丙球蛋白增多) / idiopathic ~ 特发性紫癜 / malignant ~ 恶性紫癜,流行性脑脊膜炎 / nonthrombocytopenic ~ 非血小板减少性紫癜,血小板正常性紫癜 / thrombocytopenic ~, thrombopenic ~ 血小板减少性紫癜

purpurate ['pə:pjureit] *n* 红紫酸盐

purpureaglycoside [pə:ˌpjuəriə'glaikəsaid] *n* 紫花洋地黄甙(一种强心甙)

purpuric [pə:'pjuərik] *a* 紫癜的 | ~ acid 红紫酸

purpuriferous [ˌpə:pju'rifərəs], **purpuriparous** [ˌpə:pju'ripərəs] *a* 生紫色的

purpurin ['pə:pjurin] *n* 羟基茜草素,紫红素,1,2,4-三羟蒽醌(用作核染剂);尿紫素

purpurine ['pə:pjuri:n] *n* 荔枝螺素;= purpurin

purpurinuria [ˌpə:pjuri'njuəriə] *n* 尿紫素尿

purpurogenous [ˌpə:pju'rɔdʒinəs] *a* 生视紫质的

purr [pə:] *n* 猫喘音,呜呜

purring ['pə:riŋ] *a* 猫喘音样的

purse [pə:s] *n* 钱包;资金 *vt* 缩拢,皱起;噘(嘴)

purshianin [pə:'ʃaiənin] *n* 波希鼠李苷(有导泻作用)

pursuance [pə'sju(:)əns] *n* 追赶,追求;实行,进行 | in (the) ~ of 在执行…时

pursuant [pə'sju(:)ənt] *a* 追赶的,追求的;依据的,按照的(to) | ~ to 按照

pursue [pə'sju:] *vt* 追赶,追随;跟随;追求;(继续)进行;从事

pursuit [pə'sjuit] *n* 追赶,跟随,跟踪;追求;事务 | in ~ of 追赶,追求 / in hot ~ (of) 穷追

Purtscher's disease (angiopathic retinopathy) ['puətʃə] (Otmar Purtscher) 普尔夏病(血管性视网膜病)(外伤性视网膜血管病,伴有水肿、出血和渗出物,一般为胸部挤压伤之后出现)

puru ['puru] *n* 雅司病(马来西亚土名,即yaws)

purulent ['pjuərulənt] *a* 脓性的,化脓性的 | **purulence, purulency** *n*

puruloid ['pjuərulɔid] *a* 脓样的

pus [pʌs] *n* 脓 | anchovy sauce ~ 果酱色脓 / blue ~ 蓝脓 / burrowing ~ 钻穿性脓 / cheesy ~ 稠脓,干脓 / curdy ~ 凝乳样脓 / ichorous ~ 败液性脓,稀臭脓 / laudable ~, ~ bonum et laudabile 黄稠脓,无毒脓 / sanious ~ 血性臭脓

Pusey's emulsion ['pju:si] (William A. Pusey) 普西乳剂(治婴儿湿症)

push [puʃ] *vt* 推;使突出;促使;推行;使引人注意;贩卖(毒品) *vi* 推;扩展 *n* 推动;急迫 | at a ~ 没有(别的)办法时,急迫时 / ~ ahead with 推动,推行 / ~ off 离开,走 / ~ on 推动,推进,努力向

前

pussy ['pʌsi] *a* 多脓的,似脓的

pustula ['pʌstjulə] ([复] **pustulae** ['pʌstjuli:]) *n*【拉】脓疱

pustulant ['pʌstjulənt] *a* 起脓疱的 *n* 起脓疱剂

pustulate ['pʌstjuleit] *vt, vi* 脓疱形成 ['pʌstjulit] *a* 生脓疱的 | **pustulation** [ˌpʌstju'leiʃən] *n*

pustule ['pʌstju:l] *n* 脓疱 | multilocular ~ 多房性脓疱 / spongiform ~ 海绵状脓疱 / unilocular ~ 单房性脓疱 | **pustular** *a*

pustulosis [ˌpʌstju'ləusis] *n* 脓疱病 | ~ palmaris et plantaris, palmoplantar ~ 掌跖脓疱病 / ~ vacciniformis acuta, ~ varioliformis acuta 急性痘疮样脓疱病

put [put] (put; -tt-) *vt* 放,摆;装;标明;使处于(某种状态);提出;估计;使从事 | ~ about 使…转向;散布,宣称;打扰,使…心烦意乱 / ~ across 做成;使被理解,使被接受;表达 / ~ apart 留开,拨出 / ~ aside(或by) 把…放在一边,撇开;储存…备用 / ~ away 放好;储存…备用;放弃;处理掉;把…送往精神病医院(或监狱) / ~ back 把…放回原处;向后移;推迟;阻碍 / ~ down 放下;记下;制止;削减;贮藏;估计;认为(as, for);把…归因于(to); / ~ forth 长出;发表,提出 / ~ forward 放出,提出;使突出 / ~ in 把…放进;伸进;提出,插话;干,做;花…时间(或钱) / ~ in for 申请 / ~ it on 夸大,装腔 / ~ it to sb (that) 提出这点请某人考虑 / ~ off 推迟;阻止;摆脱;使…厌恶;使…分心 / ~ on 把…放在…上;穿上;装出;增加;使靠(某种饮食)维持生命;把…施加于;欺骗 / ~ on to (关于某事)通知(某人) / ~ out 放出;伸出;生产;出版;发布;熄灭;使不安;激怒;使脱臼 / ~ over 把…放在…之上;推迟,拖延;使被理解;表达 / ~ through 使通过;使从事;使经受;(用电话)接通(to) / ~ together [常用被动语态] 加在一起/ ~ to it [常用被动语态] 逼使,使感困难 / ~ up 举起;进行;提高;提供(食宿、资金);住宿;提名;建造;包装;配制(药品等);配(方);张贴;显示出 / ~ up with 忍受,容忍

putamen [pju:'teimən] *n*【拉】壳(豆状核)

Putnam type, Putnam-Dana syndrome ['putnəm 'deinə] (James J. Putnam; Charles L. Dana) 普特南型、普特南-达纳综合征(亚急性脊髓混合变性)

putrefaction [ˌpju:tri'fækʃən] *n* 腐败(作用),腐化(作用) | **putrefactive** *a*

putrefy ['pju:trifai] *vt, vi* (使)腐败,(使)腐化

putrescent [pju:'tresnt] *a* 腐败的,腐化的 | **putrescence** *n*

putrescine [pju:'tresin] *n* 腐胺

putrid ['pju:trid] *a* 腐败的,恶臭的 | **~ity** [pju:'tridəti] *n*

putrilage ['pju:trilidʒ] *n* 腐败物,腐质

putromaine [pju:'trəumein] *n* 腐败毒(在活体内食物分解产生的)

putty ['pʌti] *n* (桐)油灰 *vt* 用油灰接合(或填塞)

Puusepp's operation ['pusep] (Lyudvig M. Puusepp) 普塞普手术(分裂脊髓中央管,治脊髓空洞症) | ~ reflex 普塞普反射(刺激足底后外侧,小趾即外展,为锥体外束和锥体束损害之征)

PUVA psoralen plus ultraviolet A 补骨脂素加紫外线A(一种内服补骨脂素,外用紫外线A照射的疗法,治疗各种皮肤病)

puzzle ['pʌzl] *vt* 使迷惑;使为难 *vi* 迷惑;苦思 *n* 难题 | ~ out 思索而得 / ~ over 全神贯注于,倾全力于

PVC polyvinyl chloride 聚氯乙烯; postvoiding cystogram 排尿后膀胱造影(照)片; premature ventricular contraction 室性期前收缩,室性早搏; pulmonary venous congestion 肺静脉充血

PVP polyvinylpyrrolidone 聚乙烯吡咯酮,聚烯吡酮,聚维酮

PVP-I povidone-iodine 聚维酮碘,聚烯吡酮碘,聚乙烯吡咯酮碘

PWA person with AIDS 艾滋病患者

PWM pokeweed mitogen 美洲商陆有丝分裂原

pyarthrosis [ˌpaiɑːˈθrəusis] *n* 关节积脓(急性化脓性关节炎)

Pycnanthemum [pikˈnænθiməm] *n* 密花薄荷属

pycnemia [pikˈniːmiə] *n* 血浓缩

pycn(o)- 以pycn(o)-起始的词,同样见以pykn(o)-起始的词

pyecchysis [paiˈekisis] *n* 脓溢出

pyelectasis [ˌpaiilekˈteisis], **pyelectasia** [ˌpaiilekˈteizjə] *n* 肾盂扩张

pyelic [paiˈelik] *a* 肾盂的

pyelitis [ˌpaiiˈlaitis] *n* 肾盂炎 | calculous ～ 结石性肾盂炎 / defloration ～ 处女膜破裂性肾盂炎 / encrusted ～ (溃疡)结痂性肾盂炎 / ～ granulosa 肉芽性肾盂炎 / ～ gravidarum 妊娠期肾盂炎 / hematogenous ～ 血源性肾盂炎 | **pyelitic** [ˌpaiiˈlitik] *a*

pyel(o)- [构词成分] 肾盂

pyelocaliectasis [ˌpaiiə*u*ˌkæliˈektəsis] *n* 肾盂肾盏扩张

pyelocystitis [ˌpaiilə*u*sisˈtaitis] *n* 肾盂膀胱炎

pyelocystostomosis [ˌpaiilə*u*ˌsistə*u*stəˈməusis], **pyelocystanastomosis** [ˌpaiilə*u*ˌsistəˌnæstəˈməusis] *n* 肾盂膀胱吻合术

pyelofluoroscopy [ˌpaiilə*u*ˌfluːəˈrɔskəpi] *n* 肾盂X线透视检查

pyelogram [ˈpaiiləgræm] *n* 肾盂X线(照)片,肾盂造影(照)片 | dragon ～ 龙形肾盂造影(照)片(见于多囊肾) | **pyelograph** [ˈpaiiləgrɑːf] *n*

pyelography [ˌpaiiˈlɔgrəfi] *n* 肾盂造影(术) | air ～ 肾盂充气造影(术) / intravenous ～, ～ by elimination, excretion ～ 静脉肾盂造影(术),排泄性肾盂造影(术) / lateral ～ 侧位肾盂造影(术) / respiration ～ 呼吸法肾盂造影(术) / retrograde ～, ascending ～ 逆行性肾盂造影(术),上行性肾盂造影(术)

pyeloileocutaneous [ˌpaiilə*u*ˌiliə*u*kju(ː)ˈteinjəs] *a* 肾盂回肠皮肤的

pyelointerstitial [ˌpaiilə*u*ˌintəˈstiʃəl] *a* 肾盂间质的

pyelolithotomy [ˌpaiiləuliˈθɔtəmi] *n* 肾盂石切除术

pyelometry [ˌpaiiˈlɔmitri] *n* 肾盂测量法

pyelonephritis [ˌpaiilə*u*neˈfraitis] *n* 肾盂肾炎

pyelonephrosis [ˌpaiilə*u*niˈfrəusis] *n* 肾盂肾病

pyelopathy [ˌpaiiˈlɔpəθi] *n* 肾盂病

pyelophlebitis [ˌpaiilə*u*fliˈbaitis] *n* 肾盂静脉炎

pyeloplasty [ˈpaiiləˌplæsti] *n* 肾盂成形术

pyeloplication [ˌpaiilə*u*plaiˈkeiʃən] *n* 肾盂折术

pyeloscopy [ˌpaiiˈlɔskəpi] *n* 肾盂X线透视检查

pyelostomy [ˌpaiiˈlɔstəmi] *n* 肾盂造口术

pyelotomy [ˌpaiiˈlɔtəmi] *n* 肾盂切开术

pyeloureterectasis [ˌpaiilə*u*juəˌriːtəˈrektəsis] *n* 肾盂输尿管扩张

pyeloureterography [ˌpaiilə*u*juəˌriːtəˈrɔgrəfi] *n* 肾盂输尿管造影(术),肾盂造影(术)

pyeloureterolysis [ˌpaiilə*u*juəˌriːtəˈrɔlisis] *n* 肾盂输尿管松解术

pyeloureteroplasty [ˌpaiilə*u*juəˈriːtərəˌplæsti] *n* 肾盂输尿管成形术

pyelovenous [ˌpaiilə*u*ˈviːnəs] *a* 肾盂肾静脉的

pyemesis [paiˈemisis] *n* 吐脓,呕脓

pyemia [paiˈiːmiə] *n* 脓毒症,脓血症 | cryptogenic ～ 隐源性脓毒症 / portal ～ 化脓性门静脉炎 | **pyemic** *a*

Pyemotes [ˌpaiəˈməutiz] *n* 蒲螨属 | ~ ventricosus 球腹蒲螨,袋形虱螨
pyencephalus [ˌpaienˈsefələs] *n* 脑脓肿
pyesis [paiˈi:sis] *n* 化脓(症)
pygal [ˈpaigəl] *a* 臀的
pygalgia [paiˈgældʒiə] *n* 臀痛
pygmalionism [pigˈmeiliənizəm] *n* 爱偶象癖,爱雕象癖
pygmy [ˈpigmi] *n* 矮小者,侏儒
pyg(o)- [构词成分] 臀
pygoamorphus [ˌpaigəuəˈmɔ:fəs] *n* 无体形臀部寄生胎
pygodidymus [ˌpaigəuˈdidiməs] *n* 臀部联胎
pygomelus [paiˈgɔmiləs] *n* 臀肢畸胎,臀部寄生肢畸胎
pygopagus [paiˈgɔpəgəs] *n* 臀部联胎(背靠背) | ~ parasiticus 臀部寄生胎(不对称性臀部联胎)
pygopagy [paiˈgɔpədʒi] *n* 臀部联胎畸形
pyic [ˈpaiik] *a* 脓的
pyin [ˈpaiin] *n* 脓蛋白,脓素
pyknemia [pikˈni:miə] *n* 血浓缩
pyknic [ˈpiknik] *a* 矮胖型的
pykn(o)- [构词成分] 致密,浓厚,浓缩;快速
pyknocyte [ˈpiknəsait] *n* 固缩红细胞(变型收缩状红细胞,常见于溶血性疾患,也偶见于足月婴儿)
pyknocytoma [ˌpiknəusaiˈtəumə] *n* 嗜酸粒细胞瘤
pyknocytosis [ˌpiknəusaiˈtəusis] *n* 固缩红细胞增多(症)
pyknodysostosis [ˌpiknəuˌdisɔsˈtəusis] *n* 致密性骨发育不全
pyknoepilepsy [ˌpiknəuˈepiˌlepsi] *n* 癫痫小发作
pyknometer [pikˈnɔmitə] *n* 比重计,比重瓶 | **pyknometry** *n* 比重测定法
pyknomorphous [ˌpiknəuˈmɔ:fəs], **pyknomorphic** [ˌpiknəuˈmɔ:fik] *a* 致密排列的,密形的
pyknophrasia [ˌpiknəuˈfreiziə] *n* 言语重浊
pyknoplasson [ˌpiknəuˈplæsən] *n* 致密(全能)原浆
pyknosis [pikˈnəusis] *n* 【希】固缩,细胞致密变化(尤指细胞变性,此时细胞核收缩,染色质缩合成致密的无结构的块状物质) | **pyknotic** [pikˈnɔtik] *a* 封闭的(将孔封闭);固缩的,致密的
pyle- [构词成分] 门静脉
pylephlebectasis [ˌpailifliˈbektəsis] *n* 门静脉扩张
pylephlebitis [ˌpailifliˈbaitis] *n* 门静脉炎 | adhesive ~ 粘连性门静脉炎,门静脉血栓静脉炎
Pyle's disease [pail] (Edwin Pyle) 派尔病,干骺端发育不良
pylethrombophlebitis [ˌpailiˌθrɔmbəufliˈbaitis] *n* 门静脉血栓静脉炎
pylethrombosis [ˌpailiθrɔmˈbəusis] *n* 门静脉血栓形成
pylic [ˈpailik] *a* 门静脉的
pylometer [paiˈlɔmitə] *n* 输尿管梗阻测量器
pylon [ˈpailən] *n* 暂用假肢
pyloralgia [ˌpailəˈrældʒiə] *n* 幽门痛
pylorectomy [ˌpailəˈrektəmi] *n* 幽门切除术
pyloric [paiˈlɔ:rik] *a* 幽门(部)的
pyloristenosis [paiˌlɔ:ristiˈnəusis] *n* 幽门狭窄
pyloritis [ˌpailəˈraitis] *n* 幽门炎
pylor(o)- [构词成分] 幽门
pylorodiosis [paiˌlɔ:rəudaiˈəusis] *n* 幽门扩张术
pyloroduodenitis [paiˌlɔ:rəuˌdju(:)əuˈdiˈnaitis] *n* 幽门十二指肠炎
pylorogastrectomy [paiˌlɔ:rəugæsˈtrektəmi] *n* 幽门(及邻近部分胃)切除术
pyloromyotomy [paiˌlɔ:rəumaiˈɔtəmi] *n* 幽门肌切开术
pyloroplasty [paiˈlɔ:rəˌplæsti] *n* 幽门成形术

pyloroscopy [ˌpailəˈrɔskəpi] *n* 幽门镜检查

pylorospasm [paiˈlɔːrəspæzəm] *n* 幽门痉挛

pylorostenosis [paiˌlɔːrəusti'nəusis] *n* 幽门狭窄

pylorostomy [ˌpailəˈrɔstəmi] *n* 幽门造口术

pylorotomy [ˌpailəˈrɔtəmi] *n* 幽门切开术

pylorus [paiˈlɔːrəs] ([复] **pylori** [paiˈlɔːrai]) *n* 【希】幽门

py(o)- [构词成分] 脓

pyoarthrosis [ˌpaiəuɑːˈθrəusis] *n* 关节积脓

pyoblennorrhea [ˌpaiəuˌblenəˈriːə] *n* 脓液溢

pyocalix [ˌpaiəuˈkeiliks] *n* 肾盏积脓

pyocele [ˈpaiəusiːl] *n* 脓囊肿

pyocelia [ˌpaiəuˈsiːliə] *n* 腹腔积脓

pyocephalus [ˌpaiəuˈsefələs] *n* 脑室积脓

pyochezia [ˌpaiəuˈkiːziə] *n* 脓性粪

pyocin [ˈpaiəsin] *n* 脓菌素

pyococcus [ˌpaiəuˈkɔkəs] *n* (化)脓球菌 | **pyococcic** [ˌpaiəˈkɔksik] *a*

pyocolpocele [ˌpaiəuˈkɔlpəsiːl] *n* 阴道脓囊肿

pyocolpos [ˌpaiəuˈkɔlpəs] *n* 阴道积脓

pyoculture [ˈpaiəˌkʌltʃə] *n* 脓液培养法

pyocyanase [ˌpaiəuˈsaiəneis] *n* 绿脓菌酶

pyocyanic [ˌpaiəusaiˈænik] *a* 绿脓的，绿脓菌的

pyocyanin [ˌpaiəuˈsaiənin] *n* 绿脓菌素

pyocyanogenic [ˌpaiəusaiənəuˈdʒenik] *a* 产生绿脓菌素的

pyocyanosis [ˌpaiəuˌsaiəˈnəusis] *n* 绿脓菌病

pyocyst [ˈpaiəsist] *n* 脓囊肿

pyocystis [ˌpaiəuˈsistis] *n* 膀胱积脓

pyocyte [ˈpaiəsait] *n* 脓细胞，中性粒细胞

pyoderma [ˌpaiəuˈdəːmə] *n* 脓皮病 | chancriform ～, ～ chancriforme faciei 下疳样脓皮病，面部下疳样脓皮病 / ～ faciale 面部脓皮病 / ～ gangrenosum 坏疽性脓皮病 / ～ vegetans, ～ verrucosum, verrucous ～ 增殖性皮炎 | **pyodermia** [ˌpaiəuˈdəːmiə] *n* / **pyodermic** *a*

pyofecia [ˌpaiəuˈfiːsiə] *n* 脓性粪

pyogenesis [ˌpaiəˈdʒenisis] *n* 生脓，脓生成 | **pyogenic** [ˌpaiəˈdʒenik] *a* 生脓的

pyogenin [paiˈɔdʒinin] *n* 脓细胞素(脓细胞内的化合物)

pyogenous [paiˈɔdʒinəs] *a* 生脓的

pyohemia [ˌpaiəuˈhiːmiə] *n* 脓毒症，脓血症

pyohemothorax [ˌpaiəuˌhiːməuˈθɔːræks] *n* 脓血胸

pyohydronephrosis [ˌpaiəuˌhaidrəuniˈfrəusis] *n* 肾盂积脓水，水脓肾

pyoid [ˈpaiɔid] *a* 脓样的 *n* 脓样物质(无菌无毒性的)

pyolabyrinthitis [ˌpaiəuˌlæbirinˈθaitis] *n* 脓性迷路炎

pyometra [ˌpaiəuˈmiːtrə], **pyometrium** [ˌpaiəuˈmiːtriəm] *n* 子宫积脓

pyometritis [ˌpaiəumiˈtraitis] *n* 化脓性子宫炎

pyomyoma [ˌpaiəumaiˈəumə] *n* 脓肌瘤

pyomyositis [ˌpaiəumaiəˈsaitis] *n* 脓性肌炎

pyonephritis [ˌpaiəuneˈfraitis] *n* 脓性肾炎

pyonephrolithiasis [ˌpaiəuˌnefrəuliˈθaiəsis] *n* 脓性肾石病

pyonephrosis [ˌpaiəuniˈfrəusis] *n* 肾盂积脓，脓肾 | **pyonephrotic** [ˌpaiəuniˈfrɔtik] *a*

pyonychia [ˌpaiəuˈnikiə] *n* 甲沟脓炎

pyo-ovarium [ˌpaiəuəuˈvɛəriəm] *n* 卵巢积脓

Pyopen ['paiəpen] *n* 羧苄西林二钠，羧苄青霉素二钠(carbenicillin disodium)制剂的商品名
pyopericarditis [ˌpaiəuˌperikɑːˈdaitis] *n* 脓性心包炎
pyopericardium [ˌpaiəuˌperiˈkɑːdiəm] *n* 心包积脓
pyoperitoneum [ˌpaiəuˌperitəuˈniːəm] *n* 腹(膜)腔积脓
pyoperitonitis [ˌpaiəuˌperitəuˈnaitis] *n* 脓性腹膜炎
pyophagia [ˌpaiəuˈfeidʒiə] *n* 吞脓
pyophthalmia [ˌpaiɔfˈθælmiə], **pyophthalmitis** [ˌpaiɔfθælˈmaitis] *n* 脓性眼炎
pyophylactic [ˌpaiəufiˈlæktik] *a* 防止生脓的
pyophysometra [ˌpaiəuˌfaisəˈmiːtrə] *n* 子宫积脓气
pyoplania [ˌpaiəuˈpleiniə] *n* 脓扩散
pyopneumocholecystitis [ˌpaiəuˌnjuːməuˌkəulisisˈtaitis] *n* 脓气性胆囊炎
pyopneumocyst [ˌpaiəuˈnjuːməsist] *n* 脓气囊肿
pyopneumohepatitis [ˌpaiəuˌnjuːməuˌhepəˈtaitis] *n* 脓气性肝炎
pyopneumopericardium [ˌpaiəuˌnjuːməuˌperiˈkɑːdiəm] *n* 脓气心包
pyopneumoperitoneum [ˌpaiəuˌnjuːməuˌperitəuˈniːəm] *n* 脓气腹(腔)
pyopneumoperitonitis [ˌpaiəuˌnjuːməuˌperitəuˈnaitis] *n* 脓气性腹膜炎
pyopneumothorax [ˌpaiəuˌnjuːməuˈθɔːræks] *n* 脓气胸
pyopoiesis [ˌpaiəupɔiˈiːsis] *n* 脓生成，生脓 | **pyopoietic** [ˌpaiəupɔiˈetik] *a*
pyoptysis [paiˈɔptisis] *n* 咯脓
pyopyelectasis [ˌpaiəupaiiˈlektəsis] *n* 脓性肾盂扩张
pyorrhea [ˌpaiəˈriə] *n* 脓溢 | ~**l** *a*
pyorubin [ˌpaiəˈruːbin] *n* 绿脓菌红素
pyosalpingitis [ˌpaiəuˌsælpinˈdʒaitis] *n* 脓性输卵管炎
pyosalpingo-oophoritis [ˌpaiəusælˌpiŋgəuəuˌɔfəˈraitis], **pyosalpingo-oothecitis** [ˌpaiəusælˌpiŋgəuˌəuəθiˈsaitis] *n* 脓性输卵管卵巢炎
pyosalpinx [ˌpaiəuˈsælpiŋks] *n* 输卵管积脓
pyosapremia [ˌpaiəusəˈpriːmiə] *n* 脓毒败血病
pyosclerosis [ˌpaiəuskliəˈrəusis] *n* 脓性硬化
pyosepticemia [ˌpaiəuˌseptiˈsiːmiə] *n* 脓毒败血病
pyosin ['paiəsin] *n* 脓胞素
pyospermia [ˌpaiəuˈspəːmiə] *n* 脓性精液(症)，精液含脓
pyostatic [ˌpaiəuˈstætik] *a* 抑制(化)脓的 *n* 制(化)脓药，抑(化)脓药
pyostomatitis [ˌpaiəuˌstəuməˈtaitis] *n* 脓性口炎
pyotherapy [ˌpaiəuˈθerəpi] *n* 脓液疗法
pyothorax [ˌpaiəuˈθɔːræks] *n* 脓胸
pyotoxinemia [ˌpaiəutɔksiˈniːmiə] *n* 脓毒素血(症)
pyoumbilicus [ˌpaiəuʌmˈbilikəs] *n* 脓脐
pyourachus [ˌpaiəuˈjuərəkəs] *n* 脐尿管积脓
pyoureter [ˌpaiəujuəˈriːtə] *n* 输尿管积脓
pyovesiculosis [ˌpaiəuviˌsikjuːˈləusis] *n* 精囊积脓
pyoxanthine [ˌpaiəuˈzænθin] *n* 绿脓黄质
pyoxanthose [ˌpaiəuˈzænθəus] *n* 半绿脓青素
pyrabrom ['pirəbrɔm] *n* 吡拉布隆，新安替根溴茶碱(抗组胺药)
pyracin ['pairəsin] *n* 吡拉辛(一种维生素B_6代谢产物)
Pyralis ['pirəlis] *n* 螟蛾科 | ~ farinalis 粉螟
pyramid ['pirəmid] *n* 锥体(本词常单独使用表示延髓锥体) | ~ of cerebellum 蚓锥体 / ~s of kidney, renal ~s

肾锥体 / ～ of light 光锥 / ～ of thyroid 甲状腺锥体叶 / ～ of tympanum (鼓室)锥隆起 | ～**al** [pi'ræmidl] *a* 锥(体)状的,锥体的

pyramidale [pai,ræmi'deili] *n* 三角骨

pyramidalis [pai,ræmi'deilis] *a* 【拉】锥状的 *n* 锥状肌

pyramides [pi'ræmidi:z] pyramis的复数

Pyramidon [pi'ræmidɔn] 匹拉米洞,氨基比林(aminopyrine)制剂的商品名

pyramidotomy [,pirəmi'dɔtəmi] *n* 锥体束切断术

pyramis ['pirəmis] ([复] **pyramides** [pi'ræmidi:z]) *n*【希】锥体

pyran ['paiəræn] *n* 吡喃

pyranisamine maleate [,paiərə'nisəmi:n] 马来酸吡拉敏(见pyrilamine maleate)

pyranose ['paiərənəus, 'pirə-] *n* 吡喃糖

pyranoside [,paiə'rænəsaid, pi'r-] *n* 吡喃糖苷

pyrantel [pi'ræntəl] *n* 噻嘧啶(抗蛲虫药) | ～ pamoate 双羟萘酸噻嘧啶,抗虫灵 / ～ tartrate 酒石酸噻嘧啶

pyranyl ['paiərənil] *n* 吡喃基,氧(杂)芑基

pyrathiazine hydrochloride [,pirə'θaiəzi:n] 盐酸帕拉噻嗪,盐酸吡乙吩噻嗪(抗组胺药)

pyrazinamide [,pirə'zinəmaid] *n* 吡嗪酰胺(抗结核药)

pyrazine ['paiərəzi:n] *n* 吡嗪

pyrazofurin [,pirəzə'fjuərin] *n* 吡唑霉素,吡唑呋喃菌素(抗肿瘤药)

pyrazolone [pi'ræzələun] *n* 吡唑啉酮(有抗炎、镇痛和解热作用)

pyrectic [pai'rektik] *a* 致热的 *n* 致热因素

pyrene ['paiəri:n] *n* 芘,嵌二萘

pyrenemia [,paiərə'ni:miə] *n* 有核红细胞血症

pyrenoid ['paiərənɔid] *n* 淀粉核

pyrenolysis [,paiərə'nɔlisis] *n* 核仁溶解

Pyrenomycetes [pai,ri:nəumai'si:ti:z] *n* 核菌纲

pyretherapy [,paiərə'θerəpi] *n* 发热疗法,治疗性发热;热病治疗法

pyrethrin [,paiə'ri:θrin, -'re-] *n* 除虫菊酯

pyrethron [,pairəθrɔn] *n* 除虫菊酮

pyrethrum [pai'ri:θrəm] *n* 除虫菊

pyretic [pai'retik] *a* 发热的,发烧的

pyreticosis [pai,reti'kəusis] *n* 热病

pyret(o)- [构词成分] 热,发热

pyretogen [pai'retədʒən] *n* 热原质,致热原

pyretogenesis [,paiərətəu'dʒenisis] *n* 热发生,发热 | **pyretogenetic** [,paiərətəudʒi'netik] *a*

pyretogenic [,paiərətəu'dʒenik] *a* 致热的

pyretogenous [,paiərə'tɔdʒinəs] *a* 热原的(体温增高引起的);致热的

pyretography [,paiərə'tɔgrəfi] *n* 热病论

pyretology [,paiərə'tɔlədʒi] *n* 热病学

pyretolysis [,paiərə'tɔlisis] *n* 退热,热消退

pyretotherapy [,paiərətəu'θerəpi] *n* 发热疗法,治疗性发热;热病治疗法

pyretotyphosis [,paiərətəutai'fəusis] *n* 热性谵妄

pyrexia [pai'reksiə] *n* 发热 | **pyrexial, pyrexic** *a* / **pyrexy** ['paireksi] *n*

pyrexiogenic [pai,reksiə'dʒenik] *a* 致热的

Pyribenzamine [,piri'benzəmi:n] *n* 曲吡那敏(tripelennamine)制剂的商品名

pyridine ['piridi(:)n] *n* 吡啶

Pyridium [pai'ridiəm] *n* 盐酸非那吡啶(phenazopyridine hydrochloride)制剂的商品名

pyridostigmine bromide [,piridəu'stigmi:n] 溴吡斯的明(胆碱能药,治疗重症肌无力,并用作肌肉松弛药)

pyridoxal [ˌpiri'dɔksəl] *n* 吡哆醛，维生素B_6

pyridoxamine [ˌpiri'dɔksəmi:n] *n* 吡哆胺，维生素B_6

pyridoxic acid [ˌpiri'dɔksik] 吡哆酸

pyridoxine [ˌpiri'dɔksi(:)n] *n* 吡哆辛，吡哆醇，维生素B_6 | ～ hydrochloride 盐酸吡哆醇(用于防治维生素B_6缺乏病)

pyriform ['pirifɔ:m] *a* 梨状的，梨形的

pyrilamine maleate [pi'riləmi:n] 马来酸吡拉敏，马来酸甲氧苄二胺(亦称马来酸美吡拉敏 mepyramine maleate，抗组胺药)

pyrimethamine [ˌpiri'meθəmi:n] *n* 乙胺嘧啶(抗疟药)

pyrimidine [pai'rimidi:n] *n* 嘧啶

pyrimidine-nucleoside phosphorylase [pə'rimidi:n 'nju:kliəsaid fɔs'fɔrileis] 嘧啶核苷磷酸化酶

pyrinoline [pi'rinəli:n] *n* 吡诺林，四吡环戊烯醇(抗心律失常的心抑制药)

pyrithiamine [ˌpiri'θaiəmi:n] *n* 吡啶硫胺素，抗硫胺素(一种硫胺代谢对抗物)

pyrithyldione [pai'riθildiəun] *n* 吡乙二酮(催眠镇静药)

pyr(o)- [构词成分] 火，热；焦，焦性

pyroarsenic acid [ˌpaiərəu'ɑ:snik] 焦砷酸

pyroborate [ˌpaiərəu'bɔ:reit] *n* 焦硼酸盐

pyroboric acid [ˌpaiərəu'bɔ:rik] 焦硼酸

pyrocatechin [ˌpaiərəu'kætikin], **pyrocatechol** [ˌpaiərəu'kætikɔl] *n* 焦儿茶酚，邻苯二酚

pyrocinchonic acid [ˌpaiərəusiŋ'kɔnik] 二甲基丁烯二酸，焦辛可宁酸

pyrocitric acid [ˌpaiərəu'saitrik] 焦柠檬酸，柠康酸

pyrodextrin [ˌpaiərəu'dekstrin] *n* 焦糊精

pyrogallic acid [ˌpaiərəu'gælik] 焦棓酸，焦性没食子酸

pyrogallol [ˌpaiərəu'gælɔl] *n* 焦棓酚

pyrogen ['paiərədʒən] *n* 热原，致热物，致热原 | bacterial ～ 细菌性热原质 / endogenous ～, leukocytic ～ 内源性致热原，白细胞致热原 / exogenous ～ 外源性致热原

pyrogenetic [ˌpaiərəudʒi'netik], **pyrogenic** [ˌpaiərəu'dʒenik], **pyrogenous** [pai'rɔdʒinəs] *a* 致热的

pyroglobulin [ˌpaiərəu'glɔbjulin] *n* 热球蛋白(一种因加热而沉淀的血清球蛋白)

pyroglobulinemia [ˌpaiərəuˌglɔbjuli'ni:miə] *n* 热球蛋白血(症)

pyroglutamate [ˌpaiərəu'glu:təmeit] *n* 焦谷氨酸，5-羟脯氨酸

pyroglutamic acid [ˌpaiərəuglu:'tæmik] 焦谷氨酸，5-羟脯氨酸

pyroglutamicaciduria [ˌpaiərəuglu:ˌtæmikˌæsi'djuəriə] *n* 焦谷氨尿(症)，5-羟脯氨酸尿(症)

pyrolagnia [ˌpaiərəu'lægniə] *n* 纵火色情，火场色情

pyroligneous [ˌpaiərəu'ligniəs] *a* 干馏木材而得的，焦木的 | ～ acid 焦木酸

pyrolusite [ˌpaiərəu'lju:sait] *n* 软锰矿，二氧化锰

pyrolysis [paiə'rɔlisis] *n* 热分解，高温分解 | **pyrolytic** [ˌpaiərəu'litik] *a* / **pyrolytically** *ad*

pyromania [ˌpaiərəu'meinjə] *n* 纵火狂 | erotic ～ 纵火色情，火场色情

pyrometer [pai'rɔmitə] *n* 高温计

pyrone ['paiərəun] *n* 吡喃酮

Pyronil ['paiərənil] *n* 吡咯他敏(pyrrobutamine)制剂的商品名

pyronin ['paiərənin] *n* 哌洛宁，焦宁 | ～ B 派洛宁B(碱性染料) / ～ G 派洛宁G(碱性染料) | **pyronine** ['paiərəni:n] *n*

pyroninophilia [ˌpaiərəˌninəu'filiə] *n* 嗜派洛宁性，嗜焦宁性(对派洛宁有较高亲和力，有时在浆细胞和网状内皮细胞中可见)

pyroninophilic [ˌpaiərəˌninə'filik] *a* 嗜哌洛宁的,嗜焦宁的

pyronyxis [ˌpaiərəu'niksis] *n* 火针术

pyrophobia [ˌpaiərəu'fəubjə] *n* 火焰恐怖,恐火症

pyrophosphatase [ˌpaiərəu'fɔsfəteis] *n* 焦磷酸酶

pyrophosphate [ˌpaiərəu'fɔsfeit] *n* 焦磷酸 | stannous ～ 焦磷酸亚锡(骨扫描用药)

pyrophosphokinase [ˌpaiərəuˌfɔsfə'kaineis] *n* 焦磷酸激酶

pyrophosphoric acid [ˌpaiərəuˌfɔs'fɔrik] 焦磷酸

pyrophosphotransferase [ˌpaiərəuˌfɔsfə'trænsfəreis] *n* 焦磷酸转移酶,二磷酸转移酶

Pyroplasma [ˌpaiərəu'plæzmə] *n* 梨浆虫属,巴贝虫属(即Babesia)

pyropuncture ['paiərəˌpʌŋktʃə] *n* 火针术

pyroracemic acid [ˌpaiərəurə'si:mik] 丙酮酸

pyroscope ['paiərəskəup] *n* 测热辐射器

pyrosis [pai'rəusis] *n* 胃灼热

Pyrosoma [ˌpaiərə'səumə] *n* 梨浆虫属,巴贝虫属(即Babesia)

pyrosulfuric acid [ˌpaiərəusʌl'fjuərik] 焦硫酸,一缩二硫酸

pyrotartaric acid [ˌpaiərəutɑ:'tɑ:rik] 焦酒石酸,甲基琥珀酸

pyrotic [pai'rɔtik] *a* 苛性的,腐蚀的;胃灼热的

pyrotoxin [ˌpaiərəu'tɔksin] *n* 热期毒素(在发热期产生的毒素);热毒素(许多细菌甚至包括一些普通非致病菌的一种毒性成分,注入机体引起发热和虚损)

pyrovalerone hydrochloride [pirəu'vælərəun] 盐酸吡咯戊酮(中枢神经系统兴奋药)

pyroxamine maleate [pi'rɔksəmi:n] 马来酸吡咯沙敏,马来酸苯苄吡咯烷(抗组胺药)

pyroxylin [pai'rɔksilin] *n* 火棉,硝酸纤维素

pyrrobutamine phosphate [ˌpirəu'bju:təmin] 磷酸吡咯他敏,磷酸吡咯丁胺(抗组胺药)

pyrrocaine ['pirəkein] *n* 吡咯卡因(局部麻醉药) | ～ hydrochloride 盐酸吡咯卡因(牙科用局部麻醉药)

pyrrole ['pirəul, pi'rəul] *n* 吡咯

pyrrolidine [pi'rɔlidin] *n* 吡咯烷,四氢化吡咯

pyrroline ['pirəlin] *n* 吡咯啉,二氢吡咯 | Δ^1-～ 5-carboxylate Δ^1-二氢吡咯5-羧酸

1-pyrroline-5-carboxylate dehydrogenase ['pirəli:n kɑ:'bɔksileit di:'haidrədʒəneis] 1-二氢吡咯-5-羧酸脱氢酶(此酶缺乏,为一种常染色体隐性性状,是高脯氨酸血症Ⅱ型的原因)

pyrroline-5-carboxylate reductase ['pirəli:n kɑ:'bɔksileit ri'dʌkteis] 二氢吡咯-5-羧酸还原酶

pyrroline 5-carboxylate synthase ['pirəli:n kɑ:'bɔksileit 'sinθeis] 二氢吡咯 5-羧酸合酶

pyrrolnitrin [pirəul'naitrin] *n* 吡咯尼群,硝吡咯菌素(抗真菌抗生素)

pyrroloporphyria [ˌpirələupɔ'firiə] *n* 急性间歇性卟啉症

pyrroporphyrin [ˌpirəu'pɔ:firin] *n* 焦卟啉

pyruvate ['paiəruveit] *n* 丙酮酸(盐、酯或阴离子型,在生物化学中本词与pyruvic acid可互换使用)

pyruvate carboxylase ['paiəruveit kɑ:'bɔksileis] 丙酮酸羧化酶(此酶缺乏,为一种常染色体隐性性状,可致婴儿严重的精神运动性阻滞和乳酸性酸中毒)

pyruvate decarboxylase ['paiəruveit ˌdi:kɑ:'bɔksileis] 丙酮酸脱羧酶(亦称α-羧化酶;以前称丙酮酸脱氢酶〈硫辛酰胺〉)

pyruvate dehydrogenase (lipoa-

mide) ['paiəruveit di:'haidrədʒəneis li'pəuəmaid] 丙酮酸脱氢酶(硫辛酰胺)(此酶缺乏可致乳酸血症、共济失调、精神运动性阻滞及有时为乳酸性酸中毒)

pyruvate dehydrogenase complex (PDHC) deficiency 丙酮酸脱氢酶复合物缺乏症(此酶的主要临床异常是神经系统,可引起共济失调性脑病和精神运动性阻滞;在严重的婴儿病例中乳酸性酸中毒尤为显著)

[**pyruvate dehydrogenase (lipoamide)**] **kinase** ['paiəruveit di:'haidrədʒəneis ˌlipəu'æmaid 'kaineis] [丙酮酸脱氢酶(硫辛酰胺)] 激酶

[**pyruvate dehydrogenase (lipoamide)**]**-phosphatase** ['paiəruveit di:'haidrədʒəneis ˌlipəu'æmaid 'fɔsfəteis] [丙酮酸脱氢酶(硫辛酰胺)]-磷酸酶(此酶缺乏,可致代谢性酸中毒,伴血清内高浓度乳酸、丙酮酸和游离脂肪酸)

pyruvate kinase (PK) ['paiəruveit 'kaineis] 丙酮酸激酶(红细胞内此酶活性缺乏,为一种常染色体隐性性状,可致溶血性贫血)

pyruvate kinase (PK) deficiency, erythrocyte 红细胞丙酮酸激酶缺乏症(此酶缺乏,为一种常染色体隐性性状,其临床特征与其他溶血性疾病无明显区别)

pyruvemia [ˌpaiəru'vi:miə] *n* 丙酮酸血(症)

pyruvic acid [paiə'ru:vik 'æsid] 丙酮酸

6-pyruvoyltetrahydropterin synthase [paiəˌru:vɔilˌtetrəhai'drɔptərin 'sinθeis] 6-丙酮酰四氢(生物)蝶呤合酶(此酶缺乏,为一种常染色体隐性性状,可致恶性高苯丙氨酸血症)

pyrvinium pamoate [pə:'vinjəm 'pæməeit] 扑蛲灵,恩波维铵(即pyrvinium embonate,抗蠕虫药)

Pythiaceae [ˌpiθi'eisii:] *n* 腐霉科

pythiosis [ˌpiθi'əusis] *n* 腐霉病(主要侵犯马、牛等)

Pythium ['piθiəm] *n* 腐霉属

pythogenesis [ˌpaiθə'dʒenisis] *n* 腐生;腐化

pythogenic [ˌpaiθə'dʒenik] *a* 腐化的,腐败的

pythogenous [pai'θɔdʒinəs] *a* 腐生的

pyuria [pai'juəriə] *n* 脓尿 | miliary ~ 粟粒性脓尿

PZI protamine zinc insulin (鱼)精蛋白锌胰岛素

Q

Q, q [kju:] ([复] **Q's, q's** ['kju:z]) *n* 英语的第17字母
Q 泛醌(ubiquinone)的符号
Q 电荷(electric charge)、热力(heat)和反应系数(reaction quotient)的符号
$\mathbf{Q_{10}}$ 温度系数(temperature coefficient)和泛醌(ubiquinone)的符号
$\dot{\mathbf{Q}}$ 血流率(rate of blood flow)的符号
q 染色体长臂(the long arm of a chromosome)的符号
q. quaque【拉】每
q 电荷(electric charge)、泛醌(ubiquinone)和(统计学上)备择事件的概率(probability of alternative event)的符号
Q angle (Q代表quadriceps) Q角
q.d. quaque die【拉】每日
Q fever (Q代表query) Q热(见fever)
q.h. quaque hora【拉】每小时
q.i.d. quater in die【拉】每日4次
q.l. quantum libet【拉】任意量
QNS Queen's Nursing Sister (of Queen's Institute of District Nursing) 女王护士长(皇家地区护理学会)
qns quantity not sufficient 量不足
q.p. quantum placeat【拉】任意量
q.q.h. quaque quarta hora【拉】每4h
Qq. hor. quaque hora【拉】每小时
$\mathbf{QS_2}$ 电机械收缩(electromechanical systole)的符号
q.s. quantum satis【拉】适量，足量
q-sort ['kju:sɔ:t] *n* q分类，q选择(一种人格鉴定法，表示受试者〈或实验者〉对一套标准化描述的符合程度)
q. suff. quantum sufficit【拉】适量，足量
Quaalude ['kweilud] *n* 甲喹酮(methaqualone)制剂的商品名
quack [kwæk] *n* 庸医，江湖医 *a* 庸医的，冒充内行医病的；骗人的
quackery ['kwækəri] *n* 江湖医术
quacksalver ['kwækˌsælvə] *n* 庸医，江湖医
Quadramoid ['kwɔ:drəmɔid] *n* 三磺嘧啶(trisulfapyrimidines)口服混悬液的商品名
quadrangle ['kwɔdræŋgl] *n* 四角形，四边形；四角器(牙科) | **quadrangular** [kwɔ'dræŋgjulə] *a* 四角形的
quadrant ['kwɔdrənt] *n* 四分之一圆；四分体；象限 | **~al** [kwɔ'dræntl] *a*
quadrantanopia [ˌkwɔdræntə'nəupiə], **quadrantanopsia** [ˌkwɔdræntə'nɔpsiə] *n* 象限盲
quadrantectomy [ˌkwɔdrə'tektəmi] *n* 四分之一切除术(一种部分乳房切除术，包括整块切除四分之一乳房组织的肿瘤及胸大肌筋膜及在其上面的皮肤)
quadrat ['kwɔdræt] *n* 平方区；方嵌体
quadrate ['kwɔdreit] *a* 方的，正方形的；长方形的 *n* 正方形；长方形 *vt, vi* (使)成正方形；(使)适合；(使)一致(with, to)
quadratic [kwə'drætik] *a* 二次的；四方的，方形的 *n* 二次方程式；二次项
quadratipronator [kwɔˌdreitiprə'neitə] *n* 旋前方肌
quadratus [kwɔ'dreitəs] *a*【拉】方的，方形的 *n* 方肌
quadri- [前缀] 四，四倍
quadribasic [ˌkwɔdri'beisik] *a* 四元的，四碱价的
quadriceps ['kwɔdriseps] *n* 四头肌 *a*

四头的 | **quadricipital** [ˌkwɔdri'sipitl] *a*

quadricepsplasty ['kwɔdrisepsˌplæsti] *n* 股四头肌成形术

quadriceptor [ˌkwɔdri'septə] *n* 四簇介体

quadricuspid [ˌkwɔdri'kʌspid] *a* 四尖的 *n* 四尖牙

quadridentate [ˌkwɔdri'denteit] *n* 四配位体

quadridigitate [ˌkwɔdri'didʒiteit] *a* 四指(趾)(畸形)的

quadrigeminum [ˌkwɔdri'dʒeminəm] ([复] **quadrigemina** [ˌkwɔdri'dʒeminə]) *n* 【拉】 四叠体 | **quadrigeminal, quadrigeminus** *a* 四叠的, 四联的;四叠体的

quadrigeminy [ˌkwɔdri'dʒeməni] *n* 四叠体;四联脉

quadrilateral [ˌkwɔdri'lætərəl] *a* 四边形的 *n* 四边形;四边形物;四(个)要点

quadrilocular [ˌkwɔdri'lɔkjulə] *a* 四腔的, 四房的

quadripara [kwɔ'dripərə] *n* 四产妇

quadripartite [ˌkwɔdri'pɑ:tait] *a* 四部的, 四分的

quadriplegia [ˌkwɔdri'pli:dʒiə] *n* 四肢麻痹, 四肢瘫 | **quadriplegic** *a, n*

quadripolar [ˌkwɔdri'pəulə] *a* 四极的

quadrisect ['kwɔdrisekt] *vt* 切为四份 | **~ion** [ˌkwɔdri'sekʃən] *n* 四分切

quadritubercular [ˌkwɔdritju(:)'bə:kjulə] *a* 四结节的;四尖的

quadrivalent [ˌkwɔdri'veilənt] *a* 四价的 *n* 四价体(减数分裂中四个联会的同源染色体的总称) | **quadrivalence** [ˌkwɔdri'veiləns], **quadrivalency** [ˌkwɔdri'veilənsi] *n* 四价

quadroon [kwɔ'dru:n] *n* 混血儿

quadruped ['kwɔdruped] *a* 四足的 *n* 四足动物 | **quadrupedal** [kwɔ'dru:pidl] *a* 四足的;四足动物的

quadrupl. quadruplicato【拉】四倍

quadruple ['kwɔdrupl] *a* 四倍的, 四重的;四联的 *n* 四倍, 四倍量 *vt, vi* (使)成四倍

quadruplet ['kwɔdruplit] *n* 一胎四儿, 四胎

quadruplex ['kwɔdrupleks] *a* 四倍的, 四重的 *n* 四显性组合, 四式型四显性组合

quadruplicate [kwɔ'dru:plikeit] *vt* 使成四倍 [kwɔ'dru:plikit] *a* 四倍的, 四重的 | **quadruplication** [kwɔˌdru:pli'keiʃən] *n*

Quain's degeneration [kwein] (Richard Quain) 奎因变性(心肌纤维变性) | ~ fatty heart 奎因脂肪心(心肌脂肪变性)

quake [kweik] *vi, n* 震动, 颤抖

quale ['kweili] ([复] **qualia** ['kweiliə]) *n* 性质, 性状(尤指感觉或其他意识过程的性质)

qualification [ˌkwɔlifi'keiʃən] *n* 资格, 条件;合格;规格;限定

qualify ['kwɔlifai] *vt* 使具有资格, 使合格;限制;修饰 *vi* 取得资格 | **qualified** ['kwɔlifaid] *a* 有资格的;合格的;胜任的;有限制的

qualimeter [kwə'limitə] *n* (X线)透度计, (X线)硬度计

qualitative ['kwɔlitətiv, -tei-], **qualitive** ['kwɔlitiv] *a* 性质的, 定性的;品质的

quality ['kwɔləti] *n* 质, 质量;性质;品质;本领;音质, 音色

qualm [kwɔ:m] *n* 一阵眩晕, 一阵恶心;疑虑, 不安

qualmish ['kwɔ:miʃ] *a* 有点发晕的;感到恶心的;有点疑虑不安的 | **~ly** *ad* / **~ness** *n*

quanta ['kwɔntə] quantum的复数

quantal ['kwɔntəl] *a* 量子的(表示一种全或无的反应)

quantasome ['kwɔntəsəum] *n* 量子(换能)体, 光能转化体(叶绿体基粒中一种有光合作用活性的颗粒, 形状扁而椭圆形, 轴长100 Å和200 Å, 内含叶绿素)

quantatrope [ˈkwɔntətrəup] *n* 光能转化体部位

quantile [ˈkwɔntail] *n* 分位数,分位点

quantimeter [kwɔnˈtimitə] *n* (X线)量计

quantitate [ˈkwɔntiteit] *vt* 测定(或估计)…的数量,定量 | **quantitation** [ˌkwɔntiˈteiʃən] *n*

quantitative [ˈkwɔntitətiv, -tei-], **quantitive** [ˈkwɔntitiv] *a* 量的,数量的;定量的 | ~**ly** *ad*

quantity [ˈkwɔntəti] *n* 量,数量;分量;定量;[常用复] 大量,大宗 | an unknown ~ 未知量(数学中以字母X表示);难以预测的人(或事),尚待查明的人(或事)

Quant's sign [kwɔnt] (C. A. J. Quant) 宽特征(枕骨T字形凹陷,有时见于佝偻病)

quantum [ˈkwɔntəm] ([复] **quanta** [ˈkwɔntə]) *n*【拉】量;量子(能的单位量) | ~ **libet** [ˈlaibət] 任意量 / ~ of light 光量子 / ~ **placeat** [ˈpleiset] 任意量 / ~ **satis** [ˈsætis] 适量,足量 / ~ **sufficit** [ˈsʌfisit] 适量,足量 / ~ **vis** [vis] 适量

quarantine [ˈkwɔrənti:n] *n* 检疫,留验;检疫所;检疫期;隔离;隔离区 *vt* 对…进行检疫

quart [kwɔ:t] *n* 夸脱(1/4加仑〈946ml〉);

quartan [ˈkwɔ:tən] *a* 每第四日(复发)的 *n* 三日疟 | double ~ 复三日疟 / triple ~ 日发三日疟

quartation [kwɔ:ˈteiʃən] *n* (硝酸)析银法

quarter [ˈkwɔ:tə] *n* 四分之一;一刻钟;季度;两角五分(辅币);方向;方面;地区,市区;[复] 住处 *vt* 把…分成四部分,把…四等分 | at close ~s 逼近地,接近地

quarterly [ˈkwɔ:təli] *a* (按)季度的 *ad* 季度地,按季 *n* 季刊

quartile [ˈkwɔ:tail] *n* 四分值;四分线;四分位数

quartipara [kwɔ:ˈtipərə] *n* 四产妇

quartisect [ˈkwɔ:tisekt] *vt* 切为四份

quartisternal [ˌkwɔ:tiˈstə:nəl] *a* 胸骨第四节的

quartz [kwɔ:ts] *n* 石英,水晶

Quarzan [ˈkwɑ:zæn] *n* 克利溴铵(clidinium bromide)制剂的商品名

quasi- [前缀] 类似,准,半

quasidiploid [ˌkwɑ:ziˈdiplɔid] *n* 准二倍体

quasidominance [ˌkwɑ:ziˈdɔminəns] *n* 准显性,似显性(隐性性状直接传递,每代必然连续出现,类似显性遗传) | **quasidominant** *a*

quassation [kwɔˈseiʃən] *n* 压碎,细碎

Quassia [ˈkwɔʃiə] *n* 苦木属

quassia [ˈkwɔʃiə] *n* 苦木,美洲苦木

quassin [ˈkwɔʃin] *n* 苦木素

Quat., quat. quattuor【拉】四

quater in die [ˈkwɔtə in ˈdi:ei]【拉】每日四次

quaternary [kwəˈtə:nəri] *a* 第四的;四元的,四价的

Quatrefages' angle [ˌkɑ:trəˈfɑ:ʒə] (Jean L. A. de Quatrefages de Bréau) 卡特尔法日角,顶角(parietal angle, 见angle项下相应术语)

quaver [ˈkweivə] *vt* 震动;颤抖;发颤音 *vt* 用颤声说(out) *n* 颤音

quazepam [ˈkwɑ:zəpæm] *n* 夸西泮,四氟硫安定(镇静催眠药)

quazodine [ˈkweizədi:n] *n* 夸唑定,乙二甲氧喹唑啉(强心药,支气管扩张药)

queasy, queazy [ˈkwi:zi] *a* 催人呕吐的;眩晕欲呕的;不舒服的

quebrachitol [keiˈbrætʃitɔl] *n* 白坚木醇,肌醇甲醚,橡醇

Queckenstedt's sign (phenomenon, test) [ˈkwekənˌʃtet] (Hans H. G. Queckenstedt) 奎肯斯提特征(现象、试验)(正常时,压颈静脉脑脊液压迅速上升,脊椎管内阻塞时,压颈静脉脑脊液压不受影响)

queen [kwi:n] *n* 王后,女王;同性恋男子

queer [kwiə] *a* 古怪的,不正常的;眩晕的,想呕吐的,不舒服的 *vt* 把…弄糟,破坏 *n* 同性恋男子 | ~ sb's(或one's own) pitch 打乱某人的计划,破坏某人的成功机会 | ~**ly** *ad*

Quelicin ['kwelisin] *n* 盐酸琥珀胆碱(succinylcholine hydrochloride)制剂的商品名

quell [kwel] *vt* 镇压,平息;消除,减轻

quench [kwentʃ] *vt* 扑灭;抑制;解(渴) *vi* 熄灭,猝灭;冷却;平息

quenching ['kwentʃiŋ] *n* 熄灭,猝灭 | dilution ~ 稀释熄灭 / fluorescence ~ 荧光猝灭(测定抗原与抗体的一级相互作用的一种技术)

Quénu-Mayo operation ['keinju 'meiəu] (Eduard A. V. A. Quénu; William J. Mayo) 凯努-梅奥手术(切除直肠及其相邻的淋巴结以治癌)

Quénu-Muret sign ['keinju mu're] (E. A. V. A. Quénu; Paul L. Muret) 凯努-穆雷征(动脉瘤时,压迫肢的主要动脉,然后在其末梢部穿刺,若血液流出,则侧枝循环可能已建立)

quenuthoracoplasty [ˌkwi:nju:'θɔrəkəuˌplæsti] (E. A. V. A. Quénu) 凯努胸廓成形术(脓胸时,分离肋骨,以促使胸壁收缩)

quercetin ['kwə:sitin] *n* 槲皮素(用于降低异常的毛细血管脆性) | ~-3-rutinoside 槲皮素-3-芸香苷,芦丁

quercitannic acid [ˌkwə:si'tænik] 白槲鞣酸

Quercus ['kwə:kəs] *n*【拉】槲属,栎属

Quervain's disease ['kɛəvæn] (Fritz de Quervain) 奎尔万病(痛性腱鞘炎,由于拇长展肌和拇短伸肌共同腱鞘的相对性狭窄所致)

query ['kwiəri] *n, vt, vi* 质问,询问;怀疑

quest [kwest] *n* 寻找,追求,探索;调查 *vi* 追求,探索 *vt* 寻找,探索 | in ~ of 为了寻找(追求等)

question ['kwestʃən] *n* 发问,问题;疑问 *vt, vi* 询问,探问;怀疑 | an open ~ 未解决的问题,容许争论的问题 / beside the ~ 和本题无关,离题 / beyond (all) ~ 毫无疑问,无可争辩 / call (sth) in(或into) ~ 对…产生怀疑 / come into ~ 被讨论,成为有实际重要性 / in ~ 正被谈论的;可怀疑,被争论,成问题 / out of ~ 不成问题的 / out of the ~ 必不可能的,绝对办不到的 / the sixty-four-thousand-dollar ~, the sixty-four-dollar ~ 最重要的问题 / there is no ~ about(或that…)…是毫无疑问的 / there is no ~ of 没有…的可能性 / without ~ 毫无疑问 | ~**able** *a* 可疑的,有问题的

question(n)aire [ˌkestiə'nɛə, ˌkwestʃə'nɛə] *n*【法】问卷,调查表,问题单

Questran ['kwestræn] *n* 考来烯胺树脂(cholestyramine resin)制剂的商品名

Quetelet's rule [ˌketi'lei] (Lambert A. J. Quetelet) 凯特累规律(身长超过100cm的数,为成年人体重应有的千克数)

queue [kju:] *n* (人或车辆等的)行列,长队;辫子 *vi* 排队等候(up) | jump the ~ 插队(不按次序排队);在未轮到前抢先获得某物

Queyrat's erythroplasia [kei'rɑ:] (Louis Auguste Queyrat) 凯腊增殖性红斑(原位鳞状细胞癌,在阴茎头、心冠状沟或包皮上出现局限的光滑的红斑丘疹,形成脱屑或浅在性溃疡)

quick [kwik] *a* 快的,迅速的;活的;(孕妇)有胎动感的 *ad* 快 *n* (皮肤下,尤指指甲下的)活肉,伤口的嫩皮,感觉敏锐的部位 | (as) ~ as thought 极快地,一闪而过地 / to the ~ 触到活肉;触及痛处,触及要害;彻头彻尾 | ~**ly** *ad* / ~**ness** *n*

quicken ['kwikən] *vt* 加快;刺激;使复活 *vi* 加快,变快;变活跃;(胎)动;(孕妇)进入胎动期

quickening ['kwikəniŋ] *n* 胎动感

quick-freeze ['kwikˌfri:z] **(quick-**

froze ['kwikˌfrəuz], **quick-frozen** ['kwikˌfrəuzn]) *vt, vi* (使)速冻 *n* 速冻

quicklime ['kwiklaim] *n* 生石灰

quicksilver ['kwikˌsilvə] *n* 水银，汞 *vt* 涂水银 *a* 水银的，水银似的

Quick test [kwik] (Armand J. Quick) 奎克试验(①检肝功能;②检凝血酶原时间、血友病及黄疸)

quidding ['kwidiŋ] *n* 咀嚼病(马将食物吃入口中，反复咀嚼然后吐出的一种病。亦称吐草症)

Quide [kwaid] *n* 哌西他嗪(piperacetazine)制剂的商品名

quiescent [kwai'esnt] *a* 静息的，静止的，非活动性的 | **quiescence** *n* 静止;静止状态，静止期 / ~**ly** *ad*

quiet ['kwaiət] *a* 静止的;安静的;镇静的;安定的 *n* 平静;安静 *vt* 使安静;安慰 *vi* 平静下来(down) | on the ~ 秘密地 | ~**ly** *ad* / ~**ness** *n*

quietude ['kwaiitju:d] *n* 平静，宁静

quigila ['kwidʒilə] *n* 奎吉拉病(南美洲似麻风的传染病)

quill [kwil] *n* 卷片(树皮)

quillaia [kwi'leijə] *n* 皂树皮

quillaic acid [kwi'leiik] 皂树酸

Quillaja [kwi'leijə] *n* 皂树属

quilt [kwilt] *n* 被(子);被状物

quina ['kwainə] *n* 金鸡纳皮;金鸡纳

quinacrine hydrochloride ['kwinəkrin] 盐酸阿的平(亦称盐酸米帕林mepacrine hydrochloride, 抗疟药、抗原虫药和抗蠕虫药)

Quinaglute ['kwinəglu:t] *n* 葡糖酸奎尼丁(quinidine gluconate)制剂的商品名

quinalbarbitone [ˌkwinəl'bɑ:bitəun] *n* 司可巴比妥，速可眠(催眠药)

quinaldic acid [kwi'nældik] *n* 2-喹啉酸，喹啉-2-羧酸

quinaldinic acid [ˌkwinəl'dinik] 2-喹啉酸，喹啉-2-羧酸

quinapril hydrochloride ['kwinəˌpril] 盐酸喹那普利(抗高血压药)

quinbolone ['kwinbələun] *n* 奎勃龙，去氢睾酮环戊烯醚(雄激素，同化激素类药)

Quincke's disease, edema ['kwiŋkə] (Heinrich I. Quincke) 血管神经性水肿 | ~ meningitis 急性无菌性脑膜炎 / ~ pulse (sign) 昆克脉搏(征)(有多种方法可引起皮肤颜色红白交替，如压指甲端时见于甲床或指甲根的皮肤，由于乳头层下动静脉丛的搏动所致，有时见于主动脉瓣闭锁不全和其他疾病，但在某种情况下也可能见于正常人，原来曾认为是由毛细管搏动引起，故称毛细管脉搏) / ~ puncture 腰椎穿刺

quinestrol [kwi'nestrɔl] *n* 炔雌醚(雌激素)

quinethazone [kwi'neθəzəun] *n* 喹乙宗，喹乙唑酮(利尿、降压药)

quinfamide ['kwinfəmaid] *n* 喹法米特，呋醋喹酯(抗阿米巴药)

quingestanol acetate [kwin'dʒestənɔl] 醋酸奎孕醇，醋酸氢炔雌醚，醋酸二氢异炔雌醚(孕激素类药)

quingestrone [kwin'dʒestrəun] *n* 奎孕酮，孕醚(孕激素)

quinic acid ['kwinik] 奎尼酸，1,3,4,5-四羟环己烷羧酸

Quinidex ['kwinideks] *n* 硫酸奎尼丁(quinidine sulfate)制剂的商品名

quinidine ['kwinidin] *n* 奎尼丁 | ~ gluconate 葡萄糖酸奎尼丁 / ~ polygalacturonate 奎尼丁聚半乳糖醛酸盐 / ~ sulfate 硫酸奎尼丁(抗心律失常药)

quinine ['kwinin, kwi'ni:n, 'kwainain] *n* 奎宁(抗疟药) | ~ and urea hydrochloride 盐酸奎宁脲，盐酸奎宁盐酸脲复盐(硬化药，局部麻醉药) / ~ bismuth iodide 碘化铋奎宁(从前用于治梅毒) / ~ bisulfate 重硫酸奎宁(从前用于治各种眼病) / ~ dihydrochloride 二盐酸奎宁(治重症疟疾) / ~ ethylcarbonate 碳酸乙酯奎宁，优奎宁(用法同硫酸奎宁) / ~ hydrobromide 氢

溴酸奎宁(从前用于治甲状腺功能亢进及肺炎球菌性肺炎) / ～ hydrochloride 盐酸奎宁(用法同硫酸奎宁) / ～ salicylate 水杨酸奎宁(从前用作解热药和抗风湿药) / ～ sulfate 硫酸奎宁(抗疟药) / ～ tannate 鞣酸奎宁(从前用于治百日咳和腹泻)

quininic acid [kwi'ninik] 奎宁酸

quininism ['kwininizəm] *n* 奎宁中毒，金鸡纳中毒

quinoid ['kwinɔid] *n* 醌型，醌式

quinoline ['kwinəli:n] *n* 喹啉

quinometry [kwi'nɔmitri] *n* 奎宁标准规定

quinone [kwai'nəun, 'kwinəun] *n* 苯醌，醌

quinonoid ['kwinənɔid] *a* 醌型的

Quinora ['kwinərə] *n* 硫酸奎尼丁(quinidine sulfate)制剂的商品名

quinotannic acid [ˌkwinə'tænik] 奎鞣酸，金鸡纳鞣酸

quinovic acid [kwi'nəuvik] 奎诺酸

quinovin [kwi'nəuvin] *n* 奎诺温，金鸡纳(皮)甙

quinovose ['kwinəvəus] *n* 鸡纳糖，异鼠李糖，6-脱氧葡萄

quinoxin [kwi'nɔksin] *n* 奎诺克辛，亚硝基酚

Quinq. quinque【拉】五

Quinquaud's sign [kæŋ'kəu] (Charles E. Quinquaud) 坎科征(醇中毒时患者手指震颤)

quinquecuspid [ˌkwiŋkwi'kʌspid] *a* 五尖的 *n* 五尖牙

quinquetubercular ['kwiŋkwitju(:)'bə:kjulə] *a* 五结节的，五尖的

quinquevalent [ˌkwiŋkwi'veilənt] *a* 五价的 | **quinquevalence, quinquevalency** *n*

quinquina [kin'ki:nə] *n* 金鸡纳(树)皮

quinsy ['kwinzi] *n* 扁桃体周脓肿 | lingual ～ 化脓性舌扁桃体炎

Quint. quintus【拉】第五的

quintan ['kwintən] *a* 每第五日(复发)的(如五日热)

quintessence [kwin'tesns] *n* 精华;浓浸膏

quintile ['kwintail] *n* 五分值，五分线

quintipara [kwin'tipərə] *n* 五产妇

quintisternal [ˌkwinti'stə:nəl] *a* 胸骨第五节的

Quinton-Scribner shunt ['kwintən 'skribnə] (Wayne E. Quinton; Belding H. Scribner) 奎-斯分流术(一种为血液透析而建立的动静脉分流，包括由U形硅橡胶管及其特氟隆〈Teflon〉管尖组成的外通道，插在桡动脉和头静脉之间)

quintuple ['kwintjupl] *a* 五的;五倍的 *n* 五倍量 *vt, vi* (使)成五倍

quintuplet ['kwintjuplit, kwin'tju-] *n* 一胎五儿，五胎

quisqualic acid [kwis'kwɔlik] 使君子氨酸

quit [kwit] (-tt-) *vt* 放弃;解除;停止 *vi* 离开;停止 *a* 摆脱了…的(of)

quite [kwait] *ad* 十分，完全，非常;颇

quittor ['kwitə] *n* 马蹄疽 | simple ～ 单纯性马蹄疽

quiver ['kwivə] *vi, vt, n* (使)颤动;微抖

quiz [kwiz] ([复] **quizzes**) *n* 测验;提问 (-zz-) *vt* 进行测验;盘问

quoad vitam ['kwəuæd 'vaitæm]【拉】关于生命

quod vide [kwɔd 'vaidi:]【拉】参阅，参照

quota ['kwəutə] *n* 定额;(分)配额;限额

quotable ['kwəutəbl] *a* 可引用(或引证)的，适于引用(或引证的)

Quotane ['kwəutein] *n* 盐酸奎尼卡因(dimethisoquin hydrochloride)制剂的商品名

quotation [kwəu'teiʃən] *n* 引证;引语，引文

quote [kwəut] *vt, vi* 引用，引证

Quotid. quotidie【拉】每日

quotidian [kwɔ'tidiən] *a* 每日的，日发的 *n* 日发疟

quotient [ˈkwəuʃənt] *n* 商数，系数 | achievement ～ 能力商数，成绩商数(儿童学习进展程度与其能力之比) / albumin ～ 白蛋白商(血浆和全血白蛋白比值) / caloric ～ 热量商数(在代谢过程中，发出热量〈以卡计〉除以氧气消耗量〈以mg计〉所得之商数) / conceptual ～ 受孕率 / D:N ～ D/N比值(葡萄糖和尿氮比值) / growth ～ 生长商数(全部食物能量中用于生长的商数) / intelligence ～ 智力商数(病人智力年龄，除以实足年龄，再乘以100) / protein ～ 蛋白商(血浆球蛋白量除以蛋白量所得之商) / rachidian ～, spinal ～ 脑脊液压系数(见Ayala's quotient) / reaction ～ 反应系数 / respiratory ～ 呼吸商(呼出的二氧化碳量与肺吸入的氧气量在每单位时间的比率)

q.v. quantum vis【拉】适量; quod vide【拉】参照，参阅

R

R, r [ɑː] ([复] **R's, r's** [ɑːz]) *n* 英语的第18个字母 | the three R's 基本三会(即读、写、算: reading, ⟨w⟩riting and ⟨a⟩rithmetic, 指儿童教育的开始)

R 率(rate)、呼吸商(respiratory exchange ratio)、表示抗药性、电阻或血管阻力(resistance)的符号; 呼吸(respiration)、节律(rhythm)、右(侧)的(right)、伦琴(roentgen)、粗糙型(菌落)(rough ⟨colony⟩)、兰氏温标(Rankine scale)、列氏温标(Réaumur scale)和本肯单位(Behnken's unit)的符号;有机基(organic radical)的化学符号

R. remotum【拉】远的

R 表示抗药性、电阻或血管阻力(resistance)的符号和气体常数(gas constant)的符号

***R*-** rectus【拉】右的

℞ 取(recipe)的符号(用于处方)

R_A, R_{AW} airway resistance 气道阻力

R_e Reynold number 雷诺数

R_f 比移(在纸色谱法或薄层色谱法中,溶质点从原点移动的距离表示一部分溶剂前沿移动的距离)

r 环形染色体(ring chromosome)和抗药性(drug resistance)的符号; 伦琴(roentgen)的符号(旧名,现用R代替)

r 相关系数(correlation coefficient)、半径距离(distance radius)和抗药性(drug resistance)的符号

r_s 斯皮尔曼秩相关系数(Spearman's rank correlation coefficient)的符号

ρ rho 希腊语第17个字母;相关系数(correlation coefficient)、质量密度(mass density)和电荷密度(electric charge density)的符号

Ra 元素镭(radium)的符号

Raabe's test ['rɑːbə] (Gustav Raabe) 拉贝试验(检尿白蛋白)

rabbetting ['ræbitiŋ] *n* 骨折断端交锁

rabbia ['ræbiə] *n* 狂犬病

rabbit ['ræbit] *n* 兔 | Watanabe heritable hyperlipidemic (WHHL) ~ 华坦内比可遗传的高脂血兔(兔的突变种,患低密度脂蛋白受体缺乏症,类似人家族性高胆固醇血症,用于研究脂蛋白代谢和动脉粥样化形成)

rabbitpox ['ræbitpɔks] *n* 兔痘

rabelaisin [ˌræbi'leiisin] *n* 腊贝来辛(心脏兴奋药)

rabicidal [ˌreibi'saidl] *a* 杀狂犬病病毒的

rabid ['ræbid] *a* 狂怒的;患狂犬病的

rabies ['reibiːz, -biiːz] *n* 狂犬病 | dumb ~ 早瘫性狂犬病 / furious ~ 狂暴性狂犬病 / paralytic ~ 麻痹性狂犬病(通常为一种上行性脊髓麻痹) | **rabic** ['ræbik] *a*

rabiform ['reibifɔːm] *a* 狂犬病状的

race[1] [reis] *n* 比赛,竞争 *vt* 和…比速度(或竞赛)

race[2] [reis] *n* 人种;种族;亚种,族(遗传学);属,类 | the ~ 人类

racemase ['reisimeis] *n* 消旋酶

racemate ['reisimeit] *n* 消旋物

raceme [rei'siːm] *n* 总状花序;消旋物

racemic [rə'siːmik] *a* 总状花的;消旋的

racemization [ˌreisimai'zeiʃən, -mi'z-] *n* 消旋(作用)

racemose ['ræsiməus] *a* 葡萄状的,蔓状的

racephedrine hydrochloride [rei'sefədrin] *n* 盐酸消旋麻黄碱(拟交感神经药)

racephenicol [ˌreisi'fenikɔl] *n* 消旋甲砜霉素(抗菌药)

rachial ['reikiəl] *a* 脊柱的

rachialbuminimeter [ˌreikiælˌbju:mi'nimitə] *n* 脑脊液清蛋白定量器 | **rachialbuminimetry** *n* 脑脊液清蛋白定量法

rachialgia [ˌreiki'ældʒiə] *n* 脊柱痛

rachianesthesia [ˌreikiænis'θi:zjə], **rachianalgesia** [ˌreikiˌænæl'dʒi:ziə] *n* 脊髓麻醉(法)

rachicentesis [ˌreikisen'ti:sis], **rachiocentesis** [ˌreikiəusen'ti:sis] *n* 椎管穿刺,腰椎穿刺

rachidial [rə'kidiəl], **rachidian** [rə'kidiən] *a* 脊柱的

rachigraph ['reikigrɑ:f] *n* 脊柱描记器

rachilysis [rə'kilisis] *n* 弯脊矫正术

rachi(o)- [构词成分] 脊柱

rachiocampsis [ˌreikiəu'kæmpsis] *n* 脊柱弯曲

rachiochysis [ˌreiki'ɔkisis] *n* 椎管积液

rachiodynia [ˌreikiəu'diniə] *n* 脊柱痛

rachiokyphosis [ˌreikiəukai'fəusis], **rachiocyphosis** [ˌreikiəusai'fəusis] *n* 脊柱后凸,驼背

rachiometer [ˌreiki'ɔmitə] *n* 脊柱弯度计

rachiomyelitis [ˌreikiəuˌmaiə'laitis] *n* 脊髓炎

rachiopagus [ˌreiki'ɔpəgəs], **rachipagus** [rə'kipəgəs] *n* 脊柱联胎

rachiopathy [ˌreiki'ɔpəθi] *n* 脊柱病

rachioscoliosis [ˌreikiəuˌskəuli'əusis] *n* 脊柱侧凸

rachiotome ['reikiətəum] *n* 椎骨刀,脊椎刀

rachiotomy [ˌreiki'ɔtəmi] *n* 脊柱切开术

rachiresistance [ˌreikiri'zistəns] *n* 脊髓麻醉(药)抗拒性

rachiresistant [ˌreikiri'zistənt] *a* 抗脊髓麻醉的

rachis ['reikis] *n* 脊柱,脊椎

rachisagra [ˌreiki'sægrə] *n* 脊柱猝痛,脊柱痛风

rachischisis [rə'kiskisis] *n* 脊柱裂(畸形) | ~ partialis 脊柱不全裂 / ~ posterior 脊柱后裂,脊柱裂 / ~ totalis 脊柱全裂

rachisensibility [ˌreikiˌsensi'biləti] *n* (对)脊髓麻醉过敏(性)

rachisensible [ˌreiki'sensəbl] *a* (对)脊髓麻醉过敏的

rachitis [ræ'kaitis, rə'kaitis] *n* 佝偻病;脊柱炎 | ~ fetalis annularis 胎性环状佝偻病 / ~ fetalis micromelica 胎性小肢性佝偻病 / ~ tardia 迟发佝偻病 | **rachitic** [rə'kitik] *a* 佝偻病的

rachitism ['rækitizəm] *n* 佝偻病体质

rachitogenic [rəˌkitəu'dʒenik] *a* 佝偻病源的,引起佝偻病的

rachitome ['rækitəum] *n* 椎管刀

rachitomy [rə'kitəmi] *n* 椎管切开术

racial ['reiʃəl] *a* 种族的;人种的 | **~ism** *n* 种族偏见,种族歧视,种族主义 | **~ist** *n* 种族主义者 *a* 种族主义的

racism ['reisizəm] *n* 种族主义,种族歧视 | **racist** *n* 种族主义者 *a* 种族主义的

rack [ræk] *n* 支架,格栅;极大的苦痛 *vt* 折磨;使震动;扭伤 | on the ~ 受极大折磨;极度焦虑不安 / ~ one's brains 绞尽脑汁,深思 | ~ up 得分

racket[1] ['rækit] *n* 球拍

racket[2] ['rækit] *n* 喧闹,吵闹声

racy ['reisi] *a* 保持原味的,新鲜的;显出特色的

RAD right axis deviation 轴右偏(心电图)

rad [ræd] *n* 拉德(radiation absorbed dose的首字母缩拼词,旧辐射吸收剂量单位,每1g组织吸收100尔格的能,现用戈瑞〈Gy〉, 1 rad=10^{-2}Gy); 弧度(radian的缩写词)

rad. radix【拉】根
radar ['reidə] *n* 雷达
radarkymography [ˌreidəkai'mɔgrəfi] *n* 雷达计波摄影
radarscope ['reidəskəup] *n* 雷达显示器，雷达示波器
radectomy [rei'dektəmi] *n* 牙根(部分)切除术
Rademacher's system ['rɑːdəˌmʌhə] (Johann G. Rademacher) 拉德马赫尔体制(认为每一病都有特效药)
radiability [ˌreidiə'biləti] *n* X线可透性
radiable ['reidiəbl] *a* 可透X线的，X线可检的
radiad ['reidiæd] *ad* 向桡侧
radial ['reidjəl] *a* 光线的，射线的；放射的，辐射状的；半径的，径向的；桡骨的 *n* 放射部；射线 | ~**ly** *ad*
radialis [ˌreidi'eilis] *a*【拉】桡骨的，桡侧的
radian ['reidjən] *n* 弧度
radiance ['reidjəns], **radiancy** ['reidjənsi] *n* 发光，辐射性能，辐射率
radiant ['reidjənt] *a* 放射的，辐射的；发出辐射热的 *n* 辐射物(质) | ~**ly** *ad*
radiate ['reidieit] *vt* 辐射，放射；散发；(感情等)流露 *vt* 发射，辐射 *a* 有射线的，辐射状的
radiathermy [reiˌdaiə'θəːmi] *n* 短波透热法
radiatio [reidi'eiʃiəu] ([复] **radiationes** [reidiˌeiʃi'əuniːz]) *n* 辐射线(解剖学名词)
radiation [ˌreidi'eiʃən] *n* 放射，辐射；辐射线(解剖)；辐射能，放射线；放射(疗法) | acoustic ~, auditory ~, thalamotemporal ~ 听辐射线 / adaptive ~ 适应辐射 / alpha ~, α-~ α(射线)辐射 / background ~ 本底放射，本底辐射 / braking ~ 韧致辐射 / ~ of corpus callosum 胼胝体辐射线 / corpuscular ~s 微粒放射，微粒辐射 / gamma ~, γ-~ γ射线；γ线 / heterogeneous ~ 不均匀放射，复色放射 / homogeneous ~ 均匀放射，单色放射 / interstitial ~ 组织内放射(疗法) / mitogenetic ~, mitogenic ~ 促有丝分裂辐射 / monochromatic ~ 单色辐射 / occipitothalamic ~, optic ~ 枕叶丘脑辐射线，视辐射线 / pyramidal ~ 锥体辐射线 / thalamic ~ 视丘辐射线 / white ~ 连续辐射 | ~**al, radiative** ['reidieitiv] *a* 放射的；辐射的
radiation-proof [ˌreidi'eiʃən'pruːf] *a* 防辐射的
radiator ['reidieitə] *n* 辐射体；辐射器；辐射源；散热器
radical ['rædikəl] *a* 根本的，基本的；基的，根的，基团的 *n* 根部；基础；基本原理；基，根，基团(化学上主要指原子团) | acid ~ 酸根，酸基 / alcohol ~ 醇基 / color ~ 色基，发色团，生色团 / free ~ 自由基(游离基) | ~**ly** *ad*
radices ['reidisiːz] radix的复数
radiciform [rə'disifɔːm] *a* 根状的；牙根状的
radicle ['rædikl] *n* 小根，细根(指血管或神经)；根，基，原子团；胚根(植物)
radicotomy [ˌrædi'kɔtəmi] *n* 神经根切断术
radicula [rə'dikjulə] *n*【拉】小根，细根(血管或神经)
radiculalgia [rəˌdikju'lældʒiə] *n* 神经根痛
radicular [rə'dikjulə] *a* 根的
radiculectomy [rəˌdikju'lektəmi] *n* 根切除术(尤指脊神经根切除术)
radiculitis [rəˌdikju'laitis] *n* 脊神经根炎
radiculoganglionitis [rəˌdikjuləuˌgæŋgliə'naitis] *n* 脊神经根神经节炎
radiculomedullary [rəˌdikjuləu'medʌˌləri] *a* 脊髓脊神经根的
radiculomeningomyelitis [rəˌdikjuləuməˌniŋgəuˌmaiə'laitis] *n* 脊髓脊膜脊神经根炎

radiculomyelopathy[rəˌdikjuləuˌmai-əˈlɔpəθi] *n* 脊髓脊神经根病
radiculoneuritis [rəˌdikjuləunjuə-ˈraitis] *n* 神经根神经炎(急性热病性多神经炎)
radiculoneuropathy [rəˌdikjuləu-njuəˈrɔpəθi] *n* 神经根神经病
radiculopathy [rəˌdikjuˈlɔpəθi] *n* 神经根病
radiectomy [ˌreidiˈektəmi] *n* 牙根切除术
radiferous [reiˈdifərəs] *a* 含镭的
radii [ˈreidiai] radius的复数
radio [ˈreidiəu] *n* 无线电,收音机
radio- [构词成分] 放射,辐射;桡骨
radioactinium [ˌreidiəuækˈtiniəm] *n* 放射性锕,射锕
radioaction [ˌreidiəuˈækʃən] *n* 放射性,辐射性;放射现象
radioactive [ˌreidiəuˈæktiv] *a* 放射性的,放射的
radioactivity [ˌreidiəuækˈtivəti] *n* 放射性,辐射性;放射现象 | artificial ～, induced ～ 人工放射性;人工放射现象
radioactor [ˌreidiəuˈæktə] *n* 镭疗器
radioallergosorbent [ˌreidiəuˌæləgəu-ˈsɔ:bənt] *a* 放射变应原吸附的
radioanaphylaxis [ˌreidiəuˌænəfiˈlæk-sis] *n* 放射过敏反应,放射过敏症(对X线或其他辐射能的过敏性反应)
radioautogram [ˌreidiəuˈɔ:təgræm] *n* 放射自显影(照)片
radioautograph [ˌreidiəuˈɔ:təgrɑ:f] *n* 放射自显影(照)片 | ～**ic** [ˌreidiəuˌɔ:-təuˈgræfik] *a* 放射自显影的 / ～**y** [ˌreidiəuɔ:ˈtɔgrəfi] *n* 放射自显影(术),自体放射摄影(术)
radiobe [ˈreidiəub] *n* 放射凝集
radiobicipital [ˌreidiəubaiˈsipitl] *n* 桡骨(与)肱二头肌的
radiobiology [ˌreidiəubaiˈɔlədʒi] *n* 放射生物学 | **radiobiological** [ˌrei-diəuˌbaiəˈlɔdʒikəl] *a* / **radiobiologist** *n* 放射生物学家
radiocalcium [ˌreidiəuˈkælsiəm] *n* 放射性钙,射钙
radiocarbon [ˌreidiəuˈkɑ:bən] *n* 放射性碳,射碳
radiocarcinogenesis [ˌreidiəuˌkɑ:si-nəuˈdʒenisis] *n* 放射性致癌形成,放射致癌
radiocardiogram [ˌreidiəuˈkɑ:diə-græm] *n* 心放射图;放射心电图
radiocardiography [ˌreidiəuˌkɑ:diˈɔ-grəfi] *n* 心放射描记法;放射心电描记法
radiocarpal [ˌreidiəuˈkɑ:pl] *a* 桡腕的
radiocarpus [ˌreidiəuˈkɑ:pəs] *n* 桡侧腕屈肌
radiochemistry [ˌreidiəuˈkemistri] *n* 放射化学 | **radiochemical** *a*
radiochemy [ˌreidiəuˈkemi] *n* 放射(化学)效应
radiochroism [ˌreidiəuˈkrəuizəm] *n* 放射吸收性
radiocinematograph [ˌreidiəuˌsini-ˈmætəgrɑ:f] *n* X线电影摄影机
radiocolloids [ˌreidiəuˈkɔlɔids] *n* 放射胶质
radiocurable [ˌreidiəuˈkjuərəbl] *a* 可放射治疗的,可经放射治愈的
radiocystitis [ˌreidiəusisˈtaitis] *n* 放射性膀胱炎
radiode [ˈreidiəud] *n* 镭插入器
radiodense [ˈreidiəuˌdens] *a* 不透X线的,不透射线的
radiodensity [ˌreidiəuˈdensəti] *n* 放射密度
radiodermatitis [ˌreidiəudə:məˈtaitis] *n* 放射性皮炎
radiodiagnosis [ˌreidiəuˌdaiəgˈnəusis] *n* 放射诊断,X线诊断
radiodiagnostics [ˌreidiəuˌdaiəgˈnɔs-tiks] *n* 放射诊断学,X线诊断学
radiodiaphane [ˌreidiəuˈdaiəfein] *n* 镭透照镜
radiodigital [ˌreidiəuˈdidʒitl] *a* 桡骨手指的

radiodontics [ˌreidiəu'dɔntiks] *n* 牙放射学 | **radiodontist** *n* 牙放射学家
radioecology [ˌreidiəui(:)'kɔlədʒi] *n* 放射生态学
radioelectrocardiogram [ˌreidiəuˌilektrəu'kɑ:diəgræm] *n* 放射心电图
radioelectrocardiograph [ˌreidiəuiˌlektrəu'kɑ:diəgrɑ:f] *n* 放射心电描记器 | ~**y** [ˌreidiəuiˌlektrəuˌkɑ:di'ɔgrəfi] *n* 放射心电描记法
radioelement [ˌreidiəu'elimənt] *n* 放射(性)元素
radioencephalogram (REG) [ˌreidiəuen'sefələˌgræm] *n* 放射脑电图
radioencephalography [ˌreidiəuenˌsefə'lɔgrəfi] *n* 放射脑电描记法
radioepidermitis [ˌreidiəuˌepidə:'maitis] *n* 放射性表皮炎
radioepithelitis [ˌreidiəuˌepiθi:'laitis] *n* 放射性上皮炎
radiofrequency [ˌreidiəu'fri:kwənsi] *n* 射频
radiogen ['reidiədʒən] *n* 放射物(质),放射源
radiogenesis [ˌreidiəu'dʒenisis] *n* 射线产生,射线生成
radiogenic [ˌreidiəu'dʒenik] *a* 放射所致的,放射原的,致辐射的
radiogold ['reidiəuˌgəuld] *n* 放射性金,射金
radiogram ['reidiəugræm] *n* 放射照片,X线(照)片
radiograph ['reidiəugrɑ:f] *n* 放射照片,X线(照)片 | bite-wing ~ 殆翼X线(照)片 / lateral oblique jaw ~ 侧斜位颌X线(照)片 / lateral skull ~ 侧头颅X线(照)片 / maxillary sinus ~ 上颌窦X线(照)片(即瓦特位观〈Water's view〉X线〈照〉片) / panoramic ~ 全景X线(照)片 / submental vertex ~ 颏下顶X线(照)片
radiography [ˌreidi'ɔgrəfi] *n* X线摄影(术),放射摄影(术) | digital ~ 数字X线摄影(术) / double contrast ~ 双对比X线摄影(术) / mucosal relief ~ 粘膜皱襞X线摄影(术) / selective ~ 选择性X线摄影(术),居民抽检X线摄影(术) | **radiographic** [ˌreidiəu'græfik] *a* 放射摄影的,X线摄影的
radiohumeral [ˌreidiəu'hju:mərəl] *a* 桡(骨)肱(骨)的
radioimmunity [ˌreidiəui'mju:nəti] *n* 放射免疫
radioimmunoassay [ˌreidiəuiˌmju:nəu'æsei] *n* 放射免疫测定(法)
radioimmunodetection [ˌreidiəuˌimju:nəudi'tekʃən] *n* 放射免疫检测,免疫闪烁显象(即immunoscintigraphy)
radioimmunodiffusion [ˌreidiəuiˌmju:nəudi'fju:ʒən] *n* 放射免疫扩散(法)
radioimmunoelectrophoresis [ˌreidiəuiˌmju:nəuiˌlektrəufə'ri:sis] *n* 放射免疫电泳(法)
radioimmunoimaging [ˌreidiəuˌimju:nəu'imədʒiŋ] *n* 放射免疫显象,免疫闪烁显象(即immunoscintigraphy)
radioimmunoprecipitation [ˌreidiəuiˌmju:nəupriˌsipi'teiʃən] *n* 放射免疫沉淀(法)
radioimmunoscintigraphy [ˌreidiəuˌimju:nəusin'tigrəfi] *n* 放射免疫闪烁烁显象,免疫闪烁显象(即immunoscintigraphy)
radioimmunosorbent [ˌreidiəuˌimju-nəu'sɔ:bənt] *a* 放射免疫吸附的
radioiodine [ˌreidiəu'aiəudi:n] *n* 放射性碘,射碘
radioiron [ˌreidiəu'aiən] *n* 放射性铁,射铁
radioisotope [ˌreidiəu'aisəutəup] *n* 放射性核素 | carrier-free ~ 无载体放射性核素
radiokymography [ˌreidiəukai'mɔgrəfi] *n* X线记波摄影(术),X线描记法
Radiolaria [ˌreidiəu'lɛəriə] *n* 放射虫纲
radiolarian [ˌreidiəu'lɛəriən] *n* 放射虫

radiolead [ˌreidiəu'led] *n* 放射性铅,射铅

radiolesion [ˌreidiəu'liːʒən] *n* 放射性损害

radioligand [ˌreidiəu'laigənd, ˌreidiəu-'ligənd] *n* 放射性配体(一种放射性标记物质,如抗原,用于定量检测一个未标记的物质)

radiolocation [ˌreidiəuləu'keiʃən] *n* 无线电定位;雷达

radiology [ˌreidi'ɔlədʒi] *n* 放射学 | **radiologic(al)** [ˌreidiəu'lɔdʒik(əl)] *a* / **radiologist** *n* 放射学家

radiolucent [ˌreidiəu'ljuːsnt] *a* 透射线的,可透X线的 | **radiolucency** [ˌreidiəu'ljuːsnsi] *n* 透射线性,可透X线性

radiolus [rei'diːələs] *n*【拉】探子

radiometallography [ˌreidiəuˌmetə-'lɔgrəfi] *a* 放射金相学,射线金相学

radiometer [ˌreidi'ɔmitə] *n* 辐射计;放射量计,放射量测定器 | pastille ～ 纸碟式放射量计 / photographic ～ 照相纸式放射量计 | **radiometry** *n* 放射测量学,辐射度学

radiomicrometer [ˌreidiəumai'krɔmi-tə] *n* 显微辐射计,辐射微量计

radiomimetic [ˌreidiəumai'metik] *a* 类放射的,拟放射的

radiomuscular [ˌreidiəu'mʌskjulə] *a* 桡动脉(至)肌的,桡神经(至)肌的

radiomutation [ˌreidiəumju'teiʃən] *n* 放射性突变

radion ['reidiɔn] *n* 放射粒(子)

radionecrosis [ˌreidiəune'krəusis] *n* 放射性坏死

radioneuritis [ˌreidiəunjuə'raitis] *n* 放射性神经炎

radionitrogen [ˌreidiəu'naitrədʒən] *n* 放射性氮,射氮

radionuclide [ˌreidiəu'njuːklaid] *n* 放射性核素

radiopacity [ˌreidiəu'pæsəti], **radio-opacity** [ˌreidiəuəu'pæsəti] *n* 不透X线性,不透射线性

radiopalmar [ˌreidiəu'pælmə] *a* 桡骨手掌的,桡动脉手掌的

radiopaque ['reidiəupeik] *a* 不透X线的,不透射线的

radioparent [ˌreidiəu'pɛərənt] *a* 可透X线的,可透射线的 | **radioparency** *n* X线可透性,射线可透性

radiopathology [ˌreidiəupə'θɔlədʒi] *n* 放射病理学

radiopelvimetry [ˌreidiəupel'vimitri] *n* 骨盆X线测量术

radiopharmaceutical [ˌreidiəuˌfɑːmə-'sjuːtikəl] *a* 放射药剂学的 *n* 放射性药物,防辐射药物

radiopharmacy [ˌreidiəu'fɑːməsi] *n* 放射药剂学

radiophobia [ˌreidiəu'fəubjə] *n* 放射(线)恐怖,射线恐怖

radiophosphorus [ˌreidiəu'fɔsfərəs] *n* 放射性磷,射磷

radiophotography [ˌreidiəufə'tɔgrəfi] *n* X线摄影(术),放射摄影(术)

radiophylaxis [ˌreidiəufi'læksis] *n* 放射反应防御作用(先以小剂量照射,从而缓和继续大量照射的反应)

radiophysics [ˌreidiəu'fiziks] *n* 放射物理学

radioplastic [ˌreidiəu'plæstik] *a* X线器官模型的

radiopotassium [ˌreidiəupə'tæsjəm] *n* 放射性钾,射钾

radiopotentiation [ˌreidiəupəˌtenʃi-'eiʃən] *n* 放射增强(作用)

radiopraxis [ˌreidiəu'præksis] *n* 放射疗法,射线疗法

radiopulmonography [ˌreidiəuˌpʌl-mə'nɔgrəfi] *n* 放射肺换气率测定法

radioreaction [ˌreidiəuri(ː)'ækʃən] *n* 放射反应

radioreceptor [ˌreidiəuri'septə] *n* 放射感受器;放射受体

radioresistant [ˌreidiəuri'zistənt] *a* 抗放射性的 | **radioresistance** *n* 抗

放射性,放射抵抗性

radioresponsive [ˌreidiəuris'pɔnsiv] *a* 放射有效的,对放射有反应的

radioslerometer [ˌreidiəuskliə'rɔmitə] *n* (X线)透度计,(X线)硬度计

radioscope ['reidiəskəup] *n* 放射镜,X线透视屏,放射探测仪

radioscopy [ˌreidi'ɔskəpi] *n* 放射检查,荧光屏检查,X线透视检查 | **radioscopic** [ˌreidiə'skɔpik] *a*

radiosensitive [ˌreidiəu'sensitiv] *a* 放射敏感的 | **radiosensitivity** [ˌreidiəuˌsensi'tivəti], **radiosensibility** [ˌreidiəuˌsensi'biləti], ～**ness** *n* 放射敏感性

radiosensitizer [ˌreidiəu'sensiˌtaizə] *n* 放射增敏剂

radiosodium [ˌreidiəu'səudjəm] *n* 放射性钠,射钠

radiostereoscopy [ˌreidiəuˌstiəri'ɔskəpi] *n* X线立体透视检查

radiostrontium [ˌreidiəu'strɔnʃiəm] *n* 放射性锶,射锶

radiosulfur [ˌreidiəu'sʌlfə] *n* 放射性硫,射硫

radiosurgery [ˌreidiəu'səːdʒəri] *n* 放射外科学,镭外科学

radiotelemetry [ˌreidiəuti'lemitri] *n* 无线电遥测术(测各种因子,由无线电波将特殊资料从测量的物体发送到记录器)

radiotellurium [ˌreidiəute'ljuəriəm] *n* 放射性碲,射碲

radiothanatology [ˌreidiəuˌθænə'tɔlədʒi] *n* 放射死因学(研究放射能对死组织的效应)

radiotherapy [ˌreidiəu'θerəpi], **radiotherapeutics** [ˌreidiəuˌθerə'pjuːtiks] *n* 放射疗法,放射治疗 | **radiotherapist** [ˌreidiəu'θerəpist] *n* 放射治疗学家

radiothermy ['reidiəuˌθəːmi] *n* 热放射疗法;短波透热(法)

radiothorium [ˌreidiəu'θɔːriəm] *n* 放射性钍,射钍

radiotomy [ˌreidi'ɔtəmi] *n* X线体层摄影(术)

radiotoxemia [ˌreidiəutɔk'siːmiə] *n* 放射性毒血症

radiotracer [ˌreidiəu'treisə] *n* 放射性示踪物

radiotransparency [ˌreidiəutræns'pɛərənsi] *n* X线可透性,放射线可透性

radiotransparent [ˌreidiəutræns'pɛərənt] *a* X线可透的,射线可透的,透射线的

radiotropic [ˌreidiəu'trɔpik] *a* 放射影响的

radiotropism [ˌreidi'ɔtrəpizəm] *n* 向放射性,向辐射性

radioulnar [ˌreidiəu'ʌlnə] *a* 桡(骨)尺(骨)的

radisectomy [ˌreidi'sektəmi] *n* 牙根切断术

radium ['reidjəm] *n* 镭(化学元素)

radius ['reidjəs] ([复] **radii** ['reidiai]) *n* 界限,范围;半径;桡骨;辐射线(解剖) | radii of lens 晶状体辐射线

radix ['reidiks] ([复] **radixes** 或 **radices** ['reidisiːz]) *n* 【拉】根

radon ['reidɔn] *n* 氡(化学元素),镭射气

Radovici's sign [rɑːdəu'viːsi] (André Radovici) 腊多维西征,掌颏反射

RAE right atrial enlargement 右心房增大

Raeder's syndrome, paratrigeminal syndrome ['reidə] (Johan G. Raeder) 雷德综合征、三叉神经旁综合征(面部单侧阵发性神经痛伴交感神经麻痹〈Horner综合征〉,亦称三叉神经旁综合征)

raffinase ['ræfineis] *n* 棉子糖酶

raffinose ['ræfinəus] *n* 蜜三糖,棉子糖

rafoxanide [rə'fɔksənaid] *n* 雷复尼特,氯苯碘柳胺(兽用抗蠕虫药)

raft [rɑːft] *n* 木筏;救生筏 | a ～ of 大量的

rag [ræg] *n* 破布,碎布;碎片;[复] 破旧

衣服 | feel like a wet ～ 觉得非常疲倦

rage [reidʒ] *n* 激怒,暴怒;热情,热狂 *vi* 大怒;流行;猖獗 | sham ～ 假怒(见于去除大脑皮质的动物,亦见于胰岛素低血糖或一氧化碳中毒患者) | (all) the ～ 风靡一时 / be in(或fly into) a ～ 勃然大怒

raggid ['rægid] *a* 破烂的;不整齐的;凹凸不平的;溃烂的

ragocyte ['rægəusait] [*Ragg*(rheumatoid serum *agg*lutinator)+-*cyte*] *n* 类风湿(血清凝集者)细胞(在类风湿关节炎的关节中发现的一种多形核白细胞,其胞质包含物摄入凝集的IgG、类风湿因子、纤维蛋白和补体,亦称RA细胞)

ragweed ['rægwi:d] *n* 豚草

ragwort ['rægwɔ:t] *n* 千里光,狗舌草 | tansy ～ 雅各布千里光(即Senecio jacobea)

raigan ['reiigæn] *n* 雷丸(驱肠虫药)

rail [reil] *n* 横条;铁轨,铁路 | by ～ 乘火车,由铁路 / off the ～s 越轨的,混乱的 / on the ～s 顺利地进行着;在正常的轨道上

Raillietina [ˌreiljə'tainə] *n* 瑞立绦虫属 | ～ madagascariensis 马达加斯加瑞立绦虫

raillietiniasis [ˌreiljəti'naiəsis] *n* 瑞立绦虫病

Raimiste's sign [rai'mi:stə] (Johann M. Raimister) 雷米斯特征(检查者将患者的手和臂扶持于垂直位,如手正常,放松时手仍保持垂直;如有轻瘫,手迅即由腕部下垂)

rain [rein] *n* 雨; [复] (热带)雨季 *vi* 下雨 *vt* 使(雨等)大量降下 | as right as ～ 身体很好 | ～**y** *a* 下雨的,多雨的

Rainey's corpuscles, tubes, tubule ['reini] (George Rainey) 雷尼小体,肉孢子虫囊

rainful ['reinfɔ:l] *n* 降雨;(降)雨量

rainproof ['reinpru:f] *a* 防雨的

raise [reiz] *vt* 举起;使升高;使起来;引起;提出(问题);提高(觉悟、价格、嗓子等);发出(喊声);饲养(牲畜);养育(儿童等);使出现;使苏醒;使隆起;起(水泡) *n* 举起,升起,增加

raised [reizd] *a* 隆起的,凸起的

rale, râle [rɑ:l] *n* 罗音 | amphoric ～ 空瓮音 / atelectatic ～, border ～, marginal ～ 肺缘罗音,肺膨胀不全罗音 / bronchial ～ 支气管罗音 / bubbling ～ 沸泡音 / cavernous ～ 空洞音 / clicking ～ 卡嗒音 / collapse ～ 萎陷肺罗音 / consonating ～, metallic ～ 谐和罗音,金属罗音 / crepitant ～, vesicular ～ 捻发音 / dry ～ 干性罗音 / extrathoracic ～ 胸外罗音 / gurgling ～ 咕噜音 / guttural ～ 咽喉音 / ～ indux 实变初期罗音 / laryngeal ～ 喉音 / moist ～ 湿性罗音 / mucous ～, ～ muqueux 粘液性罗音 / pleural ～ 胸膜罗音,胸膜摩擦音 / ～ redux, ～ de retour 消散期罗音 / sibilant ～, whistling ～ 飞箭音,笛音 / sonorous ～ 鼾音 / subcrepitant ～, crackling ～ 细捻发音 / tracheal ～ 气管罗音

Ralfe's test [rælf] (Charles H. Ralfe) 拉尔夫试验(检尿丙酮及尿胨)

ramal ['reiməl] *a* 支的,分支的

Raman effect ['ræmən] (Chandrasekhara V. Raman) 拉曼效应(当某物质受到单色光辐照时,此物质散射的光谱中,除含有与入射辐射相同波长的光谱线外,还含有其他光谱线,即随原线移动而原辐射波长已改变了的伴线)

RAMC Royal Army Medical Corps 皇家陆军医疗队

ramex ['reimeks] *n*【拉】精索静脉曲张

rami ['reimai] ramus的复数

Ramibacterium [ˌreimibæk'tiəriəm] *n* 分支乳酸杆菌属

ramification [ˌræmifi'keiʃən] *n* 分支;支状分布

ramify ['ræmifai] *vt, vi* (使)分支,(使)分叉;(使)成岔状

ramipril [rə'mipril] *n* 雷米普利(抗高血压药)

ramisection [ˌræmi'sekʃən], **ramicotomy** [ˌræmi'kɔtəmi], **ramisectomy** [ˌræmi'sektəmi] *n* 神经支切断术

ramitis [ræ'maitis] *n* 神经根炎

Rammstedt ['rɑ:mstet] 见Ramstedt

ramollissement [ˌrɑ:mɔli:s'mɔŋ] *n* 【法】软化

Ramond's sign [rə'mɔŋ] (Louis Ramond) 拉蒙征(骶棘肌强直为胸膜积液之征，积液呈脓性时则强直消失)

Ramon's flocculation, flocculation test [rə'mɔŋ] (Gaston Ramon) 拉蒙絮状反应，絮状试验(测定白喉毒素及抗毒素的一种定量沉淀反应试验：一组试管以毒素〈如白喉毒素〉量不变，加抗毒素，其量渐增，出现絮状沉淀之管，表明此管含有完全中和的毒素和抗毒素的混合剂，最初出现絮状沉淀之管称为终点)

Ramón y Cajal [rə'mɔn i: kə'hɑ:l] 见Cajal

ramose [rə'məus] *a* 分支的

rampant ['ræmpənt] *a* 繁茂的；(疾病、恶习等)蔓延的，猖獗的；(行为、态度、说话等)猛烈的，不能控制的 | **rampancy** *n* / ～**ly** *ad*

rampart ['ræmpɑ:t] *n* 防御物，保护物；垒，阜 *vt* 防护 | maxillary ～ 上颌阜

Ramsay Hunt disease ['ræmsi hʌnt] (James Ramsay Hunt) 拉姆赛·亨特病(见Ramsay Hunt syndrome第一解) | ～ syndrome 拉姆赛·亨特综合征(①带状疱疹累及面神经和听神经，伴有同侧面部麻痹及外耳与鼓膜疱疹性水疱，可能伴有耳鸣、眩晕及听觉障碍。亦称膝状神经痛、耳带状疱疹和亨特病或亨特神经痛；②〈亨特〉幼年型震颤麻痹；进行性小脑协同失调；③进行性小脑协同失调)

Ramstedt operation ['rɑ:mstet] (Wilhelm C. Ramstedt) 拉姆施泰特手术(见Fredet-Ramstedt operation)

ramulus ['ræmjuləs] ([复] **ramuli** ['ræmjulai]) *n* 【拉】小支

ramus ['reiməs] ([复] **rami** ['reimai]) *n* 【拉】支

ran [ræn] run的过去式

rancid ['rænsid] *a* 酸败的 | ～**ity** [ræn'sidəti] *n* 酸败(作用)

rancidify [ræn'sidifai] *vt, vi* (使)酸败(尤指脂肪的腐败)

Randall's plaques ['rædəl] (Alexander Randall) 兰德尔斑(在肾乳头顶端内有小钙凝结，突出表面并成为尿盐沉积的集中点)

Randolph's test ['rændɔlf] (Nathaniel A. Randolph) 伦道夫试验(检尿胨)

random ['rændəm] *n* 任意行动；随机过程 *a* 随便的，任意的；随机的；无规则的 | at ～ 任意，随取

randomize ['rændəmaiz] *vt* 随机取样，使随机化 | **randomization** [ˌrændəmai'zeiʃən, -mi'z-] *n*

rang [ræŋ] ring的过去式

range [reindʒ] *vt* 排列；把…分类；使系统化 *vi* 平行，列成一行；延伸；探寻；涉及；(在一定范围内)变动，变化 *n* 排，行，一系列；范围；区域；幅度；射程；量程 | ～ of accommodation 调节幅度，调视幅度 / ～ of audibility 可听域

ranimycin [ræni'maisin] *n* 雷尼霉素，雷洛霉素(抗生素类药)

ranine ['reinin] *a* 蛙的；舌下囊肿的，舌下面的；舌下静脉的

ranitidine [rei'naitidi:n] *n* 雷尼替丁，糠硝烯二胺，呋喃硝胺(组胺H_2受体拮抗药，盐酸雷尼替丁用于治疗胃食管反流)

rank [ræŋk] *n* 列，排；社会阶级，等级，地位 *vt* 把…分等；等级(或级别)高于 *vi* 列为 | in the front ～ 在第一排，在前列；著名，显著 / of the first ～ 第一流的 / take ～ with(或among) 和…并列 / the ～ and file 士兵们；普通成员们

Ranke's angle ['rʌnkə] (Hans R. Ranke) 兰克角(颅骨水平面与牙槽缘中心及鼻额缝中心间线所成的角)

Ranke's complex ['rʌnkə] (Karl E. Ranke) 兰克复征，原发复征(即primary complex, 见complex项下相应术语) | ～ formula 兰克公式(表示比重之数－1000×0.52－5.406之值，接近于每升浆液中所含白蛋白的克数) / ～ stages 兰克结核病分期(分①原发病灶，②结核杆菌全身性播散，③孤立器官结核病，主要指肺)

ranking ['ræŋkiŋ] *a* 地位高的，第一流的，杰出的

ranula ['rænjulə] *n*【拉】舌下囊肿 | pancreatic ～ 胰管(潴留)囊肿 | ～**r** *a*

Ranunculus [rə'nʌŋkjuləs] *n* 毛茛属

Ranvier's crosses [rɑːnvi'ɛə] (Louis A. Ranvier) 郎飞十字(郎飞结内暗色十字形痕迹，用硝酸银染色后纵切开时可见到) | nodes of ～ 郎飞结(有髓神经纤维绞扼所致的结，约每隔1mm有一个，这些部位无髓鞘，轴索周围仅是许旺〈Schwann〉细胞突) / ～ segments 郎飞节(郎飞结之间神经纤维的髓质部分) / ～ tactile disks 郎飞触觉盘(神经纤维的末端，在格朗德里〈Grandry〉小体之间透明质内的杯状体内)

RAO right anterior oblique 右前斜位

Raoult's law [rə'əul] (François M. Raoult) 腊乌尔定律(关于冰点:溶于一定溶剂的相同电解质冰点的下降与溶质的分子浓度成正比;关于蒸气压:①液体溶液中挥发性物质的蒸气压等于该物质的mol/L分数乘以纯蒸气压;②当非挥发的非电解质溶于溶剂时，该溶剂蒸气压的下降等于溶质mol/L分数乘以纯溶剂的蒸气压)

rap[1] [ræp] *n* 叩击，叩击声 (-pp-) *vt* 叩击;严厉批评

rap[2] [ræp] (-pp-) *vi* 交谈

rape [reip] *vt, n* 强奸;洗劫

raphania [rə'feiniə] *n* 野萝卜子中毒

raphe ['reifi] *n* 缝(际) | abdominal ～ (腹)白线 / amniotic ～ 羊膜缝 / anococcygeal ～ 肛尾缝 / lateral palpebral ～ 睑外侧缝 / ～ of perineum 会阴缝 / ～ of pharynx 咽缝 / ～ of pons 脑桥缝 / pterygomandibular ～ 翼突下颌缝，颊咽(肌)缝 / ～ of scrotum 阴囊缝

rapid ['ræpid] *a* 迅速的，快的 | ～**ity** [rə'pidəti] *n* / ～**ly** *ad*

Rappaport Classification ['ræpəpɔːt] (Henry Rappaport) 拉帕波特分类法(一种根据组织学标准的非霍奇金〈non-Hodgkin〉淋巴瘤分类法，其形成的种类为结节状淋巴瘤和弥漫性淋巴瘤，此法已被路-科〈Lukes-Collins〉分类法所替代)

rapport [ræ'pɔː] *n*【法】关系(融洽)(病人与医师间)

rapture ['ræptʃə] *n* 着迷，全神贯注;狂喜，销魂，狂热 | be in (或go into) ～s 欣喜若狂

raptus ['ræptəs] *n*【拉】狂暴发作

rare [rɛə] *a* 稀薄的，稀有的，罕见的 | ～**ly** *ad* 很少，难得;非常地 / ～**ness** *n*

rarefy ['rɛərifai] *vt, vi* (使)稀少，(使)稀薄，(使)稀疏 | **rarefaction** [ˌrɛəri'fækʃən] *n*

rarity ['rɛərəti] *n* 稀有，希罕;稀薄，稀疏

Ras. rasurae【拉】碎片，锉屑

rash[1] [ræʃ] *n* 疹 | brown-tail ～ 褐尾蠹皮炎 / butterfly ～ 蝶形疹 / cable ～ 卤蜡粉刺，氯萘痤疮 / caterpillar ～ 毛虫疹，蛾虫疹 / diaper ～ 尿布疹 / drug ～ 药物疹，药疹 / heat ～ (红)粟疹，痱子，汗疹 / hydatid ～ 包虫囊疹 / lily ～ 水仙皮炎 / nickel ～ 镍疹 / rose ～ 蔷薇疹，玫瑰疹 / wandering ～ 地图样舌

rash[2] [ræʃ] *a* 鲁莽的，急躁的

rasion ['reiʒən] *n* 锉刮，锉磨(对药物)

Rasmussen's aneurysm ['ræsməsn] (Fritz W. Rasmussen) 腊斯默森动脉瘤(结核性空洞壁动脉扩张，常破裂引起出血)

rasp [rɑːsp] *n* 锉 *vt, vi* 粗锉

raspatory ['ræspətəri] *n* 骨锉，骨刮，刮骨刀

raspberry [ˈrɑːzbəri] *n* 红莓,红覆盆子

RAST radioallergosorbent test 放射变应原吸附试验(见test项下相应术语)

Rastelli operation [rɑːsˈteli] (Glan C. Rastelli) 拉斯特利手术(矫正室中隔大缺损伴肺动脉瓣狭窄、漏斗状狭窄和瓣膜狭窄的一种手术,置一心室内贴片,致使血液流经中隔缺损,并流出主动脉,并置一人造瓣膜以确立右心室和肺动脉之间的连续性)

rasura [rəˈsjuərə] *n*【拉】碎片,锉屑

rat [ræt] *n* 鼠 | BBr ～ BBr鼠(用作糖尿病 I 型模型的株) / black ～ 黑鼠 / brown ～ 棕鼠,褐鼠,沟鼠 / Egyptian ～, roof ～ 埃及鼠,屋顶鼠 / Long-Evans ～ 朗-埃文斯鼠(罗彻斯特大学培育的鼠株) / Sprague-Dawley ～ 斯普雷格-道利鼠(斯普雷格-道利动物公司培育的白鼠株) / white ～, albino ～ 白鼠 / Wistar ～ 威斯塔鼠(威斯塔研究所培育的白鼠株) / wood ～ 森林鼠

rate [reit] *n* 率,比率;速度,速率;价格;等级 | attack ～ 发病率 / basal metabolic ～ 基础代谢率 / birth ～ 出生率 / case fatality ～ 病死率 / circulation ～ 循环率 / death ～, mortality ～ 死亡率 / DEF ～ 乳牙龋数率(D表示需补龋乳牙数〈decayed〉, E表示需拔龋乳牙数〈extraction〉, F表示已补乳牙数〈filled〉) / dose ～ 剂量率 / erythrocyte sedimentation ～ 红细胞沉降率(简名血沉) / fetal death ～ 胎儿死亡率(一年内胎儿死亡数与该年活产与胎儿死亡数的比率) / fatality ～, lethality ～ 致死率 / glomerular filtration ～ (GFR) 肾小球滤过率 / heart ～ 心搏率 / incidence ～ 发病率,(疾病)发生率 / morbidity ～, case ～, sickness ～ 患病率 / mutation ～ 突变率 / oocyst ～ 卵囊率(蚊) / output exposure ～ 输出量照射率 / parasite ～ 寄生虫率 / perinatal mortality ～ 围生期死亡率 / puerperal mortality ～ 产后死亡率 / pulse ～ 脉搏率 / respiration ～ 呼吸率 / sedimentation ～ 沉降速度,沉降率 / sporozoite ～ 子孢子率 / stillbirth ～ 死产率 | at an easy ～ 廉价地;很容易地,不费力地 / at any ～ 总而言之,无论如何;至少 / at that ～ 那样的话,照那种情形 / at this ～ 这样地,这样的话

rather [ˈrɑːðə] *ad* 宁可,(与其…)倒不如;相反地;稍微,相当,颇 | had(或would) ～ 宁愿 / or ～ 更确切地(说) / ～ than (或 ～ ... than) 宁愿…而不…;与其…,不如;是…,而不是… / ～ ... than otherwise 不是别的而是… / ～ too 稍微…一点

Rathke's pouch [ˈrʌtkə] (Martin H. Rathke) 拉特克囊,神经颊囊,颅颊囊 | ～ column 拉特克柱(脊索前端两块软骨) / ～ cysts 拉特克囊肿(垂体中间叶内含胶体的小囊肿) / ～ trabecula 颅小梁(胚) / ～ tumor 颅咽管瘤

raticide [ˈrætisaid] *n* 杀鼠药

ratify [ˈrætifai] *vt* 批准,认可 | **ratification** [ˌrætifiˈkeiʃən] *n*

rating [ˈreitiŋ] *n* 级别,等级;定标,定值,测定

ratio [ˈreiʃiəu] *n* 比,比率 | A-G ～, albumin-globulin ～ 白蛋白球蛋白比率(各种肾病) / arm ～ (染色体)臂比(染色体的长臂与短臂的长度之比) / birth-death ～ 出生死亡比率,生命指数 / body-weight ～ 体重率(体重克数除以身高厘米数) / cell-color ～ 红细胞色素比率 / concentration ～ 浓度比率 / D-N ～, dextrose-nitrogen ～, G-N ～, glucose-nitrogen ～ 糖氮比率(尿) / fetal death ～ 胎儿死亡比率(一年内胎儿死亡与该年活产数的比率) / grid ～ 栅(条)比(率) / hand ～ 手长宽度比率 / ketogenic-antiketogenic ～ 生酮抗生酮比率(体内形成葡萄糖的物质和形成脂肪酸的物质之比) / lecithin-sphingomyelin ～

(L/S ～) 卵磷脂与鞘磷脂比率 / nucleocytoplasmic ～, nucleoplasmic ～, karyoplasmic～核质比率 / nutritive ～ 营养比率 / proportionate mortality ～ (PMR) 死亡率比例 / respiratory exchange ～, expiratory exchange ～ 呼吸商(respiratory quotient, 见quotient项下相应术语) / sex ～ 两性比率, 性(别)比率 / standardized morbidity ～ (SMR) 标准化发病率比 / standardized mortality ～ (SMR) 标准化死亡率比 / stimulation ～ (SR) 刺激率 / therapeutic ～, curative ～ 治疗比率 / urea excretion ～ 尿素清除率(尿内每小时清除尿素的毫克数与100ml血内毫克数的比率, 正常比率为50) / zeta sedimentation ～ (ZSR) Z血沉比积(一种测量法, 可与红细胞沉降率〈即血沉ESR〉相比较, 有一点除外, 即不受贫血影响。血样在一种仪器〈zetafuge〉中离心, 产生紧密与分散的受控循环过程, 终于形成缗钱状红细胞串联, 迅速沉淀, 由此程序产生的浓集红细胞压积〈zetacrit〉分成真血细胞比容, 从而得出ZSR)

ration [ˈræʃən] *n* 定量, 配给量; 口粮, 定粮(每日配给的饮食) *vt* 配给, 定量供应; 分发 | basal ～ 基本口粮(配给所需的能量, 但缺少一种或多种维生素) | on short ～s 食物配给量不足

rational [ˈræʃənl] *a* 合理的; 有理性的 | ～**ly** *ad*

rationale [ˌræʃəˈnɑːl] *n* 【拉】基本原理, 理论基础

rationality [ˌræʃəˈnæləti] *n* 合理性

rationalize [ˈræʃənəlaiz] *vt* 使合理; 文饰 | **rationalization** [ˌræʃənəlaiˈzeiʃən, -liˈz-] *n* 合理化; 文饰(作用)

ratsbane [ˈrætsbein] *n* 杀鼠药(尤指白砷)

rat-tails [ˈrætteilz] *n* 鼠尾样肿(马腿)

rattle [ˈrætl] *n* 罗音, 喀啦声, 哮吼(临死前粘液阻塞气管时的气流声)

rattlesnake [ˈrætlsneik] *n* 响尾蛇

Rattus [ˈrætəs] *n* 【拉】鼠属 | ～ norvegicus 褐鼠, 沟鼠 / ～ rattus 黑鼠 / ～ rattus alexandrinus 埃及鼠, 屋顶鼠

ratty [ˈræti] *a* 老鼠的, 多鼠的

Rauber's layer [ˈraubə] (August A. Rauber) 劳贝尔层(胚胎早期构成胚盘的三层细胞中最外的一层, 亦称胚盘外胚层或原始外胚层)

raucedo [rɔːˈsiːdəu] *n* 【拉】声嘶

Rauchfuss' sling [ˈrauhfus] (Karl A. Rauchfuss) 劳黑富斯(脊柱)悬带(接于床铺, 以供支撑脊柱, 能使患部溢出物逸出) | ～ triangle 劳黑富斯三角(渗出性胸膜炎时, 健侧脊柱旁有三角形的浊音区)

raucous [ˈrɔːkəs] *a* 嘶哑的 | ～**ly** *ad*

Rau's apophysis, process [rau] (Johann J. Rau 〈Ravius〉) 锤骨前突, 锤骨长突

rausch [rauʃ] *n* 【德】醚酩酊麻醉

rauschbrand [ˈrauʃbrʌnt] *n* 【德】气肿性炭疽, 黑腿病

Rau-Sed [ˈraused] *n* 利血平(reserpine)制剂的商品名

Rauserpa [rɔːˈsəːpə] *n* 蛇根木, 印度萝芙木(rauwolfia serpentina)制剂的商品名

Rauwiloid [ˈrɔːwilɔid] *n* 阿舍西隆(alseroxylon)制剂的商品名

Rauwolfia [rɔːˈwulfiə] *n* 萝芙木属, 萝芙藤属 | ～ serpentina 蛇根木, 印度萝芙木

rauwolfia [rɔːˈwulfiə] *n* 蛇根木, 印度萝芙木

Rauzide [ˈrauzaid] *n* 蛇根木-苄氟噻嗪(rauwolfia serpentine with bendroflumethiazide)制剂的商品名

RAV Rous associated virus 劳斯相关病毒

ravage [ˈrævidʒ] *vt, vi, n* 蹂躏, 毁坏

rave [reiv] *vi* 胡言乱语 *vt* 语无伦次地说

raving [ˈreiviŋ] *a* 语无伦次的, (躁)狂

的 *n* 胡言乱语,疯话,语无伦次,(躁)狂

Ravius ['reiviəs] 见Rau

raw [rɔ:] *a* 未煮过的,生的;原(状)的;未加工的;纯的;(伤口等)露肉的,擦掉皮的;粗的 *n* 擦伤处;红肿发炎处 | in the ～ 处在自然状态;裸体的 / touch (sb) on the ～ 触到(某人的)痛处

ray [rei] *n* 线,射线;幅肋(昆虫) | actinic ～, chemical ～ 光化射线 / antirachitic ～s 抗佝偻病射线(2 700～3 020 Å单位紫外线) / astral ～, polar ～ 星射线,极射线 / bactericidal ～s 灭菌射线(1 850～2 600 Å单位紫外线) / caloric ～ 致热射线 / canal ～ 极隧射线(真空管的阳极射线) / central ～ 中心光线,中心射线 / characteristic ～ 标识射线 / characteristic fluorescent ～s, fluorescent ～s 标识荧光射线,荧光射线(系由在原子内壳层的电子重排而发射的次级射线,与标识射线相同,不同之处:标识射线是由电子轰击X线管靶所致,而标识荧光射线是由原射线光子轰击吸收材料所致) / convergent ～ 会聚射线 / cosmic ～ 宇宙线 / digital ～ 指(趾)线 / direction ～ 目标射线 / erythema-producing ～s 致红斑射线 / grenz ～s, border ～s, borderline ～s, infra-roentgen ～s, transition ～s 跨界(射)线,境界(射)线(很软的X线,其波长约为2 Å单位,位于X线与紫外线之间) / H ～s 氢核束 / incident ～ 入射线 / infrared ～s 红外线(波长为7 700～500 000 Å单位) / intermediate ～s, W ～s 居间射线, W射线(其波长介于紫外线与X线之间) / luminous ～s 光线(发光的射线) / n ～s n射线(一种辐射线的衍生形式,尚未完全确定) / necrobiotic ～s 生物致死线(短波紫外线) / paracathodic ～s 旁阴极射线 / pigment-producing ～s 致色射线(可引起色素沉着,波长为2 500～3 000 Å单位) / positive ～s, anode ～s 阳极射线 / roentgen ～s X(射)线,伦琴(射)线 / ultraviolet ～s 紫外线 / vital ～s 疗效紫外线(2 900～3 200 Å单位波长的紫外线) / x-～s X(射)线,伦琴(射)线

Raymond-Cestan syndrome [rei'mɔŋ ses'tæn] (F. Raymond; Etienne J. M. R. Cestan) 雷蒙-塞斯丹综合征(基底动脉小支栓塞后所致的脑桥病灶,表现为四肢麻痹、感觉缺失及眼球震颤)

Raymond's apoplexy [rei'mɔŋ] (Fulgence Raymond) 雷蒙中风(一种渐重性卒中,表现为一侧手感觉异常,以后变为麻痹。亦称雷蒙型中风)

Raynaud's disease (gangrene) [rei'nəu] (Maurice Raynaud) 雷诺病(坏疽)(①一种原发性或特发性血管疾病,特征为雷诺现象双侧发作,女性犯此病较男性多;②腮腺炎后咽肌麻痹,亦称局部窒息) | ～ phenomenon 雷诺现象(指、趾间歇性双侧缺血性发作,有时侵及耳鼻,特征为严重苍白,常伴有感觉异常和疼痛,由寒冷或情绪刺激所引起,保暖后即缓解,如病情为特发性或原发性的,则称为雷诺病)

rayon ['reiɔn] *n* 人造丝,人造纤维;人造丝织物

raze [reiz] *vt* 铲平;刮去,削去(out);消除

razor ['reizə] *n* 剃刀

Rb 元素铷(rubidium)的符号

RBBB right bundle branch block 右束支传导阻滞

RBC red blood cell, red blood corpuscles 红细胞; red blood (cell) count 红细胞计数; relative bone conduction 相对骨导

RBC IT red blood cell iron turnover 红细胞铁转换(率)

RBE relative biological effectiveness 相对生物效应

RBP retinol binding protein 维生素A结合蛋白

RCA right coronary artery 右冠状动脉

RCM Royal College of Midwives 皇家助产士学会

RCN Royal College of Nursing 皇家护理学会

RCOG Royal College of Obstetricians and Gynaecologists 皇家妇产科医师学会

RCP Royal College of Physicians 皇家内科医师学会

rcp reciprocal translocation 相互易位

RCS Royal College of Surgeons 皇家外科医师学会

RCU red cell utilization 红细胞利用率

RCVS Royal College of Veterinary Surgeons 皇家外科兽医学会

RD reaction of degeneration 变性反应

rd rutherford 卢(瑟福)(放射性物质的蜕变单位，每秒钟10^6次衰变单位)

RDE receptor-destroying enzyme 受体破坏酶

RE radium emanation 镭射气; right eye 右眼; retinol equivalent 视黄醇当量

Re 元素铼(rhenium)的符号

re- [前缀] 再，复，反，回

reablement [ri(:)'eiblmənt] *n* 复原，恢复

reabsorb [ˌri:əb'sɔ:b] *vt, vi* 重吸收 | **reabsorption** ['ri:əb'sɔ:pʃən] *n*

reach [ri:tʃ] *vt* 到达;伸出;对…起作用，影响 *vi* 达到;伸出手(或足) *n* 伸出;到达距离;能及范围

react [ri(:)'ækt] *vi* 应答;反应(to);影响(on, upon); 起化学作用，起反应(with, on)

re-act ['ri:'ækt] *vt* 重作，再做

reactance [ri(:)'æktəns] *n* 电抗，有感电阻

reactant [ri(:)'æktənt] *n* 反应物 | acute phase ～ 急性期反应物(一种血浆蛋白，例如结合球蛋白，α_1-抗胰蛋白酶，血清类粘蛋白，C3，血浆铜蓝蛋白，纤维蛋白原和C-反应性蛋白，其浓度增加或减少与炎症的过程结合在一起)

reaction [ri(:)'ækʃən] *n* 反应，感应;反作用 | accelerated ～ 加速反应 / acetic acid ～ 醋酸反应(见Rivalta's reaction) / acetonitrile ～ 乙腈反应(见Hunt's reaction) / acid ～ 酸性反应 / adjustment ～ 调整反应，适应反应(对环境等) / acrosome ～ 顶体反应(受精) / acute situational ～, acute stress ～ 急性境遇性反应状态，急性应激反应 / agglutinoid ～ 类凝集素反应(见prozone) / alarm ～ 紧急反应(人体受到突然刺激而尚未适应时所引起的全部非特异性反应) / alkaline ～ 碱性反应 / allergic ～ 变应性反应 / allograft ～ 同种异体移植物反应 / alphanaphthol ～ α-萘酚反应(检尿葡萄糖、尿蛋白质) / anamnestic ～ 回忆反应，回忆应答(anamnestic response, 见response项下相应术语) / anaphylactic ～ 过敏性反应 / anaphylactoid ～ 类过敏性反应，假过敏反应 / anatoxin ～ 类毒素反应(应用类毒素时的皮内反应) / anergastic ～ 脑活动力缺失性反应(状态)(器质性精神病) / antalgic ～ 防痛反应 / antigen ～ of Debré and Paraf 德布雷-帕拉夫抗原反应(诊断肾结核的补体结合试验，以病人尿作抗原，以已知结核抗血清作抗体进行试验) / antigen-antibody ～ 抗原-抗体反应(抗原与同种抗体的特异性结合形成可逆性的抗原抗体复合物，其溶解度随抗原抗体比率而有所不同，抗原抗体反应可出现沉淀反应、凝集反应、补体依赖性反应、中和反应或嗜细胞效应) / antiglobulin ～ 抗球蛋白反应 / antitryptic ～ 抗胰蛋白酶反应 / asphenamine ～ 胂凡纳明反应(见Abelin's reaction) / associative ～ 联想反应 / axon ～, axonal ～ 轴索反应(轴突被截断后引起神经节细胞一连串变化，即中心核染质溶解和核移位) / bacteriolytic ～ 溶菌反应(引起特异溶菌作用的反应) / biphasic ～ 二相反应 / biuret ～ 双缩脲反应(见test项下相应术语) / blanching ～ 转白反应(见Schultz-Charlton reaction) /

cachexia ～ 恶病质反应(血清中抗胰蛋白酶力增大，见于恶性疾病或其他以恶病质为特征的疾病) / cadaveric ～ 尸反应(家族性周期性麻痹时，患肌电反应完全消失) / cancer ～ 癌反应 / capsular ～ 荚膜反应(细菌荚膜物质与同种抗体的反应) / carbamino ～ 氨基甲酰反应(用于研究蛋白质消化过程) / chain ～ 连锁反应，链式反应(一种核〈中子〉反应) / citochol ～ 快速胆固醇反应(见Sachs-Witebsky test) / chromaffin ～ 嗜铬反应 / coagulation ～, coagulo ～ 凝固反应(检梅毒的一种试验，根据的事实是，梅毒血清较正常血清更能妨碍凝血酶的产生，从而抑制血液的凝固) / cockade ～ 花结状反应(见Römer's test) / colloidal gold ～ (脑脊液)胶体金反应 / complement fixation ～ 补体结合反应(见test项下相应术语) / compluetic ～ 梅毒补体结合反应(见Wassermann reaction) / conglobation ～ 成团反应(检梅毒) / conglutination ～ 胶固反应，团集反应，粘合反应(由胶固素、细胞〈例如细菌或红细胞〉、新鲜补体以及用吸收法除去凝集素的一种细胞特异性免疫血清混合而成的凝集反应) / conjunctival ～ 结膜反应(见ophthalmic ～) / consensual ～ 交叉反应;同感反应 / conversion ～ 转换反应(指将内心冲突转换为运动或感觉症状) / coupled ～ 连接反应 / cross ～ 交叉反应(抗体与并不特异性地促使其合成的抗原相互作用) / cutaneous ～ 皮肤反应(见cutireaction;取蛋白或花粉溶液注射于敏感者或擦在其磨损处后所引起的反应) / cutituberculin ～ 皮上结核菌素反应(见Moro's reaction) / dark ～ 暗反应 / defense ～ 防御反应 / ～ of degeneration 变性反应 / delayed ～ 迟发型反应(接触诱发物后几小时至几天才出现的反应) / delayed-blanch ～ 迟发型转白反应(皮内注射乙酰胆碱或乙酰甲胆碱引起的一种与异位性疾病相关的异常的相矛盾的反应，其特征不是通常的红斑疹块和潮红，而是在注射后3～5min于潮红处发生迟发型转白，并持续15～30min) / delayed hypersensitivity ～, delayed-type hypersensitivity ～ 迟发型超敏反应 / depot ～ 储存反应(皮下结核菌素试验时，在针头进入点周围皮肤的红色反应) / dermotuberculin ～ 皮肤结核菌素反应(见Pirquet's reaction) / desmoid ～ 硬纤维袋反应(检胃分泌及活动) / desmoplastic ～ 纤维成形性反应 / diazo ～ 重氮反应(见Ehrlich's diazo reaction) / digitonin ～ 洋地黄皂甙反应(测甾醇) / displacement ～ 置换反应(一种化学反应) / downgrading ～ 下降反应(一种麻风反应，表面上类似逆转〈“上升”〉反应，对麻风分枝杆菌的免疫应答出现紊乱，麻风的临床症状恶化，组织内麻风分枝杆菌指数增加) / dysergastic ～ 脑控制不良性反应 / E-E ～ 红斑水肿性反应(见Foshay's reaction) / egg yellow ～ 蛋黄反应(在埃利希〈Ehrlich〉重氮反应中未加入氨之前所出现的黄色泡沫，据认为表示患有急性肺炎) / epiphanin ～ 血清显红反应(此反应曾用于梅毒血清学诊断) / erythematous-edematous ～ 红斑水肿性反应(见Foshay's reaction) / erythrocyte sedimentation ～ 红细胞沉降反应 / erythrophore ～ 红色素细胞反应(雄鱼在注射性腺激素后变为红色) / ～ of exhaustion 衰竭反应，虚脱反应 / false positive ～ 假阳性反应(梅毒试验时不是由于梅毒而是由于其他疾病引起的阳性反应) / fatigue ～ 疲劳反应(肌肉运动过累引起的体温上升) / fixation ～ 结合反应(补体结合complement fixation，见fixation项下相应术语) / flocculation ～ 絮状反应(见Sachs-Georgi test) / focal ～ 灶性反应(在感染或注射部位或其周围发生的反应，可能由于注射特异性物质，例如结核菌素、马疽菌素或菌苗所诱发，或由于使用非特异性物质而诱发) / foreign body ～ 异物反应 / franklinic ～ of degeneration 静电变性反应 / gold ～ 金反应(见Lange's test 第一解) / graft-vs-host ～ 移植物抗宿主反应(含有大量免疫活性细胞的移植物,对基因型不同的受体组织发生的一种免疫反应。由于受体的免疫未成熟性,或由于受体的特殊遗传品种〈第一代杂种病〉或因受体全身曾受过射线照射或使用免疫抑制药,因而移植物并未受到排斥。含有大量能引起移植物对宿主反应的免疫活性细胞的组织,包括脾脏、淋巴结及胸导管淋巴结,其次是骨髓和外周血液。参阅runt disease, 见disease项下相应术语) / group ～ 类属反应,类属凝集反应(group agglutination, 见agglutination项下相应术语) / hemagglutination-inhibition ～ 血凝抑制反应(利用抗体抑制病毒凝集红细胞) / hemiopic pupillary ～ 偏盲性瞳孔反应(某些偏盲病例的反应,当光线投射到视网膜一边时,可引起虹膜收缩,但投射到另一边时则无反应) / hemoclastic ～ 红细胞破坏反应 / heterophil antibody ～ 嗜异性抗体反应(抗体对嗜异性抗原所产生的反应,见Paul-Bunnell test) / homograft ～ 同种移植反应 / hunting ～ 摆动反应(手指或其他部分受15℃以下温度刺激时交替发生血管收缩和血管扩张期) / hyperkinetic ～ of chilhood 儿童多动反应,注意涣散性多动症(即attention-deficit hyperactivity disorder, 见disorder项下相应术语) / hypersensitivity ～ 超敏反应,超敏感性反应 / ～ of identity 一致性反应,同一性反应(若两个溶液中的抗原完全相同,则它们与同原抗体溶液将形成一条连续的沉淀线,此时三个溶液分别置于在凝胶扩散平板上形成三角形的三个池内。若沉淀线连续,但具有骨刺样突出〈部分一致性反应〉,则抗原不相同,但有相同的抗原决定簇。若形成两个交叉线〈非一致性反应〉,则这两种抗原毫不相关) / id ～ 附发疹反应(一种局部或全身无菌性继发性皮疹) / immediate ～ 速发型反应,立即型反应(例如变应性反应,接触诱导物后几秒至几分钟内即出现的反应) / immediate hypersensitivity ～ 速发型超敏反应 / immune ～ 免疫反应(接触抗原后动物体起特异变化的反应性,显示为抗体产生、细胞免疫或免疫耐受性;种痘后产生丘疹和红晕,而无水疱形成,表示有高度免疫力) / indophenol ～ 靛酚反应(见test项下相应术语) / intracutaneous ～ 皮内反应(注射皮肤试验抗原至皮内后所出现的反应,这样的反应可能有诊断价值,如锡克〈Schick〉试验、狄克〈Dick〉试验、结核菌素试验等) / intracuti ～ 皮内反应(见Frei test) / intradermal ～ 皮内反应(见intracutaneous ～) / involutional psycotic ～ 衰老期忧郁症,更年期忧郁症 / johnin ～ 约尼反应,副结核菌素反应(副结核菌素引起的类似结核菌素反应的皮肤反应,用于诊断牛的约尼〈Johne〉病) / K. H. ～ 补体结合血细胞凝集合并反应(检马鼻疽) / lengthening ～ 伸长反应(伸肌延长以使肢体可以屈曲) / lentochol ～ 缓慢胆固醇反应(见Sachs-Georgi test) / lepra ～ 麻风反应(在抗麻风治疗或在尚未治疗的各型麻风过程中出现的一种急性或亚急性超敏状态,其中包括两种类型的免疫反应,一是迟发型超敏反应〈见reverse ～s〉,另一是免疫复合物反应) / lepromin ～ 麻风菌素反应(见test项下相应术语) / light ～ 光反应(光合作用时的光化学过程,在此过程中,光能参与的一系列反应导致产生ATP及还原型辅酶〈NADH或NADPH〉,然后这些物质参与暗反应) / local ～ 局部反应(发生在注射部位类似灶性反应〈focal reaction〉的现象) / manic-depressive ～ 躁狂-抑郁反应,躁郁症(反应) / miostagmin ～, miostagminic ～ 微滴反应(一种废弃的诊断肿瘤、梅毒、伤寒等的血清学试验，其根据是抗体与对应抗原结合时能降低混合物的表面张力） / mixed cell agglutination ～ 混合细胞凝集反应（由于抗体与不同的抗原决定簇对细胞的反应，出现不同细胞型的混合凝集） / mixed leukocyte ～ 混合白细胞反应（将两个个体的白细胞培养，即出现母细胞；组织相容性与母细胞的数目成反比） / myasthenic ～ 肌无力性反应 / myotonic ～ 肌强直反应 / neurotonic ～ 神经张力性肌反应 / neutral ～ 中性反应 / Ninhydrin ～ （水合）茚三酮反应（triketohydrindene hydrate test，见test项下相应术语） / nitritoid ～ 亚硝酸盐样反应（见crisis项下相应术语） / ～ of nonidentity 非一致性反应，非同一性反应（见 ～ of identity） / nucleal ～ 核反应（醛品红磺酸反应，即任何含醛溶液加品红磺酸反应，产生浅蓝与红色反应） / ophthalmic ～ 眼反应（用伤寒和结核的毒素滴眼后眼结膜的局部反应，若患这些疾病其反应较健康者或患有其他疾病的人远为严重） / orbicularis ～ 眼轮匝肌反应（见Westphal-Piltz phenomenon） / pain ～ 疼痛反应（因疼痛而有瞳孔放大） / pancreatic ～ 胰反应（确定胰腺炎或胰脏恶性疾病的存在） / paraserum ～ 副血清反应（伤寒和痢疾杆菌的菌株与副伤寒、大肠杆菌、突变性霍乱以及其他传染病的菌株的凝集反应） / ～ of partial identity 部分一致性反应，部分同一性反应（在二维双向扩散中所见的一种反应型：抗原池和抗血清池之间的沉淀线之一在交叉点中止，而另一沉淀线则通过此交叉点，提示抗原样品具有几个〈但非全部〉共同的抗原决定簇，见 ～ of identity） / passive cutaneous anaphylaxis (PCA) ～ 被动皮肤过敏反应（参阅passive cutaneous anaphylaxis，见anaphylaxis） / percutaneous ～ 皮上反应（见Moro's reaction） / periodic acid-Schiff ～，PAS ～ 过碘酸席夫反应（用于检测糖原、上皮粘蛋白、中性多糖和糖蛋白） / P-K ～ 普-屈反应（即Prausnitz-Küstner ～，检人体反应素的皮肤反应） / precipitin ～ 沉淀素反应（检Ⅰ、Ⅱ和Ⅲ型肺炎球菌感染；可溶性抗原与对应抗体的特异性反应） / prozone ～ 前带反应，前区反应（见prozone） / pseudo-allergic ～ 假变态反应 / puncture ～ 穿刺反应（结核菌素皮下注射部位的红肿反应，用于结核病的诊断） / quanti-Pirquet (QP) ～ 定量皮尔盖反应，定量结核菌素划痕反应（用两种不同稀释度〈1/10和1/100〉的旧结核菌素作皮上划痕，以判断结核病感染程度和活动性的皮尔盖反应） / quellung ～ （肺炎球菌）荚膜肿胀反应（见Neufeld's reaction） / reversal ～ 逆转反应（通常在界线类麻风的化疗时发生的一种麻风反应，代表一种迟发型超敏反应，并伴麻风分枝杆菌的细胞介导免疫"上升"，促使此病趋向于结核样型麻风。主要特征为红斑、水肿、早先存在的静止病灶有触痛、出现新病灶、神经炎伴神经损坏、发热、腺病和白细胞计数上升，同样见downgrading ～） / reverse passive Arthus ～ 反向被动阿图斯反应（实验动物的皮肤部位注入沉淀抗体，然后30分钟到2小时后再静脉注入同种抗原而产生的反应，因而与阿图斯反应时沉淀抗体和抗原所在的常见解剖部位相反） / second set ～ 二次反应（见phenomenon项下相应术语） / sedimentation ～ 沉降反应，红细胞沉降反应 / seroanaphylactic ～ 血清过敏反应（应用血清防治时发生的过敏反应） / seroenzyme ～ 血清酶反应（见Abderhalden's ～） / serological ～ 血清学反应 / serum sickness-like ～ 血清病样反应 / shortening ～ 缩短反应（肢体回至伸展位置时，在伸长反应后继之而起的缩短） / sigma ～ 西格马反应，σ反应（一种诊断梅毒的絮状反应，由萨克斯-格奥尔吉〈Sachs-Georgi〉反应改良而来，即作一系列试验以决定其中哪一个产生絮状反应) / skin ～ 皮肤反应(见cutaneous ～) / small-drop ～ 小滴反应(见miostagmin ～) / sympathetic stress ～ 交感神经应激反应 / tendon ～ 腱反应(敲打肌腱产生肌肉的反射性收缩,亦称腱反射) / thyroid function ～ 甲状腺功能反应 / toxin antitoxin ～ 毒素抗毒素反应(见immunoreaction) / trigger ～ 板机反应,突发反应(见action项下相应术语) / tryptophan ～ 色氨酸反应(见test项下相应术语) / tuberculin ～ 结核菌素反应(见test项下相应术语) / uniphasic ～ 单相反应(仅有屈曲的反应) / upgrading ～ 上升反应(见reversal ～) / vaccination ～ 接种反应,种痘反应,牛痘接种反应(接种后的局部性与全身性反应) / wheal and erythema ～, wheal-flare ～ 风团与红斑反应,风团潮红反应(特征性局部皮肤反应,系因肥大细胞中释放组织胺所致,亦称路易士〈Lewis〉三联反应,参阅triple response, 见response项下相应术语) / white-graft ～ 苍白移植物反应(对组织移植物例如皮肤移植物的一种免疫反应,由于这种反应的结果,移植的组织并没有得到血液供应,迅速被排斥) / xanthoproteic ～ 黄色蛋白(质)反应(见Mulder's test) / xanthydrol ～ 黄嘌呤醇反应(取尿毒症患者的组织用黄醇的冰醋酸溶液固定时,在组织内即存积大量黄醇) / zed ～ 饥饿终期反应(饥饿婴儿在饥饿缓解后出现的反应,包括体重微增、体温上升及出现含有大量细胞的水泻)

reaction-formation [ri(:)'ækʃən-fɔ:'meiʃən] *n* 心理反应形成,反相形成

reactivate [ri(:)'æktiveit] *vt, vi* (使)复能,(使)再活化

reactivation [ri(:)ˌækti'veiʃən] *n* 复能(作用),再活化(作用) | ～ of serum 血清复能(加入新鲜补体使血清的免疫活性得以恢复)

reactivator [ri(:)'æktiveitə] *n* 激活剂,激活因子 | cholinesterase ～ 胆碱酯酶激活剂

reactive [ri(:)'æktiv] *a* 反应(性)的

reactivity [ˌri(:)æk'tivəti] *n* 反应性

reactor [ri(:)'æktə] *n* 反应堆;反应器 | nuclear ～ (原子)核反应堆

Reactrol [ri(:)'æktrɔl] *n* 盐酸克立咪唑(clemizole hydrochloride)制剂的商品名

read[1] [ri:d] (read) *vt, vi* 读,阅读 | ～ for 攻读(学位) / ～ out 读出 / ～ up (on) 攻读(科目)

read[2] [red] read[1] 的过去式和过去分词 *a* 书看得多的,有学问的

reader ['ri:də] *n* 读者;读物

readily ['redili] *ad* 乐意地;容易地

readiness ['redinis] *n* 准备就绪;愿意

reading ['ri:diŋ] *a* 阅读的 *n* 阅读;读物;读数 | lip ～, speech ～ 唇读

readjust [ˌri:ə'dʒʌst] *vt* 再整理,再调整 | **～ment** *n*

Read's formula [ri:d] (Jay M. Read) 里德公式(0.75×脉搏率＋0.75×脉压－72,近似基础代谢率)

ready ['redi] *a* 准备好的;愿意的;快要…的,易于…的;现成的 | get ～ (使)准备好 / make ～ 准备好

ready-made ['redi'meid] *a* 现成的;陈旧的

reagent [ri(:)'eidʒənt] *n* 试剂,试药;反应物 | acid molybdate ～ 酸性钼酸盐试剂 / arsenic-sulfuric acid ～ 砷硫酸试剂(检生物碱) / benzidine ～ 联苯胺试剂(检隐血) / dinitrosalicylic acid ～ 二硝基水杨酸试剂(见Sumner's reagent) / general ～ 类别试剂 / splenic ～ 脾试剂,脾收缩剂

reagin ['ri:ədʒin, ri'eidʒin] *n* 反应素(抗体) | atopic ～ 特应性反应素 | **～ic** [ˌri:ə'dʒinik] *a*

real [riəl] *a* 真的,真正的,现实的,实际的

realgar [ri'ælgə] *n* 雄黄,二硫化砷

realism ['riəlizəm] *n* 现实主义 | **realistic** [riə'listik] *a* 现实主义的;实际的

reality [ri(:)'æləti] *n* 现实,真实 | in ～ 实际上,事实上

realize ['riəlaiz] *vt* 实现,认识到 | **realizable** ['riəˌlaizəbl] *a* 可实现的,可切实感到的 | **realization** [ˌriəlai'zeiʃən, -li'z-] *n*

really ['riəli] *ad* 真正地,真实地

realm [relm] *n* 王国;领域,范围;类,门

reamer ['ri:mə] *n* 扩孔钻(牙)

reamputation [ˌri:æmpju'teiʃən] *n* 再切断术

reanimate [ri:'ænimeit] *vt* 使复活,使复苏,使回苏 | **reanimation** [riˌæni'meiʃən] *n* 复苏(法)

reappear ['ri:ə'piə] *vi* 再(出)现

rear[1] [riə] *n* 后部,后面;背后;后方 *a* 后部的,后面的,后方的

rear[2] [riə] *vt* 举起;建立;培育,抚养,饲养

rearmost ['riəˌməust] *a* 最后面的,最后的

rearrange [ˌri:ə'reindʒ] *vt* 重新排列,重新安排 | ～**ment** *n*

rearward ['riəwəd], **rearwards** ['riəwədz] *ad, a* 在后面(的),向后面(的)

reason ['ri:zn] *n* 理由;原因;理智;道理 *vi* 推论;劝说(with) *vt* 推论;劝说(out of, into);讨论 | by ～ of 由于,因为 / in(或within) ～ 按情理,在道理上 / listen to (或hear) ～ 听从道理,服理 / out of all ～ 无理的,不可理喻的 / with(without) ～ 有(没有)道理,合乎(不合乎)情理 / it(或that) stands to ～ 不言而喻

reasonable ['ri:znəbl] *a* 有道理的;适当的;合理的;有理智的 | ～**ness** *n* / **reasonably** *ad*

reasoning ['ri:zəniŋ] *n* 推理;论证

reassess [ˌri:ə'ses] *vt* 再估价,再确定 | ～**ment** *n*

reassure [ˌri:ə'ʃuə] *vt* 使放心,再保证 | **reassurance** [ˌri:ə'ʃuərəns] *n*

reattach [ˌri:ə'tætʃ] *vt* 再附着 | ～**ment** *n* 再附着;复置术

Réaumur's scale [reiəu'mju:r] (René A. F. Réaumur) 列(奥米尔)氏温标(水的冰点在零度,但水的正常沸点为80度〈80°R〉) | ～ thermometer 列(奥米尔)氏温度计

rebase [ri'beis] *vt* 更换基托

rebel [ri'bel] (-ll-) *vi* 反抗,反叛(against) ['rebəl] *n* 反抗者,反叛者

rebirth ['ri:'bə:θ] *n* 再生,新生

reborn ['ri:'bɔ:n] *a* 再生的,新生的

rebound [ri'baund] *vi, vt, n* (使)弹回,回缩,反跳,回跳 | REM ～ 快速眼动反跳(受试者长期被剥夺快速眼动〈rapid eye movement〉睡眠,一旦得以宁静地睡眠,就使快速眼动睡眠增加而得到补偿)

rebuff [ri'bʌf] *n, vt* 断然拒绝

recalcification [riˌkælsifi'keiʃən] *n* 再钙化

recall [ri'kɔ:l] *vt, n* 回想,使回忆;取消;恢复 | beyond(或past) ～ 不可挽回的,记不起的

recanalization [ri:ˌkænəlai'zeiʃən, -li'z-] *n* 再通,重通(尤指血管阻塞物的疏通)

recapitulation [ˌri:kəˌpitju'leiʃən] *n* 再演,重演(见theory项下相应术语)

recede [ri(:)'si:d] *vi* 退去,退缩;降低,缩减

receipt [ri'si:t] *n* 收到;收据 | be in ～ of 已收到 / make out a ～ 开收据 / on ～ of 当收到…时

receive [ri'si:v] *vt, vi* 接受,接收

receiver [ri'si:və] *n* 收受者;收集器,接受器;接收机

recent ['ri:snt] *a* 新近的;近代的 | ～**ly** *ad*

receptacle [ri'septəkl] *n* 容器,(接)受器;贮藏器;花托

receptaculum [ˌri:sep'tækjuləm] ([复] **receptacula** [ˌri:sep'tækjulə]) *n*【拉】容器,(接)受器

reception [ri'sepʃən] *n* 接待;接受,感受;招待会

receptive [ri'septiv] *a* 接受的,感受的

receptor [ri'septə] *n* 接受器，感受器；受体 | α-adrenergic ~s α-肾上腺素能受体 / β-adrenergic ~ β-肾上腺素能受体 / B cell antigen ~s B细胞抗原受体(单体IgM, IgD及IgG附着在B淋巴细胞的细胞膜上，与T协助细胞连合，在与抗原接触时激发B细胞活化) / cholinergic ~s 胆碱能受体 / complement ~s 补体受体(补体成分的细胞表面受体) / contact ~ 触觉感受器 / contiguous ~ 接触感受器 / distance ~ 距离感受器 / dominant ~ 显性受体 / Fc ~s Fc受体(抗原-抗体复合物或聚集免疫球蛋白的特异性细胞表面受体，在免疫球蛋白分子的Fc部分结合一个部位，并显示特定免疫球蛋白类的特异性) / ~ of the first (second, third) order 第一类(第二类、第三类)受体(埃利希〈Ehrlich〉侧链学说中第一类受体只包括抗毒素，第二类包括凝集素、沉淀素和调理素，第三类包括溶素) / gustatory ~ 味觉感受器 / H_1, H_2 ~s H_1, H_2受体，组胺$_1$，组胺$_2$受体 / IgE ~s IgE受体(免疫球蛋白E〈IgE〉在肥大细胞和嗜碱细胞上的细胞表面受体) / insulin ~s 胰岛素受体(靶细胞表面上的胰岛素特异性受体) / low-density lipoprotein (LDL) ~s 低密度脂蛋白受体 / muscarinic ~s 毒蕈碱受体 / N_1-~s N_1受体(烟酸受体，优先受到己双铵的阻断，此类受体在自主神经节细胞上发生) / N_2-~s N_2受体(烟酸受体，优先受到癸双铵的阻断，此类受体在横纹肌上发生) / nicotinic ~s 烟酸受体(胆碱能受体，起先受到高剂量生物碱烟碱的刺激和阻断，然后受到筒箭毒碱的阻断，此类受体可在自主神经节细胞、横纹肌以及脊中枢神经元上找到) / pressure ~ 压觉感受器 / secondary ~s 第二级受体 / sessile ~ 固定受体(在埃利希〈Ehrlich〉侧链学说中指不能释出形成抗体的受体) / T cell antigen ~s T细胞抗原受体(T细胞上的受体，能识别〈1〉特异性外来抗原和〈2〉自身MHC〈主要组织相容性复合体〉抗原，两者同时可见到激发T细胞活化) / visual ~ 视觉感受器 / volume ~s 容量感受器

recess [ri'ses, 'ri:ses] *n* 隐窝 | accessory ~ of elbow, sacciform ~ of articulation of elbow 肘关节囊状隐窝 / chiasmatic ~, optic ~ 视隐窝 / laryngopharyngeal ~, piriform ~ 喉咽隐窝，梨状隐窝 / ~ of pelvic mesocolon 乙状结肠间隐窝 / ~ of vestibule 前庭球囊隐窝

recession [ri'seʃən] *n* 退缩，衰退

recessive [ri'sesiv] *a* 退缩的；隐性的 *n* 隐性

recessus [ri'sesəs] ([复] **recessus**) *n* 【拉】隐窝

recidivism [ri'sidivizəm], **recidivation** [ri,sidi'veiʃən] *n* (疾病)复发，再发；(罪行)累犯 | **recidivist** [ri'sidivist] *n* (疾病)复发者；累犯者，惯犯 / **recidivistic** [ri,sidi'vistik] *a*

recipe['resipi] *n* 取(处方头语)；处方

recipient [ri'sipiənt] *n* 受者，受体(接受移植物的个体)；受血者，接受者；接受器，容器 *a* 接受的，容纳的 | universal ~ 万能受血者，普适受血者 | **recipience** [ri'sipiəns], **recipiency** [ri'sipiənsi] *n* 接受，容纳

recipiomotor [ri,sipiə*u*'məutə] *a* 运动感受的

reciprocal [ri'siprəkəl] *a* 相互的，交互的，往复的；相应的，互补的 *n* 有相互关系的事物

reciprocate [ri'siprəkeit] *vt, vi* 交互，往复，互换 | **reciprocation** [ri,siprə'keiʃən] *n*

reciprocity [,resi'prɔsəti] *n* 相互关系，相关性；交换；互易性，可逆性

recirculation [ri:,sə:kju'leiʃən] *n* 再循环

recite [ri'sait] *vt* 背诵；列举 *vi* 背诵

reckless ['reklis] *a* 不注意的；不顾后果的 | ~**ly** *ad* / ~**ness** *n*

Recklinghausen-Applebaum disease ['rekli,hauzən 'æpəlbaum] (F. D. von Reckinghausen; L. Applebaum) 雷-阿病，血色素沉着症

Recklinghausen's canals ['rekliŋhauzən] (Friedrich D. von Recklinghausen) 雷克林豪森管(结缔组织内的毛细淋巴管) | ～ disease 神经纤维瘤病，多发性神经纤维瘤 / ～ disease of bone 囊状纤维性骨炎

reckon ['rekən] *vt* 计算，认为，把…看作 *vi* 数，计算 | ～ in 把…计算在内，把…考虑在内 / ～ on 指望;依赖 / ～ with 将…加以考虑，认真对付

Reclus' disease [rei'klju:] (Paul Reclus) 雷克吕病(①无痛性乳腺囊性增大，特征为腺泡和腺管的多发性扩张;②硬结性蜂窝织炎)

recognin [ri:'kɔgnin] *n* 细胞识别素

recognition [,rekəg'niʃən] *n* 认出，识别，认识;承认;认可

recognizable ['rekəgnaizəbl] *a* 可认识的，可辨认的;可承认的 | **recognizably** *ad*

recognize ['rekəgnaiz] *vt* 认识，辨认;承认;公认;认可

recoil [ri'kɔil] *vi* 退缩;弹回 *n* 退缩;弹回;反作用

recollect [,rekə'lekt] *vt, vi* 回忆，想起

re-collect ['ri:kə'lekt] *vt* 再集合;恢复，振作，使镇定 *vi* 再集合

recollection [,rekə'lekʃən] *n* 回忆，记忆力;往事 | to the best of my ～ 就我记忆所及 | **recollective** *a*

recombinant [ri:'kɔmbinənt] *n* 重组体(指遗传重组产生的新细胞或个体) | ～ DNA 重组体DNA / growth hormone ～ (hGHr) 生长激素重组体

recombination [,ri:kɔmbi'neiʃən] *n* 再化合;再组合，重组合，重组(遗传学上指基因重组) | bacterial ～ 细菌再组合(变异性的一种)

Recombivax HB [ri'kɔmbi,væks] 乙型肝炎疫苗(重组体)(hepatitis B vaccine ⟨recombinant⟩)制剂的商品名

recommend [,rekə'mend] *vt* 推荐，介绍;建议，劝告 | ～**atory** *a*

recommendation [,rekəmen'deiʃən] *n* 推荐，介绍;劝告

recompense ['rekəmpens] *vt, n* 赔偿，补偿

recompose [,ri:kəm'pəuz] *vt* 再构成，重组成;使恢复安静 | **recomposition** [,ri:,kɔmpə'ziʃən] *n*

recompression [,ri:kəm'preʃən] *n* 再压缩(作用)

recon ['ri:kən] *n* 重组子，交换子(细菌遗传物质重组的最小单位，估计这单位可能包括一系列的三联体)

reconcile ['rekənsail] *vt* 使和解;调解;使和谐，使一致，使符合;使甘心(于) | **reconciliation** [,rekən,sili'eiʃən] *n*

recondition [,ri:kən'diʃən] *vt* 修复;重建条件

reconnaissance [ri'kɔnisəns] *n* 侦察;勘察

reconsider [,ri:kən'sidə] *vt, vi* 重新考虑 | ～**ation** [,ri:kənsidə'reiʃən] *n*

reconstitute [ri:'kɔnstitju:t] *vt* 再构成，再组成;恢复 | **reconstitution** [ri:,kɔnsti'tju:ʃən] *n*

reconstruct [,ri:kəns'trʌkt] *vt* 重建;改造

reconstruction [,ri:kɔns'trʌkʃən] *n* 重建，改建 | image ～ from projections 投射影象重建(由一套数学投影法重建一个物体的二维或三维影象的X线摄影，如横断轴向体层摄影)

recontour [ri'kɔntuə] *vt* 修整外形(牙)

reconvert [,ri:kən'və:t] *vt, vi* (使)再转变，(使)恢复原状 | **reconversion** [,ri:kən'və:ʃən] *n*

record ['rekɔ:d] *n* 记录，记载;最高纪录;唱片 [ri'kɔ:d] *vt* 记录，记载;标明 *a* 创纪录的 | eccentric interocclusal ～ 非正中舲间记录 / facebow ～ 面弓记录 / functional chew-in ～ 功能性咀嚼记录 / interocclusal ～ 舲间记录 /

jaw relation ～ 颌位记录 / maxillomandibular ～ 上下颌(关系)记录,上下颌间记录 / occluding centric relation ～ 中心性𬌗关系记录 / problem-oriented ～ (POR) 面向问题记录(一种对病人护理记录的方法,重点指明病人哪些特有的保健问题需要特别注意,以及如何组织互助保健计划来处理那些业已鉴定的问题。其主要内容为数据库〈the data base〉,问题一览表〈the problem list〉,保健计划〈the plan〉和病程记录〈the progress notes〉。另见SOAP) / profile ～ 侧面外形记录 / protrusive ～ 前突记录 / protrusive occlusal ～ 前突𬌗记录 / terminal jaw relation ～ 终颌关系记录 | bear ～ to 给…作证 / break(或beat, cut) the(或a) ～ 打破纪录 / go on ～ 公开表明见解 / off the ～ 不得引用的,不得发表的 / keep to the ～ 不扯到题外 / on (the) ～ 记录在案的,公开宣布的

recorder [ri'kɔːdə] *n* 记录者;录音机,记录器

recount[1] [ri'kaunt] *vt* 详细叙述,描述;列举

recount[2] [ˌriː'kaunt] *vt* 重新计算;再数 ['riːkaunt] *n* 重计

recourse [ri'kɔːs] *n* 求助,求援 | have ～ to 求助于,求援于

recover [ri'kʌvə] *vt* 重新获得,重新找到;(使)恢复;挽回,弥补 *vi* 痊愈,恢复,复原

recovery [ri'kʌvəri] *n* 重获;恢复,痊愈,复原;回收

recreate ['rekrieit] *vt, vi* (使)得到休养;(使)得到娱乐 | **recreative** ['rekrieitiv] *a*

recreation [ˌrekri'eiʃən] *n* 休养,消遣,娱乐活动 | ～**al** *a*

recrement ['rekrimənt] *n* 回吸液,再吸收物质(分泌后再吸收的物质) | ～**itious** [ˌrekrimen'tiʃəs] *a*

recrudesce [ˌriːkruː'des] *vi* (短期后)复发 | ～**nce** *n* / ～**nt** *a*

recruit [ri'kruːt] *vt* 充实,补充;使恢复 *vi* 得到补充;恢复健康 | ～**ment** *n* 补充;恢复健康;征集,募集(反应或现象);复聪(耳科)

Rect. rectificatus【拉】精馏的,精制的;矫正的;调整的

rectal ['rektəl] *a* 直肠的

rectalgia [rek'tældʒiə] *n* 直肠痛

rectangle ['rekˌtæŋgl] *n* 矩形,长方形

rectangular [rek'tæŋgjulə] *a* 矩形的,长方形的,成直角的

rectectomy [rek'tektəmi] *n* 直肠切除术

rectification [ˌrektifi'keiʃən] *n* 精馏,精制;矫正,调整;整流 | spontaneous ～ 自发性矫正(分娩开始前自发矫正横位)

rectified ['rektifaid] *a* 精馏的,精制的;矫正的,调整的;整流的

rectifier ['rektifaiə] *n* 整流器;精馏器;矫正者;矫正器 | thermionic ～ 热离子整流器

rectify ['rektifai] *vt* 精馏,精制;矫正,调整;整流

rectilineal [ˌrekti'liniəl], **rectilinear** [ˌrekti'liniə] *a* 直线的,直线运动的,构成直线的

rectischiac [rek'tiskiæk] *a* 直肠坐骨的

rectitis [rek'taitis] *n* 直肠炎

rect(o)- [构词成分] 直;直肠

rectoabdominal [ˌrektəuæb'dɔminl] *a* 直肠腹(部)的

rectocele ['rektəsiːl] *n* 直肠突出,直肠膨出

rectoclysis [rek'tɔklisis] *n* 直肠滴注法

rectococcygeal [ˌrektəukɔk'sidʒiəl] *a* 直肠尾骨的

rectococcypexy [ˌrektəu'kɔksipeksi] *n* 直肠尾骨固定术

rectocolitis [ˌrektəukɔ'laitis] *n* 直肠结肠炎

rectocutaneous [ˌrektəukju(:)'teinjəs] *a* 直肠皮肤的
rectocystotomy [ˌrektəusis'tɔtəmi] *n* 直肠膀胱切开术
rectolabial [ˌrektəu'leibjəl] *n* 直肠阴唇的
rectoperineorrhaphy [ˌrektəuˌperini'ɔrəfi] *n* 直肠会阴缝术
rectopexy ['rektəˌpeksi] *n* 直肠固定术
rectoplasty ['rektəˌplæsti] *n* 直肠成形术
rectoromanoscope [ˌrektəurəu'mænəskəup] *n* 直肠乙状结肠镜 | **rectoromanoscopy** [ˌrektəuˌrəumə'nɔskəpi] *n* 直肠乙状结肠镜检查
rectorrhaphy [rek'tɔrəfi] *n* 直肠缝术
rectoscope ['rektəskəup] *n* 直肠镜 | **rectoscopy** [rek'tɔskəpi] *n* 直肠镜检查
rectosigmoid [ˌrektəu'sigmɔid] *a* 直肠乙状结肠的
rectosigmoidectomy [ˌrektəuˌsigmɔi'dektəmi] *n* 直肠乙状结肠切除术
rectostenosis [ˌrektəusti'nəusis] *n* 直肠狭窄
rectostomy [rek'tɔstəmi] *n* 直肠造口术
rectotome ['rektətəum] *n* 直肠刀
rectotomy [rek'tɔtəmi] *n* 直肠切开术
rectourethral [ˌrektəujuə'ri:θrəl] *a* 直肠尿道的
rectouterine [ˌrektəu'ju:tərain, -rin] *a* 直肠子宫的
rectovaginal [ˌrektəu'vædʒinəl] *a* 直肠阴道的
rectovesical [ˌrektəu'vesikəl] *a* 直肠膀胱的
rectovestibular [ˌrektəuves'tibjulə] *a* 直肠(阴道)前庭的(如瘘)
rectovulvar [ˌrektəu'vʌlvə] *a* 直肠外阴的
Rectules ['rektju:lz] *n* 水合氯醛(chloral hydrate)制剂的商品名
rectum ['rektəm] ([复] **rectums** 或 **recta** ['rektə]) *n*【拉】直肠
rectus ['rektəs] *a*【拉】直的 *n* 直肌
recumbent [ri'kʌmbənt] *a* 躺着的,斜卧的;休息着的,不活动的 | **recumbency** [ri'kʌmbənsi] *n* / ~**ly** *ad*
recuperate [ri'kju:pəreit] *vt* 使复原,恢复 *vi* 复原,恢复健康;弥补损失 | **recuperation** [riˌkju:pə'reiʃən] *n* / **recuperative, recuperatory** *a* / **recuperator** *n* (病后)复原的人
recur [ri'kə:] (-rr-) *vi* 再发生;(疾病等)复发 | ~ to 重新提起;(往事等)重新浮现
recurrence [ri'kʌrəns] *n* 再发,复发
recurrent [ri'kʌrənt] *a* 再发的,复发的;经常发生的;回归的 | ~**ly** *ad*
recurvation [ˌri:kə:'veiʃən] *n* 反屈,反弯
red [red] *n* 红(色) *a* 红(色)的 | aniline ~ 苯胺红,碱性品红 / bordeaux ~ 波多尔红(枣红;酸性枣红) / carmine ~ 卡红,胭脂红 / Congo ~, cotton ~ 刚果红,茶红,棉红 / naphthol ~ 萘酚红,苋紫 / phenol ~ 酚红,酚磺酞 / scarlet ~, oil ~ Ⅳ 猩红,油红Ⅳ / trypan ~ 锥虫红,台盼红 / vital ~ 活染红 / wool ~ 羊毛红,苋紫
redden ['redn] *vt* 使红 *vi* 变红;脸红
reddish ['rediʃ] *a* 带红色的,微红的
redecussate [ˌri:di'kʌseit] *n* 再交叉
redeem [ri'di:m] *vt* 赎回;偿还;履行
redfoot ['redfut] *n* 红足症,红脚病(侵犯新生羔羊病因不明的致命性疾病)
redia ['ri:diə] ([复] **rediae** ['ri:dii:]) (F. Redi) *n* 雷蚴
redifferentiation [ˌri:difəˌrenʃi'eiʃən] *n* 再分化
Redig. in pulv. redigatur in pulverem【拉】须成为粉末
Red. in pulv. reductus in pulverem【拉】成为粉末
redintigrate [re'dintigreit] *vt* 使恢复,使复原 | **redintegration** [reˌdinti'greiʃən] *n* 复原,恢复;重整(作用)(指精

神活动)

redislocation [ˌri:disləu'keiʃən] *n* 再脱位

Redisol ['redisɔl] *n* 结晶维生素B_{12}(vitamin B_{12})制剂的商品名

redistribute [ˌri:dis'tribju(:)t] *vt* 再分配,重分配 | **redistribution** [ˌri:ˌdistri'bju:ʃən] *n*

redness ['rednis] *n* 发红,充血

redouble [ri(:)'dʌbl] *vt, vi* (使)加倍,加强

redox ['ri:dɔks] *n* 氧化还原(作用)

redress[1] [ri'dres] *vt, n* 纠正,矫正;调整;补偿 | ~ the balance 使再平衡

redress[2] ['ri:'dres] *vt* 重新敷裹(伤口),再包扎

redressement [ridres'mɔŋ] *n*【法】再包扎;矫正术 | ~ forcé 强制矫正术(尤指矫正膝外翻)

red tide [red taid] 红潮(水中有大量膝沟藻〈Gonyaulax〉时,能使水变色)

reduce [ri'dju:s] *vt* 减少;使变为,使简化为(to);把…归纳;使还原;使变瘦;使(骨折等)复位; *vi* 减少;变瘦 | ~ sb to tears 引起某人流泪 | ~**d** *a* 复位的;还原的;简化的 / **reducible** *a* 可减少的;可复位的;可还原的

reducer [ri'dju:sə] *n* 还原剂;减弱基因

reductant [ri'dʌktənt] *n* 还原剂

reductase [ri'dʌkteis] *n* 还原酶 | 5α-~ 5α-还原酶(此酶缺乏为一种常染色体隐性性状,可致男性假两性畸形)

reduction [ri'dʌkʃən] *n* 减少,减数;归纳;复位术;还原(作用) | ~ of chromosomes 染色体减数 / closed ~ 闭合复位术 / ~ en masse 连囊复位术(疝) / open ~ 切开复位术(骨折) / weight ~ 体重减轻

reductive [ri'dʌktiv] *a* 减少的;还原的

reductone [ri'dʌktəun] *n* 还原酮,二羟丙烯醛

reductor [ri'dʌktə] *n* 还原剂;还原器;复位器

redundant [ri'dʌndənt] *a* 过多的,多余的,过剩的,冗余的 | **redundance, redundancy** *n* / ~**ly** *ad*

reduplicate [ri'dju:plikeit] *vt* 使加倍,重复 *vi* 重复,反复 [ri'dju:plikit] *a* 重复的,加倍的 | **reduplication** [riˌdju:pli'keiʃən] *n* 再重复,再复制 / **reduplicative** [ri'dju:plikətiv] *a*

reduviid [ri'dju:viid] *n* 猎蝽

Reduviidae [ˌri:dju'vaiidi:] *n* 猎蝽科

Reduvius [ri'dju:viəs] *n* 猎蝽属 | ~ personatus 假装猎蝽

redwater ['redwɔ:tə] *n* (牛、羊的)红尿病,血尿病(即得克萨斯〈Texas〉热;杆菌性血红蛋白尿)

Reed's cells, Reed-Sternberg cells ['ri:d 'stə:nbə:g] (Dorothy Reed; Carl Sternberg) 里德细胞、里德-斯特恩伯格细胞(见Sternberg-Reed cells)

re-educate ['ri:'edju(:)keit] *vt* 再教育,再训练(使丧失能力的人或精神有病的人恢复其失去的能力) | **re-education** ['ri:ˌedju(:)'keiʃən] *n*

reef [ri:f] *n* 内折(组织);暗礁

reefer ['ri:fə] *n* 冰箱;大麻烟卷

reel[1] [ri:l] *n* 卷轴,卷子;卷盘 *vt* 卷(in);滔滔不绝地讲(off)

reel[2] [ri:l] *vi, vt* (使)旋转;(使)摇晃 *n* 旋转;摇晃;蹒跚步式

reenforce [ˌri:in'fɔ:s] *vt, vi, n* = **reinforce**

reentry [ri:'entri] *n* 再进入,折返(过早心搏时)

Rees's test [ri:s] (George O. Rees) 里斯试验(检白蛋白)

reevaluate [ˌri:i'væljueit] *vt* 再评价,再估价,再定值 | **reevaluation** [ˌri:iˌvælju'eiʃən] *n*

reexamine ['ri:ig'zæmin] *vt* 再考,复试;再调查,再检查 | **reexamination** ['ri:igˌzæmi'neiʃən] *n*

refect [ri'fekt] *n* 使恢复

refection [ri'fekʃən] *n* 恢复(特指鼠维生素B缺乏症状的恢复) | **refectious** [ri'fekʃəs] *a*

refer [ri'fəː] (-rr-) *vt* 把…归诸;把…归类于;认为…起源于;把…提交;使求助于(to) *vi* 谈到;涉及;有关;查阅,参考(to) | ~ oneself to 依赖,求助于 / ~ to sb(或sth) as 称某人(或某物)为 | ~**able** [ri'fəːrəbl] *a* 可归诸…的,与…有关的(to)

reference ['refrəns] *n* 参考;参考书目;提及,涉及;关系,关联;提交 | make ~s to 提到 / with(或in) ~ to 关于 / without ~ to 不论;与…无关

refill ['riː'fil] *vt, vi* 再装满;再充填;再配(处方)

refine [ri'fain] *vt, vi* 精制,精炼 | ~ on (或upon) 改进

refinement [ri'fainmənt] *n* 精制,精炼;精细;优美

refit ['riː'fit] (-tt-) *vt, vi, n* 整修,改装

reflect [ri'flekt] *vt* 反射;反映;带给;招致(on, upon);思考,想到 *vi* 反射;映出;考虑(on, upon);责备(on, upon) | ~**ed** *a* 反射的

reflecting [ri'flektiŋ] *a* 反射的

reflection [ri'flekʃən] *n* 反射(作用);反映;反折;思考,反省 | cast ~s on 指责,责难 | ~**al** *a*

reflective [ri'flektiv] *a* 反射的;反映的;思考的 | ~**ly** *ad*

reflector [ri'flektə] *n* 反光镜;反射器;反射层 | dental ~ 口腔镜

reflex ['riːfleks] *n* 反射(作用) *a* 反射的;优角的 [ri'fleks] *vt* 把…折回 | abdominal ~es 腹壁反射 / accommodation ~ 调节反射(视) / ankle ~ 踝反射,踝阵挛 / atriopressor ~ 心房加压反射 / attention ~ of pupil 注意性瞳孔反射 / attitudinal ~es 状态反射,姿势反射 / audito-oculogyric ~ 听音转眼反射 / biceps ~ 肱二头肌反射 / bladder ~, urinary ~ 膀胱反射,尿意反射 / bulbomimic ~, facial ~ 眼球颜面反射,颜面反射(中风昏迷时,压迫眼球引起损害对侧的面肌收缩,毒物引起的昏迷时,反射发生于两侧) / cat's eye ~ 猫眼反射(见于猫眼性黑朦,瞳孔遇光反射如猫的照膜) / clasp-knife ~ 折刀反射,伸长反应 / conditioned ~, conditional ~, acquired ~, behavior ~ 条件反射 / corneal ~, blink ~, eyelid closure ~, lid ~ 角膜反射,瞬目反射,睑闭反射 / crossed ~, indirect ~, consensual ~ 交叉反射,同感反射 / deep ~, deeper ~ 深层反射 / doll's eye ~ 玩偶眼反射(当早产儿的头部向一侧转动时,双眼即向对侧协同转动,然后回复到睑裂的中部) / gastropancreatic ~ 胃胰反射 / H-~ H反射(刺激某一神经,尤其是用电休克刺激胫神经而激起的一种单突触反射) / heel-tap ~ 跟反射 / inverted radial ~ 桡骨倒错反射 / knee jerk ~ 膝反射 / let-down ~, milk ejection ~, milk let-down ~ 乳汁释放反射 / mass ~ 总体反射 / nasolabial ~ 鼻唇反射 / obliquus ~ 腹外斜肌反射 / oculopupillary ~ 瞳孔反射 / oculovagal ~ 眼迷走神经反射 / orbicularis pupillary ~ 眼轮匝肌瞳孔反射 / palatal ~, swallowing ~ 腭反射 / pharyngeal ~, gag ~ 咽反射,呕反射 / plantar ~, sole ~ 跖反射,足底反射 / prepotential ~es 本能反射,本能 / pulmonocoronary ~ 肺冠状动脉反射 / pupillary ~, iris contraction ~ 瞳孔反射,虹膜收缩反射 / rectal ~, defecation ~ 直肠反射 / renointestinal ~ 肾肠反射 / reversed pupillary ~ 反向瞳孔反射 / righting ~ 翻正反射,正位反射 / rooting ~ 觅食反射(新生儿的一种反射,表现为刺激颊侧或上、下唇时新生儿的口和面转向刺激物) / shot-silk ~, water-silk ~ 闪缎反射,水彩样反射,闪缎样视网膜 / somatointestinal ~ 体肠反射 / stapedial ~ 镫骨肌(听)反射 / startle ~ 惊吓反射(见Moro's reflex) / stretch ~, myotatic ~ 牵张反射,肌伸张反射 / tendon ~ 腱反

射(一种深层反射) / triceps ～, elbow ～ 肱三头肌反射,肘反射 / unconditioned ～, inborn ～ 非条件反射,先天(性)反射 / vesicointestinal ～ 膀胱肠反射 / virile ～ 球海绵体反射,阴茎反射;男性反射(向上拉包皮或龟头而使软阴茎突然向下的反射,亦称休斯〈Hughes〉反射)

reflexogenic [riˌfleksəˈdʒenik] *a* 发生反射的,促反射的

reflexograph [riˈfleksəgrɑ:f] *n* 反射描记器

reflexology [ˌri:flekˈsɔlədʒi] *n* 反射学

reflexometer [ˌri:flekˈsɔmitə] *n* 反射计(肌肉)

reflexophil [riˈfleksəfil] *a* 反射性的

reflexotherapy [riˌfleksəuˈθerəpi] *n* 反射疗法

refluent [ˈrefluənt] *a* 回流的,反流的 | **refluence** [ˈrefluəns] *n*

reflux [ˈri:flʌks] *n* 回流,反流 | gastroesophageal ～ 胃食管反流 / hepatojugular ～ 肝颈反流 / intrarenal ～ 肾内反流 / urethrovesiculo-differential ～ 尿道精囊差别回流(指液体、精子、注入物从后尿道进入生殖系统) / vesicoureteral ～, vesicoureteric ～ 膀胱输尿管反流

reform[1] [riˈfɔ:m] *vt, vi, n* 改革;改良;改造,教养 | ～**ation** [ˌrefəˈmeiʃən] *n*

reform[2] [ˈri:ˈfɔ:m] *vt, vi* 重新组成,重新形成 | ～**ation** [ˈri:fɔ:ˈmeiʃən] *n*

reformatory [riˈfɔ:mətəri] *n* 教养所 *a* 改革的,革新的

refract [riˈfrækt] *vt* 使折射,对…验光 | ～**ive** *a* 折射的,屈光的 / ～**ivity** [ˌri:frækˈtivəti] *n* 折射性;折射率差,折射系数

refracta dosi [riˈfræktə ˈdəusai] *n* 【拉】重复分剂量,分数(剂)量

refractile [riˈfræktil] *a* 折射的,可折射的

refraction [riˈfrækʃən] *n* 折射,屈光 | dynamic ～ 活动(眼)折射(正常视调节)

refractionist [riˈfrækʃənist] *n* 验光师

refractometer [ˌri:frækˈtɔmitə] *n* 折射计,屈光计,折光仪 | **refractometry** *n* 屈光计检查

refractor [riˈfræktə] *n* 折射器

refractory [riˈfræktəri] *a* 抗拒的,不感受的;不应(期)的;难治的,顽固性的 | **refractorily** *ad* / **refractoriness** *n* 不应性;难治

refracture [riˈfræktʃə] *n* 骨再折术

refrain [riˈfrein] *vi* 忍住,抑制,戒除(from)

refrangible [riˈfrændʒibl] *a* 可折射的 | **refrangibility** [riˌfrændʒiˈbiləti] *n* 折射性,屈光性

refresh [riˈfreʃ] *vt* 使清新,使精力恢复;使复新(如使创口复新) *vi* 恢复精神 | ～ one's memory 使某人重新想起

refreshment [riˈfreʃmənt] *n* (精神)恢复;使精力恢复的食物和饮料; [复] 茶点

refrigerant [riˈfridʒərənt] *a* 冷却的;退热的,清凉的 *n* 清凉剂,退热药

refrigerate [riˈfridʒəreit] *vt* 使冷,冷冻 | **refrigeration** [riˌfridʒəˈreiʃən] *n* 冷却 / **refrigerative, refrigeratory** [riˈfridʒərətəri] *a*

refrigerator [riˈfridʒəreitə] *n* 冰箱,冷藏器

refringent [riˈfrindʒənt] *a* 折射的,屈光的 | **refringency, refringence** *n*

Refsum's disease (syndrome) [ˈrefsum] (Sigvald Refsum) 雷弗素姆病(综合征)(一种遗传性疾病,伴植烷酸代谢缺陷,主要表现为慢性多神经炎、色素性视网膜炎、共济失调等,可能有鳞癣、神经聋和心电图异常,为常染色体隐性性状遗传。亦称多神经炎型遗传性共济失调)

refuge [ˈrefju:dʒ] *n* 避难所;隐蔽处;安全岛 | take ～ (in) 躲避;回避

refugee [ˌrefju(:)ˈdʒi:] *n* 避难者,难民

refusal [riˈfju:zəl] *n* 拒绝;优先取舍权

refuse[1] [riˈfju:z] *vt* 拒绝,不愿

refuse[2] ['refju:s] *n* 废物,垃圾 *a* 废弃的,无用的

refusion [ri'fju:ʒən] *n* (血)回输法

refute [ri'fju:t] *vt* 驳斥,反驳 | **refutable** ['refjutəbl] *a* 可驳斥的,可驳倒的 / **refutation** [ˌrefju(:)'teiʃən] *n*

REG radioencephalogram 放射脑电图

regain [ri'gein] *vt* 收回;恢复;回到(某地) | ~ one's footing(或balance) (跌倒后)重新站起来

regainer [ri'geinə] *n* (牙间隙)恢复器

regainer-maintainer [ri'geinə mein'teinə] *n* (牙间隙)恢复保持器

regard [ri'gɑ:d] *n* 注重,考虑,关心;关系;问候 *vt* 把…看作,把…认为(as);注意,考虑;注视,看待;与…有关 *vi* 注视;注意;考虑;关心 | as ~s 关于,至于 / in ~ to(或of) 关于 / in this ~ 在这点上,关于此事 / with ~ to 关于 / without ~ to 不考虑,不顾到

regardful [ri'gɑ:dful] *a* 留心的,关心的(of);表示尊敬的(for) | ~**ly** *ad*

regarding [ri'gɑ:diŋ] *prep* 关于

regardless [ri'gɑ:dlis] *a* 不注意的,不关心的 *ad* 不顾一切地 | ~ of 不注意,不关心;不顾,不管 | ~**ly** *ad*

regel ['reigəl] *n*【德】月经,行经 | kleine ~ 排卵期月经

regenerate [ri'dʒenəreit] *vt, vi* (使)新生,(使)再生 [ri'dʒenərit] *a* 新生的,再生的

regeneration [riˌdʒenə'reiʃən] *n* 新生,再生 | epimorphic ~ 割处再生 / morphallactic ~ 变形再生

regenerative [ri'dʒenəreitiv] *a* 新生的,再生的 | ~**ly** *ad*

regime, régime [rei'ʒi:m] *n* 制度,生活制度

regimen ['redʒimen] *n*【拉】制度,生活制度(严格规定饮食、运动或其他活动以期达到一定目的的一种治疗方案)

regiment ['redʒimənt] *n* 团;一大群 | medical ~ 军医队

regio ['ri:dʒiəu] ([复] **regiones** [ri:dʒi'əuni:z]) *n*【拉】区,部(位)

region ['ri:dʒən] *n* 地区;区,部(位);领域,范围 | abdominal ~s 腹部 / ~ of accommodation 调节区,调视范围 / basilar ~ 颅底区,颅底 / ciliary ~ 睫状体区 / deltoid ~ 三角肌区 / inguinal ~ 腹股沟区 / motor ~, rolandic ~ 运动区 / sensory ~, parietotemporal ~ 感觉区,顶颞区 | in the ~ of 大约

regional ['ri:dʒənəl] *a* 地区的;区的,部位的;局部的 | ~**ly** *ad*

register ['redʒistə] *n* 记录,登记,注册;登记簿,注册簿;声域,音域 *vt, vi* 登记,注册

registrant ['redʒistrənt] *n* (值班)登记护士

registrar [ˌredʒis'trɑ:, 'redʒis-] *n* 登记员,挂号员;专科住院医师

registration [ˌredʒis'treiʃən] *n* 登记,挂号;记录(牙科中指颌关系记录) | maxillomandibular ~ 上下颌(关系)记录,上下颌间记录

registry ['redʒistri] *n* 挂号处,(值班护士)登记处;集中登记(收集病理资料以及有关的临床、化验、X线等方面的资料,以便集中研究)

Regitine ['redʒiti:n] *n* 酚妥拉明(phentolamine)制剂的商品名

Reglan ['reglæn] *n* 盐酸甲氧氯普胺(metoclopramide hydrochloride)制剂的商品名

Regonol ['regənəul] *n* 溴吡斯的明(pyridostigmine bromide)制剂的商品名

regress ['ri:gres] *n* 倒退;回归;退化,退行 [ri'gres] *vi* 倒退;回归;退化

regression [ri'greʃən] *n* 倒退,退化,退行;(症状或病程的)消退;回归 | linear ~ 直线回归,线性回归(使直线回归适合于被观察数据的统计程序)

regressive [ri'gresiv] *a* 退化的,退行的;消退的;回归的

regret [ri'gret] (-tt-) *vt, vi, n* 懊悔,遗憾,抱歉 | ~**ful** [ri'gretful] *a* / ~-

fully *ad*

regrettable [ri'gretəbl] *a* 令人遗憾的，可惜的，不幸的 | **regrettably** *ad*

Regroton ['regrətɔn] *n* 氯噻酮-利血平(chlorthalidone and reserpine)制剂的商品名

regular ['regjulə] *a* 规律的，有规律的；定时的；定期的；经常的 | **~ity** [ˌregju'lærəti] *n* 规律性；正规；定期 / **~ly** *ad*

regularize ['regjuləraiz] *vt* 使有规律，使系统化；调整 | **regularization** [ˌregjuləraiˈzeiʃən, -ri'z-] *n*

regulate ['regjuleit] *vt* 管理，控制；调节，校准

regulation [ˌregju'leiʃən] *n* 规则，条例；管理；调整，调节；校准 *a* 规定的；正常的

regulator ['regjuleitə] *n* 管理者，调整者；调节器；调节基因

Reg. umb. regio umbilici【拉】脐区

regurgitate [ri(:)'gə:dʒiteit] *vi, vt* (使)回流，(使)反流；(使)吐出；(使)反胃 | **regurgitant** *a*

regurgitation [ri(:)ˌgə:dʒi'teiʃən] *n* 回流，反流，逆流；反胃 | aortic ~ 主动脉回流 / mitral ~ 左房室瓣回流 / pulmonic ~ 肺动脉回流 / valvular ~ 瓣膜性回流

rehabilitate [ˌri:hə'biliteit] *vt* 复原，恢复，康复 | **rehabilitation** [ˌri:həbili'teiʃən] *n*

rehabilitee [ˌri:hə'biliˌti:] *n* 复原者，恢复者

rehalation [ˌri:hə'leiʃən] *n* 再(呼)吸

rehearsal [ri'hə:səl] *n* 排练，预演；详述

rehearse [ri'hə:s] *vt, vi* 排练，预演；详述

reheat ['ri:'hi:t] *vt* 再热，对…重新加热 | **~er** *n* 再热器，加热器

Rehfuss' test (method) ['reifus] (Martin E. Rehfuss) 雷富斯试验(检胃分泌) | ~ tube 雷富斯管(取胃液管)

rehydration [ˌri:hai'dreiʃən] *n* 再水化(作用)，再水合(作用)

Reichel's cloacal duct ['raiʃəl] (Friedrich P. Reichel) 赖歇尔一穴肛管(胎儿时期隔开道格拉斯〈Douglas〉隔与一穴肛的裂隙)

Reichert's canal ['raiʃət] (Karl B. Reichert) 连合管 | ~ cartilage 舌弓软骨(胚胎) / ~ recess (耳)蜗隐窝 / ~ substance 赖歇特质(前穿质后部)

Reichmann's disease (syndrome) ['raiʃmən] (Nikolas Reichmann) 持续性胃液分泌过多

Reid Hunt's reaction (test) [ri:d hʌnt] 里德·亨特反应(试验)(见Hunt's reaction)

Reid's base line [ri:d] (Robert W. Reid) 里德基线(连接眶下嵴至外耳道及枕部中线之线，用于测颅)

Reifenstein's syndrome ['raifənstain] (Edward C. Reifenstein Jr.) 赖芬斯坦综合征(为男性促性腺激素过多性性腺功能减退症，系因对睾酮反应遗传性不能所致，伴有尿道下裂、男子女性型乳房、原发性性腺功能减退及青春期后睾丸萎缩和精子缺乏)

reify ['ri:ifai] *vt* 使抽象(观念)具体化 | **reification** [ˌri:ifi'keiʃən] *n*

reign [rein] *n* 统治；支配，盛行 *vi* 统治；支配，盛行，占优势

Reil's ansa [rail] (Johann C. Reil) 脑脚襻 | ~ insula 脑岛 / ~ ribbon 内侧丘系 / ~ sulcus 环状沟 / ~ trigone 丘系三角，蹄系三角

reimplantation [ˌri:implɑ:n'teiʃən] *n* 再植(入)术

rein [rein] *n* 缰绳 | draw ~ 慢下来 / give (free) ~ 使自由发挥 / keep a tight ~ on 严格控制 / take the ~s 掌握，支配

reinfection [ˌri:in'fekʃən] *n* 再感染，再传染

reinforce [ˌri:in'fɔ:s] *vt* 增力，增强，加强；增援 *vi* 得到增援 *n* 加固物

reinforcement [ˌri:in'fɔ:smənt] *n* 增力，增强，加强 | ~ of reflex 反射增强

reinforcer [ˌri:in'fɔ:sə] *n* 增强因子，增

强剂

reinfusate [ˈri:inˌfju:seit] *n* 再输注液,再输入液

reinfusion [ˌri:inˈfju:ʒən] *n* 再输注,再输入

Reinke's crystalloids (crystals) [ˈrainki] (Friedrich B. Reinke) 赖因克类晶体(晶体)(睾丸间质细胞〈Leydig cell〉内明显的形态多样的晶状结构)

reinnervation [ˌri:inəˈveiʃən] *n* 神经移植术,神经支配恢复术

reinoculation [ˌri:iˌnɔkjuˈleiʃən] *n* 再接种

reinstate [ˌri:inˈsteit] *vt* 使恢复原状(或原位);使(身体)复原,使正常 | ~-**ment** *n*

reinsure [ˈri:inˈʃuə] *vt* 再保证,再保险 | **reinsurance** [ˈri:inˈʃuərəns] *n*

reintegration [ˌri:intiˈgreiʃən] *n* 再整合(作用);重整(作用)(指精神活动)

reintubation [ˌri:intjuˈbeiʃən] *n* 再插管(法)

reinversion [ˌri:inˈvə:ʃən] *n* 复位术,翻回法(尤指内翻子宫复位术)

reinvocation [ˌri:invəuˈkeiʃən] *n* 复能(作用),再活化(作用)

Reisseissen's muscles [ˈraisaisən] (Franz D. Reisseisen) 赖赛曾肌(最小支气管的平滑肌纤维)

Reissner's fiber [ˈraisnə] (Ernst Reissner) 赖斯纳纤维(脊髓中央管内的纵纤维) | ~ membrane 蜗管前庭壁,前庭膜

reiterate [ri:ˈitəreit] *vt* 重复,重申 | **reiteration** [ri:ˌitəˈreiʃən] *n*

reiterature [ri:ˌitərəˈtjuəri] *vt* 【拉】重复,再配(处方)

Reiter's disease (syndrome) [ˈraitə] (Hans Reiter) 赖特病(综合征)(非淋病性尿道炎,继之为结膜炎和关节炎,其原因不明,主要发生于男子,常伴脓溢性皮肤角化病、口炎、龟头溃疡及龟头炎)

reject [riˈdʒekt] *vt* 拒绝,抵制;呕出,排泄;(对移植物的)排斥

rejection [riˈdʒekʃən] *n* 拒绝,抵制;呕出物,排泄物;排斥,排异反应 | acute ~, acute cellular ~, cellular ~ 急性排斥,急性细胞排斥,细胞排斥 / chronic ~ 慢性排斥 / hyperacute ~ 超急性排斥 / second-set ~ 二次排斥(见phenomenon项下相应术语)

rejoice [riˈdʒɔis] *vi, vt* (使)欣喜,(使)高兴 | **rejoicingly** *ad* 欢欣鼓舞地

rejoin [ˈri:ˈdʒɔin] *vt, vi* (使)再结合,(使)再接合,(使)再聚合

rejuvenate [riˈdʒu:vineit] *vt, vi* (使)返老还童,(使)恢复青春,(使)复壮 | **rejuvenation** [riˌdʒu:viˈneiʃən] *n*

rejuvenescence [ˌri:dʒu:viˈnesns] *n* 回春,复壮,返老还童 | **rejuvenescent** *a*

Rela [ˈri:lə] *n* 卡立普多(carisoprodol)制剂的商品名

Relafen [ˈreləfen] *n* 萘丁美酮(nabumetone)制剂的商品名

relaid [ˈri:ˈleid] relay²的过去式和过去分词

relapse [riˈlæps] *vi, n* 复发,再发 | intercurrent ~ 间歇性复发 / mucocutaneous ~ 皮肤粘膜(梅毒)疹复发 / rebound ~ 反跳式复发(尤指类风湿性关节炎患者停用可的松或ACTH后的疾病症状复发)

relate [riˈleit] *vt* 讲,叙述;使联系,显示出…与…的关系 *vi* 有关,涉及(to);符合 | relating to 与…有关

related [riˈleitid] *a* 叙述的;有联系的;相关的 | ~**ness** *n*

relation [riˈleiʃən] *n* 叙述;关系,联系 | acquired eccentric jaw ~ 后天性非正中颌关系 / buccolingual ~ 颊舌关系 / centric ~, centric jaw ~ 正中颌关系 / dynamic ~s 动力关系 / eccentric ~, eccentric jaw ~, acentric ~ 非正中颌关系 / jaw ~ 颌骨关系 / lateral occlusal ~ 外侧闭合性颌关系 / median jaw ~ 正中颌关系 / median retruded jaw ~ 正中后

退颌关系 / object ～ 对象关系(一个人与另一个人之间形成的感情连接) / posterior border jaw ～ 后缘颌关系 / protrusive jaw ～ 前凸颌关系 / rest jaw ～ 休止颌关系 / ridge ～ (上下)嵴关系 / static ～s 静止关系(指两个物体之间的关系) / unstrained jaw ～ 无紧张性颌关系 | be out of all ～ to 与…极不相称 / bear no(或little, some) ～ to 与…极不(或不太,部分)相称 / have (sexual) ～s with 有男女关系,性交 / in(或with) ～ to 关于,涉及,有关

relational [ri'leiʃənl] *a* 有关系的,有联系的;亲属的

relationship [ri'leiʃənʃip] *n* 关系,联系;家属关系

relative ['relətiv] *a* 有关系的,相关的;相对的,比较的;成比例的,相应的 *n* 相对物;亲属,亲戚 | be ～ to 和…有关;和…相应,和…成比例 | **～ly** *ad* 相对地,比较地

relativism ['relətivizəm] *n* 相对性,相对主义,相对论 | **relativist** *n* 相对主义者,相对论者

relativity [ˌrelə'tivəti] *n* 相关性,相互依存;相对性;相对论

relator [ri'leitə] *n* 叙述者,讲述者;原告,告发人

relax [ri'læks] *vt, vi* (使)松弛,(使)缓和;(使)减轻;(使)舒张

relaxant [ri'læksənt] *a* 松弛的,弛缓的,舒张的 *n* 弛缓药 | muscle ～ 肌肉松弛药

relaxation [ˌri:læk'seiʃən] *n* 松弛;弛缓,舒张 | isometric ～ 等长舒张(肌肉)

relaxin [ri'læksin] *n* 松弛素,耻骨松弛激素,松弛肽

relay[1] ['ri:lei] *n* 换班,交接;转播 ['ri:lei, ri:'lei] *vt, vi* 转播

relay[2] ['ri:'lei] (relaid) *vt* 再放;重新铺设

release [ri'li:s] *vt, n* 释放;放松;发表,发行 | **～r** *n* 释放者;排气装置

relevant ['relivənt] *a* 有关的,恰当的;成比例的,相应的 | **relevance, relevancy** *n* / **～ly** *ad*

reliable [ri'laiəbl] *a* 可靠的,确实的 | **reliability** [riˌlaiə'biləti] *n* 可靠度 / **～ness** *n* / **reliably** *ad*

reliance [ri'laiəns] *n* 信任,信赖,依靠(upon, on, in)

reliant [ri'laiənt] *a* 信赖的,依靠的(on)

relic ['relik] *n* 遗物;[复] 残片;残遗体,残遗种

relict ['relikt] *n* 残余物;残遗体,残遗种

relief [ri'li:f] *n* 缓解,减轻;免除;救济;浮雕,浮雕化 | on ～ 接受政府救济的 / (much) to one's ～, to one's (great) ～ 使某人大为欣慰

relieve [ri'li:v] *vt* 缓解,减轻;免除;救济 | ～ oneself 大便;小便 / ～ sb's mind 使某人解除忧虑 | **relievable** *a* 可缓解的,可减轻的;可免除的;可救济的

religion [ri'lidʒən] *n* 宗教;信仰

religious [ri'lidʒəs] *a* 宗教的;虔诚的 | **～ly** *ad*

reline ['ri:'lain] *vt* 重衬,垫底(义齿)

relinquish [ri'liŋkwiʃ] *vt* 放弃,撤回;松手放开 | **～ment** *n*

relocate ['ri:ləu'keit] *vt* 重新安置 | **relocation** ['ri:ləu'keiʃən] *n*

reluctance [ri'lʌktəns] *n* 不愿,勉强

reluctant [ri'lʌktənt] *a* 不愿的,勉强的 | **～ly** *ad*

reluxation [ˌri:lʌk'seiʃən] *n* 再脱位

rely [ri'lai] *vi* 依赖,依靠(on, upon);信赖,信任,对…有信心(on, upon)

REM rapid eye movements 快(速)眼动(睡眠中)

rem [rem] (*r*oentgen-*e*quivalent-*m*an) *n* 雷姆,人体伦琴当量(1 rem 〈雷姆〉= 1 rad〈拉德〉×RBE〈相对生物学效应〉)

remain [ri'mein] *vi* 剩下,余留;继续存在;留;保持,仍是 | ～ with 属于,归于

remainder [ri'meində] *n* 剩余物,残余部分;剩下的人

remains [ri'meinz] *n* [复] 剩下的东西,残余;残存者;遗体

Remak's band ['reimʌk] (Robert Remak) (神经)轴索 | ~ fibers 雷马克纤维,灰纤维(无髓神经纤维) / ~ ganglion 窦房神经节 / ~ plexus 粘膜下丛

Remak's paralysis (type) ['reimʌk] (Ernst J. Remak) 雷马克麻痹(型)(指与腕的伸肌麻痹) | ~ reflex 雷马克反射(刺激大腿前上部,引起一、二、三趾的跖屈) / ~ symptom (sign) 雷马克症状(征)(多处感觉及延缓疼痛,均见于脊髓痨)

remark [ri'mɑ:k] *vt* 注意到,觉察,看见;评论;说 *vi* 评论,议论 *n* 注意,觉察,看;评论;话

remarkable [ri'mɑ:kəbl] *a* 值得注意的,异常的,显著的 | be ~ for 以…著称 | ~**ness** *n* / **remarkably** *ad*

remediable [ri'mi:djəbl] *a* 可挽回的;可纠正的,可修补的;可治疗的

remedial [ri'mi:djəl] *a* 治疗的;纠正的,修补的,补救的

remedy ['remidi] *n* 治疗(法);药(物) *vt* 医治,治疗;补救,纠正 | concordant remedies 协调药 / inimic remedies 对抗药 / tissue ~s 组织药(根据顺势疗法生化学派的说法,有十二种能构成身体矿物质基础的药物) | **remediless** ['remidilis] *a* 医不好的,不可救药的;不能纠正的

remember [ri'membə] *vt, vi* 记得,想起;记住 | ~ sb in one's prayers 为某人祈祷 / ~ sb in one's will 在遗嘱中把部分财产赠与某人 / ~ to 代…致意

remembrance [ri'membrəns] *n* 记忆,追忆;记忆力;纪念;[复]问候

Remijia [ri'midʒiə] *n* 铜色树属

remind [ri'maind] *vt, vi* 提醒,使想起(of)

reminder [ri'maində] *n* 提醒者,提醒物;纪念品;暗示,提示

remindful [ri'maindful] *a* 留意的,注意的;提醒人的(of)

remineralization [riˌminərəlai'zeiʃən, -li'z-] *n* 补充矿质(如对人体)

reminiscence [ˌremi'nisns] *n* 回忆,缅怀往事

remiss [ri'mis] *a* 粗心的,疏忽的 | ~**ness** *n*

remission [ri'miʃən] *n* 宽恕,赦免;缓解,减轻,弛张 | **remissive** *a*

remit [ri'mit] (-tt-) *vt* 宽恕,赦免;缓解,减轻,(使)弛张;(使)恢复原位;暂停,推迟 *vi* 缓解,减轻

remittence [ri'mitəns] *n* 缓解,弛张

remittent [ri'mitənt] *a* 缓解的,弛张的,忽重忽轻的

remnant ['remnənt] *n* 遗留物,残余;[常用复]残存者 *a* 遗留的,残余的 | acroblastic ~ 原顶体残余

remodeling [ri:'mɔdəliŋ] *n* 重新塑造,改型 | bone ~ 骨质重建

remorse [ri'mɔ:s] *n* 懊悔,悔恨 | without ~ 毫不容情地,无情地

remote [ri'məut] *a* 遥远的,偏僻的;很久的;关系远的;很少的 | ~**ly** *ad* / ~**ness** *n*

remotivation [ri:ˌməuti'veiʃən] *n* 重活跃(在精神病学中指一种由精神病院护理人员给予的团体治疗法,用以激发长期停药患者的交往技能和对环境的关心)

removable [ri'mu:vəbl] *a* 可移动的;可去除的

removal [ri'mu:vəl] *n* 移动;迁移,迁居;除掉,切除;排除

remove [ri'mu:v] *vt* 移动;切除;消除;开除 *vi* 迁移,搬家;移动 *n* 移动;迁移,搬家;距离;程度,阶段 | ~**r** *n* 除去器

removed [ri'mu:vd] *a* (亲族关系)隔了…代的;远离的,无关的

ren [ren] ([复] **renes** ['ri:ni:z]) *n* 【拉】肾

Renacidin [ri'næsidin] *n* 溶肾石酸素(hemiacidrin)制剂的商品名

renal ['ri:nl] *a* 肾的

Renaut's bodies [re'nəu] (Joseph L. Renaut) 雷诺体(肌营养不良时变性神经纤维中的灰色颗粒)

renculus ['renkjuləs] ([复] **renculi** ['renkjulai]) *n*【拉】肾小叶

rend [rend] (rent) *vt* 撕裂;分裂;夺去 *vi* 撕裂;分开

render ['rendə] *vt* 提出;表示,给予,提供;使得,使变为;放弃(up);进行,实施

Rendu-Osler-Weber disease, syndrome [rɔn'dju: 'əuzlə 'wi:bə] (H. J. L. M. Rendu; William Osler; Frederick P. Weber) 遗传性出血性毛细管扩张

Rendu's tremor [rɔn'dju:] (Henri J. L. M. Rendu) 郎杜震颤(癔病性的意向性震颤)

renes ['ri:ni:z] ren的复数

Renese ['ri:nis] *n* 泊利噻嗪(polythiazide)制剂的商品名

renew [ri'nju:] *vt, vi* (使)更新,(使)复原;(使)恢复原状;(使)重新开始,(使)继续 | ~**able** *a* 可更新的;可复原的

renewal [ri'nju(:)əl] *n* 更新,复原,恢复;重新开始;继续;重复

renicapsule ['reniˌkæpsju:l] *n* 肾上腺

reniculus [ri'nikjuləs] ([复] **reniculi** [ri'nikjulai]) *n*【拉】肾小叶

reniform ['renifɔ:m] *a* 肾形的

renin ['ri:nin] *n* 肾素,高血压蛋白原酶,血管紧张肽原酶

reninism ['ri:ninizəm] *n* 肾素增多症 | primary ~ 原发性肾素增多症(高血压、低血钾症、醛固酮过多症以及血浆中肾素活性增强的一种综合征,系因肾小球细胞增生所致)

renipelvic [ˌreni'pelvik] *a* 肾盂的

reniportal [ˌreni'pɔ:tl] *a* 肾门(静脉系统)的

renipuncture [ˌreni'pʌŋktʃə] *n* 肾穿刺术

renitent [ri'naitənt] *a* 抵抗(压力)的;顽强的 | **renitency** *n* 抵抗(性);顽强(性)

rennet ['renit] *n* 粗制凝乳酶,干胃膜

rennin ['renin] *n* 凝乳酶

renninogen [ri'ninədʒən] *n* 凝乳酶原,前凝乳酶

ren(o)- [构词成分] 肾

renocortical [ˌri:nəu'kɔ:tikəl] *a* 肾皮质的

renocutaneous [ˌri:nəukju'teiniəs] *a* 肾(脏)皮(肤)的

renogastric [ˌri:nəu'gæstrik] *a* 肾胃的

Renografin [ˌri:nəu'græfin] *n* 泛影钠-泛影葡胺(diatrizoate sodium and diatrizoate meglumine)制剂的商品名

renogram ['ri:nəgræm], **renocystogram** [ˌri:nəu'sistəgræm] *n* 肾探测图(用辐射探测器检肾功能的记录)

renography [ri'nɔgrəfi] *n* 肾造影(术)

renointestinal [ˌri:nəuin'testinl] *a* 肾肠的

renopathy [ri'nɔpəθi] *n* 肾病

renoprival [ˌri:nəu'praivəl] *a* 肾功能缺乏的,肾无能的

Renoquid ['ri:nəkwid] *n* 磺胺西汀(sulfacytine)制剂的商品名

renotrophic [ˌri:nə'trɔfik] *a* 促肾(营养)的,促肾增大的

renotropic [ˌri:nə'trɔpik] *a* 向肾的

renounce [ri'nauns] *vt* 放弃,抛弃;与…脱离关系 | ~**ment** *n*

renovascular [ˌri:nəu'væskjulə] *a* 肾血管的

renovate ['renəuveit] *vt* 革新;修复,恢复 | **renovation** [ˌrenəu'veiʃən] *n*

Renovist [ˌrinə'vist] *n* 泛影钠-泛影葡胺(diatrizoate sodium and diatrizoate meglumine)制剂的商品名

renown [ri'naun] *n* 名望,声誉

renowned [ri'naund] *a* 有名望的,著名的

Renshaw cells ['renʃɔ:] (Birdsey Renshaw) 闰绍细胞(脊髓腹侧正中区的中间神经元与运动神经元形成抑制性联系)

rent[1] [rent] *n* 租金,租费 *vt* 租 *vi* 出租

rent[2] [rent] rend的过去式和过去分词 *n* 裂缝,缝隙,分裂

rental ['rentl] *n* 租费;租金、收入 *a* 租用的;出租的

renule [ˈrenjuːl] *n* 肾段(由肾动脉分支供血的肾区)
renunciation [riˌnʌnsiˈeiʃən] *n* 放弃;脱离关系
renunculus [riˈnʌŋkjuləs] *n* 肾小叶
reopen [ˈriːˈəupən] *vt, vi* 再开;再开始,重新进行
reorganize [ˈriːˈɔːgənaiz] *vt, vi* 改组,整顿;再机化,组织再生 | **reorganization** [ˈriːˌɔːgənaiˈzeiʃən, -niˈz-] *n*
Reoviridae [ˌriːəuˈviridiː] *n* 呼肠孤病毒科
Reovirus [ˈriːəuˌvaiərəs] *n* 呼肠孤病毒属
reovirus [ˈriːəuˌvaiərəs] (*r*espiratory and *e*nteric *o*rphan+*virus*) *n* 呼吸道肠道孤儿病毒,呼肠孤病毒
reoxidation [riˌɔksiˈdeiʃən] *n* 再氧化
reoxygenation [riˌɔksidʒiˈneiʃən] *n* 再氧合,再充氧
Rep. repetatur【拉】重复,再配
rep [rep] (*r*oentgen *e*quivalent *p*hysical) *n* 物理伦琴当量
repair [riˈpɛə] *vt, n* 修理,修补;恢复,修复 | ~**able** *a* 可修理的,可修补的;可恢复的
reparable [ˈrepərəbl] *a* 可修补的,可修复的;可补偿的;可治愈的
reparation [ˌrepəˈreiʃən] *n* 弥补,修复
repatency [riˈpeitənsi] *n* 再开放,再通
repeat [riˈpiːt] *vt* 重复
repeated [riˈpiːtid] *a* 反复的,重复的,屡次的,多次的 | ~**ly** *ad*
repel [riˈpel] (-ll-) *vt* 击退;拒绝;排斥;使厌恶;抗,防 *vi* 击退;抵抗;引起反感
repellent [riˈpelənt] *a* 驱除的,驱散的,消肿的;排斥的;相斥的 *n* 驱除药,消肿药 | **repellency, repellence** *n* 抵抗性,排斥性
repeller [riˈpelə] *n* 退回器(兽医产科器械)
repercolation [ˌriːpəːkəˈleiʃən] *n* 再渗漉
repercussion [ˌriːpə(ː)ˈkʌʃən] *n* 消退法,消肿法;浮动诊胎法 | **repercussive** [ˌriːpə(ː)ˈkʌsiv] *a* 消肿的 *n* 消肿药
repetatur [ˌriːpiˈteitjuə] *vt* (被动语态)【拉】重复,再配
repetition [ˌrepiˈtiʃən] *n* 重复,反复 | **repetitive** [riˈpetitiv] *a*
replace [ri(ː)ˈpleis] *vt* 把…放回,使恢复;取代,以…代替(by, with);(使)复位;置换 | ~**able** *a* 可代替的;可替换的
replacement [ri(ː)ˈpleismənt] *n* 复位;取代,置换,替代 | total joint ~ 全关节置换(一种关节成形术)
replant [riːˈplɑːnt] *vt* 再植 | ~**ation** [ˌriːplɑːnˈteiʃən] *n* 再植(入)术
replenish [riˈpleniʃ] *vt, vi* (再)装满,(使)充满 | ~**er** *n* 显影液再生剂 / ~**ment** *n*
replete [riˈpliːt] *a* 充实的,充满的 | **repletion** [riˈpliːʃən] *n*
replicase [ˈreplikeis] *n* 复制酶
replication [ˌrepliˈkeiʃən] *n* 折转;折术;再试验;复制(指复制相同的DNA或RNA分子) | conservative ~ 保留复制(DNA复制时,原来的分子保持完整,形成一个完全新的分子) / DNA ~ DNA 复制(通过解离双螺旋的双链以及形成新的互补链,而使DNA分子产生许多相同的复制品) / nonconservative ~, dispersive ~ 非保留复制,分散性复制(DNA复制时,亲代核苷酸碱分布在每个子分子的双链上) / semiconservative ~ 半保留复制(DNA复制时,DNA双链纵分,以致每个子分子各有一个新合成链和一个亲代链)
replicon [ˈreplikɔn] *n* 复制子(指细菌内DNA一种自主复制凝聚物,如染色体、质体)
reply [riˈplai] *vi, vt, n* 回答,答复
Repoise [riˈpɔiz] *n* 布他哌嗪(butaperazine)制剂的商品名
repolarization [riˌpəuləraiˈzeiʃən, -riˈz-] *n* 再极化,极化恢复
report [riˈpɔːt] *vt, vi, n* 报告,汇报,报

道 | case ～ 病案报告 | ～**able** *a* 值得报告的;应该报告的 / ～**er** *n* 报告人;记者

reportedly [ri'pɔ:tidli] *ad* 据传说,据报道

repose [ri'pəuz] *vt* 靠着休息(常接oneself) *vi* (躺着)休息;长眠;被安放,座落于(on);建立于,基于(on) *n* 休息;安眠;镇静

reposit [ri'pɔzit] *vt* 保存,贮藏(in);使复位 | ～**ion** [ˌri:pə'ziʃən] *n* 保存;贮藏;复位术

repositioning [ˌri:pə'ziʃəniŋ] *n* 复位 | jaw ～ 颌复位术

repositor [ri'pɔzitə] *n* 复位器

repository [ri'pɔzitəri] *n* 贮藏处(一般指长效药物的肌肉注射部位)

represent [ˌrepri'zent] *vt* 描述;阐述;主张,声称;代表;体现,象征

representation [ˌreprizen'teiʃən] *n* 描写;表现;代表

representative [ˌrepri'zentətiv] *a* 描写的;表现的;代表性的,典型的;类似的,相当的 *n* 典型;代表

repress [ri'pres] *vt* 抑制;压抑 | ～**ive** *a*

repression [ri'preʃən] *n* 压制,抑制;压抑;阻遏 | coordinate ～ 并列性抑制(几种酶) / enzyme ～, endproduct ～ 酶抑制,终产物性抑制 / gene ～ 基因阻遏 / reactive ～ 压抑性精神病,压抑反应状态

repressor [ri'presə] *n* 抑制子,阻抑物,阻遏物(遗传学上指调节基因所产生的物质)

reproach [ri'prəutʃ] *vt, n* 责备,指责 | above(或beyond) ～ 无可指责

reproduce [ˌri:prə'dju:s] *vt, vi* 繁殖,生殖;再生长;复制;复现 | **reproducible** *a* 能繁殖的;能再生长的

reproduction [ˌri:prə'dʌkʃən] *n* 生殖,繁殖;复现(心理) | asexual ～ 无性生殖 / cytogenic ～ 细胞性生殖 / sexual ～ 有性生殖 / somatic ～ 分体生殖

reproductive [ˌri:prə'dʌktiv] *a* 生殖的;复现的

repromicin [ˌreprəu'maisin] *n* 瑞普米星,里泼罗霉素(抗生素)

reproterol hydrochloride [ˌriprə'terəul] 盐酸瑞普特罗,盐酸茶丙喘宁(支气管扩张药)

reptilase ['reptileis] *n* 蛇毒凝血酶(用于检测凝血时间)

reptile ['reptail] *n* 爬虫,爬行动物

Reptilia [rep'tiliə] *n* 爬行纲

republication [ˌri:pʌbli'keiʃən] *n* 再版,重新发表

republish [ri:'pʌbliʃ] *vt* 再出版,重新发表

repudiate [ri'pju:dieit] *vt* 遗弃;与…断绝关系;拒绝接受;否定 | **repudiation** [riˌpju:di'eiʃən] *n*

repugnance [ri'pʌgnəns], **repugnancy** [ri'pʌgnənsi] *n* 不一致,矛盾(of, between, to, with);矛盾之处;厌恶(to, against)

repugnant [ri'pʌgnənt] *a* 不一致的,矛盾的(to, between);令人厌恶的(to);相斥的,对抗性的(with) | ～**ly** *ad*

repullulation [riˌpʌlju'leiʃən] *n* 再发芽

repulse [ri'pʌls] *vt* 排斥,厌恶 | **repulsion** [ri'pʌlʃən] *n* 排斥,相斥;斥力

repulsive [ri'pʌlsiv] *a* 排斥的;使人厌恶的;斥力的 | ～**ly** *ad*

reputation [ˌrepju(:)'teiʃən] *n* 名誉;声望,荣誉

repute [ri'pju:t] *n* 名誉;声望 *vt* 称为,认为 | be well (ill) ～d 有好(坏)名声

request [ri'kwest] *n, vt* 请求,要求;需要 | at sb's ～ 应某人的请求 / by ～ (of) 应邀 / in (great) ～, much in ～ 非常需要的,大众喜爱的 / on ～ 邀请时;承索(即寄)

require [ri'kwaiə] *vt* 需要;要求

requirement [ri'kwaiəmənt] *n* 需要(量);要求;必要的条件

requisite ['rekwizit] *a* 需要的,必要的

n 必需品

requisition [ˌrekwi'ziʃən] *n* 正式请求，申请；需要，使用 *vt* 要求，征用

RES reticuloendothelial system 网状内皮系统

resazurin [ri'seizjurin] *n* 刃天青(一种醌亚胺化合物，用作pH指示剂，亦用作氧化还原电位的指示剂)

rescinnamine [ri'sinəmin] *n* 瑞西那明，桂皮利血胺(用作镇静剂及抗高血压药)

rescue ['reskju] *vt, n* 援救，营救 | ～**r** ['reskjuə] *n* 援救者，营救者

research [ri'sə:tʃ] *n* 调查，探究；[常用复] 学术研究 *vi* 调查，探究；进行学术研究

resect [ri(:)'sekt] *vt* 切除 | ～**able** *a* 可切除的

resection [ri(:)'sekʃən] *n* 切除(术) | gastric ～ 部分胃切除术 / root ～ (牙)根尖切除术 / submucous ～ 粘膜下(鼻中隔)切除术，开窗切除术 / transurethral ～ prostatic (TURP) 经尿道前列腺切除术 / wedge ～ 楔形切除术 | ～**al** *a*

resectoscope [ri(:)'sektəskəup] *n* (经尿道)前列腺切除器

resectoscopy [ˌri:sek'tɔskəpi] *n* (经尿道)前列腺切除术

resemblance [ri'sembləns] *n* 相似，相似性；相似物

resemble [ri'zembl] *vt* 像，类似

resene ['resi:n] *n* 氧化树脂

resent [ri'zent] *vi* 对…不满；怨恨 | ～**ment** *n*

reserpine ['resəpi:n, ri'sə:pin] *n* 利血平(抗高血压药，亦用作镇静药)

reserpinized ['resəpinaizd] *a* 利血平化的，利血平治疗的

Reserpoid ['resəpɔid] *n* 利血平(reserpine)制剂的商品名

reservation [ˌrezə'veiʃən] *n* 保留；预定

reserve [ri'zə:v] *vt* 储备；保留；预定 *n* 储备(力)，储量 | alkali ～, alkaline ～ 碱储量 / cardiac ～ 心脏储备力 | in ～ 预备的，储备的 / without ～ 无保留地，无条件地

reservoir ['rezəvwɑ:] *n* 水库，贮水池，贮器；储金窟(牙)；(寄生物或病菌的)贮主 | chromatin ～ 染色质核仁，核粒 / ～ of infection 传染贮主，传染贮源 / ～ of virus 病毒贮主

reset ['ri:'set] (reset; -tt-) *vt* 重放，重新安排；重接(断骨) ['ri:set] *n*

reshaping [ri'ʃeipiŋ] *n* 改形，矫形

reside [ri'zaid] *vi* 居住(in, at)；属于(in)；存在于(in)

residence ['rezidəns] *n* 居住；住处，住房；居住期间 | in ～ (官员)住在任所的；(学生)住校的

resident ['rezidənt] *a* 居住的，居留的；归属于…的；存在于…的(in) *n* 居民；住院医师

residential [ˌrezi'denʃəl] *a* 居住的；住宅的

residual [ri'zidjuəl] *a* 剩余的，残余的，残留的；残数的 *n* 剩余；残渣；残数

residue ['rezidju:] *n* 残余，剩余；基，残基；渣，残余物 | day ～ 白昼残留印象(指梦中残留白天经验的痕迹)

residuum [ri'zidjuəm] ([复] **residua** [ri'zidjuə]) *n* 【拉】残余，剩余；残渣 | gastric ～ 胃内残渣 / sporal ～ 孢子残渣(孢子形成后的残留胞质)

resilience [ri'ziliəns], **resiliency** [ri'ziliənsi] *n* 回弹，弹性；回弹能 | **resilient** *a*

resilin [ri'zilin] *n* 节枝弹性蛋白

resin ['rezin] *n* 树脂；松脂，松香 *vt* 涂树脂于；用树脂处理 | acrylic ～s 丙烯酸树脂 / activated ～ 自凝树脂 / anion-exchange ～ 阴离子交换树脂 / azure A carbacrylic ～ 天青A羧丙烯酸树脂 / carbacrylamine ～s 羧丙烯胺树脂 / cation-exchange ～ 阳离子交换树脂 / cholestyramine ～ 考来烯胺树脂，消胆胺，降脂一号树脂(降血脂药) / cold-curing ～ 冷凝树脂，自凝树脂 / composite ～ 复合树脂 / copolymer ～ 异分子聚合树脂 / direct filling ～ (牙用)直接填料树脂 / epoxy ～ 环氧树脂 / heat-curing ～ 热凝树脂 / ion exchange ～ 离子交换树脂 / podophyllum ～ 鬼臼(树)脂(局部腐蚀药,治疗乳头瘤,以前用作泻药) / quick-cure ～ 快凝树脂,自凝树脂 / polyamine-methylene ～ 聚胺甲烯树脂(抗胃酸药) / self-curing ～ 自凝树脂 / styrene ～ 苯乙烯树脂,聚苯乙烯 / synthetic ～ 合成树脂 / vinyl ～ 乙烯树脂

resina [ri'zainə] *n*【拉】树脂;松脂,松香

Resinat ['rezinæt] *n* 聚胺甲烯树脂(polyamine-methylene resin)制剂的商品名

resinoid ['rezinɔid] *a* 树脂样的 *n* 类树脂;热固(性)树脂

resinotannol [ˌrezinə'tænɔl] *n* 树脂鞣醇

resinous ['rezinəs] *a* 树脂性的,树脂的

resist [ri'zist] *vt* 抵抗;抗,耐;抵制 *vi* 抵抗,抵制

resistance [ri'zistəns] *n* 抵抗力,抵抗性;耐力;电阻,阻力 | airway ～ 气道阻力 / drug ～ 抗药性 / electrical ～ 电阻 / environmental ～ 环境阻力 / total peripheral ～ 总外周阻力,总末梢阻力 / total pulmonary ～ 总肺循环阻力 / vascular ～ 血管阻力

resistant [ri'zistənt] *a* 有抵抗力的,抵抗的

resistible [ri'zistəbl] *a* 抵抗得住的 | **resistibility** [riˌzistə'biləty] *n* 抵抗力

resistive [ri'zistiv] *a* 抵抗的,有抵抗力的 | **resistivity** [riˌzis'tivəti] *n* 抵抗力,抵抗性;电阻率

resite ['resait] *n* 丙阶酚醛树脂,不熔酚醛树脂

resole ['resəul] *n* 甲阶酚醛树脂,可熔酚醛树脂

resoluble [ri'zɔljubl] *a* 可分解的;可溶解的(into);可解决的

resolute ['rezəlju:t] *a* 坚决的,果断的 | ～**ly** *ad* / ～**ness** *n*

resolution [ˌrezə'lju:ʃən] *n* 坚决,果断;决定,决议;消除;(炎症等的)消退,消散;解决;解析;分辨;转变(into)

resolvable [ri'zɔlvəbl] *a* 可溶解的;可解析的;可解决的 | **resolvability** [riˌzɔlvə'biləti] *n* 可溶解性;可解析性;可解决性

resolve [ri'zɔlv] *vt* 使分解,解析;解决;消除;消退;决心;使转为,归结为(into) *vi* 决心;决定;分解;溶解;解析;分辨;消散 *n* 决心;坚决

resolved [ri'zɔlvd] *a* 决心的,坚决的

resolvent [ri'zɔlvənt] *a* 使溶解的;使分解的;消散的 *n* 消散药;解决办法

resonance ['rezənəns] *n* 反响,叩响;共振,共鸣;中介(现象) | amphoric ～ 空瓮音 / bandbox ～ 空匣音,空匣叩响(肺气肿时) / cough ～ 咳音,咳响 / cracked-pot ～ 破壶音,破壶响 / electron spin ～ 电子自旋共振 / nuclear magnetic ～ 核磁共振 / osteal ～ 骨性叩响 / paramagnetic ～ 顺磁共振 / shoulder-strap ～ 肩部叩响(锁骨上方肺尖处的肺部叩响) / tympanic ～ 鼓音,鼓响 / vesicular ～ 肺泡性叩响 / vesiculotympanic ～, wooden ～ 肺泡鼓性叩响,木性叩响 / vocal ～ 语响 / whispering ～ 耳语响

resonant ['rezənənt] *a* 反响的,叩响的;共鸣的,共振的

resonate ['rezəneit] *vt, vi* (使)共振,(使)共鸣;(使)回响

resonator ['rezəneitə] *n* 共振器,共鸣器

resorb [ri'sɔ:b] *vt, vi* 再吸收,重吸收;消溶

resorcinism [ri'zɔ:sinizəm] *n* 雷琐辛中毒,间苯二酚中毒

resorcinol [ri'zɔ:sinɔl] *n* 雷琐辛,间苯二酚(角质层分离剂) | ～ monoacetate

醋雷琐辛，间苯二酚单醋酸酯(抗皮脂溢药，角质层分离剂) | **resorcin** [ri'zɔ:sin], **resorcinum** [ri:zɔ'sainəm] *n*

resorcinolphthalein [riˌzɔ:sinɔl'θæli:n] *n* 间苯二酚酞，荧光素

resorption [ri'sɔ:pʃən] *n* 吸收(作用)，吸回(作用)，吸除(作用) | bone ～ 骨吸收 / idiopathic ～ 自发性吸收 / tubular ～ 肾小管吸收 | **resorptive** *a*

resort [ri'zɔ:t] *vi* 求助，凭借，采取(to)；常去(to) *n* 求助，凭借，采取(to)；常去；胜地 | health ～ 疗养地 | as a (或in the) last ～ (其他一切都失败后)作为最后一着 / have ～ to 求助于

resource [ri'sɔ:s] *n* [常用复] 资源；办法；消遣，娱乐 | natural ～s 自然资源

respect [ris'pekt] *vt* 尊敬；考虑，重视；遵守 *n* 尊敬；[复] 敬意，问候；考虑，重视，关心；关系，方面 | in one ～ 有一点 / in no ～ 毫不 / in ～ of(或to) 就…而言，关于，涉及 / in ～ that 因为…，考虑到 / in several(或many, all) ～s 在几个(许多，各个)方面 / with ～ to 关于，就…而论 / without ～ to 不管，不顾

respecting [ris'pektiŋ] *prep* 关于；由于，鉴于

respective [ris'pektiv] *a* 各自的，各个的 | ～**ly** 各自地，分别地

respirable [ris'paiərəbl] *a* 可呼吸的，适于呼吸的

respiration [ˌrespə'reiʃən] *n* 呼吸(作用)；呼吸音 | abdominal ～ 腹式呼吸 / absent ～ 呼吸音消失，无呼吸音呼吸 / accelerated ～ 呼吸加速(呼吸速度每分钟超过25次) / artificial ～ 人工呼吸 / bronchocavernous ～, metamorphosing ～ 支气管空洞呼吸音 / bronchovesicular ～, harsh ～, rude ～, transitional ～ 支气管肺泡呼吸音，粗糙呼吸音，粗杂呼吸音，过渡呼吸音 / cavernous ～ 空洞呼吸音 / cogwheel ～, interrupted ～, jerky ～, wavy ～ 齿轮状呼吸，间断性呼吸，急冲状呼吸，波浪状呼吸 / divided ～ 分割呼吸 / electrophrenic ～ 膈神经电刺激性呼吸 / forced ～ 强力呼吸 / internal ～, tissue ～ 内呼吸，组织呼吸 / paradoxical ～ 反常呼吸，逆呼吸 / periodic ～ 周期性呼吸，潮式呼吸 / puerile ～, supplementary ～ 小儿样呼吸音，代偿性呼吸音 / slow ～ 呼吸缓慢(呼吸速度每分钟少于12次) / tubular ～, bronchial ～ 管性呼吸音，支气管呼吸音 / vicarious ～ 代偿性呼吸

respirator ['respəreitə] *n* 呼吸器，呼吸机；呼吸罩 | cabinet ～ 箱式呼吸器 / cuirass ～ 胸甲式呼吸器

respiratory [ris'paiərətəri] *a* 呼吸的

respire [ris'paiə] *vi, vt* 呼吸

respirometer [ˌrespi'rɔmitə] *n* 呼吸(运动)计

respond [ris'pɔnd] *vi, vt* 回答，响应，(对…)有反应(to) | ～**er** *n* 应答者，反应者

respondent [ris'pɔndənt] *a* 回答的，有反应的(to) | **respondence, respondency** *n*

response [ris'pɔns] *n* 应答，反应，响应 | anamnestic ～, memory ～, recall ～, booster ～, second set ～, secondary immune ～ 回忆应答，记忆应答，加强应答，二次应答，二次免疫应答(在免疫学中指注射过去已有过初次免疫应答的抗原之后血内抗体迅速重现) / autoimmune ～ 自身免疫应答(针对自身组织产生抗体或淋巴细胞的免疫应答) / delayed ～ 迟发型应答(见reaction项下相应术语) / galvanic skin ～ 皮肤电反应 / immediate ～ 速发型应答(见reaction项下相应术语) / immune ～ 免疫应答(机体对抗原产生的特异性应答，包括细胞免疫、体液免疫与免疫耐受性) / primary immune ～ 初次免疫应答(对抗原初次刺激的免疫应答，特征为特异性抗体合成开始前有一个潜伏期) / recall titer ～ 强化效价反应，回忆滴度应答(用加强注射使

特异性凝集素增加的现象) / reticulocyte ～ 网状细胞增多反应 / triple ～ (of Lewis) (刘易斯)三重应答(用钝器划触皮肤后的一种生理应答：首先在划痕部位由于释放组胺或组胺样物质呈现红线，继而在红线周围形成潮红现象，最后由于局限性水肿而形成风团)

responsibility [risˌpɔnsəˈbiləti] *n* 责任，责任心；责任能力

responsible [risˈpɔnsəbl] *a* 有责任的，(应)负责的 | be ～ for 对…负责；引起

responsive [risˈpɔnsiv] *a* 应答的，反应的，响应的(to) | ～**ly** *ad* / ～**ness** *n* 应答性，反应性

rest[1] [rest] *n* 休息，静止；剩余，胎性剩余；支托，靠 *vi* 休息；安心；静止；支撑(在)；依据，有赖于 *vt* 使休息；使支撑(在)；使基(于) | aberrant ～ 迷芽瘤 / adrenal ～, suprarenal ～ 肾上腺剩余(有时见于卵巢或睾丸内) / bed ～ 床支架；卧床休息 / carbon ～ (剩)余碳(指血滤液中) / embryonic ～, epithelial ～, fetal ～ 胎性剩余，上皮剩余 / incisal ～ 切支托 / lingual ～ 舌面支托 / occlusal ～ 殆支托 / precision ～ 固定支托 / recessed ～ 隐蔽支托 / semiprecision ～ 半固定支托 / surface ～ (牙)面支托 | at ～ 安眠，长眠，静止 / come to ～ 停止移动 / lay sb to ～ 埋葬；消除 / ～ assured 确信 / ～ on(或upon) 依靠；(视线)停留在 / ～ with 取决(于)，归(于) / set sb's mind(或fears) at ～ 使某人解除忧虑，使某人安心

rest[2] [rest] *n* [the ～] 剩余部分，其余的人，其余 *vi* 依然是，保持 | among the ～ 在其中 / and (all) the ～ (of it) 以及其他等等 / for the ～ 至于其余，至于其他

restbite [ˈrestbait] *n* 休止殆，休止咬合

restenosis [ˌri:stiˈnəusis] *n* 再狭窄(尤指心瓣的)

restful [ˈrestful] *a* 宁静的，使(感到)平静的

restibrachium [ˌrestiˈbreikiəm] ([复] **restibrachia** [ˌrestiˈbreikiə]) *n* 绳状体，小脑下臂

restiform [ˈrestifɔ:m] *a* 绳状的

restis [ˈrestis] ([复] **restes** [ˈresti:z]) *n*【拉】绳状体

restitutio [ˌrestiˈtu:ʃiəu] *n*【拉】整复，恢复；转回(胎头) | ～ ad integrum 完全恢复

restitution [ˌrestiˈtju:ʃən] *n* 整复，恢复；转回(胎头)

restless [ˈrestlis] *a* 不安静的，不宁的；不静止的；不安定的 | ～**ly** *ad* / ～**ness** *n* 不宁，坐立不安

restoration [ˌrestəˈreiʃən] *n* 恢复，康复；复位，回复；修复 | buccal ～ 颊面窝洞修复 / prosthetic ～ 假体修复(口腔矫形修复)

restorative [risˈtɔrətiv] *a* 促恢复的 *n* 恢复药

restore [risˈtɔ:] *vt* (使)恢复，(使)回复；归还；修复 | **restorable** [risˈtɔ:rəbl] *a* 可恢复的，可复原的；可归还的

Restoril [ˈrestəˌril] *n* 替马西泮(temazepam)制剂的商品名

restrain [risˈtrein] *vt* 抑制，制止；限制，约束 | ～**able** *a* 可抑制的

restrainer [risˈtreinə] *n* 制动器；抑制剂

restraint [risˈtreint] *n* 抑制，制止；节制；约束，拘束 | chemical ～ 化学约束(用麻醉药品使精神病患者趋于平静) | be laid(或put, kept) under ～ 被监禁；被送入精神病院

restrict [risˈtrikt] *vt* 限制，限定，约束

restricted [risˈtriktid] *a* 受限制的，有限的，约束的

restriction [risˈtrikʃən] *n* 限制，限定 | MHC ～ MHC 限制，主要组织相容性复合体限制

restrictive [risˈtriktiv] *a* 限制(性)的，约束(性)的

resublimed [ri:səˈblaimd] *a* 再升华的

result [riˈzʌlt] *n* 结果，成果，效果 *vi* (作为结果)发生，产生(from)；归于，导

致(in) | as a ～ 结果,因此 / as a ～ of 作为…的结果 / in ～ 结果 / with the ～ that 因而,因此 / without ～ 毫无结果地

resultant [ri'zʌltənt] *a* 结果的,结局的 *n* 结果;生成物,(反应)产物

resume [ri'zju:m] *vt* 恢复;重新开始;收回 *vi* 再开始

résumé ['rezju(:)mei] *n*【法】摘要,梗概;个人简历

resumption [ri'zʌmpʃən] *n* 恢复;再开始;再继续

resupination [ˌri:sju:pi'neiʃən] *n* 反转,颠倒;仰卧位

resupine [ˌri:sju:'pain] *a* 仰卧的

resurgent [ri'sə:dʒənt] *a* 苏醒的,恢复活动的 *n* 苏醒者,复活者 | **resurgence** [ri'sə:dʒəns] *n*

resurrect [ˌrezə'rekt] *vt* 使复活,恢复,使再受注意;(墓中)盗掘 *vi* 复苏;回生

resurrection [ˌrezə'rekʃən] *n* 复活,回生,恢复;掘墓盗尸 | ～**al** *a* / ～**ism** *n* (掘墓)盗尸 / ～**ist** *n* 盗尸者,盗尸解剖者;使复活者,使复兴者

resuscitate [ri'sʌsiteit] *vt, vi* (使)复苏,(使)回生

resuscitation [riˌsʌsi'teiʃən] *n* 复苏(术),回生 | ～ of heart 心脏复苏

resuscitator [ri'sʌsiteitə] *n* 复苏器

resuture [ri'sju:tʃə] *n* 再缝术,二期缝术

retain [ri'tein] *vt* 保持,保留

retainer [ri'teinə] *n* 固位体(牙);保留器,保持器 | direct ～ 直接固位体

retamine ['retəmin] *n* 鹰爪豆碱

retard [ri'tɑ:d] *vt* 延迟,使停滞;阻止,妨碍 *vi* 减速,延迟 *n* 延迟,放慢,妨碍

retardant [ri'tɑ:dənt] *a* 使延迟的 *n* 抑制剂

retardate [ri'tɑ:deit] *n* 智力迟钝者

retardation [ˌri:tɑ:'deiʃən] *n* 阻滞,迟缓,延滞发育;妨碍 | mental ～ 精神发育迟缓,精神发育不全 / psychomotor ～ 精神运动性阻滞 / ～ of thought 思想迟缓 | **retardative** [ri'tɑ:dətiv], **retardatory** [ri'tɑ:dətəri] *a*

retch [retʃ, ri:tʃ] *vi* 干呕,恶心 | ～**ing** *n*

rete ['ri:ti:] ([复] **retia** ['ri:ʃiə]) *n*【拉】网 | acromial ～ 肩峰网 / articular cubital ～ 肘关节网 / calcaneal ～ 跟网 / dorsal carpal ～ 腕背网 / epidermal ～ 生发层 / plantar ～, plantar venous ～ 足底静脉网 | **retial** ['ri:ʃiəl] *a*

retention [ri'tenʃən] *n* 潴留,停滞;保留,保持;固位 | denture ～ 义齿固位 / direct ～ 直接固位 / indirect ～ 间接固位 / surgical ～ 外科手术固位 / ～ of urine 尿潴留

retethelioma [ˌri:tiθi:li'əumə] *n* 网状内皮肉瘤,恶性淋巴瘤

reticula [ri'tikjulə] reticulum的复数

reticular [ri'tikjulə] *a* 网状的 | ～**ly** *ad*

reticulate [ri'tikjulit] *a* 网状的 [ri'tikjuleit] *vt, vi* (使)成网状 | ～**d** [ri'tikjuleitid] *a* / ～**ly** *ad*

reticulation [riˌtikju'leiʃən] *n* 网状形成 | dust ～ 尘网形成(肺尘病的早期,尤见于煤矿工人,可能发展成炭末石末沉着病)

reticulin [ri'tikjulin] *n* 网霉素,羟基链霉素;网硬蛋白 | ～M 网硬蛋白M(网状内皮系统产生的一种内分泌物)

reticulitis [riˌtikju'laitis] *n* 蜂窝胃炎(反刍动物第二胃的炎症)

reticul(o)- [构词成分] 网,网状结构

reticulocyte [ri'tikjuləuˌsait] *n* 网状细胞,网织红细胞 | **reticulocytic** [riˌtikjuləu'sitik] *a*

reticulocytogenic [riˌtikjuləuˌsaitəu'dʒenik] *a* 网状细胞生成的

reticulocytopenia [riˌtikjuləuˌsaitəu'pi:niə] *n* 网状细胞减少

reticulocytosis [riˌtikjuləusai'təusis] *n* 网状细胞增多

reticuloendothelial [riˌtikjuləuˌendəu'θi:liəl] *a* 网状内皮的

reticuloendothelioma [ri͵tikjuləu͵endəuθi:li'əumə] *n* 网状内皮瘤(恶性淋巴瘤)

reticuloendotheliosis [ri͵tikjuləu͵endəuθi:li'əusis] *n* 网状内皮组织增殖 | leukemic ～ 白细胞性网状内皮组织增殖,毛细胞白血病 / systemic aleukemic ～ 全身性非白血病性网状内皮组织增殖(见Letterer-Siwe disease)

reticuloendothelium [ri͵tikjuləu͵endəu'θi:ljəm] *n* 网状内皮组织

reticulohistiocytary [ri͵tikjuləu͵histiə'saitəri] *a* 网状(内皮系统)组织细胞的

reticulohistiocytoma [ri͵tikjuləu͵histiəsai'təumə] *n* 网状(内皮系统)组织细胞瘤

reticulohistiocytosis [ri͵tikjuləu͵histiəsai'təusis] *n* 网状(内皮系统)组织细胞瘤病 | multicentric ～ 多中心性网状(内皮系统)组织细胞瘤病,脂质皮肤关节炎

reticuloid [ri'tikjulɔid] *a* 网状细胞增多(症)样的 *n* 类网状细胞增多症 | actinic ～ 光化性类网状细胞增多症

reticuloma [ri͵tikju'ləumə] *n* 网状内皮细胞瘤(组织细胞恶性淋巴瘤)

reticulopenia [ri͵tikjuləu'pi:niə] *n* 网状细胞减少

reticuloperithelium [ri͵tikjuləu͵peri'θi:ljəm] *n* 网周上皮

reticulopituicyte [ri͵tikjuləupi'tju(:)isait] *n* 垂体网状细胞

reticulopod [ri'tikjuləupɔd], **reticulopodium** [ri͵tikjuləu'pəudjəm] *n* 网状假足,网状伪足

reticulopodia [ri͵tikjuləu'pəudia] reticulopodium的复数

reticulosarcoma [ri͵tikjuləusɑ:'kəumə] *n* 网状细胞肉瘤(未分化的或组织细胞的恶性淋巴瘤)

reticulosis [ri͵tikju'ləusis] *n* 网状细胞增多(症) | histiocytic medullary ～, familial hemophagocytic ～, familial histiocytic ～ 组织细胞性髓性网状细胞增多,家族性嗜血细胞性网状细胞增多,家族性组织细胞性网状细胞增多 / lipomelanic ～ 脂肪黑变性网状细胞增多,皮肤病性淋巴结病 / pagetoid ～ 变形性骨炎样网状细胞增多

reticulothelium [ri͵tikjuləu'θi:ljəm] *n* 网织上皮

reticulum [ri'tikjuləm] ([复] **reticula** [ri'tikjulə]) *n* 【拉】网(尤指细胞原生质网);网状组织;蜂窝胃(反刍动物第二胃) | endoplasmic ～ 内质网 / sarcoplasmic ～ 肌浆网,肌质网 / stellate ～ 星形网 / ～ trabeculare anguli iridoconealis 虹膜角膜角小梁网

retiform ['ri:tifɔ:m, 'retifɔ:m] *a* 网状的

Retin-A ['retin-ei] *n* 维A酸(tretinoin)制剂的商品名

retina ['retinə] ([复] **retinas** 或 **retinae** ['retini:]) *n* 视网膜 | coarctate ～ 紧压性视网膜,漏斗状视网膜 / detached ～, detachment of ～ 视网膜脱离 / lower ～ 下半(部)视网膜 / nasal ～ 鼻半侧视网膜 / shot-silk ～, watered-silk ～ 闪缎样视网膜 / temporal ～ 颞半侧视网膜 / tigroid ～ 豹纹状视网膜 / upper ～ 上半(部)视网膜

retinaculum [͵reti'nækjuləm] ([复] **retinacula** [͵reti'nækjulə]) *n* 【拉】支持带,系带;持疝钩

retinal ['retinəl] *a* 视网膜的 *n* 视黄醛,维生素A醛

retinal$_1$ ['retinəl] *n* 视网醛,维生素A醛

retinal$_2$ ['retinəl] *n* 去氢视网醛,去氢维生素A醛

retinal isomerase ['retinəl ai'sɔməreis] 视黄醛异构酶

retinal reductase ['retinəl ri'dʌkteis] 视黄醛还原酶(一种酶活性的旧称,现称醇脱氢酶〈NAD(P)$^+$〉)

retinascope ['retinəskəup] *n* 视网膜镜

retine ['reti:n] *n* 抑细胞素(抑制细胞的分裂和生长)

retinene ['retini:n] *n* 视黄醛,维生素A醛

retinitis [ˌreti'naitis] *n* 视网膜炎 | apoplectic ～ 猝出血性视网膜炎 / azotemic ～ 氮血症性视网膜炎 / central angiospastic ～ 血管痉挛性中心视网膜炎 / gravidic ～ 妊娠性视网膜炎 / leukemic ～, splenic ～ 白血病性视网膜炎 / ～ pigmentosa sine pigmento 无色素性视网膜色素变性,无色素沉着的色素性视网膜炎 / punctate ～ 点状视网膜炎 / renal ～ 肾炎性视网膜炎 / ～ sclopetaria 射伤性视网膜炎 / striate ～ 纹状视网膜炎

retinoblastoma [ˌretinəublæs'təumə] *n* 成视网膜细胞瘤,视网膜神经胶质瘤

retinochoroid [ˌretinəu'kɔ:rɔid] *a* 视网膜脉络膜的

retinochoroiditis [ˌretinəukɔ:rɔi'daitis] *n* 视网膜脉络膜炎 | ～ juxtapapillaris 近视乳头性视网膜脉络膜炎 / toxoplasmic ～ 弓形体性视网膜脉络膜炎

retinocytoma [ˌretinəusai'təumə] *n* 视网膜细胞瘤(亦称视网膜瘤)

retinodialysis [ˌretinəudai'ælisis] *n* 视网膜分离

retinograph ['retinəgrɑ:f] *n* 视网膜照片

retinography [ˌreti'nɔgrəfi] *n* 视网膜照相术

retinoic acid [ˌreti'nɔik] 维A酸,维生素A酸,视黄酸

retinoid ['retinɔid] *a* 视网膜样的;树脂样的 *n* 类维生素A

retinol ['retinɔl] *n* 视黄醇,维生素A;松香油

retinol$_1$ ['retinɔl] *n* 视黄醇,维生素A_1

retinol$_2$ ['retinɔl] *n* 去氢视黄醇,维生素A_2

retinol dehydrogenase ['retinɔl di:'haidrədʒəneis] 视黄醇脱氢酶

retinol *O*-fatty-acyltransferase ['retinɔl 'fæti ˌæsil'trænsfəreis] 视黄醇*O*-脂(肪)酰基转移酶

retinoma [ˌreti'nəumə] *n* 视网膜瘤,视网膜细胞瘤

retinomalacia [ˌretinəumə'leiʃiə] *n* 视网膜软化

retinopapillitis [ˌretinəuˌpæpi'laitis] *n* 视网膜视乳头炎

retinopathy [ˌreti'nɔpəθi] *n* 视网膜病 | arteriosclerotic ～ 动脉硬化性视网膜病 / central disk-shaped ～ 盘性中心性视网膜病,盘性黄斑变性 / central serous ～, central angiospastic ～ 浆液性中心性视网膜病,血管痉挛性中心性视网膜病 / circinate ～ 环形视网膜病(亦称环形视网膜炎) / diabetic ～ 糖尿病性视网膜病 / exudative ～ 渗出性视网膜病(亦称渗出性视网膜炎) / hemorrhagic ～ 出血性视网膜病 / hypertensive ～ 高血压性视网膜病 / ～ of prematurity 未熟儿视网膜病,晶状体后纤维组织形成 / pigmentary ～ 色素性视网膜病 / proliferative ～ 增殖性视网膜病 / renal ～ 肾性视网膜病 / stellate ～ 星状视网膜病

retinoschisis [ˌreti'nɔskisis] *n* 视网膜劈裂症

retinoscope ['retinəskəup] *n* 视网膜镜 | **retinoscopy** [ˌreti'nɔskəpi] *n* 视网膜镜检查,视网膜检影法

retinosis [ˌreti'nəusis] *n* 视网膜变性

retinotopic [ˌretinəu'tɔpik] *a* 视网膜区域定位的,视网膜定位的

retinotoxic [ˌretinəu'tɔksik] *a* 毒害视网膜的

retinyl ['retinil] *n* 视黄基

retinyl-palmitate esterase ['retinil 'pælmiteit 'estəreis] 棕榈酸视黄酯酯酶

retire [ri'taiə] *vi* 离开,撤退;退休,退职,退役;就寝 *vt* 撤退,辞退 | ～ into oneself 沉默 / ～ to bed 就寝

retired [ri'taiəd] *a* 退休的,退职的,退

役的

retirement [ri'taiəmənt] *n* 退休,退职,退役

retisolution [ˌretisə'lju:ʃən] *n* 高尔基(Golgi)体溶解

retispersion [ˌreti'spə:ʃən] *n* 高尔基体移位(高尔基〈Golgi〉体从正常位置移到细胞周围)

retoperithelium [ˌri:təuˌperi'θi:ljəm] *n* 网周上皮

retort[1] [ri'tɔ:t] *n* 曲颈甑,蒸馏瓶

retort[2] [ri'tɔ:t] *vt, vi, n* 反击,反驳

Retortamonadida [riˌtɔ:təməu'nædidə] *n* 曲滴虫目

Retortamonas [ˌri:tə'tæmənəs] *n* 曲滴虫属

retothel ['ri:təθəl] *a* 网状内皮的

retothelium [ˌri:təu'θi:ljəm] *n* 网织上皮 | **retothelial** *a*

retract [ri'trækt] *vt, vi* 缩回,缩卷

retractile [ri'træktail] *a* 可缩回的,可退缩的

retraction [ri'trækʃən] *n* 退缩,缩回 | clot ～ 血块凝缩 / gingival ～ 龈后缩 / mandibular ～ 下颌后缩

retractor [ri'træktə] *n* 牵开器;缩肌

retrad ['ri:træd] *ad* 向后(向后方或背侧)

retreat [ri:'tri:t] *vi* 退却;放弃(from) *n* 退却;逃避

retrieval [ri'tri:vəl] *n* (记忆内容的)随意再现;(可)收回,(可)恢复;(可)挽救;检索 | beyond(或past)不可恢复;不可挽回

retrieve [ri'tri:v] *vt* 收回,恢复;挽回,挽救;追溯 | **retrievable** [ri'tri:vəbl] *a* 可收回的,可恢复的;可挽救的

retr(o)- [前缀] 后,向后,在后

retroact [ˌretrəu'ækt] *vi* 倒行,回动,起反作用

retroaction [ˌretrəu'ækʃən] *n* 反作用,逆作用

retroactive [ˌretrəu'æktiv] *a* 倒行的,回动的,反作用的

retroauricular [ˌretrəuɔ:'rikjulə] *a* 耳后的

retrobronchial [ˌretrəu'brɔŋkiəl] *a* 支气管后的

retrobuccal [ˌretrəu'bʌkəl] *a* 颊后的,口后的

retrobulbar [ˌretrəu'bʌlbə] *a* 眼球后的;脑桥后的

retrocalcaneobursitis [ˌretrəukælˌkeiniəubə'saitis] *n* 跟腱(粘液)囊炎

retrocardiac [ˌretrəu'kɑ:diæk] *a* 心后的

retrocatheterism [ˌretrəu'kæθitərizəm] *n* 逆行插管法

retrocecal [ˌretrəu'si:kəl] *a* 盲肠后的

retrocede [ˌretrəu'si:d] *vi* 后退,后移 *vt* 交还,归还

retrocervical [ˌretrəu'sə:vikəl] *a* 子宫颈后的

retrocession [ˌretrəu'seʃən] *n* 后退,后移(尤指子宫后移);交还,归还

retroclavicular [ˌretrəuklə'vikjulə] *a* 锁骨后的

retroclusion [ˌretrəu'klu:ʒən] *n* 逆压法,动脉后针压术

retrocochlear [ˌretrəu'kɔkliə] *a* (耳)蜗后的

retrocolic [ˌretrəu'kɔlik] *a* 结肠后的

retrocollic [ˌretrəu'kɔlik] *a* 项的,颈后的

retrocollis [ˌretrəu'kɔlis] *n* 颈后倾(头向后仰的痉挛性斜颈)

retrocrural [ˌretrəu'kruərəl] *a* 腿后的

retrocursive [ˌretrəu'kə:siv] *a* 退走的,退奔的

retrodeviation [ˌretrəuˌdi:vi'eiʃən] *n* 后偏(后倾、后屈、后移的总称)

retrodisplacement [ˌretrəudis'pleismənt] *n* 后移位

retroesophageal [ˌretrəui(:)'sɔfədʒiəl] *a* 食管后的

retrofilling [ˌretrəu'filiŋ] *n* 倒充填(法)(从根尖开始充填)

retroflex(ed) ['retrəufleks(t)] *a* 后屈

的
retroflexion [ˌretrəu'flekʃən] *n* 后屈(尤指子宫后屈)
retrogasserian [ˌretrəugæ'siəriən] *a* 半月神经节后根的
retrognathia [ˌretrəu'næθiə], **retrognathism** [ˌretrəu'næθizəm] *n* 缩颌,颌退缩 | **retrognathic** *a*
retrograde ['retrəugreid] *a* 退行性的,逆行的;衰退的,退化的 *vi* 退行,逆行;退化 | **retrogradation** [ˌretrəugrə'deiʃən] *n*
retrography [ri'trɔgrəfi] *n* 反写
retrogression [ˌretrəu'greʃən] *n* 退化,变性;退行(指退行至发育早期不太复杂的状态)
retroinfection [ˌri:trəuin'fekʃən] *n* 逆传染(由胎儿传染母体)
retroinsular [ˌretrəu'insjulə] *a* 岛后的
retroiridian [ˌretrəuai'ridiən] *a* 虹膜后的
retrojection [ˌretrəu'dʒekʃən] *n* 腔洞灌洗法
retrolabyrinthine [ˌretrəuˌlæbi'rinθi:n] *a* 迷路后的
retrolental [ˌretrəu'lentl], **retrolenticular** [ˌretrəulen'tikjulə] *a* 晶状体后的
retrolingual [ˌretrəu'liŋgwəl] *a* 舌后的
retrolisthesis [ˌretrəu'lisθəsis] *n* 骶骨前移
retromammary [ˌretrəu'mæməri] *a* 乳房后的
retromandibular [ˌretrəumæn'dibjulə] *a* 下颌后的
retromastoid [ˌretrəu'mæstɔid] *a* 乳突后的
retromesenteric [ˌretrəuˌmesən'terik] *a* 肠系膜后的
retromorphosis [ˌretrəumɔ:'fəusis] *n* 退行性变态
retronasal [ˌretrəu'neizəl] *a* 鼻后的
retro-ocular [ˌretrəu'ɔkjulə] *a* 眼后的
retroparotid [ˌretrəupə'rɔtid] *a* 腮腺后的
retropatellar [ˌretrəupə'telə] *a* 髌后的
retroperitoneal [ˌretrəuˌperitəu'ni:əl] *a* 腹膜后的
retroperitoneum [ˌretrəuˌperitəu'ni:əm] *n* 腹膜后腔
retroperitonitis [ˌretrəuˌperitəu'naitis] *n* 腹膜后腔炎
retropharyngeal [ˌretrəufə'rindʒiəl] *n* 咽后的
retropharyngitis [ˌretrəuˌfærin'dʒaitis] *n* 咽后炎
retropharynx [ˌretrəu'færiŋks] *n* 咽后部
retroplacental [ˌretrəuplə'sentl] *a* 胎盘后的
retroplasia [ˌretrəu'pleisiə] *n* 退行性化生(组织或细胞变性为更原始型)
retropleural [ˌretrəu'pluərəl] *a* 胸膜(腔)后的
retroposed ['retrəupəuzd] *a* 后移的
retroposition [ˌretrəupə'ziʃən] *n* 后位,后移;复位,回复
retropulsion [ˌretrəu'pʌlʃən] *n* 推回,向后压(如分娩时的胎头);后退(如脊髓痨时),反步症;后退步态,后冲步态(一种异常步态)
retrorectal [ˌretrəu'rektəl] *a* 直肠后的
retrorsine ['retrəsin] *n* 倒千里光碱(一种有毒的生物碱)
retrosigmoidal [ˌretrəusig'mɔidəl] *a* 乙状窦后的
retrosinus [ˌretrəu'sainəs] *n* 后窦(颞骨乳突)
retrospect ['retrəuspekt] *n, vi, vt* 回顾,回想,追溯 | in ～ 回顾 | ～**ion** [ˌretrəu'spekʃən] *n*
retrospective [ˌretrəu'spektiv] *a* 回顾的,回想的,追溯的
retrospondylolisthesis [ˌretrəuˌspɔndiləulis'θi:sis] *n* 骶骨前移

retrostalsis [ˌretrə*u*'stælsis] *n* 逆蠕动
retrosternal [ˌretrə*u*'stəːnəl] *a* 胸骨后的
retrosymphysial [ˌriːtrə*u*sim'fiziəl] *a* 耻骨联合后的
retrotarsal [ˌretrə*u*'tɑːsəl] *a* 睑板后的
retrouterine [ˌretrə*u*'juːtərain] *a* 子宫后的
retrovaccination [ˌretrə*u*ˌvæksi'neiʃən] *n* 还原接种法(用从人获得的疫苗病毒接种至小母牛身上,同样亦指从曾接种疫苗病毒的母牛身上获取病毒再接种至小母牛身上)
retroversioflexion [ˌretrə*u*ˌvəːsiə*u*'flekʃən] *n* 后倾后屈
retroversion [ˌretrə*u*'vəːʃən, -ʒən] *n* 后倾 | ~ of uterus 子宫后倾
retroverted [ˌretrə*u*'vəːtid] *a* 后倾的
retrovesical [ˌretrə*u*'vesikəl] *a* 膀胱后的
Retrovir ['retrəvir] *n* 齐多夫定(zidovudine)制剂的商品名
Retroviridae [ˌretrə*u*'viridiː] *n* 逆转录病毒科
retrovirus ['retrə*u*ˌvaiərəs] *n* 逆转录病毒
retrusion [ri'truːʒən] *n* 后移(如牙齿在咬合线后的位置不良);下颌后移
Rett syndrome [ret] (Andreas Rett) 雷特综合征(累及脑灰质的一种进行性病变,只见于女性,出生时即存在,特征为孤独行为、共济失调、痴呆、癫痫发作及失去有目的用手能力,伴大脑萎缩、血氨轻度升高及生物胺水平降低。亦称大脑萎缩性血氨过多)
return [ri'təːn] *vi* 回,返回;回复,恢复;送还,归还;回答 *vt* 还,归回;回报,报答;回答;获得;报告,申报 *n* 回来;归还;回复,恢复;回流;回归,复发;报答,回报;[常用复] 报告书,统计表 *a* 返回的;折回的,回流的;重现的,回复的 | in ~ 作为报答,作为回报 / in ~ for 作为…的交换,作为…的报答 / Many happy ~s (of the day)! 祝你长寿!(生日祝词) / ~ a favour 报答 / ~ thanks 答谢 / ~ to 放回;回到;恢复到
Retzius' fibers ['retsiəs] (Anders A. Retzius) 雷济厄斯纤维(柯替〈Corti〉器内戴特斯〈Deiters〉细胞的硬丝) / ~ space (cavity) 膀胱前隙,耻骨后隙 / ~ veins 雷济厄斯静脉(自小肠壁至下腔静脉的属支,即肠壁静脉)
Retzius' foramen ['retsiəs] (Magnus G. Retzius) 第四脑室外侧孔 | ~ lines (striae) 生长线,增长线(牙本质)
reunient [ri'juːniənt] *a* 再连合的
reunion [riː'juːnjən] *n* 再结合,再连合,复连(合)
reunite ['riːju(ː)'nait] *vt, vi* (使)再结合,(使)再连合,(使)复连
reuse ['riː'juːz] *vt* 再使用,重新使用 ['riːjuːs] *n*
Reuss's color charts (tables) ['rɔis] (August R. Von Reuss) 罗伊斯比色图表(检色觉)
revaccination [ˌriːvæksi'neiʃən] *n* 再接种(第二次预防接种)
revaluate ['riː'væljueit] *vt* 对…重新估价(或评价) | **revaluation** ['riːvælju'eiʃən] *n*
revascularization[riːˌvæskjulərai'zeiʃən, -ri'z-] *n* 换血管术
reveal [ri'viːl] *vt* 展现,(显)露出;揭示,揭露
revelation [ˌrevi'leiʃən] *n* 展现,显露;揭露
revellent [ri'velənt] *a* 诱导的
revenge [ri'vendʒ] *vt* 替…报仇,报复 *n* 报仇,报复 | in(或out of) ~ (for) 报复,为…报复
reverberate [ri'vəːbəreit] *vt, vi* (使)反响 | **reverberation** [riˌvəːbə'reiʃən] *n* 反响;混响
Reverdin's graft [reivə'dæn] (Jacques L. Reverdin) 表皮移植片 | ~ method 雷维尔丹法(表皮移植) / ~ operation 雷维尔丹手术(一种表皮移植法)

Reverdin's needle [reivə'dæn] (Albert Reverdin) 雷维尔丹活眼针(外科用针)

reverie ['revəri] *n* 出神,幻想

reversal [ri'və:səl] *n* 颠倒,逆转;反向,相反 | ~ of gradient (肠)梯度颠倒,粪便逆行 / sex ~ 性转换,性反转

reverse [ri'və:s] *a* 倒转的,逆转的;反向的,回复的 *n* 倒转,逆转;相反,反向,反面 *vt, vi* (使)颠倒,(使)逆转,(使)倒转;(使)反向 | in ~ order 颠倒次序 | ~**ly** *ad*

reverse transcriptase [ri'və:s træns'kripteiz] 逆转录酶,RNA指导的DNA聚合酶

reversible [ri'və:səbl] *a* 可逆的 | **reversibility** [ri,və:sə'biləti] *n* 可逆性

reversion [ri'və:ʃən] *n* 逆转,倒转,反向;回复变异;返祖遗传(某些远祖的遗传性状的重现) | antigenic ~ 抗原性逆转(成熟细胞的抗原结构转变为未成熟细胞的抗原结构,如某些肿瘤中所见)

revert [ri'və:t] *vi* 回复(to);回复变异;返祖遗传

review [ri'vju:] *n* 回顾;检查;评论;复习 *vt* 考察;检查;回顾;评论;复习 | pass in ~ (被)回顾,(被)检查 / under ~ 在检查中

Revilliod sign [reivi'jɔ:] (Jean L. A. Revilliod) 腊维约征,眼轮匝肌征(orbicularis sign, 见sign项下相应术语)

revise [ri'vaiz] *vt* 修订,修改;对…重新分类

revision [ri'viʒən] *n* 修订,修改

revisit [,ri:'vizit] *vt* 再访问,重游,回到

revitalize [,ri:'vaitəlaiz] *vt* 使复苏,使恢复元气,使回生 | **revitalization** ['ri:,vaitəlai'zeiʃən, -li'z-] *n*

revivable [ri'vaivəbl] *a* 可苏醒的,可复活的

revival [ri'vaivəl] *n* 复苏,回生;复兴;精神重振,恢复元气

revive [ri'vaiv] *vi, vt* (使)复苏,(使)回生;(使)恢复 | ~**r** *n* 刺激物,兴奋剂

revivescent [,revi'vesnt], **reviviscent** [,revi'visnt] *a* 复苏的,回生的;恢复的 | **revivescence** [,revi'vesns], **reviviscence** [,revi'visns] *n* 复苏,回生,生命力复活;反应再现(指以前作过诊断性皮肤结核菌素试验的患者,在皮下注射结核菌素时,局部皮肤反应再现)

revivify [ri(:)'vivifai] *vt, vi* (使)复苏,(使)回生;(使)恢复 | **revivification** [ri(:),vivifi'keiʃən] *n* 复新,复活(指创口等)

revoke [ri'vəuk] *vt* 撤销,取消

revolt [ri'vəult] *vi, n* 反抗;厌恶

revolute ['revəlju:t] *a* 后卷的,绕转的

revolution [,revə'lju:ʃən] *n* 革命,彻底改革;绕转,回转;循环;周期

revolutionize [,revə'lju:ʃənaiz] *vt* 使革命化,彻底改革

revolve [ri'vɔlv] *vt* 使旋转;细想 *vi* 旋转(round);(思想等)使人再三考虑

revulsant [ri'vʌlsənt] *a* 诱导的

révulseur [,reivjul'sə:] *n* 【法】针刺器(用于邦夏特〈Baunscheidt〉针法)

revulsion [ri'vʌlʃən] *n* 嫌恶,反感(against);(感情或意见的)突变;诱导法 | **revulsive** [ri'vʌlsiv] *a*

reward [ri'wɔ:d] *n* 报答,报酬,奖赏 *vt* 报答,酬劳 | ~**ing** *a* 值得一做的 / ~**less** *a* 无报酬的,徒劳的

reword ['ri:'wə:d] *vt* 重说;改说

rewrite ['ri:'rait] (rewrote, rewritten) *vt* 再写,改写

Reye-Johnson syndrome [rai 'dʒɔnsn] (R. D. K. Reye; George M. Johnson) 雷-约综合征(见Reye's syndrome)

Reye's syndrome [rai] (Ralph D. K. Reye) 雷亥综合征(一种罕见的儿童急性有时为致死性疾病,常作为水痘的后遗症或病毒性上呼吸道感染发生,特点为复发性呕吐及血清转氨酶水平升高,伴有肝脏及其他内脏的特殊改变,可继以一种脑病期,伴急性脑肿胀、意识障碍及癫痫发作)

Reynals 见Duran-Reynals
Reynold's test ['renəld] (James E. Reynold) 雷诺尔德试验(检丙酮)
Rezipas ['rezipæs] *n* 对氨水杨酸(para-aminosalicylic acid)制剂的商品名
RF rheumatoid factor 类风湿因子
Rf 元素𬬻(rutherfordium)的符号
RFA right fronto-anterior 额右前(胎位)
RFLP restriction fragment length polymorphism 限制性片断长度多态性(见polymorphism项下相应术语)
RFP right frontoposterior 额右后(胎位)
RFPS (Glasgow) Royal Faculty of Physicians and Surgeons of Glasgow (格拉斯哥)皇家内外科医师协会
RFT right frontotransverse 额右横(胎位)
RGN Registered General Nurse (Scotland) 注册普通护士(苏格兰)
Rh 元素铑(rhodium)的符号
Rh_{null} Rh因子缺乏,Rh因子无(为一种罕见血型的符号,见syndrome项下相应术语)
Rhabdiasoidea [ˌræbdiə'sɔidiə] *n* 棒线(虫)总科
rhabditic [ræb'ditik] *a* 小杆线虫的
rhabditiform [ræb'ditifɔ:m] *a* 杆状的
Rhabditis [ræb'daitis] *n* 小杆线虫属
rhabditoid ['ræbditɔid] *a* 杆状的
Rhabditoidea [ˌræbdi'tɔidiə] *n* 小杆总科
rhabdium ['ræbdiəm] *n* 横纹肌纤维
rhabd(o)- [构词成分] 杆;横纹
rhabdocyte ['ræbdəsait] *n* 杆状核细胞,晚幼粒细胞
rhabdoid ['ræbdɔid] *a* 杆状的
Rhabdomonadina [ˌræbdə*u*mə*u*nə'dainə] *n* 杆单胞虫亚目
Rhabdomonas [ˌræbdə*u*'məunəs] *n* 杆单胞菌属
rhabdomyoblast [ˌræbdə*u*'maiə*u*ˌblæst] *n* 成横纹肌细胞 | ~**ic** [ˌræbdə*u*ˌmaiə*u*'blæstik] *a*
rhabdomyoblastoma [ˌræbdə*u*ˌmaiə*u*blæs'təumə] *n* 成横纹肌细胞瘤,横纹肌肉瘤
rhabdomyochondroma [ˌræbdə*u*ˌmaiə*u*kɔn'drəumə] *n* 横纹肌软骨瘤(良性间叶瘤)
rhabdomyolysis [ˌræbdə*u*mai'ɔlisis] *n* 横纹肌溶解
rhabdomyoma [ˌræbdə*u*mai'əumə] *n* 横纹肌瘤
rhabdomyomyxoma [ˌræbdə*u*maiə*u*mik'səumə] *n* 横纹肌粘液瘤
rhabdomyosarcoma [ˌræbdə*u*ˌmaiə*u*sɑ:'kəumə], **rhabdosarcoma** [ˌræbdə*u*sɑ:'kəumə] *n* 横纹肌肉瘤
Rhabdonema [ˌræbdə*u*'ni:mə] *n* 小杆线虫属
rhabdosphincter [ˌræbdə*u*'sfiŋktə] *n* 横纹肌纤维括约肌
Rhabdoviridae [ˌræbdə*u*'viridi:] *n* 弹状病毒科
rhabdovirus ['ræbdə*u*ˌvaiərəs] *n* 弹状病毒,棒状病毒
rhachi- 以rhachi-起始的词,同样见以rachi-起始的词
rhacoma [rei'kəumə] *n* 皮肤表皮脱落;阴囊下垂
rhaebocrania [ˌri:bə'kreinjə] *n* 斜颈
rhaeboscelia [ˌri:bə'si:liə] *n* 膝内翻(弓形腿);膝外翻
rhaebosis [ri:'bəusis] *n* 弯曲(腿或任何直的部分的变弯)
rhagades ['rægədi:z] *n* 皲裂
rhagadiform [rei'gædifɔ:m] *a* 皲裂状的
-rhage [构词成分] 出血,流血;流出
rhagiocrine ['rædʒiəkrain] *a* 含胶体的(空泡)
rhagionid [ˌrædʒi'ɔnid] *n* 鹬虻
Rhagionidae [ˌrædʒi'ɔnidi:] *n* 鹬虻科
rhamninose ['ræmninəus] *n* 鼠李三糖
rhamnose ['ræmnəus] *n* 鼠李糖
rhamnoside ['ræmnəsaid] *n* 鼠李糖苷

Rhamnus ['ræmnəs] *n* 鼠李属

rhaphania [rə'feiniə] *n* 野萝卜子中毒

rhaphe ['reifi:] *n* 缝(际)

-rhaphy [构词成分] 缝术

rhatany ['rætəni] *n* 拉坦尼(其根有收敛作用) | Brazilian ～ 巴西拉坦尼 / Peruvian ～ 秘鲁拉坦尼

rhaumatalgia [ˌru:mə'tældʒiə] *n* 风湿痛(慢性风湿性痛)

rhe [ri:] *n* 流值(流度单位)

-rhea [构词成分] 溢出,流出

rhegma ['regmə] *n* 破裂,裂损;骨折

rhegmatogenous [ˌregmə'tɔdʒinəs] *a* 孔源性的(如孔源性视网膜脱离)

rheic acid ['ri:ik] 大黄酸,大黄酚

Rhein's picks [rain] (M. L. Rhein) 任氏牙签(在牙根管顶开孔及加宽用)

rhenium ['ri:niəm] *n* 铼(化学元素)

rheo- [构词成分] 流,电流

rheobase ['ri:əbeis] *n* 基强度(电流产生刺激作用所需的最小电位) | **rheobasic** [ˌri:ə'beisik] *a*

rheocardiogram [ˌri:ə'kɑ:diəgræm] *n* 心电阻图

rheocardiography [ˌri:*əu*ˌkɑ:di'ɔgrəfi] *n* 心电阻描记法

rheocord ['ri:əkɔ:d] *n* 变阻器

rheology [ri:'ɔlədʒi] *n* 流变学,液流学(如研究血液在心脏和血管的流动)

Rheomacrodex [ˌri:*əu*'mækr*əu*deks] *n* 右旋糖酐40(dextran 40)制剂的商品名

rheometer [ri:'ɔmitə] *n* 电流计;血流速度计

rheonome ['ri:ənəum] *n* 电流调节器;神经反应测定器

rheophore ['ri:əfɔ:] *n* 电极

rheoscope ['ri:əskəup] *n* 检电器,验电器

rheostat ['ri:əstæt] *n* 变阻器

rheostosis [ˌri:ɔs'təusis] *n* 条纹状骨肥厚

rheotachygraphy [ˌri:ətə'kigrəfi] *n* 肌电波描记法

rheotaxis [ˌri:ə'tæksis] *n* 向流性 | negative ～ 负向流性(生物体的运动与液流的方向相同) / positive ～ 正向流性(生物体的运动与液流的方向相反) | **rheotropism** [ri:'ɔtrəpizəm] *n*

rheotome ['ri:ətəum] *n* 电流断续器,断流器

rheotrope ['ri:ətrəup] *n* 电流变向器

rhestocythemia [ˌrestəsai'θi:miə] *n* 破裂红细胞血症

rhesus ['ri:səs] *n* 恒河猴,猕,罗猴

Rheum ['ri:əm] *n* 大黄属

rheum [ru:m], **rheuma** ['ru:mə] *n* 稀粘液 | epidemic ～ 流行性感冒,流感

rheumapyra [ˌru:mə'paiərə] *n* 急性风湿病,风湿(性)热

rheumarthritis [ˌru:mɑ:'θraitis] *n* 关节风湿病

rheumatic [ru(:)'mætik] *a* (患)风湿病的,风湿性的 *n* 风湿病患者

rheumaticosis [ru(:)ˌmæti'kəusis] *n* 小儿风湿状态

rheumatid ['ru:mətid] *n* 风湿疹

rheumatism ['ru:mətizəm] *n* 风湿病 | desert ～ 球孢子菌病 / gonorrheal ～ 淋病性风湿病(伴淋病性尿道炎,常产生关节强硬) / inflammatory ～ 炎性风湿病,风湿(性)热 / lumbar ～ 腰风湿病,腰痛 / muscular ～ 肌风湿病,纤维织炎 / nodose ～ 结节性风湿病,类风湿性关节炎 / osseous ～ 骨风湿病,类风湿性关节炎 / palindromic ～ 复发性风湿病(指关节炎及关节周炎一再发作) / tuberculous ～ 结核性风湿病(由于结核毒素所致) / visceral ～ 内脏风湿病(较常见的为心脏或心包)

rheumatismal [ˌru:mə'tizməl] *a* 风湿病的,风湿性的

rheumatocelis [ˌru:mət*əu*'ki:lis] *n* 风湿性紫癜

rheumatogenic [ˌru:mət*əu*'dʒenik] *a* 发生风湿的,致风湿病的

rheumatoid ['ru:mətɔid] *a* 风湿病样的,类风湿性的

rheumatology [ˌru:mə'tɔlədʒi] *n* 风湿病学 | **rheumatologist** *n* 风湿病学家
rheumatopyra [ˌru:mətəu'paiərə] *n* 风湿(性)热
rheumatosis [ˌru:mə'təusis] *n* 风湿病
Rheumatrex ['ru:məˌtreks] *n* 甲氨蝶呤(methotrexate)制剂的商品名
rheumic ['ru:mik] *a* 稀粘液的
rhexis ['reksis] *n* 破裂(器官或血管)
Rh factor Rh因子,猕因子,恒河猴因子
rhigosis [ri'gəusis] *n* 寒觉,冷觉 | **rhigotic** [ri'gɔtik] *a*
rhinal ['rainl] *a* 鼻的
rhinalgia [rai'nældʒiə] *n* 鼻痛
rhinallergosis [ˌrainələ'gəusis] *n* 变应性鼻炎,过敏性鼻炎
rhinedema [ˌraini(:)'di:mə] *n* 鼻水肿
rhinencephalia [ˌrainensi'feiliə] *n* 喙状鼻(畸形)
rhinencephalon [ˌrainen'sefəlɔn] *n* 嗅脑
rhinencephalus [ˌrainen'sefələs] *n* 喙状鼻畸胎
rhinenchysis [rai'nenkisis] *n* 鼻内注射
rhinesthesia [ˌrainis'θi:zjə] *n* 嗅觉
rhineurynter [ˌrinju'rintə] *n* 鼻孔扩张器
rhinion ['rinjən] *n* 鼻缝点,下鼻点
rhinism ['rainizəm] *n* 鼻音
rhinitis [rai'naitis] *n* 鼻炎 | acute catarrhal ~ 急性卡他性鼻炎 / allergic ~, anaphylactic ~ 变应性鼻炎,过敏性鼻炎 / dyscrinic ~ 内分泌失调性鼻炎 / fibrinous ~, croupous ~ 纤维蛋白性鼻炎,格鲁布性鼻炎 / nonseasonal allergic ~, atopic ~, perennial ~ 非季节性变应性鼻炎,特应性鼻炎,全年性鼻炎 / ~ sicca 干燥性鼻炎 / tuberculous ~, scrofulous ~ 结核性鼻炎,腺病性鼻炎
rhin(o)- [构词成分] 鼻
rhinoanemometer [ˌrainəuˌæni'mɔmitə] *n* 鼻气流计
rhinoantritis [ˌrainəuæn'traitis] *n* 鼻上颌窦炎
rhinobyon [rai'nəubiɔn] *n* 鼻塞(子)
rhinocanthectomy [ˌrainəukæn'θektəmi] *n* 内眦切除术
rhinocele ['rainəsi:l] *n* 嗅叶腔
rhinocephalus [ˌrainəu'sefələs] *n* 喙状鼻畸胎
Rhinocephalus annulatus [ˌrainəu'sefələs ˌænju'leitəs] 具环牛蜱(即Boophilus annulatus)
rhinocephaly [ˌrainəu'sefəli] *n* 喙状鼻(畸形)
rhinocheiloplasty [ˌrainəu'kailəˌplæsti] *n* 鼻唇成形术
rhinocleisis [ˌrainəu'klaisis] *n* 鼻塞,鼻堵
rhinocoele ['rainəsi:l] *n* 嗅叶腔
rhinodacryolith [ˌrainəu'dækriəˌliθ] *n* 鼻泪管石
rhinodynia [ˌrainəu'diniə] *n* 鼻痛
rhinoentomophthoromycosis [ˌrainəuentəˌmɔfθərəumai'kəusis] *n* 鼻藻菌病
Rhinoestrus [rai'nestrəs] *n* 鼻狂蝇属
rhinogenous [rai'nɔdʒinəs] *a* 鼻原的,鼻性的
rhinokyphosis [ˌrainəukai'fəusis] *n* 鼻后凸
rhinolalia [ˌrainəu'leiliə] *n* 鼻音,鼻语 | ~ aperta, open ~ 开放性鼻音 / ~ clausa 闭合性鼻音
rhinolaryngitis [ˌrainəuˌlærin'dʒaitis] *n* 鼻喉炎
rhinolaryngology [ˌrainəuˌlæriŋ'gɔlədʒi] *n* 鼻喉科学 | **rhinolaryngologist** *n* 鼻喉科学家,鼻喉科医生
rhinolith ['rainəliθ] *n* 鼻石
rhinolithiasis [ˌrainəuli'θaiəsis] *n* 鼻石症
rhinology [rai'nɔlədʒi] *n* 鼻科学 | **rhinologist** *n* 鼻科学家,鼻科医生
rhinomanometer [ˌrainəumə'nɔmitə] *n* 鼻(塞测)压计

rhinomanometry [ˌrainəuməˈnɔmitri] *n* 鼻腔测压(法)
rhinometer [raiˈnɔmitə] *n* 鼻腔计,量鼻计
rhinommectomy [ˌrainɔˈmektəmi] *n* 内眦切除术
rhinomycosis [ˌrainəumaiˈkəusis] *n* 鼻真菌病
rhinonecrosis [ˌrainəuneˈkrəusis] *n* 鼻(骨)坏死
rhinonemmeter [ˌrainəuˈnemitə] *n* 鼻气流计
rhinoneurosis [ˌrainəunjuəˈrəusis] *n* 鼻神经功能病,鼻神经官能病
rhinopathy [raiˈnɔpəθi], **rhinopathia** [ˌrainəuˈpæθiə] *n* 鼻病
rhinopharyngeal [ˌrainəufəˈrindʒiəl] *a* 鼻咽的
rhinopharyngitis [ˌrainəuˌfærinˈdʒaitis] *n* 鼻咽炎 | ~ mutilans 毁形性鼻咽炎
rhinopharyngocele [ˌrainəufəˌriŋgəsi:l] *n* 鼻咽(气)瘤,鼻咽(气)囊肿
rhinopharyngolith [ˌrainəufəˈriŋgəliθ] *n* 鼻咽石
rhinopharynx [ˌrainəuˈfæriŋks] *n* 鼻咽
rhinophonia [ˌrainəˈfəuniə] *n* 鼻音
rhinophore [ˈrainəfɔ:] *n* 鼻通气管
rhinophycomycosis [ˌrainəuˌfaikəumaiˈkəusis] *n* 鼻藻菌病
rhinophyma [ˌrainəˈfaimə] *n* 肥大性酒渣鼻,鼻赘
rhinoplasty [ˈrainəˌplæsti] *n* 鼻成形术 | English ~ 英国式鼻成形术(颊部皮瓣鼻成形术) / Indian ~ 印度式鼻成形术(额部皮瓣鼻成形术) / Italian ~, tagliacotian ~ 意大利式鼻成形术(臂部皮瓣鼻成形术) | **rhinoplastic** [ˌrainəˈplæstik] *a*
rhinopneumonitis [ˌrainəuˌnju:məuˈnaitis] *n* 鼻肺炎
rhinopolypus [ˌrainəuˈpɔlipəs] *n* 鼻息肉
rhinoptia [raiˈnɔpʃiə] *n* 内斜视
rhinoreaction [ˌrainəuri(:)ˈækʃən] *n* 鼻反应(鼻内结核菌素反应,鼻粘膜在涂滴结核菌素后,结核患者鼻粘膜出现渗出液反应)
rhinorrhagia [ˌrainəˈreidʒiə] *n* 鼻出血,鼻衄
rhinorrhaphy [raiˈnɔrəfi] *n* 鼻缝术
rhinorrhea [rainəˈri:ə] *n* 鼻(液)溢,鼻漏
rhinosalpingitis [ˌrainəusælpinˈdʒaitis] *n* 鼻咽鼓管炎
rhinoscleroma [ˌrainəuskliəˈrəumə] *n* 鼻硬结症
rhinoscope [ˈrainəskəup] *n* 鼻镜,鼻窥器 | **rhinoscopic** [ˌrainəˈskɔpik] *a* 鼻镜检查的 / **rhinoscopy** [raiˈnɔskəpi] *n* 鼻镜检查,鼻窥器检查
rhinosinusitis [ˌrainəuˌsainəˈsaitis] *n* 鼻鼻窦炎,鼻窦炎
rhinosporidiosis [ˌrainəuspəˌridiˈəusis] *n* 鼻孢子虫病
Rhinosporidium [ˌrainəuspəˈridjəm] *n* 鼻孢子虫属 | ~ seeberi 西(伯)氏鼻孢子虫
rhinostegnosis [ˌrainəustegˈnəusis] *n* 鼻塞,鼻堵
rhinostenosis [ˌrainəustiˈnəusis] *n* 鼻道狭窄
rhinotomy [raiˈnɔtəmi] *n* 鼻切开术
rhinotracheitis [ˌrainəuˌtreikiˈaitis] *n* 鼻气管炎
rhinovaccination [ˌrainəuˌvæksiˈneiʃən] *n* 鼻接种(将疫苗或其他免疫制剂接种至鼻粘膜处)
Rhinovirus [ˈrainəuˌvaiərəs] *n* 鼻病毒属
rhinovirus [ˈrainəuˌvaiərəs] *n* 鼻病毒 | **rhinoviral** [ˌrainəuˈvaiərəl] *a*
rhiotin [ˈraiətin] *n* 根瘤菌生物素
Rhipicentor [ˌraipiˈsentə] *n* 扇革蜱属
Rhipicephalus [ˌraipiˈsefələs] *n* 扇头蜱属 | ~ appendicularis 具尾扇头蜱 / ~ bursa 囊状扇头蜱 / ~ capensis

好望角扇头蜱 / ～ decoloratus 脱色扇头蜱 / ～ sanguineus 血红扇头蜱 / ～ simus 拟态扇头蜱

rhitid- 以rhitid-起始的词，同样见以rhytid-起始的词

rhizagra [rai'zægrə] *n* 牙根钳(古代拔牙根用)

rhizanesthesia [raiˌzænis'θi:zjə] *n* 神经根麻醉

rhiz(o)- [构词成分] 根

Rhizobiaceae [raiˌzəubi'eisii:] *n* 根瘤菌科

Rhizobium [rai'zəubiəm] *n* 根瘤菌属

rhizoblast ['raizəublæst] *n* 鞭毛根，生毛体

rhizodontropy [ˌraizəu'dɔntrəpi] *n* 牙根转动术；牙根冠固定术

rhizodontrypy [ˌraizəu'dɔntripi] *n* 牙根钻孔术

Rhizoglyphus [rai'zɔglifəs] *n* 根嗜螨属 | ～ parasiticus 寄生根嗜螨

rhizoid ['raizɔid] *a* 根样的 *n* 假根 | **～al** [rai'zɔidl] *a* 根样的

rhizolysis [rai'zɔlisis] *n* 经皮射频脊神经根切断术

Rhizomastigida [ˌraizəumæs'tidʒidə] *n* 变形鞭毛目

rhizome ['raizəum] *n* 根茎

rhizomelic [raizəu'melik] *a* 肢根的(髋与肩的)

rhizomeningomyelitis [ˌraizəuməˌniŋgəumaiə'laitis] *n* 脊髓脊膜脊神经根炎

rhizoneure ['raizənjuə] *n* 神经根细胞

rhizoplast ['raizəplæst] *n* 根丝体

Rhizopoda [rai'zɔpədə] *n* 根足(虫)亚纲；肉足(虫)纲(即Sarcodina)

rhizopodium [ˌraizəu'pəudiəm] ([复] **rhizopodia** [ˌraizəu'pəudiə]) *n* 根状假足

Rhizopus [rai'zəupəs] *n* 根霉菌属，酒曲菌属

rhizotomist [rai'zɔtəmist] *n* 采药者

rhizotomy [rai'zɔtəmi] *n* 脊神经根切断术 | anterior ～ 脊神经前根切断术 / posterior ～ 脊神经后根切断术

rho [rəu] *n* 希腊语的第17个字母(P, ρ)

rhodamine ['rəudəmi:n] *n* 若丹明，碱性蕊香红(一种红色荧光染料)

rhodanate ['rəudəneit] *n* 硫氰酸盐

rhodanic acid [rəu'dænik] 硫氰酸

rhodanine ['rəudəni:n] *n* 硫氰酸

Rhodesia [rəu'di:zjə] *n* 罗得西亚(非洲人称为Zimbabwe津巴布韦) [非洲]

rhodium ['rəudjəm] *n* 铑(化学元素)

Rhodnius prolixus ['rɔdniəs prə'liksəs] 长红猎蝽

rhod(o)- [构词成分] 蔷薇，玫瑰，红

Rhodobacteriineae [ˌrəudəuˌbæktəri'ainii:] *n* 红色细菌亚目

Rhodococcus [ˌrəudəu'kɔkəs] *n* 红球菌属

rhodocyte ['rəudəsait] *n* 红细胞

rhodogenesis [ˌrəudəu'dʒenisis] *n* 视紫质生成

Rhodomicrobium [ˌrəudəumai'krəubjəm] *n* 蔷薇色丝状菌属

rhodophane ['rəudəfein] *n* 视红质(鸟类和鱼类的视网膜锥体的红色素)

rhodophylaxis [ˌrəudəufai'læksis] *n* 视紫质保护性 | **rhodophylactic** *a* 保护视紫质的

rhodoporphyrin [ˌrəudə'pɔ:firin] *n* 玫红卟啉

Rhodopseudomonas [ˌrəudəuˌpsju:dəu'məunəs] *n* 红假单胞菌属

rhodopsin [rəu'dɔpsin] *n* 视紫质，视紫红(质)，视紫素

rhodopsin kinase [rəu'dɔpsin 'kaineis] 视紫红激酶

Rhodospirillaceae [ˌrəudəuˌspaiəri'leisii:] *n* 红螺菌科

Rhodospirillales [ˌrəudəuˌspaiəri'leili:z] *n* 红螺菌目

Rhodospirillum [ˌrəudəuspaiə'riləm] *n* 红螺菌属

Rhodothece [ˌrəudə'θi:si] *n* 红鞘硫细菌属

Rhodotorula [ˌrəudəˈtɔrulə] *n* 红类酵母菌属 | ～ glutinis 胶红类酵母菌 / ～ rubra 深红类酵母菌

rhodotoxin [ˌrəudəˈtɔksin] *n* 杜鹃毒素

RhoGAM [ˈrəugæm] *n* RH_0(D)免疫球蛋白制剂的商品名

rhomb [rɔm] *n* 菱形,斜方形

rhombencephalon [ˌrɔmbenˈsefəlɔn] *n* 菱脑

rhombocoele [ˈrɔmbəsiːl] *n* 脊髓终室

rhomboid [ˈrɔmbɔid] *n* 菱形,菱形体 *a* 菱形的

rhombomere [ˈrɔmbəumiə] *n* 菱脑原节

rhonchus [ˈrɔŋkəs] *n*【拉】干罗音,鼾音 | **rhonchal, rhonchial** *a*

Rhopalopsyllus cavicola [ˌrəupələˈsiləs kəˈvikələ] 洞蚤

rhotanium [rəuˈteinjəm] *n* 金钯合金

rhubarb [ˈruːbɑːb] *n* 大黄(用于流浸膏剂或芳香酊,用作泻药)

r-HuEPO recombinant human erythropoietin 重组人红细胞生成素

Rhus [rʌs] *n* 漆树属

Rhynchocoela [ˌrainkəˈsiːlə] *n* 纽形动物门

rhynchocoelan [ˌrainkəˈsiːlən] *n* 纽虫,纽形动物

Rhynchodea [rinˈkəudiə] *n* 吻毛总目

Rhynchodida [rinˈkəudidə] *n* 吻毛目

rhyostomaturia [ˌraiəuˌstəuməˈtjuəriə] *n* 尿性涎症

rhyparia [raiˈpɛəriə] *n*【希】口垢,污物

rhythm [ˈriðəm] *n* 节奏;节律 | alpha ～ α节律(脑电波) / beta ～ β节律(脑电波) / biological ～ 生物节律 / circadian ～ 24小时节律,昼夜节律 / circus ～ 环转节律 / coupled ～ 二联律 / delta ～ δ节律(脑电波) / ectopic ～ 异位节律 / escape ～ 脱逸节律 / fetal ～ 胎心节律,胎样心音 / gallop ～, cantering ～ 奔马律 / idioventricular ～ 心室自身节律 / infradian ～ 超昼夜节律 / isochronal ～ 等时节律 / metachronal ～ 异时节律 / nodal ～, atrioventricular ～ 结性节律,房室节律 / nyctohemeral ～ 昼夜性节律 / pendulum ～ 钟摆状节律 / reciprocal ～ 逆节律 / sinus ～ 窦性节律 / theta ～ (脑电波)θ节律 / triple ～ 三音律 / ultradian ～ 次昼夜节律 | **～ic(al)** [ˈriðmik(əl)] *a*

rhythmeur [riðˈməː] *n* 火花线圈(使X线机中的电流产生节律性中断)

rhythmicity [riðˈmisəti] *n* 节律性

rhythmotherapy [ˌriðməuˈθerəpi] *n* 节律疗法(如以节拍治口吃)

rhytidectomy [ˌritiˈdektəmi] *n* 皱纹切除术(切除皮肤以消除皱纹)

rhytidoplasty [ˈritidəˌplæsti] *n* 皱纹成形术(消除皮肤皱纹)

rhytidosis [ˌritiˈdəusis] *n* 角膜皱缩(濒死现象)

rib [rib] *n* 肋(骨) | false ～s, abdominal ～s, asternal ～s, spurious ～s 假肋,腹肋,弓肋 / floating ～s, vertebral ～s 浮肋,浮动弓肋,椎肋 / true ～s, sternal ～s, vertebrosternal ～s 真肋,胸骨肋,椎胸肋 / vertebrocostal ～s 椎弓肋(两侧上三个假肋)

ribaminol [raiˈbæminəul] *n* 利巴米诺,二乙铵乙醇核苷酸(记忆辅药)

ribavirin [ˌraibəˈvaiərin] *n* 利巴韦林,三唑核苷,三氮唑核苷,病毒唑(抗病毒药)

Ribbert's theory [ˈribət] (Moritz W. H. Ribbert) 里贝特学说(肿瘤系由残留细胞发育而成,因周围组织张力减少所致)

ribbon [ˈribən] *n* 带,系带,带状物,带状构造 | synaptic ～ 突触带

Ribes's ganglion [riːb] (François Ribes) 里伯神经节(大脑前交通动脉神经丛)

ribitol [ˈraibitɔl] *n* 核(糖)醇

ribodesose [raiˈbəudisəus] *n* 脱氧核糖

riboflavin [ˌraibəuˈfleivin] *n* 核黄素,维生素B_2 | ～-5'-phosphate 核黄素-

5'-磷酸,黄素单核苷酸

riboflavin kinase [ˌraibəu'fleivin 'kaineis] 核黄素激酶

ribonic acid [rai'bɔnik] 核糖酸

ribonuclease [ˌraibəu'nju:klieis] *n* 核糖核酸酶 | ～ I 核糖核酸酶I,胰核糖核酸酶(亦称RNase,RNase I和RNase A)

ribonucleic acid [ˌraibəunju:'kli:ik] RNA,核糖核酸 | heterogenous nuclear RNA (hnRNA) 不均一核RNA,核不均一RNA / messenger RNA (mRNA) 信使RNA / ribosomal RNA (rRNA) 核蛋白体RNA,核糖体RNA / transfer RNA (tRNA) 转移RNA

ribonucleoprotein [ˌraibəuˌnju:kliəu'prəuti:n] *n* 核糖核蛋白

ribonucleoside [ˌraibəu'nju:kliəsaid] *n* 核(糖核)苷

ribonucleoside diphosphate reductase [ˌraibəu'nju:kliəsaid dai'fɔsfeit ri'dʌkteis] 核〈糖核〉苷二磷酸还原酶(亦称核糖核苷酸还原酶)

ribonucleotide [ˌraibəu'nju:kliətaid] *n* 核(糖核)苷酸

ribonucleotide reductase [ˌraibəu'nju:kliətaid ri'dʌkteis] 核(糖核)苷酸还原酶,核(糖核)苷二磷酸还原酶

riboprine ['raibəupri:n] *n* 利波腺苷,异戊烯腺苷(抗肿瘤药)

ribopyranose [ˌraibəu'paiərənəus, -'pirə-] *n* 吡喃核糖

ribose ['raibəus] *n* 核糖

ribose nucleic acid ['raibəus nju:'kli:ik] 核糖核酸

ribose-5-phosphate isomerase ['raibəus 'fɔsfeit ai'sɔməreis] 核糖-5-磷酸异构酶

ribose-phosphate pyrophosphokinase ['raibəus 'fɔsfeit ˌpaiərəuˌfɔsfə'kaineis] 核糖磷酸焦磷酸激酶(此酶活性增强,为一种X连锁隐性性状,可导致嘌呤合成不断增加,并引起原发性痛风。亦称磷酸核糖焦磷酸合成酶)

ribosome ['raibəsəum] *n* 核(糖核)蛋白体,核糖体

ribosyl ['raibəsil] *n* 核糖基

5-ribosyluracil [ˌraibəsil'juərəsil] *n* 5'-尿苷,假尿(嘧啶核)苷

ribothymidine [ˌribəu'θaimidi:n] *n* 胸腺嘧啶核糖核苷,胸苷

ribovirus ['raibəuˌvaiərəs] *n* 核糖核酸病毒,RNA病毒

ribulose ['raibjuləus] *n* 核酮糖

ribulose-phosphate 3-epimerase ['raibjuləus 'fɔsfeit i'piməreis] 核酮糖-磷酸3-表异构酶

RIC Royal Institute of Chemistry 皇家化学学会

rice [rais] [单复同] *n* 稻,米,饭 | ～ polishings 米糠 / white ～ 精白米

rich [ritʃ] *a* 富的,丰富的 | ～**ly** *ad* / ～**ness** *n*

Richardson's sign ['ritʃədsn] (Benjamin W. Richardson) 理查森征(用止血带绑紧手臂,则其末梢部静脉渐次怒张,但死亡时则否)

Richards-Rundle syndrome ['ritʃədz 'rʌndəl] (B. W. Richards; A. T. Rundle) 里-伦综合征(一种先天性综合征,包括酮酸尿、智力迟钝、第二性征发育低下、耳聋、共济失调和外周性肌肉消瘦,此种消瘦在儿童期为进行性的,但最终会停止)

Richet's aneurysm [ri'ʃei] (Didier D. A. Richet) 里歇动脉瘤(梭形动脉瘤)

Richner-Hanhart syndrome ['riknə 'hænhɑ:t] (Hermann Richner; Ernst Hanhart) 里-汉综合征,酪氨酸血症Ⅱ型

Richter-Monro line ['riʃtə mən'rəu] 里希特-门罗线(见Monro-Richter line)

Richter's hernia ['riʃtə, 'riʃtə] (August G. Richter) 里希特疝(肠管仅一侧肠壁脱出,亦称肠壁疝)

Richter's syndrome ['riktə] (Maurice N. Richter) 里克特综合征(慢性淋巴细胞性白血病伴弥漫性组织细胞性淋

巴瘤)

ricin ['raisin] *n* 蓖麻(子)蛋白

ricinism ['raisinizəm] *n* 蓖麻子中毒

ricinoleic acid [ˌraisinəu'li:ik] 蓖麻油酸,12-羟(基)油酸

Ricinus ['risinəs] *n* 蓖麻属

rickets ['rikits] [复] *n* [用作单或复] 佝偻病 | acute ~ 急性佝偻病,婴儿坏血病 / fat ~ 肥胖性佝偻病 / fetal ~ 胎性佝偻病,软骨发育不全 / hemorrhagic ~ 出血性佝偻病,婴儿坏血病 / hepatic ~ 肝病性佝偻病 / late ~, tardy ~ 迟发佝偻病 / renal ~ 肾病性佝偻病,肾病性骨营养不良 / vitamin D-resistant ~, pseudodeficiency ~, refractory ~, vitamin D-refractory ~ 抗维生素D佝偻病,假缺乏性佝偻病,难治性佝偻病,维生素D难治性佝偻病

rickettsemia [ˌrike'tsi:miə] *n* 立克次体血症

Rickettsia [ri'ketsiə] (Howard T. Ricketts) 立克次体属 | ~ akari 螨立克次体 / ~ australis 澳立克次体 / ~ burnetii, ~ diaporica 伯纳特立克次体(即Coxiella burnetii) / ~ canis 犬立克次体 / ~ conorii 康诺尔立克次体 / ~ prowazekii 普氏立克次体 / ~ quintana, ~ pediculi, ~ wolhynica 五日热立克次体,体虱型立克次体,伏尔希尼地方立克次体 / ~ rickettsii 立氏立克次体 / ~ sennetsu 森纳苏立克次体 / ~ siberica, ~ sibericus 西伯利亚立克次体 / ~ tsutsugamushi, ~ akamushi, ~ nipponica, ~ orientalis 恙虫热立克次体,东方立克次体 / ~ typhi, ~ mooseri, ~ muricola 地方性斑疹伤寒立克次体,莫塞尔立克次体,鼠型立克次体

rickettsia [ri'ketsiə] ([复] **rickettsias** 或 **rickettsiae** [ri'ketsii:]) *n* 立克次体 | ~l *a*

Rickettsiaceae [riˌketsi'eisii:] *n* 立克次体科

Rickettsiae [ri'ketsii:] *n* 立克次体族

Rickettsiales [riˌketsi'eili:z] *n* 立克次体目

rickettsialpox [ri'ketsiəlˌpɔks] *n* 立克次体痘

rickettsicidal [riˌketsi'saidl] *a* 杀立克次体的

Rickettsieae [ˌriket'saiii:] *n* 立克次体族

Rickettsiella [riˌketsi'elə] *n* 小立克次体属

rickettsiosis [riˌketsi'əusis] *n* 立克次体病 | canine ~ 犬立克次体病 / chigger-borne ~ 沙螨(立克次体)热

rickettsiostatic [riˌketsiəu'stætik] *a* 抑制立克次体的

rickety ['rikiti] *a* 佝偻病的;摇晃的

Ricolesia [ˌraikəu'li:ziə] (*Ri*ckettsia + J. D. W. A. *Coles*) *n* 立柯体属(衣原体科的一属)

rictus ['riktəs] *n* 【拉】裂,裂口;呵欠 | **rictal** *a* 裂的

RID radial immunodiffusion 辐射状免疫扩散

rid [rid] (rid 或 -dd-) *vt* 使摆脱;使去掉 (of) | be ~ of 摆脱,除去 / get ~ of 摆脱,去掉

Ridaura [rid'ɔ:rə] *n* 金诺芬(auranofin)制剂的商品名

riddance ['ridəns] *n* 摆脱,清除

ridden ['ridn] ride的过去分词 *a* [常用以构成复合词] 受…支配的,受…压迫的;充满的(如pollution-ridden)

riddle ['ridl] *n* 谜 | read a ~ 解谜

Riddoch's mass reflex ['ridɔk] (George Riddoch) 里多克总体反射(在脊髓剧烈外伤时,刺激伤处以下,引起下肢的屈曲反射、肠和膀胱排空和伤处以下的皮肤出汗)

ride [raid] (rode, ridden) *vi* 骑(马等) (on);乘(车等)(on, in);(折骨等)重叠;绞合;依靠(on) *vt* 骑;乘;经受住;重叠在…上 *n* 骑;乘

Rideal-Walker coefficient ['ridiəl

'wɔ:kə] (Samuel Rideal; J. F. A. Walker) 石炭酸系数(用以表示某化合物杀菌力的方法)

rider ['raidə] *n* 骑马者;游码

ridge [ridʒ] *n* 嵴,脊;棱线 | basal ~ 舌面嵴(牙冠背面嵴) / bulbar ~s 心球嵴 / deltoid ~ 三角肌嵴,三角肌粗隆 / genital ~, germ ~ 生殖嵴 / mammary ~, milk ~ 乳腺嵴 / mylohyoid ~ 颌舌嵴,颌舌(骨)线 / superciliary ~, supraorbital ~ 眉嵴,眉弓 / taste ~s 味觉嵴,舌叶状乳头

ridging ['ridʒiŋ] *n* 脊皱(在整形外科中指手术平整区边缘可见的线或嵴)

ridgling ['ridʒliŋ], **ridgel** ['ridʒəl] *n* 单睾丸动物

ridgy ['ridʒi] *a* 有脊的,隆起的

ridicule ['ridikju:l] *n* 嘲笑

ridiculous [ri'dikjuləs] *a* 可笑的,荒谬的 | **~ly** *ad*

Ridley's sinus ['ridli] (Humphrey Ridley) 环状窦

Riechert-Mundinger apparatus [ri-'kə:t 'mu:ndiŋgə] (T. Riechert; F. Mundinger) 里-蒙器(用于里-蒙立体定位外科手术) | ~ technique 里-蒙技术(一种立体定位技术,使用一个半圆形弧导装置和一个环,以保持头部定位)

Riedel's lobe ['ri:dəl] (Bernhard M. C. L. Riedel) 里德尔叶(肝附垂叶,即附于肝右叶肝的舌形部分) | ~ struma (disease, thyroiditis) 里德尔甲状腺肿(病、甲状腺炎)(一种慢性增生性纤维化炎症性过程,通常累及甲状腺一叶,有时为两叶,且波及邻近的气管及其肌肉、筋膜、神经、血管等,亦称板样甲状腺炎)

Rieder's cells ['ri:də] (Hermann Rieder) 里德尔细胞(一种成髓细胞,见于急性白血病患者) | ~ cell leukemia 里德尔细胞性白血病(成髓细胞性白血病的一型) / ~ lymphocyte 里德尔淋巴细胞(有核的淋巴细胞,其细胞核分叶而且扭转,见于慢性淋巴性白血病)

Riegel's pulse ['ri:gəl] (Franz Riegel) 里格尔脉搏(呼气时脉搏变小)

Rieger's anomaly ['ri:gə] (Herwigh Rieger) 里格异常(见里格综合征) | ~ syndrome 里格综合征(牙发育不全、肛门狭窄、器官距离过远、智力缺陷及面骨发育不全)

Riegler's test ['ri:glə] (Emanuel Riegler) 里格勒试验(检尿白蛋白、胃液游离盐酸、尿葡萄糖)

Riehl's melanosis [ri:l] (Gustav Riehl) 里尔黑变病(面部皮肤色素沉着,表现为皮肤痒、发红、脱屑及点状棕色沉着)

Riesman's pneumonia ['ri:smən] (David Riesman) 里斯曼肺炎(特殊型慢性支气管肺炎) | ~ sign 里斯曼征(①突眼性甲状腺肿时,用听诊器放在闭合的眼上可听到一种杂音;②糖尿病昏迷时眼球软化)

Rieux's hernia [ri'ə:] (Léon Rieux) 盲肠后疝

RIF right iliac fossa 右髂窝

Rifadin ['rifədin] *n* 利福平(rifampin)制剂的商品名

Rifamate ['rifəmeit] *n* 利福平-异烟肼(rifampin and isoniazid)制剂的商品名

rifamide ['rifəmaid] *n* 利福米特,利福酰胺,利福霉素B二乙胺(抗菌性抗生素)

rifampin ['rifəmpin], **rifampicin** ['ri-fəmpisin] *n* 利福平,甲哌力复霉素(抗生素类药)

rifamycin [ˌrifə'maisin] *n* 利福霉素(抗生素类药)

rifomycin [ˌrifə'maisin] *n* 利福霉素(rifamycin的旧称)

rift [rift] *n* 裂缝,空隙 *vt, vi* 裂开,断裂

Rift Valley fever [rift 'væli] 裂谷热(布雅病毒〈bunyavirus〉所致家畜〈如羊、牛〉和人的急性发热性感染,1915年首次见于肯尼亚的裂谷,现遍及南非、东非至埃及)

Riga-Fede disease ['rigə 'feidei] (Antonio Riga; Francesco Fede) 里

加-费代病(小儿舌系带肉芽肿,发生于下中央门牙擦伤后引起,亦称恶病质性口疮)

right [rait] *a* 正确的;恰当的;正常的;正直的,正当的;如实的;正(面)的;笔直的;右边的 *n* 正确;正当;实况;权利;右边 *ad* 对,不错;顺利;如实地;直接地;正好;非常,十分;在右边,向右 *vt* 扶直,整理;矫正 | by ～ of … 凭借…,由于… / by ～(s) 按理说,正当地 / get ～ 恢复正常 / put(或set) … ～ 使恢复正常;纠正…的错误 / put(或set) sth to ～s 使恢复健康,恢复正常(或有秩序) / ～ along 继续地,不断地 / ～ and left 向(或从)左右两边;到处,四面八方 / ～ away(或off) 立刻 / ～ or wrong 不管对不对,不管怎样

right-angled ['rait 'æŋgld] *a* 成直角的

rightful ['raitʃul] *a* 正义的;合法的;恰当的,合适的 | **～ly** *ad* / **～ness** *n*

right-handed ['rait 'hændid] *a* 善用右手的,右利的 *ad* 用右手

rigid ['ridʒid] *a* 刚硬的,不易弯的;僵硬的;严格的;刚性的 | **～ly** *ad*

rigidify [ri'dʒidifai] *vt, vi* (使)僵化;(使)固定

rigidity [di'dʒidəti] *n* 强直,僵硬;刚性,刚度 | anatomical ～ (分娩时子宫颈)非病理性强直 / cadaveric ～, postmortem ～ 死后强直,尸僵 / clasp-knife ～ 折刀样强直(伸肌抗力增加) / cogwheel ～ 齿轮样强直 / decerebrate ～ 去大脑强直,大脑切除后僵硬 / lead-pipe ～ 铅管样强直 / muscle ～, muscular ～肌强直 / pathologic ～ (分娩时子宫颈)病理性强直 / spasmodic ～ (子宫颈)痉挛性强直

rigor ['raigɔː, 'rigə] *n*【拉】寒战,发冷;强直,僵硬 | acid ～ 酸僵,酸性肌强直 / heat ～ 热僵,热性肌强直 / ～ mortis 尸僵,死后强直 / ～ nervorum 破伤风 / ～ tremens 震颤麻痹 / water ～ 水僵,水性肌强直

rigorous ['rigərəs] *a* 严格的;严酷的;严密的,精确的

rigo(u)r ['rigə] *n* 严格,严酷;严密,精确

Riley-Day syndrome ['railidei] (Conrad Milton Riley; Richard Lawrence Day) 赖利-戴综合征(即家族性自主神经功能异常dysautonomia)

Riley-Smith syndrome ['raili smiθ] (H. D. Riley, Jr.; W. R. Smith) 赖利-史密斯综合征(巨头畸形但无脑积水,多发性血管瘤及假视神经乳头水肿,推测为常染色体显性遗传)

rim [rim] *n* 边,缘 (-mm-) *vt* 装边于… | bite ～, occlusion ～, record ～ 𬌗堤,𬌗缘

rima ['raimə] ([复] **rimae** ['raimiː]) *n*【拉】裂 | intercartilaginous ～ 软骨间裂,呼吸裂(声门裂软骨间部) / intermembranous ～ 膜间裂,声带裂(声门裂膜间部) | **～l** *a*

Rimactane [ri'mæktein] *n* 利福平(rifampin)制剂的商品名

rimantadine hydrochloride [rai'mæntədiːn] 盐酸金刚乙胺(抗病毒药,用于预防A型流感)

Rimifon ['rimifɔn] *n* 雷米封,异烟肼(isoniazid)制剂的商品名

rimiterol hydrobromide [ˌrimi'terəul] 氢溴酸利米特罗,氢溴酸哌喘定(肾上腺素能药,用作支气管扩张药)

rimose ['raiməus], **rimous**['raiməs] *a* 有皲裂的

rimula ['rimjulə] ([复] **rimulae** ['rimjuliː]) *n* 小裂(尤指脊髓或脑)

RIND reversible ischemic neurologic deficit 可逆性缺血性神经障碍

rinderpest ['rindəpest] *n* 牛疫,牛瘟

Rindfleisch's cells [ˌrint'flaiʃi] (Georg E. Rindfleisch) 嗜酸细胞 | ～ folds 林德弗莱施褶(环绕主动脉开口,心包浆膜面的皱襞)

ring[1] [riŋ] *n* 环,圈,环状物 *vt* 包围(round, about, in) *vi* 成环形 | annular ～s, pleural ～s 环状阴影,胸膜环(X线片所显环状影,表示肺结核空

洞) / atrial ～ 心房环 / carbocyclic ～ 一碳环(环状化合物中只含一个碳原子) / cardiac lymphatic ～ 心淋巴管环 / constriction ～, contraction ～ 子宫收缩环 / contact ～ 接触环(枪弹伤入口) / esophageal ～ 食管环 / homocyclic ～, isocyclic ～ 同素环;碳环 / periosteal bone ～ 骨周骨环 / polar ～ 极环 / signet ～ 环状体(疟原虫)

ring² [riŋ] (rang, rung) *vi* 鸣,响;按铃 *vt* 按(铃),敲(钟等);回响 *n* 铃声,按铃;打电话(up)

ring-bone ['riŋbəun] *n* 骹骨赘(马的外生骨疣) | low ～ 低位骹骨赘,锥突部骨炎(马)

ringed [riŋd] *a* 有环(圈)的,轮状的;被包围的

ringent ['rindʒənt] *a* 开口的,张开的

Ringer's injection ['riŋə] (Sydney Ringer) 林格注射液(注射用的氯化钠、氯化钾和氯化钙无菌水溶液,用作电解质及水分的补充) | ～ lactated injection 乳酸盐林格注射液(注射用的氯化钙、氯化钾、氯化钠及乳酸钠无菌水溶液,用作电解质及水分的补充) / ～ solution (mixture) 林格溶液(合剂)(每100ml含820～900mg氯化钠、25～35mg氯化钾、30～36mg氯化钙及新沸纯净水,用作局部生理盐液)

Ringschwiele ['riŋʃvi:lə] *n* 【德】环状斑块

ringworm ['riŋwə:m] *n* 癣,癣菌病 | ～ of the beard 须癣 / ～ of the body 体癣 / ～ of feet 脚癣,皮真菌病 / ～ of groin 股癣 / ～ of the nails 甲癣,甲真菌病 / ～ of the scalp 发癣

Rinne's test ['rinə] (Heinrich A. Rinne) 林纳(音叉)试验(气、骨导对比试验)

rinse [rins] *vt* 轻洗;冲洗掉(out, away);涮,嗽(out);(用水或液体)吞下(down) *n* 漂清,冲洗;染发液

Riolan's anastomosis [ˌriə'lɑ:ŋ] (Jean Riolan) 里奥郎吻合(肠系膜上动脉和肠系膜下动脉吻合) | ～ arch 里奥郎弓(横结肠肠系膜弓) / ～ bones 里奥郎骨(枕骨、颞骨岩部缝间小骨) / ～ muscle 里奥郎肌(①眼轮匝肌睫部;②睾提肌) / ～ nosegay 里奥郎束(起自颞骨茎突的肌肉束) / ～ ossicle 里奥郎小骨(枕骨颞骨乳突部缝间小骨)

riomitsin [ˌraiə'mitsin] *n* 氧四环素,土霉素

Riopan ['raiəpæn] *n* 镁加铝,氨氧化镁铝(magaldrate)制剂的商品名

rip [rip] (-pp-) *vt* 撕,扯,剥;劈 *vi* 撕裂,裂开 *n* 裂口,裂缝

riparian [rai'pεəriən] *a* 河边的;缘的;丘脑带的

Ripault's sign [ri'pəu] (Louis H. A. Ripault) 里波征(活时压眼,瞳孔暂时改变,死后压眼,则永久改变)

ripazepam [ri'pæzəpæm] *n* 利帕西泮,乙吡二氮革(弱安定药)

ripe [raip] *a* 成熟的 | **～ly** *ad* / **～ness** *n* 成熟,成熟度

ripen ['raipən] *vt* 使熟,使成熟 *vi* 成熟

RIPHH Royal Institute of Public Health and Hygiene 皇家公共卫生和卫生学协会

rise [raiz] (rose, risen) *vi* 起立,起床;升起,上升;增长 *n* 升起,上升;增长;出现,再生;起源 | give ～ to 引起;使发生 / ～ again 死而复生

rising ['raiziŋ] *a* 上升的;增长的 *n* 起立,起床;上升;复活,复苏

risk [risk] *n* 危险,风险;危险率,危险度 *vt* 冒…的危险;使遭受危险 | attributable ～ 属性危险度(接触某危险因子的群体中某病的发生率与未接触的群体中该病发生率之间的算术差) / empiric ～ 经验危险率(仅根据经验而非其成因机制的有关知识决定某性状在某家族中发生或复发的概率) / genetic ～ 遗传危险率(根据遗传传递模式有关知识决定某性状在某家族中发生或复发的概率) / relative ～ 相对危险度(接触某特

定危险因子的群体中某病的发生率与未接触的群体中该病发生率之比) | at all ~s (或at any ~) 无论冒什么危险,无论如何 / at one's own ~ 由自己负责 / run(或take) a ~ (或~s) 冒险

risky ['riski] *a* 危险的,冒险的,大胆的 | **riskily** *ad* / **riskiness** *n*

Risley's prism ['rizli] (Samuel D. Risley) 里斯利棱镜(用于测量眼肌不平衡现象)

risocaine ['raizəkein] *n* 利索卡因,对氨基苯甲酸丙酯(局部麻醉药,止痒药)

Risser jacket ['risə] (Joseph C. Risser) 里塞石膏背心(用于脊柱侧凸)

RIST radioimmunosorbent test 放射免疫吸附试验

Ristella melaninogenica [ris'telə ˌmeleninə*u*'dʒenikə] 黑色素拟杆菌

ristocetin [ˌristə'si:tin] *n* 利托菌素(抗生素类药)

risus ['raisəs] *n* 【拉】 笑,大笑 | ~ caninus, ~ sardonicus 痉笑

Ritalin ['ritəlin] *n* 利他林,盐酸哌醋甲酯(methylphenidate hydrochloride)制剂的商品名

Ritgen maneuver (method) ['ritgən] (Ferdinand A. M. F. von Ritgen) 里特根(娩出)手法(宫缩间隔时,以手指在肛门后方将胎头向后压,并向上抬举,以利胎头仰伸而自阴户口娩出)

ritodrine hydrochloride ['ritədri:n] 盐酸利托君,羟苄羟麻黄碱(β_2-肾上腺素能药,用作平滑肌〈子宫肌〉松弛药)

Ritter-Rollet phenomenon (sign) ['ritə rɔ'lei] (J. W. Ritter; Alexander Rollet) 里特尔-罗勒特现象(征)(弱电刺激足屈,强电刺激足伸)

Ritter's disease ['ritə] (Gottfried Ritter von Rittershain) 葡萄球菌性烫伤样皮肤综合征

Ritter's law ['ritə] (Johann W. Ritter) 里特尔定律(通电与断电均对神经产生刺激作用) | ~ tetanus 里特尔强直(恒电流沿神经通电一段时间所发生的强直性收缩,见于手足搐搦)

Ritter-Valli law ['ritə 'væli] (J. W. Ritter; Eusebio Valli) 里特尔-瓦利定律(将神经由神经中枢切断时,所引起的向周边行走的兴奋性初期增强,继之消失)

ritual ['ritjuəl] *n* 仪式(在精神病学中,指为缓解焦虑强迫进行一系列重复动作,如见于强迫性神经症)

rival ['raivəl] *n* 竞争者,对手;匹敌者 *a* 竞争的 *vt* 与…竞争;与…相匹敌,比得上

rivalry ['raivəlri] *n* 竞争,敌对;拮抗 | binocular ~, retinal ~ 双眼拮抗,视网膜拮抗(注视同一物体时,双眼显象有明显的交互移位情况,无法融合成连续的影象) / sibling ~ 同胞竞争(兄弟姐妹间为了争取双亲或双亲之一的抚爱、感情和注意,或为了得到其他承认或利益而开展的竞争)

Rivalta's reaction (test) [ri'væltə] (Fabio Rivalta) 里瓦尔塔反应(试验)(利用醋酸鉴别漏出液与渗出液)

Riva-Rocci sphygmomanometer [ˌrivə'rəutʃi] (Scipione Riva-Rocci) 里瓦·罗契血压计,水银血压计

rive [raiv] (rived, rived或riven ['rivən]) *vt* 撕开,撕裂;折断;使沮丧 *vi* 撕裂;破裂

Riverius' draft [ri'viəriəs] 里佛留斯顿服剂(见Rivière's potion)

rivet ['rivit] *n* 铆钉 *vt* 铆接;固定;集中(注意力等)(on)

Rivière's potion [rivi'ɛə] (Lázare Rivière) 里维埃饮剂(一份柠檬酸与一份重碳酸钠或重碳酸钾混合制成)

Riviere's sign [ri'viə] (Clive Riviere) 里维尔征(第5、6、7胸椎棘突平面叩音有一变化区,表明有一密度增高带通过背部,为肺结核之征)

rivinian [ri'viniən] *a* 里维纳斯(A. Q. Rivinus)的

Rivinus's ducts (canals) [ri'vinəs] (Augustus Q. Rivinus) 舌下腺小管 |

～ gland 舌下腺 / ～ incisure (foramen, notch, segment) 鼓切迹
rivus ['raivəs] ([复] **rivi** ['raivai]) *n* 【拉】河 | ～ lacrimalis 泪湖
riziform ['rizifɔ:m] *a* 米粒形的
RKY roentgenkymography X线记波摄影(术),X线记波法
RLF retrolental fibroplasia 晶状体后纤维组织形成
RLL right lower lobe 右下叶(肺)
RMA right mentoanterior 颏右前(胎位)
RML right middle lobe 右中叶(肺)
RMP right mentoposterior 颏右后(胎位)
RMT right mentotransverse 颏右横(胎位)
RN Registered Nurse 注册护士
Rn 元素氡(radon)的符号
RNA 核糖核酸(ribonucleic acid) | messenger RNA (mRNA) 信使核糖核酸,信使RNA / ribosomal RNA (rRNA) 核糖体核糖核酸,核糖体RNA,核蛋白体RNA / soluble ～ 可溶性核糖核酸,可溶性RNA / transfer RNA (tRNA) 转移核糖核酸,转移RNA
RNA-directed DNA polymerase [pə'liməreis] RNA指导的DNA聚合酶(亦称逆转录酶)
RNA directed RNA polymerase [pə'liməreis] RNA指导的RNA聚合酶
RNA nucleotidyltransferase [ˌnju:kliəuˌtaidil'trænsfəreis] RNA 核苷酸(基)转移酶(RNA聚合酶的旧称)
RNA polymerase [pə'liməreis] RNA 聚合酶
RNA replicase ['replikeis] RNA复制酶,RNA指导的RNA聚合酶
RNase ribonuclease 核糖核酸酶(有时专指胰核糖核酸酶) | ～ I pancreatic ribonuclease 胰核糖核酸酶 / ～ A pancreatic ribonuclease 胰核糖核酸酶
RNP ribonucleoprotein 核糖核蛋白
ROA right occipitoanterior 枕右前(胎位)
roach [rəutʃ] *n* 蜚蠊,油虫,蟑螂
roar [rɔ:] *vi, vt, n* 吼;呼喊
roaring ['rɔ:riŋ] *n* 吼声;喘鸣症(马)
roast [rəust] *vt, vi* 烤,烘 *n* 烤,烘;烤肉 *a* 烤过的
rob[1] [rɔb] (-bb-) *vt* 抢劫,盗取(of);非法剥夺,使丧失(of)
rob[2] [rɔb] *n* 果子冻,厚糖浆
Robalate ['rəubəleit] *n* 甘羟铝(dihydroxyaluminum aminoacetate)制剂的商品名
Robaxin [rəu'bæksin] *n* 美索巴莫(methocarbamol)制剂的商品名
Robaxisal [rə'bæksisæl] *n* 美索巴莫(methocarbamol)制剂的商品名
robenidine hydrochloride [rəu'benidin] 盐酸罗贝胍,盐酸双氯苄氨胍(家禽抗球虫药)
Robert's ligament [rɔ'bɛə] (Cesar A. Robert) 半月板股骨后韧带
Robertson's pupil ['rɔbətsn] 见Argyll Robertson pupil
Robertson's sign ['rɔbətsn] (William E. Robertson) 罗伯逊征(①心脏病患者垂危前心区胸肌呈现纤维性收缩;②诈病时压迫诉痛部位仍不引起散瞳;③腹水时,令患者仰卧,检查者即可感知患者胁腹胀满及紧张)
Robert's pelvis ['rɔbɛət] (Heinrich L. F. Robert) 罗伯特骨盆(横斜径狭窄骨盆)
Roberts syndrome ['rɔbəts] (John B. Roberts) 罗伯茨综合征(一种遗传性综合征,为常染色体隐性性状遗传,包括肢体长骨发育不全,合并腭唇裂及其他异常)
Roberts' test ['rɔbəts] (William Roberts) 罗伯茨试验(检尿白蛋白、尿糖)
robin ['rəubin] *n* 刺槐毒素
Robinow's syndrome (dwarfism) ['rɔbinəu] (Meinhard Robinow) 罗宾诺综合征(侏儒症)(侏儒症合并眶间距增

宽，牙列不齐，前额膨出，凹陷性鼻梁及肢短)

Robin's anomalad, syndrome [rəu'bæn] (Pierre Robin) 洛宾异常、综合征(即Pierre Robin syndrome)

Robinson's circle ['rɔbinsn] (Frederick B. Robinson) 罗宾逊动脉环(由腹主动脉，髂总、髂内、子宫及卵巢动脉所成的环)

Robinul ['rəubinjul] *n* 格隆溴铵(glycopyrrolate)制剂的商品名

Robison ester ['rɔbisn] (Robert Robison) 罗比森酯，葡糖-6-磷酸 | ~ ester dehydrogenase 罗比森酯脱氢酶，葡糖-6-磷酸脱氢酶

Robitussin [ˌrəubi'tʌsin] *n* 愈创甘油醚，愈创木酚甘油醚(guaifenesin)制剂的商品名

Robles' disease ['rəubleis] (Rudolfo V. Robles) 罗布莱病，盘尾丝虫病

roborant ['rɔbərənt] *a* 强壮的

Robson's line ['rɔbsn] (Arthur W. M. Robson) 罗布森线(从乳头至脐划出的一条假想线) | ~ point 罗布森点(胆囊炎最强压痛点，位于从右乳头至脐所设线的中1/3与下1/3交界点的相对处) | ~ position 罗布森卧位(病人仰卧，用沙袋垫在第11、12肋骨下，用于胆道手术)

robust [rəu'bʌst] *a* 强健的;需要很强体力的;粗鲁的;浓的 | **~ly** *ad* / **~ness** *n*

Rocaltrol ['rəukæltrəul] *n* 骨化三醇(calcitriol)制剂的商品名

Rocephin [rə*u*'sefin] *n* 头孢曲松钠(ceftriaxone sodium)制剂的商品名

Rochalimaea [ˌrəukəlai'mi:ə] (H. da Rocha-Lima) *n* 罗卡利马体属 | ~ quintana 五日热罗卡利马体(亦称五日热立克次体，伏尔希尼立克次体)

Rocher's sign [rəu'ʃεə] (Henri G. L. Rocher) 罗歇征(睾丸扭转时不能分辨附睾与睾丸体，而在附睾炎时，附睾呈新月形扩大，方可摸到睾丸体)

Rochon-Duvigneaud's syndrome [rəu'ʃau du:vi:'njəu] (André Rochon-Duvigneaud) 罗肖·杜维尼奥综合征，眶上裂综合征(即superior orbital fissure syndrome，见syndrome项下相应术语)

rock[1] [rɔk] *vt* 摇，轻摇，震动 *vi* 摇，摆动，震动 *n* 摇动，摇摆

rock[2] [rɔk] *n* 岩，岩石

rocket ['rɔkit] *n* 火箭 *vi* 飞速上升(up);飞驶

rocking ['rɔkiŋ] *n* 摇摆 | body ~ 身体(前后)摇摆

rod [rɔd] *n* 杆，柱(特指视网膜杆) | enamel ~s 釉质柱，釉梭柱 / germinal ~ 子孢子 / muscle ~ 肌原纤维 / olfactory ~ 嗅杆(嗅双极神经元的细顶部) / retinal ~s 视网膜杆

rode [rəud] ride的过去式

rodent ['rəudənt] *a* 咬的，嚼的;啮齿目的;侵蚀性的(溃疡) *n* 啮齿动物

rodenticide [rəu'dentisaid] *a* 杀啮齿类的 *n* 杀啮齿类剂，灭鼠剂

rodentine [rəu'dentain] *a* 啮齿动物的

rodocaine ['rəudəkein] *n* 罗多卡因(局部麻醉药)

roentgen ['rentgən, 'rɔnt-] (Wilhelm Conrad Röntgen) *n* 伦琴(X线或γ辐射的国际单位)

roentgenkymogram [ˌrentgən'kaiməgræm] *n* X线记波照片

roentgenkymograph [ˌrentgən'kaiməgrɑ:f] *n* X线记波摄影机，X线记波摄影装置 | **~y** [ˌrentgənkai'mɔgrəfi] *n* X线记波摄影(术)，X线记波法，X线描记法

roentgenocardiogram [ˌrentgənə*u*'kɑ:diəgræm] *n* X线心搏描记图

roentgenocinematography [ˌrentgənəuˌsinimə'tɔgrəfi] *n* X线电影摄影(术)

roentgenogram [ˌrent'genəgræm], **roentgenograph** ['rentgənəgrɑ:f] *n* X线(照)片

roentgenography [ˌrentgəˈnɔgrəfi] *n* X线摄影(术) | body section ～ 体层X线摄影(术) / mass ～ 团体X线摄影(术)(指居民普检) / miniature ～ 缩影X线摄影(术) / mucosal relief ～ 粘膜皱襞X线造影(术) / selective ～ 选择性X线摄影(术),居民抽检X线摄影(术) / spot film ～ 适时X线摄影(术),点片X线摄影(术) | **roentgenographic** [ˌrentgənəˈgræfik] *a* X线摄影的

roentgenokymograph [ˌrentgənə*u*ˈkaiməgrɑːf] *n* X线记波摄影机,X线记波摄影装置

roentgenology [ˌrentgəˈnɔlədʒi] *n* X线学 | **roentgenologic** [ˌrentgənəˈlɔdʒik] *a* / **roentgenologist** *n* X线学家,X线科医师

roentgenolucent [ˌrentgənə*u*ˈl*j*uːsnt] *a* 可透X线的,X线可透的

roentgenometer [ˌrentgəˈnɔmitə] *n* X线量测定器,X线量计 | **roentgenometry** [ˌrəntgəˈnɔmitri] *n* X线量测定法;X线影象测量法

roentgenopaque [ˌrentgənə*u*ˈpeik] *a* 不透X线的,X线不透的

roentgenoparent [ˌrentgənə*u*ˈpɛərənt] *a* 可透X线的

roentgenoscope [rentˈgenəskəup] *n* X线荧光屏,X线透视屏

roentgenoscopy [ˌrentgəˈnɔskəpi] *n* X线透视(法),X线检查,荧光屏检查

roentgenotherapy [ˌrentgənə*u*ˈθerəpi] *n* X线治疗,X线疗法

roeteln [ˈretəln] *n*【德】风疹

Roferon-A [rəuˈfiərɔn] 干扰素α-2a (interferon alfa-2a)制剂的商品名

Roger-Josué test [rɔˈʒei ʒɔzjuˈei] (H. L. Roger; Otto Josué) 水疱试验(检传染病)

Roger's disease [rɔˈʒei] (Henri L. Roger) 罗惹病(先天性心室间隔缺损) | ～ reaction 罗惹反应(痰内有白蛋白为结核病之征) / ～ symptom 罗惹症状(结核性脑膜炎第三期时体温低于正常)

Roger's reflex [rəuˈʒei] (Georges H. Roger) 罗惹反射,食管唾液反射

Rogers' sphygmomanometer [ˈrɔdʒəz] (Oscar H. Rogers) 罗杰斯血压计

Röhl's marginal corpuscles [reil] (Wilhelm Röhl) 勒尔边缘小体(投用化学药物后,动物红细胞边缘所见到的一种小体)

roka [ˈrəukə] *n* 罗卡楝(楝科植物)

Rokitansky-Cushing ulcers [ˌrɔːkiˈtʌnski ˈkuʃiŋ] (K. F. von Rokitansky; Harvey W. Cushing) 罗-库溃疡(中枢神经系统严重损害的一种偶发性溃疡性并发症,侵及食管下1/3、胃底或十二指肠)

Rokitansky-Küster-Hauser syndrome [ˌrɔːkiˈtʌnski ˈkiːstə ˈhauzə] (K. F. von Rokitansky; Hermann Küster; G. A. Hauser) 罗-屈-豪综合征(见Mayer-Rokitansky-Küster-Hauser syndrome)

Rokitansky's disease [ˌrɔːkiˈtʌnski] (Karl F. von Rokitansky) 大块肝坏死 | ～ diverticulum 罗基坦斯基憩室(食管牵引性憩室) / ～ pelvis 脊柱滑出性骨盆

rolandic [rəuˈlændik] (Luigi Lorando) *a* 罗朗多的

rolandometer [ˌrəulənˈdɔmitə] *n* 脑裂计,脑裂测计器

Rolando's angle [rəuˈlændəu] (Luigi Rolando) 罗朗多角(中央沟角) | ～ area, zone 罗朗多区,皮质运动区 / ～ cells 罗朗多细胞(胶质神经细胞) / ～ column 罗朗多柱(延髓灰小结节) / ～ fasciculus 罗朗多束(延髓灰质后角扩大部) / ～ funiculus 外侧楔索 / ～ fissure 罗朗多裂,中央沟 / ～ line 中央沟线 / ～ gelatinous substance 罗朗多胶状质 / ～ tubercle 罗朗多结节,灰结节(延髓)

role [rəul] *n* 角色;作用,功用 | gender

～ 性别作用(一个人藉以表明他或她是男或女而表现出来的形象，这是性别同一性〈gender identity〉的社会表达)

roletamide [rəu'letəmaid] *n* 咯来米特，甲氧吡苯酮(安眠药)

rolicyprine [ˌrəuli'saipriːn] *n* 罗利普令，环丙胺(抗抑郁药)

rolitetracycline [rəuliˌtetrə'saiklin] *n* 罗列环素，吡甲四环素，氢吡四环素，吡咯烷甲基四环素，四氢吡咯甲基四环素(半合成广谱抗生素) | ～ nitrate 硝酸罗列环素，硝酸吡甲四环素，氢吡四环素硝酸盐

roll [rəul] *vi, vt* (使)滚动，(使)转动；卷 *n* 卷；面包卷；名册；转动 | cotton ～ 棉卷(牙科用) / iliac ～ 髂卷(腊肠样卷，位于左髂窝) / scleral ～ 巩膜回转缘，巩膜卷(睫状体依附之处)

roller ['rəulə] *n* 棉卷，纱布卷(外科用)；滚轴 | massage ～ 电按摩滚轴

Roller's nucleus ['rɔlə] (Christian F. W. Roller) 罗勒核(①舌下神经核前部的一群小细胞；②橄榄核门附近的细胞)

Rolleston's rule ['rəulstən] (Humphrey D. Rolleston) 罗尔斯顿规律(成人的理想收缩压为年龄的1/2加100)

Rollet's chancre [rɔ'lei] (Joseph P. M. Rollet) 混合性下疳

Rollet's stroma ['rɔlət] (Alexander Rollet) 罗累特基质(血红蛋白除去后所遗留的红细胞部分)

Rollet's syndrome [rəu'lei] (J. Rollet) 罗莱综合征，眶尖综合征(即orbital apex syndrome, 见syndrome项下相应术语)

Rollier's radiation [rɔ'ljɛə] (Auguste Rollier) 罗利尔照射(结核病患者日光紫外线照射，逐渐增加其照射剂量) | ～ treatment 罗利尔疗法(日光治疗外科结核)

rolling ['rəuliŋ] *a* 滚的；转动的；周而复始的；摇摆的 *n* 滚动，转动

Roman ['rəumən] *n* (古)罗马人 *a* 罗马的；罗马人的

Romana's sign [rəu'mɑːnjə] (Cecilio Romaña) 罗曼尼亚征(偏侧性眼炎，伴睑水肿、结膜炎、局部淋巴结肿大，为南美洲锥虫病之征)

Romania [rəu'meinjə] *n* 罗马尼亚[欧洲] | ～**n** *a* 罗马尼亚的；罗马尼亚人的；罗马尼亚语的 *n* 罗马尼亚人；罗马尼亚语

romanopexy [rəu'mænəˌpeksi] *n* 乙状结肠固定术

romanoscope [rəu'mænəskəup] *n* 乙状结肠镜

Romanovsky's (Romanowsky's) stain (method) [ˌrɔmə'nɔfski] (Dimitri L. Romanovsky) 罗曼诺夫斯染剂(法)(染血液涂片显示疟原虫)

Romano-Ward syndrome [rəu'mænəu wɔːd] (C. Romano; O. C. Ward) 罗-沃综合征(一种常染色体显性遗传型Q-T间期延长综合征，特征为晕厥，有时伴心室纤维性颤动并猝死。参见 Jervell and Lange-Nielsen syndrome)

rombergism ['rɔmbəːgizəm] *n* 闭目难立征，罗姆伯格征(见Romberg's sign)

Romberg's disease (trophoneurosis) ['rɔmbəːg] (Moritz H. Romberg) 半面萎缩 | ～ sign 罗姆伯格征，闭目难立征(闭目并足直立时身体摇摆，见于脊髓痨) / ～ spasm 罗姆伯格痉挛(第五脑神经支配肌肉的嚼肌痉挛) / ～ station 罗姆伯格姿势，闭目立正姿势(寻找罗姆伯格征时患者所采取的姿势，即并足直立位)

Römer's test (reaction) ['riːmə] (Paul H. Römer) 勒梅尔试验(反应)(皮内注射结核菌素至患结核的豚鼠能引起产生中心出血坏死的丘疹。亦称花结状试验)

Romilar ['rəumilə] *n* 氢溴酸右美沙芬(dextromethorphan hydrobromide)制剂的商品名

Rommelaere's sign [ˌrɔmelə'ɛə] (Guillaume Rommelaere) 罗梅拉尔征(癌性恶病质时尿中正磷酸盐及氯化钠

含量异常减少)

Rondomycin [ˌrɔndə'maisin] *n* 盐酸美他环素，盐酸甲烯土霉素(methacycline hydrochloride)制剂的商品名

rongeur [rɔŋ'ʒəː] *n* 【法】咬骨钳，修骨钳

Roniacol [rəu'naiəkɔl] *n* 烟醇(nicotinyl alcohol)制剂的商品名

ronidazole [rəu'nidəzəul] *n* 罗硝唑，洛硝哒唑(兽用抗原虫药)

ronnel ['rɔnel] *n* 皮蝇磷(即芬氯磷 fenclofos, 杀虫药)

Rönne's nasal step ['renə] 吕恩内鼻侧阶梯(视野鼻侧阶梯状缺损，见于青光眼)

röntgenography [ˌrentgə'nɔgrəfi] *n* X 线摄影(术)

Rood method [ruːd] (Margaret Rood) 鲁德法(克服痉挛状态的一种技术，依据的理论是:刺激皮肤特定区会促使皮下的肌肉收缩，并导致相关的拮抗肌相互松弛;用一种特制的刷子或用冰块敲击造成刺激)

roof [ruːf] *n* 屋顶，室顶;顶部;盖 | ~ of orbit 眶顶 / ~ of skull 颅顶 / ~ of tympanum 鼓室顶 | a(或no) ~ over one's head 有(或无)地方可住 / raise the ~ 吵翻天;大声抱怨 / the ~ of the(或one's) mouth 腭

room [ruːm] *n* 房间，室;空间;余地 delivery ~ 产房，分娩室 / intensive therapy ~ 加强治疗室 / operating ~ 手术室 / postdelivery ~ 产后室 / predelivery ~, labor ~ 待产室 / recovery ~ 复原室(连接手术室或产房，对手术后或产后患者给予照顾至复原，然后回病室护理) / utility ~ 杂用室

rooming-in ['ruːmiŋ-in] *n* 新生儿母子同室

roomy ['ruːmi] *a* 宽敞的，宽大的

root [ruːt] *n* 根;根茎;根源;祖先 *vt* 使生根，使固定;根除，肃清(up, out) *vi* 生根，固定;来源于(in) | anatomical ~ 解剖根(牙齿由牙骨质覆盖的部分) / bitter ~ 龙胆 / clinical ~ 临症根(牙) / ~ of clitoris 阴蒂脚 / deadly nightshade ~ 颠茄根 / facial ~ 面神经根 / ~ of hair 毛根 / insane ~ 莨菪根 / licorice ~, sweet ~ 甘草 / lingual ~ 舌侧根 / ~ of lung 肺根 / mandrake ~ 鬼臼根 / ~ of nail 甲根 / orizaba jalap ~ 药薯(根) / palatine ~ 腭侧根 / puccoon ~, red ~ 血根 | pull up one's ~s 搬到新居 / put down (new) ~s 在新居扎根 / ~ and branch 彻底地 / take(或strike) ~ 生根，扎根;决定，确立

rootlet ['ruːtlit] *n* 小根，支根 | flagellar ~ 鞭毛小根(亦称鞭毛根，生毛体，根丝体)

ROP right occipitoposterior 枕右后(胎位)

rope [rəup] *n* 绳，索

ropizine ['rəupiziːn] *n* 罗匹嗪，苯吡氨哌嗪(抗惊厥药)

Rorschach test ['rɔːʃʌh] (Hermann Rorschach) 罗尔沙赫试验，墨迹测验(测思想和情绪的病症，以10张印有黑色或彩色的墨迹卡片，使病人注视并讲出他所见的情形)

rosacea [rəu'zeiʃiə] *n* 酒渣鼻，红斑痤疮 | granulomatous ~, lupoid ~, papular ~ 肉芽肿性酒渣鼻，狼疮样酒渣鼻，丘疹性酒渣鼻

rosaceous [rəu'zeiʃəs] *a* 蔷薇属的;蔷薇色的，玫瑰色的

rosacic acid [rəu'zæsik] 尿赤素

rosamicin [ˌrəuzə'maisin] *n* 罗沙米星，蔷薇霉素(抗生素类药)

rosaniline [rəu'zæniliːn] *n* 玫瑰苯胺，蔷薇苯胺，一甲基品红

rosary ['rəuzəri] *n* 串珠形构造，串珠 | rachitic ~ 佝偻病性串珠(肋骨)

rose[1] [rəuz] rise的过去式

rose[2] [rəuz] *n* 蔷薇，玫瑰;玫瑰红(色) *a* 玫瑰花的;玫瑰色的 | ~ bengal 孟加拉

玫红,四碘四氯荧光素

rosein ['rəuziin] *n* 品红,复红;玫瑰菌素

Rosenbach's sign ['rɔ:zənbʌh] (Ottomar Rosenbach) 罗森巴赫征(①肠炎性疾病时腹壁皮肤反射消失;②偏瘫时拧患侧腹部皮肤,腹壁皮肤反射缺失;③突眼性甲状腺肿时眼睑闭合时呈现急速细微震颤) | ~ syndrome 罗森巴赫综合征(阵发性心搏过速伴有胃及呼吸道并发症) / ~ test 罗森巴赫试验(检靛红、血中冷溶血素)

Rosenbach's tuberculin ['rɔ:zənbʌh] (F. J. R. Rosenbach) 罗森巴赫结核菌素(从感染上一种发癣菌的结核杆菌培养物制备,此感染可减低结核杆菌的毒性)

Rosenberg-Bergstrom syndrome ['rəuzənbə:g 'bə:strəm] (Alan L. Rosenberg; Lavonne Bergstrom) 罗-伯综合征(一种常染色体隐性遗传综合征,特征为高尿酸血症、肾功能不全、共济失调及耳聋,或许由于核糖磷酸焦磷酸激酶缺乏所致)

Rosenberg-Chutorian syndrome ['rəuzənbə:g tʃu:'tɔriən] (Roger N. Rosenberg; Abe M. Chutorian) 罗-丘综合征(一种罕见的X连锁遗传综合征,特征为视萎缩、进行性神经性聋和多神经病)

Rosenmüller's body (organ) ['rɔ:zənˌmilə] (Johann C. Rosenmüller) 罗森苗勒体(器),卵巢冠 | ~ gland (node) 泪腺睑部; [复] 腹股沟深淋巴结 / ~ recess (cavity, fossa) 咽隐窝 / ~ valve 鼻泪管襞

Rosenthal's canal ['rɔ:zəntʌl] (Isidor Rosenthal) 蜗轴螺旋管

Rosenthal's test ['rɔ:zənθɔ:l] (Sanford M. Rosenthal) 罗森索尔试验(检尿血、肝功能)

Rosenthal's vein ['rɔ:zəntʌl] (Friedrich C. Rosenthal) 基底静脉

Rosenthal syndrome ['rəuzənθɔ:l] (Robert L. Rosenthal) 罗森索尔综合征(一种遗传性出血性素质,临床上类似血友病,系缺乏凝血因子XI所致)

roseola [rəu'zi:ələ, rəuzi'əulə] *n* 【拉】蔷薇疹,玫瑰疹

Roser sign, Roser-Braun sign ['rəuzə braun] (Wilhelm Roser; Heirich Braun) 罗泽尔征,罗-布征(硬脑脊膜的搏动消失,为脑瘤或脑脓肿之征)

Rose's position ['rəuz] (Frank A. Rose) 罗斯卧位(垂头仰卧体位,以防止患者在口腔手术时吸入血,患者仰卧并垂头于手术台端外,尽量伸展,使患者之血可自上门牙缘溢出)

Rose's test ['rɔ:zə] (Joseph C. Rose) 罗泽试验(检血)

Rose's tetanus ['rɔ:zə] (Edmund Rose) 头部破伤风

roset [rəu'zet] *n* 玫瑰花结,玫瑰花形(见rosette)

rosette [rəu'zet] *n* 【法】玫瑰花结,玫瑰花形(任何类似玫瑰花的结构或形成物,例如播散性红斑狼疮试验时所见的溶化核质小球周围有多形核白细胞簇以及有丝分裂早期染色体形成的图形) | E ~ E玫瑰花结,红细胞玫瑰花结 / EAC ~ EAC玫瑰花结,红细胞-抗体-补体玫瑰花结

rosin ['rɔzin] *n* 松香

Rosin's test ['rɔ:zin] (Heinrich Rosin) 罗辛试验(检靛红)

Rosmarinus [ˌrɔsmə'rainəs] *n* 【拉】迷迭香属

rosolic acid [rəu'zɔlik] 蔷薇色酸,玫红酸

rosoxacin [rəu'sɔksəsin] *n* 罗索沙星,吡乙喹酸(抗菌药)

Rossbach's disease ['rɔsbʌh] (Michael J. Rossbach) 胃酸过多(症)

Ross' black spores [rɔs] (Ronald Ross) 罗斯黑孢子(在蚊胃壁内的色素性疟卵囊) | ~ cycle 罗斯周期(疟原虫在蚊体内的生活周期)

Ross' bodies ['rɔs] (Edward H. Ross) 罗斯体,梅毒白细胞虫(铜色球体,含深

色颗粒,有时作阿米巴样运动,见于梅毒患者血液和组织液中)

Rossel's aloin test [rɔ'sel] (Otto Rossel) 罗塞尔芦荟素试验(检粪血)

Rossolimo's reflex (sign) [ˌrɔsə'li:məu] (Gregorij I. Rossolimo) 罗索利莫反射(征)(叩足趾跖面时,足趾屈曲,为锥体束病损)

Rostan's asthma [rɔs'tɑ:ŋ] (Louis L. Rostan) 心病性气喘

rostellum [rɔs'teləm] ([复] **rostella** [rɔs'telə]) *n*【拉】顶突(尤指绦虫头节的肉体隆凸,可能带钩或不带钩)

rostrad ['rɔstræd] *ad* 向嘴侧;向头侧

rostral ['rɔstrəl] *a* 嘴的,嘴侧的 *ad* 向嘴侧

rostralis [rɔs'treilis] *a*【拉】嘴的,嘴侧的

rostrate ['rɔstreit] *a* 有嘴的,有喙的

rostriform ['rɔstrifɔ:m] *a* 嘴状的,喙状的

rostrum ['rɔstrəm] ([复] **rostrums** 或 **rostra** ['rɔstrə]) *n*【拉】嘴,喙 | ~ of corpus callosum 胼胝体嘴 / sphenoidal ~ 蝶嘴

rosy ['rəuzi] *a* 玫瑰色的;红润的;美好的

ROT right occipitotransverse 枕右横(胎位)

Rot 见Roth

rot [rɔt] (-tt-) *vt, vi* (使)腐烂,(使)腐败 *n* 腐烂,腐败;肝(双盘)吸虫病 | Barcoo ~ 沙漠疮 / black ~ 黑色腐败(有时见于贮蛋) / foot ~ 蹄坏疽病(亦称羊脚病) / pizzle ~, sheath ~ 地方性兽病龟头包皮炎 | ~ away 烂掉

Rotaliina [ˌrəutə'laiinə] *n* 轮孔虫亚目

rotameter [rə*u*'tæmitə] *n* 转子流速计(测定麻醉气体的给予量)

rotary ['rəutəri] *a* 旋转的,轮转的,转动的

rotate [rə*u*'teit] *vt, vi* (使)旋转,(使)转动;(使)交替,(使)轮流

rotation [rə*u*'teiʃən] *n* 旋转,转动;交替,轮流;旋度;旋光(本领) | molar ~ 摩尔旋光度 / molecular ~ 分子旋光度;分子转动 / optical ~ 旋光性;旋光度 / specific ~ 旋光率 | in ~ 轮流地,交替地 | ~**al** *a*

rotator [rə*u*'teitə] *n* 转子,旋转器;回旋肌

rotatory ['rəutətəri, rə*u*'teitəri] *a* 旋转的,转动的;交替的,轮流的

Rotavirus ['rəutəˌvaiərəs] *n* 轮状病毒属

rotavirus ['rəutəˌvaiərəs] *n* 轮状病毒

Rotch's sign [rɔtʃ] (Thomas M. Rotch) 罗奇征(右第五肋间隙叩诊呈浊音,为心包积液之征)

röteln ['retəln] *n*【德】风疹

rotenone ['rəutənəun] *n* 鱼藤酮(杀昆虫、杀疥螨药)

rotexed ['rəutekst] *a* 转屈的

rotexion [rə*u*'tekʃən] *n* 转屈

Rothera's test ['rɔθərə] (Arthur C. H. Rothera) 罗瑟雷试验(检丙酮)

Rothia ['rɔθiə] (Genevieve D. Roth) *n* 罗氏菌属 | ~ dentocariosus 龋齿罗氏菌(亦称龋齿放线菌)

Rothman-Makai syndrome ['rəutmən 'mɔ:kɔi] (Max Rothman; Endre Makai) 罗-莫综合征(特发性局限性脂膜炎伴脂肪细胞坏死,噬脂性肉芽肿及囊肿形成,通常都能自动消失)

Rothmund-Thomson syndrome ['rəutmənd 'tɔmsn] (August von Rothmund, Jr.; Mathew Sidney Thomson) 罗-汤综合征(主要发生在女性的一种常染色体隐性遗传性综合征,特征为皮肤出现网状萎缩性斑块,色素沉着过度,毛细血管扩张,常伴有幼年性白内障,鞍状鼻,先天性骨缺陷,发、甲与牙生长障碍及性腺功能减退。亦称先天性皮肤异色病)

Rothschild's sign [rəut'ʃi:ld] (Henri J. N. C. de Rothschild) 罗特希尔德征(①胸骨角异常扁平并可移动,见于肺结核;②甲状腺功能不全时眉毛外1/3脱落)

Roth's (Rot's) disease (syndrome),

Roth-Bernhardt disease (syndrome) [rɔːt 'bəːnhɑːt] (Vladimir K. Roth; Martin Bernhardt) 感觉异常性股痛

Roth's spots [rɔːt] (Moritz Roth) 罗特斑(圆形或卵圆形白斑,有时见于早期亚急性细菌性心内膜炎的视网膜内) | ~ vas aberrans 罗特迷管

rotifer ['rəutifə] *n* 轮虫

Rotifera [rəu'tifərə] *n* 轮虫纲

rotlauf ['rɔtlauf] *n*【德】猪丹毒

Rotor's syndrome [rəu'tɔː] (Arthuro B. Rotor) 罗托综合征(慢性家族性非溶血性黄疸,与杜-约〈Dubin-Johnson〉综合征的区别在于无肝脏色素沉着)

rotoxamine [rəu'tɔksəmiːn] *n* 罗托沙敏,左氯苯吡醇胺(抗组胺药) | ~ tartrate 酒石酸罗托沙敏,酒石酸左氯苯吡醇胺(抗组胺药)

rotten ['rɔtn] *a* 腐烂的,腐败的;虚弱的 | ~**ly** *ad* / ~**ness** *n*

Rotter's test ['rɔtə] (H. Rotter) 罗特尔试验(检体内维生素C)

rottlera ['rɔtlərə] *n* 粗糠柴,卡马拉(见kamala)

rottlerin ['rɔtlərin] *n* 粗糠柴毒,卡马拉素

rotula ['rɔtjulə] *n*【拉】髌;盘状骨突;糖丸,糖锭

rotulad ['rɔtjulæd] *ad* 向髌侧

rotular ['rɔtjulə] *a* 髌的

rotz [rəuts] *n*【德】(马)鼻疽

rouge [ruːʒ] *n* 胭脂;铁丹,红铁粉

rouget du porc [ruː'ʒei djuː 'pɔːk]【法】猪丹毒荨麻疹型

Rouget's bulb [ru'ʒei] (Antoine D. Rouget) 卵巢血管丛

Rouget's cells [ru'ʒei] (Charles M. B. Rouget) 鲁惹细胞(蛙毛细管壁的收缩细胞) | ~ muscle 鲁惹肌(睫状肌环行部)

rough [rʌf] *a* 粗糙的,不光滑的;粗略的,大致的;狂暴的,剧烈的 *ad* 粗糙地 *vt* 使不平,使粗糙 | in the ~ 未加工,未完成;粗略,大致上 | ~**ly** *ad* 粗糙地,粗略地;粗略地说来 / ~**ness** *n*

roughage ['rʌfidʒ] *n* 粗糙食物(饮食中难消化的食物,如纤维、纤维素等)

roughen ['rʌfən] *vt, vi* (使)变粗糙

Rougnon-Heberden disease [ru'njɔːŋ 'hebədən] (Nicholas F. Rougnon de Magny; William Heberden) 心绞痛

rouleau [ruː'ləu] ([复] **rouleaus** 或 **rouleaux** [ruː'ləuz]) *n*【法】红细胞钱串

round [raund] *a* 圆的,圆形的;丰满的 *n* 圆形物;巡回;周期;范围 *vt* 使成圆形 *vi* 发胖;进展(into) *ad* 围绕地;循环地;从头至尾地;在周围;迂迴地 *prep* 围(绕)着;在(向)…周围,在…附近 | all ~ (在…)周围,(在…)各处 / all the year ~ 一年到头 / go(或make) one's ~s 按户投递;查病房;出诊;巡回,巡视 / go the ~(s) 传遍;巡回,巡视 / in the ~ 全面地 / right ~ 就在(…)周围,就在(…)附近;整整一圈地 / ~ about (在…)周围,(在…的)四面八方;向相反方向;迂回地;不直接地;大约 / ~ down (to) 减去小数 / ~ off(by, with) 圆满结束 / ~ on(或upon) 转而攻击;责备 / ~ out 变圆,丰满;完成 / ~ up 集拢;围捕;(to)把…四舍五入 / taking it all ~ 全面地来看 / the clock ~ (或 ~ the clock) 连续一整天(或一昼夜) / the(或one's) daily ~ 日常工作

roundabout ['raundəbaut] *ad* 不直接地,迂回地

roundly ['raundli] *ad* 严厉地;完全地

round-shouldered [ˌraund'ʃəuldəd] *a* 曲背的

roundworm ['raundwəːm] *n* 蛔虫

rouse [rauz] *vt* 唤醒;激起;搅动(液体) *vi* 醒来 *n* 觉醒

Rous sarcoma [raus] (Francis P. Rous) 劳斯肉瘤(一种特异的肉瘤样新生物,见于某些禽类,从中可获得一种滤过性病毒〈首次获知可以致瘤〉,再接种于其他禽体内,可产生相同的新生物)

| ~ sarcoma virus 劳斯肉瘤病毒(一种产生禽类纤维肉瘤的白血病毒，可使其他动物产生肿瘤) / ~ test 劳斯试验(检尿含铁血黄素)

Roussel's sign [ru'sel] (Theophile Roussel) 罗塞尔征(轻叩锁骨及第四肋骨间锁骨下区产生锐痛，为初期肺结核之征)

Roussy-Dejerine syndrome [ru'si ˌdeʒə'ri:n] (Gustave Roussy; Joseph J. Dejerine) 丘脑综合征(thalamic syndrome, 见syndrome项下相应术语)

Roussy-Lévy syndrome (disease, hereditary areflexic dystasia) [ru'si: lei'vi:] (Gustave Roussy; Gabrielle Lévy) 罗-雷综合征(病、遗传性反射消失性起立不能)(一种慢性进行性遗传病，为常染色体显性遗传，特征为感觉性共济失调伴反射消失，远端肢体肌肉萎缩，尤其是腓骨肌萎缩，手静止时震颤，弓形足或爪形足，有时为脊柱后侧凸)

route [ru:t] *n* 路，路线，途径

routine [ru:'ti:n] *n* 日常工作，成规，常规，惯例，程序 *a* 日常的，成规的，常规的

routinism [ru:'tinizəm] *n* 墨守成规 | **routinist** *n* 墨守成规者

Rouvière's node [ru:vi'εə] (Henri Rouvière) 罗维埃结(咽喉淋巴结外侧组的最上部，位于颅底)

Roux's anastomosis (operation) [ru:] (César Roux), **Roux-en-Y anastomosis** 鲁氏吻合术(手术)(包括小肠在内的任何Y形吻合术)

Roux's serum [ru:] (Pierre P. E. Roux) 抗白喉血清

rove [rəuv] *vi, vt* 漫游;移动，流动

Rovighi's sign [rɔ'vigi] (Alberto Rovighi) 罗维季征(叩诊和触诊时可感知浅表肝棘球蚴囊震颤)

Rovsing's sign ['rɔvsiŋ] (Niels T. Rovsing) 罗符辛征(阑尾炎时，压迫麦氏〈McBurney〉点相当的左腹部，可引起麦氏点典型的疼痛) | ~ syndrome 罗符辛综合征(马蹄肾伴恶心、腹部不适及伸展过度时疼痛)

row[1] [rəu] *n* (一)排，(一)行 *vt* 使成排(或行)(up) | in a ~ 成一长行;连续，一连串

row[2] [rəu] *vt, vi, n* 划(船)

Rowasa [rəu'weisə] *n* 氨水杨酸(mesalamine)制剂的商品名

Rowntree-Geraghty test ['rauntri(:) 'gerəti] (Leonard G. Rowntree; John T. Geraghty) 酚磺酞试验(检肾功能)

Roxanol ['rɔksənɔl] *n* 硫酸吗啡(morphine sulfate)制剂的商品名

Roxicodone [ˌrɔksi'kəudəun] *n* 盐酸羟考酮(oxycodone hydrochloride)制剂的商品名

royal ['rɔiəl] *a* 王的;(英国)皇家的

RPF renal plasma flow 肾血浆流量

R Ph Registered Pharmacist 注册药师

rpm revolutions per minute 每分钟绕转(现用r/m)

RPS renal pressor substance 肾加压物质

RQ respiratory quotient 呼吸商

RRA Registered Record Administrator 注册病案管理员

-rrhage, -rrhagia [构词成分] 出血，流血

-rrhaphy [构词成分] 缝术，修复术

-rrhea [构词成分] 溢出，流出

-rrhexis [构词成分] 破裂，折裂

rRNA ribosomal RNA 核糖体核糖核酸，核糖体RNA，核蛋白体RNA

RSA right sacroanterior 骶右前(胎位)

RScA right scapuloanterior 肩右前(胎位)

RSCN Registered Sick Children's Nurse 注册小儿科护士

RScP right scapuloposterior 肩右后(胎位)

RSM Royal Society of Medicine 皇家医学会

RSNA Radiological Society of North

America 北美放射学会
RSP right sacroposterior 骶右后(胎位)
RST right sacrotransverse 骶右横(胎位)
RSTMH Royal Society of Tropical Medicine and Hygiene 皇家热带医学与卫生学会
RSV Rous sarcoma virus 劳斯肉瘤病毒; respiratory syncytial virus 呼吸道合孢病毒
RTF resistance transfer factor 抗性转移因子
RU rat unit 大鼠单位
Ru 元素钌(ruthenium)的符号
rub [rʌb] (-bb-) *vt, vi* 摩擦 *n* 摩擦;摩擦音(一种听诊音) | friction ～ 摩擦音 / pericardial ～ 心包摩擦音 | ～ away 擦掉,磨去;消除 / ～ down 用力擦遍,按摩;把…擦亮 / ～ on(或 through) 勉强度过,尽力度过 / ～ out 擦掉,磨去 / ～ up 擦亮;重温,复习
rubber ['rʌbə] *n* 按摩师;橡胶,橡皮
rubbish ['rʌbiʃ] *n* 垃圾,废物;废话
rubefacient [ˌru:bi'feiʃjənt] *a* 使(皮肤等)发红的 *n* 发红药(用以产生主动性或被动性充血使皮肤发红)
rubefaction [ˌru:bi'fækʃən] *n* (皮肤)发红
rubella [ru'belə] *n* 风疹
rubeola [ru:'biələ] *n* 风疹;麻疹
rubeosis [ˌru:bi'əusis] *n* 发红,潮红
ruber ['ru:bə] *a* 【拉】红的
ruberythric acid [ˌru:bə'riθrik] 茜根酸
rubescent [ru:'besnt] *a* 变红的,发红的
Rubex ['ru:beks] *n* 盐酸阿霉素(doxorubicin hydrochloride)制剂的商品名
rubicund ['ru:bikənd] *a* (脸色、肤色)红润的,血色好的 | ～**ity** [ˌru:bi'kʌndəti] *n*
rubidiol [ru(:)'bidiɔl] *n* 鲁比迪奥耳(含铷、碘化汞钾的油溶液,外用消散剂)
rubidium [ru(:)'bidiəm] *n* 铷(化学元素)
rubidomycin [ru(:)'bidəˌmaisin] *n* 柔红霉素,红比霉素(抗生素类药)
rubiginous [ru(:)'bidʒinəs], **rubiginose** [ru(:)'bidʒinəus] *a* 锈色的,赤褐色的(指痰)
rubin ['ru:bin] *n* 品红,复红
Rubinstein's syndrome ['ru:binstain] (Jack H. Rubinstein) 鲁宾斯坦综合征(一种先天性病征,特征为智力和运动发育迟缓,拇指与大趾增宽,身材矮小,独特面容,包括硬腭高拱和直或钩形鼻,各种眼畸形,肺动脉狭窄,外科疤痕形成疤痕疙瘩,枕骨大孔增大,并有肋骨与胸骨畸形)
Rubinstein-Taybi syndrome ['ru:binstain 'teibi] (J. H. Rubinstein; Hooshang Taybi) 鲁-泰综合征(即Rubinstein's syndrome)
Rubin's test ['ru:bin] (Isidor C. Rubin) 鲁宾试验(①输卵管通气试验:用二氧化碳经子宫吹气,若输卵管通畅,气可进入腹膜腔内,可由荧光镜和X线照片测知;②检禽造白细胞组织增生病毒:如病毒存在,即对以后接种的劳斯〈Rous〉病毒产生一种细胞抵抗力〈抗性诱导因子〉亦称RIF test)
Rubivirus ['ru:biˌvaiərəs] *n* 风疹病毒属
Rubner's law ['ru:bnə] (Max Rubner) 鲁布纳定律(①能量消耗不变律:生长速度与代谢过程的强度成正比;②生长商不变律:用于生长的能量占总能量的一定比数,此比数称为生长商) | ～ test 鲁布纳试验(检血一氧化碳及检尿乳糖、葡萄糖、麦芽糖)
rubor ['ru:bə] *n* 【拉】红,发红(炎症主要征象之一)
Rubratope-57 ['ru:brətəup] *n* 氰钴胺 Co 57(cyanocobalamin Co 57)制剂的商品名
rubriblast ['ru:briblæst] *n* 原正成红细胞,原(始)红细胞
rubric ['ru:brik] *n* 红字;成规,成例;按

语,标准 *a* 红的;红核的

rubricyte [ˈruːbrisait] *n* 多染性正成红细胞,中幼红细胞

rubrospinal [ˌruːbrəuˈspainl] *a* 红核脊髓的

rubrothalamic [ˌruːbrəuθəˈlæmik] *a* 红核丘脑的

rubrum [ˈruːbrəm] *n*【拉】红(色) | ~ Congo 刚果红 / ~ scarlatinum 猩红

Rubus [ˈruːbəs] *n*【拉】悬钩子属

ruck [rʌk] *n* 皱,褶 *vt* 弄皱;折叠(up) *vi* 变皱,起皱(up)

Ruck's watery extract tuberculin [rʌk] (Karl von Ruck) 鲁克结核菌素水溶液(结核杆菌培养物在55℃真空条件下浓缩至原量的1/10,过滤。滤液用碘化铋钠酸性溶液沉淀,过滤,中和滤液后,再过滤。滤液加纯酒精使成为90%酒精,沉淀后再过滤,将干燥沉淀配成1%水溶液)

ructus [ˈrʌktəs] *n*【拉】嗳气

Rudbeckia [rʌdˈbekiə] *n* 金花菊属

ruddy [ˈrʌdi] *a* 红的;红润的

rude [ruːd] *a* 原始(阶段)的,未加工的;粗略的;猛烈的;粗暴的;茁壮的 | **~ly** *ad* / **~ness** *n*

rudiment [ˈruːdimənt] *n* [复] 基础,基本原理;雏形;萌芽;退化器官,残遗器官,痕迹器官,遗迹;原基,始基 | lens ~ 晶状体原基 / ~ of vaginal process 鞘突遗迹

rudimental [ˌruːdiˈmentl], **rudimentary** [ˌruːdiˈmentəri] *a* 基本的,初步的;发展不完全的;残遗的,已退化的;原基的

rudimentum [ˌruːdiˈmentəm] *n*【拉】原始,始基;残遗器官,痕迹器官,遗迹

Rudimicrosporea [ˌruːdiˌmaikrəuˈspɔːriə] *n* 二型孢子纲

Rud's syndrome [ruːd] (Einar Rud) 鲁德综合征(为先天性综合征,包括单纯鱼鳞病,智力缺陷,癫痫及幼稚症)

rue [ruː] *n* 芸香

rueful [ˈruːful] *a* 悔恨的,沮丧的

Rufen [ˈruːfən] *n* 布洛芬(ibuprofen)制剂的商品名

rufescine [ˈruːfəsin] *n* 蛤蛎色素

Ruffini's brushes (organ) [ruˈfiːni] (Angelo Ruffini) 鲁菲尼终柱(器)(皮肤乳头内的一种神经末梢) | ~ corpuscles (cylinders) 鲁菲尼小体(圆柱体)(环层小体,尤指与压觉和温觉有关的神经末梢)

rufiopin [ˌruːfiˈəupin] *n* 绛阿片素

rufous [ˈruːfəs] *a* 暗红色的;赤发赤脸的

ruga [ˈruːgə] ([复] **rugae** [ˈruːdʒiː]) *n*【拉】皱褶 | **rugate** [ˈruːgeit, ˈruːgit] *a*

rugged [ˈrʌgid] *a* 不平的;有皱纹的;刺耳的;艰难的;强健的

Ruggeri's reflex (sign) [ruːˈdʒeiri] (Ruggero Ruggeri) 鲁杰里反射(征),眼球脉搏反射(眼球强行会聚观察极近的某些物体后脉搏加速,表示交感神经兴奋)

rugine [ruˈʒiːn] *n* 骨锉,骨刮

rugitus [ˈruːdʒitəs] *n*【拉】肠鸣

rugose [ˈruːgəus], **rugous** [ˈruːgəs] *a* 皱褶的,皱的 | **rugosity** [ruːˈgɔsəti] *n* 皱褶状态;皱褶

ruin [ˈru(ː)in] *n* 毁灭,崩溃;[复] 废墟,遗迹;[只用单] 祸因 *vt, vi* (使)毁灭,(使)毁坏

ruinous [ˈru(ː)inəs] *a* 毁灭性的,破坏性的,灾难性的 | **~ly** *ad* / **~ness** *n*

Rukavina type familial amyloid polyneuropathy (syndrome) [ruːkəˈvainə] (John G. Rukavina) 鲁卡瓦纳型家族性淀粉样蛋白多神经病,印第安纳州型家族性淀粉样蛋白多神经病

RUL right upper lobe 右上叶(肺)

rule [ruːl] *n* 统治(期),控制;规定,规则,条例;习惯,规律;准则 *vt, vi* 统治,控制;支配 | delivery date ~ 分娩日期规律(见Nägele's rule) / phase ~ 相律 | as a (general) ~ 通常,一般说来 / by ~ 按照规则地;墨守成规地,刻板地 / by ~ and line 准确地,精密地 /

~ off 划线隔开 / ~ out 划去;排除,取消;拒绝考虑 / the golden ~ 金科玉律,指导原则

ruler ['ru:lə] 统治者;管理者;支配者;尺,直尺 | ~**ship** *n* 统治地位

ruling ['ru:liŋ] *a* 统治的,支配的,主导的;普遍的 *n* 统治;划线

rum [rʌm] *n* 朗姆酒,糖(蜜)酒

rumbatron ['rʌmbətrɔn] *n* 电子加速器(一种高效能射频振荡器,用电子作为轰击粒子,使原子破碎)

rumen ['ru:men] ([复] **rumens** 或 **rumina** ['ru:minə]) *n* 瘤胃(反刍动物的第一胃)

rumenitis [ˌru:mə'naitis] *n* 瘤胃炎

rumenotomy [ˌru:mə'nɔtəmi] *n* 瘤胃切开术

ruminant ['ru:minənt] *n* 反刍动物 *a* 反刍动物的;反刍的;沉思的

ruminate ['ru:mineit] *vi, vt* 反刍,反嚼;沉思,反复思考

rumination [ˌru:mi'neiʃən] *n* 反刍,反嚼;沉思 | obsessive ~ 强迫性沉思,强迫性反复思考

ruminative ['ru:minətiv] *a* 沉思的,持续思考的

Ruminococcus [ˌru:minəu'kɔkəs] *n* 瘤胃球菌属

Rummo's disease ['ruməu] (Gaetano Rummo) 心脏下垂

rumo(u)r ['ru:mə] *n* 谣言,谣传;传说

rump [rʌmp] *n* 臀部,臀

Rumpel-Leede phenomenon (sign, test) ['rumpəl 'leidə] (Theodor Rumpel; Stockbridge C. Leede) 鲁姆普尔-雷德现象(征、试验)(用橡胶绷带将上臂轻缚10min后下方出现小的皮下出血点,为猩红热及出血性素质之征)

Rumpf's sign (symptom, reaction) [rumpf] (Heinrich T. M. Rumpf) 鲁姆夫征(症状,反应)(①在强感应电疗法停止后,有交替的纤维性和强直性收缩,见于外伤性神经功能病,亦称鲁姆夫创伤性反应;②痛处受压时脉搏加快,见于神经衰弱)

rumple ['rʌmpl] *n* 褶纹,皱褶 *vt, vi* 弄皱,弄乱

run [rʌn] (ran, run; -nn-) *vi* 跑,奔;跑步;赶紧;行驶;进行;流,滴;变得;蔓延,传播;伸展;有倾向(to) *vt* 使跑;开动;使处于(into);冒;办,管理;流;感染 *n* 跑;趋势,动向;流动;运转;突降 | at a ~ 跑着 / in the long ~ 从长远的观点看来;终究,毕竟;最后,结果 / in the short ~ 从短期看来,在短期内 / ~ a fever (或 a temperature) 发烧 / ~ across (偶然)碰见 / ~ after 跟踪;追求 / ~ against 撞;偶然碰见;违反 / ~ away with, ~ off with 失去控制;带…私奔;携(某物)潜逃;耗费掉;轻易取胜;轻易相信(常用于否定句) / ~ back over 回顾 / ~ counter to 违反…,与…背道而驰 / ~ down 停止,用完;逐渐筋疲力尽;(健康情况)逐渐变坏;说…的坏话;撞倒;追捕;追溯;毁坏 / ~ in 试车,试转;逮捕 / ~ into 陷于;偶然碰见;撞;(累积)达到 / ~ off 使流掉;进行(试验等) / ~ on 连续;(时间)流逝;(病情等)继续进展;涉及 / ~ out 用完;完成;期满;离开 / ~ out of 用完 / ~ over 溢出;超出限度;扼要复述;浏览;辗过 / ~ short (of) 缺乏…;快用完了 / ~ through 很快用完;匆匆读完;贯穿;传播;刺 / ~ to 达到…;伸展到,发展到;趋向 / ~ up 积累(债款);涨价 / ~ up against 猛撞;偶然碰见;碰到(困难)

rundown ['rʌndaun] *a* (钟表等) 停了的;精疲力竭的;衰弱的;失修的

rung [rʌŋ] ring²的过去分词

running ['rʌniŋ] *n* 跑;流动 *a* 奔跑的;流动的;运转的;连续的;出脓的;仓卒的

runny ['rʌni] *a* 软而粘的,流粘液的

runt [rʌnt] *n* 侏儒(指矮小动植物,也贬指人)

Runyon classification, group ['rʌnjən] (Ernest H. Runyon) 鲁尼恩分类法、类型(根据细菌的色素形成及生长情况的一种分支杆菌分类法)

rupia [ˈru:piə] *n* 蛎壳疮,蛎壳疹 | ~l *a*

rupioid [ˈru:piɔid] *a* 蛎壳疮样的

rupture [ˈrʌptʃə] *n* 破裂;疝 *vt, vi* (使)破裂,裂开 | defense ~ 防御(力)崩溃(如矿工吸入硅石粉太多而减低对结核病的抵抗力)

rural [ˈruərəl] *a* 农村的

Rusconi's anus [rusˈkəuni] (Mauro Rusconi) 胚孔

rush[1] [rʌʃ] *vi* 冲,奔;涌现;突然出现;抢先 *vt* 使冲,急送;催促;突然袭击 *n* 冲,奔;急速流动;突然袭击;蠕动波 *a* 急需的;匆忙的 | peristaltic ~s 蠕动波

rush[2] [rʌʃ] *n* 灯心草 | not care a ~ 满不在乎 / not worth a ~ 毫无价值

Russell effect [ˈrʌsl] (W. J. Russell) 拉塞尔效应(靠光以外的物质作用而显影)

Russell's bodies [ˈrʌsl] (William Russell) 拉塞尔小体(浆细胞内球形包涵体,为含有表面丙球蛋白的粘液蛋白,可能是由细胞内的免疫球蛋白聚集而成,亦称癌小体,品红小体)

Russell's dwarf, syndrome (dwarfism) [ˈrʌsl] (Alexander Russell) 拉塞尔侏儒、综合征(侏儒症)(见Silver-Russell syndrome)

Russell-Silver syndrome (dwarfism) [ˈrʌsl ˈsilvə] (A. Russell; Henry K. Silver) 拉-西综合征(侏儒症)(见Silver-Russell syndrome)

Russell's viper [ˈrʌsl] (Patrick Russell) 鲁塞尔蝰(蛇) | ~ viper venom 鲁塞尔蝰蛇毒(在试管内,用作内在的凝血致活酶,并用于凝血因子X缺乏的确定)

Russell traction [ˈrʌsl] (R. H. Russell) 拉塞尔牵引(以一悬带紧依膝下连结顶置滑车所作的牵引)

russet [ˈrʌsit] *n* 黄褐色,赤褐色 *a* 黄褐色的,赤褐色的

Russia [ˈrʌʃə] *n* 俄罗斯

Russian [ˈrʌʃən] *a* 俄罗斯的;俄罗斯人的;俄语的 *n* 俄罗斯人;俄语

Russo's reaction (test) [ˈrusəu] (Mario Russo) 鲁索反应(试验)(伤寒病人的一种尿反应,加4滴甲基蓝溶液于15 ml尿中,在伤寒第一期,尿呈淡绿色,病重时,呈翠绿色,病退时呈浅蓝色)

rust [rʌst] *n* 铁锈,铁锈色;锈病,锈菌(植物) *vi, vt* (使)生锈;(使)成铁锈色

rustic [ˈrʌstik] *a* 乡村的,农村的

Rust's disease [rust] (Johann N. Rust) 鲁斯特病(颈椎骨的结核性脊椎炎) | ~ phenomenon (sign) 鲁斯特现象(征)(上部颈椎骨疽或癌症时,患者采取卧位或从卧位起坐时,须用双手扶持自己头部) / ~ syndrome 鲁斯特综合征(颈硬,头部硬,在卧位或从卧位起坐时,须用双手扶持头部,发生于结核病、癌症、脊椎骨折、风湿病或关节病、或梅毒性骨膜炎)

rusty [ˈrʌsti] *a* 生锈的;变迟钝的;锈色的;陈旧的

rut[1] [rʌt] *n* 常规,惯例,雷同

rut[2] [rʌt] *n* 雄性(动物)动情期;动情期

rutaecarpine [ˌru:ti:ˈkɑ:pin] *n* 吴(茱)萸次碱

rutamycin [ˌrutəˈmaisin] *n* 芦他霉素(抗生素类药)

ruthenium [ru(:)ˈθi:niəm] *n* 钌(化学元素)

rutherford [ˈrʌðəfəd] (Ernest Rutherford) *n* 卢(瑟福)(放射性物质的蜕变单位,每秒蜕变一百万次)

rutherfordium [ˌrʌðəˈfɔ:diəm] (Sir Ernest Rutherford) *n* 铲(化学元素)

ruthless [ˈru:θlis] *a* 无情的,冷酷的,残忍的 | **~ly** *ad* / **~ness** *n*

rutidosis [ˌru:tiˈdəusis] *n* 角膜皱缩(濒死现象)

rutilism [ˈru:tilizəm] *n* 红发

rutin [ˈru:tin], **rutoside** [ˈru:təsaid] *n* 芦丁,芸香苷(用以减少毛细血管的脆性)

rutinose [ˈru:tinəus] *n* 芸香(二)糖

Ruvalcaba's syndrome [ˌru:vælˈkeibə] (R. H. Ruvalcaba) 鲁瓦凯巴综合

征(掌骨或跖骨过短,生殖器发育不全,病因不明的发育迟缓,但男子出生后就存在,特征为小头、骨骼畸形、生殖器发育不全及身心发育迟缓)

Ruysch's glomeruli [rɔiʃ] (Frederic Ruysch) 肾小球 | ~ membrane (tunic) 脉络膜毛细管层 / ~ muscle 鲁伊施肌(子宫底肌组织) / ~ tube 鲁伊施管(犁鼻器管遗迹) / ~ veins 涡静脉

RV residual volume 余气量,残气量

RVAD right ventricular assist device 右心室辅助装置

RVH right ventricular hypertrophy 右心室肥大

Rwanda [ru(:)'ændə, 'rwændə] *n* 卢旺达[非洲]

rye [rai] *n* 黑麦 | spurred ~ 麦角

Ryle tube [rail] (G. A. Ryle) 赖尔管(薄橡皮管,一端呈橄榄形,送入试餐用)

Rythmol ['riθmɔl] *n* 盐酸普罗帕酮(propafenone hydrochloride)制剂的商品名

S

S, s [es] ([复] **S's, s's** ['esiz]) *n* 英语的第19个字母

S 硫(sulfur)、骶椎(1到5)(sacral vertebrae 〈S1 through S5〉)、西门子(Siemens)、光滑型(菌落)(smooth 〈colony〉)、球面镜片(spherical lens)、酶作用物(substrate)和斯维特伯格单位(Svedberg unit)的符号

S. signa【拉】标记,用法签

S 熵(entropy)的符号

S- sinister【拉】左的

S_1 first heart sound 第一心音

S_2 second heart sound 第二心音

S_3 third heart sound 第三心音

S_4 fourth heart sound 第四心音

S_f Sverdberg flotation unit 斯维德伯格漂浮单位

s 秒(second)的符号

s. sinister【拉】左的; semis【拉】半,一半

$\bar{s}$ sine【拉】无

s 样本标准差(sample standard deviation)的符号

s^{-1} reciprocal second 秒的倒数(ms^{-1} =m/s)

Σ 希腊字母sigma的大写;数学中表示总和的符号

σ sigma 希腊语第18个字母;标准差(standard deviation)的符号

SA sinoatrial 窦房的

S.A. secundum artem【拉】按技术,人工地

Saathoff's test ['sɑ:tɔf] (Lübhard Saathoff) 萨托夫试验(检粪内脂肪)

saber-legged ['seibə-legd] *a* 军刀状腿的(指马)

Sabin-Feldman syndrome ['seibin 'feldmən] (Albert B. Sabin; Henry A. Feldman) 萨-费综合征(脉络膜视网膜炎与脑钙化,类似弓形体病的表现,但所有弓形体病试验均为阴性)

sabinism ['sæbinizəm] *n* 沙比桧中毒

sabinol ['sæbinɔl] *n* 桧萜醇

Sabin's vaccine ['seibin] (Albert B. Sabin) 萨宾疫苗,口服脊髓灰质炎活疫苗

sabotage ['sæbətɑ:ʒ] *n* 破坏行为

Sabouraudia [ˌsæbu'rəudiə] *n* 发癣菌属

Sabouraudites [ˌsæburəu'daiti:z] *n* 小孢子菌属

Sabouraud's dextrose agar [sɑ:bu'rəu] (Raymond J. A. Sabouraud) 萨布罗右旋糖琼脂(培养真菌用)

sabre ['seibə] *n* 马刀,军刀

sabre-toothed ['seibəˌtu:θt] *a* 长着锐利的长犬牙的

sabulous ['sæbjuləs] *a* 沙样的,有沙的

saburra [sə'bə:rə] *n*【拉】口垢,口臭 | ~l *a*

sac [sæk] *n* 囊 | air ~s 肺泡 / allantoic ~ 尿膜囊 / alve olar ~s 肺泡(小)囊 / amniotic ~ 羊膜囊,羊膜 / conjunctival ~ 结膜囊 / epiploic ~ 网膜囊 / laryngeal ~ 喉室 / heart ~ 心包 / serous ~ 浆膜囊(由胸膜、心包、腹膜组成) / splenic ~ 脾囊,脾隐窝 / tear ~ 泪囊 / vitelline ~, yolk ~ 卵黄囊

sacbrood ['sækbru:d] *n* 幼蜂皱萎病

saccade [sə'keid] *n* (两眼)飞快跳阅;眼扫视,眼急动 | **saccadic** [sə'kædik] *a*

saccate ['sækeit] *a* 囊状的;有囊的
saccharascope ['sækərəskəup] *n* 发酵糖定量器
saccharase ['sækəreis] *n* 蔗糖酶
saccharate ['sækəreit] *n* 蔗糖盐;糖二酸盐
saccharated ['sækəˌreitid] *a* 含糖的
saccharephidrosis [ˌsækərefi'drəusis] *n* 糖汗症;皮肤糖溢
saccharic acid [sə'kærik] 葡糖二酸;糖酸
saccharide ['sækəraid] *n* 糖类
sacchariferous [ˌsækə'rifərəs] *a* 含糖的,生糖的
saccharify [sə'kærifai] *vt* 使糖化 | **saccharification** [ˌsækərifi'keiʃən] *n* 糖化(作用)
saccharimeter [ˌsækə'rimitə] *n* 糖量计 | fermentation ~ 发酵糖量计
saccharin ['sækərin] *n* 糖精,邻磺酰苯甲酰亚胺 | ~ calcium 糖精钙(甜味药) / ~ sodium 糖精钠(甜味药) | **saccharinol** [sə'kærinɔl], **saccharinum** [ˌsækə'rainəm] *n*
saccharine ['sækərain] *a* 似糖的,甜味的
sacchar(o)- [构词成分] 糖
saccharobiose [ˌsækərəu'baiəus] *n* 蔗(二)糖,二糖
saccharocoria [ˌsækərəu'kɔ:riə] *n* 厌糖(现象)
saccharogalactorrhea [ˌsækərəugəˌlæktə'ri:ə] *n* 多糖乳,乳汁多糖
saccharolytic [ˌsækərəu'litik] *a* 糖分解的
saccharometabolism [ˌsækərəume'tæbəlizəm] *n* 糖(新陈)代谢 | **saccharometabolic** [ˌsækərəuˌmetə'bɔlik] *a*
saccharometer [ˌsækə'rɔmitə] *n* 糖量计
Saccharomyces [ˌsækərəu'maisi:z] *n* 酵母属 | ~ albicans (变)白色酵母,白色念珠菌 / ~ anginae 咽峡炎酵母 / ~ apiculatus 尖端酵母 / ~ cantliei 坎氏酵母 / ~ capillitii 脱发酵母 / ~ cerevisiae 酿酒酵母 / ~ ellipsoideus 椭圆酵母 / ~ exiguus 少孢酵母 / ~ galacticolus 乳品酵母 / ~ glutinis 胶酵母 / ~ granulomatosus 肉芽肿酵母 / ~ guttulatus 点滴酵母 / ~ hansenii 汉森酵母 / ~ hominis 人体酵母 / ~ lemonnieri 列氏酵母 / ~ lithogenes 石原酵母 / ~ rubrum 深红酵母
saccharomyces [ˌsækərəu'maisi:z] ([复] **saccharomycetes** [ˌsækərəumai'si:ti:z]) *n* 酵母 | **saccharomycetic** [ˌsækərəumai'setik] *a*
Saccharomycetaceae [ˌsækərəumaisi'teisii:] *n* 酵母科
saccharomycetolysis [ˌsækərəuˌmaisi'tɔlisis] *n* 酵母溶解(现象)
Saccharomycopsis [ˌsækərəumai'kɔpsis] *n* 复膜孢酵母属 | ~ guttulatus 点滴复膜孢酵母
saccharonic acid [ˌsækə'rɔnik] 糖酮酸,甲基糖二酸
saccharopine ['sækərəuˌpi:n] *n* 酵母氨酸
saccharopine dehydrogenase (NAD⁺, L-glutamate-forming) ['sækərəuˌpi:n di:'haidrədʒəneis 'glu:təmeit 'fɔ:miŋ] 酵母氨酸脱氢酶(NAD⁺, L-谷氨酸形成的)(此酶活性在高赖氨酸血症及变异型酵母氨酸尿症中缺乏)
saccharopine dehydrogenase (NADP⁺, L-lysine-forming) ['sækərəuˌpi:n di:'haidrədʒəneis 'laisi:n 'fɔ:miŋ] 酵母氨酸脱氢酶(NADP⁺, L-赖氨酸形成的)(此酶活性在高赖氨酸血症中缺乏,并在变异型酵母氨酸尿症中实质性减少,通常称赖氨酸酮戊二酸还原酶)
saccharopinemia [ˌsækərəupi'ni:miə] *n* 酵母氨酸血(症)(血内酵母氨酸过多,如高赖氨酸血症或酵母氨酸尿症时)

saccharopinuria [ˌsækərəupi'njuəriə] *n* 酵母氨酸尿症(①尿内排泄酵母氨酸;②一种变异型高赖氨酸血症,由于α-氨基己二酸半醛合酶活性部分缺乏所致)

saccharorrhea [ˌsækərəu'riːə] *n* 糖尿

saccharosan ['sækərəsən] *n* 脱水蔗糖

saccharose ['sækərəus] *n* 蔗糖

saccharosuria [ˌsækərəu'sjuəriə] *n* 蔗糖尿

Saccharum ['sækərəm] *n* 甘蔗属 | ~ officinarum 甘蔗

saccharum ['sækərəm] *n*【拉】糖(尤指蔗糖)

saccharuria [ˌsækə'rjuəriə] *n* 糖尿

sacciform ['sæksifɔːm], **saccular** ['sækjulə] *a* 囊形的

sacculate ['sækjulit], **sacculated** ['sækjuˌleitid] *a* 囊状的,成囊的,有小囊的

sacculation [ˌsækju'leiʃən] *n* 成囊;小囊,袋 | ~s of colon 结肠袋

saccule ['sækjuːl] *n* 小囊;球囊 | air ~s, alveolar ~s 肺泡(小)囊 / laryngeal ~, ~ of larynx 喉小囊

sacculocochlear [ˌsækjuləu'kɔkliə] *a* 球囊耳蜗的

sacculotomy [ˌsækju'lɔtəmi] *n* 球囊切开(术)

sacculus ['sækjuləs] ([复] **sacculi** ['sækjulai]) *n*【拉】小囊;球囊

saccus ['sækəs] ([复] **sacci** ['sæksai]) *n* 囊

Sachs' disease [sæks] (Bernard ⟨Barney⟩ Sachs) 家族性黑朦性痴呆

Sachs-Georgi test (reaction) [zɑːks ge'ɔːgi] (Hans Sachs; Walter Georgi) 萨克斯-格奥尔吉试验(反应)(检梅毒:1ml人或牛心胆固醇化乙醇浸出液1份和0.9%氯化钠溶液9份的混合液,加至0.3ml梅毒血清,能产生絮状沉淀。亦称缓慢胆固醇反应)

Sachsse's test ['zɑːksə] (Georg R. Sachsse) 萨克塞试验(检尿糖)

Sachs-Witebsky test (reaction) [zɑːks wi'tebski] (Hans Sachs; Ernest Witebsky) 萨克斯-威特布斯基试验(反应)(检梅毒:一种快速梅毒血清反应,所用牛心胆固醇化浸出液比Sachs-Georgi试验所用的较浓。亦称快速胆固醇反应或加速胆固醇试验)

sack [sæk] *n* 袋,麻袋;(一)袋 *vt* 上床睡觉(out)

sacrad ['seikræd] *ad* 向骶骨,向骶侧

sacral ['seikrəl] *a* 骶骨的

sacralgia [sei'krældʒiə] *n* 骶骨痛

sacralization [ˌseikrəlai'zeiʃən, -li'z-] *n* (第五腰椎)骶骨融合,骶骨化

sacrarthrogenic [ˌseikrɑːθrəu'dʒenik] *a* 骶关节病的

sacrectomy [sei'krektəmi] *n* 骶骨切除术

sacred ['seikrid] *a* 神圣的,庄严的 | ~**ly** *ad* / ~**ness** *n*

sacrifice ['sækrifais] *n* 牺牲,牺牲品 *vt, vi* 牺牲;献出

sacrificial [ˌsækri'fiʃəl] *a* 牺牲的

sacr(o)- [构词成分] 骶(骨)

sacroanterior [ˌseikrəuæn'tiəriə] *n* 骶前位(产位)

sacrococcygeal [ˌseikrəukɔk'sidʒiəl] *a* 骶尾的

sacrococcyx [ˌseikrəu'kɔksiks] *n* 骶尾骨

sacrocoxalgia [ˌseikrəukɔk'sældʒiə] *n* 骶尾骨痛

sacrocoxitis [ˌseikrəukɔk'saitis] *n* 骶髋关节炎

sacrodynia [ˌseikrəu'diniə] *n* 骶(部)痛

sacroiliac [ˌseikrəu'iliæk] *a* 骶髂的

sacroiliitis [ˌseikrəuˌili'aitis] *n* 骶髂关节炎

sacrolisthesis [ˌseikrəulis'θiːsis] *n* 骶骨前移

sacrolumbar [ˌseikrəu'lʌmbə] *a* 骶腰的

sacroperineal [ˌseikrəuˌperi'niːəl] *a* 骶骨会阴的

sacroposterior [ˌseikrəupɔs'tiəriə] *n*

骶后位(产位)

sacropromontory [ˌseikrəuˈprɔməntəri] *n* 骶骨岬

sacrosciatic [ˌseikrəusaiˈætik] *a* 骶骨坐骨的

sacrospinal [ˌseikrəuˈspainl] *a* 骼棘的;骶脊的

sacrotomy [seiˈkrɔtəmi] *n* 骶骨(下部)切开术

sacrotransverse [ˌseikrəutrænsˈvəːs] *n* 骶横位(产位)

sacrouterine [ˌseikrəuˈjuːtərin] *a* 骶骨子宫的

sacrovertebral [ˌseikrəuˈvəːtibrəl] *a* 骶骨椎骨的

sacrum [ˈseikrəm] ([复] **sacrums** 或 **sacra** [ˈseikrə]) *n* 骶骨 | assimilation ～ 同化骶骨 / tilted ～ 骶骨倾斜

sactosalpinx [ˌsæktəuˈsælpiŋks] *n* 输卵管积液

sad [sæd] (-dd-) *a* 悲哀的;深暗色的 | ～**ly** *ad* / ～**ness** *n*

sadden [ˈsædn] *vt, vi* (使)悲哀;(使)变深色

saddle [ˈsædl] *n* 鞍;鞍状物;假牙牙托 *vt* 使负担 | denture base ～ 假牙牙托

sadism [ˈsædizəm] *n* 施虐狂,施虐欲,施虐色情 | anal ～ 肛(欲)期施虐欲 / oral ～ 口期施虐欲 | **sadist** *n* 施虐者,施虐狂者,施虐色情者 / **sadistic** [sæˈdistik] *a*

sadomasochism [ˌsædəuˈmæsəkizəm] *n* 施虐受虐狂(一种既施虐又受虐的性变态) | **sadomasochist** *n* 施虐受虐狂者 / **sadomasochistic** [ˌsædəuˌmæsəuˈkistik] *a*

Saemisch's operation (section) [ˈseimiʃ] (Edwin T. Saemisch) 塞米施手术(切开术)(治眼前房积脓) | ～ ulcer 匐行性角膜溃疡

Saenger's macula [ˈzeŋgə] (Max Saenger) 淋病性斑

Saenger's sign (reflex) [ˈzeŋgə] (Alfred Saenger) 曾格尔征(反射)(消失的瞳孔对光反应,经过在黑暗中短暂停留后又告恢复,见于脑性梅毒,但不见于脊髓痨)

Saethre-Chotzen syndrome [ˈseitrə ˈkɔtzən] (Haakon Saethre; F. Chotzen) 塞-科综合征(见Chotzen syndrome)

safe [seif] *a* 安全的;无害的;可靠的,有把握的 | play it ～ 求稳,不冒险 / ～ and sound 安然无恙 | ～**ly** *ad* / ～**ness** *n*

safeguard [ˈseifgɑːd] *n* 保护措施,防护设施,安全装置 *vt* 保护

safety [ˈseifti] *n* 安全,保险;安全设备

Saff [sæf] *n* 红花油(safflower oil)制剂的商品名

Safflor [ˈsæflɔː] *n* 红花油(safflower oil)制剂的商品名

saffron [ˈsæfrən] *n* 藏红花,藏花;藏红色,橘黄色

safranin O [ˈsæfrənin] 沙黄O,番红O(用作核染剂及用作革兰〈Gram〉染色法中的复染。亦可拼写成safranine O)

safrene [ˈsæfriːn] *n* 黄樟烯

safrol [ˈsæfrɔl], **safrole** [ˈsæfrəul] *n* 黄樟脑,黄樟素(止痛药)

safrosin [ˈsæfrəsin] *n* 蓝曙红

sag [sæg] (-gg-) *vi* 下垂,下陷(面部等)松垂,(精神)委靡,衰弱 *n* 下垂,松垂

sagacious [səˈgeiʃəs] *a* 有洞察力的,精明的 | ～**ly** *ad*

sage[1] [seidʒ] *a* 明智的 *n* 哲人 | ～**ly** *ad* / ～**ness, sagacity** [səˈgæsəti] *n*

sage[2] [seidʒ] *n* 洋苏草

sagittal [ˈsædʒitl] *a* 矢状的,前后向的

sagittalis [ˌsædʒiˈteilis] *a*【拉】矢状的,前后向的

sago [ˈseigəu] *n* 西(谷)米(西谷椰子淀粉)

Sahli's reaction [ˈsɑːli] (Herman Sahli) 萨利反应,硬纤维袋反应(检胃分泌及运动) | ～ method 萨利法(测定血红蛋白) / ～ test 萨利试验(检胃蠕动及消化能力)

said [sed] say的过去式和过去分词 *a* 上述的

sailor ['seilə] *n* 水手,海员

Saint's triad [seint] (Charles F. M. Saint) 圣氏三联征(食管裂孔疝、结肠憩室和胆石症同时发生)

Sakati-Nyhan syndrome ['sækəti 'naihən] (Nadia Sakati; William L. Nyhan) 萨-纳综合征,尖头、多及并指(趾)畸形Ⅲ型

sake [seik] *n* 缘故 | for any ～ 无论如何 / for the ～ of 为了…原因,为了

S. A. L. secundum artis leges【拉】按技术规定

Sal [sæl] *n*【拉】盐

salacious [sə'leiʃəs] *a* 诲淫的 | **salacity** [sə'læsəti] *n* / ～**ly** *ad* / ～**ness** *n*

salad ['sæləd] *n* 色拉 | word ～ 语无伦次

salamander ['sæləˌmændə] *n* 蝾螈

salamanderin [ˌsælə'mændərin] *n* 蝾螈毒碱

salantel ['sæləntəl] *n* 沙仑太尔,氯碘柳苯胺(兽用抗蠕虫药)

Sala's cells ['sælə] (Luigi Sala) 萨拉细胞(形成心包感觉神经末梢纤维的结缔组织星形细胞)

salazosulfapyridine [ˌsæləzəuˌsʌlfə'piridi:n] *n* 柳氮磺胺吡啶(磺胺类药)

salbutamol [sæl'bju:təmɔl] *n* 沙丁胺醇,舒喘宁(支气管扩张药)

salcolex ['sælkəleks] *n* 柳胆来司,水杨酸胆碱硫酸镁(抗炎、解热、镇痛药)

sale [seil] *n* 卖,出售 | for ～ 待售(通常由私人经手) / on ～ 出售

salesman ['seilzmən] *n* 售货员,店员

salethamide maleate [sæ'leθəmaid] 马来酸沙乙酰胺,马来酸二乙氨乙柳胺(镇痛药)

salicin ['sælisin] *n* 水杨甙,水杨醇葡萄糖甙(镇痛药)

salicyl ['sælisil] *n* 水杨基;邻羟苄基

salicylacetic acid [ˌsælisilə'si:tik] 水杨乙酸,水杨酰醋酸

salicylaldehyde [ˌsælisil'ældihaid] *n* 水杨醛;邻羟苯甲醛

salicylamide [ˌsælisil'æmaid] *n* 水杨酰胺(口服解热镇痛药)

salicylanilide [ˌsælisil'ænilaid] *n* 水杨(酰)苯胺(局部抗真菌药,治疗头癣)

salicylase [sə'lisileis] *n* 水杨酶,水杨醛氧化酶

salicylate [sæ'lisileit] *n* 水杨酸盐(或酯) | ～ meglumine 水杨酸葡胺,水杨酸甲基葡胺(抗风湿药和镇痛药)

salicylated [sæ'lisileitid, 'sæli-] *a* 含水杨酸的,浸水杨酸的

salicylazosulfapyridine [ˌsæliˌsiləzəuˌsʌlfə'piridi:n] *n* 柳氮磺胺吡啶(磺胺类药)

salicylemia [ˌsælisi'li:miə] *n* 水杨酸盐血(症)

salicylic acid [ˌsæli'silik] 水杨酸

salicylism ['sæliˌsilizəm] *n* 水杨酸中毒(常有耳鸣,恶心及呕吐)

salicyloacetic acid [ˌsælisiləuə'si:tik] 水杨酰醋酸

salicylsalicylic acid [sæˌlisilˌsæli'silik] 双水杨酯(见salsalate)

salicylsulfonic acid [ˌsælisilsʌl'fɔnik] 磺基水杨酸

salicyltherapy [ˌsælisil'θerəpi] *n* 水杨酸疗法

salicyluric acid [ˌsælisi'ljuərik] 水杨尿酸,水杨酸甘氨酸

salient ['seiljənt] *a* 显著的,突出的,凸起的 *n* 凸起;突角,突出部分 | **salience, saliency** *n* 凸起,突出;特点

saliferous [sə'lifərəs] *a* 产盐的,含盐的

salifiable ['sæliˌfaiəbl] *a* (能变)成盐的

salification [ˌsælifi'keiʃən] *n* 成盐作用

salify ['sælifai] *vt* 使成盐

salimeter [sə'limitə] *n* 盐液浓度计,盐液比重计

saline ['seilain, -li:n] *a* 盐的,含盐的,咸的 [sə'lain; 'seilain, -li:n] *n* 盐水 | physiological ～, normal ～ 生理盐水

salinigrin [ˌsæli'naigrin] *n* 柳黑甙
salinometer [ˌsæli'nɔmitə] *n* 盐液密度计
saliva [sə'laivə] *n* 涎，唾液 | chorda ～ 鼓索性涎(刺激鼓索所分泌的颌下腺涎，较正常涎液清稀) / ganglionic ～ 神经节性涎(刺激颌下腺所分泌的涎液) / lingual ～ 舌腺涎 / parotid ～ 腮腺涎 / ropy ～ 粘性涎 / sublingual ～ 舌下腺涎 / submaxillary ～ 颌下腺涎 / sympathetic ～ 交感神经性涎
salivant ['sælivənt] *a* 催涎的 *n* 催涎药
salivaria [ˌsæli'vɛəriə] *n* 唾窦锥虫 | ～**n** *a*
salivary ['sælivəri] *a* 涎的，唾液的
salivate ['sæliveit] *vt* 使流涎，使过量分泌唾液 *vi* 流涎，分泌唾液 | **salivation** [ˌsæli'veiʃən] *n* 流涎，多涎
salivator ['sæliˌveitə] *n* 催涎药
salivatory ['sælivətəri] *a* 催涎的
salivin ['sælivin] *n* 涎液素，涎淀粉酶
salivolithiasis [səˌlaivəuli'θaiəsis] *n* 涎石病
Salkowski's method [sæl'kɔfski] (Ernst L. Salkowski) 萨尔科夫斯基法(检嘌呤体及尿酸) | ～ test 萨尔科夫斯基试验(检血中一氧化碳、胆固醇、吲哚、葡萄糖及肌酸酐)
Salk vaccine [sɔ:lk] (Jonas E. Salk) 索尔克疫苗(预防脊髓灰质炎的灭活疫苗)
sallow ['sæləu] *a* (人、肤色)灰黄色的 *vt, vi* 变成灰黄色 | ～**ish** *a* 略带灰黄色的 / ～**ness** *n*
salmiac ['sælmiæk] *n* 氯化铵
salmin(e) ['sælmin] *n* 鲑精蛋白
salmon ['sælmən] *n* 鲑；鲑肉色，橙红色
Salmonella [ˌsælmə'nelə] *n* 沙门菌属 | ～ abortus equi 马流产沙门菌 / ～ abortus ovis 绵羊流产沙门菌 / ～ agona 阿哥拉沙门菌 / ～ anatum 鸭沙门菌 / ～ arizonae 亚利桑那沙门菌 / ～ bongor 波哥沙门菌 / ～ choleraesuis 猪霍乱沙门菌 / ～ enteritidis 肠炎沙门菌 / ～ gallinarum 鸡沙门菌 / ～ houtenae 豪顿沙门菌 / ～ morgani 摩根沙门菌，摩根变形杆菌 / ～ paratyphi, ～ paratyphi A 副伤寒沙门菌，甲型副伤寒沙门菌 / ～ paratyphi B, ～ schottmülleri 乙型副伤寒杆菌，肖特苗勒沙门菌 / ～ paratyphi C, ～ hirshfeldii 丙型副伤寒沙门菌，希施费尔德沙门菌 / ～ pullorum 鸡瘟沙门菌 / ～ salamae 塞拉姆沙门菌 / ～ sendai 仙台沙门菌 / ～ typhimurium, ～ aertrycke 鼠伤寒沙门菌 / ～ typhosa, ～ typhi 伤寒沙门菌，伤寒杆菌
salmonella [ˌsælmə'nelə] ([复] **salmonellae** [ˌsælmə'neli:]) *n* 沙门菌
salmonellal [ˌsælmə'nelәl] *a* 沙门菌引起的
Salmonelleae [ˌsælmə'nelii:] *n* 沙门菌族
salmonellosis [ˌsælməne'ləusis] *n* 沙门菌病(食物中含有沙门菌引起，特征为急剧性腹泻，伴有急腹痛，里急后重和〈或〉副伤寒)
salocoll ['sæləkɔl] *n* 萨罗可，水杨酸非诺可(抗风湿药)
salol ['seilɔl] *n* 萨罗，水杨酸苯酯
Salomon's test ['zæləmən] (Hugo Salomon) 扎洛蒙试验(检胃溃疡性癌的白蛋白试验)
salpingectomy [ˌsælpin'dʒektəmi] *n* 输卵管切除术
salpingemphraxis [ˌsælpindʒem'fræksis] *n* 咽鼓管阻塞
salpingian [sæl'pindʒiən] *a* 输卵管的；咽鼓管的
salpingion [sæl'pindʒiɔn] *n* 咽鼓管点
salpingitis [ˌsælpin'dʒaitis] *n* 输卵管炎；咽鼓管炎 | chronic interstitial ～ 慢性间质性输卵管炎 / chronic vegetating ～ 慢性增殖性输卵管炎 / eustachian ～ 咽鼓管炎 / hemorrhagic ～ 出血性输卵管炎 / hypertrophic ～, mural ～, parenchymatous ～ 增殖性

输卵管炎，肥厚性输卵管炎，实质性输卵管炎 / tuberculous ～ 结核性输卵管炎 | **salpingitic** [ˌsælpin'dʒitik] *a*

salping(o)- [构词成分] 管;输卵管;咽鼓管

salpingocatheterism [sælˌpiŋgəu'kæθitərizəm] *n* 咽鼓管插管法

salpingocele [sæl'piŋgəsi:l] *n* 输卵管疝

salpingocyesis [sælˌpiŋgəusai'i:sis] *n* 输卵管妊娠(异位妊娠的一种)

salpingography [ˌsælpiŋ'gɔgrəfi] *n* 输卵管造影(术)

salpingolithiasis [sælˌpiŋgəuli'θaiəsis] *n* 输卵管石病(输卵管壁钙质沉着)

salpingolysis [ˌsælpiŋ'gɔlisis] *n* 输卵管粘连分离术

salpingo-oophorectomy [sælˌpiŋgəuˌəuɔfə'rektəmi], **salpingo-ovariectomy** [sælˌpiŋgəuəuˌvɛəri'ektəmi], **salpingo-ovariotomy** [sælˌpiŋgəuəuˌvɛəri'ɔtəmi] *n* 输卵管卵巢切除术

salpingo-oophoritis [sælˌpiŋgəuˌəuɔfə'raitis], **salpingo-oothecitis** [sælˌpiŋgəuˌəuəθi'saitis] *n* 输卵管卵巢炎

salpingo-oophorocele [sælˌpiŋgəuəu'ɔfərəsi:l], **salpingo-oothecocele** [sælˌpiŋgəuˌəuə'θi:kəsi:l] *n* 输卵管卵巢疝

salpingoperitonitis [sælˌpiŋgəuˌperitəu'naitis] *n* 输卵管腹膜炎

salpingopexy [sæl'piŋgəˌpeksi] *n* 输卵管固定术

salpingopharyngeal [sælˌpiŋgəufə'rindʒi:əl] *a* 咽鼓管咽的

salpingoplasty [sæl'piŋgəˌplæsti] *n* 输卵管成形术

salpingorrhaphy [ˌsælpiŋ'gɔrəfi] *n* 输卵管缝合术

salpingoscopy [ˌsælpiŋ'gɔskəpi] *n* 咽鼓管镜检查

salpingostaphyline [sælˌpiŋgəu'stæfilin] *a* 咽鼓管悬雍垂的

salpingostomatomy [sælˌpiŋgəustəu'mætəmi], **salpingostomatoplasty** [sælˌpiŋgəustəu'mætəˌplæsti] *n* 输卵管部分切除造口术

salpingostomy [ˌsælpiŋ'gɔstəmi] *n* 输卵管造口(引流)术;输卵管复通术

salpingotomy [ˌsælpiŋ'gɔtəmi] *n* 输卵管切开术

salpinx ['sælpiŋks] *n*【希】管

salsalate ['sælsəleit] *n* 双水杨酯，水杨酰水杨酸，双水杨酸，水杨酸水杨酸酯(用于治骨关节炎和类风湿性关节炎)

salt [sɔ:lt] *n* 盐;食盐; [复] 泻盐 *a* 含盐的 *vt* 加盐于，用盐处理 | acid ～ 酸性盐 / baker's ～ 碳酸铵 / basic ～ 碱性盐 / bile ～ 胆汁(酸)盐 / common ～ 食盐，氯化钠 / Epsom ～ 泻盐，硫酸镁 / pancreatic ～ 胰酶盐剂(用作消化药) / peptic ～ 胃蛋白酶盐剂(用作消化药) / smelling ～s 嗅盐 / table ～ (餐桌上用的)食盐 | ～ away 腌 / ～ in 盐溶 / ～ out 盐析 / the ～ of the earth 社会中坚，高尚的人 / with a grain(或pinch) of ～ 有保留地，不全信地 | **～ed** *a* 用盐处理的;腌的;有免疫力的 / **～ness** *n* 咸性;含盐度

saltant ['sæltənt] *n* 突变型;菌落突变型

saltation [sæl'teiʃən] *n* 跳跃，舞蹈;突变，种群突变

saltatory ['sæltətəri], **saltatorial** [ˌsæltə'tɔ:riəl], **saltatoric** [ˌsæltə'tɔ:rik] *a* 跳跃的，舞蹈的;突变的

Salter's incremental lines ['sɔ:ltə] (James A. Salter) 索尔特增长线(牙本质)

saltiness ['sɔ:ltinis] *n* 咸性

salting in ['sɔ:ltiŋ in] 盐溶(通过提高盐浓度溶解蛋白质，当少量中性盐加入时，不溶解于纯水的一定量蛋白质即可溶解)

salting-out ['sɔ:ltiŋ aut] *n* 盐析

saltpeter, saltpetre ['sɔ:ltˌpi:tə] *n* 硝石，硝酸钾 | Chile ～ 智利硝石，硝酸钠

salty ['sɔ:lti] *a* 含盐的;咸的

salubrious [sə'lju:briəs] *a* 有益健康的,适于卫生的 | **salubrity** *n*
saluresis [ˌsælju'ri:sis] *n* 尿食盐排泄(尿中钠和氯根离子的排泄) | **saluretic** [ˌsælju'retik] *a* (促)尿食盐排泄的 *n* 促尿食盐排泄药
Saluron ['sæljurɔn] *n* 氢氟噻嗪(hydroflumethiazide)制剂的商名品
salutarium [ˌsælju'tɛəriəm] *n* 疗养地
salutary ['sæljutəri] *a* 有益健康的,适于(恢复)健康的
salute [sə'lju:t] *n* 致敬,招呼,敬礼 *vt, vi* (向…)致敬;(向…)打招呼
Salutensin, Salutensin-Demi [ˌsælju'tensin] *n* 氢氟噻嗪-利血平(hydroflumethiazide with reserpine)制剂的商品名
salvage ['sælvidʒ] *n* (疾病等的)抢救;得救的病员;补救(作用) *vt* 抢救
salvarsan ['sælvəsən] *n* 胂凡钠明,六〇六(抗梅毒药)
salve [sɑ:v, sælv] *n* 软膏,油膏 *vt* 敷软膏于 | fetron ～ 费特龙油膏(含硬脂酸苯胺及凡士林) / scarlet ～ 猩红油膏
Salvia ['sælviə] *n*【拉】鼠尾草属
Salyrgan ['sæləgən] *n* 撒利汞,汞撒利(mersalyl)制剂的商品名
Salzmann's nodular corneal dystrophy ['zælzmən] (Maximilian Salzmann) 扎尔茨曼结节性角膜营养不良(角膜上皮层、角膜前弹性层及角膜基质外部的进行性肥大性变性)
samaderin [sə'mædərin] *n* 黄楝树苦素
samandaridine [ˌsæmən'dæridin] *n* 蝾螈啶
samandarine [sə'mændəri:n] *n* 蝾螈碱
samarium [sə'mɛəriəm] *n* 钐(化学元素)
Sambucus [sæm'bju:kəs] *n* 接骨木属
same [seim] *a* 同一的,同样的;上述的 *pron* 同样的人(或事物) *ad* 同样地 | all the ～ (虽然…)还是,仍然 / be all(或just) the ～ to …对…说来都一样,对…无所谓 / amount(或come) to the ～ thing 仍旧一样,结果相同 / just the ～ 完全一样;(虽然…)还是,仍然 / one and the ～ 同一个(的),完全一样,完全一回事 | ～**ness** *n* 同一,同样;千篇一律
sample ['sɑ:mpl] *n* 样本,样品;标本 *vt* 取样 | random ～ 随机样本
sampling ['sɑ:mpliŋ] *n* 取样,抽样 | chorionic villus ～ (CVS) 绒膜绒毛取样(用于9～12周妊娠时的产前诊断法。亦可拼写成chorionic villous sampling, 亦称绒膜绒毛活组织检查)
Sampson's cyst ['sæmpsn] (John A. Sampson) 桑普森囊肿,巧克力样囊肿(chocolate cyst, 见cyst项下相应术语)
Sanarelli's serum [ˌsænə'reli] (Giuseppe Sanarelli) 萨内雷利血清(用于保护性接种以防黄热病)
sanative ['sænətiv] *a* 治愈的
sanatorium [ˌsænə'tɔ:riəm] ([复] **sanatoriums** 或 **sanatoria** [ˌsænə'tɔ:riə]) *n* 疗养院(所)(尤指对结核病患者或其他恢复期病人实施户外疗养的场所);疗养站(热带地区的疗养地)
sanatory ['sænətəri] *a* 有益健康的,促进健康的
sanction ['sænkʃən] *n, vt* 批准;同意,鼓励;制裁;许可,赞许
sancycline [sæn'saikli:n] *n* 山环素,去甲去氧四环素(抗生素类药)
sand [sænd] *n* 沙,沙土 | brain ～ 脑沙,松果体石 / intestinal ～ 肠沙
sandalwood ['sændlwud] *n* 檀香;檀香木
sandarac ['sændəræk] *n* 山达脂(牙科用作填齿泥) *vt* 用山达脂溶液处理
sand crack [sænd kræk] 蹄裂病(马)
Sander's disease ['sændə] (Wilhelm Sander) 赞德尔病(偏执狂的一种)
Sanders' disease ['sændəz] (Murray Sanders) 流行性角膜结膜炎
sandfly ['sændflai] *n* 白蛉
Sandhoff disease ['sɑ:ndhɔf] (K. Sandhoff) 桑霍夫病(GM_2神经节苷脂

沉积症的一型，其临床特征类似泰-萨〈Tay-Sachs〉病及GM_2神经节苷脂沉积症B变异型的其他型，但其特征为贮存或排泄含低聚糖的*N*-乙酰氨基葡糖、有时为器官巨大症以及仅在非犹太人中发生。其基本缺陷为已糖胺酶A和B同功酶缺乏，系由该酶的β链内的一种缺损所致。本病发生有若干型〈婴儿型、少年型和成人型〉，随着起病年龄的增加，病情也随之减轻）

Sandifer's syndrome ['sændifə] (Paul Sandifer) 桑迪福综合征(间歇性斜颈，见于儿童，系作为回流性食管炎或食管裂孔疝的症状发生)

Sandimmune ['sændiˌmju:n] *n* 环孢菌素(cyclosporine)制剂的商品名

Sandoglobulin [ˌsændə*u*'glɔbjulin] *n* 免疫球蛋白(immune globulin)制剂的商品名

Sandostatin ['sændə*u*ˌstætin] *n* 醋酸奥曲肽(octreotide acetate)制剂的商品名

Sandril ['sændril] *n* 利血平(reserpine)制剂的商品名

Sandström's bodies, glands ['zæntstreim] (Ivar V. Sandström) 甲状旁腺，副甲状腺

sandwich ['sænwidʒ, 'sænwitʃ] *n* 夹心面包片，三明治；夹层

Sandwith's bald tongue ['sændwiθ] (Fleming M. Sandwith) 桑德韦思秃舌(见于糙皮病晚期)

sane [sein] *a* 神志正常的，精神健全的

Sanfilippo's syndrome [sænfi'lipəu] (Sylvester J. Sanfilippo) 桑菲利波综合征(为四种不均一的在生化上各异而在临床上不能区别的粘多糖病，其特征在生化上为尿中排泄硫酸乙酰肝素，在临床上为严重而迅速的精神衰退，躯体症状相对较轻。2～6岁发病；头大，身高正常；轻度胡尔勒〈Hurler〉样特征〈多发性骨发育障碍，肝肿大〉；全身多毛；通常死于20岁之前。四种酶的类型为：A型最严重，因乙酰肝素*N*-硫酸酯酶缺乏所致；B型为α-*N*-乙酰氨基葡糖苷酶缺乏所致；C型为乙酰肝素-α-氨基葡糖苷-*N*-乙酰基转移酶缺乏所致；D型为*N*-乙酰氨基葡糖-6-硫酸酯酶缺乏所致。亦称粘多糖病Ⅲ型)

Sänger 见Saenger

sangui- [构词成分] 血

sanguicolous [sæŋ'gwikələs] *a* 住血的(生活在血中的)

sanguifacient [ˌsæŋgwi'feiʃənt] *a* 造血的，生血的

sanguiferous [sæŋ'gwifərəs] *a* 运血的，含血的

sanguification [ˌsæŋgwifi'keiʃən] *n* 血液生成；血液化

sanguimotor [ˌsæŋgwi'məutə], **sanguimotory** [ˌsæŋgwi'məutəri] *a* 血液循环的

sanguinaria [ˌsæŋgwi'nɛəriə] *n* 血根(用作白松糖浆成分)

sanguinarine [ˌsæŋgwi'neiri:n] *n* 血根碱

sanguine ['sæŋgwin] *a* 有血色的，多血质的；有希望的，热情的

sanguineous [sæŋ'gwiniəs], **sanguinous** ['sæŋgwinəs] *a* 血的，含血的，多血质的

sanguinolent [sæŋ'gwinələnt] *a* 含血的，血色的

sanguinopoietic [ˌsæŋgwinə*u*pɔi'etik] *a* 生血的，造血的

sanguinopurulent [ˌsæŋgwinə*u*'pjuərulənt] *a* 血液浓性的

sanguirenal [ˌsæŋgwi'ri:nl] *a* 血(与)肾的

sanguis ['sæŋgwis] *n*【拉】血，血液

sanguisuction [ˌsæŋgwi'sʌkʃən] *n* 吸血法

sanguivorous [sæŋ'gwivərəs] *a* 食血的，吸血的(指雌蚊)

sanicult ['sænikʌlt] *n* 江湖医术

sanies ['seinii:z] *n*【拉】腐液，腐脓液 | **sanious** ['seiniəs] *a*

sanify ['sænifai] *vt* 使合卫生，改善…的

环境卫生

saniopurulent [ˌseiniə*u*'pjuərulənt] *a* 腐脓性的

sanioserous [ˌseiniə*u*'siərəs] *a* 腐浆液性的

sanitarian [ˌsæni'tɛəriən] *a* 公共卫生(学)的,保健的 *n* 公共卫生学家,保健专家

sanitarium [ˌsæni'tɛəriəm] *n* 疗养地;疗养院,疗养所

sanitary ['sænitəri] *a* 卫生的,保健的 | **sanitarily** *ad* / **sanitariness** *n*

sanitation [ˌsæni'teiʃən] *n* 卫生,环境卫生(学);卫生设备;污水排放

sanitization [ˌsænitai'zeiʃən, -ti'z-] *n* 卫生处理(尤指饮食用具)

sanitize ['sænitaiz] *vt* 使清洁,给…消毒,卫生处理;除去…中的有害成分

sanity ['sænəti] *n* 神志正常,精神健全

sank [sæŋk] sink的过去式

San Marinese [ˌsæn ˌmæri'ni:z] 圣马力诺人;圣马力诺的

San Marino [ˌsæn mə'ri:nəu] 圣马力诺[欧洲]

Sanorex ['sænəreks] *n* 马吲哚(mazindol)制剂的商品名

sans [sænz] *prep* 无,没有;缺乏 | ~-**doute** [sɔ:ŋ dut]【法】无疑地

Sansert ['sænsə:t] *n* 马来酸美西麦角(methysergide maleate)制剂的商品名

Sansom's sign ['sænsəm] (Arthur E. Sansom) 桑塞姆征(①心包积液时第二及第三肋间隙浊音明显增加;②患胸主动脉瘤时,置听诊器于口唇上可听到节律性杂音)

Sanson's images ['sænsɔn] (Louis J. Sanson) 桑松象(角膜前表面及晶状体前后面形成的投射象)

santalum ['sætələm] *n* 檀香;檀香木

Santavuori-Haltia syndrome [ˌsɑ:ntɑ:'vwəuri 'hɑ:ltiə] (P. Santavuori; M. Haltia) 桑-哈综合征(见Santavuori's syndrome)

Santavuori's syndrome [ˌsɑ:ntɑ:'vwəuri] (Pirkko Santavuori) 桑塔伏里综合征(家族性黑朦性白痴〈少年型〉,伴出生后即存在的症状)

santenic acid [sæn'tenik] 檀烯酸

santonica [sæn'tɔnikə] *n*【拉】山道年花

santonic acid [sæn'tɔnik] 山道酸

santonin ['sæntənin] *n* 山道年(抗蛔虫药)

santoninic acid [ˌsæntə'ninik] 山道年酸

Santorini's cartilages [ˌsɑ:ntəu'ri:ni] (Giovanni D. Santorini) 小角状软骨 | ~ circular muscle 尿道环行肌 / ~ duct 副胰管 / ~ fissures 外耳道软骨切迹 / ~ ligament 环咽韧带 / ~ muscle 笑肌 / ~ papilla 十二指肠壶腹 / ~ plexus 前列腺丛;前列腺静脉丛,阴部丛 / ~ tubercle 小角结节

sap [sæp] *n* 液,汁;元气,活力 (-pp-) *vt* 排液;使衰弱 | cell ~ 透明质 / nuclear ~ 核液,核淋巴 | ~**less** *a* 无液的;无生气的

saphena [sə'fi:nə] *n*【拉】隐静脉 | **saphenous** *a*

saphenectomy [ˌsæfi'nektəmi] *n* 隐静脉切除术

sapience ['seipjəns] *n* 智慧

sapient ['seipjənt] *a* 有见识的

sapin ['seipin] *n* 沙平(尸胺、脑胺的一种无毒异构体)

sapo ['seipəu] *n*【拉】肥皂,皂

sapogenin [sə'pɔdʒinin] *n* 皂甙元,皂角苷配基

saponaceous [ˌsæpə*u*'neiʃəs] *a* 肥皂性的,肥皂般的

Saponaria [ˌseipə*u*'nɛəriə] *n* 肥皂草属

saponarin [ˌseipə*u*'neirin] *n* 肥皂草甙

saponatus [ˌseipə*u*'neitəs] *a*【拉】含皂的

saponification [səˌpɔnifi'keiʃən] *n* 皂化(作用)

saponify [sə'pɔnifai] *vt, vi* (使)皂化 | **saponifiable** *a* 可皂化的 / **saponi-**

fier *n* 皂化剂

saponin ['sæpənin] *n* 皂甙,皂角苷 | cholan ~s 胆烷皂甙 / triterpenoid ~s 三萜式皂甙

sapophore ['sæpəfɔ:] *n* 生味基,生味团

sapotalene ['sæpəˌtæli:n] *n* 山榄烯

sapotoxin [ˌseipəu'tɔksin] *n* 皂毒甙

Sappey's fibers [sɑ:'pei] (Marie P. C. Sappey) 萨佩纤维(眼翼状韧带内的平滑肌纤维) | ~ ligament 萨佩韧带(下颌关节囊的增厚后部) / ~ nucleus 红核 / ~ veins 附脐静脉

sapphism ['sæfizəm] *n* 女性同性恋

sapremia [sæ'pri:miə] *n* 腐血症,脓毒中毒 | **sapremic** *a* 腐血症的,脓毒性的

saprin ['seiprin] *n* 腐尸碱(得自腐败的内脏物质的一种无毒尸碱)

sapr(o)- [构词成分] 腐败

saprobe ['sæprəub] *n* 污水生物,腐生生物

saprobic [sə'prəubik] *a* 污水生物的,腐生生物的,污水生的,腐生的

saprogenic [ˌsæprəu'dʒenik] *a* 生腐的,腐化的

Saprolegnia [ˌsæprəu'legniə] *n* 水霉属 | ~ ferax 水霉

Saprolegniales [ˌsæprəuˌlegni'eili:z] *n* 水霉目

sapronosis [ˌsæprəu'nəusis] *n* 腐生病(由环境中微生物引起的一种疾病)

sapropel ['sæprəpel] *n* 腐泥(江、湖等的黑色腐殖质淤积,缺氧但富有硫化氢) | ~**ic** [ˌsæprəu'pelik] *a*

saprophagous [sə'prɔfəgəs] *a* 食腐的,腐物寄生的

saprophyte ['sæprəfait] *n* 腐生菌,腐生生物

saprophytic [ˌsæprəu'fitik], **saprophilous** [sə'prɔfiləs] *a* 腐物寄生的;食腐的,腐生的

saprophytism ['sæprəfaitizəm] *n* 腐物寄生;死物寄生

Saprospira [ˌsæprəu'spaiərə] *n* 腐生螺旋体属

saprozoic [ˌsæprəu'zəuik] *a* 腐生的,食腐的,腐物寄生的(尤指原生动物)

saprozoite [ˌsæprəu'zəuait] *n* 食腐动物,腐(物寄)生动物

saralasin acetate [sə'ræləsin] 醋酸沙拉新,醋酸肌丙抗增压素(血管紧张素Ⅱ的拮抗剂,用作抗高血压药)

sarapus ['særəpəs] *n* 扁平足者

Sarbó's sign ['sɑ:bəu] (Arthur von Sarbó) 萨尔博征(脊髓痨时腓神经痛觉缺失)

sarcasm ['sɑ:kæzəm] *n* 讽刺(性)

sarcastic [sɑ:'kæstik] *a* 讽刺的 | ~-**ally** *ad*

Sarcina ['sɑ:sinə] *n* 八叠球菌属

sarcina ['sɑ:sinə] ([复] **sarcinae** ['sɑ:sini:]) *n* 八叠球菌

sarcitis [sɑ:'saitis] *n* 肌炎

sarc(o)- [构词成分] 肉,肌

sarcoblast ['sɑ:kəblæst] *a* 成肌细胞

sarcocarcinoma [ˌsɑ:kəuˌkɑ:si'nəumə] *n* 癌肉瘤

sarcocele ['sɑ:kəsi:l] *n* 睾丸肉样肿

sarcocol ['sɑ:kəkɔl] *n* 甘草味胶

sarcocyst ['sɑ:kəsist] *n* 肉孢子虫;肉孢子虫囊

sarcocystin [ˌsɑ:kəu'sistin] *n* 肉孢子虫毒素

Sarcocystis [ˌsɑ:kə'sistis] *n* 肉孢子虫属 | ~ bovihominis 牛-人肉孢子虫 | ~ suihominis 猪-人肉孢子虫

sarcocystosis [ˌsɑ:kəsis'təusis] *n* 肉孢子虫病

sarcocyte ['sɑ:kəsait] *n* 肉层(原虫外胞浆的中层)

Sarcodina [ˌsɑ:kə'dainə] *n* 肉足亚门(原生动物门)

sarcodine ['sɑ:kədi:n] *a* 肉足亚门(Sarcodina)的 *n* 肉足(亚门)原虫

sarcodinian [ˌsɑ:kə'diniən] *n* 肉足(亚门)原虫

sarcoenchondroma [ˌsɑ:kəuˌenkɔn'drəumə] *n* 软骨肉瘤

sarcogenic [ˌsɑːkəu'dʒenik] *a* 生肌的
sarcoglia [sɑː'kɔgliə] *n* 肌胶质
sarcohydrocele [ˌsɑːkəu'haidrəsiːl] *n* 水囊肿性睾丸肉样肿
sarcoid ['sɑːkɔid] *a* 肉样的 *n* 肉样瘤，类肉瘤;肉样瘤病，结节病
sarcoidosis [ˌsɑːkɔi'dəusis] *n* 结节病，肉样瘤病 | ~ cordis 心脏结节病 / muscular ~ 肌肉结节病
sarcolactate [ˌsɑːkəu'lækteit] *n* 肌乳酸盐
sarcolactic acid [ˌsɑːkəu'læktik] 肌乳酸
sarcolemma [ˌsɑːkəu'lemə] *n* 肌纤维膜，肉膜 | **sarcolemmic, sarcolemmous** *a*
sarcoleukemia [ˌsɑːkəuljuː'kiːmiə] *n* 淋巴肉瘤细胞性白血病，白血病性肉瘤
sarcolysin [ˌsɑːkəu'laisin] *n* 溶肉瘤素，苯丙氨酸氮芥 | L-sarcolysin *n* 左旋溶肉瘤素，左旋苯丙氨酸氮芥(抗肿瘤药)
sarcolysis [sɑː'kɔlisis] *n* 软组织溶解，肌肉分解 | **sarcolytic** [sɑːkəu'litik] *a* 溶软组织的，溶肌肉的
sarcolyte ['sɑːkəlait] *n* 溶软组织细胞，溶肉细胞
sarcoma [sɑː'kəumə] ([复] **sarcomas** 或 **sarcomata** [sɑː'kəumətə]) *n* 肉瘤 | adipose ~ 脂肉瘤 / alveolar soft part ~ 腺泡状软组织肉瘤 / ameloblastic ~ 成釉细胞肉瘤 / botryoid ~ 葡萄状肉瘤 / chloromatous ~ 绿色(肉)瘤 / ~ colli uteri hydropicum papillare 乳头状水泡状宫颈肉瘤，葡萄状肉瘤 / embryonal ~ 胚胎性肉瘤 / endometrial stromal ~ 宫内膜间质肉瘤 / granulocytic ~ 粒细胞性肉瘤，绿色瘤 / immunoblastic ~ of B cells 成免疫细胞性B细胞肉瘤 / immunoblastic ~ of T cells 成免疫细胞性T细胞肉瘤 / leukocytic ~ 白血病性肉瘤 / lymphatic ~ 淋巴肉瘤 / osteoblastic ~ 成骨细胞肉瘤 / osteogenic ~, osteoid ~, osteolytic ~ 骨原性肉瘤，骨样肉瘤，溶骨肉瘤 / reticulum cell ~, reticulocytic ~, reticuloendothelial ~, retothelial ~ 网状细胞肉瘤 / synovial ~ 滑膜肉瘤 / telangiectatic ~ 毛细管扩张性肉瘤 | ~-**tous** *a*
sarcomagenesis [ˌsɑːkəumə'dʒenisis] *n* 肉瘤生成，肉瘤发生
sarcomagenic [ˌsɑːkəumə'dʒenik] *a* 致肉瘤的
Sarcomastigophora [ˌsɑːkəuˌmæsti'gɔfərə] *n* 肉鞭毛虫门
sarcomatoid [sɑː'kəumətɔid] *a* 肉瘤样的
sarcomatosis [ˌsɑːkəumə'təusis] *n* 肉瘤病 | ~ cutis 皮肤肉瘤病 / general ~ 全身性肉瘤病
sarcomere ['sɑːkəmiə] *n* 肌(原纤维)节，肌小节
sarcomphalocele [ˌsɑːkɔm'fæləsiːl] *n* 脐肉瘤
sarconeme ['sɑːkəniːm] *n* 微线体，短丝
Sarcophaga [sɑː'kɔfəgə] *n* 麻蝇属
Sarcophagidae [ˌsɑːkəu'fædʒidiː] *n* 麻蝇科
sarcoplasm ['sɑːkəˌplæzəm] *n* 肌质，肌浆 | ~**ic** [ˌsɑːkəu'plæzmik] *a*
sarcoplast ['sɑːkəplæst] *n* 肌间质细胞
sarcopoietic [ˌsɑːkəupɔi'etik] *a* 生肌的
Sarcopsylla [ˌsɑːkɔp'silə] *n* 肉蚤属(即潜蚤属Tunga) | ~ penetrans 穿皮肉蚤(即穿皮潜蚤Tunga penetrans)
Sarcoptes [sɑː'kɔptiːz] *n* 疥螨属 | ~ scabiei 疥螨
sarcoptic [sɑː'kɔptik] *a* 疥螨的
sarcoptidosis [sɑːˌkɔpti'dəusis] *n* 疥，疥螨病
sarcosine ['sɑːkəsiːn] *n* 肌氨酸，N-甲基甘氨酸
sarcosine dehydrogenase ['sɑːkəsiːn diː'haidrədʒəneis] 肌氨酸脱氢酶(此酶

缺乏，为一种常染色体隐性性状，可致高肌氨酸血症）

sarcosinemia [ˌsɑːkəsiˈniːmiə] *n* 肌氨酸血(症)

sarcosinuria [ˌsɑːkəsiˈnjuəriə] *n* 肌氨酸尿(症)

sarcosis [sɑːˈkəusis] *n* 肉瘤病;肉过多

sarcosome [ˈsɑːkəsəum] *n* 肌粒，肉粒

Sarcosporidia [ˌsɑːkəuspəˈridiə] *n* 肉孢子虫目

sarcosporidiosis [ˌsɑːkəuspəˌridiˈəusis], **sarcosporidiasis** [ˌsɑːkəuˌspɔːriˈdaiəsis] *n* 肉孢子虫病

sarcosporidium [ˌsɑːkəuspəˈridiəm] ([复] **sarcosporidia** [ˌsɑːkəuspəˈridiə]) *n* 肉孢子虫

sarcostosis [ˌsɑːkɔsˈtəusis] *n* 肌骨化

sarcostyle [ˈsɑːkəstail] *n* 肌柱，肌原纤维束

sarcotherapeutics [ˌsɑːkəuˌθerəˈpjuːtiks], **sarcotherapy** [ˌsɑːkəuˈθerəpi] *n* 肉汁疗法，动物组织浸出物疗法

sarcotic [sɑːˈkɔtik] *a* 生肉的

sarcotubules [ˌsɑːkəuˈtjuːbjuːlz] *n* 肌(浆)小管

sarcous [ˈsɑːkəs] *a* 肉的，肌(肉组织)的

sardonic [sɑːˈdɔnik] *a* 讥讽的，挖苦的，嘲笑的;(不自主)痉笑的 | **~ally** *ad*

sargramostim [sɑːˈgræməstim] *n* 粒–巨噬细胞集落刺激因子(由重组技术形成，用作骨髓抑制性化疗治癌的佐剂，可加速造血系统的恢复)

sarmentocymarin [sɑːˌmentəuˈsaimərin] *n* 沙门甙

sarmentogenin [ˌsɑːmənˈtɔdʒənin] *n* 沙门甙元

sarmentose [ˈsɑːməntəus] *n* 沙门糖，箭毒羊角拗糖

Sarothamnus [ˌsærəˈθæmnəs] *n* 金雀花属

sarpicillin [ˌsɑːpiˈsilin] *n* 沙匹西林，苯咪青霉素酯，缩酮氨苄青霉素酯，苯咪青霉素甲氧甲酯(抗菌药)

Sarracenia [ˌsærəˈsiːniə] *n* 瓶子草属

sarsaparilla [ˌsɑːsəpəˈrilə], **sarsa** [ˈsɑːsə] *n* 【拉; 西】菝葜(治牛皮癣，也用作药物的调味剂)

sarsasapogenin [ˌsɑːsəˌsæpəˈdʒenin] *n* 菝葜皂甙元，萨尔萨皂甙元

Sassafras [ˈsæsəfræs] *n* 【拉】擦木属，黄樟属

sat [sæt] sit的过去式和过去分词

satellite [ˈsætəlait] *n* 卫星;卫星病灶;卫星结节;伴行静脉，陪静脉(紧密伴随动脉的静脉，如肱静脉);随体(染色体的末端部分) | bacterial ~ 卫星菌，陪菌 / chromosomal ~ 染色体随体 / nucleolar ~ 核仁随体 / ~ DNA 卫星DNA，随体DNA

satellitism [ˈsætəlitizəm] *n* 卫星现象(某些细菌菌种十分靠近其他无关细菌菌落时生长旺盛，例如流感嗜血杆菌即靠近链球菌菌落，这是由于后一种菌种产生必需的代谢产物所致)

satellitosis [ˌsætəlaiˈtəusis] *n* 卫星状态(神经胶质细胞在神经元周围的堆积，见于神经元受损时)

satiable [ˈseiʃjəbl] *a* 可使充分满足的

satiate [ˈseiʃieit] *vt* 使充分满足，使过饱，使生厌 | **satiation** [ˌseiʃiˈeiʃən] *n* 满足，饱满

satiety [səˈtaiəti] *n* 饱满感(食欲或渴感)，厌腻

satisfaction [ˌsætisˈfækʃən] *n* 满足;乐事;赔偿 | give ~ 使满意，使满足 / to the ~ of 使…满意

satisfactory [ˌsætisˈfæktəri] *a* 令人满意的，良好的 | **satisfactorily** *ad*

satisfy [ˈsætisfai] *vt, vi* (使)满足;(使)符合;(使)确信;(使)消除(疑虑等) | be (或rest) satisfied with 满足于 / ~ oneself 确实搞清楚

Satterthwaite's method [ˈsætəθweit] (Thomas E. Satterthwaite) 萨特思韦特法(人工呼吸，轮流揿压和放松腹部)

Sattler's layer [ˈsætlə] (Hubert Sattler) 扎特勒层(脉络膜血管层中由中等

大小血管所构成的部分)

saturable ['sætʃərəbl] *a* 可饱和的 | **saturability** [ˌsætʃərə'biləti] *n* 饱和额

saturant ['sætʃərənt] *a* 饱和的 *n* 饱和剂

saturate ['sætʃəreit] *vt* 使饱和 | ~**d** *a* 饱和的

saturation [ˌsætʃə'reiʃən] *n* 饱和,饱和度;饱和剂量(放射治疗时,在短时间内先给与组织能承受的最大剂量,然后在随后时间内给与较小分剂量以维持其生物效应);一次泡腾顿服量 | oxygen ~ 氧饱和

saturnic [sə'tə:nik] *a* 中铅毒的

saturnine ['sætənain] *a* 忧郁的;铅的

saturnism ['sætənizəm] *n* 铅中毒

satyr ['sætə] *n* 色情狂者 | ~**ic** [sə'tirik] *a* 色情狂的

satyriasis [ˌsæti'raiəsis], **satyromania** [ˌsætirəu'meinjə] *n* 男子色情狂,求雌狂

sauce [sɔ:s] *n* 调味汁,酱汁

saucer ['sɔ:sə] *n* 托盘,碟 | auditory ~ 听窝(胚)

saucerization [ˌsɔ:sərai'zeiʃən, -ri'z-] *n* 碟形手术;碟形凹陷(脊椎受压骨折形成)

Saudi Arabia ['saudi ə'reibjə] 沙特阿拉伯[亚洲]

Sauerbruch's prosthesis ['sauəbruh] (Ernst F. Sauerbruch) 绍尔布鲁赫假体(一种假体,使残肢的组织得以活动)

Sauer's vaccine ['sauə] (Louis W. Sauer) 索尔菌苗,百日咳菌苗(预防百日咳)

Saundby's test ['sɔ:ndbi] (Robert Saundby) 桑德比试验(检粪血)

Saunders' disease ['sɔ:ndəz] (Edward W. Saunders) 桑德斯病(一种危急的状态,见于给了高比例的碳水化合物而有消化性失调的婴儿,特征为呕吐、大脑症状及循环抑制) | ~ sign 桑德斯征(儿童在口张开时,产生手的联带运动,其中包括口张开、手指伸展和分开,亦称口手联带运动)

sauroid ['sɔ:rɔid] *a* 蜥蜴样的(动物)

sausage ['sɔsidʒ] *n* 香肠,腊肠

Saussure's hygrometer [sɔ:'suə] (Horace B. de Saussure) 索苏尔湿度计,毛发湿度计

savage ['sævidʒ] *a* 野蛮的,凶猛的 | ~**ly** *ad* / ~**ness** *n*

savant ['sævənt] *n* 专家,学者

save[1] [seiv] *vt, vi* 救,挽救;储蓄;节省 | **sav(e)able** ['seivəbl] *a* 可救的;可节省的 / ~**r** *n* 救助者;节省的人

save[2] [seiv] *prep* 除…以外 *conj* 若不是,只是;除去

savin ['sævin] *n* 沙芬,新疆圆柏,沙比桧

saving[1] ['seiviŋ] *a* 补偿的 *n* 节约;[复]储蓄,存款

saving[2] ['seiviŋ] *prep* 除…以外;考虑到

savio(u)r ['seivjə] *n* 救助者

savo(u)r ['seivə] *n* 滋味;风味;吸引力 *vi* 具有…的味道,带有…的意味(of) *vt* 尝到 | ~**less** *a* 缺少滋味的;缺少风味的

saw[1] [sɔ:] *n* 锯(sawed; sawn或sawed) *vt, vi* 锯;拉锯般移动 | amputating ~ 切断锯 / crown ~ 冠形锯 / hole ~ 钻锯,环钻 / separating ~ 分离锯(牙) / subcutaneous ~ 皮下骨锯

saw[2] [sɔ:] *n* 格言,谚语

saw[3] [sɔ:] see的过去式

sawbones ['sɔ:bəunz] *n* 医生(尤指外科医生)

sawn [sɔ:n] saw[1]的过去分词

saxitoxin [ˌsæksi'tɔksin] *n* 石房蛤毒素

say [sei] (said) *vt* 说;说明;宣称;念,背诵;报道;比如说 *vi* 说,讲 *n* 意见;发言权 | as much as to ~ 等于说 / go without ~ing 不言而喻,理所当然 / to ~ the least 至少可以这样说,退一步说 / not to ~ 虽不能说 / that is to ~ 那就是说,即,换句话说 / when all is said (and done) 结果，毕竟

saying [ˈseiiŋ] *n* 话;谚语，俗话

Sayre's apparatus [ˈseiə] (Lewis A. Sayre) 塞尔吊架(上石膏背心时用)

SB sinus bradycardia 窦性心动过速

Sb 元素锑(stibium)的符号

SBE subacute bacterial endocarditis 亚急性细菌性心内膜炎

SC secretory component 分泌成分; closure of semilunar valves 半月瓣闭合

Sc 元素钪(scandium)的符号

scab [skæb] *n* 痂(-bb-) *vi* 结痂 | ~**bed** [ˈskæbid] *a* 结痂的

scabby [ˈskæbi] *a* 痂的;疥疮的 | **scabbily** *ad* | **scabbiness** *n*

scabicide [ˈskeibisaid] *a* 杀疥螨的 *n* 杀疥螨药

scabies [ˈskeibii:z] [单复同] *n* 疥疮;疥螨病 | Norwegian ~ 结痂性疥疮

scabietic [ˌskeibiˈetik], **scabetic** [skeˈbetik] *a* 疥疮的

scabious [ˈskeibjəs] *a* 痂的;疥疮的

scabrous [ˈskeibrəs] *a* 粗糙的;多痂的;难解决的

SCAD deficiency short-chain acyl-CoA dehydrogenase deficiency 短链酰基辅酶A脱氢酶缺乏症

scala [ˈskeilə] ([复] **scalae** [ˈskeili:]) *n*【拉】阶

scalar [ˈskeilə] *n, a* 纯量(的)，标量的，无向量的

scalariform [skəˈlærifɔ:m] *a* 梯级形的，梯纹形的

scald [skɔ:ld] *vt* 烫伤;用沸水或蒸汽消毒 *n* 烫伤 | ~**ing** *a* 滚烫的;灼人的 *n* 烫伤;烧灼性痛

scale[1] [skeil] *n* 标，标度，刻度;(实物与图表等之间的)比例，比率;比例尺;等级，级别;规模;换算法 *vt* 攀登;(按比例)排列;用(比例尺)测量，绘制 | absolute ~ 绝对温标 / centigrade ~ 百分温标，摄氏温标 / Columbia Mental Maturity Scale 哥伦比亚智力成熟表(一种特殊形式的心理功能和普通能力的测验，适合于3~12岁不会说话或身体有缺陷的儿童，如患有大脑麻痹的儿童) / French ~ 法兰西标度(一种表示导尿管、尿道探子以及其他管状器械的型号标度，每单位约等于0.33mm，即18法兰西表示直径为6mm) / hydrometer ~ 比重计标度(用以表示液体的比重) / intelligence ~ 智力量表 / ordinal ~ 顺序标度(标度中的样点用数字表示，如疾病症状的分级:轻度①，中度②或重度③) / ratio ~ 比例尺度(用于对感觉的心理物理测量) | on a large (small) ~ 大(小)规模地 / ~ down (或up) 按比例降低(或增加)

scale[2] [skeil] *n* 鳞片;(眼中的)翳障;(皮肤的)鳞屑;水垢;齿垢 *vt* 刮去…的鳞片;除去…的积垢 *vi* 剥落，脱落;生鳞屑;生水垢 | adhesive ~ 粘着性鳞屑

scale[3] [skeil] *n* 秤，天平 *vt* 把…过秤 *vi* 重(若干) | turn(或tip) the ~s 决定，使平衡起变化，起决定性作用，扭转局面

scalene [ˈskeili:n] *a* 不等边的(指三角形)，偏三角的;斜角肌的

scalenectomy [ˌskeiliˈnektəmi] *n* 斜角肌切除术

scalenotomy [ˌskeiliˈnɔtəmi] *n* 斜角肌切开术

scalenus [skeiˈli:nəs] *n*【拉】斜角肌

scaler[1] [ˈskeilə] *n* 刮器(牙)

scaler[2] [ˈskeilə] *n* 定标器;换算装置;计数器

scaling [ˈskeiliŋ] *n* 刮牙术，刮除术

scalp [skælp] *n* 头皮 | dissecting cellulitis of ~ 头皮切割性蜂窝组织炎 / gyrate ~ 头皮松垂，回状头皮

scalpel [ˈskælpəl] *n* 解剖刀，手术刀

scalpriform [ˈskælprifɔ:m] *a* 凿形的

scaly [ˈskeili] *a* 有鳞屑的;鳞状的

scammony [ˈskæməni] *n* 司格蒙旋花;药旋花(根)(驱虫药、泻药) | Mexican ~ 墨西哥司格蒙旋花，药薯(根) | **scammonia** [skəˈməuniə] *n*

scamp [skæmp] *vt* 草率地做(工作等)

scan [skæn] (-nn-) *vt* 细看;校验;浏览;

扫描，扫描检查 *vi* 扫描 *n* 细看；浏览；扫描图；扫描 | CAT ～，CT ～ 计算体层摄影扫描，计算机轴向体层摄影(即computerized axial tomography)

Scandinavia [ˌskændiˈneivjə] *n* 斯堪的纳维亚(半岛)[欧洲]

Scandinavian [ˌskændiˈneivjən] *n, a* 斯堪的纳维亚人(的)；斯堪的纳维亚人的日耳曼语系(的)；北欧日耳曼语系(的)

scandium [ˈskændiəm] *n* 钪(化学元素)

scanner [ˈskænə] *n* 扫描仪，扫描器 | EMI ～ EMI扫描器(在阴极射线管上显示出重建体层摄影影象的仪器) / scintillation ～ 闪烁扫描器

scanning [ˈskæniŋ] *n* 扫描(术)；断续言语 | radioisotope ～ 放射性同位素扫描

scanography [skæˈnɔgrəfi] *n* 扫描检查

scansion [ˈskænʃən] *n* 断续言语

scanty [ˈskænti] *a* 不充足的，缺乏的；稀疏的

Scanzoni's maneuver (operation) [skænˈtsəuni] (Friedrich W. Scanzoni) 斯坎佐尼手法(产钳娩出手法，即使用产钳旋转胎头之法)

scapegoat [ˈskeipgəut] *n* 替罪羊；代人受过者

scapha [ˈskeifə] *n*【拉】耳舟，舟状窝

scaphion [ˈskeifiən] *n* 颅底外面

scaph(o)- [构词成分] 船，舟

scaphocephaly [ˌskæfəˈsefəli], **scaphocephalia** [ˌskæfəsiˈfeiliə], **scaphocephalism** [ˌskæfəˈsefəlizəm] *n* 舟状头(畸形) | **scaphocephalic** [ˌskæfəsəˈfælik], **scaphocephalous** [ˌskæfəˈsefələs] *a*

scaphohydrocephalus [ˌskæfəˌhaidrəuˈsefələs], **scaphohydrocephaly** [ˌskæfəˌhaidrə*u*ˈsefəli] *n* 舟状头脑积水

scaphoid [ˈskæfɔid] *a* 舟状的 *n* 舟骨

scaphoiditis [ˌskæfɔiˈdaitis] *n* 舟骨炎

scapholunate [ˌskæfə*u*ˈljuːneit] *a* 舟骨月骨的

scapula [ˈskæpjulə] ([复] **scapulas** 或 **scapulae** [ˈskæpjuliː]) *n* 肩胛(骨)；肩板(昆虫) | elevated ～ 高位肩胛(先天性肩胛耸举症) / scaphoid ～ 舟状肩胛(骨) / winged ～, alar ～ 翼状肩胛(骨)

scapulalgia [ˌskæpjuˈlældʒiə] *n* 肩胛痛

scapular [ˈskæpjulə] *a* 肩胛(骨)的

scapulary [ˈskæpjuləri] *n* 肩悬带

scapulectomy [ˌskæpjuˈlektəmi] *n* 肩胛切除术

scapuloanterior [ˌskæpjulə*u*ænˈtiəriə] *n* 肩前位(横产胎位之一)

scapuloclavicular [ˌskæpjulə*u*kləˈvikjulə] *a* 肩胛锁骨的

scapulodynia [ˌskæpjulə*u*ˈdiniə] *n* 肩(胛)痛

scapulohumeral [ˌskæpjulə*u*ˈhjuːmərəl] *a* 肩胛肱骨的

scapuloperoneal [ˌskæpjulə*u*ˌperəˈniəl] *a* 肩腓骨的

scapulopexy [ˈskæpjuləˌpeksi] *n* 肩胛固定术

scapuloposterior [ˌskæpjulə*u*pɔsˈtiəriə] *n* 肩后位(横产胎位之一)

scapus [ˈskeipəs] ([复] **scapi** [ˈskeipai]) *n* 干，体，柄

scar [skɑː] *n* 疤痕 | hypertrophic ～ 肥大性疤痕 / white ～ of ovary 白体

scarce [skεəs] *a* 缺乏的；稀有的

scarcely [ˈskεəsli] *ad* 几乎没有；仅仅；大概不 | ～ ... when 刚…就…

scarcity [ˈskεəsəti] *n* 缺乏；稀少

scare [skεə] *vt* 惊吓，使恐慌 *vi* 受惊 *n* 惊恐

scarf [skɑːf] ([复] **scarfs** 或 **scarves** [skɑːvz]) *n* 围巾

scarfskin [ˈskɑːfskin] *n* 表皮

scarification [ˌskεərifiˈkeiʃən] *n* 划破，划痕

scarifier [ˈskεərifaiə], **scarificator** [ˈskεərifiˌkeitə] *n* 划痕器

scarify [ˈskɛərifai] *vt* 划破,划痕

scarlatina [ˌskɑːləˈtiːnə] *n* 【拉】猩红热 | puerperal ~ 产褥性猩红热 | ~l [skɑːˈlætinl] *a*

scarlatinella [skɑːˌlætiˈnelə] *n* 轻型猩红热

scarlatiniform [ˌskɑːləˈtinifɔːm], **scarlatinoid** [skɑːˈlætinɔid] *a* 猩红热样的

scarlet [ˈskɑːlit] *n* 猩红色 *a* 猩红的 | ~ G 黄光油溶红,苏丹Ⅲ / ~ R 猩红R,猩红

Scarpa's fascia [ˈskɑːpə] (Anthony Scarpa) 斯卡帕筋膜(腹壁浅筋膜深层) | ~ fluid 斯卡帕液(内淋巴液) / ~ foramen 鼻腭神经孔 / ~ ganglion 前庭神经节 / ~ ligament 镰缘上角 / ~ membrane 第二鼓膜,蜗窗膜 / ~ nerve 鼻腭神经 / ~ sheath 提睾筋膜 / ~ shoe 内翻足矫形靴 / ~ staphyloma (眼)后葡萄肿 / ~ triangle 股三角

scarry [ˈskɑːri] *a* 疤痕斑斑的

SCAT sheep cell agglutination test 绵羊细胞凝集试验(测血清类风湿因子)

scatemia [ˌskəˈtiːmiə] *n* 肠性毒血症

scathe [skeið] *vt* 损害;灼伤;痛斥 *n* 损害,伤害 | ~**less** *a* 无损伤的

scat(o)- [构词成分] 粪,粪质

scatol [ˈskeitɔl] *n* 粪臭素;甲基吲哚

scatology [skəˈtɔlədʒi] *n* 粪便学 | **scatologic** [skætəˈlɔdʒik] *a*

scatoma [skəˈtəumə] *n* 粪结,粪瘤(肠内积粪)

scatophagy [skəˈtɔfədʒi] *n* 食粪癖

scatophilia [ˌskætəuˈfiliə] *n* 恋粪癖

scatoscopy [skəˈtɔskəpi] *n* 粪便检视法

scatter [ˈskætə] *vt, vi* (使)分散;(使)散射;散布

scattergram [ˈskætəgræm] *n* 散点图(见scatterplot)

scattering [ˈskætəriŋ] *a* 分散的 *n* 分散;散射,扩散;散布

scatterplot [ˈskætəplɔt] *n* 散点图(两个随机变量成对观察的直角坐标上的一种标绘图,每次观察在图上标上一个点,点的分散或集积表示两个变量之间的关系)

scatula [ˈskætjulə] *n* 盒,纸匣

scavenge [ˈskævindʒ] *vt* 清除…中的杂质;以(腐肉、腐物等)为食;从…中提取有用物质 *vi* 清除杂质;在废物中提取有用物质

scavenger [ˈskævindʒə] *n* 清扫工;清除剂,净化剂;食腐动物

ScD Doctor of Science 理学博士

ScDA scapulodextra anterior 【拉】肩右前(胎位)

ScDP scapulodextra posterior 【拉】肩右后(胎位)

Scedosporium [siːdəˈspɔːriəm] *n* 足放线病菌属

scelalgia [skiˈlældʒiə səˈlæl-] *n* 小腿痛

scelotyrbe [ˌseləˈtəːbi] *n* 小腿痉瘫

scene [siːn] *n* 一场,一幕(戏);出事地点;景色;景象 | behind the ~s 在幕后 / make the ~ 到场,参预其事 / on the ~ 在场,出现

scent [sent] *n* 气味;香味;香剂 *vt* 闻;察觉 | on the ~ (凭线索)探究着 | ~**less** *a* 无气味的

sceptic [ˈskeptik] *n* 怀疑(论)者 | ~**al** *a* 怀疑的 / ~**ally** *ad* / ~**ism** [ˈskeptisizəm] *n* 怀疑态度;多疑癖

Schacher's ganglion [ˈʃɑːhə] (Polycarp G. Schacher) 睫状神经节

Schachowa's spiral tubes [ˈʃɑːkəvə] (Seraphina Schachowa) 肾小管

Schafer's dumbbell, dumbbell of Schafer [ˈʃeifə] (Edward A. Sharpey-Schafer) 谢弗小体(在横纹肌组织内发现的小体) | ~ method 谢弗法(伏卧式人工呼吸法:即令患者伏卧,前额置于一臂部,施术者两膝跨于患者两髋关节旁,两手紧压患者下方肋骨的上背部,然后慢慢抬身,同时两手放松,以每5秒作一次向前向后运动)

Schäfer's syndrome [ˈʃeifə] (Erich Schäfer) 谢弗综合征(先天性厚甲伴身心发育迟缓)

Schäffer's reflex [ˈʃefə] (Max Schäffer) 舍费尔反射(器质性偏瘫时,压迫跟腱的中1/3,则足及趾屈曲)

Schamberg's disease (dermatosis, progressive pigmented purpuric dermatosis) [ˈʃæmbə:g] (Jay F. Schamberg) 山伯格病(皮病、进行性色素性紫癜性皮病见于青春期及青年男性的一种慢性无症状性皮病,局限于胫部、踝部及足背和趾骨,特征为长出橙色至浅黄褐色斑疹,边缘内或边缘上有红色小点〈红椒样斑点〉)

Schanz's disease [ˈʃʌnts] (Alfred Schanz) 山茨病(外伤性跟腱炎) | ～ syndrome 山茨综合征(脊椎病一系列症状,包括疲劳感、脊椎突压痛、伏卧时痛以及脊椎弯曲的病征)

Schardinger's enzyme [ˈʃɑ:diŋgə] (Franz Schardinger) 沙尔丁格酶,黄嘌呤氧化酶 | ～ reaction 沙尔丁格反应(用于区别鲜奶和加热过的牛奶:用醛和亚甲蓝或靛蓝处理牛奶,如为鲜奶,则染料还原为无色化合物)

scharlach R [ˈʃɑ:lək] *n* 猩红

Schatzki's ring [ˈʃɑ:tski] (Richard Schatzki) 沙茨基环,食管环

Schaudinn's fluid [ʃɔ:ˈdin] (Fritz R. Schaudinn) 绍丁液(一种硬化液,含有氯化汞、醇及蒸馏水)

Schaumann's body [ˈʃɔ:mən] (Jörgen Schaumann) 绍曼体(肉样瘤病时,患病处所见的红色或棕色结节性贝壳样病损) | ～ sarcoidosis (disease, syndrome) 肉样瘤病,结节病

Schauta's operation [ˈʃɔ:tə] (Friedrich Schauta) 绍塔手术(经阴道广泛性子宫切除治疗宫颈癌)

Schauta-Wertheim operation [ˈʃɔ:tə ˈvə:taim] (Friedrich Schauta; Ernst Wertheim) 绍塔-韦特海姆手术(见Wertheim-Schauta operation)

SChe serum cholinesterase 血清胆碱酯酶

Schede's clot [ˈʃeidə] (Max Schede) 舍德血块(舍德手术〈坏死骨取出术〉形成的血块) | ～ operation (method, resection, treatment) 舍德手术(法、切除术、疗法)(①脓胸胸壁切除术;②下肢静脉曲张手术;③坏死骨取出术)

schedule [ˈʃedju:l, ˈskedʒu(:)l] *n* 一览表,时间表,程序表 *vt* 将…列表,安排 | according to ～ 按照预定计划 / ahead of ～ 提前 / behind ～ 落后于预定计划(或时间) / on ～ 按照预定时间

Scheie's syndrome [ʃei] (Harold G. Scheie) 沙伊综合征(为胡尔勒〈Hurler〉综合征比较轻的等位基因变异型,粘多糖病Ⅰ型中三种等位基因病中最轻的一种,特征为角膜混浊,鹰爪手,主动脉瓣受累,面容稍显粗糙,宽嘴,膝外翻及弓形足。身高、智力和寿命均正常,由于L-艾杜糖苷酸酶缺乏所致。亦称粘多糖病IS型,以前称粘多糖病Ⅴ型)

Scheiner's experiment [ˈʃainə] (Christoph Scheiner) 沙伊纳实验(通过卡片上相近两个针孔注视物体的实验,如物体在焦点上,只见到一个物象,如不在焦点上,则见到两个或两个以上的物象)

schema [ˈski:mə] ([复] **schemata** [ˈski:mətə] *n* 计划,纲要;图解,格式,图式

schematic [skiˈmætik] *a* 纲要的;图解的,按照图式的 | **～ally** *ad*

scheme [ski:m] *n* 计划,纲要,方案;图解,图式;配合 *vt* 策划 *vi* 计划,设计

Schepelmann's sign [ˈʃeipəlmæn] (Emil Schepelmann) 舍佩尔曼征(干性胸膜炎时,患者身体弯向健侧则疼痛增加;而肋间神经痛时,弯向患侧则疼痛增加)

Scherer's test [ˈʃeirə] (Johann J. von Scherer) 舍雷尔试验(检肌醇、纯白氨酸、酪氨酸)

scheroma [ski'rəumə] *n* 干眼病,眼干燥(缺乏维生素A)

Scheuermann's disease, kyphosis ['ʃɔiəmən] (Holger W. Scheuermann) 脊柱骨软骨病

Schick's sign ['ʃik] (Béla Schick) 锡克征(患支气管淋巴结结核的婴儿呼气时可听到的喘鸣) | ~ test (reaction) 锡克试验(反应),白喉毒素皮内试验(检机体对白喉免疫性的试验)

Schiefferdecker's disk [ʃi:fə'dekə] (Paul Schiefferdecker) 席费尔德克尔板(郎飞〈Ranvier〉节处许旺〈Schwann〉鞘和轴索之间,用硝酸银染成黑色的物质) | ~ symbiosis theory 席费尔德克尔共生学说(认为人体各组织之间有某种共生现象,因而此组织的代谢产物能作为刺激使其他组织活动)

Schiff's biliary cycle [ʃif] (Moritz Schiff) 席夫胆汁循环(胆汁中的胆汁盐为肠绒毛所吸收,然后送回肝脏,在肝内再被利用的循环,亦称胆盐肠肝循环)

Schiff's reagent [ʃif] (Hugo Schiff) 席夫试剂(检醛) | ~ test 席夫试验(检尿碳水化合物、胆固醇、尿囊素及脲、尿酸、乳中甲醛)

Schilder's disease (encephalitis) ['ʃildə] (Paul F. Schilder) 席尔德病(脑炎)(儿童和青少年亚急性或慢性型脑白质病,亦称弥漫性轴周性脑炎,进行性皮质下脑病)

Schiller's test ['ʃilə] (Walter Schiller) 席勒试验,宫颈粘膜碘试验(检宫颈癌)

Schilling's leukemia ['ʃiliŋ] (Victor T. A. G. Schilling) 希林白血病,急性单核细胞白血病

Schilling test ['ʃiliŋ] (Robert F. Schilling) 希林试验(检维生素B_{12}胃肠吸收,诊断原发性恶性贫血)

Schimmelbusch's disease ['ʃiməl,buʃ] (Curt Schimmelbusch) 席梅尔布施病(增生性乳腺炎的一种,其特征为有许多小囊肿发生,亦称乳腺囊性病)

schindylesis [,skindi'li:sis] *n* 夹合连接,沟缝

Schinus ['skainəs] *n* 秘鲁乳香属

Schiφtz's tonometer [ʃi'ets] (Hjalmar Schiφtz) 希厄茨眼压计(用于测定眼内压)

Schirmer's syndrome ['ʃirmə] (Rudolf Schirmer) 席默综合征(一种斯-韦〈Sturge-Weber〉综合征,其中青光眼在疾病过程中很早发生)

schistasis ['skistəsis] *n* 裂,分裂(尤指人体上的裂,一种先天性缺损,如躯裂畸形)

schist(o)- [构词成分] 裂,分裂

schistocephalus [,ʃistə'sefələs, ,ski-] *n* 头裂畸胎

schistoc(o)elia [,ʃistə'si:liə, ,ski-] *n* 先天性腹裂(畸形)

schistocormia [,ʃistə'kɔ:miə, ,ski-] *n* 躯裂(畸形)

schistocormus [,ʃistə'kɔ:məs, ,ski-] *n* 躯裂畸胎

schistocystis [,ʃistə'sistis] *n* 膀胱裂

schistocyte ['ʃistəsait, 'ski-] *n* 裂细胞,裂红细胞(常见于溶血性贫血患者的血液中)

schistocytosis [,ʃistəsai'təusis, ,ski-] *n* 裂细胞症

schistoglossia [,ʃistə'glɔsiə, ,ski-] *n* 舌裂(畸形)

schistomelia [,ʃistə'mi:liə, ski-] *n* 肢裂(畸形)

schistomelus [ʃis'tɔmiləs, ski-] *n* 肢裂畸胎

schistometer [ʃis'tɔmitə, ,ski-] *n* 声门裂测量计

schistoprosopia [,ʃistəprə'səupiə, ,ski-] *n* 面裂(畸形)

schistoprosopus [,ʃistə'prɔsəpəs, ,ski-] *n* 面裂畸胎

schistorachis [ʃis'tɔrəkis, ski-] *n* 脊柱裂(畸形)

schistosis [ʃis'təusis, ski-] *n* 肺石板屑沉着病

Schistosoma [ˌʃistə'səumə, ˌski-] *n* 裂体(吸虫)属,血吸虫属 | ~ bovis 牛裂体吸虫,牛血吸虫 / ~ haematobium 埃及裂体吸虫,埃及血吸虫 / ~ indicum 印度裂体吸虫,印度血吸虫 / ~ intercalatum 间插裂体吸虫,间插血吸虫 / ~ japonicum 日本裂体吸虫,日本血吸虫 / ~ mansoni 曼氏裂体吸虫,曼氏血吸虫 / ~ mattheei 羊裂体吸虫,羊血吸虫 / ~ spindale 梭形裂体吸虫 / ~ mekongi 湄公河裂体吸虫,湄公河血吸虫

schistosomacidal [ˌʃistəˌsəumə'saidl, ˌski-] *a* 杀血吸虫的

schistosomacide [ˌʃistə'səuməsaid, ˌski-] *n* 杀血吸虫药

schistosomal [ˌʃistəu'səuməl, ˌski-] *a* 血吸虫的

Schistosomatium [ˌʃistəsə*u*'meiʃiəm, ˌski-] *n* 小裂体吸虫属

schistosome ['ʃistəsəum, ˌski-] *n* 裂体吸虫,血吸虫

schistosomia [ˌʃistə'səumiə, ˌski-] 体裂(下肢缺损)畸形(腹部有裂隙与下肢发育不全或缺损)

schistosomiasis [ˌʃistəsə*u*'maiəsis, ˌski-] *n* 血吸虫病 | cutaneous ~ 皮肤血吸虫病,血吸虫皮炎,游泳癣 / ~ intercalatum 刚果血吸虫病,间插血吸虫病 / ~ japonica, eastern ~, oriental ~ 日本血吸虫病 / ~ mansoni 曼氏血吸虫病 / urinary ~, vesical ~, ~ haematobia 尿路血吸虫病,膀胱血吸虫病,埃及血吸虫病

schistosomicidal [ˌʃistəˌsəumi'saidl, ˌski-] *a* 杀血吸虫的

schistosomicide [ˌʃistə'səumisaid, ˌski-] *n* 杀血吸虫药

Schistosomum [ˌʃistə'səuməm, ˌski-] *n* 裂体(吸虫)属,血吸虫属(即Schistosoma)

schistosomus [ˌʃistə*u*'səuməs, ˌski-] *n* 体裂(下肢缺损)畸胎

schistothorax [ˌʃistə'θɔ:ræks, ˌski-], **schistosternia** [ˌʃistə'stə:niə, ˌski-] *n* 胸裂(畸形)

schistotrachelus [ˌʃistətrə'ki:ləs, ˌski-] *n* 颈裂畸胎

schizamnion [ˌskiz'æmniən] *n* 裂隙羊膜

schizaxon [ski'zæksɔn] *n* 轴索裂支

schizencephaly [ˌskizen'sefəli] *n* 脑裂(畸形),脑裂性孔洞脑(畸形) | **schizencephalic** [ˌskizensi'fælik] *a*

schiz(o)- [构词成分] 裂,分裂

schizoaffective [ˌskizə*u*əˌfektiv, ˌskits-] *a* 分裂情感性的

Schizoblastosporion [ˌskizə*u*ˌblæstə*u*'spɔ:riən] *n* 裂芽酵母孢子菌属

schizocephalia [ˌskizəusə'feiliə] *n* 头裂(畸形)

schizocyte ['skizəsait] *n* 裂细胞,裂红细胞

schizocytosis [ˌskizə*u*sai'təusis] *n* 裂细胞症

schizogenesis [ˌskizə*u*'dʒenisis] *n* 裂殖生殖

schizogenous [ski'zɔdʒinəs] *a* 裂殖生殖的

schizogony [ski'zɔgəni] *n* 裂殖生殖(孢子虫无性生殖器,尤指人体血细胞中的疟原虫生活周期)

schizogyria [ˌskizə*u*'dʒaiəriə] *n* 脑回裂(畸形)

schizoid ['skizɔid, 'skits-] *a* 精神分裂样的,类精神分裂症的 *n* 分裂性人格者

schizokinesis [ˌskizə*u*kai'ni:sis] *n* 反应分裂(指特异的条件反应已消退后,伴随的非特异的反应仍可由刺激引起)

schizomycete [ˌskizə*u*mai'si:t] *n* 裂殖菌

Schizomycetes [ˌskizə*u*mai'si:ti:z] *n* 裂殖菌纲

schizont ['skizɔnt] *n* 裂殖体

schizonticide [ski'zɔntisaid] *n* 杀裂殖体药

schizonychia [ˌskizə*u*'nikiə] *n* (指或趾)甲裂

schizophasia [ˌskizəu'feiziə] *n* 言语杂乱,分裂性言语(精神分裂症)

schizophrenia [ˌskizəu'fri:niə, ˌski-tsəu-] *n* 精神分裂症 | acute ～ 急性型精神分裂症 / ambulatory ～ 逍遥型精神分裂症(轻度精神分裂症,患者不需住院治疗) / borderline ～ 边缘型精神分裂症 / catatonic ～ 紧张型精神分裂症,紧张症 / childhood ～ 儿童期精神分裂症(特征为孤独、退缩的行为,未能脱离母亲的个性,总发育不成熟) / disorganized ～ 错乱型精神分裂症 / hebephrenic ～ 青春型精神分裂症,青春期痴呆 / latent ～ 潜隐型精神分裂症(特征为具有明显的精神分裂症症状,但无精神分裂症发作史,其中包括边缘型、早期型、发病前驱型、先兆型、假神经症型和假病态人格型精神分裂症) / paranoid ～ 类偏狂型精神分裂症,妄想型精神分裂症 / paraphrenic ～ 妄想痴呆型精神分裂症 / prepsychotic ～ 发病前驱型精神分裂症 / process ～, nuclear ～ 进行性精神分裂症,核心型精神分裂症 / pseudoneurotic ～ 假神经症型精神分裂症 / pseudopsychopathic ～ 假病态人格型精神分裂症 / reactive ～ 反应性精神分裂症 / residual ～ 残余精神分裂症 / schizo-affective ～ 分裂情感型精神分裂症 / simple ～ 单纯型精神分裂症 | **schizophrenic** [ˌskizəu'frenik] *a* 精神分裂症的 *n* 精神分裂症患者

schizophreniform [ˌskizəu'frenifɔ:m] *a* 精神分裂症样的

schizophrenosis [ˌskizəufri'nəusis] *n* 精神分裂症(指早发性痴呆)

Schizophyceae [ˌskizəu'faisii:] *n* 裂殖藻纲

schizoprosopia [ˌskizəuprə'səupiə] *n* 面裂(畸形)(如兔唇、腭裂等)

Schizopyrenida [ˌskizəupi'renidə] *n* 裂黄目

Schizosaccharomyces hominis [ˌskizəuˌsækərəu'maisi:z 'hɔminis] 人裂殖酵母菌,人体酵母菌

schizothorax [ˌskizəu'θɔ:ræks] *n* 胸裂(畸胎)

schizotonia [ˌskizəu'təuniə] *n* 肌紧张分裂

schizotrichia [ˌskizəu'trikiə] *n* 毛发端分裂

schizotropic [ˌskizəu'trɔpik] *a* 向裂殖体的

schizotrypanosis [ˌskizəuˌtripə'nəusis], **schizotrypanosomiasis** [ˌskizəuˌtripənəsəu'maiəsis] *n* 南美洲锥虫病

Schizotrypanum [ˌskizəu'tripənəm] *n* 锥体虫属

schizotypal [ˌskizəu'taipəl, ˌskits-] *a* 精神分裂症型的

schizozoite [ˌskizəu'zəuait] *n* 裂殖子,裂体性孢子

schlammfieber ['ʃlɑ:mfi:bə] *n*【德】沼地热(类似钩端螺旋体性黄疸)

Schlatter-Osgood disease ['ʃlætə 'ɔzgud] (Carl Schlatter; Robert B. Osgood) 见Osgood-Schlatter disease

Schlatter's disease (sprain) ['ʃlætə] (Carl Schlatter) 施莱特病(见Osgood-Schlatter disease) | ～ operation 施莱特手术(全胃切除术,治癌)

Schlemm's canal [ʃlem] (Friedrich S. Schlemm) 巩膜静脉窦 | ～ ligaments 盂肱韧带

Schlesinger's sign (phenomenon) ['ʃleiziŋə] (Hermann Schlesinger) 施勒辛格尔征(现象)(手足搐搦时,患者之腿举至膝关节,并在髋关节处用力屈曲,则在短时间内即产生膝关节的伸肌痉挛,足极度旋后)

Schlichter test ['ʃliktə] (Jakub G. Schlichter) 施立克特试验,血清杀菌活力试验

Schlösser's treatment (injection, method) ['ʃlesə] (Carl Schlösser) 施勒塞尔疗法(注射、法)(80% 乙醇注入面神经孔,治疗面神经痛)

schlusskoagulum [ˌʃluskəuˈægjuləm] *n*【德】封锁凝块(胚细胞植入子宫内膜后,封闭裂口的凝块)

Schmidt-Lanterman incisures [ˈʃmit ˌlɑ:ntəˈmɑ:n] (Henry D Schmidt; A. J. Lanterman) 施密特-兰特曼切迹(有髓神经纤维鞘上的斜线或斜痕) | ～ segment 髓鞘节

Schmidt's diet [ʃmit] (Adolf Schmidt) 施密特饮食(每天饮食中含有9338J热量,以便于检查各种原因腹泻时的粪便) | ～ syndrome 施密特综合征(由于疑核及副神经核损害引起的一侧麻痹,影响声带、腭帆、斜方肌及胸锁乳突肌) / ～ test 施密特试验(检胆汁、糖、胰分解蛋白功能、肠消化不良、胃消化功能)

Schmidt's fibrinoplastin [ʃmit] (Eduard O. Schmidt) 副球蛋白

Schmidt's syndrome [ʃmit] (Martin Benno Schmidt) 施密特综合征(一种以上内分泌腺其中包括甲上腺、肾上腺、性腺、甲状旁腺及内分泌胰腺的机能减退,并以任何组合方式伴有可能由于自体免疫的非内泌异常,如白斑、脱发及恶性贫血。本征主要发生于成年妇女,起初仅为肾上腺与甲状腺功能的原发性衰竭。亦称多内分泌自身免疫病Ⅱ型)

Schmincke tumor [ˈʃminkə] (Alexander Schmincke) 淋巴上皮瘤

Schmitz bacillus [ʃmits] (Karl E. F. Schmitz) 施米茨杆菌(志贺痢疾杆菌Ⅱ型)

Schmorl's body [ʃmɔ:l] (Christian G. Schmorl) 施莫尔体(突入相邻脊椎的一部分髓核) | ～ disease 施莫尔病(①髓样核突出病;②家兔等坏死菌病) / ～ nodule 施莫尔结(在脊椎X线摄片中所见的小结,由于髓核脱垂进入相邻椎骨所致)

schmutzdecke [ˈʃmutsdekə] *n*【德】去污层(细菌、藻类及其他微生物在慢速砂滤器表面上形成的地毯样层,有助于将水滤清)

Schnabel's caverns [ˈʃnæbəl] (Isidor Schnabel) 施纳贝尔腔(青光眼视神经中的病理性小腔)

schneiderian membrane [ʃnaiˈdiəriən] (Conrad V. Schneider) 鼻粘膜

Schneider's carmine [ˈʃnaidə] (Franz C. Schneider) 施奈德胭脂红(胭脂红在浓醋酸中的饱和溶液)

Schoemaker's line [ˈʃimɑ:kə] (Jan Scjoemaker) 舍马克线(大转子至髂前上棘的线)

scholar [ˈskɔlə] *n* 学者 | ～**ly** *a* 学者风度的;博学的;好学的 / ～**ship** *n* 学问,学识;奖学金

scholastic [skəˈlæstik] *a* 学校的;学术的;学究的

Scholz's disease [ˈʃɔ:lts] (Willibald O. Scholz) 朔尔茨病,异染性脑白质营养不良(幼年型)

Schönbein's reaction [ˈʃeinbain] (Christian F. Schönbein) 舍拜因反应(将碘化钾和硫酸铁加入过氧化氢溶液,则产生游离碘) | ～ test 舍拜因试验(检血、铜)

Schönlein-Henoch purpura (disease, syndrome) [ˈʃeinlain ˈhenɔh] (J. L. Schönlein; Edouard H. Henoch) 舍恩莱因-亨诺赫紫癜(病、综合征)(一种非血小板减少性紫癜,可能由于原因不明的脉管炎所致,儿童中最常见,伴有多种临床症状,如荨麻疹和红斑、关节病和关节炎、胃肠道症状及肾病。亦称变应性紫癜或过敏性紫癜)

Schönlein's purpura (disease) [ˈʃeinlain] (Johann L. Schönlein) 风湿性紫癜

Schön's theory [ʃein] (Wilhelm Schön) 舍恩学说(眼调节学说,即睫状肌对晶状体的作用和双手握橡皮球并用手指压缩所产生的作用相同)

school [sku:l] *n* 学校;(大学里的)学院;全校师生;上课;学派 *vt* 训练;教育;约束 | ～age (儿童入学的)学龄

Schottmüller's disease [ˈʃɔtmilə]

(Hugo Schottmüller) 副伤寒

Schott's treatment (bath) [ʃɔt] (Theodor Schott) 朔特疗法(应用德国瑙海姆〈Nauheim〉的盐水温浴及系统性的医疗体育以治心脏病)

schradan ['ʃrɑ:dən] *n* 八甲磷胺(杀虫药)

Schreger's lines (band, striae, zones) ['ʃreigə] (Bernhard G. Schreger) 施雷格尔线(带、纹)(釉质光暗带)

Schreiber's maneuver ['ʃraibə] (Julius Schreiber) 施赖伯尔手法(检膝反射时摩擦大腿上部内侧)

Schridde's granules ['ʃridə] (Hermann Schridde) 施里德粒(浆细胞和淋巴细胞内的微粒,类似线粒体,但较小)

Schroeder's disease ['ʃreidə] (Robert Schroeder) 施勒德病(子宫内膜异位及大量出血,可能由于促性腺激素缺乏所致)

Schroeder's syndrome ['ʃrəudə] (Henry A. Schroeder) 施勒德综合征(血压高,汗盐含量异常减少,由于肾上腺功能亢进所致,并且体重显著增加)

Schroeder's test ['ʃreidə] (Woldemar von Schroeder) 施勒德试验(检脲)

Schroetter 见Schrötter

Schrön-Much granules [ʃrein muh] (Otto von Schrön; Hans C. Much) 施-穆粒(即穆赫粒,见Much's granules)

Schrön's granule ['ʃrein] (Otto von Schrön) 施伦粒(卵胚斑中所见的一种小体,来源不明)

Schrötter's catheter ['ʃretə] (Leopold Schrötter) 施勒特尔导管(扩张喉狭窄用) | ～ chorea 施勒特尔舞蹈病,膈痉挛(diaphragmatic chorea,见chorea项下相应术语)

Schuchardt's incision ['ʃukɑ:t] (Karl A. Schuchardt) 舒卡特切口,阴道旁切口(切开阴道和会阴以扩大外阴阴道出口,便于在癌手术时接近阴道,但极少用于分娩。亦称阴道会阴切开术)

Schüffner's dots (granules, punctuation, stippling) ['ʃifnə] (Wilhelm A. P. Schüffner) 许夫纳小点(粒、斑点、点彩)(间日疟原虫在红细胞内的细小红点)

Schüle's sign ['ʃi:lə] (Heinrich Schüle) 许勒征(忧郁面容)

Schüller-Christian disease (syndrome) ['ʃilə 'kristjən] (Artur Schüller; Henry A.,Christian) 许勒尔-克里斯琴病(综合征)(见Hand-Schüller-Christian disease〈syndrome〉)

Schüller's disease (syndrome) ['ʃilə] (Artur Schüller) 许勒尔病(综合征)(见Hand-Schüller-Christian disease 〈syndrome〉) | ～ phenomenon 许勒尔现象(器质性偏瘫患者步行时易向患侧偏斜)

Schüller's method ['ʃilə] (Karl H. A. L. M. Schüller) 许勒尔法(一种人工呼吸法,用手指在肋骨下钩紧,有节奏地提高胸部)

Schultz-Charlton reaction (phenomenon, test) [ʃults 'tʃɑ:ltən] (Werner Schultz; Willy Charlton) 舒尔茨-查尔顿反应(现象、试验),猩红热红疹消退反应,猩红热红疹转白反应(试验)(当猩红热抗毒素或猩红热患者恢复期血清注入皮肤红斑处,注射部位的皮肤红斑消退转白,猩红热患者的血清并不产生此反应)

Schultz-Dale reaction ['ʃults 'deil] (Werner Schultz; Henry H. Dale) 舒尔茨-戴尔反应(见Dale's reaction)

Schultze-Chvostek's sign ['ʃultsə 'vɔstek] (Friedrich Schultze; Franz Chvostek) 舒尔策-沃斯特克征(见Chvostek's sign)

Schultze's bundle (tract) ['ʃultsə] (Max J. S. Schultze) 束间束(脊髓) | ～ cells 嗅细胞

Schultze's fold ['ʃultsə] (Bernhard S. Schultz) 舒尔策褶(羊膜褶)

Schultze's sign ['ʃultsə] (Friedrich

Schultze) 舒尔策征(①见Chvostek's sign;②舌现象tongue phenomenon,见phenomenon 项下相应术语) | ~ type 舒尔策型,肢端感觉异常

Schultze's test ['ʃultsə] (Ernst Schultze) 舒尔策试验(检纤维素、胆固醇、蛋白质)

Schultz's angina (disease, syndrome) ['ʃults] (Werner Schultz) 粒细胞缺乏症

Schumm's test [ʃum] (Otto Schumm) 舒姆试验(检血及血浆正铁血红素)

Schürmann's test ['ʃə:mən] (Walter Schürmann) 许尔曼试验(检梅毒)

Schutz's fasciculus (bundle, tract) [ʃits] (Hugo Schutz) 许茨束,背侧纵束

Schütz's micrococcus [ʃits] (Johann W. Schütz) 马链球菌

Schwabach's test ['ʃvɑ:bɑ:h] (Dagobert Schwabach) 施瓦巴赫试验(检听力)

Schwalbe's corpuscles ['ʃvɑ:lbə] (Gustav A. Schwalbe) 施瓦尔布小体,味蕾 | ~ fissure 脉络膜裂 / ~ foramen 延髓盲孔 / ~ sheath 弹性纤维鞘 / ~ space 视神经鞘间隙

schwannoma [ʃwɔ'nəumə], **schwannoglioma** [ˌʃwɔnəglai'əumə] *n* 神经鞘瘤

schwannosis [ʃwɔ'nəusis], **schwannitis** [ʃwɔ'naitis] *n* 神经鞘(肥厚)病,神经鞘炎

Schwann's cell [ʃvɔn] (Theodor Schwann) 许旺细胞(神经鞘细胞,神经膜细胞) | ~ membrane (sheath) 神经膜(鞘) / ~ nucleus 许旺细胞核 / ~ white substance 髓鞘质

Schwartz's test [ʃvɑ:ts] (Charles E. Schwartz) 施瓦茨试验(检静脉曲张)

Schwarz activator [ʃvɑ:ts] (A. Martin Schwarz) 施瓦茨活动矫正器,弓形活动矫正器 | ~ appliance 施瓦茨矫正器(一种可摘的正牙矫正器)

Schwarz's test [ʃvɑ:ts] (Karl L. H. Schwarz) 施瓦茨试验(检二乙眠砜); (Gottwald Schwarz) 施瓦茨试验(检胃消化机能)

Schwediauer ['ʃveidiˌauə] 见Swediauer

Schweigger-Seidel sheath ['ʃvaigə 'saidəl] (Franz Schweiger-Seidel) 施魏格尔·赛德尔鞘,脾椭圆体鞘(脾脏内动脉第二部分的壁梭形增厚,形成脾毛笔形动脉)

schweinerotlauf [ˌʃvainə'rɔtlauf] *n* 【德】猪丹毒

schweineseuche [ˌʃvainə'zɔiʃə] *n* 【德】猪出血性败血病

Schweitzer's reagent ['ʃvaitsə] (Matthias E. Schweitzer) 施魏策尔试剂(以氢氧化铜溶于氨水中配成的溶液,用作溶剂检纤维素,亦称铜氨液)

schwelle ['ʃvelə] *n* 【德】阈,界限

Schweninger-Buzzi anetoderma ['ʃveningə 'bu:tsi] (Ernst Schweninger; Fausto Buzzi) 施-布型皮肤松弛(进行性原发性皮肤松弛,无任何前驱性炎症,特征为突然出现许多淡蓝白色斑疹,有些斑疹隆起,常见于妇女)

Schweninger's method ['ʃveningə] (Ernst Schweninger) 施文宁格法(限制饮食中的液体以减轻肥胖)

scia- 以scia-起始的词,同样见以skia-起始的词

sciage [si'ɑ:ʒ] *n* 【法】锯木状按摩法

scialyscope [sai'æliskəup] *n* 隔室传真装置(一种将手术现场投影于与手术室隔开的另一暗室中的装置)

sciatic [sai'ætik] *a* 坐骨的

sciatica [sai'ætikə] *n* 【拉】坐骨神经痛

SCID severe combined immunodeficiency 严重联合免疫缺陷

science ['saiəns] *n* 科学;学科 | applied ~ 应用科学 / behavioral ~ 行为科学 / natural ~, physical ~ 自然科学 / pure ~ 纯粹科学

scientific [ˌsaiən'tifik] *a* 科学(上)的 | ~**ally** *ad*
scientist ['saiəntist] *n* 科学家
scieropia [saiə'rəupiə] *n* 雾视(症)
scilla ['silə] *n*【拉】海葱
scillabiose [ˌsilə'baiəus] *n* 海葱二糖,绵枣儿二糖,鼠李糖葡糖苷
scillaren ['silərən] *n* 海葱甙(强心药)
scilliroside ['silirəsaid] *n* 红海葱甙
scillism ['silizəm] *n* 海葱中毒
scillitic ['silitik] *a* 海葱的
scimitar ['simitə] *a* 短弯刀形的
Scintadren ['sintədrən] *n* 硒甲基降胆固醇(selenomethylnorcholesterol)制剂的商品名
scintigram ['sintigræm] *n* 闪烁图
scintigraphy [sin'tigrəfi] *n* 闪烁法,闪烁显象 | thyroidal lymph node ~ 甲状腺淋巴结闪烁显象,放射性同位素甲状腺淋巴显象(术) | **scintigraphic** [ˌsinti'græfik] *a*
scintilla [sin'tilə] *n*【拉】闪烁;火花;一点点,丝毫
scintillascope [sin'tiləskəup] *n* 闪烁镜
scintillate ['sintileit] *vi* 发出火花;闪烁
scintillation [ˌsinti'leiʃən] *n* 发出火花;闪光;闪烁(现象);光闪视;闪烁粒(放射性元素蜕变时放射的微粒)
scintillator ['sintileitə] *n* 闪烁器;闪烁体
scintillometer [ˌsinti'lɔmitə] *n* 闪烁计数计
scintilloscope [sin'tiləskəup] *n* 闪烁镜
scintiphotograph [ˌsinti'fəutəgrɑ:f], **scintiphoto** [ˌsinti'fəutəu] *n* 闪烁(照)片
scintiphotography [ˌsintifə'tɔgrəfi] *n* 闪烁摄影(术)
scintiscan ['sintiskæn] *n* 闪烁扫描
scintiscanner [ˌsinti'skænə] *n* 闪烁扫描器
sciopody [skai'ɔpədi] *n* 巨足,大足(尤指儿童)
scirrh(o)- [构词成分] 硬
scirrhoid ['s(k)irɔid] *a* 硬癌样的
scirrhoma [s(k)i'rəumə] *n* 硬癌 | ~ caminianorum 扫烟囱工人癌
scirrhophthalmia [ˌs(k)irɔf'θælmiə] *n* 眼硬癌
scirrhous ['s(k)irəs] *a* 硬癌的
scirrhus ['s(k)irəs] ([复] **scirrhuses** 或 **scirrhi** ['s(k)irai]) *n* 硬癌
scissel ['sisəl, 'sizəl] *n* 金属片(作牙托用)
scission ['siʒən, 'siʃən] *n* 分裂;剪裂
scissor ['sizə] *vt* 剪;删除
scissors ['sizəz] [复] *n* 剪(刀) | canalicular ~ 泪管剪 / cannula ~ 开管剪 / craniotomy ~ 颅骨剪(胎儿穿颅剪)
scissors-bite ['sizəz'bait] *n* 剪式(反)殆
scissura [si'sjuərə] ([复] **scissurae** [si'sjuəri:]) *n*【拉】分裂
ScLA scapulolaeva anterior【拉】肩左前(胎位)
SCLC small cell lung carcinoma (or cancer) 小细胞肺癌
sclera ['skliərə] *n* 巩膜 | blue ~ 青色巩膜 | ~**l** *a*
scleradenitis [ˌskliərædi'naitis] *n* 硬化性腺炎
scleratitis [ˌskliərə'taitis] *n* 巩膜炎
scleratogenous [ˌskliərə'tɔdʒinəs] *a* 致硬化的
sclerectasia [ˌskliərek'teiziə], **sclerectasis** [ˌskliə'rektəsis] *n* 巩膜膨胀
sclerectoiridectomy [skliəˌrektəuˌiri'dektəmi] *n* 巩膜虹膜切除术(治青光眼)
sclerectoiridodialysis [skliəˌrektəuˌiridəudai'ælisis] *n* 巩膜切除虹膜分离术
sclerectome [skliə'rektəum] *n* 巩膜刀
sclerectomy [skliə'rektəmi] *n* 巩膜切除术;(中耳)硬化病变切除术
sclerema [skliə'ri:mə], **scleredema**

[ˌskliəri'di:mə] *n* 硬化病
sclerencephaly [ˌskliəren'sefəli], **sclerencephalia** [ˌskliərensə'feiliə] *n* 脑硬化
sclerenchyma [ˌskliə'reŋkimə] *n* 厚壁组织(植物)
sclererythrin [skliə'reriθrin] *n* 麦角红质
scleriasis [skliə'raiəsis] *n* 睑硬结
scleriritomy [ˌskliəri'ritəmi] *n* 巩膜虹膜切开术(治前葡萄肿)
scleritis [skliə'raitis] *n* 巩膜炎 | annular ～ 环状巩膜炎 / brawny ～ 角膜缘性巩膜炎
scler(o)- [构词成分] 巩膜;硬化
scleroadipose [ˌskliərəu'ædipəus] *a* 纤维组织(与)脂肪的
scleroblastema [ˌskliərəublæs'ti:mə] *n* 成骨胚组织,生骨胚组织 | **scleroblastemic** [ˌskliərəublæs'temik] *a*
sclerocataracta [ˌskliərəuˌkætə'ræktə] *n* 硬性内障
sclerochoroiditis [ˌskliərəukɔ:rɔi'daitis] *n* 巩膜脉络膜炎
scleroconjunctival [ˌskliərəukəndʒʌŋk'taivəl] *a* 巩膜结膜的
scleroconjunctivitis [ˌskliərəukənˌdʒʌŋkti'vaitis] *n* 巩膜结膜炎
sclerocornea [ˌskliərəu'kɔ:niə] *n* 巩(膜)角膜 | ～l *a*
sclerodactyly [ˌskliərəu'dæktili], **sclerodactylia** [ˌskliərəudæk'tiliə] *n* 指(趾)硬皮病,指端硬化
scleroderma [ˌskliərəu'də:mə] *n* 硬皮病 | circumscribed ～, localized ～ 局限性硬皮病,硬斑病 / systemic ～, diffuse ～, generalized ～ 全身性硬皮病 | ～**tous** *a*
sclerodesmia [ˌskliərəu'dezmiə] *n* 韧带硬化
sclerogenous [skliə'rɔdʒinəs], **sclerogenic** [ˌskliərəu'dʒenik] *a* 致硬化的
sclerogummatous [ˌskliərəu'gʌmətəs] *a* 纤维组织(与)梅毒肿的
scleroid ['skliərɔid] *a* 硬质的,硬性的(指有硬组织的)
scleroiritis [ˌskliərəuaiə'raitis] *n* 巩膜虹膜炎
sclerokeratitis [ˌskliərəuˌkerə'taitis], **sclerokeratosis** [ˌskliərəuˌkerə'təusis] *n* 巩膜角膜炎;硬化性角膜炎
sclerokeratoiritis [ˌskliərəuˌkerətəuaiə'raitis] *n* 巩膜角膜虹膜炎
scleroma [skliə'rəumə] ([复] **scleromata** [skliə'rəumətə]) *n*【希】硬结(尤指鼻或喉组织) | ～ respiratorium 呼吸道硬结(病),鼻硬结症
scleromalacia [ˌskliərəumə'leiʃiə] *n* 巩膜软化(亦称穿通性巩膜软化)
scleromeninx [ˌskliərəu'mi:niŋks] *n* 硬脑(脊)膜
scleromere ['skliərəmiə] *n* 骨节;生骨板
sclerometer [skliə'rɔmitə] *n* 硬度计
scleromucin [ˌskliərəu'mju:sin] *n* 麦角粘液质,麦角粘蛋白
scleromyxedema [ˌskliərəuˌmiksi'di:mə] *n* 硬化性粘液水肿
scleronychia [ˌskliərəu'nikiə] *n* 指(趾)甲硬化
scleronyxis [ˌskliərəu'niksis] *n* 巩膜穿刺术
sclero-oophoritis [ˌskliərəuəuˌɔfə'raitis], **sclero-oothecitis** [ˌskliərəuˌəuəθi'saitis] *n* 硬化性卵巢炎
sclerophthalmia [ˌskliərɔf'θælmiə] *n* 巩膜化角膜,巩膜眼症(由于角膜和巩膜不完全分化,角膜周围不透明,只有中央部仍清晰)
scleroprotein [ˌskliərəu'prəuti:n] *n* 硬蛋白
sclerosal [skliə'rəusəl] *a* 硬的,硬化的
sclerosant [skliə'rəusənt] *n*.组织硬化剂(一种化学刺激剂,先产生炎症,最后导致纤维化,用以治静脉曲张)
sclerosarcoma [ˌskliərəusɑ:'kəumə] *n* 纤维化肉瘤

scleroscope [ˌskliərəu'skəup] *n* 硬度计

sclerose [skliə'rəus] *vt, vi* 变硬,硬化 | ~**d** *a* 硬化的 / **sclerosing** *a* 致硬化的,硬化的

sclérose en plaques [sklei'rəuz ɔŋ-'plæk]【法】多发性硬化

sclerosis [skliə'rəusis] ([复] **scleroses** [skliə'rəusi:z]) *n*【希】硬化(症) | amyotrophic lateral ~ 肌萎缩性(脊髓)侧索硬化 / anterolateral ~, ventrolateral ~ 脊髓前侧索硬化 / arterial ~, arteriocapillary ~, vascular ~ 动脉硬化 / arteriolar ~ 小动脉硬化 / bone ~ 骨硬化,骨质象牙化 / combined ~ 合并性硬化(脊髓亚急性合并性变性) / diffuse ~ (脑脊髓)弥漫性硬化 / endocardial ~ 心内膜硬化(纤维弹性组织增生) / gastric ~ 胃硬化,皮革状胃,皮囊胃 / lateral ~ (脊髓)侧索硬化 / lobar ~ 脑叶硬化 / multiple ~, disseminated ~, focal ~, insular ~ 多发性硬化 / posterior ~ (脊髓)后索硬化,脊髓痨 / posterolateral ~ (脊髓)后侧索硬化 / presenile ~ 老早性脑硬化,老早性痴呆 / progressive systemic ~, diffuse systemic ~ 全身性硬皮病 / unicellular ~ 细胞间硬化,细胞间纤维组织增生

scleroskeleton [ˌskliərəu'skelitn] *n* 硬化骨骼

sclerostenosis [ˌskliərəusti'nəusis] *n* 硬化性狭窄,硬缩

Sclerostoma [skliə'rɔstəmə] *n* 硬口虫属(即圆线虫属Strongylus) | ~ duodenale 十二指肠钩虫(即Ancylostoma duodenale) / ~ syngamus 气管比翼线虫(即Syngamus trachea)

sclerostomy [skliə'rɔstəmi] *n* 巩膜造口术

sclerotherapy [ˌskliərəu'θerəpi] *n* 硬化疗法(注射硬化性溶液,治疗痔或静脉曲张)

sclerotia [skliə'rəuʃiə] sclerotium的复数

sclerotic [skliə'rɔtik] *a* 硬的,硬化的 *n* 巩膜

sclerotica [skliə'rɔtikə] *n*【拉】巩膜

sclerotic acid [skliə'rɔtik] 麦角硬酸

scleroticectomy [skliəˌrɔti'sektəmi] *n* 巩膜切除术

scleroticochoroiditis [skliəˌrɔtikəu-ˌkɔ:rɔi'daitis] *n* 巩膜脉络膜炎

scleroticonyxis [skliəˌrɔtikəu'niksis], **scleroticopuncture** [skliəˌrɔtikəu-'pʌŋktʃə] *n* 巩膜穿刺术

Sclerotinia [ˌskliərəu'tiniə] *n* 核盘菌属

Sclerotiniaceae [ˌskliərəutini'eisii:] *n* 核盘菌科

sclerotinic acid [ˌskiərəu'tinik] 麦角硬酸

sclerotitis [ˌskliərəu'taitis] *n* 巩膜炎

sclerotium [skliə'rəuʃiəm] *n* 菌核(由某些真菌如黑麦麦角所形成的黑色厚壁硬块) | **sclerotial** [skliə'rəuʃiəl] *a*

sclerotome ['skliərətəum] *n* 巩膜刀;生骨节

sclerotomy [skliə'rɔtəmi], **scleroticotomy** [skliəˌrɔti'kɔtəmi] *n* 巩膜切开术

sclerous ['skliərəs] *a* 硬的,硬化的

sclerozone ['skliərəzəun] *n* 附肌带,附着带

ScLP scapulo laeva posterior【拉】肩左后(胎位)

SCM State Certified Midwife 持有国家证书的助产士

scold [skəuld] *vt, vi* 责骂,责备

scoleces ['skəulisi:z, skəu'li:si:z] scolex的复数

scoleciasis [skəuli'saiəsis] *n* 蠋病

scoleciform [skəu'lesifɔ:m] *a* (绦虫)头节样的

scoleco- [构词成分] 蠕虫;头节

scolecoid ['skəulikɔid] *a* 蠕虫样的;头节样的(包虫囊)

scolecology [ˌskəuliˈkɔlədʒi] *n* 蠕虫学
scolex [ˈskəuleks] ([复] **scoleces** [ˈskəulisiːz, skə*u*ˈliːsiːz]) *n*【拉】头节(绦虫)
scolio- [构词成分] 弯曲
scoliokyphosis [ˌskɔliə*u*kaiˈfəusis] *n* 脊柱后侧凸
scoliorachitic [ˌskɔliə*u*rəˈkitik] *a* 脊柱侧凸(与)佝偻病性的
scoliosiometry [ˌskɔliə*u*siˈɔmitri] *n* 脊柱凸度测量法
scoliosis [ˌskɔliˈəusis] *n* 脊柱侧凸 | coxitic ~ 髋关节炎性脊柱侧凸 / habit ~ 习惯性脊柱侧凸 / sciatic ~ 坐骨神经痛性脊柱侧凸 / static ~ 静止性脊柱侧凸 | **scoliotic** [ˌskɔliˈɔtik] *a*
scoliosometer [ˌskɔliə*u*ˈsɔmitə] *n* 脊柱侧凸(测量)计
scoliotone [ˈskɔliətəun] *n* 脊柱侧凸矫正器
Scolopendra [ˌskɔləˈpendrə] *n* 蜈蚣属
scolopsia [skəˈlɔpsiə] *n* 可动骨缝
scombrine [ˈskɔmbrin] *n* 鲭精蛋白
scombroid [ˈskɔmbrɔid] *a* 鲭亚目的 *n* 鲭
Scombroidea [skrɔmˈbrɔidiə] *n* 鲭亚目
scombrone [ˈskɔmbrəun] *n* 鲭组蛋白
scombrotoxic [ˌskɔmbrə*u*ˈtɔksik] *a* 鲭中毒的
scombrotoxin [ˌskɔmbrə*u*ˈtɔksin] *n* 鲭毒素
scoop [skuːp] *n* 匙,杓 *vt* 用杓取出 | ear ~ 耳刮匙 | **~ful** *n* 一满杓
scopafungin [ˌskəupəˈfʌndʒin] *n* 司可芬净,吸水真菌素(抗菌、抗真菌抗生素)
scoparin [skəˈpɛərin] *n* 金雀花素
scoparius [skəˈpɛəriəs] *n* 金雀花(有利尿、导泻、催吐作用)
scope [skəup] *n* 范围;余地,机会
-scope [构词成分] 镜
scopin [ˈskəupin] *n* 东莨菪醇
scopola [skəˈpəulə] *n* 莨菪(抗胆碱能药)
scopolagnia [ˌskəupəˈlægniə] *n* 窥视色情癖(窥淫癖;露阴癖)
scopolamine [skəˈpɔləmiːn] *n* 东莨菪碱(抗胆碱能药) | ~ hydrobromide 氢溴酸东莨菪碱(大脑镇静、散瞳、睫状肌麻痹药) / ~ methylbromide 甲溴东莨菪碱(抗胆碱能药)
scopoletin [skəˈpɔlitin] *n* 东莨菪亭,7-羟-6-甲氧香豆素
Scopolia [skəˈpəuliə] *n* 东莨菪属
scopometer [skəˈpɔmitə] *n* 浊度计,视测浊度计 | **scopometry** *n* 浊量法,视测浊度测定法
scopophilia [ˌskəupə*u*ˈfiliə], **scoptolagnia** [ˌskɔptə*u*ˈlægniə], **scoptophilia** [ˌskɔptə*u*ˈfiliə] *n* 窥视色情癖(窥淫癖;露阴癖)
scopophobia [ˌskəupə*u*ˈfəubiə], **scoptophobia** [ˌskɔptə*u*ˈfəubiə] *n* 被窥视恐怖
scopula [ˈskɔpjulə] *n* 毛丛(围口纤毛虫的离口细胞器)
Scopulariopsis [ˌskɔpjuˌlɛəriˈɔpsis] *n* 帚霉属
scopulariopsosis [ˌskɔpjuˌlɛəriɔpˈsəusis] *n* 帚霉病
-scopy [构词成分] 检查
scorbutic [skɔːˈbjuːtik] *a* 坏血病的
scorbutigenic [skɔːˌbjuːtiˈdʒenik] *a* 致坏血病的
scorbutus [skɔːˈbjuːtəs] *n*【拉】坏血病
scorch [skɔːtʃ] *vt, vi* 烧焦,(使)枯萎;挖苦 *n* 烧焦;焦痕;枯黄
scorching [ˈskɔːtʃiŋ] *a* 灼热的;(语言等)刺人的
scordinema [ˌskɔːdiˈniːmə] *n* 呵欠,欠伸(某些传染病的前驱症状)
score [skɔː] *n* 刻痕,伤痕;点,方面;得分,比数;评分,分数;[单复同] 二十 *vt* 刻痕于;获得成绩,得分;给…评分 | recovery ~ 新生儿后期评分(评定新生儿在产后超过一分钟以上的不同时间的心率、呼吸力、肌张力、反射应激性和肤色所得出的总分) | in ~s 很多地,大批地

/ on more ~s than one 为了种种理由 / on that ~ 在那点上;因此 / on the ~ of 因为,为了,由于 / ~ out 划掉,删去 / ~ under 在(某字句)下划线,强调 / ~ up 把…记下 / ~s (and ~s) of 大批,许多(用于大于dozens小于hundreds之数) / three ~ (years) and ten 人生70年(指正常的寿命)

scorings ['skɔ:riŋz] *n* (骨)生长残痕

scorpion ['skɔ:pjən] *n* 蝎

scorpionism ['skɔ:pjənizəm] *n* 蝎螫中毒

Scot [skɔt] *n* 苏格兰人

Scotch [skɔtʃ] *a* 苏格兰(人)的;苏格兰方言的

Scotland ['skɔtlənd] *n* 苏格兰[英国]

scot(o)- [构词成分] 暗,盲

Scotobacteria [ˌskəutəbæk'tiəriə] *n* 暗菌纲

scotobacterium [ˌskəutəbæk'tiəriəm] *n* 暗菌

scotochromogen [ˌskɔtə*u*'krəumədʒən] *n* 黑暗产色菌(类)

scotochromogenicity [ˌskɔtə*u*ˌkrəumədʒe'nisəti] *n* 黑暗产色性 | **scotochromogenic** [ˌskɔtə*u*ˌkrəumə'dʒenik] *a*

scotodinia [ˌskɔtə'diniə] *n* 暗点性眩晕(伴有视力障碍及头痛)

scotogram ['skɔtəgræm], **scotograph** ['skɔtəgrɑ:f] *n* X线(照)片;暗色显影片

scotographic [ˌskɔtə'græfik] *a* X线摄影的;暗室显影的

scotography [skə'tɔgrəfi] *n* X线摄影术;暗室显影术

scotoma [skə'təumə] ([复] **scotomata** [skə'təumətə]) *n* 暗点,盲点;精神"盲点" | arcuate ~ 弓形盲点 / aural ~ 音定向不能 / cecocentral ~ 亚铃形暗点 / color ~ 色盲暗点 / flittering ~, scintillating ~ 闪光暗点 / hemianopic ~ 偏盲暗点 / mental ~ 精神"盲点",自省力缺乏 / mobile scotomata 能动暗点 / physiologic ~ 生理暗点 / ring ~, annular ~ 环状暗点 | ~**tous** *a*

scotomagraph [skə'təuməgrɑ:f] *n* 暗点描记器

scotometer [skə'tɔmitə] *n* 暗点计 | **scotometry** *n* 暗点测量法

scotomization [ˌskɔtəmai'zeiʃən, -mi'z-] *n* 暗点发生(尤指精神"盲点"形成,患者企图否认一切与其自我相冲突的事物的存在)

scotophilia [ˌskɔtə*u*'filiə] *n* 嗜黑暗癖

scotophobia [ˌskɔtə*u*'fəubiə] *n* 黑暗恐怖,恐暗症

scotophobin [ˌskəutə*u*'fəubin] *n* 黑暗恐怖肽(由15个氨基酸组成的肽,从黑暗恐怖情况下饲养的大鼠及小鼠脑组织中分离出来的,如将这种肽注射入正常啮齿动物体内,据称会引起对黑暗的恐怖)

scotopia [skə'təupiə] *n* 暗视,暗适应 | **scotopic** [skə'tɔpik] *a*

scotopsin [skə'tɔpsin] *n* 视暗蛋白(视网膜杆体色素中的蛋白质组成部分)

scotoscopy [skə'tɔskəpi] *n* 视网膜镜检查,检影法;X线透视检查

scototherapy [ˌskɔtə*u*'θerəpi] *n* 蔽光疗法

Scottish ['skɔtiʃ] *a* 苏格兰(人)的;苏格兰方言的

scour ['skauə] *vt, vi* 擦,冲洗;灌(肠) *n* 擦,洗;洗涤剂; [复] 家畜腹泻病(见scours)

scours ['skauəz] [复] *n* 家畜腹泻病 | bloody ~ 血泻病(猪的黑泻病) / calf ~ 牛泻病(牛犊的白泻病) / winter ~ 冬季泻病(牛的黑泻病)

scr scruple 英分(药衡制重量单位,1英分=1.296g)

scrabble ['skræbl] *vi* 扒寻,摸索;挣扎;乱涂 *n* 扒,抓,摸索;挣扎

scrap [skræp] *n* 碎片,碎屑;点滴;片断;废料 (-pp-) *vt* 废弃

scrape [skreip] *vt* 擦,刮;擦伤 *vi* 擦,刮 *n* 擦,刮;挖;擦伤,刮擦声 | ~ a living 勉强糊口 | ~**r** *n* 刮(或擦)的人;刮刀,

刮器

scrapie ['skeipi] *n* 痒病(绵羊和山羊的一种脑病)

scraping ['skreipiŋ] *n* 刮,擦,挖;刮除术;刮出物;(刮下的皮肤)碎屑

scratch [skrætʃ] *vt* 搔,抓;抓伤;擦;挖 *vi* 搔,抓 *n* 搔,抓,抓痕;抓伤,抓破;乱涂 | ~ a living 勉强糊口 / ~ the surface (of) (对…)作肤浅的探讨 / start from(或at, on) ~ 从零开始,从头做起,白手起家 / up to ~ 达到标准,合乎规格 / without a ~ 安全无恙 | ~es *n* 葡萄疮(马脚)

scratchy ['skrætʃi] *a* 潦草的,乱涂的;刺痛的;使人发痒的

scream [skri:m] *vi, vt* 尖叫 *n* 尖叫,尖锐刺耳的声音

screatus [skri'eitəs] *n*【拉】阵发性响咳(或鼓鼻)(神经功能病所致)

screen [skri:n] *n* 屏,幕;保护剂,防护剂 *vt* 荧光屏检查(英国用语);筛选检查 | fluorescent ~ 荧光屏,荧光板 / intensifying ~ 增感屏 / tangent ~ 正切暗点计屏(正面视野计屏) / vestibular ~, oral ~ 口前庭屏,口腔保护剂

screening ['skri:niŋ] *n* 筛选;筛选检查,集体检诊;荧光屏检查(英国用语) | mass ~ 群体筛选检查 / multiphasic ~, multiple ~ 多种方法检诊,多相性集体检诊(同时使用多种实验室方法检查各种疾病或病理情况,如贫血、糖尿病、心脏病、高血压、梅毒、结核及其他肺病) / prescriptive ~ 指定性筛选(为健康状况表现良好的人进行早期检查疾病或疾病的前体,以便在发病时或疾病变得明显前及早提供医疗保健)

screw [skru:] *n* 螺旋,螺(丝)钉 *vt* (用螺丝)拧紧;旋,拧 *vi* (螺丝等)转动,旋;拧 | a ~ loose (发生)故障,(出)毛病(尤指精神不太正常) / put the ~ on(或 to) sb 对某人施加压力 / have one's head ~ed on (right) 头脑清醒明智,明白事理 / ~ up 搞糟;鼓起(勇气)

screwworm ['skru:wə:m] *n* 旋蝇(蛆)

screwy ['skru:i] *a* 精神错乱的,疯疯癫癫的

scribble ['skribl] *vt, vi, n* 乱涂,乱画

Scribner shunt ['skribnə] (Belding H. Scribner) 斯克里勃纳分流术(见 Quinton-Scribner shunt)

scribomania [ˌskribəu'meinjə] *n* 涂写癖,书写癖

scripture ['skriptʃə] *n* 手稿,文件,权威性著作

scrobiculate [skrəu'bikjulit] *a* 小窝形的,有小凹的

scrobiculus [skrəu'bikjuləs] *n*【拉】小窝,小凹 | ~ cordis 心窝

scrofula ['skrɔfjulə] *n*【拉】淋巴结结核,瘰疬

scrofuloderma [ˌskrɔfjuləu'də:mə] *n* 瘰疬性皮病,皮肤瘰疬

scrofulous ['skrɔfjuləs] *a* 淋巴结结核的,瘰疬性的

scrotal ['skrəutl] *a* 阴囊的

scrotectomy [skrəu'tektəmi] *n* 阴囊切除术

scrotitis [skrəu'taitis] *n* 阴囊炎

scrotocele ['skrəutəsi:l] *n* 阴囊(腹股沟)疝

scrotoplasty ['skrəutəˌplæsti] *n* 阴囊成形术

scrotum ['skrəutəm] ([复] **scrota** ['skrəutə]) *n*【拉】阴囊 | lymph ~ 阴囊淋巴管扩张 / watering-can ~ 阴囊多发性尿瘘

scrub [skrʌb] (-bb-) *vt* 擦洗;(施行手术前)擦洗并消毒(手、臂);使(气体)净化 *vi* 擦净;(施行手术前)擦洗并消毒手臂

scrunch [skrʌntʃ] *vt, vi* 嚼碎,压碎;(使)弯曲

scruple[1] ['skru:pl] *n* 英分(药衡制重量单位,1英分=1.296g);微量

scruple[2] ['skru:pl] *n* 迟疑,顾虑,顾忌 *vi* 有顾虑

scrupulosity [ˌskru:pju'lɔsəti] *n* 顾虑过多,过度疑虑

scrupulous ['skru:pjuləs] *a* 多顾虑的,

审慎的;严格的 | ~ly *ad*

scrutinize, scrutinise ['skru:tinaiz] *vt* 仔细检查

scrutiny ['skru:tini] *n* 仔细检查(观察或研究)

sculpture ['skʌlptʃə] *n* 雕刻(品) *vt* 雕刻,塑造

scultetus [skʌl'ti:təs] (Johann Schultes ⟨Scultetus⟩) *n* 多头绷带

scum [skʌm] *n* 泡沫,浮渣;渣滓,糟粕

scu-PA single chain urokinase-type plasminogen activator 单链尿激酶型纤溶酶原激活剂

scurf [skə:f] *n* 皮(肤)屑,头皮屑 | ~**y** *a* 皮屑似的,长满皮屑的

scurvy ['skə:vi] *n* 坏血病 | infantile ~, hemorrhagic ~ 婴儿坏血病,出血性坏血病 / sea ~ 航海坏血病(真坏血病,因过去在海员中尤为常见而得名)

scutate ['skju:teit] *a* 鳞的;鼓室盾板的

scute [skju:t] *n* 鳞;鼓室盾板 | tympanic ~ 鼓室盾板

Scuticociliatida [ˌskju:tikəuˌsili'eitidə] *n* 膜纤目

scutiform ['skju:tifɔ:m] *a* 盾形的

scutulum ['skju:tjuləm] ([复] **scutula** ['skju:tjulə]) *n* 黄癣痂 | **scutular** *a*

scutum ['skju:təm] ([复] **scuta** ['skju:tə]) *n*【拉】鼓室盾板;甲状软骨;髌骨;盾片(指蜱科或硬体蜱) | ~ pectoris 胸骨

scybalum ['sibələm] ([复] **scybala** ['sibələ]) *n*【希】硬粪块 | **scybalous** *a*

scyllite ['silait] *n* 鲨肝己糖

scyllitol ['silitɔl] *n* 鲨肌醇

scymnol ['simnɔl] *n* 鲨胆固醇,鲨胆甾醇

scyphoid ['saifɔid] *a* 杯状的

scythropasmus [ˌsaiθrə'pæzməs] *n* 面容憔悴

scytoblastema [ˌsaitəublæs'ti:mə] *n* 皮基,皮胚

Scytonema [ˌsaitəu'ni:mə] *n* 双歧藻属

SD skin dose 皮肤量; standard deviation 标准差

SDA sacrodextra anterior【拉】骶右前(胎位); specific dynamic action 特殊动力作用

SDE specific dynamic effect 特殊动力作用

SDP sacrodextra posterior【拉】骶右后(胎位)

SDS sodium dodecyl sulfate 十二烷基硫酸钠

SDS-PAGE SDS-polyacrylamide gel electrophoresis 十二烷基硫酸钠-聚丙烯酰胺凝胶电泳

SDT sacrodextra transversa【拉】骶右横(胎位)

SE standard error 标准误; sphenoethmoidal suture 蝶筛(骨)缝

Se 元素硒(selenium)的符号

sea [si:] *n* 海,海洋 | at ~ 在茫茫大海上;茫然,迷惑,不知所措 / put (out) to ~ 离港出海,出航 / the high ~s 公海 / the seven ~s 世界七大海洋,全球

seal[1] [si:l] *n* 封蜡;记印;熔封,封闭;保证 *vt* 封,密封;决定;解决 | border ~ 周边封闭 / double ~ 双层封闭 / posterior palatal ~ 腭后封闭 / velopharyngeal ~ 咽帆封闭 | have the ~ of death on one's face 有死亡将至的征兆 / ~ sb's doom(或fate) 决定某人的命运 / ~ off 把…封锁起来 / set one's ~ to 在…上盖章;批准,赞同 / set the ~ on 使确定下来,使生效

seal[2] [si:l] *n* 海豹

sealant ['si:lənt] *n* 封闭剂 | dental ~ 牙封闭剂(亦称牙科粘胶) / fissure ~ 沟封闭剂 / pit and fissure ~ 沟凹封闭剂

sealer ['si:lə] *n* 封闭剂 | root canal ~, endodontic ~ 根管封闭剂,牙髓病封闭剂(亦称根管粘固粉)

seam [si:m] *n* 缝;接缝;骨缝;伤痕 *vt* 缝

合;使留下伤痕 | pigment ~ 色素缘(在瞳孔边缘周围向前卷曲的虹膜色素上皮部分) | ~less *a* 无缝的

seaman [ˈsiːmən] ([复] **seamen**) *n* 海员;水手

seamy [ˈsiːmi] *a* 露出线缝的;有裂缝的;讨嫌的;肮脏的

sear [siə] *vt* 使干枯;烙,烧灼

search [səːtʃ] *vt* 在…中寻找,搜查;仔细检查 *vi* 寻找,搜查(for);探究,调查(into) *n* 搜寻,探索;调查 | ~**er** *n* 搜查者;膀胱石探杆 | in ~ of 寻找,寻求 / ~ after 探索,寻找 / ~ out 寻找,找到

searching [ˈsəːtʃiŋ] *a* 仔细检查的;锐利的;彻骨的 | ~**ly** *ad*

seasick [ˈsiːsik] *a* 晕船的 | ~**ness** *n*

season [ˈsiːzn] *n* 季(节),时节 *vt* 使适应;加味于;使合用 | for a ~ 一会儿 / in good ~ 及早,及时地 / in ~ 应时的;及时的;及早的 / in ~ and out of ~ 任何时候,一年到头,不管适时不适时 / out of ~ 已过时的,不合时令的

seasonable [ˈsiːznəbl] *a* 合时令的,及时的

seasonal [ˈsiːzənl] *a* 季节(性)的,随季节而变化的 | ~**ly** *ad*

seasoning [ˈsiːzniŋ] *n* 调味品

seat [siːt] *n* 座;座位;所在地 *vt* 使坐下 | basal ~ 基座 / rest ~ 支托座 | be ~ed 坐着,坐下;坐落在,位于… / take (或have) a ~ 坐下

seatworm [ˈsiːtwəːm] *n* 蛲虫

seaweed [ˈsiːwiːd] *n* 海藻

sebaceous [siˈbeiʃəs] *a* 皮脂的,脂肪的;分泌皮脂的

sebacic acid [siˈbæsik] 癸二酸

Sebileau's hollow [ˈsebiləu] (Pierre Sebileau) 塞比洛凹(舌下凹,由口腔粘膜及舌下腺所形成)

sebiparous [siˈbipərəs], **sebiferous** [siˈbifərəs] *a* 生皮脂的

sebolith [ˈsebəliθ] *n* 皮脂石

seborrheid [ˌsebəˈriːid] *n* 皮脂溢疹,皮脂溢性皮炎

seborrhiasis [ˌsebəˈraiəsis] *n* 脂溢性银屑病,反向银屑病

seborrh(o)ea [ˌsebəˈriːə] *n* 皮脂溢;皮脂溢性皮炎 | ~ adiposa, ~ oleosa 油性皮脂溢 / ~ congestiva 红斑狼疮 / ~ sicca 干性皮脂溢 | ~**l, seborrheic** [ˌsəbəˈriːik], **seborrhoic** [ˌsebəˈrəuik] *a*

sebotropic [ˌsebəˈtrɔpik] *a* 亲皮脂的

sebum [ˈsiːbəm] *n* 【拉】羊脂,牛羊脂;脂肪;皮脂 | cutaneous ~ 皮脂

Secale [siːˈkeiliː] *n* 【拉】黑麦属 | ~ cereale 黑麦

secale cornutum [siˈkeiliː kɔˈnjuːtəm] 麦角

secalin [ˈsekəlin] *n* 裸麦醇溶蛋白

secalintoxin [ˌsekəlinˈtɔksin] *n* 黑麦碱毒素

secalose [ˈsekələus] *n* 黑麦糖

Sechenoff's center [ˈsetʃenɔf] 见 Setschenow

Seckel's bird-headed dwarf (syndrome) [ˈsekəl] (Helmut P. G. Seckel) 塞克尔鸟头侏儒(综合征)(头小而均称的侏儒,狭长鸟状脸,鼻鸟嘴状突出,大眼,睑裂先天愚型样倾斜及下颌后缩。亦称小头侏儒)

seclazone [ˈsekləzəun] *n* 司克拉宗,氯唑嗯酮(抗炎药,促尿酸排泄药)

seclude [siˈkluːd] *vt* 使隔离,隔开

seclusion [siˈkluːʒən] *n* 隔离;偏僻地;隐居

seclusive [siˈkluːsiv] *a* 隐居性的,爱隐居的 | ~**ly** *ad* / ~**ness** *n*

secobarbital [ˌsikəˈbɑːbitæl] *n* 司可巴比妥,速可眠(催眠药)

secodont [ˈsikədɔnt] *a* 切牙型

second[1] [ˈsekənd] *num* 第二(个) *a* 次等的;另一的;类似的;辅助的;非天生的 *n* 第二位;附议 *vt* 支持,赞成 *ad* 居第二位 | ~ to none 比谁都好,首屈一指

second[2] [ˈsekənd] *n* 秒(符号为s)

secondary [ˈsekəndəri] *a* 第二的,第二

次的，中级的；次要的，副的，辅助的，从属的；继发性的，第二期的；次级的 | **secondarily** *ad*

secondhand ['sekənd'hænd] *a* 间接的，第二手的；用过的；旧的 *ad* 间接地

secrecy ['si:krisi] *n* 秘密，保密

secret ['si:krit] *a* 秘密的；隐蔽的，奥妙的；(人体)阴部的 *n* 秘密；秘方；[常用复](人体)阴部 | be in the ~ 知道内情，参与秘密 / in ~ 暗地里，秘密地 / keep sth ~ 把某事保守秘密 | ~ly *ad*

secreta [si'kri:tə] [复] *n*【拉】分泌物

secretagogue [si'kri:təgɔg] *a* 促分泌的 *n* 促分泌素

secrete [si'kri:t] *vt* 藏匿；分泌

secretin [si'kri:tin] *n* 促胰液素，肠促胰液肽，胰泌素(多肽激素类药) | gastric ~ 促胃液素

secretinase [si'kri:tineis] *n* 促胰液素酶，肠促胰液肽酶

secretion [si'kri:ʃən] *n* 藏匿；分泌(作用)；分泌物 | antilytic ~ 非麻痹性分泌 / external ~ 外分泌 / internal ~ 内分泌 / paralytic ~ 麻痹性分泌(神经麻痹时)

secretive [si'kri:tiv] *a* 不坦率的；分泌的，促进分泌的 | ~**ly** *ad* / ~**ness** *n*

secretogogue [si'kri:təgɔg] *a* 促分泌的 *n* 催分泌素

secretoinhibitory [siˌkri:təuin'hibitəri] *a* 抑制分泌的

secretomotor [siˌkri:təu'məutə], **secretomotory** [siˌkri:təu'məutəri] *a* 刺激分泌的(指神经)

secretor [si'kri:tə] *n* 分泌管，分泌腺；分泌者(在遗传学中指在唾液和其他体液中含有ABO血型的ABH抗原的人)；分泌(者)基因(决定分泌者遗传特性的基因)

secretory [si'kri:təri] *a* 分泌作用的，分泌性的

sect [sekt] *n* 部分，节，段

sectarian [sek'tɛəriən] *a* 宗派的 *n* 宗派主义者；宗派医(拘于定见或教条的医师)

sectile ['sektail] *a* 可割的，可切的 *n* 分段，段

sectio ['sekʃiəu] ([复] **sectiones** [sekʃi'əuni:z]) *n*【拉】切开(术)；切(断)面，切片；节

section ['sekʃən] *n* 切开(术)；切(断)面，截面；切片；节，部分；处，科，地区 *vt* 把…分成段，将…切片 | abdominal ~ 剖腹术 / celloidin ~ 火棉胶切片 / cervical cesarean ~ 子宫下段剖腹产术 / cesarean ~ 剖腹产术 / corporeal cesarean ~ 子宫体切开剖腹产术 / cross ~ 横断面，横切面 / frontal ~, coronal ~ 额切面，冠状缝切面 / frozen ~ 冰冻切片 / paraffin ~ 石蜡切片 / perineal ~ 尿道外切开术 / sagittal ~ 矢状切面 / serial ~ 连续切片 / transverse ~ 横切面；横切片

sectional ['sekʃənl] *a* 截面的；部分的；段落的；地方性的

sectionalize ['sekʃənəlaiz] *vt* 把…分成段(或部分等) | **sectionalization** [ˌsekʃənəlai'zeiʃən, -li'z-] *n*

sector ['sektə] *n* 弧三角形，扇形，扇面；部分，成分 *vt* 把…分成扇形；使分成部分 | ~**al** *a*

sectorial [sek'tɔ:riəl] *a* 扇形的(在遗传学上，指一部分具有体细胞突变的组织，因而在表型上不同于身体其他组织；同样亦指具有这部分组织的个体〈镶嵌体〉)；切割的，分段的

Sectral ['sektræl] *n* 盐酸醋丁洛尔(acebutolol hydrochloride)制剂的商品名

secular ['sekjulə] *a* 每世纪(或一个长时期)发生一次的；延续几个世纪的，长期的

secundigravida [siˌkʌndi'grævidə] *n*【拉】第二次孕妇

secundina [ˌsikʌn'dainə] ([复] **secundinae** [ˌsikʌn'daini:]) *n*【拉】产后物，胞衣(胎盘、胎膜)；陪件

secundines ['sekʌndainz] *n* 产后物，胞衣(胎盘、胎膜)；陪件

secundipara [ˌsikʌn'dipərə] *n*【拉】二

产妇 | **secundiparity** [si,kʌndi'pærəti] *n* 二产 / **secundiparous** [,sikʌn'dipərəs] *a* 二产的

secundum artem【拉】按技术,人工地

secure [si'kjuə] *a* 安心的;安全的,牢固的,可靠的 *vt* 使安全;保证;使牢固;招致,获得 | **securable** [si'kjuərəbl] *a* 可得到的;可使牢固的 / ~**ly** *ad*

securinine [si'kjuərini:n] *n* 一叶萩碱(中枢兴奋药)

security [si'kjuərəti] *n* 安全;保护物;保障;可靠性;抵押品; | in ~ 安全地;安心地

SED skin erythema dose 皮肤红斑量

sedate[1] [si'deit] *a* 镇静的;稳重的,严肃的 | ~**ly** *ad* / ~**ness** *n*

sedate[2] [si'deit] *vt* 给…服镇静剂

sedation [si'deiʃən] *n* 镇静作用,镇静状态

sedative ['sedətiv] *a* 镇静的 *n* 镇静药

sedentary ['sedntəri] *a* 静坐的,惯于(或需要)久坐的;坐式的 | **sedentariness** *n*

Sédillot's operation [seidi'jəu] (Charles E. Sédillot) 塞迪约手术(①悬雍垂缝术;②上唇皮瓣修复手术)

sediment ['sedimənt] *n* 沉淀,沉积物 | urinary ~ 尿沉淀 | ~**al** [,sedi'mentl] *a*

sedimentable [,sedi'mentəbl] *a* 能形成沉淀的

sedimentary [,sedi'mentəri] *a* 沉淀的,沉积的,沉降的 | **sedimentarily** *ad*

sedimentation [,sedimen'teiʃən] *n* 沉淀作用,沉积,沉降 | erythrocyte ~ 红细胞沉降,血沉

sedimentator [,sedimen'teitə] *n* (离心)沉淀器(分离尿沉淀物)

sedoheptulose [,si:dəu'heptjuləus] *n* 景天庚酮糖

sedopeptose [,si:də*u*'peptəus] *n* 景天糖,佛甲草庚酮糖

seduce [si'dju:s] *vt* 诱惑;诱奸 | ~**ment** *n* / ~**r** *n* 诱奸者,勾引者;诱惑物

seduction [si'dʌkʃən] *n* 诱惑,诱奸;诱饵

sedulous ['sedjuləs] *a* 勤勉的,孜孜不倦的 | ~**ly** *ad*

see [si:] (saw, seen) *vt* 看见;理解;认为;发现;经历;会见;查看;注意;陪送;遇见;访问 *vi* 看,看见;看出;理解;知道;想,考虑 | ~ about 查看,查询,留意于 / ~ after 照应,照顾 / ~ for oneself 自己去看,亲眼看 / ~ ing(that) 鉴于…,由于…的缘故 ~ into 调查 / ~ sb off 给某人送行 / ~ out 送(某人)到门口;看完,维持到…结束 / ~ over 检查;视察 / ~ sb through 帮助某人完成(某事),支持某人到底 / ~ sth through 把某事进行到底 / ~ through 看穿,识破 / ~ to 负责;注意 / ~ (to it) that ... 要注意使…,务必使…,保证使… / ~ with 同意

seed [si:d] *n* 种子,籽;起因;精液;种子形小管(镭疗) *vt* 播种;接种(用微生物接种在培养基上) *vi* 结实;播种 | larkspur ~ 飞燕草子 / plantago ~, psyllium ~ 车前子 / radiogold (^{198}Au) ~ 放射性金^{198}籽(一段金丝,约长2.5mm,厚0.8mm,治疗癌症用的永久性填隙式放射性植入管) / radon ~ 氡籽,氡小管(可插入组织内的密封型金属或玻璃制小管,用以治疗恶性病质) | ~**less** *a* 无核的

seek [si:k] (sought) *vt* 寻找,探索,追求;试图 *vi* 寻找,探索 | be (much) to ~ 还(远)没有找到,(大大)缺乏 / not far to ~ 易懂,很明白;在近处,在手边 / ~ after(或for) 寻找,探索,追求 / ~ out 搜寻出,挑出

Seeligmüller's sign ['zeiliʃ,milə] (Otto L. G. A. Seeligmüller) 泽利希苗勒征(面神经痛时,患侧瞳孔散大)

seem [si:m] *vi* 好象,似乎

seeming ['si:miŋ] *a* 似乎真实的,表面上的 *n* 外观 | to outward ~ 从表面上

看来 | ~**ly** *ad*

seemly ['si:mli] *a* 好看的;合适的 | **seemliness** *n*

seep [si:p] *vi* 渗出,渗溢 | ~**y** *a* / ~**age** ['si:pidʒ] *n* 渗出,渗溢;渗液

seesaw ['si:sɔ:] *n* 跷跷板;一上一下(或一前一后)的动作 *a, ad* 忽上忽下,忽前忽后,摇摆不定 *vt, vi* (使)作跷跷板式运动

Seessel's pouch (pocket) ['seisəl] (Albert Seessel) 西赛尔憩室(囊)(咽底憩室,胚咽的一种暂时性突出小囊,嘴向咽膜,尾向拉特克〈Rathke〉囊)

seethe [si:ð] *vi* 煮沸;沸腾,激动 *vt* 使煮沸;使浸湿

see-through ['si:θru:] *a* 透明的

Séglas type [sei'glɑ:] (Jules E. Séglas) 塞格拉型(偏执狂的精神运动型)

segment ['segmənt] *n* 部分,切片;节,段,节片 *vt, vi* 分割,(使)裂开 | cranial ~s 颅节 / medullary ~ 髓鞘节 / mesoblastic ~, mesodermal ~ 体节 / neural ~ 神经管节,髓管节 / rod ~ 杆体节(视网膜) / sacral ~ 骶段(骨盆) / spinal ~ 脊髓(节)段 / uterine ~ 子宫分段 | ~**ary** *a*

segmenta [seg'mentə] segmentum的复数

segmental [seg'mentl] *a* 部分的;分割的;辅助的;节的,段的,分节的,节片的 | ~**ly** *ad*

segmentation [ˌsegmən'teiʃən] *n* 分割;分节;分裂;卵裂 | haustral ~ 结肠袋分节运动

segmenter [seg'mentə] *n* 裂殖体(疟原虫在血细胞内分成裂殖子)

Segmentina [ˌsegmən'tainə] *n* 隔扁螺属(姜片虫的第一中间宿主)

segmentum [seg'mentəm] ([复] **segmenta** [seg'mentə]) *n*【拉】节,段,节片

segregate ['segrigeit] *vt* 使分离,使隔离 *vi* 分离,受隔离;分凝,分异 | **segregative** *a*

segregation [ˌsegri'geiʃən] *n* 分离(遗传学中指在生殖细胞成熟分裂过程中同源染色体的等位基因出现分离现象);分居,隔离(指居民);分离,分异(将合子中的效能逐渐限制于胚胎形成的不同区域)

segregator ['segriˌgeitə] *n* (两肾)分隔采尿器

Séguin's signal symptom (sign) [sei'gæn] (Edouard Séguin) 塞甘先兆症状(征)(癫痫发作前肌肉不自主收缩)

Sehrt's clamp (compressor) [sɛət] (Ernst Sehrt) 泽尔特夹(压迫器)(一种夹子,压迫主动脉或一肢体以止血)

Seidelin bodies ['saidəlin] (Harold Seidelin) 赛德林小体(该名称一度认为是黄热病患者红细胞内所见的结构,发现者认为此即为黄热病的病因)

Seidel's scotoma (sign) ['saidəl] (Erich Seidel) 赛德尔暗点(征)(青光眼早期征,弓形盲点的进一步发展,由生理盲点向上或〈与〉向下延伸的镰状暗点)

Seidlitz powder ['saidlits] 塞得利兹粉(捷克波希米亚矿泉得名,是一种碳酸氢钠、酒石酸钾钠与酒石酸的混合,用作泻药,亦称复方泡腾散) | ~ powder test 塞得利兹粉试验(检腘肌疝)

Seignette's salt [sai'njet] (Pierre Seignette) 酒石酸钾钠

seismesthesia [ˌsaismis'θi:zjə], **seisesthesia** [ˌsaisis'θi:zjə] *n* (液体或空气介质的)振动(感)觉

seismic ['saizmik] *a* 地震的

seismocardiogram [ˌsaizməu'kɑ:diəgræm] *n* 心震图

seismocardiography [ˌsaizməuˌkɑ:di'ɔgrəfi] *n* 心震描记法

seismotherapy [ˌsaizməu'θerəpi] *n* (机械)振动疗法

Seitelberger's disease ['saitəlˌbə:gə] (Franz Seitelberger) 赛特伯格病,婴儿神经轴索营养不良

seize [si:z] *vt* 抓住;夺取;掌握,理解;(疾

病)侵袭 *vi* 利用 | ~ hold of 抓住;占领 / ~ on(或upon) 利用 / ~ up (如机器零件)失灵,轧住

seizure ['si:ʒə] *n* 抓住;夺取;(疾病的)发作;癫痫发作 | absence ~ 失神发作(亦称癫痫小发作) / audiogenic ~ 听原性癫痫发作(由于声音引起的癫痫发作) / cerebral ~ 脑病发作,癫痫发作 / febrile ~ 热性癫痫发作 / jackknife ~ 折刀状发作(一种严重的肌阵挛,出现于出生后头十八个月) / photogenic ~ 光原性癫痫发作 / psychic ~ 精神猝变,情绪猝变 / psychomotor ~ 精神运动性癫痫 / uncinate ~ 钩回发作(颞叶钩回区引起的癫痫发作)

sejunction [si'dʒʌŋ*k*ʃən] *n* 联想阻隔

sekisanine [se'kisənin] *n* 二氢石蒜碱

selachian [si'leikiən] *n* 板鳃类鱼,软骨鱼

Selacryn ['seləkrin] *n* 替尼酸(ticrynafen)制剂的商品名

Seldane ['seldein] *n* 特非那定(terfenadine)制剂的商品名

Seldinger technique ['seldiŋgə] (Sven I. Seldinger) 塞尔丁格技术(将导管插入空心腔结构或体腔的一种方法,使用一根狭针进入结构,用导丝穿过此针,拔去此针,使导管在金属丝上向前推进。此法用于血管造影、心血管插管术及中心静脉系的套管插入术)

seldom ['seldəm] *ad* 很少,难得 *a* 罕有的,少见的 | not ~ 往往,时常 / ~ or never 极难得,简直不

select [si'lekt] *a* 挑选出来的,精选的;优等的 *vt, vi* 选择,挑选

selection [si'lekʃən] *n* 选择,淘汰 | artificial ~ 人工选择 / directional ~ 定向选择 / disruptive ~, diversifying ~ 歧化选择,分裂选择,多样化选择 / natural ~ 自然选择 / progeny ~ 子代选择 / sexual ~ 性选择 / stabilizing ~ 稳定化选择,稳定性选择 / truncate ~ 分段选择(在医学遗传学中指为了遗传结构进行家系选择,即查证一个或一个以上的血缘关系,一般查证成员中未受遗传特性影响的血缘关系)

selective [si'lektiv] *a* 选择的,挑选的;有选择力的 | ~**ly** *ad*

selectivity [silek'tivəti] *n* 选择(性);精选

selegiline hydrochloride [si'ledʒəli:n] 盐酸司来吉兰,盐酸丙炔苯丙胺(单胺氧化酶B型抑制剂,与左旋多巴〈levodopa〉和卡巴多巴〈carbidopa〉合用,用作抗震颤麻痹药,口服给药)

selenate ['selineit] *n* 硒酸盐

selene [si'li:ni] *n* 【拉;希】 月形 | ~ unguium 甲弧影

selenic acid [si'lenik] 硒酸

selenide ['selinaid] *n* 硒化物

Selenidium [ˌseli'nidiəm] *n* 月形簇虫属

selenium [si'li:njəm] *n* 硒(化学元素) | ~ sulfide 二硫化硒(局部抗真菌药,抗皮脂溢药)

selenodont [si'li:nədɔnt] *a* 月牙型的

selenomethionine [ˌselənə*u*me'θaiəni:n] *n* 硒蛋氨酸(硒取代硫原子的蛋氨酸;放射性型〈^{75}Se〉,用于检组织对蛋氨酸的摄入量)

selenomethylnorcholestrol [səˌli:nə*u*ˌmeθilˌnɔ:kə'lestərɔl] *n* 硒甲基降胆固醇(^{75}硒-6β-硒甲基降胆固醇,为以^{75}硒标记的胆固醇类似物,用于肾上腺皮质放射核素成象。缩写为SMC)

Selenomonas [ˌsilinə*u*'məunəs] *n* 月形单胞菌属

selenoplegia [siˌli:nə*u*'pli:dʒiə], **selenoplexia** [siˌli:nə*u*'pleksiə] *n* 月光病(从前认为由于月光照射所致的病)

selenosis [ˌsili'nəusis] *n* 硒中毒

selenous acid [si'li:nəs] 亚硒酸

self [self] ([复] **selves** [selvz]) *n* 自我,自己;本性,本质;自身(表示动物自身的抗原成分,与表示外来抗原成分非自身"not self"相对应) *a* 同一性质的

self-acting ['self'æktiŋ] *a* 自动的

self-antigen [ˈselfˌæntidʒən] *n* 自体抗原,自身抗原

self-confidence [ˌselfˈkɔnfidəns] *n* 自信,满怀信心 | **self-confident** *a*

self-conscious [ˌselfˈkɔnʃəs] *a* 自觉的,自我意识的;忸怩的,不自然的 | **~ness** *n* 自我意识;不自然

self-consistent [ˌselfkənˈsistənt] *a* 自相一致的,首尾一致的,一贯的

self-contradiction [ˈselfˌkɔntrəˈdikʃən] *n* 自相矛盾 | **self-contradictory** *a*

self-control [ˌselfkənˈtrəul] *n* 自制,自我克制

self-differentiation [ˈselfˌdifərenʃiˈeiʃən] *n* 自主分化(某一部分自行发育过程,不受外界影响或环境改变的支配)

self-digestion [ˌselfdiˈdʒestʃən] *n* 自体消化,自体溶解

self-educated [ˌselfˈedju(:)keitid] *a* 自我教育的,自学的

self-evident [ˌselfˈevidənt] *a* 自明的,不言而喻的

self-explanatory [ˌselfiksˈplænətəri] *a* 不解自明的,毋须解释的,显然的

self-fermentation [ˌselffə:menˈteiʃən] *n* 自体溶解;自体消化

self-fertilization [ˌselfˌfə:tilaiˈzeiʃən, -liˈz-] *n* 自体受精

self-heal [ˈselfˌhi:l] *n* (有医疗作用的)自体愈合植物(尤指夏枯草)

self-hypnosis [ˌselfhipˈnəusis] *n* 自我催眠

self-inductance [ˌselfinˈdʌktəns] *n* 自感(电)

self-induction [ˈselfinˈdʌkʃən] *n* 自感应

self-infection [ˌselfinˈfekʃən] *n* 自体传染,自体感染,自身传染

selfing [ˈselfiŋ] *n* 自花受精;自体受精(如绦虫节片之间)

selfish [ˈselfiʃ] *a* 自私的 | **~ly** *ad* / **~ness** *n*

selfless [ˈselflis] *a* 无私的,忘我的 | **~ly** *ad* / **~ness** *n*

self-limited [ˌselfˈlimitid] *a* (病程)自限的,自身限制(性)的

self-opinionated [ˌselfəˈpinjəneitid] *a* 自负的,固执己见的

self-perpetuating [ˌselfpə(:)ˈpetjueitiŋ] *a* 自身延续(性)的

self-questionnaire [ˌselfˌkwestiəˈnɛə] *n* 让(病人)自填调查表

self-regulating [ˌselfregjuˈleitiŋ] *a* 自动调整的,自动调节的 | **self-regulation** *n*

self-reliance [ˌselfriˈlaiəns] *n* 依靠自己,自力更生

self-replication [ˈselfˌrepliˈkeiʃən] *n* (染色体)自我复制

self-reproach [ˌselfriˈprəutʃ] *n* 自责 | **~ful** *a*

self-respect [ˌselfrisˈpekt] *n* 自尊,自重 | **~ing** *a*

self-restraint [ˌselfrisˈtreint] *n* 自我克制,自我约束 | **~ed** *a*

selfsame [ˈselfseim] *a* 完全一样的,同一的

self-suspension [ˌselfsəsˈpenʃən] *n* 自体悬吊法(头与腋悬吊或头悬吊藉以牵张脊柱)

self-tolerance [ˈselfˈtɔlərəns] *n* 自体耐受性,自身耐受性(机体对自身抗原的免疫无反应性,亦称自身中毒禁忌)

self-will [ˈselfˈwil] *n* 固执己见,任性 | **~ed** *a*

selfwise [ˈselfwaiz] *a* 自向的(指胚细胞或胚组织,无论移植至任何新的部位,仍按照以前预定的型式发育)

Seliberia [ˌseliˈbiriə] (G. L. Seliber) *n* 塞里伯菌属 | ~ stellate 星状塞里伯菌

Selivanoff's (Seliwanow's) test (reaction) [seliˈvɑ:nɔf] (Feodor F. Selivanoff) 塞利万诺夫试验(反应)(检尿果糖)

sell [sel] (sold) *vi, vt* 卖,销售 / ~ out 卖完;出卖 | ~ sb(或sth) short 低估 / ~ up 卖光,变卖

sella ['selə] ([复] **sellae** ['seli:]) *n* 【拉】鞍 | ~**r** *a* 蝶鞍的
sellanders ['seləndəz] [复] *n* 马膝湿疹
Sellards' test ['selɑ:dz] (Andrew W. Sellards) 塞拉兹试验(检酸中毒,亦称重碳酸盐耐量试验)
Sellick maneuver ['selik] (Brian A. Sellick) 塞立克手法(气管内插管时,为了压迫食管并防止被动性反流而采用压迫环状软骨的手法)
Selsun ['selsʌn] *n* 二硫化硒(selenium sulfide)制剂的商品名 | ~ Blue 二硫化硒(selenium sulfide)制剂的商品名
Selter's disease ['seltə] (Paul Selter) 肢痛症,红皮水肿性多神经病
Selye syndrome ['selii] (Hans Selye) 塞莱综合征,全身适应综合征(即general adaptation syndrome, 见syndrome项下相应术语)
semantic [si'mæntik] *a* 语义的;语义学的
semantics [si'mæntiks], **semasiology** [si,meisi'ɔlədʒi] *n* 语义学
semblance ['sembləns] *n* 外表,相似
Semb's operation [seim] (Carl Semb) 塞姆手术(筋膜外肺尖萎陷术,治肺结核)
semeiography [,si:mai'ɔgrəfi] *n* 症状记录
semeiology [si:mai'ɔlədʒi], **semeiotics** [,si:mai'ɔtiks] *n* 症状学
semeiotic(al) [,si:mai'ɔtik(əl)] *a* 症状的;特殊病征的
semeiotics [,si:mai'ɔtiks] *n* 症状学
semelincident [,seməl'insidənt] *a* 终身(罹病)一次的
semel in d. semel in die【拉】每日一次(亦可写成s.i.d.)
semelparity [,seməl'pærəti] *n* 终身一胎(现象) | **semelparous** [se'melpərəs] *a*
semen ['si:men] ([复] **semens** 或 **semina** ['seminə]) *n*【拉】种子;精液 | ~ contra 山道年花
semenology [,si:mə'nɔlədʒi] *n* 精液学 | **semenologist** *n* 精液学家
semenuria [,si:mə'njuəriə] *n* 精液尿
semester [si'mestə] *n* 半学年,一学期
semi- [前缀] 半
semialdehyde [,semi'ældihaid] *n* 半醛 | glutamic -γ-~ 谷氨酸-γ-半醛
semiannual [,semi'ænjuəl] *a* 半年一次的,一年两次的
semiantigen [,semi'æntidʒən] *n* 半抗原
semiapochromat [,semi,æpə'krəumət] *n* 半复消色差物镜 | **semiapochromatic** [,semi,æpəkrəu'mætik] *a* 半复消色差的
semiaxial [,semi'æksiəl] *a* 半轴的
semicanal [,semikə'næl] *n* 半管 | ~ of auditory tube 咽鼓管半管 / ~ of humerus 肱骨结节间沟 / ~ of tensor tympani muscle 鼓膜张肌半管
semicanalis [,semikə'neilis] ([复] **semicanales** [,semikə'neili:z]) *n*【拉】半管
semicartilaginous [,semi,kɑ:ti'lædʒinəs] *a* 半软骨的
semicentennial [,semisen'tenjəl] *a* 五十年一度的;持续半个世纪的 *n* 五十周年;五十周年纪念
semicircle ['semi,sə:kl] *n* 半圆,半圆形体 | **semicircular** ['semi'sə:kjulə] *a* 半圆形的,半环形的
semicolon ['semi,kəulən] *n* 分号(即;)
semicoma [,semi'kəumə] *n* 轻昏迷,半昏迷 | ~**tose** [,semi'kəumətəus] *a*
semiconductor ['semikən'dʌktə] *n* 半导体
semiconscious [,semi'kɔnʃəs] *a* 意识半清晰的,半意识的,半清醒的 | ~**ness** *n*
semicrista [,semi'kristə] ([复] **semicristae** [,semi'kristi:]) *n*【拉】小嵴
semidecussation [,semi,dekʌ'seiʃən] *n* 半交叉(神经纤维);锥体交叉
semidiagrammatic [,semi,daiəgrə-

'mætik] *a* 半图式的
semidiameter [ˌsemidai'æmitə] *n* 半径
semidominance [ˌsemi'dɔminəns] *n* 半显性,不完全显性
semiflexion [ˌsemi'flekʃən] *n* 半屈;半屈位
semifluctuating [ˌsemi'flʌktjuˌeitiŋ] *a* 半波动的
semifluid [ˌsemi'flu(:)id] *a* 半流质的 *n* 半流质
semiglutin [ˌsemi'glu:tin] *n* 半明胶蛋白
Semih. semihora【拉】半小时
Semikon ['semikɔn] *n* 美沙吡林(methapyrilene)制剂的商品名
semilente ['semilent] *a* 中效的
semilunar [ˌsemi'lju:nə] *a* 半月形的,月牙形的
semilunare [ˌsemilju'nɛəri] *n*【拉】月骨(腕部)
semiluxation [ˌsemilʌk'seiʃən] *n* 不全脱位,半脱位
semimembranous [ˌsemi'membrənəs] *a* 半膜的
semina ['seminə] semen的复数
seminal ['si:minl, 'seminl] *a* 种子的;精液的
seminar ['seminɑ:] *n* (大学的)研究班,(研究班)专题讨论会
seminarcosis [ˌseminɑ:'kəusis] *n* 朦胧麻醉,半麻醉
semination [ˌsemi'neiʃən] *n* 授精
seminiferous [ˌsemi'nifərəs] *a* 生精子的,输精子的
seminology [ˌsi:mi'nɔlədʒi] *n* 精液学 | **seminologic(al)** [ˌsi:minə'lɔdʒik(əl)] *a* / **seminologist** *n* 精液学家
seminoma [ˌsemi'nəumə, ˌsi:-] *n* 精原细胞瘤 | ovarian ~ 卵巢精原细胞瘤
seminormal [ˌsemi'nɔ:məl] *a* 半当量(浓度)的
seminose ['seminəus] *n* 甘露糖
seminuria [ˌsimi'njuəriə] *n* 精液尿
semiofficial [ˌsemiə'fiʃəl] *a* 半官方的 | ~**ly** *ad*
semiography [ˌsimi'ɔgrəfi] *n* 症状记录
semiology [ˌsi:mi'ɔlədʒi] *n* 症状学 | **semiologic(al)** [ˌsi:miə'lɔdʒik(əl)] *a* / **semiologist** *n* 症状学家
semiorbicular [ˌsemiɔ:'bikjulə] *a* 半圆形的,半环形的
semiotic(al) [ˌsi:mi'ɔtik(əl)] *a* 症状的;特殊病征的
semiparasite [ˌsemi'pærəsait] *n* 半寄生物(既是腐生物,又是寄生物,具有致病性)
semipenniform [ˌsemi'penifɔ:m] *a* 半羽状的
semipermeable [ˌsemi'pə:mjəbl] *a* 半(渗)透性的
semiplacenta [ˌsemiplə'sentə] *n* 半胎盘(某些动物)
semiplegia [ˌsemi'pli:dʒiə] *n* 偏瘫,半身不遂
semiprofessional [ˌsemiprə'feʃənl] *a* 半职业性的
semipronation [ˌsemiprə'neiʃən] *n* 半俯卧位;半旋前
semiprone [ˌsemi'prəun] *a* 半俯卧位的
semiquantitative [ˌsemi'kwɔntitətiv] *a* 半定量的
semiquinone [ˌsemikwi'nəun] *n* 半醌
semirecumbent [ˌsemiri'kʌmbənt] *a* 半卧的
semis ['semis] *n*【拉】半,一半
semisideratio [ˌsemiˌsidə'reiʃiəu] *n* 偏瘫,半身不遂
semisomnus [ˌsemi'sɔmnəs], **semisopor** [ˌsemi'səupə] *n* 轻昏迷
semispeculum [ˌsemi'spekjuləm] *n* 半窥镜(膀胱切石术用)
semistarvation [ˌsemistɑ:'veiʃən] *n* 半饥饿,饥饿疗法
semisulcus [ˌsemi'sʌlkəs] *n* 半沟
semisupination [ˌsemiˌsju:pi'neiʃən] *n* 半仰卧位;半旋后

semisupine [ˌsemisju:'pain] *a* 半仰卧位的

semisynthetic [ˌsemisin'θetik] *a* 半合成的

Semitard ['semitɑ:d] *n* 非晶体胰岛素锌混悬液，速效胰岛素锌混悬液(prompt insulin zinc suspension)制剂的商品名

semitendinous [ˌsemi'tendinəs] *a* 半腱的

semitransparent [ˌsemitræns'pɛərənt] *a* 半透明的

semitropic(al) [ˌsemi'trɔpik(əl)] *a* 亚热带的，副热带的

semiyearly [ˌsemi'jə:li] *a, ad* 半年一次

Semon-Hering hypothesis, theory ['zeimən 'heiriŋ] (Richard W. Semon; Ewald Hering) 塞蒙-黑林假说、学说(亦称记忆学说，即细胞对所加之影响有遗传性"记忆"，因此它倾向于经遗传而得到获得性特性)

Semon's law ['si:mən] (Felix Semon) 塞蒙定律(喉运动神经有进行性器质性疾病时，声带外展肌〈环杓后肌〉首先受到影响) | ～ sign 塞蒙征(恶性喉病时声带运动受损)

Semoxydrine [sə'mɔksidrin] *n* 盐酸去氧麻黄碱(methamphetamine hydrochloride)制剂的商品名

Semple's treatment ['sempl] (David Semple) 森普尔疗法，狂犬病疗法(注射森普尔疫苗预防狂犬病) | ～ vaccine 森普尔疫苗，狂犬病疫苗

semustine [sə'mʌsti:n] *n* 司莫司汀，赛氮芥，甲环亚硝脲，甲基罗氮芥，氯乙甲基环己亚硝脲(即methyl CCNU, MeCCNU，抗肿瘤药，主要用于治疗脑瘤、结肠直肠癌、胃癌、霍奇金〈Hodgkin〉病和恶性黑素瘤)

send [send] (sent) *vt* 送;发出;派遣;使变成;使陷入 *vi* 送信，派人 | ～ away 派遣;发送;驱逐 / ～ down 开除;使…下降;把…投入监狱 / ～ for 派人去叫，遣人去拿 / ～ forth 发出;放出(光、热等);长出 / ～ in 呈报，递送 / ～ off 发出;给…送行 / ～ on 转送，预送 / ～ out 放出;长出;发出 / ～ up 使…上升;取笑;把…投入监狱

send-off ['send'ɔ(:)f] *n* 送行

sendout ['sendaut] *n* 送出量，输出量

Senear-Usher syndrome [si'niə 'ʌʃə] (Francis E. Senear; Barney Usher) 红斑性天疱疮

senecifolin [ˌseni'sifəlin] *n* 千里光叶碱

Senecio [si'ni:ʃiəu] *n*【拉】千里光属

senectitude [si'nektitju:d] *n* 老年时期，晚年

senega ['senigə] *n*【拉】美远志(从前曾用于治肺炎后期、气喘等)

Senegal [ˌseni'gɔ:l] *n* 塞内加尔[非洲] | ～**ese** ['senigə'li:z] *n* 塞内加尔人 *a* 塞内加尔的;塞内加尔人的

senegenin [ˌseni'dʒenin] *n* 美远志皂甙元

senegin ['senidʒin] *n* 远志皂甙

senesce [si'nes] *vi* 开始衰老

senescense [si'nesns] *n* 衰老，变老 | dental ～ 牙齿衰老

senescent [si'nesnt] *a* 衰老的，变老的

Sengstaken-Blakemore tube ['seŋzteikən 'bleikmɔ:] (Robert W. Sengstaken; Arthur H. Blakemore) 森斯塔肯-布莱克莫尔管(一种多腔管，用以填塞出血的食管静脉曲张，一管通达气囊，使其在胃中充气，以保持此器具于原位并压迫贲门部周围血管，另一管通达一狭长气囊以此囊压迫食管壁，第三管附着于一抽吸器以吸出胃中的内容物)

senile ['si:nail] *a* 老年的，衰老的 | **senility** [si'niləti] *n* | ～**ly** *ad*

senilism ['si:nilizəm] *n* 早老，早衰

senior ['si:njə] *a* 年长的;地位(或级别)较高的;(大学)高年级的，四年级的 *n* 年长者;(大学)高年级生，四年级生

seniority [ˌsi:ni'ɔrəti] *n* 年长，资历深

senium ['si:niəm] *n* 年老，衰老，老年

senna ['senə] *n* 番泻叶

sennatin ['senətin] *n* 番泻叶素(从番泻叶提出的有效成分,皮下注射用作泻药)

Senn's bone plates [sen] (Nicholas Senn) 森氏骨板(用于对合及缝合肠段) | ~ operation 森氏手术(应用外侧密接及骨板作肠吻合术)

senograph ['si:nəgrɑ:f] *n* 低电压(X线)摄影器;低电压(X线)摄片 | **~y** [si'nɔgrəfi] *n* 低电压(X线)摄影术(一种低电压恒电位X线摄影术,尤指乳房X线摄影术)

Senokot ['senəkɔt] *n* 番泻叶(senna)制剂的商品名

senopia [si'nəupiə] *n* 老年期视力回春,老视减退现象(由于老年时期晶状体核心硬化而引起近视所造成,亦称第二视力)

sensation [sen'seiʃən] *n* 感觉,知觉;轰动,激动 | cincture ~, girdle ~ 束勒感,束带状感觉 / general ~ 全身感觉 / gnostic ~s, new ~s 认识性感觉,新生感觉(指轻触觉、本体感觉等精细感觉) / objective ~, external ~ 客观感觉,外部感觉 / referred ~, reflex ~, transferred ~ 牵涉性感觉,反射性感觉,转移性感觉 / subjective ~, internal ~ 主观感觉,内部感觉

sensational [sen'seiʃənl] *a* 感觉的;轰动的;非常的,巨大的 | **~ly** *ad*

sense [sens] *n* 觉,感觉; [复] 知觉;理性;判断力;意义 *vt* 感觉,理解,意识到 | color ~ 色觉 / equilibrium ~, static ~ 平衡觉,静位觉 / form ~ 立体觉 / kinesthetic ~, muscle ~ 运动觉,肌觉 / posture ~ 位置觉,姿势觉 / proprioceptive ~ 本体感觉 / seventh ~, visceral ~ 第七感觉,内脏感觉 / sixth ~ 第六感觉(一般机体觉,即cenesthesia) / special ~ 特种感觉,五官觉 | come to one's ~s 苏醒过来;醒悟过来 / in all ~s 在任何意义上说 / in a ~ 在某种意义上说 / in every ~ (of the word) 在各种意义上说 / in no ~,决不 / in one's (right) ~s 有理性,神志清醒 / in the proper (strict, literal, figurative) ~ 在本来(严格,字面,比喻)的意义上说 / make ~ 讲得通,有意义 / make ~ (out) of 弄懂…的意思 / (there's) no ~ (in) …是没有意义的,…是没有道理的 / out of one's ~s 失去理性,精神错乱 / talk ~ 说话有道理

senseless ['senslis] *a* 无感觉的;愚笨的;无意义的 | **~ly** *ad* / **~ness** *n*

Sensibamine [sen'sibəmi:n] *n* 森西巴明(麦角胺〈ergotamine〉和麦角异胺〈ergotaminine〉的等摩尔混合物的商品名)

sensibiligen [ˌsensi'bilidʒən], **sensibilisinogen** [ˌsensiˌbili'sinədʒən] *n* 过敏原,致敏原

sensibilin [ˌsensi'bilin], **sensibilisin** [ˌsensi'bilisin] *n* 过敏素,致敏素

sensibility [ˌsensi'biləti] *n* 感觉性,感受性,敏感性;感觉,感觉能力;灵敏度 | bone ~ 骨感觉,振动(感)觉 / deep ~, mesoblastic ~ 深部感觉 / epicritic ~ 精细感觉(区别皮肤触觉和温度的能力) / joint ~ 关节感觉 / proprioceptive ~, somesthetic ~ 本体感觉 / recurrent ~ 回反感觉 / splanchnesthetic ~ 内脏感觉

sensibilization [ˌsensibilai'zeiʃən, -li'z-] *n* 增敏(作用);致敏(作用)

sensible ['sensəbl] *a* 明白事理的,感觉得到的;明显的;(计划等)切合实际的 | **sensibly** *ad*

sensiferous [sen'sifərəs] *a* 传导感觉的

sensigenous [sen'sidʒinəs] *a* 产生感觉的

sensimeter [sen'simitə] *n* 感觉计(测身体感觉缺失区和感觉过敏区的敏感度)

sensitin ['sensitin] *n* 迟发致敏素(从病原体如病毒、细菌或真菌制备的非抗原性物质,能引起迟发型敏感性)

sensitinogen [ˌsensi'tinədʒən] *n* 致敏原,过敏原(统称)

sensitive ['sensitiv] *a* 敏感的，神经过敏的，(由于某种疾病而)过敏的 | ～**ly** *ad* / ～**ness** *n* 感受性，敏感性

sensitivity [ˌsensi'tivəti] *n* 感受性，敏感性，过敏；灵敏度 | proportional ～ 相应敏感性(对刺激的强度具有某种定量代数关系的反应)

sensitization [ˌsensitai'zeiʃən, -ti'z-] *n* 致敏(作用)，敏化(作用) | active ～ 自动致敏 / autoerythrocyte ～ 自体红细胞致敏(作用)，自身红细胞致敏(作用) / protein ～ 蛋白质致敏(作用) / passive ～ 被动致敏 / Rh ～ Rh致敏(对Rh因子〈即Rh抗原，尤其是D抗原〉起致敏的过程或状态，如孕妇为Rh〈－〉，胎儿为Rh〈＋〉，胎儿血进入母体循环使母体致敏)

sensitize ['sensitaiz] *vt* 使敏感；致敏(指对抗原) | ～**d** *a* 致敏的 / ～**r** *n* 致敏物质，敏化物

sensitizin [ˌsensi'taizin] *n* 致敏素，过敏原

sensitometer [ˌsensi'tɔmitə] *n* 感光计

sensomobile [ˌsensə'məubail] *a* 感觉移动的 | **sensomobility** [ˌsensəməu'biliti] *n* 感觉移动性

sensor ['sensə] *n* 传感器，感受器

Sensorcaine ['sensəˌkein] *n* 盐酸布比卡因(bupivacaine hydrochloride)制剂的商品名

sensorial [sen'sɔːriəl] *a* 感觉中枢的；皮质感觉中枢的；感觉的，知觉的

sensoriglandular [ˌsensəri'glændjulə] *a* 感觉性分泌的

sensorimetabolism [ˌsensərime'tæbəlizəm] *n* 感觉性代谢

sensorimotor [ˌsensəri'məutə], **sensomotor** [ˌsensə'məutə] *a* 感觉运动的

sensorimuscular [ˌsensəri'mʌskjulə] *a* 感觉性肌肉活动的

sensorineural [ˌsensəri'njuərəl] *a* 感觉神经的，感音神经性的

sensorium [sen'sɔːriəm] *n* 感觉中枢；(大脑)皮质感觉中枢；神志，感觉，知觉

sensorivascular [ˌsensəri'væskjulə], **sensorivasomotor** [ˌsensəriˌveizəu'məutə] *a* 感觉性血管(运动)的

sensory ['sensəri] *a* 感觉的

sensual ['sensjuəl] *a* 耽于声色口腹之乐的；色情的；感觉的 | ～**ity** [ˌsensju'æləti] *n* 耽于声色 / ～**ly** *ad*

sensualism ['senʃuəlizəm] *n* 肉欲主义，感官享乐主义

sensuous ['sensjuəs] *a* 感官方面的，感觉上的

sent [sent] send的过去式及过去分词

sentics ['sentiks] *n* 情感学(研究情感表达的学科) | **sentic** ['sentik] *a*

sentience ['senʃəns], **sentiency** ['senʃənsi] *n* 感觉能力

sentient ['senʃənt] *a* 能感觉的，有感觉的 | ～**ly** *ad*

sentiment ['sentimənt] *n* 感情；情感，情操；意见；观点

sentimental [ˌsenti'mentl] *a* 感伤的；多愁善感的；情感(上)的 | ～**ity** [ˌsentimen'tæləti] *n* 情感生活；多愁善感 / ～**ist** *n* 感伤主义者 / ～**ly** *ad*

SEP somatosensory evoked potential 体感诱发电位

sepal ['sepəl, 'siː-] *n* 萼片

sepaloid ['sepəlɔid] *a* 萼片样的

separable ['sepərəbl] *a* 可分的 | **separability** [ˌsepərə'biləti] *n* 可分离性，可分性 *n* / **separably** *ad*

separate ['sepərit] *a* 分离的；单独的；各别的 ['sepəreit] *vt* 使分离；把…分类；区分，使离析 *vi* 分离；离析；析出 | ～**ly** *ad*

separation [ˌsepə'reiʃən] *n* 分离，分开；离析

separative ['sepərətiv] *a* 分离的

separator ['sepəreitə] *n* 分离器；分液器；分牙器

separatorium [ˌsepərə'tɔːriəm] *n* 颅骨膜分离器

separatory ['sepərətəri] *a* 分离用的

sepazonium chloride [ˌsepəˈzəuniəm] 氯化三苯唑(局部抗感染药)
sepedon [ˌsepiˈdɔn] *n*【希】腐败
sepedonogenesis [ˌsepəˌdəunəuˈdʒenisis], **sepedogenesis** [ˌsepədəuˈdʒenisis] *n* 败血病发生
seperidol hydrochloride [səˈperidəul] 盐酸氯氟哌醇(安定药)
Sephadex [ˈsefədeks] *n* 交联葡聚糖(商品名,作为分子筛色谱法的介质)
sepia [ˈsiːpjə] *n*【拉;希】乌贼墨汁 *a* 深棕色的
sepiapterin reductase [siːpiˈæptərin riˈdʌkteis] 墨蝶呤还原酶
sepium [ˈsiːpiəm] *n*【拉】乌贼骨,海螵蛸
sepsin [ˈsepsin] *n* 腐败素,腐败蒜,腐败毒
sepsis [ˈsepsis] *n* 脓毒病,脓毒症 | ~ agranulocytica 粒细胞缺乏性脓毒病,粒细胞缺乏症 / incarcerated ~ 潜伏性脓毒病,箝闭性脓毒病 / ~ intestinalis 肠性脓毒病 / ~ lenta 慢性脓毒病 / mouse ~, murine ~ 鼠脓毒病 / puerperal ~ 产后脓毒病
Sepsis violacea [ˈsepsis ˌvaiəˈleisiə] 马粪蝇
sepsometer [sepˈsɔmitə] *n* 空气有机质测定计
Sept. septem【拉】七; September 九月
septa [ˈseptə] septum的复数
septal [ˈseptl] *a* 中隔的,间隔的
septan [ˈseptən] *a* 每七日复发的
septanose [ˈseptənəus] *n* (氧)七环糖
septate [ˈsepteit] *a* 有隔的,分隔的
Septatina [ˌseptəˈtainə] *n* 有隔亚目
septation [sepˈteiʃən] *n* 分隔;中隔,隔(膜)
septatome [ˈseptətəum] *n* 鼻中隔刀
septavalent [ˌseptəˈveilənt] *a* 七价的
septectomy [sepˈtektəmi] *n* 鼻中隔切除术
septic [ˈseptik] *a* 腐败性的,脓毒性的;败血病的 *n* 腐败剂,腐烂物
septic(a)emia [ˌseptiˈsiːmiə] *n* 败血病,败血症 | bronchopulmonary ~ 支气管肺性败血病 / cryptogenic ~ 隐原性败血病 / hemorrhagic ~ 出血性败血病(巴斯德菌病) / melitensis ~ 波状热,布鲁(杆)菌病 / morphine injector's ~ (人)类鼻疽 / plague ~ 鼠疫败血病,败血性鼠疫 / sputum ~ 痰菌性败血病 | **septemia** [sepˈtiːmiə] *n* / **septicemic** [ˌseptiˈsiːmik] *a*
septicine [ˈseptisiːn] *n* 腐鱼尸碱
septicophlebitis [ˌseptikəufliˈbaitis] *n* 脓毒性静脉炎
septicopyemia [ˌseptikəupaiˈiːmiə] *n* 脓毒败血病,脓毒败血症 | metastatic ~ 转移性脓毒败血病 / spontaneous ~, cryptogenic ~ 自发性脓毒败血病,隐原性脓毒败血病 | **septicopyemic** *a*
septicozymoid [ˌseptikəuˈzaimɔid] *n* 脓毒性类酶
septigravida [ˌseptiˈgrævidə] *n*【拉】第七次孕妇
septile [ˈseptail] *a* 隔的
septimetritis [ˌseptimiˈtraitis] *n* 脓毒性子宫炎
septineuritis [ˌseptinjuəˈraitis] *n* 脓毒性神经炎
septipara [sepˈtipərə] *n*【拉】七产妇
septivalent [ˌseptiˈveilənt] *a* 七价的
sept(o)- [构词成分] 隔
septomarginal [ˌseptəuˈmɑːdʒinəl] *a* 隔缘的
septometer [sepˈtɔmitə] *n* 鼻中隔厚度计;空气有机质测定计
septonasal [ˌseptəuˈneizəl] *a* 鼻中隔的
septoplasty [ˌseptəuˈplæsti] *n* 鼻中隔成形术
septostomy [sepˈtɔstəmi] *n* 中隔造口术 | balloon atrial ~ 气囊房中隔造口术
septotome [ˈseptətəum] *n* 鼻中隔刀
septotomy [sepˈtɔtəmi] *n* 鼻中隔切开术

septulum [ˈseptjuləm] ([复] **septula** [ˈseptjulə]) *n*【拉】小隔

septum [ˈseptəm] ([复] **septums** 或 **septa** [ˈseptə]) *n*【拉】中隔,间隔,隔(膜) | atrioventricular ~ of heart 房室隔 / ~ of auditory tube, bony ~ of eustachian canal 肌咽鼓管隔 / bony ~ of nose 鼻中隔骨部 / bronchial ~ 气管隆凸 / enamel ~ 釉索 / femoral ~ 股环隔 / gingival ~, gum ~ 龈中隔 / ~ of glans penis 阴茎头隔 / interalveolar ~, interdental ~ 牙槽间隔,牙间隔 / interatrial ~ of heart, interauricular ~ 房间隔,房中隔 / mobile ~ of nose 鼻中隔活动部,鼻中隔膜部 / nasal ~ 鼻中隔 / neural ~ 髓管隔 / septa of testis 睾丸小隔 / transverse ~ of ampulla 壶腹嵴

septuplet [ˈseptʃuplit] *n* 一胎七儿

seq. luce. sequenti luce【拉】第二日

sequel [ˈsi:kwəl] *n* 继续;结果;后遗症,后发病,遗患 | in the ~ 后来,结果

sequela [siˈkwi:lə] ([复] **sequelae** [siˈkwi:li:]) *n*【拉】后遗症,后发病,遗患

sequence [ˈsi:kwəns] *n* 连续,(排列)顺序;后果,结果 *vt* 把…按顺序排好;定序 | flanking ~ 侧翼顺序 / intervening ~ 间插顺序,内含子 / nearest neighbor ~ 最近邻顺序

sequent [ˈsi:kwənt] *a* 连续的;结果的 *n* 相继发生的事;后果,结果

sequential [siˈkwenʃəl] *a* 连续的;结果的;序列的 | ~**ly** *ad*

sequester [siˈkwestə] *vt* 使隔绝,使分离;隐蔽 | ~**ed** *a*

sequestrable [siˈkwestrəbl] *n* 可隔绝的;可分离的

sequestrant [siˈkwestrənt] *n* 多价螯合剂

sequestration [ˌsi:kwesˈtreiʃən] *n* 死骨形成;隔离(病人);分离;血管内血量净增值 | pulmonary ~ 肺分离

sequestrectomy [ˌsi:kwesˈtrektəmi], **sequestrotomy** [ˌsi:kwesˈtrɔtəmi] *n* 死骨切除术

sequestrum [siˈkwestrəm] ([复] **sequestrums** 或 **sequestra** [siˈkwestrə]) *n* 死骨(片) | primary ~ 第一级死骨(片) / secondary ~ 第二级死骨(片) / tertiary ~ 第三级死骨(片) | **sequestral** [siˈkwestrəl] *a*

sequoiosis [ˌsi:kwɔiˈəusis] *n* 红杉尘肺

Ser serine 丝氨酸

sera [ˈsiərə] serum的复数

seractide acetate [səˈræktaid] 丝拉克肽醋酯,三十九肽促皮质素醋酯(合成促皮质素)

seral [ˈsiərəl] *a* 演替系列的(如演替系列期seral stage)

seralbumin [ˌsiərælˈbju:min] *n* 血清白蛋白,血清清蛋白

serangitis [ˌsiərænˈdʒaitis] *n* (阴茎)海绵体炎

Ser-Ap-Es [səˈræpəs] 利血平-盐酸肼苯哒嗪-氢氯噻嗪(reserpine with hydralazine hydrochloride and hydrochlorothiazide)制剂的商品名

Serax [ˈsiəræks] *n* 奥沙西泮,去甲羟安定(oxazepam)制剂的商品名

sere [siə] *n* (生态学中的)演替系列

serempion [siˈrempjəm] *n* 致命性麻疹(西印度群岛)

serendipity [ˌserənˈdipəti] *n* 意外发现,偶然发现

serene [siˈri:n] *a* 晴朗的;安详的;宁静的 *n* 晴朗;宁静 | ~**ly** *ad*

Serenium [siˈri:niəm] *n* 盐酸依托沙秦(ethoxazene hydrochloride)制剂的商品名

Serenoa [ˌseriˈnəuə] *n* 蓝棕属,锯叶棕属

Serentil [səˈrentil] *n* 美索达嗪苯磺酸盐(mesoridazine besylate)制剂的商品名

seretin [ˈseritin] *n* 四氯化碳

Serfin [ˈsə:fin] *n* 利血平(reserpine)制剂的商品名

Sergent's white adrenal line [sɛə'ʒɔŋ] (Emile Sergent) 塞尔让肾上腺性白线(腹部指甲划痕后发生的白线,见于肾上腺功能不良)
serglobulin [sə'glɔbjulin] *n* 副球蛋白
serial ['siəriəl] *a* 连续的,一系列的;序列的 | ~**ly** *ad*
serialograph [ˌsiəri'æləgrɑːf] *n* 连续(X线)摄影器,系列(X线)摄影装置
seriate ['siərieit] *vt* 顺次排列;连续['siəriit] *a* | ~**ly** *ad* / **seriation** [ˌsiəri'eiʃən] *n*
seriatim [ˌsiəri'eitim]【拉】*ad* 依次地,逐一地;连续地 *a* 依次的,逐一的;连续的
sericin ['serisin] *n* 丝胶蛋白
sericite ['siərisait] *n* 绢云母(一种云母或白云母,能引起肺尘病)
series ['siəriːz] [单复同] *n* 连续,系列;系,列,组,族,型;级数,群列;串联 | aliphatic ~ 脂肪系,脂族 / aromatic ~ 芳香系 / basophil ~, basophilic ~ 嗜碱细胞族 / eosinophil ~, eosinophilic ~ 嗜酸性细胞族 / fatty ~ 脂芳系 / homologous ~ 同系,同源系,同系列 / leukocytic ~ 白细胞系 / lymphocyte ~, lymphocytic ~ 淋巴细胞系 / lyotropic ~ 离子促变序列 / monocyte ~, monocytic ~ 单核细胞系 / neutrophil ~, neutrophilic ~ 中性粒细胞系 / plasmacyte ~, plasmacytic ~ 浆细胞系 | in ~ 连续地,按顺序排列
seriflux ['seriflʌks] *n* 浆水,浆液(水样排出物)
serifuge ['siərifjuːdʒ] *n* 血清离心机
serine ['seriːn, 'siə-] *n* 丝氨酸
L-serine dehydratase ['seriːn diː'haidrəteis] L-丝氨酸脱水酶
serine endopeptidase ['seriːn ˌendəu'peptideis] 丝氨酸肽链内切酶
serine hydroxymethyltransferase ['seriːn haiˌdrɔksiˌmeθil'trænsfəreis] 丝氨酸羟甲基转移酶,甘氨酸羟甲基转移酶
serine proteinase ['seriːn 'prəutiːneis] 丝氨酸蛋白酶,丝氨酸肽链内切酶
serine-type carboxypeptidase ['seriːnˌtaip kɑːˌbɔksi'peptideis] 丝氨酸型羧肽酶
serioscopy [ˌsiəri'ɔskəpi] *n* 连续(实体)照片投影检查
serious ['siəriəs] *a* 严肃的,认真的;重要的,严重的,危急的 | ~**ly** *ad* / ~**ness** *n*
seriscission [ˌseri'siʒən] *n* 线切术
seroalbuminous [ˌsiərəuæl'bjuːminəs] *a* 血清白蛋白的
seroalbuminuria [ˌsiərəuælˌbjuːmi'njuəriə] *n* 血清白蛋白尿
seroanaphylaxis [ˌsiərəuˌænəfi'læksis] *n* 血清过敏反应,血清过敏症
serochrome ['siərəkrəum] *n* 血清色素
serocolitis [ˌsiərəukɔ'laitis] *n* 结肠浆膜炎
seroconversion [ˌsiərəukən'vəːʃən] *n* 血清转化(现象)(给予疫苗后的抗体产生)
seroconvert [ˌsiərəukən'vəːt] *vt* 血清转化(对疫苗产生抗体)
seroculture ['siərəkʌltʃə] *n* 血清培养物
serocystic [ˌsiərəu'sistik] *a* 浆液性囊肿的
serodiagnosis [ˌsiərəuˌdaiəg'nəusis] *n* 血清学诊断 | **serodiagnostic** [ˌsiərəuˌdaiəg'nɔstik] *a*
seroenteritis [ˌsiərəuˌentə'raitis] *n* 肠浆膜炎
seroenzyme [ˌsiərəu'enzaim] *n* 血清酶
seroepidemiology [ˌsiərəuˌepiˌdiːmi'ɔlədʒi] *n* 血清流行病学 | **seroepidemiologic** [ˌsiərəuˌepiˌdiːmiə'lɔdʒik] *a*
sero-fast ['siərə'fɑːst] *a* 抗血清的(指细菌)
serofibrinous [ˌsiərəu'faibrinəs] *a* 浆

液纤维蛋白性的

serofibrous [ˌsiərə*u*'faibrəs] *a* 浆液纤维性的

seroflocculation [ˌsiərə*u*ˌflɔkju'leiʃən] *n* 血清絮凝(作用),血清絮状反应

serofluid [ˌsiərə*u*'flu:id] *n* 浆液

serogastria [ˌsiərə*u*'gæstriə] *n* 胃内积血清(蛋白质丧失性胃病)

serogenesis [ˌsiərə*u*'dʒenisis] *n* 血清生成

seroglobulin [ˌsiərə*u*'glɔbjulin] *n* 血清球蛋白

seroglycoid [ˌsiərə*u*'glaikɔid] *n* 血清糖蛋白

serogroup ['siərə*u*gru:p] *n* 血清群(①含有共同抗原的一群细菌,可能包括一个以上的血清型、种或属。血清型为暂定非正式名称,用于某些细菌属的分类,例如Leptospira, Salmonella, Shigella和Streptococcus; ②在抗原上密切相关的一群病毒种)

serohemorrhagic [ˌsiərə*u*ˌhemə'reidʒik] *a* 浆液出血性的

serohepatitis [ˌsiərə*u*ˌhepə'taitis] *n* 肝(脏)浆膜炎

serqimmunity [ˌsiərə*u*i'mju:nəti] *n* 血清免疫(抗血清引起的免疫,即被动免疫)

serolactescent [ˌsiərə*u*læk'tesnt] *a* 血清乳状的

serolemma [ˌsiərə*u*'lemə] *n* 胎浆膜

serolipase [ˌsiərə*u*'laipeis] *n* 血清脂酶

serology [siə'rɔlədʒi] *n* 血清学(在体外研究抗原抗体反应的科学) | diagnostic ~ 诊断血清学,血清诊断 | **serologic(al)** [ˌsiərə'lɔdʒik(əl)] *a* / **serologist** *n* 血清学家,血清学工作者

serolysin [siə'rɔlisin] *n* 血清溶素

seroma [siə'rəumə] *n* 血清肿(组织内有肿瘤样的血清血液性积液)

seromembranous [ˌsiərə*u*'membrənəs] *a* 浆液膜性的,浆膜的

seromucoid [ˌsiərə*u*'mju:kɔid] *a* 浆液粘液性的 *n* 血清(类)粘蛋白

seromucous [ˌsiərə*u*'mju:kəs] *a* 浆液粘液性的

seromucus [ˌsiərə*u*'mju:kəs] *n* 浆液粘液(混合分泌)

seromuscular [ˌsiərə*u*'mʌskjulə] *a* (肠道)浆膜肌膜的

Seromycin ['serə*u*ˌmaisin] *n* 环丝氨酸(cycloserine)制剂的商品名

seronegative [ˌsiərə*u*'negətiv] *a* 血清阴性的 | **seronegativity** [ˌsiərə*u*ˌnegə'tivəti] *n*

seroperitoneum [ˌsiərə*u*ˌperitə*u*'ni:əm] *n* 腹腔积液,腹水

serophilic [ˌsiərə*u*'filik] *a* 嗜血清的(指细菌)

serophysiology [ˌsiərə*u*ˌfizi'ɔlədʒi] *n* 血清生理学

seroplastic [ˌsiərə*u*'plæstik] *a* 浆液纤维蛋白性的

seropneumothorax [ˌsiərə*u*ˌnju:mə*u*'θɔ:ræks] *n* 浆液气胸

seropositive [ˌsiərə*u*'pɔzətiv] *a* 血清阳性的 | **seropositivity** [ˌsiərə*u*pɔzi'tivəti] *n*

seroprognosis [ˌsiərə*u*prəg'nəusis] *n* 血清预后

seroprophylaxis [ˌsiərə*u*ˌprɔfi'læksis] *n* 血清预防(注射免疫血清或恢复期血清预防疾病)

seropurulent [ˌsiərə*u*'pjuərulənt] *a* 浆液脓性的

seropus [ˌsiərə*u*'pʌs] *n* 浆液性脓

seroreaction [ˌsiərə*u*ri(:)'ækʃən] *n* 血清反应

serorelapse [ˌsiərə*u*ri'læps] *n* 血清复发(治疗后血清学效价明显上升)

seroresistance [ˌsiərə*u*ri'zistəns] *n* 血清不应性(治疗后血清学效价不能满意地下降)

seroresistant [ˌsiərə*u*ri'zistənt] *a* 血清不应性的(治疗后对病原体仍显示血清阳性反应的)

sero-reversal [ˌsiərə*u*ri'və:səl] *n* 血清逆转(治疗后血清学效价下降)

serosa [si'rəusə, si'rəuzə] *n* 浆膜;绒(毛)膜 | ~l *a*
serosamucin [si,rəusə'mju:sin] *n* 浆膜粘蛋白(见于炎症性腹水渗出液)
serosanguineous [,siərəusæŋ'gwiniəs] *a* 血清血液的
seroscopy [siə'rɔskəpi] *n* 血清凝集镜检查
serose ['siərəus] *n* 血清(蛋白)际
seroserous [,siərəu'siərəs] *a* 浆膜与浆膜的
serositis [,siərəu'saitis] ([复] **serositides** [,siərəu'saitidi:z]) *n* 浆膜炎 | multiple ~ 多浆膜炎
serosity [siə'rɔsəti] *n* 浆液性
serosurvey [,siərəu'sə:vei] *n* 血清学调查(使用血清学试验对与某种传染病有过接触和具有免疫力的人群进行筛选性检查)
serosynovial [,siərəusi'nəuviəl] *a* 浆液滑液性的
serosynovitis [,siərəu,sinə'vaitis] *n* 浆液性滑膜炎
serotherapist [,siərəu'θerəpist] *n* 血清疗法家,血清治疗工作者
serotherapy [,siərəu'θerəpi] *n* 血清(免疫)疗法 | **serotherapeutical** [,siərəu,θerə'pju:tikəl] *a*
serothorax [,siərəu'θɔ:ræks] *n* 浆液胸,胸膜(腔)积水,水胸
serotonergic [,siərəutəu'nə:dʒik] *a* 含血清素的;血清素激活的
serotonin [,serə'təunin] *n* 5-羟色胺,血清素
serotoninergic [,siərəu,təuni'nə:dʒik] *a* 含血清素的;血清素激活的
serotoxin [,siərəu'tɔksin] *n* 血清毒素
serotype ['siərətaip] *n* 血清分型;血清型 | heterologous ~ 异(种)血清型 / homologous ~ 同(种)血清型
serous ['siərəs] *a* 浆液的;血清的
serovaccination [,siərəu,væksi'neiʃən] *n* 血清疫苗接种(注射血清与疫苗接种同时进行,由前者产生被动免疫,由后者产生自动免疫)
serovar ['siərəvɑ:] *n* 血清型
serozyme ['siərəzaim] *n* 凝血酶原(在血清中)
Serpasil ['sə:pəsil] *n* 利血平(reserpine)制剂的商品名
serpent ['sə:pənt] *n* 蛇,毒蛇
serpentarium [,sə:pən'tεəriəm] ([复] **serpentariums** 或 **serpentaria** [,sə:pən'tεəriə]) *n* 美蛇根,蛇根马兜铃(一种收敛苦味药)
Serpentes ['sə:pənti:z] *n* 蛇类
serpentine ['sə:pəntain] *n* 蛇根碱
serpiginous [sə:'pidʒinəs] *a* 匐行的,匐行性的(如结节性溃疡性皮肤梅毒的损害)
serrate ['serit, 'sereit] *a* 有锯齿(边)的 ['sereit] *vt* 使成锯齿状 | **~d** [se'reitid] *a* 锯齿状的
Serratia [si'reiʃiə] *n* 沙雷菌属 | ~ liquefaciens, ~ proteamaculans 解凝沙雷菌 / ~ marcescens 粘质沙雷菌,灵杆菌 / ~ odorifera 臭味沙雷菌 / ~ plymuthica 普利茅斯沙雷菌 / ~ rubidaea 深红沙雷菌
Serratieae [,serə'taiii:] *n* 沙雷菌族
serration [se'reiʃən] *n* 锯齿形,锯齿构造
serratus [se'reitəs] *a*【拉】锯齿状的 *n* 锯肌
serrefine [sεə'fi:n] *n*【法】小弹簧镊(压迫出血性血管,用以止血)
Serres' angle [sεəz] (Antoine E. R. A. Serres) 面后角 | ~ glands 塞尔腺(在婴儿龈上形成的珠状上皮细胞小体)
serrulate ['serjuleit] *a* 细锯齿状的
Sertoli's cell[sə'təuli] (Enrico Sertoli) 塞托利细胞,足细胞(亦称滋养细胞) | ~ column 塞托利柱(睾丸细精管体壁层中一种延长的足细胞)
sertraline hydrochloride ['sə:trəli:n] 盐酸舍曲林(5-羟色胺再摄取的选择性抑制剂,用作抗抑郁药,口服给药)
serum ['siərəm] ([复] **serums** 或 **sera**

['siərə]) *n* 血清;浆液 | active ～ 活性血清(含补体) / allergenic ～, allergic ～ 变应性血清,变态反应性血清 / anallergenic ～, anallergic ～ 抗变应性血清,抗变态反应性血清 / antibothropic ～ 抗响尾蛇血清 / anticholera ～ 抗霍乱血清 / anticomplementary ～ 抗补体血清 / anticrotalus ～ 抗响尾蛇血清 / antidiphtheric ～ 抗白喉血清,白喉抗毒素 / antihepatic ～ 抗肝血清 / antilymphocyte ～ (ALS) 抗淋巴细胞血清 / antimeningococcus ～ 抗脑膜炎球菌血清 / antiophidic ～ 抗眼镜蛇血清,抗毒蛇血清 / antipancreatic ～ 抗胰血清 / antipertussis ～ 抗百日咳血清 / antiphagocytic ～ 抗吞噬血清 / antiplague ～, antipest ～ 抗鼠疫血清 / antiplatelet ～ 抗血小板血清 / antipneumococcus ～ 抗肺炎球菌血清 / antirabies ～ 抗狂犬病血清 / antireticular cytotoxic ～ (ACS) 抗网状细胞毒性血清 / antisarcomatous ～ 抗肉瘤血清 / antiscarlatinal ～ 抗猩红热血清 / anti-snakebite ～ 抗蛇咬伤血清,抗毒蛇血清 / antispermotoxic ～ 抗精子毒素血清,抗精子毒素 / antistaphylococcus ～ 抗葡萄球菌血清 / antistreptococcus ～ 抗链球菌血清 / antitetanic ～ (ATS) 抗破伤风血清,破伤风抗毒素 / antitoxic ～ 抗毒血清 / antitubercle ～ 抗结核血清 / antitularense ～ 抗土拉血清,抗野兔热血清 / antityphoid ～ 抗伤寒血清 / antivenomous ～ 抗毒蛇血清 / articular ～ 滑液 / bacteriolytic ～ 溶菌血清 / blood ～ 血清 / blood grouping ～s 血液分型血清(用于测定血型) / chicken ～ 鸡免疫血清 / convalescence ～, convalescent ～, convalescents' ～ 恢复期血清 / cytotropic ～ 亲细胞性血清 / despeciated ～ 去种特异性血清 / endotheliolytic ～ 溶内皮细胞血清 / foreign ～ 异体血清 / gastrotoxic ～ 胃毒血清 / heterologous ～ 异种血清 / hog cholera ～ 猪霍乱血清 / homologous ～ 同种血清 / hyperimmune ～ 超免疫血清,高度免疫血清 / immune ～ 免疫血清 / inactivated ～ 灭活血清 / leukocytolytic ～ 溶白细胞血清 / leukotoxic ～ 白细胞毒血清 / lymphatolytic ～ 溶淋巴组织血清 / monovalent ～ 单价血清 / motile ～ 动力血清,动能型血清 / nephrolytic ～, nephrotoxic ～ 溶肾血清,肾毒血清 / normal ～ 正常血清 / pericardial ～ 心包液 / petit ～ 无毒血清沉淀 / plague ～ 鼠疫血清,抗鼠疫血清 / polyvalent ～, multipartial ～ 多价血清 / pooled ～ 混合血清 / pregnancy ～ 妊娠血清 / prophylactic ～ 预防用血清 / specific ～ 特异性血清 / streptococcus ～ 链球菌血清,抗链球菌血清 / thymotoxic ～ 胸腺毒血清 / thyrolytic ～, thyrotoxic ～ 溶甲状腺血清,甲状腺毒血清 / truth ～ "说真话"血清(这是一个使用不当的名称,指有时在麻醉心理分析时所使用的药物,尤指异戊巴比妥钠和硫喷妥钠,此药物并不是血清,使用这些药物并不保证说话的真实性) | ～**al** [si'ruməl] *a*

serum-fast ['siərəmfɑːst] *a* 抗血清的(指细菌)

serumuria [ˌsiərə'mjuəriə] *n* 蛋白尿

Serv. serva【拉】保留,保存

serve [səːv] *vt* 为…服务;对…适用 *vi* 服务;适用,可作…用(as, for) | as (the) occasion ～s 在适当的时机 / ～ sb right 给某人应得的报应 / ～ time 服刑

service ['səːvis] *n* 服务;帮助;行政部门;公共设施;维修,保养;服役;配种 *a* 服务性的;耐用的 *vt* 维修;为… 服务 | free medical ～ 公费医疗 / health ～ 保健事业;卫生部门;卫生设施 | at your ～ 由您使用 / be of ～ to 对…有用 / do sb a ～ 给某人帮助

serviceable ['sə:visəbl] *a* 有用的,经用的 | **serviceability** [ˌsə:visə'biləti] *n* / ~**ness** *n* / **serviceably** *ad*
servitude ['sə:vitju:d] *n* 奴役
servomechanism [ˌsə:və'mekənizəm] *n* 伺服机构(一种控制系统,用反馈控制另一系统的误差;本词亦应用于生物系统,例如按入射光的量控制瞳孔直径的机制)
seryl ['siəril, 'seril] *n* 丝氨酰(基)
sesame ['sesəmi] *n* 芝麻,脂麻,胡麻
sesamoid ['sesəmɔid] *a* 籽样的,种子样的 *n* 籽骨
sesamoiditis [ˌsesəmɔi'daitis] *n* 籽骨炎(马足部)
sesqui- [前缀] 倍半,一个半
sesquih. sesquihora【拉】一小时半
sesquihora [seskwi'hɔrə] *n*【拉】一小时半
sesquioxide [ˌseskwi'ɔksaid] *n* 倍半氧化物,三氧化二某(化合物)
sesquisulfate [ˌseskwi'sʌlfeit] *n* 倍半硫酸盐,三硫酸化二某(化合物)
sesquisulfide [ˌseskwi'sʌlfaid] *n* 倍半硫化物,三硫化二某(化合物)
sessile ['sesil] *a* 无柄的,座生的,无蒂的;固着的,固定的
Sessilina [ˌsesi'lainə] *n* 固着亚目
session ['seʃən] *n* 会议;会期;(从事某项活动的)一段时间(或集合);开庭;学期;授课时间 | ~**al** *a* 会议的;开庭的
set [set] (set; -tt-) *vt* 装置;安排;点燃;嵌;使朝向;倾注;使处于某种状态(或位置);使(某人)做(某事);使凝结(或凝固);使固定;使(骨等)复位;定(日期、限度等);树立(榜样等);创造(记录等);分配,提出(任务、科研项目等);调整;使(身体等)长好 *vi* (日、月等)落,下沉;凝固;固定;定型;适合;(骨)接合 *a* 决心的;规定的;预先准备的;持久不变的;凝结(或凝固)的;固定的 *n* (一)套(或副、批、组、部等);形状;姿势;倾向;凝结(或凝固);装置,设备;集(合);系,组 | phalangeal ~ 小趾矫形术 | be all ~ 准备就绪 / ~ about 开始,着手 / ~ against 使平衡;把…和…对比 / ~ apart 留出 / ~ aside 留出;不顾;取消 / ~ back 阻碍;使受挫折 / ~ before 把…放在…之前 / ~ beside 与…比较,比得上 / ~ by 把…搁开 / ~ down 放下;记入;把…归于 / ~ forth 陈述,阐明;宣布,提出;出发 / ~ forward 促进;提出;出发 / ~ in 开始;嵌入 / ~ off 出发;引起;使爆炸;衬托;抵销 / ~ on 攻击;使…开始,着手 / ~ out 宣布;陈述;陈列;出发;开始;企图,打算;移植;测定 / ~ to 大搞,大干 / ~ up 竖立;树立;建立;引起;开始(哭、尖叫等);资助,供给;使恢复健康;使高兴;发挥作用,开始使用 / ~ (oneself) up as 使…从事某种职业;自称是…
setaceous [si'teiʃəs] *a* 有刚毛的,刚毛状的
Setaria [si'tɛəriə] *n* 鬃丝虫属 | ~ equina 马鬃丝虫 / ~ labiatopapillosa, ~ cervi, ~ cervina 唇突鬃丝虫
setback ['setbæk] *n* 挫折,失败;倒退;障碍;(疾病的)复发
Setchenow's centers (nuclei) ['setʃinɔf] (Ivan M. Setchenow) 谢切诺夫中枢(核)(脊髓和延髓内的反射抑制中枢)
setiferous [si'tifərəs], **setigerous** [si'tidʒərəs] *a* 有刚毛的,生刚毛的
set-in ['set-in] *a* 装入的,嵌入的; *n* 嵌入物
seton ['si:tn] *n*【法】泄液线
set-point ['setpɔint] *n* 调定点(由自动控制系统维持的控制变量的靶值,如由下丘脑恒温器控制体温的调定点)
setter ['setə] *n* 安放者,镶嵌者 | bone ~ 接骨者
setting ['setiŋ] *n* 安装;底座;镶嵌;背景
settle ['setl] *vt* 安排;使定居;使沉降;使(液体)澄清;使平静;使稳定;解决;决定;使密合(牙托或鞍桥) *vi* 停留;沉淀;定居;下沉;澄清;变镇定;决定 | ~ down 定居;平静下来,专心致志于(to) / ~ for 满足于 / ~ in 迁入(或帮助…迁入)新

居 / ～ into 习惯于(新的环境) / ～ on (或upon) 选定 / ～ up 付清,结清

settled ['setld] *a* 固定的,不变的

settlement ['setlmənt] *n* 解决;沉降,澄清;居住区

settlings ['setliŋz] *n* 沉淀物,渣滓

setup ['setʌp] *n* 机构;体制;体格;方案;(在试用基托上)装排(假牙)

Seutin's bandage [sju'tæn] (Louis J. Seutin) 索丹绷带(淀粉石膏绷带)

seven ['sevn] *num* 七

seventeen ['sevn'ti:n] *num* 十七

seventeenth ['sevn'ti:nθ] *num* 第十七

seventh ['sevnθ] *num* 第七

seventieth ['sevntiiθ] *num* 第七十

seventy ['sevnti] *num* 七十

sever ['sevə] *vt, vi* (使)分离;切断,断绝

severable ['sevərəbl] *a* 可切断的;可分开的 | **severability** [ˌsevərə'biləti] *n*

several ['sevrəl] *a* 几个,数个(至少三个);各别的 *pron* 几个,数个 | **～fold** *a, ad* 有几部分,有几方面;几倍 | **～ly** *ad* 各别地

severance ['sevərəns] *n* 分离;切断,断绝;区别

severe [si'viə] *a* 严肃的;严格的;严重的,重度的;朴素的;剧烈的 | **～ly** *ad* / **～ness** *n*

severity [si'verəti] *n* 严肃,严厉;严格;严重;朴素;剧烈

Sever's disease ['si:və] (James W. Sever) 塞佛病,跟骨骺炎

sevoflurane [ˌsi:və'flu:rein] *n* 七氟烷,七氟醚(吸入性麻醉药)

sevum ['si:vəm] *n*【拉】羊脂

sew [səu] (sewed, sewn或sewed) *vt, vi* 缝 | ～ up 缝合;独占;解决

sewage ['sju(:)idʒ] *n* (下水道的)污水,污物 | activated ～ 活性污水 / domestic ～ 生活污水 / septic ～ 腐败性污水

sewer[1] [sjuə] *n* 污水管,排水管,下水道,沟管

sewer[2] ['səuə] *n* 缝者,缝具

sewerage ['sjuəridʒ] *n* 污水工程,排水工程,下水道设备

sex [seks] *n* 性别,性 *vt* 区别(生物体的性别) | chromosomal ～, genetic ～ 染色体性别(体细胞内XX〈女〉遗传型或XY〈男〉遗传型所决定的性别) / nuclear ～ 核性别(根据性染色质的有无所决定的性别,在正常条件下若有则表明XX〈女〉遗传型,若无则为XY〈男〉遗传型) | **～less** *a* 无性(别)的

sex-conditioned [ˌsekskən'diʃənd] *a* 从性的(指只出现在一个性别的基因,一个性别为显性,另一个性别为隐性)

sexdigitate [seks'didʒiteit] *a* 六指(趾)的

sexduction [seks'dʌkʃən] *n* 性导(一个细菌的部分遗传物质由性因子F带到另一个细菌体内的过程,见F-duction)

sex-influenced [ˌseks'influənst] *a* 从性的(见sex-conditioned)

sexivalent [sek'sivələnt] *a* 六价的

sex-limited [seks'limitid] *a* 限性的,限于一性的(指遗传性状)

sex-linked [seks'liŋkt] *a* 伴性的,性连的,性连锁的(由性染色体的基因决定的,虽然一个遗传特性可以与X染色体伴连或与Y染色体伴连,但事实上临床上所有有意义的伴性遗传都是由X染色体上的基因所遗传,因此sex-linked与X-linked用作同义词)

sexology [sek'sɔlədʒi] *n* 性学

sexopathy [sek'sɔpəθi] *n* 性欲异常

sextan ['sekstən] *a* 六日周期的,每六日复发的(指发热) *n* 六日热

sextigravida [ˌseksti'grævidə] *n*【拉】第六次孕妇

sextipara [seks'tipərə] *n*【拉】六产妇

sextuplet ['sekstjuplit, seks'tʌplit] *n* 六胎儿

sexual ['seksjuəl] *a* 性的,性欲的 | contrary ～ 性欲反向者 | **～ly** *ad*

sexuality [ˌseksju'æləti] *n* 性别;性欲 | infantile ～ 幼稚性欲(据弗洛伊德〈Freud〉学说,婴幼儿的性活动包括性

心理发育的口欲期、肛欲期和阳具期)

Seyderhelm's solution ['saidəhelm] (Richard Seyderhelm) 赛德黑尔姆液(鉴别尿内沉淀细胞用)

Sézary cell ['seizəri] (Albert Sézary) 赛塞利细胞(一种异常的单核细胞，核含染色质过多，有皱褶，筛状，周围为狭的胞质边缘，可含空泡，存在于皮肤T细胞淋巴瘤中) | ~ syndrome (erythroderma) 赛塞利综合征(红皮病)(一种皮肤T细胞淋巴瘤，表现为泛发性剥脱性红皮病，剧烈瘙痒，外周淋巴结病以及皮肤、淋巴结和外周血中出现含染色质过多的异常单核细胞〈Sézary cells〉)

SFEMG single fiber electromyography 单纤维肌电描记法

SGOT serum glutamic-oxaloacetic transaminase 血清谷草转氨酶，血清谷氨酸草酰乙酸转氨酶

SGPT serum glutamic-pyruvic transaminase 血清谷丙转氨酶，血清谷氨酸丙酮酸转氨酶

SH serum hepatitis 血清肝炎

shade [ʃeid] *n* 阴凉处;阴暗部分;(色度)浓淡;细微的差别;少许;遮光物，罩 *vt* 荫蔽，遮蔽;使阴暗;使逐渐发生细微变化 *vi* 渐变 | throw(或cast, put) sb(或sth) in (to) the ~ 使…逊色，使…相形见绌 | ~**less** *a* 无荫蔽的，无遮蔽的

shadow ['ʃædəu] *n* 阴影，影 *vt* 遮蔽;使阴暗 | bat's wing ~ 蝙蝠翼样阴影(通过两肺由肺门向外周辐射的一种X线摄影影象，在肺尖、肺周和肺底留下一条清亮区) / blood ~ 红细胞影 / heart ~ 心影，心脏影象(X线片) | ~**less** *a* 无阴影的

shadow-casting ['ʃædəu'kɑ:stiŋ] *n* 阴影定型，定影(法)(标本表面涂金属物射影的方法)

shadowgram ['ʃædəugræm], **shadowgraph** ['ʃædəugrɑ:f] *n* X线(照)片

shadowgraphy ['ʃædəugrɑ:fi] *n* X线摄影(术)

shadowy ['ʃædəui] *a* 有影的，多荫的;模糊的 | **shadowiness** *n*

Shaffer's method ['ʃeifə] (Philip A. Shaffer) 谢弗法(检肌酸酐)

shaft [ʃɑ:ft] *n* 干，柄，体，轴 | ~ of femur 股骨体 / ~ of fibula 腓骨体 / hair ~ 毛干 / ~ of humerus 肱骨体 / ~ of metacarpal bone 掌骨体 / ~ of penis 阴茎体 / ~ of phalanx of fingers (toes) 指(趾)骨体 / ~ of radius 桡骨体 / ~ of rib 肋骨体(肋干) / ~ of tibia 胫骨体 / ~ of ulna 尺骨体

shagreen [ʃæ'gri:n] *n* 鲨革;鲨革样皮;鲨革样皮损

shake [ʃeik] (shook, shaken) *vt* 摇，摇动;使震动;使发抖;动摇 *vi* 震动;发抖，打颤;动摇 *n* 摇动;震动; [常用复] 寒战 | hatter's ~s 毛皮帽工寒战(汞中毒) / spelter ~s 黄铜铸工寒战(锌中毒) | no great ~s 不太出色的，不太熟练的 / ~ down 适应新环境(或情况) / ~ hands (with sb) (和某人)握手 / ~ one's head 摇头(表示不赞成) / ~ off 抖落;摆脱 / ~ out 把…抖干净 / ~ up 重新组合;摇匀 | **shakable, shakeable** *a* 可震动的;可动摇的

shaken ['ʃeikən] shake 的过去分词

shaker ['ʃeikə] *n* 摇动者;混和器

shale [ʃeil] *n* 页岩

shall [强ʃæl; 弱ʃəl] (should) *v aux* [表示单纯的将来，用于第一人称，现常用will代替] 将要，会; [表示意图、允诺、警告、命令、决心等，用于陈述句的第二、第三人称中] 必须，应，可; [在问句中表示征求对方意见，主要用于第一、第三人称] …好吗?要不要…?; [在规章、法令等文件中表示义务或规定，一般用于第三人称] 应，必须; [用在表示意图、要求等的从句中] 应该，要

shallow ['ʃæləu] *a* 浅的;肤浅的

sham [ʃæm] *n* 假冒;骗子 *a* 假的;虚伪的 (-mm-) *vi, vt* 假装

shamble ['ʃæmbl] *vi* 蹒跚，拖沓地走 *n* 蹒跚

shame [ʃeim] *n* 羞耻,耻辱;可耻的事(或人);遗憾的事 *vt* 使难为情,羞(人) | put sb(或sth) to ~ 羞辱某人,使某人(或物)黯然失色 / Shame on you!, For ~! 真丢脸

shameful [ˈʃeimful] *a* 可耻的,不道德的 | ~**ly** *ad* / ~**ness** *n*

shameless [ˈʃeimlis] *a* 无耻的 | ~**ly** *ad* / ~**ness** *n*

sham-feeding [ʃæmˈfiːdiŋ] *n* 假饲

shampoo [ʃæmˈpuː] *vt* 洗…的头(或头发) *n* 洗头,洗发;洗发剂,香波

shank [ʃæŋk] *n* 胫,小腿

shape [ʃeip] *n* 形状,形 *vt* 使成形;使适合;决定…的进程 *vi* 形成(up, into);成长,发展 | in any ~ or form 以任何形式 / in no ~ 决不 / in ~ 在形状上;处于良好的状态 / in the ~ of 呈…的形状,以…的形式 / out of ~ 变形,走样 / put(或get) sth into ~ 整顿好,安排好,使具体化 / take ~ 成形;形成,具体化;有显著发展 | ~**less** *a* 无形状的;不匀称的

shaped [ʃeipt] *a* 具形的,形似的

shaping [ˈʃeipiŋ] *n* 塑造(行为疗法使用的一种操作性条件反射技术,通过强化渐渐接近最后所要达到的行为从而产生新的行为。亦称逐步渐近successive approximation)

share [ʃɛə] *n* 一份 *vt, vi* 分担,分享 | go ~s 分担,分享 / ~ and ~ alike 平均分享,平均分担

shark [ʃɑːk] *n* 鲨鱼

sharp [ʃɑːp] *a* 锋利的,尖的;急转的;急剧的;激烈的;明显的;敏锐的;尖刻的;易怒的;(感觉、味道等)强烈的;刺耳的;刺骨的 *ad* 急剧地;突然地;机警地;锐利地;正(指时刻) | look ~ 注意;赶快 | ~**ly** *ad* / ~**ness** *n*

sharp-eared [ˈʃɑːpˈiəd] *a* 听觉敏锐的

sharpen [ˈʃɑːpən] *vt, vi* 削尖;磨快;使敏锐 | ~**er** *n* 磨削器;磨削者

sharp-eyed [ˈʃɑːpˈaid] *a* 眼快的,目光敏锐的

Sharpey's fibers [ˈʃɑːpi] (William Sharpey) 夏皮纤维(一种来自骨膜而包埋入骨膜板的纤维,亦称骨纤维、穿通性纤维)

sharp-freeze [ˈʃɑːpˈfriːz] *vt* 使(食物等)速冻

sharp-nosed [ˈʃɑːpˈnəuzd] *a* 嗅觉灵敏的

sharp-sighted [ˈʃɑːpˈsaitid] *a* 目光敏锐的,机智的

sharp-tongued [ˈʃɑːpˈtʌŋd] *a* 说话尖刻的

sharp-witted [ˈʃɑːpˈwitid] *a* 机智的,灵敏的

shashitsu [ʃəˈʃitsu] *n* 沙螨(沙虱)

shatter [ˈʃætə] *vt* 粉碎,破坏 *vi* 破碎,损坏 *n* [复] 碎片,裂片

shatter-proof [ˈʃætəpruːf] *a* 防碎的

shave [ʃeiv] (shaved, shaved 或 shaven) *vt* 剃,刮;削去…的薄薄一层;擦过 *vi* 修面,刮脸 *n* 修面,刮脸 | ~**r** *n* 修面者;剃刀

shaven [ˈʃeivn] shave 的过去分词 *a* 修过面的;修剪过的

sheaf [ʃiːf] ([复] **sheaves** [ʃiːvz]) *n* 捆,束 *vt* 捆,束,扎

shear [ʃiə] (sheared, shorn或sheared) *vt* 剪;切;夺去 (of) *n* 切力,切应力

Shear's test [ʃiə] (Murray J. Shear) 希尔试验(检维生素D)

sheath [ʃiːθ] *n* 护套;鞘 | bulbar ~ 眼球筋膜,眼球囊 / carotid ~ 颈动脉鞘 / crural ~ 小腿筋膜 / dentinal ~ 牙质小管鞘 / enamel rod ~s, enamel prism ~s 釉柱鞘 / female ~ 阴道 / lamellar ~ 神经束膜 / masculine ~ 前列腺囊 / mucous ~s 粘液鞘(粘液囊及滑液鞘) / mucous ~ of tendon 腱粘液鞘 / myelin ~, medullary ~ 髓鞘/ nucleated ~, primitive ~ 神经鞘 / root ~ 根鞘(齿根鞘:一种上皮细胞围模,在未生出牙的周围及牙囊的内侧;毛根鞘:毛囊的上皮部分,分成内根鞘和产生皮脂腺的外根鞘)

sheathe [ʃi:ð] *vt* 插…入鞘;覆盖
shed[1] [ʃed] *n* 棚;车库
shed[2] [ʃed] (shed; -dd-) *vt* 流出;散发;脱落;蜕(皮、壳等);排出(孢子等)
Sheehan's syndrome ['ʃi:ən] (Harold L. Sheehan) 席汉综合征,产后垂体坏死
sheep [ʃi:p] [单复同] *n* 羊,绵羊
sheep-pox ['ʃi:p-pɔks] *n* 羊痘,羊天花
sheer [ʃiə] *a* 纯粹的;绝对的;彻底的;全然的;透明的;垂直的 *ad* 垂直地
sheet [ʃi:t] *n* 被单;纸张;一张(纸等);表 | draw ~ 抽单 / drip ~ 湿裹单
shelf [ʃelf] ([复] **shelves** [ʃelvz]) *n* 搁板;架,棚 | dental ~ 牙棚,釉棚 / mesocolic ~ 结肠系膜架(横结肠系膜与大网膜的合称) / palatine ~ 腭突(胚) | on the ~ 在搁板上,束之高阁,不能流行的
shell [ʃel] *n* 壳(果壳,贝壳);外壳;炮弹 *vt* 剥;给…装壳体 *vi* 脱落,剥落 | egg ~ 卵壳
shellac [ʃə'læk] *n* 虫胶,片胶(片状虫胶),虫胶制剂 *vt* 以虫胶清漆涂;以虫胶处理
shellfish ['ʃelfiʃ] *n* 贝,贝壳类,牡蛎
shelter ['ʃeltə] *n* 躲避处,隐避所;庇护 *vt* 掩蔽;庇护 *vi* 躲避 | ~ oneself 掩护自己;为自己辩护
shelve [ʃelv] *vt* 把…放在架上;搁置,暂缓考虑
Shenton's line (arch) ['ʃentən] (Thomas Shenton) 申顿线(弓)(正常髋关节的X线曲线,为闭孔顶部所形成)
shepherd ['ʃepəd] *n* 牧羊人 *vt* 护送;带领;看管
Shepherd's fracture ['ʃəpəd] (Francis J. Shepherd) 谢泼德骨折(距骨骨折,伴外保护缘分离)
Sherman-Bourquin unit ['ʃə:mən 'buəkwin] (Henry C. Sherman; Ann Bourquin) 谢尔曼-布奎因维生素B_2单位(核黄素的剂量单位,每天给标准的受试大鼠饲以该剂量8周,可使其体重每周增加3g)
Sherman-Munsell unit ['ʃə:mən 'mʌnsəl] (Henry C. Sherman; Hazel E. Munsell) 谢尔曼-芒塞尔维生素A单位(维生素A的剂量单位,每天给原先缺乏维生素A的标准大鼠在8周内饲以该剂量,足以维持其体重每周增加3g)
Sherman plate ['ʃə:mən] (Harry M. O'Neil Sherman) 谢尔曼板(一种铬钴合金或不锈钢骨板,可用螺丝钉固定于骨折处,常用于下颌骨骨折的切开复位)
Sherman unit ['ʃə:mən] (Henry C. Sherman) 谢尔曼维生素A单位(见 Sherman-Munsell unit)
Sherrington's law ['ʃeriŋtn] (Charles S. Sherrington) 谢灵顿定律(①每一个脊神经后根支配皮肤一特定区域,而来自邻接脊髓节的纤维可能侵入该区;②当肌肉接受一神经冲动而收缩时,其拮抗肌也同时接受一神经冲动而松弛)
Shibley's sign ['ʃibli] (Gerald S. Shibley) 希伯利征(肺实变或胸腔积液时,通过听诊器听到患者所发出的全部元音都是"ah〈啊〉")
shield [ʃi:ld] *n* 盾,罩,屏;保护者;防护物 *vt* 保护,保卫 | embryonic ~ 胚盾 / eye ~ 眼罩 / lead ~ 铅遮板,铅屏(放射学上用以保护工作人员) / nipple ~ 乳头罩 / oral ~ 口保护罩,口前庭屏 / phallic ~ 男阴防护物 | the other side of the ~ 盾的反面,问题的另一面(或不太明显的方面)
shift [ʃift] *vt* 替换;转移,移位 *vi* 转变;移动;想办法 *n* 转变,转移,移位;替换,轮班;手段,办法 | chloride ~ 氯(离子)转移 / ~ to the left 核左移(血象中幼稚中性粒细胞占优势) / regenerative blood ~ 再生性血转移(由于骨髓受到急性刺激,幼稚型和髓细胞型白细胞迅速泻出) / ~ to the right 核右移(血象中成熟中性粒细胞占优势) | make (a) ~ 尽力设法应付(或利用) / ~ for oneself 自力更生,自己生活 / ~ gears 改变方式(或办法、速度等) / ~ off 推卸

(责任);逃避(义务等);回避(论点)

Shiga's bacillus [ˈʃigə] (Kiyoshe Shiga 志贺洁日) 志贺杆菌(志贺痢疾杆菌 I 型) | ～ toxin 志贺毒素(志贺痢疾杆菌 I 型产生的外毒素)

Shigella [ʃiˈgelə] (Kiyoshe Shiga 志贺洁日) 志贺(杆)菌属 | ～ alkalescens 碱性志贺菌 / ～ ambigua 不定志贺菌(志贺痢疾杆菌Ⅱ型) / ～ arabinotarda type A 甲型胶醇志贺菌 / ～ arabinotarda type B 乙型胶醇志贺菌 / ～ boydii 鲍氏志贺菌(丙群痢疾杆菌) / ～ ceylonesis 锡兰志贺菌 / ～ dispar 异型志贺菌 / ～ dysenteriae 志贺痢疾杆菌(甲群痢疾杆菌,分为若干血清型,第一型为志贺菌,第二型为施氏菌) / ～ etousae 伊杜沙志贺菌 / ～ flexneri 弗氏志贺菌(乙群痢疾杆菌) / ～ madampensis 马丹浦志贺菌 / ～ newcastle 新城志贺菌 / ～ paradysenteriae 副痢疾志贺菌 / ～ parashigae 副志贺菌 / ～ schmitzii 施氏志贺菌(志贺痢疾杆菌Ⅱ型) / ～ shigae 志贺志贺菌(志贺痢疾杆菌 I 型) / ～ sonnei 宋内菌,宋内志贺菌,宋内痢疾杆菌(丁群痢疾杆菌)

shigella [ʃiˈgelə] ([复] **shigellae** [ʃiˈgeli:]) *n* 志贺菌

shigellosis [ˌʃigəˈləusis] *n* 志贺菌病,志贺细菌性痢疾

shikimene [ˈʃikimi:n] *n* 莽草素

shikimic acid [ʃiˈkimik] 莽草酸

shimmer [ˈʃimə] *vi* 发微光,闪烁 *n* 微光,闪光 | ～**y** *a*

shin [ʃin] *n* 胫,胫部 (-nn-) *vt, vi* 攀,爬 | cucumber ～ 黄瓜状胫(胫骨前凹) / saber ～ 军刀状胫(胫骨前凸,见于遗传性梅毒、雅司病及畸形性骨炎)

shinbone [ˈʃinbəun] *n* 胫骨

shine [ʃain] (shone) *vi* 照耀,发光;杰出 *vt* 使发光;使发亮 *n* 光(亮);擦(亮);晴天 | take a ～ to sb 喜欢,喜爱

shingles [ˈʃiŋglz] *n* 带状疱疹

shiny [ˈʃaini] *a* 发亮的,有光泽的;磨光的,磨平的

ship [ʃip] *n* (大)船 (-pp-) *vt* 把…装上船,用船运 *vi* 上船,在船上工作

shipyard [ˈʃipjɑ:d] *n* 船坞,造船厂,修船厂

shirt [ʃə:t] *n* (男式)衬衫

shirtsleeve [ˈʃə:tˌsli:v] *n* 衬衫袖子 | in one's ～s 只穿衬衫未穿外衣

shiver [ˈʃivə] *vi* 颤抖 *n* 战栗,寒颤 | ～**y** [ˈʃivəri] *a*

shivering [ˈʃivəriŋ] *n* 战栗(肌肉收缩所致的不随意颤抖);肌肉异常抽搐(一种马病)

shock [ʃɔk] *n* 冲击,震荡,震惊;电震;休克 *vt* 使震惊;使休克;使电震 *vi* 相撞击;使人感到震惊 | anaphylactic ～, allergic ～ 过敏性休克,变(态反)应性休克 / anaphylactoid ～ 类过敏性休克,过敏样休克,胶体性猝衰 / bomb ～ 轰炸休克(由反复轰炸所造成的恐怖和精神病态) / break ～ 断电震 / burn ～ 烧伤性休克 / cardiogenic ～ 心源性休克(如心肌梗死时心输出量突然减少所致) / cerebral ～ 脑(外伤或病态)性休克 / colloid ～ 胶体性休克,假过敏反应 / colloidoclastic ～ 胶体平衡障碍性休克 / diastolic ～ (心)舒张期震荡 / electric ～ 电击,电震,电休克 / endotoxic ～, endotoxin ～ 内毒素性休克(伴有大量细菌感染,一般由革兰阴性细菌所致) / heart ～, cardiac ～ 心脏休克 / hemoclastic ～ 红细胞破坏性休克,血液崩解性危象 / hemorrhagic ～ 出血性休克 / histamine ～ 组胺休克 / hypovolemic ～, oligemic ～ 低血容量性休克 / insulin ～, hypoglycemic ～ 胰岛素休克,低血糖休克 / micro ～ 微(量)休克 / peptone ～ 胨休克 / septic ～ 败血症性休克 / serum ～ 血清性休克 / shell ～ 炮弹休克,爆炸性精神异常 / surgical ～ 外科休克 / testicular ～ 睾丸性休克 / traumatic ～ 外伤性休克

shocking [ˈʃɔkiŋ] *a* 令人震惊的;十分丑

恶的 *ad* ［用于加强语气］很，极 | ～**ly** *ad*

shock-proof ['ʃɔk pru:f] *a* 防震的

shock-resistant ['ʃɔk ri'zistənt] *a* 抗震的

shod [ʃɔd] shoe的过去式和过去分词 *a* 穿着鞋的；裹了金属包头的

shoe [ʃu:] *n* 鞋 (shod或shoed) *vt* 给…穿上鞋 | in another's ～s 处于别人的地位(或境遇) / where the ～ pinches 症结所在；困难之处 | ～**less** *a* 不穿鞋的，赤脚的

shone [ʃɔn] shine的过去式和过去分词

shook [ʃuk] shake的过去式

shoot [ʃu:t] (shot) *vt* 发射，射出(光线等)；射中；使损坏；投射(视线等)；抛出；突出；发(芽)；急遣；拍照；给…注射 *vi* 射出；射击；突出；(幼芽、枝叶等)长出；拍照；(疼痛等)刺激

shop [ʃɔp] *n* 商店；车间 (-pp-) *vi* (到商店去)买东西 | close(或shut) ～ 歇业，关店 / talk ～ 说行话 / (come to) the wrong ～ (指求帮助等)找错人 / set up ～ 开业，开店

Shope papilloma [ʃəup] (Richard E. Shope) 肖普乳头状瘤(兔乳头状瘤，兔的病毒性疾病，特征为角疣形成，这些乳头状瘤是第一种哺乳动物肿瘤，为一种病毒所引起，并为纯病毒DNA遗传的)

shore [ʃɔ:] *n* 滨，岸

shorn [ʃɔ:n] shear 的过去分词

short [ʃɔ:t] *a* 短的；近的；矮的；短期的；差的；简短的；暴躁的；不足的；脆的，易裂的 *n* 短的东西(如短片、短篇、短讯等)；扼要，实质；缺乏 *ad* 简短地；突然地，唐突地 | be taken(或caught) ～ 急需大便；急需小便 / cut ～ 突然停止，打断，使提早结束，缩减 / fall ～ (of) 不足，缺乏 / for ～ 简称，缩写 / go ～ (of) 匮乏，缺乏 / in ～ 总之，简言之 / little (或nothing) ～ of 简直不比…差，简直可以说 / run ～ (of) 缺乏；快用完了 / ～ for …的缩写，…的简称 / ～ of 缺乏，不足；达不到；除了…以外；只要没有…，只要不… | ～**ly** *ad* 立刻，不久；简短地，简慢地

shortage ['ʃɔ:tidʒ] *n* 不足，缺少

short-circuit ['ʃɔ:t'sə:kit] *vt* 使短路；简化，缩短(程序等)

shortcoming [ʃɔ:t'kʌmiŋ] *n* 缺点，短处

shortcut ['ʃɔ:tkʌt] *n* 近路，捷径，简捷

shorten ['ʃɔ:tn] *vt* 缩短，减少 *vi* 变短，缩小

short-lived ['ʃɔ:t'livd] *a* 短命的，短龄的；短暂的

short-range ['ʃɔ:t'reindʒ] *a* 近射程的；短期的

shortsighted ['ʃɔ:t'saitid] *a* 近视的；目光短浅的 | ～**ly** *ad* / ～**ness** *n* 近视

short-tempered ['ʃɔ:t'tempəd] *a* 急性子的，脾气暴躁的

short-term ['ʃɔ:t tə:m] *a* 短期的

short-winded ['ʃɔ:t 'windid] *a* 气急的；简短的 | ～**ness** *n*

shot¹ [ʃɔt] *n* 发射；射击声；尝试；猜测；［单复同］弹丸；拍照；注射 | as a ～ 作为猜测 / big ～ 大人物 / have(或take) a ～ at 试着去做 / like a ～ 飞快地；立刻 / not by a long ～ 绝对没有希望，远没有，决不

shot² [ʃɔt] shoot 的过去式和过去分词

shot³ [ʃɔt] *a* 闪色的，杂色的；筋疲力尽的 | ～ of 摆脱；完成，结束

shot-compressor ['ʃɔt kəmˌpresə] *n* 缝线珠镊

shot-silk ['ʃɔtsilk] *a* 闪缎样的(视网膜)

shotty ['ʃɔti] *a* 弹丸样的

should [ʃud] (shall 的过去式) *v aux* ［表示过去将来时］将；［表示义务、责任等］应当，应该；［表示可能性、推测或推论］可能，该；［表示委婉、谦逊］可，倒；［表示语气较强的假设］万一，竟然；［用于第一人称时表示某种条件下会产生的结果；用于第二、第三人称时表示说话者的意愿］就，该

shoulder ['ʃəuldə] *n* 肩；［复］上背部 *vt* 挑起；承担 | drop ～ 肩下垂；肩垂病 / frozen ～ 冻肩(由于纤维织炎所致，肩

关节不能自由转动) / knocked down ～ 敲落肩(肩峰锁骨关节处肩分离或脱位) / loose ～ 松弛肩(见于进行性肌萎缩) / stubbed ～ 肩扭伤 | have broad ～s 身体扎实;能担当重任 / ～ to ～ 并肩地,齐心协力地

shoulder-blade [ˈʃəuldəbleid] *n* 肩胛(骨)

shout [ʃaut] *n* 呼喊 *vt* 高呼;大声说出 *vi* 呼喊 | ～ down 大声喊叫压倒某人声音 / ～ oneself hoarse 叫得声嘶力竭

shove [ʃʌv] *vt, vi* 推;强使 *n* 推

shovel [ˈʃʌvl] *n* 铲 (-l⟨l⟩-) *vt, vi* 铲

show [ʃəu] (showed, shown或showed) *vt* 给……看,出示;展出;指出;显示;表明,证明;给与;告知 *vi* 显出 *n* 表示;外观;展览(会);(分娩或行经前)现血,血先露,见红 | have nothing to ～ for 在…方面没有成绩可言 / ～ itself 呈现,露头 / ～ one's face 露面 / ～ off 夸耀,卖弄;显示(某物的)优点 / ～ up 揭露;显出;到场

shower [ˈʃauə] *n* 阵雨;(一)阵;淋浴;骤现,骤发 *vt* 浇,溅,倾注 *vi* 下阵雨;淋浴 | uric acid ～ 尿酸骤增 | **～y** [ˈʃauəri] *a* 多阵雨的

showing [ˈʃəuiŋ] *n* 显示;展览;表现;迹象

shown [ʃəun] show的过去分词

Shprintzen syndrome [ˈʃprintsən] (Robert J. Shprintzen) 施普林曾综合征,腭帆心脏面部综合征(即velocardiofacial syndrome, 见syndrome项下相应术语)

Shrady's saw [ˈʃreidi] (George F. Shrady) 希雷迪锯,皮下骨锯

shrank [ʃræŋk] shrink的过去式

Shrapnell's membrane [ˈʃræpnəl] (Henry. J. Shrapnell) 施拉普内尔膜(鼓膜上方松弛部)

shred [ʃred] *n* 碎屑,碎片;一点点,最少量 (-dd-) *vt* 切碎,撕碎

shrewd [ʃru:d] *a* 精明的;敏锐的;剧烈的 | **～ly** *ad* / **～ness** *n*

shriek [ʃri:k] *vi* 尖声喊叫,发出尖声 *vt* 尖声发出 *n* 尖叫声

shrill [ʃril] *a* 尖声的;强烈的;无节制的 | **～y** *ad* / **～ness** *n*

shrimp [ʃrimp] *n* 小虾,河虾

shrink [ʃriŋk] (shrank 或 shrunk, shrunk 或 shrunken) *vi* 收缩,缩小;畏缩 (from) *vt* 使收缩,使缩小 *n* 收缩,退缩 | **～able** *a* 会收缩的

shrinkage [ˈʃriŋkidʒ] *n* 收缩,皱缩;减少;皱缩度

shrivel [ˈʃrivl] (-l⟨l⟩-) *vt, vi* (使)皱缩,(使)干皱;(使)枯萎;(使)变得无用

shroud [ʃraud] *n* 裹尸布;遮蔽物 *vt* 给…覆盖裹尸布;掩蔽

shrub [ʃrʌb] *n* 灌木

shrunk [ʃrʌŋk] shrink的过去式和过去分词

shrunken [ˈʃrʌŋkən] shrink的过去分词 *a* 皱缩的;缩小的

shuck [ʃʌk] *n* 壳;外皮;牡蛎壳 *vt* 剥…的壳;剥去;摆脱 (off)

shudder [ˈʃʌdə] *vi, n* 震颤,战栗,发抖

shuffle [ˈʃʌfl] *vt* 拖着(脚)走;搅乱,弄混 *vi* 拖着脚走;摆脱,蒙混 *n* 曳行;改组;搪塞

Shulman's syndrome [ˈʃu:lmən] (Lawrence E. Shulman) 舒尔曼综合征,嗜酸性筋膜炎

shun [ʃʌn] (-nn-) *vt* 避免,躲开

shunt [ʃʌnt] *vt, vi* 移(或转)向一边;绕过;(使)分路;(使)分流;(使)吻合 *n* 支路,旁路,短路;分流;分流术 | arteriovenous (A-V) ～ 动静脉短路,动静脉分路 / cardiovascular ～ 心肺分流 / hexose monophosphate ～, pentose ～ 磷酸己糖支路,戊糖磷酸途径 / left-to-right ～ 左向右分流 / peritoneovenous ～ 腹腔静脉分流 / portacaval ～, postcaval ～ 门腔静脉(吻合)分流术 / right to left ～ 右向左分流 / ventriculoatrial ～ 脑室心房分流术 / ventriculoperitoneal ～ 脑室腹膜分流术 / ventriculovenous ～ 脑室颈静

脉分流术

shut [ʃʌt] (shut; -tt-) *vt* 关上;封闭;把…关住;合拢 *vi* 关上 *a* 关闭的,紧闭的 *n* 关闭 | ~ in 关进;围住;笼罩 / ~ off 关掉;切断;使隔绝

shut-in ['ʃʌt in] *a* 被关在屋里的;卧病在床的 *n* 被关在屋里的人;卧病在床的人

shutter ['ʃʌtə] *n* (照相机等的)快门;光闸,闸门;百叶窗

shuttle ['ʃʌtl] *n* (织机的)梭 *vt, vi* (使穿梭般)来回移动,往返;往返机制,穿梭机制 | glycerol phosphate ~ 磷酸甘油穿梭作用 / malate-aspartate ~ 苹果酸-天冬氨酸穿梭作用 / space ~ 航天飞机

Shwachman-Diamond syndrome ['ʃwɔkmən 'daiəmɔnd] (Harry Shwachman; Louis Klein Diamond) 舒-戴综合征(见Shwachman syndrome)

Shwachman syndrome ['ʃwɔkmən] (Harry Shwachman) 舒瓦克曼综合征(原发性胰腺功能不全与骨髓衰竭,特征为汗液氯化值正常,胰腺功能不全及中性粒细胞减少。本征可伴有侏儒及髋骨干骺端发育不全)

Shwartzman's phenomenon (reaction) ['ʃwɑːtsmən] (Gregory Shwartzman) 施瓦茨曼现象(反应)(一种严重而有坏死的出血性反应,实验可用家兔先在腹皮内注射0.25ml伤寒或其他培养物滤液,24h〈18~32h〉后,再由静脉注射0.01ml同样滤液,注射部位中央变蓝,周围变红,皮肤光泽、平滑、水肿,表面下血管破裂及大量白细胞死亡)

shy[1] [ʃai] (shier 或 shyer, shiest 或 shyest) *a* 怕羞的;迟疑的,畏缩的(of);缺乏的 (of) *vi* 避开 | fight ~ of 回避

shy[2] [ʃai] *vt* 扔,投 *n* 扔,投;尝试,企图

Shy-Drager syndrome [ʃai 'dreigə] (George M. Shy; Glenn A. Drager) 夏-德雷格综合征(一种原因不明的进行性病征,以自主神经功能不全的症状开始,包括男性阳萎、便秘、尿急或尿潴留及无汗,继之出现广泛性神经功能障碍的体征,如帕金森样紊乱、小脑性共济失调、肌消瘦与自发性收缩以及小腿粗大震颤。亦称慢性直立性低血压,慢性特发性直立性低血压,特发性直立性低血压)

Shy-Magee syndrome [ʃai mə'giː] (G. M. Shy; Kenneth R. Magee) 夏-马吉综合征,中心核病

SI Système Internationale d'Unités 国际单位制; stimulation index 刺激指数(见test项下 lymphocyte proliferation test)

Si 元素硅(silicon)的符号

SIADH syndrome of inappropriate antiuretic hormone 抗利尿激素分泌失调综合征

sialaden [sai'ælədən] *n* 涎腺,唾液腺

sialadenectomy [ˌsaiəˌlædi'nektəmi] *n* 涎腺切除术

sialadenitis [ˌsaiəˌlædi'naitis] *n* 涎腺炎

sialadenography [ˌsaiəˌlædi'nɔgrəfi] *n* 涎腺涎管X线造影(术)

sialadenoma [ˌsaiəˌlædi'nəumə] *n* 涎腺瘤

sialadenopathy [ˌsaiəˌlædi'nɔpəθi] *n* 涎腺病 | benign lymphoepithelial ~ 良性淋巴上皮性涎腺病,良性淋巴上皮性损害

sialadenosis [ˌsaiəlˌædi'nəusis] *n* 涎腺病(亦称涎腺炎)

sialadenotomy [ˌsaiəˌlædi'nɔtəmi] *n* 涎腺切开(引流)术

sialagogue [sai'æləgɔg] *n* 催涎剂 | **sialagogic** [ˌsaiələ'gɔdʒik] *a* 催涎的

sialaporia [ˌsaiələ'pɔːriə] *n* 涎缺乏,唾液缺乏

sialate ['saiəleit] *n* 唾液酸盐

sialectasia [ˌsaiəlek'teiziə] *n* 涎管扩张

sialemesis [ˌsaiə'lemisis] *n* 呕涎(癔病性吐涎)

sialic [sai'ælik] *a* 涎的,唾液的;唾液酸

的
sialic acid [sai'ælik] 唾液酸
sialidase [sai'ælideis] *n* 唾液酸酶(①缺乏此酶为常染色体隐性性状，可致唾液酸沉积症，在EC命名法中，称外-α-唾液酸酶；②亦称神经氨酸酶)
sialidosis [saiˌæli'dəusis] *n* 涎酸累积症，唾液酸沉积症
sialine ['saiəlain] *a* 涎的，唾液的
sialism ['saiəlizəm], **sialismus** [ˌsaiə'lizməs] *n* 流涎，多涎
sialitis [ˌsaiə'laitis] *n* 涎腺(或涎管)炎
sial(o)- [构词成分] 涎，唾液
sialoadenectomy [ˌsaiələuˌædi'nektəmi] *n* 涎腺切除术
sialoadenitis [ˌsaiələuˌædi'naitis] *n* 涎腺炎
sialoadenotomy [ˌsaiələuˌædi'nɔtəmi] *n* 涎腺切开(引流)术
sialoaerophagia [ˌsaiələuˌεərəu'feidʒiə] *n* (吞)咽气涎癖
sialoangiectasis [ˌsaiələuˌændʒi'ektəsis] *n* 涎管扩张
sialoangiitis [ˌsaiələuˌændʒi'aitis], **sialoangitis** [ˌsaiələuæn'dʒaitis], **sialodochitis** [ˌsaiələudə'kaitis], **sialoductitis** [ˌsaiələudʌk'taitis] *n* 涎管炎
sialoangiography [ˌsaiələuˌændʒi'ɔgrəfi] *n* 涎管X线造影(术)
sialocele ['saiələuˌsi:l] *n* 涎囊肿
sialodochoplasty [ˌsaiələu'dəukəˌplæsti] *n* 涎管成形术
sialogastrone [ˌsaiələu'gæstrəun] *n* 涎(液)抑胃素
sialogenous [ˌsaiə'lɔdʒinəs] *a* 生涎的
sialoglycoconjugate [saiˌæləuˌglaikəukɔn'dʒugət] *n* 唾液酸糖结合物
sialogogue [sai'æləgɔg] *n* 催涎剂 | **sialogogic** [ˌsaiələu'gɔdʒik] *a* 催涎的
sialogram [sai'æləgræm] *n* 涎管X线造影(照)片
sialograph [sai'æləgrɑ:f] *n* 涎管X线造影照(片) | ~**y** [ˌsaiə'lɔgrəfi] *n* 涎管X线造影(术)
sialolith [sai'æləliθ] *n* 涎石
sialolithiasis [ˌsaiələuli'θaiəsis] *n* 涎石病
sialolithotomy [ˌsaiələuli'θɔtəmi] *n* 涎石切除术(涎腺或涎管切开取石术)
sialology [ˌsaiə'lɔlədʒi] *n* 涎学，唾液学
sialoma [ˌsaiə'ləumə] *n* 涎瘤
sialometaplasia [ˌsaiələuˌmetə'pleizjə] *n* 涎腺化生 | necrotizing ~ 坏死性涎腺化生，坏死性涎管转化
sialomucin [ˌsaiələu'mju:sin] *n* 唾液粘蛋白
sialophagia [ˌsaiələu'feidʒiə] *n* 吞涎症
sialorrhea [ˌsaiələ'riə] *n* 流涎，多涎
sialoschesis [ˌsaiə'lɔskisis] *n* 涎液分泌抑制
sialosemeiology [ˌsaiələuˌsi:mai'ɔlədʒi] *n* 涎液诊断学(测定病人的生理状态，尤其测定代谢过程)
sialosis [ˌsaiə'ləusis] *n* 流涎，多涎
sialostenosis [ˌsaiələusti'nəusis] *n* 涎管狭窄
sialosyrinx [ˌsaiələu'siriŋks] *n* 涎腺瘘；涎管注射器，涎管引流管
sialotic [ˌsaiə'lɔtik] *a* 流涎的
sialyloligosaccharide [saiˌælilˌɔligəu'sækəraid] *n* 唾液酸低聚糖
sialyltransferase [saiˌælil'trænsfəreis] *n* 唾液酸转移酶
Siam ['saiæm, sai'æm] *n* 暹罗(现称Thailand 泰国)[亚洲]
Siamese [ˌsaiə'mi:z] *a* 暹罗的；暹罗人的；暹罗语的 *n* 暹罗人；暹罗语
Sia's test (Richard H. P.,中国内科学家谢和平) 谢氏试验(检黑热病的一种血清试验，即1份血清加上3份蒸馏水，有絮状沉淀物即表明黑热病)
sib [sib] *n* 亲族；同胞(兄弟姊妹)；同科，同属(动植)物 *a* 有血亲关系的，血缘的
sibilant ['sibilənt] *a* 咝音的 *n* 咝音
sibilus ['sibiləs] *n*【拉】咝音，飞箭音
sibling ['sibliŋ] *n* 同胞(兄弟姊妹)

sibship [ˈsibʃip] *n* 血缘关系，同胞关系(出自共同父母的兄弟姊妹关系)，一群同胞(兄弟姊妹)

Sibson's aponeurosis (fascia) [ˈsibsn] (Francis Sibson) 胸膜上膜 | ～ furrow, ～ groove 胸大肌下沟 / ～ notch 西布逊切迹(急性心包渗液时，心前区浊音左上界向内弯进) / ～ vestibule 主动脉前庭

Sicard's syndrome [siˈkɑː] (Jean A. Sicard) 西卡尔综合征(见Collet's syndrome)

siccant [ˈsikənt] *a* 干燥的

siccative [ˈsikətiv] *a* 干燥的，收湿的 *n* 干燥剂，除湿剂

sicchasia [siˈkeiziə] *n* 恶心

siccolabile [ˌsikəˈleibail] *a* 不耐干燥的

siccostabile [ˌsikəˈsteibail] *a* 耐干燥的

siccus [ˈsikəs] *a*【拉】干燥的

sick [sik] *a* 不舒服的，患病的；恶心的；厌倦的；有病容的；行经的；不健康的 | be ～ 恶心的，呕吐 / be ～ with …患(某病) / go(或report) ～ 告病不能工作 / fall ～ 患病 / ～ (and tired) of 厌恶，倦于

sicken [ˈsikn] *vt, vi* (使)生病；(使)作呕；(使)厌倦 | ～ of (或 be ～ed of) 厌恶…，对…厌倦

sickening [ˈsikəniŋ] *a* 引起疾病的；使人作呕的

sickish [ˈsikiʃ] *a* 有点恶心的；生病似的

sickle [ˈsikl] *n* 镰刀

sickle-cell [ˈsiklsel] *n* 镰状细胞(红细胞)

sicklemia [sikˈliːmiə] *n* 镰状细胞性贫血 / **sicklemic** *a*

sickling [ˈsikliŋ] *n* (红细胞)镰状化，(血内)镰状细胞形成

sickly [ˈsikli] *a* 多病的；病态的；苍白的；有碍健康的；无力的

sickness [ˈsiknis] *n* 疾病；恶心，呕吐 | African sleeping ～ 非洲昏睡病，非洲锥虫病 / air ～, aerial ～, aviation ～ 航空晕，航空病，晕飞机 / altitude ～ 高空病 / athletes' ～ 运动员病 / balloon ～ 气球病，高空病 / black ～ 黑热病 / car ～ 晕车(病) / decompression ～, caisson ～, compressed-air ～ 减压病，潜涵病，潜水员病，压缩空气病 / falling ～ 癫痫 / Gambian sleeping ～ 冈比亚昏睡病，冈比亚锥虫病 / green ～ 萎黄病，绿色盆血 / green tobacco ～ 烟草萎黄病 / Jamaican vomiting ～ 牙买加呕吐病(亦称阿吉中毒，西非荔枝果中毒) / laughing ～ 笑病，假性延髓麻痹 / milk ～ 乳(毒)病(因饮用震颤病牛羊的乳或乳制品所致)；震颤病 / morning ～ 孕妇恶心，孕妇晨吐 / motion ～ 晕动(病)(如晕车、晕船、晕飞机) / mountain ～ 高山病 / radiation ～, x-ray ～ 放射病(X线或镭疗后的急性反应) / Rhodesian sleeping ～ 罗得西亚昏睡病，罗得西亚锥虫病 / sea ～ 晕船(病) / serum ～ 血清病(亦称血清中毒) / sleeping ～ 昏睡病(非洲锥虫病；昏睡性脑炎) / sweating ～ 汗热病，流行性粟粒疹热 / talking ～ 多语症(流行性脑炎的一种) / vomiting ～ 呕吐病，牙买加呕吐病

side [said] *n* 边，旁边；面，侧面；(一个)方面；胁，(身体的)侧边；一方；家系，血统 *a* 旁边的，侧面的；枝节的，次要的 *vt* 同意，支持；收拾 | balancing ～, nonfunctioning～平衡侧，非功能侧(牙列) / working ～, functioning ～ 工作侧，功能侧(牙列) | by the ～ of 在…旁边，在…附近；和…在一起比较 / from all ～s (或from every ～) 从各方面，到处 / on all ～s (或on every ～) 在各方面，到处 / on the safe ～ 安全的，可靠的 / on the ～ 作为兼职；另外 / on the (high, low, small) ～ 太，偏(高、低、小) / ～ by ～ 肩并肩地；靠在一起 / take ～s with sb (或take the ～ of sb) 同意某人，支持某人 / the other ～ of the shield 盾的反面;问题的另一面 / the wrong ～ out 表里倒置地,反面外露地

side-bone [ˈsaidbəun] *n* 环骨肿(马)

side effect [ˈsaidiˌfekt] 副作用(药物)

sideration [ˌsidəˈreiʃən] *n* 闪电状发病;电击;电灼疗法

siderinuria [ˌsidəriˈnjuəriə] *n* 铁尿

siderism [ˈsidərizəm] *n* 金属疗法

sider(o)- [构词成分] 铁

Siderobacter [ˌsidərəuˈbæktə] *n* 铁杆菌属

sideroblast [ˈsidərəˌblæst] *n* 成高铁红细胞,铁粒幼细胞 | ～**ic** [ˌsidərəˈblæstik] *a*

Siderocapsa [ˌsidərəuˈkæpsə] *n* 铁囊菌属

Siderocapsaceae [ˌsidərəukæpˈseisiiː] *n* 铁囊菌科

Siderococcus [ˌsidərəuˈkɔkəs] *n* 铁球菌属

siderocyte [ˈsidərəsait] *n* 高铁红细胞

sideroderma [ˌsidərəˈdəːmə] *n* 铁色皮(症)

siderofibrosis [ˌsidərəufaiˈbrəusis] *n* (脾)铁末沉着性纤维变性

Sideromonas [ˌsidərəuˈməunəs] *n* 铁单胞菌属

sideromycin [ˌsidərəuˈmaisin] *n* 高铁霉素(任何一类结构上与氧肟酸相关的抗生素,通过干扰铁摄取而抑制细菌生长)

Sideronema [ˌsidərəuˈniːmə] *n* 铁线菌属

sideropenia [ˌsidərəuˈpiːniə] *n* 铁(质)缺乏 | **sideropenic** *a* 缺铁性的

Siderophacus [ˌsidəˈrəufəkəs] *n* 铁晶形菌属

siderophage [ˈsidərəˌfeidʒ] *n* 噬铁细胞

siderophil [ˈsidərəfil] *a* 嗜铁的 *n* 嗜铁体

siderophilin [ˌsidəˈrɔfilin] *n* 转铁蛋白,铁传递蛋白

siderophilous [ˌsidəˈrɔfiləs] *a* 嗜铁的

siderophone [ˈsidərəfəun] *n* (眼内)铁屑检查听音器

siderophore [ˈsidərəˌfɔː] *n* 含铁细胞;含铁血黄素巨噬细胞;载铁体

sideroscope [ˈsidərəskəup] *n* (眼内)铁屑测验器

siderosilicosis [ˌsidərəuˌsiliˈkəusis] *n* 铁(硅)末沉着,铁硅尘肺

siderosis [ˌsidəˈrəusis] *n* 肺铁末沉着病,铁尘肺;血铁过多,高铁血;(组织内)铁质沉着 | ～ bulbi 眼球铁质沉着 / ～ conjunctivae 结膜铁质沉着 / hematogenous ～ 血源性铁质沉着 / hepatic ～ 肝铁质沉着 / nutritional ～ 营养性血铁过多,营养性高铁血 / pulmonary ～ 肺铁质沉着病,铁尘肺 / urinary ～ 尿铁(色素)沉着,含铁血黄素尿 / xenogenous ～ 异物性铁质沉着 | **siderotic** [ˌsidəˈrɔtik] *a* 铁质沉着的

Siderosphaera [ˌsidərəuˈsfiərə] *n* 铁球形菌属

siderous [ˈsidərəs] *a* 含铁的

SIDS sudden infant death syndrome 婴儿猝死综合征(见syndrome项下相应术语)

siege [siːdʒ] *n* 包围;(病等的)长期折磨 *vt* 包围

Siegert's sign [ˈsiːgət] (Ferdinand Siegert) 西格特征(指先天愚型或伸舌样白痴时,小指短而内向弯曲的特征)

Siegle's otoscope [ˈziːgl] (Emil Siegle) 齐格尔耳镜(增减空气压力时,观察鼓膜变异)

siemens [ˈsiːmənz] [单复同] *n* 西门子(电导的国际单位,亦称姆欧mho,符号为S)

Siemerling's nucleus [ˈsiːməliŋ] (Ernst Siemerling) 西默林核(动眼神经核的前组)

Sieur's test (sign) [siˈəː] (Célestin Sieur) 希厄尔试验征,钱币试验(coin test, 见test项下相应术语)

sieve [siv] *n* 筛,滤网 | molecular ～ 分子筛(用于化学分离)

sievert ['si:və:t] *n* 希(沃特)(放射吸收剂量当量的国际单位,1希＝100雷姆,缩写为Sv)

sift [sift] *vt* 筛,过滤;细查,详审 *vi* 被筛下;细查;精选

Sig. signetur【拉】标记,用法签

sigh [sai] *vi* 叹气;渴望 *vt* 叹息地说 *n* 叹气

sight [sait] *n* 视力,视界;看法;情景 *vt* (初次)看见;(用观测器)观测 *vi* 察看 | day ～ 夜盲(症)(昼视) / far ～, long ～ 远视 / near ～, short ～ 近视 / night ～ 昼盲(症)(夜视) / second ～ 视力再生,老年期视力回春 | at first ～ 乍一看(之下),初见 / at(或on) ～ 一见(就) / at (the) ～ of 一看见 / catch (或have, get) (a) ～ of 看到,发现 / in ～ 被看见,看得见,在望 / in(或within) ～ of 在见得到…的地方 / not by a long ～ 远不,根本不 / know sb by ～ 面熟,曾见过某人 / lose ～ of 看不见;不再看见;忘记,忽略 / out of ～ 在视程之外,在看不见的地方 / put out of ～ 把…藏起来;对…不予理会 | ～**less** *a* 盲的,无视力的

sigma ['sigmə] *n* 希腊语的第18字母(Σ, *σ*, s);用作千分之一秒、标准差及总和的符号

sigmatism ['sigmətizəm], **sigmasism** ['sigməsizəm] *n* s发音困难;滥用s音

sigmoid ['sigmɔid] *a* S形的; C形的;乙状的(指乙状结肠曲) *n* 乙状结肠

sigmoidectomy [ˌsigmɔi'dektəmi] *n* 乙状结肠切除术

sigmoiditis [ˌsigmɔi'daitis] *n* 乙状结肠炎

sigmoidopexy [sig'mɔidəˌpeksi] *n* 乙状结肠固定术

sigmoidoproctostomy [sigˌmɔidə*u*prɔk'tɔstəmi], **sigmoidorectostomy** [sigˌmɔidə*u*rək'tɔstəmi] *n* 乙状结肠直肠吻合术

sigmoidoscope [sig'mɔidəskəup] *n* 乙状结肠镜 | **sigmoidoscopy** [ˌsigmɔi'dɔskəpi] *n* 乙状结肠镜检查

sigmoidosigmoidostomy [sigˌmɔidə*u*sigmɔi'dɔstəmi] *n* 乙状结肠乙状结肠吻合术

sigmoidostomy [ˌsigmɔi'dɔstəmi] *n* 乙状结肠造口术

sigmoidotomy [ˌsigmɔi'dɔtəmi] *n* 乙状结肠切开术

sigmoidovesical [sigˌmɔidə*u*'vesikəl] *a* 乙状结肠膀胱的

Sigmund's glands ['zigmund] (Karl L. Sigmund) 西格蒙德腺(滑车上淋巴结)

sign [sain] *n* 符号;标记;征兆,迹象;征,体征;(手、头等的)示意动作 *vt* 签(名);以手势(或其他动作)表示 *vi* 签名;以动作示意 | accessory ～, assistant ～ 副征 / air-cushion ～ 气垫征(见Klemm's sign) / antecedent ～ 前驱征,先兆征 / anterior tibial ～ 胫前肌征(将痉挛性截瘫大腿强力屈向腹部时,胫前肌不随意收缩,见于痉挛性截瘫) / anticus ～ 胫前肌征,胫前肌反射(见Piotrowski's sign) / cardinal ～s 主征(指炎征:痛、热、红、肿、功能障碍) / chin-retraction ～ 下颌回缩征(麻醉第三期的一种体征,在吸气时颏和喉向下移动) / clavicular ～ 锁骨征(右锁骨内1/3处的肿胀,见于先天性梅毒) / cogwheel ～ 齿轮征(齿轮现象cogwheel phenomenon, 见phenomenon项下相应术语) / coin ～ 钱币征(钱币试验coin test, 见test项下相应术语) / commemorative ～ 后遗征 / contralateral ～ 对侧征(见Brudzinski's sign 第二解) / DTP ～ (distal tingling on percussion) 叩诊肢端麻刺感,蚁走感征,见Tinel's sign) / duct ～ 腺管征(流行性腮腺炎时腮腺管口可见到红斑) / echo ～ 回声征(①在棘球蚴囊上可听到一种类似回声的叩诊音;②重复一个句子的最后一个字或分句,

见于某些脑病;模仿言语) / ether ～ 乙醚征(为死征之一,皮下注射1或2ml乙醚,若抽针时乙醚喷出,则人已死,若乙醚吸收,则生命尚存) / external malleolar ～ 足外踝征(见Chaddock's reflex) / extinction ～ 皮肤红斑消退试验(见Schultz-Charlton reaction) / fabere ～ 屈展旋伸征(见Patrick's test) / facial ～ 面征(见Chvostek's sign) / fan ～ 扇形征,开趾征(刺激足底,则足趾展开,为巴彬斯奇〈Babinski〉反射的一部分) / flush-tank ～ 水槽征(大量排尿同时腰部肿胀暂退,为肾盂积水之征) / forearm ～ 前臂征(见Leri's sign) / formication ～ 蚁走感征(见Tinel's sign) / hyperkinesis ～ 运动过度征(见Claude's hyperkinesis sign) / interossei ～ 骨间肌征(见Souques's phenomenon) / jugular ～ 颈静脉征(见Queckenstedt's sign) / leg ～ 腿征(见Schlesinger's sign) / ligature ～ 结扎征(血尿时,结扎一肢,则该肢末梢部出现瘀斑) / meniscus ～ 半月征(胃溃疡在X线象呈半月影,半月向外,则溃疡在小弯,半月向下,则溃疡在角切迹的远端) / neck ～ 颈征(见Brudzinski's sign第一解) / niche ～ 龛影(见Haudek's sign) / objective ～, physical ～ 他觉征,体征,物理征 / orange-peel ～ 桔皮状征(检脂瘤,以手紧压脂瘤基部,覆盖的皮肤可出现"桔皮"状) / orbicularis ～ 眼轮匝肌征(偏瘫时,开健侧眼则不能闭患侧眼) / palmoplantar ～ 掌跖征(见Filipovitch's sign) / plumb-line ～ 垂直线征(在诊断胸腔积液时,用垂直线估计胸骨的移位) / pneumatic ～ 气压试验(见Hennebert's sign) / pronation ～ 旋前征(见Babinski's sign第五解; Strümpell's sign第三解) / pyramid ～, pyramidal ～ 锥体束征 / radialis ～ 桡神经征(见Strümpell's sign第二解) / setting-sun ～ 斜下眼征(眼睛向下偏差,因此虹膜"落"在下睑之下,白色巩膜暴露在虹膜与上睑之间,为颅内压〈出血或脑膜室管膜炎〉或脑干受刺激〈如核黄疸〉之征) / spinal ～ 脊肌征(胸膜炎时,病侧脊肌强直性收缩) / spine ～ 脊柱征(脊髓灰质炎时,由于疼痛,患者不愿前屈脊柱) / stairs ～ 梯级征(脊髓痨患者下楼困难) / string ～ 线状征(见Kantor's sign);索束征(在拉出完整睾丸或正在进行精子生成的睾丸组织时所见到的小管拉丝现象,此现象在睾丸萎缩时,小管会因纤维化和透明质化而中止) / swinging flashlight ～ 摆动电筒征(令患者双眼凝视远方,用强光照射健眼,即可见到瞳孔两侧收缩十分明显,电筒光移至患眼,两瞳孔即短时扩大,然后将电筒光回到健眼时,两瞳孔迅即收缩并保持收缩状态,提示视神经或视网膜有轻微损伤) / thermic ～ 温度征(见Kashida's sign) / tibialis ～ 胫肌征(见Strümpell's sign 第一解) / toe ～ 足趾征(见Babinski's reflex) / trepidation ～ 震颤征,膝阵挛 / vein ～ 静脉征(沿腋中线由胸静脉和腹壁浅静脉肿胀的连合处所形成的一种蓝色索,见于支气管淋巴结结核及上腔静脉阻塞) / vital ～s 生命体征(指脉搏、呼吸及体温) | in ～ of 作为…的表示,作为…的标志 / ～ in 签到 / ～ off 广播完毕;结束信件 / ～ on 签名,签字;广播开始 / ～ out 离开时签名 / ～ over 签字放弃(权利等) / ～ up 签约参加工作

signa ['signə] *n*【拉】标记,用法签

signal ['signəl] *n* 信号;信号器 *a* 作为信号的;显著的,非凡的 (-l〈l〉-) *vt* 用信号发出(或报告);以动作向…示意 *vi* 发信号

signalize, signalise ['signəlaiz] *vt* 使(人、事物)显得突出;点出,突出地表明(概念等);用信号通知(或表示)

signature ['signitʃə] *n* 签名;标记,用法签;药效形象(旧时认为表明与医药用途有关的植物外形特征,如苔类植物的肝形叶用于肝病,黄色的番红花表示对黄

疸有用) | **signaturist** *n* 药效形象说者,象形药物说者

significance [sig'nifikəns] *n* 意义;重要性,显著性 | attach ~ to 注意,重视 / be of no ~ 不重要的,无关紧要的

significant [sig'nifikənt] *a* 有意义的;表明…的(of);重要的;有效的;非偶然的 | **~ly** *ad*

signification [ˌsignifi'keiʃən] *n* 含义

significative [sig'nifikətiv] *a* 有意义的;表明…的(of);为…提供推定证据的(of)

signify ['signifai] *vt* 表示,意味;预示 *vi* 要紧,有重要性 | **signifier** *n* 表示者,记号

signing ['sainiŋ] *n* 手势语

Signorelli's sign [si:njɔ'reli] (Angelo Signorelli) 辛尼约雷利征(脑膜炎时,下颌骨后点有极度压痛)

Sig. n. pro. signa nomine proprio 【拉】标记药名

siguatera [sigwə'terə] *n* 【西】鱼肉中毒

sikimi ['sikimi] *n* 【日】莽草,毒八角

sikimin ['sikimin] *n* 莽草素

sikimitoxin [siˌkimi'tɔksin] *n* 莽草毒素

Sikkim ['sikim] *n* 锡金[亚洲] | **~ese** [ˌsiki'mi:z] *n* 锡金人

Silain ['sailein] *n* 二甲硅油(simethicone)制剂的商品名

silandrone [si'lændrəun] *n* 硅雄酮(雄激素类药)

Silastic [si'læstik] *n* 硅化橡胶(商品名,用于外科修复术)

silence ['sailəns] *n* 沉默,静默,无声 *vt* 使沉默; 压制 (意见); 消声 | electrocerebral ~ (ECS) 大脑电沉静 | **~r** *n* 消声器

silent ['sailənt] *a* 沉默的,未说出的;静止的;无症状的;无声的 | **~ly** *ad*

silex ['saileks] *n* 硅石,二氧化硅

Silex's sign ['si:leks] (Paul Silex) 西勒克斯征(口周围放射状沟纹,见于先天梅毒患者)

Silfverskiöld's syndrome ['silvəʃe-rid] (Nils G. Silfverskiöld) 西尔弗谢里德综合征(一种离心性骨软骨发育不良,骨骼改变主要在四肢,并作为显性性状遗传)

silhouette [ˌsilu:'et] *n* 轮廓;廓影,侧影 | cardiac ~ 心影轮廓(X线胸片上显现)

silica ['silikə] *n* 硅石,二氧化硅

silicate ['silikit, -keit] *n* 硅酸盐(或酯)

silicatosis [ˌsilikə'təusis] *n* 硅酸盐沉着病,硅酸盐肺

silicea [si'lisiə] *n* 硅剂(顺势疗法的名称)

siliceous, silicious [si'liʃəs] *a* 硅质的,含硅的

silicic [si'lisik] *a* 硅的,硅石的 | ~ acid 硅酸

silicoanthracosis [ˌsilikəuˌænθrə'kəusis] *n* 石末沉着病,硅肺

Silicoflagellida [ˌsilikəuflə'dʒelidə] *n* 硅鞭(毛虫)目

silicofluoride [ˌsilikəu'flu:əraid] *n* 硅氟化物

silicol ['silikɔl] *n* 偏磷酸酪蛋白氧化硅(治结核药剂)

silicon ['silikən] *n* 硅(化学元素) | ~ carbide 碳化硅,金刚砂 / colloidal ~ dioxide 胶体二氧化硅 / ~ dioxide 二氧化硅

silicone ['silikəun] *n* (聚)硅酮

silicoproteinosis [ˌsilikəuˌprəuti:'nəusis] *n* 硅蛋白尘肺(一种迅速致命性尘肺,大量暴露于硅尘之中在数周到数月之后发生,特征为气腔内有蛋白液)

silicosiderosis [ˌsilikəuˌsidə'rəusis] *n* 硅铁末沉着病,硅铁肺

silicosis [ˌsili'kəusis] *n* 石末沉着病,硅肺(亦称磨工病) | infective ~ 感染性硅肺,硅肺结核 | **silicotic** [ˌsili'kɔtik] *a* 硅肺的

Silicote ['silikəut] *n* 二甲硅油(dimethicone)制剂的商品名

silicotuberculosis [ˌsilikəutju(:)ˌbə:kju'ləusis] *n* 石末沉着性结核病，硅肺结核

silicotungstic acid [ˌsilikəu'tʌŋstik] 硅钨酸

siliqua ['silikwə] ([复] **siliquae** ['silikwi:]) *n* 【拉】长角果，长壳 | ~ olivae 橄榄体壳，橄榄体周纤维

siliquose ['silikwəus] *a* 长角状的，长壳状的

silk [silk] *n* 丝，丝线，绸

silken ['silkən] *a* 丝一样的，柔软的

silkworm ['silkwə:m] *n* 蚕

silkworm-gut ['silkwə:mgʌt] *n* 蚕肠线

silky ['silki] *a* 丝的；丝一样的，柔软的；有光泽的 | **silkiness** *n*

silly ['sili] *a* 愚蠢的；无聊的

siloxane [sai'lɔksein] *n* 硅氧烷

silt [silt] *n* 淤泥；淤泥沉积处 *vt, vi* (使)淤塞

Silvadene ['silvədi:n] *n* 磺胺嘧啶银，烧伤宁，烫伤宁(silver sulfadiazine)制剂的商品名

silvatic [sil'vætik] *a* 森林的

silver ['silvə] *n* 银 *vt* 镀银于 *vi* 变成银白色 | colloidal ~ iodide 胶体碘化银(一种抗菌剂，治粘膜炎症) / ~ iodide 碘化银(用于治梅毒、神经病及结膜炎) / mild ~ protein 弱蛋白银(局部抗感染药) / ~ nitrate 硝酸银(局部抗感染药，用于防止新生儿眼炎) / ~ orthophosphate 正磷酸银 / ~ picrate 苦味酸银(用于治前尿道炎、阴道毛滴虫及念珠菌感染) / strong ~ protein 强蛋白银(一种活性强的杀菌药) / ~ sulfadiazine 磺胺嘧啶银，烧伤宁，烫伤宁 / ~ sulfide 硫化银

Silverman's needle ['silvəmən] (Irving Silverman) 西尔弗曼针(取组织标本用针)

Silver-Russell syndrome (dwarfism) ['silvə 'rʌsəl] (H. K. Silver; Alexander Russell) 西-拉综合征(侏儒症)(此综合征包括出生时体重低〈尽管其妊娠足月〉，身材矮小，两侧不对称，轻度至中度促性腺激素分泌增加，可伴有第5指〈小指〉内弯，咖啡牛奶斑，并指〈趾〉畸形，三角形脸，口角折向下及性早熟)

silverskin ['silvəskin] *n* 银皮，谷皮，米皮

Silver syndrome ['silvə] (Henry K. Silver) 西尔佛综合征(见Silver-Russell syndrome)

Silvester's method [sil'vestə] (Henry R. Silvester) 西尔维斯特法(一种人工呼吸法：置患者仰卧，用力拉其双臂过头以抬高肋骨，直至空气停止进入胸部为止，然后将其双臂拉至胸部以下，在胸部加压1s左右，直至空气停止呼出，此法反复进行，每分钟16次)

silvestrene [sil'vestri:n] *n* 枞萜，松节油萜

Silvestrini-Corda syndrome [ˌsilvəs'tri:ni 'kɔ:də] (R. Silvestrin; L. Corda) 西-科综合征(类无睾者体型，体毛缺失，性欲缺乏，睾丸萎缩，不育及男子女性型乳房，为一种雌激素活性异常增强的综合征，系肝脏不能灭活循环的雌激素所致)

Silvius ['silviəs] *n* 斑虻属

Simaruba [ˌsimə'ru:bə] *n* 苦樗属

simarubidin [ˌsimə'ru:bidin] *n* 苦樗素

simesthesia [ˌsimis'θi:zjə] *n* 骨感觉

simethicone [si'meθikəun] *n* 二甲硅油，消泡净，聚二甲硅氧烷(胃镜检查时用作消泡沫药，亦用作排气剂及制剂时用作释放剂，兽医用于治牛鼓胀病)

simian ['simiən] *a* 猿的，猴的 *n* 猿，猴(尤指类人猿)

similar ['similə] *a* 相似的，类似的(to) *n* 相似物 | ~**ly** *ad*

similarity [ˌsimi'lærəti] *n* 相似，类似；[复]类似点；类似物

similia similibus curantur [si'miliə si'milibʌs kju'ræntə] 【拉】以毒攻毒(顺势疗法的一个原则，类似病用类似

药治疗)

similitude [si'militju:d] *n* 类似,相似;比喻

simillimum [si'miliməm] *n*【拉】类似药(顺势疗法药物)

simmer ['simə] *vi* 煨,燉;充满着(with) | ~ down 被煮浓;被总括起来;平静下来

Simmonds' disease (syndrome) ['simən dz] (Morris Simmonds) 西蒙兹病(综合征),全垂体功能减退(垂体性恶病质)

Simonart's thread (band) [ˌsi:mɔ'nɑ:] (Pierre J. C. Simonart) 西莫纳尔线(带)(当羊膜腔为羊水充胀时,羊膜与胎儿间粘连牵拉而形成羊膜线或带)

Simonea folliculorum [si'məuniə fəˌlikju'lɔ:rəm] 毛囊蠕螨(即demodex folliculorum)

Simonelli's test [ˌsaimə'neli] (F. Simonelli) 西莫内利试验(检肾功能不全)

Simons' disease ['saimənz] (Arthur Simons) 西蒙斯病,部分脂肪营养不良

Simonsiella [saiˌmɔnsi'eilə] (Hellmuth Simons) *n* 西蒙斯菌属

Simonsiellaceae [ˌsaimənˌsie'leisii:] *n* 西蒙斯菌科

Simon's septic factor ['saimən] (Charles E. Simon) 西蒙败血因子(脓性感染时血内嗜酸细胞减少,中性粒细胞增多) | ~ sign 西蒙征(吸气时脐回缩或不动)

Simon's sign ['saimən] (John Simon) 西蒙征(脑膜炎初期,膈肌运动与胸廓运动的正常关系消失)

simple ['simpl] *a* 简单的;单的,单一的;单纯的,朴素的;初级的;原始的 *n* 药草(古名) | ~**r** *n* 草药医生

simplex ['simpleks] *a* 单一的,单纯的

Simplexvirus ['simpleksˌvaiərəs] *n* 单纯疱疹病毒属

simplicity [sim'plisəti] *n* 简单;朴素,单纯 | ~ itself 很容易,十分简易

simplify ['simplifai] *vt* 简化,使易做,使易懂 | **simplification** [ˌsimplifi'keiʃən] *n* 简化 / **simplifier** *n* 简化物

simplistic [sim'plistik] *a* 过分简单化的 | ~**ally** *ad*

simply ['simpli] *ad* 简单地;朴素地;单纯地;只不过;简直,完全

Simpson light (lamp) ['simpsn] (William S. Simpson) 辛普森灯(一种电弧光灯,从前用于治皮肤疾患)

Simpson's forceps ['simpsn] (James Y. Simpson) 辛普森钳(一种产钳)

Simpson's splint ['simpsn] (William K. Simpson) 辛普森夹(鼻内敷棉夹)

Sims's position [simz] (James M. Sims) 席姆斯卧位(病人以左侧胸部卧下,右膝及大腿上曲,左臂沿背放置,作阴道检查,亦称半伏卧位) | ~ speculum 席姆斯镜(双瓣鸭嘴形阴道窥器)

simul ['siməl] *ad*【拉】同时

simulant ['simjulənt] *a* 假装的,模拟的

simulate ['simjuleit] *vt* 假装;模仿,模拟

simulation [ˌsimju'leiʃən] *n* 假装;诈病,装病;模仿,模拟(如以一种疾病模拟另一种疾病)

simulator ['simjuleitə] *n* 假装者;模仿者;装病者,诈病者;模拟器,模拟装置 | electrocardiographic ~ 心电描记模拟装置

Simuliidae [ˌsaimju'li:idi:] *n* 蚋科

Simulium [sai'mju:ljəm] *n* 蚋属

simultanagnosia [ˌsaimʌlˌteinæg'nəusiə] *n* 画片中动作失认 | **simultagnosia** [ˌsaimʌltæg'nəusiə] *n*

simultaneity [ˌsiməltə'niəti] *n* 同时发生,同时存在;同时性

simultaneous [ˌsiməl'teinjəs, ˌsaiməl'teinjəs] *a* 同时发生的,同时存在的;同时的 | ~**ly** *a* / ~**ness** *n*

SIMV synchronized intermittent mandatory ventilation 同步间歇性指令通

气
simvastatin [ˌsimvə'stætin] *n* 西伐他汀(抗高血脂药)
sin [sin] *n* 罪
sinal ['sainl] *a* 窦的
sinapinic acid [ˌsinə'pinik] 白芥子酸
sinapism ['sinəpizəm] *n* 芥子泥,芥子硬膏
Sinaxar ['sinæksə] *n* 司替氨酯(styramate)制剂的商品名
sincalide ['sinkəlaid] *n* 辛卡利特(利胆药)
since [sins] *ad* 从那以后,后来 *prep* 从…以来,自从 *conj* 从…以来;因为,既然 | ever ~ 从那时起一直到现在,此后一直 / long ~ 很久以前;早已
sincere [sin'siə] *a* 真诚的;纯净的 | **~ness** *n*
sincerely [sin'siəli] *ad* 真诚地 | yours ~ 您的忠诚的(致友人信末尾署名前的客套语)
sincerity [sin'serəti] *n* 真诚,真实
sinciput ['sinsipʌt] ([复] **sinciputs** 或 **sincipita** [sin'sipitə]) *n*【拉】前顶,前头(颅顶的前半部) | **sincipital** [sin'sipitl] *a*
sine [sain] *n* 正弦
sinefungin [ˌsinə'fʌndʒin] *n* 西萘芬净,西尼霉素(抗真菌抗生素)
Sinequan ['sinəkwən] *n* 盐酸多塞平(doxepin hydrochloride)制剂的商品名
sinew ['sinju:] *n* 腱;[复] 肌肉;体力,精力 | weeping ~ 腱鞘囊肿(手背) | **~less** *a* 无腱的;无精力的,无气力的 / **~y** ['sinju(:)i] *a* 多腱的;强壮的,精力充沛的
sinful ['sinful] *a* 有罪的;邪恶的,不道德的 | **~ly** *ad* / **~ness** *n*
sing. singulorum【拉】每一个,单一,各
Singapore [ˌsiŋgə'pɔ:] *n* 新加坡[亚洲]
singe [sindʒ] *vt, vi* 微烧,烧焦(表面或发根等)
single ['siŋgl] *a* 单一的;个别的;独身的;单人的;专一的;独一无二的 *vt* 选出(out)
single blind ['siŋgl blaind] 单盲法的(指临床试验或其他实验,受试者不知道正在接受何种治疗)
singly ['siŋgli] *ad* 单身地;独自地;个别地
Singoserp ['siŋgəsə:p] *n* 昔洛舍平(syrosingopine)制剂的商品名
singular ['siŋgjulə] *a* 单一的;异常的;卓越的;奇异的;持异议的;单数的 *n* 单数 | **~ly** *ad* 非凡地,奇特地
singularity [ˌsiŋgju'lærəti] *n* 异常;奇特,奇异性
singultation [ˌsiŋgʌl'teiʃən] *n* 呃逆
singultus [siŋ'gʌltəs] *n*【拉】呃逆 | **singultous** [siŋ'gʌltəs] *a*
sinigrin ['sinigrin] *n* 黑芥子硫甙酸钾,芥子甙
sinister ['sinistə] *a* 凶兆的;阴险的;左边的 | **~ly** *ad* / **~ness** *n*
sinistrad [si'nistræd] *ad* 左向,向左
sinistral ['sinistrəl] *a* 左侧的;左利的,善用左手的 *n* 善用左手的人,左利者
sinistrality [ˌsinis'træləti] *n* 左利,善用左侧器官(手、耳、眼、腿等)
sinistraural [ˌsinis'trɔ:rəl] *a* 左利耳的,善用左耳的,左耳敏听的
sinistr(o)- [构词成分] 左,左侧
sinistrocardia [ˌsinistrəu'kɑ:diə] *n* 左位心,左移心
sinistrocerebral [ˌsinistrəu'seribrəl] *a* 左大脑(半球)的
sinistrocular [ˌsinis'trɔkjulə] *a* 左利眼的,善用左眼的 | **~ity** [ˌsinisˌtrɔkju'lærəti] *n*
sinistrogyration [ˌsinistrəudʒaiə'reiʃən] *n* 左旋(如眼或偏振面的移动)
sinistromanual [ˌsinistrəu'mænjuəl] *a* 左利手的,善用左手的
sinistropedal [ˌsinis'trɔpədl] *a* 左利足的,善用左足的,左足多用的
sinistrorse ['sinistrɔ:s] *a* 左旋的
sinistrose ['sinistrəus] *n* 左旋糖(有时

在尿内见到)

sinistrotorsion [ˌsinistrəu'tɔːʃən] *n* 左旋(主要指眼)

sink [siŋk] (sank或sunk, sunk) *vi* 下沉, 下陷, 下垂; 减弱, 衰弱; 渗透 *vt* 使下沉, 使陷入, 使下垂 *n* 阴沟; 洗涤池(盆, 槽); 污水渗坑; 凹(心电图) | ～ or swim 沉浮全凭自己 | **～able** *a* 会沉的

sinkaline ['siŋkəlin] *n* 胆碱

Sinkler's phenomenon ['siŋklə] (Wharton Sinkler) 辛克勒现象(强力屈曲痉挛性瘫痪下肢的蹈趾时, 髋及膝关节屈曲)

sinoatrial [ˌsainəu'eitriəl], **sinoauricular** [ˌsainəuɔː'rikjulə] *a* 窦房的

sinobronchitis [ˌsainəubrɔŋ'kaitis] *n* 鼻窦支气管炎

Sinografin [ˌsainəu'græfin] *n* 泛影葡胺(diatrizoate meglumine)制剂的商品名

sinography [sai'nɔgrəfi] *n* 窦腔X线摄影(术)

sinomenine [sai'nɔmiːniːn] *n* 汉防己碱, 青藤碱

Si non val. si non valeat【拉】如不够, 如无效

sinopulmonary [ˌsainəu'pʌlməˌnəri] *a* 窦肺的

sinospiral [ˌsainəu'spaiərəl] *a* 窦(螺)旋的(指心脏某些肌纤维)

sinoventricular [ˌsainəuven'trikjulə] *a* 窦室的

sinter ['sintə] *n* 泉华(矿泉边缘沉积的钙或硅类物质) *vt, vi* (使)熔结

sintoc ['sintɔk] *n* 辛脱克桂皮

Sintrom ['sintrɔm] *n* 醋硝香豆素(acenocoumarol)制剂的商品名

sinuate ['sinjuit, -eit] *a* 波状的, 具有波状边缘的; 纡曲的

sinuatrial [ˌsinju'eitriəl], **sinuauricular** [ˌsinjuɔː'rikjulə] *a* 窦房的

sinuitis [sinju'aitis] *n* 窦炎

sinuosity [ˌsinju'ɔsəti] *n* 弯曲, 纡曲(状态)

sinuotomy [ˌsainju'ɔtəmi] *n* 窦切开术

sinuous ['sinjuəs] *a* 弯曲的, 纡曲的

sinus ['sainəs] ([复] **sinus** 或 **sinuses**) *n*【拉】窦; 窦道(脓液流出的管道); 窦房结 | accessory ～es of the nose 鼻旁窦, 鼻窦 / air ～ 含气窦(骨) / ～ of anterior chamber 眼前房窦 / aortic ～ 主动脉窦 / basilar ～ 基底窦, 基底丛 / carotid ～ 颈动脉窦 / cerebral ～ 大脑窦 / coccygeal ～ 骶尾窦 / cranial ～es 硬(脑)膜窦 / dermal ～ 皮窦, 皮洞 / laryngeal ～ 喉室 / mastoid ～ 乳突窦, 乳突气房 / oral ～ 口道, 口凹 / pilonidal ～ 藏毛窦(骶尾窦) / straight ～ 直窦 / traumatic ～ 创伤性窦道 / uterine ～es 子宫(静脉)窦(孕时) | **～al** *a*

sinusitis [ˌsainə'saitis] *n* (鼻)窦炎

sinusoid ['sainəsɔid] *a* 窦状的 *n* 窦状隙(亦称窦状小管) | myocardial ～s 心肌窦状隙 | **～al** [ˌsainə'sɔidl] *a* 窦状隙的; 正弦(曲线)样的

sinusoidalization [ˌsainəˌsɔidəlai'zeiʃən] *n* 正弦电疗

sinusotomy [ˌsainə'sɔtəmi] *n* 窦切开术

sinuspiral [ˌsainju'spaiərəl] *a* 窦螺旋的

sinuventricular [ˌsainjuven'trikjulə] *a* 窦室的

Si op. sit si opus sit【拉】必要时

sip [sip] (-pp-) *vt, vi* 呷, 啜 *n* 呷一口之量

siphon ['saifən] *n* 虹吸; 虹吸管 *vt* 用虹吸管吸出; 吮吸 *vi* 通过虹吸管 | **～age** ['saifənidʒ] *n* 虹吸法; 虹吸作用

Siphona irritans [sai'fɔnə 'iritəns] 扰血蝇(即Haematobia irritans)

Siphonaptera [ˌsaifə'næptərə] *n* 蚤目

Siphunculata [saiˌfʌŋkju'leitə] *n* 虱目

Siphunculina [saiˌfʌnkju'lainə] *n* 小蝇属 | ～ funicola 眼蝇

Sipple's syndrome ['sipəl] (John H.

Sipple) 西普尔综合征,多发性内分泌腺瘤形成IIA型

Sippy diet ['sipi] (Bertram W. Sippy) 西皮饮食(对消化性溃疡或对不能摄入大量食物的饮食法) | ~ treatment (method) 西皮(疗)法(中和胃酸,治消化性溃疡)

siqua ['saikwə] (从拉丁文sidentis altitudinis quadratio 〈坐高平方〉造成的新词) *n* 坐高平方(计算肠吸收表面面积的皮尔盖〈Pirquet〉单位,即坐高的平方,单位用公分)

sirenomelia [ˌsairənəu'mi:liə] *n* (无足)并腿畸形

sirenomelus [ˌsaiəre'nɔmiləs] *n* (无足)并腿畸胎

siriasis [si'raiəsis] *n* 日射病,中暑

sirikaya [ˌsiri'keijə] *n* 番荔枝

sirup ['sirəp] *n* 糖浆(剂)

-sis [构词成分] 状态,病态,病

SISI short increment sensitivity index 短增量敏感指数

sismotherapy [ˌsisməu'θerəpi] *n* 振动疗法

sisomicin [ˌsisəu'maisin] *n* 西索米星,紫苏霉素,西梭霉素(抗生素类药) | ~ sulfate 硫酸紫苏霉素

sissorexia [ˌsisə'reksiə] *n* 脾内血细胞蓄积

sister ['sistə] *n* 姐妹;护士长(英国用语);护士 | **~ly** *a* 姐妹的,姐妹般的

Sisto's sign ['sistəu] (Genero Sisto) 西斯托征(先天梅毒儿的经常哭叫)

Sistrunk operation ['sistrənk] (Walter Sistrunk) 西斯特伦克手术(一种切除骨状舌管囊肿和窦道的手术)

Sistrurus [sis'trurəs] *n* 小响尾蛇属

Sisyrinchium galaxioides [sisi'riŋkiəm gəˌlæksi'ɔidi:z] 南美庭菖蒲(其球茎有通便利尿作用)

sit [sit] (sat; -tt-) *vi* 坐;坐落;占位置;适合 *vt* 使坐 | ~ for 参加(奖学金)考试 / ~ in (应邀)参加,出席 / ~ on(或upon) 开会讨论 / ~ up (使)坐起;(使)端坐;迟睡,熬夜 / ~ up and take notice 惊讶(兴奋或恐惧)起来 / ~ with 照看,帮助护理(病人)

site [sait] *n* 地点,位置,部位,位点 *vt* 定…的位置 | active ~, catalytic ~ 活性部位,催化部分(酶分子的) / allosteric ~ 变构部位(酶分子的) / antigenic-binding ~, antigen-combining ~, combining ~ 抗原结合部位,结合部位 / binding ~s 结合部位(酶分子的) / immunologically privileged ~s 免疫特殊部位 / operator ~ 操纵基因部位 / restriction ~ 限制部位

sitfast ['sitfɑ:st, -fæst] *n* 坐鞘瘤(役畜)

sit(o)- [构词成分] 食物

sitology [sai'tɔlədʒi], **sitiology** [ˌsiti'ɔlədʒi] *n* 饮食学,营养学

sitomania [ˌsaitəu'meinjə], **sitiomania** [ˌsitiəu'meinjə] *n* 贪食狂;间发性善饥

sitophobia [ˌsaitəu'fəubiə] *n* 摄食恐怖,恐食症

sitosterol [sai'tɔstərɔl] *n* 谷甾醇,谷固醇(降血脂药)

β-sitosterolemia [saiˌtɔstərə'li:miə] *n* β-谷固醇血症

sitotherapy [ˌsaitəu'θerəpi] *n* 饮食疗法,营养疗法

sitotoxin [ˌsaitəu'tɔksin] *n* 食物毒素

sitotoxism [ˌsaitəu'tɔksizəm] *n* 食物中毒,食品中毒

sitotropism [ˌsai'tɔtrəpizəm], **sitotaxis** [ˌsaitəu'tæksis] *n* 向食性,趋食性(细胞)

situate ['sitjueit] *vt* 使位于,使处于 | **~d** *a* 位于…的;处于某种境地的

situation [ˌsitju'eiʃən] *n* 位置;处境;形势;情境(心理学上指作用于个体并影响其行为的身体、心理、社会与文化诸因素的总和)

situs ['saitəs] [单复同] *n*【拉】位置,部位,位点 | ~ inversus viscerum 内脏逆位 / ~ perversus 内脏错位,内脏异

位 / ～ solitus 内脏正位 / ～ transversus 内脏逆位

Si vir. perm. si vires permittant【拉】如体力能支持

six [siks] *num* 六

sixteen ['siks'tiːn] *num* 十六

sixteenth ['siks'tiːnθ] *num* 第十六

sixth [siksθ] *num* 第六

sixtieth ['sikstiiθ] *num* 第六十

sixty ['siksti] *num* 六十

606 [siks-əu-siks] 胂凡纳明

size [saiz] *n* 大小,尺寸,体积;规模;身材 *vt* 依大小排列(或分类) | ～ down 由大逐渐到小地排列 / ～ up 估量,估计 / cut sb down to ～ 降低某人的声望,还某人的本来面目

Sjögren-Larsson syndrome ['ʃəugren 'lɑːsən] (Karl G. T. Sjögren; Tage K. L. Larsson) 斯-拉综合征(先天性智力发育不全,鱼鳞病及痉挛性锥体系统症状)

Sjögren's syndrome (disease) ['ʃəugren] (Henrik S. C. Sjögren) 斯耶格伦综合征(病)(一种病因不明的综合征,常发生于中年或老年妇女,特点为干性角膜结膜炎、口腔干燥和结缔组织病〈通常为类风湿关节炎〉三联症。同样见syndrome项下sicca syndrome)

Sjöqvist's method ['ʃəukwist] (John A. Sjöqvist) 斯耶克维斯特法(用氧化钡合剂作尿中脲的定量测定)

skatole ['skætəul] *n* 粪臭素,3-甲基吲哚

skatology [skə'tɔlədʒi] *n* 粪便学 | **skatologic** [ˌskætə'lɔdʒik] *a*

skatophagy [skə'tɔfədʒi] *n* 食粪癖

skatoxyl [skə'tɔksil] *n* 羟甲基吲哚

skatoxylglycuronic acid [skəˌtɔksilglaikjuə'rɔnik] 羟甲基吲哚葡萄糖醛酸

skatoxylsulfuric acid [skəˌtɔksilsʌl'fjuərik] 羟甲基吲哚硫酸

skein [skein] *n* 染色质钮,丝球;线束,线胶 | test ～s 试验彩线(用于霍姆格伦〈Holmgren〉彩线试验,检彩色的辨别力)

skelalgia [ski'lældʒiə] *n* 腿痛

skelasthenia [ˌskilæs'θiːniə] *n* 腿无力

Skelaxin [ski'læksin] *n* 美他沙酮(metaxalone)制剂的商品名

skeletal ['skelitl] *a* 骨骼的

skeletin ['skelitin] *n* 骨骼蛋白,骨骼胶(无脊椎动物的胶状物质,包括几丁质、丝胶、海绵硬蛋白等)

skeletization [ˌskelitai'zeiʃən, -ti'z-] *n* 极度消瘦;骨骼剥制法(去除软组织)

skeletogenous [ˌskeli'tɔdʒinəs] *a* 成骨骼的

skeletogeny [ˌskeli'tɔdʒini] *n* 骨骼形成,骨骼发生

skeletography [ˌskeli'tɔgrəfi] *n* 骨骼论

skeletology [ˌskeli'tɔlədʒi] *n* 骨骼学

skeleton ['skelitn] *n* 骨骼;骷髅;骨架 | appendicular ～ 附属骨骼(四肢骨骼) / axial ～ 中轴骨骼(颅骨、脊柱骨、肋骨和胸骨) / visceral ～ 脏腑骨骼(保护内脏的骨骼,如胸骨、肋骨、髋骨)

skeletonize, skeletonise ['skelitənaiz] *vt* 使成骨骼;把…节略成概要 *vi* 节略

skeletopia [ˌskeli'təupiə], **skeletopy** ['skeliˌtəupi] *n* 骨骼关联

Skene's glands (ducts, tubules) [skiːn] (Alexander J. C. Skene) (女)尿道旁腺

skenitis [ski'naitis] *n* (女)尿道旁腺炎

skenoscope ['skiːnəskəup] *n* 尿道旁腺镜

skeocytosis [ˌskiəusai'təusis] *n* 幼稚白细胞症(亦称白细胞左移)

skeptic ['skeptik] *n* 怀疑(论)者

skeptical ['skeptikəl] *a* 怀疑的

skepticism ['skeptisizəm] *n* 怀疑态度,多疑癖

skeptophylaxis [ˌskeptəufi'læksis] *n* 辅助免疫,微量免疫;微量脱敏

sketch [sketʃ] *n* 略图,草稿;素描;概略

vt, vi (给…)绘略图;草拟,概述

sketchy ['sketʃi] *a* 粗略的;不完全的 | **sketchily** *ad* | **sketchiness** *n*

skew [skju:] *a* 斜的,歪的,偏的;偏斜的(概率分布不对称的) *n* 歪斜;斜视 *vi, vt* (使)歪斜 | ~**ness** *n* 偏斜,偏斜度

skewfoot ['skju:fut] *n* 内收内翻跖(畸形)

skia- [构词成分] 影(尤指X线的)

skiagram ['skaiəgræm] *n* X线摄影(照)片

skiagraph ['skaiəgrɑ:f] *n* X线摄影(照)片 | ~**y** [skai'ægrəfi] *n* X线摄影(术)

skiameter [skai'æmitə] *n* X线量测定器,X线量计

skiametry [skai'æmitri] *n* 视网膜镜检查,检影法

skiascope ['skaiəskəup] *n* 视网膜镜,检影镜

skiascopy [skai'æskəpi] *n* 视网膜镜检查,检影法;X线透视检查

skill [skil] *n* 技能,熟练 | ~**ed** *a* 有技能的,熟练的

Skillern's fracture ['skilən] (Penn G. Skillern) 斯基勒伦骨折(桡尺骨合并骨折:桡骨下1/3的完全骨折,与尺骨下1/3的青枝骨折)

skim [skim] (-mm-) *vt* 撇去,撇清(液体表面的漂浮物);从…中提取精华;掠过;略读 *vi* 掠过;略读

skin [skin] *n* 皮,皮肤 (-nn-) *vt* 剥去…的皮;擦破(身体某一部位)的皮;使蒙上皮;使(伤口)愈合 *vi* (伤口)愈合,长出新皮;蜕皮 | alligator ~, crocodile ~ 鳄皮状鳞癣,重鳞癣 / beaters' ~, goldbeaters' ~ 动物肠衣 / bronzed ~ (肾上腺性)青铜色皮病 / colloidion ~ 火棉胶样皮(见于火棉胶样婴儿) / elastic ~, India rubber ~ 弹性皮肤,印度橡皮样皮 / lax ~ 皮肤松垂 / marble ~ 大理石样皮肤 / piebald ~ 花斑,斑驳病 / porcupine ~ 高起鱼鳞癣 / sailors' ~, farmer's ~ 光化性弹力纤维病 / shagreen ~ 鲨革样皮 | get under sb's ~ 激怒某人 / ~ and bone(s) 瘦得皮包骨 / under the ~ 在内心里,本质上

skinbound ['skinbaund] *a* 皮肤发紧的;患硬皮症的

skindeep ['skindi:p] *a* 表面的,肤浅的

skinfold ['skinfəuld] *n* 皮肤皱襞

Skinner box ['skinə] (Burrhus Frederic Skinner) 斯金纳箱(测试动物条件反射用的一种实验围栏,实验动物做一动作〈如压杆〉即可获得奖赏)

Skinner classification ['skinə] (C. N. Skinner) 斯金纳分类法(一种以无牙间隙与剩余牙齿相互间位置关系为基础的部分无牙、部分义齿的分类法)

skinny ['skini] *a* 皮的,似皮的;膜状的;消瘦的

Skiodan ['skaiədən] *n* 碘甲磺钠(methiodal sodium)制剂的商品名

skip [skip] (-pp-) *vi, vt* 跳跃;(在学校里)跳级;略过

skirt [skə:t] *n* 女裙;[常用复]边缘,外围

skler(o)- 以skler(o)-起始的词,同样见以scler(o)-起始的词

Sklowsky's symptom ['sklauski] (E. L. Sklowsky) 斯克洛夫斯基症状(水痘时,用食指轻压附近健康皮肤,再压水痘的水疱,其壁易崩溃,内容物即溢出)

skodaic [skə'deiik] (Josef Skoda) *a* 斯科达的 | ~ resonance 斯科达叩响(胸上部叩响增强而胸下部呈实音)

Skoda's sign ['skɔ:də] (Josef Skoda) 斯科达征(胸腔大量积液或肺炎实变区的上部,胸部叩诊可听到一种鼓音) | ~ tympany 斯科达鼓音,斯科达叩响(见skodaic resonance)

skole- 以skole-起始的词,同样见以scole-起始的词

skopometer [skə'pɔmitə] *n* 液体彩色浊度计

skot(o)- 以skot(o)-起始的词,同样见以scot(o)-起始的词

SKSD streptokinase-streptodornase

链激酶-链脱酶

skull [skʌl] *n* 关颅骨,脑壳 | hot cross bun ~, natiform ~ 臀状头(先天梅毒特征) / lacuna ~ 颅顶骨内面凹陷 / maplike ~ 地图状头颅(见于慢性特发性黄瘤病颅骨X线摄片) / steeple ~, tower ~ 尖头(畸形)

sky [skai] *n* 天,天空; [常用复] 天气

skylab ['skailæb] *n* 太空实验室

sl slyke 斯莱克(缓冲值单位)

SLA sacro-laeva anterior 骶左前(胎位)

slack [slæk] *a* 疏忽的;有气无力的;松弛的;温的;缓慢的;透水的 *vt* 马虎从事;使缓慢 *vi* 松懈;减弱 *ad* 马虎地;松弛地 *n* 静止不动;松弛 | **~ly** *ad* / **~ness** *n*

slacken ['slækən] *vt, vi* (使)放松;(使)缓慢;(使)松弛

slag ['slæg] *n* 渣 (-gg-) *vt, vi* (使)成渣

slain [slein] slay的过去分词

slake [sleik] *vt* 消除,使缓和;消和(石灰)

slam [slæm] (-mm-) *vt* 使劲关;猛烈抨击 | ~ the door (in sb's face) 拒绝某人进入(或拒绝听取某人意见等)

slang [slæŋ] *n* 俚语;行话

slant [slɑ:nt] *vi, vt* (使)倾斜 *n* 倾斜;斜面(亦指试管内琼脂斜面);斜面培养

slash [slæʃ] *vt* 猛砍;砍伤,割伤

slaughter ['slɔ:tə] *n* 屠宰;屠杀,残杀

slaughterhouse ['slɔ:təhaus] *n* 屠宰场

slave [sleiv] *n* 奴隶 *a* 从属的

slaver ['slævə] *vi* 垂涎 *n* 唾液,垂涎

slay [slei] (slew, slain) *vt* 杀死,谋杀

SLE systemic lupus erythematosus 系统性红斑狼疮

sleep [sli:p] *n* 睡眠 (slept) *vi, vt* 睡 | crescendo ~ 渐强性睡眠 / frozen ~ 冷冻睡眠法(治癌,局部组织温度为4~10℃,全身体温下降到21~32℃) / nonrapid eye movement ~, NREM ~, deep ~, orthodox ~, quiet ~, slow wave ~, synchronized ~ 非快(速)眼动睡眠,深睡眠,正统睡眠,平静睡眠,(脑电)慢波睡眠,同步睡眠 / paroxysmal ~ 发作性睡眠 / prolonged ~ 延续睡眠法(在药物麻醉下持续若干天治神经功能病) / rapid eye movement ~, REM ~, active ~, desynchronized ~, dreaming ~ (D~), fast wave-~, paradoxical ~ 快(速)眼动睡眠,主动睡眠,非同步睡眠,作梦睡眠,(脑电)快波睡眠,反常睡眠(睡眠倒错) / twilight ~ 朦胧麻醉,半麻醉 | get to ~ 设法睡着 / go to ~ 入睡;(手、脚等)麻木 / ~ in 迟起,睡懒觉 / ~ off 以睡眠消除 / ~ on 把问题留到第二天解决 | **~er** *n* 睡眠者;卧车

sleepless ['sli:plis] *a* 失眠的 | **~ly** *ad* / **~ness** *n* 失眠(症)

sleeptalking ['sli:ptɔ:kiŋ] *n* 梦呓

sleepwalking ['sli:pˌwɔ:kiŋ] *n* 梦游,梦行(症) | **sleepwalk** *vt* / **sleepwalker** *n* 梦游者

sleepy ['sli:pi] *a* 想睡的,催眠的 | **sleepily** *ad* / **sleepiness** *n*

sleeve [sli:v] *n* 袖子

slender ['slendə] *a* 细长的;微薄的;微弱的 | **~ly** *ad* / **~ness** *n*

slept [slept] sleep的过去式和过去分词

slew [slu:] slay的过去式

slice [slais] *n* 切片,片;部分 *vt* 把…切成薄片;切下,切开;把…分成部分 *vi* 切 | tissue ~ 组织切片

slick [slik] *a* 滑的,光滑的;熟练的 *ad* 直接地;完全地

slide [slaid] (slid, slid或slidden) *vi* 滑,滑动,滑落 *vt* 使滑动 *n* 滑(动);滑道;滑板;幻灯片;(显微镜用)载(玻)片,载物片 | let sth ~ 听其自然

sliding ['slaidiŋ] *a* 滑动的,可调节的

slight [slait] *a* 细长的,瘦小的;微小的,少量的 *vt* 轻视 | **~ly** *ad* | **~ness** *n*

slim [slim] (-mm-) *a* 细长的;微小的 (-mm-) *vi* (用运动、减食等)减轻体重而变苗条 | **~ly** *ad* / **~ness** *n*

slime [slaim] *n* 粘泥;粘质物

slimming ['slimiŋ] *a* 减轻体重的 *n* 减

食疗法

sling [sliŋ] *n* 投;吊索;悬带(slung) *vt* 吊起

slip [slip] (-pp-) *vi* 滑动,滑倒;滑掉;疏忽;(健康等方面)变坏 *vt* 使滑动;被…忽略;使脱臼 *n* 滑动,滑倒;意外事故;疏忽,失误 | shoulder ～ 肩肌腱炎(马) | let ～ 错过(机会等);无意中说出

slipper ['slipə] *n* 拖鞋

slippery ['slipəri] *a* 滑的;不可靠的(问题等)要小心对待的

slit [slit] *n* 狭长的裂口(或切口);裂缝,裂隙 (slit, -tt-) *vt* 切开 *vi* 裂开 | gill ～ 鳃裂

slit-lamp ['slitˌlæmp] *n* 裂隙灯(检查眼睛用)

sliver ['slivə] *n* 碎片 *vt* 把…切成薄片 *vi* 分裂,切开

slobber ['slɔbə] *vi* 流涎 *n* 涎

slogan ['sləugən] *n* 口号,标语

slop [slɔp] *n* 泥浆,[复] 污水;人体排泄物; [复] (尤指供病人吃的)液体食物

slope [sləup] *n* 倾斜,斜面;斜率,斜度,坡度 *vi, vt* (使)倾斜

slot [slɔt] *n* 缝,槽;狭通道 (-tt-) *vt* 开槽

sloth [sləuθ] *n* 懒惰 | **～ful** *a*

slough[1] [slau] *n* 泥沼;死水区

slough[2] [slʌf] *n* (蛇等蜕落的)皮,壳;腐肉,腐痂 *vi* (蛇等)蜕皮;(痂等)脱落 *vt* 蜕落;抛弃(off) | **～y** *a*

sloughing ['slʌfiŋ] *n* 腐肉形成;腐肉分离

slow [sləu] *a* 慢的;迟钝的 *vt, vi* (使)慢下来 | **～ly** *ad* / **～ness** *n*

Slow-Fe ['sləu'fiː] 硫酸亚铁(ferrous sulfate)制剂的商品名

Slow-K ['sləu'kei] 氯化钾(potassium chloride)制剂的商品名

Slow-Mag ['sləu'mæg] 氯化镁(magnesium chloride)制剂的商品名

slows [sləuz] *n* (牛、羊)震颤病(人饮其乳可得乳毒病)

SLP sacrolaeva posterior【拉】骶左后(胎位)

SLT sacrolaeva transversa【拉】骶左横(胎位)

Sluder's neuralgia (syndrome) ['sluːdə] (Greenfield Sluder) 斯路德神经痛(综合征)(蝶腭节神经痛,引起上颌骨区灼痛和锥刺痛,此痛并辐射至颈和肩部) | ～ operation (method) 斯路德手术(法)(用扁桃体铡除刀切除扁桃体)

sludge [slʌdʒ] *n* 淤泥,污泥,泥浆 | activated ～ 活性污泥 | **sludgy** [slʌdʒi] *a* 有淤泥的,淤泥多的

sludging ['slʌdʒiŋ] *n* 淤沉,沉积 | ～ of blood (血管内)血液沉积

slug [slʌg] *n* 蛞蝓,蜒蚰

sluggish ['slʌgiʃ] *a* 懒惰的;缓慢的;迟钝的;呆滞的

slum [slʌm] *n* 贫民区

slumber ['slʌmbə] *n, vi* 睡眠,微睡 | **～ous, slumbrous** ['slʌmb(ə)rəs] *a* 瞌睡的;使人瞌睡的

slung [slʌŋ] sling的过去式和过去分词

slur [sləː] (-rr-) *vt* 忽视,略过;含糊地发(音) *vi* 含糊地发音 *n* 污点;毁谤

slurry ['sləːri] *n* 淤浆,泥浆

slyke [slaik] *n* 斯莱克(缓冲值的单位,自D. D. Van Slyke缓冲分析先驱者得名,缩写sl)

Sly's syndrome [slai] (William S. Sly) 斯赖综合征(β-葡糖苷酸酶缺乏引起的粘多糖病,其生化特征为尿内排泄硫酸皮肤素和硫酸乙酰肝素,粒细胞中有颗粒状包涵体。1～2岁之间发病,伴有轻度到中度胡尔勒〈Hurler〉样特点,其中包括多发性骨发育障碍、鸡胸、内脏巨大、心脏杂音、身材矮小和中度精神发育迟缓,也存在较轻的类型,亦称粘多糖病Ⅶ型,β-葡糖苷酸酶缺乏症)

Sm 元素钐(samarium)的符号

SMA 6/60 Sequential Multiple Analyzer 顺序多项分析器6/60(一种自动化学装置的商品名,60min内可测定血清内6种物质的浓度,并以固定顺序报告检验结果,所测定的物质为肌酸酐或葡

萄糖、尿素氮、氯化物、二氧化碳、钠和钾)

SMA 12/60 Sequential Multiple Analyzer 顺序多项分析器12/60(一种自动化学装置的商品名，60min内可测定12种物质的浓度，并以固定顺序报告检验结果，所测定的物质为钙、无机磷、葡萄糖、尿素氮、尿酸、胆固醇、总蛋白、白蛋白、总胆红素、碱性磷酸酯酶、乳酸脱氢酶和天冬氨酸转氨酶)

smack [smæk] *n* 滋味;少量 *vi* 微有(某)味(of)

SMAF specific macrophage arming factor 特异性巨噬细胞武装因子

small [smɔ:l] *a* 小的，少的;琐细的;小型的;细弱的 *n* (背部的)狭小部分; [复] 小件衣服(手帕等) | feel ～ 觉得惭愧，觉得渺小 / in a ～ way 小规模地;俭朴地 / ～ wonder 不足为奇，当然

smallpox ['smɔ:lpɔks] *n* 天花 | bovine ～ 牛痘 / coherent ～ 集合性天花 / confluent ～ 融合性天花 / discrete ～ 分离性天花 / equine ～ 马痘 / hemorrhagic ～, black ～ 出血性天花，黑痘 / inoculation ～ 接种痘，接种天花 / malignant ～ 恶性天花(出血性天花致死型) / mild ～ 轻型天花 / modified ～ 轻天花，变形天花 / ovine ～ 羊痘

smart [smɑ:t] *vi* 刺痛;感痛苦 *n* 刺痛;痛苦 *a* 刺痛的;剧烈的;灵巧的;漂亮的 | ～**ly** *ad* / ～**ness** *n*

smash [smæʃ] *vt* 打碎;粉碎;使(原子或原子核)发生裂变 *vi* 碎裂 *n* 粉碎 *a* 出色的

smatter ['smætə] *vt* 肤浅地研究 *n* 肤浅的知识 | ～**ing** *n* 肤浅的知识;少量

SMC selenomethylnorcholesterol 硒甲基降胆固醇

smear [smiə] *vt* 涂，敷;弄脏;涂去 *vi* 被涂污 *n* 污点;涂片

smegma ['smegmə] *n*【希】阴垢，包皮垢(皮脂腺分泌物，主要在包皮下) | ～ embryonum 胎垢，胎儿皮脂 | ～**tic** [smeg'mætik] *a*

smegmolith ['smegməliθ] *n* 包皮垢石

smell [smel] (smelt或smelled) *vt* 嗅;嗅到;觉察;发出…气味 *vi* 有嗅觉，嗅 *n* 嗅觉，嗅;气味

smell-brain ['smelbrein] *n* 嗅脑

Smellie's method ['smeli] (William Smellie) 斯梅利法(后出胎头娩出法) | ～ scissors 斯梅利剪(外刃颅骨剪)

smilacin ['smailəsin] *n* 菝葜皂甙

smilagenin [ˌsmailə'dʒenin] *n* 异菝葜皂甙元

Smilax ['smailæks] *n* 菝葜属 | ～ aristolochiaefolia 墨西哥菝葜

smile [smail] *vi* 微笑 *vt* 以微笑表示 *n* 微笑;喜色

smirch [smə:tʃ] *vt* 弄脏 *n* 污点

smite [smait] (smote, smitten 或 smote) *vt* 重击;(疾病等)侵袭

smith [smiθ] *n* 铁匠，锻工

smithereens ['smiðə'ri:nz] [复] *n* 碎片 | (in)to ～ 粉碎，彻底毁坏

Smith-Lemli-Opitz syndrome [smiθ 'lemli 'əupits] (David W. Smith; Luc Lemli; John M. Opitz) 史-莱-奥综合征(一种遗传性综合征，作为常染色体隐性性状遗传，特征为多种先天性异常，其中包括小头、智力迟钝、肌张力减退、男性生殖器发育不全、短鼻与鼻孔前倾、第2及第3趾并趾畸形等)

Smith-Petersen nail ['smiθ 'pi:təsn] (Marius N. Smith-Petersen) 史密斯-彼得森钉(股骨颈骨折时用以固定股骨头的三刃钉)

Smith's disease [smiθ] (Eustace Smith) 粘液性结肠炎 | ～ sign 史密斯征(支气管淋巴结增大时，患者将头往后仰，在胸骨柄听诊可听到杂音)

Smith's dislocation [smiθ] (Robert W. Smith) 史密斯脱位(跖骨和第一楔骨向上及向后的脱位) | ～ fracture 史密斯骨折(桡骨下端靠近关节面的骨折，下部碎片向前移位)

Smith's operation [smiθ] (Henry

Smith) 史密斯手术(未成熟的白内障连同一个完整的囊一起摘除)

Smith's phenomenon [smiθ] (Theobald Smith) 史密斯现象(应用于标定白喉抗毒素的豚鼠,由于注射少量血清,对血清极为易感,在几周后如注射较大剂量的相同血清,可迅速导致死亡)

Smith's test [smiθ] (Walter G. Smith) 史密斯试验(检胆色素)

Smith-Strang disease [smiθ stræŋ] (Allan J. Smith; Leonard B. Strang) 史-斯病,蛋氨酸吸收障碍综合征(即methionine malabsorption syndrome, 见syndrome项下相应术语)

smitten ['smitn] smite的过去分词

smog [smɔg] *n* 烟雾

smoke [sməuk] *n* 烟,烟气,烟尘;吸烟 *vi* 冒烟;抽烟 *vt* 用烟熏,用烟熏法驱(虫等);抽(烟等) | go up in ~ 化为乌有 / ~ out 用烟熏出;查出 | **~er** *n* 吸烟者

smoking ['sməukiŋ] *n* 烟熏;吸烟

SMON subacute myelo-opticoneuropathy 亚急性脊髓视神经病

smooth [smu:ð] *a* 平滑的,光滑的;平稳的;(液体等)调匀的 *vt* 使光滑;平整;消除 *vi* 变平滑;变缓和 | **~ly** *ad*

smote [sməut] smite的过去式或过去分词

smother ['smʌðə] *vt, vi* (使)窒息;忍住 *n* 浓烟;窒息状态 | **~y** *a* 令人窒息的

smoulder ['sməuldə] *vi* 熏烧;淤积

SMR standardized mortality (or morbidity) ratio 标准化死亡率(或发病率)比; submucous resection (of nasal septum) (鼻中隔)粘膜下切除术

smudge [smʌdʒ] *n* 污点 *vt, vi* 弄污;(使)模糊

smudging ['smʌdʒiŋ] *n* 辅音不清(发音缺陷)

smut [smʌt] *n* 煤尘;污点,污斑;黑穗病 (-tt-) *vt* 弄脏;使(农作物)患黑穗病 *vi* 患黑穗病 | corn ~ 玉蜀黍黑穗病 / rye ~ 麦角

smutch [smʌtʃ] *vt* 弄脏 *n* 污点;污物 | **~y** *a*

Sn 元素锡(stannum)的符号

S.N. secundum naturam 【拉】 按自然(规律),自然地,天然地

sn- (为stereospecific numbering的简写) 立体特异编排(此为化学前缀,用以表示甘油衍生物的立体异构体)

snag [snæg] *n* 残干;断牙,牙余块;意外障碍

snail [sneil] *n* 蜗牛;小螺

snake [sneik] *n* 蛇 | brown ~ 褐蛇 / cabbage ~ 甘蓝蛇 / coral ~ 珊瑚蛇 / crotalid ~ 响尾蛇 / elapid ~ 眼镜蛇 / hair ~ 毛蛇 / harlequin ~ 花斑眼镜蛇 / poisonous ~ 毒蛇 / venomous ~ 毒蛇 / viperine ~ 蝰蛇

snakebite ['sneikbait] *n* 蛇咬伤

snakeroot ['sneikru:t] *n* 美蛇根,蛇根马兜铃(治蛇咬伤)

SNAP sensory nerve action potential 感觉神经动作电位

snap [snæp] (-pp-) *vi, vt* 咬;绷断;(使)发短促尖锐声 *n* 咬;绷断;弹响,锐声 | opening ~ 开放性锐声,开瓣锐声(左房室瓣) | ~ to it, ~ it up 赶快

snare [snεə] *n* 圈套;圈套器,勒除器(勒除息肉和肿瘤用) | cold ~ 冷勒除器 / hot ~ 热勒除器,电烙勒除器

snarl [snɑ:l] *vt, vi* (使)缠结 *n* 缠结;混乱,错杂

snatch [snætʃ] *vt* 攫取,夺得 *vi* 攫取 *n* 攫取,抢夺

snatching ['snætʃiŋ] *n* 攫取,抢夺 | body ~ 偷盗死体,盗尸

snatchy ['snætʃi] *a* 断断续续的,不连贯的

Sneddon-Wilkinson disease ['snedn 'wilkinsn] (Lan Bruce Sneddon; Darrell Sheldon Wilkinson) 斯-威病,角层下脓疱性皮病

sneeze [sni:z] *vi* 打喷嚏 *n* 喷嚏 | not to be ~d at 不可轻视,值得考虑

Snellen's chart ['snelən] (Hermann Snellen) 斯内伦视力表(检视敏度) | ~

reform eye 斯内伦假眼(由两个凹凸板构成的人工空心假眼) / ~ test 斯内伦试验(检一侧诈盲及视敏度) / ~ test type 斯内伦测验标型(视力表)

Snell's law [snel] (Willebrord van Roijen Snell) 斯涅耳定律(对于两个已知的介质,其入射角的正弦对折射角的正弦呈恒定关系)

snide [snaid] *a* 假的,伪造的;不诚实的;低劣的

Snider match test ['snaidə] (Thomas H. Snider) 斯奈特火柴试验(一种肺通气量筛选试验:将普通书夹式火柴点燃近半,置于距患者口腔15cm处,嘱其深吸气后张嘴呼气熄灭火柴)

sniff [snif] *vi* (有声音地)以鼻吸气,嗅;蔑视(at) *vt* 用力吸,嗅;觉察出 *n* 鼻吸气(声),嗅 | ~**er** *n* 嗅探器

sniffle ['snifl] *vi* (一再)抽鼻子,发声地吸气 *n* 抽鼻子(声)

snip [snip] (-pp-) *vt, vi* 剪 *n* 一剪;剪下的小片,片段

snivel ['snivl] (-l⟨l⟩-) *vi* 流鼻涕;啜泣

SNM Society of Nuclear Medicine 核医学学会

snore [snɔː] *vi* 打鼾 *n* 打鼾,鼾声

snout [snaut] *n* (动物的)口鼻部

snow [snəu] *n* 雪 *vi* 下雪 | carbon dioxide ~ 二氧化碳雪(干冰,固态二氧化碳,有时用于冷冻手术) | ~**y** *a*

snowblind ['snəublaind] *a* 雪盲的 | ~**ness** *n* 雪盲(症)

snowstorm ['snəustɔːm] *n* 雪暴,暴风雪

snRNA small nuclear RNA 核内小分子核糖核酸

snRNP small nuclear ribonucleoprotein 核内小分子核糖核蛋白

SNS sympathetic nervous system 交感神经系统

snuff [snʌf] *n* 嗅;气息;鼻烟;嗅剂,鼻吸药 *vt, vi* 嗅

snuff-box ['snʌfbɔks] *n* 鼻烟盒 | anatomical ~ 鼻烟窝(拇指背面的凹)

snuffle ['snʌfl] *vi* 抽鼻子 *n* 抽鼻子;鼻塞声

snuffles ['snʌflz] *n* 婴儿鼻塞(婴儿鼻粘膜粘液溢,一般见于先天梅毒)

SO the spheno-occipital synchondrosis 蝶枕软骨结合(头颅测量学名词,蝶骨与枕骨结合处的最高点)

so [səu; 弱sə] *ad* 这样,那样;如此地;同样;对,不错;非常,很;所以 *conj* 因而,结果是;以便;使得 *pron* 这样,如此 | and ~ on(或and ~ forth) 等等 / even ~ 虽然如此,即使如此 / ever ~ 非常 / just ~, quite ~ 正是如此,一点不错 / or ~ 大约,将近 / ~ and ~ only 只有这样(才) / ~ as 只要 / ~ as to 使得;以便,以致 / ~ ... as to 如此…以致 / ~ far from 非但不… / ~ much ~ that 到这样程度以致… / ~ much the …[后接形容词比较级] 那就更…了 / ~ that 为的是,使得;结果是,以致 / ~ ... that ... 如此…以致…; 如此…使得… / ~ to speak (或 ~ to say) 可以这么说;打个譬喻说

soak [səuk] *vt* 浸湿,湿透;浸泡;吸收,吸入 *vi* 浸泡;渗透 *n* 浸泡;浸泡液

soakage ['səukidʒ] *n* 浸湿性;吸水量

SOAP SOAP护理计划(一种将面向问题记录⟨problem-oriented record, 见record项下相应术语⟩中的病程记录⟨progress notes⟩记录下来的过程使之概念化的方案,S表示取自患者等人的主观数据⟨subjective data⟩, O为观察、体检、诊断等的客观数据⟨objective data⟩, A为对患者的评价⟨assessment⟩, P为患者护理计划⟨plan⟩)

soap [səup] *n* 肥皂;脂肪酸盐 *vt* 用肥皂擦洗 | animal ~, curd ~ 兽脂皂,家用皂 / castile ~ 橄榄油皂 / green ~, medicinal soft ~, potash ~, soft ~ 绿皂,药用软皂,钾皂,软皂 / guaiac ~ 愈创木酚钾皂 / liquid ~ 液体皂,肥皂溶液 / soda ~, hard ~ 钠皂,硬皂 / superfatted ~ 多脂皂 / zinc ~ 锌皂(作软膏或硬膏用) | no ~ 毫无结果,

不成功
sob [sɔb] (-bb-) *vi* 呜咽
sober ['səubə] *a* 清醒的，未喝醉的；有节制的，适度的；严肃的；合理的 *vt, vi* 使清醒 | ~**ly** *ad* / ~**ness** *n*
sober-minded ['səubə'maindid] *a* 清醒的；严肃的 | ~**ly** *ad* / ~**ness** *n*
sobriety [səu'braiəti] *n* 清醒；节制；冷静
so-called ['səu'kɔ:ld] *a* 所谓的
socaloin [səu'kæləin] *n* 索科芦荟甙
sociable ['səuʃəbl] *a* 好交际的；友善的，可亲的 | **sociably** *ad* / **sociability** [ˌsəuʃə'biləti] *n*
social ['səuʃəl] *a* 社会的；社交的；社会性的，群居的 | ~**ly** *ad*
sociality [ˌsəuʃi'æləti] *n* 社交性；社交行为；社会性，群居性
socialize ['səuʃəlaiz] *vt* 使社会化 | **socialization** [ˌsəuʃəlai'zeiʃən, -li'z-] *n* 社会化
socia parotidis ['səuʃiə pə'rɔtidis] 副腮腺
society [səˌsaiəti] *n* 社会；团体，(学)会，社；(生物)群集
socioacusis [ˌsəusiəuə'kju:sis] *n* 社会性听力减退，社会性重听
sociobiology [ˌsəusiəubai'ɔlədʒi] *n* 社会生物学 | **sociobiologic(al)** [ˌsəusiəubaiə'lɔdʒik(əl)] *a* / **sociobiologist** *n* 社会生物学家
sociogenic [ˌsəusiəu'dʒenik] *a* 社会原性的
sociology [ˌsəusi'ɔlədʒi] *n* 社会学 | **sociologist** *n* 社会学家
sociometry [ˌsəusi'ɔmitri] *n* 社会测量(社会学中关于测量人类社会行为的一门分支) | **sociometric** [ˌsəusiə'metrik] *a*
sociopath ['səusiəpæθ] *n* 反社会者，对抗社会性病态人格者 | ~**ic** [ˌsəusiə'pæθik] *a* 反社会的
sociopathy [ˌsəusi'ɔpəθi] *n* 对抗社会性病态人格；社会病态
sociotherapy [ˌsəusiəu'θerəpi] *n* 社会(适应)治疗
sock [sɔk] ([复] **socks** 或 **sox** [sɔks]) *n* 短袜
socket ['sɔkit] *n* 槽，臼，窝；插口 | dry ~ 干槽症(牙槽窝骨髓炎) / tooth ~s 牙槽
soda ['səudə] *n* 苏打，碳酸钠 | baking ~, bicarbonate of ~ 小苏打，碳酸氢钠，重碳酸钠 / caustic ~ 苛性钠，氢氧化钠 / chlorinated ~ 含氯苏打 / ~ lime 碱石灰 / washing ~ 洗衣碱，碳酸钠
sodiarsphenamine [ˌsəudaiɑ:s'fenəmin] *n* 胂凡钠明钠
sodii ['səudiai] (sodium的所有格) *n* 【拉】钠
sodiocitrate [ˌsəudiəu'sitrit] *n* 枸橼酸钠盐
sodiotartrate [ˌsəudiəu'tɑ:trit] *n* 酒石酸钠盐
sodium ['səudjəm] *n* 钠 | ~ acetate 醋酸钠(用于全身性与泌尿系的碱化剂，亦用于祛痰和利尿) / ~ acetrizoate 醋碘苯酸钠(X线造影剂，用于尿路、胆道及心血管造影) / ~ alginate 藻酸钠，海藻酸钠 / ~ alizarinsulfonate 茜素磺酸钠，茜素红 / ~ aminosalicylate 对氨水杨酸钠(抗结核药) / ~ antimonyltartrate 酒石酸锑钠(治锥虫病) / ~ antimonyl-thioglycollate 巯基乙酸锑钠 / ~ arsenate 砷酸钠 / ~ ascorbate 抗坏血酸钠，维C钠(抗生素类药) / ~ aurothiomalate 金硫丁二钠(消炎镇痛药) / ~ aurothiosulfate 金硫代硫酸钠(消炎镇痛药) / ~ benzoate 苯甲酸钠(防腐药，亦用于肝功能试验) / ~ bicarbonate 碳酸氢钠，小苏打(解胃酸药) / ~ biphosphate，~ acid phosphate 磷酸二氢钠，酸性磷酸钠(抗高血钙药，尿酸化药) / ~ bisulfite 亚硫酸氢钠(用作各种药物制剂的抗氧化剂) / ~ borate 硼砂，四硼酸钠(用作药物制剂的碱化剂，亦用于洗剂、含漱液和漱口药) / ~ cacodylate 二甲胂酸

钠(从前用于治结核、贫血、疟疾等) / ～ calcium edetate, ～ calcium edetate 依地酸钙钠, 依地酸二钙钠, 乙二胺四乙酸钙钠, 解铅乐(金属中毒解毒药) / ～ caprylate 辛酸钠(治皮肤真菌病) / ～ carbonate 碳酸钠(用于药物制剂的碱化剂) / ～ cellulose phosphate 磷酸纤维素钠(用于治疗复发性肾磷酸钙结石) / ～ chloride 氯化钠(电解质补充药) / ～ citrate 枸橼酸钠, 柠檬酸钠(抗凝药) / ～ folate 叶酸钠(用于治各种贫血及口炎性腹泻) / ～ glutamate 谷氨酸钠(治脑病等) / ～ gold thiosulfate 金硫代硫酸钠 / ～ hydroxide 氢氧化钠(用作药物制剂的碱化剂, 亦称苛性钠、烧碱) / ～ hypochlorite 次氯酸钠(具有灭菌、除臭和漂白作用) / ～ hyposulfite 硫代硫酸钠 / ～ iodate 碘酸钠(用作粘膜性疾病的抗菌剂) / ～ iodide 碘化钠(造影剂) / ～ iopodate 碘泊酸钠, 胺碘苯丙酸钠(胆道造影剂) / ～ lactate 乳酸钠(治酸中毒) / ～ lauryl sulfate 月桂硫酸钠, 十二烷硫酸钠(用作润湿剂、去污剂等) / ～ metabisulfite 焦亚硫酸钠(用于药物制剂) / ～ monofluorophosphate 氟磷酸钠(龋齿预防药) / ～ nitrite 亚硝酸钠(解毒药, 治氰化物中毒, 亦用于缓解心绞痛、两侧间歇性小动脉痉挛症、气喘及铅绞痛、痉挛性结肠炎等) / ～ nitroprusside, ～ nitroferricyanide 硝普钠, 亚硝基铁氰化钠(抗高血压药) / ～ oxybate 羟丁酸钠(安眠药, 麻醉时用作辅药) / ～ para-aminosalicylate (PAS-Na) 对氨水杨酸钠(抗结核药) / ～ phenolsulfonate 酚磺酸钠(肠抗菌药) / ～ phytate 肌醇六磷酸钠, 植酸钠(钙螯合剂) / ～ polyphosphate 聚偏磷酸钠(制药助剂) / ～ polystyrene sulfonate 聚苯乙烯磺酸钠(钠型阳离子交换树脂, 用于治疗高钾血症) / ～ salicylate 水杨酸钠(止痛、解热、抗风湿药) / ～ stibocaptate 锑卡酸钠, 二巯琥珀酸锑钠(抗血吸虫药) / ～ thiamylal 硫戊巴比妥钠(全身麻醉药) / ～ thiosulfate 硫代硫酸钠(解氰中毒以及预防在游泳池和公共淋浴场所的脚癣感染) / ～ trimetaphosphate 三偏磷酸钠(制药助剂)

sodium-potassium adenosinetriphosphatase [əˌdenəsi:ntrai'fɔsfəteis] 钠钾腺苷三磷酸酶

sodokosis [ˌsəudə'kəusis] *n* 鼠咬热

sodoku ['səudəku] *n* 【日】鼠咬热

sodomy ['sɔdəmi] *n* 鸡奸, 兽奸 | **sodomist, sodomite** ['sɔdəmait] *n* 鸡奸者, 兽奸者

sodophthalyl [ˌsəudə'θælil] *n* 二钠酲酚酞(轻泻药)

Soemmering's foramen ['semərig] (Samuel T. Soemmering) 视网膜中央凹 | ～ gray substance (ganglion) 黑质 / ～ spot 视网膜斑

soft [sɔft] *n* 软的;(皮肤、头发等)柔滑的;(光线等)柔和的;(睡眠)平静的; 软弱的; 模糊的;(水)无矿盐的;(饮料)不含酒精的 | **～ly** *ad* / **～ness** *n*

soften ['sɔfn] *vt, vi* (使)软化;(使)温和;(使)柔和 | **～er** *n* 软化剂

softening ['sɔfniŋ] *n* 软化 | ～ of the brain 脑软化 / colliquative ～ 液化性软化 / mucoid ～ 粘液样软化, 粘液性变性 / ～ of the stomach 胃软化 / yellow ～, pyriform ～ 黄色软化, 梨状软化

Sohval-Soffer syndrome ['səuvəl 'sɔfə] (Arthur R. Sohval; Louis J. Soffer) 苏-索综合征(一种先天性综合征, 包括男性性腺功能减退, 伴有颈椎与肋骨多处骨骼畸形和智力迟钝)

soil[1] [sɔil] *n* 土壤;滋生地

soil[2] [sɔil] *vt* 弄脏, 弄污 *vi* 变脏 *n* 污物; 粪便;肥料

soja ['səujə] *n* 大豆(亦作soja bean)

sokosha [sə'kəuʃə] *n* 鼠咬热

Sol solution 溶液

sol [sɔl] *n* 溶胶;溶液

solace ['sɔləs] *n* 安慰, 安慰物 *vt* 安慰, 使快乐;减轻(悲痛等)

Solanaceae [ˌsəulə'neisii:] *n* 茄科 | **solanaceous** [ˌsəulə'neiʃəs] *a*
solandrine [səu'lændrin] *n* 去甲莨菪碱,伪莨菪碱
solanine ['səuləni:n] *n* 茄碱,龙葵碱
solanocyte [sə'lænəsait] *n* 焰状细胞
solanoid ['səulənɔid] *a* 马铃薯状的(指某些恶性肿瘤)
Solanum [səu'leinəm] *n*【拉】茄属 | ～ carolinense 美洲野茄 / ～ tuberosum 马铃薯
solapsone [sə'læpsəun], **solasulfone** [ˌsəulə'sʌlfəun] *n* 苯丙砜(抗麻风药)
solar ['səulə] *a* 太阳的;太阳(神经)丛的(尤指腹腔神经丛的)
solarium [səu'lɛəriəm] ([复] **solariums** 或 **solaria**) *n*【拉】日光浴室
solarize ['səuləraiz] *vt* 晒 | **solarization** [səulərai'zeiʃən, -ri'z-] *n* 日晒,曝晒
Solatene ['səuləti:n] *n* 倍他胡萝卜素(beta carotene)制剂的商品名
solation [sɔ'leiʃən] *n* 溶胶化(作用),胶溶(作用)
sold [səuld] sell的过去式和过去分词
Soldaini's test (reagent) [ˌsɔldə'i:ni] (Arturo Soldaini) 索尔代尼试验(试剂)(检尿糖)
solder ['sɔldə, 'sɔdə] *n* 焊料,焊锡 *vt, vi* 焊接
sole[1] [səul] *a* 单独的,唯一的 | ～**ly** *ad*
sole[2] [səul] *n* 足底,跖 | convex ～, dropped ～ 凸状足底
solecism ['sɔlisizəm] *n* 文法不通,语法错误
solemn ['sɔləm] *a* 庄严的,严肃的;隆重的
solemnity [sə'lemnəti] *n* 庄严,严肃;隆重
solen(o)- [构词成分] 管,沟
Solenoglypha [ˌsəuli'nɔglifə] *n* 管牙(毒蛇)类
solenoid ['səulinɔid] *n* 螺线管
solenonychia [ˌsəulinəu'nikiə] *n* 管状甲,中裂甲,甲中部管状营养不良
Solenopotes [ˌsəulənə'pəuti:z] *n* 盲虱属 | ～ capillatus 水牛盲虱
Solenopsis [ˌsəuli'nɔpsis] *n* 水蚁属
sole plate, sole-plate [səul pleit] 终板
solferino [ˌsɔlfə'ri:nəu] *n* 品红,复红
Solganal ['sɔlgənəl] *n* 金硫葡糖(aurothioglucose)制剂的商品名
solicit [sə'lisit] *vt* 请求;征求;诱发 | **solicitant** *n* 请求者,征求者 / **solicitation** [səˌlisi'teiʃən] *n*
solicitous [sə'lisitəs] *a* 焦虑的,担心的;渴望的 | ～**ly** *ad*
solicitude [sə'lisitju:d] *n* 焦虑,担心
solid ['sɔlid] *a* 固体的,紧密的;坚固的;实心的;立体的;有根据的;纯质的;连续的 *n* 固体;立体 | color ～ 色立体(用以表示色的深浅间的关系) | ～**ly** *ad* / ～**ness** *n*
Solidago [ˌsɔli'deigəu] *n*【拉】一枝黄花属
solidify [sə'lidifai] *vt, vi* (使)凝固;(使)变硬;固结,固化 | **solidification** [səˌlidifi'keiʃən] *n*
solidism ['sɔlidizəm] *n* 固体病理学说
solidity [sə'lidəti] *n* 固态;硬度;可靠;完整性
soliloquy [sə'liləkwi] *n* 独白,自言自语 | **soliloquist** *n* 自言自语者
solipsism ['səulipsizəm] *n* 唯我论 | **solipsistic** [ˌsəulip'sistik] *a* / **solipsist** ['səulipsist] *n* 唯我论者
solitary ['sɔlitəri] *a* 单独的;寂寞的;单个的;孤立的 | **solitarily** *ad* / **solitariness** *n*
solitude ['sɔlitju:d] *n* 孤独,寂寞;与外界隔绝;荒凉地
sol-lunar [sɔl 'lju:nə] *a* 日月的
solpugid [sɔl'pju:dʒid] *n* 避日虫
Solpugida [ˌsɔlpju'dʒidə] *n* 避日虫目(一种毒蛛)
soluble ['sɔljubl] *a* 溶解的,可溶的;可以解决的;可以解释的 | **solubility**

[ˌsɔljuˈbiləti] *n* 可溶性,溶解性,溶解度;可解决性 / **solubly** *ad*

Solu-Cortef [ˌsɔlju ˈkɔtef] 琥钠氢可松(hydrocortison sodium succinate)制剂的商品名

solum [ˈsəuləm]([复] **sola** [ˈsəulə]) *n* 【拉】最下部;底

Solurex [ˈsɔljuˌreks] *n* 地塞米松(dexamethasone)制剂的商品名

solute [ˈsɔlju:t] *n* 溶质

solutio [səˈlju:ʃiəu] *n* 【拉】溶液

solution [səˌlju:ʃən] *n* 解决,解答;溶液;溶解(作用);分离,分开 | alcoholic ～ 醇溶液(溶剂) / alkaline aromatic ～ 碱性芳香溶液(漱口药) / aluminum acetate ～ 醋酸铝溶液(用于皮肤抗菌、止痒) / aluminum subacetate ～ 碱式醋酸铝溶液,次醋酸铝溶液(皮肤病抗菌用药) / anisotonic ～ 异渗溶液,不等渗溶液 / anticoagulant (acid) citrate dextrose ～ 枸橼酸盐葡萄糖抗凝溶液(保存全血的一种抗凝剂) / antiseptic ～ 抗菌溶液,防腐溶液 / aqueous ～ 水溶液(水用作溶剂) / arsenic chloride ～ 氯化砷溶液 / arsenical ～ 亚砷酸钾溶液(见potassium arsenite ～) / arsenious acid ～ 亚砷酸溶液 / benzalkonium chloride ～ 苯扎氯铵溶液(表面抗感染药) / boric acid ～ 硼酸溶液(外用抗菌药) / buffer ～ 缓冲溶液 / carmine ～ 卡红溶液,胭脂红溶液 / centinormal ～ 百分之一当量溶液(见hundredth-normal ～) / coal tar ～ 煤焦油溶液(稀释后用作表面抗湿疹药) / compound cresol ～ 复方甲酚溶液,复方皂溶液 / compound iodine ～ 复方碘溶液,浓碘溶液 / contrast ～ 造影溶液 / crystal violet ～ 结晶紫溶液(抗感染药) / decimolar ～ 十分之一摩尔溶液(0.1M溶液) / decinormal ～ 十分之一当量溶液(见tenth-normal ～) / diluted ammonia ～ 稀氨溶液,氨溶液 / disclosing ～ 显示液 / double-normal ～ 二当量溶液(2N) / epinephrine ～ 肾上腺素溶液(用作血管收缩药) / epinephrine bitartrate ophthalmic ～ 重酒石酸肾上腺素眼溶液(用以散瞳及治青光眼) / ethereal ～ 醚性溶液(醚作溶剂) / ferric chloride ～ 氯化铁溶液 / fixative ～ 固定液 / formaldehyde ～ 甲醛溶液(消毒剂) / gentian violet ～ 甲紫溶液(抗感染药) / gram molecular ～ 摩尔溶液 / half-normal ～ 二分之一当量溶液(N/2) / hundredth-normal ～ 百分之一当量溶液(N/100或0.01 N) / hydrogen peroxide ～, hydrogen dioxide ～ 过氧化氢溶液(皮肤和粘膜表面抗感染药) / hyperbaric ～ 高比重溶液(如脊髓麻醉使用的一种) / iodine ～ 碘溶液(表面抗感染药) / isobaric ～ 等比重溶液(如脊髓麻醉使用的一种) / isofurophate ophthalmic ～ 异氟磷眼溶液(治疗青光眼,局部用于结膜) / lead subacetate ～ 碱式醋酸铅溶液,次醋酸铅溶液(用作收敛剂及局部镇静剂) / liver ～ 肝溶液(能促使恶性贫血患者造血) / methylrosaniline chloride ～ 甲紫溶液,龙胆紫溶液(见gentian violet ～) / molal ～ 重量摩尔溶液,重模溶液,摩尔溶液 / molar ～ 容积摩尔溶液,容模溶液,摩尔溶液 / normal ～ 当量溶液(N/1或1N) / normal saline ～, normal salt ～ 当量盐溶液(见physiological salt ～) / normobaric ～ 等比重溶液(见isobaric ～) / parathyroid ～ 甲状旁腺溶液 / phenylephrine hydrochloride ophthalmic ～ 盐酸去氧肾上腺素眼溶液 / physiological salt ～, physiological sodium chloride ～ 生理盐溶液(一种氯化钠水溶液,其重量克分子〈摩尔〉渗透压浓度与血清相似) / pituitary ～, posterior pituitary ～ 垂体(后叶)溶液 / potassium arsenite ～ 亚砷酸钾溶液(治慢性髓细胞性白血病及慢性皮炎) / saline ～, salt ～ 盐溶液 / saponated cresol ～ 甲酚皂溶液(消毒

剂) / saturated ～ 饱和溶液 / sclerosing ～ 硬化溶液 / seminormal ～ 半当量溶液(N/2) / sodium chloride ～ 氯化钠溶液(用作等渗压赋形剂) / standard ～ 标准溶液 / stock ～ 原液，母液(浓度较高的能长期保存的溶液) / strong ammonia ～ 浓氨溶液(溶剂) / strong iodine ～ 浓碘溶液 / stronger ammonium hydroxide ～ 浓氢氧化铵溶液，浓氨溶液 / sulfurated lime ～ 含硫石灰溶液(从前用作角质层分离剂治寻常粉刺和皮脂溢) / supersaturated ～ 过饱和溶液 / susa ～ 苏萨溶液(一种脱钙液)/tenth-normal～十分之一当量溶液(N/10或0.1N) / test ～s 试(溶)液 / thousandth-normal ～ 千分之一当量溶液(N/1000或0.001N) / volumetric ～ 滴定(用)溶液，定量溶液 | in ～ 处于溶解状态;在不断变化中

solv. solve【拉】溶解

solvable ['sɔlvəbl] *a* 可解答的;溶解的，可溶的 | **solvability** [ˌsɔlvə'biləti] *n* 可解答;溶解能力;溶剂化度

solvate ['sɔlveit] *n* 溶合物，溶(剂)化物 *vt* 使成溶剂化物 | **solvation** [səl'veiʃən] *n* 溶合，溶(剂)化(溶质与溶剂的化学结合)

solve [sɔlv] *vt* 解释，解答，解决;溶解

solvency ['sɔlvənsi] *n* 溶解能力

solvent ['sɔlvənt] *a* 溶解的，溶化的 *n* 溶剂，溶媒;(问题等的)解决办法

solvolysis [səl'vɔlisis] *n* 溶剂分解(作用)，媒解(作用)(水解、氨解、硫解的双分解反应的统称)

Soma ['səumə] *n* 卡立普多(carisoprodol)制剂的商品名

soma ['səumə] *n* 体，躯体(有别于精神);体组织(有别于生殖细胞);体细胞

somacule ['səuməkju:l] *n* 原微粒(原生质)

somal ['səuməl] *a* 体的，躯体的

Somali [səu'mɑ:li] *n* 索马里人;索马里语 *a* 索马里的;索马里人的

Somalia [səu'mɑ:liə] *n* 索马里[非洲]

somalin ['sɔməlin] *n* 索马林(强心甙)

somaplasm ['səuməplæzəm] *n* 体浆，体质(见somatoplasm)

somascope ['səuməskəup] *n* 超声波检查仪

somasthenia [ˌsəumæs'θi:niə], **somatasthenia** [ˌsəumətæs'θi:niə] *n* 体无力，疲惫

somatalgia [ˌsəumə'tældʒiə] *n* 躯体痛

somatesthesia [ˌsəumətis'θi:zjə] *n* 躯体感觉，体觉 | **somatesthetic** [ˌsəumətis'θetik] *a*

somatic [səu'mætik] *a* 躯体的，体壁的;菌体的，体细胞的 | **～ally** *ad*

somaticovisceral [səuˌmætikəu'visərəl], **somaticosplanchnic** [səuˌmætikəu'splæŋknik] *a* 躯体内脏的

somatist ['səumətist] *n* 躯体论者(认为一切精神病及神经功能病均由躯体病变所致)

somatization [ˌsəumətai'zeiʃən, -ti'z-] *n* 躯体症状化(指精神病学中，精神症状转化为躯体症状)

somat(o)- [构词成分] 躯体，体

somatoceptor [səu'mætəˌseptə] *n* 体(壁)感受器

somatochrome [səu'mætəkrəum] *n, a* 体染色神经细胞(的)

somatoderm [səu'mætədə:m] *n* 体壁中胚层

somatodidymus [ˌsəumətəu'didiməs] *n* 单躯联胎

somatodymia [ˌsəumətəu'dimiə] *n* 单躯联胎畸形，躯干联胎畸形

somatoform [səu'mætəfɔ:m] *a* 躯体形的(表示与躯体疾病相似的心因性症状)

somatogenesis [ˌsəumətəu'dʒenisis] *n* 躯型发生，体质形成

somatogenetic [ˌsəumətəudʒi'netik] *a* 躯型发生的;体因性的

somatogenic [ˌsəumətəu'dʒenik] *a* 体因性的

somatognosis [ˌsəumətɔg'nəusis] *n* 躯体存在感觉(亦称存在感觉，躯体觉，或

第6感觉)

somatogram [səu'mætəgræm] *n* 躯体X线(照)片

somatology [ˌsəumə'tɔlədʒi] *n* 躯体学,身体学 | **somatologic(al)** [ˌsəumətə'lɔdʒik(ə)l] *a* / **somatologically** *ad* / **somatologist** [ˌsəumə'tɔlədʒist] *n* 躯体学家

somatomammotropin [ˌsəumətəuˌmæməu'trəupin] *n* 生长催乳激素 | chorionic ~ 绒毛膜生长催乳激素,人胎盘催乳素

somatome ['səumətəum] *n* (切)胎体刀;体节 | **somatomic** [ˌsəumə'tɔmik] *a*

somatomedin [ˌsəumətəu'mi:din] *n* 促生长因子,生长调节素(亦称硫化因子)

somatomegaly [ˌsəumətəu'megəli] *n* 巨大发育,巨大畸形,巨人症

somatometry [səumə'tɔmitri] *n* 人体测量(术)

somatopagus [ˌsəumə'tɔpəgəs] *n* 单躯联胎,躯干联胎

somatopathy [ˌsəumə'tɔpəθi] *n* 躯体病 | **somatopathic** [ˌsəumətəu'pæθik] *a*

somatophrenia [ˌsəumətəu'fri:niə] *n* 躯体病幻想

somatoplasm ['səumətəˌplæzəm] *n* 体浆,体质(体细胞的原生质,有别于生殖质) | **somatoplastic** [ˌsəumətəu'plæstik] *a*

somatopleure ['səumətəpluə] *n* 胚体壁(外胚层和体壁中胚层) | **somatopleural** [ˌsəumətəu'pluərəl] *a*

somatopsychic [ˌsəumətəu'saikik] *a* 躯体与精神的;身心的

somatopsychosis [ˌsəumətəusai'kəusis] *n* 躯体性精神病

somatoschisis [ˌsəumə'tɔskisis] *n* 躯体裂

somatoscopy [ˌsəumə'tɔskəpi] *n* 体格检查,身体检视法

somatosensory [ˌsəumətəu'sensəri] *a* 躯体感觉的

somatosexual [ˌsəumətəu'seksjuəl] *a* 体征与性征的,性发育体征的

somatosplanchnopleuric [ˌsəumətəuˌsplæŋknəu'pluərik] *a* 体层(与)脏层的

somatostatin (SRIF, SS) [ˌsəumətəu'stætin] *n* 生长抑素,生长激素释放抑制因子

somatostatinoma [ˌsəumətəuˌstæti'nəumə] *n* 生长抑素瘤,生长激素释放抑制因子瘤

somatotherapy [ˌsəumətəu'θerəpi] *n* 躯体治疗

somatotonia [ˌsəumətəu'təuniə] *n* 身体紧张型(一种人格特性,表现为肌肉活动和强有力的身体活动)

somatotopagnosia [ˌsəumətəuˌtɔpæg'nəuziə] *n* 自体部位觉缺失,自体部位失认

somatotopic [ˌsəumətəu'tɔpik] *a* 躯体特定区的(指大脑运动区的组织机构,身体不同部位活动的控制,集中在皮质的特定区内)

somatotridymus [ˌsəumətəu'traidiməs] *n* 三躯联胎

somatotroph [səu'mætətrəuf] *n* 生长激素细胞 | **somatotrope** [ˌsəu'mætətrəup] *n*

somatotrophic [ˌsəumətəu'trɔfik] *a* 促生长的

somatotropic [ˌsəumətəu'trɔpik] *a* 亲躯体的,亲躯体细胞的;促生长的;生长激素性的

somatotropin [ˌsəumətəu'trəupin], **somatotrophin** [ˌsəumətəu'trəufin], **somatropin** [səu'mætrəpin] *n* 生长激素

somatotype [səu'mætətaip] *n* 体型,体式

somatotyping [səu'mætəˌtaipiŋ] *n* 体型决定法

somatotypy [səu'mætəˌtaipi] *n* 体型决定

sombre, somber ['sɔmbə] *a* 昏暗的;忧

郁的

Sombulex [ˈsɔmbjuleks] *n* 海索比妥(hexobarbital)制剂的商品名

some [强sʌm; 弱səm, sm] *a* 一些;有些;某一 *pron* 一些,若干;[用作复] 有些人;有些东西 *ad* 大约;有点,稍微 | ～ ... or other (用以表示不肯定或不精确之意)某一… / ～ few(或little) 相当多,不少

-some [构词成分] 体

somesthesia [ˌsəumisˈθi:zjə] *n* 躯体感觉,体觉 | **somesthetic** [ˌsəumisˈθetik] *a*

something [ˈsʌmθiŋ] *pron* 某事,某物 *ad* 多少,稍微;很 | have ～ to do with 与…有点关系 / make ～ of 从…中取利;利用…;把…说得非常重要 / make ～ of oneself(或one's life) 成功 / see ～ of sb 时而看到某人 / ～ else 另一回事,另外的一些东西 / ～ like 有点像;大约 / ～ of 在某种意义(或程度)上,几分,多少 / ～ of the kind 类似的事物 / ～ to(或in) 在…(有)道理,在…(有)价值

sometimes [ˈsʌmtaimz] *ad* 有时,不时

somewhat [ˈsʌm*h*wɔt] *pron* 一点儿,几分 *ad* 有点,稍微

SOMI sternal-occipital-mandibular immobilizer (orthosis) 胸骨-枕骨-下颌骨制动装置(支具)

somite [ˈsəumait] *n* 体节(亦称中胚叶节)

somnambulate [sɔmˈnæmbjuleit] *vi* 梦行 | **somnambulant** *a* / **somnambulation** [sɔmˌnæmbjuˈleiʃən] *n* / **somnambulator** *n* 梦行者

somnambulism [sɔmˈnæmbjulizəm], **somnambulance** [sɔmˈnæmbjuləns] *n* 梦行(症);催眠(术的)梦行症 | **somnambulist** *n* 梦行者 / **somnambulistic** [sɔmˌnæmbjuˈlistik] *a* / **somnambulistically** *ad*

somni- [构词成分] 睡眠

somnifacient [ˌsɔmniˈfeiʃənt] *a* 催眠的 *n* 催眠药,安眠药

somniferous [sɔmˈnifərəs], **somnific** [sɔmˈnifik] *a* 催眠的

somniloquism [sɔmˈniləkwizəm], **somniloquence** [sɔmˈniləkwəns], **somniloquy** [sɔmˈniləkwi] *n* 梦呓,梦语 | **somniloquist** *n* 梦呓者

somniloquous [sɔmˈniləkwəs] *a* 梦呓的

somnipathy [sɔmˈnipəθi] *n* 催眠性迷睡,催眠状态;睡眠障碍 | **somnipathist** *n* 催眠性迷睡者

somnocinematograph [ˌsɔmnəu*ˌ*siniˈmætəgrɑ:f] *n* 睡眠运动描记器

somnolent [ˈsɔmnələnt] *a* 瞌睡的;嗜眠的 | **somnolence, somnolency** *n* / ～ly *ad*

somnolentia [ˌsɔmnəˈlenʃiə] *n* 【拉】瞌睡,嗜眠;睡眠性酩酊状态

somnolism [ˈsɔmnəlizəm] *n* 催眠状态

Somnos [ˈsɔmnəs] *n* 水合氯醛(chloral hydrate)制剂的商品名

somnus [ˈsɔmnəs] *n* 【拉】睡眠

Somogyi effect (phenomenon) [ˈsəumədʒi] (Michael Somogyi) 索莫吉效应(现象)(糖尿病时发生的一种反跳现象,即用胰岛素过多治疗会诱发低血糖,低血糖促使肾上腺素、ACTH、高血糖素和生长激素的释放,这些激素刺激脂肪分解、糖原异生和糖原分解,导致反跳性高血糖和酮病) | ～ unit 索莫吉单位(在规定条件下每30min可释放等于1 mg葡萄糖还原值的淀粉酶量)

somosphere [ˈsəuməsfiə] *n* 初质球,初浆球

sonar [ˈsəunɑ:] *n* 声纳,水声测位仪

sonarography [ˌsəunəˈrɔgrəfi] *n* 超声扫描术

sonde [sɔnd] *n* 【法】探子 | ～ coudé 弯探子

sone [səun] *n* 宋(响度单位,1000Hz的纯音声压级在闻阈上40dB时的响度)

sonic [ˈsɔnik] *a* 声波的;声(音)速的

sonicate [ˈsɔnikeit] *vt* 声处理(借高频

声波破坏细菌) ['sɔnikit] *n* 声处理标本(借高频声波破坏细菌所得到的产物)

sonication [ˌsɔni'keiʃən] *n* 声处理(借高频声波破坏细菌)

sonifer ['sɔnifə] *n* 助听器

Sonilyn ['sɔnilin] *n* 磺胺氯达嗪(sulfachlorpyridazine)制剂的商品名

sonitus ['sɔnitəs] *n*【拉】耳鸣

Sonne dysentery ['sɔni] (Carl O. Sonne) 宋内菌痢(发生在温带地区由丁群痢疾杆菌即宋内志贺菌所致)

sonogram ['səunəgræm] *n* 声象图

sonography [səu'nɔgrəfi] *n* 声象图检查,超声检查 | **sonographic** [ˌsəunəu'græfik] *a*

sonolucency [ˌsəunəu'lju:sənsi] *n* 透声性

sonolucent [ˌsəunəu'lju:sənt] *a* 透声性的

sonometer [səu'nɔmitə] *n* 听力计;弦音计,振动频率计

sonority [səu'nɔriti] *n* 响亮

sonorous [səu'nɔ:rəs] *a* 响亮的,作响的,鼾声的 | **~ly** *ad* / **~ness** *n*

soon [su:n] *ad* 不久;早,快;宁可 | as(或so) ~ as 一…(就…);如…一般早(或快) / as ~ as possible 尽快 / no ~er than 一…就… / ~er or later 迟早,总有一天 / the ~er the better 越快越好,愈早愈好

soot [sut] *n* 煤烟,烟灰

soothe [su:ð] *vt* 安慰,使镇定;使(痛苦、疼痛等)减轻,缓解 *vi* 起安慰作用,起镇定作用 | **soothing** *a* 安慰性的,起镇静作用的,缓解的 / **soothingly** *ad*

sophisticate [sə'fistikeit] *vt* 使复杂,使精致;(食物或药品)掺假 *vi* 诡辩 *n* 世故很深的人 | **sophistication** [səˌfisti'keiʃən] *n* 复杂(性),精密(性),尖端(性);(食物或药品)掺假

sophisticated [sə'fistikeitid] *a* 老于世故的;复杂的,高级的,尖端的;掺假的;非常有经验的,老练的 | **~ly** *ad*

sophomania [ˌsɔfə'meinjə] *n* 大智妄想

Sophora [sə'fɔ:rə] *n* 槐属

sophoretin [sɔfə'ri:tin] *n* 槲皮素,槲皮黄素,栎精

sophorin ['sɔfərin] *n* 芸香甙,芦丁

sophorine ['sɔfəri:n] *n* 槐碱,金雀花碱,野靛碱

sopor ['səupə] *n*【拉】迷睡,酣睡

soporiferous [ˌsəupə'rifərəs] *a* 引起酣睡的,催眠的 | **~ly** *ad* / **~ness** *n*

soporific [ˌsəupə'rifik] *a* 催眠的 *n* 催眠药

soporous ['səupərəs], **soporose** ['səupərəus] *a* 迷睡的,酣睡的

soppy ['sɔpi] *a* 湿透的,浸湿的

S. op. s. si opus sit【拉】必要时

Sorangiaceae [səˌrændʒi'eisii:] *n* 堆囊粘细菌科

Sorangium [sə'rændʒiəm] *n* 堆囊粘细菌属

sorb [sɔ:b] *vt* 吸收,吸附

sorbefacient [ˌsɔ:bi'feiʃənt] *a* 促吸收的 *n* 吸收剂

sorbent ['sɔ:bənt] *n* 吸着剂

sorbic acid ['sɔ:bik] 山梨酸, 2,4-已二烯酸(抗菌防腐药)

sorbin ['sɔ:bin], **sorbinose** ['sɔ:binəus] *n* 山梨糖

sorbitan ['sɔ:bi'tən] *n* 脱水山梨糖醇

sorbitol ['sɔ:bitɔl], **sorbite** ['sɔ:bait] 山梨糖醇(甜味剂,片剂赋形剂)

sorbitol dehydrogenase ['sɔ:bitɔl di:'haidrədʒəneis] 山梨糖醇脱氢酶,L-艾杜糖醇脱氢酶

Sorbitrate ['sɔ:bitreit] *n* 硝酸异山梨酯(isosorbide dinitrate)制剂的商品名

sorbose ['sɔ:bəus] *n* 山梨糖

Sordariaciae [ˌsɔ:dəri'eisii:] *n* 粪壳科

sordes ['sɔ:di:z] *n*【拉】口垢 | ~ gastricae 胃垢

sordid ['sɔ:did] *a* 肮脏的,污色的

sore [sɔ:] *a* 痛的;恼火的 *n* 疮,溃疡 | bed ~ 褥疮 / canker ~ 口溃疡,复发性滤泡性口炎 / chrome ~ 铬溃疡 /

cold ～ 感冒疮,发热性疱疹 / Delhi ～ 皮肤利什曼病 / desert ～, veldt ～ 沙漠疮,热带溃疡 / fungating ～ 肉芽增生性软下疳 / hard ～ (硬)下疳 / Kandahar ～, Lahore ～, Madagascar ～, Moultan ～, Natal ～, oriental ～, Penjdeh ～, tropical ～ 皮肤利什曼病,东方疖,热带疮 / pressure ～ 褥疮 / soft ～ 软下疳 / venereal ～ 下疳(尤指软下疳) | ～**ness** *n* 疼痛;溃疡

Sörensen's reagent ['sɔrənsn] (Sören P. L. Sörensen) 索伦森试剂(醋酸缓冲液,检白蛋白)

Soret band [sɔ'rei] (C. Soret) 索瑞(光谱)带(血红蛋白光谱的紫色外的吸收带) | ～ effect (phenomenon) 索瑞效应(现象)(在温梯中溶液冷热两部分中间起浓度差)

sore throat [sɔ: θrəut] 咽喉炎 | clergyman's ～ ～ 过用性发声困难,慢性咽喉炎发声困难 / diphtheria ～ ～ 白喉 / hospital ～ ～ 医院咽喉炎(咽和咽门脓毒性炎症,有时侵袭医院的护士和实习医师) / putrid ～ ～, ulcerated ～ ～ 坏疽性咽炎 / septic ～ ～, epidemic streptococcal ～ ～, streptococcal ～ ～ 脓毒性咽喉炎,链球菌性扁桃体炎(流行病时发生的一种严重型咽喉炎,一般由酿脓链球菌有时由类马链球菌所致) / spotted ～ ～ 滤泡性扁桃体炎

sorghum ['sɔ:gəm] *n* 蜀黍,高粱

sori ['səurai] sorus的复数

soroche, sorroche [sə'rəutʃi:] *n* 【西】(南美洲安第斯山脉)高山病

sororiation [səˌrɔri'eiʃən] *n* 青春期乳房发大

Sorosphaera [ˌsɔ:rə'sfiərə] *n* 球壶菌属

sorption ['sɔ:pʃən] *n* (水在胶体内的)掺合,混合;吸收(作用)(指物质经过胃肠道粘膜的双定向运动及其最后结果,其中包括吸收、肠吸收、外吸收和内吸收);吸着(作用)(气体在金属或其他固体表面上的吸附或化学吸着)

Sorsby's syndrome [sɔ:zbi] (Arnold Sorsby) 索斯比综合征(一种先天性疾病,包括双侧黄斑缺损,伴手足末端营养不良及通常限于远端两指〈趾〉骨的短指〈趾〉畸形)

sort [sɔ:t] *n* 种类,类别,性质 *vt* 把…分类,整理,拣选 | after(或in) a ～ 有几分,稍微 / in any ～ 以各种方法,无论如何 / in a ～ of way 有些,略为 / in some ～ 稍微,多少 / of a ～ 同一类的;勉强称得上的,较差的 / of ～s 各种各样的,未经选择的 / out of ～s 不舒服的;不高兴的 / ～ of 有几分地 | ～**able** ['sɔ:təbl] *a* 可分类的;合适的

sorter ['sɔ:tə] *n* 分类人员;分类机,分类器 | fluorescence-activated cell ～ (FACS) 荧光激活细胞分类器

sorus ['səurəs] ([复] **sori** ['səurai]) *n* 孢子团

S. O. S. si opus sit【拉】必要时

Sotacor ['səutəˌkɔ:] *n* 盐酸索他洛尔(sotalol hydrochloride)制剂的商品名

sotalol hydrochloride ['səutələul] 盐酸索他洛尔,盐酸甲磺胺心定,盐酸心得怡(β-肾上腺素能阻滞药)

soterenol hydrochloride [səu'terinəul] 盐酸索特瑞醇,盐酸甲磺喘宁,盐酸甲磺胺异丙肾上腺素(肾上腺素能药,具有扩张支气管作用)

soterocyte ['səutərəusait] *n* 血小板

Soto-Hall sign ['səutəuhɔ:l] (Ralph Soto-Hall) 索托-霍尔征(患者仰卧躺平,开始从颈部屈曲脊柱,继续向下弯,即在背部病变损害部位出现疼痛)

Sotos' syndrome ['səutəus] (Juan F. Sotos) 索托斯综合征,大脑性巨人症

Sottas disease ['sɔtəz] (Jules Sottas) 进行性肥大性间质性神经病

soudan [su(:)'dæn] *n* 苏丹,苯偶氮间苯二酚(脂肪染色剂)

souffle ['su:fl] *n* 杂音,吹气音 | cardiac ～ 心脏杂音 / fetal ～ 胎儿杂音 / funic ～, funicular ～, umbilical ～ 脐带杂音 / placental ～ 胎盘杂音 /

splenic ～ 脾杂音 / uterine ～ 子宫杂音

sought [sɔ:t] seek的过去式和过去分词

soul [səul] *n* 灵魂;精神;精髓;人;典型 | heart and ～ 全心全意地 / keep body and ～ together 维持生命

sound[1] [saund] *n* 音,声 *vi* 发声,响 *vt* 使发音,发…的音,听诊 | bandbox ～ 纸箱样音(肺气肿时胸部叩响) / bell ～, coin ～ 金属音,钱币音 / bellows ～ 风箱音(心内膜杂音) / bottle ～ 空瓮性罗音;空瓮音 / cracked-pot ～ 破壶音 / entotic ～s 耳内杂音 / first ～ 第一心音 / flapping ～ 拍击音 / friction ～ 摩擦音 / heart ～s, 心音 / hippocratic ～ 希波克拉底振荡音(脓气胸或浆液气胸形成) / pulmonic second ～ 肺动脉第二音(与肺动脉半月瓣有关,缩写P_2) / second ～ 第二心音 / succussion ～s, shaking ～ 振荡音 / tick-tack ～s 滴嗒音(与第一心音和第二心音无大差别) / third ～ 第三心音 / to-and-fro ～ 来回摩擦音(心收缩和舒张时可听到) / water-wheel ～ 水车音 / xiphisternal crunching ～ 剑突摩擦音(一种奇特的声音,原因不明,20%健康人的胸骨下段和剑突处常可听到)

sound[2] [saund] *a* 健康的;正确的;充分的;正统的 *ad* 彻底地,充分地 | ～**ly** *ad* / ～**ness** *n*

sound[3] [saund] *vt* 探测;用探子检查(尿道等) *vi* 试探 *n* 探子,探条 | esophageal ～ 食管探子 / lacrimal ～ 泪管探子 / urethral ～ 尿道探子 / uterine ～ 子宫探子

sounding[1] ['saundiŋ] *a* 发出声音的;响亮的;夸张的

sounding[2] ['saundiŋ] *n* 测探,试探;调查;探通术

soup [su:p] *n* 汤

Souques's phenomenon [su'ke] (Alexandre A. Souques) 苏克现象(在不全偏瘫时,提高手臂出现手指不随意伸展和分开。亦称伸指现象) | ～ sign 苏克征(①坐在椅子上的病人突然受到往后拉时,下肢不能正常地伸展以达平衡,为晚期纹状体疾病;②苏克现象)

sour ['sauə] *a* 酸的;发酵的 *vt, vi* (使)变酸;(使)发酵 | go(或turn) ～ 发酸 | ～**ness** *n* 酸度,酸性

source [sɔ:s] *n* 水源;根源;来源,源

south [sauθ] *n* 南,南方 *ad* 向南方

southeast [ˌsauθ'i:st] *n* 东南 *ad* 向东南

southeastern [sauθ'i:stən] *a* 东南的

southern ['sʌðen] *a* 南方的,朝南的

southwest ['sauθ'west] *n* 西南 *ad* 向西南

southwestern [sauθ'westən] *a* 西南的

Souttar's tube ['sautə] (Henry S. Souttar) 骚塔管(引入一根可屈性金属管,保持食管畅通,治疗不能手术的食管癌)

sow [səu] (sowed, sown或sowed) *vt* 播;散布 *vi* 播种

sowdah ['saudə] [阿拉伯语"black"] *n* 黑皮病(也门和沙特阿拉伯盘尾丝虫病的典型皮肤表现,通常局限在单侧或两侧下肢,特征为皮肤有黑色素沉着、增厚和粗糙、肿胀、剧烈瘙痒,有丘疹和近卫淋巴结肿大)

Soxhlet's apparatus ['sɔksl ət] (Franz R. von Soxhlet) 索克斯雷特萃取器(以蒸馏溶剂连续从固体物质中萃取脂肪)

soybean ['sɔibi:n], **soya** ['sɔiə] *n* 大豆

Soymida febrifuga ['sɔimidə fe'brifjugə] 印度红木

sp. spiritus【拉】乙醇;酯剂

spa [spɑ:] *n* 矿泉,矿泉疗养地

space [speis] *n* 空间,宇宙;空地;篇幅;间隔;隙,间隙;腔 *vt* 把…分隔开 | apical ～ 根尖隙(牙) / axillary ～ 腋窝 / bregmatic ～ 前囟 / cartilage ～s 软骨隙;软骨陷窝 / cell ～s 细胞空隙(结缔组织基质内) / dead ～ 生理无效区,

死腔;死隙(手术或创伤缝合后) / epidural ～ 硬膜外腔 / free way ～ 休止殆间隙 / interpleural ～ 胸膜间腔,纵隔 / popliteal ～ 腘窝 / subarachnoid ～ 蛛网膜下腔 | ～**less** *a* 无限的;不占地位的

spacelab [ˈspeislæb] *n* 宇宙实验室,太空实验室

spacing [ˈspeisiŋ] *n* 间距,间隔

spacious [ˈspeiʃəs] *a* 广阔的,宽敞的,广大的 | ～**ly** *ad* / ～**ness** *n*

spade [speid] *n* 铲;去睾者(阉人,阉兽)

spadic [ˈspeidik] *n* 古柯叶

spagyric [spəˈdʒirik] *a* 炼丹医术的,炼金医术的

spagyrist [ˈspædʒirist] *n* 炼丹医术家,化学医学家

Spain [spein] *n* 西班牙[欧洲]

Spalding's sign [ˈspɔːldiŋ] (Alfred B. Spalding) 斯波尔丁征(宫内胎儿X线片上颅顶骨重叠,表示胎儿已死亡)

Spallanzani's law [ˌspælənˈzæni] (Lazaro Spallanzani) 斯帕朗扎尼定律(年轻人细胞的再生能力较老年人强)

spallation [spɔːˈleiʃən] *n* 分裂,散裂

span [spæn] *n* 指距;全长;跨距;一段时间;广度 (-nn-) *vt* 以指距量;估量;跨越 | life ～ 寿命

spanemia [spəˈniːmiə] *n* 贫血

spanemic [spəˈniːmik] *a* 贫血的 *n* 补血剂

Spaniard [ˈspænjəd] *n* 西班牙人

Spanish [ˈspæniʃ] *a* 西班牙的;西班牙人的;西班牙语的

spanopnea [ˌspænɔpˈniːə] *n* 呼吸减少(一种神经性疾病,呼吸低而深,自觉呼吸困难)

spar [spɑː] *n* 晶石 | Iceland ～ 冰岛晶石(用于制造尼科尔〈Nicol〉棱镜)

spare [spɛə] *vt* 节约;省掉;剩下;宽恕,赦免,不伤害 *vi* 节约;宽恕 *a* 多余的;备用的;节约的;少量的;瘦的 *n* 备用零件 | enough and to ～ 绰绰有余,足够

sparganosis [ˌspɑːgəˈnəusis] *n* 裂头蚴病

sparganum [spɑːˈgeinəm] ([复] **spargana** [spɑːˈgeinə]) *n* 裂头蚴

sparge [spɑːdʒ] *vt, vi* 喷雾,喷射 | ～**r** *n* 喷洒器

Sparine [ˈspɛəriːn] *n* 盐酸丙嗪(promazine hydrochloride)制剂的商品名

sparing [ˈspɛəriŋ] *a* 节约的;缺乏的,贫乏的;少量的 | ～**ly** *ad*

spark [spɑːk] *n* 火花,电花;活力 *vi* 发火花;闪耀 *vt* 激发,鼓舞 | direct ～ 直接电花(不用莱顿瓶从电极通过人体的一种电花) | ～ off 导致

sparkle [ˈspɑːkl] *vi* 发火花,闪耀 *vt* 使闪耀 *n* 火花;闪耀;活力

sparrow [ˈspærəu] *n* 麻雀

sparse [spɑːs] *a* 稀少的,稀疏的 | ～**ly** *ad* / ～**ness, sparsity** *n*

sparsomycin [ˌspɑːsəuˈmaisin] *n* 司帕霉素,稀疏霉素(抗肿瘤抗菌素)

sparteine [ˈspɑːtiin] *n* 司巴丁,金雀花碱 | ～ sulfate 硫酸金雀花碱(催产药)

spartium [ˈspɑːʃiəm] *n* 金雀花

spasm [ˈspæzəm] *n* 痉挛,抽搐;一阵发作 | ～ of accommodation 调节痉挛,调视痉挛(睫状肌痉挛,对近物产生过多调节) / bronchial ～ 支气管痉挛(气喘时) / cerebral ～ 大脑性痉挛 / clonic ～ 阵挛性痉挛 / cynic ～, canine ～ 痉笑 / facial ～ 面痉挛 / fixed ～ 持久性痉挛 / glottic ～ 声门痉挛,喉痉挛 / habit ～ 习惯性痉挛 / handicraft ～ 手艺工痉挛,职业性神经功能病 / intention ～ 意向性痉挛 / lock ～ 固定性痉挛,手指强直性痉挛 / mobile ～ 手足徐动症,指痉病 / nodding ～, salaam ～ 点头状痉挛 / occupation ～, functional ～, professional ～ 职业性痉挛,职业性神经功能病 / rotatory ～ 旋头痉挛,转头痉挛 / saltatory ～, dancing ～ 痉跳病 / synclonic ～ 共同阵挛性痉挛 / tetanic ～ 破伤风痉挛;强直性痉挛,紧张性痉挛 / tonic ～ 强直性痉挛,紧张性痉挛 / winking ～,

nictitating ～ 瞬目痉挛 / writers' ～ 书写痉挛
spasm(o)- ［构词成分］痉挛
spasmodic [spæz'mɔdik] *a* 痉挛的，抽搐的；间歇的，一阵阵的
spasmogen ['spæzmədʒən] *n* 致痉物
spasmogenic [ˌspæzmə'dʒenik] *n* 致痉的
spasmology [spæz'mɔlədʒi] *n* 痉挛学
spasmolygmus [ˌspæzmə'ligməs] *n* 痉挛性呃逆
spasmolysis [spæz'mɔlisis] *n* 解痉(作用)
spasmolytic [ˌspæzmə'litik], **spasmolysant** [spæz'mɔlizənt] *a* 解痉的 *n* 解痉药
spasmophilia [ˌspæzmə'filiə] *n* 痉挛素质 | **spasmophilic** [ˌspæzmə'filik], **spasmophile** ['spæzməfail] *a*
spasmotin ['spæzmətin] *n* 麦角痉挛碱
spasmus ['spæzməs] *n*【拉】痉挛 | ～ nutans 点头状痉挛
spastic ['spæstik] *a* 痉挛(性)的；强直的，僵硬的 *n* 痉挛者
spasticity [spæs'tisəti] *n* 痉挛状态；强直状态 | clasp-knife ～ 折刀式强直
spat [spæt] spit的过去式和过去分词
spatia ['speiʃiə] spatium的复数
spatial ['speiʃəl] *a* 空间的；立体的；隙的，间隙的，腔的 | ～**ity** [speiʃi'æləti] *n* 空间性 | ～**ly** *ad*
spatic ['speitik] *a* 隙的，间隙的，腔的(尤指邻面间隙)
spatium ['speiʃiəm] (［复］ **spatia** ['speiʃiə]) *n*【拉】隙，间隙，腔
spatula ['spætjulə, -tʃə-] *n* 抹刀，刮铲；(调软膏用的)药刀，软膏刀；压舌板
spatular ['spætjulə, -tʃə-] *a* 抹刀状的，药刀状的
spatulate ['spætjulit, -tʃə-] *a* 抹刀状的，药刀状的 *vt* (用抹刀或软膏刀)调拌 | **spatulation** [ˌspætju'leiʃən, -tʃə-] *n* 调拌
spavin ['spævin] *n* 飞节内肿(马)
spavined ['spævind] *a* 患飞节内肿的
spawn [spɔ:n] *n* 菌丝，菌柱，菌种体
spay [spei] *vt* 切除(动物的)卵巢，阉割
SPCA serum prothrombin conversion accelerator 血清凝血酶原转变加速因子(凝血因子Ⅶ)
speak [spi:k] (spoke, spoken) *vi* 说话，谈话；发言；表明 *vt* 说，讲；讲出；显示 | frankly(generally, strictly) ～ing 坦率(一般，严格)地说 / not to ～ of 更不用说 / on ～ing terms 关系好，友好(尤指争吵后)；仅仅相识而已 / ～ for itself (或themselves) 不言而喻 / ～ for oneself 为自己辩护；发表个人意见 / ～ highly of 赞扬 / ～ ill(well) of 说…坏(好)话 / ～ out(或up) 大胆地说，大声地说 / ～ to 对…说话，招呼，对…演讲；说到；针对…讲；责备；证明；使人感兴趣，吸引人 / ～ well for 证明…很好 / so to ～ 可以这么说，打个譬喻说 / to ～ of［常用于否定句］值得一提的
speaker ['spi:kə] *n* 说话者，演讲者；扬声器
Spearman's rank correlation coefficient (rho) ['spiəmən] (Charles Edward Spearman) 斯皮尔曼秩相关系数(ρ)(指两个变量以秩代替实际值后计算出的积矩相关系数)
spearmint ['spiəmint] *n* 留兰香，绿薄荷
special ['speʃəl] *a* 特别的，特殊的；专门的；专业的，专科的；特种的 | ～**ly** *ad* 特别地，专门地，尤其
specialism ['speʃəlizəm] *n* 专长，特长；专业，专门学科 | medical ～ 医学专业
specialist ['speʃəlist] *n* 专家，专科医师 | clinical nurse ～, nurse ～ 护理专家，临床护理专业人员
speciality [ˌspeʃi'æləti], **specialty** ['speʃəlti] *n* 专业；特长；特性，特征；［复］特点，细节
specialize ['speʃəlaiz] *vt* 特加指明，列举；使专门化；使特化，使专化 *vi* 成为专家；专门研究，专攻；特化，专化 | **specia-**

lization [ˌspeʃəlaiˈzeiʃən, -liˈz-] *n* 特殊化,专业化;特化,专化 / **~d** *a* 专门的;特化的,专化的

speciate [ˈspi:ʃieit] *vi* 物种形成 | **speciation** [ˌspi:ʃiˈeiʃən] *n*

species [ˈspi:ʃi:z] [单复同] *n* 物种,种;核素 | diovulatory ~ 二卵种 / fugitive ~ 易逝种(在某一地区短时期居住或生长的植物或动物种) / monovulatory ~ 单卵种 / polyovulatory ~ 多卵种 / type ~ 模式种

species-specific [ˈspi:ʃi:z-spiˈsifik] *a* 种特异性的(指抗原、药物或传染物)

specifiable [ˈspesifaiəbl] *a* 能指定的,能详细说明的,能列举的

specific [spiˈsifik] *a* 特有的,特异性的,专一性的;种的;有特效的;由一种病菌引起的 *n* 特效药 | **~al** *a* / **~ally** *ad* 特别地,明确地,尤其 / **~ness** *n* 特异性,特殊性

specification [ˌspesifiˈkeiʃən] *n* 详述;[常用复] 规格,说明书

specificity [ˌspesiˈfisəti] *n* 特异性,特殊性;专一性;特性,特征 | organ ~ 器官特异性 / species ~ 种特异性

specify [ˈspesifai] *vt* 指定,详细说明

specimen [ˈspesimin] *n* 标本;样品,(检验用)抽样 | corrosion ~ 腐蚀标本

speck [spek] *n* 斑点;微粒;一点点

speckle [ˈspekl] *n* 小斑点

SPECT single photon emission computed tomography 单光子发射计算体层摄影(术)

spectacle [ˈspektəkl] *n* 场面;景象;[复] 眼镜 | compound ~s 复合眼镜 / decentered ~s 偏心眼镜 / divided ~s 双焦点眼镜 / pantoscopic ~s 双焦点眼镜 / periscopic ~s 周视眼镜 / prismatic ~s 三棱眼镜 / pulpit ~s 半片阅读镜 / stenopeic ~s 小孔镜 / tinted ~s 有色眼镜 / wire frame ~s 镍网眼镜

spectacular [spekˈtækjulə] *a* 公开展示的,引人注意的 | **~ly** *ad*

spectator [spekˈteitə] *n* 旁观者,观众

spectinomycin [ˌspektinəuˈmaisin] *n* 大观霉素(抗生素类药) | ~ hydrochloride 盐酸大观霉素

spectra [ˈspektrə] spectrum的复数

spectral [ˈspektrəl] *a* 光谱的

spectrin [ˈspektrin] *n* 血影蛋白,红细胞膜内蛋白

Spectrobid [ˈspektrəˌbid] *n* 盐酸巴氨西林(bacampicillin hydrochloride)制剂的商品名

spectrochrome [ˈspektrəukrəum] *a* 色光谱的

spectrocolorimeter [ˌspektrəuˌkʌləˈrimitə] *n* 单色盲分光镜

spectrofluorometer [ˌspektrəufluəˈrɔmitə] *n* 荧光分光计

spectrograph [ˈspektrəugrɑ:f] *n* 光谱仪,摄谱仪 | mass ~ 质谱仪(即质谱计)

spectrometer [spekˈtrɔmitə] *n* 分光计;光谱计 | mass ~ 质谱计(亦称质谱仪)

spectrometry [spekˈtrɔmitri] *n* 分光术,光谱测定法

spectrophotofluorometer [ˌspektrəuˌfəutəuˌfluəˈrɔmitə] *n* 分光光度荧光计

spectrophotometer [ˌspektrəufəuˈtɔmitə] *n* 分光光度计 | **spectrophotometry** *n* 分光光度测定法

spectropolarimeter [ˌspektrəuˌpəuləˈrimitə] *n* 旋光分光计,分光偏振计

spectropyrheliometer [ˌspektrəupaiəˌhi:liˈɔmitə] *n* 日射光谱仪

spectroscope [ˈspektrəskəup] *n* 分光镜 | **spectroscopic** [ˌspektrəˈskɔpik] *a* / **spectroscopically** *ad*

spectroscopy [spekˈtrɔskəpi] *n* 光谱学;分光术,分光镜检查

spectrum [ˈspektrəm] ([复] **spectrums** 或 **spectra** [ˈspektrə]) *n* 系列,范围;光谱,波谱,谱 | absorption ~ 吸收(光)谱 / broad-~ 广谱(指抗生素) / action ~ 作用光谱 / continuous ~ 连续谱 / diffraction ~ 衍射光谱 /

electromagnetic ～ 电磁波谱 / fortification ～ 闪光暗点 / ocular ～ 后象 / toxin ～ 毒素谱(抗毒素中和能力的图解说明) / x-ray X线谱

specular ['spekjulə] *a* 镜子的，像镜子的;用窥器(检查)的 | ～**ly** *ad*

speculate ['spekjuleit] *vi* 思索，推测(on, upon, about);投机(in)

speculation [ˌspekju'leiʃən] *n* 思索，推测;投机

speculative ['spekjulətiv] *a* 思索的，推测的;纯理论的;投机的，冒险的

speculum ['spekjuləm] ([复] **speculums** 或 **specula** ['spekjulə]) *n* 反射镜;窥器，扩张器;透明隔 | duck-billed ～ 鸭嘴式(阴道)窥器 / eye ～ 开睑器 / stop ～ 固定开睑器 / wire bivalve ～ 镍条双瓣窥器(检阴道)

sped [sped] speed的过去式和过去分词

speech [spi:tʃ] *n* 言语，谈话，发言 | clipped ～, scamping ～, slurred ～ 缩简言语，言语不清(麻痹性痴呆特征之一) / echo ～ 模仿言语 / esophageal ～ 食管言语(喉切除术后) / incoherent ～ 语无伦次，言语散乱(连串思维障碍所致) / jumbled ～ 紊乱言语，言语讷吃 / mirror ～ 倒语，音节颠倒 / plateau ～ 单音调言语 / scanning ～ 断续言语 / staccato ～ 断音言语(见于多发性硬化症)

speechless ['spi:tʃlis] *a* 不会说话的;哑的;非言语所能表达的 | ～**ly** *ad* / ～**ness** *n*

speed [spi:d] *n* 快，迅速;速度;感光(或曝光)速率 (sped或speeded) *vi* 加速(up) *vt* 促进;使加速 | at ～ 迅速地 | ～**er** *n* 加速器，调速装置

speedy ['spi:di] *a* 快的，迅速的 | **speedily** *ad* / **speediness** *n*

Spee's curve (curvature) [spei] (Ferdinand G. von Spee) 施佩曲线(牙列殆面曲线)

spell[1] [spel] (spelt或spelled) *vt* 拼写，招致;理解 | ～ out 清楚地说明 / ～ over 思考，考虑

spell[2] [spel] *n* 轮班;(一段)工作时间;(病的)小发作 | by ～s 断断续续地

spelling ['speliŋ] *n* 拼字;拼法，缀字法 | finger ～ 手指字母拼读，手指语

Spemann's induction ['ʃpeimən] (Hans Spemann) 施佩曼诱导(胎儿发育早期某些组织对相邻组织起刺激性与指引性作用)

Spencer-Parker vaccine ['spensə 'pɑ:kə] (Roscoe R. Spencer; Ralph R. Parker) 斯宾塞-派克疫苗(落矶山斑疹热疫苗，由感染的蜱研磨配制而成)

spend [spend] (spent) *vt* 用(钱);消耗;浪费;消磨(时间) *vi* 花费;浪费

Spengler's fragments ['speŋglə] (Carl Spengler) 斯彭格勒碎片(结核病患者痰中的圆形小片) | ～ immune bodies 斯彭格勒免疫体(从免疫动物〈经人和牛结核杆菌免疫者〉血细胞提取的制剂，这是基于结核病的免疫物质是在血细胞内，而不是在血清内的想法。此制剂曾一度用于治疗结核病) / ～ tuberculin 牛结核菌素

Spens' syndrome [spenz] (Thomas Spens) 斯彭斯综合征(见Adams-Stokes disease)

spent [spent] spend的过去式和过去分词 *a* 用尽的;精疲力竭的;失去效能的

sperm [spə:m] *n* 精液;精子 | muzzled ～ 迟钝精子

sperma ['spə:mə] *n*【拉】精液;精子

spermaceti [ˌspə:mə'seti] *n* 鲸蜡

spermacrasia [ˌspə:mə'kreiziə] *n* (精液中)精子缺乏

spermagglutination [ˌspə:məˌglu:ti'neiʃən] *n* 精子凝集反应

spermalist ['spə:məlist] *n* 精源论者(见spermist)

spermanucleic acid [ˌspə:mənju:'kli:ik] 精子核酸

spermary ['spə:məri] *n* 睾丸;精巢

spermase ['spə:meis] *n* 麦芽氧化酶

spermateliosis [ˌspə:məˌti:li'əusis] *n*

精子形成(由精细胞形成精子的过程)

spermatemphraxis [ˌspəːmətem'fræksis] *n* 精液阻塞

spermatic [ˌspəː'mætik] *a* 精子的;精液的

spermaticide [spəː'mætisaid] *n* 杀精子剂

spermatid ['spəːmətid] *n* 精细胞,精子细胞

spermatin ['spəːmətin] *n* 精液蛋白

spermatism ['spəːmətizəm] *n* 精液生成;射精

spermatitis [ˌspəːmə'taitis] *n* 输精管炎;精索炎

spermat(o)-, **sperm(o)-** [构词成分] 种子;精子,精液

spermatoblast ['spəːmətəuˌblæst] *n* 精细胞,精子细胞

spermatocele ['spəːmətəuˌsiːl] *n* 精子囊肿(附睾或睾丸网囊肿)

spermatocelectomy [spəːˌmætəusi'lektəmi] *n* 精子囊肿切除术

spermatocidal [ˌspəːmətəu'saidl] *a* 杀精子的

spermatocyst ['spəːmətəuˌsist] *n* 精囊;精子囊肿

spermatocystectomy [ˌspəːmətəusis'tektəmi] *n* 精囊切除术

spermatocystitis [ˌspəːmətəusis'taitis] *n* 精囊炎

spermatocystotomy [ˌspəːmətəusis'tɔtəmi] *n* 精囊切开术

spermatocyte ['spəːmətəuˌsait] *n* 精母细胞 | primary ～ 初级精母细胞 / secondary ～ 次级精母细胞 | **spermatocytal** [ˌspəːmətəu'saitl] *a*

spermatocytogenesis [ˌspəːmətəuˌsaitəu'dʒenisis] *n* 精母细胞发生

spermatocytoma [ˌspəːmətəusai'təumə] *n* 精原细胞瘤

spermatogenesis [ˌspəːmətəu'dʒenisis], **spermatogeny** [ˌspəːmə'tɔdʒini] *n* 精子发生(精子形成的第一阶段,精原细胞生成精母细胞,然后生成精子)

spermatogenic [ˌspəːmətəu'dʒenik], **spermatogenous** [ˌspəːmə'tɔdʒinəs] *a* 精子发生的,生精子的

spermatogonium [ˌspəːmətəu'gəuniəm] ([复] **spermatogonia** [ˌspəːmətəu'gəuniə]), **spermatogone** ['spəːmətəuˌgəun] *n* 精原细胞

spermatoid ['spəːmətɔid] *a* 精子样的

spermatology [ˌspəːmə'tɔlədʒi] *n* 精液学 | **spermatological** [ˌspəːmətəu'lɔdʒikəl] *a* / **spermatologist** *n* 精液学家

spermatolysin [ˌspəːmə'tɔlisin] *n* 溶精子素

spermatolysis [ˌspəːmə'tɔlisis] *n* 精子溶解 | **spermatolytic** [ˌspəːmətəu'litik] *a* 溶解精子的

spermatomerite [ˌspəːmətəu'miərait], **spermatomere** ['spəːmətəuˌmiə] *n* 精核染色体

spermatomicron [ˌspəːmətəu'maikrɔn] *n* 精液微粒(用超显微镜可见其布朗<brownian>运动)

spermatopathia [ˌspəːmətəu'pæθiə], **spermatopathy** [ˌspəːmə'tɔpəθi] *n* 精液病

spermatophore ['spəːmətəuˌfɔː] *n* 精原细胞;(一些低等动物所突出的)精子包囊,精包,精荚

spermatopoietic [ˌspəːmətəupɔi'etik] *a* 生精子的;促精液分泌的

spermatorrhea [ˌspəːmətə'riːə] *n* 遗精,溢精

spermatoschesis [ˌspəːmə'tɔskisis] *n* 精液分泌抑制

spermatosome [spəː'mætəsəum] *n* 精子

spermatospore [spəː'mætəspɔː] *n* 精原细胞

spermatotoxin [ˌspəːmətəu'tɔksin] *n* 精子毒素

spermatovum [ˌspəːmə'təuvəm] *n* 受精卵

spermatoxin [ˌspəːmə'tɔksin] *n* 精子

毒素

spermatozoicide [ˌspəːmətəu'zəuisaid] *n* 杀精子剂

spermatozoid ['spəːmətəuzɔid] *n* 精子;游动精子(植物雄生殖细胞)

spermatozoon [ˌspəːmətəu'zəuɔn] ([复] **spermatozoa** [ˌspəːmətəu'zəuə]) *n* 精子 | **spermatozoal, spermatozoan, spermatozoic** *a*

spermaturia [ˌspəːmə'tjuəriə] *n* 精液尿

spermectomy [spəː'mektəmi] *n* 精索(部分)切除术

spermia ['spəːmiə] spermium的复数

spermiation [ˌspəːmi'eiʃən] *n* 精子放出,放精(成熟精子从塞托利〈Sertoli〉细胞释放出来)

spermicidal [ˌspəːmi'saidl] *a* 杀精子的

spermicide ['spəːmisaid] *n* 杀精子剂

spermid ['spəːmid] *n* 精细胞,精子细胞

spermidine ['spəːmidiːn] *n* 精脒,亚精胺

spermiduct ['spəːmidʌkt] *n* 精管(射精管与输精管的合称)

spermine ['spəːmi(ː)n] *n* 精胺 | ~ phosphate 磷酸精胺

spermiocyte ['spəːmiəˌsait] *n* 初级精母细胞

spermiogenesis [ˌspəːmiəu'dʒenisis] *n* 精子发生,精子形成(由精细胞转变成精子的过程)

spermiogonium [ˌspəːmiəu'gəuniəm] *n* 精原细胞

spermiogram ['spəːmiəgræm] *n* 精子发生图

spermioteleosis [ˌspəːmiəuˌtiːli'əusis] *n* 精子发育过程,精子成熟 | **spermioteleotic** [ˌspəːmiəuˌtiːli'ɔtik] *a*

spermist ['spəːmist] *n* 精源论者(胚中预成说的信仰者,认为精子是完整的微型人)

spermium ['spəːmiəm] ([复] **spermia** ['spəːmiə]) *n*【拉】(成熟)精子

sperm(o)- 见spermat(o)-

spermoblast ['spəːməblæst] *n* 精细胞,精子细胞

spermocytoma [ˌspəːməusai'təumə] *n* 精原细胞瘤

spermolith ['spəːməliθ] *n* 精管石

spermoloropexy [ˌspəːməu'lɔrəˌpeksi], **spermoloropexis** [ˌspəːməuˌlɔrə'peksis] *n* 精索固定术

spermolysin [spəː'mɔlisin] *n* 溶精子素,精子毒素

spermolysis [spəː'mɔlisis] *n* 精子溶解 | **spermolytic** [ˌspəːməu'litik] *a* 溶解精子的

spermoneuralgia [ˌspəːməunjuə'rældʒiə] *n* 精索神经痛

Spermophilus [spə'mɔfiləs] *n* 掘地小栗鼠属

spermophlebectasia [ˌspəːməˌflibek'teiziə] *n* 精索静脉曲张

spermoplasm ['spəːməplæzəm] *n* 精质(精细胞原生质)

spermosphere ['spəːməsfiə] *n* 精细胞球

spermospore ['spəːməspɔː] *n* 精原细胞

spermotoxin [ˌspəːməu'tɔksin] *n* 精子毒素 | **spermotoxic** [ˌspəːmə'tɔksik] *a*

spes [spiːs] *n*【拉】希望 | ~ phthisica 结核病患者痊愈希望

spew [spjuː] *vt* 呕出,喷 *vi* 呕吐;涌出;渗出 *n* 呕吐物;喷出物;渗出物

SPF specific-pathogen free 无特殊病原体的(指用于实验饲养的定菌动物,并已知无特殊病原菌)

sp gr specific gravity 比重

sph spherical 球面的; spherical lens 球面透镜

sphacelate ['sfæsileit] *vt, vi* (使)生坏疽,坏疽化,(使)形成腐肉 | **sphacelation** [ˌsfæsi'leiʃən] *n* 坏疽形成,坏疽(化),腐肉形成

sphacelinic acid [ˌsfæsi'linik] *n* 麦角毒酸

sphacelism ['sfæsilizəm] *n* 坏疽化,坏

死，腐肉形成

sphaceloderma [ˌsfæsiləu'dəːmə] *n* 皮坏疽(或由此产生的溃疡)

sphacelotoxin [ˌsfæsiləu'tɔksin] *n* 痉挛毒素；麦角痉挛碱

sphacelous ['sfæsiləs] *a* 坏疽的，腐肉形成的

sphacelus ['sfæsiləs] *n*【拉】坏死物，腐肉

Sphaenacanthina [ˌsfenəkæn'θainə] *n* 楔棘虫亚目

Sphaeranthus [sfi'rænθəs] *n* 戴星草属

Sphaerellarina [ˌsfiərelə'rainə] *n* 球壳亚目

Sphaeria ['sfiəriə] *n* 球果菌属 | ~ sinensis 中华球果菌

Sphaeriales [ˌsfiəri'eiliːz] *n* 球壳目

sphaer(o)- 以sphaer(o)-起始的词，同样见以spher(o)-起始的词

Sphaeroides maculatus [sfiə'rɔidiːz-mækju'leitəs] *n* 斑点圆鲀

Sphaeromyxa [ˌsfiərəu'miksə] *n* 球粘菌属

Sphaerophorus [sfiə'rəufərəs] *n* 丝杆菌属 | ~ necrophorus 坏死厌氧丝杆菌

Sphaerotilus [sfiə'rəutiləs] *n* 球衣细菌属

sphagiasmus [ˌsfeidʒi'æzməs] *n* 颈肌痉挛(癫痫时)；癫痫小发作

sphagitis [sfə'dʒaitis] *n* 咽喉炎

sphenethmoid [sfə'neθmɔid] *a* 蝶筛(骨)的

sphenion ['sfiːniən] ([复] **sphenia** ['sfiːniə]) *n* 蝶点(测颅点，在顶骨蝶角部)

sphen(o)- [构词成分] 楔形；蝶骨

sphenobasilar [ˌsfiːnəu'bæsilə] *a* 蝶骨枕底部的

sphenoccipital [ˌsfiːnɔk'sipitl] *a* 蝶枕(骨)的

sphenocephalus [ˌsfiːnəu'sefələs] *n* 楔形头畸胎

sphenocephaly [ˌsfiːnəu'sefəli] *n* 楔形头(畸形)

sphenoethmoid [ˌsfiːnəu'eθmɔid] *a* 蝶筛(骨)的

sphenofrontal [ˌsfiːnəu'frʌntl] *a* 蝶额(骨)的

sphenoid ['sfiːnɔid] *a* 楔形的，楔状的；蝶骨的 *n* 蝶骨 | ~**al** [sfiː'nɔidl] *a* 蝶骨的

sphenoiditis [ˌsfiːnɔi'daitis] *n* 蝶窦炎

sphenoidostomy [ˌsfiːnɔi'dɔstəmi] *n* 蝶窦开放术

sphenoidotomy [ˌsfiːnɔi'dɔtəmi] *n* 蝶窦切开术

sphenomalar [ˌsfiːnəu'meilə] *a* 蝶颧(骨)的

sphenomaxillary [ˌsfiːnəu'mæksiləri] *a* 蝶上颌的

sphenometer [sfiː'nɔmitə] *n* (楔形)骨片测量器(测量手术中切除的楔形骨片，以纠正弯曲)

Sphenomonadina [ˌsfiːnəuˌməunə-'dainə] *n* 楔胞藻亚目

Sphenomonas [ˌsfiːnəu'məunəs] *n* 楔胞藻属

spheno-occipital [ˌsfiːnəuɔk'sipitl] *a* 蝶枕(骨)的

sphenopagus [ˌsfiː'nɔpəgəs] *n* 蝶骨互连双胎(畸形)

sphenopalatine [ˌsfiːnəu'pælətin] *a* 蝶腭(骨)的

sphenoparietal [ˌsfiːnəupə'raiitl] *a* 蝶顶(骨)的

sphenopetrosal [ˌsfiːnəupi'trəusəl] *a* 蝶骨岩部的

sphenorbital [sfiː'nɔːbitl] *a* 蝶骨眶部的

sphenosquamosal [ˌsfiːnəuskwei-'məusəl] *a* 蝶骨鳞部的

sphenotemporal [ˌsfiːnəu'tempərəl] *a* 蝶颞(骨)的

sphenotresia [ˌsfiːnəu'triːziə] *n* 颅骨钻孔术

sphenotribe ['sfiːnətraib] *n* (胎儿)碎

颅器

sphenotripsy [ˈsfi:nəˌtripsi] *n* (胎儿)碎颅术

sphenoturbinal [ˌsfi:nəuˈtə:binl] *a* 蝶鼻甲的

sphenovomerine [ˌsfi:nəuˈvəumərin] *a* 蝶犁(骨)的

sphenozygomatic [ˌsfi:nəuzaigəˈmætik] *a* 蝶颧(骨)的

sphere [sfiə] *n* 球,球形;圆体,球面;天体,星;范围,领域 *vt* 使成球形;包围 | attraction ~ 吸引球,中心体 / embryotic ~ 桑葚胚 / segmentation ~ 桑葚胚;卵裂球 / vitelline ~, yolk ~ 卵黄球,桑葚胚

spheresthesia [ˌsfiərisˈθi:zjə] *n* 球状感觉(喉部球状物阻塞感),癔球感

spheric(al) [ˈsferik(əl)] *a* 球的,球形的;球面的;天体的

spher(o)- [构词成分] 球,球体

spherocylinder [ˌsfiərəuˈsilində] *n* 球柱(透)镜

spherocyte [ˈsfiərəsait] *n* 球形红细胞(见于遗传性球形红细胞症,亦见于获得性溶血性贫血) | **spherocytic** [ˌsfiərəuˈsitik] *a*

spherocytosis [ˌsfiərəusaiˈtəusis] *n* 球形红细胞症 | hereditary ~ 遗传性球形红细胞症(一种先天性家族型溶血性贫血)

spheroid [ˈsfiərɔid] *n* 球(形)体,球状体 *a* 球形的,球状的 | **~al** [sfiəˈrɔidl] *a* 球形的,球状的

spheroidin [sfiəˈrɔidin] *n* 河豚精蛋白,河豚毒素

spherolith [ˈsfiərəliθ] *n* 球状石(新生儿肾组织内沉积物)

spheroma [sfiəˈrəumə] *n* 球状瘤

spherometer [sfiəˈrɔmitə] *n* 球径计,测球仪

spherophakia [ˌsfiərəuˈfeikiə] *n* 球形晶状体

Spherophorus [sfiəˈrəufərəs] *n* 丝杆菌属(即Sphaerophorus)

spheroplast [ˈsferəplæst] *n* (原生质)球形体,原生质球,去壁细菌细胞

spherospermia [ˌsfiərəuˈspə:miə] *n* 球状精子,无尾精子,缺尾精子

spherule [ˈsferju:l] *n* 小球(体) | **spherular** *a*

spherulin [ˈsfiərjulin] *n* 内孢囊素(一种皮肤试验抗原,由内孢囊-内孢子期的粗球孢子菌制成,可检测几乎全部球孢子菌素阳性者,也可检测以往接触过粗球孢子菌的球孢子菌素阴性者)

sphincter [ˈsfiŋktə] *n*【拉】括约肌 | cardiac ~, cardioesophageal ~ 贲门括约肌 / cornual ~, tubal ~ 子宫输卵管角括约肌,输卵管括约肌 / ~ of eye 眼括约肌,眼轮匝肌 / hepatic ~ 肝静脉括约肌 / inguinal ~ 腹股沟管括约肌 / pyloric ~ 幽门括约肌 / rectal ~ 直肠括约肌 | **~al** [ˈsfiŋktərəl], **~ic** [sfiŋkˈterik] *a*

sphincteralgia [ˌsfiŋktəˈrældʒiə] *n* (肛门)括约肌痛

sphincterectomy [ˌsfiŋktəˈrektəmi] *n* 括约肌切除术

sphincterismus [ˌsfiŋktəˈrizməs] *n* (肛门)括约肌痉挛

sphincteritis [ˌsfiŋktəˈraitis] *n* 括约肌炎

sphincterolysis [ˌsfiŋktəˈrɔlisis] *n* 虹(膜)角膜分离术(虹膜前粘连时用)

sphincteroplasty [ˈsfiŋktərəuˌplæsti] *n* 括约肌成形术

sphincteroscope [ˈsfiŋktərəuˌskəup] *n* (肛门)括约肌镜 | **sphincteroscopy** [ˌsfiŋktəˈrɔskəpi] *n* (肛门)括约肌镜检查

sphincterotome [ˈsfiŋktərəuˌtəum] *n* 括约肌切开器

sphincterotomy [ˌsfiŋktəˈrɔtəmi] *n* 括约肌切开术 | internal ~ (肛门)内括约肌切开术

sphinganine [ˈsfiŋgəni:n] *n* 二氢(神经)鞘氨醇

sphingo- [构词成分] (神经)鞘氨醇,(神

经)鞘脂类

sphingogalactoside [ˌsfiŋgəugə'læktəsaid] *n* (神经)鞘半乳糖苷(戈谢〈Gaucher〉病时组成脾脏特有的部分物质)

sphingoglycolipid [ˌsfiŋgəuˌglaikəu'lipid] *n* (神经)鞘糖脂

sphingoin ['sfiŋgəuin] *n* (神经)鞘氨(基)脂

sphingol ['sfiŋgɔl] *n* (神经)鞘氨醇

sphingolipid [ˌsfiŋgəu'lipid] *n* (神经)鞘脂类

sphingolipidosis [ˌsfiŋgəuˌlipi'dəusis] ([复] **sphingolipidoses** [ˌsfiŋgəˌlipi'dəusi:z]) *n* (神经)鞘脂沉积病(如家族性脾性贫血、类脂组织细胞增多病及黑朦性家族性白痴)

sphingolipodystrophy [ˌsfiŋgəuˌlipədistrəfi] *n* (神经)鞘脂代谢障碍(包括家族性脾性贫血、异染性白质营养障碍、类脂组织细胞增多病等)

sphingomyelin [ˌsfiŋgəu'maiəlin] *n* (神经)鞘磷脂

sphingomyelinase [ˌsfiŋgəu'maiəlineis] *n* (神经)鞘磷脂酶,(神经)鞘磷脂磷酸二酯酶

sphingomyelinase deficiency (神经)鞘磷脂酶缺乏症,尼曼-皮克〈Niemann-Pick〉病

sphingomyelinosis [ˌsfiŋgəuˌmaiəli'nəusis] *n* (神经)鞘髓磷脂沉积病

sphingomyelin phosphodiesterase [ˌsfiŋgəu'maiəlin ˌfɔsfədai'estəreis] (神经)鞘磷脂磷酸二酯酶(此酶缺乏,为一种常染色体隐性性状,可致尼曼-皮克〈Nieman-Pick〉病,亦称〈神经〉鞘磷脂酶)

sphingophospholipid [ˌsfiŋgəuˌfɔsfə'lipid] *n* (神经)鞘磷脂(含鞘氨醇及磷酸胆碱)

sphingosine ['sfiŋgəsi(:)n] *n* (神经)鞘氨醇

sphingosine *N*-acyltransferase ['sfiŋgəsi:n ˌæsil'trænsfəreis] (神经)鞘氨醇*N*-酰基转移酶

sphygmic ['sfigmik] *a* 脉的

sphygm(o)- [构词成分] 脉,脉搏

sphygmobologram [ˌsfigməu'bəuləgræm] *n* 脉能图,脉力图

sphygmobolometer [ˌsfigməubə'lɔmitə] *n* 脉能描记器(也同样间接描记心收缩力) | **sphygmobolometry** [ˌsfigməubə'lɔmitri] *n* 脉能描记法

sphygmocardiogram [ˌsfigməu'kɑ:diəgræm] *n* 心动脉搏图

sphygmocardiograph [ˌsfigməu'kɑ:diəgrɑ:f] *n* 心动脉搏描记器

sphygmocardioscope [ˌsfigməu'kɑ:diəskəup] *n* 心动心音脉搏描记器

sphygmochronograph [ˌsfigməu'krəunəgrɑ:f] *n* 脉搏自动描记器

sphygmodynamometer [ˌsfigməuˌdainə'mɔmitə] *n* 脉力计

sphygmogenin [sfig'mɔdʒinin] *n* 肾上腺素

sphygmogram ['sfigməgræm] *n* 脉搏图,脉搏曲线

sphygmograph ['sfigməgrɑ:f] *n* 脉搏描记器,脉搏计 | **~ic** [ˌsfigmə'græfik] *a* 脉搏描记的 / **~y** [sfig'mɔgrəfi] *n* 脉搏描记法

sphygmoid ['sfigmɔid] *a* 脉搏样的

sphygmology [sfig'mɔlədʒi] *n* 脉学,脉搏学

sphygmomanometer [ˌsfigməumə'nɔmitə] *n* 血压计

sphygmometer [sfig'mɔmitə] *n* 脉搏计

sphygmometrograph [ˌsfigməu'metrəgrɑ:f] *n* 血压描记器

sphygmometroscope [ˌsfigməu'metrəskəup] *n* 听脉血压计

sphygmo-oscillometer [ˌsfigməuˌɔsi'lɔmitə] *n* 示波血压计

sphygmopalpation [ˌsfigməupæl'peiʃən] *n* 切脉,按脉

sphygmophone ['sfigməfəum] *n* 脉音听诊器

sphygmoplethysmograph [ˌsfigməu-pli'θizməgrɑ:f] *n* 脉搏体积描记器，脉容(积)描记器

sphygmoscope ['sfigməskəup] *n* 脉搏检视器

sphygmoscopy [sfig'mɔskəpi] *n* 脉搏检查

sphygmosystole [ˌsfigməu'sistəli] *n* 收缩期脉搏曲线

sphygmotonometer [ˌsfigməutə'nɔmitə] *n* 脉张力计;动脉管弹性计

sphygmoviscosimetry [ˌsfigməuˌviskəu'simitri] *n* 血压血液粘度测量法

sphyrectomy [sfai'rektəmi] *n* 锤骨切除术

sphyrotomy [sfai'rɔtəmi] *n* 锤骨切开术，锤骨(部分)切除术

spica ['spaikə] ([复] **spicas** 或 **spicae** ['spaisi:]) *n*【拉】人字形绷带

spice [spais] *n* 香料，调味品;香气;趣味 *vt* 加香料于;使增添趣味

spicery ['spaisəri] *n* 香料，调味品;香气

spick-and-span ['spikənd'spæn] *a* 崭新的;整洁干净的

spicular ['spikjulə] *a* 针的，刺的

spiculate ['spikjulit] *a* 针状的，刺状的

spicule ['spaikju:l, 'spikju:l] *n* 针，刺;针状体;交合刺

spiculum ['spikjuləm] ([复] **spicula** ['spikjulə]) *n*【拉】针，刺;交合刺

spicy ['spaisi] *a* 加有香料的;辛辣的

spider ['spaidə] *n* 蜘蛛;蛛状痣 | arterial ～, ～ burst, vascular ～ 蛛状痣 / banana ～ 疾行异足蛛 / black widow ～ 黑寡妇毒蛛，致命红斑毒蛛 / brown recluse ～ 棕色隐士蜘蛛 / cat-headed ～ 猫头蛛/ European wolf ～ 欧狼蛛/ funnel-web ～ 漏斗网蜘蛛 / lynx ～ 山猫蛛 / tree funnel-web ～ 树状漏斗网蜘蛛 / wandering ～ 游动蜘蛛

Spieghel's line ['ʃpigəl] (Adrian van der Spieghel) 半月线(腹横肌)

Spiegler-Fendt sarcoid ['ʃpi:glə fent] (Edward Spiegler; Heinrich Fendt) 施-芬肉样瘤，皮肤淋巴细胞瘤

Spiegler's test (reagent) ['ʃpi:glə] (Edouard Spiegler) 施皮格勒试验(试剂)(检白蛋白)

Spielmeyer-Vogt disease ['ʃpi:lmiə fəukt] (Walter Spielmeyer; Heinrich Vogt) 施-福病，黑矇性白痴

Spigelia [spai'dʒi:liə] (Adriaan van der Spieghel) *n* 驱虫草属

spigelian [spai'dʒi:liən] (Adriaan van der Spieghel) *a* 斯皮格尔的(如 ～ line 半月线，～ lobe 尾状叶)

spigeline [spai'dʒi:li:n] *n* 赤根驱虫草素

spignet ['spignet] *n* 美楤木

spike [spaik] *n* (曲线的)峰;(噬菌体)刺突;穗状花序，穗

spikenard ['spaiknɑ:d] *n* 印度甘松香 | American ～ 美楤木 / false ～ 假甘松香

Spilanthes [spai'lænθi:z] *n* 千日菊属

spill [spil] (spilt或spilled) *vt* 使(溢出)，使(血)流出 *vi* 溢出 *n* 溢出;溢出量，溢出物

spillway ['spilwei] *n* 溢道，溢口(咀嚼时殆面间食物溢出口)

spilt [spilt] spill的过去式和过去分词

spin [spin] (spun; -nn-) *vt* 纺;使旋转 *vi* 纺;旋转 *n* 旋转，自旋;眩晕

spina ['spainə] ([复] **spinae** ['spaini:]) *n*【拉】棘，刺;脊柱 | ～ bifida 脊柱裂

spinach, spinage ['spinidʒ] *n* 菠菜

spinacin ['spainəsin] *n* 菠菜蛋白，菠菜素

spinal ['spainl] *a* 棘的，刺的;脊柱的

spinalgia [spai'nældʒiə] *n* 脊痛

spinalis [spai'neilis] *n*【拉】棘肌 *a* 棘的;脊柱的

spinant ['spainənt] *n* 脊髓兴奋药

spinate ['spaineit] *a* 有棘的，棘状的

spindle ['spindl] *n* 梭，纺锤体 | aortic ～ 主动脉梭 / central ～ 中心纺锤体 / cleavage ～ 卵裂纺锤体 / enamel

~s 釉梭 / muscle ~, neuromuscular ~ 肌梭,神经肌梭 / nuclear ~ 核纺锤体 / tendon ~ 腱梭 / tigroid ~s 虎斑小体

spine [spain] *n* 棘,刺;脊柱 | alar ~, angular ~ 角棘 / bamboo ~ 竹节样脊柱(见于类风湿性脊柱炎的一种X线特征) / basilar ~ 咽结节 / cleft ~ 脊柱裂 / dorsal ~ 脊柱 / hemal ~ 血管棘 / hysterical ~ 癔病性脊柱病态 / ischial ~, ~ of ischium 坐骨棘 / kissing ~s 吻状棘突,接触棘突(椎骨) / pharyngeal ~ 咽棘 / poker ~, rigid ~ 脊柱强直 / railway ~ 铁路事故性脊柱(脊髓损伤后的外伤性神经功能病) / typhoid ~ 伤寒性脊柱(病)

Spinelli's operation [spi'neli] (Pier G. Spinelli) 斯平内利手术(子宫翻出修复术)

spinifugal [spai'nifjugəl] *a* 离脊髓的,脊髓传出的

spinipetal [spai'nipitl] *a* 向脊髓的

Spinitectus gracilis [ˌspaini'tektəs 'græsilis] 薄脊四叠线虫

spinnbarkeit ['spinbɑːkait] *n* 【德】(子宫颈)粘液拉丝现象(用以观察卵巢排卵功能)

spinobulbar [ˌspainəu'bʌlbə] *a* 脊髓延髓的

spinocellular [ˌspainəu'seljulə] *a* 棘细胞的

spinocerebellar [ˌspainəuˌseri'belə] *a* 脊髓小脑的

spinocerebellum [ˌspainəuseri'beləm] *n* 脊髓小脑,旧小脑,原小脑

spinocortical [ˌspainəu'kɔːtikəl] *a* 脊髓(大脑)皮质的

spinocostalis [ˌspainəukɔs'teilis] *n* 棘肋肌(上后锯肌及下后锯肌的合称)

spinogalvanization [ˌspainəuˌgælvənai'zeiʃən, -ni'z-] *n* 脊髓(直)流电疗法

spinoglenoid [ˌspainəu'gliːnɔid] *a* 肩胛冈关节盂的

spinogram ['spainəgræm] *n* 脊柱X线(照)片;脊髓造影(照)片

spinopetal [spai'nɔpitl] *a* 向脊髓的

spinose ['spainəus], **spinous** ['spainəs] *a* 棘状的;棘的,刺的;棘突的

spinotectal [ˌspainəu'tektl] *a* 脊髓顶盖的,顶盖脊髓的

spinothalamic [ˌspainəuθə'læmik] *a* 脊髓丘脑的

spinthariscope [spin'θæriskəup] *n* 闪烁镜(检察镭射气)

spintherism ['spinθərizəm], **spintheropia** [ˌspinθə'rəupiə] *n* 闪光幻视(玻璃状体液内发生胆固醇结晶,是炎症或其他眼病后的蜕变)

spintherometer [ˌspinθə'rɔmitə], **spintometer** [spin'tɔmitə] *n* X线透度计

spiperone ['spipərəun] *n* 螺哌隆,螺环哌啶酮,螺环哌丁苯(安定药,用于治疗精神分裂症)

spir. spiritus【拉】乙醇,酊剂

spiradenoma [ˌspairædi'nəumə] *n* 螺旋腺瘤(即汗腺腺瘤) | cylindromatous ~ 圆柱瘤状汗腺腺瘤,圆柱瘤 / eccrine ~ 小汗腺螺旋腺瘤

spiral ['spaiərəl] *a* 螺旋(形)的 *n* 螺旋(形);螺线;蜷线 (-l⟨l⟩-) *vi* 盘旋,螺旋形地上升(或下降) *vt* 使成螺旋形;使作螺旋形上升(或下降) | **~ly** *ad*

spiramycin [ˌspaiərə'maisin] *n* 螺旋霉素(抗生素类药)

Spiranthes [spai'rænθiːz] *n* 绶草属

spireme ['spaiəriːm] *n* 染色质纽,丝球

spirilla [spaiə'rilə] spirillum的复数

Spirillaceae [ˌspaiəri'leisiiː] *n* 螺菌科

spirillemia [ˌspaiəri'liːmiə] *n* 螺菌血症

spirillicidal [spaiəˌrili'saidl] *a* 杀螺菌的

spirillicide [spaiə'rilisaid] *a* 杀螺菌的 *n* 杀螺菌药

spirillicidin [spaiəˌrili'saidin] *n* 杀螺菌素

spirillolysis [ˌspaiəri'lɔlisis] *n* 螺菌溶

解

spirillosis [ˌspaiəri'ləusis] *n* 螺菌病

Spirillospora [ˌspaiərilə*u*'spɔːrə] *n* 螺孢菌属 | ～ albida (带)白色螺孢菌

spirillotropic [ˌspaiərilə*u*'trɔpik] *a* 亲螺菌的

spirillotropism [ˌspaiəri'lɔtrəpizəm] *n* 亲螺菌性

Spirillum [spaiə'riləm] *n* 螺菌属 | ～ minus 小螺菌,鼠咬热螺旋体

spirillum [spaiə'riləm] ([复] **spirilla** [spaiə'rilə]) *n* 螺菌

spirit ['spirit] *n* 精神; [复] 情绪;烈酒;酒精;酏剂 *vt* 使精神振作 | aromatic ammonia ～, ammonia ～ 芳香氨酯 / anise ～ 洋茴香酯 / benzaldehyde ～ 苯甲醛酯 / camphor ～ 樟脑酯 / compound orange ～ 复方橙皮酯 / ethyl nitrite ～, ～ of nitrous ether, sweet ～ of nitre 亚硝酸乙酯酯 / methylated ～ 含甲醇酒精,变性酒精 / nitroglycerin ～, glyceryl trinitrate ～ 三硝酸甘油酯 / peppermint ～ 欧薄荷酯 / perfumed ～ 香料酒精 / proof ～ 规定酒精 / rectified ～ 精溜酒精 / spearmint ～ 绿薄荷酯 / ～ of wine 酒精,醇,乙醇 | in ～ 精神上,内心里,心灵上 / in ～s 兴致勃勃 / out of ～s 没精打采

spirited ['spiritid] *a* 精神饱满的 | ～**ly** *ad* / ～**ness** *n*

spiritless ['spiritlis] *a* 没精打采的;无生命的,死的 | ～**ly** *ad* / ～**ness** *n*

spiritual ['spiritjuəl] *a* 精神(上)的;宗教的 | ～**ly** *ad* / ～**ness** *n*

spirituous ['spiritjuəs] *a* 酒精的,醇的 | **spirituosity** [ˌspiritju'ɔsəti] *n* 含酒精(性)

spir(o)- [构词成分] 螺旋;呼吸

Spirocerca sanguinolenta [ˌspaiərə'səːkə sæŋgwinə'lentə] 血红旋尾线虫

Spirochaeta [ˌspaiərə'kiːtə] *n* 螺旋体属,波体属 | ～ pseudoicterogenes 假黄疸螺旋体(本名在德国用于表示双曲钩端螺旋体Leptospira biflexa)

Spirochaetaceae [ˌspaiərəkiː'teisiiː] *n* 螺旋体科

Spirochaetales [ˌspaiərəkiː'teiliːz] *n* 螺旋体目

spirochete ['spaiərəkiːt] *n* 螺旋体 | **spirochetal** [ˌspaiərə'kiːtl] *a*

spirochetemia [ˌspaiərəkiː'tiːmiə] *n* 螺旋体血症

spirocheticidal [ˌspaiərəkiːti'saidl] *a* 杀螺旋体的

spirocheticide [ˌspaiərə'kiːtisaid] *n* 杀螺旋体药

spirochetogenous [ˌspaiərəkiː'tɔdʒinəs] *a* 螺旋体原(性)的

spirochetolysin [ˌspaiərəkiː'tɔlisin] *n* 溶螺旋体素

spirochetolysis [ˌspaiərəkiː'tɔlisis] *n* 螺旋体溶解(作用) | **spirochetolytic** [ˌspaiərəˌkiːtə'litik] *a*

spirochetosis [ˌspaiərəkiː'təusis] *n* 螺旋体病 | ～ arthritica 关节螺旋体病 / bronchopulmonary ～ 支气管(肺)螺旋体病 / fowl ～ 鸡螺旋体病 / icterogenic ～, ～ icterohaemorrhagica 黄疸性螺旋体病,出血性黄疸螺旋体病,钩端螺旋体性黄疸

spirocheturia [ˌspaiərəkiː'tjuəriə] *n* 螺旋体尿

spirofibrilla [ˌspaiərə*u*fai'brilə] ([复] **spirofibrillae** [ˌspaiərə*u*fai'briliː]) *n* 螺形纤丝

spirogram ['spaiərəgræm] *n* 呼吸(描记)图

spirograph ['spaiərəgrɑːf] *n* 呼吸描记器 | ～**y** [spaiə'rɔgrəfi] *n* 呼吸描记法

spirographin [spaiə'rɔgrəfin] *n* 血绿透明蛋白原

Spirogyra [ˌspaiərə'dʒaiərə] *n* 水绵属

spiroid ['spaiərɔid] *a* 螺旋样的

spiro-index [ˌspaiərə'indeks] *n* 呼吸指数(肺活量除以身高所得之值)

spirolactone [ˌspaiərəu'læktəun] *n* 螺甾内酯,螺旋内酯固醇

spiroma [spaiə'rəumə] *n* 汗腺瘤
spirometer [spaiə'rɔmitə] *n* 肺量计,呼吸量计 | **spirometric** [ˌspaiərə'metrik] *a* 肺量测定的;肺量计的 / **spirometry** *n* 肺量测定法,呼吸量测定法
Spirometra [ˌspaiərəu'metrə] *n* 迭宫(绦虫)属 | ~ erinaceieuropaei 刺猬迭宫绦虫
Spironema [ˌspaiərəu'ni:mə] *n* 线螺旋体属
spironolactone [spaiəˌrəunə'læktəun] *n* 螺内酯,安体舒通(醛固酮拮抗药,利尿药)
spirophore ['spaiərəfɔ:] *n* 柜式人工呼吸器
Spiroplasma [ˌspaiərəu'plæzmə] *n* 螺旋原体属
Spiroplasmataceae [ˌspaiərəuˌplæzmə'teisii:] *n* 螺旋原体科
Spiroschaudinnia [ˌspaiərəuʃau'diniə] *n* 绍丁螺旋体属
spiroscope ['spaiərəskəup] *n* 呼吸量检视器 | **spiroscopy** [spaiə'rɔskəpi] *n* 呼吸量检视法
Spirosoma [ˌspaiərəu'səumə] *n* 螺状菌属
Spirosomaceae [ˌspaiərəusə'meisii:] *n* 螺状菌科
spirosparta [ˌspaiərə'spɑ:tə] ([复] **spirospartae** [ˌspairə'spɑ:ti:]) *n* 螺形纤丝体(植物细胞)
Spiro's test ['spi:rəu] (Karl Spiro) 施皮罗试验(检氨和脲、检马尿酸)
Spirotrichia [ˌspairəu'trikiə] *n* 旋毛亚纲
Spirotrichonympha [ˌspaiərəuˌtrikə'nimfə] *n* 旋毛蛹虫属
Spiruroidea [ˌspaiəru'rɔidiə] *n* 旋尾超科
spissated ['spiseitid] *a* 蒸浓的;浓缩的;凝结了的
spissitude ['spisitju:d] *n* 蒸浓;浓缩;稠度
spit [spit] (spat或spit; -tt-) *vt* 吐(唾液等) *vi* 吐唾沫;吐痰 *n* 吐;唾沫
spite [spait] *n* 恶意 *vt* 刁难;使恼怒 | in ~ of 不管,不顾 / in ~ of oneself 不由自主地
spittle ['spitl] *n* 唾沫,涎液
spittoon [spi'tu:n] *n* 痰盂
Spitzka-Lissauer tract (column) ['spitskə 'lisauə] (E. C. Spitzka; Heinrich Lissauer) 背外侧束
Spitzka's nucleus ['spitskə] (Edward C. Spitzka) 斯皮茨卡核(见Perlia's nucleus) | ~ tract 背外侧束
Spitz nevus [spits] (Sophie Spitz) 斯皮茨痣,梭形及上皮样细胞痣
Spivack's operation ['spivæk] (Julius L. Spivack) 斯皮瓦克手术(膀胱造口术的一种方法,其管由胃前壁所形成,其底部有一瓣膜)
splanchnapophysis [ˌsplæŋknə'pɔfisis] *n* 内脏骨突 | **splanchnapophyseal** [ˌsplæŋknæpə'fiziəl] *a*
splanchnectopia [ˌsplæŋknek'təupiə] *n* 内脏异位,内脏移位
splanchnesthesia [ˌsplæŋknis'θi:zjə] *n* 内脏感觉 | **splanchnesthetic** [ˌsplæŋknis'θetik] *a*
splanchnic ['splæŋknik] *a* 内脏的
splanchnicectomy [ˌsplæŋkni'sektəmi] *n* 内脏神经切除术(此术与交感神经切除术结合做,有利于原发性高血压的缓解)
splanchnicotomy [ˌsplæŋkni'kɔtəmi] *n* 内脏神经切断术
splanchn(o)- [构词成分] 内脏;内脏神经
splanchnoblast ['splæŋknəblæst] *n* 内脏原基,内脏始基
splanchnocele ['splæŋknəsi:l] *n* 内脏突出,内脏疝
splanchnocoele ['splæŋknəsi:l] *n* 体腔,胸腹腔
splanchnocranium [ˌsplæŋknəu'kreinjəm] *n* 脏颅(自鳃弓发生的颅骨部分)
splanchnoderm ['splæŋknədə:m] *n* 胚

脏壁,脏层

splanchnodiastasis [ˌsplæŋknə*u*dai'æstəsis] *n* 内脏分离,内脏分裂;内脏异位,内脏移位

splanchnography [splæŋk'nɔgrəfi] *n* 内脏解剖论

splanchnolith ['splæŋknəliθ] *n* 内脏石(肠石)

splanchnology [splæŋk'nɔlədʒi], **splanchnologia** [ˌsplæŋknə*u*'ləudʒiə] *n* 内脏学

splanchnomegaly [ˌsplæŋknə*u*'megəli], **splanchnomegalia** [ˌsplæŋknə*u*mi'geiliə] *n* 巨内脏,内脏巨大

splanchnomicria [ˌsplæŋknə*u*'mikriə] *n* 内脏过小

splanchnopathy [splæŋk'nɔpəθi] *n* 内脏病

splanchnopleure ['splæŋknəpluə] *n* 胚脏壁,脏层 | **splanchnopleural** [ˌsplæŋknə*u*'pluərəl] *a*

splanchnoptosis [ˌsplæŋknɔp'təusis] *n* 内脏下垂

splanchnosclerosis [ˌsplæŋknə*u*skliə'rəusis] *n* 内脏硬化

splanchnoscopy [splæŋk'nɔskəpi] *n* 内脏透照法(用内镜对内脏检视)

splanchnoskeleton [ˌsplæŋknə*u*'skelitn] *n* 内脏骨骼(尤指形成动物某些器官的骨骼结构,如鳃、舌、眼、阴茎等)

splanchnosomatic [ˌsplæŋknə*u*sə*u*'mætik] *a* 内脏(与)躯体的

splanchnotomy [splæŋk'nɔtəmi] *n* 内脏解剖学,内脏解剖

splanchnotribe ['splæŋknətraib] *n* 夹肠器

splash [splæʃ] *vt* 溅,泼 *vi* 泼水;飞溅 *n* 溅,泼;溅泼声;色斑

splashy ['splæʃi] *a* 易溅的;多污水的;有色斑的 | **splashily** *ad* / **splashiness** *n*

S-plasty ['es'plæsti] *n* S形成形术(成形外科学中使用S形切口的一种方法)

splay [splei] *vt, vi* 展开,张开(手掌、足趾等) *n* 展开

splayfoot ['spleifut] *n* 八字脚,外翻足 | ~**ed** *a*

spleen [spli:n] *n* 脾;(发)脾气 | accessory ~ 副脾 / bacon ~ 火腿脾,淀粉样脾 / cyanotic ~ 绀色脾 / diffuse waxy ~ 弥漫性蜡样脾 / enlarged ~ 脾肿大 / floating ~, movable ~, wandering ~ 游动脾 / hard baked ~ 烤硬状脾(霍奇金〈Hodgkin〉病时) / porphyry ~ 斑岩脾 / sago ~ 西米脾 / waxy ~, lardaceous ~ 蜡样脾,豚脂样脾 | vent one's ~ on sb 向某人大发脾气

splen [splen] *n* 【希】脾

splenadenoma [ˌspli:nædi'nəumə] *n* 脾髓增殖性脾大,脾髓增生

splenalgia [spli'nældʒiə] *n* 脾(神经)痛 | **splenalgic** [spli'nældʒik] *a*

splenatrophy [sple'nætrəfi] *n* 脾萎缩

splenauxe [spli'nɔ:ksi], **splenectasis** [spli'nektəsis] *n* 脾(肿)大

splenceratosis [ˌsplenserə'təusis] *n* 脾硬化

splenculus ['spleŋkjuləs] *n* 【拉】副脾,小脾

splendid ['splendid] *a* 灿烂的,辉煌的;显著的,极好的 | ~**ly** *ad* / ~**ness** *n*

splendo(u)r ['splendə] *n* 光辉,光彩;显赫,壮丽

splenectomize [spli'nektəmaiz] *vt* 脾切除

splenectomy [ˌspli'nektəmi] *n* 脾切除术

splenectopia [splinek'təupiə], **splenectopy** [spli'nektəpi] *n* 脾异位,脾移位,游动脾

splenelcosis [ˌspli:nel'kəusis] *n* 脾溃疡(形成)

splenemia [spli'ni:miə], **splenemphraxis** [ˌspli:nem'fræksis] *n* 脾充血

spleneolus [spli'ni:ələs] *n* 副脾,小脾

splenetic [spli'netik] *a* 脾病的,脾气不好的 | ~**al** *a*

splenial [ˈspliːniəl] *a* 绷带的,压布的;夹肌的
splenic [ˈsplenik, ˈspliːnik] *a* 脾的
splenicterus [spleˈniktərəs] *n* 脾炎黄疸
splenification [ˌsplenifiˈkeiʃən] *n* 脾样变
spleniform [ˈsplenifɔːm] *a* 脾样的
spleniserrate [ˌspleniˈsereit] *a* 夹肌锯肌的
splenitis [spliˈnaitis] *n* 脾炎 | spodogenous ~ 废质原性脾炎(脾内异粒积聚所致)
splenium [ˈspliːniəm] *n*【拉】绷带,压布;压部
splenius [ˈspliːniəs] *n* 夹肌
splenization [ˌspliːnaiˈzeiʃən, ˌsplen–, –niˈz–] *n* 脾样变 | hypostatic ~ 坠积性脾样变
splen(o)- [构词成分] 脾
splenoblast [ˈspliːnəblæst] *n* 成脾细胞
splenocele [ˈspliːnəsiːl] *n* 脾疝
splenoceratosis [ˌspliːnəuˌserəˈtəusis] *n* 脾硬化
splenocleisis [ˌspliːnəuˈklaisis] *n* 脾(表面)刺激法(促进纤维组织增生)
splenocolic [ˌspliːnəuˈkɔlik] *a* 脾结肠的
splenocyte [ˈspliːnəsait] *n* 脾细胞
splenodynia [ˌspliːnəuˈdiniə] *n* 脾痛
splenogenous [spliˈnɔdʒinəs] *a* 脾源(性)的
splenogram [ˈspliːnəgræm] *n* 脾X线(照)片;脾细胞(分类)象
splenogranulomatosis [ˌsplenəuˌgrænjuˌləuməˈtəusis] *n* 脾肉芽肿病 | ~ siderotica 铁质沉着性脾肉芽肿病
splenography [spliˈnɔgrəfi] *n* 脾X线摄影(术);脾脏论
splenohepatomegaly [ˌspliːnəuhepətəuˈmegəli], **splenohepatomegalia** [ˌspliːnəuˌhepətəumiˈgeiliə] *n* 脾肝(肿)大
splenoid [ˈspliːnɔid] *a* 脾样的
splenokeratosis [ˌspliːnəukerəˈtəusis] *n* 脾硬化
splenolaparotomy [ˌspliːnəuˌlæpəˈrɔtəmi] *n* 剖腹脾切开术
splenology [spliˈnɔlədʒi] *n* 脾脏学
splenolymphatic [ˌspliːnəulimˈfætik] *a* 脾(与)淋巴结的
splenolysin [spliˈnɔlisin] *n* 溶脾素
splenolysis [spliˈnɔlisis] *n* 脾溶解,脾组织破坏
splenoma [spliˈnəumə] ([复] **splenomas** 或 **splenomata** [spliˈnəumətə]) *n* 脾瘤
splenomalacia [ˌspliːnəuməˈleiʃiə] *n* 脾软化
splenomedullary [ˌspliːnəuˈmedʌləri] *a* 脾(与)骨髓的
splenomegaly [ˌspliːnəuˈmegəli] *n* 脾(肿)大 | congestive ~ 充血性脾大(亦称脾性贫血) / Egyptian ~ 埃及脾大(曼氏血吸虫所致) / febrile tropical ~ 发热性热带脾大,黑热病 / hemolytic ~ 溶血性脾大(溶血性贫血) / infective ~, infectious ~ 感染性脾大 / myelophthisic ~ 骨髓痨性脾大 / siderotic ~ 铁质沉着性脾大(伴纤维化) / spodogenous ~ 废质原性脾大(脾内红细胞积聚所致) | **splenomegalia** [ˌspliːnəumiˈgeiliə]
splenometry [spliˈnɔmitri] *n* 脾(体积)测定法
splenomyelogenous [ˌspliːnəumaiəˈlɔdʒinəs] *a* 脾(与)骨髓(源)性的
splenomyelomalacia [ˌspliːnəuˌmaiələuməˈleiʃiə] *n* 脾(与)骨髓软化
splenoncus [spliˈnɔŋkəs] *n* 脾瘤
splenonephric [ˌspliːnəuˈnefrik] *a* 脾肾的
splenonephroptosis [ˌspliːnəuˌnefrɔpˈtəusis] *n* 脾肾(同侧)下垂
splenopancreatic [ˌspliːnəuˌpæŋkriˈætik] *a* 脾胰的
splenoparectasis [ˌspliːnəupəˈrektəsis] *n* 脾过大

splenopathy [spli'nɔpəθi] *n* 脾病
splenopexy ['spli:nə,peksi], **splenopexia** [,spli:nəu'peksiə], **splenopexis** ['spli:nəu,peksis] *n* 脾固定术
splenophrenic [spli:nəu'frenik] *a* 脾膈的
splenopneumonia [,spli:nəunju(:)'məunjə] *n* 脾样变性肺炎
splenoportography [,spli:nəupə'tɔgrəfi] *n* 脾门静脉造影(术)
splenoptosis [,spli:nɔp'təusis], **splenoptosia** [,spli:nɔp'təuziə] *n* 脾下垂
splenorenal [,spli:nə'ri:nl] *a* 脾肾的,脾肾静脉的
splenorenopexy [,spli:nə'ri:nə,peksi] *n* 脾肾固定术
splenorrhagia [,spli:nə'reidʒiə] *n* 脾出血
splenorrhaphy [spli'nɔrəfi] *n* 脾缝术
splenosis [spli'nəusis] *n* 脾组织植入 | pericardial ~ 心包腔内脾组织植入(以增加心肌的血供)
splenotomy [spli'nɔtəmi] *n* 脾切开术
splenotoxin [,spli:nəu'tɔksin] *n* 脾毒素
splenulus ['splenjuləs], **splenunculus** [spli'nʌŋkjuləs] *n* 副脾,小脾
splice [splais] *vt, n* 拼接
splicing ['splaisiŋ] *n* 拼接(遗传学中指在基因转录时内含子排除〈splicing out〉和外显子接合〈splicing together〉)
splint [splint] *n* 薄木条;夹板,夹;[复](马的)掌骨疣 *vt* 用夹板夹 | Balkan ~ 巴尔干夹(用于骨折,作伸展用) / banjo traction ~ 手指牵引夹 / bracketed ~ 有架夹 / drop foot ~ 下垂足夹 / knee ~ 膝关节夹 / plaster ~ 石膏夹 / poroplastic ~ 可塑性夹 / shin ~s 外胫夹(运动员在趾长屈肌劳损后,沿胫骨出现疼痛)
splinter ['splintə] *vt, vi* (使)裂成碎片,(使)分裂 *n* 裂片
splintery ['splintəri] *a* 裂片(状)的;易碎裂的,多裂片的
splinting ['splintiŋ] *n* 夹板用法,夹板疗法;夹板固定术(对松动牙)
split [split] (split; -tt-) *vt, vi* (使)分裂,(使)分离;(平)分 *n* 分裂;裂缝,直裂口,隙 *a* 分裂的;分离的
splitting ['splitiŋ] *n* 分解,分裂 *a* 爆裂(似)的;剧烈的 | ~ of heart sounds 心音分裂
splotch [splɔtʃ] *n* 斑点,污迹 | ~**y** *a* 有污点的,有污迹的
splurge [splə:dʒ] *n, vi* 炫耀
spodiomyelitis [,spəudiəu,maiə'laitis] *n* 脊髓灰质炎,急性脊髓前角灰质炎
spod(o)- [构词成分] 灰;废质
spodogenous [spə'dɔdʒinəs] *a* 废质(原)性的
spodogram ['spɔdəgræm] *n* 灰象(焚化少量组织或其他物质后造成的象)
spodography [spə'dɔgrəfi] *n* 灰象检查,显微灰化法(焚化少量组织,并用超显微镜观察灰象,用以研究细胞的矿质成分)
spoil [spɔil] (spoilt或spoiled) *vt* 损坏,宠坏 *vi* (食物等)变坏,腐败
spoke [spəuk] speak的过去式 *n* 辐条,轮辐
spoken ['spəukən] speak的过去分词 *a* 口头的,口语的
spondee ['spɔndi:] *n* 扬扬格(两个音节的词〈例如pancake〉在每个音节上具有相同的重音,用于测试言语接受阈)
spondylalgia [,spɔndi'lældʒiə] *n* 脊椎痛
spondylarthritis [,spɔndilɑ:'θraitis] *n* (脊)椎关节炎
spondylarthrocace [,spɔndilɑ:'θrɔkəsi] *n* 脊椎结核
spondylexarthrosis [,spɔndi,leksɑ:'θrəusis] *n* 脊椎脱位
spondylitis [,spɔndi'laitis] *n* 脊椎炎 | hypertrophic ~ 肥大性脊椎炎 / reumatoid ~, ankylosing ~ 类风湿性脊椎炎,关节强硬性脊椎炎 | **spondy-**

litic [ˌspɔndi'litik] *a*

spondylizema [ˌspɔndilai'zi:mə] *n* 脊椎下移

spondyl(o)- [构词成分] 脊椎,脊柱

spondyloarthropathy [ˌspɔndiləuɑ:'θrəpəθi] *n* 脊椎关节病

spondylocace [ˌspɔndi'lɔkəsi] *n* 脊椎结核

spondylodesis [ˌspɔndi'lɔdisis] *n* 脊椎融合术(结核性脊柱病时,用短骨移植使脊椎融合)

spondylodidymia [ˌspɔndiləudai'dimiə] *n* 脊柱联胎畸形

spondylodymus [ˌspɔndi'lɔdiməs] *n* 脊柱联胎

spondylodynia [ˌspɔndiləu'diniə] *n* 脊椎痛

spondylolisthesis [ˌspɔndiləu'lisθisis], **spondyloptosis** [ˌspɔndilɔp'təusis] *n* 脊椎前移 | **spondylolisthetic** [ˌspɔndiləulis'θetik] *a*

spondylolysis [ˌspɔndi'lɔlisis] *n* (脊)椎骨脱离

spondylomalacia [ˌspɔndiləumə'leiʃiə] *n* 脊椎软化

spondylopathy [ˌspɔndi'lɔpəθi] *n* 脊椎病,脊柱病

spondylopyosis [ˌspɔndiləupai'əusis] *n* 脊椎化脓

spondyloschisis [ˌspɔndi'lɔskisis] *n* (先天性)椎弓裂

spondylosis [ˌspɔndi'ləusis] *n* 椎关节强硬,脊椎关节强硬 | cervical ～ 颈椎关节强硬 / lumbar ～ 腰椎关节强硬 | **spondylotic** [ˌspɔndi'lɔtik] *a*

spondylosyndesis [ˌspɔndiləu'sindisis] *n* 脊柱制动术,脊柱融合术

spondylotherapy [ˌspɔndiləu'θerəpi] *n* 脊椎疗法

spondylotomy [ˌspɔndi'lɔtəmi] *n* 脊椎切开术,椎柱切开术

spondylous ['spɔndiləs] *a* 脊椎的,椎骨的

sponge [spʌndʒ] *n* 海绵;(外科用)纱布, *vt* 用海绵揩拭 | absorbable gelatin ～ 吸收性明胶海绵(局部止血用) / ear ～ 洗耳海绵 / fibrin ～ 纤维蛋白海绵(止血用) / gelatin ～ 明胶海绵(止血用,尤与凝血酶一起蘸用)

spongia ['spʌndʒiə] *n* 【拉;希】海绵 | ～ gelatina absorbenda 吸收性明胶海绵

spongiform ['spʌndʒifɔ:m] *a* 海绵状的

spongiitis, spongeitis [ˌspɔndʒi'aitis] *n* 阴茎海绵体炎,尿道周炎

spongin ['spʌndʒin] *n* 海绵硬蛋白

spongi(o)- [构词成分] 海绵

spongioblast ['spɔndʒiəˌblæst] *n* 成胶质细胞;无轴索细胞

spongioblastoma [ˌspɔndʒiəublæs'təumə], **spongiocytoma** [ˌspɔndʒiəusai'təumə] *n* 成胶质细胞瘤,恶性胶质瘤

spongiocyte ['spɔndʒiəsait] *n* (神经)胶质细胞;(肾上腺皮质)海绵状细胞

spongioid ['spʌndʒiɔid] *a* 海绵样的

spongioplasm ['spɔndʒiəplæzəm] *n* 海绵质;轴索浆粒(轴索粒状物质)

spongiosa [ˌspɔndʒi'əusə] *a* 海绵状的(有时单独使用表示骨松质)

spongiosaplasty [ˌspɔndʒiəusə'plæsti] *n* 骨松质成形术

spongiosis [spɔndʒi'əusis] *n* 海绵形成皮肤海绵层〈棘层〉细胞间水肿) | **spongiotic** [spɔndʒi'ɔtik] *a*

spongiositis [ˌspɔndʒiəu'saitis] *n* 阴茎海绵体炎

spongosterol [spɔn'gɔstərɔl] *n* 海绵甾醇,海绵固醇

spongy ['spʌndʒi] *a* 海绵状的,海绵构造的; 多孔的, 有吸水性的 | **sponginess** *n*

spontaneity [ˌspɔntə'ni:əti] *n* 自发性,自生;自发动作(或行为等)

spontaneous [spɔn'teinjəs] *a* 自发的,特发的,自生的 | ～**ly** *ad* / ～**ness** *n*

Spontin ['spɔntin] *n* 利托菌素A和B(ristocetins A and B)冻干制剂的商品

名

spool [spu:l] *n* 线轴，卷轴(绕手术缝线等用)

spoon [spu:n] *n* 匙，调羹;一匙的量 | excavator ~ 匙形挖器(牙科) / marrow ~ 骨髓匙 / sharp ~ 锐匙(刮肉芽组织) | ~**ful** *n* 一匙的量

spoon-fed ['spu:nfed] *a* 用匙喂的

sporadic [spə'rædik] *a* 单个发生的，偶尔发生的;散发(性)的，散在的

sporadin ['spɔrədin] *n* 配子体;滋养体(原虫)

sporadoneure [spə'rædənjuə] *n* 散在神经元

Sporadotrichina [ˌspəurədəutri'kainə] *n* 散毛亚目

sporangiophore [spə'rændʒiəfɔ:] *n* 孢子囊柄，孢子囊梗

sporangiospore [spə'rændʒiəspɔ:] *n* 孢子囊孢子

sporangium [spə'rændʒiəm] ([复] **sporangia** [spə'rændʒiə]) *n* 孢子囊 | **sporangial** [spə'rændʒiəl] *a*

sporation [spə'reiʃən] *n* 孢子形成，芽胞形成

spore [spɔ:] *n* 孢子，芽胞 *vi* 长孢子 | asexual ~ 无性孢子 / bacterial ~s 细菌芽胞 / swarm ~ 游动孢子 / washed ~s 洗净芽胞(已无毒素)

sporenrest ['spɔ:rənrest] *n*【德】孢子残渣

sporetia [spə'ri:ʃiə] *n* 生殖染色质

Sporichthya [spə'rikθiə] *n* 鱼孢菌属

sporicidal [ˌspɔ:ri'saidl] *a* 杀孢子的

sporicide ['spɔ:risaid] *n* 杀孢子剂

sporidesmin [ˌspɔ:ri'desmin] *n* 孢子素

sporiferous [spɔ:'rifərəs] *a* 产孢子的，产芽胞的

sporiparous [spɔ:'ripərəs] *a* 产孢子的

spor(o)- [构词成分] 孢子，芽胞

sporoagglutination [ˌspɔ:rəuəˌglu:ti'neiʃən] *n* 孢子凝集反应(诊断孢子丝菌病的孢子凝集现象)

sporoblast ['spɔ:rəblæst] *n* 成孢子细胞

sporocyst ['spɔ:rəsist] *n* 孢子囊;包蚴 | ~**ic** [ˌspɔ:rə'sistik] *a*

Sporocytophaga [ˌspɔ:rəusai'tɔfəgə] *n* 生孢噬纤维菌属

sporoduct ['spɔ:rədʌkt] *n* 孢子管

sporogenesis [ˌspɔ:rəu'dʒenisis], **sporogeny** [spə'rɔdʒini] *n* 孢子发生，孢子形成 | **sporogenic** [ˌspɔ:rə'dʒenik], **sporogenous** [spə'rɔdʒinəs] *a* 产孢子的

sporogony [spə'rɔgəni] *n* 孢子生殖;孢子发生

Sporolactobacillus [ˌspɔ:rəuˌlæktəubə'siləs] *n* 芽胞乳杆菌属

sporont ['spɔ:rɔnt] *n* 产孢体，孢子体(性周期的成熟原虫)

sporophore ['spɔ:rəfɔ:] *n* 孢柄;孢囊柱(粘菌);子实体(真菌) | **sporophoric** [ˌspɔ:rə'fɔrik] *a*

sporophyte ['spɔ:rəfait] *n* 孢子体(倍数世代交替时的二倍体或无性期) | **sporophytic** [ˌspɔ:rə'fitik] *a*

sporoplasm ['spɔ:rəuplæzəm] *n* 孢子质，孢子原浆(生殖细胞原浆) | ~**ic** [ˌspɔ:rəu'plæzmik] *a*

Sporosarcina [ˌspɔ:rəusɑ:'sainə] *n* 芽胞八叠球菌属

Sporothrix ['spɔ:rəθriks] *n* 孢子丝菌属，分支孢菌属

sporotrichin [spə'rɔtrikin] *n* 孢子丝菌素，分支孢菌素(用于皮肤试验，以诊断孢子丝菌病)

sporotrichosis [ˌspɔ:rəutrai'kəusis] *n* 孢子丝菌病，分支孢菌病

sporotrichotic [ˌspɔ:rəutrai'kɔtik] *a* 孢子丝菌属的;孢子丝菌病的

Sporotrichum [spə'rɔtrikəm] *n* 孢子丝菌属，分支孢菌属

Sporozoa [ˌspɔ:rəu'zəuə] *n* 孢子虫纲(即Sporozoea);孢子虫亚门

sporozoa [ˌspɔ:rəu'zəuə] sporozoon的复数

sporozoan [ˌspɔ:rə'rəuən] *a* 孢子虫的

n 孢子虫

Sporozoea [ˌspɔːrəu'zəuiə] *n* 孢子虫纲(亦称Sporozoa)

sporozoite [ˌspɔːrəu'zəuait] *n* 子孢子,孢子体

sporozooid [ˌspɔːrəu'zəuɔid] *a* 孢子虫样的 *n* 类孢子虫

sporozoon [ˌspɔːrəu'zəuɔn] ([复] **sporozoa** [ˌspɔːrəu'zəuə]) *n* 孢子虫

sporozoosis [ˌspɔːrəuzəu'əusis] *n* 孢子虫病

sport [spɔːt] *n* 娱乐;运动;突变,芽变;先天畸形 *vt* 突变为;芽变出 *vi* 游戏;突变;芽变

sporular ['spɔːrjulə] *a* 孢子的,芽孢的

sporulation [ˌspɔːrju'leiʃən] *n* 孢子形成,芽孢形成

sporule ['spɔːrjuːl] *n* 小孢子

spot [spɔt] *n* 点,斑点;污点;(肺部等处的)阴影;地点;处境 (-tt-) *vt* 玷污;准确地定出…的位置;在…上用点子作记号 *vi* 沾上污点,变污 *a* 现场的 | acoustic ~s 听斑,位觉斑 / blind ~ 盲点(视网膜) / blue ~ 青斑;胎斑 / café au lait ~s【法】咖啡牛乳色斑(如见于神经纤维瘤病和奥尔布赖特〈Albright〉综合征) / cherry-red ~ 樱桃红斑(通过幼稚型家族性黑朦性痴呆患者眼睛的视网膜中央凹可见到) / chromatin ~ 性染色质 / cold ~ 冷点(温度点的一种) / cotton-wool ~s 棉絮状渗出点,雪团状渗出点(见于高血压性视网膜病、红斑狼疮等病) / cribriform ~s 筛区,筛斑 / deaf ~ 聋点 / embryonic ~ 胚斑,胚区 / epigastric ~ 上腹(压痛)点 / eye ~ 眼点(胚胎期眼的原基;见eyespot) / flame ~s 火焰状出血点 / focal ~ 焦点 / hot ~ 热点(温度点的一种;神经瘤点;阳性区,X线胶片或热象图胶片上密度增高区) / hypnogenetic ~ 催眠点,引眠点 / light ~ 光点,光锥 / liver ~ 雀斑,褐黄斑(脸上褐色斑点的俗称) / mental blind ~ 精神盲点,心理盲点 / milk ~s 乳白斑;乳状斑 / milky ~s 乳色斑 / mongolian ~, sacral ~ 胎斑,骶斑 / pain ~s 痛点 / pelvic ~s 骨盆点(透视时在髂骨后下棘及耻骨水平支部位常见到的圆形或卵圆形阴影) / plague ~ 鼠疫斑(见于腺鼠疫) / rose ~s 蔷薇疹,玫瑰疹(伤寒开头七天出现于腹部和腰部上) / shin ~s 胫前斑,糖尿病性皮肤病 / soldier's ~s 军人斑,乳白斑 / spongy ~ 海绵斑,血管带 / temperature ~s 温度点(在皮肤上,包括热点和冷点) / tendinous ~s 腱样斑,乳白斑 / typhoid ~s 伤寒蔷薇疹(见rose ~s) / vital ~ 生命点(指延髓呼吸中枢) / warm ~s 热点 / yellow ~ 黄斑(视网膜) | knock ~s off 彻底打败 / on the ~ 当场,立即;在现场 | **~ted** *a* 有斑点的;沾污的

spot-check ['spɔt-tʃek] *vt, n* 抽查,抽样

spotless ['spɔtlis] *a* 没有污点的;极其清洁的 | **~ly** *ad* / **~ness** *n*

spotlight ['spɔtlait] *n* 聚光灯;聚光灯照明圈;注意的中心 *vt* 聚光照明;引起对…的注意

spotty ['spɔti] *a* 多斑的;不规则的 | **spottily** *ad* / **spottiness** *n*

spouse [spauz] *n* 配偶(指妻子或丈夫)

spout [spaut] *n* 喷管,喷流 *vt, vi* 喷出 | up the ~ 毁灭,化为乌有;处于困境

sprain [sprein] *vt* 扭伤 *n* 扭伤,捩伤

sprang [spræŋ] spring的过去式

sprawl [sprɔːl] *vi* 伸开着手足躺(或坐)(out);蔓生;(乱七八糟地)延伸(out)

spray [sprei] *n* 飞沫;喷雾;喷雾器;喷雾剂 *vt, vi* 喷 | ether ~ 乙醚喷雾 / needle ~ 针孔喷雾 / tyrothricin ~ 短杆菌素喷雾

spread [spred] (spread) *vt* 展开;散布;涂,敷 *vi* 展开;伸长;传开,流行,蔓延 *n* 伸展;传播,蔓延;被单 *a* 扩大的;伸展的

spreader ['spredə] *n* 摊开器,涂布器 | root canal filling ~ 根管充填涂布器

Sprengel's deformity [ˈʃpreŋəl] (Otto G. K. Sprengel) 施普伦格畸形(先天性翼状肩胛畸形,即先天性肩胛骨向上移位)

sprew [spru:] *n* 口炎性腹泻;铸道(牙)(见sprue)

spring [spriŋ] (sprang或sprung, sprung) *vi* 跳;涌出;生长;发生 *vt* 使跳(或弹)起;使破裂;把…弄弯,扭伤(腿)等 *n* 跳跃;弹性;弹簧;泉;根源;春季 | auxiliary ~ 副簧,辅助簧

springtime [ˈspriŋtaim] *n* 春天,青春(期);发展的早期,全盛期

springy [ˈspriŋi] *a* 有弹性的;泉水多的

sprinkle [ˈspriŋkl] *vt* 撒,洒,喷淋

Sprinz-Dubin syndrome [ʃprints ˈdju:bin] (Helmuth Sprinz; Isidore N. Dubin) 施-杜综合征(见Dubin-Johnson syndrome)

Sprinz-Nelson syndrome [ʃprints ˈnelsn] (H. Sprinz; R. S. Nelson) 施-纳综合征(见Dubin-Johnson syndrome)

sprout [spraut] *vi, vt* (使)发芽;(使)生长 *n* 新芽

sprue [spru:] *n* 口炎性腹泻(热带和非热带慢性吸收不良综合征,亦称卡他性痢疾);铸道(牙) | nontropical ~ 非热带性口炎性腹泻(亦称成人乳糜泻、谷蛋白肠病) / tropical ~ 热带口炎性腹泻(亦称锡兰口疮,热带性口炎)

sprung [sprʌŋ] spring的过去式和过去分词

Spt. spiritus【拉】乙醇;酯剂

Spumavirinae [ˌspju:məviˈraini:] *n* 泡沫病毒亚科

Spumavirus [ˈspju:məˌvaiərəs] *n* 泡沫病毒属

spumavirus [ˈspju:məˌvaiərəs] *n* 泡沫病毒

spume [spju:m] *n* 泡沫,浮沫

Spumellarida [ˌspju:meˈlɛəridə] *n* 泡沫虫科

spun [spʌn] spin的过去式和过去分词

spur [spə:] *n* 踢马刺;刺激物;骨刺,骨棘,骨距;金属突出片;刺(牙);支线 | calcaneal ~ 跟骨刺 / occipital ~ 枕骨刺 / olecranon ~ 鹰嘴刺 | on the ~ of the moment 不加思索地,马上,立即

spurious [ˈspjuəriəs] *a* 假的,伪的

spurt [spə:t] *vi* 喷出;突然迸发;短时间 *n* 喷射;突然迸发

Spurway's syndrome [ˈspə:wei] (John Spurway) 斯帕尔韦综合征,成骨不全(Ⅰ型)

sputamentum [ˌspju:təˈmentəm] *n*【拉】痰

sputter [ˈspʌtə] *vi* 喷溅唾沫(或食渣) *vt* 喷出,飞溅出 *n* 喷溅唾沫(或食渣)

sputum [ˈspju:təm] ([复] **sputa** [ˈspju:tə]) *n* 痰,唾沫 | albuminoid ~ 蛋白样痰 / green ~ 绿痰 / rusty ~ 锈色痰

spy [spai] *vt* 侦察,探出;察见,发现 *vi* 侦查;仔细察看 *n* 侦探,间谍

SQ subcutaneous 皮下的

squadron [ˈskwɔdrən] *n* 队;一组,一群

squalane [ˈskwɔlein] *n* 角鲨烷,异三十烷

squalene [ˈskweili:n] *n* 角鲨烯,三十碳六烯

squall [ˈskwɔ:l] *vi, vt, n* 大声尖叫

squama [ˈskweimə] ([复] **squamae** [ˈskweimi:]) *n*【拉】鳞 | external mental ~ 颏隆凸 / frontal ~, perpendicular ~ 额鳞 / occipital ~ 枕鳞 / temporal ~ 颞鳞

squamate [ˈskweimeit] *a* 有鳞(屑)的;鳞状的

squamatization [ˌskweimətaiˈzeiʃən, -tiˈz-] *n* 鳞状(细胞)化

squame [skweim] *n* 鳞;鳞屑

squamocellular [ˌskweiməuˈseljulə] *a* 鳞状细胞的

squamofrontal [ˌskweiməuˈfrʌntl] *a* 额鳞的

squamomastoid [ˌskweiməuˈmæstɔid] *a* 颞鳞乳突的

squamo-occipital [ˌskweiməuɔk'sipitl] *a* 枕鳞的

squamoparietal [ˌskweiməupə'raiitl], **squamosoparietal** [skweiˌməusəupə'raiitl] *a* 鳞部顶骨的

squamopetrosal [ˌskweiməupi'trəusəl] *a* (颞骨)鳞岩的

squamosa [skwei'məusə] *a*【拉】鳞状的(如pas ～ 鳞部) *n* 鳞部

squamosal [skwei'məusəl] *a* 鳞状的 *n* 鳞部(颞骨)

squamosphenoid [ˌskweiməu'sfi:nɔid] *a* 颞鳞蝶骨的

squamotemporal [ˌskweiməu'tempərəl] *a* 颞鳞的

squamous ['skweiməs] *a* 鳞状的

squamozygomatic [ˌskweiməuˌzaigə'mætik] *a* 颞鳞颧部的

square [skwɛə] *n* 正方形,方形物;平方,二次幂;广场 *vt* 使成方形;使成直角;使作平方自乘;使符合;调正 *vi* 符合,一致 *a* 正方形的;成直角的;平方的;公平的 *ad* 成方形地;成直角地;公平地 | a ～ meal 一顿丰盛的饭菜 / on the ～ 成直角;正直的(地),公平的(地) / out of ～ 不成直角;不一致;不正确 / ～ away 把…弄整齐 / ～ one 起点,开端

squarrose ['skwɔrəus] *a* 具糙鳞的;多皮屑的

squash[1] [skwɔʃ] *vt* 把…压扁 *vi* 被压扁;挤入 *n* 压片;(落物)啪声;拥挤的人群;果子汁

squash[2] [skwɔʃ] *n* 南瓜

squashy ['skwɔʃi] *a* 易压碎的;又湿又软的;熟透的

squat [skwɔt] (-tt-) *vi* 蹲,坐(down, on) *vt* 使蹲下

squatting ['skwɔtiŋ] *n* 蹲坐;蹲位(产妇临产时及患有发绀性心脏缺损,尤其患法乐〈Fallot〉四联症的儿童常采用此式)

squeamish ['skwi:miʃ] *a* 易呕吐的;神经质的;过于拘谨的 | ～**ly** *ad* / ～**ness** *n*

squeeze [skwi:z] *vt, vi* 榨;挤,压 *n* 压榨;压缩 | tussive ～ 咳嗽性肺压缩(肺在咳嗽时压缩,能迫使肺泡及细小的气道中的物质进入支气管)

squill [skwil] *n* 海葱 | ～**etic** [skwi'litik] *a* 海葱的,含海葱的

squint [skwint] *vi* 斜视,眯眼看(at, through) *n* 斜视,斜眼 | accommodative ～ 调节性斜视 / comitant ～, concomitant ～ 共同性斜视 / convergent ～ 会聚性斜视,内斜视 / divergent ～ 散开性斜视,外斜视 | have(或take) a ～ at 瞧一瞧 | ～**y** *a*

Squire's catheter ['skwaiə] (Trumann H. Squire) 斯夸尔导管,分节导管(vertebrated catheter, 见catheter项下相应术语) | ～ sign 斯夸尔征(瞳孔交替性收缩和扩大,提示基底性脑膜炎)

squirm [skwə:m] *vi* 蠕动;(因病痛等而)辗转不安 *n* 蠕动 | ～**y** *a* 蠕动的

squirt [skwə:t] *vt, vi* 喷 *n* 喷;喷射器,注射器

SR stimulation ratio 刺激率(见test项下lymphocyte proliferation test)

Sr 元素锶(strontium)的符号

sr steradian 立体弧度,球面度

SRBC sheep red blood cell 绵羊红细胞

SRF somatotropin releasing factor 生长激素释放因子; skin reactive factor 皮肤反应因子

SRH somatotropin releasing hormone 生长激素释放激素

Sri Lanka [sri'læŋkə] 斯里兰卡[亚洲]

SRN State Registered Nurse (England and Wales) 国家注册护士(英格兰和威尔士)

sRNA soluble ribonucleic acid 可溶性核糖核酸

SRS-A slow reacting substance of anaphylaxis 过敏反应迟缓反应物质

SS somatostatin 生长抑素,生长激素释放抑制因子

ss. semis【拉】半,一半

Ssabanejew-Frank operation [sə'bɑ:nejef 'fræŋk] (Ivan Ssabanejew; Rudolf Frank) 萨巴内耶夫-弗兰克手术(见Frank's operation)

SSD source-skin distance (放射)源-皮(肤)距(离)

ssDNA single-stranded DNA 单链DNA,单链脱氧核糖核酸

SSPE subacute sclerosing panencephalitis 亚急性硬化性全脑炎

ssRNA single-stranded RNA 单链RNA,单链核糖核酸

SSS sick sinus syndrome 病窦综合征; specific soluble substance 特异性可溶性物质

s. s. s. stratum super stratum【拉】层上层,层叠

S. S. V. sub signo veneni【拉】毒药标记

ST sinus tachycardia 窦性心动过速

S. T. 37 己雷锁辛(hexylresorcinol)溶液的商品名(抗蠕虫药)

stab [stæb] (-bb-) *vt, vi* 刺,刺伤 *n* 刺(如穿刺培养stab culture);杆(如杆状核细胞stab cell);刺伤的伤口;突发的一阵(如刀刺般的剧痛) | make(或take) a ~ at sth 试图做某事 / a ~ in the back 伤人的暗箭,诽谤

stabilarsan [stei'bilɑ:sən] *n* 斯塔比胂(胂凡纳明的双糖苷)

stabilate ['steibileit] *n* 稳定生物

stabile ['steibil, 'steibail] *a* 不动的;不变的;安定的;稳定(性)的 | heat ~ 耐热的

stability [stə'biləti] *n* 稳定;稳定性,安定性;稳定度 | dimensional ~ 尺度稳定性

stabilize ['steibilaiz] *vt, vi* 稳定,安定 | **stabilization** [ˌsteibilai'zeiʃən, -li'z-] *n* 稳定(作用),安定(作用) / **~r** *n* 稳定器,安定器;安定剂,稳定剂

stabilograph ['steibiləˌgrɑ:f] *n* 稳定度测定器(戒酒时测运动不稳定的程度)

stable ['steibl] *a* 稳定的;不变的;安定的;坚固的 | ~**ness** *n*

staccato [stə'kɑ:təu] *a, ad* 断续的(地),不连贯的(地)

stachydrine [stə'kidrin] *n* 水苏碱,脯氨酸二甲内盐

stachyose ['stækiəus] *n* 水苏(四)糖

stack [stæk] *n* 堆;书库 *vt* 堆积,堆集

Stacke's operation ['stʌki] (Ludwig Stacke) 斯塔克手术(鼓室乳突根治术,即乳突及鼓室内容物切除,因此乳突窦、耳隐窝、鼓室及听道形成一个单一的腔)

stactometer [stæk'tɔmitə] *n* 测滴计,滴量计

Staderini's nucleus [ˌstædə'ri:ni] (Rutilio Staderini) 斯塔德里尼核,闰核(见nucleus intercalatus)

Stader splint ['steidə] (Otto Stader) 斯塔德夹(两头有洞的钢板,用螺丝钉固定骨折)

stadium ['steidjəm] ([复] **stadiums** 或 **stadia** ['steidjə]) *n* 露天大型运动场;期,病期 | ~ acmes (病)极期 / ~ caloris 发热期 / ~ decrementi (病势)减退期;退热期 / ~ fluorescentiae 出疹期 / ~ frigoris (间歇热的)发冷期 / ~ incrementi, ~ augmenti (病势)加重期;(发热)进行期 / ~ invasionis 侵入期,侵袭期 / ~ sudoris 出汗期

Staehelin's test ['steiəlin] (Rudolf Staehelin) 施特林试验(检心肌功能效率)

staff [stɑ:f] ([复] **staffs** 或 **staves** [steivz]) *n* 棒,杆;探杆,导引探子;([复] **staffs**) (全体)工作人员 | attending ~ 负责医务人员 / consulting ~ 会诊医师 / house ~ 住院医师

stage [steidʒ] *n* 舞台,场所;阶段,时期;(显微镜)镜台,载物台 *vt* 上演;举行 | algid ~ 寒冷期,厥冷期 / anal ~ 肛(恋)期(精神分析,指婴儿性心理发展的第二期) / asphyxial ~ 绝厥期(霍乱) / cold ~ 发冷期(疟疾) / defervescent ~ 减退期,退热期 / expulsive ~ 排出期,第二产程(指胎儿) /

first ~ 第一产程, / fourth ~ 第四产程 / genital ~ 性器恋期,性器性欲期(精神分析) / hot ~ 发热期(疟疾) / incubative ~ 潜伏期(细菌进入人体) / ~ of latency 潜伏期(传染病);静息期(传染病) / mechanical ~ 机械台(显微镜) / oral ~ 口欲(性欲)期(精神分析,指婴儿性心理发展的最早期) / phallic ~ 阳具期(精神分析,指婴儿性心理发展的第三期) / rest ~ 静止期(子宫内膜) / resting ~, vegetative ~ 休眠期,静止期;滋养期(细胞及其核分裂时) / second ~ 第二产程 / sauroid ~ 正成红细胞期 / seral ~ 演替系列期(亦称演替系列群落) / sweating ~ 出汗期(疟疾) / third ~ 第三产程 / transitional pulp ~ (牙)髓转变期 / ugly duckling ~ 丑小鸭期(上切牙初萌于尖牙萌出之前的混合出牙期) | at this ~ 眼下,暂时 / by ~s 分(阶)段地 / ~ by ~ 逐步地 / set the ~ for 准备,使成为可能

stagger ['stægə] *vi, vt, n* (使)摇晃,(使)蹒跚; [复] 蹒跚病(家畜晕倒病);眩晕(减压病时发生) | blind ~s 蹒跚病(家畜晕倒病);急性硒中毒(动物)

staging ['steidʒiŋ] *n* 疾病分期:肿瘤分类 | TNM ~ TNM分类,恶性肿瘤国际临床病期分类(根据三个基本组成部分:原发性肿瘤〈T〉、局部淋巴结〈N〉和转移〈M〉进行肿瘤分类。附加数字表示肿瘤侵袭的大小和程度,如0表示不能检出,1,2,3和4表示大小或侵袭程度不断增加,这样一个肿瘤可描述为T_1, M_2, M_0)

stagnant ['stægnənt] *a* 不流动的,停滞的 | **stagnancy** *n* / ~**ly** *ad*

stagnate ['stægneit] *vi, vt* (使)停滞,(使)滞留,(使)淤积,(使)迟钝 | **stagnation** [stæg'neiʃən] *n*

Stahl's ear [stɑ:l] (Friedrich K. Stahl) 施塔尔耳(耳畸形,分二型:第一型为耳轮与对耳轮融合畸形;第二型为耳轮脚分裂畸形,对耳轮脚不是两个,而是分裂成三)

Stahl's gland [stɑ:l] (Hermann Stahl) 施塔尔腺(位于面动脉上的淋巴结)

stain [stein] *vt* 沾污;染色 *vi* 被沾污;被染色 *n* 染剂;着色斑,色素斑;污点 | after ~ 后染剂 / counter ~ 复染剂 / differential ~ 鉴别染剂 / electron ~s 电子染剂(显现超微结构) / heavy-metal ~ 重金属染剂 / lipoid ~ 类脂染剂 / port-wine ~ 葡萄酒色痣,焰色痣 / tumor ~ 肿瘤染色(X摄影时由于造影剂集中在扭曲变形的和异常的血管内而出现的密度增高区,在动脉造影的毛细血管期和静脉期尤为明显,可以指示肿瘤) | ~**able** *a* 可染色的

staining ['steiniŋ] *n* 染色法,染色 | bipolar ~ 对极染色法 / differential ~ 鉴别染色法 / double ~ 复染色法 / fluorescent ~ 荧光染色法 / negative ~ 负染色法(背景染色法,细菌不染色) / polar ~ 端极染色法 / relief ~ 对比染色法(背景着色留下细胞不着色的一种染色法) / substantive ~ 直接染色法 / supravital ~ 离体活体染色 / telomeric ~, terminal ~ 端粒染色法,终极染色法(着色于染色体端粒区的染色体鉴别染色法) / vital ~, intravital ~ 活性染色,活体染色

stainless ['steinlis] *a* 没有污点的;纯洁的;不锈的

stair [stɛə] *n* [常用复] 楼梯;梯级

staircase ['stɛəkeis] *n* 楼梯;阶梯,梯段

stalagmometer [ˌstæləg'mɔmitə] *n* (表面张力)滴重计

stalagmon [stə'lægmɔn] *n* (改变液体表面张力的)胶体质

stale [steil] *a* 陈腐的;不新鲜的;停滞的;疲惫不堪的 *vi* 变得无味;失效

stalemate ['steil'meit] *n* 僵持,僵局

stalk [stɔ:k] *n* 茎,柄,蒂 | abdominal ~, belly ~ 腹蒂(脐带) / allantoic ~ 尿囊蒂 / body ~ 体蒂 / cerebellar ~ 小脑脚 / hypophyseal ~, neural

～ 垂体茎,垂体柄 / optic ～ 眼茎 / yolk ～ 卵黄蒂

stallimycin hydrochloride [ˌstæli'maisin] 盐酸司他霉素,盐酸偏端霉素A(抗菌药)

stamen ['steimen, -mən] *n* 雄蕊

stamina ['stæminə] *n* 精力,耐力

stammer ['stæmə] *vt, vi* 口吃地说 *n* 口吃,讷吃 | **～er** *n* 口吃者 / **～ing** *n* 口吃,讷吃 *a* (患)口吃的

Stamnosoma [ˌstæmnə'səumə] *n* 壶吸虫属

stamp [stæmp] *vt* 盖章于;标出;压碎;扑灭(out) *vi* 捣碎;扑灭 *n* 印;标记;邮票;标志;特征;类型

stance [stæns, stɑːns] *n* 姿态,态度

stanch[1] [stɑːntʃ] *vt* 止血 | **～er** *n* 止血药

stanch[2] [stɑːntʃ] *a* = staunch[1]

stand [stænd] (stood) *vi* 站,立;位于;停住;处某种状态;坚持;维持原状 *vt* 使站立;竖放;忍受;接受 *n* 站住;停住;立场;架;台 | at a ～ 在停顿中,陷入僵局 / It ～s to reason (that) ……是合乎情理的 / make a ～ 站住;全力拥护 / ～ a chance 有可能,有希望 / ～ by 支持…;遵守(诺言等);袖手旁观;作好准备 / ～ for 代表,象征;意味着;支持 / ～ off 疏远;远离;暂时解雇 / ～ on one's own (two) feet(或legs) 自立;自主,无需他人帮助 / ～ out 突出,出色;支撑住 / ～ over 延缓;监视 / ～ to 遵守;坚持 / ～ up 站起;站得住脚;坚持,拥护,支持(for);勇敢地面对,抵抗,经得起(to)

standard ['stændəd] *n* 标准,水准,规格,规范 | ～ of living 生活水平

standardize ['stændədaiz] *vt* 使标准化,用标准校验 | **standardization** [ˌstændədai'zeiʃən, -di'z-] *n* 标准化,规格化;鉴定

standby ['stændbai] *n* 备用品

standing ['stændiŋ] *n* 站立;名望;持续时间;放置,静置 *a* 站立的;直立的;静止的,停滞的;持续的;长期有效的 | of high ～ 地位高的,有名望的 / of long ～ 由来已久的,长时期的

standout ['stændaut] *n* 杰出的人(或物) *a* 杰出的

standpoint ['stændpɔint] *n* 立场,观点

standstill ['stændstil] *n* 停止,停顿 | atrial ～, auricle ～ 心房停顿,心耳停顿 / cardiac ～ 心停顿 / respiratory ～ 呼吸停顿 / sinus ～ 窦性停顿 / ventricular ～ 心室停顿 | bring sth to a ～ 使…停顿下来

Stanford-Binet test ['stænfɔd bi'nei] (Stanford University, 斯坦福大学对此测验经过修订后在美国使用; Alfred Binet, 法国心理学家)斯坦福-比奈测验(一种比奈测验的修订,按美国儿童情况进行翻译、改编和规范化)

stank [stæŋk] stink的过去式

Stanley bacillus ['stænli] 斯坦利杆菌(沙门菌属的血清型,从英国斯坦利食物中毒患者分离而得)

Stanley Kent 见Kent

stannate ['stæneit] *n* 锡酸盐

stannic ['stænik] *a* (正)锡的,四价锡的 | ～ acid 锡酸 / ～ chloride 氯化锡,四氯化锡

stanniferous [stæ'nifərəs] *a* 含锡的

Stannomida [stə'nɔmidə] *n* 有线目

stannosis [stæ'nəusis] *n* 肺锡末沉着病,锡尘肺

stannous ['stænəs] *a* 亚锡的,二价锡的

stannum ['stænəm] *n*【拉】锡

stanolone ['stænələun] *n* 雄诺龙,双氢睾酮(雄激素,治疗不能手术的乳癌和手术后转移性乳癌)

stanozolol [stæ'nəuzəlɔl] *n* 司坦唑,康立龙(雄激素,同化激素类药)

stapedectomy [ˌsteipi'dektəmi] *n* 镫骨足板切除术

stapedial [stə'piːdiəl] *a* 镫骨的

stapediolysis [stəˌpiːdi'ɔlisis] *n* 镫骨撼动术,镫骨松动术(治耳硬化)

stapedioplasty [stəˌpiːdiə'plæsti] *n* 镫

骨成形术

stapediotenotomy [stəˌpi:diəuti'nɔtəmi] *n* 镫骨肌腱切断术

stapediovestibular [stəˌpi:diəuves'tibjulə] *a* 镫骨前庭的

stapedotomy [ˌsteipi'dɔtəmi] *n* 镫骨切开术

stapes ['steipi:z] *n*【拉】镫骨

Staphcillin [stæf'silin] *n* 甲氧西林钠(methicillin sodium)制剂的商品名

staphisagria [ˌstæfi'seigriə] *n* 虱草子

staphisagrine [ˌstæfi'seigrin] *n* 虱草子碱

staphylagra [ˌstæfi'leigrə] *n* 悬雍垂钳

staphylectomy [ˌstæfi'lektəmi] *n* 悬雍垂切除术

staphyledema [ˌstæfili'di:mə] *n* 悬雍垂水肿

staphylematoma [ˌstæfiˌlemə'təumə] *n* 悬雍垂血肿

staphyline ['stæfilain] *a* 葡萄状的;悬雍垂的

staphylinid [stæfi'linid] *a* 隐翅虫的 *n* 隐翅虫

Staphylinidae [ˌstæfi'linidi:] *n* 隐翅虫属

staphylinus [ˌstæfi'lainəs] *a*【拉】悬雍垂的

staphylion [stə'filiən] *n*【希】后鼻棘点(头颅测量名词,在硬腭正中面的后缘);悬雍垂;乳头

staphylitis [ˌstæfi'laitis] *n* 悬雍垂炎

staphyl(o)- [构词成分] 葡萄状;悬雍垂

staphyloangina [ˌstæfiləuæn'dʒɑinə] *n* 悬雍垂咽峡炎(喉内有假膜沉积,为葡萄球菌所致)

staphylobacterin [ˌstæfiləu'bæktərin] *n* 葡萄球菌菌苗

staphylocoagulase [ˌstæfiləukəu'ægjuleis] *n* 葡萄球菌凝固酶

staphylococcal [ˌstæfiləu'kɔkəl] *a* 葡萄球菌的

staphylococcemia [ˌstæfiləukɔk'si:miə] *n* 葡萄球菌菌血症,葡萄球菌败血病

staphylococci [ˌstæfiləu'kɔksai] staphylococcus的复数

staphylococcic [ˌstæfiləu'kɔksik] *a* 葡萄球菌的

staphylococcide [ˌstæfiləu'kɔksaid], **staphylocide** ['stæfiləusaid] *n* 杀葡萄球菌剂

staphylococcin [ˌstæfiləu'kɔksin] *n* 葡萄球菌素

staphylococcosis [ˌstæfiləukɔ'kəusis] *n* 葡萄球菌病

Staphylococcus [ˌstæfiləu'kɔkəs] *n* 葡萄球菌属 | ～ albus 白色葡萄球菌 / ～ aureus 金黄色葡萄球菌 / ～ epidermidis 表皮葡萄球菌 / ～ pyogenes var. albus 白色化脓葡萄球菌 / ～ saprophyticus 腐生性葡萄球菌 / ～ simulans, ～ haemolyticus, ～ hominis 溶血性葡萄球菌

staphylococcus [ˌstæfiləu'kɔkəs] ([复] **staphylococci** [ˌstæfiləu'kɔksai]) *n* 葡萄球菌

staphyloderma [ˌstæfiləu'də:mə] *n* 葡萄球菌性皮肤化脓

staphylodialysis [ˌstæfiləudai'ælisis] *n* 悬雍垂松弛

staphyloedema [ˌstæfiləui'di:mə] *n* 悬雍垂水肿

staphylokinase [ˌstæfiləu'kaineis] *n* 葡萄球菌激酶,链激酶

staphyloleukocidin [ˌstæfiləuˌlju:kəu'saidin] *n* 葡萄球菌杀白细胞素

staphylolysin [ˌstæfi'lɔlisin] *n* 葡萄球菌溶(血)素 | α ～, alpha ～ α葡萄球菌溶(血)素,甲型葡萄球菌溶(血)素 / β ～, beta ～ β葡萄球菌溶(血)素,乙型葡萄球菌溶(血)素 / δ ～, delta ～ δ葡萄球菌溶(血)素,丁型葡萄球菌溶(血)素 / ε ～, epsilon ～ ε葡萄球菌溶(血)素,戊型葡萄球菌溶(血)素 / γ ～, gamma ～ γ葡萄球菌溶(血)素,丙型葡萄球菌溶(血)素

staphyloma [ˌstæfi'ləumə] *n* 葡萄肿 |

annular ～ 环行葡萄肿 / ciliary ～ 睫状体葡萄肿 / equatorial ～ 赤道葡萄肿,中纬线葡萄肿 / intercalary ～ 箝嵌性葡萄肿 / projecting ～, ～ corneae 角膜葡萄肿 | ～**tous** [ˌstæfi'lɔmətəs] *a* 葡萄肿的,葡萄肿样的

staphyloncus [ˌstæfi'lɔŋkəs] *n* 悬雍垂瘤,悬雍垂肿

staphylopharyngorrhaphy [ˌstæfiləuˌfæriŋ'gɔrəfi] *n* 腭咽缝术

staphyloplasty ['stæfiləuˌplæsti] *n* 悬雍垂成形术

staphyloptosia [ˌstæfilɔp'təusiə], **staphyloptosis** [ˌstæfilɔp'təusis] *n* 悬雍垂下垂

staphylorrhaphy [ˌstæfi'lɔrəfi] *n* 悬雍垂缝术

staphyloschisis [ˌstæfi'lɔskisis] *n* 悬雍垂裂

staphylotome ['stæfilətəum] *n* 悬雍垂刀

staphylotomy [ˌstæfi'lɔtəmi] *n* 悬雍垂切除术;葡萄肿切除术

staphylotoxin [ˌstæfiləu'tɔksin] *n* 葡萄球菌毒素

staphylotropic [ˌstæfiləu'trɔpik] *a* 亲葡萄球菌的

staple [steipl] *n* 主要产品;主要成分;主题 *a* 主要的

stapling ['steipliŋ] *n* 纤维包扎 | gastric ～ 胃分隔

star [stɑ:] *n* 星,星(形)体 | daughter ～ 子星体,双星体 / lens ～s 晶状体星线 / mother ～ 母星体,单星体 / polar ～s 双星星线;极星线

starch [stɑ:tʃ] *n* 淀粉;[复]淀粉类食物 | animal ～ 糖原 / cassava ～ 卡沙瓦淀粉,木薯淀粉 / corn ～ 玉蜀黍淀粉 / ～ glycerite 亚甘油酸淀粉,淀粉甘油剂 / lichen ～, moss ～ 地衣聚糖,地衣多糖 | ～**y** *a* 淀粉的,似淀粉的

starch phosphorylase [stɑ:tʃ fɔs'fɔrileis] 淀粉磷酸化酶

stare [stɛə] *vi, vt, n* 凝视,注视 | post-basic ～ 后基底(脑膜炎)性凝视

Stargardt's disease (macular degeneration) ['ʃtɑ:gɑ:t] (Karl B. Stargardt) 施塔加特病(黄斑变性)(遗传性黄斑变性,一般见于6～20岁,特点为视力迅速消失,黄斑部外观异常,并有色素沉着)

stark [stɑ:k] *a* 僵硬的;完全的;严格的;健壮的;十分明显的 *ad* 完全 | ～**ly** *ad* | ～**ness** *n*

Starling's hypothesis ['stɑ:liŋ] (Ernest H. Starling) 斯塔林假说(毛细管血浆与组织间隙液之间的液体转移率和方向,与毛细管壁两侧的流体静压、血浆和组织液内蛋白渗透压以及作为滤膜的毛细管壁的特性有关) | ～ law 斯塔林定律(①心收缩定律:心脏每搏输出量与舒张期回流量成正比;②心脏定律,见law项下law of the heart)

Starr-Edwards valve [stɑ: 'edwədz] (Albert Starr; M. L. Edwards) 斯-爱瓣(一种笼罩球人工心脏瓣膜)

start [stɑ:t] *vi* 出发;开动;开始;吃惊;涌出;突起 *vt* 惊动;发动;引起;开始;创办 *n* 跳起,惊起;出发;开始 | by fits and ～s 一阵一阵地,间歇地 / ～ out 起程,出发;着手进行 / ～ up 惊起;突然出现;使开始运转 / to ～ with 作为开始;首先,第一点

starter ['stɑ:tə] *n* 引酵物,促酵物;开端者;起动机

startle ['stɑ:tl] *vt* 使大吃一惊 *vi* 惊起,惊跳起来

starvation [stɑ:'veiʃən] *n* 饥饿,绝食

starve [stɑ:v] *vi* 饥饿,饿死,绝食;渴望(for) *vt* 使饥饿,以节食治疗 | ～ a fever 发热时宜饿

stasimorphy[ˌstæsi'mɔ:fi], **stasimorphia** [ˌstæsi'mɔ:fiə] *n* (器官)发育停滞畸形

stasis ['steisis] ([复] **stases** ['steisi:z]) *n* 停滞,淤积 | papillary～视乳头淤血,视神经乳头水肿 / pressure ～ 压迫性(循环)停滞 / venous ～ 静脉停

滞,静脉功能不全

-stasis [构词成分] 停滞

Stas-Otto method [stɑ:s 'ɔtəu] (Jean S. Stas) 斯塔斯-奥托法(分离生物碱与类似的氨基化合物)

Stat. statim【拉】立即

-stat [构词成分] 生长抑制剂;稳定装置,稳定器

state [steit] *n* 状态,情况;(疾病发作等的)转折点;国家,政府,州 *vt* 陈述,说明 | acute confusional ~ 急性精神模糊状态,谵妄 / alpha ~ α脑波状态(松弛和宁静的觉醒状态) / anelectrotonic ~ 阳极电紧张状态 / anxiety tension ~ (ATS) 焦虑紧张状态,神经肌肉张力过强 / anxious ~ 焦虑状态 / borderline ~ 临界状态(诊断用语,当难以确定症状主要是神经症性还是精神病性时使用) / carrier ~ 带菌状态(带菌者) / catelectrotonic ~ 阴极电紧张状态 / central excitatory ~ 中枢兴奋状态 / correlated ~ 协调状态,动力平衡 / dreamy ~ 梦样状态(见于颞叶病变) / epileptic ~ 癫痫持续状态 / excited ~ 激发状态(原子核、原子或分子所处的状态) / ground ~ 基态(原子核、原子或分子所处最低能量的状态) / hypnagogic ~ 入眠前状态 / hypnoidal ~ 催眠样状态 / hypnoidic ~ 类催眠状态 / hypnoleptic ~ 发作性睡眠状态 / hypnopompic ~ 半醒状态 / marble ~ 大理石状态(脑纹状体的一种病变) / metastable ~ 亚稳(状)态(原子核、原子或分子所处较低能量的状态) / oxidation ~ 氧化态 / persistent vegetative ~ 持续性自主状态(由于脑损害而引起的在一种觉醒状态下的极度无反应状态) / refractory ~ 不感受状态,抗拒状态,不应状态 / resting ~ 休眠状态 / steady ~ 稳态,动力平衡 / triplet ~ 三重态(原子或分子的电子激发态) / twilight ~ 朦胧状态

statement ['steitmənt] *n* 陈述,声明;报告书

stathmokinesis [ˌstæθməkai'ni:sis] *n* 细胞分裂完全抑制

static ['stætik] *a* 静止的,静态的,静位的,不动的;静力的

-static [后缀] 抑制的;抑制剂;停滞的

statics ['stætiks] *n* 静力学

statim ['steitim] *ad*【拉】立即(缩写为 stat.)

station ['steiʃən] *n* 站,所;站立姿势(运动失调疾病时此姿势有时显示为特殊病征);产位;救护站,救护所

stationary ['steiʃənəri] *a* 停滞的,静止的;不变的,固定的,稳定的

statistic [stə'tistik] *n* 统计值,典型统计量

statistical [stə'tistikəl] *a* 统计的,统计学的 | ~**ly** *ad*

statistician [ˌstætis'tiʃən] *n* 统计学家,统计员

statistics [stə'tistiks] *n* 统计;统计学 | Baysian ~ 贝斯统计(一种有争议的统计方法学,它不像常规的统计学那样,把总体参数看作是固定的〈虽然是未知的〉值,而把参数看作是具有特殊概率分布的随机变量,称之为先验分布。争论点就在于先验分布,它代表着实验者的主观见解,作为各种参数值的先验可信度,譬如说,在估计已出现阳性试验结果的特定疾病存在的概率时,先验分布就代表着实验者对该疾病在研究的人群中流行情况的判断) / nonparametric ~ 非参数统计,无参数统计 / vital ~ 生命统计,人口统计

statoacoustic [ˌstætəuə'ku:stik] *a* 平衡听觉的

statoconium [ˌstætə'kəuniəm] ([复] **statoconia** [ˌstætə'kəuniə]), *n* 位觉砂,耳石

statocyst ['stætəsist] *n* 耳囊,平衡囊(耳迷路内)

statolith ['stætəuliθ] *n* 位觉砂,耳石;平衡石(动物耳囊内)

statolon ['stætəlɔn] *n* 维司托隆,甸枝青霉素(抗病毒药)

statometer [stə'tɔmitə] *n* 眼球突出计
statosphere ['stætəsfiə] *n* 中心球，中心体
stature ['stætʃə] *n* 身材，身高 | **statural** ['stætʃərəl] *a*
status ['steitəs] *n*【拉】状态，情况；体质 | absence ～ 失神状态 / ～ anginosus 心绞痛状态(亦称心肌梗死前心绞痛) / ～ arthriticus 关节炎体质，痛风素质 / ～ asthmaticus 气喘连续状态，气喘危象 / ～ calcifames 缺钙状态，钙饥饿 / ～ choreicus 舞蹈病持续状态 / ～ cribralis, ～ cribrosus 筛状脑 / ～ epilepticus, ～ convulsivus 癫痫持续状态，持续性抽搐状态 / ～ lymphaticus 淋巴体质 / ～ marmoratus 大理石状态 / petit mal ～ 小发作持续状态 / ～ quo 现状 / ～ praesens 现在状态，检查时情况 / ～ spongiosus 海绵状脑 / ～ thymicus 胸腺体质 / ～ verrucosus 疣状脑 / ～ vertiginosus 眩晕持续状态
statuvolence [stæ'tju:vələns], **statuvolism** [stæ'tju:vəlizəm] *n* 自我催眠(状态) | **statuvolent** [stæ'tju:vələnt], **statuvolic** [ˌstætju'vɔlik] *a* 自我催眠的
Staub-Traugott effect (test) [stɔ:b 'trɔ:gət] (Hans Staub; Carl Traugott) 斯托布-特劳戈特效应(试验)(正常人口服首剂葡萄糖一小时后再服第二剂时，血糖水平并不升高)
staunch[1] [stɔ:ntʃ,stɑ:ntʃ] *a* 坚定的，壮健的；坚固的 | ～**ly** *ad* / ～**ness** *n*
staunch[2] [stɔ:ntʃ, stɑ:ntʃ] *vt* = stanch[1]
staurion ['stɔ:riən] *n* 腭十字点(腭正中缝与腭横缝的交叉点)
stauroplegia [ˌstɔ:rə'pli:dʒiə] *n* 交叉性偏瘫
stave [steiv] *n* 狭板，桶板 *vt, vi* 击穿，弄破(in) *vt* 避开，延缓(off)
stavesacre ['steiγzeikə] *n* 虱草子
staxis ['stæksis] *n*【希】滴流，渗血
stay[1] [stei] *vi* 停留，保持下去；中止；逗留；持久 *vt* 阻止，抑制；坚持 *n* 停留；抑制，中止 | be here(或come) to ～ 留下不走，扎下根来，按原样不改 / ～ put 留在某处，不离开 / ～ up 不睡觉
stay[2] [stei] *n* 支柱，支撑物 | ～ of white line 白线支座
STD sexually transmitted disease 性传播疾病，性病
stead [sted] *n* 替代；好处 | in (the) ～ of 代替 / stand sb in good ～ 给某人以好处，对某人有用
steadfast ['stedfəst] *a* 固定的，不变的；坚信的 | ～**ly** *ad* / ～ **ness** *n*
steady ['stedi] *a* 稳固的；稳定的；可靠的；镇静的 *vt, vi* (使)稳定 *ad* 稳定地 | **steadily** *ad* / **steadiness** *n*
steal [sti:l] (stole, stolen) *vt* 偷 *vi* 偷东西；溜 *n* 偷窃；(动脉)窃血(血液从正常的流程改道) | subclavian ～ 锁骨下(动脉)窃血(锁骨下动脉闭塞性疾病时)
stealthy ['stelθi] *a* 隐秘的，暗中的 | **stealthily** *ad* / **stealthiness** *n*
steam [sti:m] *n* 蒸汽；精力 *vi* 蒸发 *vt* 蒸，煮 | let(或work) off ～ 发泄(感情) / full ～ ahead 全速前进，开足马力 / get up ～ 振作，振起精神 / under one's(或its) own ～ 全凭自己的努力(或力量)
steapsin [sti'æpsin] *n* 胰脂酶
steapsinogen [ˌstiæp'sinədʒən] *n* 胰脂酶原
stearaldehyde [ˌstiə'rældihaid] *n* 硬脂醛，十八(烷)醛
stearate ['stiəreit] *n* 硬脂酸盐
stearic [sti'ærik] *a* 硬脂的，似硬脂的 | ～ acid 硬脂酸，十八(烷)酸
steariform [sti'ærifɔ:m] *a* 脂肪样的
stearin ['stiərin] *n* (三)硬脂酸甘油酯
Stearns' alcoholic amentia [stə:nz] (Albert W. Stearn) 斯特恩斯酒中毒性意识模糊(暂时性酒中毒性精神病，维持时间较长，无明显兴奋躁动)
stear(o)-, steat(o)- [构词成分] 脂，脂

肪

stearolic acid [stiə'rɔlik] 十八碳炔酸

stearopten(e) [ˌstiə'rɔptən] *n* 硬脂萜，硬脂脑

stearoyl ['stiərɔil] *n* 硬脂酰基

stearoyl-CoA desaturase ['stiərɔil di:'sætʃjəreis] 硬脂酰基-辅酶A去饱和酶(亦称酰基-辅酶A去饱和酶)

stearrhea [ˌstiə'ri:ə] *n* 脂肪痢，皮脂溢

steatite ['stiətait] *n* 滑石

steatitis [ˌstiə'taitis] *n* 脂肪织炎

steat(o)- 见stear(o)-

steatocele [sti'ætəsi:l] *n* 阴囊脂肿

steatocystoma [ˌstiətəusis'təumə] *n* 皮脂囊肿 | ～ multiplex 多发性皮脂囊肿

steatogenous [stiə'tɔdʒinəs] *a* 产生脂肪的

steatolysis [ˌstiə'tɔlisis] *n* 脂肪分解，脂肪水解(脂肪吸收前的乳化过程) | **steatolytic** [ˌstiətəu'litik] *a*

steatoma [ˌstiə'təumə] ([复] **steatomas** 或 **steatomata** [stiə'təumətə]) *n* 脂瘤；皮脂囊肿；粉瘤

steatomatosis [ˌstiətəumə'təusis] *n* 皮脂囊肿病

steatomery [ˌstiə'tɔməri] *n* 股臀部脂肪沉积，股臀过肥

steatonecrosis [ˌstiətəune'krəusis] *n* 脂肪(组织)坏死

steatopygia [ˌstiətəu'pidʒiə] *n* 臀脂过多，女臀过肥 | **steatopygous** [ˌstiə'tɔpigəs] *a*

steatorrhea [ˌstiətəu'ri:ə] *n* 脂肪痢；皮脂溢 | idiopathic ～ 特发性脂肪痢(非热带性口炎性腹泻)

steatosis [ˌstiə'təusis] *n* 脂肪变性；皮脂腺病 | ～ cardiaca 心肌脂变

stechiology [ˌsteki'ɔlədʒi] *n* (组织)细胞生理学

stechiometry [ˌsteki'ɔmitri] *n* 化学计算(法)，化学计量学

Steclin ['steklin] *n* 四环素(tetracycline)制剂的商品名

steel [sti:l] *n* 钢，钢铁

Steele-Richardson-Olszewski syndrome [sti:l 'ritʃədsən ɔl'ʃevski] (John C. Steele; John C. Richardson; Jerzy Olszewski) 斯-理-奥综合征(一种进行性神经障碍，60岁时发病，特征为核上性眼肌麻痹，尤其是向下凝视麻痹，假性延髓麻痹，构音障碍，颈与躯干肌张力障碍性强直及痴呆)

Steell's murmur [sti:l] (Graham Steell) 斯蒂尔杂音(见Graham Steell murmur)

Steenbock unit ['sti:nbɔk] (Harry Steenbock) 斯廷博克单位(维生素D单位，能在10天内使标准的佝偻病大鼠桡骨和尺骨的远端患佝偻病干骺端产生一条钙沉积狭线的维生素D总量)

steep[1] [sti:p] *a* 陡峭的；急遽的(上升或下降)

steep[2] [sti:p] *vt, vi* 浸 *n* 浸渍；浸渍液 | ～ed in 充满…的；通晓…的

steffimycin [ˌstefi'maisin] *n* 司替霉素，斯堡霉素(抗菌药，具有抗病毒作用)

stege [sti:dʒ] *n* 柯替(Corti)杆内层(在内耳)

stegnosis [steg'nəusis] *n* 缩窄；狭窄 | **stegnotic** [steg'nɔtik] *a* 缩窄的；狭窄的；收敛的

Stegomyia [ˌstegə'maijə] *n* 覆蚊亚属

Steinach's operation (method) ['stainəh] (Eugen Steinach) 斯太纳赫手术(法)(结扎输精管，并切除其一部分，使睾丸的精子发生器萎缩而间质组织增生，从而助长病人性腺激素的输出量，而使之有返老还童之感)

Steinbrockers's syndrome ['steinbrɔkə] (Otto Steinbrocker) 施泰因布洛克综合征，肩-手综合征(即shoulder-hand syndrome，见syndrome项下相应术语)

Steindler operation ['steindlə] (Arthur Steindler) 施泰因德勒手术(手术矫正弓形足，即从跖足跟表面剥去肌肉和筋膜)

Steiner's syndrome ['ʃtainə] (L. Steiner) 斯坦纳综合征(见Curtius' syndrome)

Steiner's tumors ['stainə] (Gabriel Steiner) 斯坦纳瘤(三期梅毒或非性病性密旋螺体感染所致,亦称关节旁结节)

Steinert's disease ['ʃtainət] (Hans Steinert) 斯坦内特病,肌强直性营养不良

Stein-Leventhal syndrome ['stain 'levənθəl] (Irving F. Stein; Michael L. Leventhal) 斯坦因-利文撒尔综合征(一种临床综合征,特征为继发性经闭和排卵停止〈因此不孕〉,常伴双侧多囊性卵巢,促卵泡成熟激素及17-酮甾类的分泌基本正常)

Steinmann's extension ['ʃtainmən] (Fritz Steinmann) 斯坦曼牵伸术,导钉牵伸术(nail extension, 见extension项下相应术语) | ~ pin 斯坦曼导钉(骨折内部固定用)

Stein's test [stain] (Stanislav A. F. von Stein) 斯坦因试验(闭双眼时一足不能站立,见于耳迷路病患者)

Stelangium [sti'lændʒiəm] *n* 柱囊粘细菌属

Stelazine ['steləzi:n] *n* 盐酸三氟拉嗪(trifluoperazine hydrochloride)制剂的商品名

stele ['sti:li, sti:l] *n* 中柱(植物)

stella ['stelə] ([复] **stellae** ['steli:]) *n* 【拉】星 | ~ lentis hyaloidea 晶状体后极 / ~ lentis iridica 晶状体前极

stellar ['stelə] *a* 星的,星形的;主要的

Stellaria [ste'lɛəriə] *n* 繁缕属

stellate ['steleit] *a* 星状的

Stellatosporea [ˌstelətəu'spɔ:riə] *n* 星状孢子虫纲

stellectomy [stə'lektəmi] *n* 星状神经节切除术

Stellite ['stelit, 'stelait] *n* 钴铬钨硬质合金(商品名,用于制造切割工具,如手术器械)

stellreflexe [ˌstelri'fleksi] *n* 【德】姿势反射

stellula ['steljulə] ([复] **stellulae** ['steljuli:]) *n* 【拉】小星

Stellwag's sign (symptom) ['ʃtelvɑ:k] (Carl Stellwag von Carion) 施特尔瓦格征(症状)(上睑退缩,睑裂明显增宽,瞬目运动稀少且不完全,见于突眼性甲状腺肿)

stem[1] [stem] *n* 茎,干,梗;柄;(语言)词干;船头;血统,家系 (-mm-) *vt* 抽去…的梗(或茎) *vi* 起源,发生 | brain ~ 脑干 / infundibular ~ 漏斗茎,漏斗柄;下丘脑漏斗 | ~**less** *a* 无茎的,无梗的 | from ~ to stern 从头到尾,完全 / ~ from 源自

stem[2] [stem] (-mm-) *vt* 堵住,挡住;逆行 *vi* 堵塞;停止 | ~ the tide of 反…潮流而行

Stemonitida [ˌsti:məu'naitidə] *n* 有钙目

Stemonitis [ˌsti:məu'naitis] *n* 有钙属

stench [stentʃ] *n* 恶臭

Stender dish ['stendə] (Wilhelm P Stender) 施坦德皿(组织标本制备及染色皿)

Stenediol ['stendaiɔl] *n* 美雄醇(methandriol)制剂的商品名

stenion ['steniən] ([复] **stenia** ['steniə]) *n* 横狭点(两颞凹最小横径)

Steno ['sti:nəu] 见Stensen

steno- [构词成分] 狭窄,狭小

stenobregmatic [ˌstenəubreg'mætik] *a* 前顶狭窄的,狭囟的

stenocardia [ˌstenəu'kɑ:diə] *n* 心绞痛,狭心症

stenocephaly [ˌstenəu'sefəli], **stenocephalia** [ˌstenəusi'feiliə] *n* 头狭窄 | **stenocephalous** [ˌstenəu'sefələs] *a*

stenochoria [ˌstenəu'kɔ:riə] *n* 狭窄

stenocoriasis [ˌstenəukə'raiəsis] *n* 瞳孔狭小

stenocrotaphia [ˌstenəukrə'teifiə], **stenocrotaphy** [ˌstenə'krɔtəfi] *n* 颞

部狭窄

stenopeic [ˌstenə*u*'pi:ik] *a* 狭隙的，裂隙的，小孔的

stenophotic [ˌstenə*u*'fəutik] *a* 弱光视力的

stenosed [sti'nəust, sti'nəuzd] *a* 狭窄的

stenosis [sti'nəusis] ([复] **stenoses** [sti'nəusi:z]) *n*【希】狭窄 | aortic ～ 主动脉瓣狭窄 / buttonhole mitral ～, fishmouth mitral ～ 钮孔状左房室瓣狭窄(左房室瓣尖粘连并缩短，形成一条膈裂，类似钮孔，亦称钮孔状变形) / caroticovertebral ～ 椎动脉颈段狭窄 / cicatricial ～ 瘢痕性狭窄 / idiopathic hypertrophic subaortic ～, muscular subaortic ～ 特发性肥厚性主动脉瓣下狭窄，肌性主动脉瓣下狭窄 / mitral ～ 左房室瓣狭窄 / myocardial infundibular ～ 心肌性漏斗状狭窄 / postdiphtheritic ～ 白喉后狭窄 / pulmonary ～ 肺动脉瓣狭窄 / pyloric ～ 幽门狭窄 / subaortic ～, subvalvular aortic ～ 主动脉瓣下狭窄，瓣膜下狭窄 / tricuspid ～ 右房室瓣狭窄 / valvular ～ 瓣膜狭窄 | **stenotic** [sti'nɔtik], **stenosal** [sti'nəusəl] *a*

stenostomia [ˌstenə*u*'stəumiə] *n* 口(嘴)狭窄

stenothermic [ˌstenə'θə:mik], **stenothermal** [ˌstenə'θə:məl] *a* 耐狭温的(指仅能耐小范围温度的细菌)

stenothorax [ˌstenə*u*'θɔ:ræks] *n* 胸狭窄

Stensen's canal, duct ['stensən] (Niels Stensen) 腮腺(导)管 | ～ experiment 斯滕森实验(压迫动物腹主动脉，以阻断脊髓腰段的血液供应，则引起两后肢麻痹) / ～ foramen 切牙孔 / ～ plexus 斯滕森丛(腮腺管静脉丛)

stent [stent] *n* 斯滕特印模(用塑性树脂质制成的口腔印)；斯滕特固定模(用塑性树脂质制的模型，以维持皮移植片，使不离位，或为施行吻合术的管形组织提供支持的一种装置或模型)

step [step] *n* (脚)步；步态，步伐；步骤；阶梯，梯级；等级 *vi, vt* 跨(步) | in (out of) ～ 步调一致(不一致) / ～ aside 走到一旁；离开本题 / ～ by ～ 逐步地，稳步地 / ～ down 降低，下降；辞职 / ～ in 走进；插手，干预 / ～ out 疾走；步测 / ～ up 加速，加紧，促进 / take ～s 采取措施

stepbrother ['stepˌbrʌðə] *n* 同父异母(或同母异父)的哥哥(或弟弟)

stepchild ['steptʃaild] ([复] **stepchildren** ['stepˌtʃildrən]) *n* 妻与前夫(或夫与前妻)所生的孩子 | **stepdaughter** ['stepˌdɔ:tə] *n* 妻与前夫(或夫与前妻)所生的女儿，继女 / **stepson** ['stepsʌn] *n* 妻与前夫(或夫与前妻)所生的儿子，继子

stephanion [sti'feiniən] *n* 冠状点(在颅侧，即冠状缝与上颞线的交叉点) | **stephanial** *a*

Stephanofilaria [ˌstefənə*u*fi'lɛəriə] *n* 冠丝虫属 | ～ stilesi 斯氏冠丝虫

stephanofilariasis [ˌstefənə*u*ˌfilə'raiəsis] *n* 冠丝虫病(见于牲口，亦称蠕虫皮炎)

Stephanurus [ˌstefə'njuərəs] *n* 冠线虫属，肾线虫属 | ～ dentatus 有齿肾线虫(猪肾线虫)

stepladder ['stæpˌlædə] *n* 活(动扶)梯

stepparent ['stepˌpɛərənt] *n* 继父(或继母) | **stepfather** ['stepˌfɑ:ðə] *n* 继父 / **stepmother** ['stepˌmʌðə] *n* 继母

stepsister ['stepˌsistə] *n* 同父异母(或同母异父)的姐姐(或妹妹)

stepwise ['stepwaiz] *a* 逐步的；分段的

steradian [sti'reidiən] *n* 立体弧度，球面度(立体角单位，相当于半径平方的球面所对的立体角)

Sterane ['sterein] *n* 泼尼松龙，氢化泼尼松(prednisolone)制剂的商品名

Sterapred ['stiərəˌpred] *n* 泼尼松(prednisone)制剂的商品名

sterc(o)- [构词成分] 粪

stercobilin [ˌstəːkəu'bailin] *n* 粪胆(色)素,尿胆(色)素
stercobilinogen [ˌstəːkəubai'linədʒən] *n* 粪胆(色)素原,尿胆(色)素原
stercolith ['stəːkəliθ] *n* 粪石
stercoporphyrin [ˌstəːkəu'pɔːfirin] *n* 粪卟啉
stercoraceous [ˌstəːkə'reiʃəs], **stercoral** ['stəːkərəl] *a* 粪的,含粪的
stercoraria [ˌstəːkəu'rɛəriə] *n* 粪锥虫 | **stercorarian** [ˌstəːkəu'rɛəriən] *a*
stercorin ['stəːkərin] *n* 粪甾醇
stercorolith ['stəːkərəliθ] *n* 粪石
stercoroma [ˌstəːkə'rəumə] *n* 粪结,粪瘤(肠内积粪)
stercorous ['stəːkərəs] *a* 粪的,含粪的
Sterculia [stə'kjuːliə] *n* 苹婆属,梧桐属
stercus ['stəːkəs] ([复] **stercora** ['stəːkərə]) *n*【拉】粪
stere [stiə] *n* 千升,立方米(容量单位)
stereo- [构词成分] 立体的,三维的;固体的,实体的
stereoagnosis [ˌstiəriəuæg'nəusis], **stereoanesthesia** [ˌstiəriəuˌænis'θiːzjə] *n* 实体觉缺失
stereoarthrolysis [ˌstiəriəuɑː'θrɔlisis] *n* 关节松解术
stereoauscultation [ˌstiəriəuˌɔːskəl'teiʃən] *n* 实体听诊(法)(用两架扩音听诊器听诊)
stereoblastula [ˌstiəriəu'blæstjulə] *n* 实囊胚
stereocampimeter [ˌstiəriəukæm'pimitə] *n* 立体视野计(研究一侧中心暗点及中心视网膜区内缺损)
stereochemistry [ˌstiəriəu'kemistri] *n* 立体化学 | **stereochemical** *a*
stereocilium [ˌstiəriəu'siljəm] ([复] **stereocilia** [ˌstiəriəu'siliə]) *n*【拉】静纤毛(在细胞游离面上不活动的细胞质丝)
stereocinefluorography [ˌstiəriəuˌsiniˌfluə'rɔgrəfi] *n* 立体荧光电影摄影(术)
stereoencephalotome [ˌsteriəuen'sefələtəum] *n* 脑定点切开器
stereoencephalotomy [ˌsteriəuenˌsefə'lɔtəmi] *n* 脑定点切开术
stereofluoroscopy [ˌstiəriəuˌfluə'rɔskəpi] *n* 立体荧光屏透视检查;立体X线透视法
stereognosis [ˌstiəriɔg'nəusis], **stereocognosy** [ˌstiəriəu'kɔgnəsi] *n* 实体觉,立体觉 | **stereognostic** [ˌstiəriɔg'nɔstik] *a*
stereogram ['stiəriəgræm], **stereograph** ['stiəriəgrɑːf] *n* 立体X线(照)片;实体镜画
stereoisomer [ˌstiəriəu'aisəmə] *n* 立体异构体,立体异构物
stereoisomerism [ˌsteriəuai'sɔmərizəm] *n* 立体异构(现象) | **stereoisomeric** [ˌstiəriəuˌaisəu'merik] *a*
stereology [ˌstiəri'ɔlədʒi] *n* 立体学(研究细胞或显微组织的三维性质)
stereometer [ˌstiəri'ɔmitə] *n* 体积计 | **stereometry** [ˌstiəri'ɔmitri] *n* 体积测定法
stereomicroscope [ˌstiəriəu'maikrəskəup] *n* 立体显微镜
Stereomyxida [ˌsteriəu'miksidə] *n* 坚胶丝目
stereo-ophthalmoscope [ˌstiəriəuɔf'θælməskəup] *n* 立体检眼镜,双目检眼镜
Stereo-orthopter [ˌstiəriəuɔː'θɔptə] *n* 视轴矫正实体镜(商品名)
stereophorometer [ˌstiəriəufə'rɔmitə] *n* 立体(隐)斜视矫正器
stereophoroscope [ˌstiəriəu'fɔrəskəup] *n* 活动影片检视器
stereophotography [ˌstiəriəufə'tɔgrəfi] *n* 立体摄影(术)
stereophotomicrograph [ˌstiəriəufəutəu'maikrəgrɑːf] *n* 立体显微照片
stereoplasm ['stiəriəˌplæzəm] *n* 固浆,固质(原生质固体部分)

stereopsis [ˌstiəri'ɔpsis] *n* 实体视觉

stereoradiometry [ˌstiəriəuˌreidi'ɔmitri] *n* 立体放射测量法

stereoroentgenography [ˌstiəriəuˌrentgə'nɔgrəfi], **stereoradiography** [ˌstiəriəuˌreidi'ɔgrəfi] *n* 立体X线摄影(术)

stereoroentgenometry[ˌstiəriəuˌrentgə'nɔmitri] *n* 立体X线测量法，立体X线影象测量法

stereosalpingography [ˌstiəriəuˌsælpiŋ'gɔgrəfi] *n* 立体输卵管X线摄影(术)

stereoscope ['stiəriəskəup] *n* 实体镜；(立)体视镜 | **stereoscopic** [ˌstiəriə'skɔpik] *a*

stereoskiagraphy [ˌstiəriəuski'ægrəfi] *n* 立体X线摄影(术)

stereospecific [ˌstiəriəuspi'sifik] *a* 立体特异的(指酶或合成有机反应)

stereotaxic [ˌstiəriəu'tæksik], **stereotactic** [ˌstiəriəu'tæktik] *a* 趋实体的；立体定位的(尤指控制特定功能的大脑分立各区的定位)；趋触性的

stereotaxis [ˌstiəriəu'tæksis] *n* 趋实体性；趋触性；(脑)立体定位

stereotaxy [ˌstiəriəu'tæksi] *n* (脑)立体定位手术，立体定位性外科

stereotelevision [ˌstiəriəu'teliˌviʒən] *n* 立体电视

stereotropism [ˌstiəri'ɔtrəpizəm] *n* 向实体性；亲实体性 | **stereotropic**[ˌstiəriəu'trɔpik] *a* 向异体的，向实体的

stereotypy ['stiəriəˌtaipi] *n* 刻板动作，刻板症(反复或坚持无意义的动作、体位或言语)；刻板，定型

Stereum ['stiəriəm] *n* 韧革(真)菌属

steric ['sterik, 'stiə-] *a* 空间(排列)的(指原子)；立体化学的

sterid ['sterid] *n* 甾类化合物，类固醇

sterigma [sti'rigmə] ([复] **sterigmata** [sti'rigmətə]) *n* 【希】担子柄；(种子植物)叶座

Sterigmatocystis [stiˌrigmətəu'sistis], **Sterigmocystis** [stiˌrigməu'sistis] *n* 小梗囊孢菌属(即曲霉属Aspergillus)

sterilant ['sterilənt] *n* 杀菌剂

sterile ['sterail, -rəl-] *a* 不生育的；不结果实的；无菌的，消毒的

sterility [ste'riləti] *n* 不育，不孕；无菌 | female ~ 女性不育，女性不孕 / male ~ 男性不育 / one-child ~ 一儿性不育症 / primary ~ 原发不孕症 / relative ~ 相对性不育 / secondary ~ 继发不孕症

sterilization [ˌsterilai'zeiʃən, -li'z-] *n* 灭菌，消毒；绝育 | chemical ~ 化学灭菌法，药剂灭菌法 / eugenic ~ 优生学绝育 / fractional ~, intermittent ~ 分段灭菌法，间歇灭菌法 / mechanical ~ 器械灭菌法

sterilize ['sterilaiz] *vt* 把…消毒，灭菌；使绝育 | ~**r** *n* 灭菌器，消毒器

Sterisil ['sterisil] *n* 海克替啶(hexetidine)制剂的商品名

stern[1] [stə:n] *a* 严格的，苛刻的；坚决的，坚定的 | ~**ly** *ad* / ~**ness** *n*

stern[2] [stə:n] *n* 尾部；臀部

sternad ['stə:næd] *ad* 向胸骨

sternal ['stə:nəl] *a* 胸骨的

sternalgia [stə:'nældʒiə] *n* 胸骨痛；心绞痛

Sternberg-Reed cells ['stə:nbə:g 'ri:d] (Carl Sternberg; Dorothy Reed) 斯特恩伯格-里德细胞(多核分叶状巨细胞，见于霍奇金〈Hodgkin〉病时的淋巴结内)

Sternberg's disease ['stə:nbə:g] (Carl Sternberg) 斯特恩伯格病(见Hodgkin's disease) | ~ giant cells 斯特恩伯格巨细胞(见Sternberg-Reed cells)

sternebra ['stə:nibrə] ([复] **sternebrae** ['stə:nibri:]) *n* 胸骨节(指幼年期的胸骨节，以后才融合为胸骨体)

Sterneedle ['stə:ni:dl] *n* 艉针(商品名，用于诊断结核病，见Sterneedle tuberculin test，查test项下相应术语)

sternen [ˈstəːnən] *a* 胸骨的
stern(o)- [构词成分] 胸骨
sternoclavicular [ˌstəːnəuklәˈvikjulә], **sternocleidal** [ˌstəːnəuˈklaidl] *a* 胸锁(骨)的
sternoclavicularis [ˌstəːnəuklәˌvikjuˈlɛәris] *a*【拉】胸锁(骨)的 *n* 胸锁肌
sternocleidomastoid [ˌstəːnəuˌklaidәˈmæstɔid] *a* 胸锁乳突的
sternocostal [ˌstəːnəuˈkɔstl] *a* 胸(骨)肋的
sternodymia [ˌstəːnəuˈdimiә] *n* 胸骨联胎畸形
sternodymus [stəːˈnɔdimәs] *n* 胸骨联胎
sternodynia [ˌstəːnəuˈdiniә] *n* 胸骨痛
sternogoniometer [ˌstəːnəuˌgәuniˈɔmitә] *n* 胸骨角度测量器
sternohyoid [ˌstəːnəuˈhaiɔid] *a* 胸骨舌骨的
sternoid [ˈstəːnɔid] *a* 胸骨样的
sternomastoid [ˌstəːnəuˈmæstɔid] *a* 胸骨乳突的
sternopagia [ˌstəːnəuˈpeidʒiә] *n* 胸骨联胎畸形
sternopagus [stəːˈnɔpәgәs] *n* 胸骨联胎
sternopericardial [ˌstəːnəuˌperiˈkɑːdiәl] *a* 胸骨心包的
sternoscapular [ˌstəːnəuˈskæpjulә] *a* 胸骨肩胛的
sternoschisis [stəːˈnɔskisis] *n* 胸骨裂(畸形)
sternothyreoideus [ˌstəːnəuˌθairiˈɔidiәs] *a* 胸骨甲状软骨的;胸骨甲状腺的 *n* 胸骨甲状肌
sternothyroid [ˌstəːnəuˈθairɔid] *a* 胸骨甲状软骨的;胸骨甲状腺的
sternotomy [stəːˈnɔtәmi] *a* 胸骨切开术
sternotracheal [ˌstəːnəutrәˈkiːәl] *a* 胸骨气管的
sternotrypesis [ˌstəːnəutraiˈpiːsis] *n* 胸骨穿孔术
sternovertebral [ˌstəːnəuˈvəːtibrәl] *a* 胸骨椎骨的
sternoxiphopagus [ˌstəːnəuzaiˈfɔpәgәs] *n* 胸骨剑突联胎
Stern's position [stəːn] (Heinrich Stern) 斯特恩卧位(患者仰卧,头下垂于检查台端,可使右房室瓣闭锁不全杂音听得更清楚)
sternum [ˈstəːnәm] *n* 胸骨 | cleft ~ 胸骨裂
sternutatio [ˌstəːnjuˈteiʃiәu] *n*【拉】喷嚏 | ~ convulsiva 痉挛性喷嚏
sternutation [ˌstəːnjuˈteiʃәn] *n* 喷嚏
sternutator [ˈstəːnjuˌteitә] *n* 催嚏剂,催嚏物,催嚏气
sternutatory [stəːˈnjuːtәˌtәri] *a* 催嚏的 *n* 催嚏剂 | **sternutative** [stəːˈnjuːtәtiv] *a*
sternzellen [ˈʃtəːntselәn] *n*【德】星状细胞
steroid [ˈsterɔid, ˈstiә-] *n* 甾类化合物,类固醇 | anabolic ~ 促蛋白合成甾类,促蛋白合成类固醇
steroid 11β-monooxygenase [ˈsterɔid ˌmɔnәuˈɔksidʒineis] 类固醇11β-单(加)氧酶(此酶缺乏,为一种常染色体隐性性状,称作11β-羟化酶缺乏症并可致先天性肾上腺增生Ⅳ型。亦称11β-羟化酶)
steroid 17α-monooxygenase [ˈsterɔid ˌmɔnәuˈɔksidʒineis] *n* 类固醇17α-单(加)氧酶(此酶缺乏,为一种常染色体隐性性状,称作17-α-羟化酶缺乏症并可致先天性肾上腺增生Ⅴ型。亦称17α-羟化酶)
steroid 21-monooxygenase [ˈsterɔid ˌmɔnәuˈɔksidʒineis] 类固醇21-单(加)氧酶(此酶缺乏为一种常染色体隐性性状,称作21-羟化酶缺乏症并可致先天性肾上腺增生Ⅲ型。亦称21-羟化酶)
steroidogenesis [stәˌrɔidәˈdʒenisis] *n* 类固醇生成
steroidogenic [stәˌrɔidәˈdʒenik] *a* 类固醇生成的
steroid sulfatase [ˈsterɔid ˈsʌlfәteis]

类固醇硫酸酯酶(即steryl-sulfatase)

sterol ['sterɔl, 'stiə-] *n* 甾醇,固醇

sterol *O*-acyltransferase ['sterɔl ˌæsil'trænsfəreis] 固醇*O*-酰基转移酶(亦称酰基辅酶A:胆固醇酰基转移酶,胆固醇酰基转移酶)

sterol esterase ['sterɔl 'estəreis] 固醇酯酶(溶酶体酶缺乏,可致等位基因常染色体遗传病渥尔曼〈Wolman〉病和胆固醇酯贮积病。亦称酸性脂〈肪〉病和胆固醇酯酶)

stertor ['stə:tə] *n* 【拉】鼾息,鼾声 | hen-cluck ~ 鸡鸣状鼾息(见于咽后脓肿) | ~**ous** ['stə:tərəs] *a*

steryl-sulfatase ['steril 'sʌlfəteis] 类固醇硫酸酯酶(此酶缺乏,为一种X连锁性状,可致X连锁鱼鳞病,亦称steroid sulfatase)

stethacoustic [ˌsteθə'ku:stik] *a* 听诊器可听到的

stethalgia [ste'θældʒiə] *n* 胸痛,胸壁痛

stethemia [ˌste'θi:miə] *n* 肺充血

stethendoscope [ste'θendəskəup] *n* 胸X线透视机

steth(o)- [构词成分] 胸

stethocyrtograph [ˌsteθəu'sə:təgrɑ:f] *n* 胸廓曲度描记器

stethogoniometer [ˌsteθəuˌgəuni'ɔmitə] *n* 胸廓曲度计

stethograph ['steθəgrɑ:f] *n* 胸动描记器

stethography [ste'θɔgrəfi] *n* 胸动描记法;心音描记法

stethokyrtograph [ˌsteθəu'kə:təgrɑ:f] *n* 胸廓曲度描记器

stethometer [ste'θɔmitə] *n* 胸围计,胸廓张度计

Stethomyia [ˌsteθəu'maijə] *n* 胸蚊亚属(按蚊属)

stethomyositis [ˌsteθəuˌmaiə'saitis], **stethomyitis** [ˌsteθəumai'aitis] *n* 胸肌炎

stethoparalysis [ˌsteθəupə'rælisis] *n* 胸肌麻痹

stethophone ['steθəfəun] *n* 胸音传播器;听诊器

stethophonometer [ˌsteθəufəu'nɔmitə] *n* 胸音计,听诊测音器

stethopolyscope [ˌsteθəu'pɔliskəup] *n* 多管听诊器(几个人同时使用)

stethoscope ['steθəskəup] *n* 听诊器 | **stethoscopic(al)** [ˌsteθə'skɔpik(əl)] *a* 听诊器的 / **stethoscopy** [ˌste'θɔskəpi] *n* 听诊器检查

stethospasm ['steθəspæzəm] *n* 胸肌痉挛

Stevens-Johnson syndrome ['sti:vnz 'dʒɔnsn] (Albert M. Stevens; Frank C. Johnson) 史蒂文斯-约翰逊综合征(一种严重型多形性红斑,其损害可能累及口和肛门生殖器粘膜,并伴有全身症状,其中包括不适、衰竭、头痛、发热、关节痛和结膜炎。亦称多形糜烂性红斑,多形性渗出性红斑)

stew [stju:] *vt* 炖,煨,焖 *vi* (食物)炖着

steward [stjuəd] *n* (轮船、飞机的)乘务员;(学校、医院、俱乐部等的)伙食管理员 | ~**ess** *n* 女乘务员

Stewart-Holmes sign ['stjuət həumz] (Purves Stewart; Gordon Holmes) 斯图尔特-霍姆斯征,回缩现象(rebound phenomenon, 见phenomenon项下相应术语)

Stewart's purple [stjuət] (Douglas H. Stewart) 斯图尔特紫(1喱〈grain〉碘溶于1英两凡士林中)

Stewart-Treves syndrome ['stjuət tri:vz] (Fred W. Stewart; Norman Treves) 斯-特综合征(淋巴管肉瘤是切除淋巴结后臂部严重淋巴水肿的晚期并发症,通常与根治性乳房切除术有关)

STH somatotropic (growth) hormone 生长激素

sthenia ['sθi:niə] *n* 强壮,壮健,有力 | **sthenic** ['sθenik] *a*

sthen(o)- [构词成分] 力

sthenometer [sθe'nɔmitə] *n* 肌力计

sthenometry [sθe'nɔmitri] *n* 体力测

量法

sthenophotic [ˌsθenəu'fəutik] *a* 强光视力的

sthenoplastic [ˌsθenəu'plæstik] *a* 强壮体型的(细长型)

STI systolic time intervals 收缩时间间期

stibamine ['stibəmi:n] *n* 胂胺，对氨基苯胂酸钠(从前用于治利什曼病) | ~ glucoside 胂胺葡糖甙，锑巴葡胺(抗感染药) / urea ~ 脲胂胺(治利什曼病、血吸虫病及丝虫病)

stibanilic acid [ˌstibə'nilik] *n* 对氨基苯胂酸

stibialism ['stibiəlizəm] *n* 锑中毒

stibiated ['stibiˌeitid] *a* 含锑的

stibiation [ˌstibi'eiʃən] *n* (大量)锑疗法

stibium ['stibiəm] *n*【拉】锑(化学元素)

stibocaptate [ˌstibəu'kæpteit] *n* 二巯基琥珀酸锑钠(抗血吸虫药)

stibogluconate sodium [ˌstibəu'glju:kəneit] *n* 葡萄糖酸锑钠

stibonium [sti'bəuniəm] *n* 四氢锑基，锑鎓

stibophen ['stibəfən] *n* 胂波芬，福锑(抗血吸虫药，尤治曼氏血吸虫、埃及血吸虫、日本血吸虫，也可治腹股沟肉芽肿)

stichochrome ['stikəkrəum] *n* 染色质纹(指有易染质的神经细胞)

Stichotrichina [ˌstikəutri'kainə] *n* 鬃毛虫亚目

stick [stik] *n* 棒，(手)杖；茎，梗；刺(stuck) *vt* 刺；插入；粘贴；阻塞；伸，伸出 *vi* 粘住；停留；梗塞；伸出，突出 | dull(或dry) old ~ 无趣味的人 / the wrong end of the ~ 错误的认识(或说法)；不公平的待遇，不利的处境 / ~ at 迟疑，犹豫；坚持 / ~ out (使)伸出，突出；显眼 / ~ to 忠于(理想等)；坚持 / ~ up (使)竖立 / ~ up for 维护，支持；为…辩护 / ~ up to 抵抗，抵制

Sticker's disease ['stikə] (Georg Sticker) 传染性红斑

sticky ['stiki] *a* 粘性的，胶粘的 | **stickiness** *n* 粘，粘稠

Sticta ['stiktə] *n* 牛皮叶属，镂苔属(地衣)

Stieda's disease ['sti:də] (Alfred Stieda) 施蒂达病(见Pellegrini's disease) | ~ fracture 股骨内踝骨折

Stieda's process ['sti:də] (L. Stieda) 距骨后突

Stierlin's symptom (sign) ['stiəlin] (Eduard Stierlin) 施蒂尔林症状(征)(硬化或溃疡的X线征，尤指盲肠及升结肠的结核)

stiff [stif] *a* 硬的，僵硬的，强直的，不灵活的 | bore sb ~ 使某人极其厌烦 | ~**ly** *ad* / ~**ness** *n* 强直，僵硬

stiffen ['stifn] *vt, vi* (使)硬，(使)僵硬；(使)变强直

stifle ['staifl] *vt, vi* (使)窒息；(使)窒闷；抑止 *n* 后膝关节(马)

stigma ['stigmə] ([复] **stigmas** 或 **stigmata** ['stigmətə]) *n*【希】特征(一种心理或身体的标记或特点，有助于鉴别或诊断病情)；滤泡小斑；圣痕(手足紫癜性或出血性损害，类似基督殉难时的痕斑)；柱头(植物)；眼点 | costal ~ 肋骨特征(见Stiller's sign) / ~ of degeneracy 变质特征 / follicular ~ 滤泡小斑(卵巢) / malpighian ~s 马尔皮基小孔(脾静脉上小静脉进入大静脉点) / psychic ~ 精神特征 / somatic ~ 躯体特征 | ~**l**, ~**tic** [stig'mætik] *a*

stigmasterol [stig'mæstərɔl] *n* 豆甾醇，豆固醇(工业合成类固醇的重要原料)

Stigmatella [ˌstigmə'telə] *n* 标桩菌属

stigmatism ['stigmətizəm] *n* 有小斑(状态)；折光正常

stigmatization [ˌstigmətai'zeiʃən, -ti'z-] *n* 斑痕形成，瘀斑形成；出血斑生成(用催眠暗示在皮肤上形成出血点或红线)

stigmatometer [ˌstigmə'tɔmitə] *n* 散光测定计(检查眼折光力及眼底镜直接

检查)

stigmatoscope [stig'mætəskəup] *n* 细孔屈光镜

stigmatoscopy [ˌstigmə'tɔskəpi] *n* 细孔屈光镜检查

stigmatose ['stigmətəus] *a* 有小斑的

stijfziekte [sti:f'zi:kti] *n* 【荷】牛磷缺乏病

stilalgin [sti'lældʒin] *n* 甲酚甘油醚(即美芬新mephenesin, 骨骼肌松弛药)

Stilbaceae [stil'beisii:] *n* 束梗孢科

stilbazium iodide [stil'bæziəm] 司替碘铵,驱蛲净,驱蠕灵(抗蠕虫药)

stilbene ['stilbi:n] *n* 芪, 1-2二苯乙烯

stilbestrol [stil'bestrɔl] *n* 己烯雌酚,乙芪酚

stilet, stilette [sti'let] *n* 通管丝,管心针;细探子

stili ['stailai] stilus的复数

still[1] [stil] *a* 静止的,不动的 *vt, vi* 使(平静);使(静止) *ad* 还,仍旧;还要,更 *conj* 然而,不过;仍然 | ~ less 何况,更不必说;更少(用于否定句) / ~ more 何况,更不用说(用于肯定句);还要多一些

still[2] [stil] *n* 蒸馏器;蒸馏室 *vt, vi* 蒸馏

stillbirth ['stilbə:θ] *n* 死产

stillborn ['stilbɔ:n] *a* 死产的;一开始就不成功的,流产的

Still-Chauffard syndrome ['stil ʃəu-'fɑ:] (G. F. Still; Anatole M. E. Chauffard) 斯蒂尔-肖法综合征(见Chauffard's syndrome)

Stiller's rib ['stilə] (Berthold Stiller) 斯蒂勒肋骨(第十肋骨异常移动) | ~ sign 斯蒂勒征(移动性第十肋骨,提示神经衰弱的倾向)

stillicidium [ˌstili'sidiəm] *n* 滴流,泪溢 | ~ lacrimarum 泪溢 / ~ narium (鼻)感冒,鼻卡他 / ~ urinae 尿意窘迫,痛性尿淋沥

Stillingia [sti'lindʒiə] *n* 皇后根属

Stilling's canal ['stiliŋ] (Benedict Stilling) 玻璃体管 | ~ column 胸核,背核(脊髓) / ~ fibers 施蒂林纤维(指小脑联合纤维是不正确的,正确的指延髓网状纤维) / ~ fleece 施蒂林毛丛(小脑齿状核周围白纤维) / ~ nucleus 施蒂林核(骶核;胸核,背核〈脊髓〉)

Stilling's syndrome ['ʃtiliŋ] (Jakob Stilling) 施蒂林综合征(见Duane's syndrome)

Stilling-Türk-Duane syndrome ['ʃtiliŋ tiək dju'ein] (J. Stilling; Siegmund Türk: Alexander Duane) 施-蒂-杜综合征(见Duane's syndrome)

Still's disease [stil] (George F. Still) 斯蒂尔病(各种类型的儿童慢性多关节炎,特征为淋巴结肿大,尤其脾肿大,以及不规则热。亦称幼年类风湿性关节炎)

Stilphostrol [stil'fɔstrəul] *n* 二磷酸己烯雌酚,己烯雌酚二磷酸酯(diethylstilbestrol diphosphate)制剂的商品名

stilus ['stailəs] ([复] **stili** ['stailai]) *n* 【拉】通管丝,管心针;细探子;棒剂,药笔剂

Stimate ['stimeit] *n* 醋酸去氨加压素(desmopressin acetate)制剂的商品名

stimulant ['stimjulənt] *a* 引起兴奋的,刺激的 *n* 兴奋药,兴奋剂,刺激剂,刺激物 | cardiac ~ 心兴奋药 / central ~ 中枢兴奋药 / general ~ 全身兴奋药 / genital ~ 性兴奋药,春药 / local ~, topical ~ 局部兴奋药 / nervous ~ 神经兴奋药

stimulate ['stimjuleit] *vt* 刺激,激发,促进,使兴奋 *vi* 起刺激作用

stimulation [ˌstimju'leiʃən] *n* 刺激(作用),兴奋(作用) | areal ~ 大面积刺激 / audiovisual-tactile ~ 听视触觉刺激 / paradoxical ~ 反常刺激 / punctual ~ 单点刺激

stimulative ['stimjulətiv] *a* 刺激的,促进的 *n* 刺激(物),促进因素

stimulator ['stimjuˌleitə, ˌstimju'leitə] *n* 刺激质,刺激素;刺激器 | human thyroid adenylate cyclase ~s (HTACS) 人甲状腺苷酸环化酶刺激因

子，促甲状腺免疫球蛋白 / long-acting thyroid ~s (LATS) 长效甲状腺刺激素

stimulin ['stimjulin] *n* 刺激素

stimulon ['stimjulən] *n* 促病毒(繁殖)素

stimulus ['stimjuləs] ([复] **stimuli** ['stimjulai]) *n* 刺激，刺激物 | adequate ~, homologous ~ 适宜刺激物，同种刺激物 / aversive ~ 后抑刺激 / conditioned ~ 条件刺激 / discriminative ~ 辨别刺激 / eliciting ~ 诱发刺激，激发刺激 / heterologous ~ 异种刺激物 / liminal ~ 近阈刺激物 / nomotopic ~ 正位刺激物 / reinforcing ~ 增强刺激 / subliminal ~ 阈下刺激物 / supraliminal ~ 阈上刺激物 / thermal ~ 温刺激物 / threshold ~ 阈刺激物 / unconditioned ~ 无条件刺激，非制约刺激

sting [stiŋ] (stung) *vt* 刺，螫，叮;刺痛;刺激 *vi* 刺;刺痛;剧痛 *n* 刺，叮;刺痛，刺伤，螫伤

stink [stiŋk] (stank或stunk, stunk) *vi* 发恶臭 *n* 恶臭，臭气

Stintzing's tables ['stintsiŋ] (Roderich Stintzing) 斯廷青表(肌肉及神经正常电兴奋的平均值表)

stipe [staip] *n* 菌柄，柄

stippling ['stipliŋ] *n* 点彩 | epiphyseal ~ 骺点彩(见于点状软骨发育不全) / gingival ~ 牙龈点彩 / malarial ~ 疟点彩(常见于含有间日疟原虫的染色红细胞内)

stipulate ['stipjuleit] *vt, vi* 订定，规定(for);保证

stipulation [ˌstipju'leiʃən] *n* 订定，规定;条款，项目

stir [stəː] (-rr-) *vt* 动，移动;搅拌;激起 *vi* 动，活动;起床;传布;受搅拌 *n* 激动;搅拌 | ~ one's stumps 赶快，快走 / ~ the blood 激起情感 | ~**rer** *n* 搅动者;搅拌器;搅棒;起床者

stirofos ['stairəfɔs] *n* 司替罗磷(兽用杀虫剂)

stirp [stəːp] *n* 世系，血统;种

stirpiculture ['stəːpiˌkʌltʃə] *n* 优种繁殖(法) | **stirpicultural** [ˌstəːpi'kʌltʃərəl] *a*

stirps [stəːps] ([复] **stirpes** ['stəːpiːz]) *n* 族;族祖;群;种族;种;茎;(受精卵中的)遗传因子

stirring ['stəːriŋ] *a* 激动人心的;忙碌的 *n* 搅拌，搅动

stirrup ['stirəp] *n* 镫;镫骨

stitch [stitʃ] *n* (缝的)一针;缝迹，缝线，线法;少许衣服;一点，少许;(肋骨边缘一侧)刺痛 *vt, vi* 缝，缝合 | in ~es 忍不住大笑

stithe [staiθ] *n* 砧骨

stizolobin [ˌstaizə'ləubin] *n* 龙爪黧豆球蛋白

stochastic [stə'kæstik] *a* 随机的

stock [stɔk] *n* 树干，根株;托柄;家畜;株，家系，血统;原料，材料;存货 *vt* 贮备 *a* 现有的，常备的;普通的 | in(或out of) ~ (店中)备有(或不备有) / take ~ of 估量，估计

stocking ['stɔkiŋ] *n* 长(统)袜 | elastic ~s 弹性袜(外科用橡皮袜子)

stockstill ['stɔkstil] *a* 静止的，不动的

stocky ['stɔki] *a* 矮胖的，粗壮的

stodge [stɔdʒ] *n* 油腻的食物;贪食者 *vi* 狼吞虎咽;重步行走 *vt* 贪婪地吃;搀和

stodgy ['stɔdʒi] *a* (食物)不易消化的，厚腻的;身体笨重的 | **stodgily** *ad* / **stodginess** *n*

Stoerk's blennorrhea [stəːk] (Carl Stoerk) 施特尔克脓溢(伴慢性化脓，造成耳、咽、喉粘膜肥厚)

stoichiology [ˌstɔiki'ɔlədʒi], **stoechiology** [ˌsteki'ɔlədʒi] *n* 细胞生理学

stoichiometry [ˌstɔiki'ɔmitri] *n* 化学计算(法)，化学计量学，化学数学 | **stoichiometric** [ˌstɔikiə'metrik] *a*

stoke [stəuk] *n* 沲(旧动力粘度单位，液体的粘度为每立方厘米具有1泊的粘度和1克的密度)

Stokes-Adams disease (syndrome) ['stəuks 'ædəmz] (William Stokes; Robert Adams) 斯托克斯-亚当斯病(综合征)(见Adams-Stokes disease)

Stokes' amputation (operation) [stəuks] (William Stokes) 斯托克斯切断术(手术)(见Gritti-Stokes amputation)

Stokes' disease [stəuks] (William Stokes) 斯托克斯病(见Graves' disease) | ～ collar 斯托克斯颈圈(颈与胸部软组织水肿样肥厚，伴有自颈到膈部的静脉扩张，见于上腔静脉阻塞时) / ～ expectorant 祛痰合剂 / ～ law 斯托克斯定律(位于肌肉下面的粘膜发炎时则该肌经常发生麻痹) / ～ syndrome 斯托克斯综合征(见Adams-Stokes syndrome)

Stokes' reagent (test) [stəuks] (William R. Stokes) 斯托克斯试剂(试验)(检氧合血红蛋白)

Stokvis' disease ['stɔkvis] (Barend J. E. Stokvis) 肠原性紫绀 | ～ test 斯托克维斯试验(检胆色素)

Stokvis-Talma syndrome ['stɔkvis 'tælmə] (B. J. E. Stokvis; Sape Talma) 肠原性紫绀

stole [stəul] steal的过去式

stolen ['stəulən] steal的过去分词

stolon ['stəulən, -lɔn] *n* 匍匐茎;匍匐菌丝

stoma ['stəumə] ([复] **stomas** 或 **stomata** ['stəumətə]) *n* 【希】口，小孔;气孔(植物);人造口(指结肠造口术、回肠造口术时在腹壁造成之口)

stomacace [stəu'mækəsi] *n* 溃疡性口炎

stomach ['stʌmək] *n* 胃 | aberrant umbilical ～ 脐部胃迷离(含有胃粘膜的脐结构) / aviator's ～ 飞行员胃病，飞行员神经功能病 / cardiac ～ 胃贲门部 / cascade ～ 瀑布形胃 / cup-and-spill ～ 杯溢胃(X线摄影发现，在钡剂溢入胃主腔前在胃底滞留一段时间，这是由于结肠膨大压迫所致) / dumping ～ 胃倾倒症(在胃肠吻合术后) / hourglass ～, bilocular ～ 葫芦胃，沙漏胃 / leather bottle ～, sclerotic ～ 皮革状胃，硬化胃 / thoracic ～, upside-down ～ 胸位胃，高位胃 / trifid ～ 三腔胃 | ～**al** *a*

stomachache ['stʌməkeik] *n* 胃痛

stomachalgia [ˌstʌmə'kældʒiə] *n* 胃痛

stomachic [stə'mækik] *a* 胃的，健胃的 *n* 健胃药

stomachodynia [ˌstʌməkəu'diniə] *n* 胃痛

stomachoscopy [ˌstʌmə'kɔskəpi] *n* 胃镜检查

stomadeum [ˌstəumə'di:əm] *n* 口道，口凹(胚胎)

stomal ['stəuməl] *a* 口的，小孔的;人造口的(指经外科手术在腹壁造成之口)

stomata ['stəumətə] stoma的复数

stomatalgia [ˌstəumə'tældʒiə], **stomalgia** [stə'mældʒiə] *n* 口(腔)痛

stomatic [stəu'mætik] *a* 口的

stomatitis [ˌstəumə'taitis] ([复] **stomatitides** [ˌstəumə'taitidi:z]) *n* 口炎 | allergic ～ 变应性口炎 / angular ～ 口角炎 / aphthobullous ～ 口蹄疫 / aphthous ～ 口疮性口炎，疱疹性口炎 / contact ～ 接触性口炎 / denture ～ 义齿口炎(亦称义齿性口疮) / epidemic ～, epizootic ～ 流行性口炎，口蹄疫 / erythematopultaceous ～ 红斑软烂性口炎 / fusospirochetal ～ 梭状螺旋菌口炎 / gangrenous ～ 坏疽性口炎(亦称走马疳) / herpetic ～, vesicular ～ 疱疹性口炎，水泡性口炎 / lead ～ 铅毒性口炎 / mercurial ～ 汞毒性口炎 / mycotic ～ 霉菌性口炎，鹅口疮 / recurrent aphthous ～ 复发性口疮性口炎 / ～ scarlatina 猩红热口炎 / ～ venenata 毒性口炎

stomat(o)- [构词成分] 口，口腔

stomatocace [ˌstəumə'tɔkəsi] *n* 溃疡性口炎

stomatocyte [ˈstəumətəsait] *n* 裂口红细胞(偶见于溶血性贫血和肝病)
stomatocytosis [ˌstəumətəusaiˈtəusis] *n* 裂口红细胞症,口形红细胞增多(一种先天性溶血性贫血)
stomatodynia [ˌstəumətəuˈdiniə] *n* 口(腔)痛
stomatodysodia [ˌstəumətəudiˈsəudiə] *n* 口臭
stomatogastric [ˌstəumətəuˈgæstrik] *a* 口胃的
stomatogenesis [ˌstəumətəuˈdʒenisis] *n* 口腔发生(见于纤毛原虫的一种形态学过程;所有口腔结构和有关的细胞器均在此过程中形成或被取代)
stomatoglossitis [ˌstəumətəugloˈsaitis] *n* 口舌炎
stomatognathic [ˌstəumətɔgˈnæθik] *a* 口颌的
stomatography [ˌstəuməˈtɔgrəfi] *n* 口腔论
stomatolalia [ˌstəumətəuˈleiliə] *n* 鼻塞语音
stomatology [ˌstəuməˈtɔlədʒi] *n* 口腔学 | **stomatologic(al)** [ˌstəumətəuˈlɔdʒik(əl)] *a* / **stomatologist** *n* 口腔学家
stomatomalacia [ˌstəumətəuməˈleiʃiə] *n* 口腔(结构)软化
stomatomenia [ˌstəumətəuˈmi:niə] *n* 月经期口(粘膜)出血
stomatomy [stəuˈmætəmi] *n* 子宫口切开术
stomatomycosis [ˌstəumətəumaiˈkəusis] *n* 口真菌病
stomatonecrosis [ˌstəumətəuneˈkrəusis] *n* 坏疽性口炎,走马疳
stomatopathy [ˌstəuməˈtɔpəθi] *n* 口(腔)病
stomatoplasty [ˈstəumətəˌplæsti] *n* 口(腔)成形术;子宫口成形术 | **stomatoplastic** [ˌstəumətəuˈplæstik] *a*
stomatorrhagia [ˌstəumətəˈreidʒiə] *n* 口出血 | ~ gingivarum 龈出血
stomatoschisis [ˌstəuməˈtɔskisis] *n* 口裂,唇裂
stomatoscope [stəuˈmætəskəup] *n* 口腔镜
stomatotomy [ˌstəuməˈtɔtəmi] *n* 子宫口切开术
stomatotyphus [ˌstəumətəuˈtaifəs] *n* 斑疹伤寒性口溃疡
stomencephalus [ˌstəumenˈsefələs] *n* 头颌不全长嘴畸胎
stomion [ˈstəumiən] *n*【希】口点(人体测量名词,唇闭时口裂的中心点)
stom(o)- 见stomat(o)-
stomocephalus [ˌstəuməˈsefələs] *n* 头颌不全长嘴畸胎
stomodeum [ˌstəuməˈdi:əm] *n* 口道,口凹(胚胎外胚层内陷处以后即形成口) | **stomodeal** *a*
stomoschisis [stəuˈmɔskisis] *n* 口裂
Stomoxys [stəˈmɔksis] *n* 螫蝇属 | ~ bouffardi 鲍氏螫蝇 / ~ calcitrans 厩螫蝇
-stomy [构词成分] 造口术,吻合术
stone [stəun] *n* 石;结石;磨石;英石(英制重量单位,用来表示体重时,等于14镑或约6.34kg) *vt* 向…扔石头 | artificial ~ 人造石(牙) / bladder ~ 膀胱石 / blue ~ 胆矾(硫酸铜) / chalk ~ 痛风石 / dental ~ 髓石(牙垢,牙积石);人造石(牙) / kidney ~ 肾石 / lung ~ 肺石 / metabolic ~ 代谢性结石,胆甾醇石 / rotten ~ 硅藻岩 / salivary ~ 涎石 / ~-searcher 结石探杆(探查膀胱石用) / skin ~s 皮(下)石 / staghorn ~ 鹿角形石 / struvit ~ 鸟粪石(磷酸铵镁结石) / tear ~ 泪(腺)石 / womb ~ 子宫石 | leave no ~ unturned (to do) 千方百计,想尽方法
stoned [stəund] *a* 酩酊大醉的;(药物引起)兴奋的
stonelike [ˈstəunˌlaik] *a* 石样的
stony, stoney [ˈstəuni] *a* 石质的;多石的;无表情的
stood [stud] stand的过去式和过去分词

Stookey's reflex ['stuki] (Byron P. Stookey) 斯图基反射(小腿半屈，曲于膝关节时，轻叩半膜肌及半腱肌的肌腱，小腿就更屈曲)

stool [stu:l] *n* 凳子;厕所;粪(便) | bilious ~ 胆汁粪 / caddy ~ 黑色泥状粪(见于黄热病) / fatty ~ 脂性粪(见于胰病及吸收障碍综合征) / lienteric ~ 不消化粪 / mucous ~ 粘液性粪(见于肠炎或粘液性结肠炎) / rice-water ~ 米泔汁样粪(霍乱排出) / spinach ~ 菠菜绿粪(婴儿使用甘汞所致) | fall between two ~s 两头落空

stoop [stu:p] *vi* 俯身，弯腰;屈从 *vt* 俯曲(头、肩、背等) *n* 弯腰;曲背

stop [stɔp] (-pp-) *vt* 塞住;阻止;停止;充填(牙) *vi* 停止;阻塞 *n* 停止;阻碍;塞住，填塞 | centric ~ 牙接触面 / occlusal ~ 𬌗支托 | pull out all (the) ~s, pull all the ~s out 全力以赴，千方百计 / put a ~ to sth (或bring sth to a ~) 使某事物停止 / ~ at nothing (to do sth) (为了做某事而) 无所不为，准备冒任何风险 / ~ short of (doing), ~ short at (sth) 决定不做…

stopcock ['stɔpkɔk] *n* (活)栓;活塞

stoppage ['stɔpidʒ] *n* 停止;阻塞，阻滞

stopper ['stɔpə] *n* 塞子;栓 *vt* (用塞子等)塞住 | put the ~(s) on 使停止，制止

stopping ['stɔpiŋ] *n* 停止，中止;阻塞;充填;填料

stopple ['stɔpl] *n* 塞子 *vt* 塞住

stopwatch ['stɔpwɔtʃ] *n* 记秒表，跑表

storable ['stɔ:rəbl] *a* 可贮藏的

storage ['stɔ:ridʒ] *n* 贮藏;贮藏量;贮藏所，仓库;存储器

storax ['stɔræks] *n*【拉】苏合香(脂)(祛痰剂，杀寄生虫局部用药)

store [stɔ:] *vt* 贮藏;容纳;供给 *vi* 贮藏 *n* 贮藏;许多;[复] 贮存品;仓库 *a* 贮存的;现成的 | in ~ 贮藏着，准备着;必将发生 / lay ~ by(或on) 重视… / out of ~ 耗尽;售完 / set (much, great, little, no) ~ by (非常，极，不太，简直不)重视

storehouse ['stɔ:haus] *n* 仓库

storeroom ['stɔ:ru(:)m] *n* 贮藏室

storey ['stɔ:ri] *n* (层)楼

storiform ['stɔ:rifɔ:m] *a* 席纹状的

storm [stɔ:m] *n* 风暴;暴发，发作，症状骤增 | thyroid ~, thyrotoxic ~ 甲状腺症状骤增(甲状腺毒症〈突眼性甲状腺肿〉症状骤增，尤其出现在甲状腺切除术后) | take ... by ~ 攻占，强夺;征服，使…倾倒

Storm van Leeuwen's chamber [stɔ:mvæn 'lju:vən] (William Storm van Leeuwen) 斯托姆·范·勒文室(保持无空气传播抗原的防变应室)

story[1] ['stɔ:ri] *n* 故事，传记;叙述;真相 | as the ~ goes 据说 / tell its own ~ 不言而喻，自己表明 / The ~ goes (或runs) that … 据说…，传说 / to make a long ~ short 简而言之

story[2] ['stɔ:ri] *n* (层)楼

stoss [stɔs] *n*【德】冲击(给药)(见stosstherapy)

stosstherapy ['stɔsθerəpi] *n* 冲击疗法(一次给病人以大剂量疗法，或短期内给以过量药物疗法)

stout [staut] *a* 结实的;胖的，强壮的 | ~**ish** *a* 略胖的 / ~**ly** *ad* / ~**ness** *n*

stove [stəuv] *n* 炉，火炉

stow [stəu] *vt* 装载;储藏;使暂宿，使暂留

Stoxil ['stɔksil] *n* 碘苷(idoxuridine)制剂的商品名

STP standard temperature and pressure 标准温度和压力(0°C和101kPa); 2, 5-dimethoxy-4-methamphetamine 2, 5-二甲氧基-4-甲基苯丙胺，二甲氧甲苯丙胺(一种致幻药的DOM的俚语)

strabismology [ˌstræbiz'mɔlədʒi] *n* 斜视学

strabismometer [ˌstræbiz'mɔmitə] *n* 斜视计

strabismometry [ˌstræbiz'mɔmitri] *n*

斜视(度)测量法

strabismus [strə'bizməs] *n* 斜视,斜眼 | comitant ～ 共同性斜视 / convergent ～ 内斜视 / divergent ～, external ～ 外斜视 / nonparalytic ～ 非麻痹性斜视 / suppressed ～ 隐斜视 | **strabismal, strabismic** *a*

strabometer [strə'bɔmitə] *n* 斜视计

strabometry [strə'bɔmitri] *n* 斜视(度)测量法

strabotome ['stræbətəum] *n* 斜视(治疗)刀

strabotomy [strə'bɔtəmi] *n* 斜视(治疗)手术

Strachan-Scott syndrome [strɔn skɔt] (W. H. W. Strachan; Henry H. Scott) 斯-司综合征(见Strachan's syndrome)

Strachan's syndrome [strɔn] (William H. W. Strachan) 斯特朗综合征(一种原因不明的营养性多神经病,见于牙买加和其他国家贫穷地区,可能由于饮食中缺乏维生素B_1或维生素B_2所致,特征为弱视、感觉异常、头晕、舌炎、口炎、感觉途径损害及其他不同症状)

straddle ['strædl] *vi* 叉开腿(坐、站或走路),跨骑;骑墙,观望 *vt* 叉开腿坐于,跨立;对…抱观望态度

straight [streit] *a* 直的,笔直的;正直的;不搀杂的,纯的;有条理的 *ad* 直;正直地 | ～ off 立刻,马上 / ～ out 坦率地,直言地 / go ～ 笔直走;正直做人;戒去毒瘾 / on the ～ and narrow 老实做人 / tell sb ～ 对某人直言不讳

straightaway ['streitəˌwei, ˌstreitə'wei] *ad* 立刻,马上

straighten ['streitn] *vt, vi* (使)变直;(使)好转(out)

straightforward [streit'fɔ:wəd] *a* 直接的;坦率的;简易的;明确的 | **～ly** *ad* / **～s** *ad* 坦率地

straightline ['streitlain] *a* 直线的;直排式的

straight-out ['streitˌaut] *a* 坦率的,直率的

straightway ['streitwei] *ad* 直接地;立刻

strain[1] [strein] *vt* 拉紧;使紧张;使扭伤;滤 *vi* 尽力;弯曲;被过滤;渗出 *n* 拉紧;过劳,劳损,扭伤;极度紧张;应变 | high-jumper's ～ 跳高员劳损(跳高者股转肌扭伤)

strain[2] [strein] *n* 血缘;种,族;(菌)株,品系 | cell ～ 细胞株(通过选择或繁殖,从原始培养或细胞系得到的培养物) / heterologous ～ 异株 / homologous ～ 同株 / reference ～ 参照株 / resistant ～ 抗性株 / R ～, rough ～ 粗糙(型)菌株,R(型)菌株(细菌变异而形成的粗糙菌落的菌株。R菌落粗糙、不整齐,在液体培养基中生长呈颗粒状,荚膜消失,致病力弱) / S ～, smooth ～ 光滑(型)菌株,S(型)菌株(细菌变异而形成的光滑菌落的菌株。S菌落平滑、整齐,在液体培养基中生长呈弥散状,有荚膜者保持荚膜,致病力强) / Vi ～ Vi菌株(伤寒杆菌中带有Vi抗原的菌株)

strainer ['streinə] *n* 滤过器

strait [streit] *n* 海峡;窄道,狭口 | inferior pelvic ～ 骨盆出口 / superior pelvic ～ 骨盆入口

straiten ['streitn] *vt* 使狭窄;限制

straitjacket ['streitˌdʒækit] *n* 约束衣(尤指用以约束疯人的臂而言)

stramonium [strə'məuniəm] *n* 曼陀罗(叶)(治气喘病)

strand[1] [strænd] *n* 海滩,河岸

strand[2] [strænd] *n* 线,丝条;(线等的)股,绞;串 | lateral enamal ～ 侧釉丝条,外侧牙板

strangalesthesia [ˌstræŋgəlis'θi:zjə] *n* 束勒感;束带状感觉

strange [streindʒ] *a* 陌生的;奇怪的;外行的 | feel ～ 觉得不舒服,觉得头昏眼花 | **～ly** *ad* / **～ness** *n*

stranger ['streindʒə] *n* 陌生人;新来者;外行;不习惯于…的人(to)

strangle ['stræŋgl] *vt* 扼死;使窒息;抑

制 *vi* 被扼死;窒息而死

strangles ['stræŋglz] [复] *n* (马等的)传染性卡他,腺疫

strangulate ['stræŋgjuleit] *vt* 勒死;使窒息,绞窄 *vi* 窒息;被抑住 | **strangulation** [ˌstræŋgju'leiʃən] *n* (呼吸)窒息;绞窄

strangury ['stræŋgjuri], **stranguria** [stræŋ'gjuəriə] *n* 痛性尿淋沥

strap [stræp] *n* (条)带;橡皮膏 (-pp-) *vt* 用皮带束住;绑扎(伤口等);贴绊创膏 | crib ~ 马颈(喉吭)护带

strapping ['stræpiŋ] *n* 贴膏法;绑扎法

Strasburger's cell plate [ʃtrʌs-'buəgə:] (Eduard A. Strasburger) 施特拉斯布格细胞板,中体(见midbody第一解)

Strassburg's test ['ʃtrʌsbuəg] (Gustav A. Strassburg) 施特拉斯布格试验(检无白蛋白尿中的胆汁酸)

strata ['strɑ:tə, 'strei:tə] stratum的复数

strategic(al) [strə'ti:dʒik(əl)] *a* 战略的;对全局有重要意义的

strategy ['strætidʒi] *n* 战略;策略;对策

stratiform ['strætifɔ:m] *a* 层状的

stratify ['strætifai] *vt, vi* (使)分层 | **stratified** *a* / **stratification** [ˌstrætifi'keiʃən] *n*

stratigram ['strætigræm] *n* 体层(照)片,断层(照)片

stratigraphy [strə'tigrəfi] *n* 体层X线摄影(术),断层X线摄影(术)

stratum ['strɑ:təm, 'streitəm] ([复] **strata**) *n* 层;地层;阶层

Straus' reaction (phenomenon, test) [straus] (Isidore Straus) 施特劳斯反应(现象、试验)(含有毒性的马鼻疽菌的物质接种到雄豚鼠的腹腔内时,即产生阴囊损害)

Strauss' sign [ʃtraus] (Hermann Strauss) 施特劳斯征(乳糜性腹水时,食用脂肪性食物后,则脂肪增加)

straw [strɔ:] *n* 稻草;麦秆;无价值的东西 *a* 稻草的;稻草色的,浅黄色的

strawberry ['strɔ:bəri] *n* 草莓

straw-colored ['strɔ:kʌləd] *a* 稻草色的,浅黄色的

stray [strei] *vi* 偏离;迷路,走失 *a* 迷路的;偶见的,零落的 *n* 迷路者

streak [stri:k] *n* 条纹;色线;(性格上的)特色,性情;划线 *vt* 在…上加条纹 *vi* 形成条纹 | medullary ~ 脊髓沟,神经沟 / meningeal ~ 脑膜(病)性划痕,脑(病)性划痕 / primitive ~, germinal ~ 原条,胚线 | a winning(或losing) ~ 一连串的胜利(或失败) / like a ~ of lightning 飞快地

streaky ['stri:ki] *a* 有条纹的,条索状的;混杂的

stream [stri:m] *n* (小)河;流(水流或其他液体等) *vi, vt* 流,流出 | axial ~ 轴流(如在血管腔内) / blood ~ 血流 / electron ~ 电子流 / hair ~s 毛流,发涡 | on ~ 在生产中,投入生产 | **~ly** *a* 流水般的

streblomicrodactyly [ˌstrebləuˌmaikrəu'dæktili] *n* 小指弯曲

street [stri:t] *n* 街 | not in the same ~ (as) 不如…那样好,难和…相比 / ~s ahead of 比…好得多 / up one's ~ 某人所关心(或感兴趣)的领域

stremma ['stremə] *n*【希】扭伤

strength [streŋθ] *n* 强度;力(量);浓度 | ionic ~ 离子强度 | on the ~ of 由于,因为,受…的鼓励,依赖…,凭借 | **~less** *a* 无力(量)的

strengthen ['streŋθən] *vt* 加强;使坚强;强化,加固 *vi* 变强

strenuous ['strenjuəs] *a* 奋发的,使劲的;紧张的 | **~ly** *ad* / **~ness** *n*

strep [strep] *n* 链球菌(streptococcus的缩略式) *a* 链球菌的

strephenopodia [ˌstrefenəu'pəudiə] *n* 足内翻

strephexopodia [ˌstrefeksəu'pəudiə] *n* 足外翻

streph(o)- [构词成分] 扭转,倒转

strephopodia [ˌstrefəu'pəudiə] *n* 马蹄足

strephosymbolia [ˌstrefəusim'bəuliə] *n* 视象倒反;读字倒反(如b–d, q–p辨识困难)

strepitus ['strepitəs] *n*【拉】杂音,噪音(听诊音)

strepogenin [ˌstrepə'dʒenin] *n* 蛋白促生长肽,促长肽(存在于酪蛋白和某些其他蛋白之中,且为动物最适生长所需要的一种因素)

strepsinema [ˌstrepsi'ni:mə] *n* 绞线(指绞线期的染色质线)

strepsitene ['strepsiti:n] *n* 绞线期(减数分裂的一个阶段)

streptamine ['streptəˌmi:n] *n* 链霉胺

Streptase ['strepteis] *n* 链激酶(streptokinase)制剂的商品名

streptavidin [strep'tævidin] *n* 抗生蛋白链菌素(一种细菌蛋白,在免疫学及生物化学测定中用作探查物,因它对生物素有极大的亲和性和专一性)

strepticemia [ˌstrepti'si:miə] *n* 链球菌菌血症

streptidine ['streptidi:n] *n* 链霉胍

strept(o)- [构词成分] 扭转;链球菌

streptoangina [ˌstreptəuæn'dʒainə] *n* 链球菌性咽峡炎

Streptobacillus [ˌstreptəubə'siləs] *n* 链(球)杆菌属

streptobacillus [ˌstreptəubə'siləs] ([复] **streptobacilli** [ˌstreptəubə'silai]) *n* 链(球)杆菌

streptobacteria [ˌstreptəubæk'tiəriə] *n* [复] 链状菌

streptobacterin [ˌstreptəu'bæktərin] *n* 链球菌菌苗

streptobiosamine [ˌstreptəubai'əusəmi:n] *n* 链霉二糖胺

streptocerciasis [ˌstreptəusə:'kaiəsis] *n* 链尾线虫病

Streptococcaceae [ˌstreptəukɔk'keisii:] *n* 链球菌科

streptococcal [ˌstreptəu'kɔkəl] *a* 链球菌的

streptococcemia [ˌstreptəukɔk'si:miə] *n* 链球菌菌血症

streptococci [ˌstreptəu'kɔksai] streptococcus的复数

streptococcic [ˌstreptəu'kɔksik] *a* 链球菌的

streptococcicide [ˌstreptəu'kɔksisaid] *n* 杀链球菌药

streptococcolysin [ˌstreptəukɔ'kɔlisin] *n* 链球菌溶血素,链溶素

streptococcosis [ˌstreptəukəu'kəusis] *n* 链球菌病

Streptococcus [ˌstreptəu'kɔkəs] *n* 链球菌属 | ~ acidominimus 少酸链球菌 / ~ agalactiae 无乳链球菌 / ~ anaerobius 厌氧性链球菌 / ~ anhemolyticus 不溶血性链球菌 / ~ avium 鸟链球菌 / ~ bovis 牛链球菌 / ~ cremoris 乳脂链球菌 / ~ durans 坚忍链球菌 / ~ equisimilis 类马链球菌 / ~ erysipelatis 丹毒链球菌 / ~ evolutus 展性链球菌 / ~ faecalis 类链球菌 / ~ foetidus 恶臭链球菌 / ~ hemolyticus 溶血性链球菌 / ~ intermedius 中链球菌 / ~ lacticus, ~ lactis 乳链球菌 / ~ lanceolatus 矛形链球菌 / ~ liquefaciens 液化链球菌 / ~ mastitidis 无乳链球菌 / ~ micros 小链球菌 / ~ mitis 轻型链球菌 / ~ mutans 突变链球菌 / ~ pneumoniae 肺炎链球菌,肺炎双球菌 / ~ pyogenes 化脓链球菌 / ~ salivarius 唾液链球菌 / ~ sanguis 血链球菌 / ~ thermophilus 嗜热链球菌 / ~ uberis 乳房链球菌 / ~ zymogenes 产酶链球菌

streptococcus [ˌstreptəu'kɔkəs] ([复] **streptococci** [ˌstreptəu'kɔksai]) *n* 链球菌 | anhemolytic ~, gamma ~ 不溶血性链球菌,丙型链球菌 / group A, B, C (etc.) streptococci A、B、C(等)族链球菌 / hemolytic ~, α~, β~ 溶血性链球菌,甲型链球菌,乙型链球

菌 / ～ MG MG链球菌(非溶血性链球菌的一菌株,从原发性非典型肺炎患者的痰中分离出) / nonhemolytic ～, indifferent ～ 非溶血性链球菌 / viridans ～ 草绿色链球菌

streptodornase [ˌstreptəu'dɔːneis] *n* 链脱酶,链球菌DNA酶 | streptokinase-～ 链激酶-链脱酶,双链酶(用作蛋白分解剂和纤维溶解剂)

streptoduocin [ˌstreptəu'djuəsin] *n* 双链霉素(含硫酸二氢链霉素和硫酸链霉素)

streptogenin [ˌstreptəu'dʒenin] *n* 蛋白促生长肽(在牛奶和其他食物的蛋白中有一种假设的物质,为细菌和实验动物最适生长所需要的)

streptohemolysin [ˌstreptəuˌhiːmə'laisin] *n* 链球菌溶血素

streptokinase [ˌstreptəu'kaineis] *n* 链激酶 | ～-streptodornase 链激酶-链脱酶,双链酶(用作蛋白分解剂和纤维溶解剂)

streptoleukocidin [ˌstreptəuˌljuːkə'saidin] *n* 链(球菌)杀白细胞素

streptolysin [strep'tɔlisin] *n* 链球菌溶血素 | ～ O 链球菌溶血素O,不耐氧链球菌溶血素 / ～ S 链球菌溶血素S,耐氧链球菌溶血素

streptomicrodactyly [ˌstreptəuˌmaikrəu'dæktili] *n* 小指弯曲

Streptomyces [ˌstreptəu'maisiːz] *n* 链霉菌属 | ～ paraguayensis 巴拉圭链霉菌 / ～ vinaceus 葡萄色链霉菌(产维生素B_{12}的菌种)

Streptomycetaceae [ˌstreptəuˌmaisi'teisiiː] *n* 链霉菌科

streptomycin [ˌstreptəu'maisin] *n* 链霉素(抗菌抗生素) | ～ hydrochloride 盐酸链霉素 / ～ sulfate 硫酸链霉素

streptomycosis [ˌstreptəumai'kəusis] *n* 链霉菌病

streptonigrin [ˌstreptəu'naigrin] *n* 绛色霉素,链黑霉素,链黑菌素(抗肿瘤抗生素)

streptonivicin [ˌstreptəu'naivisin] *n* 新生霉素(抗生素类药)

streptose ['streptəus] *n* 链霉糖

streptosepticemia [ˌstreptəusepti'siːmiə] *n* 链球菌败血病

Streptosporangium [ˌstreptəuspə'rændʒiəm] *n* 链孢子囊菌属

streptothricin [ˌstreptəu'θraisin] *n* 链丝菌素

Streptothrix ['streptəθriks] *n* 链丝菌属 | ～ bovis 牛链丝菌,刚果嗜皮菌 / ～ farcinica 皮疽链丝菌,鼻疽诺卡菌 / ～ nocardii 诺卡链丝菌,鼻疽诺卡菌

streptotrichal [strep'tɔtrikəl] *a* 链丝菌的

streptotrichosis [ˌstreptəutrai'kəusis], **streptothricosis** [ˌstreptəuθrai'kəusis] *n* 链丝菌病

Streptoverticillium [ˌstreptəuvəːti'siliəm] *n* 链轮枝孢属

streptozocin [ˌstreptəu'zəusin], **streptozotocin** [ˌstreptəuzə'təusin] *n* 链佐星,链脲霉素,链脲菌素,链唑霉素(抗肿瘤抗生素)

stress [stres] *n* 压力;重点;重音;应力;应激(反应);紧张 *vt* 着重,强调;重读;使受应力 | lay(或place, put) ～ on(或upon) 把重点放在…上;在…上用力

stress-breaker ['stresbreikə] *n* 应力中断器(中断或减少作用于桥基牙的咬合力)

stretch [stretʃ] *vt* 伸展;展开;牵张,伸长;使(精神、肌肉等)过度紧张 *vi* 伸展;延续;伸肢体 *n* 伸展;紧张;一段持续的时间 | a ～ of the imagination 一阵幻想,想入非非 / at a ～ 一口气(不停地) / at full ～ 非常紧张 / on(或upon) the ～ 紧张着 / put(或set) upon the full ～ 使极度紧张,使倾注全力 / ～ a point 破例作出让步 / ～ one's legs (久坐后)走一走,散散步

stretcher ['stretʃə] *n* 担架;伸张器

stretchy ['stretʃi] *a* 能伸长的;有弹性的

strew [stru:] (strewed, strewn或strewed) *vt* 撒,播;点缀,铺盖

stria ['straiə] ([复] **striae** ['straii:]) *n* 条纹,纹;线条

striascope ['straiəskəup] *n* 屈光检查器

striatal [strai'eitl] *a* 纹状体的

striate ['straieit] *vt* 在…上加条纹(或线条) *a* 纹状的 | ~**d** ['straieitid] *a* 纹状的

striatonigral [ˌstraiətəu'naigrəl], **strionigral** [ˌstraiəu'naigrəl] *a* 纹状体黑质的

Striatran ['straiətræn] *n* 依米氨酯(emylcamate)制剂的商品名

striatum [strai'eitəm] *n* 纹状体;新纹状体 *a* 有条纹的,有槽的

stricken ['strikən] strike的过去分词 *a* 受(疾病、灾难、伤害)侵袭的 | ~ in years 年老

strict [strikt] *a* 严格的;精确的 | ~**ly** *ad* / ~**ness** *n*

stricture ['striktʃə] *n* 狭窄 | contractile ~, recurrent ~ 收缩性狭窄,再发性狭窄 / hysterical ~ 癔病性(食管)狭窄 / irritable ~ 敏感性狭窄 / organic ~ 器质性狭窄 | ~**d** *a*

strictureplasty ['striktʃəˌplæsti], **stricturoplasty** ['striktʃərəuˌplæsti] *n* 狭窄缝术(使用纵深切开并横向缝合狭窄对变窄的肠段的管径施行手术扩大)

stricturization [ˌstriktʃərai'zeiʃən, -ri'z-] *n* 狭窄化

stricturotome ['striktʃərəˌtəum] *n* 狭窄切开刀

stricturotomy [ˌstriktʃə'rɔtəmi] *n* 狭窄切开术

stridden ['stridn], **strid** [strid] stride的过去分词

stride [straid] (strode, stridden 或strid) *vi* 大步走,迈进 *n* 大步,阔步 | get into (或hit, strike) one's ~ 开始上轨道,开始紧张地工作起来 / make great ~s 大有进步 / take sth in (one's) ~ 从容地对付某事

strident ['straidnt], **stridulous** ['stridjuləs] *a* 喘鸣的;刺耳的

stridor ['straidə] *n*【拉】喘鸣

strike [straik] (struck, struck 或stricken) *vt* 打;击;抓伤;咬伤;(疾病)侵袭;遇见,碰到 *vi* 打;击,咬;抓;(心脏)搏动 *n* 打;击;罢工 | ~ off 取消(某人的名字);印刷 / ~ on(或upon) 突然想起 / ~ out 删去,除去;努力向某一方向游去 / ~ through 删去,除去

striking ['straikiŋ] *a* 显著的,引人注目的;惊人的 | ~**ly** *ad*

string [striŋ] *n* 线;绳;弦;一串,一行,一列;筋 (strung) *vt* 缚,扎;串起;伸展;使紧张,使兴奋 *vi* 成线索状;连成一串 | have sb on a ~ 操纵某人 / highly strung 神经过敏的,易激动的 / no ~s attached 不附带什么条件 / pull ~s (或wires) 在幕后拉线,在幕后操纵 / strung up 非常激动的,非常紧张的 / two ~s (或a second ~) to one's bow 两手准备,后备的手段 | ~**less** *a* 无弦的

stringency ['strindʒənsi] *n* 严格;紧迫;说服力

stringent ['strindʒənt] *a* 严格的,严厉的;令人信服的 | ~**ly** *ad* / ~**ness** *n*

stringhalt ['striŋhɔ:lt] *n* 跛行症(马)

stringy ['striŋi] *a* 线样的;纤维的;多筋的;粘性的 | **stringiness** *n*

striocellular [ˌstraiəu'seljulə] *a* 横纹肌纤维(与)细胞的

striocerebellar [ˌstraiəuˌseri'belə] *a* 纹状体(与)小脑的

striomotor [ˌstraiəu'məutə] *a* 横纹肌运动(神经元)的

striomuscular [ˌstraiə'mʌskjulə] *a* 横纹肌的

strip [strip] (-pp-) *vt* 剥,剥离,剥脱;挤出(如用手指沿血管压挤其内容物);磨光(缩小牙齿近中远中的宽度);除去(用电化学法除去牙冠内的金属,以增加内径)

n 条,带,磨带 | abrasive ～ 研磨带(用以对牙或义齿的邻面进行磨光和外形修复) / linen ～ 亚麻带(一种研磨带) | ～ of 夺去;剥去 / ～ off 夺走(生命);解掉(或撕掉绷带);脱去(手套等);从…上剥脱(剥离)

stripe [straip] *n* 纹,条纹 *vt* 使成条纹状 | ～**d** *a* 有条纹的

stripper ['stripə] *n* 剥除(静脉)器

strive [straiv] (strove或strived, striven或strived) *vi* 努力,力求;斗争

striven ['strivn] strive的过去分词

strobila [strə'bailə] ([复] **strobilae** [strə'baili:]), **strobilus** ['strɔbələs] *n*【拉】链体(绦虫);孢子叶球(植物)

strobile ['strɔbail] *n* 链体(绦虫);孢子叶球(植物)

strobiloid ['strɔbəlɔid] *a* 链体样的(绦虫);球果状的(植物)

stroboscope ['strəubəskəup] *n* 动态镜(观察快速运动用),频闪观测器 | **stroboscopic** [ˌstrəubə'skɔpik] *a*

strode [strəud] stride的过去式

stroke [strəuk] *n* 打,击;(病)突然发作,中风;心搏动 *vt* (用手)抚,摩 | apoplectic ～ 卒中发作 / back ～ 反击,反冲 / effective ～ 有效摆动(指纤毛) / heat ～ 中暑,热射病 / light ～ 光射病 / lightning ～ 电击 / paralytic ～ 瘫痪发作 / recovery ～ 恢复摆动(指纤毛) / sun ～ 日射病,中暑

stroma ['strəumə] ([复] **stromata** ['strəumətə]) *n*【希】基质 | ～ of cornea 角膜基质,角膜固有质 / ～ of thyroid gland 甲状腺基质 / vitreous ～ 玻璃状体基质 | ～**l**, ～**tic** [strə'mætik] *a*

stromatin ['strəumətin] *n* (红细胞)基质蛋白

stromatogenous [ˌstrəumə'tɔdʒinəs] *a* 基质(原)性的

stromatolysis [ˌstrəumə'tɔlisis] *n* 基质溶解

stromatosis [ˌstrəumə'təusis] *n* 基质性子宫内膜异位

Stromeyer's cephalhematocele ['ʃtrəumaiə] (Georg F. L. Stromeyer) 施特罗迈耶头血囊肿(与静脉通连的骨膜下头血囊肿,用力呼气时可引起其充血) | ～ splint 施特罗迈耶夹(铰链腿夹板,可固定任何角度)

stromuhr ['strɔ:muə] *n*【德】血流速度计

strong [strɔŋ] *a* 强壮的;坚固的;(性格)坚强的;强烈的;浓的 | ～**ly** *ad*

strong-bodied ['strɔŋ'bɔdid] *a* 体力强壮的

strong-minded ['strɔŋ'maindid] *a* 有独立见解的;意志坚强的

Strong's bacillus [strɔŋ] (Richard P. Strong) 斯特朗杆菌,弗氏志贺菌(Shigella flexneri)

strongyli ['strɔndʒilai] strongylus的复数

strongyliasis [ˌstrɔndʒi'laiəsis] *n* 圆线虫病

strongylid ['strɔndʒilid] *a* 圆线虫科的 *n* 圆线虫

Strongylidae [strɔn'dʒilidi:] *n* 圆线虫科

Strongyloidea [ˌstrɔndʒi'lɔidiə] *n* 类圆线虫总科

Strongyloides [ˌstrɔndʒi'lɔidi:z] *n* 类圆线虫属 | ～ papillosus 乳头类圆线虫 / ～ ratti 鼠类圆线虫 / ～ stercoralis, ～ intestinalis 粪类圆线虫,肠类圆线虫

strongyloidiasis [ˌstrɔndʒilɔi'daiəsis], **strongyloidosis** [ˌstrɔndʒilɔi'dəusis] *n* 类圆线虫病

strongylosis [ˌstrɔndʒi'ləusis] *n* 圆线虫病

Strongylus ['strɔndʒiləs] *n* 圆线虫属 | ～ edentatus 无齿圆线虫 / ～ equinus 马圆线虫 / ～ filaria 丝圆线虫 / ～ gibsoni 吉(布逊)氏圆线虫(即指形长刺线虫Mecistocirrhus digitatus) / ～ gigas 巨圆线虫(即肾膨结线虫Dioctophyma renale) / ~ longevaginatus 长鞘圆线虫(即长后圆线虫Metastrongylus elongatus) / ~ micrurus 小圆线虫 / ~ paradoxus 猪圆线虫(即长后圆线虫Metastrongylus elongatus) / ~ renalis 肾圆线虫(即肾膨结线虫Dioctophyma renale) / ~ subtilis 不定毛圆线虫(即蛇形毛圆线虫Trichostrongylus colubriformis) / ~ vulgaris 寻常圆线虫

strongylus ['strɔndʒiləs] ([复] **strongyli** ['strɔndʒilai]) *n* 圆线虫

strontia ['strɔnʃiə] *n* 氧化锶

strontium ['strɔnʃiəm] *n* 锶(化学元素)

strontiuresis [ˌstrɔnʃijuə'ri:sis] *n* 锶尿排泄 | **strontiuretic** [ˌstrɔnʃijuə'retik] *a* 锶尿排泄的,促锶尿排泄的

strophanthidin [strəu'fænθidin] *n* 毒毛旋花甙元,毒毛旋花子甙元

strophanthin [strəu'fænθin] *n* 毒毛花甙 | G-~, ~-G 毒毛花甙G(即哇巴因ouabain, 强心药)

Strophanthus [strəu'fænθəs] *n* 毒毛旋花属

strophocephalus [ˌstrɔfəu'sefələs] *n* 扭头畸胎

strophocephaly [ˌstrɔfəu'sefəli] *n* 扭头(畸形)

strophosomus [ˌstrɔfəu'səuməs] *n* 扭体露脏畸胎

strophulus ['strɔfjuləs] *n*【拉】婴儿苔藓,丘疹性荨麻疹

strove [strəuv] strive的过去式

struck[1] [strʌk] strike的过去式和过去分词

struck[2] [strʌk] *n* (传染性)羊肠毒血病

structural ['strʌktʃərəl] *a* 结构(上)的 | ~**ly** *ad*

structure ['strʌktʃə] *n* 结构 | denture-supporting ~ 义齿支持结构 / primary ~, covalent ~ 一级结构,共价结构(多肽链的氨基酸顺序或核酸链的碱基顺序) / quaternary ~ 四级结构(大分子亚单位的几何排列) / secondary ~ 二级结构(大分子的三维结构) / tertiary ~ 三级结构(单体大分子或多体大分子亚单位的三维结构) | ~-**less** *a* 无结构的,无细胞结构的

struggle ['strʌgl] *n, vi* 斗争;奋斗 | ~ for existence 生存竞争

struma ['stru:mə] ([复] **strumas** 或 **strumae** ['stru:mi:]) *n*【拉】甲状腺肿;腺病 | ~ lymphomatosa 淋巴瘤性甲状腺肿 / ~ maligna 恶性甲状腺肿,甲状腺体癌 | **strumous** *a*

strumectomy [stru:'mektəmi] *n* 甲状腺肿切除术 | median ~ 正中甲状腺肿切除术

strumiprivous [ˌstru:mi'praivəs], **strumiprival** [stru:mi'praivəl], **strumiprivic** [ˌstru:mi'praivik] *a* 甲状腺缺乏的(甲状腺切除所致的)

strumitis [stru:'maitis] *n* 甲状腺炎 | eberthian ~ 伤寒性甲状腺炎

Strümpell-Leichtenstern disease ['ʃtrimpəl 'laiʃtənstə:n] (A. von Strümpell; Otto Leichtenstern) 出血性脑炎

Strümpell-Marie disease ['ʃtrimpəl mə'ri:] (A. von Strümpell; Pierre Marie) 类风湿性脊椎炎

Strümpell's disease ['ʃtrimpəl] (Adolf von Strümpell) 施特吕姆佩尔病(①遗传型侧索硬化,主要是腿痉挛;②脑脊髓灰质炎) | ~ sign 施特吕姆佩尔征(①大腿向腹部屈曲时则足背屈,见于痉挛性下肢麻痹,亦称胫肌征;②如腕不过度背屈则不能拳握,亦称桡神经征;③旋前征:前臂被动屈曲时则旋前,见于偏瘫) / ~ type 施特吕姆佩尔型,遗传型侧索硬化

Strümpell-Westphal pseudosclerosis ['ʃtrimpəl 'vestfɑ:l] (A. von Strümpell; Carl F. O. Westphal) 肝豆状核变性

strung [strʌŋ] string的过去式和过去分词

Strunsky's sign ['strunski] (Max

Strunsky) 斯特伦斯基征(检足前弓疾患:检查者捏患者足趾,并突然屈曲,若前弓发炎,则引起疼痛)

Struve's test ['stru:və] (Heinrich Struve) 斯特鲁甫试验(检尿血)

struvite ['stru:vait] *n* 鸟粪石

strychnine ['strikni:n] *n* 士的宁,马钱子碱,番木鳖碱(中枢兴奋药) | ~ hydrochloride 盐酸士的宁 / ~ nitrate 硝酸士的宁 / ~ phosphate 磷酸士的宁 / ~ sulfate 硫酸士的宁

strychninism ['strikninizəm], **strychnism** ['striknizəm] *n* 士的宁中毒

strychninization [ˌstrikninai'zeiʃən, -ni'z-] *n* 士的宁(中枢兴奋药)

strychninomania [ˌstrikninəu'meinjə] *n* 士的宁狂,士的宁中毒性精神病

strychnize ['striknaiz] *vt* 使受士的宁作用

Strychnos ['striknəs] *n*【希】马钱属

STS serologic test for syphilis 梅毒血清学试验; Society of Thoracic Surgeons 胸外科医师学会

stubborn ['stʌbən] *a* 顽固的;顽强的;棘手的

stubby ['stʌbi] *a* 粗短的;矮胖的

stuck [stʌk] stick的过去式和过去分词

stud [stʌd] *n* 大头钉,栓钉 *vt* 散布,点缀

student ['stju:dənt] *n* (尤指大专院校的)学生,学员;(大学、研究院的)研究生

Student's *t*-test ['stju:dənt] ("Student"为英国数学家William Sealy Gossett的笔名) "学生"*t*检验(见test项下*t*-test)

studio ['stju:diəu] *n* (艺术家、摄影师的)工作室;(电台、电视的)播音室,广播室;电影制片厂

studious ['stju:djəs] *a* 勤学的;认真的 | **~ly** *ad* / **~ness** *n*

study ['stʌdi] *n* 学习,研究;研究项目 *vt* 学习,研究 *vi* 学习,努力 | prospective ~, cohort ~ 前瞻性研究,队列研究(一种流行病学研究) / retrospective ~, case-control ~ 回顾性研究,病例对照研究(一种流行病学研究) | ~ out 研究出,解决;拟定 / ~ up 用功预备考试(或其他工作)

stuff [stʌf] *n* 材料,资料;素质 *vt* 装,把…装满,塞 *vi* 吃得过多(或过快) | ~ up 塞住

stuffing ['stʌfiŋ] *n* 填(塞)料,填馅 | knock the ~ out of sb (因疾病等)使某人虚弱或无力

stuffy ['stʌfi] *a* 不通气的,窒息的 | **stuffiness** *n*

stumble ['stʌmbl] *vi* 绊跌;蹒跚;偶然碰见(across, on, upon);结巴地说话 *vt* 使绊倒;使困惑 *n* 绊倒;错误

stump ['stʌmp] *n* 残肢;残株;残余部分 *vi* 笨重地走 | conical ~ 圆锥形残肢,锥体状残肢(截肢后由于肌肉过分缩进所致) | stir one's ~s 赶快,快走

stumpy ['stʌmpi] *a* 粗短的;矮胖的

stun [stʌn] (-nn-) *vt* 使晕眩,打昏,震晕 *n* 晕眩;猛击

stung [stʌŋ] sting的过去式和过去分词

stunk [stʌŋk] stink的过去式和过去分词

stunning ['stʌniŋ] *a* 使人晕倒的;震耳欲聋的 *n* 功能丧失(类似意识丧失) | myocardial ~ 心肌功能丧失(心肌功能暂时受损,由于短时期局部缺血所致,以后还会持续一段时间)

stunt [stʌnt] *vt* 阻碍…的发育(或成长) *n* 发育障碍

stupe [stju:p] *n* 热敷布(用于热敷法) *vt* 热敷

stupefacient [ˌstju:pi'feiʃənt] *a* 致木僵的,麻醉的 *n* 麻醉药 | **stupefactive** [ˌstju:pi'fæktiv] *a*

stupefaction [ˌstju:pi'fækʃən] *n* 麻木状态,昏迷

stupefy ['stju:pifai] *vt* 使麻木,使失感觉

stupendous [stju(:)'pendəs] *a* 巨大的,惊人的 | **~ly** *ad*

stupid ['stju:pid] *a* 愚蠢的;迟钝的 |

~ly *ad*
stupidity [stju(:)'pidəti] *n* 愚蠢;迟钝
stupor ['stju:pə] *n* 昏迷;木僵,昏呆 | anergic ~ 无力性木僵 / lethargic ~ 昏睡性木僵,迷睡 | **~ose** ['stju:pərəus], **~ous** ['stju:pərəs] *a*
stupp [stʌp] *n* 汞烟尘,粗汞华
sturdy ['stə:di] *a* 强健的,茁壮的,坚实的,健全的;坚定的,坚强的 | **sturdily** *ad* / **sturdiness** *n*
Sturge-Kalischer-Weber syndrome [stə:dʒ 'kɑ:liʃ 'webə] (W. A. Sturge; Siegfried Kalischer; Frederick P. Weber) 斯-卡-韦综合征(见Sturge-Weber syndrome)
Sturge's disease, syndrome, Sturge-Weber syndrome ['stə:dʒ 'webə] (William A. Sturge; Frederick P. Weber) 斯特奇病、综合征,斯特奇-韦伯综合征(一种先天性综合征,包括脸部焰色痣、软脑膜和脉络膜血管瘤、晚期青光眼,常伴有颅内钙化、智力迟缓、对侧偏瘫以及癫痫)
Sturm's conoid [stə:m] (Johann C. Sturm) 斯图姆类圆椎体(各种散光症对一点的漫射象的形状改变,其象可能为一椭圆体,一圆圈或一锐线) | ~ interval 焦间距
stutter ['stʌtə] *vt, vi* 结结巴巴地说 *n* 口吃,讷吃 | **~er** *n* 口吃者
stuttering ['stʌtəriŋ] *n* 口吃,讷吃 | labiochoreic ~ 唇痉挛性口吃,唇舞病 / urinary ~ 断续排尿
sty, stye [stai] ([复] **sties** 或 **styes**) *n* 睑腺炎,麦粒肿
stycosis [stai'kəusis] *n* 石膏沉着(硫酸钙沉着,主要在淋巴结)
style[1] [stail] *n* 风格,作风;式样,类型 *vt* 称呼,命名;使符合时式;设计
style[2] [stail] *n* 通管丝,管心针;细探子
stylet ['stailit] *n* 通管丝,管心针;细探子
styli ['stailai] stylus的复数
styliform ['stailifɔ:m] *a* 长而尖的,针状的,茎状的
styliscus [stai'liskəs] *n*【拉】细柱形塞条
stylish ['stailiʃ] *a* 时髦的,时式的 | **~ly** *ad* / **~ness** *n*
styl(o)- [构词成分] 茎突,茎状
stylohyoid [ˌstailəu'haiɔid], **stylohyal** [ˌstailəu'haiəl] *a* 茎突舌骨的
styloid ['stailɔid] *a* 茎状的,柱样的,长而尖的
styloiditis [ˌstailɔi'daitis] *n* 茎突炎
stylomandibular [ˌstailəumæn'dibjulə] *a* 茎突下颌的
stylomastoid [ˌstailəu'mæstɔid] *a* 茎突乳突的
stylomaxillary [ˌstailəu'mæksiləri] *a* 茎突上颌的
stylomyloid [ˌstailəu'mailɔid] *a* 茎突磨牙部的
stylopodium [ˌstailəu'pəudjəm] *n* 柱骨(胚胎期的肱骨和股骨)
Stylosanthes [ˌstailəu'sænθi:z] *n* 铅笔花属
stylostaphyline [ˌstailəu'stæfilain] *a* 茎突腭帆的
stylosteophyte [stai'lɔstiəfait] *n* 茎状骨赘
stylostixis [ˌstailəu'stiksis] *n* 针(刺)术
stylus ['stailəs] ([复] **styluses** 或 **styli** ['stailai]) *n* 通管丝,管心针;细探子;棒剂,药笔剂
stymatosis [ˌstaimə'təusis] *n* 出血性阴茎异常勃起
stypage ['staipidʒ, sti'pɑ:ʒ] *n*【法】药栓使用(局部麻醉法)
stype [staip] *n* 药栓,药布
stypsis ['stipsis] *n*【希】收敛(作用);收敛疗法
styptic ['stiptik] *a* 收敛的,止血的 *n* 收敛剂,止血剂 | chemical ~ 化学止血剂 / mechanical ~ 机械性止血物 / vascular ~ 血管收缩性止血剂 | **~al** *a* / **~ity** [stip'tisəti] *n* 收敛性,止血作用

Stypven ['stipvən] *n* 鲁塞尔蝰蛇毒液(Russell's viper venom)制剂的商品名(用作止血药)
styramate ['stirəmeit] *n* 司替氨酯,氨甲酸羟苯乙酯(骨骼肌松弛药)
Styrax ['staiəræks] *n* 安息香属
styrax ['staiəræks] *n* 苏合香
styrol ['staiərɔl], **styrene** ['staiəri:n], **styrolene** ['stairəuli:n] *n* 苯乙烯
styron ['staiərɔn], **styrone** ['staiərəun] *n* 肉桂醇
su. sumat【拉】服用
sub- [前缀] 在下,下;不足,不全;次,亚
subabdominal [ˌsʌbæb'dɔminl] *a* 腹下的
subabdominoperitoneal [ˌsʌbæbˌdɔminəuˌperitəu'ni:əl] *a* 腹腔腹膜下的
subacetabular [ˌsʌbæsi'tæbjulə] *a* 髋臼下的
subacetate [sʌb'æsiteit] *n* 次醋酸盐,碱式醋酸盐
subacid [sʌb'æsid] *a* 微酸(性)的 | ~**ity** [ˌsʌbə'sidəti] *n* 微酸性,酸不足,酸过少
subacromial [ˌsʌbə'krəumiəl] *a* 肩峰下的
subacute [ˌsʌbə'kju:t] *a* 亚急性的
subalimentation [ˌsʌbælimen'teiʃən] *n* 营养不足
subanal [sʌb'einəl] *a* 肛门下的
subapical [sʌb'æpikəl] *a* 根尖下的
subaponeurotic [ˌsʌbæpənjuə'rɔtik] *a* 腱膜下的
subaquatic [ˌsʌbə'kwætik] *a* 水下的;半水生性的,半水栖的
subaqueous [ˌsʌb'eikwiəs] *a* 水下的
subarachnoid [ˌsʌbə'ræknɔid] *a* 蛛网膜下的
subarcuate [sʌb'ɑ:kjuit] *a* 微弯的,稍呈弓状的
subareolar [ˌsʌbə'ri:ələ] *a* 乳晕下的
subastragalar [ˌsʌbə'strægələ] *a* 距骨下的
subastringent [ˌsʌbə'strindʒənt] *a* 中度收敛的
subatloidean [ˌsʌbæt'lɔidiən] *a* 寰椎下的
subatomic [ˌsʌbə'tɔmik] *a* 逊原子的,亚原子的
subaural [sʌb'ɔ:rəl] *a* 耳下的
subaurale [ˌsʌbɔ:'reili] *a* 耳廓下点(人体测量名词,当受检者向前直视时,耳小叶下缘的最低点)
subauricular [ˌsʌbɔ:'rikjulə] *a* 耳廓下的
subaxial [sʌb'æksiəl] *a* 轴下的
subaxillary [sʌb'æksiləri] *a* 腋下的
subbasal [sʌb'beisl] *a* 基底下的
subbrachial [sʌb'breikiəl] *a* (脑)臂下的
subbrachycephalic [ˌsʌbbreikisə'fælik] *a* 亚短头型的
subbranch [sʌb'brɑ:ntʃ] *n* 小分支
subbreed ['sʌbbri:d] *n* 亚品种
subcalcareous [ˌsʌbkæl'kɛəriəs] *a* 微石灰性的
subcalcarine [sʌb'kælkərain] *a* 距状裂下的
subcalorism [sʌb'kælərizəm] *n* 受寒,感冒
subcapsular [sʌb'kæpsjulə] *a* 囊下的,被膜下的
subcapsuloperiosteal [sʌbˌkæpsjuləuˌperi'ɔstiəl] *a* 关节囊(与)骨膜下的
subcarbonate [sʌb'kɑ:bənit] *n* 次碳酸盐,亚碳酸盐
subcartilaginous [ˌsʌbkɑ:ti'lædʒinəs] *a* 软骨下的;部分软骨的
subcentral [sʌb'sentrəl] *a* 近中央的;中央裂下的
subception [sʌb'sepʃən] *n* 下知觉,潜知觉
subchloride [sʌb'klɔ:raid] *a* 次氯化物,亚氯化物
subchondral [sʌb'kɔndrəl] *a* 软骨下的
subchordal [sʌb'kɔ:dəl] *a* 脊索下的;声带下的
subchorionic [ˌsʌbkɔ:ri'ɔnik] *a* 绒毛

膜下的

subchoroidal [ˌsʌbkɔ:'rɔidəl] *a* 脉络膜下的

subchronic [sʌb'krɔnik] *a* 亚慢性的(慢性与亚急性之间的)

subclass ['sʌbklɑ:s] *n* 亚纲(生物分类)

subclavian [sʌb'kleiviən], **subclavicular** [ˌsʌbklə'vikjulə] *a* 锁骨下的

subclinical [sʌb'klinikəl] *a* 亚临床的,临床症状不显的(指早期轻度疾病)

subclone ['sʌbkləun] *n* 亚克隆

subconjunctival [ˌsʌbkəndʒʌŋk'taivəl] *a* 结膜下的

subconscious [sʌb'kɔnʃəs] *a* 下意识的 | ~**ly** *ad* / ~**ness** *n*

subcontinuous [ˌsʌbkən'tinjuəs] *a* 几乎连续的,弛张的

subcool [ˌsʌb'ku:l] *vt* 使过冷,使低温冷却

subcoracoid [sʌb'kɔrəkɔid] *a* 喙突下的

subcortex [sʌb'kɔ:teks] *n* 下皮质,皮质下部

subcortical [sʌb'kɔ:tikəl] *a* 皮质下的,皮层下的

subcostal [sʌb'kɔstl] *a* 肋骨下的

subcostalis [ˌsʌbkɔ:s'teilis] ([复] **subcostales** [ˌsʌbkɔ:s'teili:z]) *a* 【拉】肋骨下的

subcranial [sʌb'kreinjəl] *a* 颅下的

subcrepitant [sʌb'krepitənt] *a* 亚捻发音的

subcrepitation [ˌsʌbkrepi'teiʃən] *n* 亚捻发音

subcrystalline [ˌsʌb'kristəlain] *a* 部分结晶的,结晶不明显的

subculture ['sʌbkʌltʃə] *n* 次代培养物,次代培养;次代培养法

subcutaneous [ˌsʌbkju(:)'teinjəs] *a* 皮下的 | ~**ly** *ad*

subcuticular [ˌsʌbkju'tikjulə] *a* 表皮下的

subcutis [sʌb'kju:tis] *n* 皮下组织

subdelirium [ˌsʌbdi'liəriəm] *n* 轻度谵妄

subdeltoid [sʌb'deltɔid] *a* 三角肌下的

subdental [sʌb'dentl] *a* 牙下的

subdiaphragmatic [ˌsʌbdaiəfræg'mætik] *a* 膈下的

subdivide ['sʌbdi'vaid] *vt, vi* 再分,细分

subdivisible [ˌsʌbdi'vizəbl] *a* 可再分的

subdivision ['sʌbdiˌviʒən] *n* 再分,细分;亚门

subdominant [ˌsʌb'dɔminənt] *a* 亚优势的 *n* 亚优势种

subdorsal [sʌb'dɔ:səl] *a* 背部下的

subduct [sʌb'dʌkt] *vt* 下转 | ~**ion** [sʌb'dʌkʃən] *n* 下转,眼球下转

subdue [səb'dju:] *vt* 使屈服;克制,抑制

subdural [sʌb'djuərəl] *a* 硬膜下的

subendocardial [ˌsʌbendəu'kɑ:diəl] *a* 心内膜下的

subendothelial [ˌsʌbendəu'θi:ljəl] *a* 内皮下的

subendothelium [ˌsʌbendəu'θi:ljəm] *n* 内皮下膜(见Débove's membrane)

subendymal [sʌb'endiməl], **subependymal** [ˌsʌbe'pendiməl] *a* 室管膜下的

subependymoma [ˌsʌbeˌpendi'məumə] *n* 亚室管膜瘤

subepicardial [ˌsʌbepi'kɑ:diəl] *a* 心外膜下的

subepidermal [ˌsʌbepi'də:məl], **subepidermic** [ˌsʌbepi'də:mik] *a* 表皮下的

subepiglottic [ˌsʌbepi'glɔtik] *a* 会厌下的

subepithelial [ˌsʌbepi'θi:liəl] *a* 上皮下的

subequal [sʌb'i:kwəl] *a* 几乎相等的

suberic acid [sju:'berik] 辛二酸

suberin ['sju:bərin] *n* 软木脂

suberitin [sju:'beritin] *n* 皮海绵毒质

suberosis [ˌsju:bə'rəusis] *n* 软木尘肺

subexcite [ˌsʌbik'sait] *vt* 轻刺激

subextensibility [ˌsʌbeksˌtensi'biləti]

n 伸延性不足,伸展性减少
subfamily [sʌb'fæmili] *n* 亚科(生物分类)
subfascial [sʌb'fæsʃəl] *a* 筋膜下的
subfertile [sʌb'fə:tail] *a* 低生育力的
subfertility [ˌsʌbfə(:)'tiləti] *n* 低生育力
Sub fin. coct. sub finem coctionis 【拉】直到煮沸完毕
subflavous [sʌb'fleivəs] *a* 淡黄(色)的
subfolium [sʌb'fəuljəm] *n* 小脑小叶 | **subfoliar** *a*
subform ['sʌbfɔ:m] *n* 从属形式,派生形式
subgaleal [sʌb'geiliəl] *a* 帽状腱膜下的
subgallate [sʌb'gæleit] *n* 次没食子酸盐,次棓酸盐
subgemmal [sʌb'dʒeməl] *a* 味蕾下的
subgenus [sʌb'dʒi:nəs] *n* 亚属(生物分类)
subgerminal [sʌb'dʒə:minl] *a* 胚下的
subgingival [sʌb'dʒindʒivəl] *a* 龈下的
subglenoid [sʌb'gli:nɔid] *a* 关节盂下的
subglossal [sʌb'glɔsəl] *a* 舌下的
subglossitis [ˌsʌbglɔ'saitis] *n* 舌下炎
subglottic [sʌb'glɔtik] *a* 声门下的
subgranular [sʌb'grænjulə] *a* 亚粒状的
subgrondation [ˌsʌbgrɔn'deiʃən] *n* 【法】骨嵌凹
subgroup ['sʌbgru:p] *n* 亚群,子群;族(周期表);副族(指周期表中的B族);亚(血)型
subgyrus [sʌb'dʒaiərəs] *n* 隐(脑)回
subhepatic [ˌsʌbhi'pætik] *a* 肝下的
subhumeral [sʌb'hju:mərəl] *a* 肱骨下的
subhyaloid [sʌb'haiəlɔid] *a* 透明膜下的
subhyoid [sʌb'haiɔid], **subhyoidean** [ˌsʌbhai'ɔidiən] *a* 舌骨下的
subicteric [ˌsʌbik'terik] *a* 轻黄疸的
subiculum [sə'bikjuləm] *n* (脑)下脚 | **subicular** [sə'bikjulə] *a*
subiliac [sʌb'iliæk] *a* 髂骨下的
subilium [sʌb'iliəm] *n* 髂骨下部
subimbibitional [ˌsʌbimbi'biʃənl] *a* 液体吸取不足的
subinflammation [ˌsʌbinflə'meiʃən] *n* 轻(度)炎症 | **subinflammatory** [ˌsʌbin'flæmətəri] *a*
subintimal [sʌb'intiməl] *a* (血管)内膜下的
subintrance [sʌb'intrəns] *n* 提前发作
subintrant [sʌb'intrənt] *a* 提前发作的
subinvolution [ˌsʌbinvə'lju:ʃən] *n* 复旧不全 | chronic ～ of uterus 慢性子宫复旧不全
subiodide [sʌb'aiədaid] *n* 低碘化物
subjacent [sʌb'dʒeisənt] *a* 在下的,下邻的,下面相连的
subject ['sʌbdʒikt] *a* 从属的;易受…的,常患…的 *n* 题目,主题;学科;受治疗者,受实验者;解剖的尸体;原因,理由;主语;(意识的)主体;具有…倾向的人;对象 [səb'dʒekt] *vt* 使隶属,使服从(to);使受到,使遭遇(to)
subjective [sʌb'dʒektiv] *a* 主观的,自觉的,主觉性的 | ～**ly** *ad* / **subjectivity** [ˌsʌbdʒek'tivəti] *n* 主观,主观性
subjectoscope [sʌb'dʒektəskəup] *n* 视觉检查器
subjee ['sʌbdʒi:] *n* 沙解(大麻的蒴果和叶)
subjoin [sʌb'dʒɔin] *vt* 增补,附加
subjugal [sʌb'dʒu:gəl] *a* 颧骨下的
subjugate ['sʌbdʒugeit] *vt* 征服,克制 | **subjugation** [ˌsʌbdʒu'geiʃən] *n*
subkingdom ['sʌbˌkiŋdəm] *n* 门(生物分类)
sublate ['sʌbleit] *vt* 分离,脱离;否定;消除 | **sublation** [sʌb'leiʃən] *n*
sublatio [sʌb'leiʃiəu] *n*【拉】分离,脱离 | ～ retinae 视网膜脱离
sublesional [sʌb'li:ʒənəl] *a* 损伤部下的

sublethal [sʌb'li:θəl] *a* 亚致死的,次致死的

sublimate ['sʌblimeit] *vt, vi* (使)升华;(使)纯化 ['sʌblimit] *a* 升华的;纯化的,高尚的 ['sʌblimit] *n* 升华物;升汞 | corrosive ～ 升汞,二氯化汞 | **sublimation** [ˌsʌbli'meiʃən] *n* 升华(作用)

Sublimaze ['sʌblimeiz] *n* 枸橼酸芬太尼(fentanyl citrate)制剂的商品名

sublime [sə'blaim] *a* 庄严的,崇高的,卓越的;极端的,异常的 *vt, vi* (使)升华;(使)变高尚;(使)纯化 | ～**ly** *ad*

subliminal [sʌb'liminl] *a* (感觉)阈下的,限下的

sublimis [sʌb'laimis] *a* 【拉】浅的,表面的

sublingual [sʌb'liŋgwəl] *a* 舌下的

sublinguitis [ˌsʌbliŋ'gwaitis] *n* 舌下腺炎

sublobe ['sʌbləub] *n* 分叶,小叶

sublobular [sʌb'lɔbjulə] *a* 小叶下的

subluxate [sʌb'lʌkseit] *vi* 不全脱位,半脱位,部分脱位

subluxation [ˌsʌblʌk'seiʃən] *n* 不全脱位,半脱位 | ～ of lens 晶状体不全脱位

sublymphemia [ˌsʌblim'fi:miə] *n* 血(内)淋巴细胞减少

submammary [sʌb'mæməri] *a* 乳腺下的

submandibular [ˌsʌbmæn'dibjulə] *a* 下颌下的

submania [sʌb'meinjə] *n* 轻躁狂

submarginal [ˌsʌb'mɑ:dʒinəl] *a* 缘下的

submaxilla [ˌsʌbmæk'silə] *n* 下颌,下颌骨

submaxillaritis [sʌbˌmæksilə'raitis] *n* 颌下腺炎

submaxillary [sʌb'mæksiləri] *a* 颌下的

submedial [sʌb'mi:djəl], **submedian** [sʌb'mi:djən] *a* 中线下(或近中线)的

submembranous [sʌb'membrənəs] *a* 部分膜性的

submental [sʌb'mentl] *a* 颏下的

submerge [səb'mə:dʒ] *vt* 浸没 *vi* 浸入 | ～**nce** [səb'mə:dʒəns] *n*

submerse [səb'mə:s] *vt* 浸没 | **submersion** [səb'mə:ʃən] *n* 浸没,浸入

submersed [səb'mə:st] *a* 在水下的,适于水下使用的

submetacentric [ˌsʌbmetə'sentrik] *a* 亚中间着丝点的,亚中央着丝粒的,具近中间着丝粒的(染色体)

submicron [sʌb'maikrɔn] *n* 亚微(细)粒,次微子(一种胶体微粒,其大小从 1×10^{-5}cm～5×10^{-7}cm不等,只有用超显微镜才能看到)

submicroscopic(al) [sʌbˌmaikrəs'kɔpik(əl)] *a* 亚微观的,亚显微的

subminiature [ˌsʌb'minjətʃə] *a* 超小型的

subminiaturize [ˌsʌb'minjətʃəraiz] *vt, vi* (使)超小型化 | **subminiaturization** ['sʌbˌminjətʃərai'zeiʃən, -ri'z-] *n*

submission [səb'miʃən] *n* 屈服,服从;提出,提交

submissive [səb'misiv] *a* 服从的,柔顺的

submit [səb'mit] (-tt-) *vt* 使服从,使受到(to);提出,提交;认为 *vi* 服从,忍受(to)

submorphous [sʌb'mɔ:fəs] *a* 亚晶形的

submucosa [ˌsʌbmju:'kəusə] *n* 粘膜下层 | ～**l** *a*

submucous [sʌb'mju:kəs] *a* 粘膜下的

subnarcotic [ˌsʌbnɑ:'kɔtik] *a* 中度麻醉的

subnasal [sʌb'neizəl] *a* 鼻下的

subnasale [sʌbnei'seili], **subnasion** [sʌb'neiziən] *n* 鼻中隔下点(人体测量名词,鼻中隔以中矢状平面方向与上唇会合处所成之点)

subnatant [sʌb'neitənt] *a* (位于)下层的 *n* 下层清液

subneural [sʌb'njuərəl] *a* 神经下的
subnitrate [sʌb'naitreit] *n* 次硝酸盐，碱式硝酸盐
subnormal [sʌb'nɔ:məl] *a* 低(于正)常的，正常下的
subnormality [ˌsʌbnɔ:'mæləti] *n* 低常状态 | mental ～ 精神低常状态，精神失常
subnotochordal [ˌsʌbnəutə'kɔ:dl] *a* 脊索下的
subnucleus [sʌb'nju:kliəs] *n* 亚核
subnutrition [ˌsʌbnju(:)'triʃən] *n* 营养不足
suboccipital [ˌsʌbɔk'sipitl] *a* 枕骨下的
subocular [sʌb'ɔkjulə] *a* 眼下的
suboptimal [sʌb'ɔptiməl] *a* 最适度下的
suboptimum [sʌb'ɔptiməm] *n* 次最适度
suborbital [sʌb'ɔ:bitl] *a* 眶下的
suborder [sʌb'ɔ:də] *n* 亚目(生物分类)
subordinate [sə'bɔ:dinit] *a* 从属的；次级的 *vt* 使列于次要地位，使从属 | **subordination** [səˌbɔ:di'neiʃən] *n* 从属 / **subordinative** [sə'bɔ:dinətiv] *a* 从属性的，表示从属关系的
suboxide [sʌb'ɔksaid] *n* 低氧化物
subpapillary [sʌb'pæpiləri] *a* (真皮)乳头层下的
subpapular [sʌb'pæpjulə] *a* 亚丘疹性的
subparalytic [ˌsʌbpærə'litik] *a* 轻瘫的，不全麻痹的
subparietal [ˌsʌbpə'raiitl] *a* 顶下的
subpatellar [ˌsʌbpə'telə] *a* 髌下的
subpectoral [sʌb'pektərəl] *a* 胸肌下的
subpelviperitoneal [sʌbˌpelviˌperitəu'ni:əl] *a* 盆腔腹膜下的
subpericardial [ˌsʌbperi'kɑ:diəl] *a* 心包下的
subperiosteal [ˌsʌbperi'ɔstiəl] *a* 骨膜下的
subperiosteocapsular [ˌsʌbperiˌɔstiəu'kæpsjulə] *a* 关节囊(与)骨膜下的
subperitoneal [ˌsʌbperitəu'ni:əl], **subperitoneoabdominal** [ˌsʌbperitəuˌniəuæb'dɔminl] *a* 腹膜下的，腹腔腹膜下的
subperitoneopelvic [ˌsʌbperitəuniəu'pelvik] *a* 盆腔腹膜下的
subpharyngeal [ˌsʌbfə'rindʒiəl] *a* 咽下的
subphrenic [sʌb'frenik] *a* 膈下的
subphylum [sʌb'failəm] ([复] **subphyla** [sʌb'failə]) *n* 亚门(生物分类)
subpial [sʌb'paiəl] *a* 软(脑脊)膜下的
subpituitarism [ˌsʌbpi'tju(:)itərizəm] *n* 垂体功能减退
subplacenta [ˌsʌbplə'sentə] *n* 基蜕膜
subpleural [sʌb'pluərəl] *a* 胸膜下的
subpreputial [ˌsʌbpri'pju:ʃəl] *a* 包皮下的
subpubic [sʌb'pju:bik] *a* 耻骨(弓)下的
subpulmonary [sʌb'pʌlmənəri] *a* 肺下的
subpulpal [sʌb'pʌlpl] *a* 牙髓下的
subpyramidal [ˌsʌbpi'ræmidl] *a* 锥体下的
subrectal [sʌb'rektəl] *a* 直肠下的
subregion ['sʌbri:dʒən] *n* 分区；亚区(生物分布) | ～**al** [sʌb'ri:dʒənl] *a*
subretinal [sʌb'retinl] *a* 视网膜下的
subscaphocephaly [ˌsʌbskæfə'sefəli] *n* 中度舟状头(畸形)
subscapular [sʌb'skæpjulə] *a* 肩胛下的
subscleral [sʌb'skliərəl] *a* 巩膜下的
subsclerotic [sʌbskliə'rɔtik] *a* 巩膜下的；部分硬化的
subscribe [səb'skraib] *vt* 签(名)；捐助 *vi* 捐款；预订；同意(to)；在文件(或信件)上签名
subscript ['sʌbskript] *a* 写在下方的 *n* 下标
subscription [səb'skripʃən] *n* 签署，同意；预订；调配法，下标(处方)
subsequence ['sʌbsikwəns] *n* 随后，后

来;随后发生之事

subsequent ['sʌbsikwənt] *a* 继…之后的,随后的,后来的 | ~ to 在…之后 | ~**ly** *ad*

subserosa [ˌsʌbsiə'rəusə] *n* 浆膜下层

subserous [sʌb'siərəs] *a* 浆膜下的

subserve [səb'sə:v] *vt* 对…有益,对…有帮助;促进

subservience [səb'sə:vjəns], **subserviency** [səb'sə:vjənsi] *n* 辅助性;有帮助,有用

subservient [səb'sə:vjənt] *a* 辅助性的;有帮助的,有用的 | ~**ly** *ad*

subsibilant [sʌb'sibilənt] *a* 轻咝音的

subside [səb'said] *vi* 减退,消退;沉降 | ~**nce** [səb'saidəns, 'sʌbsidəns] *n*

subsidiary [səb'sidjəri] *a* 辅助的,次要的 *n* 辅助者,辅助物;附属机构

subsidy ['sʌbsidi] *n* 补助金,津贴

subsist [səb'sist] *vi* 生存,维持生活;存在,继续存在 *vt* 供给…粮食;供养

subsistence [səb'sistəns] *n* 生存,存在;生活费

subsonic [sʌb'sɔnik] *a* 亚声速的;亚声频的;次声的

subspecialty [sʌb'speʃəlti] *n* 分科,亚专科(如内科中的胃肠科)

subspecies ['sʌbˌspi:ʃi(:)z] *n* 亚种(生物分类)

subspinale [ˌsʌbspai'neili] *n* 切牙骨下点(亦称A点,见point A)

subspinous [sʌb'spainəs] *a* 棘突下的

subsplenial [sʌb'spli:niəl] *a* 胼胝体压部下的

substage ['sʌbsteidʒ] *n* (显微镜的)镜台下部

substance ['sʌbstəns] *n* 质,物质;实质,本质 | accessory food ~ 辅助食物因素,维生素 / ad ~ 突触传递物质 / agglutinable ~ 可凝集物质 / agglutinating ~ 凝集物质(凝集素) / α-~, alpha ~, reticular ~ α物质,网状物质(红细胞内) / anti-immune ~ 抗免疫物质,抗免疫体 / β-~, beta ~ β物质,异染粒 / contact ~ 接触剂,催化剂 / H ~ H物质(在具有ABO血型系O型的个体中的红细胞同族抗原;释放性物质,见released ~) / molecular ~ 神经纤维网 / P-P ~, pellagra-preventing ~ 糙皮病预防物质 / preventive ~ 预防性物质(抗体) / red ~ of spleen 脾髓 / released ~ 释放性物质(炎症时释放的组胺样物质,能增加血管通透性) / ~ sensibilisatrice, sensibilizing ~, sensitizing ~ 致敏物质(抗体) / slow-reacting ~, slow-reactive ~, slow reacting ~ anaphylaxis (SRS-A) 迟缓反应物质,慢反应物质,过敏反应迟缓反应物质(过敏反应时释放的物质,能引起某些平滑肌长时间缓慢收缩,此物质由白细胞三烯〈leukotrienes〉C_4, D_4,和E_4的混合物组成) / specific soluble ~ (SSS) 特异性可溶性物质 | in ~ 本质上,基本上,大体上,实质上

substandard [sʌb'stændəd] *a* 标准下的,低于标准规格的

substantia [səb'stænʃiə] ([复] **substantiae** [səb'stænʃii:]) *n*【拉】质,物质

substantial [səb'stænʃəl] *a* 物质的,实质的,真实的,实际的;坚固的,结实的;重要的;内容充实的;富裕的 | ~**ly** *ad*

substantialize [səb'stænʃəlaiz] *vt, vi* (使)实质化,(使)实体化

substantiate [səb'stænʃieit] *vt* 证实,证明…有根据;使具体化 | **substantiation** [səbˌstænʃi'eiʃən] *n*

substantive ['sʌbstəntiv] *a* 真实的,实质的;坚固的;大量的

substernal [sʌb'stə:nl] *a* 胸骨下的

substernomastoid [ˌsʌbstə:nəu'mæstɔid] *a* 胸锁乳突肌下的

substituent [sʌb'stitjuənt] *n* 取代者;取代基

substitute ['sʌbstitju:t] *n* 代替物,代用品 *vt* 用…代替 *vi* 作代替者;取代 *a* 作为代用品的 | blood ~, plasma ~

血液代用品，血浆代用品
substitution [ˌsʌbsti'tju:ʃən] *n* 代替，替换；取代反应，置换反应 | creeping ~ of bone 匍匐性骨置换
substitutive ['sʌbstitju:tiv] *a* 取代的，代用的，置换的
substrate ['sʌbstreit] *n* 底物，基质；酶作用物，酶解物
substratum [ˌsʌb'strɑ:təm, ˌsʌb'streitəm] ([复] **substrata** [ˌsʌb'strɑ:tə, ˌsʌb'streitə]) *n*【拉】底物，基质；酶作用物，酶解物；下层，基层，低层
substructure ['sʌbˌstrʌktʃə] *n* 下部结构，基础 | implant ~ 植入结构(如骨膜下植入义齿)
subsulcus [sʌb'sʌlkəs] *a* 隐沟
subsulfate [sʌb'sʌlfeit] *a* 次硫酸盐，碱式硫酸盐
subsultus [sʌb'sʌltəs] *n* (痉挛性)跳动 | ~ tendinum 腱跳动
subsume [səb'sju:m] *vt* 把…归入，包括
subsumption [səb'sʌmpʃən] *n* 包含；归类
subsurface ['sʌb'sə:fis] *a* 表面下的
subsylvian [sʌb'silviən] *a* 大脑侧裂下的
subsystem ['sʌb'sistim] *n* 分系统，支系统
subtalar [sʌb'teilə] *a* 距骨下的(如 ~ joint 距跟关节)
subtarsal [sʌb'tɑ:səl] *a* 跗骨下的
subtelocentric [ˌsʌbtelə'sentrik] *a* 亚端着丝点的，具亚端着丝粒的(染色体)
subtemperate [sʌb'tempərit] *a* 副温带的，亚温带的
subtemporal [sʌb'tempərəl] *a* 颞下的
subtenial [sʌb'ti:niəl] *a* 带下的
subtentorial [sʌb'tentəriəl] *a* (小脑)幕下的
subterhuman [ˌsʌbtə'hju:mən] *a* 低于人类的
subterminal [ˌsʌb'tə:minl] *a* 近末端的，近端的
subternatural [ˌsʌbtə'nætʃərəl] *a* 逊于天然的
subterranean [ˌsʌbtə'reinjən] *a* 地下的
subtertian [ˌsʌb'tə:ʃən] *a* 亚间日的，近乎间日发作的
subtetanic [ˌsʌbti'tænik] *a* 轻度强直的，轻度抽搦的
subthalamic [ˌsʌbθə'læmik] *a* 丘脑下的
subthalamus [sʌb'θæləməs] *n* 丘脑底部
subthreshold [ˌsʌb'θreʃhəuld] *a* (药物剂量)次于最低限度的，不足以起到作用的；阈下的，限值以下的
subthyroidism [sʌb'θairɔidizəm] *n* 甲状腺功能减退
subtile ['sʌtl] *a* 锐敏的
subtilin ['sʌbtilin] *n* 枯草菌素
subtilisin [sʌb'tilisin] *n* 枯草杆菌蛋白酶
subtle ['sʌtl] *a* 稀薄的；锐敏的；精细的；微妙的 | **~ness, ~ty** *n* / **subtly** *ad*
subtotal ['sʌbˌtəutl] *a* 次全的，几乎全部的 *n* 小计，部分和 *vt* 把…小计，求…的部分和 *vi* 求小计，求部分和
subtract ['səb'trækt] *vt* 减 | **~ion** [səb'trækʃən] *n*
subtransparent [ˌsʌbtræns'pεərənt] *a* 半透明的
subtrapezial [ˌsʌbtrə'pi:ziəl] *a* 斜方肌下的
subtribe ['sʌbtraib] *n* 亚族(生物分类)
subtrochanteric [ˌsʌbtrəukæn'terik] *a* 转子下的
subtrochlear [sʌb'trɔkliə] *a* 滑车下的
subtropic(al) ['sʌb'trɔpik(əl)] *a* 副热带的，亚热带的
subtuberal [sʌb'tju:bərəl] *a* 结节下的
subtympanic [ˌsʌbtim'pænik] *a* 鼓室下的；轻鼓音的
subtypical [sʌb'tipikəl] *a* 亚定型的
subulate ['sju:bjulit] *a* 锥形的，钻形的
subumbilical [ˌsʌbʌm'bilikəl] *a* 脐下的

subungual [sʌb'ʌŋgwəl] *a* 指(趾)甲下的

suburb ['sʌbə:b] *n* [常用复] 郊区,近郊;[复] 边缘

suburban [sə'bə:bən] *a* (在)郊外的 *n* 郊区居民

suburbia [sə'bə:biə] *n* 都市的郊区;郊区居民

suburethral [ˌsʌbjuə'ri:θrəl] *a* 尿道下的

subvaginal [sʌb'vædʒinəl] *a* 鞘下的;阴道下的

subvariety ['sʌbvəˌraiəti] *n* 亚变种,亚类

subvention [səb'venʃən] *n* 补助金,津贴

subvertebral [sʌb'və:tibrəl] *a* 脊柱前的

subvirile [sʌb'viril] *a* 男性征不足的

subvitaminosis [sʌbˌvaitəmi'nəusis] *n* 维生素不足症,维生素缺乏症

subvitrinal [sʌb'vitrinəl] *a* 玻璃(状)体下的

subvolution [ˌsʌbvə'lju:ʃən] *n* 翻转术(一种皮瓣反转术,尤指切除或反转翼状胬肉手术,使外表面或皮面与切除的肉面接触,以防再粘连)

subwaking [sʌb'weikiŋ] *a* 半醒的

subzonal [sʌb'zəunəl] *a* 带下的

subzygomatic [ˌsʌbzaigə'mætik] *a* 颧下的

succagogue ['sʌkəgɔg] *a* 促分泌的 *n* 促分泌剂

succedaneum [ˌsʌksi'deiniəm] ([复] **succedanea** [ˌsʌksi'deiniə]) *n* 替代品,代用品 | **succedaneous** [ˌsʌksi'deiniəs] *a*

succedent [sək'si:dənt] *a* 接着发生的,随后的

succeed [sək'si:d] *vi* 成功;继续,接着发生(to) *vt* 继…之后,接替,接着…发生

succenturiate [ˌsʌksen'tjuəriit] *a* 副的;替代的

success [sək'ses] *n* 成功,胜利

successful [sək'sesful] *a* 成功的,有成就的

succession [sək'seʃən] *n* 连续;继任;演替;顺序 | in ～ 接连地

successive [sək'sesiv] *a* 连续的,接连的

successor [sək'sesə] *n* 继承人,继任者,接班人

succi ['sʌkai, 'sʌksai] succus的复数

succimer ['sʌksimə] *n* 琥巯酸(一种螯合剂,二巯丙醇〈dimercaprol〉的类似物,口服治疗重金属中毒,一种与锝99m的合剂用作肾功能试验的诊断用药)

succinate ['sʌksineit] *n* 丁二酸盐,琥珀酸盐(酯或阴离子型)

succinate-CoA ligase (GDP-forming) ['sʌksineit 'laigeis] 琥珀酸-CoA连接酶,琥珀酸-辅酶A连接酶(GDP形成的)(亦称琥珀酰CoA合成酶)

succinate dehydrogenase ['sʌksineit di:'haidrədʒəneis] 琥珀酸脱氢酶

succinate dehydrogenase (ubiquinone) ['sʌksineit di:'haidrədʒəneis ju:'bikwiˌnəun] 琥珀酸脱氢酶(泛醌)

succinate-semialdehyde dehydrogenase ['sʌksineit ˌsemi'ældihaid di:'haidrədʒəneis] 琥珀酸半醛脱氢酶

succinct [sək'siŋkt] *a* 简明的,简洁的 | **～ly** *ad* / **～ness** *n*

succinic acid [sək'sinik] 琥珀酸,丁二酸

succinic semialdehyde dehydrogenase dificiency 琥珀酸半醛脱氢酶缺乏症(一种常染色体隐性遗传氨基酸病,由于琥珀酸半醛脱氢酶缺乏所致,从而产生的γ-氨基丁酸和γ-羟丁酸的增加导致智力迟钝、张力减退和共济失调。亦称γ-或4-羟丁酸尿症)

succinimide [sək'sinimaid] *n* 琥珀酰亚胺

Succinimonas [ˌsʌksini'məunəs] *n* 琥珀酸单胞菌属

Succinivibrio [ˌsʌksini'vibriəu] *n* 琥珀酸弧菌属

succinodehydrogenase [ˌsʌksinəudi:ˈhaidrədʒəneis] *n* 琥珀酸脱氢酶
succinoresinol [ˌsʌksinəˈrezinɔl] *n* 琥珀树脂醇
succinous [ˈsʌksinəs] *a* 琥珀的
succinum [ˈsʌksinəm] *n*【拉】琥珀
succinyl [ˈsʌksinil] *n* 琥珀酰
succinylacetoacetate [ˌsʌksiniləˌsi:təuˈæsiteit] *n* 琥珀酰乙酰乙酸
succinylacetone [ˌsʌksinilˈæsitəun] *n* 琥珀酰丙酮
succinylcholine chloride [ˌsʌksinilˈkəuli:n] 氯琥珀胆碱(神经肌肉阻断药)
succinyl CoA [ˈsʌksinil] 琥珀酰CoA, 琥珀酰辅酶A
succinyl CoA synthetase [ˈsʌksinil ˈsinθiteis] 琥珀酰CoA合成酶, 琥珀酰辅酶A合成酶, 琥珀酸-CoA连接酶(GDP形成的)
succinylcoenzyme A [ˌsʌksinilˈkəuenzaim] 琥珀酰辅酶A
succinyldihydrolipoamide [ˌsʌksinildaiˌhaidrəuˌlipəuˈæmaid] *n* 琥珀酰二氢硫辛酰胺
succinylsulfathiazole [ˌsʌksinilˌsʌlfəˈθaiəzəul] *n* 琥珀磺胺噻唑(磺胺类药)
succorrhea [ˌsʌkəˈri:ə] *n* 分泌溢液;分泌过多
succulent [ˈsʌkjulənt] *a* 多汁的 | **succulence** *n*
succumb [səˈkʌm] *vi* 屈服, 屈从(to); 死, 死于(to)
succus [ˈsʌkəs] ([复] **succi** [ˈsʌkai, ˈsʌksai]) *n*【拉】汁, 液
succuss [səˈkʌs] *vt* 振荡(摇动病人以确定体腔内有无积液) | **~ive** *a*
succussion [səˈkʌʃən] *n* 振荡(法);振荡音 | hippocratic ~ 希波克拉底振荡音(振荡身体时胸内有振水音, 一般即诊断为水气胸)
such [强sʌtʃ; 弱sətʃ] *a* 这样的, 如此的; 上述的 *ad* 那么 *pron* 这样的人(们), 这样的事物 | and ~ 等等 / as ~ 照这样, 就以这种资格(或身分); 本身 / ~ and ~ 某某, 这种那种的 / ~ as 像…这种的, 诸如…之类的, 例如 / ~ as it is (或they are) 质量不过如此的(东西), 尽管不太好 / ~ being the case 事实既然如此
suchlike [ˈsʌtʃlaik] *a* 这种的, 同样的 *pron* 这一类的人(或物)
sucholoalbumin [ˌsʌkəuləuˈælbjumin] *n* 猪胆汁白蛋白
suck [sʌk] *vt* 吸, 吮;吸收, 吸取 *vi* 吸 *n* 吸, 吮 | ~ in 吸收, 吸取
sucker [ˈsʌkə] *n* 吮吸者, 乳儿;吸管, 吸盘
sucking [ˈsʌkiŋ] *n* 吮, 吸 *a* 吮的, 吮乳的
suckle [ˈsʌkl] *vt* 哺乳
suckling [ˈsʌkliŋ] *n* 乳儿;哺乳
Sucostrin [su:ˈkɔstrin] *n* 琥珀胆碱(succinylcholine)制剂的商品名
Sucquet-Hoyer anastomosis (canal) [siˈkei ˈɔjɛə] (J. P. Sucquet; Henryk Hoyer) 苏盖-奥耶吻合(管)(球形动静脉吻合的动脉段)
sucralfate [sju:ˈkrælfeit] *n* 硫糖铝, 胃溃宁(抗胃溃疡药)
sucrase [ˈsju:kreis] *n* 蔗糖酶, 转化酶
sucrase-isomaltase deficiency [ˈsju:kreis ˌaisəuˈmɔ:lteis] 蔗糖酶异麦芽糖缺乏症(一种二糖酶缺乏症, 肠粘膜蔗糖酶异麦芽糖酶复合物的活性缺乏可致蔗糖和淀粉糊精吸收不良, 本症特征为水泻、渗透性发酵性腹泻, 有时可导致脱水和营养不良, 婴儿期尤为明显〈先天性蔗糖不耐症〉)
sucrate [ˈsju:kreit] *n* (蔗)糖合物
sucre [ˈsju:krə] *n*【法】糖 | ~ actuelle 真糖(游离血糖) / ~ virtuelle 假糖(胶态血糖)
sucroclastic [ˌsju:krəuˈklæstik] *a* 糖分解的, 解糖的
sucrose [ˈsju:krəus] *n* 蔗糖 | ~ octaacetate 蔗糖八醋酸酯(酒精变性剂)
sucrose α-glucosidase [ˈsju:krəus glu:ˈkəusideis] 蔗糖α-葡糖苷酶(su-

crase的EC命名法)

sucrosemia [ˌsju:krəuˈsi:miə] *n* 蔗糖血(症)

sucrosum [sjuˈkrəusəm] *n*【拉】蔗糖

sucrosuria [ˌsju:krəuˈsjuəriə] *n* 蔗糖尿(症)

suction [ˈsʌkʃən] *n* 吸,吸入,抽吸,吸气引液 | post-tussive ~ 咳后回吸声

Suctoria [sʌkˈtɔ:riə] *n* 吸管亚纲

suctorial [sʌkˈtɔ:riəl] *a* 吸吮的,适于吸吮的;有吸盘的

suctorian [sʌkˈtɔ:riən] *n* 吸管虫 *a* 吸管亚纲的

Suctorida [ˌsʌkˈtɔridə] *n* 吸管虫目

sucuuba [ˈsʌsjubə] *n* 南美鸡蛋花

Sudafed [ˈsju:dəfed] *n* 盐酸伪麻黄碱(pseudoephedrine hydrochloride)制剂的商品名

sudamen [su:ˈdeimən] ([复] **sudamina** [su:ˈdæminə]) *n*【拉】粟疹,痱子,汗疹 | **sudaminal** [su:ˈdæminəl] *a*

Sudan[1] [su(:)ˈdɑ:n] *n* 苏丹[非洲]

Sudan[2] [su(:)ˈdæn] *n* 苏丹(脂肪染剂)

Sudanese [su:dəˈni:z] *a* 苏丹的;苏丹人的 *n* [单复同] 苏丹人

sudanophil [suˈdænəfil] *a* 染苏丹的,嗜苏丹的 *n* 嗜苏丹体

sudanophilia [suˌdænəuˈfiliə] *n* 染苏丹性,嗜苏丹性

sudanophilic [suˌdænəuˈfilik], **sudanophilous** [ˌsu:dəˈnɔfiləs] *a* 染苏丹的,嗜苏丹的

sudarium [sju:ˈdɛəriəm] *n*【拉】发汗浴

sudarshan shurna [suˈdɑ:ʃən ˈʃuənə] 印度解热合剂(含50种药)

sudation [sju:ˈdeiʃən] *n* 发汗,出汗;剧汗

sudatorium [ˌsju:dəˈtɔ:riəm] ([复] **sudatoria** [ˌsju:dəˈtɔ:riə]) *n*【拉】热气浴;热气浴室

sudatory [ˈsju:dətəri] *a* 发汗的,利汗的 *n* 发汗剂;热气浴室

sudden [ˈsʌdn] *a* 突然的,突发的,意外的 | all of a ~ (或on a ~, all on a ~) 突然,冷不防 | **~ly** *ad* / **~ness** *n*

Sudeck-Leriche syndrome [ˈzudek ləˈri:ʃ] (P. H. M. Sudeck; René Loriche) 祖德克-勒里什综合征(外伤后血管痉挛伴有骨质疏松)

Sudeck's atrophy (disease) [ˈzudek] (Paul H. M. Sudeck) 外伤后骨质疏松 | ~ critical point, point of Sudeck 祖德克临界点,祖德克点(位于最后乙状结肠动脉与直肠上动脉分支间的直肠点,过去认为在此点以下结扎直肠上动脉分枝将引起直肠坏疽,但未经临床经验确证)

sudogram [ˈsju:dəgræm] *n* (全身)泌汗分布图

sudomotor [sju:dəˈməutə] *a* 催汗的,促汗的

sudoresis [ˌsju:dəˈri:sis] *n* 多汗

sudoriferous [ˌsju:dəˈrifərəs] *a* 分泌汗的;生汗的,出汗的

sudorific [ˌsju:dəˈrifik] *a* 发汗的 *n* 发汗药

sudoriparous [ˌsju:dəˈripərəs] *a* 生汗的,出汗的

sudoxicam [sju:ˈdɔksikæm] *n* 舒多昔康,噻氧噻嗪,羟甲噻胺嗪(抗炎药)

SUDS sudden unexplained death syndrome 原因不明的猝死综合征(见syndrome项下相应术语)

suds [sʌdz] [复] *n* 肥皂溶液;泡沫

sue [sju:, su:] *vt* 控告;请求(for)

suet [ˈsju:lt] *n*【拉】兽脂,牛羊脂 | benzoinated ~ 安息香羊脂 / prepared ~ 精制羊脂

Sufenta [su:ˈfentə] *n* 舒芬太尼(sufentanil)制剂的商品名

sufentanil [su:ˈfentənil] *n* 舒芬太尼,噻哌苯胺(镇痛药)

suffer [ˈsʌfə] *vt* 遭受,经历;忍受;容许 *vi* 受痛苦,患病;受损失 | ~ from 患…病,因…受损害 | **~er** *n* 受害者;患病者

sufferable [ˈsʌfərəbl] *a* 可忍受的,可容

许的

sufferance [ˈsʌfərəns] *n* 忍耐,忍受;容许

suffering [ˈsʌfəriŋ] *n* 受苦;病痛 *a* 受苦的;患病的

suffice [səˈfais] *vi* 足够;有能力 *vt* 满足 | ~ it to say that ... 只要说…就够了

sufficiency [səˈfiʃənsi] *n* 充足,足量

sufficient [səˈfiʃənt] *a* 足够的,充分的 | ~**ly** *ad*

suffocant [ˈsʌfəkənt] *n* 窒息剂

suffocate [ˈsʌfəkeit] *vt* 使窒息 *vi* 窒息;受阻 | **suffocation** [ˌsʌfəˈkeiʃən] *n* | **suffocative** [ˈsʌfəkeitiv] *a* 使人窒息的

suffuse [səˈfju:z] *vt* (液体、光、色等)充满,弥漫于 | **suffusion** [səˈfju:ʒən] *n* 充满,弥漫;涨红;溢血

sugar [ˈʃugə] *n* 糖 *vt* 加糖于,使甜 *vi* 制成糖 | actual ~ 真糖(游离血糖) / blood ~ 血糖 / cane ~ 蔗糖 / compressible ~ 可压缩糖 / confectioner's ~ 糖粉(用作甜剂和片剂的赋形剂) / fruit ~ 果糖 / heart ~, muscle ~ 肌醇 / larch ~ 松三糖 / liver ~ 肝糖 / starch ~ 糊精 / threshold ~ 肾糖阈(值) / virtual ~ 假糖(胶态血糖)

sugarin [ˈʃugərin] *n* 甲糖精

sugarless [ˈʃugəlis] *a* 无糖的

sugary [ˈʃugəri] *a* 含糖的;甜的

suggest [səˈdʒest] *vt* 建议,提出;暗示,提示

suggestible [səˈdʒestəbl] *a* 可暗示的;可建议的 | **suggestibility** [səˌdʒestiˈbiləti] *n* 易(受)暗示性,暗示感受性

suggestion [səˈdʒestʃən] *n* 建议,意见;暗示;联想 | hypnotic ~ 催眠暗示 / posthypnotic ~ 催眠后暗示

suggestive [səˈdʒestive] *a* 暗示的,示意的,启发的 | ~**ly** *ad*

suggillation [ˌsədʒiˈleiʃən] *n* 紫斑,瘀斑

suicidal [sjuiˈsaidl] *a* 自杀的,危及性命的

suicide [ˈsjuisaid] *n* 自杀 | psychic ~ 精神性自杀(不用任何物理手段而结束自己生命)

suicidology [ˌsjuisaiˈdɔlədʒi] *n* 自杀学(研究自杀的原因及预防)

suid [ˈsjuid] *a* 猪的

suint [ˈsju:int, swint] *n* 羊毛粗脂

suipestifer [ˌsju:iˈpestifə] *n* 猪疫菌类(一组沙门菌,可引起人和猪的副伤寒性胃肠炎)

Suipoxvirus [ˈsjuiˌpɔksˌvaiərəs] *n* 猪痘病毒属

suit [sju:t, su:t] *n* 请求,恳求;(一套)衣服;套,副,组 *vt* 适合;使适应(to) *vi* 合适,适当;相称 | antiblackout ~, anti-G ~, G ~ (飞行员)抗加速服,抗黑朦服 / antishock ~ 抗休克服(充气抗休克服) | follow ~ 跟着做,照着做 / one's strong ~ 特长,优点 / ~ oneself 随自己的意愿行事,自便

suitable [ˈsju:təbl] *a* 合适的,适当的 | **suitability** [sju:təˈbiləti] *n* 适合性,适应性 / ~**ness** *n* / **suitably** *ad*

Suker's sign [ˈsu:kə] (George F. Suker) 苏克征(缺乏互补性凝视,见于突眼性甲状腺肿眼球外旋时)

Sulamyd [ˈsʌlæmid] *n* 磺胺醋酰(sulfacetamide)制剂的商品名

sulazepam [sʌˈlæzəpæm] *n* 硫西泮,硫代安定(弱安定药)

sulbactam [səlˈbæktəm] *n* 舒巴坦(β-内酰胺酶抑制药) | ~ sodium 舒巴坦钠(舒巴坦的钠盐,β-内酰胺酶抑制药,用于对β-内酰胺酶生成菌增加青霉素和头孢菌素的抗菌活力)

sulbenox [sʌlˈbenɔks] *n* 舒贝诺司,氧苯噻脲(兽用生长促进药)

sulcate [ˈsʌlkeit] *a* 有沟的 | **sulcation** [sʌlˈkeiʃən] *n* 沟形成,有沟(状态)

sulciform [ˈsʌlsifɔ:m] *a* 沟状的

sulconazole nitrate [sʌlˈkɔnəzəul] 硫康唑硝酸盐,氯苄硫咪唑硝酸盐(抗真菌

药)

sulculus ['sʌlkjuləs] ([复] **sulculi** ['sʌlkjulai]) *n*【拉】小沟

sulcus ['sʌlkəs] ([复] **sulci** ['sʌlsai]) *n*【拉】沟 | angular ~ 角沟,角切迹 / aortic ~ 主动脉沟 / arterial sulci 动脉沟 / atrioventricular ~, coronary ~ of heart 房室沟,心冠状沟 / ~ of auditory tube 咽鼓管沟 / meningeal sulci 动脉沟 / precentral ~, vertical ~ 中央前沟,垂直沟 / venous sulci, sulci for veins 静脉沟

sulfa ['sʌlfə] *a* 磺胺的;(含)磺胺药物的

sulfabenzamide [ˌsʌlfə'benzəmaid] *n* 磺胺苯酰(抗菌药)

sulfacetamide [ˌsʌlfə'setəmaid] *n* 磺胺醋酰(磺胺类药,用于治疗尿路感染) | ~ sodium 磺胺醋酰钠(局部用于结膜,治疗对磺胺敏感的眼部感染)

sulfacid [sʌl'fæsid] *n* 硫代酸;磺酸

sulfacytine [ˌsʌlfə'saiti:n] *n* 磺胺西汀,磺胺乙胞嘧啶(磺胺类药,用于治疗急性尿路感染)

sulfadiazine [ˌsʌlfə'daiəzi:n] *n* 磺胺嘧啶(磺胺类药) | ~ silver 磺胺嘧啶银(外用抗菌药,在治疗第二度和第三度烧伤时用以预防创伤脓毒病) / ~ sodium 磺胺嘧啶钠

sulfadimethoxine [ˌsʌlfəˌdaime'θɔksi:n] *n* 磺胺地索辛,磺胺间二甲氧嘧啶(磺胺类药,用作抗菌药)

sulfadimetine [ˌsʌlfə'daiməti:n] *n* 磺胺异二甲嘧啶(即磺胺索嘧啶sulfisomidine)

sulfadimidine [ˌsʌlfə'daimidi:n] *n* 磺胺二甲嘧啶(磺胺类药)

sulfadoxine [ˌsʌlfə'dɔksi:n] *n* 磺胺多辛,周效磺胺,磺胺邻二甲氧嘧啶(磺胺类药,用于治疗麻风和恶性疟)

sulfaethidole [ˌsʌlfə'eθidəul] *n* 磺胺乙二唑(磺胺类药,主要用作尿路防腐剂)

sulfafurazole [ˌsʌlfə'fjuərəzəul] *n* 磺胺异噁唑(磺胺类药,用作抗菌药)

sulfaguanidine [ˌsʌlfə'gwænidi:n] *n* 磺胺脒,磺胺胍(磺胺类药,用作抗菌药,治疗胃肠道感染)

sulfaldehyde [sʌl'fældihaid] *n* 硫醛

sulfalene ['sʌlfəli:n] *n* 磺胺林,磺胺甲氧吡嗪(磺胺类药,用作抗菌药,尤其用于治疗尿路感染)

sulfamerazine [ˌsʌlfə'merəzi:n] *n* 磺胺甲嘧啶(抗菌药)

sulfameter ['sʌlfəmi:tə] *n* 磺胺对甲氧嘧啶,磺胺-5-甲氧嘧啶,消炎磺(用作抗菌药,治疗急慢性尿路感染)

sulfamethazine [ˌsʌlfə'meθəzi:n] *n* 磺胺二甲嘧啶(磺胺类药,用作抗菌药)

sulfamethizole [ˌsʌlfə'meθizəul] *n* 磺胺甲二唑(磺胺类药,用作抗菌药,主要用于治疗尿路感染)

sulfamethoxazole [ˌsʌlfəme'θɔksəzəul] *n* 磺胺甲噁唑,磺胺甲基异噁唑(磺胺类药,用作抗菌药,尤其用于防治急性尿路感染、脓皮病及创伤与软组织的感染)

sulfamethoxypyridazine [ˌsʌlfəmeˌθɔksipi'ridəzi:n] *n* 磺胺甲氧嗪(磺胺类药,用作抗菌药,治疗尿路感染及其他感染)

sulfamethyldiazine [ˌsʌlfəˌmeθil'daiəzi:n] *n* 磺胺甲嘧啶(抗菌药)

sulfamethylthiadiazole [ˌsʌlfəˌmeθilˌθaiə'daiəzəul] *n* 磺胺甲二唑(即sulfamethizole)

Sulfamezathine [ˌsʌlfə'mezəθi:n] *n* 磺胺二甲嘧啶(sulfamethazine)制剂的商品名

sulfamido [sʌl'fæmidəu], **sulfamine** [sʌl'fæmin] *n* 氨磺酰基,磺酰胺基

sulfamidochrysoidine [sʌlˌfæmidəukri'sɔidi:n] *n* 磺胺柯衣定,偶氮磺胺,百浪多息,2,4-二氨基偶氮苯磺酰胺(磺胺类药)

sulfamonomethoxine [ˌsʌlfəˌmɔnəme'θɔksi:n] *n* 磺胺间甲氧嘧啶(抗菌性磺胺类药)

sulfamoxole [ˌsʌlfə'mɔksəul] *n* 磺胺噁唑,磺胺二甲噁唑(抗菌性磺胺类药)

Sulfamylon [sʌlfə'mailɔn] *n* 磺胺米隆(mafenide)制剂的商品名

sulfanilamide [ˌsʌlfə'niləmaid] *n* 磺胺,氨苯磺胺(磺胺类药)

sulfanilate [sʌl'fænileit] *n* 磺胺酸盐,对氨基苯磺酸盐

sulfanilic acid [ˌsʌlfə'nilik] 对氨基苯磺酸

sulfanitran [ˌsʌlfə'naitræn] *n* 磺胺硝苯,乙酰磺胺硝苯(家禽用抗菌性磺胺类药和抗球虫药)

sulfanuria [ˌsʌlfə'njuəriə] *n* 磺胺剂性无尿

sulfapyridine [ˌsʌlfə'piridi:n] *n* 磺胺吡啶(一种抗菌化合物,口服用作疱疹样皮炎抑制剂,曾用于治疗肺炎和链球菌性感染)

sulfaquinoxaline [ˌsʌlfəkwi'nɔksəli:n] *n* 磺胺喹喔林,磺胺喹噁啉(兽用抗菌性磺胺类药)

sulfarsphenamine [ˌsʌlfɑ:'sfenəmi:n] *n* 硫胂凡纳明(曾用于治疗梅毒)

sulfasalazine [ˌsʌlfə'sæləzi:n] *n* 柳氮磺胺吡啶,水杨酸偶氮磺胺吡啶(磺胺类药)

Sulfasuxidine [ˌsʌlfə'sʌksidi:n] *n* 琥珀磺胺噻唑(succinylsulfathiazole)制剂的商品名

sulfatase ['sʌlfəteis] *n* 硫酸酯酶 | multiple ~ deficiency 多硫酸酯酶缺乏症(一种溶酶体贮积病,为一种常染色体隐性性状,合并有异染性脑白质营养不良幼稚型和粘多糖病,患儿既不会走路,也不会说话,并表现有鱼鳞病、粗糙面容、肝脾肿大、脊柱畸形和粘多糖尿。亦称粘硫脂病)

sulfate ['sʌlfeit] *n* 硫酸盐,硫酸酯 | acid ~ 酸性硫酸盐 / basic ~ 碱性硫酸盐 / chondroitin ~ 硫酸软骨素 / conjugated ~s, ethereal ~s 结合硫酸盐,硫酸乙酯 / cupric ~ 硫酸铜 / dermatan ~ 硫酸皮肤素,硫酸软骨素B / mineral ~s, preformed ~s 无机硫酸盐 / neutral ~, normal ~ 中性硫酸盐正硫酸盐

sulfatemia [ˌsʌlfei'ti:miə] *n* 硫酸盐血症

Sulfathalidine [ˌsʌlfə'θælidi:n] *n* 酞磺胺噻唑(phthalylsulfathiazole)的商品名

sulfathiazole [ˌsʌlfə'θaiəzəul] *n* 磺胺噻唑(曾广泛用作抗菌药,现已被低毒性磺胺类药及抗菌素所取代)

sulfatidase [ˌsʌlfə'taideis] *n* 硫酸脑苷脂酶,芳香基硫酸酯酶

sulfatide ['sʌlfətaid] *n* 硫酸(脑苷)脂,脑硫脂

sulfazamet [sʌl'fæzəmit] *n* 磺胺吡唑,磺胺甲苯吡唑(兽用抗菌性氨苯磺胺)

sulfhemoglobin [ˌsʌlfhi:məu'gləubin] *n* 硫血红蛋白

sulfhemoglobinemia [ˌsʌlfhi:məuˌgləubi'ni:miə] *n* 硫血红蛋白血症

sulfhydrate [sʌlf'haidreit] *n* 氢硫化物

sulfhydric acid [sʌlf'haidrik] 氢硫酸,硫化氢

sulfhydryl [sʌlf'haidril] *n* 硫氢(基),巯(基)

sulfide ['sʌlfaid] *n* 硫化物 | mercuric ~ 硫化汞(以前用于治疗梅毒)

sulfindigotate [sʌl'findigəteit] *n* 硫靛酸盐,靛蓝磺酸盐

sulfinic acid [ˌsʌl'finik] 亚磺酸

sulfinpyrazone [ˌsʌlfin'pairəzəun] *n* 磺吡酮,苯磺唑酮(促尿酸排泄药,用于治疗痛风)

sulfinyl ['sʌlfinil] *n* 亚硫酰基,亚磺酰基

sulfisomidine [sʌlfi'sɔmidi:n] *n* 磺胺索嘧啶,磺胺异二甲嘧啶(磺胺类药)

sulfisoxazole [ˌsʌlfi'sɔksəzəul] *n* 磺胺异噁唑,磺胺二甲异噁唑(磺胺类药,用作抗菌药) | ~ acetyl 磺胺乙酰异噁唑 / ~ diolamine 磺胺异噁唑二乙醇胺盐

sulfite ['sʌlfait] *n* 亚硫酸盐

sulfite oxidase ['sʌlfait 'ɔksideis] 亚硫酸氧化酶(此酶先天性缺乏,可致进行

性神经系统异常、晶状体脱位和智力迟钝)

sulfmethemoglobin [ˌsʌlfmetˌhi:məu'gləubin] *n* 硫血红蛋白

sulf(o)- [前缀] 硫,磺基

sulfoacid [ˌsʌlfəu'æsid] *n* 磺酸

sulfobromophthalein [ˌsʌlfəuˌbrəuməu'θæli:n] *n* 磺溴酞(其二钠盐用作肝功能测定药)

sulfoconjugation [ˌsʌlfəuˌkɔndʒu'geiʃən] *n* 硫酸结合作用

sulfocyanate [ˌsʌlfəu'saiəneit] *n* 硫氰酸盐

sulfocyanic acid [ˌsʌlfəsai'ænik] 硫氰酸

sulfogel [sʌlfədʒel] *n* 硫酸凝胶

***N*-sulfoglucosamine sulfohydrolase** [ˌsʌlfəuglu:'kəusəmi:n ˌsʌlfəu'haidrəleis] *N*-磺基葡糖胺磺基水解酶(此酶缺乏可致桑菲利波〈Sanfilippo〉综合征A型,与乙酰肝素*N*-硫酸酯酶可能完全相同)

sulfohydrate [ˌsʌlfəu'haidreit] *n* 氢硫化物

sulfoiduronate sulfatase [ˌsʌlfəuˌaidju'rɔneit 'sʌlfəteis] 硫代艾杜糖醛酸硫酸酯酶,艾杜糖醛酸硫酸酯酶

sulfolipid [ˌsʌlfəu'lipid] *n* 硫酸(脑苷)脂,脑硫脂

sulfolithocholylglycine [ˌsʌlfəuˌliθəuˌkəulil'glaisi:n] *n* 硫石胆酰苷氨酸

sulfolithocholyltaurine [ˌsʌlfəuˌliθəuˌkəulil'tauri:n] *n* 硫石胆酰牛磺酸

Sulfolobus [ˌsʌlfəu'ləubəs] *n* 硫叶菌属

sulfolysis [sʌl'fɔlisis] *n* 硫酸(双分)解(硫酸进行的酸解)

sulfomucin [ˌsʌlfəu'mju:sin] *n* 硫粘蛋白

sulfonamide [sʌl'fɔnəmaid] *n* 磺胺,氨苯磺胺(磺胺类药,此类药已大部分被更有效而毒性低的抗生素所取代)

sulfonamidemia [ˌsʌlfəuˌnæmi'di:miə] *n* 磺胺血

sulfonamidocholia [ˌsʌlfəuˌnæmidəu'kəuliə] *n* 磺胺胆

sulfonamidotherapy [ˌsʌlfəuˌnæmidəu'θerəpi] *n* 磺胺药物疗法,磺胺剂疗法

sulfonamiduria [ˌsʌlfəuˌnæmi'djuəriə] *n* 磺胺尿

sulfonate ['sʌlfəneit] *n* 磺酸盐(酯或阴离子)

sulfone ['sʌlfəun] *n* 砜;磺(基)

sulfonethylmethane [ˌsʌlfəuˌneθil'meθein] *n* 双乙磺丁烷(催眠药)

sulfonic [sʌl'fɔnik] *a* 磺(基)的 | ~ acid 磺酸

sulfonmethane [ˌsʌlfəun'meθein] *n* 双乙磺丙烷(催眠药)

Sulfonsol [sʌl'fɔnsɔl] *n* 三磺嘧啶口服悬液(trisulfapyrimidines oral suspension)制剂的商品名

sulfonterol hydrochloride [sʌl'fɔntərəul] 盐酸磺酰特罗,盐酸磺丁喘宁,盐酸甲磺酰叔丁肾上腺素(支气管扩张药)

sulfonyl ['sʌlfənil] *n* 磺酰,硫酰

sulfonylurea [ˌsʌlfəniljuə'riə] *n* 磺酰脲(用于对不能单靠饮食与运动治疗的非胰岛素依赖性糖尿病患者控制高血糖)

sulfoprotein [ˌsʌlfəu'prəuti:n] *n* 硫蛋白

sulfosalicylate [ˌsʌlfəusə'lisileit] *n* 磺基水杨酸盐(或酯)

sulfosalicylic acid [ˌsʌlfəuˌsæli'silik] 磺基水杨酸

sulfosalt ['sʌlfəsɔ:lt] *n* 磺酸盐

Sulfose ['sʌlfəus] *n* 三磺嘧啶(trisulfapyrimidines)制剂的商品名

sulfosol ['sʌlfəsɔl] *n* 硫酸溶胶

sulfotransferase [ˌsʌlfəu'trænsfəreis] *n* 转磺酶,磺基转移酶

sulfoxidation [səlˌfɔksi'deiʃən] *n* 磺化氧化作用

sulfoxide [sʌl'fɔksaid] *n* 硫氧化物;亚砜

sulfoxism [sʌl'fɔksizəm] *n* 硫酸中毒

sulfur ['sʌlfə] *n* 硫(黄)(化学元素) | colloidal ～ 胶态硫 / ～ dioxide 二氧化硫 / flower of ～, sublimed ～ 硫华, 升华硫 / hepar-～, liver of ～ 硫肝, 含硫钾 / ～ hydride 硫化氢 / ～ iodide 碘化硫 / lac ～, precipitated ～ 硫磺乳, 沉淀硫 / milk of ～ 硫乳, 胶态硫 / radioactive ～ 放射性硫, 射硫 / roll ～ 硫黄熔条 / ～ vasogen 硫凡士精(软膏) / vegetable ～ 石松子 washed ～, ～ lotum 洗制硫(精制硫)

sulfuraria [ˌsʌlfju'rɛəriə] *n* 温泉黄粉(用于皮肤病)

sulfurated ['sʌlfjuˌreitid], **sulfureted** ['sʌlfjuˌretid] *a* 含硫的, 硫化的

sulfurator ['sʌlfjuˌreitə] *n* 硫黄烟熏器, 硫黄熏蒸器

sulfureous [sʌl'fjuəriəs] *a* 硫(黄)的

sulfuret ['sʌlfjurit] *n* 硫化物

sulfuric [sʌl'fjuərik] *a* (正)硫的 | ～ acid 硫酸

sulfurize ['sʌlfjuəraiz] *vt* 硫化

sulfurous ['sʌlfərəs] *a* 亚硫的 | ～ acid 亚硫酸

sulfurtransferase [ˌsʌlfə'trænsfəreis] *n* 转硫酶, 硫基转移酶

sulfuryl ['sʌlfəril] *n* 磺酰, 硫酰

sulfydryl [sʌl'faidril] *n* 硫氢基, 巯基

sulindac [sʌ'lindæk] *n* 舒林酸, 苏灵大(消炎镇痛解热药)

sulisobenzone [ˌsʌlisəu'benzəun] *n* 舒利苯酮, 磺异苯酮(紫外线遮光剂)

Sulkowitch's test ['sʌlkəuˌwitʃ] (Hirsh W. Sulkowitch) 萨尔科维奇试验(检尿钙)

Sulla ['sʌlə] *n* 磺胺对甲氧嘧啶(sulfameter)制剂的商品名

sullage ['sʌlidʒ] *n* 污水, 污物

Sullivan's test ['sʌlivən] (Michael X. Sullivan) 沙利文试验(检尿半胱氨酸)

sully ['sʌli] *vt* 弄脏, 玷污

sulnidazole [sʌl'nidəzəul] *n* 舒硝唑, 硫乙硝唑, 硫硝咪唑(抗滴虫药)

suloctidil [sʌl'lɔktidil] *n* 舒洛地尔, 硫辛苄醇(周围血管扩张药)

suloxifen oxalate [sʌ'lɔksifən] 草酸舒洛昔芬, 草酸胺苯磺亚胺(支气管扩张药)

sulph- 以sulph-起始的词, 同样见以sulf-起始的词

sulpiride ['sʌlpiraid] *n* 舒必利, 硫苯酰胺(止吐药, 抗抑郁药)

sulprostone [sʌl'prɔstəun] *n* 硫前列酮, 前列磺酮(前列腺素)

Sul-Spansion [sʌl'spænʃən] *n* 磺胺乙二唑(sulfaethidole)制剂的商品名

sulthiame [sʌl'θaieim] *n* 舒噻嗪, 硫噻嗪, 苯磺酰胺二氧四氢噻嗪(碳酸酐酶抑制剂, 用作抗惊厥药)

sultry ['sʌltri] *a* 闷热的;引起性欲的 | **sultrily** *ad* / **sultriness** *n*

Sulzberger-Garbe syndrome [sʌlz-'bə:gə 'gɑ:bi] (Marion B. Sulzberger; William Garbe) 萨-加综合征, 渗出性盘状及苔藓样皮炎

sum [sʌm] *n* 总数, 总和;和;金额;概要, 要点 (-mm-) *vt* 计算…的总数;总结, 概括 *vi* 共计 (to, into) | in ～ 简言之, 总之 / to ～ up 总结一下, 总而言之, 总之 / ～ up 总结, 概括;总计

sum. sumat【拉】令服用; sumendum【拉】服用

sumac ['sju:mæk] *n* 漆树(属植物) | poison ～, swamp ～ 美国毒漆

sumbul [sʌm'bul] *n* 苏布, 麝香草根(神经兴奋及镇痉药)

summarize ['sʌməraiz] *vt* 概括, 总结 | **summarization** [ˌsʌmərai'zeiʃən, -ri'z-] *n*

summary ['sʌməri] *a* 概括的, 扼要的;即刻的 *n* 摘要, 总结 | in ～ 概括地 | **summarily** *ad*

summation [sʌ'meiʃən] *n* 总和, 总合;求和(法);累积 | central ～ 中枢(性)总和(连续发生的阈下刺激累积在反射中枢内, 直到最后引起反射兴奋状态为止)

summer ['sʌmə] *n* 夏季 *vi* 过夏天, 避暑 | ～ and winter 经过整整一年

summery ['sʌməri] *a* 夏季的, 如夏季

的;适合夏季的

summit ['sʌmit] *n* 顶(点);极度 | ~ of bladder 膀胱顶部 / ~ of nose 鼻根

summon ['sʌmən] *vt* 召集,召唤;鼓起(up)

Sumner's method ['sʌmnə] (James B. Sumner) 萨姆纳法(检尿糖) | ~ reagent 萨姆纳试剂(检测正常和糖尿病的尿糖)

Sumner's sign ['sʌmnə] (F. W. Sumner) 萨姆纳征(轻触髂窝,腹肌紧张略为增加,即提示有阑尾炎、输尿管结石和肾结石或卵巢囊肿的蒂扭转)

sump [sʌmp] *n* 池,坑(尤指污水坑,化粪池)

Sumycin [sju:'maisin] *n* 盐酸四环素(tetracycline hydrochloride)制剂的商品名

sun [sʌn] *n* 太阳,日;日光 (-nn-) *vt* 晒,曝 *vi* 晒太阳 | a place in the ~ 好的境遇 / in the ~ 在阳光下;为大家所注目 / soak up the ~ 沐日光浴 / take the ~ 晒太阳 / under the ~ 世界上;到底,究竟 / with the ~ 在日出时和(或)在日落时

sunbath ['sʌnbɑ:θ] *n* 日光浴

sunbathe ['sʌnbeið] *vi* 沐日光浴

sunburn ['sʌnbə:n] *n* 晒斑,晒伤(长期接触太阳光或太阳灯所致)

suncillin sodium [sʌn'silin] 森西林钠,磺氨苄青霉素钠(抗菌药)

SunDare ['sʌndɛə] *n* 西诺沙酯(cinoxate)制剂的商品名

sunder ['sʌndə] *vt, vi* 分开;切断

sundried ['sʌndraid] *a* 晒干的

sundries ['sʌndriz] [复] *n* 零碎杂物,杂项

sundry ['sʌndri] *a* 各式各样的 | all and ~ 所有的人,每个人

sunflower ['sʌnˌflauə] *n* 向日葵

sunk [sʌŋk] sink的过去分词 *a* 凹陷的;情绪低落的

sunken ['sʌŋkən] *a* 沉没的;凹陷的;情绪低落的

sunlamp ['sʌnlæmp] *n* (治疗用)太阳灯

sunlight ['sʌnlait] *n* 日光

sunlit ['sʌnlit] *a* 阳光照亮的

sunny ['sʌni] *a* 阳光充足的;快活的;象太阳的 | **sunnily** *ad*

sunscreen ['sʌnskri:n] *n* 遮光剂

sunshine ['sʌnʃain] *n* (直射)日光,阳光;晴朗的天气

sunstroke ['sʌnstrəuk] *n* 日射病,中暑

sup [sʌp] (-pp-) *vt, vi* 啜饮(茶、汤等) *n* (一)啜;少量

super ['sju:pə] *a* 特级的;极好的;过分的 *ad* 非常,过分地

super- [前缀] 上,在上;过度,高度

superabduction [ˌsju:pəræb'dʌkʃən] *n* 外展过度

superable ['sju:pərəbl] *a* 能克服的,能超越的

superabound [ˌsju:pərə'baund] *vi* 极多,过多

superabundant [ˌsju:pərə'bʌndənt] *a* 极多的,过多的 | **superabundance** *n*

superacid [ˌsju:pə'ræsid] *a* 酸过多的,过量酸的

superacidity [ˌsju:pərə'sidəti] *n* 酸过多,过度酸性

superacromial [ˌsju:pərə'krəumiəl] *a* 肩峰上的

superactivity [ˌsju:pəræk'tivəti] *n* 活动过强

superacute [ˌsju:pərə'kju:t] *a* 超急性的

superadd [ˌsju:pər'æd] *vt* 外加,添上 | **superaddition** [ˌsjupərə'diʃən] *n* 外加,添上;添加物

superalimentation [ˌsju:pəˌrælimen'teiʃən] *n* 超量营养疗法,强饲法,管饲法

superalkalinity [ˌsju:pəˌrælkə'linəti] *n* 碱性过度

superannuate [ˌsju:pə'rænjueit] *vt* 使…退休(退职);淘汰,废弃

superaurale [ˌsju:pərɔ:'reili] *n* 耳廓上点(人体测量名词,耳轮上缘的最高点)

superb [sju(:)'pə:b] *a* 壮丽的,宏伟的;超等的,极好的

supercarbonate [ˌsju:pə'kɑ:bənit] *n* 重碳酸盐,碳酸氢盐

supercentral [ˌsju:pə'sentrəl] *a* 中心上的;中央沟上的

supercilious [ˌsju:pə'siliəs] *a* 傲慢的,目中无人的

supercilium [ˌsju:pə'siliəm] ([复] **supercilia** [ˌsju:pə'siliə]) *n*【拉】眉 | **superciliary** [ˌsju:pə'siliəri] *a*

superclass ['sju:pəklɑ:s] *n* 超纲,总纲(生物分类)

supercoil ['sju:pəkɔil] *n* 超螺旋(染色体)

supercool [sju:pə'ku:l] *vt* 使过冷 *vi* 过冷(指液体冷到凝固点以下而不凝结)

superdistention [ˌsju:pədis'tenʃən] *n* 膨胀过度

superduct [ˌsju:pə'dʌkt] *vt* 上转,上举

superduction [ˌsju:pə'dʌkʃən] *n* (眼)上转

superego [ˌsju:pər'i:gəu, -'e-] *n* 超我,超自我

superexcitation [ˌsju:pəˌreksi'teiʃən] *n* 兴奋过度

superextended [ˌsju:pəriks'tendid] *a* 伸展过度的

superextension [ˌsju:pəriks'tenʃən] *n* 伸展过度

superfamily [ˌsju:pə'fæmili] *n* 超科,总科(生物分类)

superfecundation [ˌsju:pəˌfi:kən'deiʃən] *n* 同期复孕(指卵)

superfemale [ˌsju:pə'fi:meil] *n* 超雌性(雌性细胞内含有超常数的X染色体)

superfetation [ˌsju:pəfi'teiʃən] *n* 异期复孕(指卵)

superficial [ˌsju:pə'fiʃəl] *a* 浅(层)的,表面的 | ~**ity** [ˌsju:pəˌfiʃi'æləti] *n* 表面性,肤浅 / ~**ly** *ad*

superficialis [ˌsju:pəfiʃi'eilis] *a*【拉】浅的,表面的

superficies [ˌsju:pə'fiʃii:z] *n*【拉】表面

superflexion [ˌsju:pə'flekʃən] *n* 屈曲过度

superfluity [ˌsju:pə'flu(:)əti] *n* 多余(物),过剩(物)

superfluous [sju(:)'pə:fluəs] *a* 过剩的,多余的 | ~**ly** *ad*

superfunction [ˌsju:pə'fʌŋkʃən] *n* 功能亢进

supergenual [ˌsju:pə'dʒenjuəl] *a* 膝上的

supergroup ['sju:pəgru:p] *n* 超群(对抗原上相关的一群病毒性血清群的非正式名称)

superheat ['sju:pəhi:t] *vt* 使过热 *n* 过热 | ~**er** *n* 过热器

superhelix [ˌsju:p'heliks] *n* 超螺旋 | negative ~ 负超螺旋 / positive ~ 正超螺旋

superhuman [ˌsju:pə'hju:mən] *a* 超人的

superimpose [ˌsju:pərim'pəuz] *vt* 添上,加上;把…放在另一物上面,叠合,重叠 | ~**d** *a* 并发的

superimpregnation [ˌsju:pəˌrimpreg'neiʃən] *n* 复孕,重孕

superinduce [ˌsju:pərin'dju:s] *vt* 另加,外加;重复诱导 | **superinduction** [ˌsju:pərin'dʌkʃən] *n* 超感应,超诱导

superinfection [ˌsju:pərin'fekʃən] *n* 重复感染,双重感染(抗菌疗法过程中在原来感染部位或在较远部位发生的一种新的感染,由于抗药性的细菌或真菌入侵所致)

superintendent [ˌsju:pərin'tendənt] *n* 主管人,负责人

superinvolution [ˌsju:pəˌrinvə'lju:ʃən] *n* 复旧过度

superior [ˌsju(:)'piəriə] *a* 上的,在上的;较高的;较多的;优越的 *n* 上级;优胜者 | ~ to 优于,胜过;不为…所影响,不屈于 / rise ~ to 不受…的影响,不为…所动

superiority [sju(:)ˌpiəri'ɔrəti] *n* 优越(性),优势;自尊(心)

superjacent [ˌsjuːpəˈdʒeisənt] *a* 盖在上面的,压在上面的

superlactation [ˌsjuːpəlækˈteiʃən] *n* 泌乳过多

superlative [sju(ː)ˈpəːlətiv] *a* 最高的;最好的;过度的 *n* 最高的程度;顶峰

superlattice [ˌsjuːpəˈlætis] *n* 超点阵(在固溶体中,原子或分子的一种排列,包括溶质的点阵与溶剂的点阵相互穿插)

superlethal [ˌsjuːpəˈliːθəl] *a* 超致死量的

supermaxilla [ˌsjuːpəmækˈsilə] *n* 上颌骨

supermedial [ˌsjuːpəˈmiːdjəl] *a* 中部上的

supermoron [ˌsjuːpəˈmɔːrɔn] *n* 高级愚蠢,临界愚蠢(指精神发育稍有缺陷的人)

supermotility [ˌsjuːpəməuˈtiləti] *n* 运动过度

supernatant [ˌsjuːpəˈneitənt] *a* 浮在上层的 *n* 上清液(离心沉淀后的上层液)

supernate [ˈsjuːpəneit] *n* 上清液

supernatural [ˌsjuːpəˈnætʃərəl] *a* 超自然的,不可思议的

supernormal [ˌsjuːpəˈnɔːməl] *a* 超(正)常的,逾常的

supernumerary [ˌsjuːpəˈnjuːmərəri] *a* 多余的,额外的

supernutrition [ˌsjuːpənju(ː)ˈtriʃən] *n* 营养过度

superoccipital [ˌsjuːpərɔkˈsipitl] *a* 枕骨上部的,后头上的

superolateral [ˌsjuːpərəuˈlætərəl] *a* 上外侧的

superomedial [ˌsjuːpərəuˈmiːdiəl] *a* 中上的

superorder [ˈsjuːpərˌɔːdə] *n* 超目,总目(生物分类)

superovulation [ˌsjuːpəˌrəuvjuːˈleiʃən] *n* 排卵过速,排卵过度,超排卵

superoxide [ˌsjuːpəˈrɔksaid] *n* 过氧化物

superoxide dismutase [ˌsjuːpəˈrɔksaid disˈmjuːteis] 过氧化物歧化酶

superparasite [ˌsjuːpəˈpærəsait] *n* 超寄生物,次级寄生物

superparasitism [ˌsjuːpəˈpærəˌsaitizəm] *n* 重复寄生(现象),过度寄生(现象),超寄生

superphosphate [ˌsjuːpəˈfɔsfeit] *n* 过磷酸盐(尤指过磷酸钙)

superpose [ˌsjuːpəˈpəuz] *vt* 叠加,把…放在上面,使重叠 | **superposition** [ˌsjuːpəpəˈziʃən] *n* 重叠

super-regeneration [ˌsjuːpəriˌdʒenəˈreiʃən] *n* 再生过度

supersalt [ˈsjuːpəsɔːlt] *n* 过酸盐,高(某酸)盐

supersaturate [ˌsjuːpəˈsætʃəreit] *vt* 使过饱和 | **supersaturation** [ˌsjuːpəˌsætʃəˈreiʃən] *n* 过饱和(现象)

superscription [ˌsjuːpəˈskripʃən] *n* 处方标记(处方上的符号℞),取

supersecretion [ˌsjuːpəsiˈkriːʃən] *n* 分泌过多

supersede [ˌsjuːpəˈsiːd] *vt* 替代,取代

supersedent [ˌsjuːpəˈsiːdənt] *n* 减病药(部分治愈或防止疾病的药物)

supersensible [ˌsjuːpəˈsensəbl], **supersensory** [ˌsjuːpəˈsensəri] *a* 超越感觉的

supersensitive [ˌsjuːpəˈsensitiv] *a* 敏感过度的,过敏的 | **supersensitivity** [ˌsjuːpəˌsensiˈtivəti] *n* 超敏感性,过敏性

supersensitization [ˌsjuːpəˌsensitaiˈzeiʃən, -tiˈz-] *n* 促过敏作用,致超敏作用

supersensual [ˌsjuːpəˈsensjuəl] *a* 超(越)感觉的;精神上的

supersession [ˌsjuːpəˈseʃən] *n* 代替,取代;接替;废弃

supersoft [ˌsjuːpəˈsɔft] *a* 超软的(指射线的波长长,吸收系数大,穿透力低)

supersonic [ˌsjuːpəˈsɔnik] *a* 超声(波)的;超声速的,超音速的

supersonics [ˌsju:pə'sɔniks] *n* 超声学
supersphenoid [ˌsju:pə'sfi:nɔid] *a* 蝶骨上的
superstition [ˌsju:pə'stiʃən] *n* 迷信
superstitious [ˌsju:pə'stiʃəs] *a* 迷信的 | ~**ly** *ad*
superstructure ['sju:pəˌstrʌktʃə] *n* 上层建筑;上部结构
supertension [ˌsju:pə'tenʃən] *n* 张力过度,紧张过度
supervascularization [ˌsju:pəˌvæskjulərai'zeiʃən, -ri'z-] *n* 超血管形成(在放射疗法中,指肿瘤细胞被破坏时血管供应相对增加,致使残留的肿瘤细胞得以经由未损伤的毛细血管基质提供较好的血流供应)
supervene [ˌsju:pə'vi:n] *vi* 意外发生;附加,并发 | **supervenient** [ˌsju:pə'vi:niənt] *a* / **supervention** [ˌsju:pə'venʃən] *n*
supervenosity [ˌsju:pəvi'nɔsəti] *n* (血液)静脉性过度,静脉(血)氧过低
superversion [ˌsju:pə'və:ʒən] *n* (眼)上转
supervirulent [ˌsju:pə'virjulənt] *a* 超毒力的,毒力过高的
supervise ['sju:pəvaiz] *vt, vi* 监督,管理 | **supervision** [ˌsju:pə'viʒən] *n*
supervisor ['sju:pəvaizə] *n* 管理人员;护监(如管理医院特种病房或部门护理工作的护士)
supervitaminosis [ˌsju:pəˌvaitəmi'nəusis] *n* 维生素过多症
supervoltage ['sju:pəˌvɔltidʒ] *n* 超电压,超高压(X线治疗时,通常指电压范围在500kV以内)
supinate ['sju:pineit] *vt, vi* 仰卧;旋后(上下肢)|**supination** [ˌsju:pi'neiʃən] *n* / **supinator** *n* 旋后肌
supine [sju:'pain, sju:pain] *a* 仰卧的;旋后的 | ~**ly** *ad*
suppedania [ˌsʌpə'deiniə] *n* 足底敷药(法)
supper ['sʌpə] *n* 晚饭
supplant [sə'plɑ:nt] *vt* 代替,取代 | ~**er** *n* 排挤者,取代者
supple ['sʌpl] *a* 柔软的,易弯曲的;(思想)反应快的 *vt* 使柔软 | ~**ly** *ad* / ~**ness** *n*
supplement ['sʌplimənt] *n* 补编,增补;附刊,附录,增刊 *vt* 增补,补充
supplementary [ˌsʌpli'mentəri] *a* 补充的,附加的
supply [sə'plai] *vt* 供给,供应;补充,满足(需要) *vi* 代理 *n* 供给(量),供应 | in short ~ 供应不足 / ~ the place of 代替 | **supplier** *n* 供应者
support [sə'pɔ:t] *vt* 支撑;支持;经受,忍受;供养;维持;证明,证实 *n* 支持;支柱,支持器,托 | in ~ of 支援,支持;拥护 | ~**able** *a* 能支持住的;可忍受的 / ~-**tive** *a* 支持性的
supporter [sə'pɔ:tə] *n* 支持者,援助者;赡养者;支持器(具),托器
supposal [sə'pəuzəl] *n* 想象,假定,推测
suppose[1] [sə'pəuz] *vt* 猜想,想象;[用于祈使语气] 让;以…为先决条件,含有 *vi* 猜想,料想 | be ~d to 被期望,应该;[用于否定名] 获准 | **supposable** *a* 想象得到的;可假定的
suppose[2] [se'pəuz] *conj* 假定
supposed [sə'pəuzd] *a* 想象上的,假定的 | ~**ly** [sə'pəuzidli] *ad* 想象上,按照推测,恐怕
supposing [sə'pəuziŋ] *conj* 假定
supposition [ˌsʌpə'ziʃən] *n* 想象,假定,推测 | on the ~ that ... 假定…
supposititious [səˌpɔzi'tiʃəs], **suppositious** [ˌsʌpə'ziʃəs] *a* 假的;想象的
suppositive [sə'pɔzitiv] *a* 想象的,假定的,推测的
suppositorium [səˌpɔzi'tɔ:riəm] ([复] **suppositoria** [səˌpɔzi'tɔ:riə]) *n* 【拉】栓剂
suppository [sə'pɔzitəri] *n* 栓剂 | glycerin ~ 甘油栓
Supprelin [sə'prelin] *n* 醋酸组氨瑞林(histrelin acetate)制剂的商品名

suppress [sə'pres] *vt* 压制，压抑，抑制 | ~**ive** *a* / ~**or** *n* 抑制器;抑制基因，校正基因

suppressant [sə'presnt] *a* 制止的，遏抑的 *n* 遏抑剂(对分泌排泄等的)

suppression [sə'preʃən] *n* 抑制，制止;压抑(精神分析) | intergenic ~ 基因间抑制 / intragenic ~ 基因内抑制

suppurant ['sʌpjuərənt] *a* 化脓的 *n* 催脓剂

suppurantia [ˌsʌpjuə'rænʃiə] *n* 催脓剂

suppurate ['sʌpjuəreit] *vi* 化脓 | **suppuration** [ˌsʌpjuə'reiʃən] *n* / **suppurative** ['sʌpjuərətiv] *a*

supra- [前缀] 在上，上

supra-acromial [ˌsju:prəə'krəumiəl] *a* 肩峰上的

supra-anal [sju:prə'einəl] *a* 肛门上的

supra-auricular [ˌsju:prəɔ:'rikjulə] *a* 耳上的

supra-axillary [ˌsju:prə'æksiləri] *a* 腋上的

suprabuccal [ˌsju:prə'bʌkəl] *a* 颊上的

suprabulge ['sju:prəbʌldʒ] *n* 凸上面(牙)

supracerebellar [ˌsju:preseri'belə] *a* 小脑上的

suprachoroid [ˌsju:prə'kɔ:rɔid] *a* 脉络膜上的

suprachoroidea [ˌsju:prəkɔ:'rɔidiə] *n* 脉络膜上层，脉络膜外层

supraciliary [ˌsju:prə'siliəri] *a* 眉的，眉部的

supraclavicular [ˌsju:prəklə'vikjulə] *a* 锁骨上的

supraclavicularis [ˌsju:prəkləˌvikju'leiris] *a*【拉】锁骨上的 *n* 锁骨上肌

supraclusion [ˌsju:prə'klu:ʒən] *n* 超𬌗，超咬合

supracondylar [ˌsju:prə'kɔndilə], **supracondyloid** [ˌsju:prə'kɔndilɔid] *a* 髁上的

supracostal [ˌsju:prə'kɔstl] *a* 肋上的，肋外的

supracotyloid [ˌsju:prə'kɔtilɔid] *a* 髋臼上的

supracranial [ˌsju:prə'kreiniəl] *a* 颅上的

supradiaphragmatic [ˌsju:prəˌdaiəfræg'mætik] *a* 膈上的

supraduction [ˌsju:prə'dʌkʃən] *n* (眼)上转

supraepicondylar [ˌsju:prəˌepi'kɔndilə] *a* 上髁上的

supraepitrochlear [ˌsju:prəˌepi'trɔkliə] *a* 肱骨内上髁上的

supraglenoid [ˌsju:prə'gli:nɔid] *a* 关节盂上的

supraglottic [ˌsju:prə'glɔtik] *a* 声门上的

suprahepatic [ˌsju:prəhi'pætik] *a* 肝上的

suprahyoid [ˌsju:prə'haiɔid] *a* 舌骨上的

suprainguinal [ˌsju:prə'iŋgwinl] *a* 腹股沟上的

supraintestinal [ˌsju:prəin'testinl] *a* 肠上的

supraliminal [ˌsju:prə'liminl] *a* (感觉)阈上的

supralumbar [ˌsju:prə'lʌmbə] *a* 腰上的

supramalleolar [ˌsju:prəmə'li:ələ] *a* 踝上的

supramammary [ˌsju:prə'mæməri] *a* 乳腺上的，乳房上的

supramandibular [ˌsju:prəmæn'dibjulə] *a* 下颌上的

supramarginal [ˌsju:prə'mɑ:dʒinəl] *a* 缘上的

supramastoid [ˌsju:prə'mæstɔid] *a* (颞骨)乳突上的

supramaxilla [ˌsju:prəmæk'silə] *n* 上颌骨

supramaxillary [ˌsju:prə'mæksiləri] *a* 上颌的;上颌上的

supramaximal [ˌsju:prə'mæksiməl] *a* 超大的，最大度以上的

suprameatal [ˌsju:prəmi'eitl] *a* 口上的,道上的(尤指尿道口上的)
supramental [ˌsju:prə'mentl] *a* 颏上的
supramentale [ˌsju:prəmen'teili] *n* 颏上点(即B点,见point B)
supranasal [ˌsju:prə'neizəl] *a* 鼻上的
Suprane ['sju:prein] *n* 地氟烷(desflurane)制剂的商品名
supranormal [ˌsju:prə'nɔ:məl] *a* 超常的,正常以上的
supranuclear [ˌsju:prə'nju:kliə] *a* 核上的
supraoccipital [ˌsju:prəɔk'sipitl] *a* 枕骨上的,后头上部的
supraocclusion [ˌsju:prəɔ'klu:ʒən] *n* 超殆,超咬合
supraocular [ˌsju:prə'ɔkjulə] *a* 眼球上的
supraomohyoid [ˌsju:prəˌəuməu'haiɔid] *a* 肩胛舌骨肌上的
supraoptimal [ˌsju:prə'ɔptiməl] *a* 超最适的,最适度以上的
supraoptimum [ˌsju:prə'ɔptiməm] *n* 超最适度
supraorbital [ˌsju:prə'ɔ:bitl] *a* 眶上的
suprapatellar [ˌsju:prəpə'telə] *a* 髌上的
suprapelvic [ˌsju:prə'pelvik] *a* 骨盆上的
suprapharmacologic [ˌsju:prəˌfɑ:məkə'lɔdʒik] *a* 超药理的(超出一般治疗剂量或药物的药理浓度)
suprapontine [ˌsju:prə'pɔntain] *a* 脑桥上(部)的
suprapubic [ˌsju:prə'pju:bik] *a* 耻骨弓上的
suprarenal [ˌsju:prə'ri:nl] *a* 肾上的;肾上腺的
suprarenalectomy [ˌsju:prəˌri:nə'lektəmi] *n* 肾上腺切除术
suprarenalemia [ˌsju:prəˌri:nə'li:miə] *n* 肾上腺素血
suprarenalism [ˌsju:prə'ri:nəlizəm] *n* 肾上腺功能障碍
suprarenalopathy [ˌsju:prəˌri:nə'lɔpəθi], **suprarenopathy** [ˌsju:prəri'nɔpəθi] *n* 肾上腺(功能障碍)病
suprarene [ˌsju:prə'ri:n] *n* 肾上腺
Suprarenin [ˌsju:prə'renin] *n* 肾上腺素(epinephrine)制剂的商品名
suprarenogenic [ˌsju:prəˌri:nəu'dʒenik] *a* 肾上腺源的
suprarenoma [ˌsju:prəri'nəumə] *n* 肾上腺瘤
suprarenotropic [ˌsju:prəˌri:nəu'trɔpik] *a* 促肾上腺的
suprarenotropism [ˌsju:prəri'nɔtrəpizəm] *n* 促肾上腺性
suprascapular [ˌsju:prə'skæpjulə] *a* 肩胛上的
suprascleral [ˌsju:prə'skliərəl] *a* 巩膜外的
suprasellar [ˌsju:prə'selə] *a* 蝶鞍上的
supraseptal [ˌsju:prə'septl] *a* 膈上的
suprasonics [ˌsju:prə'sɔniks] *n* 超声学
supraspinal [ˌsju:prə'spainl] *a* 棘上的;脊柱上的
supraspinous [ˌsju:prə'spainəs] *a* 棘上的,棘突上的
suprastapedial [ˌsju:prəstə'pi:diəl] *a* 镫骨上的
suprasternal [ˌsju:prə'stə:nl] *a* 胸骨上的
suprasterol [ˌsju:prə'sterɔl] *n* 超甾醇,过照甾醇
suprasylvian [ˌsju:prə'silviən] *a* 大脑侧裂上的
supratemporal [ˌsju:prə'tempərəl] *a* 颞上的
supratentorial [ˌsju:prəten'tɔ:riəl] *a* (脑)幕上的
suprathoracic [ˌsju:prəθɔ:'ræsik] *a* 胸廓上的
supratip ['sju:prətip] *a* 鼻尖上的
supratonsillar [ˌsju:prə'tɔnsilə] *a* 扁桃体上的
supratrochlear [ˌsju:prə'trɔkliə] *a* 滑

车上的

supratympanic [ˌsjuːprətimˈpænik] *a* 鼓室上的

supraumbilical [ˌsjuːprəˌʌmbiˈlaikəl] *a* 脐上的

supravaginal [ˌsjuːprəˈvædʒinl] *a* 鞘上的;阴道上的

supraventricular [ˌsjuːprəvenˈtrikjulə] *a* 室上的

supraverge [ˈsjuːprəvəːdʒ] *n* 上转

supravergence [ˌsjuːprəˈvəːdʒəns] *n* 上转,眼上转

supraversion [ˌsjuːprəˈvəːʒən] *n* 超殆错位;上转,眼上转

supravital [ˌsjuːprəˈvaitl] *a* 体外活体的,超活体的(一种染色法,即将染料加在已脱离生物体的细胞培养基上)

Suprax [ˈsjuːpræks] *n* 头孢克肟(cefixime)制剂的商品名

supraxiphoid [ˌsjuːprəˈzaifɔid] *a* 剑突上的

supreme [sju(ː)ˈpriːm] *a* 最高的;极度的,最重要的 | the ~ sacrifice 最大牺牲,献出生命 | ~ly *ad*

suprofen [sjuːˈprəufən] *n* 舒洛芬,噻丙吩,对-2-噻吩甲酰氢化阿托酸(前列腺素抑制剂,具有抗炎作用)

sura [ˈsjuərə] *n*【拉】腓肠(小腿肚) | ~l *a*

suralimentation [ˌsəːrælimenˈteiʃən] *n* 超量营养法,强饲法

suramin sodium [ˈsjuərəmin] 舒拉明钠(抗锥虫药)

surdimute [ˈsəːdimjuːt] *a* 聋哑的 *n* 聋哑者

surdimutism [ˌsəːdiˈmjuːtizəm] *n* 聋哑症

surdimutitas [ˌsəːdiˈmjuːtitəs] *n*【拉】聋哑症

surditas [ˈsəːditəs] *n*【拉】聋

surdity [ˈsəːditi] *n* 聋

sure [ʃuə] *a* 确信的,一定的;确实的 | be (或feel) ~ of oneself 有自信心 / for ~ 确实,毫无疑问地 / make ~ 查明,弄确实,使确定;确信 / ~ enough 果然,果真 / to be ~ 诚然,固然 | ~ness *n*

surely [ˈʃuəli] *ad* 确实,一定;稳当地

surexcitation [ˌsəːriksaiˈteiʃən] *n* 兴奋过度

Surfacaine [ˈsəːfəkein] *n* 环美卡因(cyclomethycaine)制剂的商品名

surface [ˈsəːfis] *n* 面,表面;外表 *a* 表面的,外表上的;地面的,水面的 *vt* 对…进行表面处理,使光滑 *vi* 显露,呈现 | distal ~ 远中面 / mesial ~, medial ~ 近中面 | on the (或of the) ~ 表面上,外表上 / scratch the ~ (of) (对…)作肤浅的探讨

surface-active [ˈsəːfisˌæktiv] *a* 表面活性的

surfactant [səːˈfæktənt] *n* 表面活性剂,表面活化剂

Surfak [ˈsəːfæk] *n* 多库酯钙(docusate calcium)制剂的商品名

surfeit [ˈsəːfit] *n* 过量,饮食过度;(饮食过度等引起的)恶心,不适 *vt, vi* (使)饮食过度

surgeon [ˈsəːdʒən] *n* 外科医师 | acting assistant ~, contract ~ 代理外科助理医师,订约军医 / ~ general (美国)军医处处长,(美国)卫生局局长;(英国)陆军军医 / house ~ 外科住院医师

surgery [ˈsəːdʒəri] *n* 外科,外科学;手术室;诊所(英国) | abdominal ~ 腹部外科 / antiseptic ~ 防腐外科 / arthrosteopedic ~ 骨科 / aseptic ~ 无菌外科 / cardiac ~ 心脏外科 / cerebral ~ 脑外科 / clinical ~ 临床外科 / cosmetic ~ 整容外科 / general ~ 外科学总论;普通外科 / major ~ 大外科 / minor ~ 小外科 / open heart ~ 心脏直视手术 / operative ~ 外科手术学 / oral ~ 口腔外科 / oral and maxillofacial ~ 口腔及颌面外科 / orthopedic ~ 矫形外科 / pelvic ~ 盆腔外科 / plastic ~ 成形外科,整形

外科，整复外科 / psychiatric ～ 精神病学外科(为治疗精神科疾患所实施的脑外科手术) / radical ～ 根治外科手术 / reconstructive ～ 整复外科 / sonic ～ 超声外科 / stereotactic ～, stereotaxic ～ 立体定位性外科 / structural ～ 结构外科

surgibone ['sə:dʒibəun] *n* 外科用骨(矫形外科和整形外科时用作体内骨夹板，但由于异体反应，现很少使用)

surgical ['sə:dʒikəl] *a* 外科(术)的，外科(手术)用的 | ～**ly** *ad*

Surgicel ['sə:dʒisəl] *n* 氧化纤维素(商品名，用作止血药)

surinamine [sju'rinəmin] *n* 甲基酪氨酸，柯桠树碱

Surital ['sə:ritəl] *n* 硫戊比妥钠(sodium thiamylal)制剂的商品名

Surmontil ['sə:mɔntil] *n* 马来酸曲米帕明(trimipramine maleate)制剂的商品名

surmount [sə:'maunt] *vt* 克服，越过 | ～**able** *a* 可克服的，可超越的

surpass [sə:'pɑ:s] *vt* 超越，胜过

surpassing [sə:'pɑ:siŋ] *a* 卓越的，非常的 | ～**ly** *ad*

surplus ['sə:pləs] *n* 过剩，剩余(物资) *a* 过剩的，多余的

surprise [sə'praiz] *vt* 使惊奇，使感到意外 *n* 惊奇；使人惊奇的事物；出其不意 | take by ～ 出其不意地攻击；使吃惊

surprising [sə'praiziŋ] *a* 惊人的，出人意外的 | ～**ly** *ad*

surra ['suərə] *n* 苏拉病，伊(凡斯)氏锥虫病(一种由伊氏锥虫引起马、骆驼、象、猪、山羊、狗等家畜的锥虫病)

surrender [sə'rendə] *vt* 交出，放弃；使沉溺于 *vi* 投降；交出

surrogate ['sʌrəgit] *n* 替代物，代用品；替代者 | father ～ 父亲替代者(精神分析)

surround [sə'raund] *vt* 围，包围 *n* 围绕物

surrounding [sə'raundiŋ] *n* [复] 周围的事物，环境 *a* 周围的

sursanure [sə:'seinjuə] *n* 外愈内烂性顽疮，潜疮

sursumduction [ˌsə:sʌm'dʌkʃən], **sursumvergence** [ˌsə:sʌm'və:dʒəns], **sursumversion** [ˌsə:sʌm'və:ʒən] *n* (眼)上转

surveillance [sə:'veiləns] *n* 监视，监督(在免疫理论中，指免疫系统〈T淋巴细胞〉经常监视体组织内异常细胞) | immune ～, immunological ～ 免疫监督(一种假说中的监督功能，免疫系统通过这种功能就能抗癌)

surveillant [sə:'veilənt] *n* 监视者，监督者

survey [sə(:)'vei] *vt* 检查，调查；测量 ['sə:vei, sə:'vei] *n*

survival [sə'vaivəl] *n* 幸存，生存，存活；生存者，残存者 | ～ of the fittest 适者生存

survive [sə'vaiv] *vt* 比…活得长；幸免于，从…中逃生 *vi* 活下来，幸存，残存 | be ～d by …死后遗留下 | **survivor** *n* 幸存者，生存者，残存者

susceptibility [səˌseptə'biləti] *n* 易感性，敏感性，感受性 | magnetic ～ 磁感受性，磁化率

susceptible [sə'septəbl] *a* 易受感动的；易感的，敏感的 *n* 未经(天然或后天)免疫者 | be ～ of 能…的，容许…的 / be ～ to 对…敏感的，容易受到…

susceptive [sə'septiv] *a* 易感的，敏感的 | **susceptivity** [ˌsʌsep'tivəti] *n* 易感性，敏感性，感受性

suscitate ['sʌsiteit] *vt* 使兴奋，刺激

suscitation [sʌsi'teiʃən] *n* 兴奋，激奋

suspect [səs'pekt] *vt* 怀疑；猜想 *vi* 怀疑，猜疑 ['sʌspekt] *a* 可疑的 | ～**able** *a* 可疑的

suspend [səs'pend] *vt* 吊，悬浮；暂停 *vi* 暂停；悬，悬浮 | ～**er** *n* 悬吊带，悬吊器

suspenopsia [ˌsʌspə'nɔpsiə] *n* 视觉暂停

suspense [səs'pens] *n* 悬而不决;挂虑,不安

suspensiometer [səsˌpensi'ɔmitə] *n* 混悬度测定器

suspension [səs'penʃən] *n* 悬吊(术);固定术;悬浮,悬浮体,悬浮液;暂停 | cephalic ~ 头悬吊 / colloid ~ 悬(浮)胶体,胶体悬液 / ~ of uterus 子宫固定术

suspensive [səs'pensiv] *a* 暂停的;悬而不决的;(使)挂虑的

suspensoid [səs'pensɔid] *n* 悬(浮)胶体,胶体悬液

suspensor [səs'pensə] *n* 悬带,吊绷带

suspensorius [ˌsəspen'sɔːriəs] *a* 【拉】悬的 *n* 悬带

suspensory [səs'pensəri] *a* 悬的 *n* 悬带

Sus-Phrine ['sʌsfrin] *n* 肾上腺素(epinephrine)制剂的商品名

suspicion [səs'piʃən] *n* 怀疑,猜疑 | be above(under) ~ 无可(受到)怀疑

suspicious [səs'piʃəs] *a* 可疑的,猜疑的 | ~**ly** *ad*

suspirious [səs'paiəriəs] *a* 深呼吸的,叹气的

sustain [səs'tein] *vt* 支撑,承受住;维持;遭受;证实 | ~**able** *a* 能支撑住的;能持久的;可证实的

sustained [səs'teind] *a* 持续的,持久的

sustenance ['sʌstinəns] *n* 生计;食物,营养;支持

sustentaculum [ˌsʌsten'tækjuləm] ([复] **sustentacula** [ˌsʌsten'tækjulə]) *n*【拉】支柱;支持物 | **sustentacular** *a* 支柱的,支持的

sustentation [ˌsʌsten'teiʃən], **sustention** [səs'tenʃən] *n* 支持;维持物,食物

susto ['sjuːstəu] *n* 急性惊恐症(见于拉丁美洲的文化特异综合征,包括对恶毒眼光〈evil eye〉、巫术和精神着魔的恐惧而引起的惊恐反应)

susurrus [sju'sʌrəs] *n*【拉】杂音

sutika ['sjuːtikə] *n* 孕妇贫血病(孕时消化不良、发热,产后有进行性恶性贫血)

sutilains ['sutileins] *n* 舒替兰酶,蛋白水解酶(得自枯草杆菌)

Sutton's disease ['sʌtn] 萨顿病(①〈Richard Lightburn Sutton, Sr.〉晕痣;复发性坏死性粘膜腺周围炎 ②〈Richard L. Sutton, Jr.〉裂隙性肉芽肿)

Sutton's nevus (disease) ['sʌtn] (Richard L. Sutton, Jr.) 萨顿痣(病),晕痣

sutura [sjuː'tjuərə] ([复] **suturae** [sjuː'tjuəriː]) *n*【拉】缝,骨缝;缝术

sutural ['sjuːtʃərəl] *a* 缝的,骨缝的

suturation [ˌsjuːtʃə'reiʃən] *n* 缝(合)

suture ['sjuːtʃə] *n* 缝,骨缝;缝术;缝线 *vt* 缝合 | absorbable ~ 吸收(性)缝线 / apposition ~, coaptation ~ 对合缝术 / basilar ~ 基底缝,蝶枕裂 / bolster ~ 枕垫(减张力)缝术 / button ~ 钮扣形缝术 / catgut ~ 肠缝线 / coronal ~, arcuate ~ 冠状缝 / false ~, bastard ~ 假缝 / figure-of-eight ~ 8字形缝术 / interrupted ~ 间断缝术 / lambdoid ~, occipitoparietal ~ 人字缝,枕顶缝 / primary ~ 初期缝术,一期缝术 / pursestring ~ 荷包口缝术 / sagittal ~, biparietal ~, jugal ~ 矢状缝 / secondary ~ 二期缝术 / silk ~ 丝缝线

suxamethonium chloride [ˌsʌksəme'θəuniəm] 氯琥珀胆碱(神经肌肉阻断药)

Sux-Cert ['sʌksəːt] 氯琥珀胆碱(succinylcholine chloride)制剂的商品名

suxemerid sulfate [sʌk'semərid] 硫酸琥甲哌酯(镇咳药)

Suzanne's gland [su'zæn] (Jean G. Suzanne) 苏赞腺(在牙槽舌沟下的口腔粘液腺)

SV stroke volume 心搏(排血)量; sinus venosus 静脉窦; simian virus 猿猴病毒

SV40 simian virus 40 猿猴病毒40

Sv sievert 希(沃特)(放射吸收剂量当量的

国际单位)
SVC superior vena cava 上腔静脉
Svedberg ['swedbə:g] *n* 斯维德伯格单位(即Svedberg unit)
Svedberg unit ['swedbə:g] (Theodor Svedberg) 斯维德伯格单位(沉降系数单位,用以表示大分子沉降系数的单位,等于10^{-13}s,符号为S) | ~ flotation unit 斯维德伯格漂浮单位(用以表示在离心机中漂浮而不沉淀〈如脂蛋白〉的大分子负沉降系数的单位,等于10^{-13}s,符号为S_f)
SVT supraventricular tachycardia 室上性心动过速
swab [swɔb] *n* 拖把;拭子,药签;(用拭子取下的)化验标本 *vt* (用拭子等)拭抹
swaddle [swɔdl] *vt* 用襁褓包裹(婴儿);限制 *n* 襁褓
swaddler ['swɔdlə] *n* 婴儿服,新生儿保暖服 | silver ~ 银色婴儿服(由聚酯组成,用一层薄铝压成薄片衬在里面,防止新生儿身体处于低温状态)
swage [sweidʒ] *n* 型铁,型模 *vt* 用型铁以塑形
swager ['sweidʒə] *n* 压模器(牙)
swallow ['swɔləu] *vt* 吞下,咽下;耗尽;忍受 *vi* 吞下,咽下 *n* 吞,咽;咽喉,食管
swallowing ['swɔləuiŋ] *n* 吞咽
swam [swæm] swim¹和swim²的过去式
swamp [swɔmp] *n* 沼泽 | **~y** *a* 沼泽的;似沼泽的
swarm [swɔ:m] *n* 丛集,群集;一大群 *vi* 密集;成群浮游;充满(with) *vt* 挤满
swarming ['swɔ:miŋ] *a* 丛集的(细菌)
swarthy ['swɔ:ði] *a* 黝黑的,黑皮肤的
sway [swei] *vt, vi, n* 摇动,摇摆;支配 | hold ~ 支配
swayback ['sweibæk] *n* 马背凹陷,凹背;脊柱前凸;羊羔蹒跚病,羊缺铜病
swear [swεə] (swore, sworn) *vt* 宣(誓),发(誓) *vi* 宣誓,发誓;咒骂(at) | ~ by 深信 / ~ off 发誓戒掉
sweat [swet] *vi* 出汗;焦虑;渗出 *vt* 使出汗;(使)渗出 *n* 汗;出汗 | bloody ~ 血汗(症) / blue ~ 青汗(症) / fetid ~ 臭汗 / green ~ 绿汗(症) / night ~ 盗汗 / phosphorescent ~ 磷光性汗 | ~ out 以出身汗去掉(疾病) / ~ it out 进行艰苦的锻炼;忍受(不合意的事情)到底
sweater ['swetə] *n* (过分)出汗者;发汗剂;厚运动衫,毛线衫
sweaty ['sweti] *a* 汗湿透的,发汗臭的;引起出汗的
Swede [swi:d] *n* 瑞典人
Sweden ['swi:dn] *n* 瑞典[欧洲]
Swediaur's disease [ˌsweidi'ɔ:ə] (François X. Swediaur) 斯韦迪奥尔病(跟骨粘液囊炎)
Swedish ['swi:diʃ] *a* 瑞典的;瑞典人的;瑞典语的 *n* 瑞典语 | the ~ 瑞典人
sweeny ['swi:ni] *n* 肩肌萎缩(马)
sweep [swi:p] (swept) *vt* 扫,扫除;消灭 *vi* 打扫 *n* 打扫;清除 | make a clean ~ of 彻底扫除,全部撤换 / ~ all before one 得到彻底成功,全胜 / ~ down 突然猛袭 / ~ off 拂去,扫去,大量清除
sweeping ['swi:piŋ] *a* 扫除的;范围广大的;总括的;彻底的 | **~ly** *ad*
sweet [swi:t] *a* 甜的;新鲜的;悦耳的;可爱的;有香味的;脱硫的 *n* 甜食;[常用复]糖果
sweeten ['swi:tn] *vt* 使变甜;使变香;使温和;使愉快;脱硫 *vi* 变甜;变香
Sweet's syndrome [swi:t] (Robert Douglas Sweet) 斯威特综合征,急性发热性嗜中性白细胞皮病
swell [swel] (swelled, swollen 或 swelled) *vi* 肿胀;增大 *vt* 使肿胀;使增长 *n* 肿胀
swellhead ['swelhed] *n* 植物中毒热(羊);家禽白喉
swelling ['sweliŋ] *n* 肿胀,膨胀;隆突 | arytenoid ~ 披裂突 / blennorrhagic ~ 淋病性膝肿 / Calabar ~s, Kamerun ~s 卡拉巴丝虫肿,罗阿丝虫性皮下肿 / capsular ~ 荚膜肿胀(具有荚膜的肺炎球菌接触型特异性抗体

后，由于抗体与荚膜多糖结合而形成肿胀现象。亦称诺伊菲尔德〈Neufeld〉反应) / cloudy ～, albuminous ～ 混浊肿胀，蛋白性肿胀 / fugitive ～ 短时性肿胀 / genital ～, labioscrotal ～ 生殖突(胚胎)，阴唇阴囊突 / giant ～ 血管神经性水肿 / glassy ～ 淀粉样变性 / hunger ～ 饥饿性水肿 / labial ～ 阴唇突(胚胎) / scrotal ～ 阴囊隆起 / tropical ～ 热带肿 / tympanic ～ 鼓室隆起 / white ～ 白色肿，结核性关节肿

swept [swept] sweep的过去式和过去分词

swerve [swə:v] *vi, vt* (使)突然转向；背离(from) *n* 转向，背离

swift [swift] *a* 快的，迅速的；立刻的 *ad* 迅速地；敏捷地 | ～**ly** *ad* / ～**ness** *n*

Swift-Feer disease [swift fεə] (H. Swift; Emil Feer) 斯-费病，肢痛症

Swift's disease [swift] (H. Swift) 斯维夫特病，肢痛症(见acrodynia)

swim[1] [swim] (swam; swum; -mm-) *vi* 游，游泳；浸泡；充溢 *vt* (使)浮游；游过 *n* 游泳

swim[2] [swim] (swam, swum; -mm-) *n* 眩晕，眼花 *vi* 眩晕，眼花

swimming[1] [swimiŋ] *n* 游泳 *a* 游泳的；充溢的

swimming[2] [swimiŋ] *n* 眩晕，眼花 *a* 眩晕的，眼花的

swimmingly ['swimiŋli] *ad* 顺利地

swimmy ['swimi] *a* 引起眩晕的，有些头晕的；模糊的

swine [swain] [单复同] *n* 猪

swinepox ['swainpɔks] *n* 猪痘

swing [swiŋ] (swung) *vi, vt* (使)摆动；(使)旋转 *n* 摇摆；振幅；旋转；悬腿架 | get into the ～ of one's work (或 get into one's ～) 积极投入工作 / go with a ～ 顺利进行 / have(或take) one's full ～ 自由行动，不受拘束 / in full ～ 活跃，正在全力进行 / let it have its ～ 听其自然，让它自由运动 / ～ in with 加入…

swinging ['swiŋiŋ] *a* 摇摆的；旋转的

swirl [swə:l] *vi* 旋动；(头)发晕；弯曲 *vt* 使旋动 *n* 旋动；弯曲，围绕；混乱

Swiss [swis] *a* 瑞士的；瑞士人(的) *n* [单复同] 瑞士人

switch [switʃ] *n* 转换，转移，改变；开关，电闸，电键 *vt* 开，接通…的电流(on)；关，切断…电流(off)；转换 *vi* 转换 | class ～ 种类转换(B细胞或浆细胞由产生IgM转换成产生IgG, IgA, 或IgE的过程)

Switzer ['switsə] *n* 瑞士人

Switzerland ['switsələnd] *n* 瑞士[欧洲]

swivel ['swivl] *n* 旋转；旋转点 (-l〈l〉-) *vt, vi* (使)旋转

swollen ['swəulən] swell的过去分词 *a* 肿起的

swoon [swu:n] *vi, n* 晕厥

sword [sɔ:d] *n* 剑，刀 | cross ～s (with) 交锋，争论 / put to the ～ 杀死

swore [swɔ:] swear的过去式

sworn [swɔ:n] swear的过去分词 *a* 盟誓的；不共戴天的

swum [swʌm] swim[1]和swim[2]的过去分词

swung [swʌŋ] swing的过去式和过去分词

Swyer-James syndrome ['swaiə dʒeimz] (Paul R. Swyer; G. C. W. James) 苏-詹综合征(获得性单侧透明肺，伴有呼气时严重气道梗阻，血量过少及肺门阴影缩小)

sycephalus [sai'sefələs] *n* (四耳)并头联胎

sychnuria [sik'njuəriə] *n* 频尿

sycosiform [sai'kəusifɔ:m] *a* 须疮样的

sycosis [sai'kəusis] *n* 须疮；睑疮 | coccogenic ～ 球菌性须疮 / lupoid ～ 狼疮样须疮 / parasitic ～ 寄生性须疮，须癣 / ～ tarsi 睑疮 / ～ vulgaris, ～ barbae, ～ staphylogenes 寻常须疮，须疮，葡萄球菌性须疮

Sydenham's chorea ['sidənhæm] (Thomas Sydenham) 小舞蹈病 | ～ cough 西登哈姆咳(呼吸肌的癔病性痉挛)

syllabize ['siləbaiz] *vt* 读音分节

syllable ['siləbl] *n* 音节

syllabus ['siləbəs] *n* 教学大纲,课程大纲;提纲,摘要

syllepsiology [siˌlepsi'ɔlədʒi] *n* 妊娠学

syllepsis [si'lepsis] *n* 受孕,妊娠

sylvan ['silvən] *n* 邻甲基呋喃 *a* 森林的

sylvatic [sil'vætik] *a* 森林的

Sylvest's disease [sil'vest] (Ejnar Sylvest) 流行性胸膜痛

sylvian ['silviən] (Franciscus Sylvius de la Böe) *a* 西尔维厄斯的(如 ～ artery 大脑中动脉, ～ fossa 大脑侧窝, ～ line 大脑侧裂后支线, ～ point 大脑外侧裂近点, ～ vein 大脑中静脉)

Symadine ['simədi:n] *n* 盐酸金刚烷胺(amantadine hydrochloride)制剂的商品名

symballophone [sim'bæləfəun] *n* 定向听诊器

symbiology [ˌsimbai'ɔlədʒi] *n* 共生学,共生生物学

symbiont ['simbaiɔnt], **symbion** ['simbaiɔn], **symbiote** ['simbaiəut] *n* 共生体,共生生物

symbiosis [ˌsimbai'əusis] *n* 【希】共生(不同种类的两种生物共同生活在一起);依赖关系(在精神病学中,指互相加强两个相互依赖的人之间的关系) | antagonistic ～, antipathetic ～ 拮抗性共生 / conjunctive ～ 连接共生 / constructive ～ 积极共生 / disjunctive ～ 分离共生 | **symbionic** [ˌsimbai'ɔnik], **symbiotic** [ˌsimbai'ɔtik] *a* 共生的

symblepharon [sim'blefərɔn] *n* 睑球(结膜)粘连 | anterior ～ 睑球前粘连 / posterior ～ 睑球后粘连 / total ～ 睑球全粘连

symblepharopterygium [simˌblefərəute'ridʒiəm] *n* 睑球(结膜)翼状粘连

symbol ['simbəl] *n* 象征,符号 | phallic ～ 阳具象征(在精神分析中,任何尖形或直立的物体均可象征阴茎)

symbolia [sim'bɔliə] *n* 形体感觉(触觉识别形体能力)

symbolic(al) [sim'bɔlik(əl)] *a* 象征性的;符号的 | ～**ally** *ad*

symbolism ['simbəlizəm] *n* 象征主义;象征癖(精神异常错乱时,每一件事情的发生都被想象为患者自己思想的象征);象征表示(在精神分析上,为一种潜意识思维机制,常与性有关)

symbolize ['simbəlaiz] *vt* 象征,代表;用符号表示 *vi* 采用象征;使用符号 | **symbolization** [ˌsimbəlai'zeiʃən, -li'z-] *n* 象征化,象征作用

symbrachydactyly [simˌbræki'dæktili], **symbrachydactylia** [simˌbrækidæk'tiliə], **symbrachydactylism** [simˌbræki'dæktilizəm] *n* 蹼指(趾)畸形,指(趾)短粘连畸形

symclosene ['simkləsi:n] *n* 氯氧三嗪,三氯异氰尿酸,一氯三氧三嗪,三氯三聚异氰酸(局部抗感染药)

symdichloromethyl ether [ˌsimdaiˌklɔ:rəu'meθil 'i:θə] 对称二氯甲基醚,双(氯甲基)醚

Syme's amputation [saim] (James Syme) 赛姆切断术(踝关节下足切断术,两个踝一并切除) | ～ operation 赛姆手术(①赛姆切断术;②尿道外切开术的一种方法)

Symington's body ['saimiŋtən] (Johnson Symington) 肛尾韧带

symmelia [si'mi:liə] *n* 并腿(畸形)

symmelus, symelus ['siməlas] *n* 并腿畸胎

Symmers' disease ['siməz] (Douglas Symmers) 结节性淋巴瘤

Symmetrel ['simitrəl] *n* 盐酸金刚烷胺(amantadine hydrochloride)制剂的商品名

symmetric(al) [si'metrik(əl)] *a* 对称的,匀称的 | ~**ally** *ad*

symmetrize ['simitraiz] *vt* 使对称,使匀称

symmetry ['simitri] *n* 对称(性),匀称 | bilateral ~ 两侧对称 / inverse ~ 反(面)对称 / radial ~ 辐射对称

sympathectomize [ˌsimpə'θektəmaiz] *vt* 切除交感神经

sympathectomy [ˌsimpə'θektəmi], **sympathetectomy** [ˌsimpəθi'tektəmi] *n* 交感神经切除术

sympathetic [ˌsimpə'θetik] *a* 同情的,同感的,交感的;交感神经的 *n* 交感神经,交感神经系统 | ~**ally** *ad*

sympatheticomimetic [ˌsimpəˌθetikəumi'metik, -mai'me-] *a* 拟交感(神经)的,类交感(神经)的 *n* 拟交感神经药

sympatheticoparalytic [ˌsimpəˌθetikəupærə'litik] *a* 抗交感(神经)的,交感神经阻滞的

sympatheticotonia [ˌsimpəˌθetikəu'təuniə] *n* 交感神经过敏,交感神经紧张 | **sympatheticotonic** [ˌsimpəˌθetikəu'tɔnik] *a*

sympathetoblast [ˌsimpə'θetəblæst] *n* 成交感神经细胞

sympathic [sim'pæθik] *a* 同情的,同感的,交感的;交感神经的

sympathicectomy [simˌpæθi'sektəmi] *n* 交感神经切除术

sympathicoblast [sim'pæθikəuˌblæst] *n* 成交感神经细胞

sympathicoblastoma [simˌpæθikəublæs'təumə] *n* 成交感神经细胞瘤

sympathicodiaphtheresis [simˌpæθikəuˌdaiəfθi'ri:sis] *n* (生殖腺)交感神经毁损术

sympathicogonioma [simˌpæθikəuˌgɔni'əumə] *n* 交感神经原细胞瘤,成交感神经细胞瘤

sympathicolytic [simˌpæθikəu'litik] *a* 抗交感(神经)的,交感神经阻滞的 *n* 抗交感神经药,交感神经阻滞药

sympathicomimetic [simˌpæθikəumi'metik, -mai'me-] *a* 拟交感(神经)的,类交感(神经)的 *n* 拟交感神经药

sympathicopathy [simˌpæθi'kɔpəθi] *n* 交感神经系统病

sympathicotherapy [simˌpæθikəu'θerəpi] *n* 交感神经刺激疗法

sympathicotonia [simˌpæθikəu'təuniə] *n* 交感神经过敏,交感神经紧张 | **sympathicotonic** [simˌpæθikəu'tɔnik] *a*

sympathicotripsy [simˌpæθikəu'tripsi] *n* 交感神经压轧术

sympathicotrope [sim'pæθikətrəup] *a* 向交感神经的,趋交感神经的

sympathicotropic [simˌpæθikəu'trɔpik] *a* 向交感神经的,趋交感神经的 *n* 向交感神经药,趋交感神经药

sympathicus [sim'pæθikəs] *n* 交感神经系统

sympathin ['simpəθin] *n* 交感神经素,去甲肾上腺素

sympathism ['simpəθizəm] *n* 易受暗示性,同感性

sympathist ['simpəθist] *n* 易受暗示者,同感者

sympathize ['simpəθaiz] *vi* 同情;同感;同意 | ~**r** *n* 同情者,支持者

sympathoadrenal [ˌsimpəθəuə'dri:nl] *a* 交感肾上腺的

sympathoblast [sim'pæθəblæst] *n* 成交感神经细胞

sympathoblastoma [ˌsimpəθəublæs'təumə] *n* 成交感神经细胞瘤

sympathogone [ˌsimpəθəu'gəun] *n* 交感神经原细胞

sympathogonioma [ˌsimpəθəugɔni'əumə] *n* 交感神经原细胞瘤,成交感神经细胞瘤

sympathogonium [ˌsimpəθəu'gəunjəm] ([复] **sympathogonia** [ˌsimpəθəu'gəuniə]) *n* 交感神经原细胞

sympatholytic [ˌsimpəθəu'litik] *a* 抗交感(神经)的,交感神经阻滞的 *n* 抗交

感神经药,交感神经阻滞药

sympathomimetic [ˌsimpəθəumi'metik, -mai'm-] *a* 拟交感(神经)的,类交感(神经)的 *n* 拟交感神经药

sympathy ['simpəθi] *n* 同情;感应;交感(作用),同感(作用)

sympectothiene [simˌpektə'θaii:n], **sympectothion** [simˌpektə'θaiən] *n* 巯组氨酸三甲(基)内盐,麦角硫因

sympexion [sim'peksiən] ([复] **sympexia** [sim'peksiə]) *n* 凝结物

sympexis [sim'peksis] *n* 红细胞集结(按表面张力原理)

symphalangia [ˌsimfə'lændʒiə], **symphalangism** [sim'fælənd ʒizəm] *n* 指(趾)关节粘连

Symphoromyia [ˌsimfərə'maijə] *n* 北美鹬虻属

Symphyacanthida [ˌsimfiə'kænθidə] *n* 粘合棘目

symphyocephalus [ˌsimfiəu'sefələs] *n* 并头联胎

symphyogenetic [ˌsimfiəudʒi'netik] *a* (先天与后天因素)联合作用的

symphyseal, symphysial [sim'fiziəl] *a* 联合的

symphyseorrhaphy [simˌfizi'ɔrəfi] *n* 耻骨联合缝术

symphyses ['simfisi:z] symphysis的复数

symphysic [sim'fizik] *a* (异常)联合的,融合的

symphysiectomy [simˌfizi'ektəmi] *n* 耻骨联合切除术

symphysiolysis [simˌfizi'ɔlisis] *n* 耻骨联合松解术

symphysion [sim'fiziən] *n* 下颌联合点(下颌骨齿槽突外缘中点)

symphysiorrhaphy [simˌfizi'ɔrəfi] *n* 耻骨联合缝术

symphysiotome [sim'fiziətəum] *n* 耻骨联合(切开)刀

symphysiotomy [simˌfizi'ɔtəmi] *n* 耻骨联合切开术

symphysis ['simfisis] ([复] **symphyses** ['simfisi:z]) *n* 【希】联合 | pubic ～ 耻骨联合 / sacrococcygeal ～ 骶尾联合 / sacroiliac ～ 骶髂关节

symphysodactyly [ˌsimfisəu'dæktili] *n* 并指(趾)畸形

Symphytum ['simfitəm] *n* 西门肺草属

symphytum ['simfitəm] *n* 西门肺草

symplasm ['simplæzəm], **symplast** ['simplæst] *n* 共质体,共浆体

symplasmatic [ˌsimplæz'mætik] *a* 共质的,共浆的

symplex ['simpleks] *n* 松合物,疏合物(如血红蛋白与氧结合)

sympodia [sim'pəudiə] *n* (无足)无腿畸形

symport ['simpɔ:t] *n* 同向运转

symposium [sim'pəuzjəm] ([复] **symposiums** 或 **symposia** [sim'pəuzjə]) *n* 座谈会,专题讨论会;专题论文集

symptom ['simptəm] *n* 症状 | abstinence ～s 脱瘾症状,戒断症状(见withdrawal ～s) / cardinal ～ 主要症状(对医师确定疾病性质最有意义的症状);[复] 基本症状(脉搏、体温及呼吸所显示的症状) / characteristic ～, guiding ～ 特征性症状,特殊症状 / concomitant ～ 伴发症状 / consecutive ～ 连续症状(出现在某一疾病恢复期的症状,但与此病无关) / constitutional ～, general ～ 全身症状 / deficiency ～ 缺乏症状(某些内分泌腺分泌缺乏所致的症状) / delayed ～ 迟发症状 / direct ～ 直接症状 / dissociation ～ (感觉)分离症状(对痛和冷、热的感觉丧失,但未失去触觉的感觉能力,见于脊髓空洞症) / endothelial ～ (血管)内皮症状(见Rumpel-Leede phenomenon) / equivocal ～ 非特征性症状,不明确症状(几种不同疾病都能产生的症状) / esophagosalivary ～ 食管癌多涎症状 / halo ～, rainbow ～ 虹彩轮症状,晕轮症状(一个体光源周围所见的彩色环,为青光眼之征) / incarceration ～ 箝闭

症状，游走肾危象(移位肾周期性复发症状，如肾痛、胃痛和严重虚脱) / indirect ～ 间接症状 / induced ～ 诱发症状 / labyrinthine ～s 迷路症状(提示内耳疾病的一组症状) / local ～ 局部症状 / localizing ～s 示位症状(提示损害位置的症状) / neighborhood ～ 周邻症状 / nostril ～ 鼻孔症状(呼气时鼻孔扩张，吸气时鼻孔下缩) / objective ～ 客观症状 / pathognomonic ～ 示病性症状，伴病性症状 / presenting ～ 主要症状，主诉 / reflex ～ 反射症状(远离受疾病影响的那一部分发生的症状) / signal ～ 先兆症状(能警告接近癫痫或其他发作的一种感觉、先兆或其他自觉经验) / static ～, passive ～ 静态症状 / subjective ～ 自觉症状，主观症状 / sympathetic ～ 交感症状，同感症状 / withdrawal ～s 戒断症状，脱瘾症状(已成瘾者于突然停药后的症状)

symptomatic [ˌsim*p*tə'mætik] *a* 症状的，根据症状的 | ～**ally** *ad*

symptomatize ['sim*p*təmətaiz], **symptomize** ['sim*p*təmaiz] *vt* 是…的症状;表明

symptomatology [ˌsim*p*təmə'tɔlədʒi] *n* 症状学

symptomatolytic [ˌsim*p*təmətə*u*'litik], **simptomolytic** [ˌsim*p*təmə'litik] *a* 消除症状的

symptome [seŋp'tɔm] *n*【法】症状 | ～s complice 综合征，征群，综合征状

symptosis [simp'təusis] *n* 消耗，消瘦(全身或某器官的)

sympus ['simpəs] *n* 无足并腿畸胎

Syms's tractor [simz] (Parker Syms) 西姆斯牵引器(末端接一可充气的橡皮袋管子，用以把前列腺牵引到会阴切口中)

syn- [前缀] 连，联，合，共

synadelphus [ˌsinə'delfəs] *n* 头躯联胎，单头单躯八肢畸胎

synaetion [si'ni:tiən] *n* 副(病)因

Synalar ['sinələ] *n* 氟轻松，氟西奈德(fluocinolone acetonide)制剂的商品名

synalbumin [si'nælbjumin] *n* 抗胰岛素(一种假设的胰岛素竞争抑制剂，结合在白蛋白上的胰岛素B链，对人糖尿病的意义尚未确定)

synalgia [si'nældʒiə] *n* 连带痛，牵连痛 | **synalgic** [si'nældʒik] *a*

synanamorph [sin'ænəˌmɔ:f] *n* 共无性态(具有相同有性态〈telemorph〉的两个或两个以上的无性态〈anamorph〉的任何一种)

synanche [si'nænki] *n* 锁喉，咽峡炎

Synangium [si'nændʒiəm] *n* 聚囊粘菌属

synanthrin [si'nænθrin] *n* 菊糖，菊粉

synanthrose [si'nænθrəus] *n* 块茎糖，多缩左旋糖

synaphymenitis [siˌnæfimə'naitis] *n* 结膜炎

synapse ['sinæps] *n* 突触 | axoaxonic ～ 轴轴突触 / axodendritic ～ 轴树突触 / axodendrosomatic ～ 轴树体突触 / axosomatic ～ 轴体突触 / dendrodendritic ～ 树树突触 / electrotonic ～ 电(紧)张性突触 / en passant 过往性突触 / loop ～ 环状突触

synapsis [si'næpsis] ([复] **synapses** [si'næpsi:z]) *n*【希】联会(减数分裂的染色体配对);突触 | **synaptic**[si'næptik] *a*

synaptase [si'næpteis] *n* 苦杏仁酶

synaptene [si'næpti:n] *n* 偶线(期)(见amphitene)

synaptology [ˌsinæp'tɔlədʒi] *n* 突触学(神经病学的一部分)

synaptosome [si'næptəˌsəum] *n* 突触体

Synarel ['sinərel] *n* 醋酸那法瑞林(nafarelin acetate)制剂的商品名

synarthrophysis [ˌsinɑ:θrə'faisis] *n* 关节粘连

synarthrosis [ˌsinɑ:'θrəusis] ([复] **synarthroses** [ˌsinɑ:'θrəusi:z]),

synarthrodia [ˌsinɑː'θrəudiə] *n* 【希】不动关节 | **synarthrodial** *a*

synathroisis [ˌsinə'θrɔisis], **synathresis** [ˌsinə'θriːsis] *n* (局部)充血

syncaine [siŋ'kein] *n* 盐酸普鲁卡因(局部麻醉药)

syncanthus [siŋ'kænθəs] *n* 眶球粘连

syncaryon [siŋ'kæriɔn] *n* 合子核,结合核,融合核(由两个原核融合而形成的核)

syncelom [sin'siːlɔm] *n* 体腔(包括胸膜腔、心包腔、腹膜腔以及鞘膜)

syncephalus [sin'sefələs] *n* (四耳)并头联胎

synchesis ['siŋkisis] *n* 玻璃体液化

synchilia [siŋ'kailiə] *n* 并唇(畸形)

synchiria [siŋ'kaiəriə] *n* 两侧错觉

syncholia [siŋ'kəuliə] *n* 胆汁内异质分泌

synchondrectomy [ˌsiŋkən'drektəmi] *n* 软骨结合切除术(尤指耻骨联合切除术)

synchondroseotomy [ˌsiŋkənˌdrəusi'ɔtəmi] *n* 软骨结合切开术(尤指骶髂联合切开术,治膀胱外翻)

synchondrosis [ˌsiŋkən'drəusis] ([复] **synchondroses** [ˌsiŋkən'drəusiːz]) *n*【希】软骨结合 | costoclavicular ~ 肋锁韧带 / synchondroses of cranium 颅软骨结合 / epiphyseal ~ 骺软骨结合 / intersphenoidal ~ 蝶间软骨结合 / pubic ~ 耻骨联合 / sternal ~ 胸骨软骨结合

synchondrotomy [ˌsiŋkən'drɔtəmi] *n* 软骨结合切开术(指耻骨联合切开术或任何其他软骨结合切开术)

synchorial [siŋ'kɔːriəl] *a* (多胎妊娠)同绒毛膜的

synchronia [siŋ'krəuniə] *n* 同时性,同步现象;准时发生

synchronism ['siŋkrənizəm], **synchrony** ['sinkrəni] *n* 同时性,同步现象 | **synchronistic** [ˌsiŋkrə'nistik] *a* / **synchronistically** [ˌsiŋkrə'nistikəli] *ad*

synchronize ['siŋkrənaiz] *vi* 同时发生,同步 *vt* 使在时间上一致;使同步化;把…并列对照 | **synchronization** [siŋkrənai'zeiʃən, -ni'z-] *n*

synchronous ['siŋkrənəs] *a* 同时(发生)的,同步的 | ~**ly** *ad* / ~**ness** *n*

synchrotron ['siŋkrəutrɔn] *n* 同步加速器

synchysis ['siŋkisis] *n*【希】玻璃体液化 | ~ scintillans 闪光性玻璃体液化(玻璃状体液内发生胆固醇结晶,是炎症或其他眼病后的蜕变)

syncinesis [ˌsinsai'niːsis] *n* 联带运动

synciput ['sinsipʌt] *n* 前顶,前头

synclinal [siŋ'klainl] *a* 互倾的,向斜的

synclitism ['siŋklitizəm], **syncliticism** [siŋ'klitisizəm] *n* 胎头均倾,头盆倾势均匀;同时成熟(指血细胞核和胞浆) | **synclitic** [siŋ'klitik] *a* (胎头)均倾的

synclonus ['sinklənəs] *n* 共同阵挛;共同阵挛病 | ~ beriberica 脚气

syncope ['siŋkəpi] *n* 晕厥 | ~ anginosa 心绞痛晕厥 / carotid sinus ~ 颈动脉窦性晕厥,颈动脉窦综合征 / cough ~ 剧咳后晕厥 / digital ~ 指晕厥 / micturition ~ 排尿晕厥 / postural ~ 体位性晕厥 / stretching ~ 伸展性晕厥 / swallow ~ 吞咽晕厥 / tussive ~, laryngeal ~ 剧咳后晕厥,喉晕厥 / vasovagal ~, vasodepressor ~ 血管迷走神经性晕厥,血管降压性晕厥 | **syncopal** ['siŋkəpl], **syncopic** [siŋ'kɔpik] *a*

syncretio [siŋ'kriːʃiəu] *n*【拉】粘连(浆膜面)

Syncurine ['sinkjuriːn] *n* 十烃溴铵(decamethonium bromide)制剂的商品名

syncytial [sin'siʃəl] *a* 多核的;合胞体的

syncytiolysin [ˌsinsiti'ɔlisin] *n* 合胞体溶素,融合细胞溶素(能破坏合胞体的溶素,将动物胎盘物质注射至另一动物

所产生的溶素)

syncytioma [sinˌsiti'əumə] *n* 合胞体瘤 | ~ malignum 恶性合胞体瘤，绒(毛)膜上皮癌

syncytiotoxin [sinˌsitiə'tɔksin] *n* 合胞体毒素，融合细胞毒素(对胎盘有特异性作用的毒素)

syncytiotrophoblast [sinˌsitiə'trɔfəblæst] *n* 合胞体滋养层

syncytium [sin'siʃiəm] ([复] **syncytia** [sin'siʃiə]) *n* 多核体;合胞体

syncytoid ['sinsitɔid] *a* 合胞体样的

syncytotoxin [ˌsinsitə'tɔksin] *n* 融合细胞毒素(用胎盘细胞免疫动物后所产生的细胞溶解性毒素)

syndactylus [sin'dæktiləs] *n* 并指(趾)者

syndactyly [sin'dæktili] *n* 并指(趾) | complicated ~ 复杂并指(趾) / double ~ 两蹼并指(趾) / partial ~ 部分并指(趾) / simple ~ 简单并指(趾) / single ~ 单蹼并指(趾) / triple ~ 三蹼并指(趾) | **syndactylia** [ˌsindæk'tiliə], **syndactylism** [sin'dæktilizəm] *n* / **syndactylous** *a*

syndelphus [sin'delfəs] *n* 头躯联胎，单头单躯八肢畸胎

syndesis ['sindəsis] *n* 关节固定术;联会，接合

syndesmectomy [ˌsindez'mektəmi, -des-] *n* 韧带切除术

syndesmectopia [ˌsindezmek'təupiə, -des-] *n* 韧带异位

syndesmitis [ˌsindez'maitis, -des-] *n* 韧带炎;结膜炎 | ~ metatarsea 跖韧带炎，行军瘤

syndesm(o)- [构词成分] 韧带;结缔组织

syndesmography [ˌsindez'mɔgrəfi, -des-] *n* 韧带论

syndesmology [ˌsindez'mɔlədʒi, -des-], **syndesmologia** [ˌsindezmə'ləudʒiə, -des-] *n* 韧带学

syndesmo-odontoid [sinˌdezməuɔ'dɔntɔid, -ˌdes-] *n* 齿突韧带联合(寰齿后关节)

syndesmopexy [sin'dezməˌpeksi, -'des-] *n* 韧带固定术

syndesmophyte [sin'dezməfait, -'des-] *n* 韧带骨赘

syndesmoplasty [sin'dezməˌplæsti, -'des-] *n* 韧带成形术

syndesmorrhaphy [ˌsindez'mɔrəfi, -des-] *n* 韧带缝术

syndesmosis [ˌsindez'məusis, -des-] ([复] **syndesmoses** [ˌsindez'məusi:z, -des-]) *n*【希】韧带联合 | **syndesmotic** [ˌsindez'mɔtik, -des-] *a*

syndesmotomy [ˌsindez'mɔtəmi, -des-] *n* 韧带切开术

syndrome ['sindrəum] *n* 综合征 | acquired immune deficiency ~, acquired immunodeficiency ~ (AIDS) 获得性免疫缺陷综合征(艾滋病)(由于感染人免疫缺陷病毒〈HIV〉而引起的一种流行性可传染的逆转录病毒疾病，严重病例显示细胞免疫极度降低，并累及某些已知的高危人群，其中包括同性恋和异性恋男子、滥用静脉给药者、血友病患者和其他接受输血者、与HIV感染者有性接触以及感染此病毒的母亲刚生的婴儿。疾病控制与预防中心艾滋病诊断〈CDC/AIDS〉所确定的标准是:须确诊存在至少能中度提示细胞介导免疫基本缺陷的疾病〈例如60岁以下的人有卡波西〈Kaposi〉肉瘤或肺囊虫性肺炎，或其他危及生命的机会性感染〉，同时须无已知基本免疫缺陷或报道过与此病有关的任何其他宿主防御缺陷的原因〈例如医源性免疫抑制或淋巴网状恶性肿瘤〉，或HIV感染者存在下列任何一种疾病:CD4+T淋巴细胞计数少于200/ml或CD4+T淋巴细胞百分比少于14%、肺结核、侵袭性宫颈癌或复发性肺炎) / acute brain ~, acute organic brain ~ 急性脑综合征，急性器质性脑综合征(见organic brain ~) / addisonian ~ 艾迪生综合征(肾上腺功能不全引起的

综合征，见Addison's disease) / adiposogenital ～ 肥胖性生殖器退化综合征，肥胖性生殖器退化，脑性肥胖症 / adrenogenital ～ 肾上腺(性)性征综合征(肾上腺皮质功能亢进，女性有假两性畸形和男性化，常在出生时证实，男性为早熟性性发育〈早熟性巨生殖器巨体〉，常于出生后3～4年才出现，临床检查所见为皮质醇〈cortisol〉产生不足及随之发生垂体ACTH分泌过多从而导致雄激素产生过多所致。亦称先天性肾上腺增生) / adult respiratory distress ～ (ARDS) 成人呼吸窘迫综合征(暴发性肺间质性水肿和肺泡水肿，通常在创伤后数天内发生，推想为由于脑损伤或缺氧引起的大量交感神经物质排放以及由于毛细血管通透性增高所致。亦称休克肺) / AEC ～ AEC综合征(见Hay-Wells syndrome) / "Alice in Wonderland" ～ "艾丽丝漫游奇境记"式综合征(一种妄想状态，表现为人格解体、体象紊乱、对时间流逝的感觉发生改变以及其他妄想或错觉，可能与精神分裂症、癫痫、偏头痛、顶叶疾患、催眠状态或使用致幻药有关) / amnestic ～ 遗忘综合征(见Korsakoff's psychosis) / amyostatic ～ 肌震颤性综合征，肝豆状核变性 / anginal ～, anginose ～ 心绞痛综合征(冠状动脉功能不全的疼痛及其他症状) / ankyloblepharon-ectodermal dysplasia-clefting ～ 睑缘粘连-外胚叶发育不良-唇腭裂综合征(见Hay-Wells syndrome) / anorexia-cachexia ～ 厌食-恶病质综合征(一种对癌症的全身性反应，系由于厌食和恶病质之间某种目前不十分清楚的关系而产生，其表现为营养不良、体重减轻、肌肉软弱无力、酸中毒和毒血症) / anterior cornual ～ 脊髓前角综合征(由于脊髓前角的损害引起的肌肉萎缩) / anterior interosseous ～ 骨间前综合征(由骨间前神经损害引起的综合征，通常由于骨折或撕裂伤或有时由于受压所致，近侧前臂疼痛，神经支配的肌肉软弱无力) / anxiety ～ 焦虑综合征(伴以焦虑的体症，如心悸、呼吸快而浅、出汗、苍白及惊恐感) / aortic arch ～ 主动脉弓综合征(导致主动脉弓动脉闭塞的任何一组疾病，这样的闭塞可能由于动脉粥样硬化、动脉栓塞、梅毒性或结核性动脉炎等所致) / argentaffinoma ～ 嗜银细胞瘤综合征(见carcinoid ～) / auriculotemporal ～ 耳颞综合征(颊部潮红及出汗，与进食有关，见于腮腺损害及由于耳颞神经所致) / autoerythrocyte sensitization ～ 自身红细胞致敏综合征(见painful bruising ～) / autoimmune polyendocrine-candidiasis ～ 自身免疫性多内分泌-念珠菌病综合征，多内分泌自身免疫病Ⅰ型 / basal cell nevus ～ 基底细胞痣综合征(一种常染色体显性遗传综合征，特征为生命早期形成无数基底细胞癌，伴发皮肤异常〈尤其是手和足的一种红斑性凹陷水肿〉，及骨、神经系统、眼和生殖道的异常，亦称戈林〈Gorlin〉综合征，戈林-戈尔茨〈Gorlin-Goltz〉综合征，痣样基底细胞癌综合征和痣样基底细胞瘤综合征) / battered-child ～ 受虐儿童综合征(儿童出现的无法解释的或无适当解释的身体创伤及累遭〈通常受父母〉身体严重虐待所致的其他表现) / brachial ～ 臂丛综合征(臂丛的神经受压迫或刺激所致的一种病况) / brittle bone ～ 脆骨综合征，成骨不全 / brittle cornea ～ 脆性角膜综合征(一种X连锁隐性遗传综合征，特征为脆性角膜、蓝巩膜及红发) / bulbar ～ 延髓综合征(见Dejerine's syndrome 第二解) / capsular thrombosis ～ 内囊血栓形成综合征(内囊血管血栓形成所致的偏瘫) / capsulothalamic ～ 内囊丘脑综合征(由于丘脑和内囊损害所致的偏瘫、偏盲及痛觉反常) / carcinoid ～ 类癌瘤综合征(伴有类癌瘤〈嗜银细胞瘤〉的一种综合征，其特征为皮肤青紫色发红，持续数分钟到数天之久、腹泻水样粪、支气管收缩性发作、血压突然下降、水肿和腹水，这由于嗜银细胞瘤细胞所分泌的儿茶酚胺所致。亦称嗜银细胞瘤综合征) / carotid sinus ～ 颈动脉窦综合征(晕厥有时伴有惊厥发作，由于一侧或两侧颈动脉窦受压时颈动脉窦反射兴奋过度所致) / carpal tunnel ～ 腕管综合征(腕管内正中神经受压时，手指与手有疼痛及灼伤或麻刺样感觉异常，有时扩展至肘部) / cat's cry ～ 猫叫综合征(见cri du chat ～) / cat-eye ～, cat's eye ～ 猫眼综合征(虹膜缺损伴肛门闭锁，还可能有许多其他异常，其中包括耳前皮赘或耳廓前瘘、器官距离过远、先天性心脏病、骨骼异常和肾脏畸形) / cauda equina ～ 马尾综合征(会阴、膀胱、骶骨钝而酸痛，伴感觉异常和无反射性麻痹，由于脊髓神经根受压所致) / cavernous sinus ～ 海绵窦综合征(结膜水肿、突眼、上睑及鼻根水肿，并有第三、第四及第六神经麻痹，由于海绵窦血栓形成所致)/ celiac ～ 乳糜泻综合征，乳糜泻 / centroposterior ～ 脊髓后中央灰质综合征(脊髓空洞症性感觉分离和血管运动障碍，由于脊髓灰质后中央部损害所致) / cerebellar ～ 小脑综合征(遗传性小脑性共济失调) / cerebrohepatorenal ～ 脑肝肾综合征(一种常染色体隐性遗传病，特征为颅面异常、肌张力减退、肝大、多囊肾、黄疸，并于婴儿早期死亡，伴肝与肾内过氧化物酶体缺乏) / cervical ～ 颈神经(根)综合征(颈神经根受刺激或受压所引起的情况，特征为颈痛，辐射至肩、臂或前臂) / cervical rib ～, cervicobrachial ～ 颈肋综合征(见scalenus ～) / chancriform ～ 下疳样综合征，原发性肺外球孢子菌病 / chiasma ～, chiasmatic ～ 视交叉综合征(表示视交叉损害的一种综合征，有视力损害、视野限制、中心暗点、头痛、眩晕和晕厥) / Chinese restaurant ～ (CRS) 中国餐馆综合征(一种暂时性的动脉扩张综合征，由于摄食常用于有调味品的中国菜中的谷氨酸钠所致，特征为头搏动、头晕、背痛等) / chorea ～ 舞蹈病样综合征(见Hunt's striatal syndrome第二解) / chronic brain ～, chronic organic brain ～ 慢性脑综合征，慢性器质性脑综合征(见organic brain ～) / closed head ～ 闭合性颅脑(损伤)综合征 / cold agglutinin ～ 冷凝集素综合征(循环抗体〈通常为IgM〉的存在能使红细胞凝集，温度在37℃以下这种作用更强) / combined immunodeficiency ～ 联合免疫缺陷综合征 / ～ of corpus striatum 纹状体综合征(见Vogt's syndrome) / costoclavicular ～ 肋骨锁骨综合征(在颈臂出口的神经或血管受压迫、牵伸或摩擦所引起的臂及〈或〉手部疼痛或其他障碍) / couvade ～ 拟娩综合征(妊娠妇女的配偶出现与妊娠有关的一些症状，如恶心、呕吐和腹痛) / craniosynostosis-radial aplasia ～ 颅骨早闭-桡骨发育不良综合征(即巴-杰综合征Baller-Gerald ～) / CREST ～, CRST ～ CREST综合征，CRST综合征(一型全身性硬皮病，包括皮肤钙质沉着症〈calcinosis cutis〉，雷诺现象〈*R*aynaud's phenomenon〉，食管功能不良〈*e*sophageal dysfunction〉，指〈趾〉硬皮病〈*s*clerodactyly〉及毛细血管扩张〈*t*elangiectasia〉，上述症状中食管功能不良不显著者则称为CRST综合征) / cri du chat ～ 猫叫综合征(由于B组染色体〈4或5〉的短臂缺失所引起的遗传性先天性综合征，特征为眼距过宽、小头畸形、精神发育障碍，病孩哭声犹如猫叫) / ～ of crocodile tears 鳄泪综合征(进食时流泪，见于面瘫患者) / crush ～ 压挤综合征(身体某部受压挤后发生的水肿、尿少及其他肾衰竭的症状) / cryptophthalmos ～ 隐眼(畸形)综合征(一种常染色体隐性遗传性异常，特征为睑孔缺失，一侧或双侧眼球结构破坏，耳畸形，腭裂，喉狭窄，并指〈趾〉，脑膜膨出，肛门闭锁，心脏缺陷和肾发育不良。亦称弗莱塞〈Fraser〉综合征) / culture-specific ～ 文化特异综合征(有特定文化背景的一种紊乱行为，但不符合西医的疾病分类，例如amok, koro, piblokto和windigo) / diarrheogenic ～ 致腹泻综合征(见Verner-Morrison syndrome) / dumping ～ 倾倒综合征(已做过部分胃切除术和胃空肠吻合术的病人进食后发生的恶心、软弱、出汗、心悸、不同程度的晕厥，常有温暖感及有时腹泻，或许由于胃内容物过分迅速排空所致的一种复杂反应) / dyscontrol ～ (行为)控制不良综合征(一型发作性、异常的并经常是激烈的和无法控制的社会行为，但并无挑衅行为，可能由于边缘系统或颞叶疾病所致，或可能伴有酗酒，或滥用某种精神作用物质所致。亦称发作性〈行为〉控制不良) / dysmaturity ～ 成熟障碍综合征(由于胎盘功能不全所致的综合征，引起慢性应激反应和缺氧，见于过期妊娠的胎儿和婴儿，特征为皮下脂肪减少，皮肤脱屑和长指甲，常有黄色胎粪染上指〈趾〉甲、皮肤和胎脂。亦称过度成熟综合征，胎盘功能不全综合征) / dysplastic nevus ～ 发育不良性痣综合征(有家族性的或有家族性危险的、或非家族性的恶性黑素瘤者出现的发育不良性痣) / ectopic ACTH ～ 异位ACTH综合征(来自非内分泌组织的肿瘤产生ACTH而引起的病症，根据其持续时间，症状可能难以捉摸而类似真正的库欣〈Cushing〉病，但低钾血症性碱中毒和软弱无力常为突出表现) / EEC ～, ectrodactyly-ectodermal dysplasia-clefting ～ EEC综合征，缺指(趾)畸形-外胚叶发育不良-唇腭裂综合征(一种常染色体显性遗传的综合征，涉及外胚层和中胚层各种组织，包括外胚叶发育不良伴皮肤与毛发色素减退，毛发和眉毛稀疏，无睫毛，甲营养不良，牙少而小，缺指〈趾〉畸形及唇腭裂) / effort ～ 奋力综合征(神经性循环衰竭) / egg-white ～ 卵白综合征 / EMG ～, *e*xomphalos-*m*acroglossia-*g*igantism ～ 脐疝-巨舌-巨大发育综合征(即Beck with Wiedemann ～)/ empty-sella ～ 空(泡)蝶鞍综合征(由放射学诊断的一种综合征，表现为鞍膈退化，蝶鞍形成蛛网膜下腔的延伸部分并充满脑脊液，以及垂体窝出现空泡，脑垂体虽存在，但呈扁平状。垂体激素分泌可能正常、缺乏或过多) / epiphyseal ～ 松果体综合征(外生殖器和性功能早熟，长骨异常早熟性生长，出现脑内积水的体征，提示松果体受损的所有其他运动和感觉的症状缺失。亦称早熟性巨生殖器巨体) / erythrocyte autosensitization ～ 红细胞自身致敏综合征(见painful bruising ～) / extrapyramidal ～ 锥体束外综合征(特征为不随意运动异常，其中包括震颤麻痹、手足徐动症及舞蹈病) / floppy infant ～ 松软婴儿综合征(一种婴儿先天性肌病，临床特征为肌张力减退和肌软弱无力) / focal dermal hypoplasia ～ 局灶性皮肤发育不良综合征 / four-day ～ 四天综合征(新生儿呼吸窘迫综合征，因婴儿一般在四天之内康复或死亡，故名) / fragile X ～ 脆性X染色体综合征(一种X连锁综合征，多数男性表现为精神发育迟缓、睾丸增大、前额高、颌大及耳长，多数杂合女性表现为轻度精神发育迟缓) / G ～ G综合征(见Opitz syndrome) / general adaptation ～ 全身适应综合征(指对紧张境遇的全身防御反应) / glucagonoma ～ 胰高血糖素瘤综合征(胰腺α细胞分泌高血糖素的肿瘤，伴有血清高血糖素水平升高、轻度糖尿病、体重减轻、贫血、舌炎、口炎、口角炎、睑炎和坏死松解性游走性红斑) / half base ～ 半底综合征(见Garcin's syndrome) / happy puppet ～ 快乐木偶综合征(一种常染色体隐性遗传综合征，特征为忽动忽停木偶样运动，经常发笑，智力迟钝和运动性阻抑，独特的张嘴面容和癫痫发作。亦称安吉尔曼〈Angelman〉综合征) / HARD ～ HARD综合征(见Walker-Warburg syndrome) / heart-hand ～ 心-手综合征(见Holt-Oram syndrome) /

hemolytic-uremic ～ 溶血性尿毒症综合征(一种罕见的综合征，病因不明，主要发生于4岁以下的儿童，特征为肾功能衰竭、微血管病性溶血性贫血、严重血小板减少和紫癜) / hereditary benign intraepithelial dyskeratosis ～ 遗传性良性上皮内角化不良综合征(特征为球结膜斑和口腔粘膜增厚，临床上类似白色皱褶性肥大〈Cannon 白色海绵状痣〉。本征为常染色体显性遗传，有高度的外显率) / 17-hydroxylase deficiency ～ 17-羟化酶缺乏综合征(17-α-羟化酶缺乏引起的先天性肾上腺增生导致雌激素和雄激素缺乏，从而导致性幼稚型，脱氧皮质酮和皮质酮的补偿性分泌增加引起低钾血症性碱中毒和高血压) / hyperactive child ～ 活动过强儿童综合征(见disorder项下attention-deficit hyperactivity disorder) / hypercalcemia ～ 高钙血综合征(见milk-alkali ～) / hypereosinophilic ～ 嗜酸细胞增多综合征(血中嗜酸细胞数大量增加，酷似白血病，特征为嗜酸细胞浸润心、脑、肝及肺，并表现为一种渐进性致死的病程) / hyperimmunoglobulinemia E ～ 高免疫球蛋白E血症综合征(一种原发性免疫缺陷病，特征为皮肤、肺、关节及其他部位复发性葡萄球菌性脓肿，瘙痒性皮炎，血清IgE水平很高，IgG, IgA和IgM水平正常，血与痰中嗜酸细胞增多) / hyperkinetic ～ 多动综合征(见disorder项下attention-deficit hyperactivity disorder) / hypertelorism-hypospadias ～ 器官距离过远-尿道下裂综合征(见Opitz syndrome) / hypoplastic left heart ～ (HLHS) 左心室发育不全综合征(任何一组先天性畸形，包括左心室发育不全或闭锁，主动脉瓣或左房室瓣或两者均发育不全或闭锁，以及升主动脉发育不全，特征为呼吸窘迫和极度紫绀，伴心脏衰竭，婴儿早期即死亡) / ～ of inappropriate antidiuretic hormone (SIADH) 抗利尿激素分泌失调综合征(持久性低钠血症，尿渗摩尔浓度不相适应地增高，无ADH释放的刺激物，可伴发于肿瘤〈尤其是肺的燕麦细胞癌或胰腺癌，由于肿瘤可产生异位性ADH〉、肺及中枢神经系统疾病，包括头部创伤) / intrauterine parabiotic ～ 子宫内联体生活综合征(见placental transfusion ～) / irritable bowel ～, irritable colon ～ 过敏性肠综合征，过敏性结肠综合征(一种慢性非炎性疾病，特征为腹痛，排便习惯改变，表现为腹泻或便秘，或两者均有，但无病理性变化。亦称过敏性结肠，痉挛性结肠) / jejunal ～ 倾倒综合征(见dumping ～) / kinky-hair ～ 扭结发综合征(见Menkes' syndrome) / kleeblattschädel (cloverleaf skull) ～ 三叶草形头颅综合征(一种先天性疾患，特征为多发性或全部颅缝骨性联接，伴有脑积水，某些病例有面骨发育不全及长骨异常) / lazy leukocyte ～ 迟钝白细胞综合征(发生于儿童的一种综合征，特点为反复轻度感染，伴有中性粒细胞的趋化性不足及随机移动性缺陷) / leopard ～ 豹斑综合征(常染色体显性遗传，表现为多发性雀斑样痣，无症状性心脏缺陷和典型粗糙面容，也可并发肺动脉瓣狭窄、感觉神经性聋、骨骼改变、两眼间距过远及生殖系统畸形。亦称多发性雀斑样痣综合征) / locked-in ～ 关闭综合征(四肢麻痹及缄默症，意识未损及，眼随意垂直运动仍保存并能眨眼，通常由于脑桥腹部血管损害所致。亦称睁眼昏迷，假性昏迷) / long QT ～ QT间期延长综合征(表现几种不同形式，可能是后天性的，通常由于代谢或心脏异常或服药所致，或可能是先天性的，发生时或伴耳聋〈Jervell and Lange-Nielsen syndrome〉或不伴耳聋〈Romano-Ward syndrome〉。本征可能导致严重心律失常和心源性猝死) / maternal deprivation ～ 母爱剥夺综合征(由于失去母亲或缺乏适当的母爱而导致生长障碍、行为孤独及精神发育迟缓) / methionine malabsorption ～ 蛋氨酸吸收障碍综合征(为蛋氨酸吸收障碍的常染色体隐性遗传性疾病，其尿有类似烟叶烘房内的特殊气味，系细菌作用于未吸收的蛋氨酸形成α-羟丁酸所致;其特征为白发，智力迟钝，惊厥及发作性呼吸深快。亦称烟叶烘房气味尿病，史-斯〈Smith-Strang〉病) / middle lobe ～ 中叶综合征(右肺中叶扩张不全伴慢性肺炎) / milk-alkali ～ 乳-碱综合征(特征为血钙过多但无尿钙过多或血磷酸盐过少，仅有轻度碱中毒，血清磷酸酶正常，但有严重肾功能不全伴高氮血症及钙沉着，系长期摄入牛乳及可吸收的钙所致。亦称伯内特〈Burnett〉综合征和高钙血综合征) / mucocutaneous lymph node (MLNS) ～ 粘膜皮肤淋巴结综合征(一种最常累及婴幼儿的病因不明的综合征，特征为发热、结膜充血、唇及口腔变红、溃疡性龈炎、颈淋巴结肿大及呈手套-短袜状分布并逐渐融合成亮红色的红斑性皮疹。皮肤逐渐变硬及水肿、并有指趾脱皮。亦称川崎〈Kawasaki〉病) / multiple lentigines ～ 多发性雀斑样痣综合征(见leopard ～) / multiple pterygium ～ 多发性翼状赘蹼综合征(一种常染色体隐性遗传综合征，包括颈、腋、腘窝、肘前及股间区的翼状赘蹼，伴两眼间距过宽，腭裂，小颌，睑下垂及身材矮小，骨骼异常，包括指〈趾〉弯曲、并指〈趾〉畸形、马蹄内翻足和摇摆椅状足，此外还有脊椎融合和肋骨异常。男子有隐睾病，女子则无大阴唇) / myasthenic ～ 肌无力综合征(见Eaton-Lambert syndrome) / nevoid basal cell carcinoma ～, nevoid basalioma ～ 痣样基底细胞癌综合征，痣样基底细胞瘤综合征(见basal cell nevus ～) / neuroleptic malignant ～ 抗精神病药恶性综合征(对于抗精神病药的一种罕见的有时是致死的反应，特征为高热、强直及昏迷) / OAV ～ 眼耳脊椎发育不良综合征(即眼耳脊椎发育不良 oculoauriculovertebral dysplasia) / oculocerebrorenal ～ 眼脑肾综合征(一种X连锁遗传病，特征为维生素D不应性佝偻病，眼积水、先天性青光眼与白内障、精神发育迟缓及肾小管重吸收功能障碍，还有低磷酸盐血症、酸中毒与氨基酸尿。亦称洛氏〈Lowe〉病) / oculomandibulofacial ～ 眼下颌面综合征(主要特征为颅面骨畸形〈通常为短头畸形〉，鹦鹉鼻，下颌发育不全，矮小但匀称，毛发稀少，先天性双侧白内障及眼小。亦称下颌眼面颅面骨畸形) / OFD ～, oral-facial-digital ～ 口-面-指(趾)综合征 / OMM ～ 眼下颌肢发育不良综合征，眼下颌肢发育不良) / orbital apex ～ 眶尖综合征(眼肌麻痹伴视力减弱以致可能导致失明，眼睑肿胀，上睑下垂，上睑、半额和角膜感觉过敏或减退以及血管舒缩障碍，系由于外伤、炎症或肿瘤过程累及眶上裂和视神经管或它们所包含的结构所致) / orbital floor ～ 眶底综合征(眼球突出，复视以及在受三叉神经支配的区域内感觉缺失，与眶底内的损害一起发生) / organic brain ～ 器质性脑病综合征(见organic mental ～) / organic mental ～ 器质性精神综合征(与一种或多种特异性器质性致病因素有关的一群精神性或行为性体征和症状。DSM Ⅲ-R〈美国精神病诊断统计手册〉包括6种特异性器质性脑病综合征: delirium and dementia〈谵妄与痴呆〉, amnestic syndrome or organic hallucinosis〈遗忘综合征或器质性幻觉症〉, organic delusional syndrome, organic mood syndrome, and organic anxiety syndrome〈器质性妄想综合征、器质性心境综合征和器质性焦虑综合征〉, organic personality syndrome〈器质性人格综合征〉, intoxication and withdrawal〈中毒与戒断〉, organic mental syndrome〈器质性精神综合征〉。当致病因素是对精神起显著作用的物质，则冠以该物质的名称，去掉"organic"，并将"syndrome"改为"disorder"，例如"alcohol amnestic disorder〈酒精性遗忘症〉"、"cannabis delusional disorder〈大麻妄想性精神障碍〉") / orofaciodigital (OFD) ～, type Ⅰ 口-面-指(趾)综合征Ⅰ型(即oral-facial-digital ～, type Ⅰ) / orofaciodigital ～, type Ⅱ 口-面-指(趾)综合征Ⅱ型，莫尔(Mohr)综合征) / outlet ～ 臂丛综合征(见brachial ～) / painful bruising ～ 痛性瘀紫综合征(主要在青年妇女发生的一种紫癜性反应，患者在无创伤情况下，任何部位可反复自发出现单个或多个痛性淤斑，多数情况下是由于对红细胞构架成分过敏，某些情况下是对白细胞成分过敏，情绪波动是诱因) / pancreatic cholera ～ 胰性霍乱综合征(见Verner-Morrison syndrome) / paratrigeminal ～ 三叉神经旁综合征(见Raeder's paratrigeminal syndrome) / PEP ～ [*p*lasma cell dyscrasia, *e*ndocrinopathy, *p*olyneuropathy] PEP综合征(浆细胞病、内分泌病和多神经病综合征，见POEMS ～) / PHC ～ PHC综合征(一种常染色体显性遗传综合征，包括前磨牙发育不良〈premolar aplasia〉，多汗症〈hyperhidrosis〉和早年白发〈premature canities〉) / placental dysfunction ～ 胎盘功能不全综合征(由于胎盘内发生变性变化造成胎儿营养不良和缺氧。发育完全时，指〈趾〉甲、皮肤和胎脂染成亮黄色，脐带呈黄绿色。亦称黄色胎脂综合征) / placental transfusion ～ 胎盘输血综合征(孪生子出生时，一个贫血，另一个多血，系因一方血液经由两者间的连接血管驱入对方循环所致。亦称子宫内联体生活综合征) / POEMS ～ POEMS综合征(一种结合多神经病〈*p*olyneuropathy〉、器官肥大〈*o*rganomegaly〉、内分泌病〈*e*ndocrinopathy〉、M-蛋白〈*M*-protein〉和皮肤变化〈*s*kin changes〉的多系统综合征，可能与蛋白异常血症如存在异常单克隆蛋白和轻链有关。亦称克罗-深濑〈Crow-Fukase〉综合征，PEP综合征) / postmaturity ～ 过度成熟综合征(见dysmaturity ～) / postperfusion ～, post-transfusion ～ 灌注后综合征，输血后综合征(巨细胞病毒性单核细胞增多症，心脏直视手术或其他外科手术采用体外循环或多次输血后3至6周左右出现。亦称输血后单核细胞增多症) / respiratory distress ～ of newborn 新生儿呼吸窘迫综合征(以呼吸困难伴发绀为特征的新生儿病状。本征包括两种类型:①透明膜病或综合征，②新生儿特发性呼吸窘迫。亦称先天性肺泡发育不全，先天性吸入性肺炎) / restless leg ～ 多动腿综合征(坐或躺卧尤其在入睡前，深感小腿内部不适，而产生一种不可抗拒的冲动来活动小腿) / retraction ～ 眼球后缩综合征(见Duane's syndrome) / Rh-null ～ Rh因子缺乏综合征(慢性溶血性贫血，累及缺乏所有Rh因子〈Rh_{null}〉者。本征特点为球形红细胞症、裂口红细胞症以及渗透脆性增加) / runting ～ 发育阻碍综合征(移植物抗宿主反应，特征为腹泻、皮炎、肝脾肿大、溶血性贫血及各类血细胞减少) / salt-losing ～, salt-depletion 失盐综合征，缺盐综合征(由于体内大量缺钠所致的呕吐、脱水、高血压和突然死亡) / scalenus ～, scalenus anticus ～ 斜角肌综合征，前斜角肌综合征(肩部疼痛，并常向下延伸至臂或向上放射到颈背部，因颈肋和前斜角肌之间的神经和血管受压所致。亦称纳夫济格〈Naffziger〉综合征，颈肋综合征) / scimitar ～ 弯刀综合征(右肺静脉全部或部分引流入下腔静脉，常伴有右肺发育不全，因在胸部X线摄影时可见静脉畸形的阴影凸出于心脏下缘右侧而得名) / ～ of sea-blue histocyte 海蓝色组织细胞综合征(一种罕见疾病，特征为存在着一种形态上很明显的海蓝色粒状组织细胞及脾肿大，在临床上，此病的范围从比较良性的病程〈血小板减少所致的轻型紫癜〉一直到进行性肝硬化、肝衰竭和死亡) / sicca ～ 干燥综合征(角膜结膜炎和口腔干燥，不伴有结缔组织病，参见Sjögren's syndrome) / shoulder-hand ～ 肩-手综合征(局限于上肢的交感反射性营养不良) / sick sinus ～ 病窦综合征(为一复杂的心律失常，表现为仅有严重的窦性心动过缓，或窦性心动过缓与心动过速交替发生，或窦性心动过缓伴有房室传导阻滞) / sleep apnea ～ 睡眠呼吸暂停综合征(发作性呼吸停止，发生于由非快速眼动〈NREM〉向快速眼动〈REM〉过渡时，伴有反复觉醒与白天睡眠过多，最常发生于中年肥胖男性，据认为有若干原因，其中之一为气道萎陷或阻塞及肌张力抑制，而这正是REM睡眠的特征) / space adaptation ～ 太空适应综合征(发生于宇宙飞行时失重环境下的一种运动病，伴有恶心、呕吐、厌食、头痛、不适、倦睡和嗜眠，可能由于位觉砂〈其功能有赖于重力的存在〉有关运动的信号与视觉系统〈可影响自主神经系统〉的信号相抵触所致。亦称宇宙病) / spherophakia-brachymorphia ～ 球形晶状体-短身材综合征(见Weill-Marchesani syndrome) / steely hair ～ 硬质毛发综合征(见Menkes' syndrome) / stiff-man ～ 僵人综合征(病因不明，特征为进行性波动性中轴和肢体肌肉僵硬而无大脑与脊髓病变的体征，但肌电图活动仍连续) / stomatitis-pneumoenteritis ～ 口炎-肺肠炎综合征，小反刍动物疫(即peste des petits ruminants，见peste项下相应术语) / striatal ～ 纹状体综合征(见Hunt's striatal syndrome) / sudden infant death ～ (SIDS) 婴儿猝死综合征(cot death，见death项下相应术语) / sudden unexplained death ～ (SUDS) 原因不明的猝死综合征(2岁或2岁以上东南亚裔的死亡，其内在原因尚未发现) / superior orbital fissure ～ 眶上裂综合征(眶深部与单侧额头痛，伴有进行性第六、第三、第四脑神经麻痹，动眼神经麻痹，视野缩小以及其他眼病变，此征发生或由于蝶骨脑膜瘤压迫附近神经所致，或由于蝶窦炎感染扩展至眶上裂所致) / tegmental ～ 大脑被盖综合征(偏瘫与眼球运动障碍交替出现，提示大脑被盖受损) / temporomandibular dysfunction ～, temporomandibular joint ～ 颞颌关节功能障碍综合征，颞颌关节综合征(本征包括不全聋、耳内闭塞感、耳鸣、颞颌关节内卡嗒声或吧嗒声、头晕、头痛以及耳、喉、舌、鼻内灼痛) / testicular feminization ～ 睾丸女性化综合征(男性假两性畸形的极端类型，特点为外观女性发育，包括第二性征，但睾丸存在而无子宫与输卵管，系因终末器对5α-睾酮的抗拒作用所致) / thalamic ～ 丘脑综合征(包括偏身麻木、轻度偏瘫、偏身共济失调、偏瘫一侧持续性剧痛。亦称丘脑感觉过敏性感觉缺失) / thrombocytopenia-absent radius (TAR) 血小板减少-桡骨缺失综合征(一种常染色体隐性遗传综合征，包括血小板减少合并桡骨缺失或发育不全，有时伴先天性心脏病及肾脏异常) / toxic shock ～ 中毒性休克综合征(一种严重疾病，特征为突发高热、呕吐、腹泻和肌痛，继之血压降低，严重病例出现休克，急性期出现日晒样皮疹伴皮肤脱屑，尤其是手掌和足底部) / transfusion ～ 输血综合征(即胎盘输血综合征，见placental transfusion ～) / translocation Down ～ 易位性唐氏综合征(多出的染色体物质〈21号染色体长臂〉易位到另一近端着丝粒染色体上的唐氏综合征〈在标准的21三体中，是多出一个完整的21号染色体〉。易位染色体携带者共有45个染色体，其中包括易位染色体，其子女患唐氏综合征的机率将增加) / trisomy 8 ～, trisomy C ～ 8三体综合征，C三体综合征(伴有一个额外的8号染色体的综合征，特征为轻度到重度智力迟钝，前额隆凸，眼球深陷，唇厚，耳突起及指〈趾〉弯曲) / trisomy 11q ～ 11q三体综合征(由于存在一个额外的11号染色体长臂所致的综合征；因可能累及不同片段，故伴发的异常也极其可变，

包括耳廓前瘘，胆囊发育不全，小阴茎，双角子宫，小眼，心肺脑畸形，癫痫发作和反复感染）/ trisomy 13 ～, trisomy D ～ 13三体综合征，D三体综合征（一种染色体畸变，系因一个额外的13号染色体引起中枢神经系统缺陷和智力迟钝，合并腭唇裂，多指〈趾〉，皮纹型异常以及心脏、内脏和生殖器异常。亦称巴多〈Patau〉综合征）/ trisomy 18 ～, trisomy E ～ 18三体综合征，E三体综合征（特征为智力迟钝，舟状头或其他头颅畸形，小颌，睑下垂，低位耳，角膜混浊，耳聋，蹼颈，短指〈趾〉，室间隔缺损，梅克尔〈Meckel〉憩室及其他畸形，系因一个额外的18号染色体存在所致。亦称爱德华兹〈Edwards〉综合征）/ trisomy 21 ～ 21三体综合征（见Down's syndrome）/ trisomy 22 ～ 22三体综合征（系因一个额外的22号染色体所致，典型特征为智力与生长发育迟缓，小头，低位或畸形耳，小额，长人中，耳前皮赘或瘘管及先天性心脏病。男性有阴茎小及〈或〉睾丸未降）/ unilateral nevoid telan giectasia ～ 单侧痣样毛细血管扩张综合征（亦称单侧痣毛细血管扩张）/ velocardiofacial ～ 腭帆心脏面部综合征（一种常染色体显性遗传综合征，包括心脏缺损和具有特征性的颅面异常，其中包括腭裂、颌异常和鼻突出。本征常伴有22号染色体异常，经常发生学习不能，身材矮小，手与指〈趾〉纤细且伸展过度，脊柱侧凸，智力迟钝，腹股沟疝，耳畸形，小头畸形不太常见。亦称施普林曾〈Shprintzen〉综合征，VCF综合征）/ WAGR ～ WAGR综合征（维尔姆斯瘤〈*W*ilms' tumor〉、无虹膜〈*a*niridia〉、泌尿生殖器异常〈*g*enitourinary abnormalities〉或性腺母细胞瘤〈gonadoblastoma〉和智力迟钝〈mental *r*etardation〉综合征，由于11号染色体p13区小中间缺失所致）/ WDHA ～ (*w*atery *d*iarrhea, *h*ypokalemia, *a*chlorhydria) WDHA综合征（水泻、低血钾和胃酸缺乏综合征，见Verner-Morrison syndrome）/ WDHH ～ (*w*atery *d*iarrhea, *h*ypokalemia, *h*ypochlorhydria) WDHH综合征（水泻、低血钾和胃酸过少综合征，见Verner-Morrison ～）/ whistlingface ～, whistling face-windmill vane hand ～ 吹口哨面容综合征，吹口哨面容-风车翼样手综合征，颅腕跗骨营养不良 / X-linked lymphoproliferative ～ X连锁淋巴（细胞）增生综合征（一种免疫缺陷病，表现为对Epstein-Barr病毒〈EBV〉缺乏细胞或体液免疫反应。暴发性传染性单核细胞增多症、致死性B细胞恶性增生或低丙球蛋白血症可能由于EBV感染所致。亦称X连锁淋巴〈细胞〉增生症、邓肯〈Duncan〉病或综合征）/ XXY ～ XXY染色体综合征，克莱恩费尔特(Klinefelter)综合征 / yellow nail ～ 黄甲综合征（与淋巴水肿特别是腿部淋巴水肿有关的综合征，包括指〈趾〉甲淡黄至淡绿变色）/ yellow vernix ～ 黄色胎脂综合征（即胎盘功能不全综合征，见placental dysfunction ～）| **syndromic** [sin'drəumik] *a*

syndromology [ˌsindrə'mɔlədʒi] *n* 综合征学

Syndrox ['sindrɔks] *n* 氟轻松，氟西奈德(fluocinolone acetonide)制剂的商品名

synechia [si'nekiə] ([复] **synechiae** [si'nekii:]) *n* 粘连；虹膜粘连 | annular ～, circular ～ 虹膜环形粘连 / anterior ～ 虹膜前粘连 / ～ pericardii 心包腔粘连 / posterior ～ 虹膜后粘连 / ～ vulvae 外阴闭锁

synechotome [si'nekətəum] *n* 虹膜粘连（切开）刀

synechotomy [ˌsini'kɔtəmi] *n* 虹膜粘连切开术；粘连分离术

synechtenterotomy [ˌsinekˌtentə'rɔtəmi] *n* 肠粘连切开术

synecology [ˌsini'kɔlədʒi] *n* 群落生态学

Synemol ['sinimɔl] *n* 氟轻松,氟西奈德(fluocinolone acetonide)制剂的商品名

synencephalocele [ˌsinen'sefələˌsi:l] *n* 粘连性脑突出

synencephalus [ˌsinen'sefələs] *n* (四耳)并头联胎

synencephaly [ˌsinen'sefəli] *n* 并头联胎畸形

syneresis [si'nerəsis] *n* (胶体)凝缩(作用),(胶体)脱水收缩

synergenesis [ˌsinə'dʒenisis] *n* 胞质传递说(每一个细胞将它的原生质传递至由原生质所衍生的每一代细胞)

synergetic [ˌsinə'dʒetik] *a* 协同的,协作的 | ~**ally** *ad*

synergism ['sinədʒizəm] *n* 协同作用(两种作用物共同作用所引起的效果大于二者单独作用时的总和,例如药物的协同作用) | **synergistic** [ˌsinə'dʒistik] *a*

synergist ['sinədʒist] *n* 增效剂,协作剂;协同器(官) | pituitary ~ 垂体协作激素

synergy ['sinədʒi], **synergia** [si'nə:dʒiə] *n* 协同作用(指药物) | **synergic** [si'nə:dʒik] *a*

synesthesia [ˌsinis'θi:zjə] *n* 联觉(如闻声觉色) | ~ algica 疼痛联觉 | **synesthetic** [ˌsinis'θetik] *a*

synesthesialgia [ˌsinisˌθi:zi'ældʒiə] *n* 疼痛牵联感觉(刺激患侧产生痛觉,但身体正常侧则无感觉甚至有快感)

synezesis [ˌsini'zi:sis] *n* 闭合;凝线(期)(见synizesis)

Syngamidae [sin'gæmidi:] *n* 比翼科

Syngamus ['singəməs] *n* 比翼(线虫)属 | ~ trachea 气管比翼线虫

syngamy ['siŋgəmi] *n* 有性生殖;配子配合 | **syngamic** [sin'gæmik], **syngamous** ['singəməs] *a*

syngeneic [ˌsindʒi'neiik] *a* 同源的,同基因的,同系的(在移植生物学中指基因型相同的个体或组织)

syngenesioplastic [ˌsindʒiˌniziəu'plæstik] *a* 同源移植的,同血统移植的(例如母儿、兄妹间)

syngenesiotransplantation [ˌsindʒiˌniziəuˌtrænsplɑ:n'teiʃən] *n* 同源移植术;同血统移植术

syngenesis [sin'dʒenisis] *n* 有性生殖;群落发生,群落演替;共生,同生 | **syngenetic** [ˌsindʒi'netik] *a*

syngnathia [sin'neiθiə] *n* 连颌畸形(上下颌间粘膜带先天性畸形)

syngonic [sin'gɔnik] *a* 共生殖腺的(受精时决定性别的)

syngraft ['singrɑ:ft] *n* 同种同基因移植(两个基因型相同个体之间的组织移植)

Synhymeniida [ˌsinhaimi'ni:idə] *n* 合膜目

synhymenium [ˌsinhai'meniəm] *n* 合膜

synizesis [ˌsini'zi:sis] *n*【希】闭合;凝线(期)(有丝分裂的一个时期,此时核染色质浓缩成一团)

synkainogenesis [ˌsinkainəu'dʒenisis] *n* 同时新生

synkaryon [sin'kæriɔn] *n* 合子核,融合核,结合核(由两个原核融合而形成的核);受精核

Synkayvite ['sinkeivait] *n* 磷钠甲萘醌(menadiol sodium diphosphate)制剂的商品名

synkinesis [ˌsinkai'ni:sis] *n* 联带运动 | imitative ~ 模仿性联带运动 / mouth-and-hand ~ 口手联带运动(见Saunders' sign) | **synkinetic** [ˌsinkai'netik] *a* / **synkinesia** [ˌsinkai'ni:ziə] *n*

synnecrosis [ˌsine'krəusis] *n* 双损共生,共同坏死(两种不同种类的生物共同生活在一起,双方都受到损害或死亡)

synneurosis [ˌsinjuə'rəusis] *n* 韧带联合

synocha ['sinəkə] *n* 稽留热 | **synochus** ['sinəkəs] *n* / ~**l** *a*

synocytotoxin [ˌsinəˌsaitəu'tɔksin] *n*

溶细胞毒素
synonychia [sinə'nikiə] *n* 并甲
synonym ['sinənim] *n* 同义词，同物异名
synonymous [si'nɔniməs] *a* 同义的
synophrys [si'nɔfris], **synophridia** [ˌsinɔ'fridiə] *n* 连眉，一字眉
synophthalmia [ˌsinɔf'θælmiə] *n* 并眼(畸形)，独眼(畸形)
synophthalmus [ˌsinɔf'θælməs] *n* 并眼畸胎，独眼畸胎
Synophylate [ˌsinə'faileit] *n* 茶碱甘氨酸钠(theophylline sodium glycinate)制剂的商品名
synopsis [si'nɔpsis] ([复] **synopses** [si'nɔpsi:z]) *n* 提要，概要
synopsize [si'nɔpsaiz] *vt* 作…的提要，为…做摘要
synopsy ['sinəpsi] *n* 视联觉，光联觉；并眼(畸形)，独眼(畸形)
synoptic(al) [si'nɔptik(əl)] *a* 摘要的 | ~**ally** *ad*
synoptophore [si'nɔptəfɔ:] *n* 同视机，斜视诊疗器
synoptoscope [si'nɔptəskəup] *n* 同视镜，斜视检眼镜
synorchism [si'nɔ:kizəm], **synorchidism** [si'nɔ:kidizəm] *n* 睾丸粘连(两睾丸融合在一起)
synoscheos [si'nɔskiəs] *n* 阴囊阴茎粘连
synosteology [ˌsinɔsti'ɔlədʒi] *n* 关节学，关节解剖学
synosteotomy [ˌsinɔsti'ɔtəmi] *n* 关节切开术
synostosis [ˌsinɔs'təusis] ([复] **synostoses** [ˌsinɔs'təusi:z]), **synosteosis** [ˌsinɔsti'əusis] *n* 骨性联接；骨结合 | **synostotic** [ˌsinɔs'tɔtik], **synosteotic** [ˌsinɔsti'ɔtik] *a*
synotia [sai'nəuʃiə] *n* 并耳(畸形)
synotus [sai'nəutəs] *n* 并耳畸胎
synovectomy [ˌsinə'vektəmi] *n* 滑膜切除术 | radioisotope ~ 滑膜照射法(见synoviorthesis)
synovia [si'nəuviə] *n*【拉】滑液 | ~l *a*
synovialis [siˌnəuvi'eilis] *a*【拉】滑液的 *n* 滑膜
synovialoma [siˌnəuviə'ləumə] *n* 滑膜瘤
synovianalysis [siˌnəuviə'nælisis] *n* 滑液检验，滑液分析
synovin ['sinəvin] *n* 滑液蛋白
synovi(o)- [构词成分] 滑液；滑膜
synovioblast [si'nəuviəblæst] *n* 滑膜成纤维细胞，成滑膜细胞
synoviocyte [si'nəuviəsait] *n* 滑膜细胞
synovioma [siˌnəuvi'əumə] *n* 滑膜瘤 | benign ~ 良性滑膜瘤(腱鞘的巨细胞瘤) / malignant ~ 恶性滑膜瘤，滑膜肉瘤
synoviorthese [siˌnəuviɔ:'θez] *n*【法】滑膜照射法(见synoviorthesis)
synoviorthesis [siˌnəuviɔ:'θi:sis] *n* 滑膜照射法(关节内注射放射性胶体照射滑膜，以破坏发炎的滑膜组织)
synoviosarcoma [siˌnəuviəusɑ:'kəumə] *n* 滑膜肉瘤
synoviparous [ˌsinə'vipərəs] *a* 产生滑液的
synovitis [ˌsinə'vaitis] *n* 滑膜炎 | bursal ~ 粘液囊炎，滑囊炎 / dendritic ~ 绒毛状滑膜炎 / dry ~ 干性滑膜炎 / fungous ~ 真菌性关节炎，真菌性滑膜炎 / tendinous ~, vaginal ~ 腱鞘炎
synovium [si'nəuviəm] *n* 滑膜
synphalangism [sin'fæləndʒizəm] *n* 指(趾)关节粘连
synpneumonic [ˌsinju(:)'mɔnik] *a* 伴同肺炎(发生)的
synprolan ['sinprələn] *n* 促性腺激素增强因子
synreflexia [ˌsinri'fleksiə] *n* 联带反射，联合反射
syntax ['sintæks] *n* 句法 | **syntactic** [sin'tæktik] *a*

syntaxis [sin'tæksis] *n* 关节(联接)
syntectic [sin'tektik] *a* 消瘦的
syntenosis [sinti'nəusis] *n* 腱性联接
synteny ['sintini] *n* 同线性 | **syntenic** [sin'tenik] *a* 同线的
synteresis [ˌsintə'ri:sis] *n* 预防疗法，预防 | **synteretic** [ˌsintə'retik] *a*
syntexis [sin'teksis] *n*【希】消瘦
synthase ['sinθeis] *n* 合酶
synthermal [sin'θə:məl] *a* 同温的，等温的
synthescope ['sinθəskəup] *n* 合成观测计(观测两个液体接触时可见作用的仪器)
synthesis ['sinθisis] ([复] **syntheses** ['sinθisi:z]) *n* 合成(法)；综合；接合(创口) | ~ of continuity 连续性接合 / inducible enzyme ~ 诱导酶合成(在有代谢物存在时，细胞内一种酶的合成增加，此代谢物常为该酶的底物或底物的前体。此过程在原核生物内受基因转录的操纵子控制而发生〈表型适应〉，亦称酶的适应) / morphologic ~ 组织形态生成，组织发生
synthesize ['sinθisaiz] *vt* 合成；综合；接合
synthetase ['sinθiteis] *n* 合成酶 | glycogen ~ 糖原合成酶 / tryptophane ~ 色氨酸合成酶，色氨酸碳链酶
synthetic [sin'θetik] *a* 合成的；综合(性)的；接合的 *n* 化学合成物，合成剂 | ~**al** *a* / ~**ally** *ad*
synthetism ['sinθitizəm] *n* 骨折接合术，接骨法
synthorax [sin'θɔ:ræks] *n* 胸部联胎
Synthroid ['sinθrɔid] *n* 左甲状腺素钠(levothyroxine sodium)制剂的商品
Syntocinon [sin'təusinɔn] *n* 合成催产素(synthetic oxytocin)溶液的商品名
syntomycin [ˌsintə'maisin], **synthomycin** [ˌsinθə'maisin] *n* 合霉素
syntone ['sintəun] *n* 精神和谐者，人格完整者
syntonic [sin'tɔnik] *a* 精神和谐的，人格完整的(对环境反应正常的一种完整人格型，与类精神分裂症型相对照)
syntonin ['sintənin] *n* 辛托宁，酸白蛋白
syntopie, syntopy ['sintəpi] *n* 邻接关系，毗连关系(指器官)
syntripsis [sin'tripsis] *n* 粉碎性骨折
syntrophism ['sintrəfizəm] *n* 共同生长，互养(由于和另一个菌株相混合或接近促使微生物生长)
syntrophoblast [sin'trɔfəblæst] *n* 合胞体滋养层
syntrophus ['sintrəfəs] *n* 先天病，遗传病
syntropic [sin'trɔpik] *a* 同向的(如肋骨或脊椎)；同调的，相互关联的(如一病对他病的发展或发生的关系)；仪表端正的
syntropy ['sintrəpi] *n* 同向；同调，相关；健康整合状态
synulosis [ˌsinju'ləusis] *n* 结瘢，瘢痕形成 | **synulotic** [ˌsinju'lɔtik] *a* 结瘢的，瘢痕形成的 *n* 结瘢药
Synura [sin'juərə] *n* 合尾滴虫属
synxenic [sin'zenik] *a* 定菌(丛)的，既知菌(丛)的(实验动物)
Syphacia [sai'feiʃiə] *n* 管状线虫属 | ~ obvelata 鼠管状线虫
syphilid ['sifilid] *n* 梅毒疹 | macular ~ 梅毒蔷薇疹
syphilide ['sifilaid] ([复] **syphilides** [si'filidez]) *n*【法】梅毒疹
syphilis ['sifilis] *n* 梅毒 | cardiovascular ~ 心血管梅毒 / cerebrospinal ~ 脑脊髓梅毒，埃尔布(Erb)痉挛性截瘫 / early ~ 早期梅毒 / endemic ~ 地方性梅毒 / late benign ~，gummatous ~ 晚期良性梅毒，梅毒瘤 / latent ~ 潜伏梅毒 / nonvenereal ~ 非性病梅毒 / parenchymatous ~ 主质性梅毒，主质性神经梅毒 / primary ~ 初期梅毒 / quaternary ~ 四期梅毒，终期梅毒 / secondary ~ 二期梅毒 / tertiary ~ 三期梅毒 | **syphilitic** [ˌsifi'litik] *a* 梅毒的 *n* 梅毒患者

syphiloma [ˌsifi'ləumə] *n* 梅毒瘤,树胶肿

syphilophobia [ˌsifiləu'fəubjə], **syphiliphobia** [ˌsifili'fəubjə], **syphilomania** [ˌsifiləu'meinjə] *n* 梅毒恐怖 | **syphilophobic** [ˌsifiləu'fəubik] *a*

syphilophyma [ˌsifiləu'faimə] *n* 梅毒性肿块

syphilopsychosis [ˌsifiləusai'kəusis] *n* 梅毒性精神病

syphilosis [ˌsifi'ləusis] *n* 全身梅毒病

syphilous ['sifiləs] *a* 梅毒的

syphitoxin [ˌsifi'tɔksin] *n* 抗梅毒血清

Syr. syrupus 糖浆(剂)

Syria ['siriə] *n* 叙利亚[亚洲]

Syrian ['siriən] *a* 叙利亚的;叙利亚人的;叙利亚语言(文化等)的 *n* 叙利亚人;叙利亚人讲的近代阿拉伯语

syrigmophonia [ˌsirigməu'fəuniə] *n* 笛音

syrigmus [si'rigməs] *n* 耳鸣

syringadenoma [səˌriŋgædi'nəumə] *n* 汗腺腺瘤 | ~ papilliferum 乳头状汗腺腺瘤

syringe ['sirindʒ, si'rindʒ] *n* 注射器;冲洗器 *vt* (用注射器等)注射;冲洗 | chip ~, air ~ 吹干器,气枪 / dental ~ 牙科注射器 / fountain ~ 自流注射器 / hypodermic ~ 皮下注射器 / probe ~ 探查注射器

syringectomy [ˌsirin'dʒektəmi] *n* 瘘管切除术

syringin [si'rindʒin] *n* (紫)丁香苷

syringitis [ˌsirin'dʒaitis] *n* 咽鼓管炎

syring(o)- [构词成分] 管,瘘,洞

syringoacanthoma [səˌriŋgəuˌækæn'θəumə] *n* 汗管棘皮瘤

syringoadenoma [siˌriŋgəuædi'nəumə] *n* 汗腺腺瘤

syringobulbia [siˌriŋgəu'bʌlbiə] *n* 延髓空洞症

syringocarcinoma [siˌriŋgəuˌkɑ:si'nəumə] *n* 汗腺癌

syringocele [si'riŋgəsi:l] *n* 空洞性脊髓突出

syringocoele [si'riŋgəsi:l] *n* 脊髓中央管

syringocystadenoma [siˌriŋgəuˌsistædi'nəumə] *n* 汗腺腺瘤 | ~ papilliferum 乳头状汗腺腺瘤

syringocystoma [siˌriŋgəusis'təumə] *n* 汗腺囊瘤

syringoencephalia [siˌriŋgəuˌensi'feiliə] *n* 脑空洞症

syringoencephalomyelia [siˌriŋgəuenˌsefələumai'i:liə] *n* 脑脊髓空洞症

syringohydromyelia [səˌriŋgəuˌhaidrəumai'i:liə] *n* 脊髓积水空洞症

syringoid [si'riŋgɔid] *a* 管样的,瘘管样的

syringoma [ˌsiriŋ'gəumə] *n* 汗腺腺瘤

syringomeningocele [siˌriŋgəumə'niŋgəsi:l] *n* 脊髓膜中央管突出

syringomyelia [siˌriŋgəumai'i:liə] *n* 脊髓空洞症 | traumatic ~ 外伤性脊髓空洞症

syringomyelitis [si'riŋgəuˌmaiə'laitis] *n* 空洞性脊髓炎

syringomyelocele [siˌriŋgəu'maiələˌsi:l] *n* 脊髓中央管突出

syringomyelus [siˌriŋgəu'maiələs] *n* 脊髓中央管扩张

syringopontia [siˌriŋgəu'pɔnʃiə] *n* 脑桥空洞症

Syringospora [ˌsairiŋ'gɔspərə] *n* 念珠菌属(现称Candida)

syringotome [si'riŋgətəum] *n* 瘘管刀

syringotomy [ˌsiriŋ'gɔtəmi] *n* 瘘管切开术

syrinx ['siriŋks] ([复] **syrinxes** 或 **syringes** [si'riŋdʒi:z]) *n* 【希】瘘,瘘管;咽鼓管;鸣管(鸟类)

syrosingopine [ˌsaiərə'siŋgəpain] *n* 昔洛舍平,乙酯利血平(抗高血压药)

Syrphidae ['sifidi:] *n* 蚜蝇科

syrup ['sirəp] *n* 糖浆(剂) | acacia ~ 阿拉伯胶糖浆 / aromatic eriodictyon ~, aromatic Yerba santa ~ 芬香圣

草糖浆 / cherry ～ 樱桃糖浆 / compound white pine ～ 复方白松糖浆 / compound white pine ～ with codeine 复方白松可待因糖浆 / glycyrrhiza～, licorice～甘草糖浆 / medicated ～ 含药糖浆 / orange ～ 橙皮糖浆 / simple ～ 单糖浆 | ～y *a* 糖浆状的

syrupus ['sirəpəs] *n*【拉】糖浆(剂) | ～ aurantii 橙皮糖浆 / ～ cerasi 樱桃糖浆 / ～ corrigens 芳香圣草糖浆 / ～ pini albae compositus 复方白松糖浆 / ～ pini albae compositus cum codeina 复方白松可待因糖浆 / ～ rubi idaei 覆盆子糖浆

syssarcosis [ˌsisɑːˈkəusis] *n* 肌性骨联接 | **syssarcotic** [ˌsisɑːˈkɔtik], **syssarcosic** [ˌsisɑːˈkəusik] *a*

syssomus [ˌsiˈsəuməs] *n*【希】(两头单体)并躯联胎

systaltic [sisˈtæltik] *a* 舒缩交替的;搏动的

systatic [sisˈtætik] *a* 犯几种感觉的,(同时影响几种感觉功能的)

system [ˈsistim, ˈsistəm] *n* 系统,系;制度,制;方式,方法;分类(法);学派 | absorbent ～ 吸收系统,淋巴系统 / adipose ～ 脂肪(组织)系统 / alimentary ～ 消化系统 / association ～ 联合系统(神经纤维) / autonomic nervous ～ 自主神经系统 / biologic amplification ～ 生物学扩大系统(增强免疫反应的各种成分组成的系统,其中包括补体成分和血管舒缓素系统) / biological ～ 生物系统 / blood group ～ 血型系,血型分类(法) / blood-vascular ～ 血管系统 / brain cooling ～ 脑降温装置 / buffer ～ 缓冲系统 / bulbospiral ～ 主动脉球螺旋系统(心脏) / cardiovascular ～ 心血管系统 / case ～ 病案教学制 / centimeter-gram-second ～ 厘米-克-秒制 / central nervous ～ (CNS) 中枢神经系统 / centrencephalic ～ 中央脑系 / cerebrospinal ～ 脑脊髓神经系统,中枢神经系统 / chromaffin ～ 嗜铬系统 / circulatory ～ 循环系统 / complement ～ 补体系统(一套复杂的、相互作用的蛋白质的体液免疫系统) / coordinate ～ 坐标系 / dentinal～牙质管系统 / dermal ～, dermoid ～ 皮肤系统 / digestive ～ 消化系统 / dioptric ～ 屈光系 / disperse ～, dispersion ～ 分散系 / dosimetric ～ 剂量制 / ecological～生态系 / endocrine ～ 内分泌系统 / endothelial ～ 内皮系统,网状内皮系统 / exteroceptive nervous ～ 外感受神经系统 / extrapyramidal ～, extracorticospinal ～ 锥体外系统,皮质脊髓外系统,锥体外束 / genitourinary ～ 生殖泌尿系统 / glandular ～ 腺系统 / hematopoietic ～ 造血系统 / heterogeneous ～ 非均匀系,多相系 / homogeneous ～ 均匀系 / hormonopoietic ～ 造激素系统,内分泌系统 / humoral amplification ～s 体液放大系统 / hypophyseoportal ～ 垂体门脉系统 / International System of Units 国际单位制(即SI unit) / interrenal ～ 肾上腺皮质系统 / keratinizing ～, malpighian ～ 角(质)化系统 / kinety ～ 动体(列)系,动胞器列系统 / kinin ～, kallikrein ～ 激肽系统,激肽释放酶系统 / labyrinthine ～ 迷路系统 / limbic ～ 边缘系统(包括海马回、齿状回、扣带回等) / lymphatic ～ 淋巴系统 / lymphoid ～ 淋巴样系统 / lymphoreticular ～ 淋巴网状系统 / macrophage ～ 巨噬细胞系统,网状内皮系统 / masticatory ～ 咀嚼系统 / mastigont ～ 鞭毛器系统 / meter-kilogram-second ～ 米-千克-秒制 / metric ～ 米制 / mononuclear phagocyte ～ (MPS) 单核吞噬细胞系统 / nervous ～ 神经系统 / parasympathetic nervous ～ 副交感神经系统 / peripheral nervous ～ 外周神经系统,周围神经系统 / periventricular ～

(脑)室周系统 / pigmentary ～, melanocyte ～ 色素系统,黑素细胞系 / pituitary portal ～ 垂体门脉系统 / plenum ～ 流入式通风系统 / portal ～ 门静脉系统 / properdin ～ 备解素系统 / proprioceptive nervous ～ 本体感受神经系统 / resonating ～ 共振系统 / respiratory ～ 呼吸系统 / reticular activating ～ 网状激活系统 / reticuloendothelial ～ (RES) 网状内皮系统 / sensory storage ～ 感觉贮存系统 / SI ～ 国际单位制(即SI unit) / sinospiral ～ 静脉窦螺旋系统 / somatic nervous ～ 体干神经系统 / stomatognathic ～ 咀嚼系统 / sympathetic nervous ～ 交感神经系统 / T ～, triad ～ 横管系统,三联体系统 / urogenital ～ 泌尿生殖系统 / uropoietic ～ 泌尿系统 / vascular ～ 血管系统 / vasomotor ～ 血管舒缩系统 / vegetative nervous ～ 自主神经系统 / vestibular ～ 迷路系统 / visceral nervous ～ 内脏神经系统

systema [sis'tiːmə] *n* 【希】系统,系

systematic(al) [ˌsisti'mætik(əl)] *a* 系统的,系的;分类的 | ～**ally** *ad*

systematize ['sistimətaiz], **systemize** ['sistimaiz] *vt* 使系统化;把…分类 | ～**d** *a* 系统化的,分类的 / **systematization** [ˌsistimətai'zeiʃən, -ti'z-] *n* 系统化;分类

systematology [ˌsistimə'tɔlədʒi] *n* 体系论,组织系统学说

systemic [sis'temik] *a* 系统的;全身的 | ～**ally** *ad*

systemoid ['sistimɔid] *a* 系统样的;多种组织的(指肿瘤)

systogene ['sistədʒiːn] *n* 酥胺,酪胺(2-对羟苯基乙胺)

systole ['sistəli] *n* 收缩期(心脏) | aborted ～, frustrate ～ 顿挫性收缩 / atrial ～ 心房收缩 / extra ～ 期外收缩(过早收缩) / ventricular ～ 心室收缩 | **systolic** [sis'tɔlik] *a*

systolometer [ˌsistə'lɔmitə] *n* 心音鉴定器

systremma [sis'tremə] *n* 【希】腓肠痉挛,小腿肚痉挛

Sytobex ['saitəbeks] *n* 氰钴胺,维生素B_{12}(cyanocobalamin)制剂的商品名

syzygiology [siˌzidʒi'ɔlədʒi] *n* 整体关系学

Syzygium [si'zidʒiəm] *n* 蒲桃属

syzygy ['sizidʒi], **syzygium** [si'zidʒiəm] *n* (器官)融合;融合虫,融合体 | **syzygial** [si'zidʒiəl] *a*

Szabo's test ['sɑːbəu] (Dionys Szabo) 萨博试验(检胃盐酸)

Szent-Györgyi reaction ['sent'dʒəːrdʒi] (Albert Szent-Györgyi) 森特·哲尔吉维生素C反应(1%的维生素C溶液混以硫酸亚铁时,则呈紫色,以硫代硫酸钠还原时,则紫色消失)

T

T, t [ti:] ([复] **T's, t's** [ti:z]) *n* 英语的第20个字母

T 忒斯拉(tesla)、垓(tera-)、胸腺嘧啶(thymine)或胸苷(thymidine)、胸椎(thoracic vertebrae, 从$T_1 \sim T_{12}$)、三角形数(triangulation number)和眼内压(intraocular tension)的符号

2, 4, 5-T 2, 4, 5-trichlorophenoxyacetic acid 2, 4, 5-三氯苯氧乙酸，245涕(除莠剂)

T-1824 Evans blue 伊文思蓝，偶氮蓝

T 绝对温度(absolute temperature)和透射比(transmittance)的符号

$T_{1/2}$ 半减期，半衰期，半存留期(half-life)或半时值(half-time)的符号

T_1 tricuspid valve closure 右房室瓣闭锁

T_3 三碘甲(状)腺原氨酸(triiodothyronine)的符号

T_4 四碘甲(状)腺原氨酸(tetraiodothyronine, 即thyroxine甲状腺素)的符号

T_m 熔解温度，解链温度(melting temperature)和肾小管最大排泄量(tubular maximum, 用于报告肾功能检查结果，下标字母表明试验中所使用的物质，如T_{mPAH}〈tubular maximum for para-aminohippuric acid〉，即肾小管排泄对氨马尿酸的最大量)的符号

t 易位，移位作用(translocation)的符号

t 时间(time)和温度(temperature)的符号; *t*-test *t*检测(见test项下相应术语)

$t_{1/2}$ 半减期，半衰期，半存留期(half-life)或半时值(half-time)的符号

θ theta 希腊语的第8个字母;角(angle)的符号

τ tau 希腊语的第19个字母;旋力(torque)和平均寿命(mean life)的符号

TA toxin-antitoxin 毒素-抗毒素

Ta 元素钽(tantalum)的符号

tabacin ['tæbəsin] *n* 烟草苷，烟草素

tabacosis [ˌtæbə'kəusis], **tabacism** ['tæbəsizəm] *n* 烟草中毒;烟末沉着病，烟尘肺

tabacum ['tæbəkəm] *n*【拉】烟，烟草

tabagism ['tæbədʒizəm] *n* 烟草中毒，烟碱中毒

taballa [tə'belə] ([复] **tabellae** [tə'beli:]) *n*【拉】片剂，锭剂，糖锭

tabanid ['tæbənid] *n* 虻

Tabanus [tə'beinəs] *n*【拉】虻属，原虻属 | ~ atratus 黑虻 / ~ bovinus 嗜牛原虻，牛虻 / ~ ditaeniatus, ~ fasciatus, ~ gratus 二带虻，二带原虻

tabardillo ['tæbɑ:'di:ljəu] *n*【西】鼠型斑疹伤寒

tabatière anatomique [təˌbæti'εə ənətə'mi:k]【法】 鼻烟窝(手背拇指基部的凹)

tabernanthine [ˌtæbə'nænθi:n] *n* 马山茶碱

tabes ['teibi:z] *n*【拉】消耗，消瘦;脊髓痨 | abortive ~, rudimentary ~ 顿挫性脊髓痨 / cervical ~, ~ superior 颈型脊髓痨，上肢型脊髓痨 / cerebral ~ 脊髓痨性全身麻痹症 / ~ dorsalis 脊髓痨，运动性共济失调 / peripheral ~ 假脊髓痨 | **tebetic** [tə'betik], **tabic** ['tæbik] *a* 脊髓痨的

tabescent [tə'besnt] *a* 消瘦的，干皱的 | **tabescence** *n*

tabetiform [tə'betifɔ:m] *a* 脊髓痨样的

tabid ['tæbid] *a* 脊髓痨的;消瘦的

tabification [ˌtæbifiˈkeiʃən] *n* 消瘦
tablature [ˈtæblətʃə] *n* 颅骨分层
table [ˈteibl] *n* 桌,台,工作台;表,表格;骨板(颅骨的) *vt* 把…列表 | cohort life ～ 队列寿命表,群组寿命表(临床研究或试验中一组个体存活数据表) / demographic life ～, mortality ～ 人口寿命表,死亡表 / inner(outer) ～ of bones of skull 颅骨内(外)板 / inner ～ of frontal bone 额骨内面 / periodic ～ 周期表 / vitreous ～ 颅骨内板 / water ～ 地下水位 | at ～ 在餐桌边,在进餐时 / lay on the ～ 搁置 / lie on the ～ 被搁置 / on the ～ (摆)在桌面上,公开地 / turn the ～(s) 转变形势,扭转局面 / under the ～ 酒醉;偷偷地,私下 / drink sb under the ～ 把某人灌醉
tablespoon [ˈteiblspu:n] *n* 汤匙,大匙(15ml)
tablespoonful [ˈteiblˌspu:nful] *n* 一大汤匙容量
tablet [ˈtæblit] *n* 药片,片剂 | buccal ～ 口腔片 / dispensing ～ 调剂片,配方片 / enteric coated ～ 肠溶片 / hypodermic ～ 皮下注射片 / throat ～s 润喉片 / triturate ～ 研制片剂,模印片
tabloid [ˈtæblɔid] *n* 文摘,摘要;小药片 *a* 缩略的,摘要的
taboo [təˈbu:] *n* 禁忌,戒律
taboparesis [ˌteibəpəˈri:sis], **taboparalysis** [ˌteibəpəˈrælisis] *n* 脊髓痨性全身麻痹症
tabula [ˈtæbjulə] ([复] **tabulae** [ˈtæbjuli:]) *n* 【拉】骨板
tabular [ˈtæbjulə] *a* 板状的;表格式的
tabulate [ˈtæbjuleit] *vt* 把…制成表;使成平面 *a* 板状的;薄片构成的 | **tabulation** [ˌtæbjuˈleiʃən] *n* 制表,列表
TAC tetracaine, epinephrine, and cocaine 丁卡因-肾上腺素-可卡因(溶液)
tacahout [ˌtækəˈhu:t] *n* 【阿拉伯】印度柽柳瘿
tacamahac [ˈtækəmeiˌhæk] *n* 裂榄树胶
Tacaryl [ˈtækəril] *n* 甲地嗪(methdilazine)制剂的商品名
TACE [teis] 氯烯雌醚(chlorotrianisene)制剂的商品名
tache [tɑ:ʃ, tæʃ] *n* 【法】斑点 | ～ blanche 白斑(一种肝白斑,见于某些传染病) / ～s bleuâtres 青斑 / ～ cérébrale, ～ méningéale 脑(病)性划痕,脑膜(病)性划痕(用指甲在皮肤上划痕时所产生的充血性条纹,伴发于各种不同的神经病或脑病) / ～s laiteuses 乳状斑(网膜出现乳状小斑,由淋巴样细胞和巨噬细胞形成,尤以兔为明显) / ～ **noire** 黑斑(见于灌丛斑疹伤寒或地中海一带地方性立克次体病) / ～ **spinale** 脊髓病性斑
tachistoscope [təˈkistəskəup] *n* 速转实体镜,速示器 | **tachistoscopic** [təˌkistəˈskɔpik] *a*
tach(o)- [构词成分] 速,快速
tachogram [ˈtækəgræm] *n* 血流速度(描记)图
tachography [təˈkɔgrəfi] *n* 血流速度描记法
tachometer [tæˈkɔmitə] *n* 血流速度计
tachy- [构词成分] 速,快速
tachyalimentation [ˌtækiˌælimenˈteiʃən] *n* 食物进肠过速(见于胃切除术和胃肠吻合术后,为倾倒综合征的表现)
tachyarrhythmia [ˌtækiəˈriðmiə] *n* 快速心律失常
tachyauxesis [ˌtækiɔ:kˈzi:sis] *n* 生长快速
tachycardia [ˌtækiˈkɑ:diə] *n* 心搏过速,心动过速 | atrial ～ 房性心动过度 / paroxysmal ～ 阵发性心动过速 / ventricular ～ 室性心动过速
tachycardiac [ˌtækiˈkɑ:diæk], **tachycardic** [ˌtækiˈkɑ:dik] *a* 心搏过速的,心动过速的 *n* 心动加速药
tachydysrhythmia [ˌtækidisˈriθmiə] *n* 快速(型)心律失常(本词使用时常被

tachyarrhythmia所取代)

tachygastria [ˌtæki'gæstriə] *n* 胃窦电活动亢进

tachygenesis [ˌtæki'dʒenisis] *n* 快速发生(胚胎)

tachykinin [ˌtæki'kainin] *n* 速激肽(可引起平滑肌收缩和血管扩张)

tachylalia [ˌtæki'leiliə] *n* 言语快速,急语

tachymeter [tæ'kimitə] *n* 动速测量器

tachyphagia [ˌtæki'feidʒiə] *n* 速食癖

tachyphrasia [ˌtæki'freiziə], **tachyphasia** [ˌtæki'feiziə], **tachyphemia** [ˌtæki'fiːmiə] *n* 言语急速,急语

tachyphrenia [ˌtæki'friːniə] *n* 精神活动过速,精神活动亢进

tachyphylaxis [ˌtækifi'læksis], **tachysynthesis** [ˌtæki'sinθisis] *n* 快速免疫(法)(由于过去的小剂量注射而对某种浸出物或血清的中毒剂量作用取得快速免疫);快速减敏(性)(应用数剂后,机体对某种药物或生理活性药剂的反应性迅速减低)

tachypnea [ˌtæki'pniːə] *n* 呼吸急促

tachypragia [ˌtækip'rægiə] *n* 动作过速

tachyrhythmia [ˌtæki'riθmiə] *n* 心搏过速,心动过速(尤指机制不明时)

tachysterol [tæ'kistərɔl] *n* 速甾醇,环裂甾醇

tachytrophism [ˌtæki'trəufizəm] *n* (新陈)代谢过速,代谢亢进

tachyzoite [ˌtæki'zəuait] *n* 速殖子,速殖体

tack [tæk] *n* 平头钉,大头针;方针 *vt* 钉住 | on the right(或wrong) ~ 方针正确(或错误)

tackle ['tækl] *n* 用具,器械 *vt* 着手处理,解决

tacky ['tæki] *a* 有点粘的;(漆、胶等)尚未干透的

taclamine hydrochloride ['tækləmiːn] 盐酸他克拉明(弱安定药)

tacrine ['tækriːn] *n* 他克林,9-氨基四氢吖啶(胆碱酯酶抑制药)

tactic ['tæktik] *a* 顺序的;有规立构的(指聚合物);(有)趋性的

tacticity [tæk'tisəti] *n* 顺序性,(顺序)排列性;立构规正度(指聚合物)

tactile ['tæktail] *a* 触觉的;能触知的 | **tactility** [tæk'tiləti] *n*

tactilogical [ˌtækti'lɔdʒikəl] *a* 触觉的

taction ['tækʃən] *n* 触;触觉

tactometer [tæk'tɔmitə] *n* 触觉测量器

tactor ['tæktə] *n* 触器(触觉末端器官)

tactual ['tæktjuəl] *a* 触觉的 | ~**ly** *ad*

tactus ['tæktəs] *n* 【拉】触,接触;触觉;触诊,指诊 | ~ eruditus, ~ expertus 熟练触诊

TAD 6-thioguanine, ara-C, and daunomycin 6-硫鸟嘌呤-阿糖胞苷-柔红霉素(联合化疗治癌方案)

tadpole ['tædpəul] *n* 蝌蚪

Taenia ['tiːniə] *n* 【拉】绦虫属,带绦虫属 | ~ antarctica 南极绦虫 / ~ brachysoma 短体多头绦虫 / ~ cervi 獐绦虫 / ~ confusa, ~ bremneri 混杂绦虫 / ~ crassiceps 肥头绦虫 / ~ demarariensis 马达加斯加瑞列绦虫(即Raillietina madagascariensis) / ~ echinococcus 细粒棘球绦虫(即Echinococcus granulosus) / ~ elliptica 犬复殖绦虫,犬复孔绦虫(即Dipylidium caninum) / ~ hydatigena, ~ marginata 水泡绦虫,有缘绦虫 / ~ krabbei 克拉绦虫 / ~ madagascariensis 马达加斯加瑞列绦虫(即Raillietina madagascariensis) / ~ nana 短膜壳绦虫,微小膜壳绦虫(即Hymenolepis nana) / ~ ovis 羊绦虫 / ~ pisiformis 豆状绦虫 / ~ saginata, ~ africana, ~ cucurbitina, ~ mediocanellata, ~ philippina 牛肉绦虫,无钩绦虫 / ~ solium 猪肉绦虫,有钩绦虫 / ~ taeniaeformis, ~ crassicollis 巨颈绦虫

taenia ['tiːniə] ([复] **taeniae** ['tiːniiː]) *n* 【拉】带;绦虫

taenia- [构词成分] 绦虫;带(同样见tenia-, 并以此起始的词)

taeniacide ['ti:niəˌsaid] *a* 杀绦虫的 *n* 杀绦虫药 | **taeniacidal** [ˌti:niə'saidl] *a*

taeniafugal [ˌti:niə'fju:gəl] *a* 驱绦虫的

taeniafuge ['ti:niəˌfju:dʒ] *n* 驱绦虫药

taenial ['ti:niəl] *a* 绦虫的;带的

Taeniarhynchus [ˌti:niə'riŋkəs] *n* 带吻(绦虫)属

taeniasis [ti:'naiəsis] *n* 绦虫病

taeniform ['ti:nifɔ:m] *a* 绦虫状的;带状的

Taeniidae [ti:'naiidi:] *n* 带(绦虫)科

taenioid ['ti:niɔid] *a* 带状的;绦虫状的

taeniola [ti:'naiələ] *n*【拉】小带

Taeniorhynchus [ˌti:niə'riŋkəs] *n* 曼蚊属

tag [tæg] *n* 附属物;签条,标签 (-gg-) *vt* 加标签于;(用同位素)标记 | auricular ~s 耳赘,副耳 / cutaneous ~, skin ~ 皮赘,软垂疣 / radioactive ~ 放射性标记

Tagamet ['tægəmet] *n* 西咪替丁,甲氰咪胍(cimetidine)制剂的商品名

tagatose ['tægətəus] *n* 塔格糖(一种己酮糖)

tagesrest ['tɑ:gəzrest] *n*【德】(导致夜梦的)白昼残留印象

tagliacotian rhinoplasty (operation) [ˌtɑ:liə'kəuʃiən] (Gasparo Tagliacozzi) 达利阿果齐鼻成形术(手术)(皮瓣取自臂部的意大利式人工鼻成形术)

taiga ['taigə, -gɑ:] *n* 泰加群落(森林)(即北方针叶林)

tail [teil] *n* 尾(巴);尾状物 | ~ of caudate nucleus 尾状核尾 / occult ~ 隐尾 / polyadenylate (poly A) ~ 多(聚)腺苷酸尾 / ~ of spleen 脾尾,脾前端 / ~ of spermatozoon 精子尾部 | **~ed** *a* [用以构成复合词] 有…(状)尾的 / **~less** *a* 无尾的

tailgut ['teilgʌt] *n* 尾肠

Taillefer's valve [ˌtɑ:ji'fei] (Louis A. H. S. T. Taillefer) 泰来福瓣(鼻泪管中部的粘膜襞)

taint [teint] *vt, vi* (使)感染,(使)沾染;(使)腐败 *n* 污斑;感染;腐败;遗传素质,遗传因子 | **~less** *a* 未玷污的,未感染的

Taka-diastase ['tɑ:kə 'daiəsteis] *n* (Jokichi Takamine 高峰谦吉) 高峰淀粉酶(商品名,消化剂)

Takahara's disease [ˌtɑ:kɑ:'hɑ:rɑ:] (Shigeo Takahara) 过氧化氢酶缺乏症

Takata-Ara test [tə'kɑ:tə 'ɑ:rə] (Maki Takata 高田莳; Kiyoshi Ara 荒清) 高田-荒试验(检脑脊液蛋白质)

Takata's reagent [tə'kɑ:tə] (Maki Takata 高田莳) 高田试剂(氯化汞溶液和碱性品红溶液的混合物,用于高田-荒试验)

take [teik] (took, taken) *vt* 拿(走),取(去);得到;携带;接受;侵袭,罹患(疾病);吃,喝,服用(药等);采取,利用;记录,量取(体温,尺寸等);花费,占用;拍摄(照片等);以为,把…看作 *vi* 取,得;起作用,奏效;变得,成为 *n* 拿,取;所取之量 | be able to (或can) ~ it 能经受得住 / be ~n ill 得病 / ~ after (面貌、性格)像;学…的样 / ~ against 反对…,不喜欢… / ~ amiss 曲解 / ~ apart 拆开;剖析,抨击 / ~ away 拿去;夺去;使离去 / ~ back 拿回,收回;带回 / ~ down 拿下;咽下;记下;拆卸;除掉;病倒 / ~ for 认为,以为;误认为 / ~ from 减少,降低 / ~ in 接受,接待;吸收;理解;注意到;包含;欺骗(常用被动态) / ~ it or leave it 要么接受要么放弃 / ~ it from me, ~ my word 想信我的话 / ~ it out of 使…疲劳,使…精疲力尽 / ~n(或taking) one with another 总的看来 / ~ off 拿去,去掉,脱掉;带往;模仿;减轻(体重等);起飞 / ~ on 呈现;具有(特征等);承担;雇用;激动;流行 / ~ out 拿出,取出;去掉;除去 / ~ out on

因…向某人出气 / ～ over 把…接过来,接受;盛行起来 / ～ sick 生病 / ～ sb out of himself 以乐趣使人忘掉忧虑 / ～ sth seriously 需认真考虑,需认真对待 / ～ to 开始,开始从事于;喜欢;养成(…的习惯);去休息;躲进(…地方) / ～ to one's heels(或legs) 逃跑,滑脚溜走 / ～ up 拿起;着手处理;开始;继续;接受;采纳;采取;吸收;溶解;扎住;占去,占据 / ～ up with 对…发生兴趣,致力于…;与…友好

takedown ['teikdaun] *n* 拆卸 *a* 可拆卸的

taking ['teikiŋ] *a* 引人注目的,吸引人的 *n* 拿,取得

Tal. talis【拉】这样的

talalgia [tə'lældʒiə] *n* 足跟痛,踝部痛

talampicillin hydrochloride [təˌlæmpi'silin] 盐酸酞氨西林,盐酸酞氨苄青霉素,盐酸氨苄青霉素酞酯(抗生素类药)

talantropia [ˌtælən'trəupiə] *n* 眼球震颤

talar ['teilə] *a* 距骨的

Talauma elegans [tə'lɔ:mə 'eligəns] 南洋玉兰

talbutal ['tælbjutəl] *n* 他布比妥,另丁烯丙巴比妥(催眠镇静药)

talc [tælk] *n* 滑石,滑石粉 *vt* 用滑石处理

talcose ['tælkəus], **talcous** ['tælkəs] *a* 含滑石的,滑石的

talcosis [tæl'kəusis] *n* 滑石沉着病 | pulmonary ～ 肺滑石沉着病,滑石肺

talcum ['tælkəm] *n*【拉】滑石,滑石粉

talent ['tælənt] *n* 天才,才能;有才能的人

taleranol [tə'lerənəul] *n* 左环十四酮酚(一种抑制促性腺激素的酶)

tali ['teilai] talus的复数

taliacotian [ˌtæliə'kəuʃiən] *a* 见tagliacotian

taliped ['tæliped] *a* 畸形足的 *n* 畸形足者

talipedic [ˌtæli'pi:dik] *a* 畸形足的

talipes ['tælipi:z] *n*【拉】畸形足 | ～ calcaneovalgus 仰趾外翻足 / ～ calcaneovarus 仰趾内翻足 / ～ calcaneus 仰趾足 / ～ cavus 弓形足,爪形足 / ～ equinovalgus 马蹄外翻足 / ～ equinovarus 马蹄内翻足 / ～ equinus 马蹄足 / ～ planovalgus 外翻平跖足,外翻扁平足 / ～ valgus 外翻足 / ～ varus 内翻足

talipomanus [ˌtæli'pɔmənəs] *n* 畸形手

talk [tɔ:k] *vi* 讲话,谈话 *vt* 讲,谈论 *n* 讲话,谈话;言语 | ～ down to 高人一等地对某人讲话 / ～ing of 谈到,至于(讲到) / ～ over 商量,讨论;说服 / ～ round 兜圈子说;说服 / ～ sb into (out of) sth 说服某人做(不做)某事 / ～ to sb 找某人谈话 / ～ up 大声讲;为引起兴趣而讨论 / ～ with 与…交谈,与…讨论 | ～**er** *n* 谈话者,讲话者

talkative ['tɔ:kətiv] *a* 健谈的 | ～**ness** *n*

talking ['tɔ:kiŋ] *n* 讲话,谈话;讨论 *a* 讲话的

tall [tɔ:l] *a* 高的 | ～**ness** *n*

tallish ['tɔ:liʃ] *a* 有些高的

tallow ['tæləu] *n* 牛羊脂(动物脂) *vt* 涂动物脂于 | ～**-faced** *a* 脸色苍白的,脸色发黄的

tallowy ['tæləui] *a* 动物脂质的,油腻的;像油脂一样颜色的;苍白的

Tallqvist's scale ['tɑ:lkvist] (Theodor W. Tallqvist) 塔尔克维斯特标度(为系列标度,以前用于测定血红蛋白含量)

Talma's disease ['tælmə] (Sape Talma) 后天性肌强直 | ～ operation 塔尔马手术(网膜固定术,治疗腹水)

talocalcaneal [ˌteiləukæl'keiniəl], **talocalcanean** [ˌteiləukæl'keiniən] *a* 距(骨)跟(骨)的

talocrural [ˌteiləu'kruərəl] *a* 距骨小腿(骨)的

talofibular [ˌteiləu'fibjulə] *a* 距(骨)

腓(骨)的

talon ['tælɔn] *n* 【拉】牙座,磨牙低尖(上磨牙后部) | ~**ed** *a*

talonavicular [ˌteiləunə'vikjulə], **taloscaphoid** [ˌteiləu'skæfɔid] *a* 距(骨)舟(骨)的

talonic acid [tə'lɔnik] 塔龙酸

talonid ['tælənid] *n* 下磨牙远中部,下牙座

talopram hydrochloride ['tæləpræm] 盐酸他洛普仑,盐酸甲苯酞胺(儿茶酚胺强化剂)

talose ['teiləus] *n* 塔罗糖(一种己醛糖)

talotibial [ˌteiləu'tibiəl] *a* 距(骨)胫(骨)的

talus ['teiləs] ([复] **tali** ['teilai]) *n* 【拉】距骨;踝

Talwin ['tælwin] *n* 喷他佐辛(pentazocine)制剂的商品名

tama ['teimə] *n* 腿足肿胀

Tambocor ['tæmbəkɔ:] *n* 醋酸氟卡尼(flecainide acetate)制剂的商品名

tambour ['tæmbuə] *n* 【法】(记纹)气鼓

Tamm-Horsfall mucoprotein (protein) [tæm 'hɔ:sfæl] (Igor Tamm; Frank Lappin Horsfall, Jr.) 塔-霍粘蛋白(蛋白)(由亨勒〈Henle〉襻升支的细胞所产生的一种物质,为尿的正常成分,也是尿中管型的主要蛋白成分)

tamoxifen citrate [tə'mɔksifən] 枸橼酸他莫昔芬,枸橼酸三苯氧胺(口服非甾体抗雌激素药,用于绝经期后妇女乳腺癌的姑息治疗,不孕症者用于促使排卵)

tampan ['tæmpæn] *n* 波斯锐缘蜱

tampicin ['tæmpisin] *n* 球根牵牛花苷

tampon ['tæmpən] *n* 【法】塞子;(塞伤口等用的)棉塞,止血塞 *vt* 用棉塞塞(伤口) | tracheal ~ 气管套囊(口鼻手术时,用以防止血液流入气管)

tamponade [ˌtæmpə'neid] *n* 填塞,压塞 | balloon ~ 气囊填塞(食管胃填塞) / cardiac ~, heart ~ (急性)心压塞 / chronic ~ 慢性心压塞 / esophagogastric ~ 食管胃填塞 | **tamponage** [tæmpə'nɑ:ʒ], **tamponing** ['tæmpəniŋ] *n*

tamponment [tæm'pɔnmənt] *n* 填塞,压塞

Tamus ['teiməs] *n* 浆果薯蓣属

tan [tæn] *n* 晒黑,晒成褐色 *a* 褐色的 (-nn-) *vt, vi* (受日光或紫外光)使成褐色

tanapox ['tænəˌpɔks] (Tana River为肯尼亚河流名) *n* 特纳河痘(一种由痘病毒引起的发生在肯尼亚和扎伊尔的病毒性疾病,特征为发热,四肢有一二处丘疹水疱性损害)

tandamine hydrochloride ['tændəmi:n] 盐酸坦达明,盐酸甲噻吲胺(抗抑郁药)

Tandearil [tæn'diəril] *n* 羟布宗(oxyphenbutazone)制剂的商品名

tandem ['tændəm] *n* 前后双座自行车 *ad* 一前一后地 *a* 一前一后排列的 | in ~ 一前一后地;相互合作地,协力地

tangent ['tændʒənt] *a* 正切的,相切的,切线的 *n* 正切,切线 | go(或fly) off at a ~ 突然改变

tangential [tæn'dʒenʃəl] *a* 正切的,切线的;离开正题的 | ~**ly** *ad*

tangentiality [tænˌdʒenʃi'æləti] *n* 离题症(回答问题时说话不切题,与琐谈症〈circumstantiality〉不同,琐谈症者回答问题最终还能切题。本词大体上与loosening of associations〈联想松弛〉同义)

tanghin ['tæŋgin] *n* 马达加斯加海杧果

tangible ['tændʒəbl] *a* 可触知的,有实质的;确实的 | **tangibility** [ˌtændʒi'biləti] *n* 实质性,确实性 / **tangibly** *ad*

Tangier disease [tæn'dʒiə] 丹吉尔病,高密度脂蛋白缺乏症(大西洋丹吉尔岛得名,一种家族性疾病,其特点为血清中缺乏高密度脂蛋白,在扁桃体及另一些组织内有胆固醇酯贮积)

tangle ['tæŋgl] *n* 杂乱,缠结 | neurofibrillary ~s 神经纤维缠结(见于阿尔茨

海默〈Alzheimer〉病时大脑皮质中)

tangoreceptor [ˌtæŋgəuri'septə] *n* 接触感受器

tank [tæŋk] *n* 槽,池,箱,桶 *vt* 把…储在槽(或箱、柜等)容器内 | activated sludge ～ 活化污泥池 / biological ～ 生物学处理池(一种改良的化粪池) / digestion ～ 隐化池 / oxygen ～ 氧气瓶 / septic ～, anaerobic ～, hydrolytic ～ 化粪池,水解槽

tankage ['tæŋkidʒ] *n* 一槽(或一箱,一柜等)的容量;装槽(或箱、柜等)

tannal ['tænæl] *n* 鞣酸铝 | insoluble ～ 不溶性鞣酸铝,碱性鞣酸铝(收敛剂)

tannalin ['tænəlin] *n* 坦纳林(一种甲醛溶液)

tannase ['tæneis] *n* 鞣酸酶

tannate ['tænit] *n* 鞣酸盐

tannic acid ['tænik] 鞣酸

tannin ['tænin] *n* 鞣酸 | diacetyl ～, ～ diacetylate (二)乙酰鞣酸 / pathologic ～ 病害性鞣酸 / physiologic ～ 生理性鞣酸

tanning ['tæniŋ] *n* 鞣革(法);晒成褐色;鞣酸疗法(灼伤时用)

Tanret's reagent [tɑ:n'rei] (Charles Tanret) 唐累试剂(检尿白蛋白) | ～ test (reaction) 唐累试验(反应)(检尿白蛋白)

Tansini's operation [tæn'si:ni] (Iginio Tansini) 汤西尼手术(乳房切除术的一种;肝囊肿切除法的一种;胃切除法的一种)

tantalum ['tæntələm] *n* 钽(化学元素)

tantamount ['tæntəmaunt] *a* 相等(于…)的,相当(于…)的(to)

tantrum ['tæntrəm] *n* 暴怒,发脾气

tanycyte ['tænisait] *n* 伸展细胞

Tanzania [ˌtænzə'niə] *n* 坦桑尼亚[非洲]

TAO ['teiəu] 醋竹桃霉素(troleandomycin)制剂的商品名

tap[1] [tæp] (-pp-) *vt, vi n* 轻叩,轻拍 | front ～ 胫前轻叩(脊髓受刺激时,轻叩小腿前肌肉可引起小腿肌肉收缩) / heel ～ 足跟轻叩(轻叩足跟引起趾反射运动,见于锥体束受损)

tap[2] [tæp] *n* 塞子,龙头;抽液(术),穿刺术 (-pp-) *vt* 穿刺放液 | bloody ～ 血性腰椎穿刺 / spinal ～ 腰椎穿刺 | on ～ 可以随时取用的,就在手边的

Tapazole ['tæpəzəul] *n* 甲巯咪唑(methimazole)制剂的商品名

tape [teip] *n* 带;卷尺;磁带;胶带 *vt* 用磁带录音;用带子捆扎 | adhesive ～ 绊创膏 | get(或have) sth ～d 彻底了解某事物,把某事安排好 / have sb ～d 彻底了解某人(指弱点、罪行等) / run a ～ over 进行全身健康检查

tapeinocephaly [ˌtæpinəu'sefəli] *n* 矮型头,低型头 | **tapeinocephalic** [ˌtæpinəusə'fælik] *a*

taper ['teipə] *n, vt, vi* (使)逐渐变细 | ～ off (使)一头逐渐变细;(使)逐渐减少,逐渐停止

tapetum [tə'pi:təm] ([复] **tapeta** [tə'pi:tə]) *n* 【拉】毯(表层膜或细胞层);脑毯 | **tapetal** *a* 毯的

tapeworm ['teipwə:m] *n* 绦虫 | African ～, beef ～, unarmed ～ 非洲绦虫,牛肉绦虫,无钩绦虫(即Taenia saginata) / armed ～, pork ～ 有钩绦虫,猪肉绦虫(即Taenia solium) / broad ～, fish ～, Swiss ～ 阔节裂头绦虫(即Diphyllobothrium latum) / dog ～ 犬绦虫(细粒棘球绦虫Echinococcus granulosus; 犬复孔绦虫Dipylidium caninum) / double-pored dog ～ 犬复孔绦虫(即Dipylidium caninum) / dwarf ～ 短小绦虫,短膜壳绦虫(即Hymenolepis nana) / fringed ～ 放射状缝体绦虫(即Thysanosoma actinioides) / heart-headed ～ 心形裂头绦虫(即Diphyllobothrium cordatum) / hydatid ～ 细粒棘球绦虫(即Echinococcus granulosus) / Madagascar ～ 马达加斯加瑞列绦虫(即Reillietina madagascariensis) / Manson's larval ～ 曼(森)氏裂头绦虫(即Diphyllobothrium mansonoides) / measly ～ 有钩绦虫,猪肉绦虫(即Taenia solium) / rat ～ 长膜壳绦虫,缩小膜壳绦虫(即Hymenolepis diminuta) / Ward's Nebraskan ～ 混杂绦虫(即Taenia confusa)

taphephobia [ˌtæfi'fəubiə] *n* 活埋恐怖

Tapia's syndrome ['tæpiə] (Antonio G. Tapia) 塔皮阿综合征(舌喉偏侧麻痹,腭帆不受侵)

tapinocephaly [ˌtæpinəu'sefəli] *n* 矮型头,低型头 | **tapinocephalic** [ˌtæpinəusə'fælik] *a*

tapioca [ˌtæpi'əukə] *n* 木薯淀粉(食用)

tapotage [tæpəu'tɑ:ʒ] *n* 叩诊咳(叩诊锁骨上区时而引起的咳嗽吐痰,偶见于肺结核患者)

tapotement [tæpɔt'mɔŋ] *n*【法】叩抚法,轻叩式按摩法

tapping ['tæpiŋ] *n* 穿刺放液法;轻叩法,叩抚法

tar [tɑ:] *n* 焦油,柏油 (-rr-) *vt* 涂(或浇)焦油(或柏油) *a* 焦油的,涂有焦油的 | coal ～ 煤焦油(局部抗湿疹药,抗银屑病药) / gas ～ 煤(气)焦油 / juniper ～ 杜松焦油 / pine ～ 松焦油,木溜油 | be ～ red with the same brush 是一路货色,是一丘之貉

Taractan [tɑ:'ræktən] *n* 氯普噻吨(chlorprothixene)制剂的商品名

Taraktogenos kurzii [ˌtærək'tɔdʒinɔs 'kə:zii] 缅甸大风子

tarantism ['tærəntizəm] *n* 毒蜘蛛舞蹈病(据说由狼蛛咬伤所致,可以跳舞治愈)

tarantula [tə'ræntjulə] *n* 狼蛛(一种毒蛛,咬伤后引起局部炎症和疼痛,一般并不严重) | American ～ 美洲狼蛛 / black ～ 黑狼蛛 / European ～ 欧洲狼蛛

Taraxacum [tə'ræksəkəm] *n*【拉】蒲公英属

taraxigen [tə'ræksidʒən] *n* 过敏素原

taraxin [tə'ræksin] *n* 过敏素

taraxy [tə'ræksi] *n* 过敏性

tarbadillo [ˌtɑ:bə'di:ljəu] *n*【西】鼠型斑疹伤寒

tarbagan ['tɑ:bəgən] *n* 土拨鼠

Tardieu's spots [tɑ:'dju:] (Auguste A. Tardieu) 塔迪厄点(窒息死后胸膜下的瘀斑) | ～ test 塔迪厄试验(检杀婴:胃粘膜中有空气泡说明胎儿曾有过呼吸)

tardive ['tɑ:div] *a*【法】迟发的,延迟的(指典型病灶迟发的疾病)

tare [tɛə] *n* 皮重,称瓶重量;(平衡容器用的)配衡体 *vt* 确定容器的皮重(盛物后自总重量减去,可得物品净重量)

tarentism ['tærəntizəm] *n* 毒蜘蛛舞蹈病(见tarantism)

tarentula [tə'tentjulə] *n* 狼蛛

target ['tɑ:git] *n* 靶,屏极;指标;目标 *vt* 把…作为目标;把…作为指标

tarichatoxin [ˌtærikə'tɔksin] *n* 蝾螈毒素,河豚毒素

tariric acid [tə'ririk] 十八碳炔酸

Tarlov's cyst ['tɑ:lɔv] (Isadore M. Tarlov) 塔洛夫囊肿,神经周囊肿

Tarnier's forceps [tɑ:ni'ɛə] (Etienne S. Tarnier) 塔尼埃钳(一种轴牵引产钳)

tarsadenitis [ˌtɑ:sædi'naitis] *n* 睑板腺炎

tarsal ['tɑ:səl] *a* 跗骨的;睑板的 *n* 跗骨;睑板

tarsalgia [tɑ:'sældʒiə] *n* 跗骨痛

tarsalia [tɑ:'seiliə] *n* 跗骨

tarsalis [tɑ:'seilis] *a*【拉】跗骨的;睑板的 *n* 睑板肌

tarsectomy [tɑ:'sektəmi] *n* 跗骨切除术;睑板切除术

tarsectopia [ˌtɑ:sek'təupiə] *n* 跗骨脱位

tarsitis [tɑ:'saitis] *n* 睑板炎,睑缘炎;跗骨炎

tars(o)- [构词成分] 跗骨,跗;睑板

tarsocheiloplasty [ˌtɑ:səu'kailəˌplæsti] *n* 睑缘成形术(如治疗倒睫)

tarsoclasis [tɑ:'sɔkləsis] *n* 跗骨折骨术
tarsomalacia [ˌtɑ:səumə'leiʃiə] *n* 睑板软化
tarsomegaly [ˌtɑ:səu'megəli] *n* 巨跟骨,跟骨增大
tarsometatarsal [ˌtɑ:səuˌmetə'tɑ:səl] *a* 跗(骨)跖(骨)的
tarso-orbital [ˌtɑ:səu'ɔ:bitl] *a* 睑板眶壁的
tarsophalangeal [ˌtɑ:səufə'lændʒiəl] *a* 跗(骨)趾(骨)的
tarsophyma [ˌtɑ:səu'faimə] *n* 睑板瘤
tarsoplasty ['tɑ:səuˌplæsti], **tarsoplasia** [ˌtɑ:səu'pleiziə] *n* 睑成形术
tarsoptosis [ˌtɑ:sɔp'təusis] *n* 扁平足,平足
tarsorrhaphy [tɑ:'sɔrəfi] *n* 睑缝术
tarsotarsal [ˌtɑ:səu'tɑ:səl] *a* 跗骨间的
tarsotibial [ˌtɑ:səu'tibiəl] *a* 跗(骨)胫(骨)的
tarsotomy [tɑ:'sɔtəmi] *n* 跗骨切开术;睑板切开术
Tar's symptom [tɑ:] (Aloys Tar) 塔尔症状(肺浸润时,肺下界异常)
tarsus ['tɑ:səs] ([复] **tarsi** ['tɑ:sai]) *n* 【拉】跗骨;睑板
tart [tɑ:t] *a* 酸性的;辛辣的;刻薄的 | ~**ly** *ad* / ~**ness** *n*
tartar ['tɑ:tə] *n* 酒石;牙垢,牙石 | borated ~ 硼酸酒石 / cream of ~ 酒石酸氢钾 / ~ emetic 吐酒石,酒石酸锑钾 / serumal ~ 牙根垢,龈下垢 / vitriolated ~ 硫酸酒石,硫酸钾
tartarated ['tɑ:təˌreitid], **tartarized** ['tɑ:təraizd] *a* 加酒石酸的
tartaric [tɑ:'tærik] *a* (含)酒石的,(含)酒石酸的 | ~ acid 酒石酸
tartarize ['tɑ:təraiz] *vt* 使酒石化,用酒石处理 | **tartarization** [ˌtɑ:tərai'zeiʃən, -ri'z-] *n* 吐酒石疗法
tartarous ['tɑ:tərəs] *a* 酒石(性)的,含酒石的;从酒石中提取的
tartrate ['tɑ:treit] *n* 酒石酸盐 | acid ~ 酸性酒石酸盐 / normal ~ 正酒石酸盐
tartrated ['tɑ:treitid] *a* 含酒石酸的
tartrobismuthate [ˌtɑ:trəu'bizməθeit] *n* 酒石酸铋
tartronic acid [tɑ:'trɔnik] 羟基丙二酸,丙醇二酸
Tarui disease ['tɑ:ru:i] (Seiichiro Tarui) 糖原贮积病(Ⅶ型)
tasikinesia [ˌtæsikai'ni:ziə] *n* 起立行走癖,行动癖(静坐不能)
task [tɑ:sk] *n* 任务;课题,作业;工作 *vt* 派给…工作;使…劳累 | take sb to ~ 责备某人,申斥某人
tastant ['teistənt] *n* 促味剂(如盐)
taste [teist] *vt* 尝;感到 *vi* 辨味,有…味 *n* 味觉,味;爱好 | color ~ 尝味觉色,色味联觉 / franklinic ~ 静电刺激性味觉 | to ~ 按口味,合口味,中意
taste-blindness [teist'blaindnis] *n* 味盲(缺乏辨别苯硫脲的苦味的现象)
tasteless ['teistlis] *a* 无味的,不能辨味的
taster ['teistə] *n* 尝味者(在遗传学研究中指对一种特别的试验物质如苯硫脲能辨别出苦味的人)
tasty ['teisti] *a* 美味的
TAT thematic apperception test 主题理解测验,主题统觉测验; toxin-antitoxin 毒素-抗毒素
Tatlockia micdadei [tæt'lɔkiə mik'deidiai] 匹茨堡肺炎病原体(Pittsburgh pneumonia agent)
tätte melk ['tetə melk] 特特奶(一种加捕虫堇叶的牛奶)
tattoo [tə'tu:] *n, vt* (皮肤上)刺花纹
tattooing [tə'tu:iŋ] *n* 纹身(法) | ~ of the cornea 角膜墨针术,角膜染色术
Tatumella [ˌteitə'melə] (Harvey Tatum) *n* 塔特姆菌属
tau [tɔ:] *n* 希腊语的第19个字母(T, τ); T字形物
taught [tɔ:t] teach的过去式和过去分词
taupe [təup] *n* 灰褐色

taurine [ˈtɔːri(ː)n] *n* 牛磺酸，氨基乙磺酸

taurocarbamic acid [ˌtɔːrəukɑːˈbæmik] 牛磺脲酸，N-氨甲酰牛磺酸

taurochenodeoxycholate [ˌtɔːrəuˌkiːnəudiːˌɔksiˈkəuleit] *n* 牛磺鹅脱氧胆酸，鹅脱氧胆酰牛磺酸

taurochenodeoxycholic acid [ˌtɔːrəuˌkiːnəudiːˌɔksiˈkəulik] 牛磺鹅脱氧胆酸，鹅脱氧胆酰牛磺酸

taurocholaneresis [ˌtɔːrəˌkəuləˈnerisis] *n* 牛磺胆酸排出过多

taurocholanopoiesis [ˌtɔːrəukəuˌlænəupɔiˈiːsis] *n* 牛磺胆酸生成

taurocholate [ˌtɔːrəˈkəuleit] *n* 牛磺胆酸盐

taurocholemia [ˌtɔːrəkəˈliːmiə] *n* 牛磺酸血

taurocholic acid [ˌtɔːrəˈkəulik] *a* 牛磺胆酸

taurodontism [ˌtɔːrəˈdɔntizəm] *n* 牛牙(症)(一种异形牙，牙体长而牙根细)

taurylic acid [tɔːˈrilik] 牛磺酰酸

Taussig-Bing syndrome [ˈtɔːsig ˈbiŋ] (Helen B. Taussig; Richard J. Bing) 陶西格-宾综合征(一种罕见的先天性心脏畸形，特征为大血管转位及为大的肺动脉所跨骑的心室间隔缺损，从血液动力学上来说，其特征为肺动脉高血压、肺动脉多血、发绀、肺动脉内血氧饱和度较主动脉为高)

taut [tɔːt] *a* (绳子等)拉紧的；(神经等)紧张的 | ~**ly** *ad* / ~**ness** *n*

tauten [ˈtɔːtn] *vt, vi* 拉紧，绷紧

taut(o)- [构词成分] 相同

tautological [ˌtɔːtəˈlɔdʒikəl] *a* 重复的，赘述的 | ~**ly** *ad*

tautomenial [ˌtɔːtəˈmiːniəl] *a* 同经期的

tautomer [ˌtɔːtəmə] *n* 互变异构体

tautomeral [tɔːˈtɔmərəl] *a* 同侧的(神经细胞)

tautomerase [tɔːˈtɔməreis] *n* 互变异构酶

tautomerism [tɔːˈtɔmərizəm] *a* 互变异构(现象) | enol-keto ~ 烯醇-酮互变异构 / proton ~ 质子互变异构(亦称质子移变) / ring-chain ~ 环-链互变异构 | **tautomeric** [ˌtɔːtəˈmerik] *a*

Tavist [ˈtævist] *n* 富马酸氯马斯汀(clemastine fumarate)制剂的商品名

Tavist-D [ˈtævist diː] 富马酸氯马斯汀-盐酸苯丙醇胺(clemastine fumarate and phenylpropanolamine hydrochloride)复合制剂的商品名

Tawara's node [təˈwɑːrə] (Sunao Tawara 田原淳) 田原结，房室结

tawny [ˈtɔːni] *n, a* 黄褐色(的)，茶色(的)

taxa [ˈtæksə] taxon的复数

taxidermy [ˈtæksidəːmi] *n* 动物标本剥制术

taxine [ˈtæksiːn] *n* 紫杉碱

taxis [ˈtæksis] ([复] **taxes** [ˈtæksiːz]) *n*【希】向性，趋性(指能动的生物体对外界刺激应答的定向运动)；整复(法)(即用手法用力将异位或受损的器官或组织复回，如骨折和脱位的复位、疝的复位等)

Taxodium distichum [tækˈsəudiəm ˈdistikəm] 落羽松

Taxol [ˈtæksɔl] *n* 紫杉酚(paclitaxel)制剂的商品名

taxology [tækˈsɔlədʒi] *n* 分类学

taxon [ˈtæksɔn] ([复] **taxa** [ˈtæksə]) *n* 门类，分类(指生物)

taxonomy [tækˈsɔnəmi] *n* 分类学 | numerical ~ 数值分类法(对数量较大的菌株分类法) | **taxonomic(al)** [ˌtæksəuˈnɔmik(əl)] *a* / **taxonomist** *n* 分类学家

Taxopodida [ˌtæksəuˈpəudidə] *n* 列足目

Taxus [ˈtæksəs] *n* 紫杉属 | ~ brevifolia 短叶紫杉(抗肿瘤药taxol〈紫杉酚〉的来源)

Taylor's splint (apparatus) [ˈteilə] (Charles F. Taylor) 泰勒夹(器)(脊柱支持架)

Tay-Sachs disease (TSD) ['tei 'sæks] (Warren Tay; Bernard Sachs) 泰-萨病(最常见的神经节苷脂沉积症，几乎只在东北欧犹太人中间发生，TSD为一种GM_2神经节苷脂沉积症，其特征为婴儿期〈3～6月〉发病、洋娃娃样脸、樱桃红点、早期失明、听觉过敏、巨头、癫痫发作、张力减退，2～5岁间死亡)

Tay's choroiditis (disease) [tei] (Warren Tay) 泰氏脉络膜炎(病)(脉络膜的变性，特征为黄斑周围显不规则黄色斑点，据认为是动脉粥样硬化所致，见于老年，亦称老年性点状脉络膜炎) | ～ sign (spot) 樱桃红点(在黄斑上)

tazettine ['teizətin] *n* 多花水仙碱

Tazicef ['tæzisef] *n* 头孢他啶(ceftazidime)制剂的商品名

Tazidime ['tæzidi:m] *n* 头孢他啶(ceftazidime)制剂的商品名

tazolol hydrochloride ['teizələul] 盐酸他佐洛尔，盐酸噻唑心安(肾上腺素能药，强心药)

TB tuberculin 结核菌素

Tb 元素铽(terbium)的符号

TBG thyroxine-binding globulin 甲状腺素结合球蛋白

TBII TSH-binding inhibitory immunoglobulins 促甲状腺激素结合(的)抑制性免疫球蛋白

TBP bithionol 硫氯酚

TC transcobalamin 转钴胺素，钴胺素传递蛋白

Tc 元素锝(technetium)的符号

TCD_{50} median tissue culture dose 半数组织培养量

TCDD 2,3,7,8-tetrachlorodibenzo-*p*-dioxin 2,3,7,8-四氯二苯并对二噁英

$TCID_{50}$ median tissue culture infective dose 半数组织培养感染量

TCMI T cell-mediated immunity T细胞(介导)免疫

TCR T cell antigen receptor T细胞抗原受体

TD_{50} median toxic dose 半数中毒量

Td tetanus and diphtheria toxoids, adult type 成年型破伤风及白喉类毒素

TDA TSH-displacing antibody 促甲状腺激素置换抗体

TDE tetrachlorodiphenylethane 二氯二苯二氯乙烷，滴滴滴(即DDD〈dichlorodiphenyldichloroethane〉)

TDI toluene diisocyanate 二异氰酸甲苯酯

t. d. s. ter die sumendum【拉】一日服三次

TdT terminal deoxynucleotidyl transferase 末端转脱氧核苷酰酶

Te 元素碲(tellurium)的符号; tetanus 破伤风

TEA tetraethylammonium 四乙铵

tea [ti:] *n* 茶;茶点;茶剂，浸剂 | beef ～ 牛肉茶，牛肉汤 / black ～ 红茶 / green ～ 绿茶 / pectoral ～ 祛痰茶

teach [ti:tʃ] (taught) *vt* 教，讲授;教导 *vi* 教学，讲授 | ～**able** ['ti:tʃəbl] *a* 可教的;适合教学的，便于讲授的

teacher ['ti:tʃə] *n* 教师，导师

teaching ['ti:tʃiŋ] *n* 教学; [常用复] 教导;学说，主义

teacup ['ti:kʌp] *n* 茶杯

Teale's amputation (operation) [ti:l] (Thomas P. Teale) 蒂尔切断术(手术)(肢的一侧保留长的长方形皮瓣和体被，另一侧保留短的长方形皮瓣)

team [ti:m] *n* 队，组 | first-aid ～ 救护队 / mobile medical ～ 巡回医疗队

tear[1] [tiə] *n* [常用复] 眼泪;滴，珠(树脂或树胶) *vi* 流泪 | crocodile ～s 鳄泪(咀嚼及进食时流泪，见于面瘫患者) | in ～s 流着泪，含着泪，哭着 / reduce sb to ～s 使某人流泪 | ～**less** *a* 没有眼泪的，不含泪的

tear[2] [tɛə] (tore, torn) *vt* 撕(开)，扯(破);使不安 *vi* 撕，扯 *n* 撕，扯;裂缝;裂伤，损伤 | cemental ～, cementum ～ 牙骨质撕裂

teardrop ['tiədrɔp] *n* 泪珠

teardrop-shaped ['tiədrɔpˌʃeipt] *a* 水

珠状的

tearful ['tiəful] *a* 流泪的,含泪的

tearing ['tɛəriŋ] *a* 撕的,扯的;猛烈的;极其痛苦的

teart [tə:t] *n* 高钼土壤,高钼植物;下泻疾病(以高钼土壤上生长的植物饲养牛羊所致的慢性钼中毒)

tease [ti:z] *vt* (用针)拨开,挑开(组织)

teaspoon ['ti:spu:n] *n* 茶匙(约合5ml)

teat [ti:t] *n* (乳房)乳头;橡皮奶头

TeBG testosterone-estradiol-binding globulin 睾酮-雌二醇结合球蛋白

tebutate ['tebjuteit] *n* 叔丁乙酸盐,叔丁乙酸酯(tertiary butyl acetate的USAN缩约词)

technetium [tek'ni:ʃiəm] *n* 锝(化学元素,符号为Tc) | ~ 99m 锝99m / ~ Tc 99m albumin aggregated 锝Tc 99m聚集白蛋白 / ~ Tc 99m etidronate 锝Tc 99m羟乙二磷酸 / ~ 99m pertechnetate 锝99m高锝酸盐

technic ['teknik] *a* 技术的,工艺的 *n* 术,技术,操作(法)(=technique) | ~s *n* 技术学,工艺学

technical ['teknikəl] *a* 技术的,工艺的 | ~**ly** *ad*

technicality [ˌtekni'kæləti] *n* 技术性;技术细节;术语

technician [tek'niʃən] *n* 技术员,技师 | laboratory ~ 化验员

technique [tek'ni:k] *n*【法】术,技术,操作(法) | dilution-filtration ~ 稀释过滤技术(一种血培养技术) / Enzyme-Multiplied Immunoassay Technique (EMIT) 多元酶免疫测定法 / fluorescent antibody ~ 荧光抗体技术(一种免疫荧光技术) / hanging drop ~ 悬滴技术(显微镜检查生物体) / immunoperoxidase ~ 免疫过氧物酶技术(一种组织学染色法) / peroxidase-antiperoxidase (PAP) ~ 过氧物酶-抗过氧物酶技术(一种在组织切片中检测抗原或抗体技术) / push-back ~ 推后技术(使软腭向后复位重建腭咽功能的手术,亦称推后操作) / Rebuck skin window ~ 里巴克皮窗技术(一种研究炎症反应变化顺序的技术) / scintillation counting ~ 闪烁计数技术(测放射性量) / Southern blot ~ 南部(DNA转移)吸引技术 / squash ~ 挤压技术(为染色体研究的细胞制备法) / time diffusion ~ 定时扩散术(一种脊髓麻醉法) / Western blot ~ 西部(蛋白质转移)吸印技术

teclozan ['tekləzæn] *n* 替克洛占,对二甲苯氯醋胺(抗阿米巴药)

Tectibacter [ˌtekti'bæktə] *n* 被菌属

tectocephaly [ˌtektə*u*'sefəli] *n* 舟状头(畸形) | **tectocephalic** [ˌtektəusə'fælik] *a*

tectology [tek'tɔlədʒi] *n* 组织构造学

tectorial [tek'tɔ:riəl] *a* 盖膜的,覆膜的,顶盖的

tectorium [tek'tɔ:riəm] ([复] **tectoria** [tek'tɔ:riə]) *n*【拉】(耳蜗)盖膜,覆膜

tectospinal [ˌtektə*u*'spainl] *a* 顶盖脊髓的

tectum ['tektəm] *n* 顶盖

TED threshold erythema dose 红斑阈量

TEE transesophageal echocardiography 经食管超声心动描记术

teem [ti:m] *vi* 充满,富于(with);大量出现

teen-age(d) ['ti:neidʒ(d)] *a* 青少年的,十几岁的少年的

teen-ager ['ti:nˌeidʒə] *n* (13~19岁的)青少年,十几岁的少年

teens [ti:nz] *n* 十多岁(13~19岁); [总称] 青少年

teeth [ti:θ] tooth的复数

teethe [ti:ð] *vi* 出牙,生牙

teething ['ti:ðiŋ] *n* 出牙,生牙

Teflon ['teflɔm] *n* 特氟隆,聚四氟乙烯(polytef 〈polytetrafluoroethylene〉)制剂的商品名

tegafur ['tegəfə] *n* 替加氟,呋氟尿嘧啶,

喃氟啶(抗肿瘤药)

Tegison ['tegisɔn] *n* 阿维A酯(etretinate)制剂的商品名

tegmen ['tegmən] ([复] **tegmina** ['tegminə]) *n*【拉】盖

tegmental [teg'mentəl] *a* 盖的,被盖的

tegmentum [teg'mentəm] ([复] **tegmenta** [teg'mentə]) *n*【拉】盖,被盖;大脑脚盖

Tegopen ['tegəpen] *n* 氯唑西林钠,邻氯青霉素钠(cloxacillin sodium)制剂的商品名

Tegretol ['tegritɔl] *n* 卡马西平(carbamazepine)制剂的商品名

tegument ['tegjumənt] *n* 体被,皮肤 | ~**al** [ˌtegju'mentl], ~**ary** [ˌtegju'mentəri] *a*

Teichmann's crystals ['taiʃmən] (Ludwig C. Teichmann) 泰希曼结晶(氯化血红素结晶) | ~ test 泰希曼试验(检血)

teichoic acids [tai'kəuik] 磷壁(酸)质,胞壁酸(革兰阳性细菌细胞壁和细胞膜内形形色色的聚合物)

teichopsia [tai'kɔpsiə] *n* 闪光暗点

teicoplanin [ˌtaikəu'plænin] *n* 替考拉宁(一种糖肽抗生素,用于治疗抗青霉素革兰阳性细菌引起的感染)

teinodynia [ˌtainə'diniə] *n* 腱痛

teknocyte ['teknəsait] *n* 幼稚(中性)白细胞

tektin ['tektin] *n* 红膜肽

tela ['ti:lə] ([复] **telae** ['ti:li:]) *n*【拉】组织;网;纱布

telalgia [te'lældʒiə] *n* 牵涉性痛

telangiectasia [teˌlændʒiek'teiziə], **telangiectasis** [teˌlændʒi'ektəsis] ([复] **telangiectases** [teˌlændʒi'ektəsi:z]) *n* 毛细管扩张 | spider ~ 蛛状痣 | **telangiectatic** [teˌlændʒiek'tætik] *a*

telangiectodes [teˌlændʒiek'təudi:z] *a* 毛细管扩张的

telangiitis [teˌlændʒi'aitis] *n* 毛细管炎

telangion [te'lændʒiɔn] *n* 终动脉

telangiosis [ˌtelændʒi'əusis] *n* 毛细管病

telar ['ti:lə] *a* 组织的,组织样的

telarche [ti:'lɑ:ki] *n* 乳房初长,乳房开始发育

Teldrin ['teldrin] *n* 马来那敏,扑尔敏(chlorphenamine maleate)制剂的商品名

tele- [构词成分] 终,末;远距

telebinocular [ˌtelibai'nɔkjulə] *n* 矫视三棱镜

telecamera [ˌteli'kæmərə] *n* 电视摄象机

telecanthus [ˌteli'kænθəs] *n* 远距眦,眦距增宽(内眦距离过宽)

telecardiogram [ˌteli'kɑ:diəgræm] *n* 远距心电图

telecardiography [ˌteliˌkɑ:di'ɔgrəfi] *n* 远距心电描记法

telecardiophone [ˌteli'kɑ:diəˌfəun] *n* 远距心音听诊器

telecast ['telikɑ:st] *n* 电视广播,电视节目 (telecast或telecasted) *vt* 用电视播送

teleceptor ['teliˌseptə] *n* 距离感受器 | **teleceptive** *a* 距离感受性的

telecinesia [ˌtelisai'ni:ziə], **telecinesis** [ˌtelisai'ni:sis] *n* 远距运动,心灵致动(见telekinesis)

telecord ['telikɔ:d] *n* 心动周期X线摄影自动操纵装置

telecourse ['telikɔ:s] *n* 电视(传授的)课程

telecurietherapy [ˌteliˌkjuəri'θerəpi] *n* 远距居里治疗,远距放射治疗(用放射源如镭进行远距治疗)

teledactyl [ˌteli'dæktil] *n* 直腰拾物器(脊柱病患者用)

teledendrite [ˌteli'dendrait], **teledendron** [ˌteli'dendrɔn] *n* 终树突

telediagnosis [ˌteliˌdaiəg'nəusis] *n* 远距诊断(医生当与患者遥隔时通过传送

的遥控监护资料或闭路电视进行会诊)

telefluoroscopy [ˌteliflu(:)ə'rɔskəpi] *n* 远距荧光屏检查,遥测荧光屏检查

telegony [ti:'legəni] *n* 前父影响,先父遗传(关于动物遗传的一种假想,认为先前公兽的特性能遗传给同一母兽与其他公兽交配所生的后代) | **telegonic** [ˌteli'gɔnik] *a*

telekinesis [ˌtelikai'ni:sis] *n* 远距运动,心灵致动(即不直接接触某物体,而能使其运动) | **telekinetic** [ˌtelikai'netik] *a*

telelectrocardiogram [ˌteliˌlektrəu'kɑ:diəgræm] *n* 远距心电图

telelectrocardiograph [ˌteliˌlektrəu'kɑ:diəgrɑ:f] *n* 远距心电描记器

telemedicine [ˌteli'medisin] *n* 遥控医学,远距医学(远离现场的医生通过闭路电视给在现场的医务人员提供咨询服务)

telemeter ['telimi:tə] *n* 遥测计 | **telemetric** ['telimi:trik, ˌteli'metrik] *a* 遥测的 / **telemetry** [ti'lemitri] *n* 远距测定法,遥测术

telemnemonike [ˌtelini'mɔniki] *n* 隔体记忆(能了解他人记忆中事物)

telencephalization [ˌtelenˌsefəlai'zeiʃən, -li'z-] *n* 端脑分化(个体发育过程中较复杂的神经反应的方向转移到端脑)

telencephalon [ˌtelen'sefəlɔn], **telencephal** [te'lensifəl] *n* 端脑,终脑 | **telencephalic** [ˌtelensə'fælik] *a*

teleneurite [ˌteli'njuərait] *n* 终轴突

teleneuron [ˌteli'njuərɔn] *n* 神经末端

telenzepine [tə'lenzəpi:n] *n* 替仑西平(用于胃酸过多和消化性溃疡时抑制胃液分泌)

teleology [ˌteli'ɔlədʒi] *n* 目的论(认为任何事物有其最终目标或适应于一定的目的) | **teleological** [ˌteliə'lɔdʒikəl] *a* / **teleologist** *n* 目的论者

teleomitosis [ˌteliəumai'təusis] *n* 终期分裂

teleomorph ['ti:liəumɔ:f] *n* 有性态(真菌的有性〈完全〉状态)

teleonomy [ˌteli'ɔnəmi] *n* 存在价值说(一种未经证实的学说,认为有机体一种结构或机能的存在就表明它在进化过程中有其功在的价值) | **teleonomic** [ˌteliəu'nɔmik] *a*

teleopsia [ˌteli'ɔpsiə] *n* 视物显远症

teleorganic [ˌteliɔ:'gænik] *a* 生命必需的

teleoroentgenogram [ˌteliəurent'genəgræm] *n* 远距X线(照)片

teleoroentgenography [ˌteliəuˌrentgə'nɔgrəfi] *n* 远距X线摄影(术)(X线管与片距为$6\frac{1}{2}$～7英尺〈2～2.13m〉)

teleost ['teliɔst] *n* 硬骨鱼 | **teleostean** *a*

Telepaque ['telipeik] *n* 碘番酸(iopanoic acid)制剂的商品名

telepathize [ti'lepəθaiz] *vt* 思想交通,思想感应

telepathology [ˌtelipə'θɔlədʒi] *n* 远距病理学

telepathy [ti'lepəθi] *n* 传心,通灵,心灵感通 | **telepathic** [ˌteli'pæθik] *a* / **telepathically** *ad* / **telepathist** *n* 传心术者,通灵术者

telephone ['telifəun] *n* 电话,电话机 *vi* 打电话 *vt* 打电话给

teleradiogram [ˌteli'reidiəgræm] *n* 远距X线(照)片

teleradiography [ˌteliˌreidi'ɔgrəfi] *n* 远距X线摄影(术)

teleradium [ˌteli'reidjəm] *n* 远距施镭,远距镭照射

telereceptor [ˌteliri'septə] *n* 距离感受器

telergic [te'lə:dʒik] *a* 远距作用的,心灵感应作用的

telergy ['telədʒi] *n* 自动(症);心灵感应作用

teleroentgenogram [ˌtelirent'genəgræm] *n* 远距X线(照)片

teleroentgenography [ˌteliˌrentgə'nɔgrəfi] *n* 远距X摄影(术)(X线管与片距为6$\frac{1}{2}$～7英尺〈2～2.13m〉)
teleroentgentherapy [ˌteliˌrentgən'θerəpi] *n* 远距X线治疗
telescope ['teliskəup] *n* 望远镜 *vi, vt* (使)套入;(使)缩短
telescopic [ˌtelis'kɔpik] *a* 望远镜的;远视的;套迭的,伸缩的
teleset ['teliset] *n* 电视机
telesthesia [ˌtelis'θi:zjə] *n* 传心,通灵,心灵感通
telesthetoscope [ˌteli'sθetəskəup] *n* 远距听诊器
telesyphilis [ˌteli'sifilis] *n* 终期梅毒(指脊髓痨、全身麻痹症)
teletactor [ˌteli'tæktə] *n* 触觉助听器
teletherapy [ˌteli'θerəpi] *n* 远距(放射)疗法
telethermometer [ˌteliθə'mɔmitə] *n* 遥测温度计
television ['teliˌviʒən] *n* 电视
tell [tel] (told) *vt* 讲述,告诉;吩咐,命令;分辨 *vi* 讲述(of, about) | all told 总共,合计 / I can ～ you (或I ～ you, let me ～ you) 我可以肯定地说,确实 / ～ it like it is 实事求是地说 / ～ off 责备;分派(工作) / ～ on 产生不良影响;告发 / there is no ～ing 难以预料,不可能知道 / you can never ～, you never can ～ 难以肯定,吃不准,没把握 / you're ～ing me 我早已知道
telling ['teliŋ] *a* 有效的;生动的 | ～**ly** *ad*
telltale ['telteil] *a* 暴露内情的,说明问题的 *n* 告密者;液面指示器
tellurate ['teljureit] *n* 碲酸盐
telluric [ti'ljuərik] *a* 地球的;来源于地球的;(正)碲的 | ～ acid 碲酸
telluride ['teljuraid] *n* 碲化物
tellurism ['teljurizəm] *n* 水土致病,地气致病
tellurite ['teljurait] *n* 亚碲酸盐
tellurium [te'ljuəriəm] *n* 碲(化学元素)
tellurous ['teljuərəs] *a* 亚碲的
Tellyesniczky's fluid (mixture) [ˌteljets'nitski] (Kálmár Tellyesniczky) 捷列斯尼茨基液(混合液)(由重铬酸钾、水、冰醋酸组成)
tel(o)- [构词成分] 末,终,端
telobiosis [ˌteləubai'əusis] *n* 对端并生(胚胎)
telocentric [ˌteləu'sentrik] *a* 具端着丝粒的,近端着丝粒的(指染色体)
telocinesia [ˌteləusai'ni:ziə], **telocinesis** [ˌteləusai'ni:sis] *n* 末期(见telophase)
telocoele ['teləsi:l] *n* 端脑腔
telodendrion [ˌteləu'dendriɔn] ([复] **telodendria** [ˌteləu'dendriə]), **telodendron** [ˌteləu'dendrɔn] *n* 终树突
telogen ['telədʒən] *n* 毛发生长终期
teloglia [te'lɔgliə] *n* 终末胶质细胞,神经鞘细胞
telognosis [ˌteləg'nəusis] *n* 远距诊断,电讯诊断
telokinesis [ˌteləukai'ni:sis] *n* 末期(见telophase)
telolecithal [ˌteləu'lesiθəl] *a* 端黄(卵)的,偏黄(卵)的(卵黄偏于一端的)
telolemma [ˌteləu'lemə] *n* 终膜(运动神经终板的两层被膜,由肉膜及亨勒〈Henle〉鞘的延伸部组成)
telomer ['teləmə] *n* 调聚物
telomere ['teləmiə] *n* 端粒(染色体两端的染色粒,端粒的存在使正常的染色体端间不发生融合)
telophase ['teləfeiz] *n* 末期(即丝裂末期,指有丝分裂和减数分裂过程的最后一个阶段,这时染色体集中到两极,形成两个子细胞的核,整个细胞质缢分为二)
telophragma [ˌteləu'frægmə] *n* 中间盘,Z盘(横纹肌间线)
teloreceptor ['ti:ləriˌseptə] *n* 距离感受器
telorism ['telərizəm] *n* (器官)距离过远
telosynapsis [ˌteləusi'næpsis] *n* 衔接

联会(染色体)

telotaxis [ˌteləu'tæksis] *n* 趋端性(昆虫等)

telotism ['telətizəm] *n* 功能完整;阴茎勃起

telson ['telsn] *n* 尾节(昆虫);毒刺(蝎类)

telstar ['telstɑː] *n* 通信卫星

Temaril ['teməril] *n* 酒石酸异丁嗪(trimeprazine tartrate)制剂的商品名

temazepam [tə'mæzəpæm] *n* 替马西泮,羟基安定(弱安定药)

temefos ['temifɔs] *n* 替美福司,硫甲双磷(有机磷杀虫药,兽用杀外寄生虫药)

temodox ['temədɔks] *n* 替莫多司,羟乙喹酯(兽用生长促进药)

Temovate ['teməveit] *n* 丙酸氯倍他索(clobetasol propionate)制剂的商品名

temp. dext. tempori dextro【拉】在右颞部

temper ['tempə] *vt, vi* (使)回火,淬硬;锻炼;(使)软化 *n* 心情,脾气;(钢,等的)韧度 | fly(或get) into a ～ 发脾气 / keep one's ～ 忍住性子,不使脾气发作 / lose one's ～ 发脾气 / out of ～ (with sb) (对某人)生气

temperament ['tempərəmənt] *n* 气质,禀赋 | bilious ～, choleric ～ 胆汁质 / lymphatic ～, phlegmatic ～ 淋巴质,粘液质 / melancholic ～, atrabilious ～ 忧郁质 / nervous ～ 神经质 / sanguine ～, sanguineous ～ 多血质

temperamental [ˌtempərə'mentl] *a* 气质的;性情的;易激动的 | ～**ly** *ad*

temperance ['tempərəns] *n* 节制;节欲;戒酒

temperantia [ˌtempə'rænʃiə] *n* 镇静药

temperate ['tempərit] *a* 有节制的,适度的,温和的 | ～**ly** *ad* / ～**ness** *n*

temperature ['tempəritʃə] *n* 温度;体温 | basal body ～ 基础体温 / body ～ 体温 / critical ～ 临界温度 / mean ～ 平均温度 / normal ～ 正常体温 / optimum ～ 最适温度 / room ～ 室温 / subnormal ～ 正常下温度 | have(或run) a ～ 发烧 / take one's ～ 量体温

tempered ['tempəd] *a* 调和的,温和的,适中的

template ['templit] *n* 模板(牙科中作装牙用;理论免疫学中指决定抗体分子结合部位构型的抗原;遗传学中指一条DNA单链是合成RNA互补链或mRNA的模板,又是合成核酸或蛋白质的模板) | surgical ～ 手术模板(作即时义齿修复用)

temple ['templ] *n* 颞颥,颞部

tempolabile [ˌtempəu'leibail] *a* 缓变的(随时间而变化的)

tempora ['tempərə] tempus的复数

temporal[1] ['tempərəl] *a* 暂时的,短暂的,时间的 | ～**ly** *ad*

temporal[2] ['tempərəl] *a* 颞的

temporalis [tempə'reilis] *a*【拉】颞的 *n* 颞肌

temporality [tempə'ræləti] *n* 短暂性

temporary ['tempərəri] *a* 一时的,暂时的,临时的 | **temporarily** *ad* / **temporariness** *n*

temporoauricular [ˌtempərəuɔː'rikjulə] *a* 颞耳(部)的

temporofacial [ˌtempərəu'feiʃəl] *a* 颞面的

temporofrontal [ˌtempərəu'frʌntl] *a* 颞额的;颞额束的

temporohyoid [ˌtempərəu'haiɔid] *a* 颞舌骨的

temporomalar [ˌtempərəu'meilə] *a* 颞颧的

temporomandibular [ˌtempərəumæn'dibjulə] *a* 颞下颌的

temporomaxillary [ˌtempərəu'mæksiləri] *a* 颞上颌的

temporo-occipital [ˌtempərəuɔk'sipitl] *a* 颞枕的

temporoparietal [ˌtempərəupə'raiitl] *a* 颞顶的

temporopontile [ˌtempərəu'pɔntail] *a*

颞叶脑桥的

temporospatial [ˌtempərəuˈspeiʃəl] *a* 时间与空间的,时空的

temporosphenoid [ˌtempərəuˈsfi:nɔid] *a* 颞蝶的

temporozygomatic [ˌtempərəuˌzaigəˈmætik] *a* 颞颧的

tempostabile [ˌtempəusˈteibail] *a* 不缓变的(不随时间而变化的)

temp. sinist. tempori sinistro【拉】在左颞部

tempt [tempt] *vt* 引诱;吸引;冒…的风险

temptation [tempˈteiʃən] *n* 引诱,诱惑

tempting [ˈtemptiŋ] *a* 吸引人的,使发生兴趣的 | ~**ly** *ad*

tempus [ˈtempəs] ([复] **tempora** [ˈtempərə]) *n*【拉】颞颥,颞部

temulence [ˈtemjuləns] *n* 酩酊,酒醉;中毒

temuline [ˈtemjuli:n] *n* 毒麦灵,毒麦碱

ten [ten] *num* 十 | ~s of thousands 好几万 / ~ times 十倍;…得多 / ~ to one 十之八九,很可能

tenable [ˈtenəbl] *a* 可以进行的;(主张等)站得住脚的;可保持(一段时间)的(for)

tenacious [tiˈneiʃəs] *a* 粘的;坚韧的;紧握的;坚持的(of);(记忆力等)强的 | ~**ly** *ad* / ~**ness** *n*

tenacity [tiˈnæsəti] *n* 粘性;坚韧,韧性;强记 | cellular ~ 细胞韧性

tenaculum [tiˈnækjuləm] ([复] **tenaculums** 或 **tenacula** [tiˈnækjulə]) *n*【拉】持钩(外科手术用);支持体

tenalgia [tiˈnældʒiə] *n* 腱痛

tenascin [ˈtenəsin] *n* 韧粘素

Tenckhoff catheter [ˈteŋkɔf] (H. Tenckhoff) 坦科夫导管(腹膜透析用)

tend[1] [tend] *vt* 照管,护理 *vi* 服侍(on);注意(to)

tend[2] [tend] *vi* 趋向;倾向,易于(to);有助于(to)

tendance [ˈtendəns] *n* 服侍,照料,看护

tendency [ˈtendənsi] *n* 趋势,倾向(性),趋向

tender[1] [ˈtendə] *a* 柔嫩的;敏感的;触痛的 | ~**ly** *ad*

tender[2] [ˈtendə] *vt* 提出,提供

tenderness [ˈtendənis] *n* 触痛 | pencil ~ 铅笔头触痛 / rebound ~ 反跳触痛

tendinitis [ˌtendiˈnaitis] *n* 腱炎 | stenosing ~ 狭窄性腱鞘炎

tendinoplasty [ˈtendinəuˌplæsti] *n* 腱成形术

tendinosuture [ˌtendinəuˈsju:tʃə] *n* 腱缝术

tendinous [ˈtendinəs] *a* 腱的,腱状的,腱性的

tendo [ˈtendəu] ([复] **tendines** [ˈtendini:z]) *n*【拉】腱

tendolysis [tenˈdɔlisis] *n* 腱粘连松解术

tendomucin [ˌtendəuˈmju:sin] *n* 腱粘蛋白

tendon [ˈtendən] *n* 腱 | calcaneal ~ 跟腱 / common ~ 总腱 / conjoined ~ 联合腱,腹股沟镰 / pulled ~ 腱撕裂 / slipped ~ 滑动腱 / trefoil ~, cordiform ~ of diaphragm 膈中心腱

tendonitis [ˌtendəuˈnaitis] *n* 腱炎

tendoplasty [ˈtendəˌplæsti] *n* 腱成形术

tendosynovitis [ˌtendəuˌsinəˈvaitis] *n* 腱鞘炎

tendotome [ˈtendətəum] *n* 腱刀

tendotomy [tenˈdɔtəmi] *n* 腱切断术

tendovaginal [ˌtendəuˈvædʒinəl] *a* 腱鞘的

tendovaginitis [ˌtendəuˌvædʒiˈnaitis] *n* 腱鞘炎

tenebrimycin [tiˌnebriˈmaisin] *n* 暗霉素(即妥布霉素tobramycin)

tenectomy [tiˈnektəmi] *n* 腱切除术,腱鞘切除术

tenemycin [ˌteniˈmaisin] *n* 暗霉素(即妥布霉素tobramycin)

Tenericutes [ˌtenəˈrikjuti:z, ˌti:nəriˈkju:ti:z] *n* 软皮菌类

tenesmus [ti'nezməs] *n*【拉】里急后重,下坠 | rectal ~ 里急后重 / vesical ~ 排尿里急后重 | **tenesmic** *a*
Tenex ['teneks] *n* 盐酸胍法辛(guanfacine hydrochloride)制剂的商品名
tenfold ['tenfəuld] *a* 十倍的 *ad* 成十倍
ten Horn 见Horn
tenia ['ti:niə] ([复] **teniae** ['ti:nii:]) *n* 带;绦虫
teniacide ['ti:niəˌsaid] *a* 杀绦虫的 *n* 杀绦虫药
teniafugal [ˌti:niə'fju:gəl] *a* 驱绦虫的
teniafuge ['ti:niəˌfju:dʒ] *n* 驱绦虫药
tenial ['ti:niəl] *a* 绦虫的;带的
teniamyotomy [ˌti:niəmai'ɔtəmi] *n* 结肠带肌切开术
teniasis [ti'naiəsis] *n* 绦虫病
tenicide ['tenisaid] *a* 杀绦虫的 *n* 杀绦虫药
teniform ['tenifɔ:m] *a* 绦虫状的;带状的
tenifugal [ti'nifjugəl] *a* 驱绦虫的
tenifuge ['tenifju:dʒ] *n* 驱绦虫药
tenioid['ti:niɔid] *a* 绦虫状的,带状的
teniola [ti'ni:ələ] *n* 小带,灰质小带
teniotoxin [ˌti:niəu'tɔksin] *n* 绦虫毒素
teniposide [ˌteni'pəusaid] *n* 替尼泊甙,鬼臼噻吩甙,表鬼臼毒噻吩糖甙(抗肿瘤药)
tennis ['tenis] *n* 网球
ten(o)–, tenont(o)– [构词成分] 腱
tenodesis [ti'nɔdisis] *n* 腱固定术
tenodynia [ˌtenəu'diniə] *n* 腱痛
tenofibril ['tenəuˌfaibril] *n* 张力原纤维
tenolysis [te'nɔlisis] *n* 腱(粘连)松解术
tenomyoplasty [ˌtenəu'maiəˌplæsti] *n* 腱肌成形术
tenomyotomy [ˌtenəumai'ɔtəmi], **tenontomyotomy** [ˌtenɔntəumai'ɔtəmi] *n* (部分)腱肌切除术
tenonectomy [ˌtenəu'nektəmi] *n* 腱部分切除术,腱缩短术
tenonitis [ˌtenə'naitis] *n* 腱炎;眼球囊炎
tenonometer [ˌtenə'nɔmitə] *n* 眼压计
tenonostosis [ˌtenənɔs'təusis] *n* 腱骨化
Tenon's capsule (fascia, membrane) [tə'nɔn] (Jacques R. Tenon) 眼球筋膜,眼球囊 | ~ space 巩膜外层间隙
tenontagra [ˌtenən'tægrə] *n* 腱痛风
tenontitis [ˌtenən'taitis] *n* 腱炎
tenont(o)– 见teno–
tenontodynia [ˌtenəntəu'diniə] *n* 腱痛
tenontography [ˌtenən'tɔgrəfi] *n* 腱论
tenontolemmitis [təˌnɔntəule'maitis] *n* 腱鞘炎
tenontology [ˌtenən'tɔlədʒi] *n* 腱学
tenontomyoplasty [təˌnɔntəu'maiəˌplæsti] *n* 腱肌成形术
tenontophyma [təˌnɔntəu'faimə] *n* 腱瘤
tenontoplasty [tə'nɔntəˌplæsti] *n* 腱成形术
tenontothecitis [təˌnɔntəuθi'saitis] *n* 腱鞘炎
tenontotomy [ˌtenən'tɔtəmi] *n* 腱切断术
tenophyte ['tenəfait] *n* 腱赘
tenoplasty ['tenəˌplæsti] *n* 腱成形术 | **tenoplastic** [ˌtenəu'plæstik] *a*
tenoreceptor [ˌtenəri'septə] *n* 腱感受器
Tenormin ['tenɔ:min] *n* 阿替洛尔(atenolol)制剂的商品名
tenorrhaphy [ti'nɔrəfi] *n* 腱缝术
tenositis [ˌtenəu'saitis] *n* 腱炎
tenostosis [ˌtenɔs'təusis] *n* 腱骨化
tenosuture [ˌtenəu'sju:tʃə] *n* 腱缝术
tenosynitis [ˌtenəusai'naitis] *n* 腱鞘炎
tenosynovectomy [ˌtenəuˌsinə'vektəmi] *n* 腱鞘切除术
tenosynovitis [ˌtenəuˌsinə'vaitis] *n*

腱鞘炎
tenotome ['tenətəum] *n* 腱刀
tenotomize [ti'nɔtəmaiz] *vt* 腱切断
tenotomy [ti'nɔtəmi] *n* 腱切断术 | curb ～ 眼肌后徙术(治斜视的一种手术) / graduated ～ 部分腱切断术
tenovaginitis [ˌtenəuˌvædʒi'naitis] *n* 腱鞘炎
TENS transcutaneous electrical nerve stimulation 经皮电神经刺激
tense [tens] *a* 拉紧的,紧张的 *vt, vi* (使)拉紧,(使)紧张 | ～**ly** *ad* / ～**ness** *n*
tensible ['tensible] *a* 能拉长的,能伸展的
tensile ['tensail] *a* 张力的,可伸展的
Tensilon ['tensilɔn] *n* 依酚氯铵(edrophonium chloride)制剂的商品名
tensio-active [ˌtensiəu'æktiv] *a* 表面张力活性的
tensiometer [ˌtensi'ɔmitə] *n* 表面张力计
tension ['tenʃən] *n* 压力,张力;拉紧;紧张 | arterial ～ 动脉压 / electric ～ 电压 / intraocular ～ 眼球内压,眼压 / intravenous ～ 静脉压 / muscular ～ 肌紧张,肌张力 / premenstrual ～ 经前期紧张 / surface ～ 表面张力 / tissue ～ 组织张力
tensity ['tensəti] *n* 紧张,紧张度
tensive ['tensiv] *a* 张力的
tensometer [ten'sɔmitə] *n* 张力计,张力测量仪
tensor ['tensə] *n*【拉】张肌
tent[1] [tent] *n* 帐篷;帐状物,帷幕 | oxygen ～ 氧幕,氧气帐 / steam ～ 蒸气帷(呼吸道疾病时用)
tent[2] [tent] *n* 塞条 *vt* 将塞条嵌进(伤口) | sponge ～ 海绵塞条(扩张宫颈管用)
tentacle ['tentəkl] *n* 触手;触须(动物) | **tentacular** [ten'tækjulə] *a*
tentaculiform [ten'tækjulifɔ:m] *a* 触手状的
tentative ['tentətiv] *a* 试验(性)的,暂定的,假定的 | ～**ly** *ad*
tenth [tenθ] *num* 第十;十分之一(的) | ～**ly** *ad* 第十 | nine ～s 十之八九,几乎全部
tenthmeter [tenθ'mi:tə] *n* 埃(波长单位,$=10^{-10}$m)
tentorium [ten'tɔ:riəm] ([复] **tentoria** [ten'tɔ:riə]) *n*【拉】幕 | ～ of cerebellum 小脑幕 / ～ of hypophysis 鞍膈 | **tentorial** *a*
tentum ['tentəm] *n* 阴茎
Tenuate ['tenjueit] *n* 盐酸二乙胺苯丙酮,盐酸安非拉酮(diethylpropion hydrochloride)制剂的商品名
tenuity [te'nju(:)iti] *n* 纤细,稀薄,微弱;(智力等)贫乏
tenulin ['tenjulin] *n* 细叶土木香苦素(嚏剂)
tenuous ['tenjuəs] *a* 稀薄的,纤细的,微弱的
Tepanil ['tepənil] *n* 盐酸二乙胺苯丙酮,盐酸安非拉酮(diethylpropion hydrochloride)制剂的商品名
tepefy ['tepifai] *vt, vi* (使)微温;(使)变温热 | **tepefaction** [ˌtepi'fækʃən] *n*
tephromalacia [ˌtefrəuməˈleiʃiə] *n* 灰质软化(脑或脊髓)
tephromyelitis [ˌtefrəumaiə'laitis] *n* 脊髓灰质炎
tephrosis [te'frəusis] *n* 焚化,灰化;火葬
tephrylometer [ˌtefri'lɔmitə] *n* 脑灰质(厚度)测量计
tepid ['tepid] *a* 微温的,温热的 | ～**ly** *ad* / ～**ness** *n* / ～**ity** [te'pidəti] *n*
tepidarium [ˌtepi'dɛəriəm] *n* 温水浴池;温水浴
tepor ['ti:pə] *n* 微热,微温
teprotide ['teprətaid] *n* 替普罗肽,壬肽抗压素(抗高血压药)
ter- [前缀] 三,三倍
tera- [构词成分] 垓,兆兆,万亿($=10^{12}$)
teracurie [ˌterə'kjuəri] *n* 垓居里(旧放

射单位，$=10^{12}$Ci)

teras ['terəs] ([复] **terata** ['terətə]) *n* 【拉;希】畸胎

teratic [te'rætik] *a* 畸形的

teratism ['terətizəm] *n* (畸胎)畸形

terat(o)- [构词成分] 畸胎，畸形

teratoblastoma [ˌterətəublæs'təumə] *n* 畸胎样瘤

teratocarcinogenesis [ˌterətəuˌkɑ:sinəu'dʒenisis] *n* 畸胎瘤发生

teratocarcinoma [ˌterətəuˌkɑ:si'nəumə] *n* 畸胎瘤

teratogen ['terətədʒən] *n* 致畸胎物，致(胎儿)畸形药 | ~**ic** [ˌterətəu'dʒenik] *a* 畸形形成的，致畸形的

teratogenesis [ˌterətəu'dʒenisis], **teratogeny** [ˌterə'tɔdʒəni] *n* 畸形形成，畸形发生 | **teratogenetic** [ˌterətəudʒi'netik] *a*

teratogenous [ˌterə'tɔdʒinəs] *a* 畸形性的

teratoid ['terətɔid] *a* 畸胎样的

teratology [ˌterə'tɔlədʒi] *n* 畸形学，畸胎学 | **teratologic(al)** [terətə'lɔdʒik(əl)] *a*

teratoma [ˌterə'təumə] ([复] **teratomas** 或 **teratomata** [ˌterə'təumətə]) *n* 畸胎瘤 | ~**tous** *a*

teratosis [ˌterə'təusis] *n* (畸胎)畸形

teratospermia [ˌterətəu'spə:miə] *n* 畸形精子(症)

Terazol ['terəzɔl] *n* 特康唑(terconazole)制剂的商品名

terazosin hydrochloride [tə'reizəsin] 盐酸特拉唑嗪(抗高血压药)

terbium ['tə:biəm] *n* 铽(化学元素)

terbutaline sulfate [tə'bju:təli:n] 硫酸特布他林，硫酸叔丁喘宁，硫酸间羟叔丁肾上腺素(β-肾上腺素能受体激动剂，用作支气管扩张药)

terchloride [tə:'klɔ:raid] *n* 三氯化物

terconazole [te'kəunəzəul] *n* 特康唑(抗真菌药)

tere ['tiəri] *vt* 【拉】擦，研磨(调剂用词)

terebene ['terəbi:n] *n* 松节油萜，芸香烯

terebenthene [ˌterə'benθi:n] *n* 松节油

terebic acid [te'rebik] 芸香酸

terebinth ['terəbinθ] *n* 笃耨香;松油脂

terebinthina [ˌterə'binθinə] *n* 【拉】松油酯，松脂

terebinthinate [ˌterə'binθineit], **terebinthine** [terə'binθi:n] *a* 含松油脂的，似松油脂的

terebinthinism [ˌterə'binθinizəm] *n* 松节油中毒

terebrachesis [ˌterəbrei'ki:sis] *n* (子宫)圆韧带减短术

terebrant ['terəbrənt], **terebrating** ['terəˌbreitiŋ] *a* 钻刺性的(如锥痛)

terebration [ˌteri'breiʃən] *n* 环钻术;锥痛

teres ['tiəri:z] *a* 【拉】圆的 *n* 圆肌

terfenadine [tə'fenədi:n] *n* 特非那定，丁苯哌丁醇(抗组胺药)

Terfonyl ['tə:fənil] *n* 三磺嘧啶复合剂，磺胺二甲嘧啶-磺胺嘧啶-磺胺甲基嘧啶(sulfamethazine, sulfadiazine, and sulfamerazine〈trisulfapyrimidines〉)制剂的商品名

tergal ['tə:gəl] *a* 背的，背面的

ter in die [tə: in di:ei]【拉】一日三次

term [tə:m] *n* 期;学期;期限;足月，足孕;界，范围;名词，术语;项;[复] 条件;[复] 关系 *vt* 把…称为 | ontogenetic ~ 胚胎学名词 | at ~ 到期终时，到期 / bring sb to ~s 迫使某人同意 / come to ~s, make ~s 达成协议 / come to ~s with 妥协 / in ~s of, in … ~s 用…的话;根据，按照;从…方面(说来) / in the long(或short) ~ 从长期(短期)来看 / in no uncertain ~s 明确地，毫不含糊地 / not on any ~s (或on no ~s) 决不，无论如何不 / on good(或friendly) ~s 有联系，关系好 / on one's own ~s 根据自己的主张，根据自己的条件 / set a ~ to 给…定限期，对…加以限制 / think in ~ of 考虑

terminad ['tə:minæd] *ad* 向末端
terminal ['tə:minl] *a* 端的;末端的;终末的;定期的;晚期的 *n* 末端,终点 | C ～ C末端,羧基末端(即C-terminal) / N ～ N末端,氨基末端(即N-terminal)
terminal addition enzyme 末端加成酶, DNA 核苷酸基外转移酶
terminal deoxynucleotidyl transferase (TdT) [di:ˌɔksiˌnju:kliəu'taidil 'trænsfəreis] 末端脱氧核苷酸转移酶, DNA核苷酸基外转移酶
terminate ['tə:mineit] *vt, vi* (使)终止,使结束
terminatio [ˌtə:mi'neiʃiəu] ([复] **terminationes** [ˌtə:miˌneiʃi'əuni:z]) *n* 【拉】末端,端;终止
termination [ˌtə:mi'neiʃən] *n* 末端,端;终止;结束;(病的)终局 | put a ～ to sth (或bring sth to a ～) 结束某事
terminology [ˌtə:mi'nɔlədʒi] *n* 术语(学),名词学,命名法 | **terminological** [ˌtə:minə'lɔdʒikəl] *a*
terminus ['tə:minəs] ([复] **terminuses** 或 **termini** ['tə:minai]) *n* 末端;名词,术语 | termini generales 通称 / termini ontogenetici 胚胎学名词
termolecular [ˌtə:məu'lekjulə] *a* 三分子的
ternary ['tə:nəri] *a* 三个构成的;三重的;第三的;三元的 | ～acid 三元酸
ternate ['tə:neit] *a* 三个一组的
Ternidens ['tə:nidənz] *n* 三齿(线虫)属 | ～ diminutus 缩小三齿线虫
ternitrate [tə:'naitreit] *n* 三硝酸盐
terodiline hydrochloride [ˌtə:rəu'daili:n] 盐酸特罗地林,盐酸双苯丁胺(冠状动脉扩张药,用于治疗劳力性心绞痛)
teroxide [tə:'rɔksaid] *n* 三氧化物
terpene ['tə:pi:n] *n* 萜
terpenism ['tə:pənizəm] *n* 萜中毒
terpin ['tə:pin] *n* 萜品,萜二醇 | ～ hydrate 萜品醇,水合萜二醇(祛痰药)
terpineol [tə'piniɔl] *n* 萜品醇,松油醇
Terpinol ['tə:pinɔl] *n* 萜品醇(terpin hydrate)的商品名
terra ['terə] *n* 【拉】土,土地 | ～ alba 白土,石膏粉 / ～ lemnia 赭土 / ～ merita 郁金,姜黄 / ～ ponderosa 重土,硫酸钡 / ～ sigillata 真赭土 / ～ silicea purificata 精制硅藻土
terrace ['terəs] *n* 阶地;露台,晒台
Terramycin [ˌterə'maisin] *n* 土霉素(oxytetracycline)制剂的商品名
terrein ['teriin] *n* 土曲菌素,羟基环五烷酮
terrestrial [ti'restriəl] *a* 地球(上)的;陆(地)上的,陆栖的
terrestric acid [te'restrik] 青地霉酸
terrible ['terəbl] *a* 可怕的;极度的
terribly ['terəbli] *ad* 可怕地;极度地
Terridens ['teridəns] *n* 三齿(线虫)属 | ～ diminutus 缩小三齿线虫
terrific [tə'rifik] *a* 可怕的,骇人的;非常的
terrify ['terifai] *vt* 使恐怖,惊吓
territorial [ˌteri'tɔ:riəl] *a* 领土的;土地的;区域(性)的
territoriality [ˌteriˌtɔ:ri'æləti] *n* 地区性,地盘性(生物的一种行为型,指一个或一群动物划出地盘,有力地防御同种的其他成员的侵入)
territory ['teritəri] *n* 领土;地区;(行动、知识等的)领域,范围;地盘(由一个或一群动物所占据的栖息区域,属于同种的其他成员进入这个地盘,它们就会被作为入侵者而受到攻击)
terror ['terə] *n* 恐怖,惊吓,惊悸 | day ～s 昼惊 / night ～s 夜惊
Terry's syndrome ['teri] (Theodore L. Terry) 特里综合征,未熟儿视网膜病
Terson's syndrome [te'sɔn] (Albert Terson) 德桑综合征,玻璃体出血
tersulfide [tə:'sʌlfaid] *n* 三硫化物
tertian ['tə:ʃən] *a* 每三日(复发)的,间日的 *n* 间日热 | double ～ 复间日疟
tertiary ['tə:ʃəri] *a* 第三的,第三位的,第三级的;(梅毒等)第三期的;(化学)叔

的,特的,三代的,三发性的

tertigravida [ˌtəːʃi'grævidə] *n*【拉】第三次孕妇

tertipara [təː'ʃipərə] *n*【拉】三产妇

tervalent [təː'veilənt] *a* 三价的

tesicam ['tesikæm] *n* 替昔康,氧喹苯胺(抗炎药)

tesimide ['tesimaid] *n* 苄叉异喹酮(抗炎药)

tesla ['teslə] *n* 特斯拉(磁通量密度的国际单位制单位,以每平方米韦伯〈webers〉计算,缩写为T)

Teslac ['teslæk] *n* 睾内酯(testolactone)制剂的商品名

teslaization [ˌtesleiai'zeiʃən] (Nikola Tesla) *n* 特斯拉电疗法,高频电疗法

tessellated ['tesileitid] *a* 棋盘格状的,分成方格的

test[1] [test] *n* 壳,甲壳,介壳

test[2] [test] *n* 试验,测验;化验,化验结果;试剂 *vt* 试验,测试;化验,分析 | abortus Bang ring (ABR) ～ 流产班氏环状试验(检牛布鲁杆菌病的筛选试验,亦称乳汁环状试验) / acetic acid ～ 乙酸试验(检尿白蛋白) / acetic acid and potassium ferrocyanide ～ 乙酸(和)亚铁氰化钾试验(检蛋白质) / acid elution ～ 酸洗脱试验(检胎儿血红蛋白) / acidified serum ～ 酸化血清试验(检阵发性夜间血红蛋白尿) / acid-lability ～ 酸灭活试验(根据鼻病毒和肠病毒在不同的pH水平时的活力对二者进行鉴别的试验,鼻病毒在pH3～5的情况下孵育1～3h即告灭活) / acoustic reflex ～ 听反射试验(测听反射阈,用以区分传导性聋和感音神经性聋以及诊断听神经瘤) / adrenalin ～ 肾上腺素试验(检甲状腺功能) / agglutination ～ 凝集试验(检细菌凝集,用于诊断细菌性疾病或病毒性及立克次体疾病以及类风湿性关节炎) / air ～ 充气试验(检胎盘完整) / alizarin ～ 茜素试验(检胃分泌) / alkali denaturation ～ 碱变性试验(一种中度敏感的分光光度测定法,以检测胎儿血红蛋白的浓度,此法系利用血红蛋白分子对其珠蛋白部分接触碱不致变性的特点进行的) / alternate binaural loudness balance (ABLB) ～ 双耳交替响度平衡试验, ABLB 试验 / alternate cover ～ 交替覆盖试验(检测斜视和/或隐斜视的类型,即交替覆盖两眼并注意未覆盖眼的运动) / alternate loudness balance ～ 交替响度平衡试验 / antiglobulin ～ (AGT) 抗球蛋白试验 / antiglobulin consumption ～ 抗球蛋白消耗试验 / Army General Classification ～ 陆军通用分类测验(用于军队人员工作安排的一种智力测验) / arylsulfatase ～ 芳(香)基硫酸酯酶试验(鉴别快速生长分支杆菌的种属) / augmented histamine ～ 加量组胺试验(检胃功能) / autohemolysis ～ 自身溶血试验 / automated reagin ～ (ART) 自动反应素试验 / bar-reading ～ 障碍阅读试验 / bentonite flocculation ～ 皂土絮凝试验,皂土絮状试验 / benzidine ～ 联苯胺试验(检尿或粪便中潜血) / bile solubility ～ 胆汁溶解度试验(鉴别肺炎双球菌与链球菌) / binaural distorted speech ～s 对耳畸变言语试验 / biuret ～ 双缩脲试验(检蛋白质及脲) / bracelet ～ 手镯试验(风湿样关节炎时,轻压桡尺骨下端侧面,引起疼痛) / California mastitis ～ (CMT) 加利福尼亚乳腺炎试验(检牛的亚临床性乳腺炎) / CAMP ～ *C*hristie, *A*tkins and *M*unch-*P*etersen CAMP试验(对B族β溶血性链球菌的初步鉴定) / carotid sinus ～ 颈动脉窦试验(检心绞痛) / catalase ～ 过氧化氢酶试验,触酶试验(检细菌产生的过氧化氢酶) / catoptric ～ 反光试验(观察角膜及晶体的反光情况以检内障) / cephalin-cholesterol flocculation ～ 脑磷脂胆固醇絮状试验(从前用于肝功能试验) / chemiluminescence ～ 化学发光试验(中性粒细胞杀灭微生物功能的敏感

试验，包括检测由不稳定的和高度反应性的氧代谢物〈如噬菌作用后在突发性呼吸时所产生的单态氧〉所释放的化学发光能。本试验能检测慢性肉芽肿病的杂合携带者，亦能检测髓过氧物酶缺乏患者) / chi-squared (χ^2) ～ 卡方检验(一种统计检验，即期望值和观察值之差的平方，除以期望值〈在检验中的每一类〉各商数之和即为卡方〈符号为χ^2〉，卡方值越小，则假设与实际频数之间的符合程度越接近) / chromatin ～ 染色质试验(测定遗传型性别) / cis-trans ～ 顺反测验，顺反位置效应测验(使两个拟等位突变基因分别处于顺式或反式构型而观察个体的表型，从而判断它们是否属于同一顺反子的测验) / citrate ～ 枸橼酸试验(鉴别肠杆菌) / cocaine ～ 可卡因试验(双眼滴入可卡因溶液，患霍纳〈Horner〉综合征那只眼的瞳孔要比正常眼小) / coccidioidin ～ 球孢子菌素试验(一种检球孢子菌病的皮内试验) / colloidal gold ～ 胶态金试验(检脑脊液蛋白-球蛋白，从而诊断某些中枢神经系统疾患，如神经梅毒、多发性硬化、脊髓灰质炎以及脑炎) / complement fixation ～ 补体结合试验(检查血清中抗体与相应抗原结合后结合补体的一种血清学试验) / concentration ～ 浓度试验(检肾功能) / conglutinating complement absorption ～ (CCAT) 胶固补体吸收试验 / Congo red ～ 刚果红试验(检淀粉样变性) / contact ～ 接触试验(见patch ～) / cover-uncover ～ 覆盖-未覆盖试验(检测隐斜视的类型，即覆盖一眼并注意未覆盖眼的运动) / dark-adaptation ～ 暗适应试验(检维生素A缺乏症。此试验的依据为：维生素A摄入量缺乏则欲在暗室中见一微明物体的能力就减弱) / Denver Development Screening ～ 丹佛发育筛选测验(鉴定婴儿和学龄前儿童发育迟缓的测验) / deoxyribonuclease (DNase) ～ 脱氧核糖核酸酶试验(检细菌的脱氧核糖核酸酶的存在) / deoxyuridine suppression ～ 脱氧尿苷抑制试验(检测叶酸或钴胺缺乏) / dexamethasone suppression ～ 地塞米松抑制试验(检测下丘脑-垂体-肾上腺皮质功能) / differential ～ for infectious mononucleosis 传染性单核细胞增多症鉴别试验 / disk diffusion ～ 平板扩散试验(检细菌对抗生素的敏感性) / double glucagon ～ 两次高血糖素试验(检淀粉1,6-葡萄苷酶缺乏) / dye exclusion ～ 染料排斥试验(试管中测定细胞活力) / early pregnancy ～ 早孕试验 / erythrocyte protoporphyrin (EP) ～ 红细胞原卟啉试验(铅中毒筛选试验) / esophageal acid infusion ～ 食管注酸试验(诊断胃食管回流) / euglobulin lysis ～ 优球蛋白溶解试验(检测纤维蛋白溶酶原激活剂) / FE_{Na} ～ 滤过钠排泄分数(excreted fraction of filtered sodium)试验(测定肾小管对钠的再吸收) / femoral nerve stretch ～ 股神经牵张试验(检第三或第四腰椎间盘病损)/ fern ～羊齿状试验(检雌激素)/ferric chloride ～ 氯化铁试验(检涎液中的硫氰酸；检水杨酸) / finger-nose ～, finger-to-finger ～ 指鼻试验，指指试验(检肢体协调运动) / flocculation ～ 絮凝试验，絮状试验 / fluorescent treponemal antibody absorption (FTA-ABS) ～ 荧光(梅毒)密螺旋体抗体吸收试验(检梅毒) / fundus reflex ～ 眼底反射试验(检影法，视网膜镜检查) / glycerophosphate ～ 甘油磷酸盐试验(检肾功能) / glycyltryptophan ～ 甘氨酰色氨酸试验(检胃癌) / gold number ～, gold-sol ～ 金胶液试验，金值试验(检脑脊液球蛋白，从而诊断脑脊髓梅毒) / guaiac ～ 愈创木脂试验(检潜血) / hapten inhibition ～ 半抗原抑制试验(抗原决定簇血清学特性的鉴定) / hatching ～ 孵化试验(检尿或粪中血吸虫卵) / heel-knee ～ 跟膝试验(检两侧下肢协调运动) / hemadsorption ～ 血(细胞)吸附试验(一种试管〈体外〉试验，血细胞凝集素存在时，红细胞吸附到受感染的组织的细胞上，以测定血细胞凝集的病毒) / hemagglutination inhibition (HI, HAI) ～ 血细胞凝集抑制试验，血凝抑制试验 / histamine ～ 组胺试验(检胃分泌、交感神经系统损害、嗜铬细胞瘤) / histamine flare ～ 组胺发红试验(检麻风和疱疹后神经痛) / histidine loading ～ 组氨酸负荷试验(检叶酸缺乏) / horse cell ～ 马细胞试验(保-邦-戴〈Paul-Bunnell-Davidsohn〉试验的一种改良，检伴有传染性单核细胞增多症的嗜异性抗体，即使用马红细胞而不用绵羊红细胞，不需要离心分离，整个试验几分钟即完成) / hydrogen peroxide ～ 过氧化氢试验(检血) / hyperemia ～ 充血试验(检动脉硬化，见Moschcowitz's test) / hypothesis ～ 假设检验(确定一系列观察是否符合思考中的假设的一种抽象方法，也是大多数统计检验的理论基础。假设检验是在两种假设间作出决定的，一种假设认为研究中的效应并不存在，即无效假设null hypothesis, H_0, 另一种则认为有某种特定效应存在，即备择假设alternative hypothesis, H_1) / IMViC ～ IMViC试验(为*i*ndole〈吲哚〉、*m*ethyl red〈甲基红〉、*V*oges-Proskauer〈伏-普〉反应及*c*itrate〈柠檬酸盐〉修改过的首字母缩写词，一系列代谢试验，用作鉴别肠杆菌科所属菌属的规范化操作) / indigo carmine ～ 靛卡红试验(检肾渗透性) / indophenol ～ 靛酚试验(检细胞内氧化酶及成髓细胞等) / inoculation ～ 接种试验(检急性脊髓前角灰质炎) / intracutaneous tuberculin ～ 皮内结核菌素试验(检结核病) / intradermal ～, intracutaneous ～ 皮内试验(皮内注射抗原的一种皮肤试验) / lactose ～ 乳糖试验(检肾功能) / latex agglutination ～, latex fixation ～ 胶乳凝集试验，胶乳结合试验(将可溶性抗原吸附在聚苯乙烯胶乳颗粒上，加上特异性抗体可使之凝集，此试验广泛用于检查类风湿因子，在妊娠试验中检尿人绒〈毛〉膜促性腺激素) / lepromin ～ 麻风菌素试验(检麻风) / levulose tolerance ～ 果糖耐量试验(检肝功能) / limulus ～ 鲎(溶解物)试验(马蹄蟹〈即鲎Limulus polyphemus〉血细胞浸液接触病人血标本，如标本中含有革兰阴性菌内毒素，就会产生血细胞浸液的凝胶作用) / lipase ～ 脂酶试验(检肝功能) / litmus milk ～ 石蕊牛乳试验(检胰脂酶) / lupus band ～ 狼疮带试验(一种免疫荧光试验，检测系统性红斑狼疮患者中真皮表皮交界部是否有免疫球蛋白和补体沉积及其程度) / lymphocyte proliferation ～ 淋巴细胞增生试验(检查淋巴细胞对致丝裂素、特定抗原或同种细胞反应能力的功能试验，淋巴细胞分别用刺激物或不用刺激物培养数日，然后用^{3}H标记的胸苷培养数小时，刺激培养和对照培养中胸苷的摄取率则称为刺激指数〈SI〉或刺激率〈SR〉。亦称胚细胞样转变测定，淋巴细胞增生测定) / magnesionitric ～ 镁硝酸试验(检尿白蛋白) / mallein ～ 马鼻疽菌素试验(检鼻疽) / methylene blue ～ 亚甲蓝试验(检肾渗透性、检乳) / microprecipitation ～ 微量沉淀试验(使用微量血清做沉淀试验) / migration inhibitory factor (MIF) ～ 游走抑制因子试验(体外测试淋巴细胞在特异性抗原作用下产生MIF的试验) / milk ring ～ 乳汁环状试验(见abortus Bang ring ～) / mirror ～ 镜面试验(检支气管分泌物) / monaural loudness balance (MLB) ～ 单耳响度平衡试验 / multiple-puncture ～ 多刺试验(一种皮内试验，以若干刺针或叉针蘸取试验材料〈例如结核菌素〉后刺压入皮内 / mumps skin ～ 腮腺炎皮肤试验(检对腮腺炎的免疫力：此试验不可靠，很少使用，即皮内注射灭活腮腺炎病毒，结核菌素型迟发型超敏反应发生即为阳性反应) /

neutralizaton ～ 中和试验(测定抗血清或其他物质对病毒或其他有关细菌致病性质的中和能力) / niacin ～ 烟酸试验(检结核分支杆菌) / nitrate reduction ～ 硝酸盐还原试验(检硝酸盐经细菌培养还原为亚硝酸盐。此试验可用于肠杆菌科、分支杆菌和某些需氧菌的可疑菌株的鉴定) / nitric acid ～ 硝酸试验(检白蛋白) / nitric acid-magnesium sulfate ～ 硝酸硫酸镁试验(检白蛋白) / nitroblue tetrazolium (NBT) ～ 四唑氮蓝试验(检中性粒细胞杀菌功能) / nitrogen partition ～ 氮分配试验(检肝功能) / nitroprusside ～ 硝基氢氰酸盐试验(检半胱氨酸、丙酮、肌酐) / one-tailed ～ 单尾检验,单侧检验(一种假设检验) / ONPG ～ ONPG试验(检细菌中β-D-半乳糖苷酶:细菌在含邻-硝基苯-β-D-半乳糖吡喃糖苷*O*-nitrophenyl-β-D-galactopyranoside〈ONPG〉的缓冲胨培养基中生长,如出现黄色,即示有β-半乳糖苷酶生成) / orcinol ～ 苔黑酚试验(检尿戊糖) / orthotoluidine ～ 邻甲基苯胺试验(检血) / osazone ～ 脎试验(检糖) / ovarian hyperemia ～ 卵巢充血试验(检孕) / palmin ～, palmitin ～ 软脂酸酯试验(检胰腺功能) / passive cutaneous anaphylaxis ～ 被动皮肤过敏反应试验(用于研究引起直接过敏性反应的抗体) / passive protection ～ 被动保护试验(在动物注射抗血清被动免疫后进行的保护试验) / passive transfer ～ 被动转移试验(一种皮肤反应,检测人的反应素IgE) / patch ～ 斑贴试验(主要用于诊断变态反应:以小块纱布或滤纸浸透可疑变应原,贴于皮肤一段时候,出现红肿即为阳性反应) / PCA ～ 被动皮肤过敏反应试验(即passive cutaneous anaphylaxis ～) / phenolphthalein ～ 酚酞试验(检粪中血及尿内血液) / phenolsulfonphthalein ～ 酚磺酞试验(检肾功能) / phenoltetrachlorophthalein ～ 四氯酚酞试验(检肝功能) / phlorhizin ～, phlorizin ～ 根皮苷试验(检肾功能不全) / phloroglucin ～, phloroglucinol ～ 间苯三酚试验(检尿中半乳糖、戊糖及糖醛酸) / phosphatase ～ 磷酸酶试验(鉴定消毒牛奶;检血清磷酸酶) / pineapple ～ 菠萝试验(检胃酪酸) / plantar ischemia ～ 跖缺血试验(检小腿和足部循环障碍) / pregnancy ～ 妊娠试验(一类以检出孕妇尿中绒毛膜促性腺激素来诊断妊娠的试验) / protection ～ 保护(力)试验,血清中和试验 / protein tyrosin ～ 蛋白酪氨酸试验(检疟疾) / quadriceps ～ 四头肌试验(检甲状腺功能亢进) / radioactive renogram ～ 放射肾X线摄片试验(静脉内注射放射性核素物质,并用外烁闪器检验肾对此物质的摄入和分泌) / radioallergosorbent ～ (RAST) 放射变应原吸附试验(测定血清中特异性免疫球蛋白E抗体的试验) / radioimmunosorbent (RIST) ～ 放射免疫吸附试验(一种高度敏感的放射免疫测定法,测定血清中免疫球蛋白E抗体的总浓度) / radioisotope renal excretion ～ 放射性核素肾排泄试验(研究肾功能) / rank sum ～ 秩和检验(一种无效假设对备择假设的非参数统计检验,无效假设的两种样本来自同一群体,备择假设的两种样本来自两个群体,其概率分布类型相同但位置不同,根据秩和的统计值,当双方样本以上升次序联合分级观察时,即可算出一种样本的秩和) / rapid plasma reagin (RPR) ～s 快速血浆反应素试验(一组诊断梅毒的絮凝试验,采用未加热的血清和一种改良的VDRL〈美国性病研究所〉抗原〈含氯化胆碱和炭粒〉,就能目视絮凝现象,广泛用于筛选检查) / rash-extinction ～ 红疹消退试验(见Schultz-Charlton reaction) / resorcinol ～ 间苯二酚试验(检盐酸) / rheumatoid arthritis ～ 类风湿关节炎试验 / RIF (resistance-inducing factor) ～ 抗性诱导因子试验(见Rubin's test 第二解) / ring ～ 成环试验(检抗生素活性、鼻疽、蛋白质) / rose bengal ～ 孟加拉玫红试验(检肝功能) / salicylaldehyde ～ 水杨醛试验(检尿内丙酮) / sand ～ 沙滤试验(检尿内胆汁及血红蛋白) / santonin ～ 山道年试验(检肝抗毒效力) / scarification ～ 划痕试验(一种皮肤试验，经划痕将抗原引入，如皮尔盖试验，见Pirquet test) / scratch ～ 抓痕试验(一种皮肤试验，将抗原用在表面抓痕上) / screen ～ 覆盖试验(交替覆盖试验，见alternate cover ～; 覆盖-未覆盖试验，见cover-uncover ～) / screening ～ 筛选试验(用以排除那些肯定不患还在争议中的疾病的人，而对其余具有阳性反应的人则作较仔细的诊断试验) / serologic ～ 血清学试验(任何用病人血清的实验室试验) / serum ～ 血清试验(检血、肉、精液等，亦称生物试验) / serologic ～ for syphilis (STS) 梅毒血清学试验 / serum bactericidal activity ～ 血清杀菌活性试验 / serum neutralization ～ 血清中和试验(血清抗微生物活性试验，即将血清、病毒或其他受检微生物的混合物接种到易感的动物，亦称保护试验) / shadow ～ 暗影试验(视网膜镜检查，检影法) / sheep cell agglutination ～ (SCAT) 绵羊细胞凝集试验(任何使用绵羊红细胞的凝集试验) / short increment sensitivity index (SISI) ～ 短增量敏感指数试验 / sign ～ 符号检验(一种无效假说的非参数统计检验) / signed rank ～ 符号秩检验(一种无效假设对备择假说的非参数统计检验) / skin ～ 皮肤试验 / sniff ～ 鼻吸试验(病人作嗅闻动作时，X线透视检查可见到膈膜麻痹侧上升，正常侧下降) / sponge ～ (热)海绵试验，热纱布试验(检脊柱病) / Sterneedle tuberculin ～ 舰针结核菌素试验(使用自动六针头装置，即舰针Sterneedle,浸有1～2滴结核菌素P. P. D.,置于前臂，刺入皮下1mm之深，从而使结核菌素沉积于皮肤外表面，3～7日期间针刺部位有硬结，并大于5mm者为阳性，此试验在英国称希夫〈Heaf〉试验) / Student's *t*- ～ "学生"*t*检验(见*t*-～) / sucrose lysis ～ 蔗糖溶血试验(检阵发性夜间血红蛋白尿) / sulfur ～ 硫试验(检蛋白质) / susceptibility ～ 敏感试验(检病原菌对抗生素的敏感性) / *t*-～ *t*检验(根据*t*分布的一种统计假设检验，用于检验两组的均值差) / tannic acid ～ 鞣酸试验(检核白蛋白) / thematic apperception ～ (TAT) 主题理解测验，主题统觉测验 / thermoagglutination ～ 热凝集试验(检细菌抗原性变种的一种试验，将细菌盐水悬液煮沸2h后，略呈粗糙的菌株能发生凝集) / thiochrome ～ 脱氢硫胺试验(检维生素B_1) / three-glass ～ 三杯试验(检尿道炎及膀胱炎) / thymol turbidity ～ 麝香草酚浊度试验(从前用作检肝功能的一种絮凝试验) / tolerance ～ 耐量试验(测循环效能;测机体对某一物质的代谢能力或对药物的耐受能力) / thyroid suppression ～ 甲状腺抑制试验(检甲状腺功能亢进) / tine ～, tine tuberculin ～ (Rosenthal) 结核菌素叉刺试验(2mm长尖叉4支接在塑料手柄上，尖叉浸蘸旧结核菌素，干后压入前臂掌侧皮内，以此方法在外层接种，48～72h后检查，是否有可触知的硬结，如在划刺处周围有1个以上直径超过2mm的硬结，即为阳性) / tone decay ～ (阈)音衰(减)试验(一种听力计试验) / treponemal hemagglutination (TPHA) ～ 梅毒螺旋体血凝试验(检梅毒) / Treponema pallidum complement fixation (TPCF) ～ 梅毒螺旋体补体结合试验(检梅毒) / Treponema pallidum cryolysis complement fixation (TPCP) ～ 梅毒螺旋体冻溶补体结合试验(检梅毒) / Treponema pallidum immobilization (TPI) ～ 梅毒螺旋体制动试验(检梅毒) / trichophytin ～ 发癣菌素试验(检发癣菌感染) / triketohydrindene hydrate ～ 水合茚三酮试验(检蛋白质及氨基酸) / tryptophan ～ 色氨酸试验(检胃容物中有色氨酸即表明有胃癌) / tuberculin ～ 结核菌素试验(检结核病) / tuberculin titer ～ 结核菌素效价试验(用不同浓度的结核菌素进行注射以测定机体对结核菌素过敏性程度的试验) / two-glass ～ 二杯试验(检尿道炎,早起时病人收集尿液,第一部分放于第一个玻璃杯中,第二部分放于第二个杯中,如患有前尿道炎,第一个玻璃杯中的尿混浊,第二个杯尿清澈,如前后尿道皆发炎,则二杯中的尿均混浊) / two-tailed ～ 双尾检验,双侧检验(一种假设检验) / unheated serum reagin (USR) ～ 未加热血清反应素试验(一种使用未加热血清VDRL〈美国性病研究所〉试验的改良,主要用于筛选检查) / urea concentration ～ 脲浓度试验(检肾功能) / Urecholine supersensitivity ～ 乌拉胆碱超敏性反应(检神经源性膀胱) / VDRL [Venereal Disease Research Laboratory] VDRL(美国性病研究所)试验(检梅毒的规范化非梅毒螺旋体抗原的血清学试验,即使用热灭活血清和VDRL抗原的玻片絮凝试验) / ventilation ～ 换气试验(测运动时呼气量) / worsted ～ 彩线试验(检色彩视力) / χ^2 ～ 卡方检验(见 chi-squared ～) / D-xylose absorption ～, D-xylose tolerance ～ D-木糖吸收试验,D-木糖耐量试验(吸收不良综合征的鉴别诊断) | put to the ～ 使受试验,使受检验,使受考验 / stand the ～ 经受住考验

testa ['testə] *n*【拉】壳,甲壳,介壳

Testacea [tes'teiʃiə] *n* 有壳目

Testacealobosia [ˌtestəˌsi:ələ*u*'bəusiə] *n* 壳叶亚纲

testacean [tes'teiʃiən] *n, a* 壳叶(原)虫(的)

testaceous [tes'teiʃiəs] *a* 有壳的,有介壳的,有甲壳的

Testacida [tes'tæsidə] *n* 有壳目

testalgia [tes'tældʒiə] *n* 睾丸痛

Tes-Tape ['testeip] *n* 尿糖试纸(一种浸渗葡糖氧化酶、过氧物酶和邻联甲苯胺试纸的商品名,用于测定尿内葡萄糖的近似浓度)

testate ['testeit] *a* 有壳的(指壳叶亚纲阿米巴样原虫)

testectomy [tes'tektəmi] *n* 睾丸切除术

testee [tes'ti:] *n* 受测验者,测验对象

tester ['testə] *n* 试验者;检验器,测试器;(试验用的)对照物

testicle ['testikl] *n* 睾丸 | **testicular** [tes'tikjulə] *a*

testicond ['testikənd] *a* 隐睾的,睾丸未降的

testicular nucleic acid [tes'tikjulə] 睾丸核酸

testiculate [tes'tikjuleit] *a* 睾丸状的

testiculoma [tesˌtikju'ləumə] *n* 男性细胞瘤,男胚瘤

testiculus [tes'tikjuləs] ([复] **testiculi** [tes'tikjulai]) *n*【拉】睾丸

testify ['testifai] *vi* 证明,证实 *vt* 证明,表明

testimonial [ˌtesti'məunjəl] *n* 证明书,鉴定书;奖状

testimony ['testiməni] *n* 证明,证据;声明

testis ['testis] ([复] **testes** ['testi:z]) *n*【拉】睾丸 | ectopic ～ 异位睾丸 / inverted ～ 睾丸反向 / ～ muliebris 卵巢 / obstructed ～ 睾丸受阻 / pulpy ～ 髓样睾丸 / retained ～, undescended ～ 隐睾,睾丸未降

testitis [tes'taitis] *n* 睾丸炎

testitoxicosis [ˌtestiˌtɔksi'kəusis] *n* 睾丸中毒症

Testivin's sign [testi'ven] (G. Testivin) 特斯替文征(从尿中除去白蛋白,加酸处理,再加上1/3尿量的乙醚之后可形成一层火棉胶样表膜,据称可见于传染病的潜伏期)

testoid ['testɔid] *n* 睾丸激素(类)

testolactone [ˌtestəuˈlæktəun] *n* 睾内酯(抗赘生物类固醇)
testopathy [tesˈtɔpəθi] *n* 睾丸病
testosterone [tesˈtɔstərəun] *n* 睾酮,睾丸素 | ~ cyclopentylprəpionate, ~ cypionate 环戊丙酸睾酮,睾酮环戊丙酸酯 / ~ enanthate, ~ heptanoate 庚酸睾酮 / ethinyl ~ 乙炔基睾酮 / ~ ketolaurate 睾酮十二酮酸酯,癸酰乙酸睾酮 / methyl ~ 甲睾酮,甲基睾酮,甲基睾丸素 / ~ phenylacetate 苯乙酸睾酮,苯乙酸睾丸素 / ~ propionate 丙酸睾酮,丙酸睾丸素
testosterone 17 *β*-dehydrogenase (NADP⁺) [tesˈtɔstərəun diːˈhaidrədʒəneis] 睾酮17*β*-脱氢酶(NADP⁺)(此酶缺乏为一种常染色体隐性性状,可称为17*β*-羟甾类脱氢酶缺乏症。亦称17*β*-羟甾类脱氢酶,17*β*-酮甾类还原酶)
Testryl [ˈtestril] *n* 睾酮(testosterone)纯结晶混悬液的商品名
test-tube [ˈtesttjuːb] *a* 试管的;在试管中发育(或生长)的;由人工授精而生长的
testy [ˈtesti] *a* 易怒的,暴躁的
TET treadmill exercise test 跑台运动试验
tetanal [ˈtetənəl] *a* 破伤风的
tetania [tiˈteiniə] *n*【拉】手足搐搦;(肌)强直
tetanic [tiˈtænik] *a* 破伤风的;强直性的
tetaniform [tiˈtænifɔːm] *a* 破伤风样的;强直样的
tetanigenous [ˌtetəˈnidʒinəs] *a* 致破伤风的;致强直的
tetanilla [ˌtetəˈnilə] *n* 无强直手足搐搦;多发性肌阵挛
tetanism [ˈtetənizəm] *n* 破伤风样病,假破伤风
tetanization [ˌtetənaiˈzeiʃən, -niˈz-] *n* 促强直作用,致强直(作用)
tetanize [ˈtetənaiz] *vt* 使强直,致强直
tetanocannabin [ˌtetənəuˈkænəbin] *n* 大麻强直素
tetanode [ˈtetənəud] *n* 手足搐搦静止期
tetanoid [ˈtetənɔid] *a* 破伤风样的;强直样的
tetanolysin [ˌtetəˈnɔlisin] *n* 破伤风溶血(毒)素
tetanometer [ˌtetəˈnɔmitə] *n* 强直测验计
tetanospasmin [ˌtetənəuˈspæzmin] *n* 破伤风痉挛毒素
tetanus [ˈtetənəs] *n* 破伤风;(肌)强直 | acoustic ~ 听性强直(蛙肌) / anodal closure ~ 阳极通电强直 / anodal opening ~ 阳极断电强直 / apyretic ~ 手足搐搦 / cathodal closure ~ 阴极通电强直 / cathodal opening ~ 阴极断电强直 / cephalic ~ 头部破伤风 / cerebral ~ 脑破伤风 / cryptogenic ~ 隐原性破伤风 / drug ~ 药物性强直 / flexor ~ 屈肌强直 / intermittent ~ 手足搐搦,间歇性强直 / postserum ~ 血清注射后破伤风 / puerperal ~, uterine ~ 产后破伤风
tetany [ˈtetəni] *n* 手足搐搦;(肌)强直 | duration ~ 通电期间强直 / gastric ~ 胃病性手足搐搦 / hyperventilation ~ 过度呼吸性手足搐搦 / latent ~ 潜在性手足搐搦(在电或机械性刺激时出现的手足搐搦) / parathyroid ~, parathyroprival ~ 甲状旁腺缺乏性手足搐搦
tetartanope [teˈtɑːtənəup] *n* 象限盲者,四分之一盲者;蓝黄色盲者,第四型色盲者
tetartanopia [ˌtetɑːtəˈnəupiə], **tetartanopsia** [ˌtetɑːtəˈnɔpsiə] *n* 象限盲,四分之一盲;蓝黄色盲,第四型色盲 | **tetartanopic** [ˌtetɑːtəˈnɔpik] *a*
tetartocone [tiˈtɑːtəkəun], **tetarcone** [ˈtetɑːkəun] *n* 上后内尖,上颌双尖牙后内尖
tetartoconid [tiˌtɑːtəˈkəunid] *n* 下后内尖,下颌双尖牙后内尖
tetchy [ˈtetʃi] *a* 过度敏感的,易怒的 | **tetchily** *ad* / **tetchiness** *n*

tether ['teðə] *n* 系绳,链;限度 *vt* 栓;束缚;限定 | at the end of one's ~ 智穷力竭

tetia ['ti:tiə] *n* 雅司病(即yaws)

tetiothalein sodium [ˌti:ʃiə'θæli:n] 四碘酚酞钠,碘酞钠(造影剂)

tetmil ['tetmil] *n* 十毫米(度量单位)

tetra- [构词成分] 四

tetra-amylose [ˌtetrə'æmiləus] *n* 四戊基糖,四直链淀粉

tetrabasic [ˌtetrə'beisik] *a* 四碱价的,四元的

tetrablastic [ˌtetrə'blæstik] *a* 四胚层的

tetraboric acid [ˌtetrə'bɔ:rik] 四硼酸,焦硼酸

tetrabrachius [ˌtetrə'breikiəs] *n* 四臂畸胎

tetrabromofluorescein [ˌtetrəˌbrəuməuˌfluə'resi:n] *n* 四溴荧光素,曙红

tetrabromophenolphthalein [ˌtetrəˌbrəuməuˌfi:nɔl'θæli:n] *n* 四溴酚酞(指示剂)

tetrabromophthalein sodium [ˌtetrəˌbrəuməu'θæli:n] 四溴酚酞钠(胆囊造影剂)

tetracaine ['tetrəkein] *n* 丁卡因,地卡因(局部麻醉药) | ~ hydrochloride 盐酸丁卡因(局部或表面麻醉药)

tetracetate [te'træsiteit] *n* 四乙酸盐

tetrachirus [ˌtetrə'kaiərəs] *n* 四手畸胎

tetrachlorethane [ˌtetrəklɔ:'reθein] *n* 四氯乙烷(抗蠕虫药,亦用作溶剂和干洗时使用)

tetrachloride [ˌtetrə'klɔ:raid] *n* 四氯化物

tetrachlormethane [ˌtetrəklɔ:'meθein] *n* 四氯甲烷,四氯化碳

2,3,7,8-tetrachlorodibenzo-*p*-dioxin (TCDD) [ˌtetrəˌklɔ:rəudaiˌbenzəu dai'ɔksin] 2,3,7,8-四氯二苯并对二噁英(一种使除莠剂2,4,5-T污染的致畸和致癌的二噁英)

tetrachloroethane [ˌtetrəˌklɔ:rəu'eθein] *n* 四氯乙烷(一种毒害肝细胞的工业溶剂)

tetrachloroethylene [ˌtetrəˌklɔ:rə'eθili:n] *n* 四氯乙烯(抗蠕虫药)

tetrachromic [ˌtetrə'krəumik] *a* 四色的;四色视的

tetracid ['tetræsid] *a* 四(价)酸的 *n* 四(价)酸

tetracosanoic acid [ˌtetrəˌkəusə'nəuik] 二十四(烷)酸

tetracrotic [ˌtetrə'krɔtik] *a* 四波(脉)的

tetracycline [ˌtetrə'saiklin] *n* 四环素(抗生素类药) | ~ phosphate complex 四环素磷酸复盐(抗菌药)

Tetracyn ['tetrəsin] *n* 四环素(tetracycline)制剂的商品名

tetrad ['tetræd] *n* 四个;四个一套;四价元素;四分体(染色体);四裂体(细菌);四联症

tetradactyly [ˌtetrə'dæktili] *n* 四指(趾)(畸形) | **tetradactylous** *a*

tetradecanoate [ˌtetrəˌdekə'nəueit] *n* 十四(烷)酸盐,肉豆蔻酸盐

tetradecanoyl phorbol acetate [ˌtetrə'dekənɔil 'fɔ:bɔl 'æsiteit] 十四(烷)酰佛波醇乙酸酯(一种佛波醇酯,为一种促癌物,用于促使实验动物生长皮肤癌)

tetradeconic acid [ˌtetrədi'kɔnik] 十四(烷)酸,肉豆蔻酸

tetraerythrin [ˌtetrə'eriθrin] *n* 四红素,甲壳红素

tetraethylammonium [ˌtetrəˌeθilə'məuniəm] *n* 四乙铵

tetraethylthiuram disuifide [ˌtetrəˌeθil'θaijuəˌræm] 双硫仑,戒酒硫,二硫化四乙基秋兰姆(即disulfiram,抗乙醇中毒药)

tetragon ['tetrəgən], **tetragonum** [ˌtetrə'gəunəm] *n* 方形,四边形

tetragonal [te'trægənl] *a* 四角形的,四边形的

tetragonus [ˌtetrə'gəunəs] *n* 颈阔肌

tetrahedral [ˌtetrə'hedrəl] *a* 有四面的,四面体的

tetrahedron [ˌtetrə'hedrən] ([复] **tetrahedrons** 或 **tetrahedra** [ˌtetrə'hedrə]) *n* 四面体

tetrahydric [ˌtetrə'haidrik] *a* 四氢的

tetrahydrobiopterin [ˌtetrəˌhaidrəubai'ɔptərin] *n* 四氢生物蝶呤(可致恶性高苯丙氨血症)

tetrahydrocannabinol [ˌtetrəˌhaidrəukə'næbinɔl] *n* 四氢大麻酚(拟精神病药)

tetrahydrofolate (THF) [ˌtetrəˌhaidə'fəuleit] *n* 四氢叶酸酯

tetrahydrofolic acid [ˌtetrəˌhaidrə'fəulik] 四氢叶酸

tetrahydropalmatine [ˌtetrəˌhaidrəu'pælmətin] *n* 四氢帕马丁,延胡索乙素(镇痛药)

tetrahydropteroylglutamate methyltransferase[ˌtetrəˌhaidrəˌterɔil'glu:təmeitˌmeθil'trænsfəreis] 四氢蝶酰(基)谷氨酸甲基转移酶,5-甲基四氢叶酸-高半胱氨酸甲基转移酶

tetrahydropteroylglutamic acid [ˌtetrəˌhaidrəuˌterɔilglu:'tæmik] 四氢蝶酰谷氨酸,四氢叶酸

tetrahydrozoline hydrochloride [ˌtetrəhai'drɔzəli:n] 盐酸四氢唑啉,盐酸四氢萘咪唑啉(肾上腺素能药,局部用于鼻粘膜,并用于结膜,促使血管收缩)

Tetrahymena [ˌtetrə'haimenə] *n* 四膜虫属 | ~ pyriformis 梨形四膜虫

Tetrahymenina [ˌtetrəˌhaimə'nainə] *n* 四膜虫亚目

tetraiodoethylene [ˌtetrəˌaiədəu'eθili:n] *n* 四碘乙烯,二碘仿

tetraiodophenolphthalein[ˌtetrəˌaiədəuˌfi:nɔl'θæli:n] *n* 四碘酚酞(胆囊造影剂)

tetraiodophthalein sodium [ˌtetrəˌaiədəu'θæli:n] 四碘酚酞钠

tetraiodothyronine [ˌtetrəˌaiədəu'θaiərəni:n] *n* 四碘甲(状)腺原氨酸,甲状腺素

tetralogy [te'trælədʒi] *n* 四联症

tetramastigote [ˌtetrə'mæstigəut] *a* 四鞭毛的 *n* 四鞭毛体

tetramazia [ˌtetrə'meiziə] *n* 四乳(畸形)

Tetrameres [te'træməri:z] *n* 四棱线虫属 | ~ americana 美洲四棱线虫

tetrameric [ˌtetrə'merik], **tetramerous** [te'træmərəs] *a* 四部(分)的

tetramethyl [ˌtetrə'meθil] *n* 四甲基

tetramethylammonium hydroxide [ˌtetrəˌmeθilə'məunjəm] *n* 羟化四甲铵

tetramethylenediamine [ˌtetrəˌmeθili:n'daiəmi:n] *n* 丁二胺,腐胺

tetramethylputrescine [tetrəˌmeθilpju'tresin] *n* 四甲基腐胺,四甲烯四甲基二胺

tetramethyluric acid [ˌtetrəˌmeθi'ljuərik] 四甲基尿酸

tetramine ['tetrəmi:n] *n* 羟化四甲铵

tetramisole hydrochloride [te'træmisəul] 盐酸四咪唑(抗蠕虫药)

Tetramitus mesnili [te'træmitəs mes'naili] 迈氏四鞭毛虫(即迈氏唇鞭毛虫Chilomastix mesnili)

tetramylose [te'træmiləus] *n* 四戊基糖,四直链淀粉

tetranitrol [ˌtetrə'naitrɔl] *n* 丁四硝酯(即erythrityl tetranitrate,抗心绞痛药,血管扩张药)

tetranophthalmos [ˌtetrənɔf'θælmɔs] *n* 四眼畸胎

tetranopsia [ˌtetrə'nɔpsiə] *n* 象限盲,四分之一盲

tetranucleotide [ˌtetrə'nju:kliətaid] *n* 四核苷酸,核酸

Tetranychus [te'trænikəs] *n* 叶螨属 | ~ autumnalis 秋恙螨(即Trombicula autumnalis) / ~ molestissimus 剧扰叶螨 / ~ telarius 棉红叶螨

Tetraodontoidea [ˌtetrəɔdɔn'tɔidiə] *n*

河豚亚目,鲀亚目

tetraodontoxin [teˌtreləd ɔn'tɔksin] *n* 河豚毒素,河鲀毒素

tetraodontoxism [teˌtreiədɔn'tɔksizəm] *n* 河豚中毒,河鲀中毒

tetraotus [ˌtetrə'əutəs] *n* 四耳畸胎

tetraparesis [ˌtetrə'pærisis] *n* 四肢轻瘫

tetrapeptide [ˌtetrə'peptid] *n* 四肽

Tetraphyllidea [ˌtetrəfi'lidiə] *n* 四叶(绦虫)目

tetraplegia [ˌtetrə'pli:dʒiə] *n* 四肢麻痹,四肢瘫

tetraploid ['tetrəplɔid] *a* 四倍的 *n* 四倍体(指一个个体或细胞具有四整套染色体) | ~**y** *n* 四倍性

tetrapodisis [ˌtetrəpəu'daisis] *n* 四足行动

tetrapus ['tetrəpəs] *n* 四足畸胎

tetrapyrrole ['tetrəpiˌrəul] *n* 四吡咯

tetrasaccharide [ˌtetrə'sækəraid] *n* 四糖

tetrascelus [te'træsiləs] *n* 四腿畸胎

tetrasomic [ˌtetrə'səumik] *a* 二倍加二的,四(染色)体的

tetrasomy ['tetrəˌsəumi] *n* 四(染色)体性

tetraspore ['tetrəspɔ:] *n* 四分孢子

tetraster [te'træstə] *n* 四星体

tetrastichiasis [ˌtetrəsti'kaiəsis] *n* 四列睫,四行睫

tetratomic [ˌtetrə'tɔmik] *a* 四原子的;四羟(基)的

tetratrichomonas buccalis [ˌtetrətri'kɔmənəs bə'keilis] 口腔(四)毛滴虫(即Trichomonas tenax)

tetravaccine [ˌtetrə'væksi:n] *n* 四联疫苗,四联菌苗(含有伤寒杆菌、副伤寒杆菌甲和乙以及霍乱弧菌死菌液所制成的疫苗)

tetravalent [te'trævələnt] *a* 四价的

tetrodonic acid [ˌtetrə'dɔnik] 河鲀酸,河豚酸

tetrodotoxin [ˌtetrədə'tɔksin] *n* 河鲀毒素,河豚毒素

tetrodotoxism [ˌtetrədə'tɔksizəm] *n* 河鲀中毒,河豚中毒

tetronal ['tetrənl] *n* 特妥那,四乙眠砜(催眠药)

tetronerythrin [ˌtetrə'neriθrin] *n* 羽毛红素

tetrophthalmos [ˌtetrɔf'θælmɔs] *n* 四眼畸胎

tetrose ['tetrəus] *n* 丁糖

tetrotus [te'trəutəs] *n* 四耳畸胎

tetroxide [te'trɔksaid] *n* 四氧化物

tetrulose ['tetru:ləus] *n* 酮丁糖

tetrydamine [te'traidəmi:n] *n* 四氢甲吲胺(镇痛、抗炎药)

tetryl ['tetril] *n* 三硝基苯甲硝胺(可致工业性皮炎)

tetter ['tetə] *n* 皮肤病(俗名);动物痒症(传染人的畜类皮病) | milky ~ 乳痂,婴儿头皮脂溢

tetterwort ['tetəwət] *n* 血根(草)

teucrin ['tju:krin] *n* 石蚕苷

Teucrium ['tju:kriəm] *n* 石蚕属

teutlose ['tju:tləus] *n* 甜菜根糖

tewfikose ['tju:fikəus] *n* 埃及牛乳糖

texis ['teksis] *n*【拉;希】分娩,生产

text [tekst] *n* 原文,本文,正文;课文

textbook ['tekstbuk] *n* 课本,教科书

textiform ['tekstifɔ:m] *a* 网状的;组织状的

textile ['tekstail] *n* 纺织品,纺织原料,织物 *a* 纺织的

textoblastic [ˌtekstəu'blæstik] *a* 生成新组织的,再生的

textometer [ˌtekstəu'mi:tə] *n* 原生质,原浆

textual ['tekstjuəl] *a* 原文的,正文的;按原文的,逐字的

Textulariina [ˌtekstjulə'raiinə] *n* 织虫亚目

texture ['tekstʃə] *n* 结构,质地,组织;肌理;特征 *vt* 使具有某种结构(或特征) | **textural** *a*

textus ['tekstəs] *n*【拉】组织

TF transfer factor 转移因子; tuberculin filtrate 结核菌素滤液

6-TG 6-thioguanine 硫鸟嘌呤,6-硫鸟嘌呤(抗肿瘤药)

TGF transforming growth factor 转化生长因子

T-group training group 训练组

TGT thromboplastin generation test 凝血激酶生成试验

Th 元素钍(thorium)的符号

Thai [tai] *n* 泰人;泰语 *a* 泰人的;泰语的;泰国的

Thailand ['tailænd] *n* 泰国[亚洲] | ~**er** *n* 泰国人

thalamectomy [ˌθælə'mektəmi] *n* 丘脑破坏法

thalamencephalon [ˌθæləmen'sefəlɔn] *n* 丘脑 | **thalamencephalic** [ˌθæləˌmense'fælik] *a*

thalami ['θæləmai] thalamus的复数

thalamic [θə'læmik] *a* 丘脑的

thalamocoele ['θæləməuˌsi:l] *n* 丘脑室,第三脑室

thalamocortical [ˌθæləməu'kɔ:tikəl] *a* 丘脑皮质的

thalamolenticular [ˌθæləməulen'tikjulə] *a* 丘脑豆状核的

thalamomamillary [ˌθæləmə'mæmiləri] *a* 丘脑乳头体的

thalamotegmental [ˌθæləməuteg'mentl] *a* 丘脑被盖的

thalamotomy [ˌθælə'mɔtəmi] *n* 丘脑切开术 | anterior ~ 丘脑前核切开术 / dorsomedial ~ 丘脑背内侧核切开术

thalamus ['θæləməs] ([复] **thalami** ['θæləmai) *n* 【拉】丘脑

thalassanemia [θəˌlæsə'ni:miə] *n* 珠蛋白生成障碍性贫血,地中海贫血

thalassemia [ˌθælə'si:miə] *n* 珠蛋白生成障碍性贫血,地中海贫血 | *α*-~ *α*-珠蛋白生成障碍性贫血 / *β*-~ *β*-珠蛋白生成障碍性贫血 / *δ*-~ *δ*-地中海贫血 / hemoglobin C-~ 血红蛋白C珠蛋白生成障碍性贫血 / hemoglobin E-~ 血红蛋白E珠蛋白生成障碍性贫血 / hemoglobin S-~ 血红蛋白S珠蛋白生成障碍性贫血 / ~ intermedia 中间型珠蛋白生成障碍性贫血 / sickle cell-~ 镰状细胞珠蛋白生成障碍性贫血 / ~ major 重型珠蛋白生成障碍性贫血 / ~ minor 轻型珠蛋白生成障碍性贫血

thalassic [θə'læsik] *a* 海洋的,深海的

thalassin [θə'læsin] *n* 海葵素

thalassoposia [θəˌlæsəu'pəuziə] *n* 饮(用)海水

thalassotherapy [θəˌlæsəu'θerəpi] *n* 海水浴疗法;海滨治疗

thalgrain ['θælgrein] *n* 铊谷(谷类中混入硫酸铊,杀鼠类药)

thalidomide [θə'lidəmaid] *n* 沙利度胺,酞胺哌啶酮,反应停(催眠镇静药,20世纪50年代和60年代初在欧洲广泛使用,但妊娠早期妇女服后引起胎儿畸形,故不再使用。本品对缓解急性麻风反应伴随而来的剧痛十分有效,但孕妇不宜)

Thalitone ['θælitəun] *n* 氯噻酮(chlorthalidone)制剂的商品名

thalleioquin [θə'laiəkwin] *n* 奎宁绿脂(奎宁试验时所产生的一种绿色树脂物质)

thallic ['θælik] *a* 铊的,三价铊的

thallitoxicosis [ˌθæliˌtɔksi'kəusis], **thallotoxicosis** [ˌθæləˌtɔksi'kəusis] *n* 铊中素

thallium ['θæliəm] *n* 铊(化学元素) | ~ 201 ^{201}铊,铊201(以氯化亚铊〈thallous chloride〉形式用作诊断辅助药)

thall(o)- [构词成分] 枝,芽;叶状体;铊

Thallobacteria [ˌθailəubæk'tiəriə] *n* 叶状菌纲

Thallophyta [θə'lɔfitə] *n* 菌藻植物类,叶状植物类

thallophyte ['θæləfait] *n* 菌藻植物,叶状植物

thallospore ['θæləspɔ:] *n* 原植体孢子,无梗孢子,菌丝孢子

thallous ['θæləs] *a* 亚铊的,一价铊的

thallous chloride Tl 201 ['θæləs] 氯化亚^{201}铊(静脉注射用于闪烁扫描，辅助诊断心脏病，亦称thallium chloride 〈^{201}Tl C1〉)
thallus ['θæləs] *n* 原植体;菌体
thalposis [θæl'pəusis] *n* 温觉 | **thalpotic** [θæl'pɔtik] *a*
THAM tromethamine, tris(hydroxymethyl)aminomethane 氨丁三醇，缓血酸胺，三羟甲基氨基甲烷(碱化剂，静脉注射矫治代谢性酸中毒)
Thamnidium [θæm'nidiəm] *n* 枝霉属
thamuria [θæ'mjuəriə] *n* 频尿
than [强ðæn;弱ðən, ðn] *conj* [用于形容词、副词的比较级之后] 比; [用于else, other等之后] 除…外; [用于rather, sooner之后] 与其…(宁愿…) | more often ~ not 多半，通常 / no more ~ 仅仅，只是 / no other ~ [加强语气用] 除…外没有，只有;正是，就是 / nothing more or less ~ 完全 / ~ what 比(等于than,非标准英语)
thanat(o)- [构词成分] 死
thanatobiologic [ˌθænətəuˌbaiə'lɔdʒik] *a* 死(与)生的
thanatognomonic [ˌθænətəunəu'mɔnik] *a* 死征的
thanatoid ['θænətɔid] *a* 似死的，假死的
thanatology [ˌθænə'tɔlədʒi] *n* 死亡学
thanatometer [ˌθænə'tɔmitə] *n* 检尸温度计
thanatophidia [ˌθænətə'fidiə] *n* 毒蛇(总称) | ~l *a*
thanatophoric [ˌθænətəu'fɔrik] *a* 致命的，致死的
thanatopsia [ˌθænə'tɔpsiə], **thanatopsy** ['θænəˌtɔpsi] *n* 尸体剖检
thanatosis [ˌθænə'təusis] *n* 坏死，坏疽
Thane's method [θein] (George D. Thane) 塞因法，(大脑)中央沟定位法
thank [θæŋk] *vt, n* 感谢 | have only oneself to ~ 只能怪自己，自己负责 / have sb to ~ 责怪某人，要某人负责 / no ~s to 并非由于 / ~s to 幸亏，由于
thankful ['θæŋkful] *a* 感谢的，欣慰的 | ~ly *ad* / ~ness *n*
Thapsia ['θæpsiə] *n* 【拉;希】毒胡萝卜属
thapsic acid ['θæpsik] 十六碳二酸
that [ðæt] *a* ([复] **those**) 那，那个 *pron* 那，那个; [用来代替句中名词] 前者 *conj* [引导名词性从句，常省略]; [引导状语从句]: 因为，由于;为了;以至于; [引导限制性定语从句]: 相当于who(m)或which *ad* 那样，那么 | and all ~ 诸如此类 / and ~ 而且 / at ~ 就那样;而且;然而 / for all ~ 尽管如此 / in ~ 既然，因为 / now ~ 既然，由于 / ~ is 那就是，即 / upon ~ 于是(立刻) / with ~ 接着就
thaumatropy [θɔː'mætrəpi] *n* 器官转化，结构转化
thaumaturgic [θɔːmə'təːdʒik] *a* 变幻的，奇异的
Thaysen's disease ['θaisn] (Thornwald E. H. Thaysen) 非热带口炎性腹泻(肠道吸收不良综合征)
THC tetrahydrocannabinol 四氢大麻酚
thea [θiːə] *n* 【拉】茶
theaism ['θiːəizəm] *n* 茶中毒
theatre, theater ['θiətə] *n* 戏院，剧场;(阶梯式的)教室，讲堂 | operating ~ 手术示教室，手术示范室
theatrical [θi'ætrikəl] *a* 剧场的，戏剧的;戏剧性的 | ~ly *ad*
thebaic [θi'beiik] *a* 阿片的，鸦片的
thebaine [θi'beiin] *n* 蒂巴因，二甲基吗啡
thebesian [θi'biːziən] (Adam C. Thebesius) *a* 特贝西乌斯的 | ~ foramen 小静脉孔 / ~ valve 冠状窦瓣 / ~ veins 心最小静脉
thebolactic acid [θibə'læktik] 阿片乳酸
theca ['θiːkə] ([复] **thecae** ['θiːsiː]) *n* 【拉】膜，鞘 | ~l *a*

thecitis [θi'saitis] *n* 腱鞘炎
thecodont ['θi:kədɔnt] *a* 牙槽包牙的
thecoma [θi'kəumə] *n* 泡膜细胞瘤
thecomatosis [ˌθi:kəumə'təusis] *n* 泡膜细胞增生症(卵巢基质弥散性增生)
thecostegnosis [ˌθi:kəusteg'nəusis] *n* 腱鞘狭窄
Theden's bandage ['teidən] (Johann C. A. Theden) 特登绷带(一种止血绷带)
Theelin ['θi:lin] *n* 雌酮(estrone)制剂的商品名
Theileria [θai'liəriə] (Arnold Theiler) *n* 泰累尔梨浆虫属 | ~ lawrencei 劳氏泰累尔梨浆虫 / ~ mutans 突变泰累尔梨浆虫 / ~ ovis 卵形泰累尔梨浆虫
theileriasis [ˌθailə'raiəiss] *n* 泰累尔梨浆虫病 | tropical ~ 热带泰累尔梨浆虫病(牛的传染病。亦称地中海沿岸热,热带梨浆虫病) | **theileriosis** [θaiˌləri'əusis] *n*
Theiler's disease ['tailə] (Max Theiler) 泰累尔病(鼠特发性脑脊髓炎) | ~ virus 泰累尔病毒(鼠特发性脑脊髓炎病毒)
Theile's canal ['tailə] (Friedrich W. Theile) 泰勒管(心包在主动脉和肺动脉起始部反转所形成的腔) | ~ glands 泰勒腺(胆囊盂及胆囊管壁内的腺样形成物)
Theimich's lip sign ['taimik, -miʃ] (Martin Theimich) 泰米希唇征(轻叩口轮匝肌可引起唇部突出或撅起)
thein(e) ['θi:in] *n* 茶碱,咖啡因
theinism ['θi:inizəm], **theism** ['θi:izəm] *n* 茶中毒
thelalgia [θi:'lældʒiə] *n* 乳头痛
thelarche [θi:'lɑ:ki] *n* 乳房初发育,乳房初长
Thelazia [θi'leiziə] *n* 吸吮线虫属
thelaziasis [ˌθelə'zaiəsis] *n* 吸吮线虫病
thele-, thel(o)- [构词成分] 乳头
theleplasty ['θi:liˌplæsti] *n* 乳头成形术
thelerethism [θi'leriθizəm] *n* 乳头膨起
theliolymphocyte [ˌθi:liəu'limfəsait] *n* 上皮内淋巴细胞
thelitis [θi:'laitis] *n* 乳头炎
thelium ['θi:liəm] ([复] **thelia** ['θi:liə]) *n* 【拉】乳头
thel(o)- 见thele-
Thelohania [ˌθi:lə'heiniə] *n* 单孢子虫属
thelorrhagia [ˌθi:lə'reidʒiə] *n* 乳头出血
thelothism ['θi:ləθizəm], **thelotism** ['θi:lətizəm] *n* 乳头膨起
thelyblast ['θeliblæst] *n* 雌性原核 | ~**ic** [ˌθeli'blæstik] *a*
thelygenic [ˌθi:li'dʒenik] *a* 产雌的(只产生雌性后代的)
thelykinin [ˌθi:li'kainin] *n* 雌酮
thelytocia [ˌθeli'təuʃiə], **thelytoky** [θi'litəki] *n* 产雌单性生殖(只产生雌性后代的单性生殖) | **thelytocous** [θi'litəkəs] *a* 产雌的
theme [θi:m] *n* 题目,主题
then [ðen] *ad* 当时,到那时;然后,接着;那么;而且 | and ~ some 而且还远不止此,至少 / ~ and there (或there and ~) 当时当地 / what ~ (或~ what) (下一步)怎么办,又怎么样呢
thenad ['θi:næd] *ad* 向鱼际,向掌
thenal ['θi:nəl] *a* 鱼际的,掌的
thenar ['θi:nɑ:] *n* 【希】鱼际 *a* 鱼际的,掌的
thence [ðens] *ad* 从那里起;从那时起;由此,因此 | ~ forth, ~ forward(s) *ad* 从那时起
thenium closylate ['θeniəm'kləusileit] 西尼铵氯苯磺酸盐,氯苯磺酸噻苯氧铵(兽用肮蠕虫药)
thenyldiamine hydrochloride [ˌθenil'daiəmi:n] 盐酸西尼二胺,盐酸噻吩甲二胺(抗组胺药)

Thenylene ['θenili:n] *n* 美沙吡咻,噻吩甲吡胺(methapyrilene)制剂的商品名

thenylpyramine [ˌθenil'pirəmi:n] *n* 噻吩甲吡胺(即美沙吡啉methapyrilene, 抗组胺药)

Theobaldia [ˌθiə'bɔ:ldiə] (Frederic V. Theobald) *n* 赛保蚊属(即脉毛蚊属Culiseta)

Theobroma [ˌθiə'brəumə] *n* 可可属

theobromine [ˌθiə'brəumi:n] *n* 可可(豆)碱(利尿药,平滑肌松弛药,心脏兴奋药,血管扩张药)

Theoglycinate [ˌθiə'glaisineit] *n* 茶碱甘氨酸钠(theophylline sodium glycinate)制剂的商品名

theolin ['θiəlin] *n* 庚烷

theophylline [ˌθiə'filin, θi'ɔfilin] *n* 茶碱(平滑肌松弛药,主要用作利尿药) | ~ aminoisobutanol 氨异丁醇茶碱(即安布茶碱ambuphylline) / ~ cholinate 胆茶碱 / ~ olamine 茶碱乙醇胺 / ~ sodium glycinate 茶碱甘氨酸钠(主要用作平滑肌松弛药)

theorem ['θiərəm] *n* 定理,原理 | central limit ~ 中心极限定理(关于样本均数分布的定理)

theoretic(al) [θiə'retik(əl)] *a* 理论的,假设的,推理的 | ~**ally** *ad*

theoretician [ˌθiəre'tiʃən], **theorist** ['θiərist] *n* 理论家

theorize ['θiəraiz] *vi* 建立理论,推理 | **theorization** [ˌθiərai'zeiʃən, -ri'z-] *n*

theory ['θiəri] *n* 理论,学说 | aging ~ of atherosclerosis 动脉粥样硬化衰老说(认为动脉粥样硬化是衰老的不可避免的结果,因此是一种不可逆过程) / apposition ~ 外积(生长)学说(认为组织生长是由细胞外在存积所致) / avalanche ~ 雪崩学说(传出神经冲动逐渐加强学说) / cell ~ 细胞学说(认为一切生命物质是由细胞组成的,细胞的活动是生命的基本过程) / cell-chain ~ 细胞链学说(神经纤维含有特殊细胞链,而这些细胞与中枢细胞仅为续发性的关联) / clonal deletion ~ 克隆删除学说(对自身抗原具有免疫耐受性的学说,根据免疫细胞的"禁忌克隆",凡与自身抗原起反应的克隆,在胚胎期间一经与抗原接触即被删除。"clonal abortion〈克隆夭折〉","clonal anergy〈克隆反应缺失〉","clonal silencing〈克隆静止〉","clonal purging〈克隆清除〉"这些术语也可用来说明这种现象) / clonal-selection ~ of immunity 免疫克隆选择学说(由伯内特〈Burnet〉提出的一种抗体形成选择学说。根据此学说,正常个体带有一整套能与一切可能的抗原决定簇起反应的淋巴细胞系。在胚胎时期,凡是能与自身抗原起反应的细胞系一与抗原相接触就被抑制,而在出生后,未被抑制的细胞系与相应抗原接触能改变应答性,表现为增生、形成抗体以及细胞免疫。免疫耐受性是细胞系被抑制的结果。原被抑制了的抗自身抗原的细胞系在以后当再度获得活性时,则可导致自身免疫性疾病 / closed circulation ~ 封闭循环学说(解释脾内血液如何由动脉进入静脉窦的学说之一,认为毛细血管直接向静脉窦排空的。亦称快速循环学说) / closed-open circulation ~ 封闭-开放循环学说(认为脾内有开放循环也有封闭循环,例如当脾充血时,脾收缩时的封闭循环即变为开放循环) / contractile ring ~ 收缩环学说(解释分裂细胞中沟形成的学说,根据此学说,分裂细胞的外层中胶质环的收缩〈外层凝胶收缩〉像阿米巴的不动部分,故表面积减少,但实际上在分裂前,表面积却增加26%左右) / convergence-projection ~ 会聚投射学说(解释牵涉性痛) / core conductor ~ 核心导体学说(关于电紧张电位及其在神经纤维中伴随电流的形成学说,根据此学说,神经纤维可以看作核心导体,即含有导电液体材料的圆柱体和具有高度电阻的外鞘,周围有一层传导介质) / dualistic ~ 二元论,

二元说(认为血细胞来源于两种不同的原始细胞:原始粒细胞与原始淋巴细胞) / ectopic focus ～ 异位病灶学说(心房纤维性颤动是由于从异位病灶迅速排出的结果而引起) / emergency ～ 应急学说(认为在情绪激动、疼痛和机体紧急需要时,肾上腺髓质即能分泌。亦称坎–巴〈Cannon-Bard〉学说) / emigration ～ 白细胞渗出学说(白细胞渗出是炎症的主要特征) / encrustation ～ 包壳学说(Rokitansky提出的一种学说,认为血液中的纤维蛋白物质沉积在血管内膜的内表面,并认为脂肪变态即在此沉积物中继发形成的) / expanding surface ～ 表面扩张学说(一种细胞分裂学说,认为核质也许从染色体释出,引起两极的细胞扩张。随着极区扩张,赤道即收缩,从而导致细胞分裂) / fast circulation ～ 快速循环学说(即封闭循环学说 closed circulation ～) / gate ～, gate-control ～ 闸门学说,闸门控制学说(损害组织的疼痛刺激所产生的神经冲动,由直径小的C纤维和A-δ纤维传送到脊髓,在背角突触处由于大直径有髓鞘A纤维的同时刺激而被阻滞,因而疼痛冲动不能传至更高级的中枢神经系统,疼痛即受到抑制。亦称闸门假说) / germ ～ 病菌学说(认为传染病是由微生物引起) / gestalt ～ 格式塔学说,完形心理学 / ground water ～ 地下水学说(病菌通过地下水传播疾病) / humoral ～ 体液学说(一种古代学说,认为身体含有四种体液:血液、粘液、黄胆汁及黑胆汁,此种体液适当调和则健康,不平衡或不规则分布则形成疾病) / information ～ 信息学说(主要通过统计方法对交流信息的特性进行分析的系统,以及对此进行编码、传递、变异、接收和破译的系统) / lateral-chain ～, side-chain ～ 侧链学说(见Ehrlich's side-chain theory) / ～ of medicine 医学理论 / metabolic ～ of atherosclerosis 动脉粥样硬化代谢学说(认为动脉粥样硬化是由于脂质代谢,特别是胆固醇代谢紊乱引起的) / mnemic ～ (细胞)记忆印迹学说(认为细胞对外界刺激的影响有遗传的记忆能力。因此经遗传而得到获得性性状) / monophyletic ～, unitarian ～ 一元论,一元说(各种形式的红、白细胞皆来源于一种形式或同一形式的原始血细胞,而各种类型的细胞是经过分化过程产生的) / ～ of mutations 突变说(根据遗传学说,遗传质的变异性有时可能不产生波动性变异,而产生明显的永久性变异,后者如对动物有利,则通过自然选择保存下来,这样永久性的变异称为突变) / open circulation ～ 开放循环学说(解释脾内血液如何由动脉进入静脉窦的学说之一,认为毛细血管直接沟通髓质网状结构,并认为血液是逐渐滤回进入静脉窦的。亦称徐缓循环学说) / open-closed circulation ～ 开放封闭循环学说(见closed-open circulation ～) / place ～ (听觉)部位学说 / polarization-membrane ～ 极化膜学说(认为活细胞、休止细胞都有半透膜包围,膜上布有一系列电偶极子,负电荷在内表面,正电荷在外表面。当膜的电生理状态完整时,整个膜表面都由电偶极子包围,称为极化) / polyphyletic ～ 多元论,多系学说(认为各种血细胞皆来源于两个以上不同种类的原始〈母〉细胞) / P. O. U. ～ 胎盘卵巢子宫(placenta-ovary-uterus)产生内分泌学说 / quantum ～ 量子论(能量的辐射和吸收发生为一定量,称为量子〈E〉,量子大小不等,其关系式以 $E = h\nu$ 表示之,其中h是普朗克〈Planck〉常数,ν为辐射频率) / recapitulation ～ 重演学说(个体发育重演种系发生,即认为生物在个体发育过程中经历如同其种系生命发展形式从低级到高级所经历的同样连续过程。亦称生物发生律) / recombinational germline ～ 重组种系学说(解释抗体多样性的缘起的学说,据此学说,一个免疫球蛋白链编码的DNA是由两个基因通过一次体细胞重组活动而组成的,一个是单一的恒定区基因，另一个则是几百万可变区基因之一。亦称德-贝〈Dreyer and Bennett〉假说）/ resonance ～（听觉）共振学说 / single hit ～ 单击学说（认为补体只须在红细胞表面诱导一个部位的损害，而不是几个部位的损害，即可导致溶血）/ sliding filament ～ 肌丝滑行学说（①认为肌纤维的细丝和粗丝在肌收缩时互相滑行而长度不变。②认为纤毛收缩时的纤丝〈微管〉滑行与肌收缩时肌丝滑行的机制相似，见本条①）/ slow circulation ～ 徐缓循环学说（即开放循环学说open circulation ～）/ spindle elongation ～ 纺锤体伸长学说（认为纺锤体和星体在细胞分裂中起决定性作用。此学说所依据的观察为细胞在后期的伸长，伴随着赤道皱缩，据信中心是被纺锤小管推开的，因为纺锤体和星体的结构似乎很坚硬）/ target ～, hit ～ 靶子学说，击中学说（此学说在于说明电离辐射作用于细胞内某一很小的敏感部位引起的一些生物效应）/ thermostat ～ 恒温器学说（认为脑中摄食中枢和饱觉中枢像体温调节中枢一样，也对体温敏感：体温降低使摄食中枢活化，饱觉中枢抑制，而体温升高则对两个中枢的作用相反）/ trialistic ～ 三元论，三元说（认为血细胞来源于成原始粒细胞、原始淋巴细胞与单核细胞）/ unitary ～ 疾病一元论 / wave ～, undulatory ～ 波动说（认为光、热、电都是以波的形式通过空间传播的）

theotherapy [ˌθi:əˈθerəpi] *n* 宗教疗法

Thephorin [ˈθefərin] *n* 酒石酸苯茚胺(phenindamine tartrate)制剂的商品名

theque [tek] *n*【法】痣细胞团（含黑色素的痣细胞，发生在皮肤的真皮与表皮结合处或完全在真皮处）

therapeusis [ˌθerəˈpju:sis] *n* 治疗，疗法

therapeutic [ˌθerəˈpju:tik] *a* 治疗(学)的，疗法的

therapeutics [ˌθerəˈpju:tiks] *n* 治疗学；疗法，治疗

Theraphosidae [θerəˈfəusidi:] *n* 捕鸟蛛科

therapia [ˌθerəˈpiə] *n*【拉；希】疗法，治疗

therapist [ˈθerəpist], **therapeutist** [ˌθerəˈpju:tist] *n* 治疗学家

therapy [ˈθerəpi] *n* 疗法，治疗 | anticoagulant ～ 抗凝(血)疗法 / autoserum ～ 自身血清疗法 / beam ～ 光束疗法（光谱疗法；远距镭疗法）/ behavior ～ 行为疗法（亦称行为矫正，调整疗法）/ biological ～ 生物(制剂)疗法（其中包括应用血清、抗毒素、疫苗及非特异性蛋白）/ buffer ～ 缓冲疗法（静脉注射缓冲物质，如碳酸氢钠，其目的在于降低氢离子浓度）/ carbon dioxide ～ 二氧化碳(吸入)疗法（一种罕用的休克疗法，治疗孤独的精神病患者）/ carbonic ～ 二氧化碳疗法 / collapse ～ 萎陷疗法（治肺结核）/ convulsive ～ 惊厥疗法（以诱发惊厥的方法治疗精神病，主要治疗抑郁症。现在几乎普遍使用电惊厥疗法〈ECT〉，即以电流诱发惊厥。惊厥疗法原先是以药物诱导惊厥的，最初用戊四氮pentylenetrazol〈Metrazol〉，以后则用三氟乙醚flurothyl〈Indoklon〉。以前称休克疗法）/ diathermic ～ 透热疗法 / duplex ～ 二重电疗法，直流中波联合疗法 / electric convulsive ～, electroconvulsive ～ (ECT), electroshock ～ (EST) 电惊厥疗法，电休克疗法 / family ～ 家庭治疗（家庭成员的集体治疗，探索家庭关系以及探索一个以上的家庭成员中有精神病的潜在原因的过程）/ gametocyte ～ 灭配子体疗法（消灭疟原虫配子体）/ grid ～ (X线)筛板疗法 / group ～ 集体治疗（一组病人或病人的亲属或病人与亲属间进行的心理治疗，其中包括在一个治疗师指导下利用集体成员间的相互作用以改变个别成员的适应不良行为。亦称集体心理治疗）/ heterovaccine ～ 异种菌苗疗法 /

humidification ～ 增湿疗法(用水分过饱和的空气,治疗上、下呼吸道充血状态) / immunization ～ 免疫疗法(用抗血清以及用自动抗原物质如疫苗予以治疗) / immunosuppressive ～ 免疫抑制疗法(应用X线、皮质类甾醇及细胞毒性化学药物抑制对抗原的免疫反应,此法用于各种病情,其中包括自身免疫性疾病、变态反应、多发性骨髓瘤、慢性肾炎以及器官移植) / Indoklon convulsive ～ 三氟乙醚惊厥疗法(见convulsive ～) / inhalation ～ 吸入疗法(旨在促使心肺系统在气体交换方面的病理生理改变恢复正常的治疗,如应用呼吸机、气溶胶生成装置以及氧、氦氧和二氧化碳合剂所作的治疗) / Metrazol shock ～ 戊四氮休克疗法(见convulsive ～) / narcosis ～ 麻醉疗法(一般用巴比妥盐类药物诱导长时间睡眠〈每日18～20h,约2周〉以治疗某些剧烈焦虑反应、疲惫和高度激动。亦称睡眠疗法) / nonspecific ～ 非特异性疗法(注射非特异性物质如蛋白、脲、细菌菌苗等,对细胞活性产生全身性和非特异性效应以治传染病) / opsonic ～, bacterial ～ 调理素疗法,细菌疗法(注射菌苗增加血液调理指数的一种非特异性疗法) / organic ～ 器官疗法,内脏制剂疗法 / orthomolecular ～ 正分子治疗(对疾病、尤其是对精神科疾患的治疗,依据的理论为使体内正常存在的物质恢复最适浓度,即可治愈) / metatrophic ～ 食物辅佐疗法 / pharmacological ～ 药物性惊厥疗法(见convulsive ～) / physical ～ 物理疗法,理疗 / primal ～ 基本疗法(鼓励病人重温早期创伤性经历的一种心理治疗) / play ～ 游戏疗法(一种心理治疗方法,用于治疗儿童的情绪障碍,病人与治疗师之间的言语交往在很大程度上以游戏来替代) / replacement ～ 补充疗法,补偿疗法(应用机体天然产物或合成代用品补充机体产物的形成不足或缺陷) / sleep ～ 睡眠疗法(即麻醉疗法narcosis ～) / sparing ～, protective ～ 保护疗法(保护器官,尽可能让它休息,免受损害) / speech ～ 言语矫正法(以特殊方式矫正言语和语言障碍) / subcoma insulin ～ 亚昏迷性胰岛素疗法(应用胰岛素以引起轻度低血糖、镇静和体重增加,过去曾以此法治疗神经症性疾患和精神分裂症) / suggestion ～ 暗示疗法(以催眠暗示治病) / thread burial ～ 埋线疗法 / zone ～ 体区疗法(身体疾病区域作机械性刺激)

there [ðεə;弱ðə] *ad* 在那里,往那里;在那点上,在那个方面 | all ～ 头脑清醒的 / be in ～ ... 坚持,不懈地从事 / get ～ 到达那里;成功 / over ～ 在那里(指较远处) / ～ and then (或then and ～) 当时当地 / ～ or thereabouts 大约 / ～ you go 你这一套又来了,老一套

therefore ['ðεəfɔː] *ad* 因此,所以

Theria ['θiəriə] *n* 兽亚纲

theriaca [θi'raiəkə], **theriac** ['θeriæk] *n* 解毒糖剂

theriatrics [ˌθiri'ætriks] *n* 兽医学

Theridiidae [ˌθeri'daiidiː] *n* 球腹蛛科

theriogenology [ˌθiriˌəudʒə'nɔlədʒi] *n* 动物生殖学(兽医学的一门学科) | **theriogenologic(al)** [ˌθiriəuˌdʒenə'lɔdʒik(əl)] *a* / **theriogenologist** *n* 动物生殖学家

theriotherapy [ˌθiəriəu'θerəpi] *n* 动物病疗法

therm [θəːm] *n* 克卡(旧热单位,即小卡);千卡(旧热单位,即大卡)

thermacogenesis [ˌθəːməkəu'dʒenisis] *n* (药物)促体温上升作用

thermae ['θəːmiː] *n* 【拉】温泉;温泉疗养院

thermaerotherapy [θəːˌmεərəu'θerəpi] *n* 热气疗法

thermal ['θəːməl] *a* 热的,热量的

thermalgesia [ˌθəːmæl'dʒiːzjə] *n* 热性痛觉

thermalgia [θəː'mældʒiə] *n* 灼痛

thermanalgesia [ˌθə:mænælˈdʒi:zjə] *n* 热性痛觉缺失

thermanesthesia [ˌθə:mænesˈθi:zjə] *n* 温度(感)觉缺失

thermatology [ˌθə:məˈtɔlədʒi] *n* 热疗学

thermel [ˈθə:mel] *n* 热电温度计

thermelometer [ˌθə:meˈlɔmitə] *n* 电热温度计

thermesthesia [ˌθə:mesˈθi:zjə] *n* 温度(感)觉

thermesthesiometer [ˌθə:mesˌθi:ziˈɔmitə] *n* 温度(感)觉测量器

thermhyperesthesia [ˌθə:mhaipəresˈθi:zjə] *n* (高)温度感(觉)过敏

thermhypesthesia [ˌθə:mhaipesˈθi:zjə] *n* 温度(感)觉迟钝

thermic [ˈθə:mik] *a* 热的

thermion [ˈθə:miən] *n* 热离子,热电子 | ~**ic** [ˌθə:miˈɔnik] *a*

thermionics [ˌθə:miˈɔniks] *n* 热离子学

thermistor [θə:ˈmistə] *n* 热敏电阻,热变电阻器

therm(o)- [构词成分] 热,温

Thermoactinomyces [ˌθə:məuˌæktinəuˈmaisi:z] *n* 热放线菌属 | ~ **vulgaris** 普通热放线菌

thermoaesthesia [ˌθə:məuesˈθi:zjə] *n* 温度(感)觉

thermoalgesia [ˌθə:məuælˈdʒi:zjə] *n* 热性痛觉

thermoanalgesia [ˌθə:məuænælˈdʒi:zjə] *n* 热性痛觉缺失

thermoanesthesia [ˌθə:məuˌænesˈθi:zjə] *n* 温度(感)觉缺失

thermocauterectomy [ˌθə:məukɔ:təˈrektəmi] *n* (热)烙除(器官)法

thermocautery [ˌθə:məuˈkɔ:təri] *n* 热烙术

thermochemistry [ˌθə:məuˈkemistri] *n* 热化学 | **thermochemical** *a*

thermochroic [ˌθə:məuˈkrəuik] *a* 反射热线的,选吸热线的

thermochroism [θə:ˈmɔkrəizəm], **thermochrosis** [θə:məuˈkrəusis] *n* 反射热线(作用),选吸热线(作用)

thermocoagulation [ˌθə:məukəuˌægjuˈleiʃən] *n* 热凝固术

thermocouple [ˈθə:məuˌkʌpl] *n* 温差电偶,热电偶

thermocurrent [ˌθə:məuˈkʌrənt] *n* 热电流

thermodiffusion [ˌθə:məudiˈfju:ʒən] *n* 热扩散

thermodilution [ˌθə:məudaiˈlju:ʃən] *n* 热稀释法(测心室血容量和心排出量)

thermoduric [ˌθə:məuˈdjuərik] *a* 耐热的

thermodynamic [ˌθə:məudaiˈnæmik] *a* 热力(学)的

thermodynamics [ˌθə:məudaiˈnæmiks] *n* 热力学

thermoelectric [ˌθə:məuiˈlektrik] *a* 温差电的,热电的 | ~**ity** [ˌθə:məuilekˈtrisəti] *n*

thermoelectron [ˈθə:məuiˈlektrɔn] *n* 热电子

thermoelement [ˈθə:məuˈelimənt] *n* 温差电偶,热电偶

thermoesthesia [ˌθə:məuesˈθi:zjə] *n* 温度(感)觉

thermoesthesiometer [ˌθə:məuesˌθi:ziˈɔmitə] *n* 温度(感)觉测量器

thermoexcitory [ˌθə:məuekˈsaitəri] *a* 刺激生热的

thermogenesis [ˌθə:məuˈdʒenisis] *n* 生热,生热作用 | **thermogenetic** [ˌθə:məudʒiˈnetik], **thermogenic** [ˌθə:məuˈdʒenik], **thermogenous** [θə:ˈmɔdʒinəs] *a*

thermogenics [ˌθə:məuˈdʒeniks] *n* 生热学

thermogenin [θəˈmɔdʒənin] *n* 生热蛋白,解偶联蛋白

thermogram [ˈθə:məgræm] *n* 温度记录图,温谱图;热(象)图

thermograph [ˈθə:məgrɑ:f] *n* 温度记录器;热(象)图;温度描记器(用于热〈象〉图

检查) | continuous scan ～ 连续扫描温度记录器 | ～y [θəː'mɔgrəfi] *n* 温度记录法,发热记录法,热(象)图检查法(如用于诊断乳腺肿瘤) / ～ic [ˌθəːməu'græfik] *a* 温度记录器的;热(象)图的;温度记录法的,热(象)图检查法的

thermogravimeter [ˌθəːməugrə'vimitə] *n* 热解重量分析计

thermohyperalgesia [ˌθəːməuˌhaipəræl'dʒiːzjə] *n* 热性痛觉过敏

thermohyperesthesia [ˌθəːməuˌhaipəres'θiːzjə] *n* 温度(感)觉过敏

thermohypesthesia [ˌθəːməuˌhaipes'θiːzjə], **thermohypoesthesia** [ˌθəːməuˌhaipəues'θiːzjə] *n* 温度(感)觉迟钝

thermoinactivation [ˌθəːməuinˌækti'veiʃən] *n* 热灭活法

thermoinhibitory [ˌθəːməuin'hibitəri] *a* 抑制生热的

thermointegrator [ˌθəːməu'intigreitə] *n* 体表温度测量器

thermolabile [ˌθəːməu'leibail] *a* 不耐热的

thermolamp ['θəːməulæmp] *n* 热灯(用于热疗法)

thermolaryngoscope [ˌθəːməulə'riŋgəskəup] *n* 电热喉镜

thermology [θəː'mɔlədʒi] *n* 热学

thermoluminescence [ˌθəːməuljuːmi'nesns] *n* 热致发光

thermolysis [θə'mɔlisis] *n* 热(分)解(作用);散热(作用)(通过辐射、蒸发等) | **thermolytic** [ˌθəːməu'litik] *a*

thermomagnetic [ˌθəːməumæg'netik] *a* 热磁的

thermomassage [ˌθəːməu'mæsɑːʒ] *n* 热按摩法

thermomastography [ˌθəːməumæs'tɔgrəfi] *n* 乳房温度记录法(诊断乳房病变)

thermometer [θə'mɔmitə] *n* 温度计,温度表 | bimetal ～ 双金属温度计 / centigrade ～ 百分温度计,摄氏温度计 / clinical ～ 体温计 / differential ～ 差示温度计 / gas ～ 气体温度计 / kata ～ 干湿球温度计 / liquid-in-glass ～ 液测温度计 / metastatic ～ 易位温度计 / oral ～ 口腔温度计,口表 / recording ～, self-registering ～ 自记温度计 / rectal ～ 直肠温度计,肛表 / resistance ～ 电阻温度计 / thermocouple ～ 热电偶温度计

thermometric [ˌθəːməu'metrik] *a* 温度计的;温度测量的,测温的

thermometry [θə'mɔmitri] *n* 温度测量法

Thermomicrobium[ˌθəːməumai'krəubiəm] *n* 热菌属

Thermomonospora [ˌθəːməuməu'nɔspɔrə] *n* 热单孢菌属

thermoneurosis [ˌθəːməunjuə'rəusis] *n* 神经性发热

thermonuclear [ˌθəːməu'njuːkliə] *a* 热核的

thermopalpation [ˌθəːməupæl'peiʃən] *n* 温度差别按诊法

thermopenetration[ˌθəːməuˌpeni'treiʃən] *n* 透热法,内科透热法

thermoperiodism [ˌθəːməu'piəriədizəm], **thermoperiodicity** [ˌθəːməuˌpiəriə'disəti] *n* 温周期现象

thermophile ['θəːməfail] *n* 嗜热生物,嗜热菌 | **thermophilic** [ˌθəːmə'filik] *a* 嗜热的

thermophore ['θəːməfɔː] *n* 保热器;温度(感)觉检测器

thermopile ['θəːməpail] *n* 温差电堆,热电堆

thermoplacentography [ˌθəːməuˌplæsən'tɔgrəfi] *n* 胎盘温度记录法(测胎盘附着位置)

Thermoplasma [ˌθəːməu'plæzmə] *n* 热原体属

thermoplastic [ˌθəːmə'plæstik] *a* 热塑性的 *n* 热塑塑料

thermoplegia [ˌθəːməu'pliːdʒiə] *n* 热射病,中暑

thermopolypnea [ˌθəːməuˌpɔli'pni(ː)ə] *n* 高热性气促 | **thermopolypneic** [ˌθəːməuˌpɔli'pniːik] *a*

thermoprecipitation [ˌθəːməupriˌsipi'teiʃən] *n* 热沉淀反应

thermoprecipitinogen [ˌθəːməupriˌsipi'tinədʒən] *n* 热沉淀原

thermoradiotherapy [ˌθəːməuˌreidiəu'θerəpi] *n* 透热X线疗法

thermoreceptor [ˌθəːməuri'septə] *n* 温度感受器

thermoregulation [ˌθəːməuˌregju'leiʃən] *n* 温度调节 | **thermoregulator** [ˌθəːməu'regjuleitə] *n* 温度调节器

thermoresistance [ˌθəːməuri'zistəns] *n* 抗热性,耐热性

thermoresistant [ˌθəːməuri'zistənt] *a* 抗热的,耐热的

thermos ['θəːmɔs] *n* 保温瓶(热水瓶、冰瓶)

thermoscope ['θəːməskəup] *n* 验温器 | **thermoscopic** [ˌθəːməs'kɔpik] *a*

thermoset ['θəːməset] *a* 热固性的 *n* 热固性

thermosetting [ˌθəːməu'setiŋ] *a* 热固的

thermostabile [ˌθəːməu'steibail], **thermostable** [ˌθəːməu'steibl] *a* 耐热的 | **thermostability** [ˌθəːməustə'biləti] *n* 耐热性,热稳定性

thermostasis [ˌθəːməu'steisis] *n* 体温恒定,恒温(状态)

thermostat ['θəːməstæt] *n* 恒温器 | hypothalamic ~ 下丘脑恒温器

thermostatics [ˌθəːməs'tætiks] *n* 静热力学

thermosteresis [ˌθəːməusti'riːsis] *n* 热耗损,热损失

thermostromuhr [ˌθəːmə'strəumuə] *n* 电热血液流量计

thermosystaltism [ˌθəːməu'sistəltizəm] *n* 温度性收缩(温度变化引起的肌肉收缩) | **thermosystaltic** [ˌθəːməusis'tæltik] *a*

thermotaxis [ˌθəːmə'tæksis] *n* 体温调节;趋温性,向温性 | **thermotactic, thermotaxic** *a*

thermotherapy [ˌθəːməu'θerəpi] *n* 温热疗法

thermotics [θə'mɔtiks] *n* 热学

thermotolerant [ˌθəːməu'tɔlərənt] *a* 耐热的(指细菌的活性不因高温而终止)

thermotonometer [ˌθəːməutəu'nɔmitə] *n* 热性肌张力计(热引起的肌收缩测定)

thermotracheotomy [ˌθəːməutræki'ɔtəmi] *n* 热烙气管切开术

thermotropism [θə'mɔtrəpizəm] *n* 向温性(指细胞) | **thermotropic** [ˌθəːməu'trɔpik] *a*

Thermus ['θəːməs] *n* 栖热菌属

theroid ['θiərɔid] *a* 兽样的,兽性的

theromorph ['θiərəmɔːf], **theromorphism** [ˌθiərəu'mɔːfizəm] *n* 兽形部分,兽形结构(指生物体或人的形态部分有多余的、畸形的或残缺的部分,很像低等动物)

Theromyzon [θə'rɔmizɔn] *n* 兽蛭属

thesaurismosis [θiˌsɔːriz'məusis] *n* 贮积病,沉着病 | amyloid ~ 淀粉贮积病,淀粉样变性 / bilirubin ~ 胆红素贮积病,黄疸 / urate ~ 尿酸盐贮积病,痛风 / water ~ 水肿

thesaurosis [ˌθiːsɔː'rəusis] *n* 贮积病,沉着病

thesaurus [θi(ː)'sɔːrəs] ([复] **thesauruses** 或 **thesauri** [θi(ː)'sɔːrai]) *n* 词典,百科全书;汇编,文选

thesis ['θiːsis] ([复] **theses** ['θiːsiːz]) *n* 论题,论点;论文

theta ['θiːtə] *n* 希腊语的第8个字母(Θ, *θ*)

Thévenard's syndrome [teivə'nɑː] (André Thévenard) 泰文纳综合征,遗传性感觉根性神经病变

thew [θjuː] *n* [常用复] 肌(肉),筋(肉);体力 | **thewy** ['θjuːi] *a* 肌肉发达的,强壮有力的

THF tetrahydrofolic acid 或 tetrahydrofolate 四氢叶酸

thiabendazole [ˌθaiə'bendəzəul] *n* 噻苯达唑(广谱抗蠕虫药)

thiacetazone [θaiə'setəzəun] *n* 氨硫脲(抗菌药,具有结核菌抑制和抗麻风作用)

thiadiazide [ˌθaiə'daiəzaid], **thiadiazine** [ˌθaiə'daiəzi:n] *n* 噻嗪化物,噻嗪类(利尿药)

thiamazole [θai'æməzəul] *n* 甲巯咪唑(抗甲状腺药)

thiamin ['θaiəmin] *n* 硫胺,维生素B_1

thiaminase [θai'æmineis] *n* 硫胺(素)酶

thiamine ['θaiəmi:n] *n* 硫胺,维生素B_1 | ~ hydrochloride 盐酸硫胺(维生素B_1) / ~ mononitrate 一硝酸硫胺 / phosphorylated ~, ~ pyrophosphate 硫胺焦磷酸,辅羧酶 / ~ propyldisulfide 丙硫硫胺,新维生素B_1

thiamin pyridinylase ['θaiəmin piri'dinileis] 硫胺(素)吡啶基酶(亦称硫胺〈素〉酶I)

thiamphenicol [θaiæm'fenikɔl] *n* 甲砜霉素(抗生素类药)

Thiara [θai'ɑ:rə] *n* 疾行螺属

thiasine ['θaiəsin] *n* 巯基组氨酸三甲基内盐

thiazide ['θaiəzaid] *n* 噻嗪化物,噻嗪类(利尿药)

-thiazide [后缀] 噻嗪利尿药

thiazole ['θaiəzəul] *n* 噻唑

Thibierge-Weissenbach syndrome [tibi'ə:ʒ 'vaisənbɑ:k] (Georges Thibierge; Raymond J. E. Weissenbach) 提-魏综合征,钙质沉着

thick [θik] *a* 厚的,粗的,密的,浓的;(声音)浊的 *n* 最厚(粗、密、浓)的部分 *ad* 厚,密,浓 | in the ~ of … 在…最激烈的时刻 / lay it on ~ 拚命恭维 / ~ and fast 大量而急速地,频频,密集地 / through ~ and thin 不顾艰难险阻,在任何情况下 | ~ly *ad*

thicken ['θikən] *vt, vi* (使)变厚(或粗、密、浓)

thickening ['θikəniŋ] *n* 增厚(或粗、密、浓);增稠剂

thickness ['θiknis] *n* 厚(度),粗(变),密(度),浓(度),稠度

thickset ['θik'set] *a* 稠密的;体格结实的

Thiele's syndrome [θi:l] (George H. Thiele) 锡尔综合征(骶骨和尾骨下部区的触痛和疼痛或邻近软组织和肌肉上的触痛和疼痛)

Thiemann's disease ['ti:mɑ:n] (H. Thiemann) 提曼病(家族性指骨骺无血管性坏死,始于儿童期或青春期,造成指间关节畸形,亦称家族性指骨关节病。拇指及第一跗跖关节亦可见类似损害,此病情称为掌骨跖骨骨软骨炎)

thiemia [θai'i:miə] *n* 硫血(症)

thienamycin [θaiˌenə'maisin] *n* 沙纳霉素(抗菌药)

Thiersch's graft ['ti:əʃ] (Karl Thiersch) 蒂尔施移植物(见Ollier-Thiersch graft) | ~ operation 蒂尔施手术(用刀片切除皮移植片)

thiethylperazine [θaiˌeθil'perəzi:n] *n* 硫乙拉嗪(止吐药) | ~ malate 苹果酸硫乙拉嗪(止吐药) / ~ maleate 马来酸硫乙拉嗪(止吐药)

thigh [θai] *n* 股,大腿 | cricket ~ 板球股(进行板球或足球运动造成有些股直肌肌纤维破裂) / drivers' ~ 司机股(由于驾驶汽车时运用加速器受压引起坐骨神经痛)

thigmesthesia [ˌθigmis'θi:zjə] *n* 触觉

thigm(o)- [构词成分] 触

thigmotaxis [ˌθigmə'tæksis] *n* 趋触性 | **thigmotactic** [ˌθigmə'tæktik] *a*

Thigmotrichina [ˌθigməutri'kainə] *n* 触毛亚目

thigmotropism [θig'mɔtrəpizəm] *n* 向触性,趋触性 | **thigmotropic** [ˌθigmə'trɔpik] *a*

thihexinol methylbromide [θai-

'heksinəul] 甲溴噻昔诺，溴甲噻环己醇，溴甲噻吩环己甲醇(抗胆碱能药，止泻药)

thimble ['θimbl] *n* 顶针;套筒

thimbleful ['θimblful] *n* 极少量

thimerosal [θai'merəsəl] *n* 硫柳汞(消毒防腐药)

thimethaphan camphorsulfonate [θai'meθəfən ˌkæmfə'sʌlfəneit] 樟磺咪芬(即trimethaphan camsylate, 抗高血压药)

thin [θin] (-nn-) *a* 薄的;细的;瘦的;稀的，淡的，弱的 (-nn-) *vt, vi* (使)变薄，(使)变细;(使)变瘦;(使)变稀，(使)变淡 | as ～ as a lath 骨瘦如柴 / have a ～ time 过得很不愉快 / ～ on the ground 缺乏的，不足的 / ～ on top 秃头的 | **～ly** *ad* / **～ness** *n*

thing [θiŋ] *n* 东西，事物;用品;事情;情况 | a general(或usual) ～ 惯例 / among other ～s 除了别的以外(还) / a near ～ 极险的事，死里逃生 / as ～s are(或stand) 照目前情况，在目前形势下 / a ～ of naught 无价值的东西，无用之物 / come(或amount) to the same ～ 仍旧一样，结果相同 / feel (look) not quite(或not at all) the ～ 感到(看上去)身体不适 / for one ～ 首先，一则，举个例说 / for one ～ …, for another … 首先…，再者… / have a ～ about 对…有一种病态的惧怕 / It is a good ～ that … 是好事情，幸运的是… / make a good ～ (out) of 从…中获得好处 / of all ～s 首要，第一 / other ～s being equal 在其他各点都相同的条件下 / pretty much the same ～ 差不多一样 / taking one ～ with another 考虑各种情况 / (the) first ～ 立即，作为第一件要做的事 / the ～ is 问题是

think [θiŋk] (thought) *vt* 想，思索;想象;打算;认为;感到 *vi* 想，思考;认为 | ～ about 考虑;回想，想起 / ～ aloud 边想边说出声，自言自语 / ～ better of (sb或sth) 对(某人)有更高的评价;重新考虑后决定不做(某事) / ～ fit(或good) (to do sth) 甘愿(做某事)，宁愿(做某事) / ～ nothing of 轻视，不在乎 / ～ of 考虑，关心;想起;想象 / ～ on(或upon) 考虑，思量 / ～ out 彻底地想一想;设计出，发现，解决 / ～ over 仔细考虑 / ～ through 思考… 直到得出结论 / ～ twice 重新考虑，非常仔细地考虑

thinkable ['θiŋkəbl] *a* 能加以思考的，想象中可能的

thinking ['θiŋkiŋ] *a* 思想的，有理性的，好思考的 *n* 思想，思考;想法 | dereistic ～ 脱离现实思想，空想，幻想 | to sb' ～ 据某人的意见(或看法)

thinner ['θinə] *n* 稀释剂，冲淡剂

thinnish ['θiniʃ] *a* 有点薄的，有点细的;有点瘦的

thio ['θaiəu] *a* 硫的，含硫的

thi(o)- [前缀] 硫

thio acid [ˌθaiəu'æsid] *n* 硫代酸

thioalbumose [ˌθaiəu'ælbjuməus] *n* 硫䏡

thioalcohol [ˌθaiəu'ælkəhɔl] *n* 硫醇

***β*-thio-*α*-aminopropionic acid** ['bi:tə'θaiəu'ælfəˌæminəuprəupi'ɔnik] 半胱氨酸

thioarsenite [ˌθaiəu'ɑ:sinait] *n* 硫亚砷酸盐

Thiobacillus [ˌθaiəubə'siləs] *n* 硫杆菌属

Thiobacteriaceae [ˌθaiəubækˌtiəri'eisii:] *n* 硫细菌科

Thiobacterium [ˌθaiəubæk'tiəriəm] *n* 硫细菌属

thiobarbital [ˌθaiəu'bɑ:bitæl] *n* 硫巴比妥(甲状腺抑制药)

thiobarbiturate [ˌθaiəubɑ:'bitjuəreit] *n* 硫巴比土酸盐

thiobarbituric acid [ˌθaiəubɑ:bi'tjuərik] 硫巴比土酸

Thiocapsa [ˌθaiəu'kæpsə] *n* 荚硫菌属

thiocarbamide [ˌθaiəu'kɑ:bəmaid] *n* 硫脲

thiochrome ['θaiəkrəum] *n* 硫色素,脱氢硫胺(素)
thioctic acid [θai'ɔktik] 硫辛酸,维生素B_{14}(治肝功能障碍药)
thiocyanate [ˌθaiəu'saiəneit] *n* 硫氰酸根,硫氰酸盐;硫氰酸酯
thiocyanic acid [ˌθaiəusai'ænik] 硫氰酸
thiocyanide [ˌθaiəu'saiənaid] *n* 硫氰酸根,硫氰酸盐
Thiocystis [ˌθaiəu'sistis] *n* 囊硫菌属
Thiodendron [ˌθaiəu'dendrɔn] *n* 枝硫菌属
Thioderma [ˌθaiəu'də:mə] *n* 真皮硫菌属
Thiodictyon [ˌθaiəu'diktiɔn] *n* 网硫菌属
thiodiphenylamine [ˌθaiəudaiˌfeni'læmi:n] *n* 吩噻嗪(抗蠕虫药)
thiodotherapy [ˌθaiəudəu'θerəpi] *n* 硫碘疗法
thioester [ˌθaiəu'estə] *n* 硫酯
thioether [θaiəu'i:θə] *n* 硫醚
thioethylamine [ˌθaiəuˌeθi'læmi:n] *n* 硫乙胺,氨基乙硫醇
thioflavine [ˌθaiəu'fleivi:n] *n* 硫黄素,甲基脱硫氢对甲苯胺磺酸盐(黄色染料)
thiogenic [ˌθaiəu'dʒenik] *a* 产硫的(指利用硫化氢合成高级硫化合物的细菌)
thioglucose [ˌθaiəu'glu:kəus] *n* 硫葡糖
thioglucosidase [ˌθaiəuglu'kəusideis] *n* 硫葡糖苷酶,葡糖硫苷酶
thioguanine [ˌθaiəu'gwæni:n] *n* 硫鸟嘌呤(抗肿瘤药)
thiokinase [ˌθaiəu'kaineis] *n* 硫激酶
thiol ['θaiɔl] *n* 巯基,硫氢基;硫醇
thiolactic acid [ˌθaiəu'læktik] 硫乳酸
thiolase ['θaiəleis] *n* 硫解酶,硫醇酶,乙酰辅酶A转乙酰酶
thiol endopeptidase ['θaiɔl ˌendəu'peptideis] 硫醇肽链内切酶,半胱氨酸肽链内切酶
thiolhistidine [ˌθaiɔl'histidi:n] *n* 巯(基)组氨酸
thiomersalate [ˌθaiəu'mə:səleit] *n* 硫柳汞(消毒防腐药)
thioneine [ˌθaiəu'nii:n] *n* 巯基组氨酸三甲内盐,麦角硫因
thionic [θai'ɔnik] *a* 硫的 | ~ acid 硫羰酸
thionin ['θaiənin] *n* 硫堇(异染〈色〉性染料)
thionyl ['θaiənil] *n* 亚硫酰(硫氧基)
thiopanic acid [ˌθaiəu'pænik] 泛磺酸
thiopectic [ˌθaiəu'pektik] *a* 固定硫的
Thiopedia [ˌθaiəu'pi:diə] *n* 板硫菌属
thiopental sodium [ˌθaiəu'pentl], **thiopentone** [ˌθaiəu'pentəun] *n* 硫喷妥钠(麻醉药)
thiopexic [ˌθaiəu'peksik] *a* 固定硫的
thiopexy ['θaiəpeksi] *n* 硫固定(作用)
Thioploca [ˌθaiəu'pləukə] *n* 辫硫菌属
Thiopolycoccus [ˌθaiəuˌpɔli'kɔkəs] *n* 多球硫菌属
thiopropazate hydrochloride [ˌθaiəu'prəupəzeit] 盐酸奋乃静醋酸酯(吩噻嗪类安定药,用于治疗精神病)
Thiorhodaceae [ˌθaiəurəu'deisii:] *n* 红硫菌科
thioridazine hydrochloride [ˌθaiəu'ridəzi:n] 盐酸硫利达嗪,盐酸甲硫哒嗪(安定药)
thiosalicylic acid [ˌθaiəuˌsæli'silik] 硫柳酸,硫代水杨酸
Thiosarcina [ˌθaiəusɑ:'sainə] *n* 八叠球硫菌属
thiosinamine [ˌθaiəu'sinəmi:n] *n* 烯丙硫脲(能促纤维织吸收)
Thiospira [ˌθaiəu'spaiərə] *n* 硫螺菌属
Thiospirillopsis [ˌθaiəuˌspaiəri'lɔpsis] *n* 拟硫螺菌属
Thiospirillum [ˌθaiəuˌspaiə'riləm] *n* 紫硫螺菌属
thiosulfate [ˌθaiəu'sʌlfeit] *n* 硫代硫酸盐
thiosulfate sulfurtransferase [ˌθaiəu'sʌlfeit ˌsʌlfə'trænsfəreis] 硫代硫酸

转硫酶

Thiosulfil [ˌθaiəuˈsʌlfil] *n* 磺胺甲二唑(sulfamethizole)制剂的商品名

thiosulfuric acid [ˌθaiəusʌlˈfjuərik] 硫代硫酸

thiotepa [ˌθaiəuˈti:pə] *n* 塞替派(抗肿瘤药)

Thiothece [ˌθaiəuˈti:si] *n* 鞘硫菌属

thiothixene [ˌθaiəuˈθiksi:n] *n* 替沃噻吨,氨砜噻吨,甲哌硫丙硫蒽(抗精神病药) | ~ hydrochloride 盐酸替沃噻吨,盐酸氨砜噻吨,盐酸甲哌硫丙硫蒽(抗精神病药)

Thiothrix [ˈθaiəθriks] *n* 丝硫菌属

thiouracil [ˌθaiəuˈjuərəsil] *n* 硫尿嘧啶,硫氧嘧啶(抗甲状腺药,治疗甲状腺功能亢进,并可治疗心绞痛及充血性心力衰竭)

thiourea [ˌθaiəuˈjuəriə] *n* 硫脲(对甲状腺功能起抑制作用,曾用作抗甲状腺药)

Thiovulum [θaiˈəuvju:ləm] *n* 卵硫菌属

thioxanthene [ˌθaiəuˈzænθi:n] *n* 噻吨,硫蒽(包括替沃噻吨〈thiothixene〉和氯普噻吨〈chlorprothixene〉任何一类结构上有关的抗精神病药)

thiozine [ˈθaiəzi:n] *n* 巯基组氨酸三甲内盐,麦角硫因

thiphenamil hydrochloride [θaiˈfenəmil] 盐酸替芬那米,盐酸双苯乙硫酯(抗胆碱能药,具有强解痉和平滑肌松弛作用)

thiram [ˈθairəm] *n* 塞仑,二硫四甲秋兰姆(局部抗真菌药)

third [θə:d] *num* 第三(个);三分之一(的) | ~**ly** *ad* 第三(列举条目等时用)

third-class [ˈθə:dˈklɑ:s] *a* 三等的,低劣的

third-rate [ˈθə:dˈreit] *a* 三等的,第三流的,下等的

thirst [θə:st] *n* 渴感 | subliminal ~, insensible ~, twilight ~ 阈下渴感,不显性渴感,朦胧渴感 / true ~, real ~ 实际渴感

thirsty [ˈθə:sti] *a* 渴的

thirteen [ˈθə:ˈti:n] *num* 十三

thirteenth [ˈθə:ˈti:nθ] *num* 第十三(个);十三分之一(的)

thirtieth [ˈθə:tiiθ] *num* 第三十(个);三十分之一(的)

thirty [ˈθə:ti] *num* 三十

Thiry's fistula [ˈθairi] (Ludwig Thiry) 锡里瘘(在一段分离的肠管做一个人工开口,其近端缝合于腹壁,而远端则闭合,用于动物实验)

this [ðis] ([复] **these** [ði; z]) *pron, a* 这,这个 | for all ~ 尽管如此 / ~ and that 又是这个…又是那个,各种各样的(东西) / ~, that and(或or) the other 形形色色,诸如此类

thistle [ˈθisl] *n* 蓟;蓟属植物

thixolabile [ˌθiksəˈleibail] *a* 易触变的,不耐触的

thixotropy [θikˈsɔtrəpi], **thixotropism** [θikˈsɔtrəpizəm] *n* 触变性,摇溶性 | **thixotropic** [ˌθiksəˈtrɔpik] *a* 触变的,摇溶的

thlipsencephalus [ˌθlipsenˈsefələs] *n* 颅不全畸胎

Thoma's ampulla [ˈtɔmə] (Richard Thoma) 托马壶腹(脾髓内小叶间动脉终末膨大部) | ~ fluid 托马液(组织脱钙液,由酒精和纯硝酸组成)

Thomas sign [təuˈmɑ:s] (Andre A. H. Thomas) 托马斯征(见André Thomas sign)

Thomas' splint [ˈtɔməs] (Hugh O. Thomas) 托马斯夹(一种腿用夹) | ~ test 托马斯试验(患者仰卧,一腿屈曲,使膝触胸,腰锥变平,对侧髋部所取的角度即屈曲畸形的程度)

Thoma-Zeiss counting chamber (cell) [ˈtɔmə tsais] (Richard Thoma; Carl Zeiss) 托马-蔡斯计数池(血细胞计数器)

Thompson arthroplasty [ˈtɔmpsn] (Frederick R. Thompson) 汤普森关节成形术(使用汤普森假体的髋关节功能

重建手术) | ～ prosthesis 汤普森假体(髋关节成形术中使用的一种活合金〈Vitallium〉植入物)

Thompson's test ['tɔmpsn] (Henry Thompson) 汤普森试验,二杯试验(two glass test, 见test项下相应术语)

Thomsen's disease ['tɔmsn] (Asmus J. T. Thomsen) 先天性肌强直

Thomson scattering ['tɔmsn] (Sir Joseph John Thomson) 汤姆森散射(未变散射,即光子与原子相互作用而产生的偏转,光子未丢失能量)

Thomson's disease ['tɔmsn] (Mathew S. Thomson) 汤姆森病(一种常染色体隐性遗传性皮肤病,除鞍状鼻及白内障未表现外,其余均类似罗-汤〈Rothmund-Thomson〉综合征)

thonzonium bromide [θɔn'zəuniəm] 通佐溴铵,溴苄嘧棕铵(阳离子去垢剂)

thonzylamine hydrochloride [θɔn'ziləmi:n] 盐酸宋齐拉敏,盐酸苄嘧二胺(抗组胺药)

thoracalgia [ˌθɔ:rə'kældʒiə] *n* 胸痛

thoracectomy [ˌθɔ:rə'sektəmi] *n* 胸廓部分切除术

thoracentesis [ˌθɔ:rəsen'ti:sis] *n* 胸腔穿刺术

thoracic [θɔ:'ræsik], **thoracal** ['θɔ:rəkəl] *a* 胸的,胸廓的

thoracicoabdominal [θɔ:ˌræsikəuæb'dɔminl] *a* 胸腹的

thoracicohumeral [θɔ:ˌræsikəu'hju:mərəl] *a* 胸肱的

thoracispinal [θɔ:ˌræsi'spainl] *a* 脊柱胸段的

thorac(o)- [构词成分] 胸

thoracoabdominal [ˌθɔ:rəkəuæb'dɔminl] *a* 胸腹的

thoracoacromial [ˌθɔ:rəkəuə'krəumiəl] *a* 胸肩峰的

thoracobronchotomy [ˌθɔ:rəkəubrɔŋ'kɔtəmi] *n* 胸廓支气管切开术

thoracoceloschisis [ˌθɔ:rəkəusi'lɔskisis] *n* 胸腹裂(畸形)

thoracocentesis [ˌθɔ:rəkəusen'ti:sis] *n* 胸腔穿刺术

thoracocyllosis [ˌθɔ:rəkəusai'ləusis] *n* 胸畸形

thoracocyrtosis [ˌθɔ:rəkəusə:'təusis] *n* 胸弯曲

thoracodelphus [ˌθɔ:rəkəu'delfəs] *n* 脐上胸联胎

thoracodidymus [ˌθɔ:rəkəu'didiməs] *n* 胸部联胎

thoracodynia [ˌθɔ:rəkəu'diniə] *n* 胸痛

thoracogastrodidymus [ˌθɔ:rəkəuˌgæstrəu'didiməs] *n* 胸腹联胎

thoracogastroschisis [ˌθɔ:rəkəugæs'trɔskisis] *n* 胸腹裂(畸形)

thoracograph [θɔ:'rækəgrɑ:f] *n* 胸动描记器

thoracolaparotomy [ˌθɔ:rəkəuˌlæpə'rɔtəmi] *n* 胸腹切开术

thoracolumbar [ˌθɔ:rəkəu'lʌmbə] *a* 胸腰的,脊柱胸腰段的

thoracolysis [ˌθɔ:rə'kɔlisis] *n* 胸廓粘连松解术

thoracomelus [ˌθɔ:rə'kɔmiləs] *n* 胸部寄生肢畸胎,胸肢畸胎

thoracometer [ˌθɔ:rə'kɔmitə] *n* 胸围计,胸廓张度计

thoracometry [ˌθɔ:rə'kɔmitri] *n* 胸廓测量法

thoracomyodynia [ˌθɔ:rəkəuˌmaiəu'diniə] *n* 胸肌痛

thoracopagus [ˌθɔ:rə'kɔpəgəs] *n* 胸部联胎

thoracoparacephalus [ˌθɔ:rəkəuˌpærə'sefələs] *n* 头不全胸部寄生胎

thoracopathy [ˌθɔ:rə'kɔpəθi] *n* 胸部疾病

thoracoplasty [ˌθɔ:rəkəu'plæsti] *n* 胸廓成形术

thoracopneumograph [ˌθɔ:rəkəu'nju:məgrɑ:f] *n* 胸肺描记器

thoracoschisis [ˌθɔ:rə'kɔskisis] *n* 胸裂(畸形)

thoracoscope [θɔ:'rækəskəup] *n* 胸腔

镜 | **thoracoscopy** [ˌθɔːrəˈkɔskəpi] *n* 胸腔镜检查

thoracostenosis [ˌθɔːrəkəustiˈnəusis] *n* 胸廓狭窄

thoracostomy [ˌθɔːrəˈkɔstəmi] *n* 胸廓造口术

thoracotomy [ˌθɔːrəˈkɔtəmi] *n* 胸廓切开术

thoradelphus [ˌθɔːrəˈdelfəs] *n* 脐上胸联胎

thorax [ˈθɔːræks] ([复] **thoraxes** 或 **thoraces** [ˈθɔːrəsiːz]) *n* 胸,胸廓 | amazon ~ 单孔胸 / barrel-shaped ~ 桶状胸 / cholesterol ~ 胆固醇性胸膜积液 / pyriform ~ 梨形胸

Thorazine [ˈθɔrəziːn] *n* 盐酸氯丙嗪(chlorpromazine hydrochloride)制剂的商品名

Thorel's bundle [ˈtɔːrəl] (Christen Thorel) 托雷尔束(联接窦房结与房室结的心脏内一束肌纤维)

thoriagram [ˈθɔːriəgræm] *n* 钍照片

thorium [ˈθɔːriəm] *n* 钍(化学元素) | radioactive ~ 射钍 / ~ X 钍X(由钍蜕变产生的一种放射性元素,镭的同位素,半衰期约$3\frac{2}{3}$日,从前用于治疗浅表性皮肤病,现为软X线和跨界射线所取代)

Thormählen's test [ˈtɔːmeilən] (Johann Thormählen) 托尔梅伦试验(检尿内黑素)

thorn [θɔːn] *n* 刺,棘

Thorn's syndrome [θɔːn] (George W. Thorn) 索恩综合征,失盐性肾炎

Thornton's sign [ˈθɔːntən] (Knowsley Thornton) 桑顿征(肾结石时胁腹部剧烈疼痛)

Thornwaldt's [ˈtɔːnvɑːlt] 见Tornwaldt's

thorny [ˈθɔːni] *a* 多刺的;棘手的,多困难的

thoron [ˈθɔːrɔn] *n* 钍射气

thorough [ˈθʌrə] *a* 完全的,彻底的,详尽的 | ~ly *ad* / ~ness *n*

thoroughpin [ˈθʌrəpin] *n* 滑膜鞘(肌腱)肿胀(马)

though [ðəu] *conj* 虽然,尽管;即使;可是,然而 *ad* 可是,不过,然而 | as ~ 好像,仿佛 / even ~ 即使,纵然 / what ~ 尽管…有什么关系

thought[1] [θɔːt] think的过去式和过去分词

thought[2] [θɔːt] *n* 思想;思考;想法;稍许,少量 | (as) quick as ~ 极快地,一闪而过地 / at first ~ 乍一想 / at the (bare) ~ of 一想起…(就) / on second ~s 进一步考虑后 / take ~ for 对…担心,对…挂念 / think … ~s 具有…的想法 / with no ~ for 不考虑,不放在心上 / without a moment's ~ 不加考虑地,立刻

thought broadcasting [θɔːt ˈbrɔːdkɑːstiŋ] 思想被广播(认为自己的思想被广播到外界)

thought insertion [θɔːt inˈsəːʃən] 思想被插入(认为思想不是自己的,而被插入自己脑中的一种妄想)

thought withdrawal [θɔːt wiðˈdrɔːəl] 思想被抽走(认为某人或某物正从自己脑中把思想抽走的一种妄想)

thousand [ˈθauzənd] *num* 千 *a* 千(个)的;许许多多,无数的 | (a) ~ and one 一千零一,许许多多 / a ~ to one 千对一,几乎绝对的 / by the ~(s) (或by ~s) 数以千计,大批大批地 / one in a ~ 千中之一,难得的(美好的)人(或物) / ~s upon ~s 成千上万

thousandfold [ˈθauzəndfəuld] *a, ad* 千倍的(地)

thousandth [ˈθauzəntθ] *num* 第一千(个);千分之一(的)

thozalinone [θɔˈzælinəun] *n* 托扎啉酮,胺苯噁唑酮(抗抑郁药)

Thr threonine 苏氨酸

thread [θred] *n* 线,细丝 *vt* 穿线于…;穿过 *vi* 通过,穿透过 | celluloid ~ 赛璐珞线 | gather up the ~s 综合分别

处理的问题 / hang by a ～ 千钧一发，岌岌可危

threadworm ['θredwəːm] *n* 线虫;蛲虫

thready ['θredi] *a* 纤维构成的;线状的;纤细的

threat [θret] *n* 威胁;凶兆

threaten ['θretn] *vt* 威胁;预示…的凶兆，有…的危险 *vi* 威胁;似将发生，可能来临 | ～**ed** *a* 先兆的 | ～**ingly** *ad*

three [θriː] *num* 三，三个

three-colo(u)r ['θriːˌkʌlə] *a* 三色的

three-cornered ['θriː'kɔːnəd] *a* 三角的

threefold ['θriː-fəuld] *a, ad* 三倍(的)

three-quarter(s) ['θriː'kwɔːtə(z)] *a* 四分之三的

thremmatology [ˌθremə'tɔlədʒi] *n* 育种学(生物)

threonine ['θriəniːn] *n* 苏氨酸

threonine dehydratase ['θriːəniːn diː'haidrəteis] 苏氨酸脱水酶

threonyl ['θriːənil] *n* 苏氨酰(基)

threose ['θriːəus] *n* 苏糖

threpsis ['θrepsis] *n*【希】营养

threpsology [θrep'sɔlədʒi] *n* 营养学

threptic ['θreptik] *a* 营养的

threshold ['θreʃhəuld] *n* 门槛;开端;界限;阈 | absolute ～, sensitivity ～, stimulus ～ 绝对阈，感受阈，刺激阈(能产生感觉的最低刺激限度) / auditory ～ 听阈(最小感觉音) / erythema ～ 红斑阈(引起皮肤红斑所需的放射剂量) / galvanic ～ 基强度(产生刺激所需的最小电压) / pyrogenic ～, parasite ～ 致热阈(血内致热所需的疟原虫数) / renal ～ 肾阈(血浆内物质的浓度，到此浓度物质开始在尿内排出) / ～ of visual sensation 视觉阈(产生视觉的最小刺激量)

threw [θruː] throw的过去式

thrice [θrais] *ad* 三次，三倍

thrill [θril] *vt, vi* (使)激动;(使)颤动 *n* 激动;震颤 | aneurysmal ～ 动脉瘤震颤(动脉瘤触诊时) / aortic ～ 主动脉震颤(主动脉瓣疾病时) / diastolic ～ 舒张期震颤(主动脉瓣闭锁不全时) / hydated ～ 棘球蚴震颤 / presystolic ～ 收缩期前震颤 / purring ～ 猫鸣状震颤/ systolic ～ 收缩期震颤(主动脉瓣狭窄、肺动脉瓣狭窄及室间隔缺损时)

thrive [θraiv] (throve 或 thrived, thriven 或 thrived) *vi* 兴旺，旺盛，茁壮成长

thrix [θriks] *n*【希】毛，发

-thrix [构词成分] 发，毛

thro, thro' [θruː] *prep, ad, a* = **through**

throat [θrəut] *n* 咽，咽喉，喉;咽门;颈前部;入口，窄路;嗓音，嗓门 | sore ～ 咽喉痛 / trench ～ 战壕咽炎，樊尚(Vincent)咽炎 | cut the ～ of 消灭，扼杀 / force(或thrust, ram) sth down sb's ～ 迫使某人接受某事(尤指思想、意见等) / have a sore ～ 喉咙痛 / lie in one's ～ 撒大谎 / stick in one's ～ 使某人无法吞下，使某人难以接受

throaty ['θrəuti] *a* 喉音的，沙哑的

throb [θrɔb] (-bb-) *vi, n* 跳动，悸动，搏动

throbbing ['θrɔbiŋ] *a* 跳动的，搏动的

Throckmorton's reflex ['θrɔkmɔːtn] (Thomas B. Throckmorton) 思罗克莫顿反射(类似巴彬斯奇〈Babinski〉反射，叩击足背引起踇趾向背面翻屈，其他四趾分开)

throe [θrəu] *n* 剧痛 | be in the ～s of … 处在…的痛苦中

thromballosis [ˌθrɔmbə'ləusis] *n* 静脉血凝固

thrombapheresis [ˌθrɔmbəfə'riːsis] *n* 血小板除去法，血小板提取法

thrombasthenia [ˌθrɔmbəs'θiːnjə] *n* 血小板功能不全

thrombectomy [θrɔm'bektəmi] *n* 血小板切除术

thrombembolia [ˌθrɔmbem'bəuliə] *n* 血栓栓塞

thrombi ['θrɔmbai] thrombus的复数
thrombin ['θrɔmbin] *n* 凝血酶
thrombinogen [θrɔm'binədʒən] *n* 凝血酶原
thromb(o)- [构词成分] 血栓
thromboagglutinin [ˌθrɔmbəuə'glu:tinin] *n* 血小板凝集素
thromboangiitis [ˌθrɔmbəuˌændʒi'aitis] *n* 血栓(性)脉管炎,血栓(性)血管炎 | ~ obliterans 闭塞性血栓(性)血管炎,血栓闭塞性脉管炎
thromboarteritis [ˌθrɔmbəuˌɑ:tə'raitis] *n* 血栓(性)动脉炎
thromboasthenia [ˌθrɔmbəuəs'θi:njə] *n* 血小板功能不全
thrombocinase [ˌθrɔmbəu'kaineis] *n* 凝血酶原激酶
thromboclasis [θrɔm'bɔkləsis] *n* 血栓碎裂,血栓溶解
thromboclastic [ˌθrɔmbəu'klæstik] *a* 碎裂血栓的
thrombocyst ['θrɔmbəusist], **thrombocystis** [ˌθrɔmbəu'sistis] *n* 血栓囊
thrombocytapheresis [ˌθrɔmbəuˌsaitəfə'ri:sis] *n* 血小板除去法,血小板提取法
thrombocyte ['θrɔmbəusait] *n* 血小板 | **thrombocytic** [ˌθrɔmbəu'sitik] *a*
thrombocythemia [ˌθrɔmbəusai'θi:miə] *n* 血小板增多
thrombocytin [ˌθrɔmbəu'saitin] *n* 血小板素,5-羟色胺
thrombocytocrit [ˌθrɔmbəu'saitəkrit] *n* 血小板比容,血小板压积;血小板比容计
thrombocytolysis [ˌθrɔmbəusai'tɔlisis] *n* 血小板溶解
thrombocytopathia [ˌθrɔmbəuˌsaitəu'pæθiə] *n* 血小板病
thrombocytopathy [ˌθrɔmbəusai'tɔpəθi] *n* 血小板病 | **thrombocytopathic** [ˌθrɔmbəuˌsaitəu'pæθik] *a*
thrombocytopenia [ˌθrɔmbəuˌsaitəu'pi:niə] *n* 血小板减少(症) | essential ~ 特发性血小板减少性紫癜 / immune ~ 免疫性血小板减少(与抗血小板抗体〈IgG〉的存在有关的血小板减少)
thrombocytopoiesis [ˌθrɔmbəuˌsaitəupɔi'i:sis] *n* 血小板生成 | **thrombocytopoietic** [ˌθrɔmbəuˌsaitəupɔi'etik] *a*
thrombocytosis [ˌθrɔmbəusai'təusis] *n* 血小板增多(症)
thromboelastogram [ˌθrɔmbəui'læstəgræm] *n* 凝血弹性(描记)图
thromboelastograph [ˌθrɔmbəui'læstəgrɑ:f] *n* 凝血弹性描记器 | ~y [ˌθrɔmbəuˌi:læs'tɔgrəfi] *n* 凝血弹性描记法
thromboembolism [ˌθrɔmbəu'embəlizəm] **thromboembolia** [ˌθrɔmbəuem'bəuliə] *n* 血栓栓塞
thromboendarterectomy [ˌθrɔmbəuˌendɑ:tə'rektəmi] *n* 血栓动脉内膜切除术
thromboendarteritis [ˌθrɔmbəuendˌɑ:tə'raitis] *n* 血栓(性)动脉内膜炎,血栓(性)动脉炎
thromboendocarditis [ˌθrɔmbəuˌendəukɑ:'daitis] *n* 血栓(性)心内膜炎
thrombogen ['θrɔmbədʒin] *n* 凝血酶原
thrombogenesis [ˌθrɔmbəu'dʒenisis] *n* 血栓形成
thrombogenic [ˌθrɔmbəu'dʒenik] *a* 形成血栓的
β-**thromboglobulin** [ˌθrɔmbəu'glɔbjulin] *n* *β*-血小板球蛋白
thromboid ['θrɔmbɔid] *a* 血栓样的
thrombokinase [ˌθrɔmbəu'kaineis] *n* 凝血酶原激酶
thrombokinesis [ˌθrɔmbəukai'ni:sis] *n* 血栓形成,血液凝固
thrombokinetics [ˌθrɔmbəukai'netiks] *n* 血凝动力学
thrombolymphangitis [ˌθrɔmbəuˌlimfæn'dʒaitis] *n* 血栓(性)淋巴管炎
Thrombolysin [θrɔm'bɔlisin] *n* 纤溶

酶(fibrinolysin)制剂的商品名

thrombolysis [θrɔm'bɔlisis] *n* 血栓溶解 | **thrombolytic** [ˌθrɔmbə*u*'litik] *a* 溶解血栓的 *n* 血栓溶解剂

thrombomodulin [ˌθrɔmbə*u*'mɔdjulin] *n* 血栓调节素,血栓调节蛋白

thrombon ['θrɔmbɔn] *n* 血小板系

thrombopathia [ˌθrɔmbə*u*'pæθiə], **thrombopathy** [θrɔm'bɔpəθi] *n* 血小板紊乱

thrombopenia [ˌθrɔmbə*u*'pi:niə] *n* 血小板减少(症) | essential ~ 特发性血小板减少性紫癜 | **thrombopeny** ['θrɔmbəˌpi:ni] *n*

thrombophilia [ˌθrɔmbə*u*'filiə] *n* 血栓形成倾向

thrombophlebitis [ˌθrɔmbə*u*fli'baitis] *n* 血栓性静脉炎

thromboplastic [ˌθrɔmbə*u*'plæstik] *a* 形成血栓的,促凝血的

thromboplastid [ˌθrɔmbə*u*'plæstid] *n* 血小板

thromboplastin [ˌθrɔmbə*u*'plæstin] *n* 促凝血酶原激酶 | extrinsic ~ 外源性促凝血酶原激酶 / intrinsic ~ 内源性促凝血酶原激酶

thromboplastinogen[ˌθrɔmbə*u*plæs'tinədʒən] *n* 促凝血酶原激酶原(凝血因子Ⅷ或抗血友病因子A的旧名)

thrombopoiesis [ˌθrɔmbə*u*pɔi'i:sis] *n* 血栓形成;血小板生成 | **thrombopoietic** [ˌθrɔmbə*u*pɔi'etik] *a*

thrombopoietin [ˌθrɔmbə*u*pɔi'i:tin] *n* 血小板生成素

thrombosed ['θrɔmbə*u*st] *a* 形成血栓的

thrombosinusitis [ˌθrɔmbə*u*ˌsainə'saitis] *n* 血栓(性)硬膜窦炎

thrombosis [θrɔm'bə*u*sis] *n* 血栓形成 | agonal ~ 濒死期血栓形成 / cardiac ~ 心内血栓形成 / cerebral ~ 脑血栓形成(可能导致脑梗塞) / coronary ~ 冠状动脉血栓形成(常导致突然死亡或心肌梗死) / infective ~ 传染性血栓形成(与细菌感染有关) / marantic ~, marasmic ~, atrophic ~ 衰弱性血栓形成(主要指婴儿期和老年期消耗病时矢状窦血栓形成) / plate ~, platelet ~ 血小板性血栓形成 / sinus ~ 静脉窦血栓形成 / venous ~ 静脉血栓形成,血(栓)性静脉炎 | **thrombotic** [θrɔm'bɔtik] *a*

thrombospondin [ˌθrɔmbə*u*'spɔndin] *n* 血小板反应素,血小板凝血酶敏感蛋白

thrombostasis [θrɔm'bɔstəsis] *n* 血栓性淤血

thrombosthenin [ˌθrɔmbə*u*'sθi:nin] *n* 血栓收缩蛋白

thrombotest ['θrɔmbətest] *n* 凝血试验

thrombotonin [ˌθrɔmbə*u*'tə*u*nin] *n* 5-羟色胺

thromboxane [θrɔm'bɔksein] *n* 血栓烷,血栓素,凝血噁烷

thromboxane-A synthase [θrɔm'bɔksein 'sinθeis] 凝血噁烷-A合酶(此酶活性缺乏,为一种常染色体显性性状,可致血小板释放缺损)

thrombus ['θrɔmbəs] ([复] **thrombi** ['θrɔmbai]) *n* 血栓 | agonal ~, agony ~ 濒死期血栓 / antemortem ~ 死前血栓(死前在心脏或大血管内形成的血栓或血块) / calcified ~ 钙化血栓,静脉石 / marantic ~, marasmic ~ 衰弱性血栓(伴有严重消耗病) / mural ~ 附壁血栓 / phagocytic ~ 噬细胞栓(脑微细管的黑色素性白细胞积滞) / postmortem ~ 死后血栓(死后在心脏或大血管内形成的血栓或血块) / red ~ 红色血栓 / white ~ 白色血栓(一种不含有红细胞;一种主要由白细胞组成;还有一种主要由血小板和纤维蛋白组成,通常见于动脉血栓形成)

throng [θrɔŋ] *n* 群,人群 *vi* 群集 *vt* 挤满

throttle ['θrɔtl] *vt, vi* (使)窒息

through [θru:] *prep* (指空间)穿过,通过;(指时间)从头到尾经过;(指方法、手段

等)经由,(指原因、理由)由于;(做)完 *a* 对穿的,可通行的;直达的,过境的;穿了的,有洞的;(电话)接通 *ad* 贯穿,通过;彻底地;从头到尾 | all ～ 一直,从来就 / be ～ (with) 完成,做好;弃绝 / ～ and ～ 彻头彻尾地,从头至尾地;反复,穿透 / ～ to 直到

throughout [θru(:)'aut] *prep* 遍及,贯穿;在…整个期间 *ad* 到处,始终,一直,全部

throve [θ'rəuv] thrive的过去式

throw [θrəu] (threw, thrown) *vt, vi* 投,掷,抛,扔;发射,射;投射;施加(影响等) *n* 投掷 | ～ about 到处扔;舞动(手脚等) / ～ away 扔掉;浪费掉;放过(机会等) / ～ back 掷还;使(头、肩等)向后;阻碍;反射;返祖 / ～ by 把…扔在一起,扔掉 / ～ down 扔下;使倒下,摧毁 / ～ in 扔进,增添 / ～ off 扔开,摆脱掉;发出 / ～ oneself into 投身于,积极从事 / ～ oneself on(或upon) 依赖 / ～ out 伸(四肢),挺(胸);抛出;说出;拒绝;显示;发出;派出;打扰 / ～ over 抛弃;拒绝 / ～ together 匆匆拼凑成;使偶然相遇 / ～ up 抛起,举起;放弃;呕出,呕吐;产生

thrown [θrəun] throw的过去分词

thrush [θrʌʃ] *n* 鹅口疮(亦称真菌性口炎);蹄叉腐烂(马)

thrust [θrʌst] (thrust) *vt, vi, n* 插,塞,刺,戳;猛推;挺伸,延伸 | paraspinal ～ 脊椎旁猛推法(治腰骶椎劳损) / spinal ～ 脊椎猛推法(治腰骶椎劳损) / tongue ～ 挺舌(幼稚型吮〈吸〉吞〈咽〉动作) | ～ oneself forward 引起别人注意

thrypsis ['θripsis] *n*【希】粉碎性骨折

Thudichum's test ['tudiʃum] (John L. W. Thudichum) 土迪休姆试验(检肌酸酐)

Thuja ['θju:dʒə] *n*【拉】金钟柏属,岩柏属

thuja ['θju:dʒə] *n* 侧柏,金钟柏(可利尿、解热、发汗、通经)

thujone ['θju:dʒəun] *n* 侧柏酮

thulium ['θju:liəm] *n* 铥(化学元素)

thumb [θʌm] *n* 拇指,拇 *vt* (用拇指)摸,揿,压,翻阅 | bifid ～ 拇裂 / tennis ～网球员拇病,拇长屈肌腱鞘炎 | all ～s 笨手笨脚的 / under sb's ～ 受某人支配,在某人的势力下

thumbnail ['θʌmneil] *n* 拇指甲 *a* 小型的;简略的;拇指甲大小的

thumbprint ['θʌmprint] *n* 拇指纹

thumbstall ['θʌmstɔ:l] *n* 拇指套

thumb-sucking [θʌm'sʌkiŋ] *n* 吮拇癖

thump [θʌmp] *n* 重击,重击声 *vt, vi* 重击 | precordial ～ 心前区重击(见thumpversion) | ～s [用作单] 猪肺病(蛔虫幼虫所致);马噎病(膈痉挛所致)

thumprinting ['θʌmprintiŋ] *n* 指压征(一种X线摄影征,即结肠充钡时出现的匀称的压迹,好像是拇指压成的,见于各种结肠疾患,特别是缺血性结肠炎)

thumpversion [θʌmp'və:ʒən] *n* 击胸法(开始心肺复苏时击胸一二下以便起始搏动或使室性纤维性颤动转变成正常节律)

thunder ['θʌndə] *n* 雷,雷声 *vi* 打雷;发出雷鸣般的响声 | steal sb's ～ 窃取某人的发明而抢先利用

thunderous ['θʌndərəs] *a* 雷声似的,多雷的 | ～ly *ad*

thus [ðʌs] *ad* 如此,这样 | ～ and ～ (或so) 如此这般 / ～ far 到此为止;迄今 / ～ much 这些;到此

thwart [θwɔ:t] *vt* 反对,阻挠

thylakoid ['θailəkɔid] *n* 类囊体(内含叶绿体光合色素及催化光依赖性反应的酶类)

thyme [taim] *n* 百里香,麝香草 | creeping ～, wild ～ 匐枝百里香,野麝香草

thymectomize [θai'mektəmaiz] *vt* 切除胸腺

thymectomy [θai'mektəmi] *n* 胸腺切除术

thymelcosis [ˌθaimel'kəusis] *n* 胸腺溃疡

thymene [ˈθaimi:n] *n* 百里烯,麝香草萜,麝香草烯

thymergastic [ˌθaiməˈgæstik], **thymergasia** [ˌθaiməˈgeiziə] *n* 情感性精神病

-thymia [构词成分] 情感,心境

thymian [ˈθimiən, ˈtimiən] *n* 【德】百里香,麝香草

thymiasis [θaiˈmaiəsis] *n* 雅司病(即 yaws)

thymic [ˈθaimik] *a* 胸腺的;百里香的,麝香草的 | ~ acid 胸腺核苷酸

thymicolymphatic [ˌθaimikəulimˈfætik] *a* 胸腺淋巴结的

thymidine [ˈθaimidi:n] *n* 胸(腺嘧啶脱氧核)苷

thymidine kinase [ˈθaimidi:n ˈkaineis] 胸苷激酶

thymidylate [ˌθaimiˈdileit] *n* 胸苷酸

thymidylate synthase [ˌθaimiˈdileit ˈsinθeis] 胸苷酸合酶(在早先文献中不确切地称为thymidylate synthetase 〈胸苷酸合成酶〉)

thymidylic acid [ˌθaimiˈdilik] 胸(腺嘧啶脱氧核)苷酸

thymidylyl [ˌθaimiˈdilil] *n* 胸苷基

thymin [ˈθaimin] *n* 胸腺激素,胸腺素

thymine [ˈθaimi:n] *n* 胸腺嘧啶

thymine-uraciluria [ˌθaimi:nˌjuərəsiˈljuəriə] *n* 胸腺嘧啶尿嘧啶尿(尿内嘧啶类胸腺嘧啶和尿嘧啶过多,如二氢嘧啶脱氢酶缺乏症时所发生的情况)

thyminic acid [θaiˈminik] 胸腺嘧啶原酸

thymion [ˈθimiɔn] *n* 【希】皮肤疣

thymiosis [ˌθimiˈəusis] *n* 雅司病(即 yaws)

thymitis [θaiˈmaitis] *n* 胸腺炎

thym(o)- [构词成分] 胸腺;精神,情感

thymocrescin [ˌθaiməuˈkresin] *n* 胸腺生长激素

thymocyte [ˈθaiməsait] *n* 胸腺细胞

thymoform [ˈθaiməfɔ:m] *n* 麝莫仿,麝香草脑甲醛

thymogenic [ˌθaiməuˈdʒenik] *a* 情感性的

thymohydroquinone [ˌθaiməuˌhaidrəukwiˈnəun] *n* 麝香草氢醌

thymokesis [ˌθaiməuˈki:sis] *n* 胸腺遗留(成人)

thymokinetic [ˌθaiməukaiˈnetik] *a* 刺激胸腺的

thymol [ˈθaimɔl] *n* 麝香草脑,麝香草酚,百里酚(制剂时用作稳定剂,并有防腐、抗菌及抗真菌作用,从前用作驱虫药) | ~ iodide 麝酚碘,麝香草酚碘(从前用作抗真菌、抗菌药) / ~ phthalein 麝香草酚酞

thymoleptic [ˌθaiməuˈleptik] *a* 抗抑郁药

thymolize [ˈθaiməlaiz] *vt* 用麝香草脑处理

thymolphthalein [ˌθaimɔlˈθæli:n] *n* 麝香草酚酞,百里酚酞(用作指示剂)

thymolysin [θaiˈmɔlisin] *n* 溶胸腺素(损害或杀死胸腺细胞的抗体)

thymolysis [θaiˈmɔlisis] *n* 胸腺溶解,胸腺破坏 | **thymolytic** [ˌθaiməuˈlitik] *a* 溶胸腺的,破坏胸腺的

thymoma [θaiˈməumə] *n* 胸腺瘤

thymometastasis [ˌθaiməumeˈtæstəsis] *n* 胸腺组织转移

thymonucleic acid [ˌθaiməuˈnju:kliik] 胸腺核酸,脱氧核糖核酸

thymopathy [θaiˈmɔpəθi] *n* 胸腺病;情感性疾病 | **thymopathic** [ˌθaiməuˈpæθik] *a*

thymopentin [ˌθaiməuˈpentin] *n* 胸腺喷丁,胸腺五肽(一种五肽免疫刺激剂)

thymopoietin [ˌθaiməuˈpɔiətin] *n* 促胸腺生成素

thymoprivous [θaiˈmɔprivəs], **thymoprivic** [ˌθaiməuˈprivik] *a* 胸腺缺乏的

thymosin [ˈθaiməsin] *n* 胸腺素(一种体液因素,由胸腺分泌的一种激素,促使外周淋巴组织生长,尤其是促使胸腺依赖性区域的生长,亦称胸腺激素)

thymotoxic [ˌθaiməu'tɔksik] *a* 胸腺毒性的

thymotoxin [ˌθaiməu'tɔksin] *n* 胸腺毒素,溶胸腺素

thymotrophic [ˌθaiməu'trəufik] *a* 促胸腺的

thymovidin [θai'məuvidin] *n* (鸟)胸腺促卵激素

Thymus ['θaiməs] *n* 百里香属

thymus ['θaiməs] *n*【拉】胸腺 | accessory ~ 副胸腺 / persistent ~, ~ persistens hyperplastica 久存性胸腺 / ~ nucleic acid 胸腺核酸,脱氧核糖核酸

thymus-dependent ['θaiməsdi'pendənt] *a* 胸腺依赖的(指T淋巴细胞)

thymusectomy [ˌθaimə'sektəmi] *n* 胸腺切除术

thymus-independent [θaiməsindi'pendənt] *a* 非胸腺依赖的(指B淋巴细胞)

thynnin ['θinin] *n* 鲔精蛋白

thypar ['θaipə] *a* 甲状腺及甲状旁腺缺乏的

Thyrar ['θairə] *n* 甲状腺(制)剂(thyroid)的商品名

thyratron ['θairətrɔn] *n* 闸流管(用作矫正交流电的电瓣)

thyremphraxis [ˌθairem'fræksis] *n* 甲状腺阻塞

thyre(o)- 以thyre(o)- 起始的词,同样见以thyr(o)- 起始的词

thyreoitis [ˌθairiəu'aitis] *n* 甲状腺炎

thyr(o)- [构词成分] 甲状腺,甲状

thyroactive [ˌθairəu'æktiv] *a* 促甲状腺活性的

thyroadenitis [ˌθairəuædi'naitis] *n* 甲状腺炎

thyroaplasia [ˌθairəuə'pleiziə] *n* 甲状腺发育不全

thyroarytenoid [ˌθairəuˌæri'ti:nɔid] *a* 甲杓(软骨)的

thyrocalcitonin [ˌθairəuˌkælsi'təunin] *n* 甲状腺降钙素,降钙素

thyrocardiac [ˌθairəu'kɑ:diæk] *a* 甲状腺(与)心脏的

thyrocarditis [ˌθairəukɑ:'daitis] *n* 甲状腺性心炎

thyrocele ['θairəsi:l] *n* 甲状腺肿

thyrochondrotomy [ˌθairəukɔn'drɔtəmi] *n* 甲状软骨切开术

thyrocolloid [ˌθairəu'kɔlɔid] *n* 甲状腺胶质

thyrocricotomy [ˌθairəukrai'kɔtəmi] *n* 环甲膜切开术

thyrodesmic [ˌθairəu'dezmik] *a* 促甲状腺的,亲甲状腺的

thyroepiglottic [ˌθairəuˌepi'glɔtik] *a* 甲状会厌的

thyrofissure [ˌθairəu'fiʃə] *n* 甲状软骨裂开术

thyrogenous [θai'rɔdʒinəs], **thyrogenic** [ˌθairəu'dʒenik] *a* 甲状腺源的,甲状腺性的

thyroglobulin [ˌθairəu'glɔbjulin] *n* 甲状腺球蛋白

thyroglossal [ˌθairəu'glɔsəl] *a* 甲状舌(管)的

thyrohyal [ˌθairəu'haiəl] *a* 甲状舌骨的 *n* 舌骨大角

thyrohyoid [ˌθairəu'haiɔid] *a* 甲状舌骨的

thyroid ['θairɔid] *a* 甲状的 *n* 甲状腺;甲状腺(制)剂,甲状腺粉(获自人食用的驯养动物甲状腺,经洗净、干燥、变成粉末,含碘量0.17%~0.23%,为淡黄色无定形粉,从前用作甲状腺〈激〉素的来源,以治疗甲状腺功能减退) | aberrant ~ 异位甲状腺 / accessory ~ 副甲状腺 / intrathoracic ~ 胸内甲状腺 / retrosternal ~, substernal ~ 胸骨后甲状腺,胸骨下甲状腺

thyroidea [θai'rɔidiə] *n* 甲状腺

thyroidectomize [ˌθairɔi'dektəmaiz] *vt* 切除甲状腺

thyroidectomy [ˌθairɔi'dektəmi] *n* 甲状腺切除术

thyroidism ['θairɔidizəm] *n* 甲状腺功

能亢进;甲状腺(制)剂中毒

thyroiditis [ˌθairɔi'daitis] *n* 甲状腺炎 | acute ～ 急性甲状腺炎 / autoimmune～自身免疫性甲状腺炎 / chronic lymphadenoid ～, chronic lymphocytic ～ 慢性淋巴结样甲状腺炎，慢性淋巴细胞性甲状腺炎(即桥本〈Hashimoto〉甲状腺炎) / giant cell ～, giant follicular ～ 巨细胞性甲状腺炎，巨滤泡性甲状腺炎，亚急性肉芽肿性甲状腺炎 / granulomatous ～ 肉芽肿性甲状腺炎，亚急性肉芽肿性甲状腺炎 / invasive ～, ligneous ～ 侵袭性甲状腺炎，板样甲状腺炎 / pseudotuber culous ～ 假结核性甲状腺炎，亚急性肉芽肿性甲状腺炎 / subacute granulomatous ～ 亚急性肉芽肿性甲状腺炎 / woody ～ 板样甲状腺炎

thyroidization [ˌθairɔidai'zeiʃən, -di'z-] *n* 甲状腺(制)剂疗法;(组织病理学中指组织的)甲状腺样出现

thyroidomania [ˌθairɔidəu'meinjə] *n* 甲状腺(功能亢进)性精神病

thyroidotherapy [ˌθairɔidəu'θerəpi] *n* 甲状腺(制)剂疗法

thyroidotomy [ˌθairɔi'dɔtəmi] *n* 甲状腺切开术

thyroidotoxin [ˌθairɔidəu'tɔksin] *n* 甲状腺毒素

thyroid peroxidase ['θairɔid pə'rɔksideis] 甲状腺过氧物酶，碘化物过氧物酶

thyroigenous [θai'rɔidʒinəs] *a* 甲状腺源的，甲状腺性的

thyrointoxication[ˌθairəuinˌtɔksi'keiʃən] *n* 甲状腺毒症，甲状腺中毒

Thyrolar ['θairələ] *n* 三碘合剂(liotrix)制剂的商品名

thyroliberin [ˌθairəu'libərin] *n* 促甲状腺激素释放激素(即thyroid stimulating hormone releasing hormone)

thyrolysin [θai'rɔlisin] *n* 溶甲状腺素

thyrolytic [ˌθairəu'litik] *a* 溶甲状腺的，破坏甲状腺的

thyromegaly [ˌθairəu'megəli] *n* 甲状腺肿大

thyromimetic [ˌθairəumai'metik, -mi'm-] *a* 拟甲状腺素的，拟甲状腺的

thyroncus [θai'rɔŋkəs] *n* 甲状腺肿

thyronucleoalbumin [ˌθairəuˌnju:kliə'ælbjumin] *n* 甲状腺核白蛋白

thyro-oxyindole [ˌθairəuˌɔksi'indɔl] *n* 甲状腺素

thyroparathyroidectomy [ˌθairəuˌpærəˌθairɔi'dektəmi] *n* 甲状腺甲状旁腺切除术

thyroparathyroprivic [ˌθairəuˌpærəˌθairəu'privik] *a* 甲状腺甲状旁腺缺失的

thyropathy [θai'rɔpəθi] *n* 甲状腺病

thyropenia [ˌθairəu'pi:niə] *n* 甲状腺分泌减少

thyrophyma [ˌθairəu'faimə] *n* 甲状腺瘤，甲状腺肿

thyroprival [ˌθairəu'praivəl], **thyroprivic** [ˌθairəu'privik], **thyroprivous** [θai'rɔprivəs] *a* 甲状腺缺乏的，甲状腺切除后的

thyroprivia [ˌθairəu'priviə] *n* 甲状腺缺乏症，甲状腺切除后状态

thyroptosis [ˌθairɔ'ptəusis] *n* 甲状腺下移，低位甲状腺

thyrosis [θai'rəusis] ([复] **thyroses** [θai'rəusi:z]) *n* 甲状腺功能病

thyrotherapy [ˌθairəu'θerəpi] *n* 甲状腺(制)剂疗法

thyrotome ['θairətəum] *n* 甲状软骨刀

thyrotomy [θai'rɔtəmi] *n* 甲状软骨切开术;甲状腺切开术

thyrotoxic [ˌθairəu'tɔksik] *a* 甲状腺毒性的

thyrotoxicosis [ˌθairəuˌtɔksi'kəusis], **thyrotoxemia** [ˌθairəutɔk'si:miə], **thyrotoxia** [ˌθairəu'tɔksiə] *n* 甲状腺毒症

thyrotoxin [ˌθairəu'tɔksin] *n* 甲状腺毒素

thyrotroph ['θairəutrəuf], **thyro-**

trope [ˈθairətrəup] *n* 促甲状腺素细胞(亦称β-嗜碱细胞)

thyrotropic [ˌθairəˈtrɔpik], **thyrotrophic** [θairəˈtrɔfik] *a* 促甲状腺的

thyrotropin [θaiˈrɔtrəpin], **thyrotrophin** [θaiˈrɔtrəfin] *n* 促甲状腺素(垂体激素类药)

thyroxine [θaiˈrɔksi(:)n] *n* 甲状腺素 | levo ~ 左甲状腺素,左旋甲状腺素(甲状腺激素) | **thyroxin** [θaiˈrɔksin] *n* / **thyroxinic** [ˌθairɔkˈsinik] *a*

thyroxinemia [θaiˌrɔksiˈni:miə] *n* 甲状腺素血(症)

thyroxinsodium [θaiˌrɔksinˈsəudjəm] *n* 甲状腺素钠

thyrsus [ˈθə:səs] *n* 阴茎

Thysanosoma [ˌθisənəˈsəumə] *n* 缕体绦虫属 | ~ actinioides 放射状缕体绦虫

Thytropar [ˈθaitrəpə] *n* 促甲状腺素(thyrotropin)制剂的商品名

Ti 元素钛(titanium)的符号

TIA transient ischemic attack 一过性缺血发作

tiacarana [ˌtiəkəˈrænjə] *n* 溃烂型皮肤利什曼病

tiamenidine hydrochloride [ˌtaiəˈmenidi:n] 盐酸噻胺唑啉,盐酸甲噻胺咪唑啉(抗高血压药)

tiazuril [taiˈæzjuəril] *n* 硫苯三嗪酮(家禽抗球虫药)

tibia [ˈtibiə] ([复] **tibias** 或 **tibiae** [ˈtibii:]) *n* 胫骨 | saber ~, saber-shaped ~ 军刀状胫骨 | ~l *a*

tibiad [ˈtibiæd] *ad* 向胫侧

tibiale [ˌtibiˈeili] *n* 胫侧骨(胚)

tibialgia [ˌtibiˈældʒiə] *n* 胫骨痛(伴有淋巴细胞增多及嗜酸粒细胞增多)

tibialis [ˌtibiˈeilis] *a* 胫骨的 *n* 胫骨肌

tibien [ˈtibiən] *a* 胫骨的

tibiocalcanean [ˌtibiə*u*kælˈkeiniən] *a* 胫(骨)跟(骨)的

tibiofemoral [ˌtibiə*u*ˈfemərəl] *a* 胫(骨)股(骨)的

tibiofibular [ˌtibiə*u*ˈfibjulə], **tibioperoneal** [ˌtibiə*u*ˌperəˈni:əl] *a* 胫(骨)腓(骨)的

tibionavicular [ˌtibiə*u*nəˈvikjulə], **tibioscaphoid** [ˌtibiə*u*ˈskæfɔid] *a* 胫(骨)舟(骨)的

tibiotarsal [ˌtibiə*u*ˈtɑ:səl] *a* 胫(骨)跗(骨)的

tibolone [ˈtibələun] *n* 替勃龙,7-甲异炔诺酮(促蛋白合成类固醇)

tibric acid [ˈtaibrik] 替贝酸,哌磺氯苯酸,二甲哌啶磺酰氯苯甲酸(降血脂药)

tic [tik] *n*【法】抽搐 | bowing ~ 鞠躬状抽搐 / convulsive ~ 面肌抽搐 / ~ de pensée 思想暴露癖 / ~ douloureux 三叉神经痛,(面部)痛性痉挛 / facial ~, mimic ~ 面肌抽搐 / gesticulatory ~ 表演状抽搐 / local ~ 局部抽搐 / ~ nondouloureux 无痛性抽搐,肌阵挛 / rotatory ~ 旋转性抽搐,旋头痉挛

Ticar [ˈtaikə] *n* 替卡西林钠(ticarcillin disodium)制剂的商品名

ticarbodine [taiˈkɑ:bədi:n] *n* 替卡波定,氟哌硫酰胺(抗蠕虫药)

ticarcillin [ˌtaikəˈsilin] *n* 替卡西林,羧噻吩青霉素,铁卡霉素(抗生素类药) | ~ cresyl sodium 替卡西林甲苯酯钠,羧噻吩青霉素甲苯酯钠 / ~ disodium, ~ sodium 替卡西林钠,羧噻吩青霉素钠

tick [tik] *n* 蜱,壁虱 | adobe ~ 波斯锐缘蜱(即Argas persicus) / American dog ~ 美洲犬蜱(即变异革蜱Dermacentor variabilis) / bandicoot ~ 袋鼠蜱(即硕鼠血蜱Haemaphysalis humerosa) / beady-legged winter horse ~ 珠足冬季马蜱(即巨肢蜱Margaropus winthemi) / black pitted ~ 黑凹蜱(即拟态扇头蜱Rhipicephalus simus) / bont ~ 希伯来钝眼蜱(即Amblyomma hebraeum) / British dog ~ 英国犬蜱(即犬硬蜱Ixodes canisuga) / brown dog ~ 褐色犬蜱(即血红

扇头蜱Rhipicephalus sanguineus) / caster bean ～ 蓖子硬蜱(即Ixodes ricinus) / cattle ～ 牛蜱(即具环牛蜱Boophilus annulatus)/ dog ～ 犬蜱(①犬血蜱Haemaphysalis leachi;②变异革蜱Dermacentor variabilis;③血红扇头蜱Rhipicephalus sanguineus) / ear ～ 耳蜱(即耳残喙蜱Otobius megnini) / Gulf Coast ～ 海湾蜱(即斑点钝眼蜱Amblyomma maculatum) / hard ～, hardbodied ～ 硬蜱 / Kenya ～ 肯尼亚蜱(即具尾扇头蜱Rhipicephalus appendiculatus) / Lone Star ～ 美洲钝眼蜱(即Amblyomma americanum) / miana ～ 波斯锐缘蜱(即Argas persicus) / Pacific coast dog ～ 西海岸犬碑(即西方革蜱Dermacentoroccidentalis) / pajaroello ～ 皮革钝缘蜱(即Ornithodoros coriaceus) / pigeon ～ 鸽锐缘蜱(即Argas reflexus) / rabbit ～ 野兔血蜱(即Haemaphysalis leporus-palustris) / Rocky Mountain wood ～ 落矶山林蜱(即安氏革蜱Dermacentor andersoni) / russet ～ 朽叶色蜱(即多毛硬蜱Ixodes pilosus) / scrub ～ 灌木丛蜱(即全环硬蜱Ixodes holocyclus) / seed ～ 幼虫期蜱 / sheep ～ 羊蜱蝇(即Melophagus ovinus) / soft ～, soft-bodied ～ 软蜱 / spinous ear ～ 耳(刺)蜱(即耳残喙蜱otobius megnini) / taiga ～ 全沟硬蜱(即Ixodes persulcatus) / tampan ～ 毛白钝缘蜱(即Ornithodoros moubata);波斯锐缘蜱(即Argas persicus) / wood ～ 美国森林蜱(即安氏革蜱Dermacentor andersoni)

ticket ['tikit] *n* 票,券;标签 *vt* 加标签;标明

tickicide ['tikisaid] *n* 杀蜱药

tickle ['tikl] *vt, vi* (使)发痒

tickling ['tikliŋ] *n* 呵痒

ticklish ['tikliʃ] *a* 怕痒的;难对付的,棘手的

ticlatone ['tiklətəun] *n* 替克拉酮,氯苯异噻酮,氯苯噻唑酮(抗菌药,抗真菌药)

ticlopidine hydrochloride [tai'klɔpidi:n] 盐酸噻氯匹定,盐酸氯苄噻啶(血小板抑制药)

ticpolonga [ˌtikpə'lɔŋgə] *n* 锡兰大蒲蛇(亦称鲁塞尔蝰蛇〈Vipera russelli〉)

ticrynafen [tai'krinəfən] *n* 替尼酸,氯噻苯氧酸(促尿酸排泄的利尿药,因对肝的毒性而停用)

tictology [tik'tɔlədʒi] *n* 产科学

t. i. d. ter in die【拉】一天三次

tide [taid] *n* 潮,变异(指体液中某些成分的变异或增加) | acid ～ 酸潮(尿) / alkaline ～ 碱潮(尿) / fat ～ 脂肪潮(淋巴液及血液) | at high (low) ～ 处于高(低)潮中 / ～ over 渡过,克服

tidy ['taidi] *a* 整洁的,整齐的 *vt, vi* (使)整洁,整理(up) | **tidily** *ad* / **tidiness** *n*

Tidy's test ['taidi] (Charles M. Tidy) 泰迪试验(检尿白蛋白)

tie [tai] *n* 带子,线,绳;关系;结扎(法);束缚 *vt* 系,缚;结扎,(把带子等)打结 *vi* 结合;打结 | ～ down 束缚 / ～ in (使)结合成一整体;(使)相配 / ～ to 依靠,依赖 / ～ up 束紧;包扎;阻碍;(与…)密切联系(with) / **～d up** 很忙

Tiedemann's nerve ['ti:dəmən] (Friedrich Tiedemann) 蒂德曼神经(围绕视网膜中央动脉的交感神经丛)

tienilic acid [taiə'nilik] 替尼酸,氯噻苯氧酸(利尿药,抗高血压药)

tier[1] ['taiə] *n* 围涎

tier[2] [tiə] *n* (一)排,(一)层;等级 *vt, vi* (使)层层排列(up)

Tietze's syndrome (disease) ['ti:tsə] (Alexander Tietze) 蒂策综合征(病)(①特发性痛性非化脓性肋软骨〈尤其是第二肋骨〉肿大,前胸痛可能与冠状动脉病时的痛相似,亦称肋软骨炎;②白化病〈眼色素正常除外〉、聋哑及眉毛发育不全)

Tigan ['taigən] *n* 盐酸曲美苄胺(trimethobenzamide hydrochloride)制剂的商品名

tiger [ˈtaigə] *n* 虎 | ~**ish** [ˈtaigəriʃ] *a* 虎的;凶暴的,残忍的

tigestol [taiˈdʒestɔl] *n* 替孕醇,炔异雌烯醇(孕激素类药)

tight [tait] *a* 紧的,牢固的;密封的,不漏的;装满的 *ad* 紧紧地 | sit ~ 稳坐着,坚持自己的主张(或意见等) | ~**ly** *ad* / ~**ness** *n*

tighten [ˈtaitn] *vt, vi* (使)变紧

tiglic acid [ˈtiglik] 顺芷酸,α-甲基巴豆酸

tiglium [ˈtigljəm] *n*【拉】巴豆

tigogenin [tiˈgɔdʒinin] *n* 提果皂甙元

tigonin [ˈtigənin] *n* 提果皂甙

tigroid [ˈtaigrɔid] *a* 虎斑状的

tigrolysis [taiˈgrɔlisis] *n* 虎斑溶解(神经细胞易染体溶解)

tikitiki [ˌti:kiˈti:ki] *n* 糠,米糠,米糠酒精提取液

tile [tail] *n* 板,瓦

tiletamine hydrochloride [taiˈletəmi:n] 盐酸替来他明,盐酸噻环乙胺,盐酸乙胺噻吩环己酮(麻醉药,抗惊厥药)

tilidine hydrochloride [ˈtilidi:n] 盐酸替利定,盐酸痛立定,盐酸胺苯环己乙酯(麻醉性镇痛药)

Tillaux's disease [tiˈjəu] (Paul J. Tillaux) 提奥病(乳腺炎并乳腺中形成多发性肿瘤)

Tilletia [tiˈli:ʃiə] *n* 腥黑粉菌属

Tilletiaceae [tiˌli:ʃiˈeisii:] *n* 腥黑粉菌科

tilmus [ˈtilməs] *n* 摸空,捉空摸床(动作)(见于高热或重病时)

tilorone [ˈtilərəun] *n* 替洛隆,乙氨芴酮,泰洛伦 | ~ hydrochloride 盐酸替洛隆,盐酸乙氨芴酮,盐酸泰洛伦(抗病毒药)

tilt [tilt] *vt* 使倾斜 *vi* 倾斜 *n* 倾斜;斜坡 | (at) fall ~ 全速地;用力地,猛地 / ~ at 攻击

tiltometer [tilˈtɔmitə] *n* 倾斜测定仪(脊髓麻醉时测量手术台倾斜度)

timbal [ˈtimbəl] *n* (蝉等的)鼓室,鼓膜

timber [ˈtimbə] *n* 木材,木料 *vt* 用木材建造

timbre [ˈtimbə, ˈtæmbr] *n*【法】音色,音品 | ~ métallique 金属音

time [taim] *n* 时间,时期;次(数);倍;[复]时代 *vt* 安排(计算、记录)…的时间;调整(速度) | apex ~ 高峰时间(指肌肉的复合收缩) / bleeding ~ 出血时间 / chromoscopy ~ 胃液染色时间(测胃腺分泌) / clot retraction ~ 血块退缩时间,血块凝缩时间 / coagulation ~, clotting ~ 凝固时间 / decimal reduction ~ 拾-存活时间(存活微生物减少10倍所需的热力灭菌时间) / doubling ~ (对数期细胞)倍增时间 / generation ~ 增代时间,一代时间(两代相隔的时间,或细菌中的细胞由一次分裂到下一次分裂的时间) / prothrombin ~ 凝血酶原时间(脑组织浸出物和钙加到血浆后血块形成所需的时间) / recalcification ~ 再钙化时间(钙离子在经抗凝处理的血小板含量甚丰的血浆中被置换时血块形成所需的时间) / sedimentation ~ 沉降时间(红细胞沉降率) / thermal death ~ 热致死时间(指灭菌) | abreast of the ~s 符合时代的;时新的,新式的 / against ~ 尽快地 / ahead of ~ 提早 / ahead of one's ~ 具有比之所处时代先进得过分的想法 / all the ~ 一直,始终,持续地 / as ~ goes on 随着时间的推移 / at all ~s 无论何时,一直 / (at) any ~ 在任何时候 / at a ~ 每次;在某个时刻,一度 / at no ~ 在任何时候都不,决不 / at one ~ 同时;曾经 / at other ~s 在另外的一些场合中 / at one ~ or another 先后 / at that ~ 在那时 / at the best of ~s 在情况最好的时候 / at the same ~ 同时;然而 / at the ~ of 在…的时候 / at this ~ of day 直到这时候(才…),这么迟(才…) / at ~s 有时,不时 / before one's ～ 提前,过早;在某人出世前;不足月(而生);过早(衰坏或死亡) / before the ～s 在时代前头 / behind the ～s 落在时代后面,过时的 / behind ～ 在原定时间以后;迟,晚 / between ～s 有时候,偶尔,间或 / bide one's ～ 等待时机 / buy ～ (用拖延等手法) 赢得时间,争取时间 / by the ～ …到…的时候 / by this ～ 到此刻,到现在 / every ～ 每次,总是;每当 / for a ～ 暂时,一度 / for the ～ being 暂时,眼下 / from ～ to ～ 有时,不时 / gain ～ (钟、表等)走得快;赢得时间 / half the ～ 一半时间;长时间地,(几乎)经常 / have a good ～ 过得快乐,过得愉快 / have a rough ～ 吃苦,受难 / in good ～ 及时地,迅速地 / in no ～ (at all) 立刻,很快 / in one's own good ～ 在方便的时候 / in (the) course of ～ 最后,经过一定的时间 / in ～ 及时,还早;总有一天,最后,终于 / in ～s to come 在将来 / It's only a question(或matter) of ～ 这只是时间问题 / keep good(bad) ～ (钟、表等)走得准(不准) / kill ～ 消磨时间 / lose ～ (钟、表等)走得慢;耽误时间 / make ～ 腾出时间,加速以弥补失去的时间;(以某种速度)进行 / many a ～ (或many ～s) 多次,常常 / ninety-nine ～s out of a hundred (或nine ～s out of ten) 几乎每次,十之八九,常常 / off ～ 不合时宜 / of the ～ 当时的;当今的 / once upon a ～ 从前(常用于儿童故事开头) / one ～ with another 前后合起来 / on one's own ～ 在非工作时间 / on ～ 按时,准时 / out of ～ 不合时宜;不合拍 / pass the ～ of day (with sb) 见面问候(如早安等) / play for ～ 为争取时间而拖延 / some ～ or other 总有一天,迟早 / take (one's) ～ 从容进行 / take ～ out(或off) to do sth 暂停下来做某事 / There are ～s when … 有时常会… / the ～ of day (钟表上的)时刻 / the ～ of one's life 一生中最愉快的一段时期 / ～ after ～ (或 ～ and 〈～〉 again) 多次,反复地;不断地 / ～ of life 年龄 / ～ out of mind(或 ～ immemorial) 太古时代,很久以前 / ～s without(或out of) number 屡次,无数次;反复地 / to the end of ～ 永远 / up to ～ 准时 / watch one's ～ 等待时机

timely ['taimli] *a* 及时的;适时的 | **timeliness** *n*

Timentin [tai'mentin] *n* 替卡西林钠-克拉维酸钾(ticarcillin disodium and clavulanate potassium)复合制剂的商品名

timepiece ['taim-pi:s] *n* 时计(指钟、表)

timer ['taimə] *n* 计时员;(自动)定时器,时计,限时器

time-saving ['taimˌseiviŋ] *a* 节省时间的

timetable ['taimˌteibl] *n* 时间表

timid ['timid] *a* 胆怯的 | **～ity** [ti'midəti] *n* / **～ly** *ad* / **～ness** *n*

timing ['taimiŋ] *n* 时间的选择;计时;定时;调速;同步

Timme's syndrome ['timə] (Walter Timme) 蒂姆综合征(卵巢及肾上腺功能不全,伴有代偿性垂体功能减退)

Timofeew's corpuscles [timəu'feief] (Dmitri A. Timofeew) 提莫费夫小体(尿道膜部和前列腺部粘膜下层所见的特异化型环层小体)

timolol maleate ['taiməlɔl] 马来酸噻吗洛尔,马来酸噻吗心安(β-肾上腺素能阻滞药)

timorous ['timərəs] *a* 胆怯的 | **～ly** *ad*

tin [tin] *n* 锡;马口铁;罐,听头

tina ['tinə] *n* 品他病(螺旋体性皮肤病)

Tinactin [ti'næktin] *n* 托萘酯(tolnaftate)制剂的商品名

tincal ['tiŋkəl] *n* 原硼砂,粗硼砂

tinct. tincture, tinctura 酊,酊剂

tinctable ['tiŋktəbl] *a* 可染的

tinction ['tiŋkʃən] *n* 染色;(药剂中)着色

或调味

tinctorial [tiŋk'tɔ:riəl] *a* 染色的

tinctura [tiŋk'tju:rə] ([所有格、复] **tincturae** [tiŋk'tju:ri:]) *n*【拉】酊,酊剂

tincturation [ˌtiŋktju'reiʃən] *n* 酊剂制备

tincture ['tiŋktʃə] *n* 酊,酊剂 | belladonna ~ 颠茄酊(抗胆碱能药) / camphorated opium ~ 樟脑阿片酊(镇痛酊) / capsicum ~ 辣椒酊(刺激剂及驱风剂) / compound benzoin ~ 复方安息香酊(表面保护剂) / compound cardamom ~ 复方豆蔻酊(调味剂) / compound gentian ~ 复方龙胆酊,苦味酊(苦味健胃药) / digitalis ~ 洋地黄酊(强心药) / ferric citrochloride ~ 氯化枸橼酸铁酊(止血药) / green soap ~ 绿肥皂酊,软肥皂搽剂 / iodine ~ 碘酊(俗名碘酒,皮肤消毒药) / lemon ~, lemon peel ~ 柠檬酊(调味剂) / nux vomica ~ 马钱子酊(苦味酊) / opium ~ 阿片酊 / strong iodine ~ 浓碘酊(刺激剂、抗菌剂及杀真菌剂)

Tindal ['tindəl] *n* 马来酸醋奋乃静(acetophenazine maleate)制剂的商品名

tine [tain] *n* 叉,尖齿

tinea ['tiniə] *n*【拉】癣 | ~ amiantacea, asbestos-like ~ 石棉状癣 / ~ axillaris 腋癣,腋毛菌病 / ~ barbae 须癣,触染性须疮 / ~ capitis 头癣 / ~ ciliorum 睫癣 / ~ imbricata 叠瓦癣 / ~ kerion 脓癣 / ~ nigra 黑癣 / ~ nodosa 发结节病 / ~ pedis 脚癣 / ~ profunda 深癣,毛癣菌性肉芽肿 / ~ sycosis 触染性须疮,须癣 / ~ tonsurans 头癣 / ~ unguium 甲癣,甲真菌病 / ~ versicolor 花斑癣

Tinel's sign [ti'nel] (Jules Tinel) 提内尔征(在已经切断神经的部位叩诊时肢远端有麻刺感,提示神经部分损害或开始再生。亦称蚁走感征)

tinfoil ['tinfɔil] *n* 锡箔

tinge [tindʒ] *vt* 微染,微沾 *n* (较淡的)色调,色彩

tingibility [ˌtindʒi'biləti] *n* 可染性

tingible ['tindʒibl] *a* 可染的

tingle ['tiŋgl] *vi, vt* (使)感到麻刺 *n* 麻刺感

tingling ['tiŋgliŋ] *n* 麻刺感 | distal ~ on percussion 叩诊肢端麻刺感(见 Tinel's sign)

tinidazole [tai'nidəzəul] *n* 替硝唑,磺甲硝咪唑,硝砜咪唑(抗滴虫药)

tinkle ['tiŋkl] *n* 丁丁声,丁当音(肺空洞或气胸时听到) | metallic ~ 金属丁当音(有时和其他呼吸音连在一起可听到)

tinnitus [ti'naitəs] *n*【拉】耳鸣 | ~ aurium 耳鸣 / clicking ~ 撞击性耳鸣 / nervous ~ 神经性耳鸣 / objective ~ 客观耳鸣,他觉耳鸣

tinny ['tini] *a* 锡的,含锡的,像锡的;(声音)细弱无力的

Tinospora [ti'nɔspərə] *n* 青牛胆属

tinsel ['tinsəl] *n* 金属箔,金属丝

tint [tint] *n* 色泽,色彩;浅色;色调,色辉 *vt* 着色于,微染 | ~ B 色调B度(测定X线量的纸碟的色调,B度指已达到使毛发脱落的辐射量)

Tintinnina [ˌtinti'nainə] *n* 筒壳亚目

tintometer [tin'tɔmitə] *n* 液体比色器,色调计,色辉计 | **tintometry** *n* 液体比色法 / **tintometric** [ˌtintə'metrik] *a* 液体比色的

tiny ['taini] *a* 极小的,微小的

tioconazole [ˌtaiəu'kəunəzəul] *n* 噻康唑(局部抗真菌药,阴道内应用治疗外阴阴道念珠菌病)

tiodonium chloride [ˌtaiəu'dəuniəm] 氯化氯苯噻碘(抗菌药)

tioperidone hydrochloride [ˌtaiəu'peridəun] 盐酸硫哌立酮,盐酸硫哌喹酮(安定药)

tiopinac [tai'əupinæk] *n* 硫平酸,噻庚乙酸(抗炎、镇痛、解热药)

tiopronin [tai'ɔprənin] *n* 硫普罗宁,巯丙酰甘氨酸(用于治疗胱氨酸尿症,口服给药)

tioxidazole [ˌtaiɔk'saidəzəul] *n* 噻昔达唑,丙噻氨酯(抗蠕虫药)

tip[1] [tip] *n* 梢尖,末端 | ~ of nose 鼻尖 / ~ of sacral bone 骶尖 / ~ of tongue 舌尖 | have sth at the ~s of one's fingers 手头有某物随时可供应用 / have sth on the ~ of one's tongue 某事就在嘴边(指一时想不起来的名字、话等) / to the ~s of one's fingers 彻底地

tip[2] [tip] (-pp-) *vt, vi* (使)倾斜 *n* 倾斜 | ~ over 使倒翻

tip[3] [tip] (-pp-) *vt* 轻击,轻触 *n* 小费;劝告,告诫

tipping ['tipiŋ] *n* 翻动(牙齿改变其垂直位的运动);牙尖复位

tipple ['tipl] *vi, vt* 饮烈酒,酗酒 *n* 烈酒 | ~**r** *n* 酒徒

tiprenolol hydrochloride [tai'prenəlɔl] 盐酸替普洛尔,盐酸甲硫心安(抗肾上腺素能〈β-受体〉药)

tiptoe ['tiptəu] *n* 脚(趾)尖 *vi* 踮着脚(走) *a* 踮着脚(走)的 *ad* 踮着脚 | on ~ 踮着脚;兴奋,激动

tiqueur [ti'kəː] *n* (患)抽搐者

tiquinamide hydrochloride [tai'kwinəmaid] 盐酸替喹胺,盐酸硫喹酰胺(胃抗胆碱能药)

tire ['taiə] *vi, vt* (使)疲劳,(使)疲倦;(使)厌倦 | ~ out 使十分疲劳

tirebal [tiə'bɑːl] *n*【法】拔弹器

tired ['taiəd] *a* 疲劳的;厌倦的 | ~**ly** *ad* / ~**ness** *n*

tirefond [tiə'fɔŋ] *n*【法】起骨器;螺旋,提锥

tireless ['taiəlis] *a* 不易疲劳的,不倦的;持久的 | ~**ly** *ad*

tires [taiəz] *n* 震颤病(牛、羊);乳毒病(人)

tiresome ['taiəsəm] *a* 使人疲劳的;令人厌倦的

tiring ['taiəriŋ] *a* 引起疲劳的;令人厌倦的 *n* 轮箍术(治髌骨骨折)

Tiselius apparatus [ti'seiliəs] (Arne W. K. Tiselius) 提塞留斯电泳仪(从血清、血浆和其他体液中分离出蛋白质)

tisic ['tizik] *a* (患)痨病的 *n* 痨病患者;气喘(旧名)

tisis ['tisis] *n* 痨病;肺痨

tissue ['tisjuː] *n* 组织;纱;薄纸 | accidental ~ 偶发组织 / adenoid ~ 腺样组织,淋巴组织 / adrenogenic ~ 雄激素带 / areolar ~, cribriform ~ 蜂窝组织,蜂窝织 / cellular ~ 蜂窝组织,蜂窝织 / chromaffin ~ 嗜铬组织 / cicatrical ~ 疤痕组织 / compact ~ 致密质(尤指骨密质) / connective ~ 结缔组织,结缔质 / erectile ~ 勃起组织 / extracellular ~ 细胞外组织 / extraperitoneal ~ 腹膜外组织,腹膜外筋膜 / fatty ~, adipose ~ 脂肪组织 / fibrous ~ 纤维组织,纤维织 / gut-associated lymphoid (GALT) ~ 肠相关淋巴组织 / heterotopic ~ 异位组织,迷芽瘤 / hyperplastic ~ 增生组织 / indifferent ~ 未分化组织 / interrenal ~ 肾上腺皮质组织 / interstitial ~ 间质组织 / loose connective ~ 疏松结缔组织 / lymphadenoid ~ 淋巴腺样组织 / lymphoid ~, lymphatic ~ 淋巴组织 / mesenchymal ~ 间叶组织,间充质 / muscular ~ 肌组织 / osteoid ~ 骨样组织(未钙化骨组织) / parenchymatous ~ 实质,主质 / reticular ~, reticulated ~ 网状组织 / rubber ~ 橡皮片(用于手术) / splenic ~ 脾组织,红髓 / target ~ 靶组织(指在体内或体外,体液免疫或细胞免疫所指向的组织或指对某一激素起应答的组织) / tuberculosis granulation ~ 结核性肉芽组织

tissular ['tisjuːlə] *a* 组织的

titanate ['taitəneit] *n* 钛酸盐

titanic [tai'tænik] *a* 钛的,四价钛的 | ~ acid 钛酸

titanium [tai'teinjəm] *n* 钛(化学元素) | ~ dioxide 二氧化钛

titer, titre ['taitə] *n* 效价,滴度,值 | agglutination ～ 凝集反应效价(血清能引起细菌或其他颗粒性抗原发生凝集的最高稀释度)

titillate ['titileit] *vt* 搔痒,撩痒 | **titillation** [ˌtiti'leiʃən] *n*

title ['taitl] *n* 标题,题目,书名;称号,衔头 *vt* 加标题于;授予…称号

titrant ['taitrənt] *n* 滴定剂(滴定用标准液)

titrate ['taitreit] *vt, vi* 滴定

titration [tai'treiʃən] *n* 滴定法 | colorimetric ～ 比色滴定法(测氢离子浓度) / complexometric ～ 络合滴定法 / coulometric ～ 库伦滴定 / formol ～ 甲醛滴定法(检尿氨基酸) / potentiometric ～ 电位滴定法(测氢离子浓度)

titrimetric [ˌtitri'metrik] *a* 滴定(测量)的

titrimetry [tai'trimitri] *n* 滴定测量

tittle ['titl] *n* 小点,符号;一点,微量 | to a ～ 丝毫不差地

titubant ['titjubənt] *n* 蹒跚者

titubation [ˌtitju'beiʃən] *n* 蹒跚(步态) | lingual ～ 口吃,讷吃

Tityus serrulatus ['titiəs ˌseru'leitəs] 巴西钳蝎

tixanox ['tiksənɔks] *n* 替呫诺,硫氧呫酸(抗变态反应药)

Tizzoni's test [ti'dzəuni] (Guido Tizzoni) 蒂佐尼试验(检组织中铁)

tjettek ['tjetek] *n* 吉特克(一种爪哇马钱子根毒)

TK thymidine kinase 胸苷激酶

TKD tokodynamometer 分娩力计

TKG tokodynagraph 分娩力(描记)图

Tl 元素铊(thallium)的符号

TLC total lung capacity 肺总(容)量

TLSO thoracolumbosacral orthosis 胸腰骶矫形器

Tm 元素铥(thulium)的符号

TMA trimellitic anhydrate 1,2,4-苯三酸酐

TMI transmandibular implant 经下颌植入物

TMST treadmill stress test 跑台应激试验

TMV tobacco mosaic virus 烟草花叶病毒

Tn normal intraocular tension 正常眼内压,正常眼压

TNF tumor necrosis factor 肿瘤坏死因子

TNM TNM分类(见staging项下相应术语)

TNS transcutaneous nerve stimulation 经皮神经刺激

TNT trinitrotoluene三硝基甲苯

TO tinctura opii 阿片酊,鸦片酊

to [强tu:,弱tu, tə] *prep* 向,往;(达)到;倾向;直至…为止;对;给;由于;致使;关于;为了;…与…之比;按照 *ad* 向前;着手(干);苏醒 | ～ and fro 往复地,来回地

toad [təud] *n* 蟾蜍

toadskin ['təudskin] *n* 蟾皮病(缺乏维生素A)

toadstool ['təudstul] *n* 毒伞菌,蕈状毒菌

toast [təust] *vt, vi* 烤,烘;烘热 *n* 烤面包(片),吐司

tobacco[tə'bækəu] *n* 烟草;烟叶 | mountain ～ 山金车(花) / poison ～ 莨菪

tobaccoism [tə'bækəizəm] *n* 烟草中毒

Töbey-Ayer test ['təubi 'eiə] (George L. Töbey, Jr.; James B. Ayer) 托比-艾尔试验(检横窦血栓形成)

Tobold's apparatus ['tɔ:bɔlt] (Adelbert A. O. Tobold) 喉镜照明器

tobramycin [ˌtəubrə'maisin] *n* 妥布霉素,托普霉素(亦称暗霉素,抗生素类药)

Tobrex ['təubreks] *n* 妥布霉素(tobramycin)制剂的商品名

tocainide [təu'keinaid] *n* 妥卡尼,氨酰甲苯胺(心脏抑制药,抗心律失常药)

tocamphyl [təu'kæmfil] *n* 托莰非,樟酯醇胺(利胆药)

Toclase ['təukleis] *n* 托克拉斯,咳必

清，枸环戊酯(carbetapentane citrate)制剂的商品名

toc(o)- ［构词成分］分娩，产，生育

tocodynagraph [ˌtəukəuˈdainəgrɑːf] *n* 分娩力(描记)图

tocodynamometer [ˌtəukəuˌdainəˈmɔmitə] *n* 分娩力计

tocograph [ˈtɔkəgrɑːf] *n* 分娩力描记器 | **~y** [təuˈkɔgrəfi] *n* 分娩力描记法

tocokinin [ˌtɔkəˈkinin] *n* 激育素(获自酵母及数种植物，有雌激素的性质)

tocol [ˈtəukɔl] *n* 母育酚

tocology [təuˈkɔlədʒi] *n* 产科学 | **tocologist** *n* 产科学家

tocolysis [təuˈkɔlisis] *n* 安宫，保胎(早产时抑制子宫收缩)

tocometer [təuˈkɔmitə] *n* 分娩力计

tocopherol [təˈkɔfərɔl] *n* 生育酚，维生素E | α-~, alpha-~ α-生育酚，维生素E

tocopheryl [təuˈkɔfəril] *n* 生育酚酰基

tocophobia [ˌtəukəˈfəubjə] *n* 分娩恐怖

tocotrienol [ˌtəukəuˈtraiənɔl] *n* 生育三烯酚

tocus [ˈtəukəs] *n*【拉】生育，分娩

Toddalia [təuˈdæliə] *n* 簕钩属，飞龙掌血属

Todd bodies [tɔd] (John L. Todd) 托德体(若干两栖动物的红细胞内)

Todd's cirrhosis [tɔd] (Robert B. Todd) 原发性胆汁性肝硬变 | ~ paralysis (palsy) 托德麻痹(癫痫后偏瘫或单瘫，在癫痫发作后持续几分钟或若干小时，间或有数天之久) / ~ process 托德突，脚间纤维(连接腹股沟浅环内侧脚和外侧脚的纤维)

Todd-Wells apparatus [tɔd welz] (Edwin M. Todd; T. H. Wells, Jr.) 托-韦器(用于托-韦立体定位性外科的技术) | ~ technique 托-韦技术(一种立体定位性技术)

toddy [ˈtɔdi] *n* 棕榈汁；棕榈酒(由杜松子酒或威士忌酒、糖和水制成的酒类饮料)

toe [təu] *n* 趾 | great ~ 踇趾，踇 / hammer ~, mallet ~ 锤状趾 / little ~ 小趾 / pigeon ~ 鸽趾，内收足 / webbed ~s 蹼趾 | from top to ~ 从头到脚；完完全全 / turn one's ~s in (out)(走路时)脚尖朝内(外)

toeless [ˈtəulis] *a* 无趾的

toenail [ˈtəuneil] *n* 趾甲

Toepfer [ˈtepfə] *n* 见Töpfer

tofenacin hydrochloride [təuˈfenəsin] 盐酸托芬那辛，盐酸二苯甲氧胺(抗胆碱能药，具有抗抑郁作用)

Tofranil [təˈfreinil] *n* 盐酸米帕明，盐酸丙咪嗪(imipramine hydrochloride)制剂的商品名

Tofranil-PM [təuˈfreinil] 双羟萘酸米帕明，双羟萘酸丙米嗪(imipramine pamoate)制剂的商品名

tofu [ˈtəufuː] *n* 豆腐

tofukasu [tɔːfuˈkɑːsu] *n*【日】豆腐渣

Togaviridae [ˌtəugəˈviridiː] *n* 披膜病毒科

togavirus [ˈtəugəˌvaiərəs] *n* 披膜病毒，披盖病毒

together [təˈgeðə] *ad* 共同，一起；同时；连续 | ~ with 和，加之，连同

toilet [tɔilit] *n* 盥洗室，厕所，卫生间；洗涤(创口)

Toison's solution (fluid) [twəˈzɔŋ] (J. Toison) 图瓦宗溶液(红细胞计数稀释液，含甲紫、氯化钠、硫酸钠、甘油和水)

tokelau [təukəˈlau] *n* 叠瓦癣(Tokelau为南太平洋一个环状珊瑚岛)

token [ˈtəukən] *n* 表示；标志，象征；记号；证据 | by the same ~ 由于同样原因 / by this ~ 由此看来，照此说来 / in ~ of, as a ~ of 作为…的标志(或象征)，作为…的证据

tok(o)- 见toco-

tokodynagraph [ˌtəukəuˈdainəgrɑːf] *n* 分娩力(描记)图

tokodynamometer [ˌtəukəuˌdainəˈmɔmitə] *n* 分娩力计

tolamolol [təuˈlæməlɔl] *n* 妥拉洛尔，胺

甲苯心安(β-肾上腺素能阻滞药)

tolazamide [tɔ'læzəmaid] *n* 妥拉磺脲，甲磺氮草脲，甲磺吖庚脲，对甲苯磺酰六氢氮草脲(口服降血糖药)

tolazoline hydrochloride [tɔ'læzəli:n] *n* 盐酸妥拉唑啉，盐酸苄唑啉(肾上腺素能阻滞药及末梢血管扩张药)

tolbutamide [tɔl'bju:təmaid] *n* 甲苯磺丁脲，甲糖宁(口服降血糖药)

tolciclate [təul'saikleit] *n* 托西拉酯，甲苯硫萘酯(抗真菌药)

told [təuld] tell的过去式和过去分词

Tolectin ['tɔlektin] *n* 托美丁钠(tolmetin sodium)制剂的商品名

tolerable ['tɔlərəbl] *a* 可忍受的；尚好的 | **tolerably** *ad*

tolerance ['tɔlərəns] *n* 忍受；耐(药)量；耐受性，耐力 | acquired ～ 后天耐受性，获得性耐受性(由于连续使用药物，对药物一般作用的抵抗力不断增加) / adoptive ～ 继承性耐受性(经过放射性照射的动物，接受了对某种抗原有耐受性的供者的淋巴细胞后，所获得的特异性免疫耐受性) / crossed ～ 交叉耐受性(对一种药物或毒物已获得耐受性的人此后对另一种药物的易感性则减少) / drug ～ 药物耐受性(由于连续使用药物，对药物作用的易感性逐渐减少) / glucose ～ 葡萄糖耐量(身体使葡萄糖产生代谢变化的能力) / high-dose ～, high-zone ～ 高量耐受性，高区带耐受性(经大量抗原刺激后形成的获得性免疫耐受性) / immunologic ～ 免疫耐受性(一种免疫应答，其特点为淋巴组织对正常情况下能引起免疫反应的抗原呈现特异性的无反应性。在胎儿或初生期接触抗原后，或在成年给予大量或很小量的某种抗原后均可发生。某一抗原所引起的免疫耐受性并不影响对一些不相关的抗原的免疫反应。亦称免疫麻痹) / impaired glucose ～ (IGT) 葡萄糖耐量异常(空腹血糖水平或口服葡萄糖耐量试验结果异常，但尚未达诊断糖尿病的水平。以前称化学性糖尿病、隐性糖尿病、前临床糖尿病或亚临床糖尿病) / low-doze ～, low-zone ～ 低量耐受性，低区带耐受性(经少量抗原持续刺激后形成的获得性免疫耐受性) / self ～ 自身耐受性(对自身抗原的免疫无反应性是在胚胎期通过"自身识别"过程而获得的) / split ～ 分裂耐受性(①对同种细胞诱发免疫耐受性后，对细胞表面一种或一组抗原发生耐受性，而对细胞表面的其他抗原仍具免疫应答；②指免疫耐受性要么对体液免疫系统发生影响，要么对细胞免疫系统发生影响，但不会对两者都发生影响。亦称免疫偏移)

tolerant ['tɔlərənt] *a* 能忍受的，能容忍的；有耐受性的 | ～**ly** *ad*

tolerate ['tɔləreit] *vt* 忍受，容忍；有耐(药)力

toleration [ˌtɔlə'reiʃən] *n* 忍受；耐量；耐受性，耐力

tolerogen ['tɔlərədʒən] *n* 耐受原(动物体内能诱导机体对以后注射攻击剂量时出现特异性免疫无反应性状态的抗原)

tolerogenesis [ˌtɔlərəu'dʒenisis] *n* 致(免疫)耐受性，(免疫)耐受性形成

tolerogenic [ˌtɔlərəu'dʒenik] *a* 致耐受性的(能诱发免疫耐受性)；耐受原的

***o*-tolidine** ['tɔlidi:n] *n* *o*-联甲苯胺(以前用于检测隐血，因其致癌，现限止使用)

Tolinase ['təulineis] *n* 妥拉磺脲(tolazamide)制剂的商品名

tolindate [təu'lindeit] *n* 托林达酯，苯硫茚酯(抗真菌药)

toliodium chloride [təu'laiədiəm] *n* 氯化双甲苯碘(兽用食物添加剂)

toll [təul] *n* 捐税；代价；损失；(事故等的)伤亡人数 | take ～ of 抽取…的一部分；夺去；使遭受伤亡

Tollens' test ['tɔlənz] (Bernhard C. G. Tollens) 托伦斯试验(检醛、葡萄糖、戊糖、结合糖醛酸酯)

tolmetin sodium ['tɔlmetin] 托美丁钠，甲苯酰吡酸钠，甲苯甲酰吡咯乙酸钠(抗炎、镇痛、解热药)

tolnaftate [tɔl'næfteit] *n* 托萘酯，发癣退，癣退(抗真菌药)

tolonium chloride [tə'ləuniəm] 托洛氯铵，氯胺甲吩嗪(抗肝素药，亦称甲苯胺蓝O)

Tolosa-Hunt syndrome [təu'ləusɑ:hʌnt] (Eduardo S. Tolosa; William E. Hunt) 托-亨综合征(单侧眼肌麻痹合并眶后及三叉神经第1分支分布区疼痛，据认为系眶上裂或海绵窦内非特异性炎症与肉芽组织所致)

tolpyrramide [tɔl'piərəmaid] *n* 甲苯磺吡胺(口服降血糖药)

Tolserol ['tɔlsərɔl] *n* 美芬新(mephenesin)制剂的商品名

toluene ['tɔljui:n], **toluol** ['tɔljuɔl] *n* 甲苯

toluic acid [tə'lju:ik] 甲基苯甲酸

toluidine [tə'lju:idi:n] *n* 甲苯胺，氨基甲苯 | ~ blue O 甲苯胺蓝O(即托洛氯铵tolonium chloride，抗肝素药)

tolusafranine [ˌtɔlju'sæfrəni:n] *n* 番红T，亮藏红

toluyl ['tɔljuil] *n* 甲苯酰

toluylene [tə'lju:ili:n] *n* 二苯乙烯，芪

tolyl ['tɔlil] *n* 甲苯基 | ~ hydroxide 甲酚，煤酚

tomaculous [təu'mækjuləs] *a* 腊肠样的(通常由于肿胀所致)

tomatin(e) [tə'meitin] *n* 番茄素，番茄(碱糖)甙

tomato [tə'mɑ:təu, tə'meitəu] ([复] **tomatoes**) *n* 番茄，西红柿

tome [təum] *n* 册，卷；大册书

-tome [构词成分] 刀；片，节

tomentose [təu'mentəus] *a* 被绒毛的

tomentum [təu'mentəm] ([复] **tomenta** [təu'mentə]) *n* 大脑绒被(大脑软膜和皮质的小血管网)

Tomes' fibers (fibrils) [təumz] (John Tomes) 托姆斯纤维(牙质纤维) | ~ granular layer 托姆斯粒层(靠近牙骨质的一层钙化不完全的牙质) / ~ process 托姆斯突(成牙质细胞突)

Tomes' process [təumz] (Charles S. Tomes) 托姆斯突(成釉细胞的指样突起)

tomite ['təumait] *n* 藻煤

Tommaselli's disease (syndrome) [ˌtɔmə'seli] (Salvatore Tommaselli) 托马塞利病(综合征)(过量奎宁所致发热及血尿)

Tommasi's sign [tɔ'mæsi] (L. Tommasi) 托马西征(在下肢后外侧发生脱毛现象，几乎独见于患痛风的男子)

tom(o)- [构词成分] 切割；层(面)

tomogram ['təuməgræm] *n* X线体层(照)片，X线断层(照)片

tomograph ['təuməgrɑ:f] *n* X线体层摄影机，X线断层摄影机

tomography [tə'mɔgrəfi] *n* 体层摄影(术) | computed ~ (CT), computerized axial ~ (CAT) 计算机体层摄影(术)，计算机轴向体层摄影(术)(亦称CAT scan) / hypocycloidal ~ 内摆线体层摄影(术)，梅花状轨迹体层摄影(术) / positron emission ~ (PET) 正电子发射体层摄影(术) / ultrasonic ~ 体层声象图检查，超声体层扫描

-tomy [构词成分] 切开术，切断术

ton [tʌn] ([复] **ton⟨s⟩**) *n* 吨，公吨

tonal ['təunl] *a* 音调的，色调的

tonality [təu'næləti] *n* 音调，色调

tonaphasia [tɔnə'feiziə] *n* 音调性失语，乐歌不能

tone [təun] *n* 音，音调；色调；气氛；身体(各器官的)健康状况；紧张性 *vt*, *vi* (使…)具有某种音调(或色调) | feeling ~ 情调 / heart ~s 心音 / jecoral ~ 肝音，肝区叩音 / plastic ~ 成形性紧张 | ~ down (使)降低；使缓和，使柔和 / ~ in with 与…和谐，与…调和 / ~ up 增强，提高 | **~less** 缺乏声调(或色调)的，单调的 *a* / **~lessly** *ad*

Tonga[1] [tɔŋə, 'tɔŋgə] 汤加[西太平洋]

tonga[2] [tɔŋgə] *n* 雅司病(即yaws)

tongs [tɔŋz] *n* 钳，铗

tongue [tʌŋ] *n* 舌 | adherent ~ 粘连

舌 / baked ～ 干烘舌(见于患伤寒症时) / bald ～ 光舌,秃舌 / bifid ～, cleft ～, double ～, split ～ 舌裂 / black ～, black hairy ～ 黑舌(病) / burning ～ 舌灼痛 / cardinal ～ 鲜红舌 / choreic ～ 舌舞蹈(舞蹈病时舌像蛇样伸缩) / coated ～, furred ～ 有苔舌,舌苔 / cobble-stone ～ 圆石子样舌 / earthy ～ 土样舌(钙苔舌) / encrusted ～ 厚苔舌 / filmy ～ 对称白斑舌 / fissured ～, crocodile ～, furrowed ～, grooved ～, plicated ～, scrotal ～, sulcated ～, wrinkled ～ 裂缝舌,沟舌 / geographic ～, mappy ～ 地图样舌,良性游走性舌炎 / hairy ～ 毛舌 / magenta ～ 洋红舌 / parrot ～ 鹦鹉舌 / smoker's ～ 吸烟舌,舌白斑病 / stippled ～, dotted ～ 点彩舌 / strawberry ～ 草莓舌 / wooden ～, timber ～ 木样舌(牛的放线菌病) | find one's ～ (因害怕等说不出话后)开始开口了 / give ～ 大声地说 / hold one's ～ 不开口,保持沉默 / keep a civil ～ (in one's head) 措辞谨慎

tongued [tʌŋd] *a* 有舌头的

tongueless ['tʌŋlis] *a* 没有舌头的;不开口的;哑的

tongue-tie ['tʌŋ tai] *n* 结舌,舌系带短缩 *vt* 使发音不清

tongue-tied ['tʌŋtaid] *a* 结舌的,舌系带短缩的;发音不清的

tonic ['tɔnik] *a* 滋补的,强身的;使精神振作的;紧张的;强直的 *n* 补药,强壮药 | bitter ～ 苦补药,苦味健胃药 / cardiac ～ 强心药 / digestive ～ 助消化药 / general ～ 全身强壮药 / intestinal ～ 健肠药 / stomachic ～ 健胃药 / vascular ～ 血管强壮药

tonicity [tə'nisəti] *n* 强壮,强健;紧张性,张力

tonicize ['tɔnisaiz] *vt* 促进张力,促进紧张

tonicoclonic [ˌtɔnikəu'klɔnik] *a* 强直阵挛性的

tonight, to-night [tə'nait, tu'nait] *ad* 在今夜,在今晚 *n* 今夜,今晚

tonka bean ['tɔŋkə biːn] 香豆,香翅豆

ton(o)- [构词成分] 紧张,张力,强直

Tonocard ['təunəkaid] *n* 盐酸妥卡尼(tocainide hydrochloride)制剂的商品名

tonoclonic [ˌtɔnə'klɔnik] *a* 强直阵挛性的

tonofibril ['tɔnəˌfaibril] *n* 张力原纤维

tonofilament [ˌtəunəu'filəmənt] *n* 张力细丝

tonogram ['təunəgræm] *n* 张力(描记)图

tonograph ['təunəgrɑːf] *n* 张力描记器

tonography [təu'nɔgrəfi] *n* 张力描记法 | carotid compression ～ 颈动脉加压张力描记法(测颈动脉阻塞)

tonometer [təu'nɔmitə] *n* 张力计,压力计(亦称眼压计) | air-puff ～ 气压眼压计 / applanation ～ 压平眼压计 / electronic ～ 电子眼压计 / impression ～, indentation ～ 压陷眼压计

tonometric [tɔnə'metrik] *a* 张力计的;压力计的;张力测量的;压力测量的

tonometry [təu'nɔmitri] *n* 张力测量法; 压力测量法 (尤指眼压测量法) | digital ～ 指诊眼压测量法

tonophant ['tɔnəfənt] *n* 音振动描记器

tonoplast ['tɔnəplæst] *n* 液泡膜;液泡形成体,成泡质

tonoscope ['tɔnəskəup] *n* 音波振动描记器;音振测脑器;张力计

tonotopic [ˌtɔnəu'tɔpik] *a* 张力学说的(认为有一个空间排列结构,因此某些音频沿着此结构如在蜗神经核中那样的一个特殊部分传递的) | ～**ity** [ˌtɔnəutə'pisəti] *n*

tonsil ['tɔnsl] *n* 扁桃体(旧名扁桃腺) | ～ of cerebellum 小脑扁桃体 / eustachian ～, tubal ～ 咽鼓管淋巴小结 / faucial ～, palatine ～ 腭扁桃体 / lingual ～ 舌扁桃体 / resected ～

切除后(遗留)扁桃体 / submerged ～, buried ～ 埋入性扁桃体 / third ～, pharyngeal ～ 咽扁桃体 | ～**lar** *a*

tonsilla [tɔn'silə] ([复] **tonsillae** [tɔn'sili:]) *n* 【拉】扁桃体

tonsillectome [ˌtɔnsi'lektəum] *n* 扁桃体切除器

tonsillectomy [ˌtɔnsi'lektəmi] *n* 扁桃体切除术

tonsillith ['tɔnsiliθ] *n* 扁桃体石

tonsillitis [ˌtɔnsi'laitis] *n* 扁桃体炎 | diphtherial ～ 扁桃体白喉 / lacunar ～, caseous ～ 陷窝性扁桃体炎 / ～ lenta 迁延性扁桃体炎 / preglottic ～ 舌扁桃体炎 / superficial ～ 表浅性扁桃体炎 | **tonsillitic** [ˌtɔnsi'litik] *a*

tonsill(o)- [构词成分] 扁桃体

tonsilloadenoidectomy [ˌtɔnsiləuˌædinɔi'dektəmi] *n* 扁桃体增殖腺切除术

tonsillohemisporosis [ˌtɔnsiləuˌhemispə'rəusis] *n* 扁桃体半孢子菌病

tonsillolith [tɔn'siləliθ] *n* 扁桃体石

tonsillomoniliasis [ˌtɔnsiləuˌmɔni'laiəsis] *n* 扁桃体念珠菌病

tonsillomycosis [ˌtɔnsiləumai'kəusis] *n* 扁桃体真菌病

tonsillo-oidiosis [ˌtɔnsiləuəuˌidi'əusis] *n* 扁桃体卵霉菌病,扁桃体念珠菌病

tonsillopathy [ˌtɔnsi'lɔpəθi] *n* 扁桃体病

tonsilloprive ['tɔnsiləupraiv] *a* 已切除扁桃体的,扁桃体缺乏的

tonsilloscopy [tɔnsi'lɔskəpi] *n* 扁桃体镜检查

tonsillotome [tɔn'silətəum] *n* 扁桃体刀

tonsillotomy [ˌtɔnsi'lɔtəmi] *n* 扁桃体切开术,扁桃体部分切除术

tonsillotyphoid [ˌtɔnsiləu'taifɔid] *n* 咽型伤寒

tonsolith ['tɔnsəliθ] *n* 扁桃体石

tonsure ['tɔnʃə] *n* 秃斑

tonus ['təunəs] *n* 紧张 | acerebral ～ 去(大)脑紧张 / chemical ～ 化学紧张 / myogenic ～ 肌(源)性紧张 / neurogenic ～ 神经(源)性紧张

too [tu:] *ad* 也,还;而且;太;很 | all ～ 太 / cannot (can never) … ～ … 怎么…也不会过分 / none ～ 一点也不 / only ～ 非常,实在 / quite ～ 简直太 / ～ … to … 太…以致不能… / ～ ～ 简直太

took [tuk] take的过去式

tool [tu:l] *n* 工具,用具,器械

tooth [tu:θ] ([复] **teeth**) *n* 牙 | accessional teeth 恒磨牙 / ankylosed ～ 固连牙 / anterior teeth, labial teeth 前牙 / artificial ～ 假牙 / bicuspid teeth 双尖牙,前磨牙,前臼齿 / canine teeth, cuspid teeth 尖牙,犬牙 / cheoplastic teeth 低熔铸牙 / crosspin teeth 横针牙 / deciduous teeth, milk teeth, primary teeth, temporary teeth 乳牙,暂牙 / diatoric teeth, pinless teeth 带孔假牙,无针假牙 / eye ～ 眼牙,上尖牙 / fused teeth 联牙,熔牙 / geminate ～, connate ～ 双生牙,双连牙 / hag teeth 巨隙前牙 / hair teeth 毛牙,听牙 / impacted ～ 阻生牙 / incisor teeth 切牙、门齿 / lion's ～ 蒲公英 / malacotic teeth 软质牙 / malposed ～ 异位牙,错位牙 / molar teeth 磨牙,臼齿 / permanent teeth 恒牙 / posterior teeth, buccal teeth, cheek teeth 后牙 / premolar teeth 前磨牙,双尖牙,前臼齿 / screwdriver teeth 旋凿状牙 / snaggle ～ 凸牙,歪牙 / wandering ～ 游走牙,移位牙 / wisdom ～ 智牙 | cut a ～ (或one's teeth) 牙齿透(牙)肉而出 / grind one's teeth 磨牙 / in the teeth 直接反对;当面,公然 / in the teeth of 对抗,面对,不顾 / lie in one's teeth 撒大谎 / set one's teeth 咬紧牙关,下决心对付困难 / ～ and nail 竭尽全力地,猛烈地 / to the teeth 当面,公然 | ~**less** *a* 无牙的

toothache ['tu:θeik] *n* 牙痛

tooth-borne ['tu:θbɔ:n] *a* 牙支承的(假牙)

toothbrush ['tu:θbrʌʃ] *n* 牙刷

toothed [tu:θt] *a* 有齿的,装齿的,齿状物的

toothing ['tu:θiŋ] *n* 装齿,锯齿状

toothpaste ['tu:θpeist] *n* 牙膏

toothpick ['tu:θpik] *n* 牙签

Tooth's atrophy, disease, type [tu:θ] (Howard H. Tooth) 进行性神经病性(腓骨的)肌萎缩

toothsome ['tu:θsəm] *a* 美味的,可口的

toothy ['tu:θi] *a* 有凸牙的,露齿的

top[1] [tɔp] *n* 顶,顶端;上面,顶盖;顶点 *a* 顶的;最高的;头等的 (-pp-) *vt* 给…加盖;高达;超越 | at the ~ of one's lungs(或voice) 用尽量大的声音 / at ~ speed 用最高速度 / come out (at the) ~ 名列前茅 / come to the ~ 出名,成功 / from ~ to bottom 从上到下,完全地,彻底 / from ~ to toe 从头到脚,全身,完全地 / get on ~ of … 非…力能所及,非…所应付得了的 / in ~ 全速地 / off one's ~ 神经失常 / on ~ 在上面;成功;领先 / on (the) ~ of 熟练掌握;在…之上;除…之外;紧接着 / on ~ of the world 极愉快 / the ~ of the tree 本行业中居登峰造极的地位,出类拔萃 / to the ~ of one's bent 尽情地 / to ~ it all 更有甚者 / ~ off 结束,完成 / ~ up 装满,加满;结束,完成

top[2] [tɔp] *n* 陀螺 | sleep like a ~ 熟睡

topagnosia [ˌtɔpæg'nəuziə] *n* 位置(感)觉缺失;环境认识不能

topagnosis [ˌtɔpæg'nəusis] *n* 位置(感)觉缺失(触觉定位能力缺失)

topalgia [tə'pældʒiə] *n* 局部痛(见于神经衰弱)

tope [təup] *vt, vi* 狂饮,纵饮 | ~**r** *n* 酒徒

topectomy [tə'pektəmi] *n* 额叶皮质局部切除术(治疗精神病)

topesthesia [ˌtɔpes'θi:zjə] *n* 位置(感)觉

Töpfer's test ['tepfə] (Alfred E. Töpfer) 特普费尔试验(胃酸定量法)

tophaceous [tə'feiʃəs] *a* 砂砾性的;痛风石的

top-heavy ['tɔp'hevi] *a* 头重脚轻的

topholipoma [ˌtɔfəli'pəumə] *n* 松石脂(肪)瘤

tophus ['təufəs] ([复] **tophi** ['təufai]) *n* 【拉】痛风石;松石(牙石或涎石) | auricular ~ 耳痛风石 / dental ~ 牙垢,牙石 / ~ syphiliticus 梅毒性结节

topic ['tɔpik] *n* 题目,论题

topical ['tɔpikəl] *a* 题目的;论题的;当前有关的;表面的,局部的(如皮肤表面抗感染药) | ~**ly** *ad*

Topicort ['tɔpikɔ:t] *n* 去羟米松(desoximetasone)制剂商品名

Topicycline [ˌtɔpi'saikli:n] *n* 盐酸四环素(tetracycline hydrochloride)局部制剂的商品名(用于治疗痤疮)

Topinard's angle [ˌtɔpi'nɑ:] (Paul Topinard) 眉棘角(耳穴及眉间至前鼻棘的两线所形成之角) | ~ line 托皮纳尔线(眉间与颏点之间的线)

top(o)- [构词成分] 局部,部位

topoalgia [ˌtɔpə'ældʒiə] *n* 局部痛

topoanesthesia [ˌtɔpəuˌænes'θi:zjə] *n* 位置(感)觉缺失

topochemistry [ˌtɔpəu'kemistri] *n* 局部化学(一个结构的特定部位〈如细胞表膜〉的化学组成)

topodysesthesia [ˌtɔpəuˌdises'θi:zjə] *n* 局部感觉迟钝

topognosis [ˌtɔpəg'nəusis] *n* 位置(感)觉

topography [tə'pɔgrəfi] *n* 局部解剖,局部记载 | **topographic(al)** [ˌtɔpəu'græfik(əl)] *a* / ~**ally** *ad*

topoisomer [ˌtəupəu'aisəmə] *n* 拓扑异构体(一种DNA分子)

topoisomerase [ˌtəupəuaiˈsɔməreis] *n* 拓扑异构酶 | type Ⅰ ～ Ⅰ型拓扑异构酶,DNA拓扑异构酶 / type Ⅱ ～ Ⅱ型拓扑异构酶,DNA拓扑异构酶(ATP-水解的)

topology [təˈpɔlədʒi] *n* 局部解剖学;胎位产道关系 | **topologic(al)** [ˌtɔpəˈlɔdʒik(əl)] *a* 局部解剖学的 / **topologist** *n* 局部解剖学家

toponarcosis [ˌtɔpəunɑːˈkəusis] *n* 局部麻醉

toponym [ˈtɔpənim] *n* 部位名称(用以区别器官)

toponymy [təˈpɔnimi] *n* 部位命名法

topoparesthesia [ˌtɔpəuˌpæresˈθiːzjə] *n* 局部感觉异常

topophylaxis [ˌtɔpəufiˈlæksis] *n* 局部防卫法(使用松紧带加于注射胂凡纳明的肢体起防卫作用)

topothermesthesiometer [ˌtɔpəuˌθəːmesθiːziˈɔmitə] *n* 局部温度(感)觉测量器

topovaccinotherapy [ˌtɔpəuˌvæksinəuˈθerəpi] *n* 局部菌苗疗法(局部进行人工免疫的方法)

Topsyn [ˈtɔpsin] *n* 氟轻松醋酸酯(fluocinonide)制剂的商品名

topterone [ˈtɔptərəun] *n* 托普雄酮,丙基睾酮,17-丙基睾丸酮(抗雌激素药)

TOPV poliovirus vaccine live oral trivalent 三价口服脊髓灰质炎病毒活疫苗

Toradol [ˈtɔrədɔl] *n* 酮咯酸氨丁三醇(ketorolac tromethamine)制剂的商品名

torch [tɔːtʃ] *n* 喷灯,吹焰器;手电筒

torcular Herophili [ˈtɔːkjulə həˈrɔfili] 窦汇

tore [tɔː] tear的过去式

Torecan [ˈtɔrəkein] *n* 硫乙拉嗪(thiethylperazine)制剂的商品名

Torek operation [ˈtɔrək] (Franz J. A. Torek) 托雷克手术(①睾丸下降固定术;②胸段食管切除术)

toremifene citrate [ˈtɔrəmiˌfiːn] 枸橼酸托瑞米芬(雌激素拮抗药,用于姑息性治疗转移性乳腺癌)

torfu [ˈtɔːfu] *n* 豆腐干

tori [ˈtɔːrai] torus的复数

toric [ˈtɔːrik] *a* 隆凸的,圆枕状的

Torkildsen's operation [ˈtɔːkildsn] (Arne Torkildsen) 托基尔德森手术,脑室脑池造口(引流)术

torment [ˈtɔːment] *n* (剧烈的)痛苦,折磨

tormina [ˈtɔːminə] *n*【拉】绞痛 | ～l *a*

torn [tɔːn] tear的过去分词

tornwaldtitis [ˌtɔːnvɑːlˈtaitis] *n* 托伦瓦尔特粘液囊炎,咽囊炎(见Tornwaldt's bursitis)

Tornwaldt's (Thornwaldt's) bursitis (disease) [ˈtɔːnvɑːlt] (Gustav L. Tornwaldt) 托伦瓦尔特粘液囊炎(咽囊慢性炎症,可形成含脓包囊及鼻咽狭窄。亦称咽部粘液囊炎,咽囊炎)

torose [ˈtɔːrəus], **torous** [ˈtɔːrəs] *a* 膨出的,隆凸的

torpent [ˈtɔːpənt] *a* 迟钝的,不活泼的 *n* 缓和(刺激)剂,保护剂

torpid [ˈtɔːpid] *a* 麻痹的,迟钝的,不活泼的,缓慢的 | **～ity** [tɔːˈpidəti] *n* / **～ly** *ad* / **～ness** *n*

torpify [ˈtɔːpifai] *vt* 使麻木,使迟钝,使失去知觉

torpor [ˈtɔːpə] *n*【拉】迟钝,不活泼(对正常刺激无反应) | ～ retinae 视网膜感光迟钝

torporific [ˌtɔːpəˈrifik] *a* 使麻木的,使迟钝的,使失去知觉的

torque [tɔːk] *n* 旋力;扭转力

torquing [ˈtɔːkiŋ] *n* 扭转(如扭转异位牙)

torr [tɔː] *n* 托(旧压力单位,相当于1mm Hg〈=133.322Pa〉的压力)

torrefy [ˈtɔrifai] *vt* 烘烤,焙干 | **torrefaction** [ˌtɔriˈfækʃən] *n*

Torre's syndrome [ˈtɔri] (Douglas P. Torre) 托里综合征(多发性癌,主要是胃

肠道癌，伴有大量皮脂腺瘤)
torrid ['tɔrid] *a* 热的 | ~**ity** [tɔ'riditi] *n*
torsiometer [ˌtɔːsi'ɔmitə] *n* 眼旋计
torsion ['tɔːʃən] *n* 扭转，捩转 | negative ~ 反扭转 / positive ~ 顺扭转 | ~**al** *a*
torsionometer [ˌtɔːʃə'nɔmitə] *n* 脊柱扭转测量器
torsive ['tɔːsiv] *a* 扭转的
torsiversion [ˌtɔːsi'vəːʃən] *n* 扭转位(牙)
torso ['tɔːsəu] *n* 躯干
torsoclusion [ˌtɔːsəu'kluːʒən] *n* 扭转压法；扭转殆
torso-occlusion [ˌtɔːsəuɔ'kluːʒən] *n* 扭转殆
torticollis [ˌtɔːti'kɔlis] *n* 斜颈，捩颈 | **torticollar** [ˌtɔːti'kɔlə] *a*
tortile ['tɔːtail] *a* 扭转的；卷的，盘绕的
tortipelvis [ˌtɔːti'pelvis] *n* 骨盆扭转，变形性肌张力障碍
tortoise ['tɔːtəs] *n* 龟
tortoiseshell ['tɔːtəʃəl] *n* 龟甲，龟板 *a* (像)龟甲的
tortua ['tɔːtjuə] *n*【拉】剧痛
tortuosity [ˌtɔːtju'ɔsəti] *n* 曲折，扭弯
tortuous ['tɔːtjuəs] *a* 弯曲的，扭弯的 | ~**ly** *ad*
torture ['tɔːtʃə] *n* 折磨，痛苦 *vt* 折磨，使痛苦
Torula ['tɔrjulə] *n* 串酵母菌属，圆酿母菌属 | ~ capsulatus, ~ histolytica 荚膜串酵母菌，新型隐球菌
toruli ['tɔrjulai] torulus的复数
toruliform ['tɔrjulifɔːm], **toruloid** ['tɔrjulɔid] *a* 串珠状的，念珠状的
torulin ['tɔrjulin] *n* 硫胺
toruloma [tɔrju'ləumə] *n* 球拟酵母菌结节，隐球菌结节
Torulopsis [ˌtɔrju'lɔpsis] *n* 球拟酵母菌属 | ~ glabrata 光滑球拟酵母菌 / ~ histolytica 溶组织球拟酵母菌，新型隐球菌 / ~ pintolopesii 宾(吐罗比斯)氏球拟酵母菌
torulopsosis [ˌtɔrju'lɔpsəsis] *n* 球拟酵母菌病
torulosis [ˌtɔrju'ləusis] *n* 隐球菌病
torulus ['tɔrjuləs] ([复] **toruli** ['tɔrjulai]) *n*【拉】隆凸，小圆凸
torus ['tɔːrəs] ([复] **tori** ['tɔːrai]) *n*【拉】隆凸，圆枕
tosifen ['təusifən] *n* 托西芬，双苯磺脲(抗心绞痛药)
toss [tɔs] *vt* 扔，掷；使摇摆，使颠簸，使不安 *vi* 摇摆，颠簸，翻来复去 *n* 扔，掷；摇摆，颠簸
tosyl ['təusil] *n* 甲苯磺酰
tosylate ['təusileit] *n* 甲苯磺酸盐(*p*-toluenesulfonate的USAN缩约词)
Totacillin [ˌtəutə'silin] *n* 氨苄西林，氨苄青霉素(ampicillin)制剂的商品名
total ['təutl] *a* 总的；完全的 *n* 总数，合计 (-l⟨l⟩-) *vt* 计算…的总数，总数达 *vi* 合计，计算总数 | in ~ 总共，合计
totalize ['təutəlaiz] *vt* 计算…的总数
totipotency [təu'tipətənsi] *n* 全能
totipotential [ˌtəutipəu'tenʃəl], **totipotent** [təu'tipətənt] *a* 全能的(指细胞具有向各方向发展的能力)
totipotentiality [ˌtəutipəuˌtenʃi'æləti] *n* 全能
Toti's operation ['təuti] (Addeo Toti) 泪囊鼻腔造口术
touch [tʌtʃ] *vt, vi* 触，接触，碰到；触诊，指诊；触痛；涉及 *n* 触，碰；触觉；触诊；微量，痕量 | abdominal ~ 腹部触诊 / double ~ 双指触诊(阴道与直肠同时指诊) / rectal ~ 直肠指诊 / vaginal ~ 阴道指诊 / vesical ~ 膀胱指诊 | at a ~ 一触(就…) / in(或out of) ~ (with) 保持(或失去)联系 / lose ~ 失去联系 / to the ~ 触摸时 / ~ bottom 碰到底部，达到最低点 / ~ off 引起爆炸；触发，激起 / ~ on (简短地)论及，提到 / ~ up 修改；引起(回忆等) / within(或in) ~ 在能接触到之处；能达到的；在…的附近(of) | ~**able** *a* 可触知的；可食

用的

touched [tʌtʃd] *a* 情绪激动的;有些疯癫的

touching ['tʌtʃiŋ] *a* 动人的,使人感伤的 | ~**ly** *ad*

touchstone ['tʌtʃstəun] *n* 检验标准;试金石

touchy ['tʌtʃi] *a* 易怒的;敏感的 | **touchily** *ad* / **touchiness** *n*

tough [tʌf] *a* 坚韧的;强壮的;强硬的 | ~**ly** *ad* / ~**ness** *n*

toughen ['tʌfn] *vt, vi* (使)坚韧;(使)强壮

tour [tuə] *n* 旅行;巡视;巡回(医疗) *vi* 旅行;巡回 *vt* 巡视;在…巡回(医疗)

Touraine-Solente-Golé syndrome [tu'rein səu'lɑ:nt gəu'lei] (Albert Touraine; G. Solente; L. Golé) 图-索-戈综合征,厚皮性骨膜病

Tourette's disease [tu'ret] 见Gilles de la Tourette

tourist ['tuərist] *n* 旅行者,观光者 *a* 旅行的,观光的

tourmaline ['tuəməli:n] *n* 电气石(用于光学仪器)

Tournay sign [tu:'nei] (Auguste Tournay) 图尔内征(向极度外侧位凝视时,外展眼的瞳孔单侧扩大)

tournesol ['tuənisɔl] *n* 石蕊,石蕊素

tourniquet ['tuənikei] *n*【法】止血带,压脉器 | automatic rotating ~ 自动轮换止血带 / garrote ~, Spanish ~, torcular ~ 勒绞式止血带,西班牙绞带 / pneumatic ~ 打气止血带 / scalp ~ 头皮止血带

tousey ['təuzi] (Sinclair Tousey) 陶西(X线功率单位,其辐射性能相当于一烛光白炽灯对照相软片所产生的感光效应)

tousle ['təuzl] *vt* 弄乱,弄皱

Touton giant cells ['tutɔn] (Karl Touton) 托通巨细胞(含类脂质的多核巨细胞,见于黄瘤及组织细胞增多病X)

toward(s) [tə'wɔ:d(z)] *prep* 向,朝;对于;接近;为了;有助于

towel ['tauəl] *n* 毛巾,手巾 (-l⟨l⟩-) *vt* 用毛巾擦 | sanitary ~ 卫生带,月经带

towelette [ˌtauə'let] *n* 小毛巾

tower ['tauə] *n* 塔;塔状建筑 *vi* 屹立,高耸 | ~ above(或over) 高出,胜过

town [taun] *n* 镇,城镇

Towne's projection [taun] (Edward B. Towne) 汤氏位投照(头部X线投照,投照时中心射线斜穿额骨,产生面部结构和枕骨的位观,这是前后半轴位投照)

Townes syndrome [taunz] (Philip L. Townes) 汤斯综合征(一种常染色体显性遗传综合征,包括心房异常和缺损,肢和指⟨趾⟩——尤其是拇指——异常,以及肾缺陷。本征常包括心脏病、耳聋或囊性卵巢)

Townsend ionization ['taunsənd] (John Townsend) 汤森德电离(见ionization项下avalanche ionization)

toxanemia [ˌtɔksə'ni:miə] *n* 中毒性贫血

toxaphene ['tɔksəfi:n] *n* 毒杀芬,氯化莰烯,毒气萜(一种人工合成氯代烃类农业杀虫剂)

Toxascaris [tɔk'sæskəris] *n* 弓蛔线虫属 | ~ leonina 狮弓蛔线虫

toxemia [tɔk'si:miə] *n* 毒血症 | alimentary ~ 食物性毒血症 / preeclamptic ~ 子痫前毒血症 / ~ of pregnancy, eclamptic ~, eclamptogenic ~ 妊娠毒血症,子痫性毒血症 | **toxemic** *a*

toxenzyme [tɔks'enzaim] *n* 毒(性)酶

toxi- toxic(o)-

toxic ['tɔksik] *a* 有毒的,毒物的;中毒的,毒性的

toxicant ['tɔksikənt] *a* 有毒性的 *n* 毒物

toxication [ˌtɔksi'keiʃən] *n* 中毒

toxicemia [tɔksi'si:miə] *n* 毒血症

toxicide ['tɔksisaid] *n* 解毒药

toxicity [tɔk'sisəti] *n* 毒性,毒力 | O_2 ~, oxygen ~ 氧毒性(亦称氧中毒)

toxic(o)- [构词成分] 毒
toxicodendric acid [ˌtɔksikəu'dendrik] 野葛酸
toxicodendrol [ˌtɔksikəu'dendrɔl] *n* 野葛油,毒葛油
Toxicodendron [ˌtɔksikəu'dendrən] *n* 漆树属
toxicogenic [ˌtɔksikəu'dʒenik] *a* 产毒的,产生毒素的
toxicohemia [ˌtɔksikəu'hi:miə] *n* 毒血症
toxicoid ['tɔksikɔid] *a* 毒物样的
toxicology [ˌtɔksi'kɔlədʒi] *n* 毒理学,毒物学 | **toxicologic(al)** [ˌtɔksikə'lɔdʒik(əl)] *a* / **toxicologist** *n* 毒理学家,毒物学家
toxicomania [ˌtɔksikəu'meinjə] *n* 毒物瘾,嗜毒癖,药物癖
toxicomaniac [ˌtɔksikəu'meiniæk] *n* 毒物瘾者,嗜毒癖者
toxicopathy [ˌtɔksi'kɔpəθi] *n* 中毒性病 | **toxicopathic** [ˌtɔksikəu'pæθik] *a*
toxicopexis [ˌtɔksikəu'peksis], **toxicopexy** ['tɔksikəuˌpeksi] *n* 毒物中和 | **toxicopectic** [ˌtɔksikəu'pektik], **toxicopexic** [ˌtɔksikəu'peksik] *a* 中和毒物的
toxicophidia [ˌtɔksikəu'fidiə] *n* 毒蛇
toxicophobia [ˌtɔksikəu'fəubjə] *n* 毒物恐怖,中毒恐怖,恐毒症
toxicosis [ˌtɔksi'kəusis] *n* 中毒 | alimentary ~ 食物中毒,食品中毒 / endogenic ~ 内因性中毒,自体中毒 / exogenic ~ 外因性中毒(如食物中毒) / gestational ~ 妊娠中毒 / hemorrhagic capillary ~ 出血性毛细管中毒,中毒性毛细管出血 / retention ~ 潴留性中毒,停滞性中毒
toxicosozin [ˌtɔksikəu'səuzin] *n* 毒素拮抗蛋白
toxicyst ['tɔksisəst] *n* 毒胞,毒囊
toxiferous [tɔk'sifərəs] *a* 有毒的,产毒的
toxigenic [ˌtɔksi'dʒenik] *a* 产毒的,产生毒素的
toxigenicity [ˌtɔksidʒi'nisəti] *n* 产毒素性
toxignomic [ˌtɔksig'nɔmik] *a* 示毒的(表示毒物的毒性作用)
toxin ['tɔksin] *n* 毒素 | amanita ~ 条蕈毒素 / anthrax ~ 炭疽毒素 / bacterial ~s 细菌毒素 / botulinus ~ 肉素杆菌毒素 / clostridial ~ 梭(状芽胞杆)菌毒素 / diphtheria ~ for Schick test 锡克试验用白喉毒素(用于锡克试验的白喉毒素标准化制剂,以前称诊断用白喉毒素diagnostic diphtheria ~) / erythrogenic ~ 红疹毒素 / fusarial ~ 镰刀菌毒素 / gas gangrene ~ 气性坏疽毒素 / inactivated diagnostic diphtheria ~ 诊断用灭活白喉毒素(即锡克试验对照剂 Schick test control) / plague ~ 鼠疫毒素 / pseudomonal ~ 假单胞菌毒素 / tetanus ~ 破伤风毒素 / whooping cough ~ 百日咳毒素
toxin-antitoxin [ˌtɔksin'æntiˌtɔksin] *n* 毒素-抗毒素(白喉毒素与白喉抗毒素的混合物,用于白喉免疫,混合物的比例应使白喉毒素85%的毒性为抗毒素中和)
toxinemia [ˌtɔksi'ni:miə] *n* 毒血症
toxinology [ˌtɔksi'nɔlədʒi] *n* 毒素学
toxinosis [ˌtɔksi'nəusis] *n* 毒素病
toxinum [tɔk'sainəm] *n*【拉】毒素
toxipathy [tɔk'sipəθi] *n* 中毒(性)病
toxiphobia [ˌtɔksi'fəubiə] *n* 毒物恐怖,中毒恐怖,恐毒症
toxiphrenia [ˌtɔksi'fri:niə] *n* 中毒型精神病;精神分裂症伴中毒谵妄状态
toxiresin [ˌtɔksi'rezin] *n* 毒树脂
toxisterol [tɔk'sistərɔl] *n* 毒甾醇
toxitabellae [ˌtɔksitə'beli:] *n* 毒(药)片剂
tox(o)- [构词成分] 毒,毒素,毒物;弓
Toxocara [ˌtɔksə'kærə] *n* 弓蛔虫属 | ~ canis 犬弓蛔虫 / ~ cati, ~ mys-

tax 猫弓蛔虫

toxocaral [ˌtɔksə'kærəl] *a* 弓蛔虫的

toxocariasis [ˌtɔksəkə'raiəsis] *n* 弓蛔虫病 | human ～ 人弓蛔虫病，内脏幼虫移行症

toxogen ['tɔksədʒən] *n* 毒(素)原

toxogenin [tɔk'sɔdʒinin] *n* 过敏毒原素，过敏毒反应质(注射抗原后血内形成一种物质，虽其本身不具活性，但若再度注射抗原，则产生过敏反应)

toxoglobulin [ˌtɔksəu'glɔbjulin] *n* 毒球蛋白

toxoid ['tɔksɔid] *n* 类毒素 | adsorbed ～ 吸附类毒素 / adsorbed diphtheria ～s 吸附白喉类毒素 / adsorbed diphtheria and tetanus ～s 吸附白喉和破伤风类毒素 / adsorbed tetanus ～ 吸附破伤风类毒素 / alum ～, alum precicipitated ～ (A. P. T.) 明矾(沉淀)类毒素 / diphtheria ～ 白喉类毒素 / fluid ～ 液体类毒素 / formol ～ 甲醛类毒素 / precipitated ～ 沉淀类毒素 / tetanus ～ 破伤风类毒素

toxoid-antitoxoid [ˌtɔksɔid 'æntiˌtɔksɔid] *n* 类毒素-抗类毒素

toxolecithin [ˌtɔksəu'lesiθin], **toxolecithid** [ˌtɔksəu'lesiθid] *n* 毒卵磷脂

toxolysin [tɔk'sɔlisin] *n* 溶毒素，抗毒素

toxonosis [ˌtɔksə'nəusis] *n* 中毒

toxopeptone [ˌtɔksəu'peptəun] *n* 毒(蛋白)胨

toxopexic [ˌtɔksəu'peksik] *a* 中和毒素的

toxophil ['tɔksəfil] *a* 亲毒的

toxophilic [ˌtɔksəu'filik], **toxophilous** [ˌtɔksəu'filəs] *a* 亲毒的，易感毒素的

toxophore ['tɔksəfɔː] *n* 毒簇，毒性基团(指毒素分子中的原子团，当毒素分子与结合簇适当地结合后，即发挥其效能)

toxophorous [tɔk'sɔfərəs] *a* 毒簇的，带毒素的

toxophylaxin [ˌtɔksəufi'læksin] *n* 抗毒防御素(能破坏和中和细菌毒性产物的防御物质)

Toxoplasma [ˌtɔksəu'plæzmə] *n* 弓形虫属 | ～ gondii, ～ cuniculi 鼠弓形体，兔弓形体

toxoplasmin [ˌtɔksəu'plæzmin] *n* 弓形体素(从感染了弓形体的小鼠腹腔液制备的抗原，皮内注射作为诊断弓形体病的试验)

toxoplasmosis [ˌtɔksəuplæz'məusis] *n* 弓形体病 | ocular ～ 眼弓形体病，弓形体性脉络膜视网膜炎

toxoprotein [ˌtɔksəu'prəutiːn] *n* 毒蛋白

Toxothrix ['tɔksəθriks] *n* 弓丝菌属

toxuria [tɔk'sjuəriə] *n* 尿毒症

toy [tɔi] *n* 玩具

Toynbee's corpuscles ['tɔinbiː] (Joseph Toynbee) 角膜小体 | ～ experiment 托因比实验(紧闭口鼻后吞咽，使鼓室内压力降低) / ～ law 托因比定律(中耳炎引起脑脓肿时，由乳突引起者位于小脑及横窦，由鼓室顶引起者位于大脑) / ～ ligament 鼓膜张肌 / ～ otoscope 托因比耳镜(插入患者及检查者耳内之管，在中耳吹气法时借以对患者之耳作听诊)

TPA, t-PA tissue plasminogen activator 组织纤溶酶原激活剂

TPHA Treponema pallidum hemagglutination assay 梅毒螺旋体血凝测定

t-plasminogen activator (t-PA, TPA) [plæz'minəˌdʒən 'ætiveitə] 组织纤溶酶原激活剂(亦称tissue plasminogen activator)

TPN total parenteral nutrition 全胃肠外营养; triphosphopyridine nucleotide 三磷酸吡啶核苷酸

TPNH reduced triphosphopyridine nucleotide 还原型三磷酸吡啶核苷酸

TPP thiamine pyrophosphate 硫胺素焦磷酸，辅羧酶

TR tricuspid regurgitation 右房室瓣回

流
trabecula [trəˈbekjulə] ([复] **trabeculae** [trəˈbekjuliː]) *n*【拉】小梁，柱 | ~**r** [trəˈbekjulə] *a*
trabecularism [trəˈbekjulərizəm] *n* 小梁结构
trabeculate [trəˈbekjulit] *a* 有小梁的
trabeculation [trəˌbekjuˈleiʃən] *n* 小梁形成
trabeculectomy [trəˌbekjuˈlektəmi] *n* 小梁切除术(以利于引流青光眼时的水状液)
trabeculoplasty [trəˈbekjuləˌplæsti] *n* 小梁成形术 | laser ~ 激光小梁成形术(开角型青光眼手术)
trabs [træbs] ([复] **trabes** [ˈtreibiːz]) *n* 胼胝体(大脑)
trace [treis] *n* (痕)迹;痕量，微量;扫描，描图 *vt* 追踪，查出，探索;追溯 | ~**able** [ˈtreisəbl] *a* 可追踪的，可查出的;可追溯的;可描画的
tracer [ˈtreisə] *n* 示踪器;示踪物;描记器 | needle-point ~, arrow-point ~ 针尖描记器(牙科) / radioactive ~ 放射性示踪物 / stylus ~ 细探子描记器(牙科)
trachea [ˈtreikiə, trəˈki(ː)ə] ([复] **tracheas** 或 **tracheae** [ˈtreikiiː, trəˈkiːiː]) *n*【拉】气管 | scabbard ~ 剑鞘形气管 | ~**l** *a*
tracheaectasy [ˌtreikiəˈektəsi] *n* 气管扩张
trachealgia [ˌtreikiˈældʒiə] *n* 气管痛
tracheid [ˈtreikiid] *n* 管胞
tracheitis [ˌtreikiˈaitis] *n* 气管炎
trachelagra [ˌtrækiˈlægrə] *n* 颈痛风
trachelectomy [ˌtrækiˈlektəmi] *n* 宫颈切除术
trachelematoma [ˌtrækiˌleməˈtəumə] *n* 胸锁乳突肌血肿
trachelism [ˈtrækilizəm], **trachelismus** [ˌtrækiˈlizməs] *n* 颈肌痉挛
trachelitis [ˌtrækiˈlaitis] *n* 宫颈炎
trachel(o)- [构词成分] 颈，项
trachelocele [ˈtrækiləsiːl] *n* 气管粘膜疝样突出
trachelocyllosis [ˌtrækiləusiˈləusis] *n* 斜颈，捩颈
trachelocyrtosis [ˌtrækiləusəːˈtəusis] *n* 颈椎后凸
trachelocystitis [ˌtrækiləusisˈtaitis] *n* 膀胱颈炎
trachelodynia [ˌtrækiləuˈdiniə] *n* 颈痛
trachelokyphosis [ˌtrækiləukaiˈfəusis] *n* 颈椎后凸
trachelology [ˌtrækiˈlɔlədʒi] *n* 颈病学 | **trachelologist** *n* 颈病学家
trachelomyitis [ˌtrækiləumaiˈaitis] *n* 颈肌炎
trachelopexy [ˌtrækiləuˈpeksi], **trachelopexia** [ˌtrækiləuˈpeksiə] *n* 宫颈固定术
tracheloplasty [ˈtrækiləuˌplæsti] *n* 宫颈成形术
trachelorrhaphy [ˌtrækiˈlɔrəfi] *n* 宫颈缝术，宫颈修补术
tracheloschisis [ˌtrækiˈlɔskisis] *n* (先天性)颈裂(畸形)
trachelosyringorrhaphy [ˌtrækiləuˌsiriŋˈgɔrəfi] *n* 阴道瘘宫颈缝术，阴道瘘宫颈修补术
trachelotomy [ˌtrækiˈlɔtəmi] *n* 宫颈切开术
trache(o)- [构词成分] 气管
tracheoaerocele [ˌtreikiəuˈɛərəusiːl] *n* 气管气疝
tracheobronchial [ˌtreikiəuˈbrɔŋkjəl] *a* 气管支气管的
tracheobronchitis [ˌtreikiəubrɔŋˈkaitis] *n* 气管支气管炎
tracheobronchomegaly [ˌtreikiəuˌbrɔŋkəuˈmegəli] *n* 气管支气管扩大
tracheobronchoscopy [ˌtreikiəubrɔŋˈkɔskəpi] *n* 气管支气管镜检查
tracheocele [ˈtreikiəˌsiːl] *n* 气管粘膜疝样突出
tracheoesophageal [ˌtreikiəui(ː)ˈsɔfə-

dʒiəl] *a* 气管食管的
tracheofissure [ˌtreikiəuˈfiʃə] *n* 气管裂开术
tracheofistulization [ˌtreikiəuˌfistjulaiˈzeiʃən, -liˈz-] *n* 气管穿刺投药法；气管瘘管形成
tracheogenic [ˌtreikiəuˈdʒenik] *a* 气管原的
tracheolaryngeal [ˌtreikiəuləˈrindʒiəl] *a* 气管喉的
tracheolaryngotomy [ˌtreikiəuˌlæriŋˈgɔtəmi] *n* 气管喉切开术
tracheole [ˈtreikiəul] *n* 微气管
tracheomalacia [ˌtreikiəuməˈleiʃiə] *n* 气管软化
tracheopathia [ˌtreikiəuˈpæθiə], **tracheopathy** [ˌtreikiˈɔpəθi] *n* 气管病
tracheopharyngeal [ˌtreikiəufəˈrindʒiəl] *a* 气管咽的
Tracheophilus cymbius [ˌtreikiˈɔfiləsˈsimbiəs] 鸭气管吸虫
tracheophonesis [ˌtreikiəufəuˈni:sis] *n* 气管部(心音)听诊
tracheophony [ˌtreikiˈɔfəni] *n* 气管音
tracheophyte [ˈtreikiəˌfait] *n* 微管植物
tracheoplasty [ˈtreikiəˌplæsti] *n* 气管成形术
tracheopyosis [ˌtreikiəupaiˈəusis] *n* 气管化脓，化脓性气管炎
tracheorrhagia [ˌtreikiəuˈreidʒiə] *n* 气管出血
tracheorrhaphy [ˌtreikiˈɔrəfi] *n* 气管缝术，气管修补术
tracheoschisis [ˌtreikiˈɔskisis] *n* 气管裂
tracheoscopy [ˌtreikiˈɔskəpi] *n* 气管镜检查 | percervical ～, low ～ 经(气管)切口气管镜检查，低位气管镜检查 / peroral ～, high ～ 经口气管镜检查，高位气管镜检查 | **tracheoscopic** [ˌtreikiəuˈskɔpik] *a*
tracheostenosis [ˌtreikiəustiˈnəusis] *n* 气管狭窄
tracheostoma [ˌtreikiˈɔstəmə] *n* 气管造口
tracheostomize [ˌtreikiˈɔstəmaiz] *vt* 作气管造口
tracheostomy [ˌtreikiˈɔstəmi] *n* 气管造口术
tracheotome [trəˈkiətəum] *n* 气管刀
tracheotomize [ˌtreikiˈɔtəmaiz] *vt* 切开气管
tracheotomy [ˌtreikiˈɔtəmi] *n* 气管切开术 | inferior ～ 气管下部切开术，低位气管切开术 / superior ～ 气管上部切开术，高位气管切开术
trachitis [trəˈkaitis] *n* 气管炎
trachoma [trəˈkəumə] ([复] **trachomata** [trəˈkəumətə]) *n*【希】沙眼，粒性结膜炎 | ～ of vocal bands 结节性声带炎 | ～**tous** [trəˈkɔmətəs] *a*
Trachybdella bistriata [ˌtreikiˈdeləˌbistriˈɑ:tə] 巴西水蛭
trachychromatic [ˌtreikikrəuˈmætik] *a* 深染的
trachyonychia [ˌtrækiəˈnikiə] *n* 粗糙甲床炎(甲粗糙并脆裂，常伴有银屑病、斑秃和扁平苔藓)
trachyphonia [ˌtreikiˈfəuniə] *n* 声嘶
tracing [ˈtreisiŋ] *n* 示踪，追踪；描记法 | arrow point ～, needle-point ～, stylus ～ 箭头描记法，尖形描记法 / extraoral ～ 口外描记法 / Gothic arch ～ 高腭弓描记法，尖形弓描记法 / intraoral ～ 口内描记法
track [træk] *n* 行踪，轨迹，径迹；轨道；路，小道 *vt, vi* 跟踪，追踪；走(过) | fog ～ 雾迹(电子或其他粒子穿过过饱和的雾室时所留下的痕迹) / germ ～ 胚迹，生殖细胞连迹 / ionization ～ 电离径迹(见path项下相应术语) | a beaten ～ 常规，惯例 / clear the ～ 扫清道路，开道 / cover (up) one's ～s 掩藏自己的行动或活动等 / in one's ～s 当时，当场；突然 / keep ～ of 记录；掌握…的线索 / lose ～ of 失去…的线索 / off the ～ 离题，离开目标 / off the beaten ～

偏僻的 / on the ～ 在轨道上;未离题(或目标),对头的 / on the right(或 wrong) ～ 思考或工作正确(或不正确) / on sb's ～ 追踪某人 / the wrong side of the ～s 城市贫民区 / ～ down 追捕(到),对…追查到底 / ～ out 探索出

trackless ['træklis] *a* 无踪迹的,无径迹的

Tracrium ['treikriəm] *n* 阿曲库铵苯磺酸盐(atracurium besylate)制剂的商品名

tract [trækt] *n* 束,道 | alimentary ～ 消化道 / ascending ～ 上行束 / biliary ～ 胆道 / bulbar ～ 延髓束 / bulbospinal ～ 橄榄脊髓束 / cerebellorubrospinal ～ 小脑红核脊髓束 / cerebellothalamic ～ 小脑丘脑束 / corticocerebellar ～s, corticopontile ～s, corticopontine ～s 皮质脑桥束 / corticothalamic ～ 皮质丘脑束 / descending ～ 下行束 / digestive ～ 消化道 / dorsal(或posterior) spinocerebellar ～ 脊髓小脑后束 / extrapyramidal ～, extracorticospinal ～ 锥体外束 / fastigiobulbar ～ 顶核延髓束 / foraminous spiral ～ 螺旋孔束 / genitourinary ～ 生殖泌尿道 / habenulopeduncular ～ 缰核脚间束,后屈束 / iliotibial ～ 髂胫束 / lateral corticospinal ～ 皮质脊髓侧束 / mamillothalamic ～ 乳头丘脑束 / motor ～ 运动束 / olfactory ～ 嗅束 / olivocerebellar ～ 橄榄小脑束 / olivospinal ～ 橄榄脊髓束 / optic ～ 视束 / pyramidal ～ 锥体束 / respiratory ～ 呼吸道 / rubroreticular ～ 红核网状束 / rubrospinal ～ 红核脊髓束 / solitary ～ of medulla oblongata 延髓孤束 / spinal ～ of trigeminal nerve 三叉神经脊束 / spino-olivary ～ 脊髓橄榄束 / tectobulbar ～ 顶盖延髓束 / tectospinal ～ 顶盖脊髓束 / thalamocortical ～ 丘脑皮质束 / thalamooccipital ～ 视辐射线 / thalamoolivary ～ 丘脑橄榄束 / transverse peduncular ～ 脑脚横束 / ventral(或anterior) spinocerebellar ～ 脊髓小脑腹束(或前束) / vestibulospinal ～ 前庭脊(髓)束

tractable ['træktəbl] *a* 易管教的,易控制的;易处理的,易加工的 | **tractability** [ˌtræktə'biləti] *n*

tractate ['trækteit] *vt* 牵引 *n* (专题)论文;短文

tractellum [træk'teləm] ([复] **tractella** [træk'telə]) *n*【拉】前鞭毛

traction ['trækʃən] *n* 牵引 | axis ～ 轴牵引(如产科骨盆牵引) / skeletal ～ 骨骼牵引 | **～al** *a*

tractive ['træktiv] *a* 牵引的

tractor ['træktə] *n* 拖拉机,牵引车;牵引器 | urethral ～ 尿道牵引器

tractoration [ˌtræktə'reiʃən] *n* 金属牵引器疗法

tractotomy [træk'tɔtəmi] *n* (神经)束切断术

tractus [træktəs] [单复同] *n*【拉】束,道

trade [treid] *n* 贸易,交易 *vi* 交易;对换 *vt* 用…进行交换;经营…交易 | ～ off 交替换位;交替使用 / ～ on(或upon) 利用 / ～ out 出卖

trademark ['treidmɑːk] *n* 商标

tradition [trə'diʃən] *n* 传统,惯例 | by ～ 根据传统

traditional [trə'diʃənl] *a* 传统的;惯例的 | **～ly** *ad*

traffic ['træfik] *n* 交通;运输;贸易,交往;交流

tragacanth ['trægəkænθ] *n* 西黄蓍胶

tragal ['treigəl] *a* 耳屏的

tragedy ['trædʒidi] *n* 悲剧;悲惨(事件)

tragi ['treidʒai] tragus的复数

Tragia ['treidʒiə] *n* 刺痒藤属

tragic(al) ['trædʒik(əl)] *a* 悲剧(性)的,悲惨的 | **～ally** *ad*

tragion ['trædʒiɔn] *n* 耳屏点(人体测量

名词，位于耳屏的上缘)

tragomaschalia [ˌtræɡəumæsˈkeiliə] *n* 腋臭

tragophonia [ˌtræɡəuˈfəuniə], **tragophony** [trəˈɡɔfəni] *n* 羊音(支气管羊音)

tragopodia [ˌtræɡəuˈpəudiə] *n* 膝外翻

tragus [ˈtreiɡəs] ([复] **tragi** [ˈtreidʒai]) *n*【拉】耳屏;耳毛

trail [treil] *n* 痕迹 *vt, vi* 跟踪，拖曳 | blaze a(或the) ~ 带头 / hard(或hot) on sb's ~ 紧紧追赶着某人

train [trein] *vt* 培养，训练 *vi* 接受训练 *n* 列车，火车;系列;顺序;连串 | in (good) ~ 准备就绪 / ~ down 从事锻炼使体重减轻

trainable [ˈtreinəbl] *a* 可训练的(指中度精神发育迟缓者〈智商为35～50〉，学习能力不可能超过二年级水平，但能从职业培训中受益，并在监护下能生活自理)

trainee [treiˈniː] *n* 受训练人

trainer [ˈtreinə] *n* 训练人，教练员;练习器，训练器

training [ˈtreiniŋ] *n* 训练，锻炼，培养 | assertiveness ~, expressive ~ 自信心确立训练法，表达训练法(行为疗法的一种，即对患者训练适宜的人际间反应，包括积极和消极情感的表达)

trait [trei, treit] *n* 特质;特性，性状 | secretor ~ 分泌者特性(ABO血型系中能在唾液中分泌ABH抗原的能力，这种特性是以单纯的孟德尔式遗传) / sickle cell ~ 镰状细胞特性(通常是无症状的，由血红蛋白S的杂合性所致)

trajector [trəˈdʒektə] *n* 检弹探子(检创伤中子弹的位置)

Tral [træl] *n* 已环铵甲硫酸盐(hexocyclium methylsulfate)制剂的商品名

tralonide [ˈtreilənaid] *n* 曲萘德，二氯二氟松(糖皮质激素)

tramadol hydrochloride [ˈtræmədəul] 盐酸曲马朵，盐酸反胺苯环醇(镇痛药)

tramazoline hydrochloride [trəˈmæzəliːn] 盐酸曲马唑啉，盐酸萘胺唑啉(肾上腺素能药，具有减轻鼻充血作用)

Trambusti's reaction (test) [træmˈbusti] (Arnaldo Trambusti) 特拉姆布斯蒂反应(试验)(结核菌素注射至机体时，针头与皮肤表面平行插入，注射部位变红者为阳性反应，亦称皮内反应)

tramitis [trəˈmaitis] *n* 早期肺结核(X线)条痕(如胸膜粘连、纵隔偏移、硬化条索、淋巴结钙化、肺纹理增加等)

trance [trɑːns] *n* 迷睡，恍惚，迷睡性木僵 | alcoholic ~ 酒毒迷睡，酒毒性恍惚 / death ~ 死状迷睡，死状恍惚 / hypnotic ~ 催眠性迷睡

Trancopal [ˈtrænkəpəl] *n* 氯美扎酮(chlormezanone)制剂的商品名

Trandate [ˈtrændeit] *n* 盐酸拉贝洛尔(labetalol hydrochloride)制剂的商品名

tranexamic acid [trænekˈsæmik] 氨甲环酸，凝血酸，止血环酸(止血药)

tranquil [ˈtræŋkwil] *a* 安静的，安宁的

tranquil(l)ize [ˈtræŋkwilaiz] *vt, vi* (使)安定，(使)镇静 | **tranquil(l)ization** [ˌtræŋkwilaiˈzeiʃən, -liˈz-] *n*

tranquil(l)izer [ˈtræŋkwilaizə] *n* (精神)安定药 | major ~ 强安定药，抗精神病药 / minor ~ 弱安定药，抗焦虑药

trans [trænz] *a* 反(在有机化学中指两种几何异构体中的一种，在遗传学中指反式结构)

trans- [前缀] 经(由)，越，横过，齐，透过，移;反(式)

transabdominal [ˌtrænsæbˈdɔminl] *a* 经腹壁的

transacetylase [trænsˈæsitileis] *n* 转乙酰酶，乙酰基转移酶

transacetylation [trænsˌæsitiˈleiʃən] *n* 转乙酰作用，乙酰基转移(作用)

transaction [trænˈzækʃən] *n* 办理，处理，执行;交易，事务;议事录，学报，会报

transacylase [trænsˈæsileis] *n* 转酰

酶,酰基转移酶

transacylation [træns,æsi'leiʃən] *n* 转酰基作用,酰基转移(作用)

transaldolase [træns'ældəleis] *n* 转二羟丙酮基酶,转醛醇酶,醛醇基转移酶

transamidinase [,trænsə'midineis] *n* 转脒基酶,脒基转移酶

transaminase [træn'sæmineis] *n* 转氨(基)酶,氨基转移酶

transamination [,trænsæmi'neiʃən] *n* 转氨(基)作用,氨基转移(作用)

transanimation [træn,sæni'meiʃən] *n* 口对口复苏法

transantral [træns'æntrəl] *a* 经窦的(如经窦施行的脑外科)

transaortic [,trænsei'ɔ:tik] *a* 经主动脉的

transatlantic ['trænzət'læntik] *a* 横渡大西洋的,大西洋彼岸的;美洲的;美国的

transatrial [træns'eitriəl] *a* 经(心)房的

transaudient [træns'ɔ:diənt] *a* 传声的

transaxial [træns'æksiəl] *a* 经轴的

transbasal [træns'beisl] *a* 经基底的(如经颅底的)

transcalent [træns'keilənt] *a* 透(辐射)热的

transcallosal [trænskə'ləusəl] *a* 经胼胝体的

transcalvarial [,trænskæl'vεəriəl] *a* 经颅盖的

transcarbamoylase [træns,kɑ:bə'mɔileis] *n* 转氨甲酰酶,氨甲酰基转移酶

transcatheter [træns'kæθitə] *a* 经导管的

transcend [træn'send] *vt* 超出,胜过

transcendent [træn'sendənt] *a* 卓越的,超常的

transcendental [,trænsen'dentl] *a* 先验的,超常的 | **~ism** *n* 先验论 / **~ist** *n* 先验论者 / **~ly** *ad*

transcervical [træn'sə:vikəl] *a* 经宫颈的

transclomiphene [træns'kləumifi:n] *n* 反氯底酚胺(即珠氯米芬zuclomiphene)

transcobalamin [,trænskəu'bæləmin] *n* 运钴胺素,运钴胺素蛋白,钴胺素传递蛋白 | ~ Ⅱ 运钴胺素Ⅱ,运钴胺素蛋白Ⅱ,钴胺素传递蛋白Ⅱ

transcondyloid [træns'kɔndilɔid] *a* 经髁的

transcontinental ['trænz,kɔnti'nentl] *a* 横贯大陆的

transcortical [træns'kɔ:tikəl] *a* 经皮质的;连接皮质的

transcortin [træns'kɔ:tin] *n* 皮质(激)素传递蛋白(亦称皮质类固醇结合球蛋白,皮质醇球蛋白)

transcranial [træns'kreiniəl] *a* 经颅的

transcribe [træns'kraib] *vt* 抄写;(用打字机)打出复本;翻译;转录

transcricothyroid [træns,kraikəu'θairɔid] *a* 经环甲膜的

transcript ['trænskript] *n* 转录本 | primary ~ 原始转录本(基因的第一RNA转录本,包含内含子和外显子)

transcriptase [træns'kripteis] *n* 转录酶(即DNA-指导的RNA聚合酶DNA-directed RNA polymerase) | reverse ~ 逆转录酶,RNA-指导的DNA聚合酶

transcription [,træns'kripʃən] *n* 抄写,(速记符号等的)翻译;抄本;转录(蕴藏在DNA的遗传信息在RNA链上产生互补碱基顺序)

transcutaneous [,trænskju(:)'teinjəs] *n* 经皮的

transdermal [træns'də:məl] *a* 经皮的

Transderm-Nitro ['trænsdə:m 'naitrəu] 硝酸甘油(nitroglycerin)制剂的商品名

transducer [træns, trænz'dju:sə] *n* 换能器 | neuroendocrine ~ 神经内分泌换能器

transducin [træns'dju:sin] *n* 转运素,传导素,转导蛋白

transduction [træns'dʌkʃən] *n* 转导(细菌由于噬菌体的影响而引起遗传物质的重组,并将一个细菌体内的遗传物质通过噬菌体转移到另一个细菌体)

transdural [træns'djuərəl] *a* 经硬脑膜的,经硬脊膜的

transect [træn'sekt] *vt* 横切,横断 | ~**ion** [træn'sekʃən] *n* 横切,横断面

transepidermal [ˌtrænsepi'də:məl] *a* 经表皮的

transethmoidal [trænseθ'mɔidəl] *a* 经筛骨的

transfaunation [ˌtrænsfɔ:'neiʃən] *n* 转变宿主,转宿(寄生物转变其宿主)

transfection [træns'fekʃən] *n* 转变感染,转染(通过病毒核酸的感染)

transfectoma [ˌtrænzfek'təumə] *n* 转染瘤(转染免疫球蛋白基因的淋巴样细胞,能产生从自己基因编码的特异性中分离的抗体分子)

transfer [træns'fə:] (-rr-) *vt* 转移,传递,传输;改变 *vi* 转移 ['trænsfə(:)] *n* 转移,传递,传输;变换 | linear energy ~ (LET) 线性能量传递 / passive ~ 被动转移(即从免疫动物或呈致敏的动物采取抗体或淋巴细胞注射于正常同种机体,即可将免疫性输送给未免疫宿主)

transferase ['trænsfəreis] *n* 转移酶

transference ['trænsfərəns] *n* 转移(如症状的转移);移情(精神分析) | counter ~ 反移情

transferrin [træns'ferin] *n* 转铁蛋白,铁传递蛋白,铁(离子转运)蛋白

transfigure [træns'figə] *vt* 使变形,美化,理想化 | **transfiguration** [ˌtrænsfigju'reiʃən] *n*

transfinite [træns'fainait] *a* 超限的

transfix [træns'fiks] *vt* 戳穿,刺穿;贯穿,刺通 | ~**ion** [træns'fikʃən] *n*

transforation [ˌtrænsfə'reiʃən] *n* 穿颅术(胎头)

transforator ['trænsfəˌreitə] *n* 穿颅器

transform [træns'fɔ:m] *vt* 改变,转变,使变态 | ~**able** *a* 能改变的,能变化的,可转化的

transformation [ˌtrænsfə'meiʃən] *n* 变化,变形,转形变异,转形,转化 | asbestos ~ 石棉变形 / bacterial ~ 细菌性转形变异(细胞间遗传信息的转移过程) / G-F ~, globular-fibrous ~ 球状纤维状变形(肌肉收缩时的现象) / lymphocyte ~ 淋巴细胞转化(当有特异性抗原存在或有非特异性刺激物〈如植物血凝素、链球菌溶血毒素、抗淋巴细胞血清等〉时,培养的淋巴细胞发生形态学的改变)

transformer [træns'fɔ:mə] *n* 性别转换基因;变压器

transformiminase [ˌtrænsfə'mimineis] *n* 转亚氨甲基酶,亚氨甲基转移酶

transformism [træns'fɔ:mizəm] *n* 种变说,种族变化论

transfructosylase [trænsˌfrʌktə'sileis] *n* 转果糖酶,果糖基转移酶

transfuse [træns'fju:z] *vt* 倾注,渗人,灌输;输血,输液

transfusion [træns'fju:ʒən] *n* 转输,输血,输液 | autologous ~ 自体输血 / exchange ~, exsanguination ~, replacement ~, substitution ~ 交换输血,换血输血(用于患成红血细胞增多症的新生儿及严重尿毒症) / feto-maternal ~ 胎儿母体转输(胎儿血液经胎盘输至母体血液循环) / immediate ~, direct ~ 直接输血法 / indirect ~, mediate ~ 间接输血法 / intrauterine ~ 子宫内输血(治子宫内胎儿成红血细胞增多症)

transgenation [ˌtrænsdʒi'neiʃən] *n* 突变

transgenic [træns'dʒenik] *a* 基因转移的(指一段DNA从一个基因组实验性拼接到不同基因组的DNA上)

transglucosylase [ˌtrænsglu:kəu'sileis] *n* 转葡糖基酶,葡糖基转移酶

transglutaminase [ˌtrænzglu:'tæmineis] *n* 转谷氨酰胺酶

transglycosidation [træns,glaikəusi'deiʃən] *n* 转糖苷作用

transglycosylase [,trænsglai'kəusileis] *n* 转糖酶,糖基转移酶

transgress [træns'gres] *vt* 侵越,违反 | **~ion** [træns'greʃən] *n*

transhexosylase [træns,heksə'sileis] *n* 转己糖酶,己糖基转移酶

transhiatal [,trænshai'eitl] *a* 经裂孔的

transient ['trænziənt] *a* 短暂的,瞬时的 | **transience, transiency** *n*

transiliac [træn'siliæk] *a* 髂骨间的;经髂骨的

transilient [træns'iliənt] *a* 跳越的,跃过的

transilluminate [,trænsi'ljuːmineit] *vt* 透照 | **transillumination** [,trænsi,ljuːmi'neiʃən] *n*

transinsular [træns'insjulə] *a* 经(脑)岛的

transischiac [træns'iskiæk] *a* 坐骨间的

transisthmian [træns'ismiən] *a* 经峡的(尤指穹窿回峡)

transistor [træn'sistə] *n* 晶体管;半导体收音机

transit ['trænsit] *n* 通过,经过;运送,运输

transition [træn'siʒən] *n* 过渡;过渡时期;转变,转换 | **~ary, ~al** *a* / **~ally** *ad*

transitory ['trænsitəri] *a* 短暂的,暂时性的

transketolase [træns'kiːtəleis] *n* 转酮醇酶,酮醇基转移酶

translate [træns'leit] *vt* 翻译;说明;转化 *vi* 翻译

translateral [træns'lætərəl] *a* 横侧的(X线摄影时,指病人卧位水平线投照的位观)

translation [træns'leiʃən] *n* 翻译,译文;转化,转移;转译(在蛋白质生物合成中,以信使核糖核酸分子为模板合成蛋白质的过程)

translator [træns'leitə] *n* 翻译者;翻译机,译码器(指细胞遗传信息)

translocase [træns'ləukeis] *n* 移位酶

translocation [,trænsləu'keiʃən] *n* 易位(遗传学上指一个染色体的片段移位到同源染色体另一部分或移位到一个非同源染色体) | balanced ~ 平衡易位(所产生的遗传物质比正常的二倍体或单倍体不多也不少) / reciprocal ~ 相互易位(在两个断裂的染色体之间相互交换片段,一个染色体的一部分与另一个染色体的一部分相联)

translucent [træns'ljuːsnt] *a* 半透明的 | **translucence, translucency** *n* 半透明性,半透明度

transmembrane [træns'membrein] *a* 跨膜的,越膜的

transmethylase [træns'meθileis] *n* 转甲基酶,甲基转移酶

transmethylation [,trænsmeθi'leiʃən] *n* 转甲基作用,甲基转移(作用)

transmigrant ['trænzmaigrənt] *a* 移居的 *n* 移居者

transmigrate [trænzmaigreit] *vi* 移居

transmigration [,trænzmai'greiʃən] *n* 移居;移行,移动;血细胞游出 | external ~ 外移行(卵由宫外移入对侧输卵管) / internal ~ 内移行(卵由宫内移入对侧输卵管)

transmissible [træns'misəbl] *a* 可传播的,可传染的;可传递的;能透射的 | **transmissibility** [træns,misə'biləti] *n* 传播性,传染性;传递性(遗传);可透性

transmission [træns'miʃən] *n* 传播,传染;传递(遗传);传导,传递(神经);透射 | duplex ~ 两向传导(神经冲动) / horizontal ~ 水平传播(同一世代的传染散播,一般通过接触含有致病微生物的排泄物所致) / synaptic ~ 突触传导(神经冲动) / vertical ~ 垂直传播(不同世代的散播,如经初乳、胎盘传于子代)

transmit [træns'mit] (-tt-) *vt* 传播;传染;传导;传递(遗传)

transmittance [træns'mitəns] *n* 透光度;透射比

transmitter [træns'mitə] *n* 递质;传递器;传播者;发送机,发报机

transmural [træns'mjuərəl] *a* 透壁的

transmutation [ˌtrænsmju:'teiʃən] *n* 变形,变质;演变,衍变(指物种演变);嬗变,蜕变(一种元素成为另一种元素的变化;核子学中,以核轰击使原子核成为不同原子数的原子核,引起质子和中子重新排列)

transmute [træns'mju:t] *vt, vi* (使)变形,(使)变质;(使)演变,(使)衍变;(使元素)嬗变,蜕变 | **transmutable** *a* 能变形的,能变质的;可嬗变的,可蜕变的

transocular [træns'ɔkjulə] *a* 经眼的

transonance ['trænsənəns] *n* (音)传响,(音)彻响

transonic [træn'sɔnik] *a* 超声的,超声速的,跨声速的

transorbital [træns'ɔ:bitl] *a* 经(眼)眶的

transovarial [ˌtrænsəu'vɛəriəl], **transovarian** [ˌtrænsəu'vɛəriən] *a* 经卵巢的

transoximinase [ˌtrænsɔk'simineis] *n* 转肟酶,肟基转移酶

transpalatal [træns'pælətl] *a* 经腭的

transparency [træns'pɛərənsi], **transparence** [træns'pɛərəns] *n* 透明性,透明度

transparent [træns'pɛərənt] *a* 透明的,透光的;明显的 | ～**ly** *ad*

transparietal [ˌtrænspə'raiitl] *a* 顶骨间的;穿过体壁的

transpentosylase [trænsˌpentə'sileis] *n* 转戊糖酶,戊糖基转移酶

transpeptidase [træns'peptideis] *n* 转肽酶,肽基转移酶

transperitoneal [ˌtrænsperitəu'ni:əl] *a* 经腹膜的

transphosphorylase [ˌtrænsfɔs'fɔrileis] *n* 转磷酸酶,磷酸变位酶

transphosphorylation [trænsˌfɔsfəri'leiʃən] *n* 转磷酸(作用)

transpierce [træns'piəs] *vt* 刺穿,戳穿

transpiration [ˌtrænspi'reiʃən] *n* 蒸散,蒸腾;不显(性出)汗 | pulmonary ～ 肺蒸散

transpire [træn'spaiə] *vt, vi* (使)蒸散,蒸腾;(使)排出

transplacental [ˌtrænsplə'sentl] *a* 经胎盘的

transplant [træns'plɑ:nt] *vt, vi* 移植 ['trænsˌplɑ:nt] *n* 移植;移植物,移植片

transplantar [træns'plæntə] *a* 经跖的,经足底的

transplantation [ˌtrænsplɑ:n'teiʃən] *n* 移植,移植术 | allogeneic ～ 同种异体移植术 / heterotopic ～ 异位移植术 / orthotopic ～, homotopic ～ 正位移植术,同位移植术 / syngeneic ～ 同系移植术 / syngenesioplastic ～ 同血统移植术(同种内近缘个体间,例如母子或兄妹间的组织移植) / tendon ～ 腱移植术

transpleural [træns'pluərəl] *a* 经胸膜的

transport [træns'pɔ:t] *vt* 运输,输送,转输;转移 ['trænspɔ:t] *n* | active ～ 主动运输,活性运转(直接由于代谢能量消耗所产生的物质穿过细胞膜和上皮层的活动) | in a ～ (或 ～s) of 满怀(喜悦等强烈情绪) | ～**able** *a* 可运输的,可输送的;可转移的

transportation [ˌtrænspɔ:'teiʃən] *n* 输送,运输;转移

transpose [træns'pəuz] *vt* 使互换位置,变换

transposition [ˌtrænspə'ziʃən] *n* 错位,反位(内脏);移位术(皮瓣);移位,换位(在一个分子内两个原子变换位置) | corrected ～ of great vessels 大血管合理错位(亦称混合性左位心) / ～ of great vessels 大血管错位 / partial ～ of great vessels 大血管部分错位(见

Taussig-Bing syndrome)

transposon [trænz'pəuzɔn] *n* 转座子，转位子

transpubic [træns'pju:bik] *a* 经耻骨的

transsacral [træns'seikrəl] *a* 经骶骨的，横过骶骨的

transsegmental [ˌtrænsseg'mentl] *a* 经肢节的

transseptal [træns'septl] *a* 经中隔的，横过中隔的

transsexual [træns'seksjuəl] *n* 异性转化欲者；易性癖者 | **~ism** *n* 异性转化欲，易性癖(一种变态心理)

trans-sonic [træns'sɔnik] *a* 超声的，超声速的，跨声速的

transsphenoidal [ˌtrænssfi:'nɔidl] *a* 经蝶骨的

transsternal [træns'stə:nl] *a* 经胸骨的

transsuccinylase [ˌtrænssʌk'sinileis] *n* 转琥珀酰基酶，二氢硫辛酰胺琥珀酰(基)转移酶

transtemporal [træns'tempərəl] *a* 经颞叶的，横过颞叶的

transthalamic [ˌtrænsθə'læmik] *a* 经丘脑的，横过丘脑的

transthermia [træns'θə:miə] *n* 透热法

transthoracic [ˌtrænsθɔ:'ræsik] *a* 经胸廓的，经胸腔的

transthyretin [ˌtrænsθai'retin] *n* 转甲状腺素，转甲状腺蛋白(由肝脏分泌的一种α-球蛋白)

transtracheal [træns'treikiəl] *a* 经气管的，经气管壁的

transtympanic [ˌtrænstim'pænik] *a* 经鼓室的

transubstantiate [ˌtrænsəb'stænʃieit] *vt* 使变换 | **transubstantiation** [ˌtrænsəbˌstænʃi'eiʃən] *n* 组织替换

transudate ['trænsjudeit] *n* 漏出液，渗出液

transudation [trænsju'deiʃən] *n* 漏出，渗出

transude [træn'sju:d] *vi, vt* (使)漏出，渗出

transuranic [ˌtrænsjuə'rænik] *a* 超铀的 | **transuranium** [ˌtrænsjuə'reinjəm] *n* 超铀元素 *a* 超铀的

transureteroureterostomy [ˌtrænsjuəˌri:tərəujuəˌri:tə'rɔstəmi] *n* 经输尿管输尿管吻合术(断离的输尿管两端与对侧输尿管作端侧吻合)

transurethral [ˌtrænsjuə'ri:θrəl] *a* 经尿道的

transvaginal [træns'vædʒinl] *a* 经阴道的

transvaterian [ˌtrænsvə'tiəriən] *a* 经十二指肠乳头的

transvector [træns'vektə] *n* 带毒体，传毒者(自己不产生毒物，而携带和传播外来毒物的生物，如蛤贝类)

transvenous [træns'vi:nəs] *a* 经静脉的

transventricular [ˌtrænsven'trikjulə] *a* 经(心)室的

transversal [trænz'və:səl] *a* 横向的，横断的

transversalis [ˌtrænsvə:'seilis] *a* 横的(横贯体轴的) *n* 横肌

transverse ['trænzvə:s] *a* 横向的，横切的 | **~ly** *ad*

transversectomy [ˌtrænsvə:'sektəmi] *n* 椎骨横突切除术

transversion [træns'və:ʃən] *n* 易位(牙)；颠换(DNA或RNA中的一个嘌呤被嘧啶替换或一个嘧啶被嘌呤替换所引起的突变)

transversocostal [trænsˌvə:səu'kɔstl] *a* 肋(椎)横突的

transversotomy [ˌtrænsvə:'sɔtəmi] *n* 椎骨横突切开术

transversourethralis [trænsˌvə:səuˌjuəri'θreilis] *n* 尿道横肌

transversus [træns'və:səs] *a* 横的 *n* 横肌

transvesical [træns'vesikəl] *a* 经膀胱的

transvestite [træns'vestait] *n* 易装癖

者，异性装扮癖者 | **transvestism** [træns'vestizəm], **transvestitism** [træns'vestitizəm] *n* 易装癖，异性装扮癖(如酷爱异性服装、发式、风度等)

Trantas' dots ['trænstəs] (Alexios Trantas) 特兰塔斯小点(春季结膜炎时，结膜缘部有石灰状小白斑点)

Tranxene ['trænzi:n] *n* 氯氮草二钾(clorazepate dipotassium)制剂的商品名

tranylcypromine sulfate [ˌtrænil'saiprəmi:n] 硫酸反苯环丙胺(抗抑郁药)

trap [træp] *n* 陷阱；防(臭)气阀；防臭曲管 (-pp-) *vt* 捕获，俘获

trapeze [trə'pi:z] *n* 斜方形

trapeziform [trə'pezifɔ:m] *a* 斜方形的

trapeziometacarpal [trəˌpi:ziə*u*metə'kɑ:pl] *a* 大多角骨掌骨的

trapezium [trə'pi:zjəm] *n* 斜方形；大多角骨 | **trapezial** [trə'pi:ziəl] *a*

trapezoid ['træpizɔid] *n* 斜方形；小多角骨 *a* 斜方形的 | ～**al** [ˌtræpi'zɔidl] *a*

Trapp's formula (coefficient) [træp] (Julius Trapp) 特腊普公式(系数)(尿液比重最后两个数字，乘以2〈特腊普系数〉所得之积，接近于1L尿液所含固体的格令〈grain〉数)

Trasentine ['træsəntin] *n* 盐酸阿地芬宁(adiphenine hydrochloride)制剂的商品名

Trasylol ['træsilɔl] *n* 抑肽酶(aprotinin)制剂的商品名

Traube-Hering waves ['traubi 'hə:riŋ] (Ludwig Traube; Edwald Hering) 特-赫波(动脉压节律性升降，系血管收缩中枢的节律性活动所致)

Traube's heart ['traubə] (Ludwig Traube) 特劳伯心脏(由于肾病引起的心脏病) | ～ semilunar space 特劳伯半月状间隙(左前胸部下方的一区域，胃内空气在此产生水鼓音)

trauma ['trɔ:mə] ([复] **traumas** 或 **traumata** ['trɔ:mətə]) *n* 【拉；希】损伤，外伤，创伤 | birth ～ 产伤 / occlusal ～ 殆创伤 / potential ～ (牙)潜在伤 / psychic ～ 精神创伤

traumasthenia [ˌtrɔ:mæs'θi:njə] *n* 创伤性神经衰弱

traumatherapy [ˌtrɔ:mə'θerəpi] *n* 创伤治疗学

traumatic [trɔ:'mætik] *a* 创伤的，外伤的

traumatic acid [trɔ:'mætik] 愈伤酸，2-十二烯二酸

traumatin ['trɔ:mətin] *n* (植物)创伤激素

traumatism ['trɔ:mətizəm] *n* 创伤病，外伤病；伤，伤口

traumatize ['trɔ:mətaiz] *vt* 使受外伤；使受精神创伤

traumat(o)- [构词成分] 创伤，外伤

traumatogenic [ˌtrɔ:mətə*u*'dʒenik] *a* 创伤(原)性的；造成创伤的

traumatology [ˌtrɔ:mə'tɔlədʒi] *n* 创伤学 | **traumatologist** *n* 创伤学家，伤科医生

traumatonesis [ˌtrɔ:mətə'ni:sis] *n* 创口缝术

traumatopathy [ˌtrɔ:mə'tɔpəθi] *n* 创伤病，外伤病

traumatophilia [ˌtrɔ:mətə*u*'filiə] *n* 嗜创伤癖

traumatopnea [ˌtrɔ:mətɔp'ni:ə] *n* 创伤性气急(伴虚脱)

traumatopyra [ˌtrɔ:mətə'paiərə] *n* 创伤性热

traumatosis [ˌtrɔ:mə'təusis] *n* 创伤病，外伤病

traumatotherapy [ˌtrɔ:mətə*u*'θerəpi] *n* 创伤治疗法

traumatropism [trɔ:'mætrəpizəm] *n* 向(创)伤性(指生物体向创伤生长或活动)

travail ['træveil] *n* 分娩，生产

Travasol ['trævəsɔl] *n* 结晶氨基酸溶液(crystalline amino acid solution)的商品名(静脉注射用，含必需和非必需氨

基酸,但不含肽类)

travel ['trævl] (-l⟨l⟩-) *vi* 旅行;传播;移动 *vt* 旅行 *n* 旅行

traverse ['trævə(:)s] *vt* 横越,横切,经过

tray [trei] *n* (托),盘 | acrylic resin ~ 丙烯酸树脂盘(印模盘) / impression ~ 印模盘(用以装印模物质以取颌或牙的模型)

trazodone hydrochloride ['treizədəun] 盐酸曲唑酮,盐酸氯哌三唑酮(抗抑郁药,安定药,降压药)

Treacher Collins syndrome, Treacher Collins-Franceschetti syndrome ['tri:tʃə 'kɔlinz frænsis'keti] (Edward Treachen Collins; Adolphe Franceschetti) 下颌面骨发育不全

treacle ['tri:kl] *n* 糖浆,糖蜜

tread ['tred] (trod, trodden) *vi, vt* 踩,踏;走 *n* 踩,踏;走;践伤(马蹄) | ~ on sb's heel 紧随某人之后 / ~ on sb's toes 冒犯某人,触怒某人 / ~ water (游泳时)踩水

treasure ['treʒə] *n* 财富 *vt* 重视;珍惜

treat [tri:t] *vt* 对待;处理;医治,治疗 | ~ of 关于,论述,涉及 / ~ sb for 给某人治(病) / ~ sb to 招待某人(食物,娱乐等) | ~**able** *a* 能处理的;能治疗的

treatise ['tri:tiz] *n* 论文,专题

treatment ['tri:tmənt] *n* 待遇;处理;论述;治疗,疗法 | active ~ 直接疗法,积极疗法 / antigen ~ 抗原疗法(注射抗原使机体产生自动免疫的疗法,包括用细菌、疫苗、结核菌素等) / autoserosalvarsan ~ 自身血清胂凡纳明疗法(治麻痹性痴呆) / autoserous ~ 自身血清疗法(注射患者本人血清治疗传染病) / carbon dioxide ~ 二氧化碳疗法(见therapy项下相应术语) / causal ~ 病因疗法 / choline ~ 胆碱疗法(静脉注射硼酸胆碱和放射物质合并使用治癌) / conservative ~ 保守疗法 / curative ~ 祛病疗法 / dietetic ~ 饮食疗法 / eventration ~ (经腹部切口)露脏X线疗法 / gland ~ 性腺剂疗法,性激素疗法 / high-frequency ~ 高频电疗,透热法 / hypoglycemic shock ~ 低血糖休克疗法,胰岛素休克疗法 / malarial ~ 疟热疗法 / medicinal ~ 药物疗法 / oatmeal ~ 燕麦食疗法(饮食中限制蛋白质及碳水化合物,限于吃燕麦片,以治糖尿病) / organ ~ 脏器疗法,器官疗法,内脏制剂疗法 / palliative ~ 姑息疗法 / preventive ~, prophylactic ~ 预防法 / salicyl ~ 水杨酸盐疗法(治风湿病) / sand ~ 沙浴疗法 / sewage ~ 污水处理法 / slush ~ 雪泥疗法(以二氧化碳雪、丙酮和硫黄的混合剂治痤疮) / starvation ~ 禁食疗法 / string method ~ 线(扩张)疗法(治食管狭窄) / subcoma insulin ~ 亚昏迷性胰岛素疗法(见therapy项下相应术语) / surgical ~ 外科疗法 / terrain ~ 山地疗法(采取经常性体育锻炼、爬山、饮食调节,以治心脏衰竭及神经衰弱等) / thyroid ~ 甲状腺制剂疗法 / tonic ~ 补剂疗法;长期(小剂量)汞疗法(治梅毒) / underwater ~ 水下疗法(治脊髓灰质炎)

trebenzomine hydrochloride [tri'benzəmi:n] 盐酸曲苯佐明,盐酸三甲色满胺(抗抑郁药)

treble ['trebl] *a* 三倍(的),三重(的) *vt, vi* (使)增为三倍

tree [tri:] *n* 树;世系图 | bronchial ~ 支气管树 / family ~ 家族世系图,家谱,系统树 / tracheobronchial ~ 气管支气管树

trehala [tri'heilə] *n* 茧蜜

trehalase [tri'heileis] *n* 茧蜜糖酶,海藻糖酶

α, α-**trehalase** [tri'hɑ:leis, -'hei-] *n* α, α-海藻糖酶(此酶缺乏,为一种常染色体隐性遗传病,可致海藻糖吸收障碍,摄入大量食用蘑菇后可能出现呕吐和腹泻)

trehalose [tri'heiləus] *n* 茧蜜糖,海藻糖

Treitz's arch ['traits] (Wenzel

Treitz) 特赖茨弓(由左结肠上动脉和肠系膜下静脉形成的血管弓) | ~ fossa 十二指肠上隐窝,十二指肠空肠隐窝 / ~ hernia 特赖茨疝(经十二指肠上隐窝的腹膜后疝) / ~ muscle (ligament) 十二指肠提肌

treloxinate [tri'lɔksineit] *n* 曲洛酯,氯苯双噁酯(降胆固醇药)

Trematoda [ˌtremə'təudə] *n* 吸虫纲

trematode ['tremətəud] *n* 吸虫

trematodiasis [ˌtremətəu'daiəsis] *n* 吸虫病

tremble ['trembl] *vi* 震颤;发抖 *n* 震颤;[复] 震颤病(牛、羊),乳毒病(人)

tremelloid ['tremələid], **tremellose** ['tremələus] *a* 凝胶样的,胶冻样的

tremendous [tri'mendəs] *a* 可怕的;极大的 | ~**ly** *ad*

tremetol ['tremətɔl], **tremetone** ['tremətəun] *n* 佩兰毒素,白蛇根毒素

Tremin ['tremin] *n* 盐酸苯海索(trihexyphenidyl hydrochloride)制剂的商品名

tremogram ['tri:məgræm] *n* 震颤描记图

tremograph ['tri:məgrɑ:f] *n* 震颤描记器

tremolabile [ˌtri:məu'leibail] *a* 不耐震的(指酵素易为震动而被抑制活力)

tremor ['tremə, 'tri:mə] *n* 震颤 | action ~ 动作性震颤 / arsenic ~ 砷毒性震颤 / coarse ~ 粗大震颤 / continuous ~ 持续性震颤(持续发生的震颤,类似震颤麻痹) / ~ cordis 心震颤,心悸,心跳 / darkness ~ 暗光(眼球)震颤 / epidemic ~ 流行性震颤,鸟脑脊髓炎 / epileptoid ~ 癫痫样震颤 / essential ~, familial ~, hereditary essential ~ 特发性震颤,家族性震颤,遗传性特发性震颤 / fine ~ 频细震颤 / flapping ~ 扑翼样震颤 / forced ~ 强迫性震颤 / intention ~ 意向性震颤 / kinetic ~ 动时震颤,动作性震颤 / purring ~ 猫喘样震颤 / rest ~ 静止震颤(肢体放松并加支托时发生的震颤,如震颤麻痹时) / static ~ 静时震颤,静止性震颤 / striocerebellar ~ 纹状体小脑性震颤 / trombone ~ of tongue 舌拉管样震颤(即马尼安运动 Magnan's movement) / volitional ~ 意向性震颤 | ~**ous** ['tremərəs] *a*

tremorgram ['tri:məgræm] *n* 震颤描记图

tremulor ['tremjulə] *n* 震颤机

tremulous ['tremjuləs] *a* 震颤的

trench [trentʃ] *vt, vi* 挖壕,掘壕掩埋

trenching ['trentʃiŋ] *n* 掘壕掩埋法(粪便处理)

trend [trend] *vi* 倾向,趋向 (towards) *n* 倾向,趋势 | set the ~ 创立新式样 | ~**y** *a* 时髦的

Trendelenburg cannula [tren'deləbə:g] (Friedrich Trendelenburg) 特伦德伦伯格套管(附橡皮袋的气管套管,用于气管切开术后闭合气管以防止血液流入) | ~ operation 特伦德伦伯格手术(①曲张静脉切除术;②结扎大隐静脉以治静脉曲张;③骶髂联合切开术,治膀胱外翻;④经胸腔肺栓子切除术) / ~ position 特伦德伦柏格卧位(垂头仰卧位) / ~ symptom 特伦德伦伯格症状(臀肌麻痹引起的摇摆步态) / ~ test 特伦德伦伯格试验(①检静脉瓣疾病;②检脊髓灰质炎、股骨颈骨折、髋内翻和先天脱位等)

trendscriber ['trendskraibə] *n* 心电动向描记器

trendscription [trend'skripʃən] *n* 心电动向描记术

Trental ['trentæl] *n* 己酮可可碱(pentoxifylline)

trepan [tri'pæn] *n* 环钻,环锯 *vi* 用环锯在…上施行手术 | ~**ation** [ˌtrepə'neiʃən] *n* 环钻(术),环锯(术)

trepanner [tri'pænə] *n* 环钻者

trephine [tri'fi:n, tri'fain] *n* 环钻,环锯 *vt* 用环锯在…上施行手术 | **trephination** [ˌtrefi'neiʃən] *n* 环钻(术),

环锯(术)

trephinement [tri'fainmənt] *n* 环钻(术),环锯(术)

trephiner [tri'fainə] *n* 环钻者

trephocyte ['trefəsait] *n* 滋养细胞

trepidant ['trepidənt] *a* 震颤性的

trepidatio [ˌtrepi'deiʃiəu] *n* 【拉】震颤,抖颤;悸惧 | ～ cordis 心悸

trepidation [ˌtrepi'deiʃən] *n* 震颤,抖颤;悸惧

trepo- [构词成分] 旋转,转动

Treponema [ˌtrepə'ni:mə] *n* 密螺旋体属 | ～ buccale 颊密螺旋体(亦称颊包柔螺旋体Borrelia buccalis) / ～ calligyrum 阴部密螺旋体,湿疣密螺旋体 / ～ carateum 品他病密螺旋体 / ～ cuniculi 家兔密螺旋体,家兔螺旋体 / ～ denticola 齿垢密螺旋体 / ～ genitalis 生殖器密螺旋体 / ～ herrejoni 赫雷云密螺旋体,品他病密螺旋体 / ～ macrodentium 大牙密螺旋体 / ～ microdentium 小牙密螺旋体,牙螺旋体 / ～ mucosum 粘膜密螺旋体 / ～ pallidum 苍白密螺旋体,梅毒螺旋体 / ～ pallidum subsp. pertenue 梅毒密螺旋体细弱密螺旋体亚种 / ～ paraluiscuniculi 脊髓痨兔密螺旋体(亦称家兔密螺旋体) / ～ pertenue 细弱密螺旋体,雅司螺旋体 / ～ recurrentis 回归热密螺旋体,回归热包柔螺旋体 / ～ refringens 屈折密螺旋体 / ～ reiteri 瑞氏密螺旋体 / ～ vincentii 奋森密螺旋体(亦称樊尚包柔密螺旋体Borrelia vincentii, 樊尚螺旋体 spirillum of Vincent)

treponema [ˌtrepə'ni:mə], **treponeme** ['trepəni:m] *n* 密螺旋体 | **treponemal** [ˌtrepə'ni:məl], **treponematous** [ˌtrepə'ni:mətəs] *a*

Treponemataceae [ˌtrepəˌni:mə'teisii:] *n* 密螺旋体科

treponematosis [ˌtrepəni:mə'təusis] *n* 密螺旋体病

treponeme ['trepəni:m] *n* 密螺旋体

treponemiasis [ˌtrepəni:'maiəsis] *n* 密螺旋体病,梅毒

treponemicidal [ˌtrepəˌni:mi'saidl] *a* 杀密螺旋体的

trepopnea [ˌtrepɔp'ni:ə] *n* 转卧呼吸(取卧位时最舒适的呼吸状态)

treppe ['trepə] *n* 【德】阶梯现象(迅速反复刺激,使肌肉收缩程度逐渐增加的一种现象)

Tresilian's sign [tri'siliən] (Frederick J. Tresilian) 特雷西里安征(流行性腮腺炎时腮腺管口发红)

tresis ['tri:sis] *n* 【希】穿破,穿孔

Trest [trest] *n* 盐酸美噻吨(methixene hydrochloride)制剂的商品名

trestolone acetate ['trestələun] 醋酸曲托龙,醋酸7-甲诺酮(抗肿瘤药,雄性类固醇)

tretinoin ['tretinɔin] *n* 维A酸,全反维生素A酸(角质溶解药)

Treves' fold [tri:vz] (Frederick Treves) 回盲襞 | ～ operation 特里维斯手术(波特〈Pott〉病的手术,经腰部将脓肿切开,洗涤及刮除脓囊,并将死骨刮除)

Trevor's disease ['trevə] (David Trevor) 特雷弗病,半肢畸形骨骺发育不良

Trexan ['treksæn] *n* 盐酸纳曲酮(naltrexone hydrochloride)制剂的商品名

TRH thyrotropin-releasing hormone 促甲状腺激素释放激素

tri- [前缀] 三,三次

triable ['traiəbl] *a* 可试(验)的

triacetate [trai'æsiteit] *n* 三醋酸盐,三乙酸盐

triacetin [trai'æsitin] *n* 三醋汀,甘油三醋酸酯(局部抗真菌药)

triacetyloleandomycin [traiˌæsitiˌləuliˌændə'maisin] *n* 醋竹桃霉素,三乙酰竹桃霉素(抗菌药)

triacid [trai'æsid] *a* 三(酸)价的 *n* 三元酸

Triactinomyxon [ˌtraiækˌtinəu'miksɔn] *n* 三角孢子虫属

triacylglycerol [trai,æsil'glisərɔl] *n* 三酰(基)甘油

triacylglycerol lipase [trai,æssil'glisərɔl 'laipeis] 三酰甘油酯酶(亦称酯酶)

triad ['traiəd] *n* 三价元素;三征,三联,三联征 | acute compression ~ 急性压塞三征(见Beck's triad) / adrenomedullary ~ 肾上腺髓质三征(由肾上腺髓质活化作用产生的症状:心动过速、血管缩小、出汗) / hepatic ~s, portal ~s 肝三联(在肝小叶之角,肝动脉、肝静脉和胆管属支的汇集) | ~**ic** [trai'ædik] *a*

triaditis [traiə'daitis] *n* 三体炎 | portal ~ 门三体炎(肝门管区的肝动脉、肝静脉和胆管周围的结缔组织炎症)

triafungin [,traiə'fʌndʒin] *n* 三嗪芬净,苄吡三嗪(抗真菌药)

triage [tri'ɑ:ʒ] *n*【法】伤员拣别分类(对战争或其他灾难造成的伤员,按轻重缓急分送适当地方治疗)

trial ['traiəl] *n* 试,试用,试验;考验;审问,审判 *a* 试验性的 | clinical ~ 临床试验 / crossover ~ 交叉试验 | on ~ 在试用中,试验性地,经试验后 / put (sb) on ~ 审讯(某人) / stand ~ 受审 / ~ and error 尝试法,试错法(反复试验以期获得最令人满意的结果)

trialism ['traiælizəm] *n* 三元论(trialistic theory, 见theory项下相应术语)

triallylamine [,traiæli'læmi:n] *n* 三丙烯胺,三烯丙基胺

triamcinolone [,traiæm'sinələun] *n* 曲安西龙,去炎松,氟羟强的松龙 | ~ acetonide 曲安奈德,丙酮缩去炎松,去炎松缩酮 / ~ acetonide sodium phosphate 曲安奈德磷酸钠,丙酮缩去炎松磷酸钠 / ~ diacetate 双醋去炎松,去炎松醋酸酯 / ~ hexacetonide 己曲安奈德,己酸丙炎松,丙酮缩去炎松己酸酯

triamine [trai'æmi:n] *n* 三胺

triamterene [trai'æmtəri:n] *n* 氨苯蝶啶,三氨蝶呤(利尿降压药)

triamylose [trai'æmiləus] *n* 葡萄三聚糖

triangle ['traiæŋgl] *n* 三角(形) | auditory ~ 前庭区 / auricular ~ 耳廓三角 / ~ of auscultation 听诊三角(斜方肌下缘、背阔肌、肩胛骨内缘构成的三角) / crural ~ 下腹三角(由股内侧、下腹部、腹股沟部和外阴构成) / ~ of election 颈动脉上三角 / facial ~ 面三角(为一三角区,其尖端为颅底点、牙槽中点和鼻点) / inguinal ~ 腹股沟三角;股三角 / urogenital ~ 尿生殖膈 / vesical ~ 膀胱三角

triangular [trai'æŋgjulə] *a* 三角(形)的

triangularis [,traiæŋgju'lɛəris] *a*【拉】三角的

triangulate [trai'æŋgjuleit] *vt* 使成三角形 [trai'æŋgjulit] *a* 三角形的

triantebrachia [,traiænti'breikiə] *n* 三前臂(畸形)

Triatoma [trai'ætəmə] *n* 锥蝽属 | ~ megista 大锥蝽 / ~ infestans 骚扰锥蝽 / ~ sanguisuga 吸血锥蝽

triatomic [,traiə'tɔmik] *a* 三原子的;三羟的

triazene ['traiəzi:n] *n* 三氮烯

triazolam [trai'eizəlæm] *n* 三唑仑,三唑苯二氮䓬(安定药)

tribadism ['tribədizəm], **tribady** ['tribədi] *n* 女性同性恋

tribasic [trai'beisik] *a* 三碱(价)的,三元的 | ~ acid 三元酸

tribe [traib] *n* 族(生物分类);部落

tribenoside [trai'benəsaid] *n* 三苄糖苷(毛细血管保护药)

Tribolium [trai'bəuljəm] *n* 拟谷盗属(甲虫)

tribology [tri'bɔlədʒi] *n* 摩擦学(研究关节的润滑、摩擦和耗损)

triboluminescence [,traibəu,lju:mi'nesns] *n* 摩擦(发)光

tribrachia [trai'breikiə] *n* 三臂(畸形)

tribrachius [trai'breikiəs] *n* 三臂畸胎;三臂联胎

tribromaloin [ˌtraibrəu'mæləin] *n* 三溴芦荟苷

tribromide [trai'brəumaid] *n* 三溴化物

tribromoethanol [traiˌbrəuməu'eθənɔl], **tribromethanol** [ˌtraibrəu'meθənɔl] *n* 三溴乙醇(麻醉药等)

tribromsalan [trai'brɔmsəlæn] *n* 三溴沙仑,三溴柳苯胺,三溴水杨酰苯胺(消毒药)

tribulosis [ˌtribju'ləusis] *n* 蒺藜中毒

Triburon ['tribjurɔn] *n* 曲比氯铵(triclobisonium chloride)制剂的商品名

tributary ['tribjutəri] *a, n* 属支(的),支流(的)

tributyrin [trai'bju:tirin] *n* (三)丁酸甘油酯

tributyrinase [ˌtraibju'tirineis] *n* (三)丁酸甘油酯酶

TRIC [trik] (*t*rachoma *i*nclusion *c*onjunctivitis) 沙眼包涵体结膜炎

tricalcic [trai'kælsik] *a* 三钙的(含三个钙原子的)

tricellular [trai'seljulə] *a* 三细胞的

tricephalus [trai'sefələs] *n* 三头畸胎

triceps ['traiseps] ([复] **triceps⟨es⟩**) *n*【拉】三头肌 *a* 三头的

triceptor [trai'septə] *n* 三簇介体

tricheiria [trai'kaiəriə] *n* 三手(畸形)

trichesthesia [ˌtrikes'θi:zjə] *n* 毛发(感)觉

trichiasis [tri'kaiəsis] *n*【希】倒睫;毛尿(症)

Trichiida [tri'kaiidə] *n* 有丝目

trichilemmoma [ˌtrikile'məumə] *n* 毛膜瘤,毛外根鞘瘤

trichina [tri'kainə] ([复] **trichinae** [tri'kaini:]) *n* 毛线虫

Trichinella [ˌtriki'nelə] *n* 毛线虫属 | ～ spiralis 旋毛线虫,旋毛虫 | **Trichina** [tri'kainə] *n*

trichiniferous [ˌtriki'nifərəs] *a* 含旋毛虫的

trichinization [ˌtrikinai'zeiʃən, -ni'z-] *n* 旋毛虫感染

trichinosis [ˌtriki'nəusis], **trichinelliasis** [ˌtrikinə'laiəsis], **trichinellosis** [ˌtrikinə'ləusis], **trichiniasis** [ˌtriki'naiəsis] *n* 旋毛虫病,毛线虫病

trichinous ['trikinəs] *a* 有旋毛虫的

trichion ['trikiɔn] ([复] **trichia** ['trikiə]) *n*【希】发际中点(人体测量名词,头正中矢状面与发型轮廓相交之点)

trichite ['traikait] *n* 针形微晶(淀粉粒的);丝泡,线泡(原生动物的器官);丝带,线带(纤毛原生动物的器官);针形质体(稀毛纤毛虫的)

trichitis [trai'kaitis] *n* 毛球炎(俗名发根炎)

trichlorethylene [traiklɔ:'reθili:n] *n* 三氯乙烯

trichlorfon [trai'klɔ:fɔn] *n* 敌百虫(剧毒有机磷杀虫药,亦用作抗血吸虫药)

trichloride [trai'klɔ:raid] *n* 三氯化物

trichlormethane [ˌtraiklɔ:'meθein] *n* 三氯甲烷,氯仿

trichlormethiazide [traiˌklɔ:mi'θaiəzaid] *n* 三氯噻嗪(利尿降压药)

trichloroacetaldehyde [traiˌklɔ:rəuˌæsi'tældihaid] *n* 三氯乙醛,氯醛

trichloroacetic acid [traiˌklɔ:rəuə'si:tik] 三氯醋酸,三氯乙酸(腐蚀收敛药)

trichloroethylene [ˌtraiklɔ:rəu'eθili:n] *n* 三氯乙烯(吸入性止痛和麻醉药,用于短时间的小手术)

trichloromethylchloroformate [ˌtraiklɔ:rəuˌmeθilklɔ:rəu'fɔ:meit] *n* 氯甲酸三氯甲酯,三氯甲基氯甲酸酯(一种刺激肺的含氯毒气)

trichloromonofluoromethane [ˌtraiˌklɔ:rəuˌmɔnəufluərəu'meθein] *n* 三氯氟甲烷(用作气溶胶抛射剂)

trichlorophenol [ˌtraiklɔ:rəu'fi:nɔl] *n* 三氯苯酚(消毒防腐药)

2,4,5-trichlorophenoxyacetic acid [traiˌklɔ:rəufiˌnɔksiə'si:tik] 2,4,5-三

氯苯氧乙酸，245涕(即2,4,5-T，除莠剂)

trichlorotrivinylarsine [traiˌklɔːrəu-traiˌvainiˈlɑːsin] *n* 三氯三乙烯砷(一种致喷嚏性的军用毒气)

trichlorphon [traiˈklɔːfɔn] *n* 敌百虫(即metrifonate)

trich(o)- [前缀] 毛，发

trichoadenoma [ˌtrikəuˌædiˈnəumə] *n* 毛发腺瘤

trichoaesthesia [ˌtrikəesˈθiːzjə] *n* 毛发(感)觉

trichoanesthesia [ˌtrikəænisˈθiːzjə] *n* 毛发感觉缺失

trichobacteria [ˌtrikəbækˈtiəriə] *n* (有)毛菌；丝状菌

trichobasalioma hyalinicum [ˌtrikəbeiˌsæliˈəumə ˌhaiəˈlinikəm] 透明性毛基细胞瘤

trichobezoar [ˌtrikəˈbiːzəuə] *n* 毛团，毛粪石(胃肠内)

Trichobilharzia [ˌtrikəbilˈhɑːziə] *n* 毛毕吸虫属 | ～ ocellata 鸭毛毕吸虫

trichocardia [ˌtrikəˈkɑːdiə] *n* 绒毛心(由于渗出性心包炎)

trichocephaliasis [ˌtrikəˌsefəˈlaiəsis], **trichocephalosis** [ˌtrikəˌsefəˈləusis] *n* 鞭虫病

Trichocephalus [ˌtrikəˈsefələs] *n* 毛首鞭虫属，鞭虫属

trichoclasia [ˌtrikəˈkleisiə] *n* 结节性脆发病，发结节病

trichoclasis [triˈkɔkləsis] *n* 脆发(症)

trichocyst [ˈtrikəsist] *n* 丝泡，线泡

Trichodectes [ˌtrikəˈdektiːz] *n* 啮毛虱属 | ～ canis 犬啮毛虱 / ～ climax 山羊啮毛虱(即山羊啮虱Damalinia caprae) / ～ equi 马啮毛虱(即马啮虱Damalinia equi) / ～ hermsi 赫姆斯啮毛虱(即赫姆斯啮虱Damalinia hermsi) / ～ latus 犬啮毛虱 / ～ pilosus 马啮毛虱(即马啮虱Damalinia pilosus) / ～ sphaerocephalus 红头啮毛虱

Trichoderma [trikəˈdəːmə] *n* 木霉属

Trichodina [triˈkɔdinə] *n* 车轮虫属

trichodiscoma [ˌtrikəudisˈkəumə] *n* 毛盘状瘤

trichoepithelioma [ˌtrikəˌepiθiːliˈəumə] *n* 毛发上皮瘤

trichoesthesia [ˌtrikəesˈθiːzjə] *n* 毛发(感)觉

trichoesthesiometer [ˌtrikəesˌθiːziˈɔmitə] *n* 毛发感觉测量器

trichofolliculoma [ˌtrikəufəˌlikjuˈləumə] *n* 毛囊瘤

trichoglossia [ˌtrikəˈglɔsiə] *n* 毛舌

trichographism [triˈkɔgrəfizəm] *n* 立毛反射

trichohyalin [ˌtrikəˈhaiəlin] *n* 毛透明蛋白

trichoid [ˈtrikɔid] *a* 毛发状的

tricholith [ˈtrikəliθ] *n* 毛石；毛粪石(胃肠内)

trichologia [ˌtrikəˈləudʒiə] *n* 拔毛发癖，拔毛发狂

trichology [triˈkɔlədʒi] *n* 毛发学 | **trichologist** *n* 毛发学家

trichoma [traiˈkəumə] *n* 睑内翻；纠发病 | ～**tous** [triˈkɔmətəs] *a*

trichomadesis [ˌtrikəməˈdiːsis] *n* (过速或过早)脱发，脱毛

trichomania [ˌtrikəˈmeinjə] *n* 拔毛发癖，拔毛发狂

trichome [ˈtraikəum] *n* 丝状体，毛状体；藻丝 | **trichomic** [triˈkəumik] *a*

trichomegaly [ˌtrikəuˈmegəli] *n* 长睫毛(一种先天性综合征，包括睫毛和眉毛生长过多，伴侏儒、精神发育迟缓和视网膜色素变性)

trichomonacidal [ˌtrikəˌməunəˈsaidl], **trichomonadicidal** [ˌtrikəməuˌnædiˈsaidl] *n* 杀毛滴虫的

trichomonacide [ˌtrikəˈməunəsaid] *n* 杀毛滴虫药

trichomonad [ˌtrikəˈmɔnæd] *n* 毛滴虫 | **trichomonal** [ˌtrikəˈmɔnəl] *a*

Trichomonadida [ˌtrikəuməˈnædidə] *n* 毛滴虫目

Trichomonas [ˌtrikəuˈməunəs, ˌtrikəuˈmɔnəs, triˈkɔmənəs] *n* 毛滴虫属 | ~ foetus 牛毛滴虫 / ~ gallinae, ~ columbae, ~ columbarum 鸡毛滴虫 / ~ gallinarum 鹑鸡毛滴虫 / ~ hominis, ~ intestinalis 人毛滴虫,肠毛滴虫 / ~ muris 鼠毛滴虫 / ~ pulmonalis 肺毛滴虫 / ~ tenax, ~ buccalis, ~ elongata 口腔毛滴虫 / ~ vaginalis 阴道毛滴虫

trichomoniasis [ˌtrikəuməˈnaiəsis] *n* 毛滴虫病,滴虫病 | avian ~ 鸟毛滴虫病 / bovine ~ 牛毛滴虫病 / ~ vaginalis 阴道毛滴虫病

Trichomycetes [ˌtrikəmaiˈsiːtiːz] *n* 毛丝菌纲

trichomycosis [ˌtrikəmaiˈkəusis] *n* 毛(发)菌病 | ~ axillaris, ~ chromatica 腋毛菌病 / ~ favosa 黄癣

trichon [ˈtrikɔn] *n* 发癣菌素,毛癣菌素

Trichonympha [ˌtrikəuˈnimfə] *n* 披发虫属

Trichonymphina [ˌtrikəuˈnimfinə] *n* 披发亚目

trichopathy [triˈkɔpəθi] *n* 毛发病 | **trichopathic** [ˌtrikəˈpæθik] *a*

trichophagia[ˌtrikəˈfeidʒiə], **trichophagy** [traiˈkɔfədʒi] *n* 食毛癖

trichophytic [ˌtrikəˈfitik] *a* 发癣菌病的;促进毛发生长的

trichophytid [triˈkɔfitid] *n* 发癣菌疹,毛癣菌疹

trichophytin [triˈkɔfitin] *n* 发癣菌素,毛癣菌素

trichophytobezoar [ˌtrikəˌfaitəˈbiːzɔː] *n* 植物毛粪石(由动物毛发和植物纤维组成)

Trichophyton [triˈkɔfitɔn] *n* 发癣菌属,毛癣菌属 | ~ simii 猴发癣菌,猴毛癣菌

trichophytosis [ˌtrikəfaiˈtəusis] *n* 发癣菌病,毛癣菌病

Trichoptera [traiˈkɔptərə] *n* 毛翅目

trichoptilosis [ˌtrikətiˈləusis] *n* 发结节病;羽样脆发病

trichorrhea [ˌtrikəˈriːə] *n* 骤脱发 骤脱毛

trichorrhexis [ˌtrikəˈreksis] *n* 脆发(症) | ~ nodosa 结节性脆发病,发结节病

trichoschisis [triˈkɔskisis] *n* 裂发(症)

trichoscopy [triˈkɔskəpi] *n* 毛发检查

Trichosida [triˈkəusidə] *n* 毛片目

trichosiderin [ˌtrikəˈsidərin] *n* 毛发铁色素

trichosis [triˈkəusis] *n* 毛发病;异处生毛症 | ~ carunculae 泪阜生毛症

Trichosoma [ˌtrikəˈsəumə] *n* 毛体线虫属(即毛细线虫属Capillaria) | ~ contortum 扭转毛体线虫(即扭转毛细线虫Capillaria contorta)

Trichosomoides [ˌtrikəsəuˈmɔidiːz] *n* 似毛体线虫属 | ~ crassicauda 粗尾似毛体线虫

Trichosporon [ˌtrikəuˈspɔːrɔn] *n* 毛孢子菌属 | ~ cutaneum, ~ giganteum 皮肤毛孢子菌,巨毛孢子菌

trichosporosis [ˌtrikəspəˈrəusis] *n* 毛孢子菌病

Trichosporum [ˌtrikəˈspɔːrəm] *n* 毛孢子菌属

trichostasis spinulosa [triˈkɔstəsis ˌspinjuˈləusə] 小棘状毛壅症

Trichostomatida [ˌtrikəustəˈmætidə] *n* 毛口目

Trichostomatina [ˌtrikəuˌstəuməˈtainə] *n* 毛口亚目

trichostrongyliasis [ˌtrikəˌstrɔndʒiˈlaiəsis], **trichostrongylosis** [ˌtrikəˌstrɔndʒiˈləusis] *n* 毛圆线虫病

Trichostrongylidae [ˌtrikəstrɔnˈdʒilidiː] *n* 毛圆线虫科

Trichostrongylus [ˌtrikəˈstrɔndʒiləs] *n* 毛圆线虫属 | ~ capricola 羊圆线虫 / ~ colubriformis, ~ instabilis 蛇形毛圆线虫,不定毛圆线虫 / ~ orientalis 东方毛圆线虫 / ~ probolurus 突尾毛圆线虫 / ~ vitrinus 透

明毛圆线虫

Trichothecium [ˌtrikə'θi:ʃiəm] *n* 单端孢属 | ～ roseum 粉红单端孢

trichothiodystrophy [ˌtrikə*u*ˌθaiəu'distrəfi] *n* 毛发硫营养不良

trichotillomania [ˌtrikəˌtilə'meinjə] *n* 拔毛(发)癖,拔毛(发)狂

trichotomous [trai'kɔtəməs] *a* 三分的,分三部的

trichotoxin [ˌtraikə'tɔksin] *n* 毛发毒素(对上皮细胞有毒性作用的抗体)

trichroism ['traikrəizəm], **trichromatism** [trai'krəumətizəm] *n* 三色(现象) | **trichroic** [trai'krəuik] *a*

trichromasy [trai'krəuməsi] *n* 三色视(能区分红、黄、蓝三原色及其混合色);正常色觉 | anomalous ～ 色弱(亦称异常三色型色觉)

trichromat ['traikrəmæt] *n* 三色视者,正常色觉者

trichromatism [trai'krəumətizəm] *n* 三色(现象),三色视觉型(正常色觉) | anomalous ～ 异常三色型色觉,三色觉异常,色弱

trichromatopsia [ˌtraikrə*u*mə'tɔpsiə] *n* 三色视,正常色觉 | **trichromic** [trai'krəumik], **trichromatic** [ˌtraikrəu'mætik] *a*

trichterbrust ['triʃtəbrust] *n*【德】漏斗(状)胸

trichuriasis [ˌtrikju'raiəsis] *n* 鞭虫病

Trichuris [tri'kjuəris] *n* 鞭虫属 | ～ trichiura 毛首鞭虫

Trichuroidea [ˌtrikjuə'rɔidi:] *n* 鞭虫总科

tricipital [trai'sipitl] *a* 三头肌的;三头的

trick [trik] *n* 诡计,骗局,恶作剧;习惯,癖好 *a* (骨或关节)会突然撑不住的;有诀窍的;特技的 *vt, vi* 哄骗 | a ～ worth two of that (有)更好的办法

trickle ['trikl] *vi, vt* (使)滴;(使)细流 *n* 滴,细流

triclobisonium chloride [ˌtraiklə*u*bi'səunjəm] 曲比氯铵,创必龙,氯化三环双季铵(消毒药)

triclocarban [ˌtraiklə*u*'kɑ:bæn] *n* 三氯卡班,三氯二苯脲,三氯苯脲(消毒药)

triclofenol piperazine [trai'kləufənɔl] 三氯酚哌嗪(抗蠕虫药)

triclofos sodium ['traikləfəus] 三氯福司钠,三氯乙磷酸钠,磷酸三氯乙酯钠(镇静、安眠药)

triclonide [trai'kləunaid] *n* 三氯奈德,三氯氟松(抗炎药)

Triclos ['traikləus] *n* 三氯福司钠(triclofos sodium)制剂的商品名

triclosan [trai'kləusæn] *n* 三氯生,二氯苯氧氯酚(抗菌药)

Tricofuron [ˌtraikə'fjuərɔn] *n* 呋喃唑酮(furazolidone)制剂的商品名

Tricoloid ['traikəlɔid] *n* 三环氯铵(tricyclamol chloride)制剂的商品名

tricolo(u)r ['trikələ, 'traiˌkʌlə] *a* (有)三色的

tricorn ['traikɔ:n] *n* 侧脑室

tricornute [trai'kɔ:nju:t] *a* 有三个角的,三突的

tricresol [trai'kri:sɔl] *n* 三甲酚,三煤酚

tricrotism ['traikrətizəm] *n* 三波脉(现象) | **tricrotic** [trai'krɔtik] *a*

tricuspid [trai'kʌspid] *a* 三尖的;三尖瓣的,右房室瓣的

tricyanic acid [ˌtraisai'ænik] 三聚氰酸

tricyclamol chloride [trai'saikləmɔl] *n* 三环氯铵,氯甲卡马特灵,氯甲环苯咯丙醇(抗胆碱能药,解痉药)

tricycle ['traisikl] *n* 三轮脚踏车,三轮手摇车

tricyclic [trai'siklik] *a* 三环的

Trid. triduum【拉】三日

tridactyl [trai'dæktil] *a* 三指(趾)的

tridactylism [ˌtrai'dæktilizəm] *n* 三指(趾) | **tridactylous** [trai'dæktiləs] *a* 三指(趾)的

trident ['traidənt], **tridentate** [trai-

'dentit] *a* 三叉的,三尖的

tridermic [trai'də:mik] *a* 三胚层(外、内、中胚层)的

tridermogenesis [ˌtraidə:məu'dʒenisis] *n* 三胚层形成

tridermoma [ˌtraidə:'məumə] *n* 三胚层瘤

Tridesilon [trai'desilɔn] *n* 地奈德(desonide)制剂的商品名

tridihexethyl chloride [ˌtraidaihek'seθil] 曲地氯铵,氯化三乙己苯铵(抗胆碱能药,解痉药,抗消化性溃疡药)

Tridione [trai'daiəun] *n* 三甲双酮(trimethadione)制剂商品名

tridymite ['tridimait] *n* 鳞石英

tried [traid] *a* 试验过的 | ~ and true 经考验证明是好的,实践证明可取的

trielcon [trai'elkɔn] *n* 三爪钳

triencephalus [ˌtraien'sefələs] *n* 无口鼻眼畸胎

-triene [后缀] 三烯

triennial [trai'enjəl] *a* 每三年一次的;持续三年的 *n* 三周年纪念

trier [traiə] *n* 试验者;检验用具

triester [trai'estə] *n* 三酯(化合)物

triethanolamine [ˌtraieθə'nɔləmi:n] *n* 三乙醇胺

triethylamine [ˌtraieθi'læmi:n] *n* 三乙胺

triethylenemelamine [traiˌeθili:n'meləmi:n] *n* 三亚胺嗪,三乙撑亚胺均三嗪,癌宁(即曲他胺tretamine, 抗肿瘤药)

triethylenethiophosphoramide [traiˌeθili:nˌθaiəfɔs'fɔrəmaid] *n* 塞替派(即thiotepa, 抗肿瘤药)

trifacial [trai'feiʃəl] *a* 三叉神经的

trifid ['traifid] *a* 三裂的

triflocin [trai'fləusin] *n* 三氯洛辛,三氟胺烟酸(利尿药)

triflumidate [trai'flu:mideit] *n* 三氟米酯,三氟氨酯(抗炎药)

trifluoperazine hydrochloride [ˌtraifluə'perəzi:n] 盐酸三氟拉嗪(抗精神病药)

trifluperidol [traiflu'peridɔl] *n* 三氟哌多,三氟哌啶醇,三氟哌丁苯(安定药)

triflupromazine [ˌtraiflu'prəuməzi:n] *n* 三氟丙嗪(抗精神病药) | ~ hydrochloride 盐酸三氟丙嗪

trifluridine [trai'fluəridin] *n* 曲氟尿苷,三氟胸苷(眼科用抗病毒药)

trifluromethylthiazide [traiˌfluərəˌmeθil'θaiəzaid] *n* 氟甲噻嗪(即flumethiazide, 利尿药)

trifoliosis [ˌtraifəli'əusis] *n* 香草木樨中毒,三叶草病(马)

triform(ed) ['traifɔ:m(d)] *a* 有三部分的,有三种形式的

trifurcate ['trifə:keit] *vi* 分成三支 [trai'fə:kit] *a* 有三叉的,分成三支的 | **trifurcation** [ˌtraifə'keiʃən] *n* 分成三支,三叉分支,三杈

trigastric [trai'gæstrik] *a* 三腹的(指肌肉)

trigeminal [trai'dʒeminəl] *a* 三叉神经的;三联的

trigeminus [trai'dʒeminəs] *n*【拉】三叉神经

trigeminy [trai'dʒemini] *n* 三联(观象)(尤指三联脉)

trigenic [tai'dʒenik] *a* 三基因的(在染色体任何位点上具有三种不同的等位基因)

trigger ['trigə] *n* 扳机,发动中心;触发(指启动一系列连锁免疫反应的第一步)

triglyceride [trai'glisəraid] *n* 甘油三酯,三酸甘油酯

triglyceride lipase [trai'glisəraid 'laipeis] 甘油三酯脂酶,三酰甘油脂酶

trigocephalus [ˌtraigə'sefələs] *n* 三角头畸胎

trigone ['traigəun] *n* 三角,三角区 | ~ of bladder, vesical ~ 膀胱三角(区) / carotid ~ 颈动脉三角 / cerebral ~ 大脑穹窿 / collateral ~ 侧副三角 / collateral ~ of fourth ventricle, ~ of vagus nerve 迷走神经三角(亦称灰

翼) / iliopectineal ～ 髂耻窝 / interpeduncular ～ (脑)脚间窝 / urogenital ～ 尿生殖膈 | **trigonal** [ˈtraigənəl] *a*

trigonectomy [ˌtraigəuˈnektəmi] *n* 膀胱三角(区)切除术

trigonelline [ˌtrigəˈnelin] *n* 胡芦巴碱, N-甲基烟酸内盐

trigonid [traiˈgɔnid] *n* 下三角座,下三尖(磨牙)

trigonitis [ˌtrigəˈnaitis] *n* 膀胱三角炎

trigonocephalus [ˌtrigənəuˈsefələs] *n* 三角头畸胎

trigonocephaly [traiˌgəunəuˈsefəli], **trigonocephalia** [ˌtrigənəusiˈfeiliə] *n* 三角头(畸形) | **trigonocephalic** [ˌtrigənəusəˈfælik] *a*

trigonotome [traiˈgəunətəum] *n* (切)膀胱三角(区)刀

trigonum [traiˈgəunəm] ([复] **trigona** [traiˈgəunə]) *n* 【拉】三角,三角区

trihexosylceramide [traiˌheksəusilˈserəmaid] *n* 三己糖基神经酰胺,神经酰胺三己糖苷

trihexyphenidyl hydrochloride [traiˌheksiˈfenidil] 盐酸苯海索(抗震颤麻痹药)

trihybrid [traiˈhaibrid] *n* 三对基因杂种

trihydrate [traiˈhaidreit] *n* 三羟化物 | **～d** *a* / **trihydroxide** [ˌtraihaiˈdrɔksaid] *n*

trihydric [traiˈhaidrik] *a* 三羟的,三元的,三羟基醇的

trihydrol [traiˈhaidrɔl] *n* 三分子水

trihydroxybenzoic acid [traihaiˌdrɔksibenˈzəuik] 三羟基苯酸,没食子酸

trihydroxyestrin [ˌtraihaiˌdrɔksiˈestrin] *n* 雌三醇

tri-iniodymus [ˌtraiiniˈɔdiməs] *n* 枕部三头联胎

triiodide [traiˈaiədaid] *n* 三碘化物

triiodoethionic acid [traiˌaiədəueθiˈɔnik] 碘酚酸(即碘芬酸iophenoxic acid, 胆囊造影剂)

triiodomethane [traiˌaiədəuˈmeθein] *n* 三碘甲烷,碘仿(局部抗感染药)

triiodothyronine [ˌtraiˌaiədəuˈθairəni:n] *n* 三碘甲(状)腺原氨酸(治甲状腺功能减退药)

triketohydrindene hydrate [traiˌki:təuhaiˈdrindi:n] *n* 水合茚三酮

triketopurine [ˌtraiki:təuˈpjuərin] *n* 三酮嘌呤,尿酸

trilabe [ˈtraileib] *n* 三叉取(膀胱)石钳

Trilafon [ˈtrailəfɔn] *n* 奋乃静(perphenazine)制剂的商品名

trilaminar [traiˈlæminə] *a* 三层的

trilateral [taiˈlætərəl] *a* 三边的

trilaurin [traiˈlɔ:rin] *n* 三月桂精,三月桂酸甘油酯

Trilene [ˈtraili:n] *n* 三氯乙烯(trichloroethylene)制剂的商品名

trilinolein [ˌtrailiˈnəuliin] *n* 三亚油精,三亚麻油酸甘油酯

Trilisate [ˈtriliseit] *n* 三水杨酸胆碱镁(choline magnesium trisalicylate)的商品名

trill [tril] *n* 颤音;颤动

trilliin [ˈtriliin] *n* 延龄草素,延龄草甙

trillion [ˈtriljən] *num* (英)百万兆,(美、法)兆

Trillium [ˈtriljəm] *n* 延龄草属 | ～ erectum 直立延龄草

trilobate [traiˈləubeit], **trilobed** [traiˈləubd] *a* 三叶的

trilobectomy [ˌtrailəuˈbektəmi] *n* 三肺叶切除术

trilocular [traiˈlɔkjulə] *a* 三室的

trilogy [ˈtrilədʒi] *n* 三联,三联症

trilostane [ˈtrailəstein] *n* 曲洛司坦,腈环氧雄烷(肾上腺皮质抑制药)

trim [trim] (-mm-) *vt* 使整齐,修剪 *n* 整理,调整;修剪;齐备 (-mm-) *a* 整齐的,整洁的;准备就绪的

trimastigamoeba [traiˌmæstigəˈmi:-

bə] *n* 三鞭毛阿米巴

trimastigote [trai'mæstigəut] *a* 三鞭毛的 *n* 三鞭毛细胞

trimazosin hydrochloride [trai'meizəsin] 盐酸曲马唑嗪,盐酸三甲氧唑啉(抗高血压药)

trimedoxime [ˌtraimi'dɔksi:m] *n* 双解磷(有机磷中毒解毒药)

trimenon [trai'mi:nən] *n* 三个月,三月期

trimensual [trai'mensjuəl] *a* 每三个月(一发)的

trimeprazine tartrate [trai'meprəzi:n] 酒石酸异丁嗪(镇定、止痒药)

trimer ['traimə] *n* 三(聚)体,三聚物;三壳粒(病毒壳体) | ~**ic** [trai'merik] *a*

trimercuric [ˌtraimə:'kjuərik] *a* 三汞的,三高汞(原子)的

Trimeresurus [ˌtrimərə'surəs] *n* 竹叶青属(蛇)

trimester [trai'mestə] *n* 三个月,三月期;(一学年分为三学期制中的)一学期

trimetaphosphatase [ˌtraimetə'fɔsfəteis] *n* 三偏磷酸酶

trimethadione [ˌtraimeθə'daiəun] *n* 三甲双酮(抗惊厥药)

trimethaphan camsylate [trai'meθəfən] 樟磺咪芬(抗高血压药)

trimethidinium methosulfate [traiˌmeθi'diniəm] 曲美替定甲硫酸盐,三甲啶,环辛季铵(神经节阻断药,抗高血压药)

trimethobenzamide hydrochloride [traiˌmeθə'benzəmaid] 盐酸曲美苄胺,盐酸三甲氧苯酰胺(止吐药)

trimethoprim [trai'meθəprim] *n* 甲氧苄啶,甲氧苄胺嘧啶(抗菌药)

trimethylamine [ˌtraimeθi'læmi:n] *n* 三甲胺

trimethylaminoacetic acid [ˌtraimeθiˌlæminə*u*ə'si:tik] 三甲氨乙酸

trimethylene [trai'meθili:n] *n* 三甲烯,环丙烷(麻醉药)

trimethylxanthine [traiˌmeθil'zænθin] *n* 三甲黄嘌呤,咖啡碱,咖啡因

trimetozine [trai'metəzi:n] *n* 曲美托嗪,三甲氧苯酰吗啉(镇静药)

trimipramine [trai'miprəmi:n] *n* 曲米帕明,三甲丙咪嗪(三环抗抑郁药) | ~ maleate 马来酸曲米帕明,马来酸三甲丙咪嗪(三环抗抑郁药)

trimopam maleate ['traiməpæm] 马来酸曲匹泮,马来酸双甲氧苯氮䓬(安定药)

trimorphous [trai'mɔ:fəs] *a* (同质)三形的

Trimox ['traimɔks] *n* 阿莫西林,羟氨苄青霉素(amoxicillin)制剂的商品名

trinal ['trainl], **trinary** ['trainəri] *a* 三倍的,三元的,三部分组成的

trine [train] *a* 三倍的,三部分组成的 *n* 三个一组

trinegative [trai'negətive] *a* 三价阴根的

trineural [trai'njuərəl] *a* 三神经的

trineuric [trai'njuərik] *a* 三神经元的

Trinidad and Tobago ['trinidæd ənd tə'beigəu] 特立尼达和多巴哥[拉丁美洲]

trinitrate [trai'naitreit] *n* 三硝酸酯(或盐)

trinitrin [trai'naitrin], **trinitroglycerin** [traiˌnaitrə*u*'glisərin], **trinitroglycerol** [traiˌnaitrə*u*'glisərɔl] *n* 硝酸甘油,三硝酸甘油酯(抗心绞痛药)

trinitrocellulose [ˌtrainaitrə*u*'seljuləuz] *n* 三硝基纤维素,火棉

trinitrocresol [ˌtrainaitrə*u*'kri:sɔl] *n* 三硝基甲酚

trinitrophenol [ˌtrainaitrə*u*'fi:nɔl] *n* 三硝基酚,苦味酸(防腐药,收敛药)

trinitrotoluene [ˌtrainaitrə*u*'tɔljui:n] *n* 三硝基甲苯(亦称TNT)

trinity ['triniti] *n* 三个一组,三位一体

trinomial [trai'nəumjəl] *a* 三名的,三字命名的

trinucleate [trai'nju:kliit] *a* 有三核的

trinucleotide [trai'nju:kliətaid] *n* 三

核苷酸

triocephalus [ˌtraiəu'sefələs] *n* 无口鼻眼畸胎

Triodontophorus diminutus [ˌtraiɔdɔn'tɔfərəs dimi'nju:təs] 缩小三齿线虫

triolein [trai'əuliin] *n* (三)油酸甘油酯

triolism ['traiəlizəm] *n* 三人恋,三联淫

trionym ['traiənim] *n* 三字名(由三个字组成的名称)

triophthalmos [ˌtraiɔf'θælmɔs] *n* 三眼畸胎

triopodymus [ˌtraiəu'pɔdiməs] *n* 三面畸胎

triorchid [trai'ɔ:kid], **triorchis** [trai'ɔ:kis] *n* 三睾(畸形)者

triorchidism [trai'ɔ:kidizəm], **triorchism** [trai'ɔ:kizəm] *n* 三睾(畸形)

triose ['traiəuz] *n* 丙糖

triose kinase ['traiəus 'kaineis] 丙糖激酶

triosephosphate dehydrogenase [ˌtraiəus'fɔsfeit di:'haidrədʒəneis] 磷酸丙糖脱氢酶,甘油醛-3-磷酸脱氢酶

triosephosphate isomerase [ˌtraiəus'fɔsfeit ai'sɔmərei s] 磷酸丙糖异构酶(此酶缺乏,为一种常染色体隐性性状,可致溶血性贫血、神经肌肉功能不良和易致感染)

triotus [trai'əutəs] *n* 三耳畸胎

trioxide [trai'ɔksaid] *n* 三氧化物

trioxsalen [trai'ɔksələn] *n* 三甲沙林,三甲呋豆素,三甲补骨脂内酯,三甲呋苯吡喃酮(治白癜风药)

trioxypurine [ˌtraiɔksi'pjuərin] *n* 三氧嘌呤,尿酸

trip [trip] (-pp-) *vi* 轻快地走(或跑);颠踬,绊倒 *n* 旅行,远足;颠踬,绊倒

tripalmitin [trai'pælmitin] *n* (三)棕榈酸甘油酯,(三)软脂酸甘油酯

tripara ['tripərə] *n* 三产妇

triparanol [trai'pærənɔl] *n* 曲帕拉醇,三苯乙醇(降血脂药)

tripartite [trai'pɑ:tait] *a* 三部分的,三方面之间的

tripe [traip] *n* (牛等的)肚(供食用);[常用复] 内脏

Tripedia [trai'pi:diə] *n* 白喉破伤风类毒素-无细胞百日咳菌苗(diphtheria and tetanus toxoids and acellular pertussis vaccine)制剂的商品名

tripelennamine [ˌtraipə'lenəmi:n] *n* 曲吡那敏,苄吡二胺,吡苄明(抗组胺药)

tripeptide [trai'peptaid] *n* 三肽

tripeptidylpeptidase [traiˌpeptidil'peptideis] *n* 三肽基肽酶

Triperidol [trai'peridɔl] *n* 三氟哌多(trifluperidol)制剂的商品名

triphalangeal [ˌtraifə'lændʒiəl] *a* (拇指)三指节畸形的

triphalangism [trai'fæləndʒizəm], **triphalangia** [traifə'lændʒiə] *n* (拇指)三指节畸形

triphasic [trai'feizik] *n* 三相的(肌动电流)

Triphasil [trai'feizil] *n* 左炔诺孕酮-炔雌醇(levonorgestrel and ethinyl estradiol)复合制剂的商品名

triphenylethylene [traiˌfeni'leθili:n] *n* 三苯乙烯(合成雌激素)

triphenylmethane [traiˌfenil'meθein] *n* 三苯甲烷

triphosphate [trai'fɔsfeit] *n* 三磷酸盐

triphosphopyridine nucleotide [traiˌfɔsfəu'piridi:n] 三磷酸吡啶核苷酸(现名烟酰胺腺嘌呤二核苷酸磷酸〈NADP〉。缩写为TPN)

triphthemia [trif'θi:miə] *n* 血液废物潴留

Tripier's amputation [tripi'ɛə] (Léon Tripier) 特里皮埃足切除术(此手术除切除跗骨一部分外,其余与肖帕尔〈Chopart〉切断术相似)

triple ['tripl] *a* 三倍的,三联的,三部分的 *vt, vi* (使)增至三倍

triple-angle ['tripl'æŋgl] *n* 三角器(牙科)

triple blind [tripl blaind] 三盲法(临床

试验或其他实验时，受试者、治疗者、评估治疗反应者都不知道任何一位受试者接受的是何种治疗)

triplegia [traiˈpliːdʒiə] *n* 三肢麻痹，三瘫(偏瘫兼对侧一肢麻痹)

triplet [ˈtriplit] *n* 三个一组;三胞胎中的一个; [复] 三(胞)胎;三合(透)镜;三联体(分子遗传学中指在DNA或RNA中三个连续核苷酸组成的一个单位，一个三联体为一种氨基酸的密码);三线态

triplex [ˈtripleks] *a* 三倍的，三联的，三部分的

triplicate [ˈtriplikit] *a* 一式三份的 *n* 三个相同物中的一个 [ˈtriplikeit] *vt* 把…作成一式三份

triplicity [triˈplisəti] *n* 三倍;三位一体

triploblastic [ˌtripləuˈblæstik] *a* 三胚层的

triploid [ˈtriplɔid] *a* 三倍的 *n* 三倍体(个体或细胞含有三整套染色体) | ～**y** *n* 三倍性(染色体)

triplokoria [ˌtripləuˈkɔːriə] *n* 三瞳(畸形)

triplopia [tripˈləupiə] *n* 三重复视(视一物为三)

tripod [ˈtraipɔd] *n* 三脚架，三脚台 | ～ of life, vital ～ 生命三柱(脑、心、肺)

tripodia [traiˈpəudiə] *n* 三足(畸形)

tripoding [ˈtraipɔdiŋ] *n* 三足支撑(如麻痹病人由坐位或立位改变体位时所采取的三个支撑点)

tripoli [ˈtripəli] *n* 硅藻土(牙科用作磨光剂)

tripositive [traiˈpɔzətiv] *a* 三价阳根的

triprolidine hydrochloride [traiˈprəulidiːn] 盐酸曲普利啶，盐酸吡咯吡胺，盐酸苯丙烯啶(抗组胺药)

triprosopus [ˌtraiprəˈsəupəs] *n* 三面畸胎

tripsis [ˈtripsis] *n* 研磨，研碎;按摩

-tripsy [构词成分] 压轧术

triptokoria [ˌtriptəuˈkɔːriə] *n* 三瞳(畸形)

triptophan hydroxylase [ˈtriptəfæn haiˈdrɔksileis] 色氨酸羟化酶，色氨酸5-单(加)氧酶

triptorelin [ˌtriptəˈrelin] *n* 曲普瑞林(一种合成戈那瑞林〈gonadorelin〉类似物，用作抗肿瘤药，用于姑息性治疗晚期卵巢癌和治疗前列腺癌)

tripus [ˈtraipəs] *n* 三脚架;三足畸胎

triquetrous [traiˈkwiːtrəs] *n* 三角的，三角形的

triquetrum [traiˈkwiːtrəm] *n*【拉】三角骨 *a* 三角的

triradial [traiˈreidjəl], **triradiate** [traiˈreidieit] *a* 三向辐射的 | ～**ly** *ad*

triradiation [ˌtraireidiˈeiʃən] *n* 三向辐射

triradius [traiˈreidiəs] *n* 指纹三角

TRIS tris(hydroxymethyl)aminomethane 氨丁三醇，缓血酸胺，三羟甲基氨基甲烷(碱化剂，静脉注射矫治代谢性酸中毒)

tris [tris] *n* 氨丁三醇;三(2, 3-二溴丙基)磷酸酯

trisaccharidase [traiˈsækərideis] *n* 三糖水解催化酶

trisaccharide [traiˈsækəraid] *n* 三糖

tris (2,3-dibromopropyl) phosphate [ˌtrisdaiˌbrəuməuˈprəupil ˈfɔsfeit] *n* 三(2, 3-二溴丙基)磷酸酯(一种黄色液体阻燃剂，从前用于制作儿童衣服，但因其致癌现已限止使用。亦称tris)

trisect [traiˈsekt] *vt* 把…分成三份，三等分

tris(hydroxymethyl)aminomethane [ˌtris(haiˌdrɔksiˌmeθil)æminəuˈmeθein] 氨丁三醇，缓血酸胺，三羟甲基氨基甲烷(碱化剂，静脉注射矫治代谢性酸中毒)

trismoid [ˈtrizmɔid] *n* 类牙关紧闭(新生儿牙关紧闭的一种)

trismus [ˈtrizməs] *n* 牙关紧闭(破伤风早期症状) | ～ nascentium, ～ neonatorum 新生儿牙关紧闭，新生儿破伤风(婴儿由于脐感染破伤风所致，俗称"七日风") | **trismic** *a*

trisnitrate [tris'naitreit] *n* 三硝酸盐
trisodium phosphonoformate [trai'səudiəm ˌfɔsfɔnəu'fɔ:meit] 膦甲酸三钠,膦甲酸钠
trisomic [trai'səumik] *a* 三(染色)体的,二倍加一的 | **trisomy** ['traisəmi], **trisomia** [trai'səumiə] *n* 三(染色)体性(二倍体加另一染色体)
Trisoralen [trai'sɔrələn] *n* 三甲沙林(trioxsalen)制剂的商品名
trisplanchnic [trai'splæŋknik] *a* 三大体腔的
tristearin [trai'stiərin] *n* (三)硬脂酸甘油酯
tristichia [trai'stikiə] *n* 三列睫,三行睫
tristimania [ˌtristi'meinjə] *n* 忧郁症
trisubstituted [trai'sʌbstiˌtju:tid] *a* 三代的,三元取代的
trisulcate [trai'sʌlkeit] *a* 有三沟的
trisulfapyrimidines [traiˌsʌlfəpai'rimidi:nz] [复] *n* 三磺嘧啶复合剂(磺胺嘧啶〈sulfadiazine〉,磺胺甲基嘧啶〈sulfamerazine〉,磺胺二甲嘧啶〈sulfamethazine〉的混合制剂)
trisulfate [trai'sʌlfeit] *n* 三硫酸盐
trisulfide [trai'sʌlfaid] *n* 三硫化物
Trit. tritura【拉】研制,研磨
tritan ['traitən] *a* 蓝色弱的,蓝色盲的 *n* 蓝色弱者,蓝色盲者
tritanomal [ˌtraitə'nɔməl] *n* 蓝色弱者,第三色弱者
tritanomaly [ˌtraitə'nɔməli] *n* 蓝色弱,第三色弱 | **tritanomalous** [ˌtraitə'nɔmələs] *a*
tritanope ['traitəˌnəup] *n* 黄蓝色盲者,第三型色盲者
tritanopia [ˌtraitə'nəupiə], **tritanopsia** [ˌtraitə'nɔpsiə] *n* 蓝色盲,第三色盲 | **tritanopic** [ˌtraitə'nɔpik] *a*
triterpene [trai'tə:pi:n] *n* 三萜(烯)
tritiate ['tritieit] *vt* 氚化,氚标记
triticeous [trai'tiʃəs] *a* 麦粒样的
triticeum [trai'tisiəm] *n*【拉】麦粒软骨
triticin ['tritisin] *n* 小麦糖
triticonucleic acid [ˌtritikəu'nju:kliik] 麦胚核酸
Triticum ['tritikəm] *n*【拉】小麦属
triticum ['tritikəm] *n* 小麦属植物(偃麦草根茎,有利尿作用)
tritium ['tritiəm] *n* 氚(氢的放射性同位素)
tritocone ['traitəkəun] *n* 上前第三尖(哺乳动物的上前磨牙远中颊尖)
tritoconid [ˌtraitə'kəunid] *n* 下前第三尖(哺乳动物的下前磨牙远中颊尖)
tritol ['traitɔl] *n* 特赖托尔(棉马浸膏和麦芽糖制成的乳剂)
triton ['traitn] *n* 三硝基甲苯
Tritrichomonas [traiˌtrikə'məunəs] *n* 三毛滴虫属
triturate ['tritjureit] *vt* 研磨,研制 *n* 磨碎物,研制剂 | **triturable** ['tritjurəbl] *a* 可研制的,可研磨的 / **trituration** [ˌtritju'reiʃən] *n* 研制(法),研磨(法);研制剂 / **triturator** [ˌtritju'reitə] *n* 研磨器
triumph [ˌtraiəmf] *n* 胜利;成功 *vi* 获胜,成功
triumphal [trai'ʌmfəl] *a* 胜利的,成功的
trivalent [trai'veilənt] *a* 三价的 *n* 三价体(在减数分裂中发生联会的三个同源染色体的总称) | **trivalence** *n* 三价
trivalve ['traivælv] *a* 三瓣的(窥器)
trivial ['triviəl] *a* 琐细的,不重要的;平常的,平凡的 | ~**ity** [ˌtrivi'æləti] *n*
trizonal [trai'zəunəl] *a* 三带的,三个区域的
tRNA transfer-RNA 转移RNA
Trobicin [trəu'baisin] *n* 盐酸大观霉素(spectinomycin hydrochloride)制剂的商品名
trocar ['trəukɑ:] *n* 套针 | piloting ~ 导引套针(导引连接气管造口术的套针) / rectal ~ 经直肠膀胱套针
troch. trochiscus 锭剂,糖锭(剂)

trochanter [trəu'kæntə] *n*【拉; 希】转子 | ~ major, greater ~ 大转子 / ~ minor, lesser ~, small ~ 小转子 / ~ tertius, third ~, rudimentary ~ 第三转子 | ~**ic** [ˌtrəukən'terik], ~**ian** [ˌtrəukən'teriən] *a*

trochanterplasty [trəu'kæntəˌplæsti] *n* 转子成形术

trochantin [trəu'kæntin] *n* 小转子 | ~**ian** [ˌtrəukən'tiniən] *a*

troche [trəuʃ, trəuki] *n* 锭剂, 糖锭(剂)

trochin ['trəukin] *n* 肱骨小结节

trochiscus [trə'kiskəs] ([复] **trochisci** [trə'kis(k)ai]) *n*【拉】锭剂, 糖锭(剂)

trochiter ['trɔkitə] *n* 大转子; 肱骨大结节 | ~**ian** [ˌtrɔki'tiəriən] *a*

trochlea ['trɔkliə] ([复] **trochleae** ['trɔklii:]) *n*【拉】滑车

trochlear ['trɔkliə] *a* 滑车的; 滑车神经的

trochleariform [ˌtrɔkli'ærifɔ:m] *a* 滑车形的

trochlearis [ˌtrɔkli'ɛəris] *a* 滑车的 *n* 滑车神经; 眼上斜肌

trochocephaly [ˌtrəukəu'sefəli], **trochocephalia** [ˌtrəukəusə'feiliə] *n* 轮状头(畸形), 圆头(畸形)

trochoid ['trəukɔid], **trochoidal** [trəu'kɔidl] *a* 车轴状的, 滑车状的

trochoides [trəu'kɔidi:z] *n*【希】车轴关节

trochophore ['trəukəfɔ:] *n* 担轮幼虫

Trocinate ['trəusineit] *n* 盐酸替芬那米(thiphenamil hydrochloride)制剂的商品名

trod ['trɔd] tread的过去式和过去分词

trodden ['trɔdn] tread的过去分词

Troglotrema [ˌtrɔglə'tri:mə] *n* 隐孔(吸虫)属 | ~ salmincola 鲑隐孔吸虫

troilism ['trɔilizəm] *n* 三人恋, 三联淫

Troisier's ganglion [trwəzi'ɛə] (Charles E. Troisier) 特鲁瓦西埃淋巴结(胸骨后肿瘤时锁骨上部有时见到肿大的淋巴结) | ~ node 信号结(signal node, 见node项下相应术语) / ~ sign 特鲁瓦西埃征(锁骨上淋巴结肿大, 为内腹部恶性病或胸骨后肿瘤之征) / ~ syndrome 特鲁瓦西埃综合征(糖尿病时青铜色恶病质)

trolamine ['trəuləmi:n] *n* 三乙醇胺(药物制剂时用作碱化剂, 亦称triethanolamine; triethanolamine的USAN缩约词)

troland ['trəulənd] *n* 托兰(视网膜所受光刺激的单位)

Trolard's plexus (net) [trə'lɑ:] (Paulin Trolard) 舌下神经管静脉网 | ~ vein 下吻合静脉

troleandomycin [ˌtrəuliændəu'maisin] *n* 醋竹桃霉素, 三乙酰竹桃霉素(抗菌药)

trolley ['trɔli] *n* 小车, 手推车

trolnitrate phosphate [trɔl'naitreit] 磷酸三乙硝胺, 磷酸三硝乙醇胺(血管扩张药)

Tröltsch's corpuscles ['treltʃi] (Anton F. von Tröltsch) 特勒尔奇小体(鼓膜放射性纤维间小体) | ~ recesses (spaces) 特勒尔奇隐窝(鼓膜前及后隐窝)

Trombicula [trɔm'bikjulə] *n* 恙螨属 | ~ akamushi 红恙螨 / ~ alfreddugèsi, ~ irritans, ~ tsalsahuatl 致痒恙螨, 阿氏真恙螨(即Eutrombicula alfreddugèsi) / ~ autaumnalis, ~ holosericeum 秋恙螨, 日本恙虫 / ~ deliensis 地里恙螨 / ~ fletcheri 弗(莱彻)氏恙螨 / ~ intermedia 居中恙螨 / ~ pallida 苍白恙螨 / ~ scutellaris 小板恙螨

trombiculiasis [trɔmˌbikju'laiəsis] *n* 恙螨病

Trombiculidae [ˌtrɔmbikju'laidi:] *n* 恙螨科

trombidiiasis [trɔmˌbidi'aiəsis], **trombidiosis** [trɔmˌbidi'əusis] *n* 恙螨病

Trombidium [trɔm'bidjəm] *n* 恙螨属

(旧名)

tromethamine [trə'meθəmi:n] *n* 氨丁三醇,缓血酸胺,三羟甲基氨基甲烷(碱化剂,静脉注射矫治代谢性酸中毒)

Trommer's test ['trɔmə] (Karl A. Trommer) 特罗默尔试验(检尿糖)

Trömner's sign ['tremnə] (Ernest L. O. Trömner) 特勒姆内征(指反射,见 Hoffmann's sign第二解)

tromomania [ˌtrɔmə'meinjə] *n* 震颤谵妄

tromophonia [ˌtrɔmə'fəuniə] *n* 颤音

trona ['trəunə] *n* 天然碱,粗碳酸钠

tronchado [trɔn'kɑ:dəu] *n* 牛瘫痪病(中美洲和墨西哥)

Tronothane ['trɔnəθein] *n* 普莫卡因(pramoxine)制剂的商品名

troop [tru:p] *n* [常用复] 军队,部队;一群,大量,许多 *vi* 群集,集合(up, together)

tropate ['trəupeit] *n* 托品酸盐,α-苯基-β-羟丙酸盐

tropesis [trə*u*'pi:sis] *n* 倾向,动向

trophectoderm [trɔ'fektədə:m] *n* 滋养外胚层

trophedema [ˌtrɔfi'di:mə] *n* 营养性水肿(下肢永久性水肿) | congenital ~, hereditary ~ 先天性营养性水肿(见 Milroy's disease)

trophesy ['trɔfisi] *n* 神经性营养不良 | **trophesial** [trə'fi:ziəl], **trophesic** [trə'fi:sik] *a*

trophic ['trɔfik] *a* 营养的

-trophic, -trophin [构词成分] 营养

trophicity [trə'fisəti] *n* 营养功能

trophism ['trɔfizəm] *n* 营养作用,营养性

troph(o)- [构词成分] 营养

trophoblast ['trɔfəblæst] *n* 滋养层 | ~**ic** [ˌtrɔfə*u*'blæstik] *a*

trophoblastoma [ˌtrɔfə*u*blæs'təumə] *n* 绒(毛)膜上皮癌

trophochromidia [ˌtrɔfə*u*krə*u*'midiə], **trophochromatin** [ˌtrɔfə*u*'krəumətin] *n* 核外滋养染色质,滋养染色质

trophocyte ['trɔfəsait] *n* 滋养细胞

trophoderm ['trɔfədə:m] *n* 滋养层

trophodermatoneurosis [ˌtrɔfə*u*ˌdə:mətə*u*njuə'rəusis] *n* 肢痛症,营养性皮肤神经功能病,红皮水肿性多神经病

trophodynamics [ˌtrɔfə*u*dai'næmiks] *n* 营养动力学

trophoedema [ˌtrɔfə*u*i'di:mə] *n* 营养性水肿(见trophedema)

tropholecithus [ˌtrɔfə*u*'lesiθəs] *n* 营养卵黄 | **tropholecithal** *a*

trophology [trə'fɔlədʒi] *n* 营养学

trophon ['trɔfən] *n* 神经元营养质

trophoneurosis [ˌtrɔfə*u*njuə'rəusis] *n* 营养神经(机能)病 | facial ~ 面部营养神经病,半面萎缩 / lingual ~ 舌营养神经病,进行性半侧舌萎缩 / muscular ~ 肌营养神经病,神经性肌营养不良症 | **trophoneurotic** [ˌtrɔfə*u*njuə'rɔtik] *a*

trophonosis [ˌtrɔfə*u*'nəusis] *n* 营养(性)病

trophont ['trəufɔnt] *n* 营养体(原虫)

trophonucleus [ˌtrɔfə*u*'nju:kliəs] *n* 滋养核,大核

trophopathy [trə'fɔpəθi], **trophopathia** [ˌtrɔfə*u*'pæθiə] *n* 营养(性)病

trophoplast ['trɔfəplæst] *n* 滋养质粒,原形体

trophospongium [ˌtrɔfə*u*'spʌndʒiəm] ([复] **trophospongia** [trɔfə*u*'spʌndʒiə]) *n*【拉; 希】胞管系; [复] 滋养海绵层

trophotaxis [ˌtrɔfə*u*'tæksis] *n* 趋营养性

trophotherapy [ˌtrɔfə*u*'θerəpi] *n* 营养疗法

trophotropism [ˌtrɔfə*u*'trəupizəm] *n* 向营养性

trophozoite [ˌtrɔfə*u*'zəuait] *n* 滋养体(原虫)

-trophy [构词成分] 食物,营养

tropia ['trəupiə] *n* 斜视,斜眼

tropic ['trɔpik] *n* 回归线; [复] 热带地区 *a* 热带的

-tropic [构词成分] 向…的,亲…的

tropic acid ['trɔpik] 托品酸,α-苯(基)-β-羟(基)丙酸

tropical ['trɔpikəl] *a* 热带的

tropicamide [trə*u*'pikəmaid] *n* 托吡卡胺,托品酰胺(抗胆碱能药,散瞳药)

tropicopolitan [ˌtrɔpikə*u*'pɔlitən] *a* 全热带的,热带地方的 *n* 热带地方菌

tropidine ['trɔpidin] *n* 脱水托品(托品脱水产物)

tropin ['trəupin] *n* 亲(菌)素,调理素

-tropin [构词成分] 亲…,促…

tropine ['trəupi:n] *n* 托品,莨菪醇

tropism ['trəupizəm] *n* 向性,嗜性 | **tropistic** [trə*u*'pistik] *a*

tropochrome ['trəupəˌkrəum] *a* 拒染性的

tropocollagen [ˌtrəupə*u*'kɔlədʒən] *n* 原胶原(蛋白)

tropoelastin [ˌtrɔpə*u*i'læstin] *n* 弹性蛋白原,原弹性蛋白

tropometer [trə'pɔmitə] *n* 旋转计(检眼球;检长骨)

tropomyosin [ˌtrəupə*u*'maiəsin] *n* 原肌球蛋白 | ~ A 原肌球蛋白A,副肌球蛋白

tropon ['trɔpən] *n* (动植物)白蛋白营养粉

troponin ['trɔpənin] *n* 肌钙蛋白

trotyl ['trəutil] *n* 三硝基甲苯

trouble ['trʌbl] *vt* 使苦恼,使不安;(病痛)折磨;麻烦,劳驾 *n* 困难,麻烦;不安,疾病 | ask(或look) for ~ 自找麻烦,自讨苦吃 / get into ~ 招致不幸,陷入困境 / get sb into(out of) ~ 使某人陷入(摆脱)困境 / have ~ with 有…病痛 / teething ~s 出牙期的病痛;事情开始时暂时的困难

troublesome ['trʌblsəm] *a* 令人烦恼的,讨厌的;困难的

trough [trɔ(:)f] *n* 沟,槽 | synaptic ~s 突触裂隙,初级突触裂隙

trousers ['trauzəs] *n* 裤子,长裤

Trousseau's phenomenon [tru'səu] (Armand Trousseau) 特鲁索现象(压迫某肌肉的神经时,引起该肌痉挛性收缩现象,见于手足搐搦) | ~ sign 特鲁索征(见特鲁索现象;脑〈病〉性划痕,见tache cérébrale) / ~ spot 特鲁索点(脑〈病〉性划痕,见tache cérébrale) / ~ twitching 面肌颤搐

troxidone ['trɔksidəun] *n* 三甲双酮(抗惊厥药,抗癫痫药)

troy [trɔi] *n* 全衡(制)

Trp tryptophan 色氨酸

TRU turbidity reducing unit 浊度减低单位(透明质酸酶活性单位)

true [tru:] *a* 真的,确实的;正确的 *ad* 真实地,准确地 *n* 真实,真理;准确 | as ~ as a die 绝对真实;绝对可靠 / (as) ~ as steel(或flint, touch) 极其真实(或忠实),绝对可靠 / be ~ of 符合于…,对…适用 / come ~ 实现,达到 / hold ~ 适用,有效 / out of ~ (位置等)不准确 / ~ to 与…一致

Trueta treatment (method, technique) [tru'eitə] (José Trueta) 图埃塔疗法(骨折处理,包括迅速外科疗法、清理创口、切除骨碎片及异物、骨折复位、裹创口及石膏固定、注射破伤风抗毒素)

truffle ['trʌfl] *n* 松露(块菌)

truly ['tru:li] *ad* 真正地,确实地;正确地

trumpet ['trʌmpit] *n* 呼吸管(蛹);助听筒(聋人用)

truncal ['trʌŋkəl] *a* 躯干的,干的

truncate ['trʌŋkeit] *vt* 截断,切断 *a* 截断的,截状的

truncus ['trʌŋkəs] *n* ([复] **trunci** ['trʌnsai]) 躯干,干

trunk [trʌŋk] *n* 躯干,干 | basilar ~ 基底动脉 / brachiocephalic ~ 头臂(动脉)干,无名动脉 / ~ of corpus callosum 胼胝体干 / intestinal lymphatic ~s 肠(淋巴)干

trusion ['truʒən] *n* 错位,异位 | bimaxillary ～ 双颌牙错位 / bodily ～ 全牙错位 / coronal ～ 牙冠错位 / mandibular ～ 下牙错位 / maxillary ～ 上牙错位

truss [trʌs] *vt* 捆 *n* 捆,束;疝带;桥筋,桥架 | nasal ～ 鼻夹(鼻骨折用) / yarn ～ 羊毛绒疝带(婴儿腹股疝用)

trust [trʌst] *n* 信任;希望;托管 *vi, vt* 相信;希望 | take (sth) on ～ 不加深究地相信

trusting ['trʌstiŋ] *a* 深信不疑的 | ～**ly** *ad*

truth [tru:θ] ([复] **truths** [tru:ðz, tru:θs]) *n* 真理;真实(性),真相 | in (all) ～ 事实上,的确 / to tell the ～ (或 ～ to tell)老实说

truthful ['tru:θful] *a* 真实的 | ～**ly** *ad* / ～**ness** *n*

truxilline ['trʌksilin] *n* 异托品基可卡因,组丝古柯碱

try [trai] *vt* 试,试验;考验;审问,审判 *vi* 尝试,试图 *n* 尝试,试验 | ～ for 谋求,争取 / ～ on 试用,试验 / ～ out (彻底)试验

try-in ['traiin] *n* 试装(假牙)

trying ['traiiŋ] *a* 难受的,令人厌烦的

trypaflavine [ˌtripə'fleivin] *n* 吖啶黄,锥虫黄

trypanblau ['traipənˌblau] *n*【德】台盼蓝,锥虫蓝

trypanid ['tripənid] *n* 锥虫病病疹

trypanocidal [ˌtripənəu'saidl] *a* 杀锥虫的

trypanocide [tri'pænəsaid] *a* 杀锥虫的 *n* 杀锥虫药

trypanolysis [ˌtripə'nɔlisis] *n* 溶锥虫(作用) | **trypanolytic** [ˌtripənəu'litic] *a*

Trypanoplasma [ˌtripənəu'plæzmə] *n* 锥浆虫属

Trypanosoma [ˌtripənəu'səumə] *n* 锥虫属 | ～ americanum 美洲锥虫 / ～ avium 鸟锥虫 / ～ brucei, ～ pecaudi 布(鲁斯)氏锥虫,佩(克)氏锥虫 / ～calmetii卡(尔默特)氏锥虫 / ～ congolense, ～ nanum 刚果锥虫,短小锥虫 / ～ cruzi 克(鲁斯)氏锥虫 / ～ dimorpha 二形锥虫 / ～ equinum 马锥虫 / ～ equiperdum, ～ rougeti 马媾疫锥虫,马类性病锥虫 / ～ evansi, ～ hippicum 伊(凡斯)氏锥虫,马锥虫 / ～ gambiense, ～ hominis, ～ ugandense 冈比亚锥虫,人体锥虫,乌干达锥虫 / ～ lewisi 路(易士)氏锥虫 / ～ melophagium 蜱蝇锥虫 / ～ neotomae 林鼠锥虫 / ～ rhodesiense 罗德西亚锥虫 / ～ rotatorium 旋转锥虫 / ～ simiae 猿猴锥虫 / ～ theileri 提(累尔)氏锥虫 / ～ triatomae 锥蝽锥虫 / ～ vivax, ～ uniforme 活动锥虫

trypanosomal [triˌpænə'səuməl] *a* 锥虫的

trypanosomatid [ˌtripənəu'səumətid] *n, a* 锥虫亚目原虫(的)

Trypanosomatina [ˌtripənəuˌsəumə'tainə] *n* 锥虫亚目

trypanosomatosis [ˌtripənəuˌsəumə'təusis] *n* 锥虫病

trypanosomatotropic [triˌpænəˌsəumətəu'trɔpik] *a* 向锥虫的

trypanosome [tri'pænəsəum] *n* 锥虫

trypanosomiasis [ˌtripənəusəu'maiəsis] *n* 锥虫病 | African ～, Congo ～ 非洲锥虫病,刚果锥虫病 / American ～, Brazilian ～, Cruz ～, South American ～ 美洲锥虫病,巴西锥虫病,克(鲁斯)氏锥虫病,南美洲锥虫病(即恰克斯病,见Chagas' disease) / Rhodesian ～ 罗德西亚锥虫病

trypanosomicidal [ˌtripənəuˌsəumi'saidl] *a* 杀锥虫的

trypanosomicide [ˌtripənəu'səumisaid] *a* 杀锥虫的 *n* 杀锥虫药

trypanosomid [tri'pænəsəumid] *n* 锥虫病疹

Trypanozoon [ˌtripənəu'zəuɔn] *n* 锥虫属

trypanroth ['tripənrɔθ] *n*【德】台盼

红,锥虫红

tryparosan [trai'pærəsæn] *n* 台盼罗散(副品红分子中引入卤根所得的制剂注射用于治锥虫病)

tryparsamide [tri'pɑ:səmaid] *n* 锥虫胂胺(抗锥虫药)

trypasafrol [ˌtraipə'sæfrɔl] *n* 锥虫番红(番红色素类之一,治锥虫病)

trypesis [trai'pi:sis] *n*【希】环钻术,环锯术

trypochete ['traipəki:t] *n* 德勒包涵体(见Döhle's inclusion bodies)

trypomastigote [ˌtraipə'mæstigəut] *n* 锥鞭体

tryponarsyl [ˌtraipə'nɑ:sil], **trypotan** ['traipətən] *n* 锥虫胂胺(抗锥虫药)

trypsin ['tripsin] *n* 胰蛋白酶 | crystallized ~ 结晶胰蛋白酶 | **tryptic** *a*

trypsinize ['tripsinaiz] *vt* 受胰蛋白酶作用

trypsinogen [trip'sinədʒən], **trypsogen** ['tripsədʒən] *n* 胰蛋白酶原

Tryptar ['triptɑ:] *n* 结晶胰蛋白酶(crystallized trypsin)制剂的商品名

tryptase ['tripteis] *n* 类胰蛋白酶

tryptolysis [trip'tɔlisis] *n* 胰胨分解 | **tryptolytic** [ˌtriptəu'litik] *a*

tryptone ['triptəun] *n* 胰(蛋白)胨

tryptophan ['triptəfæn], **tryptophane** ['triptəfein] *n* 色氨酸

tryptophanase ['triptəfəneis] *n* 色氨酸酶

tryptophan 2,3-dioxygenase ['triptəfæn dai'ɔksidʒəneis] 色氨酸2,3-双(加)氧酶

tryptophan 5-monooxygenase ['triptəfæn ˌmɔnəu'ɔksidʒəneis] 色氨酸5-单(加)氧酶(此酶在中枢神经系统内发生,并在恶性高苯丙氨酸血症时失活)

tryptophan pyrrolase ['triptəfæn pi'rəuleis] 色氨酸吡咯酶,色氨酸2,3-双(加)氧酶

tryptophanuria [ˌtriptəufə'njuəriə] *n* 色氨酸尿

tryptophyl ['triptəfil] *n* 色氨酰

TS test solution 试(验溶)液; tricuspid stenosis 右房室瓣狭窄

TSA tumor-specific antigen 肿瘤特异性抗原

tsalsahuatl [ˌtsælsei'whɑ:tl] *n* 阿氏真恙螨,致痒恙螨(即Eutrombicula alfreddugèsi)

tsetse ['tsetsi] *n* 采采蝇(舌蝇属)

TSF triceps skinfold 三头肌皮褶(厚度)

TSH thyroid-stimulating hormone 促甲状腺激素

TSTA tumor-specific transplantation antigen 肿瘤特异性移植抗原

Tsuga ['tsugə] *n* 铁杉属

tsutsugamushi [tsu:tsugə'mu:ʃi] *n*【日】恙虫

TT thrombin time 凝血酶时间

TU tuberculin unit 结核菌素单位

Tuamine ['tjuəmin] *n* 异庚胺(tuaminoheptane)制剂的商品名

tuaminoheptane [tjuˌæminəu'heptein] *n* 异庚胺(肾上腺素能药,吸入可使鼻粘膜血管收缩以减轻充血) | ~ sulfate 硫酸异庚胺(局部用于鼻粘膜)

tub [tʌb] *n* 桶,盆

tuba ['tju:bə] ([复] **tubae** ['tju:bi:]) *n*【拉】管

Tubadil ['tju:bədil] *n* 氯化筒箭毒碱(tubocurarine chloride)制剂的商品名

tubal ['tju:bəl] *a* 管的(尤指输卵管的,如输卵管妊娠tubal pregnancy)

Tubarine ['tju:bərin] *n* 氯化筒箭毒碱(tubocurarine chloride)制剂的商品名

tubatorsion [tju:bə'tɔ:ʃən] *n* 输卵管扭转

tubba ['tʌbə], **tubboe** ['tʌbəu] *n* 掌跖雅司病

tubby ['tʌbi] *a* 桶状的;矮胖的

tube [tju:b] *n* 管 | air ~ 呼吸管,呼吸道 / auditory ~ 咽鼓管 / cathode-ray ~ 阴极(射)线管 / collecting ~s 集合管(肾) / corneal ~s 角膜板层管 /

digestive ～ 消化管,消化道 / discharge ～ 放电管 / drainage ～ 引流管 / dressed ～ 敷料引流管 / eustachian ～ 欧氏管,咽鼓管 / fallopian ～ 输卵管 / feeding ～ 饲管 / fusion ～s 融合(视)力测练管 / gas ～ 含气(X线)管 / granulation ～ 喉肉芽压迫插管 / neural ～, medullary ～, cerebromedullary ～ 神经管(胚) / pus ～ 输卵管积脓 / roll ～ 旋转管 / salivary ～s 涎腺叶间管 / sputum ～ 容痰管(离心沉淀用) / tampon ～ 填塞管(填塞直肠止血,但可容气体排出) / tracheotomy ～ 气管切开插管 / uterine ～ 输卵管 / vacuum ～ 真空管 / valve ～ 真空整流管 / X-ray ～ X 线管

tubectomy [tju:'bektəmi] *n* 输卵管(部分)切除术

tuber ['tju:bə] ([复] **tubers** 或 **tubera** ['tju:bərə]) *n*【拉】结节 | eustachian ～ 欧氏结节,鼓室结节 / omental ～ of liver 肝网膜结节 / omental ～ of pancreas 胰网膜结节 / papillary ～ of liver 肝乳头突 / sciatic ～ 坐骨结节

tubercle ['tju:bə(:)kl] *n* 结节,结核(结)节;牙冠结节 | acoustic ～ 听结节 / anatomical ～, dissection ～ 剖尸疣,尸毒性疣 / anterior ～ of atlas 寰椎前结节 / anterior obturator ～ 闭孔前结节 / auricular ～, darwinian ～ 耳廓结节,达尔文结节 / calcaneal ～ 跟骨结节 / caseous ～s 干酪样结核(结)节 / caudal ～ of liver 肝尾状突 / crude ～ 粗隆,干酪样结核(结)节 / deltoid ～ 三角肌粗隆 / external(或greater) ～ of humerus 肱骨大结节 / genital ～, cloacal ～ 生殖结节(胚) / gray ～ 灰色结核(结)节;灰结节 / greater ～ of calcaneus 跟结节内侧突 / ～ of humerus 肱骨小头 / internal(或lesser) ～ of humerus 肱骨小结节 / lesser ～ of calcaneus 跟结节外侧突 / mamillary ～ of hypothalamus 乳头体 / muscular ～ of atlas 寰椎前结节 / posterior ～ of atlas 寰椎后结节 / posterior obturator ～ 闭孔后结节 / transverse ～ of fourth tarsal bone 骰骨粗隆 / trochlear ～ 滑车棘 / ～ of ulna 尺骨粗隆 / yellow ～ 黄色结核(结)节,干酪样结核(结)节

tubercula [tju(:)'bə:kjulə] tuberculum的复数

tubercular [tju(:)'bə:kjulə] *a* 结节的,结节状的

Tuberculariaceae [tju(:)ˌbə:kjuˌlæri'eisii:] *n* 结节菌科

tuberculate [tju(:)'bə:kjulit], **tuberculated** [tju(:)'bə:kjuleitid] *a* 有结节的;患结核的

tuberculation [tju(:)ˌbə:kju'leiʃən] *n* 结节形成;结核(结)节形成

tuberculid [tju(:)'bə:kjulid] *n* 结核疹 | micronodular ～ 微结节性结核疹,肉芽肿性酒渣鼻 / papulonecrotic ～ 丘疹坏死性结核疹(亦称瘰疬性痤疮,丘疹坏死性结核病) / rosacea-like ～ 酒渣鼻样结核疹,肉芽肿性酒渣鼻

tuberculigenous [tju(:)ˌbə:kju'lidʒinəs] *a* 引起结核(病)的

tuberculin [tju(:)'bə:kjulin] *n* 结核菌素 | albumose-free (A. F.) ～, Tuberculin Albumose Frei (T. A. F.) 无脲结核菌素,脱脲结核菌素(用于皮下结核菌素试验) / alkaline ～ 碱性结核菌素(用1/10*N*碳酸钠溶液提取结核杆菌的制剂,相似于原始结核菌素) / autogenous ～ 自体结核菌素,自身结核菌素 / bacillary emulsion (B. E.) ～ (T. B. E.) 乳剂结核菌素,结核菌素乳剂 / ～ bouillon filtrate (B. F.) 肉汤滤液结核菌素 / ～ contagious (T. C.) 接触传染性结核菌素(可被身体细胞所摄取,成为细胞的组分) / ～ filtrate (T. F.) 滤液结核菌素 / New ～, original ～ (T. O.), residual ～, ～ residue (T. R.) 新结核菌素,原(始)结核菌素,沉渣结核

菌素 / Old ～ (O. T.) 旧结核菌素 / perlsucht ～, Perlsucht Tuberculin Original (P. T. O.) 牛结核菌素，原(始)牛结核菌素 / Perlsucht Tuberculin Rest (P. T. R.) 牛结核菌素沉淀 / ～ precipitation (T. P.) 沉淀结核菌素 / purified ～ 纯结核菌素 / purified protein derivative (PPD) ～ 纯蛋白衍生物结核菌素 / vacuum ～ (V. T.) 真空结核菌素 / vital ～ 减毒活结核菌素 / ～ zymoplastiche (TZ) 醇制结核菌素

tuberculinization [tjuˌbə:kjuˌlinai'zeiʃən, -ni'z-] *n* 结核菌素应用法(应用结核菌素进行治疗或进行皮肤试验)

tuberculinose [tju(:)'bə:kjuˌlinəus] *n* 变性结核菌素

tuberculinotherapy [tju(:)ˌbə:kjuˌlinə*u*'θerəpi] *n* 结核菌素疗法

tuberculinum [tju(:)ˌbə:kju'lainəm] *n* 【拉】结核菌素 | ～ pristinum 旧结核菌素

tuberculitis [ˌtju:bə(:)kju'laitis] *n* 结核(结)节炎

tuberculization [tju(:)ˌbə:kjulai'zeiʃən, -li'z-] *n* 结核菌素疗法;结核化(形成或演变成结核)

tuberculoalbumin [tju(:)ˌbə:kjulə*u*'ælbjumin] *n* 结核白蛋白

tuberculocele [tju(:)'bə:kjulə*u*ˌsi:l] *n* 睾丸结核

tuberculocidal [tju(:)ˌbə:kjulə*u*'saidl] *a* 杀结核菌的

tuberculocide [tju(:)'bə:kjulə*u*ˌsaid] *n* 杀结核菌药

tuberculocidin [tju(:)ˌbə:kjulə*u*'saidin] *n* 杀结核菌素(用氯化铂处理结核菌素而得的蛋白脲，应用如同结核菌素，据称无后者的副作用)

tuberculoderma [tju(:)ˌbə:kjulə*u*'də:mə] *n* 皮(肤)结核

tuberculofibroid [tju(:)ˌbə:kjulə*u*'faibrɔid] *a* 结核(结)节纤维样变性的

tuberculoflbrosis [tju(:)ˌbə:kjulə*u*fai'brəusis] *n* 纤维性结核

tuberculoid [tju(:)'bə:kjulɔid] *a* 结核(结)节样的;结核(病)样的

tuberculoidin [tju(:)ˌbə:kju'lɔidin] *n* 类结核菌素(一种改变的结核菌素，用酒精处理清除其杆菌)

tuberculoma [tju(:)ˌbə:kju'ləumə] *n* 结核瘤 | ～ en plaque 斑状结核瘤

tuberculomyces [tju(:)ˌbə:kju'lɔmisi:z] *n* 结核菌类

tuberculo-opsonic [tju(:)ˌbə:kjulə*u*ɔp'sɔnik] *a* 结核菌调理素的

tuberculoprotein [tju(:)ˌbə:kjulə*u*'prəuti:n] *n* 结核菌蛋白

tuberculosarium [tju(:)ˌbə:kjulə*u*'sεəriəm] *n* 结核病疗养院

tuberculosilicosis [tju(:)ˌbə:kjulə*u*ˌsili'kəusis] *n* 硅肺结核

tuberculosis [tju(:)ˌbə:kju'ləusis] *n* 结核(病) | anthracotic ～ 肺尘埃沉着病，尘肺 / atypical ～ 非典型结核，分支杆菌病 / basal ～ 肺底(部)结核，肺底痨 / ～ of bones and joints 骨关节结核 / bovine ～ 牛结核 / cerebral ～ 结核性脑膜炎 / ～ cutis lichenoides 苔藓样皮肤结核，瘰疬性苔藓 / ～ cutis miliaris disseminata 播散性粟粒性皮肤结核，播散性粟粒性结核 / ～ cutis orificialis 腔口部皮肤结核 / exudative ～ 渗出性肺结核 / genital ～ 生殖器结核 / genito-urinary ～ 泌尿生殖系结核 / hematogenous ～ 血源性结核 / hilus ～ 肺门结核 / inhalation ～, aerogenic ～ 吸入性肺结核 / ～ of intestines 肠结核 / ～ of kidney 肾结核 / ～ lichenoides 瘰疬性苔藓 / ～ of lungs, pulmonary ～ 肺结核 / ～ miliaris disseminata 播散性粟粒性结核 / miliary ～ 粟粒性结核 / oral ～ 口腔结核 / postprimary ～, reinfection ～ 原发后结核，再感染性结核 / primary ～, childhood ～ 原发性结核 / primary inoculation ～ 原发性接种性结核(亦称原发性接种性复征，

原发性结核性复征) / productive ～ 增生性结核 / ～ of skin 皮肤结核 / spinal ～, ～ of spine 脊柱结核 / tracheobronchial ～ 气管支气管结核 / warty ～ 疣状(皮)结核

tuberculostatic [tju(:)ˌbə:kjuləu'stætik] *n* 结核菌抑制药 *a* 抑制结核菌的

tuberculostearic acid [tju(:)ˌbə:kjuləusti'ærik] 结核硬脂酸，10-甲基硬脂酸

tuberculotic [tju(:)ˌbə:kju'lɔtik] *a* 结核病的，患结核病的

tuberculous [tju(:)'bə:kjuləs] *a* 结核性的

tuberculum [tju(:)'bə:kjuləm] ([复] **tubercula** [tju(:)'bə:kjulə]) *n*【拉】结节

tuberin ['tju:bərin] *n* 马铃薯球蛋白

tuberosis [ˌtju:bə'rəusis] *n* 结节形成(状态)

tuberositas [ˌtju:bə'rɔsitəs] ([复] **tuberositates** [ˌtju:bəˌrɔsi'tɑ:ti:z]) *n*【拉】粗隆

tuberosity [ˌtju:bə'rɔsəti] *n* 粗隆 | ～ of cuboid bone 骰骨粗隆 / external(或lateral) ～ of femur 股骨外上髁 / ～ of fifth metatarsal bone 第五跖骨粗隆 / ～ of first metatarsal bone 第一跖骨粗隆 / internal(或medial) ～ of femur 股骨内上髁 / ischial ～, ～ of ischium 坐骨结节 / lesser ～ of humerus 肱骨小结节 / masseteric ～ 咬肌粗隆 / pyramidal ～ of palatine bone 腭骨锥突

tuberous ['tju:bərəs] *a* 有结节的，结节状的，隆凸的；有块茎的，块茎状的

tubi ['tju:bai] tubus的复数

Tubifera [tju'bifərə] *n* 果蝇属

tubiferous [tju'bifərəs] *a* 有结节的；有块茎的

tuboabdominal [ˌtju:bəuæb'dɔminl] *a* 输卵管腹腔的

tuboadnexopexy [ˌtju:bəuæd'neksəˌpeksi] *n* 子宫附件固定术

tubocurarine [ˌtju:bəukju'rɑ:rin] *n* 筒箭毒碱 | ～ chloride 氯化筒箭毒碱(神经肌肉阻断药) / dimethyl ～ iodide 碘化二甲筒箭毒碱，碘甲筒箭毒(骨骼肌松弛药)

tuboligamentous [ˌtju:bəuˌligə'mentəs] *a* 输卵管阔韧带的

tubo-ovarian [ˌtju:bəuəu'vɛəriən] *a* 输卵管卵巢的

tubo-ovariotomy [ˌtju:bəu əuˌvɛəri'ɔtəmi] *n* 输卵管卵巢切除术

tubo-ovaritis [ˌtju:bəuˌəuvə'raitis] *n* 输卵管卵巢炎

tuboperitoneal [ˌtju:bəuˌperitəu'ni:əl] *a* 输卵管腹膜的

tuboplasty ['tju:bəuˌplæsti] *n* 管成形术(如输卵管成形术，咽鼓管成形术) | eustachian ～ 咽鼓管成形术

tuborrhea [ˌtju:bə'ri:ə] *n* 咽鼓管溢

tubotorsion [ˌtju:bəu'tɔ:ʃən] *n* 管扭转(尤指咽鼓管)

tubotympanal [ˌtju:bəu'timpənl] *a* 咽鼓管鼓室的

tubotympanum [ˌtju:bəu'timpənəm] *n* 咽鼓管鼓室

tubouterine [ˌtju:bəu'ju:tərain] *a* 输卵管子宫的

tubovaginal [ˌtju:bəu'vædʒinl] *a* 输卵管阴道的

tubular ['tju:bjulə] *a* 小管的，管状的，管性的

tubulature ['tju:bjulətʃə] *n* (容器)颈管，曲颈甑管

tubule ['tju:bju:l] *n* 小管，细管 | caroticotympanic ～s 颈鼓小管 / collecting ～s 集合小管(肾) / convoluted ～s (肾)曲小管；曲细精管 / convoluted renal ～s 肾曲小管 / convoluted seminiferous ～s 曲细精管 / dental ～s, dentinal ～s 牙质小管 / discharging ～s 排泄小管，乳头管 / lactiferous ～ 输乳小管 / segmental ～s 中肾小管 / seminiferous ～s 细精管 / straight renal ～s 肾直小管；直细精

管 / straight seminiferous ～s 直细精管 / uriniferous ～s, uriniparous ～s 肾小管 / vertical ～s 卵巢旁体小管

tubuli ['tju:bjulai] tubulus的复数

tubulin ['tju:bjulin] *n* 微管蛋白

Tubulina [ˌtju:bju'lainə] *n* 管足亚目

tubulization [ˌtju:bjulai'zeiʃən] *n* 神经套管术(治疗神经损伤)

tubuloacinar [ˌtju:bjuləu'æsinə] *a* 管状腺泡的

tubulocyst ['tju:bjuləusist] *n* 管囊肿

tubuloracemose [ˌtju:bjuləu'ræsiməus] *a* 管状葡萄状的

tubulorrhexis [ˌtju:bjuləu'reksis] *n* 肾小管断裂

tubulosaccular [ˌtju:bjuləu'sækjulə] *a* 管状囊状的

tubulose ['tju:bjuləus], **tubulous** ['tju:bjuləs] *a* 小管的,含小管的

tubulovesicle [ˌtju:bjuləu'vesikl] *n* 管状囊

tubulovesicular [ˌtju:bjuləuvə'sikjulə] *a* 管状囊状的

tubulus ['tju:bjuləs] ([复] **tubuli** ['tju:bjulai]) *n*【拉】小管,细管

tubus ['tju:bəs] ([复] **tubi** ['tju:bai]) *n*【拉】管

tuckahoe ['tʌkəhəu] *n* 茯苓

Tuerck 见Türck

Tuesday ['tju:zdi] *n* 星期二 | ～**s** *ad* 每星期二

Tuffier's test ['tju:fiɛə] (Marin T. Tuffier) 杜非埃试验(在动脉瘤时,当肢体的主要动静脉被压住后,只有在侧支循环通畅时,手或足的静脉才会鼓胀)

tuft [tʌft] *n* 丛 | enamal ～s (牙齿)釉丛 / hair ～s 毛丛 / malpighian ～s, renal ～s 肾小球 / synovial ～s (关节)滑膜绒毛

tufted ['tʌftid] *a* 丛生的,簇状的

tuftsin ['tʌftsin] *n* 促吞噬素,促吞噬肽

tug [tʌg] (-gg-) *vi, vt, n* 牵引

tugging ['tʌgiŋ] *n* 牵引感 | tracheal ～ 气管牵引感(见于主动脉弓动脉瘤)

tularemia [ˌtjulə'ri:miə] *n* 土拉菌病,兔热病 | gastrointestinal ～ 胃肠土拉菌病 / glandular ～ 腺型土拉菌病 / oculoglandular ～ 眼腺型土拉菌病 / oropharyngeal ～ 口咽型土拉菌病 / pulmonary ～, pulmonic ～ 肺土拉菌病 / ulceroglandular ～ 溃疡淋巴腺型土拉菌病

tularine ['tju:ləri:n] *n* 土拉菌素(土拉杆菌皮肤试验用的抗原,治土拉菌病)

tulase ['tju:leiz] *n* 结核菌蜡(结核杆菌提取物,贝林〈von Behring〉曾用于治疗结核)

Tullio's phenomenon ['tu:liəu] (Pietro Tullio) 图里奥现象(局限性迷路炎患者由于高强声而引起眩晕)

Tulpius valve ['tʌlpiəs] (Nikolaas Tulpius 〈Nicolas Tulp〉) 回盲瓣

tumble ['tʌmbl] *vi, vt* (使)摔倒;(使)翻滚;偶然遇见(upon) *n* 摔交;翻滚;混乱

tumefacient [ˌtju:mi'feiʃənt] *a* 肿胀的,致肿胀的

tumefaction [ˌtju:mi'fækʃən] *n* 肿胀,肿大

tumefy ['tju:mifai] *vt, vi* (使)肿起,(使)肿大

tumentia [tju:'menʃiə] *n*【拉】肿胀 | vasomotor ～ 血管舒缩性肿胀

tumescence [tju:'mesns] *n* 肿胀,肿大 | **tumescent** *a*

tumid ['tju:mid] *a* 肿胀的 | ～**ity** [tju:'midəti] *n*

tumoraffin [ˌtju:mə'ræfin] *a* 亲瘤(细胞)的,嗜瘤(细胞)的

tumoricidal [ˌtju:məri'saidl] *a* 破坏肿瘤细胞的,杀癌细胞的

tumorigenesis [ˌtju:məri'dʒenisis] *n* 肿瘤发生

tumorigenic [ˌtju:məri'dʒenik] *n* 致瘤的,肿瘤发生的

tumorlet ['tju:məlit] *n* 小瘤

tumo(u)r ['tju:mə] *n* (肿)瘤;肿胀,肿块 | acute splenic ～ 急性脾肿胀 / adenoid ～ 腺瘤 / adenomatoid ～ 腺瘤

样瘤(一种生殖系统内的良性肿瘤) / adipose ~, fatty ~ 脂(肪)瘤 / adrenal rest ~ 肾上腺剩余(组织)瘤 / ~ albus 白色肿,结核性关节肿 / aniline ~ 苯胺瘤 / benign ~, innocent ~ 良性瘤 / blood ~ 血肿;动脉瘤 / brown ~ 棕色瘤 / carcinoid ~ of bronchus 支气管类癌肿瘤 / carotid body ~ 颈动脉体瘤 / ~ colli 颈部肿瘤 / connective-tissue ~ 结缔组织肿瘤 / chromaffin-cell ~ 嗜铬细胞瘤 / colloid ~ 胶样瘤,粘液瘤 / embryonal ~ 胚(组织)瘤 / fibroid ~, fibrocellular ~ 纤维细胞瘤,纤维瘤 / germinal ~ 生发瘤,胚瘤 / glomus ~ 血管球瘤 / glomus jugulare ~ 颈静脉球(体)瘤 / granulosa-theca cell ~ 粒层卵泡膜细胞瘤 / gummy ~ 梅毒瘤,树胶肿 / hilar cell ~ 卵巢门细胞瘤 / ivory-like ~ 象牙样瘤,密质骨瘤 / lacteal ~ 乳瘤,乳房脓肿;乳腺囊肿 / ~ lienis 脾肥,脾盈 / lipoid cell ~ of ovary 卵巢类脂质细胞瘤(亦称肾上腺剩余瘤,男化卵巢瘤) / malignant ~ 恶性(肿)瘤 / march ~ 行军瘤,跖韧带炎 / mast cell ~ 肥大细胞瘤 / melanotic neuroectodermal ~, retinal anlage ~ 黑素沉着性神经外胚层瘤,视网膜原基瘤 / organoid ~ 器官样瘤(一种畸胎瘤) / pearl ~, pearly ~ 珠光瘤,胆脂瘤 / plasma cell ~ 浆细胞瘤 / pregnancy ~ 孕期瘤(在孕期发生的牙龈脓性肉芽肿) / ranine ~ 舌下囊肿 / recurring digital fibrous ~s of childhood 儿童复发性指(趾)纤维瘤,婴儿指(趾)纤维瘤病 / vascular ~ 动脉瘤;血管瘤 / white ~ 白肿,白色肿胀,慢性结核性关节炎 / yolk sac ~ 卵黄囊瘤,中肾病(2型) | **~ous** ['tju:mərəs] *a*

tumult ['tju:mʌlt] *n* 喧闹,骚动;激动,混乱 | **~uous** [tju(:)'mʌltjuəs] *a*

tumultus [tju(:)'mʌltəs] *n*【拉】骚乱,骚动

tune [tju:n] *n* 调子;协调;语调,态度 *vt, vi* (使)协调,调整,调谐 | call the ~ 定调子 / change one's ~, sing another (或a different) ~ 改变调子,转变态度 / to the ~ of 到达…数量 / ~ in 调谐(于某频率或频道),收听 / ~ oneself to 适应 / ~ out 失谐,调出(指去掉干扰信号等)

Tunga ['tʌŋgə] *n* 潜蚤属 | ~ penetrans 穿皮潜蚤

tungiasis [tʌŋ'gaiəsis] *n* 潜蚤病

tungstate ['tʌŋsteit] *n* 钨酸盐

tungsten ['tʌŋstən] *n* 钨(化学元素) | **~ic** [tʌŋs'tenik] *a*

tungstic ['tʌŋstik] *a* 六价钨的,(正)钨的,五价钨的 | ~ acid 钨酸

tunic ['tju:nik] *n* 膜,被膜 | fibrous ~ 纤维膜,纤维层 / mucous ~ 粘膜 / muscular ~ 肌层,肌织膜 / pharyngeal ~, pharyngobasilar ~ 咽颅底板 / proper ~ 固有膜,固有层

tunica ['tju:nikə] ([复] **tunicae** ['tju:niki:]) *n*【拉】膜,被膜

tunicary ['tju:nikəri] *a* 有膜的

Tunicata [ˌtju:ni'keitə] *n*【拉】被囊类(动物)

tunicate ['tju:nikeit] *n* 被囊动物

tunicin ['tju:nisin] *n* 动物纤维素,被囊(动物)纤维素

Tunisia [tju(:)'niziə] *n* 突尼斯[非洲] | **~n** [tju(:)'niziən] *a* 突尼斯的;突尼斯人的 *n* 突尼斯人

tunnel ['tʌnl] *n* 隧道,地道 | carpal ~, flexor ~ 腕管,屈肌管

turacin ['tjuərəsin] *n* 羽红素

turacoporphyrin [ˌtjuərəkə*u*'pɔ:firin] *n* 羽红素卟啉

turanose ['tjuərənəus] *n* 松二糖

Turbatrix aceti [tə'beitriks] 醋线虫

Turbellaria [ˌtə:bə'lεəriə] *n* 涡虫纲

turbid ['tə:bid] *a* 混浊的 | **~ity** [tə:'bidəti] *n* 浊度;混浊

turbidimeter [ˌtə:bi'dimitə] *n* 比浊计,浊度计 | **turbidimetric** [ˌtə:bidi-

'metrik] *a* 比浊的，浊度计的 | **turbidimetry** *n* 比浊法，测浊法，浊度测定法

turbinate ['tə:binit] *a* 甲介形的 *n* 鼻甲(骨) | sphenoid ~ 蝶骨甲 | ~**d** ['tə:bineitid] *a* 甲介形的 / **turbinal** ['tə:binl] *a, n*

turbinectomy [ˌtə:bi'nektəmi] *n* 鼻甲切除术

turbinotome [tə:'binətəum] *n* 鼻甲刀

turbinotomy [ˌtə:bi'nɔtəmi] *n* 鼻甲切开术

Türck's bundle [tiək] (Ludwig Türck) 颞桥束 | ~ column (fasciculus) 锥体前束，皮质脊髓前束 / ~ degeneration 继发性变性(脊髓神经) / ~ trachoma 慢性卡他性喉炎

Turck's zone [tə:k] (Fenton B. Truck) 变性带(即肠壁结缔组织层，由肠穿入的细菌在此均被消灭)

Turcot's syndrome [tir'kəu] (Jacques Turcot) 蒂尔柯综合征(家族性结肠息肉病，伴中枢神经系统恶性肿瘤〈神经胶质瘤〉)

turgescent [tə:'dʒesnt] *a* 肿大的，(开始)肿胀的 | **turgescence** *n* 肿胀，肿大

turgid ['tə:dʒid] *a* 肿胀的，浮肿的；充满的，胀满的

turgidization [ˌtə:dʒidai'zeiʃən, -di'z-] *n* 充满法，胀满法(注入液体使组织胀满的方法)

turgometer [tə:'gɔmitə] *n* 肿度测定器

turgor ['tə:gə] *n*【拉】充盈，充满，胀满 | ~ vitalis 血管(正常)充盈

turista [tuə'ristə] *n*【西】旅游者腹泻(墨西哥对traveler's diarrhea的称呼)

Turkey ['tə:ki] *n* 土耳其[亚洲]

turkey ['tə:ki] *n* 火鸡

Turkish ['tə:kiʃ] *a* 土耳其的；土耳其人的

Türk's cell (irritation leukocyte) [tiək] (Wilhelm Türk) 蒂尔克细胞(刺激性白细胞)(一种单核无粒细胞，兼有非典型淋巴细胞和浆细胞两者形态特征，见于严重贫血、慢性感染和白血病样反应时的末梢血液)

turmeric ['tə:mərik] *n* 姜黄

turmschaedel ['tu:mʃɑ:del] *n*【德】颅骨高圆畸形

turn [tə:n] *vt* 转动，转向；转变为(into)；使遭受(to)；使变质；倾倒；扰乱(心神等)；扭伤 *vi* 转动；朝向；变成；变质；晕眩 *n* 转动；转变；(一)回，(一)阵；癖性；［复］月经 | at every ~ 事事，处处，经常 / be ~ed (of) 年在…以上，年逾 / by ~s 轮流，交替 / in one's ~ 轮到某人也(做某事)，也 / in the ~ of a hand 顷刻，转瞬间 / in ~ 依次，轮流 / on the ~ 正在转变中 / out of ~ 不依顺序地；不合时宜地，轻率地 / serve sb's ~ 合某人之用，有助于达到某人的目的 / serve the ~ 合用，管用 / take ~s 依次，轮流 / the ~ of life 经绝期，更年期 / to a ~ 正好，恰好 / to the ~ of hair 丝毫不差地 / ~ about 转身；(使)转向；反复思考；依次，轮流 / ~ and ~ about 依次，轮流 / ~ against 不喜欢，厌恶；(使…)反对 / ~ aside 避开；使转变方向；偏离 / ~ away 走开；避免 / ~ (away) from 对…感到厌恶 / ~ back 往回走；翻回到；重新提到 / ~ down 翻下；关小，调低；拒绝 / ~ in 转身进入；上床睡觉；(趾等)内倾；交出；作出；把…向里折 / ~ inside out 翻出 / ~ into 进入；(使)变成 / ~ off 关(灯、煤气等)；避开；制造；处理；变成；使厌烦；变质 / ~ on (旋)开(灯、自来水等)；以…指向；反对，攻击；依靠，取决于；(使)产生幻觉；变得兴奋 / ~ on the waterworks 哭起来 / ~ out 打扫；使(趾等)外倾；制造，培训；翻出；关(灯、煤气等)；熄灭；起床；离家；把…送往别处；结果(是)，原来(是)，证明(是) / ~ out of 迫使…离开(家、工作等) / ~ over (使)打翻；交给；翻阅；反复考虑；翻身；(胃)翻动，(胃)不舒服；(心脏)惊悸，心烦意乱；转动 / ~ round 转身；转变，改变意见 / ~ to 转向；变成；求助

于;致力于,着手;开始工作 / ～ up 发现,找到;出现;突然发生;引起…呕吐;证明是;参考;查找;把… 翻转过来;卷起;到达;开大(煤气等) / ～ upside down 把…完全颠倒

turndown [ˈtəːndaun] *a* 可翻折的, *n* 拒绝;衰退

turner [ˈtəːnə] *n* 翻拌器,旋转器

turnera [ˈtəːnərə] *n* 特纳草叶,达米阿那(见damiana)

Turner's sign [ˈtəːnə] (George G. Turner) 特纳征(急性出血性胰腺炎时腰部皮肤变色)

Turner's sulcus [ˈtəːnə] (William A. Turner) 顶间沟(大脑)

Turner's syndrome [ˈtəːnə] (Henry H. Turner) 特纳综合征(躯体矮小,性腺发育不全,具有各种畸形,如蹼颈、低发际、肘外翻等,与第二个性染色体缺失有关,患者的表型是女性,通常不能生育。亦称性腺发育不全)

Turner tooth (hypoplasia) [ˈtəːnə] (Joseph G. Turner) 特纳牙(发育不全)(单个牙釉质发育不全,最常见的为上颌恒切牙或上、下颌前磨牙中的一颗,由于局部感染或外伤所致)

turnip [ˈtəːnip] *n* 芜菁,萝卜

turnover [ˈtəːnˌəuvə] *n* 更新,周转,转换 | erythrocyte iron ～ (EIT), red blood cell iron ～ (RBCIT) 红细胞铁转换(率) / plasma iron ～ (PIT) 血浆铁转换(率)

turnsick [ˈtəːnsik], **turnsickness** [ˈtəːnsiknis] *n* 蹒跚病(家畜晕倒病)

turnsol [ˈtəːnsɔl] *n* 石蕊,石蕊素

TURP transurethral prostatic resection 经尿道前列腺切除术

turpentine [ˈtəːpəntain] *n* 松脂,松油脂,松节油

turricephaly [ˌtəːriˈsefəli] *n* 尖头(畸形),塔头(畸形)

turtle [ˈtəːtl] *n* 海龟,甲鱼

turunda [tjuˈrʌndə] *n*【拉】(外科)塞条;栓剂,塞药

Turyn's sign [ˈtuːrin] (Felix Turyn) 图林征(坐骨神经痛时,如患者蹋趾背曲,臀区即感到疼痛)

tus. tussis【拉】咳(嗽)

tussal [ˈtʌsəl] *a* 咳(嗽)的

tussicula [təˈsikjulə] *n*【拉】轻咳

tussicular [təˈsikjulə] *a* 咳的

tussiculation [təˌsikjuˈleiʃən] *n* 干咳,烦咳

tussigenic [ˌtʌsiˈdʒenik] *a* 致咳的

tussis [ˈtʌsis] *n*【拉】咳(嗽) | **tussive** *a*

tutamen [tjuˈteimən] ([复] **tutamina** [tjuˈtæminə]) *n*【拉】保护器,防御物

Tuttle's proctoscope [ˈtʌtl] (Edward G. Tuttle) 塔特尔直肠镜(顶端装有电灯光,并可对直肠壶腹充气)

twang [twæŋ] *n* 鼻音 *vi, vt* (使)发鼻音

tweak [twiːk] *n* 拧,捏 *vt* 拧,捏(鼻子,耳朵等)

Tween [twiːn] *n* 吐温,聚山梨酯(polysorbate)制剂的商品名(与数字连用,如Tween 80〈吐温80〉,即polysorbate 80〈聚山梨酯80〉的商品名)

tween-brain [ˈtwiːnbrein] *n* 间脑

tweezer(s) [ˈtwiːzə(z)] *n* 镊(俗称)

twelfth [tweilfθ] *num* 第十二(个);十二分之一(的)

twelve [twelv] *num* 十二

twentieth [ˈtwentiiθ] *num* 第二十(个);二十分之一(的)

twenty [ˈtwenti] *num* 二十

twice [twais] *ad* 两次,两倍 | at ～ 分两次(做某事),在第二次时 / in ～ 分两次(做某事) / think ～ 重新考虑

twiddle [ˈtwidl] *vt* 捻弄,旋弄 *vi* 玩弄(with) | ～ one's thumbs 抚弄大拇指;闲得无聊

twig [twig] *n* 细支,小支(神经或动脉)

twilight [ˈtwailait] *n* 曙光,薄暮;朦胧

twin [twin] *a* 双(胞)胎之一的;双生的,孪生的 *n* 双生,双胎 | acardiac ～ 无心双胎,无心畸胎 / allantoidoangiopagous ～s 脐血管联胎 / conjoined ~s, Siamese ~s 联胎(Siamese ~s 暹罗双胎，原指剑突联胎，现泛指任何类型的联胎) / dizygotic ~s, binovular ~s, dissimilar ~s, dichorial ~s, dichorionic ~s, false ~s, fraternal ~s, heterologous ~s, two-egg ~s, unlike ~s 双卵性双胎 / monozygotic ~s, identical ~s, monochorial ~s, monochorionic ~s, monoovular ~s, one-egg ~s, similar ~s, true ~s, uniovular ~s 单卵性双胎

twinge [twindʒ] *n* 刺痛

twinkle ['twiŋkl] *vi, vt* (使)闪光 *n* 闪光;瞬间

twinkling ['twiŋkliŋ] *n* 瞬间 | in the ~ of an eye 一刹那，转瞬之间

twinning ['twiniŋ] *n* 对裂，成对;双生，双胎生成

twinship ['twinʃip] *n* 孪生，双生

twist [twist] *vt* 捻，拧转;盘绕;编织;扭伤 *vi* 扭弯;扭伤;盘绕 *n* (一)捻，(一)拧;编织;弯曲，扭转;捻线 | intestinal ~ 肠扭转 | a ~ in one's tongue 口齿不清 / a ~ of the wrist 熟练的技巧(或手法) / ~ off 拧断，扭断 / ~s and turns 迂回曲折

Twiston ['twistən] *n* 酒石酸罗托沙敏(rotoxamine tartrate)制剂的商品名

twitch [twitʃ] *vt, vi* (使)抽搐，颤搐 *n* 抽搐，颤搐;压板(兽医用具)

twitching ['twitʃiŋ] *n* 颤搐 | fascicular ~ 肌束颤搐 / fibrillar ~ 原纤维性颤搐

two [tu:, tu] *num* 二，两个 | a ~ by ~ 一块二乘二(消毒纱布) / by ~s and threes 两三个一次，三三两两 / in ~s 在极短时间里，立刻 / one or ~ 一或两;几个，少许 / put ~ and ~ together 根据事实推断，推理

Twort-d'Herelle phenomenon[twə:t də'rel] (Frederick W. Twort; Felix H. d'Herelle) 图尔特-代列尔现象(一种可传播的细菌溶解现象，即噬菌现象。当伤寒或痢疾细菌的肉汤培养物中加入一滴恢复期伤寒或痢疾病人过滤的粪便肉汤乳液时，细菌培养物将于数小时后完全溶解，若将一滴已溶解的培养物加于另一杆菌培养物时，将发生与第一次完全一样的溶解，然后加一滴这种培养物可溶解第三种培养物，且能如此转移达数百次)

TWZ triangular working zone 三角工作区(见Kambin's triangular working zone)

TXA_2, TXB_2 thromboxanes A_2 and B_2 血栓烷A_2,血栓烷B_2

tybamate ['taibəmeit] *n* 泰巴氨酯，羟戊丁氨酯(弱安定药)

tychastics [tai'kæstiks] *n* 工伤(学)，工业(意外)事故学

tying ['taiiŋ] tie的现在分词

tylectomy [tai'lektəmi] *n* 肿块切除术

Tylenol ['tailənɔl] *n* 对乙酰氨基酚，扑热息痛(acetaminophen)制剂的商品名

tylion ['tiliən] *n* 交叉沟中点(视交叉沟前缘的正中点)

tyloma [tai'ləumə] *n*【希】胼胝

Tylophora asthmatica [tai'lɔfərə æs'mætikə] 印度娃儿藤(催吐药并用于治痢疾及气喘)

tylophorine [tai'lɔfərin] *n* 娃儿藤碱(催吐、镇喘药)

tylosis [tai'ləusis] *n* 胼胝形成;胼胝 | ~ ciliaris 眼睑胼胝形成 / ~ linguae 颊粘膜白斑病 / ~ palmaris et plantaris 掌跖角化病 | **tylotic** [tai'lɔtik] *a* 胼胝的

Tylox ['tailɔks] *n* 盐酸羟考酮-对乙酰氨基酚(oxycodone hydrochloride and acetaminophen)复合制剂的商品名

tyloxapol [tai'lɔksəpɔl] *n* 泰洛沙泊，四丁酚醛(表面活性剂，祛痰药)

Tympagesic [ˌtimpə'dʒi:zik] *n* 安替比林-苯佐卡因-盐酸苯福林滴耳液 (antipyrine, benzocaine, and phenylephrine hydrochloride otic solution)

制剂的商品名

tympan ['timpən] *n* 鼓;(绷紧的)薄膜状物

tympanal ['timpənəl] *a* 鼓室的;鼓膜的

tympanectomy [ˌtimpə'nektəmi] *n* 鼓膜切除术

tympania [tim'pæniə] *n* 气鼓,鼓胀 | ～ uteri 子宫气鼓

tympanic [tim'pænik] *a* 鼓(面)的;鼓室的;鼓响的

tympanicity [ˌtimpə'nisəti] *n* 鼓响性

tympanion [tim'pæniən] *n* 鼓环点 | lower ～ 鼓环最低点 / upper ～ 鼓环最高点

tympanism ['timpənizəm] *n* 气鼓,鼓胀

tympanites [ˌtimpə'naiti:z] *n* 气鼓,鼓胀 | false ～ 假性气鼓 / uterine ～ 子宫气肿,子宫积气 | **tympanitic** [ˌtimpə'nitik] *a* 气鼓的;鼓响的

tympanitis [ˌtimpə'naitis] *n* 鼓室炎,中耳炎

tympan(o)- [构词成分] 鼓室,鼓膜

tympanoacryloplasty [ˌtimpənəuə'kriləˌplæsti] *n* 鼓室丙烯酸酯成形术

tympanocentesis [ˌtimpənəusen'ti:sis] *n* 鼓膜穿刺(放液)术(亦称鼓膜切开术)

tympanoeustachian [ˌtimpənəuju:'steiʃjən] *a* 鼓室咽鼓管的

tympanogenic [ˌtimpənəu'dʒenik] *a* 鼓室原的

tympanogram [tim'pænəˌgræm] *n* 鼓室压图,鼓室导抗图,声顺图

tympanohyal [ˌtimpənəu'haiəl] *a* 鼓室(与)舌骨弓的 *n* 鼓舌骨(胚)

tympanolabyrinthopexy [ˌtimpənəuˌlæbi'rinθəpeksi] *n* 鼓室迷路连接术(治耳硬化症所致的进行性聋)

tympanomalleal [ˌtimpənəu'mæliəl] *a* 鼓室锤骨的

tympanomandibular [ˌtimpənəumæn'dibjulə] *a* 鼓室下颌的

tympanomastoiditis [ˌtimpənəuˌmæstɔi'daitis] *n* 鼓室乳突炎

tympanometric [ˌtimpənəu'metrik] *a* 鼓室测压的

tympanometry [ˌtimpə'nɔmitri] *n* 鼓室测压法,鼓室压测量法

tympanoplasty [ˌtimpənəu'plæsti] *n* 鼓室成形术 | **tympanoplastic** [ˌtimpənəu'plæstik] *a*

tympanosclerosis [ˌtimpənəuskliə'rəusis] *n* 鼓膜硬化(症)

tympanosquamosal [ˌtimpənəuskwei'məusəl] *a* 鼓室鳞部的

tympanostapedial [ˌtimpənəustə'pi:di:əl] *a* 鼓室镫骨的

tympanosympathectomy [ˌtimpənəuˌsimpə'θektəmi] *n* 鼓室丛切除术

tympanotemporal [ˌtimpənəu'tempərəl] *a* 鼓室颞骨的

tympanotomy [ˌtimpə'nɔtəmi] *n* 鼓膜切开术;鼓膜穿刺术,鼓膜探查术

tympanous ['timpənəs] *a* 鼓气的,鼓胀的

tympanum ['timpənəm] *n* 【拉】鼓室;中耳腔

tympany ['timpəni] *n* 气鼓,鼓胀;鼓响,鼓音

tyndallization [ˌtindəlai'zeiʃən, -li'z-] (John Tyndall) *n* 分馏灭菌(法),分段灭菌(法),间歇灭菌(法)

Tyndall light ['tindl] (John Tyndall) 廷德尔光(气体或液体中分子反射光) | ～ phenomenon (effect) 廷德尔现象(效应)(光柱经由悬浮于液体或气体内的固体微粒受到破坏时,可见一横光柱)

typal ['taipəl] *a* 类型的,典型的;模式的

type [taip] *n* 型,式,类型;典型 | allotropic ～ 异我关怀型(一种非自我中心的人格) / amyostatic-kinetic ～ 肌震颤运动型(流行性脑炎的一型) / apoplectic ～ 中风型 / asthenic ～ 无力型,瘦长型 / athletic ～ 运动员型,健壮型 / bird's-head ～ 小头型(白痴) / blood ～s 血型 / body ～ 体型 / leg ～ 腿型(进行性遗传性肌萎缩) / leptosome ～ 瘦长型 / phthisic ～ 痨病型 / pyknic ～ 矮胖型 / seclusive ～ 隐士型，孤独隐退型 / test ～ 视力(试)标型(视力表) / wild ～ 野生型(指遗传学中的表现型，亦指正常基因) | true to ～ 典型的(地);合乎本性的(地);纯种的

typembryo [taip'embriəu] *n* 典型胚，类型胎

Typhaceae [tai'feisii:] *n* 伤寒菌科(旧名)

typhemia [tai'fi:miə] *n* 伤寒菌血症

typhia ['tifiə] *n* 伤寒

typhic ['taifik] *a* 伤寒的;斑疹伤寒的

typhlectasis [tif'lektəsis] *n* 盲肠膨胀

typhlectomy [tif'lektəmi] *n* 盲肠切除术

typhlenteritis [ˌtiflentə'raitis] *n* 盲肠炎

typhlitis [tif'laitis] *n* 盲肠炎

typhl(o)- [构词成分] 盲肠;盲

typhlocele ['tifləsi:l] *n* 盲肠突出

Typhlocoelum [ˌtiflə'si:ləm] *n* 盲腔(吸虫)属 | ～ cucumerinum 巴西鸡吸虫

typhlocolitis [ˌtifləukɔ'laitis] *n* 盲肠结肠炎

typhlodicliditis [ˌtifləuˌdikli'daitis] *n* 回盲瓣炎

typhloempyema [ˌtifləuˌempai'i:mə] *n* 盲肠脓肿

typhloenteritis [ˌtifləuˌentə'raitis] *n* 盲肠炎

typhlohepatitis [ˌtifləuˌhepə'taitis] *n* 传染性肠肝炎(火鸡)

typhlolexia [ˌtifləu'leksiə] *n* 词盲，视性失读

typhlolithiasis [ˌtifləuli'θaiəsis] *n* 盲肠石病

typhlology [tif'lɔlədʒi] *n* 盲学

typhlomegaly [ˌtifləu'megəli] *n* 盲肠巨大，巨盲肠

typhlon ['tiflɔn] *n* 【希】盲肠

typhlopexy ['tifləuˌpeksi], **typhlopexia** [ˌtifləu'peksiə] *n* 盲肠固定术

typhloptosis [ˌtifləu'təusis] *n* 盲肠下垂

typhlorrhaphy [tif'lɔrəfi] *n* 盲肠缝术

typhlosis [tif'ləusis] *n* 盲，视觉缺失

typhlostenosis [ˌtifləusti'nəusis] *n* 盲肠狭窄

typhlostomy [tif'lɔstəmi] *n* 盲肠造口术

typhloteritis [ˌtifləutə'raitis] *n* 盲肠炎

typhlotomy [tif'lɔtəmi] *n* 盲肠切开术

typhloureterostomy [ˌtifləujuˌri:tə'rɔstəmi] *n* 盲肠输尿管吻合术

typhobacillosis [ˌtaifəuˌbæsi'ləusis] *n* 伤寒菌毒症 | ～ tuberculosa 伤寒型结核菌毒症

typhobacterin [ˌtaifəu'bæktərin] *n* 伤寒菌苗

typhogenic [taifəu'dʒenik] *a* 引起伤寒(或斑疹伤寒)的

typhohemia [ˌtaifəu'hi:miə] *n* 伤寒菌血症

typhoid ['taifɔid] *a* 似斑疹伤寒的;伤寒的;伤寒样的 *n* 伤寒 | fowl ～ 鸡伤寒 / provocation ～ 激发性伤寒

typhoidal [tai'fɔidl] *a* 伤寒的;伤寒样的

typhoidin ['taifɔidin] *n* 伤寒菌素

typhomalarial [ˌtaifəumə'lɛəriəl] *a* 伤寒型疟疾的

Typhonium trilobatum [tai'fəunjəm ˌtrailə'bætəm] 【拉】裂叶犁头草

typhoon [tai'fu:n] *n* 台风 | **typhonic** [tai'fɔnik] *a*

typhopaludism [ˌtaifəu'pæljudizəm] *n* 伤寒型疟疾

typhopneumonia [ˌtaifəunju(:)'məuniə] *n* 伤寒肺炎(伤寒并发肺炎)

typhus ['taifəs] *n* 斑疹伤寒 | amarillic ～ 黄热病 / benign ～, recrudescent ～ 再燃性斑疹伤寒 / canine ～ 无黄疸型钩端螺旋体病 / collapsing ～ 虚脱性伤寒 / epidemic ～, classic ～, European ～, exanthematic ～, exanthematous ～, louse-borne ～ 流行性斑疹伤寒,欧洲斑疹伤寒,虱传斑疹伤寒 / Indian tick ～ 印度蜱传斑疹伤寒 / murine ～, endemic ～, flea-borne ～, Manchurian ～, Mexican ～, Moscow ～, Toulon ～ 鼠型斑疹伤寒,地方性斑疹伤寒,蚤传斑疹伤寒,满州斑疹伤寒,墨西哥斑疹伤寒,莫斯科斑疹伤寒,土伦斑疹伤寒 / North Queensland tick ～, Australian tick ～, Queensland tick ～ 北昆士兰蜱传斑疹伤寒,澳大利亚蜱传斑疹伤寒,昆士兰蜱传斑疹伤寒 / scrub ～, mite-borne ～, tropical ～ 丛林斑疹伤寒,螨传斑疹伤寒,热带斑疹伤寒,恙虫病 / Siberian tick ～, North Asian tick ～ 西伯利亚蜱传斑疹伤寒,北亚蜱传斑疹伤寒 / tick ～, tickborne ～, exanthematic ～ of Sãn Paulo, Sãn Paulo ～ 蜱传斑疹伤寒,落矶山斑疹热 / urban ～, shop ～ 城市斑疹伤寒 | **typhous** *a*

typical ['tipikəl] *a* 典型的,有代表性的 | **～ly** *ad*

typify ['tipifai] *vt* 作为…的典型,具有…的特征

typing ['taipiŋ] *n* 分型,定型 | HLA ～, tissue ～ 组织相容性抗原分型,组织定型 / ～ of blood 血型定型(用已知抗血清决定血细胞属于哪一型) / phage ～ 噬菌体分型 / primed lymphocyte ～ (PLT) 预处理淋巴细胞分型

typist ['taipist] *n* 打字员

typodont ['taipədɔnt] *n* 模式牙(含有人工牙或天然牙供教学训练使用的人造模型)

typology [tai'pɔlədʒi] *n* 类型学;血型学 | **typological** [ˌtaipə'lɔdʒikəl] *a*

typonym ['taipənim] *n* 同模式异名 | **～al** [tai'pɔniməl] *a* / **～ic** [taipə'nimik] *a*

typoscope ['taipəskəup] *n* 弱视矫正器,助视器

Tyr tyrosine 酪氨酸

tyramine ['taiərəmi:n] *n* 酪胺

tyrannism ['tirənizəm] *n* 暴虐狂,病态残暴

tyrein ['taiəri:n] *n* 凝固(乳)酪蛋白

tyresin [tai'ri:sin] *n* 解蛇毒素

tyr(o)- [构词成分] 干酪,酪

tyrocidin(e) [ˌtaiərəu'saidin] *n* 短杆菌酪肽

Tyrode's solution ['tairəud] (Maurice V. Tyrode) 泰洛溶液(一种含镁的洛克〈Locke〉溶液,尤用于灌注兔肠)

tyrogenous [taiə'rɔdʒinəs] *a* 干酪原的

Tyroglyphus [taiə'rɔglifəs] *n* 粉螨属(即食酪螨属Tyrophagus) / ～ castellani 卡氏粉螨(即卡氏食酪螨Tyrophagus castellani) / ～ farinae 粗脚粉螨(即粗脚食酪螨Tyrophagus farinae) / ～ longior 长粉螨(即长食酪螨Tyrophagus longior) / ～ siro 粗脚粉螨(即Acarus siro)

tyroid ['taiərɔid] *a* 干酪样的

tyroma [taiə'rəumə] *n* 干酪样瘤;干酪样结块

tyromatosis [ˌtaiərəumə'təusis] *n* 干酪变性,干酪化

tyropanoate sodium [ˌtaiərəupə'nəueit] 丁酰碘番酸钠,丁碘苄丁酸钠(口服胆囊造影剂)

Tyrophagus [taiə'rɔfəgəs] *n* 食酪螨属(亦称粉螨属) | ～ castellani 卡氏食酪螨 / ～ farinae 粗脚食酪螨 / ～ longior 长食酪螨 / ～ siro 粗脚食酪螨(即Acarus siro)

tyrosamine [taiə'rəusəmi:n] *n* 酪胺

tyrosinase [taiə'rəusineis] *n* 酪氨酸酶

tyrosine ['taiərəsi:n] *n* 酪氨酸

tyrosine aminotransferase ['taiərəsi:n əˌmi:nəu'trænsfəreis] 酪氨酸氨基转移酶,酪氨酸转氨酶(见tyrosine transaminase)

tyrosine hydroxylase ['tairəsi:n hai'drɔksileis] 酪氨酸羟化酶,酪氨酸3-单(加)氧酶

tyrosine kinase ['tairəsi:n 'kaineis]

酪氨酸激酶,蛋白酪氨酸激酶

tyrosinemia [ˌtaiərəsi'niːmiə] *n* 酪氨酸血(症)

tyrosine 3-monooxygenase ['tairəsiːn ˌmɔnəu'ɔksidʒəneis] 酪氨酸3-单(加)氧酶(此酶在脑内发生,并在恶性高苯丙氨酸血症时失活)

tyrosine transaminase ['tairəsiːn træns'æmineis] 酪氨酸转氨酶(此酶缺乏,为一种常染色体隐性性状,可致酪氨酸血症Ⅱ型)

tyrosinosis [ˌtaiərəsi'nəusis] *n* 酪氨酸代谢病

tyrosinuria [ˌtaiərəsi'njuəriə] *n* 酪氨酸尿

tyrosis [taiə'rəusis] *n* 干酪变性

tyrosyl ['taiərəsil] *n* 酪氨酰(基)

tyrosyluria [ˌtaiərəsi'ljuəriə] *n* 酪氨酰基尿

tyrothricin [ˌtaiərə'θraisin] *n* 短杆菌素,混合短杆菌肽(抗生素类药)

Tyrothrix ['taiərəθriks] *n* 酪毛霉属

tyrotoxicon [ˌtaiərə'tɔksikɔn] *n* 干酪毒碱,氢氧化重氮苯

tyrotoxicosis [ˌtaiərəˌtɔksi'kəusis], **tyrotoxism** [ˌtaiərə'tɔksizəm] *n* 干酪中毒

Tyrrell's fascia ['tirəl] (Frederick Tyrrell) 直肠膀胱中隔 | ~ hook 蒂勒尔钩(用于眼手术)

tysonian [tai'səuniən] *a* 太森(Edward Tyson)的

tysonitis [ˌtaisə'naitis] *n* 包皮腺炎

Tyson's crypts, glands ['taisn] (Edward Tyson) 太森腺,包皮腺

tyvelose ['taivələuz] *n* 泰威糖,伤寒菌糖, 3,6-二脱氧-D甘露糖

Tyzine ['taiziːn] *n* 盐酸四氢唑啉(tetrahydrozoline hydrochloride)制剂的商品名

Tzanck cell [tsænk] (Arnault Tzanck) 赞克细胞(退化性上皮细胞,见于天疱疮) | ~ test 赞克试验(检疱疹性疾病的病灶基底部细胞)

Tzaneen disease [tsɑː'niːn] (Tzaneen 为南非一地名,在该地首次报道此病) 乍宁病(一种蜱传原虫病,见于南非,由于突变泰累尔梨浆虫〈Theileria mutans〉所致,发生于牛和水牛,表现为轻度发热,或可能是严重的,甚至是致死的)

tzetze ['tsetsi] *n* 采采蝇(舌蝇属)

U

U, u [juː] ([复] **U's, u's** [juːz]) *n* 英语的第21个字母

U 元素铀(uranium)的符号;尿嘧啶(uracil)、尿苷(uridine)和酶活性国际单位(International Unit of enzyme activity)的符号

u 原子质量单位(atomic mass unit)的符号

uarthritis [ˌjuːɑː'θraitis] *n* 痛风,尿酸性关节炎

uberous ['juːbərəs] *a* 多育的,繁殖的

uberty ['juːbəti] *n* 生育力,繁殖力

ubiquinol [juː'bikwinɔl] *n* 泛醌醇(泛醌〈ubiquinone〉的还原型)

ubiquinol-cytochrome-c reductase [juː'bikwinɔl'saitəkrəumri'dʌkteis] 泛醌醇-细胞色素-c还原酶(亦称泛醌醇脱氢酶)

ubiquinol dehydrogenase [juː'bikwinɔl diː'haidrədʒəneis] 泛醌醇脱氢酶,泛醌醇-细胞色素-c还原酶

ubiquinone [juː'bikwinəun] *n* 泛醌,辅酶Q

ubiquitous [juː'bikwitəs] *a* (同时)普遍存在的,无处不在的

ubiquity [juː'bikwəti] *n* (同时的)普遍存在,无处不在

udder ['ʌdə] *n* (牛,羊等的)乳房

UDP uridine diphosphate 尿苷二磷酸

UDP-*N*-acetylgalactosamine [ˌæsitilgəlæk'təusəmiːn] 尿苷二磷酸-*N*-乙酰半乳糖胺

UDP-*N*-acetylglucosamine [ˌæsitilgluː'kəusəmiːn] 尿苷二磷酸-*N*-乙酰葡糖胺

UDP-*N*-acetylglucosamine 4-epimerase [ˌæsitilgluː'kəusəmiːn ə'piməreis] 尿苷二磷酸-*N*-乙酰葡糖胺4-表异构酶

UDP-*N*-acetylglucosamine-lysosomal-enzyme *N*-acetylglucosaminephosphotransferase [ˌæsitilgluː'kəusəmiːnˌlaisəsəuməl'enzaim ˌæsiˌtiːlgluːˌkəusəmiːnˌfɔsfə'trænsfəreis] 尿苷二磷酸-*N*-乙酰葡糖胺溶酶体酶*N*-乙酰葡糖胺磷酸转移酶(此酶缺乏为一种常染色体隐性性状,可致粘脂〈贮积〉病Ⅱ型和Ⅲ型。亦称*N*-乙酰氨基葡糖基磷酸转移酶)

UDP-*N*-acetylglucosamine pyrophosphorylase [ˌæsitilgluː'kəusəmiːn ˌpairəufɔs'fɔrileis] 尿苷二磷酸-*N*-乙酰葡糖胺焦磷酸化酶

UDPgalactose [gə'læktəus] 尿苷二磷酸半乳糖

UDP galactose 4-epimerase [gə'læktəus i'piməreis] 尿苷二磷酸半乳糖4-表异构酶,尿苷二磷酸葡萄糖4-表异构酶

UDPglucose ['gluːkəus] 尿苷二磷酸葡萄糖

UDPglucose 6-dehydrogenase [ˌgluːkəus diː'haidrədʒəneis] 尿苷二磷酸葡萄糖6-脱氢酶

UDP glucose 4-epimerase ['gluːkəus i'piməreis] 尿苷二磷酸葡萄糖4-表异构酶(红细胞内此酶缺乏,为一种常染色体隐性性状,可引起红细胞内半乳糖-1-磷酸的聚积。亦称尿苷二磷酸半乳糖4-表异构酶)

UDP glucose-hexose-1-phosphate uridylyltransferase ['gluːkəus 'heksəus 'fɔsfeit ˌjuəridilil'trænsfəreis] 尿苷二磷酸葡萄糖-己糖-1-磷酸尿苷酰基转移酶(此酶活性缺乏，为一种常染色体隐性性状，可致半乳糖血症。亦称半乳糖-1-磷酸尿苷酰转移酶，己糖-1-磷酸尿苷酰基转移酶和尿苷酰转移酶)

UDP glucose pyrophosphorylase ['glu:kəus ˌpæiərəufɔs'fɔrileis] 尿苷二磷酸葡萄糖焦磷酸化酶，尿苷三磷酸葡萄糖-1-磷酸尿苷酰基转移酶

UDP glucuronate [glu:'kjuərəneit] 尿苷二磷酸葡糖醛酸

UDP glucuronate-bilirubin-glucuronosyltransferase [glu:'kjuərəneitˌbili'ru:binglu:kjuərənəsil'trænsfəreis] 尿苷二磷酸葡糖醛酸-胆红素-葡糖醛酸基转移酶

UDPglucuronate decarboxylase [glu:'kjuərəneit ˌdi:kɑ:'bɔksileis] 尿苷二磷酸葡糖醛酸脱羧酶

UDPhexose ['heksəus] 尿苷二磷酸己糖

UDPiduronate [ˌaidju'rɔneit] 尿苷二磷酸艾杜糖醛酸

UDPxylose ['zailəus] 尿苷二磷酸木糖

Udránszky's test [u'drænski] (László Udránszky) 乌德兰茨基试验(检胆汁酸或酪氨酸)

udruj ['ʌdrʌdʒ] *n* 乌得鲁胶(一种药用树胶)

Uffelmann's test (reagent) ['u:felmən] (Jules Uffelmann) 乌费尔曼试验(试剂)(检胃容纳物中盐酸和乳酸)

Uganda [ju(:)'gændə u:'gændə] *n* 乌干达[非洲] | ~**n** *a* 乌干达的 *n* 乌干达人

uglify ['ʌglifai] *vt* 丑化，使难看

ugly ['ʌgli] *a* 丑恶的，险恶的 | **ugliness** *n*

Uhlenhuth's test ['u:lənhut] (Paul T. Uhlenhuth) 乌冷呼特试验，血清试验(serum test，见test项下相应术语)

Uhthoff's sign ['u:thɔf] (Wilhelm Uhthoff) 乌托夫征(多发性脑脊髓硬化时的眼球震颤)

UK urokinase 尿激酶

Ulacort ['ju:ləkɔ:t] *n* 泼尼松龙，氢化泼尼松(prednisolone)制剂的商品名

ulaganactesis [ju:ˌlægənæk'ti:sis] *n* 龈刺激，龈痒

ulalgia [ju:'lældʒiə] *n* 龈痛

ulatrophy [ju:'lætrəfi] *n* 龈萎缩 | afunctional ~ 功能缺失性龈萎缩 / calcic ~ 涎石性龈萎缩 / ischemic ~, atrophic ~ 缺血性龈萎缩 | **ulatrophia** [ˌju:lə'trəufiə] *n*

ulcer ['ʌlsə] *n* 溃疡 | Aden ~ 东方疖，皮肤利什曼病 / amebic ~ 阿米巴性溃疡 / burrowing phagedenic ~ 洞穴崩蚀性溃疡(进行性协同性环疽；米兰尼〈Meleney〉溃疡) / catarrhal corneal ~ 卡他性角膜溃疡 / chicle ~, chiclero ~ 糖胶树胶工人溃疡(一种地方性动物传染的森林病，皮肤利什曼病的一型，多侵犯耳廓) / corrosive ~ 腐蚀性溃疡，坏疽性口炎 / decubital ~, decubitus ~ 褥疮性溃疡，褥疮 / dendriform ~, dendritic ~ 树状(角膜)溃疡 / dental ~ 牙源性溃疡 / flask ~ 瓶状溃疡(阿米巴性痢疾患者的一种肠溃疡) / giant peptic ~s 巨大消化性溃疡 / girdle ~ 环状溃疡，肠壁结核性溃疡 / hypertensive ischemic ~ 高血压性局部缺血性溃疡 / kissing ~s 相对面溃疡(指胃) / marginal ~, stoma ~, stomal ~ 边缘性溃疡，吻合口溃疡 / perambulating ~, phagedentic ~, sloughing ~ 崩蚀性溃疡，腐(肉分)离性溃疡 / pneumococcus ~ 肺炎球菌性角膜溃疡，匐行性角膜溃疡 / pudendal ~ 阴部溃疡，腹股沟肉芽肿 / round ~ 圆形溃疡，胃消化性溃疡 / sea anemone ~ 海葵形溃疡(阿米巴性肠溃疡) / serpiginous corneal ~ 匐行性角膜溃疡 / soft ~ 软下疳 / stress ~ 应激性溃疡 / submucous ~ 粘膜下溃疡 / tropical phagedenic ~ 热带崩蚀性溃疡 / undermining burrowing ～ 洞穴崩蚀性溃疡(进行性协同性坏疽;米兰尼〈Meleney〉溃疡)

ulcera [ˈʌlsərə] ulcus的复数

ulcerate [ˈʌlsəreit] *vt, vi* (使)形成溃疡 | **ulceration** [ˌʌlsəˈreiʃən] *n* 溃疡形成;溃疡 / **ulcerative** [ˈʌlsərətiv] *a* 溃疡的,溃疡性的

ulcerocancer [ˌʌlsərəuˈkænsə] *n* 溃疡癌,癌性溃疡

ulcerogangrenous [ˌʌlsərəuˈgæŋgrinəs] *a* 溃疡坏疽的

ulcerogenic [ˌʌlsərəuˈdʒenik] *a* 致溃疡的,产生溃疡的

ulcerogranuloma [ˌʌlsərəugrænjuˈləumə] *n* 溃疡肉芽肿

ulceromembranous [ˌʌlsərəuˈmembrənəs] *a* 溃疡膜性的

ulcerous [ˈʌlsərəs] *a* 溃疡的,溃疡性的

ulcus [ˈʌlkəs] ([复] **ulcera** [ˈʌlsərə]) *n*【拉】溃疡

uldazepam [ʌlˈdeizəpæm] *n* 乌达西泮(安定药)

ule- 见ulo-

ulectomy [ju:ˈlektəmi] *n* 疤痕切除术;龈切除术

ulegyria [ˌju:liˈdʒaiəriə] *n* 疤痕性脑回

ulemorrhagia [ˌju:leməuˈreidʒiə] *n* 龈出血

ulerythema [ˌju:leriˈθi:mə] *n* 疤痕性红斑 | ～ ophryogenes 眉部疤痕性红斑

Ulex europaeus L. (Leguminosae) [ˈju:leks juəˈrəupiəs] 荆豆

ulexine [ju:ˈleksi:n] *n* 荆豆碱,金雀花碱,野靛碱

uliginous [ju:ˈlidʒinəs] *a* 多泥的,粘滑的

ulitis [ju:ˈlaitis] *n* 龈炎 | aphthous ～ 口疮性龈炎 / fungus ～ 霉菌性龈炎 / mercurial ～ 汞毒性龈炎

ullage [ˈʌlidʒ] *n* 缺量,不定量;漏损(量),损耗(量)

ullem [ˈʌləm] *n* (北欧拉普兰地区的)消化不良症

Ullmann's line [ˈʌlmæn] (Emerich Ullmann) 乌尔曼线(脊椎前移时,从第一骶椎前缘垂直向上延伸至骶骨上表面的线,穿过最后一个腰椎)

Ullrich-Feichtiger syndrome [ˈu:lrik ˈfaiktigə] (Otto Ullrich; H. Feichtiger) 乌-法综合征(表现为小颌,六指〈趾〉畸形,生殖器异常,塌鼻梁,小眼,器官距离过远,耳郭凸起以及其他缺陷)

Ullrich-Turner syndrome [ˈu:lrik ˈtə:nə] (O. Ullrich; Henry H. Turner) 乌-特综合征(见Noonan's syndrome)

Ulmus [ˈʌlməs] *n*【拉】榆属 | ～ fulva Michx 赤榆

ulna [ˈʌlnə] ([复] **ulnas** 或 **ulnae** [ˈʌlni:]) *n*【拉】尺骨 | ～**d** [ˈʌlnæd] *ad* 向尺侧 / ～**r** *a* 尺骨的,尺侧的

ulnare [ʌlˈnɛəri] *n*【拉】三角骨

ulnaris [ʌlˈnɛəris] *a*【拉】尺骨的,尺侧的

ulnen [ˈʌlnən] *a* 尺骨的

ulnocarpal [ˌʌlnəuˈkɑ:pl] *a* 尺腕的

ulnoradial [ˌʌlnəuˈreidjəl] *a* 尺桡的

ULO 盐酸氯苯达诺(chlophedianol hydrochloride)制剂的商品名

ul(o)- [构词成分] 疤痕;龈

ulocace [ju:ˈlɔkəsi] *n* 龈溃疡

ulocarcinoma [ˌju:ləukɑ:siˈnəumə] *n* 龈癌

uloglossitis [ˌju:ləuglɔˈsaitis] *n* 龈舌炎

uloncus [ju:ˈlɔŋkəs] *n* 龈瘤;龈肿

ulorrhagia [ˌju:ləuˈreidʒiə] *n* 龈出血

ulorrhea [ˌju:ləuˈriə] *n* 龈渗血

ulotomy [ju:ˈlɔtəmi] *n* 疤痕切开术;龈切开术

ulotripsis [ˌju:ləuˈtripsis] *n* 龈按摩

ultimate [ˈʌltimit] *a* 最远的;最后的;基本的;极限的 *n* 终极;极限;基本原理 | ～**ly** *ad*

ultimatum [ˌʌltiˈmeitəm] *n* 最后的结论;基本原理;最后通牒

ultimisternal [ˌʌltimiˈstə:nl] *a* 剑突的

ultimum moriens [ˈʌltiməm ˈmɔriənz] 【拉】最后死者(指右心房,因其最后停止搏动;指斜方肌上部)
ult. praes. ultimum praescriptus 【拉】最后处方
ultra [ˈʌltrə] *a* 过激的;极端的 *n* 过激派
ultra- [前缀] 超,过度,限外
ultrabrachycephalic [ˌʌltrəˌbrækisəˈfælik] *a* 超短头的
ultracentrifugation [ˌʌltrəsenˌtrifjuˈgeiʃən] *n* 超(速)离心法
ultracentrifuge [ˌʌltrəˈsentrifjuːdʒ] *n* 超(速)离心机 *vt* 用超(速)离心机使分离
ultradian [ʌlˈtreidiən] *a* 次昼夜的
ultradolichocephalic [ˌʌltrəˌdɔlikəusəˈfælik] *a* 超长头的
ultrafilter [ˌʌltrəˈfiltə] *n* 超滤器;超滤膜
ultrafiltrate [ˌʌltrəˈfiltreit] *n* 超滤液
ultrafiltration [ˌʌltrəfilˈtreiʃən] *n* 超滤法
ultragaseous [ˌʌltrəˈgæsiəs] *a* 超气态的
ultralente [ˈʌltrəlent] *a* 超长效的
ultramicrochemistry [ˌʌltrəˌmaikrəuˈkemistri] *n* 超微量化学
ultramicron [ˌʌltrəˈmaikrɔn] *n* 超微粒
ultramicropipet [ˌʌltrəˌmaikrəupaiˈpet] *n* 超微量吸管,超微滴管(能吸极微量〈0.002～0.005ml〉液体的吸管)
ultramicroscope [ˌʌltrəˈmaikrəskəup] *n* 超显微镜 | **ultramicroscopic** [ˌʌltrəˌmaikrəˈskɔpik] *a* 超显微镜的;超出普通显微镜可见度范围的 / **ultramicroscopy** [ˌʌltrəmaiˈkrɔskəpi] *n* 超显微术,超显微镜检查
ultramicrotome [ˌʌltrəˈmaikrətəum] *n* 超薄切片机
ultramodern [ˌʌltrəˈmɔdən] *a* 极其现代化的,最新(式)的
Ultran [ˈʌltræn] *n* 非那二醇(phenaglycodol)制剂的商品名
ultraphagocytosis [ˌʌltrəˌfægəsaiˈtəusis] *n* 超吞噬作用(摄取亚显微大小的颗粒)
ultraprophylaxis [ˌʌltrəprɔfiˈlæksis] *n* 超预防(限制身体有缺陷的人结婚以避免产生疾病或畸形儿童的预防措施)
ultraquinine [ˌʌltrəˈkwinin] *n* 超奎宁,高奎宁,后莫奎宁
ultra-red [ˌʌltrəˈred] *n* 红外线 *a* 红外(线)的
ultrashort [ˌʌltrəˈʃɔːt] *a* 极短的;超短(波)的
ultrasonic [ˌʌltrəˈsɔnik] *a* 超声(波)的 | ～**s** *n* 超声(波)学
ultrasonogram [ˌʌltrəˈsɔnəgræm] *n* 超声(波)图,声象图
ultrasonography [ˌʌltrəsəˈnɔgrəfi] *n* 超声(波)检查(法),声象图检查 | endoscopic ～ 内镜超声检查 / gray-scale / ～ 灰阶超声检查,灰阶声象图检查 | **ultrasonographic** [ˌʌltrəˌsɔnəˈgræfik] *a*
ultrasound [ˈʌltrəsaund] *n* 超声
ultrastructure [ˌʌltrəˈstrʌktʃə] *n* 超微结构,亚显微结构 | ～**al** [ˌʌltrəˈstrʌktʃərəl] *a*
Ultratard [ˈʌltrətɑːd] *n* 结晶性胰岛素锌混悬液(extended insulin zinc suspension)制剂的商品名
ultratoxon [ˌʌltrəˈtɔksɔn] *n* 超减力毒素
ultraviolet [ˌʌltrəˈvaiəlit] *a* 紫外(线)的 *n* 紫外线 | far ～ 远紫外线(1800～2900Å) / near ～ 近紫外线(2900～3900Å)
ultravisible [ˌʌltrəˈvizəbl] *a* 超视的,超显微镜的
ultromotivity [ˌʌltrəuməuˈtivəti] *n* 自动力,自动性
Ultzmann's test [ˈultsmən] (Robert Ultzmann) 乌尔次曼试验(检胆色素)
ululation [ˌjuːljuˈleiʃən] *n* (癔病患者的)狂叫,嚎叫
umbauzonen [ˌʌmbauˈzɔnən] *n* 【德】卢塞(Looser)变形区(骨X线照片所现黑

线)

umbellic acid [ʌm'belik] 伞形酸,2,4-二羟(基)肉桂酸

umbelliferone [ˌʌmbe'lifərəun] *n* 伞形酮,7-羟(基)香豆素

umber ['ʌmbə] *n, a* 棕土(的),红棕色(的)

Umber's test ['umbə] (Friedrich Umber) 乌姆贝尔试验(检猩红热)

umbilectomy [ˌʌmbi'lektəmi] *n* 脐切除术

umbilical [ʌm'bilikəl, ˌʌmbi'laikəl] *a* 脐的

umbilicate [ʌm'bilikit], **umbilicated** [ʌm'bilikeitid] *a* 有脐的,脐形的,凹陷的 | **umbilication** [ʌmˌbili'keiʃən] *n* 成脐形,凹陷

umbilicus [ʌm'bilikəs] ([复] **umbilicuses** 或 **umbilici** [ʌm'bilisai]) *n* 【拉】脐 | amniotic ~ 羊膜脐 / decidual ~ 蜕膜脐 / posterior ~ 后脐,藏毛窦

umbo ['ʌmbəu] ([复] **umbos** 或 **umbones** [ʌm'bəuni:z]) *n*【拉】突,圆头 | ~ of tympanic membrane 鼓膜凸

umbonate ['ʌmbəneit] *a* 凸形的,钮形的

umbrascopy [ʌm'bræskəpi] *n* X线透视检查;视网膜镜检查

umbrella [ʌm'brelə] *n* 伞,伞形物

UMP uridine monophosphate 尿苷一磷酸,尿苷酸

UMP synthase ['sinθeis] 尿苷一磷酸合酶

UMP synthase deficiency 尿苷一磷酸缺乏症,乳清酸尿症 I 型

UN United Nations 联合国

unable [ʌn'eibl] *a* 不能的,无能力的

unacceptable [ʌnək'septəbl] *a* 不能接受的,不中意的,难以承认的

unaccommodated [ˌʌnə'kɔmədeitid] *a* 不适应的,不适合的

unaccountable [ˌʌnə'kauntəbl] *a* 无法解释的,不可理解的;无责任的 | **unaccountably** *ad*

unaccounted [ʌnə'kauntid] *a* 未说明的,未解释的(for)

unaffected [ʌnə'fektid] *a* 自然的;未受影响的;未改变的

unaided [ʌn'eidid] *a* 无助的,独立的

unalterable [ʌn'ɔ:ltərəbl] *a* 不可变更的,不变的,坚定不移的

unaltered [ʌn'ɔ:ltəd] *a* 未改变的,不变的

unambiguous [ˌʌnæm'bigjuəs] *a* 清楚的,明确的

unanimous [ju(:)'nænimәs] *a* (全体)一致的,一致同意的 | ~**ly** *ad* / **unanimity** [ˌju:nə'niməti] *n*

unassailable [ˌʌnə'seiləbl] *a* 不容置疑的,不容否认的

unassisted [ˌʌnə'sistid] *a* 无助的,独立的

Unasyn ['ju:nəsin] *n* 氨苄西林钠-舒巴坦钠(ampicillin sodium and sulbactam sodium)制剂的商品名

unattended [ˌʌnə'tendid] *a* 无随从的,无陪伴的;无人照顾的

unavailing [ˌʌnə'veiliŋ] *a* 无益的;徒劳的

unavoidable [ˌʌnə'vɔidəbl] *a* 难免的,不可避免的

unaware [ˌʌnə'wεə] *a* 不知道的,不注意的,没有觉察的(of)

unawares [ˌʌnə'wεəz] *ad* 不知不觉地,无意中 | take sb ~ 出其不意

unazotized [ʌn'æzətaizd] *a* 不含氮的

unbalance [ʌn'bæləns] *vt* 使失去平衡;使精神错乱,使紊乱 *n* 不平衡;错乱,紊乱

unbearable [ʌn'bεərəbl] *a* 难堪的,不能容忍的 | **unbearably** *ad*

unbelievable [ˌʌnbi'li:vəbl] *a* 难以相信的

unbelieving [ˌʌnbi'li:viŋ] *a* 不相信的,怀疑的

unbend [ʌn'bend] (unbent) *vt* 弄直;放松,解开 *vi* 变直;松弛

unbent [ʌn'bent] unbend的过去式和过去分词 *a* 不弯的,直的;松弛的
unbias(s)ed [ʌn'baiəst] *a* 不偏的,不偏不倚的;无偏见的
unbind [ʌn'baind] (unbound) *vt* 解开,松开,释放
unborn [ʌn'bɔ:n] *a* 未诞生的,有待出现的,未来的
unbound ['ʌn'baund] unbind的过去式和过去分词 *a* 解脱了束缚的;被释放的;非结合的
unbounded [ʌn'baundid] *a* 无限的;无节制的,不受控制的;无界的
unbrace [ˌʌn'breis] *vt* 放松;松弛(肌肉、神经);使松懈;使衰弱
unbroken [ʌn'brəukən] *a* 未破损的,完整的;未打破的;未违反的
uncal ['ʌŋkəl] *a* 钩的
uncalled-for [ʌn'kɔ:ldfɔ:] *a* 不必要的,多此一举的,没有理由的
uncared-for [ʌn'kɛədfɔ:] *a* 没人照顾的,被忽视的
Uncaria [ʌn'kɛəriə] *n*【拉】钩藤属
uncarthrosis [ˌʌŋkɑ:'θrəusis] *n* 钩骨病
unceasing [ʌn'si:siŋ] *a* 不停的,不断的
uncertain [ʌn'sə:tn] *a* 不确知的,不确定的;不能断定的;变化的,不可靠的 | ~**ly** *ad*
uncertainty [ʌn'sə:tnti] *n* 不确知,不确定,不可靠(性)
unchanged [ˌʌn'tʃeindʒd] *a* 未改变的
unci ['ʌnsai] uncus的复数
uncia ['ʌnsiə] ([复] **unciae** ['ʌnsii:]) *n*【拉】盎司;英寸
unciform ['ʌnsifɔ:m] *a* 钩状的,钩形的;钩骨的 *n* 钩骨
unciforme [ˌʌnsi'fɔ:mi] *n*【拉】钩骨
uncinal ['ʌnsinəl] *a* 钩状的,有钩的;钩回的
Uncinaria [ˌʌnsi'nɛəriə] *n* 钩虫属 | ~ americana 美洲钩虫(即美洲板口线虫 Necator americanus) / ~ duodenalis 十二指肠钩虫(即Ancylostoma duodenale)
uncinariasis [ˌʌnsinə'raiəsis] *n* 钩虫病 | **uncinariatic** [ˌʌnsiˌnɛəri'ætik] *a*
uncinate ['ʌnsinit] *a* 钩状的,有钩的;钩回的
uncinatum [ˌʌnsi'neitəm] *n*【拉】钩骨
uncipressure ['ʌnsiˌpreʃə] *n* 钩压法(止血)
unclasp [ʌn'klɑ:sp] *vt* 解开(扣子等),使打开 *vi* 放开,松开
unclean [ʌn'kli:n] *a* 不洁的,肮脏的
uncoil [ʌn'kɔil] *vt, vi* 解开,解螺旋
uncomfortable [ʌn'kʌmfətəbl] *a* 不舒服的,不安的;不方便的
uncommitted [ˌʌnkə'mitid] *a* 未遂的(指犯罪);不受(某些原则)约束的;未被监禁的;未送往精神病院的;未定型的(指免疫细胞尚未定型,即尚未接受抗原刺激,仍保持有多种免疫反应潜能的状况)
uncommon [ʌn'kɔmən] *a* 不普通的,不常见的,罕见的;不平常的 | ~**ly** *ad*
uncomplemented [ʌn'kɔmpliˌmentid] *a* 未结合补体的(因此无活动性的)
uncomplicated [ʌn'kɔmplikeitid] *a* 不复杂的;无并发症的;易懂的
unconcern [ˌʌnkən'sə:n] *n* 漠不关心,淡漠
unconcerned [ˌʌnkən'sə:nd] *a* 漠不关心的,淡漠的;不相关的 | ~**ly** *ad*
unconditional [ˌʌnkən'diʃənl] *a* 无条件的,无限制的,绝对的
unconditioned [ˌʌnkən'diʃənd] *a* 无条件的,绝对的
unconscious [ʌn'kɔnʃəs] *a* 人事不省的,意识丧失的;不知道的(of);无意识的 *n* 潜意识 | collective ~ 集体潜意识 | ~**ly** *ad* / ~**ness** *n*
unconsidered ['ʌnkən'sidəd] *a* 未经思考的;不值得考虑的,可忽略的
uncontrolled ['ʌnkən'trəuld] *a* 不受控制的,无拘束的,自由的
unco-ossified [ˌʌnkəu'ɔsifaid] *a* 未共同骨化的(未联合为一骨)

uncotomy [ʌŋ'kɔtəmi] *n* 海马回沟切开术
uncouple [ʌn'kʌpl] *vt* 解开,松开 | ~r *n* 解偶联剂
uncovertebral [ˌʌnkəu'və:tibrəl] *a* 椎骨钩突的
uncritical [ˌʌn'kritikəl] *a* 不加批判的;批评不当的,无批判力的
unction ['ʌŋkʃən] *n* 油膏;涂油膏,涂药膏
unctuous ['ʌŋktjuəs] *a* 油的,油膏的,含油脂的;油滑的,油样的 | ~**ly** *ad*
uncus ['ʌŋkəs] ([复] **unci** ['ʌnsai]) *n* 【拉】钩
undated ['ʌn'deitid] *a* 未注明年月日的;无定期的
undecane ['ʌndikein] *n* 十一(碳)烷
undecenoic acid [ˌʌndesi'nəuik], **undecylenic acid** [ˌʌndesi'lenik] 十一烯酸(抗真菌药)
undecided [ˌʌndi'saidid] *a* 未决定的;不明确的;未下决心的
undefended [ˌʌndi'fendid] *a* 无保护的;无理由证实的
undefined [ˌʌndi'faind] *a* 未下定义的,不用定义解释的;不明确的
undemonstrable [ˌʌn'demənstrəbl] *a* 无法表明的,不可论证的
undeniable [ˌʌndi'naiəbl] *a* 不能否认的,无可争辩的
under ['ʌndə] *prep* [表示位置] 在…下面,在…之中;[表示级别、数量、标准等] 低于…,少于…;在…以下;[表示从属关系] 在…之下,在…指引下;[表示条件等] 在…之下;[表示过程] 在…中,在…期间 *ad* 在下,少于 *a* 下面的,从属的,标准以下的
underage¹ ['ʌndər'eidʒ] *a* 未成年的
underage² ['ʌndəridʒ] *n* 缺乏,不足
undercut ['ʌndəˌkʌt] *n* 底切;底切部 *a* 倒凹的 ['ʌndə'kʌt] (-tt-) *vt* 从下部切开,底切 *vi* 切去下部,底切
under-developed ['ʌndədi'veləpt] *a* 不发达的;发育不全的;显影不足的
underdid [ˌʌndə'did] underdo的过去式
underdo [ˌʌndə'du:] (underdid, underdone) *vt* 不尽全力做;使不煮透 *vi* 不尽全力去做
underdone [ˌʌndə'dʌn] underdo的过去分词 *a* (尤指肉)不太熟的,煮得嫩的
underdrain ['ʌndədrein] *n* 阴沟,暗沟 [ˌʌndə'drein] *vt* 开暗沟排水
underdrainage ['ʌndəˌdreinidʒ] *n* 暗沟排水,地下排水
underestimate [ˌʌndər'estimeit] *vt* 低估,看轻 [ˌʌndər'estimit] *n* 低估,估计不足 | **underestimation** [ˌʌndərˌesti'meiʃən] *n*
underexpose [ˌʌndəriks'pəuz] *vt* 使(底片等)曝光不足 | **underexposure** [ˌʌndəriks'pəuʒə] *n*
underfed ['ʌndə'fed] underfeed的过去式和过去分词 *a* 未喂饱的,营养不良的
underfeed ['ʌndə'fi:d] (underfed) *vt* 未喂饱;给…太少的食物
undergo [ˌʌndə'gəu] (underwent, undergone) *vt* 经历,忍受
undergraduate [ˌʌndə'grædjuit] *n* 大学肄业生,(尚未取得学位的)大学生 *a* 大学生的
underground ['ʌndəgraund] *a* 地下的 *n* 地面下层;地道 [ˌʌndə'graund] *ad* 在地下
undergrown ['ʌndə'grəun] *a* 发育不全的,未长足的
undergrowth ['ʌndəgrəuθ] *n* 发育不全
underhorn ['ʌndəhɔ:n] *n* 下角(侧脑室)
underhung ['ʌndə'hʌŋ], **underjawed** ['ʌndə'dʒɔ:d] *a* 突下颌的
underlaid [ˌʌndə'leid] underlay¹的过去式和过去分词
underlain [ˌʌndə'lein] underlie的过去分词
underlay¹ [ˌʌndə'lei] (underlaid) *vt* 置于…下;放在…之下 ['ʌndəlei] *n* 垫物
underlay² [ˌʌndə'lei] underlie的过去式
underlie [ˌʌndə'lai] (under-

lay, underlain; underlying) *vt* 放在…的下面,位于…的下面;支承,构成…的基础;屈服于

underline [ˌʌndəˈlain] *vt* 划线于…之下;强调 [ˈʌndəlain] *n* 划在下面的线

underlip [ˈʌndəˈlip] *n* 下唇

underlying [ˌʌndəˈlaiiŋ] underlie的现在分词 *a* 在下的;根本的,原来的,基础的;潜在的

undermentioned [ˌʌndəˈmenʃənd] *a* 下述的

undermine [ˌʌndəˈmain] *vt* 在…之下掘地道削弱…的基础;暗中破坏,逐渐损害 | ~**d** *a* 潜行的

undermost [ˈʌndəməust] *a, ad* 最低的(地),最下的(地)

underneath [ˌʌndəˈni:θ] *ad* 在下面,在底下;在下部 *prep* 在…下面;在…的形式下 *a* 下面的 *n* 下部,下面

undernourish [ˌʌndəˈnʌriʃ] *vt* 使营养不足 | ~**ed** *a* 营养不足的 / ~**ment** *n* 营养不足

undernutrition [ˌʌndənjuˈtriʃən] *n* 营养不足,营养不良

underpopulation [ˈʌndəˌpɔpjuˈleiʃən] *n* 人口稀少,人口不足

underproduce [ˈʌndəprəˈdju:s] *vt, vi* 生产不足 | **underproduction** [ˈʌndəprəˈdʌkʃən] *n*

underrate [ˌʌndəˈreit] *vt* 对…评价过低,低估,看轻

underrun [ˌʌndəˈrʌn] (underran, underrun) *vt* 在…下通过

undersensing [ˈʌndəˌsensiŋ] *n* 检测不全(人工心脏起搏器的心脏电信号失检,导致传送刺激过于频繁和不规则,其原因包括磁头脱位,脉冲发生器功能不良,纤维变性,梗死和药物)

underside [ˈʌndəsaid] *n* 下侧,下面

understain [ˈʌndəstein] *n* 浅染,染色不足

understand [ˌʌndəˈstænd] (understood) *vt* 懂,理解,了解,熟悉;听说;认为 *vi* 懂得;理解 | give sb to ~ 使…相信,使…领会 / make oneself understood 说明自己的意思,使旁人理解自己的意思 | ~**able** *a* 可懂的,可理解的

understanding [ˌʌndəˈstændiŋ] *n* 了解,理解,认识 *a* 了解的,有理解力的;能谅解的 | on the ~ that 以…为条件,如果… / with(或on) this ~ 根据这个条件,在此条件下

understate [ˈʌndəˈsteit] *vt, vi* 未充分按实情表达,打折扣地报道,少报;克制地陈述

understatement [ˈʌndəˈsteitmənt] *n* 未充分按实情表达 | the ~ of the year 未充分说出真实情况,轻描淡写

understood [ˌʌndəˈstud] understand 的过去式和过去分词 *a* 被充分理解的;含义在内的,不讲自明的

undertake [ˌʌndəˈteik] (undertook, undertaken) *vt* 着手做,从事;接受;保证

undertaking [ˌʌndəˈteikiŋ] *n* 任务,事业,企业;承担,保证

undertoe [ˈʌndətəu] *n* 践底趾(踇趾移位于其他各趾下)

undertreat [ˌʌndəˈtri:t] *vt* 治疗不足

undervalue [ˌʌndəˈvælju:] *vt* 低估,轻视;降低…的价值 | **undervaluation** [ˌʌndəˌvæljuˈeiʃən] *n*

underwater [ˈʌndəˈwɔ:tə] *a* 水下的 *ad* 在水下

underweight [ˈʌndəˌweit] *n* 不足的重量,标准以下的重量 *a* 重量不足的

Underwood's disease [ˈʌndəwud] (Michael Underwood) 硬化病

undesirable [ˌʌndiˈzaiərəbl] *a* 不合需要的,不受欢迎的 *n* 不受欢迎的人

undetected [ˌʌndiˈtektid] *a* 未被发现的,未被察觉的

undetermined [ˌʌndiˈtə:mind] *a* 未经决定的,未确定的;性质未明的,待定的;缺乏判断力的

undeveloped [ˌʌndiˈveləpt] *a* 不发达的,未开发的;发育不全的,未充分发育的

undid [ʌn'did] undo的过去式

undifferentiated [ˌʌndifə'renʃieitid] *a* 难以鉴别的;无差异的,一致的;未分化的

undifferentiation [ˌʌndifəˌrenʃi'eiʃən] *n* 未分化(作用);退行发育

undine [ʌn'di:n, 'ʌndain] *n* 洗眼壶

undinism ['ʌndinizəm] *n* 弄水色情,水淫;排尿色情

undissociated ['ʌndi'səuʃieitid] *a* 未离解的

undo [ʌn'du:] (undid, undone) *vt* 解开,脱去;取消,消除;破坏;使失败

undoing [ʌn'du:iŋ] *n* 解开;取消;复旧;破坏;毁灭;毁灭的原因

undone [ʌn'dʌn] undo的过去分词 *a* 没有做的,未完成的;解开的,松开的

undoubted [ʌn'dautid] *a* 毋庸置疑的,肯定的 | **~ly** *ad*

undress [ˌʌn'dres] *vt* 使脱衣服;解掉(伤口等)的绷带 *vi* 脱衣服 *n* 裸体;便服

undressed [ˌʌn'drest] *a* 未穿衣的(尤指未穿外衣的);未包扎的;未修饰的 | get ~ 脱掉衣服

undue [ʌn'dju:] *a* 过度的,不适当的;不正当的

undulant ['ʌndjulənt] *a* 波动的,波状的

undulate ['ʌndjuleit] *vt, vi* (使)波动,(使)起伏;(使)呈波浪形

undulation [ˌʌndju'leiʃən] *n* 波动;颤动,振动 | jugular ~ 颈静脉波,静脉搏 / respiratory ~ 呼吸性血压波

undulatory ['ʌndjulətəri] *a* 波动的,起伏的;颤动的,振动的

unduly [ʌn'dju:li] *ad* 过度地,不适当地;不正当地

undying [ʌn'daiiŋ] *a* 不死的,不朽的,永恒的

unearth [ʌn'ə:θ] *vt* 掘出;揭露,发现

unearthly [ʌn'ə:θli] *a* 超自然的;精神的,理想的;神秘的

uneasy [ʌn'i:zi] *a* 心神不安的;不舒适的,不自在的;不稳定的 | **unease** [ʌn'i:z], **uneasiness** *n* / **uneasily** *ad*

unemployment [ˌʌnim'plɔimənt] *n* 失业;失业人数

unending [ʌn'endiŋ] *a* 无终止的;不停的,不断的

unengaged ['ʌnin'geidʒd] *a* 没有约定的;未订婚的;未占用的,有空的

unequal [ʌn'i:kwəl] *a* 不相等的;不平等的;不均匀的;不适合的 | **unequal(l)ed** *a* 不等同的,不能比拟的,无敌的 / **~ly** *ad*

unerring [ʌn'ə:riŋ] *a* 准确的,没有错误的 | **~ly** *ad*

UNESCO [ju(:)'nes'kəu] United Nations Educational, Scientific and Cultural Organization 联合国教育、科学及文化组织(简称联合国教科文组织)

unessential [ˌʌni'senʃəl] *a* 非本质的,非必要的 *n* 不重要的事物

uneven [ʌn'i:vən] *a* 不平坦的,参差不齐的;不规则的,(质量)不匀的,(发展)不平衡的;不稳定的;奇数的 | **~ly** *ad* / **~ness** *n*

uneventful [ˌʌni'ventful] *a* 没有事故的;平静的,平凡的

unexampled [ˌʌnig'zɑ:mpld] *a* 无先例的,绝无仅有的

unexceptionable [ˌʌnik'sepʃənəbl] *a* 无所指摘的

unexceptional [ˌʌnik'sepʃənəl] *a* 非例外的,平常的;不容许有例外的

unexpected [ˌʌniks'pektid] *a* 想不到的,意外的,突然的 | **~ly** *ad*

unexplained [ˌʌniks'pleind] *a* 不能解释的,原因不明(性)的

unfailing [ʌn'feiliŋ] *a* 无穷无尽的;可靠的 | **~ly** *ad* 永久地

unfaithful [ʌn'feiθful] *a* 不忠实的,不贞洁的;不可靠的

unfamiliar [ˌʌnfə'miljə] *a* 陌生的;没有经验的,不熟悉的

unfasten [ʌn'fɑ:sn] *vt* 解开,放松

unfathered ['ʌn'fɑ:ðəd] *a* 无父的,私生

的;出处不明的

unfathomable [ʌn'fæðəməbl] *a* 深不可测的;深奥的

unfavo(u)rable [ʌn'feivərəbl] *a* 不适宜的,不顺利的;相反的,反对的

unfeasible [ʌn'fi:zəbl] *a* 不能实行的,难实施的

unfeeling [ʌn'fi:liŋ] *a* 缺乏感觉的;无情的 | ~**ly** *ad*

unfilterable [ʌn'filtərəbl] *a* 非滤过性的

unfit [ʌn'fit] *a* 不相宜的;无能力的;不健全的 (-tt-) *vt* 使不相宜;使不合格 | ~**ly** *ad* / ~**ness** *n*

unfix [ʌn'fiks] *vt* 解开,解下,拆下

unfold [ʌn'fəuld] *vt* 展开;阐明 *vi* 伸展;呈现

unforeseen [ˌʌnfɔ:'si:n] *a* 未预见到的,意料之外的

unformed [ʌn'fɔ:md] *a* 未成形的;未充分发展的,不成熟的

unfortunate [ʌn'fɔ:tʃənit] *a* 不幸的;不适当的;使人遗憾的 *n* 不幸的人 | ~**ly** *ad*

unfounded [ʌn'faundid] *a* 没有事实根据的,没有理由的;未建立的

unfriendly [ʌn'frendli] *a* 不友好的;不相宜的,不顺利的 *ad* 不友好地;不利地

unfruitful [ʌn'fru:tful] *a* 不结果实的,不繁殖的;没有结果的,无效的

unfurnished ['ʌn'fə:niʃt] *a* 无供给的,无装备的(with)

ung. unguentum【拉】软膏

ungrudging ['ʌn'grʌdʒiŋ] *a* 慷慨的;自愿的

ungual ['ʌŋgwəl] *a* 指(趾)甲的

unguarded ['ʌn'gɑ:did] *a* 不谨慎的,大意的 | in an ~ moment 不留神,一不留心

unguent ['ʌŋgwənt] *n* 药膏,软膏;润滑油

unguentum [ʌŋ'gwentəm] *n*【拉】软膏

unguiculate [ʌŋ'gwikjulit] *a* 有爪的,爪样的

unguiculus [ʌŋ'gwikjuləs] *n*【拉】小(指)甲

unguis ['ʌŋgwis] ([复] **ungues** ['ʌŋgwi:z]) *n*【拉】指(趾)甲;眼前房积脓;爪 | ~ incarnatus 嵌甲

ungula ['ʌŋgjulə] *n*【拉】蹄

ungulate ['ʌŋgjuleit] *a* 有蹄的,蹄状的 *n* 有蹄动物

unguligrade ['ʌŋgjuliˌgreid] *a* 蹄行的

unhandy [ʌn'hændi] *a* 不方便的,难使用的;不在手边的

unhappy [ʌn'hæpi] *a* 不幸福的,悲惨的;不幸的

unhatched [ʌn'hætʃt] *a* 未孵化的,未充分孵化的

unhealthful [ʌn'helθful] *a* 对健康有害的,不卫生的

unhealthy [ʌn'helθi] *a* 不健康的,有病的;对健康有害的,不卫生的,不良的

unheard-of [ʌn'hə:dɔv] *a* 前所未闻的,没有前例的,空前的

unheeded [ʌn'hi:did] *a* 没有受到注意的,被忽视的

unhinge [ʌn'hindʒ] *vt* 使(精神)失常,使错乱

unhoped-for [ʌn'həuptfɔ:] *a* 没有预期到的,出乎意外的

unhygienic [ˌʌnhai'dʒi:nik] *a* 不卫生的 | ~**ally** *ad*

uni- [前缀] 一,单

uniarticular [ˌju:niɑ:'tikjulə] *a* 单关节的

uniaural [ˌju:ni'ɔ:rəl] *a* 单耳的

uniaxial [ˌju:ni'æksiəl] *a* 单轴的

unibasal [ˌju:ni'beisl] *a* 单底的

unicameral [ˌju:ni'kæmərəl] *a* (有)单腔的

unicellular [ˌju:ni'seljulə] *a* 单细胞的

unicentral [ˌju:ni'sentrəl], **unicentric** [ˌju:ni'sentrik] *a* 单中心的

uniceps [ˌju:ni'seps] *a* 单头的(肌)

uniceptor ['ju:niˌseptə] *n* 单受体,单簇受体

unicollis [ˌju:ni'kɔlis] *a*【拉】单颈的

(如uterus unicornis unicollis 〈单颈单角子宫〉)
unicornous [ˌju:niˈkɔ:nəs] *a* 单角的
unicuspid [ˌju:niˈkʌspid] *a* 单尖的 *n* 单尖牙
unicuspidate [ˌju:niˈkʌspideit] *a* (有)单尖的
unidirectional [ˌju:nidiˈrekʃənəl, -dai-] *a* 单向的
unification [ˌju:nifiˈkeiʃən] *n* 统一,联合,一致,连结
unifilar [ˌju:niˈfailə] *a* 单丝的
uniflagellate [ˌju:niˈflædʒeleit] *a* 单鞭毛的
unifocal [ˌju:niˈfəukəl] *a* 单灶的,单病灶的
uniforate [ˌju:niˈfɔ:reit] *a* 单孔的
uniform [ˈju:nifɔ:m] *a* (与其他)一样的,相同的,一致的;均匀的 *n* 制服,军服 *vt* 使成一样 | ~**ly** *ad*
uniformity [ˌju:niˈfɔ:məti] *n* 一样,一致(性);均匀(性)
unify [ˈju:nifai] *vt* 统一,使一致
unigeminal [ˌju:niˈdʒeminl] *a* 双胎之一的
unigerminal [ˌju:niˈdʒə:minl] *a* 单胚的
uniglandular [ˌju:niˈglændjulə] *a* 单腺的
unigravida [ˌju:niˈgrævidə] *n* 初孕妇
unilaminar [ˌju:niˈlæminə] *a* 单层的
unilateral [ˌju:niˈlætərəl] *a* 单侧的,一侧的
unilobar [ˌju:niˈləubə] *a* 单叶的
unilocular [ˌju:niˈlɔkjulə] *a* 单房的
unimodal [ˌju:niˈməudl] *a* 单式的;(曲线)单峰的
unimpeachable [ˌʌnimˈpi:tʃəbl] *a* 无可指摘的,无可怀疑的
unimpressive [ˌʌnimˈpresiv] *a* 给人印象不深的,平淡的
uninephrectomized [ˌju:ninəˈfrektəmaizd] *a* 单侧肾切除后的
uninjured [ʌnˈindʒəd] *a* 未受损伤的
uninuclear [ˌju:niˈnju:kliə], **uninucleated** [ˌju:niˈnju:klieitid] *a* 单核的
uniocular [ˌju:niˈɔkjulə] *a* 单眼的
union [ˈju:njən] *n* 联合;连接,结合;愈合 | faulty ~ 连接不良(指骨折) / primary ~ 第一期愈合 / vicious ~ 连接不正(指骨折骨)
uniovular [ˌju:niˈɔvjulə] *a* 单卵的
unipara [ju:ˈnipərə] *n* 初产妇
uniparental [ˌju:nipəˈrentl] *a* 单亲的
uniparous [ju(:)ˈnipərəs] *a* 一胎一仔的(每次产一卵〈或一仔〉的);初产的
Unipen [ˈju:nipen] *n* 萘夫西林钠,乙氧萘青霉素钠(nafcillin sodium)制剂的商品名
unipolar [ˌju:niˈpəulə] *a* 单极的(如神经细胞)
unipotential [ˌju:nipəuˈtenʃəl], **unipotent** [ju(:)ˈnipətənt] *a* 单能性的(指细胞) | **unipotency** [ˌju:niˈpəutənsi] *n*
unique [ju(:)ˈni:k] *a* 唯一的,无比的,独特的 | ~**ly** *ad* / ~**ness** *n*
unirritable [ʌnˈiritəbl] *a* 无应激性的,不能刺激的
uniseptate [ˌju:niˈsepteit] *a* 单(中)隔的
unisexual [ˌju:niˈseksjuəl] *a* 单性的
unit [ˈju:nit] *n* 单位;单元;遗传单位,基因;装置,设备 | amboceptor ~ 介体单位(以过量补体能使一定量红细胞溶血的介体的最小量) / American Drug Manufacturers' Association ~ 美国制药商协会单位(斯廷博克〈Steenbock〉单位的十分之一) / Angström ~ 埃单位(波长单位, Å$=10^{-7}$mm) / antigen ~ 抗原单位(固定一单位补体以防止溶血所需的最小量抗原) / antitoxic ~ 抗毒素单位(表达抗毒素中和能力的单位) / atomic mass ~, atomic weight ~ 原子质量单位 / British thermal ~ 英国热量单位 / CGS ~ 厘米-克-秒制单位 / cat ~ 猫单位(猫的每千克〈kg〉体重计算的洋地黄剂量,

以该剂量缓慢而持续地注入静脉时可使猫致死) / clinical ~ 临床单位(一种雌激素效能单位,相当于国际单位的六分之一) / colony-forming ~ 集落形成单位 / complement ~ 补体单位(在介体单位存在下,溶解一定量红细胞所需补体的最小量) / coronary care ~ 冠心病监护室 / ~ of current 电流单位 / dental ~ 牙单位(一种咀嚼单位,由一颗牙及其附件组成;牙科综合治疗台 / electromagnetic ~s 电磁系单位 / electrostatic ~s 静电系单位 / enzyme ~ 酶单位(见international ~ of enzyme activity) / ~ of force 力单位 / ~ of heat 热量单位 / hemolytic ~ 溶血单位(见complement ~) / intensive care ~ 监护室 / international ~ of enzyme activity 酶活性国际单位(在最适温度、最适pH和最适底物浓度的标准状况下,在1min的时间催化1μmol的底物发生转化的酶的量,符号为IU) / international ~ of penicillin 青霉素国际单位(在0.6μg国际标准青霉素Ⅱ或G钠盐中含有的特定的青霉素活性) / international ~ of vitamin A 维生素A国际单位(相当于0.6μg纯β-胡萝卜素的活性) / international ~ of vitamin D 维生素D国际单位(1mg经过照射的麦角固醇的国际标准溶液〈1mg溶于10ml橄榄油中〉的活性) / light ~ 光单位 / map ~ 图距单位(染色体上位点之间的相对距离,如由重组频度测定的距离) / morgan ~ 摩尔根单位(见morgan) / mouse ~ 小鼠单位(雌激素的生物鉴定单位) / Oxford ~ 牛津单位(溶于50ml肉羹培养中,恰好完全阻止金黄色葡萄球菌生长所需的青霉素量) / peripheral resistance ~ (PRU) 外周阻力单位(血管阻力的常规单位,等于1ml/s的血流可产生1mmHg〈=133.322Pa〉的压力差) / physiologic ~ 胶粒,微胶粒 / quantum ~ 量子单位(见Planck's constant) / rat ~ 大鼠单位(促动情激素〈雌激素〉的最大稀释度〈即最小量〉,即将该激素注入卵巢切除的成年大鼠,在第一天内每隔4h注射1次,共注射3次,可引起阴道上皮角化和脱屑) / ~ of resistance 电阻单位 / SI ~ 国际单位制单位(指任何一种国际单位制〈Système International d'Unités 或 International System of Units〉的单位) / specific smell ~ 特殊嗅觉单位 / sudanophobic ~ 拒苏丹单位(垂体切除鼠〈至少有2~3只〉连续8日早晚注射而引起嫌苏丹区消失所需的促肾上腺皮质激素最小量) / toxic ~, toxin ~ 毒性单位,毒素单位(能使大约250g重的豚鼠在3~4天内死亡的最小的毒素量) / tuberculin ~ 结核菌素单位(0.1ml结核菌素溶液中含有0.00002mg纯蛋白衍化物,相当于旧结核菌素1:10 000稀释液的效能) / turbidity reducing ~ 浊度减低单位(使0.2mg透明质酸盐所产生的浊度加上酸化马血清后正好足以减低到0.1mg产生的浊度的透明质酸酶量) / urotoxic ~ 尿毒素单位(能杀死体重1g动物的最小尿毒素量) / USP ~ 美国药典单位/ vitamin A ~ 维生素A单位(见international ~ of vitamin A) / ~ of vitamin B_1维生素B_1单位(3μg国际标准制剂的抗神经炎活性) / vitamin D ~ 维生素D单位(见international ~ of vitamin D) / vitamin G ~ 维生素G单位 / X-ray ~ X射线单位

unitage [ˈju:nitidʒ] *n* 单位量

unitary [ˈju:nitəri] *a* 单元的,一元的;单式的,酉的

unite [ju(:)ˈnait] *vi* 联合,团结;粘合,混合 *vt* 使联合,统一,使团结;使粘合;兼备(各种特性)

united [ju(:)ˈnaitid] *a* 联合的,统一的;团结的 | the United Kingdom (of Great Britain and Northern Ireland) (大不列颠和北爱尔兰)联合王国 / the United Nations 联合国 / the United Arab Emirates 阿拉伯联合酋长国[亚洲] / the United States (of

America) 美利坚合众国，美国 / United States Pharmacopeia 美国药典
Unitensen [ˌju:ni'tensən] *n* 绿藜安，醋酸绿藜安(cryptenamine acetates)或鞣酸绿藜安(cryptenamine tannates)制剂的商品名
uniterminal [ˌju:ni'tə:minl] *a* 单极的
unity ['ju:niti] *n* 单一，个体，整体；联合；协调；一贯性
univalent [ˌju:ni'veilənt] *a* 一价的，单价的 *n* 单价体(在减数分裂中期没有配对的单个染色体) | **univalence** *n* 一价，单价
universal [ˌju:ni'və:səl] *a* 宇宙的，全世界的；普遍的，全体的；通用的，万能的
universality [ju:nivə:'sæləti] *n* 普遍性，通用性；多方面性
universalize [ˌju:ni'və:səlaiz] *vt* 使普遍化，普及 | **universalization** [ˌju:niˌvə:səlai'zeiʃən, -li'z-] *n*
universe ['ju:nivə:s] *n* 宇宙，世界，全人类；领域，全域，总体
university [ˌju:ni'və:səti] *n* (综合性)大学
univitelline [ˌju:nivai'telin] *a* 单卵的，单卵黄的
unjustifiable [ʌn'dʒʌstifaiəbl] *a* 不合理的，无理的，辩护不了的
unknown ['ʌn'nəun] *a* 未知的，无名的 *n* 未知的物(或人)；未知数，未知量，未知元
unlawful [ʌn'lɔ:*f*ul] *a* 非法的，不正当的；私生的
unleavened [ˌʌn'levnd] *a* 未经发酵的
unless [ən'les, ʌn'les] *conj* 如果不，除非 *prep* 除…之外
unlike [ˌʌn'laik] *a* 不同的，不相似的 *prep* 不像…，和…不同
unlikely [ʌn'laikli] *a* 未必的，不可能的
unlimited [ʌn'limitid] *a* 无限的，无约束的，不定的
unmanned [ʌn'mænd] *a* 无人的，不载人的
unmarried ['ʌn'mærid] *a* 未婚的，独身的
unmatchable [ʌn'mætʃəbl] *a* 无可比拟的；无法配对的
unmeaning [ʌn'mi:niŋ] *a* 呆板的，无表情的，无意义的
unmedullated [ʌn'medəˌleitid] *a* 无髓的(指神经纤维)
unmindful [ʌn'maind*f*ul] *a* 不留心的，不注意的；忘记的
unmistakable ['ʌnmis'teikəbl] *a* 不会弄错的，不会被误解的，清楚明白的
unmyelinated [ʌn'maiəliˌneitid] *a* 无髓(鞘)的(指神经纤维)
Unna-Pappenheim stain ['unə 'pʌpənhaim] (Paul G. Unna; Artur Pappenheim) 乌纳-帕彭海姆染剂(用甲基绿和派洛宁染浆细胞)
Unna's boot ['unə] (Paul G. Unna) 乌纳糊靴(静脉曲张性溃疡敷料) | ~ alkaline methylene blue stain 乌纳碱性亚甲蓝染剂(染浆细胞)
Unna-Thost disease, syndrome ['unə tɔst] (Paul G. Unna; Arthur Thost) 弥漫性掌跖角化病
unnatural [ʌn'nætʃərəl] *a* 不自然的，勉强的；反常的；奇怪的
unnecessary [ʌn'nesisəri] *a* 不必要的 | **unnecessarily** [ʌn'nesisərili] *ad*
unnerve [ʌn'nə:v] *vt* 使气馁；使失常，使烦恼不安；除神经
unnoticed [ʌn'nəutist] *a* 不被注意的，被忽视的
unnumbered [ʌn'nʌmbəd] *a* 数不清的，不可胜数的；未编号的；未计数的
unofficial ['ʌnə'fiʃəl] *a* 非官方的，非正式的；非法定的，未入药典的
unorganized [ʌn'ɔ:gənaizd] *a* 没有组织的；无结构的，无器官的
unorientation [ˌʌnɔ:rien'teiʃən] *n* 定向(力)障碍，定向力丧失
unparalleled [ʌn'pærəleld] *a* 无比的，空前未有的
unpeople [ʌn'pi:pl] *vt* 使减少人口，使成无人地区

unphysiologic [ˌʌnfiziə'lɔdʒik] *a* 非生理性的

unpleasant [ʌn'pleznt] *a* 使人不愉快的，讨厌的 | **~ness** *n*

unpopular [ʌn'pɔpjulə] *a* 不受欢迎的，不流行的 | **~ity** ['ʌnpɔˌpju'lærəti] *n*

unpracticed [ʌn'præktist] *a* 不熟练的；无实际经验的；未实行过的

unprecedented [ʌn'presidəntid] *a* 无前例的；崭新的

unproductive [ˌʌnprə'dʌktiv] *a* 不生产的，没有收益的；徒劳的；不生痰的

unprofessional [ˌʌnprə'feʃənl] *a* 非职业性的，非专业的

unprofitable [ʌn'prɔfitəbl] *a* 无益的，没有用的

unqualified ['ʌn'kwɔlifaid] *a* 无资格的，不合格的；[ʌn'kwɔlifaid] 无条件的，无限制的

unquestionable [ʌn'kwestʃənəbl] *a* 毫无疑问的，无可非议的，确实的

unravel [ʌn'rævəl] (-ll-) *vt* 解开；阐明；解决 *vi* 散开

unready [ʌn'redi] *a* 没有准备的；不灵敏的

unreal [ʌn'riəl] *a* 假的，不真实的

unrealistic [ˌʌnriə'listik] *a* 不现实的，与事实不符的 | **~ally** *ad*

unreason ['ʌn'ri:zn] *n* 无理性，神智失常

unreasonable [ʌn'ri:znəbl] *a* 非理智的；不合理的；过度的 | **~ness** *n* / **unreasonably** *ad*

unrelieved [ˌʌnri'li:vd] *a* 未减轻的，未缓解的；单调的，无变化的

unremitting [ˌʌnri'mitiŋ] *a* 不间断的，持续的，不停的

unresectable [ˌʌnri(:)'sektəbl] *a* 不可切除的

unreserved [ˌʌnri'zə:vd] *a* 无保留的，无限制的，充分的

unresolved [ˌʌnri'zɔlvd] *a* 无决断力的；未解决的

unresponsive [ˌʌnris'pɔnsiv] *a* 无反应的；反应慢的 | **~ly** *ad* / **~ness** *n*

unrest [ʌn'rest] *n* 不安 | peristaltic ~ 蠕动紊乱

unrestrained [ˌʌnris'treind] *a* 无限制的，过度的；放纵的

unripe [ʌn'raip] *a* 生的，未成熟的；未准备的

unrival(l)ed [ʌn'raivəld] *a* 无敌的，无比的，至高无上的

unroll [ʌn'rəul] *vt, vi* 铺开；显示，展现

unsaturated [ʌn'sætʃəreitid] *a* 不饱和的，未饱和的 | **unsaturation** [ˌʌnsætʃə'reiʃən] *n*

unscathed [ʌn'skeiðd] *a* 没有受伤的，未受损失的

unschooled [ʌn'sku:ld] *a* 没有受过训练的，没有经验的；天赋的

Unschuld's sign ['unʃuld] (Paul Unschuld) 翁舒尔德征(糖尿病初期腓肠肌痉挛)

unscientific [ˌʌnˌsaiən'tifik] *a* 非科学的，不按照科学方法的

unseam [ʌn'si:m] *vt* 拆…的线缝，拆开，割开

unsearchable [ʌn'sə:tʃəbl] *a* 探究不出的，神秘的，不可思议的

unseasonable [ʌn'si:znəbl] *a* 不合季节的；不合时宜的

unseemly [ʌn'si:mli] *a, ad* 不适宜的(地)，不恰当的(地)

unseen [ˌʌn'si:n] *a* 未看见的，未受注意的，未被发现的；看不见的

unselfish [ʌn'selfiʃ] *a* 无私的，慷慨的

unsettled [ʌn'setld] *a* 不稳定的；怀疑的，未解决的

unsex [ʌn'seks] *vt* 去势，阉(切除睾丸或卵巢)

unskilled [ʌn'skild] *a* 不熟练的，不擅长的；无需技能的

unskil(l)ful [ʌn'skilful] *a* 不熟练的，笨拙的

unsophisticated [ˌʌnsə'fistikeitid] *a* 不懂世故的；不复杂的，清楚易懂的；不掺杂的，纯的

unsound ['ʌn'saund] *a* 不健康的,不健全的,有病的;腐烂的;谬误的;不安全的,不牢固的;(睡眠)不沉的,不酣的 | of ~ mind 精神不健全的

unsparing [ʌn'spɛəriŋ] *a* 不吝惜的;严厉的

unspeakable [ʌn'spi:kəbl] *a* 说不出的;难以形容的

unspecialized [ʌn'speʃəlaizd] *a* 非专门化的;(机体等)非特化的,无特定功能的

unspecified [ʌn'spesifaid] *a* 未特别指出的,未特别提到的

unspotted [ʌn'spɔtid] *a* 没有斑点的,没有污点的

unstable [ʌn'steibl] *a* 不稳固的;不稳定的,易变的,易分解的

unstained [ʌn'steind] *a* 未染色的;纯净的

unsteady [ʌn'stedi] *a* 不稳固的;不稳定的;无常的,易变的 *vt* 使不稳定,使不安定

unstick [ʌn'stik] (unstuck) *vt* 使不再粘着;松开

unstriated [ˌʌn'straieitid] *a* 无横纹的

unstring [ˌʌn'striŋ] (unstrung) *vt* 解开,放松;使(神经等)衰弱,使混乱,使不安

unstrung [ʌn'strʌŋ] unstring的过去式和过去分词 *a* 神经衰弱的,心烦不安的

unstuck [ʌn'stʌk] unstick的过去式和过去分词 *a* 未粘着的,松开的;紊乱的

unstudied ['ʌn'stʌdid] *a* 不通晓的;(指行为)非故意的,自然的

unsubstantial [ˌʌnsəb'stænʃəl] *a* 无实质的,不现实的;不坚固的,分量不重的

unsuitable [ʌn'sju:təbl] *a* 不合适的,不适宜的,不相称的

unswathe [ʌn'sweið] *vt* 解开…的裹布(或绷带等)

untangle [ʌn'tæŋgl] *vt* 解开,松开;整理,解决

unthink [ʌn'θiŋk] (unthought) *vt* 不想,置…于脑后;对…改变想法

unthinkable [ʌn'θiŋkəbl] *a* 难以想象的;不可思议的;不必加以考虑的

unthinking [ʌn'θikiŋ] *a* 无思想的;未加思考的;无思考能力的;疏忽的

untidy [ʌn'taidi] *a* 不整洁的,不整齐的;不适宜的

untie [ʌn'tai] *vt* 解开;解去…的束缚 *vi* 松开,解开

until [ən'til, ʌn'til] *prep* 到…为止;[用在否定句中] 在…以前,直到…才 *conj* 到…为止;在…以前,直到…才

untimely [ʌn'taimli] *a, ad* 过早的(地),不适时宜的(地) | come to an ~ end 过早死亡,夭折

untitled [ʌn'taitld] *a* 无标题的,无称号的,无头衔的

untold [ʌn'təuld] *a* 没有说到的,没有透露的;不可计量的,数不清的,无数的

untouchable [ʌn'tʌtʃəbl] *a* 达不到的;碰不得的;不可捉摸的;不可接触的

untouched [ʌn'tʌtʃt] *a* 没有触及的,未经论及的;未受感动的

untoward [ʌn'təuəd] *a* 不幸的;麻烦的;不适当的

untraceable [ʌn'treisəbl] *a* 难追踪的,难以发现的

untreated [ʌn'tri:tid] *a* 未经治疗的

untried [ʌn'traid] *a* 未经考验的,未经检验的

untrue [ʌn'tru:] *a* 不真实的,假的;不合标准的;不正的

untruth [ʌn'tru:θ] *n* 不真实,虚伪

untruthful [ʌn'tru:θful] *a* 不诚实的;不真实的,假的

untwine [ʌn'twain] *vt* 解开(缠绕的东西) *vi* 解开,散开

untwist [ʌn'twist] *vt* 解开(缠绕的东西),解旋 *vi* 解开

unused [ʌn'ju:st] *a* 不习惯的 [ʌn'ju:zd] 不用的,空着的;未用过的

unusual [ʌn'ju:ʒuəl] *a* 不平常的,异常的;独特的 | **~ly** *ad* 不寻常地;非常 / **~ness** *n*

unveil [ʌn'veil] *vt* 揭幕;揭露,展出 *vi*

显露

Unverricht-Lundbory disease ['un-ferikt 'lundbə:g] (H. Unverricht; Herman B. Lundborg) 翁-隆病,波罗的海肌阵挛性癫痫

Unverricht's disease (syndrome) ['unferikt] (Heinrich Unverricht) 肌阵挛性癫痫

unwearied [ʌn'wiərid] *a* 不疲劳的,坚持不懈的

unwell [ʌn'wel] *a* 不舒服的,有病的

unwholesome [ʌn'həulsəm] *a* 不卫生的,不适合健康的;(食物)腐败的;不健全的,有害的

unwilling [ʌn'wiliŋ] *a* 不愿意的;不喜欢的;勉强做的

unwind [ʌn'waind] (unwound) *vt, vi* 解开,展开;放松,伸直

unwise [ˌʌn'waiz] *a* 欠考虑的,不明智的,轻率的 | **~ly** *ad*

unwitting [ʌn'witiŋ] *a* 无意的,不知不觉的 | **~ly** *ad*

unwonted [ʌn'wəuntid] *a* 不平常的,异常的,罕见的

unworthy [ʌn'wə:ði] *a* 无价值的;不值得的;与…不相称的

unwound [ʌn'waund] unwind的过去式和过去分词

unwrap [ʌn'ræp] (-pp-) *vt, vi* 打开,展开

unwritten ['ʌn'ritn] *a* 没有写下的,空白的,未成文的

unyielding [ʌn'ji:ldiŋ] *a* 坚硬的,不能弯曲的;坚强的

up [ʌp] *ad* 向上,在上面;起来,起床;上升;向较重要处;(事情)发生,出现;提出;赶上,达到,一直到;[与动词连用,表示完全、彻底]…完,…光 *prep* 向上,在上,沿 *a* 向上的 | ~ and around(或about) (病人)已起床走动 / ~ and doing 活泼,忙碌 / ~ and down 上上下下;前前后后;来来往往,处处 / ~ for 打算,考虑 / ~ on(或in) 熟悉,精通 / ~s and downs 盛衰,浮沉 / ~ to 从事于,忙于;胜任,适于;该由…负责,轮到…;直到

upas ['ju:pəs] *n* 见血封喉(桑科)

upbraid [ʌp'breid] *n* 责备,责骂(with)

upbringing ['ʌpˌbriŋiŋ] *n* 抚育,教养,培养

upcoming ['ʌpˌkʌmiŋ] *a* 即将来临的

update [ʌp'deit] *vt* 使现代化

upend [ʌp'end] *vt, vi* 倒放,颠倒

upgrade ['ʌpˌgreid] *n* 升级,增加 *a, ad* 向上(的);上坡(的) [ˌʌp'greid] *vt* 使升级,改进,提高(等级、标准等) | on the ~ 上升的,进步的,进展的

upgrowth ['ʌpgrəuθ] *n* 成长,发育;成长物

upheaval [ʌp'hi:vəl] *n* 胀起,鼓起;剧变

upheld [ʌp'held] uphold的过去式和过去分词

uphold [ʌp'həuld] (upheld) *vt* 举起;支持,维持,坚持,拥护;证实,确认

upkeep ['ʌpki:p] *n* 保养,维修;养护费,维修费

upland ['ʌplənd] *n* 高地,山地

u-plasminogen activator [plæz'minədʒən 'æktiveitə] 尿纤溶酶原激活剂(肾内产生并尿内排泄,诱发治疗血栓溶解。亦称尿激酶)

uplift [ʌp'lift] *vt* 举起,提高;振奋 *vi* 上升,升起 ['ʌplift] *n* 举起,抬起;精神昂扬,社会进步,道德提高

upmost ['ʌpməust] *a* 最高的,最主要的

upon [ə'pɔn; 弱 əpən] *prep* =on; 向上;在…之上;迫近;紧接着

upper ['ʌpə] *a* 上(面)的 | **Upper Volta** ['vɔltə] 上沃尔特[非洲] | have (get) the ~ hand of 占…的上风

uppermost ['ʌpəməust] *a* 最高的,最主要的 *ad* 最高,最初

upraise [ʌp'reiz] *vt* 举起,提高

upright ['ʌprait] *a* 垂直的,直立的;正直的,诚实的 *ad* 笔直,竖立着 *n* 垂直,竖立 *vt* 使竖立

uprighting ['ʌpraitiŋ] *n* 竖立(将倾斜牙翻动到更加垂直的牙轴斜度)

uprise [ʌp'raiz] (uprose, uprisen) *vi* 起身,起立;伸直;(体积的)膨胀;(声音的)变高 [ʌp'raiz, 'ʌpraiz] *n* 上升,起立;出现

uproot [ʌp'ru:t] *vt* 根除,灭绝;赶走

uprose [ʌp'rəuz] uprise的过去式

upset [ʌp'set] (-tt-) *vt* 弄翻,搅乱;使心烦意乱;使(肠胃)不适 *vi* 翻倒 *n* 搅乱;心烦意乱;(肠胃等)不适

upshot ['ʌpʃɔt] *n* 结果,结局;结论,要点

upside ['ʌpsaid] *n* 上边,上面,上部 | ~ down 颠倒;倒转;混乱

upside-down ['ʌpsaid'daun] *ad* 颠倒地,紊乱地

upsiloid ['jupsilɔid, 'ʌp-] *a* 倒人字形的,V字形的(像希腊语字母*u*或*Υ*的)

upsilon [ju:p'sailən, 'ju:psilən, 'ʌp-] *n* 希腊语的第20个字母(*Υ*, *u*)

upstairs ['ʌp'stɛəz] *a* 楼上的 *ad* 在楼上,往楼上 *n* 楼上

upstanding [ʌp'stændiŋ] *a* 直立的

upstream ['ʌpˌstri:m] *a* 上游的 *n* 上游区(在分子生物学中,本词表示位于基因的5'位的核酸区或感兴趣区)

upsurge [ʌp'sə:dʒ] *vi* 高涨,增长 ['ʌpsə:dʒ] *n* 高涨,高潮

upswing ['ʌpswiŋ] *n* 向上摆动,高涨

uptake ['ʌpteik] *n* 摄人,摄取

up-to-date ['ʌptə'deit] *a* 直到最近的,现代的,新式的

uptown ['ʌp'taun] *a* 在住宅区(的) *ad* 往(在)住宅区 *n* 住宅区

upturn [ʌp'tə:n] *vt, vi* (使)向上;翻转 ['ʌptə:n] *n* (价格)上涨;(情况)好转 | ~**ed** ['ʌp'tə:nd] *a* 朝上翘的;翻转的

upward ['ʌpwəd] *a, ad* 向上(的),上升(的) | ~s *ad* 向上,上升 | ~s of 以上,超过

Ur 元素铀(uranium)的符号

urachovesical [ˌjuərəkəu'vesikəl] *a* 脐尿管膀胱的

urachus ['juərəkəs] *n* 脐尿管 | **urachal** *a*

uracil ['juərəsil] *n* 尿嘧啶 | 5-methyl 5-甲基尿嘧啶,胸腺嘧啶

uracrasia [ˌjuərə'kreisiə] *n* 尿性质不良

uracratia [ˌjuərə'kreiʃiə] *n* 遗尿,尿失禁

uragogue ['juərəgɔg] *a* 利尿的 *n* 利尿药

uramil ['juərəmil] *n* 尿咪,氨基丙二酰脲,5-氨基巴比土酸

uramilic acid [juərə'milik] 缩-2-氨基丙二酰脲酸

uraminoacetic acid [ˌjuəˌræminəuə'si:tik] 脲乙酸

uraminobenzoic acid [ˌjuəˌræminəuben'zəuik] 脲苯甲酸

uraminotauric acid [ˌjuəˌræminəu'tɔ:rik] 脲牛磺酸

uran-gallein [ˌjuərən'gæliin] *n* 铀棓因(弹性组织染剂)

uranianism [juə'reiniənizəm] *n* 同性恋(爱)

uranic [juə'rænik] *a* (正)铀的,含有六价铀的

uranidin [juə'rænidin] *n* 动物黄色素(海绵、珊瑚、水母及蠕虫中的某种黄色素)

uranin ['juərənin] *n* 荧光素钠

uranisc(o)- [构词成分] 腭

uraniscochasma [ˌjuərəˌniskəu'kæzmə] *n* 腭裂

uraniscolalia [ˌjuərəˌniskəu'leiliə] *n* 腭裂语声

uraniscoplasty [ˌjuərə'niskəˌplæsti] *n* 腭成形术

uraniscorrhaphy [ˌjuərənis'kɔrəfi] *n* 腭裂缝术,腭修补术

uraniscus [ˌjuərə'niskəs] *n* 腭

uranism ['juərənizəm] *n* 同性恋(爱)

uranium [juə'reinjəm] *n* 铀(化学元素)

uran(o)- [构词成分] 上颌,腭;天空

uranoplasty ['juərənəˌplæsti] *n* 腭成形术 | **uranoplastic** [ˌjuərənəu'plæstik] *a*

uranoplegia [ˌjuərənəu'pli:dʒiə] *n* 腭

麻痹

uranorrhaphy [ˌjuərəˈnɔrəfi] *n* 腭裂缝术,腭修补术

uranoschisis [ˌjuərəˈnɔskisis], **uranoschism** [juəˈrænəskizəm] *n* 腭裂

uranostaphyloplasty [ˌjuərənəuˈstæfiləuˌplæsti] *n* 软硬腭成形术,腭悬雍垂成形术

uranostaphylorrhaphy [ˌjuərənəuˌstæfiˈlɔrəfi] *n* 软硬腭缝术,腭悬雍垂缝术

uranostaphyloschisis [ˌjuərənəuˌstæfiˈlɔskisis] *n* 软硬腭裂

uranosteoplasty [ˌjuərəˈnɔstiəˌplæsti] *n* 腭成形术

Uranotaenia [ˌjuərənəuˈtiːniə] *n* 蓝带蚊属 | ～ loashanensis 乐山蓝带蚊

uranous [ˈjuərənəs] *n* (亚)铀的,含有四价铀的

uranyl [ˈjuərənil] *n* 双氧铀,二氧化铀 | ～ acetate 乙酸双氧铀,醋酸双氧铀(用于鼻卡他)

urapostema [ˌjuərəpɔsˈtiːmə] *n* 含尿脓肿

urarthritis [ˌjuərɑːˈθraitis] *n* 痛风性关节炎

urase [ˈjuəreis] *n* 脲酶,尿素酶

urasin [juəˈræsin] *n* 细菌脲酶

urate [ˈjuəreit] *n* 尿酸盐

uratemia [ˌjuərəˈtiːmiə] *n* 尿酸盐血

urate oxidase [ˈjuəreit ˈɔksideis] 尿酸氧化酶(亦称尿酸酶)

uratic [juəˈrætik] *a* 尿酸盐的;痛风的

uratohistechia [ˌjuərətəuhisˈtekiə] *n* (组织)尿酸盐沉着

uratoma [ˌjuərəˈtəumə] *n* 痛风石,尿酸盐结石

uratosis [ˌjuərəˈtəusis] *n* (组织)尿酸盐沉着

uraturia [ˌjuərəˈtjuəriə] *n* 尿酸(盐)

urazin(e) [ˈjuərəzin] *n* 尿嗪,双尿,环二脲

urazole [ˈjuərəzəul] *n* 尿唑(双尿素缩合物)

Urbach-Oppenheim disease [ˈəːbək ˈɔpənhaim] (Erich Urbach; Maurice Oppenheim) 糖尿病脂性渐进性坏死

Urbach-Wiethe disease [ˈəːbək ˈwiːti] (Erich Urbach; Camillo Wiethe) 脂质蛋白沉积病

urban [ˈəːbən] *a* 都市的,城市的

urbanism [ˈəːbənizəm] *n* 都市化 | **urbanist** *n* 城市规划专家

urbanize [ˈəːbənaiz] *vt* 使都市化,使城市化 | **urbanization** [ˌəːbənaiˈzeiʃən, -niˈz-] *n*

urbanology [ˌəːbəˈnɔlədʒi] *n* 都市学,城市学 | **urbanologist** *n* 都市学专家

urceiform [əːˈsiːfɔːm], **urceolate** [ˈəːsiəlit] *a* 壶形的

ur-defense [ˌəːdiˈfens] *n* 原始信念,基本(心理)防御信念

urea [ˈjuəriə] *n* 尿素,脲(利尿药) | ～ nitrogen 尿素氮,脲氮 | **ureal** *a*

ureagenetic [juəriədʒiˈnetik] *a* 脲生成的,尿素生成的

ureametry [ˌjuəriˈæmitri] *n* 脲测定法,尿素测定法

Ureaphil [juəˈriəfil] *n* 尿素(urea)制剂的商品名

Ureaplasma [juəˈriəˌplæzmə] *n* 脲原体属,尿素原体属 | ～ urealyticum 解脲脲原体,尿素分解尿素原体

ureapoiesis [juəˌriəpɔiˈiːsis] *n* 脲生成,尿素生成

urease [ˈjuərieis] *n* 脲酶,尿素酶

urecchysis [juəˈrekisis] *n* 尿浸润

Urechites suberecta [juəˈrekitiːz ˌsʌbəˈrektə] 黄龙葵(夹竹桃科植物)

urechitin [juəˈrekitin] *n* 黄龙葵苷

urechitoxin [juəˌrekiˈtɔksin] *n* 黄龙葵毒素

Urecholine [ˌjuəriˈkəulin] *n* 氯贝胆碱(bethanechol chloride)制剂的商品名

uredema [ˌjuəri(ː)ˈdiːmə] *n* 尿液性水肿

uredepa [əːriˈdiːpə] *n* 乌瑞替派,尿烷亚胺,双乙撑亚胺磷酰尿烷(抗肿瘤药)

uredofos [juə'ri:dəfɔs] *n* 乌瑞福司,磺脲磷(兽用抗蟎虫药)
ureide ['juəriid] *n* 酰脲
urein(e) [juə'ri:in] *n* 烷基脲
urelcosis [ˌjuərəl'kəusis] *n* 尿路溃疡
uremia [juə'ri:miə] *n* 尿毒症 | **uremic** *a*
uremigenic [juəˌri:mi'dʒenik] *a* 尿毒症性的;致尿毒症的
ure(o)- 以ure(o)-起始的词,同样见以urea-起始的词
ureolysis [ˌjuəri'ɔlisis] *n* 尿素分解 | **ureolytic** [ˌjuəriə'litik] *a*
ureometer [ˌjuəri'ɔmitə] *n* 脲(量)测定器,脲素计 | **ureometry** *n* 脲测定法,尿素测定法
ureotelic [ˌjuəriə'telik] *a* 排尿素(氮代谢)的
uresiesthesis [juəˌri:sies'θi:sis] *n* 排尿感觉
uresis [juə'ri:sis] *n* 排尿
uret ['juəret] *n* 氮氧甲基
ureter [juə'ri:tə] *n* 输尿管 | ectopic ~ 异位性输尿管 / postcaval ~, circumcaval ~, retrocaval ~ 腔静脉后输尿管 | ~**al** [juə'ri:tərəl], **uretal** [juə'ri:təl] *a*
ureteralgia [juəˌri:tə'rældʒiə] *n* 输尿管痛
ureterectasis [juəˌri:tə'rektəsis], **ureterectasia** [juəˌri:tərek'teiziə] *n* 输尿管扩张
ureterectomy [juəˌri:tə'rektəmi] *n* 输尿管切除术
ureteric [ˌjuəri'terik] *a* 输尿管的
ureteritis [juəˌri:tə'raitis] *n* 输尿管炎
ureter(o)- [构词成分] 输尿管
ureterocele [juə'ri:tərəuˌsi:l] *n* 输尿管疝 | ectopic ~ 异位输尿管疝
ureterocelectomy [juəˌri:tərəusi:'lektəmi] *n* 输尿管疝切除术
ureterocervical [juəˌri:tərəu'sə:vikəl] *a* 输尿管子宫颈的
ureterocolostomy [juəˌri:tərəukə'lɔstəmi] *n* 输尿管结肠吻合术
ureterocutaneostomy [juəˌri:tərəukjuˌteini'ɔstəmi] *n* 输尿管皮肤造口术
ureterocystanastomosis [juəˌri:tərəuˌsistəˌnæstə'məusis], **ureterocystoneostomy** [juəˌri:tərəuˌsistəni'ɔstəmi], **ureterocystostomy** [juəˌri:tərəusis'tɔstəmi] *n* 输尿管膀胱吻合术
ureterocystoscope [juəˌri:tərəu'sistəskəup] *n* 输尿管膀胱镜
ureterodialysis [juəˌri:tərəudai'ælisis] *n* 输尿管破裂
ureteroduodenal [juəˌri:tərəuˌdju(:)əu'di:nl] *a* 输尿管十二指肠的
ureteroenteric [juəˌri:tərəuen'terik] *a* 输尿管肠的
ureteroenterostomy [juəˌri:tərəuentə'rɔstəmi], **ureteroenteroanastomosis** [juəˌri:tərəuˌentərəuˌənæstə'məusis] *n* 输尿管肠吻合术
ureterogram [juə'ri:tərəgræm] *n* 输尿管造影(照)片
ureterography [juəˌri:tə'rɔgrəfi] *n* 输尿管造影(术)
ureteroheminephrectomy [juəˌri:tərəuˌhemine'frektəmi] *n* 输尿管肾部分切除术
ureteroileostomy [juəˌri:tərəuˌili'ɔstəmi] *n* 输尿管回肠吻合术
ureterointestinal [juəˌri:tərəuin'testinl] *a* 输尿管肠的
ureterolith [juə'ri:tərəliθ] *n* 输尿管石
ureterolithiasis [juəˌri:tərəuli'θaiəsis] *n* 输尿管石病
ureterolithotomy [juəˌri:tərəuli'θɔtəmi] *n* 输尿管石切除术
ureterolysis [juəˌri:tə'rɔlisis] *n* 输尿管破裂;输尿管麻痹;输尿管松解术
ureteromeatotomy [juəˌri:tərəuˌmi:ə'tɔtəmi] *n* 输尿管口切开术
ureteroneocystostomy [juəˌri:tərəuˌni(:)əusis'tɔstəmi] *n* 输尿管膀胱吻合术

ureteroneopyelostomy [juəˌri:tərəu-ˌni(:)əupaii'lɔstəmi] *n* 输尿管肾盂吻合术
ureteronephrectomy [juəˌri:tərəune-'frektəmi] *n* 输尿管肾切除术
ureteropathy [juəˌri:tə'rɔpəθi] *n* 输尿管病
ureteropelvic [juəˌri:tərəu'pelvik] *a* 输尿管肾盂的
ureteropelvioneostomy [juəˌri:tərəu-ˌpelviəuni(:)'ɔstəmi] *n* 输尿管肾盂吻合术
ureteropelvioplasty [juəˌri:tərəu'pel-viəˌplæsti] *n* 输尿管肾盂成形术
ureterophlegma [juəˌri:tərəu'flegmə] *n* 输尿管粘液蓄积
ureteroplasty [juə'ri:tərəˌplæsti] *n* 输尿管成形术
ureteroproctostomy [juəˌri:tərəu-prɔk'tɔstəmi] *n* 输尿管直肠吻合术
ureteropyelitis [juəˌri:tərəupaii'lai-tis] *n* 输尿管肾盂炎
ureteropyelography [juəˌri:tərəupaii-'lɔgrəfi] *n* 输尿管肾盂造影(术)
ureteropyeloneostomy [juəˌri:tərəu-ˌpaiiləuni'ɔstəmi] *n* 输尿管肾盂吻合术
ureteropyelonephritis [juəˌri:tərəu-ˌpaiiləune'fraitis] *n* 输尿管肾盂肾炎
ureteropyelonephrostomy [juəˌri:tə-rəuˌpaiiləune'frɔstəmi] *n* 输尿管肾盂吻合术
ureteropyeloplasty [juəˌri:tərəu'paii-ləˌplæsti] *n* 输尿管肾盂成形术
ureteropyelostomy [juəˌri:tərəupaii-'lɔstəmi] *n* 输尿管肾盂吻合术
ureteropyosis [juəˌri:tərəupai'əusis] *n* 输尿管化脓
ureterorectal [juəˌri:tərəu'rektl] *a* 输尿管直肠的
ureterorectoneostomy [juəˌri:tərəu-rektəuni'ɔstəmi], **ureterorectostomy** [juəˌri:tərəurek'tɔstəmi] *n* 输尿管直肠吻合术
ureterorenoscope [juəˌri:terəu'ri:nə-skəup] *n* 输尿管肾镜 | **ureterorenoscopy** [juəˌri:tərəuri'nɔskəpi] *n* 输尿管肾镜检查
ureterorrhagia [juəˌri:tərəu'reidʒiə] *n* 输尿管出血
ureterorrhaphy [juəˌri:tə'rɔrəfi] *n* 输尿管缝术
ureterosigmoidostomy [juəˌri:tərəu-ˌsigmɔi'dɔstəmi] *n* 输尿管乙状结肠吻合术
ureterostenosis [juəˌri:tərəusti'nəu-sis], **ureterostegnosis** [juəˌri:tərəu-steg'nəusis], **ureterostenoma** [juə-ˌri:tərəusti'nəumə] *n* 输尿管狭窄
ureterostoma [juəˌri:tə'rɔstəumə] *n* 输尿管口;输尿管瘘
ureterostomy [juəˌri:tə'rɔstəmi], **ureterostomosis** [juəˌri:tərəustə'məu-sis] *n* 输尿管造口术
ureterotomy [juəˌri:tə'rɔtəmi] *n* 输尿管切开术
ureterotrigonoenterostomy [juəˌri:-tərəutraiˌgənəuentə'rɔstəmi] *n* 输尿管膀胱三角肠吻合术
ureterotrigonosigmoidostomy [juə-ˌri:tərəutraiˌgənəuˌsigmɔi'dɔstəmi] *n* 输尿管膀胱三角乙状结肠吻合术
ureteroureteral [juəˌri:tərəujuə'ri:tə-rəl] *a* 输尿管输尿管的
ureteroureterostomy [juəˌri:tərəu-juəˌri:tə'rɔstəmi] *n* 输尿管输尿管吻合术
ureterouterine [juəˌri:tərəu'ju:tərain] *a* 输尿管子宫的
ureterovaginal [juəˌri:tərəu'vædʒinl] *a* 输尿管阴道的
ureterovesical [juəˌri:tərəu'vesikəl] *a* 输尿管膀胱的
ureterovesicoplasty [ˌjuəˌri:tərəu've-sikəuˌplæsti] *n* 输尿管膀胱成形术
ureterovesicostomy [juəˌri:tərəuˌve-si'kɔstəmi] *n* 输尿管膀胱吻合术
urethan ['juərəθæn], **urethane** ['juə-

rəθein] *n* 乌拉坦,尿烷,氨甲酸乙酯(抗肿瘤药)

urethra [juə'ri:θrə] *n* 尿道 | double ～ 双尿道 | ～l *a*

urethralgia [ˌjuərə'θrældʒiə] *n* 尿道痛

urethrascope [juə'ri:θrəskəup] *n* 尿道镜 | **urethrascopic** [juəˌri:θrə'skɔpik] *a*

urethratresia [juəˌri:θrə'tri:ziə] *n* 尿道闭锁

urethrectomy [ˌjuərə'θrektəmi] *n* 尿道切除术

urethremphraxis [juəˌri:θrem'fræksis] *n* 尿道梗阻

urethreurynter [juəˌri:θru'rintə] *n* 尿道扩张器

urethrism [juə'ri:θrizəm] *n* 尿道痉挛

urethritis [ˌjuəri'θraitis] *n* 尿道炎 | ～ cystica 囊性尿道炎 / ～ glandularis 腺性尿道炎 / gonococcal ～ 淋病性尿道炎 / nongonococcal ～ 非淋病性尿道炎 / simple ～, nonspecific ～ 单纯性尿道炎,非特异性尿道炎 / specific ～ 特异性尿道炎,淋病性尿道炎 / ～ venerea 性病尿道炎,淋病

urethr(o)- [构词成分] 尿道

urethroblennorrhea [juəˌri:θrəubleno'ri:ə] *n* 尿道脓溢

urethrobulbar [juəˌri:θrəu'bʌlbə] *a* 尿道球的

urethrocele [juə'ri:θrəsi:l] *n* (女性)尿道突出;(女性)尿道憩室

urethrocystitis [juəˌri:θrəusis'taitis] *n* 尿道膀胱炎

urethrocystogram [juəˌri:θrəu'sistəgræm] *n* 尿道膀胱X线(照)片

urethrocystography [juəˌri:θrəusis'tɔgrəfi] *n* 尿道膀胱X线摄影(术)

urethrocystopexy [juəˌri:θrəu'sistəˌpeksi] *n* 尿道膀胱固定术

urethrodynia [juəˌri:θrəu'diniə] *n* 尿道痛

urethrograph [juə'ri:θrəgrɑ:f] *n* 尿道内径描记器

urethrography [ˌjuərə'θrɔgrəfi] *n* 尿道造影(术),尿道X线摄影(术)

urethrometer [ˌjuərə'θrɔmitə] *n* 尿道测量器

urethrometry [ˌjuərə'θrɔmitri] *n* 尿道阻力测定法;尿道测量法

urethropenile [juəˌri:θrəu'pi:nail] *a* 尿道阴茎的

urethroperineal [juəˌri:θrəuperi'ni:əl] *a* 尿道会阴的

urethroperineoscrotal [juəˌri:θrəupeˌrini:əu'skrəutl] *a* 尿道会阴阴囊的

urethropexy [juə'ri:θrəˌpeksi] *n* 尿道固定术(矫正女性小便失禁)

urethrophraxis [juəˌri:θrəu'fræksis] *n* 尿道梗阻

urethrophyma [juəˌri:θrəu'faimə] *n* 尿道瘤

urethroplasty [juə'ri:θrəˌplæsti] *n* 尿道成形术

urethroprostatic [juəˌri:θrəuprɔs'tætik] *a* 尿道前列腺的

urethrorectal [juəˌri:θrəu'rektl] *a* 尿道直肠的

urethrorrhagia [juəˌri:θrəu'reidʒiə] *n* 尿道出血

urethrorrhaphy [ˌjuərə'θrɔrəfi] *n* 尿道缝术,尿道修补术

urethrorrhea [juəˌri:θrəu'riə] *n* 尿道溢液

urethroscope [juə'ri:θrəskəup] *n* 尿道镜 | **urethroscopic** [juəˌri:θrə'skɔpik] *a* 尿道镜的;尿道镜检查的 | **urethroscopy** [ˌjuərə'θrɔskəpi] *n* 尿道镜检查

urethroscrotal [juəˌri:θrəu'skrəutl] *a* 尿道阴囊的

urethrospasm [juə'ri:θrəspæzəm] *n* 尿道痉挛

urethrostaxis [juəˌri:θrəu'stæksis] *n* 尿道渗血

urethrostenosis [juəˌri:θrəusti'nəusis] *n* 尿道狭窄

urethrostomy [ˌjuərə'θrɔstəmi] *n* 尿

道造口术
urethrotome [juə'ri:θrətəum] *n* 尿道刀
urethrotomy [ˌjuərə'θrɔtəmi] *n* 尿道切开术
urethrotrigonitis [juəˌri:θrəuˌtraigə'naitis] *n* 尿道膀胱三角炎
urethrovaginal [juəˌri:θrəu'vædʒinl] *a* 尿道阴道的
urethrovesical [juəˌri:θrəu'vesikəl] *a* 尿道膀胱的
uretic [juə'retik] *a* 利尿的 *n* 利尿药
Urex ['juəreks] *n* 马尿酸乌洛托品(methenamine hippurate)制剂的商品名
urge [ə:dʒ] *vt* 促使,催促;极力主张,说服;推动 *vi* 极力主张 *n* 欲望,冲动,驱力
urgency ['ə:dʒənsi] *n* 紧急,迫切;强求,催促;尿急
urgent ['ə:dʒənt] *a* 紧急的,迫切的;强求的,催促的 | ~**ly** *ad*
Urginea [ə:'dʒiniə] *n*【拉】海葱属
urhidrosis [ˌə:hi'drəusis] *n* 尿汗症 | ~ crystallina 结晶尿汗症
-uria [构词成分] 尿
urian ['juəriən] *n* 尿色素,尿色肽
uric ['juərik] *a* 尿的 | ~ acid 尿酸
uricacidemia [ˌjuərikˌæsi'di:miə], **uricemia** [ˌjuəri'si:miə] *n* 尿酸血症
uricaciduria [ˌjuərikˌæsi'djuəriə] *n* 尿酸尿
uricase ['juərikeis] *n* 尿酸酶
uric(o)- [构词成分] 尿;尿酸
uricocholia [ˌjuərikəu'kəuliə] *n* 尿酸胆汁(症)
uricolysis [ˌjuəri'kɔlisis] *n* 尿酸分解(作用) | **uricolytic** [ˌjuərikəu'litik] *a*
uricometer [ˌjuəri'kɔmitə] *n* 尿酸计,尿酸定量器
uricopoiesis [ˌjuərikəupɔi'i:sis] *n* 尿酸生成
uricosuria [ˌjuərikəu'sjuəriə] *n* 尿酸尿 | **uricosuric** *a* 促尿酸尿的 *n* 促尿酸尿药
uricotelic [ˌjuərikəu'telik] *a* 排尿酸(氮代谢)的
uricotelism [ˌjuərikəu'telizəm] *n* 排尿酸(氮)代谢
uricoxidase [ˌjuəri'kɔksaideis] *n* 尿酸氧化酶
uridine ['juəridi(:)n] *n* 尿(嘧啶核)苷 | ~ diphosphate (UDP) 尿苷二磷酸 / ~ diphosphoglucuronate 尿苷二磷酸葡萄糖醛酸 / ~ monophosphate (UMP) 尿苷一磷酸,尿苷酸 / ~ triphosphate (UTP) 尿苷三磷酸
uridrosis [juəri'drəusis] *n* 尿汗症
uridylate [ˌjuəri'dileit] *n* 尿(嘧啶核)苷酸
uridylic acid [ˌjuəri'dilik] 尿(嘧啶核)苷酸,尿苷一磷酸
uridyl transferase ['juəridil 'trænsfəreis] 尿苷酰转移酶,尿苷二磷酸葡萄糖-己糖-1-磷酸尿苷酰基转移酶
uridylyl [ˌjuəri'dilil] *n* 尿苷酰基
uriesthesis [ˌjuəri'esθisis] *n* 排尿感觉
urina [juə'rainə] *n*【拉】尿
urinable ['juərinəbl] *a* 可尿出的(可由尿排泄的)
urinaccelerator [ˌjuərinæk'seləˌreitə] *n* 球海绵体肌
urinacidometer [ˌjuərinˌæsi'dɔmitə] *n* 尿pH计,尿氢离子(浓度)测定器
urinaemia [ˌjuəri'ni:miə] *n* 尿毒症
urinal ['juərinl] *n* 尿壶,贮尿器
urinalysis [ˌjuəri'næləsis] ([复] **urinalyses** [ˌjuəri'næləsi:z]) *n* 尿分析(法) | mid-stream clean-catch ~ 中段净集尿分析法
urinary ['juərinəri] *a* 尿的,含尿的;泌尿的
urinate ['juərineit] *vi* 排尿
urination [ˌjuəri'neiʃən] *n* 排尿 | precipitant ~ 急迫排尿,尿意逼迫 / stuttering ~ 间歇性排尿
urinative ['juərinətiv] *a* 利尿的 *n* 利尿药

urine [ˈjuərin] *n* 尿 | black ～ 黑尿(由黑素或尿黑酸所致) / chylous ～ 乳糜尿 / cloudy ～, nebulous ～ 混浊尿(一般由于磷酸盐尿或尿酸盐尿所致，但也可能由脓尿所致) / crude ～ 淡尿 / diabetic ～ 糖尿 / febrile ～ 热病性尿 / gouty ～ 痛风尿 / milky ～ 乳状尿(可能由乳糜尿或脓尿所致) / residual ～ 残余尿

urinemia [ˌjuəriˈni:miə] *n* 尿毒症

urine-mucoid [ˌjuərinˈmju:kɔid] *n* 尿粘液样物

urinidrosis [ˌjuəriniˈdrəusis] *n* 尿汗症

uriniferous [ˌjuəriˈnifərəs] *a* 输尿的

uriniparous [ˌjuəriˈnipərəs], **urinific** [ˌjuəriˈnifik] *a* 产尿的，泌尿的

urin(o)- [构词成分] 尿

urinocryoscopy [ˌjuərinəukraiˈɔskəpi] *n* 尿冰点测定法

urinogenital [ˌjuərinəuˈdʒenitl] *a* 泌尿生殖的

urinogenous [ˌjuəriˈnɔdʒinəs] *a* 尿原的;生尿的

urinoglucosometer [ˌjuərinəuˌglu:kəuˈsɔmitə] *n* 尿糖定量器，尿糖计

urinology [ˌjuəriˈnɔlədʒi] *n* 泌尿科学 | **urinologist** *n* 泌尿科医师，泌尿科学家

urinoma [ˌjuəriˈnəumə] *n* 尿性囊肿

urinometer [ˌjuəriˈnɔmitə] *n* 尿比重计 | **urinometry** *n* 尿比重测量法

urinophilous [ˌjuəriˈnɔfiləs] *a* 嗜尿的(如微生物)

urinoscopy [ˌjuəriˈnɔskəpi] *n* 尿检查，检尿法

urinosexual [ˌjuərinəuˈseksjuəl] *a* 泌尿生殖的

urinous [ˈjuərinəs], **urinose** [ˈjuərinəus] *a* 尿的，尿质的

uriposia [ˌjuəriˈpəuziə] *n* 饮尿

Urispas [ˈjuərispæz] *n* 盐酸黄酮哌酯(flavoxate hydrochloride)制剂的商品名

Uritone [ˈjuəritəun] *n* 乌洛托品(methenamine)制剂的商品名

urningism [ˈə:niŋizəm], **urnism** [ˈə:nizəm] *n* 同性恋(爱)

ur(o)-, uror(o)- [构词成分] 尿;尿道;排尿

uroacidimeter [ˌjuərəuˌæsiˈdimitə] *n* 尿酸度测定器

uroammoniac [ˌjuərəuəˈməuniæk] *a* (含)尿酸与氨的

uroanthelone [ˌjuərəuˈænθələun] *n* 尿抗溃疡素，尿抑胃素，尿抑肠素

uroazotometer [ˌjuərəuˌæzəˈtɔmitə] *n* 尿氮计，尿氮定量器

urobenzoic acid [ˌjuərəubenˈzəuik] 马尿酸

urobilin [ˌjuərəuˈbailin] *n* 尿胆素

urobilinemia [ˌjuərəuˌbiliˈni:miə] *n* 尿胆素血

urobilinogen [ˌjuərəubiˈlinədʒən] *n* 尿胆素原

urobilinogenemia [ˌjuərəubiˌlinədʒiˈni:miə] *n* 尿胆素原血

urobilinogenuria [ˌjuərəubiˌlinədʒiˈnjuəriə] *n* 尿胆素原尿

urobilinoid [ˌjuərəuˈbilinɔid] *a* 尿胆素样的

urobilinoiden [ˌjuərəuˌbiliˈnɔidən] *n* 类尿胆素

urobilinuria [ˌjuərəuˌbiliˈnjuəriə] *n* 尿胆素尿

urocanase [ˌjuərəuˈkæneis] *n* 尿刊酸酶，尿刊酸水合酶

urocanase deficiency 尿刊酸酶缺乏症(一种组氨酸分解代谢遗传性疾病，由于尿刊酸水合酶缺乏所致，特征为尿内大量排泄尿刊酸，发育迟缓，也可能伴有智力迟钝)

urocanate [ˌjuərəuˈkæneit] *n* 尿刊酸(阴离子型)

urocanate hydratase [ˌjuərəuˈkæneit ˈhaidrəteis] 尿刊酸水合酶(此酶缺乏，据认为是一种常染色体隐性性状，可致尿刊酸酶缺乏症。亦称尿刊酸酶)

urocanic acid [ˌjuərəuˈkænik] 尿刊

酸,咪唑丙烯酸
urocele ['juərəsi:l] *n* 阴囊积尿
urocheras [juə'rɔkərəs] *n* 尿沙
urochezia [ˌjuərəu'ki:ziə] *n* 肛门排尿
urochloralic acid [ˌjuərəuklɔ'rælik], **urochloric acid** [ˌjuərəu'klɔ:rik] 尿氯酸
Urochordata [ˌjuərəu'kɔ:deitə] *n* 尾索亚门
urochordate [ˌjuərəu'kɔ:deit] *n* 尾索(动物)
urochrome ['juərəkrəum] *n* 尿色素,尿色肽
urochromogen [ˌjuərəu'krəumədʒin] *n* 尿色素原,尿色肽原
urocinetic [ˌjuərəusai'netik] *a* 泌尿器反射性的
uroclepsia [ˌjuərəu'klepsiə] *n* 遗尿,尿失禁
urocoproporphyria [ˌjuərəuˌkɔprəpɔ:'firiə] *n* 尿粪卟啉症,症状性迟发性皮肤卟啉症
urocrisia [ˌjuərəu'kriziə] *n* 检尿诊病法
urocriterion [ˌjuərəukrai'tiəriən] *n* 检尿判病(指征)
urocyanin [ˌjuərəu'saiənin] *n* 尿蓝质
urocyanogen [ˌjuərəusai'ænədʒin] *n* 尿蓝质原
urocyanosis [ˌjuərəusaiə'nəusis] *n* 尿蓝母尿
urocyst ['juərəsist] *n* 膀胱 | ～**ic** [ˌjuərəu'sistik] *a*
Urocystis [ˌjuərəu'sistis] *n* 条黑粉菌属 | ～ tritici 小麦秆条黑粉菌
urocystis [ˌjuərəu'sistis] *n*【拉】膀胱
urocystitis [ˌjuərəusis'taitis] *n* 膀胱炎
urodeum [ˌjuərəu'di:əm] *n* 泄殖道
urodialysis [ˌjuərəudai'ælisis] *n* 尿闭
urodochium [ˌjuərəu'dəukiəm] *n* 尿壶,贮尿器
urodynamics [ˌjuərəudai'næmiks] *n* 尿动力学 | **urodynamic** *a*
urodynia [ˌjuərəu'diniə] *n* 排尿痛
uroedema [ˌjuərəui(:)'di:mə] *n* 尿液性水肿
uroenterone [ˌjuərəu'entərəun] *n* 尿抑胃(激)素(胃分泌抑制药)
uroerythrin [ˌjuərəu'eriθrin] *n* 尿红质,尿赤素
uroferric acid [ˌjuərəu'ferik] 尿铁酸
uroflavin [ˌjuərəu'fleivin] *n* 尿黄素
uroflometer, uroflowmeter [ˌjuərəu'fləumitə] *n* 尿流计
urofuscin [ˌjuərəu'fʌsin] *n* 尿(紫)褐质
urofuscohematin [ˌjuərəuˌfʌskəu'hemətin] *n* 尿紫褐血红质
urogaster [ˌjuərəu'gæstə] *n* 尿肠(胚胎尿囊腔的一部分)
urogastrone [ˌjuərəu'gæstrəun] *n* 尿抑胃(激)素(胃分泌抑制药)
urogenital [ˌjuərəu'dʒenitl] *a* 泌尿生殖(器)的
urogenous [juə'rɔdʒinəs] *a* 尿源的;生尿的
uroglaucin [ˌjuərəu'glɔ:sin] *n* 尿蓝质
Uroglena [ˌjuərə'gli:nə], **Uroglenopsis** [ˌjuərəgli'nɔpsis] *n* 窝尾虫属
Urografin [ˌjuərəu'græfin] *n* 优罗格拉芬,尿泛影葡胺(含有泛影葡胺〈diatrizoate meglumine〉和泛影钠〈diatrizoate sodium〉造影剂的商品名)
urogram ['juərəgræm] *n* 尿路造影(照)片
urography [juə'rɔgrəfi] *n* 尿路造影(术) | descending ～, excretion ～, excretory ～, intravenous ～ 下行性尿路造影(术),排泄性尿路造影(术),静脉尿路造影(术) / oral ～ 口服法尿路造影(术) / retrograde ～, ascending ～, cyctoscopic ～ 逆行性尿路造影(术),上行性尿路造影(术),膀胱镜检查尿路造影(术)
urogravimeter [ˌjuərəugrə'vimitə] *n* 尿比重计
urohematin [ˌjuərəu'hemətin] *n* 尿血质,尿血红质
urohematonephrosis [ˌjuərəuˌhemə-

təuni'frəusis] *n* 肾积尿血

urohematoporphyrin [ˌjuərəuˌheməˈtəuˈpɔ:firin] *n* 尿血卟啉

urohypertensin [ˌjuərəuhaipə(:)ˈtensin] *n* 尿血管紧张素

urokinase (UK) [ˌjuərəuˈkaineis] *n* 尿激酶(蛋白分解酶)

urokinetic [ˌjuərəukaiˈnetik] *a* 泌尿器反射性的(指一种消化不良)

urokymography [ˌjuərəukaiˈmɔgrəfi] *n* 泌尿(生殖)系统记波摄影(术)

urolagnia [ˌjuərəuˈlægniə] *n* 尿色情

uroleucic acid [ˌjuərəuˈlju:sik], **uroleucinic acid** [ˌjuərəulju'sinik] 尿亮酸

urolith [ˈjuərəliθ] *n* 尿石 | ~**ic** [ˌjuərəˈliθik] *a*

urolithiasis [ˌjuərəuliˈθaiəsis] *n* 尿石形成,尿石病

urolithology [ˌjuərəuliˈθɔlədʒi] *n* 尿石学

urology [juəˈrɔlədʒi] *n* 泌尿科学 | **urologic(al)** [ˌjuərəuˈlɔdʒik(əl)] *a* / **urologist** *n* 泌尿科医生,泌尿科学家

urolutein [ˌjuərəuˈlju:ti:n] *n* 尿黄色素

uromancy [ˈjuərəˌmænsi], **uromantia** [ˌjuərəuˈmænʃiə] *n* 检尿预后

uromelanin [ˌjuərəuˈmelənin] *n* 尿黑素

uromelus [juəˈrɔmiləs] *n* 单足并腿畸胎

urometer [juəˈrɔmitə] *n* 尿比重计

urometry [juəˈrɔmitri] *n* 尿压测定法 | **urometric** [ˌjuərəuˈmetrik] *a* 尿压测定的

uromucoid [ˌjuərəuˈmju:kɔid] *n* 尿类粘蛋白(尿内一种不溶解的粘蛋白质)

uronate [ˈju:rəneit] *n* 糖醛酸(盐、阴离子或酯)

uroncus [juəˈrɔŋkəs] *n* 尿肿

Uronema caudatum [ˌjuərəˈni:mə kɔ:ˈdeitəm] 尾纤虫

uronephrosis [ˌjuərəuniˈfrəusis] *n* 肾盂积尿

uronic acid [juəˈrɔnik] 糖醛酸,糖羰酸

uron(o)- 见ur(o)-

uronology [ˌjuərəˈnɔlədʒi] *n* 泌尿科学

urononcometry [ˌjuərəunɔŋˈkɔmitri] *n* 一日尿量测定法

uronophile [juəˈrɔnəfail] *a* 嗜尿的(指微生物)

uronoscopy [ˌjuərəˈnɔskəpi] *n* 尿检查

uropathogen [ˌjuərəˈpæθədʒən] *n* 尿路病原体

uropathy [juəˈrɔpəθi] *n* 尿路病

uropenia [ˌjuərəuˈpi:niə] *n* 尿过少

uropepsin [ˌjuərəuˈpepsin] *n* 尿胃蛋白酶

uropepsinogen [ˌjuərəupepˈsinədʒən] *n* 尿胃蛋白酶原

urophanic [ˌjuərəuˈfænik] *a* 尿返物的

urophein [ˌjuərəˈfi:in] *n* 尿灰质

urophilia [ˌjuərəuˈfiliə] *n* 恋尿癖

urophobia [ˌjuərəˈfəubjə] *n* 排尿恐怖

urophosphometer [ˌjuərəufɔsˈfɔmitə] *n* 尿磷定量器

uropittin [ˌjuərəuˈpitin] *n* 尿焦质

uroplania [ˌjuərəuˈpleiniə] *n* 异地排尿(在泌尿道以外器官内存尿或排尿)

uropod [ˈjuərəupɔd] *n* 尾肢,尾足,腹足

uropoiesis [ˌjuərəupɔiˈi:sis] *n* 尿生成 | **uropoietic** [ˌjuərəupɔiˈetik] *a*

uroporphyria [ˌjuərəupɔ:ˈfiriə] *n* 尿卟啉(过多)症

uroporphyrin [ˌjuərəˈpɔ:firin] *n* 尿卟啉

uroporphyrinogen [ˌjuərəupɔ:fiˈrinədʒən] *n* 尿卟啉原,六氢尿卟啉

uroporphyrinogen decarboxylase [ˌjuərəuˌpɔ:fiˈrinədʒən di:kɑ:ˈbɔksileis] *n* 尿卟啉原脱羧酶(此酶活性减少可伴有迟发性皮肤卟啉症和变异型肝性红细胞生成性卟啉症)

uroporphyrinogen III cosynthase [ˌjuərəuˌpɔ:fiˈrinədʒən kəuˈsinθeis] 尿卟啉Ⅲ同合酶,尿卟啉原-Ⅲ合酶

uroporphyrinogen-III synthase [ˌjuərəuˌpɔ:fiˌrinədʒən ˈsinθeis] 尿卟

啉原-Ⅲ合酶(此酶缺乏 为一种常染色体隐性性状，可致先天性红细胞生成性卟啉症。亦称尿卟啉原Ⅲ同合酶)

uroporphyrinogen I synthase [ˌjuərəuˌpɔ:fiˈrinədʒən ˈsinθeis] 尿卟啉原Ⅰ合酶，羟甲基(原)胆色烷合酶

uropsammus [ˌjuərəuˈsæməs] *n* 尿沙

uropterin [juəˈrɔptərin] *n* 尿硫蝶呤

uropyonephrosis [ˌjuərəupaiəniˈfrəusis] *n* 肾盂积脓尿

uropyoureter [ˌjuərəupaiəjuəˈri:tə] *n* 输尿管积脓尿

uroradiology [ˌjuərəuˌreidiˈɔlədʒi] *n* 泌尿放射学

uro-reaction [ˌjuərəuri(:)ˈækʃən] *n* 尿变碱性反应(检结核病)

urorhythmography [ˌjuərəuriθˈmɔgrəfi] *n* 输尿管口喷尿描记法

urorosein [ˌjuərəuˈrəuzi:n] *n* 尿绯质，尿蔷薇红素

uroroseinogen [ˌjuərəuˌrəusiˈinədʒən] *n* 尿绯质原

urorrhagia [ˌjuərəuˈreidʒiə] *n* 多尿(如糖尿病)

urorrhea [ˌjuərəˈriə] *n* 遗尿

urorrhodin [ˌjuərəuˈrəudin] *n* 尿绯质，尿蔷薇红素(见于伤寒、肾炎、肺结核等病中)

urorrhodinogen [ˌjuərəurəuˈdinədʒən] *n* 尿绯质原

urorubin [ˌjuərəˈru:bin] *n* 尿红质

urorubinogen [ˌjuərəuruˈbinədʒən] *n* 尿红质原

urorubrohematin [ˌjuərəuˌru:brəuˈhemətin] *n* 尿红正铁血红素(偶见于某些体质病如麻风的尿中)

urosaccharometry [ˌjuərəusækəˈrɔmitri] *n* 尿糖测定法

urosacin [juəˈrəusəsin] *n* 尿绯质，尿蔷薇红素

uroscheocele [juəˈrɔskiəˌsi:l] *n* 阴囊积尿

uroschesis [juəˈrɔskəsis] *n* 尿潴留

uroscopy [juəˈrɔskəpi] *n* 尿(诊断)检查 | **uroscopic** [ˌjuərəˈskɔpik] *a*

urosemiology [ˌjuərəuˌsi:miˈɔlədʒi] *n* 尿诊断学

urosepsin [ˌjuərəuˈsepsin] *n* 尿脓毒素

urosepsis [ˌjuərəuˈsepsis] *n* 尿脓毒病，尿脓毒症 | **uroseptic** *a*

urosis [juəˈrəusis] *n* 尿路病

urospectrin [ˌjuərəuˈspektrin] *n* 尿分光色素

urostalagmometry [ˌjuərəuˌstæləgˈmɔmitri] *n* 尿表面张力检查；尿滴数检查

urostealith [ˌjuərəuˈstiəliθ] *n* 尿脂石

urothelium [ˌjuərəuˈθi:liəm] *n* 泌尿道上皮，膀胱上皮 | **urothelial** [ˌjuərəuˈθi:liəl] *a*

urotoxia [ˌjuərəˈtɔksiə] *n* 尿毒性；尿毒质；尿毒单位(足以杀死1kg体重生物的量)

urotoxic [ˌjuərəˈtɔksik] *a* 尿毒素的

urotoxicity [ˌjuərəutɔkˈsisəti] *n* 尿毒性

urotoxin [ˌjuərəuˈtɔksin] *n* 尿毒素

urotoxy [ˈjuərəˌtɔksi] *n* 尿毒性；尿毒质；尿毒单位(见urotoxia)

Urotropin [juəˈrɔtrəpin] *n* 乌洛托品(methenamine)制剂的商品名

uroureter [ˌjuərəujuəˈri:tə] *n* 输尿管积尿

uroxanthin [ˌjuərəuˈzænθin] *n* 尿黄质，β-吲哚硫酸钾

uroxin [juəˈrɔksin] *n* 双四氧嘧啶

urrhodin [juəˈrəudin] *n* 尿绯质，尿蔷薇红素

ursodeoxycholate [ˌə:səudi:ˌɔksiˈkəuleit] *n* 熊去氧胆酸(石胆酸的解离型)

ursodeoxycholic acid [ˌə:səudi:ˌɔksiˈkəulik] 熊去氧胆酸(胆石溶解药)

ursodeoxycholylglycine [ˌə:səudi:ˌɔksiˌkəulilˈglaisi:n] *n* 熊去氧胆酰甘氨酸

ursodeoxycholyltaurine [ˌə:səudi:ˌɔksiˌkəulilˈtɔ:ri(:)n] *n* 熊去氧胆酰牛磺酸

ursodiol [ˌəːsəuˈdaiɔl] *n* 熊去氧胆酸(胆石溶解药)

ursolic acid [əːˈsɔlik] 熊果酸

ursone [ˈəːsəun] *n* 熊果酸

Urtica [ˈəːtikə] *n* 荨麻属 | ~ dioica 大荨麻(具有兴奋、利尿、止血作用)

urticant [ˈəːtikənt] *a* 刺痒的

urticaria [ˌəːtiˈkɛəriə] *n* 荨麻疹 | aquagenic ~ 水源性荨麻疹 / ~ bullosa 大疱性荨麻疹, 水泡性荨麻疹 / cholinergic ~ 胆碱能性荨麻疹 / cold ~ 冷性荨麻疹 / contact ~ 接触性荨麻疹 / giant ~ 巨大荨麻疹, 血管神经性水肿 / heat ~ 热性荨麻疹 / ~ medicamentosa 药物性荨麻疹 / ~ multiformis endemica 地方性多形性荨麻疹(即白蛉皮炎) / papular ~ 丘疹性荨麻疹 / solar ~, light ~ 日光性荨麻疹 | **~l, urticarious** [ˌəːtiˈkɛəriəs] *a*

urticariogenic [ˌəːtiˌkɛəriəˈdʒenik] *a* 致荨麻疹的

urticate [ˈəːtikeit] *a* 有风块的 *vt* 用荨麻刺激 | **urtication** [ˌəːtiˈkeiʃən] *n* 荨麻疹形成;刺痒;荨麻刺激法

Uruguay [ˈurugwai] *n* 乌拉圭[拉丁美洲] | **~an** [ˌuruˈgwaiən] *n* 乌拉圭人 *a* 乌拉圭的;乌拉圭人的

urushiol [əˈruʃiəul] *n* 漆(儿茶)酚

US[1] United States (of America) 美国

US[2] ultrasound 超声

USA United States of America 美利坚合众国

usable, useable [ˈjuːzəbl] *a* 可用的, 合用的, 便于使用的

usage [ˈjuːzidʒ] *n* 使用;对待;用法;习惯, 惯例

USAN [ˈjuːsən] 美国采用药名(United States Adopted Names的首字母缩略词, 为美国药物命名委员会采用的非专利药名)

Uschinsky's culture medium [usˈtʃinski] (Nikolaus Uschinsky) 乌斯钦斯基培养基(天冬酰胺培养基, 无蛋白质培养基)

USDA United States Department of Agriculture 美国农业部

use [juːz] *vt* 用, 使用, 利用;耗费;经常服用;对待 *vi* (现主要用过去式used [juːst]) 过去惯常, 过去常常 [juːs] *n* 使用, 应用, 用法, 用途;效用;习惯 | come into ~ 开始被使用 / go(或fall) out of ~ 不再被使用, 被废弃 / have no ~ for 不需要;对…不耐烦, 不喜欢 / in ~ 在使用着 / make ~ of 利用 / (of) no ~ 没用的 / of ~ 有用的 / out of ~ 不再使用的, 废弃的 / put to ~ 使用, 利用

used [juːzd] *a* 旧的;用旧了的; [juːst] 习惯于…的(to)

useful [ˈjuːsful] *a* 有用的, 有益的, 有帮助的 | **~ly** *ad* / **~ness** *n*

useless [ˈjuːslis] 无用的;无效的;无价值的;无益的 | **~ly** *ad* / **~ness** *n*

user [ˈjuːzə] *n* 使用者, 使用物;吸毒成瘾者

usher [ˈʌʃə] *vt* 引, 领;迎接(in);宣告, 展示(in) *n* (教堂、戏院等的)引座员

Usher's syndrome [ˈʌʃə] (Charles H. Usher) 厄舍尔综合征(一种常染色体隐性遗传综合征, 表现为先天性聋, 伴色素性视网膜炎, 常以失眠告终, 有时也发生智力迟钝和步态障碍)

Usnea barbata [ˈʌsniə bɑːˈbeitə] 大松萝(有效成分包括地衣酸, 具有抗菌能力)

usnein [ˈʌsniːn] *n* 地衣酸

usnic acid [ˈʌsnik] 地衣酸

USP United States Pharmacopeia 美国药典

USPHS United States Public Health Service 美国公共卫生署

Ustilaginacease [ˌʌstiˌlædʒiˈneisiiː] *n* 黑粉菌科

Ustilaginales [ˌʌstiˌlædʒiˈneiliːz] *n* 黑粉菌目

ustilaginism [ˌʌstiˈlædʒinizəm] *n* 黑粉菌中毒

Ustilago [ˌʌsti'leigəu] *n*【拉】黑粉菌属,黑穗病菌属 | ~ maydis 玉蜀黍黑粉菌

ustion ['ʌstʃən] *n* 烙

ustulation [ˌʌstju'leiʃən] *n* (将药)焙干,煅

ustus ['ʌstəs] *a*【拉】煅制的

usual ['ju:ʒuəl] *a* 通常的,惯常的 | as ~ 像往常一样,照例 | ~**ly** *ad*

usustatus [ju:'sju:steitəs] *n* 站立姿势(指动物)

uta ['u:tə] *n* 粘膜皮肤利什曼病

Ut dict. ut dictum【拉】按照指示

Utend. utendus【拉】用,用于

utensil [ju(:)'tensl] *n* 器皿,用具

uteralgia [ˌju:tə'rældʒiə] *n* 子宫痛

uteri ['ju:tərai] uterus的复数

uterine ['ju:tərain, -rin] *a* 子宫的

uter(o)- [构词成分] 子宫;同样见以 hyster(o)-,metra-和metr(o)-起始的词

uteroabdominal [ˌju:tərəuæb'dɔminl] *a* 子宫腹的

uterocervical [ˌju:tərəu'sə:vikəl] *a* 子宫宫颈的

uterodynia [ˌju:tərəu'diniə] *n* 子宫痛

uterofixation [ˌju:tərəufik'seiʃən] *n* 子宫固定术

uterogenic [ˌju:tərəu'dʒenik] *a* 子宫原的,子宫性的

uterogestation [ˌju:tərəudʒes'teiʃən] *n* 子宫妊娠;足月妊娠

uteroglobulin [ˌju:tərəu'glɔbjulin] *n* 子宫球蛋白,胚泡激肽

uterography [ˌju:tə'rɔgrəfi] *n* 子宫造影(术)

uterolith ['ju:tərəliθ] *n* 子宫石

uterometer [ˌju:tə'rɔmitə] *n* 子宫测量器 | **uterometry** *n* 子宫测量法

utero-ovarian [ˌju:tərəuəu'vɛəriən] *a* 子宫卵巢的

uteropexy ['ju:tərəˌpeksi] *n* 子宫固定术

uteroplacental [ˌju:tərəuplə'sentl] *a* 子宫胎盘的

uteroplasty ['ju:tərəˌplæsti] *n* 子宫成形术

uterorectal [ˌju:tərəu'rektl] *a* 子宫直肠的

uterosacral [ˌju:tərəu'seikrəl] *a* 子宫骶骨的

uterosalpingography [ˌju:tərəuˌsælpiŋ'gɔgrəfi] *n* 子宫输卵管造影(术),子宫输卵管X线摄影(术)

uterosclerosis [ˌju:tərəuskli'rəusis] *n* 子宫硬化

uteroscope ['ju:tərəskəup] *n* 子宫镜

uterothermometry [ˌju:tərəuθə:'mɔmitri] *n* 子宫温度测量法

uterotomy [ˌju:tə'rɔtəmi] *n* 子宫切开术

uterotonic [ˌju:tərəu'tɔnik] *a* 子宫收缩的 *n* 子宫收缩药

uterotropic [ˌju:tərəu'trɔpik] *a* 向子宫的(如药物)

uterotubal [ˌju:tərəu'tju:bəl] *a* 子宫输卵管的

uterotubography [ˌju:tərəutju:'bɔgrəfi] *n* 子宫输卵管造影(术),子宫输卵管X线摄影(术)

uterovaginal [ˌju:tərəu'vædʒinl] *a* 子宫阴道的

uteroventral [ˌju:tərəu'ventrəl] *a* 子宫腹腔的

uteroverdin [ˌju:tərəu'və:din] *n* 胆绿素

uterovesical [ˌju:tərəu'vesikəl] *a* 子宫膀胱的

uterus ['ju:tərəs] ([复] **uteri** ['ju:tərai]) *n*【拉】子宫

Utibid ['ju:tibid] *n* 奥索利酸(oxolinic acid)制剂的商品名

Uticillin VK [ˌju:ti'silin] 青霉素V钾(penicillin V potassium)制剂的商品名

Uticort ['ju:tiˌkɔ:t] *n* 苯甲酸倍他米松(betamethasone benzoate)制剂的商品名

utility [ju(:)'tiləti] *n* 效用,有用,实用;

公用事业 *a* 有多种用途的，实用的；公用事业的

utilization [ˌjuːtilaiˈzeiʃən, -liˈz-] *n* 利用 | red cell ~ (RCU) 红细胞利用率

utilize, utilise [ˈjuːtilaiz] *vt* 利用 | **utilizable** [ˈjuːtilaizəbl] *a* 可利用的

utmost [ˈʌtməust] *a* 最远的；极度的；最大的 *n* 极限；极度，最大可能 | at the ~ 至多 / do one's ~ 竭力，尽全力 / to the ~ 尽力，极度

UTP uridine triphosphate 尿苷三磷酸

UTP-glucose-1-phosphate uridylyltransferase [ˈgluːkəusˈfɔsfeit ˌjuəridililˈtrænsfəreis] 尿苷三磷酸-葡萄糖-1-磷酸尿苷酰基转移酶(亦称尿苷二磷酸葡萄糖焦磷酸化酶)

UTP-hexose-1-phosphate uridylyltransferase [ˈheksəus ˈfɔsfeit ˌjuəriˌdililˈtrænsfəreis] 尿苷三磷酸-己糖-1-磷酸尿苷酰基转移酶(此酶存在于成人肝脏，但婴儿中缺如。亦称半乳糖-1-磷酸尿苷酰基转移酶)

utricle [ˈjuːtrikl] *n* 小囊；椭圆囊 | prostatic ~, urethral ~ 前列腺囊 | **utricular** [juːˈtrikjulə] *a* 椭圆囊的；囊状的

utriculitis [juːˌtrikjuˈlaitis] *n* 椭圆囊炎

utriculosaccular [juːˌtrikjuləuˈsækjulə] *a* 椭圆囊球囊的

utriculus [juːˈtrikjuləs] ([复] **utriculi** [juːˌtrikjulai]) *n*【拉】小囊；椭圆囊

utriform [ˈjuːtrifɔːm] *a* 囊状的；瓶状的

utter[1] [ˈʌtə] *a* 完全的；彻底的；无条件的 | ~**ly** *ad*

utter[2] [ˈʌtə] *vt* 发出(声音等)；说；表达；发射；喷射

utterance [ˈʌtərəns] *n* 发言，表达；说法；语调；发音；言词；意见

uttermost [ˈʌtəməust] *a* 最远的；极度的 *n* 最大限度；极端

UVA ultraviolet A 紫外线A

uva [ˈjuːvə] ([复] **uvae** [ˈjuːviː]) *n*【拉】葡萄干 | ~ **ursi** 熊果(叶)

Uval [ˈjuːvəl] *n* 舒利苯酮(sulisobenzone)制剂的商品名

UVB ultraviolet B 紫外线B

UVC ultraviolet C 紫外线C

uvea [ˈjuːviə] *n* 眼色素层，葡萄膜 | ~**l** *a*

uveitis [ˌjuːviˈaitis] *n* 眼色素层炎，葡萄膜炎 | granulomatous ~ 肉芽肿性色素层炎，肉芽肿性葡萄膜炎 / lens-induced ~ 晶状体诱发性色素层炎，晶状体诱发性葡萄膜炎 / nongranulomatous ~ 非肉芽肿性色素层炎，非肉芽肿性葡萄膜炎 / phacoantigenic ~ 晶状体抗原性色素层炎，晶状体抗原性葡萄膜炎 / posterior ~ 后色素层炎，后葡萄膜炎 / toxoplasmic ~ 弓形体性色素层炎，弓形体性葡萄膜炎 / tuberculous ~ 结核性色素层炎，结核性葡萄膜炎 | **uveitic** [ˌjuːviˈitik] *a*

uveolabyrinthitis [ˌjuːviəuˌlæbərinˈθaitis] *n* 眼色素层迷路炎

uveomeningitis [ˌjuːviəuˌmeninˈdʒaitis] *n* 眼色素层脑膜炎

uveoparotid [ˌjuːviəupəˈrɔtid] *a* 眼色素层腮腺的

uveoparotitis [ˌjuːviəuˌpærəˈtaitis] *n* 眼色素层腮腺炎

uveoscleritis [ˌjuːviəuskliəˈraitis] *n* 眼色素层巩膜炎

uviform [ˈjuːvifɔːm] *a* 葡萄形的

uviofast [ˈjuːviəfɑːst] *a* 抗紫外线的

uviolize [ˈjuːviəlaiz] *vt* 紫外线照射

uviometer [ˌjuːviˈɔmitə] *n* 紫外线测量计

uvioresistant [ˌjuːviəuriˈzistənt] *a* 抗紫外线的

uviosensitive [ˌjuːviəˈsensitiv] *a* 紫外线敏感的

uvitic acid [juˈvitik] 5-甲基苯间二甲酸

uvula [ˈjuːvjulə] ([复] **uvulae** [ˈjuːvjuliː]) *n*【拉】悬雍垂 | bifid ~ 悬雍垂裂 / ~ of cerebellum 小脑悬雍垂，蚓垂 | ~**r** *a*

uvularis [ˌju:vju'lɛəris] *a*【拉】悬雍垂的 *n* 悬雍垂肌

uvulectomy [ˌju:vju'lektəmi] *n* 悬雍垂切除术

uvulitis [ˌju:vju'laitis] *n* 悬雍垂炎

uvuloptosis [ˌju:vjulɔp'təusis], **uvulaptosis** [ˌju:vjulæp'təusis] *n* 悬雍垂下垂

uvulotome ['ju:vjuləutəum], **uvulatome** ['ju:vjulətəum] *n* 悬雍垂刀

uvulotomy [ˌju:vju'lɔtəmi], **uvulatomy** [ˌju:vju'lætəmi] *n* 悬雍垂切开术，悬雍垂(部分)切除术

uzara [ju:'zɑ:rə] *n* 乌扎拉根(产于非洲，当地人用于治腹泻和痢疾)

uzarin [ju:'zærin] *n* 乌沙甙(止泻药)

V

V, v [vi:] ([复] **V's, v's** [vi:z]) *n* 英语的第22个字母

V 元素钒(vanadium)的符号;伏(特)(volt)的符号;容量,容积,体积(volume)和视敏度(vision)的符号

V 电压(voltage)和容量,容积,体积(volume)的符号

V_H variable region of an immunoglobulin heavy chain 免疫球蛋白重链可变区

V_L variable region of an immunoglobulin light chain 免疫球蛋白轻链可变区

V_{max} 酶催化反应的最大速度(maximum velocity of an enzyme-catalyzed reaction)的符号(见Michaelis-Menten equation)

v_T 潮气量(tidal volume)(肺换气时)的符号

v. vena【拉】静脉

VA visual acuity 视敏度; Veterans Administration 退伍军人管理局(现称退伍军人事务部Department of Veterans Affairs 〈DVA〉)

VAC vincristine, dactinomycin, and cyclophosphamide 长春新碱-放线菌素D-环磷酰胺(联合化疗治癌方案)

vacancy ['veikənsi] *n* 空,空白;空处;空缺,空额

vacant ['veikənt] *a* 空的,空白的;无表情的 | ~**ly** *ad*

vacation [və'keiʃən] *n* 假期,休假 *vi* 度假,休假 | ~**er,** ~**ist** *n* 度假日者

vaccenic acid[væk'senik] 11-十八(碳)烯酸

vaccigenous [væk'sidʒinəs] *a* 产生菌苗的

vaccin ['væksin] *n* 菌苗,疫苗;牛痘苗

vaccina [væk'sainə] *n* 牛痘

vaccinable [væk'sinəbl] *a* 可接种的

vaccinal ['væksinl] *a* 菌苗的,疫苗的;牛痘的;接种的;有预防力的

vaccinate [ˌvæksineit] *vt* 接种

vaccination [ˌvæksi'neiʃən] *n* 接种,牛痘接种,种痘

vaccinationist ['væksi'neiʃənist] *n* 主张种痘者,主张接种者

vaccinator ['væksineitə] *n* 接种员,种痘员;种痘刀

vaccine ['væksi:n] *n* 菌苗,疫苗;牛痘苗 | anaplasmosis ~ 微粒孢子虫病菌苗(用于预防牛微粒孢子虫病) / anthrax ~ 炭疽菌苗 / anthrax spore ~ 炭疽芽胞菌苗(用于接种家畜以预防炭疽病) / attenuated ~ 减毒疫苗 / autogenous ~ 自身疫苗,自身菌苗 / bacterial ~ 菌苗 / BCG ~, tuberculosis ~ 卡介苗,结核菌苗 / bluetongue ~ 蓝舌疫苗(用于预防绵羊的蓝舌病) / bovine virus diarrhea ~ 牛病毒性腹泻疫苗(用于免疫家畜、预防牛病毒性腹泻) / bronchitis ~ 支气管炎疫苗(用于预防鸡及其他禽类的传染性支气管炎) / Brucella abortus ~ 流产布鲁菌菌苗(用于免疫健康小牛,预防布鲁菌病) / bursal disease ~ 粘液囊病疫苗(用于免疫小鸡,预防传染性粘液囊病) / canine distemper ~ 犬瘟热病疫苗(用于免疫犬,以预防犬瘟热病) / cholera ~ 霍乱菌苗 / coccidiosis ~ 球虫病疫苗(用于诱发鸡的亚临床球虫感染,使之产生对临床感染的免疫力) /

diptheria and tetanus toxoids and pertussis ～ 白喉、破伤风类毒素、百日咳菌苗混合制剂，百白破三联制剂 / duck embryo ～ 鸭胚疫苗(预防狂犬病) / duck virus hepatitis ～ 鸭病毒性肝炎疫苗(用于预防鸭病毒性肝炎) / encephalomyelitis ～ 脑脊髓炎疫苗(用于免疫马，预防东部和西部马脑脊髓炎) / equine influenza ～ 马流感疫苗(用于免疫马，预防由流感病毒A马株1和2引起的马流感) / equine rhinopneumonitis ～ 马鼻肺炎疫苗(用于免疫马，由于马疱疹病毒1型引起的马病毒性鼻肺炎) / Erysipelothrix rhusiopathiae ～ 猪红斑丹毒丝菌疫苗(用于预防猪的丹毒) / feline panleukopenia ～ 猫传染性粒细胞缺乏性疫苗(用于免疫猫，预防猫传染性粒细胞缺乏症) / feline rhinotracheitis ～ 猫鼻气管炎疫苗(用于免疫猫，预防猫鼻气管炎) / fowl laryngotracheitis ～ 鸡喉气管炎疫苗(用于预防鸡的喉气管炎) / fowl pox ～ 鸡痘疫苗(用于免疫小鸡和火鸡，预防鸡痘) / hepatitis B ～ 乙型肝炎疫苗(用于免疫高危人群，例如医务人员和牙科人员、免疫减弱的病人和需要透析或频繁输血的患者、医院附近的居民和职工、接触带病毒者的人以及男同性恋者) / heterologous ～, heterotypic ～ 异种疫苗，异型疫苗 / influenza virus ～ 流感病毒疫苗 / measles ～ 麻疹疫苗 / measles virus ～ live 麻疹病毒活疫苗(用于儿童的常规免疫以及未患过麻疹或已用活麻疹疫苗免疫过而无抗麻疹血清抗体的青少年和成人的免疫。儿童通常用麻疹–腮腺炎–风疹〈MMR〉三联疫苗免疫。美国药典〔USP〕正式名称为mumps virus vaccine live〈腮腺炎病毒活疫苗〉，measles and mumps virus vaccine live〈麻疹和腮腺炎病毒活疫苗〉，measles, mumps and rubella virus vaccine live〈麻疹、腮腺炎和风疹病毒活疫苗〉rubella and mumps virus vaccine live〈风疹和腮腺炎病毒活疫苗〉) / meningococcal polysaccaride ～ 脑膜炎球菌多糖疫苗(在脑膜炎球菌病流行时，本疫苗可给2岁以上的儿童注射，常规仅用于军队征募新兵) / mink enteritis ～ 貂肠炎疫苗(用于免疫貂，预防貂病毒性肠炎) / mumps virus ～ live 腮腺炎病毒活疫苗(用于儿童的常规免疫和未患过腮腺炎或已用活腮腺炎疫苗免疫过的青少年和成人的免疫。) / Newcastle disease ～ 新城病疫苗(用于免疫鸡，预防新城病) / ovine ecthyma ～ 羊臁疮疫苗(用于免疫绵羊和山羊，预防传染性臁疮) / Pasteurella multocida ～ 出血败血性巴氏杆菌菌苗(用于预防由于出血败血性巴氏杆菌3型和4型引起的火鸡巴斯德菌病) / pigeon pox ～ 鸽痘疫苗(用于预防小鸡和火鸡的鸡痘) / pertussis ～ 百日咳菌苗 / plague ～ 鼠疫菌苗 / poliomyelitis ～ 脊髓灰质炎疫苗 / pneumococcal polysaccharide ～ 肺炎球菌多糖疫苗(用于免疫2岁以上患慢性心肺肝或肾病、糖尿病、镰状细胞贫血、解剖或功能性无脾症的人以及在肺炎球菌病高危的育婴室或其他在医院工作的人) / polivirus ～ inactivated (IPV) 灭活脊髓灰质炎病毒疫苗(在美国只用于免疫那些有免疫缺陷的患者或初次免疫那些高危未免疫的成人。亦称索尔克〈Salk〉疫苗，以前称脊髓灰质炎疫苗) / polyvalent ～ 多价疫苗 / rabies ～ 狂犬病疫苗 / poliovirus ～ live oral (OPV), poliovirus ～ live oral trivalent (TOPV) 口服脊髓灰质炎病毒活疫苗，三价口服脊髓灰质炎病毒活疫苗(用于儿童常规免疫，预防脊髓灰质炎。亦称萨宾〈Sabin〉疫苗) / reo-corona viral calf diarrhea ～ 呼肠–冠状病毒性小牛腹泻疫苗(用于免疫新生小牛，预防呼肠病毒和冠状病毒引起的肠病) / replicative ～ 复制性疫苗(任何一种含有能繁殖的生物体〈其中包括活的和减毒的病毒和细菌〉的疫苗) / Rocky Mountain spotted fever ～ 落矶山斑疹热疫苗 / rubella virus ～ live 风疹病毒活疫苗(用于儿童的常规免疫以及用于未进行过免疫并无风疹血清抗体的已届育龄的未孕妇女的免疫。) / smallpox ～ 牛痘苗，天花疫苗 / split-virus ～ 裂解病毒疫苗(即亚单位疫苗subunit ～) / streptococcus group E ～ 链球菌E族疫苗(用于预防猪的链球菌性淋巴结炎〈下颌或颈脓肿〉) / subunit ～ 亚单位疫苗(由一种病毒的特异性蛋白质亚单位制成的疫苗，亦称裂解病毒疫苗，亚病毒粒子疫苗) / subvirion ～ 亚病毒粒子疫苗(即亚单位疫苗subunit ～) / transmissible gastroenteritis ～ 传染性胃肠炎疫苗(用于预防猪的传染性胃肠炎) / typhoid ～ 伤寒菌苗 / typhoid and paratyphoid ～ 伤寒和副伤寒菌苗 / typhus ～ 斑疹伤寒疫苗 / yellow fever ～ 黄热病疫苗

vaccinia [vækˈsiniə] *n*【拉】牛痘 | ～ gangrenosa, progressive ～ 坏疽性牛痘，进行性牛痘 / generalized ～ 全身性牛痘 | **～l** *a*

vacciniculturist [ˌvæksiniˈkʌltʃərist] *n* 牛痘苗制造者

vaccinid [ˈvæksinid], **vacciniola** [ˌvæksiniˈəulə] *n* 牛痘疹，全身性牛痘

vaccinifer [vækˈsinifə] *n* 供给痘苗者，可采痘苗者(作为牛痘苗来源的个体)

vacciniform [vækˈsinifɔːm] *a* 牛痘样的

vaccinin [ˈvæksinin] *n* 牛痘苗素

vaccinization [ˌvæksinaiˈzeiʃən, -niˈz-] *n* 连续接种

vaccinogen [vækˈsinədʒən] *n* 菌苗源，疫苗源

vaccinogenous [ˌvæksiˈnɔdʒinəs] *a* 产生菌苗的

vaccinostyle [vækˈsinəstail] *n* 接种刀(接种牛痘苗的双刃小刀)

vaccinotherapy [ˌvæksinəuˈθerəpi] *n* 菌苗疗法，疫苗疗法

vaccinum [vækˈsainəm] *n*【拉】疫苗，菌苗 | ～ antityphicum 抗伤寒菌苗，伤寒菌苗 / ～ pertussis 百日咳菌苗 / ～ pestis 鼠疫菌苗 / ～ typhosum 伤寒菌苗 / ～ typhosum et paratyphosum 伤寒和副伤寒菌苗 / ～ vacciniae, ～ variolae 牛痘苗

vacillate [ˈvæsileit] *vi* 摇摆，波动；犹豫，踌躇 | **vacillation** [ˌvæsiˈleiʃən] *n*

VACTERL *v*ertebral, *a*nal, *c*ardiac, *t*racheal, *e*sophageal, *r*enal and *l*imb 脊椎的、肛门的、心脏的、气管的、食管的、肾的和肢体的(用以表示先天性畸形一型的首字母缩拼词，此畸形有时见于有些婴儿，其母亲曾服用过孕激素-雌激素节育丸)

vacua [ˈvækjuə] vacuum的复数

vacuity [væˈkjuːəti] *n* 空，空白；空虚，茫然若失

vacuolate [ˈvækjuəleit] *vt* 形成空泡 [ˈvækjuəlit] *a* 有空泡的 | **～d** [ˈvækjuəˌleitid] *a* / **vacuolation** [ˌvækjuəˈleiʃən] *n* 空泡形成

vacuole [ˈvækjuəul] *a* 空泡，液泡 | autophagic ～ 自体吞噬泡，自噬液泡，自噬小体 / condensing ～s 浓缩泡 / contractile ～ 伸缩泡 / digestive ～ 消化泡，次级溶酶体 / food ～ 食物泡 / heterophagic ～ 异体吞噬泡，异噬体 / plasmocrine ～ 含晶体性空泡(在分泌细胞内) / rhagiocrine ～ 含胶体性空泡(在分泌细胞内) / water ～ 水泡(在细胞原生质内) | **vacuolar** [ˈvækjuələ] *a*

vacuolization [ˌvækjuəlaiˈzeiʃən, -liˈz-] *n* 空泡形成

vacuome [ˈvækjuəum] *n* 液泡系，中性红小泡系(细胞内)

vacuous [ˈvækjuəs] *a* 空的，空洞的；心中空虚的，茫然若失的 | **～ly** *ad*

vacuum [ˈvækjuəm] ([复] **vacuums** 或 **vacua** [ˈvækjuə]) *n* 真空 | high ～ 高度真空 / torricellian ～ 托里切

利真空(气压计管内真空部分) / ～ extraction 胎头吸引术

VAD ventricular assist device 心室辅助装置

vadum ['veidəm] *n*【拉】浅滩,沟滩(脑裂内的小隆)

vagal ['veigəl] *a* 迷走神经的

vagi ['veidʒai] vagus的复数

vagina [və'dʒainə] ([复] **vaginas** 或 **vaginae** [və'dʒaini:]) *n*【拉】鞘;阴道

vaginal [və'dʒainəl, 'vædʒi-] *a* 鞘的;阴道的;睾丸鞘膜的

vaginalitis [ˌvædʒinə'laitis] *n* 睾丸鞘膜炎 | plastic ～ 肥厚性(睾丸)鞘膜炎

vaginapexy [ˌvædʒinə'peksi] *n* 阴道固定术

vaginate ['vædʒinit] *a* 有鞘的

vaginectomy [ˌvædʒi'nektəmi], **vaginalectomy** [ˌvædʒinə'lektəmi] *n* 睾丸鞘膜切除术;阴道切除术

vaginiperineotomy [ˌvædʒiniˌperini'ɔtəmi] *n* 阴道会阴切开术

vaginismus ['vædʒi'nizməs] *n*【拉】阴道痉挛 | mental ～ 精神性阴道痉挛 / perineal ～ 会阴性阴道痉挛 / posterior ～ 后侧阴道痉挛 / vulvar ～ 外阴性阴道痉挛

vaginitis [ˌvædʒi'naitis] *n* 阴道炎;鞘炎 | atrophic ～, adhesive ～, senile ～ 萎缩性阴道炎,粘连性阴道炎,老年性阴道炎 / diphtheritic ～ 白喉性阴道炎 / emphysematous ～ 气肿性阴道炎 / granular ～ 粒状阴道炎 / ～ testis 睾丸鞘膜炎 / trichomonas ～ 滴虫性阴道炎

vaginoabdominal [ˌvædʒinə*u*æb'dɔminl] *a* 阴道腹的

vaginocele ['vædʒinəˌsi:l] *n* 阴道疝;阴道脱垂

vaginocutaneous [ˌvædʒinə*u*kju(:)'teinjəs] *n* 阴道皮肤的

vaginodynia [ˌvædʒinə*u*'diniə] *n* 阴道痛

vaginofixation [ˌvædʒinə*u*fik'seiʃən] *n* 阴道(腹壁)固定术

vaginogram ['vædʒinəgræm] *n* 阴道X线(照)片

vaginography [ˌvædʒi'nɔgrəfi] *n* 阴道X线造影(术)

vaginolabial [ˌvædʒinə*u*'leibiəl] *a* 阴道阴唇的

vaginometer [ˌvædʒi'nɔmitə] *n* 阴道测量器

vaginomycosis [ˌvædʒinə*u*mai'kəusis] *n* 阴道霉菌病

vaginopathy [ˌvædʒi'nɔpəθi] *n* 阴道病

vaginoperineal [ˌvædʒinə*u*peri'ni:əl] *a* 阴道会阴的

vaginoperineoplasty [ˌvædʒinə*u*ˌperi'ni:ə*u*ˌplæsti] *n* 阴道会阴成形术

vaginoperineorrhaphy [ˌvædʒinə*u*ˌperini'ɔrəfi] *n* 阴道会阴缝术(修补术)

vaginoperineotomy [ˌvædʒinə*u*ˌperini'ɔtəmi] *n* 阴道会阴切开术

vaginoperitoneal [ˌvædʒinə*u*ˌperitə*u*'ni:əl] *a* 阴道腹膜的

vaginopexy ['vædʒinəˌpeksi] *n* 阴道固定术

vaginoplasty ['vædʒinəˌplæsti] *n* 阴道成形术

vaginoscope ['vædʒinəskəup] *n* 阴道镜,阴道窥器 | **vaginoscopy** [ˌvædʒi'nɔskəpi] *n* 阴道镜检查,阴道窥器检查

vaginosis [ˌvædʒi'nəusis] *n* 阴道病 | bacterial ～ 细菌性阴道病

vaginotomy [ˌvædʒi'nɔtəmi] *n* 阴道切开术

vaginovesical [ˌvædʒinə*u*'vesikəl] *a* 阴道膀胱的

vaginovulvar [ˌvædʒinə*u*'vʌlvə] *a* 阴道外阴的

Vagistat ['vædʒiˌstæt] *n* 噻康唑(tioconazole)制剂的商品名

vagitus [və'dʒaitəs] *a*【拉】儿哭 | ～ uterinus 子宫内儿哭 / ～ vaginalis 阴道内儿哭

vagoaccessorius [ˌveigə*u*ˌæksə'sɔ:riəs] *n*【拉】迷走副神经(指迷走神经与

副神经脑部的联合)
vagoglossopharyngeal [ˌveigəuˌglɔsəufəˈrindʒiəl] *a* 迷走(与)舌咽神经的
vagogram [ˈveigəgræm] *n* 迷走神经电(流)图
vagolysis [veiˈgɔlisis] *n* 迷走神经(食管支)松解术(为缓解贲门痉挛) | **vagolytic** [ˌveigəuˈlitik] *a* 迷走神经松弛的
vagomimetic [ˌveigəumaiˈmetik, -mi-] *a* 类迷走(神经)的,拟迷走(神经)的
vagosplanchnic [ˌveigəuˈsplæŋknik] *a* 迷走内脏神经的,迷走交感神经的
vagosympathetic [ˌveigəusimpəˈθetik] *a* 迷走交感神经的
vagotomy [veiˈgɔtəmi] *n* 迷走神经切断术 | highly selective ~ 高选择性迷走神经切断术 / medical ~ 迷走神经药物切断术,迷走神经阻滞 / parietal cell ~ 胃壁细胞迷走神经切断术(治十二指肠溃疡) / surgical ~ 外科迷走神经切断术 / truncal ~ 迷走神经干切断术
vagotonia [ˌveigəuˈtəuniə], **vagotony** [veiˈgɔtəni] *n* 迷走神经过敏,迷走神经紧张 | **vagotonic** [ˌveigəuˈtɔnik] *a*
vagotonin [veiˈgɔtənin] *n* 迷走(神经)紧张素(获自胰腺的制剂,增加迷走〈神经〉紧张、缓慢心律及增加肝内糖原贮藏)
vagotropism [veiˈgɔtrəpizəm] *n* 向迷走(神经)性,亲迷走(神经)性 | **vagotropic** [ˌveigəˈtrɔpik], **vagotrope** [ˈveigətrəup] *a* 向迷走(神经)的
vagovagal [ˌveigəuˈveigəl] *a* 经迷走神经反射的
vagrant [ˈveigrənt] *a* 游动的 *n* 流浪者,漂泊者
vague [veig] *a* 含糊的,不明确的;无表情的 | ~**ly** *ad* / ~**ness** *n*
vagus [ˈveigəs] ([复] **vagi** [ˈveidʒai]) *n*【拉】迷走神经
vagusstoff [ˈveigəstɔf] *n* 迷走神经(激)素,迷走神经物质(迷走神经末梢释放的一种抑制心脏活动的物质,或许是乙酰胆碱,或是一种与此密切有关的物质)
Vahlkampfia [vɑ:lˈkæmpfiə] *n* 瓦氏变形虫属
vain [vein] *a* 徒劳的,无益的,无结果的 | in ~ 徒劳,白辛苦 / take sb's name in ~ 轻慢地谈论某人 | ~**ly** *ad*
Val valine 缬氨酸
valamin [ˈvæləmin] *n* 瓦尔米,炔己蚁胺(曾用作催眠、镇静药)
valence [ˈveiləns] *n* 效价;价(化合价,原子价) | biologic ~ 生物学价(同种抗原与抗体分子的结合力) | **valency** *n* 力量,能力;效价;价(化合价,原子价)
Valentin's corpuscles [ˈvælənti:n] (Gabriel G. Valentin) 法伦廷小体(神经组织内的淀粉状蛋白小体) | ~ ganglion (pseudoganglion) 法伦廷神经节(假神经节)(①鼓室隆起;②上牙槽神经上的神经节)
Valentin's position [ˈvælənti:n] (Ferdinand C. Valentine) 瓦伦丁卧位(仰卧,双髋屈曲,用于冲洗尿道)
***n*-valeraldehyde** [væləˈrældihaid] *n* 正戊醛,戊醛
valerian [vəˈliəriən] *n* 缬草属植物(镇痉药和神经兴奋药) | Greek ~ 花葱(溃疡局部敷用)
valerianic acid [vəˌliəriˈænik], **valeric acid** [vəˈliərik] 戊酸
valethamate bromide [vəˈleθəmeit] 戊沙溴铵(季铵类抗胆碱能药,解痉药)
valetudinarian [væliˌtju:diˈnɛəriən] *n* 虚弱者,久病虚弱者 | ~**ism** *n* 虚弱,久病虚弱
valgus [ˈvælgəs] *a*【拉】外翻的(足),外偏的(手)
valiant [ˈvæljənt] *a* 勇敢的,英勇的
valiantly [ˈvælijəntli] *ad* 勇敢地,英勇地 | try ~ 努力,尽力
valid [ˈvælid] *a* 有效的;正当的;有确实根据的 | ~**ly** *ad*
validate [ˈvælideit] *vt* 使有效;证实 | **validation** [ˈvæliˈdeiʃən] *n*

validity [və'lidəti] *n* 有效性，确实性
valine ['veili:n, 'væli:n] *n* 缬氨酸
valinemia [ˌvæli'ni:miə] *n* 缬氨酸血
valine transaminase ['veili:n træns'æmineis] 缬氨酸转氨酶
Valisone ['vælisəun] *n* 戊酸倍他米松(betamethasone valerate)制剂的商品名
Valium ['væljəm] *n* 安定，地西泮(diazepam)制剂的商品名
vallate ['væleit] *a* 轮廓形的，杯状的
vallecula [və'lekjulə] ([复] **valleculae** [və'lekjuli:]) *n*【拉】谷(也可表示会厌谷) | **~r, ~te** [və'lekjulit] *a*
Valleix's points [vɑ:'lei] (François L. I. Valleix) 瓦雷点(神经痛时沿某些神经走行有压痛点)
Vallestril [væ'lestril] *n* 美沙雌酸(methallenestril)制剂的商品名
valley ['væli] *n* 谷；流域；凹陷 | ~ of cerebellum 小脑谷
vallicepobufagin [vəˌlisepə*u*'bju:fədʒin] *n* 垣头蟾蜍精，蟾酥(得自垣头蟾 Bufo valliceps皮腺中的一种心脏毒)
Valli-Ritter law ['væli 'ritə] (Eusebio Valli; Johann W. Ritter) 瓦利-里特尔定律(见Ritter-Valli law)
vallis ['vælis] *n*【拉】小脑谷
vallum ['væləm] *n* ([复] **valla** ['vælə])【拉】冈，廓
Valmid ['vælmid] *n* 炔己蚁胺(ethinamate)制剂的商品名
Valnac ['vælnæk] *n* 戊酸倍他米松(betamethasone valerate)制剂的商品名
valnoctamide [ˌvæl'nɔktəmaid] *n* 戊诺酰胺，乙甲戊酰胺(安定药)
Valpin ['vælpin] *n* 甲溴辛托品(anisotropine methylbromide)制剂的商品名
valproate sodium [væl'prəueit] 丙戊酸钠(抗癫痫药，尤其用于抑制癫痫小发作)
valproic acid [væl'prəuik] 丙戊酸(抗癫痫药，用于治疗癫痫发作，尤其是癫痫小发作)
Valsalva's ligaments [væl'sælvə] (Antonio M. Valsalva) 耳廓韧带 | ~ maneuver (experiment) 瓦尔萨尔瓦手法(实验)(用力呼气，抵住关闭的声门，以增加胸内压) / ~ sinus 主动脉窦 / ~ zone 蜗管基底层
Valsuani's disease [ˌvælsju'æni] (Emilio Valsuani) 瓦尔苏阿尼病(产后及哺乳期妇女的进行性恶性贫血)
valuable ['væljuəbl] *a* 有价值的；贵重的；宝贵的；可估价的
valuation [ˌvælju'eiʃən] *n* 估价，评价
value ['vælju:] *n* 价值，值；益处；重要性；估价，评价；意义；(分类上的)等级 *vt* 评价；估价；尊重，重视 | acetyl ~ 乙酰价，乙酰值 / acid ~ 酸值 / buffer ~ 缓冲值 / fuel ~ 燃料热值(指食物) / globular ~ 红细胞血红蛋白值，血色指数 / liminal ~, threshold ~ 阈值 / mean clinical ~ 平均临床价值，平均治疗效果 | **~less** *a* 无价值的，无用的
valued ['vælju:d] *a* 宝贵的；被尊重的，受重视的
valva ['vælvə] ([复] **valvae** ['vælvi:]) *n* 瓣，瓣膜
valval ['vælvəl], **valvar** ['vælvə] *a* 瓣的，瓣膜的
valvate ['vælveit] *a* (有)瓣的
valve [vælv] *n* 瓣，瓣膜 | artificial cardiac ~ 人造心脏瓣膜 / cage-ball ~ 笼罩球瓣(一种人造心脏瓣膜) / porcine ~ 猪瓣膜(一种用戊二醛处理过的猪主动脉瓣制成的心脏瓣膜替代物) / tilting-disk ~ 斜盘瓣膜(一种人造心脏瓣膜)
valved ['vælvd] *a* 有瓣的
valviform ['vælvifɔ:m] *a* 瓣状的
valvotome ['vælvətəum] *n* 瓣膜刀(切心瓣膜用)
valvotomy [væl'vɔtəmi] *n* 瓣膜切开术
valvula ['vælvjulə] ([复] **valvulae** ['vælvjuli:]) *n*【拉】瓣，瓣膜
valvular ['vælvjulə] *a* 瓣的

valvulitis [ˌvælvju'laitis] *n* 瓣炎；心瓣炎 | rheumatic ~ 风湿性心瓣炎(有时不确切地称为风湿性心内膜炎)

valvuloplasty ['vælvjuləˌplæsti] *n* 瓣膜成形术

valvulotome ['vælvjulətəum] *n* 瓣膜刀

valvulotomy [ˌvælvju'lɔtəmi] *n* 瓣膜切开术

valyl ['vælil, 'veilil] *n* 缬氨酰

valylene ['vælili:n] *n* 缬烯炔，异戊烯炔

VAMP vincristine, methotrexate, 6-mercaptopurine, and prednisone 长春新碱-甲氨蝶呤-6-巯基嘌呤-泼尼松(联合化疗治癌方案)

vampire ['væmpaiə] *n* 吸血蝙蝠

Vampirovibrio [væmˌpaiərəu'vibriəu] *n* 蝙蝠弧菌属

van[1] [væn] *n* 前卫；先锋，领导者 | in the ~ (of) 为…先导，在…前列

van[2] [væn] *n* 运货车

vanadate ['vænədeit] *n* 钒酸盐

vanadic acid [və'nædik] 钒酸

vanadium [və'neidjəm] *n* 钒(化学元素)

vanadiumism [və'neidiəmizəm] *n* 钒中毒

Van Allen type familial amyloid polyneuropathy (syndrome) [væn 'ælən] (Maurice W. Van Allen) 范艾伦型家族性淀粉样蛋白多神经病，衣阿华州型家族性淀粉样蛋白多神经病

van Bogaert-Nyssen-Peiffer syndrome [vɑ:n ˌbəugɛət 'naisen 'paifə] (L. van Bogaert; R. Nyssen; Jürgen Peiffer) 范-奈-派综合征，异染性脑白质营养不良(成人型)

van Bogaert-Nyssen syndrome [vɑ:n 'bəugɛət 'naisen] (L. van Bogaert; René Nyssen) 范-奈综合征，异染性脑白质营养不良(成人型)

van Bogaert's encephalitis, sclerosing leukoencephalitis [vɑ:n 'bəugɛət] (Ludo van Bogaert) 范布盖特脑炎、硬化性脑白质炎，亚急性硬化性全脑炎

van Buchem's syndrome [vɑ:n 'bu:kem] (Francis S. P. van Buchem) 范布凯综合征，全身性骨皮质增生症

van Buren's disease [væn'bjuərən] (William H. van Buren) 范布伦病(见 Peyronie's disease)

Vancenase ['vænsəˌneiz] *n* 二丙酸倍氯米松(beclomethasone dipropionate)制剂的商品名

Vanceril ['vænsəril] *n* 二丙酸倍氯米松(beclomethasone dipropionate)制剂的商品名

Vancocin ['væŋkəsin] *n* 盐酸万古霉素(vancomycin hydrochloride)制剂的商品名

vancomycin hydrochloride ['væŋkəˌmaisin] 盐酸万古霉素(抗生素类药)

van Deen's test [væn 'di:n] (Izaak A. van Deen) 范迪恩试验(见Deen's test)

Van de Graaff machine [væn də 'grɑ:f] (Robert J. Van de Graaff) 范德格雷夫机(高电压静电发电机)

van den Bergh's disease [væn den 'bə:g] (A. A. Hijmans 〈Hymans〉 van den Bergh) 肠性发绀 | ~ test 范登伯格试验(检胆红素)

van der Hoeve's syndrome [vɑ:n də'hu:və] (Jan van der Hoeve) 范德赫夫综合征，成骨不全(Ⅰ型)

van der Velden's test [væn də 'veldən] (Reinhardt van der Velden) 范德韦尔登试验(检胃液内游离盐酸)

van der Waals forces [vɑ:n də vɑ:ls] (Johannes D. van der Waals) 范德瓦尔斯力(在原子和分子之间存在相对微弱的短程吸引力，致使非极性有机化合物互相吸引〈疏水结合〉)

Van der Woude's syndrome [væn də 'wəudə] (Anne Van der Woude) 范德伍德综合征(一种遗传性综合征，由常染色体显性遗传性状遗传，包括唇裂和(或)腭裂，伴有下唇囊肿)

van Gehuchten's cells [væn gei'huktən] (Arthur van Gehuchten) 范格胡克滕细胞(高尔基〈Golgi〉Ⅱ型神经元,即具有分支性短突的神经元) | ~ method 范格胡克滕法(以冰醋酸10份、氯仿30份、乙醇60份的混合液作组织固定法)

Vanghetti's prosthesis [vən'geti] (Giuliano Vanghetti) 旺盖蒂假体(类似索尔布鲁赫〈Sauerbruch〉的假体,可借残肢的肌肉活动)

van Gieson's stain [væn'gi:sn] (Ira van Gieson) 范吉逊染剂(含酸性品红及三硝基酚水溶液,染结缔组织)

vanguard ['vængɑ:d] *n* 前卫;先锋,领导者 | in the ~ (of) 为…先导;在…前列

van Helmont's mirror [væn 'helmɔnt] (Johannes B. van Helmont) 膈中心腱

van Hook's operation [væn 'huk] (Weller van Hook) 输尿管输尿管吻合术

van Hoorne's canal [væn 'hɔ:n] (Jean van Hoorne) 胸导管

Vanilla [və'nilə] *n*【拉】香草属,香子兰属

vanilla [və'nilə] *n* 香草,香子兰

vanillal [və'niləl] *n* 乙基香草醛,乙基香子兰醛

vanillic acid [və'nilik] 香草酸

vanillin ['vænilin, və'nilin] *n* 香草醛,香子兰醛(制药时用作调味剂) | ethyl ~ 乙(基)香草醛(制药时用作调味剂)

vanillism [və'nilizəm] *n* 香草中毒,香子兰中毒

vanillylmandelic acid (VMA) [vəˌnililmæn'delik] 香草扁桃酸,4-羟基-3-甲氧基扁桃酸(尿内VMA浓度可用于筛选嗜铬细胞瘤病人)

vanish ['væniʃ] *vi* 消失,消散,退化;消灭;成为零

Vanogel ['vænədʒel] *n* 氢氧化铝凝胶水悬液(an aqueous suspension of aluminum hydroxide gel)制剂的商品名

vanquish ['væŋkwiʃ] *vt* 征服,击败;克服,抑制

Vansil ['vænsil] *n* 奥沙尼喹(oxamniquine)制剂的商品名

Van Slyke-Cullen method (test) [væn 'slaik 'kʌlən] (Donald D. Van Slyke; Glenn E. Cullen) 范斯莱克-卡伦法(试验)(检血中二氧化碳或血的碱储量及检脲)

Van Slyke-Fitz method [væn 'slaik fits] (Donald D. Van Slyke; Reginald Fitz) 范斯莱克-费茨法(检碱储量)

Van Slyke's formula [væn 'slaik] (Donald D. Van Slyke) 范斯莱公式(不同物质的尿系数$=D/Bl\times\sqrt{Wt\times V}$,其中D表示每日排出尿内物质〈g〉,Bl为每升血同一物质的克数,Wt为病人的体重〈kg〉,V表示24h尿总容量) | ~ method 范斯莱法(检氨基氮) / ~ test 范斯莱试验(检氨基氮及脲)

vantage ['vɑ:ntidʒ] *n* 优势;优越的地位

van't Hoff's law [vænt 'hɔf] (Jacobus H. van't Hoff) 范特霍夫定律(①物体在溶液内的渗透压等于在同温同压情况下的气压,如果其分子为气体状态并占有与溶液相等的容积;②范特霍夫规律) | ~ rule 范特霍夫规律(温度每增高10°C,化学反应的速度增加一倍或一倍以上)

Vanzetti's sign [vən'tseti] (Tito Vanzetti) 旺泽蒂征(坐骨神经痛时,尽管脊柱侧凸,骨盆总是在水平位,但其他伴有脊柱侧凸的损伤,则骨盆倾斜)

vapid ['væpid] *a* 乏味的;没有生气的 | ~**ly** *ad* / ~**ness** *n*

vapocauterization [ˌveipəuˌkɔ:tərai'zeiʃən, -ri'z-] *n* 蒸气烙术

vaporific [ˌveipə'rifik] *a* 形成蒸气的;蒸气状的,雾状的

vaporish ['veipəriʃ] *a* 蒸气状的,多蒸气的

vaporium [vei'pɔ:riəm], **vaporarium**

[ˌveipə'rɛəriəm] *n*【拉】蒸气疗器;蒸气疗室

vaporize ['veipəraiz] *vt, vi* (使)蒸发,(使)汽化 | **vaparization** [ˌveipərai'zeiʃən, -ri'z-] *n*

vaporizer [ˌveipə'raizə] *n* 汽化器,喷雾器

vaporous ['veipərəs] *a* 汽状的,雾状的;多蒸气的

vapory ['veipəri] *a* 含蒸气的;烟雾状的,汽状的

vapotherapy [ˌveipəu'θerəpi] *n* 蒸汽治疗

vapo(u)r ['veipə] *n* 汽,蒸气;烟雾;吸入剂;[复]癔症,疑病症,抑郁症 *vi* 蒸发,散发蒸气 *vt* 使蒸发,使汽化

Vaquez's disease [væ'keiz] (Louis H. Vaquez) 真性红细胞增多,红细胞增多症

var. variety 变种

variable ['vɛəriəbl] *a* 易变的,可变的,变异的 *n* 变量,变数 | random ~ 随机变量(有一个数值的随机过程的结果) | **variability** [ˌvɛəriə'biləti] *n* 变化性,变异性 / **variably** *ad*

variance ['vɛəriəns] *n* 变化,变异;分歧,差异;不符;方差(一个变数与平均数的偏差的平方的平均值) | at ~ 有分歧;不和;不符

variant ['vɛəriənt] *a* 不同的;变异的 *n* 变异体,变型,变种 | L-phase ~ L-相变种(某些细菌的变种相,由渗透压休克、温度休克或抗生素所诱发,由球形体或卵圆形体组成而无硬细胞壁。这些细胞能生长与繁殖,可能是稳定的,也可能回复到正常的菌细胞。亦称L-型)

variate ['vɛəriit] *a* 易变的,可变的,可变异的

variation [ˌvɛəri'eiʃən] *n* 变化,变异,变易;变(异)度 | allotypic ~ 同种异型变异 / antigenic ~ 抗原性变异 / continuous ~ 连续变异 / idiotypic ~ 个体基因型变异,个体遗传型变异 / impressed ~ 强制变异 / inborn ~ 先天变异 / isotypic ~ 同型变异 / meristic ~ 数量变异 / microbial ~ 微生物变异 / phenotypic ~ 表型变异 / quasicontinuous ~ 类似连续变异 / smooth-rough (S-R) ~ 光滑型-粗糙型(菌落)变异(指菌落型别的变异)

varication [ˌværi'keiʃən] *n* 静脉曲张形成;静脉曲张

variceal [ˌværi'si:əl] *a* 静脉曲张的,脉管曲张的

varicella [ˌværi'selə] *n*【拉】水痘 | ~ gangrenosa 坏疽性水痘 / ~ inoculata, vaccination ~ 接种性水痘

varicellation [ˌværise'leiʃən], **varicellization** [ˌværiselai'zeiʃən, -li'z-] *n* 水痘接种

Varicellavirus [ˌværi'seləˌvaiərəs] *n* 水痘病毒属

varicelliform [ˌværi'selifɔ:m] *a* 水痘样的

varicelloid [ˌværi'selɔid] *a* 水痘样的

varices ['værisi:z] varix的复数

variciform [væ'risifɔ:m] *a* (静脉)曲张样的,(静脉)曲张的

varic(o)- [构词成分] 静脉曲张

varicoblepharon [ˌværikəu'blefərɔn] *n* 睑静脉曲张

varicocele ['værikəusi:l] *n* 精索静脉曲张 | ovarian ~, pelvic ~ 卵巢静脉曲张,骨盆静脉曲张 / utero-ovarian ~ 子宫卵巢静脉曲张 | **varicole** ['værikəul] *n*

varicocelectomy [ˌværikəusi'lektəmi] *n* 曲张精索静脉切除术

varicography [ˌværi'kɔgrəfi] *n* 曲张静脉照相X线摄影(术),曲张静脉造影(术)

varicoid ['værikɔid] *a* 静脉曲张样的

varicolored ['væriˌkʌləd] *a* 杂色的,五颜六色的

varicomphalus [ˌværi'kɔmfələs] *n* 脐静脉曲张

varicophlebitis [ˌværikəufli'baitis] *n* 曲张静脉炎

varicose ['værikəus] *a* 曲张的(静脉)

varicosis [ˌværi'kəusis] *n*【拉】静脉曲张病

varicosity [ˌværi'kɔsəti] *n* 静脉曲张;静脉曲张状态

varicotomy [ˌværi'kɔtəmi] *n* 曲张静脉切除术

varicula [və'rikjulə] *n*【拉】结膜静脉曲张

Varidase ['værideis] *n* 链激酶–链脱酶(streptokinase–streptodornase)制剂的商品名

varied ['vɛərid] *a* 不相同的;杂色的,斑驳的;改变了的

variegate ['vɛərigeit] *vt* 使成杂色,使斑驳;使多样化

variety [və'raiəti] *n* 多样化,变化;变种;种(类),品种

variform ['vɛərifɔ:m] *a* 有多种形态的,多形的,多样的

variola [və'raiələ] *n*【拉】天花,痘疮 | ~ caprina 山羊痘疮,山羊天花 / ~ crystallina 水痘 / ~ hemorrhagica 出血性天花,黑痘 / ~ inserta 接种后天花 / ~ major 重型天花 / ~ miliaris 粟粒性天花,小疱性天花 / ~ minor, ~ mitigata 轻型天花,乳白痘,类天花 / ~ pemphigosa 天疱疮样天花 / ~ siliquosa 空疱天花 / ~ vera (真性)天花 / ~ verrucosa 疣状天花 | ~**r** *a* 天花的,痘的

Variolaria amara [ˌvɛəriə'lɛəriə ə'meirə] 苦地衣(石蕊来源)

variolate ['vɛəriəleit] *a* 天花样的 *vt* 接种人痘,引痘

variolation [ˌvɛəriə'leiʃən] *n* 天花接种,人痘接种,引痘法 | bovine ~ 牛天花接种 | **variolization** [ˌvɛəriəlai'zeiʃən, -li'z-] *n*

variolic [ˌværi'ɔlik] *a* 天花的,痘的

varioliform [ˌvɛəri'əulifɔ:m] *a* 天花样的

varioloid ['vɛəriəlɔid] *n* 变形天花,轻天花 *a* 天花样的

variolous [və'raiələs] *a* 天花的,痘的

variolovaccine [vəˌraiələu'væksi:n] *a* 牛痘的 *n* 牛痘苗

variolovaccinia [vəˌraiələuvæk'siniə] *n* 引种后牛痘(牛接种人痘后所得的痘)

various ['vɛəriəs] *a* 各种的,不同的;多方面的;许多(种类)的 | ~**ly** *ad*

varistor [və'ristə] *n* 变阻器

varix ['vɛəriks] *n* ([复] **varices** [ˌvɛəri'si:z]) *n*【拉】血管曲张(尤指静脉曲张) | anastomotic ~ 吻合性静脉曲张 / aneurysmal ~, aneurysmoid ~ 动静脉瘤性静脉曲张 / arterial ~ 动脉曲张,曲张状动脉瘤 / cirsoid ~ 曲张状动脉瘤,蜿蜒状动脉瘤 / lymph ~, ~ lymphaticus 淋巴管曲张,淋巴管扩张 / papillary varices 辣椒斑,玉红斑

varnish ['vɑ:niʃ] *n* 护漆,清漆;涂剂 *vt* 上清漆;粉饰

varolian [və'rəuliən] *a* 瓦罗里(Costanzo Varolius)的;脑桥的

Varolius' bridge [və'rəuliəs] (Costanzo Varolius 〈Varoli, Varolio〉) 脑桥 | ~ valve 回盲瓣

varus ['vɛərəs] *a*【拉】内翻的(只与名词连用,如talipes ~〈内翻足〉)

vary ['vɛəri] *vt* 改变,修改;使多样化 *vi* 变化,不同;变异 | ~ directly (inversely) as 和…成正(反)比 / ~ with 随…而变化

vas [væs] ([复] **vasa** ['veisə])【拉】管,脉管 | ~**al** ['veisəl, 'veizəl] *a*

Vasal ['væsəl] *n* 盐酸罂粟碱(papaverine hydrochloride)制剂的商品名

vasalgia [və'sældʒiə] *n* 脉管痛

vasalium [və'seiljəm] *n* 脉管组织

Vascoray ['væskəri] *n* 碘酞葡胺–碘酞钠复合剂(iothalamate meglumine and iothalamate sodium)制剂的商品名

vascular ['væskjulə] *a* 血管的,脉管的 | ~**ity** [ˌvæskju'lærəti] *n* 多血管(状态),血管供应,血管分布

vascularize ['væskjuləraiz] *vt, vi* 形成血管,血管化 | **vascularization**

[ˌvæskjulərai'zeiʃən, -ri'z-] *n*

vasculature ['væskjulətʃə] *n* 脉管系统,血管系统

vasculitis [ˌvæskju'laitis] *n* 脉管炎,血管炎 | hypersensitivity ~, allergic ~, leukocytoclastic ~ 过敏性血管炎,变应性血管炎,白细胞破碎性血管炎 / nodular ~ 结节性血管炎 / segmented hyalinizing ~, livedo ~ 节段性透明性血管炎,青斑血管炎(指下肢慢性复发性血管炎) | **vasculitic** [ˌvæskju'litik] *a*

vasculogenesis [ˌvæskjuləu'dʒenisis] *n* 血管发生

vasculogenic [ˌvæskjuləu'dʒenik] *a* 形成血管的,血管化的

vasculolymphatic [ˌvæskjuləulim'fætik] *a* 血管淋巴管的

vasculomotor [ˌvæskjuləu'məutə] *a* 血管舒缩的,血管运动的

vasculopathy [ˌvæskju'lɔpəθi] *n* 血管病变

vasculotoxic [ˌvæskjuləu'tɔksik] *a* 血管毒性的

vasculum ['væskjuləm] ([复] **vascula** ['væskjulə]) *n*【拉】小管

vasectomized [væ'sektəmaizd] *a* 切除输精管的

vasectomy [væ'sektəmi] *n* 输精管切除术

vaseline ['væsili:n] *n* 凡士林,黄石蜡,软石脂

Vaseretic [ˌvæsə'retik] *n* 马来酸依那普利-氢氯噻嗪(enalapril maleate and hydrochlorothiazide)制剂的商品名

vasifactive [ˌvæsi'fæktiv] *a* 血管形成的

vasiform ['væsifɔ:m] *a* 脉管状的

vasitis [və'saitis] *n* 输精管炎

vas(o)- [构词成分] 血管;管

vasoactive [ˌveizəu'æktiv, ˌvæs-] *a* 血管作用的,作用于血管的

vasoconstriction [ˌveizəukən'strikʃən, ˌvæs-] *n* 血管收缩 | **vasoconstrictive** *a*

vasoconstrictor [ˌveizəukən'striktə, ˌvæs-] *a* 血管收缩的 *n* 血管收缩药

vasocorona [ˌveizəukə'rəunə, ˌvæs-] *n* 动脉冠

vasodentin [ˌveizəu'dentin, ˌvæs-] *n* 血管性牙质

vasodepression [ˌveizəudi'preʃən, ˌvæs-] *n* 血管减压

vasodepressor [ˌveizəudi'presə, væs-] *a* 血管减压的 *n* 血管减压药

Vasodilan [ˌveizəu'dailən] *n* 盐酸异克舒令(isoxsuprine hydrochloride)制剂的商品名

vasodilatation [ˌveizəuˌdailei'teiʃən, ˌvæs-] 血管舒张 | **vasodilative** [ˌveizəu'daileitiv, ˌvæs-] *a*

vasodilation [ˌveizəudai'leiʃən, ˌvæs-] *n* 血管舒张 | reflex ~ 反射性血管舒张

vasodilator [ˌveizəudai'leitə, ˌvæs-] *a* 血管舒张的 *n* 血管舒张药

vasoepididymography [ˌveizəuˌepiˌdidi'mɔgrəfi, ˌvæs-] *n* 输精管附睾造影(术)

vasoepididymostomy [ˌveizəuˌepididi'mɔstəmi, ˌvæs-] *n* 输精管附睾吻合术

vasoformative [ˌveizəu'fɔ:mətiv, ˌvæs-], **vasofactive** [ˌveizəu'fæktiv, ˌvæs-] *a* 血管形成的

vasoganglion [ˌveizəu'gæŋgliən, ˌvæs-] *n* 血管网

vasography [və'sɔgrəfi] *n* 血管造影(术)

vasohypertonic [ˌveizəuˌhaipə(:)'tɔnik, ˌvæs-] *a* 血管增压的

vasohypotonic [ˌveizəuˌhaipəu'tɔnik, ˌvæs-] *a* 血管减压的

vasoinert [ˌveizəui'nə:t, ˌvæs-] *a* 不影响血管舒缩的,无血管舒缩作用的

vasoinhibitor [ˌveizəuin'hibitə, ˌvæs-] *n* 血管抑制药 | **vasoinhibitory** *a* 血管抑制的

vasoligation [ˌveizəulaiˈgeiʃən, ˌvæs-], **vasoligature** [ˌveizəuˈligətʃə, ˌvæs-] *n* 输精管结扎术
vasomotion [ˌveizəuˈməuʃən, ˌvæs-] *n* 血管舒缩
vasomotor [ˌveizəuˈməutə, ˌvæs-] *a* 血管舒缩的,血管运动性的 *n* 血管舒缩药
vasomotorial [ˌveizəuməuˈtɔ:riəl, ˌvæs-] *a* 血管舒缩的,血管运动性的
vasomotoricity [ˌveizəuˌməutəˈrisəti, ˌvæs-] *n* 血管舒缩能力
vasomotorium [ˌveizəuməuˈtɔ:riəm, ˌvæs-] *n* 血管舒缩系统
vasomotory [ˌveizəuˈməutəri, ˌvæs-] *a* 血管舒缩的,血管运动性的
vasoneuropathy [ˌveizəunjuəˈrɔpəθi, ˌvæs-] *n* 血管神经病
vasoneurosis [ˌveizəunjuəˈrəusis, ˌvæs-] *n* 血管神经病
vaso-orchidostomy [ˌveizəuˌɔ:kiˈdɔstəmi, ˌvæs-] *n* 输精管睾丸吻合术
vasoparesis [ˌveizəupəˈri:sis, ˌvæs-] *n* 血管轻瘫
vasopermeability [ˌveizəuˌpə:miəˈbiləti, ˌvæs-] *n* 血管通透性
vasopressin [ˌveizəuˈpresin, ˌvæs-] *n* (后叶)加压素,抗利尿激素
vasopressor [ˌveizəuˈpresə, ˌvæs-] *a* 血管加压的 *n* 血管加压药
vasopuncture [ˌveizəuˈpʌŋktʃə, ˌvæs-] *n* 输精管穿刺术
vasoreflex [ˌveizəuˈri:fleks, ˌvæs-] *n* 血管反射
vasorelaxation [ˌveizəuri:lækˈseiʃən, ˌvæs-] *n* 血管舒张
vasoresection [ˌveizəuri(:)ˈsekʃən, ˌvæs-] *n* 输精管切除术
vasorrhaphy [væˈsɔrəfi] *n* 输精管缝术
vasosection [ˌveizəuˈsekʃən, ˌvæs-] *n* 输精管切断术
vasosensory [ˌveizəuˈsensəri, ˌvæs-] *a* 血管感觉的
vasospasm [ˈveizəuˌspæzəm, ˌvæs-] *n* 血管痉挛
vasospasmolytic [ˌveizəuˌspæzməˈlitik, ˌvæs-] *a* 解(除)血管痉挛的
vasospastic [ˌveizəuˈspæstik, ˌvæs-] *a* 血管痉挛的
vasostimulant [ˌveizəuˈstimjulənt, ˌvæs-] *a* 刺激血管的,促血管舒缩的
vasostomy [vəˈsɔstəmi] *n* 输精管造口术
Vasotec [ˈvæsətek] *n* 马来酸依那普利(enalapril maleate)制剂的商品名
vasotocin [ˌveizəuˈtəusin, ˌvæs-] *n* 精氨酸催产素,管催产素, 8-精催产素
vasotomy [vəˈsɔtəmi] *n* 输精管切断术
vasotonia [ˌveizəuˈtəuniə, ˌvæs-] *n* 血管紧张 | **vasotonic** [ˌveizəuˈtɔnik, ˌvæs-] *a*
vasotribe [ˈveizəutraib, ˈvæs-] *n* 血管压轧钳,血管压轧器
vasotripsy [ˈveizəuˌtripsi, ˈvæs-] *n* 血管压轧术
vasotrophic [ˌveizəuˈtrɔfik, ˌvæs-] *a* 血管营养的
vasotropic [ˌveizəuˈtrɔpik, ˌvæs-] *a* 促血管的,向血管的
vasovagal [ˌveizəuˈveigəl, ˌvæs-] *a* 血管迷走神经的
vasovasostomy [ˌveizəuvəˈsɔstəmi, ˌvæs-] *n* 输精管吻合术
vasovesiculectomy [ˌveizəuviˌsikjuˈlektəmi, ˌvæs-] *n* 输精管精囊切除术
vasovesiculitis [ˌveizəuviˌsikjuˈlaitis, ˌvæs-] *n* 输精管精囊炎
Vasoxyl [veiˈzɔksil] *n* 盐酸甲氧明(methoxamine hydrochloride)制剂的商品名
vast [vɑ:st] *a* 巨大的;大量的;广阔的,深远的 | ~**ly** *ad* / ~**ness** *n*
vastus [ˈvæstəs] *a* 【拉】巨大的 *n* 股肌(如股外侧肌musculus vastus lateralis)
vasty [ˈvɑ:sti] *a* 巨大的,庞大的,广大的
vat [væt] *n* 大桶,大盆,瓮,缸 (-tt-) *vt* 把…盛入桶内

VATER *v*ertebral defects, imperforate *a*nus, *t*racheo *e*sophageal fistula, and *r*adial and *r*enal dysplasia 脊椎缺损，肛门闭锁，气管食管瘘，桡骨及肾脏发育异常(表示一种非随机结合的先天性缺陷的首字母缩拼词)

Vateria indica [və'tiəriə 'indikə] 白达麻香(龙脑香料)

Vater-Pacini corpucles ['fɑ:tə pei-'si:ni] (Abraham Vater; Filippo Pacini) 环层小体

Vater's ampulla ['fɑ:tə] (Abraham Vater) 法特壶腹，肝胰管壶腹 | ~ corpuscles 环层小体 / ~ papilla 十二指肠乳头

Vatican ['vætikən] *n* 梵蒂冈[欧洲]

vaticinate [væ'tisineit] *vt, vi* 预言，预告 | **vaticination** [ˌvætisi'neiʃən] *n*

Vaughan-Novy's test [vɔ:n 'nɔvi] (Victor C. Vaughan; Frederick G. Novy) 沃恩-诺维试验(检干酪毒碱)

vault [vɔ:lt] *n* 穹窿；地下室，地窖 *vt* 使作成穹形 *vi* 成穹状弯曲 | ~ of pharynx 咽穹窿

VC vital capacity 肺活量

VCG vectorcardiogram 心电向量图

V-Cillin [vi:'silin] *n* 青霉素V(penicillin V)制剂的商品名

VD venereal disease 性病

VDEL Venereal Disease Experimental Laboratory 性病实验研究室

VDH valvular disease of the heart 心瓣膜病

VDRL Venereal Disease Research Laboratories 性病研究所

vecordia [vi'kɔ:diə] *n* 轻度精神障碍

vection ['vekʃən] *n* 媒介过程

vectis ['vektis] *n* 助产杠杆

vector ['vektə] *n* 媒介物(尤指动物〈常为节肢动物〉传病媒介)；载体；矢(量)，向量 | biological ~ 生物性媒介物(病原体在媒介动物中能生长繁殖) / mechanical ~ 机械(带虫或带菌)媒介物(仅能携带病原体，而病原体不能在动物体中生长繁殖) / spatial ~ 空间向量 | ~**ial** [vek'tɔ:riəl] *a*

vector-borne ['vektəˌbɔ:n] *a* 媒介传播的，传病媒介传染的

vectorcardiogram (VCG) [ˌvektə-'kɑ:diəgræm] *n* 心电向量图

vectorcardiograph [ˌvektə'kɑ:diəgrɑ:f] *n* 心电向量描记器

vectorcardiography [ˌvektəkɑ:di'ɔgrəfi] *n* 心电向量描记法 | spatial ~ 空间心电向量描记法

vectoscope ['vektəskəup] *n* 矢量显示器

Vectrin ['vektrin] *n* 盐酸米诺环素，盐酸二甲胺四环素(minocycline hydrochloride)制剂的商品名

vecuronium bromide [ˌvekju'rəuniəm] 维库溴铵(神经肌肉阻断药)

Vedder's culture medium (agar) ['vedə] (E. B. Vedder) 维德培养基(淀粉琼脂) | ~ signs 维德征(轻压腓肠肌即引起疼痛，以针刺腿前面，可测知其麻木存在，注意膝盖反射的任何改变，当病人蹲踞于脚跟上时，注意病人不使用手则不能起立，为脚气病的体征)

VEE Venezuelan equine encephalomyelitis 委内瑞拉马脑脊髓炎

Veetids ['vi:tidz] *n* 青霉素V钾(penicillin V potassium)制剂的商品名

vegan ['vedʒən, 'vi:gən] *n* 绝对素食者 | ~**ism** *n* 绝对素食主义

vegetable ['vedʒitəbl] *a* 植物的 *n* 植物；蔬菜

vegetal ['vedʒitl] *a* 植物的，植物性的；生长的，营养的

vegetality [ˌvedʒi'tæləti] *n* 植物性

vegetarian [ˌvedʒi'tɛəriən] *n* 素食者 *a* 素食主义的，素食者的，素食的 | ~**ism** *n* 素食主义

vegetate ['vedʒiteit] *vi* (赘疣等)生长；长大

vegetation [ˌvedʒi'teiʃən] *n* 赘生物，赘疣，增殖体；生长，增殖 | adenoid ~ 腺样增殖体(在鼻咽) / bacterial ~s 细菌

性赘生物(心瓣膜或心内膜上) / dendritic ~ 树枝状赘疣(一种绒毛状癌) / verrucous ~s 疣状赘生物(在心内膜) | ~**al** *a*

vegetative ['vedʒitətiv] *a* 生长的,营养的;植物性的,自主(性)的(如自主神经系统)

vegetoanimal [ˌvedʒitəu'ænimәl] *a* 动植物的

vehement ['vi:imənt] *a* 热烈的;强烈的,猛烈的 | **vehemence** *n* / ~**ly** *ad*

vehicle ['vi:ikl] *n* 车辆;飞船;载体;赋形剂;媒介物;载色剂 | **vehicular** [vi'hikjulə] *a* 车(辆)的;飞船的;作为媒介的

veil [veil] *n* 帆,帘,幕,盖;面纱;借口,假托;羊膜;胎膜;声嗄 *vt* 遮盖;隐蔽 | posterior ~ of soft palate 软腭 | draw a ~ over sth 避而不谈某事,掩盖某事 / under the ~ of 以…为假托

veiled [veild] *a* (用幕)遮盖的;掩饰的,隐藏的;(声音)不清楚的

Veillonela [veijɔ'nelə] (Adrien Veillon) *n* 韦荣球菌属

Veillonellaceae [ˌveijɔne'leisii:] *n* 韦荣球菌科

Veillon tube [vei'jɔ:] (Adrien Veillon) 韦荣管(一段玻管,一端塞以橡皮塞,一端塞以棉花,培养细菌用)

vein [vein] *n* 静脉(详见附录) | aqueous ~s 房水静脉 / emulgent ~ 泄出静脉(左精索静脉合于左肾静脉处) / hypophysioportal ~s 垂体门静脉(输送垂体的血液至丘脑下部) / primary head ~s 原头静脉(胚胎头内循脑旁连接前主静脉的静脉) / varicose ~s 静脉曲张

Veinamine ['veinəmi:n] *n* 结晶氨基酸溶液(crystalline amino acid solution)的商品名(静脉注射,含必需和非必需氨基酸,但不含肽)

veinlet ['veinlit] *n* 小静脉

vela ['vi:lə] velum的复数

Velacycline [ˌvelə'saikli:n] *n* 罗利环素(rolitetracycline)制剂的商品名

velamen [vi'leimən] ([复] **velamina** [vi'læminə])【拉】帆,膜 | ~ vulvae 阴门帘

velamentous [velə'mentəs] *a* 帆状的,膜状的

velamentum [ˌvelə'mentəm] ([复] **velamenta** [ˌvelə'mentə]) *n* 帆,膜

velar ['vi:lə] *a* 帆的(尤指腭帆)

Velban ['velbən] *n* 硫酸长春碱(vinblastine sulfate)制剂的商品名

veliform ['velifɔ:m] *a* 帆状的,膜状的

Vella's fistula ['vi:lə] (Luigi Vella) 维拉瘘(一种肠瘘,即在一段分离的肠管,做一个人工开口,其各端均缝于腹壁)

vellosine [ve'ləusin] *n* 中美毒葛藤碱

vellus ['veləs] *n*【拉】毫毛

velocimeter [ˌvelə'simitə] *n* 速度计

velocimetry [ˌvi:lə'simitri] *n* 速度测量法 | laser-Doppler ~ 激光-多普勒测速法(利用激光测量红细胞在微循环床的流速)

velocity [vi'lɔsəti] *n* 速度,速率 | nerve conduction ~ 神经传导速度

velonoskiascopy [ˌvi:lənəskai'æskəpi] *n* 针动检影器

velopharyngeal [ˌvi:ləufə'rindʒiəl] *a* 腭咽的

Velosef ['veləsef] *n* 头孢拉定(cephradine)制剂的商品名

Velosulin [vi'ləusjulin] *n* 胰岛素注射液(正规胰岛素)(insulin injection 〈regular insulin〉)制剂的商品名

velosynthesis [ˌvi:ləu'sinθisis] *n* 腭帆缝术,悬雍垂缝术

Velpeau's bandage [vel'pəu] (Alfred A. L. M. Velpeau) 维尔波绷带(肩部骨折时用) | ~ deformity 银叉样变形 / ~ hernia 维尔波疝(股血管前股疝)

velum ['vi:ləm] ([复] **vela** ['vi:lə]) *n* 帆 | artificial ~ 人造腭帆 / nursing ~ (腭裂)哺乳帆

velutinous [və'lju:tinəs] *a* 天鹅绒状

的，有短绒毛的

velvet ['velvit] *n* 天鹅绒，丝绒；柔软，光滑 *a* 天鹅绒般的；柔软的 | be on ～ 处于有利的地位 / the(或an) iron hand in the(或a) ～ glove 内硬外软

vena ['vi:nə] ([复] **vanae** ['vi:ni:]) *n* 【拉】静脉(详见附录)

venacavogram [ˌvi:nə'keivəgræm] *n* 腔静脉造影(照)片

venacavography [ˌvi:nəkei'vɔgrəfi] *n* 腔静脉摄影(术)(一般指下腔静脉)

Vena medinensis ['vi:nə ˌmedi'nensis] 麦地那龙线虫(即Dracunculus medinensis)

venation [vi:'neiʃən] *n* 静脉分布；脉序

venectasia [ˌvi:nek'teiziə] *n* 静脉扩张

venectomy [vi:'nektəmi] *n* 静脉切除术

veneer [vi'niə] *n* 覆盖，镶盖

venenate ['venineit] *vt* 使中毒 | **venenation** [ˌveni'neiʃən] *n* 中毒

veneniferous [ˌveni'nifərəs] *a* 带毒的

venenific [ˌveni'nifik] *a* 生毒物的

Venenosa [ˌveni'nəusə] [复] *n* 毒蛇类

venenosalivary [ˌveninəu'sælivəri] *a* 毒涎的，毒唾液的

venenosity [ˌveni'nɔsəti] *n* 毒性

venenous ['veninəs] *a* 有毒的，毒性的

venenum [vi'ni:nəm] ([复] **venena** [vi'ni:nə]) *n* 【拉】毒物

venepuncture ['veniˌpʌŋktʃə] *n* 静脉穿刺术

venereal [vi'niəriəl] *a* 性交的，性病的

venereology [viˌniəri'ɔlədʒi], **venerology** [ˌvenə'rɔlədʒi] *n* 性病学 | **venereologist** [viˌniəri'ɔlədʒist] *n* 性病学家

venerupin [ˌvenə'rupin] *n* 蛤仔毒素

venery ['venəri] *n* 交媾，性交

venesection [ˌveni'sekʃən] *n* 静脉切开(放血)术

venesuture [ˌveni'sju:tʃə] *n* 静脉缝术

Venezuela [ˌvenə'zweilə] *n* 委内瑞拉[拉丁美洲] | ～n *a* 委内瑞拉的；委内瑞拉人的 *n* 委内瑞拉人

vengeance ['vendʒəns] *n* 报仇，复仇 | take ～ on sb 向某人报仇 / with a ～ 猛烈地，极度地

venial ['vi:njəl] *a* 可原谅的，(错误)轻微的

venin ['venin] *n* 蛇毒

veniplex ['venipleks] *n* 静脉丛

venipuncture ['veniˌpʌŋktʃə] *n* 静脉穿刺(术)

venisection [ˌveni'sekʃən] *n* 静脉切开(放血)术

venisuture ['veniˌsju:tʃə] *n* 静脉缝术

ven(o)- [构词成分] 静脉

venoatrial [ˌvi:nəu'eitriəl], **venoauricular** [ˌvi:nəuɔ:'rikjulə] *a* 腔静脉心房的

venoclysis [vi:'nɔklisis] *n* 静脉输注

venoconstriction [ˌvi:nəukən'strikʃən] *n* 静脉收缩

venofibrosis [ˌvi:nəufai'brəusis] *n* 静脉纤维化，静脉(中层)纤维变性

Venoglobulin-I [ˌvi:nəu'glɔbjulin] *n* 免疫球蛋白(immune globulin)制剂的商品名

venogram ['vi:nəgræm] *n* 静脉造影(照)片；静脉脉搏描记

venography [vi:'nɔgrəfi] *n* 静脉造影(术)；静脉脉搏描记法 | portal ～ 门静脉造影(术) / splenic ～ 脾门静脉造影(术)

venom ['venəm] *n* 毒(物)，毒液，动物毒素 | snake ～ 蛇毒 / spider ～ 蜘蛛毒

venomization [ˌvenəmai'zeiʃən, -mi'z-] *n* 蛇毒疗法

venomosalivary [ˌvenəməu'sælivəri] *a* 毒涎的，毒唾液的

venomotor [ˌvi:nəu'məutə] *a* 静脉舒缩的，静脉运动的

venomous ['venəməs] *a* 毒的，有毒的，分泌毒液的

veno-occlusive [ˌvi:nəuɔ'klu:siv] *a* 静脉闭塞的

venoperitoneostomy [ˌvi:nəuperi-

ˌtəuni'ɔstəmi] *n* 隐静脉腹膜造口(引流)术

venopressor [vi:nə'presə] *a* 静脉血压的 *n* 静脉收缩药

venosclerosis [ˌvi:nəuskliə'rəusis] *n* 静脉硬化

venose ['vi:nəus] *a* 静脉的

venosinal [ˌvi:nəu'sainəl] *a* 腔静脉与心房窦的

venosity [vi:'nɔsəti] *n* 静脉血过多;静脉血供应充裕

venostasis [vi:'nɔstəsis] *n* 静脉淤滞

venotomy [vi:'nɔtəmi] *n* 静脉切开(放血)术

venous ['vi:nəs] *a* 静脉的

venovenostomy [ˌvi:nəuvi:'nɔstəmi] *n* 静脉静脉吻合术

vent [vent] *n* (气)孔,口(尤指肛孔,肛门);排脓口 *vt* 给…开孔;放出,排出 | pulmonic alveolar ~s 肺泡间孔 | give ~ to 发泄

ventage ['ventidʒ] *n* 小孔,小口;气孔

Ventaire ['ventɛə] *n* 盐酸普罗托醇(protokylol hydrochloride)制剂的商品名

venter ['ventə] ([复] **ventres** ['ventri:z]) *n*【拉】腹;胃;子宫;窝,凹

ventilate ['ventileit] *vt* 通风,换气;公开讨论 | **ventilative** *a* / **ventilator** *n* 通风器,通气机

ventilation [ˌventi'leiʃən] *n* 通风,通气,换气;公开讨论(苦情等,尤用于精神病学) | assist / control mode ~ 辅助/控制式通气 / control-mode ~ 控制式通气 / exhausting ~ 抽气通风 / intermittent mandatory ~ (IMV) 间歇性指令通气 / minute ~ 每分钟通气量(亦称总通气量) / plenum ~ 扇入供气 / synchronized intermittent mandatory ~ (SIMV) 同步间歇性指令通气

Ventolin ['ventəlin] *n* 沙丁胺醇(albuterol)制剂的商品名

ventouse [vɔŋ'tu:z] *n*【法】吸(疗)杯,吸罐,拔罐,火罐

ventrad ['ventræd] *ad* 向腹侧,向前

ventral ['ventrəl] *a* 腹的;腹侧的,前侧的 | ~**ly** *ad*

ventralis [ven'treilis] *a*【拉】腹的;腹侧的,前侧的

ventralward ['ventrəlwəd] *ad* 向腹侧,向前

ventri- 见ventro-

ventricle ['ventrikl] *n* 室(如脑室、心室等) | aortic ~ of heart 左心室 / ~s of the brain 脑室 / ~ of cord 脊髓室(中央管) / left ~ of heart 左心室 / pineal ~ 松果体隐窝 / right ~ of heart 右心室 | **ventricular** [ven'trikjulə] *a*

ventricornu [ˌventri'kɔ:nju] *n* 脊髓前角 | ~**al** *a*

ventricose ['ventrikəus] *a* 一侧膨出的

ventriculi [ven'trikjulai] ventriculus 的复数

ventriculitis [venˌtrikju'laitis] *n* 脑室炎

ventricul(o)- [构词成分] 室(脑室,心室)

ventriculoatriostomy [venˌtrikjuləuˌeitri'ɔstəmi] *n* 脑室心房造口(引流)术

ventriculocisternostomy [venˌtrikjuləuˌsistə'nɔstəmi] *n* 脑室脑池造口(引流)术

ventriculocordectomy [venˌtrikjuləukɔ:'dektəmi] *n* 喉室声带切除术

ventriculogram [ven'trikjuləˌgræm] *n* 脑室造影(照)片;心室造影(照)片

ventriculography [venˌtrikju'lɔgrəfi] *n* 脑室造影(术);心室造影(术)

ventriculometry [venˌtrikju'lɔmitri] *n* 脑室压测量法

ventriculomyotomy [venˌtrikjuləumai'ɔtəmi] *n* 室肌切开术(切开闭塞肌带以治疗主动脉下狭窄)

ventriculonector [venˌtrikjuləu'nektə] *n* 房室束

ventriculopuncture [ven'trikjulə-

ˌpʌŋktʃə] *n* 脑室穿刺术

ventriculoscope [venˈtrikjuləskəup] *n* 脑室镜 | **ventriculoscopy** [venˌtrikjuˈlɔskəpi] *n* 脑室镜检查

ventriculostium [venˌtrikjuˈlɔstiəm] *n* 脑室瘘

ventriculostomy [venˌtrikjuˈlɔstəmi] *n* 脑室造口(引流)术

ventriculosubarachnoid [venˌtrikjuləuˌsʌbəˈræknɔid] *a* 脑室(与)蛛网膜下腔的

ventriculotomy [venˌtrikjuˈlɔtəmi] *n* 心室切开术

ventriculovenostomy [venˌtrikjuləuviˈnɔstəmi] *n* 脑室颈静脉造口(引流)术

ventriculus [venˈtrikjuləs] ([复] **ventriculi** [venˈtrikjulai]) *n* 【拉】室;胃

ventricumbent [ˌventriˈkʌmbənt] *a* 伏卧的

ventriduct [ˈventridʌkt] *vt* 引向腹侧 | **ventriduction** [ˌventriˈdʌkʃən] *n* 腹侧牵引

ventriflexion [ˌventriˈflekʃən] *n* 前屈

ventrimeson [venˈtrimisn] *n* 腹中线 | **ventrimesal** [ˌventriˈmi:səl] *a*

ventr(o)-, ventri- [构词成分] 腹,腹侧,前

ventrocystorrhaphy [ˌventrəusisˈtɔrəfi] *n* 膀胱腹壁缝术

ventrodorsad [ˌventrəuˈdɔ:sæd] *ad* 向腹背

ventrodorsal [ˌventrəuˈdɔ:səl] *a* 腹背(侧)的

ventrofixation [ˌventrəufikˈseiʃən] *n* 子宫悬吊术

ventrohysteropexy [ˌventrəuˈhistərəˌpeksi] *n* 腹壁子宫固定术

ventroinguinal [ˌventrəuˈiŋgwinl] *a* 腹腹股沟的

ventrolateral [ˌventrəuˈlætərəl] *a* 腹外侧的

ventromedian [ˌventrəuˈmi:djən] *a* 腹侧正中的

ventroposterior [ˌventrəupɔsˈtiəriə] *a* 腹侧(与)后部的

ventroptosia [ˌventrɔpˈtəusiə], **ventroptosis** [ˌventrɔpˈtəusis] *n* 胃下垂

ventroscopy [venˈtrɔskəpi] *n* 腹腔镜检查

ventrose [ˈventrəus] *a* 腹状膨凸的

ventrosuspension [ˌventrəusəsˈpenʃən] *n* 子宫悬吊术

ventrotomy [venˈtrɔtəmi] *n* 剖腹术

venture [ˈventʃə] *n* 冒险 *vt, vi* 冒险;敢,敢于 | at a ～ 碰运气地,随便地 / draw a bow at a ～ 猜测 / nothing ～ed, nothing gained 不入虎穴,焉得虎子

venturimeter [ˌventjuəˈrimitə] (G. B. Venturi) *n* 文丘里流量计(如测血液流量)

venturous [ˈventʃərəs] *a* 好冒险的,大胆的;危险的

venula [ˈvenjulə] ([复] **venulae** [ˈvenjuli:]) *n*【拉】小静脉,微静脉

venule [ˈvenju:l] *n* 小静脉 | **venular** [ˈvenjulə] *a*

venulitis [ˌvenjuˈlaitis] *n* 小静脉炎 | cutaneous necrotizing ～ 皮肤坏死性小静脉炎

VEP visual evoked potential 视诱发电位

VePesid [ˈvi:pisid] *n* 依托泊甙(etoposide)制剂的商品名

Veracillin [ˌverəˈsilin] *n* 双氯西林钠,双氯青霉素钠(dicloxacillin sodium)制剂的商品名

veracious [vəˈreiʃəs] *a* 可靠的;真实的,准确的 | ～**ly** *ad*

veracity [vəˈræsəti] *n* 真实(性),准确(性)

Veralba [vəˈrælbə] *n* 原藜芦碱甲、乙合剂(a mixture of protoveratrines A and B)的商品名

veranda(h) [vəˈrændə] *n* 游廊,走廊;阳台

verapamil hydrochloride [və'ræpəmil] 盐酸维拉帕米(冠状动脉扩张药)

veratric acid [və'rætrik] 藜芦酸，3,4-二甲氧(基)苯甲酸

veratroidine [ˌverə'trɔidin] *n* 藜芦次碱(神经兴奋药,心脏抑制药)

Veratrum [və'reitrɔm] *n*【拉】藜芦属 | ～ album 白藜芦,蒜藜芦(用于治高血压病) / ～ viride 绿藜芦(用于治高血压)

verbal ['və:bəl] *a* 言语的,词句的;口头的,口述的;逐字的,照字面的

verbenol [və(:)'bi:nɔl] *n* 马鞭草烯醇

verbenone [və(:)'bi:nəun] *n* 马鞭草烯酮

verbigeration [vəˌbidʒə'reiʃən] *n* 重复言语

verbomania [ˌvə:bə'meinjə] *n* 多言狂,饶舌癖

Vercyte ['və:sait] *n* 哌泊溴烷(pipobroman)制剂的商品名

verdict ['və:dikt] *n* 意见;判断,定论

verdigris ['və:digris] *n* 铜绿(一种碱性醋酸铜,收敛药)

verdohemin [ˌvə:də'hi:min] *n* 氯铁胆绿素

verdohemochromogen [ˌvə:də*u*ˌhi:mə*u*'krəumədʒən] *n* 血绿原,胆绿血色原

verdohemoglobin [ˌvə:də*u*ˌhi:mə*u*'gləubin] *n* 胆绿蛋白,胆珠蛋白

verdoperoxidase [ˌvə:dəupə'rɔksideis] *n* 绿过氧化物酶

Verga's lacrimal groove ['və:gə] (Andrea Verga) 韦尔加泪沟(从鼻泪管的下口往下通的沟) | ～ ventricle 韦尔加室(穹窿与胼胝体间的裂隙,亦称第六脑室)

verge [və:dʒ] *n* 边缘;界限;环,圆周 *vi* 接近,濒于;趋向,延伸 | anal ～ 痔环 | bring sb to the ～ of 使某人濒于 / on the ～ of 接近于,濒于

vergence ['və:dʒəns], **vergency** ['və:dʒənsi] *n* (眼)倾向,(眼)转向

Verheyen's stars [və'haiən] (Philippe Verheyen) 韦海恩星(肾表面星状静脉丛,亦称肾星形小静脉)

Verhoeff's operation ['və:hef] (Frederick H. Verhoeff) 维尔赫夫手术(巩膜后切开术及电离穿刺术,用于视网膜剥离手术) | ～ stain 维尔赫夫染剂(染弹性组织)

verify ['verifai] *vt* 证实,验证,检验 | **verifiable** ['verifaiəbl] *a* 可证实的,可检验的,可核实的 / **verification** [ˌverifi'keiʃən] *n*

Veriloid ['verilɔid] *n* 绿藜芦碱(alkavervir)制剂的商品名

veritable ['veritəbl] *a* 确实的,真正的,名符其实的

verity ['veriti] *n* 真实性;真理,事实

Vermale's operation [və'mæl] (Raymond de Vermale) 韦马尔手术(双瓣贯穿切断术)

vermes ['və:mi:z] vermis的复数

vermetoid ['və:mitɔid] *a* 蠕虫样的

vermian ['və:miən] *a* 小脑蚓部的

Vermicella [ˌvə:mi'selə] *n* 线蛇属

vermicidal [ˌvə:mi'saidl] *a* 杀蠕虫的

vermicide ['və:misaid] *n* 杀蠕虫药

vermicular [və:'mikjulə] *a* 蠕虫样的

vermiculate [və:'mikjulit] *a* 蠕虫形的

vermiculation [və:ˌmikju'leiʃən] *n* 蠕动

vermicule ['və:mikju:l] *n* 小蠕虫;虫样体 | traveling ～ 动合子

vermiculous [və'mikjuləs], **vermiculose** [və'mikjuləus] *a* 蠕虫样的;患蠕虫病的

vermiform ['və:mifɔ:m] *a* 蠕虫样的

vermifugal [və'mifjugəl] *a* 驱(蠕)虫的

vermifuge ['və:mifju:dʒ] *a* 驱(蠕)虫的 *n* 驱(蠕)虫药

vermilion [və'miljən] *n* 朱砂,银朱;硫化汞(染料);朱砂色 *a* 朱砂色的

vermilionectomy [vəˌmiljə'nektəmi] *n* 唇红缘切除术

vermin ['və:min] *n* 虫,体外寄生虫(如

虱、臭虫、蚤等) | ～al a 蠕虫的,虫的

vermination [ˌvə:miˈneiʃən], **verminosis** [ˌvə:miˈnəusis] n 蠕虫病,虫病

verminotic [ˌvə:miˈnɔtik] a 蠕虫病的,虫病的

verminous [ˈvə:minəs] a 蠕虫的,害虫孳生的

vermis [ˈvə:mis] n【拉】蠕虫;蚓部 | inferior ～ 下蚓部(小脑) / superior ～ 上蚓部(小脑)

vermix [ˈvə:miks] n 阑尾

vermography [vəːˈmɔgrəfi] n 阑尾造影(术)

Vermox [ˈvə:mɔks] n 甲苯咪唑,甲苯达唑(mebendazole)制剂的商品名

vernal [ˈvə:nl] a 春天的,春天发生的;青春的

Verner-Morrison syndrome [ˈvə:nə ˈmɔrisn] (John V. Verner; Ashton B. Morrison) 弗-莫综合征(一种罕见的大量水泻、低血钾和胃酸缺乏综合征,通常伴有血管活性肠多肽含量过多,系因胰内血管活性肠多肽肿瘤〈vipoma〉所致。亦称致腹泻综合征,胰性霍乱或胰性霍乱综合征和WDHA综合征)

Vernes' test [ˈvεənz] (Arthur Vernes) 韦尔恩试验(检梅毒、结核病)

Vernet's syndrome [vəˈnei] (Maurice Vernet) 韦内综合征(第九,十,十一脑神经麻痹,由于颈静脉孔区损害所致,亦称颈静脉孔综合征)

Verneuil's canals [vəˈneii:] (Aristide A. S. Verneuil) 韦尔讷伊管(静脉侧支) | ～ disease 韦尔讷伊病(梅毒性粘液囊病) / ～ neuroma 韦尔讷伊神经瘤(丛状神经瘤)

vernier [ˈvə:njə] n 游尺,游标尺

vernin [ˈvə:nin] n 蚕豆嘌呤核苷,蚕豆腺嘌呤戊糖苷

vernix [ˈvə:niks] n【拉】护漆,清漆;涂剂

Vernonia anthelmintica [vəˈnəuniə ˌænθəlˈmintikə] 驱虫斑鸠菊

Verocay bodies [ˈverəkei] (José Verocay) 维罗凯体(神经纤维瘤中的螺旋状细胞群)

vérole [veiˈrəul] n【法】梅毒 | ～ nerveuse 神经梅毒

verruca [vəˈru:kə] ([复] **verrucae** [veˈru:si:]) n【拉】疣,瘊 | ～ acuminata 尖锐湿疣 / ～ digitata 指状疣 / ～ filiformis 丝状疣, ～ peruana, ～ peruviana 秘鲁疣 / ～plana, ～ plana juvenilis 扁平疣,青年扁平疣 / ～ plantaris 跖疣,足底疣 / ～ seborrheica, ～ senilis 老年疣,皮脂溢性角化病 / ～ vulgaris 寻常疣

verruciform [veˈru:sifɔ:m] a 疣状的

verrucosis [ˌveru:ˈkəusis] n 疣病

verrucous [ˈverukəs], **verrucose** [veˈru:kəus] a 有疣的,疣的

verruga [veˈru:gə] n【西】疣,瘊 | ～ peruana 秘鲁疣

Versapen [ˈvə:səpən] n 海他西林(hetacillin)制剂的商品名

versatile [ˈvə:sətail] a 多方面的;万用的,通用的 | ～ly ad / **versatility** [ˌvə:səˈtiləti] n 多面性

Versed [vəːˈsed] n 咪达唑仑(midazolam)制剂的商品名

versicolor [ˈvə:sikʌlə] a 杂色的,多色的,花斑的

version [ˈvə:ʃən] n 翻译,译本;说法,看法;转动;转向,转位;子宫倾侧;(胎位)倒转术,转胎位术;(两眼)共轭旋转 | bimanual ～, combined ～ 内外倒转术 / bipolar ～ 两极倒转术 / cephalic ～ 胎头倒转术 / external ～, abdominal ～ 外倒转术 / internal ～ 内倒转术 / pelvic ～ 胎臀倒转术 / podalic ～ 胎足倒转术 / spontaneous ～ 自然倒转

vertebra [ˈvə:tibrə] ([复] **vertebras** 或 **vertebrae** [ˈvə:tibri:]) n【拉】椎骨,脊椎 | abdominal ～e 腰椎 / basilar ～ 基椎,末腰椎 / false ～e 假椎(骶尾椎) / prominent ～ 隆椎(第七颈椎) / sternal ～ 胸骨节,胸杠 | ～l a

vertebrarium [ˌvə:tiˈbrεəriəm] n【拉】

脊柱

vertebrarterial [ˌvə:tibrɑ:'tiəriəl] *a* 椎动脉的

Vertebrata [ˌvə:ti'breitə] *n* 脊椎动物亚门

vertebrate ['və:tibrit] *a* 有脊椎的,脊椎动物的 *n* 脊椎动物 | ~**d** ['və:tibreitid] *a* 脊椎状的;有脊椎的

vertebrectomy [ˌvə:ti'brektəmi] *n* 椎骨切除术

vertebr(o)- [构词成分] 椎骨,脊椎

vertebroarterial [ˌvə:tibrəuɑ:'tiəriəl] *a* 椎动脉的

vertebrobasilar [ˌvə:tibrə*u*'bæsilə] *a* 脊椎基底动脉的

vertebrochondral [ˌvə:tibrə*u*'kɔndrəl] *a* 椎骨肋软骨的

vertebrocostal [ˌvə:tibrə*u*'kɔstl] *a* 椎肋的

vertebrodidymus[ˌvə:tibrə*u*'didiməs], **vertebrodymus** [ˌvə:ti'brɔdiməs] *n* 脊柱联胎

vertebrofemoral [ˌvə:tibrə*u*'femər*ə*l] *a* 椎股的

vertebrogenic [ˌvə:tibrə*u*'dʒenik] *a* 脊椎源性的,脊柱源性的

vertebroiliac [ˌvə:tibrə*u*'iliæk] *a* 椎骼的

vertebromammary [ˌvə:tibrə*u*'mæməri] *a* 椎骨乳房的

vertebrosacral [ˌvə:tibrə*u*'seikrəl] *a* 椎骶的

vertebrosternal [ˌvə:tibrə*u*'stə:nəl] *a* 椎骨胸骨的

vertex ['və:teks] ([复] **vertexes** 或 **vertices** ['və:tisi:z]) *n*【拉】顶点;顶,头顶;涡 | ~ of bony cranium 颅骨顶 / ~ cordis 心尖 / ~ of cornea 角膜顶 / ~ of urinary bladder 膀胱顶,膀胱尖

vertical ['və:tik*ə*l] *a* 垂直的;顶点的,头顶的 *n* 垂直线,垂直(平)面 | out of the ~ 不垂直的

verticalis [ˌvə:ti'keilis] *a*【拉】垂直的

verticillate [və:'tisilit] *a* 轮生的,环生的

Verticillium [ˌvə:ti'siljəm] *n* 轮枝孢菌属 | ~ graphii 耳炎轮枝孢菌,圆轮霉菌(有时见于外耳炎和真菌性角膜炎)

verticine ['və:tisin] *n* 浙贝母碱甲

verticomental [ˌvə:tikə*u*'mentl] *a* 顶颏的

vertiginous [və:'tidʒinəs] *a* 旋转的;眩晕的

vertigo ['və:tigəu, və:'taigəu] *n* 眩晕 | ~ ab aure laeso 耳性眩晕 / alterobaric ~, pressure ~ 变压性眩晕 / auditory ~, aural ~ 耳性眩晕 / benign paroxysmal positional(or postural) ~ 良性阵发性体位性眩晕 / central ~ 中枢性眩晕 / disabling positional ~ 体位性失能眩晕 / encephalic ~ 脑性眩晕 / essential ~ 特发性眩晕 / gastric ~ 胃性眩晕/ height ~ 高处俯视性眩晕 / horizontal ~ 水平位眩晕 / laryngeal ~ 喉性眩晕,剧咳后晕厥 / objective ~ 客观眩晕,物景(转动)性眩晕 / primary ~ 原发性眩晕 / residual ~ 残余性眩晕 / riders' ~ 乘车性眩晕,晕车 / subjective ~ 自体性眩晕,主观眩晕 / vertical ~ 垂直视性眩晕 / vestibular ~ 前庭性眩晕 / villous ~ 肝病性眩晕

vertigraphy [və:'tigrəfi] *n* 体层X线摄影(术)

verumontanitis [ˌvi:rjuˌmɔntə'naitis] *n* 精阜炎

verumontanum [ˌvi:rjumɔn'teinəm] *n* 精阜

very ['veri] *ad* 很,非常;极其,完全 *a* 真正的;正是所要的 | one's ~ own 完全属于某人所有

vesalian [vi'seiliən] (Andreas Vesalius) *a* 韦萨留斯的(如 ~ bone 第五跖骨粗隆)

vesalianum [viˌseili'einəm] (Andreas Vesalius) *n* 韦萨留斯骨(由第五跖骨粗

隆分离而成的籽骨)

Vesalius' foramen [vi'seiliəs] (Andreas Vesalius) 韦萨留斯孔(蝶骨卵圆孔内侧的小孔) | ~ ligament 腹股沟韧带

vesania [vi'seiniə] *n*【拉】精神错乱,精神病(指严重的精神障碍,分四期:躁狂症、忧郁症、偏执狂与痴呆) | **vesanic** [vi'sænik] *a* 精神病的,躁狂的,疯癫的

Vesic. vesicula, vesicatorium【拉】囊,泡;(小)水疱

vesica ['vesikə, vi'sai-] ([复] **vesicae** ['vesisi:, vi'sai-]) *n*【拉】膀胱;囊,泡

vesical ['vesikəl] *a* 囊的,泡的;膀胱的

vesicant ['vesikənt], **vesicatory** [ˌvesi'keitəri] *a* 发疱的,起疱的 *n* 起疱剂

vesicate ['vesikeit] *vt, vi* (使)发疱,(使)起疱 | **vesication** [ˌvesi'keiʃən] *n* 发疱,起疱;疱

vesicle ['vesikl] *n* 囊,泡;小水泡 | acrosomal ~ 顶体泡 / auditory, otic ~ 听泡,听囊 / brain ~s 脑泡 / chorionic ~ 绒毛膜 / concentrating ~s 浓缩泡 / false spermatic ~ 前列腺囊 / germinal ~ 胚泡(未熟卵核) / intermediate ~s 中间泡,运输小泡 / matrix ~ 基质小泡 / multilocular ~, compound ~, kerionic ~ 多房水泡(皮肤) / ocular ~, ophthalmic ~, optic ~ 眼泡 / phagocytotic ~ 吞噬体,吞噬泡 / pinocytotic ~ 胞饮小体,胞饮泡,饮液泡 / seminal ~ 精囊 / synaptic ~s 突触小泡 / transfer ~s, transitional ~, transport ~ 运输小泡(亦称中间泡) / water expulsion ~ 排水泡,收缩泡

vesic(o)- [构词成分] 膀胱;囊,泡,水疱

vesicoabdominal [ˌvesikə*u*æb'dɔminəl] *a* 膀胱腹的

vesicocavernous [ˌvesikə*u*'kævənəs] *a* 肺泡空洞性的

vesicocele ['vesikəˌsi:l] *n* 膀胱膨出,膀胱突出

vesicocervical [ˌvesikə*u*'sə:vikəl] *a* 膀胱宫颈的

vesicoclysis [ˌvesi'kɔklisis] *n* 膀胱灌洗术

vesicocolonic [ˌvesikə*u*kə'lɔnik] *a* 膀胱结肠的

vesicofixation [ˌvesikə*u*fik'seiʃən] *n* 膀胱固定术

vesicointestinal [ˌvesikə*u*in'testinl], **vesicoenteric** [ˌvesikə*u*en'terik] *a* 膀胱肠的

vesicoperineal [ˌvesikə*u*ˌperi'ni:əl] *a* 膀胱会阴的

vesicoprostatic [ˌvesikə*u*prɔs'tætik] *a* 膀胱前列腺的

vesicopubic [ˌvesikə*u*'pjubik] *a* 膀胱耻骨的

vesicopustule [ˌvesikə*u*'pʌstju:l] *n* 水脓疱,脓性水泡

vesicorectal [ˌvesikə*u*'rektəl] *a* 膀胱直肠的

vesicorenal [ˌvesikə*u*'ri:nl] *a* 膀胱肾的

vesicosigmoid [ˌvesikə*u*'sigmɔid] *a* 膀胱乙状结肠的

vesicosigmoidostomy [ˌvesikə*u*ˌsigmɔi'dɔstəmi] *n* 膀胱乙状结肠吻合术

vesicospinal [ˌvesikə*u*'spainl] *a* 膀胱脊椎的

vesicostomy [ˌvesi'kɔstəmi] *n* 膀胱造口术

vesicotomy [ˌvesi'kɔtəmi] *n* 膀胱切开术

vesicoumbilical [ˌvesikə*u*ʌm'bilikəl] *a* 膀胱脐的

vesicourachal [ˌvesikə*u*'juərəkəl] *a* 膀胱脐尿管的

vesicoureteral [ˌvesikə*u*juə'ri:tərəl], **vesicoureteric** [ˌvesikə*u*ˌjuəri'terik] *a* 膀胱输尿管的

vesicourethral [ˌvesikə*u*juə'ri:θrəl] *a* 膀胱尿道的

vesicouterine [ˌvesikə*u*'ju:tərin] *a* 膀胱子宫的

vesicouterovaginal [ˌvesikəuˌju:tərəu'vædʒinəl] *a* 膀胱子宫阴道的

vesicovaginal [ˌvesikəu'vædʒinəl] *a* 膀胱阴道的

vesicovaginorectal [ˌvesikəuˌvædʒinəu'rektəl] *a* 膀胱阴道直肠的

vesicula [vi'sikjulə] ([复] **vesiculae** [vi'sikjuli:]) *n*【拉】囊,泡;(小)水疱

vesicular [vi'sikjulə] *a* 囊状的,泡状的;水疱的

vesiculase [vi'sikjuleis] *n* 精液凝固酶

vesiculate [vi'sikjulit] *a* 有小泡的;小囊状的 [vi'sikjuleit] *vt, vi* 起疱,成疱 | ~**d** [vi'sikjuˌleitid] *a* 起疱的,成疱的 | **vesiculation** [viˌsikju'leiʃən] *n* 起疱,水疱形成

vesiculectomy [viˌsikju'lektəmi] *n* 囊切除术(尤指精囊切除术)

vesiculiform [vi'sikjuliˌfɔ:m] *a* 囊状的,泡状的

vesiculitis [viˌsikju'laitis] *n* 囊炎(尤指精囊炎) | seminal ~ 精囊炎

vesiculobronchial [viˌsikjuləu'brɔŋkiəl] *a* 肺泡支气管性的

vesiculocavernous [viˌsikjuləu'kævənəs] *a* 肺泡空洞性的

vesiculogram [vi'sikjuləgræm] *n* 精囊造影(照)片

vesiculography [viˌsikju'lɔgrəfi] *n* 精囊造影(术)

vesiculopapular [viˌsikjuləu'pæpjulə] *a* 水疱丘疹的

vesiculopustular [viˌsikjuləu'pʌstjulə] *a* 水疱脓疱的

vesiculotomy [viˌsikju'lɔtəmi] *n* 囊切开术

vesiculotubular [viˌsikjuləu'tju:bjulə] *a* 肺泡支气管性的

vesiculotympanic [viˌsikjuləutim'pænik] *a* 肺泡鼓性的

Vesiculovirus [və'sikjuləuˌvaiərəs] *n* 水疱性病毒属

vesperal ['vespərəl] *a* 黄昏的,夜晚的

Vesprin ['vesprin] *n* 三氟丙嗪(triflupromazine)制剂的商品名

vessel ['vesl] *n* 管,脉管;容器 | arterioluminal ~s 小动脉心腔小管 / arteriosinusoidal ~s 小动脉血窦小管 / bile ~ 胆管 / blood ~ 血管 / chyliferous ~s, lacteal ~s 乳糜管 / collateral ~ 并行管;侧副管 / hemorrhoidal ~s 痔血管(直肠曲张静脉) / lymphatic ~s, absorbent ~s 淋巴管 / nutrient ~s 营养血管

vessicnon ['vesiknɔn], **vessignon** [ˌvesi'njɔn] *n*【法】后腘滑膜瘤(马)

vestibula [ves'tibjulə] vestibulum的复数

vestibule ['vestibju:l] *n* 前庭 | ~ of ear 耳前庭 / ~ of mouth 口腔前庭 / ~ of pharynx 咽门;口咽 / ~ of vagina, ~ of vulva 阴道前庭 | **vestibular** [ves'tibjulə] *a*

Vestibuliferia [vesˌtibjuli'fiəriə] *n* 前庭亚纲

vestibulocerebellum [vesˌtibjuləuˌseri'beləm] *n* 前庭小脑,古小脑

vestibulogenic [vesˌtibjuləu'dʒenik] *a* 前庭源性的

vestibulo-ocular [vesˌtibjuləu'ɔkjulə] *a* 前庭眼的

vestibuloplasty [ves'tibjuləˌplæsti] *n* 口腔前庭成形术

vestibulotomy [vesˌtibju'lɔtəmi] *n* (耳)前庭切开术

vestibulourethral [vesˌtibjuləujuə'ri:θrəl] *a* (阴道)前庭(与)尿道的

vestibulum [ves'tibjuləm] ([复] **vestibula** [ves'tibjulə]) *n*【拉】前庭

vestige ['vestidʒ] *n* 遗迹,剩件,剩余 | coccygeal ~ 神经管尾端遗迹 / ~ of vaginal process 鞘突遗迹 | **vestigial** [ves'tidʒiəl] *a*

vestigium [ves'tidʒiəm] ([复] **vestigia** [ves'tidʒiə]) *n*【拉】遗迹,剩件,剩余

vestment ['vestmənt] *n* 外衣,制服;[复] 衣服

vesuvine [vi'sju:vi:n] *n* 苯胺棕,俾斯麦棕R(即Bismark brown R)
veta ['veitə] *n*【西】高山病
veterinarian [ˌvetəri'nεəriən] *n* 兽医
veterinary ['vetərinəri] *a* 兽医的 *n* 兽医
vex [veks] *vt* 使烦恼,使苦恼 | ~**ed** *a* 烦恼的,苦恼的 / ~**ation** [vek'seiʃən] *n* 烦恼,苦恼 / ~**atious** [vek'seiʃəs] *a* 令人烦恼的;麻烦的,不安的
VF vocal fremitus 语音震颤
vf field of vision 视野
VFib ventricular fibrillation 心室纤维性颤动室颤
VFl ventricular flutter 心室扑动
VHDL very-high-density lipoprotein 极高密度脂蛋白
via[1] ['vaiə] ([复] **viae** ['vaii:]) *n*【拉】道,通路
via[2] ['vaiə] *prep* 经过,通过
viable ['vaiəbl] *a* 能生存的,能活的(尤指胎儿已发育到在子宫外能活的阶段) | **viability** [ˌvaiə'biləti] *n* 生活能力,生存能力
Viadril ['vaiədril] *n* 羟二酮钠(hydroxydione sodium)制剂的商品名
viae ['vaii:] via的复数
vial ['vaiəl] *n* 小瓶 (-l⟨l⟩-) *vt* 放…于小瓶中
vibesate ['vaibəseit] *n* 维必塞(一种聚乙烯制剂,用以封闭伤口)
vibex ['vaibeks] ([复] **vibices** [vi'baisi:z]) *n* 淤线(一种线形皮下血性渗出物)
Vibramycin [vaibrə'maisin] *n* 多西环素,脱氧土霉素(doxycycline)制剂的商品名
vibrant ['vaibrənt] *a* 颤动的,振动的
vibrate [vai'breit] *vt, vi* (使)颤动;(使)摆动;(使)震动
vibratile ['vaibrətail] *a* 振动的,震动的
vibration [vai'breiʃən] *n* 振动,震动;颤动;摆动;激动;振动按摩法 | photoelectric ~ 光电振动(在圆锥、圆柱细胞内)
vibrative ['vaibrətiv] *a* 振动的,震动的 ['vibrətiv] *n* 振动音,震颤音
vibratode ['vaibrətəud] *n* 振动器极
vibrator [vai'breitə] *n* 振动器
vibratory ['vaibrətəri] *a* 振动的,震动的
Vibrazole ['vaibrəzəul] *n* 利巴韦林,三氮唑核苷(ribavirin)制剂的商品名
Vibrio ['vibriəu] *n* 弧菌属 | ~ alginolyticus 溶藻弧菌 / ~ anguillarum 鳗弧菌 / ~ cholerae 霍乱弧菌 / ~ cholerae biotype albensis 霍乱弧菌易北河型 / ~ cholerae biotype cholerae 霍乱弧菌霍乱型 / ~ cholerae biotype eltor 霍乱弧菌埃尔托型 / ~ cholerae biotype proteus 霍乱弧菌变形型(即麦奇尼科夫弧菌 ~ metschnikovii) / ~ coli 大肠弧菌,空肠弯曲菌 / ~ comma 逗点状弧菌,霍乱弧菌 / ~ danubicus 多瑙河弧菌 / ~ eltor 埃尔托弧菌 / ~ fetus 胎弧菌 / ~ fluvialis 河流弧菌 / ~ ghinda 京达弧菌 / ~ group EF-6, ~ group F EF-6 群弧菌,F群弧菌 / ~ harveyi 哈氏弧菌 / ~ hollisae 霍氏弧菌 / ~ jejuni 空肠弧菌 / ~ massauah 马萨奥弧菌(假弧菌) / ~ metchnikovii 麦奇尼科夫弧菌 / ~ mimicus 拟态弧菌 / noncholera ~s (NCVs) 非霍乱弧菌 / ~ parahaemolyticus 副溶血性弧菌 / ~ phosphorescens 磷光弧菌,霍乱弧菌易北河型 / ~ proteus 变形弧菌 / ~ piscium 鱼弧菌 / ~ septicus 败血型弧菌 / ~ succinogenes 产琥珀弧菌 / ~ tyrogenus 干酪弧菌
vibrio ['vibriəu] ([复] **vibrios** 或 **vibriones** [vibri'əuni:z]) *n* 弧菌 | Celebes ~ 西里伯斯弧菌 / El Tor ~ 埃尔托弧菌 / NAG ~s, nonagglutinating ~s 非凝集弧菌 / paracholera ~s 副霍乱弧菌
vibriocidal [ˌvibriə*u*'saidl] *a* 杀弧菌的(尤杀霍乱弧菌)
vibrion [ˌvibri'ɔn] *n*【法】弧菌 | ~

septique 败血型弧菌,败血梭状芽胞杆菌

Vibrionaceae [ˌvibriəu'neisii:] *n* 弧菌科

vibriones [vibri'əuni:z] vibrio的复数

vibriosis [ˌvibri'əusis] *n* 弧菌病

vibrissa [vai'brisə] ([复] **vibrissae** [vai'brisi:]) *n* 【拉】鼻毛(人的);触须(犬、猫等动物的)

vibroacoustic [ˌvaibrəuə'ku:stik] *a* 振动声学的

vibrocardiogram [ˌvaibrəu'kɑ:diəgræm] *n* 心振动(描记)图

vibrocardiography [ˌvaibrəuˌkɑ:di'ɔgrəfi] *n* 心振动描记术

vibrolode ['vaibrələud] *n* 振动器极

vibromasseur [ˌvibrəumə'sə:] *n* 【法】振动按摩器

vibrometer [vai'brɔmitə] *n* 振动治聋器

vibrophone ['vibrəfəun] *n* 鼓膜振动器

vibrophonocardiograph [ˌvaibrəuˌfəunəu'kɑ:diəgrɑ:f] *n* 心振动心音描记器

vibrotherapeutics [ˌvaibrəuθerə'pju:tiks] *n* 振动疗法

viburnic acid [vai'bə:nik] 荚蒾酸

Viburnum [vai'bə:nəm] *n*【拉】荚蒾属 | ~ opulus 雪球荚蒾(其干树皮曾用作镇痉剂和子宫镇静药) / ~ prunifolium 樱叶荚蒾(其干根或茎皮曾用作子宫镇静药)

vicarious [vai'kεəriəs] *a* 替代的,错位的(如~ menstruation 代偿性月经,异位月经,倒经) | ~**ly** *ad*

vice[1] [vais] *n* 缺点,错误;缺陷;恶癖,恶习,不道德行为

vice[2] ['vaisi] *prep*【拉】代替,接替

vice- [前缀] 副,次,代理

vice versa ['vaisi 'və:sə]【拉】反过来(也是这样)

vicho ['vi:tʃəu] *n* 痢疾(秘鲁俗语)

Vicia ['viʃiə] *n* 蚕豆属,巢菜属 | ~ faba (fava) 蚕豆

vicianose ['vaisiənəus] *n* 蚕豆糖,荚豆二糖

vicilin ['vaisilin] *n* 豌豆球蛋白

vicinal ['visinəl] *a* 邻近的;邻位的,连位的

vicine ['vaisin] *n* 蚕豆嘧啶葡糖甙

vicinity [vi'sinəti] *n* 附近,邻近;近处 | in the ~ of 大约,接近;在…附近

vicious ['viʃəs] *a* 有毛病的,有缺点的;邪恶的,堕落的;凶险的;恶性的

Vicq d'Azyr's band [vi:k də'ziə] (Félix Vicq d'Azyr) 维克达济尔带(大脑皮质锥体细胞层内的白色带) | ~ fasciculus 乳头丘脑束 / ~ foramen 延髓盲孔

victim ['viktim] *n* 受害者;牺牲者;患者 | fall ~ to 因…而深受其害,因…而自食其果

victimize ['viktimaiz] *vt* 使牺牲;使受害 | **victimization** [ˌviktimai'zeiʃən, -mi'z-] *n*

victor ['viktə] *n, a* 胜利者(的),战胜者(的)

victory ['viktəri] *n* 胜利 | **victorious** [vik'tɔ:riəs] *a* 胜利的,战胜的

Vidal's disease [vi'dɑ:l] (Jean B. É. Vidal) 单纯慢性苔藓

Vidal's operation [vi'dɑ:l] (Auguste T. Vidal) 维达尔手术(精索静脉曲张皮下静脉结扎术)

vidarabine [vai'dεərəbi:n] *n* 阿糖腺苷,腺嘌呤阿糖苷(表面抗病毒药,治疗单纯性疱疹性角膜炎,静脉注射治疗单纯性疱疹性脑炎)

vide ['vaidi(:)] *v*【拉】请看,参看 | ~ ante 见前 / ~ infra 见下,参看下文 / ~ post 见后 / ~ supra 见上,参看上文

video ['vidiəu] *a* 电视的,视频的,图象的 *n* 电视,视频,图象

videodensitometry [ˌvidiəuˌdensi'tɔmitri] *n* 视频测密术,视频密度测量法

videofluoroscopy [ˌvidiəufluə'rɔskəpi] *n* 电视透视检查

videognosis [ˌvidiəgˈnəusis] *n* X线(照)片电视诊断

videolaseroscopy [ˌvidiəuleizəˈrɔskəpi] *n* 视频激光腹腔镜检查

videomicroscopy [ˌvidiə*u*maiˈkrɔskəpi] *n* 电视显微镜检查,电视显微术

vidian artery [ˈvidiən] (Guido Guidi 〈拉 Vidjus〉) 翼管动脉 | ~ canal 翼管 / ~ nerve 翼管神经 / deep ~ nerve 岩深神经

Viet Nam, Vietnam [ˈvjetˈnæm] 越南 [亚洲]

Vietnamese [ˌvjetnəˈmiːz] *a* 越南的;越南人的 *n* 越南人

Vieussens' ansa [viəˈsæn] (Raymond de Vieussens) 锁骨下襻 | ~ foramina 小静脉孔 / ~ limbus 卵圆窝缘 / ~ valve 前髓帆 / ~ veins 心前静脉 / ~ ventricle 透明隔腔

view [vjuː] *n* 观,观察位观(投照);视象;风景;观点,见解;思量,考虑;梗概 *vt* 看,仔细观察;考虑;估计;期待;查验 | a point of ~ 观点;着眼点 / fall in with (或meet) sb's ~s 符合某人意图,与某人的观点一致 / in ~ 在看得见的地方;被考虑;被记住;被期待,被指望 / in ~ of 鉴于…,考虑到,由于 / keep sth in ~ 把某事记在心头 / take a dim(或poor) ~ of 对…不以为然,不赞成 / take the long ~ (of sth) (对某事)看得远 / with a ~ to (doing sth) 为了(做某事),以…为目的 / with the(或a) ~ of 以…为目的

viewpoint [ˈvjuːˌpɔint] *n* 观点,看法,见解;观察点

VIG vaccinia immune globulin 牛痘免疫球蛋白

vigil [ˈvidʒil] *n* 守夜;警戒;不眠,警醒

vigilambulism [ˌvidʒiˈlæmbjulizəm] *n* 醒性梦行症

vigilance [ˈvidʒiləns] *n* 警戒,警惕性;不眠症,警醒症

vigilant [ˈvidʒilənt] *a* 警惕着的,警醒的 | ~ly *ad*

vigintinormal [vaiˌdʒintiˈnɔːməl] *a* 二十分之一当量的(溶液)

Vignal's cells [viːˈnjɑːl] (Guillaume Vignal) 维尼阿尔细胞(胚胎结缔组织细胞)

vignin [ˈvignin] *n* 豇豆球蛋白

vigo(u)r [ˈvigə] *n* 活力,精力;壮健 | hybrid ~ 杂种优势 | **vigorous** [ˈvigərəs] *a* 精力充沛的,壮健的;强有力的

Vigouroux's sign [ˌviːguˈruː] (Auguste Vigouroux) 维古鲁征(突眼性甲状腺肿时,皮肤对电流刺激的抵抗减少)

village [ˈvilidʒ] *n* 乡村,村庄 | **~r** *n* 村民,乡下人

Villard's button [viˈlɑː] (Eugêne Villard) 维拉德钮(一种改良的墨菲〈Murphy〉钮)

Villaret's syndrome [viləˈrei] (Maurice Villaret) 维拉雷综合征(第9,10,11,12,有时为第7脑神经一侧麻痹,由于腮腺后隙损害所致,特征为咽上缩肌麻痹、咽下困难、软腭和咽门麻痹及这些部位与咽感觉丧失、舌后1/3的味觉丧失、声带麻痹和喉感觉丧失、胸锁乳突肌和斜方肌麻痹以及颈交感神经麻痹。亦称腮腺后间隙综合征)

Villarsia nymphaeoides [viˈlɑːziəˌnimfiˈɔidiːz] 荇菜(有抗坏血病作用)

villi [ˈvilai] villus的复数

villiferous [viˈlifərəs] *a* 有绒毛的

villikinin [ˌviliˈkainin] *n* 肠绒毛促动素

villin [ˈvilin] *n* 绒毛蛋白

villoma [viˈləumə], **villioma** [ˌviliˈəumə] *n* 绒毛瘤

villonodular [ˌviləˈnɔdjulə] *a* 绒毛(与)结节性的(指滑膜组织增生病)

villose [ˈviləus], **villous** [ˈviləs] *a* 绒毛的,有绒毛的,绒毛状的

villositis [ˌviləˈsaitis] *n* 胎盘绒毛炎

villosity [viˈlɔsəti] *n* 绒毛状态;绒毛

villus [ˈviləs] ([复] **villi** [ˈvilai]) *n* 【拉】绒毛 | amniotic ~ 羊膜绒毛 /

anchoring ～ 固着绒毛 / arachnoid villi 蛛网膜粒 / chorionic ～ 绒膜绒毛 / intestinal villi 肠绒毛 / lingual villi 丝状乳头 / pericardial ～ 心包绒毛 / pleural villi 胸膜绒毛 / synovial villi 滑膜绒毛

villusectomy [ˌvilə'sektəmi] *n* 滑膜(绒毛)切除术

viloxazine hydrochloride [vi'lɔksəzi:n] 盐酸维洛沙秦,盐酸乙氧苯氧甲吗啉(抗抑郁药)

vimentin [vi'mentin] *n* 波形蛋白

Vinactane [vi'næktein] *n* 紫霉素(viomycin)制剂的商品名

vinbarbital [vin'bɑ:bitæl] *n* 戊烯比妥,另戊烯巴比妥(催眠镇静药)

vinblastine sulfate [vin'blæsti:n] 硫酸长春碱(抗肿瘤药,尤用于治疗霍奇金〈Hodgkin〉病)

Vinca ['viŋkə] *n* 长春花属

vincamine ['vinkəmi:n] *n* 长春胺,长春花胺(用于帮助脑血管障碍患者改善智能)

Vincent's angina ['vinsənt] (Henri Vincent) 樊尚咽峡炎(痛性膜性溃疡,伴水肿,口咽及喉部有充血性斑点,由于急性坏死性溃疡性龈炎扩散所致) | ～ gingivitis 樊尚龈炎,急性坏死性溃疡性龈炎 / ～ infection 樊尚感染,急性坏死性溃疡性龈炎 / ～ spirillum 樊尚螺菌,樊尚密螺旋体 / ～ stomatitis 樊尚口炎,急性坏死性溃疡性龈炎 / ～ tonsillitis 樊尚扁桃体炎(急性坏死性龈炎,只累及扁桃体)

vincofos ['vinkəfɔs] *n* 乙烯福司,磷氯烯酯(抗蠕虫药)

vincristine sulfate [vin'kristi:n] 硫酸长春新碱(抗肿瘤药,主要用于联合化疗,治疗霍奇金〈Hodgkin〉病、急性淋巴细胞性白血病、非霍奇金淋巴瘤,也可治疗维尔姆〈Wilm〉瘤、成神经细胞瘤、乳癌、横纹肌肉瘤和其他肉瘤,以及某些脑瘤。其主要副作用为混合性运动感觉神经病变和自主性末梢神经病变)

vinculin ['vinkjulin] *n* 纽带蛋白

vinculum ['viŋkjuləm] ([复] **vinculums** 或 **vincula** ['viŋkjulə]) *n* 联系,纽带;纽,系带;线括(号) | vincula of tendons of fingers 指腱纽 / vincula of tendons of toes 趾腱纽

vindesine sulfate ['vindəsi:n] 硫酸长春地辛,硫酸长春碱酰胺(抗肿瘤药,治疗急性淋巴细胞白血病)

vindicate ['vindikeit] *vt* 维护,为…辩白,证明…正确 | **vindication** [ˌvindi'keiʃən] *n*

vine [vain] *n* 葡萄树,藤

Vineberg operation ['vainbə:g] (Arthur M. Vineberg) 范堡手术(把胸廓内动脉移植于心肌内,以增强侧支循环的血供)

vinegar ['vinigə] *n* 醋,醋剂

vinegaroon [ˌvinigə'ru:n] *n* 醋蝎(因其分泌物有臭气似醋,故名)

Vinethene ['viniθi:n] *n* 乙烯醚(vinyl ether)的商品名

vinic ['vainik] *a* 酒的

vino ['vi:nəu] *n* 酒

vinometer [vi'nɔmitə] *n* 酒精比重计,酒类醇量计

vinous ['vainəs] *a* 酒的;嗜酒的,饮酒所引起的

Vinson's syndrome ['vinsn] (Porter P. Vinson) 文森综合征(见Plummer-Vinson syndrome)

vinum ['vainəm] *n*【拉】酒(剂)

vinyl ['vainil] *n* 乙烯基 | ～ ether 乙烯醚(吸入麻醉药,因其可燃性现已少用)

viocid ['vaiəsid] *n* 龙胆紫

Viocin ['vaiəsin] *n* 硫酸紫霉素(viomycin sulfate)制剂的商品名

Vioform ['vaiəfɔ:m] *n* 氯碘羟喹(iodochlorhydroxyquin)制剂的商品名

Viokase ['vaiəkeis] *n* 胰酶(pancreatin)制剂的商品名

Viola ['vaiələ] *n*【拉】堇菜属 | ～ odorata 香堇菜 / ～ tricolor 三色堇,

蝴蝶花

violacein [ˌvaiə'leisiːn] *n* 紫色杆菌素，青紫色素杆菌素

violaceous [ˌvaiə*u*'leisiəs] *a* 紫色的，青紫色的(通常指皮肤变色)

violaquercitrin [vaiˌəulə'kwəːsitrin] *n* 紫槲皮甙，芸香甙，芦丁

violate ['vaiəleit] *vt* 违反，侵犯；强奸；妨碍 | **violation** [ˌvaiə'leiʃən] *n*

violence ['vaiələns] *n* 猛烈；暴力；热烈 | do ～ to 强暴对待；歪曲(原意等)

violent ['vaiələnt] *a* 猛烈的；极端的；狂暴的；歪曲的

violescent [ˌvaiə'lesnt] *a* 淡紫色的

violet ['vaiəlit] *n* 紫罗兰；紫色 *a* 紫罗兰色的 | amethyst ～, iris ～ 水晶紫(四乙基酚藏红) / chrome ～ 色紫(玫红酸的衍生物) / cresyl ～, cresylecht ～ 甲酚紫(用于病理染色) / gentian ～, ～ G, ～ 7B or C, crystal ～, methyl ～, Paris ～, pentamethyl ～, hexamethyl ～ 龙胆紫，甲紫 / visual ～ 视紫蓝质

violuric acid [vaiə'ljuərik] 紫尿酸

viomycin sulfate ['vaiəˌmaisin] 硫酸紫霉素(抗结核药)

viosterol [vai'ɔstərɔl] *n* 麦角骨化醇，钙化(甾)醇，维生素D_2

VIP vasoactive intestinal polypeptide 血管活性肠多肽，舒血管肠肽

viper ['vaipə] *n* 蝰蛇 | European ～ 欧洲蝰 / Gaboon ～ 加蓬蝰 / palm ～ 掌蝰 / rhinocerous ～ 犀角蝰 / sand ～, nose-horned ～ 沙蝰，鼻角蝰

Vipera ['vaipərə] *n* 蝰蛇属

Viperidae [vai'peridiː] *n* 蝰蛇科

viperine ['vaipərin], **viperid** ['vaipərid] *n* 蝰蛇 *a* 蝰蛇的，毒蛇的

vipoma, VIPoma [vi'pəumə] [*v*asoactive *i*ntestinal *p*olypeptide + -*oma*] *n* 血管活性肠多肽肿瘤，舒血管肠肽瘤(一种内分泌瘤，常发生于胰腺，分泌过多的血管活性肠多肽，可致弗-莫〈Verner-Morrison〉综合征。亦称致泻瘤)

Vira-A ['vairə ei] 阿糖腺苷(vidarabine)制剂的商品名

viraginity [ˌvaiərə'dʒinəti] *n* 女子男征

viral ['vaiərəl] *a* 病毒的

Virales [vaiə'reiliːz] *n* 病毒目

Virchow-Robin spaces ['firkəu rɔ'bæn] (Rudolf L. K. Virchow; Charles P. Robin) 魏尔啸-罗宾隙(血管在进入脑时其周围的间隙，形成内壁的是蛛网膜样的膜的延长，外壁是软脑膜的连续，插入的管道与蛛网膜下腔沟通)

Virchow's angle ['firkəu, -ʃəu] (Rudolf L. K. Virchow) 魏尔啸角(介于鼻基线与鼻鼻下线之间) | ～ cells 麻风细胞 / ～ corpuscles 角膜小体 / ～ crystal 魏尔啸结晶(胆红素黄色结晶) / ～ degeneration 淀粉样变性 / ～ line 魏尔啸线(鼻根至人字缝尖的连线) / ～ node 信号结(signal node, 见node项下相应术语)

viremia [vaiə'riːmiə] *n* 病毒血(症)

virgin ['vəːdʒin] *n* 处女 *a* 纯洁的；未接触的

virginal ['vəːdʒinl] *a* 处女的，童贞的

virginiamycin [vəːˌdʒiniə'maisin] *n* 维吉霉素，维及霉素，威里霉素(抗生素类药)

virginity [vəː'dʒinəti] *n* 童贞，纯洁

virginium [vəː'dʒiniəm] *n* 铬(元素钫〈francium〉的旧名)

viricide ['virisaid] *n* 杀病毒药 | **viricidal** [viri'saidl] *a* 杀病毒的

viridin [vai'ridin] *n* 绿啶；绿胶霉素(抗真菌抗生素)

viridobufagin [ˌviridə*u*'bjuːfədʒin] *n* 绿蟾蜍精

virile ['virail, 'vaiərail] *a* 男性的；有男性征的(尤指有性交能力的)

virilescence [ˌviri'lesns] *n* 男性化(指女子)

virilia [vaiə'riliə] *n*【拉】男性生殖器

viriligenic [ˌvirilai'dʒenik] *a* 促男性

化的

virilism ['virilizəm] *n* 男性化(指女子) | adrenal ~ 肾上腺性男性化 / prosopopilary ~ 须眉性男性化

virility [vi'riləti] *n* 有男性征;男性

virilization [ˌvirilai'zeiʃən, -li'z-] *n* 男性化(指女子)

virilizing ['viriˌlaiziŋ] *a* 致男性化的

virion ['vaiəriɔn] *n* 病毒体,病毒颗粒,病毒粒子

viripotent [vai'ripətənt] *a* 性成熟的(指男子);可婚嫁的(指女子)

virogene ['vaiərədʒi:n] *n* 病毒基因

virogenetic [ˌvaiərə*u*dʒi'netik] *a* 病毒所致的,病毒源的

viroid ['vaiərɔid] *n* 类病毒

virolactia [ˌvaiərə*u*'lækʃiə] *n* 乳汁病毒

virology [ˌvaiə'rɔlədʒi] *n* 病毒学 | **virologic(al)** [ˌvaiərə'lɔdʒik(əl)] *a* / **virologist** *n* 病毒学家

viromicrosome [ˌvaiərə*u*'maikrəsəum] *n* 病毒微粒(不全病毒颗粒)

viropexis [ˌvaiərə*u*'peksis] *n* 病毒固定(作用)(病毒固定在动物细胞膜上,进而被细胞吞没)

viroplasm ['vaiərəplæzəm] *n* 病毒粒质

virose ['vaiərəus], **virous** ['vaiərəs] *a* 有毒(性)的

virosis [ˌvaiə'rəusis] ([复] **viroses** [ˌvaiə'rəusi:z]) *n* 病毒病(病毒所致)

virostatic [ˌvaiərə*u*'stætik] *a* 抑制病毒的 *n* 病毒抑制药

virtual ['və:tjuəl] *a* 实质上的,实际上的,事实上的;有效的;虚的(如虚焦点) | ~**ly** *ad*

virtue ['və:tju:] *n* 德行;优点;功效,效力 | by(或in) ~ of 依靠…(的力量),凭借;由于,因为 / woman of easy ~ 行为不端的女人

virucide ['vaiərəsaid] *n* 杀病毒药 | **virucidal** [ˌvaiərə'saidl] *a* 杀病毒的

virulence ['virjuləns] *n* 毒力,毒性,致病力

virulent ['virjulənt] *a* 有毒力的,毒性的,致病力强的,毒害的

virulicidal [ˌvirə'lisidl] *a* 灭毒性的

viruliferous [ˌvirə'lifərəs] *a* 带病毒的,产毒的

viruria [vaiə'rjuəriə] *n* 病毒尿

virus ['vaiərəs] *n*【拉】病毒 | acute laryngotracheobronchitis ~ 急性喉气管炎支气管炎病毒,副流感病毒2型 / adeno-associated ~ 腺病毒相关病毒 / Amapari ~ 阿马帕里病毒(从巴西啮齿动物分离出的一种沙粒病毒) / animal ~ 动物病毒 / ~ animatum 活病毒 / Argentine hemorrhagic fever ~ 阿根廷出血热病毒(即呼宁病毒Junin ~) / attenuated ~ 减毒病毒 / Australian X disease ~ 澳大利亚X病病毒 / avian leukosis ~ 禽白血病病毒 / B ~ B病毒,猴疱疹病毒 / bacterial ~ 细菌病毒,噬菌体 / Bittner ~ 比特纳病毒,小鼠乳腺瘤病毒 / Bolivian hemorrhagic fever ~ 玻利维亚出血热病毒(即马丘波病毒Machupo ~) / Brunhilde ~ 布伦希尔得病毒(脊髓灰质炎病毒第一型) / Bunyamwera ~ 布尼安维拉病毒(一种虫媒病毒,见于乌干达西部森林地区) / bushy stunt ~ 丛缩病毒(一种小球形植物病毒,引起番茄丛缩病) / Bwamba fever ~ 布汪巴热病毒(一种虫媒病毒,布汪巴为乌干达一地名) / C ~, Coxsackie ~ 柯萨奇病毒(一种肠道病毒,柯萨奇为美国一地名) / CA ~, croup-associated ~ 格鲁布相关病毒,哮吼相关病毒,致哮吼病毒,副流感乙型病毒 / Cache Valley ~ 卡奇谷病毒(一种虫媒病毒,首次见于美国犹他州的卡奇谷) / cancer inducing ~ 致癌病毒(使感染细胞进行不受控制的增殖的病毒,包括RNA病毒和DNA病毒) / Catu ~ 卡图病毒(与瓜马〈Guama〉病毒密切相关的一种虫媒病毒) / CCA ~ (chimpanzee coryza agent) 黑猩猩鼻炎因子,呼吸道合胞体病毒 / CELO (chicken-embryo-lethal orphan) ～ 鸡胚致死性孤儿病毒(一种肠道孤病毒) / Chagres ～ 查格雷斯病毒(一种引起发热的虫媒病毒，伴有不适、头痛、局部和全身疼痛，见于巴拿马) / Chenuda ～ 秦纽达病毒(一种与夸兰菲尔〈Quaranfil〉病毒密切有关的虫媒病毒) / Chikungunya ～ 基孔肯雅病毒(一种虫传病毒，见于坦桑尼亚) / Columbia SK ～ 哥伦比亚SK病毒，哥伦比亚脑-心肌炎病毒 / Congo-Crimean hemorrhagic fever ～, Crimean hemorrhagic fever ～ 刚果-克里米亚出血热病毒，克里米亚出血热病毒 / coryza ～ 鼻病毒 / cytomegalic inclusion disease ～ 巨细胞性包涵体病病毒 / defective ～ 缺陷病毒，缺损病毒(见helper ～) / EB ～, Epstein-Barr ～ EB病毒，非洲淋巴细胞瘤病毒(一种疱疹病毒) / Ebola ～ 埃博拉病毒(一种未分类的RNA病毒，形态上类似马尔堡〈Marburg〉病毒，但抗原性有区别，可引起急性、高度致死性出血热，见于苏丹和扎伊尔北部邻近地区) / ECBO ～ 牛肠道细胞病变孤儿病毒 / ECDO ～ 犬肠道细胞病变孤儿病毒 / ECHO ～ 人肠道细胞病变孤儿病毒，艾柯病毒 / ECMO ～ 猴肠道细胞病变孤儿病毒 / ECSO ～ 猪肠道细胞病变孤儿病毒 / EEE (eastern equine encephalomyelitis) ～ 东部马脑脊髓炎病毒(一组虫媒病毒引起马、骡以及人的脑脊髓炎，见于美国、加拿大、墨西哥以及中南美洲) / exanthematous disease ～ 疹病病毒 / FA ～ FA病毒(可引起小鼠脊髓炎的一株病毒) / ～ fixé, fixed ～ 固定病毒(狂犬病病毒，经过接种失去感染性，但仍保持抗原性) / Friend ～ 弗里德病毒(可引起小鼠恶性网状组织病变的鼠白血病病毒) / Germistan ～ 杰米斯顿病毒(可引起南非轻度热病的布尼安维拉〈Bunyamwera〉群的一种虫媒病毒) / granulosis ～ 杆状病毒 / Guama ～ 瓜马病毒(从巴西贝伦地区患有高热、头痛、肌和关节痛，有时有嗯心和眩晕的林业人员中分离出的一种虫媒病毒) / Hantaan (Hataan) ～ 汉滩病毒(流行性出血热的病原体，亦称朝鲜出血热病毒) / helper ～ 辅助病毒(一种病毒，如劳斯相关〈Rous-associated〉病毒，它能使缺损病毒〈如劳斯病毒〉形成蛋白外壳) / hemagglutinating ～ of Japan 日本血凝病毒(即仙台病毒Sendai ～) / hepatitis A ～ (HAV) 甲型肝炎病毒 / hepatitis B ～ (HBV) 乙型肝炎病毒 / hepatitis C ～ 丙型肝炎病毒 / hepatitis delta ～ δ型肝炎病毒 / herpes ～ 疱疹病毒 / human immunodeficiency ～ (HIV) 人免疫缺陷病毒(一种人T细胞白血病 / 淋巴瘤病毒，是获得性免疫缺陷综合征即艾滋病的病原体) / human T-cell leukemia / lymphoma ～, human T-cell lymphotrophic ～ (HTLV) 人T细胞白血病 / 淋巴瘤病毒，人嗜T淋巴细胞病毒(其中一型，即人免疫缺陷病毒为获得性免疫缺陷综合征〈艾滋病〉的病原体) / Ilheus ～ 伊刘斯病毒(巴西的一种虫传脑炎病毒) / infectious porcine encephalomyelitis ～ 传染性猪脑脊髓炎病毒 / infectious wart ～ 传染性疣病毒 / influenza ～ 流感病毒 / iridescent ～ 虹彩病毒 / Japanese B encephalitis ～ 流行性乙型脑炎病毒 / JH ～ 人肠道病变孤儿病毒28 / Kemerovo ～ 克麦罗沃病毒(一种蜱传虫媒病毒，与西伯利亚西部良性热病有关) / Korean hemorrhagic fever ～ 朝鲜出血热病毒(即汉滩病毒Hantaan ～) / Kumba ～ 昆巴病毒(西非喀麦隆昆巴地区的一种虫媒病毒，抗原性与塞姆利基〈Semliki〉森林病毒相同) / Langat ～ 兰加特病毒(一种蜱传虫媒病毒，可引起人与小鼠的脑炎) / Lansing ～ 蓝辛病毒(脊髓灰质炎病毒Ⅱ型的原型株) / Lassa ～ 拉沙病毒(原于1969年在尼日利亚拉沙分离出的一种毒力极强的沙拉病毒，可引起急性热病，死亡率高) / Latino ～ 拉丁美洲病毒(从玻利维亚噬鼠动物中分离出的一种沙粒病毒) / LCM ～, lymphocytic choriomeningitis ～ 淋巴细胞性脉络丛脑膜炎病毒 / louping ill ～ 羊跳跃病病毒 / lymphadenopathy-associated ～ (LAV) 淋巴结病相关病毒，人免疫缺陷病毒 / M-25 ～ M-25病毒(从人上呼吸道疾病中分离出的一种具有粘病毒性质的病毒) / Machupo ～ 马丘波病毒(最初于1959年在玻利维亚出血热流行期分离出的一种沙粒病毒，为玻利维亚出血热的病原体，亦称玻利维亚出血热病毒) / Makonde ～ 马康德病毒(在坦桑尼亚马康德高原地区与基孔肯雅〈chikungunya〉病毒一起分离出的一种虫媒病毒) / mammary tumor ～ 乳腺瘤病毒，小鼠乳腺瘤病毒 / Marburg ～ 马尔堡病毒(一种未分离的RNA病毒，可引起一种急性高致死型出血热，即为马尔堡病。马尔堡为德国中部一城市) / masked ～, latent ～ 隐性病毒，潜伏性病毒 / Mayaro ～ 马雅罗病毒(一种虫媒病毒，见于特立尼达的马雅罗以及巴西地区) / Mengo ～ 门果病毒(一种脑心肌炎病毒，见于乌干达) / milker's node ～ 挤奶者结节病毒，副痘苗病毒 / MM ～ MM病毒，脑心肌炎病毒 / monkeypox ～ 猴痘病毒 / Mossuril ～ 莫苏里病毒(一种蚊传虫媒病毒) / mouse mammary tumor ～ 小鼠乳腺瘤病毒 / murine leukemia ～ 鼠白血病病毒 / newborn pneumonitis ～ 新生儿肺炎病毒(即仙台病毒Sendai ～) / non-A, non-B hepatitis ～ 非甲非乙肝炎病毒，丙型肝炎病毒 / non-oncogenic ～ 非致癌病毒 / Norwalk ～ 诺沃克病毒(急性胃肠炎流行病的常见病原体，腹泻与呕吐持续24～48h。诺沃克为美国俄亥俄州一城市) / Ntaya ～ 恩塔亚病毒(原于1943年从乌干达西部恩塔亚沼泽各种蚊子〈包括库蚊和伊蚊〉中分离出的一种病毒，注射小鼠脑内，可感染致死) / oncogenic ～ 致癌病毒 / O'nyong-nyong ～ 奥尼翁-尼翁病毒(一种虫媒病毒，见于乌干达和肯尼亚) / orphan ～s 孤儿病毒(指一些未证明与疾病有关的病毒，如肠道孤儿病毒) / papilloma ～ 乳头瘤病毒 / pappataci fever ～ 白蛉热病毒 / parainfluenza ～ 副流感病毒(从不同程度的上呼吸道疾病患者分离出的一群病毒。副流感病毒分为副流感病毒1型，含有两种免疫性相关但不相同的病毒，即仙台病毒和血〈细胞〉吸附病毒Ⅱ型；副流感病毒Ⅱ型为从急性喉气管支气管炎患者分离出的一种病毒，亦称致哮吼病毒 CA ～ 或croupassociated ～；副流感病毒Ⅲ型为一种可引起尤其是儿童的支气管炎和肺炎的病毒，亦称血〈细胞〉吸附病毒1型；副流感病毒4型为一种与儿童呼吸道疾病有关的病毒) / Parana ～ 巴拉那病毒(从巴拉圭啮齿动物中分离出的一种沙粒病毒) / paravaccinia ～ 副痘苗病毒(亦称挤奶者结节病毒，假牛痘病毒) / pharyngoconjunctival fever ～ 咽结膜热病毒，腺病毒Ⅲ型 / Pichinde ～ 皮秦德病毒(一种感染哥伦比亚啮齿动物的沙粒病毒，并可从人亚临床感染中分离出) / Piry ～ 皮里病毒(从东非急性发热性综合征患者中分离的一种沙粒病毒) / polyoma ～ 多瘤病毒 / poliomyelitis ～ 脊髓灰质炎病毒 / Pongola ～ 庞哥拉病毒(在非洲可引起热病的一种虫媒病毒) / pseudocowpox ～ 假牛痘病毒，副痘苗病毒 / Quaranfil ～ 夸兰菲尔病毒(在埃及发现的一种虫媒病毒) / rabbit fibroma ～ 兔纤维瘤病毒 / Rauscher leukemia ～ 劳舍尔白血病病毒(一种鼠白血病病毒，可引起小鼠淋巴样白血病) / Rous-associated ～ (RAV) 劳斯相关病毒(一种辅助病毒，能使有缺损的劳斯肉瘤病毒形成蛋白外壳) / RS ～, respiratory syncytial ～ 呼吸道合胞体病毒(亦称黑猩猩鼻炎因子) / SA ～ SA病毒(从仓鼠脑中分离出的一种病毒) / St. Louis encephalitis ～ 圣路易斯脑炎病毒 / satellite ～ 卫星病毒(需有辅助病毒存在方能复制的病毒株，据认为是由于衣壳编码区缺陷所致) / Semliki Forest ～ 塞姆利基森林病毒(一种虫媒病毒，见于乌干达) / Sendai ～ 仙台病毒(副流感1型病毒的一株，仙台是日本地名) / sigma ～ σ病毒(使果蝇成为对二氧化碳呈敏感状态的病毒) / Sindbis ～ 辛德比斯病毒(埃及的一种虫媒病毒) / Spondweni ～ 斯庞德温尼病毒(原于1955年从非洲蚊子中分离出的一种虫媒病毒，可引起人的短期热病) / street ～ 通常毒，街病毒(普通狂犬病病毒) / Tacaribe ～ 塔卡里伯病毒(从特立尼达的蝙蝠中分离出的一种沙粒病毒，免疫性与呼宁〈Junin〉病毒和马丘波〈Machupo〉病毒有关) / Tahyna ～ 塔希纳病毒(一种与加利福尼亚病毒血清学相关的病毒，在欧洲各国可分离出，可能使人和动物致病) / Tamiami ～ 太米阿米病毒(从佛罗里达州啮齿动物中分离出的一种沙粒病毒) / temperate ～ 温和噬菌体 / tickborne ～ 蜱传病毒 / tobacco mosaic ～ 烟草花叶病毒 / tumor ～ 肿瘤病毒 / U ～ U病毒(类似副流感病毒2型，但分类未定，发现于患声门下喉炎的儿童。亦称乌普塞拉病毒Uppsala ～) / Uganda S ～ 乌干达S病毒(一种虫媒病毒) / Uppsala ～ 乌普塞拉病毒(即U病毒) / vacuolating ～, simian ～ 40 (SV 40) 空泡形成病毒，猿猴病毒 / VEE ～, Venezuelan equine encephalomyelitis ～ 委内瑞拉马脑脊髓炎病毒 / WEE ～, western equine encephalomyelitis ～ 西部马脑脊髓炎病毒 / Wesselsbron ～ 韦塞尔斯布朗病毒(南非的一种虫媒病毒) / West Nile ～ 西尼罗河病毒，西尼罗河脑炎病毒 / Wyeomyia ～ 怀俄米亚病毒(布尼安维拉〈Bunyamwera〉病毒群中的一种病毒) / Yaba ～ 亚巴病毒(一种能产生猴浅表性良性肿瘤的病毒) / Yale SK ～ 耶鲁大学SK病毒(一株脊髓灰质炎病毒) / Zika ～ 齐卡病毒(原先于1947年在乌干达齐卡森林的猴中分离出的一种虫媒病毒，以后发现可能传染非洲伊蚊，人也感染)

virusemia [ˌvaiərə'si:miə] *n* 病毒血(症)

virustatic [ˌvaiərə'stætik] *a* 抑制病毒的

vis [vis] ([复] **vires** ['vaiəri:z]) *n* 【拉】力 | ～ in situ 固有力，本力 / ～ medicatrix naturae 自愈力 / ～ vitae, ～ vitalis 活力

vis-à-vis ['vi:zɑ:vi:] *prep* 和…相对；和…相比；关于，对于 *ad* 面对面，在一起

viscera ['visərə] viscus的复数

viscerad ['visəræd] *ad* 向内脏

visceral ['visərəl] *a* 内脏的

visceralgia [ˌvisə'rældʒiə] *n* 内脏痛

visceralism ['visərəlizəm] *n* 内脏病原说

viscerimotor [ˌvisəri'məutə] *a* 内脏运动的

viscer(o)- [构词成分] 内脏

viscerocranium [ˌvisərəu'kreinjəm] *n* 面颅

viscerography [ˌvisə'rɔgrəfi] *n* 脏器X线造影(术)

visceroinhibitory [ˌvisərəuin'hibitəri] *a* 抑制内脏(运动)的

visceromegaly [ˌvisərəu'megəli] *n* 内脏肥大，内脏巨大

visceromotor [ˌvisərəu'məutə] *a* 内脏运动的

visceroparietal [ˌvisərəupə'raiitl] *a* 内脏腹壁的

visceroperitoneal [ˌvisərəuˌperitəu'ni:əl] *a* 内脏腹膜的

visceropleural [ˌvisərəu'pluərəl] *a* 内脏胸膜的

visceroptosis [ˌvisərɔp'təusis] *n* 内脏下垂

viscerosensory [ˌvisərəu'sensəri] *a* 内脏感觉的

visceroskeletal [ˌvisərəu'skelitl] *a* 内

脏骨骼的

viscerosomatic [ˌvisərəusəuˈmætik] *a* 内脏躯体的

viscerotome [ˈvisərətəum] *n* 肝组织刺取器(尸体);脏节,脏区(腹部内脏上受单一脊神经后根支配的、分布输入神经纤维的一区)

viscerotomy [visəˈrɔtəmi] *n* 肝组织刺取术(尸体)

viscerotonia [ˌvisərəuˈtəuniə] *n* 内脏强健型性格

viscerotrophic [ˌvisərəuˈtrɔfik] *a* 内脏营养的

viscerotropic [ˌvisərəuˈtrɔpik] *a* 亲内脏的

viscid [ˈvisid] *a* 粘的 | ~**ity** [viˈsidəti] *n* 粘质,粘性

viscin [ˈvisin] *n* 槲寄生素

viscoelastic [ˌviskəuiˈlæstik] *a* 粘弹性的(指粘性物质,用于白内障手术时或对前房施行其他手术时恢复或维持眼尤其是前房的形状)

viscogel [ˈviskədʒel] *n* 粘凝胶

viscosaccharase [ˌviskəuˈsækəreis] *n* 粘蔗糖酶,产胶蔗糖酶

viscose [ˈviskəus] *n* 粘胶;粘胶丝 *a* 粘的,粘性的

viscosimeter [ˌviskəuˈsimitə], **viscometer** [visˈkɔmitə] *n* 粘度计 | **viscosimetry** [ˌviskəuˈsimitri], **viscometry** [visˈkɔmitri] *n* 粘度测量法

viscosity [visˈkɔsəti] *n* 粘(滞)性;粘(滞)度

viscous [ˈviskəs] *a* 粘的,粘性的

viscus [ˈviskəs] ([复] **viscera** [ˈvisərə]) *n* 【拉】内脏

visé [ˈvi:zei] *n* 签证 *vt* 签准

visible [ˈvizəbl] *a* 可见的,明显的 | **visibility** [ˌviziˈbiləti] *n* 可视性,可见度,能见度 / **visibly** *ad* 明显地

visile [ˈvizil] *a* 视觉的

Visine [ˈvaisi:n] *n* 盐酸四氢唑啉(tetrahydrozoline hydrochloride)制剂的商品名

vision [ˈviʒən] *n* 视,视觉;视力;幻视;视敏度(符号为V) | achromatic ~ 全色盲 / chromatic ~ 色觉;色视症 / day ~, photopic ~ 白昼视觉,明视觉 / dichromatic ~ 二色视 / double ~ 复视 / facial ~ 面部(感觉)测距能力 / half ~ 偏盲 / halo ~, iridescent ~, rainbow ~ 虹(彩)视 / multiple ~ 视物显多症 / night ~, scotopic ~, twilight ~ 夜间视觉,暗视觉 / ~ nul 阴性盲点(不自觉盲点) / ~ obscure 阳性盲点(自觉盲点) / pseudoscopic ~ 虚性视觉,非实体视觉 / scoterythrous ~ 红色盲(弱视) / stereoscopic ~, haploscopic ~, solid ~ 实体视觉,立体视觉 / triple ~ 三重复视(视一物为三) / tunnel ~, shaft ~ 视野狭窄,管状视野 / violet ~ 紫幻视 / word ~ 文字视觉 / yellow ~ 黄视症,视物显黄症

visionary [ˈviʒənəri] *a* 梦幻的,想象的;不实际的,不可实行的

visit [ˈvizit] *vt* 访问,逗留;就诊,出诊;视察,参观;(灾害、疾病等)侵袭 *vi* 访问,参观;逗留 *n* 访问,参观;逗留;诊视,出诊 | ~**or** *n* 访问者,参观者,来宾 | go on a ~ (to sb or sth) 访问,参观(尤指长时间逗留) / pay a ~ (to sb or sth), pay (sb or sth) a ~ 访问,参观(尤指短时间)

visna [ˈvisnə] *n* 绵羊脱髓鞘性脑白质炎

Vistaril [ˈvistəril] *n* 羟嗪(hydroxyzine)制剂的商品名

visual [ˈvizjuəl] *a* 视觉的,视力的;可见的 *n* 视觉性记忆优势者

visualization [ˌvizjuəlaiˈzeiʃən, -liˈz-] *n* 想象;显影,造影术 | double contrast ~ 对衬造影术,双对比造影术

visualize [ˈvizjuəlaiz] *vt* 使可见,使具形象,使具体化;使显影 *vi* 想象

visuoauditory [ˌvizjuəuˈɔ:ditəri] *a* 视听的,声光感觉的

visuognosis [ˌvizjuəgˈnəusis] *n* 视觉辨认,辨视力

visuometer [ˌvizju'ɔmitə] *n* 视力计

visuomotor [ˌvizjuəu'məutə] *a* 视觉眼肌运动的

visuopsychic [ˌvizjuə'saikik] *a* 精神视觉的

visuosensory [ˌvizjuə'sensəri] *a* 视觉的

visuospatial [ˌvizjuəu'speiʃəl], **visual-spatial** ['vizjuəl 'speiʃəl] *a* 视觉空间的

vitagonist [vai'tægənist] *n* 维生素拮抗物

vital ['vaitl] *a* 生命的，生活的；维持生命所必需的；重要的，紧要的 *n* [复] 活命器官，紧要器官 | ~**ly** *ad*

vitalism ['vaitəlizəm] *n* 生机论，生活力说 | **vitalist** *n* 生机论者，生活力说者 / **vitalistic** [ˌvaitə'listik] *a*

Vitali's test [vi'tæli] (Dioscoride Vitali) 维塔利试验(检生物碱、胆色素、麝香草脑、尿脓)

vitality [vai'tæləti] *n* 生命力；生机，活力；生活

vitalize ['vaitəlaiz] *vt* 使有生机，活力化，激发 | **vitalization** [ˌvaitəlai'zeiʃən, -li'z-] *n*

Vitallium [vai'tæljəm] *n* 活合金，钴铬合金(cobalt-chromium alloy)的商品名(用于义齿和外科器械等)

vitamer ['vaitəmə] *n* 同效维生素

vitameter [vai'tæmitə] *n* 维生素分析器

vitamin ['vitəmin, 'vaitəmin] *n* 维生素 | ~ A 维生素A，视黄醇 / ~ A_1 维生素A_1，视黄醇 / ~ A_2 维生素A_2，去氢视黄醇 / ~ B complex 复合维生素B / ~ B_1 维生素B_1，硫胺(素) / ~ B_2 维生素B_2，核黄素 / ~ B_6 维生素B_6，吡多辛 / ~ B_{12} 维生素B_{12}，氰钴胺 / ~ B_{12a} 维生素B_{12a}，羟钴胺 / ~ B_c 维生素B_c，叶酸 / ~ B_c conjugate 维生素B_c轭合物，叶酸 / ~ C 维生素C，抗坏血酸 / ~ D 维生素D，骨化醇(抗佝偻病维生素) / ~ D_2 维生素D_2，麦角骨化醇，(麦角)钙化醇 / ~ D_3 维生素D_3，胆骨化醇，胆钙化醇 / ~ E 维生素E(抗不育维生素的总称，如α-生育酚) / ~ G 维生素G，核黄素 / ~ H 维生素H，生物素 / ~ K 维生素K(抗出血维生素的总称) / ~ K_1 维生素K_1，植物甲萘醌 / ~ K_2 维生素K_2，四烯甲萘醌 / ~ K_3 维生素K_3，甲萘醌 / ~ L 维生素L，鼠乳汁分泌因子 / ~ M 维生素M，叶酸 / anticantic ~ 抗白发维生素，对氨基苯甲酸 / antihemorrhagic ~ 抗出血维生素，维生素K / anti-infection ~ 抗感染维生素，维生素A / antineuritic ~ 抗神经炎维生素，硫胺 / antipellagra ~ 抗糙皮病维生素，烟酸 / antiscorbutic ~ 抗坏血病维生素，抗坏血酸 / antisterility ~ 抗不育维生素，维生素E / antixerophthalmic ~ 抗干眼病维生素，维生素A / fat-soluble ~s 脂溶性维生素(维生素A，D，E和K) / water-soluble ~s 水溶性维生素(即除维生素A, D, E和K以外的所有维生素)

vitamin A acid 维A酸，维生素A酸

vitaminization [ˌvitəminai'zeiʃən, -ni'z-] *n* 维生素治疗

vitaminogenic [vaiˌtæminəu'dʒenik] *a* 维生素源的

vitaminoid ['vaitəminɔid] *a* 维生素样的

vitaminology [ˌvaitəmi'nɔlədʒi] *n* 维生素学

vitaminoscope [ˌvaitə'minəskəup] *n* 维生素A缺乏检眼器

vitanition [ˌvaitə'niʃən] *n* 维生素缺乏性营养障碍

vitellarium [ˌvitə'lɛəriəm] *n* 卵黄腺

vitellary ['vitələri] *a* 卵黄的

vitellicle [vi'telikl, vai-] *n* 卵黄囊

vitellin [vi'telin, vai-] *n* 卵黄磷蛋白

vitelline [ˌvi'telin, vai-] *a* 卵黄的

vitellogenesis [ˌvaitələu'dʒenisis] *n* 卵黄生成(作用)

vitellolutein [ˌvaitələu'lju:ti:n] *n* 卵黄黄质，卵黄黄素

vitellorubin [ˌvaitələu'ru:bin] *n* 卵黄红素,卵黄红质;甲壳红素

vitellose [vai'teləus] *n* 卵磷(蛋白)胨,卵黄(蛋白)胨

vitellus [vai'teləs] *n*【拉】卵黄

vitiate ['viʃieit] *vt* 使损害,使腐败,污染;(使道德)败坏;使(作用等)有缺陷,使失效 | **vitiation** [ˌviʃi'eiʃən] *n*

vitiatin [vai'taiətin] *n* 维提阿丁(胆碱的同系物,有时出现于尿中)

vitiliginous [ˌviti'lidʒinəs] *a* 白斑的

vitiligo [ˌviti'laigəu] ([复] **vitiligines** [ˌviti'lidʒini:z]) *n*【拉】白斑(皮肤脱色斑,如白癜风或白纹) | circumscribed ~, perinevic ~ 痣周白斑 / ~ iridis 虹膜退色

Vitis ['vaitis] *n*【拉】葡萄属 | ~ vinifera 葡萄

vitium ['viʃiəm] ([复] **vitia** ['viʃiə]) *n*【拉】缺陷,缺损,错误,病 | ~ conformationis 畸形 / ~ cordis 器质性心脏病 / ~ primae formationis 先天(性)畸形

vitochemical [ˌvaitə'kemikəl] *a* 生命化学的,有机化学的

vitodynamics [ˌvaitəudai'næmiks] *n* 生物动态学,生物力学

vit. ov. sol. vitello ovi solutus【拉】溶于卵黄的

vitrectomy [vi'trektəmi] *n* 玻璃体摘出术

vitreocapsulitis [ˌvitriəuˌkæpsju'laitis] *n* 玻璃体炎;玻璃体囊炎

vitreodentin [ˌvitriəu'dentin] *n* 透明牙质,硬牙质

vitreoretinal [ˌvitriəu'retinəl] *a* 玻璃体视网膜的

Vitreoscilla [ˌvitriɔ'silə] *n* 透明颤菌属

Vitreoscillaceae [ˌvitriˌɔsi'leisii:] *n* 透明颤菌科

vitreous ['vitriəs] *a* 玻璃体的,透明的 *n* 玻璃体 | detached ~ 玻璃体脱离 / primary ~ 原玻璃体 / primary persistent hyperplastic ~ 原发性玻璃体持续增生 / secondary ~ 第二玻璃体,后成玻璃体 / tertiary ~ 第三玻璃体

vitrescence [vi'tresns] *n* 玻(璃)态;玻(璃)状

vitreum ['vitriəm] *n* (眼)玻璃体

vitrify ['vitrifai] *vt, vi* (使)玻璃化 | **vitrification** [ˌvitrifi'keiʃən] *n*

vitrina [vi'trainə] *n* 玻璃体(一种透明或玻璃样物质) | ~ auditoria, ~ auris 内淋巴 / ~ ocularis, ~ oculi 玻璃体

vitriol ['vitriəl] *n* 矾,硫酸盐晶体 *vt* 浸于稀硫酸中,用硫酸处理 | blue ~ 胆矾,蓝矾,硫酸铜 / elixir of ~ 芳香族硫酸 / green ~ 绿矾,硫酸亚铁 / oil of ~ 硫酸 / white ~, zinc ~ 皓矾,锌矾,硫酸锌

vitriolated ['vitriəˌleitid] *a* 含矾的;含硫酸的

vitriolic [ˌvitri'ɔlik] *a* 硫酸的

vitronectin [ˌvitrəu'nektin] *n* 玻璃体结合蛋白

vitrum ['vitrəm] *n*【拉】玻璃

Vivactil [vai'væktil] *n* 盐酸普鲁替林(protriptyline hydrochloride)制剂的商品名

vivi- [构词成分] 活,生命

vivid ['vivid] *a* 有生气的;鲜艳的,强烈的(指色彩、光线等);生动的,清晰的 | ~**ly** *ad* / ~**ness** *n*

vividialysis [ˌvividai'ælisis] *n* 活(体)膜透析

vividiffusion [ˌvividi'fju:ʒən] *n* 活(体)扩散法,人工扩散法

vivification [ˌvivifi'keiʃən] *n* 活质化(同化为活质)

viviparous [vi'vipərəs, vai-] *a* 胎生的 | **viviparity** [vivi'pærəti, vai-] *n*

Viviparus [vai'vipərəs] *n* 田螺属

vivipation [ˌvivi'peiʃən] *n* 胎生(作用)

viviperception [ˌvivipə'sepʃən] *n* 活体研究,活体观察

vivisect [ˌvivi'sekt] *vt, vi* 活体解剖(动物) | ~**ion** *n*

vivisectionist [ˌvivi'sekʃənist] *n* 活体解剖者(指动物实验)

vivosphere ['vaivəsfiə] *n* 生存空间;生物圈,生命层

viz. videlicet【拉】即,也就是

VLA very late activation (antigen) 极晚活化(抗原)

Vladimiroff-Mikulicz amputation [ˌvlædi'miərɔf 'mikjulitʃ] (Alexander A. Vladimiroff; Johann von Mikulicz-Radecki) 弗-米切断术(切除跟骨和距骨的足骨成形切断术)

Vladimiroff's operation [ˌvlædi'miərɔf] (Alexander A. Vladimiroff) 弗拉季米洛夫手术(跗骨切除术)

VLBW very low birth weight (infant) 极低出生体重(儿)

VLDL very low-density lipoproteins 极低密度脂蛋白

Vleminckx solution ['vleminks] (Jean F. Vleminckx) 含硫石灰溶液

VM-26 teniposide 替尼泊甙

VMA vanillylmandelic acid 香草扁桃酸,3-甲氧-4羟扁桃酸

VMD Doctor of Veterinary Medicine (【拉】Veterinariae Medicinae Doctor) 兽医博士

vocabulary [vəu'kæbjuləri] *n* 字汇,语汇

vocal ['vəukəl] *a* 嗓音的;言语的;发声的,发音的;声带的(如 ~ nodule 声带小结)

vocalize, vocalise ['vəukəlaiz] *vt* 发声,说,唱 *vi* 发声 | **vocalization** [ˌvəukəlai'zeiʃən, -li'z-] *n* 发音,发声

Voegtlin's unit ['vegtlin] (Carl Voegtlin) 弗格特林单位(用0.5mg垂体后叶标准粉末制剂能导致离体的豚鼠子宫收缩的量)

Voges-Proskauer test (reaction) ['fɔ:gəs 'prɔskauə] (O. Voges; Bernhard Proskauer) 福格斯-普罗斯考尔试验(反应)(检测乙酰甲基原醇的存在,从而鉴别大肠杆菌与产气杆菌)

Vogt-Koyanagi-Harada syndrome [fəukt kəujɑ:'nɑ:gi hɑ:'rɑ:dɑ:] (Alfred Vogt; Y. Koyanagi; Einosuke Harada) 伏格特-小柳-原田综合征(双侧色素层炎伴渗出性虹膜睫状体炎、脉络膜炎、假性脑〈脊〉膜炎和暂时性或永久性视网膜剥离,发生时伴有脱发、白癜疯、白发症、视敏度丧失、头痛、呕吐、耳聋及有时眩晕或青光眼。本综合征可能是一种炎性自体免疫疾病)

Vogt-Koyanagi syndrome [fəukt kəujɑ:'nɑ:gi] (Alfred Vogt; Yoshizo Koyanagi) 伏格特-小柳综合征(以渗出性虹膜睫体炎与脉络膜炎为特征的眼色素层脑膜炎,合并皮肤与毛发片块状色素减退,睫毛与眉毛也变白,可能还有视网膜剥离并伴有耳聋及耳鸣)

Vogt's angle [fəukt] (Karl Vogt) 伏格特角(介于鼻颅底线与牙槽鼻线间的角)

Vogt-Spielmeyer disease [fəukt 'ʃpi:lmaiə] (Heinrich Vogt; Walter Spielmeyer) 伏-施病,黑朦性白痴

Vogt's point, Vogt-Hueter point [fəukt 'hi:tə] (Paul F. E. Vogt; Karl Hueter) 伏格特点,伏格特-许特点(环钻颅骨点)

Vogt's syndrome (disease) [fəukt] (Oskar Vogt) 伏格特综合征(常伴有产伤的一种综合征,特征为两侧手足徐动症、行走困难、痉挛性哭笑、言语障碍、纹状体神经纤维髓鞘形成过多,呈现大理石纹样,有时为智能缺陷,亦称纹状体综合征)

vogue [vəug] *n* 时髦,流行;时髦人物,时髦事物 | all the ~ 非常时髦,最新流行 / in ~ 流行,行时

Vohwinkel's syndrome [fəu'vinkel] (Karl Hermann Vohwinkel) 沃温凯尔综合征,遗传性残毁性角化瘤

voice [vɔis] *n* 语音,语声 *vt* (用言语)表达 | cavernous ~, amphoric ~ 空洞语音 / double ~ 复音,双音 / eunuchoid ~ 类无睾者语音 / whispered

～ 耳语声 | give ～ to 表达，吐露 / with one ～ 异口同声地，一致地

voiced [vɔist] *a* 有声的；讲出来的

void [vɔid] *a* 空的；缺乏的 (of)；无用的，无效的 *n* 空隙；空(处)，真空 *vt* 排泄；使…无效；使空出

Voigt's boundary lines [fɔit] (Christian A. Voigt) 伏伊特界线(周围神经分布界限)

Voillemier's point [vwɑːlmi'ɛə] (Léon C. Voillemier) 瓦尔米埃点(两髂前上嵴连接一条线，此线向下6.5cm处，即肥胖者或水肿患者的膀胱穿刺点)

Voit's nucleus [fɔit] (Carl von Voit) 福伊特核(小脑内副齿状核)

voix [vwɑː] *n*【法】语音，语声 | ～ de-polichinelle 笨拙音，傀儡音(羊音的一种)

vola ['vəulə] *n*【拉】掌，跖 | ～**r** *a*

volardorsal [ˌvəulə'dɔːsəl] *a* 掌背的，跖背的

volaris [vəu'lɛəris] *a* 手掌的，掌侧的

volatile ['vɔlətail] *a* 易挥发的，挥发性的；易激动的，易变的 *n* 飞禽；挥发物 | **volatility** [ˌvɔlə'tiləti] *n* 挥发性，挥发度；易变

volatilize [vɔ'lætilaiz], *vt, vi* (使)成为挥发性的，(使)挥发 | **volatilizable** [vɔ'lætilaizəbl] *a* 可挥发的，可发散的 / **volatilization** [vɔˌlætilai'zeiʃən, -li'z-] *n* 挥发作用，发散 / ～**r** 挥发器

volcano [vɔl'keinəu] *n* 火山 | **volcanic** [vɔl'kænik] *a* 火山的，来自火山的；猛烈的

vole [vəul] *n* 野鼠，田鼠

Volhard's test ['fɔːlhɑːd] (Franz Volhard) 福尔哈德试验(①测氯化物；②尿比重试验，检肾功能)

volition [vəu'liʃən] *n* 意志；意志力；决断 | ～**al** *a*

Volkmann's canals ['fɔlkmən] (Alfred W. Volkmann) 福尔克曼管(骨膜下层容纳血管的小管) | ～ membrane 福尔克曼膜(结核性脓肿纤维包囊壁)

Volkmann's contracture ['fɔlkmən] (Richard von Volkmann) 福尔克曼挛缩(肘部由于严重外伤或止血带应用不当，以致力量消失，而迅速发生手指或腕部缺血性挛缩，亦称肌缺血性萎缩) | ～ disease 福尔克曼病(由于胫跗关节脱位所致的足先天性畸形) / ～ ischemic paralysis 局部缺血性麻痹 / ～ spoon 福尔克曼匙，锐匙(用以刮除肉芽组织)

volley ['vɔli] *n* 冲动排，一列冲动(由人工诱发的一种节律性连续肌颤搐或由单一刺激所致神经冲动的集合) | antidromic ～ 逆行冲动排(指在反射弧中通过前根向中心运行的逆向兴奋)

volsella [vɔl'selə] *n*【拉】双爪钳

volt ['vəult] *n* 伏(特)(符号为V) | electron ～ (eV) 电子伏(特)

voltage ['vəultidʒ] *n* 电压

voltaic [vɔl'teiik] *a* 伏打电的，(直)流电的

voltaism ['vɔltəizəm] *n* 伏打电，(直)流电

voltameter [vɔl'tæmitə] *n* 电量计

voltammeter [ˌvəult'æmitə] *n* 伏安计，电压电量计

voltampere [vəult'æmpɛə] *n* 伏(特)安(培)

Voltaren ['vəultəren] *n* 双氯芬酸钠(diclofenac sodium)制剂的商品名

voltmeter ['vəultmiːtə] *n* 伏特计，电压计

Voltolini's disease [vɔltə'liːni] (Frederic E. R. Voltolini) 伏尔托利尼病(急性化脓性内耳炎) | ～ tube 伏尔托利尼管(切开鼓膜时，用以保持其切口开放)

volume ['vɔlju(ː)m] *n* 卷，册；容积，容量，体积；大量，许多；强度；音量 | atomic ～ 原子体积 / ～ blood 血量，血容量 / circulation ～, ～ of circulation 循环血量 / ～ of distribution 分布容量 / end-diastolic ～ 舒张末期容量 / expiratory reserve ～ 呼气储备量 /

inspiratory reserve ～ 吸气储备量 / mean corpuscular ～ 红细胞平均容量 / minute ～ 分钟量(每分钟肺呼出气体量) / packed-cell ～ (PCV), ～ of packed red cells (VPRC) 血细胞压积,红细胞压积 / plasma ～ 血浆容量 / red cell ～ 红细胞容积 / residual ～ 余气量 / stroke ～ 心搏(排血)量 / tidal ～ 潮气量 | gather ～ 增大 / speak ～s 很有意义,含义很深 / speak ～s for 充分说明,为……提供有力证据

volumeter [vɔ'lju:mitə] *n* 容量计,容积计 | **volumetric(al)** [ˌvɔlju'metrik(əl)] *a* 容量的,容积的;测容量的,测容积的 / **volumetry** *n* 容量测定,容量分析

volumette [ˌvɔlju'met] *n* 重复定量滴管

volumination [ˌvɔlju(:)mi'neiʃən] *n* 菌体肿胀

voluminous [vɔ'lju:minəs] *a* 容积大的,卷帙繁多的

volumometer [ˌvɔlju'mɔmitə], **volumenometer** [ˌvɔljumi'nɔmitə] *n* 容积计

voluntary ['vɔləntəri] *a* 自愿的,志愿的;有意的;随意的 | **voluntarily** ['vɔləntərili] *ad*

volunteer [ˌvɔlən'tiə] *n* 志愿者 *a* 自愿参加的 *vt, vi* 自愿

voluntomotory [ˌvɔləntəu'məutəri] *a* 随意运动的

volute [və'lju:t] *n* 涡旋形;涡囊;涡螺 *a* 涡旋的,涡卷的

volutin [və'ljutin] *n* 异染质,迂回螺菌素,迂回体

Volvocida [vɔl'vɔsidə] *n* 团藻虫目

Volvox ['vɔlvɔks] *n* 团藻虫属

volvulate ['vɔlvjuleit] *vt, vi* 扭转,扭结

volvulosis [ˌvɔlvju'ləusis] *n* 盘尾丝虫病

volvulus ['vɔlvjuləs] *n* 肠扭转 | ～ neonatorum 新生儿肠扭转

vomer ['vəumə] *n* 【拉】犁骨 | ～**ine** ['vəumərin] *a*

vomerobasilar [ˌvəumərəu'bæsilə] *a* 犁骨颅底的

vomeronasal [ˌvəumərəu'neizəl] *a* 犁(骨)鼻骨的

vomica ['vɔmikə] ([复] **vomicae** ['vɔmisi:]) *n* 【拉】咳脓痰;脓腔(肺)

vomicose ['vɔmikəus] *a* 多脓的,多溃疡的

vomit ['vɔmit] *n* 呕吐;呕吐物;催吐药 *vt, vi* 呕吐 | bilious ～ 胆性呕吐物 / black ～ 黑色呕吐物 / coffee-ground ～ 咖啡渣呕吐物

vomiting ['vɔmitiŋ] *n* 呕吐 | cerebral ～ 脑性呕吐 / cyclic ～, periodic ～, recurrent ～ 周期性呕吐,阵发性呕吐 / dry ～ 干呕 / nervous ～ 神经性呕吐 / pernicious ～ 恶性孕吐,恶阻 / ～ of pregnancy 妊娠呕吐 / projectile ～ 喷射性呕吐 / stercoraceous ～, fecal ～ 呕粪,吐粪

vomitive ['vɔmitiv] *a* 呕吐的,催吐的 *n* 催吐药

vomito ['vɔmitəu] *n* 【西】呕吐;呕吐物 | ～ negro 黑色呕吐物;黄热病

vomitory ['vɔmitəri] *n* 吐剂

vomiturition [ˌvɔmitjuə'riʃən] *n* 干呕

vomitus ['vɔmitəs] *n* 【拉】呕吐;呕吐物 | ～ cruentus 血性呕吐物,呕血 / ～ matutinus (慢性胃卡他性)晨吐

v-*onc* [*v*iral *onc*ogene] 病毒肿瘤基因

Vontrol [vɔn'trəul] *n* 地芬尼多(diphenidol)制剂的商品名

von Willebrand 见Willebrand disease

Voorhees' bag [vuə'ri:z] (James D. Voorhees) 伏希斯袋(宫颈注水扩张袋)

voracious [və'reiʃəs] *a* 贪吃的;贪婪的 | **voracity** [vɔ(:)'ræsəti] *n*

Voranil ['vɔrənil] *n* 盐酸邻氯苯丁胺(clortermine hydrochloride)制剂的商品名

Voronoff's operation ['vəurənɔf] (Serge Voronoff) 伏龙诺夫手术(将类

人猿的睾丸移植至人，以期使受试者返老还童)

vortex ['vɔːteks] ([复] **vortexes** 或 **vortices** ['vɔːtisiːz]) *n*【拉】涡 | coccygeal ~ 尾毛涡 / ~ of heart 心涡

Vorticella [ˌvɔːti'selə] *n* 钟虫属

v. o. s. vitello ovi solutus【拉】溶于卵黄的

Vossius lenticular ring ['vɔsiəs] (Adolf Vossius) 沃祖斯晶体环(虹膜震荡环)

vox [vɔks] ([复] **voces** ['vəusiz]) *n*【拉】嗓音，语音，语声 | ~ cholerica 霍乱嘶哑声

voxel ['vɔksel] *n* 体素(计算机轴向体层摄影时经扫描的每一象素的体积单位)

voyeur [vwɑː'jəː] *n* 窥淫癖者，窥阴部色情者 | **~ism** *n* 窥淫癖，窥阴部色情

VP variegate porphyria 复杂性卟啉症

VP-16 etoposide 依托泊甙

VPB ventricular premature beat 室性期前搏动

VPC ventricular premature complex 心室期前复合波

VPD ventricular premature depolarization 心室过早去极化

VPRC volume of packed red cells 血细胞比容

VR vocal resonance 语响

Vrolik's disease ['vrəulik] (Willem Vrolik) 伏洛利克病，隐性遗传型成骨不全(Ⅱ型)

VS volumetric solution 滴定(用)溶液，定量溶液

VSG variable surface glycoprotein 可变表面糖蛋白

VSV Vesiculovirus 水泡性病毒属

VT ventricular tachycardia 室性心动过速

vuerometer [ˌvjuə'rɔmitə] *n* 瞳距测量器

vulcanite ['vʌlkənait] *n* 硬橡皮，硫化橡皮

vulcanize ['vʌlkənaiz] *vt, vi* (使)橡皮硫化 | **vulcanization** [ˌvʌlkənai'zeiʃən, -ni'z-] *n* 橡胶硬化法，橡胶硫化法

vulgar ['vʌlgə] *a* 粗俗的；寻常的，普通的；一般的；通俗的 | **~ly** *ad*

vulgaris [vʌl'gɛəris] *a*【拉】寻常的，普通的

vulgarism ['vʌlgərizəm] *n* 粗俗，庸俗行为

vulgarity [vʌl'gærəti] *n* 粗俗，粗俗语

vulnerable ['vʌlnərəbl] *a* 易损的，脆弱的；易患病的 | **vulnerability** [ˌvʌlnərə'biləti] *n* 易损性；脆弱性；易患病性

vulnerant ['vʌlnərənt] *a* 致创伤的 *n* 致伤物

vulnerary ['vʌlnərəri] *a* 治创伤的 *n* 创伤药

vulnerate ['vʌlnəreit] *vt* 致伤，造成创伤

vulnus ['vʌlnəs] *n*【拉】创伤，伤口

Vulpian's atrophy ['vulpiæn] (Edme F. A. Vulpian) 伍尔皮安萎缩(肩肱型脊髓肌萎缩) | ~ law 伍尔皮安定律(脑部分损坏时，该处功能即由其余部分执行) / ~ test 伍尔皮安试验(检肾上腺素)

vulpic acid ['vʌlpik], **vulpinic acid** [ˌvʌl'pinik] 枕酸甲酯

vulsella [vʌl'selə], **vulsellum** [vʌl'seləm] *n*【拉】双爪钳

vulva ['vʌlvə] ([复] **vulvae** ['vʌlviː]) *n*【拉】外阴，女阴 | fused ~ 外阴闭锁 | **~l, ~r, ~te** ['vʌlveit] *a*

vulvectomy [vʌl'vektəmi] *n* 外阴切除术

vulvismus [vʌl'vizməs] *n* 阴道痉挛

vulvitis [vʌl'vaitis] *n* 外阴炎 | diabetic ~ 糖尿病性外阴炎 / erosive ~, phlegmonous ~ 腐蚀性外阴炎，蜂窝织炎性外阴炎 / leukoplakic ~ 白斑病外阴炎，外阴干皱 / plasma cell ~, ~ plasmocellularis 浆细胞性外阴炎 / pseudoleukoplakic ~ 假白斑病外阴炎

vulvocrural [vʌlvə'kruərəl] *a* 外阴股

的
vulvopathy [vʌl'vɔpəθi] *n* 外阴病
vulvorectal [ˌvʌlvə'rektl] *a* 外阴直肠的
vulvouterine [ˌvʌlvə'ju:tərin] *a* 外阴子宫的
vulvovaginal [ˌvʌlvə'vædʒinəl] *a* 外阴阴道的
vulvovaginitis [ˌvʌlvəˌvædʒi'naitis] *n* 外阴阴道炎 | infectious pustular ~ 感染性脓疱性外阴阴道炎 / senile ~ 老年性外阴阴道炎
Vumon ['vju:mɔn] *n* 替尼泊甙(teniposide)制剂的商品名
vv. venae【拉】静脉
v/v volume (of solute) per volume (of solvent) (溶质)容量/ (溶剂)容量
VW vessel wall 血管壁,管壁
V–Y plasty V–Y成形术(即V–Y法,V–Y procedure)
VZIG varicella–zoster immune globulin 水痘–带状疱疹免疫球蛋白

W

W, w ['dʌblju(:)] ([复] **W's, w's** ['dʌblju(:)z]) *n* 英语的第23个字母

W 元素钨(tungsten)和瓦特(watt)的符号

W 功(work)的符号

Waardenburg's syndrome ['vɑ:ʌdənbə:g] (Petrus J. Waardenburg) 瓦登伯格综合征(①为一种常染色体显性遗传病，特征为内眦和泪点横向移位所致的鼻梁增宽，色素紊乱，其中包括白色额发、虹膜异色、白睫毛、白斑病以及有时伴耳蜗性聋；②为一种常染色体显性遗传病，特征为尖头畸形、眶和面部畸形以及短指〈趾〉畸形，伴轻度软组织并指〈趾〉畸形、腭裂、眼积水、心脏畸形以及可能还有肘与膝的挛缩。亦称尖头并指〈趾〉畸形Ⅳ型和克-瓦〈Klein-Waardenberg〉综合征)

Wachendorf's membrane ['vɑ:həndɔ:f] (Eberhard J. Wachendorf) 瓦肯多夫膜(①瞳孔膜;②质膜)

wad [wɔd] *n* 小块，小束;软填料，填絮 (-dd-) *vt* 填塞，填衬

Wada's test ['wɑ:də] (Juhn A. Wada) 和田试验(检语言功能的优势半球)

wadding ['wɔdiŋ] *n* 填塞;填料，填塞物

waddle ['wɔdl] *vi* 摇摇摆摆地走 *n* 蹒跚

wade [weid] *vi, vt, n* 蹚(水等)，跋涉

wafer ['weifə] *n* (封信或文件等用的)干胶片;糯米纸囊剂

wag [wæg] (-gg-) *vt, vi* 摇摆，摆动 | ~ one's tongue 喋喋不休

wagaga [wə'gægə] *n* 丝虫病(斐济群岛的土名)

wag(g)on ['wægən] *n* 运货车;小型手推车 | dressing ~ 敷料车 | on (off) the (water-)~ 戒(不戒)酒

Wagner-Jauregg treatment ['vɑ:gnə 'jaureg] (Julius Wagner von Jauregg) 瓦格纳·约雷格疗法(麻痹性痴呆的疟原虫接种疗法)

Wagner's corpuscles ['vɑ:gnə] (Rudolf Wagner) 触觉小体 | ~ spot 瓦格纳点(人卵的核仁)

Wagner's disease ['vɑ:gnə] (Ernst L. Wagner) 胶状粟粒疹

Wagner's hammer ['vɑ:gnə] (Johann P. Wagner) 瓦格纳锤(见Neef's hammer)

Wagner's operation ['vɑ:gnə] (Wilhelm Wagner) 瓦格纳手术(颅骨成形性切除术)

Wagstaffe's fracture ['wægstɑ:f] (William W. Wagstaffe) 瓦格斯塔夫骨折(内踝离解)

WAIS Wechsler Adult Intelligence Scale 韦克斯勒成人智力量表

waist [weist] *n* 腰，腰部

waistline ['weistlain] *n* 腰围，腰身部分

wait [weit] *vi* 等候，等待 (for) *vt* 等待;期待 *n* 等待;等待的时间 | ~ one's turn 等轮到自己 / ~ on(或upon) 服侍，招待;拜访;陪伴;随着…而产生 / ~ out 等到…结束

waiting ['weitiŋ] *a* 等待的;服侍的，伺候的 *n* 等候;等待期间;服侍，伺候 | ~ room 等待室，候诊室

waive [weiv] *vt* 放弃;推迟考虑，延期进行

wakamba [wei'keimbə] *n* 瓦坎巴(一种非洲箭毒)

wake [weik] (woke或waked, waked或

woken, woke) *vi* 醒，醒着 (up);觉醒，认识到 (to) *vt* 唤醒;激发，引起 | ~**ful** *a* 觉醒的;不眠的;失眠的 / ~**fulness** *n* 不眠症，失眠;觉醒状态 / ~**less** *a* 酣(睡)的

waken ['weikən] *vi* 睡醒，醒来 (up) *vt* 唤醒;激发，激起

Waldenburg's apparatus ['vɑ:ldənbə:g] (Louis Waldenburg) 瓦尔登伯格器(助呼吸器，即压缩患者吸入的空气或让呼气排出)

Waldenström's disease ['vɑ:ldənstrem] (Johan H. Waldenström) 瓦尔登斯特伦病(股骨小头的骨软骨病)

Waldenström's macroglobulinemia ['vɑ:ldnstrem] (Jan Waldenström) 瓦尔登斯特伦巨球蛋白血症(一种罕见的网状内皮系统综合征，见于50岁以上的男性，伴有〈单克隆的〉IgM副蛋白、腺病、肝脾大、出血现象、贫血、淋巴细胞增多以及骨髓浆细胞增多)

Waldeyer's fluid ['vɑ:ldaiə] (Heinrich W. G. von Waldeyer) 氯化钯脱钙液 | ~ fossa 十二指肠结肠系膜隐窝 / ~ glands 瓦尔代尔腺(睑缘内管泡腺) / ~ layer 卵巢血管层 / ~ tonsillar ring 瓦尔代尔扁桃体环(由舌、咽、腭扁桃体所形成的环状淋巴组织) / ~ sulcus 瓦尔代尔沟(螺旋沟)

wale [weil] *n* (隆起的)伤痕，条痕

walk [wɔ:k] *vi* 走，步行，散步 *vt* 走遍，走过 *n* 步行，散步;步态 | ~ away from 轻易地胜过…;从(事故中)平安脱身 / ~ away with, ~ off with 偷走，顺手偷走;轻易赢得 / ~ sb off his feet (或legs) 使某人走得精疲力竭 / ~ out (突然)走出;罢工

walker ['wɔ:kə] *n* 步行器，助行架;学步训练车，扶车

Walker's lissencephaly ['wɔ:kə] (Arthur E. Walker) 沃克无脑回(见Walker-Warburg syndrome)

Walker-Warburg syndrome ['wɔ:kə 'vɑ:rbə:g] (A. E. Walker; Mette Warburg) 沃-瓦综合征(一种先天性综合征，通常在1岁前即死亡，包括脑积水，无脑回，各种眼异常，诸如视网膜发育不全、角膜混浊或小眼，有时为脑突出。亦称HARD综合征)

walking ['wɔ:kiŋ] *n* 行走，步行，步度;散步;步态 *a* 能行走的;不需卧床休息的 | chromosome ~ 染色体步度(在分子遗传学中，按顺序分离基因文库中携带重迭DNA序列的亚克隆，因此过程很像是沿部分染色体"步行"，最终寻找到并分离出目标基因，故而得名) / heel ~ 足跟步态(见于周围神经炎) / sleep ~ 梦行(症)

wall [wɔ:l] *n* 墙，壁 *a* 壁的 *vt* 用壁围住(分隔或防护);堵塞，隔绝 | axial ~ 轴壁(牙) / cavity ~ 洞壁(牙) / cell ~ 细胞壁 / germ ~ 胚壁 / nail ~ 甲廓 / parietal ~ 壁层，胚体壁 / periotic ~ 听泡壁 / splanchnic ~ 脏层，胚脏壁 / subpulpal ~ 髓底壁 | bang(或run) one's head against a ~ 试图干不可能的事，碰壁 / (to go, to be driven 或 to be pushed) to the ~ (被逼至)绝境，束手无策 / up the ~ 大怒

Wallenberg's syndrome ['vɑ:lənbə:g] (Adolf Wallenberg) 瓦伦贝格综合征(由后下小脑动脉栓塞所致的综合征，特征为同侧面部温度觉和痛觉丧失、对侧四肢和躯干温觉和痛觉丧失、同侧共济失调、咽下困难、构音障碍以及眼球震颤)

wallerian degeneration [wɔ'liəriən] (Augustus V. Waller) 沃勒变性(指已与营养中枢断离的神经纤维的脂肪变性，亦称继发变性) | ~ law, Waller's law 沃勒定律(在神经节中枢侧切断脊神经根感觉纤维，则切断纤维的周边部分未变性，而与脊髓相连的纤维则变性)

walleye ['wɔ:lai] *n* 角膜白斑;散开性斜视，外斜视

Wallhauser-Whitehead's method

['wɔlhausə 'waithed] (A. Wallhauser; J. M. Whitehead) 沃尔豪泽-怀特黑德法(用自身腺滤出液治疗霍奇金〈Hodgkin〉病)

wall-plate ['wɔlpleit] *n* 低压电流机

Walter's bromide test ['vɑ:ltə] (Friedrich K. Walter) 华尔特溴化物试验(正常人血内溴化物含量与脑脊液内的含量的比率是不变的，但在精神病患者的比率则有改变)

Walthard's islets (cell rests, inclusions) ['vɑ:ltɑ:d] (Max Walthard) 瓦尔塔德小岛(细胞残余、包涵物)(卵巢生殖上皮的微小包涵物，由此可发生卵巢纤维上皮瘤)

Walther's ducts ['vɑ:ltə] (August F. Walther) 舌下腺小管 | ～ ganglion 尾骨球 / ～ oblique ligament 距腓后韧带

wambles ['wɑ:mblz] *n* 乳毒病

wan [wɔn] *a* 苍白的，无血色的，病态的 *vt, vi* (-nn-) (使)变苍白，(使)呈病态

wander ['wɔndə] *vi* 游走，徘徊；错乱，离题 *vt* 漫游

wandering ['wɔndəriŋ] *a* 漫游的；游动的，游走的 *n* [常用复] 游动，漫游；神志恍惚，精神错乱 | mind ～ 冥思，出神，心不在焉 / pathologic tooth ～ 病理性牙游动

wane [wein] *vi* 变小，减少；衰落，衰退 *n* 衰落，衰退期 | on the ～ 日益衰落

wanganga [wæn'gæŋgə] *n* 象皮病样热(斐济土语)

Wangensteen drainage ['wængənsti:n] (Owen H. Wangensteen) 旺根斯滕引流(用胃管或十二指肠管持续吸引引流，以治肠梗阻等) | ～ tube (apparatus, suction) 旺根斯滕管(器、抽吸)(胃肠吸引器，用以保持胃、十二指肠的减压)

Wang's test (Wang Chung Tik, 中国病理学家王宠益) 王氏试验(尿蓝母定量试验)

Wanscher's mask ['vɑ:nʃə] (Oscar Wanscher)万舍面罩(乙醚麻醉时用)

want [wɔnt] *vt* 要，想要；需要 *vi* 需要，缺少(in, for) *n* 需要，缺乏；[常用复] 需求，必需品 | ～ some doing 需作极大的努力 / for(或from) ～ of 缺乏 / in ～ 贫困 / in ～ of 需要 / a long-felt ～ 长期以来的需要

wanting ['wɔntiŋ] *a* 缺少的，没有的 *prep* 缺，无

war [wɔ:] *n* 战争 (-rr-) *vi* 作战，打仗；斗争 | at ～ (with) (同…)处于交战状态；(同…)进行竞争 / (having) been in the ～s 损害，损伤

warbles ['wɔ:blz] [复] *n* (牛)皮瘤(由皮下蝇蛆所致囊肿) | ox ～ 牛皮蝇蛆

Warburg's coenzyme ['wɑ:rburk] (Otto H. Warburg) 烟酰胺腺嘌呤二核苷酸磷酸，三磷酸吡啶核苷酸

Warburg's syndrome ['wɑ:rbərg] (mette warburg) 瓦氏综合征(见walker-warburg syndrome)

ward [wɔ:d] *vt* 保护；避开，防止(off) *n* 保卫，看护；病房，病室 | isolation ～ 隔离病室 / psychopathic ～ 精神病室 | keep watch and ～ over sb 守卫，监护某人

warden ['wɔ:dn] *n* 看守人，保管员；监狱长，看守长

wardrobe ['wɔ:drəub] *n* 衣柜；全套服装

ware¹ [wɛə] *n* 器皿；陶器

ware² [wɛə] *a* 知道的，意识到的(of)

warfare ['wɔ:fɛə] *n* 战争；冲突，斗争 | germ ～ 细菌战

warfarin ['wɑ:fərin] *n* 华法林，苄丙酮香豆素，新双香豆素(抗凝药)

warily ['wɛərili] *ad* 谨慎地；警惕地

wariness ['wɛərinis] *n* 谨慎，小心；警惕

Waring's method (system) ['wɛəriŋ] (George E. Waring) 华林法(系统)(污水地下灌溉处置法)

warm [wɔ:m] *a* 暖和的，温(热)的；热情的 *vt* 使暖和，加温；使兴奋 *vi* 变暖和；兴奋 *n* 暖，暖和 | ～ over 加温，煮热 / ～ to(或towards) 开始喜欢；对…感兴趣 /

～ up 使…暖和;加温,煮热;(表演、比赛前)做准备动作;变得兴奋(to) | ～ly *ad*

warmth [wɔːmθ] *n* 暖和;热烈;激动

warn [wɔːn] *vt* 警告,预先通知 *vi* 发出警告,预告

warning ['wɔːniŋ] *n* 警告,预先通知,前兆 *a* 警告的,预告的

warp [wɔːp] *n* 翘曲,歪斜;不正常 *vt, vi* (使)翘起,(使)变弯;(使)不正常

warrant ['wɔrənt] *n* (正当)理由,根据;保证;批准 *vt* 使有理由,成为…的根据 | ～y *n* 理由,根据,批准;保证(书)

Warren's fat columns ['wɔrən] (John C. Warren) 华伦皮下脂肪柱(自皮肤结缔组织至毛囊和汗腺的脂肪组织柱) | ～ incision 华伦切口(乳房手术的切口,即沿胸乳皱襞切开,可达到乳房任何部分)

wart [wɔːt] *n* 疣,肉赘 | acuminate ～, pointed ～, venereal ～ 尖锐湿疣,性病湿疣 / anatomical ～, necrogenic ～ 解剖疣,剖尸疣,尸毒性疣,疣状皮结核 / common ～ 寻常疣 / flat ～, juvenile ～, plane ～ 扁平疣,青年疣 / moist ～ 扁头湿疣,梅毒湿疣 / mosaic ～ 镶嵌疣 / mother ～ 母疣 / peruvian ～ 秘鲁疣 / postmortem ～, prosector's ～, tuberculous ～ 剖尸疣,尸毒性疣,解剖者疣,疣状皮结核 / seborrheic ～, senile ～ 脂溢性疣,脂溢性角化病,老年疣 / seed ～ 子疣 / soot ～ 煤烟疣,煤灰癌 / telangiectatic ～ 血管扩张性疣,血管角质瘤 | ～y *a* 有疣的,疣状的

Wartenberg's disease ['wɔːtənbəːg] (Robert Wartenberg) 华滕伯格病(感觉异常性手痛) | ～ sign 华滕伯格征(①小指外展为尺神经麻痹体征;②小脑病患者步行时两臂摆动减少或无摆动) / ～ symptom 华滕伯格症状(①鼻孔、鼻尖发痒显示脑瘤;②锥体病时,其他手指因阻力屈曲,拇指也屈曲)

Warthin's tumor ['wɔːθin] (Alfred S. Warthin) 沃辛瘤,乳头状淋巴性腺囊瘤

wary ['wɛəri] *a* 谨慎的,小心的 | ～ of 提防

wash [wɔʃ] *vt, vi* 洗 *n* 洗,洗涤;洗剂,洗液 | eye ～ 洗眼剂 / mouth ～ 漱(口)药,含漱剂 | ～ down 冲洗;吞下,咽下 / ～ one's hands of 洗手不干(某事),不再管(某人或某事) / ～ up (餐后)洗餐具 / come out in the ～ 真相大白,暴露

washable ['wɔʃəbl] *a* 可洗的,耐洗的

washbowl ['wɔʃbəul] *n* 脸盆

washer ['wɔʃə] *n* 洗涤器;洗衣机;垫环

washroom ['wɔʃrum] *n* 盥洗室;厕所

Wasielewskia [ˌwæsie'ljuːskiə] 瓦西列夫斯基变形虫属,双鞭变形虫属

Waskia ['wæskiə] *n* 华斯克内滴虫属,内滴虫属

wasp [wɔsp] *n* 胡蜂,黄蜂

wasserhelle ['vʌːsəˌheli] *a* 【德】明的,水样透明的(细胞)

Wassermann-fast ['wʌsəmənˌfɑːst] *a* 华氏反应固定的,梅毒补体结合反应固定的(虽经抗梅毒药物治疗,而始终显示华氏反应阳性的)

Wassermann reaction (test) ['wʌsəmən] (August P. von Wassermann) 华(色曼)氏反应(试验),梅毒补体结合反应(试验)(根据补体结合诊断梅毒的一种试验) | provocative ～ reaction 激发性华氏反应(先使用砷剂的华氏反应,此法可使原为阴性反应者转为阳性反应)

Wassilieff's disease [wə'silief] (Nikolai P. Wassilieff) 钩端螺旋体性黄疸

waste [weist] *vt, vi* 浪费,消耗;(使)消瘦 *a* 废弃的,无用的;排泄的 *n* 垃圾,废弃物;浪费,消耗 | phonetic ～ of the breath 环杓侧肌麻痹性呼气过速 | ～ not, want not 不浪费,不缺愁 / ～ one's breath 白费口舌 / go(或run) to ～ 浪费掉,白费

wasteful ['weistful] *a* 浪费的,耗费的 | ～ly *ad*

wasting [weistiŋ] *n* 浪费,消耗;消瘦 *a*

消耗(性)的;使消瘦的 | ~**ly** *ad*

watch [wɔtʃ] *n* 手表,挂表;看守,守护,监视;(值班的)一班;值班人员 *vi, vt* 观看,注视;守护,照料,守候 | in the ~es of the night 当晚上醒着未睡的时候 / keep (a) close(或careful) ~ on 密切注意 / keep ~ for 企望,企待 / on the ~ for 守着,提防着,监视着 / ~ it 小心,注意 / ~ one's step 做事谨慎小心 / ~ out 当心 / ~ out for 密切注意;戒备,提防 / ~ over 看守,守卫,监视

watchful ['wɔtʃful] *a* 警惕的;注意的

water ['wɔ:tə] *n* 水,水剂;芳香水;净化水;[复]羊水 *vt* 浇水;供给…饮水;在…中掺水 *vi* 淌口水;流泪 | ammonia ~ 氨水,稀氨溶液 / bound ~ 结合水 / capillary ~ 毛细管水(在土壤中) / carbon dioxide-free ~ 无二氧化碳水 / distilled ~ 蒸馏水 / free ~ 游离水 / ground ~ 地下水 / hamamelis ~, witch-hazel ~ 北美金缕梅水 / hard ~ 硬水 / heavy ~ 重水,氧化氘 / ~ for injection 注射用水 / lead ~ 铅水(稀次醋酸铅溶液) / metabolic ~, ~ of combustion 代谢水,燃烧水 / mineral ~ 矿水,泉水 / ~ on the brain 脑积水 / ~ on the knee 膝关节水肿 / orange flower ~ 橙花水 / potable ~ 饮用水 / purified ~ 净化水 / raw ~ 未经纯化的水 / saline ~ 盐水 / serum ~ 血清水(制备细菌培养基用) / soft ~ 软水 / stronger ammonia ~ 浓氨水,浓氨溶液 | ~ (sth) down (在某物中)掺水,冲淡 / hold ~ 合理,站得住脚 / in(或into) deep ~(s) 遭遇困难 / in(或into) ~ 陷于困境 / in smooth ~ (困难过后)进展顺利地 / make ~, pass ~ 排尿,小便

water-bite ['wɔ:tbait] *n* 战壕足

water-borne ['wɔ:təbɔ:n] *a* 水传播的

Waterhouse-Friderichsen syndrome ['wɔ:təhaus ˌfridə'riksən] (Rupert Waterhouse; Carl Friderichsen),沃-弗综合征,出血性肾上腺综合征(恶性或暴发型流行性脑脊膜炎,特征为突然发作及病程短、发热、昏迷、虚脱、发绀、皮肤与粘膜出血及两侧肾上腺出血)

watermelon ['wɔ:təˌmelən] *n* 西瓜

waterpower ['wɔ:təˌpauə] *n* 水力,水能;水力发电

waterproof ['wɔ:təpru:f] *a* 防水的,不透水的 *n* 防水布,雨衣

watershed ['wɔ:təʃed] *n* 流域;分水岭,分水界 | abdominal ~s 腹腔分水岭

Waterston operation (anastomosis, shunt) ['wɔ:təstən] (David J. Waterston) 沃特斯顿手术(吻合术、分流术)(升主动脉和右肺动脉之间的吻合术,作为先天性肺动脉瓣狭窄的姑息性疗法)

watertight ['wɔ:tətait] *a* 不透水的,不漏水的

waterworks ['wɔ:təwə:ks] *n* 供水系统,自来水厂

watery ['wɔ:təri] *a* 水的;有水的,似水的;充满分泌液的

Watkins' operation ['wɔtkinz] (Thomas J. Watkins) 沃特金斯手术(用于子宫脱垂的一种手术,其膀胱由子宫的前壁剥离,使子宫位于支持全部膀胱的位置)

Watson-Crick helix ['wɔtsn krik] (James D. Watson; Francis H. C. Crick) 沃森-克里克螺旋结构形(指DNA分子的一种双螺旋结构形)

Watsonius watsoni [wɔt'səuniəs wɔt'səunai] (Malcolm Watson) 瓦(生)氏瓦生吸虫

Watson-Schwartz test ['wɔtsn ʃwɑ:ts] (Cecil J. Watson; Samuel Schwartz) 沃森-施瓦茨试验(诊断急性卟啉症)

watt [wɔt] *n* 瓦(特)(电功率单位,法定单位符号为W)

wattage ['wɔtidʒ] *n* 瓦(特)数

watt-hour ['wɔtauə] *n* 瓦(特小)时

wattmeter ['wɔtmitə] *n* 瓦特计

wave [weiv] *vi, vt* (使)波动,(使)起伏,(使)成波浪形 *n* 波,波浪;波状物,波浪形;示波图;波动 | alpha ~s α波(频率为每秒8~13次的脑电波) / anacrotic ~ 升线一波 / anadicrotic ~ 升线二波 / beta ~s β波(频率为每秒18~30次的脑电波) / catacrotic ~ 降线一波 / catadicrotic ~ 降线二波 / contraction ~ 收缩波 / delta ~s δ波(频率为每秒3$\frac{1}{2}$次以下的脑电波;心电图早期QRS波) / dicrotic ~ (降线)重脉波;反冲波 / excitation ~ 兴奋波 / F ~s F波(心电图) / fibrillary ~s 纤维性颤动波(心电图) / P ~ P波(心电图) / papillary ~, percussion ~ 脉首波(静脉波曲线的主要升支) / phrenic ~ 膈运动波 / pulse ~ 脉波 / Q ~ Q波(心电图) / R ~ R波(心电图) / random ~ 任意波(睡眠初期发生于脑电波中的一种不规则的电波) / recoil ~ 反冲波 / S ~ S波(心电图) / short ~ 短波 / sonic ~ 声波 / T ~ T波(心电图) / theta ~s θ波(频率为每秒4~7次的脑电波) / tricrotic ~ 三波脉波 / ultrashort ~ 超短波,微波 / ultrasonic ~ 超声波

waveform ['weivfɔ:m] *n* 波形(常用作wave的同义词) | sinusoidal ~ 正弦波

wavelength ['weivleŋθ] *n* 波长 | effective ~, equivalent ~ 有效波长 / minimum ~ 最短波长

wavy ['weivi] *a* 波状的;起伏的,波动的,不稳定的

wax [wæks] *n* 蜡 | blockout ~ 平整蜡 / bone ~ 骨蜡 / boxing ~ 围模蜡 / candelilla ~ 小烛树蜡 / carnauba ~, palm ~ 巴西棕榈蜡 / casting ~ 铸造蜡 / cetyl esters ~ 十六烷基酯蜡(药物制剂时用作硬化剂,亦称合成鲸蜡) / Chinese ~ 虫白蜡 / dental ~ 牙蜡 / dental inlay casting ~, inlay casting ~, inlay pattern ~ 牙嵌体铸模蜡 / ear ~ 耵聍,耳垢 / grave ~ 尸蜡 / inlay ~ 嵌体蜡 / set-up ~ 校准蜡 / try-in ~ 基板蜡 / tubercle bacillus ~ 结核杆菌蜡质 / vegetable ~ 植物蜡 / white ~ 白(蜂)蜡 / yellow ~ 黄(蜂)蜡

waxing ['wæksiŋ] *n* 上蜡,蜡膜形成

waxing up ['wæksiŋ ʌp] 上蜡,蜡模形成

waxy ['wæksi] *a* 蜡状的,蜡的

way [wei] *n* 路,道路;方法,方式;方面 | all the ~ 从远道;从头至尾,自始至终;一路上 / any ~ 不管怎样,无论如何 / by the ~ 在途中;顺便说,附带说说 / by ~ of 经由;通过…方法;当作,作为 / cut both ~s 对双方都起作用,两面都说得通,模棱两可 / get(或have) one's own ~ 随心所欲 / give ~ 让步,退让,屈服;(身体)垮掉 / go a long(或good, great) ~ 大有帮助,大有作用 / go out of the(或one's) ~ 特地,不怕麻烦;故意 / have it both ~s (在双方争论或行动中)渔利,见风使舵 / in a(或one) ~ 在某点上,在某种程度上;有几分,稍微 / in a bad ~ 病情严重 / in no ~ 一点也不,决不 / in some ~ or other 想方设法,用各种方法 / in the ~ 挡道的,妨碍人的 / in the family ~ 怀孕 / lead the ~ 带路,引路,示范 / make one's ~ 前进,行进;成功 / make ~ 让路给 (for);前进,进展 / mend one's ~ 改过,改进 / no ~ 不 / out of the ~ 不碍人;不恰当;异常,奇特;偏僻 / pave the ~ for(或to) 为…铺平道路 / put sb in the ~ of (doing) sth 给某人以…机会 / put sb out of the ~ 杀掉某人,搞掉某人 / see one's ~ (clear) to do (或to doing) sth 有可能(或有意)做某事 / set in one's ~ 养成习惯(尤指老年人) / the other ~ round 相反地,从相反方向,用相反方式 / the right ~ 正道;最正确(或恰当、有效)的方法;恰当地,有效地 / the ~ 用这样的方式;从…样子看

来 / to my ~ of thinking 我认为，在我看来 / under ~ 前进着，进行中 / work one's ~ (经过努力)进入，挤入

Wb weber 韦伯(磁通量单位)

WBC white blood cell 白细胞; white blood (cell) count 白细胞计数

weak [wi:k] *a* 弱的;虚弱的;衰弱的;软弱的;无力的 | ~**ish** *a* 有些弱的;略淡的 / ~**ly** *a, ad* 虚弱的(地);有病的(地) / ~**ness** *n* 虚弱，薄弱;弱点;嗜好

weaken ['wi:kən] *vt* 减弱，削弱;使稀薄 *vi* 变弱;变衰弱

weak-eyed ['wi:k'aid] *a* 视力差的

weak-headed ['wi:k'hedid] *a* 易头晕的

weakling ['wi:kliŋ] *n* 体弱的人;意志薄弱的人 *a* 虚弱的，软弱的

weak-minded ['wi:k'maindid] *a* 精神薄弱的;意志薄弱的

wealth [welθ] *n* 财富，资源;丰富，大量 | ~**y** *n* 富裕的，丰富的

wean [wi:n] *vt* 使断奶;使放弃(坏习惯)(from)

weanling ['wi:nliŋ] *n* 刚断奶婴儿(或幼畜) *a* 刚断奶的

weapon ['wepən] *n* 武器;斗争工具

wear [wɛə] (wore, worn) *vt* 穿，戴;蓄(须);(面容)呈现;磨损(away);消磨(时间)(away, out) *vi* 磨损，耐用;(时间)消逝(away, on) *n* 穿，佩，戴;损耗;耐用性 | ~ down (使)磨损，(使)损耗;使筋疲力尽;使厌倦 / ~ off 逐渐减弱;消失;(使)耗损 / ~ out, ~ through 穿坏，用旧;(使)疲乏;(使)耗尽 / the worse for ~ 用坏，穿破;筋疲力尽

weary ['wiəri] *a* 疲倦的;厌倦的，不耐烦的(of) *vt, vi* (使)疲乏;(使)厌烦 | **wearily** *ad* / **weariness** *n*

weasand ['wi:zənd] *n* 气管

weather ['weðə] *n* 天气 *vt* 度过(困难等);使受风吹雨打 *vi* 经受风吹雨打 | keep one's(或a) ~ eye open 准备好，警戒着 / make heavy ~ of (sth) 对(某事)考虑过多 / in all ~s 不论天气如何 / under the ~ 不舒服;不愉快

weave [wi:v] (wove, woven) *vt* 织，编;构成，编排 | get weaving 开始努力作(某事)

web [web] *n* (蜘蛛等的)网，丝;网状物;蛛网状组织;蹼 | esophageal ~ 食管蹼(此术语常与esophageal ring〈食管环〉换用) / subsynaptic ~ 突触下网 / terminal ~ 闭锁网，终网 / laryngeal ~ 喉蹼(畸形)

webbed [webd] *a* 有蹼的

weber ['veibə] *n* 韦伯(磁通量单位，缩写为Wb)

Weber-Christian disease, panniculitis, syndrome ['webə 'kristjən] (F. P. Weber; Henry A. Christian) 复发性发热性结节性非化脓性脂膜炎

Weber-Cockayne syndrome ['webə 'kɔkein] (F. P. Weber; Edward A Cockyne) 局限性大疱性表皮松解

Weber-Fechner law ['veibə 'feknə] (Ernest H. Weber; Gustav T. Fechner) 韦-费定律(感觉等量增加〈算术级数〉，刺激必须以几何级数增加。亦称精神物理定律)

Weber's corpuscle (organ) ['veibə] (Moritz I. Weber) 前列腺囊 | ~ glands 舌粘液腺 / ~ zone 髋关节轮匝带

Weber's disease ['webə] (Frederick P. Weber) 韦伯病(①局部性大疱性表皮松解;②斯特奇-韦伯综合征，见Sturge-Weber syndrome)

Weber's douche ['veibə] (Theodor Weber) 韦伯灌洗(一种鼻灌洗)

Weber's law ['veibə] (Ernest H. Weber) 韦伯定律(当刺激强度改变时，可感觉的最小刺激差异，与全部刺激之间，维持一定的比例) | ~ paradox 韦贝尔奇异现象(肌肉伸长不能收缩) / ~ test 韦伯试验(检尿蓝母、血)

Weber's sign (symptom) ['webə] (Hermann D. Weber) 韦伯征(症状)(一侧动眼神经麻痹，对侧偏瘫) | ~ syndrome (paralysis) 韦伯综合征(麻痹)(同侧动眼神经麻痹,对侧痉挛性偏瘫,亦称动眼神经交叉性偏瘫)

Weber's test ['veibə] (Friedrich E. Weber) 韦伯试验(检耳聋、尿蓝母、血)

Webster's operation ['webstə] (John C. Webster) 韦伯斯特手术(治子宫后移位,圆韧带穿过阔韧带,固定于子宫的背面)

Webster's test ['webstə] (John Webster) 韦伯斯特试验(检尿中三硝基甲苯)

wed [wed] (wed⟨ded⟩; -dd-) *vt* 娶,嫁,与…结婚 *vi* 结婚

wedge [wedʒ] *n* 楔;楔形物 *vt, vi* 楔入 | step ~ 楔形梯级(楔形梯级式⟨X线⟩透度计,用以测量X线的透度)

wedlock ['wedlɔk] *n* 婚姻 | born out of ~ 私生的

WEE western equine encephalomyelitis 西部马脑脊髓炎

weed [wi:d] *n* 杂草,野草 *vt, vi* 除草

week [wi:k] *n* 星期,周 | ~ in, ~ out 一周又一周地,不停地

weekday ['wi:kdei] *n* 星期天(或星期六和星期天)以外的日子;工作日

weekend ['wi:kend] *n* 周末 *vi* 过周末 | ~s *ad* 在每周末

weekly ['wi:kli] *a* 一星期的,每周一次的 *ad* 每周,每周一次 *n* 周刊,周报

Weeks' bacillus [wi:ks] (John E. Weeks) 结膜炎嗜血杆菌

weep [wi:p] (wept) *vi* 哭,流泪;滴下;渗出(血清) *vt* 流(泪);渗出 *n* 流泪;渗出;滴下

Wegener's granulomatosis ['vegənə] (F. Wegener) 韦格纳肉芽肿病(一种多系统疾病,主要侵袭男子,特征为累及上、下呼吸道的坏死性肉芽肿性血管炎、肾小球性肾炎和程度不同的系统性小血管血管炎,一般认为代表一种对不明抗原的异常过敏性反应)

Wegner's disease ['vegnə] (Friedrich R. G. Wegner) 韦格纳病(遗传性梅毒骨软骨炎所致骨骺分离) | ~ sign 韦格纳征(遗传梅毒致死婴儿的骺线增宽变色)

wehnelt ['veinəlt] *n* 韦内(X线硬度单位,X线穿透力单位)

Weichbrodt's reaction ['vaiʃbrɔt] (Raphael Weichbrodt) 魏希布罗特反应(检梅毒) | ~ test 魏希布罗特试验(检球蛋白)

Weichselbaum's diplococcus ['vaiksel,baum] (Anton Weichselbaum) 魏克塞尔包姆菌,脑膜炎奈瑟菌 (Neisseria meningitides)

Weidel's test ['vaidəl] (Hugo Weidel) 魏德尔试验(检尿酸、黄嘌呤、黄嘌呤体)

Weigert's law ['vaigət] (Karl Weigert) 魏格尔特定律(损耗过补律:在有机界中失去或破坏一元素时,则有一补偿作用随之而来,使该元素过量生产)

weigh [wei] *vt* 称,量;估量,考虑,权衡 *vi* 称分量,重(若干);有分量,有意义,有影响 | ~ down 把…压倒,重压 / ~ in 参加,介入 / ~ on 重压,加压力于 / ~ out 称出,量出 / ~ up 估量,掂量,了解 / ~ one's words 斟酌词句

weight [weit] *n* 重,重量;体重;衡量;重力;砝码;重要性;影响;(统计学中的)权 *vt* 加重量于;重压;压迫;称…的重量;(统计学中)使加权 | apothecaries' ~ 药用衡量 / atomic ~ 原子量 / avoirdupois ~ 常衡制(英制) / combining ~ 化合量,结合量 / equivalent ~ 当量 / molecular ~ 分子量 / troy ~ 金衡制(英制) | ~ down 把…压倒,重压 / by ~ 按重量计算 / carry ~ 重要,有影响 / gain (lose) ~ 体重增加(减轻) / over ~ 过重 / pull one's ~ 尽自己的本分 / put on ~ 体重增加,长胖 / under ~ 重量不足

weightless ['weitlis] *a* 没有重量的;轻的;失重的 | **~ly** *ad* / **~ness** *n* 失重(状态)

weights and measures 度量衡

weighty ['weiti] *a* 重的;繁重的;重大

的,有影响的

Weil-Felix reaction (test) [vail 'feiliks] (Edmund Weil; Arthur Felix) 魏-斐反应(试验)(斑疹伤寒病人血清能使变形杆菌X菌产生有诊断价值的凝集反应,这显然由于有共同抗原存在所致)

Weill-Marchesani syndrome [vail mɑːkə'sɑːni] (Georges Weill; Oswald Marchesani) 韦-马综合征(一种先天性结缔组织的疾病,作为常染色体显性或隐性性状遗传,特征为短头,短指〈趾〉,身材矮小,胸廓宽大及肌肉系统过于发达,关节活动度减少,球形晶状体,晶状体异位,近视及青光眼。亦称先天性中胚叶增生性营养不良,球形晶状体-短身材综合征)

Weill's sign [vail] (Edmond Weill) 韦尔征(婴儿肺炎的病侧锁骨下部无膨胀)

Weil's basal layer (zone) [vail] (L. A. Weil) 魏尔基底层(区)(在牙髓的成牙质细胞层内)

Weil's stain [wail] (Arthur Weil) 韦尔染剂(染髓鞘)

Weil's syndrome (disease) [vail] (Adolf Weil) 魏尔综合征(病)(一种重型钩端螺旋体病,特征为黄疸,通常伴有氮血症、出血、贫血、意识障碍和持续发热。亦称钩端螺旋体性黄疸,传染性黄疸,出血性黄疸钩端螺旋体病)

Weil's test [wail] (Richard Weil) 韦尔试验,眼镜蛇毒试验(检梅毒)

Weinberg's test (reaction) ['vainbəːg] (Michel Weinberg) 温伯格试验(反应)(诊断包虫病的一种补体结合试验)

Weinmannia [wain'mæniə] *n* 万灵木属(树皮具有收敛作用)

Weir Mitchell treatment [wiə'miʃəl] 魏尔·米切尔疗法(见Mitchell treatment)

Weir's operation [wiə] (Robert F. Weir) 阑尾造口术

Weisbach's angle ['vaisbɑːh] (Albin Weisbach) 魏斯巴赫角(在牙槽中点处)

Weismann's theory ['waismən] (August Weismann), **weismannism** ['waismənizəm] *n* 魏斯曼学说(后天特性不遗传)

Weiss' reflex [vais] (Leopold Weiss) 魏斯反射(近视反射)

Weiss' sign [vais] (Nathan Weiss) 魏斯征(轻叩面神经时面肌痉挛)

Weiss' test [vais] (Moriz Weiss) 魏斯试验(检尿色素原)

Weitbrecht's cord (ligament) ['vaitbreʃt] (Josias Weitbrecht) 前臂骨间膜斜索 | ～ foramen 魏特布雷希特孔(肩关节囊孔,与肩胛下肌囊相通)

Welander's distal myopathy (myopathy, syndrome) ['veilɑːndə] (Lisa Welander) 范伦德远端肌病(肌病、综合征),晚期远端遗传性肌病

Welch's bacillus ['welʃ] (William H. Welch) 产气荚膜(梭状芽胞)杆菌

Welcker's angle ['velkə] (Hermann Welcker) 顶骨蝶角 | ～ method 威尔克法(先放血,然后冲洗血管以测定全血量)

welcome ['welkəm] *a* 受欢迎的 *n* 欢迎;迎接 *vt* 欢迎

weld [weld] *vt* 焊接;团结,结合,使连成整体(into) *vi* 焊牢 *n* 焊接,接头

welfare ['welfεə] *n* 幸福,福利;福利事业

well¹ [wel] *n* 井,水井;泉水,池;源泉 *vt, vi* 涌出

well² [wel] (better, best) *ad* 好,令人满意地;有理由地;完全地,充分地;很 *a* 健康的;治愈的;恰当的;令人满意的,良好的 | as ～ 也;同样 / as ～ as 和…一样 / (just) as ～ 还是…好,不妨 / come off ～ 幸运,有满意的结果 / do ～ 成功,改进;健康情况进展良好 / do oneself ～ 生活优裕 / do ～ by sb 款待某人 / do ～ out of 从…获得益处 / do ～ to (do sth) 最好,幸好 / pretty ～ 几乎 / ～ and truly 完全,确实地 / ～ out of (sth) 安然摆脱(某事) / ～

up in 精通,熟悉

well-appointed ['welə'pɔintid] *a* 设备完善的

well-balanced ['wel'bælənst] *a* 匀称的;神志健全的

well-being ['wel,bi:iŋ] *n* 健康;幸福;福利

well-bred ['wel'bred] *a* 教养良好的;良种的

Wellbutrin [wel'bju:rin] *n* 盐酸安非他酮(bupropion hydrochloride)制剂的商品名

well-chosen ['wel'tʃəuzn] *a* 精选的;恰当的

well-done ['wel'dʌn] *a* 干得好的;煮得透的

well-fed ['wel'fed] *a* 营养充足的,吃得好的

well-founded ['wel'faundid] *a* 基础牢固的;有充分根据的

well-informed ['welin'fɔ:md] *a* 见识广博的,消息灵通的

well-known ['wel'nəun] *a* 出名的,众所周知的;熟知的

well-to-do ['weltə'du:] *a* 富裕的,富有的

well-ventilated ['wel'ventileitid] *a* 通风良好的,通气良好的

welt [welt] *n* 风团,风疹块

wen [wen] *n* 表皮囊肿;皮脂囊肿,粉瘤

Wenckebach's disease ['venkəbɑ:h] (Karel F. Wenckebach) 心脏下垂 | ~ period 文克巴赫期(不完全心传导阻滞,表现为P-R间期逐渐延长)

Wender's test ['vendə] (Neumann Wender) 文德尔试验(检葡萄糖)

Wenzell's test ['wenzəl] (William T. Wenzell) 温策尔试验(检士的宁)

Werdnig-Hoffmann paralysis (atrophy, disease, syndrome, type) ['və:dnig 'hɔfmən] (Guido Werdnig; Ernst Hoffmann) 韦-霍麻痹(萎缩、病、综合征、型)(一种遗传性进行性幼稚型肌萎缩。亦称家族脊髓性肌萎缩、婴儿进行性脊髓性肌萎缩)

Werlhof's disease ['və:lhɔf] (Paul G. Werlhof) 特发性血小板减少性紫癜

Wermer's syndrome [wə:mə] (Paul Wermer) 多发性内分泌腺瘤形成I型

Werner-His disease ['və:nə 'his] (Heinrich Werner; William His) 战壕热

Werner Schultz disease ['vernə ʃults] (Werner Schultz) 韦尔纳·舒尔茨病,粒细胞缺乏症

Werner's syndrome ['və:nə] (C. W. Otto Werner) 维尔纳综合征,成人早老症(为常染色体隐性遗传的成人过早衰老,主要特征为硬皮病样皮肤改变〈尤其累及肢体〉、白内障、皮下钙化、肌肉萎缩、糖尿病倾向、面部呈现衰老外观、白发秃头以及肿瘤发生率高。常见身材矮小都是从儿童期开始,其他特征通常是在成人期形成。)

Wernicke-Korsakoff syndrome ['və:nikə kɔ:'sækɔ:f] (Karl Wernicke; Sergei S. Korsakoff) 韦-科综合征(硫胺〈维生素B_1〉缺乏所致的神经精神疾患,最常见的为长期滥用乙醇所致,并伴发其他营养性多神经病)

Wernicke-Mann hemiplegia (type) ['və:nikə mɑ:n] (Karl Wernicke; Ludwig Mann) 韦尼克曼偏瘫(型)(四肢的不全性偏瘫)

Wernicke's aphasia ['və:nikə] (Karl Wernicke) 感觉性失语(症),记言不能 | ~ area, ~ center, ~ field, ~ zone 韦尼克区(言语中枢) / ~ encephalopathy (disease, syndrome) 韦尼克脑病(病、综合征)(一种神经性疾病,特征为精神错乱、情感淡漠、瞌睡、共济失调步态、眼球震颤和眼肌麻痹。现知本病为硫胺〈维生素B_1〉缺乏所致,最常见的为长期滥用乙醇所致,几乎都伴发Korsakoff 综合征〈器质性遗忘症〉,并常伴有其他营养性多神经病) / ~ reaction 韦尼克反应,偏盲性瞳孔反应(hemiopic pupillary reaction,见reaction

项下相应术语) / ~ triangle 韦尼克三角(内囊后脚内之区,在此区内视辐射线刚离开外侧膝状体,接近听辐射线和躯体感觉辐射线)

Wertheim-Schauta operation ['və:taim 'ʃautə] (Ernst Wertheim; Friedrich Schauta) 韦特海姆-绍特手术(膀胱突出修补术,将子宫放在膀胱底和阴道前壁之间)

Wertheim's operation ['və:taim] (Ernst Wertheim) 韦特海姆手术(根治性子宫切除术,治宫颈癌手术)

west [west] *n* 西,西部 *a* 西方的 *ad* 在西方

Westberg's space ['vestbεəg] (Friedrich Westberg) 韦斯特贝格隙(心包主动脉隙)

Westergren method ['westəgren] (Alf Westergren) 韦斯特格伦法(检血沉)

Westermark's sign ['vestəmɑ:k] (N. Westermark) 韦斯特马克征(肺栓塞远端的肺组织,正常放射阴影暂时消失〈无血管〉)

western ['westən] *a* 西方的,西部的 *n* 西部

westernize ['westənaiz] *vt, vi* (使)西洋化,(使)欧化

Weston Hurst disease ['westən hə:st] (Edward Weston Hurst) 韦斯顿·赫斯特病,急性坏死性出血性脑脊髓炎

Westphal-Piltz phenomenon ['vestfɑ:l 'pilts] (A. K. O. Westphal; Jan Piltz) 韦斯特法尔-皮尔茨现象(用力闭上眼睑,瞳孔即收缩,并随之散大,由于轮匝肌紧张所致) | ~ reflex 韦斯特法尔-皮尔茨反射(瞳孔收缩伴闭眼或试图闭眼)

Westphal's nucleus ['vestfɑ:l] (Carl F. O. Westphal) 副核 | ~ sign (phenomenon, symptom) 韦斯特法尔征(现象、症状)(脊髓痨时膝反射消失)

Westphal's phenomenon ['vestfɑ:l] (Alexander K. O. Westphal) 韦斯特法尔现象(①见Westphal-Piltz phenomenon; ②见Westphal sign) | ~ pupillary reflex (见Westphal-Piltz reflex)

Westphal-Strümpell disease, pseudosclerosis ['vestfɑ:l 'strimpəl] (C. F. O. Westphal; Ernst A. G. G. von Strümpell) 肝豆状核变性

West's syndrome [west] (Charles West) 韦斯特综合征,婴儿痉挛

wet [wet] (-tt-) *a* 湿的,潮的;多雨的;浸渍的;用水处理的 *n* 湿气,潮湿,水分 *vt, vi* (使)变湿 | ~ the bed 尿床 / ~ through 湿透的

wet-nurse ['wetnə:s] *n* 奶妈,乳母

wet-pack ['wetpæk] *n* 湿裹法

wetpox ['wetpɔks] *n* 湿痘(类似禽痘,生于口腔内,常因窒息而引起死亡)

wet-scald ['wetskɔ:ld] *n* 羊湿疹

Wetzel's grid ['wetsel] (Norman C. Wetzel) 韦策尔网格(可由小框格直读儿童生长、发育及基础代谢数值)

Wetzel's test ['vetsel] (Georg Wetzel) 韦策尔试验(检血内一氧化碳)

Weyers' oligodactyly syndrome ['vaiəz] (Helmut Weyers) 维耶斯少指(趾)畸形综合征(一种先天性综合征,包括尺骨及尺侧掌骨与指骨缺失,肘前翼状胬肉,胸骨节段减少,肾脾畸形及唇裂与腭裂)

Weyl's test [vail] (Theodor Weyl) 魏尔试验(检肌酸酐、尿硝酸)

Wharton's duct ['hwɔ:tn] (Thomas Wharton) (下)颌下腺管 | ~ jelly (gelatin) 沃顿胶(脐带胶样组织)

what [hwɔt] *pron* 什么;[用于从句]所…的事物(或人) *a* 什么的,怎样的;[表示感叹]多么,何等;[用于从句]所…的,尽可能多的 | and ~ not 诸如此类,等等 / but ~ 而不… / give sb ~ for 惩罚某人,责骂某人 / or ~ 还是其他的什么 / What about ...? …怎么样? / ~ few 那些少数几个 / ~ for

为何目的，为什么 / ～ if? 倘使…将会怎样? 即使…又有什么要紧呢? / ～ is called 所谓 / ～ is more 而且 / ～ is sth for? 某事的用途(或目的)是什么? / ～ little 那一点点 / so ～?, ～ of it? 那又怎么样呢? (认为毫不重要) / ～ though 尽管…有什么关系 / ～'s ～ 重要的事情 (know ～'s ～ 有鉴别能力，有常识) / ～ with ... and (～ with) … 半因…半因…

whatever [*h*wɔt'evə] *pron* 无论什么，凡是…的 *a* 无论什么样的，不管什么样的

whatsoever [ˌ*h*wɔtsəu'evə] *pron, a* = **whatever** (一种强调语气)

wheal [*h*wi:l] *n* 疹块，风团，风块

wheat [*h*wi:t] *n* 小麦

wheaten ['*h*wi:tn] *a* 小麦的;小麦粉制成的;灰黄色的

wheatmeal ['*h*wi:tmi:l] *n* 麦片

wheel [*h*wi:l] *n* 轮 *vt, vi* (使)旋转 | at the ～ 驾驶 / oil the ～s 使事情顺利进行 / on oiled ～s 顺利，无困难 / put one's shoulder to the ～ 开始工作(尤指帮助他人) / ～s within ～s 情况错综复杂

wheelchair ['*h*wi:lˌtʃɛə] *n* (病人等用的)轮椅，椅车

Wheelhouse's operation ['*h*wi:l-haus] (Claudius G. Wheelhouse) 惠尔豪斯手术(会阴部尿道切开术)

wheeze [*h*wi:z] *vi* 喘气，喘息 *vt* 喘息地说(out) *n* 喘息声，喘鸣 | asthmatoid ～ 气喘样喘鸣

wheezy ['*h*wi:zi] *a* (要)喘息的，喘鸣的 | **wheezily** *ad*

whelk [welk] *n* 酒刺，面部丘疹

when [*h*wen] *ad* [疑问副词] 什么时候; [关系副词] …的时候 *conj* 当…时; 一…(就…);如果;虽然;(在)那时 *pron* 什么时候; [关系代词] 那时 *n* 时间

whenever [*h*wen'evə] *conj* 每当，无论何时 *ad* 究竟何时

where [*h*wɛə] *ad* [疑问副词] 在哪里，往哪里，从哪里; [关系副词] 在那里，往那里; [连接副词] 在…的地方;到…的地方 *pron* 什么地方 *n* 地点 | ～ it's at 非常好(尤指时髦、流行)

whereas [*h*wɛər'æz] *conj* 有鉴于;而，却;反之

wherever [*h*wɛər'evə] *ad* 究竟在哪里，究竟到哪里; [连接副词] 无论在哪里，无论到哪里

whet [*h*wet] (-tt-) *vt* 磨;刺激;促进 *n* 磨;开胃物;刺激物

whether ['*h*weðə] *conj* 是否 | ～ ... or ... 是…还是…;或者…或者…，不是…就是…;不管…还是… / ～ or no(或not) 不管怎样，无论如何 / ～ by accident or design 或是偶然或是故意

whey [*h*wei] *n* 乳清 | wine ～ 甜乳清酒 | ～**ey** ['*h*weii:] *a* 似乳清的

wheyface ['*h*weifeis] *n* 苍白的脸;脸色苍白的人 | ～**d** *a* 脸色苍白的

WHHL Watanabe heritable hyperlipidemic (rabbit) 渡边可遗传的高脂血(家兔)

which [*h*witʃ] *pron* 哪个，哪一些; [关系代词] 那个，那些 *a* 哪个的，哪些的 | ～ is ～? 两者有何差异?我正在找的是哪一个?

whichever [*h*witʃ'evə] *pron, a* 无论哪个，无论哪些

while [*h*wail] *n* 一会儿，一段时间 *conj* 当…的时候，和…同时;而，然而;虽然，尽管;只要 *vt* 消磨 (away) | all the ～ 一直，始终 / at ～s 有时，间或 / between ～s 时时，时常 / the ～ 其时，当时，(与此)同时 / worth (one's) ～ 值得(某人)(花时间，精力等)的 / make it worth sb's ～ 酬谢某人

whip [*h*wip] (-pp-) *vt* 鞭挞，抽打;很快地拿取 *vi* 拍击，急走 *n* 鞭子 | have(或got) the ～ hand over sb 控制某人，支配某人

whiplash ['*h*wiplæʃ] *n* 鞭打;鞭子式损伤 (whiplash injury, 见injury项下相应术语)

Whipple's disease ['*h*wipl] (George H. Whipple) 惠普尔病(一种养料吸收障碍综合征,亦称肠源性脂肪代谢障碍) | ～ test 惠普尔试验(检肝功能)

Whipple's operation ['*h*wipl] (Allen O. Whipple) 惠普尔手术(根治性胰头十二指肠切除术) | ～ triad 惠普尔三征(分泌胰岛素肿瘤的主要临床征象:①自发性低血糖〈血糖低于50mg/100ml〉,②伴有中枢神经或血管舒缩症状,③口服或静脉注射葡萄糖使症状缓解)

whipworm ['*h*wipwə:m] *n* (毛首)鞭虫

whirl [*h*wə:l] *vt* & *vi* (使)旋转;发晕 *n* 旋转;眩晕;混乱 | in a ～ 混乱 / give sth a ～ 试,尝试

whirlbone ['*h*wə:lbəun] *n* 髌;股骨头

whisk(e)y ['*h*wiski] *n* 威士忌酒 *a* 威士忌酒的

whisper ['*h*wispə] *vi* 低语,耳语 *vt* 低声地讲,私下说 *n* 低语,耳语

whistle ['*h*wisl] *n* 口哨;哨声,笛声;笛,汽笛 *vi* 吹口哨;鸣笛 *vt* 吹哨;召唤 | ～ for it 空想,徒然想得到 / wet one's ～ 喝杯酒,润喉

white [*h*wait] *a* 白的;苍白的;白种(人)的 *n* 白色;白种人,眼白;蛋白;[复] 白带 | Spanish ～ 次硝酸铋 / visual ～ 视白质

whitecomb ['*h*waitkəum] *n* 白冠病,鸡冠癣病

whitehead ['*h*waithed] *n* 粟粒疹

Whitehead's operation ['*h*waithed] (Walter Whitehead) 怀特黑德手术(①痔切除术;②舌切除术)

Whitehorn's method ['*h*waithɔ:n] (John C. Whitehorn) 怀特霍恩法(检血中氯化物)

whiteleg ['*h*waitleg] *n* 股白肿

whiten ['*h*waitn] *vt, vi* (使)变白

whitepox ['*h*waitpɔks] *n* 轻型天花,乳白痘,类天花

White's operation ['*h*wait] (J. W. White) 怀特手术(睾丸切除术,治前列腺肥大)

Whitfield's ointment ['*h*witfi:ld] (Arthur Whitfield) 怀特菲尔德软膏(苯甲酸及水杨酸软膏)

whitish [*h*waitiʃ] *a* 带白色的;有些苍白的

whitlow ['*h*witləu] *n* 瘭疽,化脓性指头炎 | herpetic ～ 疱疹性瘭疽 / melanotic ～ 黑变性瘭疽 / thecal ～ 腱鞘瘭疽(手指末节化脓性腱鞘炎)

Whitman's operation ['*h*witmən] (Royal Whitman) 惠特曼手术(①髋关节成形术;②距骨切除术)

Whitmore's bacillus ['*h*witmɔ:] (Major A. Whitmore) 假鼻疽杆菌 | ～ disease (fever) 类鼻疽

Whitnall's tubercle ['hwitnæl] (Samuel E. Whitnall) 怀特纳尔结节(颧骨眶面中内侧部分的小隆起,亦称眶外侧结节或睑结节)

WHO World Health Organization 世界卫生组织

who [hu:] *pron* 谁; [用于从句] …的人;他(她);他(她)们

whoever [hu(:)'evə] *pron* 无论谁,无论什么人;究竟是谁

whole [həul] *a* 全体的,所有的,整个的 *n* 全部;整个(of) | as a ～ 总体上,整个(地) / on the ～ 总的看来,大体上,基本上

wholehearted ['həul'hɑ:tid] *a* 全心全意的,全神贯注的 | ～**ly** *ad* / ～**ness** *n*

wholesome ['həulsəm] *a* 适合卫生的,促进健康的;有益的;强健的;安全的

wholly ['həulli, 'həuli] *ad* 完全地,全部

whoop [hu:p] *n* (激动,欢乐时的)高喊;哮咳,吼声 *vi* (百日咳似地)咳嗽 | ～ it up 尽情欢乐

whooping cough ['hu:piŋkɔf] 百日咳

whorl [*h*wə:l] *n* 螺环;涡(指纹) | bone ～ 内生骨疣 / lens ～ 晶体环 | ～**ed** *a* 有螺环的;有涡的

whose [hu:z] *pron* (who或which的所有格)谁的; [用于从句] 那个人的,那些

人的;它的;它们的

why [*h*wai] *ad* [疑问副词、连接副词、关系副词] 为什么 *n* 原因,理由

Whytt's disease [*h*wit] (Robert Whytt) 惠特病(结核性脑膜炎引起的急性脑积水)

Wichmann's asthma ['viʃmən] (Johann E. Wichmann) 喘鸣性喉痉挛

wick [wik] *n* 灯芯;(伤口内作引流用的)纱布条 | get on sb's ～ (不断地)打搅某人

wicked ['wikid] *a* 坏的,邪恶的;恶劣的

Wickersheimer's fluid (medium) ['vikəˌʃaimə] (J. Wickersheimer) 维克沙伊默尔液(保存解剖标本用)

Wickham's striae ['wikəm] (Louis-Frédéric Wickham) 威克姆纹(丘疹上的灰白色网纹,为扁平苔藓的特征)

Widal-Abrami disease [vi'dɑːl ə'brɑːmi] (G. F. I. Widal; Pierre Abrami) 肥-阿病,后天溶血性黄疸

Widal's syndrome [vi'dɑːl] (Georges F. I. Widal) 溶血性黄疸贫血病 | ～ test (reaction, serum test) 肥达试验(反应),伤寒凝集反应(试验)(检伤寒)

wide [waid] *a* 宽阔的;广大的,广泛的 *ad* 广大地;充分地 | ～ of the mark 不正确,不合适 | ～**ly** *ad*

wideawake ['waidə'weik] *a* 完全清醒的,警惕的

widen ['waidn] *vt, vi* (使)加宽,扩大

widespread ['waidspred] *a* 分布广的,流传广的;普遍的

widow ['widəu] *n* 寡妇 *vi* 使丧偶 | ～**er** *n* 鳏夫

Widowitz' sign ['vidəuvits] (Jannak Widowitz) 维多维茨征(眼球突出,眼球及眼睑运动迟缓,见于白喉性麻痹)

width [widθ] *n* 宽阔,广博;宽度

widthwise ['widθwaiz] *ad* 横着,横向地

wield [wiːld] *vt* 挥动;使用;行使,施加

wife [waif] ([复] **wives** [waivz]) *n* 妻;已婚妇女

Wigand's version (maneuver) ['viːgənt] (Justus H. Wigand) 维甘德手法(横位胎儿外倒转术)

Wiggers diagram ['wigəz] (Carl J. Wiggers) 威格斯图(以图表示心搏周期的变化)

wiggle ['wigl] *vt, vi, n* 摆动,扭动

wiggler ['wiglə] *n* 孑孓

Wilbur-Addis test ['wilbə 'ædis] (Ray Lyman Wilbur; Thomas Addis) 韦-艾试验(检尿胆素原及尿胆素)

Wilcoxon's rank sum test, signed rank test [wil'kɔksn] (Frank Wilcoxon) 威尔科克森秩和检验、符号秩检验(见test项下rank sum test和signed rank test)

wild [waild] *a* 野的;野生的;野蛮的 *ad* 狂暴地;胡乱地 | run ～ 放肆,控制不住 / go ～ 狂怒,欣喜若狂 | ～**ly** *ad* / ～**ness** *n*

Wildbolz test (reaction) ['viltbəults] (Hans Wildbolz) 威尔特博尔茨试验(反应),自尿试验(反应)(检结核病)

Wildermuth's ear ['vildəmut] (Hermann A. Wildermuth) 维尔达穆特耳(对耳轮较显,耳轮发育不全)

Wilder's diet ['waildə] (Russell M. Wilder, Sr.) 魏尔德饮食(低钾饮食,从前用于治疗艾迪生〈Addison〉病)

Wilder's law of initial value ['waildə] (Joseph Wilder) 怀尔德初期值定律(自主性器官的功能越强,其对刺激引起的兴奋能力越弱,而对抑制因子的反应则越强,由于初期值过高或过低,常有明显的反常反应的趋势,即和正常反应方向相反)

Wilder's sign ['waildə] (William H. Wilder) 怀尔德征(突眼性甲状腺肿时的早期体征,即眼球由内向外或由外向内转动时出现轻度震颤)

Wilde's cords [waild] (William R. W. Wilde) 胼胝体横纹 | ～ incision 怀尔德切开(耳后乳突切开,治乳突脓肿)

will¹ [wil] *n* 意志,意愿;遗嘱 | at ～ 任意,随意 / of one's own free ～ 出于自愿,自愿地 / with a ～ 起劲,热心 / where there's a ～, there's a way 有志者事竟成

will² [强wil; 弱wəl] (would) *v aux* 将要;会;愿,要

Willan's lepra ['wilən] (Robert Willan) 牛皮癣,银屑病

Willebrand disease ['vilibrɑ:nt] (Erik A. von Willebrand) 威勒布兰特病(即von Willebrand's disease〈冯威勒布兰特病〉,先天性出血素质,作为常染色体显性性状遗传,特征为出血时间延长,凝血因子Ⅷ缺乏,血小板贴附于玻璃小珠经常受损,伴鼻衄和外伤或手术后出血增多,子宫出血和产后出血) | ～ factor 威勒布兰特因子(即von Willebrand's factor〈冯威勒布兰特因子〉,因子Ⅷ的属性,为血小板粘附于血管成分所必需,此因子缺乏,可导致出血时间延长,见于冯威勒布兰特病。亦称factor $Ⅷ_{VWF}$)

Willett forceps (clamp) ['wilit] (J. A. Willett) 威利特钳(头皮钳)

Willia ['wiliə] *n* 威立酵母属(现名汉逊酵母属Hansenula)

Williams-Campbell syndrome ['wiljəmz 'kæmbl] (Howard Williams; Peter E. Campbell) 威-坎综合征(先天性支气管软化,系因末梢支气管第一分枝远端的环状软骨缺失所致,特点为支气管扩张)

Williamson's blood test ['wiljəmsn] (Richard T. Williamson) 威廉森血液试验(检糖尿病)

Williamson's sign ['wiljəmsn] (Oliver K. Williamson) 威廉森征(气胸及胸膜积液时下肢血压与同侧臂血压相比显著降低)

Williams' sign (tracheal tone) ['wiljəmz] (Charles J. B. Williams) 威廉斯征(气管音)(胸膜大量积液时第二肋间呈浊鼓音)

Williams syndrome ['wiljəmz] (J. C. P. Williams) 威廉斯综合征(主动脉瓣上方狭窄、精神发育迟缓、小精灵面容及婴儿暂时性高钙血症。亦称小精灵面容综合征)

willies ['wiliz] [复] *n* 神经紧张 | give sb the ～ 使某人害怕

willing ['wiliŋ] *a* 愿意的;乐意的 | ～**ly** *ad* / ～**ness** *n*

Willis' antrum ['wilis] (Thomas Willis) 幽门窦 | ～ circle 大脑动脉环 / ～ cords 威利斯索(上矢状窦横索) / ～ nerve 副神经(第十一对脑神经) / ～ paracusis 威利斯误听,威利斯听觉倒错(在嘈杂环境下听力增强)

Wilms' tumor ['vilmz] (Marx Wilms) 维尔姆斯瘤(一种迅速形成的恶性混合型肾瘤,由胚胎性瘤组成,一般是5岁前儿童患此病,可能见之于胎儿。亦称胚性腺肌肉瘤,胚性癌肉瘤)

Wilson-Mikity syndrome ['wilsn 'mikəti] (Miriam G. Wilson; Victor G. Mikity) 威-米综合征(一种罕见的低出生体重儿肺功能不全,特点为起病隐匿,生后一月发生呼吸过度与发绀,常致死亡。X线摄影见全肺有多发性囊状充气过度病灶与间质性支持结构粗糙增厚。本症被认为系肺实质成熟度不同,特别是肺泡增生方面的差异,因此被称为肺成熟障碍)

Wilson's degeneration, disease, syndrome ['wilsn] (Samuel A. K. Wilson) 肝豆状核变性

Wilson's muscle ['wilsn] (James Wilson) 尿道膜部括约肌

wilt [wilt] *vi, vt* (使)枯萎;(使)衰弱;(使)憔悴 *n* 衰弱,憔悴;萎蔫病

Wimberger's sign ['vimbə:g] (Heinrich Wimberger) 温博格征(近端胫骨对称性糜烂,患先天性梅毒婴儿X线摄影时所见)

Wimshurst machine ['wimzhə:st] (James Wimshurst) 温姆斯赫斯特起电机

win [win] (won; -nn-) *vi* 获胜,赢;(经过努力)成功,成为,达到 *vt* 赢得;博得 | ~ hands down 轻易取胜 / ~ the day 成功,获胜

wince [wins] *vi, n* (因疼痛等)畏缩,退缩

Winckel's disease ['viŋkəl] (Franz K. L. W. von Winckel) 温克尔病(新生儿的一种致死性疾病,其特点为黄疸、出血、血红蛋白尿等)

wind[1] [waind] (wound或winded) *vt* 绕,缠绕,裹,卷 *vi* 弯曲前进,迂回 *n* 弯曲;缠绕;一圈,一转 | ~ off 卷开,缠开 / ~ up 卷紧,使紧张,使兴奋;结束;上紧…的发条 / ~ one's way into sb's affections 用巧妙的手法获得某人的喜欢 / ~ sb round one's little finger 摆布某人,左右某人

wind[2] [wind] *n* 风;气息,呼吸;时尚;肠气(指屁) *vt* 使通风,使吹干;嗅出;使喘气 | break ~ 放屁 / get(或have) ~ of 得到…的风声,获得…的线索 / (sth) in the ~ (某事)即将发生;(某事秘密地)在进行 / It's an ill wind (that blows no good 〈或nobody any good〉) 使人人遭殃的风才是恶风(指即使坏事也可能有某些好的结果) / put(或get) the ~ up (使)成为害怕,(使)成为忧虑 / (sail) close to the ~ 几乎行动失检,几乎不诚实 / second ~ 喘气后恢复正常的呼吸;作再次努力的能力 / sound in ~ and limb 健康 / throw(或fling) caution to the ~s 完全不顾后果,不再考虑 | ~**less** 无风的

windage ['windidʒ] *n* 气压伤

windburn ['windbə:n] *n* 吹风性皮肤伤(过度吹风引起的皮肤皲裂)

windchill ['windtʃil] *n* 风力降温,吹风冷却

windgall ['windgɔ:l] *n* 后腘滑膜瘤(马)

windigo ['windigəu] *n* 巨神温第高(爱斯基摩人和美国某些印第安人神话中的食人肉巨神,同样也是一种特定文化的综合征,表现为被巨神温第高着魔的妄想,惧怕成为食人肉者,有时确有食人肉行为和激越性忧郁症。亦称witigo)

winding ['waidiŋ] *n* 线卷,线组;卷绕,绕法;弯曲 *a* 卷绕的;弯曲的,曲折的

windlass ['windləs] *n* 起锚机,卷扬机 *vt* 吊起 | Spanish ~ 西班牙纹带(一种急救用的肢体止血带)

window ['windəu] *n* 窗,窗口 | aortic ~ 主动脉窗 / aorticopulmonary ~ 主动脉中膈缺损 / oval ~ 卵圆窗,前庭窗 / round ~ 圆窗,蜗窗

windowing ['windəuiŋ] *n* 开窗术(在骨皮质上的外科开口)

windpipe ['windpaip] *n* 气管

windpuff ['windpʌf] *n* 球节下肿(马)

windsucking ['windsʌkiŋ] *n* 咬槽咽气癖(马)

windy ['windi] *a* 有风的;腹胀的,气胀的

wine [wain] *n* (葡萄)酒;酒剂,药酒

wineglass ['wainglɑ:s] *n* 酒杯;一酒杯量(约等于2液英两)

wing [wiŋ] *n* 翼,翅膀;翼状物 *vt* 飞过;使飞;使加速 *vi* 飞行,飞速行进(或传播) | ash-like ~ 灰翼,迷走神经三角 / ~ of nose 鼻翼 / ~ of vomer 犁骨翼 | under sb's ~ 在某人的庇护下,在某人的帮助下 / give(或lend) ~s to 加快…速度

winged [wiŋd] *a* 有翼的;飞行的;飞速的

WinGel ['windʒel] *n* 氧化铝-氧化镁,铝镁片(alumina and magnesia)制剂的商品名

Winiwarter-Buerger disease ['viniˌvɑ:tə 'biəgə] (Felix von Winiwarter; Leo Buerger) 维-伯病,血栓闭塞性脉管炎

Winiwarter's operation ['viniˌvɑ:tə] (Alexander von Winiwarter) 胆囊小肠吻合术

wink [wiŋk] *vi* 眨眼;闪烁;突然终止;熄灭(out) *vt* 眨(眼) *n* 眨眼,小睡,打盹;瞬息

winking ['wiŋkiŋ] *n* 眨眼,瞬目 | jaw

～ 颌动瞬目(反射)

Winkler's disease ['vinklə] (Max Winkler) 慢性结节性耳轮软骨皮炎

winner ['winə] *n* 获胜者,成功者

winning ['winiŋ] *a* 获胜的,赢的 *n* 获胜,赢,胜利

Winslow's foramen ['winzləu] (Jacob B. Winslow) 网膜孔 | ～ ligament 腘斜韧带 / ～ pancreas 钩突(胰) / ～ stars 温斯娄毛细血管涡(眼)

Winstrol ['winstrɔl] *n* 司坦唑(stanozolol)制剂的商品名

winter ['wintə] *n* 冬季 *a* 冬季的 *vt, vi* (让)过冬

Winterbottom's sign (symptom) ['wintəˌbɔtəm] (Thomas M. Winterbottom) 温特博特姆征(症状)(患非洲锥虫病时后颈淋巴结肿大)

wintergreen ['wintəgri:n] *n* 冬绿树;冬青油

Winternitz's sound ['vintəˌnits] (Wilhelm Winternitz) 温特尼茨探子(双腔导管)

wintery, wintry ['wintri] *a* 冬天的;寒冷的

Wintrich's sign ['vintriʃ] (Anton Wintrich) 温特里希征(肺空洞时,胸部叩音的音调随开口和闭口而变化)

Wintrobe hematocrit ['wintrəub] (Maxwell M. Wintrobe) 温特罗布血细胞容量计(一种厚壁玻璃管,以毫米从0到105刻度) | ～ method 温特罗布法(测血红细胞沉降率)

wipe [waip] *vt* 揩,擦;擦净,揩干;去除,消灭;抹上 *n* 擦,揩 | ～ out 擦洗;去除,消灭 / ～ up 擦干挣;揩掉

wire ['waiə] *n* 丝,金属丝;电线,线路 *vt* 用金属丝缚(或串、联接、加固等) *vi* 打电报 | arch ～ 弓丝(牙科用) / ligature ～ 结扎丝 / separating ～ 分离丝(正牙学用)

wireless ['waiəlis] *a* 无线的,不用金属线的;无线电的,无线电报(或电话)的 *n* 无线电;无线电报;无线电话 *vt, vi* 用无线电发送

wireworm ['waiəwə:m] *n* 捻转血矛线虫

wiring ['waiəriŋ] *n* 配线,布线;栓结术,线缝法,接线法;架线缝法(骨折) | circumferential ～ 环周栓结术 / continuous loop ～ 连续环状栓结术(牙科) / craniofacial suspension ～ 颅面悬吊栓结术 / perialveolar ～ 牙槽周栓结术 / piriform aperture ～ 犁状口栓结术

Wirsung's canal (duct) ['viəsu:ŋ] (Johann G. Wirsung) 胰管

wiry ['waiəri] *a* 金属线制的;金属丝般的;弦样的(指脉搏细而紧,如腹膜炎时);(人、动物)瘦长而结实的

WISC Wechsler Intelligence Scale for Children 韦克斯勒儿童智力量表

wisdom ['wizdəm] *n* 智慧,明智

wise[1] [waiz] *a* 有智慧的,明智的;博学的 | get ～ to 知道,了解(诡计等) / none the ～r 还是和原来一样不明白 / put sb ～ 使某人知情 / ～ after the event 事后聪明 | ～**ly** *ad*

wise[2] [waiz] *n* 方式,方法 | in any ～ 无论如何 / in like ～ 同样地 / in no ～ 一点也不,绝不 / in this ～ 这样地

wish [wiʃ] *vt* 祝愿,希望 *vi* 希望,想要 *n* 希望,愿望

Wishart test ['wiʃɑ:t] (Mary B. Wishart) 威夏尔特试验(检丙酮血)

wishful ['wiʃful] *a* 怀有希望的,(表示)愿望的 | ～**ly** *ad*

Wiskott-Aldrich syndrome ['viskɔt 'ɔ:ldritʃ] (Alfred Wiscott; Robert Anderson Aldrich) 威-奥综合征(一种X连锁免疫缺陷综合征,特征为湿疹、血小板减少及复发性化脓性感染。对多糖抗原不能产生抗体,从而增加了对荚膜杆菌〈流感嗜杆菌,脑膜炎球菌,肺炎球菌〉的易感性。通常IgM降低,IgA和IgE升高,皮肤通常无变应性,淋巴网状内皮细胞恶性病的发生率亦高。亦称奥尔德里奇〈Aldrich〉综合征,伴有血小板减少

和湿疹的免疫缺陷症)

wistful ['wistful] *a* 渴望的;沉思的 | ~**ly** *ad*

wit [wit] *n* 智力,机智;戏谑,诙谐;有才智者 | at one's ~s end 智穷计尽,不知所措 / have(或 keep) one's ~s about one 警觉,保持机警 / live by one's ~s 靠施展小聪明过日子

witch [witʃ] *n* 女巫 *vt* 迷惑,蛊惑 *a* 有魔力的;迷人的

witchery ['witʃəri] *n* 巫术;魅力

with [wið] *prep* 和…一起;具有,带有,加上,包括…在内;随着;用;以;由于,因;虽然

withdraw [wið'drɔ:] (withdrew, withdrawn) *vt* 收回,提取;撤消,使退出;拉下;移开 *vi* 离开,退出 | ~**al** *n* 收回,撤消,撤退;(病理性)退隐;停止服药;戒毒,脱瘾

wither ['wiðə] *vi, vt* (使)枯萎;(使)消亡;(使)衰弱

withers ['wiðəz] [复] *n* 鬐甲(马肩胛间隆起部分) | fistulous ~ (马的)鬐甲瘘

withhold [wið'həuld] (withheld) *vt* 抑制,制止,阻止;拒绝 *vi* 抑制,忍住 | ~**er** *n* 抑制因素

within [wi'ðin] *prep* 在…里面,在…内部;在…范围以内,不超过 *ad* 在里面,在内部;户内 *n* 里面,内部 | ~ an ace of 离…只差一点儿

without [wi'ðaut] *ad* 在外面,外表上;户外;在没有的情况下 *prep* 无,没有;不;在…外面;在…范围以外 *n* 外面;外部 *conj* 除非,如果不

withstand [wið'stænd] (withstood) *vt* 抵挡,反抗;经受住

witigo [wi'taigəu] *n* 巨神温第高(见 windigo)

witkop ['witkəp] *n* 头皮白痂病,黄癣(见于南非班图人)

witness ['witnis] *n* 证据;证明;证人 *vt* 目睹;表明,证明 *vi* 作证人;成为证据 | bear(或give, stand) ~ 证明,作证 / bear ~ to 证明 / (stand) in ~ of 作为…的证据(或证人)

Witzel's operation ['vitsel] (Friedrich O. Witzel) 维茨尔手术(胃造口术)

witzelsucht ['vitselzu:ht] *n*【德】诙谐癖

wives [waivz] wife的复数

Wladimiroff's operation [ˌvlædi'mi:rɔf] 弗拉季米罗夫手术(跗骨切除术)

WMA World Medical Association 世界医学协会

wobble ['wɔbl] *vi, vt* (使)摇摆,(使)颤抖 *n* 摇摆;犹豫;波动;变量 | **wobbly** *a* 摇摆的,不稳定的,颤动的

wobbles ['wɔblz] [复] *n* 马摇摆病

woe [wəu] *n* 悲哀,苦恼;[常用复] 不幸的事故,灾难

woeful ['wəuful] *a* 悲哀的;不幸的;令人遗憾的

Wohlfahrtia [vɔ:l'fɑ:tiə] *n* 污蝇属 | ~ magnifica 壮丽污蝇 / ~ vigil 迈(根)氏污蝇

Wohlfart-Kugelberg-Welander syndrome ['vəulfɑ:t 'ku:gəlbə:g 'veləndə] (Karl G. V. Wohlfart; Eric K. H. Kugelberg; Lisa Welander) 沃-库-韦综合征(见Kugelberg-Welander syndrome)

Wohlgemuth's test ['vɔ:lgi:mut] (Julius Wohlgemuth) 沃尔格穆特试验(检肾功能不全)

woke [wəuk] wake的过去式和过去分词

woken ['wəukən] wake的过去分词

Wolbachia [wɔl'bækiə] (Simeon Burt Wolbach) *n* 沃尔巴克体属

Wolbachieae [ˌwɔlbə'kaiii:] (S. B. Wolbach) *n* 沃尔巴克体族

Woldman's test ['wɔldmən] (Edward E. Woldman) 沃尔德曼试验(检胃肠病变)

Wolfe-Krause graft [vulf krauz] (J. R. Wolfe; Fedor Krause) 沃尔夫-克劳泽移植片(全层皮移植片)

Wolfenden's position ['wɔlfəndən]

(Richard N. Wolfenden) 沃尔芬登卧位(头部悬垂床边)

Wolfe's graft [wulf] (John R. Wolfe) 沃尔夫移植片(全层皮移植片)

Wolff-Eisner reaction (test) [vɔlfˈaiznə] (Alfred Wolff-Eisner) 午非・埃斯纳反应(试验)(用伤寒和结核的毒素滴眼后,眼结膜的局部反应)

wolffian [ˈwulfiən] (Kaspar F. Wolff) *a* 午非的(如~ body 午非体〈中肾〉, ~ cyst 午非管囊肿〈一种子宫阔韧带囊肿〉, ~ duct 午非管〈中肾管〉, ~ ridge 中肾嵴)

Wolff-Parkinson-White syndrome [ˈwulf ˈpɑːkinsn ˈhwait] (Louis Wolff; John Parkinson; Paul D. White) 午非-帕金森-怀特综合征(阵发性心搏过速〈或心房纤维性颤动〉和预激综合征,心电图上显示P-R间期缩短及QRS时限延长。亦称异常房室兴奋)

Wolff's law [vɔlf] (Julius Wolff) 午非定律(正常的或异常的骨,其形成的结构最适于抵抗在其上作用之力)

Wolf-Hirschhorn syndrome [vɔlf ˈhəːʃhɔːn] (Ulrich Wolf; Kurt Hirschhorn) 沃-赫综合征(一种与4号染色体短臂部分缺失有关的综合征,特征为小头,眼距过宽,内眦赘皮,腭裂,小颌,简化型低位耳,隐睾及尿道下裂)

Wölfler's operation [ˈvelflə] (Anton Wölfler) 佛尔夫勒手术(前胃空肠吻合术,治幽门梗阻)

wolfram [ˈwulfrəm] *n* 钨(化学元素)

Wolfram syndrome [ˈwulfrəm] (D. J. Wolfram) 沃尔弗拉姆综合征(一种常染色体隐性遗传综合征,包括糖尿病,尿崩症,视神经萎缩及神经性聋)

Wolfring's glands [ˈvɔːlfriŋ] (Emilij F. von Wolfring) 沃尔弗林腺(结膜下管泡腺)

wolfsbane [ˈwulfsbein] *n* 欧乌头;山金车花

Wollaston's doublet [ˈwuləstən] (William H. Wollaston) 沃拉斯顿双合透镜(纠正色象差)

Wolman disease [ˈwɔlmən] (Moshe Wolman) 渥尔曼病(溶酶体固醇酯酶缺乏所致的溶酶体贮积病,婴儿早期开始发病,1岁前即死亡。临床特征包括肝脾肿大、脂泻、腹胀、贫血、营养不良和肾上腺钙化)

woman [ˈwumən] ([复] **women** [ˈwimin]) *n* 妇女,女人,女性 *a* 妇女的,女性的 | ~ of the world 深通世故的女人 | ~**hood** *n* (女子)成年期,女子特性; [总称] 女子

womanize. womanise [ˈwumənaiz] *vt* 使带女子气,使柔弱

womanly [ˈwumənli] *a* 有女子气质的,适合女子的

womb [wuːm] *n* 子宫;发源地,孕育处 | from the ~ to the tomb 从生到死,一生 / in the ~ of time 在酝酿中,尚未发生

won [wʌn] win的过去式和过去分词

wonder [ˈwʌndə] *n* 惊异;奇迹,奇观 *vi* 感到惊异;感到疑惑 *vt* 对…感到奇怪,对…感到怀疑;想知道 | and no(或small) ~ 不足为奇 / for a ~ 说来奇怪;意想不到地 / It's a ~ (that) 奇怪的是… / No(或Little, Small) ~ (that) 难怪…; …不足为奇

wonderful [ˈwʌndəful] *a* 惊人的;奇妙的;极好的 | ~**ly** *ad*

Wong's method (San Yin Wong 中国生化学家黄新彦) 黄氏法(检血红蛋白中铁)

wood [wud] *n* 树林,森林;木,木材 | can't see the ~ for the tree 见树不见林 / out of the ~ (s) 脱离危险(或困难等)

Woodbridge treatment [ˈwudbridʒ] (John E. Woodbridge) 伍德布里奇疗法(用小剂量甘汞、鬼臼脂及肠消毒剂治伤寒)

Wood's light (filter, glass) [wud] (Robert W. Wood) 伍德光(滤器、玻璃)(汞蒸气灯的紫外线照射,通过氧化

镍滤器〈即伍德滤器或玻璃〉透射，可见光谱中只有一部分紫外线可透过，诊断头癣等用)

wool [wul] *n* 羊毛;绒毛;棉(花) | collodion ～ 火棉，二硝化纤维素 / cotton ～ 原棉，脱脂棉，药棉 / gut ～ 肠线绒 / styptic ～ 止血棉(浸过氯化铁的棉花) | keep your ～ on 别发怒 / pull the ～ over sb's eyes 欺骗某人，蒙蔽某人

Woolner's tip ['wulnə] (Thomas Woolner) 耳郭结节

word [wə:d] *n* 词，单词;话，言词 | at a ～ 立即;简言之 / be as good as one's ～ 守信 / big ～s 大话，吹牛 / break one's ～ 失信，食言 / eat one's ～s 收回前言，承认说错话 / give one's ～ 保证，允诺 / in a(或one) ～ 简言之，总之，一句话 / in other ～s 也就是说，换句话说 / in so many ～s 明确地，直截了当地 / the last ～ (on) 最后一句话;最后决定权，定论 / the last ～s 临终的话，遗言 / ～ for ～ 逐字地;一字不变地 / put in (或say) a good ～ for sb 为某人说好话，推荐 / suit the action to the ～ 怎么说就怎么做 / take sb at his ～ (或take one's ～ for it) 相信某人的话

word-blind ['wə:dblaind] *a* 无读字能力的，患失读症的

word-salad [wə:d'sæləd] *n* 言语杂乱，言语芜杂

wore [wɔ:] wear的过去式

Woringer-Kolopp disease (syndrome) [ˌvəurin'ʒεə kə'lɔp] (Frédéric Woringer; P. Kolopp) 伏-科病(综合征)，佩吉特病样网状细胞增生病(即pagetoid reticulosis)

work [wə:k] *n* 工作，劳动;［复］著作;［复］工厂;作用;功(符号为*W*);产品 (worked或wrought) *vi* 工作;(机器、器官等)运转，活动;(计划等)起作用，有效 *vt* 使工作;开动;管理;造成，引起 | all in the day's ～ 合常理的，一般的 / at ～ 在工作;在运转;在起作用 / in ～ 在业，有工作;正在完成之中 / have one's ～ cut out 工作已经排定 / make short(或quick) ～ of 迅速做某事，迅速处理某事 / out of ～ 失业 / set(或go) about one's ～ 着手工作 / set(或go) to ～ (on) 开始做，开始工作 / ～ away 不停地继续工作 / ～ in 插进，引进;配合(with) / ～ off 排除;清理;发泄 / ～ on(或upon) 影响;设法说服 / ～ out 作出;设计出;制订出;算出;消耗完 / ～ over 检查;研究;重做 / ～ up 逐步建立起;逐步引起(情绪等);综合加工，整理;逐步发展 / ～ up an appetite (通过劳动或运动)激起食欲

workable ['wə:kəbl] *a* 可使用的;可运转的;切实可行的

worker ['wə:kə] *n* 工人，劳动者;工作人员

workhouse ['wə:khaus] *n* 感化院，教养所

working ['wə:kiŋ] *a* 劳动的，工作的;运转的，在使用的;(面部等)抽搐的 *n* 工作，劳动;活动;作用;(面部等的)抽搐

workman ['wə:kmən] (［复］**workmen**) *n* 工人，劳动者，工作者，工匠

workout ['wə:kaut] *n* (体育)锻炼

workshop ['wə:kʃɔp] *n* 车间，工场

work-up ['wə:kʌp] *n* 检查(指化验、X线等)

workwoman ['wə:kˌwumən] (［复］**workwomen** ['wə:kˌwimin]) *n* 女工，女工作者

world [wə:ld] *n* 世界;界，领域 | all the ～ to sb 对…来说是最重要的事 / bring into the ～ 接生 / come into the ～ 出世，诞生;(著作)问世 / dead to the ～ (因酒醉或熟睡)什么都不知道 / for all the ～ 完全，一点不差地;无论如何 / give to the ～ 出版，发表 / go out of this ～ 去世，死 / in the ～［加强语气用］到底，究竟 / not for the ～ 当然不 / on top of the ～ 极愉快 / out of this ～ 极好的，极妙的 /

think the ～ of 对…极关心 / ～s apart 完全不一样

World Health Organization (WHO) 世界卫生组织

worm [wəːm] *n* 虫,蠕虫,肠虫;蚯蚓;蚓部;蟠管(蒸馏器) *vt* 使蠕行;给…驱肠虫 *vi* 蠕行 | bilharzia ～ 裂体吸虫,血吸虫(即Schistosoma) / bladder ～ 囊虫 / blinding ～ 旋盘尾丝虫(即Onchocerca volvulus) / case ～ 棘球绦虫(即Echinococcus) / cayor ～ 病蝇蛆 / ～ of cerebellum 小脑蚓部 / dragon ～, guinea ～, Medina ～, serpent ～ 麦地那龙线虫(即Dracunculus medinensis) / eel ～, maw ～ 蛔虫(即Ascaris) / eye ～ 眼丝虫,罗阿丝虫(即Loa loa) / flat ～ 扁形动物,扁虫 / fluke ～ 吸虫 / heart ～ 犬恶丝虫(即Dirofilaria immitis) / horsehair ～ 铁线虫(即Gordius) / kidney ～ 肾膨结线虫(即Dioctophyma renale) / lung ～ 肺蠕虫(如肺吸虫) / meal ～ 拟谷盗甲虫 / palisade ～ 马圆线虫(即Strongylus equinus) / pork ～ 旋毛线虫,旋毛虫(即Trichinella spiralis) / screw ～ 旋蝇 / spinyheaded ～, thorny-headed ～ 棘头虫(即Acanthocephala) / stomach ～ 捻转血矛线虫(即Haemonchus contortus) / tongue ～ 舌形虫(即Pentastomida) / trichina ～ 旋毛虫(即Trichinella)

wormian bones ['wəːmiən] (Olaus Worm) 缝间骨

Wormley's test ['wəːmli] (Theodore G. Wormley) 沃姆利试验(检生物碱)

Worm-Müller's test [vəːm'milə] (Jacob Worm-Müller) 沃姆·苗勒试验(检尿葡萄糖)

wormseed ['wəːmsiːd] *n* 山道年草;土荆芥

wormwood ['wəːmwud] *n* 苦艾

worn [wɔːn] wear的过去分词 *a* 用旧的;筋疲力竭的;变得衰弱的

wornout ['wɔːn'aut] *a* 用坏的,不能再用的;筋疲力尽的;变得衰弱的

worry ['wʌri] *vt* 使烦恼,使担忧,折磨 *vi* 烦恼,担心 *n* 烦恼,焦虑,担忧 | ～ along(或through) 不顾困难设法进行,熬过 / ～ down 好容易吞下 / ～ oneself 自寻烦恼 / ～ out 绞尽脑汁解决(或想出) | ～**ing** ['wʌriiŋ] *a* 使人烦恼的,忧虑重重的 / **worrisome** ['wʌrisəm] *a* 使人烦恼的,使人焦虑的

worse [wəːs] *a* [bad的比较级] 更坏的,更差的,更恶化的; [ill的比较级] (病情)更重的 *ad* [badly, ill的比较级] 更坏,更糟;(病)更重 *n* 更坏的事 | a change for the ～ 变坏 / have the ～ 遭到失败 / none the ～ 并不更差;仍然,还是 / so much the ～ 更加不妙(或糟糕) / ～ and ～ 越来越坏,每况愈下 / ～ off 情况更坏;恶化;处境更糟 | ～**n** *vt, vi* (使)变得更坏;(使)恶化

worship ['wəːʃip] *n* 崇拜,尊敬;礼拜

worst [wəːst] *a* [bad, ill的最高级,常加the] 最坏的,最差的;最恶劣的;最有害的;最不利的 *ad* [bad, badly; ill, illy的最高级] 最坏地;最恶劣地;最有害地;最不利地 *n* 最坏的情况(或部分、结果等) *vt* 击败;胜过 | at ～ 在最坏(或最不利)的情况下 / come off ～ 被击败 / get the ～ of (it) 被击败 / if the ～ comes to the ～ 如果最坏的事发生 / make the ～ of 对…作最坏打算

wort [wəːt] *n* 麦芽汁

worth [wəːθ] *n* 价值 *a* 值…的;值得…的;有…价值的 | for all one is ～ 尽力,拼命 / for what it's ～ 不管其价值如何,不论真伪 / put in one's two cents ～ 发表意见,发言 / ～ it 值得 | ～**less** *n* 无价值的;无用的;不足道的

worthwhile ['wəːθ'*h*wail] *a* 值得花时间(或精力)的;合算的

worthy ['wəːði] *a* 有价值的;值得的,相称的(of) | **worthily** *ad*

would [强wud;弱wəd] (will的过去式) *v. aux* [表示过去将来时] 将; [表示虚拟、假设、条件等] 要,将要;会,就会; [表

示过去习惯动作］总是，总会；［表示一个看法或请求，使语气婉转］愿，倒［表示愿望等］会，要 | ～rather(或sooner) 宁愿，宁可

would-be ［'wudbi:］ *a* 将要成为的，想要成为的；未遂的

Woulfe's bottle ［wulf］ (Peter Woulfe) 沃尔夫瓶(三颈洗气瓶)

wound[1] ［wu:nd］ *n* 伤，创伤，伤口 *vt, vi* (使)受伤，伤害 | aseptic ～ 无菌创伤 / blowing ～ 开放性气胸 / contused ～ 挫伤 / incised ～ 刀伤，割伤 / lacerated ～ 裂伤，撕裂伤 / nonpenetrating ～ 非贯通创伤 / open ～ 开放性创伤 / penetrating ～ 贯通伤口 / perforating ～ 穿破创伤，穿创伤 / poisoned ～ 染毒创伤，感染性创伤 / puncture ～ 刺伤，贯通伤口 / septic ～ 染毒创伤 / seton ～ 串线创伤(指伤口的入口与出口均在受伤部位的同侧) / sucking ～, traumatopneic ～ 吸气性创伤 / tangential ～ 切线创伤 | ～**ed** *a* 受伤的 *n* ［the ～ed］ 伤员(尤指战争中的伤员、伤兵)

wound[2] ［waund］ wind的过去式和过去分词

wove ［wəuv］ weave的过去式

woven ［'wəuvən］ weave的过去分词

W-plasty W形整形术

wrack ［ræk］ *n* 毁坏，破坏；(被毁坏物的)残骸；(船只的)失事 *vt* 彻底毁坏

wrap ［ræp］ (-pp-) *vt* 裹，包，捆，缠；覆盖 *vi* 缠绕，包起来(up) *n* 包裹(物)；［复］限制，约束；秘密 | be ～ped up in 被包藏于…中；埋头于，全神贯注于；与…有关系 / under ～s 保密

wrapper ［'ræpə］ *n* 包装者；包装物；包裹料

wrath ［rɔθ］ *n* 愤怒，激怒

wreak ［ri:k］ *vt* 发泄，露出，报(仇)

wreath ［ri:θ］ (［复］ **wreaths** ［ri:ðz］) *n* 花圈；圈状物，螺旋形物，环状物；花冠，花冠体(细胞核分裂的一时期) | daughter ～ 双星体 / hippocratic ～ 希波克拉底花冠，花冠秃

wreathe ［ri:ð］ *vt* 盘绕，缠住；扭；拧；覆盖 *vi* 扭动；扭皱

wreck ［rek］ *n* 失事，遭难；失事的船；健康极度受损的人 *vt* 使失事，使遭难 *vi* 失事；遭受破坏，毁灭

Wreden's sign ［'vreidən］ (Robert R. Wreden) 伏雷登征(出生时死亡的婴儿，其外耳道内有一种胶状物质)

wrench ［rentʃ］ *n* 扳头，钳；猛扭；扭伤 *vt* 猛扭；扭伤；歪曲；使受痛苦，折磨 *vi* 猛力扭动，拧；绞

wrest ［rest］ *vt* 扭，拧；夺取，费力取得；歪曲，曲解 *n* 扭，拧

wrestle ［'resl］ *vt, vi, n* 摔角；搏斗

wrestling ［'resliŋ］ *n* 摔角

wretched ［'retʃid］ *a* 悲惨的，不幸的；讨厌的，肮脏的，恶劣的 | ～**ly** *ad* / ～**ness** *n*

wrick ［'rik］ *vt, n* 扭伤

wriggle ［'rigl］ *vi, vt* (使)蠕动，(使)扭动 *n* 蠕动，扭动

wriggler ［'riglə］ *n* 孑孓；扭动的人(或物)

Wright's stain ［rait］ (James H. Wright) 赖特染剂(曙红和亚甲蓝的混合物，用于显示血细胞和疟原虫)

Wright's syndrome ［rait］ (Irving S. Wright) 赖特综合征(①臂过度外展所致的一种神经血管综合征，这样过度外展可引起锁骨下动脉闭塞，导致坏死或臂丛牵张引起感觉症状；②一种疾病，其特征为多病灶性纤维性骨炎，皮肤色素沉着及性早熟)

wring ［riŋ］ (wrung) *vt* 绞，拧，榨；使苦恼，折磨 *vi* 蠕动，扭动；绞，拧，榨 *n* 绞，拧，榨

wrinkle ［'riŋkl］ *n* 皱，皱纹 *vt, vi* (使)起皱纹

Wrisberg's cartilage ［'risbə:g］ (Heinrich A. Wrisberg) 楔状软骨 | ～ ganglion, ganglion Wrisbergi 心神经节，半月神经节 / ～ ligament 半月板股骨后韧带 / ～ lines 里斯贝格线(连接三叉神经的运动根和感觉根的丝束) / ～

nerve 中间神经;臂内侧皮神经 / ～ tubercle 楔状结节

wrist [rist] *n* 腕 | tennis ～ 网球员腕病(腕部腱鞘炎)

wristdrop ['ristdrɔp] *n* 腕下垂,手垂症

write [rait] (wrote, written) *vt* 书写,写下 *vi* 写,写字 | be written on (或all over) 在…明白地表现出 / ～ down 写下,记下 / ～ in 把…写入 / ～ off 容易地写成,一口气写成;注销 / ～ out 写出;全部写出 / ～ up 补写…到最近日期;把…写成文,详细描写

writer ['raitə] *n* 作者,作家

writhe [raið] *vt* 扭曲,扭歪;扭动;缠绕 *vi* 蠕动,蜿蜒移动;翻滚 *n* 扭动,翻滚

writing ['raitiŋ] *n* 书写,写作;书法,笔迹;文件;著作 | mirror ～, specular ～ 左右倒写,反向书写

written ['ritn] write的过去分词 *a* 书面的,成文的

wrong [rɔŋ] *a* 错误的;不适当的;不正常的;不健全的 *ad* 错,不对 *n* 错误;坏事 | be in the ～ 错,理亏;谬误;应受责备 / do ～ 做错;作恶,犯罪 / two ～s don't make a right 两个错误不等于一个正确(不能因为别人损害了你,你就应该惩罚他) / get (hold) of the ～ end of the stick 完全误解 / get out of bed on the ～ side 整天情绪不好,闹脾气 / get on the ～ side of sb 失去某人的赞助(或欢心) / on the ～ side of 超过(指年龄) | ～ly *ad*

wrongful ['rɔŋful] *a* 恶劣的;不公允的;违法的,不正当的 | ～ly *ad*

wrote [rəut] write的过去式

wrought [rɔ:t] work的过去式和过去分词 *a* 制造的;(金属)锻的

wrung [rʌŋ] wring的过去式和过去分词

wry [rai] *vt, vi* 扭曲,扭歪 *a* (面部肌肉)扭曲的;歪斜的;荒谬的;曲解的 | ～ly *ad*

wryneck ['rainek] *n* 斜颈,捩颈,歪头颈

wt weight 重,重量,衡量;砝码

wucheratrophie [ˌvu:ke'rætrəfi] (【德】"proliferation atrophy〈增生性萎缩〉") *n* 脂肪替代性萎缩(即wucher atrophy)

Wuchereria [ˌvukə'ri:riə] *n* 吴策线虫属 | ～ bancrofti 班(克罗夫特)氏吴策线虫,班(克罗夫特)氏线虫 / ～ malayi 马来吴策线虫,马来丝虫(即Brugia malayi)

wuchereriasis [ˌvukəri'raiəsis] *n* 吴策线虫病

Wunderlich's curve ['vundəliʃ] (Carl R. A. Wunderlich) 温德利希曲线(伤寒患者体温的典型变化曲线)

Wundt's tetanus [vunt] (Wilhelm Wundt) 冯特强直(因电流或损伤引起的蛙肌肉持续强直收缩)

Wurster's test ['vuəstə] (Casimir Wurster) 武斯特试验(检过氧化氢、酪氨酸)

w/v weight (of solute) per volume (of solvent) 重/容(溶质重量与溶剂重量比)

Wyamine ['waiəmin] *n* 美芬丁胺(mephentermine)制剂的商品名

Wydase ['waideis] *n* 透明质酸酶,玻璃酸酶(hyaluronidase) 注射用制剂的商品名

Wyeth's operation ['waiəθ] (John A. Wyeth) 韦思手术(髋关节离断术)

Wylie's drain ['waili] (Walker G. Wylie) 怀利引流管(一种有柄的硬橡皮子宫托,沿柄有沟)

Wymox ['waimɔks] *n* 阿莫西林,羟氨苄青霉素(amoxicillin)制剂的商品名

Wynn method [win] (Sidney Keth Wynn) 温氏法(用狭长三角形皮瓣修复双侧唇裂)

Wytensin [wai'tensin] *n* 醋酸胍那苄(guanabenz acetate)制剂的商品名

X

X, x [eks] ([复] **X's, x's** ['eksiz]) *n* 英语的第24个字母

X 金伯克单位(Kienbock's unit)和黄嘌呤(xanthine)或黄(嘌呤核)苷(xanthosine)的符号

$\overline{X}$ 样本平均值(sample mean)的符号

X 电抗(reactance)的符号

x 横坐标(abscissa)的符号

ξ xi,希腊语的第14个字母

Xanax ['zænæks] *n* 阿普唑仑(alprazolam)制剂的商品名

xanchromatic [ˌzænkrəu'mætik] *a* 黄色的

xanoxate sodium [zə'nɔkseit] 异丙氧蒽酸钠(支气管扩张药)

xanthate ['zænθeit] *n* 黄原酸盐

xanthelasma [ˌzænθə'læzmə] *n* 黄斑瘤(亦称睑黄瘤);黄瘤

xanthelasmatosis [ˌzænθəlæzmə'təusis] *n* 黄瘤病

xanthematin [zæn'θemətin] *n* 血黄素,黄色正铁血红素(血红素黄色衍生物)

xanthemia [zæn'θi:miə] *n* 胡萝卜素血

xanthene ['zænθi:n] *n* 呫吨,(夹)氧杂蒽

xanthic ['zænθik] *a* 黄色的;黄嘌呤的

xanthin ['zænθin] *n* 植物黄质

xanthine ['zænθi:n] *n* 黄嘌呤

xanthine dehydrogenase ['zænθi:n di:'haidrədʒəneis] 黄嘌呤脱氢酶(此酶活性缺乏可致黄嘌呤尿和黄嘌呤石沉积)

xanthine oxidase ['zænθi:n 'ɔksideis] 黄嘌呤氧化酶(此酶缺乏为一种常染色体隐性性状,可致黄嘌呤尿症)

xanthinin ['zænθinin] *n* 黄质宁(硫脲酸胺加热分解产生的结晶性物质);苍耳素

xanthinuria [ˌzænθi'njuəriə], **xanthiuria** [ˌzænθi'juəriə] *n* 黄嘌呤尿 | **xanthinuric** *a*

xanthism ['zænθizəm] *n* 黄化,黄素沉着病,暗红色白化病

xanth(o)- [构词成分] 黄色

Xanthobacter [ˌzænθəu'bæktə] *n* 黄色(无芽胞)杆菌属

xanthochromia [ˌzænθə'krəumiə] *n* 黄变(脑脊液或皮肤) | ~ striata palmaris 掌条纹状黄变

xanthochromic [ˌzænθə'krəumik], **xanthochromatic** [ˌzæθəukrəu'mætik] *a* 黄变的;黄色的(专指脑脊液)

xanthocyanopsia [ˌzænθəusaiə'nɔpsiə] *n* 红绿色盲(黄蓝色视)

xanthocystine [ˌzænθəu'sistin] *n* 黄胱氨酸(从死体结节中发现的一种物质)

xanthocyte ['zænθəsait] *n* 黄色细胞

xanthoderma [ˌzænθə'də:mə] *n* 黄肤,皮肤变黄

xanthodontous [ˌzænθəu'dɔntəs] *a* 黄牙的

xanthoerythrodermia [ˌzænθəuiˌriθrəu'də:miə] *n* 黄红皮肤(皮肤变黄红色) | ~ perstans 持久性黄红皮病,小斑块状银屑病

xanthofibroma thecocellulare [ˌzænθəufai'brəumə ˌθi:kəuˌselju'lɛəri] 黄体瘤,皮肤纤维瘤

xanthogranuloma [ˌzænθəugrænju'ləumə] *n* 黄肉芽肿 | juvenile ~ 幼年黄色肉芽肿

xanthokyanopy [ˌzænθəukaiˈænəpi] *n* 红绿色盲(黄蓝色视)

xanthoma [zænˈθəumə] ([复] **xanthomas** 或 **xanthomata** [zænˈθəumətə]) *n* 黄瘤 | craniohypophyseal ~ 颅垂体部黄瘤 / diabetic ~ 糖尿病性黄瘤 / ~ disseminatum, ~ multiplex 播散性黄瘤,多数性黄瘤 / eruptive ~, ~ eruptivum 发疹性黄瘤 / planar ~, plane ~, ~ planum, generalized plane ~ 扁平黄瘤,泛发性扁平黄瘤 / ~ striatum palmare 掌纹黄瘤 / tendinous ~, ~ tendinosum 腱黄瘤 / tuberoeruptive ~ 结节发疹性黄瘤 / tuberosum, ~ tuberosum multiplex, tuberous ~ 结节性黄瘤,多发性结节性黄瘤 | ~**tous** *a*

xanthomatosis [ˌzænθəuməˈtəusis] *n* 黄瘤病,黄脂增生病 | biliary hypercholesterolemic ~ 胆汁性高胆固醇血症性黄瘤病 / ~ bulbi 眼球黄瘤病(角膜脂变) / cerebrotendinous ~ 脑腱性黄瘤病 / chronic idiopathic ~ 慢性特发性黄瘤病 / ~ corneae 角膜黄瘤病,角膜脂肪性营养不良 / ~ iridis 虹膜黄瘤病 / primary familial ~ 原发性家族性黄瘤病

Xanthomonas [ˌzænθəuˈməunəs] *n* 黄(单胞)杆菌属

xanthone [ˈzænθəun] *n* 呫吨酮,氧杂蒽酮

xanthophane [ˈzænθəfein] *n* 视网膜黄素,视黄素

xanthophore [ˈzænθəfɔː] *n* 黄色素细胞(冷血动物)

xanthophose [ˈzænθəfəuz] *n* 黄(光)幻视

xanthophyll [ˈzænθəufil] *n* 叶黄素,胡萝卜醇 | ~**ous** [ˌzænθəuˈfiləs] *a*

xanthoproteic [ˌzænθəuprəuˈtiːik] *a* 黄色蛋白的 | ~ acid 黄色蛋白酸

xanthoprotein [ˌzænθəuˈprəutiːn] *n* 黄色蛋白

xanthopsia [ˌzænˈθɔpsiə], **xanthopia** [zænˈθəupiə] *n* 黄视症,视物显黄症

xanthopsin [zænˈθɔpsin] *n* 视黄质

xanthopsis [zænˈθɔpsis] *n* (癌)黄色素沉着

xanthopterin [zænˈθɔptərin] *n* 黄蝶呤,2-氨基-4,6-二羟基蝶呤

xanthopuccine [ˌzænθəuˈpʌksin] *n* 坎那丁(一种北美黄连碱)

xanthorhamnin [ˌzænθəuˈræmnin] *n* 黄鼠李甙,鼠李精

xanthorubin [ˌzænθəˈruːbin] *n* 血清黄色素

xanthosarcoma [ˌzænθəusɑːˈkəumə] *n* 黄肉瘤,黄髓瘤

xanthosine [ˈzænθəsiːn] *n* 黄(嘌呤核)苷 | ~ monophosphate (XMP) 黄苷酸

xanthosis [zænˈθəusis] *n* 黄皮症,黄变症

xanthotoxin [ˌzænθəˈtɔksin] *n* 氧化补骨脂素,黄原毒

xanthous [ˈzænθəs] *a* 黄的,黄色的

xanthurenic acid [ˌzænθjuəˈrenik] 黄尿酸,4,8-二羟基喹啉甲酸

xanthuria [zænˈθjuəriə] *n* 黄嘌呤尿

xanthyl [ˈzænθil] *n* 呫吨基,氧(杂)蒽基

xanthylic [zænˈθilik] *a* 黄嘌呤的 | ~ acid 黄苷酸

X-bite crossbite 反殆,反咬合

Xe 元素氙(xenon)的符号

xenembole [zeˈnembəli], **xenenthesis** [ˌzenenˈθiːsis] *n* 异物导入,异物侵入

xenia [ˈziːniə] *n* 【希】种子直感(花粉对于胚以外的组织的影响);异粉性(指胚乳)

xen(o)- [构词成分] 外;异物

xenoantigen [ˌzenəuˈæntidʒən] *n* 异抗原(有机体中出现一种以上的抗原,如ABO血型的A和B抗原)

xenobiotic [ˌzenəubaiˈɔtik] *n, a* 异生物(的),异生物素(的)(生物系统中外来的化合物)

xenocytophilic [ˌzenəuˌsaitəuˈfilik] *a*

嗜异种细胞的

xenodiagnosis [ˌzenəudaiəg'nəusis] *n* 异体接种诊断法(用在实验室培育的臭虫粪便中找出传染型致病菌的方法,以诊断早期恰加斯〈Chagas〉病);宿主诊断法(用可疑感染了毛线虫的食用肉饲养实验室培育的大鼠或小鼠,使毛线虫在宿主中繁殖,然后检查实验动物有无该种寄生虫寄生) | **xenodiagnostic** [ˌzenəuˌdaiəg'nɔstik] *a* 异体接种诊断的,宿主诊断的

xenogeneic [ˌzenəudʒe'neiik] *a* 异种的,异种基因的

xenogenesis [ˌzenəu'dʒenisis] *n* 世代交替,异配生殖;亲子异型 | **xenogenetic** [ˌzenəudʒi'netik], **xenogenic** [ˌzenəu'dʒenik] *a* 世代交替的;异种的,异种基因的

xenogenous [ze'nɔdʒinəs] *a* 异体的,体外性的;异种的,异种基因的

xenograft ['zenəgrɑ:ft] *n* 异种移植;异种移植物

xenology [zi'nɔlədʒi] *n* (寄生物)宿主学

xenomenia [ˌzenəu'mi:niə] *n* 代偿性月经,异位月经,倒经

xenon ['zenɔn] *n* 氙(化学元素)

xenoparasite [ˌzenəu'pærəsait] *n* 异常寄生物(在宿主体弱时寄生)

xenophobia [ˌzenə'fəubjə] *n* 生客恐怖,陌生恐怖

xenophonia [ˌzenə'fəuniə] *n* 音调变异

xenophthalmia [ˌzenɔf'θælmiə] *n* 异物性眼炎

Xenophyophorea [ˌzi:nəuˌfaiəu'fəuriə] *n* 丸壳纲

Xenopsylla [ˌzenɔp'silə] *n* 客蚤属 | ~ astia 亚洲客蚤,亚洲鼠蚤 / ~ brasiliensis 巴西客蚤 / ~ cheopis 印鼠客蚤,开皇客蚤,印度鼠蚤,鼠疫蚤 / ~ vexabilis, ~ hawaiiensis 夏威夷客蚤

Xenopus ['zenɔpəs] *n* 非洲蟾蜍属 | ~ laevis 有爪蟾蜍(供妊娠试验用)

xenorexia [ˌzenə'reksiə] *n* 异食癖

xenotropic [ˌzenəu'trɔpik] *a* 异嗜的(指异嗜性病毒)

xenyl ['zenil] *n* 联苯基

xeransis [ziə'rænsis] *n* 干燥,除湿

xerantic [ziə'ræntik] *a* 致干燥的,除湿的

xeraphium [ziə'ræfiəm] *n* 干燥粉,除湿粉

xer(o)- [构词成分] 干燥

xerocheilia [ˌziərəu'kailiə] *n* 唇干燥

xerocollyrium [ˌziərəukə'liriəm] *n* 干眼膏

xeroderma [ˌziərəu'də:mə] *n* 干皮病,皮肤干燥病 | ~ pigmentosum 着色性干皮病 | **xerodermia** [ˌziərəu'də:miə] *n* / **~tic** [ˌziərəudə'mætik] *a* 干皮病的,皮肤干燥的

xerodermoid [ˌziərəu'də:mɔid] *n* 类干皮病 | pigmented ~ 着色性类干皮病

xeroform ['ziərəfɔ:m] *n* 干仿,塞罗仿,三溴酚铋

xerogel ['ziərədʒel] *n* 干凝胶

xerography [ziə'rɔgrəfi] *n* 干板X线摄影(术) | **xerographic** [ˌziərə'græfik] *a*

xeroma [ziə'rəumə] *n* 结膜干燥,干眼病

xeromammography [ˌziərəumæ'mɔgrəfi] *n* 干板乳房X线摄影(术)

xeromenia [ˌziərəu'mi:niə] *n* 干经,干性月经

xeromycteria [ˌziərəumik'tiəriə] *n* 鼻(粘膜)干燥

xerophagia [ˌziərəu'feidʒiə], **xerophagy** [ziə'rɔfədʒi] *n* 干食(法)

xerophobia [ˌziərəu'fəubjə] *n* 恐惧(愤怒或情绪激动)性唾液分泌抑制;干燥恐怖

xerophthalmia [ˌziərɔf'θælmiə], **xerophthalmus** [ziərɔf'θælməs] *n* 干眼病,眼干燥 | **xerophthalmic** *a*

xeroradiography [ˌziərəureidi'ɔgrəfi] *n* 干板X线摄影(术)

xerosialography [ˌziərəuˌsaiə'lɔgrəfi] *n* 干板涎管X线造影(术)

xerosis [ziə'rəusis] *n*【希】干燥(病)

xerostomia [ziərə'stəumiə] *n* 口腔干燥,口干燥(症)

xerotes [ziə'rəuti:z, 'zerəti:z] *n*【希】干燥

xerothermic [ziərə'θə:mik] *a* 干热的;适应干热环境的

xerotic [ziə'rɔtik] *a* 干燥的

xerotomography [ˌziərəutə'mɔgrəfi] *n* 干板体层摄影(术)

xerotripsis [ˌziərəu'tripsis] *n* 干擦

X-His dipeptidase [dai'peptideis] 氨酰基组氨酸二肽酶(此血清同功酶缺乏可致血清肌肽酶缺乏症。亦称肌肽酶和 aminoacyl-histidine dipeptidase)

xi [gzai, ksai, zai] *n* 希腊语的第14个字母(Ξ, ξ)

xilobam ['zailəbæm] *n* 希洛班,甲吡二甲苯脲(肌肉松弛药)

Ximenia [zai'mi:niə] *n* 西门木属

xipamide ['zipəmaid] *n* 希帕胺,氯磺水杨胺(利尿、降压药)

xiphi- 见xiph(o)-

xiphin ['zifin] *n* 剑鱼精蛋白

xiphisternum [ˌzifi'stə:nəm] ([复] **xiphisterna** [ˌzifi'stə:nə]) *n* 剑突 | **xiphisternal** *a*

xiph(o)-, xiphi- [构词成分] 剑,剑突

xiphocostal [ˌzifəu'kɔstl] *a* 剑突肋骨的

xiphodynia [ˌzifəu'diniə] *n* 剑突痛

xiphoid ['zifɔid] *a* 剑状的 *n* 剑突

xiphoiditis [ˌzifɔi'daitis] *n* 剑突炎

xiphoomphaloischiopagus [ˌzaifəuˌɔmfələuˌiski'ɔpəgəs] *n* 剑突脐坐骨联胎

xiphopagotomy [zaiˌfɔpə'gɔtəmi] *n* 剑突联胎切分术

xiphopagus [zai'fɔpəgəs], **xiphodidymus** [ˌzifəu'didiməs], **xiphodymus** [zai'fɔdiməs] *n* 剑突联胎

X-linked ['ekslinkt] *a* 伴性的,X连锁的(由X染色体上的基因遗传的)

XMP xanthosine monophosphate 黄苷酸

XO XO型(只有一个性染色体,而缺乏另一个X或Y染色体)

XOAN X-linked (Nettleship) ocular albinism X连锁(内氏型)眼白化病

X-Prep ['eksprep] *n* 番泻叶(senna)制剂的商品名

X-Pro dipeptidase [dai'peptideis] 氨酰基辅氨酸二肽酶(此酶活性减少,为一种常染色体隐性性状,可致氨酰基辅氨酸〈二肽〉酶缺乏症。亦称氨酰基辅氨酸酶和脯氨酸二肽酶)

X-ray ['eks'rei] *n* X线,X射线,伦琴线 *a* X射线的,X光的 *vt* 用X光检查(治疗或摄影) | spark ~s 刷形放电,电刷疗法

xylanthrax [zai'lænθræks] *n* 木炭,炭

xylazine hydrochloride ['zailəzi:n] 盐酸赛拉嗪,盐酸甲苯噻嗪(兽用止痛、镇静和肌肉松弛药)

xylem ['zailem] *n* 木质部(植物纤维束的)

xylene ['zaili:n] *n* 二甲苯(显微镜检查时用作溶剂和清洁剂)

xylenol ['zailinɔl] *n* 二甲酚,二甲苯酚

xylic acid ['zailik] 二甲苯酸,二甲苯甲酸

xylidic acid ['zailidik] 甲苯二酸

xylidine ['zailidi(:)n] *n* 二甲苯胺

xylitol ['zailitɔl] *n* 木糖醇

xylitol dehydrogenase ['zailitɔl di:'haidrədʒəneis] 木糖醇脱氢酶,L-木酮糖还原酶

xylitone ['zailitəun] *n* 丙酮油

xyl(o)- [构词成分] 木

Xylocaine ['zailəkein] *n* 利多卡因(lidocaine)制剂的商品名

xylogen ['zailədʒən] *n* 木素,木质素

xyloidin [zai'lɔidin] *n* 木炸药,赛劳丁硝化淀粉(一种炸药)

xyloketose [ˌzailəu'ki:təus] *n* 木酮糖

xyloketosuria [ˌzailəuki:təu'sjuəriə] *n* 木酮糖尿

xylol ['zailɔl] *n* 二甲苯

xyloma [zai'ləumə] *n* 木质瘤(植物)

xylometazoline hydrochloride [ˌzailəumetə'zəuli:n] 盐酸赛洛唑啉，盐酸丁苄唑啉(肾上腺素能药，局部用作血管收缩药，以减轻鼻粘膜肿胀和充血)

xylonic acid [zai'lɔnik] 木糖酸

xylonite ['zailənait] *n* 赛璐珞，假象牙

xylopyranose [ˌzailəu'pairənəus] *n* 吡喃木糖，木糖

xylosazone [zai'ləusəzəun] *n* 木糖脎

xylose ['zailəus] *n* 木糖

xyloside ['zailəsaid] *n* 木糖苷

xylosidoglucose [ˌzailəuˌsaidəu'glu:kəus] *n* 木糖葡萄糖苷，樱草糖，报春花糖

xylosuria [ˌzailə'sjuəriə] *n* 木糖尿

xylotherapy [ˌzailəu'θerəpi] *n* 木(质)疗法

xylulose ['zailjuləus] *n* 木酮糖

L-xylulose reductase ['zailjuləus ri'dʌkteis] L-木酮糖还原酶(此酶缺乏为一种常染色体隐性性状，可致戊糖尿症)

L-xylulosuria [ˌzailjulə'sjuəriə] *n* 左旋木酮糖尿

xylyl ['zailil] *n* 二甲苯基

xylylenediamine [ˌzailili:n'daiəmi:n] *n* 二甲苯二胺

xyphoid ['zaifɔid] *a* 剑状的 *n* 剑突

xysma ['zismə] *n* 【希】絮片，假膜片(见于腹泻粪便中)

xyster ['zistə] *n* 【希】刮骨刀，刮器，骨刮

Y

Y, y [wai] ([复] **Y's, y's** [waiz]) *n* 英语的第25个字母

Y 元素钇(yttrium)的符号

y 纵坐标(ordinate)的符号

Υ 希腊语大写字母 upsilon

υ upsilon, 希腊语的第20个字母

yabapox [ˈjæbəˌpɔks] *n* 亚巴痘(由痘病毒引起的一种病毒性疾病,亚巴〈Yaba〉为尼日利亚一地名)

yahourth [ˈjɑːəːt] *n* 酸乳

yam [jæm] *n* 薯蓣,薯蓣属植物 | Chinese ~ 山药,薯蓣,家山药

yard [jɑːd] *n* 码(长度单位,=3英尺,=0.914m)

Yatapoxvirus [ˈjætəˌpɔksˌvaiərəs] [*ya*bapox+*ta*napox+*virus*] *n* 亚特痘病毒属(由亚巴痘病毒和特纳河痘病毒组成)

yatobyo [ˌjɑːtəˈbaijəu] *n* 【日】土拉菌病,兔热病

yaw [jɔː] *n* 雅司疹 | guinea corn ~ 玉米粒状雅司疹 / mother ~ 初发雅司疹 / ringworm ~ 环状雅司疹

yawey [ˈjɔːi] *a* 雅司病的

yawn [jɔːn] *vi* 打呵欠;张开口;裂开 *n* 呵欠;裂口 | **~ing** *n* 呵欠

yaws [jɔːz] [复] *n* 雅司病(一种由雅司螺旋体引起的皮肤病,多见于热带地区的儿童中,与梅毒相似,脸、手、足的皮肤出现红霉样损害) | carb ~ 角化过度性雅司病 / forest ~ 皮肤利什曼病

Ya Yan Tzu 鸦胆子(中药,亦可译为Ya Tan Tzu, 即Brucea, 其籽用于治阿米巴痢疾)

Yb 元素镱(ytterbium)的符号

year [jəː, jiə] *n* 年,年度; [复] 年纪,岁数;多年 | all the ~ round 一年到头 / from ~ to ~ 年年,每年 / in ~s 年老的 / of late ~s 近年来 / over the ~s 在这(或那)几年中 / three score ~s and ten 人生七十年,一辈子,一般人的寿命 / ~ after ~ (或~ by ~)年年,每年 / ~ in ~ out 年复一年地,不断地,始终

yearly [ˈjəːli] *a* 一年一次的,每年的 *ad* 每年

yearn [jəːn] *vi* 想念,渴望

yearning [ˈjəːniŋ] *n* 怀念,渴望 *a* 怀念的,渴望的

yeast [jiːst] *n* 酵母(菌),酿母(菌) | bakers' ~, brewers' ~ 啤酒酵母,药用酵母 / dried ~ 干酵母 / imperfect ~ 半知酵母 / perfect ~ 完全酵母

yeast nucleic acid [jiːst njuːˈkliːik] 酵母核酸,核糖核酸

yellow [ˈjeləu] *a* 黄(色)的;黄皮肤的;(因病等)发黄的 *n* 黄(色);黄色染料; [复] 钩端螺旋体性黄疸;[复] 羊霍乱 *vt, vi* (使)发黄 | alizarin ~ 茜素黄(指示剂) / brilliant ~ 煌黄(指示剂) / butter ~ 甲基黄,对二甲氨基偶氮苯 / chrome ~ 铬黄,贡黄,铬酸铅 / corallin ~ 玫红酸黄,玫红酸钠 / fast ~, acid ~ 坚牢黄,酸性黄,氨基偶氮苯磺酸钠 / imperial ~ 金橙黄(染料) / visual ~ 视黄质

yellowish [ˈjeləuiʃ] *a* 淡黄色的,带黄色的

Yemen [ˈjemən] *n* 也门[亚洲] | **~i** [ˈjeməni], **~ite** *n* 也门人 *a* 也门的;也门人的

Yeo's treatment [ˈjiəu] (Isaac B.

Yeo) 伊奥疗法(禁食糖类应用大量热饮料以治肥胖病)

yerba ['jə:bə] *n*【西】草,草本,草药

yerbine ['jə:bin] *n* 巴拉圭茶碱

Yerkes-Bridges test ['jə:ki:z 'bridʒiz] (Robert M. Yerkes; James W. Bridges) 耶基斯-布里奇测验(检智力)

Yerkes discrimination box ['jə:ki:z] (Robert M. Yerkes) 耶尔克斯辨别箱(一种门很多的迷津,用于实验室,以研究动物的视觉辨别能力,开正确的门得到奖赏,开错误的门则受到电击)

Yersinia [jə:'ṣiniə] (A. J. E. Yersin) *n* 耶尔森菌属 | ~ enterocolitica 小肠结肠炎耶尔森菌 / ~ frederiksenii 费氏耶尔森菌 / ~ intermedia 中间耶尔森菌 / ~ kristensenii 克氏耶尔森菌 / ~ pestis 鼠疫耶尔森菌(以前称鼠疫杆菌,鼠疫巴斯德菌) / ~ pseudotuberculosis 假结核耶尔森菌(以前称假结核巴斯德菌) / ~ ruckeri 红色耶尔森菌

Yersinieae [jə:'sinii:] *n* 耶尔森菌科

Yersin's serum ['jə:sin] (Alexandre E. J. Yersin) 耶尔森血清,抗鼠疫血清

yet [jet] *ad* 还,仍然;已经;更;再;也 *conj* 而,而又;然而 | and ~ 而,然而 / as ~ 到目前为止,到当时为止

yield [ji:ld] *vt* 出产,生长出;产生;让与;同意;被迫放弃(up) *vi* 出产;服从,屈服(to) *n* 产量,收获量 | ~ up the ghost 死

yielding ['ji:ldiŋ] *a* 出产的;易变形的,易弯曲的;柔顺的,屈从的

-yl [化学后缀] 基(尤指一价烃基)

ylang-ylang [ˌi:lɑ:ŋ'i:l *a*:ŋ] *n* 夷兰(产于马来亚的一种乔木)

-ylene [后缀] 撑(在化学中表示二价烃基)

yochubio [jəu't∫u:biəu] *n* 恙虫病

Yodoxin [jəu'dɔksin] *n* 双碘喹啉(iodoquinol)制剂的商品名

yogurt ['jəugə:t] *n* 酸乳

yohimbine [jəu'himbi:n] *n* 育亨宾,育亨宾宁碱(具有肾上腺素能阻滞作用,用于治动脉硬化及心绞痛)

yoke [jəuk] *n* 轭;隆突

yolk [jəuk] *n* 蛋黄,卵黄;羊毛脂 | accessory ~, nutritive ~ 副卵黄,营养卵黄 / egg ~ 蛋黄 / formative ~ 成胚卵黄

Yomesan ['jəumisæn] *n* 氯硝柳胺(niclosamide)制剂的商品名

young [jʌŋ] *a* 年轻的,幼小的,青春时期的;初期的;未成熟的 *n* 青年人

Young-Helmholtz theory [jʌŋ 'helmhɔ:lts] (Thomas Young; H. L. F, von Helmholtz) 杨-黑尔姆霍尔茨学说(色觉依三组视网膜纤维而定,与红、绿、紫色相符)

Young's operation [jʌŋ] (Hugh H. Young) 杨氏手术(①前列腺穿孔切除术;②精囊及部分射精管切除术)

Young's rule [jʌŋ] (Thomas Young) 杨氏规则(小儿药量计算规则,即将小儿岁数加12乘成人剂量除岁数即得)

youngster ['jʌŋstə] *n* 年轻人,小孩;幼小动物

youth [ju:θ] *n* 青春,青(少)年时期,初期;青年

youthful ['ju:θf*u*l] *a* 年轻的,青年的 | ~**ly** *ad* / ~**ness** *n*

yperite ['i:pərait] *n* 芥子气,二氯二乙硫醚

ypsiliform [ip'silifɔ:m], **ypsiloid** ['ipsilɔid] *a* 倒人字形的,V字形的

ytterbium [i'tə:bjəm] *n* 镱(化学元素)

yttric ['itrik] *a* 钇的,含钇的

yttrium ['itriəm] *n* 钇(化学元素)

Yugoslav ['ju:gə*u*'slɑ:v] *a* 南斯拉夫的;南斯拉夫人的 *n* 南斯拉夫人 | ~**ic** *a*

Yugoslavia ['ju:gə*u*'slɑ:vjə] *n* 南斯拉夫[欧洲] | ~**n** *n* 南斯拉夫人 *a* 南斯拉夫的;南斯拉夫人的

yukon ['ju:kɔn] *n* 重电子(为纪念日本物理学家汤川而定的名称)

Yvon's coefficient ['i:vɔn] (Paul Yvon) 伊冯系数(尿中脲与磷酸盐含量

的比率) | ～ test 伊冯试验(①检尿中乙酰苯胺;②检生物碱)

Z

Z, z [zed, zi:] ([复] **Z's, z's** [zedz, zi:z]) *n* 英语的第26个字母

Z 原子序数(atomic number)和阻抗(impedence)的符号

Z- [德zusammen (together)] Z型(用于表明具有双键化合物的绝对构型的立体标码)

ζ zeta, 希腊语第6个字母

Zactane ['zæktein] *n* 枸橼酸依索庚嗪(ethoheptazine citrate)制剂的商品名

Zahn's lines (ribs) [zɑ:n] (Friedrich W. Zahn) 察恩线(死前血块中所见的层状构造)

Zahorsky's disease [zə'hɔski] (John Zahorsky) 柴霍斯基病,幼儿急疹,猝发疹

Zaire [zə'i:rə] *n* 扎伊尔[非洲]

zaire ['zairei] *n* 流行性霍乱(发生于葡萄牙)

Zambia ['zæmbiə] *n* 赞比亚[非洲] | ~**n** *a*

Zander apparatus ['zændə] (Jonas G. W. Zander) 赞德理疗器(为锻炼身体各部分而设计的一套器械,目前很少采用)

Zangemeister's test [ˌzæŋgə'maistə] (Wilhelm Zangemeister) 粲格迈斯特试验(父儿关系鉴定,即将小儿的血清和父亲的血清混合,利用光度计即可测定其透光度减弱,如将父亲以外的男人血清加入小儿血清中,则透光度不减弱)

Zang's space [zæŋ] (Christoph B. Zang) 锁骨上小窝

Zanosar ['zænəsɑ:] *n* 链佐星(streptozocin)制剂的商品名

Zantac ['zæntæk] *n* 雷尼替丁(ranitidine)制剂的商品名

Zappert's chamber ['tsæpət] (Julius Zappert) 扎佩特计数池

zaranthan [zə'rænθən] *n* 【希伯来文】乳房硬化

Zarontin [zə'rɔntin] *n* 乙琥胺(ethosuximide)制剂的商品名

Zaroxolyn [zə'rɔksəlin] *n* 美扎拉宗(metolazone)制剂的商品名

Zaufal's sign ['tsaufɑ:l] (Emanuel Zaufal) 鞍状鼻,塌鼻

Z-DNA a form of DNA Z-脱氧核糖核酸(一种DNA)

Zea ['zi:ə] *n* 玉米属,玉蜀黍属 | ~ mays L. 玉米,玉蜀黍

zeal [zi:l] *n* 热心,热情,热忱 | ~**ous** ['zeləs] / ~**ously** ['zeləsli] *ad*

zeatin ['ziətin] *n* 玉米素,N^6-异戊烯腺嘌呤

zeaxanthin [ziə'zænθin] *n* 玉米黄质

zedoary ['zedəuəri] *n* 蓬莪术(块茎)

Zeeman effect ['tsi:mən] (Pieter Zeeman) 济曼效应(光谱中的单线受适当的磁场作用而分离)

zein ['zi:in] *n* 玉米醇溶蛋白

zeinolysis [ˌzi:i'nɔlisis] *n* 玉米蛋白分解(作用) | **zeinolytic** [ˌzi:inə'litik] *a* 分解玉米蛋白的

zeiosis [zai'əusis] *n* 沸腾运动(见于人工培养基上所培养的细胞周围)

zeisian glands ['zaisiən] (Edourd Zeis) 蔡司腺(睑缘腺,亦称结膜皮脂腺) | ~ stye 外睑腺炎

zeism ['zi:izəm], **zeismus** [zi'isməs] *n* 玉米中毒,玉米红斑

zeistic [zi:'istik] *a* 玉米的

Zeller's test ['zelə] (O. Zeller) 策勒试验(①检尿内黑素;②莫洛尼试验, 见Moloney's test)

Zellweger syndrome ['zelwegə] (Hans Ulrich Zellweger) 泽尔韦格综合征(即脑肝肾综合征cerebrohepatorenal syndrome, 见syndrome项下相应术语)

zenith ['zeniθ, 'zi:niθ] *n* 顶点, 顶峰

zenkerism ['zeŋkərizəm] (F. A. Zenker) *n* 岑克尔变性(见Zenker's degeneration)

zenkerize ['zeŋkəraiz] (K. Zenker) *vt* 用岑克尔溶液固定

Zenker's crystals ['zeŋkə] (Friedrich A. von Zenker) 岑克尔晶体(气喘晶体, 白细胞晶体) | ~ degeneration (necrosis) 岑克尔变性(坏死)(横纹肌透明变性) / ~ diverticulum 咽食管憩室

Zenker's fixative (fluid, solution) ['zeŋkə] (Konrad Zenker) 岑克尔固定液(液、溶液)(含腐蚀性的氯化汞、重铬酸、硫酸钠、冰醋酸和水)

zeolite ['zi:əlait] *n* 沸石

zeoscope ['zi:əskəup] *n* 沸点检醇器

Zephiran Chloride ['zefirən] 苯扎氯铵(benzalkonium chloride)制剂的商品名

zeranol ['zerənɔl] *n* 折仑诺, 右环十四酮酚(同化激素类药, 主要用于兽医)

zero ['ziərəu] ([复] **zeros** 或 **zeroes**) 零, 零点, 零度 *a* 零的 *vt* 调节(仪器等)到零点 | absolute ~ 绝对零度(=-273.15°C或-459.67°F) / limes ~ 无毒界量, 不致死界 / physiologic ~ 生理零度(不引起感觉的)

zero-zero ['ziərəu'ziərəu] *a* 视程零的

zerumbet [zi'rʌmbet] *n* 球姜(其根茎为一种香料或药物, 现在少用)

zest [zest] *n* 滋味;风趣;兴趣;热心, 热情;香橙皮, 柠檬皮 | ~**ful** *a* 有滋味的;有风趣的;热心的, 热情的

zestocausis [ˌzestə'kɔ:sis] *n* 蒸汽灼法

zestocautery [ˌzestə'kɔ:təri] *n* 蒸汽烙管, 蒸汽烙器

Zestoretic [ˌzestə'retik] *n* 赖诺普利-氢氯噻嗪(lisinopril and hydrochlorothiazide)制剂的商品名

Zestril ['zestril] *n* 赖诺普利(lisinopril)制剂的商品名

zeta ['zi:tə] *n* 希腊语的第6个字母(Z, ζ)

zetacrit ['zeitəkrit] *n* 浓集红细胞压积(见ratio项下zeta sedimentation ratio)

Zetafuge ['zeitəfju:dʒ] *n* Z血沉比积测定仪(用于测定zeta sedimentation ratio仪器的商品名)

Zetar ['zi:tɑ:] *n* 煤焦油(coal tar)制剂的商品名

zeugopodium [ˌzju:gə'pəudiəm] *n* 接合骨(胚胎期的桡尺骨和胫腓骨)

zidometacin [ˌzaidə'metəsin] *n* 齐多美辛, 叠氮吲酸(抗炎药)

zidovudine [zai'dəuvjudi:n] *n* 齐多夫定, 叠氮胸苷(即azidothymidine, 抗病毒药)

ziega [zi'eigə] *n* 凝乳

Ziegler's operation ['zi:glə] (Samuel L. Ziegler) 齐格勒手术(V形虹膜切除术, 以形成人工瞳孔)

Ziehen-Oppenheim disease ['zi:hən 'ɔpənhaim] (Georg T. Ziehen; Herman Oppenheim) 变形性肌张力障碍

Ziehen's test ['zi:hən] (Georg T. Ziehen) 齐恩测验(检精神疾病, 令患者指出客体的区别, 如水与冰, 猫与犬等)

Ziehl-Neelsen's method, stain ['zi:l 'ni:lsən] (Franz Ziehl; Friederich K. A. Neelsen) 耐酸染剂 | ~ carbolfuchsin 石炭酸品红染剂

Zielke instrumentation ['tsilkə] (K. Zielke) 齐尔格器械用法(矫正脊柱侧凸的一种方法, 现主要被杜韦尔〈Dwyer〉器械用法所取代)

Ziemssen's motor points ['zi:msən] (Hugo W. von Ziemssem) 齐姆森运动点(运动神经进入肌肉处, 选为肌肉电疗之点)

Zieve syndrome [zi:v] (Leslie Zieve) 齐夫综合征(摄入大量乙醇后引起的高胆固醇血症,肝脾肿大,肝脏脂肪浸润,溶血性贫血及高甘油三酯血症)

zigzag ['zigzæg] *n* 之字形,Z字形;锯齿形;屈折形 *a, ad* 之字形的(地);锯齿形的(地) (-gg-) *vt, vi* (使)成之字形,(使)成锯齿形

zigzagplasty ['zigzægˌplæsti] *n* Z字形整形术

zilantel [zi'læntəl] *n* 齐仑太尔,磷硫苄酯(抗蠕虫药)

Zimbabwe [zim'bɑ:bwi] *n* 津巴布韦[非洲]

zimelidine hydrochloride [zi'meli-di:n] 盐酸齐美利定,盐酸苯吡烯胺(抗抑郁药)

Zimmerlin's atrophy (type) ['ziməlin] (Franz Zimmerlin) 济默林萎缩(型)(从身体上部开始的遗传进行性肌萎缩)

Zimmermann's arch ['ziməmən] (Karl W. Zimmermann) 济默曼弓(胚胎时偶尔出现的动脉弓,在第四动脉弓与肺动脉弓之间)

Zimmermann's pericyte ['ziməmən] (Karl Wilhem Bruno Zimmermann) 济默曼外膜细胞(即pericyte)

Zinacef ['zinəsef] *n* 头孢呋辛(cefuroxime sodium)制剂的商品名

zinc [ziŋk] *n* 锌(化学元素)(zincked或zinced; zincking或zincing) *vt* 在…上镀锌,用锌处理 | ～ oxide, white ～ 氧化锌,锌白(收敛药、保护剂) / ～ phenolsulfonate, ～ sulfocarbolate 酚磺酸锌(曾用作抗菌药和收敛药,并用于制造杀虫药) / ～ pyrithione 巯氧吡啶锌,吡硫锌(抗菌药,局部抗真菌药,抗皮脂溢药) / ～ stearate 硬脂酸锌(用作扑粉) / ～ sulfanilate 氨基苯磺酸锌(抗菌药) / ～ sulfate, ～ vitriol 硫酸锌,锌矾(用作粘膜的收敛药,用于各种皮肤科制剂,内服用作止吐药,尤其在治疗中毒时,亦称皓矾) / ～ undecylenate 十一烯酸锌(以20%配成软膏,用于皮肤真菌病) | ～**ic** ['ziŋkik], ～**ky**, ～**y, zinky** ['ziŋki], ～**ous** *a* 锌的;含锌的

zincalism ['ziŋkəlizəm] *n* 慢性锌中毒

zincative ['ziŋkətiv] *a* 负电的

zinciferous [ziŋ'kifərəs] *a* 含锌的

zincify ['ziŋkifai] *vt* 在…上镀锌;加锌于… | **zincification** [ˌziŋkifi'keiʃən] *n* 镀锌(法)

zincoid ['ziŋkɔid] *a* 似锌的,锌的

zincum ['ziŋkəm] *n*【拉】锌

Zinn's artery [zin] (Johann G. Zinn) 视网膜中央动脉 | ～ aponeurosis 小带纤维 / ～ circle 视神经血管环 / ～ ligament 总腱环 / ～ zone (眼)睫状小带

Zinsser-Cole-Engman syndrome ['zinsə kəul 'iŋgmən] (Ferdinand Zinsser; Harold Newton Cole; Martin Feeney Engman) 津-科-英综合征,先天性角化不良

Zinsser inconsistency ['zinsə] (Hans Zinsser) 津泽不协调现象(局部和全身性过敏症状缺乏平行)

zinterol hydrochloride ['zintərəul] 盐酸净特罗,盐酸苄甲磺喘宁,盐酸苯丁磺喘宁(支气管扩张药)

zipp [zip] *n* 锡普糊,氧化锌碘仿糊(由氧化锌、碘仿和液体石蜡研磨而成的一种糊剂,兽医外科用以涂布伤口)

zirconium [zə:'kəunjəm] *n* 锆(化学元素) | ～ dioxide, ～ oxide 二氧化锆,氧化锆(曾用作消化道X线造影剂,并可制成软膏曾用于治毒葛性皮炎)

zisp [zisp] *n* 锡斯普糊(一种改良型锡普糊〈zipp〉,用过氧化锌代替氧化锌)

Zn 元素锌(zinc)的符号

zoacanthosis [ˌzəuækən'θəusis] *n* 动物残体性皮炎

zoanthropy [zəu'ænθrəpi] *n* 变兽妄想 | **zoanthropic** [ˌzəuæn'θrɔpik] *a*

Zocor ['zəukɔ] *n* 西伐他汀(simvastatin)制剂的商品名

zoescope ['zəuiskəup] *n* 动态镜

zoetic [zəu'etik] *a* 生命的

zoetrope ['zəuitrəup] *n* 活动幻镜

zoic ['zəuik] *a* 动物的,动物生活的

Zoladex ['zəulədeks] *n* 醋酸戈舍瑞林(goserelin acetate)制剂的商品名

zolamine hydrochloride ['zəuləmin] 盐酸佐拉敏,盐酸苄噻唑二胺,盐酸唑拉敏(抗组胺药,局部麻醉药)

Zollinger-Ellison syndrome ['zɔlindʒə 'elisn] (Robert M. Zollinger; Edwin H. Ellison) 佐林格-埃利森综合征(消化性溃疡、极度胃酸过多、胰岛细胞瘤三联征)

Zöllner's lines (figures) ['zelnə] (Johann C. F. Zöllner) 策尔纳线(图形)(一组特别排列的线,用于眼检查)

Zoloft ['zəulɔft] *n* 盐酸舍曲林(sertraline hydrochloride)制剂的商品名

Zomax ['zəumæks] *n* 佐美酸钠(zomepirac sodium)制剂的商品名

zomepirac sodium [ˌzəumi'piəræk] 佐美酸钠,苯酰吡酸钠(消炎镇痛药)

zometapine [zə*u*'metəpi:n] *n* 氯苯吡䓬(抗抑郁药)

zomidin ['zəumidin] *n* 肉浸质

zomotherapy [ˌzəumə*u*'θerəpi] *n* 肉汁疗法,肉食疗法

zona ['zəunə] ([复] **zonae** ['zəuni:]) *n* 【拉】区,带;带状疱疹

zonal ['zəun*ə*l] *a* 带的,区的,区带的;分区的;地区性的

zonary ['zəunəri] *a* 带的,区的

Zondek-Aschheim test ['tsɔndek 'ʌʃhaim] (Bernhardt Zondek; Selmar Aschheim) 仑德克-阿希海姆试验(检孕)

zone [zəun] *n* 带,区;区域;范围;界 *vt* 环绕;将…分区 *vi* 分区,分成地带 | androgenic ~, X ~ 雄激素带, X带(胚) / ~ of antibody excess 抗体过剩带(在沉淀素反应中抗体浓度相对高的区带,形成可溶性复合物,反应受到抑制,亦称前带,前区) / ~ of antigen excess 抗原过剩带(在沉淀素反应中抗原浓度相对高的区带,形成可溶性复合物,反应受到抑制,亦称后带,后区) / arcuate ~ 弓状带,螺旋管 / biokinetic ~ 生物活动带(活细胞进行生命活动的温度范围,约在10°~45°之间) / ciliary ~ 睫状区 / contact area ~ 接触区(邻近牙齿的接触区) / dolorogenic ~, trigger ~ 发痛区,扳机区 / ~ of equivalence 等价带,最适比例带(见~ of optimal proportions) / erogenous ~, erotogenic ~ 性欲发生区 / ~ of exclusion 排斥区(胞质中除高尔基〈Golgi〉复合体外无任何细胞器存在的区域) / glomerular ~ 丝球带,小球带 / hemorrhoidal ~ 痔带,肛静脉丛 / inhibition ~ 抑制带(见prozone) / keratogenous ~ 角质增生区 / Looser's transformation ~s 卢塞变形区,假骨折线(骨X线片所见的暗线,据认为是某些骨病时发生疲劳骨折后的病理性愈合期) / motor ~ 运动区(脑皮质区) / nuclear ~ 晶状体涡 / ~ of optimal proportions 最适比例带(在沉淀素反应中的最高沉淀区带,抗原和抗体结合形成一交联网格。亦称等价带) / proagglutinoid ~ 前凝集带(见prozone) / tendinous ~s of heart 心纤维环 / thymus-dependent ~ 胸腺依赖区 / thymus-independent ~ 胸腺非依赖区 / umbau ~s【德】卢塞变形区(即Looser's transformation ~s) / visual ~ 视区

zonesthesia [ˌzəunes'θi:zjə] *n* 束勒感,束带状感觉

zonifugal [zəu'nifjug*ə*l] *a* 离区的,远区的

zoning ['zəuniŋ] *n* 带现象(使用较少量可疑血清而出现较强的补体结合)

zonipetal [zəu'nipitl] *a* 向区的

zonoskeleton [ˌzəunə'skelitn] *n* 肢带骨(胚胎期的肩胛锁骨和髋骨)

zonula ['zəunjulə] ([复] **zonulae** ['zəunjuli:]) *n*【拉】小带

zonule ['zəunju:l] *n* 小带 | ciliary ~,

lens ～(眼)睫状小带，晶状体悬器 | **zonular** ['zəunjulə] *a* 小带(状)的
zonulitis [ˌzəunju'laitis] *n* 睫状小带炎
zonulolysis [ˌzɔnju'lɔlisis], **zonulysis** [ˌzɔuju'laisis] *n* 睫状小带松解法
zonulotomy [ˌzɔnju'lɔtəmi] *n* 睫状小带切开术
zo(o)- [构词成分] 动物
zoo-agglutinin [ˌzəuəuə'glu:tinin] *n* 动物凝集素(动物毒中能凝集红细胞的物质)
zoo-anaphylactogen [ˌzəuəuˌænəfi'læktədʒən] *n* 动物过敏原(能引起过敏反应的动物蛋白质)
zoobiology [ˌzəuəubai'ɔlədʒi] *n* 动物生物学
zoobiotism [ˌzəuəu'baiətizəm] *n* 生命学
zooblast ['zəuəblæst] *n* 动物细胞
zoochemistry [ˌzəuəu'kemistri] *n* 动物化学 | **zoochemical** *a*
zoodermic [ˌzəuəu'də:mik] *a* 动物皮肤的(供移植用)
zoodetritus [ˌzəuəudi'traitəs] *n* 动物碎屑
zoodynamics [ˌzəuəudai'næmiks] *n* 动物(动)力学，动物生理学 | **zoodynamic** *a*
zooerastia [ˌzəuəui:'ræstiə] *n* 兽奸
zooflagellate [ˌzəuəu'flædʒileit] *n* 鞭毛动物
zoofulvin [ˌzəuəu'fʌlvin] *n* 鸟羽黄色素
zoogenic [zəuəu'dʒenik] *a* 动物的
zoogenous [zəu'ɔdʒinəs] *a* 动物源的，胎生的
zoogeny [zəu'ɔdʒini], **zoogenesis** [ˌzəuəu'dʒenisis] *n* 动物发生，动物进化
zoogeography [ˌzəuəudʒi'ɔgrəfi] *n* 动物地理学
zooglea, zoogloea [ˌzəuə'gli:ə] *n* 动胶菌 | **zoogleic, zoogloeic** [ˌzəuə'gli:ik] *a*
zoogleal [ˌzəuə'gli:əl] *a* 动胶菌的
Zoogloea [ˌzəuə'gli:ə] *n* 动胶菌属
zoogonous [zəu'ɔgənəs] *a* 胎生的
zoogony [zəu'ɔgəni] *n* 胎生
zoografting ['zəuəˌgrɑ:ftiŋ] *n* 动物组织移植术
zoography [zəu'ɔgrəfi] *n* 动物志 | **zoographic(al)** [ˌzəuə'græfik(əl)] *a*
zoohormone [ˌzəuəu'hɔ:məun] *n* 动物激素
zooid ['zəuɔid] *a* 动物样的 *n* 动物样体；个体(动物群体的一个)；游动孢子
zookinase [ˌzəuəu'kineis] *n* 动物激酶
zoolagnia [ˌzəuəu'lægniə] *n* 恋兽欲，戏兽色情
zoology [zəu'ɔlədʒi] *n* 动物学 | experimental ～ 实验动物学 | **zoologist** *n* 动物学家 / **zoologic(al)** [ˌzəuə'lɔdʒik(əl)] *a*
zoomania [ˌzəuəu'meinjə] *n* 嗜兽癖
Zoomastigophora [ˌzəuəuˌmæsti'gɔfərə] *n* 动鞭毛亚纲
Zoomastigophorea [ˌzəuəuˌmæstiˌgɔfə'ri:ə] *n* 动鞭纲，动物鞭毛虫纲
zoomastigophorean [ˌzəuəuˌmæstiˌgɔfə'ri:ən] *n* 动鞭毛虫
zoonerythrin [ˌzəuɔn'eriθrin] *n* 动物红素，甲壳红素
zoonite ['zəuənait] *n* 脑脊髓节
zoonomy [zəu'ɔnəmi] *n* 动物生物学
zoonosis [zəu'ɔnəsis] ([复] **zoonoses** [zəu'ɔnəsi:z]) *n* 动物传染病(如炭疽、鹦鹉热等均可传染于人) | **zoonotic** [ˌzəuə'nɔtik] *a*
zoonosology [ˌzəuəunəu'sɔlədʒi] *n* 动物疾病分类学
Zoon's erythroplasia [zəun] (Johannes Jacobus Zoon) 佐氏增殖性红斑，浆细胞性局限性龟头炎
zooparasite [ˌzəuəu'pærəsait] *n* 寄生动物 | **zooparasitic** [ˌzəuəuˌpærə'sitik] *a*
zoopathology [ˌzəuəupə'θɔlədʒi] *n* 动物病理学
zoopery [zəu'ɔpəri] *n* 动物实验 | **zoo-**

peral *a*

zoophagous [zəu'ɔfəgəs] *a* 食动物的，食肉的

zoopharmacology [ˌzəuəuˌfɑːmə'kɔlədʒi] *n* 动物药理学，兽医药理学

zoopharmacy [zəuə'fɑːməsi] *n* 动物药剂学，兽医药剂学

zoophile ['zəuəfail] *a* 嗜动物(血)的(指蚊) *n* 嗜动物癖者，反对(动物)活体解剖者

zoophilia [ˌzəuə'filiə] *n* 嗜动物癖，动物爱好；恋兽欲，戏兽色情

zoophilic [ˌzəuə'filik], **zoophilous** [zəu'ɔfiləs] *a* 爱好动物的；嗜动物(血)的(指蚊)

zoophilism [zəu'ɔfilizəm] *n* 嗜动物癖，动物爱好；反对(动物)活体解剖主义 | erotic ～ 动物色情狂

zoophobia [ˌzəuəu'fəubjə] *n* 动物恐怖，恐兽症

zoophysiology [ˌzəuəuˌfizi'ɔlədʒi] *n* 动物生理学

zoophyte ['zəuəfait] *n* 植虫，植物性动物(如海绵) | **zoophytic(al)** [ˌzəuə'fitik(əl)] *a*

zooplankton [ˌzəuəu'plæŋktən] *n* 浮游动物 | ～**ic** [ˌzəuəplæŋk'tɔnik] *a*

zooplasty [ˌzəuəu'plæsti] *n* 动物组织成形术，动物组织移植术

zooprecipitin [ˌzəuəupri'sipitin] *n* 动物沉淀素

zooprophylaxis [ˌzəuəuprɔfi'læksis] *n* 动物病预防法；家畜诱蚊预防法

zoopsia [zəu'ɔpsiə] *n* 动物幻视

zoopsychology [ˌzəuəusai'kɔlədʒi] *n* 动物心理学

zoosadism [ˌzəuəu'sædizəm] *n* 动物虐待(色情)狂，动物施虐癖

zooscopy [zəu'ɔskəpi] *n* 动物幻视；动物研究

zoosensitinogen [ˌzəuəuˌsensi'tinədʒən] *n* 动物致敏原，动物过敏原

zoosis [zəu'əusis] *n* 动物性病，动物源病

zoosperm ['zəuəspəːm] *n* 精子

zoospermia [ˌzəuə'spəːmiə] *n* (所射精液内)活精子存在

zoosporangium [ˌzəuəuspə'rændʒiəm] ([复] **zoosporangia** [ˌzəuəuspə'rændʒiə]) *n* 游动孢子囊

zoospore ['zəuəspɔː] *n* 游动孢子 | **zoosporic** [ˌzəuə'spɔrik], **zoosporous** [zəu'ɔspərəs] *a*

zoosteroid [ˌzəuəu'sterɔid] *n* 动物甾类

zoosterol [zəu'ɔstərɔl] *n* 动物甾醇

zootechnics [ˌzəuəu'tekniks] *n* 动物驯养术

zootic [zəu'ɔtik] *a* 低等动物的

zootomy [zəu'ɔtəmi] *n* 动物解剖；动物解剖学，比较解剖学 | **zootomic(al)** [ˌzəuəu'tɔmik(əl)] *a* / **zootomist** *n* 比较解剖学家

zootoxin [ˌzəuə'tɔksin] *n* 动物毒素

zootrophic [ˌzəuəu'trɔfik] *a* 动物式营养的

zootrophotoxism [ˌzəuəuˌtrɔfəu'tɔksizəm] *n* 动物性食物中毒，兽肉中毒

zooxanthella [ˌzəuəuzæn'θelə] ([复] **zooxanthellae** [ˌzəuəuzæn'θeliː]) *n* 虫黄藻，动物黄藻

Zopfius ['zɔpfiəs] *n* 佐普夫杆菌属(旧名，现称库尔特杆菌属Kurthia)

zorbamycin [zɔːbə'maisin] *n* 佐尔博霉素

zorubicin hydrochloride [zəu'ruːbisin] 盐酸佐柔比星，盐酸柔红霉素苯腙，盐酸苯甲酰腙柔红霉素(抗肿瘤药)

zoster ['zɔstə] *n*【希】带状疱疹

Zostera marina ['zɔstərə mə'rainə] 大叶藻

zosteriform [zɔs'terifɔːm], **zosteroid** ['zɔstərɔid] *a* 带状疱疹样的

Zostrix ['zɔstriks] *n* 辣椒辣素(capsaicin)制剂的商品名

Zovirax ['zəuviræks] *n* 阿昔洛韦(acyclovir)制剂的商品名

zoxazolamine [ˌzɔksə'zɔləmiːn] *n* 氯苯唑胺(骨骼肌松弛药，促尿酸排泄药治

疗痛风)
Z-plasty [zed-'plæsti] *n* Z形整形术(一种解除疤痕挛缩手术)
Zr 元素锆(zirconium)的符号
Zsigmondy's gold number method, test [sig'mɔndi] (Richard A. Zsigmondy) 希格蒙迪金值法、试验,胶态金试验(见test项下colloidal gold test)
ZSR zeta sedimentation rate Z血沉比率
Zuberella [ˌzubə'relə] *n* 佐勃杆菌属(革兰阴性厌氧菌的一属)
zuckergussdarm ['tsukəˌgusdɑ:m] *n* 【德】糖衣肠,慢性纤维包围性腹膜炎
zuckergussleber ['tsukəˌgusleibə] *n* 【德】糖衣肝,慢性增生性肝周炎
Zuckerkandl's bodies ['tsukəˌkʌndl] (Emil Zuckerkandl) 祖克坎德尔体(主动脉分叉附近的副神经节) | ~ convolution 胼胝下回 / ~ gland, ~ organs 主动脉旁体
zuclomiphene [zu:'kləumifi:n] *n* 珠氯米芬,反氯蔗酚胺,反克罗米芬(亦称transclomiphene, 抗不育症药)
Zumbusch's psoriasis ['tsumbuʃ] (Leo von Zumbusch) 楚姆布什银屑病,泛发性脓疱性银屑病
Zuntz's theory ['zu:nts] (Nathan Zuntz) 宗兹学说(一种肌肉收缩学说)
zwieback ['tsvi:bæk] *n* 烘面包片
zwischenferment ['tsviʃənˌfə:mənt] *n* 【德】间酶, 6-磷酸葡糖脱氢酶
zwischenkörper ['tsviʃənˌkə:pə] *n* 【德】介体
zwischenscheibe ['tsviʃənˌʃaibə] *n* 【德】Z盘(即克劳斯〈Krause〉膜,横纹肌间线)
zwitterion ['tsvitəˌraiən] *n* 两性离子 | ~**ic** [ˌtsvitərai'ɔnik] *a*
zwölffingerdarm [tsvelf'fiŋgədɑ:m] *n* 【德】十二指肠
zygadenine [zai'gædinin] *n* 棋盘花碱
zygal ['zaigəl] *a* 轭状的
zygapophysis [ˌzaigə'pɔfisis] *n* 椎骨关节突 | **zygapophyseal** [ˌzaigəpə'fiziəl] *a*
zygion ['zidʒiən] ([复] **zygia** ['zidʒiə]) *n*【希】轭点(测颅点)
zyg(o)- [构词成分] 轭,接合
Zygocotyle lunatum [ˌzaigəu'kəutili lju:'neitəm] 镰形轭吸虫
zygocyte ['zaigəsait], **zygoite** ['zaigəait] *n* 合子
zygodactyly [ˌzaigə'dæktili] *n* 并指(趾)(畸形)
zygoma [zai'gəumə] *n*【希】颞(骨)颧突;颧弓;颧骨 | ~**tic** [ˌzaigə'mætik] *a*
zygomaticofacial [ˌzaigəuˌmætikəu'feiʃəl] *a* 颧面的
zygomaticofrontal [ˌzaigəuˌmætikəu'frʌntl] *a* 颧额的
zygomaticomaxillary [ˌzaigəuˌmætikəu'mæk'siləri] *a* 颧上颌的
zygomatico-orbital [ˌzaigəuˌmætikəu'ɔ:bitl] *a* 颧眶的
zygomaticosphenoid [ˌzaigəuˌmætikəu'sfi:nɔid] *a* 颧蝶的
zygomaticotemporal [ˌzaigəuˌmætikəu'tempərəl] *a* 颧颞的
zygomaxillare [ˌzaigəu'mæksiˌlɛəri] *n* 【拉】颧颌点
zygomaxillary [ˌzaigəu'mæksiləri] *a* 颧上颌的
Zygomycetes ['zaigəumai'si:ti:z] *n* 接合菌亚纲
zygomycosis [ˌzaigəumai'kəusis] *n* 接合菌病 | rhinofacial ~ 鼻藻菌病(即rhinoentomophthoromycosis) / subcutaneous ~ 蛙粪虫霉病(即entomophthoromycosis basidiobolae)
Zygomycota [ˌzaigəumai'kəutə] *n* 接合菌门
Zygomycotina [ˌzaigəuˌmaikəu'tainə] *n* 接合菌亚门
zygon ['zaigɔn] *n*【希】接合嵴
zygoneure ['zaigənjuə] *n* 接合(神经)细胞
zygoplast ['zaigəplæst] *n* 根丝体(原虫

体内与核联接的小体)

zygopodium [ˌzaigəu'pəudiəm] *n* 肢干,接合骨(胚胎期的桡尺骨和胫腓骨)

zygosis [zai'gəusis] *n* 接合(单细胞生物)

zygosity [zai'gɔsəti] *n* 接合性

zygosphere ['zaigəsfiə] *n* 接合配子

zygospore ['zaigəspɔ:], **zygosperm** ['zaigəspə:m] *n* 接合孢子 | **zygosporic** [ˌzaigə'spɔrik] *a*

zygostyle ['zaigəstail] *n* (终)末尾椎

zygote ['zaigəut] *n* 合子 | duplex ~ 复式合子,双显性组合合子 / multiplex ~ 多式合子,无显性组合合子 / simplex ~ 单式合子,单显性组合合子 | **zygotic** [zai'gɔtik] *a*

zygotene ['zaigəti:n] *n* 偶线(期)(减数分裂的接合期)

zygotoblast [zai'gəutəblæst] *n* 子孢子

zygotomere [zai'gəutəmiə] *n* 成孢子细胞

zylonite ['zailənait] *n* 赛璐珞,假象牙

Zyloprim ['zailəprim] *n* 别嘌醇(allopurinol)制剂的商品名

zymase ['zaimeis] *n* 酶;微胶粒;酿酶,酒化酶

zymasis ['zaiməsis] *n* 酵母成分压出(法)

zyme [zaim] *n*【希】酶;病菌(致病酶)

zymetology [ˌzaimi'tɔlədʒi] *n* 酶学

zymic ['zaimik] *a* 酶的

zymin ['zaimin] *n* 胰酶制剂(治疗用);酶

zymo- [构词成分]酶,发酵

Zymobacterium [ˌzaiməubæk'tiəriəm] *n* 发酵菌属

zymochemistry [ˌzaiməu'kemistri] *n* 酶化学

zymoexcitator [ˌzaiməu'eksaiˌteitə], **zymoexciter** [ˌzaiməuek'saitə] *n* 酶原激活剂,酶激活剂

zymogen ['zaimədʒən] *n* 酶原 | lab ~ 凝乳酶原

zymogenesis [ˌzaiməu'dʒenisis] *n* 酶生成(作用)

zymogenic [ˌzaiməu'dʒenik], **zymogenous** [zai'mɔdʒinəs], **zymogic** [zai'mɔdʒik] *a* 发酵的;引起发酵的

zymogram ['zaiməgræm] *n* 酶谱

zymohexase [ˌzaiməu'hekseis] *n* 醛缩酶,醛醇缩合酶

zymoid ['zaimɔid] *a* 类酶的 *n* 腐组织毒

zymolysis [zai'mɔlisis], **zymohydrolysis** [ˌzaiməuhai'drɔlisis] *n* 酶解(作用) | **zymolytic** [ˌzaimə'litik] *a*

zymome ['zaiməum] *n* 微胶粒

Zymomonas [ˌzaimə'məunəs] *n* 酵单胞菌属

Zymonema [ˌzaiməu'ni:mə] *n* 酵丝菌属 | ~ albicans 白色酵丝菌(即白色念珠菌Candida albicans) / ~ capsulatum, ~ dermatitidis, ~ gilchristi 荚膜酵丝菌,皮炎酵丝菌,吉氏酵丝菌(即皮炎芽生菌Blastomyces dermatitidis) / ~ farciminosum 马淋巴腺炎酵丝菌(即马淋巴腺炎组织胞浆菌Histoplasma farciminosus)

zymophore ['zaiməfɔ:] *n* 酶支持体,酶活性簇,催凝簇(酶分子上显示其特异作用的原子团,是酶的活性部位) | **zymophorous** [zai'mɔfərəs] *a*

zymophosphate [ˌzaiməu'fɔsfeit] *n* 酵母已糖磷酸

zymoprotein [ˌzaiməu'prəuti:n] *n* 酶蛋白

zymosan ['zaiməsən] *n* 酵母多糖,酵母聚糖(抗补体因子的一种)

zymoscope ['zaiməskəup] *n* 发酵测定器

zymose ['zaiməus] *n* 转化酶

zymosis [zai'məusis] *n*【希】发酵;发酵病;传染病 | **zymotic** [zai'mɔtik] *a* 发酵的;发酵病的;传染病的 *n* 传染病

zymosterol [zai'mɔstərɔl] *n* 霉菌甾醇,酵母甾醇

zymosthenic [ˌzaiməs'θenik] *a* 增强酶活性的

zytase ['zaiteis] *n* 木聚糖酶,木糖胶酶

Zz. zingiber【拉】姜

附　　录

一　动脉名对照表

arteria

～ alveolaris inferior [NA], inferior alveolar artery 下牙槽动脉

～e alveolares superiores anteriores [NA], anterior superior alveolar arteries 上牙槽前动脉

～ alveolaris superior posterior [NA], posterior superior alveolar artery 上牙槽后动脉

～ angularis [NA], angular artery 内眦动脉

～ appendicularis [NA], appendicular artery 阑尾动脉

～ arcuata pedis [NA], arcuate artery of foot 足弓状动脉

～e arcuatae renis [NA], arcuate arteries of kidney 肾弓状动脉

～ auricularis posteria [NA], posterior auricular artery 耳后动脉

～ auricularis profunda [NA], deep auricular artery 耳深动脉(上颌动脉的分支)

～ axillaris [NA], axillary artery 腋动脉

～ basilaris [NA], basilar artery 基底动脉

～ brachialis [NA], brachial artery 肱动脉

～ brachialis superficialis [NA], superficial brachial artery 浅肱动脉

～ buccalis [NA], buccal artery 颊动脉

～ bulbi penis [NA], artery of bulb of penis 尿道球动脉

～ bulbi vestibuli vaginae [NA], artery of bulb of vestibule of vagina 前庭球动脉

～ canalis pterygoidei [NA], artery of pterygoid canal 翼管动脉

～ carotis communis [NA], common carotid artery 颈总动脉

～ carotis externa [NA], external carotid artery 颈外动脉

～ carotis interna [NA], internal carotid artery 颈内动脉

～ centralis retinae [NA], central artery of retina 视网膜中央动脉

～ cerebelli inferior anterior [NA], anterior inferior cerebellar artery 小脑下前动脉

～ cerebelli inferior posterior [NA], posterior inferior cerebellar artery 小脑下后动脉

～ cerebelli superior [NA], superior cerebellar artery 小脑上动脉

～ cerebri anterior [NA], anterior cerebral artery 大脑前动脉

～ cerebri media [NA], middle cerebral artery 大脑中动脉

～ cerebri posterior [NA], posterior cerebral artery 大脑后动脉

～ cervicalis ascendens [NA], ascending cervical artery 颈升动脉

～ cervicalis profunda [NA], deep cervical artery 颈深动脉

～ choroidea anterior [NA], anterior choroidal artery 脉络丛前动脉

～e ciliares anteriores [NA], anterior ciliary arteries 睫前动脉

～e ciliares posteriores breves [NA],

short posterior ciliary arteries 睫后短动脉

~e ciliares posteriores longea [NA], long posterior ciliary arteries 睫后长动脉

~ circumflexa femoris lateralis [NA], lateral circumflex femoral artery 旋股外侧动脉

~ circumflexa femoris medialis [NA], medial circumflex femoral artery 旋股内侧动脉

~ circumflexa humeri anterior [NA], anterior circumflex humeral artery 旋肱前动脉

~ circumflexa humeri posterior [NA], posterior circumflex humeral artery 旋肱后动脉

~ circumflexa ilium profunda [NA], deep circumflex iliac artery 旋髂深动脉

~ circumflexa ilium superficialis [NA], superficial circumflex iliac artery 旋髂浅动脉

~ circumflexa scapulae [NA], circumflex artery of scapula 旋肩胛动脉

~ colica dextra [NA], right colic artery 右结肠动脉

~ colica media [NA], middle colic artery 中结肠动脉

~ colica sinistra [NA], left colic artery 左结肠动脉

~ collateralis media [NA], middle collateral artery 中副动脉

~ collateralis radialis [NA], radial collateral artery 桡侧副动脉

~ collateralis ulnaris inferior [NA], inferior ulnar collateral artery 尺侧下副动脉

~ collateralis ulnaris superior [NA], superior ulnar collateral artery 尺侧上副动脉

~ comitans nervi ischiadici [NA], sciatic artery 坐骨神经伴行动脉

~ communicans anterior cerebri [NA], anterior communicating artery of cerebrum 大脑前交通动脉

~ communicans posterior cerebri [NA], posterior communicating artery of cerebrum 大脑后交通动脉

~e conjunctivales anteriores [NA], anterior conjunctival arteries 前结膜动脉

~e conjunctivales posteriores [NA], posterior conjunctival arteries 后结膜动脉

~ coronaria dextra [NA], right coronary artery 右冠状动脉

~ coronaria sinistra [NA], left coronary artery 左冠状动脉

~ cremasterica [NA], cremasteric artery 提睾肌动脉

~ cystica [NA], cystic artery 胆囊动脉

~e digitales dorsales manus [NA], dorsal digital arteries of hand 指背动脉

~e digitales dorsales pedis [NA], dorsal digital arteries of foot 趾背动脉

~e digitales palmares communes [NA], common palmar digital arteries 指掌侧总动脉

~e digitales palmares propriae [NA], proper palmar digital arteries 指掌侧固有动脉

~e digitales plantares communes [NA], common plantar digital arteries 趾底总动脉

~e digitales plantares propriae [NA], proper plantar digital arteries 趾底固有动脉

~ dorsalis clitoridis [NA], dorsal artery of clitoris 阴蒂背动脉

~ dorsalis nasi [NA], dorsal artery of nose 鼻背动脉

~ dorsalis pedis [NA], dorsal artery of foot 足背动脉

~ dorsalis penis [NA], dorsal artery of penis 阴茎背动脉
~ ductus deferentis [NA], artery of ductus deferens 输精管动脉
~ epigastrica inferior [NA], inferior epigastric artery 腹壁下动脉
~ epigastrica superficialis [NA], superficial epigastric artery 腹壁浅动脉
~ epigastrica superior [NA], superior epigastric artery 腹壁上动脉
~e episclerales [NA], episcleral arteries 巩膜外动脉
~ ethmoidalis anterior [NA], arterior ethmoidal artery 筛前动脉
~ ethmoidalis posterior [NA], posterior ethmoidal artery 筛后动脉
~ facialis [NA], facial artery 面动脉
~ femoralis [NA], femoral artery 股动脉
~e gastricar breves [NA], short gastric arteries 胃短动脉
~ gastrica dextra [NA], right gastric artery 胃右动脉
~ gastrica sinistra [NA], left gastric artery 胃左动脉
~ gastroduodenalis [NA], gastroduodenal artery 胃十二指肠动脉
~ gastroepiploica dextra [NA], right gastroepiploic artery 胃网膜右动脉
~ gastroepiploica sinistra [NA], left gastroepiploic artery 胃网膜左动脉
~ genus descendens [NA], descending genicular artery 膝降动脉
~ genus inferior lateralis [NA], lateral inferior genicular artery 膝下外侧动脉
~ genus inferior medialis [NA], medial inferior genicular artery 膝下内侧动脉
~ genus media [NA], middle genicular artery 膝中动脉
~ genus superior lateralis [NA], lateral superior genicular artery 膝上外动脉
~ genus superior medialis [NA], medial superior genicular artery 膝上内动脉
~ glutea inferior [NA], inferior gluteal artery 臀下动脉
~ glutea superior [NA], superior gluteal artery 臀上动脉
~e helicinae penis [NA], helicine arteries of penis 阴茎螺旋动脉
~ hepatica communis [NA], common hepatic artery 肝总动脉
~ hepatica propria [NA], proper hepatic artery 肝固有动脉
~ hyaloidea [NA], hyaloid artery 玻璃体动脉
~ hypogastrica, hypogastric artery 髂内动脉
~e ilei [NA], ileal arteries 回肠动脉
~ ileocolica [NA], ileocolic artery 回结肠动脉
~ iliaca communis [NA], common iliac artery 髂总动脉
~ iliaca externa [NA], external iliac artery 髂外动脉
~ iliaca interna [NA], internal iliac artery 髂内动脉
~ iliolumbalis [NA], iliolumbar artery 髂腰动脉
~ infraorbitalis [NA], infraorbital artery 眶下动脉
~e intercostales posteriores Ⅰ et Ⅱ [NA], posterior intercostal arteries Ⅰ and Ⅱ 肋间后动脉(第1、第2)
~e intercostales posteriores Ⅲ-Ⅺ [NA], posterior intercostal arteries Ⅲ-Ⅺ 肋间后动脉(第3、第4)
~ intercostalis suprema [NA], highest intercostal artery 肋间最上动脉
~e interlobares renis [NA], interlobar arteries of kidney 肾叶间动脉
~e interlobulares hepatis [NA], interlobular arteries of liver 肝小叶间动脉

~e interlobulares renis [NA], interlobular arteries of kidney 肾小叶间动脉

~ interossea anterior [NA], anterior interosseous artery 骨间前动脉

~ interossea communis [NA], common interosseous artery 骨间总动脉

~ interossea posterior [NA], posterior interosseous artery 骨间后动脉

~ interossea recurrens [NA], recurrent interosseous artery 骨间返动脉

~e jejunales [NA], jejunal arteries 空肠动脉

~ labialis inferior [NA], inferior labial artery 下唇动脉

~ labialis superior [NA], superior labial artery 上唇动脉

~ labyrinthi [NA], artery of labyrinth 迷路动脉

~ lacrimalis [NA], lacrimal artery 泪腺动脉

~ laryngea inferior [NA], inferior laryngeal artery 喉下动脉

~ laryngea superior [NA], superior laryngeal artery 喉上动脉

~ lienalis [NA], splenic artery 脾动脉

~ ligamenti teretis uteri [NA], artery of round ligament of uterus 子宫圆韧带动脉

~e lumbales [NA], lumbar arteries 腰动脉

~ lumbalis ima [NA], lowest lumbar artery 腰最下动脉

~ malleolaris anterior lateralis [NA], lateral anterior malleolar artery 外踝前动脉

~ malleolaris anterior medialis [NA], medial anterior malleolar artery 内踝前动脉

~ masseterica [NA], masseteric artery 咬肌动脉

~ maxillaris [NA], maxillary artery 上颌动脉

~ mediana [NA], median artery 正中动脉

~ meningea anterior [NA], anterior meningeal artery 脑膜前动脉

~ meningea media [NA], middle meningeal artery 脑膜中动脉

~ maningea posterior [NA], posterior meningeal artery 脑膜后动脉

~ mentalis [NA], mental artery 颏动脉

~ mesenterica inferior [NA], inferior mesenteric artery 肠系膜下动脉

~ mesenterica superior [NA], superior mesenteric artery 肠系膜上动脉

~e metacarpeae dorsales [NA], dorsal metacarpal arteries 掌背动脉

~e metacarpeae palmares [NA], palmar metacarpal arteries 掌心动脉

~e metatarseae dorsales [NA], dorsal metatarsal arteries 跖背动脉

~e metatarseae plantares [NA], plantar metatarsal arteries 跖底动脉

~ musculophrenica [NA], musculophrenic artery 肌膈动脉

~e nasales posteriores, laterales et septi [NA], lateral and septal posterior nasal arteries 鼻后、外侧和中隔动脉

~e nutriciae humeri [NA], nutrient arteries of humerus 肱骨滋养动脉

~ obturatoria [NA], obturator artery 闭孔动脉

~ obturatoria accessoria [NA], accessory obturator artery 副闭孔动脉

~ occipitalis [NA], occipital artery 枕动脉

~ ophthalmica [NA], ophthalmic artery 眼动脉

~ ovarica [NA], ovarian artery 卵巢动脉

~ palatina ascendens [NA], ascending palatine artery 腭升动脉

~ palatina descendens [NA], descending palatine artery 腭降动脉

~ palatina major [NA], greater palatine artery 腭大动脉

~e palatinae minores [NA], lesser palatine arteries 腭小动脉

~e palpebrales laterales [NA], lateral palpebral arteries 睑外侧动脉

~e palpebrales mediales [NA], medial palpebral arteries 睑内侧动脉

~e pancreaticoduodenales inferiores [NA], inferior pancreaticoduodenal arteries 胰十二指肠下动脉

~e perforantes [NA], perforating arteries 穿动脉

~ pericardiacophrenica [NA], pericardiacophrenic artery 心包膈动脉

~ perinealis [NA], perineal artery 会阴动脉

~ peronea [NA], peroneal artery 腓动脉

~ pharyngea ascendens [NA], ascending pharyngeal artery 咽升动脉

~e phrenicae inferiores [NA], inferior phrenic arteries 膈下动脉

~e phrenicae superiores [NA], superior phrenic arteries 膈上动脉

~ plantaris lateralis [NA], lateral plantar artery 足底外侧动脉

~ plantaris medialis [NA], medial plantar artery 足底内侧动脉

~ poplitea [NA], popliteal artery 腘动脉

~ princeps pollicis [NA], principal artery of thumb 拇主要动脉

~ profunda brachii [NA], deep brachial artery 肱深动脉

~ profunda clitoridis [NA], deep artery of clitoris 阴蒂深动脉

~ profunda femoris [NA], deep femoral artery 股深动脉

~ profunda linguae [NA], deep lingual artery 舌深动脉

~ profunda penis [NA], deep artery of penis 阴茎深动脉

~e pudendae externae [NA], external pudental arteries 阴部外动脉

~ pudenda interna [NA], internal pudental artery 阴部内动脉

~ pulmonalis dextra [NA], right pulmonary artery 右肺动脉

~ pulmonalis sinistra [NA], left pulmonary artery 左肺动脉

~ radialis [NA], radial artery 桡动脉

~ radialis indicis [NA], radial artery of index finger 示指桡侧动脉

~ rectalis inferior [NA], inferior rectal artery 直肠下动脉

~ rectalis media [NA], middle rectal artery 直肠中动脉

~ rectalis superior [NA], superior rectal artery 直肠上动脉

~ recurrens radialis [NA], radial recurrent artery 桡侧返动脉

~ recurrens tibialis anterior [NA], anterior tibial recurrent artery 胫前返动脉

~ recurrens tibialis posterior [NA], posterior tibial recurrent artery 胫后返动脉

~ recurrens ulnaris [NA], ulnar recurrent artery 尺侧返动脉

~ renalis [NA], renal artery 肾动脉

~e renis [NA], renal arteries 肾动脉(肾内)

~e sacrales laterales [NA], lateral sacral arteries 骶外侧动脉

~ sacralis mediana [NA], median sacral artery 骶正中动脉

~e sigmoideae [NA], sigmoid arteries 乙状结肠动脉

~ sphenopalatina [NA], sphinopalatine artery 蝶腭动脉

~ spinalis anterior [NA], anterior spinal artery 脊髓前动脉

~ spinalis posterior [NA], posterior spinal artery 脊髓后动脉

~ stylomastoidea [NA], stylomastoid artery 茎乳动脉

~ subclavia [NA], subclavian artery 锁骨下动脉

～ subcostalis [NA], subcostal artery 肋下动脉
～ sublingualis [NA], sublingual artery 舌下动脉
～ submentalis [NA], submental artery 颏下动脉
～ subscapularis [NA], subscapular artery 肩胛下动脉
～ supraorbitalis [NA], supraorbital artery 眶上动脉
～ suprarenalis inferior [NA], inferior suprarenal artery 肾上腺下动脉
～ suprarenalis media [NA], middle suprarenal artery 肾上腺中动脉
～e suprarenales superiores [NA], superior suprarenal arteries 肾上腺上动脉
～ suprascapularis [NA], suprascapular artery 肩胛上动脉
～ supratrochlearis [NA], supratrochlear artery 滑车上动脉
～e surales [NA], sural arteries 腓肠动脉
～ tarsea lateralis [NA], lateral tarsal artery 跗外侧动脉
～e tarseae mediales [NA], medial tarsal arteries 跗内侧动脉
～ temporalis media [NA], middle temporal artery 颞中动脉
～e temporales profundae [NA], deep temporal arteries 颞深动脉
～ temporalis superficialis [NA], superficial temporal artery 颞浅动脉
～ testicularis [NA], testicular artery 睾丸动脉
～ thoracica interna [NA], internal thoracic artery 胸廓内动脉
～ thoracica lateralis [NA], lateral thoracic artery 胸外侧动脉
～ thoracoacromialis [NA], thoracoacromial artery 胸肩峰动脉
～ thoracodorsalis [NA], thoracodorsal artery 胸背动脉
～ thyroidea inferior [NA], inferior thyroid artery 甲状腺下动脉
～ thyroidea superior [NA], superior thyroid artery 甲状腺上动脉
～ tibialis anterior [NA], anterior tibial artery 胫前动脉
～ tibialis posterior [NA], posterior tibial artery 胫后动脉
～ transversa colli [NA], transverse cervical artery 颈横动脉
～ transversa faciei [NA], transverse facial artery 面横动脉
～ tympanica anterior [NA], anterior tympanic artery 鼓室前动脉
～ tympanica inferior [NA], inferior tympanic artery 鼓室下动脉
～ tympanica posterior [NA], posterior tympanic artery 鼓室后动脉
～ tympanica superior [NA], superior tympanic artery 鼓室上动脉
～ umbilicalis [NA], umbilical artery 脐动脉
～ urethralis [NA], urethral artery 尿道动脉
～ uterina [NA], uterine artery 子宫动脉
～ vaginalis [NA], vaginal artery 阴道动脉
～ vertebralis [NA], vertebral artery 椎动脉
～ vesicalis inferior [NA], inferior vesical artery 膀胱下动脉
～e vesicales superiores [NA], superior vesical arteries 膀胱上动脉
～ zygomaticoorbitalis [NA], zygomaticoorbital artery 颧眶动脉

二 肌名对照表

musculus
～ abductor digiti minimi manus [NA], abductor muscle of little finger 小指展肌
～ abductor digiti minimi pedis [NA], abductor muscle of little toe 小趾展肌

~ abductor hallucis [NA], abductor muscle of great toe 踇展肌

~ abductor pollicis brevis [NA], short abductor muscle of thumb 拇短展肌

~ abductor pollicis longus [NA], long abductor muscle of thumb 拇长展肌

~ adductor brevis [NA], short adductor muscle 短收肌

~ adductor hallucis [NA], adductor muscle of great toe 踇收肌

~ adductor longus [NA], long adductor muscle 长收肌

~ adductor magnus [NA], great adductor muscle 大收肌

~ adductor pollicis [NA], adductor muscle of thumb 拇收肌

~ anconaeus [NA], anconeus muscle 肘肌

~ antitragicus [NA], antitragus muscle 对耳屏肌

musculi arrectores pilorum [NA], arrector muscles of hair 立毛肌

~ articularis cubiti [NA], articular muscle of elbow 肘关节肌

~ articularis genus [NA], articular muscle of knee 膝关节肌

~ aryepiglotticus [NA], aryepiglottic muscle 杓会厌肌

~ arytenoideus obliquus [NA], oblique arytenoid muscle 杓斜肌

~ arytenoideus transversus [NA], transverse arytenoid muscle 杓横肌

~ auricularis anterior [NA], anterior auricular muscle 耳前肌

~ auricularis posterior [NA], posterior auricular muscle 耳后肌

~ auricularis superior [NA], superior auricular muscle 耳上肌

~ biceps brachii [NA], biceps muscle of arm 肱二头肌

~ biceps femoris [NA], biceps muscle of thigh 股二头肌

~ brachialis [NA], brachial muscle 肱肌

~ brachioradialis [NA], brachioradial muscle 肱桡肌

~ bronchoesophageus [NA], bronchoesophageal muscle 支气管食管肌

~ buccinator [NA], buccinator muscle 颊肌

~ bulbospongiosus [NA], ~ bulbocavernosus, bulbocavernous muscle 球海绵体肌

~ ceratocricoideus [NA], ceratocricoid muscle 角环肌

~ chondroglossus [NA], chondroglossus muscle 小角舌肌

~ ciliaris [NA], ciliary muscle 睫状肌

~ coccygeus [NA], coccygeus muscle 尾骨肌

~ constrictor pharyngis inferior [NA], inferior constrictor muscle of pharynx 咽下缩肌

~ constrictor pharyngis medius [NA], middle constrictor muscle of pharynx 咽中缩肌

~ constrictor pharyngis superior [NA], superior constrictor muscle of pharynx 咽上缩肌

~ coracobrachialis [NA], coracobrachial muscle 喙肱肌

~ corrugator supercilii [NA], superciliary corrugator muscle 皱眉肌

~ cremaster [NA], cremaster muscle 提睾肌

~ cricoarytenoideus lateralis [NA], lateral cricoarytenoid muscle 环杓侧肌

~ cricoarytenoideus posterior [NA], posterior cricoarytenoid muscle 环杓后肌

~ cricothyroideus [NA], cricothyroid muscle 环甲肌

~ deltoideus [NA], deltoid muscle 三角肌

~ depressor anguli oris [NA], depressor muscle of angle of mouth 降口角肌

~ depressor labii inferioris [NA], depressor muscle of lower lip 降下唇肌

~ depressor septi nasi [NA], depressor muscle of septum of nose 降鼻中隔肌

~ depressor supercilii [NA], super ciliary depressor muscle 降眉肌

~ digastricus [NA], digastric muscle 二腹肌

~ dilator pupillae [NA], dilator muscle of pupil 瞳孔开大肌

~epicranius [NA], epicranial muscle 颅顶肌

~erector spinae [NA], erector muscle of spine 竖脊肌

~extensor carpi radialis brevis [NA], short radial extensor muscle of wrist 桡侧腕短伸肌

~extensor carpi radialis longus [NA], long radial extensor muscle of wrist 桡侧腕长伸肌

~extensor carpi ulnaris [NA], ulnar extensor muscle of wrist 尺侧腕伸肌

~extensor digiti minimi [NA], extensor muscle of little finger 小指伸肌

~extensor digitorum [NA], extensor muscle of fingers 指伸肌

~extensor digitorum brevis [NA], short extensor muscle of toes 趾短伸肌

~extensor digitorum longus [NA], long extensor muscle of toes 趾长伸肌

~extensor hallucis brevis [NA], short extensor muscle of great toe 踇短伸肌

~extensor hallucis longus [NA], long extensor muscle of great toe 踇长伸肌

~extensor indicis [NA], extensor muscle of index finger 示指伸肌

~extensor pollicis brevis [NA], short extensor muscle of thumb 拇短伸肌

~extensor pollicis longus [NA], long extensor muscle of thumb 拇长伸肌

~ flexor carpi radialis [NA], radial flexor muscle of wrist 桡侧腕屈肌

~ flexor carpi ulnaris [NA], ulnar flexor muscle of wrist 尺侧腕屈肌

~ flexor digiti minimi brevis manus [NA], short flexor muscle of little finger 小指短屈肌

~ flexor digiti minimi brevis pedis [NA], short flexor muscle of little toe 小趾短屈肌

~ flexor digitorum brevis [NA], short flexor muscle of toes 趾短屈肌

~ flexor digitorum longus [NA], long flexor muscle of toes 趾长屈肌

~ flexor digitorum profundus [NA], deep flexor muscle of fingers 指深屈肌

~ flexor digitorum superficialis [NA], superficial flexor muscle of fingers 指浅屈肌

~ flexor hallucis brevis [NA], short flexor muscle of great toe 踇短屈肌

~ flexor hallucis longus [NA], long flexor muscle of great toe 踇长屈肌

~ flexor pollicis brevis [NA], short flexor muscle of thumb 拇短屈肌

~ flexor pollicis longus [NA], long flexor muscle of thumb 拇长屈肌

~ gastrocnemius [NA], gastrocnemius muscle 腓肠肌

~ gemellus inferior [NA], inferior gemellus muscle 下孖肌

~ gemellus superior [NA], superior gemellus muscle 上孖肌

~ genioglossus [NA], genioglossus muscle 颏舌肌

~ geniohyoideus [NA], geniohyoid muscle 颏舌骨肌

~ gluteus maximus [NA], greatest gluteal muscle 臀大肌

~ gluteus medius [NA], middle gluteal muscle 臀中肌
~ gluteus minimus [NA], least gluteal muscle 臀小肌
~ gracilis [NA], gracilis muscle 股薄肌
~ helicis major [NA], greater muscle of helix 耳轮大肌
~ helicis minor [NA], smaller muscle of helix 耳轮小肌
~ hyoglossus [NA], hyoglossal muscle 舌骨舌肌
~ iliacus [NA], iliac muscle 髂肌
~ iliococcygeus [NA], iliococcygeal muscle 髂尾肌
~ iliocostalis [NA], iliocostal muscle 髂肋肌
~ iliocostalis cervicis [NA], iliocostal muscle of neck 颈髂肋肌
~ iliocostalis lumborum [NA], iliocostal muscle of loins 腰髂肋肌
~ iliocostalis thoracis [NA], iliocostal muscle of thorax 胸髂肋肌
~ iliopsoas [NA], iliopsoas muscle 髂腰肌
musculi incisivi labii inferioris, incisive muscles of inferior lip 下唇切牙肌
musculi incisivi labii superioris, incisive muscles of superior lip 上唇切牙肌
~ incisurae helicis [NA], muscle of incisure of helix 耳轮切迹肌
~ infraspinatus [NA], infraspinous muscle 冈下肌
musculi intercostales externi [NA], external intercostal muscles 肋间外肌
musculi intercostales interni [NA], internal intercostal muscles 肋间内肌
musculi interossei dorsales manus [NA], dorsal interosseous muscles of hand 手骨间背侧肌
musculi interossei dorsales pedis [NA], dorsal interosseous muscles of foot 足骨间背侧肌
musculi interossei palmares [NA], palmar interosseous muscles 骨间掌侧肌
musculi interossei plantares [NA], plantar interosseous muscles 骨间足底肌
musculi interspinales [NA], interspinal muscles 棘间肌
musculi intertransversarii [NA], intertransverse muscles 横突间肌
~ ischiocavernosus [NA], ichiocavernosus muscle 坐骨海绵体肌
~ latissimus dorsi [NA], latissimus dorsi muscle 背阔肌
~ levator anguli oris [NA], levator muscle of angle of mouth 提口角肌
~ levator ani [NA], levator ani muscle 肛提肌
musculi levatores costarum [NA], levator muscles of ribs 肋提肌
~ levator glandulae thyroideae [NA], levator muscle of thyroid gland 甲状腺提肌
~ levator labii superioris [NA], levator muscle of upper lip 提上唇肌
~ levator labii superioris alaeque nasi [NA], levator muscle of upper lip and ala of nose 提上唇鼻翼肌
~ levator palpebrae superioris [NA], levator muscle of upper eyelid 上睑提肌
~ levator prostatae [NA], levator muscle of prostate 前列腺提肌
~ levator scapulae [NA], levator muscle of scapula 肩胛提肌
~ levator veli palatini [NA], levator muscle of palatine velum 腭帆提肌
~ longissimus capitis [NA], longissimus muscle of head 头最长肌
~ longissimus cervicis [NA], longissimus muscle of neck 颈最长肌

~ longissimus thoracis [NA], longissimus muscle of thorax 胸最长肌
~ longitudinalis inferior linguae [NA], inferior longitudinal muscle of tongue 舌下纵肌
~ longitudinalis superior linguae [NA], superior longitudinal muscle of tongue 舌上纵肌
~ longus capitis [NA], long muscle of head 头长肌
~ longus colli [NA], long muscle of neck 颈长肌
musculi lumbricales manus [NA], lumbrical muscles of hand 手蚓状肌
musculi lumbricales pedis [NA], lumbrical muscles of foot 足蚓状肌
~ masseter [NA], masseter muscle 咬肌
~ mentalis [NA], chin muscle 颏肌
musculi multifidi [NA], multifidus muscles 多裂肌
~ mylohyoideus [NA], mylohyoid muscle 下颌舌骨肌
~ nasalis [NA], nasal muscle 鼻肌
~ obliquus auriculae [NA], oblique muscle of auricle 耳郭斜肌
~ obliquus capitis inferior [NA], inferior oblique muscle of head 头下斜肌
~ obliquus capitis superior [NA], superior oblique muscle of head 头上斜肌
~ obliquus externus abdominis [NA], external oblique muscle of abdomen 腹外斜肌
~ obliquus inferior bulbi [NA], inferior oblique muscle of eyeball 眼下斜肌
~ obliquus internus abdominis [NA], internal oblique muscle of abdomen 腹内斜肌
~ obliquus superior bulbi [NA], superior oblique muscle of eyeball 眼上斜肌
~ obturatorius externus [NA], external obturator muscle 闭孔外肌
~ obturatorius internus [NA], internal oburator muscle 闭孔内肌
~ occipitofrontalis [NA], occipitofrontal muscle 枕额肌
~ omohyoideus [NA], omohyoid muscle 肩胛舌骨肌
~ opponens digiti minimi [NA], opposing muscle of little finger 小指对掌肌
~ opponens pollicis [NA], opposing muscle of thumb 拇对掌肌
~ orbicularis oculi [NA], orbicular muscle of eye 眼轮匝肌
~ orbicularis oris [NA], orbicular muscle of mouth 口轮匝肌
~ orbitalis [NA], orbital muscle 眶肌
~ palatoglossus [NA], palatoglossus muscle 腭舌肌
~ palatopharyngeus [NA], palatopharyngeal muscle 腭咽肌
~ palmaris brevis [NA], short palmar muscle 掌短肌
~ palmaris longus [NA], long palmar muscle 掌长肌
musculi papillares [NA], papillary muscles 乳头肌
musculi pectinati [NA], pectinate muscles 梳状肌
~ pectineus [NA], pectineal muscle 耻骨肌
~ pectoralis major [NA], greater pectoral muscle 胸大肌
~ pectoralis minor [NA], smaller pectoral muscle 胸小肌
~ peroneus brevis [NA], short peroneal muscle 腓骨短肌
~ peroneus longus [NA], long peroneal muscle 腓骨长肌
~ peroneus tertius [NA], third peroneal muscle 第三腓骨肌
~ piriformis [NA], periform muscle 梨状肌

~ plantaris [NA], plantar muscle 跖肌
~ pleuroesophageus [NA], pleuroesophageal muscle 胸膜食管肌
~ popliteus [NA], popliteal muscle 腘肌
~ procerus [NA], procerus muscle 降眉间肌
~ pronator quadratus [NA], quadrate pronator muscle 旋前方肌
~ pronator teres [NA], round pronator muscle 旋前圆肌
~ psoas major [NA], greater psoas muscle 腰大肌
~ psoas minor [NA], smaller psoas muscle 腰小肌
~ pterygoideus lateralis [NA], lateral pterygoid muscle 翼外肌
~ pterygoideus medialis [NA], medial pterygoid muscle 翼内肌
~ pubococcygeus [NA], pubococcygeal muscle 耻尾肌
~ puboprostaticus [NA], puboprostatic muscle 耻骨前列腺肌
~ puborectalis [NA], puborectal muscle 耻骨直肠肌
~ pubovaginalis [NA], pubovaginal muscle 耻骨阴道肌
~ pubovesicalis [NA], pubovesical muscle 耻骨膀胱肌
~ pyramidalis [NA], pyramidal muscle 锥状肌
~ pyramidalis auriculae [NA], pyramidal muscle of auricle 耳郭锥状肌
~ quadratus femoris [NA], quadrate muscle of thigh 股方肌
~ quadratus lumborum [NA], quadrate muscle of loins 腰方肌
~ quadratus plantae [NA], quadrate muscle of sole 足底方肌
~ quadriceps femoris [NA], quadriceps muscle of thigh 股四头肌
~ rectococcygeus [NA], rectococcygeal muscle 直肠尾骨肌
~ rectourethralis [NA], rectourethral muscle 直肠尿道肌
~ rectouterinus [NA], rectouterine muscle 直肠子宫肌
~ rectovesicalis [NA], rectovesical muscle 直肠膀胱肌
~ rectus abdominis [NA], rectus muscle of abdomen 腹直肌
~ rectus capitis anterior [NA], anterior rectus muscle of head 头前直肌
~ rectus capitis lateralis [NA], lateral rectus muscle of head 头侧直肌
~ rectus capitis posterior major [NA], greater posterior rectus muscle of head 头后大直肌
~ rectus capitis posterior minor [NA], smaller posterior rectus muscle of head 头后小直肌
~ rectus femoris [NA], rectus muscle of thigh 股直肌
~ rectus inferior bulbi [NA], inferior rectus muscle of eyeball 眼下直肌
~ rectus lateralis bulbi [NA], lateral rectus muscle of eyeball 眼外直肌
~ rectus medialis bulbi [NA], medial rectus muscle of eyeball 眼内直肌
~ rectus superior bulbi [NA], superior rectus muscle of eyeball 眼上直肌
~ rhomboideus major [NA], greater rhomboid muscle 大菱形肌
~ rhomboideus minor [NA], smaller rhomboid muscle 小菱形肌
~ resorius [NA], risorius muscle 笑肌
musculi rotatores [NA], rotator muscles 回旋肌
~ sacrococcygeus dorsalis [NA], dorsal sacrococcygeal muscle 骶尾后肌
~ sacrococcygeus ventralis [NA], ventral sacrococcygeal muscle 骶尾前肌
~ salpingopharyngeus [NA], salpingopharyngeal muscle 咽鼓管咽肌
~ sartorius [NA], sartorius muscle 缝

匠肌
~ scalenus anterior [NA], anterior scalene muscle 前斜角肌
~ scalenus medius [NA], middle scalene muscle 中斜角肌
~ scalenus minimus [NA], smallest scalene muscle 小斜角肌
~ scalenus posterior [NA], posterior scalene muscle 后斜角肌
~ semimembranosus [NA], semimembranous muscle 半膜肌
~ semispinalis capitis [NA], semispinal muscle of head 头半棘肌
~ semispinalis cervicis [NA], semispinal muscle of neck 颈半棘肌
~ semispinalis thoracis [NA], semispinal muscle of thorax 胸半棘肌
~ semitendinosus [NA], semitendinous muscle 半腱肌
~ serratus anterior [NA], anterior serratus muscle 前锯肌
~ serratus posterior inferior [NA], inferior posterior serratus muscle 下后锯肌
~ serratus posterior superior [NA], superior posterior serratus muscle 上后锯肌
~ soleus [NA], soleus muscle 比目鱼肌
~ sphincter ampullae hepatopancreaticae [NA], sphincter muscle of hepatopancreatic ampulla 肝胰壶腹括约肌
~ sphincter ani externus [NA], external sphincter muscle of anus 肛门外括约肌
~ sphincter ani internus [NA], internal sphincter muscle of anus 肛门内括约肌
~ sphincter ductus choledochi [NA], sphincter muscle of bile duct 胆总管括约肌
~ sphincter pupillae [NA], sphincter muscle of pupil 瞳孔括约肌
~ sphincter pylori [NA], sphincter muscle of pylorus 幽门括约肌
~ sphincter urethrae [NA], sphincter muscle of urethra 尿道括约肌
~ sphincter vesicae urinariae, sphincter muscle of urinary bladder 膀胱括约肌
~ spinalis capitis [NA], spinal muscle of head 头棘肌
~ spinalis cervicis [NA], spinal muscle of neck 颈棘肌
~ spinalis thoracis [NA], spinal muscle of thorax 胸棘肌
~ splenius capitis [NA], splenius muscle of head 头夹肌
~ splenius cervicis [NA], splenius muscle of neck 颈夹肌
~ stapedius [NA], stapedius muscle 镫骨肌
~ sternalis [NA], sternal muscle 胸骨肌
~ sternocleidomastoideus [NA], sternocleidomastoid muscle 胸锁乳突肌
~ sternohyoideus [NA], sternohyoid muscle 胸骨舌骨肌
~ sternothyroideus [NA], sternothyroid muscle 胸骨甲状肌
~ styloglossus [NA], styloglossus muscle 茎突舌肌
~ stylohyoideus [NA], stylohyhoid muscle 茎突舌骨肌
~ stylopharyngeus [NA], stylopharyngeal muscle 茎突咽肌
~ subclavius [NA], subclavius muscle 锁骨下肌
musculi subcostales [NA], subcostal muscles 肋下肌
~ subscapularis [NA], subscapular muscle 肩胛下肌
~ supinator [NA], supinator muscle 旋后肌
~ supraspinatus [NA], supraspinous muscle 冈上肌

~ suspensorius duodeni [NA], suspensory muscle of duodenum 十二指肠悬肌
~ tarsalis inferior [NA], inferior tarsal muscle 下睑板肌
~ tarsalis superior [NA], superior tarsal muscle 上睑板肌
~ temporalis [NA], temporal muscle 颞肌
~ temporoparietalis [NA], temporoparietal muscle 颞顶肌
~ tensor fasciae latae [NA], tensor muscle of fascia lata 阔筋膜张肌
~ tensor tympani [NA], tensor muscle of tympanum 鼓膜张肌
~ tensor veli palatini [NA], tensor muscle of palatine velum 腭帆张肌
~ teres major [NA], teres major muscle 大圆肌
~ teres minor [NA], teres minor muscle 小圆肌
~ thyroarytenoideus [NA], thyroarytenoid muscle 甲杓肌
~ thyroepiglotticus [NA], thyroepiglottic muscle 甲状会厌肌
~ thyrohyoideus [NA], thyrohyoid muscle 甲状舌骨肌
~ tibialis anterior [NA], anterior tibial muscle 胫骨前肌
~ tibialis posterior [NA], posterior tibial muscle 胫骨后肌
~ trachealis [NA], tracheal muscle 气管肌
~ tragicus [NA], muscle of tragus 耳屏肌
~ transversospinalis [NA], transversospinal muscle 横突棘肌
~ transversus abdominis [NA], transverse muscle of abdomen 腹横肌
~ transversus auriculae [NA], transverse muscle of auricle 耳郭横肌
~ transversus linguae [NA], transverse muscle of tongue 舌横肌
~ transversus menti [NA], transverse muscle of chin 颏横肌
~ transversus nuchae [NA], transverse muscle of nape 项横肌
~ transversus perinei profundus [NA], deep transverse muscle of perineum 会阴深横肌
~ transversus perinei superficialis [NA], superficial transverse muscle of perineum 会阴浅横肌
~ transversus thoracis [NA], transverse muscle of thorax 胸横肌
~ trapezius [NA], trapezius muscle 斜方肌
~ triceps brachii [NA], triceps muscle of arm 肱三头肌
~ triceps surae [NA], triceps muscle of calf 小腿三头肌
~ uvulae [NA], muscle of uvula 腭垂肌
~ vastus intermedius [NA], intermediate vastus muscle 股中间肌
~ vastus lateralis [NA], lateral vastus muscle 股外侧肌
~ vastus medialis [NA], medial vastus muscle 股内侧肌
~ verticalis linguae [NA], vertical muscle of tongue 舌垂直肌
~ vocalis [NA], vocal muscle 声带肌
~ zygomaticus major [NA], greater zygomatic muscle 颧大肌
~ zygomaticus minor [NA], smaller zygomatic muscle 颧小肌

三 神经名对照表

nervus
~ abducens [NA], abducent nerve 展神经
~ accessorius [NA], accessory nerve 副神经
~ alveolaris inferior [NA], inferior alveolar nerve 下牙槽神经
nervi alveolares superiores [NA], superior alveolar nerves 上牙槽神经
~ ampullaris anterior [NA], anterior

ampullary nerve 前壶腹神经
~ ampullaris lateralis [NA], lateral ampullary nerve 外侧壶腹神经
~ ampullaris posterior [NA], posterior ampullary nerve 后壶腹神经
nervi anococcygei [NA], anococcygeal nerves 肛尾神经
nervi auriculares anteriores [NA], anterior auricular nerves 耳前神经
~ auricularis magnus [NA], great auricular nerve 耳大神经
~ auricularis posterior [NA], posterior auricular nerve 耳后神经
~ auriculotemporalis [NA], auriculotemporal nerve 耳颞神经
~ axillaris [NA], axillary nerve 腋神经
~ buccalis [NA], buccal nerve 颊神经
~ canalis pterygoidei [NA], nerve of pterygoid canal 翼管神经
~ cardiacus cervicalis inferior [NA], inferior cervical cardiac nerve 颈心下神经
~ cardiacus cervicalis medius [NA], middle cervical cardiac nerve 颈心中神经
~ cardiacus cervicalis superior [NA], superior cervical cardiac nerve 颈心上神经
nervi cardiaci thoracici [NA], thoracic cardiac nerves 胸心神经
nervi caroticotympanici [NA], caroticotympanic nerves 颈鼓神经
nervi carotici externi [NA], external carotid nerves 颈外动脉神经
~ caroticus internus [NA], internal carotid nerve 颈内动脉神经
nervi cavernosi clitoridis [NA], cavernous nerves of clitoris 阴蒂海绵体神经
nervi cavernosi penis [NA], cavernous nerves of penis 阴茎海绵体神经
nervi cervicales [NA], cervical nerves 颈神经
nervi ciliares breves [NA], short ciliary nerves 睫状短神经
nervi ciliares longi [NA], long ciliary nerves 睫状长神经
nervi clunium inferiores [NA], inferior clunial nerves 臀下皮神经
nervi clunium medii [NA], middle clunial nerves 臀中皮神经
nervi clunium superiores [NA], superior clunial nerves 臀上皮神经
~ coccygeus [NA], coccygeal nerve 尾神经
nervi craniales [NA], cranial nerves 颅神经
~ cutaneus antebrachii lateralis [NA], lateral cutaneous nerve of forearm 前臂外侧皮神经
~ cutaneus antebrachii medialis [NA], medial cutaneous nerve of forearm 前臂内侧皮神经
~ cutaneus antebrachii posterior [NA], posterior cutaneous nerve of forearm 前臂后皮神经，前臂背侧皮神经
~ cutaneus brachii lateralis inferior [NA], inferior lateral cutaneous nerve of arm 臂外侧下皮神经
~ cutaneus brachii lateralis superior [NA], superior lateral cutaneous nerve of arm 臂外侧上皮神经
~ cutaneus brachii medialis [NA], medial cutaneous nerve of arm 臂内侧皮神经
~ cutaneus brachii posterior [NA], posterior cutaneous nerve of arm 臂后皮神经
~ cutaneus dorsalis intermedius [NA], intermediate dorsal cutaneous nerve 背中间皮神经
~ cutaneus dorsalis lateralis [NA], lateral dorsal cutaneous nerve 背外侧皮神经
~ cutaneus dorsalis medialis [NA], medial dorsal cutaneous nerve 背内

侧皮神经

~ cutaneus femoris lateralis [NA], lateral cutaneous nerve of thigh 股外侧皮神经

~ cutaneus femoris posterior [NA], posterior cutaneous nerve of thigh 股后皮神经

~ cutaneus surae lateralis [NA], lateral cutaneous nerve of calf 腓肠外侧皮神经

~ cutaneus surae medialis [NA], medial cutaneous nerve of calf 腓肠内侧皮神经

nervi digitales dorsales hallucis lateralis et digiti secundi medialis [NA], dorsal digital nerves of lateral surface of great toe and of medial surface of second toe 踇背外侧及第二趾背内侧神经

nervi digitales dorsales nervi radialis [NA], dorsal digital nerves of radial nerve 桡神经的指背神经

nervi digitales dorsales nervi ulnaris [NA], dorsal digital nerves of ulnar nerve 尺神经的指背神经

nervi digitales dorsales pedis [NA], dorsal digital nerves of foot 趾背神经

nervi digitales palmares communes nervi mediani [NA], common palmar digital nerves of median nerve 正中神经的指掌侧总神经

nervi digitales palmares communes nervi ulnaris [NA], common palmar digital nerves of ulnar nerve 尺神经的指掌侧总神经

nervi digitales palmares proprii nervi mediani [NA], proper palmar digital nerves of median nerve 正中神经的指掌侧固有神经

nervi digitales palmares proprii nervi ulnaris [NA], proper palmar digital nerves of ulnar nerve 尺神经的指掌侧固有神经

nervi digitales plantares communes nervi plantaris lateralis [NA], common plantar digital nerves of lateral plantar nerve 足底外侧神经的趾底总神经

nervi digitales plantares communes nervi plantaris medialis [NA], common plantar digital nerves of medial plantar nerve 足底内侧神经的趾底总神经

nervi digitales plantares proprii nervi plantaris lateralis [NA], proper plantar digital nerves of lateral plantar nerve 足底外侧神经的趾底固有神经

nervi digitales plantares proprii nervi plantaris medialis [NA], proper plantar digital nerves of medial plantar nerve 足底内侧神经的趾底固有神经

~ dorsalis clitoridis [NA], dorsal nerve of clitoris 阴蒂背神经

~ dorsalis penis [NA], dorsal nerve of penis 阴茎背神经

~ dorsal scapulae [NA], dorsal scapular nerve 肩胛背神经

~ ethmoidalis anterior [NA], anterior ethmoidal nerve 筛前神经

~ ethmoidalis posterior [NA], posterior ethmoidal nerve 筛后神经

~ facialis [NA], facial nerve 面神经

~ femoralis [NA], femoral nerve 股神经

~ frontalis [NA], frontal nerve 额神经

~ genitofemoralis [NA], genitofemoral nerve 生殖股神经

~ glossopharyngeus [NA], glossopharyngeal nerve 舌咽神经

~ gluteus inferior [NA], inferior gluteal nerve 臀下神经

~ gluteus superior [NA], superior gluteal nerve 臀上神经

~ hypogastricus (dexter et sinister)

[NA], hypogastric nerve 腹下神经(左、右)

~ hypoglossus [NA], hypoglossal nerve 舌下神经

~ iliohypogastricus [NA], iliohypogastric nerve 髂腹下神经

~ ilioinguinalis [NA], ilioinguinal nerve 髂腹股沟神经

~ infraorbitalis [NA], infraorbital nerve 眶下神经

~ infratrochlearis [NA], infratrochlear nerve 滑车下神经

nervi intercostobrachiales [NA], intercostobrachial nerves 肋间臂神经

~ intermedius [NA], intermediate nerve 中间神经

~ interosseus (antebrachii) anterior [NA], anterior interosseous nerve of forearm 前臂骨间前神经

~ interosseus (antebrachii) posterior [NA], posterior interosseous nerve of forearm 前臂骨间后神经

~ interosseus cruris [NA], interosseous nerve of leg 小腿骨间神经

~ ischiadicus [NA], sciatic nerve 坐骨神经

~ jugularis [NA], jugular nerve 颈静脉神经

nervi labiales anteriores [NA], anterior labial nerves 阴唇前神经

nervi labiales posteriores [NA], posterior labial nerves 阴唇后神经

~ lacrimalis [NA], lacrimal nerve 泪腺神经

~ laryngeus inferior [NA], inferior laryngeal nerve 喉下神经

~ laryngeus recurrens [NA], recurrent laryngeal nerve 喉返神经

~ laryngeus superior [NA], superior laryngeal nerve 喉上神经

~ lingualis [NA], lingual nerve 舌神经

nervi lumbales [NA], lumbar nerves 腰神经

~ mandibularis [NA], mandibular nerve 下颌神经

~ massetericus [NA], masseteric nerve 咬肌神经

~ maxillaris [NA], maxillary nerve 上颌神经

~ meatus acustici externi [NA], nerve of external acoustic meatus 外耳道神经

~ medianus [NA], median nerve 正中神经

~ mentalis [NA], mental nerve 颏神经

~ musculocutaneus [NA], musculocutaneous nerve 肌皮神经

~ mylohyoideus [NA], mylohyoid nerve 下颌舌骨神经

~ nasociliaris [NA], nasociliary nerve 鼻睫神经

~ nasopalatinus [NA], nasopalatine nerve 鼻腭神经

~ obturatorius [NA], obturator nerve 闭孔神经

~ occipitalis major [NA], greater occipital nerve 枕大神经

~ occipitalis minor [NA], lesser occipital nerve 枕小神经

~ occipitalis tertius [NA], third occipital nerve 第三枕神经

~ oculomotorius [NA], oculomotor nerve 动眼神经

nervi olfactorii [NA], olfactory nerves 嗅神经

~ ophthalmicus [NA], ophthalmic nerve 眼神经

~ opticus [NA], optic nerve 视神经

~ palatinus major [NA], greater palatine nerve 腭大神经

nervi palatini minores [NA], lesser palatine nerves 腭小神经

nervi perineales [NA], perineal nerves 会阴神经

~ peroneus communis [NA], common peroneal nerve 腓总神经

~ peroneus profundus [NA], deep peroneal nerve 腓深神经
~ peroneus superficialis [NA], superficial peroneal nerve 腓浅神经
~ petrosus major [NA], greater petrosal nerve 岩大神经
~ petrosus minor [NA], lesser petrosal nerve 岩小神经
~ petrosus profundus [NA], deep petrosal nerve 岩深神经
~ phrenicus [NA], phrenic nerve 膈神经
nervi phrenici accessorii [NA], accessory phrenic nerves 副膈神经
~ plantaris lateralis [NA], lateral plantar nerve 足底外侧神经
~ plantaris medialis [NA], medial plantar nerve 足底内侧神经
~ pterygoideus lateralis [NA], lateral pterygoid nerve 翼外肌神经
~ pterygoideus medialis [NA], medial pterygoid nerve 翼内肌神经
nervi pterygopalatini [NA], pterygopalatine nerves 翼腭神经
~ pudendus [NA], pudendal nerve 阴部神经
~ radialis [NA], radial nerve 桡神经
nervi rectales inferiores [NA], inferior rectal nerves 直肠下神经
~ saccularis [NA], saccular nerve 球囊神经
nervi sacrales [NA], sacral nerves 骶神经
~ saphenus [NA], saphenous nerve 隐神经
nervi scrotales anteriores [NA], anterior scrotal nerves 阴囊前神经
nervi scrotales posteriores [NA], posterior scrotal nerves 阴囊后神经
nervi spinales [NA], spinal nerves 脊神经
~ splanchnicus imus [NA], lowest splanchnic nerve 内脏最下神经
nervi splanchnici lumbales [NA], lumbar splanchnic nerves 腰内脏神经
~ splanchnicus major [NA], greater splanchnic nerve 内脏大神经
~ splanchnicus minor [NA], lesser splanchnic nerve 内脏小神经
nervi splanchnici pelvini [NA], pelvic splanchnic nerves 盆内脏神经
nervi splanchnici sacrales [NA], sacral splanchnic nerves 骶内脏神经
~ stapedius [NA], stapedius nerve 镫骨肌神经
~ subclavius [NA], subclavian nerve 锁骨下神经
~ subcostalis [NA], subcostal nerve 肋下神经
~ sublingualis [NA], sublingual nerve 舌底神经
~ suboccipitalis [NA], suboccipital nerve 枕下神经
~ subscapularis [NA], subscapular nerve 肩胛下神经
nervi supraclaviculares intermedii [NA], intermediate supraclavicular nerves 锁骨上中间神经
nervi supraclaviculares laterales [NA], lateral supraclavicular nerves 锁骨上外侧神经
nervi supraclaviculares mediales [NA], medial supraclavicular nerves 锁骨上内侧神经
~ supraorbitalis [NA], supraorbital nerve 眶上神经
~ suprascapularis [NA], suprascapular nerve 肩胛上神经
~ supratrochlearis [NA], supratrochlear nerve 滑车上神经
~ suralis [NA], sural nerve 腓肠神经
nervi temporales profundi [NA], deep temporal nerves 颞深神经
~ tensoris tympani [NA], nerve of tensor tympani 鼓膜张肌神经
~ tensoris veli palatini [NA], nerve of tensor veli palatini 腭帆张肌神经

nervi thoracici [NA], thoracic nerves 胸神经

~ thoracicus longus [NA], long thoracic nerve 胸长神经

~ thoracodorsalis [NA], thoracodorsal nerve 胸背神经

~ tibialis [NA], tibial nerve 胫神经

~ transversus colli [NA], transverse cervical nerve 颈横神经

~ trigeminus [NA], trigeminal nerve 三叉神经

~ trochlearis [NA], trochlear nerve 滑车神经

~ tympanicus [NA], tympanic nerve 鼓室神经

~ ulnaris [NA], ulnar nerve 尺神经

~ utricularis [NA], utricular nerve 椭圆囊神经

~ utriculoampullaris [NA], utriculoampullary nerve 椭圆囊壶腹神经

nervi vaginales [NA], vaginal nerves 阴道神经

~ vagus [NA], vagus nerve 迷走神经

~ vertebralis [NA], vertebral nerve 椎神经

~ vestibulocochlearis [NA], vestibulocochlear nerve 前庭蜗神经

~ zygomaticus [NA], zygomatic nerve 颧神经

四 骨名对照表

os

~ capitatum [NA], capitate bone 头状骨

~sa carpi [NA], carpal bones 腕骨

~ coccygis [NA], coccyx 尾骨

~ coxae [NA], hip bone 髋骨

~ cuboideum [NA], cuboid bone 骰骨

~ cuneiforme intermedium [NA], intermediate cuneiform bone 中间楔骨

~ cuneiforme laterale [NA], lateral cuneiform bone 外侧楔骨

~ cuneiforme mediale [NA], medial cuneiform bone 内侧楔骨

~sa digitorum, phalanges 指(趾)骨

~ ethmoidale [NA], ethmoid bone 筛骨

~ frontale [NA], frontal bone 额骨

~ hamatum [NA], hamate bone 钩骨

~ hyoideum [NA], hyoid bone 舌骨

~ ilium [NA], ilium 髂骨

~ ischii [NA], ischium 坐骨

~ lacrimale [NA], lacrimal bone 泪骨

~ lunatum [NA], lunate bone 月骨

~sa metacarpalia, metacarpal bones 掌骨

~sa metatarsalis, metatarsal bones 跖骨

~ nasale [NA], nasal bone 鼻骨

~ naviculare [NA], navicular bone 足舟骨

~ occipitale [NA], occipital bone 枕骨

~ palatinum [NA], palatine bone 腭骨

~ parietale [NA], parietal bone 顶骨

~ pisiforme [NA], pisiform bone 豌豆骨

~ pubis [NA], pubic bone 耻骨

~ sacrum [NA], sacrum 骶骨

~ scaphoideum [NA], scaphoid bone 手舟骨

~sa sesamoidea, sesamoid bones 籽骨

~ sphenoidale [NA], sphenoid bone 蝶骨

~sa tarsi [NA], tarsal bones 跗骨

~ temporale [NA], temporal bone 颞骨

~ trapezium [NA], trapezium bone 大多角骨

~ trapexoideum [NA], trapezoid bone 小多角骨

~ triquetrum [NA], triquetral bone 三角骨

~ zygomaticum [NA], zygomatic bone 颧骨

五 静脉名对照表

vena

~ anastomotica inferior [NA], inferior anastomotic vein 下吻合静脉(大脑中浅静脉所属)

~ anastomotica superior [NA], superior anastomotic vein 上吻合静脉(大脑中浅静脉所属)

~ angularis [NA], angular vein 内眦静脉

~ appendicularis [NA], appendicular vein 阑尾静脉

~ aqueductus vestibuli [NA], vein of aqueduct of vestibule 前庭水管静脉

~e arcuatae renis [NA], arcuate veins of kidney 肾弓状静脉

~e auriculares anteriores [NA], anterior auricular veins 耳前静脉

~ auricularis posterior [NA], posterior auricular vein 耳后静脉

~ axillaris [NA], axillary vein 腋静脉

~ azygos [NA], azygos vein 奇静脉

~ basalis [NA], basal vein 基底静脉

~ basilica [NA], basilic vein 贵要静脉

~e basivertebrales [NA], basivertebral veins 椎体静脉

~e brachiales [NA], brachial veins 肱静脉

~e brachiocephalicae (dextra et sinistra) [NA], brachiocephalic veins 左、右头臂静脉

~e bronchiales [NA], bronchial vein 支气管静脉

~ bulbi penis [NA], vein of bulb of penis 尿道球静脉

~ bulbi vestibuli [NA], vein of bulb of vestibule 前庭球静脉

~ canaliculi cochleae [NA], vein of cochlear canal 蜗小管静脉

~ canalis pterygoidei [NA], vein of pterygoid canal 翼管静脉

~ cava inferior [NA], inferior vena cava 下腔静脉

~ cava superior [NA], superior vena cava 上腔静脉

~e cavernosae penis [NA], cavernous veins of penis 阴茎海绵体静脉

~ centralis glandulae suprarenalis [NA], central vein of suprarenal gland 肾上腺中央静脉

~e centrales hepatis [NA], central veins of liver 肝中央静脉

~ centralis retinae [NA], central veins of retina 视网膜中央静脉

~ cephalica [NA], caphalic vein 头静脉

~ cephalica accessoris [NA], accessory cephalic vein 副头静脉

~e cerebelli inferiores [NA], inferior cerebellar veins 小脑下静脉

~e cerebelli superiores [NA], superior cerebellar veins 小脑上静脉

~ cerebri anterior [NA], anterior cerebral vein 大脑前静脉

~e cerebri inferiores [NA], inferior cerebral veins 大脑下静脉

~e cerebri internae [NA], internal cerebral veins 大脑内静脉

~ cerebri magna [NA], great cerebral vein 大脑大静脉

~ cerebri media profunda [NA], deep middle cerebral vein 大脑中深静脉

~ cerebri media superficialis [NA], superficial middle cerebral vein 大脑中浅静脉

~e cerebri superiores [NA], superior cerebral veins 大脑上静脉

~ cervicalis profunda [NA], deep cervical vein 颈深静脉

~ choroidea [NA], choroid vein 脉络丛静脉

~e ciliares [NA], ciliary veins 睫状静脉

~e circumflexae femoris laterales [NA], lateral circumflex femoral veins 旋股外侧静脉

~e circumflexae femoris mediales [NA], medial circumflex femoral veins 旋股内侧静脉
~ circumflexa ilium profunda [NA], deep circumflex iliac vein 旋髂深静脉
~ circumflexa ilium superficialis [NA], superficial circumflex iliac vein 旋髂浅静脉
~ colica dextra [NA], right colic vein 右结肠静脉
~ colica media [NA], middle colic vein 中结肠静脉
~ colica sinistra [NA], left colic vein 左结肠静脉
~ comitans nervi hypoglossi [NA], accompanying vein of hypoglossal nerve 舌下神经伴行静脉
~e conjunctivales [NA], conjunctival veins 结膜静脉
~e cordis anteriores [NA], anterior cardiac vein 心前静脉
~ cordis magna [NA], great cardiac vein 心大静脉
~ cordis media [NA], middle cardiac vein 心中静脉
~e cordis minimae [NA], smallest cardiac veins 心最小静脉
~ cutanea [NA], cutaneous vein 皮静脉
~ cystica [NA], cystic vein 胆囊静脉
~e digitales dorsales pedis [NA], dorsal digital veins of foot 趾背静脉
~e digitales palmares [NA], palmar digital veins 指掌侧静脉
~e digitales plantares [NA], plantar digital veins 趾底静脉
~ diploica frontalis [NA], frontal diploic vein 额板障静脉
~ diploica occipitalis [NA], occipital diploic vein 枕板障静脉
~ diploica temporalis anterior [NA], anterior temporal diploic vein 颞前板障静脉
~ diploica temporalis posterior [NA], posterior temporal diploic vein 颞后板障静脉
~ dorsalis clitoridis profunda [NA], deep dorsal vein of clitoris 阴蒂背深静脉
~e dorsales clitoridis superficiales [NA], superficial dorsal veins of clitoris 阴蒂背浅静脉
~e dorsales linguae [NA], dorsal lingual veins, dorsal veins of tongue 舌背静脉
~ dorsalis penis profunda [NA], deep dorsal vein of penis 阴茎背深静脉
~e dorsales penis superficiales [NA], superficial dorsal veins of penis 阴茎背皮下(浅)静脉
~ emissaria condylaris [NA], condylar emissary vein 髁导静脉
~ emissaria mastoidea [NA], mastoid emissary vein 乳突导静脉
~ emissaria occipitalis [NA], occipital emissary vein 枕导静脉
~ emissaria parietalis [NA], parietal emissary vein 顶导静脉
~ epigastrica inferior [NA], inferior epigastric vein 腹壁下静脉
~ epigastrica superficialis [NA], superficial epigastric vein 腹壁浅静脉
~e epigastricae superiores [NA], superior epigastric veins 腹壁上静脉
~e episclerales [NA], episcleral veins 巩膜外静脉
~e esophageae [NA], esophageal veins 食管静脉
~e ethmoidales [NA], ethmoidal veins 筛静脉
~ facialis [NA], facial vein 面静脉
~ faciei profunda [NA], deep facial vein 面深静脉
~ femoralis [NA], femoral vein 股静脉
~e fibulares, fibular veins 腓静脉
~e gastricae breves [NA], short gas-

tric veins 胃短静脉
~ gastrica dextra [NA], right gastric vein 胃右静脉
~ gastrica sinistra [NA], left gastric vein 胃左静脉
~ gastroepiploica dextra [NA], right gastroepiploic vein 胃网膜右静脉
~ gastroepiploica sinistra [NA], left gastroepiploic vein 胃网膜左静脉
~e genus [NA], genicular veins 膝静脉
~e gluteae inferiores [NA], inferior gluteal veins 臀下静脉
~e gluteae superiores [NA], superior gluteal veins 臀上静脉
~ hemiazygos [NA], hemiazygos vein 半奇静脉
~ hemiazygos accessoria [NA], accessory hemiazygos vein 副半奇静脉
~e hepaticae [NA], hepatic veins 肝静脉
~ ileocolica [NA], ileocolic vein 回结肠静脉
~ iliaca communis [NA], common iliac vein 髂总静脉
~ iliaca externa [NA], external iliac vein 髂外静脉
~ iliaca interna [NA], internal iliac vein 髂内静脉
~ iliolumbalis [NA], iliolumbar vein 髂腰静脉
~e intercapitales [NA], intercapital veins 头间静脉
~e intercostales anteriores [NA], anterior intercostal veins 肋间前静脉
~e intercostales posteriores Ⅳ-Ⅺ [NA], posterior intercostal veins Ⅳ-Ⅺ 第Ⅳ-Ⅺ肋间后静脉
~ intercostalis superior dextra [NA], right superior intercostal vein 右肋间上静脉
~ intercostalis superior sinistra [NA], left superior intercostal vein 左肋间上静脉
~ intercostalis suprema [NA], highest intercostal vein 肋间最上静脉
~e interlobares renis [NA], interlobar veins of kidney 肾叶间静脉
~e interlobulares hepatis [NA], interlobular veins of liver 肝小叶间静脉
~e interlobulares renis [NA], interlobular veins of kidney 肾小叶间静脉
~ intervertebralis [NA], intervertebral vein 椎间静脉
~e jejunales et ilei [NA], jejunal and ileal veins 空肠和回肠静脉
~ jugularis anterior [NA], anterior jugular vein 颈前静脉
~ jugularis externa [NA], external jugular vein 颈外静脉
~ jugularis interna [NA], internal jugular vein 颈内静脉
~e labiales anteriores [NA], anterior labial veins 阴唇前静脉
~e labiales inferiores [NA], inferior labial veins 下唇静脉
~e labiales posteriores [NA], posterior labial veins 阴唇后静脉
~ labialis superior [NA], superior labial vein 上唇静脉
~e labyrinthi [NA], labyrinthine veins 迷路静脉
~ lacrimalis [NA], lacrimal vein 泪腺静脉
~ laryngea inferior [NA], inferior laryngeal vein 喉下静脉
~ laryngea superior [NA], superior laryngeal vein 喉上静脉
~ lienalis [NA], splenic vein 脾静脉
~ lingualis [NA], lingual vein 舌静脉
~e lumbales, lumbar veins 腰静脉
~ lumbalis ascendens [NA], ascending lumbar vein 腰升静脉
~e maxillares [NA], maxillary veins 上颌静脉

～ mediana antebrachii [NA], median antebrachial vein 前臂正中静脉

～ mediana basilica [NA], median basilic vein 贵要正中静脉

～ mediana cephalica [NA], median cephalic vein 头正中静脉

～ mediana cubiti [NA], median cubital vein 肘正中静脉

～e mediastinales [NA], mediastinal veins 纵隔静脉

～e meningeae [NA], meningeal veins 脑膜静脉

～e meningeae mediae [NA], middle meningeal veins 脑膜中静脉

～ mesenterica inferior [NA], inferior mesenteric vein 肠系膜下静脉

～ mesenterica superior [NA], superior mesenteric vein 肠系膜上静脉

～e metacarpeae dorsales [NA], dorsal metacarpal veins 掌背静脉

～e metacarpeae palmares [NA], palmar metacarpal veins 掌心静脉

～e metatarseae dorsales [NA], dorsal metatarsal veins 跖背静脉

～e metatarseae plantares [NA], plantar metatarsal veins 跖底静脉

～e musculophrenicae [NA], musculophrenic veins 肌膈静脉

～e nasales externae [NA], external nasal veins 鼻外静脉

～ nasofrontalis [NA], nasofrontal vein 鼻额静脉

～ obliqua atrii sinistri [NA], oblique vein of left atrium 左房斜静脉

～e obturatoriae [NA], obturator vein 闭孔静脉

～ occipitalis [NA], occipital vein 枕静脉

～ ophthalmica inferior [NA], inferior ophthalmic vein 眼下静脉

～ ophthalmica superior [NA], superior ophthalmic vein 眼上静脉

～ ovarica dextra [NA], right ovarian vein 右卵巢静脉

～ ovarica sinistra [NA], left ovarian vein 左卵巢静脉

～ palatina externa [NA], external palatine vein 腭外静脉

～e palpebrales [NA], palpebral veins 睑静脉

～e palpebrales inferiores [NA], inferior palpebral veins 下睑静脉

～e palpebrales superiores [NA], superior palpebral veins 上睑静脉

～e pancreaticae [NA], pancreatic veins 胰腺静脉

～e pancreaticoduodenales [NA], pancreaticoduodenal veins 胰十二指肠静脉

～e paraumbilicales [NA], paraumbilical veins 附脐静脉

～e parotideae [NA], parotid veins 腮腺静脉

～e perforantes [NA], perforating veins 穿静脉

～e pericardiacae [NA], pericardiac veins 心包静脉

～e pericardiacophrenicae [NA], pericardiacophrenic veins 心包膈静脉

～e peroneae [NA], peroneal veins 腓静脉

～e pharyngeae [NA], pharyngeal veins 咽静脉

～e phrenicae inferiores [NA], inferior phrenic veins 膈下静脉

～ poplitea [NA], popliteal vein 腘静脉

～ portae [NA], portal vein 门静脉

～ posterior ventriculi sinistri cordis [NA], posterior vein of left ventricle 左室后静脉

～ prepylorica [NA], prepyloric vein 幽门前静脉

～e profundae clitoridis [NA], deep veins of clitoris 阴蒂深静脉

～ profunda femoris [NA], deep femoral vein 股深静脉

～ profunda linguae [NA], deep lin-

gual vein 舌深静脉
~e profundae penis [NA], deep veins of penis 阴茎深静脉
~e pudendae externae [NA], external pudendal veins 阴部外静脉
~ pudenda interna [NA], internal pudendal vein 阴部内静脉
~ pulmonalis inferior dextra [NA], right inferior pulmonary vein 右下肺静脉
~ pulmonalis inferior sinistra [NA], left inferior pulmonary vein 左下肺静脉
~ pulmonalis superior dextra [NA], right superior pulmonary vein 右上肺静脉
~ pulmonalis superior sinistra [NA], left superior pulmonary vein 左上肺静脉
~e radiales [NA], radial veins 桡静脉
~e rectales inferiores [NA], inferior rectal veins 直肠下静脉
~e rectales mediae [NA], middle rectal veins 直肠中静脉
~ rectalis superior [NA], superior rectal vein 直肠上静脉
~e renales [NA], renal veins 肾静脉
~ retromandibularis [NA], retromandibular vein 下颌后静脉
~e sacrales laterales [NA], lateral sacral veins 骶外侧静脉
~ sacralis mediana [NA], median sacral vein 骶正中静脉
~ saphena accessoria [NA], accessory saphenous vein 副隐静脉
~ saphena magna [NA], great saphenous vein 大隐静脉
~ saphena parva [NA], small saphenous vein 小隐静脉
~e scrotales anteriores [NA], anterior scrotal veins 阴囊前静脉
~e scrotales posteriores [NA], posterior scrotal veins 阴囊后静脉
~ septi pellucidi [NA], vein of septum pellucidum 透明隔静脉
~e sigmoideae [NA], sigmoid veins 乙状结肠静脉
~e spinales [NA], spinal veins 脊髓静脉
~ spiralis modioli [NA], spiral vein of modiolus 蜗轴螺旋静脉
~e stellatae renis, stellate veins of kidney 肾星状小静脉
~ sternocleidomastoidea [NA], sternocleidomastoid vein 胸锁乳突肌静脉
~ striata [NA], striate vein 纹状体静脉
~ stylomastoidea [NA], stylomastoid vein 茎乳静脉
~ subclavia [NA], subclavian vein 锁骨下静脉
~ subcostalis [NA], subcostal vein 肋下静脉
~e subcutaneae abdominis [NA], subcutaneous veins of abdomen 腹皮下静脉
~ sublingualis [NA], sublingual vein 舌下静脉
~ submentalis [NA], submental vein 颏下静脉
~ supraorbitalis [NA], supraorbital vein 眶上静脉
~ suprarenalis dextra [NA], right suprarenal vein 右肾上腺静脉
~ suprarenalis sinistra [NA], left suprarenal vein 左肾上腺静脉
~ suprascapularis [NA], suprascapular vein 肩胛上静脉
~e supratrochleares [NA], supratrochlear veins 滑车上静脉
~ temporalis media [NA], middle temporal vein 颞中静脉
~e temporales profundae [NA], deep temporal veins 颞深静脉
~e temporales superficiales [NA], superficial temporal veins 颞浅静脉
~ testicularis dextra [NA], right

testicular vein 右睾丸静脉

～ testicularis sinistra [NA], left testicular vein 左睾丸静脉

～ thalamostriata [NA], thalamostriate vein 丘纹静脉

～e thoracicae internae [NA], internal thoracic veins 胸廓内静脉

～ thoracica lateralis [NA], lateral thoracic vein 胸外侧静脉

～ thoracoacromialis [NA], thoracoacromial vein 胸肩峰静脉

～e thoracoepigastricae [NA], thoracoepigastric veins 胸腹壁静脉

～e thymicae [NA], thymic veins 胸腺静脉

～ thyroidea inferior [NA], inferior thyroid vein 甲状腺下静脉

～e thyroideae mediae [NA], middle thyroid vein 甲状腺中静脉

～ thyroidea superior [NA], superior thyroid vein 甲状腺上静脉

～e tibiales anteriores [NA], anterior tibial veins 胫前静脉

～e tibiales posteriores [NA], posterior tibial veins 胫后静脉

～e tracheales [NA], tracheal veins 气管静脉

～e transversae colli [NA], transverse cervical veins 颈横静脉

～ transversa faciei [NA], transverse facial vein 面横静脉

～e tympanicae [NA], tympanic veins 鼓室静脉

～e ulnares [NA], ulnar veins 尺静脉

～ umbilicalis, umbilical vein 脐静脉

～ umbilicalis sinistra [NA], left umbilical vein of fetus 左脐静脉

～e uterinae [NA], uterine veins 子宫静脉

～ vertebralis [NA], vertebral vein 椎静脉

～ vertebralis accessoria [NA], accessory vertebral vein 副椎静脉

～ vertebralis anterior [NA], anterior vertebral vein 椎前静脉

～e vesicales [NA], vesical veins 膀胱静脉

～e vestibulares [NA], vestibular veins 前庭静脉

～e vorticosae [NA], vorticose veins 涡静脉

六 摄氏华氏温标对照表

FAHRENHEIT: CELSIUS

°C=(°F−32)×5/9

°F	°C	°F	°C	°F	°C
−50	−46.7	99	37.2	157	69.4
−40	−40.0	100	37.7	158	70.0
−35	−37.2	101	38.3	159	70.5
−30	−34.4	102	38.8	160	71.1
−25	−31.7	103	39.4	161	71.6
−20	−28.9	104	40.0	162	72.2
−15	−26.6	105	40.5	163	72.7
−10	−23.3	106	41.1	164	73.3
−5	−20.6	107	41.6	165	73.8
0	−17.7	108	42.2	166	74.4
+1	−17.2	109	42.7	167	75.0
5	−15.0	110	43.3	168	75.5
10	−12.2	111	43.8	169	76.1
15	−9.4	112	44.4	170	76.6
20	−6.6	113	45.0	171	77.2
25	−3.8	114	45.5	172	77.7
30	−1.1	115	46.1	173	78.3
31	−0.5	116	46.6	174	78.8
32	0	117	47.2	175	79.4
33	+0.5	118	47.7	176	80.0
34	1.1	119	48.3	177	80.5
35	1.6	120	48.8	178	81.1
36	2.2	121	49.4	179	81.6
37	2.7	122	50.0	180	82.2
38	3.3	123	50.5	181	82.7
39	3.8	124	51.1	182	83.3
40	4.4	125	51.6	183	83.8
41	5.0	126	52.2	184	84.4
42	5.5	127	52.7	185	85.0

续表

FAHRENHEIT: CELSIUS

°C=(°F−32)×5/9

°F	°C	°F	°C	°F	°C
43	6.1	128	53.3	186	85.5
44	6.6	129	53.8	187	86.1
45	7.2	130	54.4	188	86.6
46	7.7	131	55.0	189	87.2
47	8.3	132	55.5	190	87.7
48	8.8	133	56.1	191	88.3
49	9.4	134	56.6	192	88.8
50	10.0	135	57.2	193	89.4
55	12.7	136	57.7	194	90.0
60	15.5	137	58.3	195	90.5
65	18.3	138	58.8	196	91.1
70	21.1	139	59.4	197	91.6
75	23.8	140	60.0	198	92.2
80	26.6	141	60.5	199	92.7
85	29.4	142	61.1	200	93.3
86	30.0	143	61.6	201	93.8
87	30.5	144	62.2	202	94.4
88	31.0	145	62.7	203	95.0
89	31.6	146	63.3	204	95.5
90	32.2	147	63.8	205	96.1
91	32.7	148	64.4	206	96.6
92	33.3	149	65.0	207	97.2
93	33.8	150	65.5	208	97.7
94	34.4	151	66.1	209	98.3
95	35.0	152	66.6	210	98.8
96	35.5	153	67.2	211	99.4
97	36.1	154	67.7	212	100.0
98	36.6	155	68.3	213	100.5
98.6	37.0	156	68.8	214	101.1

责 任 编 辑　李　珺
特约加工编辑　陈国治

英汉医学辞典
（第 2 版）

AN ENGLISH – CHINESE MEDICAL DICTIONARY
(2nd Edition)

主编　陈维益
上海科学技术出版社出版、发行
（上海瑞金二路 450 号）
新华书店上海发行所经销
上海华粹电脑公司电脑排版　望亭发电厂印刷厂印刷
开本 787 × 1092　1/32　印张 62.5　插页 4　字数 3 332 000
1984 年 5 月第 1 版
1997 年 5 月第 2 版　　1998 年 5 月第 12 次印刷
印数 348 001 – 378 000
ISBN 7 – 5323 – 3911 – 4/R·1108
定价：60.00 元